OTORRINOLARINGOLOGIA
Cirurgia de Cabeça e Pescoço

CIRURGIA PLÁSTICA FACIAL ESTÉTICA E RECONSTRUTORA, CIRURGIA DE CABEÇA E PESCOÇO, TRAUMA

Coleção
OTORRINOLARINGOLOGIA
Cirurgia de Cabeça e Pescoço

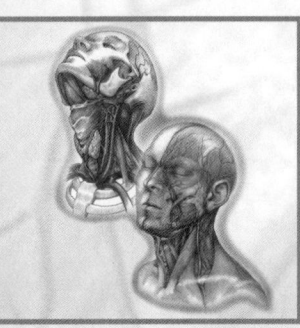

Volume 1 · OTORRINOLARINGOLOGIA GERAL, RINOLOGIA, ALERGIA, OTOLOGIA, MISCELÂNEA, 4ª Ed.

Volume 2 · VIAS AÉREAS, DEGLUTIÇÃO, VOZ, 4ª Ed.

Volume 3 · OTORRINOLARINGOLOGIA PEDIÁTRICA, 4ª Ed.

Volume 4 · CIRURGIA PLÁSTICA FACIAL ESTÉTICA E RECONSTRUTORA, CIRURGIA DE CABEÇA E PESCOÇO, TRAUMA, 4ª Ed.

OTORRINOLARINGOLOGIA
Cirurgia de Cabeça e Pescoço

CIRURGIA PLÁSTICA FACIAL ESTÉTICA E RECONSTRUTORA, CIRURGIA DE CABEÇA E PESCOÇO, TRAUMA

QUARTA EDIÇÃO

Byron J. Bailey, MD
Chair Emeritus, Department of Otolaryngology
University of Texas Medical Branch at Galveston
Galveston, Texas

Jonas T. Johnson, MD
Chair, Department of Otolaryngology
Professor, Departments of Otolaryngology and Radiation Oncology
University of Pittsburgh School of Medicine
Professor, Department of Oral and Maxillofacial Surgery
University of Pittsburgh School of Dental Medicine
Pittsburgh, Pennsylvania

Revisão Técnica
Ronaldo Pontes (Parte I)
Membro Titular da Sociedade Brasileira de Cirurgia Plástica
Membro Titular do Colégio Brasileiro de Cirurgiões
Membro da Sociedade Internacional de Cirurgia Plástica e Estética
Livre-Docente em Cirurgia Plástica pela Universidade Federal Fluminense (UFF)
Membro da Academia Fluminense de Medicina
Regente do Serviço Credenciado de Residência Médica da Clínica Fluminense de Cirurgia Plástica S.A.

Carlos Eduardo Rodrigues Santos (Partes II e III)
Cirurgião-Oncológico do Hospital do Câncer I – Instituto Nacional de Câncer (INCA)
Mestrado em Cirurgia Geral Abdominal pelo Hospital Universitário Clementino Fraga Filho (HUCFF) da Universidade Federal do Rio de Janeiro (UFRJ)
Doutorando em Oncologia pelo Instituto Nacional de Câncer (INCA)
Membro Titular do Colégio Brasileiro de Cirurgiões (CBC)
Membro Titular da Sociedade Brasileira de Cirurgia Oncológica (SBCO)

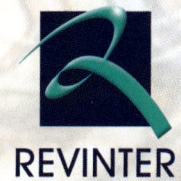

REVINTER

VOLUME 4

CIRURGIA PLÁSTICA FACIAL ESTÉTICA E RECONSTRUTORA, CIRURGIA DE CABEÇA E PESCOÇO, TRAUMA
Coleção Otorrinolaringologia – Cirurgia de Cabeça e Pescoço
Volume 4
Quarta Edição
Copyright © 2010 by Livraria e Editora Revinter Ltda.

ISBN 978-85-372-0254-8

Todos os direitos reservados.
É expressamente proibida a reprodução
deste livro, no seu todo ou em parte,
por quaisquer meios, sem o consentimento
por escrito da Editora.

Tradução:
ISMAR EMANUEL D'OLIVEIRA BASTOS (Caps. 1 e 28 ao 63)
Fisioterapeuta do INSS (PAM Rodolpho Rocco) – Rio de Janeiro, RJ
Professor de Saúde Mental e Gerontologia, Traumatologia e Fisioterapia Ortopédica da
Universidade Veiga de Almeida – Rio de Janeiro, RJ
Professor de Engenharia do Trabalho I (Ergonomia) da Universidade Gama Filho – Rio de Janeiro, RJ
Pós-Graduação em Docência Superior pelo Centro Universitário Augusto Motta (UNISUAM) – Rio de Janeiro, RJ
Mestrado em Psicologia da Saúde pela Universidade Gama Filho – Rio de Janeiro, RJ

NELSON GOMES DE OLIVEIRA (Caps. 2 ao 10, 20 ao 23 e 25 ao 27)
Médico, RJ

TALES HENRIQUE ULHOA (Caps. 11 ao 19)
Neurocirurgião do Hospital das Clínicas da Universidade Federal de Minas Gerais (UFMG)

†RAYMUNDO MARTAGÃO GESTEIRA (Cap. 24)
Professor de Pediatria da Universidade Federal do Rio de Janeiro (UFRJ)
Associate Member, American Academy of Pediatrics

Revisão Técnica:
RONALDO PONTES (Parte I)
Membro Titular da Sociedade Brasileira de Cirurgia Plástica
Membro Titular do Colégio Brasileiro de Cirurgiões
Membro da Sociedade Internacional de Cirurgia Plástica e Estética
Livre-Docente em Cirurgia Plástica pela Universidade Federal Fluminense (UFF)
Membro da Academia Fluminense de Medicina
Regente do Serviço Credenciado de Residência Médica da Clínica Fluminense de Cirurgia Plástica S.A.

CARLOS EDUARDO RODRIGUES SANTOS (Partes II e III)
Mestrado em Cirurgia Geral Abdominal pelo
Hospital Universitário Clementino Fraga Filho (HUCFF) da
Universidade Federal do Rio de Janeiro (UFRJ)
Cirurgião-Oncológico do Hospital do Câncer I –
Instituto Nacional de Câncer (INCA)
Doutorando em Oncologia pelo Instituto Nacional de Câncer (INCA)
Membro Titular do Colégio Brasileiro de Cirurgiões (CBC)
Membro Titular da Sociedade Brasileira de Cirurgia Oncológica (SBCO)
Membro Fundador e Secretário-Geral do Capítulo Brasileiro da
International Hepato Pancreato Biliary Association (CB-IHPBA)
Editor-Chefe da Revista Eletrônica de Cirurgia www.cirurgiaonline.com.br

---

Nota: A medicina é uma ciência em constante evolução. À medida que novas pesquisas e experiências ampliam os nossos conhecimentos, são necessárias mudanças no tratamento clínico e medicamentoso. Os autores e o editor fizeram verificações junto a fontes que se acredita sejam confiáveis, em seus esforços para proporcionar informações acuradas e, em geral, de acordo com os padrões aceitos no momento da publicação. No entanto, em vista da possibilidade de erro humano ou mudanças nas ciências médicas, nem os autores e o editor nem qualquer outra parte envolvida na preparação ou publicação deste livro garantem que as instruções aqui contidas são, em todos os aspectos, precisas ou completas, e rejeitam toda a responsabilidade por qualquer erro ou omissão ou pelos resultados obtidos com o uso das prescrições aqui expressas. Incentivamos os leitores a confirmar as nossas indicações com outras fontes. Por exemplo e em particular, recomendamos que verifiquem as bulas em cada medicamento que planejam administrar para terem a certeza de que as informações contidas nesta obra são precisas e de que não tenham sido feitas mudanças na dose recomendada ou nas contra-indicações à administração. Esta recomendação é de particular importância em conjunto com medicações novas ou usadas com pouca freqüência.

Título original:
Head & Neck Surgery – Otolaryngology, Fourth Edition
Copyright © by LIPPINCOTT WILLIAMS & WILKINS, a WOLTERS KLUWER BUSINESS

Livraria e Editora REVINTER Ltda.
Rua do Matoso, 170 – Tijuca
20270-135 – Rio de Janeiro – RJ
Tel.: (21) 2563-9700 – Fax: (21) 2563-9701
livraria@revinter.com.br – www.revinter.com.br

Dedicatórias

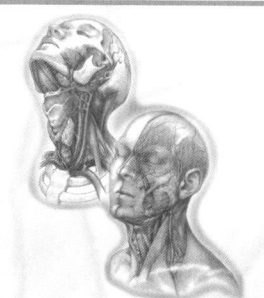

Aos nossos pacientes e à visão de melhorar a saúde para todos os que habitam o nosso mundo, que está ficando cada vez menor. Sou grato pela oportunidade que conduziu os maravilhosos esforços dos nossos autores, à medida que reuniram e organizaram esta coleção abrangente de importante e nova informação médica. Que possamos sempre manter, em primeiro lugar, as necessidades dos nossos pacientes em nossas mentes e em nossos corações quando estudamos, aprendemos e praticamos a ciência e a arte da medicina.
Byron J. Bailey, MD, FACS

À minha família, que aceita o meu trabalho, e aos meus pacientes, que me ensinaram muito.
Jonas T. Johnson, MD, FACS

Aos nossos mais novos otorrinolaringologistas, nossos residentes, cujas perguntas investigadoras e espírito de pesquisa mantêm vivo o meu interesse por aprender cada vez mais sobre a nossa especialidade, e à minha filha, Kelsey, cujas perguntas simples mantêm a minha vida interessante.
Shawn D. Newlands, MD, PhD, MBA, FACS

Ao Byron J. Bailey, MD, o melhor amigo e mentor que um otorrinolaringologista acadêmico poderia ter tido!
Karen H. Calhoun, MD

A todos os otorrinolaringologistas que dedicaram seu tempo a me ajudar a aprender radiologia da cabeça e do pescoço ao longo dos anos. Obrigado por seus esforços e por sua paciência.
Hugh D. Curtin, MD

Ao meu bom amigo e orientador há longo tempo, Dr. Byron J. Bailey; à minha mulher, Nina, e às minhas filhas, Diane e Jennifer, por seu apoio e encorajamento durante toda a vida; e aos meus pacientes, que me inspiram a ser um médico dedicado cada vez melhor.
Ronald W. Deskin, MD, FAAP

Aos meus professores, especialmente John Kirchner, Eiji Yanagisawa, Eugene Myers e Jonas Johnson.
David E. Eibling, MD

Aos meus pacientes, cujos bem-estar e retorno à saúde são a minha missão principal, e aos meus colegas e residentes, que ensinam e fazem avançar esta missão principal.
Berrylin J. Ferguson, MD

Aos meus pais, Dra. Meena-Ruth e Dr. K. C. Gadre, por seus incontáveis sacrifícios; à minha mulher, Dra. Swarupa A. Gadre, por seu firme apoio; e aos meus filhos, Samir-Yitzhak e Sonia, cujos sorrisos tornam a vida valiosa.
Arun K. Gadre, MD

Sou grato para sempre ao Dr. Kris Conrad, cirurgião-plástico facial canadense *par excellence*, sem cuja inspiração e apoio eu não estaria onde estou hoje. E aos Drs. Robert Simons, Richard Davis e Julio Gallo, por compartilharem comigo sua *expertise* durante a minha *fellowship* em cirurgia plástica facial.
Grant S. Gillman, MD, FRCS(C)

À minha mulher, Jean, e aos meus filhos, David e Peter, por seu amor e apoio. Muitos agradecimentos a Eugene Myers, Jonas Johnson e Mary Lee McAndrew, por todo o trabalho que realizamos juntos.
Barry E. Hirsch, MD

Como sempre, agradeço o apoio e o encorajamento de minha família e colegas para a conclusão deste projeto.
Charles M. Myer III, MD

Aos meus pais, Jeanette e Frederick Pou, que me ensinaram compaixão, ternura e trabalho pesado por meio de exemplo, e ao meu irmão, Robert, que, ao morrer, me ensinou coragem, dignidade e como cuidar melhor dos meus pacientes e das suas famílias.
Anna Maria Pou, MD

Ao primeiro doutor que me ensinou a cuidar de pacientes, Paul Jack Rosen, MD. Sou grato pela carreira e orientação pessoal do modelo máximo do nosso amigo, James I. Cohen, MD, PhD. Meu envolvimento e minhas contribuições não teriam sido possíveis sem apoio, força e amor da minha mulher, Monica.
Clark A. Rosen, MD, FACS

A Alex, Ava, Tristan e August, por todos os seus sacrifícios a meu favor.
Matthew W. Ryan, MD

À minha família, Colleen, Hannah e Olivia Toriumi.
Dean M. Toriumi, MD

Agradecimentos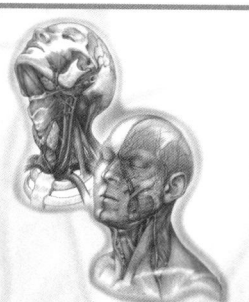

Esta é a quarta edição da obra *Cirurgia Plástica Facial Estética e Reconstrutora, Cirurgia de Cabeça e Pescoço, Trauma*, Volume 4 da *Coleção Otorrinolaringologia – Cirurgia de Cabeça e Pescoço*. O texto foi inteiramente revisado e atualizado. Mesmo com a experiência adquirida após publicar três edições, o planejamento e a realização final deste texto em quatro volumes constituem uma tarefa notável. O trabalho de equipe foi essencial em cada etapa para completar este projeto a tempo e dentro do orçamento. Os esforços dos nossos editores associados e autores colaboradores foram notáveis. Este livro, na verdade, é deles.

Por meio da liderança dos nossos editores (Robert Hurley, da Lippincott Williams & Wilkins, e Molly Connors, da Dovetail Content Solutions), reunimos uma equipe de produção que trabalhou eficientemente e com grande perícia. Somos gratos por termos podido empregar um sistema totalmente eletrônico para a entrega dos originais e a revisão editorial destes capítulos. Isto facilitou o giro do material e maximizou as oportunidades de aperfeiçoamento em colaboração.

Permanecemos gratos à Victoria Forbes, pelo auxílio no desenvolvimento das novas ilustrações para a quarta edição. Agradecemos à Jackie Lynch, nossa coordenadora editorial sênior, pela sua notável eficiência, conduta calma e aconselhamento constante à medida que lutávamos para completar este projeto a tempo.

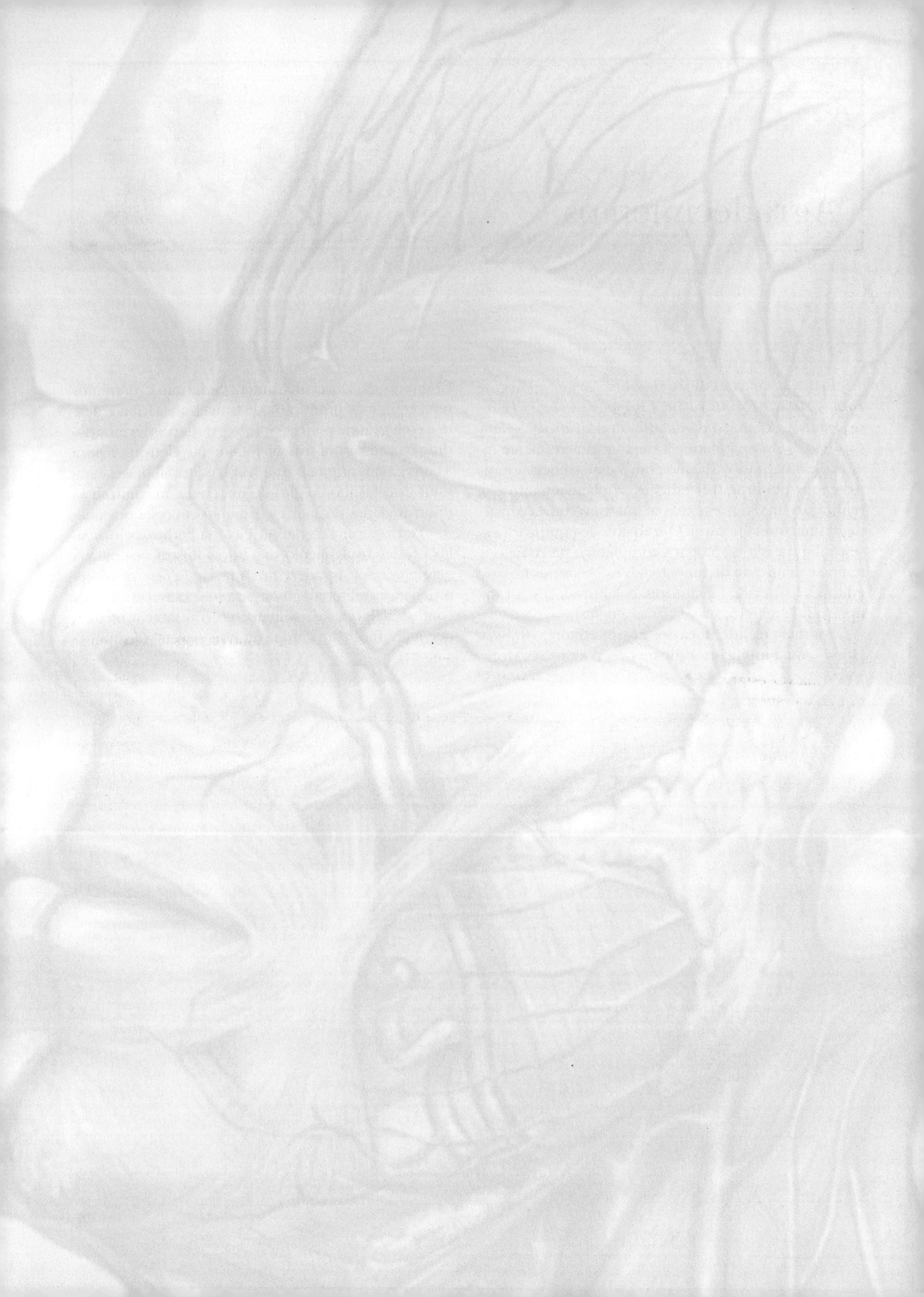

Prefácio

Cirurgia Plástica Facial Estética e Reconstrutora, Cirurgia de Cabeça e Pescoço, Trauma, Volume 4 da *Coleção Otorrinolaringologia – Cirurgia de Cabeça e Pescoço*, na primeira edição publicada em 1993, foi desenvolvido por um grupo experiente de cirurgiões-professores. Seu desafio foi criar um tratado abrangente de Cirurgia de Cabeça e Pescoço – Otorrinolaringologia que fosse capaz de ajudar residentes e otorrinolaringologistas, na clínica, a adquirir domínio cognitivo da especialidade. Em vez de relacionar cada novo achado em otorrinolaringologia, a informação foi organizada em torno de um sistema de aprendizado que tornava fácil aos médicos alcançar competência clínica em um mundo em constante evolução.

Uma vez estabelecido este sistema de aprendizado, nossa esperança era de que os otorrinolaringologistas pudessem encaixar novos achados dentro deste sistema e, deste modo, tornar mais fácil julgar a utilidade científica e clínica da pesquisa mais recente. Os editores das edições que se seguiram usaram este sistema como uma forma de organizar uma revisão da nossa especialidade. Para cada edição, um grupo de trabalho de editores, co-editores, autores e o *publisher* levaram mais de dois anos para moldar o produto final.

O livro em suas mãos, hoje, é o resultado de uma jornada intelectual por uma nova equipe de editores e autores, com o objetivo de produzir conteúdo relevante para a prática atual em Cirurgia de Cabeça e Pescoço – Otorrinolaringologia.

Continuamos a usar certas características a fim de organizar esta informação de maneira clinicamente útil. Há muitas ilustrações novas e referências importantes mais recentes. Para dar ênfase, empregamos extensamente tabelas de sumários e destaques no fim de cada capítulo. Temos grande orgulho da nossa ilustre equipe editorial e dos autores notáveis em cada subespecialidade que trouxeram a vocês a nossa visão de um sistema de aprendizado. Apreciamos trabalhar com a nossa amadurecida equipe de suporte internacional na Lippincott Williams & Wilkins, que ajudou a refinar as nossas idéias iniciais e a expandir a nossa compreensão da filosofia educacional. Acolhemos, com alegria, a decisão de vocês de empregar este sistema de aprendizado na sua jornada para um mais alto nível de compreensão médica.

Byron J. Bailey, MD, FACS
Jonas T. Johnson, MD, FACS

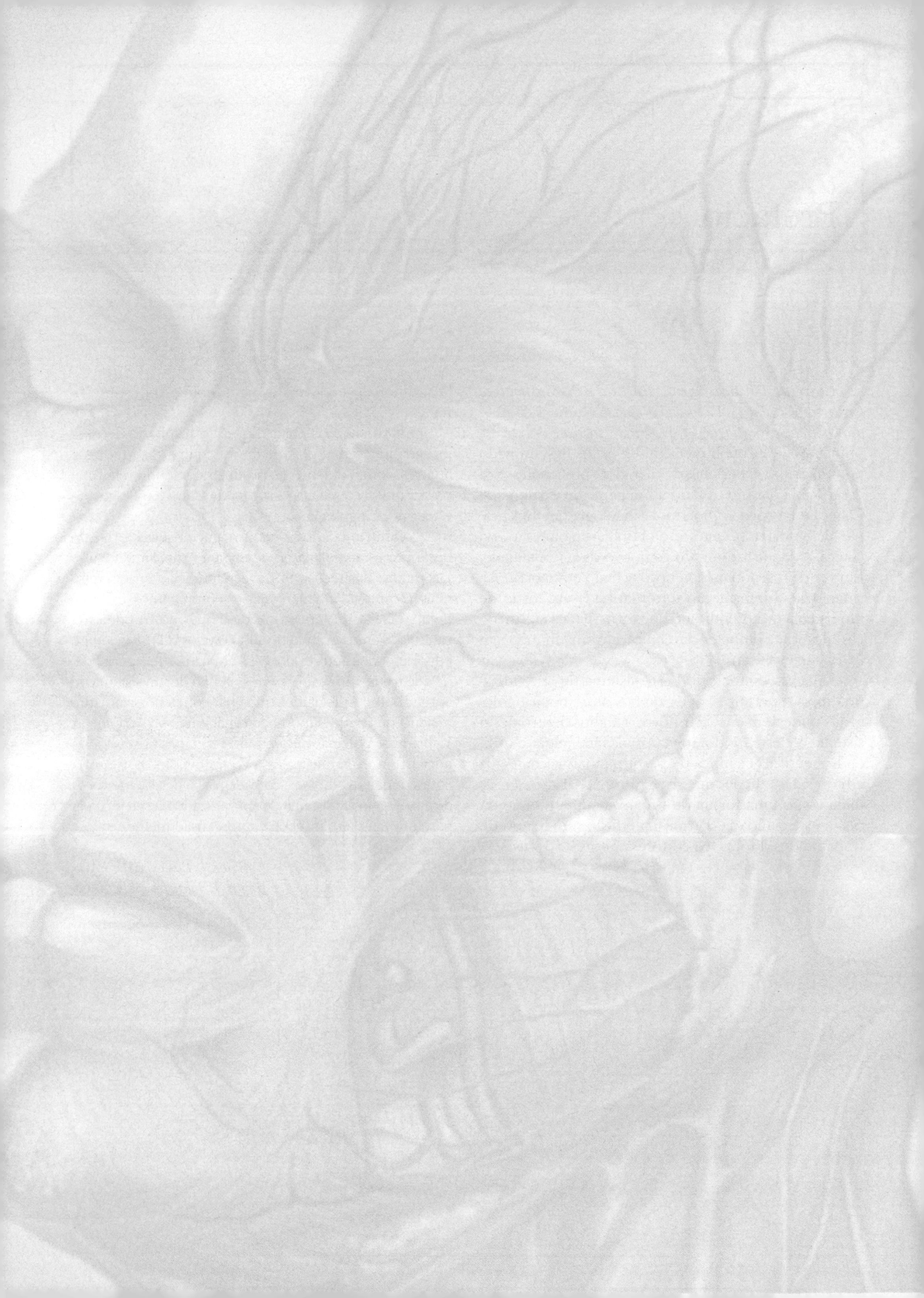

Pranchas em Cores

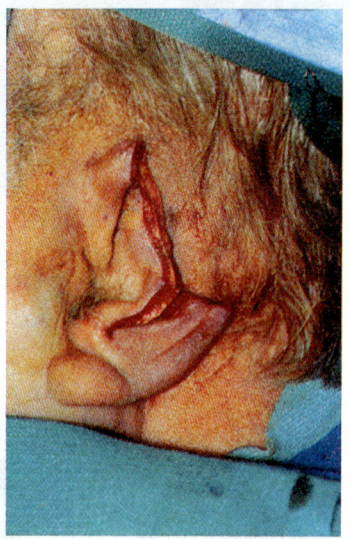
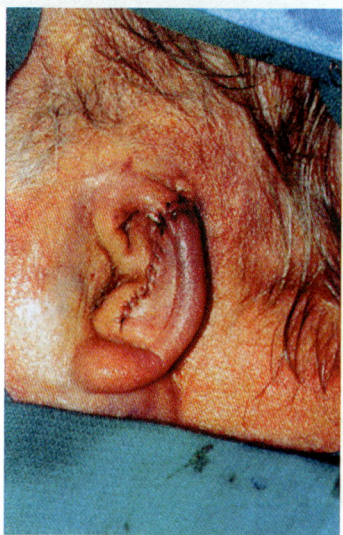

Figura 4-13.

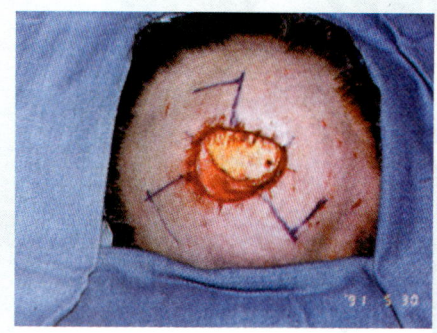
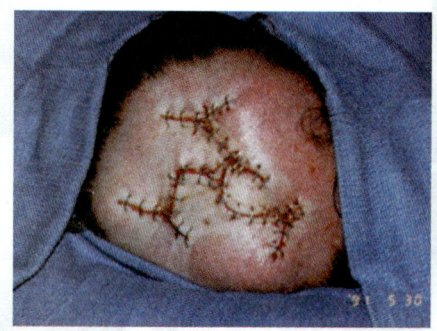

Figura 4-14.

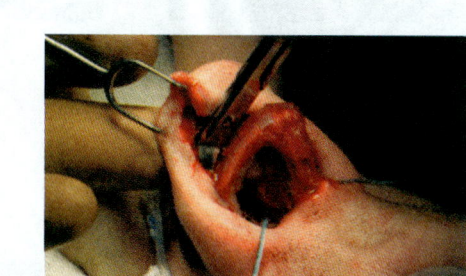
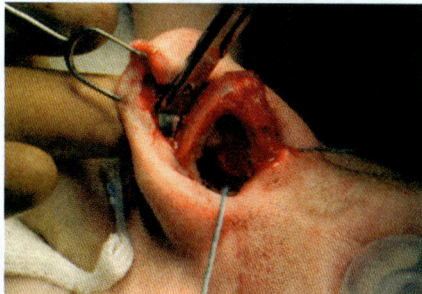

Figura 14-22.

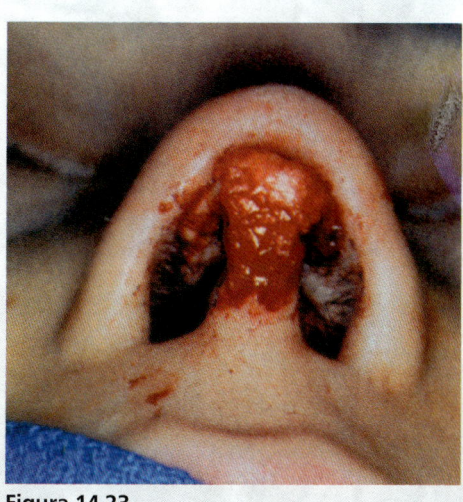

Figura 14-23.

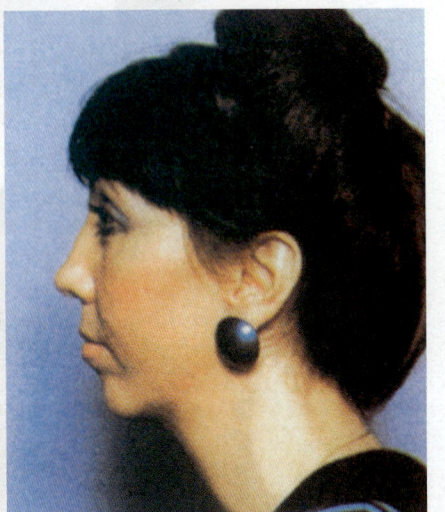
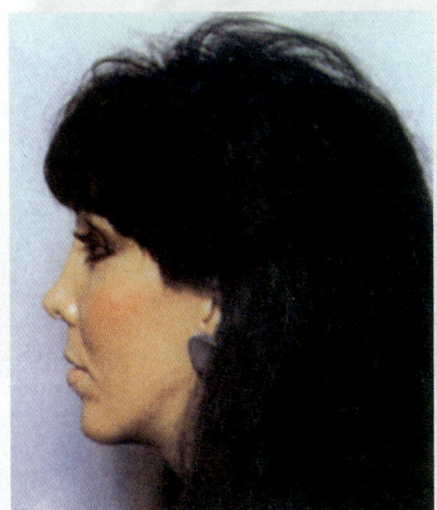

Figura 22-12.

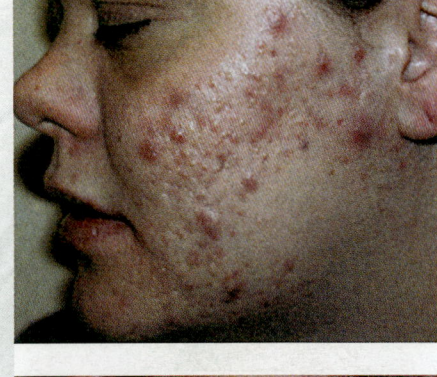
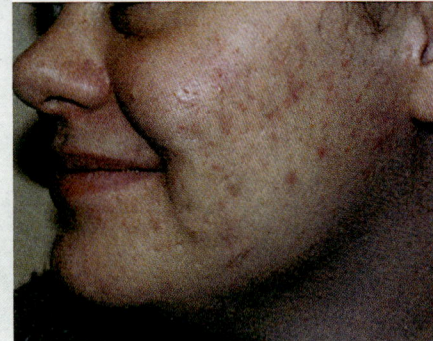

Figura 23B-2.

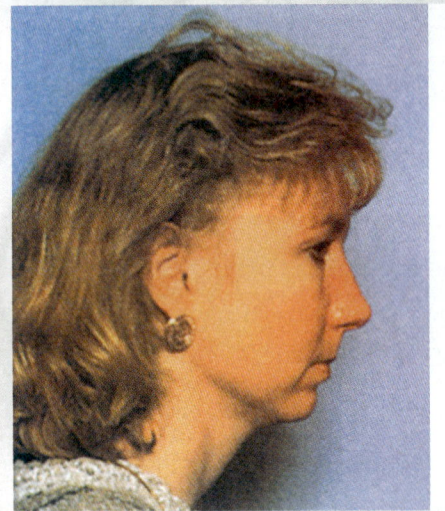
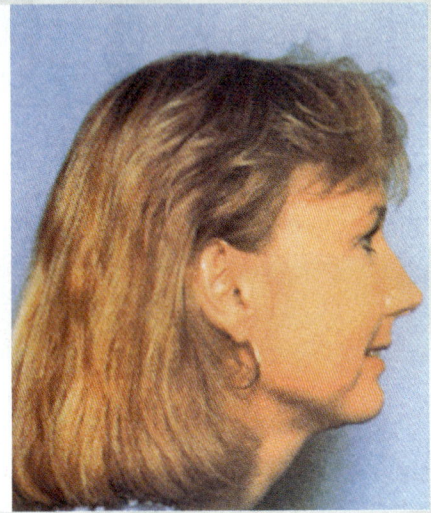

Figura 22-16.

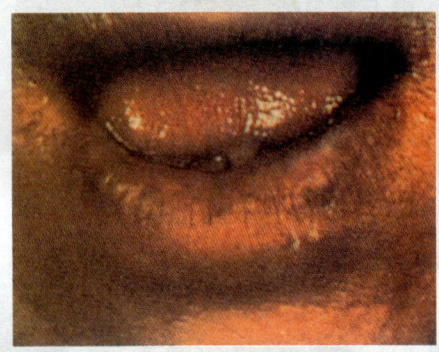

Figura 24-1.

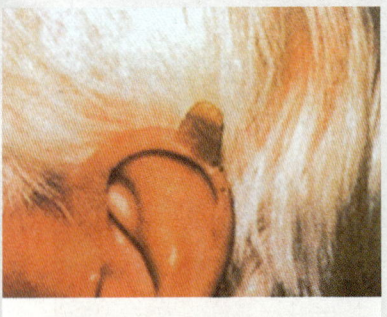
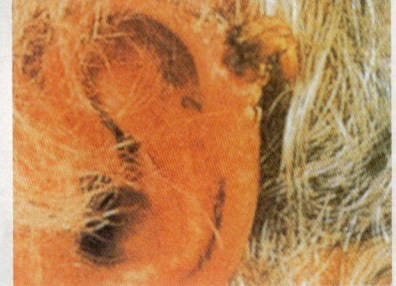

Figura 24-2.

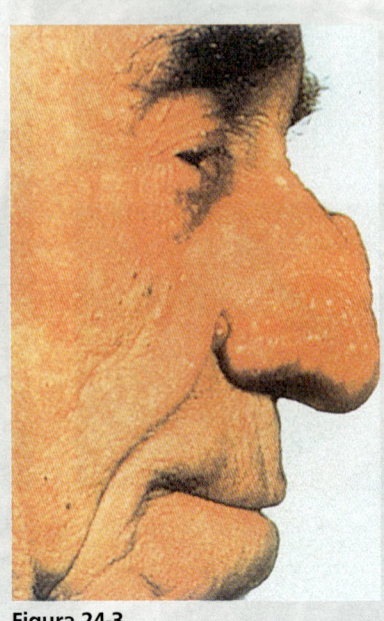

Figura 24-3.

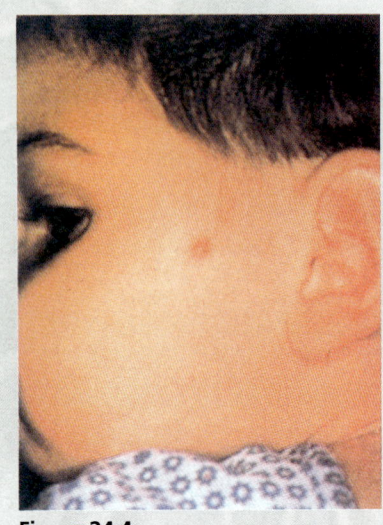

Figura 24-4.

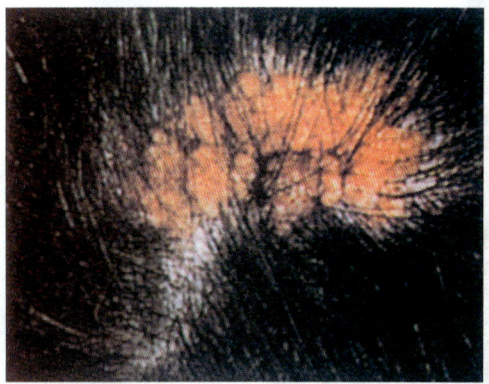
Figura 24-5.

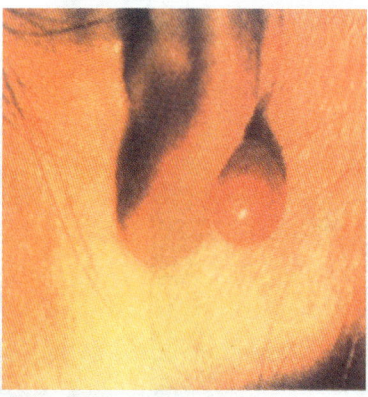
Figura 24-7.

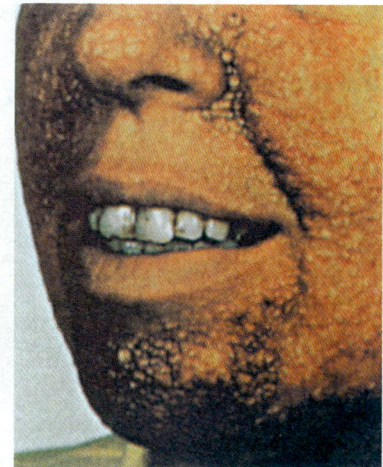
Figura 24-8.

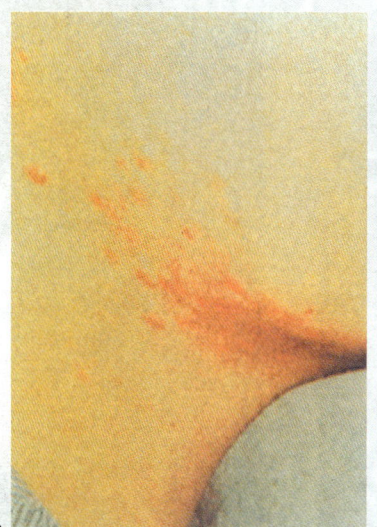
A
Figura 24-9.

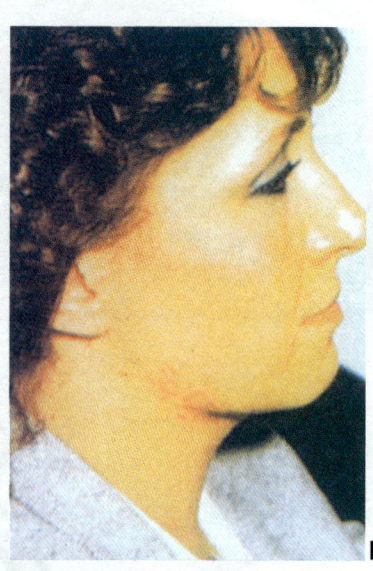
B

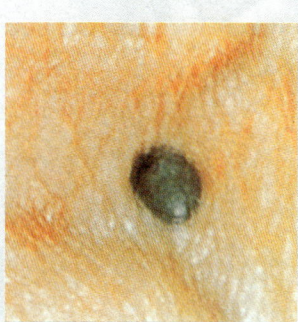
Figura 24-14.

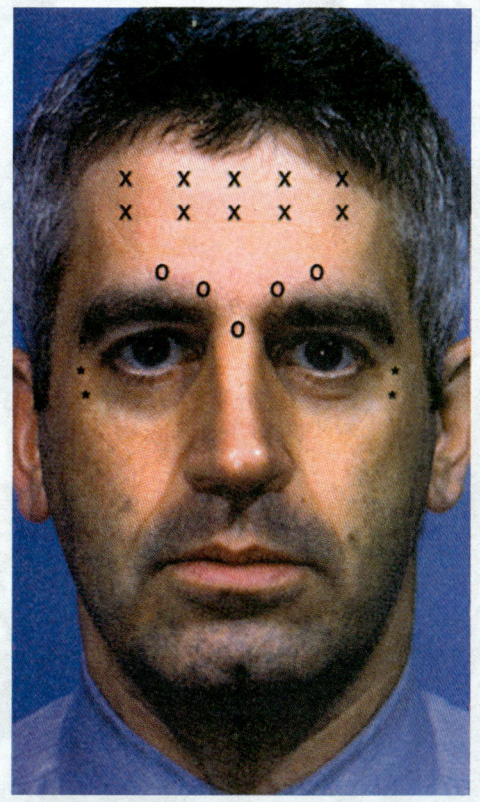
Figura 24-16.

Figura 26-2.

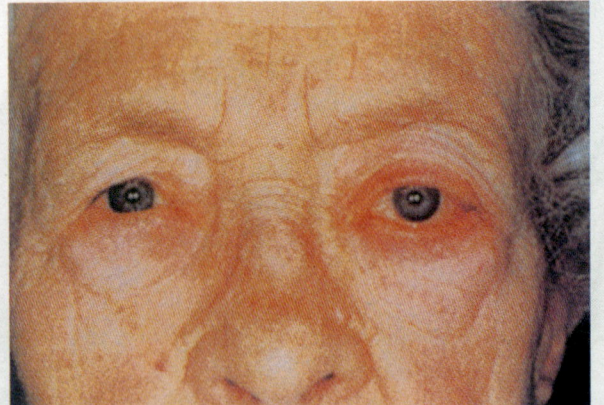

Figura 36-1.

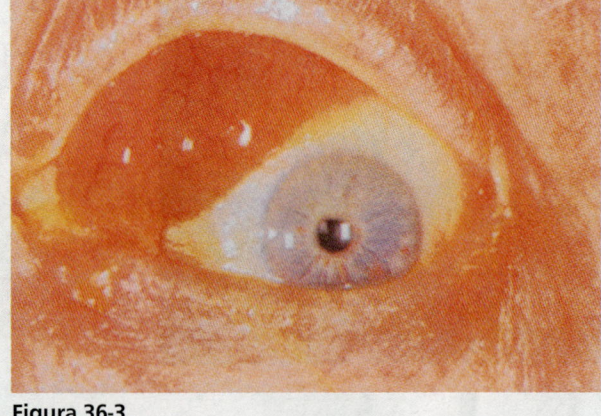

Figura 36-3.

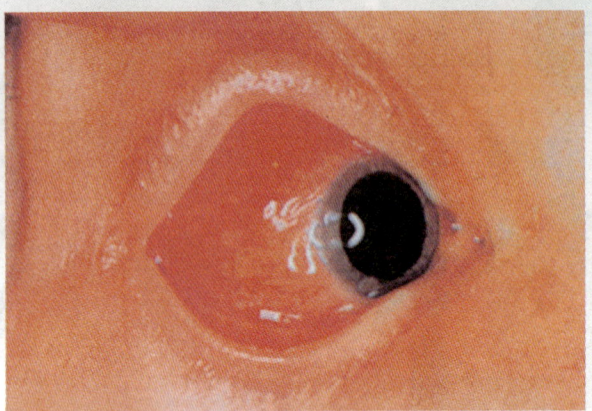

Figura 36-8.

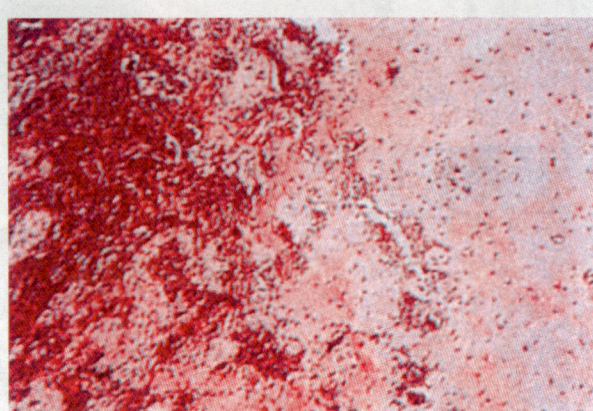

Figura 37-1.

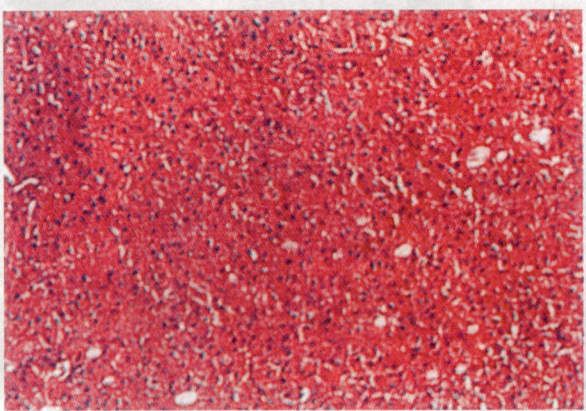

Figura 37-3.

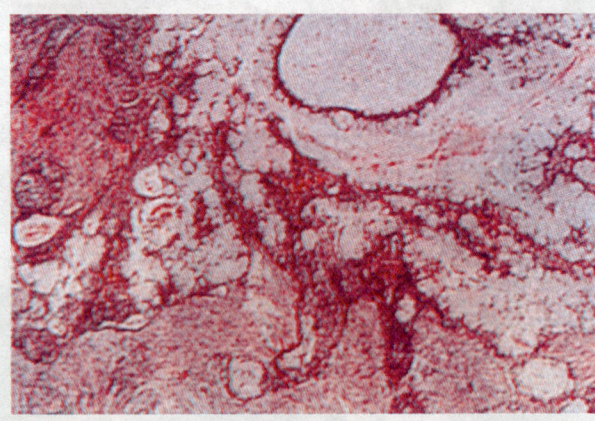

Figura 37-4.

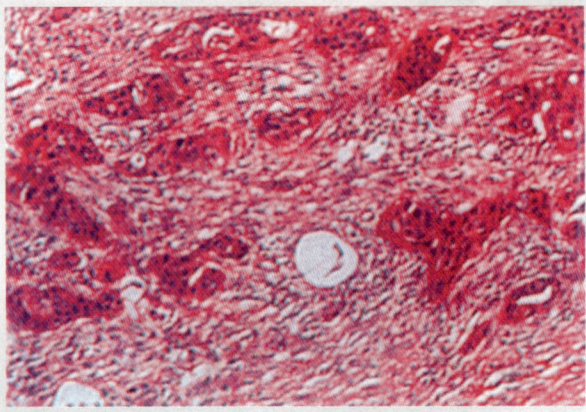

Figura 37-5.

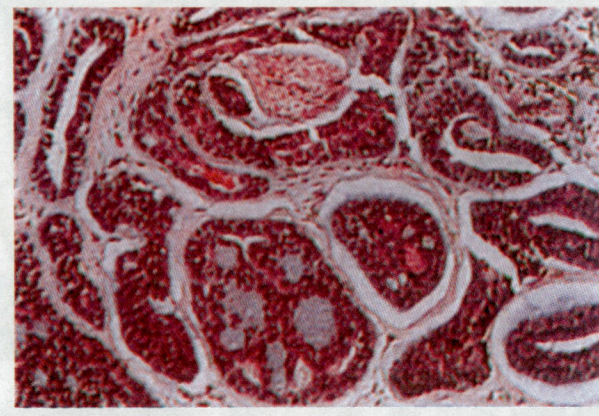

Figura 37-6.

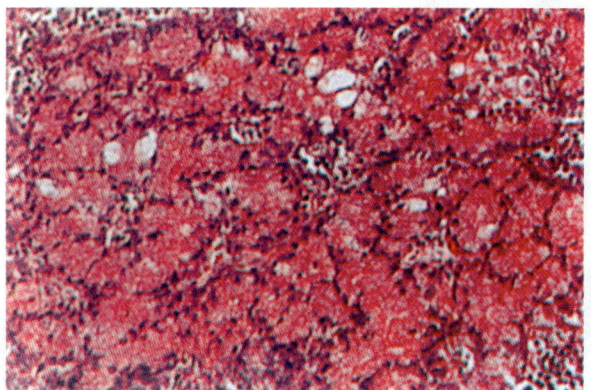

Figura 37-7.

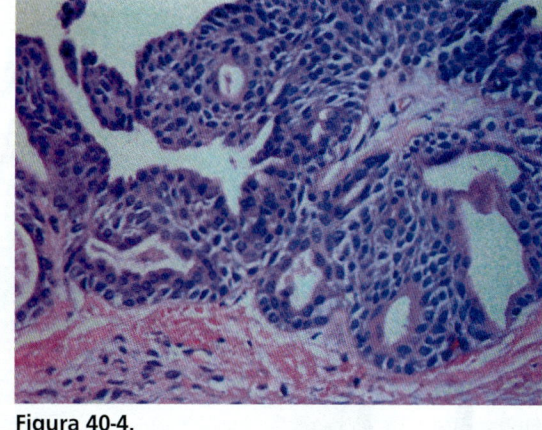

Figura 40-4.

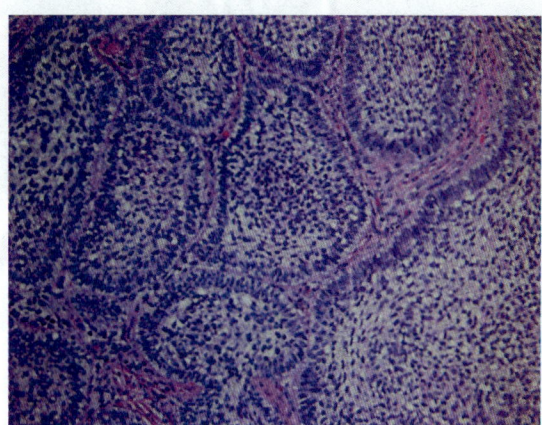

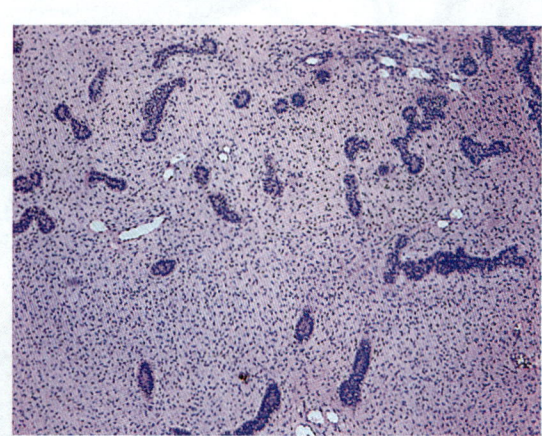

Figura 40-6.

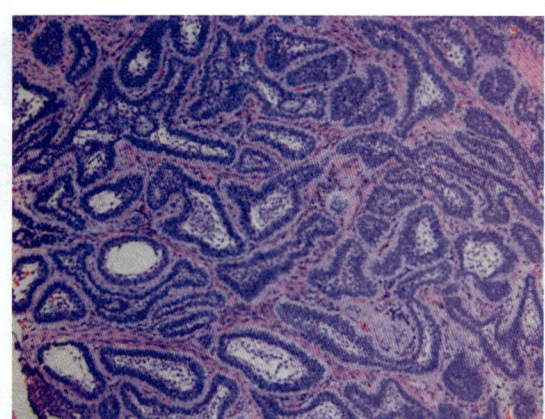

Figura 40-5.

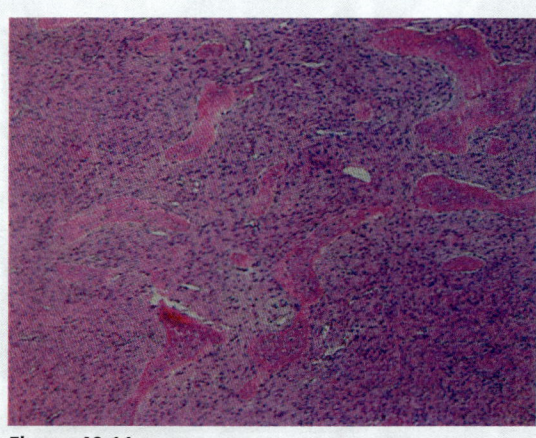

Figura 40-8.

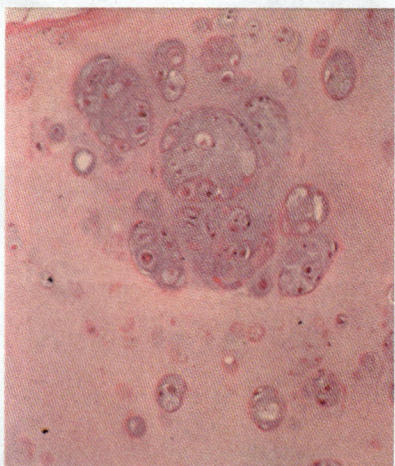

Figura 40-10.

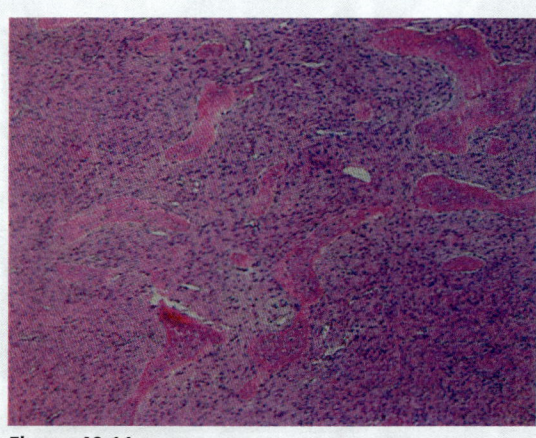

Figura 40-11.

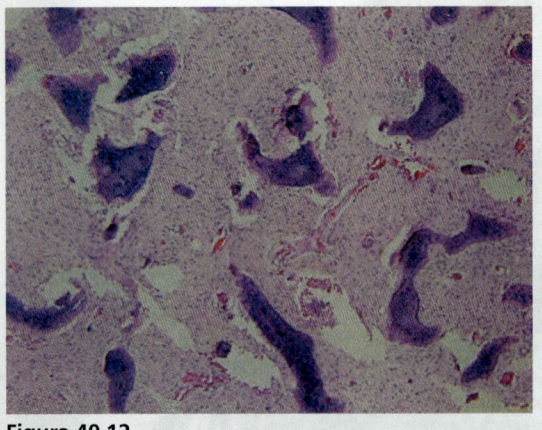
Figura 40-12.

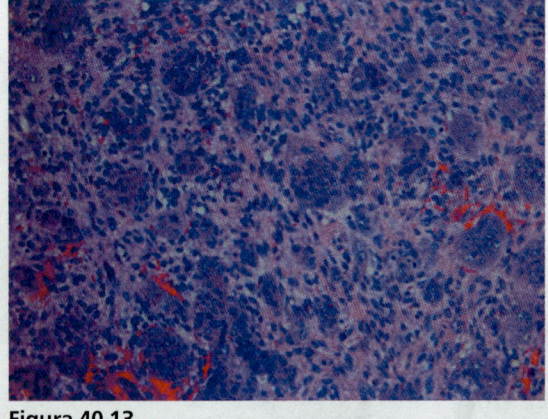
Figura 40-13.

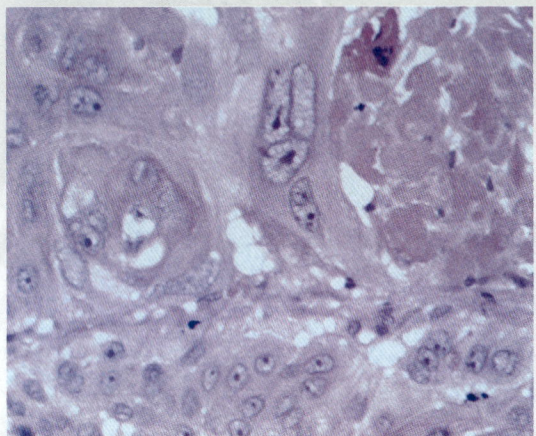
Figura 45-1.

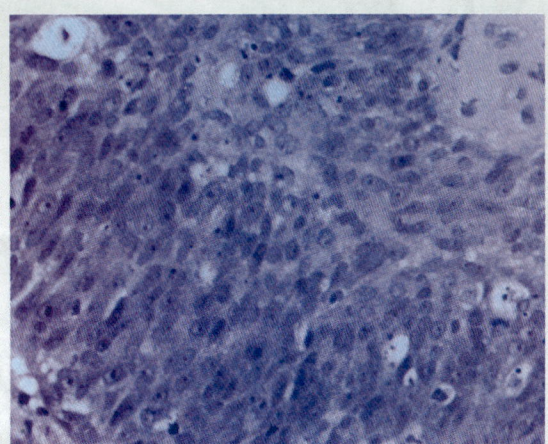
Figura 45-2.

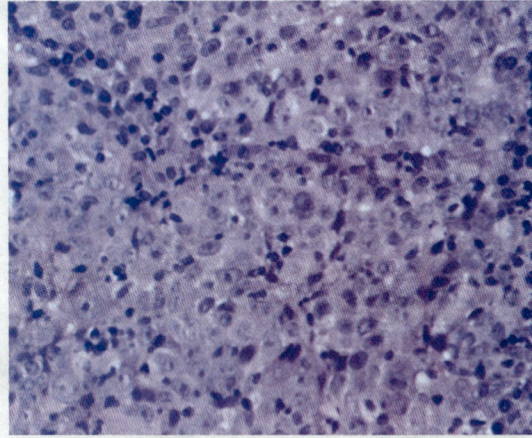
Figura 45-3

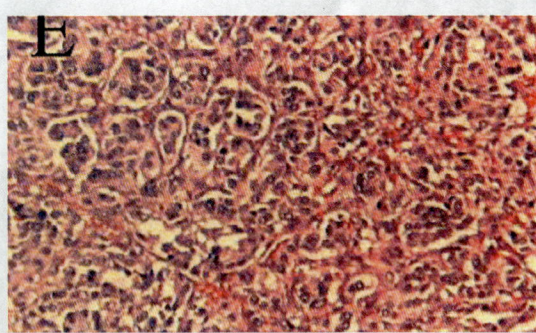
Figura 53-11.

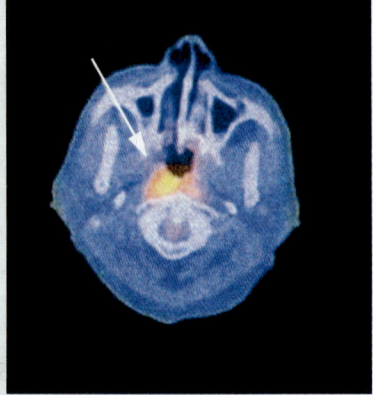
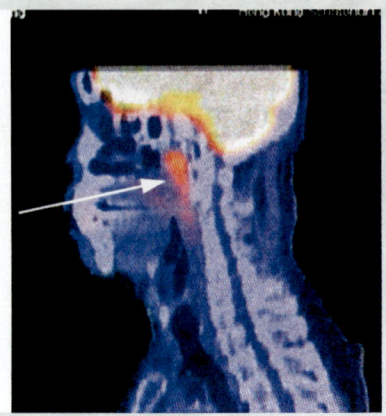
Figura 45-5.

Colaboradores

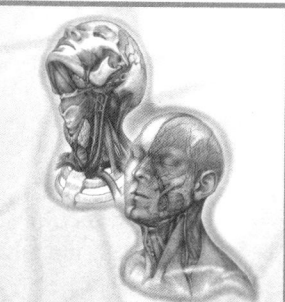

PETER A. ADAMSON, MD, FRCSC, FACS Professor, Department of Otolaryngology-Head and Neck Surgery, University of Toronto, Toronto; Staff Surgeon, Department of Otolaryngology-Head and Neck Surgery, Toronto General Hospital-University Health Network, Toronto, Ontario, Canada

RANJANA ADVANI, MD Assistant Professor, Department of Medicine, Division of Oncology, Stanford University Medical Center, Stanford, California

ANURAG AGARWAL, MD The Aesthetic Surgery Center, Naples, Florida

EUGENIO A. AGUILAR III, MD, FACS Clinical Assistant Professor, Michael E. Debakey Department of Surgery, Division of Plastic Surgery, Baylor College of Medicine, Houston, Texas

MARK A. ALFORD, MD North Texas Ophthalmic Plastic Surgery, Fort Worth, Texas

BYRON J. BAILEY, MD Chairman Emeritus, Department of Otolaryngology, University of Texas Medical Branch, Galveston, Texas

BENJAMIN A. BASSICHIS, MD, FACS Clinical Assistant Professor, Department of Otolaryngology-Head and Neck Surgery, University of Texas Southwestern Medical Center, Dallas; Medical Director, Advanced Facial Plastic Surgery Center, Dallas, Texas

RAMI K. BATNIJI, MD Clinical Lecturer, Department of Otolaryngology-Head and Neck Surgery, Indiana University School of Medicine, Indianapolis; Fellow, Facial Plastic and Reconstructive Surgery, Meridian Plastic Surgery Center, Indianapolis, Indiana

RICARDO A. BEAS, MD Visiting International Fellow, The Facial Surgery Center, Charleston, South Carolina; Private practice, Guadalajara, Mexico

BRUCE E. BROCKSTEIN, MD Associate Professor, Department of Medicine, Northwestern University Feinberg School of Medicine, Chicago, Illinois; Director, Evanston Kellogg Cancer Cure Center, Department of Oncology and Hematology, Evanston Northwestern Healthcare, Evanston, Illinois

ANDRES BUSTILLO, MD Department of Facial Plastic and Reconstructive Surgery, Baptist Hospital of Miami, Miami, Florida

KAREN H. CALHOUN, MD, FACS William E. Davis Professor and Chair, Department of Otolaryngology-Head and Neck Surgery, University of Missouri-Columbus School of Medicine, Columbia, Missouri

ANDREW C. CAMPBELL, MD Department of Otolaryngology-Head and Neck Surgery, University of Cincinnati College of Medicine, Cincinnati, Ohio

RANDOLPH B. CAPONE, MD, MS Assistant Professor, Division of Facial Plastic Surgery, Department of Otolaryngology-Head and Neck Surgery, The Johns Hopkins School of Medicine, Baltimore; Director, Department of Facial Plastic and Reconstructive Surgery, Baltimore Center for Plastic Surgery and Dermatology, Baltimore, Maryland

PAUL J. CARNIOL, MD, FACS Clinical Associate Professor, Department of Surgery, Section of Otolaryngology-Head and Neck Surgery, The New Jersey Medical School, Newark, New Jersey; Attending Surgeon, Department of Plastic Surgery and Otolaryngology, Overlook Hospital, Summit, New Jersey

RICARDO L. CARRAU, MD, FACS Professor, Departments of Otolaryngology and Neurological Surgery, University of Pittsburgh School of Medicine, Pittsburgh; Center for Minimally Invasive Surgery, University of Pittsburgh Medical Center, Eye & Ear Institute, Pittsburgh, Pennsylvania

JON B. CHADWELL, MD Department of Otolaryngology-Head and Neck Surgery, University of Cincinnati College of Medicine, Cincinnati, Ohio

ARA A. CHALIAN, MD Associate Professor, Department of Otorhinolaryngology-Head and Neck Surgery, University of Pennsylvania School of Medicine, Philadelphia; Director, Section of Facial Plastic and Reconstructive Surgery, Department of Otorhinolaryngology- Head and Neck Surgery, University of Pennsylvania Health System, Philadelphia, Pennsylvania

Colaboradores

MARK S. CHAMBERS, DMD, MS Associate Professor, Department of Head and Neck Surgery, The University of Texas M.D. Anderson Cancer Center, Houston, Texas

JAMES CHAN, MD Department of Otolaryngology, Facial Plastic and Reconstructive Surgery, Stanford University School of Medicine, Stanford, California

DOUGLAS B. CHEPEHA, MD, MSPH Associate Professor, Department of Otolaryngology-Head and Neck Surgery, University of Michigan Medical School, Ann Arbor, Michigan

WILLIAM L. CHUNG, DDS, MD Assistant Professor, Department of Oral and Maxillofacial Surgery, University of Pittsburgh School of Dental Medicine, Pittsburgh; Staff Surgeon, Department of Oral and Maxillofacial Surgery, University of Pittsburgh Medical Center, Pittsburgh, Pennsylvania

PETER D. COSTANTINO, MD Associate Professor of Clinical Otolaryngology, Department of Otolaryngology, Columbia University College of Physicians and Surgeons, New York; Vice Chairman, Department of Otolaryngology-Head and Neck Surgery, and Co-Director, Center for Cranial Base Surgery, Department of Otolaryngology and Neuroscience, St. Luke's- Roosevelt Hospital Center, New York, New York

DARREN P. COX, DDS, MBA Assistant Professor of Clinical Oral Pathology, Department of Orofacial Sciences and Pathology, University of California, San Francisco, San Francisco, California

RAVI DAHIYA, MD Potomac Facial Plastic Surgery, Chevy Chase, Maryland

CARLA DeLASSUS (GRESS), ScD, CCC-SLP Voice Institute Director, International Association of Laryngectomees, Stockton, California

HENNING DRALLE, MD, FRCS Professor of Surgery and Chairman, Department of General, Visceral and Vascular Surgery, University of Halle, Halle, Germany

UMAMAHESWAR DUVVURI, MD, PhD Resident, Department of Otolaryngology, University of Pittsburgh School of Medicine, Eye & Ear Institute, Pittsburgh, Pennsylvania

DAVID W. EISELE, MD Professor, Department of Otolaryngology-Head and Neck Surgery University of California, San Francisco, School of Medicine, San Francisco; Chairman, Department of Otolaryngology-Head and Neck Surgery, UCSF Comprehensive Cancer Center, San Francisco, California

RAMON M. ESCLAMADO, MD Professor, Department of Surgery Duke University School of Medicine, Durham; Chief, Division of Otolaryngology-Head and Neck Surgery, Duke University Medical Center, Durham, North Carolina

MARVIN P. FRIED, MD, FACS Professor and University Chairman, Department of Otolaryngology, Albert Einstein College of Medicine-Montefiore Medical Center, Bronx; Attending and Chairman, Department of Otolaryngology, Albert Einstein College of Medicine-Montefiore Medical Center, Bronx, New York

MICHAEL A. FRITZ, MD Associate Staff, Head and Neck Institute, Cleveland Clinic Foundation, Cleveland, Ohio

JULIO F. GALLO, MD Voluntary Clinical Instructor, Division of Facial Plastic Surgery, Department of Otolaryngology, University of Miami School of Medicine, Miami; Medical Director, The Miami Institute for Age Management and Intervention, Miami, Florida

GRANT S. GILLMAN, MD, FRCS Assistant Professor, Director, Division of Facial Plastic Surgery, Department of Otolaryngology, University of Pittsburgh School of Medicine, Pittsburgh, Pennsylvania

GRANT S. HAMILTON III, MD Assistant Professor, Department of Otolaryngology-Head and Neck Surgery, University of Iowa; Surgeon, Department of Facial Plastic Surgery, University of Iowa Hospitals and Clinics, Iowa City, Iowa

MARCELO HOCHMAN, MD, FACS The Facial Surgery Center, Charleston, South Carolina

G. RICHARD HOLT, MD Professor, Department of Otolaryngology-Head and Neck Surgery, The University of Texas Health Science Center, San Antonio, Texas

JEAN EDWARDS HOLT, MD Clinical Professor, Department of Ophthalmology, The University of Texas Health Science Center, San Antonio, Texas

DAVID H. HUSSEY, MD Clinical Professor, Radiation Oncology, The University of Texas Health Science Center, San Antonio, Texas

AHMED S. ISMAIL, MD Department of Otolaryngology-Head and Neck Surgery, Faculty of Medicine, University of Alexandria, Egypt; Lecturer, Department of Otolaryngology-Head and Neck Surgery, Columbia University College of Physicians and Surgeons, New York, New York

CHARLOTTE D. JACOBS, MD Professor, Department of Medicine, Division of Oncology, Stanford University School of Medicine, Stanford, California

MARK J. JAMESON, MD, PhD Chief Resident, Department of Otolaryngology-Head and Neck Surgery, University of Virginia Health System, Charlottesville, Virginia

IVO P. JANECKA, MD Longwood Skull Base Program, Harvard Medical School, Boston, Massachusetts

JONAS T. JOHNSON, MD Chair, Department of Otolaryngology, and Professor, Departments of Otolaryngology and Radiation Oncology, University of Pittsburgh School of Medicine; Professor, Department of Oral and Maxillofacial Surgery, University of Pittsburgh School of Dental Medicine, Pittsburgh, Pennsylvania

KAREN J. JOHNSON, MD University of Pittsburgh Medical Center-Shadyside Medical Center, Pittsburgh, Pennsylvania

J. RANDALL JORDAN, MD, FACS Associate Professor and Vice Chairman, Department of Otolaryngology and Communication Sciences, University of Mississippi School of Medicine, Jackson, Mississippi

Colaboradores | XIX

SARAH H. KAGAN, PhD, RN Associate Professor of Gerantological Nursing, Department of Otolaryngology-Head and Neck Surgery, University of Pennsylvania School of Nursing, Philadelphia; Clinical Nurse Specialist, Department of Nursing, University of Pennsylvania Hospital, Philadelphia, Pennsylvania

AMIN B. KASSAM, MD, FRCS(C) Associate Professor, Department of Neurological Surgery, University of Pittsburgh School of Medicine, Pittsburgh; Director, Minimally Invasive endoNeurosurgical Center, University of Pittsburgh Medical Center, Pittsburgh, Pennsylvania

ROBERT M. KELLMAN, MD Professor and Chair, Department of Otolaryngology, State University of New York Upstate Medical University, Syracuse, New York

DAVID W. KIM, MD Assistant Professor, Department of Otolaryngology-Head and Neck Surgery, and Director, Division of Facial Plastic and Reconstructive Surgery, University of California, San Francisco, School of Medicine, San Francisco, California

SEUNGWON KIM, MD Fellow in Head and Neck Surgical Oncology, Department of Head and Neck Surgery, University of Texas M.D. Anderson Cancer Center, Houston, Texas

PETER J. KOLTAI, MD, FACS, FAAP Professor and Chief, Division of Pediatric Otolaryngology, Department of Otolaryngology-Head and Neck Surgery, and Professor, Department of Pediatrics, Stanford University School of Medicine, Stanford, California; Service Chief, Pediatric Otolaryngology-Head and Neck, Lucile Packard Children's Hospital, Palo Alto, California

RAYMOND J. KONIOR, MD Oak Brook Aesthetic and Premiere Hair Restoration, Oak Brook, Illinois

RUSSELL W. H. KRIDEL, MD, FACS Clinical Professor, Division of Facial Plastic and Reconstructive Surgery, Department of Otolaryngology-Head and Neck Surgery, University of Texas Health Science Center and Medical School, Houston, Texas

OLLIVIER LACCOURREYE, MD Professor, Otolaryngology-Head and Neck Surgery, The University of Paris

SAMUEL M. LAM, MD Director, Lam Facial Plastic Surgery Center and Willow Bend Wellness Center, Plano, Texas

JOSEPH L. LEACH, MD Associate Professor, Department of Otolaryngology, University of Texas Southwestern Medical Center, Dallas; Staff, Department of Otolaryngology, Parkland Hospital, Dallas, Texas

JAMES C. LEMON, DDS Professor (Emeritus), Department of Head and Neck Surgery, The University of Texas M.D. Anderson Cancer Center, Houston, Texas

PAUL A. LEVINE, MD Chairman, Department of Otolaryngology-Head and Neck Surgery, University of Virginia Health System, Charlottesville, Virginia

TIMOTHY S. LIAN, MD Department of Otolaryngology-Head and Neck Surgery, Louisiana State University Health Sciences Center-Shreveport, Louisiana

ANDREAS MACHENS, MD Associate Professor of Surgery, Department of General, Visceral and Vascular Surgery, University of Halle, Klinikum Krollwitz, Halle, Germany

BENJAMIN C. MARCUS, MD Assistant Professor, Department of Surgery, Division of Otolaryngology-Head and Neck Surgery, University of Wisconsin School of Medicine, Madison, Wisconsin

JACK W. MARTIN, DDS, MS Professor, Department of Head and Neck Surgery, The University of Texas M.D. Anderson Cancer Center, Houston, Texas

DOUGLAS J. MATHISEN, MD Hermes C. Grillo Professor, Department of Thoracic Surgery, Harvard Medical School, Boston; Visiting Surgeon and Chief, Department of General Thoracic Surgery, Massachusetts General Hospital, Boston, Massachusetts

TED MAU, MD, PhD Chief Resident, Department of Otolaryngology-Head and Neck Surgery, University of California, San Francisco, San Francisco, California

JESUS E. MEDINA, MD, FACS Paul and Ruth Jonas Professor, and Chairman, Department of Otorhinolaryngology, University of Oklahoma Health Sciences Center, Oklahoma City, Oklahoma

JEFFREY N. MYERS, MD, PhD, FACS Associate Professor and Deputy Chair for Academic Programs, Department of Head and Neck Surgery and Cancer Biology, The University of Texas M.D. Anderson Cancer Center, Houston, Texas

SHERVIN NADERI, MD Clinical Assistant Professor, Department of Otolaryngology, Indiana University School of Medicine, Indianapolis, Indiana; Staff, Division of Plastic Surgery, INOVA Loudoun Hospital, Leesburg, Virginia.

CHERIE-ANN O. NATHAN, MD Department of Otolaryngology-Head and Neck Surgery, Louisiana State University Health Sciences Center-Shreveport, Louisiana

ANDREW J. NEMECHEK, MD, FACS Assistant Clinical Professor, Department of Otolaryngology-Head and Neck Surgery, University of Colorado School of Medicine, Denver, Colorado; Director, Head and Neck Tumor Program, Swedish Medical Center, Englewood, Colorado

JEFFREY A. NERAD, MD, FACS Department of Ophthalmology, University of Iowa Hospitals and Clinics, Iowa City, Iowa

MARK W. OCHS, DMD, MD Associate Professor and Chairman, Department of Oral and Maxillofacial Surgery, University of Pittsburgh School of Dental Medicine, Pittsburgh; Chairman, Department of Oral and Maxillofacial Surgery; University of Pittsburgh Medical Center, Pittsburgh, Pennsylvania

YOUNG S. OH, MD Clinical Instructor, Department of Otolaryngology-Head and Neck Surgery, University of California, San Francisco, School of Medicine, San Francisco; Clinical Instructor, Department of Otolaryngology, Head and Neck Institute, UCSF Comprehensive Cancer Center, San Francisco, California

BERT W. O'MALLEY, Jr., MD Gabriel Tucker Professor and Chairman, Department of Otorhinolaryngology-Head and Neck Surgery, University of Pennsylvania School of Medicine, Philadelphia, Pennsylvania

RANDAL A. OTTO, MD Thomas W. Folbre Professor, and Chair, Department of Otolaryngology-Head and Neck Surgery, The University of Texas Health Science Center, San Antonio, Texas

IRA D. PAPEL, MD Associate Professor, Division of Facial Plastic and Reconstructive Surgery, Department of Otolaryngology-Head and Neck Surgery, The Johns Hopkins University, Baltimore; President, Facial Plastic Surgicenter, Baltimore, Maryland

STEPHEN S. PARK, MD, FACS Professor, Department of Otolaryngology, University of Virginia Health System, Charlottesville, Virginia

STEVEN M. PARNES, MD Professor and Head, Department of Surgery, Division of Otolaryngology, University ENT, Albany; Chief, Division of Otolaryngology, Department of Surgery, Albany Medical Center Hospital, Albany, New York

NORMAN J. PASTOREK, MD Clinical Professor, Department of Otolaryngology, Weill Cornell Medical College, New York; Attending Otolaryngologist, Department of Otolaryngology, New York Presbyterian Hospital, New York, New York

STEPHEN W. PERKINS, MD Clinical Associate Professor, Department of Otolaryngology-Head and Neck Surgery, Indiana University School of Medicine, Indianapolis; President, Meridian Plastic Surgery Center, Indianapolis, Indiana

KAREN T. PITMAN, MD Associate Professor, Department of Otolaryngology and Communicative Sciences, University of Mississippi Medical Center, Jackson, Mississippi

ALLISON T. PONTIUS, MD Attending Staff, The Williams Center, Latham, New York

ANNA MARIA POU, MD, FACS Associate Professor, Department of Otolaryngology-Head and Neck Surgery, University of Texas Medical Branch, Galveston, Texas

MARK J. PRAETORIUS, MD Assistant Professor, Department of Otolaryngology, University of Heidelberg, Heidelberg, Germany

GREGORY W. RANDOLPH, MD Assistant Professor, Department of Otolaryngology, Harvard Medical School, Boston; Director General and Thyroid Surgical Service, Massachusetts Eye and Ear Infirmary, Boston; Endocrine Surgery Service, Massachusetts General Hospital, Boston, Massachusetts

CHRISTOPHER H. RASSEKH, MD, FACS Associate Professor, Department of Otolaryngology-Head and Neck Surgery; Director, Head and Neck Oncology, and Co-Director, Center for Cranial Base Surgery, West Virginia University, Morgantown; West Virginia University Hospitals, Department of Head and Neck Oncology, Morgantown, West Virginia

GREGORY J. RENNER, MD Associate Professor, Department of Otolaryngology-Head and Neck Surgery, University of Missouri-Columbia; Attending Physician, Department of Otolaryngology-Head and Neck Surgery, University of Missouri Hospital and Clinics, Columbia, Missouri

WILLIAM J. RICHTSMEIER, MD Department of Otolaryngology-Head and Neck Surgery, Bassett Healthcare, Cooperstown, New York

HENRY H. ROENIGK, Jr., MD Professor, Department of Dermatology, Northwestern University Feinberg School of Medicine, Chicago, Illinois

FRANCIS P. RUGGIERO, MD Resident, Division of Otolaryngology, Department of Surgery, Penn State University/Milton S. Hershey Medical Center, Hershey, Pennsylvania

HADI SEIKALY, MD Director, Head and Neck Oncology, and Associate Professor and Chief, Division of Otolaryngology-Head and Neck Surgery, University of Alberta, Edmonton, Alberta, Canada

FRED F. SHAHAN, MD San Diego Dermatology and Cosmetic Surgery, Inc., San Diego, California

K. ROBERT SHEN, MD Assistant Professor, Department of Surgery, and Surgeon, Department of General Thoracic Surgery, University of Virginia Health System, Charlottesville, Virginia

WILLIAM W. SHOCKLEY, MD Professor, and Vice Chair, Department of Otolaryngology-Head and Neck Surgery, University of North Carolina at Chapel Hill School of Medicine, and Neurosciences Hospital, Chapel Hill; Attending Staff, Department of Otolaryngology-Head and Neck Surgery, University of North Carolina Hospitals, Chapel Hill, North Carolina

KEVIN A. SHUMRICK, MD Clinical Professor, Facial Plastic and Reconstructive Surgery, Department of Otolaryngology-Head and Neck Surgery, University of Cincinnati Medical Center and the University Hospital, Cincinnati, Ohio

WILLIAM E. SILVER, MD, FACS Clinical Assistant Professor, Department of Otolaryngology-Head and Neck Surgery, Emory University School of Medicine, Atlanta; Clinical Assistant Professor, Department of Otolaryngology-Head and Neck Surgery, Medical College of Georgia, Augusta; Medical Director, Facial Plastic Surgery, Northside/Dunwoody Surgery Center, Atlanta, Georgia

MARK I. SINGER, MD Robert K. Werbe Distinguished Professor of Head and Neck Cancer, Department of Otolaryngology-Head and Neck Surgery, University of California, San Francisco, School of Medicine, San Francisco; Attending Physician, Mt. Zion Cancer Center and Department of Otolaryngology-Head and Neck Surgery, Mt. Zion Hospital, San Francisco, California

CRISTIAN M. SLOUGH, MD Thyroid and Parathyroid Surgical Fellow, Department of Otolaryngology, Harvard Medical School, Boston; Massachusetts Eye and Ear Infirmary, Boston, Massachusetts

JESSE E. SMITH, MD Assistant Professor, Department of Otolaryngology-Head and Neck Surgery, University of Texas Southwestern Medical Center, Dallas; Facial Plastic and Reconstructive Surgeon, Department of Surgery, John Peter Smith Hospital, Fort Worth, Texas

RICHARD V. SMITH, MD Associate Professor and Vice Chairman, Department of Otolaryngology, Albert Einstein College of Medicine-Montefiore Medical Center, Bronx; Director of Head and Neck Service, Department of Otolaryngology and Surgery, Montefiore Medical Center, Bronx, New York

PEYMAN SOLIEMANZADEH, MD Staff, Department of Surgery, Aden, Thousand Oaks, California

BRENDAN C. STACK, Jr., MD, FACS Professor and Vice Chairman, Department of Otolaryngology-Head and Neck Surgery, University of Arkansas for Medical Sciences, Little Rock; Chief of Service, Department of Otolaryngology-Head and Neck Surgery, The University Hospital of Arkansas, Little Rock, Arkansas

HINRICH STAECKER, MD, PhD Associate Professor, Department of Otolaryngology-Head and Neck Surgery, University of Kansas School of Medicine, Kansas City, Kansas

J. GREGORY STAFFEL, MD Shea Ear Clinic, Memphis, Tennessee

KWEON I. STAMBAUGH, MD Cabarrus ENT and Facial Surgery Center, Concord, North Carolina

MICHAEL G. STEWART, MD, MPH Professor and Chairman, Department of Otorhinolaryngology, Weill Medical College of Cornell University, New York; Otolaryngologist-in-Chief, Department of Otorhinolaryngology, New York Presbyterian Hospital-Weill Cornell Medical Center, New York, New York

SCOTT P. STRINGER, MD Professor and Chair, Department of Otolaryngology and Communicative Sciences, University of Mississippi School of Medicine, Jackson; University of Mississippi Medical Center, Jackson, Mississippi

FRED J. STUCKER, MD Professor and Chairman, Department of Otolaryngology-Head and Neck Surgery, Louisiana State University Health Sciences Center-Shreveport, Louisiana

LUKE K. S. TAN, MD Associate Professor and Head, Department of Otolaryngology, National University of Singapore, Singapore; Chief, Department of Otolaryngology-Head and Neck Surgery, National University Hospital, Singapore

SHERARD A. TATUM, MD Department of Otolaryngology, State University of New York Upstate Medical University, Syracuse, New York

THEODOROS N. TEKNOS, MD Associate Professor, Department of Otolaryngology-Head and Neck Surgery, University of Michigan School of Medicine, Ann Arbor, Michigan

DEAN M. TORIUMI, MD Professor, Department of Otolaryngology-Head and Neck Surgery, University of Illinois at Chicago; University of Illinois Medical Center, Chicago, Illinois

PETER VAN DER RIET, MD Department of Otolaryngology-Head and Neck Surgery, Bassett Healthcare, Cooperstown, New York

EVERETT E. VOKES, MD Director, Section of Hematology and Oncology, Department of Medicine, and John E. Ultmann Professor of Medicine, Radiation, and Cellular Oncology, Department of Medicine, University of Chicago Pritzker School of Medicine; University of Chicago Hospitals, Chicago, Illinois

TOM D. WANG, MD Professor, Department of Otolaryngology-Head and Neck Surgery, Division of Facial Plastic and Reconstructive Surgery, Oregon Health and Science University, Portland, Oregon

RANDAL S. WEBER, MD Professor and Chairman, Department of Head and Neck Surgery, University of Texas M.D. Anderson Cancer Center, Houston, Texas

WILLIAM I. WEI, MS, FRCS, FRCSE, FRACS(HON), FACS, FHKAM(ORL) (SURG FRCS) Professor, Department of Surgery, The University of Hong Kong, Hong Kong SAR; Chief of Service, Department of ENT, Queen Mary Hospital, Hong Kong SAR, China

GREGORY S. WEINSTEIN, MD Professor and Vice Chairman, Otorhinolaryngology-Head and Neck Surgery, University of Pennsylvania School of Medicine, Philadelphia; Director, Division of Head and Neck Surgery, Department of Otorhinolaryngoloy-Head and Neck Surgery, Hospital of the University of Pennsylvania, Philadelphia, Pennsylvania

EDWIN F. WILLIAMS III, MD, FACS Medical Director, The Williams Center, Latham, New York; Clinical Professor of Surgery, Division of Otolaryngology-Head and Neck Surgery, Albany Medical Center, Albany, New York

STEVEN M. ZEITELS, MD, FACS Eugene B. Casey Chair of Laryngeal Surgery, and Associate Professor, Department of Surgery, Harvard Medical School, Boston; Director, Center for Laryngeal Surgery & Voice Rehabilitation, Massachusetts General Hospital, Boston, Massachusetts

LEE A. ZIMMER, MD, PhD Assistant Professor, Department of Otolaryngology, University of Cincinnati and University of Cincinnati Medical Center, Cincinnati, Ohio

JOHN A. ZITELLI, MD Adjunct Associate Professor, Departments of Dermatology and Otolaryngology, University of Pittsburgh Medical Center-Shadyside Medical Center, Pittsburgh, Pennsylvania

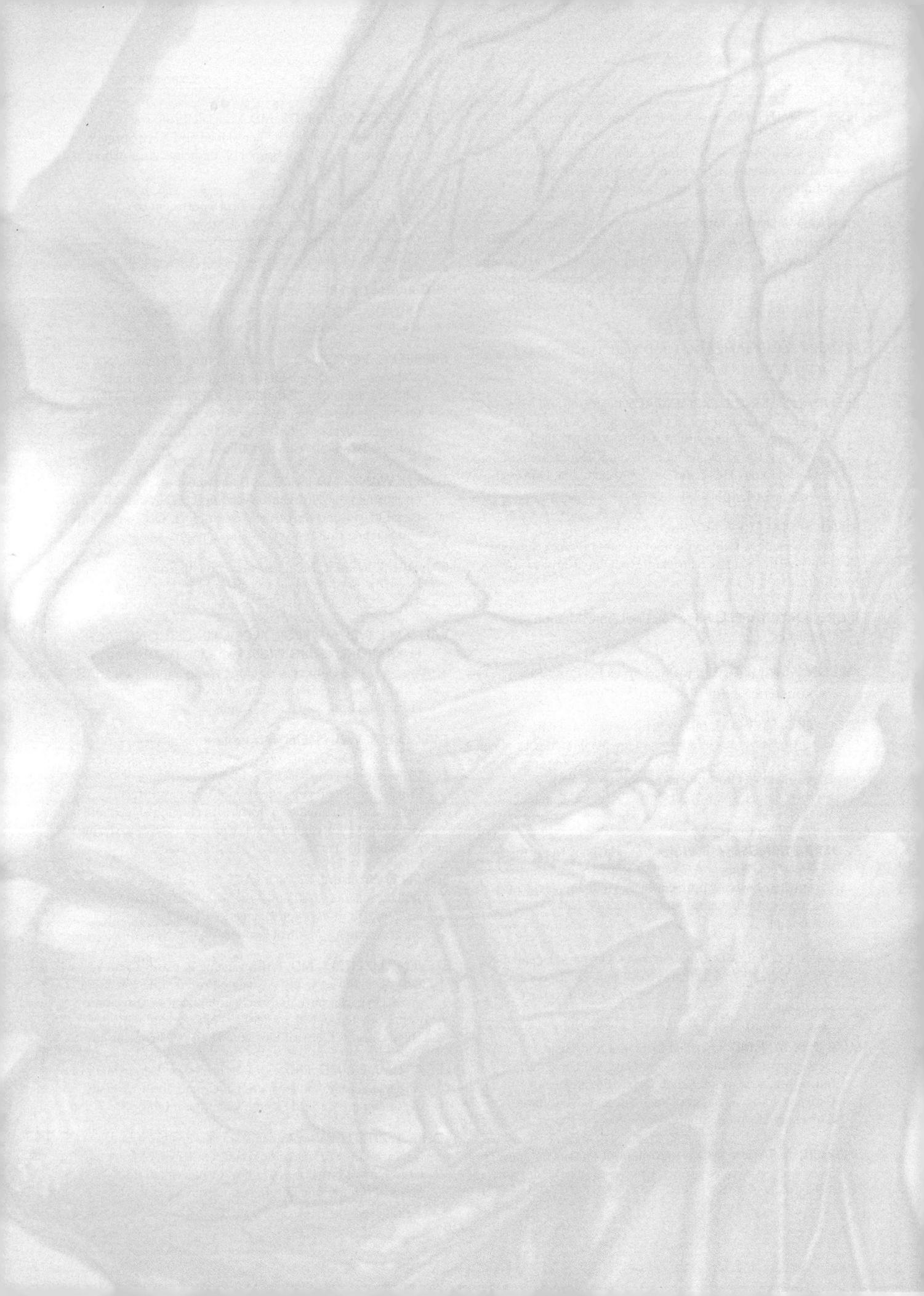

Sumário

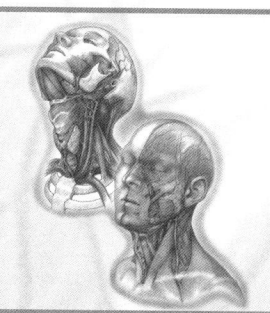

PARTE I

CIRURGIA PLÁSTICA FACIAL E RECONSTRUTORA

Grant S. Gillman • Dean M. Toriumi • Karen H. Calhoun

1 Enxertos e Implantes na Cirurgia Facial de Cabeça e Pescoço 3
G. Richard Holt

2 Retalhos de Pele Locais – Anatomia, Fisiologia e Tipos Gerais 17
Kevin A. Shumrick • Jon B. Chadwell • Andrew C. Campbell

3 Retalhos Livres Microvasculares em Reconstrução de Cabeça e Pescoço 29
Douglas B. Chepeha • Theodoros N. Teknos

4 Reconstrução Cirúrgica após Cirurgia de Mohs e Expansão Tecidual 55
Karen H. Calhoun • William W. Shockley

5 Camuflagem de Cicatrizes 73
Marcelo Hochman • Ricardo A. Beas

6 Restauração Nasal com Retalhos e Enxertos 83
Stephen S. Park

7 Cirurgia para Exoftalmia 117
G. Richard Holt • Jean Edwards Holt • Randal A. Otto

8 Reanimação Facial 133
Steven M. Parnes • Rami K. Batniji

9 Análise Facial e Avaliação Pré-Operatória 149
Karen H. Calhoun • Kweon I. Stambaugh

10 Documentação por Imagem – Fotografia Tradicional e Imageamento Digital 169
Samuel M. Lam

11 Anatomia Cirúrgica do Nariz 181
David W. Kim • Ted Mau

12 Introdução à Rinoplastia 207
Gregory J. Renner

13 Cirurgia dos Dois Terços Superiores do Nariz 227
Randolph B. Capone • Ira D. Papel

14 Cirurgia da Ponta Nasal 239
Grant S. Hamilton III • Dean M. Toriumi

15 Tratamento da Deformidade Nasal Pós-Traumática 257
Benjamin C. Marcus • Tom D. Wang

16 Rinoplastia Secundária 275
Stephen W. Perkins • Shervin Naderi

17 Blefaroplastia 291
Norman J. Pastorek • Andres Bustillo

18 Face Senil (Ritidectomia) 309
Russell W. H. Kridel • Peyman Soliemanzadeh

19 Pescoço Senil 337
Edwin F. Williams III • Allison T. Pontius

20 Testa em Envelhecimento 351
Peter A. Adamson • Ravi Dahiya

21 Malformação Auricular Congênita 373
Eugenio A. Aguilar III

22 Aumento do Mento e Malar 389
William E. Silver • Anurag Agarwal

23A *Peeling* Químico 405
  J. Gregory Staffel

23B Ressuperficialização da Pele a *Laser* 413
  Paul J. Carniol

24 Tratamento das Lesões Faciais Benignas 419
  Fred F. Shahan ▪ *Karen J. Johnson*
  John A. Zitelli ▪ *Henry H. Roenigk, Jr.*

25 Tratamento da Alopecia 439
  Benjamin A. Bassichis ▪ *Raymond J. Konior*

26 Usos Cosméticos de Botox e de Preenchimentos Injetáveis 451
  Grant S. Gillman ▪ *Julio F. Gallo*

27 Rejuvenescimento da Face Média 461
  Edwin F. Williams III ▪ *Allison T. Pontius*

PARTE II
CIRURGIA DE CABEÇA E PESCOÇO
Jonas T. Johnson ▪ *Anna Maria Pou*

28 Terapia Genética 473
  Hinrich Staecker ▪ *Bert W. O'Malley, Jr.*
  Mark J. Praetorius

29 Imunologia e Biologia do Tumor do Câncer de Cabeça e Pescoço 487
  Peter van der Riet ▪ *William J. Richtsmeier*

30 Diretrizes para o Cuidado do Paciente 505
  Ara A. Chalian ▪ *Sarah H. Kagan*

31 Princípios da Quimioterapia no Manejo do Câncer de Cabeça e Pescoço 515
  Bruce E. Brockstein ▪ *Everett E. Vokes*

32 Princípios de Radioterapia em Oncologia 531
  David H. Hussey

33 Malignidade Cutânea 545
  Fred J. Stucker ▪ *Cherie-Ann O. Nathan*
  Timothy S. Lian

34 Melanoma Maligno 561
  Jeffrey N. Myers ▪ *Andrew J. Nemechek*

35 Tumores do Nariz e Seios Paranasais 575
  Lee A. Zimmer ▪ *Ricardo L. Carrau*

36 Tumores Orbitais 595
  Mark A. Alford ▪ *Jeffrey A. Nerad*

37 Neoplasias da Glândula Salivar 611
  Young S. Oh ▪ *David W. Eisele*

38 Câncer de Boca 633
  Ramon M. Esclamado ▪ *Michael A. Fritz*

39 Neoplasias da Cavidade Oral 649
  Mark J. Jameson ▪ *Paul A. Levine*

40 Cistos Odontogênicos, Tumores e Lesões Relacionadas com a Mandíbula 669
  William L. Chung ▪ *Darren P. Cox* ▪ *Mark W. Ochs*

41 Esvaziamento Cervical 687
  Jesus E. Medina

42 Controvérsias no Manejo do Pescoço N0 no Carcinoma de Células Escamosas do Trato Aerodigestório Superior 715
  Karen T. Pitman

43 Linfomas de Cabeça e Pescoço 725
  Ranjana Advani ▪ *Charlotte D. Jacobs*

44 Diagnóstico e Tratamento dos Transtornos da Tireóide e Paratireóide 735
  Cristian M. Slough ▪ *Henning Dralle*
  Andreas Machens ▪ *Gregory W. Randolph*

45 Câncer Nasofaríngeo 767
  William I. Wei

46 Câncer Orofaríngeo 785
  Christopher H. Rassekh ▪ *Hadi Seikaly*

47 Câncer Hipofaríngeo 805
  Seungwon Kim ▪ *Randal S. Weber*

48 Câncer Esofágico Cervical 827
  Jonas T. Johnson

49A Carcinoma Glótico e Supraglótico Inicial – Técnicas Endoscópicas 837
  Steven M. Zeitels

49B Carcinoma Glótico e Supraglótico Inicial – Laringectomia Parcial Vertical e Laringoplastia 843
  Byron J. Bailey

49C Carcinoma Glótico e Supraglótico Inicial – Laringectomia Parcial Supraglótica Aberta e Supracricóidea 859
  Gregory S. Weinstein ▪ *Ollivier Laccourreye*
  Christopher H. Rassekh

50 Câncer Avançado da Laringe 875
Richard V. Smith ▪ Marvin P. Fried

51 Reabilitação da Voz após Laringectomia 899
Mark I. Singer ▪ Carla D. Gress

52 Tumores Traqueais 913
K. Robert Shen ▪ Douglas J. Mathisen

53 Tumores Vasculares de Cabeça e Pescoço 933
Umamaheswar Duvvuri ▪ Ricardo L. Carrau
Amin B. Kassam

54 Cirurgia da Base do Crânio 949
Peter D. Costantino ▪ Ahmed S. Ismail
Ivo P. Janecka

55 Técnicas Cirúrgicas para Complementar a Reabilitação Protética 979
Mark S. Chambers ▪ James C. Lemon
Jack W. Martin

PARTE III

TRAUMA
Grant S. Gillman ▪ Dean M. Toriumi ▪ Karen H. Calhoun

56 Princípios do Trauma 997
James Chan ▪ Peter J. Koltai

57 Manejo do Trauma de Partes Moles e Trauma Auricular 1013
J. Randall Jordan ▪ Karen H. Calhoun

58 Trauma Laríngeo 1029
J. Randall Jordan ▪ Scott P. Stringer

59 Fraturas Mandibulares 1043
Jesse E. Smith ▪ Joseph L. Leach

60 Fraturas Maxilares e Periorbitais 1059
Brendan C. Stack, Jr. ▪ Francis P. Ruggiero

61A Fraturas Nasais 1081
Byron J. Bailey

61B Fraturas do Seio Frontal 1097
Luke K. S. Tan ▪ Byron J. Bailey

62 Trauma Penetrante da Face e do Pescoço 1105
Michael G. Stewart

63 Trauma Facial Complexo com Placa 1117
Robert M. Kellman ▪ Sherard A. Tatum

Índice Remissivo 1137

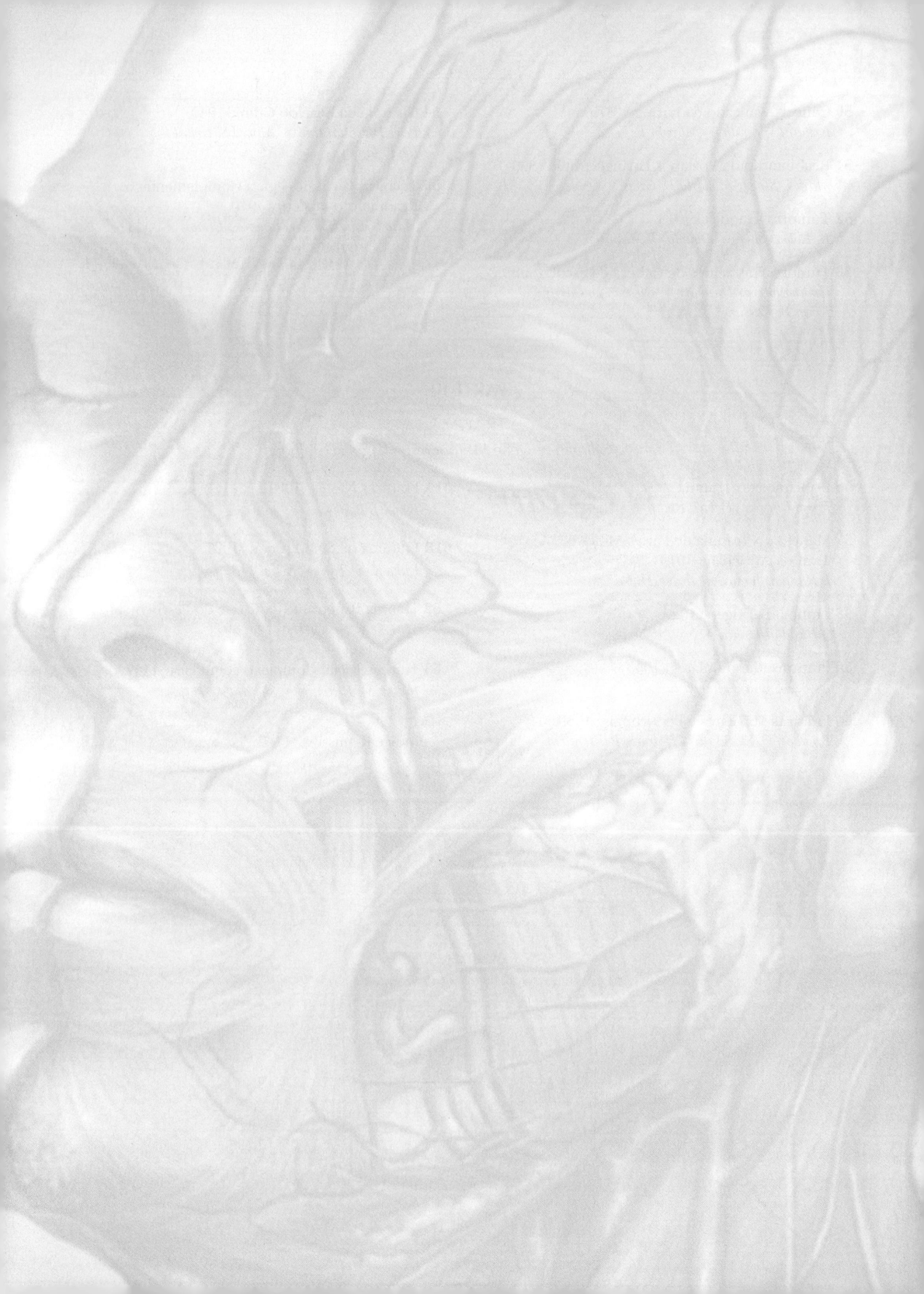

OTORRINOLARINGOLOGIA
Cirurgia de Cabeça e Pescoço

CIRURGIA PLÁSTICA FACIAL ESTÉTICA E RECONSTRUTORA, CIRURGIA DE CABEÇA E PESCOÇO, TRAUMA

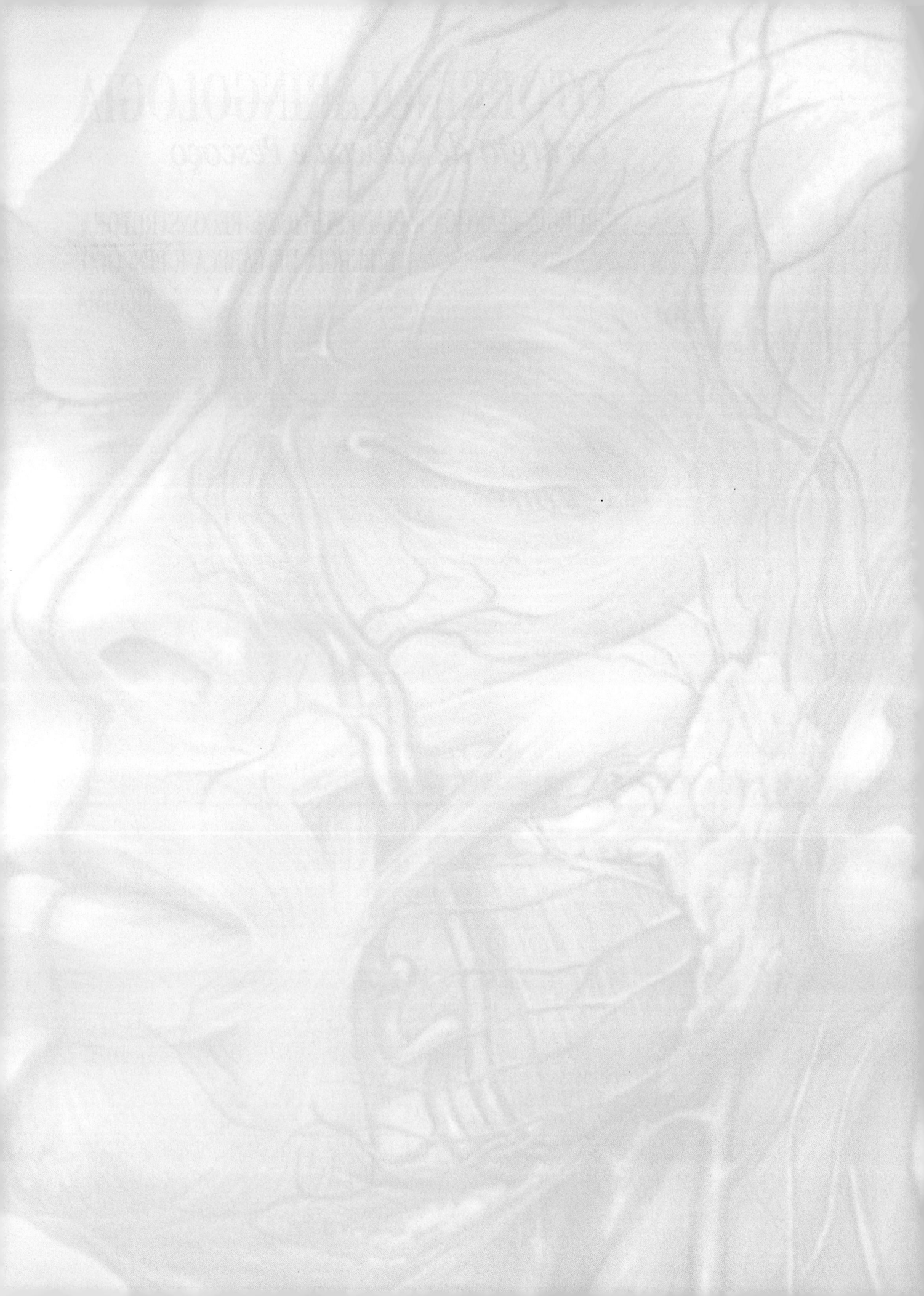

PARTE I
CIRURGIA PLÁSTICA FACIAL E RECONSTRUTORA

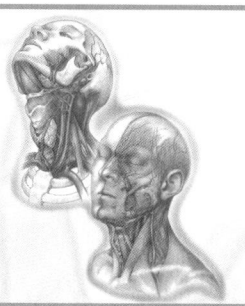

Grant S. Gillman ▪ Dean M. Toriumi ▪ Karen H. Calhoun

CAPÍTULO 1

Enxertos e Implantes na Cirurgia Facial de Cabeça e Pescoço

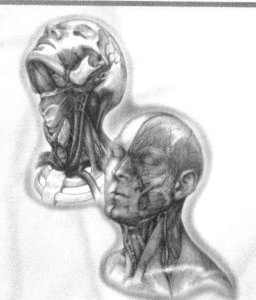

G. Richard Holt

A biotecnologia dos implantes em otorrinolaringologia e na cirurgia de cabeça e pescoço tem se expandido rapidamente. Muitas das descobertas técnicas têm sido feitas por profissionais em odontologia, ortopedia e bioengenharia.

CARACTERÍSTICAS DOS IMPLANTES

O material do implante é caracterizado pela composição, força, biodegradabilidade e resistência ao estresse e à fadiga (1,2). As propriedades do material interno, entretanto, podem diferir daquelas da superfície do implante na interface implante-tecido por causa das alterações da superfície pelo desenho ou pela reação físico-química. Os materiais e as aplicações clínicas para os implantes faciais, da cabeça e pescoço estão resumidos na Tabela 1.1.

Implantes Metálicos

Dispositivos metálicos podem ser compostos de um único metal ou uma liga de diversos metais. As ligas são desenvolvidas para melhorar as qualidades do metal original pela adição de outros metais com características que melhoram os atributos de biocompatibilidade ou mecânicos. Os principais metais utilizados nos implantes faciais são titânio, aço inoxidável e tântalo. O cromo, o alumínio, o cobalto, o cobre, o níquel e o tungstênio estão incluídos nas ligas.

Os metais são materiais cristalinos com arranjos ordenados e bem definidos de átomos tridimensionais, que formam uma rede característica microscópica de cada metal. A rede pode ser modificada através de aquecimento, resfriamento, endurecimento ou alteração das propriedades físicas do metal para alcançar um resultado em particular. Defeitos da rede podem modificar as características do metal. Grandes defeitos estruturais podem causar falência para tolerar estresses externos. Os biomateriais metálicos são caracterizados por módulos elásticos, força de tensão, porcentual de elongação, força compressiva, força e módulo de cisalhamento e estiramento. Estresse é a capacidade de um material tolerar uma determinada carga por área de secção transversa. O material precisa ser desenvolvido para ir de encontro às necessidades funcionais do implante dental ou maxilofacial.

Curvas de estresse *versus* estiramento são geradas, experimentalmente, para materiais de implante. Elas proporcionam informação sobre o material interno independente da forma ou da espessura. Isto pode ser utilizado para predizer a resposta do material às forças mecânicas sobre um implante em uma utilização particular. As forças de cisalhamento, compressão, tensão, torção e encurvamento precisam ser consideradas na seleção de um material para implante. Estudos de carga *in vitro* são realizados para avaliar como o material responde ao desgaste a longo prazo. A maior parte dos metais relaxa com o tempo, e o relaxamento pode causar fadiga do metal e falência do implante. Um metal relativamente frágil, como o aço inoxidável, pode funcionar bem inicialmente, porém, com a utilização a longo prazo, pode falhar por causa da fadiga. Todos os metais corroem quando expostos ao tecido vivo; o resultado gradual é a falência de muitos implantes metálicos. O aço inoxidável, uma liga de ferro, cromo, níquel, molibdênio e manganês, resiste bem à corrosão. Ele pode, entretanto, sofrer deformação plástica gradual.

O titânio e suas ligas estão entre os implantes metálicos mais biocompatíveis utilizados hoje em dia. O titânio é de peso leve e resistente à corrosão e tem alta aceitação do tecido. Ainda assim ele é macio e, quando não ancorado ao osso, pode ser deformado por forças de carga. Utilizado na reconstrução mandibular e para ancoragem de parafusos nas aplicações faciais, o titânio tem bom desempenho. O tântalo e o vanádio têm sido utilizados como bandejas ósseas para reconstrução mandibular, porém as propriedades mecânicas não são boas como aquelas do titânio. O tântalo e o vanádio não são fortes, podem fatigar rapidamente, e

TABELA 1.1
IMPLANTES FACIAIS, DA CABEÇA E PESCOÇO

Categoria	Biomaterial	Aplicação Clínica
Metais e ligas metálicas	Aço inoxidável	Suturas, fios de fratura, barras de reconstrução
	Ligas de cobalto	Placas e parafusos para fixação de fraturas
	Titânio e suas ligas	Bandejas para osso mandibular, implantes osseointegrados, cranioplastia, implantes para assoalho orbital
	Platina-irídio	Eletrodos implantáveis
	Ouro	Implante para pálpebra
Polímeros	Polimetilmetacrilato	Cranioplastia, adesivo de tecido
	Cianoacrilato	Adesivo de tecido
	Elastômeros de silicone	Aumento de tecido mole, expansores de tecido
	Politetrafluoroetileno (PTFE)	Cobertura de próteses articulares, injeções em prega vocal
	PTFE expandido	Aumento de tecido mole, implante para assoalho orbital
	Poliuretano	Pele artificial
	Dacron, poliéster de náilon	Suturas, malha *onlay*, bandejas mandibulares
	Polietileno de alta densidade, porosos	Aumento de tecido mole, prótese temporomandibular
Cerâmicas	Biovidro	Substituição ossicular da orelha média
	Hidroxiapatita	Cobertura de próteses articulares, preenchimento de condução óssea, aumento do osso
	Óxido de alumínio	Cranioplastia, próteses oculares artificiais
Não cerâmicas	Cimento de hidroxiapatita	Preenchimento ósseo, cranioplastia, osso condutivo
Materiais biológicos	Ácido poliglicólico	Suturas, implantes
	Ácido poliláctico	Liberação retardada de medicação, implantes
	Colágeno	Aumento dérmico, sustentação de tecido mole
	Proteínas de estimulação óssea	Indução de cartilagem ou osso
	Ácido hialurônico	Preenchimento de tecido mole
	Derme humana acelular	Preenchimento de tecido mole, aumento

precisam ser removidos após a cicatrização da mandíbula. Alguns implantes metálicos, como o aço inoxidável, possuem uma resposta melhor ao estresse do que o osso. Isto pode causar estresse de proteção do osso e impedir a formação de um novo osso. Implantes metálicos podem ter que ser removidos após o osso estar estabilizado para permitir crescimento e desenvolvimento.

Cerâmica

A cerâmica possui uma estrutura em rede microscópica. A cerâmica de vidro, por outro lado, possui uma estrutura atômica amorfa. A maior parte dos implantes biológicos é de cerâmica de vidro — combinações de dióxido de silicone (SiO_2) e materiais de rede cristalinos embebidos neste vidro. As cerâmicas de vidro são termalmente resistentes e podem ser utilizadas quando há probabilidade de ocorrer choque térmico. As cerâmicas de vidro duram bem no corpo. Elas são bem toleradas e biocompatíveis. Por causa de um tamanho de grão peculiar e distribuição, entretanto, as cerâmicas de vidro são suscetíveis à quebra decorrente da concentração de estresse. Clinicamente, estas são consideradas materiais frágeis; elas fraturam ao invés de encurvar quando sujeitas ao estresse excessivo. Isto limita a utilização dos implantes de cerâmica de vidro na cabeça e pescoço para áreas com carga mínima de força, como o ossículo timpânico.

Cerâmicas feitas com compostos de alumínio também são utilizadas em implantes dentais. O dispositivo é desenvolvido de modo que a forma facilite a aplicação de estresse biomecânico sem fratura. A hidroxiapatita é uma outra forma de cerâmica; ela é caracterizada como biorreativa. Ela vem em forma de pó e é reconstituída como uma pasta para substituição dentária e óssea. A hidroxiapatita é reabsorvível e osteocondutiva, podendo aumentar a densidade óssea. Ela é composta por elementos que existem na substância fundamental do osso, que são o cálcio e o fósforo. A hidroxiapatita pode proporcionar um substrato para a osseointegração e a osteocondução, quando utilizada como um material de substituição óssea para defeitos faciais, na cabeça e no pescoço.

O cimento de hidroxiapatita (CHA), enquanto similar à forma sólida da hidroxiapatita, atualmente é uma não cerâmica que pode ser utilizada como uma pasta para preencher defeitos ósseos e como um material de suplementação do osso. A secagem lenta do CHA ocorre na presença da água, enquanto que a secagem rápida do CHA requer uma solução de fosfato para acelerar o processo, reduzindo o tempo de colocação à quase a metade (8 a 10 minutos). Esta redução de tempo pode ser clinicamente importante quando o cimento está sendo utilizado para preencher um defeito sob tecido mole e precisa ser confinado a um espaço específico, não permitindo o "rastejo". O CHA é considerado por muitos clínicos como sendo o material de escolha para a cranioplastia, especialmente nos pacientes pediátricos. O contato com a mucosa dos seios paranasais, entretanto, deve ser evitado.

Polímeros

Nenhum material de implante sintético pode reproduzir exatamente as propriedades biomecânicas do osso. Cerâmicas e metais são mais fortes do que o osso humano, e os polímeros são mais flexíveis. Os polímeros são úteis na implantação porque as propriedades mecânicas podem ser alteradas para adequar a aplicação. Estas propriedades são derivadas a partir da composição estrutural e química, que estão relacionadas ao comprimento e à ligação cruzada. A variação destas duas características pode produzir uma ampla gama de propriedades de polímeros, de macio e frágil a rígido e quebradiço. O desenhista do implante pode escolher um polímero que proporciona as características necessárias para uma situação particular.

Os polímeros médicos utilizados com mais freqüência são poliuretanos, silicones e polimetilmetacrilato. Estes polímeros são razoavelmente fortes e biocompatíveis. Quando supridos como fibras porosas [politetrafluoroetileno (PTFE), náilon, ácido poliláctico e ácido poliglicólico], estes materiais podem ter textura tecida, assim como o material de sutura. A textura do PTFE expandida [Gore-Tex (PTFEe)] possui uma excelente biocompatibilidade quando utilizada para complementação de tecido mole ou reparo vascular. Os estresses mecânicos nos implantes de polímeros geralmente são pequenos. Quando utilizado para substituição mandibular, um polímero é testado para as mesmas tolerâncias mecânicas como são os metais, incluindo força de tensão, módulo de elasticidade, estresse e estiramento. A testagem do impacto é importante quando um material é utilizado para reconstrução do crânio. Defeitos internos que ocorrem durante a moldagem e o processamento podem causar quebras e falência do implante.

Os polímeros são manufaturados por meio de moldagem termoplástica (o material é formado em um estado de amolecimento térmico em um molde) ou através de termoambiente (os polímeros insolúveis são tratados através de ligação cruzada). O material de sutura é formado por meio da extrusão do polímero através de pequenos orifícios em um molde para produzir uma fibra afinada para o diâmetro apropriado antes do resfriamento. Utilizado como uma cola, o polimetilmetacrilato, o etil-2-cianoacrilato e o butil-2-cianocrilato produzem reações celulares histotóxicas e uma reação exotérmica. A utilização de colas de polímeros para estabilizar implantes está sendo avaliada.

Materiais Biológicos

Enxertos de material biológico não-humano e xenoenxertos são considerados implantes porque eles são utilizados com freqüência para complementação do tecido. O colágeno bovino (solução injetável ou folhas) é enzimaticamente modificado para diminuir reações de sensibilidade cutânea e para diminuir o tempo de reabsorção. Quando o sistema macrófago do hospedeiro identifica este colágeno como estranho, defesas imunológicas formam anticorpos para o colágeno. Em vista de o colágeno ser similar em muitas formas entre as espécies, este problema pode ser diminuído, porém não eliminado com alteração biomecânica de proteínas únicas. A síntese de componentes do colágeno dérmico humano e membrana basal, como o ácido poliglicólico e ácido poliláctico, tem produzido material de sutura e implante que é lentamente reabsorvido por meio da hidrólise ácida. Estes materiais não induzem as intensas respostas imunológicas do colágeno animal. Eles também são utilizados como carreadores de drogas de liberação sustentada nos sistemas implantáveis de liberação de droga.

A matriz dérmica acelular humana, colhida de cadáveres, é utilizada, primariamente, como um material de complementação de tecido mole para a face. Ela também serve como um "preenchimento" ou "andaime" para o reparo de uma perfuração do septo nasal, onde este material é colocado entre retalhos opostos da mucosa nasal; se exposto, ele permite a reepitelização na sua superfície. A antigenicidade estranha deste aloenxerto humano é alcançada pela lixiviação das células; entretanto, são "canais fantasmas" de estruturas vasculares preexistentes que podem servir para sustentar a revascularização do tecido. Existe uma tendência deste biomaterial para reabsorver com o tempo em alguns pacientes.

Placas e parafusos biodegradáveis (reabsorvíveis) não são dissimilares para assegurar materiais de sutura biodegradáveis. Estes implantes firmes geralmente são compostos de polímeros biossintéticos e copolímeros de polilactidia e poliglicolida e são termomaleáveis para se adaptar ao contorno da superfície óssea. Eles devem ser especialmente considerados nos pacientes pediátricos com fratura, onde as placas metálicas podem causar estresse de proteção e perda das capacidades de crescimento e remodelagem óssea.

Propriedades da Superfície dos Implantes

A superfície de um implante pode diferir microscópica e macroscopicamente na aparência e na reatividade a partir do material interno. O titânio forma uma camada de óxido de titânio na superfície tão logo ele seja exposto ao ar. Esta camada, de aproximadamente 10 mm de espessura, atua como uma cerâmica e ajuda a produzir excelente biocompatibilidade. A camada de óxido de titânio do implante espessa-se lentamente após a implantação.

Vários métodos de texturização da superfície estão sendo aplicados aos implantes para melhorar a estabilidade. Por exemplo, fazendo sulcos ou poros na superfície por meio de gravação ou crepitação das mesmas, produz relevo de superfície de alívio. A superfície de alívio possui um tamanho crítico: pequena demais, existe uma área de superfície inefetiva para adsorção de matriz protéica, porém grande demais, existem espaços mortos que não são preenchidos pela matriz necessária para a adesão da célula.

A contaminação da superfície do implante durante o manuseio ou o processamento pode diminuir a biocompatibilidade do tecido. Quando um implante falha, a superfície precisa ser analisada para detectar qualquer contaminação contributiva. A preparação adequada da superfície, especialmente a limpeza com descarga incandescente de radiofreqüência, pode limpar partículas e substâncias químicas indesejáveis. Isto aumenta a energia livre da superfície, expõe mais grupos iônicos, e facilita a adsorção inicial de matriz protéica e formação de um substrato para a fixação celular. A interface entre a superfície do implante e o tecido corporal é o fator mais importante na determinação da biocompatibilidade. O destino de um implante depende de eventos e processos que têm lugar em sua superfície, e as propriedades da superfície do implante determina a reação do hospedeiro.

Biocompatibilidade dos Implantes

As células não aderem diretamente à superfície de materiais sintéticos implantados. Uma substância na matriz extracelular liga a célula à superfície. Esta substância é essencial para a adesão e proliferação inicial da célula. A necessidade do substrato varia com o tipo de célula. Células bem diferenciadas, como condroblastos, osteoblastos e células epiteliais, requerem características de substrato distintas das necessárias daquelas células menos diferenciadas, como os fibroblastos. Contatos focais representam locais de adesão para proteínas específicas da matriz extracelular adsorvidas na superfície do implante. Contatos focais geralmente ocorrem em células de pouca mobilidade, como fibroblastos e células epiteliais. A composição do substrato (a camada adsorvida de proteína na superfície do implante) é crucial para a firme adesão celular. Proteínas, como fibronectina, vitronectina, globulina insolúvel no frio e, possivelmente, proteoglicanos, proporcionam o substrato necessário para esta adesão.

A matriz extracelular contém colágeno, elastina, e fibronectina entrelaçada, e uma rede hidratada de cadeias de glicosaminoglicanos. As cadeias de glicosaminoglicanos são cadeias longas de polissacarídeos negativamente carregados que ligam as proteínas para formar moléculas proteoglicanas gigantes. A interação com receptores da membrana celular proporciona ligação para a fixação celular à matriz extracelular adsorvida na superfície de um biomaterial. Células de tecido aderem-se à superfície do implante – não diretamente, mas por meio de séries complexas de fixações de proteína.

Quando os implantes são colocados no tecido mole facial, a reação primária do tecido inclui adsorção de proteína e fixação celular. A célula de fixação predominante à camada de proteína é o fibroblasto. Dentro da primeira semana, os fibroblastos depositam colágeno imaturo na superfície do implante ou nos interstícios. A resposta usual para um implante de tecido mole é a produção de uma cápsula fibrosa ou encravamento de fibra colágena que sustenta o implante. Um implante macio como o silicone dispara com freqüência a formação de uma cápsula densa que um implante poroso. Se um implante é muito reativo, possui contaminação da superfície, ou é biodegradável, a resposta do tecido hospedeiro geralmente é uma agressiva atividade macrofágica, vascularidade aumentada, rompimento da pele subjacente e extrusão do implante. A presença de células inflamatórias, como neutrófilos e macrófagos, sugerem resposta fraca do tecido ao material implantado.

Após a colocação de um implante, ocorre adsorção de proteína. Conforme um orifício é perfurado no osso para receber o implante, o osso precisa não ser aquecido a mais de 45°C a 50°C, ou os osteoblastos morrem. Um implante no osso induz uma rápida resposta do hospedeiro. O primeiro estádio é a formação de um pequeno hematoma e uma cascata de produtos de quebra química. Estas substâncias atuam nos vasos sanguíneos e atraem células do tecido circunvizinho. Em virtude de o osso cortical ser avascular, a maior parte dos produtos sanguíneos vem dos espaços do osso que contêm medula óssea.

O segundo estádio é a organização do tecido, regeneração e reparo. A duração está relacionada com a extensão da lesão e geometria do local da implantação. Processos extracelulares e o funcionamento da célula podem ser afetados por partículas solúveis e insolúveis do implante e através da influência mecânica do implante propriamente dito. O terceiro estádio do reparo é a remodelagem, que afeta a interface implante-tecido hospedeiro e ocorre durante semanas ou meses. Níveis apropriados de estresse precisam ser impostos no osso adjacente ao implante. A intensidade da ligadura óssea pode ser medida de acordo com as forças de cisalhamento ou torque necessárias para produzir falência. O osso é o principal contribuidor para a força de tensão do encurvamento; outros tecidos são menos importantes. A lâmina basal em contato com o implante ósseo contém colágeno tipo IV, laminina e proteoglicanos. Estes constituintes da substância fundamental são depositados na ou adjacentes à camada mineralizada. A mineralização da substância fundamental parece ser importante para a transmissão da compressão e para as cargas de cisalhamento e tensão.

AVALIAÇÃO DAS NECESSIDADES DO PACIENTE

Os pacientes variam na adequação para o tratamento envolvendo implantação. A maior parte dos implantes é utilizada para tratar defeitos ósseos ou de tecido mole causados por trauma, excisão de tumor ou defeitos do nascimento. A maior parte dos pacientes com uma história de irradiação dos locais receptores propostos não é boa candidata a implantes a menos que tecidos distantes, não irradiados, possam ser trazidos para a área. Isto com freqüência necessita de procedimentos com diversos estádios e terapia de oxigênio hiperbárico peroperatória para melhores resultados.

Antes de um implante ser utilizado, o potencial de cicatrização do ferimento do paciente e o estado imunológico são avaliados. Pacientes com diabetes ou hipertensão, aqueles que fumam em demasia, ou pacientes submetidos à quimioterapia ou tomando drogas imunossupressoras estão em risco de desenvolver infecção no ferimento e extrusão do implante. Uma história de sensibilidade a qualquer componente do implante precisa ser buscada. Com implantes metálicos, espera-se dificuldade na dosimetria se a terapia de radiação adicional for planejada.

Quando um adulto jovem apresenta-se para um implante facial, na cabeça ou no pescoço, o médico precisa perguntar acerca do nível usual de atividade física da pessoa e a participação em esportes. Uma causa comum de perda do implante é o trauma, que causa formação de hematoma, afrouxamento do implante e extrusão. O paciente precisa concordar em não participar nos esportes de contato ou retardar a implantação até que a atividade questionável não seja mais uma consideração. No tratamento de deformidades atribuídas à cirurgia ablativa de câncer, freqüentemente é prudente retardar a implantação protética até 1 ano após a cirurgia. O paciente é observado por um período estendido após a implantação para o desenvolvimento de doença residual ou recorrente e para a rejeição do implante.

Existe uma diferença entre implantes para necessidades funcionais e para indicações cosméticas. Um implante funcional é escolhido para proporcionar a melhor restauração e o mais baixo risco de complicações. Nas aplicações cosméticas, o desenvolvimento emocional e psicológico também é considerado. A condição dos tecidos receptores é provável de ser o fator limitante nos casos funcionais, e fatores psicológicos contribuem bastante na implantação cosmética.

Para implantes de complementação ou substituição óssea, a avaliação radiológica da área receptora é, com freqüência, aconselhável. Radiografias convencionais faciais e do crânio não são suficientes para avaliar a extensão da anormalidade óssea, e é necessária a tomografia computadorizada (TC). A TC tridimensional pode ser associada a um desenho ajudado por computador e um sistema de fabricação precisa da prótese (3). A imagem de ressonância magnética não é tão útil para a avaliação das deformidades ósseas assim como o é para a avaliação do tecido mole.

TRATAMENTO CIRÚRGICO

Aconselhamento Pré-Operatório

Se o paciente é um candidato para uma implantação aloplástica ou biológica, o cirurgião discute os riscos e as complicações associadas à implantação. Em primeiro lugar, entre estas estão a infecção, a rejeição e a extrusão do implante. Na face, na cabeça e no pescoço, a macromovimentação é possível a menos que o implante seja firmemente fixado ao tecido subjacente. A micromovimentação de um implante é esperada e desejável, porque o implante precisa simular estreitamente as características do tecido hospedeiro. A rejeição autoimune é possível, porém as causas usuais de extrusão são o trauma e a infecção. A maior parte dos pacientes deseja melhora na função ou na aparência após a implantação cirúrgica, e eles necessitam de expectativas razoáveis com relação ao resultado. Eu não aconselho mostrar fotografias de um paciente que se submeteu a um implante porque cada caso é único. Desenhos esquemáticos ou fotografias do paciente que foi submetido à análise facial computadorizada são úteis, uma vez que o paciente compreende que não há garantia de sucesso expressa ou implícita.

Implantação Cirúrgica

O implante ideal não existe, porém, alguns possuem muitas das seguintes qualidades que se acredita serem importantes:

Biocompatibilidade com o tecido hospedeiro.
Natureza não-carcinogênica.
Simulação de características biomecânicas do tecido que irá complementar.
Fácil fabricação.

Capacidade de ser esterilizado sem degradação das propriedades essenciais.

Capacidade de ser reabsorvido ou falta dele dependendo das necessidades do tecido.

Investigação criteriosa antes da utilização.

Cada região da face, cabeça e pescoço requerem um implante com propriedades únicas. Cada região é analisada, porém técnicas cirúrgicas específicas são encontradas em outros locais neste livro e na literatura médica. A Tabela 1.2 resume a seleção de locais específicos dos implantes cirúrgicos.

Escalpo

Pouco tem sido feito no desenvolvimento de implantes do escalpo. A maior parte da cirurgia do escalpo é realizada para substituição de cabelo, e enxertos ou retalhos são utilizados. Implantes de unidades de folículos pilosos autólogas comumente são utilizadas tanto para defeitos pós-traumáticos como para calvície genética. Ao longo dos anos, o tamanho dos enxertos foliculares diminuiu, e enxertos microfoliculares são agora utilizados, de 1 a 5 unidades de folículos, permitindo assim uma melhor camuflagem e preenchimento do defeito.

Expansores teciduais de silicone trabalham bem na expansão sustentada da pele para reconstrução após perda do escalpo. A expansão do escalpo inelástico geralmente requer de 6 a 8 semanas para obter uma quantidade suficiente de expansão, dependendo do tamanho do defeito. Defeitos grandes do escalpo, desprovidos de cabelo, podem ser excisados e o escalpo expandido provido de cabelo pode ser avançado/rodado para o defeito. É necessário que se tenha atenção para a direção do crescimento do cabelo e para a manutenção da linha de cabelo anterior apropriada.

Crânio

A cranioplastia com implantes alopáticos é um dos mais antigos procedimentos de cabeça e pescoço (4). O polimetilmetacrilato (PMMC), um implante craniano comum, é formado de diversos monômeros na presença de um catalisador e pode ser moldado ao defeito antes de endurecer (5). Ele pode ser perfurado, esculpido e fixado ao osso circunvizinho. Sua polimerização é exotérmica, e o implante é estéril no endurecimento. Ligas de titânio e tântalo estão disponíveis na forma de placa ou malha-lâmina, e podem ser cortadas ou encurvadas conforme necessário. Em virtude de eles deformarem lentamente com trauma externo, implantes de metal maleável para defeitos do crânio têm a probabilidade de proteger o cérebro, ao contrário do polimetilmetacrilato, que é frágil e pode fraturar com o trauma.

TABELA 1.2

IMPLANTES CIRÚRGICOS POR LOCAL

Local	Biomaterial	Aplicação Clínica
Escalpo	Silicone	Expansão de tecido
Crânio	Silicone, titânio, tântalo, hidroxiapatita, polimetilmetacrilato	Cranioplastia
Orelha	Silicone; polietileno poroso de alta densidade	Eletrodo revestido
	Titânio	Implantes osseointegrados
	Platina-irídio	Eletrodos trocleares
	Polietileno poroso	Reconstrução auricular
Órbita	Titânio	Implantes osseointegrados
	Hidroxiapatita de silicone, politetrafluoroetileno (PTFE), PTFE expandido	Volume orbital
	Policarbonato	Lentes intra-oculares, olho artificial
	Fibra de silicone metilcelular	Fraturas do assoalho orbital
Face	PTFE expandido; PTFE–carbono; polietileno poroso de alta densidade; poliamida, hidroxiapatita	Aumento de tecido mole e ósseo
	Colágeno	Aumento dérmico
	Derme humana acelular	Aumento dérmico
	Hidroxiapatita baseada em cálcio	Preenchimento de tecido mole
	Derivados do ácido hialurônico	Preenchimento de tecido mole
Mandíbula	Poliéster Dacron, náilon, liga de titânio, liga de tântalo	Bandeja de reconstrução
	Aço inoxidável	Barra de reconstrução
	Liga de titânio	Miniplacas ou parafusos para trauma
	Titânio	Implantes osseointegrados
	Silicone	Menisco temporomandibular
	Hidroxiapatita	Condução óssea
	Silicone; PTFE expandido, PTFE–carbono; polietileno poroso de alta densidade; poliamida	Mentoplastia
Pescoço	PTFE expandido	Enxertos vasculares e suturas
	Ácido poliglicólico, poliglactina 910, polipropileno, aço inoxidável	Fechamento de ferimento

O CHA pode ser utilizado para defeitos de cranioplastia especialmente em crianças (6). Pequenos defeitos podem ser moldados no lugar, utilizando CHA de secagem rápida. Para grandes defeitos, a fabricação com ajuda do computador/desenho assistido pelo computador (FAC/DAC) de um CHA maior (ou PMMC) pode ser realizada e colocada no defeito com pouca alteração.

Orelha e Osso Temporal

A melhor escolha para inserção protética para a cabeça e face envolve implantação de fixações de titânio puro ao osso. Estas fixações ósseas integram-se plenamente com o osso antes da carga (7, 8). Elas são inseridas à pilastras que penetram na pele e são ligadas a um trabalho de ponte em ouro que contém magnetos de inserção para a prótese. Implantes similares podem ser utilizados para ancorar um dispositivo auditivo ao osso temporal para uma melhor transmissão do som do que a que é oferecida por uma ajuda auditiva de condução óssea, particularmente na atresia congênita do canal e na timpanomastoidite crônica pós-cirúrgica, onde uma peça auditiva implantada no canal causa drenagem recorrente.

Implantes cocleares contêm eletrodos de estimulação inseridos na cóclea. Eles são feitos de platina e irídio, dois metais raros com alta condutância elétrica e retificação mínima na interface eletrodo-tecido. Eles geralmente são recobertos com PTFE ou silicone para diminuir perda corrente nos tecidos e para proteger o eletrodo de corrosão.

A reconstrução para microtia tem utilizado, primariamente, cartilagem costal; ela é facilmente acessível, pode ser entalhada e esculpida, e demonstrou crescer com o paciente, sendo um biomaterial autólogo. Existe um pequeno risco de pneumotórax, cicatriz hipertrófica ou quelóide, e pode não ser adequadamente usado em mulheres onde o desenvolvimento da mama ainda não tenha ocorrido. Adicionalmente, múltiplos estádios de procedimentos são requeridos para alcançar um bom resultado. Entretanto, a cartilagem costal é o padrão-ouro para o reparo de microtia.

Implantes porosos de polietileno pré-moldados são utilizados por alguns cirurgiões para uma reconstrução em um ou dois estádios. Este implante de polímero precisa ser recoberto por um retalho fascial temporoparietal, e o retalho, por sua vez, coberto por um delgado enxerto de pele de espessura total. O resultado imediato é bom, porém o risco de complicações é mais elevado do que com enxerto de costela – perda do retalho fascial, ruptura do enxerto de pele, cicatriz hipertrófica do escalpo, e trauma potencial causado pela firmeza do implante. Em virtude de o implante não crescer com o paciente, a adequação do tamanho à idade é problemática.

Órbita

Muitos cirurgiões utilizam folhas de silicone para sustentar o assoalho orbital após uma fratura orbital por explosão. A biocompatibilidade deste material é excelente e, se adequadamente colocado e dimensionado, o implante possui uma baixa taxa de extrusão. Para pequenas fraturas, folhas finas de metilcelulose, como Gelfilm, podem ser empilhadas e colocadas sobre o defeito para servir como sustentação temporária até que a cicatriz do tecido tenha se formado e elas tenham sido reabsorvidas. O volume orbital em uma órbita enoftálmica após trauma pode ser substituído com enxertos ósseos ou com substâncias inertes, como PTFE ou lençóis e contas de silicone, um composto de partículas de óxido de alumínio vítreo e PTFE (Proplast II), hidroxiapatita ou tecido de PTFEe. A colocação simétrica de expansores, na consulta de um oftalmologista pode diminuir a diplopia pós-operatória. Implantes orbitais osseointegrados têm sido utilizados de maneira bem-sucedida para ancorar próteses após exenteração orbital (Fig. 1.1). Implantes ósseos para pacientes que foram submetidos à radiação são menos bem-sucedidos a menos que a terapia de oxigênio hiperbárico seja utilizada.

Fraturas graves do assoalho da órbita podem ser reparadas com um implante de titânio de tamanho variado (9). O dispositivo é recortado para o tamanho requerido e é ajustado por meio de encurvamento para o defeito anatômico requerido. O implante pode ser fixado à margem orbital com parafusos autofixantes. Implantes pré-moldados de polietileno poroso também podem ser utilizados como uma sustentação para o assoalho da órbita, colocada em emergência ou em uma reconstrução retardada de uma órbita hipo/endoftálmica. É possível cortar um pouco do implante de polietileno para adequar à topografia do defeito orbital.

Implantes de malha feitos de poliglactina 910 podem ser utilizados como uma substituição lentamente reabsorvível do assoalho da órbita (10). Almofadas de tecido macio (1 a 2 mm de espessura) feitas de tecido de PTFEe podem ser utilizadas para reparar hipoftalmia pós-traumática e para acréscimo temporal. A taxa de infecção é baixa, a reação a corpo estranho é mínima, e existe boa incorporação aos tecidos (11). Este material é macio e maleável e facilmente contornado para o tamanho e o formato do defeito. Suturas de poliglactina 910 podem fixar o implante à órbita lateral e medial.

Implantes de globo artificial fabricados a partir de novos polímeros, como policarbonatos, podem ser desenvolvidos e pintados para se assemelharem de forma quase perfeita ao outro olho. Implantes de lentes in-

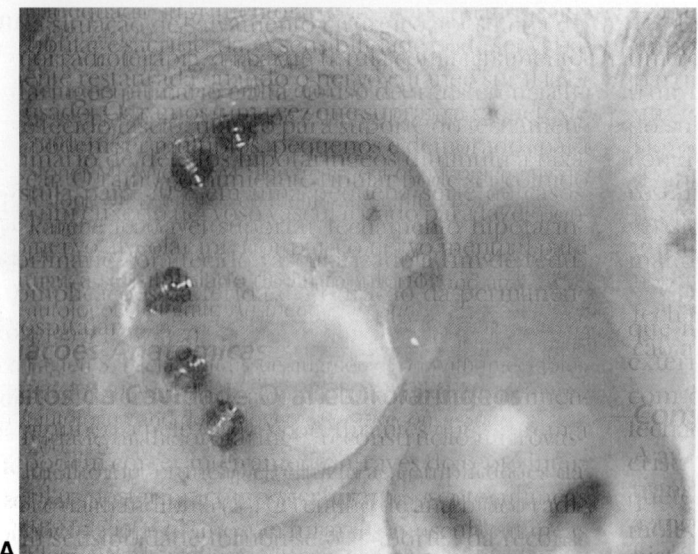
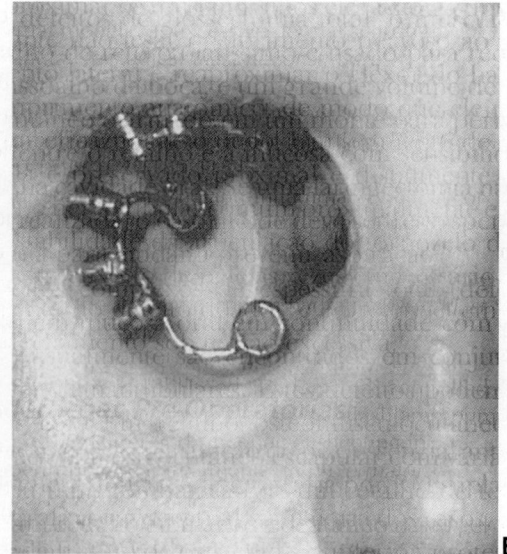
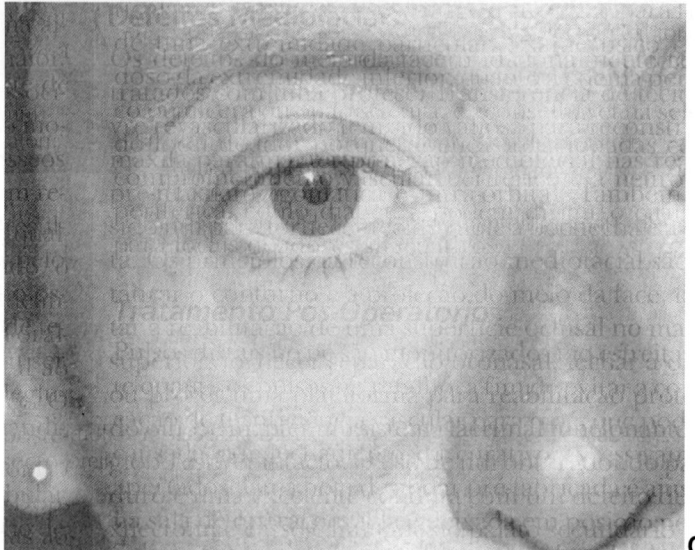

Figura 1.1
A: Defeito orbital direito em uma paciente após exenteração orbital por tumor e implantação de fixação de titânio. **B:** Implante para ponte no local com magnetos inseridos. **C:** Fixação magnética da prótese orbital direita sustentada. (Cortesia de P.I. Branemark, MD, Branemark Implant Centers and The Institute for Experimental Biotechnology, Gothenberg, Suécia, e Stephen S. Parel, MD, The University of Texas Health Science Center, Santo Antonio, Texas.)

tra-oculares também podem ser feitos de um polímero fabricado com um comprimento focal específico fixado para pacientes que sofreram extração da catarata.

Pesos de ouro e platina são utilizados com sucesso para a reabilitação de pacientes com paralisia facial. A utilização de pesos pode substituir a tarsorrafia em alguns casos. Estes metais raros são inertes no tecido e bem tolerados na fina pálpebra superior. Suturado ao músculo tarso, um peso de ouro proporciona abaixamento cirúrgico reversível da pálpebra (12). O peso apropriado é selecionado pré-operatoriamente a partir de um *kit* "manequim" dimensionado. O paciente senta, e pesos de vários tamanhos são fixados com fita adesiva à pálpebra até que a posição desejada da pálpebra seja alcançada. O peso é esterilizado e inserido sob anestesia local. Ele serve ao propósito de ajudar a iniciar um relaxamento do músculo elevador superior da pálpebra superior, e para adicionar a tração gravitacional ao fechamento da pálpebra.

Aumento Médio-Facial

O aumento da região malar, da pré-maxila e do dorso nasal às vezes é desejado. Embora muitos cirurgiões prefiram utilizar tecido autógeno, como cartilagem ou osso, os materiais aloplásticos estão sendo utilizados com crescente sucesso. Os cirurgiões, de forma variada, preferem malha (p. ex., poliglactina 910, poliamida e poliéster) borracha de silicone, PTFE poroso ou fibras de carbono vítreas ou partículas de óxido de alumínio combinadas com PTFE, malha expandida de PTFE e hidroxiapatita, como BoneSource e Norian (13–15). O Proplast I é negro por causa da presença de fibras de carbono, e o Proplast II é branco porque o carbono foi substituído por partículas de óxido de alumínio. Cada biomaterial possui vantagens e desvantagens relacionadas à rede de fibras, ao tamanho do poro, à resposta inflamatória, e à capacidade de ser fixado no lugar. Cimentos de hidroxiapatita vêm em forma de uma pasta espessa e podem ser moldados e contornados como enxertos *onlay*.

Os materiais menos desejáveis são poliamida, como Supramid; e poliéster, como Mersilene, e malhas de fibra por causa das taxas relativamente elevadas de extrusão e infecção. A borracha de silicone possui excelente biocompatibilidade com o tecido, porém é pré-fabricada, permitindo pouca oportunidade para adequação do contorno. A borracha de silicone também forma uma cápsula de tecido conectivo fibroso que pode ser facilmente rompida por trauma externo.

Em uma estrutura de tecido, como PTFEe, que possui um tamanho de poro pequeno, o crescimento do tecido ocorre uniformemente. Em virtude da espessura de 1 a 2 mm do PTFEe, os fibroblastos podem penetrar completamente na sua profundidade, o que nem sempre é possível com implantes porosos mais espessos, como o Proplast; e o polietileno poroso, como o MedPor. Todos estes materiais podem ser cortados e contornados para corrigir o defeito (Fig. 1.2). Implantes malares e do queixo pré-fabricados em tecido PTFEe estão disponíveis em adição aos lençóis para aumento facial. O aumento facial e labial pode ser realizado seguramente com tecido PTFEe (16).

Embora seja possível colocar pequenos implantes subperiostealmente, implantes grandes, não deformáveis colocados sob o periósteo podem causar reabsorção por pressão do osso subjacente. A utilização de materiais aloplásticos no dorso e na ponta do nariz é controversa. Implantes de silicone rígidos são utilizados na Ásia, porém eles possuem uma taxa alta de extrusão. Alguns cirurgiões obtiveram sucesso com a colocação de implante de silicone no dorso nasal e enxertos de cartilagem auricular autólogos na ponta do nariz e na columela, o que reduziu a elevada taxa de extrusão previamente relatada (17). A malha de poliami-

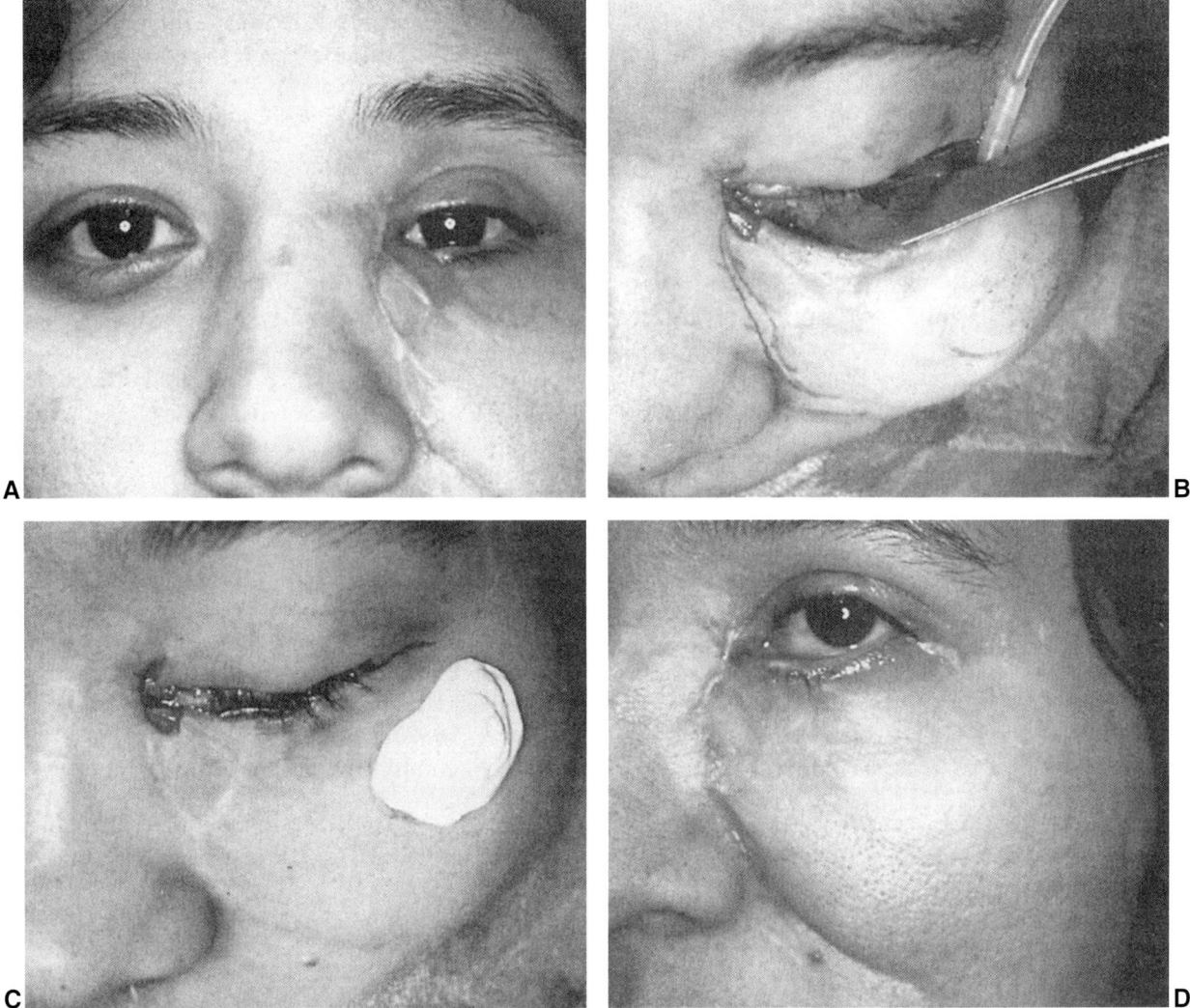

Figura 1.2

A: Mulher com achatamento da eminência malar esquerda após trauma facial. **B:** Rápida expansão intra-operatória da bolsa de tecido para receber o implante. **C:** Implante de tecido PTFEe em camada é acoplado à bochecha esquerda. **D:** Aumento da bochecha 3 meses após a cirurgia.

da tem sido utilizada no aumento do dorso do nariz, porém, impõe um alto risco de infecção e inflamação. Tecido expandido de PTFE tem sido usado de forma bem-sucedida para o aumento da ponta do nariz (18). Este enxerto parece ser facilmente tolerado pelos tecidos mais espessos do dorso nasal e, se fixados ao periósteo, possuem uma baixa taxa de migração. Ele é macio e possui uma sensação mais "natural" do que o silicone mais firme. A derme acelular humana pode ser utilizada como um biomaterial para o aumento nasal, especialmente como um preenchimento de defeitos quando a cartilagem autóloga não está prontamente disponível. Houve momentos em que ela foi totalmente reabsorvida, de forma que precisa ser preparada para um segundo aumento, se isto ocorrer. A substituição imediata bem-sucedida do implante aloplástico com enxerto de cartilagem autóloga tem sido relatada e recomendada (19).

Perioral e Facial

Tem se tornado cada vez mais importante para alguns pacientes ter as rugas periorais e faciais reduzidas e os lábios tornados mais carnudos. Cirurgiões plásticos faciais utilizam um número de materiais aloplásticos e biológicos para alcançar estes resultados. Derme acelular humana, implantes tubulares expandidos de PTFE e gordura autóloga têm sido utilizadas para aumentar o tamanho e a projeção dos lábios e para diminuir a profundidade das pregas nasolabiais. A forma tubular do PTFEe parece se mover mais livremente com os movimentos faciais, não obstante com alguma "consciência" de sua presença pelo paciente (20). Este aloplasto pode migrar com o movimento e com o tempo, porém pode ser removido com certa facilidade.

Injeções de gordura, obtida a partir da região submentual ou abdome, também podem servir como um preenchimento biológico para estas áreas. Algum eritema inicial e reação podem surgir a partir da degradação dos ácidos gordurosos, porém geralmente o enxerto autólogo é bem tolerado. Pode haver alguma reabsorção, com base na técnica da coleta, de forma que a hipercorreção geralmente é observada.

Novos preenchimentos de tecido mole podem ser suplementados com injeções de colágeno com o propósito de redução de rugas e aumento de tecido mole. O implante injetável de cálcio com base em hidroxiapatita pode ser utilizado na maior parte das rugas faciais, especialmente periorais e glabelares. A dor imediata na injeção e o eritema de curto prazo têm sido relatados (21). Outros preenchimentos incluem cadeias cruzadas de ácido hialurônico e polímero de hialurônio de cadeia cruzada total. Este preenchimento dura, aproximadamente, de 6 a 12 e 3 a 4 meses, respectivamente. Uma abordagem cautelosa tem sido advogada na utilização disseminada destes agentes de preenchimento até que estejam disponíveis dados a longo prazo (22).

Mandíbula

A principal fonte de osso para a reconstrução mandibular é o osso autógeno; uma bandeja mantém os enxertos em posição. Bandejas portadoras são feitas de náilon, poliéster de Dacron, titânio ou tântalo. Elas são fabricadas no formato da mandíbula e recortadas até que se assemelhem ao segmento ausente. Quando a bandeja está preenchida com osso esponjoso, forma-se novo osso no interior dela. A bandeja pode ser removida depois que osso suficiente já tenha se formado para tolerar o estresse e a carga. Placas de reconstrução de aço inoxidável ou titânio podem ser inseridas após mandibulectomia para manter o espaçamento. Estas barras de reconstrução são fixadas com parafusos travados aos segmentos proximal e distal para minimizar a movimentação. Elas podem ser removidas quando um enxerto é colocado. Em alguns casos, a placa propriamente dita e um retalho regional de músculo/tecido mole são adequados para sustentar os enxertos ósseos. Muitas reconstruções mandibulares são realizadas utilizando um retalho livre de osso e tecido mole, com freqüência incluindo músculo, com base nas necessidades mecânicas do defeito e a possibilidade de anastomoses vasculares.

O reparo de fraturas da mandíbula e o terço médio da face têm sido melhorados com sistemas de miniplaca e microplaca nos quais uma liga de titânio e parafusos autofixantes são utilizados. Estas placas podem ser deixadas no lugar indefinidamente, exceto quando a pele sobrejacente é delgada e as placas causam desconforto. Estes mesmos parafusos e placas podem ser utilizados para segurar enxertos ósseos e outros implantes aos ossos faciais. Placas de fixação reabsorvíveis estão se tornando uma opção mais confortável para os cirurgiões — elas são tipicamente compostas de materiais biodegradáveis, principalmente polímeros e copolímeros de polilactato e poliglicolídeo. Elas gradualmente perdem sua força, capacitando o osso adjacente para começar a remodelar de acordo com o estresse. Sua aplicação é boa na fratura mandibular não complicada, nas localizações de fraturas livres de estresse (maxila, seio frontal, periórbita) e também na fixação de suturas de suspensão (elevação endoscópica da sobrancelha). Estas placas reabsorvíveis podem ser moldadas no calor até que adquiram o formato apropriado necessário utilizando um fino gabarito metálico como uma guia.

A tecnologia dos implantes osseointegrados intra-orais tem revolucionado a profissão odontológica. Pacientes que anteriormente não podiam utilizar dentaduras o podem agora com implantes de Branemark solidamente ancorados à mandíbula. Um único dente, uma dentadura parcial ou uma dentadura completa podem ser ancorados no lugar com estas fixações. As fixações podem ancorar enxertos para aumento ósseo às mandíbulas e podem ser colocadas em uma mandíbula completamente reconstruída a partir de osso esponjoso autógeno ou a partir de osso do rádio vascularizado (23).

Implantes de mentoplastia são feitos de uma variedade de biomateriais – polímeros (sólido, gel ou malha), carbono ou óxido de alumínio combinado com PTFE, polietileno poroso de alta densidade e tecido de PTFEe. Como ocorre em outros locais de aumento facial, os implantes são mais bem colocados extraperiostealmente e fixados ao periósteo por suturas. Ambas as inserções, extra ou intra-orais, podem ser utilizadas, e ambas as abordagens parecem funcionar bem quando colocadas por um cirurgião experiente. A maior parte dos cirurgiões tende a ancorar o implante na linha média e a utilizar bolsas subperiósticas para inserir e segurar os braços laterais do implante. A satisfação do paciente com implantes de queixo de PTFEe tem sido relatada tão alta quanto 97% (24).

A hidroxiapatita tem sido utilizada como um material ósseo de condução para proporcionar uma estrutura não orgânica para o crescimento de células osteoativas a fim de corrigir pequenos defeitos da mandíbula e da maxila. O sucesso desta abordagem varia. No futuro, o material pode vir a funcionar melhor se combinado à intervenção osteoindutiva. Diversas próteses de substituição para a articulação temporomandibular têm sido investigadas, porém, um único melhor biomaterial não emergiu (25). Lençóis de silicone têm sido um substituto razoável para o menisco na articulação, porém as superfícies articulares da maior parte das próteses de implante têm sofrido desgaste e degradação.

Pescoço

Na cirurgia vascular, a utilização de adesivos de PTFEe tem melhorado os resultados da cirurgia da artéria carótida para a estenose, primariamente por causa da excelente biocompatibilidade com os fatores de coagulação e hematógenos celulares, e por funcionar como um substrato para o crescimento endotelial. A prótese de silicone para fístula transesofágica é um implante removível no pescoço que possui excelentes propriedades de superfície em contato com secreções do trato aerodigestivo. Certa quantidade de fadiga e degradação ocorre com este implante funcional, e ele precisa ser substituído semanalmente. A utilização de tubos de traqueostomia compostos de silicone de superfície altamente biocompatível e PTFE com balões de revestimento de polímero de baixa pressão têm bastante reduzido as complicações de erosão traqueal e bloqueio do lúmen do tubo. O material de sutura para o fechamento dos ferimentos do pescoço inclui suturas sintéticas biorreabsorvíveis, como ácido poliláctico ou poliglactina 910; suturas vasculares PTFEe; grampos cutâneos de aço inoxidável; ou suturas de polipropileno, que também são hemocompatíveis para o reparo vascular. A utilização destes materiais tem diminuído a incidência de rompimento do ferimento e sangramento.

COMPLICAÇÕES E EMERGÊNCIAS

Sangramento, infecção, trauma, mobilidade e extrusão são as complicações importantes da implantação cirúrgica na face, cabeça e pescoço. O mau posicionamento do implante, a supercorreção ou a subcorreção do defeito, a insatisfação do paciente, e a seleção não uniforme do material do implante também afetam o resultado. Estas complicações geralmente podem ser prevenidas através da seleção cuidadosa tanto do paciente quanto do implante. O aconselhamento pré-operatório, a técnica cirúrgica meticulosa e a estreita avaliação de acompanhamento também trabalham em direção a bons resultados.

Se o local do implante torna-se infectado, altas doses de antibióticos de amplo espectro são prescritas e compressas quentes são aplicadas. A maior parte dos cirurgiões utiliza terapia antibiótica peroperatória, e todos utilizam uma disciplina cirúrgica asséptica. É essencial prevenir a contaminação do implante antes da inserção (26). O impedimento da extrusão ou da falência para controlar uma infecção necessita de remoção imediata do implante. A incorporação de agentes antissépticos nos biomateriais pode minimizar o risco de infecção (27).

O mau posicionamento de um implante precisa de uma segunda operação para realinhá-lo. A subcorreção ou a supercorreção de uma deformidade deve ser corrigida, sem urgência, pelo cirurgião, apenas se o paciente assim o desejar.

Alguns implantes líquidos têm produzido efeitos histotóxicos ou reações de hipersensibilidade. Etil-2-cianocrilato, um derivado cianocrilato de cadeia curta, ativa intensa toxicidade celular, porém, o butil-2-cianocrilato, um derivado de cadeia longa, possui efeitos histotóxicos mínimos (28). Se for necessário utilizar uma cola de tecido para adesão de um tecido rígido a outro, o butil-2-cianoacrilato é a melhor escolha.

Outra substância amplamente utilizada para o aumento dérmico é o colágeno bovino injetável. A hipersensibilidade manifesta-se como inflamação da pele ou desconforto gastrointestinal após ingestão de carne. Cada paciente prospectivo é cuidadosamente avaliado para uma história de hipersensibilidade a produtos da carne antes do tratamento e é estreitamente observado após as injeções de colágeno (29). Uma reação positiva

TABELA 1.3 — COMPLICAÇÕES

Complicação	Prevenção	Tratamento
Infecção	Antibióticos peroperatórios, técnica asséptica	Antibióticos, compressa quente
Deslocamento traumático	Orientação do paciente, estabilização do implante	Reposicionamento cirúrgico
Impedimento por extrusão	Controle da infecção, imobilização do local	Remoção do implante
Super ou subcorreção	Utilização de escaneamento, fotos e medidas pré-cirúrgicas	Revisão de acordo com os desejos do paciente
Mau posicionamento	Estabilização do implante	Reposicionamento cirúrgico
Sangramento	Hemostasia meticulosa, compressão	Exploração cirúrgica
Insatisfação do paciente	Aconselhamento pré-operatório, comunicação e concordância	Conforto e atenção; revisão, se necessária

para um teste da pele para a dose é uma contra-indicação absoluta para a injeção de colágeno. Se ocorrer uma reação, ela será tratada clinicamente com agentes antiinflamatórios tópicos e sistêmicos e cuidado cutâneo local. O tecido injetado é removido cirurgicamente se a reação não puder ser controlada de forma conservadora. A derme humana acelular está disponível em finos lençóis e pode ser utilizada para o aumento do tecido mole. Ela pode ser utilizada com segurança na maior parte dos campos previamente irradiados (30,31).

Se um curativo vascular ou área de revascularização começa a sangrar, o paciente é imediatamente retornado para a sala de cirurgia para reparo do gotejamento. Pequenas crises são piores do que emergências vasculares nos implantes cirúrgicos da face, cabeça e pescoço.

Se um paciente está insatisfeito com os resultados de um implante cirúrgico, o cirurgião reconforta o paciente até que o edema tenha regredido o suficiente para obter uma impressão do resultado. A relação médico-paciente é mantida com uma conduta de atenção, confiança e livre comunicação. Se a insatisfação do paciente é justificada, o cirurgião pode discutir a possibilidade de revisão cirúrgica. Se a preocupação do paciente não é justificada, uma segunda opinião de um colega respeitável pode esclarecer a situação. Seja quais forem as condições, o médico mantém uma relação estreita e empática com o paciente. A Tabela 1.3 resume as complicações e as emergências na utilização de implantes, assim como a prevenção e o tratamento.

PONTOS IMPORTANTES

- Implantes metálicos possuem excelentes propriedades mecânicas, porém podem proteger o osso do estresse. A remoção do implante após a cicatrização do osso permite que o mesmo remodele em resposta a estresses de carga mecânica naturais.
- A hidroxiapatita é um componente ósseo biorreativo não orgânico. Também é uma cerâmica com propriedades biorreativas, pode conduzir células osteogênicas para um defeito ósseo, e pode servir como um implante para condução óssea. É lentamente reabsorvida (desmineralizada) com o tempo.
- Os polímeros possuem a mais ampla aplicação como implantes porque possuem baixa reatividade no sangue e tecidos e têm propriedades e formas mecânicas diversas, dependendo do método de fabricação.
- Materiais biológicos, como o colágeno, podem continuar a ser antigênicos mesmo após alteração enzimática estrutural. Implantes biológicos seguros, como ácido poliglicólico e ácido poliláctico são constituintes normais da pele humana e são sintéticos lentamente absorvidos.
- A biocompatibilidade de um implante depende de adsorção inicial da proteína (fibronectina) do tecido para a superfície do implante e subseqüente aderência da célula através de uma rede de cadeias intermediárias de glicosaminoglicanos.
- A matriz de substância fundamental extracelular adjacente ao implante do osso precisa se tornar mineralizada para transmitir a compressão e conter completamente forças e cargas de tensão.
- Para se realizar implante na face, rosto ou pescoço, o paciente não deve ter sensibilidade prévia a nenhum dos componentes do implante. Independente de o implante ser funcional ou cosmético, o paciente deve estar consciente dos prós e contras do procedimento e assumir a responsabilidade de cuidar do implante.
- O implante apropriado para um local particular e tipo de tecido coincide com o tecido original tão estreitamente quanto possível na biomecânica, textura, espessura, cor e biocompatibilidade.
- Um bom implante é biocompatível com o tecido hospedeiro, é não carcinogênico, possui propriedades biomecânicas similares, é facilmente fabricado, pode ser esterilizado sem afetar as propriedades intrínsecas, é seguro, e foi cuidadosamente investigado.
- Complicações possíveis de implantes cirúrgicos incluem infecção, hipersensibilidade, mobilidade, trauma, sangramento, mau posicionamento, supercorreção ou subcorreção, extrusão e insatisfação do paciente. Boa comunicação e relação com o paciente ajuda no manejo de uma complicação.
- Implantes reabsorvíveis são crescentemente utilizados para fixação óssea, especialmente onde uma baixa aquisição de estresses e estiramentos resultará em um processo positivo de reformação óssea.
- Preenchimentos faciais, incluindo PTFEe, ácido hialurônico, derivados de colágeno e hidroxiapatita podem ser úteis na redução da profundidade de rugas faciais, pequeno aumento de defeitos de tecido mole e aumento do volume da região perioral. Eles podem ser utilizados, efetivamente, em conjunção um com o outro com implantes faciais.

REFERÊNCIAS

1. Holt GR. Physical characteristics and biocompatibility of implant materials. In: Glasgold AI, Silver FH, eds. *Applications of biomaterials in facial plastic surgery.* Boca Raton, FL: CRC Press, 1991:87.
2. Gosain AK, Persing JA. Biomaterials in the face: benefits and risks. *J Craniofac Surg* 1999;10:404-414.
3. Ousterhout DK, Zlotolow IM. Aesthetic improvement of the forehead utilizing methylmethacrylate onlay implants. *Aesthetic Plast Surg* 1990;14:281.
4. Donati L, Baruffaldi-Preis FW, DiLeo A, et al. Ten-year experience with craniofacial implants: clinical and experimental results. *Int Surg* 1997;82:325-331.
5. Gibbons KJ, Hicks WL Jr, Guterman LR. A technique for rigid fixation of methyl methacrylate cranioplasty: the vault-locking method. *Surg Neurol* 1999;52:310-315.
6. Magee WP Jr, Ajkay N, Freda N, et al. Use of fast-setting hydroxyapatite cement for secondary facial contouring. *Plast Reconstr Surg* 2003;114:289-297.
7. Holt GR, Parel SM, Branemark PI. Osseointegrated titanium implants. *Facial Plast Surg* 1986;3:113.
8. Arcuri MR, Rubenstein IT. Facial implants. *Dent Clin North Am* 1998;42:161-175.
9. Lo AK, Jackson IT, Ross JH. Severe orbital floor fractures: repair with a titanium implant. *Eur J Plast Surg* 1992;15:35-40.
10. Mauriello JA Jr, Wasserman B, Kraut R. Use of Vicryl mesh implant for repair of orbital floor fracture causing diplopia: a study of 28 patients over 5 years. *Ophthal Plast Reconstr Surg* 1993;9:191-195.
11. Fedok FG, van Kooten DW, Levin RJ. Temporal augmentation with a layered expanded polytetrafluoroethylene implant. *Otolaryngol Head Neck Surg* 1999;120:929-933.
12. Choi HY, Hong SE, Lew JM. Long-term comparison of a newly designed gold implant with the conventional implant in facial nerve paralysis. *Plast Reconstr Surg* 1999;104:1624-1634.
13. Friedman CD, Costantino PD, Takagi S, et al. BoneSource hydroxyapatite cement: a novel biomaterial for craniofacial skeletal tissue engineering and reconstruction. *J Biomed Mater Res* 1998;43:428-432.
14. Stelnicki EJ, Ousterhout DK. Hydroxyapatite paste (BoneSource) used as an onlay implant for supraorbital and malar augmentation. *J Craniofac Surg* 1997;8:367-372.
15. Goodman SB, Bauer TW Carter D, et al. Norian SRS cement augmentation in hip fracture treatment: laboratory and initial clinical results. *Clin Orthop* 1998;348:42-50.
16. Robertson KM, Dyer WK 2nd. Expanded polytetrafluoroethylene(Gore-Tex) augmentation of deep nasolabial creases. *Arch Otolaryngol Head Neck Surg* 1999;125:456-461.
17. Ahn J, Honrado C, Horn C. Combined silicone and cartilage implants. *Arch Facial Plast Surg* 2004;6:120-123.
18. Waldman SR. Gore-Tex for augmentation of the nasal dorsum: a preliminary report. *Ann Plast Surg* 1991;26:520-525.
19. Raghavan U, Jones NS, Romo T III: Immediate autogenous cartilage grafts in rhinoplasty after alloplastic implant rejection. *Arch Facial Plast Surg* 2004;6:192-196.
20. Wall SL Adamson PA, Bailey D, et al.: Patient satisfaction with expanded polytetrafluoroethylene (Softform) implants to the perioral region. *Arch Facial Plast Surg* 2003;5:320-324.
21. Tzikas TL: Evaluation of the Radiance FN soft tissue filler for facial soft tissue augmentation. *Arch Facial Plast Surg* 2004;6:234-239.
22. Rohrich RJ, Rios JL, Fagien S: Role of new fillers in facial rejuvenation: a cautious outlook. *Plast Reconstr Surg* 2003;112:1899-1902.
23. Urken ML, Buchbinder D, Costantino PD, et al. Oromandibular reconstruction using microvascular composite flaps: report of 210 cases. *Arch Otolaryngol Head Neck Surg* 1998;124:46-55.
24. Godin M, Costa L, Romo T III, et al: Gore-Tex chin implants: a review of 324 cases. *Arch Facial Plast Surg* 2003;5:224-227.
25. 25. Stucker FJ Jr. Mentoplasty using rolled polyamide mesh. *Facial Plast Surg* 1986;3:107.
26. Holgers KM, Ljungh A. Cell surface characteristics of microbiological isolates from human percutaneous titanium implants in the head and neck. *Biomaterials* 1999;20:1319-1326.
27. Malaisrie SC, Malekzadeh S, Bedlingmaier JE In vivo analysis of bacterial biofilm formation on facial plastic bioimplants. *Laryngoscope* 1998;108:1733-1738.
28. Toriumi DM, Raslan WE Friedman M, et al. Histotoxicity of cyanoacrylate tissue adhesives. *Arch Otolaryngol Head Neck Surg* 1990;116:546.
29. Frank DH, Vakassein L, Fisher JC, et al. Human antibody response following multiple injections of bovine collagen. *Plast Reconstr Surg* 1991;87:1080.
30. Achauer BM, VanderKam VM, Celikoz B, et al. Augmentation of facial soft-tissue defects with Alloderm dermal graft. *Ann Plast Surg* 1998;41:503-507.
31. Dubin MG, Feldman M, Ibrahim HZ, et al. Allograft dermal implant (AlloDerm) in a previously irradiated field. *Laryngoscope* 2000;110:934-937.

CAPÍTULO 2

Retalhos de Pele Locais – Anatomia, Fisiologia e Tipos Gerais

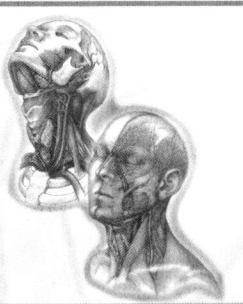

Kevin A. Shumrick • Jon B. Chadwell • Andrew C. Campbell

O termo *retalho de pele local* refere-se aos retalhos que são doados nas adjacências (ou muito próximos) do defeito que necessita de reconstrução. De uma maneira geral, eles são rotados, avançados ou interpolados para dentro do defeito e dependem da flacidez da pele circundante para o fechamento do local doador. Nesta época de transplante de tecido livre, os retalhos de pele locais permanecem a principal fonte de tecido para reparação de defeitos subseqüentes a excisão de malignidades ou traumas faciais. As vantagens e desvantagens dos retalhos de pele locais estão listadas na Tabela 2.1.

ANATOMIA VASCULAR

O suprimento sanguíneo de um retalho é o principal determinante da sua sobrevida, e o conhecimento da circulação da pele é crucial para o sucesso ao se desenhar retalhos. O suprimento sanguíneo também é a base para classificar, anatomicamente, os tipos de retalhos usados para reconstrução facial. Há três tipos principais de retalhos, conforme determinado pelo seu suprimento sanguíneo: retalhos locais ou de padrão aleatório, retalhos de padrão axial e retalhos miocutâneos.

Para ajudar a compreender estas classificações vasculares, cabe uma breve revisão da circulação corporal total. O primeiro passo para suprir de sangue a pele são os vasos sanguíneos segmentares – grandes ramos derivados da aorta que correm abaixo dos músculos e distribuem sangue ao resto do corpo (estes vasos formam a base para os retalhos miocutâneos) (Fig. 2.1). As artérias segmentares emitem artérias perfurantes que passam através dos músculos sobrejacentes, dando ramos para fornecer sangue ao músculo, e continuam externamente para os tecidos subcutâneos e pele sobrejacentes. A porção sobrejacente de pele suprida por um único vaso perfurante é chamada *angiossoma*. Angiossomas adjacentes são interconectados por pequenos vasos anastomóticos (*choke vessels* [vasos reguladores]) na subderme. Há dois caminhos pelos quais os vasos perfurantes podem chegar à pele: por artérias cutâneas diretas, que correm em cima dos músculos e enviam ramos à pele (estes são a base para os retalhos de padrão axial), e simplesmente passando através do músculo e do tecido subcutâneo, para se anastomosar com o plexo subdérmico sobrejacente (estes são a base dos retalhos de padrão aleatório). Os retalhos de pele locais são baseados em um suprimento sanguíneo de padrões aleatórios ou padrões axial.

Retalhos de Padrão Aleatório

Com base no esquema precedente, pode-se ver que os retalhos de padrão aleatório não têm vasos arteriais ou venosos denominados; em vez disso, eles dependem do fluxo através do plexo dérmico e subdérmico que, eventualmente, se conecta com vasos perfurantes na base do retalho. Uma vez que a maioria dos retalhos de pele locais faciais depende de um suprimento sanguíneo em padrão aleatório, há limites concernentes ao seu comprimento e largura (Tabela 2.2).

Retalhos de Padrão Axial

Retalhos de padrão axial dependem de um suprimento sanguíneo a partir de diferentes artérias e veias cutâneas denominadas que correm ao longo do eixo longitudinal do retalho (Tabela 2.3). Estes vasos correm no teci-

TABELA 2.1
RETALHOS LOCAIS

Vantagens
- Usam tecido local com melhor combinação do local doador
- A maioria é em um só tempo
- Baixa morbidade do local doador

Desvantagens
- Suprimento sanguíneo em padrão aleatório com limitação de alcance
- Fechamento do local doador pode distorcer estruturas circundantes
- Não têm volume suficiente para defeitos profundos

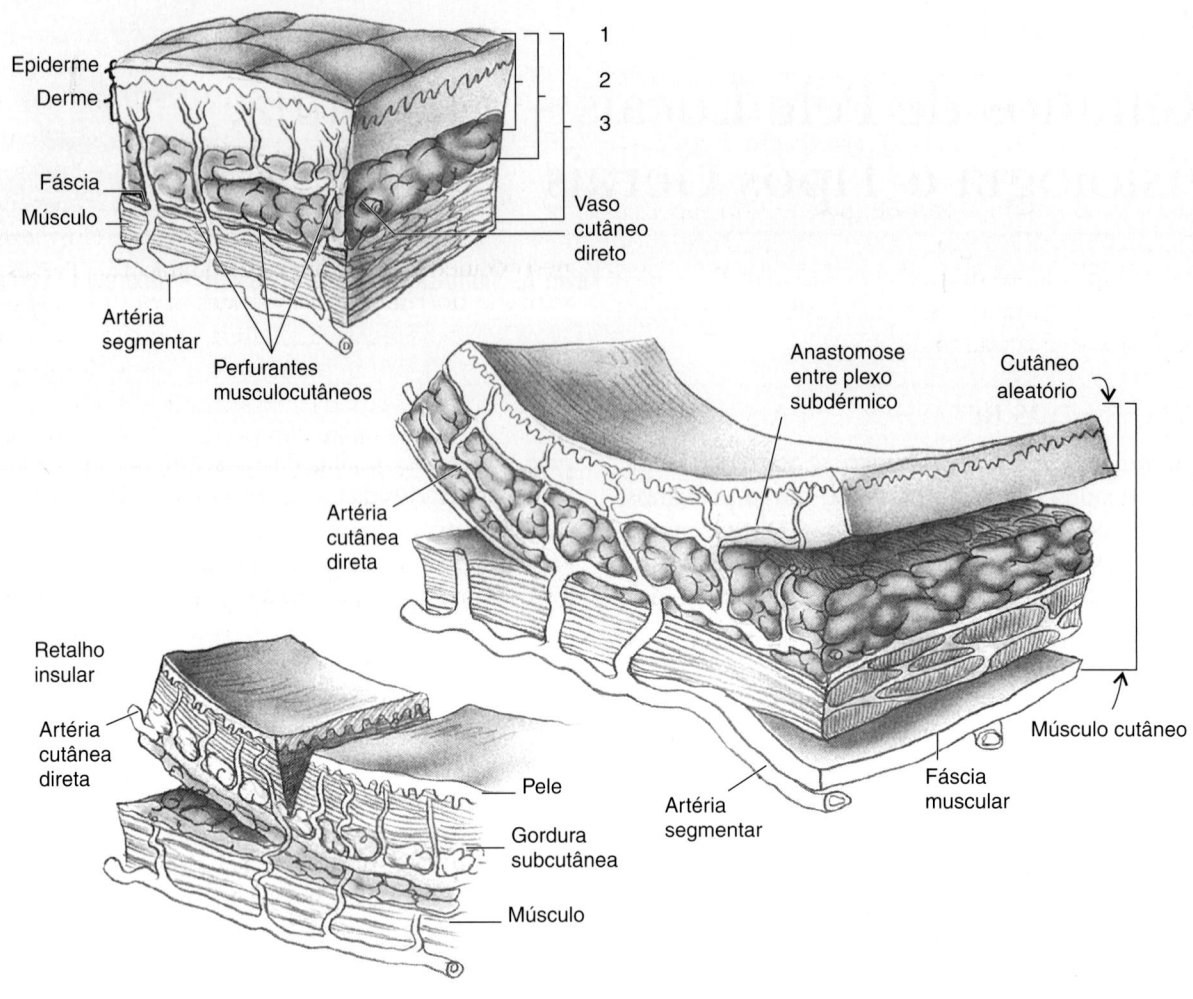

Figura 2.1
Representação generalizada do suprimento sanguíneo à pele. O lado direito mostra o nível e o suprimento sanguíneo de vários tipos de retalhos. *1*, retalhos de padrão aleatório; *2*, retalhos de padrão axial; *3*, retalhos miocutâneos.

do subcutâneo superficial ao músculo, e o suprimento sanguíneo do retalho é considerado seguro para, pelo menos, o comprimento destes vasos. Além disso, os retalhos axiais podem ganhar mais comprimento incorporando-se uma parte de padrão aleatório do retalho distal à terminação da vasculatura axial. O único retalho local comumente considerado como tendo um suprimento sanguíneo de padrão axial é o retalho nasolabial, com os seus vasos angulares e infratrocleares. Retalhos regionais com um suprimento sanguíneo axial são os retalhos deltopeitoral, de testa lateral e de testa mediana.

TABELA 2.2
CAUSAS DE FALHA DO RETALHO DE PELE

Extrínsecas (ao retalho)
  Infecção da ferida
  Hipotensão sistêmica
  Tensão excessiva
  Hematoma

Intrínsecas
  Comprimento excessivo do retalho e suprimento sanguíneo em padrão aleatório
  Vasoconstrição farmacológica (p. ex., epinefrina, dopamina)
  Fumo
  Doença vascular periférica

TABELA 2.3
RETALHOS DE PADRÃO AXIAL

Retalho	Suprimento Sanguíneo
Retalho nasolabial	Angular
Retalhos de testa mediano e paramediano	Supratroclear
Retalho de teste lateral	Temporal superficial
Retalho deltopeitoral	Vasos perfurantes da artéria mamária interna

Retalhos Miocutâneos

Os retalhos miocutâneos são desenhados em torno de uma artéria e veia segmentares que correm pelo comprimento do retalho, enviando vasos perfurantes para o músculo e pele sobrejacentes. O retalho miocutâneo é levantado como uma unidade (pele, tecido subcutâneo, músculo e vasos segmentares) e é limitado somente pelo comprimento do pedículo vascular. Exemplos de retalhos miocutâneos são os retalhos de peitoral maior, trapézio e latíssimo do dorso.

FISIOLOGIA DOS RETALHOS LOCAIS

A maioria dos retalhos locais (o nasolabial sendo uma exceção) depende de um suprimento sanguíneo de padrão aleatório. Conforme mencionado, um suprimento sanguíneo de padrão aleatório refere-se às anastomoses interconectadas encontradas dentro da derme e do plexo subdérmico. Estes vasos são arteríolas e vênulas sem nome, de pequeno calibre, que respondem a um conjunto de parâmetros fisiológicos diferente da circulação geral. A sobrevida de um retalho de pele local depende de perfusão tecidual adequada, e uma multidão de fatores pode influenciar o suprimento sanguíneo à pele e, portanto, afetar a sobrevida do retalho. Parece que a pele recebe muito mais sangue do que é necessário para nutrição básica. A perfusão da pele pode variar de 2 a 100 mL por minuto por 100 g de tecido, embora o fluxo de apenas 1 a 2 mL por minuto por 100 g de tecido suporte um retalho (1,2). Este fluxo sanguíneo adicional parece estar relacionado com a função da pele como reguladora térmica e modificadora do volume total de sangue circulante por alterações na capacitância venosa da pele.

O sistema circulatório é desenhado para distribuir sangue (com seus nutrientes e oxigênio) a todas as células no corpo. Para que isso aconteça, ele começa com grandes volumes de sangue na aorta a uma pressão arterial média (PAM) de 90 a 100 mmHg. O sangue é, a seguir, distribuído através de uma sucessão de vasos cada vez menores com uma queda de pressão em cada nível. Depois de atravessar as artérias segmentares, perfurantes e cutâneas diretas, o sangue chega às arteríolas pré-capilares com uma PAM de 30 mmHg. Estas arteríolas possuem músculo liso em suas paredes, que se relaxa ou constringe, mudando sua resistência ao fluxo, e são capazes de alterar acentuadamente o fluxo sanguíneo cutâneo. De fato, a resistência arterial é o principal determinante da taxa de fluxo sanguíneo cutâneo, enquanto alterações na capacitância venosa determinam a quantidade total de sangue na pele em qualquer determinado momento.

A regulação da resistência arterial e da capacidade venosa está sob controle autonômico através do sistema nervoso central e sua modulação dos *shunts* arteriovenosos (AV). Estes *shunts* arteriovenosos são comunicações pré-capilares ubíquas entre as circulações arterial e venosa (Fig. 2.2). Estes *shunts* AV permitem que o sangue se desvie do leito capilar e, assim, funcionam estritamente como reguladores do fluxo sanguíneo e não da nutrição tecidual. Estima-se que o fluxo sanguíneo cutâneo possa variar tanto quanto 1.000 vezes pela variação do fluxo através destes *shunts* (1). Os *shunts* AV são inteiramente inervados pelo sistema nervoso simpático. Com um aumento no tônus simpático, os *shunts* estreitam-se e o fluxo sanguíneo total através da pele diminui. Em contraposição, se o tônus simpático diminuir (ou se for interrompido cirúrgica ou farmacologicamente), estes *shunts* abrir-se-ão e o fluxo sanguíneo cutâneo total aumentará. Foi especulado que com a abertura completa destes *shunts* AV, o sangue pode ser desviado para longe do leito capilar nutriente e comprometer a viabilidade da extremidade distal do retalho. Riensch (3) efetuou uma série de estudos analisando falha de retalho de pele local e apresentou evidência convincente de que os retalhos que estão sofrendo necrose (conforme determinado pela ausência de coloração de fluoresceína) na realidade têm fluxo sanguíneo normal, ou até mesmo aumentado; entretanto, foi considerado que o sangue estava passando, preferencialmente através dos *shunts* AV e se desviando do leito capilar nutriente.

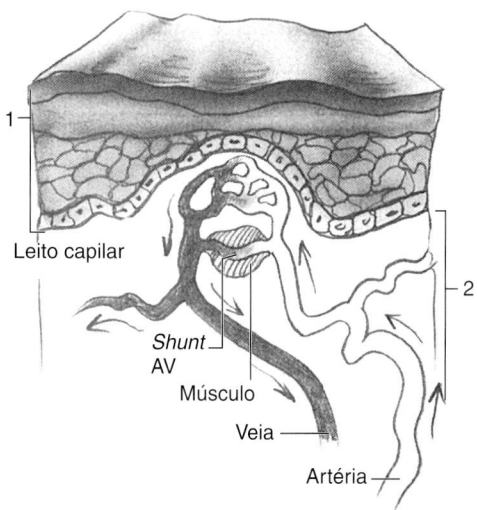

Figura 2.2

Suprimento sanguíneo à pele, mostrando um leito capilar e *shunt* arteriovenoso *(AV)* circundado por músculo liso. Variando o diâmetro destes *shunts,* podem ser realizadas alterações no fluxo sanguíneo cutâneo total e, teoricamente, o sangue pode desviar-se do leito nutriente capilar atravessando, preferencialmente, o *shunt* AV. Foi proposta a teoria de que a desnervação simpática nos retalhos levantados intensamente causa dilatação destes *shunts,* com subseqüente desvio dos leitos capilares. *1,* epiderme; *2,* derme.

Relação Comprimento-Largura

No passado, acreditou-se muito que o comprimento sobrevivente de um retalho cutâneo local podia ser aumentado expandindo-se a sua base. Esta teoria sustentava que o comprimento sobrevivente de um retalho era proporcional à sua largura em uma proporção específica (2). De acordo com esta teoria, se um cirurgião fizesse a base do retalho suficientemente larga, um retalho de quase qualquer comprimento poderia ser obtido. Agora se reconhece que a relação comprimento-largura é apenas uma orientação aproximada, e não pode gozar de confiança como um determinante absoluto do sucesso de um retalho. A relação comprimento-largura falha em virtude do princípio básico de que o suprimento sanguíneo de um retalho pediculado de padrão aleatório origina-se do mais próximo perfurante arterial cutâneo, entra na base do retalho, e o perfunde por meio dos plexos interconectados dérmico e subdérmico. O comprimento sobrevivente de um retalho é determinado pela pressão de perfusão dos vasos alimentadores e pela resistência intravascular. Aumentar a largura da base de um retalho simplesmente acrescenta vasos adicionais, todos com a mesma pressão de perfusão enfrentando resistência semelhante, e o comprimento sobrevivente do retalho não será aumentado (2,4).

Fenômeno de Autonomização

O fenômeno de autonomização refere-se à observação clínica de que os retalhos de pele que são parcialmente incisados e descolados, mas não transpostos, sobreviverão com um comprimento constantemente maior quando levantados em uma data mais tardia do que um retalho semelhante levantado e transposto primariamente. Os mecanismos exatos responsáveis por esta extensão aumentada de sobrevida do retalho não foram completamente elucidados, mas os candidatos mais prováveis são o fechamento de *shunts* AV, aumento no calibre dos vasos (particularmente os vasos reguladores), números aumentados de vasos com reorientação ao longo do eixo do retalho, e condicionamento do retalho distal para tolerar isquemia (5–7). A explicação mais comumente citada para o fenômeno da autonomização se relaciona com os *shunts* AV previamente mencionados. Foi especulado que ao se "autonomizar" um retalho, os *shunts* AV desnervados têm tempo de se estreitar ou fechar secundariamente ao recrescimento de nervos simpáticos ao longo da base do retalho ou ao desenvolvimento de sensibilidade a catecolaminas endógenas circulantes. Quando o retalho é, então, elevado e transposto, os *shunts* AV permanecem fechados, sem derivação de sangue, e o retalho sobrevive em maior comprimento (3). Recentemente, estudos em animais mostraram que o fenômeno da autonomização efetivamente dilata *choke vessels* preexistentes entre perfurantes adjacentes, capturando assim o angiossoma vizinho e aumentando o comprimento viável de um retalho (8,9). Não há dados conclusivos sobre a cronologia ideal para autonomizar um retalho, mas períodos de 10 a 21 dias são mais comuns. Também foi observado que os efeitos benéficos da autonomização de um retalho serão perdidos dentro de 3 semanas a 3 meses. A técnica de autonomizar um retalho é determinada pelo suprimento sanguíneo do retalho. Se o retalho tiver um suprimento sanguíneo de padrão aleatório com vasos perfurante importantes, a técnica preferida será fazer incisões paralelas ao longo dos lados do retalho, deixando as extremidades conectadas (8,10) (Fig. 2.3). Os lados do retalho devem ser incisados e o retalho deve ser descolado para interromper os vasos perfurantes. A extremidade do retalho é, então, incisada no momento da transferência. Se o retalho tiver um suprimento sanguíneo de padrão axial com uma artéria e veia cutâneas diretas, então será suficiente simplesmente incisar as margens propostas do retalho; descolamento não é necessariamente exigido.

BIOMECÂNICA DA PELE

Ao usar retalhos de pele locais, o cirurgião deve considerar a fisiologia circulatória e, também, a biomecânica da pele e a dinâmica de como fisiologia e propriedades físicas interagem. Os retalhos de pele locais dependem do fato de que a pele é elástica e o tecido pode ser tomado emprestado de uma área para fechar um defeito em outra, usando-se a elasticidade da pele para fechar o local doador. Se efetuado corretamente, este empréstimo de tecido permite ao cirurgião obter os melhores resultados estéticos e funcionais pela ótima distribuição dos materiais disponíveis. A elasticidade da pele é, em grande parte, determinada pelo seu conteúdo de colágeno e elastina. Com estiramento, a pele é, a princípio, facilmente deformada. Esta fase inicial de estiramento é controlada pelas fibras de elastina. Com estiramento continuado, as fibras colágenas começam a se alinhar elas próprias ao longo da direção da força, e a força necessária para alterações comparáveis de comprimento aumenta. Quando as fibras colágenas forem completamente orientadas com a força deformadora, a tensão adicional produzirá pouco movimento (11–15) (Fig. 2.4A).

A tensão colocada sobre um retalho pode ter implicações importantes no que concerne à sua viabilidade, particularmente quando um descolamento extenso foi realizado e um comprimento importante do retalho depende de um suprimento sanguíneo de padrão aleatório. Larrabee *et al.* (16) mostraram que o

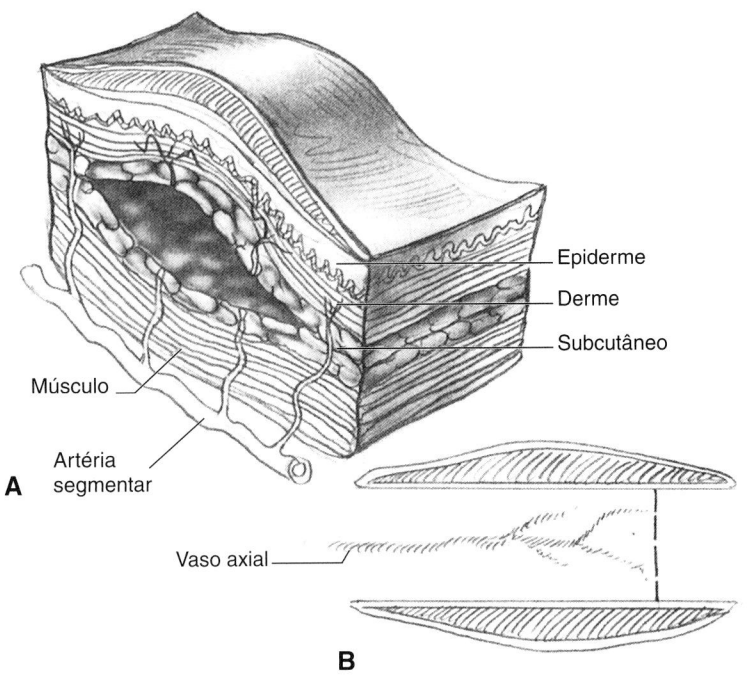

Figura 2.3
A: Corte transversal do procedimento de autonomização cirúrgica de um retalho, mostrando a interrupção dos perfurantes musculocutâneos subjacentes, bem como incisão das margens do retalho. **B:** Se um retalho tiver um padrão axial (conforme ilustrado pelo vaso axial), então uma porção aleatória adicional pode, confiavelmente, ser incluída incisando-se os lados do retalho dentro do suprimento sanguíneo da parte aleatória.

fluxo sanguíneo em um retalho é inversamente proporcional à tensão colocada através dele (Fig. 2.4B). Ele observou que o fluxo sanguíneo diminuído com a tensão não era importante em retalhos curtos, mas se tornava o fator decisivo com relação à última sobrevida do retalho com os retalhos maiores.

A pele é um órgão dinâmico que é capaz de se adaptar às forças nela aplicadas, por meio de suas propriedades viscoelásticas. Duas manifestações desta adaptabilidade são rastejamento *(creep)* e relaxamento de tensão da pele. O rastejamento refere-se ao fenômeno observado clinicamente de que um retalho colocado sob tensão constante súbita mais que 5 a 15 minutos exibirá um aumento adicional no comprimento além do estiramento original. Admite-se que isto seja atribuível à deformação das fibras do arcabouço dérmico e à expulsão de líquido da derme. O relaxamento de tensão ocorre na pele colocada sob tensão constante ao longo de dias a semanas, com a pele adaptando-se ao aumento do seu volume para aliviar o esforço. Relaxamento sob tensão é o princípio que permite a expansão de tecido ou a excisão seriada de lesões. O

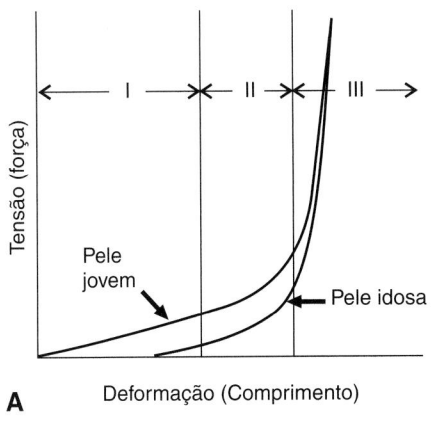
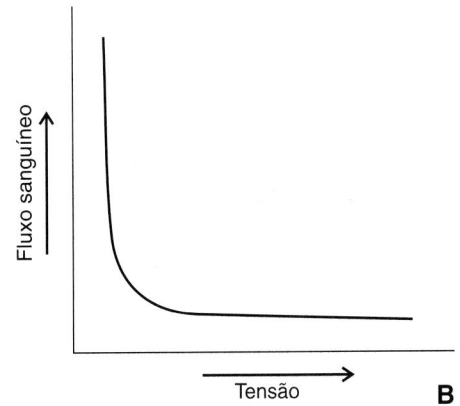

Figura 2.4
A: Curva de tensão/deformação da pele humana jovem e idosa. Observar que inicialmente esforço relativamente pequeno é acompanhado por importantes ganhos em comprimento. Com comprimento crescente, no entanto, há um aumento rápido na quantidade de força requerida para ganhar pequenos incrementos de comprimento. (Adaptado de Larrabee WF Jr., Sutton D. Biomechanics of advancement and rotation flaps. *Laryngoscope* 1981;91:726, com permissão.) **B:** Relação inversa entre o fluxo sanguíneo e a tensão. (Adaptado de Gaboriau HP, *et al.* Skin anatomy and flap physiology. *Otolaryngol Clin North Am* 2001;34:555, com permissão.)

mecanismo exato do relaxamento sob tensão ainda está em debate, mas parece ser uma combinação de estiramento permanente das proteínas da pele (colágeno, elastina, e assim por diante) e celularidade aumentada. As linhas de tensão da pele relaxada (LTPR) correm perpendicularmente às linhas de extensibilidade máxima (Fig. 2.5). Elas indicam a orientação mais favorável dos defeitos ou incisões para obter mobilização máxima da pele (com a menor tensão) para fechamento, bem como para assegurar a menor tensão sobre a ferida evitando alargamento da cicatriz. Por outro lado, como as rugas e os sulcos tendem a corresponder ou a ser paralelos às LTPR, orientar a cicatriz paralelamente às LTPRs produz camuflagem máxima da cicatriz. Se possível, orientar as incisões com as LTPR, ou no caso de retalhos, planejar o fechamento do local doador de modo que ele fique paralelo às LTPR.

FALHA DO RETALHO DE PELE

Uma variedade de fatores pode causar a falha de um retalho de pele, com necrose de todo ou parte deste retalho. A causa mais comum de falha de retalho é insuficiência vascular causada por um retalho excessivamente longo (com um suprimento sanguíneo aleatório) ou tensão excessiva. Agentes farmacológicos que causam vasoconstrição (como nicotina, epinefrina e dopamina) também podem afetar a viabilidade. De fato, alguns cirurgiões advogam autonomizar retalhos em fumantes por causa da alta incidência de perdas de retalho nestes pacientes. Em contraposição, agentes farmacológicos como buflomedil, pentoxifilina, ácido nicotínico e nicotinamida demonstraram aumentar a sobrevida do retalho em animais; entretanto, nenhum agente até agora foi experimentalmente demonstrado benéfico em humanos (17,18). Hematomas subjacentes a um retalho foram implicados como causa de necrose de retalho. Parece haver duas maneiras pelas quais um hematoma pode causar necrose. Na primeira parece haver um efeito tóxico direto dos produtos de degradação do hematoma que contribui para a necrose do retalho; isto provavelmente é causado por vasoconstrição por compostos presentes no hematoma (19). Um seroma também pode afetar um retalho de uma maneira semelhante; portanto, todos os retalhos grandes ou retalhos que necessitam de descolamento importante devem ser drenados. Experimentalmente, a cola de fibrina demonstrou diminuir a drenagem da ferida em animais, assim eliminando, possivelmente, a necessidade de drenagem à aspiração fechada em alguns casos (20). Fatores como diabetes, hipertensão, infecção e compressão do pedículo do retalho também podem afetar a viabilidade do retalho e devem ser controlados.

TIPOS DE RETALHOS DE PELE LOCAIS

Há dois tipos básicos de retalhos locais (cada um com diversas variedades): retalhos que envolvem rotação em torno de um ponto fixo para atingir um defeito, e retalhos que avançam diretamente para o defeito.

Retalhos de Rotação

Retalhos de Rotação Verdadeiros

Um retalho de rotação verdadeiro é semicircular e gira em um arco, usualmente com um corte para trás ou Z-plastia na base para cuidar do tecido redundante (Fig. 2.6). Em virtude da sua base larga, sua vascularidade é confiável. A remoção excessivamente entusiástica da deformidade cutânea permanente na sua base, no entanto, pode comprometer esta vascularidade e, assim, uma remoção em segundo tempo da deformidade poderá ser necessária (21).

Retalhos de Transposição

Os retalhos de transposição rotam em torno de um ponto fixo para dentro do defeito, geralmente com uma área de pele intacta entre o local doador e o defeito. Exemplos de retalhos de transposição são os retalhos rombóides (paralelogrâmicos), retalhos bilobados e retalhos nasolabiais. Em um retalho interpolado, o lo-

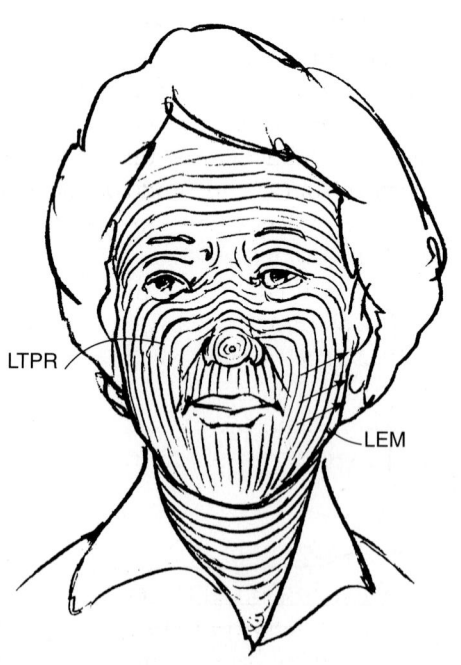

Figura 2.5
Linhas de tensão da pele relaxada (*LTPR*) da face. Observar que as linhas de extensibilidade máxima (*LEM*) geralmente correm perpendiculares às LTPRs. Este é um conceito importante: uma incisão colocada ao longo das LTPRs terá a maior probabilidade de camuflagem e dará a quantidade máxima de tecido para fechamento.

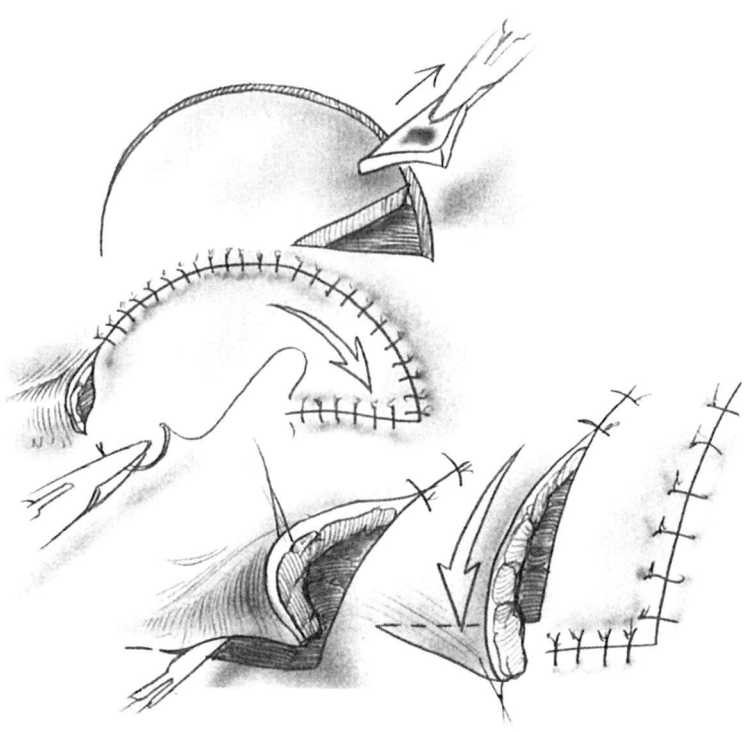

Figura 2.6
Um retalho de rotação verdadeiro desenhado de modo semicircular e avançado para encher o defeito. Há, geralmente, uma orelha de cachorro na base do local doador que exige algum ajuste por excisão de um triângulo de Burow.

cal doador é separado do local receptor, e o pedículo do retalho deve, então, passar por cima ou por baixo do tecido interveniente para alcançar o local receptor. Exemplos de retalhos interpolados são retalhos insulares subcutâneos ou retalhos nasolabiais que são transpostos para o local receptor e deixados para captação de um suprimento sanguíneo; o pedículo é excisado como procedimento de segundo tempo quando um suprimento sanguíneo foi estabelecido.

Retalhos Rombóides

Os retalhos rombóides são retalhos de rotação que são, provavelmente, os retalhos locais mais comumente usados na face. O retalho rombóide clássico é desenhado para se encaixar em um defeito rômbico com dois ângulos de 60° e dois de 120°. Para cada defeito rombóide, quatro orientações possíveis de retalho podem ser usadas para fechamento (Fig. 2.7). Um retalho rombóide é desenvolvido estendendo-se uma linha perpendicular a partir do ângulo de 120° que é igual ao diâmetro do defeito. Um corte retrógrado é então efetuado de maneira a criar um ângulo de 60° paralelo à margem do defeito e é estendido por uma distância igual ao comprimento de um lado do defeito. O retalho é então transposto para dentro do defeito, e o local doador é fechado sobre si próprio. Uma vantagem importante do retalho rombóide é que a principal área de tensão é através do fechamento do local doador, poupando qualquer comprometimento da ponta do retalho (Fig. 2.7E).

Retalhos de Dufourmentel

Uma variante do retalho rombóide é o retalho de Dufourmentel, que pode ser usado para defeitos que não correspondem às dimensões clássicas de 60° e 120°. No retalho de Dufourmentel, linhas imaginárias são estendidas a partir do diâmetro do defeito e um dos lados do defeito (Fig. 2.8A). O ângulo criado por estas duas linhas é, então, bissecionado por uma linha que tem o mesmo comprimento que um lado do defeito. Faz-se um corte retrógrado correndo paralelamente ao eixo longo do defeito e que tem o mesmo comprimento que um lado do mesmo. Este retalho é então rotado para posição e fechado da mesma maneira que um retalho rombóide padrão (Fig. 2.8B). O retalho de Dufourmentel é mais complicado que o retalho rombóide padrão e exige experiência para resultados ideais, mas permite ao cirurgião manejar uma variedade mais ampla de defeitos sem ter que convertê-los em defeitos rombóides clássicos.

Retalhos Bilobados

Os retalhos bilobados são, basicamente, retalhos de rotação duplos lado a lado com um pedículo único. O princípio do retalho bilobado é usar a frouxidão da pele para distribuir a tensão pelos dois retalhos e locais doadores, permitindo o fechamento de um defeito com retalhos de rotação de menor tamanho. O primeiro retalho é desenhado para ser do mesmo comprimento do defeito, um pouco mais estreito, e angulado a cerca de 90°. O segundo retalho é menor que o pri-

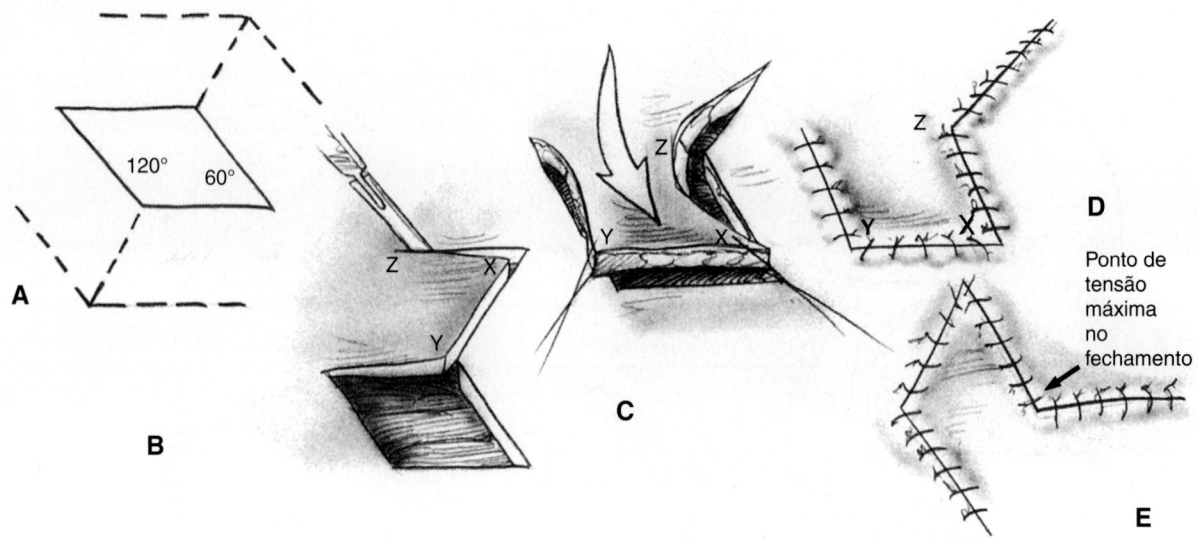

Figura 2.7
A: Defeito rombóide clássico com ângulos de 60° e 120°. Observe que há 4 retalhos rombóides possíveis para cada defeito rombóide (*linhas tracejadas*). **B-D:** O retalho é incisado e rotado para sua posição. **E:** Fechamento final. O ponto de tensão máxima é no fechamento do local doador, e não no próprio retalho.

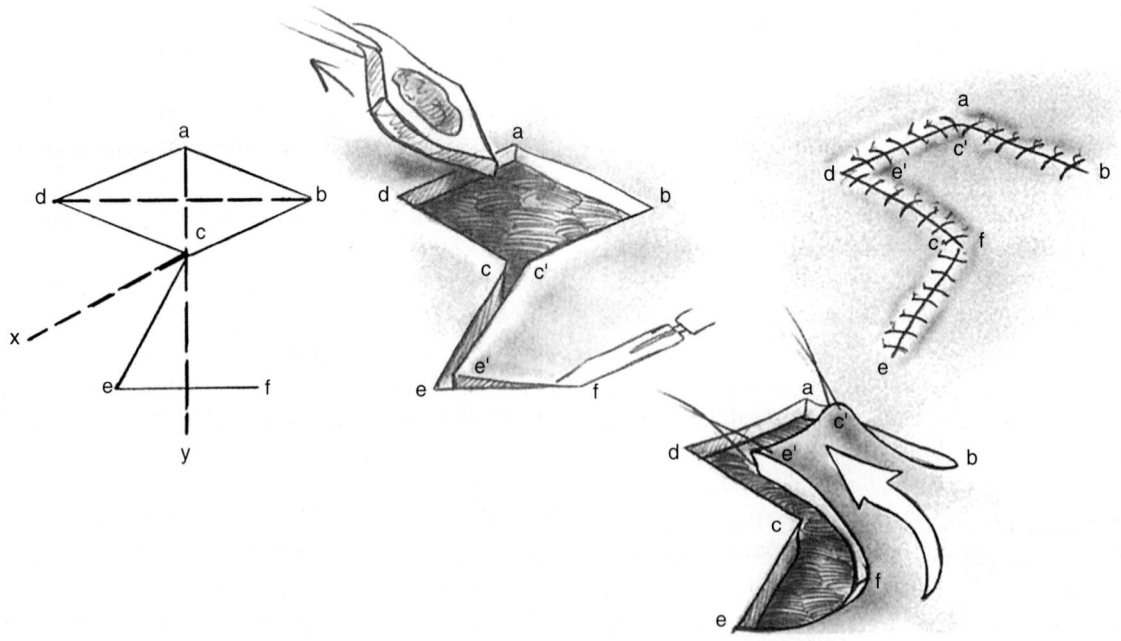

Figura 2.8
Retalho de Dufourmentel usado para defeitos que não obedecem aos defeitos rombóides clássicos com 60° a 120°. Neste retalho, linhas imaginárias são estendidas a partir do diâmetro do defeito (*y*) e um dos lados deste (*x*). Estas duas linhas são então bissecionadas por uma linha com o mesmo comprimento que o lado do defeito (*e*). Um corte retrógrado é, então, feito de forma paralela ao eixo longo do defeito (*f*). O retalho é, a seguir, elevado e rotado para posição exatamente como um retalho rombóide clássico.

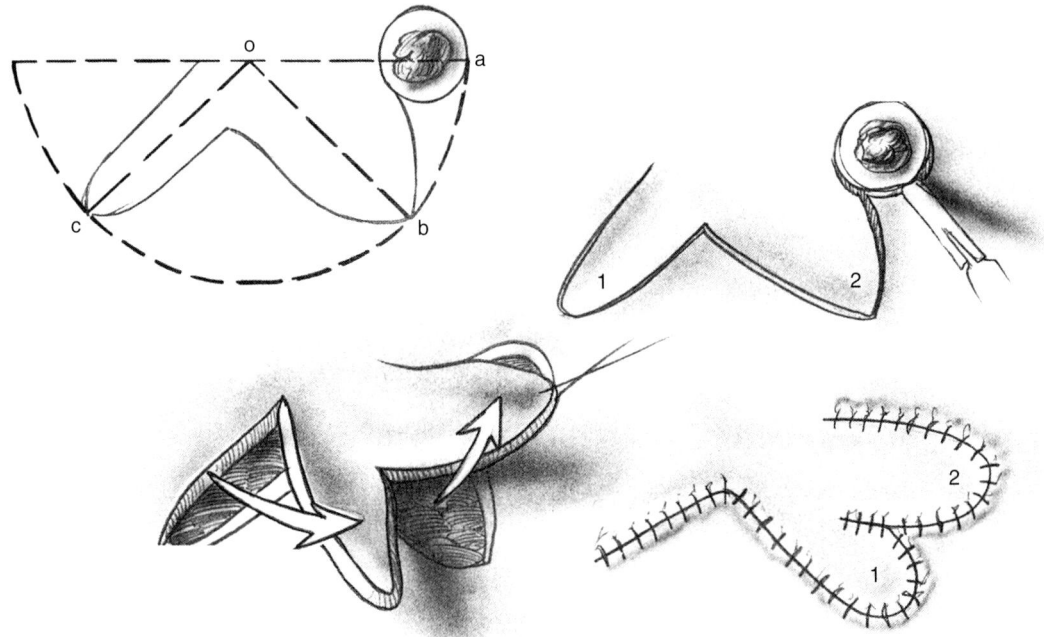

Figura 2.9
Desenho e execução de um retalho bilobado. O retalho bilobado funciona com o princípio de distribuir tecido e tensão sobre 2 retalhos de rotação, conectados por uma base única, em vez de um. O local doador do retalho 1 fecha-se primariamente, e o retalho 1 é, então, usado para fechar o local doador do retalho 2. O retalho 2 é usado para fechar o defeito original. Cada retalho é rotado cerca de 90°, com a rotação total realizando cerca de 180°.

meiro e novamente angulado a aproximadamente 90°. Quando estes retalhos são incisados e transpostos, o local doador do segundo retalho fecha-se primariamente, e os retalhos bilobados enchem os defeitos restantes através da frouxidão da pele local (Fig. 2.9). Os retalhos bilobados são geralmente considerados como funcionando melhor no nariz, onde o tecido pode ser tomado emprestado da área perinasal (22-25). As desvantagens dos retalhos bilobados são a complexidade da cicatriz e sua tendência a ficar parecendo uma almofada de alfinetes.

Retalhos de Avanço

O movimento primário de um retalho de avanço é uma linha reta desde o local doador para o defeito sem rotação ou movimento lateral. Estritamente falando, o fechamento primário de um defeito fusiforme ou elíptico envolve descolamento e avanço de dois retalhos adjacentes ao defeito. Existem três variedades comumente reconhecidas de retalhos de avanço. Retalhos de avanço monopediculados são geralmente retangulares e se movem para a frente e para dentro do defeito a partir de um lado do mesmo (Fig. 2.10). Retalhos de avanço bipediculados avançam a partir de ambos os lados do defeito (estes são particularmente úteis para lábios e testa) (Fig. 2.11). Tanto os retalhos monopediculados quanto os bipediculados geralmente exigem cortes retrógrados na base do retalho a fim de evitar enrugamento do tecido. Muitas vezes os triângulos de Burow necessitam ser excisados para alisar completamente a pele. Os retalhos em Y-V são criados convertendo-se uma incisão em forma de V para um fechamento em forma de Y, avançando-se a porção central de pele para dentro do defeito (Fig. 2.12). Os retalhos em Y-V têm a vantagem de preservar a circulação subcutânea subjacente, evitando assim o edema tipo almofada de alfinetes, ao prover adequada drenagem venosa e linfática (26,27).

Retalhos em Dobradiça

Retalhos cutâneos em dobradiça, também conhecidos como retalhos em "porta de alçapão", "de virar para dentro" ou "de virar para baixo" são usados para fornecer revestimento interno para um defeito facial que exige, ao mesmo tempo, revestimento interno e externo. O retalho tem base na borda do defeito e é descolado no plano subcutâneo. Ele é, então, refletido para dentro do defeito com a superfície agora revestindo o defeito interno. Um segundo retalho ou enxerto é, a seguir, usado para cobrir o defeito doador. As desvantagens do retalho em dobradiça incluem seu limitado suprimento sanguíneo e sua necessidade de um segundo retalho ou enxerto. É, no entanto, uma técnica relativamente simples de prover cobertura para defeitos nasais de espessura total.

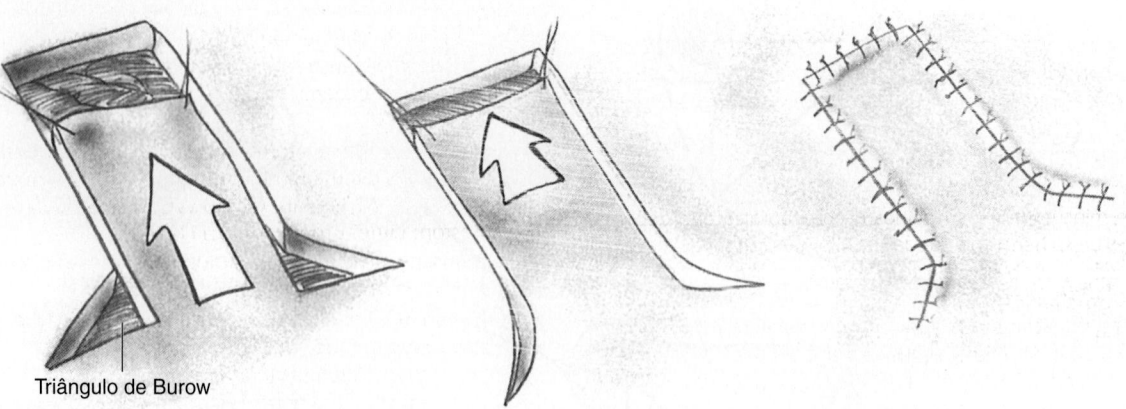

Figura 2.10
Um retalho de avanço monopediculado é incisado, descolado e avançado para encher o defeito. Tecido redundante na base do retalho é tratado excisando-se um triângulo de Burow.

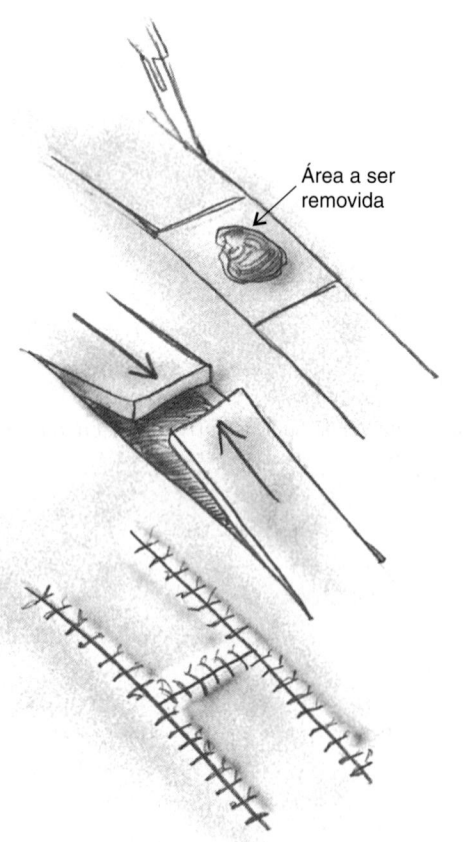

Figura 2.11
Retalhos de avanço bipediculados usados para fechar um defeito. Eles são particularmente úteis em áreas como o lábio superior e região frontal.

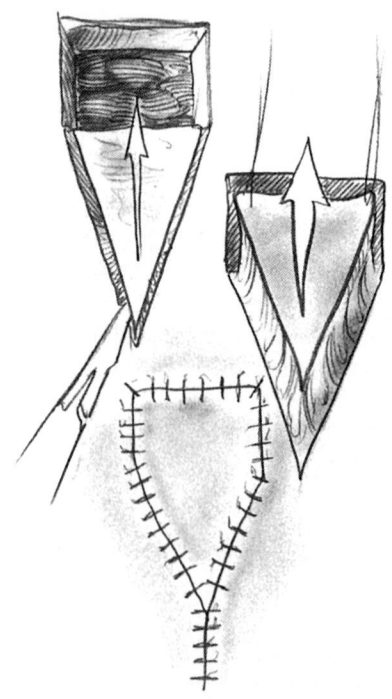

Figura 2.12
Retalho de avanço em V-Y. Uma incisão em forma de V é feita em cada lado de uma porção de tecido, e o tecido é avançado para dentro do defeito com fechamento primário do local doador. Assim, uma incisão em forma de V é convertida em um local doador em forma de Y.

PONTOS IMPORTANTES

- Retalhos locais permanecem sendo a principal fonte de tecido para reparação de defeitos faciais. Eles oferecem uma superior combinação de tecido e um procedimento em um só tempo, e não interrompem nervos subjacentes ou função muscular.
- Os retalhos são classificados com base no seu suprimento sanguíneo; há três tipos principais: de padrão aleatório, de padrão axial e miocutâneo. Os retalhos de padrão aleatório dependem do plexo dérmico e subdérmico, enquanto os retalhos de padrão axial recebem seu suprimento sanguíneo de artérias e veias subcutâneas que têm nome e correm superficiais ao músculo subjacente. Os retalhos miocutâneos são desenhados em torno de uma artéria e veia segmentares que correm pelo comprimento do retalho, enviando vasos perfurantes através do músculo e para cima para a pele sobrejacente. A maioria dos retalhos faciais locais tem suprimento sanguíneo em padrão aleatório. O suprimento sanguíneo à pele é altamente variável e é modificado através do controle autonômico (simpático) dos *shunts* venosos pré-capilares.
- Sangue que passa, preferencialmente, através de *shunts* arteriovenosos (AV), desviando-se do leito capilar nutridor, é considerado por muitos como uma causa importante de falha de retalho local.
- A relação comprimento-largura é um conceito ultrapassado. Seus defensores acreditavam que aumentando a largura da base de um retalho, o comprimento do retalho sobrevivente poderia ser aumentado indefinidamente. Entretanto, o comprimento de sobrevida de um retalho é determinado pela pressão de perfusão dos vasos alimentadores e a resistência intravascular. Fazer um retalho mais largo apenas acrescenta vasos adicionais, com a mesma pressão de perfusão e, assim, não aumenta o comprimento de sobrevida do retalho.
- O fenômeno da autonomização (retardo) designa o fato clinicamente observado de que os retalhos locais que são parcialmente incisados e descolados, mas não transpostos, têm melhor sobrevida quando finalmente levantados, do que retalhos semelhantes levantados e transpostos primariamente. O mecanismo exato para esta sobrevida aumentada não está claro, mas parece ser atribuível ao fluxo sanguíneo direcional aumentado ao longo do eixo do retalho, causado pela dilatação de vasos reguladores existentes bem como neovascularização.
- O fluxo sanguíneo em um retalho é inversamente proporcional à tensão colocada ao longo do seu eixo longo.
- As mais comuns causas intrínsecas de falha de retalho local são comprimento excessivo ou tensão excessiva, causando insuficiência vascular.
- Relaxamento da tensão ocorre na pele colocada sob tensão constante ao longo de dias a semanas e resulta em volume aumentado através do estiramento das proteínas da pele, bem como celularidade aumentada.
- Os fatores extrínsecos mais comuns que causam falha de retalho local são hematomas subjacentes, infecção, diabetes, hipertensão e compressão do pedículo do retalho.

REFERÊNCIAS

1. Gullane PI, Henneman H. *Regional flaps in the head and neck*. Selfinstructional package. Washington DC: American Academy of Otolaryngology-Head and Neck Surgery, 1982.
2. Daniel RK. The anatomy and hemodynamics of the cutaneous circulation and the influence of skin flap design. In: Myers MB, Grabb WC, eds. *Shin flaps*. Boston: Little, Brown, 1975:111-143.
3. Reinsch JE The pathophysiology of skin flap circulation. *Plast Reconstr Surg* 1975;54:585-598.
4. Milton SH. Pedicled skin flaps: the fallacy of the length/width ratio. *Br J Surg* 1970;57:502-508.
5. Myers MB. Attempts to augment survival in skin flaps: mechanism of the delay phenomenon. In: Myers MB, Grabb WC, eds. *Skin flaps*. Boston: Little Brown, 1975:65-69.
6. McFarlane RM, Heagg FC, Radin S, et al. A study of the delay phenomena in experimental pedicle flaps. *Plast Reconstr Surg* 1965;35:245-262.
7. Myers MB, Chery G, Milton S. Tissue gas levels as an index of the adequacy of circulation: the relation between ischemia and the development of collateral circulation. *Surgery* 1972;71:15-21.
8. Callegari PR, Taylor GI, Caddy CM, et al. An anatomic review of the delay phenomenon: 1. Experimental studies. *Plast Reconstr Surg* 1992;89:397-407.
9. Cederna PS, Chang P, Pittet-Cuenod BM, et al. The effect of the delay phenomenon on the vascularity of rabbit abdominal cutaneous island flaps. *Plast Reconstr Surg* 1997;99:183-193.
10. Taylor GI, Corlett RJ, Caddy CM, et al. An anatomic review of the delay phenomenon: IL Clinical applications. *Plast Reconstr Surg* 1992;89:408-416.
11. Larrabee WF Jr. Design of local skin flaps. *Otolaryngol Clin North Am* 1990;23:899-923.
12. Larrabee WF Jr. A finite element model of skin deformation. I. Biomechanics of skin and soft tissue: a review. *Laryngoscope* 1986;96:399-405.
13. Larrabee WF Jr, Sutton D. The biomechanics of advancement and rotation flaps. *Laryngoscope* 1981;91:726-734.
14. Larrabee WF Jr, Sutton D. Variation of skin stress-strain curves with undermining. *Surg Forum* 1981;32:553-555.
15. Gaboriau HP, Murakami CS. Skin anatomy and flap physiology. *Otolaryngol Clin North Am* 2001;34:555-569. Review.
16. Larrabee WF Jr, Holloway GA Jr, Sutton D. Wound tension and blood flow in skin flaps. *Ann Otol Rhinol Laryngol* 1984;93:112-115.
17. Calla TJ, Saetzler RK, Hammersen F, et al. Increase in skin-flap survival by the vasoactive drug buflomedil. *Plast Reconstr Surg* 1991;87:130-136.
18. Im MJ, Hoopes JE. Improved skin flap survival with nicotinic acid and nicotinamide in rats. *J Surg Res* 1989;47.453-455.

19. Mulliken JB, Healey NA. Pathogenesis of skin flap necrosis from an underlying hematoma. *Plast Reconstr Surg* 1979;63:540-545.
20. Bold EL, Wanamaker JR, Zins JE, et al. The use of fibrin glue in the healing of skin flaps. *Am J Otolaryngol* 1996;17:27-30.
21. Baker SR. Local cutaneous flaps. *Otolaryngol Clin North Am* 1994;27:139-159.
22. Jackson IT. *Local flaps in head and neck reconstruction.* St. Louis Mosby, 1985.
23. McGregor JC, Soutar DS. A critical assessment of the bilobed flap *Br J Plast Surg* 1981;34:197-205.
24. Aasi SZ, Leffell DJ. Bilobed transposition flap. *Dermatol Clin* 2005;23:55-64.
25. Cook JL. A review of the bilobed flaps design with particular emphasis on the minimization of alar displacement. *Dermatol Surg* 2000;26:354-362.
26. Kalus R, Zamora S. Aesthetic considerations in facial reconstructive surgery: the V-Y flap revisited. *Aesthetic Plast Surg* 1996;220:83-86.
27. Andradedes PR, Calderon W, Leniz P, et al. Geometric analysis of the V-Y Advancement flap and its clinical applications. *Plast Reconstr Surg* 2005;115:1582-1590.

CAPÍTULO 3

Retalhos Livres Microvasculares em Reconstrução de Cabeça e Pescoço

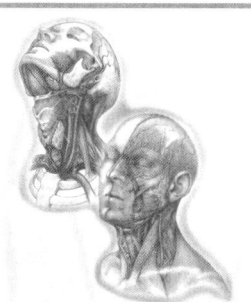

Douglas B. Chepeha ▪ Theodoros N. Teknos

A transferência microvascular de tecido livre foi introduzida como uma técnica que permitiu a reconstrução de defeitos que, de outro modo, não poderiam ser reconstruídos. A viabilidade do tecido revascularizado e o longo tempo de operação foram preocupações iniciais. Durante os anos 1980, o uso de retalhos pediculados regionais (de peitoral, trapézio, latíssimo do dorso) eclipsou a transferência microvascular de tecido livre. Os retalhos regionais eram, tecnicamente, muito mais fáceis, exigiam apenas uma equipe cirúrgica e supriam tecido não irradiado. A reconstrução microvascular continuou a evoluir. Mais locais de retalhos foram descritos a cada ano, e a versatilidade de cada local foi explorada e expandida. Mais cirurgiões foram treinados em técnicas microvasculares, e estes cirurgiões tornaram-se cada vez mais competentes. À medida que a cirurgia microvascular tornou-se mais difundida, tornou-se claro que estas transferências eram confiáveis (95% a 98%) e representavam apenas um aumento de 4 a 6 horas no tempo operatório (1).

Ainda há controvérsia sobre a reconstrução microvascular ser funcionalmente superior à reconstrução pediculada de defeitos comparáveis. A intuição sugere que a transferência de tecido livre revascularizado é funcionalmente superior porque permite ao cirurgião reconstrutor fazer "sob medida" a reconstrução de defeitos da cabeça e pescoço. Retalhos livres podem ser desenhados para fornecer epitélio, tecido subcutâneo, músculo, nervo e osso em proporções que se assemelham estreitamente ao tecido que está faltando.

Se a reconstrução microvascular for funcionalmente superior, será ela custo-efetiva? Diversos estudos sugeriram que o uso de retalhos peitorais é associado às hospitalizações mais longas e taxas de complicação mais altas do que a transferência de tecido livre em reconstruções primárias comparáveis (2). Isto sugere que os custos dos tempos operatórios mais longos associados à transferência de tecido livre podem ser superados pelas hospitalizações mais longas associadas à transferência pediculada.

O impulso dos cirurgiões reconstrutores para prover a melhor reconstrução funcional e estética aos seus pacientes tornou a transferência de tecido livre revascularizado o sustentáculo da reconstrução de cabeça e pescoço nos anos 1990. Muita pesquisa ainda tem que ser feita para estabelecer o valor e o lugar exato destas sofisticadas técnicas reconstrutoras nos vários defeitos encontrados na cabeça e pescoço.

Este capítulo é dividido em duas seções. A primeira seção é uma introdução às transferências de tecido livre comumente usadas em reconstrução de cabeça e pescoço (Tabela 3.1). Cada retalho é descrito em termos de desenho e uso, características anatômicas, variações anatômicas, morbidade potencial, considerações técnicas, considerações pré-operatórias e tratamento pós-operatório. A segunda seção é uma abordagem introdutória aos defeitos da cabeça e pescoço comumente encontrados.

RETALHOS FASCIAIS E FASCIOCUTÂNEOS

Retalho de Antebraço Radial

Descrição do Retalho

O retalho livre de antebraço radial é um delgado retalho fasciocutâneo com base na artéria radial e suas veias acompanhantes e veia cefálica (Fig. 3.1). Este retalho pode ser transferido como um retalho composto que contém osso vascularizado, tendão vascularizado, o músculo braquiorradial e nervo vascularizado. A pele do antebraço inteiro, desde a fossa antecubital ao sulco flexor do punho, pode ser colhida. O pedículo vascular é longo (20 cm) e a artéria tem 2 a 2,5 mm de diâmetro. O retalho livre de antebraço radial é uma fonte de pele fina, flexível, bem vascularizada, com potencial de reinervação sensitiva. Ele pode ser usado para reconstruir defeitos de pequeno porte (< 60 mm) a moderado (< 200 cm^2) volume. O retalho pode ser dobrado para facilitar reconstruções sofisticadas e é uma fonte de uma pequena quantidade de osso vascularizado. Este retalho é mais freqüentemente usado em

TABELA 3.1
SELEÇÃO DE RETALHO DE TECIDO MOLE LIVRE MICROVASCULAR EM RECONSTRUÇÃO DE CABEÇA E PESCOÇO

Retalho	Qualidade	Vantagens	Desvantagens
Antebraço radial	Delgado, flexível	Versatilidade, facilidade	Volume limitado, enxerto de pele no local doador
Braço lateral	Moderadamente delgado	Fechamento primário do local doador	Pedículo de pequeno calibre
Coxa lateral	Moderadamente espesso	Grande área de superfície de tecido, pedículo longo	Colheita difícil
Coxa ântero-lateral	Delgado, flexível	Pedículo longo, grande componente cutâneo	Músculo associado ao componente musculocutâneo
Fáscia temporoparietal	Ultrafino	Pode ser transferido como retalho pediculado	Colheita difícil, comprimento limitado do pedículo
Reto	Volumoso	Versatilidade, facilidade de colheita	Risco de hérnia ventral
Latíssimo do dorso	Volume moderado	Grande área de superfície, facilidade de colheita	Posição de decúbito lateral
Grácil	Músculo fino	Pode ser separado em unidades funcionais	Tecido limitado disponível

reconstrução da cavidade oral e base da língua, reconstrução parcial e circunferencial da faringe e reconstrução do palato mole. Também pode ser usado para tratar defeitos cutâneos do olho, lábio, pescoço e couro cabeludo. Quando transferido como retalho fascial, o retalho livre de antebraço radial pode ser usado para tratar defeitos de tecido mole e defeitos da base do crânio, particularmente em um paciente previamente tra-

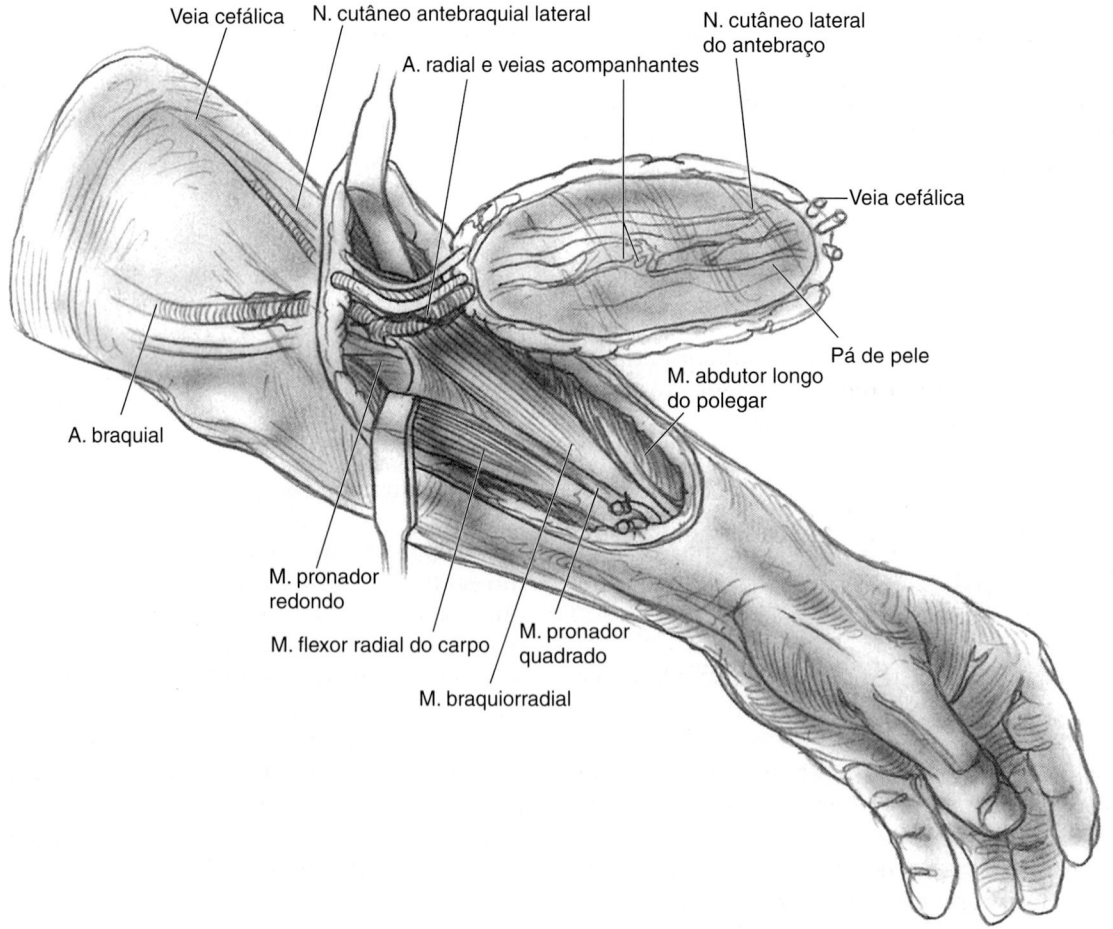

Figura 3.1

Uma vista lateral mostra o antebraço lateral esquerdo. O eixo do retalho é ligeiramente medial à artéria radial, e o retalho é posicionado para incluir a veia cefálica sobre o compartimento extensor. Ramos nutridores para o rádio são imediatamente profundos ao tendão braquiorradial. O ramo superficial do nervo radial é preservado na dissecção deste retalho.

tado, e se retalhos pericraniais locais não estiverem disponíveis (3). Quando o retalho é transferido como retalho osteocutâneo, um segmento do rádio de 10 a 12 cm de comprimento e até 40% da sua circunferência podem ser colhidos com fáscia e pele sobrejacentes. Este retalho é útil para a reconstrução de defeitos ósseos de pequeno volume e de tecido mole da face, como os tecidos periorbitários, particularmente se o paciente tiver recebido ou for receber radioterapia (4). As desvantagens do uso do retalho osteocutâneo radial são a quantidade limitada de osso disponível e o risco de fratura patológica do rádio.

Pedículo Neurovascular

A artéria radial com suas duas veias acompanhantes corre no septo intermuscular lateral e tem diversos ramos fasciais no antebraço (5). Este plexo fascial supre a maior parte da pele no antebraço. O comprimento do pedículo arterial é limitado pela artéria recorrente radial, que é o primeiro ramo importante da artéria radial depois da sua saída da artéria braquial. O retalho possui um suprimento venoso profundo através do par de veias acompanhantes e as maiores veias superficiais, como a veia cefálica. Numerosas conexões existem entre as veias acompanhantes e o sistema venoso superficial; estes vasos provêem excelente drenagem venosa deste retalho. Se necessário, e se testagem adequada da drenagem venosa do retalho for realizada depois da elevação, usualmente é possível drenar o retalho unicamente por intermédio do sistema superficial. Quase sempre é possível drenar o retalho apenas pelas veias acompanhantes. O nervo cutâneo antebraquial lateral é o principal nervo sensitivo para o território da pele do antebraço mais comumente colhido. Este nervo geralmente corre junto à veia cefálica no antebraço superior. Quando é necessária reinervação sensitiva, este nervo pode ser facilmente anastomosado ao nervo sensitivo receptor.

Variações Anatômicas

A maior preocupação ao colher o retalho de antebraço radial é a integridade do suprimento arterial ulnar à mão através dos arcos palmares. A combinação de duas variações arteriais concomitantes, um arco palmar superficial incompleto e uma falta de comunicação entre os arcos palmares superficial e profundo coloca em risco o suprimento vascular aos dedos polegar e indicador (6). Esta anomalia pode ser detectada com um teste de Allen. Este teste envolve a avaliação do reenchimento capilar do polegar e do indicador com a artéria radial ocluída. O paciente é solicitado a cerrar seu punho. O examinador usa pressão digital para ocluir as artérias radial e ulnar no punho. O paciente abre a mão a aproximadamente 10° de flexão, o examinador libera a artéria ulnar e o reenchimento capilar é avaliado. Se houver incerteza sobre o fluxo sanguíneo digital durante a avaliação do reenchimento capilar, é efetuada avaliação com Doppler da artéria digital, e os resultados serão definitivos.

Morbidade Potencial

Freqüentemente o local doador não pode ser fechado primariamente, e é necessário um enxerto de pele, podendo causar um aspecto ruim. Má pega do enxerto de pele pode ser causada por imobilização inadequada da mão ou falta de preservação do paratendão sobre os tendões flexores. Retalhos osteocutâneos radiais são limitados pelo risco de fratura do rádio e um efeito deletério sobre a supinação, flexão do punho, força de agarrar e força de pinçar (7).

Considerações Técnicas

O desenho de um retalho de antebraço radial começa com um esboço do trajeto das veias subcutâneas dominantes e do pulso palpável da artéria radial. O retalho é orientado sobre a artéria radial e a veia cefálica. É preferível não levantar o retalho sobre a artéria ulnar. Tecido subcutâneo adicional pode ser incorporado no retalho, quando necessário. Durante a colheita do retalho, o paratendão sobre os tendões flexores é preservado para facilitar a integração do enxerto de pele. Se necessário, os tendões flexores podem ser cobertos com retalhos musculares virados para melhorar o leito do local doador para enxerto de pele.

Considerações Pré-Operatórias

A realização precisa de um teste de Allen é a consideração mais importante para evitar a complicação catastrófica de isquemia da mão. Quando os resultados do teste de Allen são duvidosos, é selecionada a mão oposta ou um retalho alternativo. Quando o paciente está com um cateter radial de demora, é prudente selecionar outro local doador.

Tratamento Pós-Operatório

Depois de um retalho fasciocutâneo, o antebraço e o punho são imobilizados com uma tala volar com o punho na posição de função durante 6 a 7 dias. Então, uma tala plástica volar removível é usada por mais 3 a 5 semanas até que o enxerto de pele esteja curado sobre o local doador. Depois de um retalho osteocutâneo, o cotovelo e o punho são imobilizados com um aparelho de gesso de braço total com a mão em posição de função. Este aparelho é deixado por 4 semanas; a seguir o punho é imobilizado com um aparelho de antebraço e este é deixado 2 semanas adicionais. O paciente é encorajado a usar o braço durante todo o período no aparelho de gesso. A filosofia subjacente é conceder tempo para a remodelação das linhas de carga no osso radial. Qualquer membro com curativo circunferencial necessita ser estreitamente observado no período pós-operatório imediato quanto a sinais de insuficiência vascular.

Retalho de Braço Lateral

Descrição do Retalho

O retalho de braço lateral é um retalho fasciocutâneo moderadamente fino que pode ser reinervado para sensibilidade cutânea com o nervo cutâneo posterior do braço (8). Diversamente do procedimento para retalho de antebraço radial, o local doador geralmente pode ser fechado primariamente quando a largura de pele colhida é limitada a 6 a 8 cm, ou um terço da circunferência do braço. Retalhos maiores necessitam que um enxerto de pele seja colocado sobre o local doador. O retalho pode ser colhido como um retalho fascial e é uma boa fonte de tecido vascularizado para aumento em defeitos cutâneos causados por ressecção óssea temporal lateral ou parotidectomia total (9). O retalho pode incluir o nervo cutâneo posterior do antebraço para uso como um enxerto de nervo vascularizado. A aplicação do retalho de braço lateral é afetada pelo índice de massa corporal (IMC) do paciente e a colocação do retalho. Em pacientes com um índice de massa corporal mais baixo, o braço lateral pode ser usado para defeitos de cavidade oral de baixo volume, orofaríngeos de baixo volume e cutâneos de baixo volume. Em pacientes com IMC mais alto, o retalho de braço lateral pode ser usado para defeitos de base da língua de mais alto volume, orofaringe lateral incluindo o espaço parafaríngeo, glossectomia oral anterior, osso temporal lateral, parotídeos e mediofaciais (10). A espessura do retalho pode ser variada com a colocação do retalho, uma vez que a pele sobre o epicôndilo lateral é muito mais delgada que a pele sobre o meio do braço. Ao estimar o volume, é importante lembrar que o tecido subcutâneo sobre o deltóide é mais propenso a atrofia a longo prazo do que o tecido subcutâneo sobre o meio do braço lateral. Muitas das aplicações do retalho de braço lateral foram suplantadas pelo retalho de coxa ântero-lateral em virtude do seu pedículo maior, mais longo e facilidade de fechamento primário. Em situações em que a estimativa do volume é crítica, o braço lateral pode ser uma escolha melhor que uma coxa ântero-lateral por causa do imprevisível volume de músculo que pode ser incluído em um retalho de coxa ântero-lateral.

Pedículo Neurovascular

O suprimento vascular do retalho de braço lateral é baseado no ramo terminal da artéria braquial profunda e da artéria colateral radial posterior e suas veias sentinelas, que correm com o nervo radial no sulco espiral do úmero. O suprimento sanguíneo à pele é derivado de quatro a cinco perfurantes septocutâneas que se originam da artéria colateral radial posterior no septo intermuscular lateral. Na região da inserção do deltóide, onde a artéria colateral radial entra no septo intermuscular lateral, a artéria tem um diâmetro médio de 1,55 mm (variação: 1,25 a 1,75 mm) e um comprimento máximo de pedículo com esvaziamento adicional de 8 a 10 cm (11). Comprimento e calibre adicionais de pedículo podem ser obtidos por meio da extensão do esvaziamento proximalmente entre as cabeças lateral e longa do músculo tríceps. Os ramos musculares a partir do nervo radial para o músculo tríceps devem ser identificados e preservados quando é usada esta conduta. Na prática, é difícil obter mais que 4 a 5 cm de comprimento de pedículo sem destacar uma grande quantidade de tríceps e correr o risco de lesão aos ramos motores para o músculo tríceps. Para acomodar o pedículo bastante curto, o retalho pode ser movido para uma localização mais distal sobre o epicôndilo lateral. Um segundo sistema venoso superficial incorpora a veia cefálica, mas raramente é usado na prática. Dois nervos sensitivos são encontrados durante a elevação do retalho; cada um origina-se da porção proximal do nervo radial. A nomenclatura destes nervos sensitivos causa confusão. O nervo que supre sensibilidade à pele do retalho de braço lateral é o nervo cutâneo posterior do braço (também chamado nervo cutâneo lateral inferior do braço e nervo cutâneo braquial lateral inferior). O nervo cutâneo posterior do antebraço (também chamado nervo cutâneo antebraquial posterior) corre através do retalho de braço lateral para o antebraço e pode ser usado como um enxerto de nervo vascularizado. Resulta uma área variável de anestesia cutânea na superfície extensora média do antebraço.

Variações Anatômicas

Diferentemente do retalho de antebraço radial, o retalho de braço lateral não afeta a circulação para a parte distal do braço. A artéria braquial profunda pode ser interrompida sem seqüela isquêmica. A incidência de duplicação da artéria braquial profunda varia de 4% a 12% em diferentes séries.

Morbidade Potencial

O nervo radial, que está situado no sulco espiral do úmero, é identificado e protegido de lesão durante a colheita do retalho. Paralisia radial pós-operatória foi atribuída a curativos constritivos ou fechamento apertado da ferida. Uso de enxerto de pele de espessura parcial é preferível a um fechamento primário extremamente apertado.

Considerações Técnicas

O septo intermuscular lateral é aproximadamente 1 cm posterior a uma linha traçada da inserção do músculo deltóide ao epicôndilo lateral. O eixo central do desenho do retalho é baseado sobre o septo intermuscular (Fig. 3.2). A preservação da artéria occipital quando ela cruza a veia jugular interna ajuda a reduzir as dificuldades com o comprimento e combinação de tamanho do pedículo nas reconstruções laterais.

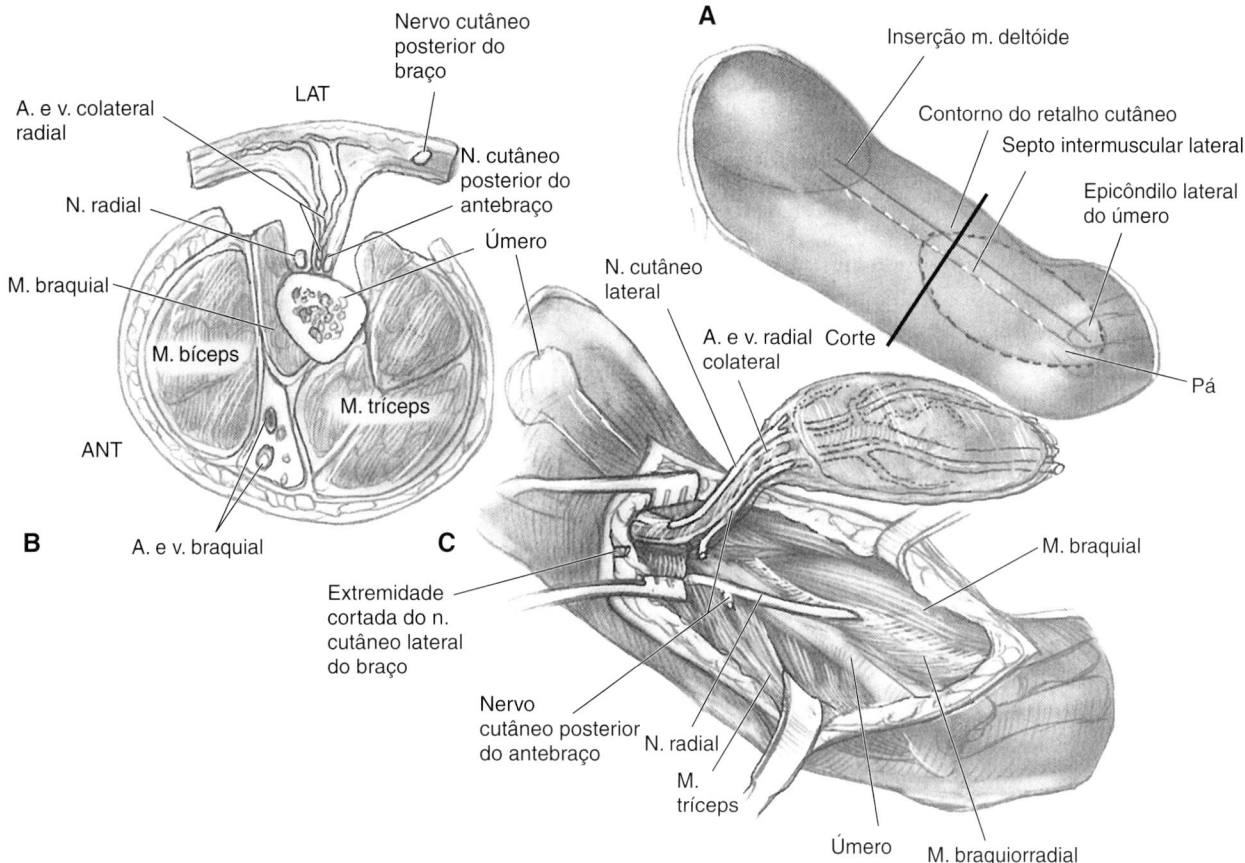

Figura 3.2

A: O retalho é marcado sobre o epicôndilo lateral e 1 cm dorsal a uma linha traçada da ponta do músculo deltóide ao epicôndilo lateral. Esta posição maximiza o comprimento do pedículo e centraliza o retalho sobre o septo intermuscular lateral. **B:** Corte transversal mostra o braço no nível assinalado em A. O retalho de braço lateral é elevado, mas ainda fixado pelo septo intermuscular ao úmero. Neste nível, o nervo cutâneo posterior do braço está na gordura subcutânea, enquanto o nervo cutâneo posterior do antebraço ainda está no septo intermuscular. **C:** Vista lateral mostra o retalho de braço lateral, com o pedículo ainda em continuidade. O nervo radial cruza o úmero e entra na fenda entre os músculos braquial e braquiorradial.

Considerações Pré-Operatórias

A espessura do retalho é avaliada por meio de palpação. O retalho afina-se e torna-se mais flexível quanto mais distalmente ele for posicionado no braço. Por medição, pode determinar a largura da "raquete" de pele que pode ser colhida e fechada primariamente (um terço da circunferência do braço).

Tratamento Pós-Operatório

O local doador usualmente pode ser fechado primariamente com mínimo descolamento. Um dreno de aspiração é recomendado. Se for usado um enxerto de pele, uma tala volar é modelada e o local doador é tratado de maneira semelhante ao local doador em antebraço radial.

Retalho de Coxa Lateral

Descrição do Retalho

O retalho de coxa lateral foi popularizado por Hayden (12), que o achou útil em reconstrução de cabeça e pescoço. Para pacientes selecionados com compleição corporal favorável, este local doador fornece uma grande área de superfície de tecido aproveitável com um pedículo vascular adequado. Retalhos tão grandes quanto 25 × 14 cm foram transferidos com sucesso (13). Este retalho fasciocutâneo varia de delgado a moderadamente espesso, dependendo da compleição corporal do paciente. Este retalho é mais útil para reconstrução intra-oral e faríngea. Com reinervação, é possível restaurar sensibilidade na porção cutânea do retalho com o uso do nervo cutâneo lateral femoral. Este retalho é tecnicamente um desafio e foi suplantado pelo retalho de coxa ântero-lateral, que é tecnicamente mais fácil de colher e tem um pedículo vascular longo.

Retalho de Coxa Ântero-Lateral

Descrição do Retalho

O retalho de coxa ântero-lateral é um retalho septocutâneo ou musculocutâneo com base no ramo descendente da artéria circunflexa femoral lateral e suas veias acompanhantes associadas. Este retalho pode ser colhido com qualquer uma das estruturas supridas pelo pedículo comum dos vasos circunflexos femorais laterais. O retalho pode incluir o tensor da fáscia lata, vasto lateral e/ou reto femoral. O retalho pode ser colhido tão grande quanto 20 × 15 cm. A pele é fina e flexível na maioria dos homens, enquanto nas mulheres este retalho pode ser mais grosso, dependendo do padrão de panículo de gordura na coxa. O retalho de coxa ântero-lateral tornou-se um dos retalhos "burros de carga" para reconstrução de tecidos moles na cabeça e pescoço. Ele tem muitas das mesmas características que um retalho de antebraço radial, como pele fina flexível e um pedículo vascular longo. O retalho de coxa ântero-lateral é maior e usualmente tem ligeiramente mais tecido subcutâneo do que um retalho de antebraço radial e como resultado foi apelidado seu "irmão maior". Os nervos da sensibilidade são o cutâneo femoral anterior e o cutâneo femoral lateral e correm axialmente no retalho. As aplicações deste retalho incluem defeitos na face, pescoço, bucais de espessura total, hemiglossectomia, glossectomia subtotal, orofaringe, faríngeos totais e da base do crânio (14). O local doador é fechado primariamente quando o retalho tem menos de 9 cm de largura. A desvantagem é o pedículo variável, o que torna imprevisível o volume do retalho. Um pedículo musculocutâneo pode exigir a inclusão da porção maior do vasto lateral, que involuirá durante o primeiro ano e pode impactar negativamente as reconstruções sensíveis ao volume. Um retalho com base em perfurantes é uma alternativa, mas a dissecção é demorada e a transferência de tecido livre torna-se menos confiável.

Pedículo Neurovascular

O pedículo é localizado em uma linha traçada da espinha ilíaca ântero-superior a margem lateral da patela. As perfurantes são usualmente na junção dos terços superior e médio da linha. Uma sonda Doppler é usada para localizar as perfurantes.

Variações Anatômicas

Há quatro padrões de suprimento vascular à "raquete" de pele (15). Há dois tipos musculocutâneos, o musculocutâneo vertical (50%) e o musculocutâneo horizontal (30%), e dois tipos septocutâneos, o septocutâneo vertical (15%) e o septocutâneo horizontal (5%) (Fig. 3.3A, B).

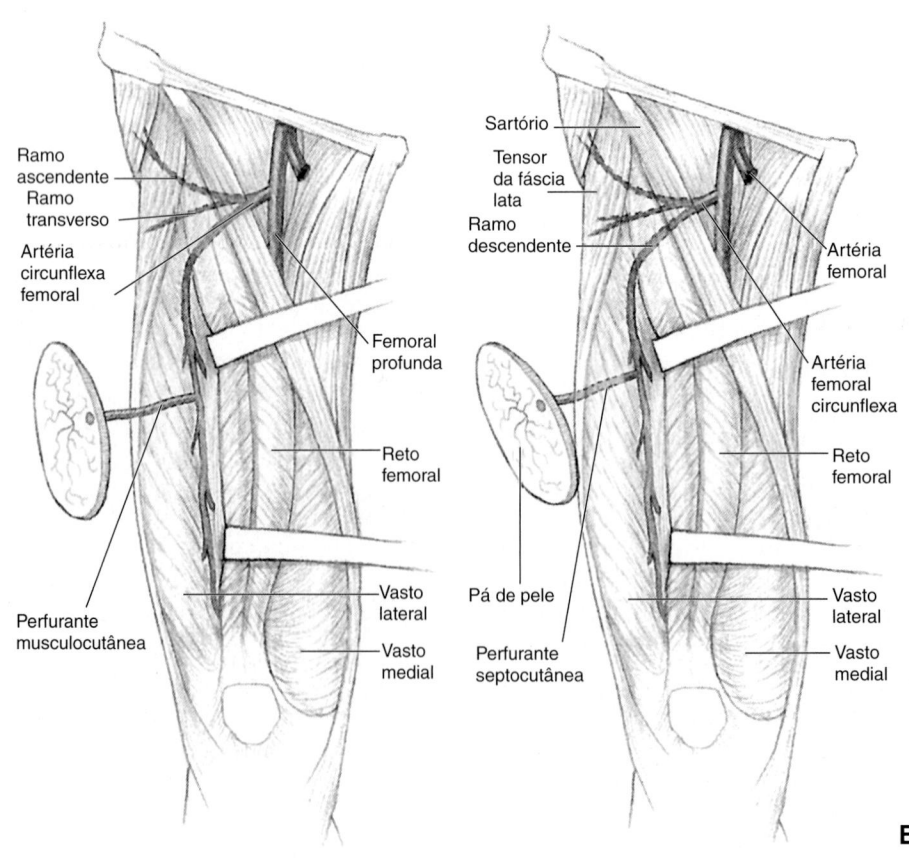

Figura 3.3

A: Perfurante musculocutânea vertical tipo I, que é a variedade mais comum. **B:** Perfurante septocutânea tipo III.

Morbidade Potencial

Há pouca morbidade descrita, mesmo com a colheita de grandes porções do vasto lateral. Com mais acompanhamento a longo prazo, a morbidade se tornará mais bem definida.

Considerações Técnicas

Há ampla variabilidade na quantidade de músculo que necessita ser colhida com um retalho de perfurante musculocutânea. O pedículo é primeiro identificado com a incisão medial, mas as perfurantes são identificadas com a incisão lateral quando elas passam através do vasto lateral para dentro da "raquete" de pele. Uma vez identificadas as perfurantes, é colhida uma tira de músculo que incorpora estas perfurantes musculocutâneas.

Considerações Pré-Operatórias

Uma história de vasculopatia com enxertos de *bypass* é uma contra-indicação. Para algumas reconstruções, um componente maior de músculo pode não ser desejável. Se um componente grande de músculo não for desejável, um local alternativo deve ser preparado para o caso de as perfurantes musculocutâneas exigirem um grande componente de músculo. Retalhos com base em perfurantes são possíveis em pacientes com um grande componente de músculo, mas são demorados e têm uma taxa de falha ligeiramente mais alta.

Tratamento Pós-Operatório

O local geralmente pode ser fechado primariamente depois que os músculos tenham sido aproximados sobre um dreno a aspiração. Pouca reabilitação é necessária, bastanto a deambulação.

Retalho Fascial Temporoparietal

Descrição do Retalho

O retalho fascial temporoparietal ganhou popularidade na reconstrução de defeitos da cabeça e pescoço. Em reconstrução de cabeça e pescoço, a fáscia é mais comumente transferida como um retalho pediculado, mas também pode ser usada como um retalho livre quando o arco de rotação é inadequado. O retalho fascial temporoparietal é ultrafino, altamente vascular, flexível e durável. O retalho pode ser transferido independentemente ou em combinação com a pele. O retalho fascial temporoparietal pode ser colhido com dimensões de 17 × 14 cm, com descolamento extenso do couro cabeludo. A espessura do retalho varia de 2 a 4 mm. Como transferência de tecido livre, este retalho tem usos altamente especializados para reconstrução hemilaríngea, ou uma reconstrução cutânea de baixo volume quando os locais do antebraço não são disponíveis. Mais freqüentemente, é usado como um retalho de rotação no meio da face, face superior, base do crânio ou osso temporal lateral para cobrir osso, suportar fechamento dural ou suportar enxerto ósseo na calvária.

Pedículo Neurovascular

O couro cabeludo temporoparietal consiste em cinco camadas distintas (Fig. 3.4A). A fáscia temporoparietal é profunda à pele e ao tecido subcutâneo, em que ela é firmemente ligada. A fáscia temporoparietal é superficial à fáscia muscular temporal, que envolve o músculo. Acima da linha temporal superior, a fáscia temporoparietal torna-se a gálea aponeurótica (16). A artéria e a veia temporal superficial, que suprem este retalho e correm dentro da camada fascial temporoparietal, são mais bem isoladas aproximadamente 3 cm acima da raiz da hélice, onde os vasos ramificam-se em divisões frontal e parietal. O retalho é mais comumente baseado no ramo parietal. A base é centrada sobre o terço médio da hélice auricular superior. O ramo frontal da artéria temporal superficial é rotineiramente ligado 3 a 4 cm distalmente à sua separação do ramo parietal para evitar lesão do ramo frontal do nervo facial. A artéria temporal média origina-se da artéria temporal superficial proximal ao nível do arco zigomático e supre a fáscia muscular temporal. Se a artéria temporal média for incluída, um retalho fascial com duas camadas pode ser levantado sobre um único pedículo vascular (Fig. 3.4B).

Variações Anatômicas

A artéria temporal superficial divide-se constantemente em dois ramos localizados 3 cm acima da raiz da hélice. Rastrear o curso do ramo parietal posterior com ultra-sonografia Doppler assegura que o território planejado do retalho fascial temporoparietal seja bem vascularizado.

Morbidade Potencial

O esvaziamento anterior do retalho é limitado pelo trajeto do ramo frontal do nervo facial, que também se situa na fáscia temporoparietal. Alopecia secundária pode ser causada por lesão dos folículos pilosos por um esvaziamento que seja demasiado superficial. O pedículo venoso pode correr com a artéria ou pode correr 2 a 3 cm posteriormente. Ambas a artéria e a veia têm que ser incluídas dentro dos limites do retalho.

Considerações Técnicas

Para colher o retalho fascial temporoparietal, uma incisão vertical é feita desde a raiz da hélice até a linha temporal superior se um retalho mais largo for necessário. Uma extensão em forma de V no limite superior

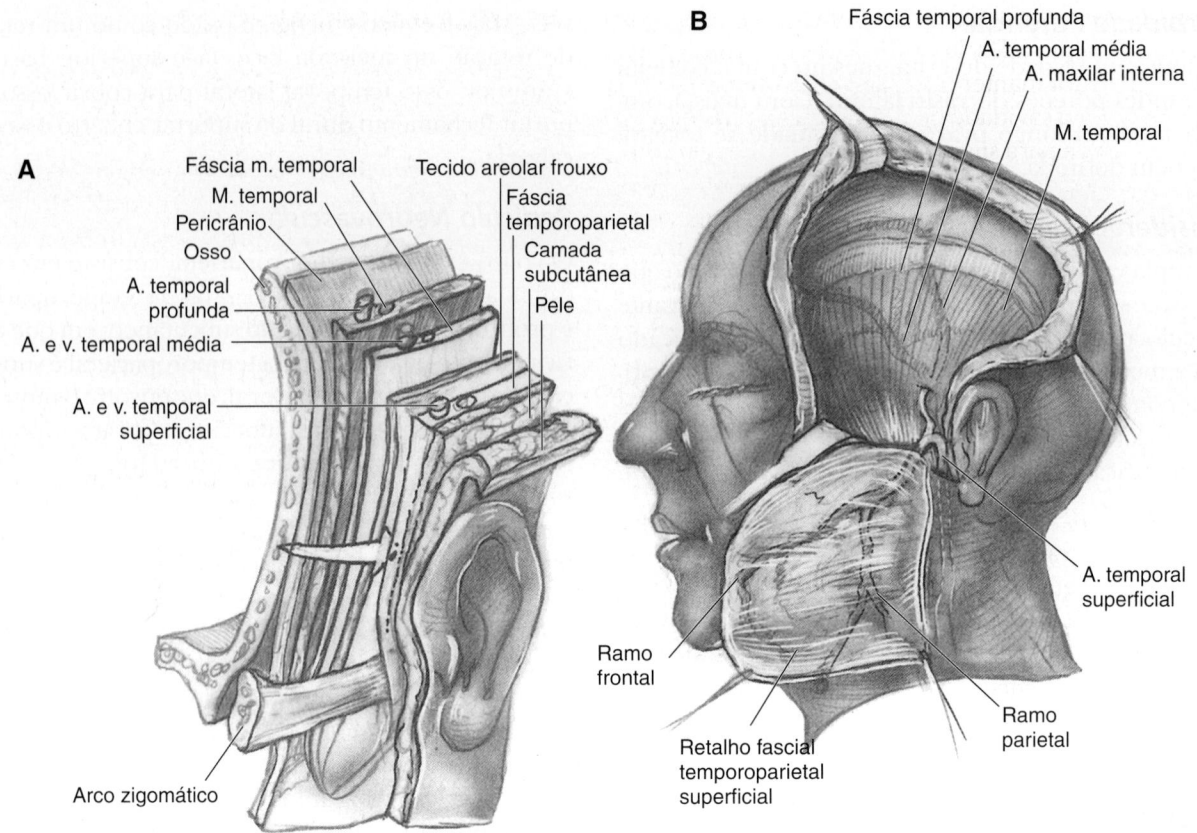

Figura 3.4
A: Corte transversal mostra as camadas do couro cabeludo temporal, espaço temporal superficial e crânio temporal. O lado superficial do retalho fascial temporoparietal é intimamente associado à gordura subcutânea do couro cabeludo. O esvaziamento superficial é iniciado inferiormente logo abaixo do nível dos folículos pilosos. À medida que prossegue superiormente, o esvaziamento torna-se mais difícil. A *seta* denota o lado profundo do retalho temporoparietal. **B:** Vista lateral da cabeça com o retalho temporoparietal dobrado inferiormente mostra as características anatômicas vasculares. O esvaziamento da camada profunda do retalho é em tecido areolar frouxo e é muito mais simples do que o esvaziamento superficial. O esvaziamento superficial é completado antes do esvaziamento profundo.

da incisão facilita a exposição. A área superficial do retalho deve ser dissecada primeiro em um plano imediatamente abaixo dos folículos pilosos. O lado profundo do retalho é uma camada de tecido areolar frouxo que separa a fáscia temporoparietal da fáscia muscular temporal e permite esvaziamento simples. A extensão caudal do esvaziamento do pedículo é limitada pela localização do tronco principal do nervo facial.

Considerações Pré-Operatórias

Cirurgia prévia do pescoço ou parótida, incisão bicoronal prévia e embolização de carótida externa são contra-indicações relativas ao uso de um retalho fascial temporoparietal. Avaliação com Doppler pré-operatória da perviedade e localização do pedículo é necessária.

Tratamento Pós-Operatório

Hemostasia meticulosa com cautério bipolar que evite lesão dos folículos pilosos. O local pode ser fechado primariamente sobre drenagem de aspiração.

RETALHOS MUSCULARES E MUSCULOCUTÂNEOS

Retalho de Reto do Abdome

Descrição do Retalho

O retalho de reto do abdome tem assumido um papel importante em reconstrução de cabeça e pescoço porque é fácil de colher, tem um pedículo vascular longo e é extremamente confiável. A área de pele colhida com um único músculo reto abrange uma parte substancial do abdome e do tórax anterior. Pode-se incluir o músculo inteiro ou apenas uma pequena porção na região paraumbilical, onde estão localizadas as perfurantes dominantes. Em pacientes com quantidades excessivas de tecido subcutâneo na parede abdominal anterior, um retalho mais fino pode ser colhido por meio de enxerto de pele no músculo. Este retalho é usado para reconstruir defeitos de grande volume como defeitos de glossectomia total, defeitos da base do crânio e grandes defeitos cutâneos. No presente, este retalho é uma das melhores alternativas para defeitos de glossectomia total porque a fáscia do reto pode ser suturada à mandíbula para manter um monte lingual em posição para obliterar a cavidade oral. A fáscia do reto também pode ser usada para suspender a laringe. Em pacientes com pouco tecido subcutâneo, o retalho de reto do abdome pode ser usado para tratar defeitos de moderado volume como hemiglossectomia e defeitos temporais laterais. Em defeitos de hemiglossectomia em que o manejo do volume reconstruído é crítico para função a longo prazo, pode ser preferível um retalho de reto com base em perfurante. As desvantagens deste retalho são má combinação de cor com a pele facial e uma tendência a tornar-se ptótico. A versatilidade do retalho de reto do abdome, com base no sistema de vasos epigástrico inferior profundo, está mostrada na Figura 3.5. A configuração mais comumente usada do retalho de reto é o retalho miocutâneo de reto do abdome transverso (TRAM), que é usado para reconstrução de mama. Esta configuração pode ser muito útil na cabeça e pescoço, particularmente quando grandes volumes de tecido são necessários em pacientes com baixo IMC ou quando a cosmese é uma questão (p. ex., um paciente jovem, com baixo IMC, com um grande defeito lingual).

Pedículo Neurovascular

O músculo reto do abdome tem dois pedículos vasculares dominantes, a artéria e veia epigástrica superior profunda e a artéria e veia epigástrica inferior profunda. Os dois sistemas conectam-se acima do umbigo através de um sistema de vasos de pequeno calibre chamados *choke vessels* (17). Quando é usado para reconstrução de cabeça e pescoço, o retalho de reto do abdome é baseado no sistema epigástrico inferior profundo por causa de um tamanho maior do pedículo (a artéria epigástrica inferior profunda tem em média 3 a 4 mm de diâmetro) e porque as perfurantes musculocutâneas são ramos diretos da artéria e veia epigástrica inferior profunda e são capazes de suprir um território muito maior de pele. O retalho pode ser reinervado com qualquer um dos seis nervos intercostais inferiores, que suprem inervação segmentar ao músculo reto do abdome e suprimento sensitivo à pele sobrejacente. A inervação sensitiva segmentar deste retalho torna difícil realizar reinervação sensitiva.

Variações Anatômicas

Poucas variações foram descritas da artéria e da veia epigástrica inferior profunda. Algumas vezes o pedículo corre por uma distância inusitadamente longa ao longo do área lateral do músculo antes de tomar um caminho intramuscular medial.

Morbidade Potencial

A remoção do reto do abdome em um lado com uma parte da fáscia sobrejacente pode enfraquecer a parede abdominal anterior e predispor o paciente a hérnia ventral ou proeminência da linha mediana. Fechamento primário com Prolene monofilamento 0.0 em agulha afilada diminuirá a probabilidade de uma hérnia.

Considerações Técnicas

A compreensão das características anatômicas do envoltório fascial é talvez mais crítica com os retalhos de reto do abdome do que com qualquer outro retalho (Fig. 3.5E). A prevenção de hérnia depende da restauração da integridade da parede abdominal através do fechamento eficaz das camadas fasciais. Uma transição importante ocorre na bainha posterior na linha arqueada, que é aproximadamente ao nível da espinha ilíaca ântero-superior. Acima da linha arqueada, a bainha posterior é composta de contribuições das aponeuroses dos músculos transverso do abdome e oblíquo interno. Abaixo da linha arqueada, as extensões aponeuróticas de todas as três camadas musculares contribuem para a bainha anterior do reto. A bainha posterior é composta apenas da fáscia transversal. A bainha posterior do reto é suficiente para evitar herniação ou proeminência abdominal acima da linha arqueada, embora a maioria dos cirurgiões reforce este fechamento com fechamento da bainha anterior do reto. Abaixo da linha arqueada, a bainha anterior deve ser reaproximada para evitar herniação abdominal. O local doador pode quase sempre ser fechado primariamente.

Considerações Pré-Operatórias

A avaliação pré-operatória deve incluir uma cuidadosa história e exame físico do abdome para assegurar que procedimentos cirúrgicos antecedentes não interfiram a colheita do retalho. Retalhos de reto do abdome podem ter que ser evitados em pacientes que se submeteram a herniorrafia inguinal ou a apendicectomia porque pode haver cicatriz na região do esvaziamento do pedículo. Uma angiografia pré-operatória pode ser necessária em pacientes selecionados nos quais hérnia ou diástase dos retos pode complicar o fechamento do local doador e militar contra o uso deste retalho. Cirurgia vascular, como um *bypass* aortofemoral, é contra-indicação a este retalho.

Tratamento Pós-Operatório

Pode ocorrer íleo no período pós-operatório inicial. Exercício vigoroso que envolva o abdome é evitado durante 6 semanas pós-operatoriamente.

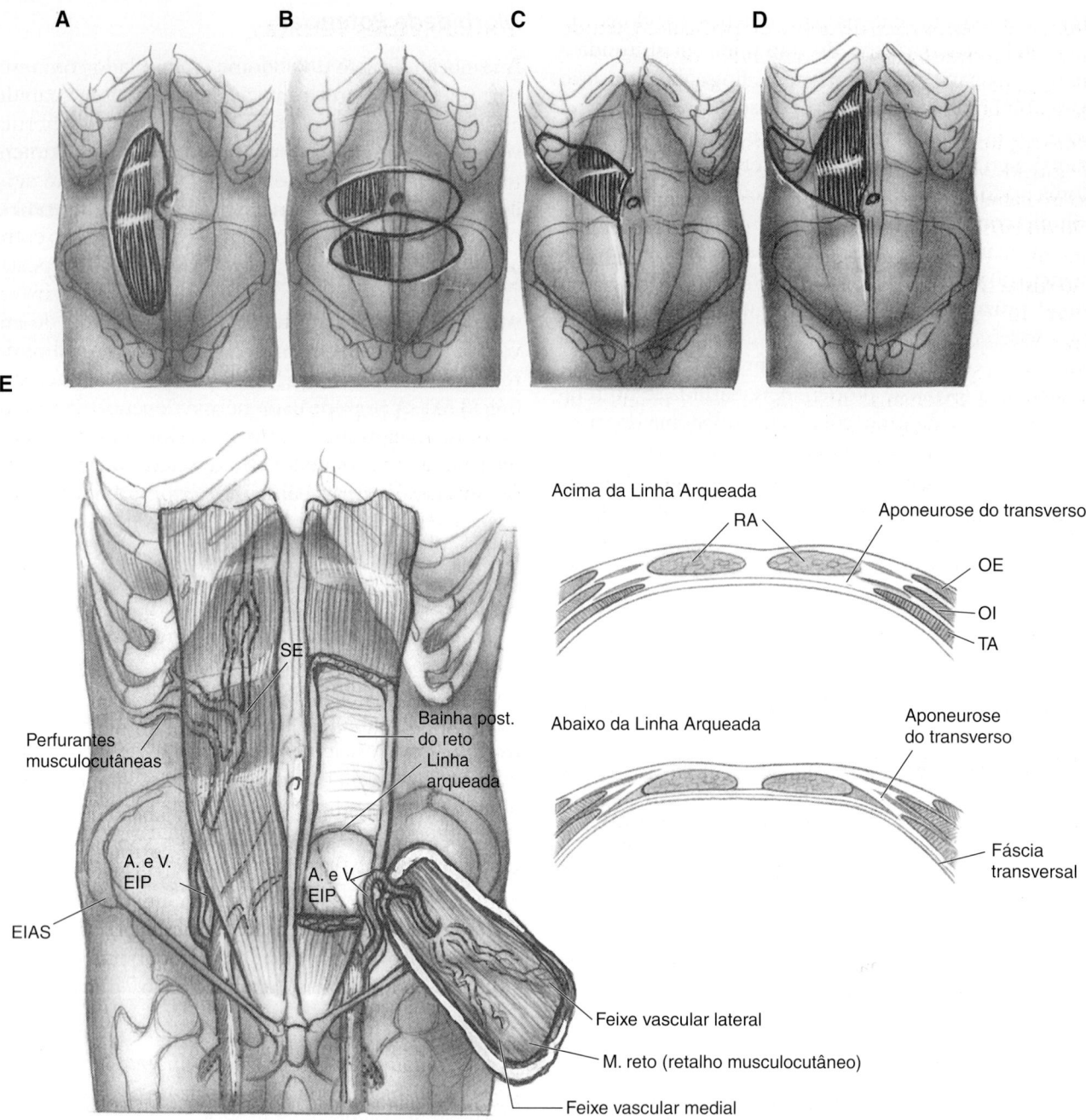

Figura 3.5
Versatilidade do retalho de reto do abdome. **A:** Retalho de reto vertical. **B:** Retalhos de reto do abdome transversos médio e inferior. **C:** Retalho de reto toracoumbilical. **D:** Retalho de reto combinado toracoumbilical e vertical. **E:** A parede abdominal com o músculo reto esquerdo refletido inferiormente para expor a linha arqueada. As camadas da bainha do reto são visíveis acima e abaixo da linha arqueada. EIP, epigástrica inferior profunda; RA, reto do abdome; EIAS, espinha ilíaca ântero-superior; OE, oblíquo externo; OI, oblíquo interno; TA, transverso do abdome.

Retalho de Latíssimo do Dorso

Descrição do Retalho

Um retalho de latíssimo do dorso pode ser usado para reconstrução de cabeça e pescoço como um retalho pediculado ou um retalho livre. Quando a disponibilidade de um vaso receptor está em dúvida, como depois de esvaziamento radical de pescoço, este retalho pode ser rotado sobre o local receptor como um retalho pediculado. Quando vasos receptores são disponíveis, as vantagens de transferir o retalho de latíssimo do dorso em uma transferência de tecido livre são as seguintes: há mais flexibilidade no posicionamento do retalho; a porção cutânea do retalho pode ser centrada sobre o pedículo vascular; o retalho pode ser inserido mais superiormente, como para reconstrução de couro cabeludo; e há menos risco de dobra do pedículo. Quando o retalho é transferido como músculo isoladamente, o músculo latíssimo do dorso se atrofia a uma espessura de aproximadamente 4 mm. Isto o torna ideal para reconstrução de couro cabeludo, mas ruim para defeitos de grande volume. No contexto de defeitos maciços do couro cabeludo que exigem o músculo inteiro, a elevação do latíssimo pode ser feita em tempos. O procedimento de estadiamento é efetuado elevando-se a porção distal do músculo latíssimo e colocando clipes em cinco ou seis das perfurantes segmentares, paravertebrais, intercostais que suprem o segundo e o terceiro angiossomos. O retalho de latíssimo é levantado definitivamente 3 semanas mais tarde. Para defeitos de grande volume ou grandes defeitos cutâneos de pescoço, o músculo latíssimo do dorso é transferido em um retalho musculocutâneo. Foram feitas tentativas de fornecer mobilidade ao montículo na glossectomia total pela reinervação do músculo latíssimo do dorso com o nervo hipoglosso.

Pedículo Neurovascular

Os vasos toracodorsais originam-se dos vasos subescapulares, que são ramos da terceira porção da artéria e veia axilar. O diâmetro médio da artéria na sua origem é 2,7 mm (variação, 1,5 a 4,0 mm); o diâmetro da veia é 3,4 mm (variação, 1,5 a 4,5 mm); o comprimento médio do pedículo é 9,3 cm (variação, 6,0 a 16,5 cm). Uma das muitas características atraentes deste retalho é o comprimento do pedículo vascular. O nervo toracodorsal fornece inervação motora ao músculo latíssimo do dorso. O nervo toracodorsal usualmente cruza os vasos axilares aproximadamente 3 cm proximalmente à artéria e veia subescapulares.

Variações Anatômicas

O suprimento arterial e drenagem venosa do retalho de latíssimo do dorso têm diversas variações anatômicas, mas nenhuma impede a elevação do retalho ou compromete o comprimento do pedículo. As variações anatômicas envolvem origem independente da veia toracodorsal ou da artéria toracodorsal da artéria ou da veia axilar. Quando as origens são separadas, a artéria subescapular origina-se proximalmente na axila por uma média de 4,2 cm (18).

Morbidade Potencial

Necrose marginal do retalho pode ocorrer, mas a causa provável é que a raquete de pele foi desenhada para ficar na área mais distal do músculo (19). Há pouca morbidade exceto quando um retalho de músculo peitoral foi elevado no lado ipsolateral.

Considerações Técnicas

O paciente deve ser cuidadosamente posicionado sobre um acolchoado em uma posição de semidecúbito. Com o paciente em 15° de posição semidecúbito, o retalho pode ser colhido simultaneamente com a ressecção da lesão primária. A margem anterior do músculo latíssimo do dorso fica ao longo de uma linha entre o ponto médio da axila e um ponto a meio caminho entre a espinha ilíaca ântero-superior e a espinha ilíaca póstero-superior. A artéria e veia toracodorsal entram na superfície inferior do músculo 8 a 10 cm abaixo do ponto médio da axila. Os ramos vasculares para o músculo serrátil anterior são ligados durante a colheita do retalho. O cirurgião pode colher uma quantidade limitada de músculo latíssimo do dorso embaixo da pele ou o músculo inteiro, dependendo das necessidades de reconstrução. É possível desenhar um retalho com duas raquetes baseadas em perfurantes sobre os ramos medial e lateral dos vasos toracodorsais (Fig. 3.6). Também é possível elevar um retalho de latíssimo baseado em perfurante sobre o ramo lateral da artéria toracodorsal. As vantagens são colher um volume pequeno de músculo latíssimo, preservação da inervação do músculo latíssimo a partir do ramo medial do nervo torácico longo, e melhor controle do volume reconstruído, uma vez que há pouco músculo presente no retalho que sofrerá atrofia, e presumivelmente, haverá menos déficit na função do ombro.

Considerações Pré-Operatórias

Esvaziamento linfonodal axilar prévia é uma contra-indicação relativa ao uso do retalho de latíssimo do dorso. Angiografia pré-operatória foi advogada neste contexto para avaliar o desimpedimento dos vasos toracodorsais.

Tratamento Pós-Operatório

Drenos a aspiração devem ser colocados e deixados no lugar por vários dias pós-operatoriamente, em virtude da alta incidência de seroma que ocorre com o uso do retalho de latíssimo do dorso.

Retalho de Grácil
Descrição do Retalho

Este retalho muscular fino da coxa medial foi introduzido por Harii *et al.* (20), em 1976, e foi subseqüentemente popularizado como um retalho só muscular para reanimação facial dinâmica. O uso principal do músculo grácil na cabeça e pescoço tem sido reanimação facial, em que o músculo é revascularizado e reinervado para restaurar atividade contrátil. Para restaurar o movimento mímico síncrono quando o coto proximal do nervo facial não é disponível, um procedimento em dois tempos é efetuado com um enxerto de

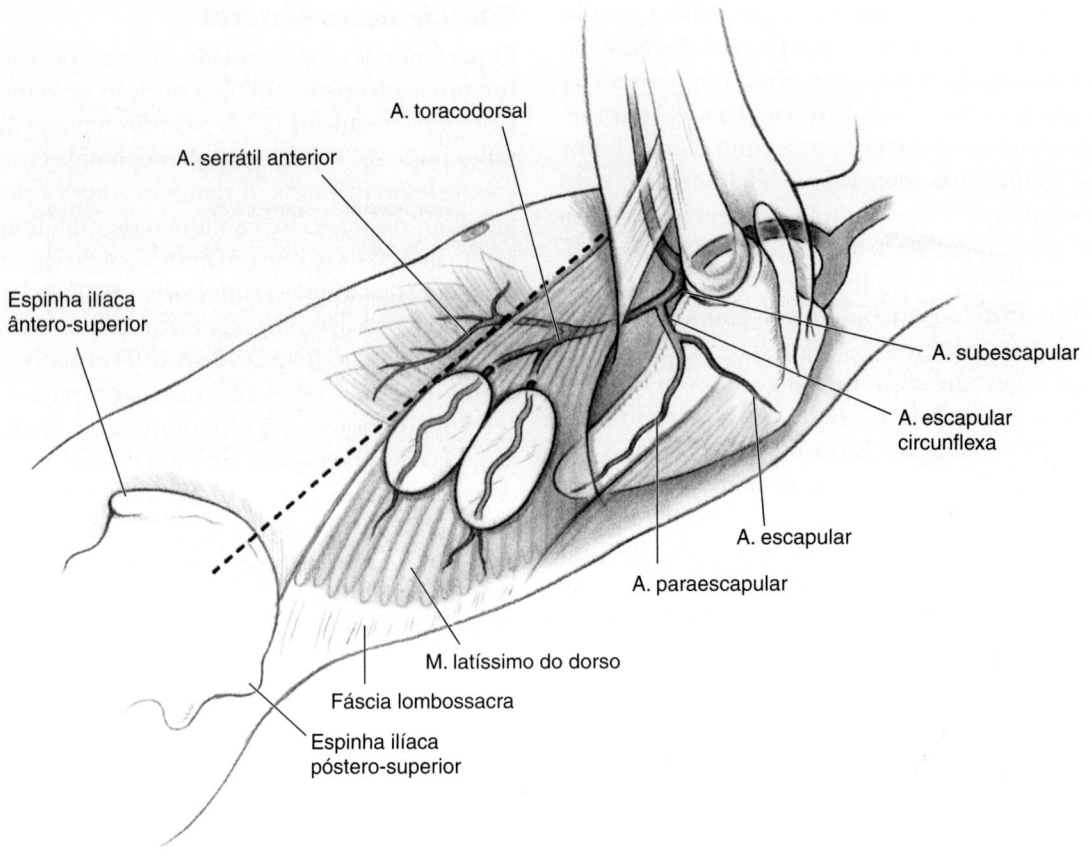

Figura 3.6
Flanco esquerdo com o paciente em decúbito lateral. Os ramos medial e lateral da artéria toracodorsal são visíveis na margem anterior do músculo. O músculo distal pode ser usado se um procedimento de autonomização que envolve a divisão das perfurantes paraespinais for realizado 2 a 3 semanas antes da colheita. Comprimento adicional do pedículo pode ser obtido se a artéria escapular circunflexa for dividida.

nervo sural cruzando a face *(cross-face)* como tempo inicial. O sinal de Tinel é usado para monitorizar a progressão do crescimento axonal através da face, o que usualmente leva 9 a 12 meses depois da transferência inicial. Quando o exame mostra que a extremidade distal do enxerto sural possui axônios viáveis, o músculo livre é transferido, revascularizado e reinervado ao coto do enxerto de nervo facial contralateral. As vantagens deste retalho para reanimação facial são sua estrutura neuromuscular, longo pedículo vascular e facilidade de esvaziamento.

Pedículo Neurovascular

O pedículo dominante do retalho de grácil é o ramo terminal da artéria adutora, que se origina da artéria femoral profunda e corre um trajeto tortuoso entre o músculo adutor longo anteriormente e os músculos adutores curto e magno posteriormente antes de entrar no grácil na junção do terço superior e os dois terços inferiores. O ponto de entrada do pedículo vascular no músculo é constantemente entre 8 e 10 cm inferior ao tubérculo púbico. A artéria para o grácil é acompanhada por duas veias acompanhantes, que se juntam ou drenam separadamente para dentro da veia femoral profunda. O calibre da artéria usualmente é 2 mm, e o calibre das veias acompanhantes mede 1,5 a 2,5 mm. O suprimento motor ao músculo grácil é o ramo anterior do nervo obturatório, que entra no músculo em um curso oblíquo aproximadamente 2 a 3 cm cefálico ao ponto de entrada do pedículo vascular (18).

Variações Anatômicas

A principal variabilidade do retalho de grácil é o suprimento sanguíneo para a pele sobrejacente em vez do suprimento vascular ou nervoso para o músculo. Yousif *et al.* (21) descreveram variações em que não havia perfurantes cutâneas a partir do músculo grácil, e a maioria do suprimento cutâneo era a partir de vasos septocutâneos ou do ramo inferior da artéria pudenda externa superior.

Considerações Técnicas

O padrão de ramificação da divisão anterior do nervo obturatório permite a separação do músculo grácil em

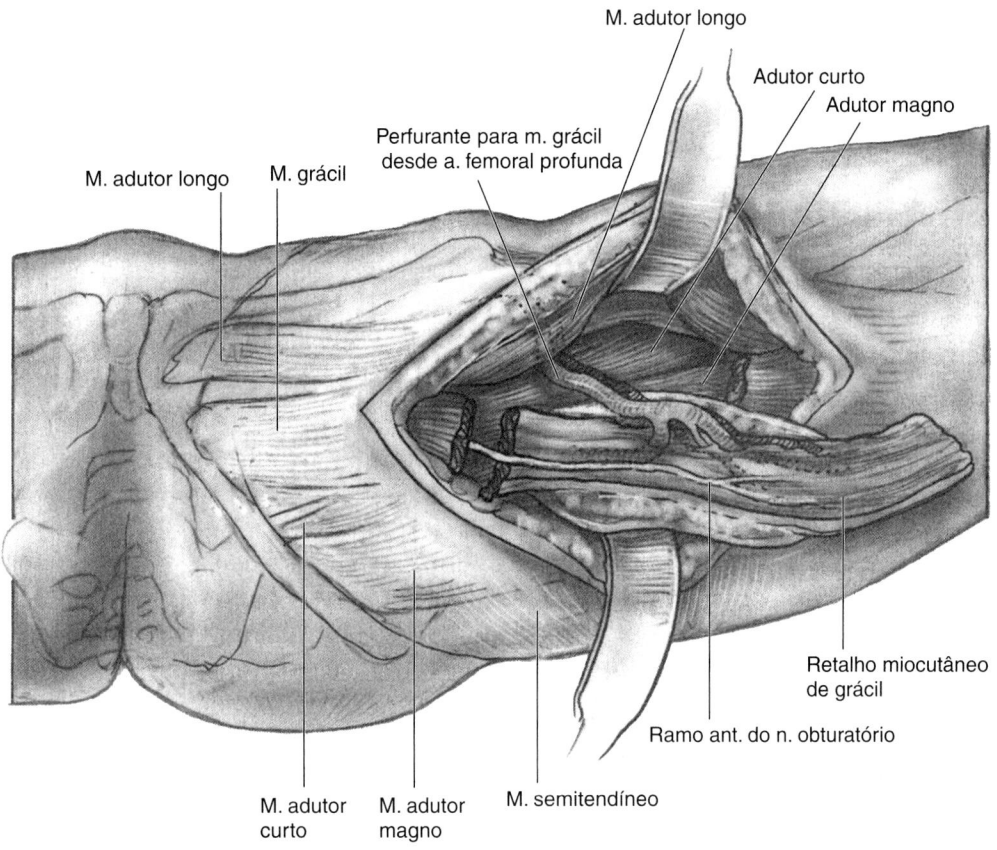

Figura 3.7
A coxa interna da perna esquerda com um retalho musculocutâneo de grácil dissecado e só conectado pelo seu pedículo. O paciente é posicionado com o joelho flexionado e o quadril rotado externamente. Com o joelho flexionado, a margem anterior do músculo grácil é marcada com uma linha desde o tubérculo do adutor até a tuberosidade da tíbia. O pedículo insere-se nesta linha aproximadamente a 8 a 10 cm do tubérculo do adutor.

pelo menos duas unidades musculares funcionais. Para minimizar o volume de músculo transferido, pode ser transferida uma única unidade neuromuscular que inerva a porção anterior do músculo. A raquete de pele, quando necessário, pode ser orientada longitudinalmente sobre o músculo grácil. Uma orientação transversal alternativa foi descrita. Em qualquer dos casos, a raquete cutânea deve ser centrada sobre a perfurante musculocutânea dominante, que é 8 a 10 cm distal ao tubérculo púbico (Fig. 3.7).

RETALHOS LIVRES COMPOSTOS

Retalho Osteocutâneo Fibular

Descrição do Retalho

O retalho livre fibular foi descrito pela primeira vez por Taylor *et al.* em 1975 (22) para substituição de osso longo após trauma ou câncer. Hidalgo (23) descreveu pela primeira vez o retalho fibular livre para reconstrução de mandíbula em 1989. A fíbula oferece os segmentos mais longo possível de osso revascularizado (25 cm) e tem a mais fina raquete de pele associada. Em virtude do pequeno volume da raquete de pele, defeitos de tecido mole de grande volume podem exigir um segundo retalho revascularizado. Embora a fíbula possa abranger quase qualquer defeito mandibular, ela não tem o diâmetro para reconstruir muitas mandíbulas desdentadas. A menos que procedimentos adjuntivos, como enxerto ósseo de sobreposição ou osteogênese de distração vertical, sejam realizados, ela não possui diâmetro transversal para fixar confiavelmente implantes osseointegrados para prótese de implante ósseo. A fíbula também é útil para reconstrução maxilar de infra-estrutura (palato oral), em virtude do seu longo pedículo, raquete de pele fina associada e material ósseo de pequeno calibre (24). O retalho se presta a uma conduta de duas equipes em virtude da distância entre o local de colheita e a área da cabeça e pescoço.

Pedículo Neurovascular

A artéria e veia fibulares fornecem o principal suprimento sanguíneo ao retalho osteocutâneo fibular. Angiografia pré-operatória ou angiografia ressonância magnética (angiorressonância) são recomendadas para assegurar adequado suprimento arterial ao pé quando a artéria fibular é sacrificada. A sensibilidade pode ser variavelmente restaurada quando o nervo cutâneo sural lateral é usado. Os ramos, uma vez que supram a raquete de pele, podem ser múltiplos, pequenos e demorados para dissecar. O ramo comunicante fibular pode ser colhido como um enxerto nervoso vascularizado para fazer ponte no nervo alveolar inferior para o nervo mentual para restaurar a sensibilidade do lábio inferior.

Variações Anatômicas

Muito foi descrito sobre a confiabilidade do suprimento sanguíneo à pele (25). As perfurantes que suprem a pele podem correr inteiramente através do septo intermuscular posterior como perfurantes septocutâneas ou podem viajar como perfurantes musculocutâneas através dos músculos flexor longo do hálux e sóleo. Um manguito de flexor longo do hálux e sóleo deve ser incluído na colheita do retalho (Fig. 3.8A). Em 5% a 10% dos casos, o suprimento sanguíneo à raquete de pele é inadequado.

Considerações Técnicas

Quando a avaliação pré-operatória mostra que qualquer das duas fíbulas é um local doador adequado, o local doador é escolhido com base na facilidade de inserção. Se a raquete de pele for colocada intra-oralmente, o retalho é colhido da perna contralateral ao lado da inserção e aos vasos receptores no pescoço. O retalho é centrado sobre o septo intermuscular posterior, que é anterior ao músculo sóleo e posterior ao músculo fibular (Fig. 3.8B, C). Um fluxômetro Doppler é usado para identificar perfurantes cutâneas ao longo do septo posterior na faixa de 15 a 25 cm. Schusterman *et al.* determinaram que o maior número de perfurantes cutâneas está presente nesta região (25). Mudar a raquete de pele distalmente aumenta o comprimento do pedículo. A elevação do retalho usualmente é efetuada com um torniquete na coxa inflado a 300 mmHg. No caso de a raquete de pele ser inadequadamente perfundida, um segundo local doador de tecido moles, que usualmente é o local de antebraço radial, é preparado.

Morbidade Potencial

Uma variedade de complicações do local doador foi relatada, incluindo desvio para fora do tornozelo, intolerância ao frio e edema. Elevação e fechamento são importantes. O nervo motor para o compartimento lateral será exposto quando os músculos fibulares forem dissecados da sua origem na fíbula. Não é tecnicamente difícil evitar este nervo, mas o conhecimento da sua localização facilitará a identificação e a preservação.

Ao reaproximar os músculos após elevação da fíbula, é importante não lesar o suprimento nervoso ao compartimento lateral e reaproximar o flexor do hálux a um comprimento anatômico, de modo que ele possa flexionar eficazmente o dedo. Um segmento de 8 cm de fíbula é preservado proximal e distalmente para proteger o nervo fibular comum proximalmente e assegurar estabilidade da articulação do tornozelo distalmente. Um enxerto de pele às vezes é necessário para fechamento do defeito doador, e é preferível em relação ao fechamento sob tensão excessiva.

Considerações Pré-Operatórias

A avaliação da vascularização do pé é essencial antes da transferência fibular. A angiografia por RM suplantou a angiografia convencional na maioria dos casos. Uma história de fratura de extremidade inferior, prótese articular e enxerto de *bypass* dirige o cirurgião para longe de uma extremidade particular. Exame físico cuidadoso da extremidade inferior, quanto a edema periférico ou úlcera que não se cura, é aconselhável na seleção do local doador porque doenças relacionadas com o comprometimento vascular periférico e a neuropatia periférica, como diabetes, podem dirigir o cirurgião para locais doadores alternativos.

Tratamento Pós-Operatório

Pulsos distais no pé são monitorizados tão estreitamente quanto os pulsos no retalho, a fim de evitar a complicação de insuficiência vascular para o pé, que pode ser causada por fechamento ou curativo excessivamente apertados. Uma bota de andar pré-fabricada é ajustada na sala de operações. Ela é deixada em posição por 6 a 7 dias para facilitar a cura do enxerto de pele. A seguir o curativo é trocado diariamente e o paciente usa a bota outras 3 a 5 semanas para permitir a cura completa do enxerto de pele e controlar a dor. A deambulação é iniciada com sustentação parcial de peso no terceiro dia pós-operatório, com o auxílio de fisioterapia e um andador. Sustentação completa de peso com o auxílio de um andador ou uma bengala pode ter lugar no 5º dia de pós-operatório.

Retalhos de Crista Ilíaca Osteocutâneo e Osteomusculocutâneo

Descrição do Retalho

O retalho de crista ilíaca pode ser colhido como um retalho ósseo, mioósseo ou osteomiocutâneo. O pedículo tem 5 a 6 cm de comprimento e pode ser alongado se o segmento de crista ilíaca for colhido em um local mais distal. As descrições originais do retalho (22,26) foram para reconstrução mandibular. Até 16 cm de osso podem ser colhidos. Quando colhido como retalho

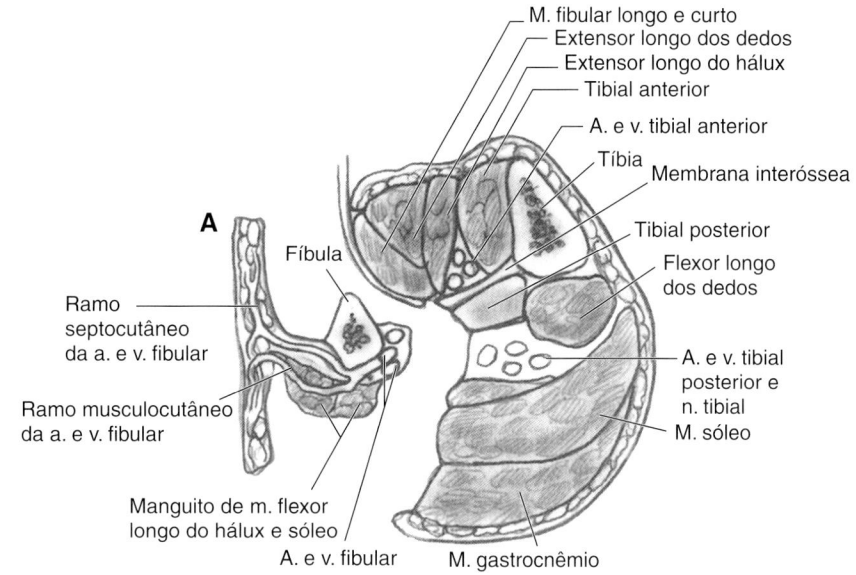
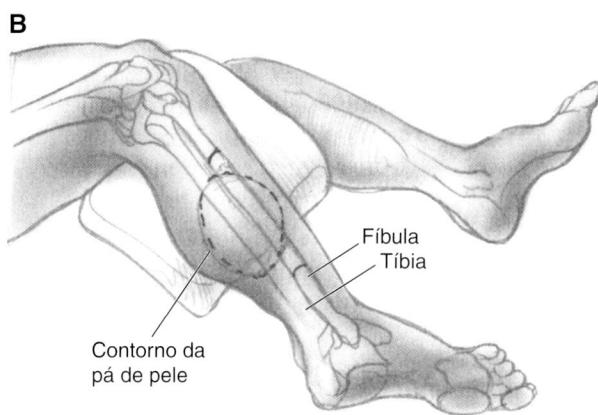
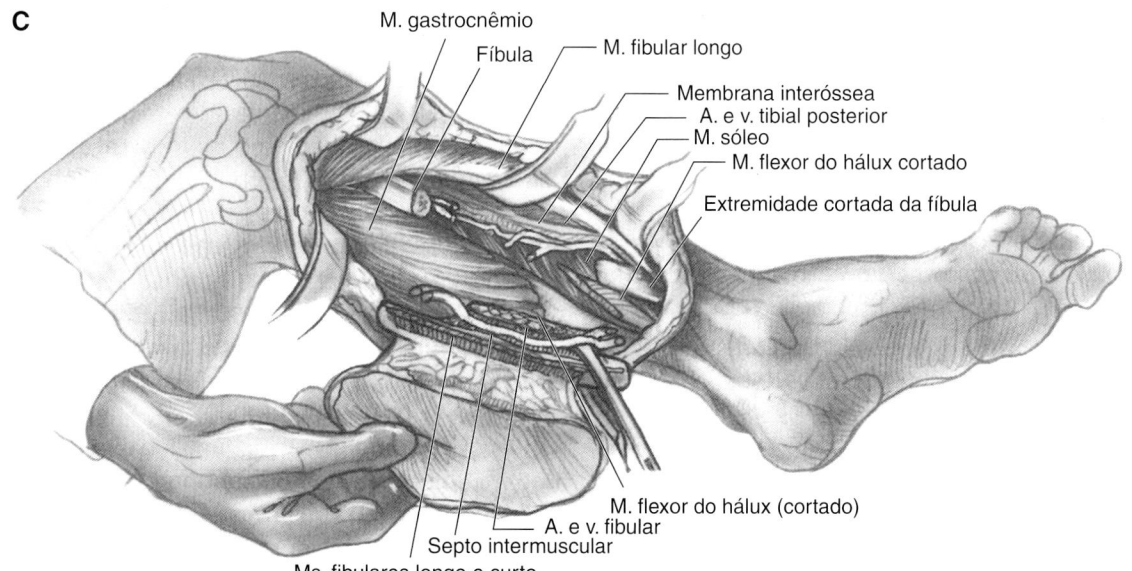

Figura 3.8

A: Corte transversal da perna mostra que o retalho de fíbula está elevado e que perfurantes musculocutâneas e septocutâneas correm da artéria fibular para a raquete de pele. **B:** O retalho está marcado ao longo do septo intermuscular posterior, que é visível quando o pé é flexionado e invertido. Perfurantes cutâneas dominantes podem ser localizadas com um fluxômetro Doppler antes que o retalho seja elevado (10 a 25 cm distal à cabeça da fíbula). A presença de perfurantes septocutâneas pode ser confirmada depois que a porção cutânea do retalho sobre o compartimento lateral é elevada. **C:** Retalho destacado do pedículo vascular com o músculo sóleo ainda fixado, para finalidades de ilustração. O acesso anterior para este retalho é útil para obter um manguito largo de músculos flexor do hálux e sóleo para abranger as perfurantes musculocutâneas.

ósseo, ele é ideal para defeitos mandibulares segmentares com limitado componente de tecido mole, como os associados às lesões odontogênicas. Quando colhido como retalho mioósseo, é ideal para defeitos mandibulares e maxilares segmentares associados aos limitados defeitos de tecido mole. O osteomiocutâneo é excelente para defeitos combinados de pele externa. A raquete de pele não rota facilmente para dentro da cavidade oral. Se houver um grande componente de tecido mole combinado com um defeito mandibular segmentar, o retalho de escápula ou dois retalhos podem ser uma melhor alternativa. A crista ilíaca é também o melhor retalho para retenção de implantes osseointegrados, uma vez que possui a maior área de secção transversal quando comparado com um retalho de fíbula ou escápula. A crista ilíaca não é o retalho ósseo mais comumente usado em reconstrução oromandibular porque os defeitos da cavidade oral usualmente envolvem tecido mole intra-oral da língua, bochecha ou palato e necessitariam um segundo retalho em adição ao retalho de crista ilíaca. A morbidade associada do local doador é maior que com a fíbula ou a escápula.

Pedículo Neurovascular

A artéria ilíaca circunflexa profunda origina-se da área lateral da artéria ilíaca externa, aproximadamente 1 a 2 cm cefálica ao ligamento inguinal. O ramo ascendente da artéria ilíaca circunflexa profunda supre o músculo oblíquo interno em 80% dos casos. Os pacientes restantes têm múltiplos ramos menores suprindo o oblíquo interno a partir da artéria ilíaca circunflexa profunda (AICP). Este padrão vascular não impede o uso do músculo oblíquo interno. A veia ilíaca circunflexa profunda usualmente é composta de duas veias acompanhantes pareadas, que se fundem a uma distância variável lateral à veia ilíaca externa. O calibre da artéria ilíaca circunflexa profunda é 2 a 3 mm. O da veia ilíaca circunflexa profunda varia de 3 a 5 mm. Não há componente sensitivo facilmente identificável.

Morbidade Potencial

Hérnia da parede abdominal pode ocorrer no período pós-operatório. Fechamento meticuloso em camadas da parede abdominal é essencial para prevenir eventração. O músculo transverso do abdome é aproximado à margem de corte do músculo ilíaco. Esta camada pode ser reforçada por meio da colocação de furos de broca dentro da margem cortada do osso ilíaco através dos quais são colocadas suturas para reforçar a camada profunda do fechamento. A camada seguinte do fechamento aproxima o músculo oblíquo externo e a aponeurose dos músculos tensor da fáscia lata e do glúteo médio. Para diminuir a probabilidade de herniação direta, o músculo oblíquo interno é retido em uma posição inferior à espinha ilíaca ântero-superior. Este triângulo de músculo é fechado de volta à bainha lateral do reto; usa-se polipropileno 2.0 ou 0.0, e uma sutura em forma de 8 é colocada para cada lado deste fechamento. O retalho osteomiocutâneo de crista ilíaca possui robusto suprimento sanguíneo ao osso e ao músculo oblíquo interno, mas problemas podem ocorrer com o suprimento sanguíneo à pele. A pele é suprida por perfurantes a partir da artéria ilíaca circunflexa profunda. As perfurantes podem ser facilmente partilhadas uma vez que passam através de todas as três camadas da parede abdominal.

Considerações Técnicas

A raquete de pele é centrada sobre um eixo traçado da espinha ilíaca ântero-superior à extremidade inferior da escápula (Fig. 3.9). Ao longo desta linha, a zona de perfurantes cutâneos começa aproximadamente a 9 cm da espinha ilíaca ântero-superior. As perfurantes são cerca de 2,5 cm mediais a margem da crista ilíaca. Uma manga generosa das camadas do oblíquo externo, oblíquo interno e transverso do abdome deve ser preservada, uma vez que as perfurantes cutâneas correm através destas camadas. Isto produz uma raquete de pele volumosa, relativamente imóvel. A pele não deve ser rotada independentemente do osso, para evitar torcer ou esticar as perfurantes cutâneas.

Considerações Pré-Operatórias

Evidência de eventração ou herniorrafia inguinal precedente pode levar o cirurgião a selecionar um local doador alternativo. Se o paciente tiver doença vascular periférica grave, o cirurgião precisa ter certeza de que não foi efetuado enxerto de *bypass* de artéria ilíaca. Se enxerto de *bypass* não foi realizado, angiografia da artéria ilíaca circunflexa profunda é efetuada para assegurar o desimpedimento do vaso.

Tratamento Pós-Operatório

Mobilização progressiva começa no terceiro dia pós-operatório. No quinto dia pós-operatório, o paciente pode andar com um andador e progredir para uma bengala e marcha independente, conforme tolerado. Exercício abdominal rigoroso é evitado durante 3 meses.

Retalhos Escapulares e Paraescapulares Fasciocutâneos e Osteofasciocutâneos

Descrição do Retalho

As características únicas que tornam o sistema de retalhos escapulares tão útil para reconstrução de cabeça e pescoço incluem o longo comprimento e calibre do pedículo vascular; a abundante área de superfície de pele relativamente fina que pode ser transferida; a separa-

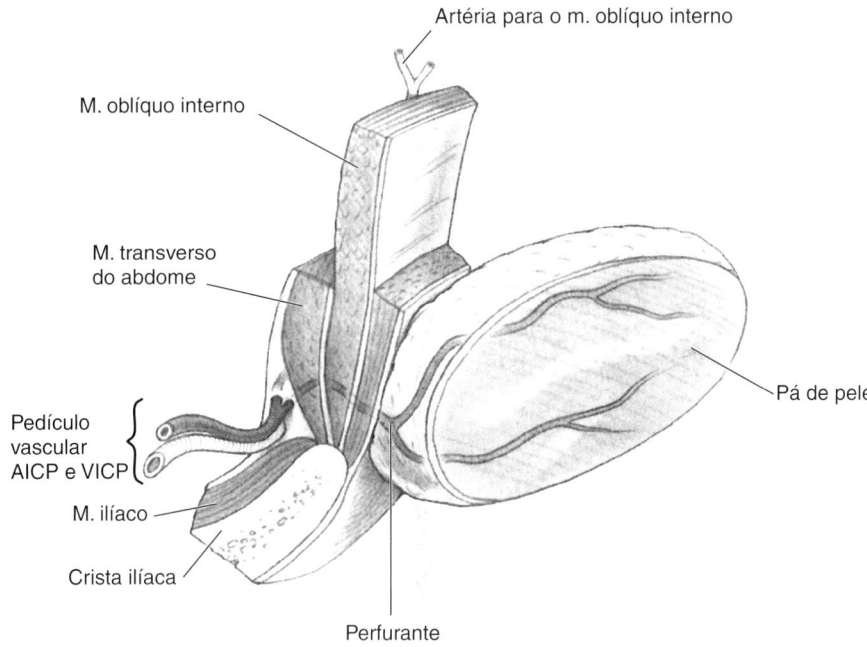

Figura 3.9

Características anatômicas vasculares do retalho de crista ilíaca. A artéria ilíaca circunflexa profunda (*AICP*) corre na área superior do músculo ilíaco. Depois que dá o ramo ascendente, a AICP corre no sulco entre os músculos ilíaco e transverso do abdome antes de penetrar no músculo transverso do abdome e passar sobre a margem pélvica próximo a espinha ilíaca póstero-superior. O osso deve ser cortado suficientemente baixo para incluir o pedículo. O ramo ascendente pode ser identificado na superfície profunda do músculo oblíquo interno e dissecado proximalmente para ajudar a identificar a AICP. VICP, veia ilíaca circunflexa profunda.

ção dos retalhos de tecido mole e osso, que oferece a maior liberdade de inserção tridimensional; e a capacidade de combinar o retalho escapular com os músculos latíssimo do dorso e serrátil anterior, com ou sem pele sobrejacente. Esta flexibilidade permite o fechamento de defeitos orofaciais complexos (22). Até 10 cm de osso, colhido da área lateral da escápula abaixo da fossa glenóide, pode ser confiavelmente transferido. O material ósseo é variável e pode ser inadequado para colocação de implantes osseointegrados para a finalidade de reabilitação mandibular. O retalho fasciocutâneo é uma excelente fonte de pele glabra, bem vascularizada, relativamente fina. A artéria escapular circunflexa possui dois ramos cutâneos, que podem suprir dois retalhos cutâneos. O retalho escapular horizontalmente orientado é baseado no ramo cutâneo transverso, e o retalho paraescapular verticalmente orientado é baseado no ramo cutâneo descendente (27) (Fig. 3.10). O retalho escapular é usado mais freqüentemente para tratar defeitos mediofaciais ou oromandibulares compostos complexos. Uma variação que está sendo usada com crescente freqüência é o retalho de ponta escapular. Este retalho é um retalho de latíssimo do dorso que é colhido com a ponta escapular e que é suprido por vários ramos da artéria toracodorsal. Esta variação tem um pedículo vascular longo, supre a ponta escapular inteira, e é útil para reconstruções complexas com múltiplas superfícies de alto volume da face média e combinadas orbitais. Este retalho pode ser considerado um retalho osteomiocutâneo de latíssimo e pode ser combinado com qualquer variação do retalho escapular.

Pedículo Neurovascular

Os vasos-pais do retalho escapular são a artéria e veia subescapular, que se originam da terceira parte da artéria e veia axilar. A artéria e veia escapular circunflexa emergem do espaço triangular definido pelos músculos redondo maior e redondo menor e a cabeça longa do músculo tríceps. A artéria escapular circunflexa é acompanhada por um par de veias acompanhantes, que usualmente se juntam à veia toracodorsal antes de entrarem na veia axilar. O diâmetro médio da artéria escapular circunflexa na sua saída da artéria escapular é 4 mm. Na sua origem da artéria axilar, a artéria subescapular tem um diâmetro médio de 6 mm. Quando a artéria escapular circunflexa é colhida na sua saída dos vasos subescapulares, o retalho fasciocutâneo tem um comprimento de pedículo de 4 a 6 cm. Embora um comprimento máximo do pedículo de 11 a 14 cm tenha sido extensamente citado na literatura, na prática o comprimento é muito mais próximo de 8 cm. O retalho musculocutâneo de latíssimo do dorso, a ponta da escápula e uma porção do músculo serrátil anterior podem ser levados pelo mesmo pedículo vascular. Quando ambos os retalhos de latíssimo e escapular são elevados, este retalho pode chamado "megarretalho".

Variações Anatômicas

Existem cinco variações anatômicas, mas elas são de pouca conseqüência clínica. O padrão mais comum é uma única artéria subescapular e uma única veia subescapular suprindo ambos a escápula e o retalho de latíssimo. Uma das variações é uma artéria circunflexa du-

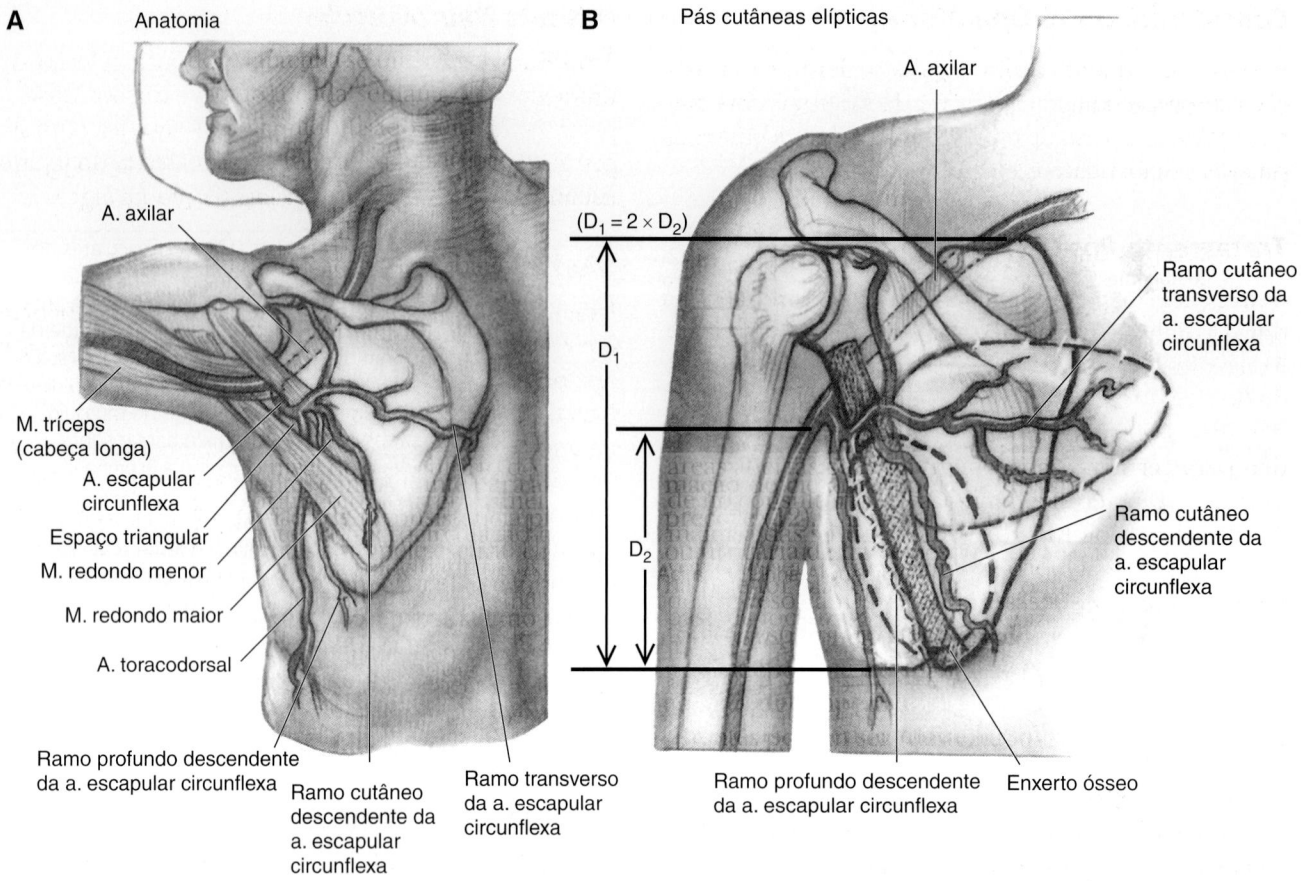

Figura 3.10
A: Características anatômicas vasculares da escápula esquerda. A artéria subescapular envia o ramo escapular circunflexo através do espaço triangular para o retalho escapular. Os músculos que definem o espaço triangular são palpados e marcados pré-operatoriamente. O triângulo mole é mais bem acessado por meio de esvaziamento sobre o músculo redondo maior na margem lateral da escápula. Uma vez localizado o espaço triangular, o músculo redondo menor pode ser afastado superiormente, e o pedículo pode ser dissecado através do espaço axilar. **B:** O espaço triangular também pode ser localizado por meio da marcação do ponto médio da área lateral da escápula. Três das possíveis raquetes escapulares e o seu suprimento vascular estão delineadas. O ramo profundo é intimamente associado à margem lateral da escápula, que ele supre. Se um retalho ósseo for incluído, cuidado é tomado para não lesar o ramo profundo depois do esvaziamento dos retalhos cutâneos.

plicada. Das três variações restantes, todas são relacionadas com as origens separadas da veia ou da artéria para cada um dos dois retalhos.

Morbidade Potencial

Morbidade do plexo braquial pode ser causada pelo posicionamento em decúbito lateral durante a colheita do retalho. Se o paciente for posicionado em decúbito completo, um rolo axilar é necessário, bem como atenção cuidadosa ao posicionamento do braço. A osteotomia escapular deve permanecer 1 cm inferior à fossa glenóide para evitar lesão do espaço articular. A colheita do retalho osteocutâneo escapular exige destacar os músculos redondo maior, redondo menor, subescapular e infra-espinoso, o que pode causar fraqueza e amplitude de movimento limitada do ombro. Estes músculos têm que ser meticulosamente reaproximados.

Considerações Técnicas

Para tornar mais fácil a cirurgia com duas equipes, o paciente pode ser posto em uma posição de decúbito de 15° com auxílio de um acolchoado. A colheita de retalho é tecnicamente mais difícil do que quando o paciente está em uma posição de decúbito de 15°, mas o benefício é a redução no tempo operatório total. Uma incisão axilar separada pode ser útil para dissecar o pedículo até a artéria e veia axilar. Se o osso da escápula for elevado, os músculos redondo maior, subescapular e latíssimo do dorso são refixados à escápula com polipropileno 2.0 ou 0.0. Toma-se cuidado para não lesar o suprimento nervoso motor ao músculo redondo maior durante a elevação do retalho. Suturas de Kirchmeyer modificadas podem ser úteis para otimizar a reaproximação da extremidade de corte do músculo redondo maior à escápula.

Considerações Pré-Operatórias

Prévio esvaziamento de linfonodos axilares, reconstrução de ombro ou luxação prévia de ombro é uma contra-indicação ao uso de retalhos escapulares e paraescapulares fasciocutâneos e osteofasciocutâneos.

Tratamento Pós-Operatório

Se a raquete de pele escapular for levantada sem osso, a dor no ombro é minimizada por imobilização durante 3 ou 4 dias, seguindo-se de exercícios ativos de amplitude de movimento. Se um retalho escapular osteocutâneo tiver sido levantado, o ombro é imobilizado por 5 dias para permitir a cura e a resolução da dor. Um programa de fisioterapia que inclua amplitude de movimento ativa e passiva é começado.

RETALHOS VISCERAIS

Jejuno

Descrição do Retalho

O auto-enxerto de jejuno livre tem sido bem-sucedido na reconstrução de defeitos circunferenciais faringoesofágicos (28). O diâmetro do jejuno combina bem com o esôfago cervical e mantém uma superfície mucosa ideal para o trânsito do bolo alimentar. Em uma série (29), reconstrução com retalho livre jejunal de defeitos circunferenciais do faringoesôfago foi realizada com baixa mortalidade (5%) e restauração funcional precoce em termos de deglutição. O enxerto é colhido por um cirurgião geral em uma operação simultânea com duas equipes.

Pedículo Neurovascular

Transiluminação do mesentério facilita a seleção de um segmento de intestino com suficiente arborização a partir de uma única artéria e veia mesentérica para suprir o enxerto (Fig. 3.11). A segunda arcada do jejuno usualmente é melhor para reconstrução faríngea.

Morbidade Potencial

Estenose da anastomose superior ou inferior ocorre em cerca de 10% das transferências livres de jejuno e responde bem à dilatação. Esta taxa de estenose é mais baixa que a encontrada quando são usados retalhos cutâneos tubulares. Apesar da taxa mais baixa de estenose e relativa facilidade de colocação, o jejuno pode ter problemas funcionais a longo prazo. A peristalse do jejuno produz obstrução funcional durante a deglutição, uma voz úmida nos pacientes que falam por meio de uma punção traqueoesofágica, e disgeusia por causa do suco entérico. Os problemas funcionais a longo prazo podem ser quase eliminados com radioterapia pós-operatória. Esta reconstrução é ideal para uma cirurgia combinada planejada seguida por radioterapia.

Considerações Técnicas

Uma sutura é colocada na extremidade proximal do enxerto ao ser colhido para assegurar reconstrução isoperistáltica do faringoesôfago. Qualquer redundância do segmento jejunal é evitada para prevenir disfagia. A extremidade proximal do jejuno pode ser dividida ao longo da margem antimesentérica para facilitar o fechamento à base da língua. A extremidade distal do jejuno é anastomosada de um modo término-terminal ao coto do esôfago cervical. Para quebrar a cicatriz cir-

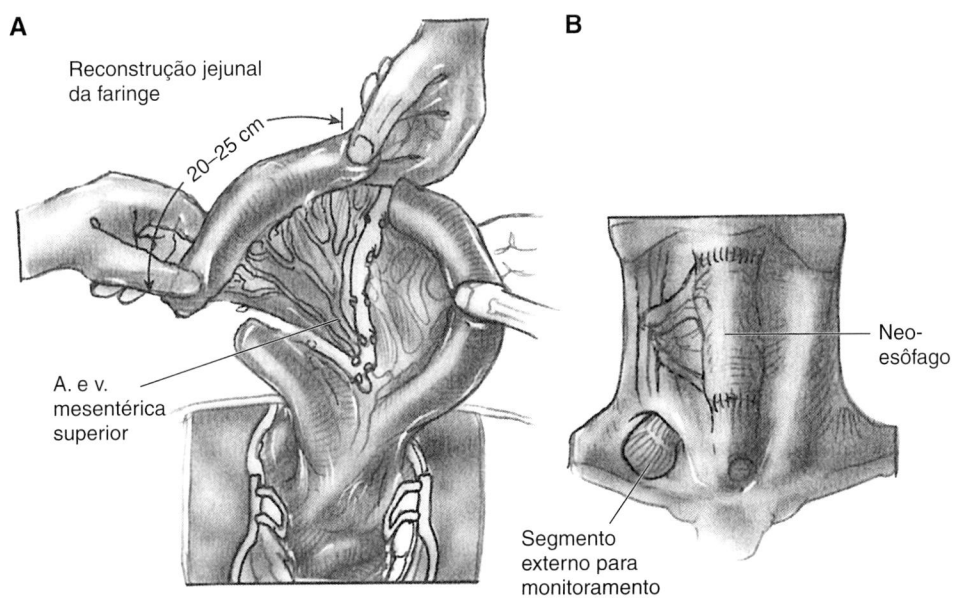

Figura 3.11

A: Segmento de jejuno proximal de comprimento suficiente suprido por uma única arcada. **B:** O jejuno está mostrado como uma reconstrução segmentar de um defeito faríngeo total com um segmento para monitoramento. O jejuno é encaixado sob um pequenino grau de tensão para reduzir disfagia.

cunferencial, pode ser feito um fechamento tipo fechadura e chave por meio de incisão vertical do esôfago cervical. Monitoramento pós-operatório é facilitado exteriorizando-se um segmento para monitoramento do jejuno. Este segmento é baseado na mesma arcada mesentérica que o resto do retalho (30). Este segmento pode ser observado quanto a peristalse e avaliado diretamente com uma sonda Doppler.

Considerações Pré-Operatórias

Extensão da doença ao esôfago torácico proximal constitui uma indicação absoluta para esofagectomia e elevação *(pull-up)* do estômago. Diversos fatores do local doador apontam ao cirurgião um método alternativo de reconstrução. Estes incluem presença de ascite, doenças intestinais crônicas como doença de Crohn e cirurgia abdominal extensa ou sepse intraperitoneal prévias. Pacientes com reserva pulmonar limitada estão em risco aumentado de morbidade após laparotomia.

Tratamento Pós-Operatório

O segmento externo para monitoramento é removido à beira do leito no dia sete pós-operatório por meio de sutura-ligadura do seu mesentério.

Omento e Gastroomento

Descrição do Retalho

O omento maior é uma dupla camada de peritônio que pende como um lençol das suas inserções principais na curvatura maior do estômago e do cólon transverso (Fig. 3.12). O suprimento sanguíneo a esta estrutura origina-se dos vasos gastroepiplóicos direito e esquerdo, que correm na margem cefálica do omento, onde ele se fixa ao estômago (31). O retalho livre omental tem uma variedade de usos em reconstrução de cabeça e pescoço, incluindo cobertura de grandes defeitos do couro cabeludo, reparação de defeitos extensos mediofaciais com cobertura de enxertos de espessura parcial de costela ou calvária, tratamento de osteorradione-

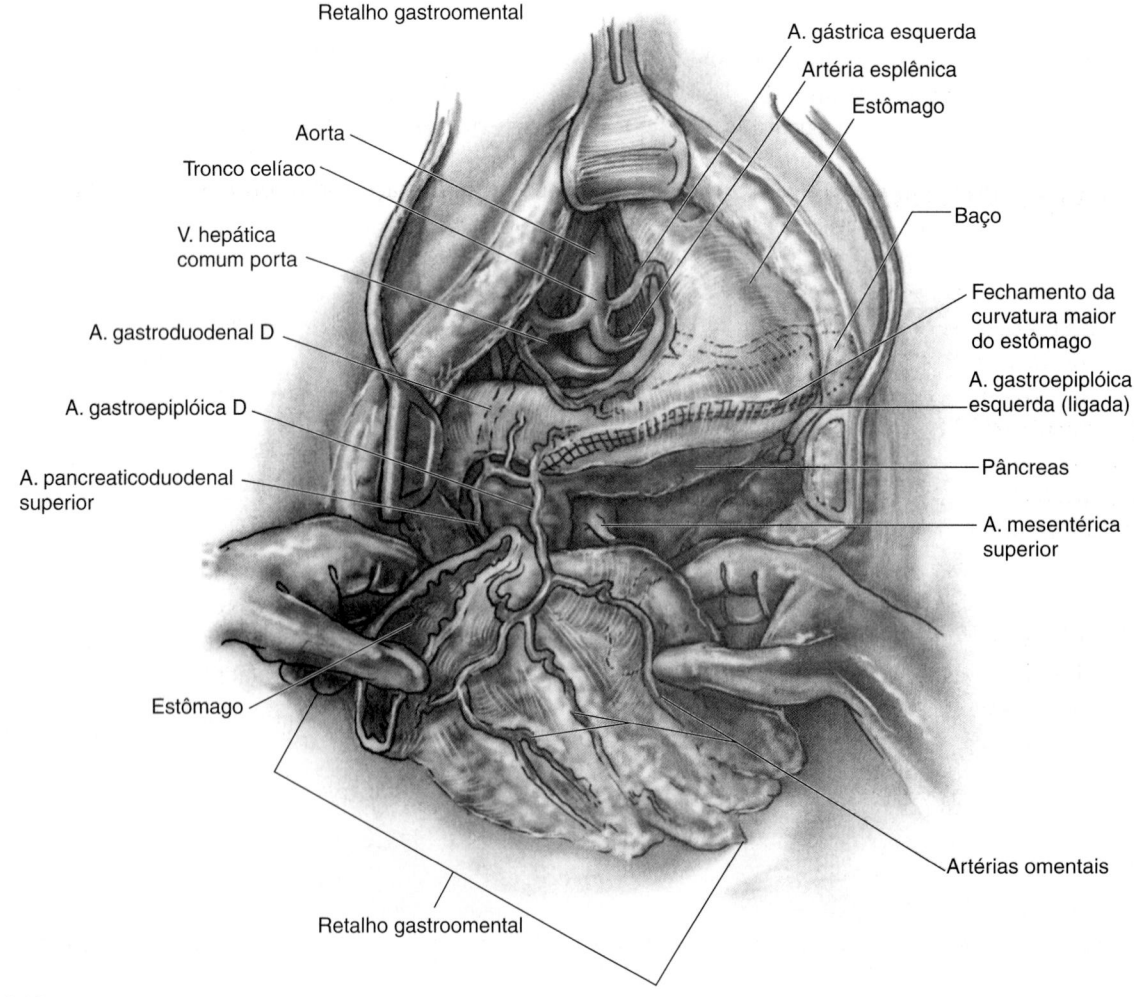

Figura 3.12

Retalho gastroomental completamente elevado da curvatura maior do estômago.

crose e osteomielite na região da cabeça e pescoço e modelagem facial. Retalhos livres gastroomentais podem ser usados para defeitos orais ou faríngeos; omento é usado para fornecer cobertura à carótida. O cirurgião deve ponderar cuidadosamente os benefícios funcionais e estéticos deste retalho com relação aos riscos de um procedimento intra-abdominal.

Pedículo Neurovascular

A artéria gastroepiplóica direita é mais favorável para fornecer retalho omental. O diâmetro da artéria gastroepiplóica direita varia de 1,5 a 3,0 mm.

Morbidade Potencial

Uma ampla variedade de complicações intra-abdominais pode ocorrer depois da colheita de um retalho livre gastroomental. A mais séria é o vazamento gástrico com peritonite e formação de abscesso intra-abdominal. Obstrução da saída gástrica pode ocorrer se o retalho mucoso for grande demais ou for tirado demasiado perto do piloro.

Considerações Pré-Operatórias

Uma história de obstrução da saída gástrica ou doença ulcerosa péptica é uma contra-indicação a este procedimento.

CONDUTAS RECONSTRUTORAS MICROVASCULARES PARA DEFEITOS NA CABEÇA E PESCOÇO

Ao rever várias condutas reconstrutoras na literatura, pode ser difícil interpretar os resultados dentro de um estudo ou comparar os resultados entre estudos porque não existe um sistema universalmente adotado para codificar defeitos da cabeça e pescoço. Um esforço foi feito para classificar os defeitos com base na perda de epitélio, osso, nervos e musculatura de suporte (32).

Defeitos Faringoesofágicos

Os defeitos faringoesofágicos são classificados de acordo com o comprometimento circunferencial (parcial, quase total ou total) e se o esôfago ou uma grande parte da orofaringe foram incluídos na ressecção. Também importante na determinação da reconstrução ideal é a consideração do mecanismo de produção de voz pós-operatório (punção traqueoesofágica versus eletrolaringe) e o uso de radioterapia pós-operatória.

Os defeitos faringoesofágicos parciais são defeitos em que aproximadamente 50% da faringe foram sacrificados, como uma fossa piriforme e 50% da parede faríngea posterior, e fechamento primário não pode ser realizado sem alto risco de estenose faríngea. Os defeitos faringoesofágicos quase totais são defeitos nos quais resta apenas uma tira estreita de faringe (1 cm). Os defeitos faríngeos totais são aqueles em que há ausência completa de um segmento do faringoesôfago e são o defeito cuja transferência de tecido livre tem o maior impacto.

Os defeitos faríngeos parciais e quase totais podem ser reconstruídos com retalhos regionais pediculados ou transferência de tecido livre. Os seguintes fatores são levados em conta para ajudar na tomada de decisão: (a) Deve haver avesso vascular adequado para uma transferência de tecido livre. (b) Se um esvaziamento de pescoço radical ou radical modificado foi efetuado e proteção carotídea for considerada benéfica, um retalho regional pediculado como um retalho de peitoral ou latíssimo do dorso pode ser usado de tal modo que o músculo possa ser disposto sobre os grandes vasos. (c) Se houver um defeito total ou quase total e os retalhos regionais forem mais espessos que 2 cm, usar uma transferência de tecido livre que seja mais delgada que 2 cm.

Para defeitos faringoesofágicos totais, quatro tipos de reconstruções são consideradas; estas incluem uma transposição gástrica (esta é um retalho pediculado), interposição de cólon, transferência jejunal de tecido livre, e grandes transferências fasciocutâneas livres como antebraço radial ou coxa ântero-lateral. A maioria das reconstruções faríngeas totais pode ser realizada com uma transferência de jejuno livre ou de tecido fascial livre. Se o defeito se estender para dentro do mediastino, conferência pré-operatória com um cirurgião torácico e planejamento de um retalho de interposição de cólon é apropriado. Transposições gástricas não são mais a melhor opção de reconstrução porque elas não permanecem bem vascularizadas quando estendidas para cima para a orofaringe e são associadas ao refluxo importante.

O retalho jejunal foi em certa época a técnica mais comumente usada para reconstruir defeitos faringoesofágicos totais. Os inconvenientes são uma voz molhada, especialmente se o paciente não receber radioterapia pós-operatória, e disfagia por peristalse autônoma, halitose e dificuldade com a reconstrução de defeitos orofaríngeos mais extensos. Retalhos fasciocutâneos (antebraço radial, coxa ântero-lateral) estão substituindo o jejuno como a opção reconstrutora de escolha. Estes retalhos podem proporcionar melhor voz, menos disfagia e menos morbidade do local doador do que o jejuno. Houve dificuldade com formação de estenose com retalhos de antebraço radial. Inserção de um tubo de *bypass* salivar no momento da cirurgia melhora um pouco esta complicação (33).

Na situação de salvamento cirúrgico após falha de quimiorradioterapia, a taxa de fístula com fechamento hipofaríngeo primário é alta. O uso de transferência livre de tecido fasciocutâneo para suporte do fechamento primário de defeitos hipofaríngeos diminuiu a taxa de fístula para 20% em uma pequena série de casos (34). Parece razoável suportar fechamento hipofaríngeo primário com tecido vascularizado a fim de reduzir complicações da ferida e a duração da permanência hospitalar.

Defeitos da Cavidade Oral e Orofaríngeos

Na cavidade oral e orofaringe, reconstrução microvascular melhorou a função e reduziu as complicações da língua e da mandíbula (3). O retalho de antebraço radial com sensibilidade tornou-se o "suporte" da reconstrução de cavidade oral de tecido mole, baixo volume; o retalho de braço lateral com sensibilidade é uma alternativa para defeitos de volume ligeiramente maior. A reconstrução de defeitos ósseos mandibulares associados pode comprometer a reconstrução do tecido mole porque o tecido mole associado aos retalhos ósseos livres revascularizados não é tão versátil quanto um retalho de antebraço radial reinervado. Quando os resultados funcionais tendem a ser comprometidos pelo uso do componente de tecido mole de um retalho ósseo, podem ser usados dois retalhos. Um retalho de tecido ósseo reinervado e um retalho ósseo podem ser combinados para otimizar os resultados da fala, deglutição e cosméticos. Um exemplo é um defeito mandibular de ângulo a ângulo combinado com glossectomia dos dois terços anteriores. Um retalho fibular pode ser usado para reconstrução óssea, e um retalho de braço lateral ou retalho de coxa ântero-lateral pode ser usado para a reconstrução da glossectomia. Na reparação de defeitos maiores de tecido mole que incluem a língua inteira, retalhos musculocutâneos como o retalho de reto e de latíssimo do dorso são usados.

Os princípios de reconstrução da cavidade oral são obter fechamento hermético; manter a mobilidade; prover sensibilidade, incluindo enxerto de cabo dos nervos sensitivos ressecados segmentarmente; manter o volume do tecido ressecado; manter a competência oral; e evitar aspiração clinicamente importante. O retalho de antebraço radial adapta-se de uma maneira única à reconstrução da cavidade oral quando há língua funcional restante. Ele é um retalho delgado, flexível de amplo tamanho para fornecer mobilidade. O nervo cutâneo antebraquial pode ser usado para inervar o retalho e prover enxertos de cabos para os nervos alveolar inferior ou lingual. Segmentos desepitelizados podem ser usados para configurar o retalho a fim de restaurar o contorno original do defeito (35).

Em defeitos de glossectomia total, o músculo de um retalho de reto ou latíssimo é usado para reconstruir o assoalho da boca, e um grande volume de tecido subcutâneo é armado em um monte para permitir contato entre o retalho e a mucosa com sensibilidade restante na cavidade oral. Se uma laringectomia não tiver sido realizada, o osso hióide deve ser ressuspenso à mandíbula para ajudar a prevenir aspiração.

Defeitos complexos de espessura total (defeitos que incluem mucosa oral em continuidade com pele externa) usualmente são encontrados em conjunção com defeitos mandibulares. Estes defeitos podem ser fechados com um retalho osteomusculocutâneo de crista ilíaca, um osteocutâneo escapular com várias raquetes ou uma combinação de um retalho de tecido mole e um retalho fibular osteocutâneo.

Defeitos Mediofaciais

Os defeitos do meio da face tradicionalmente foram tratados com uma prótese. Transferência de tecido livre revascularizado tem sido valiosa para reconstruir a maxila para manter projeção mediofacial nas regiões pré-maxilar, zigomática e infra-orbital. Também tem sido útil para fornecer tecido mole à bochecha e a órbita. Os princípios da reconstrução mediofacial são restaurar o contorno e a projeção do meio da face, facilitar a reabilitação de uma superfície oclusal no maxilar superior, fornecer separação oronasal, fechar a órbita ou prover uma plataforma para reabilitação protética do olho, e manter um sistema lacrimal funcionante se o globo estiver intacto. O uso de um obturador do palato duro é uma excelente conduta com um defeito de maxilectomia, e isso é limitado ao palato secundário ipsolateral. Ao avaliar um paciente para reconstrução do terço médio da face, é importante considerar como uma prótese pode atuar em concerto com transferência livre de tecido para otimizar os resultados funcionais e estéticos.

É útil classificar os defeitos que comprometem a maxila. Estes defeitos podem ser classificados primeiro dividindo-os em defeitos de infra-estrutura (palato oral) combinados de infra-estrutura e supra-estrutura (palato oral, suportes maxilares, margem orbital e órbita). Defeitos de infra-estrutura (palato oral) são incomuns e podem ser operados com uma ampla variedade de técnicas. Defeitos combinados de infra-estrutura e supra-estrutura podem ser subdivididos como se segue: (a) maxilectomia com rebordo orbitário intacto, (b) maxilectomia incluindo o rebordo infra-orbitário, (c) maxilectomia incluindo o rebordo infra-orbitário e o conteúdo orbitário, e (d) defeitos compostos, que podem incluir qualquer um dos outros defeitos combinado com pele facial. Os princípios a serem lidados são a projeção mediofacial na área do rebordo infra-orbitário, suporte do soalho orbitário, separação oronasal e uma plataforma estável para mastigação.

Os defeitos de maxilectomia com margem orbital intacta são eficazmente reconstruídos com um obturador. O obturador provê separação oronasal adequada e uma plataforma estável para mastigação. Os defeitos de maxilectomia incluindo rebordo infra-orbitário são mais bem reconstruídos com transferência de tecido livre, isoladamente ou em concerto com uma prótese. Uma conduta eficaz é um retalho de antebraço osteocutâneo para reconstrução da margem infra-orbital e suporte do assoalho orbitário em combinação com uma prótese. Um retalho osteocutâneo, como um retalho de crista ilíaca, fibular ou escapular, em combinação com implantes osseointegrados, tornou-se uma conduta freqüentemente aplicada para evitar um obturador.

Defeitos de maxilectomia incluindo o rebordo infra-orbitário e o conteúdo orbitário são defeitos de muito maior volume. Os princípios a serem lidados são os mesmo que para os defeitos com rebordo orbitário intacto, com o problema adicional de necessidade de conteúdo na órbita. Um retalho escapular osteocutâneo sozinho ou um retalho osteocutâneo de antebraço radial em combinação com uma prótese maxilar é usado. Próteses orbitals geralmente não são acomodadas na reconstrução primária. Uma órbita fechada é considerada cosmeticamente superior (4).

O defeito de maxilectomia composto é complexo. O retalho escapular osteocutâneo tem sido extremamente útil no tratamento deste defeito. O osteocutâneo de antebraço radial é um segundo lugar distante por causa do pequeno volume de material ósseo e morbidade do local doador. A escápula possui material ósseo adequado para reformar a maioria dos defeitos maxilares, o tecido mole pode ser posicionado independentemente do osso, e há amplo tecido subcutâneo para remoldar a bochecha e encher a órbita conforme necessário. O retalho de ponta escapular com seu longo pedículo, o latíssimo para revestimento interno e a escápula para revestimento externo é uma variação com um alto nível de utilidade.

Defeitos da Base do Crânio

A reconstrução microvascular tem sido um fator-chave para facilitação da cirurgia da base do crânio. O retalho de reto tem sido usado por causa do seu volume, longo pedículo vascular (se o músculo reto for incluído como parte do comprimento do pedículo), capacidade de fazer múltiplas ilhas de pele por meio de desepitelização, e facilidade de posicionamento do paciente e capacidade de realizar fechamento primário no local doador. A desvantagem do uso de um retalho de reto é má combinação de cor e uma tendência à ptose. Essas limitações cosméticas diminuíram o uso do retalho de reto em favor de retalhos osteocutâneos. Defeitos ósseos associados aos defeitos da base do crânio freqüentemente são reconstruídos com osso da calvária dividido ou compostos de hidroxiapatita. Qualquer área de projeção óssea é reconstruída com osso vascularizado se o paciente submeteu-se ou planeja submeter-se a radioterapia.

Os princípios da reconstrução da base do crânio são suportar o fechamento dural (separação da cavidade craniana do trato aerodigestivo superior), prover cobertura de carótida, obliterar espaço morto, suportar reconstrução com osso não vascularizado, e restaurar contorno da calvária e da face. Os defeitos podem ser anteriores ou laterais. Os defeitos anteriores que incluem a órbita e a maxila são mais bem reconstruídos com um retalho de grande volume como um retalho osteocutâneo escapular ou um retalho de reto como segunda escolha distante. Defeitos anteriores com uma maxila intacta que não podem ser reconstruídos com retalhos locais podem ser reconstruídos com um retalho fasciocutâneo escapular ou um retalho de antebraço radial desepitelizado. Os defeitos de base de crânio laterais são mais bem reconstruídos com um retalho escapular, retalho de braço lateral ou retalho espesso de coxa ântero-lateral. Estes retalhos têm melhor combinação de cor e uma tendência de não se tornar ptóticos. Dificuldades com o posicionamento do paciente, entretanto, diminuíram a freqüência do uso do retalho escapular. Tal como no tratamento de defeitos mediofaciais, consideração cuidadosa do efeito da transferência de tecido livre sobre a futura reconstrução protética é importante para obter os melhores resultados funcionais e estéticos.

Defeitos dos Tecidos Moles Externos

Transferência de tecido livre é útil no tratamento de defeitos cutâneos maciços do couro cabeludo ou pele que não podem ser reconstruídos com tecido local, ou quando a reconstrução com um retalho de rotação pediculado local dá resultados cosméticos subideais. O retalho ideal para a reconstrução é baseado no local do defeito. Para defeitos da face e pescoço, o retalho escapular e o retalho de braço lateral são usados porque eles têm uma quantidade adequada de tecido subcutâneo para permitir modelagem, e o contorno é estável e não se torna ptótico. A coxa ântero-lateral está sendo mais usada como uma alternativa. Investigação adicional é necessária para determinar sua tendência a se tornar ptótica. Para defeitos do couro cabeludo, o músculo latíssimo do dorso com um enxerto de pele de espessura parcial é usado em virtude de ser fino, ser apertadamente aderente ao crânio, e facilmente permitir a adaptação de uma peruca. Quaisquer defeitos da calvária são reconfigurados na reconstrução primária porque qualquer irregularidade da calvária torna-se óbvia à medida que o retalho de latíssimo do dorso se atrofia. Para defeitos na testa, um retalho de antebraço radial é usado mais freqüentemente, embora a combinação de cor seja precária. Os princípios de reconstrução de grandes defeitos de tecidos moles são proporcionar cobertura de estruturas críticas (grandes vasos, dura ou nervos cranianos), restaurar o contorno esquelético com osso da calvária dividido ou pasta de hidroxiapatita, restaurar contorno dos tecidos moles, permitir a adaptação de uma peruca quando apropriado e obter combinação ideal de cor.

PONTOS IMPORTANTES

- Transferência de tecido livre revascularizado é uma conduta confiável e custo-efetiva para reconstrução de cabeça e pescoço.
- A evolução da transferência microvascular de tecido livre tem feito avançar a reconstrução de cabeça e pescoço. A técnica habilita o cirurgião a executar exata e sofisticada ressecção primária e reconstrução em um único tempo.
- Transferência de tecido livre é mais útil para tratamento de reconstrução oromandibular sofisticada, defeitos faríngeos totais, defeitos mediofaciais complexos, defeitos da base do crânio, e grandes, dos tecidos moles externos de cabeça e pescoço.
- As vantagens da transferência de tecido livre são confiabilidade, suprimento abundante de tecido de alta qualidade, potencial de reinervação sensitiva e motora, e inserção em um leito pesadamente irradiado se necessário.
- As desvantagens da transferência de tecido livre são complexidade, necessidade de instrumentação e treinamento especiais, tempo de operação aumentado e envolvimento de duas equipes cirúrgicas.
- Transferência de tecido livre do antebraço radial tornou-se o "burro de carga" da reconstrução de cabeça e pescoço porque o retalho é confiável, fino, flexível e com sensibilidade e pode ser configurado ao defeito.
- Transferências de tecido livre musculocutâneas são mais volumosas que retalhos fasciocutâneos. Os retalhos são usados para tratamento de maiores defeitos dos tecidos moles, como os causados por glossectomia total ou de grandes defeitos da base do crânio.
- A seleção do retalho osteocutâneo a ser usado para reconstrução depende de muitos fatores, incluindo características anatômicas vasculares, qualidade dos vasos, osso disponível, versatilidade do tecido mole, morbidade para o local doador e exeqüibilidade de cirurgia simultânea por duas equipes.
- Não existe retalho osteocutâneo ideal para o tratamento de defeitos combinados de osso e grande volume de tecido mole.
- Reconstrução faringoesofágica exige avaliação pré-operatória cuidadosa da extensão do tumor, consideração do método de reabilitação da voz, e o planejamento da radioterapia antes que a reconstrução e a equipe cirúrgica possam ser escolhidas.
- Ao avaliar um paciente para transferência de tecido livre para a base do crânio, é importante considerar a integração de próteses para obter ótimos resultados funcionais e estéticos.

REFERÊNCIAS

1. Schusterman MA, Horndeski G. Analysis of the morbidity associated with immediate microvascular reconstruction in head and neck cancer patients. *Head Neck* 1991;13(1):51-55.
2. Chepeha DB, et al.. Pectoralis major myocutaneous flap vs revascularized free-tissue transfer: complications, gastrostomy tube dependence, and hospitalization. *Arch Otolaryngol Head Neck Surg* 2004;130(2):181-186.
3. Chepeha DB, Wang SJ, Marentette LJ, et al. Radial forearm freetissue transfer reduces complications in salvage skull base surgery. *Otolaryngol Head Neck Surg* 2004;131(6):958-963.
4. Chepeha DB, Wang SJ, Marentette LL et al. Restoration of the orbital aesthetic subunit in complex midface defects. *Laryngoscope* 2004;114(10):1706-1713.
5. Urken ML. Radial forearm. In: ML Urken, ML Cheney, MJ Sullivan, et al., eds. *Atlas of regional and free flaps for head and neck reconstruction.* New York: Raven Press, 1995:155.
6. Funk GF, Valentino J, McCulloch TM, et al. Anomalies of forearm vascular anatomy encountered during elevation of the radial forearm flap. *Head Neck* 1995;17(4):284-292.
7. Richardson D, Fisher SE, Vaughan ED, et al., Radial forearm flap donor-site complications and morbidity: a prospective study [see comment]. *Plast Reconstr Surg,* 199T,99(1):109-115.
8. Sullivan MJ, Carroll WR Kuriloff DB. Lateral arm free flap in head and neck reconstruction. *Arch Otolaryngol Head Neck Surg* 1992;118(10):1095-1101
9. Teknos TN, Nussenbaum B, Bradford CR et al., Reconstruction of complex parotidectomy defects using the lateral arm free tissue transfer. *Otolaryngol Head Neck Surg* 2003;129(3):183-191.
10. Civantos FI It, Burkey, B, Lu FL, et al., Lateral arm microvascular flap in head and neck reconstruction. *Arch Otolaryngol Head Neck Surg* 19971;123(8):830-836.
11. Rivet D. Buffet M, Martin D, et al., The lateral arm flap: an anatomic study. *J ReconstrMicrosurg* 1987;3(2):121-132.
12. Hayden RE, Deschler DG. Lateral thigh free flap for head and neck reconstruction. *Laryngoscope* 1999;109(9):1490-1494.
13. Wei FC, Iain V, Celik N, et al., Have we found an ideal soft-tissue flap? An experience with 672 anterolateral thigh flaps. (see comment]. *Plast Reconstr Surg* 2002;109(7):2219-2226 (discussion 2227-2230).
14. Lueg EA. The anterolateral thigh flap: radial forearm's "big brother' for extensive soft tissue head and neck defects. *Arch Otolaryngol Head Neck Surg* 2004;130(7):813-818.
15. Shieh SJ, Chiu HI; Yu JC, et al. Free anterolateral thigh flap for reconstruction of head and neck defects following cancer ablation. *Plast Reconstr Surg* 2000;105(7):2349-2357 (discussion 2358-2360).
16. Cheney ML, Varvares MA, Nadol JB Jr. The temporoparietal fascial flap in head and neck reconstruction. *Arch Otolaryngol Head Neck Surg* 1993;119(6):618-623.
17. Taylor GI, Palmer JH. The vascular territories (angiosomes) of the body: experimental study and clinical applications. *Br J Plast Surg* 1987;40(2):113-141.

18. Strauch B, Yu H. *Altas of microvascular surgery: anatomy and operative approaches.* New York: Thieme Medical Publishers, 1993:560.
19. Earley MJ, Green ME Milling MA, A critical appraisal of the use of free flaps in primary reconstruction of combined scalp and calvarial cancer defects. *Br J Plast Surg* 1990;43(3):283-289.
20. Harii K, Ohmori K, Torii S. Free gracilis muscle transplantation, with microneurovascular anastomoses for the treatment of facial paralysis. A preliminary report. *Plast Reconstr Surg* 1976;57(2):133-143.
21. Yousif NJ, Matloub HS, Kolachalam R, et al. The transverse gracilis musculocutaneous flap. [see comment]. *Ann Plast Surg* 1992;29(6):482-490.
22. Taylor GI, Miller GD, Ham FJ. The free vascularized bone graft. A clinical extension of microvascular techniques. *Plast Reconstr Surg* 1975;55(5):533-544.
23. Hidalgo DA. Fibula free flap: a new method of mandible reconstruction. *Plast Reconstr Surg* 1989;84(1):71-79.
24. Futran ND, Wadsworth JT, Villaret D, et al., Midface reconstruction with the fibula free flap. *Arch Otolaryngol Head Neck Surg* 2002;128(2):161-166.
25. Schusterman MA, Reece GP, Miller MJ, et al. The osteocutaneous free fibula flap: is the skin paddle reliable? *Plast Reconstr Surg* 1992;90(5):787-793 (discussion 794-798).
26. Urken ML, Vickery C, Weinberg H, et al., The internal obliqueiliac crest osseomyocutaneous free flap in oromandibular reconstruction. Report of 20 cases. *Arch Otolaryngol Head Neck Surg* 1989;115(3):339-349.
27. Sullivan MJ, Baker SR, Crompton, R, et al., Free scapular osteocutaneous flap for mandibular reconstruction. *Arch Otolaryngol Head Neck Surg* 1989;115(11):1334-1340.
28. Carlson GW, Schusterman MA, Guillamondegui OM. Total reconstruction of the hypopharynx and cervical esophagus: a 20-year experience. *Ann Plast Surg* 1992;29(5):408-412.
29. Bradford CR, Esclamado RM, Carroll WR, et al. Analysis of recurrence, complications, and functional results with free jejunal flaps. *Head Neck* 1994;16(2):149-154.
30. Bradford CR, Esclamado RM, Carroll WR. Monitoring of revascularized jejunal autografts. *Arch Otolaryngol Head Neck Surg* 1992;118(10):1042-1044.
31. Urken. Free omentum and gastro-omentum. In: ML Urken, ML Cheney, MJ Sullivan, et al., eds. *Atlas of regional and free flaps for head and neck reconstruction.* New York: Raven Press, 1995:321-328.
32. Urken ML, Weinberg H, Vickery C, et al. Oromandibular reconstruction using microvascular composite free flaps. Report of 71 cases and a new classification scheme for bony, soft-tissue, and neurologic defects. *Arch Otolaryngol Head Neck Surg* 1991;117(7):733-744.
33. Varvares MA, Cheney ML, Gliklich RE, et al. Use of the radial forearm fasciocutaneous free flap and montgomery salivary bypass tube for pharyngoesophageal reconstruction. *Head Neck* 2000;22(5):463-468.
34. Teknos TN, Myers LL, Bradford CR, et al. Free tissue reconstruction of the hypopharynx after organ preservation therapy: analysis of wound complications. *Laryngoscope* 2001;111(7):1192-1196.
35. Urken ML, Moscoso JF, Lawson W, et al. A systematic approach to functional reconstruction of the oral cavity following partial and total glossectomy. *Arch Otolaryngol Head Neck Surg* 1994;120(6):589-601.

CAPÍTULO 4

Reconstrução Cirúrgica após Cirurgia de Mohs e Expansão Tecidual

Karen H. Calhoun ■ William W. Shockley

Este capítulo lida com as opções disponíveis para reconstrução de defeitos cutâneos da face, couro cabeludo e pescoço. Primeiro nós apresentamos orientações para decidir se cura por segunda intenção, um enxerto de pele ou um retalho local é mais apropriado para um determinado defeito. A seguir lidamos com as especificidades da escolha de que retalho local ou locorregional funcionará melhor. Finalmente, falamos sobre opções especiais para defeitos de características faciais únicas, incluindo os lábios, o nariz, as pálpebras, os supercílios, as orelhas e o couro cabeludo.

COMO COMEÇAR?

Quando um paciente é visto, inicialmente, com um defeito facial (ou do pescoço ou couro cabeludo), a sua primeira tarefa é descrever o defeito:

- Medi-lo.
- Quantos centímetros tem de diâmetro?
- É oval ou elíptico?
- Qual é a sua profundidade?
  - Só através da pele ou até a gordura subcutânea?
  - Toda a distância até a fáscia muscular?
- O músculo está intacto? Parcialmente ressecado?
- Há osso ou cartilagem expostos?
- Caso afirmativo, está nu ou coberto com pericôndrio ou periósteo?
- Que subunidade anatômica ocupa?
  - Compromete mais de uma subunidade?
- Se o defeito resultou da excisão de um câncer de pele, as margens estão livres de tumor?

QUE TIPO DE RECONSTRUÇÃO?

As escolhas para reconstrução são cura por segunda intenção, fechamento direto (primário) do defeito de pele original, fechamento do defeito após excisão de pele adicional, enxerto de pele ou um retalho local (transferência de tecido adjacente) (Tabela 4.1).

Cura por Segunda Intenção

Defeitos pequenos (< 1 cm de diâmetro) limitados à área cantal medial geralmente se curam melhor por segunda intenção do que com enxertos ou retalhos de pele, a maioria dos quais se torna volumosa, exigindo revisão mais tarde (Fig. 4.1). As outras razões para escolher cura por segunda intenção são co-morbidades múltiplas, tornando a cirurgia adicional arriscada ou inconveniente (anticoagulação que não pode ser descontinuada), ou preferência do paciente ("Não quero mais NENHUMA cirurgia").

Defeitos na testa também se curam esplendidamente por segunda intenção. Cura por segunda intenção de defeitos comprometendo a margem livre dos lábios, da asa do nariz ou das pálpebras pode resultar em indentação ou retração, com o potencial de incompetência da boca, obstrução nasal ou ceratite de exposição que leva à cegueira. Cura por segunda intenção de um defeito dentro do couro cabeludo com cabelos leva a uma área de alopecia. Para outras localizações faciais, há uma ampla variação na qualidade da pele de um indivíduo e na quantidade de cicatrização hipertrófica.

Enxerto de Pele

Para pequenos defeitos faciais, se um enxerto for apropriado, é usado um enxerto de pele de espessura total. Ocasionalmente, para um defeito muito grande, é apropriado um enxerto de pele de espessura parcial.

Os enxertos de pele muitas vezes resultam em um efeito cosmético que é menos satisfatório que com retalhos locais. As razões para escolher enxerto de pele incluem a preferência do paciente, áreas anatômicas selecionadas em que o enxerto geralmente resulta em boa aparência (parede nasal lateral), e co-morbidades que exigem o procedimento cirúrgico o mais curto possível e menos complexo.

TABELA 4.1
ESCOLHAS PARA RECONSTRUÇÃO

Escolha	Vantagens	Desvantagens
Cura por segunda intenção	Desnecessária cirurgia adicional	(1) Exige dias ou semanas de trocas de curativos diários (2) Pode ficar feio, cicatriz hipertrófica central (3) Contração pode deformar estruturas adjacentes
Enxerto de pele	Tecnicamente rápido e fácil	(1) Exige um local cirúrgico adicional para retirada do enxerto de pele (2) Potencialmente má combinação de cor, textura e nível da pele
Fechamento direto do defeito de pele	(1) Tecnicamente simples (2) Geralmente bom resultado de aparência	Apropriado apenas para um defeito elíptico com eixo longo orientado ao longo das linhas da pele relaxada
Fechamento direto do defeito de pele após excisão de pele adicional	Geralmente bom resultado de aparência	Exige excisão de pele normal adicional
Retalho local	Usualmente muito bom resultado de aparência	(1) Desenho e execução técnicos mais difíceis (2) Cria cicatrizes adicionais (3) Potencial de maior dificuldade reconstrutiva se o retalho falhar

O uso de um enxerto de pele em um defeito profundo, como na musculatura facial ou através dela, resulta em um defeito de relevo "afundado". Um retalho de pele local geralmente resulta em melhor aspecto nesses defeitos. Quando a cartilagem ou o osso estão expostos, um enxerto de pele *pode* ser usado somente *se* o pericôndrio ou o osso estiverem intactos. Enxertos de pele *não* sobrevivem sobre o osso nu ou cartilagem nua. Enxertos sobre o osso ou a cartilagem também resultarão em importantes defeitos de relevo. Tecido vascularizado deve ser usado para cobrir a cartilagem ou o osso nus.

Raramente, quando não existe outra boa escolha reconstrutiva, múltiplas pequenas excisões tipo "saca-bocado" da cartilagem ou descorticação do osso permitirão crescimento de tecido de granulação através deles, permitindo cura por segunda intenção ou constituindo um leito sadio para enxerto de pele.

Locais doadores de enxerto de pele devem ser cuidadosamente escolhidos para boa camuflagem ou aspecto que não chame atenção. Locais comuns incluem a pele supraclavicular e retro-auricular. Outras boas escolhas faciais incluem pele pré-auricular, região geniana e pálpebras superiores. A precaução com estas localizações é *não* criar assimetria facial observável. Quando uma grande quantidade de pele é necessária para enxerto, deve-se considerar colher metade da pele de cada lado (*i. e.*, metade de cada pálpebra superior ou metade de cada área pré-auricular).

Fechamento Direto do Defeito de Pele

Defeitos apropriados para fechamento direto são incomuns, mas tecnicamente fáceis de fechar com resultado de boa aparência, quando reconhecidos. Um exemplo seria um defeito elíptico horizontal no meio da testa. Observar que o eixo longo da elipse é orientado *ao longo* das linhas de tensão da pele relaxada (Fig. 4.2). Quando você encontrar esse defeito favorável, os resultados cosméticos após fechamento serão melhorados pelo descolamento amplo e fechamento em camadas.

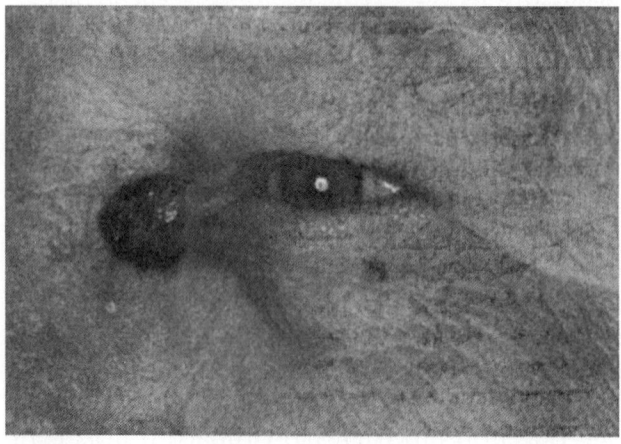

Figura 4.1
Este tipo de defeito na área cantal medial usualmente evolui muito bem com cura por segunda intenção.

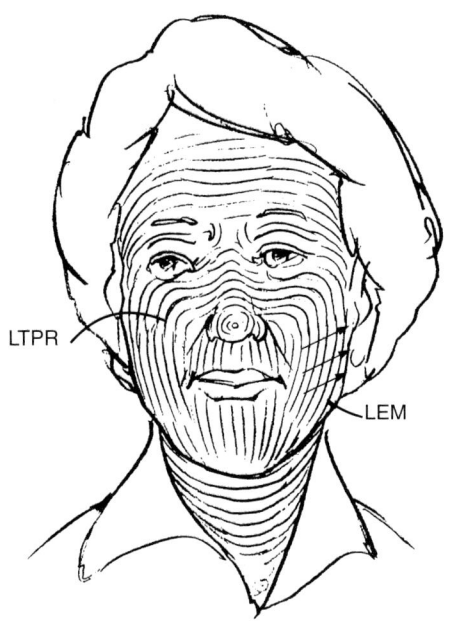

Figura 4.2
Aqui estão mostradas as linhas de tensão da pele relaxada correndo perpendiculares ao músculo subjacente. LTPR, linhas de tensão da pele relaxada; LEM, linhas de expressão mímica.

Fechamento Direto do Defeito de Pele após Excisão de Pele Adicional

Encontramos defeitos de pele mais ou menos circulares mais freqüentemente do que defeitos elípticos. A excisão de pele normal adicional permite transformar este defeito em uma elipse com eixo longo orientado ao longo das linhas de tensão da pele relaxada. Quando esta opção está disponível, ela geralmente é a melhor escolha para fechamento. Exemplos comuns incluem defeitos localizados ao longo do sulco geniano ou pequenos defeitos no lábio superior.

Retalhos de Pele Locais

Se nenhuma das opções precedentes satisfizer as necessidades do seu paciente, o passo seguinte será decidir *qual* retalho de pele local proverá o melhor resultado funcional e aparência. Os dois fatores mais importantes na sua decisão são a subunidade(s) anatômica envolvida e a quantidade e localização de pele circundante disponível para ser mobilizada.

Subunidade Anatômica

Decidir que subunidade anatômica o defeito de pele ocupa. Estimar a porcentagem aproximada da subunidade que o defeito compõe. Se o defeito ocupar mais de uma subunidade, considerar cada uma separadamente. Em algumas circunstâncias, se o defeito tomar mais de 60% a 70% da subunidade, o resultado cosmético poderá ser melhor se você excisar o resto de pele normal nessa subunidade. Reconstruir a subunidade como um todo pode evitar cicatrizes conspícuas cruzando subunidades anatômicas.

Pele Potencialmente Disponível

Considerar a localização da unidade anatômica. Determinar, aproximadamente, o quanto de pele é potencialmente disponível para reconstrução e em qual *localização* da área em torno do defeito. Determinar se o fechamento do defeito *secundário* causará distorção dos marcos anatômicos faciais. As bochechas, a têmpora, a testa e o pescoço são geralmente áreas em que a pele pode ser tomada emprestada. A localização dos sítios faciais não deformáveis também deve ser considerada, incluindo supercílios, pálpebras, asas do nariz, orelhas e linha do cabelo.

Retalhos Específicos

Nota

Este é o mais simples dos retalhos e é usado para reparar um defeito redondo usando tecido imediatamente adjacente a este defeito. Pode ser usado quando a pele disponível é encontrada em qualquer lado do defeito. É desenhado de modo que a transferência do retalho ajude no fechamento do local doador (Fig. 4.3).

Rombóide (Paralelogramo)

O versátil retalho rombóide é usado para reparação de um defeito em forma de paralelogramo. O rombóide tem dois ângulos de 60° e dois ângulos de 120°. Embora isto pareça uma forma esotérica, muitos defeitos redondos, ovais, ou quadrados ou retangulares podem ser *convertidos* em um rombóide com mínima excisão de pele normal (Fig. 4.4).

Cada defeito rombóide tem quatro desenhos de retalho potenciais. Isto deve ser lembrado nas circunstâncias em que um defeito circular está sendo convertido em um defeito rombóide. Nestes casos, a orientação do "novo" defeito rombóide afetará as escolhas de local doador. O retalho rombóide é desenhado estendendo-se uma linha ao longo do eixo curto do retalho. A uma distância da ponta, igual à distância entre pontas, duas linhas são traçadas. Uma é para cima, e uma é para baixo, paralelas e iguais em comprimento ao lado do defeito. Isto resulta em quatro retalhos poten-

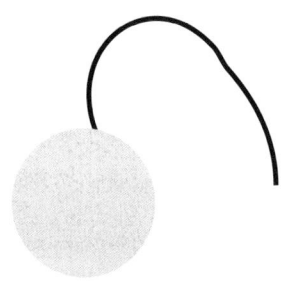

Figura 4.3
Retalho em nota.

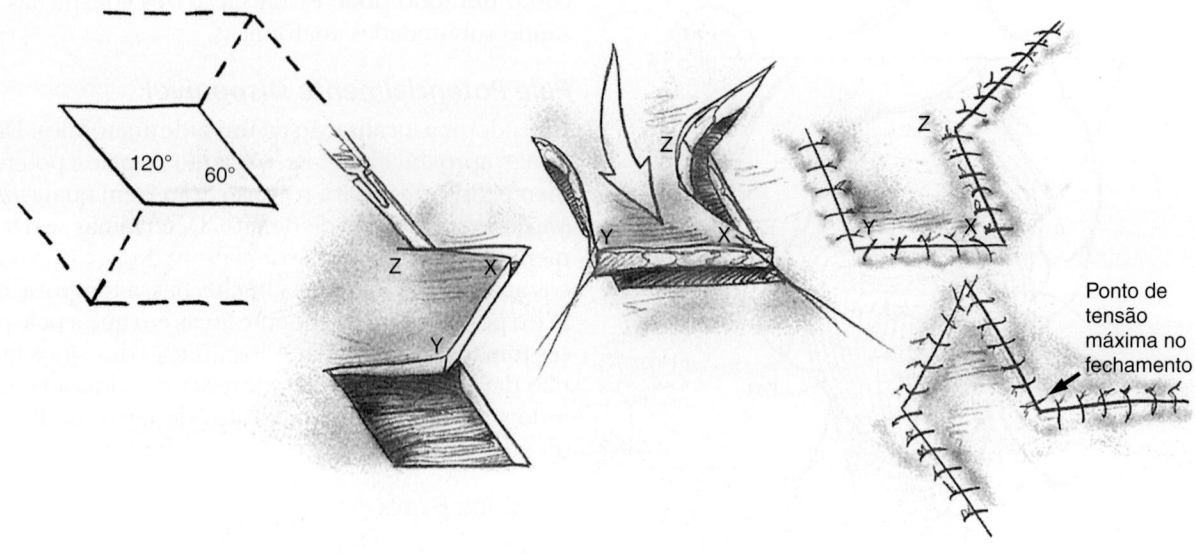

Figura 4.4
O desenho de um retalho de pele rombóide.

ciais. Dependendo da localização do defeito, uma destas opções, em geral, é claramente a melhor opção, com base na pele disponível e minimizando distorção de marcos anatômicos faciais como o supercílio ou a asa do nariz. O desenho de retalho rombóide virtualmente fecha o defeito do local doador com a transferência do retalho para o defeito original. O ponto axial está mostrado neste diagrama.

Rombóide Triplo

Este retalho considera um círculo constituído de três rombóides de 120°. Para cada um destes rombóides, é desenhado um retalho rombóide separado. É crítico que as pernas finais de cada retalho sejam *todas* no sentido horário ou *todas* no sentido anti-horário! A cicatriz final parece um pouco uma aranha tonta.

Bilobado

O retalho bilobado "rouba de Pedro para pagar a Paulo". Ele é mais útil em áreas como a ponta nasal, onde um retalho em nota é potencialmente útil, mas tomar emprestado tecido em um direção vertical resulta em uma conseqüência indesejável como retração da asa do nariz. Acrescentar um segundo lobo ao retalho permite que você, essencialmente, transfira o empréstimo para uma direção vertical, onde a pele é mais abundante e não resulta em nenhuma conseqüência indesejável.

Diversas maneiras existem de desenhar um retalho bilobado. A maioria envolve fazer o primeiro retalho aproximadamente do mesmo tamanho que o defeito e criar um segundo retalho ligeiramente menor, colocando seu eixo longo a cerca de 90° ao eixo longo do primeiro retalho (Fig. 4.5).

A para T

O fechamento de A para T repara um defeito em forma de triângulo isósceles (o "A"), resultando em uma cicatriz em "T" invertido. Ele é mais útil para qualquer defeito arredondado ou aquadradado imediatamente adjacente a um marco anatômico longo (supercílio, linha do cabelo), no qual a porção horizontal do T pode ser camuflada.

Um retalho A para T é desenhado, primeiro, escolhendo-se a parte longa da cicatriz, usualmente camuflada na linha do cabelo (um ruga horizontal na testa etc.). Esta é centrada no defeito. Um triângulo pequeno abrangendo o defeito é traçado com lados de igual comprimento, com o terceiro lado assentando-se sobre a parte longa. Freqüentemente, um triângulo de Burow é necessário nas extremidades da incisão longa, no lado oposto do triângulo em torno do defeito.

O para Z

Um retalho O para Z é mais útil para reparar defeitos circulares (o "O") para os quais o tecido doador é disponível em ambos os lados do defeito. A cicatriz resultante é um "S" ou um "Z" preguiçoso.

O retalho O para Z é desenhado de modo que duas curvas preguiçosas comecem em lados opostos do defeito, separadas por 180°, e se curvam afastando-se do defeito em direções opostas. As pontas destes dois retalhos assim criados são trazidas para se juntarem, formando uma cicatriz em forma de Z (7) (Fig. 4.6).

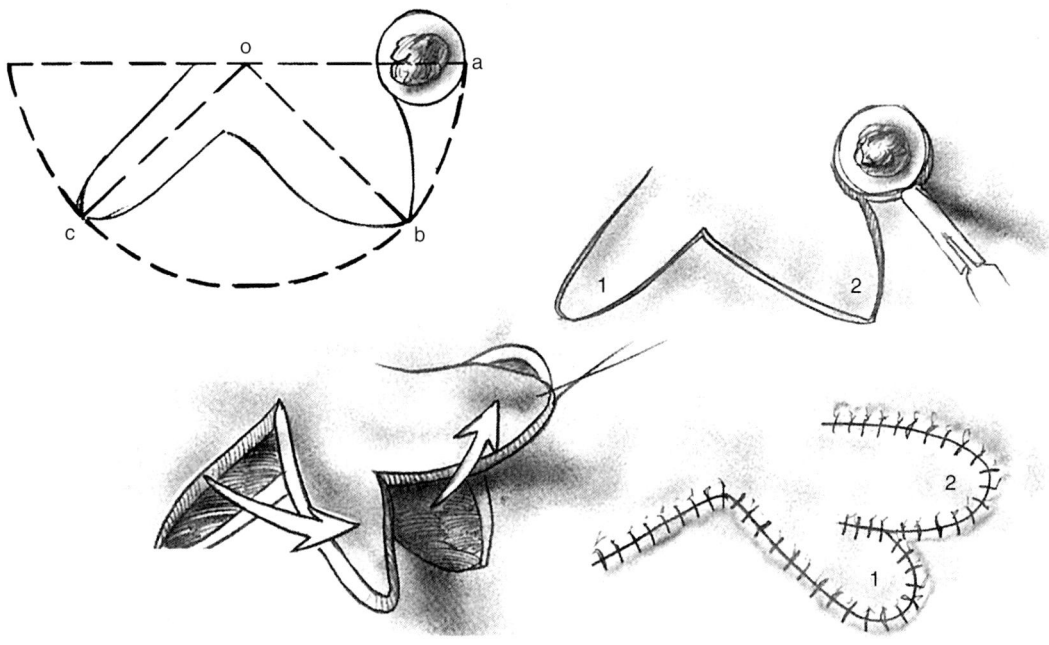

Figura 4.5
O desenho de um retalho bilobado.

V para Y

O retalho insular V para Y funciona melhor com pele "doada" de um lado do defeito, todavia, esta pele potencialmente disponível não pode ser acentuadamente estreitada. Diversamente dos retalhos descritos anteriormente, este retalho é pediculado *subcutaneamente*. Isto significa que o perímetro inteiro do retalho é incisado, mas é apenas parcialmente descolado. Embora qualquer das extremidades do retalho possa ser descolada para permitir algum movimento para frente, um pedículo subcutâneo generoso deve ser deixado intacto a fim de preservar suficiente suprimento sanguíneo ao retalho (Fig. 4.7).

O retalho V para Y é desenhado traçando-se um V longo com o topo baseado no defeito. Os ramos longos do V são incisados através da espessura completa da pele. O descolamento muito cuidadoso das margens é efetuado o suficiente para mover o topo do retalho para encontrar a margem oposta do defeito. O ápice do V é fechado sobre si mesmo, criando a perna longa da cicatriz resultante em forma de Y (Fig. 4.8).

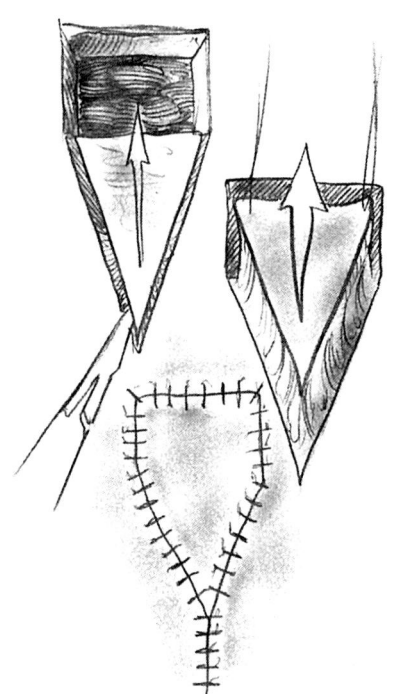

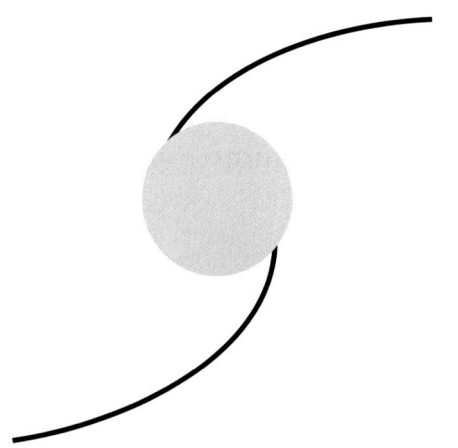

Figura 4.6
O desenho de um retalho O para Z.

Figura 4.7
O desenho de um retalho V para Y.

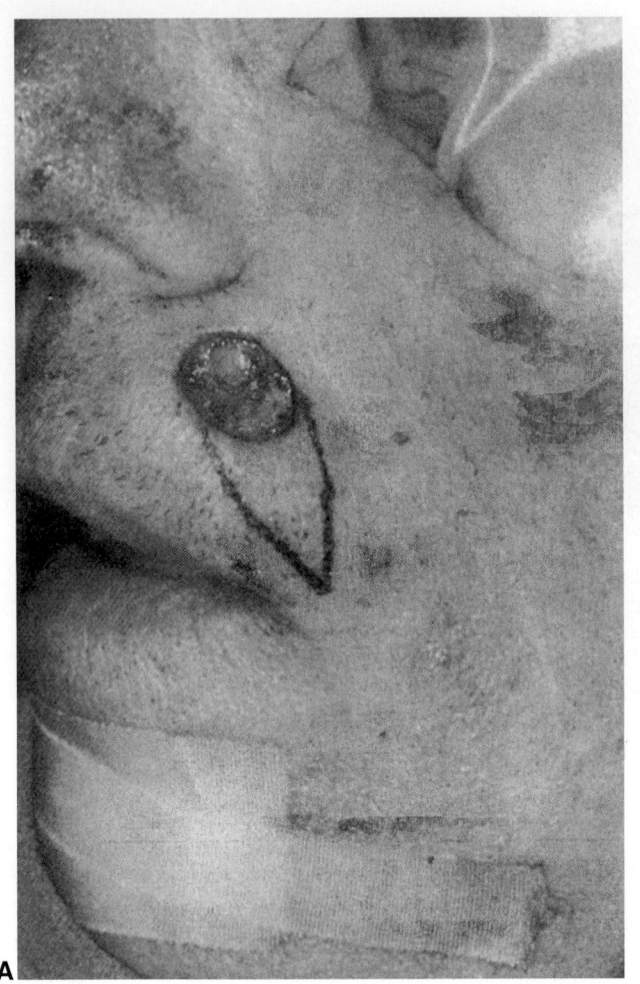
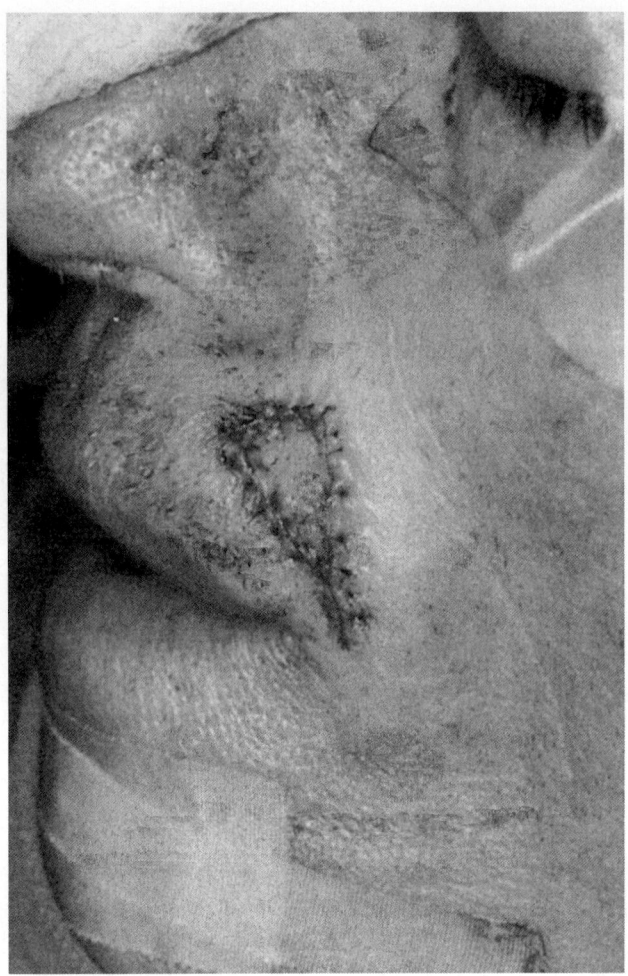

Figura 4.8

A: Um defeito do lábio superior com retalho de avanço em V-Y planejado. **B:** Retalho avançado para posição.

Retalho Insular Pediculado Subcutaneamente

Este retalho é usado para um defeito redondo que não tem nenhum tecido usável imediatamente adjacente. Um círculo com aproximadamente o mesmo tamanho do defeito é traçado, e a pele é incisada na circunferência inteira. Um túnel subcutâneo é desenvolvido entre o círculo do retalho e o defeito imediatamente abaixo da pele. Um segundo túnel é, a seguir, desenvolvido entre o tecido subcutâneo e a fáscia muscular. Isto deixa um retalho de pele pediculado em tecido subcutâneo. O retalho de pele é passado através do túnel para encher o defeito e é suturado no lugar.

Com o tempo, à medida que esta linha de sutura aproximadamente redonda contrai-se, o retalho muitas vezes "se edemacia", tornando-se volumoso. Uma técnica que ajuda a evitar isto é o uso de duas a quatro pequenas Z-plastias no momento em que o retalho original é suturado no lugar. Isto também pode ser usado depois que se desenvolveu a proeminência, como um recurso para corrigir aquele problema.

Visão Geral

É raro que exista somente uma boa opção de reconstrução com retalho. O trabalho do cirurgião reconstrutor é considerar todas as opções possíveis e escolher aquela que pareça ter a probabilidade de dar o melhor resultado para o paciente em particular, considerando-se a idade deste, a frouxidão da pele, as co-morbidades e o grau de prejuízo funcional potencial (1).

Localizações Específicas

Há diversas áreas faciais anatomicamente complexas onde considerações funcionais específicas devem ser consideradas, além do resultado de aparência.

Lábio

A pele do lábio é sobrejacente ao anel muscular do orbicular da boca. As linhas de tensão da pele relaxada são radiais à abertura oral (pensar nas "rugas de fumante"). A maioria dos pequenos (< 1,2 cm) defeitos labiais, de pele somente ou de espessura total (pele-mús-

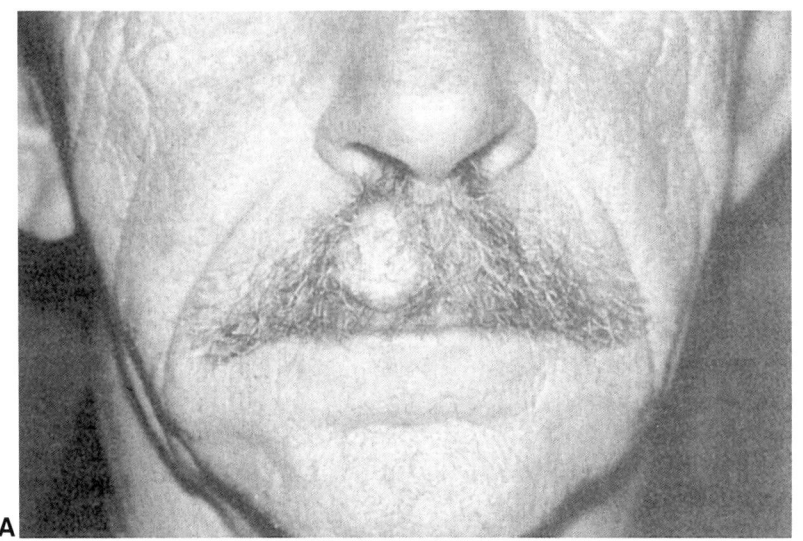
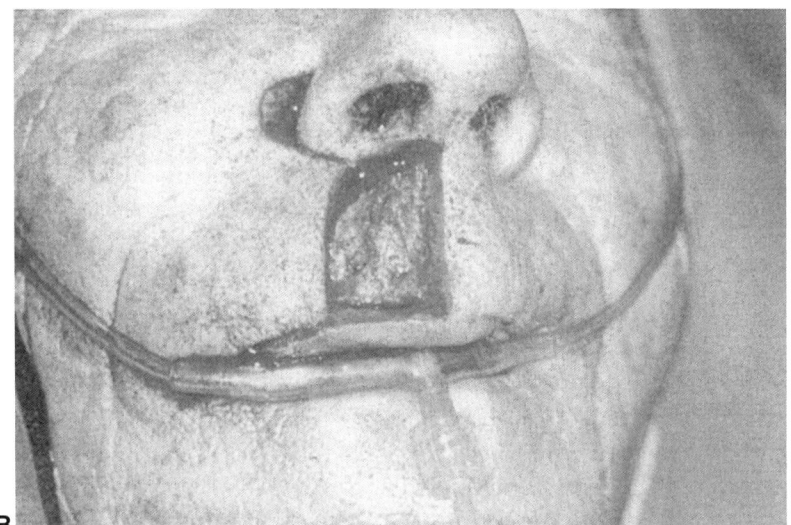
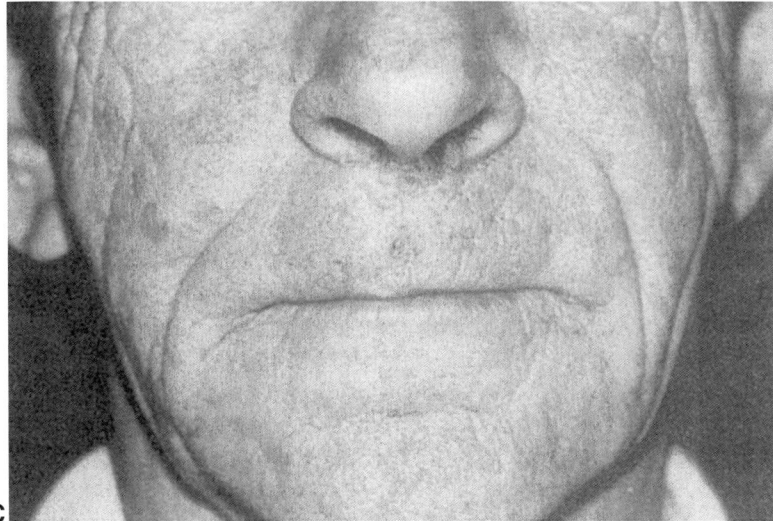

Figura 4.9

A: Paciente com ceratoacantoma no lábio superior direito. **B:** Defeito após excisão da lesão com cortes de congelação negativos. Observe que a excisão foi efetuada até os limites das unidades estéticas. Desenho de retalho de avanço do lábio com excisão de pele em crescente perialar para possibilitar o avanço do retalho. **C:** Resultado 2 meses depois da cirurgia.

culo-mucosa) pode ser reparada transformando-os em elipses com eixo longo ao longo das linhas de tensão da pele relaxada.

Combinar o vermelhão e a crista labial e é crucial para uma boa estética. Embora as margens pareçam óbvias em circunstâncias normais, uma vez que ocorra o descoramento depois da vasoconstrição do anestésico local, elas podem não ser tão evidentes. Em nossa experiência, a melhor maneira de dizer com precisão o limite entre a pele e o vermelhão é molhar levemente o tecido. A pele parece mais opaca em acabamento, e o vermelhão, mais brilhante. Outro método é marcar a junção vermelhão-pele antes da injeção de anestesia local.

Defeitos de até 1/3 do lábio inferior podem ser fecháveis primariamente, dependendo da anatomia do indivíduo. Uma vez que a simetria do lábio superior é tão aparente, é crítico procurar manter esta característica. Isto pode significar que um defeito que comprometa metade da subunidade lateral do lábio superior pode ser mais bem reparado com um retalho de avanço em crescente de Webster (Fig. 4.9) ou, de espessura total, um retalho de troca de lábio (de Abbe) do lábio inferior central (Fig. 4.10). Para defeitos maiores do lábio inferior, um retalho de Estlander (troca de lábio lateral), retalho em leque de Gillies ou um retalho de Karapandzic (que leva consigo o seu próprio feixe neurovascular) serão melhores opções.

Se tecido insuficiente permanecer no "anel" do orbicular da boca (i. e., se o "fechamento" do anel resultará em microstomia), deve ser considerado tecido da bochecha, pescoço ou áreas distantes (retalho de antebraço radial).

Nariz

Ver Capítulos 6, 11 e 14.

Pálpebra

A pálpebra é composta da lamela anterior e da lamela posterior. A lamela anterior é a pele e o músculo orbicular do olho. A lamela posterior é conjuntiva, tarso, e (dependendo da localização na pálpebra) músculos de Muller e levantador, a aponeurose levantadora, o septo orbital ou uma combinação destes. Defeitos comprometendo a pálpebra exigem análise cuidadosa. Numerosas opções reconstrutivas são disponíveis, mas estas devem ser ajustadas à extensão do defeito (8). Pequenos defeitos só de pele da pálpebra superior e inferior podem ser trados com enxerto de pele (Fig. 4.11). Defeitos de espessura total de menos de um quarto da pálpebra (superior ou inferior) podem, usualmente, ser fechados primariamente (fechamento em camadas). Um retalho de rotação usando pele orbital lateral pode ser usado para defeitos maiores (pálpebra superior e inferior), revestido com um enxerto de mucosa, se necessário. Para defeitos maiores da pálpebra inferior, um retalho de transposição da bochecha pode funcionar bem (Fig. 4.12). Para um defeito ainda maior (subtotal ou maior) da pálpebra superior, um retalho pediculado de pele, músculo e conjuntiva da pálpebra inferior (pediculado através da pálpebra inferior) é transferido, deixando a margem da pálpebra inferior na sua posição anatômica. Este tipo de retalho obstrui a visão até que seja dividido com 6 a 8 semanas. Um defeito subtotal da pálpebra inferior é geralmente reparado

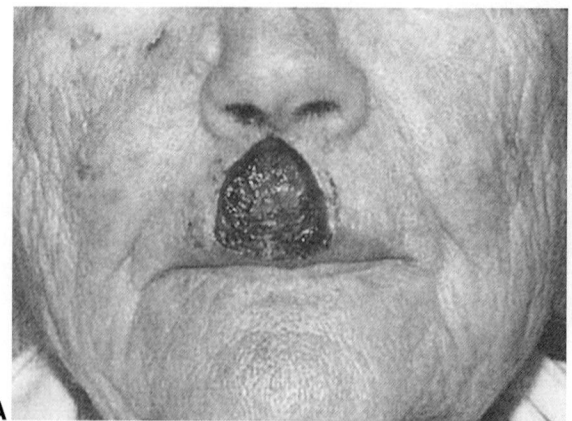
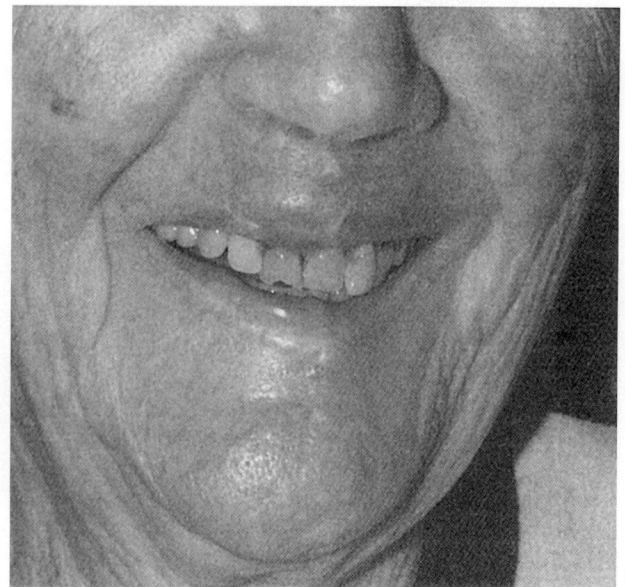

Figura 4.10
A: Defeito central do lábio. **B:** Depois da reparação com um retalho de troca labial do centro do lábio inferior.

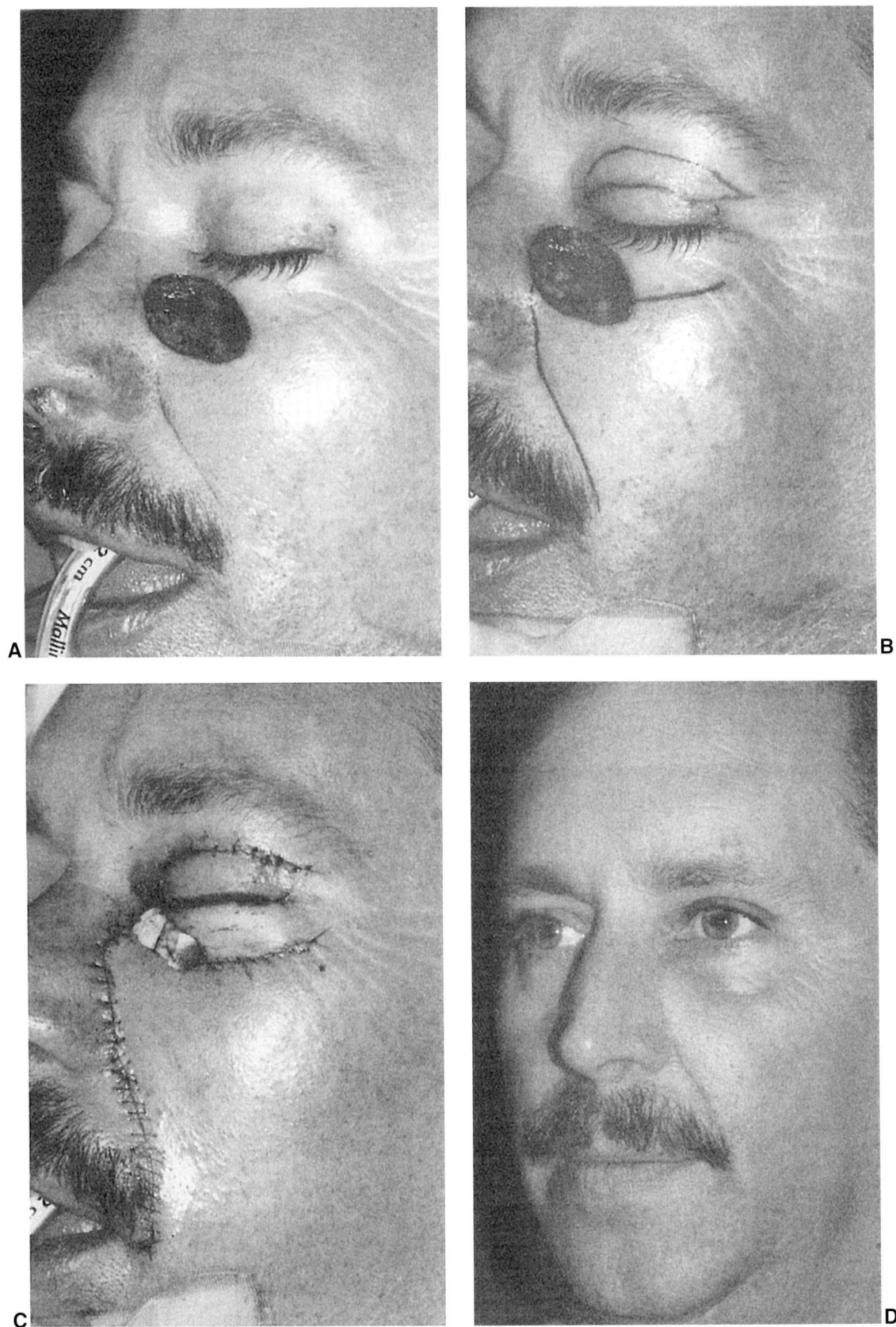

Figura 4.11
A: Defeito da pálpebra e bochecha depois da excisão de carcinoma basocelular. **B:** Retalho de avanço de bochecha proposto com enxerto de pele de espessura total a partir da pálpebra superior. **C:** Retalho avançado para posição com enxerto de pele na parte palpebral do defeito. Curativo compressivo no lugar. **D:** Resultados 6 meses depois da cirurgia.

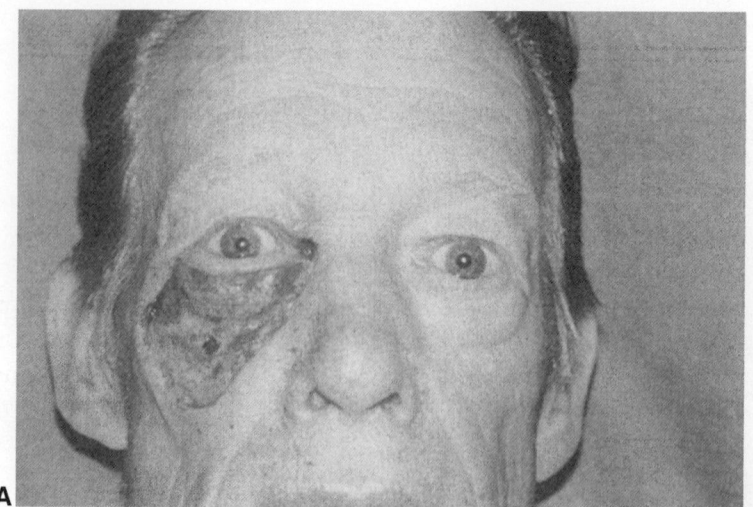
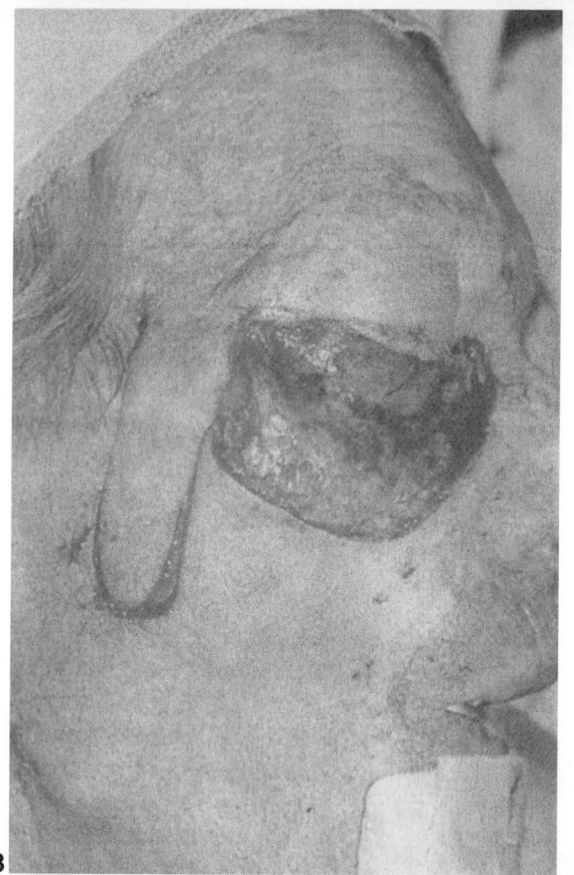
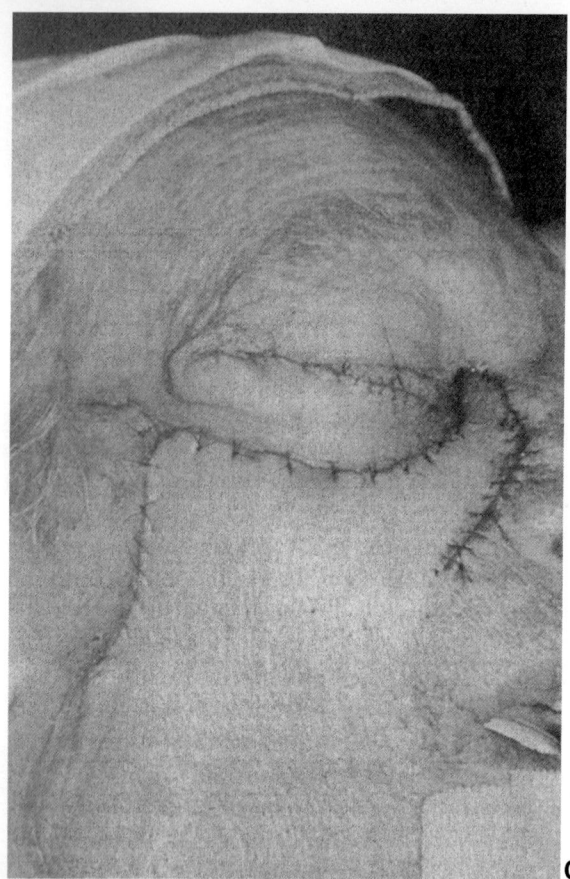
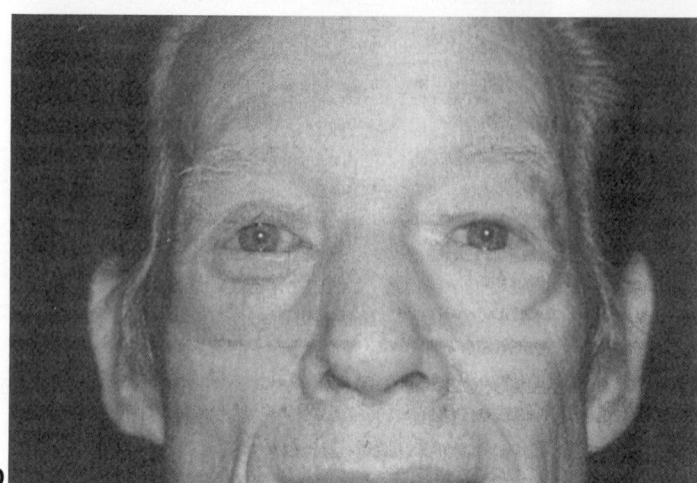

Figura 4.12

A: Defeito comprometendo a pálpebra inferior e bochecha superior. **B:** Retalho de transposição com base superior planejado para reconstrução do defeito palpebral. **C:** Retalho de avanço da bochecha em posição, juntamente com retalho de transposição. **D:** Resultado 9 meses depois da cirurgia.

com um retalho de rotação de pele da área orbital lateral/bochecha superior. Estes podem ser revestidos com um enxerto de mucosa. Um enxerto de cartilagem pode ser usado para substituir o tarso, se necessário.

Pavilhão da Orelha

Defeitos somente de pele que não expõem cartilagem nua (*i. e.*, têm pelo menos pericôndrio no fundo da ferida) ficam bem com enxerto de pele de espessura total. Pequenos defeitos de espessura total (pele–cartilagem–pele) na margem da hélice podem ser fechados convertendo-se o defeito em uma cunha ou estrela (defeito de 1,0 cm ou menos). Defeitos maiores da margem helical (até 2,5 cm) são esplendidamente fechados por retalhos de avanço da margem helical (Fig. 4.13). Defeitos só de pele na concha podem ser bem reparados com enxertos de pele de espessura total. Estes podem ser postos em cima de cartilagem se o pericôndrio estiver intacto. Se a cartilagem nua ocorrer na concha, pode-se excisar a cartilagem conchal inteira e enxertar pele no tecido mole subjacente. Alternativamente, um retalho pós-auricular posteriormente pediculado pode ser passado através de uma fenda na pele posterior e posicionado para cobrir a área conchal. Defeitos em "mordida em biscoito" geralmente exigem reconstrução em tempos, com enxerto de cartilagem da concha oposta ou de cartilagem costal. Um retalho de pele pós-auricular cobre a cartilagem afixada no primeiro tempo, com divisão do retalho de pele e inserção, e enxerto de pele de espessura total no resultante defeito do local de colheita, no segundo tempo.

Couro Cabeludo

O tecido do couro cabeludo é menos elástico que a pele facial, de modo que o planejamento de retalhos deve levar isto em conta. Uma excelente escolha para um defeito no vértice é o retalho rombóide triplo (Fig. 4.14).

Para um defeito grande, se o periósteo estiver intacto, o enxerto de pele é uma opção. Retalhos de rotação do couro cabeludo funcionam bem para alguns defeitos grandes (Fig. 4.15). Defeitos mais maciços exigirão reconstrução com retalho livre usando um grande retalho livre de músculo chato como latíssimo do dorso ou um retalho fasciocutâneo como o retalho de antebraço radial. Omento também foi usado com sucesso.

Se apenas osso nu for encontrado, descorticação (remoção do osso externo da calvária com uma broca cortante otológica) será seguida por tecido de granulação e cura satisfatória por segunda intenção (Fig. 4.16). Por último, a colocação de expansores de tecido pode "criar" nova pele suficiente para permitir fechamento primário mais tarde. Se expansores forem colocados *através* do defeito, um mínimo de 3 semanas deve passar antes de qualquer expansão, para evitar expulsão. Alternativamente, os expansores podem ser colocados através de incisões laterais menores, e a expansão pode começar mais cedo.

Expansão de Tecido

Expansão de tecido é uma técnica destinada a "criar pele adicional" para cobrir grandes defeitos. Um expansor (similar a um balão desinflado) é colocado embaixo da pele, adjacente à área do defeito. Ele é ligado a uma porta de injeção, que é colocada perto, conectada ao expansor por pequeno tubo. Uma vez que a incisão usada para a colocação esteja bem cicatrizada (usualmente 2 a 3 semanas), a inflação do expansor é iniciada. O líquido é injetado pelo acesso até o limite de tolerância do tecido sobrejacente. Geralmente isto é realizado semanalmente, resultando na expansão lenta da pele sobrejacente (semelhante à expansão da pele abdominal de uma mulher grávida para acomodar um feto em crescimento). A pele adicional criada desta maneira é usada para cobertura do defeito (9).

A vantagem da expansão de tecido é permitir que um defeito seja reparado com pele adjacente da mesma cor, textura e espessura. Esta pele traz sua própria inervação e suprimento sanguíneo. A desvantagem é que, especialmente durante as últimas fases da expansão, um expansor de tecido na face, no pescoço ou no couro cabeludo pode ser difícil de disfarçar, dando ao paciente a aparência temporária de um "extraterrestre".

Na cabeça e pescoço, mais freqüentemente é usado um expansor de tecido retangular. A base do expansor deve ser aproximadamente do tamanho do defeito ou ligeiramente maior. Nesta área do corpo, expansores são em geral colocados subcutaneamente, embora colocações submusculares ou outras sejam possíveis. As incisões usadas para desenvolver a bolsa de colocação e inserir o expansor são cuidadosamente desenhadas para serem usadas no procedimento reconstrutivo subseqüente. Desenvolvimento endoscópico da bolsa e colocação endoscopicamente assistida do expansor podem ajudar a manter pequena a incisão(ões).

Antes da colocação, o expansor é enchido com soro fisiológico, e a seguir todo o líquido é retirado. À medida que o líquido é retirado, o cirurgião, cuidadosamente, alisa todas as cristas e pregas do plástico, tornando a superfície do expansor tão lisa quanto possível. Uma vez que a expansão tenha começado, as cristas podem virar margens afiadas, levando à extrusão do expansor.

A porta de injeção geralmente é conectada ao expansor por pequeno tubo e é colocada à distância do expansor por 4 a 15 cm. A experiência mostrou que um expansor colocado sobre uma superfície óssea, como a mastóide ou a testa, tende mais a ser expelido. A porta

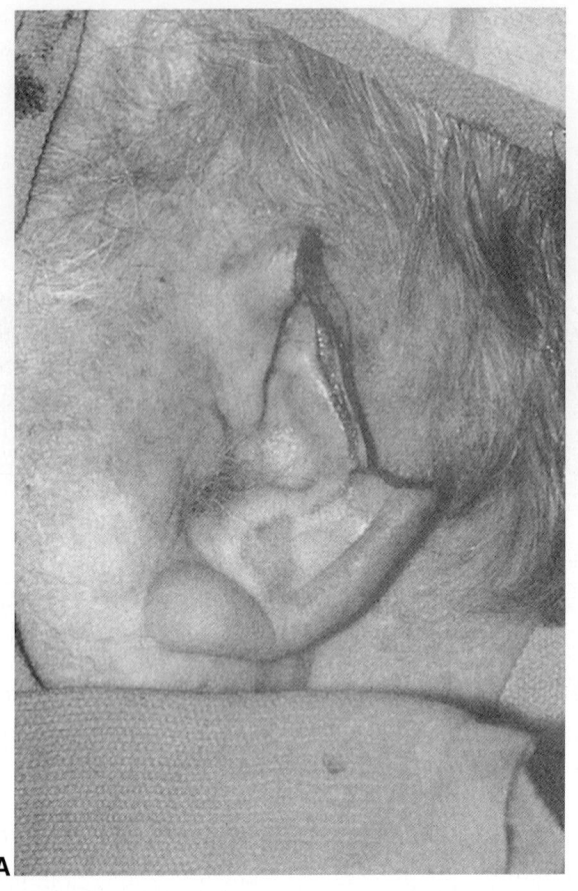
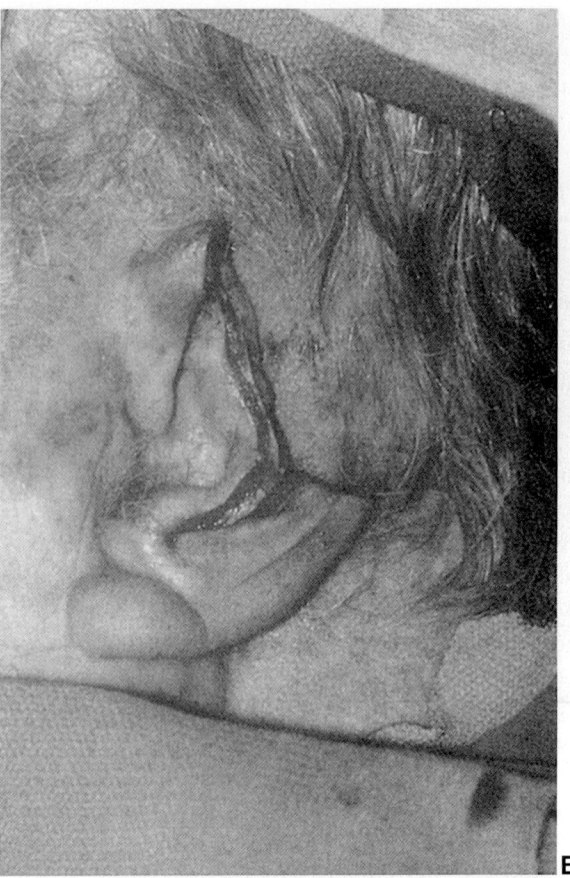
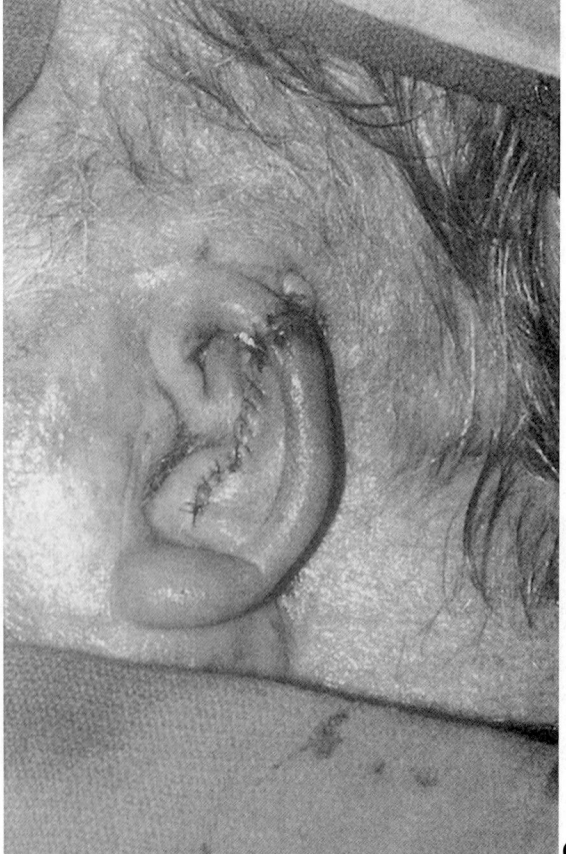

Figura 4.13
A: Defeito do pavilhão da orelha após excisão de carcinoma de células escamosas. **B:** Retalho de avanço condrocutâneo planejado. **C:** Retalho suturado em posição. (Ver também *Prancha* em *Cores*.)

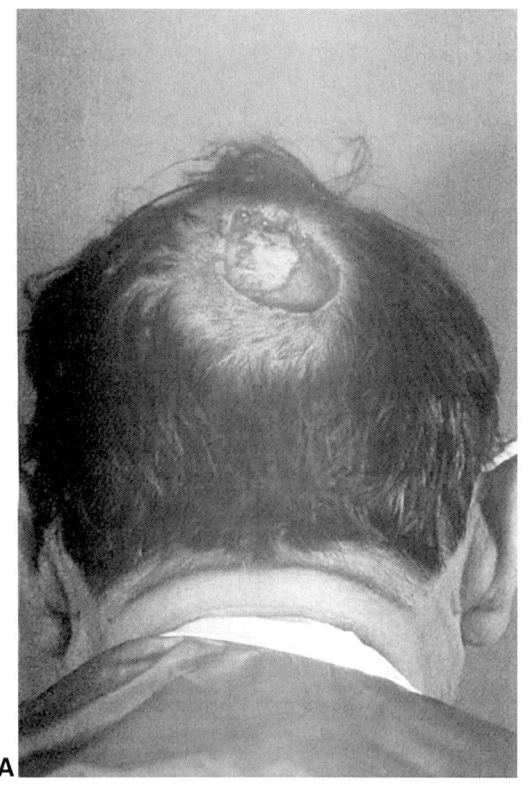
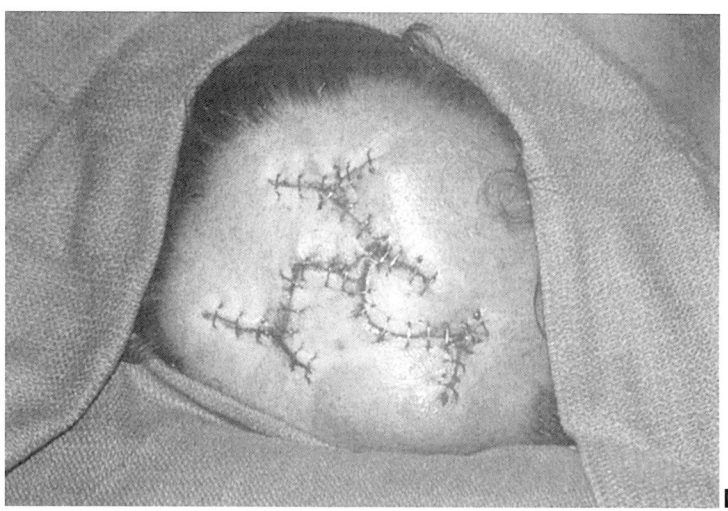
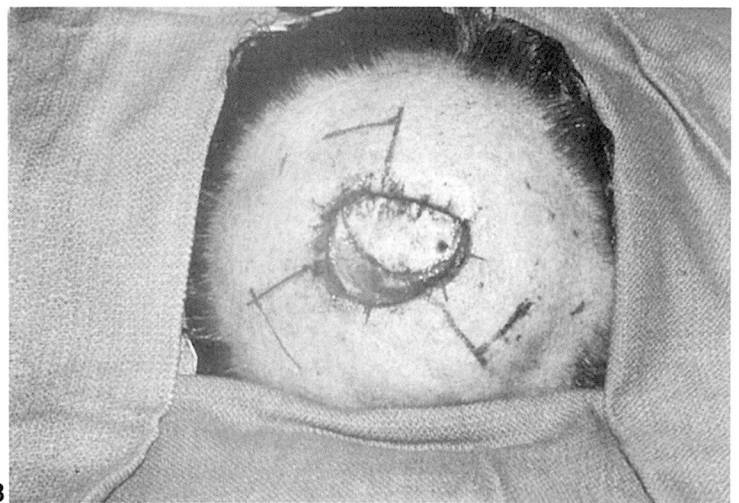
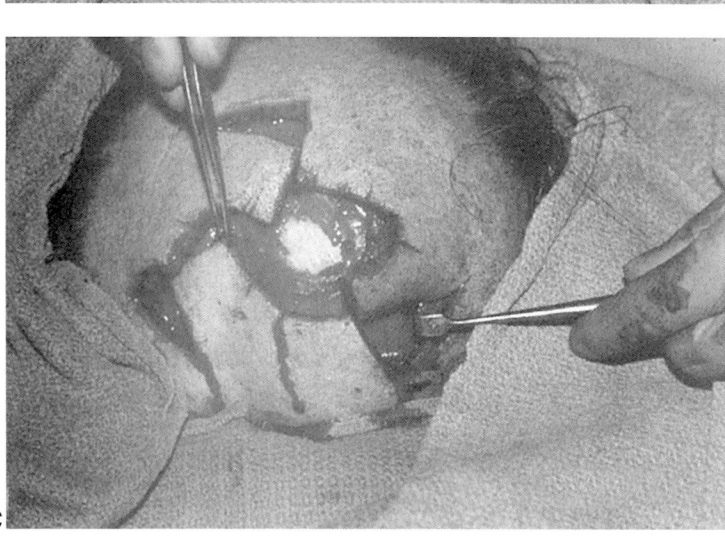
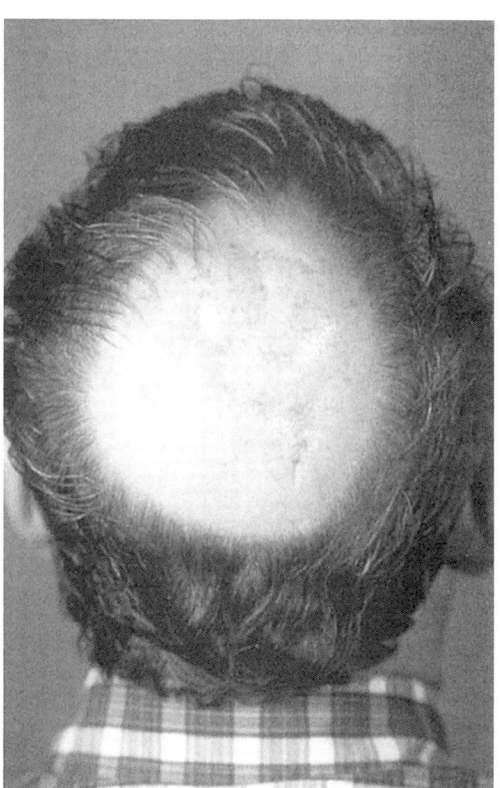

Figura 4.14

A: Defeito no vértice do couro cabeludo após excisão de câncer basocelular. **B:** Retalho rombóide triplo desenhado. **C:** Intra-operatoriamente, durante a criação e a transferência do retalho. **D:** Imediatamente após a cirurgia. **E:** Seis meses depois da cirurgia. (Ver também *Prancha* em *Cores*.)

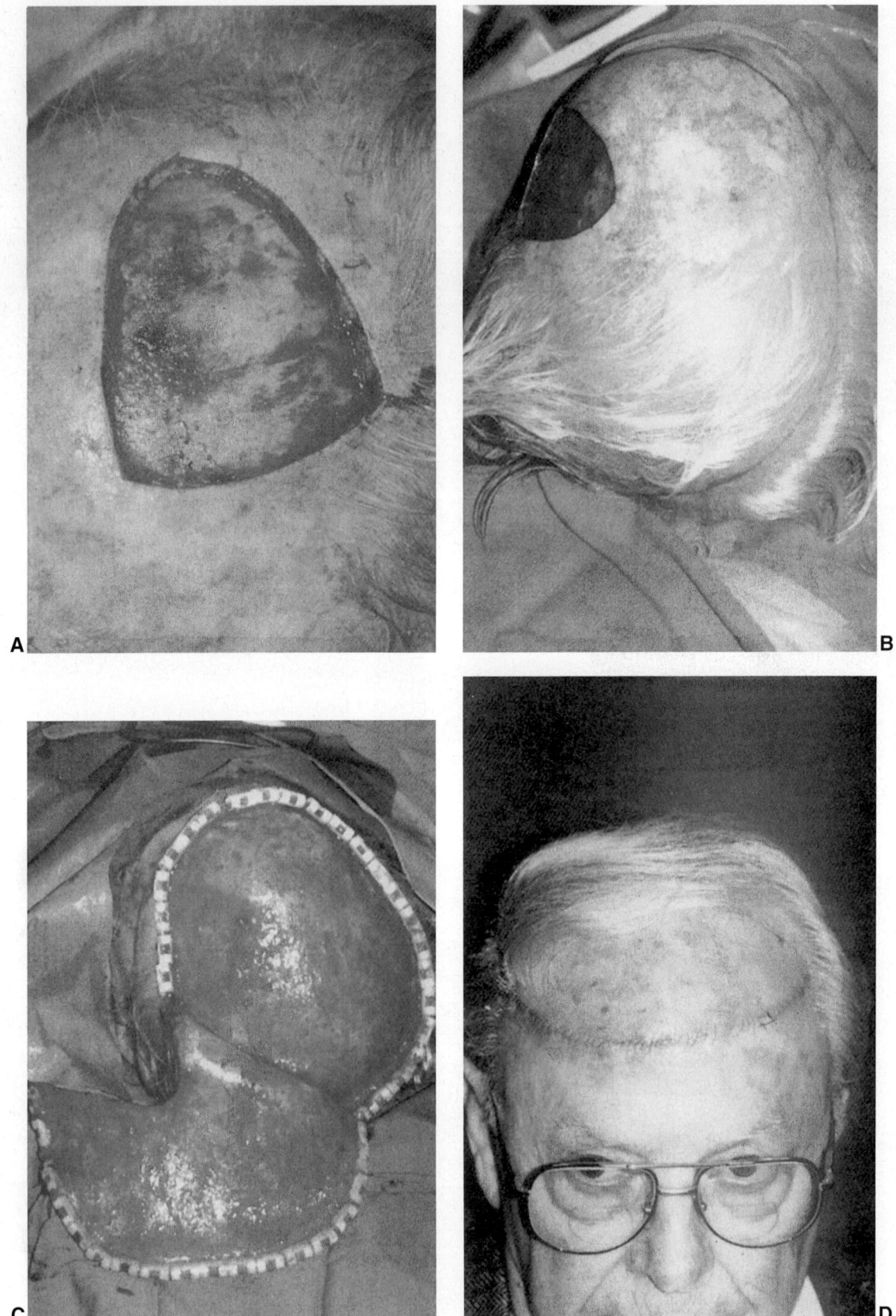

Figura 4.15

A: Defeito do couro cabeludo temporoparietal esquerdo 6 × 7 cm. **B:** Defeito com retalho de rotação de couro cabeludo planejado. **C:** Retalho de rotação do couro cabeludo depois da elevação. **D:** Resultado 1 semana depois da cirurgia. Observe o fechamento da ferida na região temporoparietal esquerda.

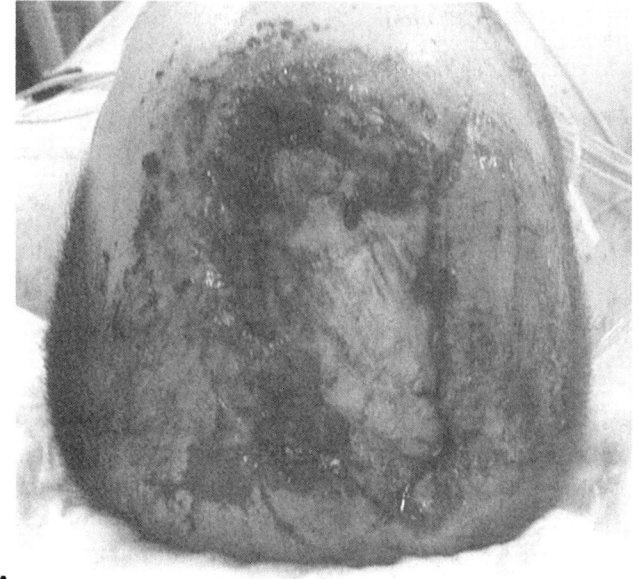

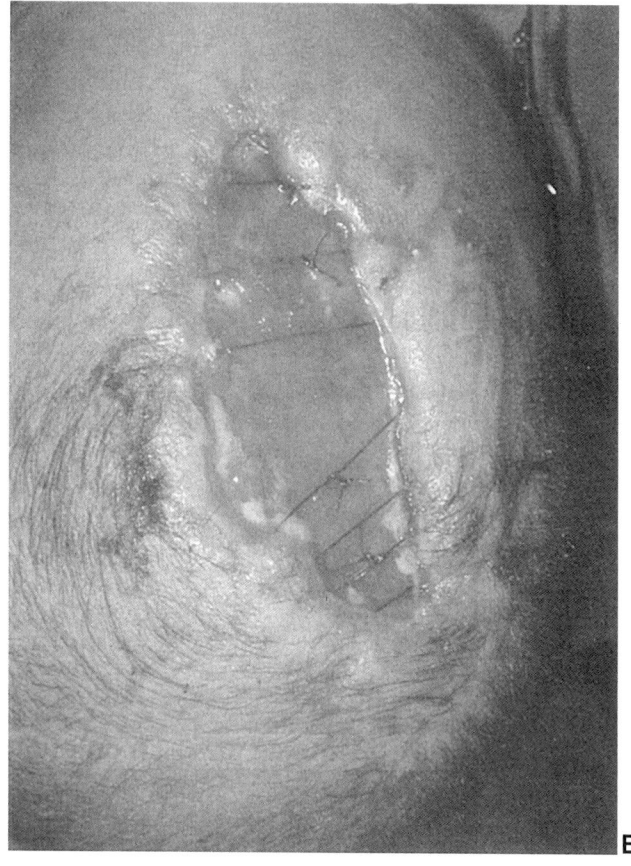

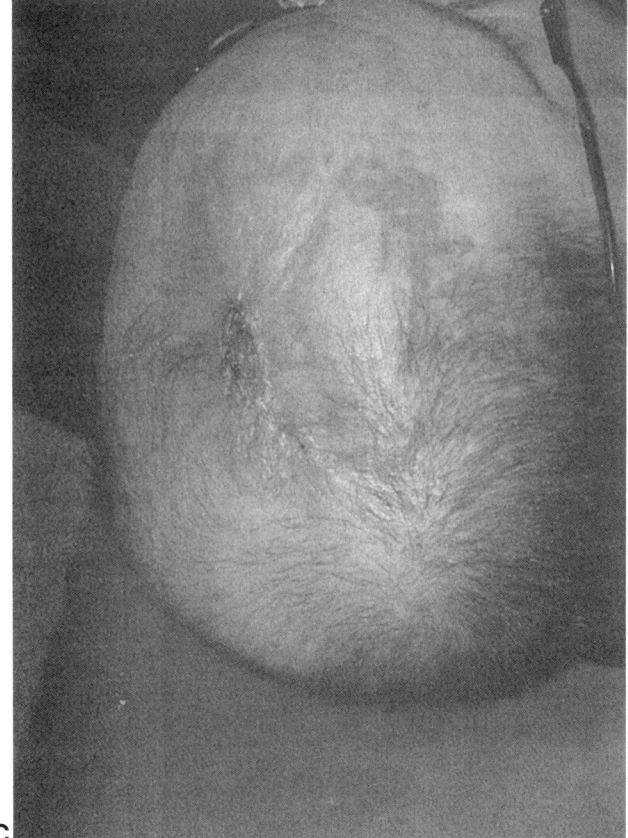

Figura 4.16

A: Defeito do couro cabeludo com osso exposto e material da pavimentação incluso. **B:** Defeito durante a cura após descorticação óssea superficial. Observe tecido de granulação sadio cobrindo o defeito. **C:** Depois de 3 meses, quase completamente curado.

de injeção tem usualmente 1,5 cm de diâmetro, com uma "bolha" de plástico, com um dorso de placa metálica. A placa de metal atua como uma "espera" para a agulha ao injetar, impedindo que a agulha vá de um lado a outro e saia pelo dorso da porta de expansão.

Geralmente, um retardo de cerca de 3 semanas é necessário entre a colocação do expansor de tecido e o começo da expansão. Se o expansor for colocado endoscopicamente, ou de outro modo, por meio de uma incisão muito pequena com mínimo descolamento, a expansão poderá começar mais cedo.

Soro fisiológico estéril para injeção é usado para encher o expansor. Alguns clínicos acrescentam um antibiótico para encher a solução em uma tentativa de minimizar infecção. A expansão é realizada semanalmente, porque isto é mais conveniente para pacientes externos. Expansão mais rápida pode ser obtida com expansão 2 ou 3 vezes por semana.

Os expansores são classificados pelo seu volume total após expandido. Mantenha-se um registro de quanto enchimento é injetado a cada semana, de modo a saber o volume total de líquido usado para expansão. A maioria dos expansores tolera expansão bem além do seu volume graduado.

A expansão tecidual é realizada tão rápido quanto possível sem causar complicações. Durante cada enchimento, o médico observa a pele sobrejacente ao expansor, procurando descoramento, e continuamente pergunta sobre o nível de desconforto do paciente. Se o desconforto maximamente tolerado aparecer antes de descoramento da pele, retirar alguns mililitros de líquido de modo que o nível de desconforto do paciente diminua. Se o descoramento ocorrer primeiro, isto indica comprometimento da microcirculação da pele sobrejacente ao expansor. Se a velocidade de expansão for limitada pelo desconforto do paciente, mas o descoramento não ocorreu ainda, às vezes vale à pena pedir ao paciente para se sentar tranqüilo por 15 a 20 minutos e, então, tentar acrescentar algum líquido adicional.

A complicação mais comum da expansão de tecido é o desconforto durante a expansão. Mesmo com a expansão prudente, pode ocorrer necrose de retalho de pele, hematoma, seroma ou infecção. Extrusão do expansor e falha do retalho são as complicações mais graves, às vezes exigindo começar novamente com um novo plano de reconstrução (10). Ocasionalmente, a expansão suficiente ocorre para se ir adiante com a reconstrução (à frente da programação) ao mesmo tempo que o expansor de tecido em expulsão é removido.

Quando é hora de usar o retalho, a excisão planejada é feita, e o expansor e a porta de injeção são removidos. O cirurgião encontrará uma cápsula acinzentada espessa entre o expansor e o tecido sobrejacente. Esta cápsula possui um excelente suprimento sanguíneo. Às vezes é possível incisar entre a cápsula e o tecido mole sobrejacente, usando a própria cápsula como um retalho vascularizado adicional que pode receber enxerto de pele.

Sempre é uma surpresa quanto o tecido parece se retrair uma vez que o expansor seja removido. Se o tempo não for crucial, aguardar 2 a 3 semanas depois da injeção final de expansão parece minimizar a retração aparente. A pele expandida é disposta como um retalho, conforme desenhado durante o período de planejamento pré-operatório.

COMPLICAÇÕES

Infelizmente, nem toda reparação de defeito de pele facial é seguida por uma evolução pós-operatória tranqüila e um excelente resultado funcional e cosmético.

Intra-Operatórias

Insuficiência Arterial

O problema intra-operatório mais comum que temos visto é uma sutil insuficiência arterial que se torna evidente ao suturar um retalho na sua nova posição. Um sulco apagado aparece transversalmente ao retalho, e a pele é definidamente mais pálida distal a este sulco. Quando isto ocorrer, geralmente será seguido pela necrose do retalho distal a não ser que se empreenda ação de contornar o problema.

A ação mais simples é tirar vários pontos da pele. Se isto avaliar a tensão suficientemente, deixar estas áreas abertas para serem fechadas vários dias mais tarde no consultório. Ocasionalmente é necessário tirar a maioria das suturas, ou mesmo recolocar o retalho de volta no seu local original (doador) até que esta palidez se resolva. Usar compressas mornas e papaverina tópica (especialmente se este for um retalho axial) pode ser útil. É permissível autonomizar esse retalho deixando-o em sua posição anatômica original durante alguns dias, fazendo curativo da ferida, e suturando o retalho no defeito vários dias mais tarde.

Congestão Venosa

Uma vez que as artérias possuem paredes mais espessas e uma maior cabeça de fluxo-pressão, elas são menos vulneráveis a problemas causados por encurvamento ou dobra. Se o suprimento arterial for adequado, mas a drenagem venosa for um problema, o retalho começará a ficar com uma cor violeta ou azulada. Picar a pele com uma agulha resulta em fluxo nítido e imediato de sangue escuro, e o retalho torna-se visivelmente mais rosado. Se a congestão venosa persistir, pequenas incisões com bisturi podem ser feitas com uma lâmina 11. Sangramento continuado destas pode ser encorajado durante o período pós-operatório abrindo-as delicadamente com um agulha estéril ou esfregando a crosta com uma gaze embebida em soro/heparina. Finalmente, uma sanguessuga ou duas podem servir a uma função semelhante e pode ser mais aceitável ao paciente que está cansado de ser aborrecido com agulhas ou esfregar de gaze. Lembrar que um paciente que recebe terapia com sanguessuga também deve receber cobertura antibiótica.

Peroperatório

Epidermólise

Epidermólise é uma vesiculação da camada superficial da epiderme. Tratada com cuidado local da ferida apenas, este fenômeno não tem virtualmente nenhum impacto sobre o resultado cosmético a longo prazo do retalho.

Celulite

Vermelhidão persistente ou crescente da pele do retalho e área adjacente pode ser celulite ou, às vezes, uma sensibilidade tópica à neomicina. Se essa vermelhidão ocorrer, qualquer medicação tópica contendo neomicina deve ser suspensa, e um antibiótico oral começado ou ajustado. Qualquer pus franco é cultivado com a intenção de usar informação sobre sensibilidade, quando disponível, para dirigir a terapia antibiótica, substituindo a escolha empírica inicial.

Perda de Pele em Espessura Total

A visão que faz realmente o coração do cirurgião reconstrutor afundar é o aspecto coriáceo negro da perda de pele de espessura total. Se for *seco*, parecido com gangrena seca, deixá-lo isolado. Ele funciona como um curativo da ferida enquanto a pele por segunda intenção rasteja a partir das margens, eventualmente levantando a escara. Ver o paciente semanalmente, e aparar qualquer escara solta. Falando de modo geral, entretanto, quanto menos intervenção, melhor.

Longo Prazo

Retalho Volumoso

Algum volume maior diminuirá com o tempo, especialmente com massagem diariamente. Para retalhos que não respondem a este tratamento conservador, alisar a pele superficial com uma ou mais dermabrasões pode melhorar acentuadamente a aparência. Outras alternativas são usar uma cânula de lipoaspiração de 2 mm (que opera mais por induzir fibrose do que pela remoção real de gordura) ou na realidade incisar parte do perímetro do retalho, e levantar e "emagrecer" o retalho diretamente. Uso judicioso de injeções de triancinolona também pode diminuir tecido subcutâneo excessivo.

Conforme mencionado anteriormente, se a contração da cicatriz circunferencial contribuir para a saliência de volume, uma série de mini-Z-plastias na cicatriz em torno do perímetro pode oferecer melhoria.

Cicatriz Invertida

Isto é uma cicatriz cuja profundidade fica abaixo do nível da pele circundante. Se a dermabrasão puder ser efetuada na pele na profundidade, isto melhorará o aspecto. Se a cicatriz for demasiado baixa para isto, bons resultados podem ser obtidos primeiro fazendo dermabrasão da área circundante e a seguir excisando 1 a 2 mm de cicatriz, permitindo que se cicatrize por segunda intenção. Excisão da cicatriz, descolamento da pele circundante, e fechamento plástico em camadas (usando pontos de colchoeiro verticais) também pode ser uma opção viável.

Cicatriz Hipertrófica

Cicatriz hipertrófica inicial pode muitas vezes ser resolvida por massagem diária (com ou sem esteróides tópicos). O nível seguinte de tratamento é aplicação de lâmina tópica — ou fita impregnada de esteróide (Cordran) ou lâmina de silicone. Para adultos que tolerem agulha, injeções de esteróides são altamente eficazes (Kenalog, 10 a 20 mg/mL) e podem ser repetidas a cada 2 a 4 semanas.

Uma vez que se desenvolvam quelóides maduros francos, geralmente é necessária excisão a *laser* ou cirúrgica.

Localizações Cicatriciais Específicas

Ectrópio lateral freqüentemente se resolve com massagem firme. Raramente, é necessário aumentar o tecido mole local com enxerto de pele e enxerto de cartilagem e mucosa. Ectrópio lateral não tratado pode levar à ceratite de exposição e, potencialmente, cegueira.

Ectrópio medial causa epífora (ao tracionar o ponto inferior afastando-o do globo) bem como ceratite de exposição. Se isto não se resolver com tratamento conservador, a correção pode ser atingida com liberação da pálpebra inferior. Um enxerto de pele de espessura total é usado para reconstruir o defeito. O uso de uma sutura de tração vertical (sutura de Frost) durante a fase inicial da cura é obrigatório.

Incisura labial pode causar uma aparência de sorriso de escárnio, bem como levar à incompetência oral (babação, problemas de articulação). Freqüentemente, a excisão da área "vincada" com reaposição resolve o problema.

Depressão ou retração na asa do nariz geralmente exige que seja trazido tecido adicional. Mais comumente, a correção envolve a colocação nasal interna de um enxerto composto elíptico (pele-cartilagem).

Similarmente, uma incisura da margem da hélice da orelha externa é tratável por excisão da cicatriz ou defeito com reaproximação.

CONCLUSÃO

A reparação de defeitos faciais é planejada para restaurar qualquer comprometimento funcional (especialmente defeitos envolvendo os lábios, a pálpebra e o nariz). O foco seguinte é a aparência cosmética, em que o objetivo é que o defeito tenha aparência tão normal quanto possível. Os retalhos de tecido local geralmente produzem a melhor combinação de cor, textura e contorno. Em certas circunstâncias, expansão de tecido pode ser necessária para o melhor desenho de retalho possível e especialmente deve ser considerada para grandes defeitos do couro cabeludo. Ocasionalmente, a cicatrização por segunda intenção ou enxerto de pele é uma escolha preferível, conforme descrito neste capítulo.

PONTOS IMPORTANTES

- Começar com análise do defeito: Que tecidos estão faltando? Que unidades estéticas estão afetadas?
- Enxertos de pele são mais adequados para defeitos rasos. Decisão sobre onde colher um enxerto de pele deve incluir considerações estéticas.
- Cura por segunda intenção na face pode ter cicatrização imprevisível. Ela produz os resultados mais constantes na área cantal medial e outras áreas sobrejacentes ao osso.
- Ao considerar qual retalho local usar, observar qual o tecido local que é facilmente disponível, e que marcos anatômicos próximos você quer evitar distorcer.
- Um retalho pediculado subcutaneamente geralmente é escolhido quando nenhum outro retalho local é apropriado.
- Nos lábios, as melhores cicatrizes são orientadas radialmente (nem sempre verticalmente).
- Para um defeito palpebral de espessura total, as lamelas anterior e posterior geralmente necessitam de reconstrução separada.
- Pele no couro cabeludo não se alonga tanto quanto a pele facial.
- Insuficiência arterial, freqüentemente devida à dobra vascular com transposição de retalho, pode ser tratada recolocando-se o retalho na sua posição anatômica original, autonomizando ("retardando") a transferência por vários dias.
- Epidermólise, ou morte da epiderme superficial, geralmente não tem mau efeito sobre o resultado cosmético final de um retalho.

REFERÊNCIAS

1. Calhoun KH, Seikaly H, Quinn FB. Teaching paradigm for decision making in facial skin defect reconstructions. *Arch Otolaryngol Head Neck Surg* 1998;124:60-66.
2. Mobley S. Bilobed flap design in nasal reconstruction. *Ear Nose Throat J* 2004;83:26-27.
3. Dinehart SM. The rhombic bilobed flap for nasal reconstruction. *Dermatol Surg* 2001;27:501-504.
4. Tramier H. Simple method of designing a bilobed flap. *Plast Reconstr Surg* 2000;105:2633-2634.
5. Cook JL. A review of the bilobed flap's design with particular emphasis on the minimization of alar displacement. *Dermatol Surg* 2000;26:354-362.
6. Stevens CR, Tan L, Kassir R, et al. Biomechanics of A-to-T Flap Design. *Laryngoscope* 1999;109:113-117.
7. Buckingham ED, Quinn FB, Calhoun KH. Optimal design of O-to-Z flaps for closure of facial skin defects. *Arch Facial Plast Surg* 2003;5:92-95.
8. Jewett BS, Shockley WW. Reconstructive options for periocular defects. *Otolaryngol Clin North Am* 2001;34(3):601-625.
9. Hudson DA. Maximising the use of tissue expanded flaps. *Br J Plant Surg* 2003;56:784-790.
10. Cunha M, Nakamoto HA, Herson MR, et al. Tissue expander complications in plastic surgery: a 10-year experience. *Rev Hosp Clin Fac Med Sao Paulo* 2002;57:93-97.

CAPÍTULO 5

Camuflagem de Cicatrizes

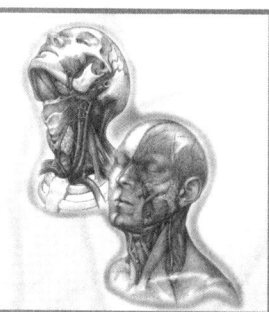

Marcelo Hochman • Ricardo A. Beas

ANÁLISE DAS CICATRIZES

A cura de uma ferida resulta em uma cicatriz. A aparência da cicatriz depende do mecanismo de produção da ferida, localização e tensão dessa, tratamento inicial, infecção e deiscência.

Classificação das Cicatrizes

Cicatrizes hipertróficas.
Quelóides.
Estrias alongadas.
Cicatrizes atróficas.
Cicatrizes pigmentadas.

O objetivo do cirurgião é tornar a cicatriz menos perceptível. É necessário que o paciente tenha expectativas realísticas do resultado. A responsabilidade do médico é informar o paciente de que a eliminação de cicatrizes é quase impossível, mas que a melhora freqüentemente é possível. Com a maturação, uma cicatriz ideal é nivelada à pele circundante, tem boa combinação de cor, é estreita, é paralela ou situada dentro de linhas de tensão favoráveis, é localizada na periferia da face ou em uma transição entre duas subunidades cosméticas, e não possui linhas retas óbvias (1). Uma cicatriz desejável é algo que pode não ser detectado pelo leigo. Nem toda cicatriz se beneficia com revisão. Nestes casos, o paciente pode se beneficiar por aconselhamento.

As causas de formação de cicatriz desfavorável podem ser genéticas, iatrogênicas, circunstanciais ou idiopáticas (2). Em revisão de cicatriz, a cronologia é crucial. Os pacientes tradicionalmente eram aconselhados a aguardar 6 a 12 meses antes da revisão. Sabe-se, no entanto, que a revisão precoce com realinhamento da cicatriz pode acelerar sua maturação (3). As feridas em cicatrização incorporam alta atividade fibroblástica; assim, a dermabrasão pode ser benéfica tão precocemente quanto com 6 semanas depois da ferida. Uma argumentação convincente também pode ser apresentada em favor da revisão precoce de cicatrizes que são, obviamente, mal alinhadas ou interferem na função.

TÉCNICAS DE CAMUFLAGEM DE CICATRIZES

Procedimentos em vários tempos envolvendo diferentes técnicas muitas vezes são necessários. As técnicas estão mostradas na Tabela 5.1. As indicações, vantagens e desvantagens de cada método são as seguintes.

Técnicas Excisionais

Cicatrizes provocadas por trauma são circunstanciais; aquelas feitas por um cirurgião devem ser planejadas. A melhor camuflagem é obtida quando as incisões se situam dentro das margens de orifícios (nariz, boca, olho ou orelha); paralelas ou dentro das linhas de tensão da pele relaxada; na junção de unidades estéticas faciais; ou em uma localização que possa ser coberta com cabelo (4) (Fig. 5.1).

TABELA 5.1
TÉCNICAS DE REVISÃO E CAMUFLAGEM DE CICATRIZES

Técnicas excisionais
  Colocação da incisão
  Excisão fusiforme
  Excisão tipo *shave* (plaina)
  Reposicionamento da cicatriz
  Excisão parcial seriada

Técnicas de irregularização
  Z-plastia
  W-plastia
  Fechamento em linha quebrada geométrica
  Dermabrasão, ressuperficialização a *laser*
  Preenchimentos (*fillers*)

Técnicas adjuntivas
  Esteróides
  Curativos, medicações
  Cosméticos

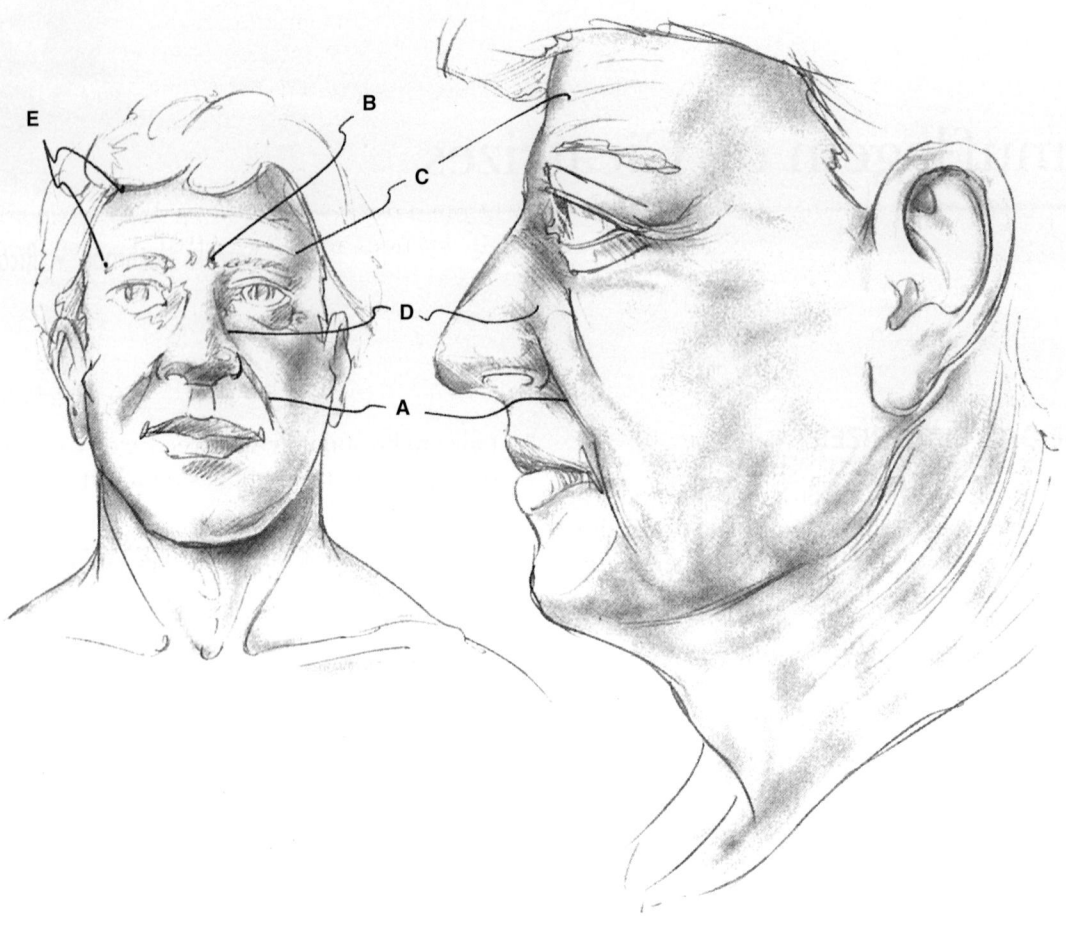

Figura 5.1
Locais para colocação de incisões eletivas que podem ajudar na camuflagem de cicatrizes. A, sulco nasolabial; B, sulcos glabelares; C, sulcos horizontais da testa; D, junção de unidades anatômicas (orelha e bochecha, nariz e bochecha); E, linha do cabelo. Estes e outros tornam-se mais óbvios em uma face envelhecida.

Excisão Fusiforme

A técnica mais simples usada para corrigir cicatrizes que são demasiado largas ou que têm margens desalinhadas é a excisão fusiforme. A técnica é útil, no entanto, apenas quando a cicatriz está situada em uma posição favorável. A cicatriz é excisada elipticamente com ângulos opostos de 30° ou menos. Um conceito essencial em toda revisão de cicatriz é a preservação da cicatriz profunda e de camadas subcutâneas. Estas ajudam a apagar o fechamento e contribuem para a resistência da nova ferida. Não tem sentido remover uma cicatriz inteira que o corpo terá que reproduzir. Só quando o tecido cicatricial profundo contribui para a deformidade é que ele é excisado. O cirurgião deve acompanhar contornos curvos normais ou linhas de tensão relaxadas com a elipse para evitar fazer uma cicatriz em linha reta (Fig. 5.2). Depois de descolar, a ferida é reparada com aproximação dérmica cuidadosa e equalização das margens. Se os ângulos forem entre 30° e 60°, Mplastia fecha a ferida sem tensão e com mínima remoção de tecido normal. As lesões que não podem ser removidas com ângulos opostos de menos de 60° prestam-se mal à excisão fusiforme.

Excisão Tipo Shave (Plaina)

Cicatrizes que são aceitavelmente estreitas mas têm contornos elevados alguns milímetros acima da pele circundante podem ser melhoradas por meio de excisão tipo *shave*. Cicatrizes com margens irregulares da ferida ou pequenos cones eretos podem ser revisadas similarmente. Com um bisturi fino ou lâmina de navalha, a cicatriz é "aplainada" tangencialmente até o nível da pele. Toma-se cuidado para preservar a derme intacta. A cicatrização ocorre por meio de reepitelização.

Reposicionamento da Cicatriz

Uma cicatriz pode ser objetável simplesmente por causa da sua localização. Pequenas cicatrizes que residem perto de uma linha de tensão da pele relaxada podem ser reposicionadas por meio de excisão. Exemplos típicos incluem transferir uma cicatriz da bochecha para dentro do sulco nasolabial, ou da testa exposta para

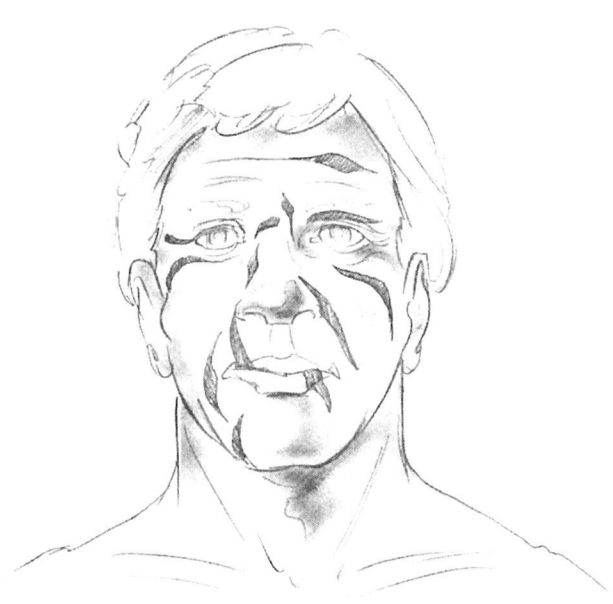

Figura 5.2
Exemplos da colocação ideal da excisão fusiforme nas linhas de contorno ou linhas de tensão da pele relaxada, para melhor aparência da cicatriz.

dentro da linha do cabelo. Isto, muitas vezes, envolve o sacrifício de tecido entre a cicatriz e o local desejável. O cirurgião deve ter certeza de que o reposicionamento não causará deformidade maior.

Excisão Parcial Seriada

Quando o tamanho e a elasticidade de uma cicatriz proíbem excisão e fechamento em um tempo sem distorção de estruturas normais vizinhas, então pode ser realizada a excisão seriada. Esta técnica envolve a excisão e uma parte da cicatriz e avança a pele adjacente em procedimentos seqüenciais. A pele normal é descolada e esticada em tempos para encher a área de cicatriz ressecada até que toda a cicatriz seja excisada. A rapidez como isto é obtido depende do tamanho da cicatriz e da elasticidade da pele adjacente. Um paciente mais idoso, com pele mais redundante, pode necessitar de menos procedimentos que um paciente mais jovem. Com o uso dos expansores de tecido, a remoção total de grandes áreas de tecido cicatricial é possível com, relativamente, menos etapas de intervenção.

Irregularidade da Cicatriz

Cicatrizes retas longas são percebidas como pouco naturais e mais observáveis, ainda que a qualidade da cicatriz seja aceitável. O mesmo pode ser dito de cicatrizes que fazem ponte em concavidades naturais e produzem uma aparência de membrana, ou cicatrizes que cruzam unidades estéticas adjacentes. Para estas, o cirurgião usa técnicas que quebram a linha da cicatriz.

Z-plastia

A primeira referência à Z-plastia foi por Denonvilliers, em 1856 (5). Através da transposição de retalhos de pele triangulares, a Z-plastia alonga a cicatriz e muda sua direção. Ela é particularmente útil no tratamento de cicatrizes que cruzam importantes linhas de tensão da pele relaxada, distorcem pontos anatômicos, ou formam bandas ou membranas atravessando concavidades. Ao espalhar em várias direções as forças que agem sobre um determinado ponto, a Z-plastia ajuda a minimizar distorções causadas pelas fortes forças contráteis da cura das feridas.

A Z-plastia clássica possui dois ângulos de 60° e três ramos de igual comprimento (Fig. 5.3) (6,7). O descolamento dos dois retalhos feitos pela incisão destes ramos e a sua transposição teoricamente aumen-

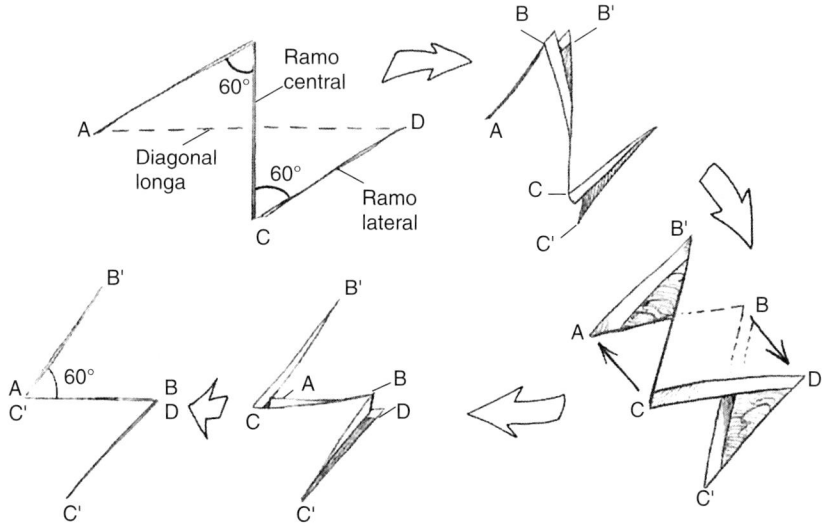

Figura 5.3
Z-plastia clássica com ângulos iguais de 60°.

tam o comprimento da cicatriz em 75%. A quantidade real de alongamento depende da elasticidade e da disponibilidade da pele circundante. A espessura ideal de retalho é localizada entre o plexo subdérmico e o tecido gorduroso subcutâneo. O aumento em comprimento a partir de triângulos de Z-plastia rotados varia com o ângulo entre os ramos central e periféricos. Ângulos menores que 30° podem causar necrose da ponta do retalho. Ângulos maiores que 75° podem causar cones eretos redundantes (Fig. 5.4).

Toda Z-plastia tem quatro desenhos possíveis para os ramos laterais. A Z-plastia corretamente projetada usa ramos laterais que são paralelos à linha de tensão da pele relaxada de interesse. As extremidades dos ramos laterais devem ficar, precisamente, na linha onde o novo ramo central vai ser colocado. Os ângulos podem ser variados e feitos desiguais para assegurar que os ramos caiam na posição desejada. Várias Z-plastias podem ser usadas em seqüência em torno da curva de uma deformidade em tampa de alçapão. Este método permite a interdigitação do retalho e da pele circunvizinha. Menos deformação lateral é obtida com várias Z-plastias do que com uma Z-plastia grande centrada na cicatriz. Isto é importante em torno do canto medial, onde mudanças medindo 1 mm podem ser funcional e cosmeticamente importantes. O cirurgião deve ponderar a versatilidade e os benefícios da Z-plastia contra o fato de que ela exige duas incisões extras, e cicatrizes subseqüentes, para corrigir uma cicatriz (8,9).

W-plastia

W-plastia contínua é útil em torno de áreas de curvatura convexa, como ao longo da margem mandibular, dobra anti-helicoidal ou dorso do nariz. Uma cicatriz vertical na testa às vezes se presta à revisão com esta técnica. As vantagens da W-plastia sobre a Z-plastia são que segmentos com ramos mais curtos são usados, e a técnica não causa alongamento global da cicatriz. W-plastia raramente é efetuada com um único W; em vez disso, pequenos triângulos consecutivos de pele são excisados em cada lado da cicatriz, e os retalhos triangulares resultantes são imbricados. Tantas incisões componentes quanto possível são colocadas paralelas às linhas de tensão da pele relaxada (Fig. 5.5). O entremeado de pequenas cicatrizes e tecido normal camufla o local. A utilidade da W-plastia é limitada às superfícies largas, planas, como a bochecha, porque o resultado é regularmente previsível: uma cicatriz irregular um pouco conspícua. A maioria das cicatrizes, antes revisadas por meio de W-plastia, é agora mais bem servida com a técnica de linha quebrada geométrica (10).

Fechamento em Linha Quebrada Geométrica

O fechamento em linha quebrada geométrica é uma técnica de excisão de cicatriz que envolve a interrupção da linearidade de uma cicatriz. A técnica consiste em padrões geométricos irregulares com um padrão em imagem de espelho no lado oposto da excisão (Fig. 5.6). Os triângulos, retângulos e quadrados não têm mais de 6 mm em qualquer direção. Dimensões menores que 3 mm tendem a ser pequenas demais para fechar, e aquelas maiores que 7 mm tendem a ser demasiado visíveis individualmente para efetuar uma camuflagem. Depois de cuidadoso fechamento dérmico e subcutâneo, a epiderme é suturada com sutura contí-

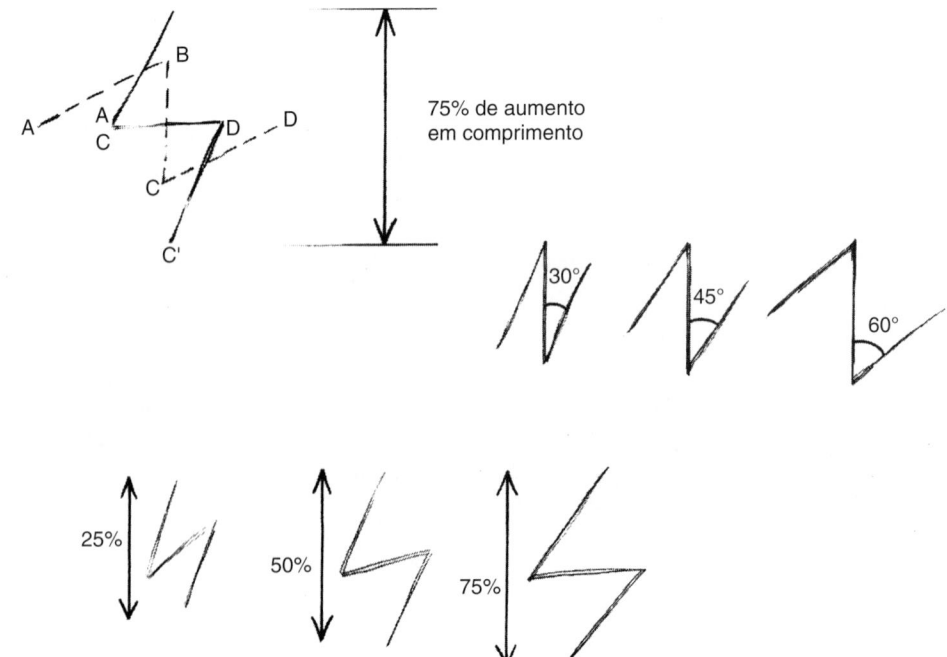

Figura 5.4

Z-plastia rotada. Ângulos maiores aumentam o comprimento.

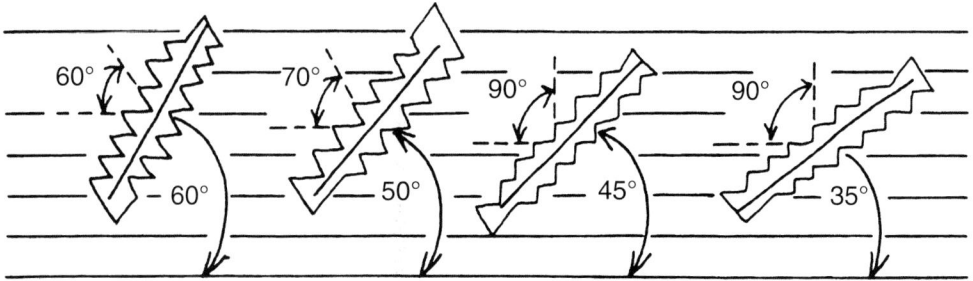

Figura 5.5
W-plastia em escada com cicatrizes inclinadas de 60° a 35°. À medida que a inclinação da cicatriz diminui, o grau dos ângulos é aumentado, de modo que tantos segmentos quanto possível sigam linhas de tensão da pele relaxada.

nua pespontada de categute de absorção rápida (Fig. 5.7). Embora seja demorado para executar, o fechamento em linha quebrada geométrica é a melhor técnica para a maioria das cicatrizes faciais longas não quebradas. A camuflagem pode ser aperfeiçoada com dermabrasão 6 semanas depois do fechamento (11).

Dermabrasão e Ressuperficialização a *Laser*

A finalidade da dermabrasão é nivelar a pele e promover reepitelização com produção de novo colágeno. O resultado é a fusão e o alisamento da cicatriz revisada. Cicatrizes de acne, rinofima e rítides faciais também são tratadas com esta técnica. É importante lesar somente a derme papilar. Isto preserva as estruturas anexiais, que, juntamente com a margem da ferida, constituem a fonte de células epidérmicas para migração através da superfície lixada. Abrasão até dentro da derme reticular, marcada pela aparência de fibras brancas curtas paralelas e estruturas anexiais, aumenta muito o risco de cicatrização adversa. Se for observada gordura, a derme reticular foi penetrada. Remodelação do colágeno na derme ocorre e é importante para encurtar a pele. Isto é particularmente importante para correção de alterações actínicas, mas está menos bem compreendido em relação a cicatrizes.

A dermabrasão é efetuada com uma lixa de diamante ou escova de aço rotatória de alta velocidade. O dermabrasor é movido em ângulo reto com a direção de rotação. Caso contrário, pode ocorrer perda de controle e o dermabrasor pode avançar na direção da rotação do cilíndro (Fig. 5.8). Anestesia locorregional pode ser suplementada com sedação intravenosa. Um resfriador tópico para congelar a pele é útil em superfícies macias como a área da bochecha e entre os supercílios. Congelar a pele a um estado rígido mantém a superfície da pele com mínima tração. Toma-se cuidado para evitar congelar em cima de proeminências ósseas e em áreas de pele muito fina. As áreas de dermabrasão superpõem-se uma à outra, e a periferia é tratada de leve para fundir-se com a pele circundante.

Um *laser* de dióxido de carbono ultrapulsado de alta energia pode ser usado para as mesmas indicações que a dermabrasão tradicional. O comprimento de onda do *laser* de CO_2 é absorvido seletivamente pela água nas células do tecido-alvo. Os princípios subjacentes à remodelação da epiderme e derme parecem ser os mesmos que os da dermabrasão. O julgamento da profundidade da destruição dérmica parece ser mais preciso com um *laser* porque o procedimento é isento de sangue, e é possível a avaliação visual imediata da mudança nas irregularidades da superfície e o estiramento dérmico. Mais recentemente, o uso de *lasers* de érbio de pulso curto e longo em conjunção com ressuperficialização a *laser* de CO_2 demonstrou reduzir a área de lesão térmica. A ressuperficialização a *laser* abriu a porta ao tratamento da pele periocular, que não se presta facilmente à dermabrasão tradicional.

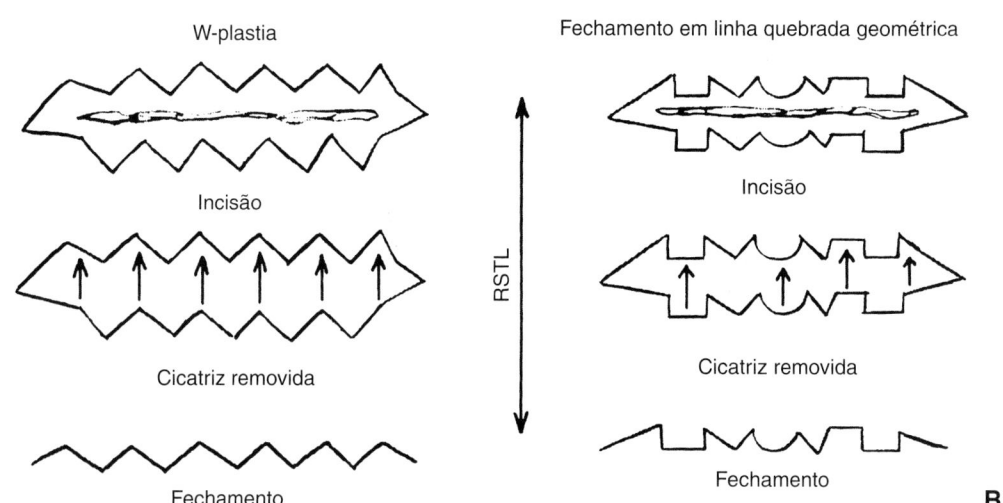

Figura 5.6
A: W-plastia produz uma cicatriz irregular por meio de figuras triangulares interpostas, tornando a cicatriz menos observável. **B:** A linha geométrica quebrada produz irregularidade em um padrão mais imprevisível para aumentar a camuflagem.

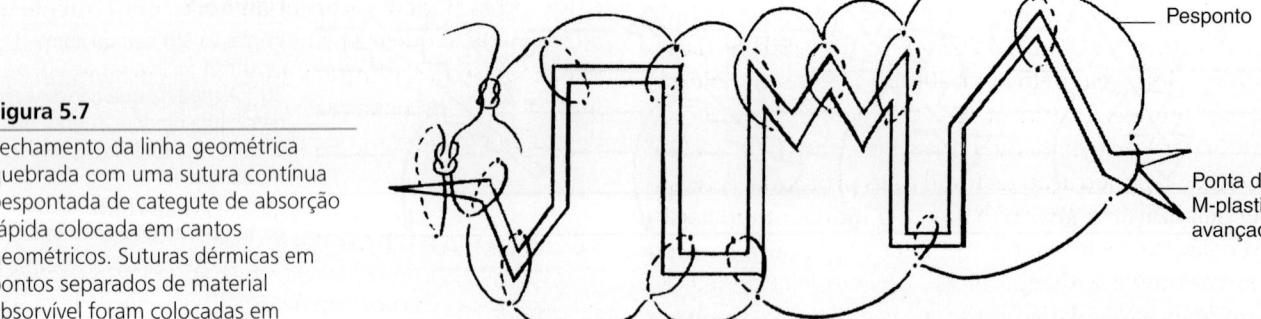

Figura 5.7
Fechamento da linha geométrica quebrada com uma sutura contínua pespontada de categute de absorção rápida colocada em cantos geométricos. Suturas dérmicas em pontos separados de material absorvível foram colocadas em posições-chave.

A seleção dos pacientes é importante para abrasão a *laser* ou mecânica. O risco de inconsistência pigmentar é mais alto em pacientes com pele escura. Uma história de vitiligo, doença colágeno-vascular, e formação de cicatriz hipertrófica ou quelóide, bem como herpes simples ativo, podem aumentar o risco de resultados desfavoráveis. Medicações antivirais, especialmente, são importantes para ressuperficialização a *laser* e devem ser administradas 2 a 3 dias antes e 7 a 10 dias depois do procedimento a todos os pacientes, independentemente da experiência prévia com herpes labial. Uso concomitante de anticoncepcionais orais pode precipitar *melasma*, um tipo de hiperpigmentação que geralmente afeta a testa e as bochechas. Quando esta coloração reticulada, mosqueada, acastanhada ocorre durante a gravidez, é chamada *cloasma*. Qualquer destas condições alerta o cirurgião para a possibilidade de alterações de pigmentação manchada como resultado da ressuperficialização. Um retardo de pelo menos 6 meses a 1 ano depois da descontinuação do uso de ácido 13-*cis*-retinóico é prudente, porque foi descrita formação de cicatriz depois da ressuperficialização mais precoce (12). Uma história de fenômeno de Raynaud ou urticária de frio é pesquisada se o uso de resfriador na pele for planejado durante o procedimento.

Milia (pequenos cistos epidérmicos) não são incomuns depois de dermabrasão. A maioria responde a agentes de limpeza abrasivos brandos, mas *milia* persistentes podem ser "destelhados" com uma lâmina de bisturi para liberar o elemento epidérmico aprisionado. Milia podem ser minimizados facilitando-se a cicatrização pós-operatória se a ferida for coberta com pomada ou um curativo semi-oclusivo até que a ressuperficialização epitelial tenha ocorrido, geralmente dentro da primeira semana.

É comum retocar uma cicatriz revisada com dermabrasão pontual até que o resultado ideal tenha sido obtido. Uma vez que o eritema e a sensibilidade à luz solar persistem por alguns meses, a proteção de radiação ultravioleta é importante para prevenir problemas de pigmentação (13,14).

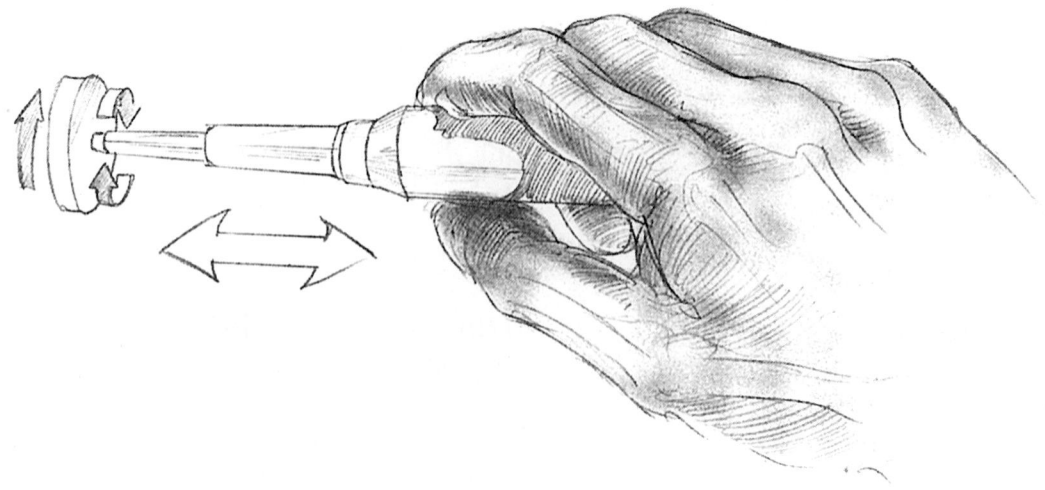

Figura 5.8
O dermabrasor é movido em ângulo reto com a direção de rotação da roda para minimizar o risco de avanço descontrolado da mesma.

Sistemas de *Laser* não Ablativo

A maioria dos sistemas de *laser* não ablativo usado hoje em dia emite luz dentro da porção infravermelha do espectro eletromagnético (1.000 a 1.500 nm). Nestes comprimentos de onda a absorção pelo tecido superficial que contém água é relativamente fraca, propiciando então a penetração tecidual mais profunda. A ressuperficialização a *laser* não ablativo induz remodelação do colágeno pela criação de uma ferida dérmica sem descontinuidade da epiderme. A remodelação da pele com *laser* não ablativo está na sua infância e, embora vários sistemas tenham demonstrado efetuar melhora em rítides e cicatrizes atróficas, elas ainda não se aproximam da melhora vista geralmente após tratamento com *laser* ablativo.

Hipopigmentação

Áreas hipopigmentadas podem ser camufladas com cosméticos. Se for desejada uma solução mais permanente, auto-enxerto epitelial cultivado, *laser* ou dermabrasão com enxerto fino de pele, ou microenxertos dérmicos podem ser usados (15–19).

Hiperpigmentação

O tratamento bem-sucedido de cicatrizes pigmentadas exige, muitas vezes, o uso de um *laser* específico para pigmento, incluindo vários sistemas pulsados (*Q-switched*, de nanossegundos) [p. ex., corante pulsado de 510 nm, Nd:YAG de 532 nm, ou potássio titanil fosfato (KTP), de rubi de 694 nm, alexandrita de 755 nm, Nd:YAG de 1.064 nm].

Cicatrizes Deprimidas

A ressuperficialização pode ser útil para tratar cicatrizes deprimidas com os níveis teciduais circundantes. (Depressões mais profundas ou mais isoladas podem ser enchidas com enxerto de gordura, enxerto dermogorduroso, colágeno ou materiais sintéticos) (20).

Preenchimentos

Um preenchedor injetável ideal para tecido mole é aquele que é barato, fácil de usar, biocompatível, apirogênico, atóxico, não carcinogênico, não alergênico, não imunogênico e não migratório, e que tenha efeitos duradouros (21,22).

Os implantes biológicos atuais incluem materiais autólogos, alogênicos e xenogênicos, como colágeno bovino, colágeno autólogo, colágeno alogênico, fibroblastos autólogos, gordura autóloga, matriz gelatina, géis de ácido hialurônico, fáscia *lata* particulada preservada, e derme alogênica micronizada (23–25). Embora estes implantes sejam biocompatíveis, reabsorção e falta de permanência são as suas principais desvantagens. Os preenchimentos aloplásticos injetáveis de tecidos moles podem fornecer aumento permanente do tecido mole, o que é a principal vantagem sobre os implantes biológicos. Entretanto, quando surgem problemas, a permanência destes implantes pode ser uma desvantagem nítida porque eles são difíceis de remover.

TÉCNICAS ADJUVANTES

Embora a escolha correta da técnica, a execução cuidadosa e o fechamento meticuloso sejam necessários para bons resultados, diversas medidas adjuntivas podem ser usadas para otimizar o resultado.

Esteróides

Corticosteróides podem ser usados para tratar cicatrizes hipertróficas ou quelóides ou para prevenir sua formação ou recorrência após a cirurgia. Injeção dentro de retalhos pequenos é útil quando uma repleção persistente prejudica o resultado cosmético. Injeção intralesional de acetonido de triancinolona a vários intervalos de tempo é administrada intradermicamente, transdermicamente usando-se uma pistola (Dermajet), ou na junção dermo-subcutânea (26,27). Injeção dentro de gordura pode causar atrofia. A concentração usada varia de 10 a 40 mg/mL. Concentrações mais altas, no entanto, tendem mais a causar efeitos colaterais locais. Alguns relatos de cegueira foram apresentados após injeção percutânea facial de esteróides (28). Esteróides tópicos são eficazes apenas em feridas superficiais, como as causadas por dermabrasão (29).

Lâminas e Géis de Silicone

Lâminas ou géis de silicone podem ser usados isoladamente ou combinados com terapia a *laser* para ajudar na resolução de cicatrizes hipertróficas (30,31). A teoria mais prevalente focalizou a capacidade de curativos oclusivos com silicone aumentarem a hidratação do *stratum corneum* (32).

Fatores Mecânicos

Pressão e massagem ajudam na resolução de cicatrizes hipertróficas (33,34)

Curativos, Medicações e Cosméticos

À parte constituírem uma barreira mecânica à contaminação, curativos são importantes para otimização dos resultados. A resistência inicial da ferida depende dos materiais de sutura usados no fechamento. Suporte e imobilização adicionais são ganhos com tiras de esparadrapo reforçado. As tiras são particularmente úteis na face, onde o movimento constante da mímica

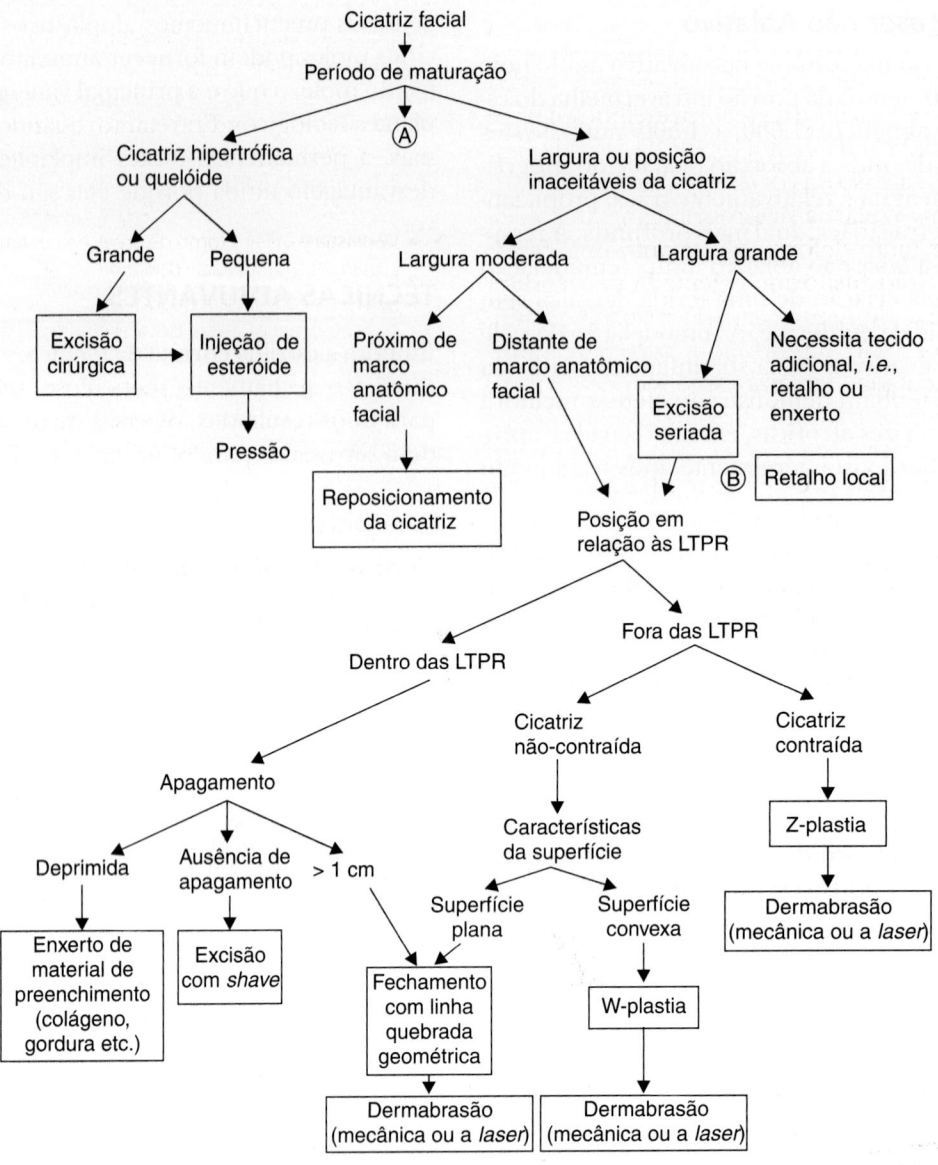

Figura 5.9
Esquema para análise e planejamento pré-operatório essenciais para revisão eficaz de cicatriz. (Modificado de Thomas JR, Mechlin DC. Scar revision. In: Holt GR, Mattox DE, Gates GA, eds. *Decision making in otolaryngology.* Toronto: BC Decker, 1984:104, com permissão.)

pode romper a ferida em cicatrização ao nível microscópico.

Pomada antibiótica ou vaselina pura tópicas usadas em feridas suturadas minimizam a formação de crosta e retardam a contaminação bacteriana. As feridas que se cicatrizam por meio de ressuperficialização epitelial, como dermabrasão ou excisão com *shave*, se curam mais rapidamente se mantidas úmidas, porque o epitélio procura um plano de migração com uma umidade crítica (35).

Os pacientes freqüentemente aplicam retinóides, preparações vitamínicas e emolientes livremente comercializados. Embora a eficácia destas preparações em revisão de cicatrizes não esteja bem documentada, elas não parecem afetar adversamente a cura. Os pacientes podem querer usá-las e se beneficiam no sentido que estão participando, ativamente, no plano terapêutico. Uma cosmeticista profissional pode ser útil durante as fases de endurecimento e eritema da cura. Cicatrizes que não podem ser ainda mais melhoradas cirurgicamente e permanecem feias podem ser mascaradas com cosméticos. O penteado pode camuflar algumas cicatrizes, e o paciente necessita conhecer estas técnicas (1).

COMPLICAÇÕES

Uma conduta sistemática de análise da cicatriz, a colocação da incisão e a escolha da técnica melhoram os resultados da revisão e da camuflagem da cicatriz (Fig. 5.9). A chave do sucesso é a correta análise pré-operatória do problema. Z-plastia inapropriadamente colocada pode causar tanto deformação quanto uma ferida traumática. Excisão fusiforme orientada perpendicularmente a linhas de tensão da pele relaxada produz maus resultados, não importando quão cuidadosamente seja executada. Tratamento pós-operatório da ferida com pomada, curativos de reforço e esteróides pode aperfeiçoar uma excisão simples corretamente orientada. A avaliação pré-operatória para *laser* deve incluir uma história médica básica, incluindo documentação de medicações e alergias. Uma história de cicatrização anormal, exposição excessiva ao sol, condições alérgicas ou inflamatórias, surtos de vírus herpes simples, distúrbios imunes ou procedimentos cosméticos prévios dentro da área comprometida também devem ser averiguados. Educação adequada pré-tratamento e acompanhamento médico estreito, além de um esquema de tratamento da ferida pós-operatória cuidadosamente executado, ajudam a reduzir a morbidade e possibilitam que problemas potenciais sejam reconhecidos e enfrentados precocemente.

PONTOS IMPORTANTES

- A cicatriz ideal é plana e na região da pele circundante, de boa combinação de cor, estreita, paralela ou dentro de linhas favoráveis de tensão da pele, e curvas, sem longos segmentos não quebrados.
- A melhor camuflagem é obtida quando as incisões são desenhadas para ficarem paralelas ou dentro das linhas de tensão da pele relaxada, na junção de unidades estéticas faciais, dentro das margens de orifícios, ou na borda de uma linha do cabelo.
- Tentar melhorar uma cicatriz que, na maturidade, já é ideal, pode ser desastroso.
- Embora os caprichos da cura da ferida possam produzir uma cicatriz desfavorável, a localização ideal pode ser escolhida para uma cicatriz cirúrgica eletiva.
- Revisão precoce é indicada para cicatrizes que estão mal posicionadas ou mal alinhadas ou que interferem na função.
- A espera tradicional de 6 a 12 meses antes da revisão muitas vezes é desnecessária e pode ser deletéria.
- Procedimentos por tempos freqüentemente são necessários para obter resultados ideais. O cirurgião e o paciente devem reconhecer que o processo é longo e trabalhoso.
- Cicatriz profunda e tecidos subcutâneos sempre são preservados durante a revisão de cicatriz porque ajudam a apagar o fechamento e contribuem para a resistência da ferida. Não tem sentido remover tecido que o corpo necessitará reproduzir. Tecido cicatricial profundo é removido apenas se contribuir para a deformidade.

- Cicatrizes retas são conspícuas mesmo se a qualidade da cicatriz for aceitável.
- Z-plastia espalha as forças sobre um ponto em várias direções. Ela minimiza distorções produzidas pelas forças de contração durante a cura. Este procedimento é útil quando as feridas cruzam linhas de tensão da pele relaxada, distorcem marcos anatômicos, ou produzem bandas atravessando concavidades.
- W-plastia é útil em torno de áreas de curvatura convexa como a margem mandibular, dobra da antélice ou dorso do nariz.
- Fechamento em linha quebrada geométrica é a melhor técnica para a maioria das cicatrizes longas não quebradas que atravessam a face.
- Na dermabrasão ou ressuperficialização a *laser*, é fundamental efetuar lesão superficial apenas na derme papilar. Isto preserva as estruturas anexiais responsáveis pela reepitelização.
- As feridas se epitelizam mais rapidamente em um ambiente úmido. Pomada tópica ajuda a manter a umidade crítica e proporciona proteção antibacteriana.
- Auxílio profissional na camuflagem com cosméticos e penteado não devem ser desprezados durante as fases de cura de enduração e eritema ou para cicatrizes que não possam ser melhoradas cirurgicamente.

REFERÊNCIAS

1. Thomas JR, Holt GR, eds. *Facial scars: incision, revision and camouflage.* St. Louis: Mosby, 1989.
2. Moran ML. Scar revision. *Otolaryngol Clin North Am* 2001;34(4):767-780, vi.
3. Borges AE Principles of scar camouflage. *Facial Plast Surg* 1984;1:226.
4. Tardy ME, Thomas JR, Paschow MS. The camouflage of cutaneous scars. *Ear Nose Throat J* 1981;60:61.
5. Denonvilliers CP. Blepharoplastie. *Bull Soc Chir Paris* 1856;7:243.
6. Rohrich RJ, Zbar RI. A simplified algorithm for the use of Z-plasty. *Plast Reconstr Surg* 1999;103:1513-1517.
7. Da-Yuan C. Mathematical principle of planar Z-plasty. *Plast Reconstr Surg* 2000;105:105-108.
8. Bernstein L. Z-plasty in head and neck surgery. *Arch Otolaryngol* 1969;89:36.
9. Fumas DW, Fischer GW. The Z-plasty: biomechanics and mathematics. *Br J Plast Surg* 1971;24:144.
10. Borges AE Improvement of antitension-line scar by the "W-plastic" operation. *Br J Plast Surg* 1959;12:29.
11. Davidson TM, Webster RD. *Scar revision.* Charleston, SC: American Academy of Otolaryngology-Head Neck Surgury Foundation, 1987.
12. Stegman SS. Avoid dermabrasion soon after Accutane therapy. *Schoch Lett* 1984;34:44.
13. Hinman CD, Maibach H. Effects of air exposure and occlusion on skin wounds. *Nature* 1963;200:377.
14. Farrior RT. Dermabrasion in facial surgery. *Laryngoscope* 1985;95:534.
15. Chen YR, Yeow VK. Cleft lip scar camouflage using dermal micrografts. *Plast Reconstr Surg* 1999;103:1250-1253.
16. Bernstein LL Kauvar AN, Grossman MC, et al. Scar resurfacing with high-energy, short-pulsed and flashscanning carbon dioxide lasers. *Dermatol Surg* 1998;24:101-107.
17. Alster TS, Lewis AB, Rosenbach A. Laser scar revision: comparison of COZ laser vaporization with and without

simultaneous pulsed dye laser treatment. *Dermatol Surg* 1998;24:1299-1302.
18. Acikel C, Ulkur E, Guler MM. Treatment of burn scar depigmentation by carbon dioxide laser-assisted dermabrasion and thin skin grafting. *Plast Reconstr Surg* 2000;105:1973-1978.
19. Stoner ML, Wood FM. The treatment of hypopigmented lesions with cultured epithelial autograft. *J Burn Care Rehabil* 2000;21:50-54.
20. De Benito J, Fernandez I, Nanda V. Treatment of depressed scars with a dissecting cannula and an autologous fat graft. *Aesthetic Plast Surg* 1999;23:367-370.
21. Fagien S. Facial soft tissue augmentation with injectable autologous and allogeneic human tissue collagen matrix (autologen and dermalogen). *Plast Reconstr Surg* 2000;105:362-373.
22. Mak K, Toriumi D. Injectable filler materials for soft tissue augmentation. *Otolaryngol Clin North Am* 1994;27:211-222.
23. Klein AW. Skin filling, collagen and other injectables of the skin. *Dermatol Clin* 2001;19(3):491-508, ix. Review
24. Jankovic J, Hallet M, eds. *Therapy with botulinum toxin.* New York: Marcel Dekker, 1994.
25. Wallace DG, McPherson JJ, Ellingsworth LE, et al., Injectable collagen for tissue augmentation. In: Nimni ME, ed. *Collagen, Vol. 111. Biotechnology.* Boca Raton: CRC Press, 1988:117-144.
26. Funcik T, Hochman M. The effect of intradermal corticosteroids on skin flap edema. *Arch Otolaryngol Head Neck Surg* 1995;121:654.
27. Morris DE, Wu L, Zhao LL, et al. Acute and chronic animal models for excessive dermal scarring: quantitative studies. *Plast Reconstr Surg* 1997;100:674-681.
28. Shafir R, Cohen M, Cur E. Blindness as a complication of subcutaneous nasal steroid injection. *Plast Reconstr Surg* 1999;104:1180-1184.
29. Dannenberg AM. The anti-inflammatory effects of glucocorticoids: a brief review of the literature. *Inflammation* 1979;3:329.
30. Suetak T, Sasai S, Zhen YX, et al. Effects of silicone gel sheet on the stratum corneum hydration. *Br J Plast Surg* 2000;53:503-507.
31. Wittenberg GP, Fabian BG, Bogomilsky IL, et al. Prospective singleblinded, randomized, controlled study to assess the efficacy of the 585-nm flashlamp-pumped pulsed-dye laser and silicone gel sheeting in hypertrophic scar treatment. *Arch Dermatol* 1999;135:1049-1055.
32. Baum TM, Busuito MJ. Use of a glycerin-based gel sheeting in scarmanagement. *Adv Wound Care* 1998;11:40-43.
33. Costa AM, Peyrol S, Porto LC, et al. Mechanical forces induce scar remodeling: study in non-pressure-treated versus pressure-treated hypertrophic scars. *Am J Pathol* 1999;155:1671-1679.
34. Patino O, Novick C, Merlo A, et al. Massage in hypertrophic scars. *J Burn Care Rehabil* 1999;20:267-271.
35. Eaglestein WH. Experiences with biosynthetic dressings. *J Am Acad Dermatol* 1985;12:434.

CAPÍTULO 6

Restauração Nasal com Retalhos e Enxertos

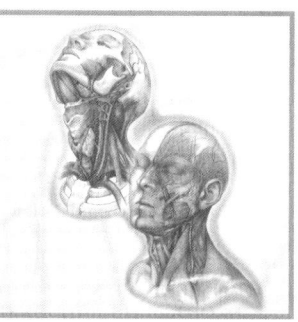

Stephen S. Park

A prática da restauração nasal evoluiu significativamente desde as primeiras tentativas rudimentares de prover cobertura para grandes defeitos nasais. Na reconstrução nasal contemporânea, os cirurgiões combinam um domínio de estética e técnicas cirúrgicas para criar um nariz que seja visualmente inconspícuo e funcionalmente estável, por toda a vida do paciente. Os métodos antigos focalizaram-se em usar tecido mole para cobrir a cavidade, com pouca atenção aos contornos intrínsecos do nariz ou ao arcabouço estrutural. A reconstrução nasal no século XXI elevou o padrão a um nível em que o novo nariz pode passar despercebido ao observador casual, a função nasal retorna à referencial básica, e o paciente se integra de volta à sociedade sem indevido acanhamento.

HISTÓRIA DA RECONSTRUÇÃO NASAL

A história da reconstrução nasal vem desde a antigüidade quando, durante a quarta dinastia egípcia (2575–2467 a.C.), próteses eram moldadas para os mortos, porque "somente aqueles sem desfiguração física entrariam no reino de Osíris" (1). A reconstrução entrou em maior demanda com o surgimento da mutilação nasal como uma forma comum de humilhação ou punição. Cerca de 1500 a.C., quando o príncipe Lakshmana da Índia amputou deliberadamente o nariz da senhora Surpunakha, o rei Ravana providenciou a reconstrução do nariz da senhora Surpunakha pelos seus médicos, documentando uma das mais antigas descrições de restauração nasal da história humana (2,3). O *Susruta Samhita*, um antigo escrito sânscrito produzido na Índia durante o período védico (600–1.000 a.C.), descreve a reconstrução nasal conforme realizada por uma casta de oleiros indianos, usando tecido da bochecha para cobrir o defeito nasal (4). As primeiras descrições do uso de tecido da testa para reparar um defeito nasal existem nos escritos da família Kangiara desde 1440 A.D. (5). Apesar da longa história com este tipo de reconstrução, muito pouco intercâmbio internacional ocorreu em virtude da ausência de comércio marítimo e comunicação entre a Europa e a Ásia durante aquele período. No século XVI, Gasparo Tagliacozzi descreveu seu sucesso com um método em dois tempos de reconstrução nasal usando um retalho cutâneo pediculado do braço, baseado nos vasos braquiais. Isto foi seguido por tentativas com retalhos pediculados de outros indivíduos, especialmente escravos. Os resultados se tornaram desanimadores e progresso ulterior logo foi abandonado.

Em 1794, a primeira descrição do retalho de testa indiano na língua inglesa foi publicada na *Madras Gazette* e, mais tarde, reproduzido no *Gentleman's Magazine* (6). Joseph Carpue, cirurgião geral inglês, recebe o crédito pela introdução deste retalho de testa no mundo ocidental, quando descreveu sua experiência com dois retalhos de testa indianos bem-sucedidos para reconstrução nasal (7). Subseqüentemente, o retalho de testa clássico para reconstrução nasal se tornou amplamente difundido em todo o mundo e o método padrão de reparação durante o início do século XIX. Este retalho de testa indiano "clássico" era baseado nas artérias supratrocleares bilateralmente, com um pedículo largo que não podia se estender além do nível dos supercílios. A base larga limitava a rotação e comprimento do retalho de testa. Esta limitação se tornou ainda mais evidente quando foi reconhecido que o revestimento intranasal deixado para se curar por segunda intenção resultava em importante deformação, contratura e obstrução nasal.

Os retalhos pediculados se moveram lentamente para os Estados Unidos; os primeiros relatos americanos de retalhos de testa para reconstrução nasal datam dos 1940 (8,9). Estes primeiros retalhos foram retalhos de testa "medianos" tradicionais com bases pediculadas largas, capturando ambos os vasos supratrocleares. Kazanjian e Converse consideraram que o par de artérias era necessário para perfundir adequadamente o retalho de testa. Em virtude do comprimento limitado deste retalho de testa mediano inicial, muitas variações foram descritas, em grande parte visando a mobilizar mais tecido com maior comprimento do retalho: "retalho para cima e para baixo de Gillies" (10), "retalho em foice de New" (11), "retalho de escalpamento de Converse" (12) e "retalho de Washio" (13). Apesar da variedade de retalhos experimentados nenhum resistiu à prova do tempo, principalmente por causa da má qualidade da pele do couro cabeludo em contraste com a pele da testa e a importante morbidade do local doador.

Millard popularizou, novamente, o retalho paramediano com um desenho "em gaivota" para reepitelizar o nariz (14–17). A principal vantagem deste retalho paramediano foi a base estreita do pedículo, que permitia um arco de rotação melhorado. O alcance inferior do retalho pôde ser ainda mais estendido baseando-se o pedículo abaixo do nível do supercílio. Este desenho criava menos estreitamento dos supercílios em contraste com o retalho de testa "mediano" original. Millard também assinalou que a artéria supratroclear viajava em um plano entre a pele e o músculo frontal e, conseqüentemente, o músculo frontal podia ser seletivamente aparado e tirado da superfície inferior do retalho sem pôr em risco a vascularidade do retalho. Gary Burget e Fred Menick, depois, refinaram estes conceitos do desenho do retalho de testa paramediano e trouxeram a reconstrução nasal aos seus mais altos padrões (18).

ETIOLOGIA DOS DEFEITOS DO NARIZ

Os defeitos do nariz se originam de uma grande variedade de causas e, em muitas circunstâncias, é valioso considerar a etiologia específica, uma vez que ela pode influir no método de reparação. O nariz é o local mais comum de malignidades cutâneas *de novo*. Predominam carcinomas basocelulares, havendo subtipos histológicos com variados graus de agressividade. O subtipo nodular é mais comum, caracterizado por um padrão de crescimento circunscrito, e acarreta o prognóstico mais favorável. Subtipos histológicos agressivos, como a forma morphea ou infiltrante, podem desenvolver padrões de pequenos ninhos e tendem mais a comprometer o revestimento interno ou a recidivar após excisão cirúrgica. Estes últimos subtipos são mais bem tratados com cirurgia de Mohs. Carcinoma de células escamosas é o segundo tipo mais comum e também se comporta agressivamente, com uma incidência maior de metástase regional. Melanoma é o mais sério tumor de pele, justificando uma intervenção cirúrgica agressiva. Tumores de pele recorrentes ou tumores que foram irradiados previamente têm uma anatomia vascular menos previsível, o que pode influir nos desenhos de retalho e opções de fechamento. Tumores vasculares e anexiais do nariz são menos comuns, mas muitas vezes justificam planos mais agressivos de tratamento. Trauma cortante do nariz, como uma lesão por pára-brisa, é outra etiologia de defeito nasal, que muitas vezes é reparada imediata e completamente. Mordidas animais ou humanas são grosseiramente contaminadas, e freqüentemente é aconselhado um retardo na reparação. Este dogma se origina da experiência com lesões das extremidades; entretanto, a face é caracterizada por uma vascularidade tão forte que a reparação imediata muitas vezes será bem-sucedida.

ANATOMIA DO NARIZ

Uma compreensão firme da anatomia normal do nariz é um pré-requisito natural para uma reconstrução nasal de alta qualidade. A biomecânica dos retalhos de cobertura, a importância de um arcabouço firme, e a base anatômica para reparação do revestimento interno são conceitos imperativos à medida que prosseguimos através do algoritmo das opções de reparação.

A *pele nasal externa* é variável em diferentes áreas do nariz, sendo espessa no násio e ponta, e extremamente fina ao longo do rínio. A fina manga epitelial ao longo da margem alar e facetas nasais torna estas áreas especialmente vulneráveis à formação de pregas e irregularidades de contorno depois de reconstrução.

Há quatro camadas de *tecido mole* entre a pele e o esqueleto nasal — o panículo gorduroso superficial, camada fibromuscular, camada gordurosa profunda, e, finalmente, o periósteo ou pericôndrio. O panículo gorduroso superficial está localizado imediatamente abaixo da pele e consiste em tecido adiposo com septos fibrosos verticais entrelaçados correndo desde a derme profunda até a camada fibromuscular subjacente. A camada fibromuscular contém a musculatura nasal intrínseca e o sistema musculoaponeurótico subcutâneo, que é uma continuação do sistema aponeurótico facial. A camada gordurosa profunda localizada entre o sistema musculoaponeurótico subcutâneo e a fina cobertura do esqueleto nasal contém os principais vasos sanguíneos e nervos superficiais. O periósteo dos ossos nasais se estende sobre as cartilagens laterais superiores e se funde com o periósteo do processo piriforme lateralmente (19). Pericôndrio cobre as cartilagens nasais, e interconexões fibrosas densas podem ser encontradas entre o par de cartilagens da ponta. Entre o arcabouço e a camada gordurosa profunda há um plano de tecido areolar frouxo que é livre de septos fibrosos, tornando-o um plano ideal para esvaziamento e elevação do invólucro de tecidos moles.

A *musculatura nasal* é bem definida, com a maior atividade ao longo da junção das cartilagens laterais superiores e alares (20). Isto possibilita dilatação muscular e colocação de suporte da área funcionalmente crítica da válvula nasal. Toda a musculatura nasal é inervada pela divisão zigomaticotemporal do nervo facial (21).

O *suprimento sanguíneo* nasal se dá por meio de uma rede previsível e constante de vasos que têm nome através de ambos os sistemas da carótida interna e externa. A artéria angular se ramifica da artéria facial e é um marco anatômico individualizado ao longo da junção nasofacial. Vasos alimentadores a partir da artéria angular perfuram o levantador do lábio superior e fornecem a base vascular para o desenho de retalhos melolabiais. Um ramo medial da artéria angular, a artéria nasal lateral, supre a superfície lateral do nariz caudal. Esta artéria nasal lateral corre no sulco entre a asa e a parede lateral nasal e é coberta pelo levantador do lábio superior e da asa do nariz. Ela se arboriza múltiplas vezes para entrar no plexo subdérmico que cobre a narina e a bochecha. A artéria nasal dorsal, um ramo da artéria oftálmica, perfura o septo orbitário acima do ligamento palpebral medial e viaja ao longo do lado do nariz para se anastomosar com a artéria nasal lateral. A artéria nasal dorsal fornece um rico suprimento sanguíneo axial à pele nasal dorsal, e serve como o principal contribuinte arterial para retalhos nasais dorsais. A columela e a ponta são supridas pelas artérias columelares, ramos da artéria labial superior. O ramo nasal externo da artéria etmoidal anterior, um ramo da artéria oftálmica, perfura osso na parede medial da órbita no ponto onde a lâmina papirácea do osso etmóide se articula com a porção orbital do osso frontal (sutura frontoetmoidal). O vaso entra nos seios etmoidais para suprir a mucosa e envia ramos para a área superior da cavidade nasal. O ramo nasal externo da artéria etmoidal anterior emerge entre o osso nasal e a cartilagem lateral superior para suprir a pele que cobre o dorso e ponta do nariz. A drenagem venosa do nariz externo ocorre através de vasos correspondentes, levando para a veia facial, o plexo pterigóideo e as veias oftálmicas que não possuem válvula.

A *mucosa intranasal* tem um número semelhante de vasos denominados. O ramo septal da artéria labial superior é uma alimentadora dominante para a mucosa septal. De fato, um retalho da mucosa septal inteira, para trás até o seio esfenoidal, pode ser baseada neste único vaso. Os vasos etmoidais anteriores e posteriores suprem a porção superior do septo. Ramos terminais da artéria etmoidal anterior cobrem o septo nasal dorsal, uma região crítica para os retalhos septais girados usados para revestimento interno e estrutura. Ramos terminais da artéria esfenopalatina suprem o septo posterior e a parede nasal lateral posterior. A vasculatura do revestimento intranasal é a base anatômica de retalhos mucosos usados para grande reconstrução nasal.

O suprimento *nervoso sensitivo* da pela nasal faz-se pelas divisões oftálmica e maxilar do quinto nervo craniano. Ramos dos nervos supratroclear e infratroclear suprem a pele que cobre a raiz, rínio e porção cefálica das paredes laterais nasais. O ramo nasal externo do nervo etmoidal anterior supre a pele sobre a metade caudal do nariz. O nervo infra-orbitário proporciona ramos sensitivos para a pela da face lateral do nariz.

O *arcabouço estrutural* do nariz é composto do par de ossos nasais no terço superior, o septo nasal e as cartilagens laterais superiores na abóbada média, e o par de cartilagens laterais inferiores dentro da ponta nasal. Suporte dorsal para a abóbada média é obtido principalmente através da rigidez do septo cartilaginoso, e em menos extensão, o par de cartilagens laterais superiores. Sua fusão na linha mediana é importante clinicamente em virtude da tendência das cartilagens laterais superiores a se contraírem progressivamente intranasalmente e levar à obstrução. Se ocorrer uma desarticulação entre o septo e as cartilagens laterais superiores, a abóbada média deve ser diligentemente reconstruída.

A ponta é suportada pelo tamanho e resistência globais das cartilagens laterais inferiores, suas fixações ligamentares no septo caudal, o encaixe em voluta com as cartilagens laterais superiores, e a aderência ao tecido mole sobrejacente. Cada cartilagem lateral inferior é subdividida em pilares medial, intermediário e lateral. A forma, comprimento e angulação dos pilares intermediários determinam a morfologia do lóbulo da ponta e a posição do ponto definidor da ponta. Interrupção ou enfraquecimento do pilar lateral predispõe à retração e incisura alar, uma consideração importante em reconstrução nasal quando estas estruturas podem ter sido comprometidas. Lateralmente, pequenas cartilagens sesamóides são interconectadas por um tecido conjuntivo fibroso denso.

O lóbulo alar e parede lateral nasal é uma área funcionalmente crucial do nariz que não é freqüentemente salientada durante discussões de rinoplastia mas que tem um papel crítico durante cirurgia reconstrutora. Esta região chave é localizada entre a margem lateral da cartilagem lateral inferior e a abertura piriforme óssea. Externamente, corresponde ao sulco supra-alar e é a localização mais comum de um colapso dinâmico clinicamente importante da válvula nasal. Abaixo da pele, a área consiste em uma aponeurose fibrogordurosa firme, uma ocasional cartilagem sesamóide, e uma porção do músculo transverso nasal. Tipicamente, esta arquitetura histológica fornece suficiente rigidez para impedir colapso durante a inspiração. Se comprometida, a função nasal será prejudicada a não ser que seja agressivamente restaurada com enxerto liberal de uma maneira não anatômica. A *válvula nasal interna* é uma área distinta definida pelo septo dorsal medialmente, cartilagem lateral superior súpero-lateralmente, e a cabeça da concha inferior ínfero-medialmente. A *válvula nasal ex-*

terna é a área de corte transversal embaixo do lóbulo alar propriamente dito. Ela não se correlaciona inteiramente com o pilar lateral das cartilagens laterais inferiores. A margem alar não possui cartilagem dentro dela, e colapso ou formação de incisura podem ocorrer com facilidade. A fim de evitar isto, enxertos estruturais na margem alar freqüentemente são necessários. A junção entre a asa e a bochecha forma um ângulo agudo e é difícil de reconstruir; a maioria das reparações se cura com gradual apagamento do ângulo alar-facial e pode se tornar crescentemente conspícua. Se de algum modo for possível, deve-se procurar preservar a junção alar-facial e manter as incisões ligeiramente em cima do nariz. O lúmen vestibular é a junção entre o revestimento nasal interno e o epitélio escamoso estratificado do nariz. Ele não fica no bordo mais inferior do lóbulo alar, mas em vez disso ligeiramente intranasalmente, dentro do vestíbulo. A reconstrução de defeitos de espessura total da margem alar deve manter isto em mente e permitir que o retalho de reepitelização se enrole para dentro antes de suturar ao retalho de revestimento interno.

Existe uma *plataforma piriforme óssea* que circunda o nariz, e o seu papel na sustentação do tecido muitas vezes é pouco apreciado. O peitoril nasal, espinha nasal anterior e maxila medial (incluindo o processo frontal da maxila) fornecem um "palco" essencial para o nariz, e a ressecção destas estruturas exigirá uma reparação separada, como com um enxerto ósseo do crânio. Deixar de reconstruir esta plataforma resultará muitas vezes em colapso de tecido mole e assimetria facial.

ANÁLISE DOS DEFEITOS

Analisar um defeito dado e chegar ao método ideal de reparação é um exercício desafiador e gratificante. Ocasionalmente, o retalho "correto" será intuitivo, porque ele parece se definir por si mesmo. Outras vezes, no entanto, pode ser um dilema de criação enquanto lutamos por visualizar as incisões, transferência do retalho, vetores de tensão circundantes e cicatrizes finais. Este desafio mental exige uma imagem dinâmica tridimensional da reparação nasal. Às vezes, é valioso ter um algoritmo estruturado para análise dos defeitos. Embora ele não defina necessariamente o retalho ideal, pode ser muito útil para evitar erros de projeto. Em particular, a linha de perguntas pode nos guiar para longe da criação de erros desfiguradores como retração palpebral ou uma linha não natural do cabelo. Uma vez retalhos sejam elevados e tentada a transposição, a reconstrução já tem um compromisso; este claramente não é o momento de descobrir uma deficiência grosseira do desenho.

Para todo defeito cutâneo, há 6 perguntas que são revistas antes da primeira incisão (Tabela 6.1):

TABELA 6.1
ANÁLISE DOS DEFEITOS

1. Estruturas imóveis
2. Área de recrutamento
3. Linhas faciais
4. Cicatrizes resultantes
5. Função nasal
6. Profundidade

1. *Estruturas imóveis.* Que marcos anatômicos circundantes precisam não ficar sob qualquer tensão durante a transposição do retalho, como a pálpebra, margem alar ou lábio superior? Não significa necessariamente que tecido não possa ser recrutado dessa região, mas em vez disso, estrutura adequada deve ser disponível, na área, para suportar completamente o retalho adjacente. Um exemplo comum é um retalho de bochecha que faz correr o risco de retração da pálpebra e é suportado verticalmente com âncoras à margem infra-orbital. No nariz há três "estruturas imóveis": a margem alar, simetria da ponta nasal, e parede nasal lateral. A imobilidade da parede nasal lateral é perpendicular ao plano cutâneo, na terceira dimensão, quando colapso e comprometimento funcional podem ocorrer com retalhos de rotação sobre essa área.
2. *Área de recrutamento.* Dadas as áreas circundantes que são "imóveis", de onde pode ser recrutado tecido sem deformar essas áreas? Por outro lado, em que direção existem as linhas de máxima extensibilidade e como o retalho pode ser desenhado para deslizar paralelo a elas?
3. *Linhas faciais.* Há numerosas descrições de linhas faciais que podem ajudar na seleção e desenho de retalhos. As linhas de Langer foram descritas pela primeira vez por Langer em 1961 como uma recomendação para orientar excisões elípticas da pele (19). Defeitos circulares tornaram-se elípticos em cadáveres à medida que se seguiu o *rigor mortis* e estas linhas foram mapeadas em todo o corpo. A prática clínica mostrou que essas linhas nem sempre se orientam ao longo de linhas para ótima cicatrização. As linhas de tensão da pele relaxada (LTPRs) refletem mais precisamente a tensão intrínseca dentro da derme enquanto em repouso. As feridas se curam sob menos tensão quando orientadas ao longo delas, e elas podem usualmente ajudar no desenho de retalhos. As linhas de tensão mínima (também conhecidas como sulcos cutâneos) são definidas pela contração repetida do músculo subjacente à medida que elas orientam permanentemente as fibras de elastina e colágeno dentro da derme. Estas linhas usualmente correm

paralelas às LTPRs, mas as regiões da supraponta, glabela e cantais laterais estão em conflito. Geralmente é recomendado incisar ao longo das linhas de tensão mínima sobre as LTPRs.

As outras "linhas faciais" que existem na face são as criadas pelos bordos das *unidades estáticas*, e as subunidades do nariz. O princípio das unidades estéticas é baseado no fato de que o olho humano só é capaz de perceber coisas como uma série de imagens de blocos, daí nossa incapacidade de escanear um horizonte sem uma movimentação em sacadas. A face, ou o nariz, é visualizado como um conjunto de imagens de blocos individualizados que são juntados subconscientemente e interpretados como uma imagem única. Estas imagens são definidas por reflexões previsíveis de luz, sulcos naturais e ondulações na topografia cutânea. O nariz tem subunidades definidas como a ponta nasal, dorso, columela, asas formando um par, paredes laterais e facetas de tecido mole (Fig. 6.1). Cicatrizes que são estrategicamente colocadas no limite de duas unidades serão menos conspícuas do que aquelas que residem dentro de uma. A fim de realizar isto, usualmente temos que modificar o tamanho/forma do defeito cutâneo original. As subunidades estéticas podem exigir modificações em alguns grupos de pacientes que têm características nasais exclusivas. Às vezes um paciente pode ter uma transição importante de um tipo de pele para outro no nariz, como os indivíduos com rosácea ou rinofima (20).

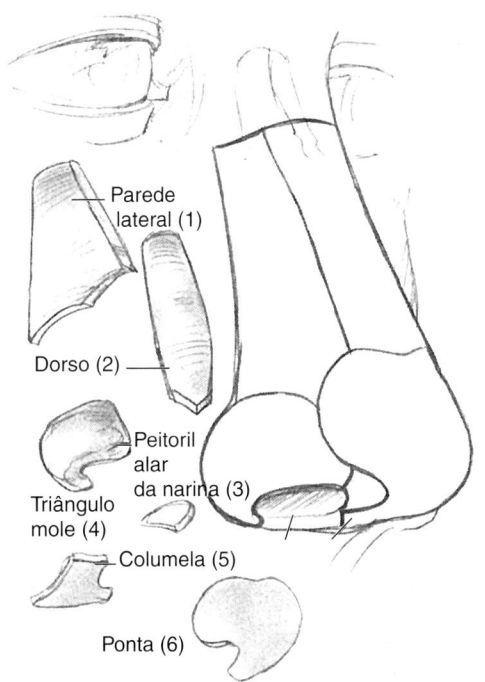

Figura 6.1

Subunidades estéticas nasais.

4. *Cicatrizes resultantes.* A questão final neste algoritmo é prever as cicatrizes finais de cada retalho proposto e como elas se relacionam com as linhas faciais preexistentes. Às vezes este exercício não é intuitivo, como as cicatrizes resultantes de um retalho em forma de losango. Esta questão força o cirurgião a experimentar diferentes orientações de desenho de retalho que poderiam produzir cicatrizes mais favoráveis conquanto ainda se atendo às premissas das estruturas imóveis e da área de recrutamento.

5. *Função.* Durante a análise do defeito, uma das considerações essenciais é a *localização* em termos de função e potencial colapso da parede lateral. Um defeito cutâneo comprometendo a área crítica ao longo do sulco supra-alar colocará a via aérea nasal em risco mesmo se o defeito original não violar a cartilagem nativa. Esta "zona vermelha" crítica deve alertar o cirurgião reconstrutor para a necessidade de reforço estrutural na forma de enxerto de cartilagem. Anatomicamente, ela corresponde ao tecido fibroareolar imediatamente lateral ao pilar lateral da cartilagem lateral inferior e é distinta das *válvulas nasais interna* e *externa* precisas. Defeitos de tamanho similar ao longo do dorso ou terço superior não têm as preocupações funcionais associadas.

6. *Profundidade.* Avaliar a profundidade do defeito nasal é importante para determinar se alguma cartilagem estrutural ou osso está faltando e para explorar o revestimento nasal interno. Qualquer violação da mucosa intranasal deve ser reconhecida pré-operatoriamente, uma vez que ela alterará o plano reconstrutivo significativamente; todo revestimento que falta deve ser meticulosamente reparado antes de enxertar e ressuperficializar. Deixar de fazer fará correr o risco de contratura, estenose da luz, enxerto e reabsorção do enxerto e a formação de incisura alar.

PEQUENOS DEFEITOS CUTÂNEOS

Defeitos cutâneos do nariz podem ser encontrados em uma variedade de tamanhos, profundidades e formas. Intuitivamente, os menores deveriam ser mais simples em termos de reparação, mas esse muitas vezes não é o caso. Enquanto grandes defeitos têm um número limitado de opções, aqueles com menos de 1,5 cm podem ser reparados com uma variedade de retalhos e enxertos, muitas vezes criando um maior desafio intelectual. Além disso, as expectativas dos pacientes são em geral mais altas com lesões pequenas, e mesmo as pequenas irregularidades que freqüentemente atormentam estas reparações podem ser problemáticas, tais como assimetria da base alar, formação de incisura, cicatrizes conspícuas, formação de "almofada de alfinetes" ou colapso da válvula.

Anatomia Pertinente

A topografia nasal durante a reconstrução é freqüentemente discutida em termos de subunidades estéticas, mas como os menores defeitos freqüentemente comprometem apenas pequenas porções de um local individual, é mais prático discutir o defeito em termos dos terços superior, médio e inferior do nariz. O *terço superior* tem pele relativamente fina exceto a região do násio, onde o tecido subcutâneo é muito mais proeminente. Os limites laterais são adjacentes ao canto medial e representam regiões *imóveis* que não podem ser distorcidas, especialmente por contratura durante cura por segunda intenção. A área de recrutamento é principalmente da glabela e, em menor extensão, do dorso nasal. Há pouca preocupação funcional com defeitos nesta zona.

O *terço médio* do nariz tem pele que é fina medialmente, porém mais espessa lateralmente. Enquanto as cartilagens laterais superiores suportam a porção medial desta zona, a área lateral tem suporte somente por tecido fibroareolar sem cartilagem nativa. O tecido pode ser recrutado de múltiplas direções, mas qualquer vetor vertical tem que ser mínimo, uma vez que a elevação alar ou da ponta pode ocorrer rapidamente. As implicações funcionais são importantes ao longo da área lateral da abóboda média, mesmo se nenhuma cartilagem nativa tiver sido violada. A artéria nasal lateral é encontrada imediatamente cefálica ao sulco supra-alar e constitui a base para muitos retalhos locais do nariz.

O *terço inferior* do nariz consiste na ponta nasal, lóbulo alar, columela e triângulo de tecido mole. A pele é tipicamente mais espessa e mais sebácea, levando à cicatrização mais favorável da ferida. A maioria dos defeitos desta região é reparada com tecido recrutado da abóboda média, mas grande cuidado deve ser aplicado no desenho do retalho e os subseqüentes vetores de tensão. Esta zona é importante pela sua margem alar livre e o fato de que pequenos graus de contratura podem levar à retração e assimetrias grosseiras da base alar. O sulco supra-alar e a junção alar-facial são marcos anatômicos naturais importantes que devem ser preservados ou recriados. O lóbulo alar propriamente dito não contém cartilagem nativa, e a interrupção desta área predispõe a um colapso dinâmico da válvula nasal externa. Conseqüentemente, um enxerto de cartilagem não anatômica é essencial para prevenir retração e colapso da margem alar.

TABELA 6.2
OPÇÕES COMUNS DE RECONSTRUÇÃO PARA PEQUENOS DEFEITOS CUTÂNEOS

1/3 Superior	1. Enxerto de pele de espessura total
	2. Retalhos de transposição locais
	3. Segunda intenção
1/3 Médio	1. Retalho de transposição bilobado
	1. Fechamento primário (linha mediana)
	2. Enxerto de pele de espessura total
	3. Retalho de testa em um só tempo
1/3 Inferior	1. Retalho de transposição bilobado
	1. Enxerto composto (margem alar, columela)
	1. Fechamento primário (mediana, ponta larga)
	2. Retalho melolabial interpolado (asa, columela)
	3. Enxerto de pele de espessura total — autonomizado

SELEÇÃO DE ENXERTOS E RETALHOS

Às vezes, o método mais simples de reparação é, também, o preferível em termos de resultados estéticos ideal. Cura por segunda intenção, enxertos de pele e compostos, e retalhos locais entram no algoritmo da reparação desses defeitos, e a seleção adequada torna-se a pedra angular para um resultado bem-sucedido (Tabela 6.2). Os indivíduos com um nariz grande, giba proeminente ou ponta nasal larga podem ter o seu nariz reduzido ligeiramente, e isso não apenas criará mais tecido para recrutamento, mas também reduzirá o tamanho relativo do defeito. Para muitos defeitos marginais, esta manobra pode possibilitar a transição de uma reparação mais elaborada para uma mais simples com retalhos locais.

Terço Superior

Defeitos menores nesta zona são facilmente reparados com um enxerto de pele de espessura total ou cura por segunda intenção. Os maiores que 1,5 cm podem ser reepitelizados com um retalho de deslizamento glabelar ou de Reiger (21). Outros retalhos de transposição recrutados da testa e do terço médio do nariz são alternativas menos comuns.

Terço Médio

Pequenos defeitos na linha mediana são muitas vezes suscetíveis de fechamento primário com descolamento amplo, e isto representa a primeira opção para reparação ideal. Este método deixará uma cicatriz central verticalmente orientada com tensão uniformemente distribuída, assim mantendo a simetria nasal. Pequenos retalhos de transposição (losango, bilobado, rotação) são freqüentemente utilizados e representam outro "burro de carga" de reparação para esta região. Enxertos de pele podem se fundir bem com a pele fina desta zona, porém mesmo pequenas depressões de relevo são difíceis de disfarçar, porque a sua sombra freqüentemente permanece conspícua. Se um enxerto de cartilagem for necessário ao longo da parede lateral, é necessário um retalho de reepitelização vascularizado. Aqueles maiores que 1,5 cm freqüentemente necessitam de um retalho mais elaborado.

Terço Inferior

Defeitos na linha mediana exata são idealmente adequados para o fechamento primário, particularmente quando a ponta nasal pré-mórbida é um pouco bulbosa e pode propiciar estreitamento. Um retalho bilobado é, muitas vezes, utilizado para defeitos da ponta nasal, permitindo que a tensão seja distribuída mais amplamente e a uma distância adequada da margem livre alar. O lóbulo alar freqüentemente é reparado com enxertos compostos, restaurando estrutura e cobertura simultaneamente. Defeitos menores limitados ao sulco supra-alar podem evoluir bem com cicatrização por segunda intenção, mas defeitos de tamanho moderado colocarão em risco a permeabilidade nasal. O retalho melolabial em um só tempo também pode ser usado; entretanto, o sulco supra-alar muitas vezes é obliterado e deixa a aparência de assimetria. Um retalho melolabial interpolado, em dois tempos, é preferível para defeitos maiores do lóbulo alar, especialmente quando enxertos de cartilagem foram colocados e completada a unidade estética. Pequenos defeitos de espessura total afetando a margem alar são mais bem reparados com um enxerto composto por três camadas da orelha, enquanto os maiores exigem uma reconstrução em múltiplas camadas envolvendo o revestimento interno, arcabouço estrutural e de reepitelização. A columela é caracterizada por uma coluna muito estreita de pele fina e se presta bem a pequenos enxertos compostos e de pele. Para defeitos maiores da columela, enxerto estrutural juntamente com um enxerto melolabial pediculado é usado com mais freqüência. O defeito do triângulo de tecido mole é idealmente restaurado deixando ocorrer cicatrização por segunda intenção com uma membrana de aspecto natural.

TÉCNICAS PARA ENXERTOS E RETALHO

Cicatrização por Segunda Intenção

Cuidado local da ferida é o aspecto mais importante quando se seleciona este método de reparação. Manter úmido o leito da ferida e evitar o desenvolvimento de uma escara seca incentivará a cicatrização mais rápida e favorável. Agentes citotóxicos, especialmente peróxido de hidrogênio, devem ser evitados. Uma *sutura-guia* pode ser empregada de maneira semelhante aos fechamentos em bolsa usados para grandes defeitos no couro cabeludo e na face. Esta sutura-guia fecha parcialmente um defeito pequeno e permite que o resto se ciccatrize secundariamente. A maior utilidade desta sutura é para pequenos defeitos ao longo da margem alar. A sutura pode ser colocada horizontalmente, assim convertendo o defeito circular em uma forma elíptica, que resiste à contratura vertical que se seguirá. A própria sutura freqüentemente indentará a margem alar inferior ligeiramente, mas ela se contrai para uma posição normal durante o fechamento. A sutura é removida após 2 a 3 semanas. Esta técnica permitirá que mais defeitos sejam tratados de uma maneira conservadora.

Enxertos de Pele e Compostos

Defeitos superficiais podem ser reparados imediatamente com enxertos de pele de espessura total e podem evoluir esplendidamente (Tabela 6.3). Para defeitos mais profundos, ou aqueles que expõem cartilagem nua, pode ser prudente retardar a reparação por 7 a 10 dias permitindo que uma camada de tecido de granulação se acumule dentro do leito receptor. Isto aumenta a vascularização e preenche a depressão, desse modo melhorando o contorno de superfície. A forma do defeito é modificada, a fim de criar linhas retas com cantos em ângulo reto, em vez de deixar um defeito circular. Não é necessariamente completada a subunidade estética inteira. As margens da ferida são biseladas na direção do centro do defeito a fim de suavizar a transição entre o enxerto e a pele nasal original. Enxertos de pele podem ser colhidos das áreas supraclavicular, periauricular e melolabial. A espessura do enxerto é modificada depois da colheita para se combinar da melhor maneira com a textura da pele circundante, especialmente ao longo da ponta nasal, onde é encontrada pele mais grossa. Pequenas "crostas de torta" podem ser cortadas dentro do enxerto para permitir a saída de líquido seroso, reconhecendo que estas perfurações freqüentemente se tornam de cor alterada e permanecem observáveis. Um curativo compressivo raramente é necessário no nariz contanto que pequenas suturas tipo tacha sejam colocadas para manter aposição estreita entre o enxerto e o leito receptor.

TABELA 6.3
PÉROLAS PARA ENXERTOS DE PELE E COMPOSTOS

1. Considerar autonomização
2. Acertar em ângulos retos às margens da ferida
3. Biselar margens na direção do defeito
4. Minimizar "casca de torta"
5. Pequenas perfurações através da cartilagem podem ajudar em maiores enxertos compostos

Um enxerto composto de duas ou três camadas é geralmente tirado da orelha – da raiz da hélice, da concavidade da concha ou da fossa triangular. A pele auricular anterior é firmemente aderente à cartilagem auricular e tem um bom índice de sucesso. A forma da cartilagem é geralmente côncava na direção da pele, e embora esta forma seja desfavorável para a reepitelização externa, é ideal para o revestimento interno. O local doador auricular é fechado primariamente com pouca distorção. Excisar cartilagem dos ápices do local doador pode evitar a deformidade de "mordida de biscoito" na orelha. O enxerto composto deve ser firmemente afixado ao nariz, muitas vezes com suturas de lado a lado ou um pequeno curativo amarrado sobre compressa para compressão. Estes enxertos são idealmente apropriados para defeitos ao longo da margem alar e columela (Fig. 6.2). Muitos enxertos compostos parecerão moderadamente escuros durante uma semana, mas usualmente se recuperarão durante os dias seguintes. Enxertos maiores podem sofrer um grau de epidermólise, que levará a uma combinação menos favorável de cor e textura. Enxertos compostos por três camadas são mantidos com menos de 1,5 cm porque o único suprimento sanguíneo é a partir da margem periférica. Enxertos compostos de duas camadas, por outro lado, podem ser desenhados maiores porque o leito nutridor é a superfície inteira do enxerto. Ao utilizar estes maiores enxertos compostos de duas camadas, pode-se excisar vários pequenos furos através apenas da cartilagem, tomando cuidado para não puncionar a pele sobrejacente. Estas pequenas perfurações permitirão que o tecido de granulação penetre na cartilagem e faça a nutrição da cobertura epitelial.

Fechamento Primário

O fechamento primário com descolamento amplo é uma excelente opção para muitos defeitos nasais cutâneos pequenos, especialmente aqueles localizados na linha mediana exata ou nos dois terços inferiores do nariz, e quanto a ponta é modestamente larga ou pelo menos bulbosa. O descolamento lateral sobre o pericôndrio, e profundo ao sistema musculoaponeurótico superficial (SMAS), é essencial. O desenho elíptico exige que as extensões verticais se estendam ainda mais superiormente e inferiormente que os tradicionais ápices de 30°, a fim de evitar um estreitamento assimétrico do nariz. Não fazer isso estreitará o nariz no local do defeito original, mas deixará os segmentos da supraponta ou infraponta desproporcionalmente largos. Manobras comuns de rinoplastia, como uma sutura intercupular e ressecção cefálica, são freqüentemente utilizadas concomitantemente, a fim de estreitar a ponta, reduzir a tensão na ferida e facilitar o fechamento primário (Fig. 6.3). Defeitos que são fora da linha mediana deixarão uma cicatriz vertical paramediana e podem criar assimetria nasal por causa de subtração e de tensão desiguais.

Retalho em Losango

O desenho do retalho em losango clássico de Limberg foi descrito originalmente em 1946 e permanece um retalho versátil com cicatrizes e vetores de tensão previsíveis (22). Uma vez que a cicatriz resultante cruza todas as unidades estéticas, é difícil orientar os retalhos de tal modo que as cicatrizes fiquem maximamente camufladas. Com o objetivo de minimizar a tensão da ferida, no entanto, os retalhos são desenhados especificamente para que os vetores de tensão fiquem paralelos às linhas de recrutamento tecidual máximo. No nariz, esta frouxidão geralmente é a partir da parede nasal lateral e da bochecha medial. Ademais, um retalho com base inferior tende a ter menos problemas de congestão e edema pós-operatórios.

Retalho Bilobado

O retalho bilobado é amplamente usado para pequenos defeitos nasais porque permite distribuir as tensões mais longe do defeito primário, assim controlando o grau de tensão ao longo da margem alar. Embora os primeiros desenhos utilizassem um arco de rotação de 180°, os métodos contemporâneos estreitaram este ângulo a fim de minimizar a deformidade cutânea permanente (23). Seqüelas comuns destes retalhos incluem edema pós-operatório e "almofada de alfinetes", que podem se originar de vários fatores: (a) as cicatrizes curvilíneas do desenho do retalho sofrerão contração natural e, à medida que se encurtam, tendem a agrupar e a levantar a raquete de pele do retalho; (b) um bilobado é relativamente largo com relação ao seu pedículo, predispondo à congestão; e (c) um plano de tecido cicatricial se formará embaixo do retalho e impedirá saída maior de linfa. Em uma tentativa de minimizar estes efeitos, podem ser empregadas certas modificações do bilobado. Diminuindo o arco de rotação para 90°, o tamanho da deformidade cutânea permanente e a largura global do retalho são diminuídas. O retalho primário deve ser "emagrecido" agressivamente, removendo-se todo o músculo e a maior parte da gordura subcutânea. Quando possível, um desenho de retalho com base inferior será mais favorável, porque permite a drenagem linfática. O nariz inteiro é amplamente descolado, criando um plano ainda mais uniforme de cicatriz e contratura. Finalmente, o ápice do retalho secundário pode ser deixado como um triângulo em vez de ser aparado, deixando um canto agudo que se contrai menos. As margens da ferida ao longo de um bilobado freqüentemente se tornam invertidas e depri-

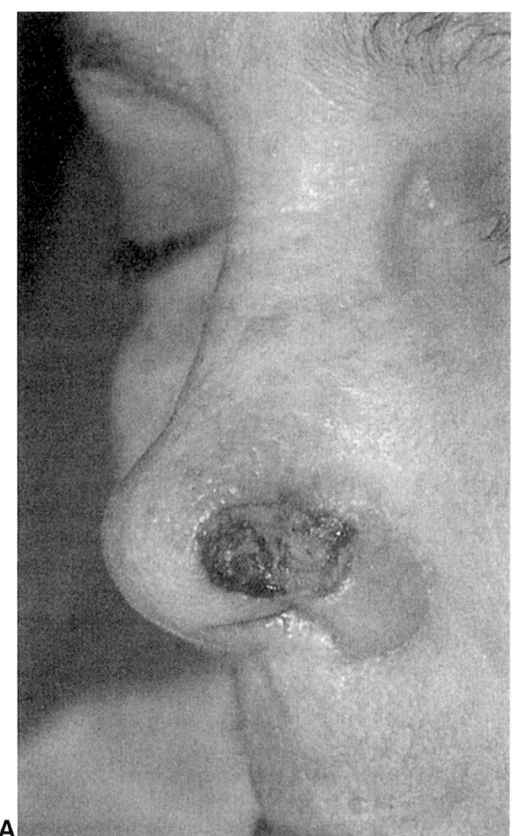
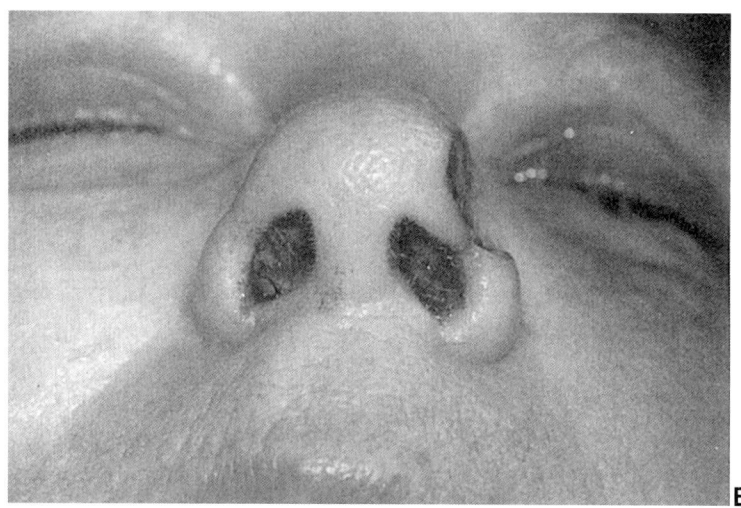
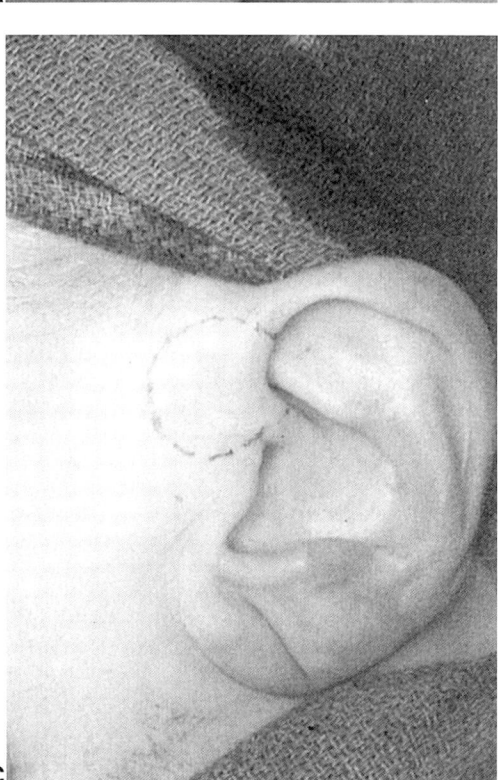
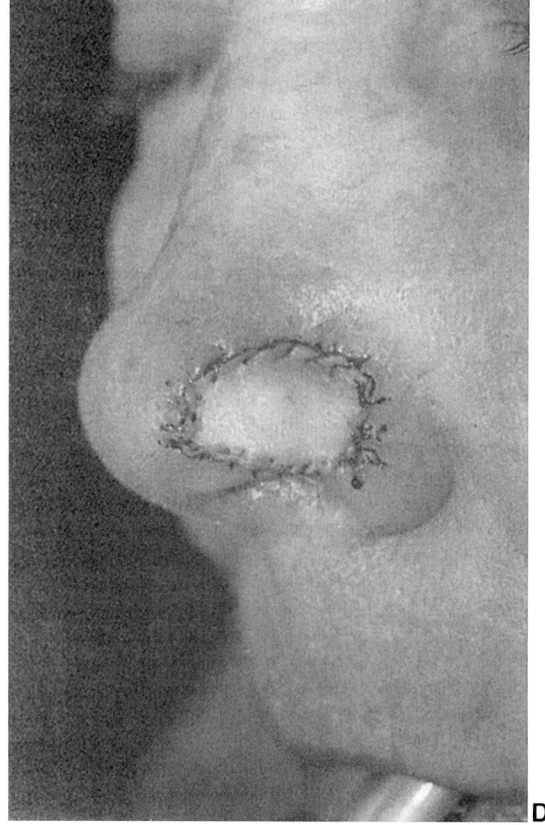

Figura 6.2

Enxerto composto. **A:** Defeito comprometendo a asa e a ponta esquerdas, vista oblíqua. **B:** Vista da base. **C:** Enxerto composto a partir da orelha esquerda. **D:** Enxerto afixado no defeito.

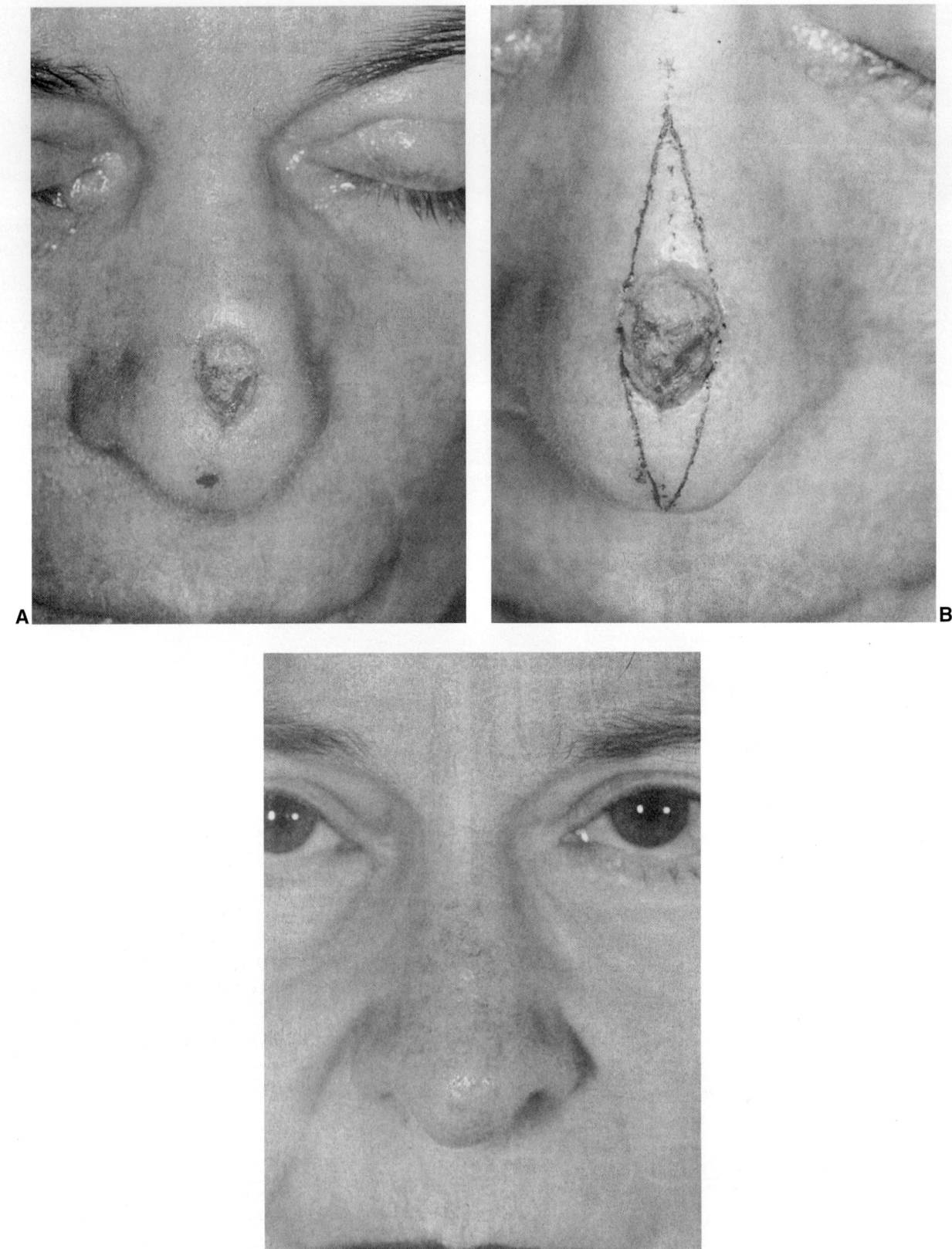

Figura 6.3
A: Defeito mediano da ponta nasal. **B:** Excisão elíptica com fechamento primário com retalhos de avanço bilaterais. **C:** Vista pós-operatória após 9 meses.

midas. Grande esforço deve ser feito para maximizar a eversão da pele durante o fechamento com suturas subdérmicas meticulosas. Freqüentemente é possível orientar o retalho de modo que um ramo do retalho primário e a linha reta do retalho secundário fiquem disfarçados. Pode-se colocar o triângulo de Burow do retalho primário ao longo do sulco supra-alar ou orientar o retalho secundário verticalmente, de tal modo que o fechamento deste local doador fique paralelo às margens da subunidades estéticas (Fig. 6.4). O vetor de tensão de um bilobado é freqüentemente contra-intuitivo pelo fato de haver uma força inferior que pode empurrar a margem alar inferiormente. O retalho pode necessitar ser aparado a fim de puxar a margem em direção cefálica. Em virtude da convexidade natural do nariz, o ponto de rotação de um bilobado tem também um vetor de terceira dimensão que é perpendicular ao plano do retalho e constringe a via aérea. A maioria dos bilobados desenhados com o pedículo baseado lateralmente ao longo da área-chave comprometerá a válvula e requererá um enxerto em tira de suporte profiláctico na parede lateral. Aqueles com base medialmente, por outro lado, tendem a ser mais tolerantes funcionalmente, e podem até mesmo servir para puxar para abrir a parede lateral.

Retalho de Reiger

O retalho de Reiger utiliza pele glabelar baseada em uma região superciliar/supratroclear medial unilateral. O local doador é fechado primariamente quando a pele glabelar e nasal dorsal é avançada e rotada caudalmente. Ele é idealmente adequado para defeitos dos dois terços superiores. Para defeitos do terço inferior, é um retalho moderadamente grande que freqüentemente deixa alguma assimetria de base alar bem como sulcos nasais desnaturais.

Retalho Melolabial

O retalho melolabial interpolado é desenhado com um pedículo distinto baseado superiormente através das perfurantes saídas da artéria angular. A raquete de pele é localizada na área da bochecha medial e terá uma excelente combinação com a pele nasal normal (Fig. 6.5). O retalho é inicialmente elevado no plano subdérmico, tornando-se progressivamente mais espesso à medida que ascende superiormente para o pedículo propriamente dito. A raquete de pele deve ser mantida fina com apenas uma camada de gordura subdérmica. O ponto de rotação para o pedículo é localizado ao longo do sulco facial nasal e, embora as incisões na pele sejam estreitadas superiormente para facilitar a rotação, a porção subcutânea permanece espessa e volumosa. A base vascular deste retalho são perfurantes dentro da gordura subcutânea e do levantador do lábio superior, não a própria pele. Depois que o retalho é transferido, a prega nasolabial é recriada com avanço medial da bochecha. Divisão do pedículo é realizada depois de um intervalo de três semanas para permitir neovascularização a partir do leito receptor para dentro da raquete de pele. O coto do pedículo usualmente é excisado e o local doador fechado primariamente, deixando uma cicatriz única ao longo da junção nasofacial. Isto é feito às custas de criar sutil assimetria facial ao longo das pregas nasolabiais. Alternativamente, o pedículo pode ser retornado à face média, embora isto vá criar duas cicatrizes verticais, uma sendo na unidade facial da bochecha. O retalho nasolabial é idealmente adequado para defeitos menores do lóbulo alar e da columela. Ele pode ser estendido até a parede lateral nasal e ponta nasal. Traz tecido vascularizado que pode cobrir um enxerto de cartilagem. Sendo baseado na bochecha, evita a desvantagem funcional criada por um pedículo de retalho de testa, como para usar óculos.

GRANDES DEFEITOS CUTÂNEOS

Considerações Pré-Operatórias

A maioria dos grandes defeitos de pele é tratada com retalhos interpolados mais elaborados, mas ocasionalmente opções menos invasivas podem ainda representar o meio mais prático de reparação. Há considerações individuais que poderiam desaconselhar um procedimento mais agressivo. Idade avançada, doença importante de pequenos vasos, radioterapia prévia, e saúde global do paciente poderiam todas impedir uma intervenção cirúrgica longa e mais intrincada. Um grande enxerto de pele no nariz pode representar a reparação mais prática para pacientes selecionados, e às vezes os resultados podem ser surpreendentemente satisfatórios. Além disso, as expectativas do paciente individual e a cooperação pós-operatória devem ser claramente definidas. Embora o resultado estético ideal seja muitas vezes o objetivo do cirurgião, as necessidades do paciente podem ser completamente diferentes, com uma preocupação cosmética muito mais baixa e maior prioridade para uma recuperação rápida. As inconveniências logísticas para o paciente, especialmente com um procedimento por tempos como um retalho de testa interpolado, devem ser apreciadas. O pedículo muitas vezes impedirá o uso de óculos, trabalho rigoroso ao ar livre (o que muitos destes pacientes fazem), e muitas posições públicas de emprego, por exemplo, garçons, recepcionistas e assim por diante.

Simultaneamente, ao selecionar uma alternativa mais simples para finalidades de conveniência a curto prazo, é importante comunicar os sacrifícios estéticos e funcionais que estão sendo feitos. Um mês de incon-

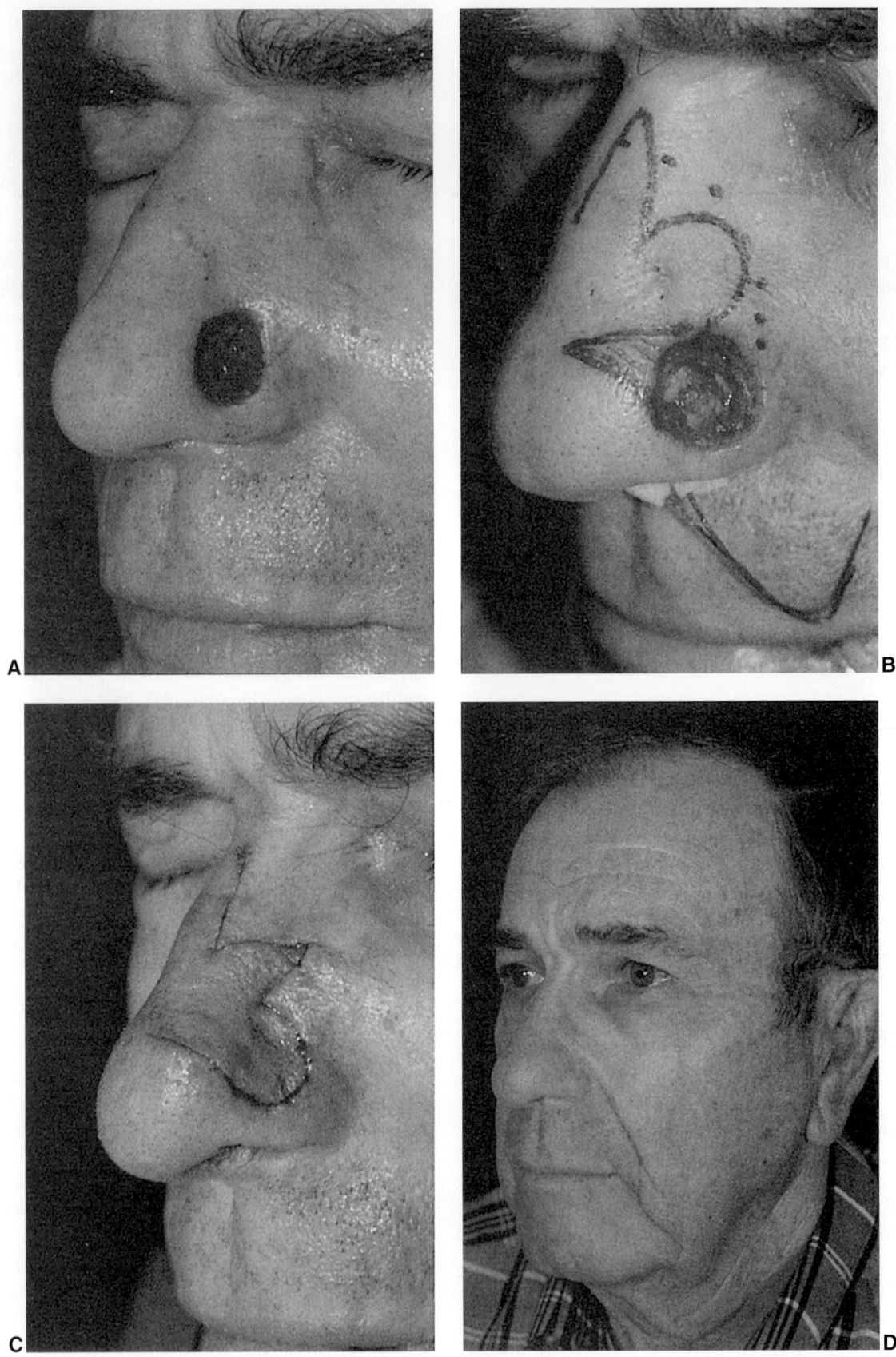

Figura 6.4

Retalho bilobado nasal. **A:** Defeito cutâneo da asa e parede lateral esquerdas. **B:** Desenho de retalho bilobado. **C:** Retalho transposto com preservação de um retalho triangular. **D:** Vista pós-operatória depois de 6 meses.

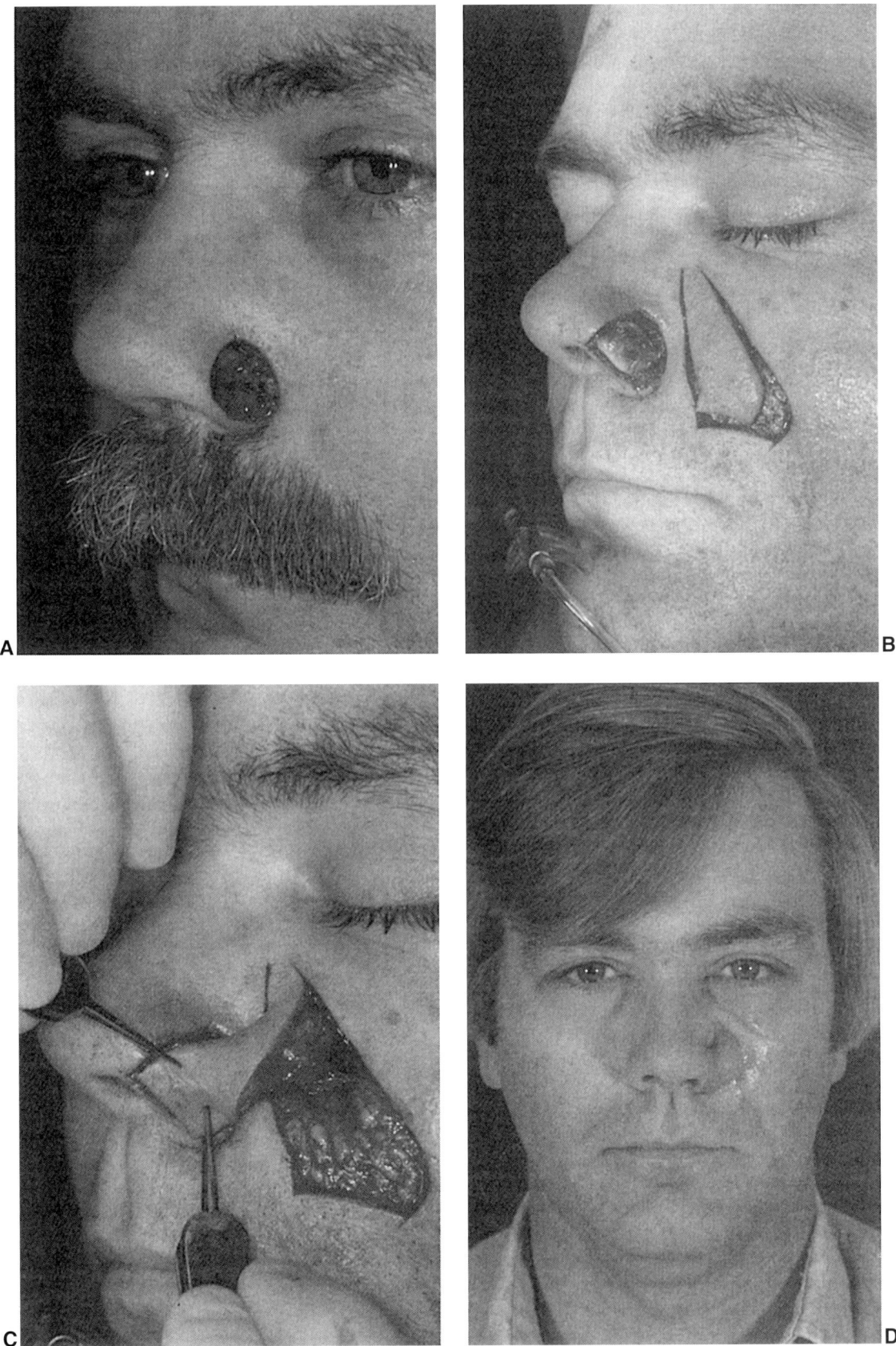

Figura 6.5
A-G: Retalho geniano. (*Continua.*)

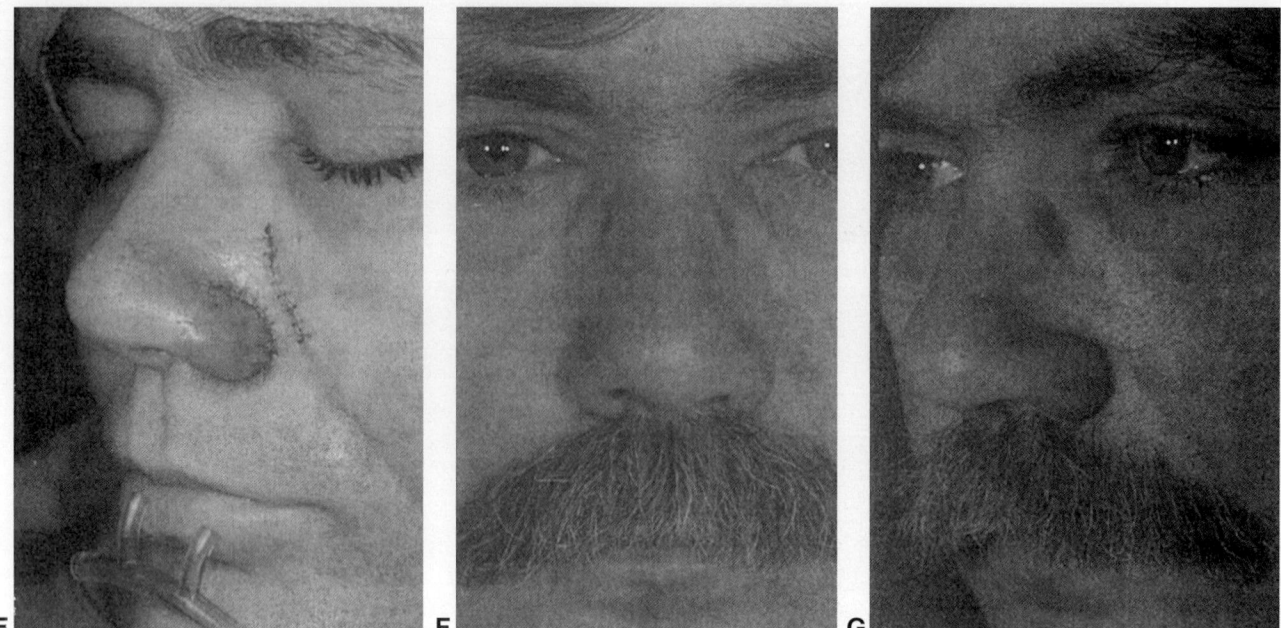

Figura 6.5
(*Continuação*).

veniência pode ser pequeno quando se considera que o resultado da restauração nasal é por toda a vida. Isto também deve ser comunicado claramente. A maioria dos maiores defeitos nasais ocorre em uma população mais idosa, e certamente devemos desenvolver um senso quanto à sua candidatura cirúrgica, nível de apoio e expectativas emocionais. Para alguns indivíduos, uma cobertura mais simples como um enxerto de pele de espessura total preencherá suas necessidades contanto que eles não desenvolvam obstrução nasal importante. Por outro lado, há muitos pacientes em envelhecimento que permanecem socialmente ativos e merecem inteiramente a reparação ideal. Mesmo pacientes na sua oitava ou nona década de vida podem ter uma expectativa de vida adicional de mais de 10 anos, e uma reparação estética e funcional será levada durante muitos anos significantes. Isto é especialmente verdadeiro ao se ponderar o tempo e a morbidade adicionais totais consumidos pela reparação mais elaborada *versus* a mais simples; um retalho de testa acarreta apenas algumas semanas mais de recuperação. As reconstruções nasais subtotais e totais exigem um período de convalescença importante, independentemente da idade. A idade cronológica da maioria dos pacientes tem apenas um pequeno papel na tomada de decisão sobre uma grande restauração nasal.

Retalho de Testa

O método mais comum de reconstrução nasal para grandes defeitos (> 1,5 cm) é com o retalho de testa.

Apesar das suas origens antigas, este retalho permanece o principal "burro de carga", uma vez que preenche muitos dos critérios para o retalho facial ideal. Há uma excelente combinação de cor e textura da pele, e suficiente pele doadora para recobrir o nariz inteiro. Este retalho é confiável e robusto, deixa uma morbidade aceitável de local doador, e é, resumidamente, o padrão de excelência para grande restauração nasal contemporânea. Diversas pérolas devem ser mantidas em mente durante a reparação com um retalho de testa (Tabela 6.4).

Preparação do Defeito

As subunidades estéticas nasais são desenhadas diretamente no nariz ao início da cirurgia, independentemente do defeito nasal preexistente. Embora a topografia geral seja semelhante de nariz para nariz, cada indivíduo tem variações intrínsecas do seu nariz que devem ser reconhecidas. Isto é especialmente verdadeiro quando há acentuada assimetria dorsal ou variações étnicas. À medida que as subunidades são definidas no nariz, grande atenção é prestada a preservar

TABELA 6.4

PÉROLAS PARA UM RETALHO DE TESTA

1. Analisar a forma do defeito e as subunidades comprometidas
2. Criar gabarito preciso em 3D
3. Adelgaçamento agressivo da raquete de pele
4. Base estreita do pedículo (menos de 1,5 cm)
5. Considerar enxerto funcional ou suturas
6. Adelgaçar o retalho superior durante a divisão do pedículo

cantos nítidos nos limites de cada subunidade. Há uma tendência a arredondar os cantos durante cada um das fases da reparação, desde desenhar as subunidades até criar um retalho que se encaixe no defeito modificado. Com base no tamanho e na forma do defeito cutâneo, ele então é usualmente modificado para completar a subunidade estética correspondente de modo que as cicatrizes resultantes caiam ao longo dos limites destas unidades. Isto invariavelmente envolve aumentar o defeito existente. Este princípio é aplicado liberalmente mas não exclusivamente. Quando apenas uma pequena porção de uma dada subunidade está comprometida (geralmente < 10%), pode ser mais prático modificar a forma aumentando a subunidade adjacente e desse modo minimizar a ressecção excessiva de tecido normal. Isto é especialmente verdadeiro quanto a subunidade adicional alongará ou alargará significativamente o segmento de pele do retalho de testa. Outra exceção ao princípio das subunidades estéticas é uma cicatriz vertical mediana dos dois terços superiores do nariz; embora esta bisseccione a subunidade dorsal, o observador casual também vê a face e o nariz como duas metades, e uma linha vertical entre eles pode permanecer inconspícua.

Pacientes asiáticos, embora raramente afetados por malignidades cutâneas, têm uma topografia nasal ligeiramente diferente da maioria dos ocidentais, particularmente em termos de projeção do dorso e da ponta, e o princípio das subunidades deve refletir isso (24). Se o nariz tende a ser proporcionalmente menor, pode não haver suficiente pele nasal para cobrir mesmo defeitos com menos que 1,5 cm. Nestas circunstâncias pode-se necessitar completar as subunidades estéticas e complementar com um retalho regional da testa.

A *junção nasofacial* situa-se mais medial no "nariz" do que à primeira impressão, e é uma das fronteiras sagradas que não deve ser cruzada. O retalho de bochecha deve ser trazido até a junção e suspenso ao periósteo da abertura piriforme, e mesmo ao próprio osso se necessário. Atravessar o limite estético freqüentemente cria um grau de assimetria facial e se torna mais conspícuo.

Deformidades nasais preexistentes podem influenciar o resultado cirúrgico e devem ser reconhecidas com consideração do ajustamento durante a preparação do defeito. As unidades estéticas são definidas, em grande parte, pelos reflexos de luz que se originam das alterações do contorno. Um nariz torcido terá subunidades assimétricas e irregulares que não suportam bem o princípio das subunidades estéticas, e poderíamos considerar a correção da deformidade e restauração da simetria e equilíbrio do nariz. Pode ser um momento oportuno para retificar o dorso com osteotomias, reduzir uma giba proeminente, ou refinar uma ponta nasal larga e amorfa. Através da combinação de manobras tradicionais de rinoplastia cosmética e princípios reconstrutivos básicos, o resultado cirúrgico pode ser melhorado.

A *profundidade do defeito* (e as subunidades associadas) é sempre levada até o pericôndrio do arcabouço cartilaginoso, mesmo se o defeito primário for mais superficial. Isto permite configurar as cartilagens expostas com suturas e ressecções conservadoras. Além disso, o retalho de testa muitas vezes é prejudicado por ser demasiado grosso, e aumentar a profundidade do defeito nasal permitirá uma melhor combinação de contorno entre o nariz e o retalho. A ressecção adicional também só melhorará a taxa de recorrência da cirurgia de Mohs original. Foi sugerido que em indivíduos de alto risco, as subunidades adjacentes sejam analisadas quanto a malignidades cutâneas ocultas, uma vez que a pele foi exposta ao mesmo grau de lesão actínica (25).

Gabarito

Faz-se um gabarito preciso do defeito cutâneo final utilizando o invólucro de alumínio de um fio de sutura. Isto pode ser um pouco trabalhoso, mas é imperativo para obter um mapa tridimensional preciso do defeito e da correspondente raquete de pele. Também se pode usar o lado contralateral como referência para assegurar simetria nasal. Toma-se cuidado para cortar margens retas e ângulos nítidos deste gabarito, que é então transferido para a testa para um traçado preciso. A posição vertical do gabarito é determinada medindo-se desde a área medial do supercílio para baixo até o defeito nasal, reconhecendo que o ponto limitador do comprimento nem sempre é a área mais inferior da ferida, mas pode ser o canto contralateral proximal. O desenho do gabarito não tem pele desperdiçada da testa uma vez que é uma réplica precisa do defeito nasal; todas as incisões são feitas ao longo da margem interna das marcações. Murrell *et al.* descreveram a aplicação de um padrão tridimensional usando Aquaplast (WFR/Aquaplast Corporation, Wyckoff, New Jersey) para transferir um gabarito mais preciso esteticamente (26). Uma vez que o gabarito tenha se modelado ao contorno do nariz do paciente, ele é convertido a um traçado bidimensional para a testa.

Base Anatômica

O suprimento sanguíneo ao retalho de testa é principalmente através da artéria supratroclear. Esta artéria é um ramo terminal da oftálmica, a partir do sistema carótida. Ela sai da incisura ou, menos freqüentemente, do forame supratroclear e corre superiormente entre o músculo corrugador profundo, e o músculo orbicular do olho superficialmente, finalmente perfurando o orbicular aproximadamente 1,5 cm acima da incisura. A artéria então, se anastomosa extensamente com os vasos supratroclear contralateral e supra-orbital ipsolateral. Os vasos da testa possuem um padrão axial confiável na direção vertical, correndo imediatamente superficial aos músculos frontais, e dão a este retalho uma base vascular em padrão axial em adição à artéria denominada do pedículo. O pedículo é centrado no vaso supratroclear, mas tem mais que essa artéria suprindo-o; a base anatômica que dirige para este retalho é a forte pressão de perfusão localizada ao longo da área superciliar medial. O ramo terminal da artéria angular supre a base do pedículo e é um contribuinte importante para o suprimento arterial do retalho de testa. Foram criados cilindros de borracha de silicone a partir de um retalho de testa após canulização da artéria facial unicamente, isto é, nenhum fixador foi injetado no sistema carótida interna. Isto demonstrou a extensa rede de vasos colaterais na região superciliar medial e uma perfusão importante para dentro de um retalho de testa sem fluxo a partir da artéria supratroclear (Fig. 6.6) (27).

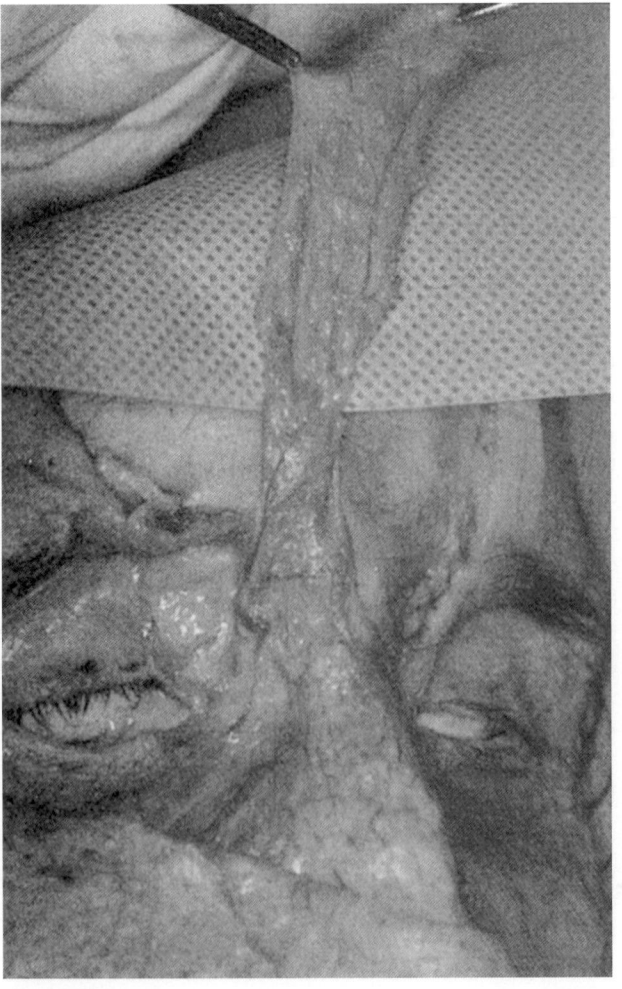

Figura 6.6

Perfusão em cadáver da artéria facial, sem perfusão a partir do vaso supratroclear.

Mediano vs. Paramediano

A raquete de pele do retalho de testa pode ser colocada na posição paramediana, centrado imediatamente sobre a artéria supratroclear. Isto tem a vantagem de incorporar grande parte da artéria dentro do pedículo e, em teoria, aumenta a viabilidade do retalho. Alguns indivíduos possuem um "bico de viúva" baixo, e o desenho paramediano pode evitá-lo. A raquete de pele também pode ser colocada na linha mediana precisa, criando um "retalho mediano de testa", com algumas vantagens individualizadas (28). O pedículo ainda é baseado em uma área medial *unilateral*, mas se desvia obliquamente para correr no meio da testa. Este desenho de pedículo não incorporará tanto da artéria supratroclear, mas o padrão axial vertical do plexo subdérmico permanece. A vantagem deste desenho é que a cicatriz resultante ficará na linha mediana exata da testa, em vez de paramediana. Tal como as subunidades estéticas do nariz, a face também é dividida visualmente em duas metades. A cicatriz vertical mediana, apesar de ser perpendicular aos sulcos horizontais da testa, freqüentemente é bastante inconspícua. Há também uma divergência natural do músculo frontal na testa superior, permitindo melhor camuflagem da cicatriz, porque os sulcos da testa muitas vezes não cruzam de lado a lado. Além disso, o desenho oblíquo do pedículo permite um alcance ligeiramente mais longo em comparação com o retalho paramediano reto (Fig. 6.7).

Desenho do Pedículo

Originalmente se admitia que o pedículo do retalho de testa necessitava ser largo o bastante para englobar ambos os vasos supratrocleares a fim de sobreviver. Mais tarde foi demonstrado que este retalho de testa pode ser levantado de só uma artéria supratroclear e que o pedículo pode ser seguramente estreitado a 1,5 cm sem pôr em risco a viabilidade (14,15,16,17). O pedículo para o retalho pode ser baseado ipsolateral ou contralateral ao defeito nasal (supondo que ele não seja mediano). Cada um tem suas vantagens exclusivas. O pedículo ipsolateral é mais próximo do defeito e permite uma distância mais curta de pedículo, o que pode ser muito vantajoso em pessoas com uma linha do cabelo relativamente baixa. O pedículo contralateral tem um alcance mais longo mas menos arco de rotação, assim reduzindo a quantidade de torção que ocorre na base do pedículo e possivelmente melhorando o retorno venoso do retalho. Tudo mais sendo igual, o retalho contralateral é mais seguro e mais forte.

Confirmação com Doppler da localização da artéria supratroclear raramente é necessária, especialmente porque a pressão de perfusão e a colateralização extensa são agentes impulsores importantes. A incisura

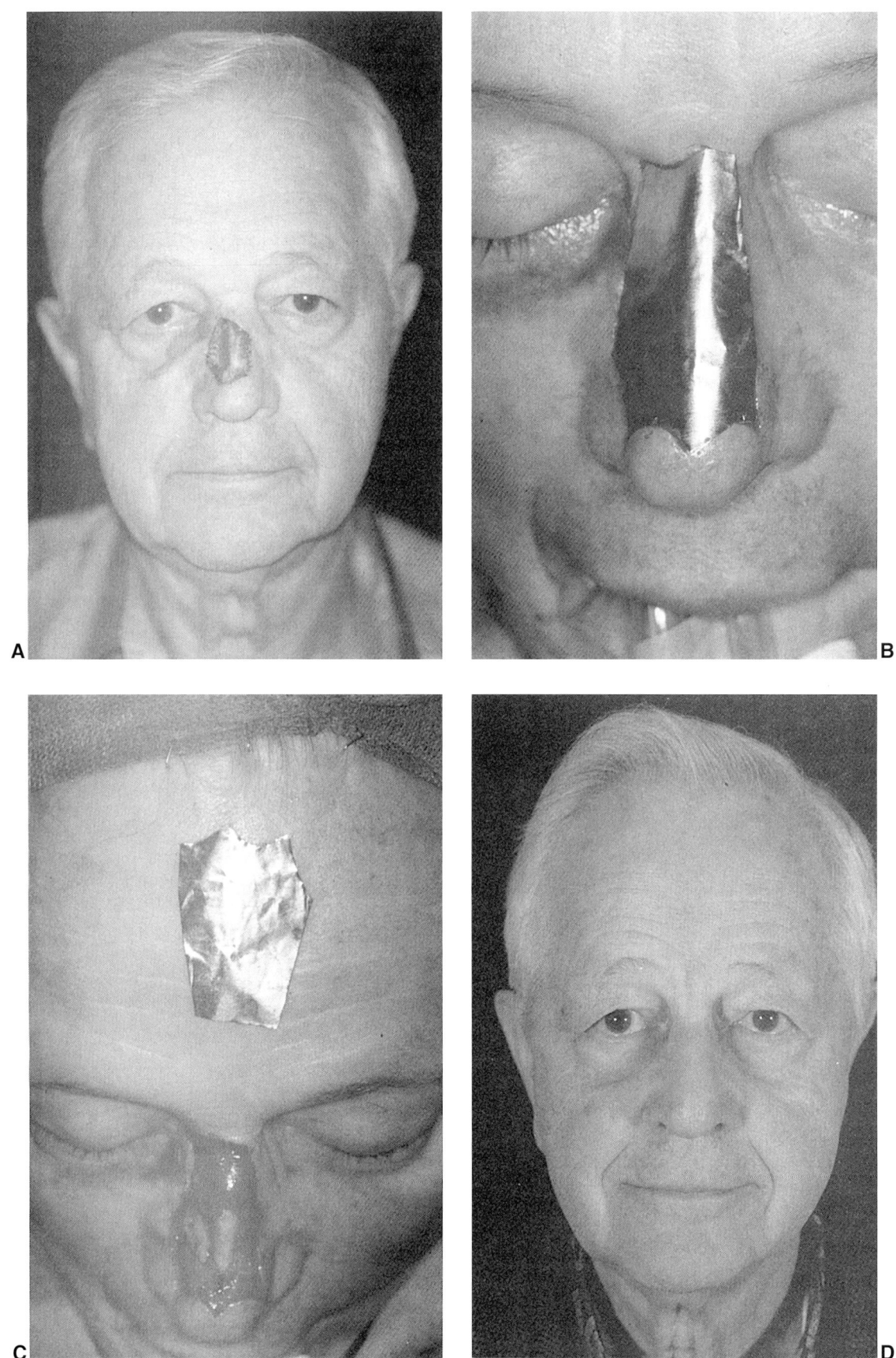

Figura 6.7

A: Vista anterior do defeito nasal. **B:** Gabarito do defeito nasal. **C:** Gabarito transferido para a linha mediana precisa. **D:** Vista pós-operatória, notando-se a preservação dos sulcos bilaterais da testa.

dos vasos supratrocleares pode usualmente ser palpada e o pedículo de pele é centrado ali. Pode-se incluir um manguito de periósteo na base do pedículo. Isto serve para dar ao retalho uma pequena quantidade de comprimento adicional. Também proporciona alguma rigidez à base do pedículo.

A base do pedículo não deve exceder 1,3 cm, o que oferece ampla vascularização, todavia não estrangula o pedículo ou dificulta a rotação do retalho. A maioria dos retalhos pode ser estreitada a mais perto de 1 cm na extremidade proximal. O pedículo também pode ser estendido adentro do supercílio para comprimento adicional.

Elevação e Adelgaçamento da Raquete de Pele

Um dos problemas comuns com o retalho de testa dos anos passados era volume excessivo, freqüentemente sacrificando a forma nasal normal por medo de comprometer a viabilidade. Uma das maiores modificações e avanços feitos com o retalho de testa pode ser a percepção de que a raquete de pele pode, e deve, ser adelgaçada agressivamente durante a fase inicial (Fig. 6.8). Na maioria dos casos, a raquete de pele distal do retalho de testa é elevada no plano subcutâneo em vez do subgaleal, levantando o retalho para fora do músculo frontal. A gálea (músculo e fáscia frontal) é deixada na testa durante esta elevação inicial do retalho. Depois de 2 a 3 cm, o plano de elevação cai para a camada subgaleal avascular e continua sem esforço. Uma vez levantado o retalho, o adelgaçamento adicional é efetuado para combinar com as variações intrínsecas da espessura da pele nasal normal. Vasos subdérmicos axiais são freqüentemente encontrados dentro da gálea durante este processo, e o adelgaçamento pode continuar em torno deles sem sacrificar os próprios vasos. Com pacientes sadios, o adelgaçamento do retalho continuará até a camada subdérmica, e flutuará ligeiramente para melhor se combinar com a variabilidade na espessura da pele nativa (p. ex., pele da ponta *vs.* columela). A raquete de pele proximal e o pedículo inteiro é elevada na camada subgaleal. Adelgaçamento adicional do retalho de pele é realizado durante a divisão do pedículo. Deixar o frontal na testa tem nítida vantagem se o local doador não puder ser fechado primariamente. Cura por segunda intenção prosseguirá muito mais rapidamente sobre a gálea.

Uma exceção a este estilo de deslocamento é em fumantes ou outros com doença de pequenos vasos. Nestas situações de alto risco, a raquete de pele e pedículo é elevada na camada subgaleal volumosa e transferida em bloco. Um *tempo intermediário* é usado para adelgaçar o retalho (discutido mais tarde).

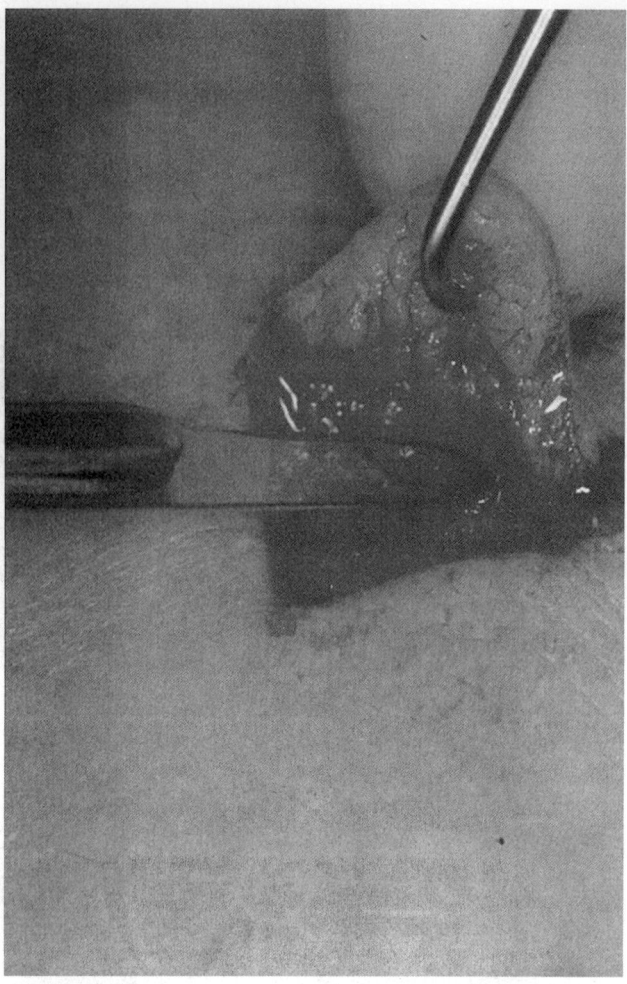

Figura 6.8
É importante adelgaçar agressivamente o retalho de testa antes da inserção.

Local Doador

Uma grande maioria dos defeitos da testa com menos de 3,5 cm pode ser reparada primariamente através de descolamento amplo até as áreas das têmporas. Suturas profundas devem passar através da camada galeal a fim de assegurar resistência suficiente; freqüentemente é necessário colocar todas as suturas profundas antes do fechamento e amarração das suturas. A deformidade cutânea que permanece na margem superior é excisada diretamente de uma maneira vertical com a incisão estendendo-se adentro do cabelo frontal. Alternativamente, a testa pode ser mobilizada e fechada de uma maneira "O para T" com um ramo horizontal na linha do cabelo. Similarmente a um *lift* de supercílio tricofítico, isto pode ser fechado com uma "W-plastia" contínua para camuflar ainda mais a cicatriz.

Para defeitos mais largos, galeotomias verticais podem permitir tomada adicional a partir dos lados. Qualquer defeito restante na testa é deixado fechar por segunda intenção. A cicatriz resultante após contratura da ferida geralmente será superior a outras opções, especialmente com abaixo da gálea. Um enxerto de pele permitirá que a área se cicatrize rapidamente, mas geralmente permanece mais perceptível. Expansão de tecido foi descrita como alternativa para a testa curta ou a linha do cabelo baixa (29). Embora isto crie uma quantidade abundante de tecido e permita fechamento primário após retalhos largos de testa, a pele expandida é menos favorável em termos de fisiologia do retalho. Alguma contratura do retalho ocorrerá, mesmo após excisão direta da cápsula expansora, e comprometerá a forma nasal final.

Divisão do Pedículo

O pedículo é o supridor obrigatório de nutrientes para a raquete de pele até que suficiente neovascularização ocorra a partir do leito receptor para o próprio retalho. O crescimento invasivo vascular é previsível e é impulsionado, em parte, pelo gradiente isquêmico entre o defeito nasal e o retalho distal (30). Provavelmente há suporte suficiente para o retalho depois de um período de 10 dias, mas é deixado passar um intervalo de 3 semanas para assegurar maior desenvolvimento fibroblástico, resistência aumentada à tração, e aderência adequada do retalho ao nariz. O pedículo é dividido transversalmente, alguns milímetros acima do defeito nasal original. O descolamento prossegue em uma direção superior a inferior, imediatamente embaixo do plano dérmico, até aproximadamente meio caminho pela raquete de pele abaixo. Pode-se deixar a porção subcutânea do pedículo intacta, assim a deixando fornecer contratração à medida que a pele é descolada. A maior parte do tecido subcutâneo é, então, removida enquanto afilando a margem inferior para suavizar a transição. É imperativo tirar volume desta porção do retalho e permitir que o retalho obedeça à topografia nasal normal. As margens do defeito nasal original são cuidadosamente avivadas e os cantos são feitos em ângulo reto. Durante as 3 semanas precedentes, a margem do defeito terá se contraído e começado a se reepitelizar.

O coto superior do pedículo é então aparado de acordo e inserido de volta na área glabelar. Há uma tendência desta porção do pedículo a engrossar e formar "almofada de alfinetes". Adelgaçamento agressivo do músculo subjacente ajudará a minimizar isto. É essencial restaurar a simetria dos supercílios, uma vez que o pedículo tende a ser puxado inferiormente. Depois que o supercílio medial é ressuspenso, as novas deformidades cutâneas que permanecem podem ser excisadas diretamente. Muitas vezes estendemos a excisão testa acima por cerca de 2 cm, porque essa parte da cicatriz tende a ser invertida e desfavorável. Isto se origina porque o pedículo original do retalho de testa freqüentemente tem uma porção larga de frontal e o fechamento é deficiente em volume subcutâneo. Ocasionalmente, pode-se fazer dermabrasão de algumas das cicatrizes do nariz ou testa nesta fase relativamente precoce (Fig. 6.9).

Tempo Intermediário – Retalho de Testa

Em indivíduos de mais alto risco como fumantes, o retalho de testa original é transposto como um composto de pele e músculo frontal sem adelgaçamento preliminar do retalho. Em um *tempo intermediário*, a raquete de pele é elevada bilateralmente como um retalho bipediculado, fixado no supercílio medial proximalmente e na ponta nasal distalmente. O retalho então é adelgaçado e esculpido ao nível apropriado para restaurar a forma nasal (Fig. 6.10). Adicionais 3 semanas são deixadas passar antes de realizar a divisão final do pedículo. Embora esta metodologia deixe o pedículo intacto durante 6 semanas, a inconveniência é justificada pela viabilidade melhorada do retalho e melhores resultados com um grupo de pacientes de alto risco.

Retalho de Testa em um Só Tempo

O retalho de testa em um só tempo (Tabela 6.5) utiliza um pedículo desepitelizado e foi descrito originalmente por Converse em 1963 como um retalho de testa mediano modificado com base em ambos os vasos supratrocleares (31). Ele teve problemas com um arco de rotação limitado e congestão do retalho e subseqüentemente foi abandonado. Utilizando o que se conhece hoje sobre a robusta vascularização do retalho de testa contemporâneo, pode-se criar um retalho insular de testa em um só tempo baseado em uma área *unilateral* superciliar medial (32). Este retalho em um tempo tem uma base anatômica similar ao retalho de testa interpolado convencional, mas não exige uma divisão do pedículo. As vantagens de realizar uma grande reepitelização nasal em um só tempo podem ser imensas para os pacientes nos quais o pedículo e a necessidade de uma segunda cirurgia criam uma adversidade que é difícil de superar. A vascularização a partir de um pedículo subcutâneo é, no entanto, mais tênue, e este tipo de retalho de testa deve ser evitado em indivíduos de alto risco, por exemplo, fumantes, doença microvascular, diabetes, hipertensão.

TABELA 6.5

PÉROLAS PARA O RETALHO DE TESTA EM UM SÓ TEMPO

1. Selecionar os pacientes cuidadosamente
2. Criar espaço adequado embaixo da pele glabelar
3. Encher a depressão na testa com músculos prócero e frontal
4. Vigiar congestão do retalho

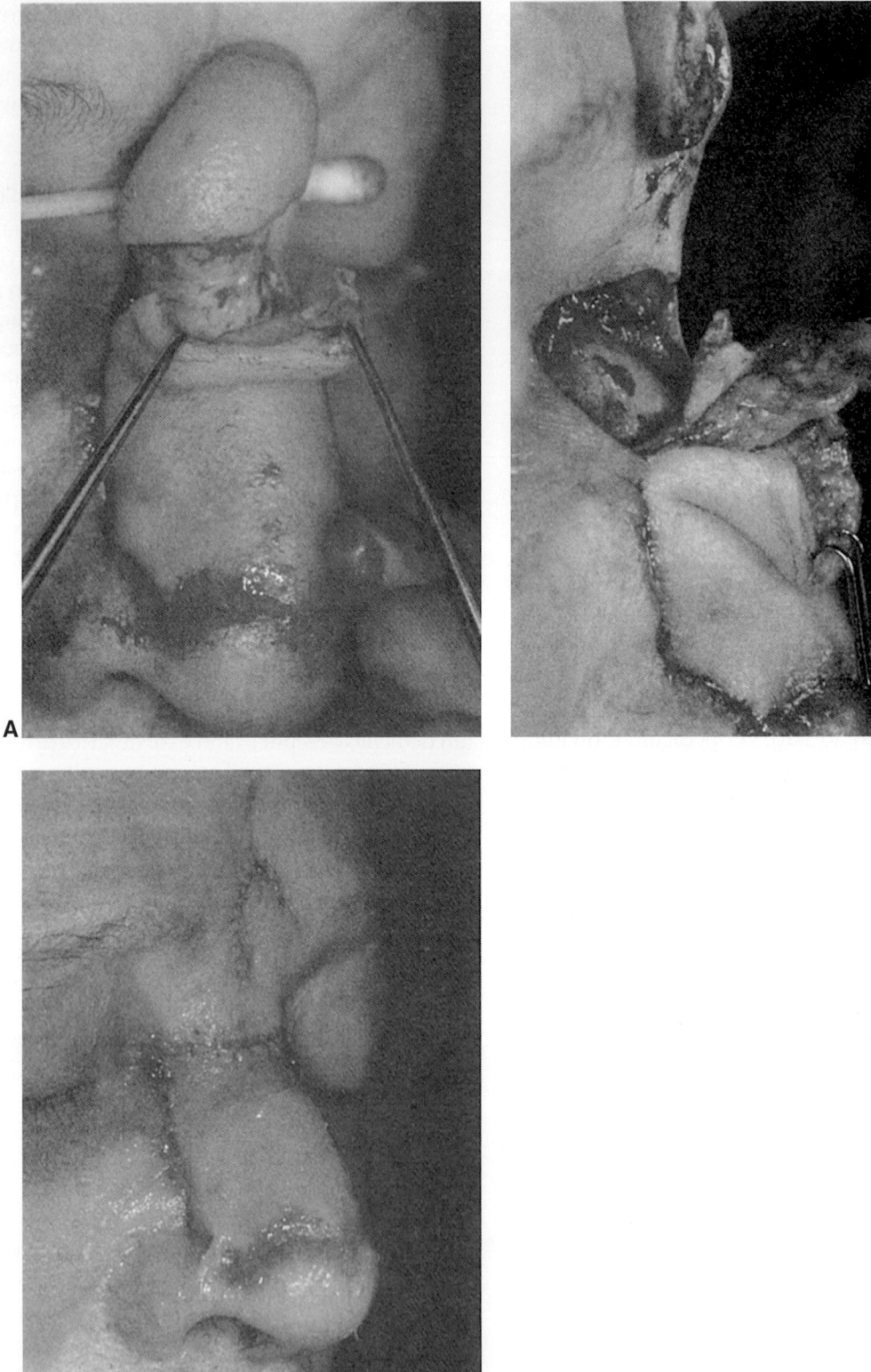

Figura 6.9

Divisão do pedículo. **A:** Pele elevada com porção subcutânea fornecendo contratração. **B:** Adelgaçando a porção subcutânea. **C:** Pedículo inserido com atenção à simetria dos supercílios.

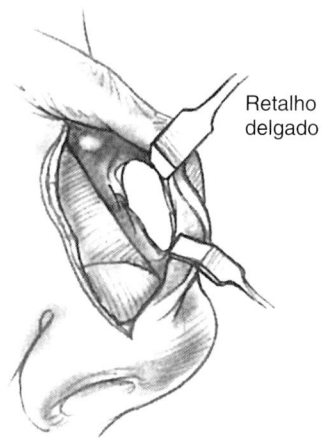

Figura 6.10
Tempo intermediário com adelgaçamento.

Juntos, uma artéria supratroclear unilateral e o rico suprimento colateral a partir da artéria angular provêem a pressão de perfusão que suporta a raquete de pele. Ela deve ser baseada no lado contralateral para evitar torção excessiva do pedículo. Este retalho é convertido em um retalho insular à medida que a pele glabelar é cuidadosamente dissecada do pedículo. Imenso cuidado tem que ser tomado para evitar mudança inadvertida no plano durante esta fase, porque o resultado é a amputação do pedículo. A pele glabelar é descolada amplamente, e o túnel resultante é conectado ao defeito do nariz. Partes do músculo prócero podem ser ressecadas a fim de criar espaço suficiente para acomodar o pedículo sem compressão e congestão. O retalho é então tunelizado por baixo da pele glabelar intacta, e a raquete de pele é fornecida para o defeito nasal e fechada da maneira usual. O local doador é fechado primariamente, muitas vezes incorporando uma W-plastia inferiormente que é paralela aos sulcos glabelares. Há um vazio de tecido mole, onde o pedículo subcutâneo estava localizado originalmente, e partes dos músculos frontais podem ser mobilizadas para encher esta depressão e melhorar o contorno glabelar. Este retalho funciona melhor para defeitos nasais limitados aos 2/3 superiores do nariz; defeitos da ponta nasal e alares exigem um retalho de testa mais longo e podem não permanecer viáveis (Fig. 6.11).

SUPORTE E ENXERTO ESTRUTURAIS

Além da área de seção transversa de um defeito nasal, é imperativo determinar sua profundidade e localização em termos do seu impacto sobre a função e forma nasais. Muitos defeitos pequenos e superficiais do terço inferior do nariz são reparados com enxertos compostos, assim provendo uma cobertura e suporte simultaneamente. Defeitos maiores e mais complexos usualmente exigem enxerto separado de suporte e um retalho de reepitelização independente. Enxerto estrutural é colocado por duas razões principais: primeira, fornecer rigidez à parede lateral ou dorso, assim evitando colapso e obstrução nasal, e segunda, criar ou manter a forma, especialmente ao longo da margem alar e da ponta.

Função Nasal

Obstrução nasal de início novo pode comprometer um resultado cirúrgico excelente sob todos os demais aspectos e ser fonte de importante insatisfação do paciente. Predizer as lesões que levarão à obstrução nasal é importante e é influenciado não apenas pela profundidade do defeito, mas também pela sua localização. Quando a profundidade é tal que suporte estrutural original foi removido (p. ex., uma parte do pilar lateral), o defeito uniformemente exigirá reconstrução com alguma forma de enxerto de cartilagem. Uma exceção são pequenos defeitos dos ossos nasais, ainda que raros, como um achado isolado. Lesões localizadas sobre o lóbulo alar ou parede lateral nasal são particularmente tendentes a colapso e subseqüente obstrução nasal ao nível das válvulas nasais interna e externa. Há uma área crítica localizada na junção das duas válvulas anatômicas, correspondendo ao sulco supra-alar externamente, e à lateral ao pilar lateral internamente. Pode haver uma cartilagem sesamóide dentro da aponeurose fibrogordurosa caracteristicamente firme entre o pilar lateral e a abertura piriforme óssea. Nesta área, mesmo pequenos defeitos que violam os tecidos fibroareolares tenderão a se colapsar, especialmente após retalhos de transposição locais. Portanto, não é unicamente o tamanho do defeito, mas a profundidade, que pode ser a indicação para enxerto estrutural. Lesões dentro da asa ou parede lateral muitas vezes requerem uma reparação que envolva alguma rigidez. Cartilagem septal reta funciona bem para suporte à parede nasal lateral da abóbada média, e cartilagem da concha é mais freqüentemente usada para o lóbulo alar.

Pode-se melhorar o fluxo aéreo nasal pela colocação de uma *sutura dilatadora* através das cartilagens laterais superiores (33). A abóbada nasal média é muitas vezes exposta durante a reconstrução nasal e sujeita às forças contráteis. Em virtude da concavidade sobre o dorso, isto pode levar a um sutil pinçamento do terço médio do nariz e algum grau de estreitamento na válvula interna. A sutura de dilatação colocada cruzando o dorso serve para manter abertas as cartilagens laterais superiores durante o processo de cura e suportar a via aérea. Uma sutura de longa duração é colocada como um ponto de colchoeiro horizontal atravessando cada cartilagem lateral superior, com o septo dorsal

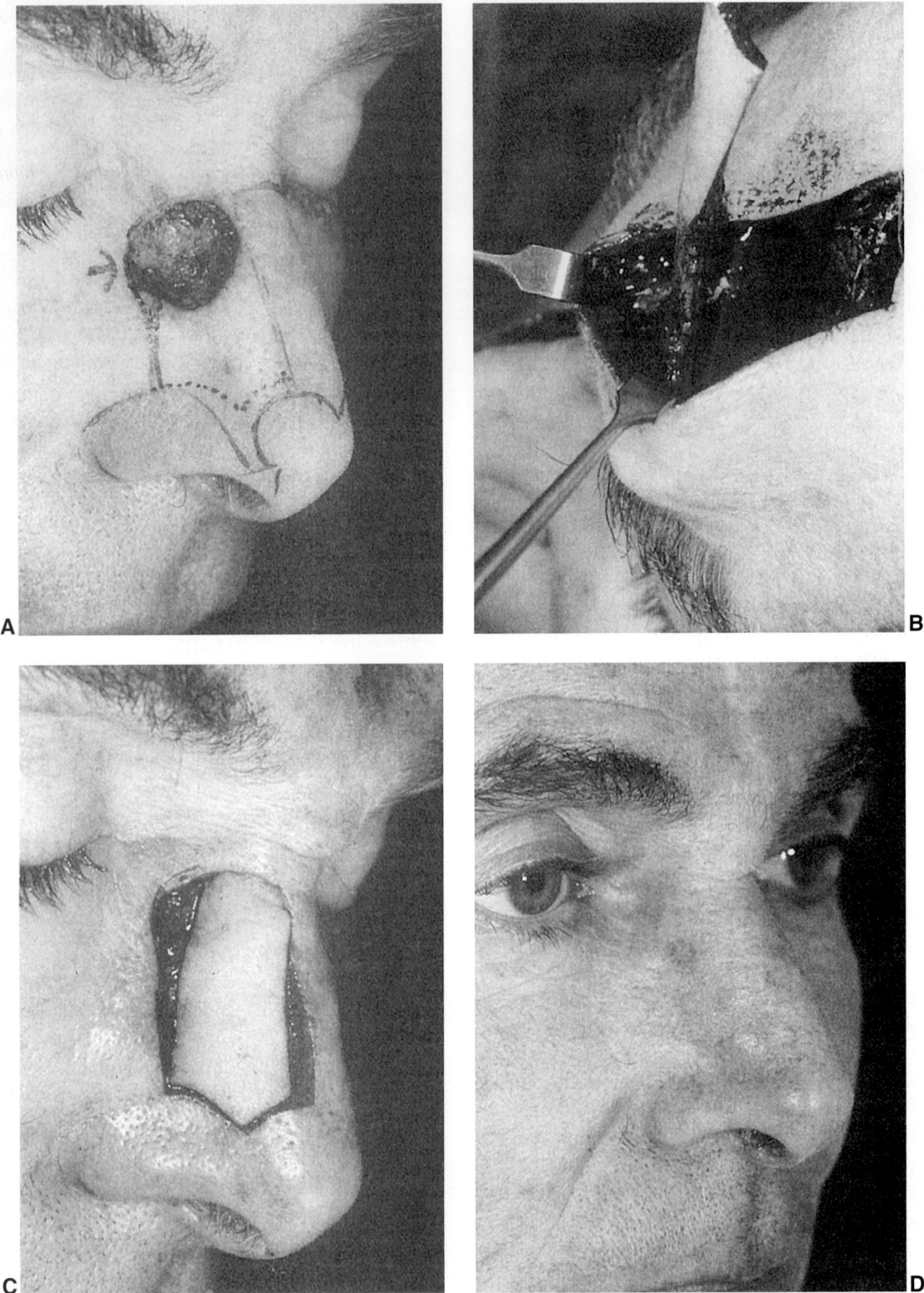

Figura 6.11

Retalho de testa em um só tempo. **A:** Defeito nasal direito comprometendo parede lateral e bochecha. **B:** Retalho de testa em um tempo elevado sobre pedículo subcutâneo. **C:** Retalho transferido sob pele glabelar intacta. **D:** Vista pós-operatória de 1 ano.

servindo como fulcro. Quando a sutura for apertada, as cartilagens laterais superiores se dilatarão para cima e para fora, assim abrindo a válvula nasal interna (Fig. 6.12). Isto pode ser colocado durante qualquer reconstrução nasal em que as cartilagens laterais superiores sejam expostas, mesmo com procedimentos menores como um retalho bilobado.

Enxerto para Forma

A margem alar é uma das margens livres que representa um "marco anatômico imóvel" durante a fase de análise do defeito. Cicatrização normal e contratura de ferida tenderão a puxar a margem alar para cima e criar uma deformidade em incisura; preservar a simetria da base alar é um dos maiores desafios em restauração nasal. Qualquer defeito que avance sobre a margem livre da asa exigirá alguma forma de suporte estrutural para resistir à poderosa contratura de ferida que se segue. A curva encontrada ao longo da escavação conchal inferior obedece bem à forma e ondulação naturais do lóbulo alar. Enxertos também podem ser colocados na ponta nasal para melhorar a definição e a forma. Muitos dos enxertos de ponta comuns em rinoplastia cosmética podem ser empregados aqui com igual sucesso. Uma vez que o retalho de cobertura tende a ser mais espesso, pode-se exagerar esta enxertia com mínimo risco de criar uma "uniponta" artificial. Enxertos tradicionais em escudo ou tampa devem ser suturados firmemente à estrutura subjacente. Enxertos na ponta também servem para estabilizar a junção de um arcabouço reconstruído, tal como a união entre enxertos de margem alar e o suporte na linha mediana (*i. e.*, a columela). Fazer ponte na junção de enxertos de cartilagem cria substancial maior estabilidade do que uma união primária término-terminal dos enxertos unicamente.

Lesões grandes podem remover porções do suporte dorsal mediano, e sua reconstrução pode ser mais complexa. Diferentemente de um aumento dorsal durante a correção de uma deformidade de nariz em sela, esta reconstrução deve trazer suficiente rigidez para suportar o dorso cutâneo e *intranasal*. Isto pode ser realizado por um de três mecanismos: cartilagem septal, osso dividido do crânio projetado em cantiléver, ou enxerto de cartilagem de costela. Algumas lesões nasais complexas estendem-se para a bochecha, não apenas cutaneamente, mas também em termos de estrutura. Se porções da pré-maxila ou abertura piriforme óssea lateral tiverem sido ressecadas, elas têm que ser reparadas individualmente a fim de recriar uma plataforma sólida para o nariz. Deixar de o fazer levará a um colapso progressivo do nariz. A abertura óssea do nariz é um alicerce essencial sobre o qual outros enxertos estruturais e retalhos podem ser acrescentados (Fig. 6.13).

Técnicas de Enxerto

As áreas da *abóbada média e parede lateral* são idealmente reconstruídas com *cartilagem septal* reta. Este material é facilmente disponível e deve ser suficientemente longo para repousar sobre a abertura piriforme lateralmente e alcançar o dorso na linha mediana. O *lóbulo alar* é mais bem suportado por *cartilagem conchal* autógena da orelha, mas deve ser cuidadosamente esculpido. Ela pode ser colhida através das vias de acesso anterior ou posterior com pouco risco de criar morbidade importante do local doador. Tal como a cartilagem septal, o enxerto de cartilagem conchal deve ser suficientemente longo para repousar sobre a escora óssea medial e estender-se para cima às cartilagens existentes, ou junto à linha mediana. Discos pequenos de enxertos de cartilagem tenderão a cair intranasalmente e não funcionam como a trave que é necessária. Estes enxertos de cartilagem são colocados em pequenas bolsas subcutâneas lateralmente, mas apenas o esvaziamento rombo deve ser efetuado nesta área, a fim de minimizar o risco de lesão da artéria nasal lateral. A margem medial é firmemente ancorada nas cartilagens da ponta de uma maneira superposta. A margem superior do enxerto deve ser ligeiramente mais medial que a margem inferior, forçando o plano do enxerto a imitar o contorno do lóbulo e a criar um sulco supra-alar. A fim de manter a altura vertical da margem alar, deve-se assegurar que a margem caudal do enxerto fique posicionada suficientemente inferior, prevendo a força contrátil vertical da cicatrização da ferida. Enxertos são fixados com suturas ao revestimento intranasal com suturas de lado a lado, assim puxando para abrir a via aérea embaixo do enxerto. A curvatura natural da cartilagem mantém aberta a via aérea, mesmo ligeiramente hipercorrigida. A asa também será sentida desnaturalmente firme com relação ao lado contralateral, mas isto é previsto e inevitável (Fig. 6.14).

A *reconstrução dorsal* pode ser obtida através de um *retalho septal composto*, girado para fora do nariz com uma dobradiça ao longo da espinha nasal anterior. Uma incisão de espessura total é criada através do septo nasal, ao longo do dorso superiormente, verticalmente posterior, e a distância da crista maxilar inferiormente. Isto mobiliza o septo como um retalho composto constituído de cartilagem e retalhos mucosos bilaterais, rotado anteriormente, trazendo estrutura e revestimento interno simultaneamente. Uma pequena cunha de cartilagem septal deve ser excisada no ângulo septal posterior para facilitar o giro para fora. É imperativo que o ramo septal da artéria septal anterior fique intacto, uma vez que ele é o principal suprimento sanguíneo para o retalho. Cada vaso é capaz de suportar a mucosa septal ipsolateral inteira e a cartilagem subjacente. Uma vez que o retalho composto seja rota-

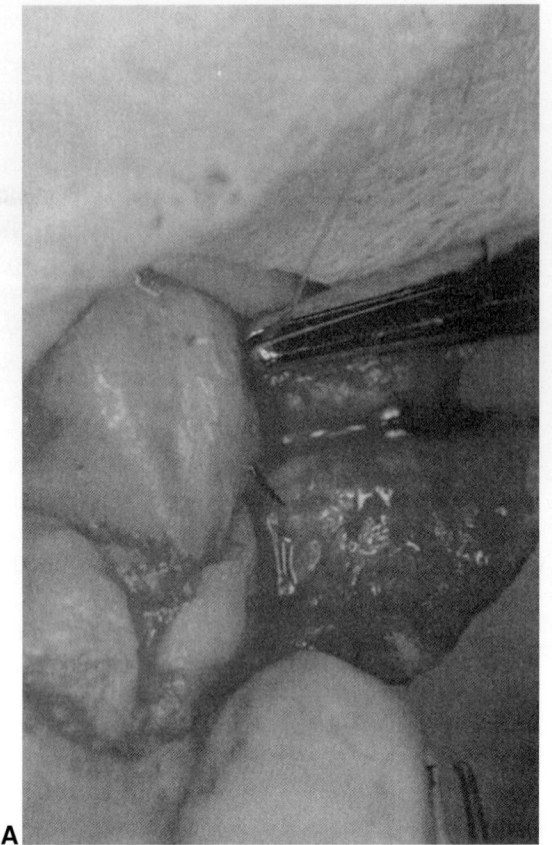
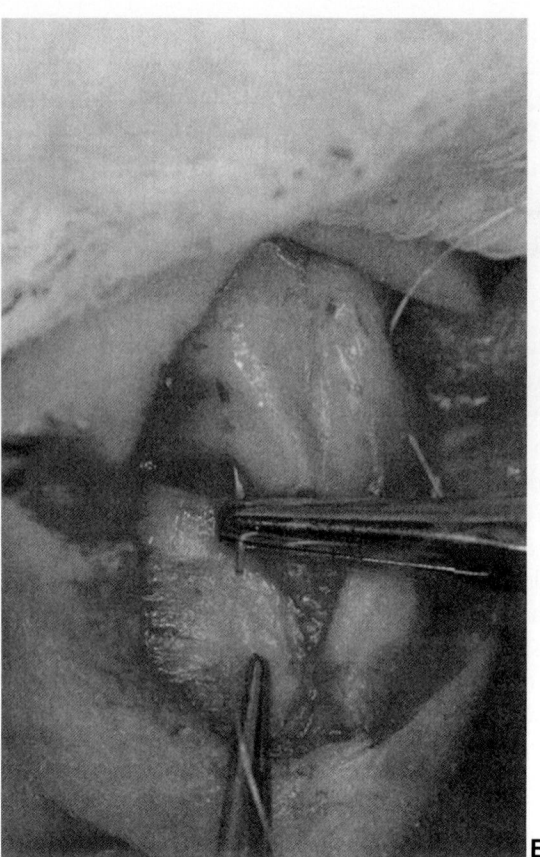
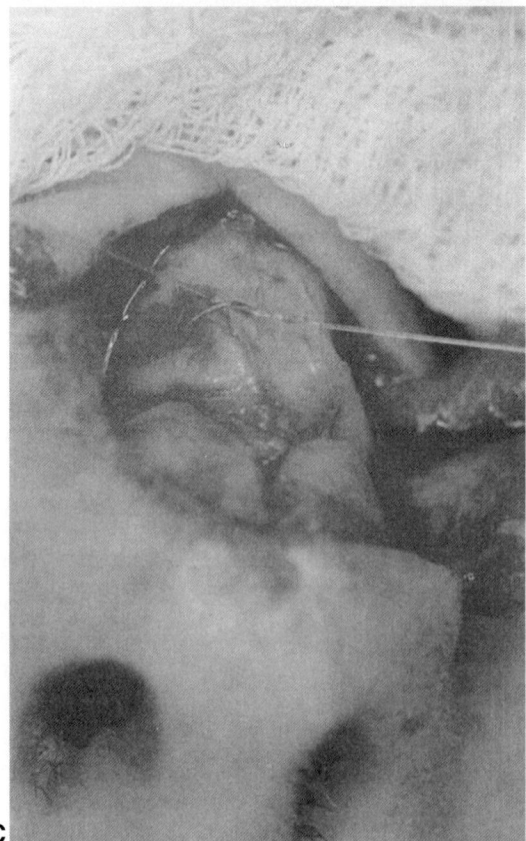

Figura 6.12
A: Sutura de dilatação atravessando a cartilagem lateral superior esquerda. **B:** Atravessando a cartilagem superior direita. **C:** Amarrada cruzando o dorso nasal para dilatar a válvula nasal interna.

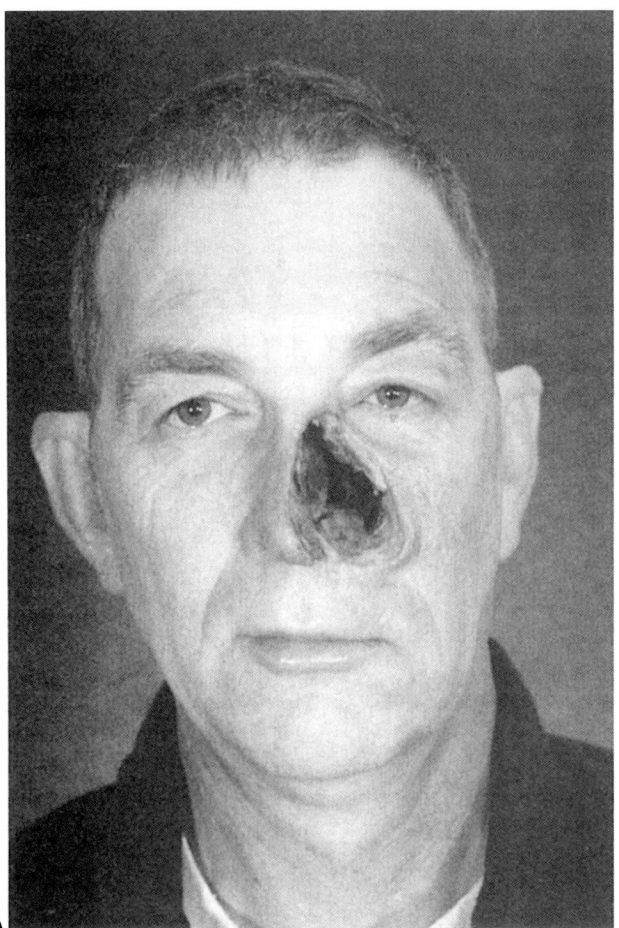
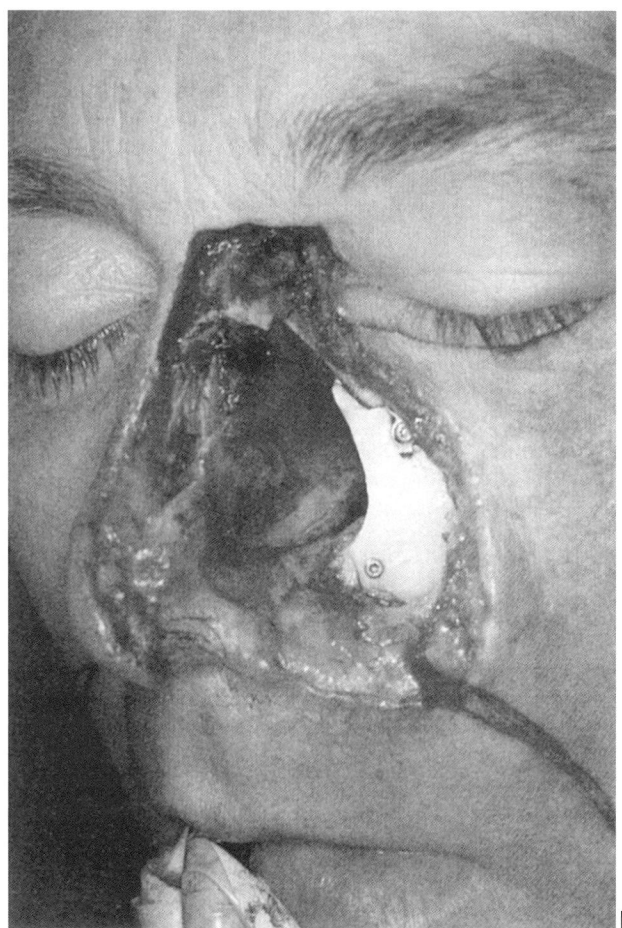

Figura 6.13

A: Grande defeito heminasal e de bochecha esquerdos comprometendo a maxila. **B:** Osso dividido do crânio para reconstruir escora medial.

do para fora, ele é fixado com suturas permanentes ao dorso residual e à espinha nasal anterior. Talas septais podem ser úteis para fornecer suporte adicional durante a fase de cura, reduzindo o risco de desvio lateral e obstrução nasal. Necessariamente, este retalho composto septal com três camadas deixará para trás uma perfuração septal permanente. Embora isto se some à convalescença, apenas raramente é sintomático após a cura. Esta técnica funciona bem para a reconstrução de defeitos complexos e de espessura total do dorso, ponta e columela (Fig. 6.15).

A *cartilagem costal* e o *osso dividido do crânio* são excelentes enxertos estruturais para a reconstrução dorsal total. Os defeitos nasais desta magnitude são usualmente associados às deficiências do revestimento interno, que sempre exigem uma reconstrução independente. A cartilagem pode ser colhida da sétima, oitava ou nona costela. A maioria das incisões na pele não necessita exceder 4 cm, e o músculo reto do abdome pode ser separado em vez de transecionado, assim reduzindo a dor pós-operatória. Uma porção reta da costela deve ser colhida, e apenas o cerne central preciso utilizado para enxerto, uma vez que as porções excêntricas de uma costela empenarão progressivamente. Reabsorção do enxerto, desvio e encurvamento *in situ* são as complicações mais comuns que podem surgir. Osso dividido do crânio é similarmente abundante e geralmente colhido da região parietal reta. Suas margens são cuidadosamente biseladas com uma ferramenta rotatória, e ela pode ser fixada ao násio com uma técnica de parafuso compressivo. Tanto o osso do crânio quanto a cartilagem costal deixarão o nariz, dando a sensação de artificialmente rígido e imóvel. Ele deve ser suportado na extremidade caudal com um enxerto de escora columelar estendido e lateralmente com enxertos de cartilagem conchal. Este suporte lateral é essencial para reduzir colapso para dentro bem como para camuflar as margens laterais do enxerto de reconstrução dorsal.

DEFEITOS DO REVESTIMENTO INTERNO

A complexidade de um defeito nasal é ditada tanto pela sua profundidade quanto pelo seu tamanho glo-

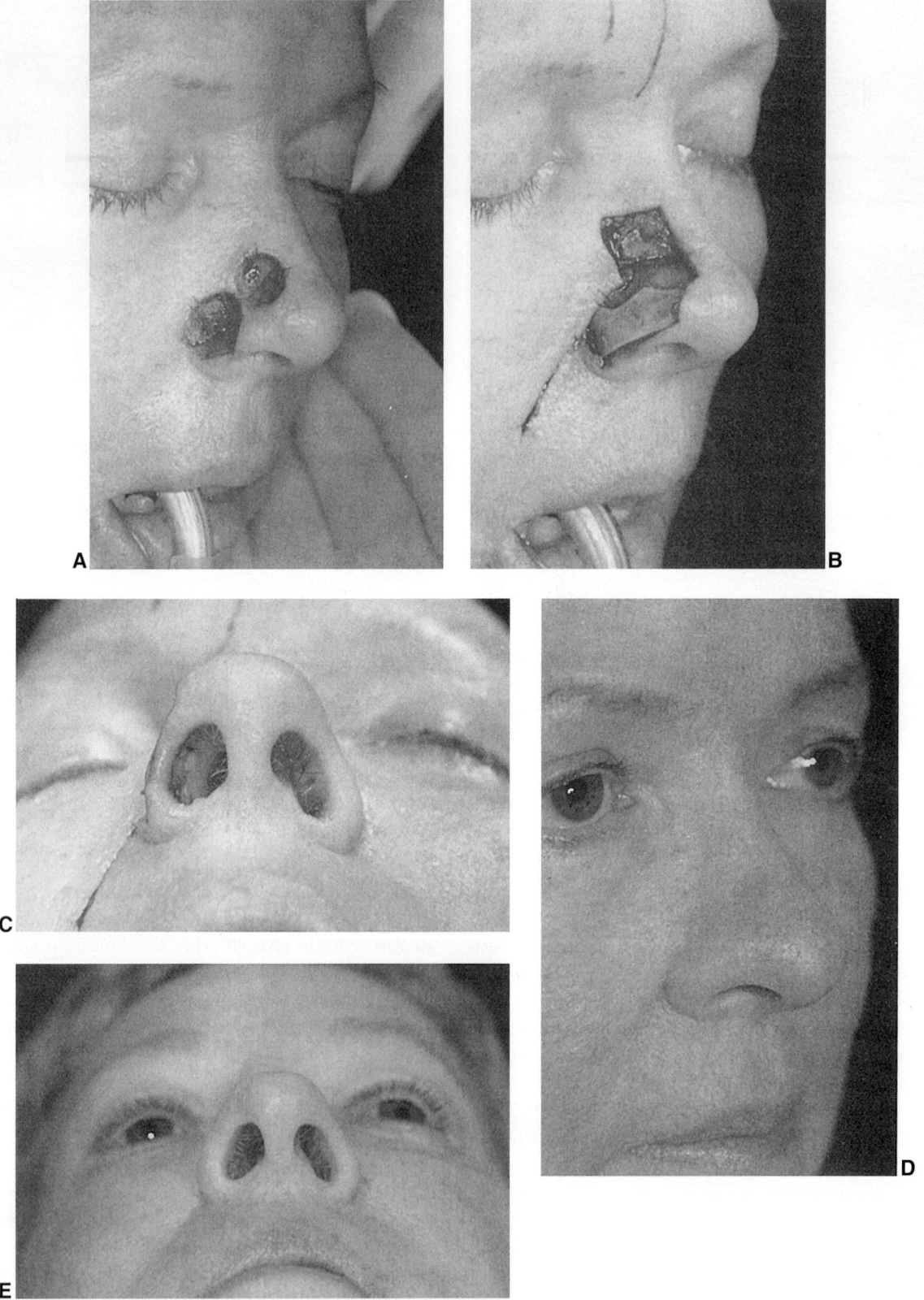

Figura 6.14

Enxerto de travessa alar. **A:** Defeitos nasais da asa e parede lateral direitas. **B:** Enxerto de travessa de cartilagem conchal em posição não-anatômica. **C:** Vista da base demonstrando suporte vestibular e desimpedimento. **D:** Vista oblíqua pós-operatória de 1 ano, mostrando o contorno da margem alar. **E:** Vista da base.

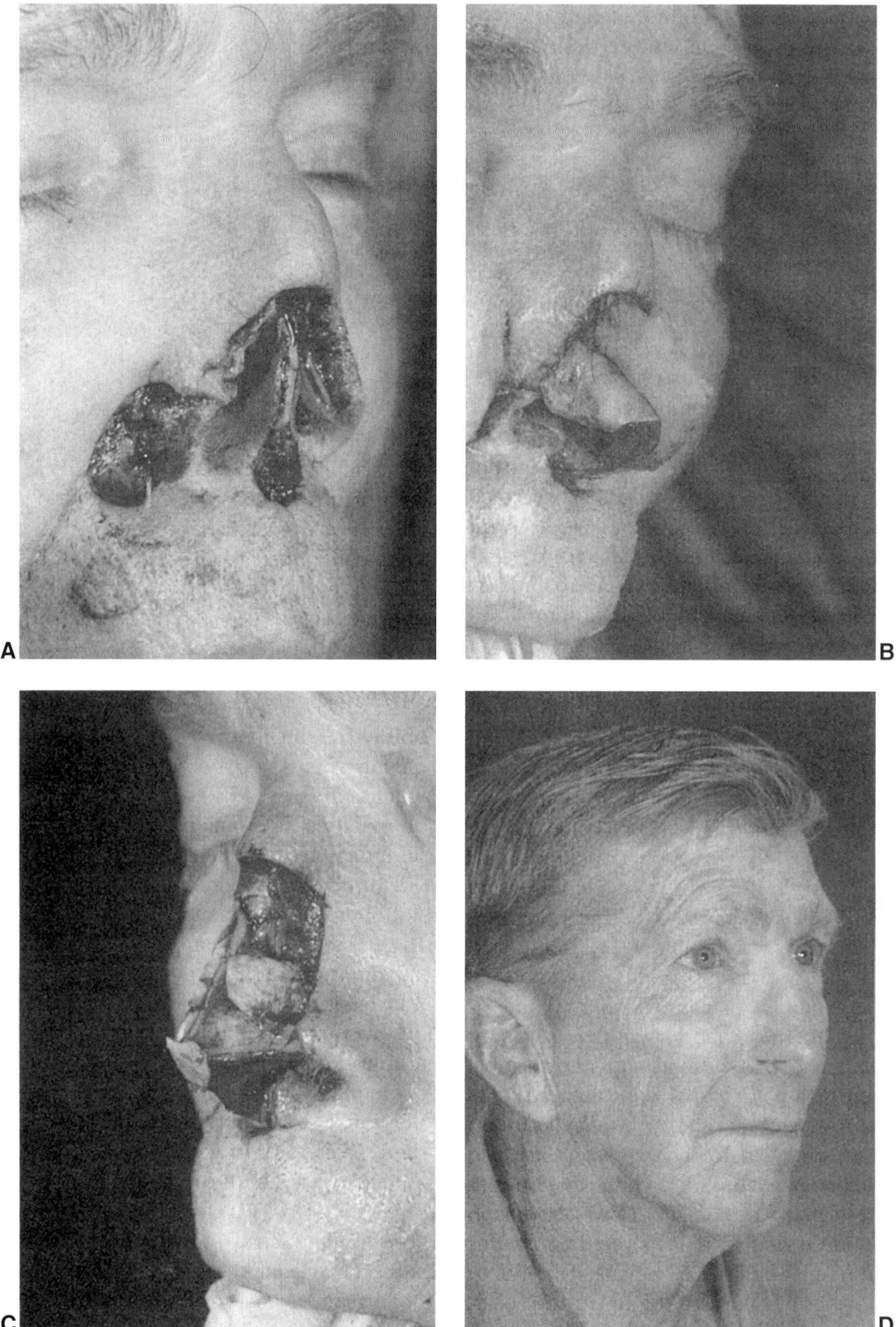

Figura 6.15
A: Defeito nasal de espessura total. **B:** Septo nasal girado externamente ao longo do ângulo septal posterior. **C:** Reconstrução dorsal com o septo e enxerto de cartilagem conchal. **D:** Visão de 1 ano de pós-operatório mostrando suporte dorsal adequado.

bal. A violação do revestimento interno do nariz é uma das principais variáveis que eleva o nível de sofisticação da reparação. Os esforços iniciais para reparação do revestimento interno falharam por causa de necrose de retalho ou rigidez excessiva, em que o revestimento ditava a morfologia do nariz em vez de obedecer a ela. Uma fase inicial de colocar enxertos e revestimento interno no retalho de testa também falhou por causa da sua falta de flexibilidade depois que o retalho era transposto. Pode ser tentador desprezar o revestimento quando se focaliza a forma e o revestimento, especialmente porque o resultado imediato não será afetado, mas o resultado a longo prazo será uniformemente desfavorável. A finalidade de uma meticulosa reparação de todos os defeitos do revestimento é dupla: primeira, uma cobertura interna vascularizada é necessária para os enxertos estruturais (p. ex., enxertos de travessa de cartilagem de concha), e segunda, a cicatrização por segunda intenção de áreas intranasais levará à formação de incisura alar e estenose cicatricial, progredindo para um comprometimento da forma e da função. Conseqüentemente, mesmo pequenas perfurações da mucosa intranasal devem ser tratadas de alguma forma. Não infreqüentemente, muitas opções de reparação do revestimento foram eliminadas pela natureza do defeito, e devemos prosseguir segundo um algoritmo para técnicas alternativas. Por esta razão, é imperativo que nos tornemos fluentes com vários enxertos e retalhos para o revestimento interno antes de partir para uma reconstrução desta complexidade. Ser capaz de predizer o comprometimento da mucosa intranasal é difícil mas pode ser útil. Certos subtipos de malignidades cutâneas são caracterizados pelos seus padrões agressivos de crescimento e a propensão a se estender por meio de pequenos ninhos isolados de células para além das margens macroscópicas, por exemplo, carcinoma basocelular tipo morféia. É prudente reconhecer esta propensão ao comprometimento intranasal e planejar a excisão e a reconstrução em conformidade, incluindo a incorporação de cirurgia micrográfica de Mohs e precisão de um defeito nasal de espessura total. Além disso, deve-se manter em mente que o defeito intranasal representa a margem cirúrgica para a malignidade cutânea, e é imperativo o acompanhamento freqüente desta área. Isto é mais acuradamente realizado com endoscópios nasais, comuns para o otorrinolaringologista.

Perfuração muito pequena do revestimento interno pode freqüentemente ser fechada primariamente com uma única sutura de categute. É melhor fechar o déficit verticalmente do que horizontalmente, a fim de minimizar a propensão a retrair a margem alar. Defeitos maiores exigirão um retalho ou enxerto e podem ser definidos com base no seu tecido de origem (Tabela 6.6). Selecionar o retalho adequado para o revestimento interno é um desafio e freqüentemente com base na localização do defeito; muitos enxertos e retalhos são limitados ao terço médio ou inferior do nariz (Tabela 6.7). Apenas raramente é necessária uma reparação de revestimento interno dentro do terço superior do nariz.

TABELA 6.6
OPÇÕES PARA REPARAÇÃO DE DEFEITOS DO REVESTIMENTO INTERNO

1. Fechamento primário
2. Enxertos
   a. Pele
   b. Composto
3. Retalhos epiteliais cutâneos
   a. Retalho de ressuperficialização dobrado distal
   b. Retalho epitelial nasal "de virar para dentro"
   c. Segundo retalho cutâneo
4. Retalhos intranasais
   a. Retalho de mucosa septal ipsolateral
   b. Retalho composto balançado contralateral
   c. Retalho bipediculado "em alça de balde"
   d. Retalho de concha inferior
5. Retalho de pericrânio
6. Retalho microvascular distante

Enxertos

Os enxertos de pele requerem um leito receptor vascularizado e, como tais, raramente serão utilizados para reparação do revestimento interno por causa da necessidade concomitante de enxertos estruturais. Uma exceção poderia ser ao longo da metade superior do nariz, onde o colapso e a contratura são de muito menor preocupação. Muitas vezes, a cura por segunda intenção será suficiente nesta área. Enxertos do palato duro têm mais rigidez intrínseca e podem ser aplicados em defeitos de tamanho intermediário.

Um enxerto composto de pele e cartilagem da orelha é extremamente versátil e pode ser liberalmente aplicado a defeitos nasais de espessura total. Ele pode

TABELA 6.7
REPARAÇÃO DO REVESTIMENTO INTERNO

Abóbada média
1. Retalho septal composto contralateral
2. Retalho epitelial "de virar para dentro"
3. Retalho de concha inferior

1/3 distal/lóbulo alar
1. Retalho mucoso septal ipsolateral
2. Enxerto composto de orelha
3. Retalho bipediculado "em alça de balde"
4. Retalho de ressuperficialização dobrado distal

Columela
1. Enxerto composto
2. Retalhos mucosos septais
3. Retalho de ressuperficialização dobrado distal (retalho melolabial)

ser a técnica de escolha para revestir déficits do terço distal do nariz, especialmente o lóbulo alar, porque traz um epitélio fino para uma área que normalmente é de epitélio escamoso estratificado, e inclui um enxerto estrutural que forma bem o contorno natural da asa. Pequenos defeitos da margem alar e faceta de tecido mole podem ser reparados com um enxerto composto colhido da raiz da hélice, dentro da cimba da concha. Defeitos maiores que comprometem o lóbulo alar são mais bem reconstruídos com um enxerto composto da concavidade da concha. O local doador pode muitas vezes ser fechado primariamente com mínima deformidade auricular. Alternativamente, um enxerto de pele de espessura total pode ser afixado no local doador. Em ambos os casos, a porção de pele do enxerto é estreitamente aderida à cartilagem com pouca gordura interveniente, assim tornando-a uma excelente opção para enxertos compostos. O enxerto deve ser firmemente afixado à superfície inferior do retalho de revestimento, obliterando inteiramente qualquer espaço morto potencial que poderia surgir. Um curativo compressivo de lado a lado é muito eficaz para esta finalidade (Fig. 6.16).

Epitélio Cutâneo

O epitélio cutâneo é uma fonte adicional para a reparação do revestimento interno e tem algumas vantagens nítidas. Grandes quantidades de tecido podem ser mobilizadas para o nariz com pouca ou nenhuma morbidade (p. ex., o retalho epitelial "de virar para dentro"). As preocupações iniciais com a natureza não fisiológica deste retalho (p. ex., trazer epitélio ceratinizado para o espaço intranasal) não demonstraram ser problemáticas. Descamação, odor ou crostas não foram uma queixa importante para estes pacientes. Há espessura e volume adicionais com este tipo de retalho, e é importante afinar a raquete de pele agressivamente antes da transposição. A obstrução nasal por um retalho espesso é difícil de corrigir secundariamente. Talvez a maior preocupação seja a mobilização de pele exposta ao sol e potencialmente com lesão actínica para dentro do nariz, especialmente considerando-se a alta natureza de recorrência de lesões metacrônicas. O exame intranasal pós-operatoriamente é mais bem realizado pelo otorrinolaringologista e com um endoscópio nasal.

Um *segundo retalho epitelial* pode ser elevado e mobilizado intranasalmente para a reparação do revestimento interno. Locais comuns incluem um retalho melolabial separado ou segundo retalho de testa. Estes não apenas são associados à morbidade extra, mas também utilizam um recurso precioso para possíveis necessidades futuras. Tecido distante através de transferência microvascular é um meio mais dramático de trazer revestimento para dentro do nariz. Ele deve ser visto como um passo preliminar que exige numerosas fases de adelgaçamento e escultura (34).

A *porção distal do retalho de reepitelização primária* pode ser dobrada sobre si mesmo para enrolar em torno de um enxerto de cartilagem e fornecer cobertura interna. Isto utiliza epitélio cutâneo e está sujeito às mesmas diretrizes em termos do risco de transferir pele com lesão actínica. Freqüentemente não há morbidade adicional associada a esta técnica porque ela pode representar a porção do retalho que seria excisada durante a remoção da deformidade cutânea que permaneceria e que se origina do retalho. A raquete de pele deve ser adelgaçada agressivamente. Além disso, esta porção do retalho de testa pode incluir o cabelo frontal e ter que ser aparado regularmente. Há preocupação com a vascularidade desta parte distal do retalho, particularmente depois de o dobrar sobre si mesmo, mas a natureza robusta da perfusão vascular parece ser adequada. Talvez o maior inconveniente tenha a ver com a margem livre da asa. Embora a luz intranasal possa ser funcionalmente adequada, a margem alar freqüentemente toma uma aparência artificial grossa e reta quando se usa este método. Esta opção não é usada tão freqüentemente quanto outras para reparação do revestimento interno.

O *retalho epitelial "de virar para dentro"* é um retalho versátil para defeitos internos limitados à metade inferior do nariz (35). Ele utiliza o epitélio cutâneo do nariz superior e o vira 180°, de modo que ele dá face intranasalmente. A elevação começa superiormente no plano subdérmico e desce mais fundo à medida que prossegue inferiormente, a fim de criar um retalho com um pedículo subcutâneo sadio. A base do pedículo exige esvaziamento cuidadoso a fim de evitar amputação e freqüentemente deixa uma área de volume e enchimento no nariz externo. O defeito ideal tem a borda intranasal em estreita proximidade à borda de pele, permitindo aproximação margem a margem primária. Deve-se examinar estreitamente a qualidade da pele antes da elevação e da transferência. Em alguns casos, este método de reparação do revestimento interno não custa nada em morbidade adicional; às vezes, o retalho "de virar para dentro" representa a pele que seria descartada durante o completamento das subunidades estéticas nasais. Ele tem a vantagem de não interromper a mucosa intranasal nativa, o que pode acelerar grandemente a recuperação. É limitado em termos da quantidade de pele disponível e é mais adequado para pequenos defeitos internos somente do nariz inferior (Fig. 6.17).

Tecido Intranasal

É ideal substituir tecido por tecido semelhante, e a mucosa intranasal tem várias opções que fornecem um re-

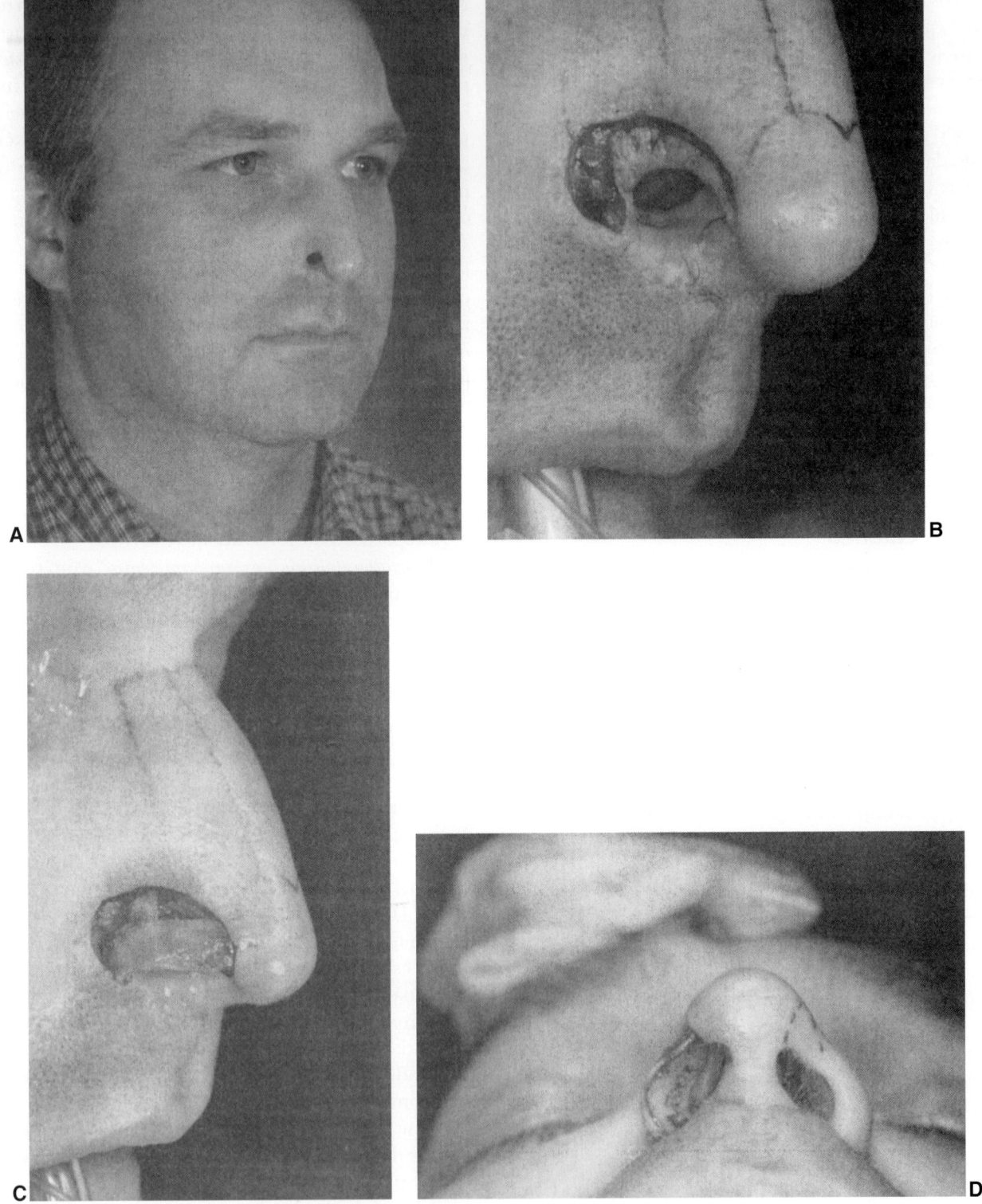

Figura 6.16

Enxerto composto. **A:** Defeito de espessura total da asa direita. **B:** Margem de pele superior excisada. **C:** Enxerto composto auricular. **D:** Vista da base demonstrando desimpedimento e suporte.

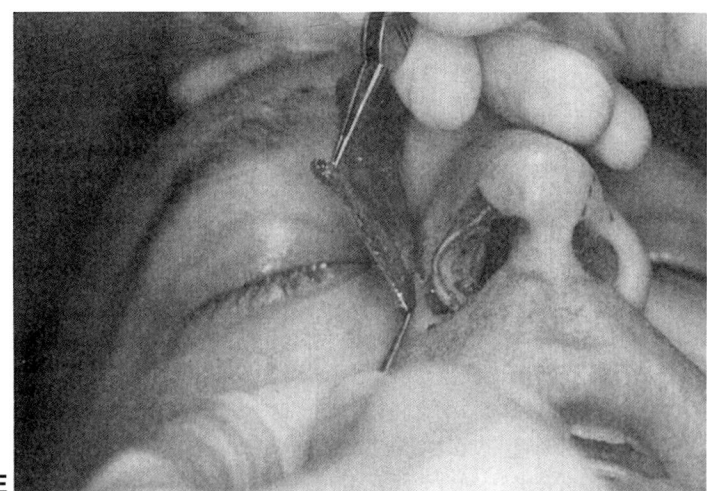
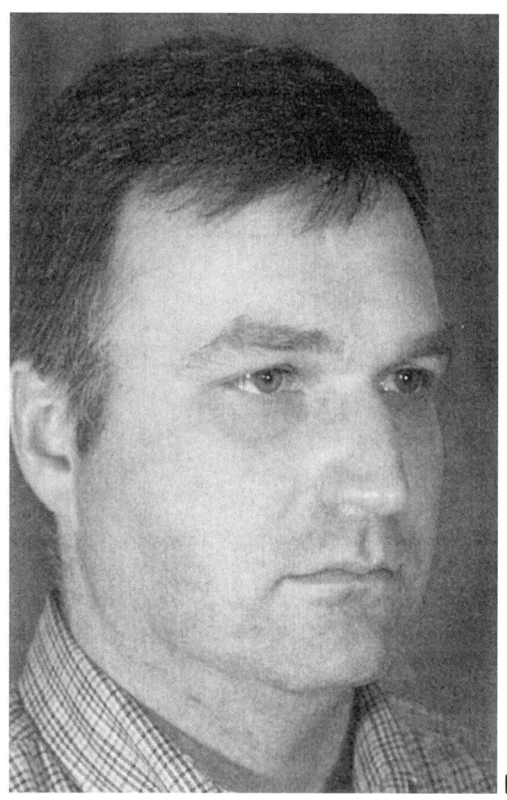

Figura 6.16

(*Continuação*) **E:** Retalho de testa transferido. **F:** Visão pós-operatória de 1 ano.

vestimento fino, flexível, robusto e fisiológico para o defeito nasal de espessura total. O *retalho de mucosa da concha inferior* fornece uma quantidade modesta de mucosa sem grande morbidade do local doador e pode ser um excelente retalho para defeitos que comprometem o terço médio ou o inferior do nariz (36). É raro uma malignidade cutânea primária invadir tão longe posteriormente que destrua a cabeça da concha inferior. Tumores mesenquimais da parede nasal lateral, por outro lado, podem se estender posteriormente para comprometer as conchas ou mesmo o seio maxilar. O retalho de concha inferior é baseado anteriormente na sua cabeça e mais bem elevado primeiro se extraindo a concha inteira, inclusive o osso, como um retalho baseado anteriormente. O osso conchal é então dissecado e tirado e o retalho mucoso mobilizado para encher o defeito de revestimento como um retalho interpolado. O pedículo geralmente é bastante curto e não requer, necessariamente, revisão.

O *retalho de mucosa bipediculado "em alça de balde"* é uma excelente opção para defeitos de enchimento relativamente pequenos ao longo do lóbulo alar. Ele utiliza mucosa intranasal imediatamente acima do defeito e a vira em dobradiça inferiormente como um retalho com base medial e lateralmente. O território da artéria septal não se estende confiavelmente até esta porção do revestimento interno, e o pedículo lateral precisa ser mantido. Qualquer contribuição a partir do sistema etmoidal é secionado pelo desenho do retalho. Descolamento amplo é crítico a fim de permitir mobilização completa inferiormente sem tração superior. Uma incisão de relaxamento pode ser criada com um bisturi *beaver* angulado. A extensão do descolamento deve ser até os ossos nasais, onde o defeito secundário do local doador é deixado para cicatrizar por segunda intenção. Colocar um enxerto de pele nesta localização é uma alternativa, mas raramente necessário. Qualquer retração superior inevitavelmente puxará a margem livre alar e comprometerá a simetria das bases alares.

A mucosa septal contralateral pode ser usada por meio de um *retalho septal composto balançeado*, com base no septo dorsal e ramos da artéria etmoidal anterior. Ele é um excelente meio de fornecer tanto um revestimento intranasal quanto arcabouço cartilaginoso ao terço médio do nariz. Não tem tamanho suficiente para fornecer arcabouço estrutural ao lóbulo alar. A cartilagem é tipicamente reta e também pode ajudar com suporte dorsal a essa área uma vez que repousa sobre a saliência óssea da abertura piriforme. A mucosa septal ipsolateral é elevada da cartilagem septal e preservada. Uma incisão em espessura total é, então,

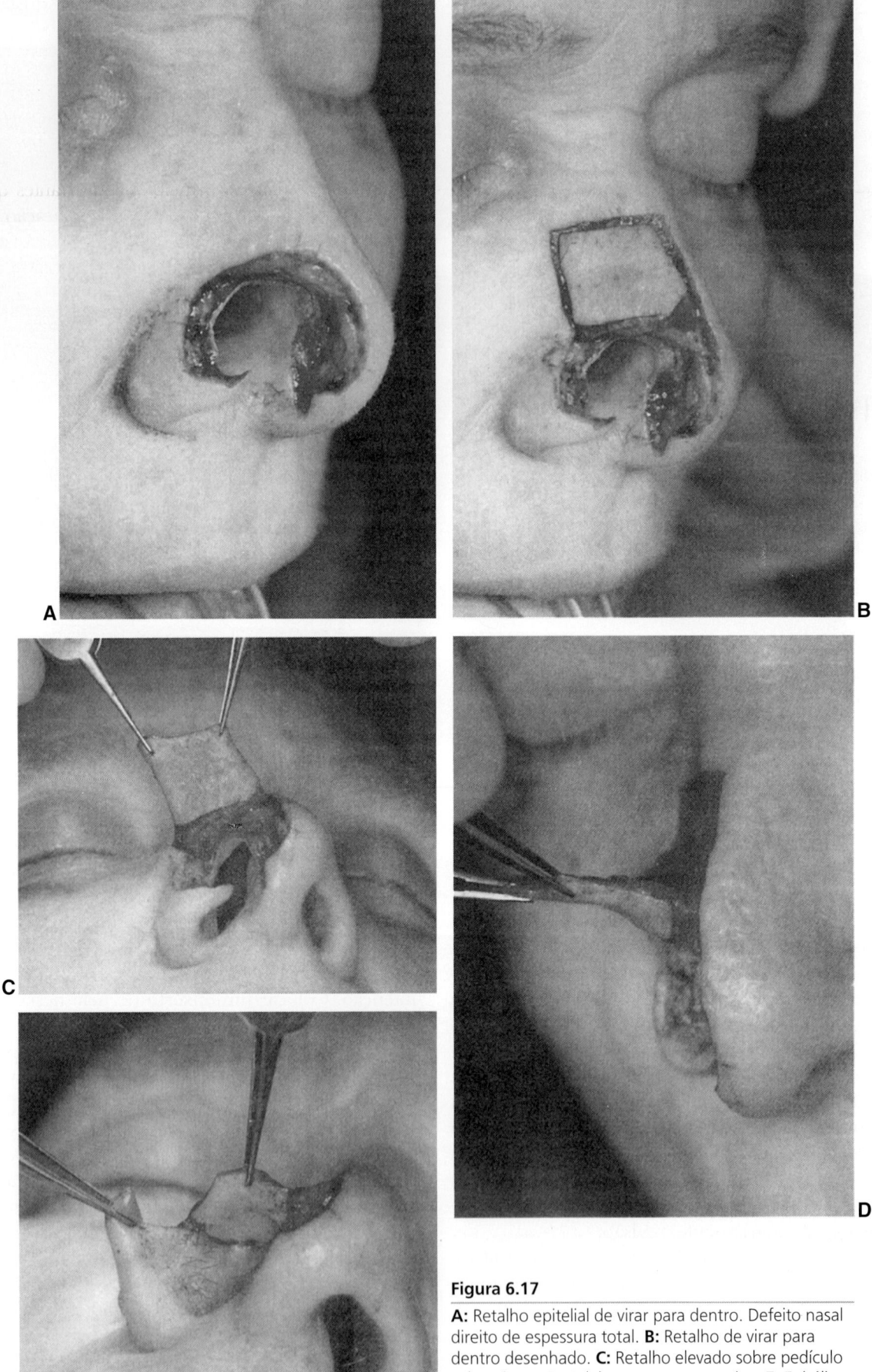

Figura 6.17

A: Retalho epitelial de virar para dentro. Defeito nasal direito de espessura total. **B:** Retalho de virar para dentro desenhado. **C:** Retalho elevado sobre pedículo subcutâneo. **D:** Adelgaçamento agressivo. **E:** Epitélio cutâneo dando face intranasalmente.

feita através do septo, criando uma porta oscilante de cartilagem e mucosa septal contralateral, baseada em uma dobradiça ao longo do dorso. A cartilagem situa-se lateral à saliência óssea, mas a mucosa é suturada diretamente à margem do revestimento interno. Há uma tendência de o retalho virar para trás medialmente, e isto encontra resistência fixando-se a cartilagem ao osso lateral. A mucosa septal ipsolateral pode ser usada para revestimento alar para defeitos maiores ou pode ser recolocada para encher a perfuração septal resultante. Freqüentemente esta área decompor-se-á e uma perfuração recidivará.

O retalho de mucosa septal ipsolateral é um "burro de carga" para defeitos maiores e complexos do revestimento interno do nariz. Primeiramente descrito por Millard em 1967 (15), ele é um retalho fino e confiável com base no ramo septal da artéria labial superior. A mucosa septal inteira é levantada e tirada da cartilagem e mobilizada para revestir os dois terços inferiores do nariz. Imenso cuidado deve ser observado para permanecer no plano subpericondrial correto, especialmente se coexistir esporão ou fratura septal. O pedículo para este retalho mucoso pode cruzar a válvula nasal e causar obstrução nasal. Isto pode ser dividido em um tempo subseqüente. Uma perfuração septal grande muitas vezes se desenvolverá, mas apenas raramente é sintomática. O único pré-requisito para este retalho é a preservação da porção anterior/inferior do septo e o peitoril nasal, uma vez que isto funciona como a base do retalho.

Retalho Pericranial

O retalho de pericrânio é um retalho delgado e versátil freqüentemente usado pelos neurocirurgiões para defeitos cranianos anteriores. Ele também pode ser elevado para revestimento nasal interno e transferido como parte do retalho de testa. O pericrânio deve ser coberto com um enxerto de pele ou mucosa porque, embora a epitelização vá ocorrer eventualmente, contratura da ferida e cartilagem dissecada podem apresentar problemas. O retalho de testa pode ser elevado com espessura total (isto é, com o periósteo da testa), a seguir desdobrado longitudinalmente para excisar o músculo frontal e criar um retalho bífido que encapsula os enxertos de cartilagem do nariz. O pericrânio é baseado no mesmo pedículo que o retalho de testa. Ele pode ser inserido intranasalmente durante a divisão do pedículo após 3 semanas.

CONCLUSÃO

Restauração nasal no século XXI atingiu um novo marco milenar que reuniu séculos de experiências, lições, erros e recompensas. O nível padrão foi estabelecido e não é nada menos do que uma restauração de função normal e aceitação social. As expectativas estéticas da pequena e grande reparação nasal incluem simetria, contorno natural, excelente combinação de cor e textura, e um produto final que permaneça inconspícuo ao observador casual. Os princípios importantes que foram realizados hoje em dia incluem a aplicação ampla do princípio das subunidades, enxerto de cartilagem liberal e não anatômico (para forma e função), e lidar com cada uma das três camadas do nariz independentemente. A natureza robusta do retalho de testa expandiu suas aplicações e elevou os resultados da grande revestimento nasal. Previsões das resultantes cicatrizes e vetores de tensão são nuances sutis dos retalhos locais que asseguram um resultado agradável. A dimensão seguinte se expandirá sobre a fisiologia da cura da ferida, melhora da previsibilidade e controle de resultados.

PONTOS IMPORTANTES

- O uso de um algoritmo das reconstruções pode ajudar na seleção do retalho e na prevenção de armadilhas.
- Simetria da base alar deve ser preservada com pequenos retalhos.
- Uso amplo do princípio das subunidades estéticas pode aperfeiçoar os resultados.
- O retalho de testa é um retalho robusto que permanece o "burro de carga" para o revestimento.
- Nos defeitos complexos é preciso lidar com cada uma das três camadas do nariz independentemente.
- A função nasal é preeminente e geralmente tratada com enxertos de cartilagem não anatômica fixados à parede nasal lateral.
- Todos os defeitos do revestimento interno devem ser especificamente reparados.

REFERÊNCIAS

1. Conroy B. The history of facial prostheses. *Clin Plast Surg* 1983;10:689-707.
2. Almast S. History and evolution of the Indian method of rhinoplasty. In: Sanvenero-Rosselli G, ed. *Transactions of the fourth International congress of Plastic and Reconstructive Surgery.* (Rome, 1967) Amsterdam: Excerpta Medica Foundation, 1969:49.
3. Antia NH, Daver BM. Reconstructive surgery for nasal defects. *Clin Plast Surg* 1981;8(3):535-563.
4. Sushruta S. The Sushruta Samhita. English translation based on original Sanskrit text. Kaviraj Kunja Lal Bhishagratna, ed. Bose, Calcutta: Kaviraj Kunja Lal Bhishagratna, 1907-1916.
5. Antia NH, Daver BM. Reconstructive surgery for nasal defects. *Clin Plast Surg* 1981;8:535-563.
6. "BL." Letter to the Editor. Gentleman's Magazine, London, October 1794:891. Reprinted in: *Plast Recon Surg* 1969;44:67-69.
7. Carpue J. An account of two successful operations for restoring a lost nose from the integuments of the forehead. London: Longman, Hurst, Reese, Orme and

Brown Publishers, 1816. Reprinted in: *Plast Reconstr Surg* 1969;44:175-185.
8. Kazanjian VH. The repair of nasal defects with the median forehead flap primary closure of the forehead wound. *Surg Gynecol Obstet* 1946;83:27-32.
9. Converse JM. New forehead flap for nasal reconstruction. *Proc R Soc Med* 1942;35:811-815.
10. Gilles HD. Experiences with the tubed pedicle flaps. *Surg Gynecol Obstet* 1935;60:291-293.
11. New GB. Sickle flaps for nasal reconstruction. *Surg Gynecol Obstet* 1945;80:497-499.
12. Converse, JM. Reconstruction of the nose by the scalping flap technique. *Surg Clin North Am* 1959;39:335-364.
13. Washio H. Retroauricular temporal flap. *Plast Reconstr Surg* 1969;443:162-165.
14. Millard DR. Total reconstructive rhinoplasty and a missing link. *Plast Reconstr Surg* 1966;37:167-170.
15. Millard DR. Hemirhinoplasty. *Plast Reconsh Surg* 1967;40:440-445.
16. Millard DR. Reconstructive rhinoplasty for the lower half of the nose. *Plast Reconstr Surg* 1974;53:133-138.
17. Millard DR. Reconstructive rhinoplasty for the lower two-thirds of the nose. *Plast Reconstr Surg* 1976;57:722-728.
18. Burget GC, Menick FJ. *Aesthetic reconstruction of the nose.* St. Louis: Mosby-Year Book, 1994:1-600.
19. Langer C. Zur anatomie und physiologie der haut. *Sitzungsb Acad Wissensch* 1861;45:223-229.
20. Singh DJ, Bartlett SP. Aesthetic considerations in nasal reconstruction and the role of modified nasal subunits. *Plast Recon Surg* 2003;111(2):639-648.
21. Reiger RA. A local flap for repair of the nasal tip. *Plast Reconstr Surg* 1967;40:147-149.
22. Limberg AA. *Mathematical principles of local plastic procedures on the surface of the human body.* Leningrad: In-government Publishing House for medical literature (Medgiz), 1946.
23. Zitelli JA. The bilobed flap for nasal reconstruction. *Arch Dermatol* 1989;125:957.
24. Yotsuyanagi T, Yamashita K, Uroshidate S, et al. Nasal reconstruction based on aesthetic subunits in Orientals. *Plast Reconstr Surg* 2000;106(1):36-44.
25. Lang PG, Duncan IM, Hochman M. Occurrence of subclinical tumor in excised facial subunits. *Arch Facial Plast Surg* 2004;6:158-161.
26. Murrell GL, Burger GC. Aesthetically precise templates for nasal reconstruction using a new material. *Plast Reconstr Surg* 2003;1855-1861.
27. Park SS. Reconstruction of nasal defects larger than 1.5 cm in diameter. *Laryngoscope* 2000;110(8):1241-1250.
28. Tardy ME, Sykes J, Kron T. The precise midline forehead flap. *Clin Plast Surg* 1985;12:481.
29. Adamson JE. Nasal reconstruction with the expanded forehead flap. *Plast Recon Surg.* 1988;81(1):12-20.
30. Park SS, Rodeheaver G, Levine PA. Role of ischemic gradient on neovascularization of interpolated skin flaps. *Arch Otolaryngol Head Neck Surg* 1996;122(8):886-889.
31. Converse JM, Wood-Smith D: Experiences with the forehead island flap with a subcutaneous pedicle. *Plast Reconstr Surg* 1963;31:521-527.
32. Park, SS. Single stage forehead flap: An alternative with advantages. *Arch Facial Plastic Surg* 2002;4:32-36.
33. Park SS. The flaring suture to augment the repair of the dysfunctional nasal valve. *Plastic Reconstr Surg.* 1998;101(4):1120-1122.
34. Moore Eh Strome SA, Kasperbauer JL., et al. Vascularized radial forearm free tissue for lining in nasal reconstruction. *Laryngoscope* 2003;113(12):2078-2085.
35. Park SS, Cook TA, Wang TD. The epithelial "turn-in" flap in nasal reconstruction. *Arch Otolaryngol Head Neck Surg* 1995;121:1122-1127.
36. Murakami CS, Kriet D, Ierokomos AP. Nasal reconstruction using the inferior turbinate mucosal flap. *Arch Facial Plast Surg* 1999;13:97-110.

CAPÍTULO 7

Cirurgia para Exoftalmia

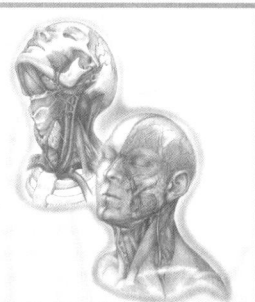

G. Richard Holt ■ Jean Edwards Holt ■ Randal A. Otto

A exoftalmia é uma condição de metabolismo tireóideo alterado que causa deposições de proteínas dentro dos músculos extra-oculares, aumentando seu volume em até dez vezes. A infiltração de linfócitos, células plasmáticas, mastócitos e macrófagos, especialmente nos músculos extra-oculares e nas estruturas retrobulbares, é relacionada a complexos receptor–anticorpo anormais nestes tecidos. O linfócito T parece ser o principal culpado nesta resposta auto-imune anormal. Esta também conhecida como oftalmopatia de Graves, orbitopatia tireóidea e orbitopatia distireóidea (1).

Em virtude do volume fixo de aproximadamente 30 mL da órbita, a expansão do diâmetro em corte transversal dos músculos extra-oculares é manifestada por um movimento do globo para fora, com protrusão anterior da gordura orbital móvel, embora compartimentada. O globo descomprime-se eficazmente por esta protrusão pela única saída disponível, a órbita anterior. Para um aumento no volume de tecido mole de 5 mL em uma órbita distireóidea, equivalente a 16% no volume, o globo torna-se aproximadamente 4 a 5 mm proptótico.

Além do espessamento dos músculos, da hérnia de gordura e proptose, também estão presentes retração palpebral superior e inferior e divergência do olhar (Fig. 7.1). Esta retração é causada por fibrose dos músculos retratores palpebrais, e acentua ainda mais a proptose do globo ao criar uma distância interpalpebral alargada. Exceto nos casos agudos de exoftalmia, as pálpebras são capazes de fechar suficientemente para proteger a córnea, em virtude da forte supercompensação dos músculos orbiculares do olho e do fenômeno de Bell de rotação do globo superiormente. Embora mais de 50% dos pacientes com doença de Graves tenham sintomas oculares, apenas em cerca de 5% destes são suficientemente graves para justificar uma intervenção.

AVALIAÇÃO DO PACIENTE

Uma vez que a exoftalmia é causada por hipertireoidismo, não há marcadores epidemiológicos ou demográficos sólidos, como os observados no hipotireoidismo endêmico do meio-oeste por causa dos solos pobres em iodo. Alguns pacientes queixam-se dos sintomas de hipertireoidismo, incluindo intolerância ao calor e frio, perda de peso, e estados emocional e fisicamente hiperativos. Para outros pacientes, a exoftalmia pode ser a única indicação da doença. Qualquer paciente com exoftalmia unilateral ou bilateral deve ser pressuposto portador de tireopatia. A maioria dos pacientes com doença de Graves é inicialmente avaliada por um especialista clínico em vez de um cirurgião de cabeça e pescoço, mas é importante compreender a avaliação do paciente distireóideo. A maioria dos exames é repetida na avaliação pré-operatória quanto à estabilidade da doença e para comparação com resultados de testes de referência.

Nas fases agudas da doença de Graves, os valores estão caracteristicamente aumentados em triiodotireonina total e triiodotireonina livre, tireoxina total e tireoxina livre, captação tireóidea de triiodotireonina inversa, captação e liberação de iodo 131, e ensaios séricos de hormônio liberador de tireotropina e imunoglobulina tireoestimuladora. Depois da ablação clínica com iodo 131 e reposição com tireoxina, estes valores devem retornar ao normal, embora o hormônio liberador de tireotropina e a imunoglobulina tireoestimuladora possam permanecer brandamente elevados apesar de um estado eutireóideo. O ensaio de hormônio tireoestimulador de ação longa pode ser efetuado em laboratórios de referência especiais e é útil em casos marginais. Estes testes são particularmente indicados em virtude da latência de tempo na oftalmopatia em desenvolvimento à medida que o estado hipertireóideo recua clinicamente.

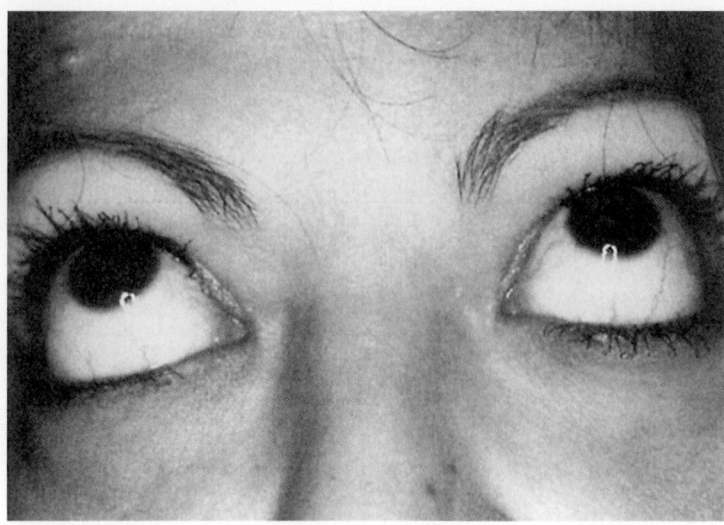

Figura 7.1
Paciente com exoftalmia, olhar fixo divergente ao olhar fixo extremo, e retração palpebral vistas na oftalmopatia distireóidea.

A ultra-sonografia da órbita pode ajudar a confirmar a suspeita de doença tireóidea orbital detectada ao exame físico. Este teste pode demonstrar um espessamento de todos os músculos extra-oculares, especialmente os retos medial, lateral e inferior. Os tecidos moles edematosos dão um padrão de resposta característico do sinal de ultra-som refletido. Nas mãos de um técnico experiente, este teste pode ser diagnóstico, mas para a maioria dos clínicos, a tomografia computadorizada (TC) ou a imagem de ressonância magnética (RNM) fornece o melhor diagnóstico anatômico. Em ambas as imagens, o aumento patognomônico dos músculos retos pode ser facilmente identificado. As imagens são necessárias para excluir qualquer outra condição patológica da órbita, etiológica ou concomitante, especialmente no caso de exoftalmia unilateral. A medição em RNM do tempo de relaxamento T2 constitui uma técnica útil para detectar edema dos músculos oculares em pacientes com exoftalmia. Se esse edema inflamatório for encontrado, terapia clínica apropriada deve ser iniciada. Os pacientes com tempos de relaxamento T2 aumentados tendem mais a responder à terapia antiinflamatória (2). Se, no entanto, não houver tempo de relaxamento T2 prolongado, o paciente pode ser um candidato à descompressão orbital. Ao considerar descompressão cirúrgica, as imagens devem incluir os seios paranasais. Condições infecciosas, alérgicas ou inflamatórias dos seios podem não permitir cirurgia a não ser que adequadamente resolvidas pré-operatoriamente. Outras deformidades (p. ex., seio maxilar hipoplásico) devem ser identificadas antes de desenvolver o plano cirúrgico, porque alternativas à descompressão inferior podem ser consideradas.

O exame físico pode confirmar a retração palpebral superior e inferior, proptose e outros sinais físicos de hipertireoidismo. Se o paciente não for eutireóideo, o clínico pode observar taquicardia, sudorese, hiperatividade e ansiedade durante o exame. Um sinal físico particularmente revelador é uma hiperemia sobre os músculos retos laterais (Fig. 7.2). Isto é patognomônico de doença ocular tireóidea. Um exame oftalmológico completo e uma avaliação de cabeça e pescoço devem ser realizados, dando particular atenção à situação tireóidea. Usando a exoftalmometria de Hertel, a quantidade de protrusão do globo pode ser medida, quantificando o problema para comparação pré e pós-operatória e identificando a gravidade da condição. Um paciente com exoftalmia e uma massa na glândula tireóide pode ter um nódulo hiperfuncionante, o que deve ser avaliado por técnicas de cintigrafia e aspiração com agulha fina. Um guia complexo para a avaliação do paciente com uma massa tireóidea pode ser encontrado no Capítulo 42. Condição hipertireóidea ativa exige controle antes de considerar cirurgia para exoftalmia. A Tabela 7.1 resume a avaliação pré-operatória para exoftalmia.

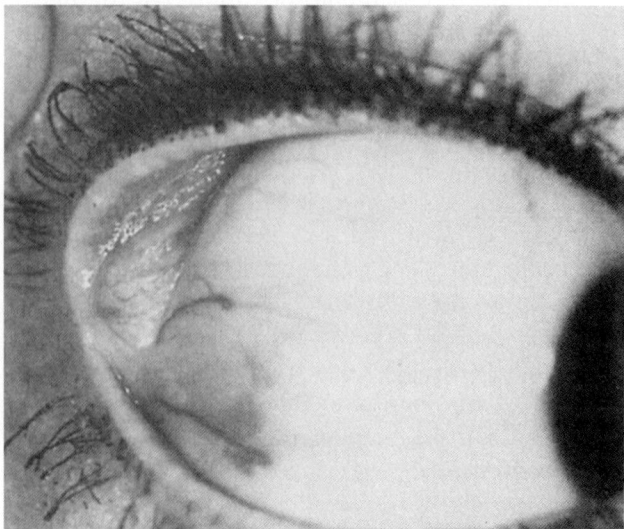

Figura 7.2
Achado característico de hiperemia ao longo do músculo reto lateral na oftalmopatia distireóidea.

TABELA 7.1
AVALIAÇÃO PRÉ-OPERATÓRIA DA EXOFTALMIA
Exame físico geral
Exame completo de cabeça e pescoço
Testes laboratoriais
T3, T4 séricas
Imunoglobulina tireoestimuladora
Hormônio tireoestimulador
Hormônio liberador de tireotropina
Hormônio tireoestimulador de ação longa
Teste de supressão de T3
Avaliação radiográfica
Ultra-sonografia orbital
Tomografia computadorizada
Imagem de ressonância magnética
Cintigrafia tireóidea
Avaliação oftalmológica
Exoftalmometria de Hertel
Oftalmoscopia indireta
Potenciais evocados visuais
Acuidade visual
Campos visuais
Função muscular extra-ocular
Pressão intra-ocular
Teste de Schirmer

DIAGNÓSTICO DIFERENCIAL

O diagnóstico diferencial mais comum a considerar na exoftalmia bilateral é o pseudotumor cerebral. Esta condição pouco definida causa edema de tecidos moles dentro da órbita e pode dar origem a exoftalmia caracterizada como branda a grave. TC ou RNM pode mostrar edema generalizado dos tecidos moles, ocasionalmente incluindo áreas do cérebro, mas não aumento específico dos músculos extra-oculares que é tão característico da exoftalmia induzida pela tireóide. O uso de esteróides em altas doses no pseudotumor cerebral geralmente melhora a proptose, freqüentemente dentro de 24 a 48 horas. Se agudo, a córnea deve ser protegida usando-se esparadrapo, pomada ou proteção úmida até que os esteróides tenham começado a melhorar o problema. Se não responder a este tratamento clínico, pode ser necessária descompressão da órbita.

Linfoma da órbita pode produzir proptose e assemelhar-se grandemente à exoftalmia induzida pela tireóide. O paciente com linfoma geralmente é idoso, mas o paciente com pseudotumor cerebral tende mais a ser uma adolescente ou mulher jovem. No caso de linfoma, há uma massa mais localizada vista na imagem, usualmente perto do ápice, e a proptose pode ser acentuada. Exoftalmopatia tireóidea geralmente é cêntrica. Um exame completo pode revelar linfadenopatia em outras áreas com linfonodos. Ultra-sonografia da órbita em mãos qualificadas pode diferenciar entre uma massa devida a linfoma e a doença da tireóide. Uma massa localizada suspeita de ser linfoma necessita de uma biopsia de tecido por aspiração com agulha transconjuntival ou por orbitotomia para diagnóstico tecidual.

Outras massas que ocupam espaço, como tumor metastático, anomalia vascular, neurofibroma e retinoblastoma podem causar proptose unilateral e devem ser levadas em consideração na avaliação completa de uma massa orbital. Nestes casos, os pacientes devem estar eutireóideos antes do tratamento.

Órbitas congenitamente rasas produzem uma exoftalmia óbvia unilateral ou bilateral. O crescimento facial deve ser deixado continuar contanto que as córneas continuem a ser adequadamente umedecidas com uma piscada e fechamento à noite. Um procedimento de descompressão pode ser considerado no começo da adolescência em um paciente desses se necessário, embora o tratamento conservador seja a indicação geral. A reconstrução orbital também é usada na reconstrução craniofacial de deformidades faciais graves (p. ex., síndrome de Apert e doença de Crouzon).

TRATAMENTO

Exceto na exoftalmia tireóidea aguda e progressiva, a doença é autolimitada na maioria dos pacientes. Em alguns pacientes pode ser documentado, por testes dos campos visuais, que a visão progressiva se torna tunelizada e limitada, tornando a restauração da visão, e não a estética, a preocupação principal. Antes que a doença tireóidea fosse completamente compreendida e fosse realizada tireoidectomia para doença de Graves, a história natural era a progressão para cegueira por causa da exposição da córnea ou neuropatia óptica.

Todos os pacientes com oftalmopatia distireóidea necessitam de avaliação endocrinológica completa e de tratamento do seu hipertireoidismo. O tratamento clínico da doença de Graves geralmente se centraliza na supressão da atividade tireóidea através de tireoidectomia subtotal, ablação com iodo 131 ou hormônio tireóideo exógeno. Depois que o estado eutireóideo foi obtido durante pelo menos 6 meses, a situação orbital geralmente se estabiliza, e a necessidade subseqüente de intervenção cirúrgica pode ser estabelecida. Entretanto, 1% a 2% dos pacientes desenvolvem deterioração aguda da sua condição orbital, geralmente na forma de acuidade visual diminuída ou defeitos de campos devido a neuropatia. O tratamento de escolha é a administração de 80 a 120 mg de prednisona diariamente por até 14 dias. Se a disfunção visual não melhorar ou se uso prolongado de esteróides orais for necessário para manter a acuidade visual, a descompressão é indicada. O emprego de ciclofosfamida e plasmaférese para neuropatia óptica aguda permanece questionável e não pode ser recomendado como terapia comprovada. Tratamento adjuntos para ceratite de exposição e conjuntivite inclui o uso de lubrificantes oculares e lágrimas artificiais, câmaras de umidade, e esparadrapo nas pálpebras retraídas se possível.

A exoftalmia persiste em aproximadamente 5% dos pacientes com disfunção tireóidea, mesmo depois que eles se tornam eutireóideos. Para o paciente que deseje discutir a possibilidade de cirurgia para exoftalmia, o cirurgião deve rever os registros completos do diagnóstico e do tratamento clínico passados e obter evidência do estado eutiróideo atual do paciente. Os achados oftalmológicos do paciente devem ser revistos com o oftalmologista do paciente, e uma conclusão deve ser alcançada pela equipe de clínica médica, oftalmologista e cirurgião de cabeça e pescoço acerca da conveniência de recomendar cirurgia. Radioterapia em baixa dose foi usada com sucesso, mas há um risco para a lente e o nervo óptico com esta técnica. A equipe deve consultar um radioterapeuta com experiência em tratamento de exoftalmia.

O aconselhamento pré-operatório para a cirurgia de exoftalmia é melhor realizado usando-se um modelo do crânio e atlas de anatomia palpebral e orbital. Estes recursos aumentam grandemente a capacidade do cirurgião de explicar os procedimentos e riscos potenciais, e possibilitam ao paciente compreender o procedimento e fazer perguntas. As principais questões de aconselhamento centralizam-se nos riscos de distúrbios da motilidade na visão e na falta de obtenção de um resultado satisfatório. Embora o risco para a visão seja baixo, o globo já está sob tensão por causa do estado exoftálmico, e o afastamento indevido ou prolongado do globo durante a descompressão orbital pode causar lesão do nervo óptico ou da retina. Hematoma retroorbitário por sangramento causado pela via de acesso cirúrgica é uma emergência que pode levar à cegueira. Os procedimentos de descompressão podem eles próprios levar à epistaxe, à lesão do nervo infra-orbital, a cicatrizes de incisões na pele e à infecção. Os cirurgiões devem discutir francamente estas complicações potenciais e sua experiência com o procedimento. O que é descrito em estudos nacionais pode não refletir os resultados de cirurgiões particulares; os resultados podem ser melhores ou piores em suas mãos. Em geral, quanto mais avançada a exoftalmia, mais extensa a cirurgia necessária para obter ainda que modesta melhora, e pouquíssimos pacientes ficam completamente satisfeitos com o procedimento inicial.

TRATAMENTO CIRÚRGICO

O tratamento cirúrgico é considerado para dois estádios da exoftalmia distireóidea (3). No estádio agudo ou subagudo, esteróides são usados para resolver ou melhorar as perturbações visuais causadas pela neuropatia óptica. Se o paciente não reobtiver acuidade visual ou se esteróides forem necessários para manutenção a longo prazo, a descompressão cirúrgica está indicada. No estádio avançado, quando retração palpebral, exoftalmia ou comprometimento oculomotor são observados, a descompressão estética é indicada, mas apenas depois que os achados oculares tiverem sido estáveis durante pelo menos 6 meses.

As indicações funcionais usuais para a descompressão cirúrgica são acuidade visual em declínio, defeitos de campos visuais, potenciais visuais evocados anormais e edema de disco. As indicações são relacionadas principalmente à neuropatia óptica. Estes pacientes usualmente são mais velhos, têm menos proptose, e têm uma duração mais curta da doença ocular que os pacientes operados em virtude de achados não-funcionais. No caso de pacientes que têm retração palpebral importante, a exposição corneana com ceratite não respondendo ao tratamento clínico conservador constitui outra indicação para a descompressão. Em geral, a descompressão da órbita precede cirurgia de estrabismo para diplopia, que precede procedimentos de alongamento palpebral para retração palpebral.

Vários fatores correlacionam-se bem com a redução na proptose pela descompressão cirúrgica: a porcentagem de aumento no volume orbital após a cirurgia, o aumento absoluto no volume orbitário e o grau de "rigidez" dos tecidos orbitários pré-operatoriamente. As primeiras duas variáveis são inversamente correlacionadas com a terceira. A rigidez orbital é a perda de elasticidade dos tecidos orbitários e o aumento na aderência entre os planos dos tecidos orbitários. Outros fatores podem desempenhar um papel no resultado final obtido com a descompressão, incluindo a abertura orbital anterior, a resistência do septo orbital e as alterações de pressão na órbita. Exoftalmia progressiva pode resultar em uma anormalidade estética acentuada. Uma vez que ela afeta comumente desde mulheres adultas jovens às de meia-idade, a aparência orbital pode tornar-se um problema importante social e psicológico (4). A melhora do aspecto estético desta doença está tornando-se reconhecida como uma indicação válida para descompressão orbital, desde que os pacientes compreendam os riscos inerentes para a visão.

Descompressão Orbital

Em 1911, Dollinger foi o primeiro a publicar um relato sobre a descompressão da órbita para doença de Graves, usando a via de acesso de Kronlein à órbita lateral. Outros cirurgiões recebem crédito pela proposta de outros tipos de descompressão, incluindo Naffziger (superior), Hisch e Urbanek (inferior), Sewell (medial) e Walsh e Ogura pela descompressão combinada medial e inferior (Fig. 7.3). Nós preferimos descrever os

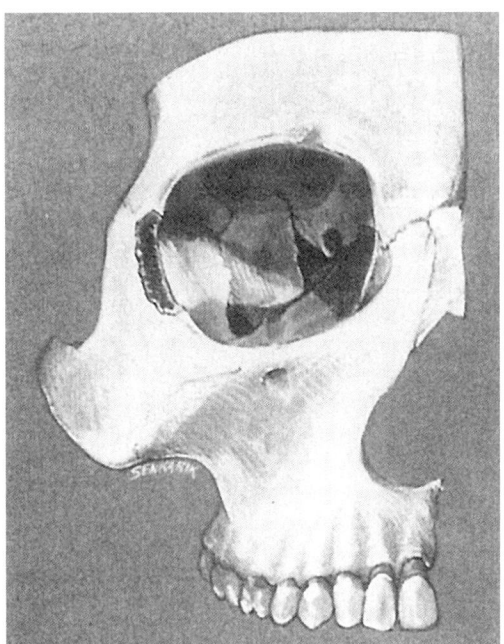

Figura 7.3
Locais de descompressão da órbita: medial, inferior, lateral e superior.

vários procedimentos de descompressão pela sua localização anatômica (p. ex., órbita medial) em vez de pelos seus epônimos. A nomenclatura anatômica descreve melhor o procedimento e é mais fácil de lembrar.

A descompressão de três paredes, que recentemente se tornou popular, usa vias de acesso às paredes orbitais medial, inferior e lateral (5–7). Outros cirurgiões preferem uma via de acesso medial e inferior porque acreditam que uma via de acesso inferior tem o potencial de causar desequilíbrio aos músculos extra-oculares, hipoftalmia, lesão do nervo infra-orbital e sinusite maxilar. As Figuras 7.4 a 7.11 apresentam uma descompressão de três paredes em um paciente com neuropatia óptica e retração palpebral. Alguns autores referem-se à descompressão orbital como expansão orbital. (Para informação adicional a respeito da descompressão orbital, ver o companheiro deste tratado, o *Atlas of Head and Neck Surgery–Otolaryngology*, Segunda Edição, Capítulo 162, por Scott Manning.)

Descompressão Orbital Medial

A descompressão orbital medial pode ser operada através da incisão de etmoidectomia externa padrão ou através de uma via de acesso coronal na testa, que é usada para expor o seio frontal ou usada em uma reconstrução de anomalia craniofacial. Se a incisão de etmoidectomia padrão for usada, é melhor desenhar a incisão como um "S preguiçoso" ou uma "asa de gaivota" para evitar o pregueamento da cicatriz resultante. A via de acesso coronal deve também ser considerada na descompressão estética em mulheres e adultos jovens.

Na via de acesso de etmoidectomia padrão, o ligamento cantal medial é desviado lateralmente elevando-se o periósteo sobre a crista lacrimal anterior. O saco lacrimal é elevado para fora da sua fossa e afastado lateralmente com um afastador de Sewell. As artérias etmoidais anterior e posterior são identificadas e ligadas com pequenos clipes vasculares de aço inoxidável. A artéria anterior é dividida para exposição, mas a artéria posterior é deixada intacta para orientação; a etmoidectomia é levada, posteriormente, apenas até este marco anatômico. As duas artérias também servem como um lembrete do nível superior da fóvea etmoidal e da lâmina cribriforme.

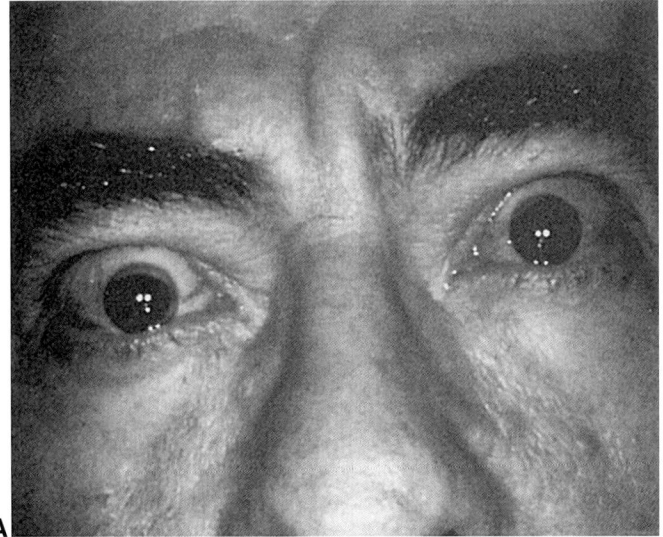 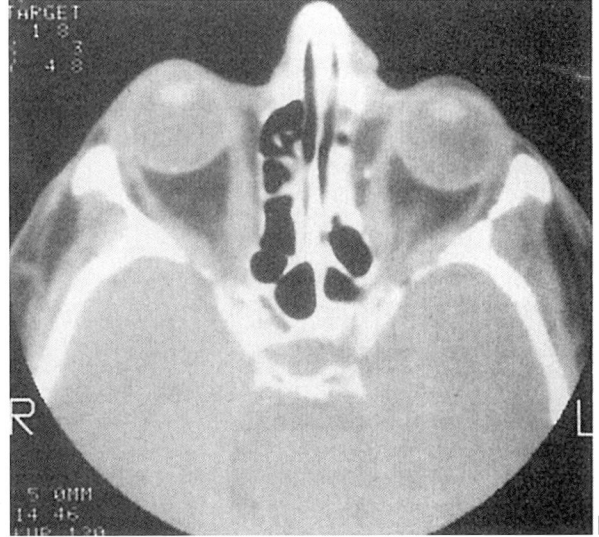

Figura 7.4
A: Um homem de 50 anos com achados oculares de doença de Graves. **B:** Tomografia computadorizada demonstra o espessamento dos músculos retos mediais e laterais.

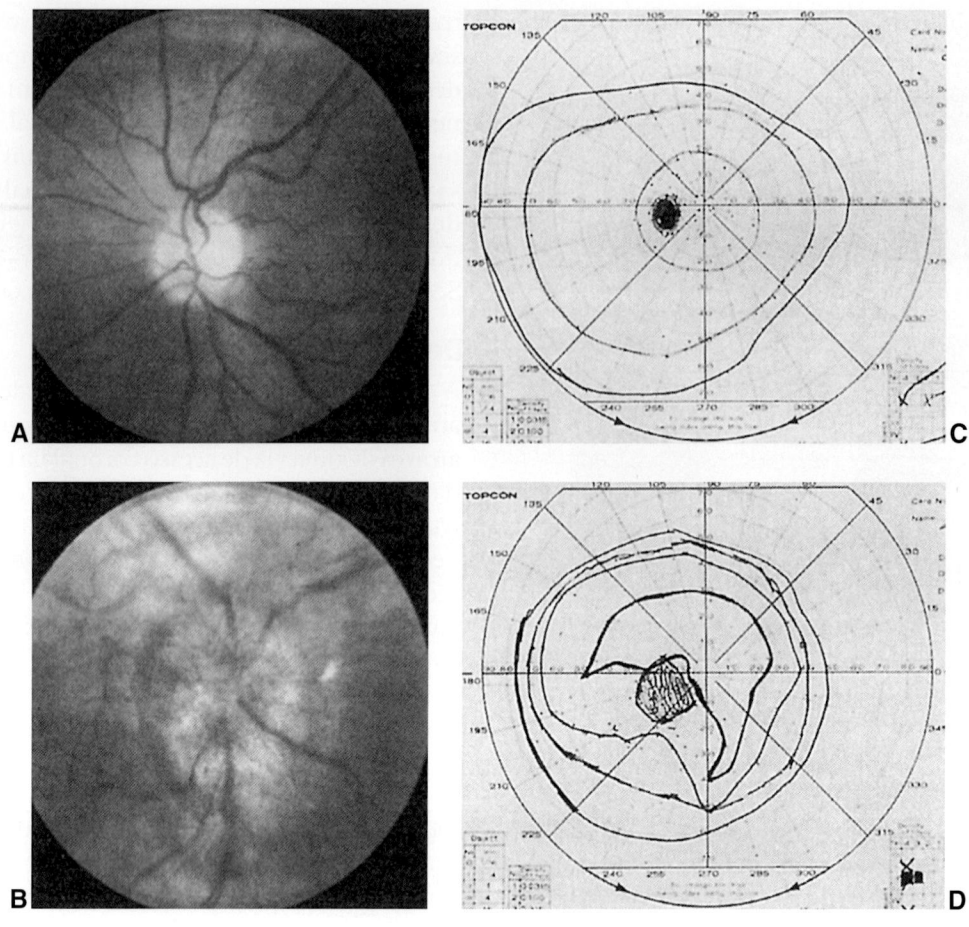

Figura 7.5
A (**direito**) e B (**esquerdo**): Fotos dos fundos dos olhos demonstram achados característicos do disco na neuropatia óptica esquerda.
C e D: Alterações com campo visual esquerdo progrediram durante 1 ano, até que foi necessária a descompressão da órbita.

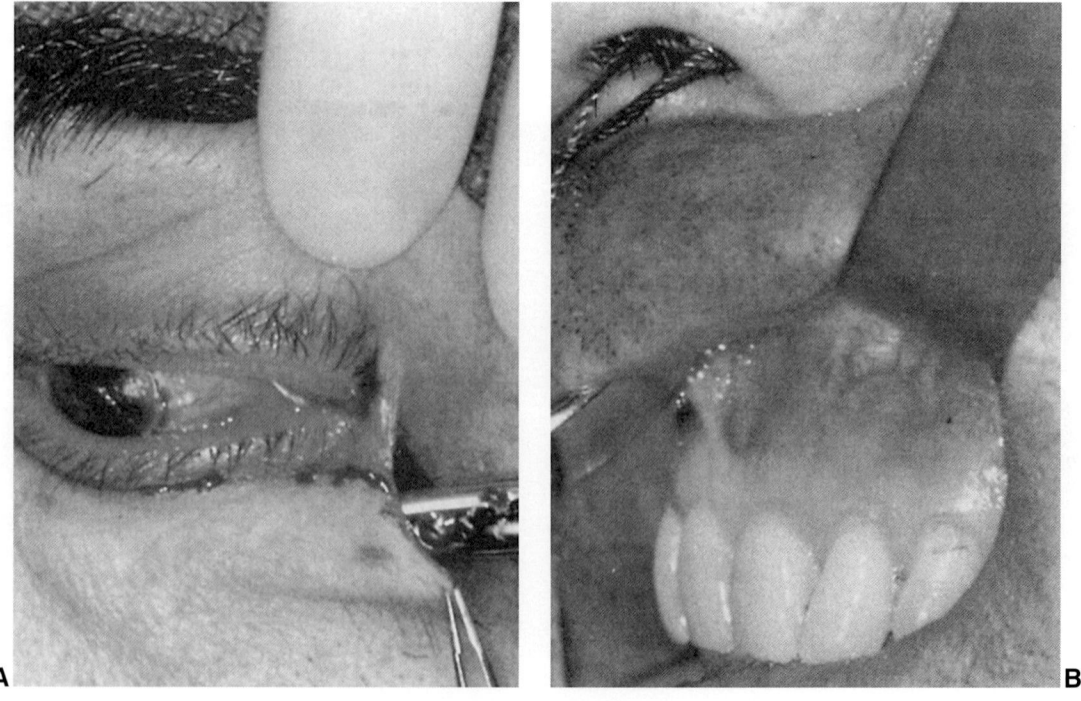

Figura 7.6
Uma incisão subciliar (**A**) e via de acesso de Caldwell-Luc (**B**) para descompressão orbital inferior.

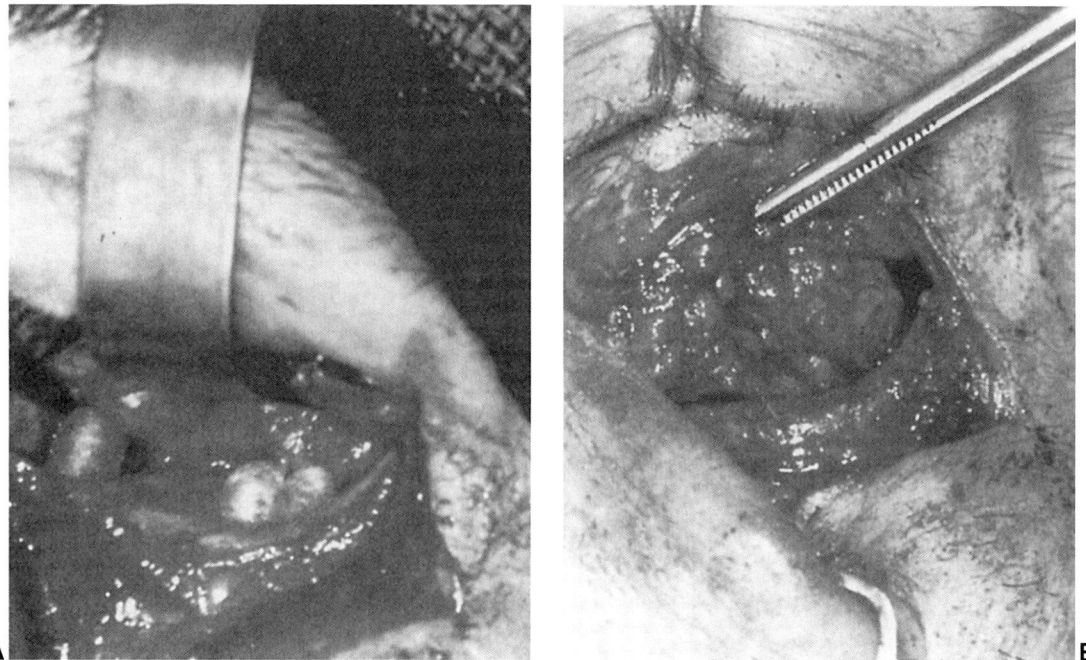

Figura 7.7

A: Após descompressão do assoalho orbital esquerdo, aplicadores de algodão salientam-se para dentro dos defeitos medial e lateral ao nervo infra-orbital. **B:** Depois de abrir o periósteo, a gordura orbital é delicadamente desfiada para dentro dos defeitos.

Começando na fossa lacrimal, uma etmoidectomia completa é efetuada, mas sem o alargamento cirúrgico característico do meato médio. Todos os septos que apresentam mucosa são removidos para diminuir o risco subseqüente de formação de mucopiocele. As células etmoidais posteriores são exenteradas até tão atrás quanto a lâmina etmoidal posterior, mas deve-se tomar cuidado para evitar qualquer lesão ao nervo óptico na região do forame óptico ou pela tração excessiva do globo e nervo durante a descompressão. Especialmente se houver neuropatia óptica e mesmo para descompressão estética, o nervo óptico pode ser bastante frágil.

Quando se usa a incisão coronal, o ligamento cantal medial é deixado intacto, e a etmoidectomia é realizada por cima. Este é um acesso diferente do que a mai-

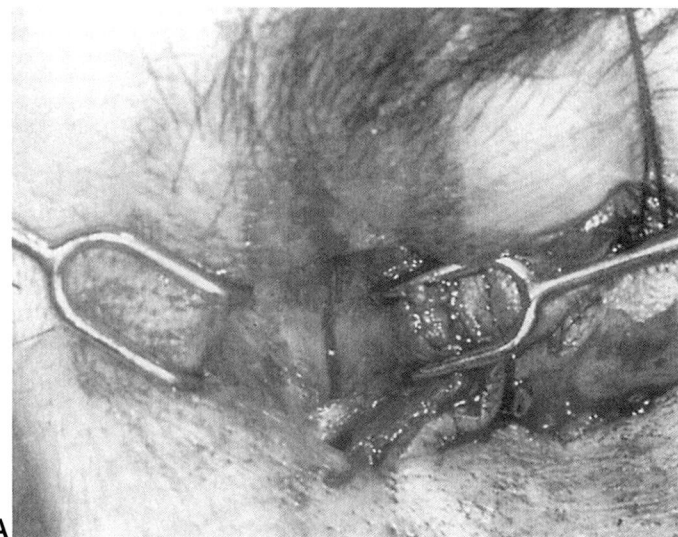 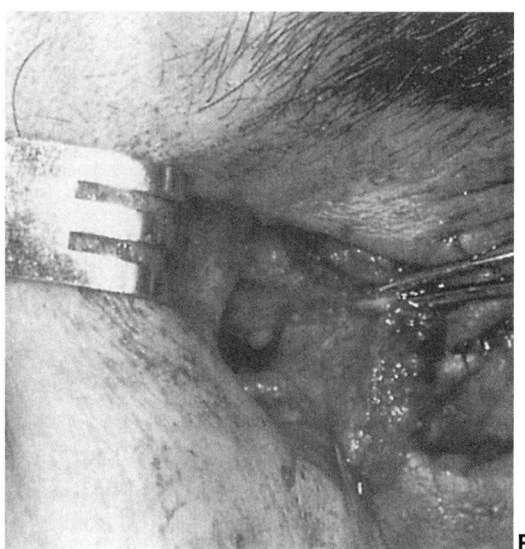

Figura 7.8

A: Incisão de etmoidectomia externa padrão para descompressão orbital medial. **B:** Depois da descompressão a gordura orbital sofre herniação para dentro do defeito sinusal.

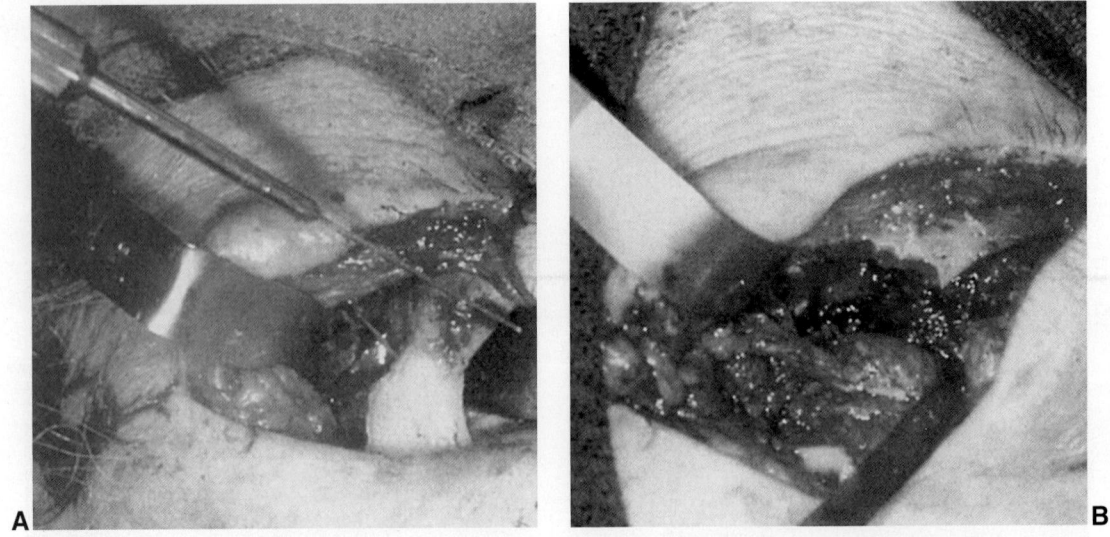

Figura 7.9
A: Orbitotomia lateral direita através de uma incisão curvilínea, expondo e removendo a margem orbital lateral. **B:** Hérnia da gordura orbital através do defeito criado para dentro da fossa temporal.

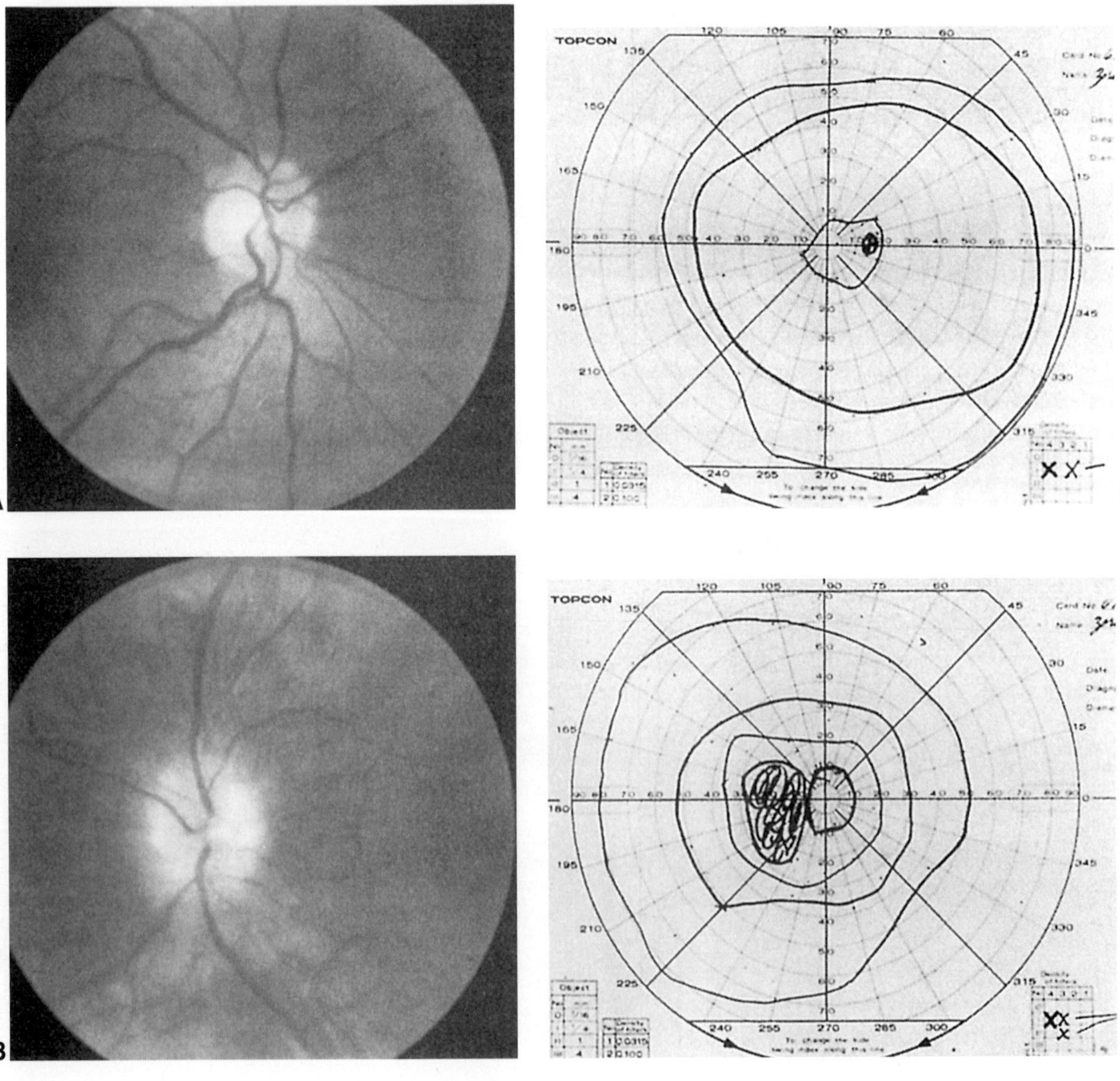

Figura 7.10
A (**direito**) e **B** (**esquerdo**): Fotografias dos fundos dos olhos mostram melhora do edema do disco óptico esquerdo depois da descompressão. **C** (**direito**) e **D** (**esquerdo**): Os campos visuais mostram melhora do campo de visão.

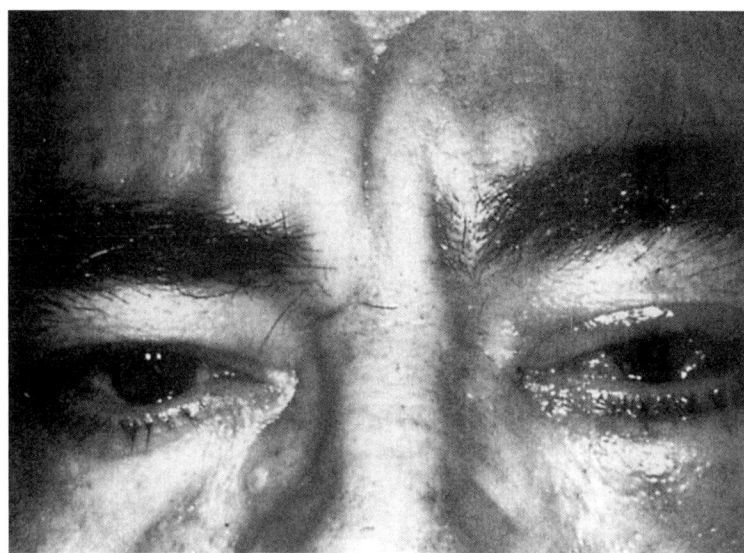

Figura 7.11
Aparência pós-operatória do paciente depois de cirurgia de descompressão de 3 paredes.

oria dos otorrinolaringologistas usa, e cuidado deve ser tomado para permanecer orientado em relação às artérias e à fóvea. Esta via de acesso acarreta em maior risco potencial de lesão do saco lacrimal e a inserção da tróclea por causa da necessidade de mais amplo descolamento periósteo para obter exposição adequada.

Depois que a etmoidectomia foi realizada, o periósteo orbitário medial é incisado longitudinal com o eixo da órbita ou em um desenho em forma de H, permitindo que a gordura orbital se hernie através do defeito no periósteo para dentro da cavidade da etmoidectomia. A gordura pode ser delicadamente desfiada para fora da órbita com pinça, mas cuidado deve ser tomado para não lesar o músculo reto medial ou começar qualquer sangramento que possa causar um hematoma retrobulbar. As incisões são fechadas da maneira padrão, usualmente com drenos de Penrose para drenagem a curto prazo do local operatório.

Descompressão Orbital Inferior

A descompressão orbital inferior cria eficazmente uma grande fratura explosiva do assoalho orbital mas poupa de lesão o nervo infra-orbital. Nós preferimos ganhar acesso ao assoalho orbitário através de uma incisão palpebral subciliar e uma antrotomia maxilar à Caldwell-Luc. Embora seja exeqüível remover o assoalho orbital por qualquer dos dois acessos, acreditamos que a via de acesso combinada permite a visualização segura do assoalho através da exposição orbital, enquanto removemos o tecido ósseo pela antrotomia. Uma incisão palpebral transconjuntival pode substituir a incisão subciliar, mas poucos cirurgiões de cabeça e pescoço têm experiência com esta via de acesso.

Um retalho miocutâneo é elevado na pálpebra inferior e a margem orbital é visualizada. Depois de incisar o periósteo sobre a margem, ele é elevado do assoalho orbital por aproximadamente 4 cm. Depois que uma antrostomia ampla é efetuada por meio de uma incisão de Caldwell-Luc, o mucoperiósteo é removido do teto do seio maxilar. O trajeto do nervo infra-orbital é identificado, e usando um elevador de periósteo ou osteótomo pequeno, o osso medial e lateral ao nervo é cuidadosamente fraturado. Usando-se pinça de Takahashi e saca-bocado retromordedor colocado na antrostomia, o resto do osso do assoalho é removido. É importante remover este osso sob visualização direta para que seja evitada lesão inadvertida do globo, dos músculos ou do nervo óptico.

É evidente quando o tecido ósseo suficiente foi removido do assoalho orbital porque o osso fino, facilmente removível torna-se mais espesso e mais denso à medida que o cirurgião atinge a extensão posterior da órbita. Em geral, uma amplitude ântero-posterior de 3 cm de remoção óssea é segura. Medialmente, o osso pode ser removido até a fossa lacrimal e, lateralmente, ele pode ser removido até o osso zigomático.

Depois de criar um defeito tão grande quanto possível ou necessário, a periórbita é cuidadosamente incisada longitudinalmente para permitir que a gordura orbital se hernie para dentro do defeito e para dentro do seio maxilar. Isto deve ser feito cuidadosamente porque é possível lesar o músculo reto inferior e oblíquo inferior ou mesmo o globo se o cirurgião não for cauteloso. Separação delicada das incisões periósticas com uma pinça hemostática e desfiamento da gordura para fora através destes defeitos também pode ser efetuado.

Depois da descompressão, testagem de dução forçada pode ser realizada com o globo para assegurar que os músculos da órbita inferior não estão dificultados na sua ação pelo aprisionamento por uma protuberância óssea. A gordura sofre herniação para dentro dos dois defeitos em cada lado do nervo infra-orbital, mas o nervo corre através do defeito e limita um pouco a quantidade de herniação que pode ocorrer.

É importante fornecer um orifício adequado de drenagem ou ventilação para o seio maxilar, aumentando o seu óstio ao meato médio ou criando uma nova antrostomia nasal. Apenas tamponamento leve, como um dreno de Penrose, deve ser colocado no seio através da abertura para o nariz, e o seio deve ser irrigado livre de sangue e detritos antes de fechar a incisão de Caldwell-Luc, para diminuir a probabilidade de contaminação perioperatória. A incisão palpebral deve ser fechada apenas com fechamento do periósteo da margem orbital e da pele palpebral, sem qualquer sutura em tecidos moles adjacentes. Isto pode diminuir a possibilidade de formação de ectrópio. Como com todos os procedimentos de descompressão associados aos seios paranasais, profilaxia antibiótica perioperatória é prudente. A descompressão combinada antral e etmoidal demonstrou produzir mais de 5 mm de redução média da proptose (7). Usando-se uma descompressão inferior por uma via de acesso transconjuntival apenas e uma cantotomia lateral para exposição, pode-se esperar aproximadamente uma redução média de 3,5 mm. Quando efetuada para acometimento visual maior, pelo menos 25% dos pacientes melhorarão.

Descompressão Orbital Lateral

A via de acesso lateral pode ser feita através de uma variedade de incisões, incluindo uma incisão coronal direta na margem ou através de uma cantotomia lateral alargada. Nós preferimos a incisão orbital lateral direta visto que ela não altera a forma do ângulo palpebral lateral como pode fazer a incisão de cantotomia lateral, e não é tão extensa quanto o retalho de testa coronal, em que pode ocorrer lesão do ramo temporal do nervo facial. A incisão orbital lateral direta pode ser feita como uma extensão da incisão subciliar dentro de uma linha de ruga de sorriso quando os dois tipos de descompressão são usados concomitantemente. A incisão de cantotomia lateral é usada mais freqüentemente para uma via de acesso de orbitotomia lateral à órbita posterior, para a qual pode ser necessário afastamento extenso do globo. O cirurgião deve conseguir visualizar o globo; portanto, a liberação das pálpebras com uma cantotomia pode ser vantajosa.

Depois que o periósteo sobre a margem orbital lateral é exposto, ele é incisado largamente diretamente sobre a margem. O periósteo é elevado do lado orbital e do lado da fossa infratemporal da órbita lateral por aproximadamente 3,0 a 3,5 cm posteriormente.

Para descompressões agudas em que há uma necessidade de um aumento extenso no volume orbital, ou se não for necessário manter a continuidade da margem orbital lateral para finalidades estéticas, a margem lateral pode ser removida por broca, osteótomo ou serra e descartada. Isto facilita a remoção extensa de osso orbitário lateral e posterior à margem. No caso usual, no entanto, é desejável manter a continuidade da margem pós-operatoriamente; a margem pode ser cortada e mobilizada, mas com sua fixação de periósteo mantida intacta para reposição mais tarde na sua posição adequada. Com saca-bocados bico-de-pato, tanto quanto possível do osso orbital lateral pode ser removido, até que seja encontrado o osso espesso da base do crânio. É removido um círculo de osso de diâmetro aproximado de 2,5 a 3,5 cm. Alternativamente, a furadeira de operação com brocas de cortar mastóide e irrigação pode ser usada, mas o globo deve ser protegido por um afastador maleável. Não deve ser colocado afastamento prolongado sobre o globo porque a pressão intra-ocular e o grau de fragilidade do nervo óptico podem já ser altos.

Como com outros locais de descompressão, a periórbita é incisada e a gordura orbital delicadamente desfiada para sofrer protrusão para dentro do novo espaço criado. A extensão lateral da gordura orbital é limitada pela posição do músculo temporal, e como na descompressão pelo seio maxilar, a extrusão de gordura não é extensa.

O fragmento do rebordo orbitário, ainda afixado ao periósteo, pode ser recolocado e fixado com fio de aço em posição. Alternativamente, microplacas podem ser usadas para fixação, mas na nossa experiência, elas são mais sintomáticas para o paciente na evolução pós-operatória tardia. A ferida pode ser drenada com um dreno de Penrose exteriorizado através da incisão.

Descompressão Intranasal Endoscópica

Introduzida por Kennedy *et al.* 1990, a descompressão orbital medial endoscópica agora emergiu como uma opção minimamente invasiva viável no tratamento da oftalmopatia tireóidea (8). Esta técnica pode potencialmente reduzir a morbidade ao evitar a necessidade de incisões cutâneas ou gengivais, eliminar a disestesia associada ao trauma nervoso (que pode ocorrer com vias de acesso de etmoidectomia externa/Caldwell-Luc) e evitar o desconforto associado ao tamponamento nos pacientes de Caldwell-Luc. Em muitos casos, também é efetuada uma descompressão orbital lateral para aumentar a expansão volumétrica da órbita, que é descrita em uma seção separada deste capítulo.

Ao avaliar pacientes quanto a possível descompressão endoscópica, é necessária atenção estreita à avaliação clínica e radiográfica, para determinar a conveniência final desta via de acesso para um determinado paciente (9,10). Características importantes a notar incluem qualquer história de trauma facial, doença sinusal prévia ou cirurgia sinusal. Similarmente, uma história de complicações originando-se de doença sinusal, como abscesso orbitário, é particularmente pertinente. Se o paciente for atópico, determinar que período é menos problemático pode ser útil na determinação da melhor época para considerar a marcação da cirurgia do paciente (11,12). Rever também o relatório do oftalmologista e determinar a urgência da cirurgia. Os pacientes com história de ulceração corneana, ceratite de exposição grave refratária ao tratamento, ou comprometimento do nervo óptico podem necessitar de cirurgia emergencial; outros podem ser menos urgentes. Rever estreitamente a história pregressa clínica e cirúrgica do paciente. Particularmente pertinentes são histórias de quaisquer medicações que possam ser associadas ao sangramento aumentado. Essas medicações são apropriadamente restringidas durante todo o período perioperatório. Muito raramente efetuam-se descompressões sob anestesia local ou tratamento anestésico monitorado (TAM); entretanto, qualquer história de claustrofobia, lombalgia ou cirurgia no dorso resultará em uma recomendação de anestesia geral para o paciente.

Durante o exame do paciente, avaliar o grau de desconforto dos olhos. Avaliar quanto a indicadores clínicos de dacriocistite e patologia sinusal. Na endoscopia nasal, examinar a anatomia nasal, incluindo a anatomia do septo e da parede nasal lateral. Ocasionalmente, deflexões septais gravemente desviadas podem exigir correção no momento da descompressão, mas isto tem sido raro na nossa experiência. Se pólipos nasais ou mucopurulência estiverem presentes, isto necessitará ser abordado, e talvez resolvido, antes de efetuar cirurgia de descompressão endoscópica. Ocasionalmente, é possível executar cirurgia sinusal endoscópica para doença sinusal simultaneamente com cirurgia de descompressão orbital endoscópica, mas de maneira geral deve-se estar preparado para separar os dois procedimentos. Nos casos em que for escolhido tratar ambos simultaneamente, deve-se ser muito seletivo, tratar agressivamente pré-operatoriamente com antibióticos, e informar o paciente de que você pode preferir abortar a descompressão orbital se for encontrada infecção persistente ativa. Uma vez que a doença sinusal ativa tenha sido tratada, então o estádio de descompressão do procedimento pode ser realizado.

A avaliação estreita da TC sinusal nos planos axial e coronal é crítica. Ao rever os estudos radiográficos, não apenas avaliar quanto a evidência de patologia sinusal, mas também examinar estreitamente a relação da lâmina papirácea com o uncinado anteriormente; sua espessura, particularmente quando ela transita para o assoalho da órbita; a presença de células de Haller; e a espessura da área posterior do ducto nasolacrimal, o que potencialmente poderia ser lesado com expansão anterior da antrostomia do seio maxilar. Superiormente, avaliar estreitamente quanto a evidência de potenciais "riscos" na fóvea etmoidal, que podem assumir a forma de deiscências, partições etmoidais espessas intersecionando seções finas do teto (assim promovendo fraturas na base do crânio com remoção com força de osso da cavidade). Posteriormente, inspecionar a TC estreitamente quanto a evidência de pneumatização extensa dos etmoidais adjacentes ao nervo óptico (também conhecida como células de Onodi), a relação dos etmoidais ao esfenoidal e novamente a espessura da lâmina, particularmente na junção dos etmoidais posteriores e esfenoidal, onde o nervo óptico entra em estreita aproximação.

Quando for marcar a cirurgia, é sensato sugerir a realização cirurgia bilateral quando indicado e compatível com os desejos do paciente. Se em tempos, deve-se escolher primeiro o lado mais gravemente afetado.

No dia da cirurgia, o paciente é posicionado e anti-sepsiado como é típico para cirurgia sinusal endoscópica com a exceção da adição de pontos de tarsorrafia ou protetores corneanos transparentes a serem colocados para proteção ocular adicional. Ocasionalmente, orientação por imagem é empregada e pode ser útil — mas não é necessária rotineiramente. Injeções nasais meticulosas são colocadas antes de preparar o paciente, como é nossa tradição com toda cirurgia sinusal endoscópica, para permitir tempo adequado para as propriedades vasoconstritoras exercerem efeito. O uncinado é a seguir removido, geralmente usando-se um explorador ponta de bola para elevar e um retromordedor ou microdesbridador para excisar. Se as imagens pré-operatórias revelarem que o uncinado é dobrado paradoxalmente e está em estreita aproximação a uma lâmina papirácea fina, nossa preferência é usar o retromordedor para evitar violação periorbitária inadvertida. Então se faz uma etmoidectomia total e, remove-se meticulosamente todas as partições, para expor completamente a lâmina papirácea. Uma vez completamente exposta, a lâmina pode ser delicadamente fraturada com um elevador de Frier ou caudal e "desfiada" e tirada da periórbita sem violação da mesma. Freqüentemente isto se torna mais difícil anteriormente quando você encontra o osso lacrimal que pode ser predito pela sua avaliação pré-operatória das TCs nesta área. Ocasionalmente, o retromordedor pode ser necessário para remover a porção posterior do osso lacrimal. Novamente, cuidado deve ser exercido de modo a não lesar inadvertidamente o aparelho lacrimal. A revisão da TC nesta área permitirá ao cirurgião prever a espessura do osso que rodeia o ducto lacrimal. Se sangramento for encontrado durante esta parte do procedimento, uma simples colocação de cotonóides saturados com vasoconstritor dentro da cavidade durante alguns minutos geralmente é suficiente para obter um campo cirúrgico seco, o que é crucial para a etapa seguinte. Uma vez que a periórbita seja suficientemente exposta e o campo esteja seco, a mesma é incisada. Embora teoricamente faça sentido abrir a periórbita de posterior a anterior para evitar a herniação de gordura orbitária prematuramente para dentro do campo, na prática trata-se de um problema menor do que o esperado. De fato, muitos cirurgiões freqüentemente usam agora uma tesoura de Bellucci para "dar um pique" na periórbita anteriormente, a seguir colocam uma lâmina da tesoura dentro da periórbita, a outra fora da periórbita e então cortam posteriormente. Toma-se cuidado para não lesar o reto medial, que pode estar em estreita proximidade à periórbita. O extremo mais anterior do corte na periórbita é às vezes o mais difícil. Aqui um bisturi-foice ou bisturi pequeno de meniscectomia pode ser útil. O cirurgião também pode estender as incisões na periórbita superior e inferiormente para promover herniação da gordura orbitária. Para incentivar a herniação, massagear delicadamente o globo enquanto simultaneamente "desfia" a gordura orbitária com um explorador esférico. Inicialmente havia uma preocupação de que isto se tornaria mais difícil em pacientes que receberam irradiação orbitária prévia, mas não tem sido o caso. Uma vez completado, verificar novamente a antrostomia maxilar, que em geral foi previamente aumentada anterior e inferiormente, para assegurar que não será obstruída pela gordura orbital herniada. Um *stent* de Gelfilm é a seguir colocado dentro da antrostomia e uma pequena quantidade de Bactroban pomada dentro da cavidade.

O tratamento pós-operatório inclui as instruções padrão para a cirurgia sinusal endoscópica, com um particular reforço da instrução ao paciente para não assoar o nariz e para espirrar com a boca aberta, a fim de evitar entrada de ar na órbita.

Embora, teoricamente, os riscos de vazamento de líquor, hemorragia retrobulbar, dacriocistite, sinusite secundária, celulite orbital e lesão de músculos retos existam destes, até agora não sofremos esses eventos. Embora os pacientes sofram considerável desconforto com alguns dos procedimentos de descompressão orbital lateral, eles experimentam desconforto mínimo ou nenhum com os componentes endoscópicos. A redução média na proptose geralmente variará de 2 mm a pouco menos de 4 mm.

Outros Tratamentos

Prednisona diária em altas doses (80 a 120 mg) durante 14 dias é recomendada na acuidade visual em declínio ou campos visuais reduzindo-se inicialmente. Se a terapia esteróide não melhorar a visão ou altas doses forem necessárias para mantê-la, o paciente deve ser considerado candidato à descompressão. Drogas citotóxicas e imunossupressoras como ciclofosfamida e ciclosporina foram usadas experimentalmente para alterar o aspecto auto-imune da doença, mas os efeitos colaterais e complicações destas drogas são altos, e eficácia a longo prazo em um grande grupo de estudo não foi observada. Portanto, seu uso não é considerado tratamento-padrão. Plasmaférese foi tentada mas teve sucesso somente quando combinada com esteroidoterapia em altas doses.

Radioterapia com fonte externa tem seus propósitos para uso na exoftalmia tireoidiana. Ela não tende a ter sucesso em casos agudos ou subagudos de perda visual em virtude do inerente edema que ocorre nos dias iniciais da radioterapia, o que pode piorar o problema orbitário. Entretanto, para as seqüelas tardias da oftalmopatia tireoidiana estável, ela pode ser considerada uma alternativa razoável à cirurgia, embora os seus resultados geralmente não sejam tão dramáticos. Geralmente 200 cGy de radiação fracionada de fótons são administrados ao longo de 2 semanas. Na maioria dos pacientes tratados, a condição responde favoravelmente estabilizando-se ou melhorando, mas raramente a exoftalmia se resolve. Os pacientes que se submetem à radioterapia devem ser cuidadosamente selecionados porque se eles também necessitarem descompressão cirúrgica, a cicatrização intra-orbital e vascularidade aumentada pela irradiação podem tornar a cirurgia mais difícil e aumentar o risco de complicações.

Decisões de Tratamento

A Tabela 7.2 apresenta as opções de tratamento para exoftalmia distireóidea. O tratamento não-cirúrgico é iniciado geralmente pelo endocrinologista, o clínico ou o oftalmologista quando eles tentam melhorar a acuidade visual em deterioração ou campos visuais se constringindo. O otorrinolaringologista e/ou cirurgião de cabeça e pescoço é consultado para descompressão cirúrgica funcional se a terapia clínica não resolver a perda de visão ou se a oftalmopatia tornar-se estável e for indicada descompressão estética. Para exoftalmia branda (*i. e.*, 2 a 3 mm), qualquer das três condutas de descompressão pode ser usada, e fatores como cicatrizes pós-operatórias, sinusopatia preexistente e desejos do paciente devem ser levados em consideração. Nós consideramos que para a exoftalmia moderada, a descompressão inferior isoladamente pode ser suficiente, e a estética da incisão subciliar é excelente, embora uma combinação de duas paredes para descompressão (*i. e.*, medial e lateral) também pode ser suficiente. Para exoftalmia grave (*i. e.*, 5 a 7 mm) uma descompressão de três paredes é indicada. A melhora máxima na proptose a partir desta cirurgia combinada é cerca de 5 a 7 mm.

Depois da cura e da estabilização do procedimento(s) de descompressão orbital, pode ser realizada cirurgia adicional para a retração das pálpebras (4). Para retração leve de pálpebra superior, a ressecção do músculo de Müller pode ajudar. Para maior retração, a inserção de enxertos de Gore-Tex, fáscia, esclera hommóloga ou cartilagem pode alongar as pálpebras depois de transecionar os retratores palpebrais. Depois que a descompressão orbital e procedimentos para re-

TABELA 7.2 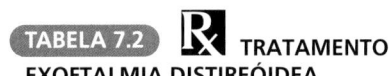 TRATAMENTO EXOFTALMIA DISTIREÓIDEA

Terapia	Indicações
Tratamento não-cirúrgico	
Esteróides em altas doses	Deterioração visual rápida
Agentes imunossupressores (ciclofosfamida, ciclosporina)	Experimental
Radioterapia (200 cGy)	Perda visual lentamente progressiva
Tratamento cirúrgico	
Descompressão medial	Exoftalmia branda (2-3 mm)
Descompressão lateral	Exoftalmia branda
Descompressão inferior	Exoftalmia branda a moderada
Descompressão superior	Orbitopatia congênita
Descompressão de duas paredes	Exoftalmia moderada (3-5 mm)
Descompressão de três paredes	Exoftalmia grave (5-7 mm)
Descompressão medial endoscópica	Somente por endoscopista experiente
Cirurgia da retração palpebral	Fissura palpebral alargada e exposição
Cirurgia de estrabismo	Diplopia

tração forem efetuados, pode ser planejada cirurgia para diplopia residual. Para estas cirurgias o melhor é que sejam realizadas por, ou em conjunto com um oftalmologista experiente em cirurgia plástica ocular. Cirurgia de estrabismo geralmente é efetuada depois que os globos assentaram nas suas novas posições pós-operatoriamente e depois que os retratores palpebrais foram cortados e as pálpebras alongadas.

COMPLICAÇÕES

Doença não-tratada, tratamento clínico e cirurgia para oftalmopatia distireóidea têm complicações associadas. Se a doença for deixada progredir sem controle, alguns pacientes desenvolvem neuropatia óptica progressiva, que pode causar cegueira. Outros desenvolvem apenas pálpebras largamente retraídas, rigidez dos tecidos orbitais e exoftalmia. Se houver importante retração palpebral e exoftalmia, exposição da córnea, ulcerações e subseqüente endoftalmite podem ocorrer, e o globo pode ser perdido para infecção. Muitos pacientes têm apenas uma forma branda da doença, mas outros desenvolvem vários graus de diplopia. É para a preservação da visão e função que o tratamento é dirigido (13).

A principal complicação do tratamento clínico é não reconhecer quando ele não constitui tratamento suficiente e retardar a cirurgia. A decisão de descomprimir a órbita pode ser adiada enquanto é usada terapia clínica, mas a visão pode continuar a se deteriorar mesmo sob o uso esteróides. Se os esteróides forem usados durante tempo demasiado, o paciente pode tornar-se dependente do esteróide e necessitar de uma retirada gradativa da medicação. Outras complicações por esteróides incluem úlcera e perfuração gástrica, personalidade irritável, déficit de cicatrização, e reativação de infecções em estado latente. Se for usada ciclofosfamida ou ciclosporina, pode ocorrer supressão importante do sistema imunológico, e as complicações podem ser piores que a doença que está sendo tratada. Radioterapia com proteção inadequada pode causar cataratas, supressão hipofisária e fibrose óptica. Se cirurgia for realizada depois da irradiação, mais sangramento e tecido cicatricial podem ser encontrados, e a rigidez aumentada da órbita pode diminuir o resultado da descompressão.

A função e a aparência de aproximadamente 75% dos pacientes se estabilizam ou melhoram depois da descompressão cirúrgica da órbita distireóidea. Algum grau de diplopia pode ser sentido por até 50% destes pacientes pré e pós-operatoriamente, mas esta incidência pode ser diminuída pelo reconhecimento precoce da doença orbital progressiva e descompressão cuidadosa (11). Desequilíbrio muscular pós-operatório pode ser significativamente reduzido pela remoção completa da periórbita inferior, o que impede a formação de ligações fibróticas com os músculos extra-oculares. Também é provável que tomar grande cuidado para "desfiar" a gordura orbital para dentro da área descomprimida possa ajudar a diminuir esta possibilidade.

Abrasão da córnea após cirurgia de descompressão pode ocorrer visto que a córnea não é protegida adequadamente durante a cirurgia ou pelo uso de uma sutura de Frost na pálpebra inferior, com fechamento da pálpebra inferior sobre a córnea durante a cirurgia. Se as pálpebras estiverem demasiado rígidas e retraídas, uma proteção corneana e irrigações freqüentes com solução salina balanceada devem ser úteis para prevenir uma úlcera. Entretanto, é importante visualizar a pupila periodicamente durante a descompressão com qualquer técnica de proteção corneana que seja usada, porque a tração excessiva do globo e nervo óptico é advertida por uma pupila dilatadas. Lesão adicional a um nervo óptico já comprometido pode ocorrer por afastar o globo por muito tempo e com força demasiada durante os procedimentos de descompressão. O globo ocular deve ser afastado apenas durante curtos períodos e em seguida deixado "respirar" para reduzir os esforços sobre a vasculatura e a pressão intra-ocular. Deixar de fazê-lo poderia resultar em um olho cego. Formação de hematoma retrobulbar por sangramento após incisar a periórbita e "desfiar" a gordura também pode causar cegueira. É importante irrigar a ferida depois da descompressão e identificar e cauterizar qualquer sangramento no tecido adiposo, tomando grande cuidado para não cauterizar perto demais de um músculo ou do nervo óptico. O cautério bipolar é preferido porque sua corrente não é conduzida para os tecidos adjacentes ao nervo óptico.

Lesão do nervo infra-orbital durante o procedimento de descompressão inferior não é incomum, e pelo menos neuropraxia temporária ocorre na maioria dos casos. O paciente deve ser avisado no pré-operatório do risco de lesão nervosa, incluindo formação de neuroma e disestesia. Injeções de esteróides pós-operatórios podem melhorar um nervo disestésico, mas só o tempo pode melhorar a neuropraxia. Ectrópio após uma incisão subciliar na pálpebra inferior é geralmente transitório e responde ao tempo e a massagem delicada. Se piorar com o tempo, provavelmente é provocado por um fechamento inadequado da placa tarsal aos tecidos profundos ou periósteo, e exige liberação, talvez quando for efetuada a cirurgia da retração palpebral.

A hemorragia retiniana é observada raramente após descompressão, e ocorre quase exclusivamente em pacientes diabéticos. Com descompressão extensa para dentro dos seios etmoidais e maxilares, há uma possibilidade de celulite orbital ou abscesso se ocorrer sinusite importante e comprometer os tecidos orbitários relativamente desprotegidos. Uso precoce de antibióticos para rinorréia purulenta parece estar justificado para prevenir esta complicação. Infecção orbital pode ser especialmente um risco em um paciente com história de sinusite recorrente ou doença sinusal. A Tabela 7.3 resume as complicações potenciais e sua prevenção ou tratamento.

EMERGÊNCIAS

Hematoma retrobulbar, oclusão vascular retiniana e úlcera de córnea são as principais emergências ameaçadoras à visão associadas aos procedimentos de descompressão orbital.

Hematoma retrobulbar pós-operatório é tratado abrindo-se as incisões na pele na sala de emergência ou de cirurgia, evacuando-se o hematoma, irrigando os coágulos na ferida, seguindo-se de cauterização bipolar de vasos sangrantes, e drenagem adequada da ferida.

A oclusão vascular retiniana e a úlcera de córnea são condições sérias que ameaçam a visão e devem ser tratadas em bases emergenciais pelo oftalmologista do paciente, embora nenhuma demora deva ser permitida até receber tratamento. A oclusão vascular da retina geralmente é relacionada à pressão aumentada intra-ocular, que ocorre devido ao edema da órbita, ou afastamento excessivo ou hematoma retrobulbar. Ela nem sempre pode ser revertida pelo oftalmologista, e apesar de esforços heróicos, pode resultar em cegueira. O paciente deve ser avisado depois da alta hospita-

TABELA 7.3 COMPLICAÇÕES DESCOMPRESSÃO ORBITÁRIA

Complicação	Prevenção	Tratamento
Abrasão da córnea	Protetor escleral, sutura de Frost, lubrificação	Antibióticos tópicos, oclusão ou proteção do olho
Comprometimento do nervo óptico	Afastamento delicado e breve	Cantotomia e liberação da pressão
Hematoma retrobulbar	Incisões cuidadosas na periórbita e separação, nada de aspirina antes da cirurgia	Cautério bipolar, evacuação do hematoma, massagem do globo, diuréticos
Lesão muscular	Afastamento cuidadoso dos tecidos, conhecimento da anatomia	Cirurgia de estrabismo
Ectrópio	Fechamento da pálpebra em uma só camada (pele apenas)	Massagem, liberação de tecido cicatricial, possível enxerto de pele
Infecção	Antibióticos perioperatórios, profilaxia durante infecção respiratória superior	Antibióticos
Lesão do nervo infra-orbital	Remoção cuidadosa do osso adjacente, afastamento delicado	Tempo, injeção de esteróide, neurólise se houver disestesia
Oclusão vascular da retina	Seleção cuidadosa dos candidatos cirúrgicos, afastamento delicado	É necessário parecer oftalmológico

lar para procurar cuidado imediato para dor crescente no olho ou para visão em declínio.

Embora a maioria das emergências ocorra enquanto o paciente ainda está hospitalizado, incidentes tardios são possíveis, especialmente com úlcera de córnea causada por exposição. Complicações tardias devem ser previstas, e o paciente deve receber alta levando os lubrificantes apropriados, lágrimas artificiais e instruções para fechar o olho com esparadrapo se necessário. Lembrar ao paciente que a prevenção é mais fácil do que tratar uma emergência.

PONTOS IMPORTANTES

- Oftalmopatia tireoidiana ocorre em algum grau em aproximadamente 50% dos pacientes com doença de Graves.
- Cerca de 5% dos pacientes com doença de Graves desenvolvem um processo orbitário ameaçador à visão que exige tratamento clínico ou cirúrgico.
- Aumento dos músculos extra-oculares, edema dos tecidos moles orbitários, e afastamento das pálpebras levam à aparência comum da exoftalmia tireoidiana.
- Neuropatia óptica, levando à acuidade visual decrescente e campos visuais se constringindo, e ceratite de exposição são as razões mais comuns para tratamento clínico ou cirúrgico urgente.
- Perda visual aguda é mais bem tratada inicialmente pela administração de 80 a 120 mg de prednisona diariamente durante 14 dias.
- Se a esteroidoterapia não melhorar a visão ou for necessária durante mais de 2 semanas para manter a acuidade visual, está indicada descompressão cirúrgica.
- A terapia cirúrgica para melhora cosmética da exoftalmia e retração palpebral inclui, em seqüência, descompressão orbital, liberação da retração palpebral, inserção de enxertos de preenchimento e cirurgia de estrabismo.
- Exoftalmia branda pode ser melhorada por descompressão medial, inferior ou lateral; exoftalmia moderada por medial e inferior ou inferior e lateral; e exoftalmia grave por descompressões medial, inferior e lateral. Descompressão superior raramente é usada.
- As complicações pós-operatórias incluem oclusão vascular retiniana, cegueira, diplopia, falta de correção adequada da exoftalmia, hematoma retrobulbar, ulceração corneana e hiperestesia de nervo infra-orbital.
- As emergências de oclusão vascular e ulceração corneana são mais bem tratadas por um oftalmologista.

- Em lugar da ou em adição à descompressão orbital, a excisão de gordura pode ser realizada para reduzir o acúmulo de tecido mole. Alongamento dos levantadores pode ser realizado ao mesmo tempo.
- Remoção endoscópica etmoidal e do assoalho orbitário medial pode ser realizada com segurança se atenção cuidadosa for dedicada à proteção das artérias etmoidais, saco lacrimal e músculos retos mediais.

REFERÊNCIAS

1. Scott 1H, Siatkowski MR. Thyroid eye disease. *Semin Otolaryngol* 1999;14:52-61.
2. Ohnishi T, Noguchi S, Murakami N, et al. Extraocular muscles in Graves' ophthalmopathy: usefulness of T2 relaxation time measurements. *Radiology* 1994;190:857-862.
3. Morax S, Hurbli T. Choice of surgical treatment for Graves' disease. *J Craniomaxillofac Surg* 1987;15:174.
4. Lyons Ch Rootman J. Orbital decompression for disfiguring exophthalmos in thyroid orbitopathy. *Ophthalmology* 1994;101:223-230.
5. Mourits MP, Koornneef L, Wiersinga WM, et al. Orbital decompression for Graves' ophthalmopathy by inferomedial, by inferomedial plus lateral, and by coronal approach. *Ophthalmology* 1990;97:636.
6. Wilson WB, Manke WE Orbital decompression in Graves' disease: the predictability of reduction of proptosis. *Arch Ophthalmol* 1991;109:343.
7. Weisman RA, Osguthorpe JD. Orbital decompression in Graves' disease. *Arch Otolaryngol Head Neck Surg* 1994;120:831-834.
8. Kennedy DW, Goodstein ML, Miller NR, et al. Endoscopic transnasal orbital decompression. *Arch Otolaryngol Head Neck Surg* 1990;116:275.
9. Asaria RH, Koay B, Elston JS, et al. Endoscopic orbital decompression for thyroid eye disease. *Eye* 1998;12(Pt 6):990-995.
10. Metson R, Dollow RL, Shore JW. Endoscopic orbital decompression. *Laryngoscope* 1994;104:950-957.
11. Trokel S, Kazim M, Moore S. Orbital fat removal: decompression for Graves' orbitopathy. *Ophthalmology* 1993;100:674-682.
12. Adenis JP, Robert PY, Lasudry JG, et al. Treatment of proptosis with fat removal orbital decompression in Graves' ophthalmopathy *Eur J Ophthalmol* 1998;8:246-252.
13. Ulualp SO, Massaro BM, Toohill RJ. Course of proptosis in patients with Graves' disease after endoscopic orbital decompression. *Laryngoscope* 1999;109:1217-1222.

CAPÍTULO 8

Reanimação Facial

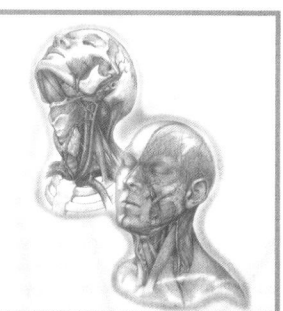

Steven M. Parnes • Rami K. Batniji

O nervo facial é responsável pela expressão facial emocional e voluntária, proteção do olho, lacrimação, competência oral, salivação, paladar e sensibilidade. O paciente que se apresenta com paralisia facial sofreu um evento que é devastador tanto cosmética quanto funcionalmente. Embora numerosas técnicas de reanimação tenham sido desenvolvidas para corrigir este problema, é imperativo que o cirurgião se dedique a extenso aconselhamento pré-operatório com o paciente, com relação a expectativas realísticas antes da intervenção.

A reanimação da face paralisada cai em duas categorias: técnicas dinâmicas e estáticas. As técnicas dinâmicas incluem enxerto facial primário, enxertos de cabo *(cable nerve grafts)* nervosos, anastomoses nervosas cruzadas e retalhos livres regionais ou microneurovasculares. As técnicas de reanimação incluem ritidectomia, elevação superciliar *(brow lift)* e suspensão facial usando uma variedade de materiais, como fáscia *lata*, politetrafluoretileno, aloenxerto dérmico acelular ou uma técnica de suspensão com suturas multivetoriais (1). A causa da paralisia facial, tipo de lesão e sua localização, e a duração prevista da paralisia contribuem para a seleção do método apropriado de reanimação.

ANATOMIA

Para efetuar procedimentos de reanimação, o cirurgião deve ter um conhecimento completo da anatomia do nervo facial. Ele origina-se dentro da ponte e em seguida sai entre a oliva e o pedúnculo cerebelar inferior. Ali, ele forma a porção intracraniana de 12 a 14 mm dentro do ângulo cerebelopontino (Fig. 8.1). O nervo facial, então, entra no osso temporal, onde está contido dentro de um conduto ósseo. Ao entrar no meato interno, o nervo facial está situado medial ao oitavo nervo craniano. Dentro de 10 mm, ele alcança o extremo lateral do meato, superior à crista transversal e anterior à crista vertical (barra de Bill). Ao sair do canal auditivo interno, o nervo curva-se gradualmente em uma direção anterior em torno do giro basal da cóclea; ele então entra na porção temporal por 2 a 4 mm (a porção mais estreita). No gânglio geniculado, o nervo petroso superficial maior sai anteriormente, enquanto o próprio nervo faz uma curva de 40° a 80° (o acotovelamento externo ou primeiro acotovelamento) e corre posteriormente e ligeiramente inferior 11 mm através da cavidade timpânica. Este trajeto horizontal situa-se superior à fóssula na fenestra vestibular (janela oval). Ao deixar o nicho da janela oval, o nervo facial faz o segundo acotovelamento, passando anteriormente e caudal ao canal semicircular lateral. Ele a seguir passa lateral ao seio do tímpano e músculo estapédio para formar a porção vertical (mastóidea) dentro do osso temporal. Ao término deste segmento de 13 mm, ele sai do forame estilomastóideo onde se torna o segmento extracraniano, primeiro inervando o ventre posterior do músculo digástrico e a seguir, após 15 a 20 mm, entrando na glândula parótida. Aí ele divide-se na pata de ganso nos seus dois ramos principais, os ramos temporofacial e cervicofacial. As ramificações terminais destes ramos para as regiões temporal, zigomática, bucal, mandibular e cervical são variáveis (Fig. 8.2). As fibras nervosas viajam em grupos de fascículos (que variam de acordo com o nível) rodeados por três tipos de tecido conectivo: endoneuro, perineuro e epineuro. A estrutura dos fascículos varia consideravelmente durante todo o trajeto do nervo; por esta razão, a reparação direta dos fascículos não é exeqüível e pode mesmo ser danoso (2).

CONSIDERAÇÕES GERAIS

Antes da intervenção cirúrgica, é importante elucidar a etiologia e a duração prevista da paralisia facial. Por exemplo, os pacientes com paralisia facial com recuperação espontânea prevista devem ser observados em vez de operados. Além disso, o prognóstico do paciente também pode ditar o método de reanimação; os pacientes com uma expectativa limitada de vida podem beneficiar-se com um resultado imediato, porém menos aceitável cosmeticamente.

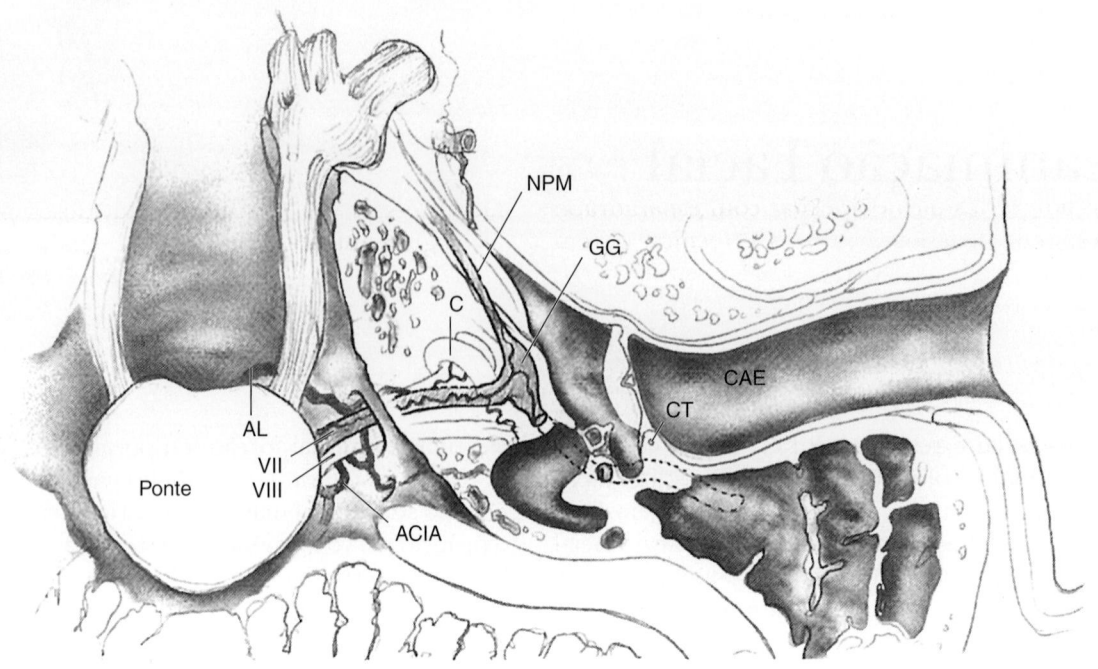

Figura 8.1
Vista superior dos segmentos intracraniano, meatal, labiríntico e timpânico do nervo facial. ACIA, artéria cerebelar inferior anterior; C, cóclea; CT, corda do tímpano; CAE, canal auditivo externo; GG, gânglio geniculado; NPM, nervo petroso maior; AL, artéria labiríntica.

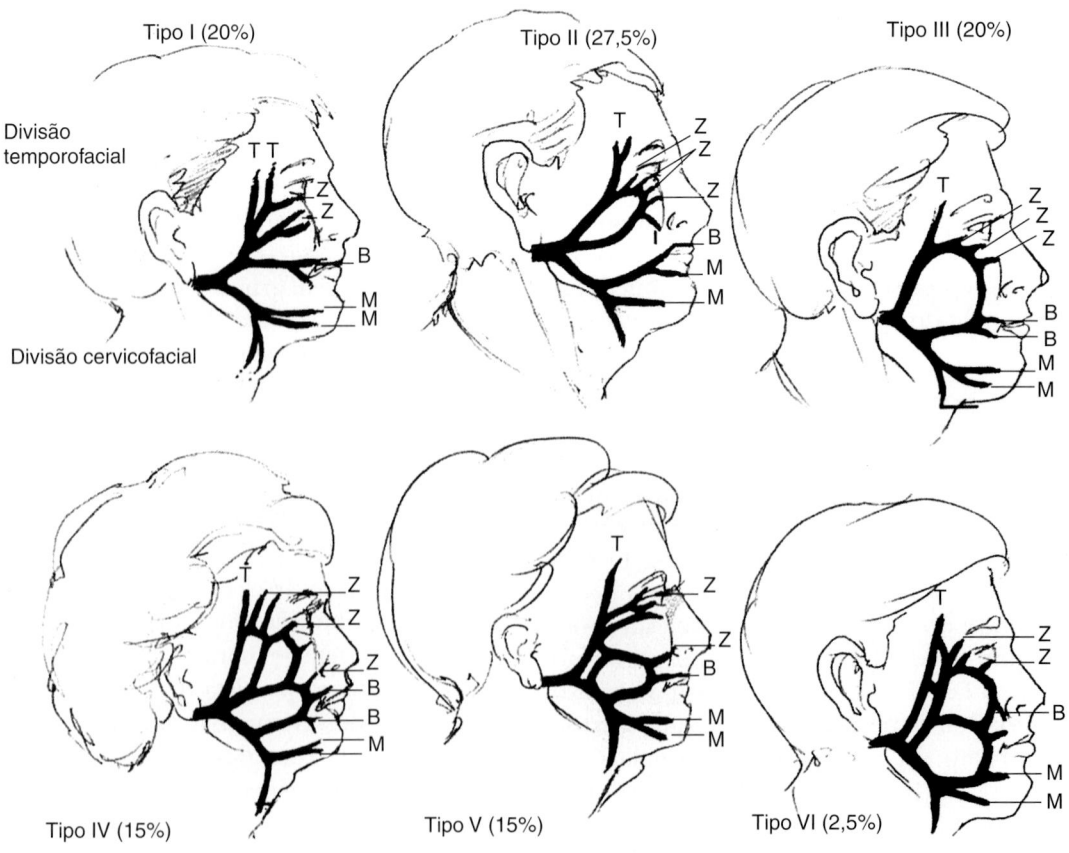

Figura 8.2
Ramos terminais do nervo facial, demonstrando sua variabilidade. B, bucal; M, mandibular; T, temporal; Z, zigomático.

As conseqüências oftalmológicas da paralisia facial incluem ceratite de exposição e ulceração corneana, levando à diminuição da acuidade visual e à cegueira. O tratamento do olho paralítico começa com lubrificação ocular regular com gotas de lágrima artificial 5 a 10 vezes por dia e pomada oftálmica à noite. Outras medidas adjuntivas incluem fechar com esparadrapo ou uma câmara de umidade; ambas as técnicas devem ser usadas em conjunção com o colírio e a pomada.

Embora haja muitos modos de reabilitação fisioterápica para pacientes com paralisia facial, a técnica mais promissora é a reeducação neuromuscular facial usando eletromiografia de superfície (3). Além disso, esteroidoterapia acoplada com terapia antiviral demonstrou benefício em pacientes com paralisia facial secundária a paralisia de Bell (4).

A duração da paralisia facial determina as escolhas de técnica, porque as técnicas neurais dependem pesadamente da sobrevida das placas motoras. Estas técnicas não são usadas depois que a paralisia esteve presente por 3 anos ou mais. Se houver alguma dúvida sobre se a integridade do nervo facial está interrompida, um período de acompanhamento de pelo menos 12 meses deve decorrer antes de tentar a intervenção cirúrgica que pode resultar em dano irreversível ao nervo facial (5). Um eletronistagmograma (ENG) para detectar potenciais de unidades motoras ou uma biopsia muscular para demonstrar placas motoras viáveis também podem ser utilizados.

TÉCNICAS

Anastomose do Nervo Facial

Quando o nervo facial foi interrompido, geralmente em virtude de trauma, tumores benignos ou uma condição iatrogênica, é importante reaproximar o nervo sem tensão. Por essa razão, pode ser necessário redirecionar o nervo dentro do osso temporal ou liberá-lo na área da glândula parótida para proporcionar comprimento adicional. Barrs reviu a literatura a respeito da época ideal para anastomose do nervo facial e concluiu que os melhores resultados são atingidos com reparação precoce (6). A degeneração walleriana leva aproximadamente 3 dias para se manifestar; portanto, o cirurgião pode estimular a extremidade distal do nervo para auxílio na identificação antes do desenvolvimento da degeneração. Se isto for impossível, como em casos de trauma maciço quando o paciente está instável, então dentro de 30 dias é aceitável. Durante este tempo, há fluxo axoplasmático máximo, particularmente dentro do período de 3 a 4 semanas, de modo que o nervo tem a melhor oportunidade fisiológico para regenerar-se.

O cirurgião deve usar ampliação com lupa ou microscópio. As terminações nervosas são avivadas e, a seguir, suturas de náilon 8-0 ou menores são aplicadas, com 2 ou 3 suturas aplicadas ao epineuro (Fig. 8.3). Se a lesão ocorrer no osso temporal, suturas são desnecessárias; em vez disso, colocar as extremidades em contato é satisfatório (Fig. 8.4). Cola de fibrina ou outros adesivos teciduais parecem não oferecer nenhum benefício; fatores tróficos e condutos de ácido poliglicólico apresentaram resultados duvidosos (7).

Alguns autores defedem uma reparação perineural; entretanto, foi demonstrado que a orientação espacial não é mantida através de todo o nervo, e, portanto, esta técnica foi abandonada em favor de uma reparação epineural (8).

Uma lesão nervosa comprometendo um dos ramos principais deve ser reparada de maneira semelhante. Como regra prática, no entanto, se for traçada uma linha do canto lateral e a lesão for distal a esta linha, geralmente é desnecessário reparar a lesão. Recuperação espontânea geralmente ocorrerá sem intervenção cirúrgica (Fig. 8.5) (9).

Reparação do Nervo Facial com Enxertos

Enxerto interposto no nervo facial é usado quando as extremidades proximal e distal do nervo não podem ser coaptadas sem tensão. Se menos de 10 cm forem necessários, então o nervo auricular maior serve como um excelente enxerto. Ele é facilmente identificado pela seguinte técnica: traçar uma linha imaginária entre a ponta da mastóide e o ângulo da mandíbula; o nervo geralmente divide esta distância perpendicularmente à linha, jazendo sobre a face superficial do músculo esternocleidomastóideo (Fig. 8.6). Se mais comprimento for necessário, o nervo cutâneo sural poderá

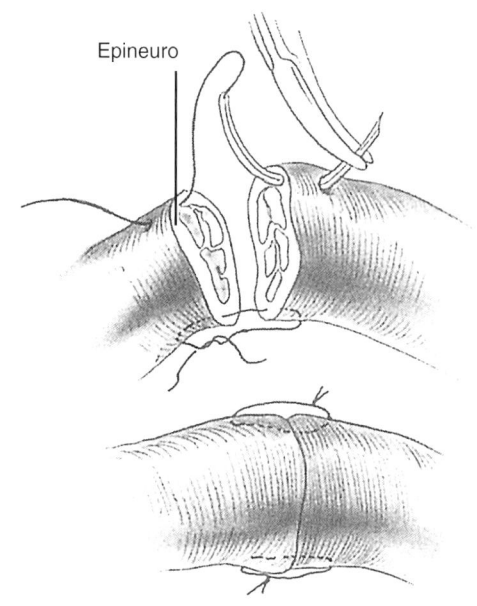

Figura 8.3

Anastomose direta faciofacial usando duas suturas de náilon através do epineuro.

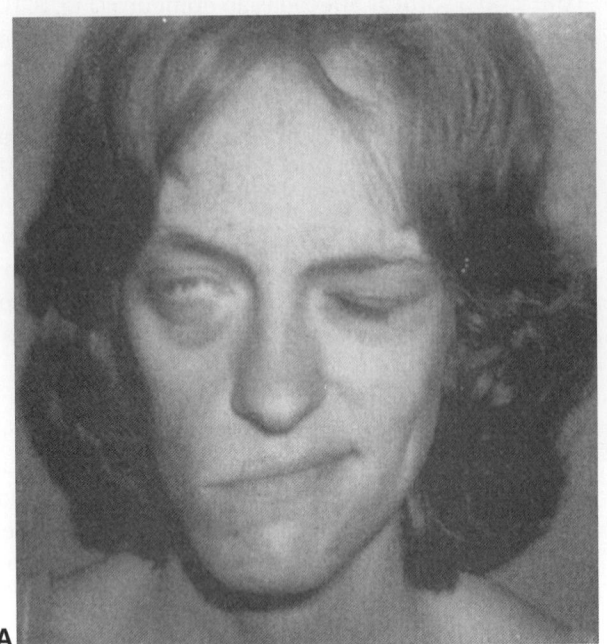
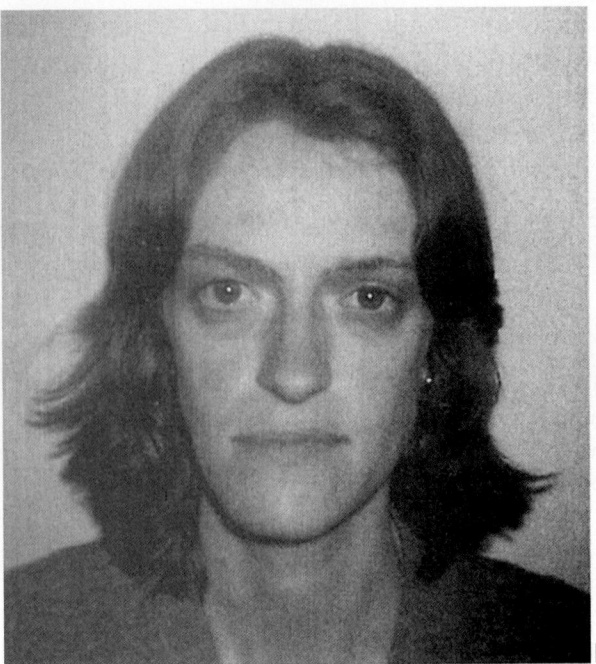
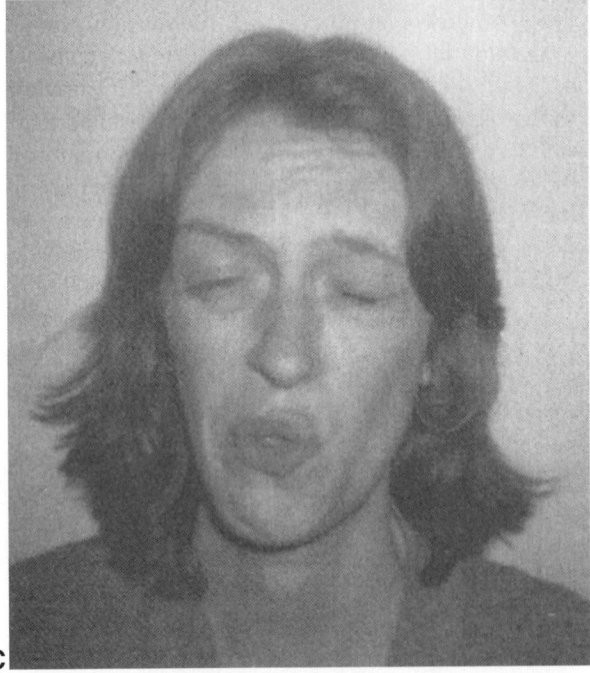

Figura 8.4

A: Paralisia facial direita após lesão do nervo facial dentro da mastóide. **B:** Dois anos depois de anastomose direta. Paciente em repouso com boa simetria. **C:** Excelente fechamento do olho e mobilidade da boca com leve assimetria.

ser colhido fazendo-se uma incisão na face lateral da perna. O nervo é encontrado 1 a 2 cm lateral à veia safena, medial e posterior ao maléolo lateral do tornozelo (Fig. 8.7). De acordo com o método de Fisch e Lanser, dois ramos são usados: um para o ramo superior e outro para o ramo inferior do nervo facial. Ademais, eles recomendam clipar os ramos do músculo digástrico, o músculo retroauricular, o platisma e a maioria dos ramos bucais. Ao assim fazer, a regeneração é dirigida para as mais importantes regiões superior e inferior da face enquanto é minimizado movimento em massa na face média (10).

Técnica de Transposição *(Crossover)*

Há basicamente três técnicas de transposição: hipoglosso para facial, espinal acessório para facial, e facial para facial. Estas técnicas, das quais a do hipoglosso para o facial é a mais popular, permanecem um tratamento confiável e eficaz da paralisia facial nas seguintes condições: lesão irreversível do nervo facial, função mímica intacta, função das placas motoras intacta, nervo doador proximal intacto e nervo facial distal intacto (11). Esta técnica é mais eficaz se efetuada antes da atrofia da musculatura facial e do nervo facial distal.

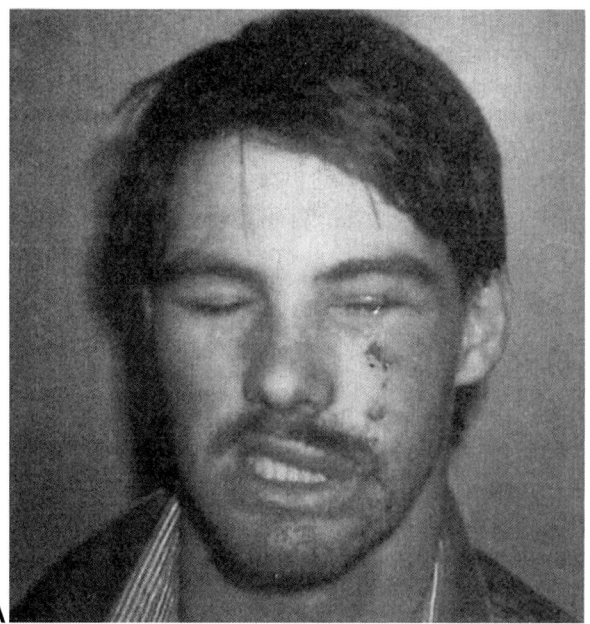 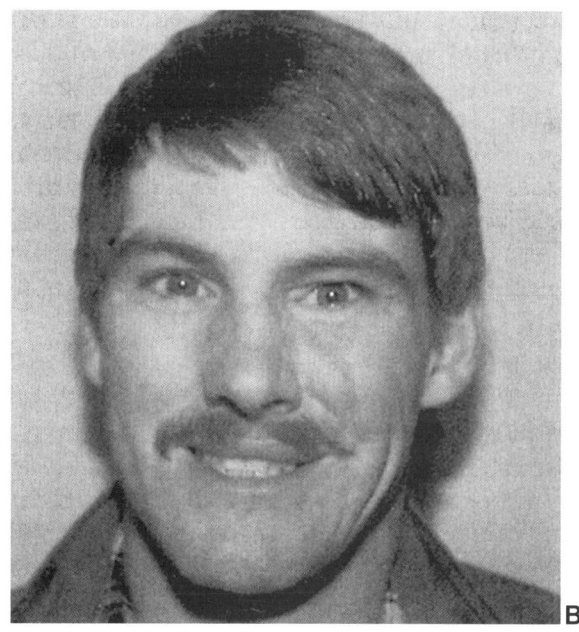

Figura 8.5
A: Paciente que sofreu lesão por serra de corrente da face com secção do ramo bucal. **B:** Dois anos depois da reparação da laceração sem reparação do nervo facial. O paciente demonstra excelente recuperação funcional.

De fato, a maioria dos estudos clínicos mostrou que os procedimentos de transposição efetuados dentro de um ano da paralisia facial são bem-sucedidos (12).

As vantagens desta técnica incluem baixo grau de dificuldade técnica, tempo relativamente curto até o retorno do movimento (4 a 6 meses), uma linha de sutura anastomótica, e movimento que pode se assemelhar à função mímica com a prática. As desvantagens incluem morbidade do local doador com paralisia da

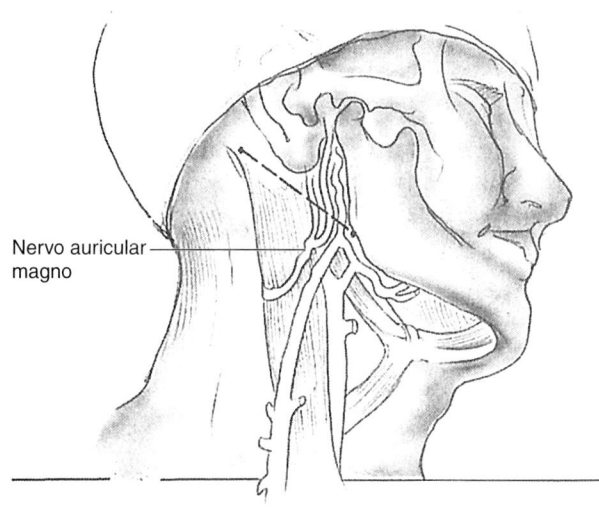

Figura 8.6
Nervo auricular magno localizado superficialmente ao esternocleidomastóideo perpendicular a uma linha traçada entre o processo mastóide e o ângulo da mandíbula.

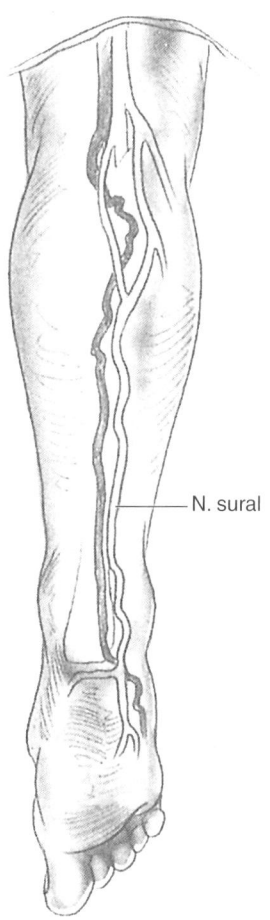

Figura 8.7
Nervo sural localizado imediatamente lateral à veia safena e medial e posterior ao maléolo lateral do tornozelo.

língua ipsolateral no caso de transposição do hipoglosso para o facial, e algum grau de movimento em massa. A fim de minimizar movimento, ou sincinesia, alguns autores defendem o uso desta técnica em apenas um dos ramos principais. Por outro lado, o uso judicioso de toxina botulínica melhorou os resultados (13).

Só a transposição do hipoglosso para o facial é discutida em detalhe. A transposição do espinal acessório para o facial resulta em importante incapacidade; entretanto, o uso do ramo para o esternocleidomastóideo em vez do nervo espinal acessório inteiro pode diminuir a morbidade (14). Nas mãos de alguns autores, a anastomose do facial ao facial foi bem-sucedida, mas os resultados muitas vezes são inconstantes e sofisticados retalhos livres musculares, ou um segundo nervo doador, geralmente são necessários, em conjunção com esta técnica, para melhorar os resultados.

Ao efetuar a anastomose do hipoglosso ao facial, os dois nervos são quase sempre suficientemente longos para excluir a exposição do nervo facial dentro do osso temporal; por essa razão, o nervo facial é transecionado ao sair do forame estilomastóideo. Portanto, para identificar o nervo facial, o cirurgião prossegue com uma parotidectomia através de uma incisão de Blair modificada. Uma vez os retalhos apropriados sejam elevados, a margem anterior do músculo esternocleidomastóideo é identificado e separado da glândula parótida. O canal auditivo cartilaginoso é então esqueletizado e ainda mais definido para identificar o chamado "ponteiro". Então, com visualização e palpação, o nervo facial pode ser identificado quando ele sai do forame estilomastóideo, geralmente vários milímetros inferior ao ponteiro. Palpando a ponta mastóidea e o processo estilóide, a localização precisa do nervo facial pode ser determinada. O nervo facial é então isolado do tecido circundante até a pata de ganso; se mobilização ou comprimento adicional do nervo facial for necessário, então o esvaziamento pode ser levado até os dois ramos principais deste nervo.

O nervo hipoglosso é a seguir identificado inferior ao digástrico e confirmado com um estimulador de nervo. O nervo hipoglosso é então isolado do tecido circundante distalmente na direção da língua. Então, o nervo hipoglosso é transeccionada tão distalmente quanto possível e suturado diretamente ao tronco principal do nervo facial usando técnicas semelhantes às da anastomose direta (Figs. 8.8 e 8.9). Alguns autores recomendam desdobrar o nervo para reduzir o grau de atrofia hemiglossal.

Técnicas de Transposição de Músculo

Transferência de músculo regional usando músculos temporal e masseter foram descritas (15). Transferência de temporal tem sido usada mais freqüentemente que transferência de masseter. Por outro lado, a reanimação com duplo sistema produz os resultados mais bem-sucedidos, com transferência de temporal para a reabilitação da face inferior e implante de peso de ouro para reabilitação da pálpebra superior (16).

Técnicas de transposição muscular são usadas em vários casos: (a) quando técnicas neurais são inadequadas porque não existe mais um sistema neuromuscular facial, como na paralisia facial congênita (síndrome de Möbius); (b) quando há uma perda de placas motoras por causa da interrupção de longa duração do nervo facial durante pelo menos 3 anos; ou (c) quando outros nervos cranianos foram sacrificados, assim eliminando a técnica de transposição de nervo como opção viável.

O temporal é um músculo em forma de leque que se irradia do estreito processo coronóide da mandíbula para a larga fossa temporal do osso temporal. O músculo temporal é usado para reanimação do canto da boca. O músculo e a fáscia temporal são expostos fazendo-se uma incisão no sulco pré-auricular e estendendo-a para a linha temporal superior (Fig. 8.10). O plano de esvaziamento é acima do sistema musculoaponeurótico superficial para evitar lesão do nervo facial. Depois de obter exposição ampla do músculo temporal, é feita uma incisão até o periósteo, elevando fibras musculares. Tradicionalmente, uma das maiores críticas à transferência de temporal é a proeminência do músculo sobre o arco zigomático. Como resultado, a maioria dos autores agora recomenda transferência de apenas o terço médio do músculo (17). Um túnel grande é feito sobre o arco zigomático. Uma segunda incisão é feita na margem vermelha na comissura oral para expor o músculo orbicular. A margem do músculo é então fixada ao músculo orbicular com sutura permanente 2-0 e é puxada superior e lateralmente em uma posição hipercorrigida. Em alguns pacientes, um retalho fascial temporoparietal pode ser rodado na fossa temporal para preencher o defeito criado pelo músculo colhido. A incisão no vermelhão pode ser fechada com cromado 4-0 e náilon 6-0 contínuo; a incisão pré-auricular é fechada com cromado 3-0 e náilon 6-0 contínuo. O curativo inclui Steri-strips para continuar a puxar o canto da boca para cima para hipercorreção (Fig. 8.11).

A técnica do músculo masseter é usada quando o músculo temporal não é disponível em virtude de ressecção ou reconstrução, como uma ressecção do osso temporal. Além disso, esta técnica pode ser preferida pelo cirurgião porque uma grande incisão facial pode ser evitada na aplicação intra-oral. A desvantagem é que há menos músculo para usar e o vetor de força do músculo é mais horizontal, fornecendo assim menos angulação superior do canto da boca. Na via de acesso

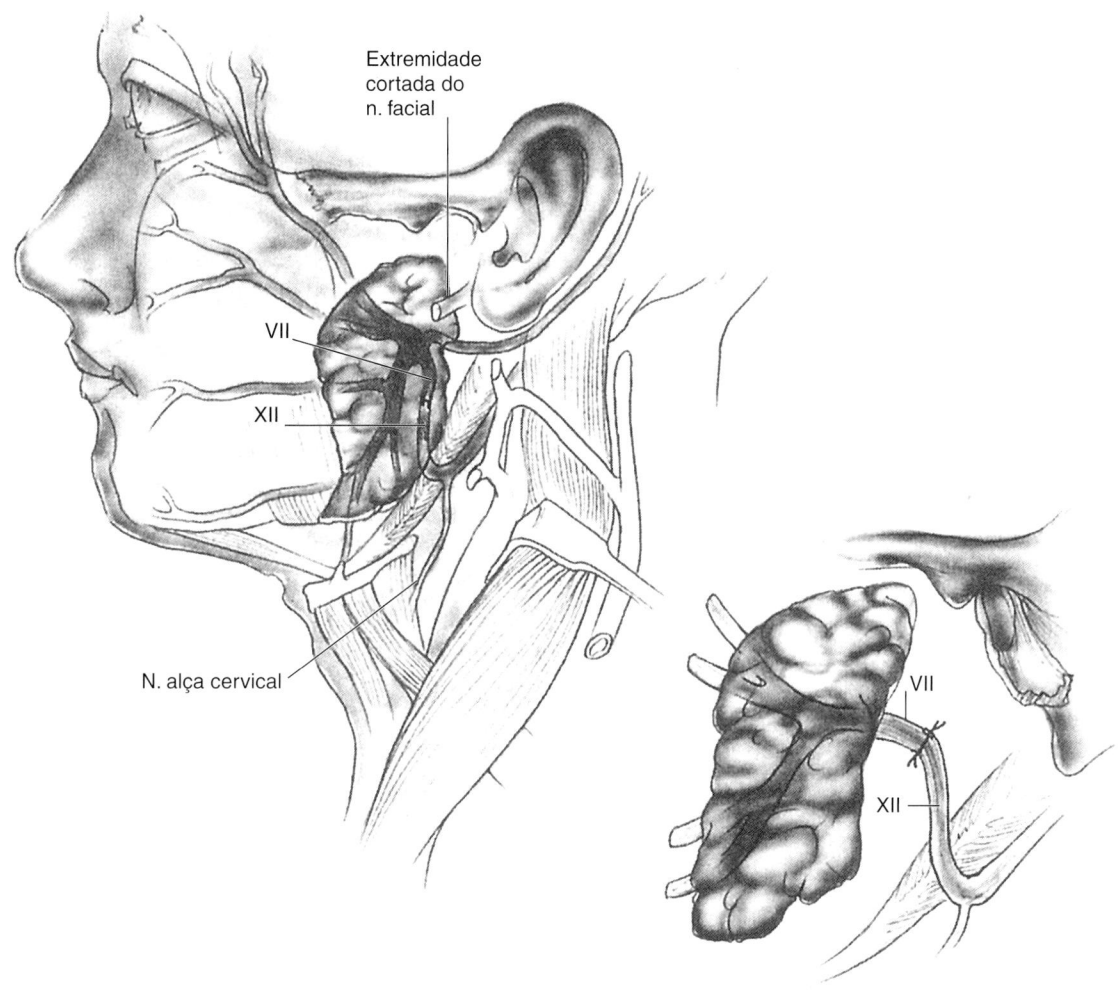

Figura 8.8
Transposição de nervo usando o tronco proximal do nervo hipoglosso para o tronco distal do nervo facial.

intra-oral, o músculo é exposto fazendo-se uma grande incisão na mucosa gengival ao longo do sulco da mandíbula (Fig. 8.12). O músculo é exposto criando-se um plano entre a mucosa e o músculo e a seguir liberado imediatamente levantando-se o músculo da mandíbula com elevadores de periósteo. Uma vez que o músculo esteja liberado medial e lateralmente, ele é destacado da sua inserção na margem ínfero-lateral da mandíbula com uma tesoura curva de ângulo reto. É importante que esta incisão vertical do músculo não seja estendida até demasiado longe superior ou posteriormente, ou o suprimento nervoso ao músculo poderia ser posto em risco. A metade anterior é, então, dividida outra vez para modelar duas tiras de músculo; em última análise, estas tiras serão tunelizadas para dentro das pequenas incisões externas feitas ao longo da margem vermelha. Estas incisões externas, cada uma medindo 1 cm, são colocadas no lábio inferior lateral, na metade da distância entre a linha mediolabial, no lábio superior, e a margem vermelha. Um túnel lateral é então criado com tesoura fina em um plano imediatamente acima da fáscia massetérica e medial aos tecidos moles da face. Dois clampes são então passados através das incisões labiais para a área intra-oral para apreender as tiras de músculo masseter, guiando-os para o seu lugar. Os músculos são então fixados aos lábios e à comissura, puxando para cima e lateralmente para hipercorrigir. Os lábios e os músculos são fixados no lugar com suturas permanentes diretamente às camadas dérmicas profundas da pele. As feridas são fechadas. O curativo contém Steri-strips para suportar a hipercorreção (Fig. 8.11).

Uma via de acesso alternativa ao músculo masseter inclui uma via de acesso extra-oral por uma incisão de ritidectomia ou incisão de Blair modificada, geralmente em conjunção com outro procedimento. Modificação da transposição de masseter seria a colocação de uma funda facial, colhida da fáscia lata da coxa. Neste caso, uma funda é passada em torno da metade anterior do músculo e as extremidades são suturadas

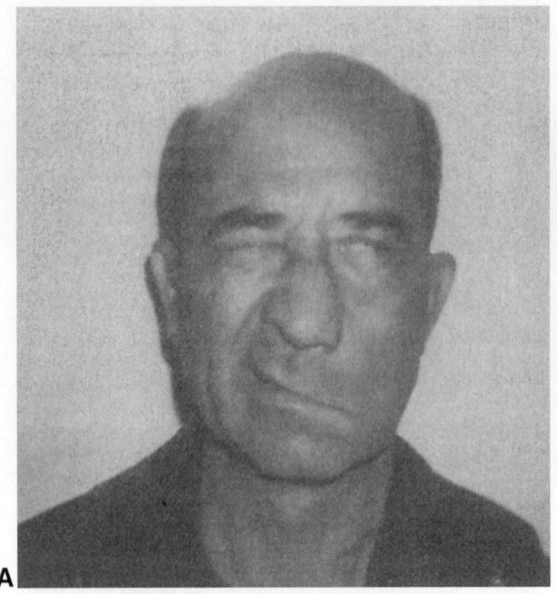
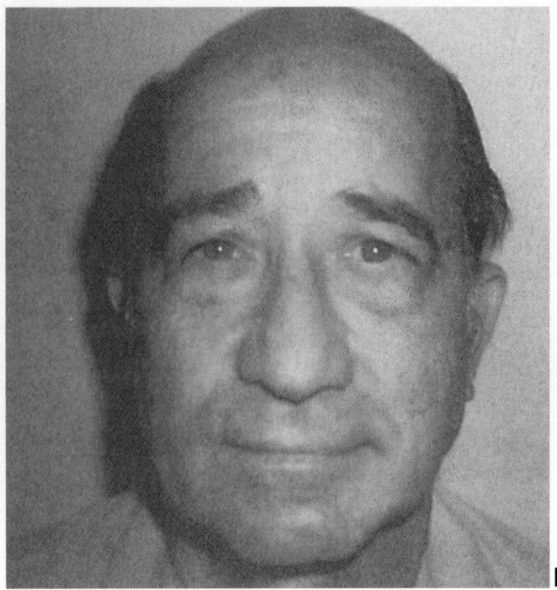
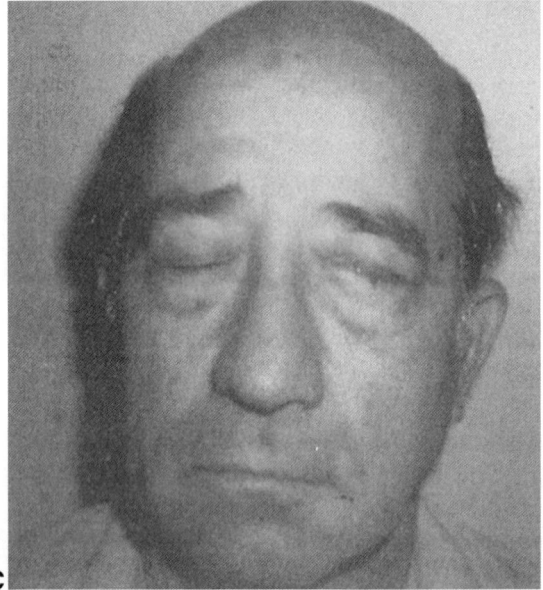

Figura 8.9

A: Paciente com paralisia facial direita após ressecção de neuroma acústico e perda do nervo facial. **B:** Um ano depois de transposição XII-VII, o paciente demonstra sorriso simétrico. **C:** Excelente fechamento do olho sem movimento em massa.

ao músculo orbicular da boca à frente da prega nasolabial com a outra extremidade suturada ao lábio inferior e comissura oral; 5 a 8 mm de movimento restaurado podem ser obtidos em ângulo reto com a contração muscular. A vantagem deste método é que ele é menos invasivo e mais fácil de executar.

PROCEDIMENTOS AUXILIARES

Os procedimentos auxiliares incluem as técnicas plásticas faciais [ritidectomia, blefaroplastia, *lift* superciliar e *lift* mediofacial], os implantes protéticos (implantes de mola e ouro), e técnicas de cantopexia e reposicionamento palpebral. Embora estas técnicas tenham indicações semelhantes às técnicas de transposição, estes procedimentos auxiliares podem ser usados como suplementos à técnica de transposição, particularmente para proteger o olho durante o intervalo enquanto a recuperação facial é esperada. Isto é particularmente verdadeiro como alternativa à tarsorrafia, que foi o padrão de tratamento em pacientes que têm preservação do nervo facial mas nos quais a recuperação não é prevista durante vários meses a um ano. Ela é mais comumente usada em um paciente que que tenha sido submetido a ressecção de um tumor do ângulo cerebelopontino e em que o 5º e o 7º nervos estão preservados, mas transitoriamente não estão funcionando.

A ritidectomia, a blefaroplastia e o *lifting* superficial são discutidos em detalhe em outros capítulos deste texto. Vale mencionar no entanto certos princípios do *lift* superciliar. Ptose superciliar causada por paralisia facial unilateral geralmente é corrigida com um *lif-*

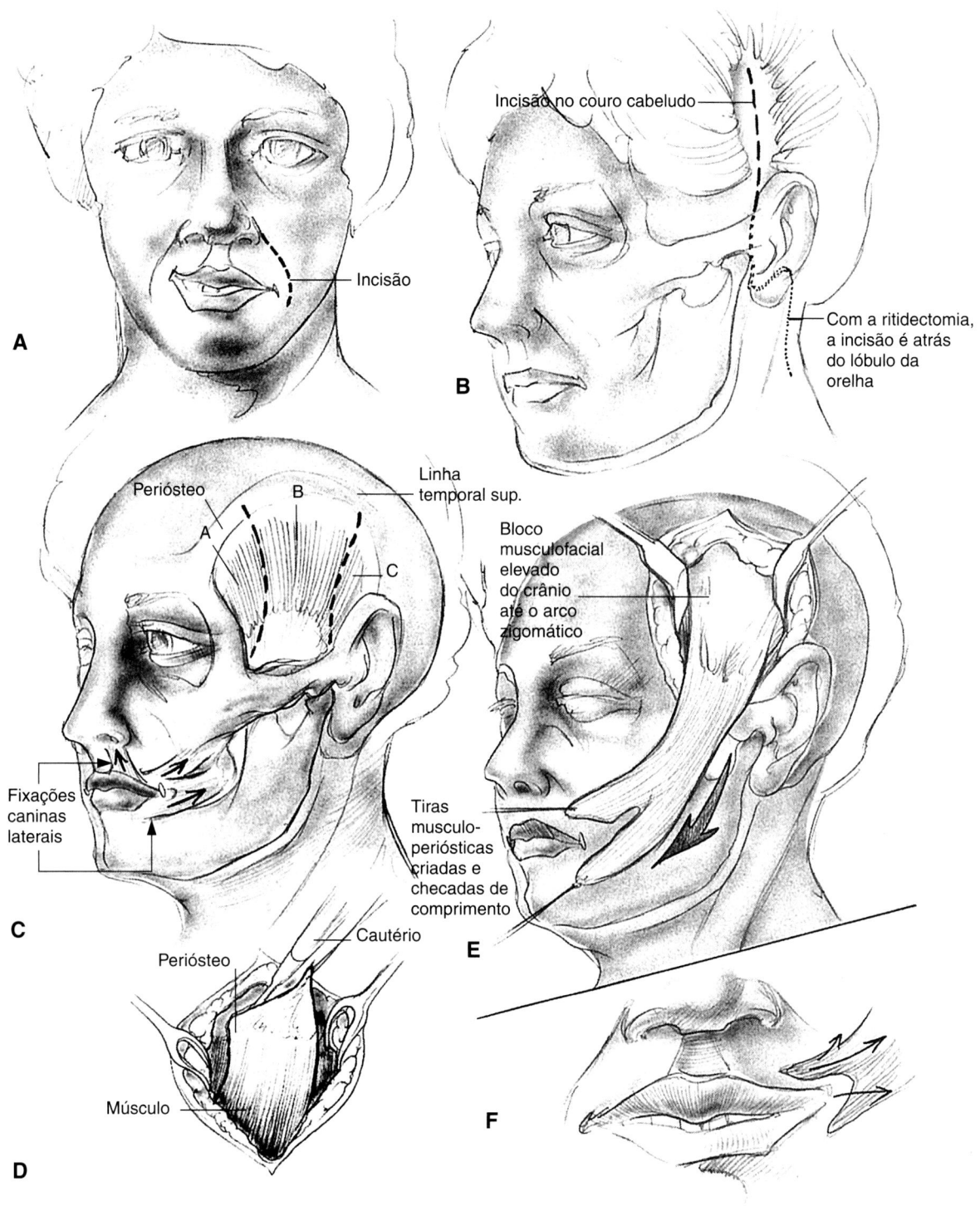

Figura 8.10
A-F: Procedimento para transposição de músculo temporal.

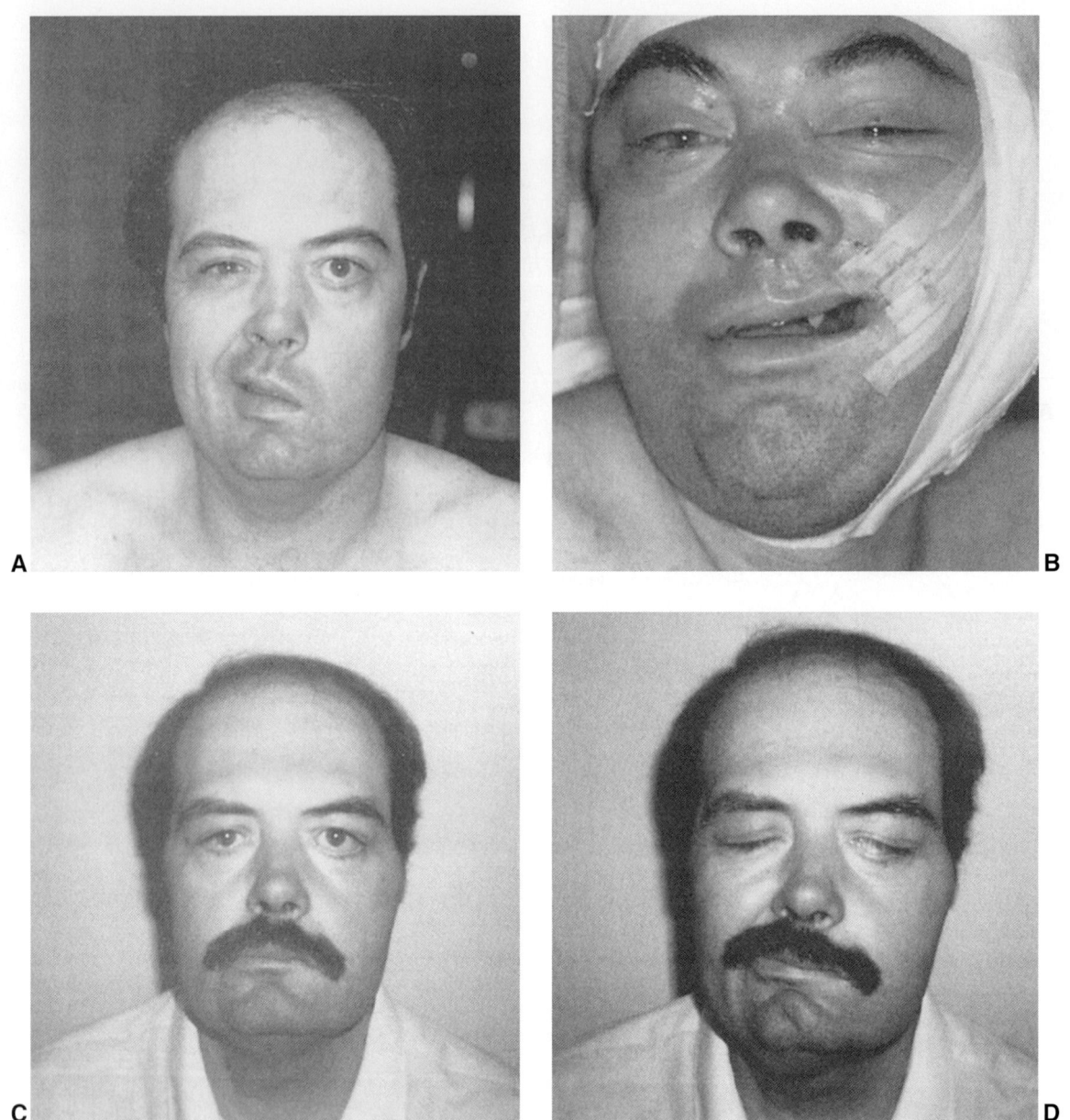

Figura 8.11

A: Paralisia facial esquerda após ressecção de glomo jugular que comprometia o nervo facial. **B:** Paciente submetendo-se à transferência de músculo e fáscia temporal. Observe a hipercorreção e Steri-strips aplicados para manter esta posição. **C:** Um ano depois da cirurgia, paciente em repouso com excelente simetria. **D:** Paciente tentando sorrir, com mínimo movimento e assimetria leve.

ting superciliar direto; entretanto, é necessária uma cicatriz superciliar. Embora a suspensão superciliar endoscópica ofereça uma técnica alternativa, isto exige equipamento especial e perícia, com durabilidade e simetria diminuídas. Injeções de toxina botulínica proporcionam um "*lifting* superciliar químico" sem a necessidade de cirurgia; todavia são necessárias várias injeções (18). Mais recentemente, uma suspensão superciliar minimamente invasiva foi proposta para o tratamento de ptose superciliar secundária à paralisia facial unilateral, com resultados promissores (19).

O uso de próteses, particularmente implantes de ouro e molas, comprovou-se útil na reabilitação do olho devido a paralisia facial. Antes da intervenção cirúrgica, um exame ocular completo deve incluir avaliação da acuidade visual, teste de frouxidão da pálpebra inferior pelo *snap test*, sistema excretório lacrimal com um teste de Jones, e medição do espaço das margens, que é a distância entre as margens das pálpebras superior e inferior durante o fechamento.

Implantação de pesos de ouro dentro de 30 dias da paralisia é tão eficaz para o tratamento da lagoftalmia paralítica quanto a implantação retardada e não é associada às taxas mais altas de complicação. Implantação precoce de pesos de ouro deve ser considerada em todos os pacientes com lagoftalmia paralítica (20).

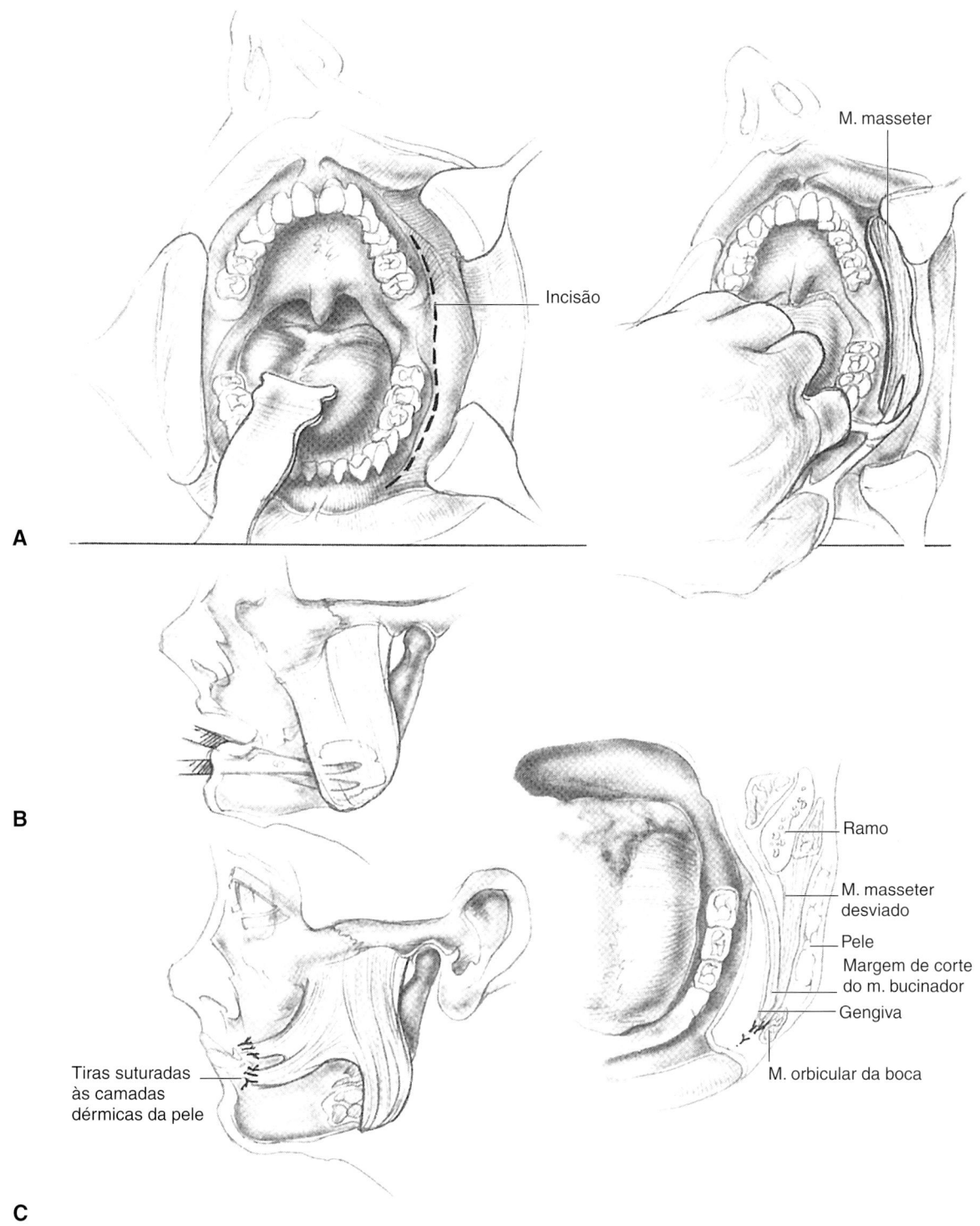

Figura 8.12
A: Via de acesso intra-oral para colher o músculo masseter para transferência. A incisão é feita ao longo do sulco gengival. **B:** Um músculo é exposto; a tesoura curva é usada para transeccionar o músculo na porção média. **C:** Duas tiras de músculo são fixadas às camadas dérmicas da pele para hipercorreção do sorriso.

Diversas técnicas foram descritas a respeito da implantação de peso palpebral para lagoftalmia paralítica, incluindo uma técnica retrógrada pós-aponeurose do levantador (21). Segue-se uma breve descrição da técnica do autor sênior: uma pequena incisão é feita vários milímetros acima da margem da pálpebra superior. Uma tesoura fina é usada para expor a placa tarsal. Implantes de ouro pré-fabricados são usados; geralmente 1 a 1,2 gramas serão suficientes. Relatos recentes demonstram sucesso com implantes de platina, que são menores, em virtude da sua maior densidade em comparação com o ouro, e têm sido usados com sucesso (22). Com a placa tarsal exposta, náilon 8-0 é usado para fixar o implante no lugar. A ferida é fechada em duas camadas. Se houver previsão de fechamento incompleto, uma müllerectomia pode ser realizada antes da colocação do implante (Fig. 8.13).

Se houver má ação do levantador, um implante de mola pode comprovar-se mais eficaz. A mola palpebral aumentada exige compressão do levantador e é tecnicamente mais desafiadora que o implante de peso de ouro e tem uma taxa de expulsão alta (23).

A margem palpebral pode ser incompleta após implante de peso na pálpebra superior; isto muitas vezes é relacionado ao ectrópio coexistente da pálpebra inferior, que é tratado com cantopexia lateral (24). O tratamento da pálpebra inferior paralítica com ectrópio inclui tarsorrafia, suspensão cantal lateral, colocação periocular de funda de silicone ou fáscia lata, e lise de retrator combinada com *stent* de pálpebra inferior com o uso de enxertos tarsal autógeno, cartilagem auricular ou enxerto de mucosa de palato duro. Se ectrópio da pálpebra inferior resultar em eversão do ponto inferior, pode-se considerar uma cantoplastia medial para reposicionar o ponto inferior.

Ptose mediofacial paralítica superposta ao abaulamento mediofacial relacionado com a idade e com a frouxidão de pálpebra inferior podem agravar ectrópio e retração paralítica de pálpebra inferior. De fato, Elner *et al.* (25) recentemente relataram a elevação mediofacial como adjunto seguro e eficaz no tratamento da retração da pálpebra inferior na paralisia facial crônica.

O autor sênior prefere o procedimento de tira tarsal lateral para tratar pacientes com grande frouxidão da pálpebra inferior com ectrópio resultante. Esta técnica relativamente simples é iniciada fazendo-se primeiro uma cantotomia lateral e a seguir dividindo a porção lateral da pálpebra inferior em camadas musculocutânea e tarsoconjuntival. A camada tarsoconjuntival é apreendida com um gancho de pele, e a conjuntiva sobre isto é escoriada com uma lâmina afiada para promover aderência e evitar formação de depósitos epiteliais. A tira tarsal resultante é então suturada ao periósteo da face interna da margem orbital para encurtar e elevar a pálpebra inferior. O excesso de tecido resultante da camada musculocutânea é removido e, a seguir, fechado com fio cromado brando (Fig. 8.14).

RETALHOS MUSCULARES LIVRES

Harii *et al.* foram os primeiros a descrever o uso de técnicas microneurovasculares para transferir músculo grácil livre para o tratamento da paralisia facial (26). As indicações para o uso de retalhos musculares livres como grácil, serrátil anterior, latíssimo do dorso ou extensor curto dos dedos são as mesmas que para transferências musculares. Adicionalmente, o músculo grácil tem sido usado como um retalho composto para reparação de defeitos de pele com bons resultados (27).

Os procedimentos muitas vezes requerem dois tempos: um enxerto de nervo é colhido e conectado ao lado oposto normal e, cerca de 6 a 9 meses mais tarde, um retalho muscular livre com seu feixe neurovascular intacto é anastomosado com o nervo e vasos apropriados para reanimação. Os vasos nutridores para o músculo grácil não são particularmente longos; por essa razão o músculo grácil é melhor utilizado quando os vasos temporais superficiais e/ou faciais são disponíveis. Caso contrário, o pedículo do latíssimo do dorso é suficientemente longo para alcançar vasos no pescoço superior (28). Um procedimento em um tempo usando o músculo abdutor do hálux e latíssimo do dorso também foi executado. Os resultados foram bons a excelentes, mas os procedimentos são tecnicamente difíceis e devem ser realizados apenas por cirurgiões experientes com conhecimento extenso de técnicas microvasculares.

CONCLUSÃO

Quando o paciente se apresenta com uma paralisia facial total, particularmente quando o nervo foi totalmente interrompido, é impossível efetuar restauração total com uma expressão espontânea natural, força motora completa e movimento congruente perfeito. As técnicas descritas, no entanto, podem trazer acentuada melhora cosmética e funcional. À medida que estes procedimentos evoluam, os pacientes com paralisia facial total disporão da possibilidade de levar uma vida normal sem o estigma da desfiguração facial.

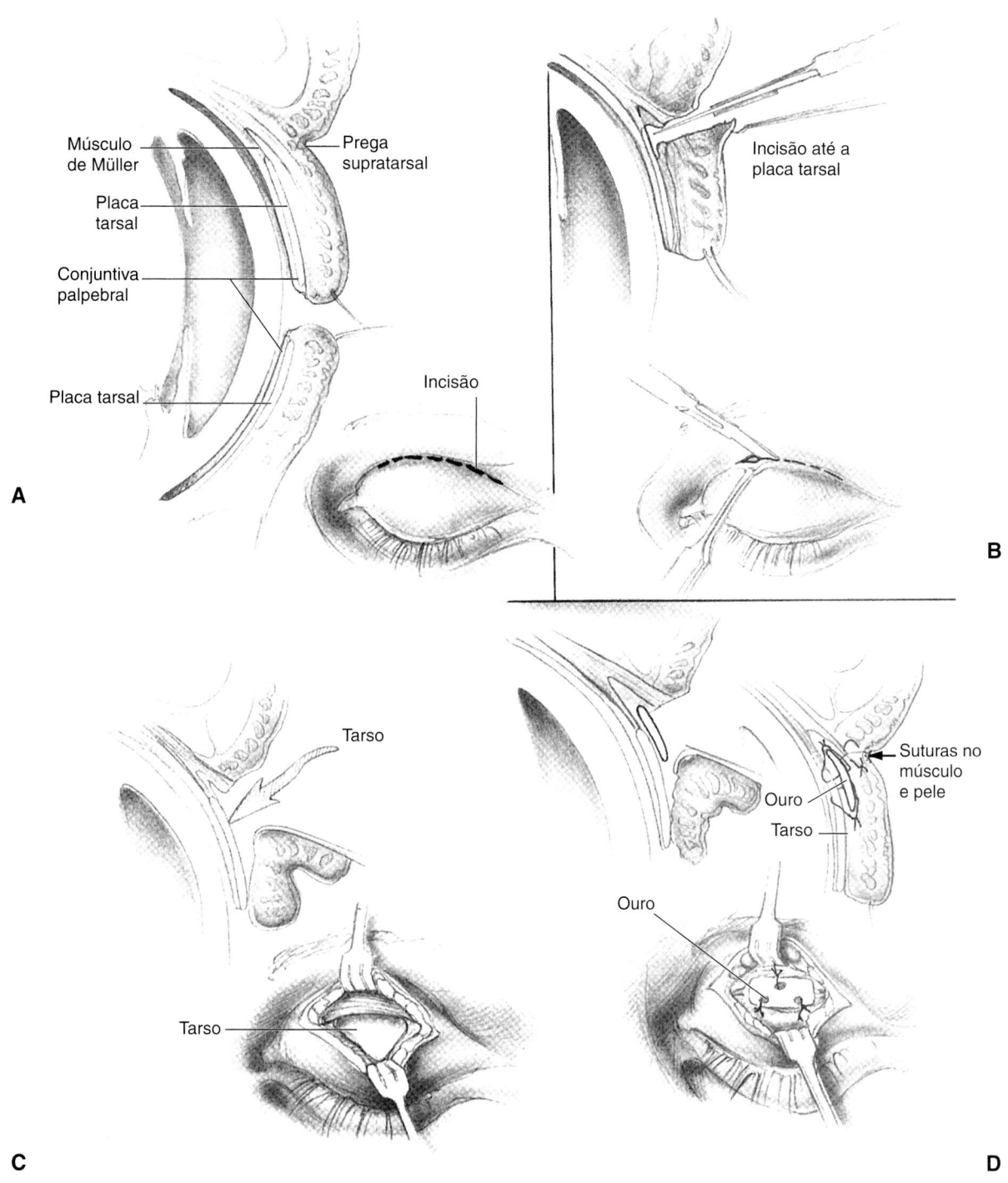

Figura 8.13
Técnica de implante de ouro para fechamento da pálpebra superior. **A:** A incisão é feita vários centímetros acima da pálpebra superior. **B:** Com um instrumento afiado, a placa tarsal é identificada. **C:** O implante de ouro é suturado no lugar, cavalgando a placa tarsal e ligeiramente posterior a ela. **D:** Vista lateral, mostrando a posição do implante de ouro na pálpebra superior.

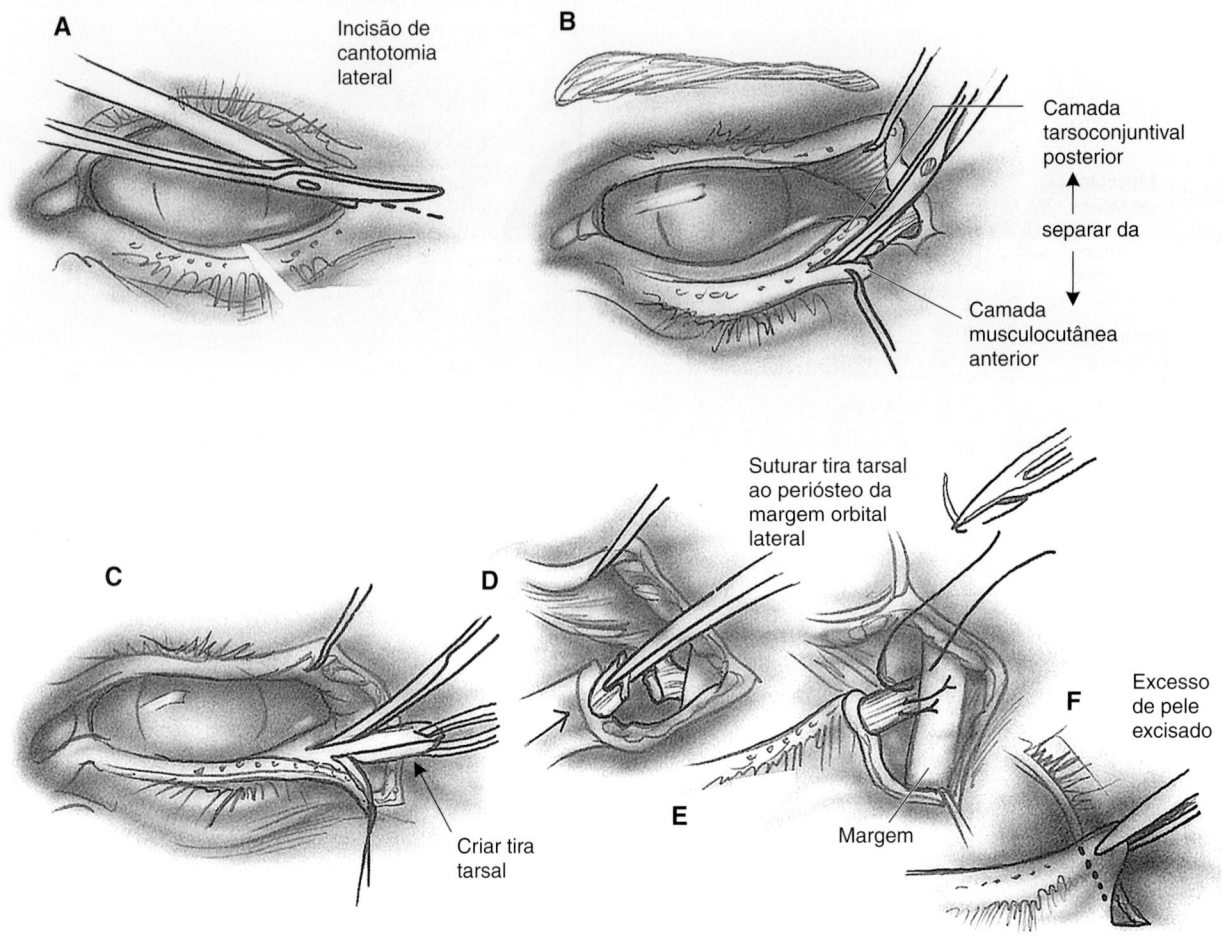

Figura 8.14
Procedimento de tira tarsal lateral para ectrópio da pálpebra inferior. **A:** Incisão de cantotomia lateral. **B:** Divisão da área lateral da pálpebra inferior em uma camada musculocutânea anterior e uma camada tarsoconjuntival posterior. **C:** Tira tarsal apanhada com gancho de pele. **D:** Tira tarsal posicionada por dentro da margem lateral da órbita, que foi exposta. **E:** Tira tarsal suturada ao periósteo por dentro da margem orbital lateral. **F:** Excesso de pele excisado e ferida fechada.

PONTOS IMPORTANTES

- O paciente com paralisia facial tem ao mesmo tempo defeitos cosméticos óbvios e funcionais importantes que afetam a mastigação, a produção da fala e a proteção do olho.
- Paralisia facial unilateral total pode ser tratada usando-se anastomose direta do nervo facial, um enxerto interposto, anastomose a outros nervos motores, transposição musculofascial dinâmica, transposição musculofascial estática ou um procedimento plástico facial.
- Aconselhamento ao paciente é crucial quando ocorreu transecção total do tronco principal. Esses pacientes sofrerão algum comprometimento da expressão mímica, mastigação, proteção ocular e articulação; nenhum destes pacientes obterá restauração funcional 100%.
- O objetivo da reanimação facial é melhorar as funções dos músculos faciais do paciente (tônus e expressão facial, proteção do olho, mastigação e articulação).

- As fibras do nervo facial viajam em grupos de fascículos que variam com a região do nervo. As técnicas de sutura perineurais fasciculares, em certa época populares com alguns cirurgiões, não demonstraram ser mais eficazes do que a reparação por suturas epineurais.
- Técnicas nervosas estão indicadas em pacientes com uma duração da paralisia facial de menos de 2 anos. O paciente não terá restauração completa e, provavelmente, terá algum movimento em massa e sincinesia.
- Se a paralisia do paciente tiver mais de 2 anos de duração ou se não houver locais nervosos intactos proximais e distais, deve ser usada uma transposição muscular, de temporal ou masseter. Embora estas sejam técnicas dinâmicas, os resultados são abaixo de ideais.
- Os melhores resultados funcionais podem ser obtidos quando pode ser realizada anastomose do nervo facial. A cronologia ideal para este procedimento é tão logo seja possível depois da lesão.

- Os segundos melhores resultados funcionais podem ser obtidos usando-se reparação do nervo facial com um enxerto. O enxerto evita tensão excessiva na anastomose. O nervo auricular maior e o nervo sural são usados com mais freqüência.
- Há três técnicas de transposição: hipoglosso para facial, espinal acessório para facial, e facial para facial (lado contralateral). Excisão de neuroma acústico é uma etiologia comum destes pacientes. Alguma restauração geralmente é obtida, mas o resultado freqüentemente é imprevisível.
- Técnicas de transposição muscular são usadas quando o sistema neuromuscular facial (paralisia facial congênita) não está intacto ou há perda de função motora (paralisia facial de longa duração). O músculo temporal é geralmente usado, mas o músculo masseter é uma opção.
- A mais alta prioridade em paralisia do nervo facial é proteger o olho dos efeitos do ressecamento. As técnicas usadas incluem tarsorrafia, cantopexia, tira tarsal, e pesos e molas de ouro.
- Retalhos musculares livres (grácil, serrátil anterior, extensor curto dos dedos, abdutor do hálux) podem ser usados para indicações semelhantes àquelas de outros procedimentos de transferência muscular.

REFERÊNCIAS

1. Alex JC, Nguyen DB. Multivectored suture suspension. *Arch Facial Plast Surg* 2004;6:197-201.
2. Parnes SM. The facial nerve. In: Jahn AF, Santos-Sacchi J, eds *Physiology of the ear.* New York: Raven, 1988:125.
3. Vanswearingen JM, Brach JS. Validation of a treatment based classification system for individuals with facial neuromotor visor ders. *Phys Ther* 1998;78:678-689.
4. Axelsson S, Lindberg S, Stjernquist-Desatnik A. Outcome of treat ment with valacyclovir and prednisone in patients with Bell's, palsy. *Ann Otol Rhinol Laryngol* 2003;112:197-201.
5. May M. *Facial paralysis: rehabilitation techniques.* New York: Thieme: Medical Publishers, 2003.
6. Barrs DM. Facial nerve trauma: optimal timing for repair. *Laryngoscope* 1991;101:835-848.
7. Weber RA, Breidenbach WC, Brown RE, et al. A randomizes prospective study of polyglycolic acid conduits for digital nerve reconstruction in humans. *Plast Reconstr Surg* 2000;106:1036-1045.
8. Pames SM. The facial nerve. In: Jahn AF, Santos-Sacchi J, eds. *Physiology of the ear.* New York: Raven Press, 1988:125.
9. May M, Sobol S, Mester S. Managing segmental facial nerve injuries by surgical repair. *Laryngoscope* 1990;100:1062.
10. Fisch U, Esslen E. The surgical treatment of facial hyperkinesias. *Arch Otolaryngol* 1972;95:400-405.
11. Koh KS, Kim JK, Kim CJ, et al. Hypoglossal-facial crossover in facial nerve palsy: pure end to side anastomosis technique. *Br Plast Surg* 2002;55:25-31.
12. Burgess LPA, Goode RL. Total facial paralysis. In: Burgess LPA, Goode RL, eds. *Reanimation of the paralyzed face.* New York: Thieme Medical Publishers, 1994:11-26.
13. De Maio M. Use of botulinum toxin in facial paralysis. *J Cosmet Laser Ther* 2003;5:216-217.
14. Griebie MS, Huff JS. Selective role of partial XI-VII anastomosis in facial reanimation. *Laryngoscope* 1998;108:1664-1668.
15. Croxson GR, Quinn MJ, Coulson SE. Temporalis muscle transfer for facial paralysis: a further refinement. *Facial Plast Surg* 2000;16:351-356.
16. Casler JD, Conley J. Simultaneous "dual system" rehabilitation in the treatment of facial paralysis. *Arch Otolaryngol Head Neck Surg* 1990;116:199-203.
17. Sherris DA. Refinement in reanimation of the lower face. *Arch Facial Plast Surg* 2004;6:49-53.
18. Frankel AS, Kamer FM. Chemical browlift. *Arch Otolaryngol Head Neck Surg* 1998;124:321-323.
19. Constantino PD, Hiltzik DH, Moche J, et al. Minimally invasive brow suspension for facial paralysis. *Arch Facial Plast Surg* 2003;5:171-174.
20. Snyder MC, Johnson PJ, Moore GF, Ogren FP. Early versus late gold weight implantation for rehabilitation of the paralyzed eyelid. *Laryngoscope* 2001;111:2109-2113.
21. Kao CH, Moe KS. Retrograde weight implantation for correction of lagophthalmos. *Laryngoscope* 2004;114:1570-1575.
22. Berghaus A, Neumann K, Schrom T. The platinum chain: a new upper-lid implant for facial palsy. *Arch Facial Plast Surg* 2003;5:166-170.
23. Levine RE, Shapiro JP. Reanimation of the paralyzed eyelid with the enhanced palpebral spring or the gold weight: modem replacements for tarsorrhaphy. *Facial Plast Surg* 2000;16:325-336.
24. Nakazawa H, Kikuchi Y, Honda T, et al. Treatment of paralytic lagopthalmos by loading the lid with a gold plate and lateral canthopexy. *Scand J Plast Reconstr Surg Hand Surg* 2004;38:140-144.
25. Elner VM, Mauffray RO, Fante RG, et al. Comprehensive midfacial elevation for ocular complications of facial nerve palsy. *Arch Facial Plast Surg* 2003;5:427-433.
26. Harii K, Ohmori K, Torii S. Free gracilis muscle transplantation, with microneurovascular anastomoses for the treatment of facial paralysis. *Plast Reconstr Surg* 1976;57:133
27. Chuang DC, Mardini S, Lin S, et al. Free proximal gracilis muscle and its skin paddle compound flap transplantation for complex facial paralysis. *Plast Reconstr Surg* 2004;113:126-132.
28. Takushima A, Harii K, Asato H, et al. Neurovascular free-muscle transfer for the treatment of established facial paralysis following ablative surgery in the parotid region. *Plast Reconstr Surg* 2004;113:1563-1572.

CAPÍTULO 9

Análise Facial e Avaliação Pré-Operatória

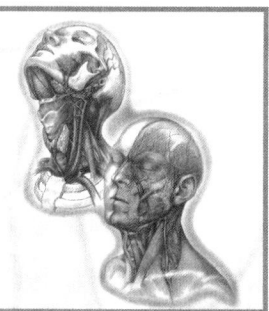

Karen H. Calhoun ▪ Kweon I. Stambaugh

AVALIAÇÃO PRÉ-OPERATÓRIA

Estabelecendo uma Relação

O cirurgião plástico facial tem duas tarefas importantes durante o período pré-operatório. A primeira é estabelecer uma boa relação com o paciente, incluindo avaliação da estabilidade psicológica e motivações para a cirurgia. A segunda é a análise objetiva da aparência do paciente, com planejamento cirúrgico meticuloso.

A entrevista inicial oferece ao cirurgião tempo para explorar os pensamentos e desejos do paciente e para informá-lo. Despender tempo para informar o paciente sobre os detalhes da experiência perioperatória e as expectativas razoáveis de resultados proporcionam um paciente mais calmo e, em última análise, mais satisfeito. Em alguns casos, o cirurgião pode descobrir informação que leva a recusar a cirurgia em um paciente particular (1). Este investimento de tempo na construção da relação tem longo alcance no sentido da prevenção de reclamações de responsabilidade profissional (2).

A história médica do paciente pode revelar condições ou medicações que afetam a segurança da cirurgia cosmética eletiva proposta. Revisão pelo médico primário do paciente pode ser aconselhável naqueles com condição médica questionável. Avaliação psicológica formal raramente é necessária em pacientes que solicitam cirurgia estética, mas deve ser considerada quando o cirurgião não tem certeza sobre a conveniência da cirurgia.

Seleção dos Pacientes: Conceito de Deformidade

Nossa auto-imagem é afetada pelas opiniões e reações dos outros. A sociedade de hoje idolatra beleza jovem, e muitos procuram alcançar ou preservar este ideal para manter sua auto-imagem (3). Em nossa sociedade, querer mudar a própria aparência é considerado indicação suficiente para cirurgia. Um paciente que solicita cirurgia para alcançar ou manter beleza jovem não é mais considerado fútil. A maioria dos pacientes que procuram melhora cirúrgica da aparência é psicologicamente estável e tem expectativas cirúrgicas realísticas (4).

Geralmente, o paciente e o cirurgião compartilham uma percepção da "deformidade" e da correção necessária. Alguns pacientes, no entanto, têm uma auto-imagem que inclui a percepção de uma deformidade não óbvia aos outros. Um paciente que procura correção cirúrgica dessa deformidade autovisualizada deve ser considerado cuidadosamente. A correção cirúrgica tem o potencial de promover mudanças positivas na auto-estima e na imagem (5). Na rara ocasião em que uma diferença dramática está presente entre a auto-imagem percebida do paciente e a observação do cirurgião, é prudente aconselhamento adicional e talvez avaliação psicológica. Um paciente com "transtorno dismórfico corporal" pode ficar preocupado com um defeito pequeno ou imaginado (6). Tentar uma solução cirúrgica pode resultar em um paciente problemático (7).

Entrevistas Pré-Operatórias

O objetivo principal da entrevista pré-operatória é estabelecer boa comunicação entre o cirurgião e o paciente. Uma conduta de bom-senso ao selecionar os candidatos a cirurgia reduz a probabilidade de encontrar um paciente infeliz ou problemático (8) (Fig. 9.1).

O cirurgião procura compreender:

1. Quais são as expectativas do paciente?
2. As expectativas são realísticas e razoáveis?
3. As expectativas podem ser satisfeitas?
4. O paciente pode ficar satisfeito?

Primeiro, o cirurgião deve compreender a auto-imagem do paciente e a correção cirúrgica desejada. Alguns pacientes são hesitantes em expressar todos os seus desejos, preferindo que o cirurgião decida quais

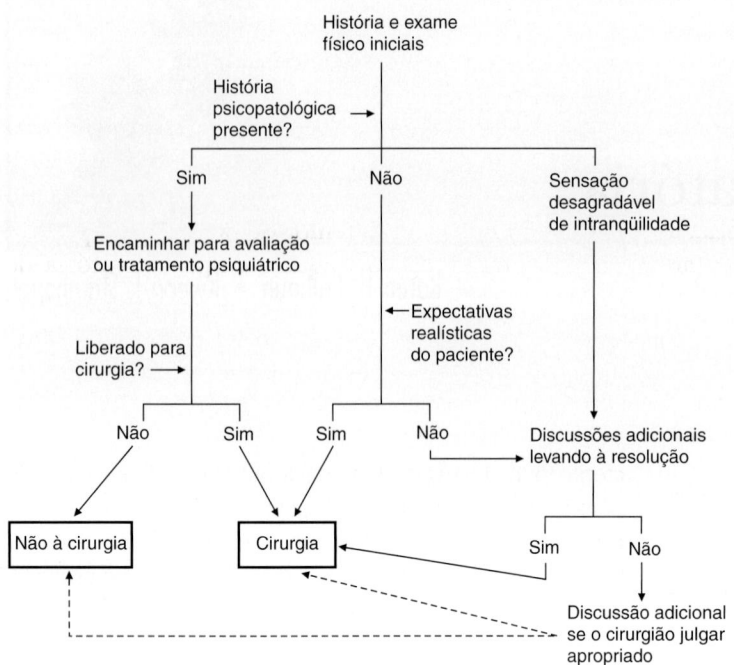

Figura 9.1
Avaliação pré-operatória do paciente que solicita cirurgia facial estética.

correções são desejáveis. Esses pacientes devem ser educados para a percepção de que uma decisão de cirurgia estética eletiva é um esforço de cooperação. O paciente pode se beneficiar de compreender a percepção que o cirurgião tem do problema, as possibilidades cirúrgicas e o resultado esperado.

A tarefa seguinte do cirurgião é decidir se as expectativas do paciente acerca dos resultados cirúrgicos são realísticas. Durante a discussão pré-operatória, o cirurgião desenvolve um senso de como o paciente verá o resultado, e se as expectativas do paciente são razoáveis. O paciente de 50 anos que espera parecer novamente como ele ou ela era aos 20 anos, ou a pessoa tímida que espera se tornar extrovertida estão fadados a desapontamento. Esse paciente freqüentemente culpa o cirurgião pelo desapontamento. Educar o paciente sobre o que é e o que não é possível poupará o cirurgião e o paciente do desapontamento pós-operatório. MacGregor (9) observou que a capacidade do paciente de aceitar o resultado cirúrgico é altamente correlacionada com o grau que o paciente foi preparado. Um paciente pós-cirúrgico desapontado pode reclamar por quebra de contrato, acreditando que o cirurgião não forneceu o que fora prometido.

A não ser que o cirurgião tenha confiança em que o paciente pode se satisfazer com o resultado cirúrgico, o paciente não deve ser submetido à cirurgia. A predição precisa do resultado cirúrgico exige a avaliação realística, pelo cirurgião, das suas próprias capacidades. Aventurar-se além das próprias habilidades técnicas aumenta a probabilidade de um resultado desafortunado e de um paciente infeliz.

O cirurgião experiente também desenvolve uma prudência com relação ao paciente que transmita uma sensação de desconforto, um sentimento de que "talvez eu não deva operar este paciente". Situações que podem levantar bandeiras de precaução incluem história de ter processado outro médico, comentários feitos pelo paciente depreciando outro cirurgião, exigências extremas dos funcionários do consultório, ou evidência de o paciente ter passado de médico em médico. Esses pacientes devem ser programados para reuniões pré-operatórias adicionais, possível avaliação psicológica, e podem em última análise ser recusados da cirurgia.

Ter um membro da família ou amigo próximo presente durante as discussões pré-operatórias facilita ainda mais um boa relação e cria uma pessoa de apoio bem informada para o paciente. Uma vez que os pacientes muitas vezes sofrem de amnésia seletiva ou absorvem apenas o que escolhem ouvir, a pessoa da família pode ajudar a lembrar o que foi dito durante as entrevistas. Ter um membro da família presente também dá ao cirurgião uma visão do funcionamento da família. Isto facilita trabalhar com o paciente e a família durante toda a operação planejada e o período de recuperação.

Imageamento em Computador

Imageamento de computador que permite ao cirurgião demonstrar possíveis resultados cirúrgicos ao paciente constitui uma faca de dois gumes. Como ferramenta de *marketing*, permite ao paciente compreender o que pode ser possível esteticamente, mas o faz sem atentar às limitações do tecido, da cicatrização ou da técnica cirúrgica. O uso de imagem de computador exige tempo adicional com o paciente, o que pode promover o desenvolvimento de uma melhor relação. Em contraposição, a "promessa implícita" de um certo resultado, acoplada com a memória comumente "seletiva" durante o aconselhamento pré-operatório, pode levar o paciente a desprezar a declaração, pelo cirurgião, de que o processo de imageamento mostra possibilidades, não promessas (10). Reclamações judiciais atualmente nos tribunais centralizam-se nesta questão particular.

PSICOPATOLOGIA NO PACIENTE DE ESTÉTICA

Não mais que décadas atrás, os pacientes que buscavam cirurgia estética eram considerados como tendo problemas psicopatológicos profundos. Em 1960, Jacobson et al. (11) sugeriram que a maioria dos pacientes necessitava avaliação psiquiátrica em virtude do alto índice de problemas psiquiátricos neste grupo. Meyer et al. (12) relataram que a motivação para cirurgia estética era em parte impulsionada por conflitos de identificação sexual, particularmente o simbolismo sexual do nariz. Meerloo (13) alertou sobre depressões latentes precipitadas pela ritidectomia.

Hoje, com a ampla aceitação da melhora proposital da aparência através da cirurgia, a psicopatologia nos pacientes que procuram cirurgia cosmética é semelhante àquela na população geral. Não obstante, é útil que o cirurgião reconheça pré-operatoriamente alguns diagnósticos psicológicos. Embora poucos destes diagnósticos constituam contra-indicações absolutas à cirurgia, o conhecimento antecipado de um diagnóstico desses permitirá que o cirurgião adapte seu aconselhamento pré-operatório e o tratamento pós-operatório para lidar com as prováveis preocupações do paciente.

Depressão

Tradicionalmente, pacientes com história de depressão eram rejeitados para cirurgia cosmética facial, porque se temia que a cirurgia desencadeasse depressão mais profunda no pós-operatório (14). Um estudo de 1960 identificou quatro grupos uniformemente divididos de pacientes com depressão pós-operatória: precoce transitória, tardia transitória, precoce prolongada e tardia prolongada. Só o grupo tardio prolongado, cuja depressão apareceu 2 a 3 semanas pós-operatório, teve uma relação causal entre a cirurgia e a depressão. O *Minnesota Multiphasic Personality Inventory* mostrou que estes pacientes são personalidades passivo-dependentes que desejam cuidado. Eles acharam o período pós-operatório imediato idealmente satisfatório, com cuidado e carinho proporcionados pelos outros. Mais tarde, quando este apoio desejado diminuiu, os pacientes perceberam que a cirurgia não tinha satisfeito suas expectativas não razoáveis, e ficaram mais deprimidos.

Agora sabemos que quase a metade dos pacientes de cirurgia estética exibe depressão pós-operatória clinicamente aparente, mesmo com um bom resultado (14,15). No passado, o temor de precipitar depressão resultava na avaliação psiquiátrica pré-operatória de muitos pacientes. À medida que as normas culturais evoluíram, o nível de preocupação com a aparência física que teria sido julgado psicologicamente anormal veio a parecer normal, e é raro o paciente que necessita fazer uma avaliação psiquiátrica pré-operatória.

Um diagnóstico pré-operatório de depressão não constitui uma contra-indicação absoluta à cirurgia, mas o cirurgião deve conceber que existe um risco de a depressão intensificar-se. Apesar da depressão pré-operatória, estes pacientes são capazes de submeter-se à cirurgia estética sem intensificação de sintomas psicológicos, mas devem receber avaliação psiquiátrica pré-operatória (16). Os melhores resultados ocorrem com coordenação dos cuidados entre o cirurgião e o psiquiatra.

Psicose/Esquizofrenia

Os pacientes psicóticos freqüentemente têm sido rejeitados pelos cirurgiões estéticos faciais, mas podem ser candidatos cirúrgicos razoáveis (16,17). O paciente esquizofrênico não está em risco mais alto de enfermidade psiquiátrica adicional por causa da cirurgia estética facial, nem o cirurgião está em risco aumentado, legal ou fisicamente. Esses pacientes podem sofrer melhora do estado psicológico após cirurgia estética (15,17). Apesar dos relatos de que a maioria dos pacientes esquizofrênicos não são de alto risco, os cirurgiões permanecem relutantes em operá-los. Uma avaliação completa por um colega psiquiatra e estreita cooperação com ele são recomendadas antes de operar um desses pacientes.

O esquizofrênico paranóide, no entanto, é um paciente potencialmente perigoso. Pelo menos um cirurgião foi morto por um paciente desses que ficou infeliz com os resultados do seu procedimento cosmético (18). Pacientes com psicose esquizofrênica ou psicose paranóide franca constituem risco definido para si mesmos e para o cirurgião e devem ser evitados.

Pacientes neuróticos foram em certa época considerados candidatos desfavoráveis para cirurgia estética facial (19), mas na realidade constituem excelentes candidatos à cirurgia cosmética. Eles necessitam de apoio, compreensão e paciência do cirurgião, os princípios consagrados pelo tempo de uma boa relação médico-paciente. Responder às perguntas, explicar detalhes e despender tempo cuidando do paciente geralmente são recompensados.

Eu me lembro de uma paciente neurótica que se submeteu a procedimentos de rejuvenescimento facial superior e inferior. Durante cada visita pré-operatória e pós-operatória, ela fazia muitas perguntas, predominantemente repetitivas. Fazia perguntas sobre assuntos aparentemente banais. Este tipo de paciente gradualmente desgasta os nervos do cirurgião. Entretanto, lembrando-me da regra de que segurar a mão é melhor que a confrontação nestas situações, eu respondia às perguntas tão diplomaticamente quanto possível. Finalmente, ela se tornou uma paciente muito satisfeita depois que suas ansiedades foram apaziguadas.

O paciente neurótico é tranqüilizado pela preocupação sincera e compreensão do cirurgião. Eu digo aos pacientes no pré-operatório que olho mais criticamente os seus resultados pós-operatórios do que eles. Eu os educo no pré-operatório acerca das visitas pós-operatórias previstas para avaliar o progresso da recuperação. Eles compreendem antes da cirurgia que revisões ou procedimentos de retoque não terão lugar até pelo menos 6 meses depois da cirurgia, para permitir a cicatrização da ferida. Estabelecer essas regras fundamentais no pré-operatório dá início a uma boa relação com o paciente.

Transtorno da Personalidade

Transtornos da personalidade são a psicopatologia mais comum em pacientes que procuram cirurgia cosmética, e estes pacientes manipuladores podem ser difíceis de manejar (16,20). Eles são piores candidatos para cirurgia estética, freqüentemente exibindo dismorfismo corporal (20). Um estudo da Califórnia sobre casos de responsabilidade profissional envolvendo cirurgiões plásticos encontrou uma predominância de personalidade fronteiriça, com a idealização do cirurgião pelo paciente ao contato inicial degenerando para uma relação litigiosa (20).

Os cirurgiões que lidam com estes pacientes freqüentemente passam por irritação, frustração e impaciência. Diferentemente do paciente neurótico que necessita de tratamento delicado, o paciente com transtorno da personalidade tem que ser manejado firmemente, às vezes exigindo um estilo quase condescendente. Depois que a relação médico-paciente está estabelecida e o paciente sabe que nenhuma manipulação poderá ocorrer, o paciente ou coopera ou procura outro cirurgião (16). Em qualquer dos casos, o problema está resolvido, e o trabalho pode começar.

PACIENTES COM DEFORMIDADE MÍNIMA

Uma definição da cirurgia estética ou cosmética é cirurgia para corrigir defeitos que o observador prudente médio considera dentro da faixa normal (21,22). Os cirurgiões tradicionalmente foram acertados para evitar pacientes que procuram cirurgia para deformidades mínimas (23). Mais recentemente, no entanto, foi constatado que a maioria dos pacientes com defeitos mínimos podem ficar muito satisfeitos após correção cirúrgica. Eles podem ser muito exigentes, uma vez que focalizam pequenos detalhes (29) e exigem uma boa quantidade de apoio do cirurgião e da equipe.

Os cirurgiões devem confiar nos seus sentimentos profundos. Pacientes com os quais o cirurgião não consegue estabelecer uma relação confortável, apesar de visitas adicionais ao consultório, devem ser encaminhados para avaliação ou recusados. Se o paciente recusar oferta de um encaminhamento para avaliação psicológica, o cirurgião tem a escolha de polidamente recusar o paciente, ou aceitar o paciente e ao mesmo tempo aceitar um risco mais alto de problemas pós-operatórios.

INSATISFAÇÃO DO PACIENTE

A percepção pelo paciente de um resultado bem-sucedido é influenciada por muitos fatores, incluindo a reação do cirurgião. Honestidade do cirurgião é obrigatória, mas nenhuma desonestidade existe em expressar satisfação com os resultados cirúrgicos. A experiência do cirurgião em vários estádios da recuperação permite-lhe aconselhar e tranqüilizar o paciente, especialmente durante o período pós-operatório inicial.

Pré-operatoriamente, o cirurgião se prepara para lidar com preocupações e insatisfações no período pós-operatório. A decisão conjunta entre o cirurgião e o paciente sobre o procedimento cirúrgico deve deixar o cirurgião sentindo-se confiante em uma concordância entre as partes. Não fazer isto cria amplo espaço para má interpretação pós-operatória. Construir uma relação entre o paciente, a família e o cirurgião, importante nesta fase de construção da relação médico-paciente, constitui uma parte importante do aconselhamento cirúrgico, sendo bem-vindas as sugestões relevantes e construtivas do paciente e a família. Os estudos mostram que uma falta de relacionamento entre o cirurgião e o paciente constitui um fator principal que leva a mais de 50% dos processos por responsabilidade profissional (24). Qualquer problema pós-operatório deve ser imediatamente discutido. Quando um paciente aponta um problema ou preocupação, muitas vezes a resposta reflexa do cirurgião é defensiva ou de silêncio. O cirurgião pode não estar feliz com o resultado cirúrgico, pode se sentir culpado, ou pode não querer ouvir queixas sobre o seu trabalho. Uma escolha mais inteligente é ouvir o paciente, encorajando-o a discutir a queixa por completo. Um paciente necessita expressar sua aflição acerca de problemas (16). A escuta compassiva ativa acalma o paciente e transmite o interesse do cirurgião pelas preocupações do paciente.

A princípio, não importa se o cirurgião concorda que existe um problema. O paciente acredita que um problema está presente e sente apenas prejuízo ou desconfiança se o cirurgião negar ou tentar invalidar por explicação (12). Se o problema for se resolver com o tempo ou se era esperado, o paciente deve ser tranqüilizado. Se um problema verdadeiro preocupar o cirurgião também, ser franco é a melhor escolha. O cirurgião deve transmitir interesse sincero, explicar como o problema será corrigido. Possibilitar que o paciente saiba que ambas as partes estão de acordo sobre o problema tranqüiliza o paciente, e o cirurgião permanece no controle. Isto é importante porque o paciente primeiramente escolheu o cirurgião porque tinha confiança na capacidade dele. O paciente mantém a confiança enquanto o cirurgião mantiver o controle.

A maioria dos pequenos defeitos e mesmo alguns dos desvios maiores se resolvem ou melhoram significativamente com o tempo (25). Esta é a hora de demonstrar apoio ao paciente e não colocar uma barreira defensiva. O paciente quer a compreensão e respostas do cirurgião (15). O bom relacionamento cirurgião-paciente estabelecido antes da cirurgia mantém o cirurgião em bom lugar durante essa resolução de conflito após a cirurgia. O cirurgião sensato continua a cultivar o relacionamento enquanto o problema está sendo resolvido.

Constitui responsabilidade do cirurgião determinar expectativas irreais do paciente antes da cirurgia. Não é apropriado mostrar isto ao paciente que acabou de descobrir um resultado indesejável, porque invariavelmente é interpretado como posicionamento defensivo. Em lugar disso, o cirurgião deve possibilitar que o paciente externe sua frustração ou ira. Depois é a vez de o cirurgião explicar ao paciente o que é e o que não é um problema e o que pode e o que não pode ser feito a respeito dele. O paciente é tranqüilizado por saber que o cirurgião estará trabalhando com ele para resolver o defeito.

A questão das expectativas irrreais deve ser lidada diretamente, e obtida uma compreensão entre o cirurgião e o paciente, antes de qualquer concordância em efetuar cirurgia. Aceitar o desafio de efetuar a cirurgia com pleno conhecimento de que o paciente tem uma expectativa irreal é uma imprudência.

ANÁLISE FACIAL

Atratividade e beleza são conceitos importantes em cirurgia plástica, mas difíceis de caracterizar objetivamente. É especialmente difícil na face, onde a beleza ocorre por uma combinação de características e equilíbrio faciais, em vez de um atributo específico. O objetivo principal dos cirurgiões plásticos faciais é identificar e melhorar qualidades e proporções esteticamente indesejáveis, conforme definido pelos desejos do paciente e nossas normas culturais. Compreender a combinação de características que compõem o "ideal" estético constitui um fundamento essencial para os cirurgiões cosméticos faciais. Embora os cirurgiões plásticos faciais amadurecidos freqüentemente confiem no seu senso estético subjetivo, os residentes e os estagiários não têm a vantagem destes anos de experiência. Métodos quantitativos para desenvolver julgamento estético e avaliar resultados cirúrgicos constituem portanto valiosas ferramentas educacionais.

História

A identificação das qualidades estéticas faciais começou com antigas civilizações como os egípcios e os gregos, que capturaram seus ideais de beleza na arte. Subseqüentemente, artistas e filósofos gregos começaram a analisar suas percepções de beleza e a estabelecer padrões para proporções faciais ideais. Os cânones gregos clássicos do equilíbrio facial influenciaram os estudiosos anatomistas do Renascimento, e muitos destes, com modificações, ainda são seguidos como fundamentos básicos da análise facial estética hoje em dia. Os gregos, seguidos por Leonardo da Vinci no século XV, propuseram a noção da harmonia facial existente quando as proporções dos terços superior, médio e inferior da face eram aproximadamente iguais.

Estudos anatômicos adicionais fizeram equivaler a estética facial a fórmulas e razões (proporções) matemáticas, para melhor quantificar as relações faciais ideais. Ricketts (26) sustentou o conceito grego de que o equilíbrio e atração faciais são relacionados à repetição de proporções em toda a face. A proporção ideal ou "divina" é a proporção matemática 1:1,618 (fi), que foi considerada a razão de progressão matemática mais agradável ao olho. A razão refere-se ao ponto sobre uma linha na qual a razão da parte menor para a parte maior é a mesma que a razão da parte maior para a linha original (Fig. 9.2) (27).

Farkas et al. (28) efetuaram detalhados estudos antropométricos de diferentes populações étnicas para avaliar a validade dos cânones gregos clássicos de beleza e determinaram múltiplos valores "normais" para várias proporções faciais. Valores numéricos absolu-

$$\frac{AB}{BC} = \frac{AC}{AB} = 1.618\ (\varnothing)$$

Figura 9.2

Quando a proporção do segmento longo para o segmento curto (*AB/BC*) é a mesma que a razão da linha inteira para o segmento longo (*AC/AB*), a razão é equivalente à proporção divina, fi (1,618). (Adaptado de Ricketts RM. Divine proportions in facial esthetics. *Clin Plast Surg* 1982;9:401-422, com permissão.)

tos, evidentemente, são menos importantes do que as relações e a harmonia entre várias unidades estéticas. A medição e a memorização de múltiplos valores normais são incômodas e rapidamente se tornam impraticáveis para uso cotidiano pelos cirurgiões estéticos.

A ciência moderna definiu a beleza como um conceito biológico e transcultural de atratividade. Em um estudo (29), lactentes preferiram olhar faces de adultos percebidas como esteticamente agradáveis. Outros estudos (30) assinalam uma preferência por simetria na arquitetura facial (31,32). Outro (33) constatou preferência por um compósito de faces atraentes a um compósito de faces médias, o que foi verdadeiro atravessando fronteiras étnicas. As qualidades que foram achadas atraentes nas mulheres incluíram malares altos, mandíbula mais fina, olhos grandes, e um terço vertical mais curto da face. Diferenças étnicas nos ideais estéticos, no entanto, devem ser considerados durante análise facial a fim de evitar "ocidentalização" inapropriada de características étnicas (34–38).

DEFINIÇÃO DE TERMOS

Marcos anatômicos são usados para análise das características faciais (Fig. 9.3). Na vista frontal da face, o tríquio (Tn) marca a margem superior da testa, na linha frontal do cabelo. O násio (N) é a depressão na raiz do nariz correspondente à sutura nasofrontal. A rádix (R) é a raiz do nariz, parte da curva contínua descendente do supercílio orbitário superior para a parede nasal lateral. O subnasal (Sn) é a junção da columela e o lábio superior na base nasal. As junções mucocutâneas dos lábios superior e inferior são chamadas margem vermelha superior e inferior (Vs e Vi). O estômio (St) é o vão dos lábios. O mento (M) é a margem inferior do contorno de tecido mole do mento.

Na vista lateral, a glabela (G) é o ponto mais proeminente no plano mediossagital da testa. O rínio (Rh) é a junção do dorso nasal ósseo e cartilaginoso, geralmente o ponto de proeminência máxima do dorso nasal. O ponto definidor da ponta (Tp) é a projeção mais anterior da ponta nasal, correspondendo à cúpula das cartilagens laterais inferiores. O ponto columelar (Cm) é o ponto de tecido mole mais anterior da columela nasal. Lateralmente, o sulco alar (A) é a área mais posterior do nariz. No mento, o sulco mentolabial (Ms) é o ponto de depressão entre o lábio inferior e o mento, e o pogônio (Pg) representa a projeção anterior mais proeminente do mento. O gnátio (Gn) é um ponto derivado da determinação da junção da linha tangente ao pogônio e a linha tangente ao mento. O ponto cervical (C) é a junção da linha tangente à margem anterior do pescoço e a linha tangente ao mento. Finalmente, o trágio (Tr) é o ponto na incisura supratragal da orelha.

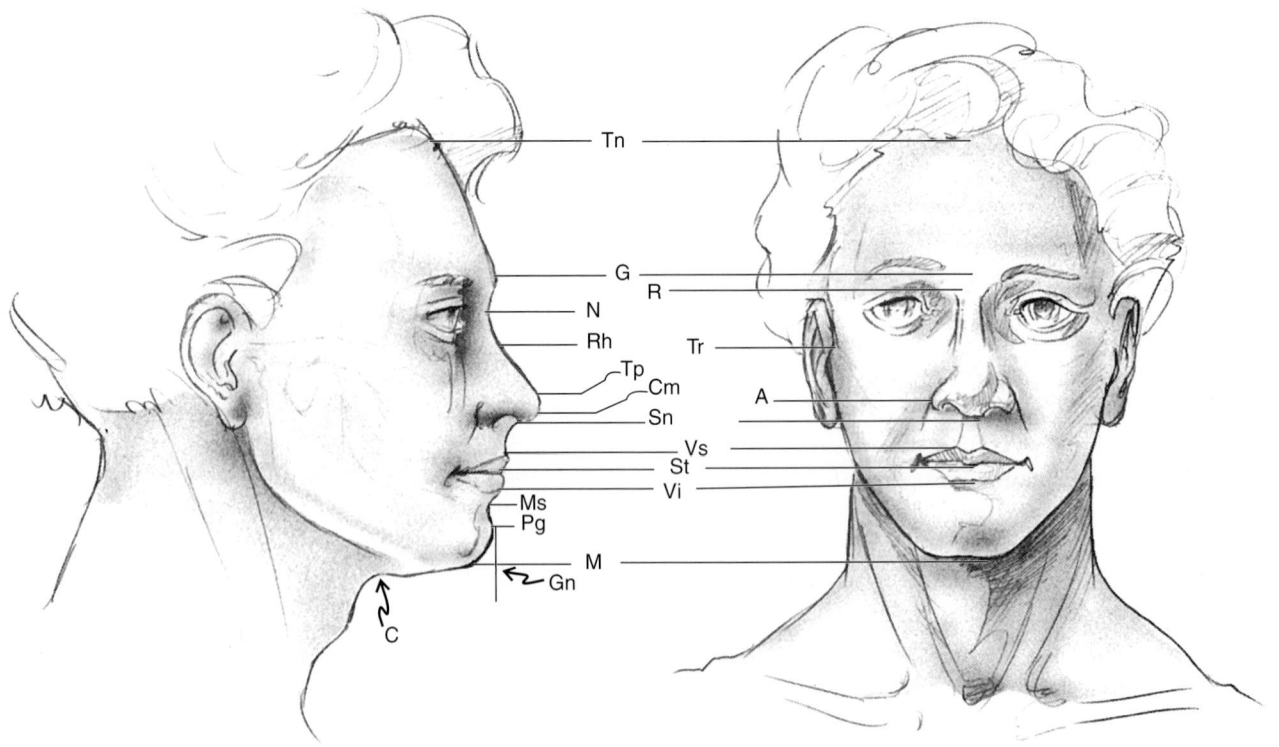

Figura 9.3

Marcos anatômicos básicos para análise facial. Ver explicação no texto. Tn, tríquio; G, glabela; R, rádix; N, násio; Rh, rínio; Ir, trágio; Tp, ponto definidos de ponta; Cm, ponto columelar; Sn, subnasal; A, sulco alar; Vs, margem vermelha superior; Vi, margem vermelha inferior; St, estômio; Ms, sulco mentolabial; Pg, pogônio; M, mento; Gn, gnátio; C, ponto cervical.

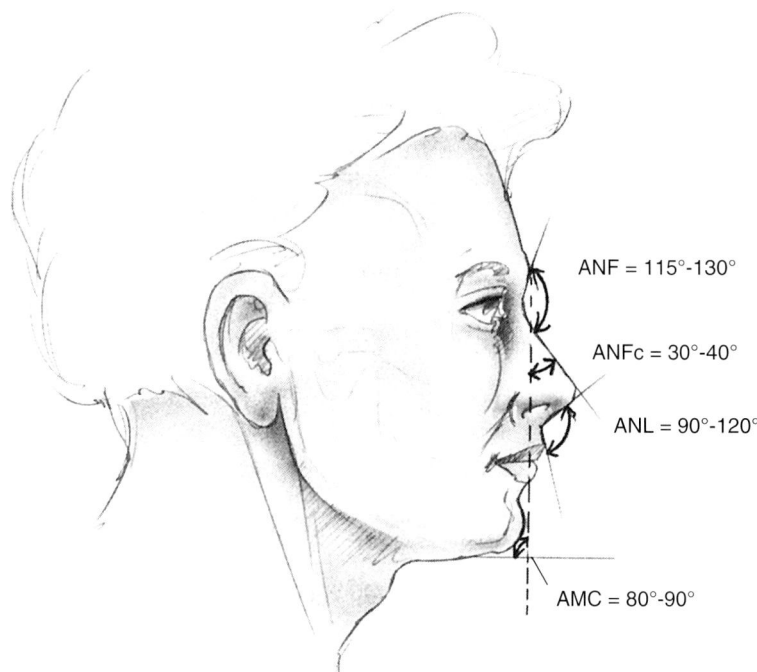

Figura 9.4

Ângulos de perfil para análise facial. ANF, ângulo nasofrontal; ANFc, ângulo nasofacial; ANL, ângulo nasolabial; AMC, ângulo mentocervical. Veja explicação no texto.

Muitos planos de referência e ângulos foram desenvolvidos para qualificar e definir as relações intrafaciais na vista de perfil (Fig. 9.4). O ângulo nasofrontal (ANF) mede o ângulo obtuso no násio, formado por linhas através da glabela e o dorso nasal (G-N-Tp). O ângulo nasofacial (ANFc) mede o ângulo de inclinação do dorso nasal em relação à face anterior. O ângulo nasolabial (ANL) mede a inclinação entre a columela nasal e o lábio superior (Cm-Sn-Vs). O ângulo mentocervical (AMC) mede o ângulo no gnátio (Pg-Gn-M). A horizontal de Frankfort é uma linha de referência que é usada principalmente para análise cefalométrica. Ela é traçada desde a margem superior do canal auditivo externo em radiografias laterais até a margem inferior da margem infra-orbital. Para facilidade de reprodutibilidade usando fotografias laterais de pacientes, uma linha horizontal verdadeira que é traçada através do trágio é mais freqüentemente usada pelos cirurgiões estéticos.

Avaliação Facial Geral

Os métodos mais simples de análise facial, usando marcos dos tecidos moles, são repletos de imprecisão, mas são os mais fáceis de lembrar e são portanto os mais práticos para o cirurgião principiante. Os princípios básicos da análise facial incluem avaliação quanto à simetria global e à proporção da face. As principais massas estéticas da arquitetura facial são consideradas tanto individualmente quanto em relação ao resto da face. Estas incluem a testa, os olhos, o nariz, os lábios, as bochechas e linha do queixo. Além disso, devem ser consideradas as orelhas, o pescoço e as relações de oclusão dentária. Cada uma destas características separadas afeta o impacto estético das outras e, portanto, as relações entre elas podem ser avaliadas para quantificar melhor o ideal estético.

Na vista frontal, a simetria da face é avaliada em torno da linha vertical, e a relação largura-comprimento da face deve aproximar-se de uma proporção 3:4. Avaliação adicional da simetria e proporção pode ser realizada dividindo-se a face em quintos verticalmente, com cada quinto aproximando-se de uma largura do olho (Fig. 9.5).

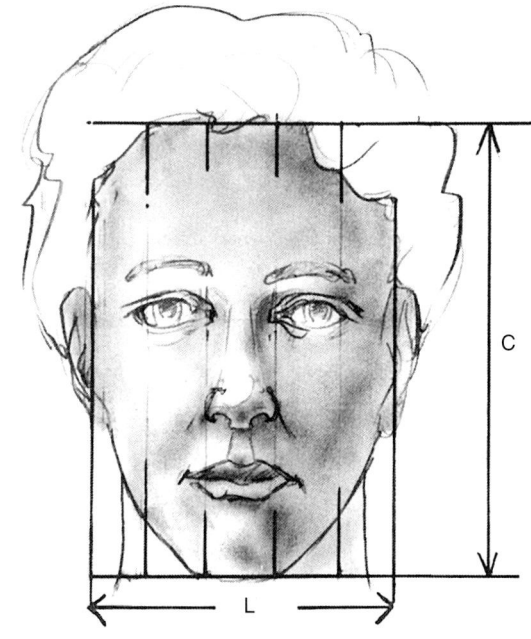

Figura 9.5

Simetria e proporção frontais ideais. A relação largura–comprimento deve aproximar-se de 3:4.

A altura facial é avaliada dividindo-se a face em terços horizontalmente, com o terço superior estendendo-se do tríquio à glabela, o terço médio da glabela ao subnasal, e o terço inferior do subnasal ao mento. Uma vez que o tríquio é variável por causa do recuo da linha do cabelo em alguns homens, a extensão superior do movimento do músculo frontal também pode ser usada para marcar o terço facial superior. A face inferior também pode ser dividida em terços, com a extensão do lábio superior desde o subnasal ao estômio equivalendo a um terço e o lábio inferior e o mento abrangendo 2/3 (Fig. 9.6).

Um método alternativo para avaliar rapidamente a altura vertical envolve dividir a face ao meio horizontalmente. Os olhos devem jazer sobre esta linha. O subnasal deve ser sobre uma linha traçada a meio caminho entre o supercílio e o mento, e a margem vermelha do lábio inferior deve situar-se sobre uma linha a meio caminho entre o subnasal e o mento (Fig. 9.7).

Na vista de perfil, a face é avaliada quanto ao grau de convexidade. Idealmente, o plano facial anterior visualizado da testa ao mento é reto. Ele pode ser convexo, com uma testa inclinada e mento recuado, ou côncavo, com uma maxila recuada, como em uma deformidade "face de prato". Gonzales-Ulloa (39) definiu o perfil estético em relação a uma linha perpendicular à horizontal de Frankfort passando através do násio. O contorno do meio da testa, subnasal, lábios superior e inferior deve repousar sobre esta linha (Fig. 9.4).

Testa

A anatomia básica da testa raramente é alterada cirurgicamente, de modo que ela é um bom ponto de referência a partir do qual avaliar o resto da face. A testa constitui o terço superior da face, estendendo-se do tríquio à glabela e área superior dos supercílios lateralmente. O grau de proeminência da glabela e crista supra-orbital varia com o sexo. Os homens têm mais saliência supra-orbital do que é desejável em mulheres, que têm uma curvatura mais gradual do terço facial superior. Embora a testa possa variar em contorno, ela deve ser coerente com o resto da face. Uma testa protrusa chama mais atenção para um queixo com retrusão e vice-versa.

A característica mais importante da testa do ponto de vista cirúrgico é o ANF. O vértice do ângulo corresponde ao násio (G-N-Tp). A posição do vértice ANF pode variar verticalmente efetuando alterações no comprimento nasal. Idealmente, o vértice do ANF deve ser localizado em um plano horizontal ao mesmo nível do limbo superior do olho. Pode, no entanto, estar localizado em qualquer lugar entre a crista superciliar e o canto medial. Avançar o ANF superiormente alongará eficazmente o nariz. O grau de angulação do ANF deve variar de 120 a 135°. O aprofundamento do ângulo na cirurgia tornará o ângulo menos obtuso e alterará o perfil nasal dorsal de tal modo que a projeção nasal é eficazmente aumentada.

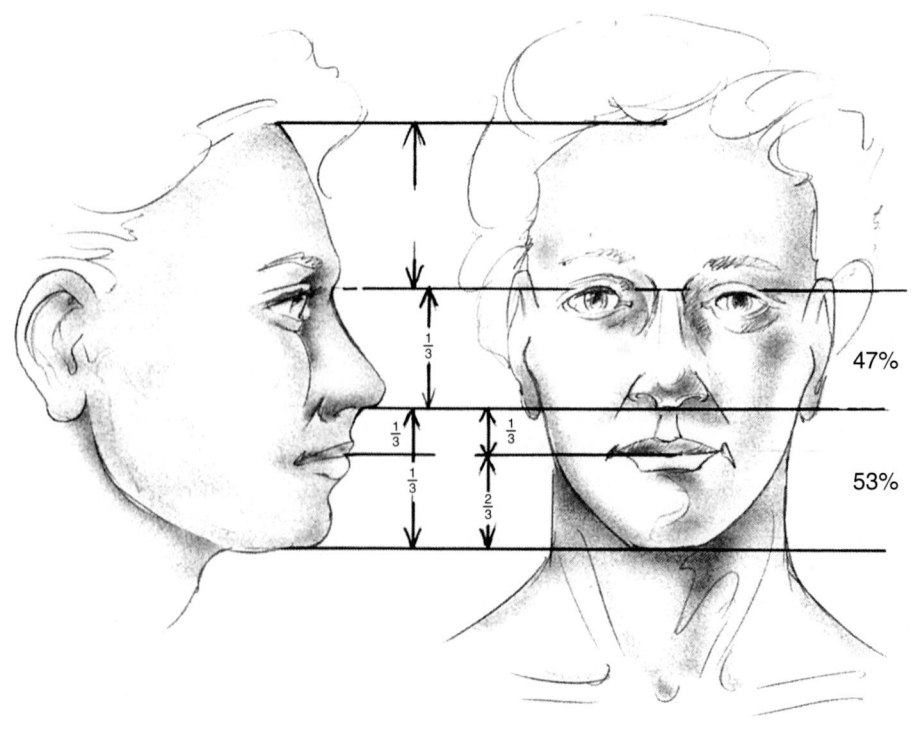

Figura 9.6

Os terços faciais: do tríquio à glabela, da glabela ao subnasal, do subnasal ao mento. A face inferior também é dividida em terços: o lábio superior do subnasal ao estômio é um terço, e o lábio inferior e mento são dois terços. A face desde o násio ao subnasal é 47% e do subnasal ao mento é 53% da altura total do násio ao mento. (De Powell N, Humphries B. *Proportions of the aesthetic face.* New York: Thieme-Stratton, 1984, com permissão.)

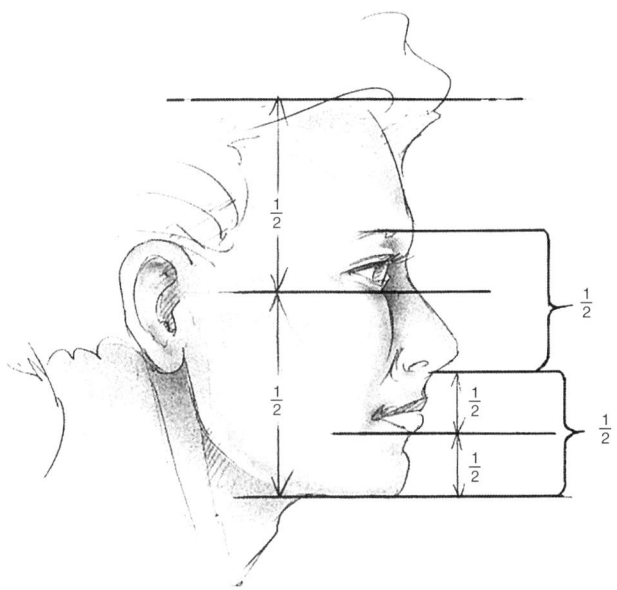

Figura 9.7
Um método alternativo de estimar proporção vertical. Os olhos devem repousar sobre uma linha horizontal que divide a face ao meio. O subnasal deve jazer a meio caminho entre o supercílio e o mento, e o vermelhão inferior deve ser a meio caminho entre o subnasal e o mento.

Olhos

A região periorbital inclui os supercílios, as pálpebras superior e inferior e o próprio globo. O tamanho, a forma, a posição e a simetria dos componentes individuais devem ser avaliados, bem como sua relação ao resto da face. Embora a posição da própria órbita raramente seja alterada, exceto em algumas das grandes anormalidades craniofaciais, o contorno das pálpebras e a posição dos supercílios podem ser alterados. A distância interocular, ou intercantal, deve ser aproximadamente igual à largura de um olho, a distância interpalpebral. Um método alternativo para determinar a distância intercantal ideal é medir a distância interpupilar (40). Idealmente, a distância intercantal é igual à metade da distância interpupilar (Fig. 9.8). No paciente branco, a distância intercantal deve também ser igual à largura interalar da base nasal. A distância intercantal média é 30 a 35 mm, enquanto a distância interpupilar média é 60 a 70 mm.

A forma e a posição dos supercílios variam conforme o sexo. O supercílio feminino é posicionado acima do rebordo supra-orbital, com um arco mais alto, e o supercílio masculino é posicionado diretamente sobre ou ligeiramente inferior ao rebordo supra-orbital, com pouco arco (41). As extremidades medial e lateral do supercílio jazem sobre uma linha horizontal, e o supercílio medial começa na linha vertical através do sulco alar lateral e o canto medial (Fig. 9.9). A localização do arco máximo supra-orbital deve ficar sobre uma linha

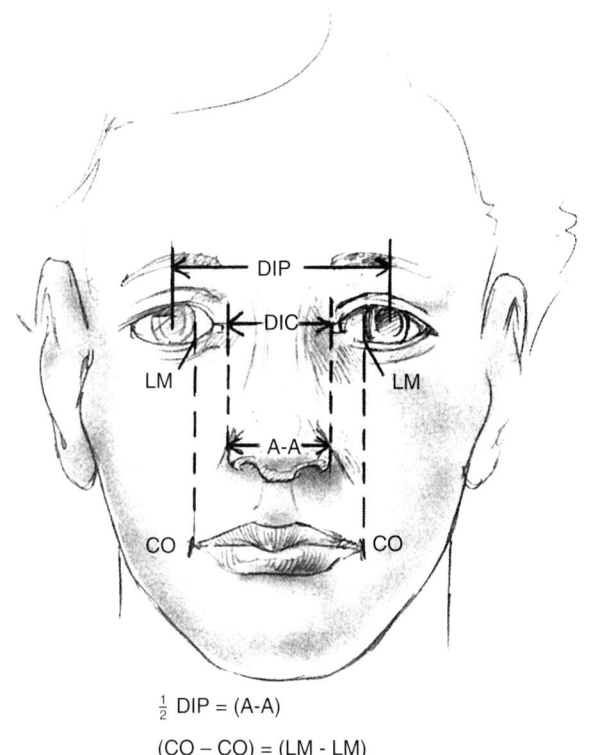

$\frac{1}{2}$ DIP = (A-A)

(CO − CO) = (LM - LM)

Figura 9.8
A distância alar-alar (*A-A*) deve ser igual a distância intercantal (*DIC*) ou metade da distância interpupilar (*DIP*). A comissura oral lateral (*CO*) deve ficar sobre uma linha vertical tangente ao limbo medial (*LM*) do olho. Uma linha oblíqua paralela ao supercílio lateral deve ser paralela à margem vermelha do lábio superior.

vertical tangente ao limbo lateral da íris, na junção do terço médio e do terço lateral do supercílio.

A pálpebra superior deve cobrir 2 a 3 mm da íris superior, enquanto a pálpebra inferior geralmente se situa dentro de 1 a 2 mm do limbo inferior. A pálpebra superior é maior e mais arredondada do que a pálpebra inferior. A linha oblíqua tangente à margem palpebral lateral da pálpebra superior deve ser paralela a uma linha tangente à margem vermelha superior (Fig. 9.9). A junção dos terços medial e médio da pálpebra superior marca o seu ponto mais superior, enquanto a junção dos terços médio e lateral marca o ponto mais inferior da pálpebra inferior. A distância da linha dos cílios ao sulco palpebral na pálpebra superior varia de 7 a 15 mm no paciente não-asiático.

Nariz

O nariz é a massa estética mais proeminente da face, certamente do perfil facial, porque é a característica mais projetada anteriormente na vista lateral. Por outro lado, está posicionado na linha mediana na vista frontal, de modo que assimetrias nasais são facilmente aparentes. Uma vez que o nariz é a massa estética mais freqüentemente alterada pela cirurgia plástica, muito

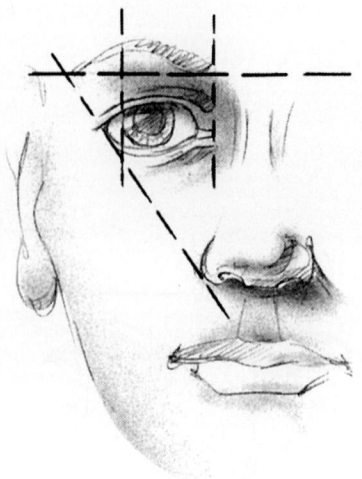

Figura 9.9
O supercílio deve começar ao longo de uma linha vertical tangente ao canto medial e alcançar seu arco máximo ao longo de uma linha tangente ao limbo lateral. O supercílio lateral deve parar em uma linha oblíqua através da junção alar-facial e o canto lateral. (Adaptado de Brennan GH. Correction of the ptotic brow. *Otolaryngol Clin North Am* 1980;13:265-273, com permissão.)

tem sido escrito para definir as proporções estéticas do nariz e sua relação ao resto da face. A forma global e as proporções da face, bem como a compleição corporal do paciente, afetam as proporções ideais das características nasais. Um nariz fino longo em uma face larga curta pareceria desproporcional; similarmente, um nariz largo curto não seria desejável em um indivíduo alto magro com face longa.

Na vista frontal, as características nasais a considerar incluem a largura nasal, a simetria e a presença de qualquer curvatura ou desvio do dorso nasal. A largura nasal desejável de sulco alar a sulco alar foi descrita como equivalente a 70% do comprimento nasal do násio ao ponto definidor da ponta. Distâncias interalares mais largas são aceitáveis em pacientes asiáticos e negros.

Perfil Nasal

Os parâmetros nasais a considerar na vista de perfil incluem o contorno global do perfil nasal, a projeção e rotação da ponta nasal, e o comprimento nasal. A extensão da protrusão do rínio do plano facial anterior determina o grau de "giba" nasal aparente ou deformidade adunca. Idealmente, o perfil nasal dorsal deve ser relativamente reto, embora uma leve proeminência no rínio seja aceitável. Enchimento na região da supraponta causa uma deformidade chamada *polly-beak*.

A projeção da ponta é a extensão da protrusão da ponta nasal do plano facial anterior, especialmente conforme observado na vista lateral da face. Rotação é o grau de inclinação do ANL. O ANL tem seu vértice no subnasal e é formado pela interseção de uma linha tangente ao ponto columelar através do subnasal (Cm-Sn), com uma linha traçada desde o subnasal a margem vermelha superior (Sn-Vs) (Fig. 9-4). O ANL geralmente mede 90° a 105° em homens e 100° a 120° em mulheres. Comumente, mais rotação é aceitável em indivíduos mais baixos que em mais altos. O comprimento é definido como a distância ao longo do dorso do nariz desde o násio até o ponto definidor da ponta. Todos os três parâmetros interagem, de modo que aumentar a rotação aumenta, efetivamente, a projeção, mas diminui o comprimento nasal (42) (Fig. 9.10).

Projeção da Ponta

Embora a maioria dos autores concorde sobre a precisão dos métodos supracitados para avaliar rotação e comprimento do nariz, vários métodos foram propostos para definir e medir a projeção da ponta nasal. A medição real da projeção pode começar do subnasal, do sulco alar-facial, ou de uma linha traçada através do násio e glabela, dependendo do método escolhido. Uma vez que há muita controvérsia a respeito do método ideal para medir diretamente a projeção da ponta nasal, o ANFc é freqüentemente usado para avaliar indiretamente o grau de projeção da ponta. Brown e McDowell (43) determinaram o ANFc interseccionando uma linha traçada da glabela e pogônio com uma linha tangente ao dorso nasal (Fig. 9-4). É amplamente aceito na literatura que o ANF é ideal em 36°.

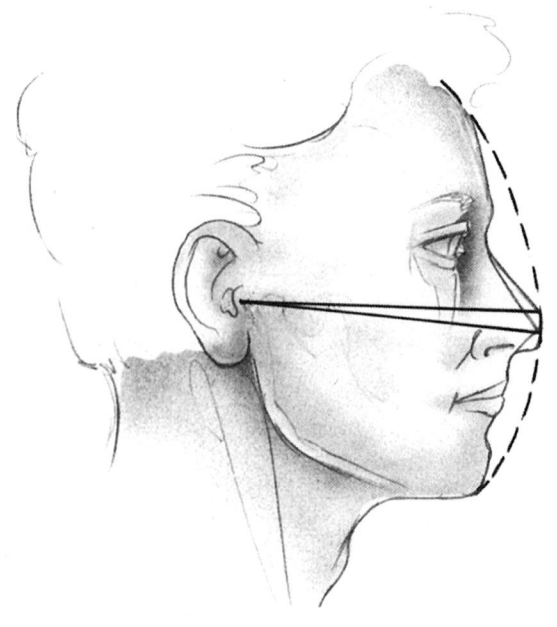

Figura 9.10
A projeção aparente do nariz aumenta com rotação aumentada, enquanto o comprimento aparente diminui com rotação aumentada. (Adaptado de Simons RL. Nasal tip projection, ptosis and supratip thickening. *J Ear Nose Throat* 1982;61:452-455, com permissão.)

A relação ideal entre a projeção da ponta e a altura nasal é definida por Powell e Humphries (44) como uma proporção 2,8:1, em que a altura é medida do násio ao subnasal, e a projeção da ponta é medida por uma linha traçada perpendicularmente à primeira linha através do ponto definidor da ponta. Este método, no entanto, despreza o efeito da extensão alar sobre a projeção aparente da ponta.

O método de Goode de avaliar a projeção da ponta leva em consideração a distância do sulco alar à ponta e relaciona esta medida da projeção da ponta ao comprimento do dorso nasal. Um triângulo retângulo é criado traçando linhas desde o násio ao sulco alar-facial; uma segunda linha perpendicular a esta através do ponto definidor da ponta, que mede a projeção da ponta; e uma linha do násio à ponta, que mede o comprimento nasal. Com este método, a proporção ideal da projeção da ponta para o comprimento nasal é 0,55 a 0,6:1. Este método foi aprimorado por Crumley e Lancer (45), que definiram a relação da projeção da ponta, comprimento nasal e altura vertical como um triângulo retângulo cujos lados têm uma proporção 3:4:5. Com estes parâmetros, o ANF se aproximará do ideal de 36° (Fig. 9.11).

O método mais simples de avaliar a projeção da ponta é o de Simons (46), que relaciona a projeção, conforme medida desde o ponto definidor da ponta ao subnasal, ao comprimento do lábio superior, conforme medido do subnasal à margem vermelha. Ele sugeriu que a projeção da ponta e o comprimento do lábio superior devem ser aproximadamente iguais (Fig. 9.11). Embora isto possa ser usado para obter uma estimativa rápida da projeção ideal da ponta, especialmente na sala de operações, há considerável variabilidade no comprimento do lábio superior, tornando esta uma regra imprevisível para avaliação da projeção da ponta.

Base Nasal

Conforme visualizado quando visto pela base, o nariz deve ter a aparência de um triângulo eqüilátero, com a columela dividindo-o em dois triângulos retângulos (47). A razão columela-lóbulo deve se aproximar de 2:1, e a largura lobular deve ser igual a 75% da largura da base nasal inteira (Fig. 9.12). As narinas devem ser ligeiramente em forma de pêra, com a parte mais larga na direção da base nasal. Na vista lateral da base, a razão ala-lóbulo deve ser 1:1, e deve haver 2 a 4 mm de mostra da columela.

Região Malar

A proeminência dos ossos malares é essencial para a atratividade da face. Em vista frontal, a face tem a maior largura ao nível dos arcos zigomáticos. Dois realces proeminentes devem ser evidentes na vista frontal das

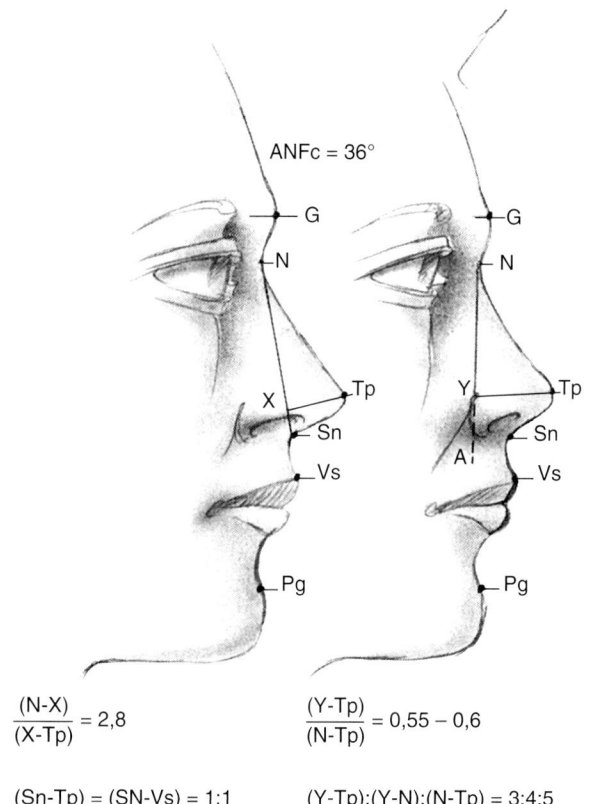

Figura 9.11

Avaliação da projeção nasal. **A:** A relação da projeção da ponta para a altura nasal de Powell e Humphries (11). Usando uma linha do násio (N) ao subnasal (Sn), a razão da projeção (X-Tp) para a altura (de N-X) deve ser 2,8:1. Simons (13) sugeriu que a projeção (Sn-Tp) deve ser igual ao comprimento do lábio superior (Sn-Vs). **B:** O método de Goode. A relação da projeção para o comprimento deve ser igual a 0,55 a 0,6:1. Crumley e Lancer (12) descreveram um triângulo retângulo com projeção para altura (de N-A) para comprimento equivalendo a 3:4:5. ANFc, ângulo nasofacial; PG, pogônio.

bochechas: a eminência malar ântero-lateralmente e o zigomático, que é o ponto mais proeminente no arco zigomático posteriormente. O grau de proeminência é relacionado à estrutura óssea subjacente e ao tecido mole sobrejacente. A proeminência da eminência malar é realçada pela escavação da bochecha na margem anterior do masseter. Na vista frontal, a proeminência deve jazer dentro do espaço formado entre linhas traçadas das asas do nariz ao trago e da comissura oral ao canto lateral (48).

Mento e Bochecha

Embora o próprio mento se estenda do sulco mentolabial ao mento, quaisquer alterações nesta estrutura afetarão o perfil do lábio inferior e do pescoço, de modo que eles são geralmente considerados juntos. Conforme mencionado previamente, a proporção do comprimento do mento e do lábio inferior para o comprimen-

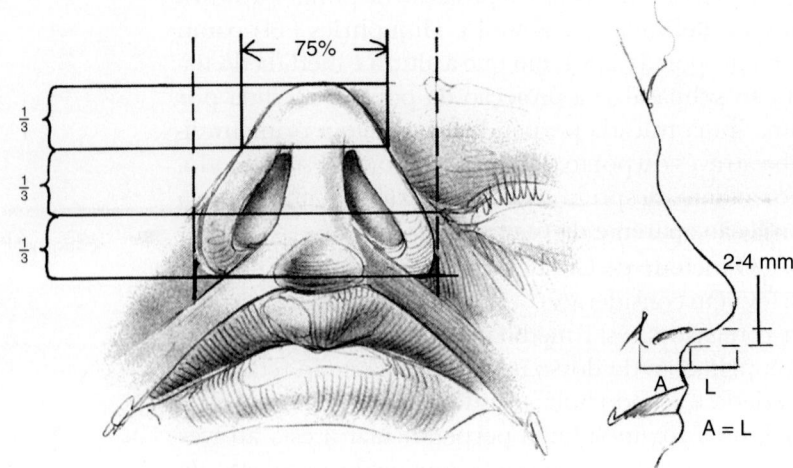

Figura 9.12
A largura do lóbulo nasal deve ser 75% da largura da base nasal. A proporção lóbulo-columela deve ser 1:2. Na vista lateral, a razão asa-lóbulo deve ser 1:1, e deve haver 2 a 4 mm de mostra da columela.

to do lábio superior deve ser 2:1. Protrusão ou retrusão do mento é avaliada na vista de perfil e é mais facilmente estimada traçando-se uma linha vertical desde a margem vermelha inferior do lábio. Esta linha deve ser tangente ao pogônio em homens e até 2 a 3 mm anterior ao pogônio em mulheres. O sulco mentolabial deve jazer 4 mm posterior a uma linha vertical traçada da margem vermelha inferior ao pogônio. Ao avaliar o mento e os lábios, o estado da oclusão dentária deve ser considerado, incluindo a inclinação dos incisivos e a relação das arcadas dentárias.

O comprimento do pescoço do mento à incisura supra-esternal deve ser aproximadamente a metade da altura da cabeça do vértice ao mento. A relação do pescoço ao mento foi avaliada por Legan e Burstone (49) com o ângulo da face inferior–garganta. O vértice deste ângulo é no gnátio e é formado pela interseção de uma linha desde o subnasal ao pogônio (Sn-Gn) com uma linha tangente ao mento através do ponto cervical (Gn-C). A proporção da altura vertical Sn-Gn para profundidade horizontal Gn-C é usada para avaliar o equilíbrio entre o terço facial inferior e a profundidade submentual (Fig. 9.13). Uma vez que este ângulo não define a posição do mento e do pescoço em relação à face superior, Powell e Humphries (44) usaram o AMC para definir a relação ideal mento-pescoço baseando-se no perfil facial. O vértice deste ângulo é na interseção de uma linha traçada da glabela ao pogônio com uma linha traçada através do ponto cervical e mento (Fig. 9.4).

Linha do Queixo e Ângulo Mandibular

A importância da linha da mandíbula, e particularmente a linha mandibular posterior, freqüentemente tem sido negligenciada nas discussões da harmonia e estética facial. A margem inferior da face deve complementar o mento e outras características faciais já discutidas. A avaliação da linha mandibular deve incluir uma avaliação do seu contorno e simetria e sua relação com a largura facial, conforme definido pelas larguras bizigomática e bitemporal. Idealmente, as linhas de divergência mandibulares devem formar linhas retas desde o mento de tecido mole até o gônio de tecido mole (Fig. 9.14). A projeção do gônio de tecido mole na vista frontal deve exceder o plano de tecido mole lateral do pescoço por 12 a 18 mm (50). Além disso, a largura bizigomática deve ser maior que a largura bitemporal,

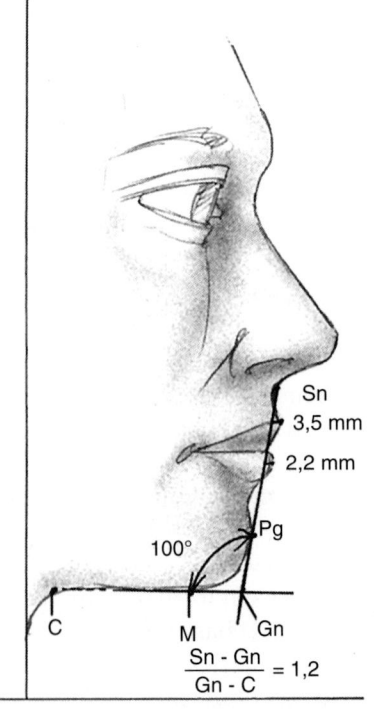

Figura 9.13
O ponto mais anterior do lábio superior deve ser a 3,5 mm, e o do lábio inferior deve ser a 2,2 mm, a partir da linha Sn-Pg. Legan e Burstone (16) descreveram o ângulo face inferior–garganta (Sn-Gn-C), que deve ser 100°. A razão da altura facial inferior (Sn-Gn) para a profundidade (Gn-C) deve ser igual a 1,2:1. Sn, subnasal; Pg, pogônio; Gn, gnátio; C, ponto cervical.

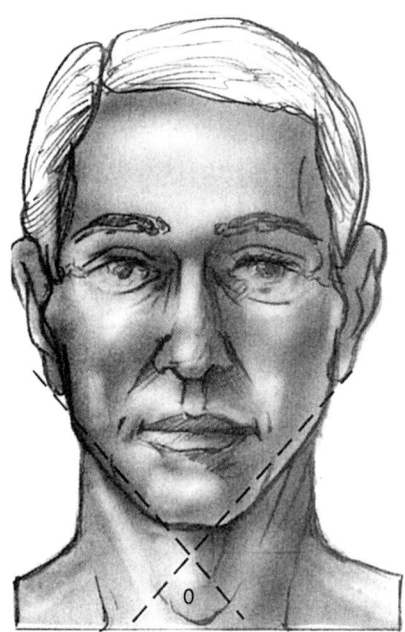
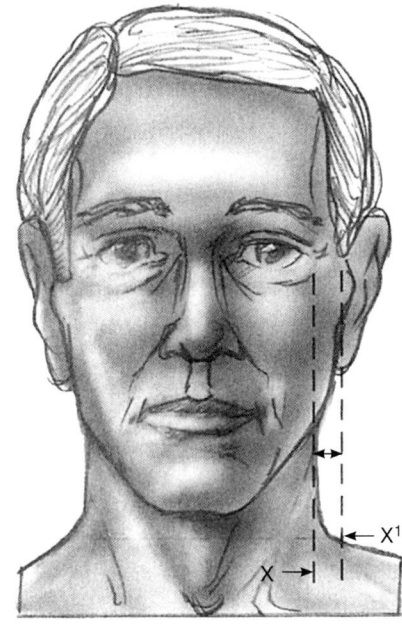

Figura 9.14
As linhas de divergência mandibulares e o grau de projeção do tecido mole no gônio em comparação com a projeção cervical lateral, largura bizigomática e largura bitemporal.

que deve exceder a largura bigonial. Uma linha tangente conectando o contorno lateral do zigoma ao gônio de tecido mole deve formar um ângulo de 5 a 10° com a vertical verdadeira. Na vista lateral, o ângulo mandibular deve ser bem definido, com altura do ramo e transição do ramo para corpo proporcionais.

Lábios

Qualquer avaliação dos lábios tem que levar em consideração a relação entre os lábios e o mento, base nasal, pré-maxila e oclusão dentária. Anormalidades destas estruturas afetarão a posição dos lábios. O comprimento vertical do lábio superior desde o subnasal ao estômio deve ser igual a um terço do terço facial inferior, enquanto o lábio inferior e o mento, desde o estômio até o mento, devem compor dois terços do terço facial inferior. Na vista lateral, o lábio superior é um pouco mais cheio que o lábio inferior e deve salientar-se apenas levemente anterior a ele. A posição horizontal do lábio pode ser avaliada medindo-se a distância desde uma linha traçada do subnasal ao pogônio (Sn-Pg) (51). Ambos os lábios devem ser anteriores a esta linha, com o lábio superior salientando-se 3,5 mm e o lábio inferior, salientando-se 2,2 mm (Fig. 9.13).

Na vista frontal, a área lateral da comissura oral deve situar-se ao longo de uma linha vertical tangente ao limbo medial da córnea (Fig. 9.8). A fenda interlabial e o grau de exposição dos incisivos em repouso são importantes na avaliação da altura da face vertical. O lábio superior e o lábio inferior devem apenas se encontrar com os dentes em oclusão e os lábios relaxados, com não mais que uma fenda interlabial de 3 mm. Não mais que 2 mm da margem incisal maxilar deve aparecer com os lábios em repouso, e não mais que dois terços do incisivo inferior devem ser expostos com sorriso completo (52). Aparecimento de gengiva ao sorrir é indesejável.

Orelhas

A localização e a orientação do pavilhão da orelha tornam-se especialmente importantes ao lidar com reconstrução de microtia congênita ou após perda traumática da orelha, mas também são uma consideração em pacientes com orelhas de abano. Superiormente, o topo da orelha deve ficar sobre uma linha horizontal com o supercílio lateral. A fixação inferior do lóbulo da orelha deve ser ao nível da junção alar-facial. A relação largura para comprimento deve ser aproximadamente 0,6:1. Na vista lateral, o eixo longitudinal da orelha é inclinado posteriormente aproximadamente 20° fora da vertical (53). Similarmente, o ângulo de protrusão da orelha com o couro cabeludo posterior deve ser aproximadamente 20°.

Oclusão Dentária

A classificação de Angle da oclusão dentária descreve a relação horizontal das duas arcadas dentárias. Como esta relação afeta o contorno da face, uma compreensão básica é essencial para o cirurgião plástico facial. Estas classificações são mais fáceis de lembrar fazendo-se referência da mandíbula à maxila. As relações dentárias são classificadas como mediais (na direção da linha mediana da arcada dentária), distais (para longe da linha mediana da arcada dentária), bucais (na direção da bochecha) e linguais (na direção da língua).

A classe I é oclusão normal, definida como tendo a cúspide medio bucal do primeiro molar maxilar em oclusão com o sulco bucal do primeiro molar mandibular (Fig. 9.15). Se a mandíbula tiver retrusão em relação à maxila (retrognática), existirá oclusão classe II. Neste caso, o sulco bucal do primeiro molar mandibular jazerá distal à cúspide medio bucal do primeiro maxilar. Se a mandíbula tiver protrusão em relação à maxila (prognática), então existirá oclusão classe III. Neste caso, o sulco bucal do primeiro molar mandibular jazerá medial à cúspide medio bucal do primeiro molar maxilar.

Métodos de Análise Facial

Cefalométricos

Os ortodontistas e os cirurgiões maxilofaciais têm favorecido o uso da análise cefalométrica para planejar tratamento e avaliar seus resultados. Este método envolve a medição das relações maxilares, mandibulares e dentárias em traçados dos tecidos ósseos e moles em radiografias laterais da face e base do crânio. Um cefalostato é usado para reter a cabeça em uma posição fixa reprodutível para tirar as radiografias. Uma vez obtidas,

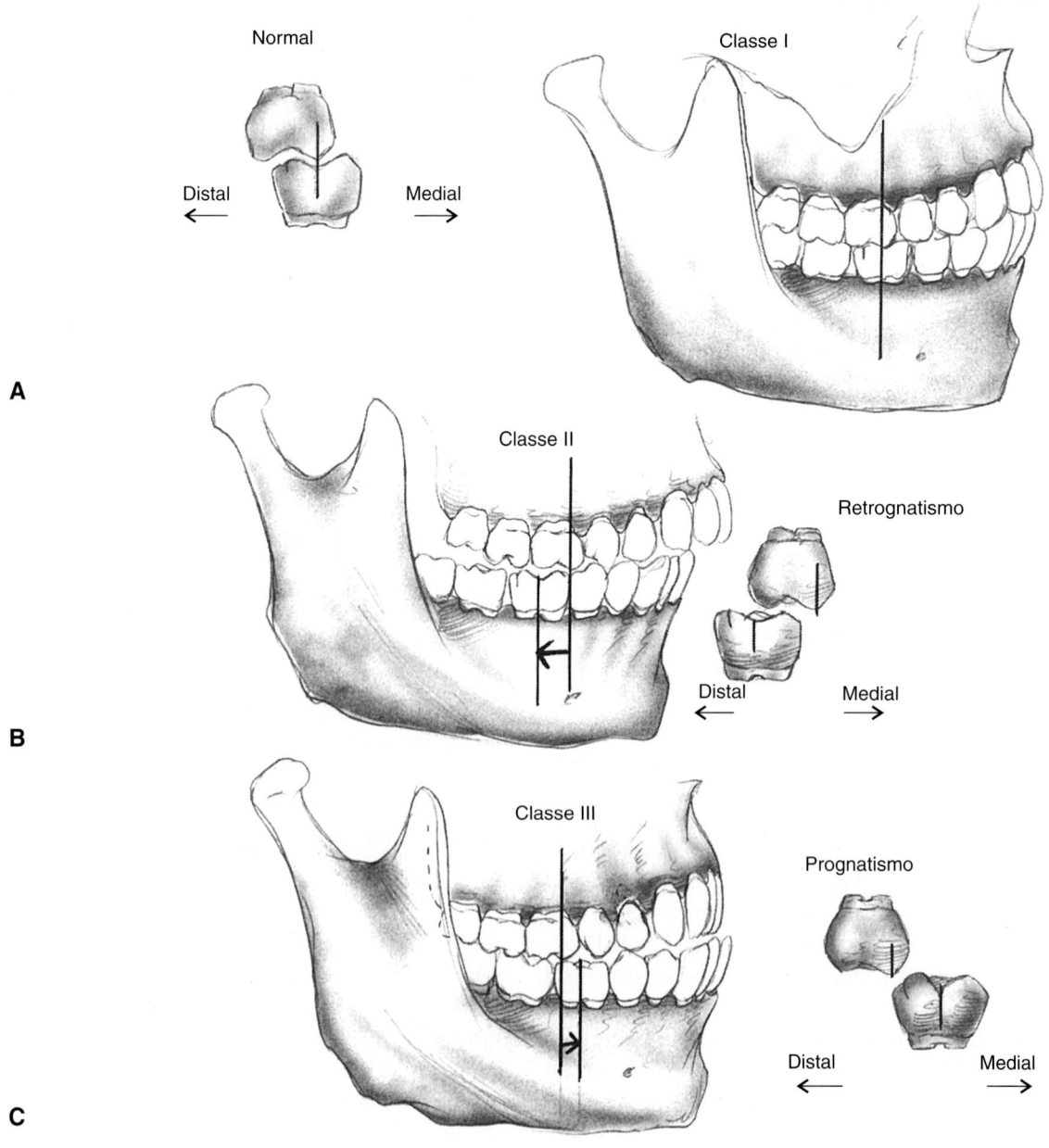

Figura 9.15

Relações dos primeiros molares na classificação de Angle da oclusão dentária (ver explicação no texto). **A:** Oclusão classe I (ortognática). **B:** Oclusão classe II (retrognática). **C:** Oclusão classe III (prognática).

marcos anatômicos dos tecidos moles e esqueléticos são traçados para plotar múltiplos pontos, linhas e ângulos, os quais a seguir são usados para avaliar a posição ântero-posterior dos maxilares e os dentes com referência ao crânio e de uns com relação aos outros. Seis relações principais foram descritas (54): maxila ao crânio, mandíbula ao crânio, maxila à mandíbula, dentes maxilares à maxila, dentes mandibulares à mandíbula e dentes maxilares aos dentes mandibulares. Numerosos sistemas de análise cefalométrica foram propostos; cada um incorpora um conjunto de valores de referência para as medidas lineares e angulares classificadas. Embora as várias medições requeridas neste método sejam elaboradas e um pouco demoradas e trabalhosas, constituem um excelente método de avaliação das relações craniofaciais e ortognáticas.

Fotométricos

Consideração direta das proporções dos tecidos moles em fotografias faciais, em oposição a relações craniofaciais radiográficas, é o método preferido pela maioria dos cirurgiões plásticos faciais. As espessuras dos tecidos moles variam dependendo da região da face. Além disso, o reposicionamento esquelético pós-cirúrgico não é correlacionado de um modo absoluto com uma alteração semelhante no contorno de tecido mole sobrejacente. Uma vez que os cirurgiões plásticos faciais usam rotineiramente fotografias e videoimagens para documentar achados e resultados cirúrgicos dos pacientes, é conveniente usar estas imagens para avaliar as proporções faciais e comparar os resultados pré e pós-operatórios. Similarmente à cefalometria, múltiplos ângulos e relações entre as unidades estéticas são calculados baseando-se no perfil fotográfico. Apenas alguns sistemas de análise de tecidos moles são discutidos. Um excelente sumário de vários sistemas analíticos cefalométricos e fotométricos pode ser encontrado em Powell e Humphries (11).

Sistemas de Análise Selecionados

Peck e Peck (55) descreveram um método fotométrico lateral útil (Fig. 9.16). Ângulos nasal, maxilar e mandibular são medidos para estabelecer proporções verticais. O vértice destes ângulos é no trágio (Tr), e linhas são traçadas até o násio (Tr-N), o ponto definidor da ponta (Tr-Tp), a margem vermelha superior (Tr-Vs), e o pogônio (Tr-Pg). O ângulo nasal avalia altura nasal vertical do násio à ponta nasal (N-Tr-Tp), o ângulo maxilar avalia altura maxilar da ponta nasal ao lábio superior (Tp-Tr-Vs) e o ângulo mandibular avalia a altura mandibular do lábio superior ao pogônio (Vs-Tr-Pg). Os valores normais destes ângulos e outras proporções estão incluídos na Tabela 9.1.

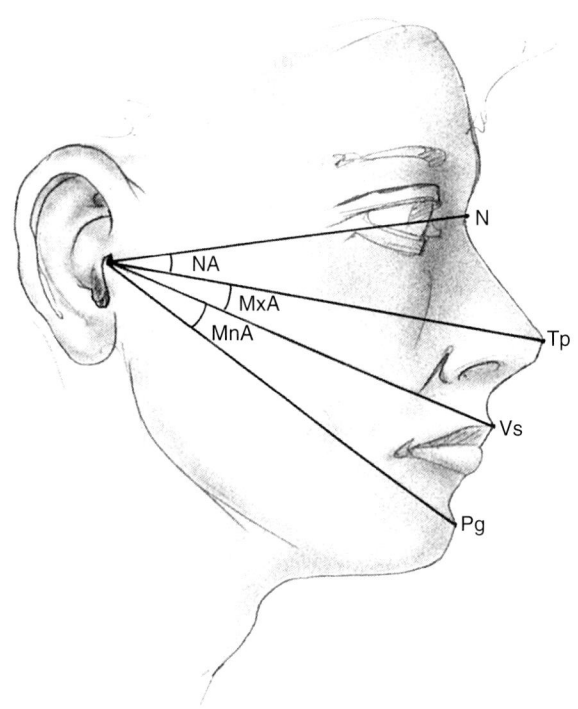

Figura 9.16

Os ângulos faciais de Peck e Peck (22). O ângulo nasal (NA), o ângulo maxilar (MxA) e o ângulo mandibular (MnA) são usados para avaliar as proporções faciais. N, násio; Tp, ponto definidor da ponta; Vs, margem vermelha superior; Pg, pogônio.

TABELA 9.1
VALORES NORMAIS EM ANÁLISE FACIAL

Altura facial vertical [Powell e Humphries (11)]
  Razão de altura nasal (N-Sn): 47%
  Razão de altura facial inferior (Sn-Gn): 53%
  Ângulo de convexidade facial (G-Sn, Sn-Pg): 8–16° (12°)
Triângulo estético [Powell e Humphries (11)]
  Ângulo nasofrontal (G-N-Tp): 115-130°
  Ângulo nasofacial (G-Pg, N-Tp): 30- 40° (36°)
  Ângulo nasomentual (N-Tp-Pg): 120-132°
  Ângulo mentocervical (G-Pg, M-C): 80-95°
Proporções faciais [Peck e Peck (22)]
  Ângulo nasal (N-Tr-Tp): 20-27°
  Ângulo maxilar (Tp-Tr-Vs): 12-27°
  Ângulo mandibular (Vs-Tr-Pg): 14-20°
  Projeção nasal (razão de Goode, A-Tp/N-Tp): 0,55-0, 6:1
  Projeção nasal (razão de Powell, Sn-Tp/N-Sn): 2,8:1
  Ângulo nasolabial (Cm-Sn-Vs): 90-120°
  Razão asa-lóbulo nasal: 1:1
  Largura nasal = distância interocular = ½ distância interpupilar: 30-35 mm
  Razão do terço facial inferior (Sn-St/St-M): 0,5:1
  Projeção horizontal do lábio superior (de Sn-Pg): 3,5 mm
  Projeção horizontal do lábio inferior (de Sn-Pg): 2,2 mm
  Sulco mentolabial (de Sn-Pg): 4,0 mm
  Fenda interlabial: 0-3 mm
  Razão face inferior–garganta: 1,2:1

N, násio; Sn, subnasal; Gn, gnátio; G, glabela; Pg, pogônio; Tp, ponto definidor da ponta; M, mento; C, ponto cervical; Tr, trágio; Vs, margem vermelha superior; A, sulco alar; Cm, ponto columelar; St, estômio.

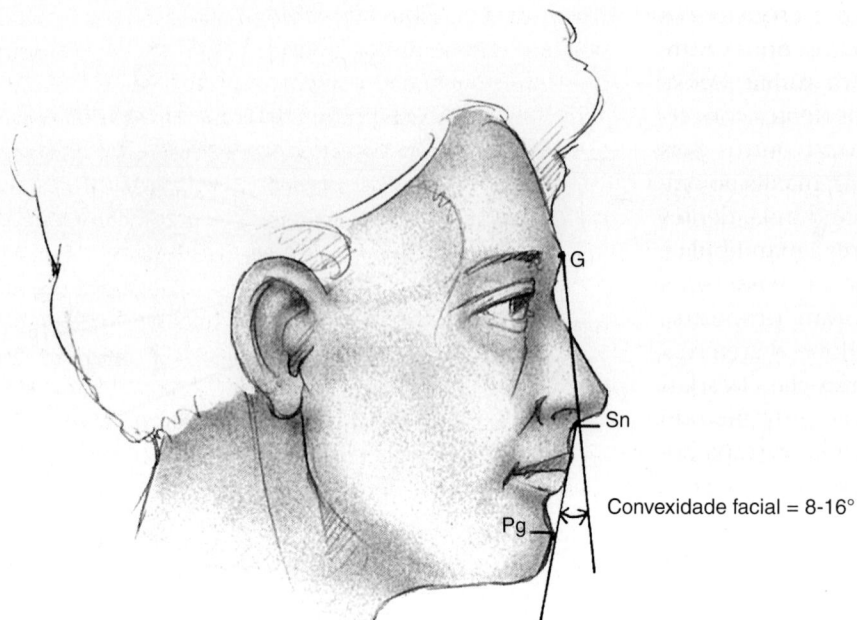

Figura 9.17

O ângulo de convexidade facial de Legan e Burstone (16). G, glabela; Sn, subnasal; Pg, pogônio.

Legan e Burstone (49) usaram análise cefalométrica de tecidos moles para avaliar o grau de convexidade facial (Fig. 9.17). O ângulo de convexidade facial é formado pela linha traçada através da glabela e o subnasal (G-Sn) e a linha do subnasal ao pogônio (Sn-Pg). Para determinar a posição relativa da face média e inferior, uma linha é traçada perpendicularmente à horizontal a partir da glabela (G). A distância horizontal do subnasal (Sn) a esta linha é uma estimativa do grau de prognatismo ou retrognatismo mandibular. Similarmente, a distância horizontal do pogônio (Pg) a partir desta linha constitui uma estimativa do grau de prognatismo ou retrognatismo mandibular.

Powell e Humphries (44) contribuíram para a análise facial com o seu conceito do triângulo estético. Os ângulos importantes neste sistema são o ANF, ANFc, o ângulo nasomentual (ANM) e o AMC. O ANM tem seu vértice na ponta nasal e é formado por linhas traçadas do násio à ponta (N-Tp) e da ponta ao pogônio (Tp-Pg). Novamente, o ANFc é formado pela interseção da linha G-Pg com a linha tangente ao dorso nasal, e o MCA é formado pela interseção da linha G-Pg com a linha M-C. Estes ângulos são usados para definir a relação de todas as cinco massas estéticas da face em relação à testa estável e de umas em relação às outras (Fig. 9.18).

CONCLUSÃO

Os cirurgiões não podem mais obedecer aos avisos do passado advertindo que todo paciente homem procurando cirurgia estética ou todo paciente de rinoplastia devia ser avaliado psicologicamente. A maioria dos pacientes que buscam cirurgia estética é bem informada acerca dos procedimentos que procuram, e poucos têm motivações ocultas. Existem pacientes com psicopatologia subjacente, e o cirurgião cosmético facial deve identificar estes pacientes pré-operatoriamente. Pacientes que provocam uma sensação interna negativa no cirurgião devem sempre ser adicionalmente avaliados.

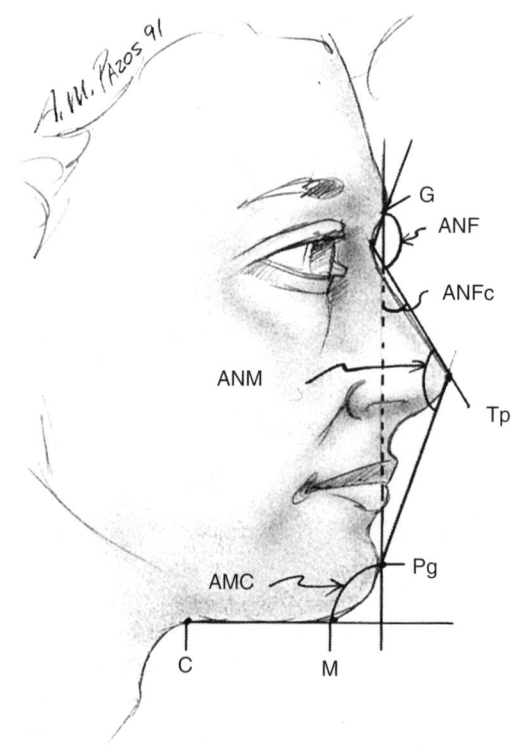

Figura 9.18

O triângulo estético de Powell e Humphries (11). Os valores normais estão citados na Tabela 9.1. G, glabela; ANF, ângulo nasofrontal; ANFc, ângulo nasofacial; ANM, ângulo nasomontual; AMC, ângulo mentocervical; Tp, ponto definidor de ponta; Pg, pogônio; C, ponto cervical; M, mento.

A melhor conduta para com o paciente no pós-operatório preocupado ou insatisfeito é escutar. Quando existe um problema real, o cirurgião deve tranqüilizar e delinear planos para remediação.

Análise objetiva do equilíbrio e proporção faciais constitui uma parte essencial do planejamento pré-operatório antes de cirurgia plástica facial. É importante que os cirurgiões em treinamento tornem-se familiarizados com a prática da análise passo a passo da simetria e proporção faciais. A simetria facial global deve ser avaliada inicialmente, e quaisquer assimetrias existentes devem ser indicadas ao paciente pré-operatoriamente. Antes de avaliar as proporções faciais, devem ser consideradas as relações oclusais dentárias, incluindo classificação de Angle e mordida, para identificar anormalidades de oclusão importantes. Avaliação das proporções faciais verticais em vista frontal e lateral pode a seguir ser avaliada usando-se a regra dos terços faciais (Fig. 9.4). A análise do perfil é realizada observando-se a relação horizontal das massas estéticas com a linha facial anterior (G-Pg). O perfil também pode ser avaliado usando-se o ângulo de convexidade facial. As proporções intrafaciais podem ser avaliadas subseqüentemente calculando-se os ângulos dos triângulos estéticos — os ângulos ANF, ANFc, ANM e AMC — e/ou os ângulos de Peck — ângulos nasal, maxilar e mandibular.

A avaliação separada das massas estéticas deve incluir a testa, os olhos, o nariz, a região malar, o mento e a linha da mandíbula, além dos lábios, do pescoço e das orelhas. A análise nasal frontal deve incluir a largura nasal no dorso e na base e avaliação de qualquer curvatura ou desvio dorsal. A largura da base nasal deve aproximar-se da distância intercantal, e a distância intercantal deve ser aproximadamente a metade da distância interpupilar. Na análise nasal em perfil, uma avaliação do contorno do perfil nasal, o comprimento nasal, o grau de rotação e o NAL, e a extensão da projeção nasal são importantes. Lembrar que o comprimento e projeção aparentes variam com a rotação, quando planejando alterações cirúrgicas.

A posição ideal do mento pode ser estimada traçando-se uma linha vertical do vermelhão inferior. Avaliação exata da posição do mento com relação ao perfil facial pode ser feita determinando-se o AMC ou ângulo face inferior–garganta. A proporção da altura facial inferior para profundidade cervical também é útil na avaliação da projeção do mento. A projeção da linha da mandíbula deve ser avaliada com relação às bochechas, as têmporas e à projeção lateral do pescoço. Também a linha e o contorno da linha de divergência mandibular podem ser determinados na vista frontal. A análise em perfil dos lábios deve incluir a relação à espinha nasal, ao mento, à oclusão dentária e à mordida. Na dimensão vertical, a proporção do comprimento do lábio superior para o do lábio inferior e mento deve ser 0,5:1. A posição horizontal dos lábios pode ser avaliada medindo-se a distância de cada lábio da linha Sn-Pg.

Estas medições podem ser um pouco incômodas quando feitas à mão sobre traçados de radiografias ou fotografias, o que desencoraja o uso da análise facial detalhada em todos, exceto os casos mais complicados. Felizmente, aplicações recentes de videoanálise em computador tornaram a medição das múltiplas linhas, ângulos e proporções requeridas para análise facial muito mais fáceis e mais prontamente adaptáveis ao uso clínico de rotina. De modo semelhante, avanços adicionais em análise tridimensional estão no horizonte.

PONTOS IMPORTANTES

- Selecionar adequadamente os pacientes para cirurgia plástica facial é essencial para evitar pacientes infelizes. O cirurgião deve compreender as expectativas do paciente, se elas são razoáveis, e decidir se pode fornecer o que o paciente espera.
- O conceito de deformidade facial mudou ao longo dos anos e freqüentemente é diferente de paciente para paciente ou entre o paciente e o médico.
- Aproximadamente a metade dos pacientes de cirurgia cosmética exibe depressão pós-operatória clinicamente evidente sem conseqüências sérias. Esquizofrenia não é uma contra-indicação à cirurgia, mas esquizofrenia paranóide é. Os pacientes com problemas psiquiátricos necessitam de avaliação pré-operatória, e o cirurgião deve trabalhar estreitamente com o terapeuta se a operação for realizada.
- Pacientes neuróticos são geralmente candidatos razoáveis para cirurgia estética facial, mas necessitam mais apoio, compreensão e paciência do cirurgião do que os outros pacientes.
- Não importando quão excelente seja o cirurgião, pacientes infelizes aparecerão. Escutando, o cirurgião não está admitindo culpa nem deixando o paciente assumir o controle. Deixar o paciente expressar preocupações mostra ao paciente que o cirurgião se interessa. Este é um passo importante na resolução de conflitos.
- Um sistema de medidas objetivas em vez de avaliação subjetiva é importante para o planejamento pré-cirúrgico. Análise facial completa permite ao cirurgião plástico facial identificar e definir desproporções faciais específicas. Uma vez isto realizado, a determinação precisa dos objetivos cirúrgicos e a correção bem-sucedida daquelas deformidades se segue mais facilmente.
- A simetria facial global deve ser avaliada. Quaisquer assimetrias preexistentes devem ser notadas e apontadas ao paciente. As proporções faciais verticais devem ser avaliadas em vista frontal e lateral usando-se a regra dos terços faciais ou a relação da altura nasal para a altura facial inferior (47% N-Sn, 53% Sn-Gn). Anormalidades nas relações de oclusão dentária devem ser identificadas.
- A análise do perfil começa com a avaliação das posições horizontais das massas estéticas importantes em relação umas às outras e à linha facial anterior e com a medição do ângulo de convexidade facial. Uma avaliação das proporções intrafaciais envolve calcular os ângulos do triângulo estético (11) ou os ângulos faciais de Peck e Peck (22). Os ângulos do triângulo estético incluem o ANF, ANFc, NMA e AMC. Os ângulos de Peck incluem os ângulos nasal, maxilar e mandibular.

Continua

- A avaliação das massas estéticas individuais deve incluir a testa, os olhos, o nariz, a região malar, o mento e a linha mandibular, bem como os lábios, o pescoço e as orelhas.

- A análise facial deve incluir análise de perfil do comprimento nasal, projeção da ponta, rotação, avaliação frontal de qualquer curvatura ou desvio, largura do dorso, base nasal, e uma comparação com a distância intercantal. A análise dos lábios deve incluir avaliação da sua relação com a espinha nasal, mento e dentição na vista de perfil. Na vista frontal, a razão do comprimento do lábio superior para o do lábio inferior e mento deve ser 1:2. A posição horizontal do mento pode ser medida pelo ângulo AMC e o ângulo face inferior–garganta. Uma estimativa da posição ideal pode ser obtida traçando-se uma linha vertical do vermelhão inferior. A linha mandibular deve ser avaliada quanto à sua projeção lateral e à linearidade da sua divergência na vista frontal, bem como a proporção e o contorno do ângulo e a configuração ramo-corpo da mandíbula.

REFERÊNCIAS

1. Grossbart TA, Sarwer DB. Psychosocial issues and their relevance to the cosmetic surgery patient. *Semin Cutan Med Surg* 2003;22:136-147.
2. Maksud DP, Anderson RC. Psychological dimensions of aesthetic surgery: essentials for nurses. *Plast Surg Nuts* 1995;15:137.
3. Sarwer DB, Grossbard TA, Didie ER. Beauty and society. *Semin Cutan Med Surg* 2003;22:79-92.
4. Hilhorst MT. Philosophical pitfalls in cosmetic surgery: a case of rhinoplasty during adolescence. *J Med Ethics: Med Human* 2002;28:61-65.
5. Pruzinsky T. Psychological factors in cosmetic plastic surgery: recent developments in patient care. *Plast Surg Nurs* 1993;13:64-69.
6. Hasan JS. Psychological issues in cosmetic surgery: a functional overview. *Ann Plast Surg* 2000;44:89-96.
7. Phillips KA. Body dysmorphic disorder: the distress of imagined ugliness. *Am J Psychiatry* 1991;148:1138.
8. Honigman RJ, Phillips KA, Castle DH. A review of psychosocial outcomes for patients seeking cosmetic surgery. *Plast Reconstr Surg* 2004;113:1229-1237
9. MacGregor FC. Social and psychologic considerations in aesthetic plastic surgery: old trends and new. In: Rees TD, ed. *Aesthetic plastic surgery*. Philadelphia: WB Saunders, 1980:29-39.
10. Thomas JR, Freeman MS, Remmler DJ, et al. Analysis of patient response to preoperative computerized video imaging. *Arch Otolaryngol Head Neck Surg* 1989;115:793.
11. Jacobson WE, Edgerton MT, Meyer E, et al. Psychiatric evaluation of male patients seeking cosmetic surgery. *Plast Reconstr Surg* 1960;26:356.
12. Meyer E, Jacobson WE, Edgerton MT, et al. Motivational patterns in patients seeking elective plastic surgery: women who seek rhinoplasty. *Psychosom Med* 1960;22:193.
13. Meerloo JA. The fate of one's face. *Psychiatry Q* 1956;30:31.
14. Goin MK, Burgoyne RW, Goin JM, et al. A prospective psychological study of 50 female face lift patients. *Plast Reconstr Surg* 1980;65:436.
15. Pertschuk M. Psychosocial considerations in interface surgery. *Clin Plast Surg* 1991;18:11.
16. Wright MR. Management of patient dissatisfaction with results of cosmetic procedures. *Arch Otolaryngol* 1980;106:466.
17. Hinderer UT. Dr. Vasquez Anon 's last lesson. *Aesthet Plast Surg* 1978;2:375.
18. Housman SB. Psychological aspects of plastic surgery. In: McCarthy JG, ed. *Plastic surgery*. Philadelphia: WB Saunders, 1990:113-138.
19. Hill G, Silver AG. Psychodynamic and aesthetic motivations for plastic surgery. *Psychosom Med* 1950;12:345.
20. Napoleon A. The presentation of personalities in plastic surgery. *Ann Plast Surg* 1993;31:193.
21. Goin MK, Goin JM. Psychological effects of aesthetic facial surgery. *Adv Psychosom Med* 1986;15:84.
22. Meyer E, Knorr NJ. Psychiatric aspects of plastic surgery. In: Converse J, ed. *Reconstructive plastic surgery*. Philadelphia: WB Saunders, 1977:549-564.
23. Schweitzer L The psychiatric assessment of the patient requesting facial surgery. *Aust NZ J Psychiatry* 1989;23:249.
24. Wengle HP. The psychology of cosmetic surgery: old problems in patient selection seen in a new way. Part II. *Ann Plast Surg* 1986;6:487-493.
25. Goin JM, Goin MK. *Changing the body: psychological effects of plastic surgery*. Baltimore: Williams & Wilkins, 1981.
26. Ricketts RM. Divine proportions in facial esthetics. *Clin Plast Surg* 1982;9:401-422.
27. Adamson PA, Galli SK. Modem concepts of beauty. *Curr Opin Otolaryngol Head Neck Surg* 2003;11:295-300.
28. Farkas LG, Hreczko TA, Kolar JC, et al. Vertical and horizontal proportions of the face in young adult North American caucasians: revision of neoclassical canons. *Plast Reconstr Surg* 1985;7:328-338.
29. Langlois JH, Roggman LA, Casey RJ, et al. Infant preferences for attractive faces. *Dev Psychol* 1987;23:363-369.
30. Enquist M, Arak A. Symmetry, beauty, and evolution. *Nature* 1994;372:169-172.
31. Penton Voak IS, Jones BC, Little AC, et al. Symmetry sexual dimorphism in facial proportions and male facial attractiveness. *Proc R Soc Lond* 2001;268:1617-1623.
32. Pearson DC, Adamson PA. The ideal nasal profile: rhinoplasty patients vs the general public. *Arch Facial Plast Surg* 2004;6:257-262.
33. Perrett DI, May KA, Yoshikawa S. Facial shapes and judgements of female attractiveness. *Nature* 1994;368:239-242.
34. Porter JP, Lee JI. Facial Analysis: maintaining ethnic balance. *Facial Plast Surg Clin North Am* 2003;10:343-349.
35. Erbay EF, Caniklioglu CM. Soft tissue profile in Anatolian Turkish adults: Part II: comparison of different soft tissue analyses in the evaluation of beauty. *Am J Orthod Dentofac Orthop* 2002;121:65-72.
36. Yehezkel S, Turley PK. Changes in the African American female profile as depicted in fashion magazines during the 20th century. *Am J Orthod Dentofac Orthop* 2004;125:407-417.
37. Choe KS, Sclafani AP, Litner JA, et al. The Korean American Woman's face: anthropometric measurements and quantitative analysis of facial aesthetics. *Facial Plast Surg* 2004;6:244-252.
38. Porter JP. The average African American male face. *Arch Facial Plast Surg* 2004;6:78-81.

39. Gonzales-Ulloa M. Quantitative principles in cosmetic surgery of the face (profile-plasty). *Plast Reconstr Surg* 1962;29:186-198.
40. Holt GR, Holt JE. Nasoethmoid complex fractures. *Otolaryngol Clin North Am* 1985;18:89.
41. Brennan CH. Correction of the ptotic brow. *Otolaryngol Clin North Am* 1980;13:265-273.
42. Simons RL. Nasal tip projection, ptosis and supratip thickening. *J Ear Nose Throat* 1982;61:452-455.
43. Brown JB, McDowell F. *Plastic surgery of the nose.* St. Louis: Mosby, 1951:30-34.
44. Powell N, Humphries B. *Proportions of the aesthetic face.* New York: Thieme-Stratton, 1984.
45. Crumley RL, Lancer R. Quantitative analysis of nasal tip projection. *Laryngoscope* 1988;98:202-208.
46. Simons RL. Adjunctive measures in rhinoplasty. *Otolaryngol Clin North Am* 1975;8:717-742.
47. Bernstein L. Esthetics in rhinoplasty. *Otolaryngol Clin North Am* 1975;8:705-715.
48. Binder WJ, Schoenrock LD, Terino EO. Augmentation of the malar-submalar/midface. *Facial Plast Surg Clin North Am* 1994;2:265-283.
49. Legan H, Burstone C. Soft-tissue cephalometric analysis for orthognathic surgery. *J Oral Surg* 1980;38:744-751.
50. Taylor CO, Teenier TJ. Evaluation and augmentation of the mandibular angle region. *Facial Plast Surg Clin North Am* 1994;2:329-337
51. Burstone CJ. Lip posture and its significance in treatment planning. *Am J Orthod* 1967;53:262-284.
52. Vig KD, Ellis E. Diagnosis and treatment planning for the surgical-orthodontic patient. *Clin Plast Surg* 1989;16:645-658.
53. Tolleth H. Artistic anatomy, dimensions, and proportions of the external ear. *Clin Plast Surg* 1978;5:337.
54. Khouw FE, Proffitt WR, White RP. Cephalometric evaluation of patients with dentofacial disharmonies requiring surgical correction. *Oral Surg* 1970;29:789.
55. Peck H, Peck S. A concept of facial aesthetics. *Angle Orthod* 1970;40:284-317.

| CAPÍTULO 10 |

Documentação por Imagem – Fotografia Tradicional e Imageamento Digital

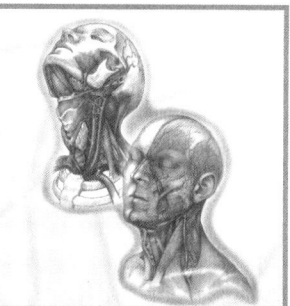

Samuel M. Lam

A documentação por imagem, baseada em filme ou digital, serve a múltiplas finalidades importantes para o cirurgião de cabeça e pescoço: documentação médico-legal, comunicação médico-paciente, educação do leigo e profissional e auto-educação médica. Em particular, a subespecialidade da cirurgia plástica e reconstrutora facial depende muito de fotografias padronizadas, por todas estas razões. Por conseguinte, este capítulo focaliza os princípios da boa fotografia médica relacionados, na sua maior parte, à cirurgia cosmética e à reconstrutora facial. Não obstante, todos os tópicos discutidos podem ser facilmente aplicados por todo o largo espectro da cirurgia de cabeça e pescoço, conforme indicado. O papel emergente, e agora comprovadamente bem estabelecido, da fotografia digital também é revisto em profundidade e contrastado com a fotografia tradicional em 35 mm para ajudar o cirurgião a decidir que formato é mais adequado à sua clínica.

PRINCÍPIOS DE FOTOGRAFIA

Em vez de dividir esta seção em fotografia de 35 mm e digital, os princípios fundamentais básicos subjacentes à boa fotografia são universalmente aplicáveis e podem ser discutidos sem referência a um formato selecionado. O foco principal permanecerá na boa fotografia tipo retrato pré e pós-operatória, uma vez que este assunto representa um dos mais desafiadores e vitais para o cirurgião executar corretamente. Entretanto, algumas dicas práticas sobre fotografias intra-operatórias de qualidade também são descritas.

Consentimento Informado

Respeito pela privacidade do paciente é de importância capital por razões éticas e legais. O uso de fotografia de paciente para finalidades na mídia ou educacionais deve sempre ser precedido por um completo e explícito consentimento escrito. Por exemplo, agora com o desenvolvimento da Internet como uma mídia onipresente, os formulários de consentimento devem refletir toda a mídia na qual o cirurgião pretende usar as fotografias, incluindo imprensa, televisão, dentro do consultório, Internet etc. O cirurgião também pode declarar que a fotografia será usada apenas para finalidades educacionais e restringir o uso das fotografias explicitamente a palestras científicas ou artigos científicos ou ambos. Além disso, pode ser oferecida ao paciente a opção de camuflar sua identidade pela ocultação dos olhos, uso apenas de um ângulo de visão, ou o recorte da imagem de certa maneira prescrita – tudo devendo ser declarado claramente no consentimento e obedecido pelo cirurgião. O cirurgião também deve garantir no consentimento que o nome e a identidade do paciente não serão revelados adicionalmente a não ser que estipulado de outro modo pelo paciente (p. ex., como um atestado).

Padronização

Para que uma fotografia tenha significado, elas devem ser padronizadas da seguinte maneira: mesmo meio fotográfico, equipamento e ajustes *(settings);* posicionamento constante dos pacientes e ausência de elementos de distração (maquilagem, jóias, penteado); e idêntica iluminação e fundo. Além destas considerações, o mesmo fotógrafo (médico ou membro da equipe) deve procurar tirar todas as fotografias porque uma leve interpretação individual destas regras pode levar a resultados fotográficos não semelhantes. Antes de tirar as imagens pós-operatórias, o fotógrafo também deve rever as imagens pré-operatórias e então alterar os parâmetros necessários para combinar com elas. Por exemplo, se a vista oblíqua pré-operatória mostrar que o paciente está virado demasiado lateralmente, o fotógrafo deve procurar combinar o mesmo posicionamento do paciente (ainda que seja abaixo do ideal) de modo que a imagem pós-operatória possa ser comparada de forma significativa.

Equipamento Padronizado

Quer o médico decida em última análise usar filme ou meio digital em sua clínica, a mesma câmera deve ser usada para todas as fotografias "antes e depois", a fim de assegurar a exata reprodutibilidade na imagem fotográfica. Além disso, a mesma lente e ajustes na câmera (abertura, velocidade de obturador e valores de exposição) devem ser mantidos, uma vez que qualquer ligeiro desvio pode causar uma disparidade bastante óbvia em cor, contraste e sombras. Se o cirurgião estiver usando filme, também deve ser usado filme do mesmo estoque básico [*i. e.*, a marca, velocidade do filme, e tipo, reversível de cor (diapositivo, transparência) *versus* negativo, devem ser preservados].

Posição Padronizada do Paciente e Informação Correlata

Posicionamento adequado do paciente é o aspecto mais exigente para obtenção de imagens fotográficas reprodutíveis. Deve ser mantida a mesma distância sujeito-câmera: este objetivo pode ser alcançado colocando-se o banco do paciente e a câmera sobre marcas prescritas no chão (Fig. 10.1). Usando-se lente fixa (*i. e.*, uma lente sem capacidade de *zoom*), o médico pode também minimizar qualquer distorção e variabilidade causadas pela alteração da distância focal. Também deve ser observado o Plano Horizontal de Frankfurt: a linha que corre do ponto subtragal através da margem orbital inferior define o plano horizontal da imagem (Fig. 10.2A-C). O Plano Horizontal de Frankfurt deve ser respeitado nas vias frontal, oblíqua e laterais. Na vista basal, que é obrigatória para rinoplastia, o aumento malar e o trauma mediofacial são definidos pelo alinhamento da ponta do nariz com a linha infra-superciliar (Fig. 10.2D). Na vista oblíqua, o paciente também deve ser virado para um certo ângulo por um destes dois métodos: (a) alinhar o canto interno do olho com a comissura oral, ou (b) alinhar a ponta nasal com a eminência malar (Fig. 10.2B). Qualquer que seja o método escolhido, o cirurgião deve procurar confiar no mesmo método para todas as imagens. Uma outra técnica confiável para assegurar que o paciente se vire para o ângulo correto a cada vez consiste em colocar marcadores na parede que indicam para onde o paciente deve se virar e apresentar a face em uma vista oblíqua e lateral. Ao virar para as posições oblíqua e lateral, o paciente deve rodar o corpo inteiro em alinhamento com a face, e não apenas virar a cabeça para essas posições, o que cria distorção do pescoço, especialmente na vista lateral. Um banco giratório com encosto baixo (que não entra no quadro da imagem) é ideal para esta finalidade.

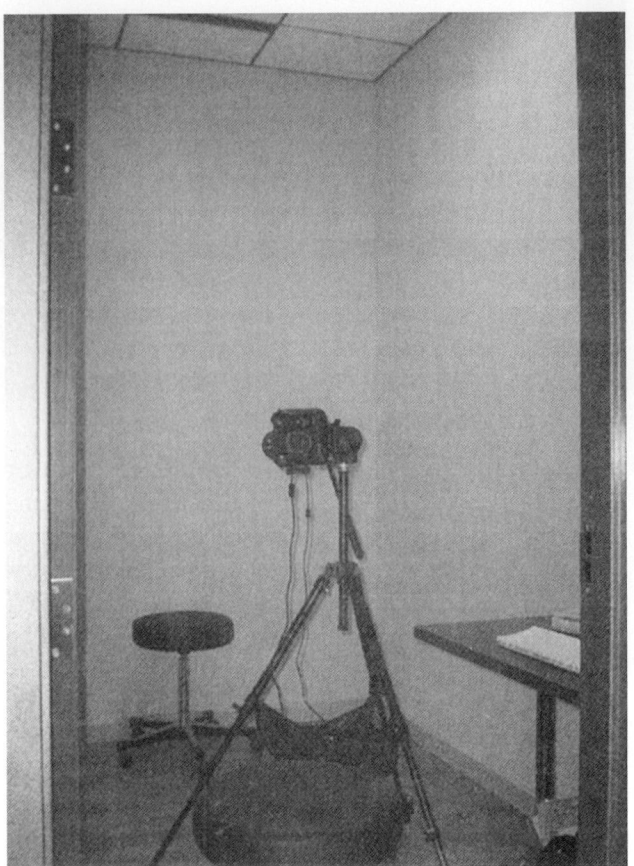

Figura 10.1

Fotografia padronizada exige um aposento dedicado à fotografia onde são tiradas todas as fotografias pré e pós-operatórias. Um banco giratório com encosto baixo ou sem encosto é usado para rodar o corpo inteiro do paciente para o ângulo prescrito para cada vista. A câmera digital é montada sobre um tripé com uma cabeça de liberação rápida que possa facilmente ser ajustada de uma posição de imagem vertical para horizontal. Por sua vez, o tripé repousa sobre uma plataforma rolante para facilitar a manobra. Marcas foram colocadas na parede para guiar o paciente acerca do quanto rodar o corpo nas posições oblíqua e lateral. Nesta arrumação, as pernas de trás do banco do paciente fazem contato com a parede, e a armação do centro do tripé é alinhada com a borda da mesa do computador para manter uma distância padronizada câmera-sujeito. (Se for usada fotografia com *flash*, o paciente não deve ficar tão perto da parede, a fim de evitar sombras grosseiras no fundo.) A parede de trás é pintada em azul claro como cor neutra de fundo.)

Um dos erros mais comuns encontrados é posicionamento do paciente com o pescoço inclinado para cima e estendido, especialmente no paciente mais maduro que quer reduzir a aparência de sobra indesejada de tecido cervical. Além da deformação do pescoço, rotação excessiva ou insuficiente do pescoço pode fazer o nariz aparecer erroneamente em rotação, respectivamente, e comprometeria qualquer fotografia para rinoplastia (Fig. 10.3). Os pacientes também podem reflexamente tentar levantar seus supercílios se tiverem ptose superciliar importante, tornando menos significante o

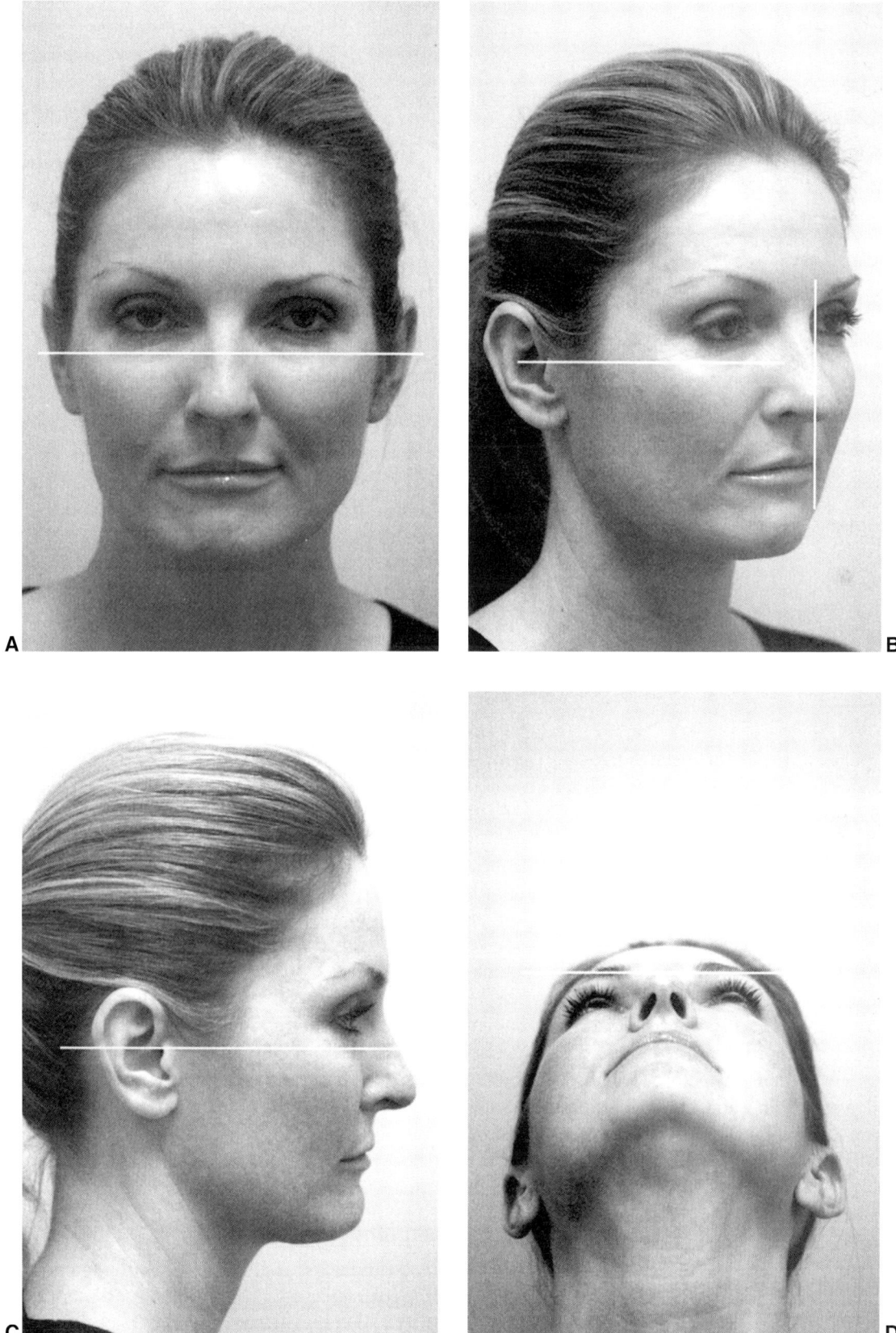

Figura 10.2
Incidências fotográficas padronizadas que mostram vistas (**A**) frontal, (**B**) oblíqua direita, (**C**) lateral direita e (**D**) basal da paciente. As linhas horizontais traçadas em **A-C** indicam o Plano Horizontal de Frankfort que corre através do ponto subtragal e a margem orbital inferior, que deve ser respeitada. A linha horizontal em **D** mostra o alinhamento da ponta nasal com a linha infra-superciliar. A linha vertical em **B** mostra o alinhamento da ponta nasal com a eminência malar.

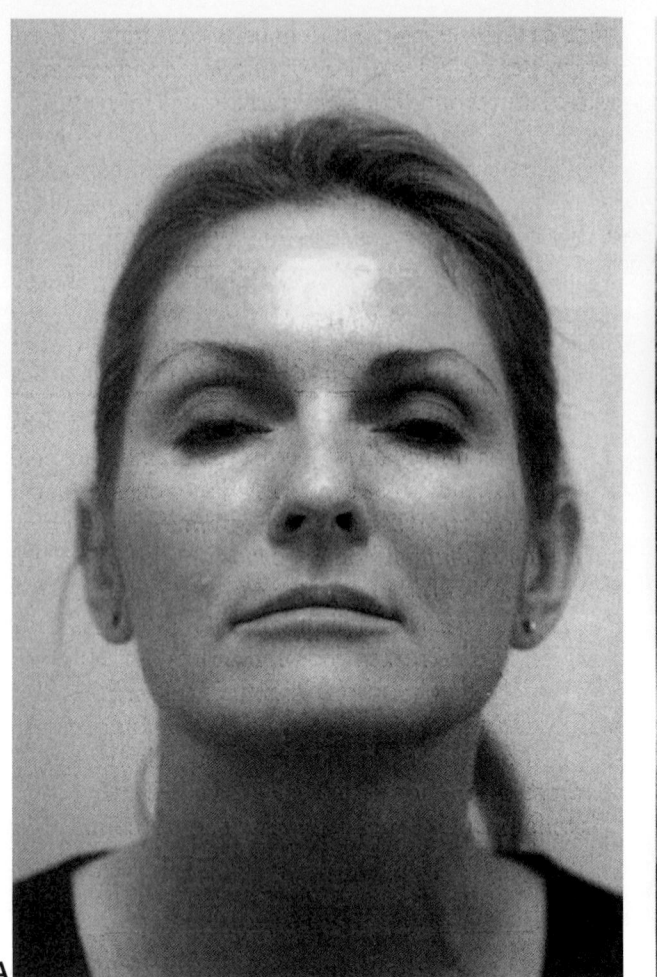 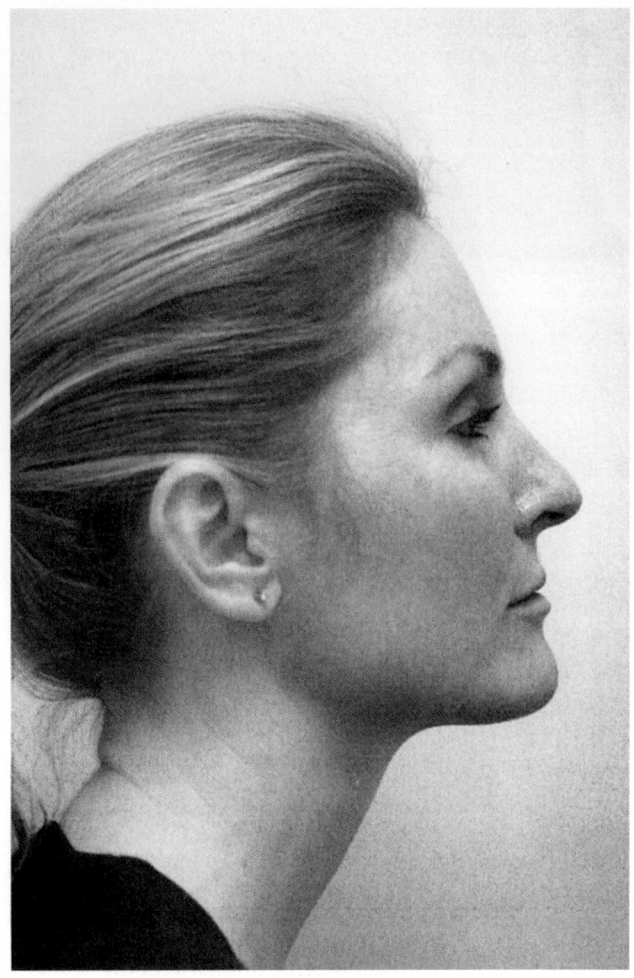

Figura 10.3
A, B: O mau posicionamento da paciente é demonstrado pela hiper-rotação e extensão do pescoço, o que leva à distorção do pescoço cervical e nasal.

resultado pré e pós-operatório para *lifting* de sobrancelha ou blefaroplastia superior. Se o paciente exibir este comportamento, o fotógrafo deve pedir ao paciente para fechar seus olhos com força e abri-los lentamente até que pareçam completamente abertos. Esta manobra ajudará a romper a contribuição inadvertida do músculo frontal. O paciente também pode sorrir instintivamente ao posar para uma fotografia, de modo que o fotógrafo deve lembrar delicadamente ao paciente que nenhuma expressão facial deve ser exibida.

Cada tipo de procedimento cirúrgico planejado obriga a um conjunto diferente de posições padronizadas com ou sem vistas opcionais adicionais (Tabela 10.1) (1). Além do posicionamento do paciente, devem ser reduzidos ao mínimo elementos de distração como jóias, maquilagem, roupa e penteado. Toda jóia obstrutiva (p. ex., colares e brincos) deve ser removida. Gargantilha e colar alto também podem obstruir uma vista direta do pescoço e devem ser tirados ou dobrados para dentro da roupa para efetiva comunicação. Todos os óculos devem ser removidos, independente-

mente de qual cirurgia facial esteja sendo contemplada. O cabelo idealmente deve ser puxado para trás para mostrar uma vista sem obstrução dos olhos, nariz, orelhas, lábios e pescoço e para ser reduzido a um elemento sem importância. Penteados mais curtos que não interfiram com qualquer das principais características faciais e do pescoço podem ser deixados a si mesmos ou passados para trás das hélices das orelhas conforme necessário. Toda maquilagem deve ser removida, especialmente se for planejada alguma intervenção ou revisão de cicatriz.

Iluminação e Fundo

A iluminação também é um elemento crítico que deve ser padronizado. Luz ambiente pode ser usada isoladamente ou em combinação com luzes de enchimento ou *Strobe flash*. Se a iluminação ambiente for demasiado forte e lançar sombra intensa sobre as feições faciais do paciente, então a iluminação de enchimento balanceada poderá ser usada para abrandar estas sombras fortes. Luzes quentes posicionadas a 45° na frente em am-

TABELA 10.1
VISTAS FOTOGRÁFICAS PADRONIZADAS RECOMENDADAS PARA PROCEDIMENTOS FACIAIS ESPECÍFICOS

Procedimento	Vistas Padronizadas
Toxina botulínica (Botox)	Frontal; frontal sorrindo; frontal franzindo; frontal elevação dos supercílios (Todas as fotografias são tiradas antes da primeira sessão, independentemente de que áreas serão tratadas, para intensificar diálogo com o paciente caso o paciente se queixe, bem como para reduzir a necessidade de fotografia adicional se o paciente desejar que outras áreas sejam tratadas durante sessões futuras)
Rinoplastia	Frontal; basal; oblíqua E/D; lateral E/D; ± dorsal (cabeça inclinada para baixo para um nariz recurvado); ± sorrindo lateralmente (se o paciente tiver um músculo abaixador do septo que altera a posição da ponta nasal durante a animação)
Blefaroplastia/*Lifting* de sobrancelha	Frontal; oblíqua E/D; lateral E/D; *close* (Também pode tirar com olhos fechados e mirada para cima)
Ritidectomia	Frontal; oblíqua E/D; lateral E/D
Otoplastia	Frontal; oblíqua E/D; lateral E/D; posterior; *close* lateral E/D (Lembrar de amarrar o cabelo longo para trás em um coque e/ou usar uma faixa para levantar e afastar o cabelo obstrutivo)
Aumento malar	Frontal; oblíqua E/D; lateral E/D; basal
Transplante de cabelo	Frontal; oblíqua E/D, lateral E/D posterior; posterior com cabeça inclinada para trás; frontal com cabeça inclinada para baixo; ± *close* da linha do cabelo anterior/lateral (Ao fotografar o cabelo, este deve ser penteado de uma maneira padrão e eliminado "o volume")
Aumento de lábio	Frontal; oblíqua E/D; lateral E/D; *close* da boca (lembrar de remover batom, delineador labial e outra maquilagem que pode interferir com fotografia reprodutível)
Revisão de cicatriz	Frontal; oblíqua E/D; lateral E/D; em *close* (considerar a redução do valor da exposição para realçar a cicatriz)

bos os lados do paciente pode ser ainda mais abrandada mirando-se as luzes para longe na direção de guarda-chuvas reflexivos. Uma luz *kicker* colocada atrás do paciente pode encher quaisquer sombras restantes lançadas pelas duas lâmpadas colocadas na frente a 45° e programada para se desligar quando o obturador da câmera for apertado (Fig. 10.4). Colocar o paciente afastado uma distância apropriada da parede de trás (~60 cm) também pode minimizar sombras indesejadas. Em geral, *flash* na câmera tende a causar realces e sombras excessivos e uma aparência "lavada" dos tons da pele, mas a experimentação determinará o melhor balanceamento de iluminação para um aposento e câmera particulares. Em vez de usar luzes de enchimento ou *flashes*, a iluminação ambiente e a abertura/exposição da câmera podem ser ajustadas para atingir o objetivo de iluminação desejado. Além disso, a iluminação ambiente pode ser alterada para combinar com o espectro de cor (p. ex., balanceada como luz do dia) do filme usado ou os ajustes da câmera de tal modo que, por exemplo, um tom verde de luzes fluorescentes possa ser evitado. Se sombras e destaques forem desejados para acentuar uma cicatriz ou outra irregularidade de contorno (p. ex., linhas nasolabiais proeminentes para correção com um preenchimento de tecido mole), então as luzes balanceadas de enchimento (se usadas) devem ser desligadas. Além disso, o valor de exposição pode ser reduzido para extrair a característica pretendida. Obviamente, os mesmos ajustes devem ser usados para visões pós-operatórias.

O fundo também deve ser uniforme e de cor clara. Idealmente, um fundo azul-claro é preferido. Um fundo escuro demais pode fazer desaparecer as características faciais e deve ser evitado. Em vez de pendurar um tecido azul atrás do paciente, uma parede lisa pode ser pintada com o azul desejado, uma vez que uma parede permanecerá plana e sem rugas. Novamente, usar exatamente o mesmo aposento com a mesma iluminação ajudará a obter resultados reprodutíveis. Em contraposição, carregar um material portátil de fundo azul de aposento para aposento para fotografar o paciente levará mais provavelmente a inconsistências sutis, se não óbvias, na fotografia. Se uma parede for pintada de azul, pode ser sensato registrar a tonalidade exata de azul, ou o código numérico correspondente, de modo que se o médico tiver que relocar a sala de fotografia no futuro, a mesma cor azul possa ser precisamente reproduzida.

Fotografia Intra-Operatória

Embora boa fotografia pré e pós-operatória permaneça o centro desta seção, técnicas adequadas para superior fotografia intra-operatória devem ser aqui mencionadas. Fotografias intra-operatórias podem ser usadas para documentar médico-legalmente o que se tornou conhecido na sala de cirurgia, mas servem principalmente como ferramenta educacional para outros cirurgiões em treinamento ou como parte de uma apresentação didática em uma reunião científica. Algumas téc-

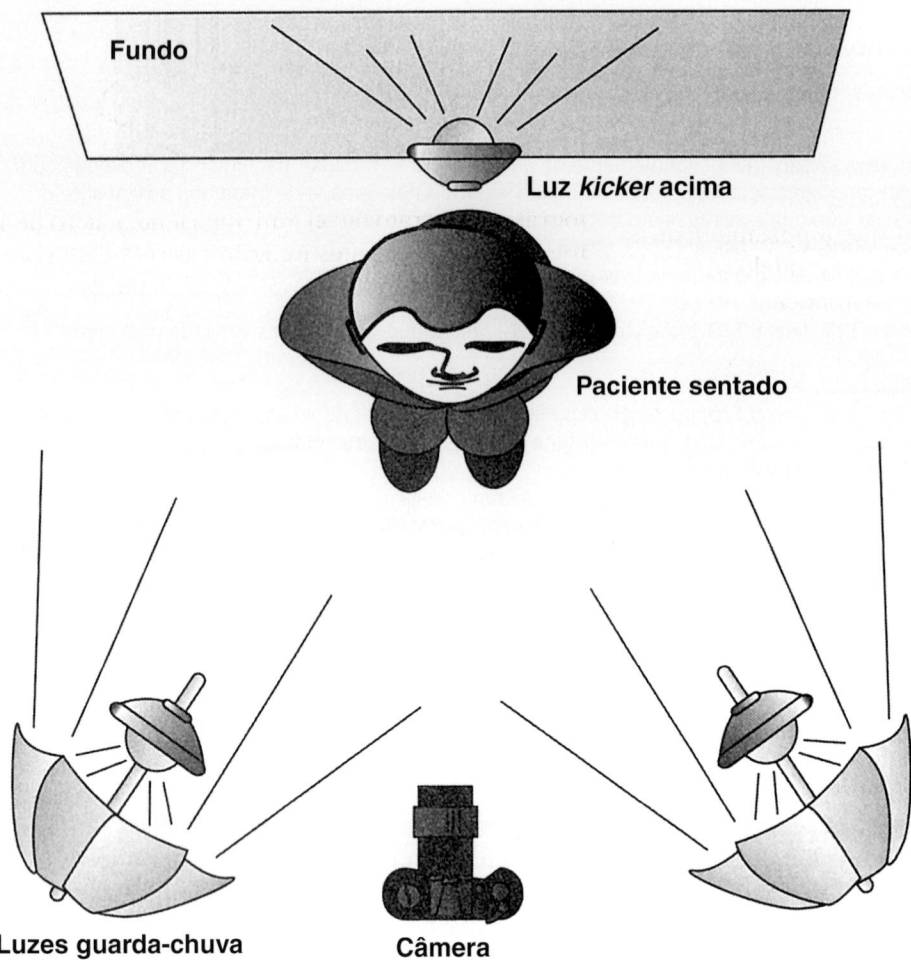

Figura 10.4

Iluminação padronizada é muito importante para boa fotografia. Se a iluminação ambiente for insuficiente ou lançar sombras muito grosseiras, luzes de enchimento podem ser usadas para abrandar as sombras. Idealmente, 2 luzes colocadas em ângulos de 45° na frente do paciente podem ser abrandadas com o uso de guarda-chuvas reflexivos, e uma luz *kicker* que ilumina o fundo pode ser posicionada acima e atrás do paciente. Estas luzes podem ser montadas para lampejar como uma unidade escrava quando o obturador da câmera for apertado, ou permanecer constantemente ligadas, para serem desligadas depois que a sessão de fotografia tiver terminado. (Ilustração por Samuel A. Lam, M.D.)

nicas básicas que evoluíram da experiência prática devem ser mencionadas para ajudar o cirurgião a obter excelentes resultados.

Primeiro, ao tirar qualquer fotografia intra-operatória, deve-se ter o cuidado de remover todas as manchas de sangue nos tecidos do paciente e nas luvas do cirurgião, porque estes elementos que podem parecer inconspícuos através da lente tornam-se ofuscantemente proeminentes quando a fotografia final é vista. Se fotografias seqüenciais forem tiradas para documentar a execução gradativa de um procedimento, o mesmo ângulo deve ser mantido a fim de aumentar a clareza da comunicação. Se um espécime removido for fotografado, uma régua deve ser colocada adjacente a ele para fornecer compreensão dimensional da peça. Uma régua de metal pode muitas vezes lançar uma projeção de luz ou sombra e obscurecer a legibilidade das medidas; em vez disso, uma régua preta com marcas de medida brancas minimiza reflexo e é ideal, embora possivelmente difícil de obter.

Embora uma montagem de *flash* em anel possa fornecer iluminação uniforme intra-oral ou outra iluminação facial, outro método pode servir como melhor opção. As luzes intra-operatórias são desligadas e apenas duas luzes direcionais dedicadas acima da cabeça são posicionadas em ângulos de 45° para a característica facial específica que o cirurgião quer destacar. A câmera é ajustada para *spot meter off* do sujeito de tal modo que o fundo circundante se apaga para um negro uniforme. O fundo azul enrugado de uma veste cirúrgica ou outro campo mantido atrás do sujeito sempre parece não profissional e causador de distração. A técnica descrita deve ser praticada com os ajustes de uma câmera particular até que a exposição correta seja estabelecida (2).

FOTOGRAFIA TRADICIONAL

Fotografia tradicional com filme de 35 mm permanece o "padrão-ouro" pelo qual a qualidade da fotografia digital é julgada. A seção a seguir discute as várias necessidades de equipamento para fotografia de 35 mm: muitos dos componentes discutidos para fotografia de 35 mm também se aplicam ao imageamento digital, uma vez que o corpo da câmera e as lentes projetadas para imageamento digital freqüentemente foram baseados em modelos originais de 35 mm.

Câmera

Os modelos de câmeras podem ser divididos em dois tipos básicos: de apontar e disparar, e *single-lens reflex* (SLR). As câmeras de apontar e disparar tipicamente têm a lente e o corpo vendidos como unidade compacta e são convenientes para finalidades não profissionais como fotografias de férias em que a portabilidade é uma prioridade. As câmeras SLR são modelos da linha mais alta que geralmente consistem apenas no corpo da câmera, com a lente (que pode ser trocada por outras lentes de outras distâncias focais conforme necessário) vendida separadamente. Além da qualidade mais alta da produção que é caracteristicamente associada à câmera SLR, este tipo de câmera também se beneficia da ausência de erro de paralaxe. Uma câmera SLR evita esta distorção porque a imagem vista através do visor equivale exatamente àquela em que a placa do filme será exposta, porque um espelho que transmite a imagem através da lente para o visor é deslocado para expor a placa do filme quando o obturador é apertado.

Com a disponibilidade aumentada dos produtos digitais, os preços das câmeras SLR de 35 mm caíram muito. Não obstante, muitas das características muito avançadas que aparecem em uma câmera SLR são excessivas para fotografia clínica (p. ex., alta freqüência de imagens tiradas por segundo, controles manuais). Uma corpo de câmera SLR básica que acomode lentes de alta qualidade é suficiente para uso clínico.

Costas de Dados

Uma característica opcional que bem pode valer a pena adquirir para um corpo de câmera tipo SLR é banco de dados, que geralmente substitui a porta de dobradiça no lado de trás da câmera usada para trocar o filme. O banco de dados oferece a capacidade de registrar data e hora no filme exposto, o que pode servir como ferramenta útil para lembrar memória, organização fotográfica e documentação legal. As câmeras digitais, em contraposição, não exigem esta característica, uma vez que a hora, data e outra informação são registradas com cada imagem automaticamente.

Visor de Grade

O visor não marcado padrão pode ser substituído em muitos modelos de câmeras por um que possui marcas verticais e horizontais. Estas marcas ajudam o fotógrafo a obedecer às diretrizes enumeradas na Figura 10.1 para boa fotografia (p. ex., o Plano Horizontal de Frankfort). (Grades eletrônicas sob demanda vêm equipadas em alguns modelos top de linha de câmera digital que reproduzem estas característica.)

Lente

Uma lente asférica de fina fabricação que se fixa a uma câmera SLR é o elemento mais crítico para obter fotografias de alta qualidade isentas de distorção, e fundos compatíveis devem ser alocados para sua aquisição. Um fabricante de grande reputação (p. ex., Nikkor ou Zeiss) é um indicador confiável da qualidade de uma lente fabricada. Além da qualidade da lente, deve ser escolhida a lente certa para a finalidade certa. Para fotografia de retrato de 35 mm, uma lente macro de 105 mm fornecerá imagens fotográficas sem distorção de forma, como um nariz desproporcionalmente aumentado e orelhas reduzidas parecendo vistos por lente olho-de-peixe, que podem estar presentes com outros comprimentos focais.

Ajustes de Câmera: Abertura do Diafragma e Velocidade do Obturador

Terminologia básica de fotografia não é revista em profundidade aqui, mas sugerimos uma estratégia simplificada usando ajustes adequados de câmera para implementação clínica. Quatro tipos básicos de ajustes existem na maioria das câmeras SLR avançadas: automático, prioridade da abertura, prioridade do obturador e manual. O modo automático funciona deixando o computador de bordo da câmera decidir a abertura e a velocidade do obturador. Embora intuitivamente atraente, a característica automática pode permitir variabilidade não pretendida. O modo manual permite controle fotográfico absoluto, mas pode ser complicado e produzir fotografias mal expostas em mãos não profissionais. Prioridade de abertura permite ao fotógrafo ajustar o ajuste de abertura enquanto o computador de bordo da câmera automaticamente altera a velocidade do obturador para obter a exposição ideal, dadas as condições ambientes; prioridade do obturador permite o inverso (*i. e.*, controle da velocidade do obturador enquanto o obturador ajusta a abertura automaticamente). Clinicamente, prioridade da abertura é tipicamente o modo preferido de escolha, uma vez que diferentes aberturas permitem ao cirurgião controlar graus variados de profundidade de campo (*i. e.*, que porcentagem de uma fotografia permanecerá em foco). A menor abertura (que se correlaciona com um número "f" mais alto) fornece maior profundidade de campo. Encorajamos o médico a experimentar diferentes ajustes de abertura para determinar a profundidade de campo ideal – uma que não exija uma velocidade de obturador excessivamente longa, que pode por sua vez levar a um tremor da câmera e uma resultante imagem fotográfica borrada.

Tripé

Falando em tremor de câmera, um tripé sobre o qual uma câmera pode ser montada promove uma plataforma estável para fotografia de retrato. Para uso intra-operatório, montar e usar um tripé pode ser excessivamente complicado e também violar o campo cirúrgico estéril. Se um tripé for usado para fotografia de retrato, vale a pena adquirir diversas características do tripé. Uma característica de liberação rápida da cabeça do tripé permite que a câmera seja rapidamente removida e manejada à mão livre conforme necessário. Um colo de tripé facilmente ajustável que permita rotação da câmera para obter enquadramento horizontal e vertical também é uma característica importante. Finalmente, rodas que possam ser montadas na base do tripé proporcionam fácil manobrabilidade de modo que o tripé pode ser posicionado sem ter que o levantar e o carregar.

Filme

Embora a fotografia tradicional baseada em filme possa ser dividida nos tipos de 35 mm, formato médio e formato grande, 35 mm permaneceu a base da fotografia clínica prática, com os últimos dois tipos relegados a empreendimentos não-médicos, artísticos. O filme de 35 mm pode ser adquirido como negativo ou para transparência (reversível). Geralmente, o último tem sido preferido por várias razões. Filme de diapositivo produz tons de pele precisos, é relativamente barato, é fácil de projetar para comunicação científica e aos pacientes, exige pouco espaço de armazenamento, e pode ter boa preservação de arquivo. Em geral, se estiver presente iluminação suficiente, então um filme de grão fino como filme de velocidade 25 ou 64 é preferido pela alta qualidade da imagem e reprodutibilidade da imagem quando ampliada (3). Se o médico preferir permanecer em um meio baseado em filme, aconselhável considerar o uso de uma câmera digital ou uma Polaroid para *feedback* imediato para se assegurar de que a imagem necessária foi obtida. Uso de uma câmera digital ou Polaroid facilita diálogo imediato com o paciente, que de outro modo seria adiado em virtude da necessidade de revelar o filme de diapositivo.

FOTOGRAFIA DIGITAL

Alguns anos atrás, a fotografia digital estava em uma fase nascente de desenvolvimento, e os capítulos descreviam o imageamento digital apenas brevemente como uma alternativa. Hoje, a fotografia digital deu largas passadas tecnológicas e está desafiando a fotografia de 35 mm por causa dos seus muitos benefícios: ausência de custos de filme, *feedback* instantâneo da imagem, capacidade de transformação *(morphing)* digital, nenhum espaço físico de armazenagem, nenhum tempo ou despesa de processamento, e fácil reprodutibilidade e *backup*. Não obstante, o custo de montagem inicial para fotografia digital pode ser bastante alto em virtude das necessidades associadas de *hardware* (p. ex., computador, cabos, *software*, armazenamento). Hoje, a maioria dos consultórios já usa computador, de modo que pouco dispêndio adicional de *hardware* é necessário tipicamente. Além disso, o custo da tecnologia está caindo rapidamente, e a ausência de artigos de consumo superará a montagem muito rapidamente, a não ser que cada fotografia seja impressa, por exemplo, em papel caro a jato de tinta. A principal crítica levantada contra fotografia digital no passado ocupava-se com a alegada qualidade duvidosa da imagem em comparação com o padrão-ouro do filme de 35 mm. Entretanto, esse argumento é verdadeiramente obsoleto com o aumento das câmeras de 12 *megapixels* e além. Nenhuma comparação precisa pode ser feita entre um *pixel* digital e o grau de halogeneto de prata do filme, mas este argumento na realidade chega à beira de antiga discussão acadêmica e não tem qualquer importância clínica prática. Esta seção discute aparelhos de *input* [câmeras digitais e *scanners* (para converter imagens de 35 mm para digitais)]; processamento de imagem e armazenamento (compressão, arquivamento e transformação *(morphing)* digital); e aparelhos de saída (*output*; impressoras e projetores) (4).

Aparelhos de *Input*

Câmeras

Tal como as câmeras de filme de 35 mm, as câmeras digitais podem ser amplamente classificadas como de apontar e disparar e modelos tipo SLR (Fig. 10.5). Em virtude do custo de uma câmera digital SLR, muitos consumidores adquirem um modelo digital de apontar e disparar. Como as câmeras de 35 mm, uma câmera digital SLR pode oferecer mais alta qualidade de imagem e flexibilidade. Muitas vezes, um modelo digital SLR acomodará lentes de 35 mm tradicionais, o que pode economizar grandemente na despesa do proprietário destas mesmas lentes. Obviamente, uma lente esférica de alta qualidade alcança valor comparável àquele na fotografia de 35 mm. Entretanto, diferentemente da fotografia tradicional em filme de 35 mm, o corpo da câmera digital contribui significativamente para a qualidade da imagem, em termos da resolução em *pixels*, variação de cor, faixa dinâmica (*i. e.*, a capacidade de capturar ao largo espectro de brancos brilhantes a pretos escuros) e sensibilidade à luz. Por estas razões, como mencionamos quanto às câmeras SLR, é imperativo que a mesma câmera digital e lente (para não falar da mesma iluminação e estúdio) sejam usados, a fim de atingir resultados fotográficos constantes. Diferentemente do filme de 35 mm em que uma lente tipo macro de 105 mm fornece uma imagem livre de distorção na fotografia de retrato, várias lentes podem fornecer uma imagem verdadeira 1:1 para uma câmera digital particular, com base no tamanho do CCD (*charge-coupled*

para um valor "f" específico, em comparação com uma montagem tradicional de 35 mm. Em geral, um valor "f" numérico menor (*i. e.*, abertura mais larga) dará uma profundidade de campo maior que em uma câmera de 35 mm equivalente. Apesar destas diferenças, muitos dos princípios descritos para boa fotografia e equipamento básico são paralelos aos discutidos para fotografia de 35 mm.

Scanners

Scanners são usados para converter uma biblioteca de 35 mm ou selecionar imagens impressas para passá-las para meio digital. Basicamente existem dois tipos: *flatbed scanners* e *film scanners*. O primeiro consiste em uma câmera especializada abrigada embaixo de um painel de vidro claro com uma cobertura opaca dura, que escaneia uma imagem de uma maneira linear para convertê-la em uma versão digital. O *scanner flatbed* se beneficia de versatilidade (capacidade de escanear múltiplos meios, como fotografias, tabelas, gráficos, texto, e – com o adaptador adequado – até mesmo transparência ou filme negativo) e economia (um custo relativamente baixo). Os *scanners* de filme são dedicados a escanear apenas *slides* (diapositivos) ou negativos e podem fazê-lo freqüentemente muito rapidamente e a uma resolução mais alta. Infelizmente, também tendem a custar consideravelmente mais caro. *Software* sofisticado de correção de imagem para reparar *slides* danificados e desbotados também é fornecido em alguns *scanners* de filme de top de linha, como na série da Nikon de *scanners* de filmes.

Quatro parâmetros definem a qualidade de saída final de um *scanner*: resolução óptica, profundidade de *bits*, exatidão de cores e densidade óptica. A resolução óptica refere-se simplesmente ao número de *pixels* por polegada (ppi) e pode ser obtida por um *output* simples *pixel* por *pixel* ou manipulado por um processo conhecido como *interpolação*, que pode se comprovar inferior. A maioria dos *scanners* oferece uma resolução óptica entre 300 e 4.800 ppi e uma resolução interpolada de 0 a 1.990 ppi. Em geral, escanear a 300 ppi é suficiente para materiais impressos, enquanto uma resolução de 72 ppi é adequada para *display* da *web* ou monitor. Profundidade de *bit* designa o número máximo de cores que cada *pixel* de uma imagem pode exibir. Este valor numérico é expressado sob a forma de um valor exponencial de 2. Por exemplo, uma imagem de 1 *bit* tem duas cores (2^1), como branco e preto. Embora a maioria dos monitores apenas tenham *output* de imagens de 24 *bits* (*i. e.*, 2^{24} ou 16,7 milhões de cores), os *scanners* podem exceder este valor e ter 30, 36 ou mesmo 42 *bits*. Estes *bits* mais altos não são supérfluos, no entanto; os dados adicionados sofrem um processo de seleção dos melhores *bits* de informação de cor, para

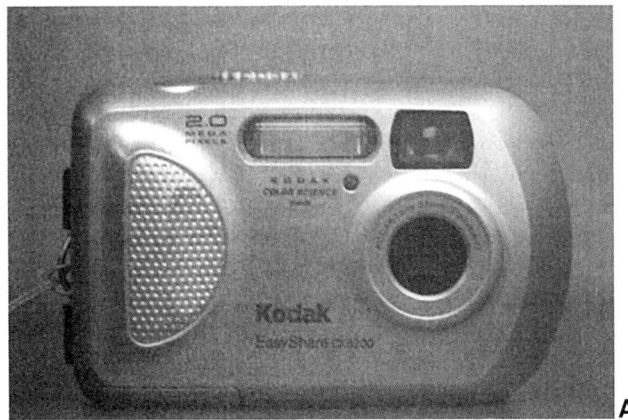

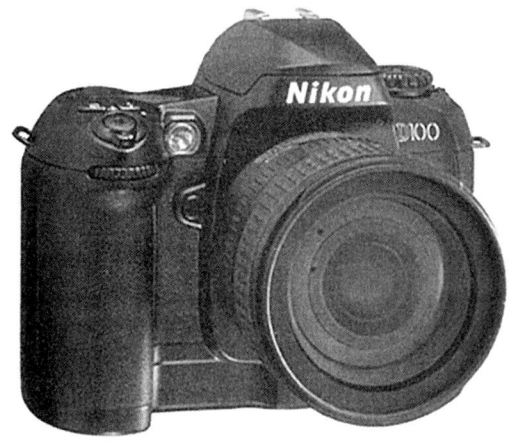

Figura 10.5
Similarmente às câmeras de 35 mm, as câmeras digitais podem ser classificadas como modelos de apontar e disparar (**A**) e *single-lens reflex* (SLR) (lentes reflexas únicas) (**B**). Diferentemente da fotografia em 35 mm, o corpo da câmera digital pode ser tão importante quanto a qualidade da lente para se obter resultados fotográficos superlativos. Em geral os modelos SLR digitais têm melhor qualidade de fabricação, mas o consumidor em perspectiva deve sempre avaliar revisões objetivas antes de qualquer aquisição.

device) ou CMOS *(complementary metal-oxide semiconductor)*, o que seria análogo da placa do filme de 35 mm. O consumidor em perspectiva deve perguntar ao fabricante da câmera digital SLR qual a distância focal da lente que fornecerá uma imagem 1:1 livre de distorção para esse modelo específico de câmera. Uma vez que não é usado filme, as graduações ISO ou ASA que descrevem a sensibilidade à luz de um filme básico particular não são aplicáveis a câmeras digitais. Não obstante, como a maioria dos consumidores é familiarizada com o que significa uma graduação ISO/ASA, algumas câmeras digitais adotaram esta terminologia para descrever a sensibilidade à luz de um CCD/CMOS, com os modelos digitais-padrão tendo uma graduação ISO entre 50 e 200, e as top de linha, acima de 400. A profundidade de campo também pode ser diferente

fornecer um produto de *output* de 24 *bits*. A exatidão de cor designa a capacidade do *scanner* de reproduzir fielmente as cores da imagem fotográfica original. O International Color Consortium (ICC) mede esta exatidão com o valor "Delta E". Bons valores Delta E caem abaixo de 10, enquanto os valores piores excedem 30. Finalmente a densidade óptica (OD) geralmente é um descritor apenas em modelos top, de linha e denota o brilho que um *scanner* é capaz de capturar. A OD é expressada de um modo logarítmico tal que um *scanner* com uma D (ou OD) de 3,6 terá 10 vezes o brilho de um com apenas 2,8 D. Se um *scanner* não apresentar uma OD, a graduação provavelmente cai entre 2,8 e 3,0. Recomenda-se ter um mínimo de 3,2 D para transparências e 3,4 D para negativos.

Recuperação, Armazenamento e Transformação *(Morphing)* de Imagens

Compressão

Compressão designa o algoritmo matemático usado para reduzir o tamanho global de uma imagem e portanto a alocação necessária de memória. Embora existam muitos formatos competidores de compressão, os dois mais populares e importantes para utilidade clínica são TIFF *(Tagged Image File Format)* e JPEG *(Joint Photographic Experts Group)*. TIFF representa uma compressão "sem perda", na qual nenhuma perda na resolução da imagem ocorre depois que a imagem é comprimida. Infelizmente, devido à menor razão de compressão (tipicamente 2:1 ou 3:1), os tamanhos de arquivos podem ser bastante grandes, da ordem de vários *megabytes*. As imagens JPEG são "com perda" (*lossy*) que perdem alguma qualidade (geralmente não detectável pelo olho humano) quando comprimidas com redução no tamanho do arquivo de 10:1 a 300:1. Claramente, quanto mais o arquivo é comprimido maior a perda em qualidade. Curiosamente, a cada vez que uma imagem JPEG é aberta ou alterada de alguma maneira e a seguir é salva, é acarretada perda adicional da qualidade da imagem. Se a imagem for manipulada numerosas vezes, pode ser sensato trabalhar a partir de uma imagem TIFF e então converter para JPEG na edição final.

Edição e Transformação (Morphing)

Uma das queixas acerca do imageamento digital diz respeito à capacidade de "tratar" ou alterar uma imagem. Esta acusação é um pouco mal-orientada porque o filme de 35 mm também pode ser alterado digitalmente e devolvido ao seu formato original. Ademais, alguns *softwares* de edição, como o sistema Mirror da Canfield Scientific, possuem um processo de autenticação embutido para detectar imagens alteradas. O que constitui edição ética? Balanceamento de cores e ajuste fino de tonalidades e brilho, do mesmo modo que se você tivesse mandado o filme para um laboratório de processamento, deve ser considerado correto. Além disso, extrair elementos estranhos de uma imagem, contanto que a integridade da imagem não tenha sido minada, deve também ser julgado aceitável. Estas ferramentas poderosas realçam as forças do formato digital. Edição intencional, ou *morphing*, permite alteração de uma imagem digital de modo que o cirurgião possa comunicar ao paciente um resultado estético pretendido. Cuidado deve ser tomado para evitar se exceder em promessa e para lembrar ao paciente as deficiências em precisão de uma imagem transformada digitalmente. *Morphing* pode ser particularmente eficaz ao demonstrar a um paciente a mudança no perfil nasal ou alteração na região do pescoço e mento, ou ambas, por duas razões principais. Primeira, o paciente raramente se vê de perfil. Segunda, os tecidos moles são contrastados contra um fundo azul, tornando alterações da imagem relativamente simples (em comparação com mover a pele sobre a pele em uma vista frontal).

Arquivamento

A ausência de espaço físico que uma biblioteca digital ocupa também é um benefício inegável. Entretanto, o médico deve saber escolher um bom programa de arquivo inicialmente de modo a que o crescente catálogo de imagens digitais possa ser facilmente organizado e subseqüentemente recuperado. Os dois tipos básicos de *software* de arquivamento são *browser* e catálogo. *Software* tipo *browser* permite recuperação simples de imagens gráficas e geralmente vem gratuitamente com as câmeras digitais adquiridas. Em contraposição, *software* de catálogo freqüentemente permite manuseio mais sofisticado de muitos tipos de arquivos (texto, gráfico, vídeo e áudio) e pode afixar metadados a um arquivo. *Metadados* designa o texto descritivo que pode ser afixado a um arquivo para facilitar sua recuperação (p. ex., "Susan Smith", "Nariz Torto"). Freqüentemente é mais fácil manter o nome alfanumérico que uma câmera atribui a uma imagem (p. ex., DSC_1789.jpg) e simplesmente afixar metadados descritivos a ele. Ao organizar imagens dos pacientes em uma ordem hierárquica, colocação do ano, seguido pelo mês, e depois o dia (p. ex., 2005-11-6 para 6 de novembro de 2005) é preferido, de modo a que a ordem cronológica seja mantida.

Armazenamento

Imageamento digital permite *backup* infinito sem a considerável despesa associada a copiagem de transparências ou negativos de filmes. Fazer *backup* dos dados deve ocorrer em base diária ou semanal, e os dados devem ser armazenados no local e fora do local para assegurar proteção máxima. Muitas opções existem para armazenamento de dados incluindo *drives* magnéticos, *drives* magnético-ópticos, *drives* de fita e *hard drives*. Em geral, fita e meios magnéticos são preferidos para *backups* de grande armazenamento, enquanto meios ópticos são mais bem adaptados para armazenamento menor arquivo a arquivo.

Equipamentos de Saída *(Output)*

Impressoras

Existem três tipos principais de impressoras para reprodução fotográfica: jato de tinta, sublimação de corante e color *laser*. As impressoras a jato de tinta compõem a maioria das vendas de impressoras e podem fornecer alta qualidade de resolução na impressão. Elas funcionam lançando pequenas quantidades de tinta sobre o papel em meios-tons que são acumulados um em cima do outro. Os parâmetros que definem uma impressora de alta qualidade são os seguintes: resolução da impressora expressada em *dots per inch* (dpi), uma boa impressora tendo acima de 1.440 dpi; o número de cartuchos de cor (três sendo um número relativamente baixo, e seis sendo um número favorável); e o tamanho das gotículas de tinta (3 a 4 pL é superior a 6 a 18 pL). Resistência à luz designa a capacidade da impressora de produzir uma imagem que retém cor e evita mudanças de cor desfavoráveis com o tempo, com alguns modelos recentes sendo capazes de exceder 100 anos em resistência à luz. As impressoras de sublimação de corante, ou *dye-subs*, operam depositando tinta vaporizada levantada de uma fita colorida sobre um papel especializado para obter uma impressão de tom mais contínuo. Infelizmente, estas impressoras são mais caras e pode imprimir apenas um tamanho predeterminado (p. ex., 5 × 7 ou 8 × 10 polegadas). Os custos do papel também podem exceder os de papel de qualidade para jato de tinta. As impressoras color *laser* podem produzir imagens de alta qualidade a uma velocidade maior do que as impressoras a jato de tinta. Além disso, os custos de consumíveis podem ser mais baixos, e as máquinas são mais duráveis. Entretanto, o dispêndio inicial de custo de uma impressora a *laser* pode ser consideravelmente mais alto que para uma a jato de tinta padrão. O volume do consultório e o gasto de custeio ditarão que impressora é mais adequada para o trabalho. A única limitação importante ainda enfrentada pela conversão de imagens *on-screen* (na tela) para digitais impressas relaciona-se com a correção das cores. Muitas imagens digitais são criadas em modo RGB (vermelho-verde-azul), que é nativo nos monitores de computador. Entretanto, as impressoras operam em modo CMYK [cíano, magenta, amarelo e preto (o código-"chave")]. A transferência de um esquema de cores para outro pode causar algum desequilíbrio de cores. Detalhes sobre correção de cor estão além dos objetivos deste capítulo.

Projetores

Conferências científicas, de *marketing* e de negócios atestaram o advento da revolução digital: cada vez mais, projetores digitais são preferidos aos projetores de *slides* tradicionais para comunicação eficaz. A capacidade de incluir animação e trechos de vídeo durante uma apresentação digital tornou o formato digital um meio de comunicação inquestionavelmente superior. Os diferentes tipos de projetores que são disponíveis hoje em dia incluem tubos de raios catódicos (CRTs), *displays* de cristal líquido (LCDs), projetores de luz digitais (DLPs) e painéis de *display* digital (PDPs). Os projetores CRT fornecem um sinal estritamente análogo, em comparação com todos os outros tipos pré-citados. Apesar deste fato, alguns proponentes dos CRTs argumentam que eles fornecem qualidade de imagem tão boa, se não superior, quanto suas contrapartes digitais. Os projetores LCD podem ser divididos em tipos polissilício de mais alta qualidade e estilos de matriz ativa padrão. DLPs dependem de microespelhos e foi citado que produzem imagens mais brilhantes e têm capacidade de vídeo superior. Entretanto foi considerado que os LCDs têm melhor contraste e saturação de cor. As telas de plasma operam combinando *pixels* com fosforescência de CRT.

Diversos parâmetros específicos devem ser pesquisados ao avaliar a utilidade de um projetor. Claramente, portabilidade é importante para alguém procurando esta opção. A resolução nativa vem em VGA (640 × 480), SVGA (800 × 600), XGA (1.024 × 768), SXG (1.280 × 1.024) e UXGA (1.600 × 1.200). CRTs não têm uma resolução nativa e são considerados independentes de resolução, o que significa que não necessitam ser combinados com a resolução de um monitor. Em contraposição, os projetores digitais devem ser combinados à resolução de um monitor tão precisamente quanto possível. Se vários computadores forem pretendidos para uso com um projetor, então o projetor deve ser combinado com o monitor de computador com a mais alta resolução. O mínimo de um projetor SVGA deve ser adquirido para apresentações gráficas simples, mas um SXGA é preferível. O brilho de um projetor é medido em lúmens ANSI, com um mínimo de 300 a 500 ANSI sendo recomendado para salas fracamente iluminadas e 1.000 ANSI para uma sala bem iluminada. Para um auditório, pelo menos 1.500 ANSI deve ser procurado. A razão de contraste que descreve a faixa de mais brilhantes brancos aos mais escuros negros também é uma característica valiosa, com uma variação de 100:1 (baixa) a 2.000:1 (alta). Lentes *zoom* permitem ajuste do tamanho da imagem sem o encargo de ter que mover a unidade. Correção-mestra digital ajusta a imagem para reduzir distorções que se originam de apontar o projetor para a parede fazendo um ângulo. A vida da lâmpada pode variar de 40 a 40.000 horas, a maioria caindo entre 1.000 e 2.000 horas. Substituição da lâmpada pode ser cara, de modo que este fator também deve ser integrado na escolha de um projetor.

PENSAMENTOS FINAIS E O FUTURO

Bons princípios fotográficos devem ser obedecidos quer trabalhando em fotografia de 35 mm ou digital. A documentação fotográfica deve sempre ser obtida em qualquer empreendimento cosmético ou reconstrutor, mas também pode servir como ferramenta confiável para outros tipos de procedimentos cirúrgicos na cabeça e pescoço em uma base individual caso a caso. A ascensão da fotografia digital transformou o panorama da comunicação científica e profissional. À medida que a tecnologia continua a evoluir, a fotografia digital mais provavelmente suplantará inteiramente o filme análogo de 35 mm. A edição seguinte deste capítulo provavelmente terá o título mais curto "Documentação por Imagem: Imageamento Digital".

PONTOS IMPORTANTES

- Fora o fotógrafo e o sujeito, apenas quatro elementos são necessários para tirar uma fotografia: corpo de câmera, lente, filme e iluminação. Para imageamento digital, um cartão de memória substitui o filme. Um computador com suficiente memória RAM e no HD, *software* de tratamento de imagem e leitor de cartão de memória também é necessário para registrar uma imagem digital.
- Uma câmera SLR com lente macro de 80 a 105 mm de alta resolução proporciona a perspectiva adequada em fotografia facial. Uma câmera digital com resolução de 2 a 3 milhões de *pixels* e os mesmos parâmetros de lente "equivalente a 35 mm" é preferível. Exposição adequada do filme pode ser assegurada através de ajustes padrão (valor "f" e velocidade de obturador) que podem ser predeterminados e estabelecidos para uma dada situação de iluminação que não se altera.
- Iluminação pode ser o componente isolado mais importante do processo. Três tipos de fontes de luz são comumente usados em fotografia médica: o *flash* em anel para fotos em cavidade profunda; unidades de duplo *strobe flash* afixadas à câmera, e iluminação de estúdio estacionária dupla.
- Um fundo azul-médio é comumente usado para fotografia e imageamento digital estáticos. Outras cores populares incluem cinza, bronze-claro e azul-claro.
- Obtenção de consentimento adequado para fotografia e o uso das fotografias devem constituir prática padrão. O consentimento deve permitir ao paciente selecionar ou rejeitar todos os usos potenciais das fotos e deve ser preparado obedecendo à respectiva legislação estadual.
- Constância na técnica fotográfica é capital em documentação por imagem médica. Registros fotográficos padronizados e precisos são necessários para comparação realística do pré-operatório e resultado pós-operatório.
- Cada vista fotográfica deve obedecer a um padrão estabelecido de tal modo que marcos anatômicos faciais confiáveis fiquem em posições constantes.
- A dedicação ao detalhe no posicionamento do paciente para cada fotografia constitui um componente saliente para assegurar imagens de qualidade. Grande atenção deve ser dirigida para assegurar uma linha horizontal de Frankfort nivelada. O fotógrafo não deve permitir levantar o queixo ou inclinar a cabeça. O cabelo deve ser puxado da face para trás, e jóias e maquilagem removidas.
- Um sistema organizado de arquivar e armazenar fotos é útil para fácil recuperação. Isto é grandemente facilitado com o uso de imagens digitais e *software* de tratamento de imagem.

REFERÊNCIAS

1. Kontis TC. Photography in facial plastic surgery. In: Papel L Jr, ed. *Facial plastic and reconstructive surgery*, 2nd ed. New York: Thieme Medical Publishers, 2002:116-124.
2. Williams EF, Lam SM. *Comprehensive facial rejuvenation: a practical and systematic guide to surgical management of the aging face*. Philadelphia: Lippincott Williams & Wilkins, 2004.
3. Tardy ME. *Principles of photography in facial plastic surgery*. New York: Thieme Medical Publishers, 1992.
4. Lam SM. Digital imaging in the plastic surgical practice. *Int J Cosm Surg Aesthetic Dermatol* 2002:199-212.

CAPÍTULO 11

Anatomia Cirúrgica do Nariz

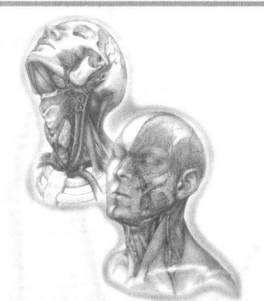

David W. Kim ▪ Ted Mau

PRINCÍPIOS GERAIS

O sucesso das rinoplastias depende, essencialmente, da habilidade do cirurgião em criar modificações funcionais e cosméticas favoráveis no nariz. O referido procedimento cirúrgico tende a ser difícil por vários motivos: o nariz é uma estrutura tridimensional complexa que apresenta ampla variação; a maioria das manobras realizadas durante as cirurgias tem como objetivo alterar uma estrutura que apresenta resistência inerente à manipulação; e as modificações que são produzidas são, freqüentemente, mínimas e sujeitas a forças incontroláveis produzidas pela contratura relacionada à cicatrização. A fim de que possa superar esse desafio, o cirurgião deve estar habituado ao exame nasal, a partir do qual irá correlacionar as possíveis variações à correspondente estrutura subjacente. Dessa forma, a técnica operatória a ser empregada deve ser capaz de alterar essas estruturas da maneira mais favorável possível, ao mesmo tempo em que preserva a sustentação estrutural do nariz e sua função. Finalmente, as manobras devem ser precisas e meticulosas. Na rinoplastia, o diagnóstico e a execução e a seleção da técnica operatória devem ser precedidas pelo conhecimento apurado da complexa anatomia regional.

Este capítulo descreve, seqüencialmente, a anatomia das diferentes regiões e componentes do nariz. As variações dessas regiões podem ser infinitas, representando as diferenças concernentes à etnia, ao sexo e à idade, além de poderem estar relacionadas com o traumatismo prévio, deformidades congênitas ou cirurgia anterior. As características estruturais particulares de cada nariz estão por trás da aparência externa de cada indivíduo, representando, em geral, o motivo que o leva a desejar ser submetido ao procedimento cirúrgico. Se essas diferenças devem ou não ser classificadas como "variações anatômicas" é uma questão meramente semântica, mas, em virtude dessa imensa diversidade, verifica-se ser muito duvidosa a designação de uma anatomia "normal" que possa servir como protótipo a ser perseguido em todas as rinoplastias.

Cada seção deste capítulo é iniciada por conceitos anatômicos gerais, detalhando as orientações e as relações mais comumente encontradas. Em seguida, são discutidas as "variações" da anatomia normal, particularmente aquelas pertinentes à rinoplastia. A arquitetura estrutural do nariz é discutida em seção própria, onde é enfatizado como os diferentes elementos anatômicos individuais integram uma unidade estável. Apesar de o capítulo enfatizar, predominantemente, a anatomia, também se encontram incluídas as discussões relativas à filosofia, à análise, à técnica e às complicações da rinoplastia.

ANATOMIA DE SUPERFÍCIE

A discussão relativa à anatomia superficial do nariz deve ser inicialmente contextualizada com relação a uma estrutura mais ampla, a face. Geralmente, o nariz ocupa o terço horizontal central da face, estendendo-se da glabela até o ângulo nasolabial, e, verticalmente, situa-se em sua porção central, entre os cantos mediais dos olhos. Por causa das variações da dimensão e da posição do nariz, este pode estender-se além desses limites. Essas diferenças podem chamar a atenção para o nariz, podendo, assim, constituir um dos motivos pelos quais o paciente deseja ser submetido à rinoplastia. As referências direcionais e os pontos de referência topográficos encontram-se ilustrados nas Figuras 11.1 a 11.5.

Subunidades

A topografia externa do nariz é dividida em seis subunidades, a saber: o dorso nasal, as paredes laterais, a ponta nasal, a columela, a asa e os triângulos de partes moles (Fig. 11.6). Essas áreas são definidas pelas sombras e pelos pontos mais luminosos projetados ao se iluminar o nariz. O processo visual que forma a percepção humana do nariz depende desses contrastes entre

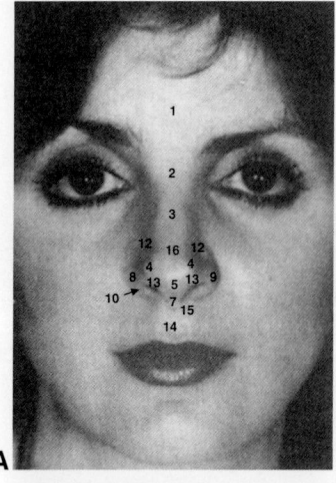 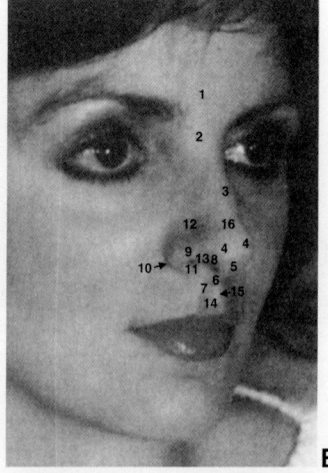

Figura 11.1

Pontos de referência topográfica essenciais e denominações utilizadas nas perspectivas frontal (**A**) e oblíqua (**B**) do nariz. *1*, glabela; *2*, násio, ângulo nasofrontal; *3*, rínion (junção osteocartilaginosa); *4*, ponto delimitador da ponta nasal; *5*, lóbulo infra-apical; *6*, columela; *7*, junção columelo-labial; *8*, fossa nasal; *9*, parede lateral alar; *10*, junção alar-facial; *11*, plano crural medial; *12*, crista supra-alar; *13*, margem alar; *14*, filtro; *15*, crista do filtro; *16*, dorso. (Reproduzido, com autorização, de Tardy ME. *Surgical anatomy of the nose*. New York: Raven Press, 1990.)

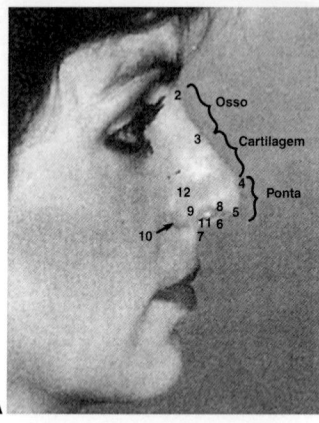 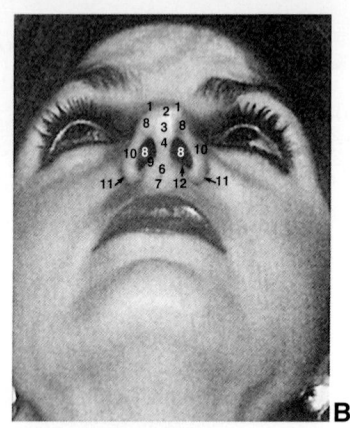

Figura 11.2

A: Pontos de referência topográfica essenciais e denominações usadas na perspectiva lateral do nariz. *1*, glabela; *2*, násio, (junção nasofrontal); *3*, rínion (junção osteocartilaginosa); *4*, ponto delimitador da ponta nasal; *5*, lóbulo infra-apical; *6*, columela; *7*, junção columelo-labial; *8*, fossa nasal; *9*, lóbulo alar; *10*, junção alar-facial; *11*, plano crural medial. **B:** Pontos de referência topográfica essenciais e denominações utilizadas na perspectiva basal do nariz. *1*, ponto delimitador da ponta nasal; *2*, área interapical, lóbulo alar; *3*, lóbulo infra-apical; *4*, columela; *5*, plano crural medial; *6*, junção columelo-labial; *7*, filtro; *8*, abertura da narina; *9*, fossa nasal; *10*, parede lateral alar; *11*, junção alar-facial; *12*, assoalho narinário. (Reproduzido, com autorização, de Tardy ME. *Surgical anatomy of the nose*. New York: Raven Press, 1990.)

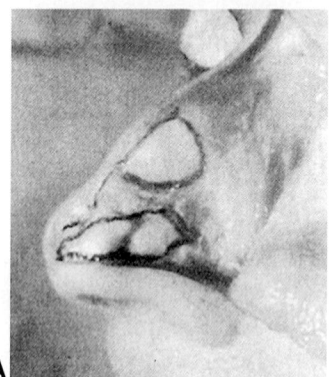 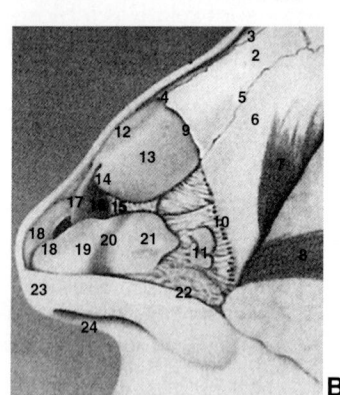

Figura 11.3

Esvaziamento em cadáver fresco, mostrando os pontos de referência topográfica essenciais (**A**) e terminologia padrão (**B**) usada na perspectiva lateral do nariz. *1*, sutura nasofrontal; *2*, osso nasal; *3*, sutura intranasal; *4*, junção osteocartilaginosa (rínion); *5*, sutura nasomaxilar; *6*, processo montante da maxila; *7*, músculo levantador do lábio superior; *8*, músculo nasal transverso; *9*, porção cefálica da cartilagem lateral superior (articula-se com a superfície inferior do osso nasal); *10*, margem piriforme; *11*, cartilagens sesamóides; *12*, dorso cartilaginoso; *13*, cartilagem lateral superior; *14*, porção caudal da margem livre da cartilagem lateral superior; *15*, ligamento intercartilaginoso; *16*, cartilagem quadrangular; *17*, ângulo septal anterior; *18*, cartilagem alar (cartilagem lateral inferior); *19*, *crus* lateral da cartilagem alar; *20*, concavidade ("dobradiça") da *crus* lateral; *21*, aspecto lateral da *crus* lateral; *22*, lóbulo alar; *23*, lóbulo infra-apical; *24*, columela. (Reproduzido, com autorização, de Tardy ME. *Surgical anatomy of the nose*. New York: Raven Press, 1990.)

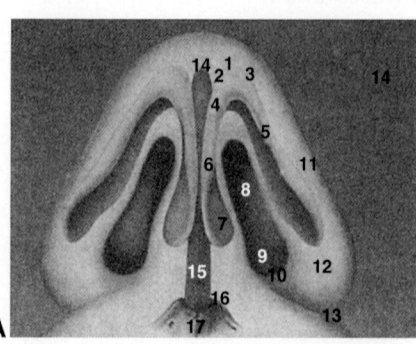 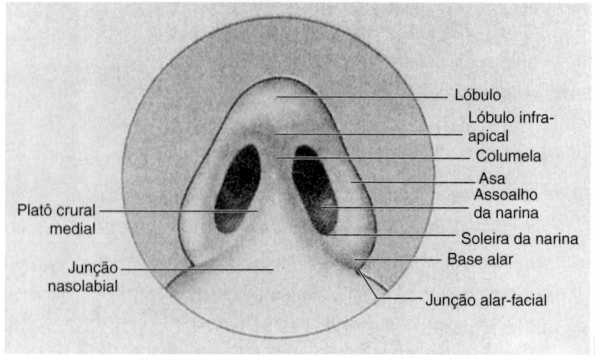

Figura 11.4

Pontos de referência anatômicos adicionais (**A**) e terminologia nasal padrão (**B**) da base nasal. *1*, ápice da cartilagem alar; *2*, joelho medial; *3*, joelho lateral; *4*, segmento transicional; *5*, *crus* lateral; *6*, *crus* medial; *7*, platô crural medial; *8*, abertura nasal; *9*, assoalho da narina; *10*, soleira da narina; *11*, parede lateral alar; *12*, lóbulo alar; *13*, junção alar-facial; *14*, ângulo septal anterior; *15*, septo caudal; *16*, crista maxilar; *17*, espinha nasal; *18*, lóbulo infra-apical. (Reproduzido, com autorização, de Tardy ME. *Surgical anatomy of the nose*. New York: Raven Press, 1990.)

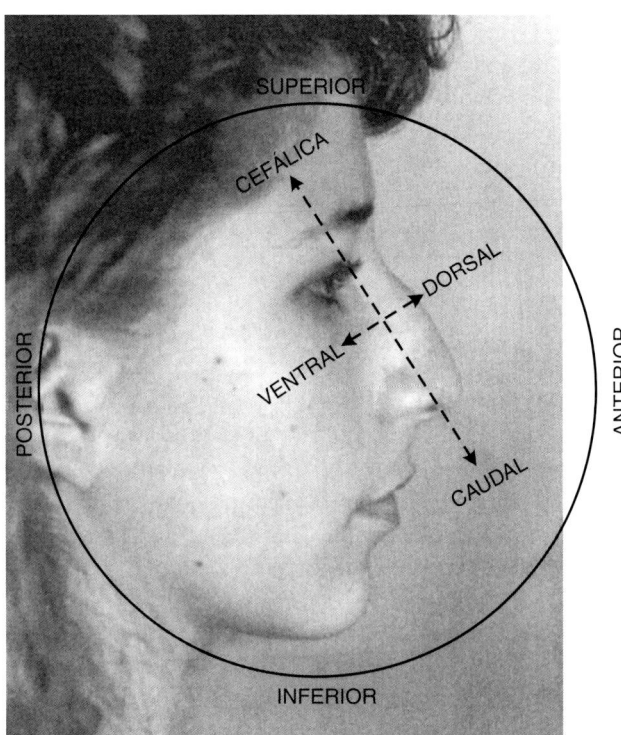

Figura 11.5
Referências direcionais preferencialmente aplicadas ao nariz. Observe que o eixo é desviado de modo a permanecer orientado com relação à linha dorsal do nariz.

claridade e escuridão. Essas subunidades não apresentam, necessariamente, limites bem definidos, e também não refletem as estruturas anatômicas subjacentes com precisão. Não obstante, sua identificação pelo cirurgião é essencial durante a avaliação pré-operatória, particularmente quando se trata de reconstrução nasal externa. Nas reconstruções nasais, as cicatrizes devem ser posicionadas, sempre que possível, nas margens das subunidades, pois o olho humano é mais apto a discernir cicatrizes que cruzam uma subunidade do que aquelas que a contornam. Nesse sentido, pode ser necessário que o cirurgião resseque e substitua toda a subunidade (ou subunidades) envolvida, ao invés de substituir somente o defeito primário, mesmo que isso exija a remoção de áreas de tecido normal. Para a reconstrução desses defeitos, devem ser utilizados tecidos de espessura, coloração e consistência semelhantes ao da área original.

Topografia

A discussão pertinente à anatomia cirúrgica deve ser iniciada pelo estudo da topografia externa que o procedimento cirúrgico pretende modificar. O Capítulo 9 apresenta uma discussão detalhada acerca da análise facial estética. Apresentamos, aqui, uma discussão limitada da avaliação nasal, assim como as definições dos termos que guardam relevância específica com a anatomia pertinente à rinoplastia. São apresentados os aspectos introdutórios que dizem respeito à correlação da topografia nasal à anatomia estrutural subjacente; os detalhes desta anatomia serão discutidos com maior profundidade nas seções subseqüentes.

Na perspectiva frontal, identifica-se uma curvatura suave e ininterrupta, a partir da sobrancelha lateral até a ponta nasal, de cada lado do nariz (Fig. 11.1A). Essas *linhas estéticas* que se estendem da sobrancelha até a ponta nasal devem acompanhar as alterações normais da largura nasal, sendo mais largas cranialmente, junto à transição entre a sobrancelha e a raiz nasal, e mais estreitas junto à convexidade medial, reassumindo maior largura na região da ponta. A presença de uma linha estética irregular entre a sobrancelha e a ponta nasal indica a existência de irregularidades ósseas e cartilaginosas na convexidade do nariz, passíveis de identificação pela palpação e pela inspeção sob iluminação direta sobre o paciente, o que au-

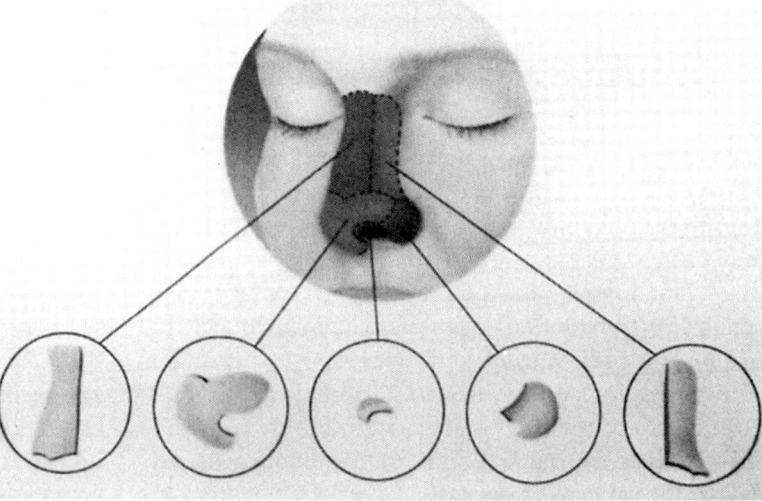

Figura 11.6
Subunidades topográficas estéticas da superfície do nariz. Da esquerda para a direita: dorso, ponta/columela, triângulo de partes moles, lóbulo alar e parede lateral. A columela pode ser considerada uma subunidade distinta. (Reproduzido, com autorização, de Tardy ME. *Surgical anatomy of the nose*. New York: Raven Press, 1990.)

menta o sombreamento. Quando a convexidade cartilaginosa superior é acentuadamente estreita, a curvatura dessas linhas mostra-se exagerada.

O formato geral da ponta nasal pode ser determinado a partir das perspectivas frontal e basal (p. ex., bulboso, desviado, amplo, amorfo, assimétrico). Os aspectos exclusivos do formato da ponta são determinados pelas inúmeras variações de forma, dimensão e posição das cartilagens laterais inferiores (CLI) e pelas estruturas circunjacentes. As conclusões acerca da espessura da pele nasal devem ser obtidas a partir da inspeção do contorno da ponta nasal. Uma ponta que se apresenta proeminente reflete a presença de estruturas subjacentes também proeminentes, o que é transmitido através da pele. Uma ponta lisa e bulbosa é, mais provavelmente, coberta por pele espessa.

A perspectiva basal também fornece informações importantes acerca do formato e do tamanho da columela, da base alar e do lóbulo infra-apical (Figs. 11.2B e 11.4). Na maioria das vezes, a inspeção frontal e basal do nariz revela um formato triangular, em que a base nasal (interface entre o nariz e a face) é mais extensa do que a ponta e a linha dorsal. Esse aspecto triangular da ponta nasal decorre da presença de uma linha ininterrupta que se estende da ponta, mais estreita, até a base do nariz, mais ampla. Quando o suporte estrutural ao longo dessa linha é escasso, ocorre pinçamento alar ou retração das margens alares, o que pode ser identificado tanto na visão frontal como na basal. Quando a base nasal é excessivamente estreita ou a ponta é extensa por demais, o nariz assume configuração quadrada ou trapezoidal, e não triangular (1). A largura do lóbulo infra-apical reflete o formato subjacente das *crura* intermediárias das CLI. A assimetria da columela pode decorrer de assimetrias do contorno ou da trajetória das *crura* mediais, de deflexão da margem caudal do septo cartilaginoso ou de ambos. O alargamento lateral dos lóbulos alares é determinado apenas indiretamente pelo contorno e rigidez das *crura* laterais das CLI, pois os lóbulos são compostos exclusivamente por tecidos moles e, além de serem caudais às *crura* laterais.

Na perspectiva lateral, podemos identificar diversas referências externas da maior importância (Fig. 11.2A). O násio representa o ponto mais côncavo do ângulo nasofrontal, correspondendo, anatomicamente, à linha média da sutura nasofrontal. Esse ângulo é determinado pela altura da raiz, que é a porção mais cefálica do dorso nasal, assim como pela inclinação da fronte. Nos narizes caucasianos, sua angulação média é de 120 graus. A posição vertical do násio delimita o ponto de início do nariz, sendo localizada, geralmente, entre a crista supratarsal e a margem superior da pálpebra. O rínion corresponde à junção osteocartilaginosa e, freqüentemente, sinaliza a localização da curvatura dorsal. Em sentido caudal, a presença ou ausência de um ponto de interrupção supra-apical será determinada pela altura dorsal do septo cartilaginoso e pela projeção da região apical das CLI. O ponto que demarca o limite da ponta nasal, também denominado "pró-nasal", representa a projeção mais anterior do nariz. A projeção e rotação globais da ponta nasal podem ser avaliadas pelo método de Goode, em que a projeção da ponta nasal (desde a crista alar até o ponto delimitador da ponta) é dividida pelo cumprimento do nariz (do násion até o ponto delimitador da ponta). De acordo com Goode, o valor normal deve ser igual a 0,55. No sexo masculino, o ângulo nasolabial varia de 90 a 95 graus e, no sexo feminino, varia de 95 a 105 graus. Esse ângulo, contudo, pode ser afetado por variações do tamanho e do formato do lábio superior e do osso pré-maxilar. Dessa forma, o ângulo nasolabial nem sempre irá refletir o grau de rotação do lábio. A perspectiva lateral de uma narina "ideal" deve ser oval, com 2 a 4 mm da columela sendo visíveis abaixo da margem alar.

Variações Anatômicas

Como o nariz é uma estrutura tridimensional que é vista como um todo, as dimensões topográficas de uma área produzem efeito óptico na aparência de outras áreas. O reconhecimento desse efeito é essencial nas rinoplastias, na medida em que as mudanças realizadas em uma área ou parâmetro do nariz durante a cirurgia criam a falsa impressão de alteração em outras áreas. A seguir, apresentamos exemplos pertinentes à topografia nasal externa.

Altura do Dorso

A altura global do dorso nasal é determinada, predominantemente, pelo tamanho e pelo desenvolvimento do septo nasal cartilaginoso e ósseo, o qual é muito variável. Geralmente, o aumento da projeção global do dorso, observada na perspectiva lateral, corresponde a um aspecto mais estreito na perspectiva frontal. De modo inverso, uma ponta nasal baixa cria uma aparência mais ampla do nariz, quando este é visto a partir de uma perspectiva frontal, pois, ao se observar um nariz a partir desta perspectiva, tendemos a olhar para baixo do ápice do triângulo. Em um nariz com dorso muito alto, as paredes laterais encontram-se sujeitas a um maior sombreamento; assim, o ápice do triângulo parece mais estreito. Narizes com ponta baixa apresentam retificação de sua geometria triangular; nos casos de correção cirúrgica da convexidade dorsal, esses narizes tendem a interromper-se abruptamente, apresentando formato trapezoidal. Quando há menor sombreamento das paredes laterais, o nariz parece mais amplo quando visto pela frente. Diferenças locais na altura do dorso criam, ainda, outras ilusões de óptica. Em um nariz com contorno normal, a raiz, a porção média do dorso, o lóbulo supra-apical e a ponta nasal apresentam-se alinhados ou pelo menos quase alinhados. Como nossos olhos estão acostumados a esse padrão, pequenos desvios nessa relação criam algumas ilusões ópticas. A presença de uma convexidade na porção média do dorso, por exemplo, cria a ilusão de que a ponta nasal está rodada para baixo, independentemente da posição geral desta. Por outro lado, a presença de concavidade dorsal cria a falsa percepção de rotação excessiva da ponta e de que o nariz é mais curto. Antes de o cirurgião decidir por efetuar modificações na posição da ponta nasal, os efeitos da altura do dorso e de sua modificação devem ser cuidadosamente avaliados.

Raiz e Ângulo Nasofrontal

As variações na altura da raiz nasal determinam efeitos em diversos parâmetros estéticos, como o ponto que marca o início do nariz, o ângulo nasofrontal, o contorno dorsal global e a distância intercantal aparente. Uma raiz de implantação baixa, comumente vista nos indivíduos de ascendência africana ou asiática, gera a ilusão de que a distância intercantal está aumentada (ver explicações anteriores). Se associada à projeção inferior da ponta nasal, essa implantação baixa da raiz pode produzir aspecto de dorso convexo, cuja correção deve ser obtida pela elevação da raiz e aumento da projeção da ponta nasal, e não se reduzindo o dorso até o nível da raiz inferiormente implantada (Fig. 11.7). Mantendo-se o dorso mais elevado, o nariz assume aspecto mais estreito na visão lateral, ao mesmo tempo em que se previne a abertura do assoalho, deformidade associada à redução da convexidade dorsal. Uma raiz de implantação alta, ao contrário, produz o aspecto de redução da distância intercantal. Quando a altura excessiva da raiz diminui o ângulo nasofrontal, a distinção entre o nariz e a fronte pode ficar mal definida, criando a ilusão de que o nariz é maior, o que é particularmente comum quando a fronte apresenta acentuada inclinação posterior. Em virtude da presença de tecido mole em abundância nessa região, a redução da altura óssea ao nível da raiz não é transmitida de forma adequada à redução global do contorno nasal. Por outro lado, quando o ângulo nasofrontal é mais agudo, o nariz parece mais curto, independentemente da real posição vertical do ponto que marca o início do nariz.

Ângulo Nasolabial

O ângulo nasolabial, formado pelo lábio superior e pela columela, é amplamente usado como parâmetro métrico para a determinação do grau de rotação da ponta nasal. Essa região, no entanto, é composta por inúmeros elementos anatômicos, havendo acentuada variabilidade, motivo pelo qual pode não refletir de forma acurada a intensidade de fato da rotação da ponta nasal. Essa região apresenta maior volume quando há desenvolvimento excessivo da cartilagem quadrangular na área do ângulo septal posterior, quando a espinha nasal e o osso pré-maxilar são proeminentes, ou quando as partes moles são esticadas pela projeção nasal. Essas variações tornam o ângulo mais obtuso, independentemente da verdadeira posição rotacional da ponta nasal. No entanto, mesmo que esta não seja alterada, o aumento do ângulo nasolabial cria a ilusão de rotação excessiva da ponta nasal. De modo contrário, quando essas estruturas são menos desenvolvidas ou pouco proeminentes, o ângulo nasolabial pode ser pouco pronunciado, o que leva à falsa percepção de contra-rotação (Fig. 11.8).

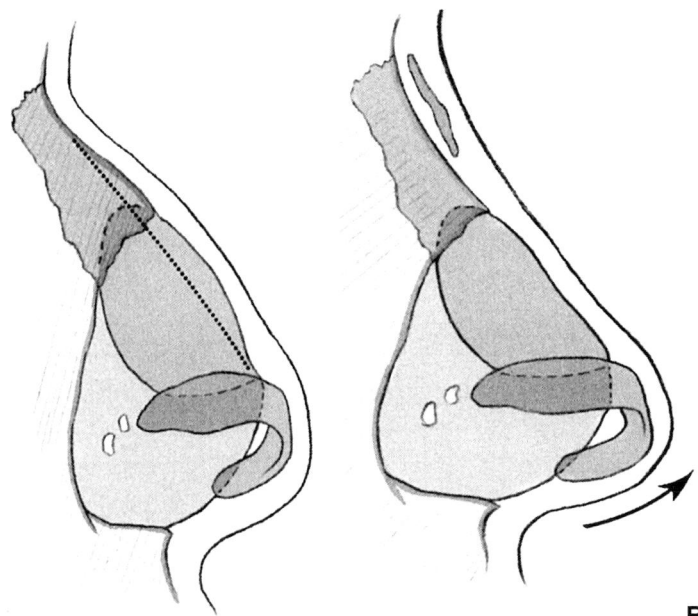

Figura 11.7

A: Perfil de um nariz com nítida saliência dorsal na região do rínion. Para sua correção, a saliência deve ser reduzida. **B:** Nariz com raiz de implantação baixa e ponta projetada para baixo, produzindo convexidade dorsal relativa. Sua correção exige a elevação da raiz com o uso de enxerto, além do aumento da projeção da ponta. O contorno dorsal externo final é semelhante nos 2 exemplos.

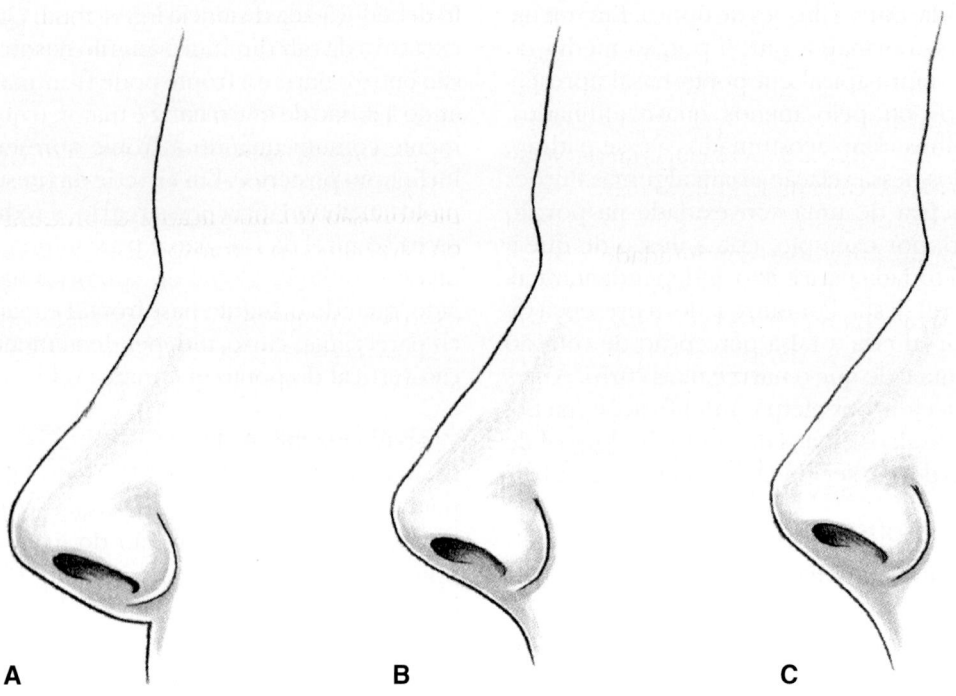

Figura 11.8

Perspectiva lateral de 3 narizes, ambos com posição idêntica de suas pontas. **A:** A deficiência tecidual relativa na região nasolabial e o ângulo nasolabial agudo criam a ilusão de que a ponta está rodada para baixo. **B:** Nariz com ângulo nasolabial moderado.
C: O aumento de volume da área nasolabial e o ângulo nasolabial obtuso produzem a ilusão de rotação excessiva da ponta.

Relação Asa-Columela

Quando há retração alar ou quando a margem caudal do septo cartilaginoso apresenta-se inclinada, a columela mostra-se mais alta na perspectiva lateral. Esse aspecto suspenso da columela pode criar a ilusão de ptose da ponta nasal, mesmo quando a sua posição é normal. Por outro lado, a retração do septo caudal ou a presença de uma margem alar baixa podem levar à perda relativa da exposição da columela e à ilusão de que a ponta nasal apresenta maior rotação. Essas variações determinam o tamanho, a posição e as inter-relações das *crura* mediais, do septo caudal, das *crura* laterais e dos tecidos moles da região alar.

ENVOLTÓRIO DE PELE E PARTES MOLES

O nariz é formado por uma estrutura esquelética recoberta por um envoltório de pele e tecidos moles. Embora a maioria das técnicas operatórias tenha como alvo a estrutura esquelética, o aspecto do nariz é determinado, essencialmente, pela maneira pela qual esse envoltório recobre o esqueleto alterado pelos procedimentos cirúrgicos. O conhecimento dos elementos que compõem o envoltório, assim como das possíveis variações anatômicas, orienta o cirurgião quanto à escolha da técnica operatória mais apropriada.

Pele

A pele do nariz possui espessura variável, de acordo com a região, sendo mais espessa na região do násion e mais delgada ao nível do rínion (2). A partir do rínion, a pele torna-se progressivamente mais espessa, na medida em que desce ao longo do dorso, até atingir a ponta nasal, onde se encontra grande número de glândulas sebáceas. A partir dessa região, a pele torna-se novamente mais fina ao alcançar o aspecto mais caudal do nariz, ao longo da margem alar e da columela.

O conhecimento das variações da espessura cutânea ao longo do dorso auxilia o cirurgião a reduzir o dorso nasal nas rinoplastias. Como a pele é mais fina ao nível do rínion, a obtenção de um perfil externo mais plano requer a manutenção de uma pequena convexidade nesta região. Se a redução do dorso for excessiva, produzindo um perfil esquelético completamente plano, o terço médio do dorso muito provavelmente apresentará discreta concavidade após a reconstrução da pele (3), o que pode fazer com que o dorso supra-apical projete-se acima do plano dorsal. Para que essa deformidade seja evitada, a redução da giba óssea deve ser realizada de forma incremental, verificando-se o efeito estético que cada etapa do procedimento produz no contorno externo. Para tanto, é necessário que se examine o envoltório de pele e partes moles após cada uma destas etapas.

Tecido Subcutâneo

A camada subcutânea do nariz é formada pela camada adiposa superficial, pela camada fibromuscular, pela camada adiposa profunda e pelo periósteo ou pelo pericôndrio. A camada adiposa superficial conecta-se diretamente à derme. A camada fibromuscular inclui o sistema aponeurótico muscular subcutâneo (SAMS) (4). O SAMS nasal apresenta continuidade com o SAMS das outras regiões da face, revestindo e interconectando os músculos da mímica nasal. A camada adiposa profunda contém o sistema neurovascular do envoltório de partes moles. O esvaziamento no plano avascular localizado entre a camada adiposa profunda e o pericôndrio e periósteo encontra pouca resistência e causa sangramento mínimo, o que resulta em menores cicatrização e retração no período pós-operatório.

Musculatura

Os músculos relacionados à mímica nasal situam-se dentro do SAMS, sendo divididos em quatro grupos (5; Tabela 11.1). Os músculos *levantadores* encurtam o nariz e dilatam as narinas; os músculos *depressores* esticam o nariz e dilatam as narinas, os músculos *compressores* esticam o nariz e estreitam as narinas; e os músculos *dilatadores menores* dilatam as narinas. Além dessas funções individuais, esses músculos atuam sinergicamente, de forma a alterar o formato da ponta nasal, das asas e do dorso. A contração simultânea do levantador do lábio superior e do depressor do septo nasal, por exemplo, rebaixa a ponta nasal, aproxima a área supra-apical e alonga o nariz (6). Os músculos, particularmente o dilatador do nariz (7), também atuam na manutenção do tônus das narinas durante a inspiração, como pode ser observado no paciente com paralisia ipsolateral do nervo facial, em que há colapso alar unilateral (8). O esvaziamento na camada abaixo do SAMS do envoltório de partes moles permite ao cirurgião evitar lesão da inervação da musculatura nasal.

Embora a maioria das técnicas empregadas na rinoplastia não visam diretamente a musculatura nasal, a divisão do depressor do septo nasal pode auxiliar na correção da queda da ponta nasal e do encurtamento do lábio superior durante a mímica facial. Os pequenos músculos, em número par, que se originam na espinha nasal anterior e se inserem nas plataformas crurais mediais podem ser abordados através de: simples divisão (6), liberação e dobradura muscular (9), ou esvaziamento e transposição do músculo (10). Em pacientes selecionados, essas técnicas podem reduzir a exposição gengival e o rebaixamento da ponta nasal durante o sorriso, assim como elevar a ponta nasal e alongar o lábio superior no repouso.

Vascularização Arterial

O suprimento arterial superficial para a porção externa do nariz deriva dos sistemas carotídeos externo e interno. A artéria facial origina dois ramos, a artéria angular e a artéria labial superior. O ramo nasal lateral da artéria angular irriga a superfície lateral da região caudal do nariz. Ramos da artéria labial superior irrigam a soleira nasal e a base da columela. A artéria columelar, ramo da artéria labial superior, é freqüentemente exposta na incisão transcolumelar usada nas rinoplastias externas. Os ramos septais da artéria labial superior alcançam o nariz nos dois lados da espinha nasal, formando o principal suprimento sanguíneo para o septo anterior. Nas reconstruções nasais, podem ser criados grandes retalhos da mucosa septal, os quais deverão ser pediculados na área da espinha nasal que contém esses ramos.

A artéria nasal dorsal, ramo externo da artéria oftálmica, comunica-se com o ramo nasal lateral da artéria angular, formando uma rede arterial de disposição axial, responsável pela irrigação da pele da região dorsal do nariz. A vascularização arterial da ponta nasal deriva de ramos das artérias etmoidal anterior e angular. O ramo nasal externo da artéria etmoidal anterior perfura o músculo transverso do nariz localizado na parede nasal lateral, e projeta-se para baixo, em direção à ponta nasal. O ramo nasal lateral da artéria angular origina ramos a partir da porção anterior da região alar, os quais também descendem em direção à ponta nasal. Essas artérias contribuem para a formação do plexo vascular localizado predominantemente na camada adiposa, imediatamente abaixo do SAMS. A fim de se evitar lesão desses vasos, o esvaziamento deve permanecer no plano imediatamente acima do pericôndrio e do periósteo.

Inervação Sensitiva

A sensibilidade da pele externa do nariz é provida por ramos das divisões oftálmica e maxilar do nervo trigêmeo. Divisões dos ramos supratroclear e infratroclear do nervo oftálmico fornecem a sensibilidade cutânea

TABELA 11.1
ENVOLTÓRIO MUSCULAR DO NARIZ

Músculos levantadores
   Prócero
   Levantador do lábio superior e da asa do nariz
   Nasal anômalo
Músculos depressores
   Depressor da asa nasal
   Depressor do septo nasal
Músculos compressores
   Nasal transverso
   Compressor menor do nariz
Músculos dilatadores menores
   Dilatador anterior do nariz

da raiz, do rínion e da porção cefálica das paredes nasais laterais (11). O ramo nasal externo do nervo etmoidal anterior inerva a pele do dorso da porção caudal do nariz, até a ponta nasal. Esse ramo emerge entre a margem caudal do osso nasal e a cartilagem lateral superior (CLS), cursando na camada da aponeurose muscular subcutânea. Lesões desse nervo, possível na incisão intercartilaginosa ou na divisão da cartilagem, pode produzir dormência na ponta nasal (11). Ramos do nervo infra-orbital fornecem a inervação sensitiva da metade inferior lateral do nariz e do vestíbulo lateral. O nervo nasopalatino, ramo da divisão V2 do trigêmeo, entra no nariz pelo forame incisivo, fornecendo a principal inervação sensitiva para os dois terços posteriores da mucosa do septo nasal, para a gengiva maxilar e para a mucosa anterior do palato. Esse nervo pode ser lesado nos procedimentos que envolvam a crista maxilar ou o assoalho nasal, resultando em dormência temporária junto aos incisivos (12).

Revestimento Interno

O vestíbulo nasal é revestido por epitélio escamoso queratinizado. As superfícies das cavidades nasais, com exceção do epitélio olfativo superior, são revestidas por epitélio respiratório ciliado, estratificado ou pseudo-estratificado (13). Em função de sua rica vascularização, o epitélio vestibular e a mucosa intranasal constituem excelentes fontes para a criação de retalhos locais para a reconstrução do revestimento interno nos defeitos nasais de espessura total. Nesses procedimentos, freqüentemente são usados enxertos livres de cartilagem, com o intuito de reconstruir a estrutura nasal. Como o retalho do revestimento interno é ricamente vascularizado, o enxerto de cartilagem é nutrido a partir de sua superfície inferior. O septo e o vestíbulo nasal são áreas comumente usadas como doadoras para o revestimento interno. Esses retalhos são discutidos com maiores detalhes no Capítulo 6. Nas rinoplastias habituais, a pele do vestíbulo da área da válvula nasal interna deve ser cuidadosamente preservada, a fim de se evitar a formação de sinéquias e de estenose da válvula nasal (14).

Variações Anatômicas

A espessura do envoltório de pele e tecidos moles varia de acordo com a etnia, a idade e o sexo. Narizes com pele fina e pouco oleosa assumem aspecto muito semelhante à estrutura cartilaginosa e óssea subjacente. Por outro lado, a arquitetura nasal subjacente não é transmitida de forma precisa através do envoltório de partes moles nos narizes com pele mais espessa. Esses conceitos são essenciais nas rinoplastias.

Nos indivíduos com pele espessa, as alterações da estrutura subjacente, particularmente as manobras redutoras, podem não promover alterações significativas na aparência externa, devido à pobre reaproximação do envoltório de pele e tecidos moles suprajacente. Nesses pacientes, o cirurgião deve considerar a ampliação de áreas de relativa deficiência, de modo a criar uma configuração estrutural que empurre e estire o espesso envoltório, produzindo o aspecto desejado. Nesses casos, a proporção geral do nariz torna-se mais importante do que o tamanho absoluto. Como os envoltórios de pele e partes moles espessos não podem se amoldar à estrutura subjacente após a redução, o tecido cicatricial deve preencher a lacuna resultante. Tal pode ser exemplificado pela formação de múltiplas saliências nas partes moles e na cicatriz, resultado possível após reduções agressivas de gibas supra-apicais efetuadas em pacientes com pele espessa. Ocorrerá pouco ou nenhum rebaixamento externo da convexidade supra-apical se a convexidade cartilaginosa for meramente substituída pela cicatriz abaixo de um envoltório não-complacente.

Nos pacientes com pele fina, até mesmo pequenas irregularidades da estrutura subjacente podem se tornar evidentes após o procedimento cirúrgico, conforme o envoltório de partes moles é reorganizado muito próximo aos elementos estruturais subjacentes. Nessas situações, os enxertos, margens ósseas e cartilaginosas e quaisquer outras irregularidades do contorno nasal devem ser cuidadosamente camuflados. O enxerto deve ser posicionado de maneira precisa, e qualquer espícula que possa transmitir seu formato através da pele deve ser angulada ou suprimida, de forma a confundir-se com as estruturas subjacentes. Enxertos de tecido mole ou cartilagem esmagados podem auxiliar a camuflar essas irregularidades.

ARCABOUÇO ESQUELÉTICO

O suporte estrutural esquelético do nariz pode ser dividido em três partes: terço superior, composto pela pirâmide óssea; terço médio, formado pela pirâmide cartilaginosa superior; e terço inferior, que compreende a pirâmide cartilaginosa inferior. O septo nasal, constituído por uma porção óssea e por uma porção cartilaginosa, fornece suporte a essas três partes, e divide a cavidade nasal em duas metades laterais. Na presente seção, essas estruturas são discutidas individualmente, com ênfase aos aspectos anatômicos e suas variações. As inter-relações desses elementos são discutidas em seção ulterior, em que é ressaltada a mecânica estrutural do nariz.

Septo

O septo nasal é uma estrutura sagital presente na linha média, que divide o nariz em 2 cavidades e fornece suporte estrutural para as pirâmides óssea e cartilaginosa (15). O septo é dividido em duas porções: o *septo ósseo*, com disposição cefálica e posterior, formado pela lâmina perpendicular do etmóide e do vômer; e o *septo cartilaginoso*, caudal e anterior, representado pela cartilagem quadrangular.

A lâmina perpendicular do etmóide forma o aspecto dorsal do septo ósseo. Sua fixação superior é composta, anteriormente, pelo osso frontal e pela espinha nasal deste osso; posteriormente, articula-se com a placa cribriforme. Anterior e superiormente, articula-se com a projeção interna dos ossos nasais, na linha média. Anterior e inferiormente, é limitada pela cartilagem quadrangular e, póstero-inferiormente, pelo vômer. A espessura da lâmina perpendicular do etmóide varia consideravelmente, e esta raramente é pneumatizada. Como se encontra fixada à placa cribriforme, a aplicação de força lateral excessiva sobre a porção superior do septo ósseo pode fraturar a base do crânio, com conseqüente fístula liquórica ou lesão do bulbo olfatório.

O vômer, um dos ossos que se ajustam ao crânio, apresenta formato semelhante à quilha de um navio. Na visão médio-sagital do crânio, sua margem superior forma uma linha que conecta o seio esfenoidal à espinha nasal anterior. Superiormente, o vômer articula-se com a lâmina perpendicular do etmóide. Suas fixações inferiores são: posteriormente, a crista nasal do osso palatino, na linha média; anteriormente, a maxila. Anteriormente à sua articulação com o vômer, a crista maxilar forma um sulco, em que a cartilagem quadrangular acomoda-se. A margem livre posterior do vômer forma o limite posterior das coanas.

A cartilagem quadrangular representa o septo cartilaginoso, estrutura que repousa dentro de um sulco presente na espinha nasal e na crista maxilar, ambas inferiores à ela. Essa superfície ventral é, tipicamente, espessada em comparação ao restante da estrutura. Dorsalmente, a cartilagem quadrangular forma o contorno da ponte nasal externamente. As cartilagens laterais superiores articulam-se com o aspecto cefálico da cartilagem quadrangular, formando o dorso do terço central do nariz. A porção mais caudal da cartilagem estende-se anteriormente, até a espinha nasal, sendo a região que apresenta menor rigidez (Fig. 11.9). Junto à margem caudal do septo, podem ser identificados três ângulos (Fig. 11.10). O ângulo septal anterior é, comumente, a projeção mais anterior do septo, formando a transição entre os componentes dorsal e caudal do suporte septal cartilaginoso em forma de L. As regiões apicais das cartilagens laterais inferiores apresentam íntima relação com o ângulo septal anterior, projetando-se além deste e criando a topografia externa da ponta nasal. Por causa desta relação,

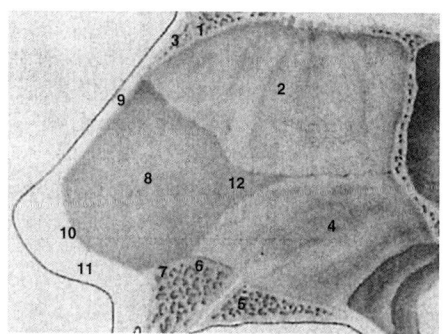

Figura 11.9

Anatomia de um septo nasal típico. *1*, processo nasal e osso frontal; *2*, lâmina perpendicular do osso etmóide; *3*, osso nasal; *4*, vômer; *5*, osso palatino; *6*, crista maxilar; *7*, espinha nasal; *8*, cartilagem quadrangular; *9*, cartilagem lateral superior; *10*, margem caudal da cartilagem quadrangular; *11*, septo membranoso; *12*, projeção posterior da cartilagem quadrangular (extensão variável) (Reproduzido, com autorização, de Tardy ME. *Surgical anatomy of the nose*. New York: Raven Press, 1990.)

desvios do ângulo septal anterior podem distorcer da posição da ponta nasal. O ângulo septal posterior localiza-se na região da articulação da cartilagem quadrangular com a espinha nasal anterior. O ângulo septal intermediário situa-se entre os ângulos septais anterior e posterior.

O septo membranoso corresponde ao prolongamento do septo cartilaginoso, sendo formado por tecidos moles. Consiste em uma camada central de tecido areolar subcutâneo, presente entre a pele do vestíbulo de cada lado, o septo membranoso une a margem caudal do septo cartilaginoso às *crura* mediais e à columela. As fixações ligamentares das *crura* mediais ao septo caudal estão contidas dentro do septo membranoso.

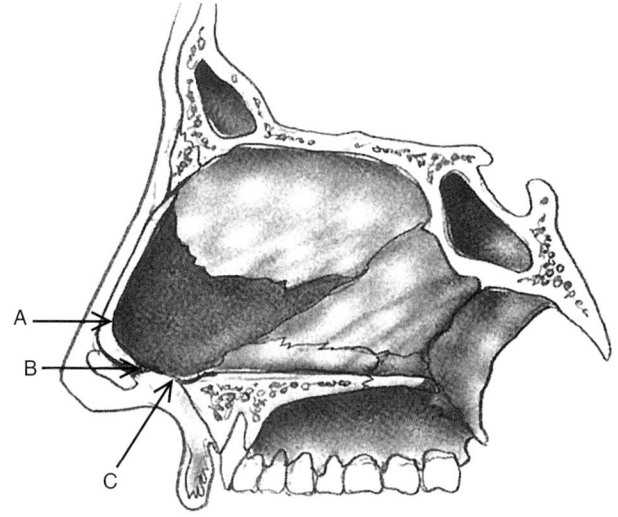

Figura 11.10

Setas, Os 3 ângulos anatômicos que formam o aspecto caudal da cartilagem nasal quadrangular. A, ângulo septal anterior. B, ângulo septal médio. C, ângulo septal posterior.

Como este não contém cartilagem, sua mobilização é fácil, sendo facilmente deslocado pela manipulação da columela.

O septo é revestido por uma camada interna de pericôndrio ou periósteo, sendo esta recoberta por uma camada externa de mucosa. As duas camadas do revestimento septal são firmemente aderidas uma à outra e, juntas, contêm os vasos e os nervos destinados ao septo. A separação do mucopericôndrio da cartilagem subjacente, como pode ocorrer nos hematomas pós-traumáticos ou pós-operatórios, pode levar à necrose isquêmica da região afetada do septo, resultando em perfuração ou na produção de deformidade representada pelo nariz em sela. Quando porções da cartilagem ou do osso septal são removidas durante a cirurgia, devem ser deixados retalhos do revestimento em cada lado do septo de modo a permitir que ocorra nova aderência e cicatrização. Dessa forma, durante a cirurgia do septo também podem ocorrer perfurações em decorrência de lesões bilaterais e justapostas da mucosa. Como as camadas pericondrais e periosteais suportam a maior parte da força biomecânica do revestimento do septo, o cirurgião deve trabalhar profundamente essas camadas durante o esvaziamento do retalho, a fim de maximizar a força dos retalhos do revestimento que são criados, reduzindo o risco de perfuração. Se a elevação do retalho se der no plano submucoso, o pericôndrio ou o periósteo podem ser inadvertidamente ressecados junto da cartilagem e do osso septais, mantendo apenas a mucosa, que é relativamente fraca, com conseqüente aumento do risco de perfuração (16).

Variações Anatômicas

As diferenças no tamanho e no desenvolvimento do septo nasal são responsáveis por muitas das variações funcionais e estéticas do nariz. Como o septo encontra-se aderido às cartilagens que determinam o formato do nariz (cartilagens laterais inferiores e superiores), seu crescimento exagerado pode levar à projeção excessiva dessas estruturas. Nessas situações, o septo traciona os elementos cartilaginosos do nariz, mantendo-os sob tensão – este é o fundamento da "deformidade do nariz sob tensão". Narizes com essa deformidade caracterizam-se por elevação do dorso cartilaginoso, pela determinação do ponto delimitador da ponta nasal sendo feita por uma projeção do ângulo septal anterior (e não pelo ângulo apical da CLI) e pelo rebaixamento da columela, produzido por saliência da margem septal caudal. Nesses pacientes, pode ser necessário o desbastamento conservador do septo, com o intuito de criar um contorno menos evidente.

Existe relação inversa entre os tamanhos do septo cartilaginoso e do septo ósseo. Pacientes com ossos nasais curtos e cartilagens laterais superiores longas tendem a apresentar cartilagem quadrangular mais abundante, enquanto o vômer e a lâmina perpendicular do etmóide tendem a ser menos proeminentes. Nos narizes com ossos nasais longos e cartilagens laterais superiores curtas, ocorre o oposto. Essa relação pode auxiliar o cirurgião a prever, nas rinoplastias, qual a quantidade de cartilagem septal disponível para o fornecimento de enxerto.

O septo, habitualmente, não está localizado exatamente na linha médio-sagital. Desvios da linha média apresentam implicações tanto funcionais como estéticas. Esses desvios, particularmente ao longo do assoalho das vias aéreas nasais, podem causar obstrução considerável das vias aéreas. Mais freqüentemente, a combinação de deformidades ósseas e cartilaginosas contribui para a obstrução. O tratamento cirúrgico exige a remoção ou o reposicionamento desses elementos esqueléticos que se apresentam desviados. Particularmente após o traumatismo, algumas porções do septo podem estar entalhadas e anguladas. Antes da remoção dessas estruturas, o revestimento septal deve ser meticulosamente elevado e separado destas, a fim de evitar perfuração do septo. Desvios não-corrigidos da lâmina perpendicular do etmóide ou do vômer podem levar à obstrução persistente das vias aéreas posteriores após cirurgias do septo.

Além dos efeitos funcionais, os desvios das margens caudal e dorsal do septo têm implicações cosméticas. Do ríníon até a espinha nasal anterior, os desvios septais podem traduzir-se por deformidades externas bem evidentes. Desvios do septo médio-dorsal, do ângulo septal anterior, do septo médio-caudal e do ângulo septal posterior podem produzir nariz torto, deformidade que pode se dar ao nível da pirâmide cartilaginosa superior, da ponta nasal, da columela ou da base columelar, respectivamente. Essas irregularidades podem decorrer de eventos traumáticos. No entanto, como o septo eventualmente irá desenvolver memória inerente para essa nova configuração e posição, a correção de um nariz gravemente torto pode exigir o reposicionamento ou a substituição desses elementos septais (17).

Pirâmide Óssea

A pirâmide óssea é uma estrutura que, em associação ao septo ósseo, fornece o principal suporte estrutural para o nariz. É formado pelo processo frontal da maxila e pelo par de ossos nasais. A porção cefálica da pirâmide óssea articula-se com o osso frontal, ao nível da linha nasofrontal. A porção superior dos ossos nasais repousa na espinha nasal do osso frontal e, ainda, obtém suporte da lâmina perpendicular do osso etmóide. Caudalmente, a margem livre da pirâmide óssea forma a porção superior da abertura piriforme. A margem caudal une-se à pirâmide cartilaginosa superior por tecido conectivo, ao nível do rínion (área K).

Cada osso nasal pode ser considerado como um quadrilátero alongado, com sua longa margem lateral articulando-se com o processo frontal da maxila, enquanto sua longa margem medial une-se ao seu par contralateral, na linha média. A margem cefálica, junto à sutura nasofrontal, é estreita, enquanto a margem caudal livre é mais larga. Os ossos nasais são espessos em sua porção cefálica, ao nível da sutura nasofrontal, tornando-se progressivamente mais finos em direção à margem caudal livre. A maioria das fraturas nasais traumáticas é caudal, ocorrendo na porção mais saliente dos ossos nasais, onde são mais finos.

Nas rinoplastias, a pirâmide óssea pode ser mobilizada através de osteotomias. Osteotomias mediais desconectam as duas metades da pirâmide óssea, de modo que cada uma pode ser mobilizada independentemente, enquanto as osteotomias laterais liberam a parede lateral anterior da pirâmide óssea de sua fixação ao restante do processo frontal da maxila. A osteotomia lateral é realizada no processo frontal da maxila e, assim, preserva a linha de sutura nasomaxilar. Ao planejar as osteotomias, o cirurgião deve, sempre, levar em consideração a altura, o comprimento e a espessura da pirâmide óssea, pois estas tendem a apresentar ampla variação.

Variações Anatômicas

A espessura total dos ossos nasais varia de acordo com a idade, o sexo e a origem étnica do paciente. Como em todas as partes do corpo, os ossos nasais encontram-se sujeitos à osteopenia relacionada com a idade, podendo tornar-se mais finos e mais frágeis com o correr dos anos, principalmente nas mulheres. Alguns indivíduos são particularmente propensos às fraturas nasais, mesmo nos traumatismos de baixa energia, após os quais esses pacientes podem levar maior período de tempo para atingir união óssea estável, o que pode, potencialmente, prolongar a janela de tempo em que a redução nasal incruenta pode ser realizada. As osteotomias cirúrgicas devem ser realizadas com cautela nos narizes com osso fino e frágil, na medida em que há maior risco de se produzir mobilidade excessiva dos segmentos ósseos, pois estes tendem a permanecer livres e instáveis. Por outro lado, pacientes com ossos nasais espessos e rígidos tendem a ser relativamente resistentes às fraturas nasais, podem apresentar cicatrização mais rápida após uma fratura e, ainda, podem exigir maior força para a execução das osteotomias durante a cirurgia. Freqüentemente, o objetivo da rinoplastia é criar uma redução moderada da pirâmide óssea, o que pode ser obtido pela realização de uma fratura retrógrada controlada da ponte do osso que permanece entre a extremidade cefálica das osteotomias medial e lateral. Nos pacientes em que o osso é espesso, essa ponte óssea pode impedir a fratura retrógrada. Nessa situação, a área de osso intacto pode ser atenuada antes da fratura retrógrada, através de uma osteotomia transcutânea. Com um osteótomo de 2 mm, são realizadas diversas pequenas perfurações através do osso, utilizando-se um único ponto de entrada na pele.

As variações na espessura e na posição medial-lateral dos ossos nasais podem ser hereditárias ou adquiridas. As variações hereditárias tendem a manifestar-se por uma pirâmide óssea excepcionalmente estreita ou ampla, embora simétrica. Assimetrias significativas geralmente são secundárias a lesões traumáticas adquiridas. Em muitos casos, essas lesões ocorreram muito cedo na vida, ou até mesmo durante o parto. A correção dessas deformidades comumente exige o reposicionamento dos ossos nasais por meio de osteotomias cirúrgicas. As osteotomias laterais devem ser realizadas lateralmente à deformidade óssea, de modo que possam ser incorporadas ao segmento ósseo mobilizado. Quando o osso nasal apresenta convexidade ou concavidade significativas, ou quando há irregularidades em sua topografia, pode ser necessária a mobilização de mais de um segmento do osso, a fim de que as irregularidades de seu contorno sejam corrigidas. Nessas situações, pode ser necessária a realização de osteotomia intermediária, entre as osteotomias lateral e medial. Quando forem necessárias várias osteotomias, estas devem ser realizadas do sentido medial para o lateral, de modo que o s cortes sejam sempre realizados em ossos estáveis. Para que seja possível a mobilização dos ossos nasais, as osteotomias devem guardar distância, sendo esta orientada pelo comprimento dos respectivos ossos, que também tende a ser altamente variável.

Pirâmide Cartilaginosa Superior

A pirâmide cartilaginosa superior é formada pelas cartilagens laterais superiores, que são em número par, apresentam aspecto de escudo e encontram-se unidas na linha média da margem dorsal do septo cartilaginoso. O septo e as cartilagens laterais superiores fundem-se precocemente durante o desenvolvimento embrionário, formando uma unidade estrutural única nesta área (18). Embora o septo cartilaginoso ofereça suporte para as cartilagens laterais superiores no ponto de sua fusão dorsal mediana, os ossos nasais oferecem a maior parte do reforço às cartilagens laterais superiores ao longo de sua margem cefálica, denominada área K. Aqui, das cartilagens laterais superiores sobrepõem-se à margem caudal da pirâmide óssea, estendendo-se em direção cefálica, sob o arco ósseo, por uma distância de até 11 mm. Essa fixação é essencial para a manutenção da integridade estrutural do arcabouço nasal. As cartilagens laterais superiores podem ser deslocadas dos ossos nasais se lhes for aplicada força excessiva em direção inferior, produzindo uma deformidade que causa colapso da pirâmide cartilaginosa superior. Como os ossos nasais estabilizam as cartilagens laterais superiores em seu aspecto cefálico, a pirâmide cartilaginosa superior é menos rígida e apresenta maior mobilidade caudalmente.

A pirâmide cartilaginosa superior é mais larga em sua porção cefálica, onde as cartilagens laterais superiores assumem curso mais horizontal, conforme se articulam com o septo. Nessa região, o arco das cartilagens laterais superiores acompanha intimamente o arco dos ossos nasais. Em sua porção caudal, as cartilagens laterais superiores apresentam inclinação mais aguda a partir do septo dorsal, criando uma linha dorsal mais estreita. Em seu aspecto mais caudal, as cartilagens laterais superiores podem apresentar uma margem livre que se separa do septo, assumindo direção lateral. Essa área relativamente estreita da pirâmide cartilaginosa superior corresponde, no que diz respeito à cavidade nasal, à área valvular nasal interna, região que apresenta a maior resistência ao fluxo aéreo nasal. Essas variações regionais são facilmente visualizadas nas peças anatômicas (Fig. 11.11).

Associadas ao septo cartilaginoso, as cartilagens laterais superiores determinam o aspecto do terço médio do nariz. A transição entre essas estruturas deve ser lisa e contínua. As alterações nesta área realizadas durante a cirurgia, como a redução da convexidade do dorso ou a instalação de enxerto expansivo, devem proporcionar à superfície dorsal configuração lisa e co-planar.

Variações Anatômicas

A distância entre o násion e o rínion define a extensão cefalocaudal da pirâmide óssea. A pirâmide cartilaginosa superior refere-se à área do nariz que se estende do rínion até a margem caudal das cartilagens laterais superiores. Apesar das denominações "terço superior" e "terço médio", o comprimento dessas regiões raramente ocupa exatamente um terço da extensão total do nariz. Os comprimentos da pirâmide óssea e da pirâmide cartilaginosa superior apresentam relação inversa. Ou seja, nos indivíduos com ossos nasais longos, a pirâmide cartilaginosa superior é curta, e vice-versa. A extensão da pirâmide cartilaginosa superior corresponde, tipicamente, ao comprimento da cartilagem quadrangular do septo. Por isso, a presença de ossos nasais longos e de pirâmide cartilaginosa superior curta deve alertar o cirurgião quanto à possibilidade de deficiência relativa da cartilagem septal.

Os comprimentos relativos dessas áreas determinam importantes implicações no mecanismo de sustentação da válvula nasal interna. Pacientes com ossos nasais longos e cartilagens laterais superiores curtas tendem a apresentar maior sustentação da área valvular interna, na medida em que os ossos nasais fornecem maior contribuição ao sistema de sustentação rígida. Por outro lado, cartilagens laterais superiores lon-

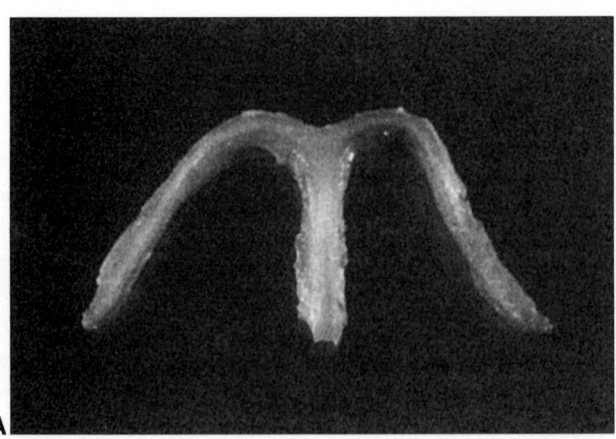
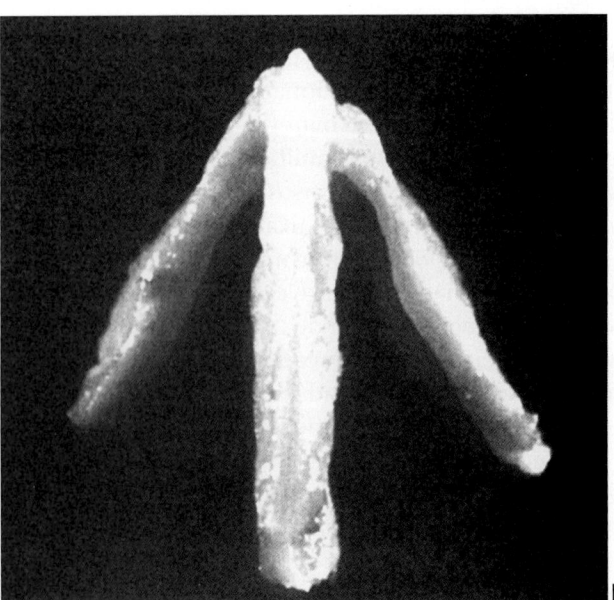

Figura 11.11

A: Corte transversal da pirâmide cartilaginosa superior, imediatamente abaixo do rínion. Nesta região, o amplo arco das cartilagens laterais superiores acompanha de modo exato a margem caudal dos ossos nasais. **B:** No aspecto mais caudal da área da válvula nasal interna, as estruturas são mais flexíveis, e as cartilagens laterais superiores e o septo nasal apresentam relação muito mais estrita. (Fotografia cortesia de Dean Toriumi.)

gas apresentam sustentação óssea menos rígida e, assim, estão mais sujeitas ao colapso, particularmente em seu aspecto caudal, na área da válvula nasal interna (Fig. 11.12). Indivíduos com estreitamento preexistente nessa região já podem apresentar insuficiência valvular nasal ou colapso das cartilagens laterais superiores durante a inspiração. Esses pacientes apresentam predisposição para desenvolver obstrução nasal após a rinoplastia para redução do dorso nasal. Nesses casos, a articulação das cartilagens laterais superiores com o septo é ressecada junto à giba, deixando essas cartilagens sem sustentação ao longo do dorso. Assim ocorrerá colapso ínfero-medial das cartilagens laterais superiores, levando ao estreitamento da válvula interna, retração da área central da linha dorsal e deformidade em V invertido, em que o colapso da cartilagem lateral superior cefálica revela o contorno da margem caudal dos ossos nasais, que tem forma de V. Para evitar essas complicações, a cartilagem lateral superior deve ser novamente apoiada ao septo, o que pode ser obtido, por exemplo, com o uso de enxerto de expansão.

Pirâmide Cartilaginosa Inferior

Os elementos essenciais presentes na pirâmide cartilaginosa inferior são as duas cartilagens laterais inferiores (ou alares). Talvez mais do que em qualquer outra área do nariz, essas estruturas apresentam infinitas variações e divergências anatômicas. No entanto, o grau de influência das cartilagens laterais inferiores na determinação do formato e da configuração da ponta e da base nasais é variável, dependendo da espessura do envoltório de pele e tecidos moles, assim como das forças de tensão e compressão impingidas a essas áreas pelas fixações às estruturas fixas circunjacentes, como o septo nasal, a abertura piriforme, as cartilagens laterais superiores e os ossos nasais. No entanto, as alterações cirúrgicas que a rinoplastia proporciona à ponta nasal e à base nasal quase sempre envolvem alguma modificação do formato ou da posição das cartilagens laterais inferiores.

Junto ao septo, as cartilagens laterais inferiores fornecem sustentação para a ponta nasal. Cada cartilagem lateral inferior é composta por três partes: a *crus* medial, a *crus* intermediária e a *crus* lateral. Essas três áreas não são, necessariamente, três entidades anatômicas distintas, representando, na verdade, transição entre uma e a próxima por meio de uma série de curvaturas e ondulações presentes ao longo de toda a cartilagem. Esses incontáveis giros e divergências produzem as nuanças dessa estrutura, que, então, formam a topografia externa própria de cada ponta nasal. No entanto, na maioria dos narizes há dois ângulos distintos que são relativamente constantes, sendo, do ponto de vista conceitual, considerados como pontos de transição que separam as três *crura*: o joelho lateral e o joelho medial (Fig. 11.4A). A discussão subseqüente cobre a anatomia geral de cada subunidade das *crura* laterais inferiores. Em seguida, é apresentada uma discussão relativa às variações anatômicas mais comuns. Por fim, é discutido o papel das cartilagens laterais inferiores, no que diz respeito à estabilização mecânica do nariz.

Crus Medial

Com a sua conexão ao septo caudal, as *crura* mediais fornecem a sustentação estrutural da columela. A extensão das cartilagens laterais inferiores é menor nessa

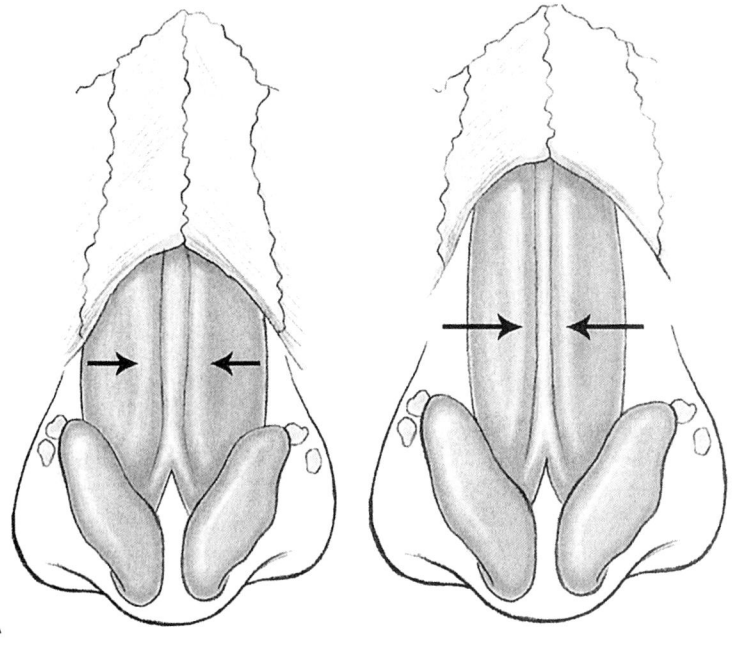

Figura 11.12

A: Ossos nasais longos oferecem maior estabilização dos elementos cartilaginosos caudais do nariz, com menor tendência para o colapso ínfero-medial das cartilagens laterais superiores durante a inspiração ou em associação à cicatrização após a redução do dorso nasal.
B: Ossos nasais curtos associados à pirâmide cartilaginosa superior podem causar estreitamento das cartilagens laterais superiores após estas serem separadas do septo nasal nas reduções do dorso. Nesses pacientes, o emprego de enxertos de expansão pode evitar essa complicação.

região, podendo atingir 4 a 5 mm. Cada *crus* medial pode ser dividida em dois segmentos: columelar anterior e plataforma posterior. Na perspectiva basal, cada segmento columelar dispõe-se de forma paralela à sua contraparte contralateral, sendo a esta conectado, bem como ao septo caudal, por tecido fibroso. Póstero-lateralmente, a plataforma posterior apresenta alargamento, contribuindo para a ampliação da columela, em sua base. Na visão de um nariz caucasiano "ideal" a partir das perspectivas lateral ou basal, o limite anterior da *crus* medial corresponde à junção columelo-lobular, que se dá no ápice da narina (Fig. 11.4).

Variações Anatômicas

As variações no comprimento e no formato da *crus* medial afeta a aparência da base nasal e a posição da ponta nasal (19). Quando a *crus* medial é curta, a columela também o será, enquanto a narina apresentará pequena dimensão ântero-posterior, o que tende a restringir a projeção da ponta nasal e a produzir pequena proporção entre a narina e o lóbulo. Uma *crus* medial longa que se estende anteriormente, abaixo do ápice da narina, faz com que a ponta nasal se apresente achatada. Existem inúmeras variações no grau de simetria, curvatura, dilatação e maciez dessas estruturas. O tecido mole interposto entre os segmentos columelares pode camuflar eventuais irregularidades, mas se o envoltório de pele e tecidos moles for fino, a columela pode apresentar aspecto bífido. Geralmente, o objetivo da cirurgia consiste em posicionar as *crura* mediais na linha média, de maneira simétrica. Para tanto, uma técnica razoável consiste em fixar as *crura* mediais com suturas, reatando-as. No entanto, deve-se tomar cuidado para que a normalidade da relação entre as *crura* e os tecidos adjacentes seja mantida. As *crura* mediais, por exemplo, devem ser mantidas juntas apenas em seus limites cefálicos, de modo que a largura da columela seja preservada (11). Até mesmo um discreto malposicionamento das *crura mediais* pode ter impacto significativo na rotação e projeção da ponta nasal, na exposição da columela e no ângulo nasolabial. Nesse sentido, a fixação deve ser realizada com técnica meticulosa e cautelosa.

A dimensão individual de cada *crura* medial, assim como a distância entre cada uma determina a largura da columela. Em alguns casos, a expansão lateral das *crura* mediais posteriores (plataformas) é exagerada, levando à formação de uma base columelar ampla, que pode comprometer o fluxo aéreo ao nível da abertura das narinas. As *crura* mediais podem assumir posição mais caudal se a cartilagem for muito larga, se houver frouxidão das fixações ligamentares ao septo caudal (septo membranoso amplo) ou crescimento excessivo do septo, o que exerce tensão sobre as *crura* mediais em sentido inferior. Particularmente quando a asa nasal encontra-se retraída, as *crura* mediais dispõem-se inferiormente, produzindo exposição columelar excessiva. Esses pacientes podem queixar-se de que suas narinas são muito proeminentes. A correção cirúrgica desse problema geralmente envolve a elevação ou a remoção parcial da margem caudal das *crura* mediais.

Crus Intermediária

Também denominadas segmentos cupulares, as *crura* intermediárias unem as *crura* mediais e laterais, estendendo-se do joelho medial ao joelho lateral. Essa estrutura representa a transição entre as porções convergente e divergente das duas cartilagens laterais inferiores. Freqüentemente, a região do joelho lateral corresponde ao ponto de projeção mais anterior da cartilagem lateral inferior, podendo representar, topograficamente, o ponto delimitador da ponta nasal. Nesta região, a *crus* intermediária pode apresentar estreitamento abrupto, o que a torna suscetível à transecção durante a cirurgia. A divergência entre as duas *crura* intermediárias forma um ângulo, denominado ângulo de divergência (Fig. 11.13). O ângulo ideal é de aproximadamente 60°, fornecendo a largura de aspecto natural ao lóbulo infra-apical, tanto na perspectiva frontal, como na basal. As *crura* intermediárias também divergem das *crura* mediais em direção cefálica, em aproximadamente 50°. Externamente, na visão lateral, essa curvatura corresponde ao ângulo columelar-lobular, dividindo a base nasal em lóbulo infra-apical, anteriormente, e columela, posteriormente — fundamento da dupla interrupção.

Variações Anatômicas

Nas visões frontal e basal, o formato do lóbulo infra-apical é determinado pelas variações no comprimento e na curvatura das *crura* intermediárias, assim como o grau de angulação nos joelhos medial e lateral. Rotações moderadas ao nível dos joelhos, e a presença de curvatura convexa e regular na *crus* intermediária

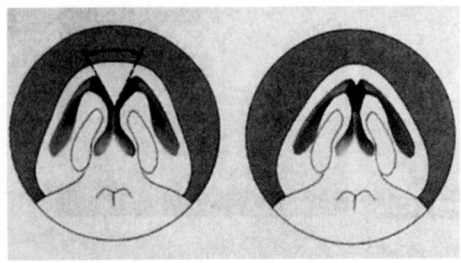

Figura 11.13

As *crura* intermediárias unem as *crura* laterais e mediais das cartilagens laterais inferiores. O ângulo de divergência é mostrado à esquerda. Se as *crura* intermediárias forem amplamente bifurcadas, a ponta nasal assumirá amplo aspecto trapezóide, conforme mostrado à esquerda. Quando as *crura* intermediárias estão em íntima oposição, a ponta nasal assume aspecto triangular, como mostrado à direita.

produz convexidade do segmento cupular. Quando as *crura* intermediárias são largas e planas e os joelhos apresentam conexões anguladas, a configuração resultante assume aspecto achatado. Se as *crura* intermediárias forem côncavas, produz-se segmento com "cúpula dupla" (2). Variações no ângulo de divergência também afetam o formato do lóbulo da ponta nasal. A presença de ângulo de divergência estreito resulta em um lóbulo também estreito e confere à ponta aspecto mais triangular na visão basal. Se o ângulo de divergência aproximar-se de 90°, a ponta nasal assume aspecto achatado, que aparece trapezóide na visão basal. Se a pele suprajacente for espessa, essas variações na configuração da cartilagem poderão não influenciar no formato do lóbulo apical (Fig. 11.13).

Quando as *crura* intermediárias são espessas ou têm aspecto convexo no sentido crânio-caudal, o lóbulo infra-apical pode apresentar-se saliente. Na visão lateral, a ponta pode apresentar-se arredondada, com sua transição com o lóbulo infra-apical sendo marcada por uma única curvatura regular, e não pela dupla interrupção normal.

Crus Lateral

A *crus* lateral projeta-se a partir do joelho lateral da cartilagem lateral inferior, posteriormente. Normalmente, apresenta formato discretamente convexo e, em sua metade medial, assume curso paralelo à margem alar. Em seguida, assume configuração plana e apresenta rotação póstero-superior em sua porção lateral, terminando próximo à abertura piriforme. Geralmente, torna-se mais ampla conforme sai do joelho lateral, tornando-se novamente mais estreita próximo à sua extremidade lateral. Habitualmente, representa a porção mais ampla da cartilagem lateral inferior. Estima-se que a extensão média desta estrutura seja de 1 cm, existindo enorme variação (20).

Pode haver sobreposição de porção das margens cefálicas mediais das *crura* laterais. Nesta região, as cartilagens laterais inferiores podem estar conectadas umas às outras e à margem caudal da cartilagem lateral superior por tecido fibroso. A conexão com as cartilagens laterais inferiores é, com freqüência, compelida em direção interior por essa superposição dos segmentos cartilaginosos. Essa área á altamente variável, podendo ser espessa quando comparada com outras partes da cartilagem lateral inferior (Fig. 11.14).

Variações Anatômicas

As variações anatômicas da *crus* lateral são tão numerosas que é impossível o seu detalhamento (20), embora as variações mais comumente vistas sejam aqui discutidas. Variações na largura e na curvatura das *crura* laterais influenciam sobremaneira o aspecto da ponta e da asa nasais. A porção mais larga da *crus* lateral varia de 7 mm a 15 mm (20). *Crura* laterais com convexidade ampla conferem aspecto bulboso e amorfo à ponta nasal. Essa noção é semelhante à relação observada entre a altura do dorso e sua aparência larga, previamente discutida. Em um nariz normal, o estreitamento relativo observado na ponta nasal e a largura relativa ao nível da base alar produzem contraste visual que faz com que a ponta pareça apropriadamente distinta e refinada. Se na transição entre a ponta e a base da *crura* laterais e a asa nasal forem amplamente arqueadas, este contraste será indistinto, conferindo ao nariz aspecto alargado.

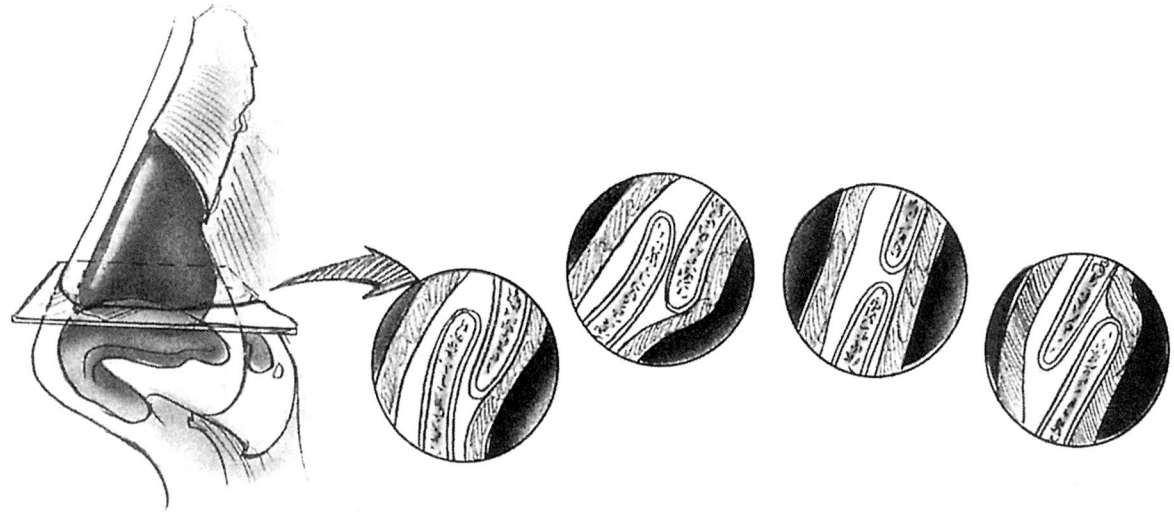

Figura 11.14
Nas dissecações em cadáver pode ser encontrada uma variedade de relações entre a margem cefálica da cartilagem lateral inferior e a margem caudal da cartilagem lateral superior. Com o envelhecimento, pode ocorrer a perda desta relação íntima entre as cartilagens. (Reproduzido, com autorização, de Tardy ME. *Surgical anatomy of the nose*. New York: Raven Press, 1990.)

A correção dessa deformidade exige o emprego de técnicas que retifiquem as *crura* laterais excessivamente arqueadas, como modificação da sutura ou enxertia estrutural. Técnicas agressivas voltadas apenas para o estreitamento das cúpulas e que ignoram a convexidade das *crura* laterais podem não melhorar o aspecto da ponta nasal, com o agravante de poderem produzir complicações estruturais e cosméticas.

Com menor freqüência, as cartilagens laterais inferiores podem ser côncavas conforme divergem de suas cúpulas. Externamente, essa divergência tende a produzir aspecto côncavo e profundo ao lobo alar, associado a crista supra-alar proeminente. Quando intensa, a concavidade pode estenosar o vestíbulo nasal, comprometendo o fluxo aéreo nasal. A correção cirúrgica do problema pode exigir enxertia estrutural acima ou abaixo, ressecção e substituição do segmento côncavo por enxerto, ou, ainda, excisão, inversão e fixação por meio de suturas.

A força e a espessura das *crura* intermediárias e laterais determinam a maior fração da sustentação intrínseca da ponta nasal. Cartilagens mais fortes são mais resistentes a alterações e, por isso, podem resultar em deformidades visíveis e palpáveis após a cirurgia. Quando são empregadas técnicas excisionais para afinar a ponta nasal, deve-se lembrar da advertência de Tardy quanto ao risco de formação de protuberâncias, nos pacientes que possuam a tríade caracterizada por pele bífida e fina e cartilagens laterais inferiores resistentes. Nessa situação, as margens espessas da cartilagem gradualmente se tornam evidentes através do fino envoltório cutâneo, pois a contratura distorce, aos poucos, as estruturas da ponta, as quais se encontram desorganizadas. Modificações obtidas a partir da aplicação de técnicas de sutura, evitando-se a divisão da cartilagem lateral inferior, tendem a não produzir protuberâncias nesses pacientes.

Como já discutido, pode haver sobreposição do aspecto medial da margem cefálica das *crura* laterais, a distâncias variáveis. O grau de sobreposição depende da posição cefalocaudal global das *crura* laterais. Em casos extremos, a trajetória da margem superior das *crura* laterais apresenta direção exatamente cefálica, com cada margem sobrepondo-se à outra na linha média, sobre o septo dorsal. Nesses narizes, as *crura* laterais tendem a divergir da linha média apenas nas proximidades de sua extremidade lateral. Deformidades externas podem ser identificadas nesses pacientes, particularmente naqueles com pele fina. A "deformidade em parênteses" corresponde à descrição clássica, sendo assim denominada em decorrência de seu contorno volumoso criado pela posição cefálica das *crura* laterais, que, na visão frontal, parecem estar acomodadas entre dois parênteses, em cada lado da região supra-apical – "( )". Nesses pacientes, a presença de elevação do dorso na região supra-apical, passível de ser observada na visão lateral, pode não ser diagnosticada em função do desenvolvimento excessivo da cartilagem quadrangular nesta região, causado pelas *crura* laterais que se encontram sobrelevadas cefalicamente. A redução do dorso, nestes pacientes, exige a remoção da margem cefálica das *crura* laterais ou o reposicionamento destas, e não a excisão septal dorsal (conduta convencional utilizada para a redução do perfil). Outra conseqüência desse posicionamento cefálico das *crura* laterais é a redução da sustentação da margem alar. Com a *crus* lateral angulada ainda mais cefalicamente, menor reforço estrutural é fornecido à margem alar caudal, o que predispõe os pacientes à retração alar ou à insuficiência da válvula nasal externa.

Outra variação da *crus* lateral que pode afetar o fluxo aéreo nasal é o arqueamento interno (medial) de sua extremidade lateral. Em alguns pacientes, essa variação produz uma massa visível ou palpável no vestíbulo nasal lateral, o que pode comprometer o fluxo aéreo nasal. Em outros casos, a deformidade pode não ser aparente até que outras rinoplastias promovam o desvio medial da parede nasal lateral, como nas manobras de estreitamento da cúpula ou de projeção da ponta nasal. A correção pode envolver a excisão simples dessa porção das *crura* laterais, se a deformidade for causada pela presença de cartilagem excessivamente longa e redundante. Em outras situações, pode ser necessário o uso de enxerto rígido para se obter o reposicionamento da área.

Assimetrias das *crura* laterais podem produzir irregularidades e deformidades do contorno da ponta nasal. Quando essas assimetrias são pronunciadas, podem determinar desvio da ponta, mesmo com o septo caudal situado na linha média.

BASE NASAL

As principais estruturas da base nasal são: as duas asas nasais, as soleiras nasais, os triângulos macios e a columela. Essas estruturas formam um anel contínuo ao redor de cada uma das narinas, que correspondem às aberturas externas das cavidades nasais. A narina caucasiana "normal" é oval, com um eixo vertical menor que 45 graus a partir da columela, e com razão narina/lóbulo infra-apical igual a 2:1. Diferenças étnicas determinam divergências significativas nesses valores.

A *asa nasal* corresponde à porção mais lateral da narina, sendo assim denominada em virtude de seu formato (21). O corpo principal do lóbulo alar não contém cartilagem, consistindo de tecido fibroareolar, motivo pelo qual o formato do lóbulo alar habitualmente não é diretamente modificado nas rinoplastias.

No entanto, elementos cartilaginosos conformam a asa nasal e, por isso, a sua modificação altera seu formato. A *crus* lateral da cartilagem lateral inferior corre por cima da porção súpero-medial da asa. As cartilagens sesamóides encontram-se localizadas nas partes moles que recobre a abertura piriforme, acima da asa. Seu número é variável, podendo haver de zero a cinco corpos cartilaginosos. Essas cartilagens acessórias, entrelaçadas com colágeno e tecido fibroso, formam o complexo sesamóide, que corresponde à conexão entre a extremidade móvel da *crus* lateral e a rígida margem da abertura piriforme.

A inserção da asa nasal na face, que se dá ao nível da junção do lábio e da bochecha, determina a largura da base nasal. A largura interalar corresponde à distância horizontal entre as duas cristas alares. A largura global das narinas também é afetada pelo alargamento alar, definido pelo grau de arqueamento da asa acima de sua inserção. A inserção na face é tridimensional, paralela à crista alar recurvada que amolda as narinas, lateralmente. Além da posição da columela, a posição vertical da inserção alar também determina o grau de exposição columelar.

A *soleira nasal* corresponde à continuação da asa nasal, conforme esta se curva medialmente para se unir à columela, na espinha nasal, sendo formada por tecido mole. Representa o assoalho da narina, sendo, geralmente, mais ampla nos indivíduos que apresentam maior dimensão interalar. A lesão inadvertida da fina pele presente nesta área pode levar à formação de cicatriz ou retração visíveis, o que determina estenose da narina.

O *triângulo macio* é uma pequena subunidade triangular que margeia a columela medialmente, a asa lateralmente e o ápice da narina anteriormente. Esta área constitui uma exceção, no sentido de ser a única que contém mínimo tecido subcutâneo. A pele externa do nariz dobra-se, formando diretamente a pele interna do vestíbulo, estendendo-se através dos joelhos da cartilagem lateral inferior. Devido à ausência de sustentação subdérmica, essa delicada pele está sujeita à retração cicatricial, quando violada. A cicatrização nesta área também pode levar à redução da área de secção transversa da narina.

A *columela* é formada pelas duas *crura* mediais, que são mantidas juntas por aderências fibrosas e recobertas por envoltório cutâneo contínuo ao septo membranoso. Na maioria dos indivíduos, a columela é razoavelmente móvel, sendo limitada apenas pelas aderências das *crura* mediais à margem caudal do septo cartilaginoso, relativamente fixa. O formato da columela é determinado pelas duas *crura* mediais e pela margem mais caudal do septo cartilaginoso. Distorções da columela, identificadas na visão basal, geralmente são secundárias ao desvio caudal da ponta do septo, que pode ser facilmente reconhecido através de manipulação látero-lateral.

Variações Anatômicas

A base alar é uma das regiões do nariz que apresentam a maior variabilidade de configurações. A extensão da inserção alar raramente se encontra confinada aos limites dos cantos mediais, como habitualmente descrito, mesmo no nariz caucasiano fino. A extensão global da asa nasal resulta da combinação da largura interalar e do alargamento alar. Descendentes asiáticos e africanos tendem a possuir base alar mais larga, maior alargamento alar, columela mais curta e narinas com orientação mais horizontal. Essas diferenças externas são atribuídas às variações subjacentes da anatomia estrutural: cartilagens laterais inferiores mais fracas e planas; maior espessura do envoltório de pele e tecidos moles; e pequena projeção da pré-maxila e da espinha nasal (22). A espessura da parede alar também é variável, e reflete a quantidade de tecido adiposo fibroareolar presente no subcutâneo. Essas variações são responsáveis pela ampla variação da orientação das narinas e da proporção entre a narina e o lóbulo infra-apical, cuja relação "normal" é igual a 2:1. Farkas (23) classifica as diferentes posições das narinas em sete tipos, que variam de vertical até horizontal.

É fundamental que, antes da rinoplastia, o cirurgião defina com precisão a causa do alargamento da base alar. Em alguns indivíduos, a causa predominante é o alargamento da distância interalar, associado a soleiras nasais amplas. Nesses casos, a correção da deformidade pode exigir a excisão segmentar e o fechamento de parte das soleiras nasais, ou a utilização de técnicas de sutura para estreitar as soleiras. Outros pacientes podem apresentar inserção alar normal, distância interalar também normal, e alargamento alar excessivo. Aqui, estaria indicada a redução da asa acima da inserção. A redução da soleira sem abordagem das paredes laterais das asas pode levar à acentuação do alargamento, pois as asas são mobilizadas medialmente, sendo dobradas em um ângulo mais agudo. Muitos pacientes apresentam ambos os componentes: aumento da distância interalar e do alargamento das asas, exigindo abordagem tanto da área das soleiras como das paredes laterais das asas.

Além disso, as circunferências interna e externa das narinas devem ser consideradas, para que a geometria da incisão possa ser apropriadamente ajustada. Alguns indivíduos têm circunferência interna das narinas normal ou, até mesmo, pequena, embora apresentem base alar ampla, em razão das paredes alares serem espessas. Nessa situação, a excisão em cunha triangular ou trapezoidal pode oferecer algum benefício, por permitir a remoção de maior quantidade de tecido da margem externa da narina, com relação ao volume removido da circunferência interna. Em casos extremos pode-se afinar diretamente a parede lateral da asa, reduzindo-se sua projeção; essa abordagem exige incisão da margem alar.

MECÂNICA E ESTABILIDADE

Elementos e Relações Estruturais

As considerações acerca da estabilidade mecânica do nariz são habitualmente omitidas nas discussões pertinentes à rinoplastia. No entanto, o comprometimento das estruturas e das relações que mantêm o arcabouço nasal pode levar a complicações permanentes, que prejudicam tanto a função, como a estética. Nesta seção, a anatomia regional do nariz é revisada, no que diz respeito à estabilização mecânica do nariz. Da mesma forma, apresentamos uma discussão relativa aos modelos conceituais, alguns já cooptados a princípios da engenharia comumente invocados para auxiliar os cirurgiões a conceituar os elementos envolvidos na estabilidade estrutural do nariz.

A estabilidade nasal deriva da força e da elasticidade de seus complexos elementos anatômicos, assim como de suas diversas interconexões. Existem três níveis de sustentação, cada um contribuindo para a estabilização mecânica do nariz em diferentes graus. O primeiro nível corresponde ao arcabouço ósseo (incluindo os ossos nasais, a abertura piriforme, o septo ósseo e o assoalho nasal), que fornece a base rígida em que os elementos cartilaginosos e os tecidos moles são formados. O segundo nível de sustentação é representado pela rígida cartilagem quadrangular, fixada ao osso ao longo de suas margens ventral e cefálica, e que sustenta diretamente as pirâmides cartilaginosas superior e inferior. Finalmente, o terceiro nível é formado pela arquitetura intrínseca das cartilagens laterais superiores e inferiores e pelos tecidos moles adjacentes, todos alicerçados nos sustentáculos ósseo e septal, e que fornecem grande parte da estabilidade da ponta e da base nasal. A extensão em que essas regiões sustentam o nariz depende da região nasal em questão. O terço médio do nariz é sustentado, cefalicamente, pelos ossos nasais e pela cartilagem quadrangular, que atua como pilar inferior. A ponta nasal e a área basal, que correspondem às áreas mais afastadas do arcabouço ósseo, representam as regiões mais flexíveis e dinâmicas, dependendo, sendo altamente dependentes da sustentação fornecida pelo suporte cartilaginoso do septo caudal e da força intrínseca das cartilagens laterais inferiores.

Princípio do Cantiléver

Sheen (19) descreve o esqueleto nasal como uma viga em balanço, em que a pirâmide óssea corresponde a uma extensão firme e estável do crânio. Como um cantiléver, a pirâmide cartilaginosa superior projeta-se como uma viga, sendo sustentada cefalicamente pela espessa aderência fibrosa da área K. Esta projeção suporta a carga dos elementos pendentes do nariz em toda a sua extensão, e também em sua extremidade distal. A resistência deste sistema de suporte depende do tamanho e da espessura dos ossos nasais. Ossos maiores oferecem maior sustentação caudal. A fusão das pirâmides óssea e cartilaginosa superior com a superfície dorsal do septo forma uma estrutura em forma de viga, que se estende do násion até a ponta nasal. Este complexo forma a base do arcabouço de sustentação dorsal do nariz. O rompimento das conexões existentes entre o septo e os ossos nasais, as cartilagens laterais superiores ou ambas, enfraquece em muito a sustentação central fornecida pela trave cartilaginosa. Isso pode ocorrer durante os procedimentos cirúrgicos para redução do dorso, nos quais o elemento septal medial que sustenta as cartilagens laterais superiores é removido. Nessas situações, as cartilagens laterais superiores permanecem sustentadas apenas por suas aderências cefálicas aos ossos nasais. Ao menos que essa sustentação medial seja restabelecida (p. ex., pelo emprego de enxertos de extensão), as cartilagens laterais superiores podem sofrer colapso ínfero-medial, produzindo retração e comprometimento do sistema valvular interno e, conseqüentemente, deformidade em "V" invertido.

Papel do Septo Nasal

A partir de sua superfície inferior, o septo nasal exerce papel fundamental na sustentação da projeção da pirâmide cartilaginosa superior (cantiléver), da mesma forma que uma parede sustenta um telhado. Especialmente em seu aspecto caudal, a cartilagem quadrangular, atuando como uma coluna, suporta grande parte da carga do arcabouço de sustentação da ponta nasal. Como é intrinsicamente rígida e solidamente assentada no alicerce ósseo que se estende da espinha nasal, passa pela crista maxilar e alcança o septo ósseo dos ossos nasais, a cartilagem quadrangular provê expressiva sustentação para o nariz. A combinação da configuração do elemento dorsal com os elementos caudais de reforço forma a base do sistema de sustentação em forma de "L", que constitui a função mais importante, do ponto de vista estrutural, da cartilagem quadrangular. O comprometimento do componente dorsal leva à deformidade nasal em forma de sela, associada ao colapso ventral da pirâmide cartilaginosa superior. O clássico exemplo desta deformidade é representado pela reabsorção da cartilagem quadrangular determinada pela presença de hematoma septal não tratado. O comprometimento do componente caudal pode levar a ptose da ponta nasal, particularmente se as *crura* mediais forem fracas. As causas mais comuns são as lesões traumáticas ou iatrogênicas. Esse fato é demonstrado em estudos realizados em cadáveres, em que a remoção do septo cartilaginoso produz perda significativa da projeção da ponta nasal (24). Por esses motivos, é essencial que, durante a cirurgia, seja mantida a integridade estrutural desse sistema de suporte em forma de "L". Embora a doutrina convencional enfatize a necessidade de se preservar, no sentido dorsal-caudal, 1,5 cm da faixa de cartilagem septal que se estende do rínion até a espinha nasal anterior, o malposicionamento ou a deformidade do próprio sistema de sustentação estrutural podem produzir deformidades externas, particularmente em narizes tortos. A correção desses problemas pode demandar o uso de técnicas que modifiquem o septo, podendo, ainda, ser necessário o reposicionamento, a camuflagem ou a reconstrução do próprio sistema de suporte em forma de "L" (17).

Aderências Ligamentares

Os ossos nasais e a cartilagem quadrangular atuam como rígidas estruturas de sustentação do nariz. Os elementos caudais, mais móveis, são reforçados por uma rede de aderências fibrosas. Embora denominadas "ligamentos", essas conexões não se amoldam ao conceito estrito de ligamento, que corresponde a um feixe de tecido fibroso que une duas porções ósseas. Na verdade, unem as estruturas cartilaginosas entre si, ao septo nasal e à abertura piriforme. Vários estudos histológicos e cadavéricos têm sido realizados no sentido de caracterizar melhor a natureza deste tecido. Embora as características dessas aderências sejam relatadas de forma variável, a maioria dos autores acredita que elas confiram diferentes graus de estabilização estrutural para o nariz e, em particular, para a ponta nasal. Os sistemas ligamentares descritos com maior freqüência são discutidos posteriormente: as aderências entre as cartilagens laterais superiores e as *crura* laterais, os ligamentos intercrurais, os ligamentos entre as *crura* laterais e a abertura piriforme, e a conexão entre as cartilagens laterais superiores e os ossos nasais na região K (já discutida).

A área de sobreposição entre o aspecto caudal das cartilagens laterais superiores e da margem cefálica das *crura* laterais é, habitualmente, referida como a *região de rolamento*, em virtude do entrelaçamento dos elementos cartilaginosos recurvados. Na verdade, a relação entre essas estruturas é altamente variável. Na configuração mais comum, as superfícies superiores das *crura* laterais sobrepõem-se acima das cartilagens laterais superiores. Acredita-se que a extensão do recurvamento da cartilagem lateral superior seja determinado pela pressão exercida sobre sua margem cefálica, conforme ela se dirige em sentido cefálico, durante o desenvolvimento fetal (25). O ângulo de curvatura pode variar de discreto (menor que 45 graus) até completo (180 graus). Existem, ainda, outras configurações, com relações variáveis entre as estruturas cartilaginosas (Fig. 11.14). Independentemente da orientação específica, as cartilagens são mantidas unidas dentro da região de rolamento por tecido fibroso, também denominado "ligamento intercartilaginoso" (26). Essa articulação forma um mecanismo de dobradiça ao redor do qual a ponta nasal é mantida suspensa, podendo dobrar-se (27). Com o envelhecimento, a íntima relação entre as cartilagens laterais superiores e as *crura* laterais pode ser perdida, na medida em que essas conexões ligamentares sofrem relaxamento; com isso, a ponta nasal é desviada para baixo. Nesses casos, a área de rolamento naturalmente espessada pode ser substituída pela diástase entre as pirâmides cartilaginosas superior e inferior.

O ligamento intercrural, também denominado "tipóia ligamentar" (28), une o aspecto medial das *crura* laterais, das *crura* intermediárias e das *crura* mediais entre si. Essa estrutura ligamentar parece manter as duas cartilagens laterais inferiores unidas junto à linha média. É amplamente aceito que aderências fibrosas conectam esse ligamento à margem caudal do septo, na região das *crura* mediais, fornecendo, assim, suporte adicional para a ponta nasal, ao nível da base do nariz (29). Contudo, outros estudos realizados em cadáveres questionam a existência de tais conexões. A contribuição do ligamento intercrural para o sistema de sustentação global da ponta, no entanto, é nitidamente clara. Após a divisão do ligamento intercrural, ocorre redução de 25% a 35% do mecanismo de sustentação da ponta nasal, conforme mensurado por tensiômetro (30). Esses estudos realçam a necessidade de se restaurar a integridade dessas aderências após o seu rompimento durante a cirurgia, de modo a prevenir a perda da sustentação da ponta no pós-operatório. Um meio efetivo de se atingir esse objetivo consiste na estabilização da ponta na base nasal. Essas técnicas envolvem a sutura das *crura* mediais e intermediárias a um ponto firme na linha média, como um septo nasal longo, a um enxerto de extensão caudal no septo nasal ou a um enxerto columelar (1).

A conexão entre as *crura* laterais e a abertura piriforme é constituída por fibras de colágeno dispostas irregularmente e entremeadas por fibras musculares (31). Essa conexão que, em alguns indivíduos, contém cartilagem sesamóide incrustada, também é denominada *complexo sesamóide* ou *complexo crural lateral*.

Sistema de Sustentação da Ponta Nasal: Conceito do Tripé

A ponta nasal é uma estrutura complexa, cuja integridade é mantida por uma rede de mecanismos de sustentação compostos por cartilagens e ligamentos que as conectam. Um modelo clássico usado para entender o sistema de sustentação da ponta nasal e sua dinâmica é a analogia do tripé (32). O ápice do tripé é representado pela ponta nasal, com cada uma das *crura* laterais estendendo-se em direção cefálica e lateral para formar duas pernas do tripé, ao mesmo tempo em que a confluência das duas *crura* mediais forma a terceira perna. Modificações das pernas do tripé alteram a posição da ponta nasal. O encurtamento das pernas produz perda da projeção da ponta, enquanto o seu alongamento determina aumento da projeção. A rotação da ponta aumenta em função do corte das pernas laterais ou pela extensão das pernas mediais. Manobras contrárias levam à redução da rotação da ponta. Embora o conceito do tripé seja útil na avaliação dessas conseqüências dinâmicas produzidas por modificações das *crura*, a analogia não é capaz de explicar todo o mecanismo de sustentação da ponta nasal. Ao contrário de um verdadeiro tripé, as cartilagens laterais inferiores não se encontram apoiadas em uma superfície firme e estável. Na verdade, seus "pés" estão presos por conexões ligamentares à margem óssea da abertura piriforme e à espinha nasal, enquanto o ápice encontra-se esticado em direção anterior e cefálica pelo ligamento intercrural e pela região de rolamento (33). Assim, o tripé da ponta nasal constitui uma unidade dinâmica que se encontra suspensa e sustentada por rígidas estruturas circunjacentes (Fig. 11.15).

Sistema de Sustentação da Ponta Nasal: Classificação de Tardy

Em sua clássica descrição do sistema de sustentação da ponta nasal, Tardy inclui três mecanismos principais e seis acessórios (Tabela 11.2), cada qual fornecendo graus variáveis de suporte, dependendo da anatomia individual (6). Os três mecanismos reputados como principais são: tamanho, formato, espessura e resistência das *crura* mediais e laterais; a aderência do platô crural medial à superfície caudal da cartilagem quadrangular; e a aderência da superfície caudal das cartilagens laterais superiores à superfície cefálica das cartilagens laterais inferiores. Os mecanismos acessórios parecem ampliar os principais. A classificação nos grupos principal e acessório fundamenta-se na experiência clínica, e não em um modelo estrutural específico. Tardy defende que o recuo da ponta seja avaliado através da palpação digital, de modo a determinar a im-

TABELA 11.2
MECANISMOS DE SUSTENTAÇÃO DA PONTA NASAL

Principais
   Tamanho, forma e elasticidade das *crura* mediais e laterais
   Aderência do platô crural medial à superfície caudal da cartilagem quadrangular
   Aderência das cartilagens laterais superiores (superfície caudal) às cartilagens laterais inferiores (superfície cefálica)

Acessórios[a]
   Ligamento intercrural envolvendo as duas cúpulas das cartilagens alares
   Dorso septal cartilaginoso
   Complexo sesamóide, estendendo o suporte das *crura* laterais até a abertura piriforme
   Aderência das cartilagens alares à pele e à musculatura suprajacentes
   Espinha nasal
   Septo membranoso

[a]Algumas vezes, em função da extrema variabilidade anatômica, um mecanismo "acessório" pode assumir a importância de um dos mecanismos reputados principais.

portância relativa dos diferentes mecanismos de sustentação da ponta nasal em cada paciente.

Sistema de Sustentação da Ponta Nasal: Outros Modelos

Outros mecanismos de sustentação da ponta nasal têm sido descritos. Baseados em várias dissecações em cadáver, Janeke e Wright (28) propuseram que o suporte da ponta seria baseado, primordialmente, na conexão fibrosa existente entre as cartilagens laterais superiores e inferiores; na conexão entre a *crus* lateral e a abertura piriforme; no ligamento interdomal situado entre as duas cúpulas das cartilagens laterais inferiores; e na aderência da *crus* medial ao septo caudal (28). Dois desses mecanismos correspondem a mecanismos principais da classificação de Tardy. A importância do ligamento interdomal, classificado como mecanismo acessório por Tardy, também é sustentada por outros autores, que consideram que esse ligamento intercrural constitui um mecanismo de sustentação principal da ponta nasal, devendo ser reconstruído nas rinoplastias abertas (29,34). Por outro lado, outros autores entendem que a aderência das plataformas crurais mediais ao septo, mecanismo principal pela classificação de Tardy, desempenhe pequeno papel na estabilização da ponta nasal (33). Esse entendimento é fundamentado em estudos histológicos de narizes de cadáveres, que confirmam a ausência de aderências bem definidas nesta região (18,28,31). Tardy ressalta que, em alguns indivíduos, um mecanismo reputado acessório pode tornar-se principal (e vice-versa), dependendo da anatomia particular.

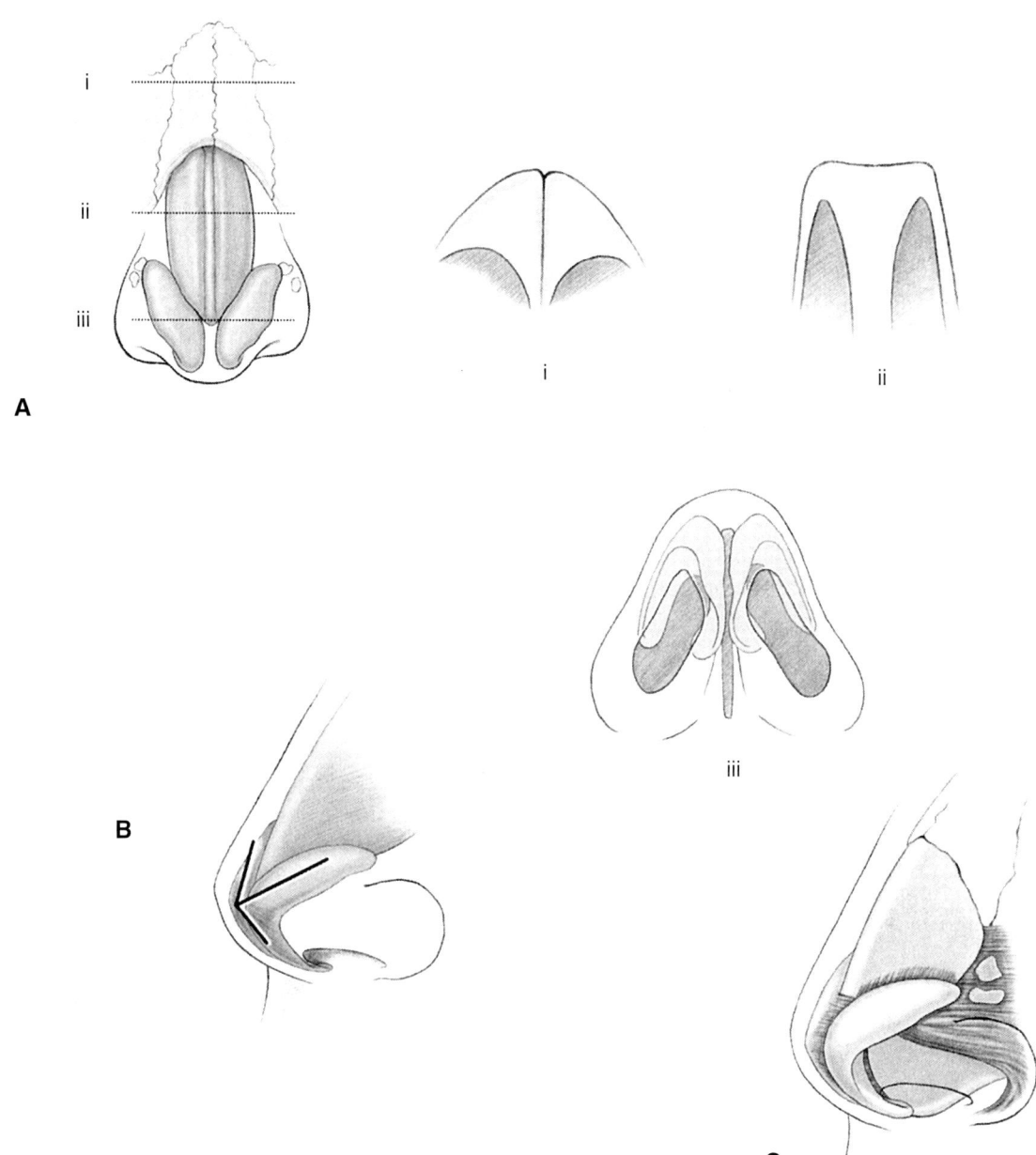

Figura 11.15
Diferentes mecanismos de sustentação do nariz. **A:** O septo nasal atua como uma parede de suporte que reforça os elementos dorsais do nariz. (i) Corte transversal através da pirâmide óssea, (ii) pirâmide cartilaginosa superior, (iii) base nasal. **B:** As duas *crura* laterais e as duas *crura* mediais coligadas criam um tripé na ponta nasal, modelo útil para o entendimento da dinâmica da ponta nasal. O grau em que a resistência intrínseca dessas estruturas contribui para a sustentação nasal varia de maneira significativa entre os indivíduos.
C: A rede de aderências ligamentares reforça e interconecta os elementos esqueléticos do nariz. As cartilagens laterais superiores encontram-se firmemente conectadas à superfície inferior dos ossos nasais, formando um sistema de suporte para o dorso semelhante a um cantiléver. A ponta e a base nasal são estabilizadas por aderências ligamentares presentes entre as *crura* laterais e a cartilagem lateral superior, as *crura* laterais e a abertura piriforme, e entre as duas regiões dorsais de cada uma das cartilagens laterais inferiores.

Muitas das estruturas ligamentares que sustentam a ponta nasal foram detalhadamente examinadas, sob o aspecto histológico, em narizes de cadáveres frescos, com os resultados sendo consistentes com os achados macroscópicos de dissecações e com a experiência clínica. A conexão fibrosa entre as cartilagens laterais superiores e inferiores, por exemplo, foi demonstrada ser formada por fibras densas de colágeno, que têm a mesma direção, ancorando-se firmemente em cada cartilagem (4,7,31), o que é compatível com os critérios exigidos para a configuração de um verdadeiro ligamento.

O conceito da ponta nasal como uma estrutura dinâmica é apoiado, ainda, pelo modelo de integridade tensional proposto por Dyer (33). Aplicando, ao esqueleto nasal, um conceito oriundo da engenharia e da arquitetura, Dyer propõe que a ponta nasal possa ser vista como uma estrutura que detém integridade tensional, na qual a estabilidade deriva da distribuição de estresse mecânico a todos os seus componentes. Esse tipo de estrutura é capaz de se autoproporcionar estabilidade, propriedade que consiste no equilíbrio entre compressão e tração. Na ponta nasal, as cartilagens laterais inferiores e o septo cartilaginoso seriam os elementos que suportam a compressão, enquanto as conexões ligamentares fibrosas constituem os elementos submetidos à tração. Nesse sentido, a estrutura da ponta nasal é vista como uma estrutura integrada, na qual o rompimento de um dos seus elementos afeta a estabilidade do todo. Embora esse modelo de sustentação da ponta nasal seja difícil de ser testado cientificamente, ele constitui um conceito útil que já está sendo aplicado às técnicas de rinoplastia (33).

Áreas de Lacuna Estrutural

Duas áreas do nariz, destituídas de suporte cartilaginoso, são particularmente suscetíveis à falência em alguns pacientes. Primeira, a parede nasal lateral situada lateralmente (e, com freqüência, cefalicamente) ao limite das *crura* laterais e mediais com relação à abertura piriforme, é propensa ao colapso dinâmico durante a inspiração. Esta área corresponde, na cavidade intranasal, à área valvular interna, podendo ser necessário o reforço com enxerto (p. ex., enxerto alar tipo *batten graft*). Normalmente, essa área é sustentada pelos músculos nasal e dilatador da narina (7). Uma segunda área lacunosa corresponde à margem alar, particularmente em sua porção lateral ao ponto em que as *crura* laterais divergem em sentido cefálico. Nos pacientes com nariz proeminente e fino, as margens alares são suscetíveis ao colapso e, conseqüentemente, ao estreitamento da válvula externa.

Em resumo, a estabilidade do esqueleto nasal deriva de seus elementos rígidos: os ossos nasais, a abertura piriforme e o septo nasal. As estruturas caudais dinâmicas – ponta e base nasal – são estabilizadas, em grande extensão, pelas aderências inferiores das *crura* laterais a essas estruturas de ancoramento, por meio de redes interligadas de tecido fibroso ou ligamento. O modo pelo qual a sustentação é mantida pode ser visto, no aspecto cefálico, como um mecanismo de cantiléver originado a partir dos ossos nasais e das cartilagens laterais superiores e, ventralmente, como um suporte efetuado por um pilar com origem no septo. Embora a resistência e elasticidade intrínsecas das cartilagens laterais inferiores produzam um tripé dinâmico e forneçam a forma e parte da sustentação da ponta nasal, pode haver perda significativa do apoio da ponta se as aderências do tripé às rígidas estruturas circunjacentes forem violadas. Nas rinoplastias, portanto, é fundamental que o sistema de sustentação da ponta nasal seja reconstituído através de métodos como a sutura de estabilização das *crura* mediais e intermediárias a um apoio estável presente na linha média, de modo a evitar instabilidade da ponta no período pós-operatório.

Variações Anatômicas

As inúmeras variações de forma são evidentes nas diferentes orientações estruturais encontradas em narizes diferentes. Como bem lembra Tardy, o papel relativo de cada um dos componentes estruturais do nariz difere de pessoa para pessoa. Indivíduos com ossos nasais longos e largos, por exemplo, tendem a apresentar maior estabilidade na pirâmide cartilaginosa superior e nos elementos caudais da ponta e da base nasal. Dentro da ponta nasal em si, a presença de cartilagem mais espessa e desenvolvida fornece maior resistência e desempenha maior papel na sustentação estrutural do que naqueles indivíduos com cartilagens fracas e finas. Essas diferenças devem, sempre, ser lembradas quando da escolha da técnica a ser aplicada na rinoplastia. Um método tradicional empregado para reduzir a projeção da ponta nasal, por exemplo, consiste em realizar uma incisão de transfixação completa, associada à incisão intercartilaginosa. Como essa incisão viola muitas das aderências ligamentares do tripé da ponta nasal, esta pode ser acomodada em direção à face, reduzindo assim a projeção global. No entanto, se as *crura* mediais forem longas e largas, sua resistência e elasticidade intrínsecas podem impedir a mobilização da ponta. Os métodos que visam reposicionar e fixar as estruturas da ponta a elementos estruturais adjacentes mais firmes são mais confiáveis, reduzindo a imprevisibilidades de resultados determinada pelas variações individuais da anatomia (1).

ANATOMIA FUNCIONAL DAS VÁLVULAS NASAIS

Válvula Nasal Interna

A área valvular nasal interna corresponde à porção mais estreita das vias nasais. Ela é moldada pela superfície caudal da cartilagem lateral superior, súpero-lateralmente; pelo septo, medialmente; pelo assoalho da abertura piriforme, inferiormente; e pela cabeça da concha nasal inferior, posteriormente (35). A *válvula nasal interna*, formada pela superfície caudal da cartilagem lateral superior e pelo septo, é uma estrutura específica, semelhante à fenda, presente dentro da área valvular nasal interna e, freqüentemente, corresponde à região mais estreita desta área. O ângulo formado pela fixação das cartilagens laterais superiores ao septo tem 10 a 15 graus nos narizes caucasianos, sendo mais amplo nos narizes africanos e asiáticos. Se este ângulo for menor que 10 graus, o paciente poderá sofrer de obstrução nasal por causa do colapso da válvula interna durante a inspiração.

Válvula Nasal Externa

A válvula nasal externa é formada pela narina e pelo vestíbulo nasal. O vestíbulo nasal corresponde à entrada da narina, sendo o compartimento caudal à área valvular interna. O vestíbulo é limitado medialmente pelo septo e pela columela e, lateralmente, pelas paredes laterais das asas nasais. Contém as vibrissas ou pêlos nasais, presentes em uma dobra de pele abaixo da *crus* lateral. Atuando como um filtro grosseiro para o ar inspirado, as vibrissas também desempenham papel de resistência, reduzindo a velocidade da corrente de ar inspirado, direcionando-o posteriormente, na direção da cavidade nasal (36).

As válvulas nasais interna e externa são estruturas dinâmicas que atuam em conjunto, fornecendo uma corrente de ar suave às cavidades nasais, para umidificação. Durante a inspiração normal, lenta, as válvulas nasais apresentam pequena alteração em suas áreas de corte transversal. Na inspiração profunda, por outro lado, as narinas expandem-se, aumentando o diâmetro da válvula externa. Com o aumento do fluxo aéreo, a pressão intraluminal na área valvular interna é reduzida, de acordo com o princípio de Bernoulli. No entanto, a tendência para o colapso da válvula é compensada pela resistência à deformação que sua estrutura cartilaginosa possui, assim como pela contração isométrica dos músculos dilatadores das asas nasais, que mantém o lúmen aberto. Na função nasal normal, a área de corte transversal da válvula interna deve permanecer relativamente inalterada durante a inspiração (37). O colapso valvular que ocorre durante a inspiração forçada pode ser considerado fisiológico e, geralmente, não exige correção cirúrgica (14).

Algumas variações da anatomia nasal normal predispõem à obstrução nasal. Indivíduos com pirâmide cartilaginosa estreita tendem a apresentar um ângulo mais agudo na válvula nasal interna e, por isso, são mais suscetíveis à obstrução nasal, mesmo no estado de repouso. A lei de Poiseuille declara que a taxa de fluxo aéreo é diretamente proporcional a um quarto da força do raio do conduto. Assim, mesmo mínimas diferenças no tamanho das vias aéreas podem determinar efeitos clínicos significativos. Indivíduos com cartilagens laterais inferiores e/ou paredes nasais laterais fracas podem apresentar maior colapso da área valvular interna durante a inspiração. O desvio preexistente ou pós-traumático do septo na área valvular interna também pode encurtar a válvula, causando obstrução nasal. O colapso da válvula externa durante a inspiração profunda pode resultar em deficiência da sustentação da margem alar e do lóbulo alar. Pacientes com predisposição a este colapso apresentam sinais clínicos característicos que devem alertar o cirurgião: ossos nasais curtos e pirâmide cartilaginosa superior longa (já discutidos); narizes estreitos e proeminentes; narinas em fenda; cristas supra-alares salientes; retração visível da parede lateral durante a inspiração; cartilagens e pele finas; *crura* laterais desviadas em direção cefálica, o que reduz, sobremaneira, a sustentação das margens alares (38).

VARIAÇÕES RELACIONADAS À ORIGEM ÉTNICA

Para a descrição das variações étnicas, três tipos de morfologia nasal têm sido usados. O nariz *leptorrino* ("alongado e fino") é encontrado em descendentes caucasianos e indo-europeus. Na cultura ocidental, o nariz leptorrino tem servido como parâmetro estético ideal, e os parâmetros específicos utilizados na análise nasal associados a esse ideal são discutidos em outras partes deste livro. Como constitui o modelo mais extensivamente estudado na análise nasal moderna, ele inevitavelmente tornou-se o ponto de referência para comparação quando são estudados narizes de etnias diferentes. Apenas recentemente, padrões não-caucasianos de análise nasal têm sido desenvolvidos para grupos étnicos específicos.

O nariz *platirrino* ("largo e achatado") é próprio de descendentes africanos. Caracteriza-se por pele muito grossa, raiz de implantação baixa, dorso curto, ponta bulbosa e pouco projetada e narinas dilatadas. A análise do nariz de mulheres de ascendência afro-americana demonstra que, comparada com o padrão caucasiano utilizado na análise nasal, a relação columela-lóbulo é menor, e a largura alar em relação à distância intercantal é maior. No que concerne às características da ponta nasal – bulbosa e pouco projetado – os estudos cadavéricos em homens afro-americanos demonstram que as dimensões das *crura* laterais não apresentam diferença significativa em relação às dos narizes caucasianos (39). No entanto, as menores cartilagens foram encontradas em narizes do subtipo africano, enquanto as maiores foram identificadas nos subtipos afro-caucasianos e afro-indianos. Essa variabilidade parece ressaltar o efeito da miscigenação racial no nariz platirrino usual.

O nariz *mesorrino* ("intermediário") apresenta características intermediárias entre o nariz leptorrino e o platirrino. O nariz asiático ou latino "clássico" é, habitualmente, considerado como mesorrino, apresentando raiz de implantação baixa, projeção dorsal anterior variável, ponta arredondada ou pouco projetada, e narinas arredondadas, embora exista considerável variação neste grupo. Um indivíduo do norte da China ou do Japão provavelmente terá nariz mesorrino, com fortes características leptorrinas, enquanto outro do sudeste asiático tenderá a compartilhar as características do nariz platirrino.

As características gerais dos tipos morfológicos mais comuns de nariz encontram-se listadas na Tabela 11.3 (40-42).

Qualquer discussão pertinente à rinoplastia "não-caucasiana" é, por natureza, inútil. Parece-nos extremamente simplista classificar um nariz não-caucasiano como um nariz "étnico", em que seriam aplicados os princípios de uma inexistente "rinoplastia étnica". Dois narizes de origens étnicas diferentes provavelmente serão tão diferentes entre si como o são do nariz caucasiano. Além disso, como se depreende dos estudos com narizes caucasianos, existem variações significativas nas características faciais dentro de cada grupo étnico, como, por exemplo, documentado em mulheres afro-americanas (43). As diferenças intragrupais podem ser tão marcantes como as diferenças intergrupais. Indivíduos de origem latina e caribenha, por exemplo, tendem a apresentar nariz do tipo platirrino, enquanto aqueles com origem na América Central ou na América do Sul tendem a apresentar nariz leptorrino (44). Seria incorreto aplicar as características de cada grupo étnico de forma estrita a todo paciente individual, de acordo apenas com sua ascendência. Todavia, o cirurgião que estiver atento às diferenças globais entre as morfologias nasais étnicas será mais sensível às necessidades de todos os pacientes, no sentido de preservar as características étnicas desejadas.

CONCLUSÕES

O nariz constitui uma estrutura dinâmica e inconstante cuja anatomia varia de indivíduo para indivíduo. Não se pretende que os princípios anatômicos e os sistemas de sustentação descritos neste capítulo sejam considerados como regras inflexíveis que devam ser aplicadas a todos os pacientes. Ao contrário, devem ser entendidos como orientações gerais a serem avaliadas em conjunto com a anatomia individual, permitindo, assim, a compreensão das características teciduais, da dinâmica estrutural e da configuração anatômica. A seleção da técnica operatória apropriada deve basear-se, inicialmente, com a avaliação cuidadosa e detalhada da anatomia individual. Somente após essa fase o cirurgião será capaz de definir com precisão os resultados estéticos e funcionais a serem perseguidos.

TABELA 11.3
CARACTERÍSTICAS MORFOLÓGICAS GERAIS DOS SUBTIPOS NASAIS

	Platirrino	Mesorrino	Leptorrino
Tipo de pele	Muito espessa	Moderadamente espessa	Fina
Dorso	Curto, largo, côncavo	Curto, largo	Longo, estreito
Raiz	Baixa	Baixa	Alta
Ossos nasais	Curtos	Curtos	Longos
Ponta nasal	Bulbosa, pouco projetada	Redonda, pouco projetada	Projetada
Columela	Curta	Curta	Longa
Largura da asa nasal	Ampla	Intermediária	Relativamente estreita
Asa	Alargamento proeminente	Variável	Alargamento discreto

PONTOS IMPORTANTES

- A modificação das dimensões topográficas de uma das regiões do nariz pode produzir significativo impacto visual no aspecto de outra região.
- Quando o envoltório de pele e partes moles é espesso, as modificações do esqueleto nasal subjacente são transmitidas de forma menos exata, particularmente quando se trata de rinoplastia de redução. Por outro lado, mesmo pequenas alterações ou irregularidades do contorno podem ser claramente transmitidas quando o envoltório for fino.
- Existe relação inversa entre o tamanho dos ossos nasais e da pirâmide cartilaginosa superior. Quando comparados com ossos nasais curtos, os ossos nasais longos propiciam maior estabilidade para as cartilagens laterais superiores e outros elementos caudais do nariz.
- A extrema variação no tamanho, posição, formato e contorno das cartilagens laterais inferiores é responsável por grande parte da diversidade de forma e sustentação da ponta nasal.
- A sustentação estrutural do nariz é estabelecida pelo arcabouço ósseo, septo nasal e rede ligamentar que une os elementos cartilaginosos a essas estruturas e entre si.
- Algumas variações anatômicas predispõem à instabilidade e insuficiência valvular após as rinoplastias: ossos nasais curtos, narizes estreitos e muito projetados, cristas supra-alares profundas, retração inspiratória da parede lateral e cartilagens laterais inferiores situadas cefalicamente.
- A compreensão das variações da anatomia normal individual e das características morfológicas que existem nas diferentes etnias permite ao cirurgião adaptar o tratamento às necessidades individuais do paciente.

REFERÊNCIAS

1. Kim DW, Toriumi DM. Open rhinoplasty. In: Behrbohm H, Tardy ME, eds. *Essentials of septorhinoplasty.* New York: Thieme, 2004.
2. Lessard ML, Daniel RK. Surgical anatomy of septorhinoplasty. *Arch Otolaryngol* 1985;111:25-29.
3. Bernstein L. Surgical anatomy in rhinoplasty. *Otolaryngol Clin North Am* 1975;8:549-558.
4. Letoumeau A, Daniel RK. The superficial musculoaponeurotic system of the nose. *Plast Reconstr Surg* 1988;82:48-57.
5. Griesman BL. Muscles and cartilages of the nose from the standpoint of typical rhinoplasty. *Arch Otolaryngol* 1944;39:334.
6. Tardy ME, Brown RJ. *Surgical anatomy of the nose.* New York: Raven Press, 1990.
7. Bruintjes TD, van Olphen AF, Hillen B, et al. A functional anatomic study of the relationship of the nasal cartilages and muscles to the nasal valve area. *Laryngoscope* 1998;108:1025-1032.
8. May M, West JW, Hinderer KH. Nasal obstruction from facial palsy. *Arch Otolaryngol* 1977;103:389-391.
9. De Souza Pinto EB. Relationship between tip nasal muscles and the short upper lip. *Aesthetic Plast Surg* 2003;27:381-387.
10. Rohrich RJ, Huynh B, Muzaffar AR, et al. Importance of the depressor septi nasi muscle in rhinoplasty: anatomic study and clinical application. *Plast Reconstr Surg* 2000;105:376-383.
11. Oneal RM, Beil RJ Jr, Schlesinger J. Surgical anatomy of the nose. *Clin Plast Surg* 1996;23:195-222.
12. Filippi A, Pohl Y, Tekin U. Sensory disorders after separation of the nasopalatine nerve during removal of palatal displaced canines: prospective investigation. *Br J Oral Maxillofac Surg* 1999;37:134-136.
13. Paparella MM, Shumrick DA, eds. *Otolarynoglogy,* 2nd ed. Philadelphia: Saunders, 1980.
14. Goode RL. Surgery of the incompetent nasal valve. *Laryngoscope* 1985;95:546-555.
15. Beeson WH. The nasal septum. *Otolaryngol Clin North Am* 1987;20:743-767.
16. Kim DW, Toriumi DM. The biomechanical strength of human nasal septal lining: a comparison of the constituent layers. Presented at the American Academy of Otolaryngology-Head and Neck Surgery Fall Meeting. New York: September 21, 2004.
17. Kim DW, Toriumi DM. Management of the post-traumatic nose: the twisted nose deformity and saddle nose deformity. *Facial Plast Clin North Am* 2004;12:111-132.
18. Daniel RK, Letourneau A. Rhinoplasty: nasal anatomy. *Ann Plast Surg* 1988;20:5-13.
19. Sheen JH, Sheen AP. *Aesthetic Rhinoplasty,* 2nd ed. St. Louis: Quality Medical Publishing, 1998.
20. Zelnik J, Gingrass RP. Anatomy of the alar cartilage. *Plast Reconstr Surg* 1979;64:650-653.
21. Lanza DC, Kennedy DW, Koltai PJ. Applied nasal anatomy & embryology. *Ear Nose Throat J* 1991;70:416-422.
22. Briskest AE, Sherris DA. Changing the nostril shape. *Facial Plast Clin North Am* 2000;8:433-445.
23. Farkas LG, Hreczko TA, Deutsch CK. Objective assessment of standard nostril types: a morphometric study. *Ann Plast Surg* 1983;11:381-389.
24. Adams WP Jr, Rohrich RJ, Hollier LH, et al. Anatomic basis and clinical implications for nasal tip support in open versus closed rhinoplasty. *Plast Reconstr Surg* 1999;103:255-261.
25. Drumheller GW. Topology of the lateral nasal cartilages: the anatomical relationship of the lateral nasal to the greater alar cartilage, lateral crus. *Anat Rec* 1973;176:321-327.
26. Dion MC, Jafek BW, Tobin CE. The anatomy of the nose: external support. *Arch Otolaryngol* 1978;104:145-150.
27. Adamson PA, Morrow TA. The nasal hinge. *Otolaryngol Head Neck Surg* 1994;111:219-231.
28. Janeke JB, Wright WK. Studies on the support of the nasal tip. *Arch Otolaryngol* 1971;93:458-464.
29. McCollough EG, Mangat D. Systematic approach to correction of the nasal tip in rhinoplasty. *Arch Otolaryngol* 1981;107:12-16.
30. Beaty MM, Dyer WK 2nd, Shawl MW. The quantification of surgical changes in nasal tip support. *Arch Facial Plast Surg* 2002;4:82-91.
31. Han SK, Lee DG, Kim JB, et al. An anatomic study of nasal tip supporting structures. *Ann Plast Surg* 2004;52:134-139.
32. Anderson JR. The dynamics of rhinoplasty. In: Bustamante GA, ed. Proceedings of the Ninth International Congress in Otorhinolaryngology. Amsterdam: Excerpta Medica, 1969. Excerpta Medica, International Congress Series, No. 206:708-710.
33. Dyer WK 2nd. Nasal tip support and its surgical modification. *Facial Plast Surg Clin North Am* 2004;12:1-13.

34. Johnson CM, Toriumi DM. Open structure rhinoplasty. Philadelphia: WB Saunders, 1990.
35. Kasperbauer JL, Kern EB. Nasal valve physiology: implications in nasal surgery. *Otolaryngol Clin North Am* 1987;20:699-719.
36. Cottle MH. Structures and function of the nasal vestibule. *Arch Otolaryngol Head Neck Surg* 1955;62:173.
37. Cole P. The four components of the nasal valve. *Am J Rhinol* 2003;17:107-110.
38. Constantian MB. Four common anatomic variants that predispose to unfavorable rhinoplasty results: a study based on 150 consecutive secondary rhinoplasties. *Plast Reconstr Surg* 2000;105:316-331.
39. Ofodile FA, James EA. Anatomy of alar cartilages in blacks. *Plast Reconstr Surg* 1997;100:699-703.
40. Papel ID, Capone RB. Facial proportions and esthetic ideals. In: Behrbohm H, Tardy ME, eds. *Essentials of septorhinoplasty.* Stuttgart: Thieme, 2004:65-74.
41. Rohrich RJ, Muzaffar AR. Rhinoplasty in the African-American patient. *Plast Reconstr Surg* 2003;111:1322-1339.
42. Ofodile FA. Nasal bones and pyriform apertures in blacks. *Ann Plast Surg* 1994;32:21-26.
43. Porter JP, Olson KL. Analysis of the African American female nose. *Plast Reconstr Surg* 2003;111:620-626.
44. Milgrim LM, Lawson W, Cohen AE Anthropometric analysis of the female Latino nose: revised aesthetic concepts and their surgical implications. *Arch Otolaryngol Head Neck Surg* 1996;122:1079-1086.

CAPÍTULO 12

Introdução à Rinoplastia

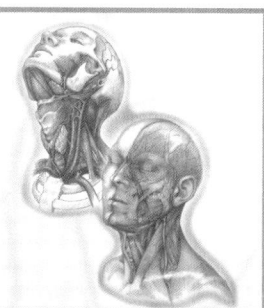

Gregory J. Renner

Rinoplastia é um termo genérico aplicado a qualquer procedimento cirúrgico que modifique o formato ou reconstrua os tecidos do nariz, com o objetivo de melhorar a função, a aparência ou ambas. Septoplastia é o nome dado a qualquer correção cirúrgica do septo nasal. Quando a operação envolve o septo e qualquer parte do dorso nasal, o procedimento é, geralmente, referido como septorrinoplastia. O problema nasal funcional mais comum é a obstrução das vias aéreas. As deformidades estéticas do nariz podem ser congênitas, adquiridas (traumatismo ou outras lesões) ou secundárias ao envelhecimento. Giba nasal proeminente, ponta nasal larga ou mal definida, e assimetria nasal por desvios constituem problemas estéticos comuns.

AVALIAÇÃO INICIAL

Inicialmente, o cirurgião deve realizar uma avaliação detalhada das aspirações do paciente, ponderando, sempre, os motivos pelos quais esse quer ser submetido à cirurgia nasal. É essencial que essa avaliação seja meticulosa e completa. Deve ser solicitado ao paciente para que descreva detalhadamente o que ele gosta e o que lhe incomoda em relação ao formato e à função do nariz. Pode ser útil estimular o paciente a se olhar em um espelho, oportunidade em que poderá indicar os defeitos que ele identifica em seu nariz. Geralmente, há divergência entre o que o paciente percebe como problema e o que o cirurgião entende como tal. Por esse motivo, o cirurgião deve se esforçar em identificar com precisão o que o paciente deseja, determinando, em seguida, se este anseio é viável e, por fim, se isto é apropriado. Quando o paciente se mostra incapaz de expressar com exatidão o que quer que seja feito, ou quando possui expectativas exageradas e irreais com relação ao que quer obter, este processo pode tornar-se difícil. Embora seja oportuno o cirurgião fazer algumas sugestões, é importante que cada alteração significativa a ser realizada seja considerada aceitável e que receba a anuência do paciente. O cirurgião e o paciente devem se esforçar no sentido de buscar o mesmo objetivo, independentemente da cirurgia nasal a ser realizada.

Exame Físico

Normalmente, a avaliação começa pela inspeção do formato externo global do nariz. Todos os traços que delineiam a aparência nasal devem ser observados. O cirurgião deve, ainda, obter conhecimento adequado dos diversos elementos determinantes da aparência nasal que a afastam do aspecto "normal". O cirurgião deve, ainda, conhecer quais variações são normais, devendo reconhecer e admitir diferentes formatos nasais. Os diversos padrões possíveis para cada paciente irão variar, necessariamente, de acordo com a idade, o sexo e o grupo étnico. O nariz deve ser examinado a partir de todos os ângulos possíveis, de modo que a qualidade se seu formato e os desejos do paciente possam ser avaliados por completo.

Especial esforço deve ser empreendido no sentido de determinar se o nariz é reto ou apresenta algum desvio. Para tanto, deve-se estabelecer se o nariz está situado exatamente no centro da face e se é proporcional aos outros elementos da face (Fig. 12.1A, B). Em seguida, deve ser avaliado se o nariz, por completo, ou uma de suas partes, apresentam tamanho, largura e projeção apropriadas. A avaliação deve englobar todas as diferentes características, com atenção especial para o perfil nasal geral; o ângulo nasofrontal; o ângulo nasolabial; a rotação e a projeção da ponta nasal; e a largura e o aspecto geral da base nasal, a ponta, a região alar e as porções superiores do nariz (Fig. 12.2). A estimativa da espessura relativa e outras características da pele e do tecido subcutâneo também é importante, considerando ser mais difícil obter a alteração desejada quando a pele é mais espessa ou tem maior quantidade de tecido fibrogorduroso (Fig. 12.3).

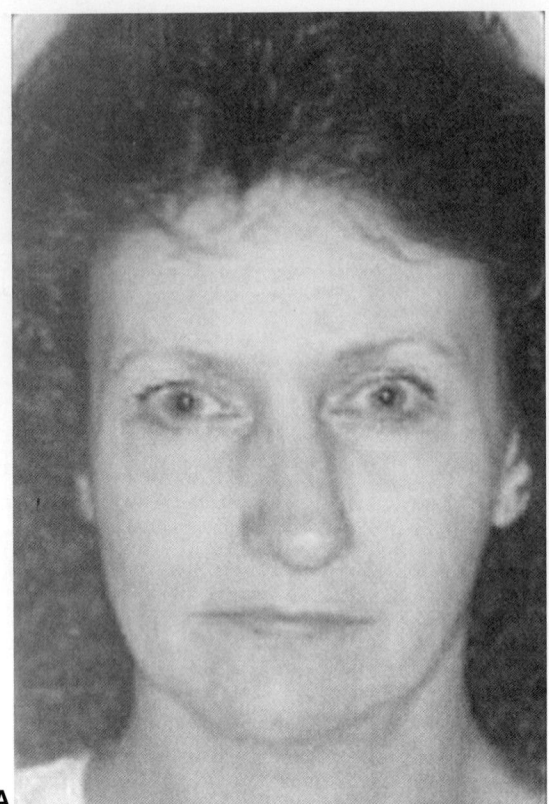 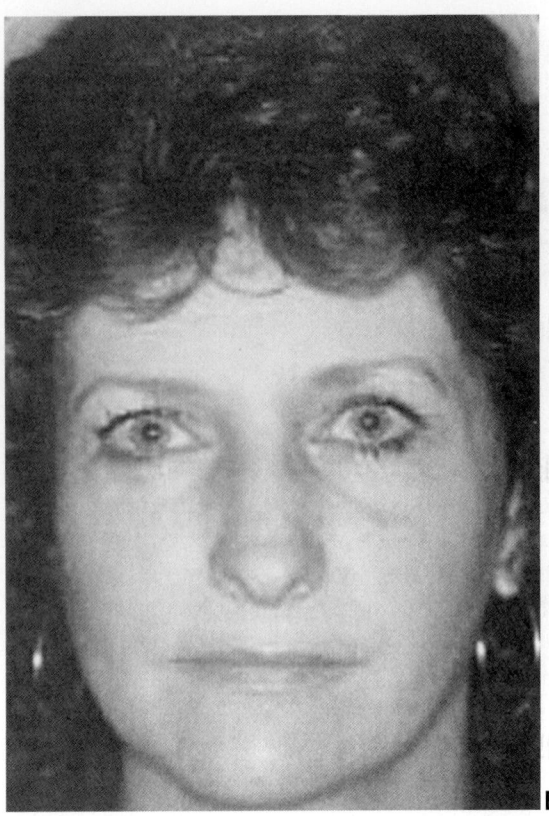

Figura 12.1

A: Paciente com desvio nasal acentuado. **B:** Resultado pós-operatório tardio após tentativa de centralização do nariz. Embora o nariz esteja razoavelmente retificado, ainda há discreto desvio para a esquerda, que pode tornar-se mais evidente quando comparado a outras assimetrias faciais. O cirurgião deve lembrar-se de que os fotógrafos tendem a alinhar a visão frontal com o nariz e não com a face. Para os propósitos cirúrgicos, é muito importante que as visões sejam ajustadas, padronizadas e reprodutíveis.

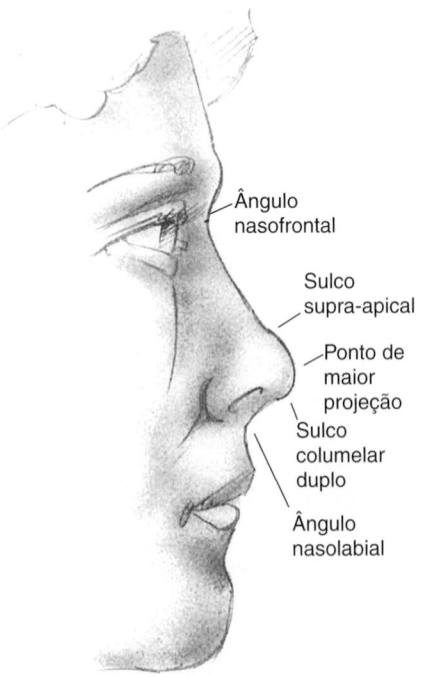

Figura 12.2

Perfil nasal caucasiano considerado agradável pela maioria das pessoas. Com o envelhecimento, a ponta nasal tende a apresentar rotação.

A avaliação da ponta nasal é particularmente importante. O exame do formato e da posição desta subunidade estética deve ser minucioso. Todos os achados devem ser detalhadamente apreciados, de modo a se determinar o que é desejado pelo paciente e o que pode e não pode ser obtido com o procedimento cirúrgico. Devem ser estudados o formato, a espessura e a resistência das cartilagens laterais inferiores, enfatizando-se sua relação com o septo nasal e o complexo da cartilagem lateral superior. As condições do sistema de sustentação da ponta nasal devem ser cuidadosamente avaliadas. As alterações da ponta nasal que podem vir a ser produzidas pela cirurgia devem ser previamente reconhecidas, antecipando-se, assim, os eventuais efeitos tardios das diversas manobras cirúrgicas sobre este sistema de suporte. Também é necessário considerar as características da pele nasal que podem afetar o resultado final da cirurgia desta região do nariz.

Igualmente importante é a determinação do estado funcional da via aérea nasal. Inicialmente, o cirurgião deve observar se o paciente apresenta alguma dificuldade durante a respiração nasal. Em seguida, ambos os vestíbulos nasais são inspecionados, passivamente e com o auxílio do espéculo nasal. Normalmen-

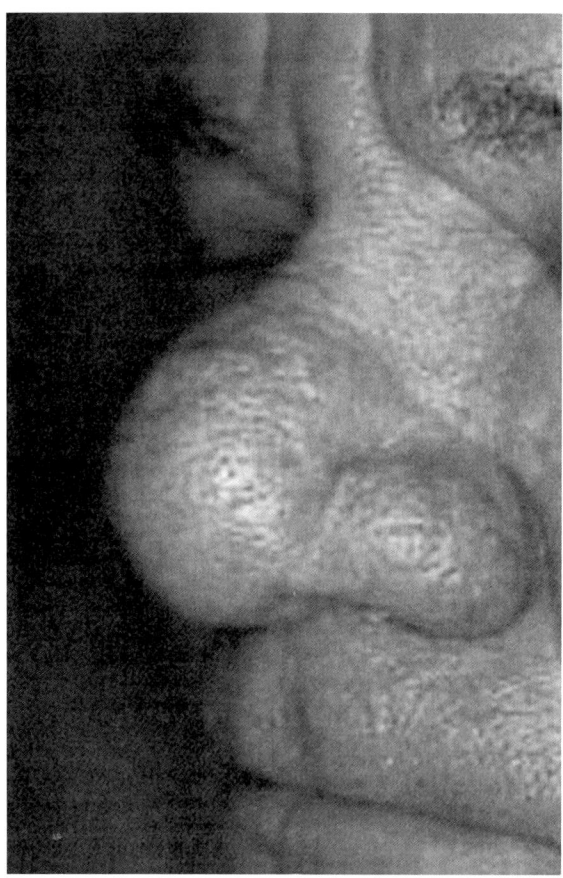

Figura 12.3
Neste paciente a pele, espessa e fibrogordurosa, oculta pequenas alterações realizadas nas cartilagens da ponta, o que exige suporte cartilaginoso maior e duradouro.

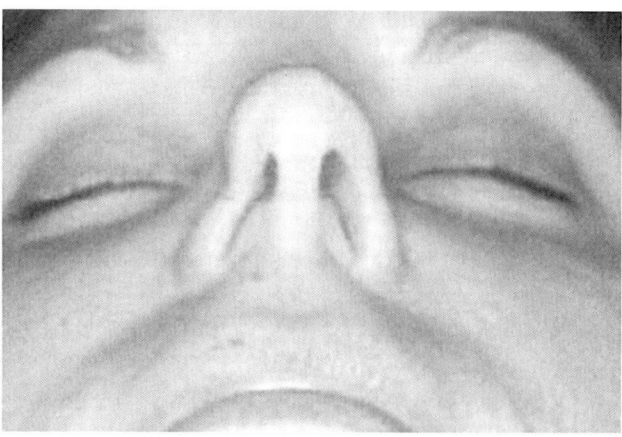

Figura 12.4
Durante a inspiração profunda, a asa nasal direita apresenta colapso parcial. Essa alteração deve ser identificada e considerada antes de qualquer cirurgia nasal.

te, o paciente respira melhor com o vestíbulo nasal que está mantido aberto. O cirurgião deve observar se a via aérea vestibular não apresenta alterações quando não estiver sendo mantida aberta pelo espéculo. Sinais como ptose da ponta nasal e retração das *crura* laterais das cartilagens laterais inferiores devem ser prontamente reconhecidos (Fig. 12.4).

A região nasal de menor diâmetro é sua entrada, denominada "válvula nasal anterior" por alguns autores. Infelizmente, a literatura não é pacífica no que diz respeito a quais estruturas formam a válvula nasal anterior. Alguns autores restringem essa definição à região limitada medialmente pelo septo nasal; superior e lateralmente pela margem caudal da cartilagem lateral superior; e ainda mais lateralmente pela porção anterior da concha nasal inferior. Outros autores consideram esta região como o segmento "interno" da válvula nasal anterior, e que as estruturas do vestíbulo nasal situadas imediatamente anterior a esse ponto constituiriam o segmento "externo" da válvula, confinado medialmente pela columela nasal e, lateralmente, pelas *crura* laterais da cartilagem lateral inferior.

A avaliação deve incluir a via aérea nasal por completo, em ambos os lados. O exame da via aérea nasal é facilitado pelo emprego de descongestionante nasal tópico, o que reduz o edema das conchas nasais. Essa manobra simples aumenta a qualidade do exame nasal de maneira significativa, além de auxiliar na determinação do melhor tratamento (clínico ou cirúrgico). Na via aérea nasal normal, o cirurgião deve conseguir visualizar todo o trajeto até a nasofaringe, assim como o palato mole e a parede posterior. Para tanto, a utilização de iluminação apropriada é fundamental. Em alguns pacientes, o uso de fibroendoscópio nasal flexível ou rígido, sob anestesia tópica, pode fornecer informações adicionais úteis, particularmente quando há desvio septal, pólipos ou outras condições patológicas que obscureçam a visualização das porções mais profundas da cavidade nasal. Ocasionalmente, é necessário exame mais detalhado da nasofaringe, a fim de que possa ser confirmada a ausência de problemas nesta região.

Uma vez estabelecidas as alterações potenciais a serem obtidas com a cirurgia, possíveis e desejáveis, o cirurgião deve determinar o grau de compatibilidade entre o planejamento cirúrgico e os desejos e expectativas do paciente. O cirurgião deve esforçar-se em desenvolver entendimento completo com relação ao que o paciente realmente acredita que irá ganhar com o procedimento cirúrgico. Em alguns casos, o paciente pode possuir expectativas irreais, impossíveis de serem obtidas. Lembramos que um dos deveres do cirurgião é, exatamente, ajudar o paciente a entender, da forma mais completa possível, quais limitações reais podem estar presentes em dada situação. O cirurgião não deve sentir-se obrigado a obter o consentimento do paciente já na primeira consulta. Se houver questões a serem elucidadas, é mais apropriado agendar uma ou mais consultas, de modo a permitir o desenvolvimento de uma melhor relação entre o médico e o paciente, oportunidade em que o consentimento poderá ser obtido.

Os benefícios e os riscos potenciais de todas as manobras que eventualmente serão realizadas devem ser cuidadosamente expostos ao paciente. É importante explicar a evolução do processo de cicatrização, assim como as conseqüências precoces e tardias da cirurgia. As seguintes complicações devem ser previamente discutidas: sangramento, infecção, cicatriz intranasal, correção inadequada, irregularidades visíveis ou palpáveis, necrose tecidual, resultado estético insatisfatório e, até mesmo, complicações incomuns, como fístula liquórica, meningite e morte. Embora essas complicações potenciais devam ser colocadas para o paciente, devem ser discutidas de forma factual, de modo a não criar concepções incorretas ou medo desnecessário. A obtenção de história clínica e exame físico completos no pré-operatório é fundamental, a fim de determinar se há outros problemas clínicos que exijam correção prévia ou que, eventualmente, contra-indiquem o procedimento cirúrgico.

Deve ser informado ao paciente o que ele deve esperar nas fases precoce e tardia do pós-operatório. Quando prévia e adequadamente advertidos, os pacientes tendem a aceitar melhor o edema, hematomas e desconfortos pós-operatórios. Devem, ainda, ser avisados quanto à possibilidade de equimose palpebral nas duas primeiras semanas, e quanto a eventual dificuldade para usar óculos escuros por um período de tempo. Questões relativas a eventuais sangramentos, higiene nasal e cuidados com a ferida operatória devem, também ser discutidas. Devem ser estimulados a usar compressas frias sobre a face nas primeiras 12 a 48 horas. Na primeira semana pós-operatória, a elevação da cabeceira da cama também ajuda a reduzir o edema paranasal. Embora o uso de tamponamento nasal nem sempre seja necessário, a possibilidade de seu uso, assim como as conseqüências decorrentes do mesmo (desconforto e impossibilidade de respiração nasal) devem ser antepostas ao paciente. No mesmo sentido, a possibilidade de instalação de *splints* deve ser antecipada ao paciente. Finalmente, o paciente deve ser orientado quanto ao que esperar com a remoção de qualquer tamponamento ou *splint* nasal.

O paciente deve, sempre, ser alertado que as alterações desejadas poderão não ser obtidas com a primeira cirurgia, e que existe a possibilidade, ainda que remota, de ser necessário procedimento adicional. Também é importante informar-lhe que o edema pós-operatório pode, em caráter transitório, mascarar algumas das alterações obtidas com a cirurgia. Consideramos apropriado discutir claramente com o paciente os custos financeiros de eventuais procedimentos adicionais, embora a maioria dos cirurgiões não exigem pagamento por revisões menores.

Uma série de fotografias é obtida nas consultas pré-operatórias. Eventualmente, elas podem ser usadas para ajudar o paciente a visualizar melhor quais problemas estão presentes e quais as alterações podem ser esperadas. Alguns cirurgiões utilizam imagens geradas no computador para mostrar aos pacientes quais as modificações que estão sendo propostas. Quando qualquer alteração é feita nas fotografias ou nas imagens computadorizadas, deve ser claramente exposto ao paciente que se trata de objetivos que se pretende alcançar, e não de uma promessa de resultados exatos.

Ao revisar a história do paciente, deve ser determinado se este faz uso de algum medicamento ou suplemento dietético que possam interferir na coagulação. Especificamente, deve-se questionar ao paciente quanto ao uso de aspirina ou outros medicamentos antiinflamatórios não-esteróides. Se a resposta for positiva, o medicamento deverá ser suspenso pelo menos duas semanas antes do procedimento, de modo a reduzir a possibilidade de sangramento. Se o paciente fizer uso de varfarina ou outro medicamento anticoagulante, deve-se avaliar se a cirurgia deve mesmo ser realizada e, em se optando pelo procedimento, como reduzir a dose para um nível seguro durante o período peroperatório. Quando se tratar de suplemento dietético que possa interferir na coagulação, este deverá ser suspenso por pelo menos uma semana antes da cirurgia. Instruções detalhadas acerca de quais alimentos, bebidas e medicamentos podem ser usados nas 24 horas que precedem o procedimento cirúrgico também devem ser fornecidas, de preferência por escrito, com o objetivo de dirimir confusões futuras. A consulta inicial deve incluir todos os itens indicados na Tabela 12.1.

PLANEJAMENTO DA CIRURGIA

O sucesso das rinoplastias está associado ao estudo cuidadoso do paciente e de todas as fotografias, assim como ao planejamento cirúrgico meticuloso. O cirurgião deve, antecipadamente, formar uma idéia clara e exata de quais os passos provavelmente serão observados para que o resultado desejado possa ser obtido, reconhecendo que, em alguns casos, pode ser necessário algum ajuste na programação inicial, dependendo dos achados transoperatórios. Cada fase do procedimento cirúrgico deve ter fundamento claro. Se tratar-se de estreitamento da ponta nasal, por exemplo, o cirurgião deve iniciar o procedimento cirúrgico tendo já elaborado uma idéia clara e completa com relação às

TABELA 12.1
AVALIAÇÃO E DIAGNÓSTICO INICIAIS

Sintoma principal
Obstrução nasal, insatisfação com o aspecto nasal, ou ambos
Obstrução nasal
Lado direito, lado esquerdo, ou ambos
Contínua ou intermitente
História de trauma
Sinusite, pólipos nasais
Rinite, alergia sazonal
Respiração oral, roncos
Medicamentos
Medicamentos nasais tópicas
Descongestionantes sistêmicos, anti-histamínicos, esteróides
Anticoagulantes, salicilatos, outros AINE
Acutane
Cocaína, outras drogas ilícitas
História clínica
História de cirurgia nasal ou sinusal prévia
Hipertensão arterial sistêmica, diabetes
Distúrbio da coagulação (pessoal ou história familiar)
Imunodeficiência
Qualquer doença do tecido conectivo (p. ex., granulomatose de Wegener, policondrite reincidente etc.)
Tabagismo e uso de álcool
Gravidez (DUM)
Aspecto
Percepção do paciente com relação à deformidade nasal
Avaliação médica da deformidade

DUM, data da última menstruação; AINE, antiinflamatório não-esteróide.

TABELA 12.2
PLANEJAMENTO CIRÚRGICO

1. Determine de maneira rigorosa quais os objetivos e expectativas do paciente com relação à cirurgia
2. Explore os motivos que levaram o paciente a desejar a cirurgia
3. Obtenha fotografias e realize uma análise anatômica detalhada (alguns cirurgiões utilizam imagens computadorizadas)
4. Discuta os custos financeiros
5. Opte pelo método anestésico
6. Obtenha consentimento informado
7. Determine a conveniência da cirurgia a partir da anamnese e do exame físico
8. Esclareça o paciente no período pré-operatório (experiência cirúrgica, cuidados pós-operatórios, efeitos do processo cicatricial)

manobras a serem executadas para a obtenção do resultado desejado e planejado.

No planejamento cirúrgico, o cirurgião deve idealizar mentalmente o procedimento várias vezes antes de executá-lo. A manutenção de um registro minucioso de todos os passos exatamente realizados em operações prévias permite que o cirurgião, ao revisá-los, adquira maior experiência. Em todas as consultas subseqüentes ao procedimento, esses registros devem ser revistos. Além disso, o ideal é que o paciente seja acompanhado por período prolongado e, se viável, por toda a vida. Fotografias pós-operatórias devem ser obtidas em intervalos regulares, sendo comparadas com as anteriores, de modo a detectar todas as alterações, favoráveis ou não. De maneira geral, o intervalo de tempo necessário para que o resultado da rinoplastia seja considerado definitivo é de 6 meses a 1 ano, período em que todo o edema terá sido reabsorvido e os efeitos da fibrose tenham atingido seu pico. O cirurgião deve sempre se lembrar de que o nariz continuará a sofrer alguma alteração ao longo de toda a vida do paciente, e que as alterações obtidas com a cirurgia podem, às vezes, exercer influência significativa sobre esse processo. As linhas gerais de um planejamento cirúrgico apropriado são mostradas na Tabela 12.2.

ANESTESIA

A rinoplastia pode ser realizada sob anestesia local ou geral. O paciente deve, sempre, ser confrontado com as duas opções, embora muitos cirurgiões prefiram uma ou outra opção. Muitos autores consideram que a anestesia local, associada à sedação venosa, ofereça menores riscos, menor tendência ao sangramento, recuperação mais rápida e menores cistos. Se o paciente apresenta boa saúde geral, os riscos da anestesia geral, quando realizada por anestesiologista experiente, são, na maioria dos casos, muito baixos, motivo pelo qual muitos cirurgiões e pacientes a preferem. Mesmo quando se opta pela anestesia geral, é comum a associação à anestesia local das partes moles do nariz, pois esta permite plano anestésico geral mais superficial, maior vasoconstrição local e menor sangramento intra-operatório, com ampliação da visualização. Como em qualquer procedimento cirúrgico, a freqüência cardíaca e a pressão arterial devem ser monitoradas. As vias aéreas devem ser mantidas e protegidas, especialmente quando não é usada intubação orotraqueal. Recomenda-se, com veemência, o emprego contínuo da cardioscopia e do oxímetro de pulso. Medicamentos e equipamentos de uso emergencial para reanimação devem estar prontamente disponíveis, assim como uma equipe de enfermagem e de outros profissionais médicos adequadamente treinados.

A maioria dos cirurgiões plásticos prefere associar os anestésicos tópicos e injetáveis aos medicamentos vasoconstritores durante o procedimento cirúrgico. O anestésico local injetável mais usado é a lidocaína a 0,5% ou 2,0%. A vasoconstrição é obtida pela epinefrina, que é adicionada à solução anestésica na proporção de 1:100.000 ou 1:200.000. A dose máxima de lidocaína sem epinefrina que pode ser administrada é 4,5 mg/kg, o que equivale a cerca de 300 mg para um adulto médio (1-4). Quando associada à epinefrina, a dose máxima da lidocaína é de 7 mg/kg ou 500 mg para um adulto médio (1-3). Nas crianças, as doses recomendadas são menores. Doses menores reduzem a distorção tecidual produzida pela injeção, além de minimizarem a chance de reações adversas. A concentração da solução afeta a duração da anestesia local: a lidocaína a 0,5% tende a durar cerca de 1 hora se usada isoladamente, e cerca de 2 horas quando associada à epinefrina; a lidocaína a 1% dura cerca de 1,5 quando empregada isoladamente e cerca de 3,5 quando associada à epinefrina (3).

Para a indução de vasoconstrição local, diversos medicamentos podem ser usados. Muitos cirurgiões iniciam o preparo nasal borrifando agentes vasoconstritores e descongestionantes, como a oximetazolina. Esses efeitos são maximizados associando-se epinefrina injetável à anestesia local. Muitos cirurgiões ainda preferem as propriedades vasoconstritoras e anestésicas da cocaína, que pode ser administrada sob as formas líquida ou em pó. Este agente é comercializado na concentração a 4%, sendo a dose máxima, para um adulto médio, de cerca de 5 mL. Na forma em pó ou cristalizada, a dose máxima varia de 150 mg a 200 mg para um adulto médio (1-3). As drogas líquidas preparatórias são aplicadas à mucosa nasal através de pedaços de algodão previamente embebidos na solução e, em seguida, mantidos dentro do nariz por curto período antes da primeira incisão. A cocaína em pó pode ser aplicada por *swabs* de algodão desfiado (de modo que assimile os cristais de cocaína). Associada à epinefrina, a lidocaína tende a agir por aproximadamente 2 a 3 horas. Se associada à oximetazolina, sua ação pode chegar a 8 a 12 horas e, se a associação for com a cocaína, atuará por aproximadamente 2 horas (3).

Geralmente, a injeção do anestésico local é realizada com agulha de calibre 25 ou 27, sendo preferível a de menor tamanho. A forma de aplicação depende da preferência do cirurgião. Todas as regiões do nariz que serão abertas devem ser infiltradas com a solução anestésica. No dorso nasal, a injeção deve ser efetuada no plano subcutâneo, imediatamente acima do esqueleto nasal. Alguns cirurgiões preferem fazer todas as injeções do dorso através do vestíbulo nasal, enquanto outros preferem injeções realizadas diretamente através da pele do dorso nasal. As injeções realizadas dentro do nariz devem ser profundas, de modo a incluir as partes moles dos dois lados do septo, com cuidado para não lacerar a cartilagem septal. A columela nasal também deve ser infiltrada, da mesma forma que qualquer área intranasal que será incisada, particularmente sobre os vestíbulos nasais. As injeções devem ser realizadas ao longo do curso de toda osteotomia programada, sempre ao longo da superfície externa e, quando a cirurgia for realizada apenas sob anestesia local, também na superfície externa. A ponta nasal também deve ser infiltrada, mas deve-se tomar cuidado para não causar distorção que a deforme. Geralmente, a dose total da solução de lidocaína a 1% com epinefrina 1:100.000 é de 8 a 15 mL. O cirurgião pode, ainda, massagear os tecidos, o que, até certo limite, ajuda a dispersar o anestésico local presente no subcutâneo. Em seguida, os pedaços de algodão removidos para a injeção do anestésico local são novamente colocados nas cavidades nasais, sendo aí mantidos durante 10 a 15 minutos, de modo a aumentar os efeitos vasoconstritores.

RESUMO DO PROCEDIMENTO CIRÚRGICO

Nas septorrinoplastias, as três áreas que mais passam por alterações cirúrgicas são: o septo, a ponta nasal e o dorso nasal. As técnicas cirúrgicas utilizadas para centralizar o septo nasal encontram-se descritas no capítulo referente à obstrução nasal. Na maioria dos casos, a cirurgia do septo nasal é realizada em primeiro lugar, pois permite a centralização da estrutura central do nariz, o que, por sua vez, permite correção mais exata dos outros elementos nasais.

A ordem em que a cirurgia da ponta nasal é realizada depende da preferência do cirurgião e, mais importante, da extensão em que a alteração em uma parte pode afetar as alterações realizadas em outra parte. O dorso nasal deve ser o primeiro elemento a ser corrigido, enquanto as outras partes ainda estão estáveis. Entendemos que esta abordagem é a mais racional. Em seguida, devem ser realizadas osteotomias laterais, de modo a corrigir a largura e o formato geral do dorso nasal. Embora em alguns casos elas possam ser realizadas primeiramente, o refinamento da ponta nasal geralmente é mais bem obtido quando todas as outras partes nasais já se encontram ajustadas, o que permite ajuste mais exato da ponta. O cirurgião deve optar pela ordem mais apropriada a ser executada, escolha que deve ser feita de acordo com as peculiaridades do caso.

Complicações intra-operatórias importantes não são comuns, embora devam sempre ser antecipadas para que o cirurgião possa atuar de maneira rápida e precisa na eventualidade de sua ocorrência (Tabela 12.3).

Incisões

Existem diversas incisões que podem ser realizadas para acesso ao septo, à ponta ou ao dorso nasal, cada uma com suas vantagens e desvantagens específicas. A opção pela incisão deve considerar a capacidade de exposição adequada e de produzir o mínimo de conseqüências adversas. A incisão hemitransfixante endonasal e a rinotomia externa, que propicia extensão da exposição, são as mais utilizadas para abordagem do septo (Figs. 12.5 e 12.6). Em ambos os acessos deve-se procurar limitar a cicatrização à porção membranosa da columela e respeitar as fixações fibrosas do complexo da cartilagem lateral inferior. A despeito das controvérsias ainda vigentes, este autor prefere abordar o septo pela incisão hemitransfixante, mesmo quando a rinotomia externa é usada para acesso à ponta e ao dorso nasal. O acesso à columela, às *crura* mediais e à pré-maxila é facilmente obtido pela incisão hemitransfixante. Habitualmente, a incisão transfixante bilateral não é usada, pois pode violar as fixações fibrosas existentes entre a porção basal das *crura* mediais e o septo nasal, reduzindo, assim, a projeção da ponta, exceto se esta também for corrigida no mesmo procedimento cirúrgico. A abordagem do septo pela rinotomia externa exige a separação das cartilagens laterais superiores da margem superior do septo e, geralmente, também requer que as *crura* mediais sejam separadas das cartilagens laterais inferiores.

O acesso ao dorso pode ser obtido pela incisão endonasal anterior ou pela rinotomia externa. Com a primeira, o acesso ao dorso é obtido pela incisão intercartilaginosa unilateral ou bilateral. Nesses casos, a incisão hemitransfixante é convertida em uma incisão transfixante completa (bilateral) apenas em sua metade superior, permitindo continuidade com a incisão intercartilaginosa nos dois lados. A conexão dos dois lados por uma transfixação alta também permite que as partes moles sejam mais liberadas da porção caudal do dorso nasal. Como alternativa à incisão intercartilaginosa, pode ser feita uma incisão um pouco mais anterior, diretamente através da cartilagem lateral inferior em ambos os lados, ressecando-se em seguida a porção cefálica da cartilagem (incisão intracartilaginosa ou transcartilaginosa, Fig. 12.7).

Usualmente, a conexão entre a margem cefálica das cartilagens laterais inferiores e a margem caudal das cartilagens laterais superiores é feita por meio de entrelaçamento dessas margens. Conforme as duas são separadas, os tecidos moles do dorso nasal são cuidadosamente elevados por esvaziamento no plano imediatamente acima da cartilagem lateral superior, em ambos os lados (Fig. 12.11). Esse esvaziamento subpericondrial reduz o sangramento. Com o descolador de periósteo, os tecidos moles podem, então, ser descolados da porção óssea do dorso nasal, conforme necessário. De maneira geral, é mais apropriado que apenas a quantidade de tecido mole realmente necessária seja descolado do dorso ósseo. A preservação das aderências de partes moles, ao menos lateralmente, ajuda a estabilizar os ossos nasais quando da realização das osteotomias.

TABELA 12.3
EMERGÊNCIAS INTRA-OPERATÓRIAS: RINOPLASTIA

Sangramento excessivo
Tampone e aguarde 2 a 10 minutos
Certifique-se de que a pressão arterial do paciente não está alta
Localize a fonte de sangramento e cauterize-a ou proceda à sua ligadura
Aplique algodões embebidos com agente vasoconstritor
Use colágeno microfibrilar
Tampone firmemente e interrompa o procedimento

Intoxicação medicamentosa
Cesse a administração dos medicamentos anestésicos e sedativos
Administre naloxona, se for o caso
Trate as arritmias e as alterações da pressão arterial pelo protocolo da ACLS
Suporte ventilatório conforme necessário

Paciente agitado (anestesia local)
Assegure oxigenação adequada
Considere a possibilidade de intoxicação medicamentosa.
Administre mais anestésico local caso trate-se de anestesia insuficiente e não-intoxicação
Se necessário, administre mais analgésicos e sedativos
Converta para anestesia geral ou aborte o procedimento

ACLS, *advanced cardiac life support*.

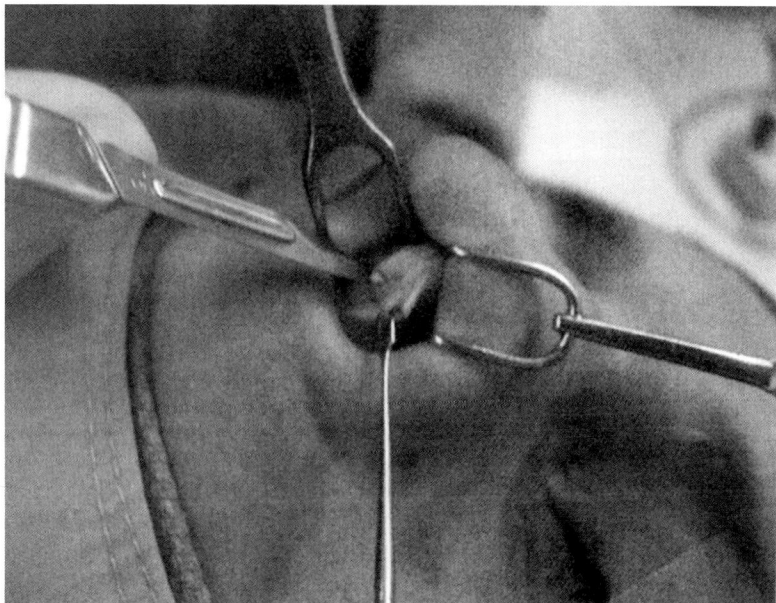

Figura 12.5
Incisão hemitransfixante endonasal típica. A incisão é feita na margem caudal do septo, e não na porção membranosa da columela. Após a incisão, a lâmina de bisturi, inclinada, é raspada sobre o septo nasal, permitindo exposição mais fácil através da camada pericondrial.

O acesso endonasal às cartilagens laterais inferiores pode ser obtido pela realização de uma segunda incisão na margem caudal da cartilagem lateral inferior de ambos os lados (Fig. 12.7). Incisões paralelas sobre as margens cefálica e caudal das cartilagens laterais inferiores fazem com que ambas as cartilagens sejam afastadas e parcialmente conduzidas pela incisão anterior dos dois lados, técnica conhecida como "alça de balde" (Fig. 12.8).

A rinotomia externa é realizada por uma incisão irregular nos terços médio e superior da superfície anterior da columela nasal. A incisão transcolumelar não deve ser reta, pois pode levar ao desenvolvimento de retração cicatricial visível (entalhe). Embora diversas configurações irregulares possam ser delineadas para a incisão transcolumelar, a maioria dos cirurgiões prefere uma incisão horizontal que, no centro, assume forma de "V" invertido (referida, por alguns autores, como incisão em "asa de gaivota", Figs. 12.6 e 12.7). A incisão é estendida em direção superior em ambos os lados, junto à margem caudal das *crura* mediais da cartilagem lateral superior. Em seguida, é continuada, também nos dois lados, ao longo da margem caudal das *crura* laterais, momento em que é denominada incisão marginal anterior. A rinotomia externa (ou abordagem "a céu aberto"), oferece maior visualização e acesso à ponta nasal (Fig. 12.9A, B). As cartilagens laterais inferiores não precisam ser tracionadas para o campo de visão. A realização de suturas ou a instalação de enxertos na região da ponta nasal, comumente,

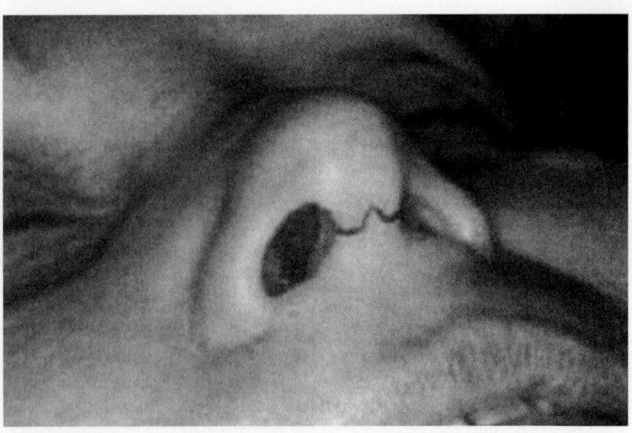

Figura 12.6
Componente externo da incisão para rinotomia anterior.

podem ser feitas com facilidade e, em alguns casos, com alta precisão. Com a abordagem via rinotomia externa, as relações do complexo da cartilagem lateral inferior com as cartilagens laterais superiores e com a margem caudal do septo podem ser facilmente apreciadas. No entanto, esta abordagem produz edema mais intenso e prolongado da ponta nasal, o que determina, ao menos temporariamente, comprometimento da sensibilidade superficial da região.

Cirurgia da Ponta Nasal

Os detalhes relativos às alterações cirúrgicas da ponta nasal são discutidos no Capítulo 14. Com o procedimento operatório, intenta-se produzir uma ponta nasal

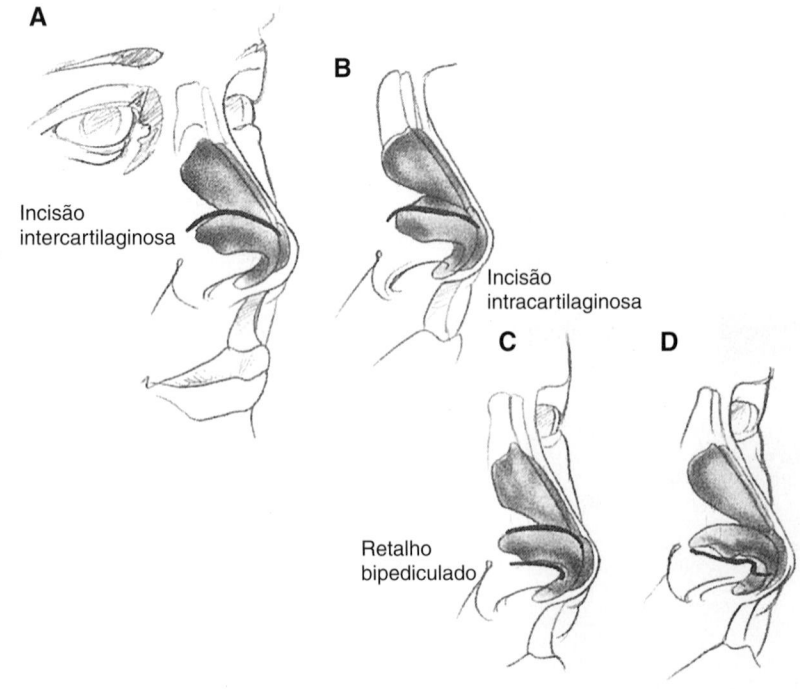

Figura 12.7
A: A incisão intercartilaginosa é feita entre a margem cefálica da cartilagem lateral inferior e a margem caudal da cartilagem lateral superior. **B:** A incisão intracartilaginosa (transcartilaginosa) é realizada de modo transversal em um ponto especificamente escolhido, através das *crura* laterais da cartilagem lateral inferior; em geral com o objetivo de ressecar o segmento cartilaginoso cefálico ao corte. **C:** A associação da incisão intercartilaginosa a uma segunda incisão na margem caudal da cartilagem lateral inferior permite a criação de um retalho bipediculado. **D:** A incisão para a abordagem externa envolve a realização de uma incisão transversa e irregular através da superfície anterior da columela, combinada a uma incisão marginal anterior em ambos os lados.

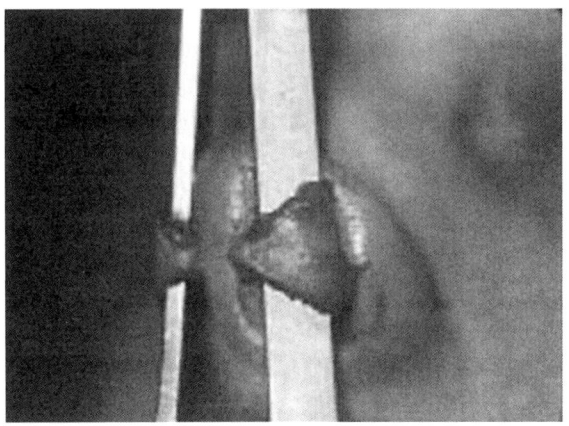

Figura 12.8
Exemplo de retalho bipediculado realizado em ambos os lados com condução das cartilagens laterais inferiores pelas incisões marginais anteriores.

esteticamente aprazível, que se assente de maneira adequada em relação às outras estruturas do nariz e do terço médio da face. As indicações mais comuns da cirurgia são: ajustar a projeção e/ou a rotação da ponta; aperfeiçoar a definição da ponta; melhorar o sistema de sustentação da ponta; e ajustar qualquer assimetria ou outros detalhes finos do contorno da ponta (Fig. 12.10A, B). Em alguns casos, a cirurgia também pode ter como objetivo centralizar ou, por outro lado, modi-

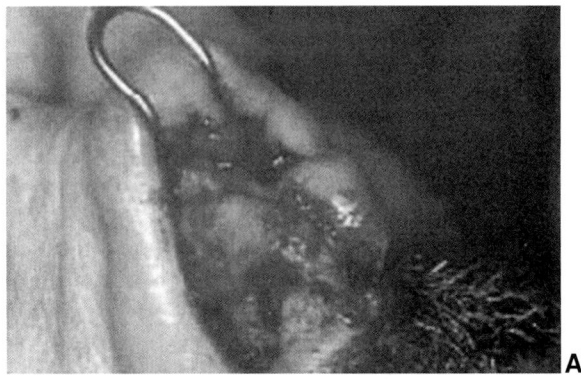
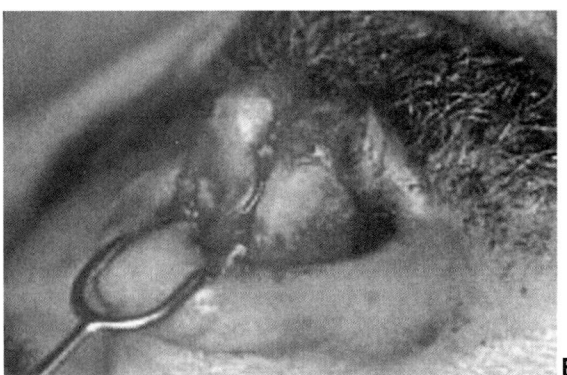

Figura 12.9
A, B: Exemplos de exposição da ponta nasal obtida pela rinotomia externa (aberta).

ficar as estruturas da região distal do nariz, de modo a proporcionar melhora funcional das vias aéreas nasais com enxertos ocultos de ponta (*batten grafts*, por exemplo) ou outros procedimentos. É muito importante que o cirurgião esteja atento às potenciais conseqüências definitivas de qualquer ressecção ou reposicionamento de cartilagem na porção distal do nariz. A ressecção cartilaginosa extensa sempre deve ser evitada. Mesmo nas cirurgias em que a melhoria estética constitui o objetivo principal, deve-se assegurar, sempre, sustentação adequada e prolongada à ponta nasal.

Cirurgia do Dorso

As quatro principais indicações para a cirurgia do dorso nasal são: remoção de giba dorsal; retificação do dorso nasal; ajuste da largura da porção superior do nariz; e elevação do dorso nasal.

Redução do Dorso

Ao se examinar uma projeção exagerada e perceptível do dorso nasal, o cirurgião deve determinar se há crescimento excessivo do tecido esquelético médio-nasal ou projeção insuficiente da porção mais distal do septo nasal (Fig. 12.11A, B). Na maioria dos casos, a projeção exagerada envolve primariamente os ossos nasais, embora a porção mais superior do dorso nasal cartilaginoso também apresentará algum grau de envolvimento. Geralmente, o perfil dorsal de um nariz esteticamente "normal" caracteriza-se por uma linha relativamente reta que se estende do ângulo nasofrontal à região supra-apical, com discreta projeção da ponta nasal (Fig. 12.10).

O ângulo nasofrontal deve, idealmente, situar-se próximo à crista tarsal superior. Desvios significativos não são comuns. Em alguns pacientes, o ângulo nasofrontal pode estar situado um pouco acima, abaixo ou estar em situação mais profunda; todas essas situações podem produzir deformidade estética perceptível. Um ângulo de localização mais alta tende a produzir perfil nasal relativamente mais robusto. Felizmente, a necessidade de ressecção óssea nesta região não é freqüente, pois pode ser tecnicamente difícil. Quando o ângulo nasofrontal apresenta-se em posição mais baixa ou profunda, o nariz pode parecer achatado em sua porção superior. Quando é necessária a elevação do ângulo nasofrontal, isto geralmente é obtido pela instalação de algum tipo de enxerto ou material aloplástico; o tecido ressecado da giba dorsal é uma das fontes mais utilizadas com esse propósito.

Embora o ajuste fino da ponta nasal constitua habitualmente o último passo do procedimento cirúrgico, às vezes é mais apropriado corrigir a projeção ou rotação da ponta nasal antes da remoção da giba dorsal, de modo a obter-se um esboço mais exato do dor-

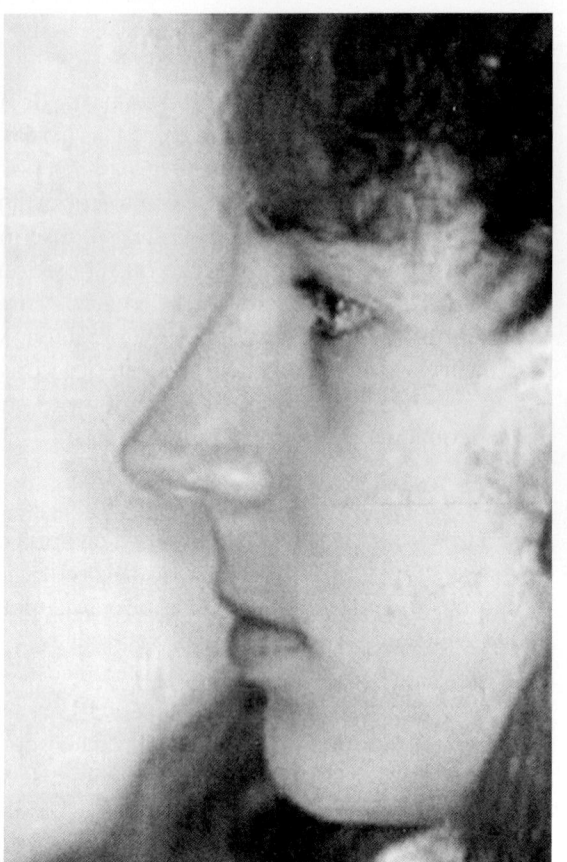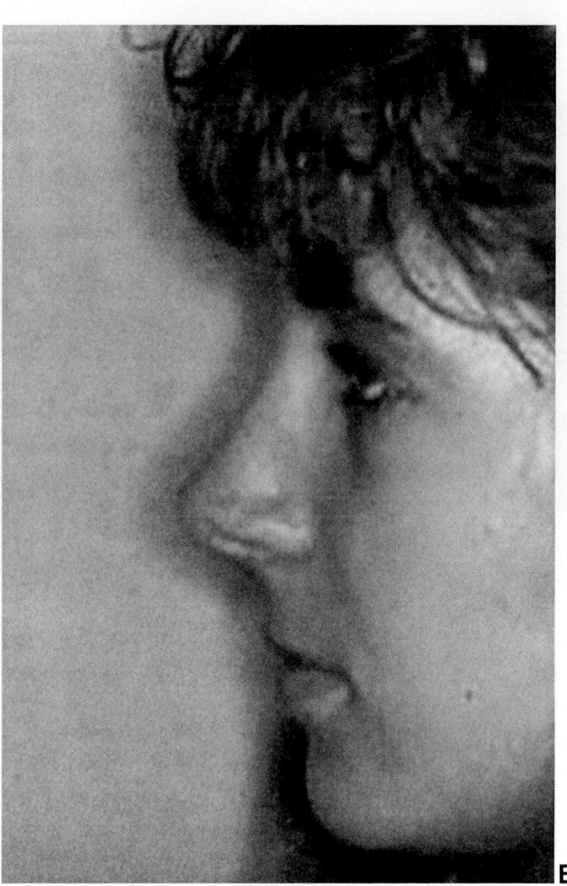

Figura 12.10

A, B: Fotografias obtidas no pré-operatório e no 10º mês pós-operatório de mulher jovem submetida à cirurgia para retificação nasal e discreta redução do dorso, com ponta pouco projetada.

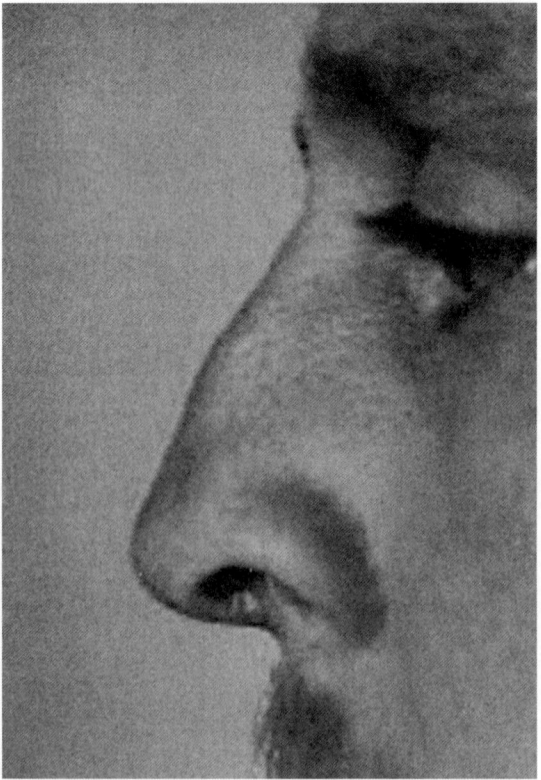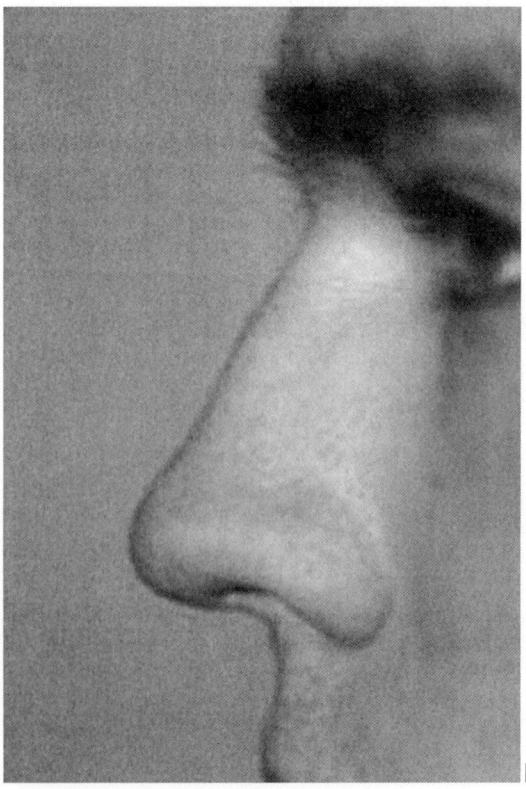

Figura 12.11

A: Paciente com a típica projeção exagerada (giba) do dorso ósseo e cartilaginoso. **B:** Paciente com pequena gibosidade no dorso, parcialmente causada por luxação do septo nasal, o que produziu discreta deficiência na projeção da porção mais distal do nariz. Observe que a columela também se apresenta um pouco encurtada.

so nasal. Antes de proceder à remoção da porção excessivamente projetada dos ossos nasais, a maioria dos cirurgiões prefere remover cuidadosamente a porção cartilaginosa do dorso até um nível mais desejável. Essa ressecção pode ser feita com lâmina de bisturi ou tesouras, dependendo da preferência do cirurgião. O uso da primeira permite ressecção mais gradual ou incremental. Nos dois lados, deve-se evitar a ressecção em excesso da porção medial da cartilagem lateral superior, pois a porção remanescente será usada para restaurar o defeito produzido. Como o tecido mole que recobre a porção média do nariz tende a ser mais fino, recomenda-se manter uma leve convexidade óssea no dorso médio-nasal, para acomodação; caso contrário, o perfil nasal final pode apresentar aspecto escavado (Fig. 12.12). Um erro relativamente comum nas rinoplastias consiste em deixar a porção distal do dorso cartilaginoso um pouco alto, o que é uma das causas de deformidade em "bico de papagaio".

A correção de uma giba dorsal pequena ou outras irregularidades pode ser obtida com o uso de uma lima. As margens afiadas dessas limas podem apresentar duas configurações, de modo que a raspagem e a remoção óssea sejam obtidas ao se empurrar o instrumento, ou quando este é puxado (Fig. 12.13). Alguns cirurgiões sustentam que haveria menor chance de avulsão de algum fragmento ósseo com o uso do primeiro tipo; no entanto, a ação de puxar é mais natural, sendo preferida pela maioria. A raspagem deve ser efetuada de maneira suave e rápida. Para aumentar a sua eficácia, as limas devem ser mantidas bem afiadas.

Dorsos nasais mais proeminentes geralmente são reduzidos com o emprego de um osteótomo amplo (Fig. 12.13). Ao contrário do cinzel, que possui apenas uma das superfícies cortantes, o osteótomo apresenta superfície cortante dos dois lados, o que permite que mantenha curso razoavelmente reto conforme corta o osso. O osteótomo é posicionado na margem caudal da giba óssea, geralmente em um ponto já estabelecido quando da ressecção da cartilagem. Utiliza-se um pequeno martelo para bater na extremidade distal do osteótomo, que deve ser inclinado superiormente, em direção ao ângulo nasofrontal. O uso do osteótomo deve ser cuidadoso, de modo a não remover osso em excesso, o que produziria insuficiência do dorso ósseo. Ao ser avançado em sentido superior, o osteótomo não deve penetrar profundamente no dorso ósseo, devendo, ainda, ser mantido no mesmo nível durante todo o seu avanço, de modo a se obter ressecção óssea simétrica nos dois lados, exceto se houver motivo para que a remoção seja assimétrica. Quando se tratar de remoção de giba em pacientes com nariz curvo ou com giba muito proeminente, consideração especial deve ser feita com relação à quantidade de tecido ós-

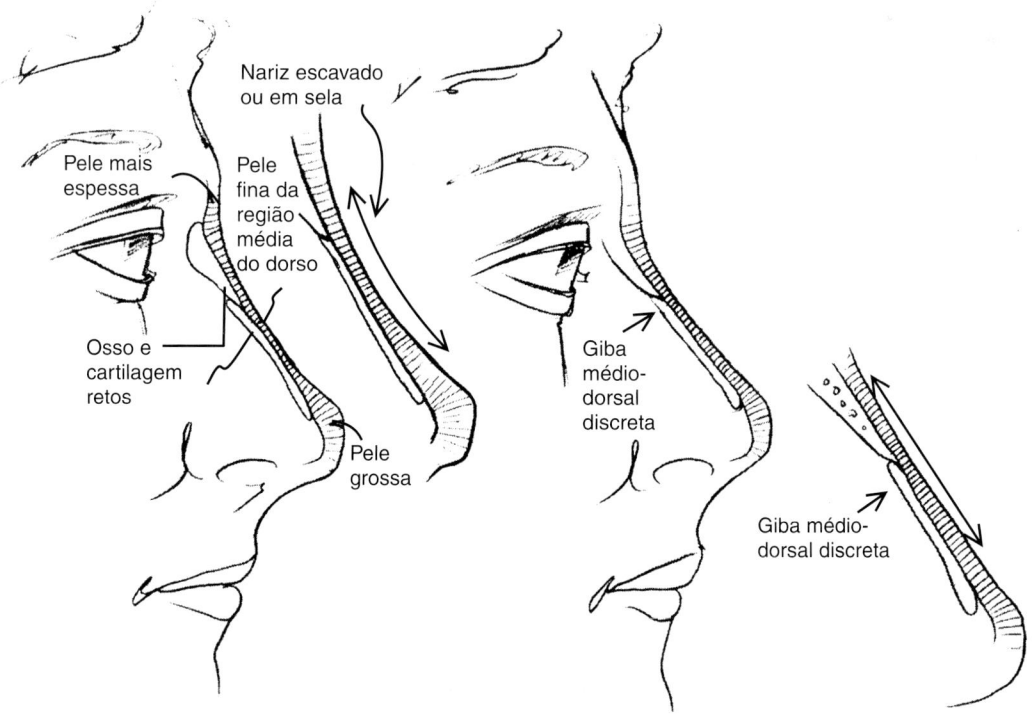

Figura 12.12

Os tecidos moles do dorso nasal tendem a ser mais finos na região média do nariz. A acomodação desses tecidos deve ser efetuado quando da remoção da giba óssea, de modo que o dorso reconstruído não assuma, posteriormente, aspecto escavado após a conclusão do processo cicatricial.

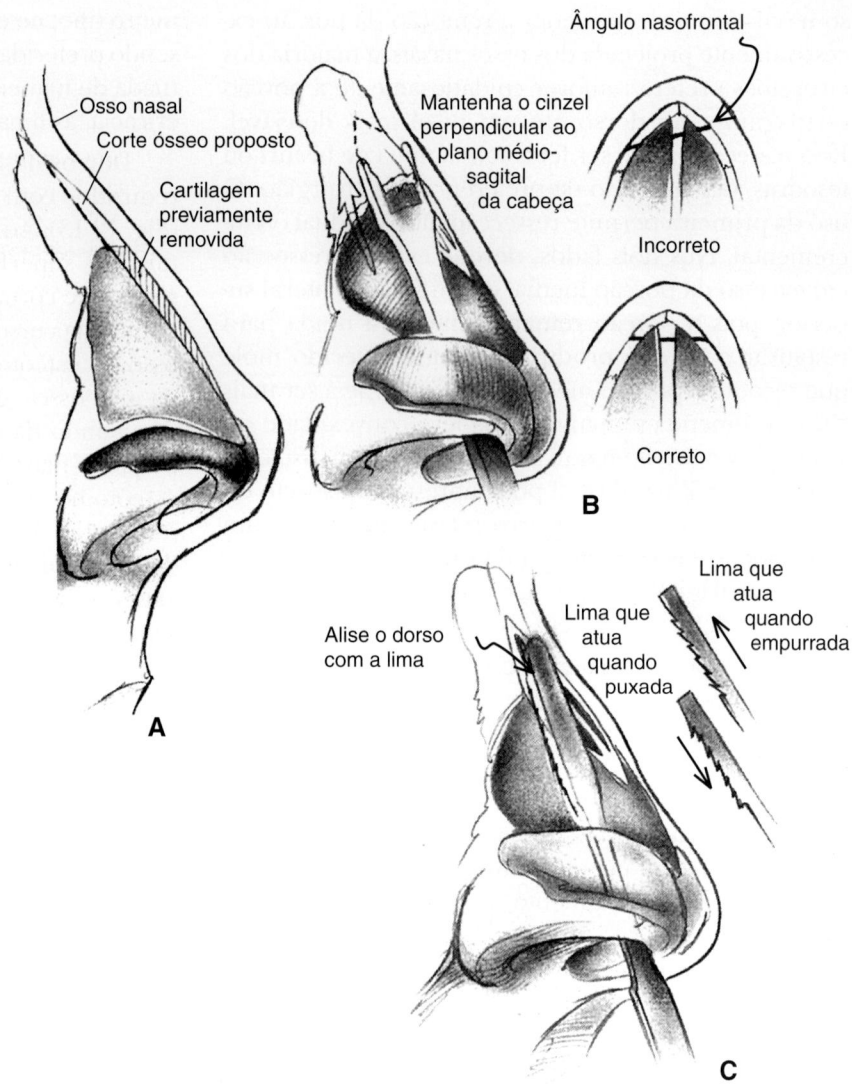

Figura 12.13
A: Geralmente, a porção cartilaginosa do dorso é ressecada primeiro. **B:** Em seguida, resseca-se o osso excessivamente projetado, com cuidado para não ressecá-lo em demasia. **C:** Ilustração dos 2 tipos de lima.

seo a ser removido de cada lado, a fim de evitar fraqueza das paredes esqueléticas remanescentes quando estas forem reaproximadas para remodelar o dorso (Fig. 12.14). Nas cirurgias para redução do dorso é igualmente importante levar em consideração a idade, o sexo e a origem étnica do paciente, na medida em que todos esses fatores podem influenciar a extensão da ressecção (Fig. 12.15A, B).

Eventualmente, o polimento da extremidade cefálica da gibosidade pode ser difícil com o osteótomo. Um método para contornar essa dificuldade consiste em conduzir um osteótomo de 2 mm diretamente através da pele da linha média, próximo ao ângulo nasofrontal, realizando-se um entalhe transverso no osso, em ambos os lados. Essa manobra auxilia na predeterminação da localização exata para a fratura, igualmente ao que se dá quando um vidro é sulcado antes de ser cortado.

Após a remoção da giba, as margens ósseas são suavemente alisadas. Antes das osteotomias laterais, rea-

liza-se raspagem adicional, para que as margens ósseas possam ser alisadas. Finalmente, pode ser necessário o refinamento da redução junto à área de junção osteocartilaginosa, a fim de se certificar de que essa área está lisa e bem esculpida.

Osteotomias Mediais e Laterais

Após a redução do dorso, o nariz permanece com uma deformidade aberta até que as paredes nasais remanescentes sejam fraturadas e deslocadas para dentro, restaurando a continuidade esquelética do dorso nasal. O osso nasal remanescente deve ser desconectado da maxila, em ambos os lados, para que possa ser enviesado para dentro, fechando a deformidade aberta do teto nasal que surge após a remoção da giba dorsal (Fig. 12.14). As osteotomias mediais correspondem aos cortes realizados para separar a margem medial dos ossos nasais e o septo nasal (Fig. 12.16). As osteotomias laterais são cortes ósseos realizados, principalmente, ao

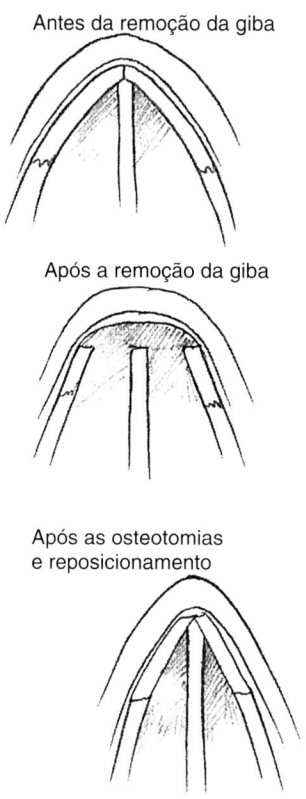

Figura 12.14
A remoção óssea do dorso nasal geralmente produz descontinuidade dos ossos nasais do septo, produzindo deformidade "a céu aberto". Após as osteotomias, os ossos são inclinados para dentro para fechar esse defeito esquelético dorsal. Deve-se tomar cuidado para não ressecar em excesso o osso nasal nos dois lados, para que possam atingir facilmente o septo durante seu reposicionamento.

longo do curso da junção nasomaxilar, separando, bilateralmente, os ossos do nariz da maxila. Em alguns casos, pode ser realizada uma osteotomia "intermediária", vertical, em algum ponto entre as osteotomias laterais e mediais, onde há irregularidades significativas no contorno do osso nasal.

Existem diversos formatos e tamanhos de osteótomos (Fig. 12.17). Embora a maioria seja reta, alguns apresentam discreta curvatura. A maioria dos osteótomos tem cabeça retangular, com tamanhos que variam de 2 mm a mais de 2 cm. Alguns apresentam protetores em uma ou ambas as extremidades, que servem como marcadores palpáveis que facilitam a progressão do osteótomo. Como o protetor geralmente é mais largo, também pode ajudar na manutenção da lâmina do osteótomo na posição correta, mesmo sem o uso da palpação. Os cabos dos osteótomos também são projetados em uma variedade de formatos. Alguns cirurgiões utilizam a faca de Stephen ou outro pequeno descolador para criar um túnel subperiosteal para a osteotomia lateral, particularmente se o osteótomo a

ser usado possuir protetor, o que permite menor lesão das partes moles adjacentes. O osteótomo com protetor duplo é mais apropriado para a remoção da giba óssea (Fig. 12.13). Muitos cirurgiões preferem usar osteótomos sem protetor, com lâminas que possibilitem o corte ósseo e, ao mesmo tempo, possam ser detectadas pela palpação, conforme o instrumento é avançado. A tendência tem sido utilizar osteótomos mais estreitos, a fim de minimizar o trauma dos tecidos moles adjacentes ao osso. O uso desses osteótomos requer um pouco mais de habilidade do cirurgião, mas, por outro lado, reduz o sangramento, o edema e a tendência dos ossos seccionados tornarem-se excessivamente móveis. Os osteótomos funcionam muito melhor se forem periodicamente afiados.

Habitualmente, a osteotomia medial antecede a osteotomia lateral. Se não foi realizada remoção da giba óssea, o osteótomo é aplicado junto à margem caudal do osso nasal, imediatamente lateral ao septo, no lado a ser cortado (Fig. 12.16). O osteótomo pode ser posicionado diretamente sobre uma cartilagem lateral superior intacta, prendendo o osso nasal ao se empurrar para baixo, de maneira suave, a cartilagem. O posicionamento correto é controlado expondo-se a superfície do septo com o osteótomo. Conforme o osteótomo é avançado para cima, o corte é feito realizando-se uma angulação gradual para fora, em direção ao ponto desejado. Após a remoção de grandes gibosidades, pode não ser necessária a realização da osteotomia medial. Quando há uma fratura antiga, o osteótomo pode fluir apenas pela aplicação de leve pressão, evitando-se o uso do martelo. Quando a osteotomia medial é realizada após ressecção da giba, é importante evitar a criação de um ponto de angulação que possa interferir com a inclinação do osso nasal para dentro ("deformidade oscilatória").

A osteotomia lateral é iniciada acima do assoalho da abertura piriforme, imediatamente lateral à extremidade anterior da concha nasal inferior. Se a osteotomia lateral for iniciada em um ponto mais baixo, pode haver estreitamento inadequado da válvula nasal anterior, causando obstrução das vias aéreas nasais (Figs. 12.18 e 12.19). Após a escolha do ponto inicial, o osteótomo é avançado um pouco adiante, englobando o osso da parede nasal lateral. Efetuando-se batidas leves com o martelo, o osteótomo é direcionado para cima, no rumo do sulco nasomaxilar. Atingido o ponto apropriado, o osteótomo é gradualmente rodado, até se unir à osteotomia medial. O ponto em que a osteotomia lateral deve ser direcionada superiormente varia um pouco, de acordo com o formato do osso nasal e a necessidade de relaxamento ósseo. Se o cirurgião desejar, pode desenhar o contorno da osteotomia lateral proposta com uma caneta marca-pele. Deve ser lem-

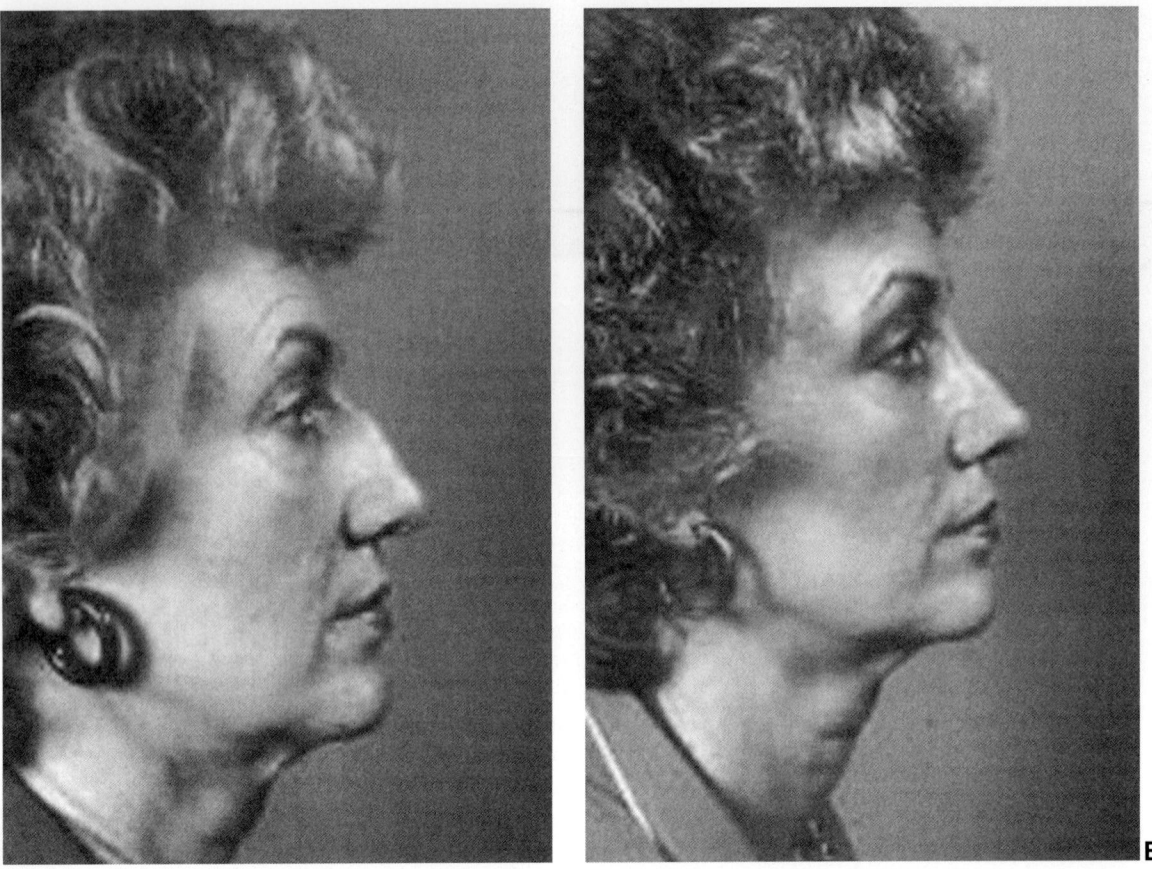

Figura 12.15
A, B: Nas mulheres idosas, a remoção da giba dorsal deve ser conservadora. Qualquer rotação cefálica da ponta nasal também deve ser mais conservadora, para manter um aspecto mais apropriado à idade.

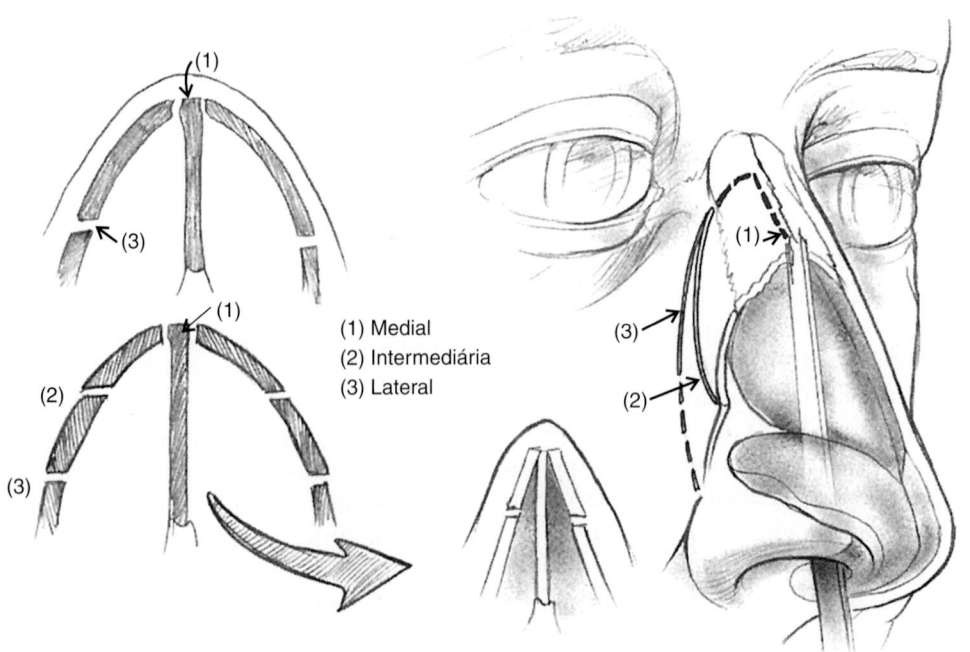

Figura 12.16
Ilustração dos pontos das osteotomias medial, intermediária e lateral. A posição caudal original da osteotomia lateral deve ser baixa, evitando-se, assim, a obstrução das vias aéreas nasais quando os ossos forem reposicionados (Figs. 12.18 e 12.19).

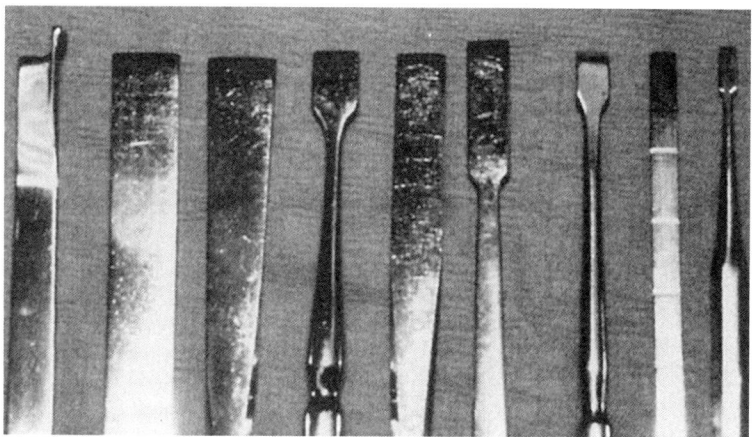

Figura 12.17
Diferentes tipos de osteótomos.

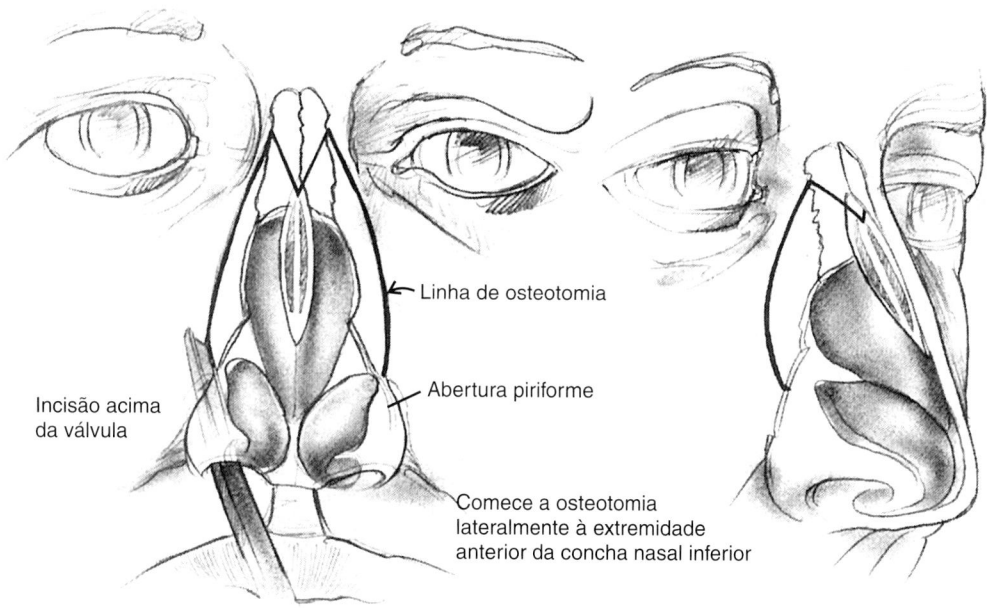

Figura 12.18
Ilustração das osteotomias medial e lateral. A orientação da osteotomia medial deve ser mais sagital a partir da porção cefálica do ponto de redução do dorso, para evitar a produção de deformidade "oscilatória" quando os ossos forem medialmente inclinados.

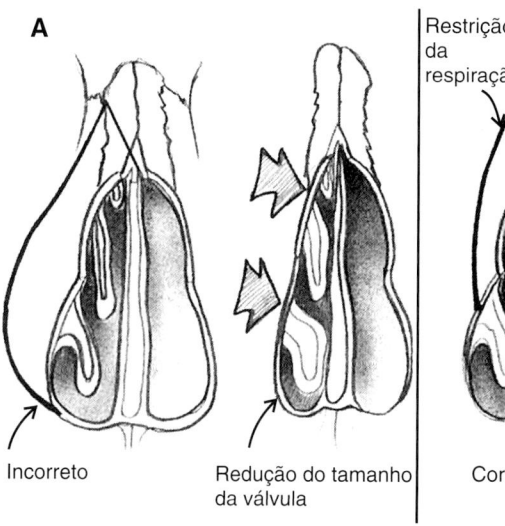

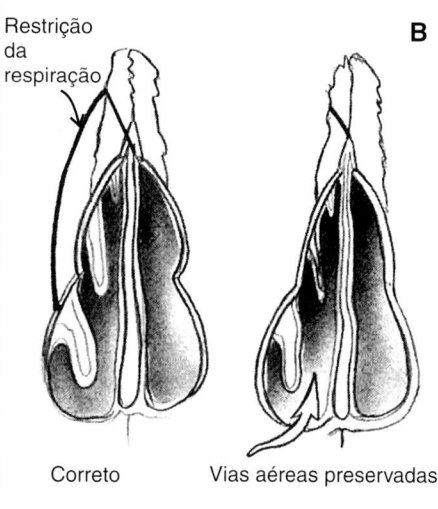

Figura 12.19
A: Se a osteotomia lateral começar muito baixa, junto à abertura piriforme, a mobilização óssea pode produzir obstrução desta porção das vias aéreas nasais. **B:** O início da osteotomia em um ponto mais alto permite a inclinação lateral do osso sem comprometimento das vias aéreas.

brado que a fratura produzida pela osteotomia se dá em ponto um pouco adiante da posição do osteótomo. Ao se aproximar da extremidade da osteotomia lateral, é realizada rotação medial do osteótomo para completar a fratura; essa manobra reduz o risco de trauma adicional e permite melhor aderência periosteal, o que pode contribuir para a prevenção de mobilidade excessiva do fragmento de osso nasal.

Se a osteotomia lateral for realizada muito medialmente no osso nasal, pode ser produzida uma crista proeminente no aspecto lateral do nariz (deformidade em "degrau de escada"). Por outro lado, se a osteotomia for muito lateral, sobre a maxila, o fragmento ósseo pode ceder um pouco para dentro. A mudança do som produzido pelo osteótomo indica ao cirurgião que a maxila foi atingida. Deve-se evitar a fratura em "galho-verde", pois esta pode impedir a mobilização completa do fragmento ósseo ou levar à migração lateral da parede nasal, retornando à sua posição original após a remoção da pressão.

A lesão do aparelho lacrimal é evitada pela realização da osteotomia lateral no ponto correto. Normalmente, é possível identificar a porção anterior da crista lacrimal, evitando-se, assim, esta estrutura. Em um estudo realizado em cadáveres, Thomas e Griner (5) demonstraram que as osteotomias laterais, realizadas tanto por cirurgiões experientes como por cirurgiões novatos, aproximaram-se, em média, 7 mm da crista lacrimal, com a aproximação igual a 4 mm.

Se for necessária a realização de osteotomia intermediária, esta deve ser feita após a osteotomia medial e antes da osteotomia lateral, de modo que o osso nasal não esteja muito instável. O acesso geralmente é obtido a partir da exposição nasal dorsal. Após a conclusão de todas as osteotomias, os ossos nasais são arranjados na melhor posição possível, e o fechamento da ferida operatória é iniciado.

Antes do fechamento, o cirurgião deve, cuidadosamente, dispor todos os tecidos moles suprajacentes em sua posição anatômica normal e, em seguida, realizar uma inspeção detalhada, a fim de identificar eventual irregularidade óssea ou dos tecidos moles. Uma manobra útil consiste em umedecer o dedo indicador e palpar cuidadosamente o dorso nasal. Esse "toque úmido" permite deslizamento fácil e macio, aumentando sobremaneira a possibilidade de detecção de mínimas irregularidades do subcutâneo do dorso nasal.

A Tabela 12.4 lista algumas considerações peroperatórias.

Fechamento, Fixação e Contenção

As áreas de incisão intranasal são fechadas por pontos separados, com fio absorvível (geralmente, fio de cromo 4-0). O fechamento da rinotomia externa é, habitualmente, feita com náilon 6-0, retirando-se os pontos em aproximadamente 5 dias. Deve-se, preferencialmente, usar categute absorvível. Se o cirurgião preferir, pode utilizar uma ou mais suturas intradérmicas para o fechamento da rinotomia externa. A reaproximação dos retalhos mucopericondriais do septo nasal é facilitada se for realizada sutura de acolchoamento com fio de cromo 4-0, transfixando-se o septo várias vezes nos dois sentidos, de preferência de maneira aleatória. Dependendo de como as suturas forem realizadas, essa manobra pode realmente ajudar a manter a cartilagem septal reposicionada na posição correta. Este autor prefere passar um ou dois pontos sobre a crista maxilar. A realização de duas ou mais suturas de acolchoamento, bem próximo à margem caudal do septo, pode ajudar a prevenir a migração posterior do enxerto columelar.

O preenchimento das cavidades nasais com tampões intranasais tende a ser muito desconfortável para o paciente e, por isso, deve ser reservado para situações extremas. O uso de *splints* intranasais, embora constitua uma fonte de irritação, normalmente é mais bem tolerado. O autor prefere o uso de *splints* de silicone com tubo semicircular em um dos lados (Fig.

TABELA 12.4
OUTROS PROBLEMAS PEROPERATÓRIOS

Remoção excessiva de osso ou cartilagem	Reposicione o tecido removido ou use outros materiais
Laceração da pele	Reparo meticuloso com fio 6-0 ou 7-0
Ruptura da cartilagem	Repare cuidadosamente por meio de sutura (técnica da sutura "em 8" ou aplicação de enxerto de sustentação sobreposto podem auxiliar a estabilizar)
Irregularidade palpável	Raspagem suave
	Coloque enxerto tecidual (cartilagem triturada, fáscia etc.) ou material de "cobertura" tipo Gelfim
Edema regional, equimose	Reduza o volume de injeções: massageie para dispersar
	Manipule os tecidos com delicadeza
	Reduza as mobilizações teciduais
	Use osteótomos menores
	Mantenha a cabeceira elevada
	Aplique compressas geladas

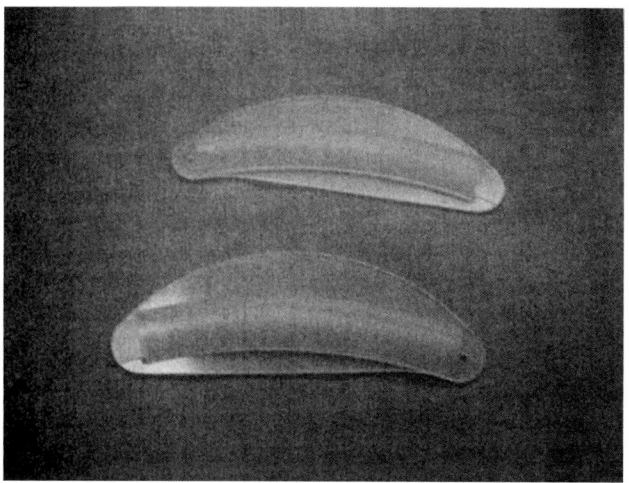

Figura 12.20
Exemplo de *splint* intranasal de silicone. Este tipo possui um tubo semicircular que permite respiração mais efetiva e que também atua como espaçador, mantendo as vias aéreas nasais abertas durante o processo cicatricial. Desempenham papel significativo quando as conchas nasais inferiores foram fraturadas.

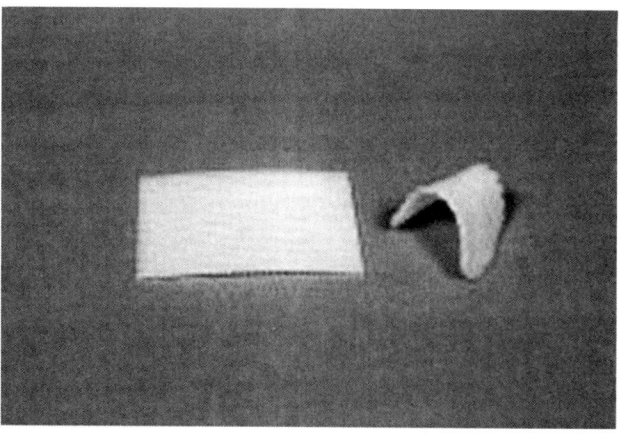

Figura 12.21
Exemplo de *splint* nasal externo termoplástico. Este *splint* é, inicialmente, cortado e ajustado ao formato desejado, sendo em seguida amolecido com água morna. Por fim, é aplicado sobre o curativo de micropore no dorso nasal, ao qual ele se fixa se aplicado quando ainda mole.

12.20). Se mantido patente, esse tubo permite algum grau de respiração nasal e, em alguns casos, também atua como espaçador que ajuda a manter as vias aéreas abertas e evitam o deslocamento medial excessivo dos ossos nasais fraturados. Para prevenir deslocamento posterior e potencial aspiração, os *splints* intranasais devem ser mantidos juntos por meio de uma única sutura com nylon 3-0. Alguns cirurgiões recomendam o uso de *splints* de silicone, disponíveis no comércio, que possuem imãs que os mantêm unidos nos dois lados do septo. No entanto, é mais sensato manter a posição dos *splints* com um único ponto de sutura transeptal ou com laço que é amarrado anteriormente à columela nasal. Os *splints* intranasais podem ser mantidos até duas ou mais semanas, de acordo com o julgamento do cirurgião. Se forem mantidos por tempo superior, recomenda-se avaliar o paciente periodicamente, oportunidade em que se deve pesquisar a presença de crostas ou de qualquer sinal de erosão iminente da mucosa septal.

A aplicação de *splint* nasal externo fornece algum suporte para os ajustes do esqueleto nasal e restringe o edema, comum no período pós-operatório precoce. Inicialmente, são retirados todos os coágulos da pele; em seguida, aplica-se tintura de benjoim ou Mastisol para aumentar a adesividade. O curativo é feito com pedaços de micropore previamente cortados de modo a acompanhar o formato do nariz. A aplicação do micropore deve ser feita em camadas sobrepostas, iniciando-se na região supra-apical até o ângulo nasofrontal. Se o cirurgião quiser suporte adicional temporário para a ponta nasal, aplica-se um pedaço de fita adesiva ao redor da ponta, empurrando-a discreta e suavemente para cima, sendo em seguida fixada ao micropore que recobre o dorso nasal. Deve-se assegurar que esse curativo de sustentação não fique muito apertado sobre a ponta nasal, o que pode acarretar necrose.

Após a confecção do curativo, a maioria dos cirurgiões aplica um *splint* nasal externo, que é mantido por 1 a 2 semanas. Pode ser usado gesso, mas sua aplicação produz muita sujeira, particularmente se o paciente estiver deitado, podendo haver escoamento do material para os olhos deste. *Splints* de alumínio maleáveis com superfície inferior de isopor estão comercialmente disponíveis, sendo preferidos pela maioria dos cirurgiões. O *splint* termoplástico (Aquaplast) é de aplicação fácil e pode ser muito bem modelado aos diferentes formatos nasais (Fig. 12.21). Esse material encontra-se disponível como um material plástico semi-rígido que pode ser facilmente recortado e ajustado ao formato e tamanho do nariz, amolecido com água morna e novamente enrijecido após ser aplicado ao dorso nasal.

Durante o transporte do paciente para fora do centro cirúrgico, um chumaço de gaze ou algodão é colocado sobre as narinas para coletar eventual sangramento. Esse "tamponamento de goteira" pode ser trocado conforme necessário, sendo mantido por 12 a 24 horas.

CUIDADOS PÓS-OPERATÓRIOS

Após a cirurgia, o paciente deve ser mantido em repouso, com a cabeceira do leito elevada 30 graus. Compressas frias podem ser aplicadas sobre as pálpebras e a região paranasal durante as primeiras 12 a 24 horas, conforme toleradas e a conveniência. Na alta hospitalar, deve ser fornecido ao paciente a prescrição dos analgésicos a serem usados e as informações relativas aos cuidados pós-operatórios a serem observados. Em alguns casos, também é prescrita profilaxia antimicrobiana. O paciente deve ser orientado a evitar atividades extenuantes por um período de 2 a 3 semanas.

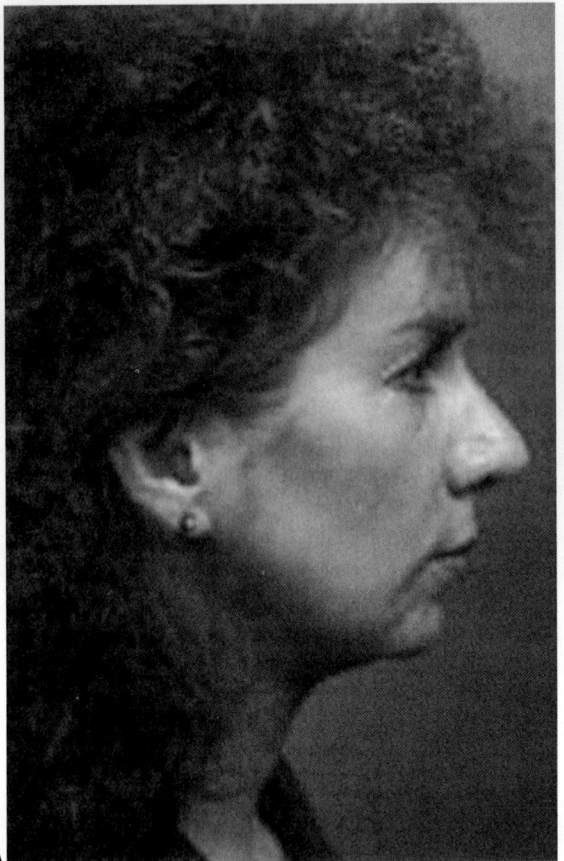 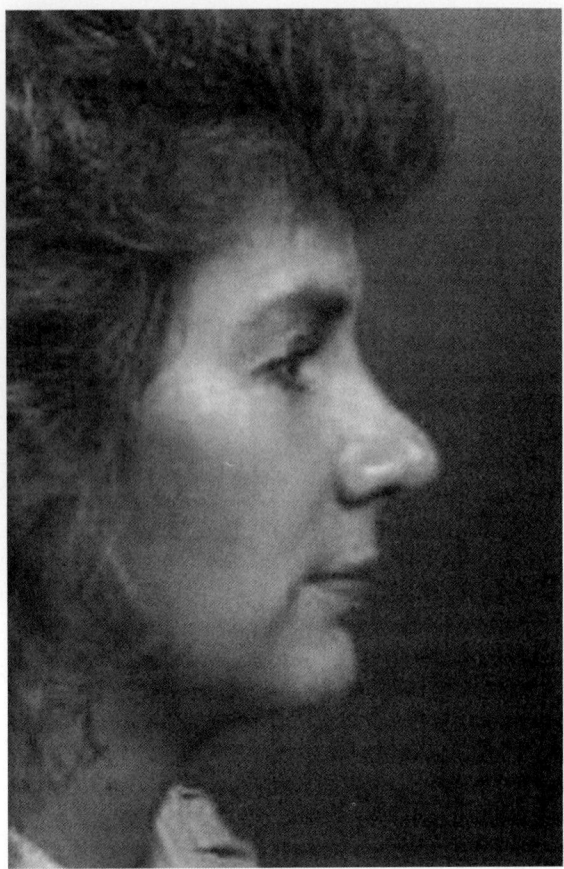

Figura 12.22

A, B: Mulher jovem submetida a rinoplastia para retificação do nariz e discreta modificação do dorso, com instalação simultânea de implante de mento, que melhorou, de maneira significativa, a proporção relativa de seu nariz.

PROCEDIMENTOS ADJUVANTES

O cirurgião deve sempre lembrar que o nariz não é o único elemento da face e, por isso, a presença de desproporções de outras partes pode afetar o modo pelo qual o nariz é observado pelas outras pessoas (Capítulo 9). Em algumas situações, modificações cirúrgicas de outras partes da face irão influenciar o aspecto do nariz. Ocasionalmente, uma cirurgia que modifique a posição do queixo ou de outra parte pode melhorar o resultado final desejado pelo paciente e que o motivou a submeter-se à rinoplastia (Fig. 12.22A, B).

PONTOS IMPORTANTES

- Deve-se reconhecer por completo os desejos do paciente e o que o motivou a se submeter à cirurgia.
- O cirurgião deve determinar quais problemas anatômicos estão presentes e que afetam, de maneira adversa, a função e a estética.
- O cirurgião deve determinar com exatidão o que pode ser feito para se obter a correção apropriada de cada problema.
- Qualquer expectativa irreal deve ser identificada e previamente discutida de maneira franca.
- Deve-se decidir se o paciente é um candidato apropriado para a cirurgia, considerando-se tanto os aspectos psicológicos como os elementos clínicos.
- A relação entre o paciente e o cirurgião será mais vantajosa se esse fornecer ao primeiro instruções pré-operatórias adequadas.
- O plano anestésico deve ser perfeito.
- A cirurgia será mais fácil e segura se for usado agente vasoconstritor.
- O cirurgião deve escolher qual abordagem cirúrgica irá oferecer a melhor exposição e reduzir os riscos para o paciente.
- A redução do dorso nasal deve ser conservadora e eficaz. É melhor corrigir para menos do que para mais, criando uma nova deformidade. A redução gradual, na maioria das vezes, é mais apropriada.
- A pele nasal é mais fina na região central do nariz. Nas reduções do dorso nasal, esse fato deve sempre ser considerado.
- A espessura da pele deve ser considerada sempre que se programar alterações nas cartilagens da ponta nasal.
- A osteotomia medial deve ser realizada primeiramente. A osteotomia intermediária, quando necessária, deve ser a segunda a ser realizada. A osteotomia lateral é a última a ser realizada.

- A osteotomia lateral deve começar próximo da aderência anterior da concha nasal inferior. Se a osteotomia for iniciada mais baixo, junto à abertura piriforme, poderá causar estreitamento desta região e obstrução nasal.
- O cirurgião deve sempre considerar os efeitos tardios de todas as incisões, ressecções teciduais e outros aspectos relacionados à cirurgia nasal.
- O cirurgião deve avaliar como a idade, o sexo e a origem étnica podem influenciar os resultados da cirurgia.
- O cirurgião deve sempre considerar a relação do nariz com as outras estruturas da face.

REFERÊNCIAS

1. *Physicians' desk reference.* Montdale, NJ: Thompson PDR 2002 and 2003. (Newer editions do not include this information.)
2. Fletcher M. Anesthesia in facial plastic surgery. In: Papel ID, ed. *Facial plastic and reconstructive surgery,* 2nd ed. New York, Thieme, 2002;145-152.
3. Calhoun KH. Introduction to rhinoplasty. In Bailey BJ, ed. *Head & neck surgery-otolaryngology.* Philadelphia, JB Lippincott, 1993;2113-2127.
4. Clinical Pharmacology. Gold Standard. 2005. Available at http:// cp.gsm.com.
5. Thomas JR, Griner N. The relationship of lateral osteotomies in rhinoplasty to the lacrimal drainage system. *Otolaryngol Head Neck Surg* 1986;94:362-367.

CAPÍTULO 13

Cirurgia dos Dois Terços Superiores do Nariz

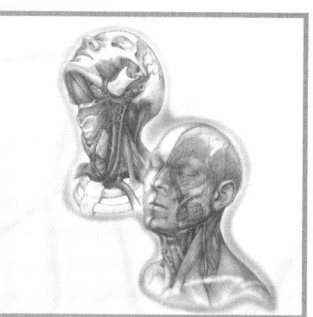

Randolph B. Capone ■ Ira D. Papel

De todas as unidades faciais estéticas, o nariz talvez seja a estrutura que desempenha o papel mais importante no que concerne à proporção e harmonia faciais. Estrutura única que ocupa a região central da face, o nariz provê estabilidade para todas as regiões faciais, assim como para as unidades estéticas adjacentes. Alterações aparentemente discretas produzidas pela rinoplastia ou por traumatismo freqüentemente afetam sobremaneira o aspecto nasal. No entanto, o nariz não constitui apenas uma estrutura estética, atuando também como órgão respiratório e olfatório. Essa dupla característica do nariz, estrutural e funcional, faz com que os objetivos da rinoplastia não se resumam a tão somente alterar o aspecto nasal, sendo necessário, também, que o procedimento cirúrgico aperfeiçoe as vias aéreas nasais. Nesse sentido, é essencial que o cirurgião detenha conhecimento minucioso da anatomia e fisiologia nasais e, também, conheça por completo as diferentes técnicas de rinoplastia existentes. Neste capítulo, esses aspectos são amplamente discutidos, com ênfase especial à cirurgia dos dois terços superiores do nariz, ou seja, as pirâmides óssea e cartilaginosa.

ANATOMIA

Os dois terços superiores do nariz contêm as seguintes subunidades estéticas: o dorso e as paredes laterais. A ponta nasal, a columela, os triângulos moles e as asas constituem o terço inferior do nariz (Fig. 13.1) (1). Topograficamente, os dois terços superiores do nariz correspondem à região que se estende do *násio* até o nível do sulco alar (Fig. 13.2). O násio é definido como o ponto mais posterior da curva que se estende da glabela ao dorso nasal. A *raiz* é a região do dorso nasal que define o contorno dos dois ossos nasais, da glabela até a ponta nasal.

Pele e Tecido Subcutâneo

A pele que recobre os dois terços superiores do nariz apresenta espessura variável. Relativamente espessa ao nível do násio (2 a 5 mm), ela se torna fina e móvel sobre o dorso (3,2 mm), ainda mais fina no rínion (2 a 2,2 mm) e, gradualmente, volta a se espessar, tornando-se sebácea em seu curso até a ponta nasal (5 mm) (2). O reconhecimento dessa variabilidade é importante no planejamento do perfil do dorso, pois a criação de um perfil ósseo plano provavelmente não irá criar um perfil pós-operatório plano. Com a redução do edema, o cirurgião perceberá que o rínion foi ressecado excessivamente se não houver considerado a espessura da pele durante a cirurgia.

Abaixo da pele encontra-se uma fina camada fibrosa designada sistema musculoaponeurótico superficial (SMAS) (3). Análogo ao SMAS facial, o SMAS nasal circunda a musculatura nasal, estando situado imediatamente acima do periósteo e do pericôndrio. Nas rinoplastias, o esvaziamento imediatamente abaixo do SMAS é menos traumático e mais fácil, preservando as estruturas vasculares, nervosas e linfáticas presentes no envoltório de pele e partes moles (4).

Ossos Nasais e Cartilagens Laterais Superiores

Profundamente ao SMAS nasal encontra-se um par de ossos nasais e de cartilagens laterais superiores. Os ossos nasais se unem ao osso frontal aproximadamente 11 mm acima da linha intercantal, e possuem, em média, 2,5 cm de extensão (5). Esse comprimento pode variar amplamente, representando um fator de risco importante para o comprometimento das vias aéreas após a rinoplastia (6). A margem caudal dos ossos nasais sobrepõe-se à margem cefálica das cartilagens laterais superiores, as quais, por sua vez, se entrelaçam com as duas cartilagens laterais inferiores na região da área espiral (Fig. 13.3). Cada uma dessas conexões constitui um componente estrutural importante, que contribui para a manutenção da integridade e da sustentação nasal.

Lateralmente, a margem caudal dos ossos nasais e a margem anterior dos processos ascendentes da maxi-

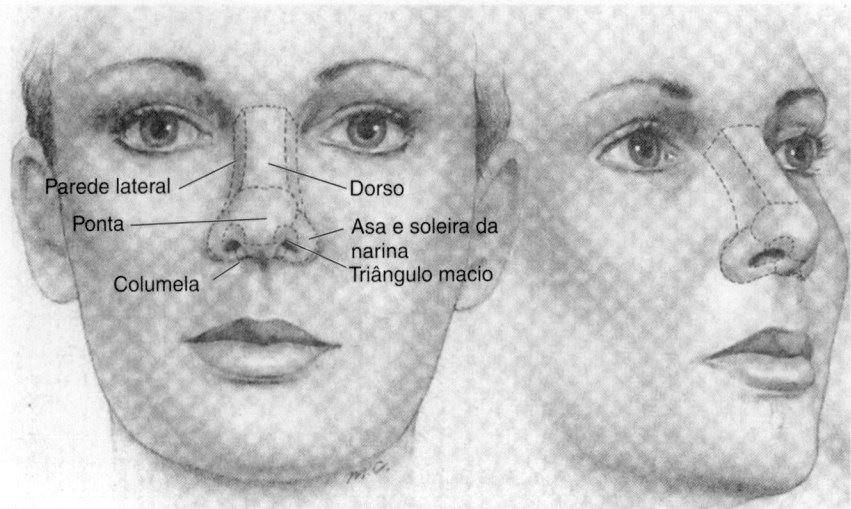

Figura 13.1
Subunidades nasais estéticas.
(Reproduzido, com autorização, de Burget GC, Menick FJ. *Aesthetic reconstruction of the nose.* St. Louis: Mosby, 1994:7.)

la formam a *abertura piriforme*. A margem lateral das cartilagens laterais superiores unem-se ao tecido conectivo denso, enquanto as margens mediais ligam-se superiormente ao septo, sendo, contudo separadas e móveis em sua porção inferior. A mucosa encontra-se fortemente aderida à superfície interna das cartilagens, sendo contínua com o revestimento do septo e da parede nasal lateral.

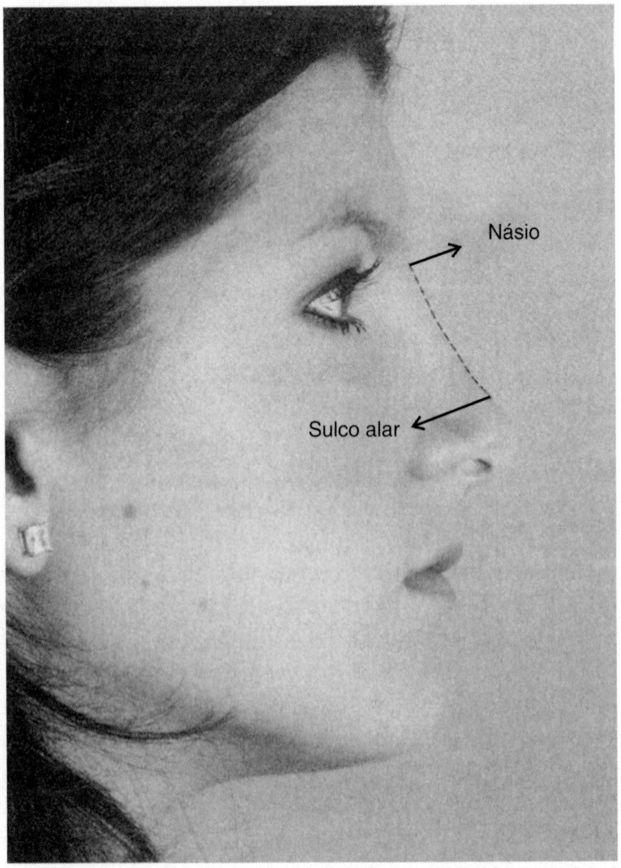

A margem caudal da cartilagem lateral superior, a cabeça anterior da concha nasal inferior, o septo proximal e o assoalho do nariz definem as margens da *válvula nasal interna*. O ângulo formado entre as cartilagens laterais superiores e o septo constitui o *ângulo valvular nasal*, que possui de 10 a 20 graus. A válvula nasal apresenta, tipicamente, área de corte transversal de 55 a 83 mm², representando a área de maior resistência do nariz. Corresponde ao segmento de controle primário do fluxo aéreo na cavidade nasal (7).

Pirâmides Óssea e Cartilaginosa

Os dois terços superiores do nariz podem ser vistos como dois arcos contínuos, ou pirâmides – uma *pirâmide óssea* superior e uma *pirâmide cartilaginosa* inferior. Os ossos nasais e os dois processos ascendentes da maxila formam a pirâmide óssea, enquanto a pirâmide cartilaginosa é constituída pelas cartilagens laterais superiores e pelo septo dorsal cartilaginoso. A região de transição entre as duas pirâmides é conhecida como *rínion*. O sistema de acoplamento de tecidos moles presente na região do rínion inclui o pericôndrio da cartilagem lateral superior, que se insere na superfície inferior dos dois ossos nasais. Essa conexão permite o movimento da pirâmide inferior com relação à pirâmide superior.

Como o nome indica, as pirâmides nasais são essenciais para a sustentação, distribuição de forças, manutenção da altura do dorso e preservação da projeção nasal. O ponto de sustentação mais importante do nariz é a *área K (keystone area)* que corresponde à convergência entre a margem caudal dos ossos nasais, a lâmina perpendicular do osso etmóide, a margem cefálica das cartilagens laterais superiores e o septo cartilaginoso. O conhecimento desta área é essencial para o

Figura 13.2
Os dois terços superiores do nariz: do násio ao sulco alar.

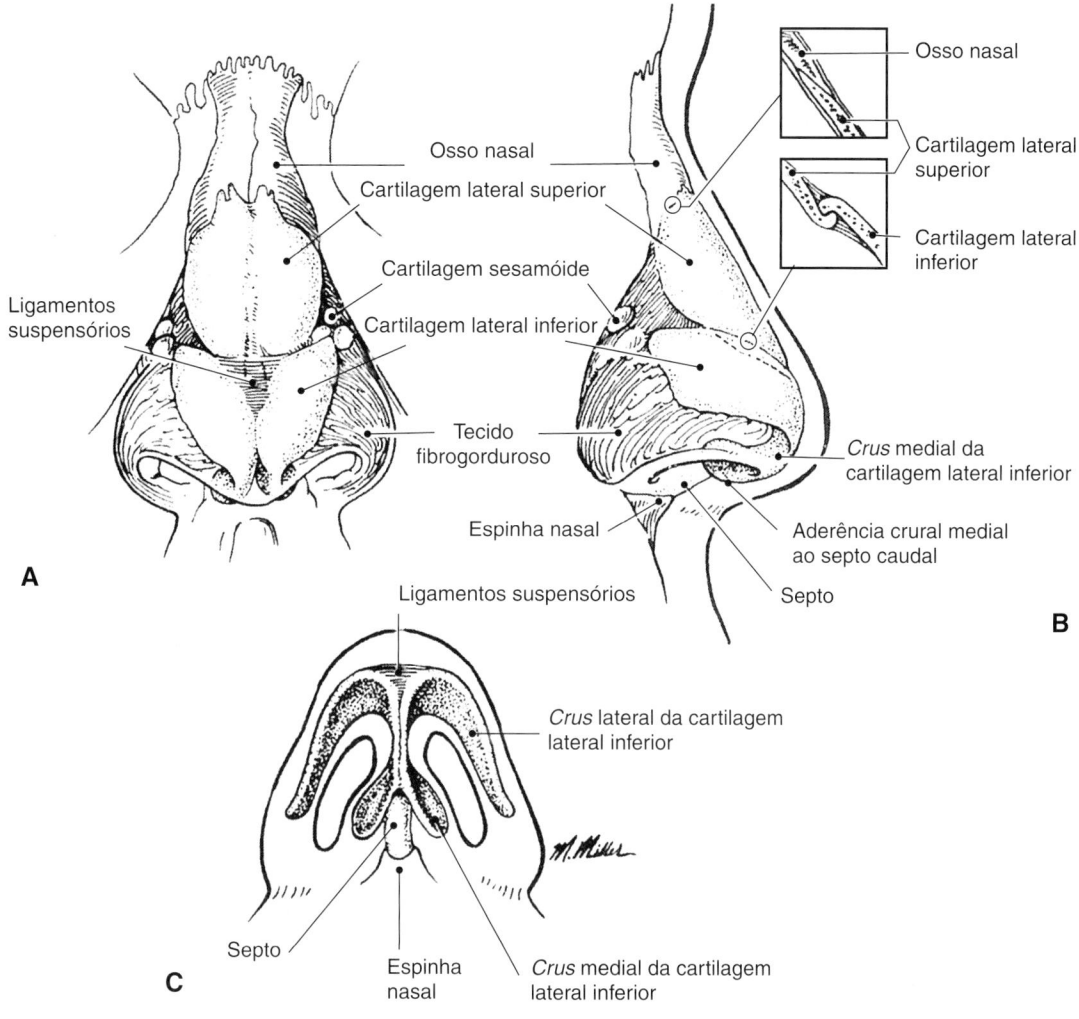

Figura 13.3
A-C: Relações anatômicas entre os ossos nasais, as cartilagens laterais superiores e as cartilagens laterais inferiores. (Modificado, com autorização, de Papel ID. Management of the middle vault. In: Papel ID, ed. *Facial plastic and reconstructive surgery*, 2nd ed. Stuttgart: Thieme, 2002:408.)

planejamento e execução das osteotomias, que devem ser realizadas de modo a produzir alteração no contorno nasal sem desorganizar os importantes mecanismos de sustentação aí presentes.

ANÁLISE ESTÉTICA DO NARIZ

A face constitui um conjunto complexo de superfícies que apresentam ampla variabilidade. A análise estética facial tem como objetivo primário o delineamento de um arcabouço consistente para a comparação dos resultados pós-operatórios com a situação pré-operatória, a despeito desta variabilidade. Talvez em nenhuma outra cirurgia que não a rinoplastia, essa análise seja tão importante. Em todos os candidatos à rinoplastia, deve-se obter fotografias de alta qualidade nos seis perfis, o que facilita a análise. Além disso, fotografias obtidas com o queixo do paciente inclinado na direção inferior são muito importantes na avaliação das deformidades da convexidade nasal (Fig. 13.4).

Ângulos Estéticos

A análise dos ângulos estéticos nasais revela a importância do dorso na avaliação do paciente candidato a rinoplastia. Dos cinco ângulos estéticos faciais, três são determinados a partir da geometria do dorso nasal: nasofacial, nasofrontal e nasomentual. O *ângulo nasofacial* é formado pela interseção do plano facial (glabela ao pogônio) com uma linha imaginária tangente ao dorso nasal. Idealmente, esse ângulo mede de 36 a 40 graus. O *ângulo nasofrontal* é determinado pela interseção da linha que une o násio à glabela com uma linha tangente ao dorso nasal, variando normalmente de 115 a 130 graus. Por fim, o *ângulo nasomentual* é formado pela interseção da linha que une o ponto de definição da pon-

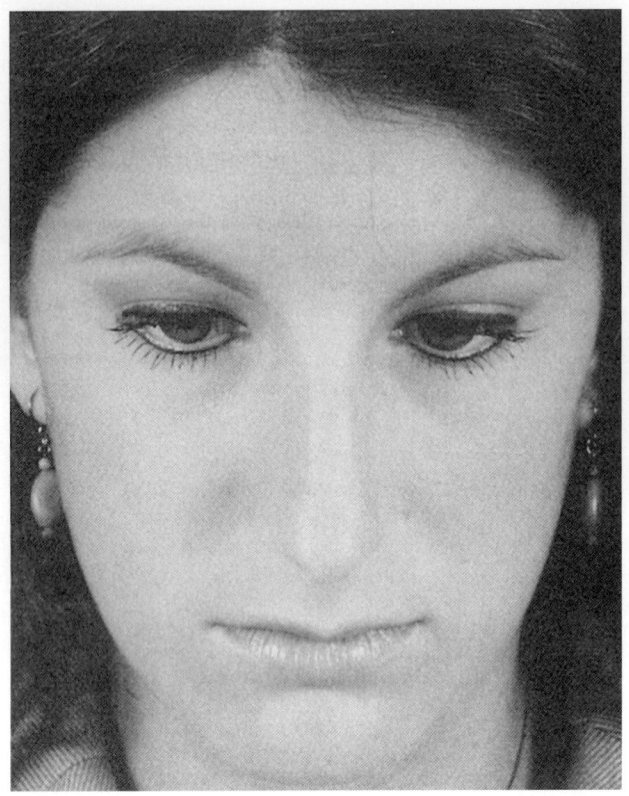

Figura 13.4
Visão do dorso nasal a partir da inclinação do queixo para baixo. Esta incidência tem mostrado-se útil para a detecção de discretas irregularidades ou assimetrias do contorno das raízes nasais.

ta nasal ao pogônio com a tangente do dorso nasal. Este ângulo, idealmente, mede de 120 a 132 graus. Cada um desses ângulos deve ser cuidadosamente considerado durante o exame físico e à avaliação das fotografias do candidato à rinoplastia.

Comprimento do Nariz

Leonardo da Vinci introduziu a prática de dividir a face em três terços verticais iguais e cinco quintos horizontais, com o propósito de proceder à análise da face. Posteriormente modificadas por Powell e Humphreys (8), essas divisões formam a base da análise facial estética atual. No entanto, um método mais específico para a análise facial consiste em dividir a metade inferior da face em duas partes, usando o násio, o ponto subnasal e o mento como pontos de referência (9). Por este método, o comprimento do nariz (do násio ao ponto subnasal) deve corresponder a três quartos da distância entre o ponto subnasal e o mento (Fig. 13.5).

Largura do Nariz e Contornos da Raiz

Na visão frontal, a largura do nariz deve aumentar ao longo de seu eixo longitudinal (comprimento), sendo menor ao nível da linha intercantal. A largura nasal máxima ocorre ao nível das asas nasais, devendo ser igual a um quinto da largura da face. O contorno nasal superior deve apresentar discreta curvatura em seu trajeto da sobrancelha medial ao ponto definidor da ponta ipsolateral. Qualquer irregularidade neste contorno será facilmente notada como diferente do lado contralateral, contribuindo assim para a assimetria e má aparência do nariz. Essas duas curvas, denominadas de *contornos da raiz*, são realçadas pelo reflexo nasal a luz e, por isso, devem ser simétricas (Fig. 13.6).

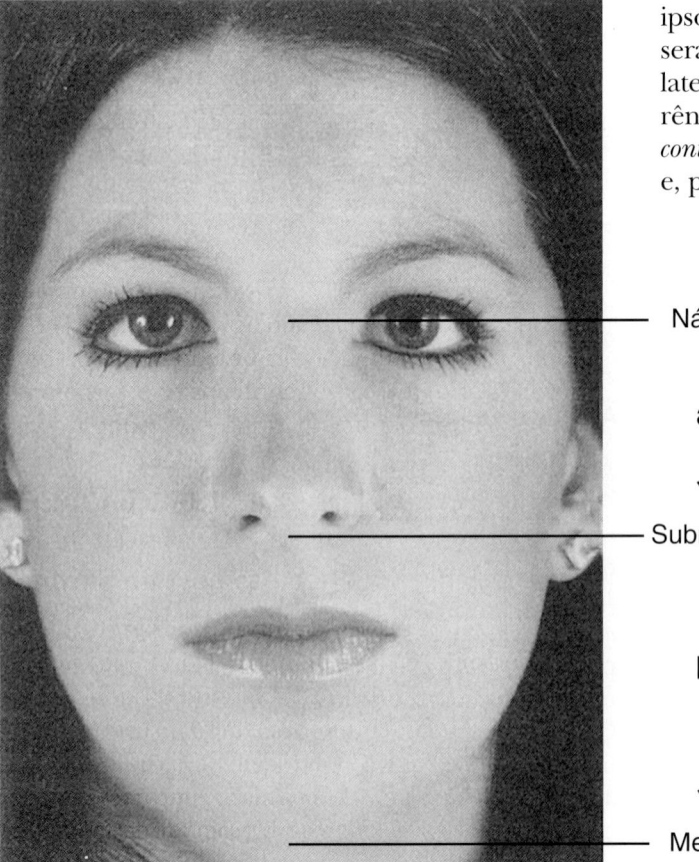

Figura 13.5
Determinação do comprimento nasal aplicando-se a relação entre o násio, o ponto subnasal e o mento: idealmente, a = ¾ b.

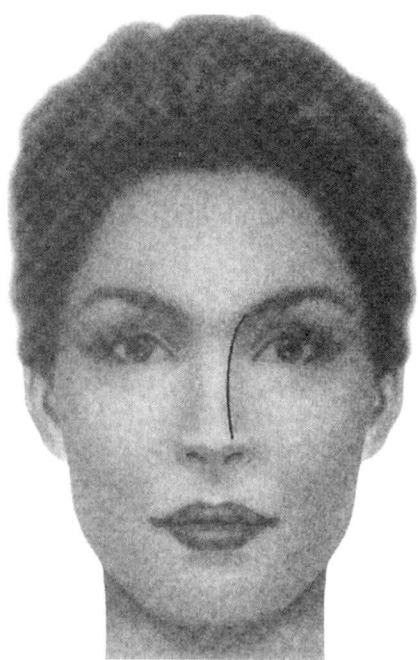

Figura 13.6
Linhas das raízes. (Reproduzido, com autorização, de Orten SS, Hilger PA. Facial analysis of the rhinoplasty patient. In: Papel ID, ed. *Facial plastic and reconstructive surgery*, 2nd ed. Stuttgart: Thieme, 2002:361.)

Projeção do Dorso

O nariz apresenta projeção anterior com relação à face, formando um ângulo reto entre seu promontório e o plano facial. Com relação ao plano médio-sagital, a projeção nasal é paralela. A quantificação da projeção nasal constitui componente essencial da avaliação rinoplástica, embora nenhum dos métodos previamente descritos seja específico para a análise da *projeção do dorso* (ou altura do dorso) (10–12). A determinação da exata projeção da ponta pelo método de Crumley, no entanto, utiliza a geometria do triângulo 3:4:5. Ou seja, a projeção da ponta nasal deve ser equivalente a três quartos (0,6) da distância entre o násio e o ponto definidor da ponta. Este método pode ser usado simultaneamente para revelar a projeção ideal do dorso em qualquer ponto de sua extensão, pois as proporções do triângulo 3:4:5 são constantes (Fig. 13.7). Quando a projeção dorsal ultrapassa esse limite (0,6), tal fato indica a presença de giba dorsal. Como uma discreta concavidade dorsal pode ser esteticamente atraente, pequenas projeções do dorso, imediatamente menores que esse limite, habitualmente são toleráveis. No entanto, quando o dorso nasal é pouco proeminente, estando muito abaixo desse limite, tende a configurar uma deformidade em sela.

DEFEITOS DAS PIRÂMIDES NASAIS

Defeitos da Pirâmide Óssea

A maioria das deformidades que envolvem a pirâmide óssea decorre de traumatismo fechado (Tabela 13.1). As

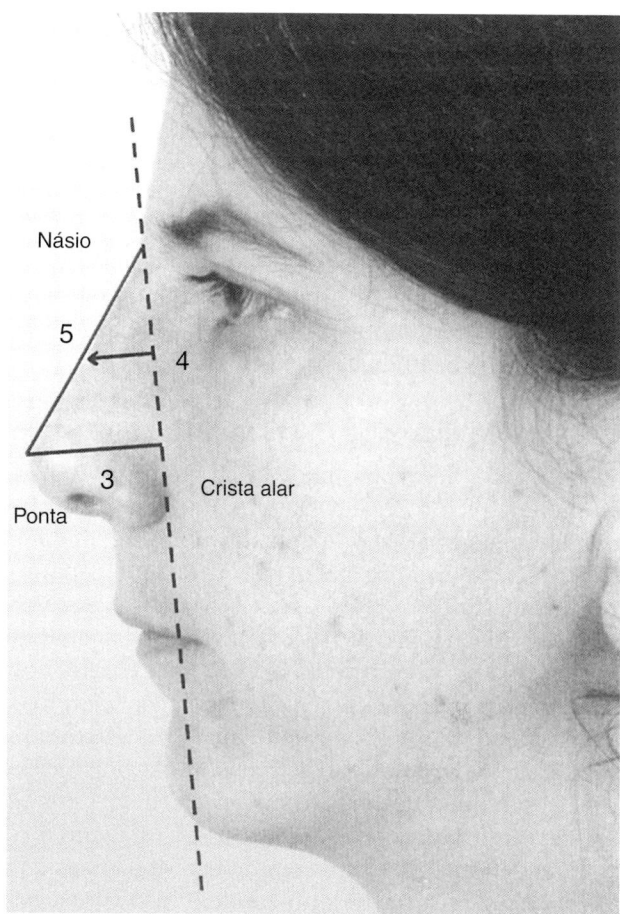

Figura 13.7
Determinação da projeção ideal do dorso nasal pela análise da projeção da ponta elaborada por Crumley. Em qualquer ponto ao longo do dorso, a relação entre a projeção dorsal e a distância do násio deve ser igual a 3:5 (0,6).

fraturas dos ossos nasais podem ser cominutivas e/ou associadas a desvios, o que comumente produz rotações, depressões, espículas ou gibas. Com muita freqüência, a pele que reveste o dorso ósseo é lacerada, causando deformidade adicional pela presença de cicatrizes e aderências da derme ao periósteo do osso nasal. Fraturas graves como as naso-orbitoetmoidais (NOE), tendem a produzir deformidades significativas em ra-

TABELA 13.1
DEFEITOS DA PIRÂMIDE NASAL

Giba dorsal	
Násio profundo	Curvaturas
Nariz em sela	Bico de papagaio
Assimetria dos ossos nasais	Proeminências ósseas
Ossos nasais curtos/longos	Deformidade oscilatória
Pirâmide óssea ampla/estreita	Deformidade em teto aberto
Depressões	
Rotações	Inversão contra deformidade

Rinectomia parcial/total (câncer nasal, ferimento por projétil de arma de fogo)

zão do deslocamento dos ossos nasais em direção posterior, reduzindo a projeção nasal e achatando o dorso, com encurtamento do nariz. O defeito telescópico freqüentemente está associado ao telecanto traumático secundário à ruptura da inserção do tendão cantal medial nos ossos nasais. Os traumatismos que envolvem a pirâmide óssea não costumam produzir defeitos funcionais, exceto quando a área K, o septo ou a pirâmide média também são afetados. Causas menos comuns de deformidade da pirâmide superior incluem: rinoplastia prévia, neoplasia e anomalias congênitas (13,14).

Defeitos da Pirâmide Cartilaginosa

As deformidades da pirâmide nasal média podem ser mais complexas do que as da pirâmide óssea, pois freqüentemente estão acompanhadas por deformidades da porção interna do nariz, que contribuem para o comprometimento das vias aéreas. A válvula nasal interna está situada próxima à junção das cartilagens laterais superiores com o septo dorsal. Essa região, com freqüência, apresenta-se enfraquecida ou estreitada em razão de trauma da pirâmide média. Além disso, a natureza da pirâmide média, constituída por tecidos moles, faz com que seja mais suscetível a deformidades causadas por outros processos patológicos, como tocotraumatismo não reconhecido, infecções, doenças inflamatórias e processos auto-imunes (15–17).

Durante muitos anos, a correção cirúrgica da pirâmide média era realizada apenas pela remoção da deformidade da convexidade do dorso. Nos anos 1980, no entanto, os cirurgiões passaram a descrever diversas complicações tardias dessa abordagem limitada, incluindo a deformidade em "V" invertido, o colapso do sistema valvular nasal, a deformidade "em teto aberto" e a deformidade em bico de papagaio. Para evitar esses problemas, as técnicas de rinoplastia foram, então, modificadas (18,19).

ABORDAGEM DA PIRÂMIDE CARTILAGINOSA

A correção cirúrgica da pirâmide média envolve a correção das deformidades preexistentes, que deve ser cuidadosa a fim de evitar o desenvolvimento de deformidade adicional. Quando alguns fatores de risco estão presentes (ossos nasais curtos, cartilagens laterais superiores pouco resistentes, pele fina, pirâmide óssea estreitada, trauma ou cirurgia prévia), pode ser necessária alguma medida profilática, como interposição de enxerto cartilaginoso, realinhamento estrutural preciso e fixação das estruturas que compõem a válvula nasal.

A correção da pirâmide média começa pela septoplastia. O velho ditado "aonde o septo vai, o nariz vai atrás" indica a importância do alinhamento do suporte central do nariz. Para que o septo dorsal fique o mais reto possível, a abordagem aberta é amplamente usada. A abordagem do septo por cima, através da separação das *crura* mediais das cartilagens laterais inferiores oferece exposição mais ampla do que a abordagem endonasal tradicional (20). A separação adicional das cartilagens laterais superiores do septo dorsal amplia, sobremaneira, a exposição septal. As partes desviadas da cartilagem quadrangular e a lâmina perpendicular do osso etmóide são removidas, preservando-se 1 cm dos suportes dorsal e caudal. Algumas medidas adjuvantes auxiliam a centralizar o septo desviado: descolamento mucopericondrial amplo, incisões de relaxamento, excisões em cunha e *struts* (21).

Os enxertos de expansão *(spreader grafts)* constituem a segunda modalidade corretiva mais usada para a restauração das deformidades da pirâmide média. Inicialmente descritos por Sheen e Sheen (22), esses enxertos cartilaginosos retangulares são colocados entre a junção das cartilagens laterais superiores e o septo, alargando e estabilizando a válvula nasal. Além de promoverem a lateralização das cartilagens laterais superiores, esses enxertos de expansão também reforçam a pirâmide média, tornando-a menos propensa ao colabamento interior durante a inspiração, de acordo com o princípio de Bernoulli. Podem ser colocados tanto pela técnica aberta como pela fechada; a abordagem aberta, no entanto, facilita sua estabilização, por meio de suturas diretas. A cartilagem septal representa a área doadora mais comum para esses enxertos, embora a cartilagem auricular também possa ser usada se não houver septo disponível. Os enxertos de expansão podem, ainda, ser empregados para fins estéticos. Para pacientes com depressão unilateral da pirâmide média, um único enxerto de expansão pode elevar e lateralizar a cartilagem lateral superior, restaurando a simetria.

Em muitas rinoplastias de revisão que envolviam defeitos da pirâmide média, ocorreu separação entre o septo e as cartilagens laterais superiores, por causa da redução prévia do dorso. Em regra, há substituição da cartilagem original por tecido conectivo fibroso e, por isso, é preferível preservar o mucopericôndrio e criar uma loja para a instalação do enxerto, através da abordagem aberta. Se houver fusão das cartilagens laterais superiores com o septo na área valvular nasal interna, o mucopericôndrio pode ser preservado se o esvaziamento for realizado com o descolador, mantendo-se assim a estabilidade local. Quando as cartilagens laterais superiores forem ressecadas quase por completo na rinoplastia prévia, pode ser necessário associar o enxerto de Peck *(onlay graft)* aos enxertos de expansão, a fim de reforçar o suporte lateral ou camuflar eventuais depressões. Os enxertos são esculpidos, alinhados e fixados na posição desejada com prolene 5-0. A maioria dos enxertos de expansão possui 1,5 a 2,5 cm de comprimento por 1 a 3 mm de largura. Geralmente, os enxertos devem se estender ao longo do septo dorsal, desde a extremidade inferior da junção osteocartilaginosa até o ângulo septal anterior. Nos casos mais graves, os enxertos podem ser dispostos em camadas, o que proporciona reforço adicional. Para a correção das assimetrias da pirâmide média, também podem ser usados enxertos de larguras diferentes. Os enxertos de expansão também podem ser usados como *splints* internos para ajudar a retificar a deflexão septal caudal. A técnica de instalação e fixação dos enxertos de expansão é demonstrada nas Figuras 13.8 a 13.11. Sua instalação pode ser facilitada pela passagem de uma agulha calibre 30 através do complexo cartilaginoso durante a confecção da sutura.

O enxerto de expansão reverso é um corolário do enxerto de expansão que merece menção. Essa técnica pode ser indicada nos pacientes com pirâmide média alargada, obstrução nasal mínima e ausência de colapso da válvula nasal. Nesses casos, os pacientes podem se beneficiar da redução da extensão horizontal do dorso cartilaginoso, o que pode ser entendido como enxerto de expansão reverso (23).

Métodos adicionais para aumentar a função da válvula nasal envolvem a colocação de enxertos alares (*batten grafts*) e de enxertos "em borboleta" (*butterfly grafts*), assim como diversas técnicas de sutura. Schlos-

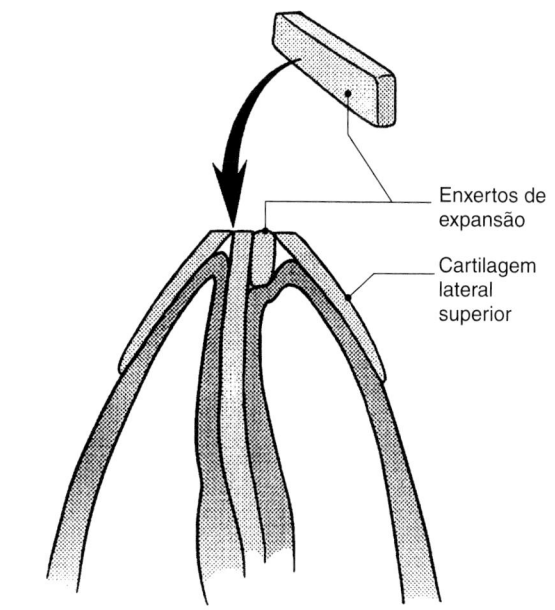

Figura 13.9

O enxerto de expansão (*spreader graft*) desloca lateralmente e suspende a cartilagem lateral superior, ampliando a pirâmide média. (Reproduzido, com autorização, de Papel ID. Management of the middle vault. In: Papel ID, ed. *Facial plastic and reconstructive surgery*, 2nd ed. Thieme, 2002:409, Fig. 35-5.)

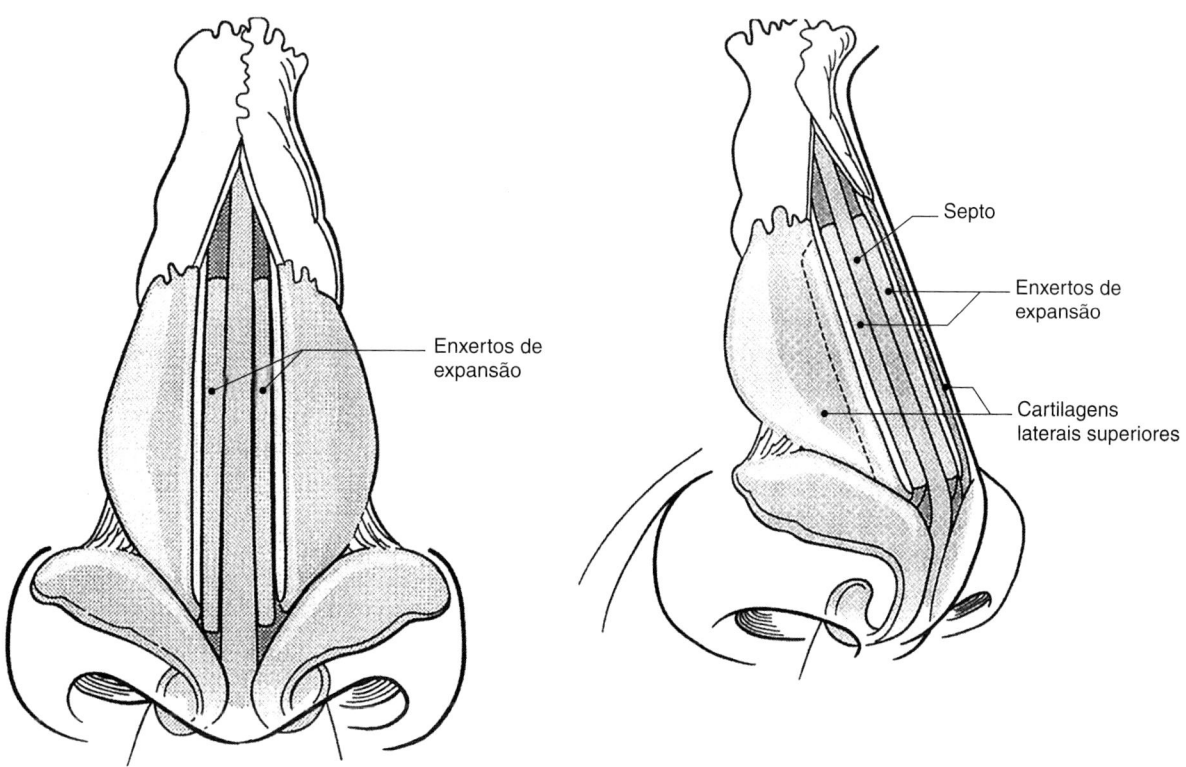

Figura 13.8

Instalação dos enxertos de expansão (*spreader grafts*) entre o septo e as cartilagens laterais superiores. (Reproduzido, com autorização, de Papel ID. Management of the middle vault. In: Papel ID, ed. *Facial plastic and reconstructive surgery*, 2nd ed. Stuttgart: Thieme, 2002:409.)

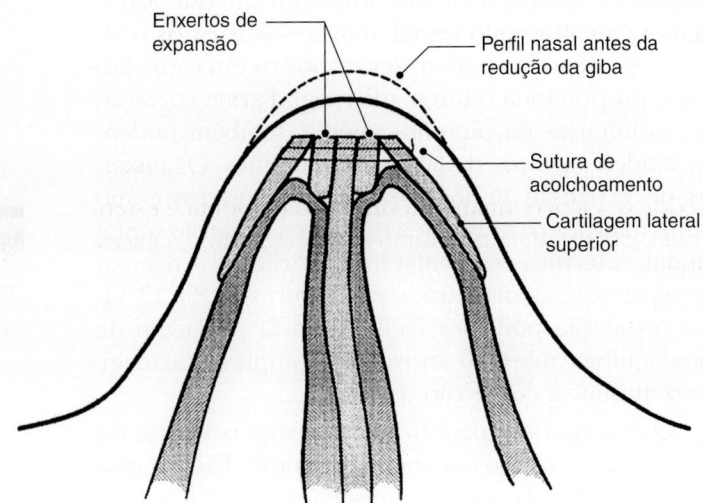

Figura 13.10
Enxertos de expansão já instalados e fixados com sutura de acolchoamento. A altura original do dorso está identificada. (Reproduzido, com autorização, de Papel ID. Management of the middle vault. In: Papel ID, ed. *Facial plastic and reconstructive surgery*, 2nd ed. Stuttgart: Thieme, 2002:409.)

ser e Park (24) descrevem o uso de suturas de colchoeiro com náilon 5-0 incolor, envolvendo as cartilagens laterais superiores e o septo horizontalmente. Ao se esticar o fio, teoricamente, o ângulo da válvula nasal interna seria ampliado, o que melhoraria o fluxo aéreo nasal. O estudo realizado por esses autores indica que essas suturas, quando usadas em associação aos enxertos de expansão, propiciam maior fluxo aéreo do que o uso isolado dos enxertos de expansão. Outras técnicas de sutura, como a suspensão da ponta, ou manobras valvulares como a M-plastia da válvula interna ou a J-plastia crural lateral, são métodos adjuvantes que, no entanto, fogem do âmbito de incidência deste capítulo.

Os pacientes com deformidade nasal em sela freqüentemente apresentam colapso da pirâmide média e ausência de sustentação pelos tecidos moles, em geral em razão de grandes perfurações do septo. A fixação de enxerto dorsal melhora a projeção dorsal, confere suporte aos tecidos moles e restaura a integridade da válvula nasal. Nesses pacientes, o uso de osso obtido da convexidade craniana e fixado com parafusos, ou de cartilagem de costela fixada por meio de suturas tem se mostrado útil (25,26). Além disso, os enxertos dorsais obtidos do crânio atuam como apoio para outros enxertos reconstrutivos (27). Em alguns casos, o uso de cartilagem triturada ou de Alloderm (LifeCell

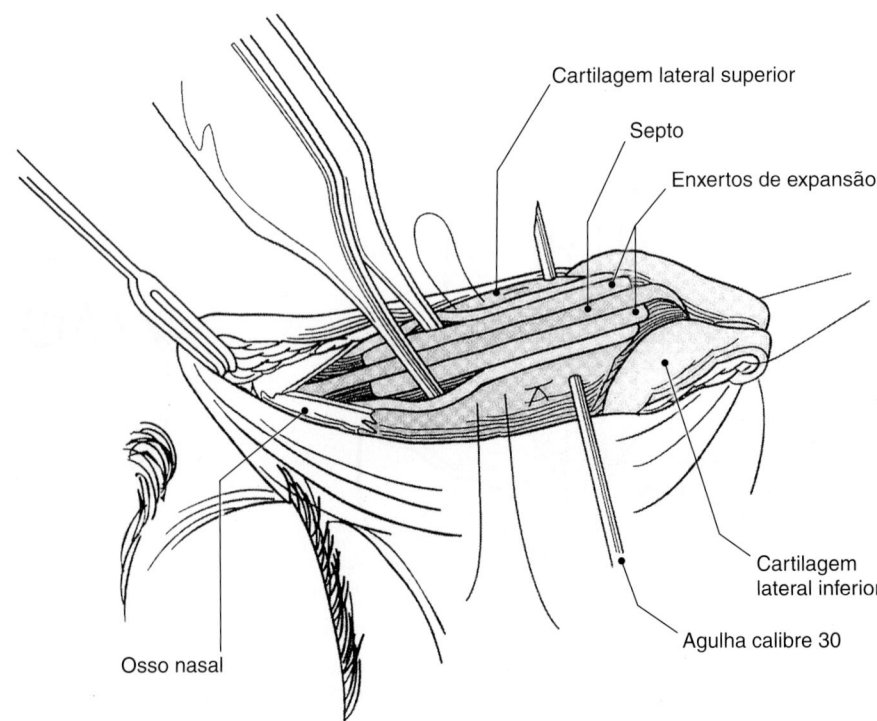

Figura 13.11
Demonstração da fixação por sutura de acolchoamento e do uso da agulha calibre 30 para estabilização.
(Reproduzido, com autorização, de Papel ID. Management of the middle vault. In: Papel ID, ed. *Facial plastic and reconstructive surgery*, 2nd ed. Stuttgart: Thieme, 2002:409, Fig. 35-7.)

Corp., Branchburg, NJ) sobre o dorso e sobre o enxerto auxilia a alisar eventuais irregularidades do perfil.

A deformidade "em bico de papagaio" é uma deformidade nasal complexa de etiologia variada, motivo pelo qual merece alguns comentários. Representa uma hipoprojeção *relativa* da ponta nasal em relação ao dorso. Ocorre quando a projeção da ponta é esteticamente correta, mas o dorso está projetado em excesso ("bico de papagaio dorsal"), ou quando a projeção do dorso é esteticamente correta, mas há insuficiência de projeção da ponta ("bico de papagaio apical"). A deformidade "em bico de papagaio" pode ocorrer naturalmente ou como resultado de rinoplastia prévia. A forma iatrogênica é freqüentemente causada pela redução insuficiente do dorso, enquanto o bico de papagaio apical tende a ser produzido pela perda do sistema de sustentação da ponta que não foi reconstituído, ou por desrotação inapropriada da ponta. Como sempre, existem diferentes estratégias para a correção da deformidade, dependendo de sua natureza. O aspecto mais importante é que o cirurgião reconheça, durante a rinoplastia, a importância da relação – essencial – entre projeção da ponta e projeção dorsal.

ABORDAGEM DA PIRÂMIDE ÓSSEA

A deformidade da pirâmide nasal superior representa um desafio para o cirurgião, exigindo avaliação pré-operatória minuciosa e técnica cirúrgica cuidadosa. O tratamento inadequado ou incompleto da pirâmide óssea produz resultados insatisfatórios, incluindo a persistência dos defeitos preexistentes ou, até mesmo, a criação de novos problemas. A presença de deformidades iatrogênicas na Tabela 13.1 comprova esse fato. O tratamento cirúrgico da pirâmide óssea deve ter os seguintes objetivos: (a) estabelecimento de projeção dorsal apropriada; (b) criação de contorno dorsal liso, sem irregularidades ósseas; (c) correção da largura do nariz; (d) retificação do nariz torto.

As técnicas usadas para esse fim incluem a redução do dorso, as osteotomias e a enxertia.

Redução do Dorso Nasal

John Orland Roe (1848-1915) apresentou, em 1891, o primeiro relato de correção de defeito dorsal (Fig. 13.12) (28). A projeção regional excessiva do dorso deve ser corrigida pelo descolamento e elevação amplos do envoltório de tecidos moles, associados à remoção parcial dos ossos nasais. Essa correção pode ser realizada por abordagem aberta ou fechada. A exposição deve ser adequada, porém sem que a sua obtenção promova ruptura do suporte propiciado pelas partes moles. Deve ser lembrado, ainda, que as cartilagens laterais superiores inserem-se profundamente à margem caudal dos ossos nasais. Deve-se tomar cuidado para não desarticular essa junção, o que é possível elevando-se o periósteo do osso nasal com descolador de Joseph aplicado 1 a 2 cm acima do rínion (29). A remoção óssea é, em seguida, obtida com o uso de osteótomo com protetor duplo, ou com lima de carboneto de tungstênio, dependendo da quantidade de osso a ser removida. Após incisão do componente cartilaginoso, as grandes gibosidades exigem o uso do osteótomo para sua remoção. Deve-se tomar cuidado para que a trajetória programada seja mantida, evitando-se cortes oblíquos, o que é possível mantendo-se o osteótomo de forma lateral (Fig. 13.13). Os refinamentos finais são obtidos por raspagem, que deve ser realizada fora da linha média e de forma oblíqua, evitando-se assim avulsão das cartilagens laterais superiores (30).

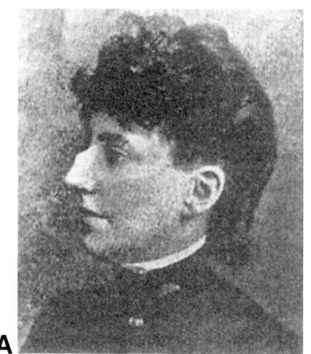
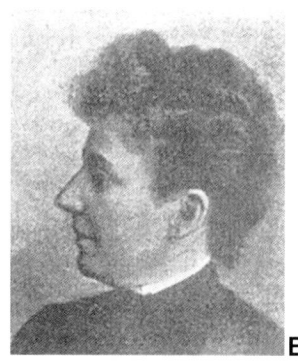

Figura 13.12

Paciente de John Orlando Roe: antes (**A**) e depois (**B**) de redução do dorso nasal (1891). (Reproduzido, com autorização, de Lam SM. John Orlando Roe: father of aesthetic rhinoplasty. *Arch Facial Plast Surg* 2002;4:122-123.)

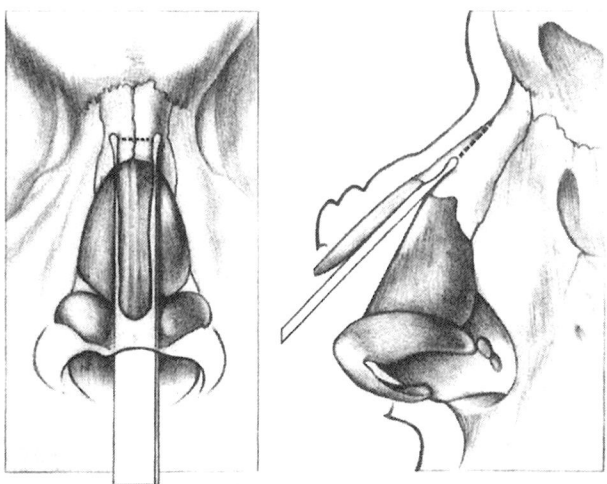

Figura 13.13

Remoção do excesso do dorso. (Reproduzido, com autorização, de Mostafour SP, Murakami CS, Larrabee WF Jr. Management of the bony nasal vault. In: Papel ID, ed. *Facial plastic and reconstructive surgery*, 2nd ed. Stuttgart: Thieme, 2002:403.)

Osteotomias

As osteotomias evoluíram enormemente desde a época de Jacques Joseph (1865-1934), um dos pioneiros da rinoplastia a demonstrar sua importância (31). As técnicas iniciais produziam comprometimento significativo das vias aéreas em decorrência de sua trajetória, a qual causava lesão extensa do periósteo e frouxidão dos ligamentos suspensórios da cartilagem lateral inferior. Com o tempo, algumas modificações deram origem às técnicas modernas que conferem igual importância à preservação das vias aéreas nasais e aos resultados estéticos, de acordo com o duplo princípio da rinoplastia (32,33).

As osteotomias podem ser laterais, mediais ou intermediárias. As osteotomias laterais devem se restringir ao fino osso da abertura piriforme, lateralmente à margem anterior dos processos ascendentes da maxila, de forma que o osso a ser cortado terá espessura média de 2,5 mm. Se realizadas de modo muito lateral, o osso espesso presente na junção nasofacial poderá ser atingido (34).

As osteotomias laterais podem ser lineares ou perfurantes, internas ou externas. A trajetória ideal é descrita como "alta-baixa-alta", o que indica a posição ântero-posterior da pirâmide nasal. A osteotomia lateral padrão é linear, com corte interno que começa com a perfuração da mucosa pelo bisturi, imediatamente lateral à face anterior da concha nasal inferior. Em seguida, um osteótomo de 4 mm, curvo e com guia, é colocado dentro da incisão, na margem da abertura piriforme, com angulação de aproximadamente 45 graus com relação ao plano facial, ou perpendicularmente à frente da abertura (Fig. 13.14). A preservação do segmento inferior da abertura piriforme preserva os ligamentos suspensórios laterais e mantém espaço suficiente para a patência das vias aéreas. Logo após o corte inicial, o osteótomo deve ser inclinado de modo a ficar paralelo ao plano facial, sendo direcionado para o canto medial. Em seguida, o osteótomo é curvado anterior e superiormente, terminando no nível do canto medial, a meio caminho entre a linha dorsal e o canto medial. Ao atingir o osso frontal, mais espesso, o osteótomo produz um som que indica o ponto apropriado para se interromper o seu avanço. Se o osteótomo ultrapassar o canto medial, haverá grande risco de se produzir a deformidade oscilatória, que ocorre quando o osso nasal inferior à área de osteotomia afunda em relação ao osso situado acima do corte. A osteotomia é concluída com a pronação e o desvio medial do osteótomo, o que produz uma fratura retrógrada através do aspecto superior do osso nasal. O descolamento e a elevação do periósteo adjacente liberam os ossos nasais do envoltório de tecidos moles, permitindo, assim, que o osso cortado cicatrize sem a interferência

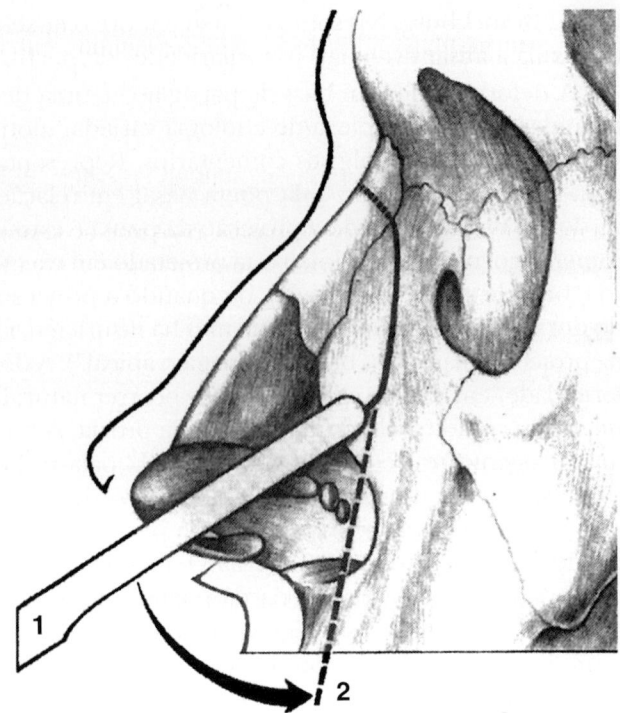

Figura 13.14
A osteotomia lateral é iniciada na face anterior da concha nasal inferior. Inicialmente, deve ser perpendicular ao plano da abertura piriforme (posição 1). Em seguida, a trajetória é modificada (posição 2), sendo direcionada para o canto medial. (Reproduzido, com autorização, de Mostafour SP, Murakami CS, Larrabee WF Jr. Management of the bony nasal vault. In: Papel ID, ed. *Facial plastic and reconstructive surgery*, 2nd ed. Stuttgart: Thieme, 2002:404.)

da retração das partes moles. Se a fratura retrógrada for incompleta ou inadequada, ela poderá ser ampliada percutaneamente, utilizando-se osteótomo de 2 mm. Alternativamente, toda a fratura retrógrada pode ser realizada pela via percutânea.

As osteotomias laterais perfurantes podem ser realizadas pelas vias transnasal (interna) ou percutânea (externa). A técnica de perfuração constitui o método ideal para se completar a osteotomia com um mínimo de trauma. É preferível quando a manutenção do sistema de sustentação for essencial, como nas rinoplastias de revisão ou nos casos em que os ossos nasais forem curtos, pois produzem menor violação do periósteo de sustentação, o qual estabiliza e confere suporte aos segmentos mobilizados, determinando, assim, melhor cicatrização (35,36). Várias perfurações são realizadas em intervalos regulares ao longo da trajetória da fratura desejada, sendo, em seguida, completadas por manipulação mínima. Ao promover o deslocamento lateral dos ossos, a osteotomia perfurante intranasal amplia a abertura piriforme (37).

As osteotomias medial e intermediária devem ser usadas com critério, embora sejam essenciais nos casos em que a abertura piriforme for muito espessa, em que o nariz apresentar desvio significativo ou quando o nariz for muito grande, exigindo redução. Geralmente, ambas as osteotomias são realizadas pela via transnasal, utilizando-se um osteótomo de 3 mm. As osteotomias mediais são iniciadas no aspecto medial da margem caudal dos ossos nasais, próximo ao septo. Como essa região encontra-se muito próxima à área K das válvulas nasais, o cirurgião deve agir com muito cuidado. A técnica da perfuração percutânea pode ser empregada para as osteotomias mediais, assegurando a preservação da área K. A trajetória da fratura deve ser súpero-lateral, confluindo com a fratura retrógrada previamente realizada pela osteotomia lateral. As osteotomias intermediárias são indicadas quando há necessidade de correção adicional. A osteotomia lateral também deve ser iniciada na margem caudal dos ossos nasais, em um ponto situado entre as osteotomias medial e lateral. A trajetória deve ser paralela à osteotomia lateral, convergindo com a fratura retrógrada superior. Como a mobilização do osso lateral dificulta a realização das osteotomias intermediárias, estas devem ser realizadas antes das osteotomias laterais.

Enxertos

Os enxertos atualmente considerados eficazes na abordagem da pirâmide óssea são: os enxertos da raiz, o enxerto de Peck (*onlay graft*) e os enxertos ósseos de fixação. Os enxertos da raiz aumentam a projeção do sulco nasofrontal, corrigindo a excessiva depressão existente ao nível do násio. Se as cartilagens septal ou auricular forem facilmente acessíveis, elas podem ser usadas em uma única peça ou na forma de múltiplos fragmentos unidos, formando um enxerto mais roliço (38). O enxerto é posicionado superficial ou profundamente ao periósteo do osso nasal, sendo mantido em posição pelo envoltório de pele suprajacente. Embora o Alloderm também possa ser usado como enxerto da raiz, talvez seja mais útil o seu uso com o *onlay graft*, aplicado ao dorso nasal para camuflar pequenas irregularidades e adicionar algum grau de altura ao dorso. Quando há grandes defeitos ósseos, como pode ser observado após amplas ressecções tumorais ou nas deformidades nasais telescópicas, a reconstrução da pirâmide superior pode exigir o uso de enxertos obtidos na convexidade craniana. Estes enxertos são retirados do osso frontal e precisamente fixados com parafusos de titânio.

CONCLUSÃO

O formato do nariz determina, em grande parte, a estética facial e a atração que a face pode produzir. As deformidades que afetam as pirâmides nasais são distintas e independentes daquelas que envolvem a ponta nasal, e contribuem não só para a má aparência, mas compromete, também, a função nasal. Tendo como fundamento a experiência dos primeiros cirurgiões a praticar a rinoplastia, as técnicas atualmente empregadas na correção das deformidades da pirâmide nasal são mais precisas e fisiológicas, em sintonia com o entendimento moderno de que a restauração das relações anatômicas da pirâmide atua no sentido de melhorar não só a aparência do nariz, como também a sua função. Assim, o cirurgião deve estar familiarizado e ser hábil no que diz respeito à análise e à abordagem cirúrgica das pirâmides óssea e cartilaginosa, constituintes dos dois terços superiores do nariz. Deve, ainda, ser capaz de integrar a abordagem dessa região com a da ponta nasal.

PONTOS IMPORTANTES

- A válvula nasal interna situa-se próximo à junção das cartilagens laterais superiores com o septo dorsal.
- O uso dos enxertos de expansão *(spreader grafts)* entre as cartilagens laterais superiores e o septo pode ampliar e estabilizar a válvula.
- A válvula também pode ser ampliada pelos enxertos alares *(batten grafts)*, pelos enxertos "em borboleta" *(butterfly grafts)* e por técnicas de sutura.
- A deformidade "em bico de papagaio" ocorre quando a ponta nasal apresenta projeção inferior com relação ao dorso.
- As deformidades da pirâmide superior podem ser corrigidas pela redução da giba, osteotomias e enxertia.
- A inserção das cartilagens laterais superiores na margem caudal dos ossos nasais não deve ser desarticulada.

REFERÊNCIAS

1. Burget GC, Menick Fl. *Aesthetic reconstruction of the nose.* St. Louis: Mosby, 1994.
2. Behrbohm H. Preoperative management. In: Behrbohm H, Tardy ME Jr, eds. *Essentials of septorhinoplasty: philosophy, approaches, techniques.* Stuttgart: Thieme, 2004:89-106.
3. Mitz V, Peyronie M. The superficial musculo-aponeurotic system in the parotid and cheek area. *Plant Reconstr Surg* 1976;58:80.
4. Tardy ME, Brown RJ. *Surgical anatomy of the nose.* New York: Raven Press, 1995.
5. Oneal RM, Beil RJ Jr, Schlesinger J. Surgical anatomy of the nose. *Otolaryngol Clin North Am* 1999;32:145-181.
6. Guryon B. Nasal osteotomy and airway changes. *Plant Reconstr Surg* 1998;102:856-860; discussion 861-863.
7. Papel ID Management of the middle vault. In: Papel ID, ed. *Facial plastic and reconstructive surgery,* 2nd ed. Stuttgart: Thieme, 2002:407-413.
8. Powell N, Humphreys B. *Proportions of the aesthetic face.* New York: Thieme-Stratton, 1984.
9. Papel IP, Capone RB. Facial proportions and esthetic ideals. In: Behrbohm H, Tardy ME Jr, eds. *Essentials of*

septorhinoplasty: philosophy, approaches, techniques. Stuttgart: Thieme, 2004:65-74.
10. Simons R. Nasal tip projection, ptosis, and supratip thickening. *Ear Nose Throat* 11982;61:44.
11. Crumley R. Quantitative analysis of nasal tip projection. *Laryngoscope* 1988;98:202-208.
12. Baum S. Introduction. *Ear Nose Throat J* 1982;61:426.
13. Dingman RO, Natvig P. The deviated nose. *Clin Plant Surg* 1977;4:145-152.
14. Vuyk HD. A review of practical guidelines for correction of the deviated, asymmetric nose. *Rhinology* 2000;38:72-78.
15. Verwoerd CDA, Verwoerd-Verhoef HL. Developmental aspects of the deviated nose. *Facial Plastic Surgery* 1989;6:95.
16. Fernandez-Vozmediano JM, Armario Hita IC, Gonzales Cabrerizo A. Rhinoscleroma in three siblings. *Pediatr Dermatol* 2004;21:134-138.
17. Pirsig W, Pentz S, Lenders H. Repair of saddle nose deformity in Wegener's granulomatosis and ectodermal dysplasia. *Rhinology* 1993;31(2):69-72.
18. Sheen JH. Spreader graft: a method of reconstructing the roof of the middle nasal vault following rhinoplasty. *Plast Reconstr Surg* 1984;73:230-237.
19. Toriumi DM, Johnson CM. Open structure rhinoplasty: featured technical points and long-term follow-up. *Fac Plast Clin North Am* 1993;1:1-22.
20. TerKonda RP, Sykes JM. Repairing the twisted nose. *Otolaryngol Clin North Am* 1999;32:53-64.
21. Foda MTF The role of septal surgery in management of the deviated nose. *Plant Reconstr Surg* 2005;115:406-415.
22. Sheen JH, Sheen AP. *Aesthetic rhinoplasty.* St. Louis: CV Mosby, 1987.
23. Thomas JR, Prendiville S. Overly wide cartilaginous middle vault. *Facial Plant Surg Clin North Am* 2004;12:107-110.
24. Schlosser RJ, Park SS. Surgery for the dysfunctional nasal valve. *Arch Fac Plant Surg* 1999;1:105-110.
25. Frodel JL, Marentette LJ, Quatela VC, Weinstein GS. Calvarial bone graft harvest: techniques, considerations, and morbidity. *Arch Otolaryngol Head Neck Surg* 1993;119:17-23.
26. Quatela VC, Jacono AA. Structural grafting in rhinoplasty. *Arch Facial Plant Surg* 2002;18:223-232.
27. Papel ID. Augmentation rhinoplasty utilizing cranial bone grafts. *Md Med J* 1991;40:479-483.
28. Lam SM. John Orlando Roe: father of aesthetic rhinoplasty. *Arch Facial Plant Surg* 2002;4:122-123.
29. Larrabee WE Jr. Open rhinoplasty and the upper third of the nose. *Facial Plant Surg Clin North Am* 1993;1:26.
30. Mostafour SP, Murakami CS, Larrabee WF Jr. Management of the bony nasal vault. In: Papel ID, ed. *Facial plastic and reconstructive surgery,* 2nd ed. Thieme: 2002:402-406.
31. Aufricht C. Joseph's rhinoplasty with some modifications. *Surg Clin North Am* 1971;51:299-316.
32. Webster RC, Davidson RC, Smith RC. Curved lateral osteotomy for airway protection in rhinoplasty. *Arch Otolaryngol* 1977;103:454-458.
33. Thomas JR, Griner NR, Remmler DJ. Steps for a safer method of osteotomies in rhinoplasty. *Laryngoscope* 19ß7;97:746-747.
34. Larrabee WE Jr, Murakami CS. Osteotomy techniques to correct posttraumatic deviation of the nasal pyramid: a technical note. *J Craniomaxillofac Trauma* 2000;6:A-E.
35. Tardy ME Jr. Contemporary rhinoplasty: principles and philoso phy. In: Behrbohm H, Tardy ME Jr, eds. *Essentials of septorhino plasty: philosophy, approaches, techniques.* Stuttgart: Thieme, 2004:37-63.
36. Rohrich RJ, Minoli JJ, Adams WP, et al. The lateral nasal osteotomy in rhinoplasty: an anatomic endoscopic comparison of the external versus internal approach. *Plant Reconstr Surg* 1997;99:1309-1313.
37. Byrne PJ, Walsh WE, Hilger PA. The use of inside-out lateral osteotomy to improve outcome in rhinoplasty. *Arch Facial Plant Surg* 2003;5:251-255.

CAPÍTULO 14

Cirurgia da Ponta Nasal

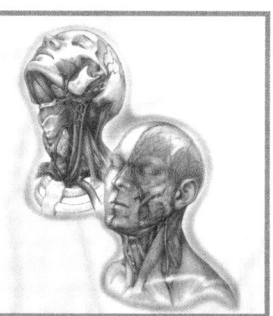

Grant S. Hamilton III ▪ Dean M. Toriumi

A rinoplastia é uma cirurgia complexa que requer análise exata, planejamento cirúrgico cuidadoso e execução meticulosa. É necessário que o cirurgião seja capaz de elaborar uma visão tridimensional da ponta nasal a ser criada, elemento indispensável à rinoplastia. A chave para o sucesso da cirurgia da ponta nasal reside na habilidade em obter a aparência nasal desejada pelo paciente.

A maioria dos pacientes candidatos à primeira rinoplastia apresenta nariz grande, e deseja sua redução. Historicamente, as técnicas de rinoplastia sempre enfatizaram a excisão e remoção tecidual para alcançar este objetivo. Recentemente, contudo, essa filosofia tem sido modificada, na medida em que algumas das técnicas redutoras têm sido associadas a resultados funcionais e estéticos ruins a longo prazo. Enquanto a excisão tende a enfraquecer o arcabouço de sustentação do nariz, as novas abordagens estruturais enfatizam o reforço dos componentes ósseos e cartilaginosos, fazendo com que possam se contrapor às forças inexoráveis e insidiosas produzidas pela retração cicatricial que ocorre no envoltório de tecidos moles. O estreitamento da ponta nasal pela ressecção da cartilagem crural lateral, por exemplo, tende a produzir encurtamento da região supra-apical, retração alar, fraqueza das paredes nasais laterais e colapso do sistema valvular nasal. A remoção da giba dorsal sem reconstituição das aderências entre as cartilagens laterais superiores e o septo levam, com freqüência, ao colapso da pirâmide média, obstrução nasal e deformidade em "V" invertido. A ressecção excessiva da cartilagem da ponta, em um paciente com pele espessa e nariz grande, ao enfraquecer o sistema de sustentação nasal, apresenta grande chance de produzir ptose da ponta, que passa a não ter definição nem suporte de suas vias aéreas. Essas armadilhas não são, necessariamente, resultado do emprego de técnica operatória inadequada. Na verdade, a responsabilidade pode ser imputada, na maioria das vezes, à avaliação e ao diagnóstico incompletos e a uma conduta cirúrgica inadequada. Se o cirurgião detiver conhecimento completo das conseqüências tardias do enfraquecimento nasal, muitas dessas infelizes seqüelas poderão ser evitadas.

AVALIAÇÃO E DIAGNÓSTICO

A avaliação da ponta, que é apenas um dos componentes do exame nasal, não é realizada de maneira isolada. Em respeito à concisão, este capítulo está focado apenas na contribuição da ponta para a forma e função do nariz. Para uma visão mais detalhada da análise facial, recomendamos ao leitor que consulte outra fonte (Capítulo 11).

Antes de compreender toda a racionalidade que permeia a análise da ponta nasal, o cirurgião deve ter conhecimento aprofundado da anatomia do nariz, as-

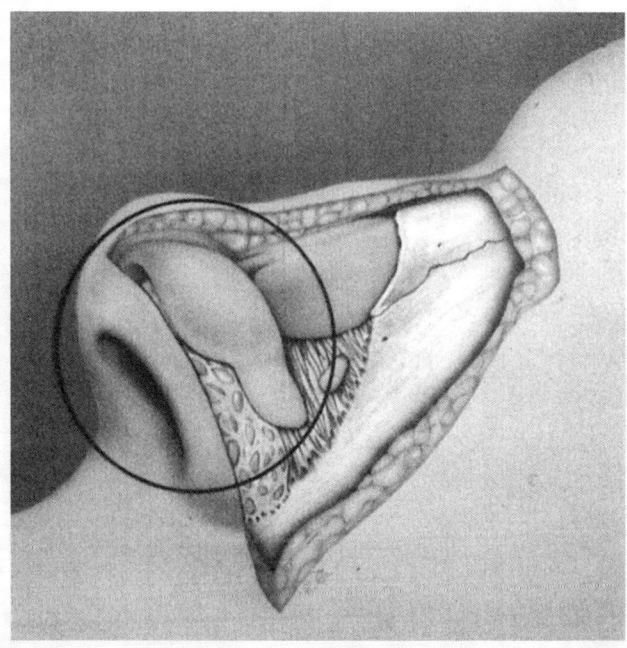

Figura 14.1
Estruturas anatômicas da ponta nasal.

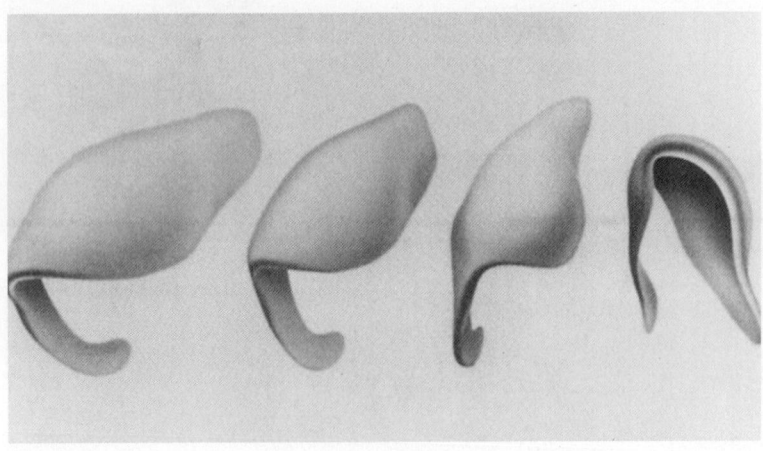

Figura 14.2
Anatomia da cartilagem alar típica vista por 4 diferentes ângulos.

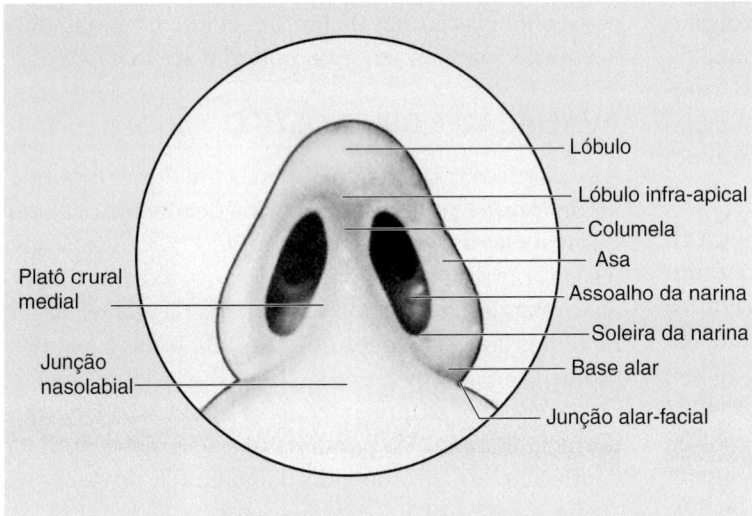

Figura 14.3
Anatomia e nomenclatura da ponta nasal na visão basal.

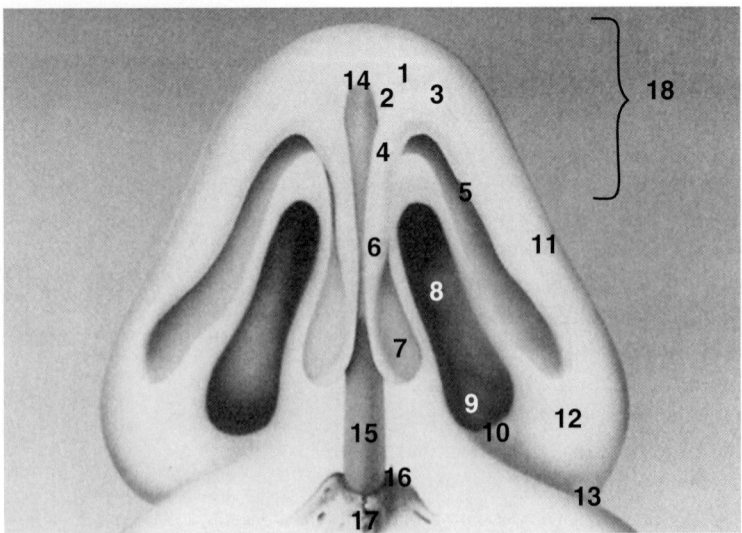

Figura 14.4
Anatomia detalhada da ponta nasal na visão basal, com a nomenclatura indicada. *1*, ápice da cartilagem alar; *2*, ângulo medial da cúpula; *3*, ângulo lateral da cúpula; *4*, segmento transicional da cartilagem alar, *crus* intermediária; *5*, *crus* lateral da cartilagem alar; *6*, *crus* medial da cartilagem alar; *7*, platô crural medial; *8*, abertura da narina; *9*, assoalho da narina; *10*, soleira da narina; *11*, parede lateral da asa; *12*, lóbulo alar; *13*, junção alar-facial; *14*, ângulo septal anterior; *15*, septo caudal; *16*, crista maxilar; *17*, espinha nasal; *18*, lóbulo infra-apical.

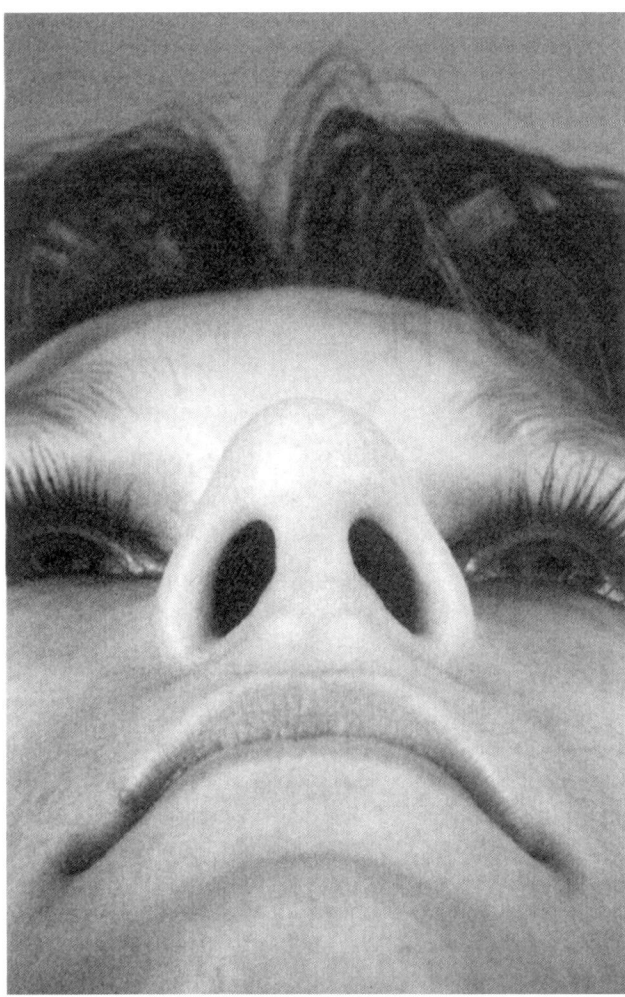

Figura 14.5
Contorno ideal da ponta nasal. Observe a base triangular, com arco contínuo que se estende de uma margem alar à outra, passando pela ponta.

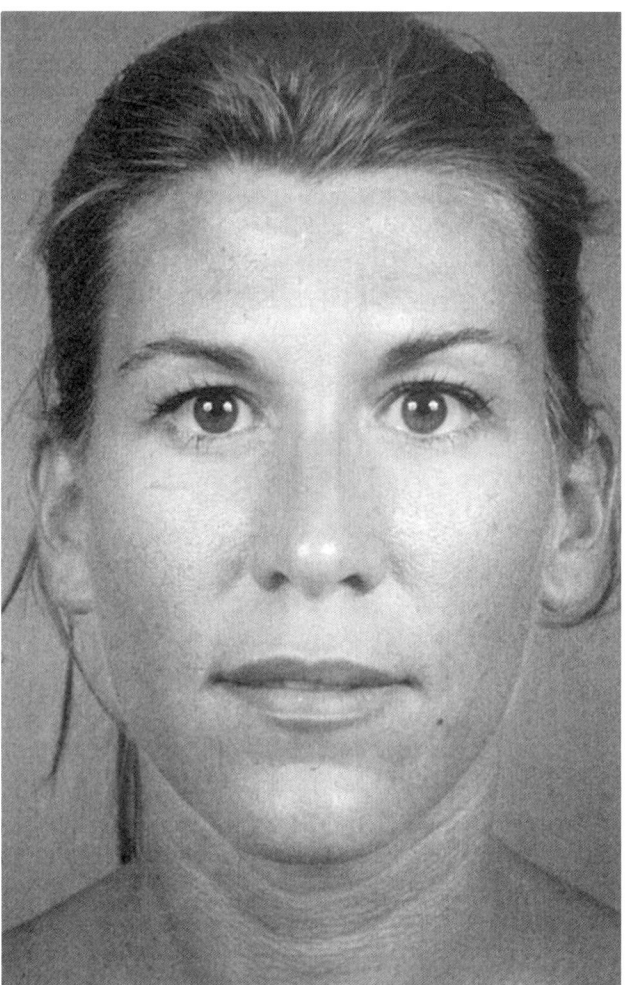

Figura 14.6
Contorno ideal da ponta nasal, com transição suave entre o lóbulo da ponta e a parede nasal lateral bem sustentada, não havendo globosidade ou retração.

sim como entendimento claro dos contornos ideais e relações deste (Figs. 14.1–14.6). Ao examinar a ponta, deve-se sempre tentar visualizar as estruturas subjacentes pela inspeção da pele. O primeiro passo consiste em tentar determinar a espessura do envoltório cutâneo. A maioria dos cirurgiões classifica a pele em três categorias: fina, média e espessa. A espessura pode ser estimada pela inspeção e palpação da pele, pinçando-a entre o polegar e o indicador. Na determinação da espessura cutânea, a presença de sardas indica pele fina (1). Peles mais espessas tendem a ter maior sebosidade e narinas com margens também mais espessas.

O conhecimento das implicações da espessura cutânea pode modificar radicalmente o plano cirúrgico, que deve enfatizar os resultados tardios. Pacientes com pele muito fina exigem alto grau de precisão e simetria, devendo-se evitar a permanência de margens ósseas ou cartilaginosas pronunciadas, para que não sejam visíveis já no pós-operatório imediato. Esses pacientes devem, ainda, ser informados quanto ao grande risco de desenvolverem pequenas assimetrias perceptíveis, risco este maior do que se observa nos pacientes com pele mais espessa. Por outro lado, esses pacientes tendem a apresentar processo cicatricial mais rápido quando comparados com os pacientes com pele espessa. Estes, por outro lado, não têm muitas opções cirúrgicas como os pacientes com pele fina. É fundamental que o cirurgião não prometa um resultado impossível de ser obtido. Pacientes com pele espessa, por exemplo, freqüentemente, demandam uma ponta mais refinada. Embora a ponta bulbosa possa ser melhorada, é muito pouco provável que se obtenha triângulos moles bem definidos ou aspecto "definido" no pós-operatório, apesar dos esforços do cirurgião. Muitos pacientes com pele espessa também apresentam nariz grande, e desejam sua redução. Como o envoltório cutâneo espesso não possui nenhuma propriedade retrátil, constitui um equívoco esperar que apenas a ressecção da cartilagem possa refinar o contorno da ponta, resultando em um nariz menor. Esses pacientes devem ser esclarecidos que, embora seja possível o refinamento da ponta nasal, freqüentemente será necessário que ela seja projetada dentro do envoltório de pele espessa para a obtenção de melhor definição. De outra maneira, haverá grande risco de ptose e pouca sustentação da ponta, resultado improvável de gerar satisfação. Muitos pacientes com pele espessa são submetidos a múltiplas revisões, nas quais o cirurgião tenta "desbastar só mais um pouco" o que, na verdade, apenas exacerba o problema (Fig. 14.7).

Quando a ponta nasal apresenta retração ao ser palpada, as cartilagens laterais inferiores muito provavelmente serão fracas, ou o ângulo septal anterior será baixo (Fig. 14.8). O septo também pode ser palpado colocando-se a ponta do polegar e do indicador em ambos os vestíbulos nasais. Essa manobra facilita o reconhecimento do septo caudal fraco ou desviado (1).

O exame da ponta nasal deve incluir a avaliação de suas estruturas de sustentação (Fig. 14.9). O modelo do tripé da ponta nasal, elaborado por Anderson, exemplifica a dinâmica das alterações do sistema de suporte da ponta (2). Por este modelo, as *crura* mediais unidas representam um dos pés do tripé, enquanto as *crura* laterais representam os outros dois. Desse modo,

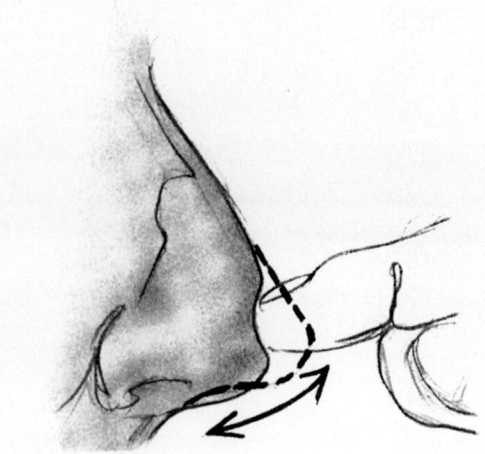

Figura 14.8
Demonstração da palpação digital do mecanismo de rechaço da ponta nasal. A resistência relativa à deformidade constitui uma indicação confiável da integridade do sistema de sustentação da ponta nasal.

a posição da ponta é determinada pela combinação de forças dos três pés do tripé. Esse modelo demonstra que as *crura* mediais e laterais contribuem de maneira distinta, de acordo com seu comprimento, para a projeção e rotação da ponta nasal, bem como para o ângulo columela-labial.

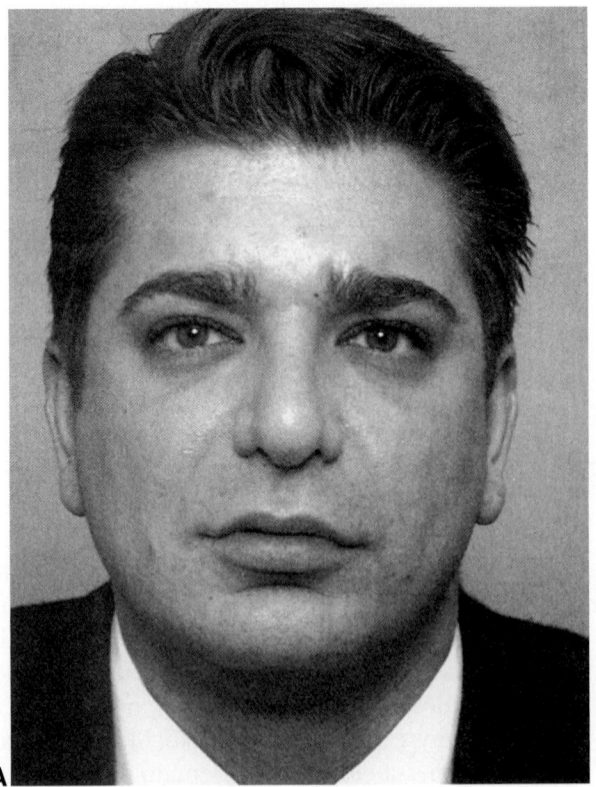
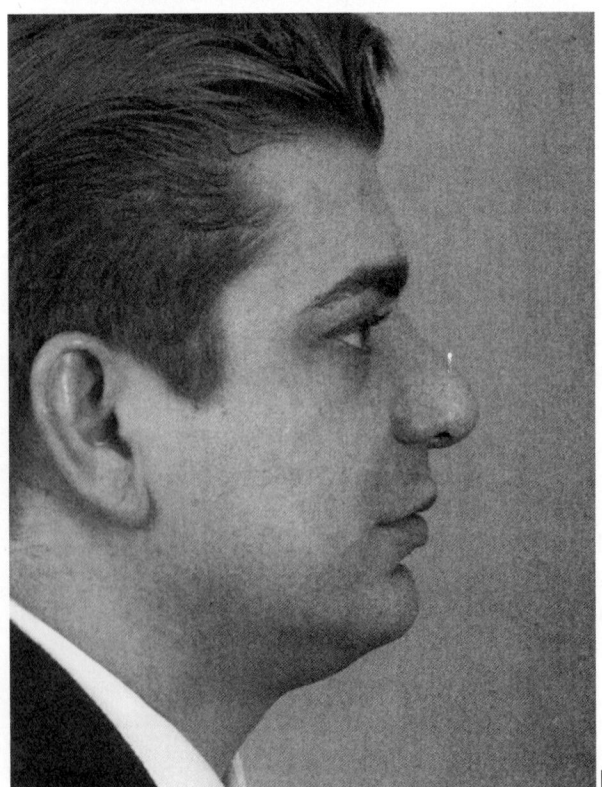

Figura 14.7

A, B: Paciente com ponta bulbosa e pele espessa. Após vários procedimentos redutores, a ponta apresenta sustentação insuficiente e é pouco refinada.

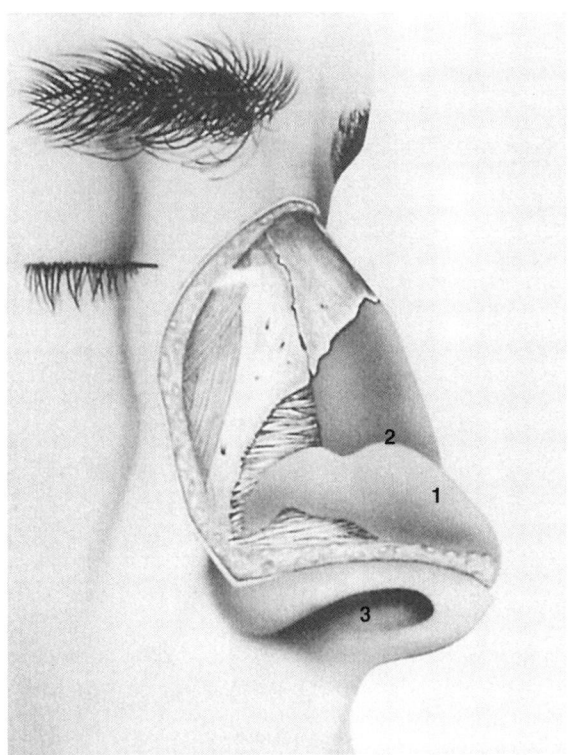

Figura 14.9
Os 3 principais elementos de sustentação do nariz, incluindo (1) o tamanho, a força e o formato das cartilagens alares; (2) a fixação da margem caudal da cartilagem lateral superior à margem cefálica da cartilagem alar; (3) a fixação do platô crural medial ao septo caudal.

As *crura* mediais devem ser inspecionadas junto à base nasal. A extensão das *crura* mediais tem diversas implicações cirúrgicas. *Crura* mediais curtas oferecem pouco suporte, exigindo que sejam reforçadas de modo a evitar o desenvolvimento de pontas pouco projetadas ou com contra-rotação. Se o cirurgião pretende rodar a ponta através da redução da porção cefálica das *crura* laterais, a fraca sustentação oferecida pelas *crura* mediais irá impedir qualquer rotação cefálica satisfatória. Do mesmo modo, *crura* mediais longas provêm excelente sustentação para a ponta, mas se for necessária a redução da projeção nasal, técnicas como a transfixante completa produzirão impacto mínimo. Para se obter a redução da projeção nasal, essas longas *crura* provavelmente deverão ser divididas e sobrepostas. Geralmente, modificações desejáveis da rotação ou da projeção serão impedidas se forem usadas cartilagens longas e resistentes colocadas à frente do movimento tencionado da ponta, ou por cartilagens fracas colocadas atrás. Qualquer deficiência dos mecanismos principais de sustentação da ponta deve ser abordada durante a cirurgia.

A avaliação da projeção da ponta deve sempre ser realizada dentro do contexto de todo o contorno nasal. O ângulo nasofrontal, a profundidade da raiz e o queixo afetam o aspecto da projeção nasal (Fig. 14.10). Ao examinar um nariz com projeção anormal, o cirurgião deve identificar em qual segmento do nariz a projeção está distorcida. Em um nariz com projeção exagerada, por exemplo, as *crura* mediais podem ser excessivamente longas, as cúpulas podem ser muito altas, ou o ângulo septal anterior pode apresentar posição muito adiantada. Do mesmo modo, quando as *crura* mediais e laterais são curtas, o ângulo septal anterior pode ser baixo, a cúpula pode ser achatada ou pode haver hipoplasia da pré-maxila, características que podem determinar pouca projeção do nariz. Algumas vezes esses fatores estão associados. Assim, embora seja inicialmente importante o reconhecimento de que o nariz apresenta projeção exagerada ou insuficiente, as opções de correção divergem entre si, dependendo da causa da deformidade. Salvo se o cirurgião puder identificar essas sutilezas, os bons resultados serão simplesmente um produto da sorte.

As deformidades da ponta e a obstrução nasal também podem resultar de irregularidades do formato e de rigidez das cartilagens laterais inferiores. Duas importantes deformidades da ponta freqüentemente negligenciadas são o posicionamento cefálico das *crura* laterais e a curvatura interna das *crura* laterais. Quando as *crura* laterais encontram-se cefalicamente posicionadas, é comum a ocorrência de obstrução dinâmica das vias aéreas, por causa de insuficiente sustentação da parede nasal lateral. Sendo essa excessivamente móvel, apresentará maior suscetibilidade ao colapso durante a inspiração, com estreitamento da válvula nasal interna. Esteticamente, o posicionamento cefálico das *crura* laterais determina, com freqüência, aspecto bulboso à ponta, com conseqüente deformidade em "bico de papagaio". As *crura* laterais podem, ainda, apresentar torção interna, fato que também contribui para o desenvolvimento de obstrução estática. Antes da formulação do plano cirúrgico para a ponta nasal, o cirurgião deve avaliar, de forma precisa, a estrutura subjacente responsável pela deformidade.

PLANEJAMENTO PRÉ-OPERATÓRIO

Se o cirurgião deseja aprender com sua experiência, é essencial que registre todos os casos por meio de fotografias. Essa conduta permite, ainda, que o cirurgião possa se comunicar de maneira mais eficaz com o paciente, no que concerne aos objetivos e técnicas a serem empregadas no procedimento cirúrgico em questão. Alguns programas de computador possibilitam que as imagens pré-operatórias sejam comparadas, lado a lado, com o resultado pós-operatório projetado. Além disso, muitos cirurgiões imprimem as imagens que foram editadas e as utilizam durante o procedimento cirúrgico.

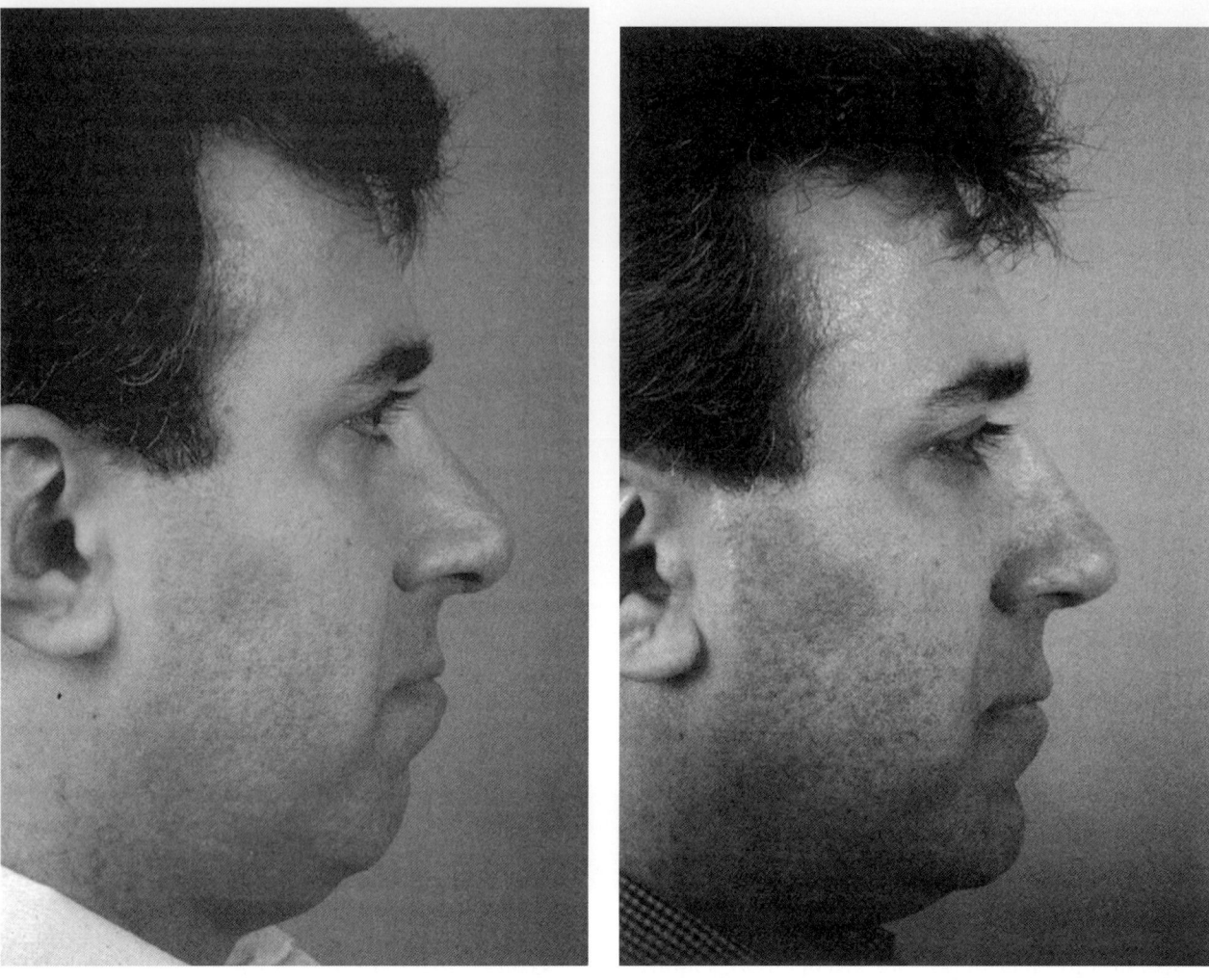

Figura 14.10
Demonstração da importância do aumento do queixo ligado à cirurgia da ponta nasal quando há micrognatia associada à deformidade nasal. **A:** Antes da cirurgia. **B:** Depois da cirurgia.

Constitui medida útil a marcação da pele do paciente antes da administração do anestésico local (Fig. 14.11), pois a distorção que o anestésico local produz e o edema intra-operatório podem mascarar algumas assimetrias e irregularidades do contorno que precisam ser abordadas durante o ato operatório.

TÉCNICAS CIRÚRGICAS

Controle da Projeção da Ponta Nasal

Os efeitos tardios produzidos pela retração cicatricial no nariz operado não podem ser subestimados. Se o cirurgião conseguir criar uma estrutura de suporte para a ponta que se oponha indefinidamente à retração cicatricial, a projeção da ponta será preservada. A característica marcante relacionada com a insuficiência do sistema de sustentação da ponta nasal é a deformidade em "bico de papagaio". Quando, no pós-operatório, ocorre perda da projeção da ponta, a relação entre esta e a região supra-apical é revertida. A fenda supra-apical, idealmente convexa, torna-se convexa. Isso pode induzir alguns cirurgiões a ressecarem excessivamente o septo, com o objetivo de evitar o desenvolvimento desta deformidade. No entanto, essa manobra também pode resultar em um aspecto pouco natural, com o dorso apresentando aspecto escavado. A projeção da ponta também merece consideração criteriosa nos pacientes com pele espessa. Ao contrário das peles mais finas, a pele nasal espessa não é capaz de se contrair e é difícil de ser reconstituída. Nesses casos, se o paciente desejar uma ponta nasal mais refinada, será essencial que a estrutura do nariz seja "projetada na direção" do envoltório de tecidos moles, que, por sua vez, é espesso (Fig. 14.12). Esses exemplos ilustram a importância de se controlar a projeção da ponta. Se o cirurgião tiver certeza de que a ponta permanece adequadamente sustentada, o dorso poderá ser mantido mais elevado, cri-

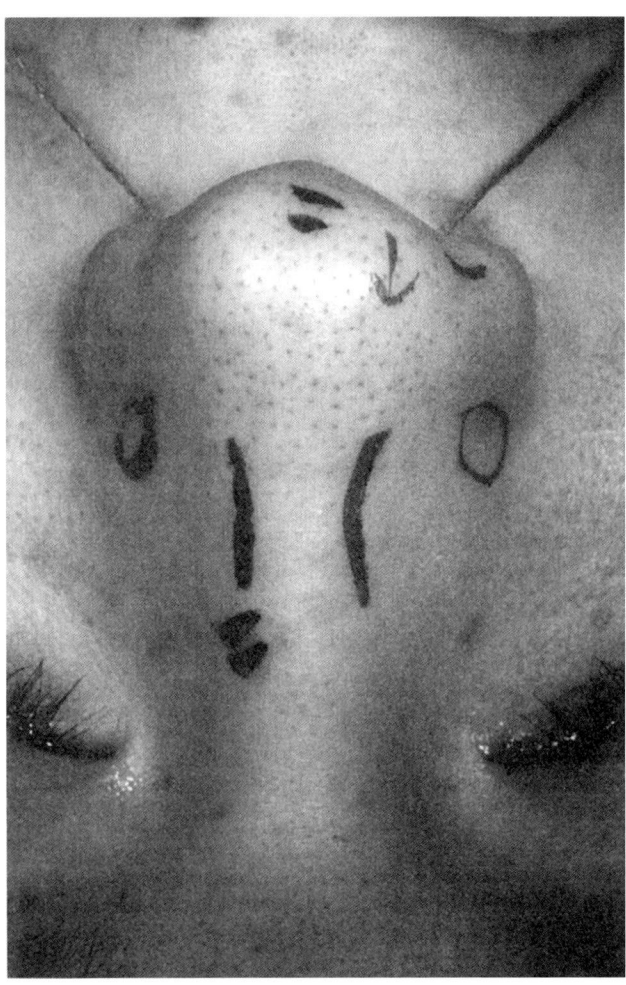

Figura 14.11
As marcações topográficas pré-operatórias na superfície nasal são úteis para o planejamento das alterações esqueléticas a serem efetuadas durante as cirurgias da ponta nasal.

ando um nariz visualmente mais estreito na perspectiva frontal. O controle preciso da projeção da ponta elimina muito das suposições acerca da rinoplastia.

Historicamente, sempre houve um debate acalorado acerca dos méritos relativos das abordagens endonasal e aberta para a rinoplastia. Muito da controvérsia já foi superada, à medida que os cirurgiões passaram a compreender que ambas as abordagens são mais eficazes quando usadas de maneira complementar. Embora as técnicas endonasais sejam apropriadas para muitos pacientes, a abordagem aberta, estrutural, oferece a vantagem de permitir maior liberdade quanto ao posicionamento da ponta (Fig. 14.13). Na abordagem endonasal, a maioria dos cirurgiões ajusta, em primeiro lugar, a posição da ponta, enquanto os dois terços superiores do nariz são ajustados em seguida. Algumas vezes essa conduta produz resultados estéticos desfavoráveis, pois as opções para o posicionamento final da ponta ficam mais limitadas. As técnicas estruturais permitem que a ponta seja projetada de forma adequada e, assim, possibilitam ao cirurgião manter o dorso mais elevado, o que propicia menor incidência de perda da projeção nasal no pós-operatório.

Estabilização da Base Nasal

Antes que o lóbulo da ponta seja alterado de maneira significativa, o cirurgião deve criar um sistema de sustentação estável próximo à base nasal. As manobras específicas que podem ser empregadas no sentido de estabilizar as *crura* mediais incluem: fixação por sutura das *crura* mediais ao septo caudal; enxerto de extensão caudal; suporte columelar clássico; ou suporte columelar estendido. Os pacientes com columela inclinada e septo caudal excessivamente longo são bons candidatos à fixação das *crura* mediais ao septo, o que é feito pelo esvaziamento entre as referidas *crura*, permitindo assim acesso ao septo. A septoplastia é facilmente exeqüível através desta abordagem, em que o mucopericôndrio é descolado e elevado bilateralmente. Em seguida, as *crura* mediais são posicionadas junto ao septo caudal pela técnica de sutura *tongue-in-groove* (língua sulcada), com fio de cromo 4-0 (Fig. 14.14). Uma vez satisfatória a posição da ponta, um fio de polidioxanona 5-0 é passado através das superfícies mediais das *crura* mediais e do septo. Por fim, um fio de categute 4-0 é usado para forrar os retalhos mucopericondriais do septo e redistribuir a mucosa excedente. Nos pacientes com ponta hiperprojetada ou com columela inclinada, deve-se evitar que a mucosa seja reconstituída de maneira amontoada e desordenada. A reaproximação dos retalhos mucosos deve ser cuidadosa, de modo a evitar a necessidade de ressecção da mucosa ou da pele do vestíbulo. A fixação ordenada das *crura* mediais oferece excelente suporte para a ponta e propicia controle exato da projeção e rotação da ponta, assim como da relação alar-columelar, sem que seja necessária a excisão de mucosa. Essa manobra é indicada para pacientes com deformidade nasal tensional, ponta excessivamente projetada, ponta pouco projetada ou columela inclinada. Ao usar esta técnica, o cirurgião deve evitar as seguintes armadilhas: produção de retração columelar; redução do ângulo columelo-labial, tornando-o obtuso; e rotação nasal excessiva. Estas podem ser evitadas restringindo-se esta técnica aos pacientes que apresentam septo caudal inapropriadamente longo, que de qualquer forma necessitaria ser ressecado.

Alternativamente, pode ser usado enxerto de extensão caudal para produzir um septo longo o suficiente para manter as *crura* mediais na linha média (3). Trata-se de enxerto que envolve e encobre o septo caudal, permitindo a realização de sutura de fixação das *crura* mediais, estabilizando a base nasal (Fig. 14.15). Ocasionalmente, se o septo estiver na linha média e as vias aéreas nasais estiverem sob risco de comprometi-

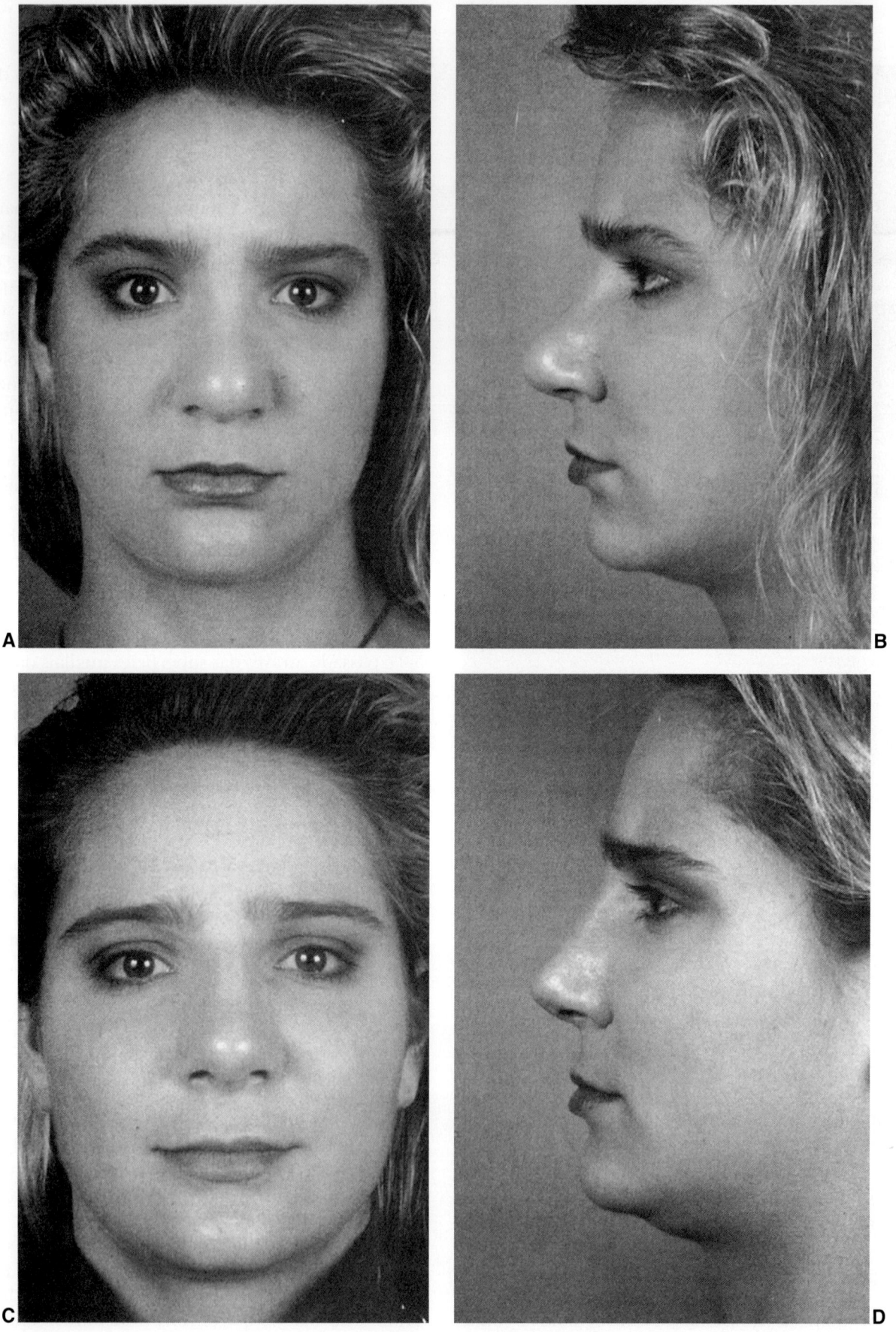

Figura 14.12
Paciente com nariz bulboso e pele espessa. **A, B:** Antes. **C, D:** Depois da projeção das estruturas da ponta em direção à pele espessa, obtendo-se definição e refinamento.

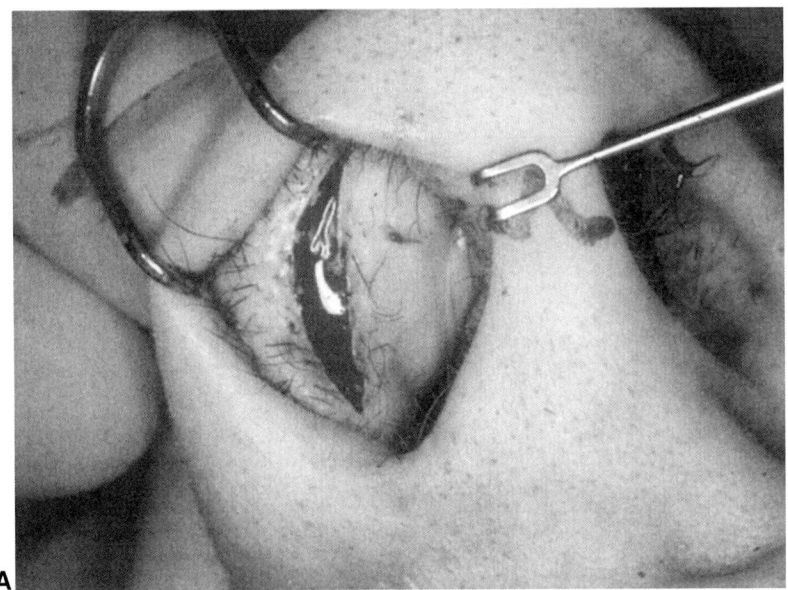

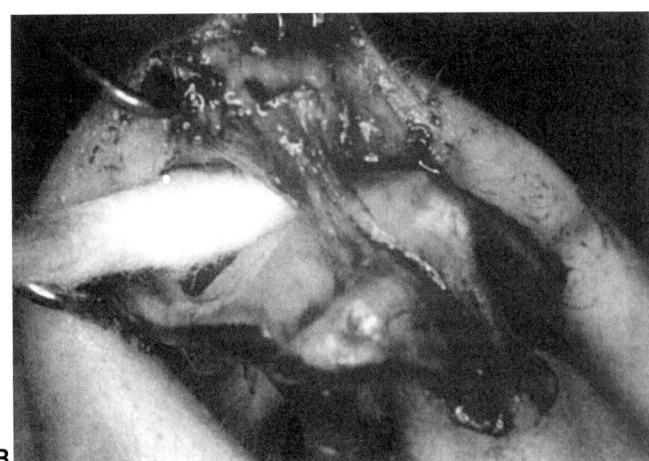

Figura 14.13
Abordagem externa para a cirurgia da ponta nasal. **A:** Incisões transcolumelar e marginal. **B:** Exposição das estruturas da ponta pelo acesso externo.

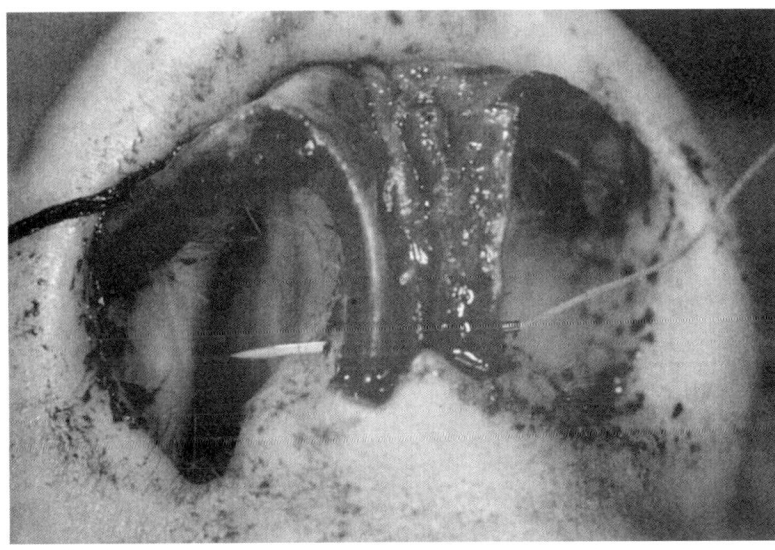

Figura 14.14
Reposicionamento das *crura* mediais para ajustar a posição da ponta e estabilizar a base nasal.

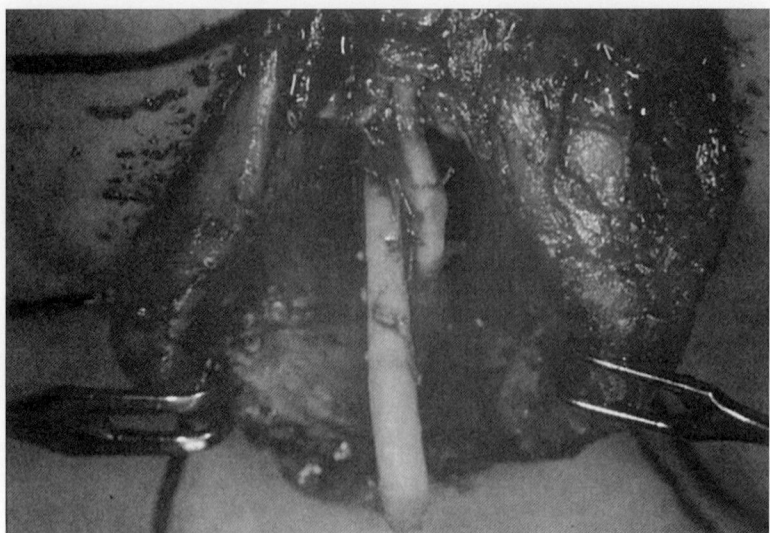

Figura 14.15
Visão anterior do enxerto de extensão caudal.

mento pela sobreposição ao septo, o enxerto pode ser modelado em série com a margem caudal, empregando-se várias suturas "em 8" e interpondo-se enxertos cartilaginosos (Fig. 14.16). A realização de outra sutura, através do periósteo da espinha nasal anterior, aumenta muito o vigor deste enxerto em série. Independentemente da técnica empregada, a margem caudal do enxerto deve ficar na linha média.

A orientação do enxerto de extensão caudal constitui detalhe fundamental durante a sua instalação. Se o enxerto tiver formato trapezoidal e sua margem mais longa for a posterior, o ângulo nasolabial será aberto. Se a margem anterior for longa, a ponta nasal será contra-rodada. Já o enxerto retangular é indicado quando a columela é retraída.

Se as *crura* mediais estiverem bem posicionadas, porém deformadas ou arqueadas, pode ser colocado um suporte columelar (4). Este deve ter de 5 a 12 mm de extensão e de 3 a 6 mm de largura. Idealmente, o suporte deve ter menos de 3 mm de espessura. O suporte é colocado após a confecção de um bolsão entre as *crura* mediais, sendo suturado na linha média. Este tipo de suporte columelar não deve estender-se até a espinha nasal; de modo contrário, poderá produzir um estalido se deslizar de um lado para o outro. O enxerto oscilante não aumenta a projeção da ponta, mas pode conferir suporte para as *crura* mediais em sua contribuição para a estabilidade da base nasal.

Ao contrário do suporte columelar oscilante, o suporte columelar estendido é indicado nos pacientes com ponta hipoprojetada, secundária à insuficiência do sistema de sustentação da ponta. Geralmente, o suporte columelar estendido é fixado ao periósteo da espinha nasal anterior e obtido da cartilagem costal. Algumas vezes, pode ser feito um entalhe na extremidade posterior do enxerto, de modo a se adaptar à espinha nasal, reforçando a instalação na linha média. Do mesmo modo, o suporte estendido pode ser interposto a um enxerto pré-maxilar, o que é especialmente útil nos pacientes cuja hipoprojeção decorre de sustentação inadequada da ponta e de insuficiência da pré-maxila, como, por exemplo, naqueles com deformidade nasal associada à fenda labial. Assim como nos enxertos de extensão caudal, as *crura* mediais podem ser avançadas em direção anterior e fixadas em posição mais projetada. Com freqüência, os tecidos moles que recobrem a espinha nasal anterior necessitam ser liberados para que a base nasal seja avançada. Essa manobra também é capaz de suavizar o ângulo nasolabial.

Cirurgia da Ponta Nasal

Depois de criado um sólido alicerce na base nasal, a ponta pode, então, ser modificada. A seguir, apresentamos uma breve descrição geral de algumas das técnicas estruturais mais comumente empregadas para melhorar o contorno e as proporções da ponta nasal.

As técnicas mais adequadas para os casos em que há hipoprojeção da ponta são sutura transdomal e enxerto "em escudo" *(shield graft)*. Ambas aumentam a projeção sem alterar a base nasal (4). As suturas transdomais levam ao estreitamento e projeção do *domus*; são discutidas, com maiores detalhes, em momento posterior deste capítulo. O enxerto "em escudo" é fixado às *crura* mediais na região do lóbulo infra-apical (Fig. 14.17). A margem posterior deve ter uma chanfradura rasa, para permitir que o contorno do enxerto se harmonize com a margem caudal das *crura* mediais. Como o enxerto tem por função forçar a pele da ponta nasal, aumentando a projeção, independentemente da profundidade do recorte angular da margem anterior, sempre haverá risco de o enxerto ser perceptível após a cirurgia. Assim, os autores evitam o uso de enxertos

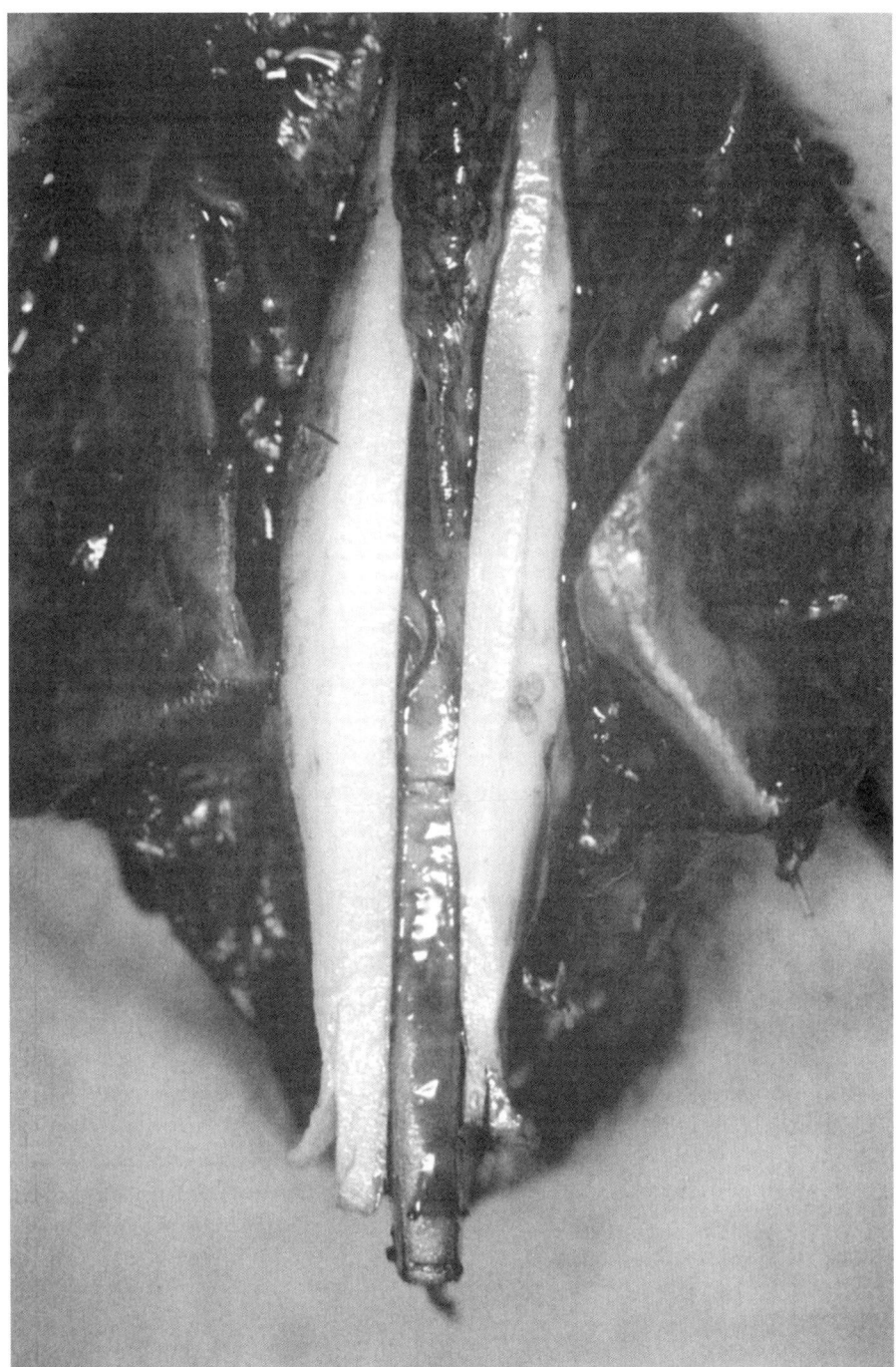

Figura 14.16
Enxerto de extensão caudal em série com enxertos cartilaginosos de suporte.

"em escudo" nos pacientes com pele nasal fina (5). Embora os pacientes com pele espessa tolerem melhor estes enxertos, os pacientes com pele de espessura intermediária devem ser submetidos a algum tipo de camuflagem para que a margem principal não fique evidente. O pericôndrio e a fáscia constituem excelentes materiais para camuflar os contornos do enxerto "em escudo". O uso de várias camadas para esconder o enxerto costuma produzir bons resultados a longo prazo.

O enxerto de apoio ou de proteção constitui outro método para camuflar o enxerto "em escudo" (4,5). Corresponde a um pequeno retângulo de cartilagem que é suturado à margem cefálica do escudo, estabilizando-o ao mesmo tempo em que permite transição mais suave entre o escudo e as cúpulas.

Eventualmente, as *crura* laterais encontram-se tão deformadas, ou foram tão ressecadas, que se faz necessário o emprego de enxertos crurais laterais para a re-

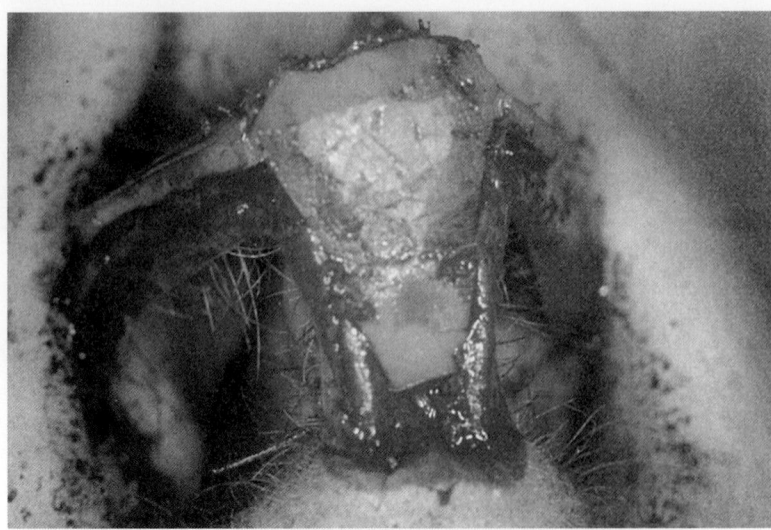

Figura 14.17
Enxerto "em escudo" *(shield graft)* afixado às *crura* mediais.

construção (4,5). Os enxertos crurais laterais também constituem um excelente meio de esconder o enxerto "em escudo" que apresente projeção maior que 3 mm acima das cúpulas, independentemente se as *crura* laterais necessitam ou não de reforço estrutural. Esses enxertos produzem uma estrutura transicional que une o enxerto "em escudo" às *crura* laterais e, simultaneamente, fornecem suporte lateral para a ponta (Fig. 14.18). Os enxertos crurais laterais são suturados à margem ântero-lateral do enxerto "em escudo" com fio de polidioxanona 5-0. Em seguida, realiza-se sutura lateral com Monocryl 6-0, fixando-se o enxerto crural lateral à *crus* lateral preexistente. Por fim, uma sutura de colchoeiro é realizada com fio de cromo 4-0, reforçando-se assim a fixação. É mais apropriado que o nó, que normalmente é grande, seja mantido dentro do vestíbulo nasal.

As *crura* laterais também podem ser ampliadas pela colocação de enxertos em um bolsão criado entre elas e a pele do vestíbulo nasal. Esses enxertos de suporte das *crura* laterais podem ser usados com vários objetivos (6). São úteis, por exemplo, para promover o achatamento de *crura* laterais bulbosas ou que apresentam curvatura interna (Fig. 14.19). Quando as *crura* laterais têm comprimento apropriado, mas são pouco resistentes no que concerne à sustentação para a parede lateral, os enxertos de suporte das *crura* laterais constituem uma excelente opção para a reconstrução. Esses enxertos são, geralmente, obtidos da cartilagem mais rígida do septo ou da costela. Seu comprimento depende das características do enxerto. Enxertos mais longos são usados para produzir contra-rotação do nariz, de modo que a cúpula nasal seja projetada em direção mais caudal. Estes enxertos devem ter entre 3 e 4 mm de largura e 1 a 2 mm de espessura. A infiltração com anestésico local ajuda a dissecar o plano abaixo das *crura* laterais. Alguns minutos após a injeção, confecciona-se um bolsão a partir do esvaziamento da

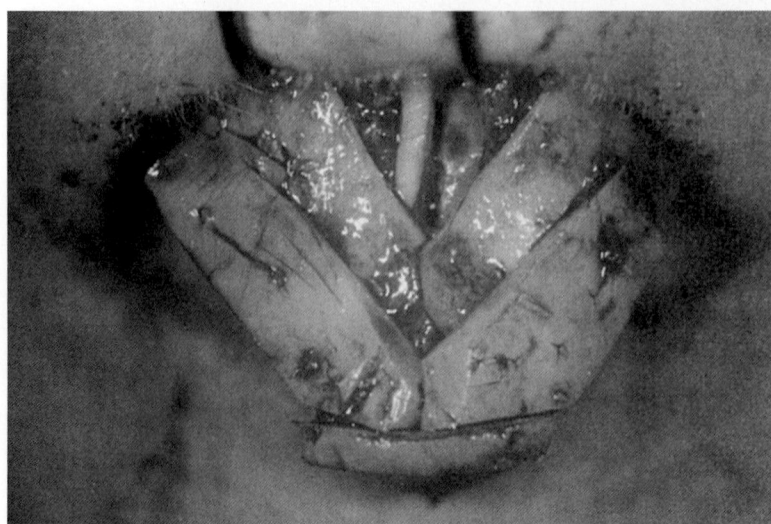

Figura 14.18
Enxertos crurais laterais associados ao enxerto "em escudo".

Capítulo 14 ■ CIRURGIA DA PONTA NASAL | 251

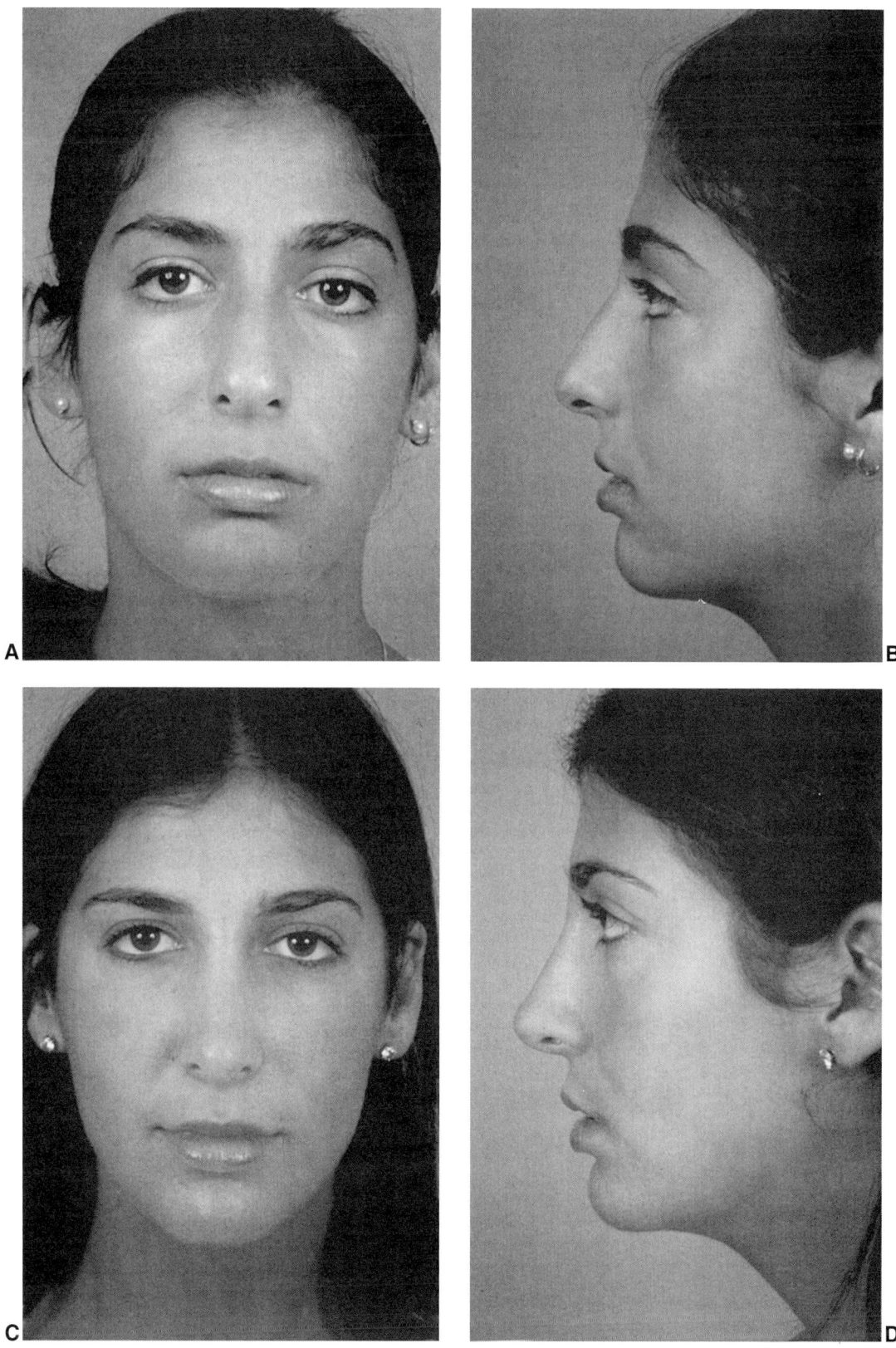

Figura 14.19
Ponta bulbosa. **A, B:** Antes dos enxertos de suporte das *crura* laterais e (**C, D**) depois do procedimento.

margem cefálica das *crura* laterais, entre a cartilagem e a pele do vestíbulo. Em seguida, o enxerto é colocado dentro deste bolsão, sendo, por fim, fixado com fio de náilon transparente 5-0, por sutura de colchoeiro. Os nós devem ser colocados acima da *crus* lateral.

Geralmente, os enxertos de suporte das *crura* laterais são realizados pelo desbaste cefálico das *crura* laterais (Fig. 14.20). Essa redução crural cefálica também pode ser realizada de forma independente, como uma manobra para reduzir o volume da área supra-apical. O desbaste cefálico deve ser realizado medialmente, pois esta é a área que contribui para a bulbosidade da ponta. Se realizado mais lateralmente, pouco efeito terá sobre a ponta e, além disso, irá enfraquecer a parede nasal lateral. Ao se reforçar as *crura* laterais com enxertos de suporte, pode-se ampliar a remoção das *crura* laterais sem que isto produza comprometimento do sistema de sustentação do nariz.

Em geral, o suporte lateral para a ponta é insuficiente na margem alar. Essa interrupção do formato triangular e favorável da base cria áreas de sombreamento que fazem com que a ponta pareça estar separada das asas (Fig. 14.21). Esse suporte regional deficiente pode ser causado por *crura* laterais de posição mais cefálica ou por modificações prévias da ponta. Enxertos colocados nas margens alares podem ser usados para corrigir esse aspecto retraído (7). Trata-se de enxertos cartilaginosos estreitos, com 5 a 8 mm de extensão, 2 a 3 mm de largura e 1 a 2 mm de espessura, que são colocados em bolsões criados no aspecto caudal da incisão marginal (Fig. 14.22). Os enxertos de margem alar devem ser menos espessos que os outros enxertos, pois são mais suscetíveis a se tornarem perceptíveis na região medial, caso estendam-se até a ponta nasal. O material obtido a partir da ressecção cefálica das cartilagens laterais superiores fornece excelentes enxertos marginais. Após a colocação dos enxertos nos bolsões, eles são fixados com Monocryl 6-0 junto ao aspecto medial. A área que ocupa posição medial com relação à sutura deve ser suavemente fragmentada pelo fórceps de Brown-Adson, o que minimiza ainda mais a chance do enxerto tornar-se visível no pós-operatório. Enxertos muito rígidos tam-

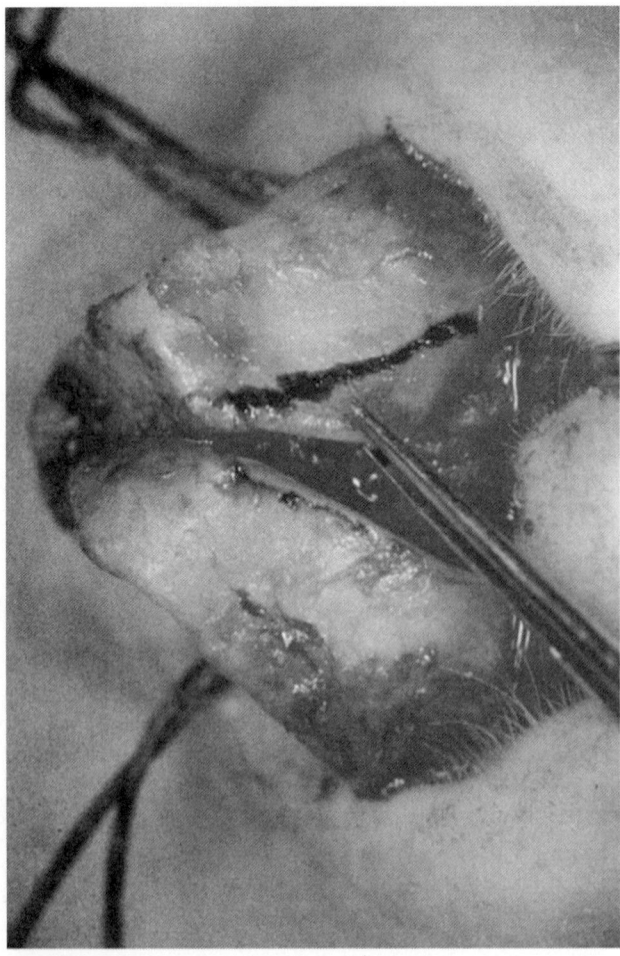

Figura 14.20
Redução cefálica e medial das cartilagens alares, mantendo-se uma faixa cartilaginosa residual completa.

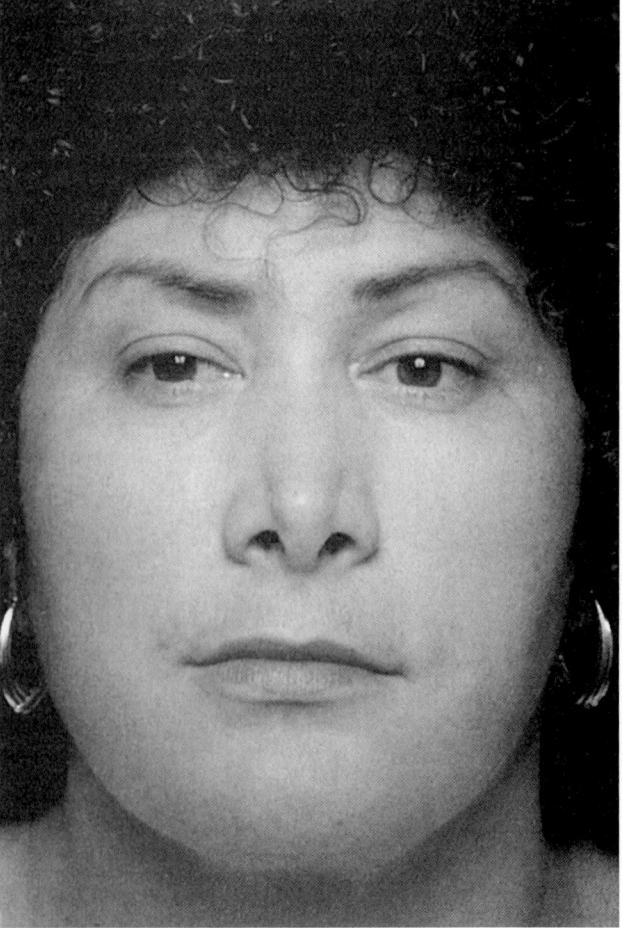

Figura 14.21
Exemplo de retração da margem alar e da região supra-alar, secundária ao enfraquecimento do sistema de sustentação nasal.

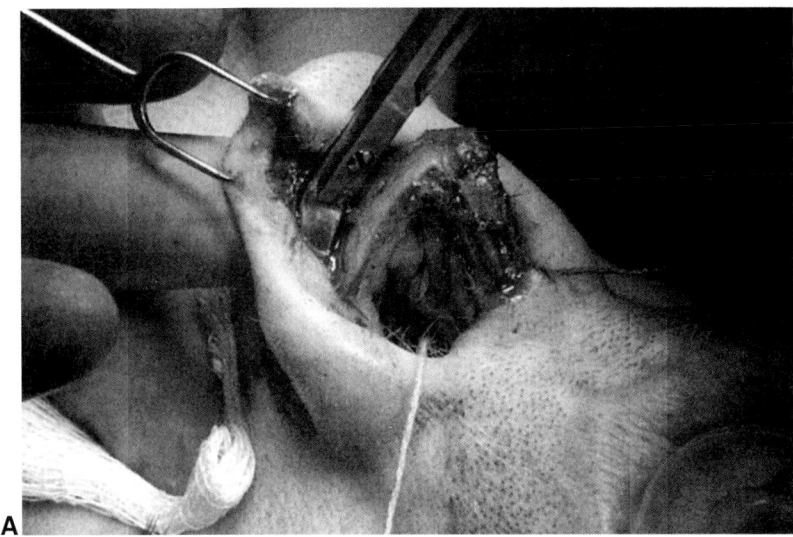

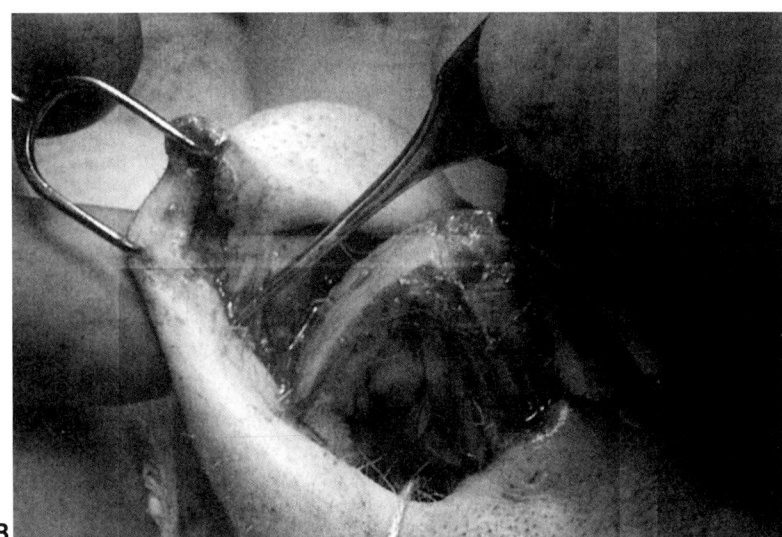

Figura 14.22
A, B: Incisão correta para a obtenção do enxerto de margem alar. (Ver *Prancha* em *Cores*.)

bém tendem a tornar-se perceptíveis e até mesmo palpáveis. Os enxertos de margem alar também constituem uma opção eficaz para corrigir o colapso da válvula nasal externa.

A importância de se manter a cartilagem da ponta camuflada não pode ser subestimada. Embora o edema pós-operatório possa manter-se até por alguns anos após a cirurgia, o cirurgião deve estar ciente de que o edema, eventualmente, irá regredir e, com isso, poderá revelar a estrutura subjacente da ponta nasal. Os enxertos retirados do pericôndrio da cartilagem auricular ou costal constituem um excelente material para a cobertura dos enxertos da ponta (Fig. 14.23). Os pacientes devem ser informados que o uso do pericôndrio provavelmente produzirá edema pós-operatório prolongado na ponta nasal. Nos pacientes com pele mais fina, o prolongamento do edema não é inconveniente, devendo ser descrito ao paciente desta maneira. Nesses casos, com a reabsorção do edema pós-operatório, a ponta reassume um contorno leve e natural.

As técnicas de modificação por sutura constituem uma maneira segura de se alterar o contorno da ponta nasal, que evita a destruição tecidual (8,9). A ponta nasal bulbosa pode ser modificada pela realização de sutura de ligação transdomal, que promove o estreitamento das cúpulas e o alisamento das *crura* laterais bulbosas (Fig. 14.24). Algumas vezes a sutura transdomal pode produzir uma concavidade indesejável, lateral à sutura, que pode decorrer de sutura incorreta; tensão; ou peculiaridades da anatomia do paciente. Essa deformidade lateral da *crus* lateral pode ser corrigida com o uso do enxerto de suporte das *crura* laterais. A divisão da cúpula é um método mais agressivo para a abordagem da ponta bulbosa, devendo ser restrita aos pacientes que apresentam pele espessa.

A cirurgia da ponta nasal é desafiadora, exige esforço e é permeada de armadilhas. O cirurgião deve

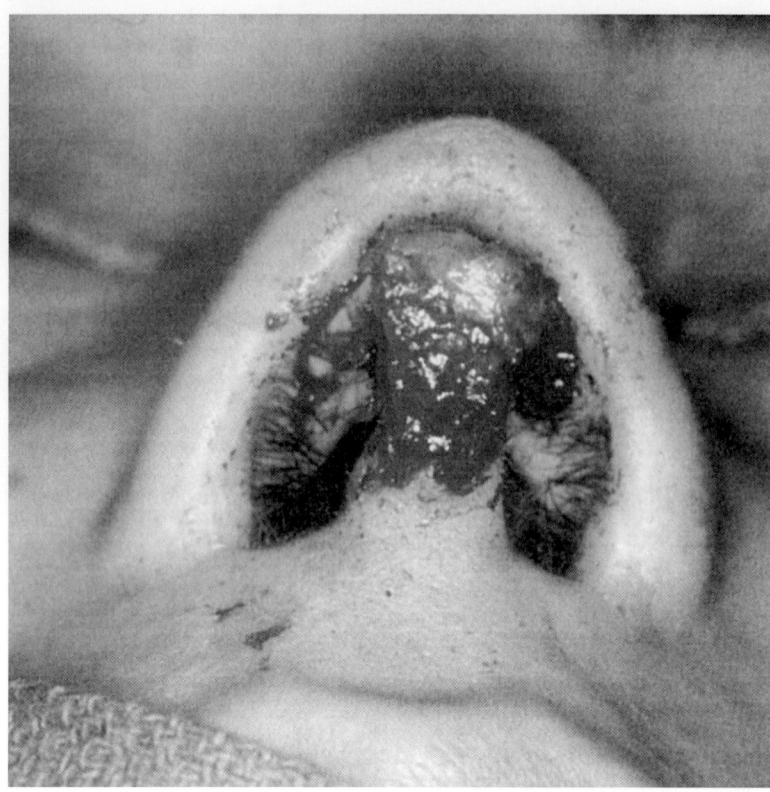

Figura 14.23

Pericôndrio revestindo os enxertos da ponta nasal, a fim de que o enxerto não seja perceptível no pós-operatório. (Ver *Prancha* em *Cores*.)

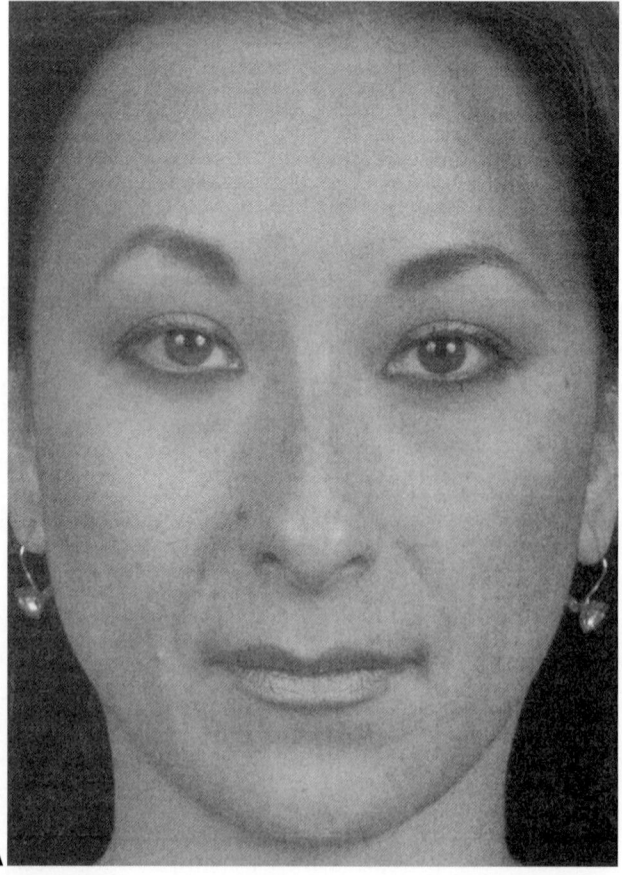
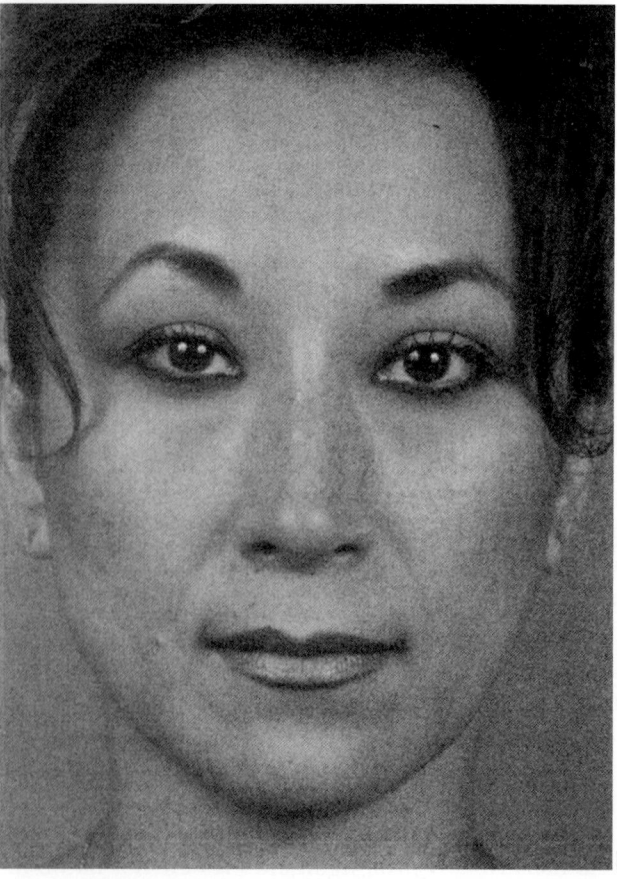

Figura 14.24

Estreitamento da ponta nasal por meio de sutura de ligação transcupular (**A**) antes e (**B**) depois do procedimento cirúrgico.

estar ciente de que o nariz operado é uma estrutura dinâmica que passa por alterações ao longo de toda a vida do paciente. Assim, é essencial que o planejamento cirúrgico inclua todo o esforço no sentido de assegurar um resultado tardio aceitável, às vezes à custa de uma rápida redução do edema pós-operatório.

- As técnicas de sutura constituem outro método não destrutivo utilizado para alterar o formato da ponta.
- Os pacientes devem estar cientes de que o nariz irá passar por alterações durante muitos anos, em função das forças tensionais produzidas pela retração cicatricial sobre as estruturas de sustentação nasal.

PONTOS IMPORTANTES

- A remoção do tecido de sustentação estrutural enfraquece o nariz.
- A observação dos princípios estruturais assegura que o nariz sob processo cicatricial suporte as forças insidiosas e ininterruptas da retração cicatricial.
- A análise e o diagnóstico precisos são fundamentais para o sucesso da rinoplastia.
- As técnicas cirúrgicas empregadas nos pacientes com pele espessa são sensivelmente diferentes das usadas nos pacientes com pele fina.
- Os pacientes com pele espessa necessitam, com freqüência, que as estruturas de sustentação da ponta sejam projetadas na direção do envoltório de pele e tecidos moles.
- Nos pacientes com pele fina, a preservação da continuidade cupular e a camuflagem dos enxertos cartilaginosos pelos tecidos moles são essenciais para a prevenção de irregularidades perceptíveis no pós-operatório.
- O modelo do tripé fornece os fundamentos para a compreensão das alterações na rotação e projeção da ponta nasal.
- Deve-se tomar cuidado para não comprometer a estrutura das paredes nasais laterais; caso contrário, a respiração será afetada de maneira adversa.
- A base nasal deve ser estabilizada antes de qualquer alteração significativa na ponta.
- A abordagem estrutural para as rinoplastias enfatiza o reforço das cartilagens da ponta, pelo emprego cuidadoso de enxertos cartilaginosos.
- O pericôndrio e a fáscia constituem opções valiosas para a camuflagem dos enxertos da ponta.

REFERÊNCIAS

1. Tardy ME. Rhinoplasty: *The art and the science.* Philadelphia: W.B. Saunders, 1996.
2. Anderson JR. The dynamics of rhinoplasty. *In Proceedings of the Ninth International Congress of Otolaryngology.* Exerpta Medica International Congress Series, No. 206. Amsterdam, Exerpta Medica, 1969:708-710.
3. Toriumi DM. Caudal extension graft for correction of the retracted columella. *Op Tech Otolaryngol Head Neck Surg* 1995;6:311-318.
4. Johnson CM, Toriumi DM. *Open structure rhinoplasty.* Philadelphia: WB Saunders, 1989;1:1-22,
5. Toriumi DM, Johnson CM. Open structure rhinoplasty: featured technical points and long-term follow-up. *Facial Plastic Surgery Clinics of North America* 1993;1:1-22.
6. Gunter JP, Friedman RM. Lateral crural strut graft: technique and clinical applications in rhinoplasty. *Plast Reconstr Surg* 1997;99:943-955.
7. Rohrich RJ, Raniere Jr J, Ha RY. The alar contour graft: correction and prevention of alar rim deformities in rhinoplasty. *Plast Reconstr Surg* 2002;109(7):2495-2505.
8. Tebbetts JB. Shaping and positioning the nasal tip without structural disruption. *Plastic Reconstr Surg* 1994;94:61-77.
9. Toriumi DM, Tardy ME. Cartilage suturing techniques for correction of nasal tip deformities. *Op Tech Otolaryngol Head Neck Surg* 1995;6:265-273.

CAPÍTULO 15

Tratamento da Deformidade Nasal Pós-Traumática

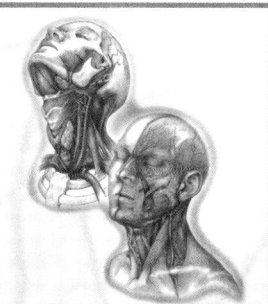

Benjamin C. Marcus ■ Tom D. Wang

O nariz constitui um dos elementos mais proeminentes e marcantes da face. Quando o contorno nasal está em harmonia com o restante da face, os olhos do paciente tornam-se o foco da atenção. No entanto, um nariz excessivamente grande, assimétrico ou disforme desvia para si todo o foco do observador. Exatamente em função de sua posição proeminente, o nariz é o osso da face mais suscetível a traumatismos, até mesmo porque a força necessária para induzir uma fratura nasal é mínima (1). Além de suas propriedades estéticas, o nariz possui elementos funcionais essenciais subordinados à sua arquitetura intrínseca. Enquanto ponto de entrada do sistema respiratório, o nariz atua no aquecimento, umidificação e direcionamento do ar inspirado para as vias aéreas inferiores. As lesões nasais traumáticas alteram seu aspecto estético e podem afetar de maneira significativa suas funções. Ao se avaliar o paciente vítima de traumatismo nasal contuso, tanto as conseqüências estéticas como funcionais devem ser consideradas.

IMPORTÂNCIA

As lesões nasais traumáticas são relativamente comuns. Nos traumatismos maxilofaciais, o nariz é a estrutura da face mais comumente afetada. As fraturas dos ossos nasais representam até 39% a 45% de todas as fraturas da face (2). Os homens são acometidos duas vezes mais que as mulheres (3). Além disso, a maior incidência ocorre nos indivíduos entre 15 e 30 anos de idade (4). Embora o número de traumatismos faciais na população pediátrica e nos idosos seja significativo, a causa mais comum, nesses casos, é acidental. Nos demais pacientes, as fraturas nasais mais comuns são ocasionadas por brigas, atividades esportivas e, em menor extensão, acidentes de trânsito e outros acidentes (5). O advento dos sistemas de proteção, como os *airbags*, parecia ter reduzido, em um primeiro momento, a incidência das fraturas faciais. No entanto, estudos recentes (6) têm demonstrado que não houve redução significativa no número de traumatismos contusos do nariz ou de fraturas dos ossos nasais, mesmo nos acidentes que envolvem veículos equipados com esses dispositivos.

ANATOMIA

O aspecto do nariz encontra-se diretamente relacionado à sua arquitetura subjacente. Os elementos ósseos, cartilaginosos e de partes moles se inter-relacionam, produzindo uma feição singular (Fig. 15.1). O arcabouço ósseo tem formato piramidal. Os dois ossos nasais articulam-se, superiormente, com o processo nasal do osso frontal e, lateralmente, com o processo ascendente da maxila. O complexo ósseo nasal é mais espesso em sua extremidade caudal e mais fino em sua extremidade cefálica. As cartilagens laterais superiores (ou cartilagens triangulares) articulam-se com a margem caudal dos ossos nasais e com o septo, medialmente. Sua integridade é parcialmente responsável pelo tamanho e pelo aspecto da ponta nasal. O envoltório de partes moles do nariz encontra-se aderido de maneira frouxa aos esqueletos ósseo e cartilaginoso. Todas as estruturas arteriais, venosas e nervosas se encontram no plano superficial.

O septo nasal (Fig. 15.2) possui elementos cartilaginosos e ósseos. Os componentes anteriores consistem na cartilagem quadrangular e no septo membranoso. O septo inferior articula-se, ínfero-posteriormente, com a crista maxilar. No aspecto superior, o septo cartilaginoso articula-se, ínfero-posteriormente, com o vômer e, súpero-posteriormente, com a lâmina perpendicular do etmóide.

A irrigação arterial da porção externa do nariz é fornecida pelo ramo lateral da artéria angular, pela artéria nasal dorsal, pela artéria nasal externa e pela artéria infra-orbital. A drenagem venosa se dá pelas veias angular e oftálmica. A inervação sensitiva da porção externa do nariz é provida pelos nervos supratroclear,

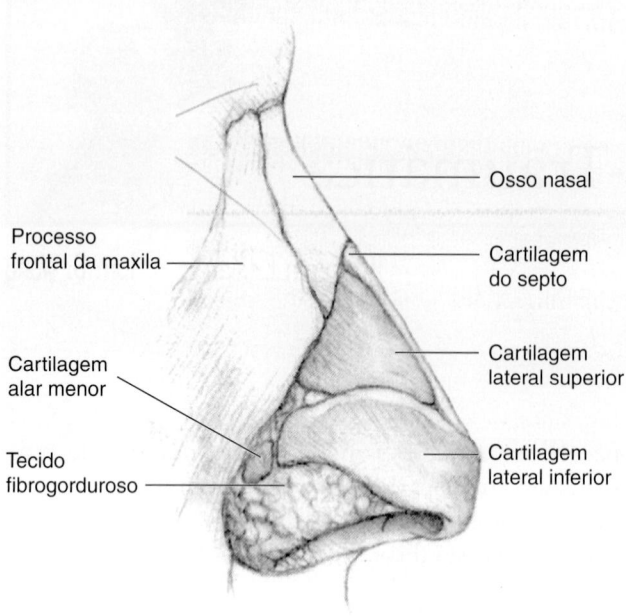

Figura 15.1
Anatomia da estrutura cartilaginosa do nariz. As cartilagens laterais superiores e inferiores, em número de 2 cada, também atuam na definição do contorno nasal.

infratroclear e infra-orbital. O septo nasal é irrigado pelas artérias esfenopalatina, etmoidal anterior e etmoidal posterior. Sua inervação sensitiva é fornecida pelo nervo etmoidal anterior e pelos ramos maxilares do gânglio esfenopalatino.

FISIOPATOLOGIA

Os ossos faciais produzem um sistema complexo de proteção para o conteúdo da abóbada craniana. Esses

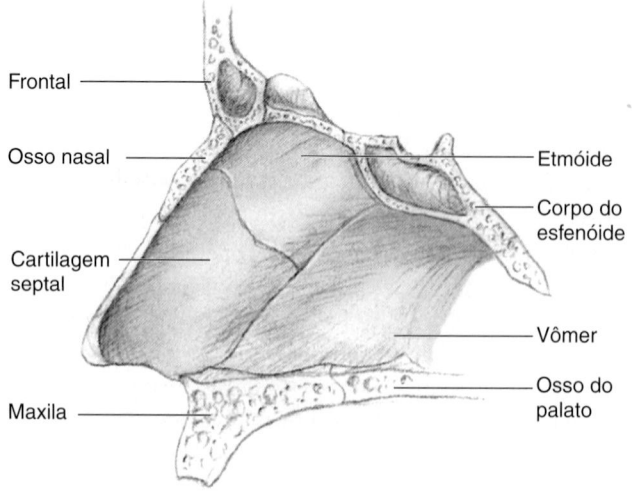

Figura 15.2
Visão sagital do nariz demonstrando as contribuições da cartilagem quadrangular, do vômer e da lâmina perpendicular do etmóide para o septo nasal.

suportes, situados nos planos horizontal e vertical, atuam no sentido de absorver e distribuir as forças aplicadas à face. Embora a mandíbula e a trave frontal possam absorver grandes intensidades de força, o terço médio da face, especialmente o nariz, é muito mais fraco (Fig. 15.3). Para evitar a transmissão das forças da região nasal para a base do crânio, os ossos nasais e o septo possuem "zonas de dobradura" que servem para absorver a maior parte da força aplicada.

Além da lesão dos ossos nasais, o traumatismo do terço médio da face também pode produzir lesão do septo. O septo cartilaginoso possui, como sistema de estabilização, aderências ao dorso nasal, ao septo ósseo e à crista maxilar, configurando uma fixação em três pontos. As diferenças na espessura da cartilagem também resultam em áreas de diferentes resistências. Verwoerd (7) descreveu a fisiopatologia das fraturas septais pela identificação dessas áreas de importância estrutural. Esse estudo demonstrou que os segmentos septais posterior dorsal, inferior e caudal possuem cartilagem mais espessa. A porção central da cartilagem quadrangular, por outro lado, é a mais fina. O suporte estrutural, então, encontra-se baseado no septo posterior, mais resistente. Após traumatismo nasal, as fraturas septais são vistas com maior freqüência nas seguintes regiões do septo: caudal inferior, cefálica dorsal e central. Outros autores correlacionam os subtipos de fraturas septais com o tipo de traumatismo do osso nasal. Com dados obtidos pelo exame físico e pela tomografia computadorizada (TC), Rhee *et al.* (8) demonstraram que vetores de força específicos produziram padrões previsíveis de fratura septal. O impacto lateral na pirâmide nasal tende a produzir fratura em forma de "C", com deslocamento para o lado contralateral. A aplicação de força diretamente sobre o eixo ântero-posterior produz uma espícula no septo caudal inferior (Fig. 15.4).

Normalmente, as forças de sustentação no septo cartilaginoso são contrabalanceadas. Após uma fratura, a tensão interna sobre a cartilagem quadrangular é ampliada, ficando sem contraposição. Fry (9) demonstrou que a distorção do septo continua, exceto se essas forças de tensão interna forem balanceadas. Além disso, as fraturas septais não corrigidas continuarão a tracionar os ossos nasais na direção da lesão septal (10).

AVALIAÇÃO DO PACIENTE

A avaliação do paciente deve começar pela coleta detalhada da história do traumatismo. O mecanismo do traumatismo, sempre que possível, deve ser elucidado. Os traumatismos de alta energia do terço medial da face exigem avaliação diferente daquela empregada

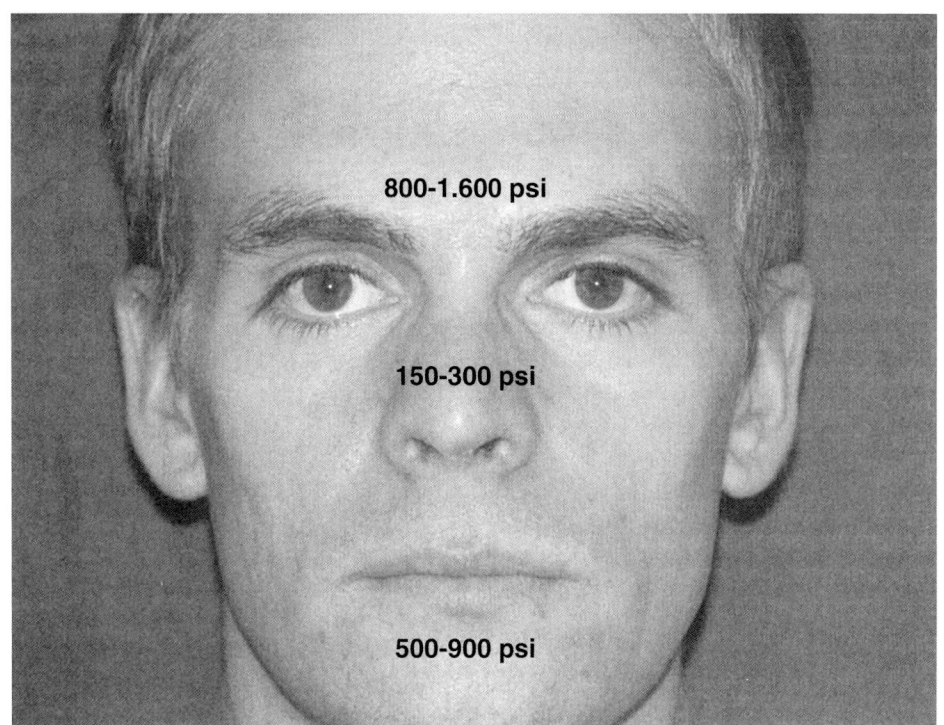

Figura 15.3
Quantidade de força necessária para fraturas dos ossos da face (em libra por polegada quadrada).

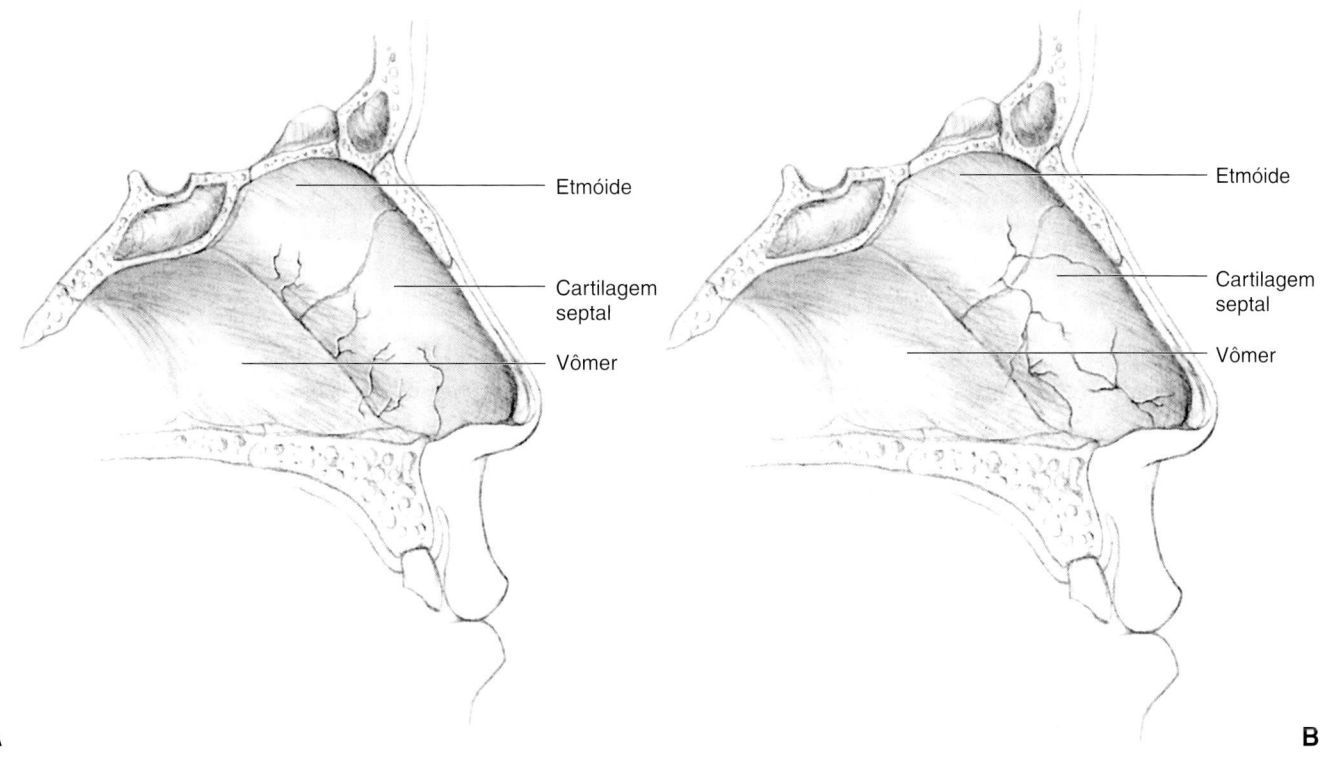

A   B

Figura 15.4
Visão sagital do septo nasal. Os 2 padrões de fratura mais comuns estão representados. **A:** Fratura produzida por impacto de baixa velocidade. **B:** Fratura produzida por impacto de alta velocidade.

nos traumatismos nasais isolados. Da mesma forma, a magnitude e a natureza da força aplicada ao terço médio da face podem ajudar a estimar a extensão da lesão dos ossos nasais. Além do mecanismo do traumatismo, a eventual presença de sintomas pós-traumáticos deve ser documentada. A obstrução nasal de início recente pode indicar diversas condições patológicas pós-traumáticas, incluindo hematoma septal, fratura septal ou comprometimento da válvula nasal interna. A presença de epistaxe indica perda da integridade da mucosa. Embora menos freqüente nos traumatismos nasais isolados, uma eventual lesão das estruturas adjacentes deve ser pesquisada já na avaliação inicial. Especificamente, a presença de alterações visuais (p. ex., diplopia, redução da acuidade visual ou restrição da movimentação ocular extrínseca) requer avaliação pelo oftalmologista. Deve-se pesquisar, ainda, a presença de ectopias da oclusão ou de lacerações intra-orais, que podem indicar a ocorrência de fraturas mais extensas do terço médio da face. Qualquer sintoma neurológico (p. ex., perda da consciência) sugere a possibilidade de haver uma lesão intracraniana.

Após a conclusão da documentação do traumatismo nasal, obtém-se história clínica completa. Os achados pertinentes incluem: história de rinite recorrente ou contínua; sinusite crônica; polipose nasal; ou hiposmia prévia. Deve sempre ser questionado se o paciente já foi submetido a alguma cirurgia nasal. O uso de drogas que alterem a coagulação também deve ser questionado (p. ex., aspirina, varfarina e clopidogrel). Outras drogas importantes são os corticosteróides nasais e os descongestionantes de uso local (p. ex., pseudo-efedrina).

O exame físico do paciente, se possível, deve começar pela apreciação de uma fotografia obtida antes do traumatismo. Na população adulta, a carteira de habilitação pode ser usada. Deve ser dada atenção específica à existência prévia de deslocamento lateral do dorso nasal, giba dorsal ou qualquer outra assimetria facial. O exame físico subseqüente deve ser meticuloso e executado de maneira ordenada. O exame de cabeça e pescoço deve ser completo. Por fim, o exame é voltado para o traumatismo nasal. Atenção especial deve ser dada aos sinais que indiquem outras lesões traumáticas. O exame do nariz começa pela inspeção externa. Eventuais lacerações devem ser documentadas para posterior reparação. O terço superior da face é examinado quanto à presença de alterações da anatomia óssea. Os terços médio e inferior são, em seguida, examinados quanto à presença de desvios com relação à linha média. A pesquisa de afundamentos ósseos e de integridade das cartilagens laterais superiores é realizada através de palpação externa cuidadosa. A palpação da ponta nasal pode revelar a presença de desvio do septo caudal e indicar o grau de suporte remanescente para a ponta.

O exame interno deve ser realizado em duas etapas. Inicialmente, o exame é realizado sem o uso de descongestionantes tópicos ou de anestésicos, permitindo o conhecimento do estado basal da mucosa. A rinoscopia anterior preliminar é inicialmente realizada com o auxílio do espéculo nasal de Vienna. O exame interno subseqüente requer o uso de anestesia. O paciente é colocado em uma cadeira confortável e, com o fotóforo, a anestesia é administrada. Os autores dão preferência à aplicação tópica de cocaína a 4%, por meio de compressas nasais, obtendo-se, assim, anestesia tópica e descongestionamento. Pode ser associado, ainda, o bloqueio do nervo infra-orbital (Fig. 15.5), que oferece melhor efeito anestésico global. A pulverização do anestésico também pode ser empregada para a anestesia local. Outros autores têm associado, com sucesso, a tetracaína à oximetazolina (11), ou a lidocaína à fenilefrina (12).

Após a anestesia, o exame intranasal é realizado de maneira sistemática, podendo ser realizado com o endoscópio rígido de 2,7 mm ou flexível, de 3 mm. Inicialmente, é realizada uma inspeção global, com especial atenção quanto à presença de hematoma septal e à integridade da mucosa. A presença de lacerações septais aumenta a possibilidade de haver fratura septal. Uma vez concluída a inspeção bilateral, o restante do exame é efetuado, também sistematicamente, de anterior para posterior, e de caudal para cefálico. O exame todo pode ser realizado com apenas três passagens do endoscópio. A passagem inicial se dá pelo vestíbulo nasal e prossegue posteriormente, até a coana, o que permite a visualização da concha nasal inferior, do septo cartilaginoso inferior, da crista maxilar e da junção septal osteocartilaginosa. A segunda passagem começa junto ao septo caudal e prossegue em direção posterior e cefálica. Nessa etapa, a válvula nasal interna, o corpo principal da cartilagem quadrangular e o meato médio são inspecionados. A passagem final do endoscópio é feita posteriormente, ao longo da borda dorsal do septo. Durante essa etapa do exame, pode ser detectada deflexão septal dorsal.

O uso de estudos por imagem adjuvantes é controverso. Historicamente, utilizava-se a radiografia simples para complementar a avaliação dos pacientes com traumatismo do terço médio da face. No entanto, o emprego rotineiro das radiografias simples provou-se desnecessário para o diagnóstico das fraturas nasais isoladas (13). Há pouca relevância clínica no fato de uma fratura nasal ser detectada pela radiografia. Inversamente, uma fratura septal não detectada pode determinar efeitos estéticos significativos, mesmo que o estudo radiográfico seja normal. Por esses motivos,

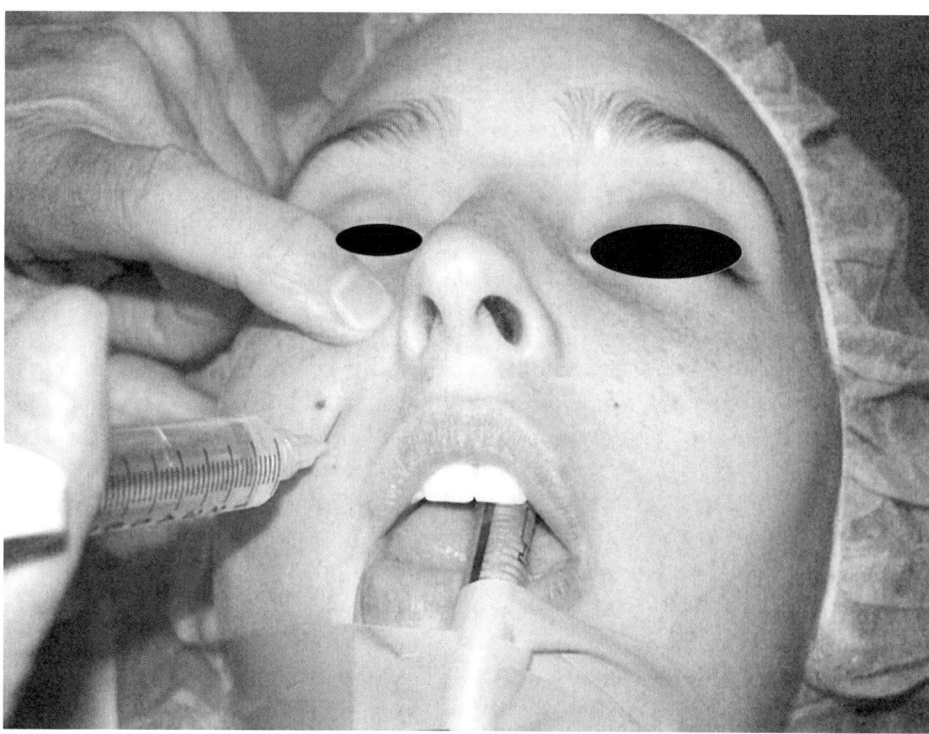

Figura 15.5
Referências topográficas para o bloqueio do nervo infra-orbitário.

os autores não solicitam, como rotina, radiografias simples, exceto quando o paciente sofreu traumatismo do terço médio da face ou panfacial grave, situações em que indicamos a TC. Nesse grupo de pacientes, o exame clínico pode ser obscurecido pelas lesões associadas, o que justifica o emprego do exame de imagem para identificar eventuais lesões ósseas nasais não observadas apenas pelo exame clínico (14) (Fig. 15.6).

CLASSIFICAÇÃO

Existem diversos sistemas de classificação para o traumatismo nasal contuso. Em sua totalidade, esses sistemas são mais úteis para a comunicação precisa e para a catalogação das lesões. Harrison *et al.* (4) classificam as fraturas dos ossos nasais em quatro padrões distintos, de acordo com dados obtidos em cadáveres. Pollock *et al.* (15) também utilizaram estudos experimentais relativos ao traumatismo nasal para definir as lesões nasais em três zonas distintas: inferior, média e superior. Rhee *et al.* (8) elaboraram um sistema de graduação para as lesões dos ossos nasais e do septo, com base nos achados tomográficos. As lesões ósseas são graduadas de 1 a 3, configurando um espectro que abrange desde fraturas lineares até fraturas cominutivas. O sistema de graduação aplicado ao septo varia de 0 a 4, em uma progressão que representa desde o septo reto, sem qualquer desvio, até o septo completamente desviado, que toca a parede lateral do nariz. Rohrich e Adams (35) propõem um sistema de classificação alternativo, com cinco níveis de lesão nasal. O tipo 1 corresponde à fratura unilateral simples, enquanto o tipo 2 é bilateral. O tipo 3 representa as fraturas cominutivas. A distinção mais importante se dá no tipo 4, que indica a presença de lesão septal associada. Finalmente, o tipo 5 corresponde às fraturas naso-orbitoetmoidais (NOE). Independentemente do sistema utilizado, o mais importante é que este seja utilizado de forma constante

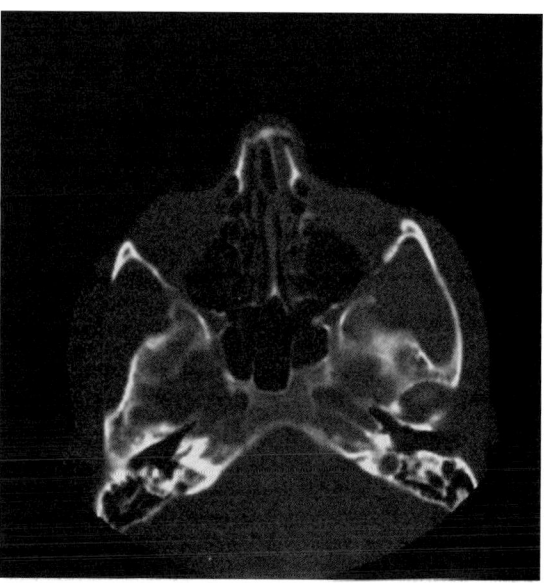

Figura 15.6
Corte axial de tomografia computadorizada (TC) demonstrando fratura nasal bilateral com impactação no lado esquerdo.

pelos membros de uma mesma equipe médica. O emprego de um método padronizado para descrever as lesões nasais traumáticas facilita a avaliação clínica e o planejamento do tratamento.

ABORDAGEM

O primeiro contato entre o médico e o paciente que sofreu traumatismo nasal contuso costuma se dar ainda na sala de emergências. Inicialmente, deve-se controlar a epistaxe (quando presente) antes de se prosseguir com a avaliação e o tratamento definitivo. Como instituído, o tratamento adequado da epistaxe exige que o paciente possa ser examinado com os instrumentos apropriados (iluminação adequada, aspirador etc.), que devem estar disponíveis antes do início do exame. Ao contrário da hemorragia nasal isolada, a epistaxe associada à fratura nasal requer resolução rápida, para que o exame completo possa ser concluído e o tratamento apropriado instituído sem maiores postergações. Os tratamentos tradicionais da epistaxe, como a compressão digital, podem ser eficazes quando o sangramento é pouco volumoso. Curiosamente, Teymoortash *et al.* (16) demonstraram que o uso de tampões gelados altera muito pouco o fluxo sanguíneo nasal, sendo ineficaz para reduzir a epistaxe. Embora o tamponamento nasal possa ser útil, especialmente quando realizado pelo otorrinolaringologista (17), esse método tende a restringir o exame clínico posterior. Agentes hemostáticos novos, como o octilcianoacrilato (18) e a cola de fibrina (19) têm sido usados com sucesso, produzindo rápida hemostasia sem os efeitos inconvenientes do tamponamento nasal.

Após a estabilização inicial e a subseqüente identificação das lesões do paciente, deve ser estabelecida uma linha de tratamento. O edema e a equimose instalados imediatamente após o traumatismo mascaram importantes deformidades anatômicas. O uso de corticosteróides orais (p. ex., metilprednisolona) tem se mostrado eficaz na redução do edema facial (20,21). Os autores preferem aguardar 3 a 5 dias após o traumatismo inicial para reavaliar os pacientes. Usualmente é instituído um curso breve de corticosteróides orais, exceto se houver contra-indicação médica. Com a redução do edema pós-traumático, a avaliação cuidadosa das alterações estéticas e funcionais pode ser obtida. Nos déficits funcionais (p. ex., obstrução nasal relacionada ao trauma), a maioria dos pacientes concordará com a indicação de intervenção cirúrgica para sua correção. Os pacientes com deformidades estéticas pós-traumáticas significativas também tendem a se mostrar receptivos à intervenção cirúrgica para a sua correção. Alguns subgrupos de pacientes, no entanto, preferirão postergar a intervenção cirúrgica. As deformidades menores freqüentemente são aparentes apenas para o médico, sendo indiferentes para os pacientes. Exceto nas situações em que as alterações constituírem fator de risco para o desenvolvimento de complicações futuras (p. ex., hematoma septal), a decisão final quanto à realização do procedimento deverá ficar a cargo do paciente. As intervenções realizadas em caráter emergencial para o tratamento do hematoma ou do abscesso septais encontram-se detalhadas na seção *Complicações*, que começa na página 270.

Se o paciente concordar com a intervenção cirúrgica, o momento mais apropriado para a sua realização deverá, então, ser estabelecido. Se houver indicação de redução fechada, nós preferimos aguardar 3 a 5 dias, contados a partir da data do traumatismo, o que possibilita a redução máxima do edema pós-traumático e, ainda, facilita a redução dos segmentos fraturados. Vários cirurgiões relatam que seus melhores resultados são obtidos com a intervenção precoce. Ridder *et al.* (22) demonstraram resultados semelhantes em sua série de 96 fraturas tratadas por redução incruenta (23). Por outro lado, Fernandes (24) demonstrou resultados satisfatórios com a redução fechada realizada até 30 dias depois do traumatismo. No entanto, acreditamos que, se o paciente é visto mais de 10 dias após o traumatismo, procedimentos alternativos devem ser considerados. Nesses casos, os resultados serão melhores se a septorrinoplastia clássica for realizada após intervalo de 10 a 12 semanas do traumatismo original.

As reduções fechadas podem ser realizadas sob anestesia local ou geral. Dependendo da preferência do cirurgião e do paciente, o procedimento pode ser realizado no centro cirúrgico, na clínica ou no setor de emergências. Newton e White (25) relatam que 90% dos seus pacientes que foram submetidos à redução fechada consideraram-na menos dolorosa do que um procedimento de restauração dentária. Rajapakse *et al.* (26) revisaram 197 fraturas nasais tratadas com redução fechada. Curiosamente, um número significativo de pacientes considerou que se sofressem nova fratura nasal prefeririam ser submetidos à anestesia geral para sua correção. Independentemente da preferência do paciente, esses autores verificaram não haver diferença significativa na satisfação dos pacientes com os resultados da redução a que foram submetidos. Embora não tenha valor estatístico, este estudo também demonstrou que os pacientes submetidos à redução fechada sob anestesia local foram submetidos a outras cirurgias em maior proporção. Courtney *et al.* (27) demonstraram que as reduções fechadas realizadas sob anestesia geral tenderam a ser mais complexas, com maior número de manobras rinoplásticas, como afastamento das cartilagens laterais superiores, redução do dorso nasal e osteotomias. De modo contrário, os pacientes submetidos à anestesia local foram tratados, com maior freqüência, apenas pela redução fechada. Neste mesmo grupo, os pacientes submetidos à anestesia local necessitaram de um número maior de revisões. Excluindo-se a necessidade de revisão como uma complicação, nenhum estudo foi capaz de demonstrar diferenças significativas no que diz respeito às complicações intra ou perioperatórias.

Embora a escolha da anestesia deva ser feita pelo paciente, em comum acordo com o cirurgião, existem algumas indicações convincentes para o uso da anestesia geral. Pacientes até 16 anos de idade são mais bem tratados quando submetidos à anestesia geral realizada no centro cirúrgico. Se o paciente tiver sofrido lesões concomitantes e graves (p. ex., politraumatismo), a abordagem cirúrgica também será facilitada se realizada sob anestesia geral, que permite monitoração mais adequada. Nos pacientes com epistaxe volumosa, sob risco de comprometimento das vias aéreas, a conduta terapêutica também deve ser a mais conservadora possível.

Rotineiramente, não é usada profilaxia antimicrobiana no traumatismo nasal contuso. No entanto, se a fratura nasal for aberta ou associar-se à exposição de cartilagens, é aconselhável iniciar cobertura antimicrobiana para o estafilococo e outras bactérias da flora cutânea. Nos pacientes com hematoma septal, em vista dos riscos de abscesso local (28), deve ser iniciada profilaxia antimicrobiana imediatamente após a sua drenagem. Embora tradicionalmente a profilaxia antimicrobiana venha sendo empregada nos pacientes submetidos ao tamponamento nasal, com o objetivo de reduzir a incidência da síndrome do choque tóxico (SCT), essa conduta tem sido, atualmente, questionada. Keller et al. (29) demonstraram que a incidência de SCT permanece inalterada, independentemente do uso de antimicrobianos. Além disso, os estudos da flora nasal após a profilaxia antimicrobiana demonstram não haver redução significativa nos níveis do *Staphylococcus aureus* (30). No entanto, como a incidência global da síndrome do choque tóxico é baixa, torna-se difícil avaliar com precisão a utilidade da profilaxia antimicrobiana nessa situação. Por esse motivo, a maioria dos autores ainda recomenda o emprego de antimicrobianos profiláticos enquanto o tamponamento nasal não for removido.

A técnica a ser empregada para a redução das fraturas nasais permanece tema controverso. Por muitos anos o tratamento-padrão consistiu na simples redução incruenta. Na literatura médica do século 14, na Anatólia, já é possível identificar referências à redução fechada (31). Em muitos casos essa forma de tratamento produz resultados satisfatórios, seja para o paciente, seja para o médico. Illum publicou uma série com vários casos, demonstrando taxa de satisfação de até 90% com os resultados do procedimento (32). Para muitos cirurgiões plásticos que atuam nesta área, qualquer deformidade não corrigida pela redução fechada inicial pode ser abordada em um segundo procedimento. Este, ressaltamos, deve ser realizado em 10 a 12 semanas após o trauma inicial.

Número crescente de evidências tem demonstrado que a abordagem inicial mais agressiva dos traumatismos nasais pode oferecer resultados cirúrgicos mais controlados. Rhee *et al.* (8) realizaram uma avaliação completa e direta do septo em 52 pacientes com fratura nasal simples. Curiosamente, 96% desses pacientes apresentavam fratura septal. Nestes, 78% das fraturas foram consideradas graves, tendo sido corrigidas. Embora os autores concluíram pela importância da TC da região maxilofacial para a identificação das fraturas septais, a gravidade destas não se correlacionou com os achados tomográficos. As lacerações mucopericondriais, identificadas durante o exame físico, representaram a alteração que mais se relacionou às fraturas septais.

Dentre os pacientes que apresentam resultados ruins após o emprego da redução fechada como tratamento isolado, até 30% apresentava uma lesão septal que não foi reconhecida (33). Em uma grande série de 756 pacientes, Murray *et al.* (34) identificaram que, nos casos em que a lesão septal não foi abordada, 41% dos pacientes apresentou resultados pouco satisfatórios. Rohrich e Adams (35) desenvolveram um algoritmo para a abordagem das lesões septais. O sistema de classificação é abordado detalhadamente em momento posterior, ainda neste capítulo. Resumidamente, qualquer fratura nasal associada à lesão septal é corrigida pelo reposicionamento ou reconstrução do septo. Em sua série de 110 pacientes, a manipulação septal, ainda na fase aguda do traumatismo, resultou em pequena taxa – 10% – de revisões.

No entanto, os melhores resultados propiciados pela associação das manobras de reposicionamento ou reconstrução do septo ainda na fase aguda do trauma são questionáveis. Staffel (36) sugere um algoritmo alternativo que inclui múltiplas rinoplastias também na fase aguda. Esse protocolo de redução aberta consiste em um plano de tratamento gradual, baseado na inspeção visual, a partir da qual é estabelecida a necessidade de manipulação ainda na fase aguda. O procedimento é iniciado pela redução fechada tradicional. Se o exame pré-operatório revelar lesão septal, associa-se à septoplastia. A intervenção seguinte caracteriza-se pelas osteotomias (p. ex., medial e lateral). Em seguida, segundo este protocolo, o septo é liberado das cartilagens laterais superiores. Staffel preconiza que as cartilagens laterais superiores sejam sempre separadas, se o paciente já apresentava algum grau de tortuosidade do dorso nasal antes do traumatismo. Se essa série de intervenções não produz resultado estético satisfatório, Staffel realiza uma fratura da lâmina perpendicular do etmóide. Por fim, se não for possível o reposicionamento da pirâmide nasal, o contorno nasal é modelado através do uso de vários enxertos de camuflagem. Seguindo esse protocolo, Staffel (36) obteve melhora significativa dos resultados estéticos pós-operatórios, quando comparados com outro grupo de pacientes seus, submetidos ao protocolo da redução fechada isolada. Embora a satisfação do paciente não tenha sido avaliada neste estudo, apenas 2 de 76 pacientes necessitaram de revisão da cirurgia. Esse protocolo de redução aberta, delineado por Staffel (36), representa a conduta mais agressiva usada no traumatismo nasal. No entanto, esse algoritmo parece ser benéfico para um subgrupo de pacientes com traumatismos nasais mais complexos.

Em algumas circunstâncias, a correção da fratura nasal deve ser adiada. Pacientes com traumatismo grave de outros órgãos (p. ex., hematoma intracraniano) podem não estar aptos a serem submetidos à correção precoce da lesão nasal. Outros pacientes, por exemplo, podem procurar assistência médica mais tardiamente. Em qualquer situação em que o paciente é visto pelo cirurgião decorridos mais de sete dias do trauma, a correção deve ser postergada. Nós preferimos aguardar um intervalo mínimo de 12 semanas antes de realizar uma septorrinoplastia formal. A correção secundária das fraturas nasais exige que o cirurgião identifique a natureza da lesão inicial. O simples reconhecimento da deformidade estética não é suficiente. O planejamento cirúrgico adequado deve incluir a avaliação da lesão óssea, do deslocamento septal e o estado funcional do sistema valvular nasal. Somente após a determinação cuidadosa de todos os elementos estruturais e funcionais, a rinoplastia pode ser programada de forma apropriada, que com freqüência exige a realização de osteotomias mediais e laterais e remodelamento do septo. Manobras adicionais podem ser adicionadas conforme necessário, de modo a restaurar a configuração estética existente antes do traumatismo.

Abordagem Pediátrica

O traumatismo nasal contuso é relativamente incomum na população pediátrica, com a maior parte ocorrendo durante alguma atividade esportiva. O fator que mais pode comprometer o tratamento consiste na dificuldade de se obter um exame físico completo. Um estudo de revisão da literatura registra que, em um centro de referência para o tratamento das fraturas nasais, aproximadamente 80% das crianças vítimas de traumatismo nasal contuso foram submetidas ao estudo radiológico, enquanto apenas 20% foram formalmente avaliadas por um otorrinolaringologista (37). O diagnóstico exato da lesão nasal, incluindo a lesão septal, é essencial para o sucesso do tratamento. Quando não houver contra-indicação, pode-se proceder à anestesia tópica e à administração intranasal de descongestionante líquido. Nas crianças que não cooperam com o exame físico, deve-se considerar o emprego da sedação. Muitos centros possuem um departamento de anestesiologia ou de emergências cirúrgicas, o que em muito facilita o trabalho do otorrinolaringologista (38).

Concluído o exame físico completo, a criança deve ser levada ao centro cirúrgico, onde será submetida à anestesia geral. Na população pediátrica, a maioria das fraturas nasais pode ser tratada pela redução fechada. Quando houver lesão do septo, deve-se procurar preservar a maior quantidade possível de cartilagem septal durante sua correção. Nesse grupo de pacientes, o objetivo deve ser o reposicionamento do septo, e não sua ressecção. Os pacientes sem fratura nasal, mas com suspeita de hematoma septal, também devem ser avaliados no centro cirúrgico, onde a drenagem do hematoma e o subseqüente tamponamento podem ser feitos de forma mais segura e efetiva.

TÉCNICA

Inicialmente, deve ser estabelecido o momento e o método a serem empregados para a correção da fratura nasal. Nesse sentido, a definição da anestesia a ser empregada é de fundamental importância. Independentemente do método anestésico (geral ou local com sedação), algumas manobras operatórias são sempre as mesmas.

Primeiramente, o nariz é preparado com agentes descongestionantes e vasoconstritores tópicos. Existem diversas fórmulas. Muitos autores usam a oximetazolina. Existem, ainda, diversas soluções de cocaína, sendo a mais comum a formulação líquida a 4%. As soluções de cocaína são aplicadas por meio de algodões. Outros autores, no entanto, preferem o uso de cristais purificados de cocaína (comunicação pessoal), disponíveis em forma pastosa e aplicados às superfícies mucosas do septo e das conchas nasais, através de aplicadores próprios. Assim, um cotonóide é colocado junto à artéria etmoidal anterior, um segundo é colocado no meato médio, e um terceiro é posicionado junto à concha nasal inferior, próximo à artéria esfenopalatina (Fig. 15.7). A maioria dos cirurgiões administra o anestésico local em seguida. A lidocaína é o anestésico mais usado, em concentrações que variam de 0,5% a 2%. Também é comum a associação de epinefrina, na concentração de 1:100.000. No entanto, preferimos a solu-

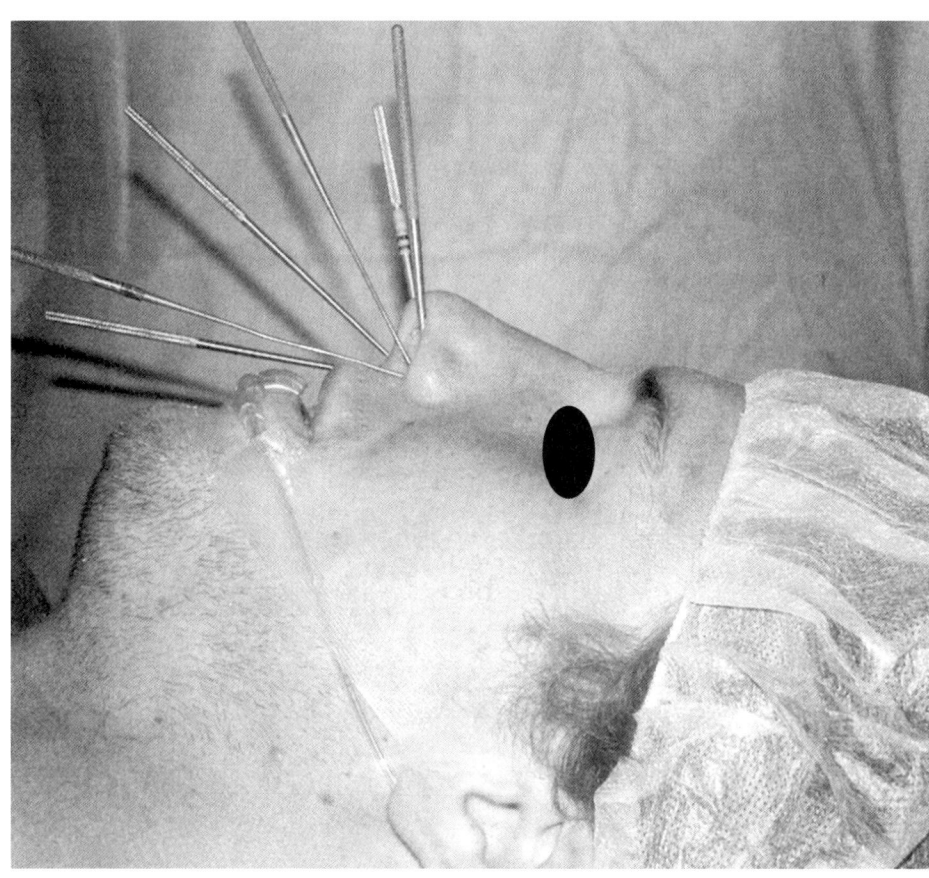

Figura 15.7
Modo de colocação dos aplicadores com ponta de algodão, utilizados para a anestesia local do nariz.

ção de bupivacaína 0,5% com lidocaína 1% em volumes iguais e associadas à epinefrina na proporção de 1:100.000. Quando o procedimento não for realizado sob anestesia geral, acrescentaremos solução de bicarbonato 8,4%, perfazendo 10% do volume total da solução final. A analgesia obtida com o emprego dessa mistura é de início rápido, eficaz e duradoura. O bloqueio bilateral dos nervos infra-orbitais facilita a manipulação das porções laterais do nariz. O septo, o dorso e a ponta nasais também são infiltrados se houver previsão de que serão manipulados durante o procedimento (Fig. 15.8).

A correção fechada das fraturas nasais fundamenta-se na redução da impactação dos ossos nasais fraturados, havendo diversos instrumentos especialmente criados para tal. Os três mais usados são o elevador de Boies e os fórceps de Asch e de Walsham (Fig. 15.9). Os fórceps de Asch foram originalmente projetados para o realinhamento do septo, mas têm sido usados por muitos cirurgiões como instrumento para o reposicionamento do osso nasal. Independentemente do modelo de fórceps utilizado, a técnica é a mesma. Um dos dentes é colocado dentro do nariz, no lado fraturado, enquanto o segundo é colocado externamente. Em seguida, o segmento fraturado é segurado entre os dois dentes, sendo simultaneamente reduzido (Fig. 15.10). Deve-se colocar um coxim no dente posicionado externamente, a fim de reduzir o traumatismo às partes moles do nariz. Estes instrumentos devem ser utilizados com muita cautela, pois podem causar lesão da mucosa intranasal. O elevador de Boies também pode ser usado com eficácia, e causa menor traumatismo às partes moles. Esse instrumento é colocado dentro do nariz, sendo suavemente avançado, apoiando o dorso nasal. Em seguida, é elevado em direção dorsal, reduzindo o segmento fraturado, ao mesmo tempo em que é rodado, trazendo o osso nasal para sua posição anatômica normal (Fig. 15.11). Essas manobras serão úteis se o septo nasal não estiver fraturado (Fig. 15.12). Se presente, a fratura septal deverá ser corrigida antes da redução do osso nasal.

O deslocamento do septo, detectável pelo exame físico, pode indicar que essa estrutura está deslocada ou fraturada. Quando se tratar de deslocamento do septo com relação ao vômer e à crista maxilar, o elevador de Boies pode ser usado para reconduzir o septo à sua posição anatômica normal (Fig. 15.13). Se a redução do septo não for possível, ou se o septo estiver fraturado, técnicas mais agressivas devem ser empregadas. A incisão hemitransfixante constitui a forma de acesso mais adequada para a correção das fraturas septais. Após a elevação dos retalhos, os fragmentos septais podem ser reduzidos sob visão direta. Nos segmentos que não puderem ser reduzidos por essa ma-

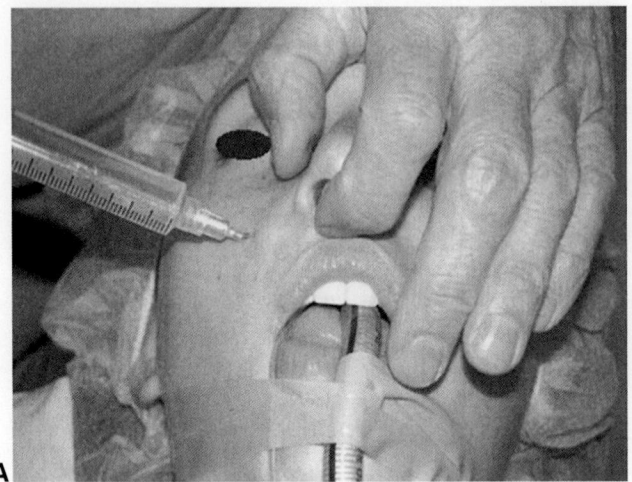

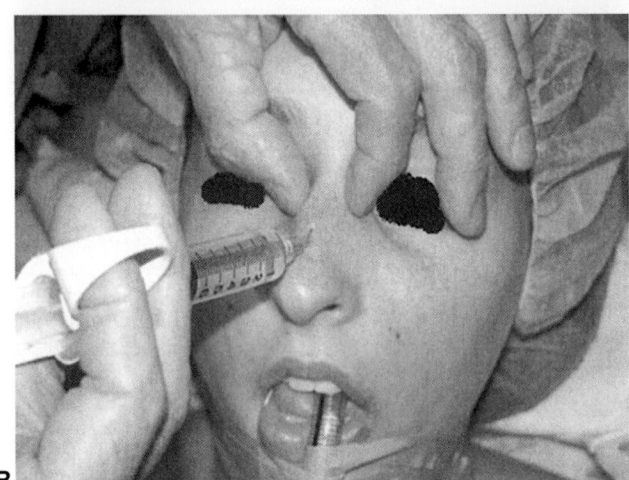

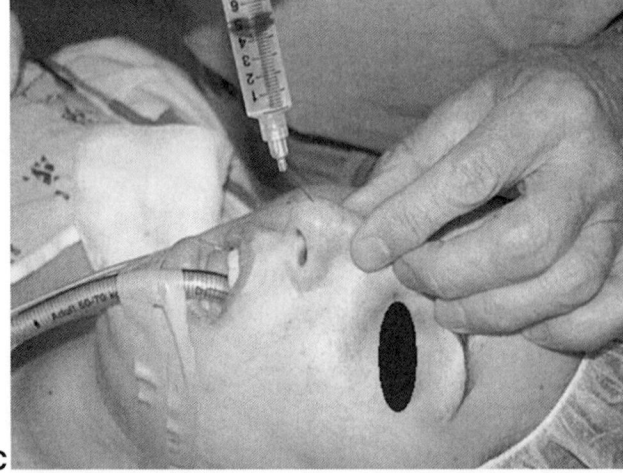

Figura 15.8
Referências anatômicas para a injeção da anestesia local.
A: Parede nasal lateral. **B:** Dorso nasal. **C:** Ponta nasal.

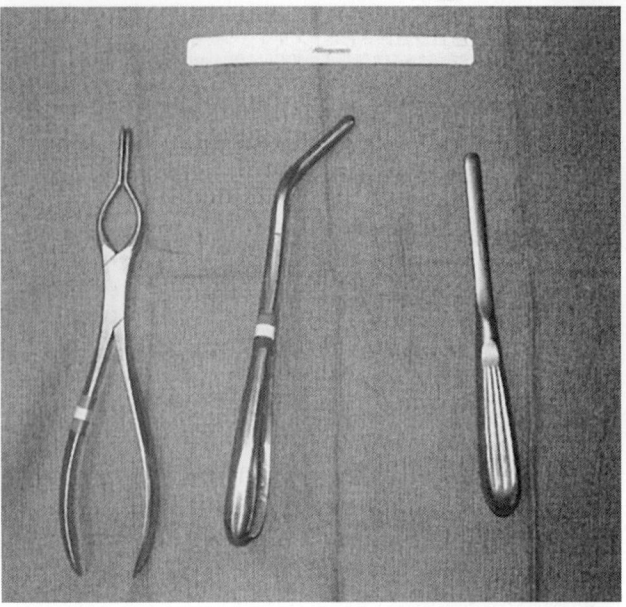

Figura 15.9
Três instrumentos comumente usados para a redução fechada dos ossos nasais e do septo: os fórceps de Walsham e de Asch, e o elevador de Boies.

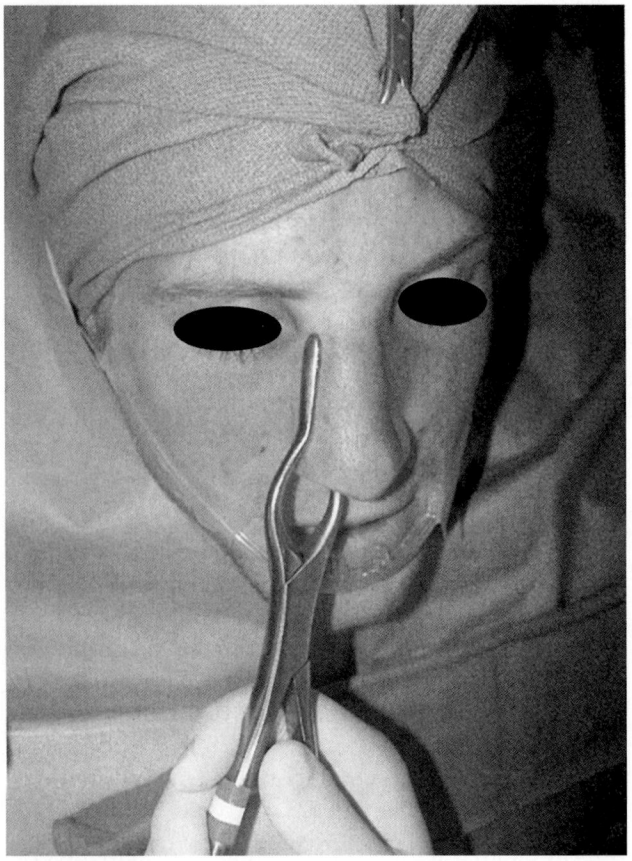

Figura 15.10
Uso do fórceps de Walsham para a redução fechada das fraturas nasais.

nobra, pode-se proceder à colocação de enxertos septais de apoio, como os enxertos em estaca (39). As rupturas do septo, que resultam em fraturas irredutíveis, podem ser abordadas de diversas formas: (a) ressecção da mínima área de deflexão; (b) se houver envolvimen-

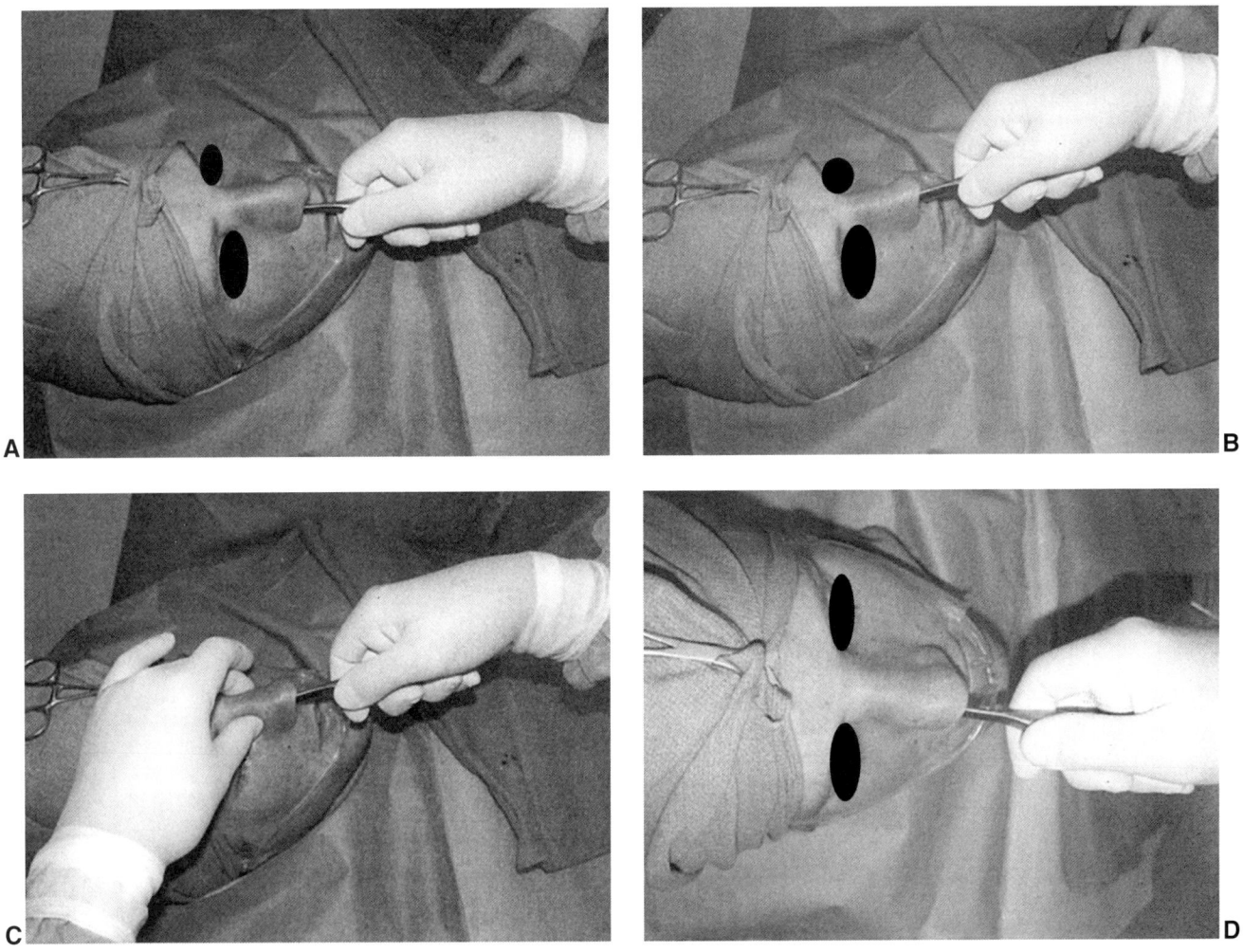

Figura 15.11
Uso do elevador de Boies para a redução fechada das fraturas nasais. **A:** Instalação intranasal do instrumento. **B:** Cuidadosamente, é aplicada força na direção anterior. **C:** O fragmento ósseo é reduzido. **D:** O fragmento é recolocado em sua posição anatômica normal.

to extenso do septo, este segmento pode ser removido em monobloco, sendo em seguida fragmentado ou entalhado e, por fim, reposicionado dentro do bolsão de mucopericôndrio; (c) nas lesões septais mais graves, todo o septo cartilaginoso pode ser retirado (40), sendo em seguida remodelado de forma a se assentar a um suporte dorsal e caudal e, enfim, reimplantado no paciente (Fig. 15.14).

Se o paciente já apresentava alguma deformidade do contorno do terço médio do nariz, ou se o septo continuar desalinhado a despeito da correção, a cartilagem lateral superior poderá ser desinserida. Essa manobra pode ser realizada tanto pela abordagem endonasal como por rinoplastia aberta. Com o procedimento aberto, as cartilagens laterais superiores podem ser diretamente separadas do septo nos seus pontos de fixação dorsal. Criando-se retalhos mucopericondriais, a cartilagem pode ser separada do septo pela simples extensão do esvaziamento em sentido dorsal. Na abordagem endonasal, após o descolamento do retalho de tecidos moles, também é possível abordar a cartilagem lateral superior, a partir de uma incisão intercartilaginosa (41). Alternativamente, se não houver necessidade de abordagem do dorso durante o procedimento, a cartilagem lateral superior poderá ser desinserida do septo diretamente, a partir da abordagem inferior, preservando-se a mucosa, ou diretamente através dela. A maioria das fraturas nasais pode ser corrigida de maneira adequada após a redução óssea e septal com liberação lateral superior, independentemente da técnica empregada.

O uso das osteotomias complementares na fase aguda do traumatismo nasal é controverso. Muitos cirurgiões reservam essa manobra para as rinoplastias secundárias, realizadas em um momento posterior (42). Staffel (36) e outros autores preconizam o uso das osteotomias complementares quando não for possível a redução completa das fraturas dos ossos nasais, pois podem produzir lesão do periósteo quando realizadas na fase aguda do traumatismo. O traumatismo provo-

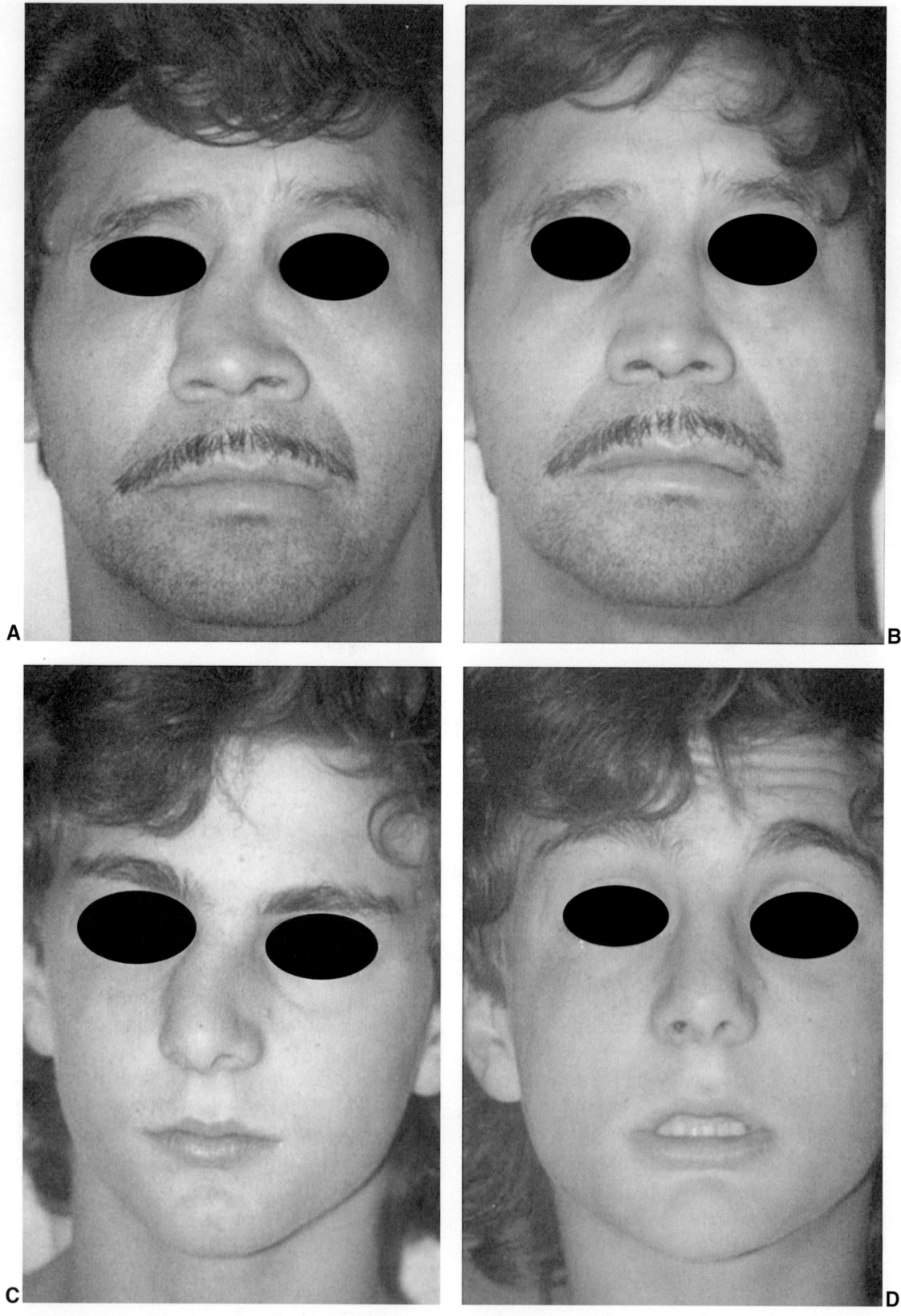

Figura 15.12

Dois casos de fratura nasal traumática. **A:** Fratura óssea e septal com deformidade nasal secundária. **B:** Período pós-operatório intermediário da redução fechada. **C:** Traumatismo nasal contuso com fratura óssea e desvio do septo nasal. **D:** Período pós-operatório imediato da redução fechada.

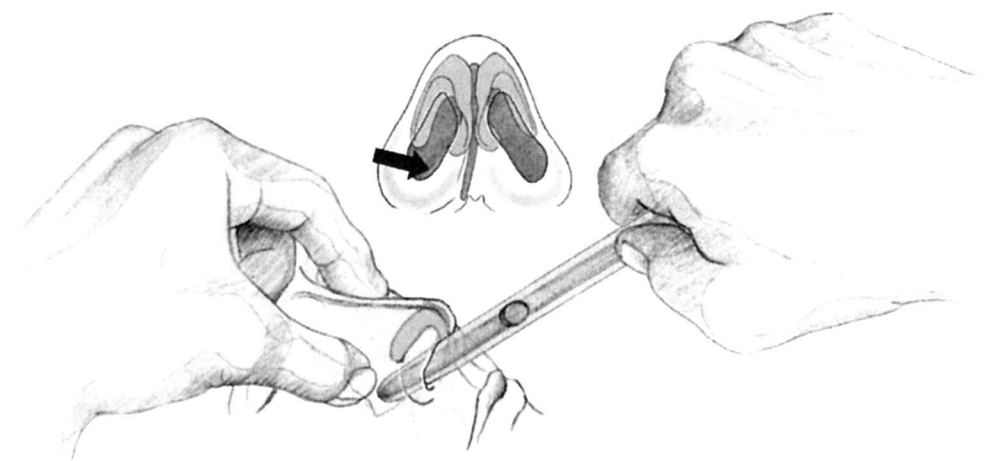

Figura 15.13
Técnica utilizada para a redução do septo nasal quando este foi completamente deslocado de sua fixação à crista maxilar.

cado pela osteotomia lateral contínua pode causar instabilidade dos fragmentos reposicionados (43). Assim, se forem realmente necessárias, as osteotomias devem ser mínimas ou realizadas pela via percutânea de modo a reduzir a chance de lesão periosteal (44). Para a realização da osteotomia lateral, nós preferimos o uso do osteótomo reto de 3 a 4 mm, com protetor, que auxilia na localização tátil de sua palheta e assegura que os cortes ósseos sejam precisos. Outra opção consiste em colocar o segmento protegido do osteótomo dentro do nariz, conduta preferida pelo autor sênior. Essa manobra parece ser capaz de produzir lacerações controladas da mucosa que permitem a saída de fluido e, conseqüentemente, minimiza a formação de equimose no pós-operatório.

Nos traumatismos nasais de alta energia, pode haver fragmentação dos ossos nasais, cuja redução apropriada não é possível de ser obtida pelas técnicas habituais. Nesses casos, deve-se considerar o uso de alguma técnica aberta. Se a fratura nasal for exposta, a laceração das partes moles externas do nariz pode ser usada como acesso aos fragmentos ósseos. Outra opção consiste em realizar uma incisão transversa externa, no ângulo nasofrontal, o que normalmente propicia excelente acesso ao dorso nasal. A incisão coronal também permite a visualização direta dos segmentos fraturados, além de prevenir a formação de cicatriz na face. Abordagem alternativa, que propicia ampla exposição e sem a necessidade de incisões na face, consiste na técnica de desenluvamento da face média (45). Uma desvantagem dessa técnica é a possibilidade de perda da projeção nasal no pós-operatório, secundária à incisão transfixante bilateral do septo, necessária quando esta técnica é empregada. Uma vez expostos, os fragmentos ósseos podem ser fixados por fios de aço (46), suturados (47) ou fixados internamente com miniplacas de titânio (48).

Após a conclusão de todas as manobras corretivas, é feita a contenção do nariz. Uma ampla variedade de materiais encontra-se disponível para a fixação interna e externa do nariz. Inicialmente, a maioria dos cirurgiões aplica uma fita adesiva ao nariz, o que ajuda a eliminar o espaço morto e protege a pele subjacente da pressão exercida pelo material de suporte externo. A contenção, independentemente do material utilizado, protege os ossos nasais recém-reposicionados, reduz o edema pós-operatório e, ainda, faz com que o paciente se lembre dos cuidados a serem observados. Tradicionalmente, os materiais mais empregados têm sido: gesso de Paris (49), resina termoplástica (50) e talas de espuma pré-fabricados (Fig. 15.15). Nenhum desses materiais apresenta vantagem significativa sobre os outros. A escolha é determinada pela familiaridade do cirurgião e pela disponibilidade do produto. Recentemente, a resina de fibra de vidro foi adaptada, produzindo material de modelagem rápida (51). A resina endurece rapidamente, não sendo necessária manipulação térmica, o que faz com que sua aplicação seja rápida, o que reduz o edema associado à manipulação do nariz. Em contraposição a essa conduta, Camirand et al. (52) recomendam que nenhuma contenção externa seja aplicada. Relatam, em sua série de mais de 800 rinoplastias primárias e secundárias, que não observaram nenhum caso de luxação precoce dos ossos nasais com a adoção dessa conduta.

Usualmente, não é necessário tamponamento nasal interno. Se houver instabilidade do osso nasal reduzido, pode-se usar uma cunha de material absorvível (p. ex., Gelfoam) para dar suporte ao fragmento. Alternativamente, pode ser realizado o tamponamento tradicional com gazes. Os tamponamentos nasais que contêm embutido um dispositivo que permite o fluxo aéreo oferecem maior conforto ao paciente. O tamponamento nasal é altamente recomendável após a drenagem do hematoma septal ou quando há sangramento significativo no período pós-operatório.

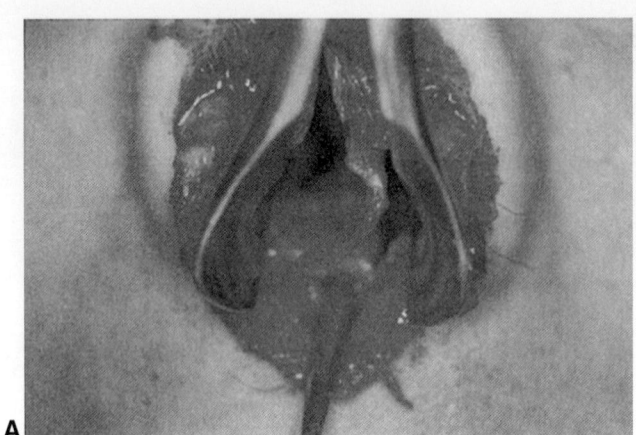
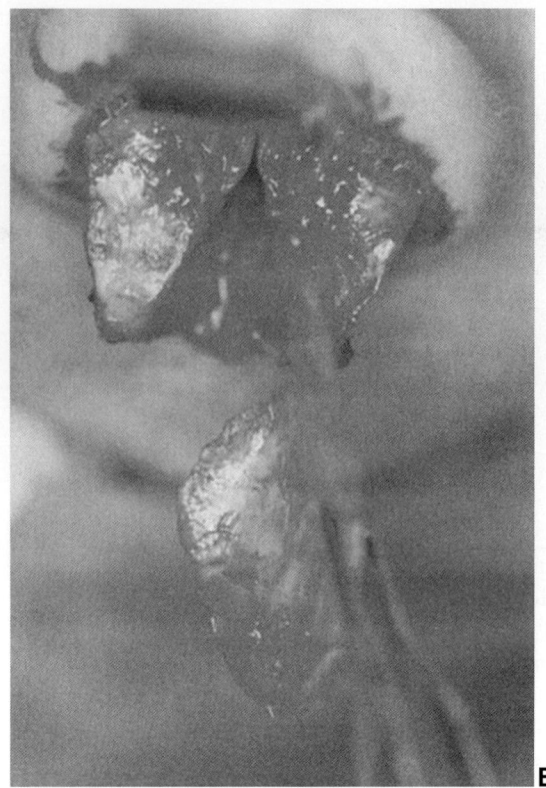
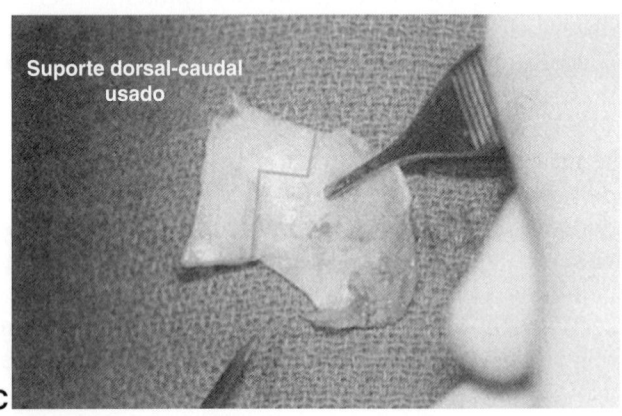
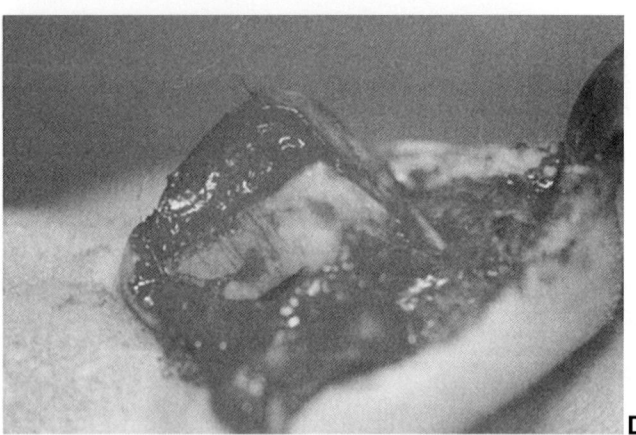

Figura 15.14
Técnica de transplante septal. **A:** Exposição do septo nasal pela septorrinoplastia aberta. **B:** Retirada do septo cartilaginoso. **C:** Criação de um suporte dorsal-caudal com formato de "L". **D:** Reposicionamento e fixação do septo remodelado.

COMPLICAÇÕES

O traumatismo nasal contuso predispõe à ocorrência de diversas complicações pós-traumáticas. Pode haver o desenvolvimento de problemas graves tanto no período pós-traumático imediato, como após meses ou anos. Nas complicações agudas, o exame físico inicial constitui a chave essencial para a identificação de potenciais complicações futuras.

O hematoma septal exige intervenção imediata. Geralmente sua presença é indicada pela identificação de espessamento anormal do septo. Sempre que a largura do septo for maior que 2 a 4 mm, deve-se suspeitar da presença de hematoma. Além do espessamento septal, a presença de machas avermelhadas ou azuladas também constitui sinal indicativo do hematoma septal. Embora o diagnóstico dos hematomas septais seja habitualmente realizado através do exame físico, alguns sintomas podem indicar a sua presença: obstrução nasal (95%), dor (50%), febre e, ocasionalmente, rinorréia inespecífica (53). O tratamento do hematoma consiste em sua incisão e drenagem. Quando o hematoma é bilateral, devem ser feitas incisões mucopericondriais, de modo a não se sobreporem, o que produziria risco de

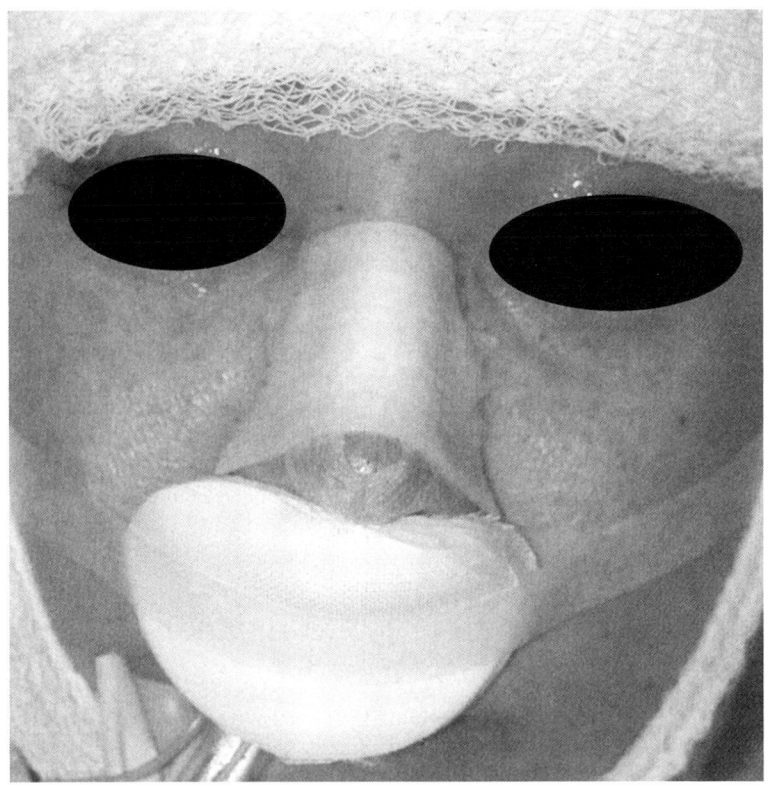

Figura 15.15
Splint termoplástico Aquaplast.

perfuração septal tardia. Após a drenagem do hematoma, aplica-se tamponamento nasal compressivo para prevenir sua recorrência. O tratamento precoce e correto dos hematomas septais é essencial para a prevenção de deformidades nasais secundárias. O hematoma não tratado pode levar à desvitalização da cartilagem do septo, necrose e deformidade nasal "em sela" (54).

O abscesso septal também representa uma complicação do hematoma septal não tratado, na medida em que o sangue acumulado atua como excelente meio de cultura. A maioria dos abscessos é causada pelo *Staphylococcus aureus* ou pelo *Streptococcus pneumoniae*, embora estes abscessos sejam raros (55). O tratamento dessa complicação infecciosa consiste em drenagem, tamponamento nasal e uso de antimicrobianos de largo espectro. Uma complicação muito grave dos abscessos septais, quando estes não são tratados, consiste no desenvolvimento de meningite secundária, que ocorre por bacteremia retrógrada através das veias emissárias (56).

Mesmo com o diagnóstico e o tratamento adequados dos traumatismos nasais, o resultado estético final pode ser inaceitável para o paciente ou para o médico. A rinoplastia formal ou a septorrinoplastia de revisão devem ser consideradas como as últimas alternativas para o tratamento das lesões nasais traumáticas. Como mencionado, as taxas de revisões variam entre 10% e 40%, de acordo com o tratamento inicial. Por esse motivo o paciente deve sempre ser informado acerca dessa possibilidade.

CONCLUSÕES

Para que o tratamento das lesões nasais traumáticas seja adequado e propicie bons resultados tardios, a abordagem deve ser cuidadosa e gradual. O tratamento começa pela estabilização da lesão ainda na fase aguda, que se segue exame físico detalhado. Em seguida, o tratamento (clínico e cirúrgico) deve ser orientado pelas características específicas da lesão. Nenhuma fratura nasal é igual à outra. O reconhecimento da lesão do septo, das cartilagens laterais superiores e de outras estruturas de sustentação permite que o tratamento adequado seja instituído. O desenvolvimento das deformidades nasais secundárias e a necessidade de rinoplastia de revisão podem ser reduzidos se as lesões traumáticas do nariz forem abordadas conforme este protocolo.

PONTOS IMPORTANTES
- A identificação do mecanismo do traumatismo constitui componente essencial da avaliação clínica.
- A determinação das características estruturais do nariz antes do traumatismo pode evitar questionamentos futuros.
- Durante a avaliação inicial do traumatismo nasal, são essenciais: iluminação adequada, instrumentos próprios e auxílio.
- A presença de lesões associadas deve sempre ser lembrada e pesquisada.
- Quando o espessamento septal for maior que 2 a 4 mm, deve-se considerar a presença de hematoma septal.

REFERÊNCIAS

1. Wang TD, Facer GW, Kern EB. Nasal fractures. In: Gates GA, ed. *Current therapy in otolaryngology: head and neck surgery*, Vol. 4. Philadelphia: BC Decker, 1990:105-109.
2. Doerr, T. Nasal fractures. In: Cummings CW ed. *Otolaryngology head and neck surgery*. Baltimore: Mosby, 1998:Chapter 46.
3. Dickson MG, Sharp DT. A prospective study of nasal fractures. *J Laryngol Otol* 1996;100:543-546.
4. Harrison DH. Nasal injuries: their pathogenesis and treatment. *Br J Plast Surg* 1979;32:57-64.
5. Hussain K, Wijetunge DB, Grubnic S, et al. A comprehensive analysis of craniofacial trauma. *Journal of Trauma-Injury Infection & Critical Care* 1995;36(1):34-47.
6. Simoni P, Ostendorf R, Cox Al 3rd. Effect of air bags and restraining devices on the pattern of facial fractures in motor vehicle crashes. *Arch Facial Plast Surg* 2003;5(1):113-115.
7. Verwoerd, CD. Present day treatment of nasal fractures: closed versus open reduction. *Facial Plastic Surgery* 1992;8(4):220-223.
8. Rhee SC, Kim YK, Cha JH, et al. Septal fracture in simple nasal bone fracture. *Plast Reconstr Surg* 2004;113(1):45-52.
9. Fry HJ. The interlocked stresses of articular cartilage. *Br J Plast Surg* 1974;27(4):363-364.
10. Wexler MR. Reconstructive surgery of the injured nose. *Otolaryngol Clin North Am* 1975;8(3):663-677.
11. Renner GJ. Management of nasal fracture. *Otolaryngol Clin North Am* 1971;24:195-213.
12. Cara DM, Norris AM, Neale LJ. Pain during awake nasal intubation after topical cocaine or phenylephrine/lidocaine. *Anesthesia* 2003;58(8):777-780.
13. Logan M, O'Driscoll K, Masterson J. The utility of nasal bone radiographs in nasal trauma. *Clin Radiol* 1994;49:192-194.
14. DeMarino DP, Steiner E, Poster RB. Three-dimensional computed tomography in maxillofacial trauma. *Arch Otolaryngol Head Neck Surg* 1986;112(2):146-150.
15. Pollock RA. Nasal trauma: pathomechanics and surgical management of acute injuries. *Clin Plast Surg* 1992;19:133-147.
16. Teymoortash A, Sesterhenn A, Kress R, et al. Efficacy of ice packs in the management of epistaxis. *Clin Otolaryngol* 2003;28(6):545-547.
17. Evans AS, Young D, Adamson R. Is the nasal tampon a suitable treatment for epistaxis in Accident & Emergency? A comparison of outcomes for ENT and A&E packed patients. *J Laryngol Otol* 2004;118(1):12-14.
18. Singer Al, McClain SA, Katz A. A porcine epistaxis model: hemostatic effects of octyl cyanoacrylate. *Otolaryngol Head Neck Surg* 2004;130(5):553-557.
19. Walshe P. The use of fibrin glue to arrest epistaxis in the presence of a coagulopathy. *Laryngoscope* 2002;112(6):1126-1128.
20. Weber CR, Griffin JM. Evaluation of dexamethasone for reducing postoperative edema and inflammatory response after orthognathic surgery. *J Oral Maxillofac Surg* 1994;52(1):35-39.
21. Habal MB. Prevention of postoperative facial edema with steroids after facial surgery. *Aesthetic Plast Surg* 1985;9(2):69-71.
22. Ridder GJ, Boedeker CC, Fradis M, et al. Technique and timing for closed reduction of isolated nasal fractures: a retrospective study. *Ear Nose Throat* 12002;81(1):49-54.
23. Murray JA, Maran AG, Mackenzie IJ, et al. Open vs. dosed reduction of the fractured nose. *Arch Otolaryngol* 1984;110(12):797-802.
24. Fernandes SV. Nasal fractures: the taming of the shrewd. *Laryngoscope* 2004;114(3):587-592.
25. Newton CR, White PS. Nasal manipulation with intravenous sedation. Is it an acceptable and effective treatment? *Rhinology* 1998;13:491-494.
26. Rajapakse Y, Courtney M, Bialostocki A, et al. Nasal fractures: a study comparing local and general anesthesia techniques. *Aust NZ J Surg* 2003;36:114-116.
27. Courtney MJ, Rajapakse Y, Duncan G, et al. Nasal fracture mann pulation: a comparative study of general and local anesthesia techniques. *Clin Otofaryngol* 2003;28:472-475.
28. Lopez MA, Liu JH, Hartley BE, et al. Septal hematoma and abscess after nasal trauma. *Clin Pediatr* 2003;39(10):609-610.
29. Keller IL, Evan KE, Wetmore RE Toxic shock syndrome after closed reduction of a nasal fracture. *Otolaryngol Head Neck Surg* 1999;120(4):569-570.
30. Jacobson JA, Stevens MH, Kasworm EM. Evaluation of singledose cefazolin prophylaxis for toxic shock syndrome. *Arch Otolaryngol Head Neck Surg* 1988;114(3):326-327.
31. Koc A, Erginoglu U, Karaaslan O. Otorhinolaryngological procedures in the fifteenth century in Anatolia. *Ann Otol Rhinol Laryngol* 2004;113(5):414-417.
32. Illum P. Long-term results after treatment of nasal fractures. *J Laryngol Otol* 1986;100(3):273-277.
33. Waldron J, Mitchell DB, Ford G. Reduction of fractured nasal bones; local versus general anesthesia. *Clin Otolaryngol* 1989;14(4):357-359.
34. Murray JA, Maran AG. The treatment of nasal injuries by manipulation. *J Laryngol Otol* 1980;94(12):1405-1410.
35. Rohrich RJ, Adams Jr WP. Nasal fracture management: minimizing secondary nasal deformities. *Plast Reconstr Surg* 2000;106(2):266-273.
36. Staffel JG. Optimizing treatment of nasal fractures. *Laryngoscope* 2002;112(10):1709-1719.
37. Alvarez H, Osorio J, De Diego JI, et al. Sequelae after nasal septum injuries in children. *Auris Nasus Larynx* 2000;27(4):339-342.
38. Brown L, Denmark TK, Wittlake WA, et al. Procedural sedation use in the ED: management of pediatric ear and nose foreign bodies. *Am J Emerg Med* 2004;22(4):310-314.
39. Byrd HS, Salomon J, Flood J. Correction of the crooked nose. *Plast Reconstr Surg* 1998;102(6):2148.
40. Riechelmann H, Rettinger G. Three-step reconstruction of complex saddle nose deformities. *Arch Otolaryngol Head Neck Surg* 2004;130(3):334-338.
41. Teller DC. Anatomy of a rhinoplasty: emphasis on the middle third of the nose. *Facial Plastic Surgery* 1997;13(4):241-252.
42. Murakami CS, Larrabee WE Comparison of osteotomy techniques in the treatment of nasal fractures. *Facial Plast Surg* 1992;8:209-219.

43. Gryskiewicz IM, Gryskiewicz KM. Nasal osteotomies: a clinical comparison of the perforating methods versus the continuous technique. *Plast Reconstr Surg* 2004;113(5):1445-1456.
44. Byrne PJ, Walsh WE, Hilger PA. The use of "inside-out" lateral osteotomies to improve outcome in rhinoplasty. *Arch Facial Plast Surg* 2003;5(3):251-255.
45. Cultrara A, Turk JB, Har-El G. Midfacial degloving approach for repair of naso-orbital-ethmoid and midfacial fractures. *Arch Facial Plast Surg* 2004;6(2):133-135.
46. Kurihara K, Kim K. Open reduction and interfragment wire fixation of comminuted nasal fractures. *Ann Plast Surg* 1990;24(2):179-185.
47. Renner GJ. Management of nasal fractures. *Otolaryngol Clin North Am* 1991;24(1):195-213.
48. Sargent LA, Rogers GE Nasoethmoid orbital fractures: diagnosis and management. *J Craniomaxillofac Trauma* 1999;5(1):19-27.
49. Webster RC, Smith RC, Barrera A, et al. External splinting of the nose. *Laryngoscope* 1983;93:1615-1616.
50. Cunningham MW, Yousif NJ, Sanger JR, et al. Aquaplast for nasal splinting. *Ann Plast Surg* 1984;13:357-358.
51. Ahn MS, Maas CS, Monhian N. A novel, conformable, rapidly setting nasal splint material: results of a prospective study. *Arch Facial Plast Surg* 2003;5(2):189-192.
52. Camirand A, Doucet J, Harris L Nose surgery (rhinoplasty) without external immobilization and without internal packing: a review of 812 cases. *Aesthetic Plast Surg* 1998;22(4):245-252.
53. Canty PA, Berkowitz RG. Hematoma and abscess of the nasal septum in children. *Arch Otolaryngol Head Neck Surg* 1996;122:1373-1376.
54. Wilson SW, Milward TM. Delayed diagnosis of septal haematoma and consequent nasal deformity. *Injury* 1994;25(10):685-686.
55. Lopez MA, Liu JH, Hartley BE, et al. Septal hematoma and abscess after nasal trauma. *Clin Pediatr* 2000;39(10):609-610.
56. Eavey RD, Malekzakeh M, Wright HT Jr. Bacterial meningitis secondary to abscess of the nasal septum. *Pediatrics* 1977;60(1):102-104.

CAPÍTULO 16

Rinoplastia Secundária

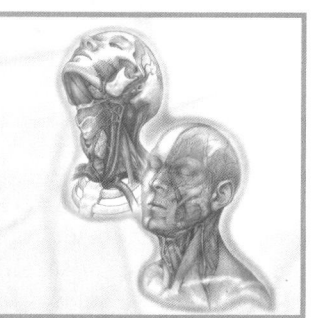

Stephen W. Perkins ▪ Shervin Naderi

Apesar de ter sido percebido o desenvolvimento de novos procedimentos e de novas técnicas estéticas nas últimas décadas, a rinoplastia ainda representa uma das cirurgias mais desafiadoras e gratificantes realizadas pelos cirurgiões plásticos. Trata-se de procedimento cirúrgico que pode alterar, de maneira dramática, a aparência do paciente, reduzindo a excessiva atenção que o nariz atrai, em virtude de sua localização no centro da face. Quando é concluída com sucesso, tende a propiciar o resgate da confiança do indivíduo, independentemente de sua idade. Por outro lado, quando o resultado não é bom, o paciente pode se tornar introvertido, constrangido e, até mesmo, deprimido. Em ambos os sexos, a rinoplastia destaca-se como um dos procedimentos estéticos mais comuns, sendo realizada em quase todas as faixas etárias e situações da vida.

A rinoplastia é uma cirurgia que demanda anos de aprendizagem e toda uma vida para se obter a perfeição. Para que o paciente sinta-se satisfeito após o procedimento, o cirurgião deve compreender que seus resultados estéticos e funcionais caminham juntos. A fim de progressivamente melhorar seus resultados cirúrgicos, o cirurgião deve esforçar-se em obter o máximo de aprendizado a partir de suas próprias decisões cirúrgicas e manobras realizadas no pré e no intra-operatório. O registro sistemático dos achados e das dificuldades enfrentadas durante os procedimentos cirúrgicos constitui uma ferramenta valiosa neste processo de auto-avaliação e auto-aperfeiçoamento.

A análise estética da face representa o primeiro desafio com que se depara o cirurgião plástico empenhado em realizar rinoplastia. Em uma operação onde milímetros determinam o resultado, é essencial que o planejamento pré-operatório seja cuidadoso. O segundo desafio consiste na configuração tridimensional da arquitetura óssea e cartilaginosa do nariz. Cada manobra cirúrgica destinada a modificar determinada perspectiva do nariz pode produzir alterações significativas nas outras perspectivas. O envoltório de tecidos moles e seu potencial encolhimento com o tempo representam o terceiro e mais imprevisível desafio para o cirurgião. Embora tradicionalmente os cirurgiões e os pacientes considerem definitivo o resultado obtido no primeiro ano após o procedimento cirúrgico, o resultado final pode sofrer alterações mesmo até 10 a 20 anos mais tarde, por causa das contínuas alterações pelas quais passa o envoltório de tecidos moles.

Esses fatores sempre devem ser considerados quando se tratar da primeira intervenção nasal (rinoplastia primária). No entanto, em razão de uma série de motivos, pode ser necessária nova intervenção em um nariz previamente operado. Como, muitas vezes, esta nova intervenção corresponde a um terceiro ou quarto procedimento cirúrgico, o termo "rinoplastia de revisão" nos parece mais apropriado e ilustrativo do que a denominação mais comumente utilizada, "rinoplastia secundária". Diversos motivos podem contribuir para a necessidade de revisão, incluindo: planejamento cirúrgico inadequado; ressecção insuficiente; ou, mais freqüentemente, rinoplastia redutora excessivamente zelosa; envoltório de tecidos moles muito espesso ou muito fino; arcabouço nasal insuficiente; cicatrização com padrão imprevisível; comunicação pré-operatória insuficiente entre o médico e o paciente; expectativas inatingíveis por parte do paciente; ou lesão traumática em um nariz previamente operado. De qualquer forma, as indicações da rinoplastia de revisão não se limitam ao elenco anteriormente apontado.

A rinoplastia de revisão introduz uma série de novos desafios para o cirurgião plástico. Graus variáveis de cicatrização, perda dos mecanismos de sustentação nasal em função de reduções agressivas e ausência de cartilagem septal adequada para a reconstrução constituem apenas alguns dos obstáculos com que o cirurgião pode se defrontar ao optar por abordar um nariz previamente operado. O uso de cartilagem auricular ou de outros blocos de reconstrução disponíveis (p. ex., cartilagem costal, cartilagem previamente irradiada, GORE S.A.M. [material de aumento do subcutâneo, da Gore-Tex], AlloDerm [ou outro tecido acelular] e outros materiais alternativos à cartilagem septal autógena) também é muito mais comum do que nas rinoplastias primárias. No entanto, mesmo nas rinoplastias secundárias, o uso dos aloenxertos deve representar uma opção, não devendo ser rotineiramente empregado em substituição aos auto-enxertos, que ainda são preferidos (1). Um enxerto valioso, embora pouco utilizado, é o enxerto autólogo de derme, especialmente naqueles pacientes preocupados com o risco de infecção por príons ou por outras pequenas partículas infecciosas potencialmente associadas aos tecidos cadavéricos (3).

O planejamento pré-operatório, incluindo o exame e o aconselhamento ambulatoriais, representa um investimento de tempo essencial. Não podemos subestimar a importância dos registros fotográficos pré-operatórios. Trata-se de oportunidade ímpar para a comunicação visual entre o cirurgião e o paciente, no que concerne aos objetivos da operação. Além disso, o uso de programas simuladores de imagem também permite ao cirurgião mostrar as possíveis limitações impostas pela anatomia individual do paciente. A avaliação ambulatorial propicia, ainda, a oportunidade de se discutir as opções de eventuais implantes. Lembramos que a sala de recuperação pós-anestésica não é o local ideal para informar-se ao paciente que foi usado um implante de corpo estranho ou cadavérico. No mesmo sentido, todos os pacientes devem estar cientes que apenas após o início do procedimento, quando o cirurgião conhece as condições do nariz, é que será possível avaliar de maneira adequada o que foi anteriormente realizado e o que precisa ser feito para corrigir o problema. A incisão columelar também deve ser mencionada para o paciente. As revisões múltiplas, especialmente do lóbulo, com freqüência exigem abordagem externa, enquanto os outros problemas podem ser abordados pela via endonasal, na qual é possível a instalação de enxerto, correção da retração alar e refinamento do dorso.

Os problemas que demandam rinoplastia de revisão podem ser classificados de acordo com o sítio anatômico, assim como em função dos tipos de defeitos estéticos e funcionais mais comumente encontrados. As regiões nasais que com maior freqüência necessitam ser abordadas são: a pirâmide, o lóbulo e as vias aéreas nasais. A maior parte desses problemas pode ser atribuída a erros omissivos ou a erros comissivos. Os erros omissivos correspondem àquelas manobras que deveriam ter sido realizadas durante a cirurgia original, mas não o foram. Por outro lado, os erros comissivos dizem respeito às manobras que não eram necessárias na cirurgia prévia ou que foram realizadas de maneira muito agressiva, produzindo nariz instável e com aspecto de excessivamente operado. Neste capítulo apresentamos as causas mais comuns de rinoplastia de revisão em nossa prática, e também oferecemos algumas soluções cuja eficácia já foi comprovada pelo tempo.

ERROS OMISSIVOS

Os erros por omissão incluem, com maior freqüência, o refinamento inadequado da ponta, a redução inadequada da giba dorsal ou o estreitamento da pirâmide. A hiperprojeção da ponta ou a insuficiente rotação do nariz constituem outros exemplos deste erro. Esses problemas são fáceis de serem corrigidos, exigindo a complementação das manobras que foram realizadas de maneira muito conservadora ou que não foram realizadas na cirurgia original (Fig. 16.1).

Aqui, e em outras partes deste capítulo, ressaltamos que a identificação exata das variações estruturais internas causadoras da anormalidade estética ou funcional constitui o primeiro passo para a correção de qualquer deformidade nasal, seja primária, seja remanescente. Como em qualquer especialidade médica, o diagnóstico constitui o passo inicial fundamental. Nesse sentido, o cirurgião deve estudar detalhadamente o nariz, estabelecer o diagnóstico do problema e, a partir de então, oferecer uma solução individualizada. Com muita freqüência, os cirurgiões desenvolvem, em seu aprendizado, uma rinoplastia-"padrão", aplicando-a a todos os casos, independentemente do problema e das sutis diferenças individuais da anatomia. No entanto, sem um diagnóstico apropriado, não é possível a realização do procedimento cirúrgico mais adequado.

Hiperprojeção da Ponta

O excesso de projeção da ponta pode ter causas variadas, motivo pelo qual existem técnicas diferentes para solver o problema. Podemos citar, como exemplos de fatores causais: septo caudal muito extenso; cartilagens laterais longas e de disposição baixa; ponta nasal "suspensa" ou pouco rodada, conferindo aspecto de hiperprojeção; e uso prévio e excessivo de enxertos para aumento da ponta nasal. É essencial que o cirurgião perceba as relações estéticas entre a projeção e a rotação da ponta; deve, ainda, antecipar como cada manobra cirúrgica pode afetar uma ou ambas. Nossa primeira opção para a redução da projeção consiste na incisão transfixante bilateral, de modo a romper o sistema de sustentação da ponta nasal. A segunda manobra consiste na ressecção apropriada do septo caudal. Se for necessária redução adicional da projeção, empregamos a técnica de Lipsett; para tanto, utilizamos fio de polidioxanona 6-0. Essa técnica envolve a transecção da *crus* medial da cartilagem lateral inferior, em algum ponto entre os seus terços superior e médio, criando-se um retalho condrocutâneo que, em seguida, é avançado medialmente e sobreposto e suturado ao defeito, produzindo encurtamento da *crus* medial da cartilagem lateral inferior. Além da redução da projeção vertical, essa manobra também produz derrotação. Embora seja aplicada bilateralmente, a técnica de Lipsett

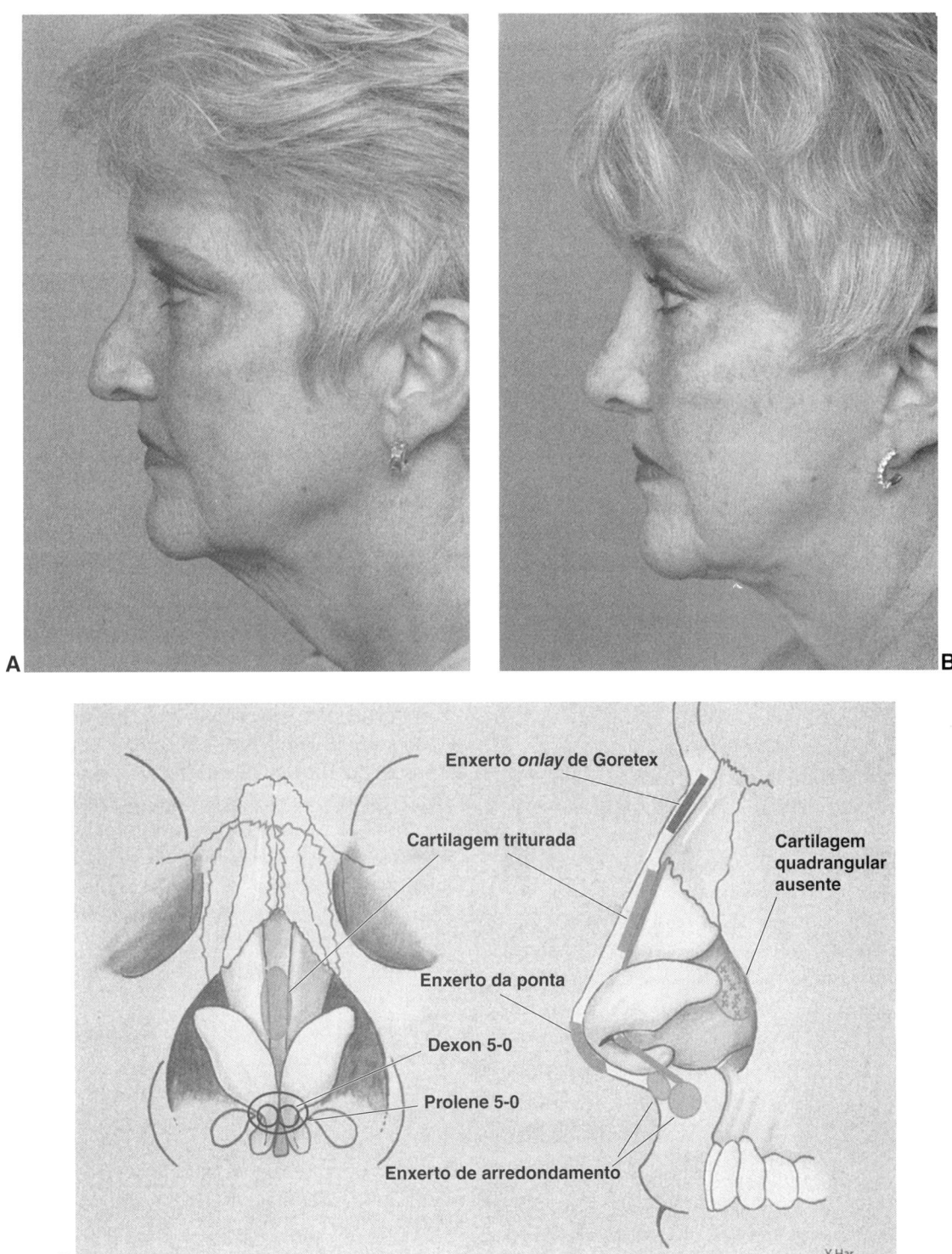

Figura 16.1

Erros por omissão. **A-C:** Deformidade em bico de papagaio causada pela ressecção insuficiente do dorso cartilaginoso. Redução do dorso da pirâmide cartilaginosa média, seguida pela instalação de cartilagem triturada para camuflagem. Observe, ainda, o enxerto de raiz.

pode ser realizada unilateralmente para corrigir as assimetrias da ponta. A descrição original de Lipsett (3) não incluía a sutura de estabilização, mas por causa da retração produzida pela cicatrização, consideramos que esta manobra ofereça melhores resultados.

Hipoprojeção da Ponta

Para aumentar a rotação da ponta, pode ser ressecada uma cunha do septo caudal, de aspecto triangular invertido. Como já aludido, essa manobra também reduz a projeção, fato que deve ser considerado pelo cirurgião. O retalho crural lateral também é uma opção útil, produzindo redução da projeção e rotação. Essa técnica envolve a elevação da pele e da mucosa do vestíbulo, junto à *crus* lateral da cartilagem lateral inferior, realizada em algum ponto entre os seus terços medial e lateral. Em seguida, é feita a divisão, o encobrimento e a sutura de estabilização com Monocryl 5-0. Nossa técnica consiste em uma modificação da técnica descrita por Kridel em 1991 (4).

Igualmente importante é o entendimento que a remoção parcial da porção cefálica da cartilagem permite à rotação da ponta, que pode, ainda, ser ampliada pela realização de suturas cupulares. O uso correto de suportes columelares empurra ainda mais a *crus* medial das cartilagens laterais inferiores, ampliando a rotação e oferecendo sustentação para a ponta. Rotação mais acentuada da ponta pode ser obtida pela liberação das conexões existentes entre as cartilagens laterais inferiores (CLI) e o septo caudal e dorsal, que deve ser seguida pela refixação das CLI em posição mais cranial.

ERROS COMISSIVOS

Em nossa prática, os erros comissivos constituem os problemas mais comumente encontrados. Não é rara a existência de uma combinação de problemas decorrentes da associação de erros omissivos e comissivos. Muitos desses problemas decorrem de uma combinação de fatores que, freqüentemente, são representados pela redução exagerada da ponta, com conseqüente instabilidade nasal, e também pela ressecção inadequada em algumas áreas, o que torna a identificação exata do problema um desafio. A deformidade nasal em sela, por exemplo, pode ser causada pela ressecção em excesso do dorso ósseo, pela ressecção insuficiente da cartilagem da região supra-apical ou por ambas.

Anormalidades e Irregularidades da Pirâmide

Os problemas que afetam a pirâmide que mais comumente são encontrados nesta região do nariz incluem a crista dorsal ou a presença de gibosidades perceptíveis, que normalmente aparecem após alguns meses, quando o edema nasal já foi absorvido, realçando, assim, as irregularidades que não foram inicialmente abordadas ou os enxertos que sofreram migração ou que se tornaram visíveis por causa da pequena espessura da pele. A correção desses problemas deve ser direta, podendo ser realizada pela abordagem endonasal, onde se procede à raspagem direta da cartilagem ou à colocação de fragmentos cartilaginosos previamente triturados, que vão atuar no sentido de camuflar as irregularidades. Nessa situação, se a pele nasal for fina, podem ser usados pedaços finos de GORE S.A.M., de Alloderm ou de outras matrizes dérmicas acelulares, de modo a camuflar as irregularidades e espessar a região. O emprego de tecido fibrogorduroso ou de tecido mole também constitui uma opção valiosa para melhorar o contorno nasal. Esses tecidos são encontrados em abundância na cicatriz associada à cirurgia prévia.

A segunda anormalidade mais comum do dorso nasal que exige atenção consiste na presença de ossos nasais assimétricos ou com largura inadequada. Quando os ossos nasais demonstram alargamento, ou quando o dorso é muito largo, a correção pode ser facilmente obtida pelo uso das osteotomias. A combinação das osteotomias mediais de redução com as osteotomias laterais representa a técnica mais usada para estreitar o nariz. Mesmo os narizes submetidos a osteotomias prévias podem ser novamente manipulados de maneira segura, desde que seja aplicada pressão bimanual para conferir firmeza ao osso.

A correção do dorso excessivamente estreito, assim como da deformidade "a céu aberto", impõe o uso de enxertos de expansão ou de enxertos *onlay* de Peck (Figs. 16.2 e 16.3). A causa mais comum dessa deformidade é representada pela retração da cartilagem lateral superior que, geralmente, pode ser evitada pela redução comedida da altura do dorso, identificação dos diferentes componentes ósseos e cartilaginosos, e redução fracionada de cada componente anormal, assim como pela determinação da necessidade de se utilizar enxertos de expansão ainda na primeira rinoplastia. Rohrich *et al.* (5) descreveram essa técnica a partir de um método de cinco estádios. Nós preferimos separar cuidadosamente as cartilagens laterais superiores do septo dorsal, colocando, em seguida, os enxertos de expansão. Enquanto a sutura de acolchoamento é realizada para fixar os enxertos, os enxertos são mantidos na posição correta com o auxílio de duas agulhas calibre 30. Para essa sutura utilizamos Monocryl 5-0. Para o aumento da largura do dorso e a camuflagem das irregularidades da pirâmide nasal, podem ser usados enxertos de cartilagem triturada. Nas situações em que não há cartilagem disponível, pode-se utilizar GORE S.A.M. ou AlloDerm. Nas cirurgias para redução da giba óssea dorsal, se o cirurgião não conseguir manter os ossos nasais juntos, poderá haver o desenvolvimento de deformidade "a céu aberto". A correção desta deformidade, nesses casos, exige a realização de osteotomias adequadas.

A correção dos desvios da pirâmide nasal pode exigir, ocasionalmente, a combinação de uma osteotomia intermediária à osteotomia lateral, ou até mesmo a realização de uma osteotomia transversa externa da raiz nasal. Os resultados estéticos das osteotomias externas parecem ser aceitáveis (6).

A correção do nariz desviado constitui um dos aspectos mais difíceis das cirurgias nasais. Como já mencionado, o arcabouço ósseo exige, freqüentemente, múltiplas osteotomias. No entanto, a correção adequada também requer a avaliação do arcabouço cartilaginoso. Nesses casos, pode ser necessária a realização de suturas de redução, de aumento ou de cerclagem para a correção das assimetrias. Quando a pirâmide é "torta", é necessário que seja determinada a extensão em que o septo contribui para a deformidade, de modo que a correção apropriada seja obtida através de septoplastia e sulcagem da cartilagem septal. Em algumas revisões isso só é exeqüível pela abordagem externa e por cima. A instalação unilateral de enxertos de expansão constitui uma opção viável para retificar o nariz torto, do mesmo modo que o são os enxertos *onlay* de Peck (Figs. 16.2 e 16.3).

A correção da pirâmide também exige a avaliação de sua altura. A ressecção excessiva do dorso pode produzir a deformidade em sela, enquanto a ressecção in-

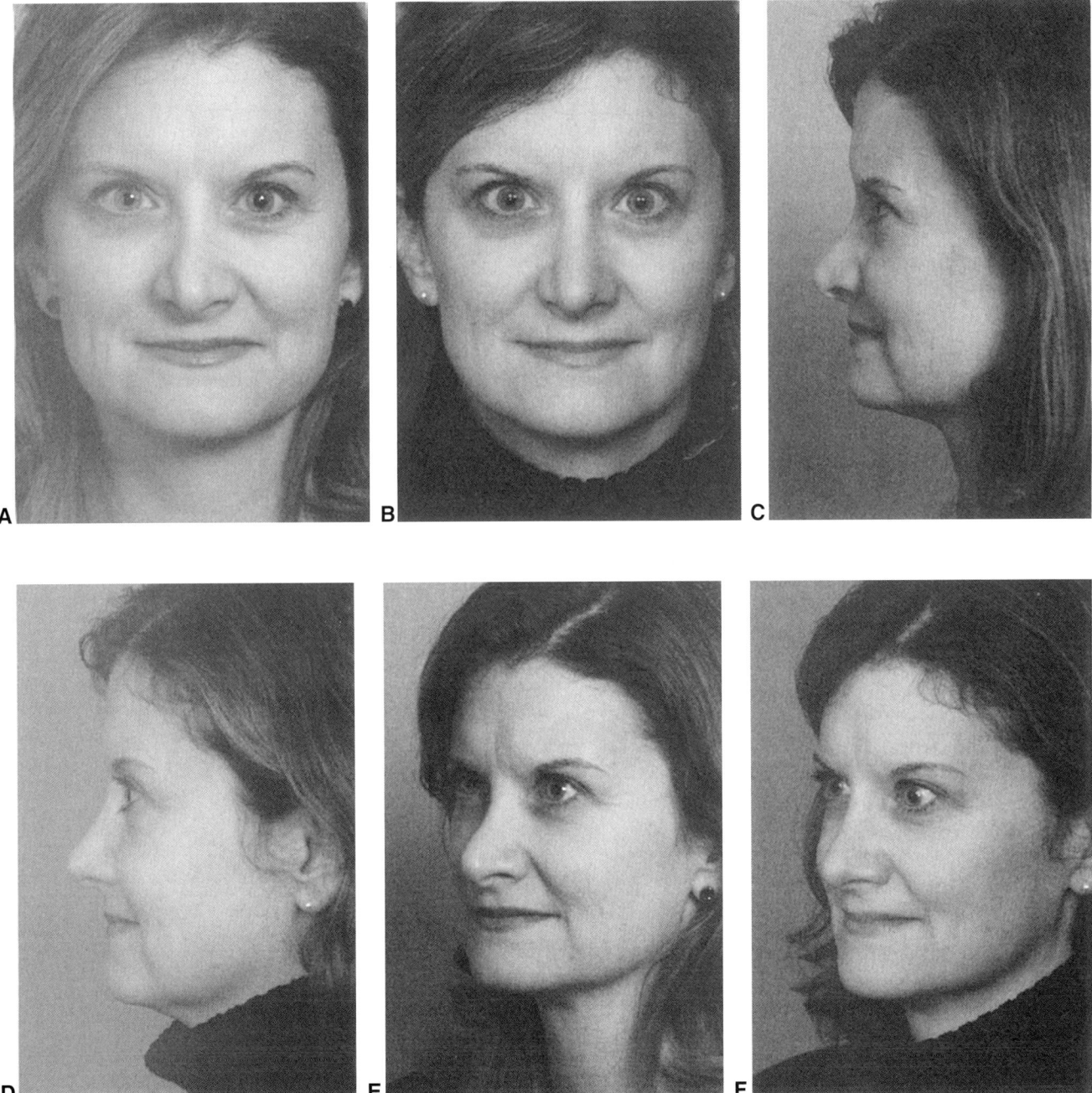

Figura 16.2

A-G: Deformidade nasal em sela com dorso estreito e assimetria da ponta nasal. Uso de vários enxertos, incluindo cartilagem septal e auricular, assim como AlloDerm. (*Continua.*)

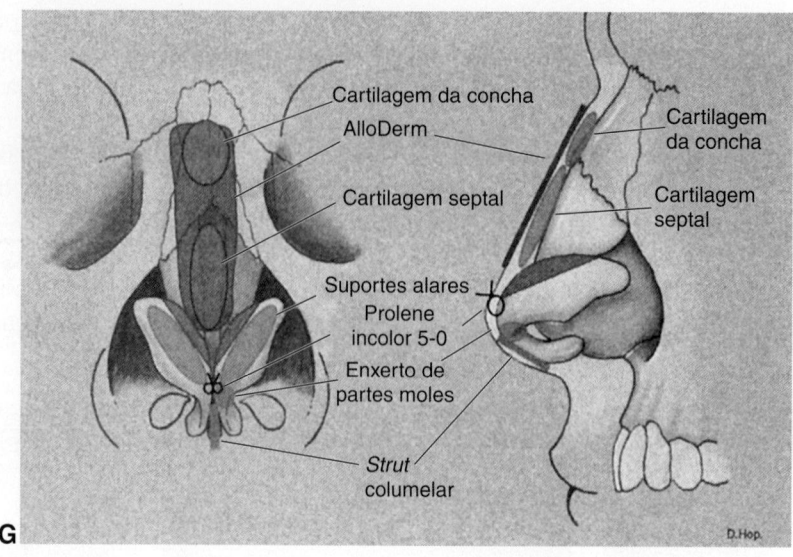

Figura 16.2
(Continuação).

suficiente do dorso cartilaginoso pode gerar a deformidade "em bico de papagaio" (Fig. 16.1). Além disso, a associação de ressecção excessiva do dorso ósseo com remoção insuficiente do dorso cartilaginoso e, possivelmente, com o tecido cicatricial presente na região supra-apical pode resultar na deformidade "em bico de papagaio". A correção de todos esses problemas estéticos deve ser precedida pela avaliação e diagnóstico adequados, de modo a se obter o alinhamento harmônico do dorso com relação à altura da ponta e da região supra-apical. A injeção de corticosteróides pode ser necessária para reduzir a cicatriz e a hipertrofia na ponta (7).

O nariz em sela exige aumento com cartilagem, material aloplástico ou ambos. Ocasionalmente, o septo dorsal também precisa ser aumentado, especialmente quando houver ressecção septal excessiva ou necrose do septo. Nos casos mais graves, preferimos o emprego de cartilagem costal, embora também possam ser usadas múltiplas camadas de cartilagem auricular envoltas por AlloDerm ou por malha de Marselene. Uma alternativa aceitável e facilmente disponível consiste no GORE S.A.M.

Como já mencionado, a deformidade "a céu aberto", produzida pelo colapso ou retração das cartilagens laterais superiores, é uma das anormalidades mais graves e mais comuns da pirâmide. Existem diversas técnicas para a correção desse defeito, incluindo o uso de enxertos de expansão, enxertos *onlay* do dorso e osteotomias.

Indicamos o uso dos enxertos de expansão nas seguintes circunstâncias: (a) assimetria unilateral com fratura-afundamento ou curvatura interna de uma das cartilagens laterais superiores; (b) curvatura interna bilateral das cartilagens laterais superiores com aspecto de "vidro de relógio"; (c) estreitamento acentuado da pirâmide, com giba mediodorsal alta e pele fina; (d) prevenção de deformidade tardia por contração próxima à junção da cartilagem lateral superior com o osso nasal.

Anormalidades do Lóbulo

Algumas deformidades do lóbulo podem ser abordadas pela via endonasal e colocação de enxertos em bolsões especialmente criados. Em outras anormalidades mais graves é necessária a abordagem columelar externa.

Colapso ou Retração Alar

O colapso e a retração alar são causados por fraqueza das asas nasais, secundária à ausência de suporte cartilaginoso nesta área. Esse defeito pode ser congênito, não tendo sido reconhecido pelo cirurgião responsável pela rinoplastia original; ou iatrogênico, em decorrência de cirurgia prévia. Essas anormalidades podem ser corrigidas pela técnica endonasal. Para o colapso alar, enxertos de cartilagem podem ser colocados, através de uma incisão marginal, em bolsões precisamente criados, atuando assim como enxertos de fixação das asas (Fig. 16.4). Essa manobra também tende a melhorar os sintomas associados à obstrução das vias aéreas nasais causada pelo colapso da válvula externa. As retrações alares significativas exigem o uso de enxertos mistos de cartilagem auricular obtidos da concha do pavilhão auricular por acesso anterior. Os enxertos são fixados por sutura simples com categute cromado 5-0. O enxerto misto obtido é colocado na face vestibular da asa, de

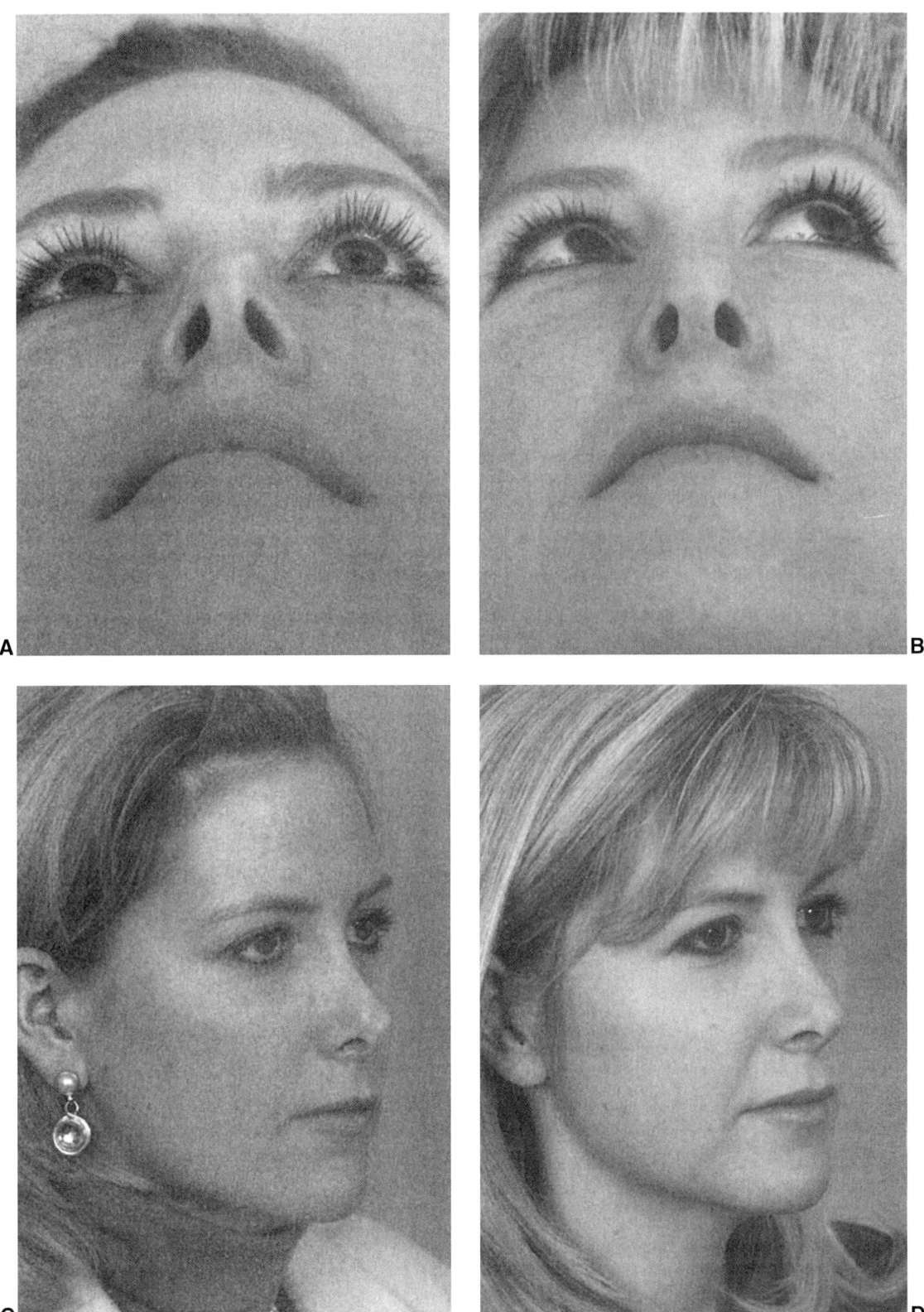

Figura 16.3

A-H: Colapso da válvula média à direita, corrigido por enxerto de expansão ipsolateral. Presença de saliências e assimetria da ponta nasal, corrigida com enxertos de suporte alares retirados da cartilagem da concha e enxerto duplo na ponta. Retração alar corrigida com enxertos compostos de cartilagem da concha. Deformidade nasal em sela corrigida com enxerto cartilaginoso tipo *onlay*. (*Continua.*)

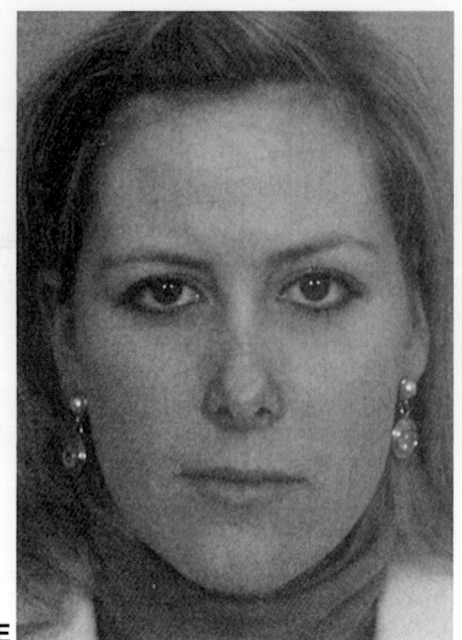
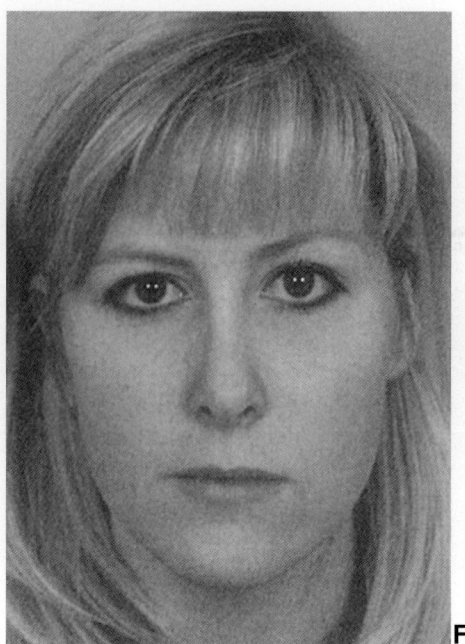
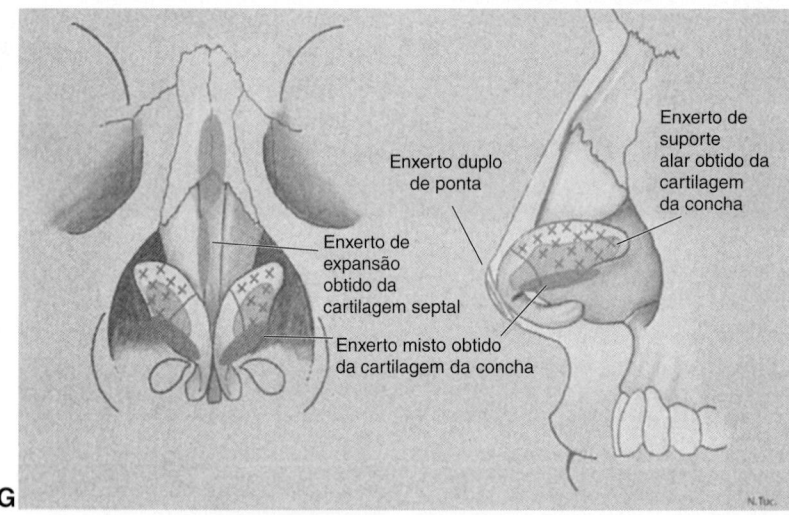
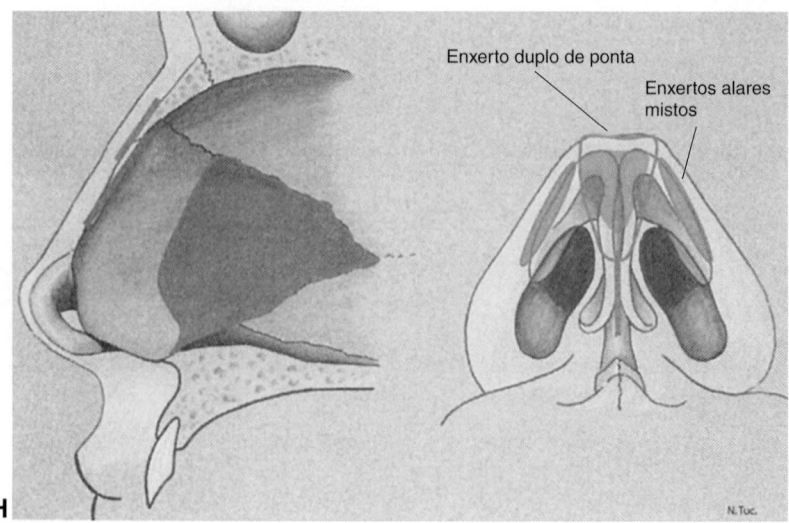

Figura 16.3
(*Continuação*).

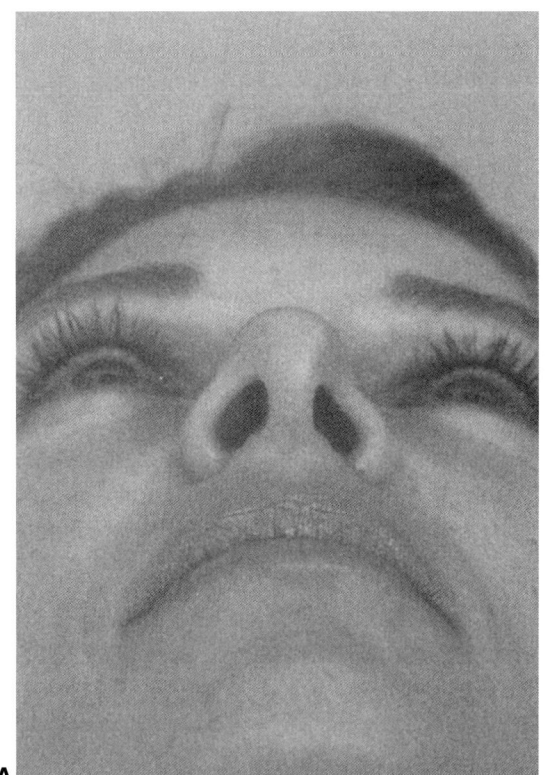
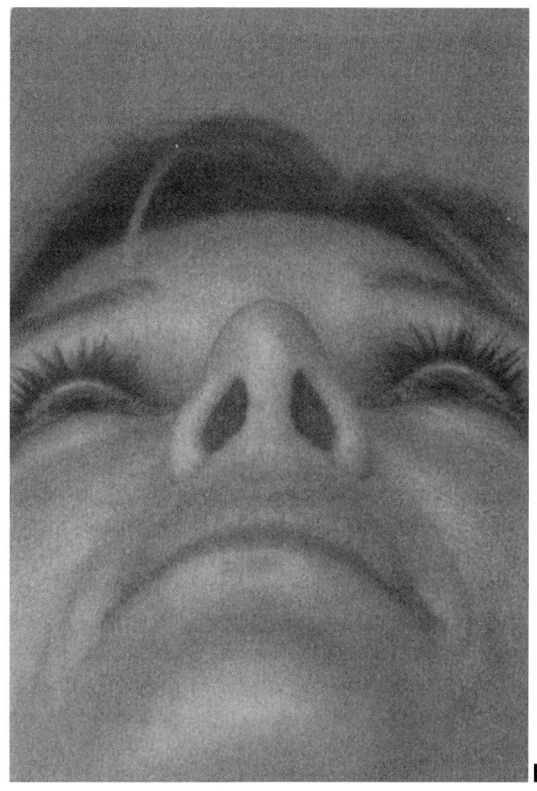
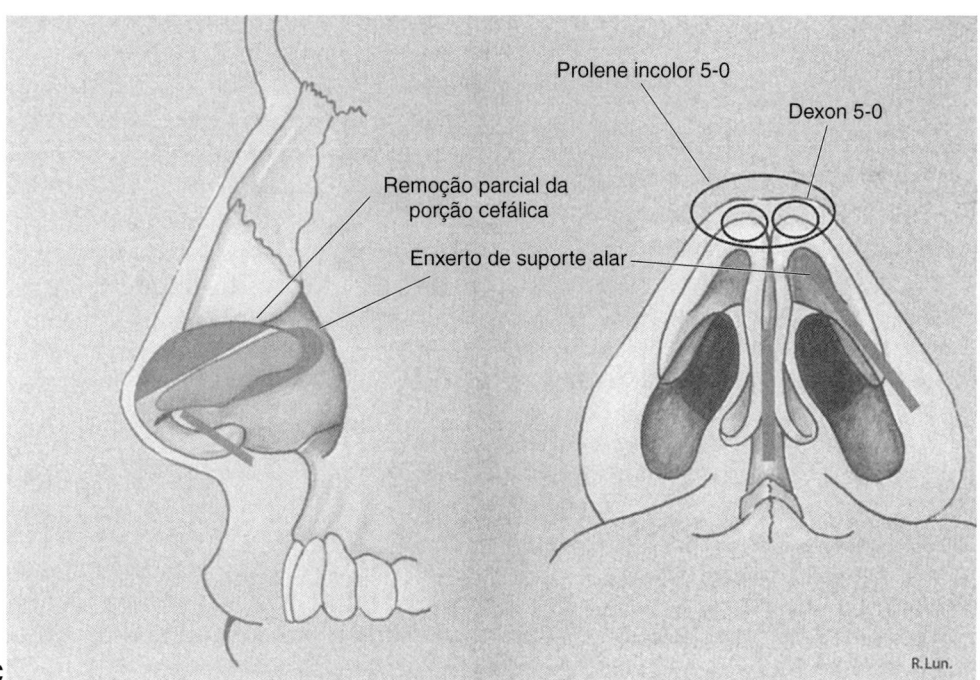

Figura 16.4
A-C: Erros comissivos. Colapso da asa esquerda, causada por ressecção excessiva da cartilagem lateral inferior esquerda e corrigida com enxerto de suporte alar.

modo a substituir a pele e a mucosa do vestíbulo (que podem estar ausentes ou ter sofrido retração), ao mesmo tempo em que propiciam suporte cartilaginoso próximo à região de retração máxima. A técnica que nós utilizamos para a obtenção do enxerto é semelhante à descrita por Constantian (8), desta divergindo pelo fato de fecharmos, primariamente, o defeito pela extensão inferior da incisão ao longo da anti-hélice, com esvaziamento da pele do pavilhão auricular de modo a permitir fechamento sem tensão.

O colapso alar mais grave, causando retração da ponta nasal, pode ser causado por: deformação da *crus* alar lateral; reduções cefálicas excessivas; divisão lateral ou irregularidades marginais; ou remoção total da *crus* lateral. Esses defeitos requerem sustentação, propiciada pelos enxertos de suporte alar. Estes são colocados sob a *crus* lateral das cartilagens laterais inferiores e, na abordagem aberta, podem ser fixados por sutura com fio absorvível (Figs. 16.5 e 16.6). Outra opção consiste na utilização da única cartilagem presente na região, que é usada para reconstruir a *crus* lateral previamente removida por inteiro. O objetivo final do procedimento consiste na obtenção de base nasal com formato triangular, associado à sustentação alar adequada.

Reconstrução do Lóbulo e o "Nariz Curto"

As reconstruções complexas do lóbulo constituem um problema difícil e desafiador, que exige incisão columelar externa e estudo cuidadoso das alterações subjacentes. As alterações que necessitam abordagem são: assimetrias da ponta e das asas; saliências incomuns; desproporções entre as asas e a columela; rotação; e projeção. Existem diversas causas para o desenvolvimento de saliências, e cada uma demanda avaliação completa e tratamento individualizado (9). As regiões que necessitam de correção freqüentemente apresentam perda da sustentação, hipoprojeção ou rotação excessiva da ponta. As causas iatrogênicas do "nariz curto" incluem: ressecção excessiva do septo caudal; encurtamento excessivo das cartilagens laterais superiores; rotação exagerada ou ressecção excessiva das cartilagens alares; ressecção excessiva do dorso; perda do septo nasal; ou retardo do crescimento ocasionado por procedimentos cirúrgicos anteriores em pacientes mais jovens.

Quando o nariz não apresenta tecido cicatricial em excesso e há cartilagem da ponta em quantidade suficiente, as técnicas usadas na rinoplastia primária também podem ser empregadas (p. ex., roubo crural lateral ou modificações da técnica de Goldman para aumento da projeção da ponta) (10,11). Essas técnicas envolvem a obtenção de cartilagem a partir das porções mais laterais das cartilagens laterais inferiores para aumentar a projeção vertical da cúpula. No entanto, em virtude das alterações mais comumente observadas no nariz sob revisão, como tecido cicatricial excessivo e insuficiência das cartilagens laterais inferiores, a melhor abordagem consiste na técnica denominada "de volta ao básico". Esse "retorno às origens" consiste na reconstrução do sistema original de sustentação do nariz, a partir de seu desfazimento completo (Figs. 16.6 e 16.7). O cirurgião deve estar familiarizado com a anatomia nasal e estar apto a usar enxertos de cartilagem (septal, auricular ou costal) e outros materiais para recriar a arquitetura da ponta. Após a restauração dos mecanismos principais de sustentação, podem ser feitos refinamentos mais exatos com o uso de uma variedade de enxertos, manobras de redução mínima ou enxertos de aumento tipo *onlay*. Algumas das técnicas que podem ser empregadas nessas situações são: aumento do dorso; enxertia no lóbulo infra-apical; escudo de Sheen único ou em camada dupla; enxertos em "capuz"; enxertos de Peck; enxertos de "bloqueio"; e excisão do ângulo septal caudal posterior. Nos casos mais graves, a técnica de rotação dinâmica regulável da ponta (DART), que utiliza enxertos de expansão ou enxertos dorsais tipo *onlay* em combinação com *strut* columelar (instalado como uma viga em balanço), constitui uma opção viável (12) (Fig. 16.8). Nas situações ainda mais radicais pode ser necessário o uso de GORE S.A.M. ou de outros materiais sintéticos. Nós nunca utilizamos osso da abóbada craniana. Quando o nariz apresenta retração muito acentuada, a maleabilidade do envoltório de pele e partes moles pode representar o fator limitador. Em alguns casos o cirurgião deve discutir com o paciente a eventual necessidade de reconstrução nasal total, com o uso de retalhos paramedianos da fronte.

RESUMO

Ao optar por abordar um nariz previamente operado, o cirurgião defrontar-se-á com uma extensa lista de desafios e com a satisfação de concluir uma tarefa mental instigante. A primeira exigência para que os resultados sejam adequados consiste no diagnóstico preciso dos enigmas funcionais e estéticos que afligem o paciente. Alterações mínimas no arcabouço ósseo, nas cartilagens e nas partes moles podem produzir incômodos ao paciente e ao cirurgião, demandando, assim, revisão cirúrgica. Embora o diagnóstico correto do problema seja o primeiro passo, o cirurgião deve, sempre, conhecer o amplo leque de técnicas elaboradas com o objetivo de corrigir os diversos problemas que podem vir a estar presentes. Observadas e respeitadas as características teciduais individuais e específicas para cada caso,

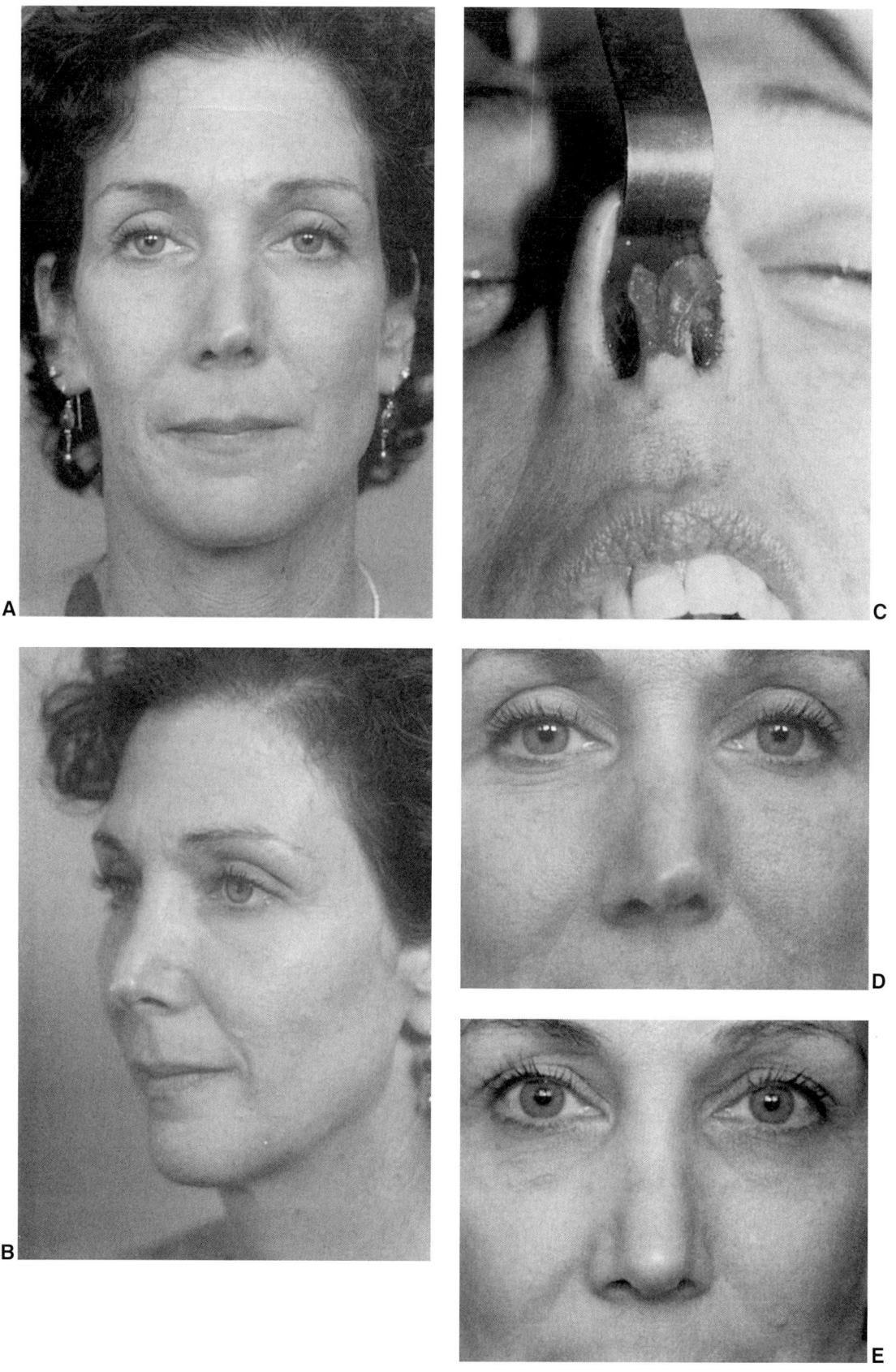

Figura 16.5
A-E: Assimetrias graves da ponta causadas por ressecção exagerada das cartilagens laterais inferiores com separação da ponta nasal.

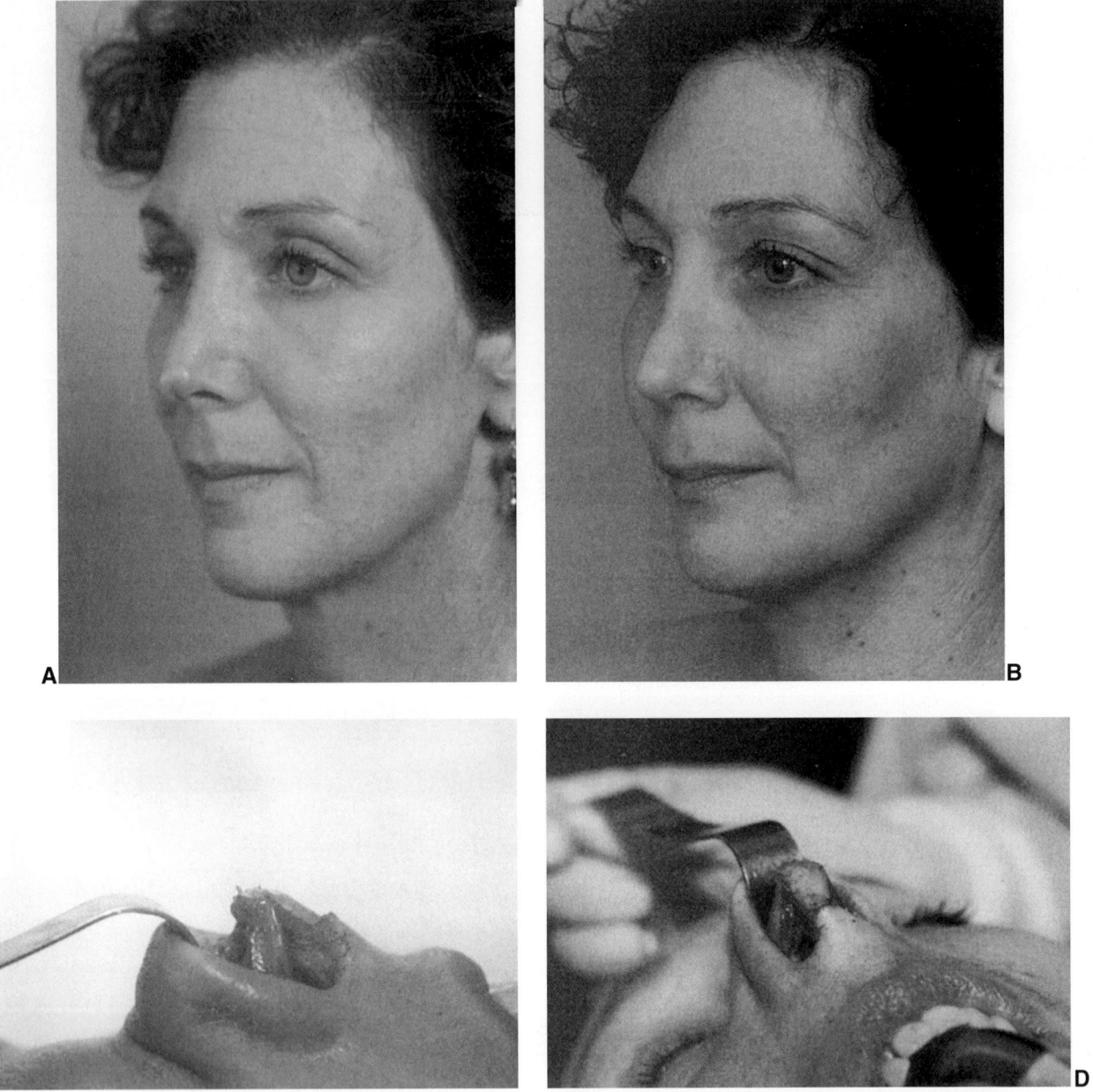

Figura 16.6
A-F: Reconstrução total do lóbulo. Uso de enxertos de suporte alar, *strut* columelar e enxerto de ponta, reconstruindo a arquitetura da cartilagem da ponta.

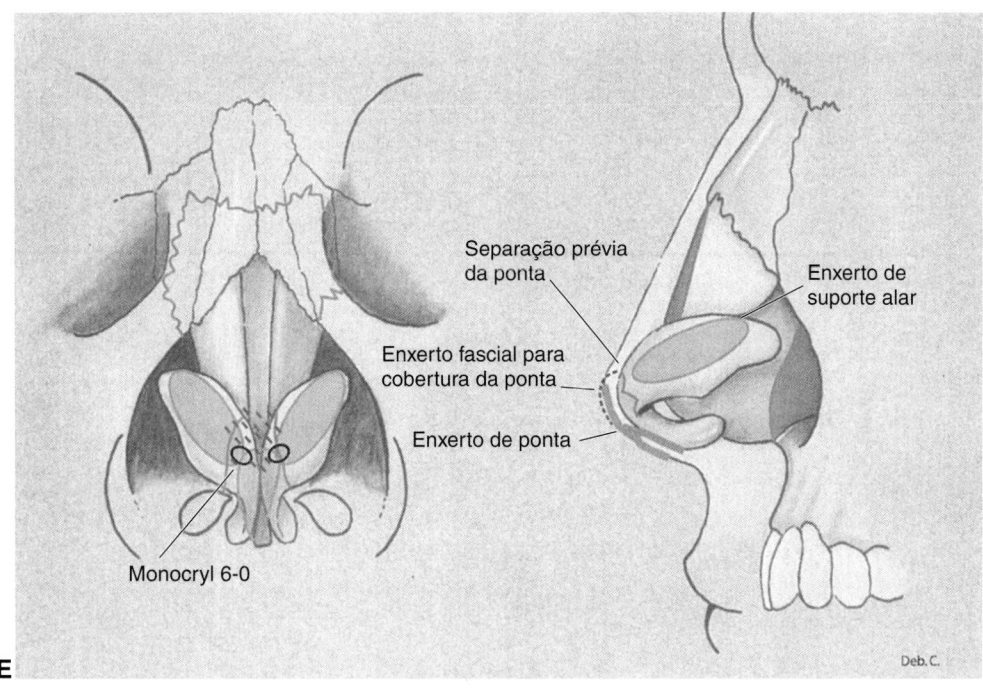

E

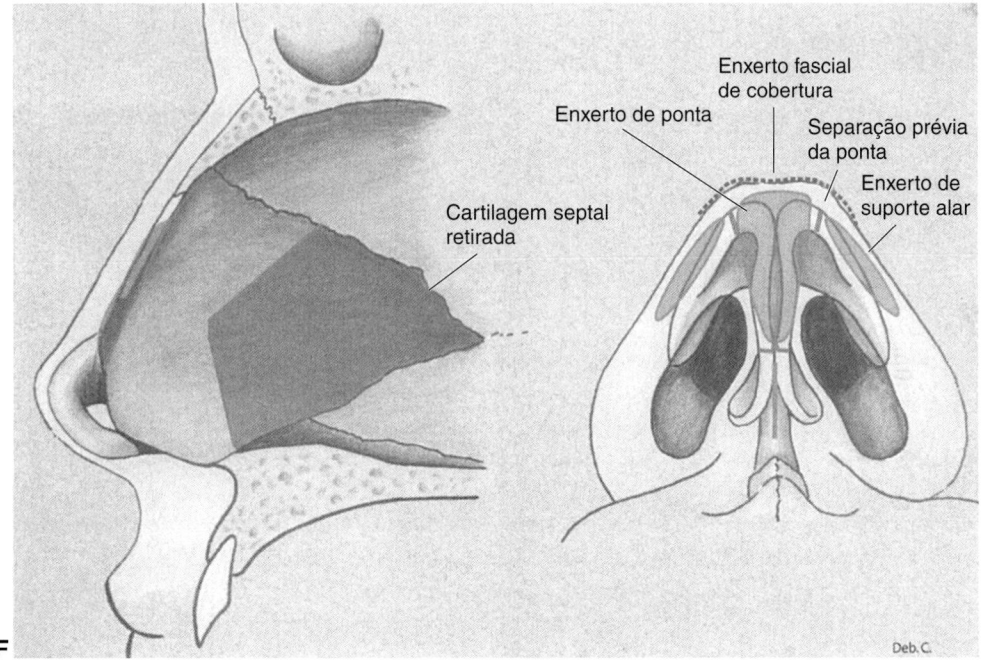

F

Figura 16.6

(*Continuação*).

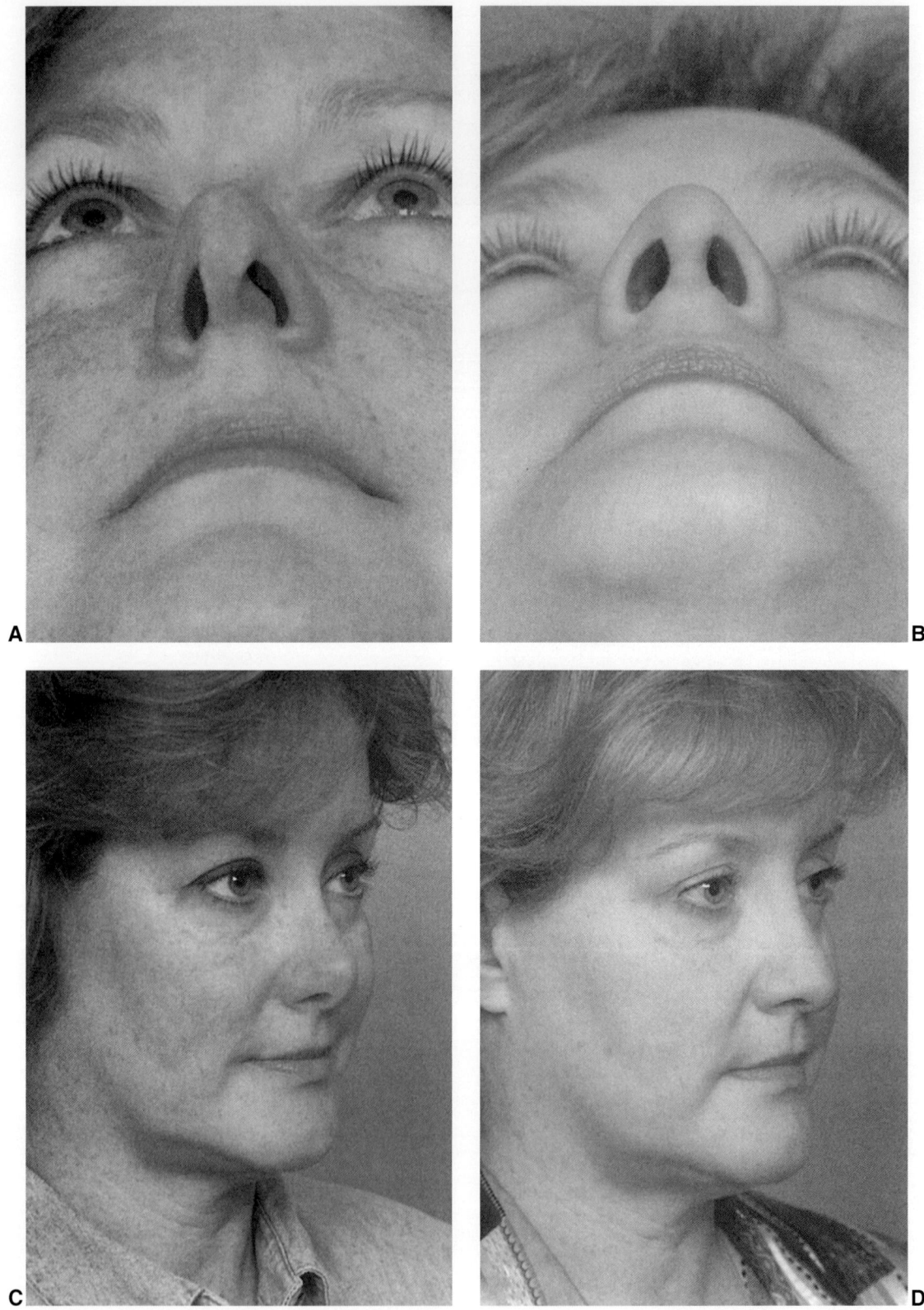

Figura 16.7

A-F: Reconstrução completa do lóbulo pela técnica "de volta ao básico". A reconstrução das cartilagens da ponta é realizada a partir de seu completo desfazimento.

Capítulo 16 ■ RINOPLASTIA SECUNDÁRIA | **289**

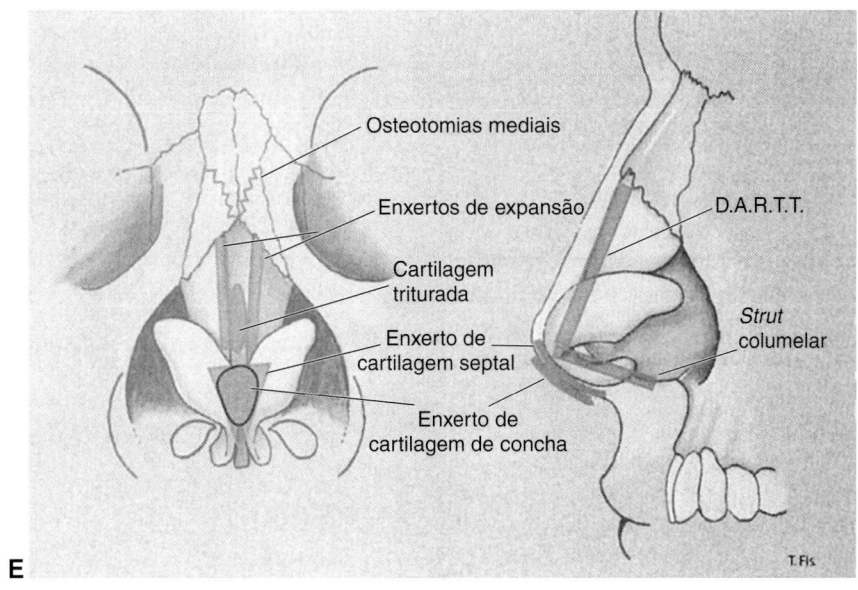

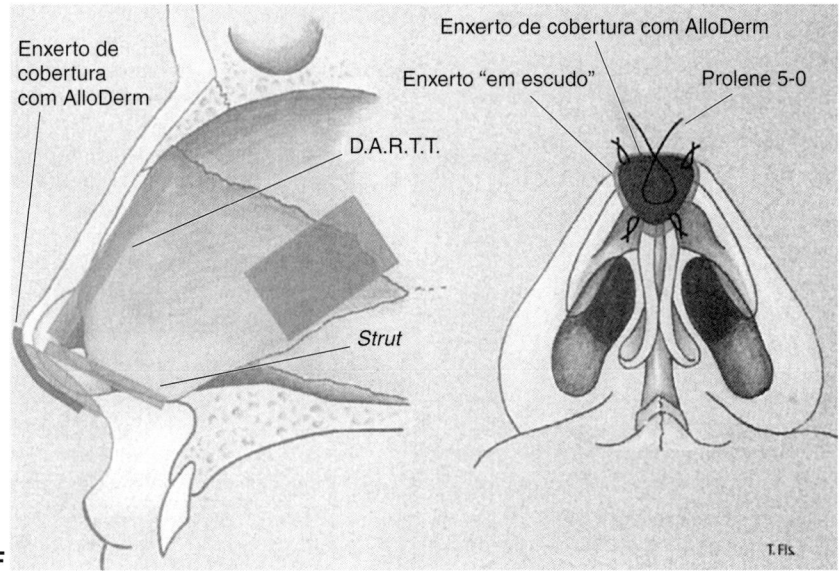

Figura 16.7
(*Continuação*).

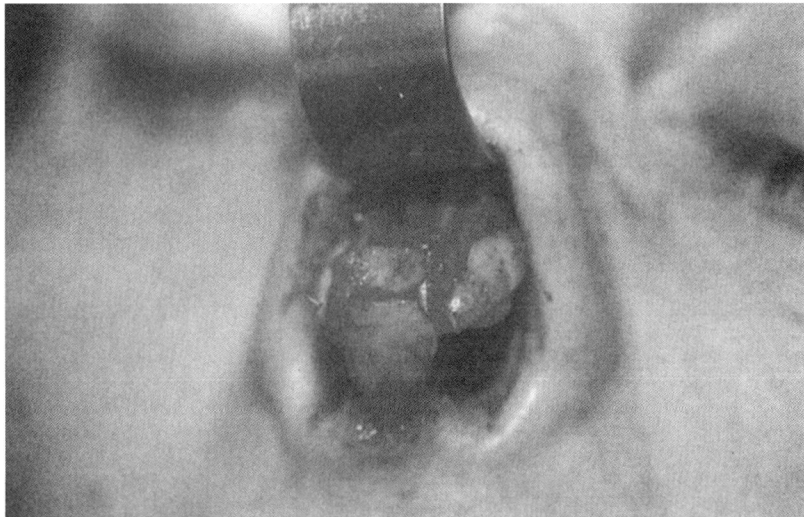

Figura 16.8
Nariz encurtado com ponta excessivamente rodada, dorso estreito e assimetria da ponta, corrigido com múltiplos enxertos.

os resultados dos procedimentos serão, muito provavelmente, melhores.

Muitas das técnicas discutidas neste capítulo são também empregadas nas rinoplastias primárias mais complexas. De qualquer forma, todo cirurgião deve estar apto a realizar a abordagem que procure reconstituir a aparência original do nariz a partir da desconstrução de toda a sua estrutura. Quando tudo isso falhar, não se intimide em desfazer todo o nariz, o tecido cicatricial e a cartilagem remanescente e, a partir dos destroços, reconstruir toda a estrutura nasal. Isso constitui a essência da aptidão para se proceder às rinoplastias de revisão.

Da mesma forma, faça todos os refinamentos que julgar necessários durante o procedimento cirúrgico. Ao abster-se de modificar algum detalhe que o incomodava durante a cirurgia, haverá a possibilidade dessa contrariedade ser realçada posteriormente, quando da resolução do edema, impedindo assim que você e o paciente possam congratular-se com um resultado pós-operatório excelente.

PONTOS IMPORTANTES

- As rinoplastias de revisão representam uma situação desafiadora, e seus resultados são menos previsíveis do que os das rinoplastias primárias.
- O sucesso das rinoplastias de revisão depende de diagnóstico exato e específico, devendo ser aplicado um dos sistemas de classificação anatômica e funcional das deformidades.
- As bossas são saliências irregulares presentes na cartilagem da ponta nasal e que causam assimetrias. Essas deformidades são corrigidas pela remoção parcial da cartilagem no lado mais proeminente ou pelo aumento da cartilagem no lado deficiente, de modo a criar um aspecto mais agradável para o nariz.
- A retração, usualmente, é causada pela ressecção excessiva da *crus* lateral da cartilagem lateral inferior, produzindo colapso do sistema valvular nasal e obstrução secundária. Esse defeito é corrigido pelo reforço da área deficiente com enxerto de fixação obtido da cartilagem auricular ou septal.
- A retração alar é causada, geralmente, pela ressecção excessiva de cartilagem e da pele do vestíbulo. Deve ser corrigida pelo uso de enxerto misto de cartilagem auricular e pele, substituindo a pele vestibular "exposta", que passa, então, a compor a pele externa da asa nasal.
- A retração columelar pode ter origem congênita, traumática ou pós-operatória. O defeito da cartilagem septal caudal é substituído por cartilagem septal ou auricular ou, se a membrana também for deficiente, por enxerto misto de pele e cartilagem.
- A deformidade "em bico de papagaio" ocorre quando a região supra-apical torna-se excessivamente volumosa. A correção dessa deformidade demanda diagnóstico preciso de sua causa, e pode incluir: conduta expectante, em que se aguarda o remodelamento posterior da cicatriz; injeção de corticosteróides; redução adicional do septo cartilaginoso; remoção do tecido cicatricial mais espesso; aumento da pirâmide óssea; ou aumento da cartilagem lateral inferior.
- A assimetria da região média do nariz pode ser congênita, mas é freqüentemente causada pela subluxação traumática da fixação das cartilagem lateral superior ao osso nasal. Pode ser corrigida com o emprego de enxerto oculto de cartilagem *(onlay graft)*, que permite a camuflagem da área que se mostra assimétrica pela depressão.

REFERÊNCIAS

1. Rokade AV, Hughes K. Outcome of GORE-TEX implants in augmentation rhinoplasty. *Otolaryngol Head Neck Surg* 2004;131(2):81.
2. Erdogan B, Tuncel A, Adanali G, et al. Augmentation rhinoplasty with dermal graft and review of the literature. *Plast Reconstr Surg* 2003;111(6):2060-2068.
3. Lipsett E. A new approach to surgery of the lower cartilaginous vault. *Arch Otolaryngol* 1959;70:42-47.
4. Kridel RW, Konior RJ. Controlled nasal tip rotation via the lateral crural overlay technique. *Arch Otolaryngol Head Neck Surg* 1991;117(4):411-415.
5. Rohrich RJ, Muzaffar AR, Janis JE. Component dorsal hump reduction: the importance of maintaining dorsal aesthetic lines in rhinoplasty. *Plast Reconstr Surg* 2004;114(5):1298-1308.
6. Hinton AE, Hung T, Daya H, et al. Visibility of puncture sites after external osteotomy in rhinoplastic surgery. *Arch Facial Plast Surg* 2003;5:408-411.
7. Hanasono MM, Kridel RWH, Pastorek NJ, et al. Correction of the soft tissue pollybeak using triamcinolone injection. *Arch Facial Plast Surg* 2002;4:26-30.
8. Constantian MB. Indications and use of composite grafts in 100 consecutive secondary and tertiary rhinoplasty patients: introduction of the axial orientation. *Plast Reconstr Surg* 2002;110(4):1116-1133.
9. Kridel RWH, Yoon PJ, Koch J. Prevention and correction of nasal tip bossae in rhinoplasty. *Arch Facial Plast Surg* 2003;5:416-422.
10. Kridel RW, Konior RJ, Shumrick KA, et al. Advances in nasal tip surgery. The lateral crural steal. *Arch Otolaryngol Head Neck Surg* 1989;115(10):1206-1212.
11. Goldman IB. The importance of the mesial crura in nasal-tip reconstruction. *Arch Otolaryngol Head Neck Surg* 1957;65:143-147.
12. Dyer WK 2nd, Yune ME. Structural grafting in rhinoplasty. *Facial Plast Surg* 1997;13(4):269-277.

CAPÍTULO 17

Blefaroplastia

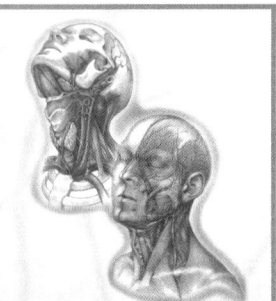

Norman J. Pastorek ▪ Andres Bustillo

Nas mulheres, algumas características da pálpebra superior e do supercílio são consideradas ideais. Inicialmente, destaca-se que o supercílio deve ter distribuição homogênea dos pêlos. Quanto à sua localização, à configuração ideal é a seguinte: medialmente, junto à margem orbital; centralmente, na margem orbital ou um pouco acima desta; e, lateralmente, acima da margem orbital. O supercílio deve formar, em toda sua extensão, um arco suave, podendo ser discretamente plano em sua região central. A prega palpebral geralmente está localizada a menos de 10 mm acima da margem palpebral. O sulco abaixo da margem orbital superior não deve circunscrever a margem óssea. Lateralmente, o olho de aparência jovem não apresenta dobras cutâneas junto ou acima da margem orbital, enquanto a região central da pálpebra não apresenta excesso de pele. O segmento medial da pálpebra superior é côncavo ou plano, nunca convexo. Como se pode observar, o cirurgião deve ter uma percepção geral da configuração estética ideal da pálpebra superior, para que possa discutir o assunto de forma clara com os pacientes. Além de se manter atualizado, o cirurgião deve acompanhar as tendências ditadas pela moda.

A pálpebra arredondada e projetada inferiormente é considerada, pela maioria das pessoas, como de aparência desagradável. Se nas crianças e nos adultos jovens o músculo orbicular do olho apresentar tônus e trofismo normais, com o envelhecimento observar-se-á hipertrofia progressiva dos músculos orbiculares pré-tarsais. Na pálpebra inferior, quando os tecidos situados abaixo do músculo orbicular pré-septal apresentam-se abaulados, o adulto poderá apresentar aparência de cansado ou desleixado. Essa plenitude pode ser secundária à pseudo-herniação de gordura ou ao enfraquecimento do músculo orbicular pré-septal. Em todos os casos, deve ser excluída a presença de condição patológica que possa levar à retenção hídrica.

AVALIAÇÃO

A avaliação do paciente que deseja submeter-se à blefaroplastia deve incluir: a história clínica e os motivos que determinaram a escolha; o exame dos complexos pálpebra-supercílio superior e inferior; e a discussão das opções cirúrgicas, do preparo pré-operatório e dos cuidados pós-operatórios, além dos possíveis problemas e complicações. Recomenda-se, ainda, a obtenção de fotografias no pré-operatório. A Tabela 17.1 apresenta um resumo do diagnóstico e da avaliação pré-operatória.

História Motivacional

Como em toda avaliação pré-operatória estética, é fundamental identificar os motivos que levaram o paciente a desejar ser submetido à cirurgia. O candidato ideal à blefaroplastia geralmente tem história familiar de pálpebras arredondadas, e deseja reverter a deterioração progressiva da aparência de suas pálpebras. Esse anseio, na maioria das vezes, é estável, estando presente por perío-

TABELA 17.1 DIAGNÓSTICO
BLEFAROPLASTIA

Queixa de bolsas palpebrais (progressivas)
História familiar positiva
Não relacionada à alergia, distúrbio metabólico ou retenção hídrica
Motivação fundamentada e definitiva para submeter-se à modificação estética
Ausência ou perda progressiva da prega da pálpebra superior secundária à redundância cutânea
Herniação da gordura do compartimento medial superior
Queda da região lateral da pele da pálpebra superior
Herniação de gordura para dentro da pálpebra inferior
Redundância da pele da pálpebra inferior
Pesquisar a presença de lagoftalmo, flacidez da pálpebra inferior, perda visual, síndrome do olho seco, ptose da glândula lacrimal e ptose dos supercílios

do relativamente longo. Além disso, o paciente ideal procura, com a cirurgia, melhorar a sua aparência, ou então, manter-se ou ser promovido em uma carreira pública, sendo realista em relação aos resultados esperados. Por outro lado, se o paciente apresentar-se ao cirurgião plástico após uma decisão apressada, será mais apropriado que seja orientado a retornar para uma nova consulta, de modo a se assegurar que a decisão seja definitiva e tenha sido tomada de forma segura. Os pacientes com história de distúrbio psiquiátrico deverão ser encaminhados para avaliação especializada; nesses casos a cirurgia deve ser programada apenas após liberação pelo psiquiatra. As expectativas do paciente em relação aos resultados da cirurgia não podem ser irreais ou fantasiosos. A cirurgia deverá ser postergada se o paciente desejar, com o procedimento, alterar um relacionamento, modificar o curso de sua carreira ou outros objetivos que não os acima mencionados.

Muitos candidatos à blefaroplastia sempre tiveram as pálpebras enrugadas e salientes, até mesmo quando crianças. O cirurgião irá criar uma aparência completamente nova para a face do paciente, e não um aspecto parecido com o que havia no passado. Neste caso é essencial que esse novo visual seja claramente esclarecido e demonstrado antes da cirurgia, especialmente ao cônjuge ou outro familiar.

História Médica

Qualquer condição clínica que viria a impedir a realização de uma cirurgia eletiva contra-indica a blefaroplastia. Deve-se pesquisar, cuidadosamente, a presença de eventual condição que possa ser agravada pelos vasoconstritores usados na anestesia local. Muitas das novas drogas psicotrópicas podem alterar a reatividade normal do paciente às aminas simpaticomiméticas. Além disso, qualquer problema clínico que cause retenção hídrica deve ser controlado antes da cirurgia. Em alguns pacientes observa-se a combinação de blefarocalasia e retenção de líquido nas pálpebras inferiores, o que produz edema matutino das pálpebras inferiores, o qual tende a persistir por várias semanas no período pós-operatório. Com a maturação do tecido cicatricial, o edema tende a desaparecer. É essencial, ainda, que seja obtida uma história oftalmológica. Se houver problemas oftalmológicos evidentes, deve-se solicitar avaliação pelo oftalmologista. A blefaroplastia é absolutamente contra-indicada nos casos de síndrome do olho seco (ceratoconjuntivite seca) bem estabelecida. Quanto a este aspecto, o problema mais importante reside na possibilidade de esta síndrome ser oculta. Mesmo a blefaroplastia conservadora da pálpebra superior pode resultar em deiscência da sutura, expondo a córnea ao ressecamento e ativando a síndrome, com graves conseqüências. Nesses pacientes, se houver excesso significativo de pele na pálpebra superior, pode ser realizada uma excisão cutânea mínima, de modo a aliviar a sensação de pressão sobre os cílios. Qualquer relato de lacrimejamento, queimação, uso de lágrimas artificiais ou dor noturna em ferroadas exige a pesquisa da síndrome.

A visão para perto pode ser facilmente avaliada solicitando-se ao paciente que leia um texto com um dos olhos fechados. É fundamental questionar se o paciente já foi submetido a alguma blefaroplastia, pois os procedimentos secundários devem ser muito conservadores, de modo a impedir o desenvolvimento de lagoftalmo ou exposição excessiva da esclera.

ANATOMIA CIRÚRGICA

O músculo orbicular encontra-se intimamente aderido à pele da pálpebra. Divide-se, de acordo com sua localização, em um anel muscular superficial ao tarso (músculo orbicular pré-tarsal) e ao septo orbital (músculo orbicular pré-septal), e em um anel muscular externo, que se estende sob o supercílio e sobre a margem orbital inferior (músculo orbicular). O septo orbital é separado do músculo orbicular suprajacente por tecido areolar, sendo adjacente às lâminas tarsais, ambos com origem embrionária semelhante. O septo orbital une-se, na periferia, à margem orbital e, com as lâminas tarsais, forma um diafragma que protege o conteúdo orbitário. Os compartimentos gordurosos da órbita, que podem sofrer pseudo-herniação hereditária em alguns indivíduos, ocupam dois espaços na pálpebra superior e três espaços na pálpebra inferior. Na pálpebra superior, os compartimentos central e medial são divididos pelo músculo oblíquo superior. Na pálpebra inferior, os compartimentos central e medial são separados pelo músculo oblíquo inferior. Os compartimentos central e lateral são divididos por uma alça fascial. Na pálpebra superior, o assoalho dos compartimentos de gordura é formado pela aponeurose do músculo elevador da pálpebra. Esta aponeurose une-se à lâmina tarsal superior e atua na elevação da pálpebra. Na pálpebra inferior, os músculos retratores da pálpebra inferior unem-se à lâmina tarsal inferior. O ligamento cantal lateral insere-se na margem orbital lateral, imediatamente abaixo do tubérculo da órbita. Os músculos orbiculares pré-septais inferior e superior misturam-se lateralmente, sobre o tubérculo da órbita, formando a rafe lateral da pálpebra.

Avaliação do Complexo Pálpebra Superior-Supercílio

Quando se avalia, sob o aspecto estético, a posição das pálpebras superiores, deve-se sempre considerar a posição dos supercílios. Com o envelhecimento, estes tendem a se deslocar para baixo em relação à sua posição ideal; no entanto, os supercílios podem ter posição muito baixa em qualquer idade. Se a pele redundante da pálpebra superior corresponder, na verdade, à pele da região infra-superciliar, o cirurgião deverá levar em consideração que a remoção dessa redundância aparente poderá deprimir ainda mais o supercílio. Os melhores resultados estéticos podem ser obtidos pelo reposicionamento cirúrgico do supercílio, colocando-o em relação normal com a margem orbital superior. Isso pode ser feito pela elevação direta ou endoscópica, por acesso coronal ao nível da linha de implantação do cabelo. Quando o paciente com ptose do supercílio não desejar o reposicionamento do supercílio, o paciente deverá entender que a blefaroplastia da pálpebra superior constitui um procedimento em que ambas as partes devem fazer concessões. O cirurgião, por outro lado, deve entender que a posição ideal do supercílio em relação à margem orbital superior não é absoluta, sendo influenciada por predileções individuais. Sempre que houver divergência de opiniões entre o paciente e o cirurgião, a vontade do paciente assumirá importância fundamental.

Quando houver ptose unilateral e significativa do supercílio no repouso, esta pode ser corrigida pela elevação do supercílio a partir da região média da fronte, se esta apresentar rugas. Se a blefaroplastia da pálpebra superior for realizada na presença de ptose unilateral não corrigida, o problema do supercílio pode se tornar ainda mais evidente. Os elementos que podem ser alterados em uma blefaroplastia incluem a pele, o músculo orbicular do olho e a pseudo-herniação da gordura. Ocasionalmente, é possível corrigir a ptose da glândula lacrimal; raramente, pode-se extrair a gordura da região infra-superciliar. Por fim, é extremamente rara a necessidade de remoção de um segmento ósseo da porção lateral da margem orbital superior, para melhorar a aparência global do olho. Durante a avaliação pré-operatória, o cirurgião deve antecipar a quantidade de pele que deve ser removida, dando ênfase especial à presença de capuz lateral. A quantidade de gordura medial ou central também deve ser estimada no pré-operatório. A presença de ptose da glândula lacrimal deve, igualmente, ser identificada. Esta condição deve ser suspeitada quando, ao se elevar a pele lateral da pálpebra superior, é observada a presença de uma saliência junto à região lateral da pálpebra superior. A posição da prega palpebral junto à margem tarsal superior é mensurada a partir da margem palpebral. Com isso, pode ser determinado se há hipertrofia ou redundância do músculo orbicular do olho.

Nas blefaroplastias da pálpebra superior, é fundamental analisar o tipo de pele. Pacientes idosos, com pele mais fina, geralmente requerem ressecção conservadora da gordura do compartimento central e do músculo orbicular do olho, evitando assim a produção de concavidade no sulco da pálpebra superior central, imediatamente abaixo da margem orbital superior. Por outro lado, os pacientes com pele mais espessa, particularmente aqueles mais jovens que nunca apresentaram prega evidente na pálpebra superior, necessitam de abordagem cirúrgica mais agressiva. O remodelamento palpebral nos pacientes com pele mais espessa exige remoção ampla da pele, gordura, músculo orbicular do olho e, algumas vezes, a extensão lateral da ressecção cutânea. É importante que o cirurgião determine se há simetria ou assimetria das fissuras palpebrais, além de notificar o paciente quanto à presença de qualquer ptose palpebral unilateral que possa estar causando assimetria. As ptoses palpebrais de 1 a 2 mm comumente não requerem correção nos procedimentos cirúrgicos estéticos, pois o paciente geralmente não percebe a assimetria palpebral mínima. Assim, é importante que, ainda no pré-operatório, o paciente tome ciência dessa assimetria entre as fissuras palpebrais. A ptose de instalação recente demanda investigação, pois pode ser secundária a exoftalmia contralateral ou a síndrome de Horner unilateral. Finalmente, é importante determinar se há qualquer grau de lagoftalmo (fechamento palpebral incompleto) em um ou em ambos os olhos. Nos pacientes já submetidos à blefaroplastia prévia, é comum a presença de lagoftalmo discreto, mas este também pode ocorrer mesmo após traumatismos mínimos na juventude. A presença de lagoftalmo impõe a realização de blefaroplastia conservadora. Embora a fraqueza unilateral do sétimo nervo craniano seja incomum, a força de ambas as pálpebras deve ser testada contra resistência, de modo a identificar eventual fraqueza. Também é importante pesquisar a presença do fenômeno de Bell. Se este não estiver presente, até mesmo o lagoftalmo pós-operatório discreto pode ser devastador em razão da exposição da porção central da córnea.

Avaliação da Pálpebra Inferior

A pálpebra inferior deve ser avaliada para determinar o tipo de abordagem cirúrgica que pode produzir o melhor resultado. A blefaroplastia transconjuntival, no entanto, é usada apenas nos casos de pseudo-herniação de gordura associada à ausência ou mínima redundância de pele, ou à flacidez do músculo orbicular. Esse procedimento é geralmente usado em pacientes jovens que apresentam sinais precoces de enrugamento palpebral secundário à pseudo-herniação hereditária de gordura. Quando a redundância cutânea é mínima (1 a 2 mm), a correção pode ser obtida com CO_2 ou outra tecnologia a *laser* ou, ainda, por "compressão cutânea" na linha subciliar, realizada durante a blefaroplastia transconjuntival. Quando a pseudo-herniação da gordura é acompanhada por redundância cutânea e enfraquecimento muscular, a incisão subciliar externa permite a produção de retalho cutâneo ou miocutâneo, corrigindo os defeitos da pele, do músculo e da gordura. O retalho cutâneo é de utilidade muito limitada, salvo para o recobrimento pouco extenso da pele. Atualmente, a maior parte dos excessos cutâneos isolados pode ser corrigida pela utilização de CO_2 ou outras modalidades de *laser*. A nova tecnologia do pulso intenso de luz também pode ser usada para a correção das redundâncias cutâneas pouco exuberantes da pálpebra inferior. A abordagem mais eficaz para o envelhecimento da pálpebra inferior consiste no retalho miocutâneo. A associação da sutura de suspensão do músculo orbicular com o retalho miocutâneo propicia a fixação vigorosa de toda a pálpebra inferior. A relação do limbo com margem palpebral inferior deve, também, ser observada. Qualquer exposição pré-operatória da esclera deve ser vista pelo paciente. Deve-se mensurar a força do músculo orbicular do olho e a tensão palpebral. A abertura suave da pálpebra, enquanto o paciente mantém os olhos vigorosamente fechados indica a força do sétimo nervo craniano. Ocasionalmente, pode haver fraqueza unilateral do músculo orbicular do olho. Tracionando-se a pálpebra inferior para longe do globo e, em seguida, liberando-a, permite ao cirurgião determinar a força ou a frouxidão da pálpebra (teste do estalo) (Fig. 17.1). A pálpebra deve retomar rapidamente o contato com o globo ocular, sem que o paciente pisque. Se a pálpebra não retornar à sua posição de contato com o globo, permanecendo longe deste até que o paciente pisque, indica-se algum procedimento de encurtamento palpebral. Este procedimento foge aos objetivos deste capítulo.

A margem orbital inferior é palpado para determinar em qual extensão, se houver, a margem óssea contribui para o aspecto da pálpebra inferior. A presença e a extensão de bolsas malares ou nas bochechas. Esse edema pode ser secundário à retenção hídrica ou à presença de rafe palpebromalar. Essa condição distingue-se da herniação gordurosa, ocorrendo abaixo da margem orbital e não na própria pálpebra, sobre a eminência malar. Trata-se de condição difícil de ser corrigida e, mesmo com o emprego de sutura de suspensão, pode não ser completamente eliminada.

Tanto na pálpebra superior como na inferior, deve-se pesquisar a presença de qualquer lesão cutânea (p. ex., siringoma, tricoepitelioma, hiperplasia de glândulas sebáceas, papiloma ou xantoma); essas alterações podem, embora não seja obrigatório, ser removidas no mesmo tempo anestésico da blefaroplastia, mas em fase distinta da blefaroplastia. Para os pacientes essas lesões tendem a ser vistas como responsáveis por parte do problema.

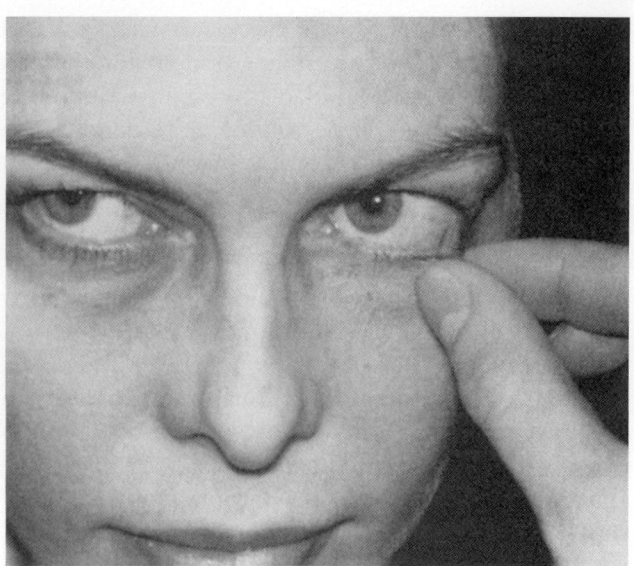

Figura 17.1
A força de tensão elástica da pálpebra inferior é avaliada segurando-se a pele que a recobre, afastando-a do globo ocular e, por fim, liberando-a. A pálpebra normal deve retornar rapidamente à sua posição original, encostando novamente no globo. Solicitando-se ao paciente que olhe para baixo durante essa manobra, o cirurgião avalia a tensão palpebral final. O retorno lento exige cautela durante a remoção da pele e, eventualmente, indica a necessidade de algum procedimento de encurtamento palpebral. A ausência de retorno ou o retorno muito lento podem contra-indicar a blefaroplastia estética.

Neste momento, após o exame completo das pálpebras inferiores, o cirurgião deve decidir como irá abordar as pálpebras inferiores; se pela confecção do retalho miocutâneo ou através da incisão transconjuntival. Quando se trata de pacientes idosos com pseudo-herniação extensa da gordura, redundância cutânea exagerada e flacidez proeminente do músculo orbicular, a indicação do retalho miocutâneo é clara, pois essa abordagem permite remoção adequada da pele e fixação e da musculatura e pele por meio de sutura de suspensão. Nos pacientes mais jovens, com pele frouxa, pseudo-herniação moderada de gordura e sem flacidez muscular, deve-se considerar a blefaroplastia transconjuntival, pois, nesses casos, não há necessidade de remoção cutânea ou de fixação do músculo. Desde o advento do *laser* de CO_2 remodelador e de outras tecnologias de fixação cutânea a *laser*, houve ampliação das indicações de blefaroplastia transconjuntival. Assim é possível corrigir pequenas rugas e fixar parcialmente a pele da pálpebra inferior, reduzindo a necessidade de realização de retalho miocutâneo nos pacientes com flacidez cutânea estimada em 1 a 2 mm. No entanto, quando a flacidez cutânea for maior que 3 mm, o uso do retalho miocutâneo parece ser mais apropriado, pois, nesses casos, o emprego do *laser* aumenta o risco de exposição da esclera, ectrópio ou cicatriz hipertrófica, por causa da retração tecidual. Da mesma forma, o uso excessivo do *laser* de CO_2 pode levar ao adelgaçamento da pele, o que, tardiamente, pode produzir rugas delicadas. A cicatriz subciliar criada pela blefaroplastia miocutânea nunca constituiu um problema estético. Assim, o uso da abordagem transconjuntival com o intuito de evitar essa formação cicatricial seria equivocado. O procedimento miocutâneo é mais demorado do que a abordagem transconjuntival, mas consiste em um método seguro de fixação da pele e da musculatura palpebral. Em relação à da indicação das blefaroplastias da pálpebra inferior, a conveniência deve ser considerada um fator de menor importância. O paciente deve estar ciente do que se pretende com a cirurgia, devendo, ainda, compreender a razão da opção por determinada abordagem.

Pode não ser possível a remoção completa das bolsas malares (enrugamento da pele ou edema que se estende por cima do complexo malar) durante a blefaroplastia, situação em que o aspecto pode se manter inalterado. As rugas presentes na região lateral da órbita geralmente não são em nada afetadas pela blefaroplastia, mas podem ser parcialmente corrigidas pelo *laser* de remodelamento ou pelo uso de toxina botulínica.

FOTOGRAFIA

Como em qualquer procedimento cirúrgico estético, a obtenção de fotografias pré-operatórias é obrigatória, podendo ser realizada por um fotógrafo profissional ou pelo próprio cirurgião. As fotografias devem ser padronizadas. As incidências usuais incluem a visão completa da face, na proporção de 1:10, seguida pelas visões em *close* da pálpebra, nas proporções 1:5 e 1:4. Essas visões aproximadas são: frontal com os olhos abertos; frontal com o paciente olhando para cima; frontal com os olhos fechados; oblíquas direita e esquerda; e laterais, também à direita e à esquerda. O Capítulo 10 traz uma discussão mais detalhada acerca da documentação fotográfica.

PREPARO PRÉ-OPERATÓRIO

A opção pela blefaroplastia deve estar baseada em boas condições psicológicas e clínicas e na avaliação apropriada das pálpebras. As expectativas do paciente devem coincidir com o que seja possível sob o aspecto cirúrgico. Deve-se discutir profundamente, com todos os pacientes, suas expectativas, os resultados possíveis com a cirurgia, o curso pós-operatório esperado e as complicações possíveis.

Todos os medicamentos que possam interferir com a coagulação sanguínea devem ser suspensos duas semanas antes da cirurgia, tais como: aspirina, antiinflamatórios não-esteróides, vitamina E e compostos naturais com efeito anticoagulante, especialmente ginkgo-biloba, ginseng, óleo de semente de uva e cápsulas de alho. O consumo de álcool deve ser evitado por aproximadamente 4 dias antes da cirurgia. Qualquer atividade física no pós-operatório, especialmente os esportes e programas de exercício que possam interferir nos resultados cirúrgicos, devem ser discutidos. Os acertos financeiros e as formas de pagamento também devem ser previamente discutidos.

PROCEDIMENTO CIRÚRGICO

Anestesia

A maioria das blefaroplastias pode ser realizada, de maneira satisfatória, sob anestesia local. Geralmente, não há necessidade de internação. A analgesia intra-operatória é obtida com o emprego da lidocaína (2% com epinefrina na proporção de 1:100.000) associada ao bicarbonato de sódio (8,4%, na proporção de 1 mL para cada 10 mL de lidocaína). Aproximadamente 1 mL da solução é injetada na pele da pálpebra com agulha de calibre 1,5, 25 ou 27. Deve-se aguardar pelo menos 10 minutos entre a infiltração e a incisão, para que se obtenha vasoconstrição adequada. Se as quatro pálpebras forem abordadas no mesmo procedimento, recomenda-se misturar bupivacaína 0,25% em quantidade idêntica à solução de lidocaína, de modo a prolongar o efeito anestésico. Na abordagem transconjuntival para as pálpebras inferiores, são instiladas gotas de tetracaína 0,25% no fundo-de-saco conjuntival antes da injeção. Para a injeção transconjuntival, utilizamos agulha calibre 30. De todos os tecidos da face, as pálpebras são as que mantêm anestesia pelo período mais curto. Se as quatro pálpebras forem anestesiadas simultaneamente, a sensibilidade pode retornar antes da conclusão do procedimento na última pálpebra a ser abordada. Dessa forma, é mais apropriado que cada pálpebra seja anestesiada um pouco antes de ser abordada. A agulha deve *sempre* ser mantida em uma direção paralela à pálpebra, eliminando a chance de lesão ocular se o paciente mover os olhos para cima, em direção à agulha, se esta estiver em posição vertical com relação à pálpebra.

Marcação Cirúrgica

A marcação cirúrgica das pálpebras superiores deve ser precedida pela remoção completa de toda oleosidade cutânea, utilizando-se álcool. Em seguida, uma caneta cirúrgica de ponta fina é usada para demarcar a prega palpebral superior, mais bem vista sob iluminação forte. Essa prega corresponde ao limite anatômico superior da lâmina tarsal. A linha desenhada deve permanecer pelo menos 8 mm acima da margem palpebral superior. Se ficar menor que 8 mm, a marcação cutânea deverá ser feita acima da prega natural, em uma distância de 8 a 10 mm. As pregas palpebrais geralmente são simétricas; qualquer assimetria deve ser ajustada, de modo que as duas pregas permaneçam simétricas e 8 a 10 mm acima da margem palpebral. A marcação é estendida medialmente, incluindo toda a pele frisada no sulco da junção nasal. Lateralmente, a marcação avança até o sulco entre a margem orbital lateral e a pálpebra. Se a pele lateral a esse ponto estiver enrugada, a linha da marcação deverá ser discretamente angulada para cima (Fig. 17.2).

Quando o paciente está na posição supina, o peso da fronte e do escalpo desloca os supercílios em direção superior. A fim de estimar a quantidade correta de pele que deve ser removida da pálpebra superior, o cirurgião deve suavemente empurrar o supercílio em direção inferior, usando o polegar e o indicador. A pele redundante é gentilmente agarrada por um fórceps. A perna inferior do fórceps deve ser posicionada sobre a prega palpebral já marcada, e a perna superior na região da máxima ressecção prevista (Fig. 17.3A). Durante o fechamento do fórceps, a margem palpebral superior não deve ser elevada. Essa extensão da ressecção cutânea propicia melhora estética, sem, contudo, produzir lagoftalmo. A pele é marcada em diversos pontos, sendo estes conectados, formando uma linha. A extensão lateral da ressecção cutânea é determinada pela quantidade de pele lateral enrugada (Fig. 17.3B). Se necessário, a incisão poderá ser estendida 1 cm ou mais além da margem orbital. A direção da cicatriz final deve ser planejada de modo que fique entre o supercílio lateral e o canto lateral. Nesta posição, a cicatriz pode ser ocultada pela sombra do olho já no período pós-operatório imediato.

Se o compartimento gorduroso for grande, o excesso cutâneo medial sempre deverá ser um pouco subestimado, pois o defeito produzido pela ressecção de um grande compartimento gorduroso pode criar es-

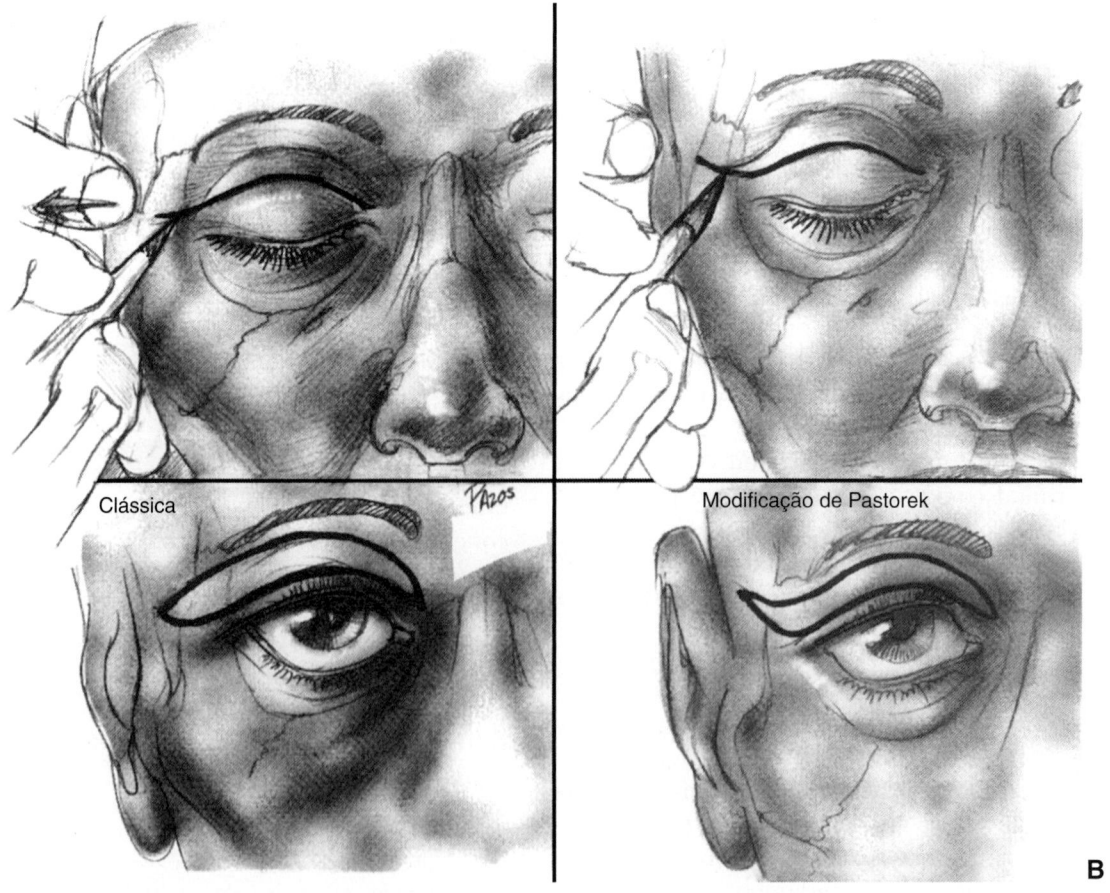

Figura 17.2
A: A extensão clássica da ressecção da pele da pálpebra superior, representada por uma linha horizontal que se estende lateralmente, na margem orbital. Classicamente, essa linha posicionava-se em uma ruga lateral (pé de cabra). Essa extensão, no entanto, tendia a realçar e tornar mais permanentes as rugas laterais, além de deslocar o segmento lateral do supercílio em direção inferior.
B: Curvando-se a incisão lateral para cima, em direção ao espaço existente entre o canto lateral e o segmento lateral do supercílio, a ferida operatória tende a permanecer oculta, o que é mais apropriado sob o ponto de vista estético. Outra vantagem consiste no fato de que a fixação natural, presente próxima ao segmento lateral do supercílio, evita o deslocamento inferior deste.

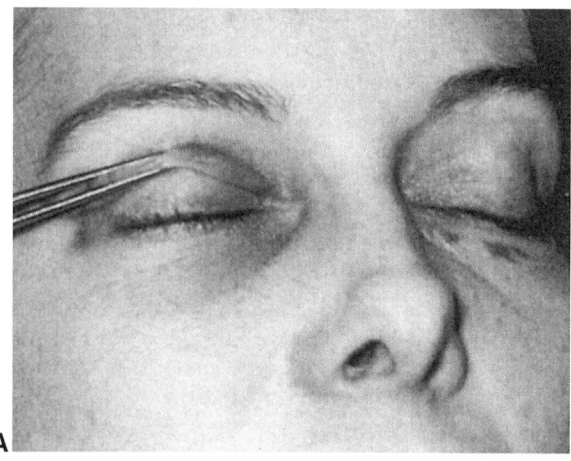
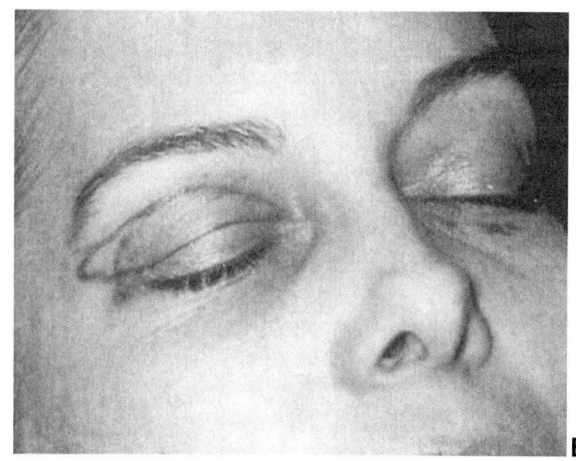

Figura 17.3

A: Estimação da quantidade de pele da pálpebra superior a ser ressecada. Conforme a pele redundante é contraída por um fórceps, a margem da pálpebra superior não deve elevar-se. **B:** A pele redundante é delimitada por completo. A área a ser ressecada além do rebordo orbitário está indicada, estando o paciente com os olhos fechados.

paço morto. Se menor quantidade de pele for removida, esta pode assentar-se sobre o defeito, evitando, assim que fique disposta como uma tenda sobre o defeito, o que poderia causar cicatrização hipertrófica. Tanto lateral como medialmente, as linhas de ressecção da pele devem formar uma interseção de 30 graus.

Se houver intenção de produzir um retalho miocutâneo, a pálpebra inferior deverá ser marcada lateralmente, em um ponto situado 2,5 mm abaixo da margem palpebral e exatamente sobre o canto lateral. Todo segmento da incisão medial a este ponto continua por cerca de 2,5 mm abaixo da margem palpebral, junto à prega subciliar, até o ponto lacrimal. Ainda lateralmente a este ponto a incisão é interrompida, sendo orientada horizontalmente ao cruzar a margem orbital. Ainda lateralmente, a incisão não deve ser angulada para baixo.

Pálpebra Superior

Habitualmente, a abordagem das pálpebras superiores é concluída antes de se abordar as pálpebras inferiores. A incisão inicial é feita, com um único movimento, através do ramo inferior da ressecção cutânea programada, ao mesmo tempo em que a pele da pálpebra é mantida esticada. Em seguida, realiza-se a incisão do ramo superior. A ressecção cutânea é concluída pela separação da pele do músculo orbicular com uma tesoura curva de Stevens. Em seguida, o músculo orbicular é ressecado, exceto nos pacientes com pele mais fina. A ressecção muscular remove a depressão central do músculo orbicular, ao longo da linha de excisão cutânea (Fig. 17.4A). O limite mais profundo da excisão é representado pelo septo orbital. Na pálpebra superior, o compartimento central de gordura é o mais fácil de ser removido. Uma grande quantidade de gordura central pode ocultar por completo o compartimento central de gordura. O septo orbital é aberto cuidadosamente, sendo a gordura trazida para dentro da ferida operatória. Deve-se remover apenas a gordura que se desloca facilmente para dentro da ferida. A gordura é, então, infiltrada com anestésico local, clampada e ressecada. O coto remanescente é cauterizado a fim de evitar sangramento após a abertura do clampe. O cirurgião deve lembrar-se que o uso do eletrocautério, sob anestesia local, pode causar dor, mesmo se a gordura estiver infiltrada com lidocaína.

Geralmente, é necessária a exploração suave do compartimento medial, especialmente quando a quantidade de gordura é pequena. Se o compartimento lateral de gordura era responsável por algum defeito estético no pré-operatório, este deverá ser identificado durante a cirurgia. Sua localização pode ser facilmente determinada pressionando-se o globo ocular, o que deve ser feito de maneira cuidadosa. Os compartimentos central e lateral de gordura encontram-se separados pelo músculo oblíquo superior. No entanto, este músculo raramente é exposto durante o procedimento, mas, nessa situação, é mais prudente identificá-lo antes de se clampear a gordura medial.

Teoricamente, não deve haver compartimento lateral de gordura na pálpebra superior. Eventualmente, no entanto, pode estar presente sobre a glândula lacrimal, naqueles pacientes com grande quantidade de gordura (Fig. 17.4B, C). Se for identificada ptose da glândula lacrimal, sua cápsula será tracionada, utilizando-se a agulha de um fio prolene 6-0. A agulha é usada para tracionar o periósteo do teto orbitário, imediatamente atrás da margem orbital. Conforme o nó é apertado, a glândula avança para cima, retomando sua posição normal. Para o fechamento da incisão,

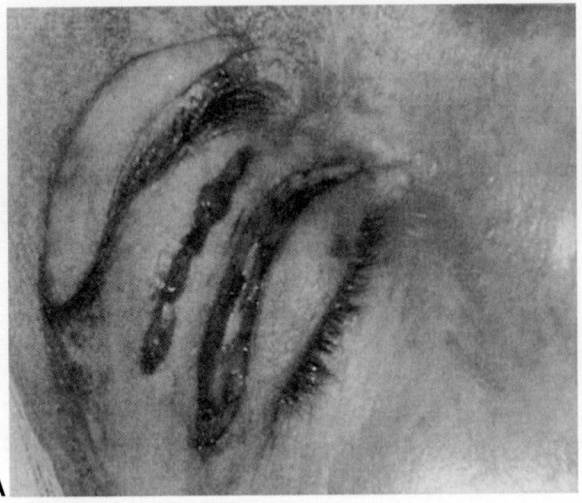
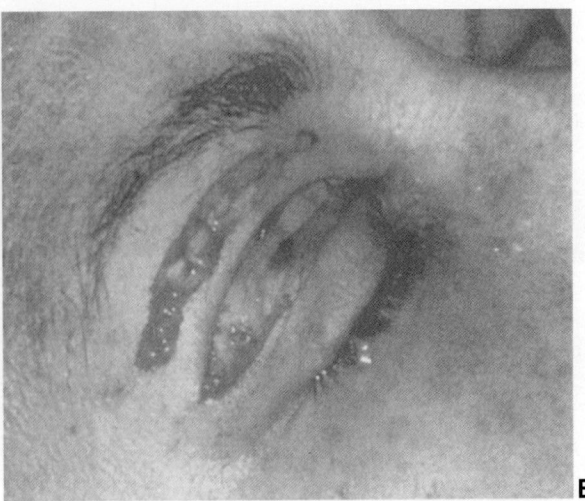
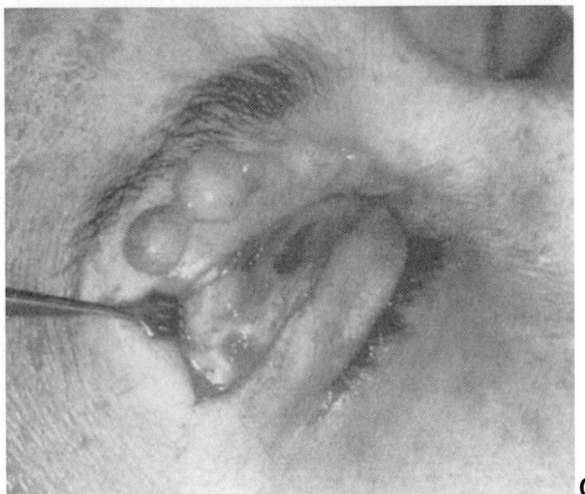

Figura 17.4
A: Uma faixa do músculo orbicular do olho foi excisada em direção inferior até o septo orbitário. Essa ressecção é variável. Nas pálpebras envelhecidas, mais finas, às vezes não é necessária remoção muscular, enquanto que nas pálpebras mais pesadas, com pele espessa, o músculo freqüentemente é hipertrófico, exigindo ressecção ampla. A ressecção muscular visa definir melhor a prega palpebral, ao permitir a cicatrização até a região da margem superior da lâmina tarsal. **B:** Quando há intensa hipertrofia do músculo orbicular do olho, a ressecção deve ser direcionada para baixo até o septo orbicular. **C:** Foi ressecada grande quantidade de gordura pseudo-herniada. Neste paciente, há compartimento lateral de gordura sobre a área da glândula lacrimal. A glândula é deslocada pelo afastador. Se houver ptose da glândula, esta deverá ser refixada ao periósteo do teto orbitário com prolene 6-0. Se não for feita essa suspensão, a glândula ficará palpável como um nódulo subcutâneo.

recomenda-se o prolene 6-0, pois este propicia sutura segura e imperceptível, ainda que retirada após 3 a 4 dias. A área de maior tensão na linha de sutura da pálpebra superior ocorre lateralmente. Esse segmento da ferida operatória é suturado com pontos simples separados (Fig. 17.5). O restante da ferida é fechado com ponto intradérmico, de medial para lateral. Não é necessário amarrar as extremidades da sutura intradérmica. Para aliviar a tensão na porção lateral da ferida operatória, pode ser colocada uma fita adesiva sobre essa área. Se, medialmente, ainda houver alguma redundância, são ressecados alguns pequenos triângulos de pele, acima e abaixo da linha de sutura. A base do triângulo deve ser a incisão inicial. Comumente essas ressecções não precisam ser suturadas, mas, se necessário, podem ser aplicadas fitas adesivas.

Pálpebra Inferior
Retalho Miocutâneo

A incisão na pálpebra inferior é realizada com pequena lâmina de bisturi, na marca do canto lateral, 2,5 mm abaixo da margem palpebral, na prega subciliar. A inci-

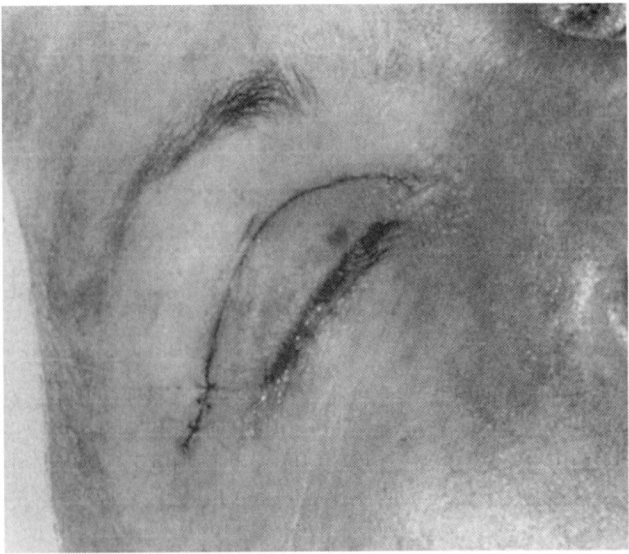

Figura 17.5
Lateralmente, a ferida operatória é fechada por pontos simples com prolene, pois essa é a área de sutura de maior tensão na pálpebra. O restante da ferida, central e medialmente, é fechado com sutura intradérmica, também com fio de prolene.

são inicial deve envolver apenas a pele, medindo cerca de 6 a 7 mm. Em seguida, utiliza-se uma pequena tesoura reta para estender a incisão subcutânea medialmente, até o ponto lacrimal (Fig. 17.6). Um pequeno retalho cutâneo é, então, desenvolvido por cerca de 3 mm, expondo e preservando as fibras pré-tarsais do músculo orbicular do olho (Fig. 17.7). A preservação dessa alça pré-tarsal propicia efeito tensional mais imediato para a pálpebra após a cirurgia, reduzindo a possibilidade de exposição da esclera ou de desenvolvimento de ectrópio. A partir desse momento, uma tesoura curva de Stevens é usada para separar os músculos pré-septal e pré-tarsal, até o ponto lacrimal. Essa incisão deve permanecer acima do septo orbital. Em seguida, realiza-se dissecção romba com instrumento com ponta de algodão, afastando o músculo orbicular pré-septal do septo orbital até a margem orbital, expondo assim os compartimentos lateral, central e medial de gordura (Fig. 17.8A).

A remoção da gordura começa lateralmente. O septo orbital sobre o compartimento lateral de gordura é muito denso, estando separado do compartimento central de gordura por uma barra fascial (Fig. 17.8B). A infiltração de anestésico local nesta gordura, assim como seu clampeamento, excisão e cauterização são realizados da mesma forma que na pálpebra superior. Comumente, o compartimento central de gordura constitui o elemento mais fácil de ser identificado e removido na pálpebra inferior (Fig. 17.8C). O compartimento medial de gordura, mais indefinido, geral-

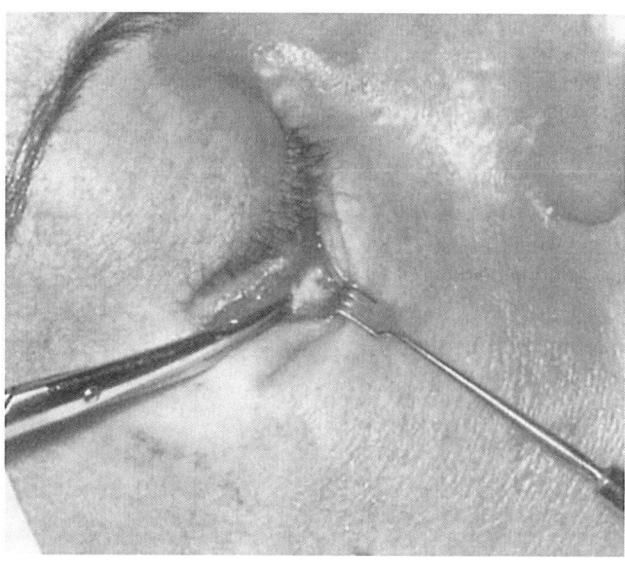

Figura 17.7

O retalho de pele é desenvolvido por 3 a 4 mm. Esse retalho cutâneo permite que o músculo pré-tarsal permaneça intacto ao longo de toda a margem palpebral, oferecendo então uma alça muscular que propicia sustentação imediata à pálpebra e reduz a possibilidade de exposição da esclera e de desenvolvimento de ectrópio.

mente contém mais gordura do que o esperado quando o paciente está na posição supina. Neste compartimento, ao contrário do que ocorre nos compartimentos central e lateral, geralmente é necessário manipular de forma mais agressiva a gordura (Fig. 17.9).

Antes do pinçamento do bolsão gorduroso medial, o músculo oblíquo inferior deve ser identificado. Ao contrário do que ocorre na pálpebra superior, essa estrutura muscular quase sempre é facilmente visível, devendo ser identificada antes do pinçamento, evitando, assim, a lesão deste músculo. Nesta região, a gordura também é mais densa e vascularizada do que nos outros compartimentos da pálpebra inferior. Por esse motivo, a hemostasia, nesta região, deve ser rigorosa, de modo a evitar sangramento do coto gorduroso medial, o que pode levar à sua retração para dentro da órbita. A ressecção da gordura na pálpebra inferior deve permitir a exposição de 1 mm da margem orbital. A intensidade dessa ressecção gordurosa propicia bons resultados estéticos, sem a produção de depressões ao longo da margem orbital. Se o exame pré-operatório revelar uma deformidade "em gota de lágrima" (isto é, a presença de um sulco profundo na junção entre o segmento medial do supercílio e a margem óssea orbital), o cirurgião deve considerar a realização de algum procedimento que permita o reposicionamento da gordura, que pode obliterar, total ou parcialmente, a depressão. A necessidade do reposicionamento deve ser determinada antes da cirurgia. O septo orbital é in-

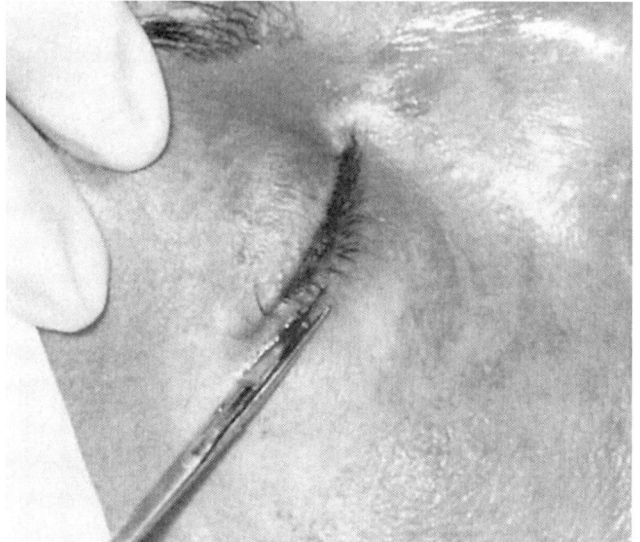

Figura 17.6

A pálpebra inferior é marcada a uma distância menor que 1 cm do canto lateral. A linha segue, paralelamente, o rebordo orbitário, permanecendo 2,5 mm abaixo deste. A incisão cutânea é feita sobre a marcação da pele. O restante da incisão na pálpebra inferior é feito com pequenas tesouras retas, estendendo-se até o ponto lacrimal.

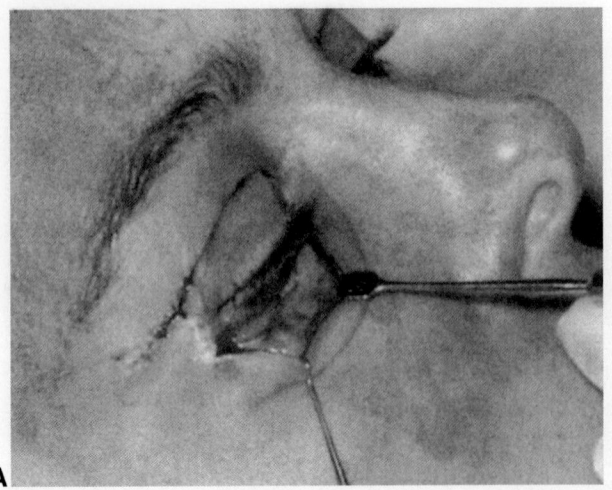
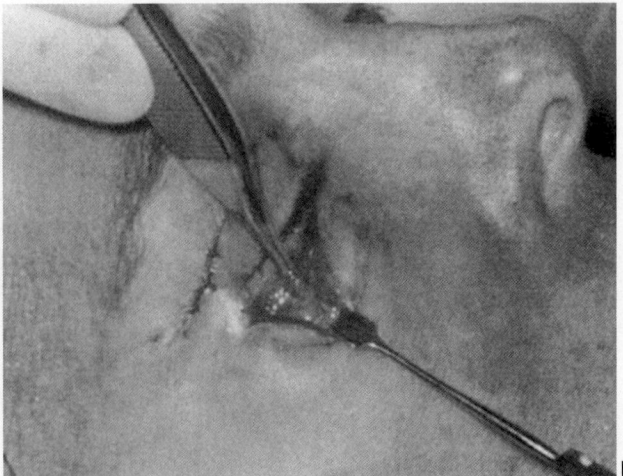
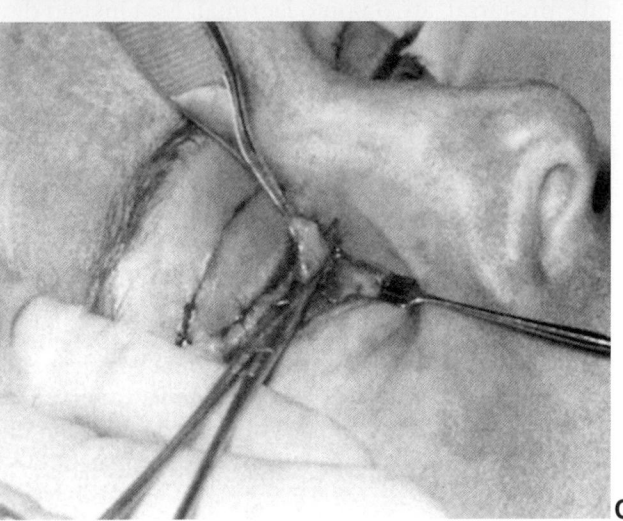

Figura 17.8

A: O retalho miocutâneo é dissecado até a margem orbital inferior. A presença de redundância muscular ou cutânea indica que o retalho estendeu-se muito inferiormente. Nesses casos, é possível identificar o vaso sanguíneo que acompanha o ramo palpebral do nervo infra-orbital. Esse vaso, quando seccionado, tende a sangrar vigorosamente. A cauterização desse vaso, contudo, invariavelmente afeta o nervo sensitivo que o acompanha, produzindo hipoestesia na pálpebra inferior, que pode ser duradoura. **B:** O coxim de gordura lateral situa-se em posição mais alta, diante da junção da margem inferior com a margem lateral da órbita. Esse coxim é separado do compartimento medial por uma barra fascial. O septo orbital é mais pesado na região lateral. O bolsão de gordura, uma vez identificado e tracionado em direção à ferida operatória, pode causar dor intensa, que pode ser controlada pela injeção de anestésico local. A espessura do septo orbital pode camuflar o bolsão lateral de gordura. Se este for considerado um problema durante a avaliação pré-operatória, deverá ser abordado durante a cirurgia. **C:** O compartimento central de gordura é o mais fácil de ser identificado, devendo ser removido até 2 mm abaixo da margem orbital, o que propicia melhor resultado estético. Antes da remoção da gordura deve-se infiltrar pequeno volume de anestésico local para evitar a produção de dor quando a pinça hemostática for aplicada. Um pequeno coto de gordura deve ser mantido preso pela pinça, a fim de permitir a cauterização.

cisado junto à margem orbital inferior (arco marginal) e, em seguida, a gordura é tracionada em direção ao campo operatório. O músculo orbicular medial é, então, elevado, sendo separado do terço medial do osso infra-orbital. Durante esta manobra deve-se tomar muito cuidado para não lesar o nervo infra-orbital. Se o periósteo for mantido intacto, será possível suturar a gordura nas profundidades da depressão. Entendemos que a simples mobilização da gordura em direção ao aspecto anterior da maxila, abaixo do músculo orbicular elevado, é suficiente para obliterar a depressão. Alguns cirurgiões recomendam a realização de sutura

Figura 17.9

Após a abertura do septo orbital, o bolsão medial de gordura é tracionado para fora da ferida operatória. Durante o pinçamento desta gordura, o músculo oblíquo inferior deve ser identificado para que não seja lesado. Se o paciente apresentar deformidade em gota de lágrima (que consiste em numa depressão profunda ao nível da junção entre a maxila e a pálpebra inferior), a gordura deve ser reposicionada, e não ressecada. Em seguida, um bolsão é criado pela elevação do músculo orbicular medial, separando-o de sua firme aderência à porção medial da maxila. A gordura é liberada pela incisão do arco marginal, sendo reposicionada abaixo do músculo. Em seguida, pode ser fixada com fio de polidioxanona (PDS) 6-0, mas a experiência tem demonstrado que essa manobra não é absolutamente necessária para que a gordura seja mantida nesta posição.

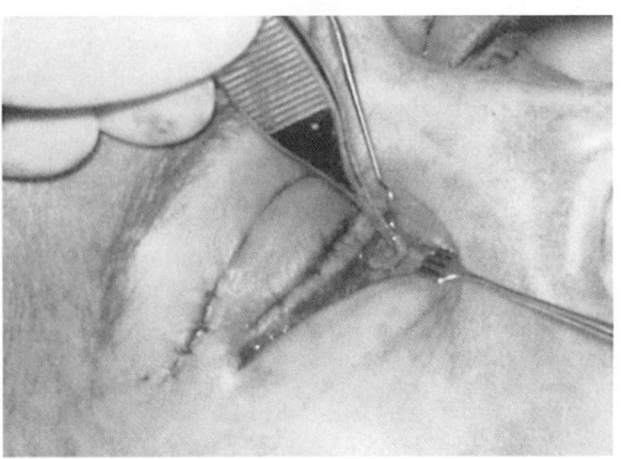

transcutânea através da gordura orbital reposicionada. Se, após a remoção do compartimento central de gordura este permanecer exatamente 1 mm abaixo do rebordo, a área transicional entre a pálpebra e o rebordo orbitário deverá ser retificada.

A sutura para suspensão da região lateral do músculo orbicular evita a formação de uma depressão na junção do segmento lateral do supercílio com a margem orbital lateral. Antes de iniciar o fechamento, o compartimento lateral de gordura é novamente inspecionado para determinar se é necessária a remoção adicional de gordura. Também deve ser lembrado que a área abaixo da barra fascial que separa os compartimentos lateral e medial, ocasionalmente, seqüestra uma pequena quantidade de gordura do compartimento central. Essa área deve ser inspecionada se for necessária a remoção adicional de gordura.

Após a remoção ou reposicionamento da gordura e da conclusão da hemostasia, o retalho miocutâneo é disposto superiormente. A ressecção da pele é feita com tesoura reta de Stevens, solicitando-se ao paciente que olhe para cima e mantenha a boca aberta (Fig. 17.10). Essa manobra confere tensão máxima à pálpebra inferior, produzindo um marco para a ressecção segura da pele e do músculo. A fim de assegurar que não ocorra ptose da pálpebra inferior, não deve haver nenhuma brecha na ferida operatória após a ressecção, com o paciente olhando para cima e mantendo a boca aberta. Se o paciente estiver sob anestesia geral, o cirurgião deverá se certificar de que o limbo está recoberto pela margem da pálpebra inferior por pelo menos 1 mm. No entanto, essa ressecção mínima, mais se-

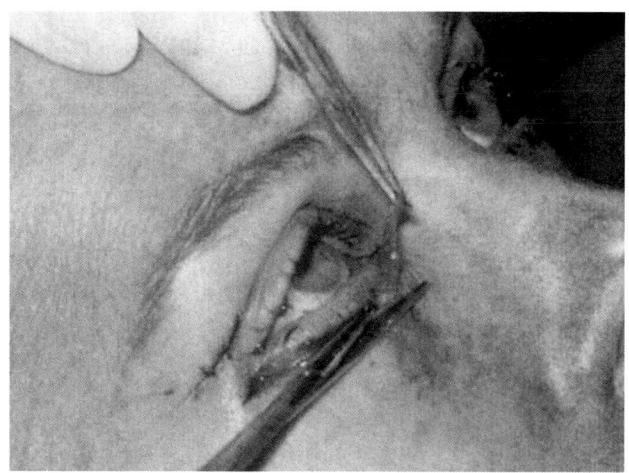

Figura 17.10

A quantidade de pele redundante na pálpebra inferior a ser removida é estimada solicitando-se ao paciente que olhe para cima, enquanto mantém a boca aberta. Se a quantidade de pele a ser removida fizer com que as 2 margens cutâneas fiquem em situação completamente oposta, a possibilidade de exposição da esclera ou de ectrópio será mínima. A impressão final, tanto para o paciente como para o cirurgião deve ser de que não se removeu pele em quantidade suficiente. Se a ressecção da pele for um pouco maior, a pálpebra poderá ser sustentada por sutura de suspensão, garantindo assim que a pálpebra fique na altura correta, além de assegurar tensão máxima na pele.

gura, pode manter alguma redundância cutânea. Para que seja possível a ressecção adicional da pele para evitar o desenvolvimento de exposição da esclera e também para tracionar a pele lateral para cima, utiliza-se a sutura de suspensão após a ressecção cutânea (Fig. 17.11A). Essa sutura de suspensão da pálpebra deve

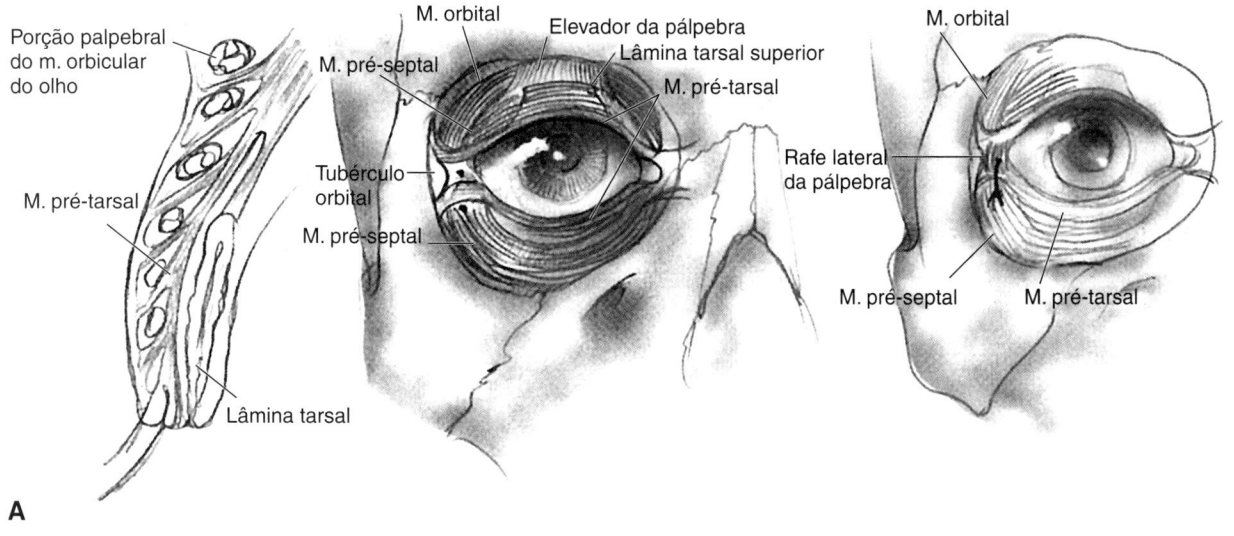

Figura 17.11

A: Essa visão demonstra o músculo orbicular separado da margem orbital e as 2 áreas que são englobadas pela agulha e suturadas para a suspensão da pálpebra. Periósteo sobre o tubérculo orbital; músculo orbicular pré-septal. **B:** A sutura de suspensão deve ter direção vertical.

ser feita entre a porção lateral do músculo orbicular do olho que compõe o retalho miocutâneo, e o periósteo orbitário lateral (Fig. 17.11B). O fio mais adequado é o polipropileno 5-0 incolor. O fio é colocado na direção vertical, de modo que a pálpebra não seja puxada lateral ou medialmente. O nó do ponto deve ficar oculto, sendo sepultado em direção inferior. Dessa forma, evita-se que o nó empurre o tecido subcutâneo e, assim, a formação de uma saliência da pele palpebral no ponto de sutura.

Após a realização da sutura de suspensão, a ferida é fechada por sutura contínua com fio de polipropileno 6-0 (Fig. 17.12). Várias fitas adesivas são usadas para suspender a pálpebra lateralmente e contrapor-se ao deslocamento inferior da pálpebra no pós-operatório. A Figura 17.13 demonstra as visões pré e pós-operatórias de uma paciente submetida à blefaroplastia da pálpebra superior e ao retalho miocutâneo da pálpebra inferior. A Tabela 17.2 apresenta um resumo dos procedimentos.

Abordagem Transconjuntival

Após a aplicação de gotas de tetracaína na conjuntiva da pálpebra inferior e da esclera, injeta-se lidocaína (2% com epinefrina na proporção de 1:100.000) no espaço subconjuntival, ao longo de toda a margem inferior da lâmina tarsal, desde o ponto lacrimal até o canto lateral (Fig. 17.14). O subcutâneo da pálpebra inferior também deve ser infiltrado se houver previsão de realizar-se retalho miocutâneo. A injeção subcutânea produz maior relaxamento do músculo orbicular, o que melhora a visualização da gordura orbital. Além disso,

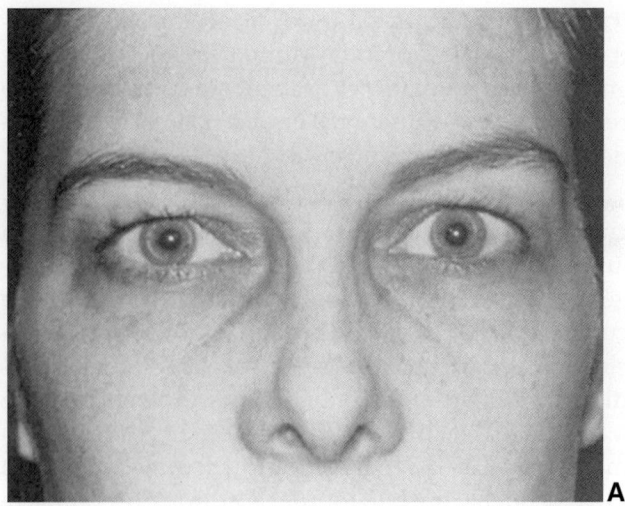
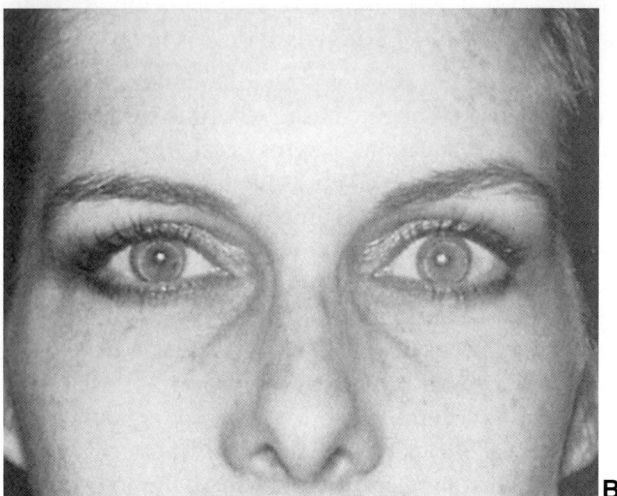

Figura 17.13
A: Visão frontal antes de blefaroplastia das pálpebras superior e inferior com retalho miocutâneo em mulher de 29 anos de idade.
B: Aspecto pós-operatório.

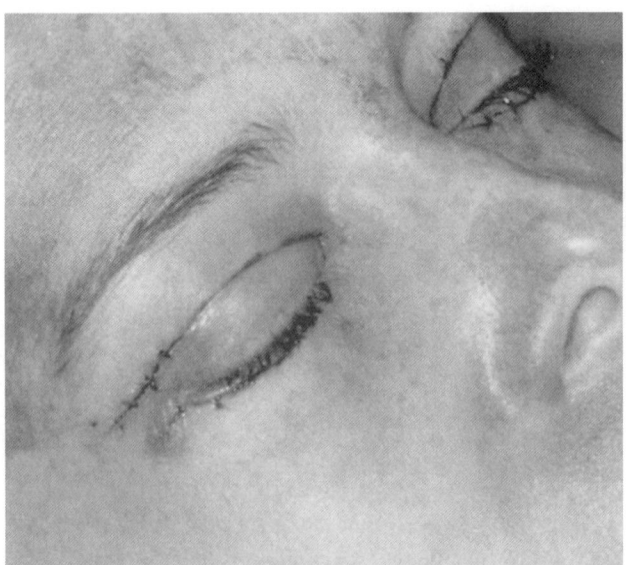

Figura 17.12
Aspecto pós-operatório imediato da blefaroplastia das pálpebras superior e inferior com retalho miocutâneo.

TABELA 17.2 ℞ TRATAMENTO
BLEFAROPLASTIA

Pálpebra superior
Ressecção do excesso de pele
Músculo orbicular
Gordura herniada

Pálpebra inferior
Ressecção do excesso de pele
Músculo orbicular (se necessário)
Gordura herniada
Compressas frias no pós-operatório
Restrição às atividades físicas
Evitar o uso de anticoagulantes no pré e no pós-operatório
Retirada dos pontos da sutura entre o 3º e o 4º dia pós-operatório

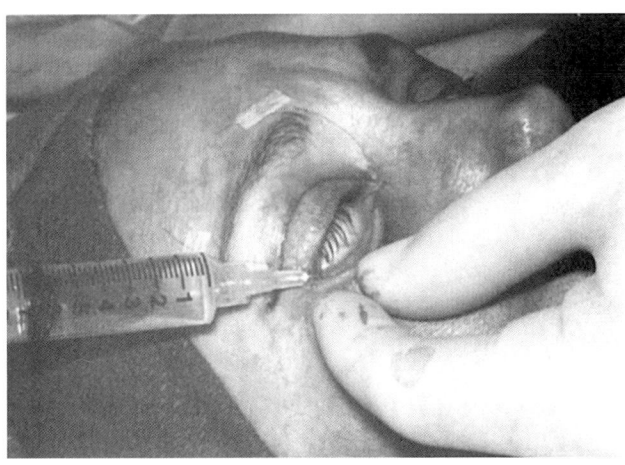

Figura 17.14
Após a instilação de gotas de tetracaína na conjuntiva, o espaço subconjuntival é infiltrado com lidocaína (2% com epinefrina) ao longo da margem tarsal inferior, desde o ponto lacrimal, medialmente, até a região do canto lateral.

propicia analgesia para o uso do *laser* de remodelamento de superfície na pele da pálpebra inferior e para a remoção de pequena porção da pele.

O procedimento é iniciado pela incisão através da conjuntiva, junto à margem tarsal inferior e através dos retratores da pálpebra inferior (Fig. 17.15). Por causa da intensa vascularização dos vasos arqueados nesta área, é essencial que a incisão seja feita com um eletrocautério de ponta delicada, como o microdissector pediátrico de Colorado. Com isso, ocorre lesão mínima

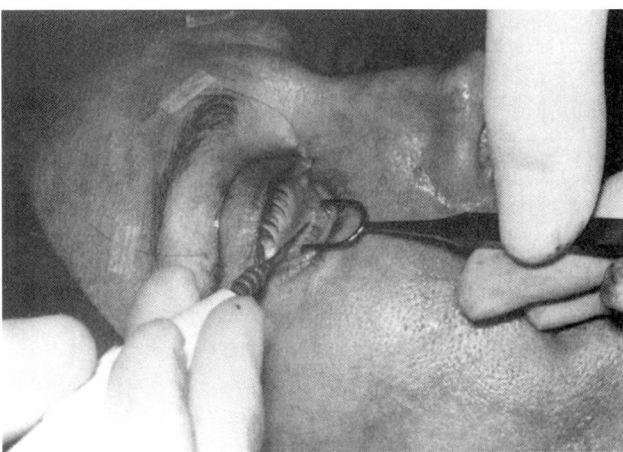

Figura 17.15
A incisão conjuntival inicial é realizada com um eletrocautério de ponta fina. Se o eletrocautério não for usado, os vasos arqueados, presentes imediatamente abaixo da conjuntiva, irão apresentar sangramento profuso. A incisão deve ser feita rapidamente, evitando-se a dissipação de calor para a conjuntiva adjacente. As glândulas lacrimais situadas na conjuntiva são muito importantes e necessárias para a formação do filme lacrimal que atua na proteção ocular. O uso do *laser* de CO_2 para a realização da incisão conjuntival destrói essas glândulas, o que leva ao ressecamento do olho.

das glândulas lacrimais presentes da conjuntiva. Em seguida, dois fios de seda ou de poliéster são conduzidos através da conjuntiva proximal, na linha de incisão, aproximadamente na margem medial e lateral do limbo. Esses fios são, então, amarrados sobre a fronte do paciente (Fig. 17.16).

A aplicação de pinça hemostática nas extremidades dos fios puxa a conjuntiva proximal para cima da córnea. A partir daí, o esvaziamento é realizado imediatamente sobre o septo orbital e sob o músculo orbicular. O esvaziamento rombo e firme desloca o músculo orbicular inferiormente, até o nível da margem orbital, separando-o do septo orbital. Neste momento, a exposição é idêntica à proporcionada pela separação do retalho miocutâneo do septo orbital. Cada uma das três pseudo-herniações de gordura é aberta junto do retalho miocutâneo e, em seguida, é delicadamente ressecada após o pinçamento (Fig. 17.17). A gordura é removida até 1 mm abaixo da margem orbital e, em seguida, os cotos de gordura são coagulados com o eletrocautério. O septo orbital não é reconstruído. A pálpebra é tracionada para cima e liberada. A compressão suave do globo ocular revela eventuais pulsações produzidas por irregularidade da gordura orbital, indicando a necessidade de remoção adicional da gordura, que deve ser mínima (Fig. 17.18). Como na produção do retalho miocutâneo já descrito, a gordura medial pode ser reposicionada abaixo do músculo orbital medial, de modo a obliterar eventual deformidade em gota de lágrima. Os fios de reparo são, então, cortados, e a pálpebra é novamente levada para cima, de modo a assegurar que as margens da incisão transconjuntival sejam reaproximadas (Fig. 17.19). Não é necessária sutura da incisão transconjuntival. Se houver previsão de uso do *laser* de remodelamento de superfície,

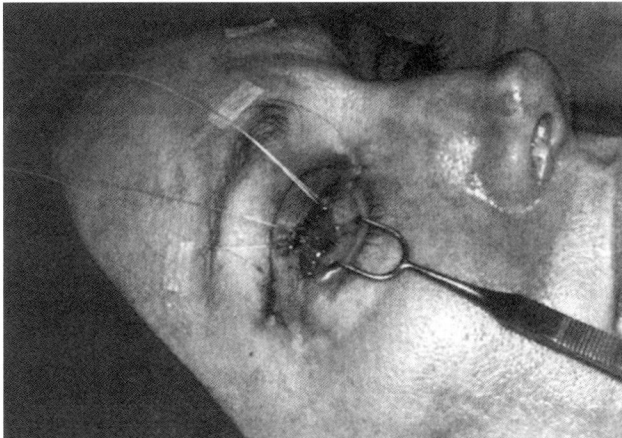

Figura 17.16
Um par de fios de sutura é conduzido através da margem proximal da incisão conjuntival, trazendo a conjuntiva para cima da córnea. Esses fios são retraídos com pinças hemostáticas. Pode ser utilizada proteção para a córnea.

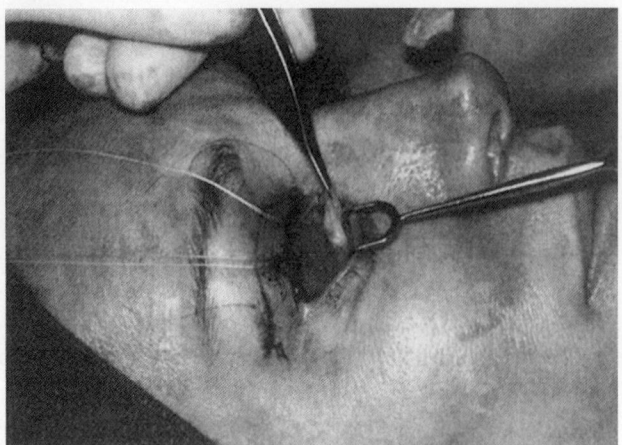

Figura 17.17
Após a incisão dos músculos retratores da pálpebra inferior, o músculo orbicular é separado do septo orbital por dissecção romba, até o nível da margem orbital. O músculo orbicular é, em seguida, afastado por um gancho com 2 dentes rombos.
A partir deste momento, a exposição é idêntica à realizada para o retalho miocutâneo. A gordura pseudo-herniada é removida dos compartimentos lateral, central e medial, da mesma maneira como quando da criação do retalho miocutâneo.

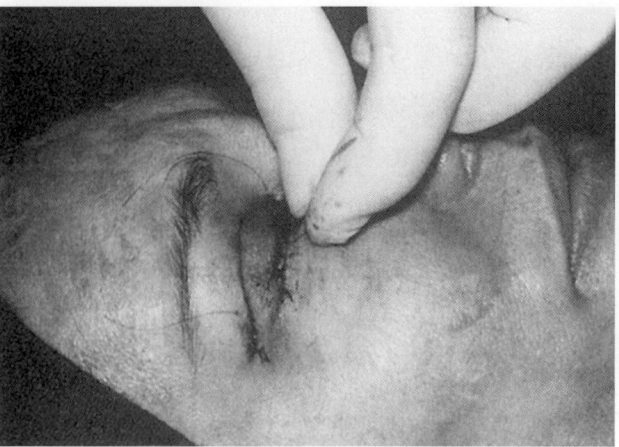

Figura 17.19
Ao término do procedimento, a pálpebra é puxada para cima o máximo possível, sendo em seguida liberada, de modo a assegurar que as margens da incisão conjuntival permaneçam em perfeita justaposição. Não é necessário suturar a incisão, pois a sutura pode irritar a esclera e a córnea ou ainda, propiciar o desenvolvimento de tecido de granulação.

este poderá ser aplicado imediatamente antes da remoção dos fios de reparo, garantindo-se, assim, proteção corneana durante seu uso. A remoção adicional da pele é realizada após a liberação dos fios de reparo.

Lateralmente, são usadas tiras de fitas adesivas para sustentar a pálpebra durante o período anestésico residual e, mais tarde, durante o período de edema pós-operatório, quando a pálpebra se torna pesada. As Figuras 17.20 e 17.21 demonstram os aspectos pré e pós-operatório de pacientes submetidos à blefaroplastia transconjuntival da pálpebra inferior. Ambos os pa-

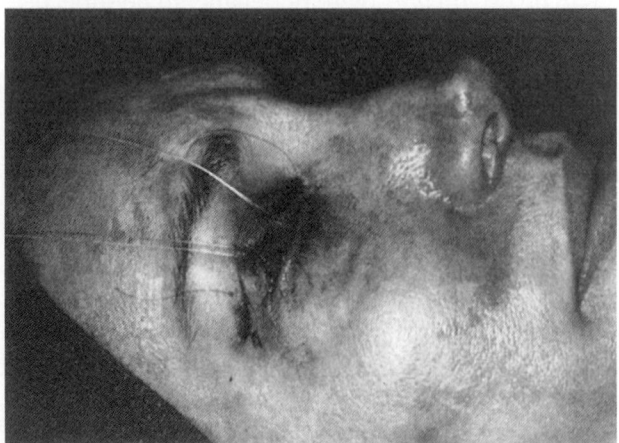

Figura 17.18
Após remoção da gordura, a pele da pálpebra inferior é recolocada em sua posição normal. Realizando-se pressão suave sobre o globo ocular, as nuanças da gordura remanescente podem ser detectadas conforme pulsam para fora, abaixo da pele palpebral e do músculo. Toda gordura adicional deverá ser cuidadosamente removida.

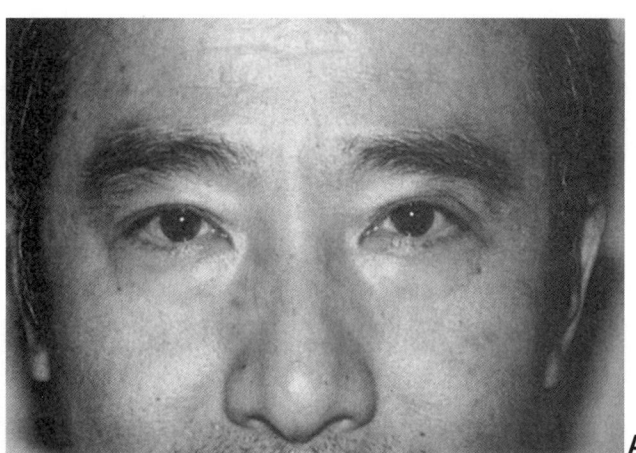

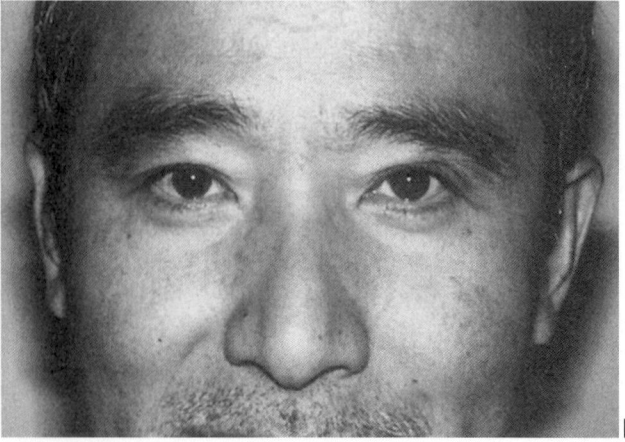

Figura 17.20
A: Homem de 48 anos de idade com acentuada pseudo-herniação de gordura da pálpebra inferior, de origem familiar. **B:** Aspecto pós-operatório após blefaroplastia transconjuntival da pálpebra inferior.

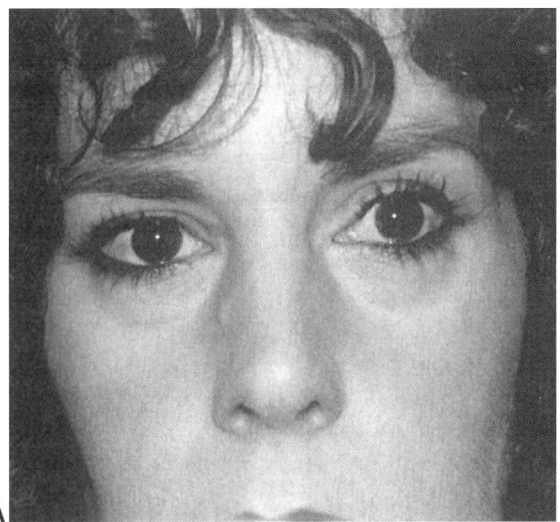 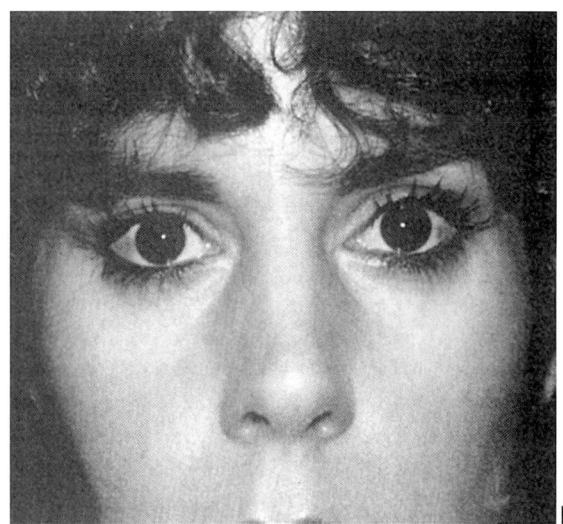

Figura 17.21

A: Mulher de 35 anos de idade, com acentuada blefarocalasia da pálpebra inferior de origem familiar. **B:** Aspecto pós-operatório após blefaroplastia transconjuntival da pálpebra inferior.

cientes apresentavam pseudo-herniação significativa da gordura orbital, sem rugas delicadas ou flacidez cutânea no pré-operatório. Nos pacientes com rugas delicadas ou com flacidez cutânea mínima, concluída a blefaroplastia transconjuntival, pode-se realizar de imediato o remodelamento superficial com CO_2, para alisar e fortalecer a pele. Esse remodelamento cutâneo superficial pode ser feito mais tarde, se ocorrer enrugamento suave no período pós-operatório inicial.

CUIDADOS PÓS-OPERATÓRIOS

Nenhum curativo é feito nas pálpebras inferiores, mas os olhos são cobertos por compressas frias, e a ferida operatória é lubrificada com pomada de antimicrobiano. O paciente é orientado a guardar repouso durante o restante do dia da cirurgia. O uso das compressas frias deve ser contínuo. A dor, quando presente, tende a ser discreta, sendo aliviada com o uso de acetaminofeno associado à codeína. O paciente deve ser orientado, ainda, a não olhar para baixo nas primeiras 24 horas após o procedimento, pois este movimento poder provocar o deslizamento inferior do retalho miocutâneo, em direção ao septo orbicular subjacente. Após a blefaroplastia transconjuntival da pálpebra inferior, ocasionalmente, o paciente pode notar uma elevação temporária da pálpebra inferior, causada pela transecção dos músculos retratores, que são separados de sua fixação à lâmina tarsal inferior. É comum haver discreto sangramento oriundo da incisão transconjuntival, que se apresenta como gota de sangue junto à margem da pálpebra inferior. Este sangramento é sempre autolimitado.

Até a retirada dos pontos de sutura, realizada entre o terceiro e o quarto dia pós-operatório, somente atividades sedentárias são permitidas. É recomendável que o terço lateral da ferida operatória seja novamente coberto por mais 2 a 3 dias a fim de se evitar deiscência, ainda que mínima, da ferida. Produtos de maquiagem podem ser usados nos olhos a partir do sexto dia pós-operatório, enquanto as atividades físicas leves podem ser retomadas a partir do décimo dia pós-operatório. Lentes de contato podem ser usadas, com segurança, a partir do 9º ou 10º dia pós-operatório.

COMPLICAÇÕES

As complicações e as emergências encontram-se listadas nas Tabelas 17.3 e 17.4.

TABELA 17.3 — COMPLICAÇÕES BLEFAROPLASTIA

Equimose cutânea grave
Hematoma
Equimose subconjuntival
Quemose
Lagoftalmo
Exposição da esclera
Ectrópio
Cicatrizes pigmentadas, largas ou muito baixas
Perda visual
Síndrome do olho seco

TABELA 17.4 — EMERGÊNCIAS BLEFAROPLASTIA

Hematoma em progressão
Ceratoconjuntivite seca grave
Perda visual

Hematoma

A formação de hematomas é rara após as blefaroplastias da pálpebra superior, sendo mais comum após as blefaroplastias da pálpebra inferior. O hematoma deve ser suspeitado sempre que ocorrer edema e manchas avermelhadas ou azuladas no período pós-operatório imediato. Deve ser diferenciado da equimose, que pode ter a mesma coloração. No entanto, esta é macia, enquanto o hematoma é sólido e firme. A ferida operatória é reaberta, o vaso sangrante é cauterizado e a ferida é novamente fechada. A hemostasia rigorosa constitui a principal forma de se evitar a formação dos hematomas. Como a incisão transconjuntival não é suturada, qualquer sangramento encontra uma via de drenagem imediata; assim, o risco de hematoma, nesses casos, é menor.

Equimose Subconjuntival

A equimose subconjuntival não é comum, e sua causa ainda não foi elucidada. Trata-se de complicação que assusta muito o paciente, mas não o cirurgião, na medida em que tende a apresentar resolução completa e espontânea em três ou mais semanas, fato que deve ser informado ao paciente, para tranqüilizá-lo. O tratamento clínico, com o intuito de acelerar a resolução, geralmente não é eficaz.

Quemose

A quemose é mais comum nas blefaroplastias da pálpebra inferior, podendo ocorrer com ou sem o emprego da sutura de suspensão. Em ambos os casos, regride rapidamente (alguns dias) ou pode persistir por até seis semanas. Quando presente, a conjuntiva adquire consistência gelatinosa, empurrando a pálpebra para longe da órbita. Isso confere aspecto proptótico ao olho ou dá a impressão de que a fissura palpebral é mais ampla. O paciente deve ser tranqüilizado, sendo informado de que essa condição é transitória e, quase sempre, regride satisfatória e espontaneamente. Se o problema persistir por mais de duas semanas, é indicado o uso de gotas oftálmicas de corticosteróide.

Lagoftalmo

O lagoftalmo pode estar presente por período curto de tempo após a blefaroplastia da pálpebra superior, sendo geralmente discreto e causando lacrimejamento e sensação de queimação leves. O uso de lágrimas artificiais ou de pomadas geralmente alivia os sintomas até que o processo cicatricial termine. Lagoftalmo grave geralmente ocorre após blefaroplastia secundária da pálpebra superior, quando o cirurgião inexperiente superestima a quantidade de pele a ser ressecada, ou quando a suspensão da fronte e a blefaroplastia da pálpebra superior são realizadas simultaneamente. Por esse motivo, as blefaroplastias da pálpebra superior devem ser conservadoras.

Ectrópio

A exposição da esclera pode ocorrer após blefaroplastia da pálpebra inferior, mesmo quando a ressecção da pele é conservadora ou não é realizada. A realização de exercícios para estrabismo e a massagem local comumente revertem o problema.

O ectrópio ocorre quando um encurtamento evidente da pálpebra acompanha uma ressecção exagerada da pele. Pode, ainda, ocorrer quando há flacidez horizontal da pálpebra, não identificada no pré-operatório. Nesta última condição, é necessário um procedimento de encurtamento horizontal da pálpebra. Ocasionalmente, o ectrópio é produzido pelo deslocamento inferior do retalho miocutâneo. Nesse caso, a pálpebra parece presa quando o paciente tenta olhar para cima. O problema pode ser resolvido por uma incisão de relaxamento, seguida pela elevação do retalho miocutâneo e nova sutura.

Cicatrização Ruim

Após a retirada dos pontos de sutura, pode haver a formação de cicatrizes evidentes na região lateral da pálpebra superior, se houver deiscência não reconhecida da ferida operatória ou se o paciente expuser-se à radiação solar no período pós-operatório. Em ambas as situações, pode ser necessária a realização de uma pequena excisão secundária, seguida pelo reparo. Na porção medial da pálpebra superior, a ressecção cutânea em excesso, comum quando há muita gordura no compartimento medial, pode levar à formação de cicatrizes desagradáveis. Isso é mais comum quando a ferida operatória é fechada sobre grandes espaços mortos. O tratamento dessas cicatrizes pode ser realizado pela injeção de pequenas quantidades de triancinolona (10 mg/mL).

Perda da Visão

A maioria dos casos de perda visual relatados está relacionada à formação de hematoma após a blefaroplastia da pálpebra superior ou inferior. Co-fatores geralmente presentes são hipertensão arterial, idade avançada, uso de anticoagulantes e doenças metabólicas. A descompressão rápida do hematoma retrobulbar é essencial para se preservar a visão.

PONTOS IMPORTANTES

- O sucesso das blefaroplastias depende da compressão, por parte do cirurgião, da interação dos componentes estéticos que contribuem para o aspecto da região dos olhos e da face como um todo.

- A avaliação clínica pré-operatória do candidato à blefaroplastia deve incluir a pesquisa de problemas médicos que possam ser agravados pelo uso de drogas necessárias no período pré-operatório, assim como anamnese oftalmológica detalhada, com especial ênfase aos sintomas de síndrome do olho seco (ceratoconjuntivite seca) e ao exame da visão para perto.

- Durante a avaliação da região do supercílio, o cirurgião deve considerar: a posição do supercílio com relação a margem orbital superior; a simetria dos supercílios; o formato do supercílio; e a distribuição dos pêlos.

- A avaliação da pálpebra superior deve incluir: as condições da pele (fina ou espessa); a posição da fissura palpebral; a presença de hipertrofia do músculo orbicular; a pesquisa de pseudo-herniação de gordura; a posição da margem orbital superior; a posição da glândula lacrimal; a existência de lagoftalmo; e a presença do fenômeno de Bell.

- A avaliação da pálpebra inferior deve incluir: a condição da pele; a presença de ondulações cutâneas; a pigmentação da pele; as pregas cutâneas; a pesquisa de pseudo-herniação de gordura; a posição da margem orbital inferior; e a flacidez da pálpebra.

- As fotografias obtidas no pré-operatório das blefaroplastias devem incluir a visão de toda a face na proporção de 1:10 e as visões em *close-up* da pálpebra, nas proporções de 1:4 e 1:5, nas seguintes incidências: frontal; olhos abertos; frontal durante a mirada vertical para cima; frontal com os olhos fechados; oblíquas direita e esquerda; e laterais direita e esquerda.

- A marcação pré-operatória das pálpebras é realizada com uma caneta cirúrgica, estando o paciente na posição supina. O rebaixamento do supercílio reproduz a posição ortostática.

- Na pálpebra inferior, a abordagem transconjuntival está indicada nos casos de predomínio de gordura, em que há pouca redundância cutânea ou muscular. A incisão subciliar e o retalho miocutâneo estão indicados quando a redundância cutânea e a hipertrofia muscular são mais importantes do que a quantidade de gordura. Após a blefaroplastia transconjuntival, o *laser* de remodelamento superficial pode alisar as ondulações cutâneas e reduzir um pouco mais o excesso de pele.

- Durante a remoção da gordura dos compartimentos palpebrais, remove-se apenas a gordura que migra facilmente para a ferida operatória. Não se deve puxar a gordura com vigor de sua posição profunda dentro da órbita. Antes da remoção, a gordura é infiltrada com anestésico local e pinçamento. Após a remoção, o coto remanescente é cauterizado, impedindo a ocorrência de sangramento após a retirada da pinça. Pode ser necessária remoção um pouco mais agressiva da gordura do compartimento medial da pálpebra inferior. O músculo oblíquo inferior deve sempre ser localizado antes do pinçamento da gordura, para que não seja lesado. O reposicionamento da gordura deve ser considerado quando houver deformidade em gota de lágrima.

- As complicações da blefaroplastia incluem: hematoma (raro na pálpebra superior; mais comum na pálpebra inferior); equimose subconjuntival; quemose; lagoftalmo; ectrópio; cicatrização ruim; e perda visual (atribuída à presença de hematoma retrobulbar).

BIBLIOGRAFIA

Baker SR. Orbital fat preservation in lower lid blepharoplasty. *Arch Facial Plast Surg* 1999;1:33-37.

Castanares S. Anatomy for a blepharoplasty. *Plast Reconstr Surg* 1974;53:587.

Castanares S. Blepharoplasty for herniated infraorbital fat: anatomical basis for a new approach. *Plast Reconstr Surg* 1951;8:46.

Fagien S. Reducing the incidence of dry eye symptoms after blepharoplasty. *Aesthetic Surg J* 2004;24:464-468.

Freidman WH. Surgical anatomy of the orbit. In: Tardy E, ed. *Facial plastic surgery.* Vol. 4. New York: Thieme Medical Publishers, 1987:475.

Groth MJ. Transconjunctival lower blepharoplasty. *Facial Plast Surg Clin* 1998;6(1):59-70

Heppler RS, et al. The occurrence of blindness in association with blepharoplasty. *Plast Reconstr Surg* 1976;57:233.

Honrado CP, Pastorek N. Longterm results of lower-lid suspension blepharoplasty: a 30 year experience. *Arch Facial Plast Surg* 2004;6(3):150-154.

Jelks GW, Jelks EB. Preoperative evaluation of the blepharoplasty patient: bypassing the pitfalls. *Clin Plastic Surg* 1993;20:213-223.

McCord CD, et al. Lateral canthal tightening. *Plast Reconstr Surg* 2003;112(1):222-237.

McCurdy JA. Upper blepharoplasty in the asian patient: "the double eyelid" operation. *Facial Plast Surg* Clin 2002;10(4):351-368.

Millman A, et al. The septal-myocutaneous flap in blepharoplasty. *Ophthalmol Plast Reconstr Surg* 1997;13:2.

Murakami CS, Plant RL. Complications of blepharoplasty surgery. *Facial Plastic Surg* 1994;10:214-224.

Papel ID. Muscle suspension blepharoplasty. *Facial Plastic Surg* 1994;10:1447-1449.

Pastorek N. Blepharoplasty update. *Facial Plast Surg Clin* 2002;10(1):23-27.

Pastorek N. Blepharoplasty. *Self-instructional package*, 3rd ed. Alexandra, VA: American Academy of Otolaryngology-Head and Neck Surgery, 1994.

Pastorek N. Upper lid blepharoplasty. *Facial Plast Surg* 1996;12:157-169.

Patipa M. The evaluation and management of lower eyelid retraction following cosmetic surgery. *Plast Reconstr Surg* 2000;106(2):438-453.

Perkins SW, Dyer WK II, Simo E Transconjunctival approach to lower lid blepharoplasty. Experience, indications, and technique in 300 patients. *Arch Otolaryngol Head Neck Surg* 1994;120:172-177.

Rees TD, Jelks GW. Blepharoplasty and the dry eye syndrome. *Plast Reconstr Surg* 1981;28:249.

Smith B, Nesi FA. The complications of cosmetic blepharoplasty. *Ophthalmology* 1978;85:726.

Zide BM, Jelks GW, eds. *Surgical Anatomy of the Orbit.* New York: Raven Press, 1985.

CAPÍTULO 18

Face Senil (Ritidectomia)

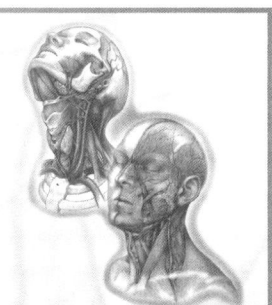

Russell W. H. Kridel ▪ Peyman Soliemanzadeh

O termo ritidectomia deriva do grego, tendo o sentido de remoção de rugas. Na atualidade, o procedimento cirúrgico denominado ritidectomia corresponde muito mais à ressuspensão dos tecidos moles da face, sendo caracterizada pela remoção da pele, e não pela ressecção de rugas. Temos testemunhado a evolução constante dos avanços técnicos e anatômicos que têm produzido uma nova geração de *lifting* faciais. Atualmente, ainda estamos avaliando essas novas técnicas, em busca do procedimento ideal, capaz de propiciar aos nossos pacientes resultados naturais e duradouros, recuperação rápida e poucas complicações.

Os pacientes com envelhecimento facial que se candidatam à ritidoplastia geralmente buscam uma aparência mais jovem e descansada. Esses pacientes têm uma auto-imagem bem formada, e não aceitam outra aparência. Ao contrário, desejam obter um resultado natural, que traga de volta o aspecto mais jovem modificado pela ação do tempo. Para o cirurgião, os objetivos são: determinar quais características físicas da face que estejam contribuindo para a imagem envelhecida; quais estigmas são passíveis de reversão; e quais as formas de se efetuar essa reversão. Idealmente, o cirurgião deve obter nesta primeira consulta um entendimento completo do processo que levou à aparência envelhecida. Deve, ainda, estar familiarizado com a ampla variedade de intervenções clínicas e cirúrgicas apropriadas para a correção do problema clínico. Como em toda cirurgia plástica facial eletiva, é fundamental que o cirurgião alcance um resultado equilibrado e harmonioso. O paciente interessado em submeter-se ao *lifting* facial que também apresenta ptose do supercílio e dermatocalásia nos quatro quadrantes não obterá resultados satisfatórios se essa inconveniência estética não for discutida previamente à cirurgia. Além disso, esses pacientes ficarão ainda com mais estigmas físicos se apenas o terço inferior da face for abordado, permanecendo com aspecto de face artificialmente suspensa. Por esses motivos, além do *lifting* facial, é importante que os benefícios potenciais do *lifting* dos supercílios, da blefaroplastia, do remodelamento de superfície por *laser* e dos procedimentos adjuvantes (p. ex., preenchimento dos tecidos moles, injeção de toxina botulínica ou implantes) sejam discutidos com o paciente. Considerando que esses componentes podem contribuir, individualmente ou em conjunto, para a melhora do aspecto da face envelhecida, este capítulo enfatiza a anatomia e o desenvolvimento da ritidectomia praticada na atualidade.

FISIOLOGIA DO ENVELHECIMENTO FACIAL

Para entender a técnica de ritidectomia atualmente empregada, o cirurgião deve possuir conhecimento completo da anatomia cirúrgica subjacente e da fisiologia do envelhecimento da face responsável por motivar o paciente a procurar a cirurgia para rejuvenescimento facial. Geralmente, a face envelhecida apresenta cinco marcos que constituem pontos de interesse tanto para os pacientes como para o cirurgião. Essas áreas são: (a) a papada; (b) o aprofundamento dos sulcos nasolabiais e a ptose da pele perioral lateral; (c) as saliências do músculo platisma e o acúmulo de gordura submentual; (d) a ptose do músculo orbicular do olho e do coxim adiposo malar; e (e) o próprio envelhecimento da pele (Fig. 18.1A).

No indivíduo jovem, a pele da face é mantida em sua posição anatômica normal por "ligamentos" de retenção que se estendem das estruturas profundas da face à derme (1). Com o envelhecimento, a atenuação desses suportes "ligamentares" resulta na ptose dos tecidos moles da região malar. Essa ptose, por sua vez, leva não só ao aprofundamento dos sulcos nasolabiais, como também a formação de saliências no músculo platisma e nos tecidos moles existentes entre os ligamentos massetéricos e mandibulares, ao nível do queixo. Além disso, essa ptose do coxim adiposo malar, associada à ptose do músculo orbicular do olho resulta

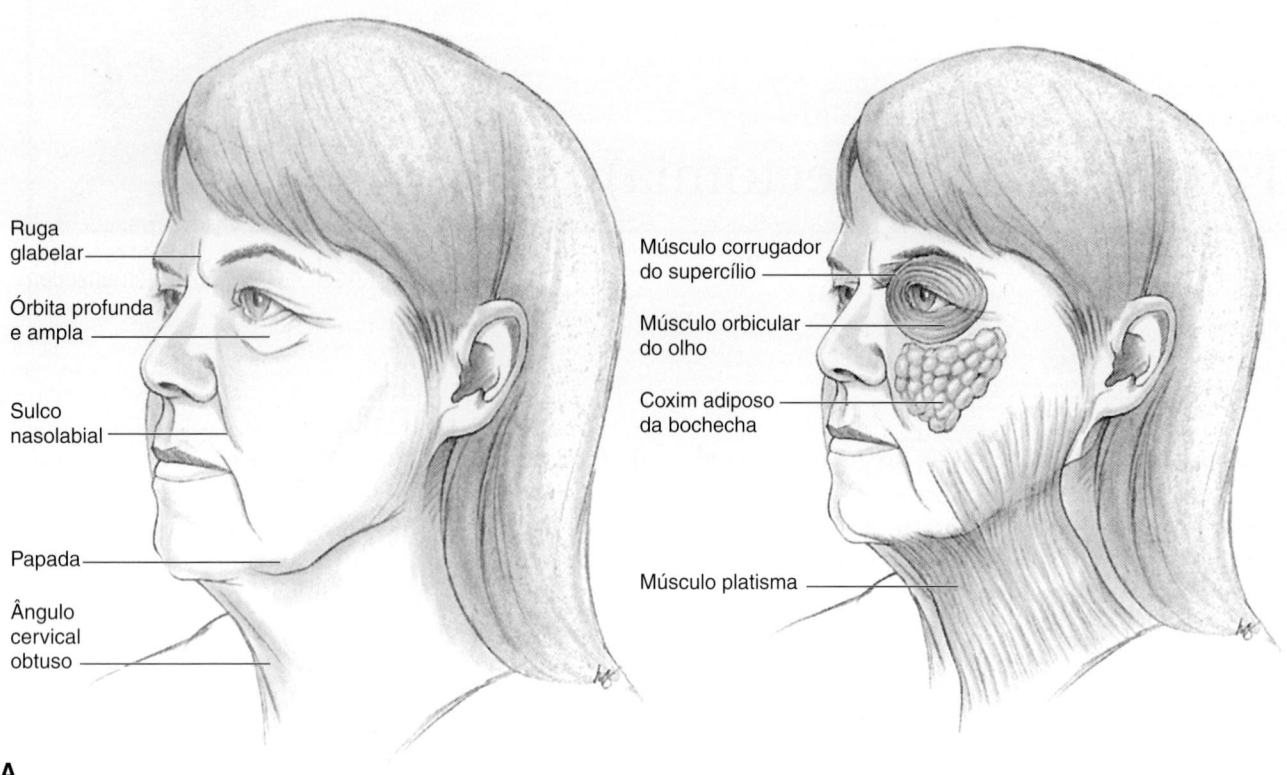

Figura 18.1
A: Alterações topográficas vistas na face senil. **B:** Alterações subjacentes dos tecidos moles e da musculatura que acompanham o envelhecimento facial. (Adaptado de Zimbler MS, Kokoska MS, Thomas JR. Anatomy and pathophysiology of facial aging. *Facial Plast Surg Clin N Am.* 2001;9:179-187.)

na formação de uma depressão na região infra-orbital. Finalmente, a perda do tônus do músculo platisma produz saliências anteriores e a clássica figura do "pescoço de peru" (2) (Fig. 18.1B).

Independentemente das alterações dos tecidos moles anteriormente descritas, o cirurgião deve observar os efeitos cumulativos do processo inerente de envelhecimento, associados aos efeitos da exposição ambiental na própria pele. Embora uma revisão completa das alterações associadas ao envelhecimento cutâneo fuja aos objetivos deste capítulo, é importante que o cirurgião conheça os princípios e fundamentos fisiológicos dessas alterações. Nesse sentido, é conveniente que o envelhecimento da pele seja visto em seus aspectos intrínsecos e extrínsecos, embora, na realidade, seja difícil separar esses conceitos (3). O envelhecimento intrínseco corresponde aos efeitos naturais do tempo, sendo geralmente caracterizado pela atrofia tecidual e pela redução dos componentes celular e protéico da pele. De fato, a pele envelhecida apresenta redução da espessura de sua epiderme, achatamento da junção entre a derme e a epiderme, atrofia da derme e declínio global na variedade de população celular, incluindo os melanócitos e as células de Langerhans (4). Esse adelgaçamento epidérmico, por sua vez, torna a pele mais suscetível a lesões produzidas por forças de estiramento (3). Além disso, Yousif e Mendelson (5) demonstraram como as expressões faciais habituais levam ao desenvolvimento de rugas grossas e de sulcos profundos (5). Kligman *et al.* (6), no entanto, observaram que não há um achado histológico que diferencie os diferentes tipos de rugas da pele adjacente (6). Ao contrário, notaram que as alterações da configuração decorrem do estresse mecânico sobre a pele flácida e redundante, especialmente nas regiões que sofreram lesão actínica.

Por outro lado, a epiderme envelhecida pela ação da luz caracteriza-se por surpreendente variabilidade: em sua espessura, com áreas alternantes de atrofia e hiperplasia; em sua pigmentação, com áreas sardentas e áreas despigmentadas; no grau de atipia nuclear; e na regularidade da maturação dos ceratinócitos (7). No passado, acreditava-se que as lesões solares da epiderme caracterizavam-se pela redução nos elementos estruturais, com conseqüente desenvolvimento de rugas. Na verdade, o elemento mais importante das lesões cutâneas produzidas pela luz é a presença de grande quantidade de fibras elásticas espessadas, desorganizadas e degradadas, que degeneram em uma massa amorfa (8). Como resultado, a pele envelhecida não retém umidade, torna-se flácida e apresenta ptose. Observa-se grande aumento do componente essencial da matriz conjuntiva da derme. Nas células da derme, a ação solar induz intensa hiperplasia dos fibroblastos e o aparecimento de mastócitos abundantes e degranulados, o que resulta em um processo inflamatório crônico denominado "heliodermatite". Finalmente, as lesões solares da pele produzem alterações na microcirculação, o que pode comprometer a viabilidade dos retalhos.

Além de tudo, a face senil pode ser vista como resultante de um processo em que se verifica a redistribuição dos tecidos moles subjacentes que sofreram ptose, além das alterações da pele suprajacente. Ambas as alterações contribuem para a impressão global do envelhecimento facial. Para a maioria dos pacientes com face senil, isso significa que o rejuvenescimento facial exige que o cirurgião concentre-se em cinco pontos de interesse: (a) as bochechas; (b) os sulcos nasolabiais realçados; (c) o pescoço; (d) a região malar; e (e) a pele.

ANATOMIA CIRÚRGICA

Os últimos 20 anos foram marcados por diversos aperfeiçoamentos na ritidectomia. Esses novos avanços derivaram, em grande parte, da melhor compreensão da anatomia e de como o processo de envelhecimento altera esses elementos anatômicos em todas as regiões da face e do pescoço. Nesta seção, apresentamos alguns pontos da anatomia facial que são importantes para a ritidectomia, incluindo a irrigação vascular; os detalhes do sistema musculoaponeurótico superficial (SMAS) e sua relação com o nervo facial; e a presença de "ligamentos" de retenção.

A pele da face é irrigada por ramos da artéria carótida externa. Especificamente, a artéria temporal superficial, a artéria facial, a artéria facial transversa e a artéria infra-orbital apresentam anastomoses entre si no plexo subdérmico. O retalho subcutâneo é baseado apenas no plexo subdérmico, que é formado pelas artérias musculocutâneas que se originam de ramos das artérias facial e infra-orbital. No entanto, o *lifting* facial padrão, de dupla camada, com base no subcutâneo e no SMAS, separa a pele de seus ramos perfurantes subjacentes. Um estudo recente comparou a anatomia vascular dos retalhos cutâneos básicos utilizados na ritidectomias que envolve o subcutâneo e o SMAS, na ritidectomia mista e na ritidectomia subperiosteal, tendo demonstrado que a melhor irrigação sanguínea foi observada no esvaziamento subperiosteal, enquanto a irrigação mais débil se deu no retalho subcutâneo (9). De qualquer forma, deve-se lembrar que, exceto nos pacientes tabagistas e naqueles com doença oclusiva dos pequenos vasos, todas essas técnicas têm sido utilizadas por muitos anos, com taxas muito pequenas de complicações isquêmicas produzidas por baixa perfusão (2).

A descrição do SMAS talvez tenha sido o primeiro e mais importante passo na evolução da ritidectomia em direção ao presente. De fato, embora os limites exatos do SMAS constituam, até hoje, matéria controversa, a importância dessa camada fascial para a ritidectomia moderna é inquestionável. O SMAS, que corresponde a uma camada fascial fibromuscular, envolve e interconecta os músculos relacionados com a mímica facial. Além disso, nessa função, mantém relações consistentes com o nervo facial e com os vasos principais da região facial. Assim, o conhecimento aprofundado dessas relações e desses planos de esvaziamento é fundamental para o cirurgião (10).

A relação entre o SMAS e as estruturas neurovasculares podem apresentar variações regionais, que são mais acentuadas no que diz respeito à localização do SMAS e do nervo facial (se acima ou abaixo do zigoma) (11). Superficialmente, na região temporal acima do zigoma, a artéria temporal superficial e o ramo frontal do nervo facial atravessam o SMAS (também denominado fáscia temporoparietal). Abaixo do zigoma, o SMAS espalha-se sobre a glândula parótida e, em seguida, sobre o músculo masseter, antes de envolver os músculos relacionados com a mímica facial. No terço inferior da face, os ramos do nervo facial são, sempre, profundos com relação ao SMAS, inervando os músculos da mímica facial a partir de sua superfície inferior (Fig. 18.2). No entanto, deve ser notado que, mesmo no plano profundo e nos *liftings* mistos, o esvaziamento medial aos músculos zigomáticos maior e menor se dá, na verdade, acima do SMAS, pois este sistema é mais fino nesta região. Além disso, deve-se lembrar que a camada miofascial localizada superficialmente à fáscia parotídea nem sempre é espessa. De fato, Jost e Levet (12) sugerem que o SMAS que recobre a parótida inclui o que anteriormente considerávamos como fáscia parotídea.

Finalmente, como previamente aludido, o SMAS apresenta diversos suportes "ligamentares" que o fixam, em pontos específicos, à derme sobrejacente e às aderências musculares e ósseas subjacentes. Especificamente, quatro ligamentos sustentam os tecidos moles das bochechas: (a) o ligamento parotidomassetérico; (b) o ligamento auricular platismal, (c) o ligamento zigomático (malha de McGregor), e (d) os ligamentos mandibulares (Fig. 18.3). Embora não sejam ligamentos na correta acepção da palavra, essas condensações fasciais são especialmente importantes no plano profundo e nas ritidectomias mistas (13). A liberação desses ligamentos, no entanto, deve ser realizada com extremo cuidado, pois alguns ramos do nervo facial estão situados muito próximos a eles.

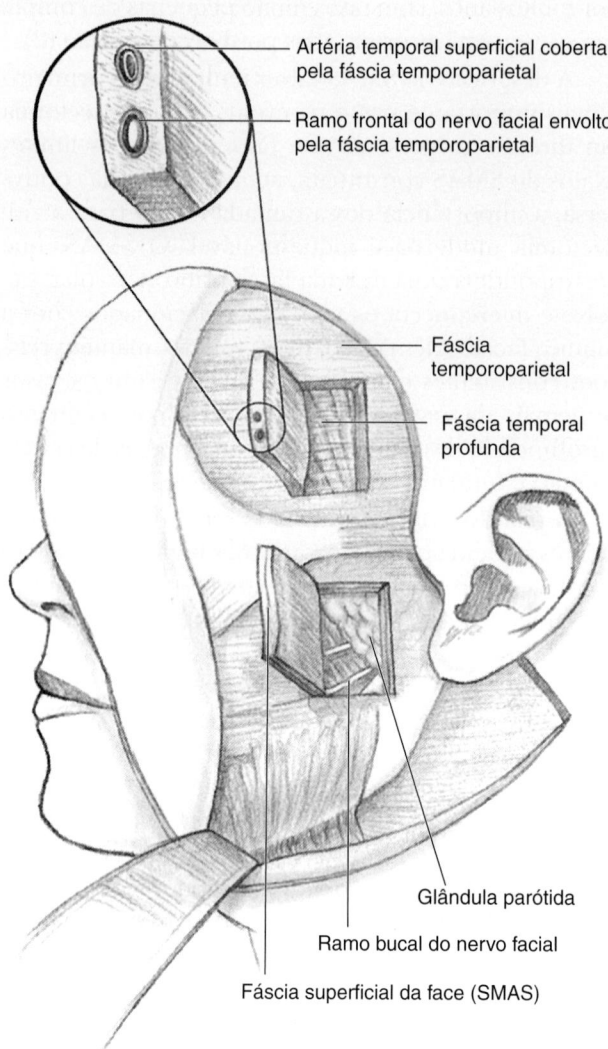

Figura 18.2

Na região temporal, acima do zigoma, o nervo frontal (ramo do nervo facial) atravessa o sistema musculoaponeurótico superficial (SMAS). No terço inferior da face, abaixo do zigoma, os ramos do nervo facial permanecem abaixo do SMAS, inervando os músculos da mímica facial a partir de sua superfície profunda. (Adaptado de Stuzin JM. The relationship of the superficial and deep facial fascias: relevance to rhytidectomy and aging. *Plast Recontr Surg* 1992;89(3):441-449.)

EVOLUÇÃO DA CIRURGIA

Desde os remotos dias do simples avanço de retalhos cutâneos, a técnica da ritidectomia apresentou evolução contínua, derivada do aprimoramento dos conhecimentos anatômicos. A primeira grande contribuição para a evolução dos *liftings* faciais é atribuída a Skoog. Em meados dos anos 1960, Skoog começou a elevar uma "unidade morfológica complexa" na região cervical, avançando-a posteriormente (14). Observou-se, em seguida, que essa "alteração em dupla camada" da fáscia cervical corrigia a ptose da região anterior do pescoço e a pele redundante da região cervical. Subseqüentemente, Skoog descreveu, em 1974, sua técnica de ritidectomia superficial da face e do pescoço, baseada no esvaziamento subfascial. Iniciava-se, aí, a nova era dos *liftings* faciais (15-17).

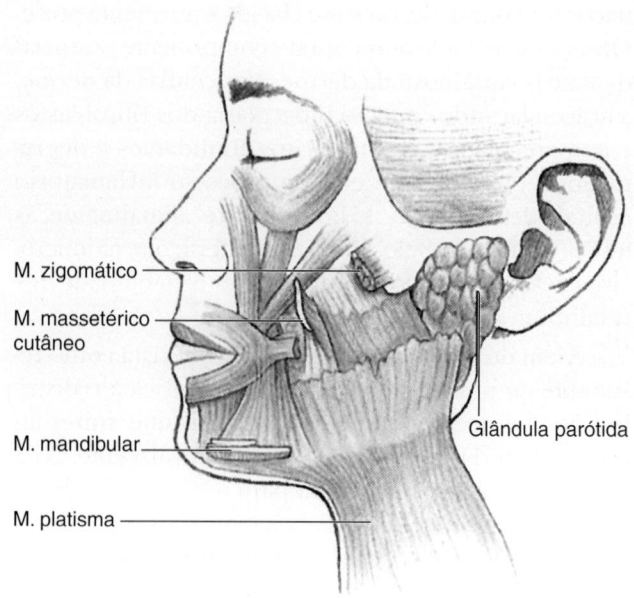

Figura 18.3

Os quatro ligamentos de contenção das bochechas.

Em 1976, Mitz e Peyronie (18) definiram a "unidade morfológica complexa" referida por Skoog como o sistema musculoaponeurótico superficial. A abordagem para elevação do SMAS, que a partir daí entrou em voga, correspondeu a um passo significativo na evolução em direção à ritidectomia atualmente praticada. No entanto, alguns cirurgiões, em busca do *lifting* ideal, ainda consideram os resultados obtidos com a elevação do SMAS de curta duração, o que seria agravado pelos problemas peroperatórios. Além disso, a elevação do SMAS não parece corrigir de forma adequada a ptose do terço médio da face e da região do sulco nasolabial. Por esse motivo, Lemmon e Hamra (19) apresentaram suas observações de que a restauração anatômica do SMAS na face seria mais duradoura, mas que o avanço do músculo platisma na região cervical não produziria resultados semelhantes. As submentoplastias, as lipectomias cervicais e a platismoplastia, além da nova geração de *liftings* (profundo, misto e subperiosteal) foram, então, propostos.

Até agora, é incerta qual a porcentagem de cirurgiões que atualmente realizam o *lifting* estendido, abaixo do SMAS, e daqueles que realizam o encurtamento tradicional do SMAS ou as técnicas de imbricação. Além disso, ainda é motivo de debate qual a técnica produziria resultados superiores, se a abordagem pelo plano profundo ou as técnicas de encurtamento. Na verdade, embora os relatos que tratam desse efeito têm se multiplicado, será difícil conduzir um estudo que responda, em definitivo, essa e outras questões prementes. Baker (20) e Kamer (21) são céticos quanto à superioridade dos resultados atribuídos aos *liftings* de plano profundo, especialmente quando esses "benefícios subentendidos" são contrapostos aos riscos adicionais impostos ao nervo facial. A partir de uma revisão da literatura mundial, realizada em 1979, Baker e Conley (22) observaram incidência de 0,01% de lesão definitiva do nervo facial. Assim, concluíram que os artigos que versam sobre as novas técnicas de esvaziamento profundo despertam preocupação, pois relatam uma incidência relativamente alta de fraqueza facial nas mãos de cirurgiões extremamente qualificados. Nesse sentido, os autores se perguntam o que ocorre quando esses procedimentos são executados por cirurgiões menos experientes. O tempo e a experiência ainda são necessários antes que possamos concluir se o trabalho acrescentado e os riscos potenciais de complicações valem o preço dos melhores resultados estéticos obtidos com essas novas técnicas.

AVALIAÇÃO DOS CANDIDATOS

A partir do conhecimento das alterações fisiológicas e anatômicas relacionadas com o envelhecimento facial, o cirurgião estará preparado para determinar se o paciente que deseja submeter-se à cirurgia para rejuvenescimento facial em geral, e à ritidectomia, em particular está apto para tanto. Essa avaliação deve incluir os seguintes componentes: cirúrgico, clínico e psicológico.

O critério cirúrgico que deve ser avaliado diz respeito à possibilidade da ritidectomia produzir modificações na face do paciente que realmente contribuam de maneira significativa para uma aparência mais jovem. Nesta determinação, pode ser útil dividir os estigmas do envelhecimento facial em duas categorias: aqueles que podem ser corrigidos pelo reposicionamento dos tecidos faciais e aqueles que exigem alterações na própria estrutura tecidual. A primeira categoria inclui a ptose das bochechas, da região submental e da região anterior do pescoço, que leva à perda dos contornos juvenis ideais da linha da mandíbula, do ângulo cervicomental e do pescoço, respectivamente. Essas são as áreas primariamente corrigidas pela ritidectomia. A ptose malar também pode ser corrigida, embora em grau mais modesto.

Por outro lado, a ritidectomia não corrige, de maneira adequada, as alterações intrínsecas que ocorrem exatamente nos tecidos. Como já observado, além da ptose anteriormente descrita, o envelhecimento produz alterações estruturais significativas na pele. A acentuação das linhas ortostáticas e o desenvolvimento de rugas profundamente marcadas são secundários às fissuras formadas na derme e no subcutâneo em decorrência da lesão actínica, do envelhecimento dos tecidos conectivos e das expressões faciais cotidianas. Na melhor das hipóteses, esses defeitos cosméticos são muito pouco corrigidos pela ritidectomia. O tratamento mais adequado para essas alterações é obtido pelas técnicas de remodelamento de superfície, incluindo a esfoliação química e a por *laser*. Quando essas propriedades intrínsecas da pele forem responsáveis por parte considerável do problema estético, o paciente deve ser estimulado a considerar o remodelamento superficial da pele como adjuvante ou, em alguns casos, como uma alternativa à ritidectomia.

Uma vez estabelecido que a ritidectomia constitui, no caso individual, a melhor opção para corrigir os problemas estéticos do paciente, impõe-se a avaliação das condições clínicas gerais do candidato. A maioria dos pacientes que procuram a cirurgia plástica estética goza de boa saúde, de modo que são raros os casos em que o procedimento é contra-indicado por questões clínicas. A cautela, no entanto, é essencial para que se evite resultados desastrosos. Os candidatos ao *lifting* facial – indivíduos que se sentem jovens interiormente e que desejam que sua aparência externa reflita essa vitalidade – são exatamente os mesmos indivíduos que tendem a minimizar sintomas clínicos, podendo até mesmo esquecer de relatar ao cirurgião a existência de condições clínicas graves, exceto se questionados. A ritidectomia deve ser contra-indicada de forma absoluta nos pacientes com história de distúrbio hemorrágico importante e naqueles classificados nos grupos IV ou V da American Society of Anesthesiologists (ASA). Pacientes considerados como ASA III, em que alguma condição clínica compromete em algum grau as atividades do paciente, devem ser avaliados com extrema cautela. A gravidade da condição patológica e seu potencial impacto na condução segura do procedimento cirúrgico devem ser detalhadamente explorados. Condições que possam interferir desfavoravelmente na cicatrização, como o diabetes não controlado, doenças que demandam uso crônico de corticosteróides, ou doenças do tecido conectivo como a síndrome de Ehlers-Danlos, devem ser fortemente consideradas contra-indicações relativas para o *lifting* facial. Pode ser necessário discutir o caso com o clínico assistente, de modo a coordenar os regimes de prescrição medicamentosa e facilitar a abordagem de importantes condições clínicas.

Por outro lado, não existe limite etário para a realização do *lifting* facial, e a idade, isoladamente considerada, nunca constitui motivo que contra-indique o procedimento, desde que o paciente apresente boa saúde. Pacientes com 70 ou 80 anos, se saudáveis, apresentam expectativa de vida entre 15 e 20 anos, motivo pelo qual o desejo de melhorar a aparência não deixa de ser válido.

Finalmente, mas não menos importante, o estado psicológico do paciente deve ser avaliado com precisão antes da indicação do procedimento cirúrgico. O cirurgião deve determinar a motivação, procurando, sempre, certificar-se se o paciente apresenta tendência a interpretar um bom resultado cirúrgico favoravelmente ou se apresenta tendência a reagir de maneira inapropriada a qualquer aspecto da cirurgia. As metas e os objetivos do paciente devem ser minuciosamente discutidos, na medida em que essa discussão é capaz de oferecer importantes pistas quanto ao perfil psicológico do paciente (23). Embora muitos pacientes não tenham noção quanto ao que a cirurgia pode e não pode propiciar, alguns têm expectativas nem um pouco razoáveis, como: obter a aparência de 10 a 20 anos atrás; submeter-se à cirurgia sem cicatrizes; requerer *lifting* excessivo, o que pode produzir aspecto pouco natural; ou tentar obter promessas e garantias. Os pacientes excessivamente preocupados com imperfeições mínimas também tendem a ser candidatos cirúrgicos inadequados. Além disso, os pacientes com alteração recente e significativa de sua situação pessoal (p. ex., morte de um ente querido ou divórcio) estão mais sujeitos à depressão ou ao desequilíbrio psicológico, necessitando de cuidados especiais.

AVALIAÇÃO E PLANEJAMENTO PRÉ-OPERATÓRIOS

Considerações Gerais

Tendo sido o paciente considerado um candidato apropriado à ritidectomia, este deve ser minuciosamente esclarecido antes da cirurgia. O paciente deve entender que a ritidectomia consegue corrigir a redundância cutânea e a ptose dos tecidos, propiciando o reposicionamento da pele, mas que não altera a qualidade estrutural da pele. Se houver, no pré-operatório, rugas delicadas ou profundamente marcadas, estas retornarão assim que o edema pós-operatório regredir. Nos pacientes com lesão cutânea grave pela ação do sol, freqüentemente é necessária a realização de *peeling* profundo de toda a face com solução de fenol ou *laser* de CO_2, algumas semanas após a cirurgia inicial. Se as rugas forem limitadas às regiões perioral e periorbitárias, essas unidades estéticas podem ser tratadas com segurança pelo *peeling* ou removidas por *laser* aplicado no mesmo tempo anestésico que a ritidectomia, já que essas áreas não são atingidas pelo procedimento.

Para definir com maior precisão o resultado global possível de ser alcançado pela ritidectomia, a estrutura subjacente da face deve ser criteriosamente avaliada. Os pacientes com estrutura óssea apropriada na região malar, no queixo e na mandíbula durante a juventude tendem a obter os melhores resultados, pois o reposicionamento da pele ajuda a destacar essa configuração óssea considerada atraente. Assim, os pacientes com face fina e angular e com boa definição óssea geralmente são melhores candidatos com relação aos indivíduos com face redonda, região malar baixa ou mandíbula curta (Figs. 18.4–18.6).

Para se obter o resultado desejado, pode ser necessário associar ao *lifting* facial o aumento da projeção do queixo e da bochecha submalar. Nos pacientes com retrognatia, em geral, não é possível conseguir a definição cervicomentual desejada sem a associação de uma prótese de queixo, mesmo depois do *lifting* facial. Da mesma forma, como o processo de envelhecimento eventualmente produz uma depressão ao nível das bochechas por causa da atrofia dos tecidos moles e da gordura, com ptose dos coxins gordurosos, os pacientes mais idosos podem necessitar de aumento da projeção submalar ou de novo suporte para os coxins gordurosos, simultaneamente ao *lifting* facial. O reposicionamento isolado da pele não é capaz de substituir a depressão observada nos tecidos moles das bochechas.

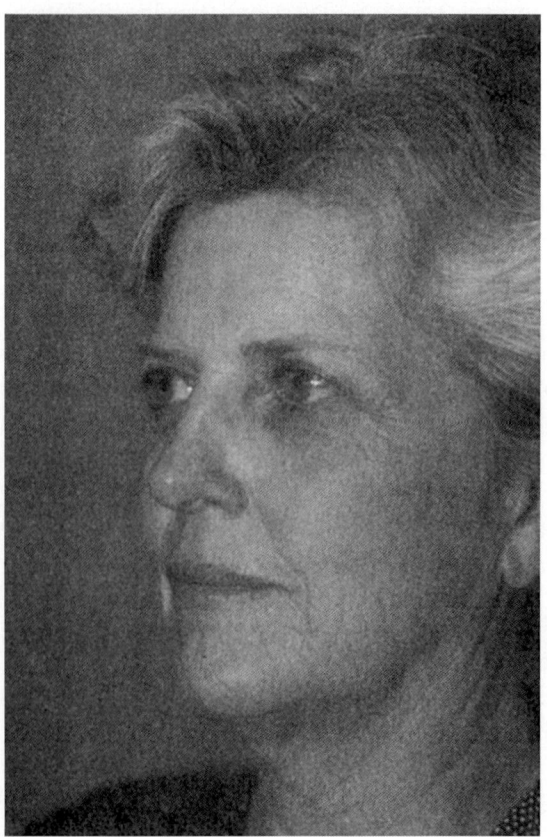

Figura 18.4

Características do candidato ideal ao *lifting* facial: pouca gordura, boa estrutura óssea e pele não muito excessiva.

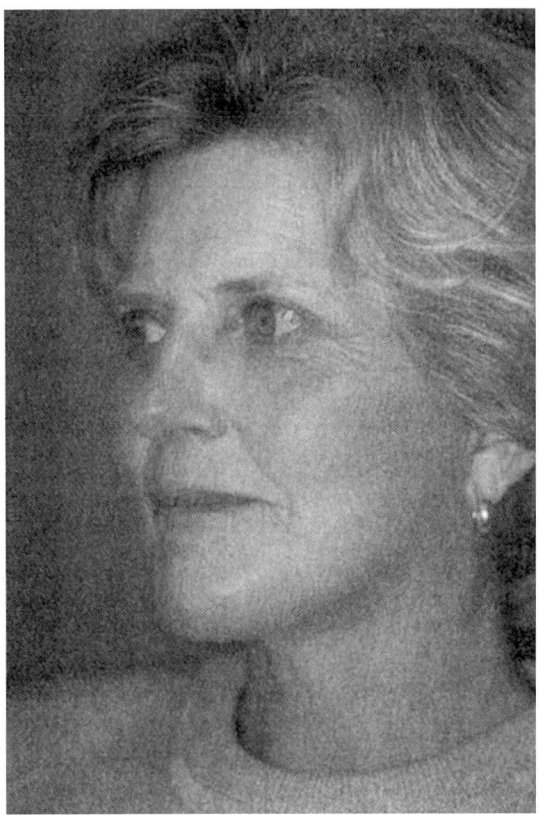

Figura 18.5
Aspecto pós-operatório da mesma paciente, após *lifting* facial e blefaroplastia da pálpebra superior.

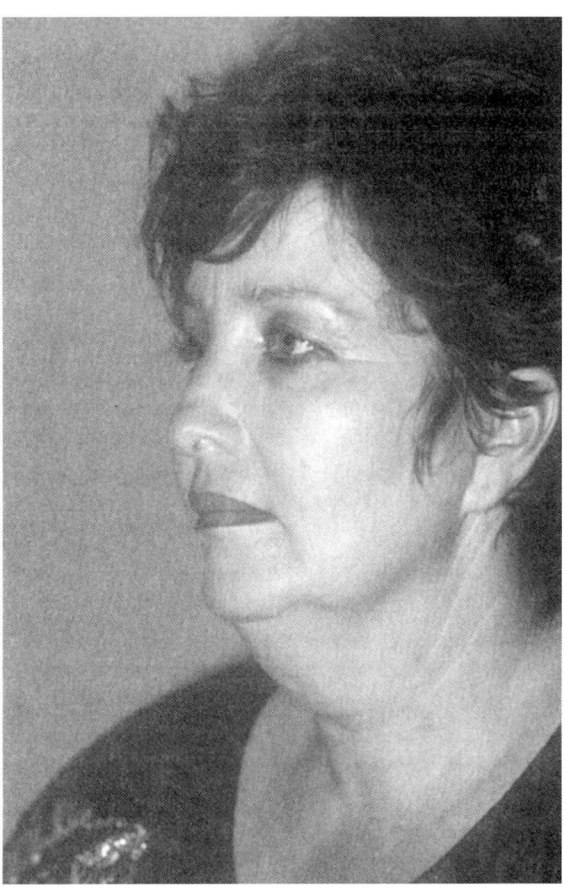

Figura 18.6
Características do candidato não-ideal ao *lifting* facial: pele e gordura muito abundantes e contornos ósseos arredondados.

Tanto na região acima da linha da mandíbula, como no pescoço, os resultados estéticos são determinados pelas respectivas estruturas subjacentes. Particularmente, a posição do osso hióide com relação à mandíbula varia de paciente para paciente. Essa relação define o curso da musculatura supra-hióidea que forma o assoalho da boca, e limita os resultados máximos no ângulo cervicomentual. O osso hióide ideal é relativamente alto e posterior, por permitir a elevação máxima do contorno submentual e a definição mais exata entre a região submentual e o pescoço no perfil. O osso hióide relativamente baixo e anterior limita a possível melhora nesta região a um grau previsível. Dessa forma, é fundamental que a posição do osso hióide seja determinada, e que seus efeitos no resultado final sejam discutidos com o paciente de forma compreensível. Existem alguns diagramas que ilustram a posição do osso hióide e que têm se mostrado úteis em nossa prática (Fig. 18.7).

Deve ser feita avaliação completa do nervo e dos músculos faciais no pré-operatório, particularmente no que diz respeito a eventuais assimetrias, especialmente ao redor da boca. Algumas vezes, os pacientes apresentam sorrisos assimétricos ou inadvertidamente elevam o supercílio. Também pode haver assimetrias estáticas, que variam desde discreta saliência na bochecha, até assimetria generalizada (como nas microssomias hemifaciais). Qualquer assimetria deve ser documentada, fotografada e discutida com o paciente antes do procedimento cirúrgico; caso contrário, o paciente poderá atribuir a assimetria à cirurgia (24). Além disso, essa documentação oferece ao cirurgião a oportunidade de mostrar ao paciente que assimetrias de pequena monta são normais, e que a simetria perfeita não pode constituir-se em objetivo da cirurgia. O cirurgião também deve identificar eventuais lacerações traumáticas da face e do pescoço, áreas previamente biopsiadas, cicatrizes de acnes, cicatrizes faciais ou cervicais, depressões do subcutâneo, irregularidades da superfície e lesões focais.

Geralmente, os pacientes mais idosos que apresentam pele propensa à ptose, ou os pacientes com face e pescoço com grande teor de gordura não são candidatos tão bons como os pacientes com face fina e entre 40 e 50 anos de idade, pois o resultado final do reposicionamento da pele é menos satisfatório quando há esse excesso, especialmente se houver elastose. Esses pacientes devem ser informados que, para um resulta-

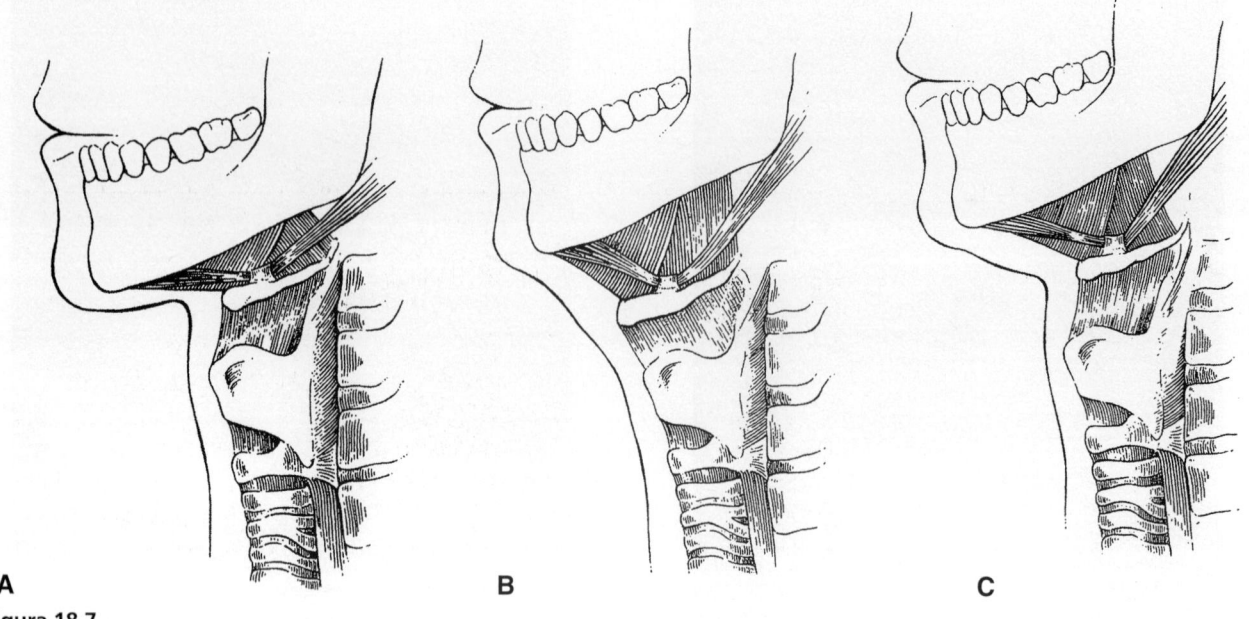

A **B** **C**

Figura 18.7

Representação esquemática dos limites de correção do contorno da região cervicomentual impostos pelo osso hióide e pela musculatura supra-hióidea subjacentes. O *lifting* facial é favorecido quando o osso hióide tem posição mais alta e posterior (**A**), e é prejudicado quando o osso hióide assume posição mais baixa e anterior (**B**); a maioria dos pacientes encontra-se em algum ponto entre esses dois extremos (**C**). (Reproduzido, com permissão, de Conley, J. *Face-lift operation*. Springfield, IL: Charles C. Thomas, 1968:40-41.)

do mais apropriado, pode ser necessário um procedimento complementar 6 meses a 1 ano após a ocorrência da retração do *lifting* facial original (25). Os pacientes com lipose limitada à região submentual são melhores candidatos do que aqueles com face cheia e redonda, que apresentam excesso de gordura em toda a face. A associação de lipoaspiração ao *lifting* facial exerce efeito máximo na região submentual.

Da mesma forma, se o paciente pretender obter perda ponderal de mais de 5 quilos, a cirurgia pode ser postergada. Habitualmente, desencorajamos os paciente com história de ganho e perda ponderal repetitivos a submeterem-se ao *lifting* facial, pois o estiramento da pele facial pode causar o retorno prematuro da flacidez cutânea.

O número de homens que deseja submeter-se ao *lifting* facial é menor do que o de mulheres, mas algumas distinções clínicas são tão relevantes para o procedimento que merecem consideração. Geralmente, as mulheres apresentam melhores resultados estéticos do que os homens, embora os homens pareçam ter expectativas menos estritas e sejam mais satisfeitos com a melhora global. As mulheres freqüentemente são mais refratárias a qualquer tipo de assimetria, ruga ou saliência mantida no pós-operatório, ou a qualquer resultado que não propicie o retorno de sua aparência ao aspecto que possuía muitos anos antes. Essa constitui uma diferença significativa, pois na rinoplastia os homens geralmente são muito mais detalhistas do que as mulheres. No entanto, os resultados não são tão bons nos homens, provavelmente em razão da espessura da pele, secundária à barba. Além disso, os homens usualmente têm glândulas parótidas maiores do que as mulheres e, assim, tendem a manter aspecto de bochecha cheia no pós-operatório, o que contribui para o pior resultado estético. Quando a pele é muito abundante, ela pode mascarar as massas das parótidas, o que impõe a necessidade de se palpar minuciosamente as glândulas antes da cirurgia. Outras considerações são relevantes no que diz respeito à localização da incisão, o que será discutido abaixo, na seção relativa ao planejamento da incisão.

A história de tabagismo é particularmente relevante. Rees e Aston (26) observaram que os tabagistas apresentam risco 12 vezes maior de deiscência da sutura do que os não-fumantes, provavelmente por causa da vasoconstrição. A incidência de hematoma também é maior neste grupo de pacientes. A tosse, no pós-operatório, pode contribuir para essa complicação. O tabagismo produz efeitos duradouros na pele, que não podem ser eliminados pela simples interrupção do hábito. No entanto, se o paciente ficar sem fumar 1 mês antes e após a cirurgia, muitas complicações associadas ao tabagismo podem ser reduzidas. Até mesmo com a interrupção do tabagismo 1 mês antes da cirurgia, a epidermólise superficial na região pré-auricular não é incomum. O *lifting* facial em plano profundo é mais apropriado para esses pacientes, por limitar a possibilidade das complicações anteriormente referidas.

Os pacientes com história de uso excessivo de álcool podem apresentar deficiências nutricionais e alterações da função hepática que podem comprometer a cicatrização. Eles também podem não cooperar durante o período peroperatório, quando o consumo de álcool não é permitido. O cirurgião deve estar atento quanto aos sinais físicos associados ao consumo excessivo de álcool e à insuficiência hepática.

Um *lifting* facial ou outra cirurgia cervical prévios podem complicar o procedimento proposto. A localização e a qualidade das incisões do *lifting* prévio devem ser avaliadas e discutidas com o paciente. Embora seja desejável revisar as cicatrizes durante a cirurgia, na maioria das vezes "a sorte já está lançada", não sendo possível camuflar a incisão para melhorar o resultado estético. Além disso, pode ser útil explorar a atitude do paciente com relação à cirurgia prévia. Se o paciente estiver insatisfeito com o resultado, o cirurgião deve proceder com cautela. O paciente pode estar infeliz com um resultado ruim, mas pode também ser alguém difícil de ser agradado, mesmo com um trabalho tecnicamente perfeito. O esvaziamento também pode ser mais difícil numa segunda cirurgia. Alguns cirurgiões relatam que, principalmente nos casos de revisão, o *lifting* facial em plano profundo, às vezes, permite melhores planos de esvaziamento. O cirurgião deve, também, ser honesto consigo e com o paciente no que toca à sua habilidade para melhorar o resultado estético. Qualquer cirurgia ou irradiação prévia do pescoço também pode dificultar o esvaziamento e a cicatrização ou, como no caso do esvaziamento cervical, expor as estruturas profundas do pescoço a lesões graves. Ao incorporar essas considerações ao planejamento cirúrgico, o cirurgião estará contribuindo para evitar resultados catastróficos.

PREPARO PRÉ-OPERATÓRIO

No pré-operatório, deve-se obter o consentimento informado e esclarecido dos pacientes, assim como as fotografias. O paciente recebe as instruções relativas ao pré e ao pós-operatório, ambas por escrito, e que devem incluir a descrição do que esperar durante o período de recuperação. A obtenção da aderência do paciente a todas as recomendações pré-operatórias serve a dois propósitos: evita os riscos relacionados com a distração do paciente ou de seus cuidadores, o que pode ocorrer em uma visita apressada à farmácia no pós-operatório imediato, quando mesmo coisas simples podem tornar-se difíceis. Além disso, permite ao paciente iniciar a profilaxia antimicrobiana e, se necessário, usar algum ansiolítico na noite anterior ao procedimento.

O paciente é orientado a parar de fumar 1 mês antes da cirurgia. Todas as drogas que contenham aspirina, corticosteróides, antiinflamatórios não-esteróides e vitamina E, assim como toda medicação natural, devem ser suspensas pelo menos 2 semanas antes. Se houver história de distúrbio hemorrágico, ainda que tênue, os seguintes exames devem ser solicitados: tempo de sangramento (TS), contagem de plaquetas, tempo de protrombina (TP) e tempo de tromboplastina parcial (TTP). O objetivo dessa cautela justifica-se pelo risco de formação de hematoma no pós-operatório, complicação mais comum da ritidectomia.

PLANEJAMENTO CIRÚRGICO

O sucesso do *lifting* facial depende do planejamento e execução cuidadosos de cada aspecto do procedimento (27). A quantidade de pele que realmente necessita ser ressecada, a tensão e a extensão da elevação das bochechas, a habilidade de refazer o contorno e ressuspender o pescoço, a maciez da região submentual e a extensão em que as incisões podem ser camufladas - constituem todos, sem exceção, aspectos fundamentais a serem observados, de modo a permitir que se atinja uma aparência natural no pós-operatório. A ritidectomia constitui uma cirurgia de ajustes.

Anestesia

Nós preferimos realizar os *lifting* faciais com o paciente sob anestesia geral, seja na unidade ambulatorial ou no centro cirúrgico (28). A maior parte de nossos pacientes prefere esse tipo de anestesia, que propicia amnésia e sono completos, o que alivia a ansiedade relacionada ao medo de desconforto posicional ou dor transoperatória. A presença do anestesiologista permite a monitorização dos sinais vitais e do estado clínico do paciente, além de permitir ao cirurgião que se concentre no campo operatório. Essa possibilidade de poder comunicar ao anestesiologista qualquer necessidade especial facilita todo o curso intra e pós-operatório. O tubo endotraqueal pode ser mobilizado de um lado para o outro, não interferindo com o procedimento. A equipe anestésica deve atuar no sentido de se obter uma anestesia rápida e efetiva, com uma fase superficial e outra profunda (para o caso de eventual emergência), e com planejamento para uma recuperação rápida. Deve-se garantir extubação suave, pois quando traumática pode predispor o paciente à formação de hematoma. Não é permitido o uso de nenhum bloqueador neuromuscular, pois o nervo facial precisa ser monitorizado durante o procedimento cirúrgico. Nós preferimos aguardar o paciente acordar, antes de fazer o curativo, o que tem facilitado a sua confecção e permitido a aplicação de leve pressão nos retalhos cutâneos, reduzindo ainda mais o risco de formação de hematoma.

Marcação da Incisão

Inicialmente, a marcação é feita com o paciente sentado, de modo a delinear a localização e a quantidade de gordura em excesso, o grau de ptose e flacidez da pele, a posição atual da pele que recobre a mandíbula, a extensão das saliências do músculo platisma e a perda da definição cervicomentual. Comparada com a posição supina, a posição sentada, em função da ação das forças gravitacionais naturais, oferece uma noção mais exata dos sinais relacionados ao envelhecimento facial e cervical. Além disso, quando a marcação é realizada com o paciente na posição vertical ajuda a evitar erros de juízo no que concerne à quantidade de gordura a ser removida, ao grau de flacidez e à suspensão total necessária (29). As saliências verticais do músculo platisma são identificadas e realçadas. As saliências mais sutis do referido músculo são identificadas com maior clareza se o paciente estiver na posição vertical. Solicita-se ao paciente que projete a mandíbula para frente e que faça uma careta, o que ressalta as saliências do músculo platisma. Outras referências anatômicas importantes e que também devem ser marcadas são: as margens anteriores dos músculos esternocleidomastóideos; a prega submentual; a região do queixo; o ângulo da mandíbula; a margem inferior da mandíbula; e o sulco genomandibular.

Incisões

Embora a literatura mais recente sobre a ritidectomia enfatize técnicas que visam a melhora da qualidade do *lifting* facial, muito menos atenção tem sido dedicada aos detalhes de como se evitar que as linhas de incisão fiquem visíveis (30). Na verdade, embora os pacientes desejem obter o rejuvenescimento facial, eles raramente desejariam esse objetivo em detrimento de ficarem com linhas de incisão visíveis.

Diversos fatores podem influenciar a escolha do local a ser incisado, mas nós consideramos que a variável mais importante corresponde à valorização da importância de se preservar o tufo capilar da região temporal e a linha de implantação posterior do cabelo nas mulheres. A região temporal constitui o elemento-chave na medida em que uma incisão mal planejada e mal executada, nesta área, pode levar à alopecia temporal (Fig. 18.8). Nos *liftings* faciais clássicos, realiza-se uma incisão vertical na região pré-auricular, que avança sobre o escalpo temporal, posteriormente aos pêlos das costeletas e, em seguida, é angulada para frente, assumindo um formato curvilíneo. A sutura da pele facial anterior sobre a costeleta temporal cria, assim, uma área de perda capilar. Essa seqüela evidente e indesejável do *lifting* facial resulta da elevação e remoção do tufo capilar temporal natural, sendo especialmente aparente nos pacientes que necessitam de

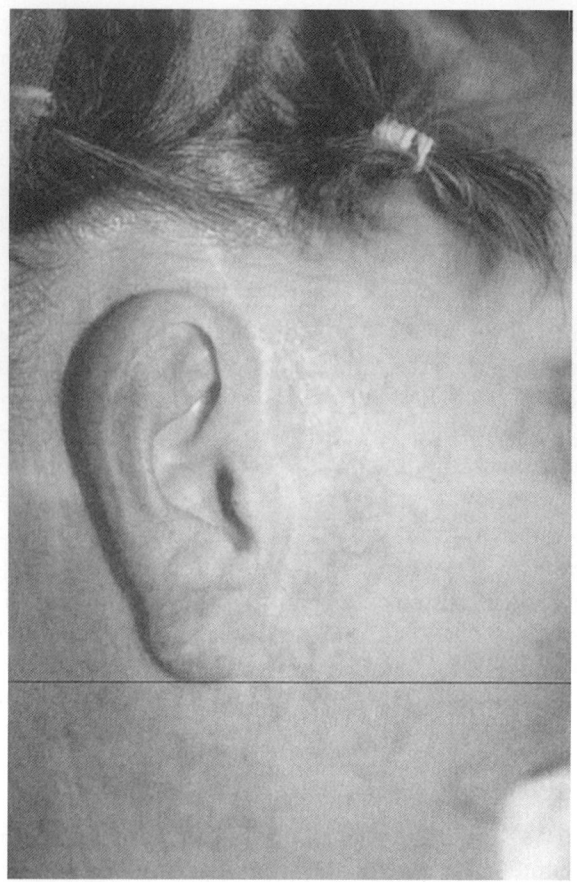

Figura 18.8
Paciente submetida a *lifting* facial em outro serviço, com incisões de localização inadequada, que produziram alopecia temporal e deformidade na orelha.

remoção cutânea relativamente ampla nesta região e que, no pós-operatório podem permanecer com cabelo fino e claro e com o tufo situado muito superiormente. Ressalta-se, ainda, que nenhuma técnica de *lifting* facial é capaz de corrigir essa complicação, que pode ser parcialmente atenuada pela realização de retalhos capilares ou pelo transplante capilar com unidades foliculares.

Para evitar esse grave problema, nós usamos uma incisão que preserva o tufo capilar da região temporal (30) (Fig. 18.9). Essa incisão começa horizontalmente, sem ultrapassar a altura da prega supra-auricular (*B*, segmento c-d). Conforme é estendida horizontalmente, a incisão apresenta um segmento vertical (segmento b-c), seguido por um segmento ântero-inferior (segmento a-b), para acomodar eventual redução excessiva da pele e evitar que o tecido fique cônico. Para que essa incisão não fique visível, o ângulo da primeira porção horizontal mais próxima da orelha é planejado de modo a cruzar obliquamente os folículos pilosos; assim, mesmo se originalmente não houver cabelo a-baixo dessa linha, os folículos pilosos situados acima, ao crescerem sobre o retalho cutâneo do terço inferior da face, irão esconder a cicatriz. Para evitar alopecia, o

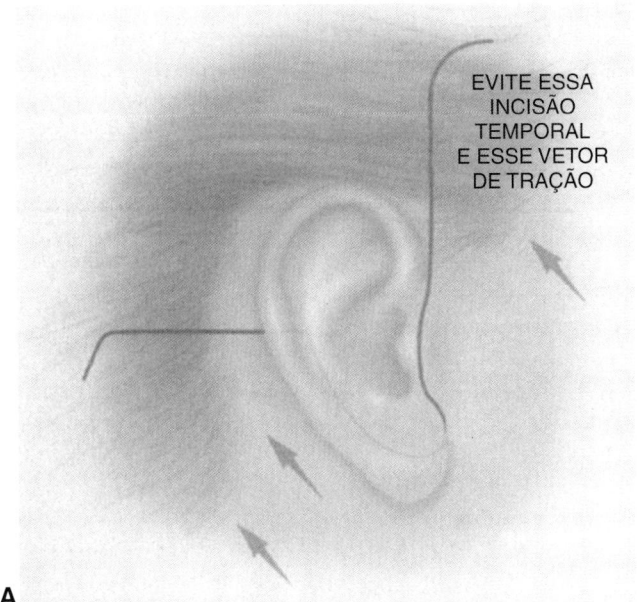
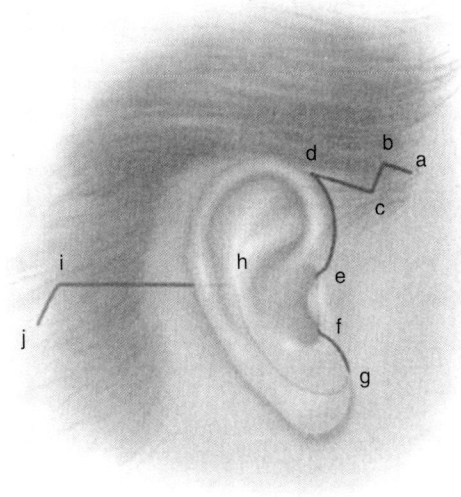
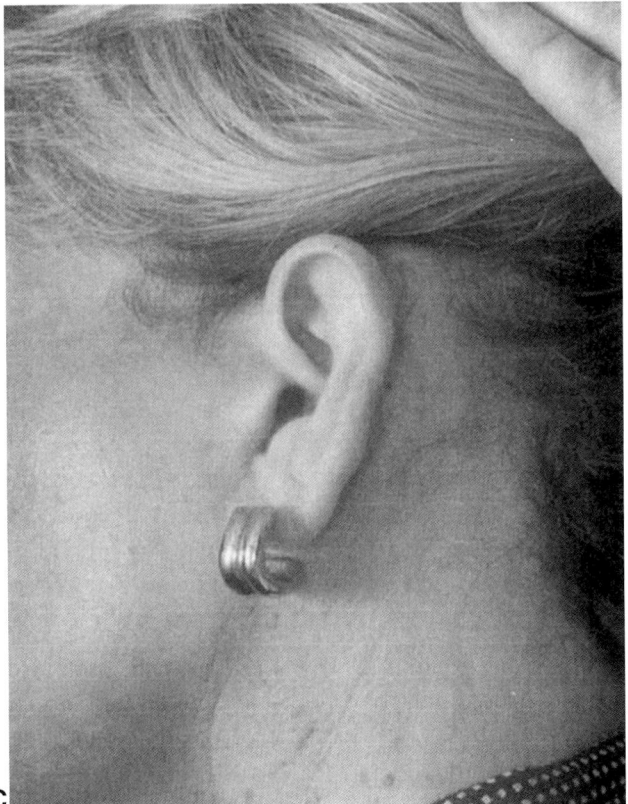

Figura 18.9
A: Desenho da incisão típica para o *lifting* facial nas mulheres utilizada em outras partes; nas mulheres, a porção temporal dessa incisão deve ser evitada, pois a ressecção da pele após a tração póstero-superior leva à perda do tufo capilar da região temporal. **B:** Desenho da incisão utilizada em nosso serviço, com a indicação dos diversos segmentos que a compõem.
C: Resultado pós-operatório da incisão por nós utilizada, demonstrando a ausência de perda de volume do tufo capilar e a ocultação apropriada das incisões pré e pós-auricular. (Reproduzido, com permissão, de Kridel, RWH. Techniques for inconspicuous face lift scars. *Arch Facial Plast Surg.* 2003;5:323-333.)

tufo capilar vertical mais anterior (segmento b-c) e, depois, o segmento horizontal, devem ser paralelos aos folículos pilosos (Fig. 18.10). Para cada segmento dessa incisão temporal, o cirurgião deve ter cuidado com a direção da inclinação.

Para a realização da incisão occipital posterior, algumas alternativas também devem ser cuidadosamente consideradas. Enquanto a incisão sobre a margem inferior da linha capilar pós-auricular preserva, completamente, a linha de implantação do cabelo preexistente e simplifica o reposicionamento e o fechamento, a ampliação da cicatriz ou a perda tecidual potencial no pós-operatório tornam essa opção menos desejável, além de exigir que o paciente deixe os cabelos mais compridos para camuflar as cicatrizes. Além disso, os pacientes submetidos a esta técnica não podem mais usar os cabelos para cima, em virtude da presença de cicatriz evidente.

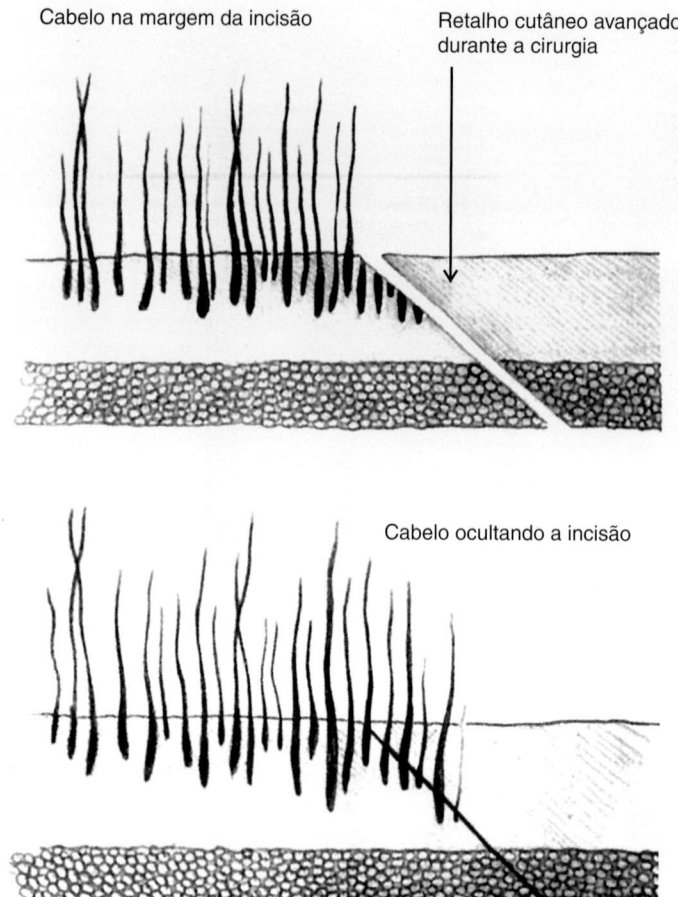
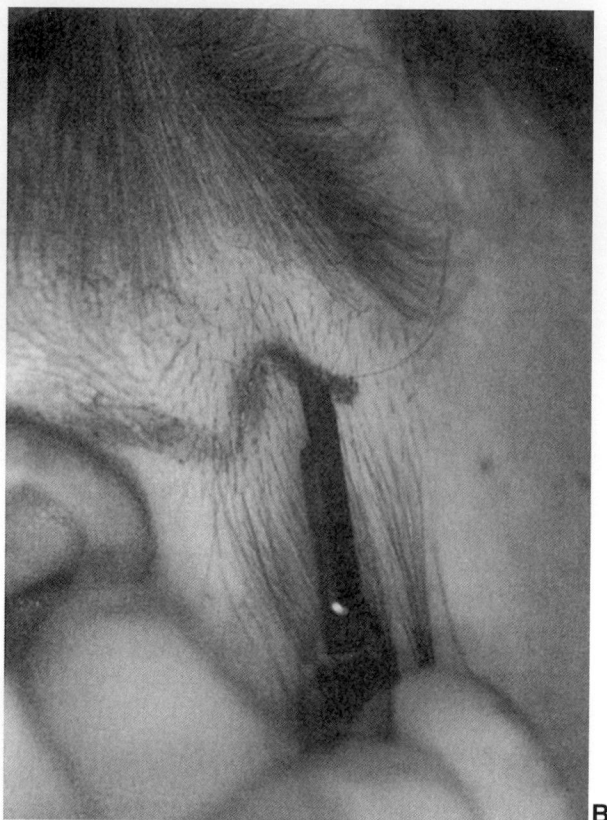
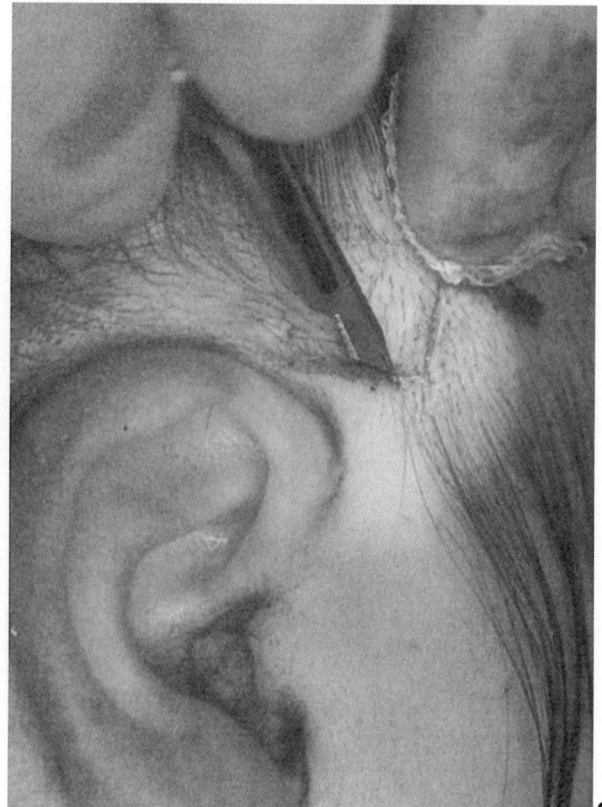

Figura 18.10

A: A inclinação da incisão *perpendicular* ao eixo do fio de cabelo permite que o cabelo cresça através do retalho cutâneo.
B: Inclinação da incisão em sentido *paralelo* ao eixo dos fios de cabelo quando há cabelo remanescente no retalho cutâneo inferior, mesmo após a remoção do excesso de pele. **C:** Aspecto intra-operatório da incisão *perpendicular* aos folículos pilosos. (Reproduzido, com permissão, de Kridel, RWH. Techniques for inconspicuous face lift scars. *Arch Facial Plast Surg*. 2003;5:323-333.)

As incisões que se curvam para cima, na região pós-auricular, ficam completamente escondidas; no entanto, a possibilidade de necrose do retalho e de ruptura da linha de implantação do cabelo impõe a necessidade de ajustes quando da realização da incisão posterior. Nós preferimos a incisão horizontal, que se estende posteriormente na direção do cabelo, a partir de um ponto um pouco abaixo da região média da concha auricular. Quando da realização dessa incisão, deve-se considerar o espaçamento entre a orelha e o início da linha de implantação posterior do cabelo. A incisão estende-se por aproximadamente 5 cm e, em seguida, é angulada inferiormente em sua extremidade distal para reduzir a possibilidade da pele ficar cônica (aspecto de orelha de cachorro) após a rotação do retalho. Essa incisão propicia a criação de um vetor anterior durante o fechamento, ampliando a preservação da linha de implantação do cabelo. Quando o cirurgião adquire experiência na realização dessa incisão, a linha de implantação posterior do cabelo remanescente fica completa e com aspecto natural. Em termos da satisfação do paciente, é fundamental que a linha de implantação do cabelo e os tecidos pilosos preexistentes sejam respeitados e considerados.

Fatores adicionais relacionados com a localização da incisão envolvem as diferenças que devem ser observadas quanto ao sexo do paciente, especialmente no que concerne ao segmento pré-auricular da incisão, mas também no lóbulo da orelha e nas regiões pós-auriculares (31). Antes da cirurgia, nós esclarecemos aos pacientes do sexo masculino que, posteriormente, pode ser necessário raspar a região atrás da orelha, dependendo do grau de suspensão, pois a pele pilosa que é elevada e suturada na ritidectomia pode ficar na região pós-auricular. Também avisamos aos homens que o tufo capilar da região temporal anterior geralmente fica mais fino e menos denso conforme a barba é avançada em direção cefálica e posterior. Alguns cirurgiões defendem que a incisão, nos homens, seja feita na dobra pré-auricular, de modo que a pele barbada não seja conduzida até a região do trago cartilaginoso (Fig. 18.11). Nos pacientes que preferem a incisão por trás do trago nós procuramos inativar os folículos pilosos que vão ficar em contato com o trago ou que vão ficar junto à região pré-auricular, cauterizando os bulbos dos folículos pilosos. Além disso, informamos a eles que, no pós-operatório, pode ser necessária a eletrólise para remover o cabelo nesta região.

A posição natural do lóbulo da orelha, assim como sua angulação e tamanho relativo, são observadas e discutidas no pré-operatório. A incisão ao redor do lóbulo da orelha é feita junto à sua inserção inferior, exceto nos homens, que se deve preservar uma faixa de pele sem barba, para que os pêlos da barba não toquem o lóbulo.

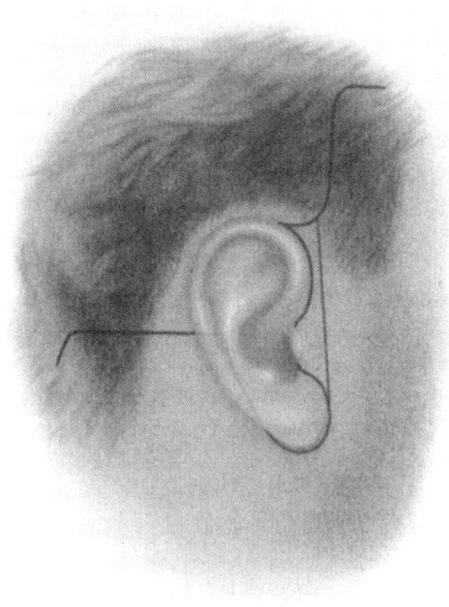

Figura 18.11
Desenho de duas opções para a incisão no *lifting* facial nos homens. Observe que um tufo de pele sem barba é mantido ao redor do lóbulo e a incisão pós-auricular posicionada no sulco e não na concha auricular como nas mulheres, para evitar a necessidade de raspar essas áreas. (Reproduzido, com permissão, de Kridel, RWH. Techniques for inconspicuous face lift scars. *Arch Facial Plast Surg*. 2003;5:323-333.)

FASE OPERATÓRIA

A técnica clássica empregada no *lifting* facial, hoje obsoleta, envolvia apenas a confecção de retalhos cutâneos na face e a redistribuição e ressecção do excesso de pele (9). O descolamento da pele através do retalho cutâneo de camada única usualmente é amplo. Essa técnica antiga é eficaz; no entanto, o fechamento da pele com uma só camada geralmente impõe maior tensão aos tecidos, resultando em cicatrizes mais largas ou, até mesmo, em necrose e conseqüente perda tecidual. Teoricamente, o *lifting* facial por esvaziamento inteiramente subcutâneo e retalho longo pode não ser duradouro e aumentar o risco de sangramento no pós-operatório.

Atualmente, os cirurgiões plásticos usam o conceito de ritidectomia cervicofacial em camada dupla com suspensão do SMAS ou a ritidectomia com esvaziamento estendido e abaixo do SMAS (ritidectomia em plano profundo) (32). Como já discutido, embora muitos cirurgiões entendam que o descolamento no plano profundo ofereça resultados mais duradouros e reduzam a incidência de hematomas, ainda não existe nenhum estudo que confirme esse entendimento. Na verdade, embora um estudo tenha tentado comparar "a plicatura em plano profundo com o descolamento superficial do sistema musculoaponeurótico", muitas dúvidas ainda permanecem sem resposta (33,34). Oferecemos, nesta seção, um breve resumo descritivo de ambos os procedimentos.

Tanto na ritidectomia realizada através do SMAS, como na realizada pelo descolamento abaixo do SMAS, os cirurgiões incorporaram o uso da lipectomia por aspiração e da platismoplastia (29,35,36). A técnica de suspensão do SMAS em duas camadas e a lipoaspiração apresentam diversas vantagens. A lipoaspiração aberta sob visão direta remove de maneira permanente as células de gordura e reconstrói o contorno de regiões difíceis da face (p. ex., o queixo e a glândula parótida). Para se obter resultados melhores no pescoço, a maioria dos pacientes são submetidos à platismoplastia durante o *lifting* facial. A maioria dos candidatos ao *lifting* facial também apresentam ptose da porção anterior do músculo platisma, o que produz saliências visíveis. A correção deste problema pode ser obtida de forma mais adequada pela divisão inferior das saliências, seguida pela ressecção do músculo em excesso, sob visão direta. Da mesma forma, ao contrário da musculatura da face, o músculo platisma é naturalmente separado junto à linha média, havendo apenas uma tênue conexão fascial entre os dois músculos platisma. Quando não é realizado o encurtamento do músculo platisma na linha média, a suspensão do SMAS traciona sua margem anterior em direção lateral, o que resulta no enfraquecimento do sistema de sustentação da gordura submental. O encurtamento das margens anteriores opõe-se a essa migração lateral e permite a suspensão para reforçar o suporte submental e melhorar o contorno do pescoço. Finalmente, na maioria dos pacientes, uma proporção significativa da gordura submental excedente está situada, na verdade, no triângulo anatômico submental, profundamente com relação ao músculo platisma, não sendo, portanto, alcançada pela lipoaspiração fechada. Nesses casos, a platismoplastia propicia acesso a essa região, permitindo a realização de lipectomia aberta, sob visão direta. Em nossa experiência, a associação rotineira da platismoplastia à ritidectomia tem propiciado melhores resultados na região cervical e ampliado a duração dos aperfeiçoamentos estéticos (Fig. 18.19).

Elevação do Retalho

Após marcar as incisões e a indução da anestesia, o procedimento é iniciado na região submental. Realiza-se uma incisão horizontal de 1,5 cm de extensão, na prega submental e, ainda com o bisturi, é criado um plano de esvaziamento imediatamente abaixo da derme. Em seguida, a cânula de lipoaspiração de duplo lúmen e ponta roma é introduzida com movimentos radiais, formando uma bolsa subcutânea plana na região submental/cervical. A partir daí, a cânula é avançada, com o lúmen sempre voltado para os tecidos profundos, empregando-se movimentos de vai e vem, aspirando-se a gordura das áreas previamente delimitadas. Para facilitar o esvaziamento, a pele deve ser tracionada para cima e os movimentos devem ser rápidos, o que evita a aspiração contínua na mesma área. Utilizando-se a técnica de "apertar e rolar" (palpação da pele entre o polegar e o indicador), evita-se que alguns depósitos de gordura permaneçam inalterados nesta fase do procedimento. A lipoaspiração é estendida inferiormente sobre o osso hióide e em direção ao ângulo tireoidiano, sendo em seguida estendida lateralmente sobre a margem anterior dos músculos esternocleidomastóideos. Finalmente, a cânula é conduzida em direção superior à porção pendente do queixo e à margem da margem da mandíbula (Fig. 18.12).

A bolsa subcutânea criada na região submental é inspecionada com o emprego do fotóforo frontal de fibra óptica e de um afastador de Converse modificado, momento em que o cirurgião procura por septações neurovasculares individuais, ao mesmo tempo em que controla eventual sangramento produzido pela sonda de aspiração. As margens anteriores dos dois músculos platisma são identificadas e é realizada pequena secção horizontal do músculo ao nível do ângulo tireoidiano. Em seguida, as duas margens são reaproximadas na linha média, utilizando-se sutura de espartilho com fio Ethibond 2-0. Durante todo o procedimento, o vetor de força deve ser medial e superior. A plicatura deve ser feita pelo menos até o nível do osso hióide,

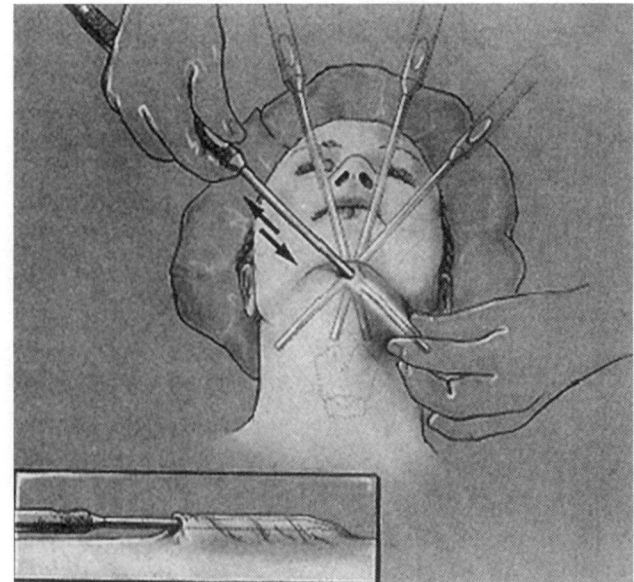

Figura 18.12

Direção da lipoaspiração submental, com configuração de leque.

mas a pele não deve ser esticada em excesso, o que pode resultar na formação de saliência central.

A incisão submentual é mantida aberta até o final da suspensão, o que oferece uma via para a inspeção e cauterização adicional, caso necessário. Esta deve ser fechada somente após a elevação, redução e sutura dos dois retalhos. Preferimos o fechamento por planos, com fio de cromo 5-0 na camada subcutânea e Prolene 6-0 na pele, com sutura contínua.

Em seguida, a incisão previamente delineada é feita em um dos lados. A dissecação é iniciada na região occipital, e a confecção do retalho cutâneo é iniciada com tesoura. Com as pontas da tesoura voltadas para cima, são realizados movimentos de deslizamento para se criar o retalho cutâneo (Fig. 18.13). A pele pode estar firmemente aderida à fáscia do músculo esternocleidomastóideo, sendo necessária esvaziamento meticuloso nesta região, evitando-se assim lesão do nervo grande auricular durante a elevação do retalho. Com uma pequena tesoura de íris ou uma tesoura de esvaziamento serrilhada, o lóbulo da orelha é completamente liberado e a pele é mobilizada até recobrir o trago. Como a localização da incisão temporal preserva o tufo capilar, o plano de esvaziamento não pode se aprofundar, atingindo a fáscia temporal, devendo permanecer imediatamente abaixo dos folículos pilosos. A elevação superficial do retalho nesta região evita lesão do ramo frontal do nervo facial, que, nesta área, cruza o arco zigomático.

Usualmente, desenvolvemos um longo retalho no pescoço e, em seguida, conectamos amplamente esse esvaziamento ao esvaziamento submentual pré-platismal, o que permite melhor reposicionamento da pele do pescoço. Os depósitos de gordura são suavemente removidos sob visão direta, e o contorno facial é inspecionado quanto à uniformidade e à aparência desejada. A região é em seguida irrigada com soro fisiológico e a hemostasia é revista. Eventual sangramento pode ser coagulado com cautério bipolar, a fim de evitar lesão do nervo facial ou do retalho cutâneo.

Suspensão do Sistema Musculoaponeurótico Superficial

Após a elevação do retalho, é realizada a abordagem direta da fáscia do SMAS. A suspensão deste constitui a essência da longevidade e da segurança do procedimento, assim como da obtenção de bons resultados. A suspensão do SMAS evita tensão no fechamento da incisão, ao transferir a força e o suporte do rejuvenescimento facial às estruturas e aos tecidos profundos. Existem diferentes métodos que podem ser empregados para a suspensão do SMAS (37–40).

As técnicas de imbricação envolvem a incisão e ressecção ou redução direta da fáscia do SMAS, seguidos pela reaproximação ou sobreposição das margens da incisão. Com esses métodos de imbricação, o SMAS usualmente é identificado e incisado na região anterior ao trago e abaixo do lóbulo da orelha, sobre a fáscia profunda da parótida. Muitos cirurgiões separam uma camada da fáscia do SMAS, ressecando o excesso de tecido após o avanço e o reposicionamento. Os pontos devem ser realizados de modo a manter os seus nós sepultados, o que evita deiscência da linha de sutura. Uma técnica de imbricação alternativa consiste na ressecção de um segmento do SMAS e na ressuspensão da camada anterior, sem qualquer redução adicional. O esvaziamento mais agressivo associado a essas técnicas de imbricação aumenta o risco de sangramento, lesão nervosa e laceração da pele. Nos pacientes com rosto largo e redondo, a imbricação tende a achatar a região que fica sobre a glândula parótida e, assim, oferece algumas vantagens no que diz respeito à definição precoce dos contornos desta região.

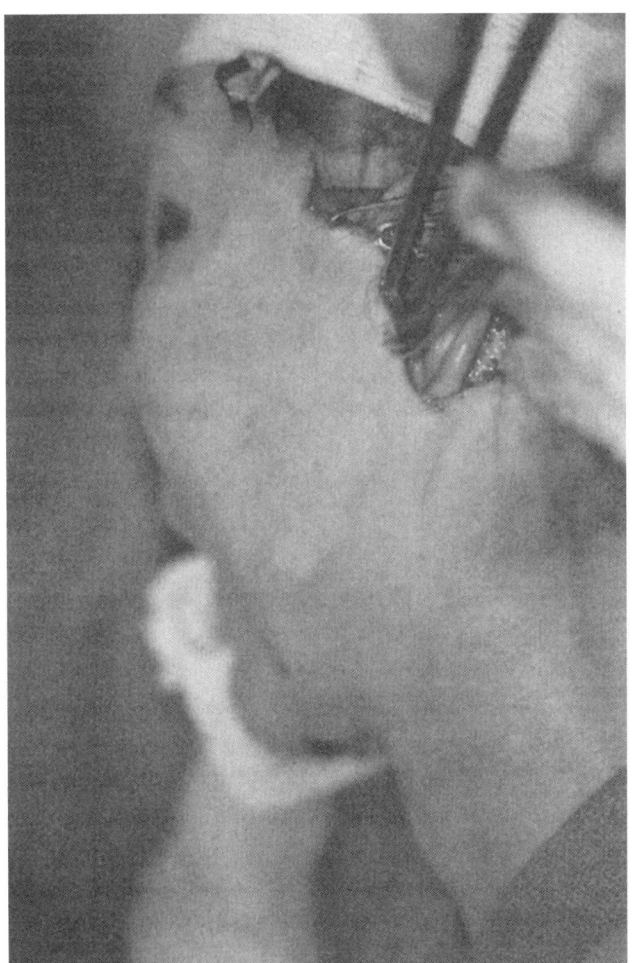

Figura 18.13
Uso correto da tesoura, com a pele retraída. Observe que as pontas da tesoura curva podem ser vistas.

As técnicas de plicatura para a suspensão do SMAS evitam a secção e a redução direta do SMAS. Nestas, a fáscia do SMAS é tracionada e dobrada, sendo em seguida suturada. Como o encurtamento do SMAS envolve esvaziamento mais limitado e menor tempo cirúrgico, a potencial redução dos riscos parece oferecer vantagens mais significativas com relação às técnicas de imbricação.

Com ambas as técnicas, a suspensão do SMAS também suspende a camada de pele associada, fornecendo-lhe maior sustentação e reduzindo a quantidade de espaço morto criado durante a elevação do retalho. Em relação a que tipo de procedimento propiciaria resultados mais duradouros e menor morbidade, a questão ainda é controversa. Webster *et al.* (41) compararam a imbricação com a plicatura, realizando cada um dos métodos nos lados opostos da face. Obtendo medidas exatas e confirmando os achados em esvaziamentos em cadáveres frescos, eles concluíram que a imbricação não ofereceu nenhum benefício objetivo com relação à plicatura. Estudos subseqüentes também não demonstraram nenhuma vantagem de uma técnica com relação à outra a longo prazo. Como a imbricação, teoricamente, envolve maior risco de complicações, nós preferimos a plicatura para a suspensão do SMAS.

A direção das forças aplicadas ao SMAS pelas suturas é importante, havendo padrões específicos de vetores que são rotineiramente empregados. A plicatura é feita tracionando-se a fáscia do SMAS em um vetor bidirecional. Antes das suturas, deve-se observar o efeito de cada tração na face e no pescoço, e os pontos escolhidos para a passagem dos fios são firmados com fio não-absorvível 2-0. São usados fios trançados, de modo a manter os nós unidos sem a necessidade de muitos laços, pois, caso contrário, os nós ficariam palpáveis através da pele. Para que toda a suspensão não fique na dependência de uma única sutura, são feitas diversas suturas ao longo de cada vetor. O primeiro vetor de suspensão usualmente estende-se do ângulo da mandíbula até a fáscia adjacente ao córtex superior da mastóide. A sutura nesta região produz efeitos sobre o ângulo cervicomental e o contorno ósseo angular da mandíbula, produzindo contorno suave na linha mandibular e no pescoço. Em seguida, a atenção é voltada para o segundo vetor, que se origina no SMAS da bochecha e do ramo mandibular adjacente à margem anterior da glândula parótida. Nesta região, o SMAS é suspenso em um vetor mais superior do que posterior, em direção ao sulco pré-auricular e ao trago. Finalmente, o terceiro vetor estende-se em direção predominantemente superior, desde a margem posterior do músculo platisma até a fáscia do músculo esternocleidomastóideo na região da ponta da mastóide. Se necessário, podem ser feitas suturas adicionais, para maior uniformidade da plicatura.

A direção global da tração deve ser superior e apenas parcialmente posterior (Fig. 18.14). A tração muito posterior produz uma aparência indesejável e artificial. As suspensões posteriores tendem a alargar e a achatar a comissura oral, resultando em uma boca desproporcionalmente grande. Essa complicação, que é comum, deve-se ao entendimento equivocado de que a suspensão do SMAS irá corrigir e melhoras as pregas nasolabiais. Na verdade, a suspensão do SMAS, isoladamente, pode aprofundar o sulco nasolabial. Com freqüência, a ritidectomia padrão, que consiste na suspensão do SMAS, não consegue melhorar o aspecto da prega nasolabial de maneira significativa. O SMAS insere-se nos músculos relacionados à mímica facial (18). Na região perioral, esses são o músculo platisma e os mesmos retratores do lábio já discutidos. Assim, a suspensão do SMAS resulta no deslocamento lateral e superior adicional dos tecidos moles periorais, que se encontram firmemente aderidos à musculatura mimética, produzindo relativamente pouco efeito sobre os tecidos moles da região malar, que, na melhor das hipóteses, estão relacionados de maneira frágil ao plano muscular. Assim, a suspensão isolada do SMAS, teoricamente, iria aprofundar ainda mais o sulco nasolabial. O fato desse aprofundamento não ocorrer na prática provavelmente se deva à ressecção do excesso de pele que é realizada após a suspensão do SMAS. Quanto maior o volume de pele ressecada, melhor o resultado no sulco nasolabial. Em função da flacidez pré-ope-

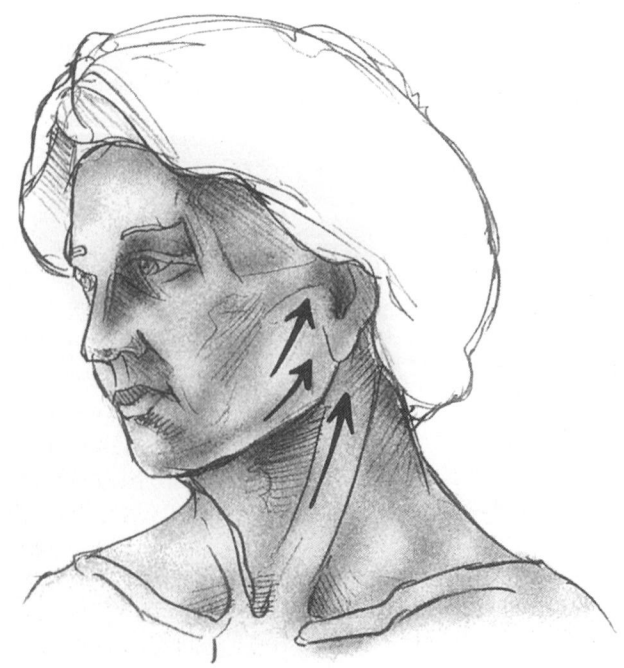

Figura 18.14

As setas indicam a direção da tração empregada na plicatura do sistema musculoaponeurótico superficial (SMAS).

ratória da pele, geralmente é possível ressecar a pele em quantidade suficiente para se obter um resultado final adequado, sem que o fechamento da incisão se dê sob tensão excessiva, o que predisporia à necrose da pele ou ao alargamento da cicatriz. No entanto, deve ser observado que a passagem dos fios pelo SMAS, a aplicação de tensão, a remoção e o reposicionamento da pele apresentam ampla variação individual, o que faz com que os resultados também sejam amplamente variáveis entre cirurgiões diferentes, ainda que a técnica empregada seja a mesma.

Descolamento em Plano Profundo

O *lifting* facial com suspensão do SMAS constitui uma operação muito eficaz. Com a seleção adequada dos pacientes e o planejamento cirúrgico meticuloso, tanto o paciente como o cirurgião podem esperar uma cirurgia tecnicamente eficaz na produção de resultados estéticos muito satisfatórios. No entanto, os cirurgiões plásticos e os pacientes tendem a ser muito exigentes. Com isso, alguns cirurgiões mais inovadores foram estimulados a buscar o aperfeiçoamento do *lifting* facial por plicatura do SMAS, o que resultou na elaboração das suspensões realizadas por esvaziamento em plano profundo, abaixo do SMAS (21,42-44).

A insatisfação do paciente e do cirurgião com as técnicas de *lifting* facial geralmente aceitas tem sido atribuída, primariamente, ao sulco nasolabial, à incapacidade de se obter resultados duradouros e às complicações peroperatórias. As ritidectomias realizadas por esvaziamento em plano profundo foram elaboradas com o objetivo primário de melhorar a prega nasolabial de forma mais acentuada do que a obtida pelas técnicas de suspensão do SMAS amplamente aceitas. Entre as diversas técnicas descritas (42-44), duas têm atraído maior interesse: o esvaziamento em plano profundo e a ritidectomia mista de Hamra. A seguir, apresentamos uma discussão detalhada dos elementos-chave que diferenciam a ritidectomia em plano profundo da plicatura do SMAS, destacando as vantagens e desvantagens teóricas.

A ritidectomia em plano profundo, na verdade, é realizada em três planos distintos, dependendo da região da face e do pescoço a ser dissecada (21,43) (Fig. 18.15). O esvaziamento do pescoço (inferior à linha da mandíbula) é pré-platismal, sendo conectado ao esvaziamento contralateral através do subcutâneo. Em seguida, é realizada platismoplastia com lipectomia submental. Nesta região, o procedimento operatório é semelhante ao já descrito.

O esvaziamento do terço inferior da face é realizado no plano abaixo do SMAS, ao contrário do plano subcutâneo previamente descrito, mas de maneira semelhante ao que é feito na maioria das técnicas de imbricação do SMAS. Um aspecto distintivo com relação às técnicas clássicas é que o esvaziamento abaixo do SMAS é anterior à glândula parótida, o que faz com que os ramos oral e marginal do nervo facial sejam encontrados. Uma segunda distinção é que o plano subcutâneo é desenvolvido em curta extensão, o que faz com que a massa do retalho elevado, além de pele e de gordura subcutânea, também contenha SMAS.

Finalmente, o esvaziamento do terço médio da face é realizado sobre as eminências malares na região central da face. Esse esvaziamento é muito mais extenso do que o necessário nas outras técnicas de suspensão do SMAS. O plano subcutâneo é inicialmente mantido por 2 a 3 cm anterior ao trago, o que, supõe-se, pode evitar lesão do ramo frontal do nervo facial. Em seguida, confecciona-se um retalho espesso na região anterior, através de esvaziamento imediatamente acima dos músculos orbicular e zigomático. Neste plano, nenhum outro ramo motor deve ser encontrado, pois esses ramos penetram nos músculos a partir de sua superfície profunda (45). Os dois planos de esvaziamento da face são conectados por esvaziamento rombo, criando um retalho extenso e espesso. O excesso de pele é ressecado após o retalho ser suspenso sob tensão ao nível do SMAS (43).

A principal vantagem teórica deste e dos procedimentos similares reside no fato da gordura e da pele da região malar poderem ser elevadas e novamente suspensas, ao mesmo tempo em que o sulco nasolabial pode ser reduzido, sendo suavizada a sua depressão. Além disso, o retalho do *lifting* facial é mantido como um "retalho miocutâneo" (43), constituído pelo músculo platisma, pelo SMAS e pelos tecidos superficiais, cujo propósito é aumentar a viabilidade e permitir o fechamento sob maior tensão do que é possível com os procedimentos habituais. Outras possíveis vantagens são redução do risco de hematoma, pois o plano de esvaziamento é pouco vascularizado e redução do risco de necrose da pele, devido à maior viabilidade teórica do retalho. A principal desvantagem, também teórica, dos esvaziamentos no plano profundo consiste no aumento da exposição do nervo facial na região do terço inferior da face, o que aumenta a possibilidade deste ser lesado. Além disso, os pacientes com rugas profundas ou com cicatrizes produzidas por acne também tendem a considerar muito bons os resultados da suspensão do SMAS com retalho cutâneo estendido, o que pode esticar a pele de maneira mais direta. Devido ao interesse difuso neste procedimento, é importante avaliar essas vantagens e desvantagens com espírito crítico.

Se a proeminência do sulco nasolabial decorrer predominantemente de ptose da gordura subcutânea na região malar, pode ser obtida melhora do aspecto

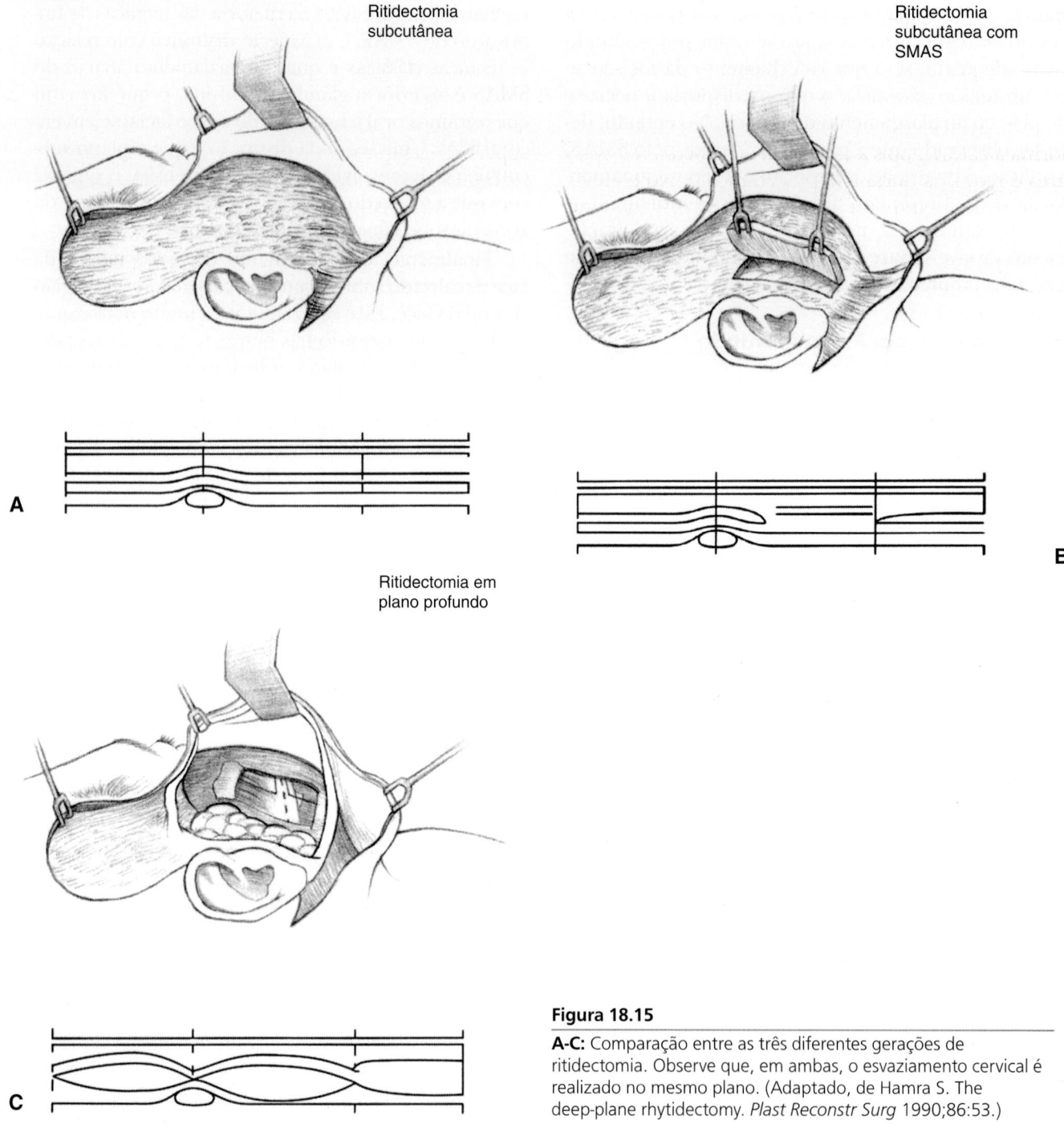

Figura 18.15

A-C: Comparação entre as três diferentes gerações de ritidectomia. Observe que, em ambas, o esvaziamento cervical é realizado no mesmo plano. (Adaptado, de Hamra S. The deep-plane rhytidectomy. *Plast Reconstr Surg* 1990;86:53.)

do referido sulco pela redução infrazigomática, conforme descrito por Hamra e outros autores (42,43,46). A gordura dessa região não deve ser confundida com o coxim adiposo da face (de Bichat), que confere à bochecha a maior parte de sua forma arredondada, mas que se situa em plano mais profundo, em íntima relação com o nervo facial. Por outro lado, estudos anatômicos focados no sulco nasolabial demonstram que ele é, em geral, formado praticamente apenas por excesso de pele (18,47). Nesses casos pode parecer que apenas a ressecção da pele, e não o reposicionamento tecidual profundo, possa ser usada para proporcionar melhora significativa nessa região. Como a técnica moderna de suspensão do SMAS usualmente não envolve o enfraquecimento medial da eminência malar, os procedimentos em plano profundo, já descritos, parecem facilitar o reposicionamento e a ressecção da pele da região malar.

Quanto à maior viabilidade teoricamente propiciada pelo esvaziamento no plano profundo, essa depende da anatomia vascular do retalho. Para que o retalho do *lifting* facial produzido pelo esvaziamento profundo seja um verdadeiro retalho fasciocutâneo de SMAS com base na artéria facial, deve haver diversos ramos perfurantes que se estendem do SMAS até a pele suprajacente, com apenas os poucos centímetros finais imediatamente anteriores à pina sendo mantidos de forma aleatória, pois a espessura do subcutâneo dessa área é reduzida durante o procedimento. No entanto, há pelo menos um estudo recente, relativo à anatomia vascular da face, que questiona essa interpretação (46). Os autores desse estudo observaram diversos pequenos ramos perfurantes oriundos do sistema facial no terço médio da face, enquanto nas distribuições auricular posterior e facial transversa havia poucos ramos perfurantes. Notaram, ainda, que não há muitos ramos perfurantes do sistema facial passando pela fáscia do SMAS. Realmente, o esvaziamento do subcutâneo da face resulta em menor sangramento acima da linha da mandíbula e à frente da orelha, exceto quando há transecção dos ramos perfurantes faciais transversos, que também são divididos durante o esvaziamento no plano profundo. Essas observações sugerem a possibilidade de que ambos os retalhos (clássico e em plano profundo) utilizados no *lifting* facial também constituam grandes retalhos randomizados com viabilidade semelhante. Como a necrose da pele é uma complicação relativamente rara, é necessária maior experiência com o *lifting* facial realizado por esvaziamento no plano profundo, antes que julgamentos empíricos confiáveis sejam estabelecidos.

A incidência de hematomas no esvaziamento em plano profundo é bem menor (aproximadamente 1%) em relação ao procedimento clássico (8%), o que fornece alguma evidência indireta de que o plano profundo é menos vascularizado. Como o plano de esvaziamento cervical é igual em ambos os procedimentos, apenas a incidência de hematoma facial parece ser menor. No entanto, pode ser que os hematomas cervicais possam ser reduzidos se o cirurgião mantiver o esvaziamento exatamente no plano pré-platismal como recomendado por Hamra (43), e não nos tecidos subcutâneos, como descrito acima, independentemente se o procedimento for realizado no plano profundo ou pela técnica clássica de suspensão do SMAS.

Na maioria das suspensões do SMAS atualmente praticadas, o nervo facial permanece bem protegido. Visto que a redução do SMAS não se estende para a frente da margem anterior da glândula parótida, o nervo é mantido protegido pelo parênquima da glândula. Anteriormente a esta, o nervo cursa dentro do coxim adiposo da face, situado profundamente ao SMAS e, assim, está sujeito à lesão durante a redução do SMAS nesta região. Da mesma forma, quando o esvaziamento é mantido no plano superficial ao arco zigomático, sua inervação permanece protegida. No entanto, os ramos do orbicular inferior são mais superficiais (o orbicular situa-se em um plano superficial ao arco zigomático), sendo mais vulneráveis a lesões pelo esvaziamento acima da eminência malar, se o cirurgião não tomar cuidado em permanecer estritamente no plano mais superficial do que o orbicular (45). Ambas as áreas são manipuladas quando a técnica de suspensão pelo plano profundo é empregada, o que, assim, possui maior risco teórico de lesão do nervo. A análise conjunta dos casos apresentados em diversos relatos recentes (43, 48,49) fornece uma estimativa quanto a incidência de fraqueza temporária associada ao *lifting* facial em plano profundo. Os autores dos referidos trabalhos relatam um total de 23 casos de paralisia temporária em 638 ritidectomias realizadas com esvaziamento no plano profundo, totalizando uma incidência global de 3,6%. Por outro lado, uma clássica revisão dos casos de lesão do nervo facial associada à ritidectomia clássica revelou 50 casos de paralisia em um universo de 6.500 procedimentos, configurando uma incidência global de 0,8%. Em sete desses casos, a paralisia foi definitiva (22). Embora ainda não tenha sido descrito nenhum caso de paralisia permanente relacionada à ritidectomia realizada por esvaziamento em plano profundo, parece razoável que a incidência seria correspondentemente maior.

Fechamento do Retalho

Drenos

Muitos cirurgiões não instalam drenos durante o fechamento do retalho, exceto no caso de procedimentos muito longos ou para aqueles em que não foi possível hemostasia rigorosa (50). O argumento para a não utilização de drenos baseia-se em dois fatos: a incidência de seroma e de hematoma precoces é baixa; ainda não foi provado qual sistema de drenagem (aberto ou fechado) seria superior para prevenir a formação de hematomas.

De qualquer forma, nós instalamos drenagem fechada em todos os casos de *lifting* facial, com o que temos observado grande melhora na aderência precoce do retalho cutâneo às camadas mais profundas do esvaziamento, pois os drenos removem ativamente uma pequena quantidade de fluido. Nossos pacientes relatam menor desconforto quando a drenagem é empregada, provavelmente por não haver fluido abaixo do retalho, pressionando-o. Nós utilizamos o dreno perfurado e plano tipo Blake tamanho 14, que é colocado através de outra incisão, mais posterior. O sistema de aspiração é mantido até o primeiro dia pós-operatório ou, ocasionalmente, um pouco mais. Também é utilizado um curativo compressivo, sem muita pressão, para sustentar a face e o pescoço e para assegurar que a pressão sobre o retalho seja uniforme e suave.

Lóbulo da Orelha e Trago

Durante o fechamento do retalho, deve-se dar atenção especial à região do lóbulo da orelha e do trago, para evitar seqüelas pós-operatórias freqüentemente associadas a essas estruturas. Uma complicação comum é representada pelo alongamento do lóbulo da orelha, o que fica diretamente fixado à pele da bochecha, produzindo uma deformidade conhecida como "orelha de duende" ou "orelha de sátiro" (Fig. 18.16). Outros problemas são lóbulos da orelha com formato excessivamente pendular e cicatrizes visíveis abaixo do lóbulo da orelha.

Aqui, a prevenção ainda constitui a melhor forma de abordagem desses problemas. Durante o fechamento, deve-se manter, ao redor do lóbulo, uma quantidade generosa da pele do retalho perilobular. Além disso, o retalho cutâneo pode ser fixado ao SMAS ou à fáscia da mastóide, superiormente. Observando os princípios a seguir relacionados, temos obtido lóbulos da orelha com aspecto agradável em nossos pacientes. O complexo do lóbulo da orelha é completamente separado da pele e do tecido subcutâneo, tornando-se inteiramente móvel. Após o corte inicial do retalho perilobular ser realizado antes da plicatura do SMAS, raramente alteramos o comprimento dessa incisão (Fig. 18.17). Antes do fechamento, o formato do lóbulo da orelha é preservado pela realização de uma sutura de colchoeiro com fio de polipropileno 5-0, conforme descrito por Clyde Litton (comunicação pessoal, Washington, DC, 1986) (Fig. 18.18). Essa sutura suspende o lóbulo da orelha, mantém a normalidade da prega e evita que o lóbulo seja deslocado para baixo. A margem inferior do lóbulo da orelha é fixada ao retalho cutâneo por uma sutura individual e separada, realizada com fio de polipropileno.

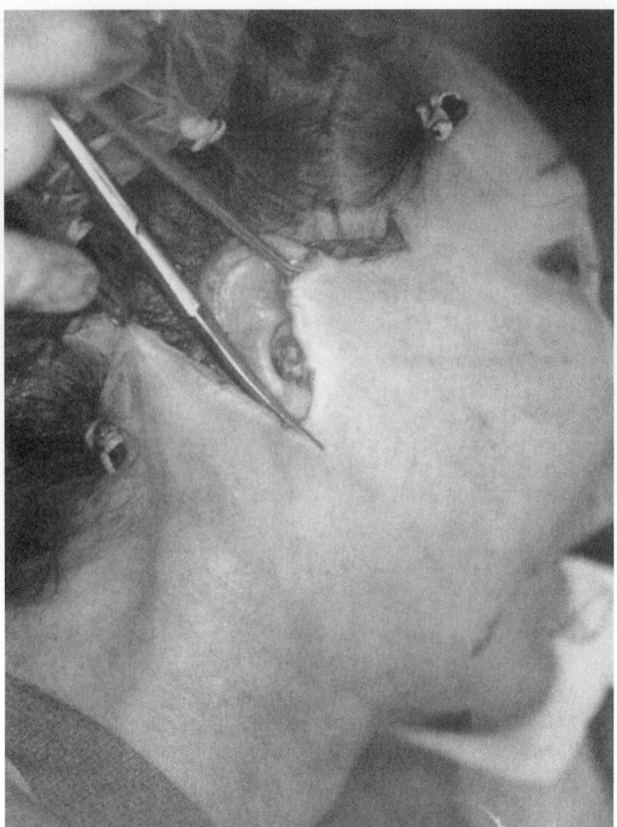

Figura 18.17

Fotografia intra-operatória obtida antes da plicatura, demonstrando o corte no retalho cutâneo para acomodar o lóbulo.

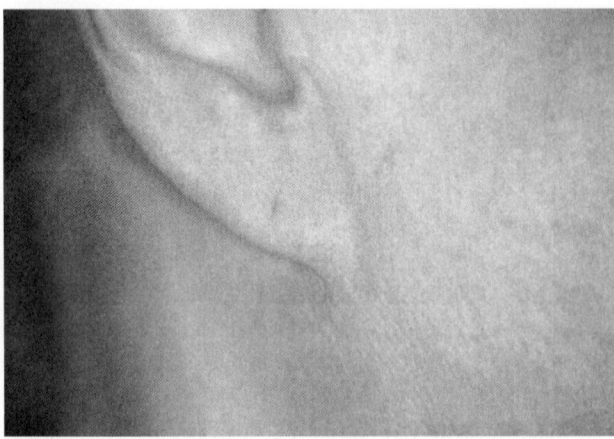

Figura 18.16

Orelha de duende ou de sátiro, deformidade causada pela ressecção excessiva da pele ou por tensão no lóbulo da orelha.

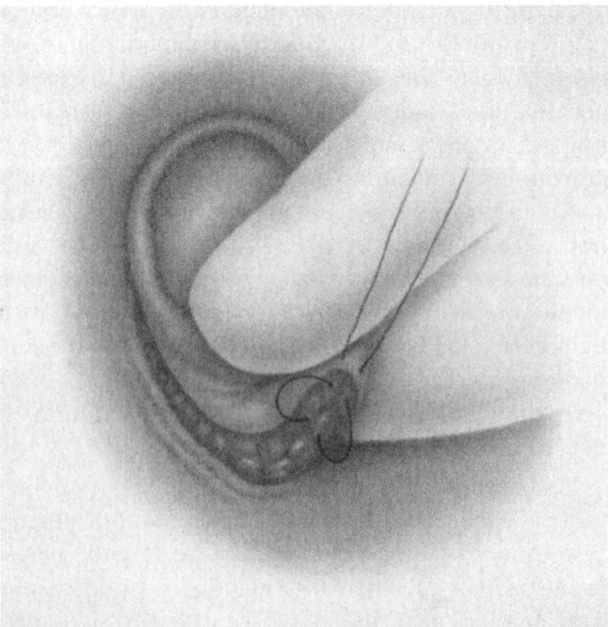

Figura 18.18

Para prevenir o aprisionamento adicional do lóbulo, é realizado um ponto de colchoeiro com fio de polipropileno 5-0 na margem livre do lóbulo, o qual é fixado aos tecidos subjacentes (Clyde Litton, comunicação oral, 1986). (Reproduzido, com permissão, de Kridel, RWH. Techniques for inconspicuous face lift scars. *Arch Facial Plast Surg* 2003;5:323-333.)

Quando é usada a incisão no trago, seu formato e sua projeção são afetados da mesma forma pelas técnicas empregadas no fechamento do retalho. Uma das deformidades pós-operatórias mais comuns do trago corresponde ao deslocamento anterior da cartilagem, que se mostra irregular, arredondada e pouco nítida. Essa perda da nitidez pode ser evitada pela sutura pré-tragal profunda, realizada com fio de polidioxanona (PDS). Além da remoção da gordura da pele que recobre o trago, o retalho deve ser aparado nesta região, de modo a deixar uma porção extra de pele, capaz de cobrir a cartilagem do trago sem tensão. Esse segmento é suturado à porção meatal da pele do trago com fios de categute simples 5-0, devendo-se ter cuidado para não envolver o trago cartilaginoso.

Fechamento da Ferida Operatória

Após o retalho pós-auricular e a região temporal terem sido aparados, as margens da incisão são reaproximadas nestas regiões, com grampos de pele. A eversão das margens da ferida ajuda a produzir cicatriz mais delicada. Nós empregamos sutura contínua com fio de categute simples 5-0 mesmo nas áreas que foram grampeadas. Essa sutura, hemostática, também faz com que a aspiração pelo dreno seja mais eficaz. Essa atenção adicional à eversão das margens da ferida operatória parece, ainda, melhorar o aspecto das incisões.

CUIDADOS PÓS-OPERATÓRIOS

Antes da cirurgia, o paciente deve receber as orientações por escrito, para que ele e sua família as conheçam detalhadamente e possam esclarecer eventuais dúvidas antes da execução do procedimento. Após o mesmo, ambos são novamente informados acerca dos problemas que podem vir a ocorrer, sendo também instruídos a entrar em contato com o médico se surgir alguma dúvida.

Imediatamente após a conclusão do procedimento, nós usamos um curativo grande e volumoso com o intuito de evitar que o paciente rode a cabeça, o que pode levar à formação de hematomas. No período pós-operatório imediato, é comum que os pacientes se queixem de que o curativo está muito apertado, o que, usualmente, é causado pelo estiramento do retalho e pelo próprio curativo. Se estiver sendo usado o curativo compressivo, pode ser feita uma incisão vertical na linha média deste junto à sua margem inferior, o que pode propiciar alívio parcial. Contudo, ressaltamos que o paciente deve estar adequada e previamente preparado para suportar esse desconforto.

As recomendações pós-operatórias ajudam a tranqüilizar o paciente e a mantê-lo sem dor o máximo possível. A dor excessiva pode elevar a pressão arterial, o que aumenta o risco de complicações. Do mesmo modo, a pressão arterial pode elevar-se por causa da ocorrência de retenção urinária.

O paciente deve ser reavaliado na noite da cirurgia. Qualquer dor unilateral contínua e refratária aos analgésicos deve alertar o cirurgião quanto a possibilidade de hematoma, devendo ser abordada o mais precocemente possível. O paciente também deve ser visto no primeiro dia pós-operatório, quando, geralmente, os drenos são retirados, dependendo do volume de sangue drenado. Antes de afrouxar o curativo e remover os drenos, deve-se comprimir com gazes a área da qual o dreno vai ser removido. A pressão sobre essas áreas é mantida até que um novo curativo seja feito. Essa manobra ajuda a evitar o descolamento dos retalhos, prevenindo a formação de hematoma ou seroma. No primeiro dia pós-operatório, antes da colocação do novo curativo, aplica-se pomada ou creme antimicrobiano em todas as incisões (nós preferimos o creme de gentamicina), incluindo o meato acústico externo, para evitar a contaminação das incisões por organismos do gênero *Pseudomonas*, provenientes do conduto auditivo externo.

Por volta do segundo ou do terceiro dia pós-operatório, o curativo pode ser totalmente removido, sendo substituído por um laço facial flexível, o que ajuda a manter o retalho cutâneo em contato íntimo com o tecido subcutâneo, além de propiciar revascularização mais rápida e contração suave. É importante proteger as orelhas, pois essa bandagem flexível pode friccionar a pele da pina, causando irritação.

Aproximadamente no quinto dia pós-operatório, alguns dos pontos de sutura pré-auriculares são removidos, e o cabelo do paciente é lavado no consultório do cirurgião. Os pacientes devem ser orientados a não usar secador de cabelo no período pós-operatório, devido à presença de dormência na região pré-auricular e no escalpo, predispondo-os a queimaduras em função da perda sensitiva.

Nas visitas subseqüentes, os demais pontos são retirados, e a incisão é examinada sob visão microscópica, especialmente nas regiões da bochecha que contêm barba, quanto à presença de pêlos encravados, o que pode ocorrer até vários meses após a cirurgia. Esse cuidado, importante devido às incisões oblíquas realizadas durante o procedimento, assegura que o cabelo irá realmente crescer através da incisão, de modo a camuflá-la. Não é incomum que os cabelos fiquem presos, necessitando de ajuda para que possam crescer em direção ao retalho.

Quase todos os pacientes apresentam edema significativo ou equimose no pós-operatório, fato geralmente mal aceito pelo paciente. Nas primeiras semanas pós-operatórias, é essencial que a sensação de confiança do paciente em relação ao médico seja reforçada. Como já apontado por Goin e Goin (51), se tudo foi bem e os resultados são bons, é importante que o médico transmita isso ao paciente. Deve-se lembrar que os pacientes não sabem como deveria estar sua aparência nem o que está evoluindo de maneira apropriada, exceto se o seu médico lhe contar. Com muita freqüência, os pacientes se esquecem de como era sua aparência antes da cirurgia. Por esse motivo, devem ser fornecidas fotografias obtidas no pré-operatório, no primeiro ou segundo dia de visita. Isso permite que o paciente compare suas condições pré e pós-operatórias.

COMPLICAÇÕES

Lesão Neural

A lesão do nervo facial constitui complicação rara, tendo incidência entre 0,4% e 2,6% (24,52-54). O nervo motor mais vulnerável à lesão direta é o ramo frontal da divisão zigomaticotemporal do nervo facial, devido à sua localização superficial ao atravessar a porção média do arco zigomático (Fig. 18.19). Nós evitamos o esvaziamento profundo na área superior ao arco e anterior à linha de implantação do cabelo da região temporal, de modo a evitar a lesão deste nervo. Com relação ao nervo mandibular marginal e à divisão do nervo bucal, algumas considerações anatômicas são importantes. A lesão do nervo mandibular marginal produz assimetria da expressão facial durante o sorriso, com o lábio do lado afetado ficando mais alto, em razão da ação não contraposta da musculatura depressora do lábio contralateral (Fig. 18.20). A transecção do músculo platisma e a tração excessiva aplicada sobre o SMAS na região do ângulo da mandíbula e da margem mandibular inferior pode resultar em paralisia do nervo marginal. Os ramos do nervo motor da boca podem ser lesados durante o esvaziamento vigoroso na região medial à margem anterior da glândula parótida. A lesão da divisão deste nervo pode causar achatamento assimétrico do contorno do terço médio da face.

A lesão completa do nervo facial é extremamente rara. Se for observada no pós-operatório e houver dúvida quanto à transecção completa do nervo, pode tratar-se de paralisia de Bell (52). A paralisia transitória de um ou mais ramos do nervo facial geralmente está relacionada à ação local do anestésico. Se a paresia for prolongada, esta não deve ser atribuída à ação do anestésico local, devendo-se proceder à investigação adicional. Outras causas de lesão do nervo facial são: lesão térmica pelo eletrocautério; lesões por tração ou esmagamento causadas pela instrumentação ou pelas suturas realizadas no plano profundo; tração excessiva aplicada sobre o SMAS; inflamação ou infecção; compressão por hematoma; e distorção, fibrose e formação de cicatriz relacionadas a cirurgia prévia (52).

O nervo mais comumente lesado é o nervo auricular maior, por causa de sua íntima relação com a fáscia que recobre o músculo esternocleidomastóideo (54,55). Freqüentemente, o retalho cutâneo é mais aderente nesta região, e o esvaziamento ou a tração podem lesar o nervo, resultando em déficit sensitivo permanente na pele da orelha e da região pré-auricular.

Hematoma

Com incidência que pode chegar até a 8,5%, os hematomas ainda representam a complicação mais comum e temida nos *liftings* faciais (50,52,55). O hematoma em expansão exige reoperação imediata para controlar a fonte do sangramento e drenar o hematoma. A observação de alto débito de drenagem no reservatório do dreno indica sangramento excessivo, que deve ser investigado. Hematomas menores ou tardios podem ser tratados por aspirações repetidas com agulha e curativos compressivos. Os pacientes que apresentam dor, edema ou endurecimento na região da face e equimose, especialmente se unilateral, necessitam inspeção imediata dos retalhos cutâneos. Se o exame da cavidade oral evidenciar a presença de equimose na mucosa, provavelmente trata-se de hematoma obscurecido pelo curativo externo.

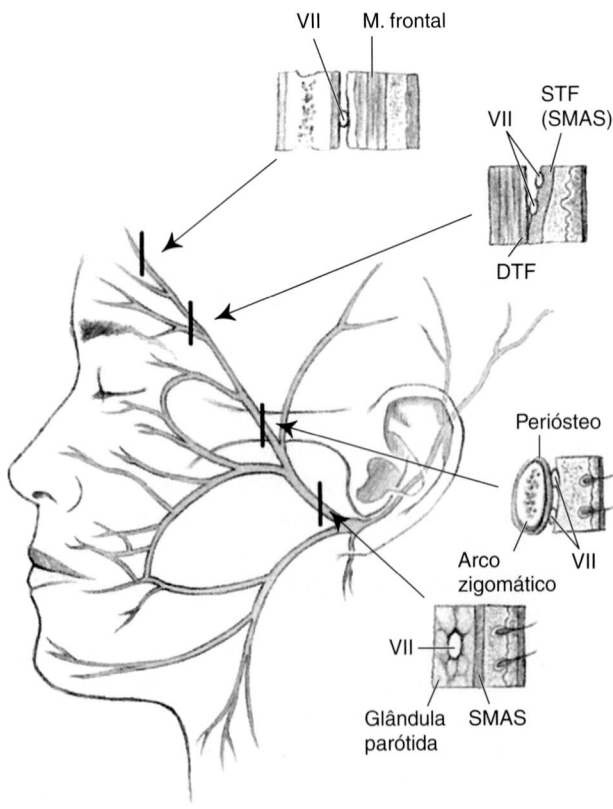

Figura 18.19
O ramo frontal do nervo facial em diferentes regiões de seu curso.

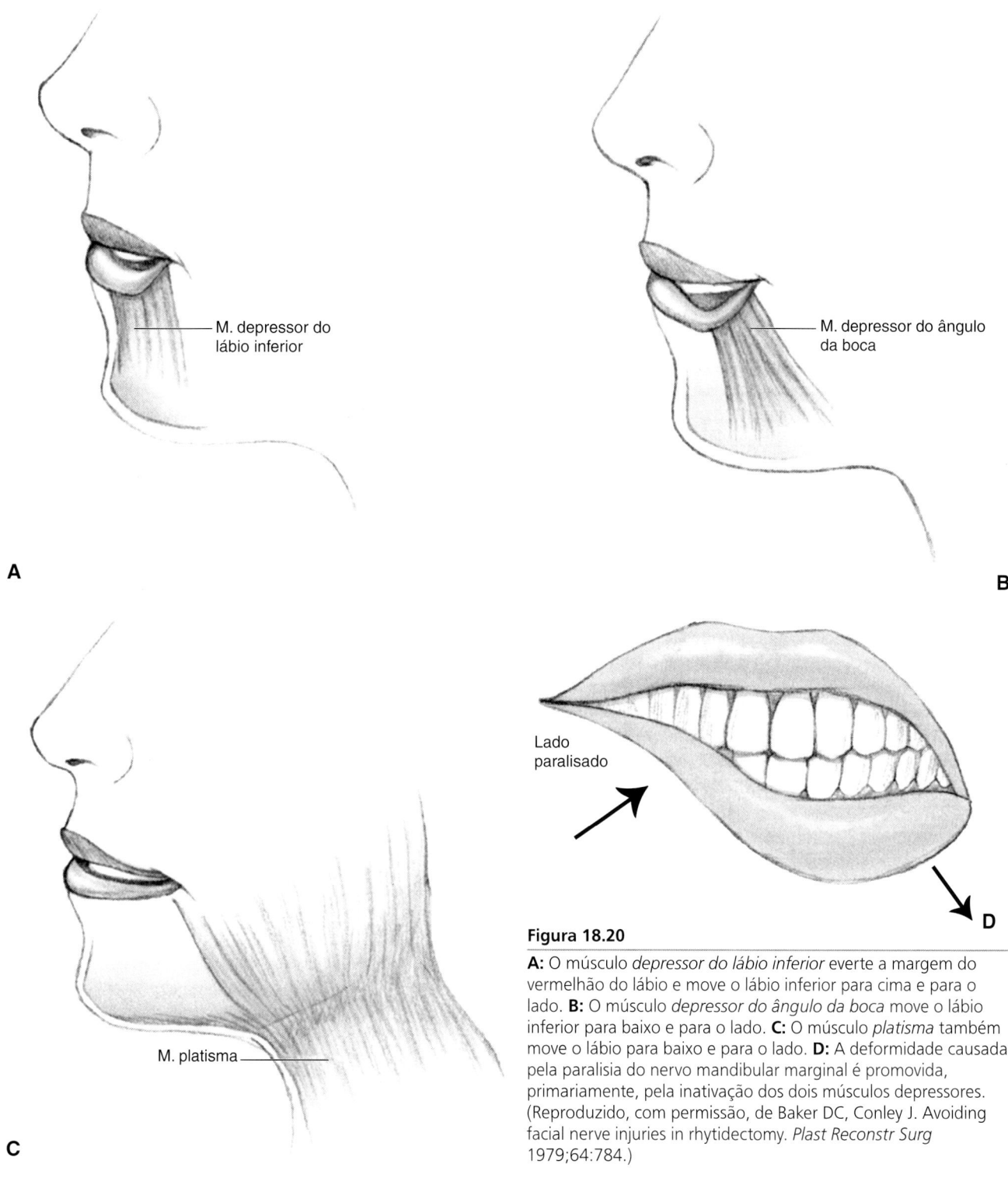

Figura 18.20
A: O músculo *depressor do lábio inferior* everte a margem do vermelhão do lábio e move o lábio inferior para cima e para o lado. **B:** O músculo *depressor do ângulo da boca* move o lábio inferior para baixo e para o lado. **C:** O músculo *platisma* também move o lábio para baixo e para o lado. **D:** A deformidade causada pela paralisia do nervo mandibular marginal é promovida, primariamente, pela inativação dos dois músculos depressores. (Reproduzido, com permissão, de Baker DC, Conley J. Avoiding facial nerve injuries in rhytidectomy. *Plast Reconstr Surg* 1979;64:784.)

Os fatores que parecem reduzir a incidência de hematomas são: hemostasia rigorosa; instalação de drenos; retalhos cutâneos mais curtos; e técnicas de *lifting* facial em dupla-camada ou em plano profundo. Se o hematoma não for reconhecido nem tratado, pode levar à necrose da pele, à infecção, à equimose prolongada, à alopecia, à formação de nódulos subcutâneos, ao enrugamento cutâneo e retração cicatricial.

Problemas Relacionados à Incisão

A tensão na linha de sutura e nos retalhos cutâneos constitui o elemento mais perigoso nos *liftings* faciais que, de outra maneira, teriam sido realizados de maneira impecável. O preparo meticuloso, a escolha apropriada da área a ser incisada, a suspensão cuidadosa do SMAS e o reposicionamento preciso e o fechamento sem tensão do retalho cutâneo minimizam os problemas relacionados à incisão. A melhor maneira de se evitar a formação de cicatrizes inapropriadamente largas ou hipertróficas e de necrose da pele consiste na prevenção de tensão nas incisões cutâneas.

A necrose da pele é precedida por alterações cianóticas locais, que podem ser revertidas pelo aumento da tensão de oxigênio no retalho cutâneo. Freqüentemente, a remoção de alguns dos pontos da sutura resolve o problema. Algumas fissuras da pele podem sofrer granulação, enquanto a pele morta é irreparável. Se ocorrer esfoliação limitada da pele, pode-se adotar conduta expectante, pois a perda tecidual tende a ser restrita (56). O desbridamento superficial e a aplicação de antimicrobiano tópico podem ser feitos para limpar a ferida e estimular o processo de reepitelização.

As cicatrizes hipertróficas ativas respondem à injeção de triancinolona, administrada em intervalos de 3 a 4 semanas. Atualmente, também se encontram disponíveis lâminas de silastic ou silicone, que podem ser úteis. A ressecção direta das cicatrizes hipertróficas residuais, assim como incisões mais amplas, habitualmente são postergadas até que se observe o relaxamento e a cicatrização da pele.

A prevenção de deformidades estruturais, como o lóbulo da orelha "de duende", o deslocamento anterior e arredondamento do trago, a elevação da linha de implantação do cabelo na região temporal, e a exposição das incisões já foi detalhadamente discutida. Pode haver condrite do trago, do conduto auditivo externo e da orelha, o que resulta em deformidade estrutural. Diante da suspeita dessa complicação, deve-se iniciar a ciprofloxacina ou outro antibiótico antipseudomonas e antiestafilocócico. O acúmulo de sangue no conduto auditivo, que atua como excelente meio de cultura, pode ser evitado ocluindo-se o canal antes da cirurgia com algodão embebido em iodo. Nenhuma sutura é feita através da cartilagem do trago, o que evita a introdução direta de microrganismos na cartilagem.

A presença de cabelos encravados, que podem estabelecer um sítio de infecção e de inflamação, constitui outro problema relacionado à incisão. Em toda reavaliação pós-operatória, o cirurgião deve inspecionar a região operada sob visão ampliada, procurando identificar eventuais cabelos encravados, que devem ser removidos. Ocasionalmente, o fio usado nas suturas internas do SMAS pode tornar-se exposto. A remoção dos fios que sofreram extrusão no pós-operatório tardio não costuma trazer problemas para o paciente. Raramente, depósitos permanentes de siderina são visíveis abaixo da pele, exigindo cobertura por motivos estéticos.

Alopecia

Além das incisões mal planejadas, a tensão parece ser a principal causa de alopecia pós-operatória. Pode haver alguma perda capilar transitória, secundária ao traumatismo infringido aos folículos capilares, que tende a regredir em aproximadamente 3 meses. Diversas séries da literatura relatam incidência que varia de 0,20% a 1,8% (50).

Nos casos de perda capilar permanente, pode ser necessário o transplante de uma única unidade folicular ou a ressecção da área descoberta, seguida por avanço tecidual (Fig. 18.21). Áreas extensas de alopecia também podem exigir expansão tecidual com reajuste do retalho capilar para que se obtenha cobertura de espessura total, que propicia melhor resultado estético.

Resultados Insatisfatórios

Apesar das melhores intenções, do planejamento adequado e de todos os esforços empregados, alguns pacientes podem ficar descontentes com os resultados obtidos, sejam eles realmente ruins ou não. Deve-se lembrar que o paciente nem sempre tem uma percepção crítica do resultado como o cirurgião. Nesse sentido, consideramos inapropriado impor nossos desejos, tentando obter a "quase-perfeição" a um paciente que está perfeitamente feliz com o grau de melhora já obtido. Por outro lado, a possibilidade de assimetrias adquiridas, suspensões incompletas, irregularidades faciais persistentes ou resultados globais insatisfatórios, deve ser aberta e amplamente discutida, ressaltando-se a eventual necessidade de correção posterior. É claro que o *lifting* facial não interrompe o processo de envelhecimento, e a eventual necessidade de procedimentos corretivos menores não deve ser considerada uma complicação da cirurgia original. Isso é especialmente verdadeiro nos pacientes mais idosos, cuja pele já perdeu sua elasticidade, e nos pacientes com pescoço muito alterado que requerem remoção ampla da gordura regional. Na verdade, alguns cirurgiões preferem a ritidectomia seqüencial planejada, discutindo essa opção com o paciente no pré-operatório (25,55).

PALAVRA FINAL

O ditado "acima de tudo, não prejudique" é de importância suprema na cirurgia facial estética, devendo ressoar nos ouvidos de todo cirurgião que se propõe a executar uma cirurgia para rejuvenescimento facial. Complicações funcionais, permanentes ou deformantes podem ser particularmente devastadoras para pacientes que se sentem bem e apenas desejam sentir-se um pouco melhor com a nova aparência. A relação entre o cirurgião e o paciente deve basear-se na honestidade e

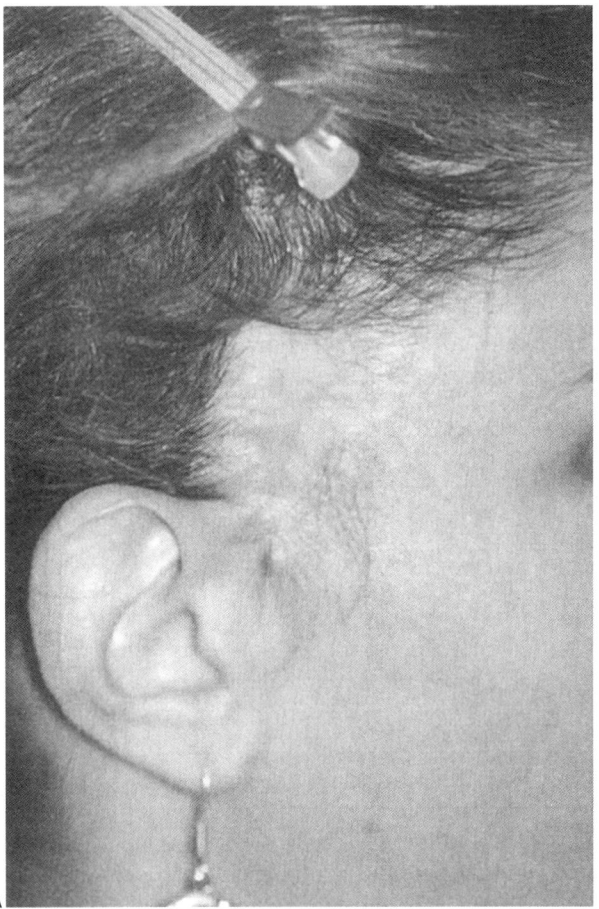 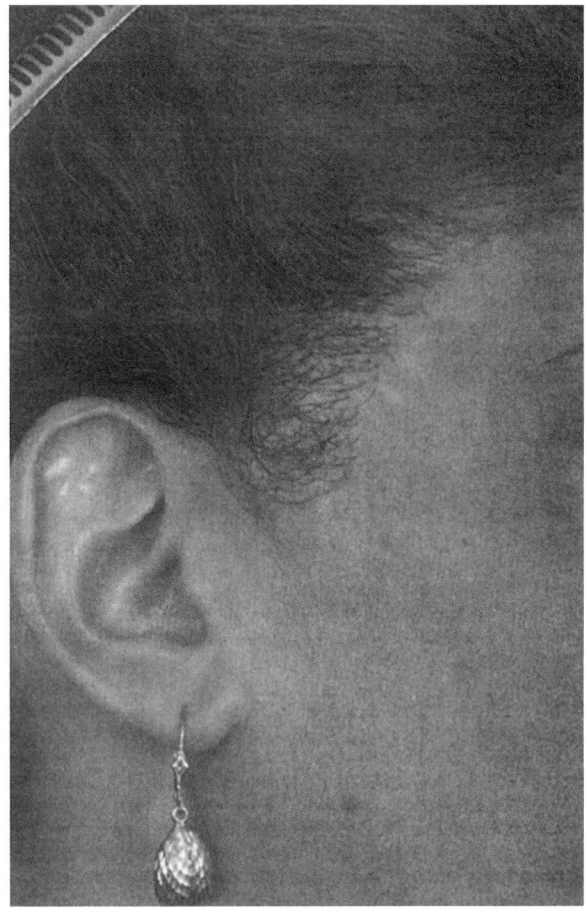

Figura 18.21
A: Fotografia pré-operatória de paciente com alopecia temporal secundária ao processo de cicatrização. **B:** Resultado pós-operatório da expansão tecidual, avanço do escalpo e duas sessões de transplante de unidade microfolicular. (Reproduzido, com permissão, de Kridel, RWH. Techniques for inconspicuous face lift scars. *Arch Facial Plast Surg* 2003;5:323-333.)

confiança, sendo de fundamental importância a orientação do paciente.

O desenvolvimento das técnicas executadas no plano profundo levou os cirurgiões a considerarem de forma mais rigorosa a anatomia da face e os objetivos da ritidectomia. Futuramente, muitas dessas técnicas tornar-se-ão incorporadas à prática diária da ritidectomia. Até que isso ocorra, no entanto, os benefícios e os riscos desses procedimentos devem ser criticamente avaliados. Muita cautela deve ser tomada ao se proceder ao esvaziamento no plano profundo do terço médio da face.

> **PONTOS IMPORTANTES**
>
> - O perfil ideal do candidato ao *lifting* facial é: 40 a 50 anos de idade; boa saúde geral; linha da mandíbula, queixo e zigomas robustos; osso hióide alto e posterior; pescoço e face relativamente finos; e alterações mínimas pela luz solar.

- A ritidectomia corrige principalmente a ptose das bochechas e o arredondamento do ângulo cervicomental. Se a presença de pregas e rugas da pele contribuírem para a aparência envelhecida, deve-se considerar a esfoliação química ou o remodelamento superficial por *laser* como procedimentos adjuvantes. O remodelamento peri*orbital* e perioral pode ser feito com segurança no mesmo tempo cirúrgico que a ritidectomia.
- O *"lifting* facial" corresponde, na verdade, à suspensão somente das bochechas e do pescoço, embora a ptose de outras regiões da face também contribua para a aparência envelhecida. Assim, outros procedimentos devem ser considerados durante o *lifting* facial, como a blefaroplastia, a suspensão da fronte e outras cirurgias de rejuvenescimento. O resultado final do *lifting* facial depende de um arcabouço ósseo apropriado e resistente; o aumento dos zigomas, das áreas submalares e do queixo podem ser necessários.
- Para avaliar se as expectativas do paciente são realistas, certifique-se que o objetivo mútuo é a melhora e não a perfeição; que o paciente não espere retomar o aspecto que tinha muitos anos atrás; e que o paciente compreenda a cirurgia, incluindo os riscos inerentes e complicações possíveis.

Continua

- É obrigatória avaliação pré-operatória completa das condições clínicas do paciente. Como o tabagismo aumenta muito o risco de necrose da pele, os fumantes devem ser operados com maior cautela. As condições clínicas que predispõem ao sangramento anormal (p. ex., coagulopatias, hipertensão arterial grave, doença renal ou hepática), se não forem corrigidas no pré-operatório, constituem contra-indicação absoluta para a ritidectomia.

- De acordo com o sexo do paciente, as incisões devem ser diferentes. Nas mulheres, é fundamental que o tufo capilar anterior seja preservado. Nos homens, a incisão pré-auricular é preferível, mantendo-se uma margem livre de cabelo ao redor da orelha e abaixo do lóbulo, para evitar que os pêlos da barba incomodem o paciente no pós-operatório.

- Na ritidectomia por suspensão do SMAS, a tração deve ter direção predominantemente superior, com apenas um pequeno vetor posterior, de modo a conter os efeitos crônicos da gravidade. Toda tensão deve ser contida nesta camada, com a pele sendo fechada sob nenhuma tensão. Se houver muita tensão sobre a pele, pode haver necrose cutânea, formação de telangiectasias ou alargamento da cicatriz.

- A lipoaspiração submentual e a platismoplastia têm propiciado melhores resultados do que a plicatura isolada do SMAS, com correção mais extensa e duradoura do contorno submentual.

- O hematoma representa a complicação mais comum da ritidectomia. Como essa e outras complicações tendem a ocorrer com maior freqüência no período pós-operatório imediato, é essencial que o cirurgião fique atento aos sintomas e sinais que indiquem a sua ocorrência. O acompanhamento dos pacientes, no pós-operatório, deve ser prolongado e meticuloso, o que assegura melhores resultados.

- A presença de sulcos nasolabiais proeminentes é uma fonte de insatisfação para os pacientes e também para os médicos, e os resultados obtidos com a ritidectomia clássica são limitados. A ritidectomia em plano profundo parece ser um meio de melhorar os resultados nesta região. Contudo, os benefícios estéticos ainda não foram claramente estabelecidos, e o risco teórico de lesão do nervo facial é maior do que nas técnicas clássicas. Deve-se ter muito cuidado ao se proceder às abordagens em plano profundo no terço médio da face.

REFERÊNCIAS

1. Furnas DW. The retaining ligaments of the cheeks. *Plast Recontr Surg* 1989;83:11.
2. Sherris DA, Larrabee WE Anatomic considerations in rhytidectomy. *Facial Plast Surg* 1996;12(3):215.
3. Weiss JS, Swanson NA. Baker S. Anatomy and physiology of aging skin. In: Krause CJ, ed. *Aesthetic facial surgery*. Philadelphia: JB Lippincott, 1991:461.
4. Bhawan J, Andersen W, Lee J, et al. Photoaging versus intrinsic aging: a morphologic assessment of facial skin. *J Cutan Pathol* 1995;22:154.
5. Yousif, NJ, Mendelson BC. Anatomy of the midface. *Clin Plast Surg* 1995;22:227.
6. Kligman AM, Zheng P, Lavker RM. The anatomy and pathogenesis of wrinkles. *Br J Dermatol* 1985;113:37.
7. Gilchrest, BA. Skin aging and photoaging: An overview. *J Am Acad Dermatol* 1989;21:610.
8. Kligman LH. Photoaging: manifestations, prevention, and treatment. *Dermatol Clin* 1986;4(3):517.
9. Kabaker SS. Kridel RWH, Krugman ME, et al. Tissue expansion in the treatment of alopecia. *Arch Otolatyngol Head Neck Surg* 1986;112:720.
10. Larrabee WE Henderson JL. Face lift: the anatomic basis for a safe, long-lasting procedure. *Facial Plast Surg* 2000;16(3):239.
11. Stuzin IM, Baker TI, Gordon HL. The relationship of the superficial and deep facial fascias: relevance to rhytidectomy and aging. *Plast Recontr Surg* 1992;89(3):441.
12. Jost G, Levet Y. Parotid fascia and face lifting: a critical evaluation of the SMAS concept. *Plast Recontr Surg* 1984;74:42.
13. Quatela VC, Sabini P Techniques in deep plane face lifting. *Facial Plast Surg Clin N Am* 2000;8(2):193.
14. Lemmon ML. Superficial fascia rhytidectomy: a restoration of the SMAS with control of the cervicomental angle. *Clin Plast Surg* 1983;10(3):449.
15. Owsley JQ. Platysma-fascia rhytidectomy. *Plast Reconstr Surg* 1977;60:843.
16. Lemmon ML, Hamra ST. Skoog rhytidectomy: a five year experience with 577 patients. *Plast Reconstr Surg* 1980;65:283.
17. Aston SJ. Platysma-SMAS cervicofacial rhytidoplasty. *Clin Plast Surg* 1983;10:507.
18. Mitz V, Peyronie M. The superficial musculoaponeurotic system (SMAS) in the parotid and cheek area. *Plast Reconstr Surg* 1976;58:80.
19. Webster RC, Smith RC, Smith KE Facelift. Part L Extent of undermining of skin flaps. *Head Neck Surg* 1983;5:525.
20. Baker DC. Deep dissection rhytidectomy: a plea for caution. *Plast Reconstr Surg* 1994;93:1498.
21. Kamer FM. One hundred consecutive deep-plane face-lifts. *Arch Otolaryngol Head Neck Surg* 1996;122:17.
22. Baker DC, Conley J. Avoiding facial nerve injuries in rhytidectomy. *Plast Reconstr Surg* 1979;64:781.
23. Tobin HA. Patient motivations and expectations. In: Krause CJ, ed. *Aesthetic facial surgery*. Philadelphia: JB Lippincott, 1991:469.
24. Baker DC. Anatomy and injuries of the facial nerve in cervicofacial rhytidectomy. In: Kaye BI. Gradinger GP, eds. *Symposium on problems and complications in aesthetic plastic surgery of the face*. St. Louis: Mosby, 1984:150.
25. Kamer FM, Sequential rhytidectomy and the two-stage concept. *Otolaryngol Clin North Am* 1980:13:305.
26. Rees TD, Aston SI. Complications of rhytidectomy. *Clin Plast Surg* 1978;5:109.
27. Webster RC, Davidson TM, White ME et al. Conservative facelift surgery. *Arch Otolaryngol* 1976:102:657.
28. Colton JI, Beekhuis GL Anesthesia for facial cosmetic surgery. In: Krause CJ. ed. *Aesthetic facial surgery*. Philadelphia: JB Lippincott, 1991:503.
29. Kridel RWH, Konior RJ, Buchwach KA. Suction lipectomy. In: Krause CJ, ed. *Aesthetic facial surgery*. Philadelphia: JB Lippincott, 1991.
30. Kridel RWH, Liu ES. Techniques for creating inconspicuous facelift scars: avoiding visible incisions and loss of temporal hair. *Arch Facial Plast Surg* 2003;5:325.
31. Webster RC, Fanous N, Smith RC. Male and female facelift incisions. *Arch Otolaryngol* 1982;108:299.
32. McCollough EG, Perkins SW, Langsdon PR. SASMAS suspension rhytidectomy: rationale and long-term

experience. *Arch Otolaryngol Head Neck Surg* 1989;115:228.
33. Becker FE Bassichis BA. Deep plane facelift vs. superficial musculoaponeurotic system plication facelift. A comparative study. *Arch Facial Plast Surg.* 2004;6:8.
34. Baker SR. Is deep plane face lift better than superficial musculoaponeurotic system plication facelift? *Arch Facial Plast Surg.* 2004;6:8.
35. McCollough EG. Facelifting in the nineties: selecting the appropriate technique. In: Stuker FJ, ed. Plastic and reconstructive surgery of the head and neck. Philadelphia: BC Decker, 1991:165.
36. Feldman LL Corset platysmaplasty. *Plast Reconstr Surg* 1990;85:333.
37. Webster RC, Smith RC, Smith KF. Facelift. Part II: Etiology of platysma cording and its relationship to treatment. *Head Neck Surg* 1983;6:590.
38. Webster RC, Smith RC. Smith KE. Facelift. Part III: plication of the superficial musculoaponeurotic system. *Head Neck Surg* 1983;6:696.
39. Webster RC, Smith RC. Smith KE Facelift. Part IV: Use of superficial musculoaponeurotic system suspending sutures. *Head Neck Surg* 1984;6:780.
40. Webster RC, Smith RC. Smith KE Facelift. Part V: Suspending sutures for platysma cording. *Head Neck Surg* 1984;6:870.
41. Webster RC, Smith RC, Papsidero MJ, et al. Comparison of SMAS plication with SMAS imbrication in facelifting. *Laryngoscope* 1982;92:901.
42. Hamra S. The deep-plane rhytidectomy. *Plast Reconstr Surg* 1990;86:53.
43. Hamra ST. Composite rhytidectomy. *Plast Reconstr Surg* 1992;90:1.
44. Ramirez OM. The subperiosteal rhytidectomy: the third-generation face-lift. *Ann Plast Surg* 1992;28:218.
45. Freilinger G, Gruber H, Happak WE, et al. Surgical anatomy of the mimic muscle system and the facial nerve: importance for reconstruction and aesthetic surgery. *Plast Reconstr Surg* 1987;80:686.
46. Whetzel TP. Mathes SJ. Arterial anatomy of the face: analysis of vascular territories and perforating cutaneous vessels. *Plast Reconstr Surg* 1992;89:591.
47. Zutlerey J. Anatomic variations of the nasolabial fold. *Plast Reconstr Surg* 1992;89:225.
48. Barton Jr FE. Rhytidectomy and the nasolabial fold. *Plast Reconstr Surg* 1992;90:601.
49. Mendelson BC. Correction of the nasolabial fold: extended SMAS dissection with periosteal fixation. *Plast Reconstr Surg* 1992;89:822.
50. Kridel RWH, Aguilar EA, Wright WK. Complications of rhytidectomy. *Ear Nose Throat* 11985;64:44.
51. Goin JM, Coin MK. *Changing the body: psychological effects of plastic surgery.* Baltimore: Williams & Wilkins, 1981.
52. Guerrero-Santos J. Complications of the neck lift. In: Kaye BL, Gradinger GP, eds. *Symposium on problems and complications in aesthetic plastic surgery of the face.* St. Louis: Mosby, 1984:274.
53. Castanares S. Facial nerve paralysis coincident with, or subsequent to, rhytidectomy. *Plast Reconstr Surg* 1974;54:637.
54. Thomas JR. Complications of aesthetic surgery. In: Johns ME, ed. *Complications in otolaryngology-head and neck surgery.* Philadelphia, Toronto: BC Decker, 1986:281.
55. Anderson JR. The tuck-up operation: a new technique of secondary rhytidectomy. *Arch Otolaryngol* 1975;101:739.
56. Berman WE. Rhytidectomy. In: Krause CJ, ed. *Aesthetic facial surgery.* Philadelphia: JB Lippincott, 1991:513.

CAPÍTULO 19

Pescoço Senil

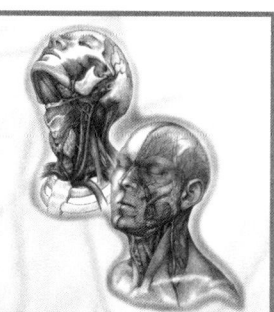

Edwin F. Williams III ■ Allison T. Pontius

O aspecto típico do pescoço senil é determinado por uma constelação de alterações associadas à hereditariedade e ao processo de envelhecimento. Cada paciente possui diferentes componentes anatômicos que contribuem para o aspecto global do pescoço senil. Os fatores anatômicos que contribuem para o contorno cervical ideal são, em linhas gerais: queixo proeminente; margem mandibular evidente; ângulo cervicomentual de 90 graus; depressão visível do osso hióide; depressão suave na incisura tireoidiana; e margem anterior dos músculos esternocleidomastóideos evidente (1) (Fig. 19.1). A obtenção desse contorno ideal deve constituir o objetivo de toda tentativa de correção cirúrgica do pescoço senil. No entanto, para se alcançar esse objetivo o cirurgião deve analisar o paciente de maneira cuidadosa e sistemática, de modo a determinar as anormalidades anatômicas que precisam ser abordadas. Essa abordagem individualizada assegura que as deformidades específicas sejam claramente delineadas, permitindo a restauração de um decote de aparência jovem e atrativo.

ANATOMIA

O processo de envelhecimento exerce impacto em todos elementos anatômicos da região cervical, com graus variáveis em cada paciente. Além disso, alguns pacientes também demonstram anormalidades hereditárias que contribuem para o contorno cervical desfavorável, como o posicionamento baixo do osso hióide, a pouca projeção do queixo e o depósito congênito de gordura na região submentual. Como já ressaltado, todo elemento anatômico que esteja contribuindo para o aspecto senil do pescoço deve ser demarcado no pré-operatório, para que possa ser adequadamente corrigido durante a cirurgia, de modo a oferecer resultados estéticos favoráveis. As regiões anatômicas a serem abordadas são: a pele; a gordura; o músculo platisma; a posição do queixo; e outros elementos anatômicos desfavoráveis (osso hióide baixo, ptose das glândulas submandibulares, hipertrofia da musculatura supra-hióidea) (2).

Pele

Com o tempo, ocorre degeneração das fibras de colágeno e elastina, o que faz com que a pele suprajacente não mais se fixe ao contorno dos tecidos moles do pescoço. Assim, a pele torna-se redundante e cede, produzindo rugas cervicais horizontais e apagamento do ângulo cervicomentual.

Gordura

A deposição de gordura no pescoço pode ser congênita ou adquirida. O acúmulo de gordura ocorre, tipicamente, em três regiões: (a) uma camada supraplatismal distribuída de maneira difusa em toda a região cervical; (b) uma coleção de gordura submentual, que usualmente assume posição subplatismal e recobre o músculo milo-hióideo, entre os ventres anteriores dos músculos digástricos; e (c) a gordura facial contribuindo para a ocorrência de ptose da bochecha e perda da definição da margem inferior da mandíbula.

Músculo Platisma

O músculo platisma é um músculo pareado, inervado pelo ramo cervical do sétimo nervo craniano. Origina-se na fáscia dos músculos peitoral maior e deltóide, e ascende no pescoço, inserindo-se na margem inferior da mandíbula (Fig. 19.2). Em 30% da população, as fibras do músculo platisma sofrem decussação na linha média (3). A deformidade cervical tipo "peru turco" é causada pela flacidez do músculo platisma que não apresenta o cruzamento em forma de "X" na linha média. Lateralmente, a margem posterior do músculo platisma termina em frente ao músculo esternocleidomastóideo. Em sua projeção superior em direção à mandíbula, as fibras mediais inserem-se no periósteo, estabi-

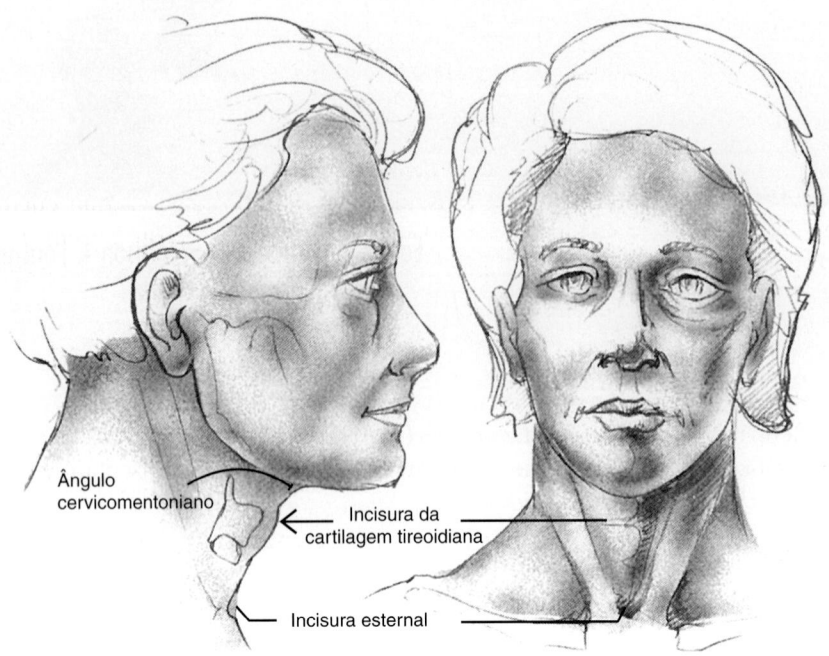

Figura 19.1

Os fatores anatômicos que contribuem para o contorno cervical ideal são: queixo proeminente; margem mandibular evidente; ângulo cervicomentual de 90 graus; depressão visível do osso hióide; depressão suave na incisura tireoidiana; e margem anterior dos músculos esternocleidomastóideos evidente.

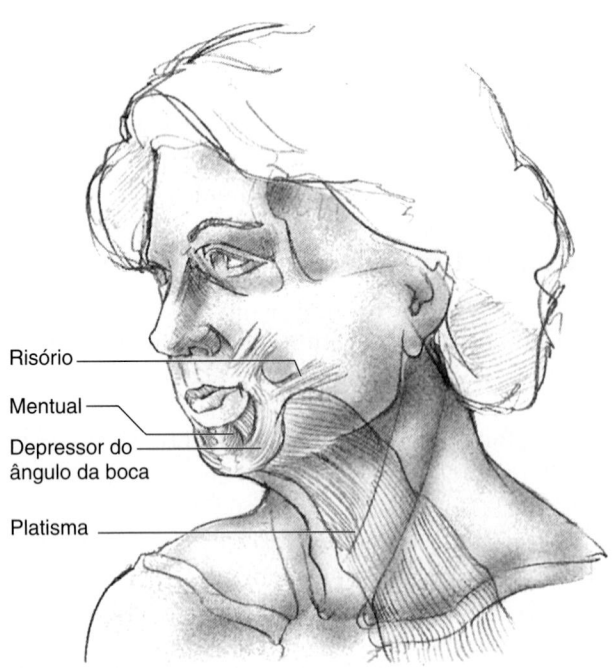

lizando uma das extremidades do músculo durante a contração. As fibras centrais misturam-se intimamente com o músculo risório. O terço posterior do músculo platisma estende-se sobre a mandíbula e, em seguida, cursa anteriormente, fundindo-se ao sistema musculo-aponeurótico superficial (SMAS). A pele da região cervical recebe parte de sua irrigação sanguínea de vasos perfurantes que se originam no músculo platisma. Esses vasos e os septos fibrosos espessos que atravessam a gordura subcutânea unem a derme à fáscia cervical superficial e ao músculo platisma.

O músculo platisma atua na estabilização dos músculos do tórax junto à mandíbula, durante a ação de levantar pesos. Propicia, ainda, uma camada de proteção para algumas estruturas vitais do pescoço. Trata-se de uma estrutura relativamente vestigial nos humanos, representando um remanescente do músculo *pandículo carnoso* que forma uma camada subcutânea contínua nos mamíferos inferiores (4).

Com o envelhecimento, o músculo platisma torna-se atrófico, pendendo em direção à linha média. Primeiro, ocorre a formação de uma convexidade na região submentual; em seguida, conforme o músculo perde seu tônus, ele forma uma saliência anterior patognomônica do pescoço senil. No perfil, o ápice do ângulo cervicomentual é suavizado pela margem anterior do músculo, conforme este estende-se diagonalmente da mandíbula ao terço inferior do pescoço. A perda do suporte propiciado pelo músculo platisma promove a ptose do conteúdo cervical subjacente (4).

Posição do Queixo

A projeção apropriada do queixo constitui pré-requisito para que o contorno cervical seja ideal sob o aspecto estético. Idealmente, no paciente com oclusão de Angle classe I, o pogônio (ponto de projeção mais anterior do queixo) deve alcançar uma linha que se estende verticalmente a partir da margem do vermelhão do lábio inferior. Nas mulheres, considera-se aceitável quando o queixo posiciona-se um pouco atrás dessa linha; nos homens, no entanto, essa linha deve tangenciar o pogônio (5) (Fig. 19.3). O contorno do queixo é determinado pelo formato e pela posição da mandíbula, assim como pelos tecidos moles suprajacentes nos casos de ptose do queixo. O micrognatismo, ou microgenia, é quase sempre congênito; no entanto, a absorção senil do osso alveolar também deve ser considerada nos pacientes mais velhos.

A hipoplasia da mandíbula consiste em uma condição adquirida, secundária a diferentes graus de reabsorção óssea da mandíbula. Com o envelhecimento, ocorre atrofia progressiva e específica dos tecidos moles e redução óssea na região entre o queixo e a bochecha. Esse sulco resultante tem sido denominado "sulco pré-bochecha" (5). A hipoplasia da mandíbula não deve ser confundida com o retrognatismo. Os pacientes com essa retrognatismo apresentam oclusão de Angle classe II, sendo tratados de maneira mais adequada pela técnica de avanço ósseo (p. ex., osteotomia de cisão vertical), ao passo que os pacientes com microgenia ou hipoplasia mandibular obtêm melhores resultados com a expansão aloplástica.

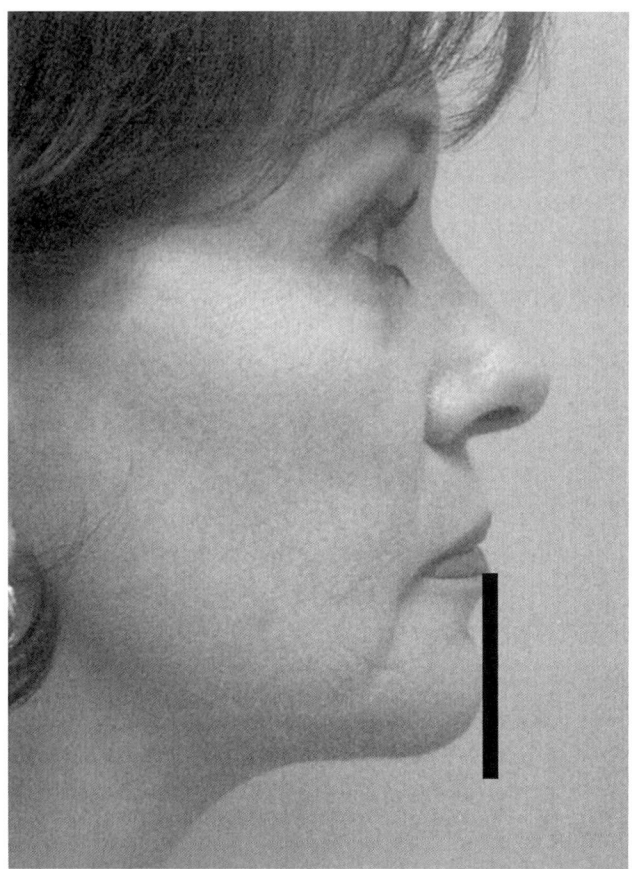

Figura 19.3
Na visão lateral, a projeção mais anterior do queixo (pogônio) deve encostar uma linha vertical que se estende da margem do vermelhão do lábio inferior.

Anatomia Desfavorável

O osso hióide sustenta o assoalho da boca, sendo mantido suspenso pelos músculos digástrico, milo-hióideo, estilo-hióideo e da língua. A posição ideal deste osso é no nível da quarta vértebra cervical (6). O osso hióide que se encontra em posição relativamente inferior faz com que a musculatura supra-hióidea assuma curso mais vertical, suavizando o ângulo existente entre o queixo e o pescoço (7). A posição baixa do osso hióide constitui um dos principais fatores a limitar o rejuvenescimento favorável da região cervical.

A ptose da glândula submandibular é vista com freqüência no envelhecimento, sendo identificada por duas protuberâncias na margem anterior do triângulo submandibular. O diagnóstico é confirmado pela palpação da superfície irregular da glândula. A posição das glândulas deve ser determinada ainda no pré-operatório, o que permite o aconselhamento do paciente e o planejamento cirúrgico.

A hipertrofia da musculatura relacionada ao osso hióide, especialmente dos músculos digástricos, também pode produzir abaulamento da região submental. A identificação dessa alteração é facilitada solicitando-se ao paciente que flexione o pescoço, enquanto mantém a boca fechada (2).

CLASSIFICAÇÃO E AVALIAÇÃO

A classificação pré-operatória do pescoço elaborada por Dedo (8), usada abaixo, constitui uma ferramenta útil na delineação da estrutura anatômica que contribui para a alteração patológica, além de indicar os alvos a serem abordados durante a intervenção cirúrgica (Fig. 19.4).

O pescoço classe I ocorre, tipicamente, nos pacientes mais jovens, com mínima ou nenhuma deformidade, e que podem ou não desejar intervenção cirúrgica. Nesses pacientes, deve-se aguardar até que os problemas estéticos sejam de maior monta, já que qualquer intervenção precoce terá papel essencialmente profilático. O *lifting* em "S", que corresponde a uma ritidectomia limitada, com uma incisão que se estende apenas sob o lóbulo da orelha em uma configuração de "S" suave, pode propiciar exposição suficiente para o esvaziamento e para a ressecção adequada da pele (9) (Fig. 19.5). Nenhuma intervenção, nesta fase, será capaz de promover resultados dramáticos, embora possa retardar a ptose facial, mantendo o contorno atual por 4 a 5 anos (4).

Os pacientes com pescoço classe II apresentam flacidez cutânea, não havendo alterações patológicas significativas da gordura ou da musculatura. O tratamento desses pacientes exige, habitualmente, a realização de ritidectomia cervicofacial clássica.

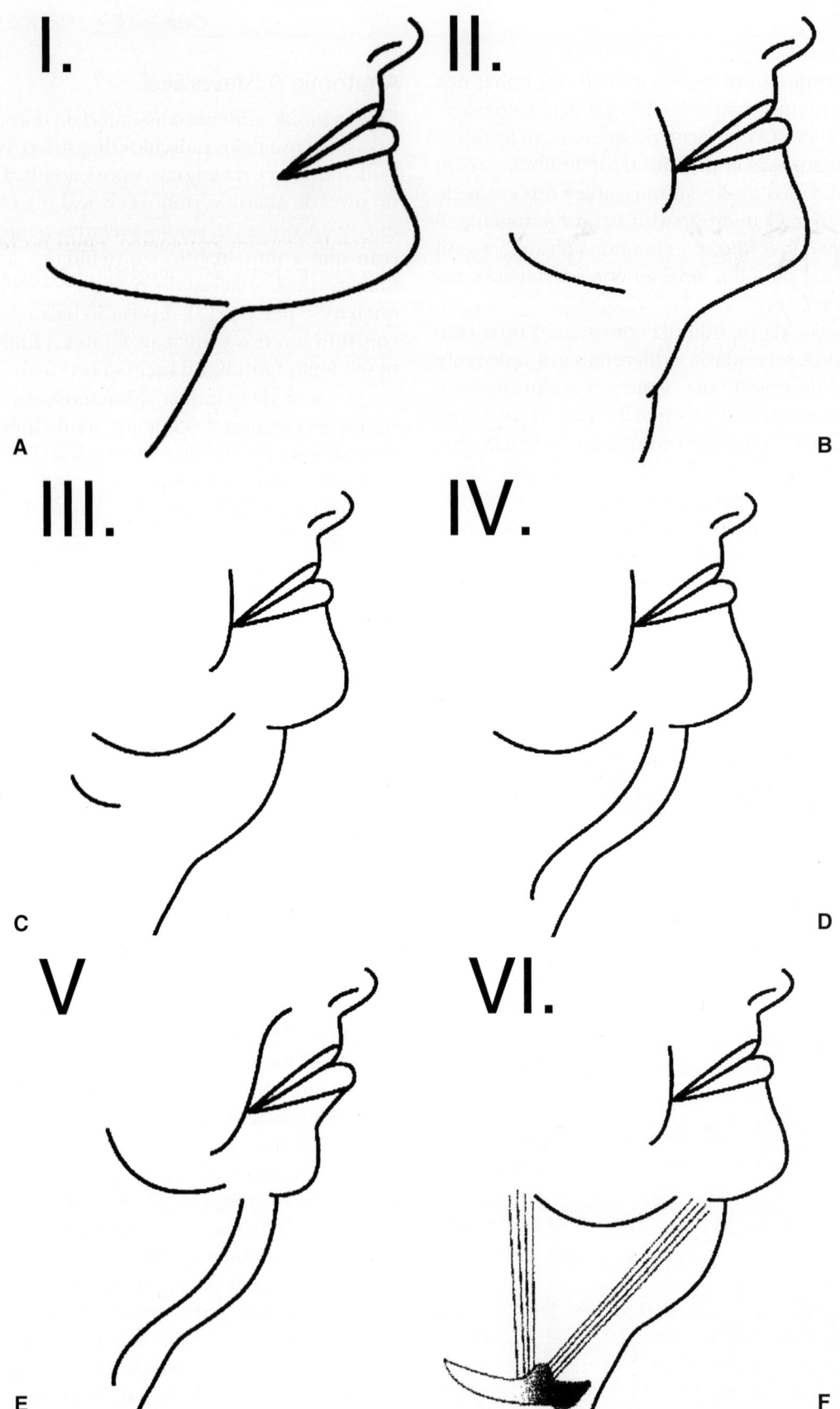

Figura 19.4
Classificação das anormalidades cervicais, elaborada por Dedo. **A:** A deformidade classe I refere-se apenas a deformidades estéticas mínimas. **B:** A deformidade classe II refere-se apenas à presença de flacidez cutânea. **C:** A deformidade classe III corresponde ao depósito excessivo de gordura nas regiões submandibular e submentual. **D:** A deformidade classe IV corresponde à presença de saliências anteriores no platisma. **E:** A deformidade classe V descreve a condição de microgenia ou retrognatismo. **F:** A deformidade classe VI corresponde à posição baixa do osso hióide.

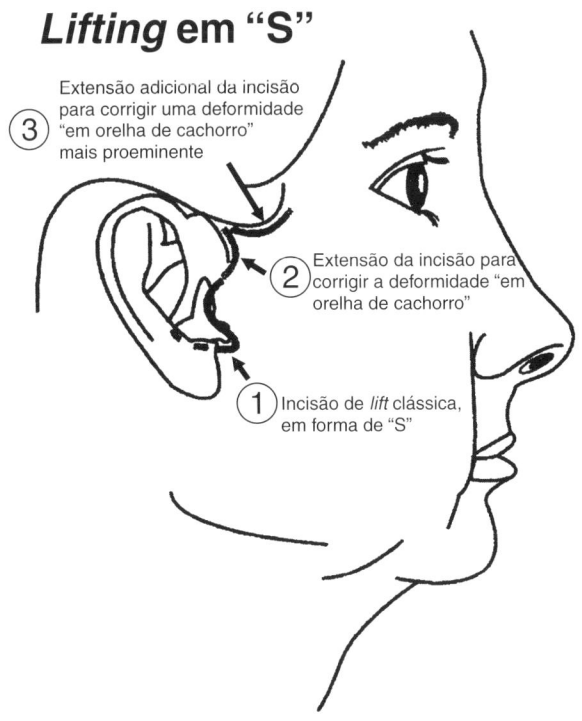

Figura 19.5
O formato da incisão assemelha-se à letra "S". Nos pacientes mais jovens que não apresentam redundância cutânea significativa, mas apenas papada incipiente, a incisão pode ser pouco extensa. Para a correção da deformidade "em orelha de cachorro", a incisão cutânea pode ser estendida superiormente até (ou próximo ao) tufo temporal, conforme a necessidade.

A deformidade classe III é causada pela deposição excessiva de gordura na região cervical. Nesses casos, o tratamento de escolha é representado pela lipoaspiração. Nos pacientes com boa elasticidade cutânea, a lipoaspiração isolada pode ser suficiente, se não houver flacidez cutânea significativa. A leve lesão térmica da derme, produzida pela cânula de lipoaspiração, promove a contração da pele suprajacente (10), eliminando a necessidade de ressecção da pele, desde que o paciente apresente boa elasticidade cutânea. Se, entretanto, houver acúmulo de gordura muito acentuado, especialmente em pacientes com pouca elasticidade cutânea, a lipoaspiração isolada pode fazer com que não haja pele com propriedades apropriadas para o reposicionamento e a síntese da incisão, produzindo ondulações pós-operatórias e outras deformidades (7). A quarta década de vida parece ser um momento de transição, em que há redução da elasticidade da pele, o que faz com que o emprego isolado da lipoaspiração não propicie resultados bons. Os pacientes nesta faixa etária obtêm maior benefício da ritidectomia, a qual deve ser associada à lipoaspiração submentual e à platismoplastia anterior. De acordo com Kamer e Minoli (11), a associação da lipectomia por aspiração com a ritidectomia predispõe ao desenvolvimento de saliências no músculo pla-

tisma, mesmo se estas não forem clinicamente evidentes no pré-operatório. A platismoplastia anterior, assim, deve ser considerada quando da realização simultânea da lipoaspiração e da ritidectomia, de modo a evitar essa complicação adversa.

Os pacientes com pescoço classe IV apresentam músculo platisma patológico, tanto no repouso como durante a contração voluntária. Quando o pescoço é curto, pode ser identificado como uma saliência anterior junto ao músculo platisma; no entanto, nos pacientes com adiposidade submentual ou pele redundante na região anterior do pescoço, pode não ficar evidente que o músculo platisma esteja contribuindo para a deformidade. Nesses casos, o diagnóstico é facilitado solicitando-se ao paciente que sorria forçadamente, mantendo os dentes firmemente juntos, o que permite que as margens medial e lateral do músculo sejam delineadas (Fig. 19.6). Nesses pacientes, a deformidade deve ser corrigida pela platismoplastia anterior.

Na classificação original de Dedo (8), os pacientes com deformidade classe V apresenta projeção insuficiente da mandíbula, por causa do retrognatismo congênito ou adquirido. O termo microgenia, no entanto, parece mais apropriado para descrever a maioria desses pacientes. Embora os termos retrognatismo e microgenia têm sido usados de maneira indiscriminada na literatura científica, cada um denota uma condição

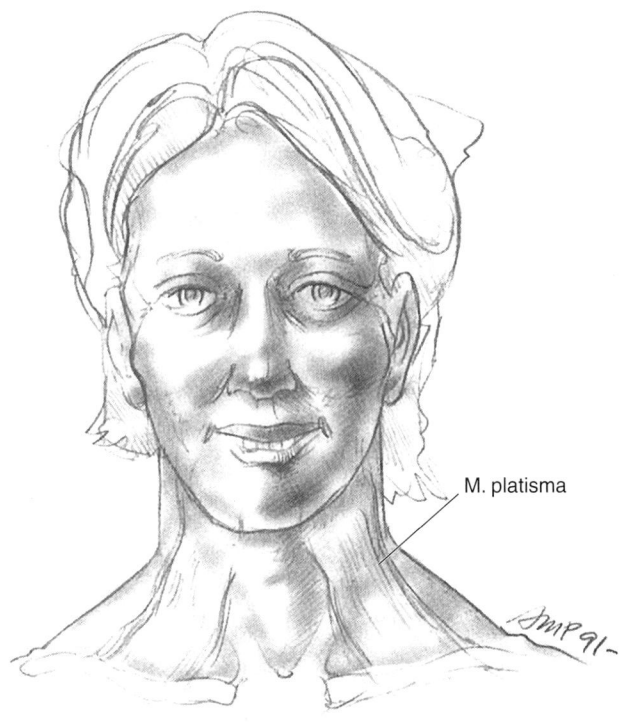

Figura 19.6
As margens medial e lateral do músculo platisma podem ser demarcadas de forma mais precisa solicitando-se ao paciente que mantenha os dentes firmemente fechados e faça uma careta.

diferente. A retrognatia corresponde à oclusão classe II de Angle, em que a mandíbula hipoplásica e deslocada para trás produz maloclusão, com projeção anormal dos incisivos e caninos superiores sobre os inferiores. A microgenia, por outro lado, corresponde simplesmente a uma projeção insuficiente do queixo, independentemente de considerações pertinentes à oclusão (9). O retrognatismo é corrigido por osteotomias mandibulares e avanço ósseo, enquanto a microgenia é corrigida com o implante de prótese no queixo. Deve ser observado, no entanto, que em alguns pacientes com retrognatismo *leve* considera-se aceitável a realização de implante no queixo em vez do avanço ósseo, já que este último é um tratamento muito mais agressivo. A partir da avaliação da oclusão e da distinção entre retrognatismo verdadeiro e microgenia, é possível oferecer ao paciente o tratamento mais apto a produzir o melhor resultado estético.

A deformidade classe VI corresponde à posição baixa do osso hióide, o que produz arredondamento do ângulo cervicomental. O diagnóstico dessa deformidade é estabelecido pela palpação do osso hióide e pela avaliação de suas relações com a mandíbula e com as clavículas. O osso hióide deve situar-se ao nível da quarta vértebra cervical (6). Quando o osso hióide está situado mais inferiormente, a correção estética do pescoço senil fica limitada, exceto se for realizada intervenção cirúrgica mais agressiva.

TRATAMENTO

Após a avaliação cuidadosa de todos os fatores anatômicos que contribuem para a deformidade específica do paciente, institui-se o planejamento cirúrgico a ser adotado (Tabela 19.1). Deve-se considerar que o queixo pouco proeminente pode corresponder a um dos elementos que compõem qualquer um dos grupos da classificação já apresentada. O implante aloplástico do queixo, além de corrigir as anormalidades dos tecidos moles, também pode ser usado nos casos de microgenia. Lembramos, mais uma vez, que no retrognatismo muito intenso, o aumento isolado do queixo pode não oferecer resultados estéticos significativos, impondo-se, assim, o emprego de uma das técnicas de avanço ósseo.

Nos pacientes jovens com deformidade mínima (classe I), a conduta conservadora é mais prudente, pois a melhora passível de ser obtida, nesta situação, é muito pequena. No entanto, a intervenção cirúrgica pode retardar o desenvolvimento de ptose rápida dos tecidos moles. Nos pacientes demasiadamente exigentes, mas com expectativas realistas, a ritidectomia limitada (*lift* em S) pode ser considerada (Fig. 19.5). Essa abordagem permite uma suspensão limitada do SMAS e ressecção da pele sem a necessidade de submeter o paciente à ritidectomia clássica.

TABELA 19.1
PLANEJAMENTO CIRÚRGICO DIRECIONADO

Classificação de Dedo Modificada	Opções de Tratamento
Classe I (deformidade mínima)	• Nenhuma intervenção cirúrgica • "*Lift* em S" • ± Aumento do queixo
Classe II (flacidez da pele da região cervical)	• Ritidectomia • ± Aumento do queixo
Classe III (excesso de gordura)	• Lipoaspiração cervical • ± Platismoplastia anterior • ± Ritidectomia (para a flacidez cutânea) • ± Aumento do queixo
Classe IV (saliências no platisma)	• Ritidectomia (com platismoplastia anterior) • ± Lipoaspiração cervical • ± Aumento do queixo
Classe V (microgenia ou retrognatismo)	• Aumento do queixo (microgenia) • Osteotomia e avanço ósseo (retrognatismo)
Classe VI (osso hióide baixo ou outra anatomia desfavorável)	• Corrija as anormalidades dos tecidos moles pelas técnicas clássicas (com expectativas realistas, devido às limitações anatômicas) • ± Separação da musculatura supra-hióidea da mandíbula • ± Alça cervical com Gore-Tex • ± Sutura em alça mastóide-mastóide • ± Ressecção parcial dos músculos digástricos • ± Aumento do queixo

Nos pacientes com pele redundante na região cervical (classe II), a ritidectomia clássica geralmente é considerada como primeira opção de tratamento. Para remover o excesso de pele e suavizar a papada ao longo da margem inferior da mandíbula, emprega-se uma das técnicas de imbricação do SMAS para melhorar, de forma duradoura, o contorno do terço inferior da face e do pescoço.

Nos pacientes com acúmulo isolado de gordura (classe III), a lipoaspiração cervical constitui o tratamento de escolha. Nos pacientes mais jovens que apresentam boa elasticidade cutânea e sem alterações patológicas no músculo platisma, a lipoaspiração pode ser usada isoladamente. No entanto, se este músculo apresentar saliências, deve-se realizar a submentoplastia formal (lipoaspiração submental com platismoplastia anterior) (ver *Técnica Cirúrgica: Submentoplastia*). Alguns relatos mais recentes têm sugerido que outros métodos de lipoaspiração (p. ex., tumescente, liporraspagem, assistida por ultra-sonografia) seriam superiores à lipoaspiração tradicional. A técnica de tumefação, que tem sido aplicada com sucesso na lipoaspiração do tronco, apresenta resultados inferiores na região cervicofacial, pois a distorção produzida dificulta a avaliação, e o edema produzido constitui um empecilho a mais. Além disso, neste método tumescente, o risco de deslocamento de volume do terceiro espaço agrave o problema. Embora a segurança e a eficácia do tratamento pelo método de liporraspagem tenham sido documentadas em uma revisão multicêntrica (12), o fato de o dispositivo utilizado cortar músculos e outros tecidos (incluindo os vasos sanguíneos e os nervos) aumenta o risco de complicações significativas. O método de ultra-sonografia apresenta como desvantagem o fato de aumentar o risco de lesão térmica (quando aplicado internamente), neural e do retalho cutâneo. Essas desvantagens ainda não estão estabelecidas em definitivo, uma vez que não há, ainda, estudos controlados; de qualquer forma, ainda constituem um problema a ser considerado. Essencialmente, resta comprovar as vantagens e os benefícios dessas tecnologias novas com relação à lipoaspiração tradicional, mesmo nas mãos de cirurgiões mais experientes.

Os pacientes que se enquadram na classe IV são aqueles que apresentam anormalidades do músculo platisma (p. ex., ptose, atrofia e saliências na linha média). Nesses casos, o tratamento ideal consiste na ritidectomia associada à platismoplastia. A combinação de ambas produz um "colete cervical" apto a sustentar os tecidos moles subjacentes. Além disso, se o excesso de gordura for evidente, a lipoaspiração submentual pode ser realizada em conjunto com os procedimentos acima mencionados.

Os pacientes enquadrados na classe V apresentam microgenia ou micrognatismo. Como já descrito, pode haver, em associação a outras anormalidades dos tecidos moles, queixo fraco (pouco proeminente), que deve ser corrigido após a determinação da oclusão dentária.

Nos pacientes considerados como classe VI, o osso hióide apresenta posição baixa. Além disso, nesta categoria, pode haver outras configurações anatômicas desfavoráveis: hipertrofia da porção anterior do músculo digástrico e ptose da glândula submandibular. Antes de serem submetidos à cirurgia, esses pacientes devem ser informados quanto às limitações produzidas por sua anatomia individual, de modo a não criarem expectativas irreais acerca dos resultados. Em geral, deve-se empregar os métodos tradicionais, embora técnicas mais agressivas possam ser consideradas em alguns casos, para otimizar o resultado estético. Em uma série com 16 pacientes com osso hióide posicionado inferiormente, Guyuron (13) obteve melhora estética notável do contorno cervicomental em todos os 16 pacientes submetidos à transecção da musculatura supra-hióidea (ventre anterior do digástrico, genio-hióideo e milo-hióideo), realizada em sua fixação à margem inferior da mandíbula. Os registros cefalométricos confirmaram, com relevância estatística, a elevação do osso hióide, sendo que nenhum paciente apresentou, no pós-operatório, dificuldades de movimentação da mandíbula ou de deglutição.

Para corrigir a hipertrofia do músculo digástrico, pode-se ressecar até 75% do ventre anterior dos dois músculos, através da raspagem tangencial (4). A sutura dos ventres anteriores dos músculos digástricos tem sido efetuada para eliminar a concavidade submentual produzida pela lipectomia; no entanto, não deve ser empregada como método para alterar a posição do osso hióide (4). Em um estudo anatômico, Prendiville *et al.* (14) adicionaram uma sutura em alça que envolve as duas mastóides, conforme descrito por Giampapa e DiBernardo (15), tendo obtido alterações significativas no ângulo cervicomental e na distância entre este ângulo e o esterno. Esses efeitos parecem resultar do reposicionamento cefálico do ângulo cervicomental, sem a necessidade de elevação do osso hióide. Essa técnica envolve a passagem horizontal de dois fios de sutura pelo periósteo da mastóide, que são entrelaçados junto à linha média. Essas suturas são executadas no plano pré-platismal, após a conclusão dos demais procedimentos cervicais (Fig. 19.7).

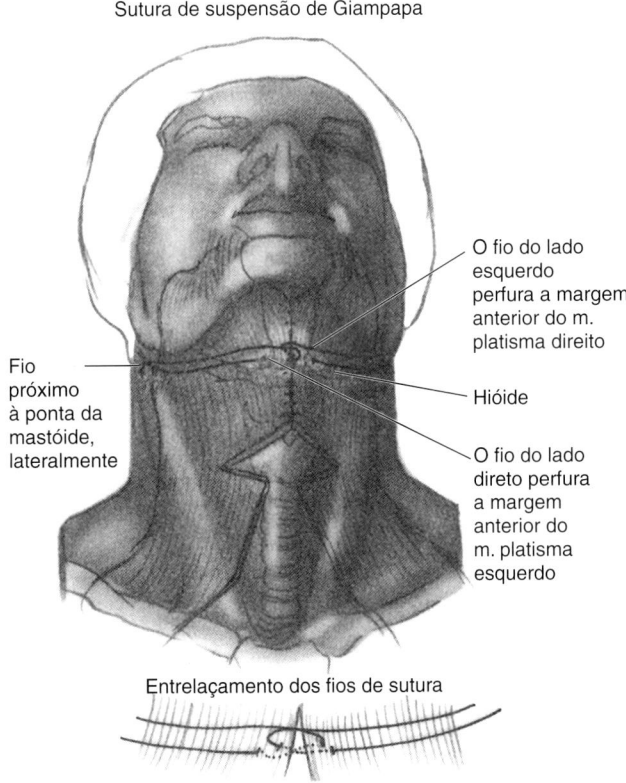

Figura 19.7

A sutura de suspensão do pescoço elaborada por Giampapa consiste na passagem horizontal de dois fios de sutura pelo periósteo da ponta das mastóides, sendo amarrados junto à linha média no plano pré-platismal.

Outra opção de tratamento do ângulo cervicomentual obtuso, indicada quando a anatomia é desfavorável, consiste na instalação de uma alça de PTFEe (Gore-Tex). Como nas suturas realizadas entre as duas mastóides, a alça de PTFEe estende-se no plano pré-platismal, entre o periósteo das duas mastóides. Uma incisão submentual é usada para guiar a alça até o lado oposto. O tamanho ideal da alça é de 2 × 30 cm, e esta deve ser previamente esticada antes de sua instalação. Depois de instalada, ela é fixada ao periósteo da mastóide por meio de várias suturas com fio CV-4 PTFEe (Gore-Tex), cujos nós devem ficar sepultados (Fig. 19.8). A alça de PTFEe é reservada, de maneira geral, para os pacientes que estão sendo submetidos à segunda ritidectomia e que, embora exigentes, aceitam o implante aloplástico e a possível ocorrência de rigidez cervical no pós-operatório.

A ptose das glândulas submandibulares, comumente vista nos pacientes idosos, tende a limitar os resultados estéticos. A remoção ou a redução cirúrgica dessas glândulas certamente foge aos princípios da cirurgia estética. No entanto, as glândulas ptóticas podem ser elevadas até uma posição mais adequada pela suspensão do SMAS, associada à platismoplastia anterior, criando-se assim um "colete cervical" bem sustentado.

Técnica Cirúrgica: Submentoplastia (Lipoaspiração Submentual e Platismoplastia Anterior)

A submentoplastia (9) é sempre feita no início, antes da ritidectomia, pois as margens anteriores do músculo platisma são difíceis de serem reaproximadas após a conclusão do deslocamento lateral realizado na ritidectomia. Da mesma forma, a lipoaspiração submentual sempre precede a platismoplastia anterior, já que a remoção da gordura e o emagrecimento concomitante do retalho permitem a visualização do platisma já preparado. O aumento do queixo deve seguir a submentoplastia e preceder a ritidectomia, pois a incisão da submentoplastia pode ser usada como ponto de entrada para o implante do queixo. Além disso, quando realizada após o aumento do queixo, a submentoplastia vigorosa pode alterar a posição da prótese implantada.

A submentoplastia começa com uma incisão reta posicionada cerca de 1 a 2 mm posteriormente à prega submental, estendendo-se por aproximadamente 2 cm (Fig. 19.9). A incisão deve curvar-se ligeiramente para trás, posteriormente à prega submental, pois se for realizada exatamente sobre a prega poderá ocorrer, com o tempo, seu aprofundamento, o que faz com que a incisão fique evidente. Além disso, se houver

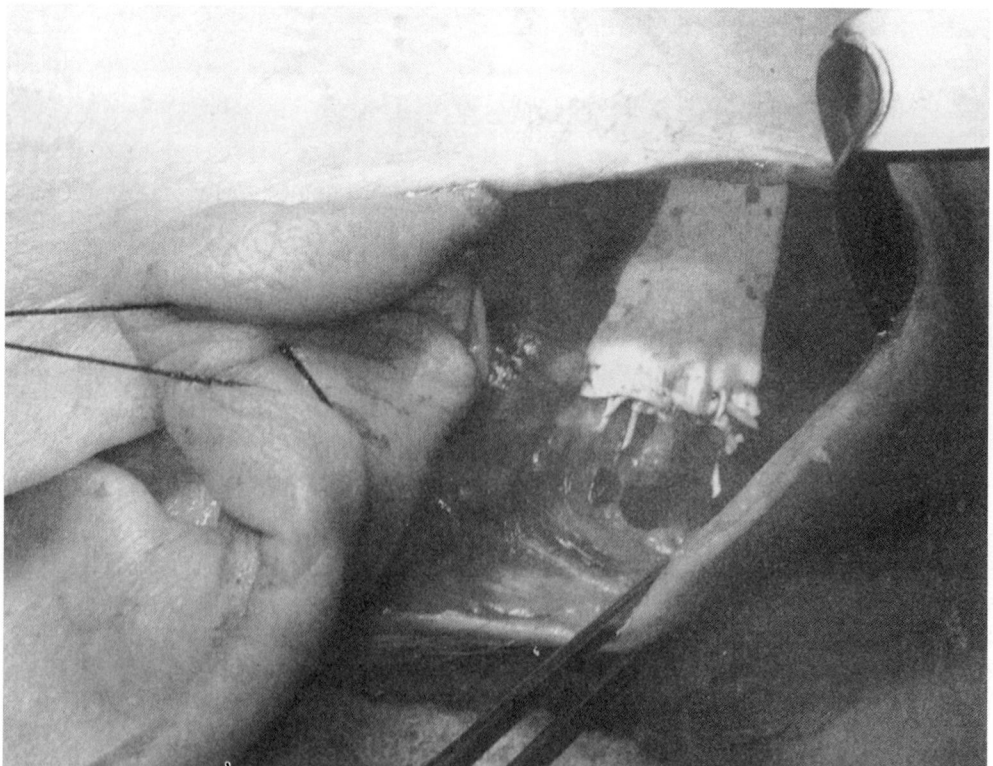

Figura 19.8

Após a alça de ePTFE ter sido previamente esticada, ela é fixada ao periósteo da mastóide com várias suturas, cujos nós devem ficar sepultados. Em seguida, são conduzidas até o lado oposto, através de incisão submentual.

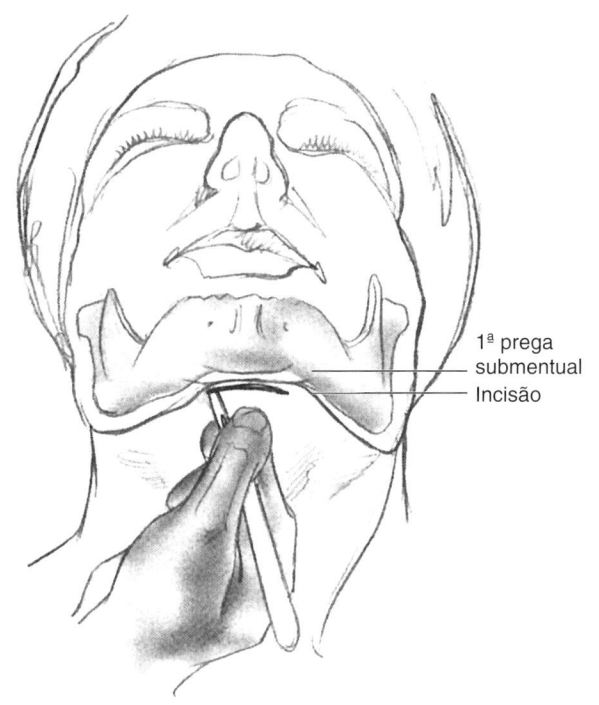

Figura 19.9
A incisão submental é realizada imediatamente abaixo (1 a 2 mm) da prega submental. Quando se tratar de aumento do queixo, a incisão deve ser feita ainda mais posteriormente (4 a 5 mm abaixo da prega) para evitar que a cicatriz fique evidente no pós-operatório.

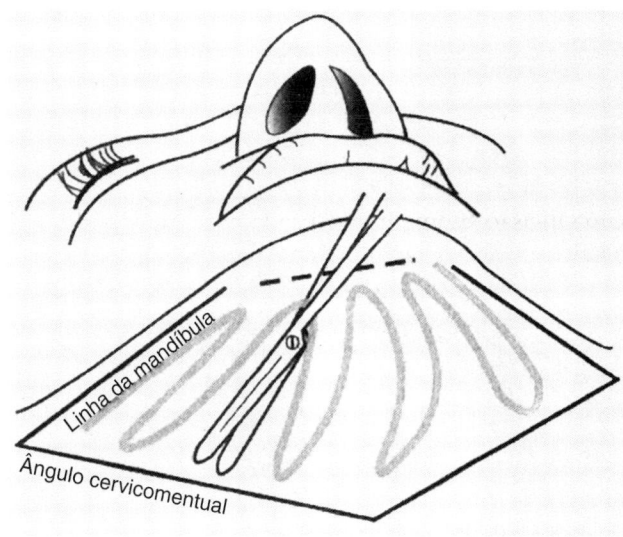

Figura 19.10
O emagrecimento amplo do retalho é realizado a partir da região inferior à linha da mandíbula (1 a 2 cm abaixo), passando pela região submental e estendendo-se, pelo subcutâneo, até a linha da mandíbula contralateral, utilizando-se duas tesouras de Metzenbaum.

previsão de aumento do queixo, a incisão deverá ser realizada ainda mais posteriormente (4-5 mm) à prega submental, uma vez que a porção anterior da incisão, após o implante da prótese de queixo, apresenta tendência para migrar em direção cefálica, o que pode fazer com que a incisão fique visível próximo à margem inferior da mandíbula.

Após a incisão cutânea inicial, são colocados dois afastadores de gancho duplo nas margens superior e inferior da ferida, o que permite tensão e retração destas. O assistente, então, retrai o retalho superior, enquanto o cirurgião retrai o retalho inferior. Em seguida, é realizado o emagrecimento do retalho, inicialmente na região inferior à linha da mandíbula (1-2 cm abaixo) e, em seguida, na região submental. Por fim, o emagrecimento estende-se, através do plano subcutâneo, até a linha da mandíbula contralateral, o que é feito com duas tesouras de Metzenbaum (Fig. 19.10). O esvaziamento não deve passar diretamente sobre a linha da mandíbula, a fim de reduzir o risco de lesão do nervo mandibular marginal. Embora na maioria dos casos este nervo esteja protegido abaixo do músculo platisma, pode haver atenuação ou deiscência da camada platismal, o que predispõe o nervo a lesões. A profundidade da incisão deve preservar aproximadamente 3 a 4 mm de pele e o retalho subcutâneo, para evitar um contorno irregular que pode ocorrer após a lipoaspiração e de assegurar a vascularização do retalho cutâneo suprajacente. Lateralmente, o emagrecimento não deve ultrapassar a margem anterior do músculo esternocleidomastóideo dos dois lados.

Após o emagrecimento amplo da região submental, introduz-se uma cânula de lipoaspiração pela abertura, que deve *sempre* estar voltada para baixo, longe do retalho cutâneo. Assim, ao se evitar a aspiração do retalho suprajacente, previne-se o desenvolvimento de irregularidades no contorno cutâneo. Além disso, a irrigação sanguínea do retalho provém de sua superfície profunda, podendo ser comprometida pela lipoaspiração abaixo do retalho. A pressão do sistema de lipoaspiração deve ser ajustada para 29 mmHg antes de se iniciar o procedimento. O cirurgião deve certificar-se de que o instrumento passou exatamente no mesmo plano em toda a extensão da região submental emagrecida, podendo ser necessária a remoção adicional de eventuais depósitos adiposos na área central (Fig. 19.11). A lipectomia direta, realizada pela via aberta, não é empregada rotineiramente, devido ao risco de produzir contorno irregular ou, o que é ainda pior, produzir uma depressão na região submental (deformidade com aspecto de cobra naja). No entanto, em casos selecionados, a lipectomia central conservadora pode ser usada como tratamento adjuvante. Primeiro, a lipectomia central pode ser realizada para remover pequenas bolsas de gordura que permaneceram na linha média após a lipoaspiração principal. Segundo, a lipectomia central pode ser necessária para

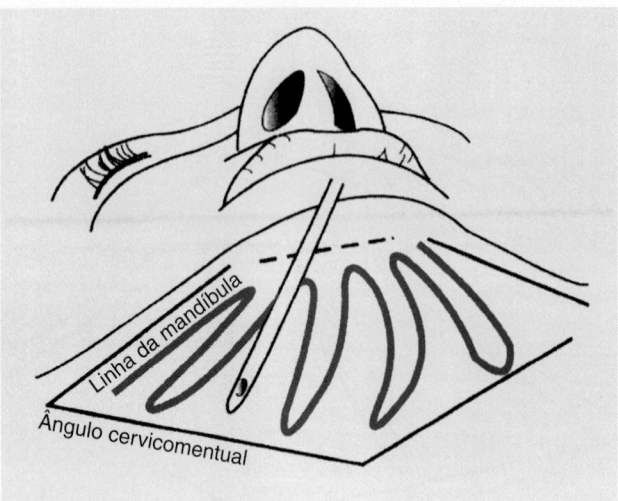

Figura 19.11
A cânula de lipoaspiração deve passar sempre no mesmo plano, sobre toda a região submentual previamente emagrecida.

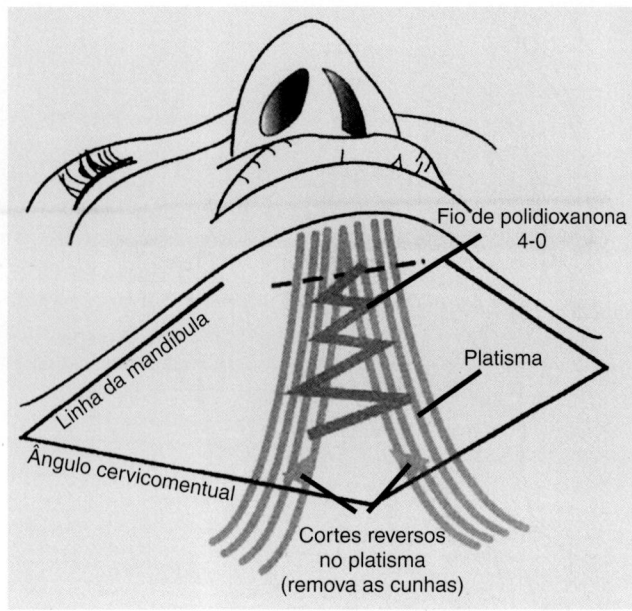

Figura 19.12
Após a exposição das margens anteriores do platisma, estas são reaproximadas com fio de polidioxanona 4-0, através de sutura contínua não-festonada. A sutura deve ser iniciada aproximadamente ao nível da incisura tireoidiana ou do ângulo cervicomentual, imediatamente acima dos cortes reversos realizados no platisma.

tornar visíveis as saliências anteriores do platisma que eventualmente possam estar obscurecidas pelo depósito excessivo de gordura.

A platismoplastia pode ser realizada após a exposição da margem anterior do músculo platisma pela lipoaspiração. Com o fotóforo e o afastador de Converse, o cirurgião pode visualizar de maneira apropriada as fibras terminais da margem anterior do músculo platisma. Se este estiver encoberto pela gordura suprajacente, pode-se realizar a lipectomia seletiva, que envolve o esvaziamento com tesoura ou com a cânula de lipoaspiração, como já mencionado. Deve-se, ainda, ressecar uma estreita faixa da margem anterior do músculo platisma, de modo a promover uma melhor aderência. Embora a eficácia dessa manobra cirúrgica ainda não tenha sido validada de maneira irrefutável, a maioria dos cirurgiões a tem realizado, exceto quando o músculo platisma é pouco redundante, quando a ressecção adicional do platisma pode levar a grande tensão durante o fechamento da incisão. Se as margens do platisma estiverem amplamente separadas, a sutura da pele pode ficar muito tensa, situação em que se impõe o emagrecimento adicional do retalho, de modo a facilitar o fechamento da incisão. No entanto, se o esvaziamento subplatismal for muito extenso, aumenta-se o risco de hemorragia difícil de ser controlada pela não visualização de sua fonte, e de lesão do ramo mandibular marginal do nervo facial. Antes da reaproximação do músculo platisma, o alcance inferior de seu fechamento deve ser determinado (pelo ângulo cervicomentual, tipicamente localizado ao nível da incisura tireoidiana). Com a tesoura de Metzenbaum, podem ser feitos pequenos cortes para trás (1-2 cm) em cada lado do músculo platisma, por dois motivos: (a) a tensão na linha de sutura pode ser efetivamente reduzida, e (b) o contorno cervical fica mais natural, apresentando interrupção gradual ao nível do ângulo cervicomentual. Após a exposição e esvaziamento adequada das margens do platisma, estas são reaproximadas com polidioxanona 4-0 ou fio equivalente, realizando-se sutura contínua, não-festonada (Fig. 19.12). Os nós não devem ser muito apertados, para evitar que, após a redução do edema, esta área assuma aspecto de cacho. A sutura deve começar aproximadamente ao nível da incisura tireoidiana, imediatamente acima dos cortes reversos do músculo platisma, sendo, em seguida, estendida em direção superior. Se não houver previsão de instalação de prótese no queixo, a incisão submentual é fechada por sutura contínua festonada, com fio de polipropileno.

As fotografias pré e pós-operatórias dos pacientes submetidos à lipoaspiração cervical com submentoplastia e ritidectomia pela técnica de imbricação do SMAS demonstram a suavização das papadas e a produção de um ângulo cervicomentual de 90 graus (Fig. 19.13).

COMPLICAÇÕES E SUA ABORDAGEM

Complicações Precoces

As complicações precoces que podem advir da lipoaspiração submentual e da platismoplastia anterior são

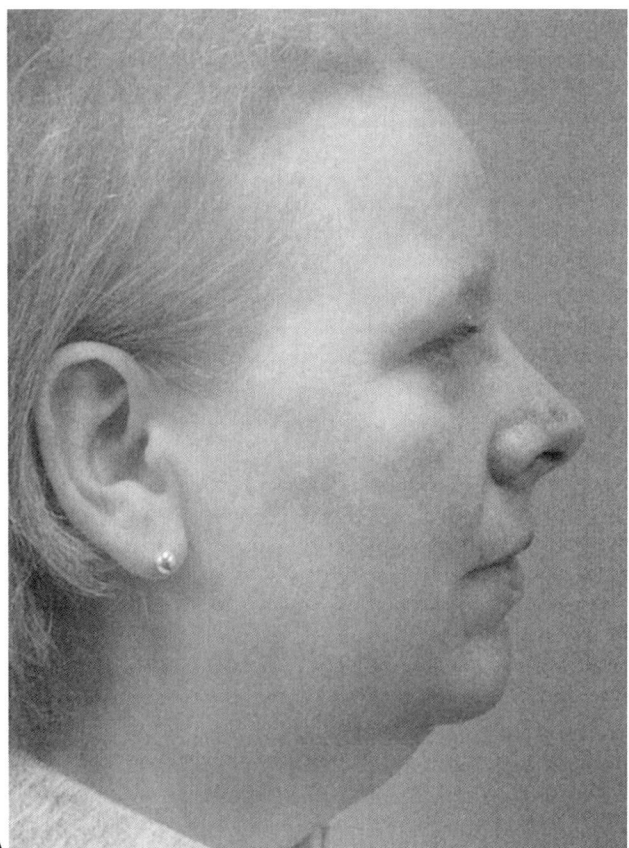 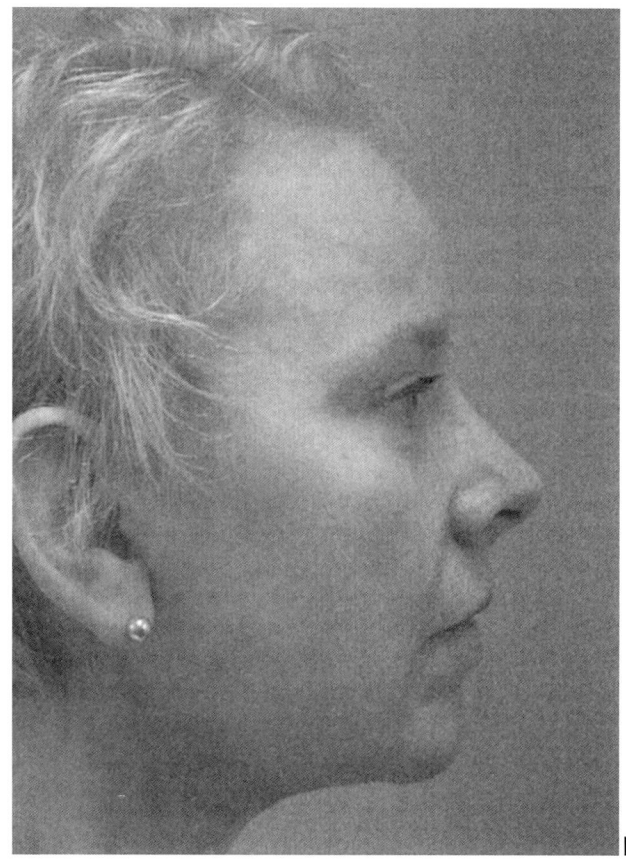

Figura 19.13

A, B: Fotografias pré e pós-operatórias de paciente submetida à lipoaspiração cervical, à submentoplastia e à ritidectomia com imbricação do sistema musculoaponeurótico superficial (SMAS), demonstrando suavização das papadas e a criação de um ângulo cervicomentual de 90 graus.

hematoma, seroma, sialocele, infecção, irregularidades do contorno e lesão do ramo mandibular marginal do nervo facial. O hematoma, o seroma e a sialocele ocorrem em menos de 1% dos pacientes, quando a lipoaspiração é utilizada como procedimento primário (16). A sialocele é mais comum quando a lipoaspiração é realizada em associação à ritidectomia, sobre o leito da glândula parótida. O tratamento desta condição pode ser feito por curativos compressivos, anticolinérgicos e aspirações ou drenagens repetidas. O seroma corresponde a uma coleção serosa na região submentual, sendo mais bem tratado pela aspiração por agulha e curativo compressivo, o que evita sua recidiva.

Os hematomas grande e em expansão constituem emergências cirúrgicas, sendo necessária a exploração da ferida, irrigação e controle de todas as fontes de sangramento. Hematomas menores podem ser tratados no próprio consultório médico. Quando se trata de um hematoma limitado, identificado no primeiro dia pós-operatório, pode-se realizar aspiração direta com agulha calibre 18 ou drenagem através de pequena incisão e compressão digital da área que contém o hematoma. Uma coleção discreta identificada mais tarde pode levar 7 a 10 dias para liquefazer-se antes que possa ser aspirada. A persistência do hematoma predispõe a infecções e a necrose da pele do retalho. Como o sangue constitui um excelente meio de cultura, todos os pacientes com hematoma devem receber profilaxia antimicrobiana.

Como sempre, o melhor tratamento é a prevenção. Na fase pré-operatória, a pressão arterial do paciente deve ser bem controlada. Todas as drogas que possam alterar a coagulação do sangue devem ser suspensas 2 semanas antes e durante 2 semanas depois da cirurgia, incluindo as regularmente prescritas (p. ex., naproxeno, varfarina), as auto-indicadas (p. ex., aspirina, ibuprofeno), as naturais (p. ex., a erva de São João e o gingko biloba), a vitamina E e o álcool. Quando se tratar de pacientes do sexo masculino, o cirurgião deve redobrar a atenção, por causa da rica vascularização da pele barbada do terço inferior da face, o que aumenta o risco de hematomas.

As infecções são raras, ocorrendo em menos de 1% dos pacientes (16). A maioria dos cirurgiões institui profilaxia antimicrobiana, mesmo não havendo evidências científicas que fundamentem o seu uso. O implante aloplástico (p. ex., prótese de queixo ou alça de ePTFE) pode constituir uma fonte de infecção. Se houver o desenvolvimento de abscesso no sítio da implantação, a conduta mais adequada consiste na remoção da prótese, com posterior reimplantação após a resolução da infecção. Ao primeiro sinal de infecção, deve-se iniciar, de imediato, tratamento antimicrobiano por via endovenosa, assegurando-se, assim, cobertura antimicrobiana imediata. Em seguida, inicia-se um regime antimicrobiano oral de largo espectro, que é mantido até o controle da infecção.

As irregularidades do contorno secundárias à lipoaspiração cervical constituem a regra, não a exceção, mas a maioria regride com a progressão da cicatrização e a redução do edema. Durante as primeiras semanas pós-operatórias, os pacientes devem ser informados de que essas irregularidades tendem a regredir com o passar do tempo. As irregularidades permanentes do contorno são discutidas mais tarde, ainda neste capítulo.

A lesão permanente do ramo mandibular marginal do nervo facial é rara, pois o cirurgião trabalha acima do músculo platisma. Nos pacientes com músculo platisma fino, pode ocorrer paresia temporária após a lipoaspiração vigorosa, o que tende a regredir dentro de 6 meses.

Complicações Tardias

Dentre as complicações tardias, destacam-se: cicatrização ruim, saliências no músculo platisma e irregularidades do contorno cervical. As cicatrizes hipertróficas ou largas raramente são vistas na incisão submental, mas são mais comuns nas incisões da ritidectomia, devido à tensão excessiva aplicada à pele durante seu fechamento. Além disso, os pacientes com pele tipos V ou VI de Fitzpatrick são mais suscetíveis ao desenvolvimento de cicatrizes hipertróficas e quelóides. O tratamento dessas complicações consiste na injeção intracicatricial de triancinolona (10 mg/mL), em intervalos de 3 a 4 semanas, até que ocorra melhora. Injeções mais freqüentes aumentam o risco de atrofia da pele e de hipopigmentação. Como tratamento adjuvante, a coloração com *laser* pulsátil tem se mostrado útil (9). Se a cicatriz hipertrófica persistir apesar dessas medidas, pode ser indicada revisão da cicatriz, que deve ser realizada depois de 12 meses da cirurgia original.

As saliências no músculo platisma, de instalação pós-operatória, geralmente são secundárias ao não-reconhecimento pré-operatório, e conseqüente não correção, de saliências preexistentes neste músculo. Isso é mais comum nos pacientes com obesidade submental e pele redundante (17). Para evitar essa complicação o reconhecimento pré-operatório é essencial. As saliências do músculo platisma podem ser corrigidas primária ou secundariamente, com platismoplastia anterior.

O contorno cervical irregular pode ser causado pela lipectomia direta e excessiva, ou pela lipoaspiração tecnicamente imperfeita. Especialmente na região submental, a ressecção excessiva da gordura pode produzir uma concavidade central. A "deformidade tipo naja" descreve a situação em que o paciente apresenta uma depressão submental central associada a saliências proeminentes no músculo platisma, secundário à remoção excessiva da gordura regional, conferindo aspecto de uma cobra prestes a dar o bote. Essa deformidade é ainda mais pronunciada quando as margens anteriores do músculo platisma não são aproximadas após a lipectomia central (11). As irregularidades podem ser prevenidas pelo emagrecimento amplo da pele cervical, mantendo-se uma camada de 3 a 4 mm de gordura aderida à derme suprajacente. A determinação da espessura dessa camada é feita pela palpação bimanual durante a execução da lipoaspiração. Para evitar irregularidades adicionais, o cirurgião deve certificar-se que a abertura da cânula de lipoaspiração permanece *sempre* voltada para o sentido contrário à derme.

Mesmo nas melhores mãos, as irregularidades cervicais ainda ocorrem. Se necessário, pequenas depressões localizadas podem ser corrigidas pelo implante de tecido mole (p. ex., gordura autóloga). No entanto, depressões maiores podem exigir a instalação de enxerto dérmico (ou seja, derme acelular cadavérica) para sua correção (16). Mais uma vez, lembramos que a prevenção ainda representa o melhor tratamento.

PONTOS IMPORTANTES

- Os fatores anatômicos que contribuem para o contorno cervical ideal são: queixo proeminente; margem mandibular evidente; ângulo cervicomental de 90 graus; depressão visível do osso hióide; depressão suave na incisura tireoidiana; e margem anterior dos músculos esternocleidomastóideos evidente.
- Diversos elementos anatômicos contribuem para o aspecto do pescoço senil, como a pele, a gordura, o músculo platisma, a projeção do queixo e a posição do osso hióide.
- Todo elemento anatômico que esteja contribuindo para o aspecto senil do pescoço deve ser demarcado no pré-operatório, para que possa ser adequadamente corrigido durante a cirurgia, de modo a oferecer resultados estéticos favoráveis.
- Deve-se utilizar um sistema de classificação para categorizar os pacientes e direcionar o tratamento de acordo com suas necessidades específicas (Tabela 19.1).
- A ritidectomia e a submentoplastia constituem o fundamento da correção do pescoço senil.
- As complicações precoces da cirurgia de rejuvenescimento cervical são hematoma, seroma, sialocele, infecção, irregularidades do contorno e lesão do ramo mandibular marginal do nervo facial.
- As complicações tardias incluem: cicatrização ruim, saliências do músculo platisma e contorno cervical irregular.

REFERÊNCIAS

1. Ellenbogen R, Karlin JV. Visual criteria for success in restoring the youthful neck. *Plast Reconstr Surg* 1980;66:826.
2. Dayan SH, Bagal A, Tardy Jr ME. Targeted solutions in submentoplasty. *Facial Plast Surg* 2001;17:141-149.
3. Cardoso de Castro C. The anatomy of the platysma muscle. *Plast Reconstr Surg* 1980;66:680-688.
4. Dedo DD. The aging neck. In: Bailey BJ, ed. *Head and neck surgery-otolaryngology*, 2nd ed. Philadelphia: Lippincott-Raven, 1998:2717-2732.
5. Koch RJ, Hanasono MM. Aesthetic facial analysis. In: Papel IR, ed. *Facial plastic and reconstructive surgery*, 2nd ed. New York: Thieme Medical Publishers, 2002:135-144.
6. Conley J. *Facelift operation*. Springfield: Charles C Thomas, 1960:39.
7. Kamer FM, Pieper PG. Surgical treatment of the aging neck. *Facial Plast Surg* 2001;17:123-128.
8. Dedo D. A preoperative classification of the neck for cervicofacial rhytidectomy. *Laryngoscope* 1980;90:1984.
9. Lam SM, Williams EE III. Lower facial rejuvenation. In: Williams EF III, Lam SM, eds. *Comprehensive facial rejuvenation: a practical and systematic guide to surgical management of the aging face*. Philadelphia: Lippincott, Williams & Wilkins, 2004:105-151.
10. Adamson PA, Cormier R, Tropper GJ, et al. Cervicofacial liposuction results and controversies. *J Otolaryngol* 1990;19:267-273.
11. Kamer FM, Minoli JJ. Postoperative platysmal band deformity. *Arch Otolaryngol Head Neck Surg* 1993;119:193-196.
12. Becker DG, Cook TA, Wang TD, et al. A 3-year multi-institutional experience with the liposhaver. *Arch Facial Plast Surg* 1999;1:171-176.
13. Guyuron B. Problem neck, hyoid bone, and submental myotomy. *Plast Reconstr Surg* 1992;90:830-837.
14. Prendiville S, Kokoska MS, Hollenbeak CS, et al. A comparative study of surgical techniques on the cervicomental angle in human cadavers. *Arch Facial Plast Surg* 2002;4:236-242.
15. Giampapa VC, DiBernardo BE. Neck recontouring with suture suspension and liposuction: an alternative for the early rhytidectomy candidate. *Aesthetic Plast Surg* 1995;19:217-223.
16. Kridel RWH, Kelly PE. Liposuction of the face and neck: the art of facial sculpture. In: Papel ID, ed. *Facial plastic and reconstructive surgery*, 2nd ed. New York: Thieme Medical Publishers, 2002:196-222.
17. Ahn MS, Kabaker SS. Complications of facelifting. *Facial Plast Surg Clinics North Am* 2000;8:211-221.

CAPÍTULO 20

Testa em Envelhecimento

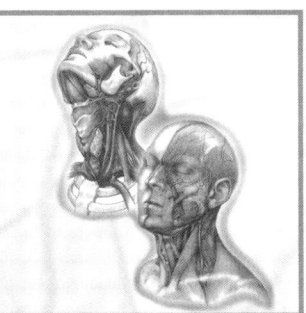

Peter A. Adamson • Ravi Dahiya

À medida que aumenta a demanda de cirurgia cosmética, também aumenta a expectativa de melhora substancial nos resultados cirúrgicos. O tratamento da região periocular é parte integrante do rejuvenescimento facial, uma vez que os olhos são o centro da comunicação interpessoal. Para muitos pacientes, blefaroplastia isolada não é suficiente para rejuvenescer os olhos e desse modo a face. A ptose das sobrancelhas não corrigida transmite fadiga, idade, e mesmo ira. Os procedimentos de *facelifting* e blefaroplastia claramente não lidam adequadamente com esta subunidade estética. Esta deficiência constituiu o impulso para o uso crescente de procedimentos de rejuvenescimento da testa e os esforços para melhorar a técnica cirúrgica. O *lift* de testa agora desempenha um papel essencial em proporcionar um rejuvenescimento harmonioso aos pacientes com envelhecimento, que inclua o terço superior da face.

HISTÓRICO

Diz-se que Lexer (1,2) efetuou o primeiro *lift* de testa clássico em 1906, mas não o descreveu até 1931. Passot (3) foi o primeiro a publicar sua experiência com o *lift* de testa em 1919. Ele descreveu excisões elípticas na região temporal bem como dentro das rítides da testa. Ao longo das várias décadas seguintes, a literatura foi limitada a pequenas séries de modificações menores nas técnicas previamente descritas. Em 1965, Vinas (4) descreveu diversas percepções clínicas da anatomia e tratamento da testa em envelhecimento, que permanecem salientes hoje em dia. Ele assinalou a diferença entre rítides estáticas e dinâmicas e concebeu que o tratamento dos dois tipos também diferiria. Vinas também descreveu astutamente a necessidade de liberar aderências sobre as margens orbitais a fim de mobilizar e elevar os supercílios adequadamente. Brennan em 1978 (1,2) publicou uma revisão dos procedimentos e modificações precedentes. Pitanguy (5) apresentou uma das maiores séries de *lifts* de testa em 1981, que incluiu percepções quanto à técnica bem como um registro das taxas de complicação. Adamson *et al.* (6) em 1992 reviram modificações do *lift* coronal de testa incluindo a incisão pré-capilar. Em 1992 foi também o ano em que Isse (7) primeiro apresentou o *lift* endoscópico de testa. Esta técnica teve diversas variações propostas desde então, principalmente a respeito do meio de fixação dos tecidos mobilizados da testa e supercílios. Inicialmente a conduta endoscópica foi aceita com grande entusiasmo, porém mais recentemente os resultados com esta metodologia provocaram maior crítica. Os próximos anos provavelmente revelarão o papel apropriado do *lift* endoscópico de testa no arsenal dos cirurgiões cosméticos.

ANATOMIA DA TESTA

A anatomia óssea é definida principalmente pelas cristas supra-orbitais, que formam o limite superior da órbita e separam a face média da testa. Em homens, a margem supra-orbital é mais proeminente no seu terço lateral, e uma convexidade da testa superior pode ocorrer em associação à bossa frontal proeminente sobre o seio frontal. As mulheres tendem a ter uma curva mais suave, contínua desde a margem supra-orbital até a testa superior em virtude da ausência de bossa frontal e uma margem supra-orbital menos proeminente (8).

O suprimento sanguíneo lateralmente vem através da artéria temporal superficial, um ramo da artéria carótida externa. A artéria zigomaticotemporal, um ramo da artéria temporal superficial, está presente na margem orbital lateral, que ocupa o plano subcutâneo na região. Medialmente, a artéria supra-orbital origina-se do forame supra-orbital, aproximadamente 2,5 cm lateral à linha mediana. A artéria supratroclear origina-se medial a esta. Ambos os vasos são ramos da artéria oftálmica, um ramo do sistema da carótida interna (Fig. 20.1). O suprimento nervoso sensitivo é dado

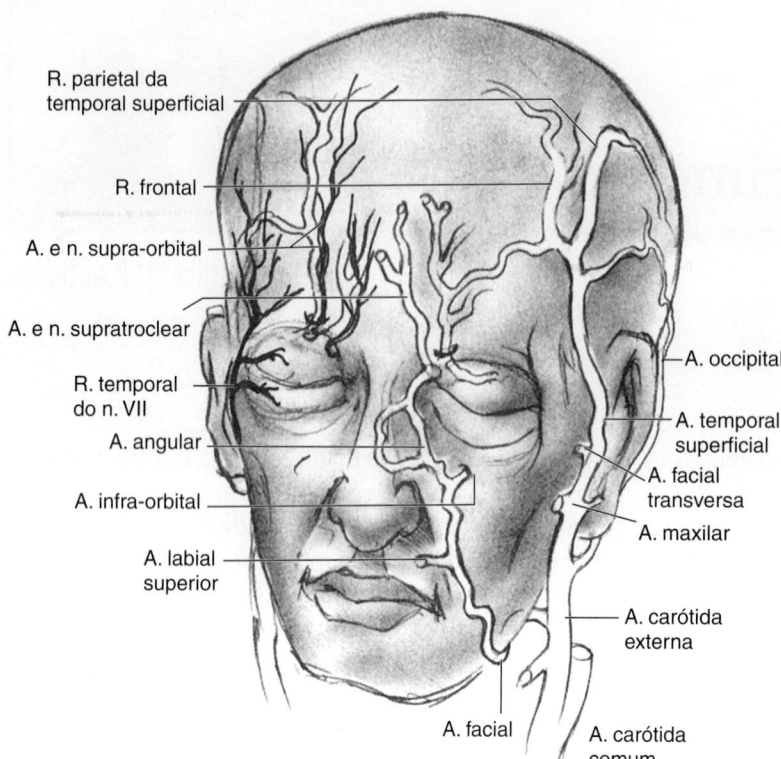

Figura 20.1

Vasos e nervos da testa. O principal suprimento arterial e nervoso sensitivo é através dos vasos e nervos supra-orbitais. Eles se originam aproximadamente 2,5 cm da linha mediana. O ramo temporal do nervo facial é o mais importante funcionalmente.

pelos nervos supra-orbital e supratroclear, que são ramos do nervo trigêmeo (V1). Eles saem sob a forma de múltiplos ramos dos forames supra-orbital e frontal, respectivamente, e provêem sensibilidade à testa central inteira. Os nervos lacrimal (V1), zigomaticofacial (V2), zigomaticotemporal (V2) e auriculotemporal (V3) suprem sensibilidade à testa lateral. O nervo facial origina-se de um ponto aproximadamente 1,5 cm abaixo do canal auditivo externo, e o ramo temporal corre obliquamente súpero-medialmente para a região da testa. Seu trajeto é cerca de 1 cm lateral à cauda do supercílio, e ele se torna superficial na região da pele com cabelo e glabra. Um estudo recente em cadáver por Quatela *et al.* (9) demonstrou que o curso do ramo temporal pode ser confiavelmente predito pela sua relação com a veia cefálica ou sentinela, correndo imediatamente superficial a este vaso. Este ramo inerva a musculatura da testa pela sua superfície profunda.

As camadas de pele na testa podem ser lembradas facilmente (em inglês) pelo mnemônico *scalp*. A pele é superficial ao tecido subcutâneo (*sc*), que por sua vez é sobrejacente à aponeurose (*a*) e ao músculo frontal. Abaixo disto está o tecido areolar frouxo (*lax*) sobrejacente ao pericrânio (*p*) (Fig. 20.2). A gálea aponeurótica, também conhecida como aponeurose epicraniana, se fixa na linha nucal superior do osso occipital e é apenas frouxamente aderente ao pericrânio subjacente em virtude do tecido areolar frouxo, que permite a mobilidade do couro cabeludo. A gálea desdobra-se para envolver os músculos frontais e estende-se sobre a fáscia temporal para se fixar aos arcos zigomáticos. A bainha posterior da gálea aponeurótica estende-se à região do supercílio. Inferior a isto, no mesmo plano, situa-se o septo orbital da pálpebra. Superficial à bainha galeal posterior situa-se o coxim gorduroso do supercílio. Isto contribui para a mobilidade do supercí-

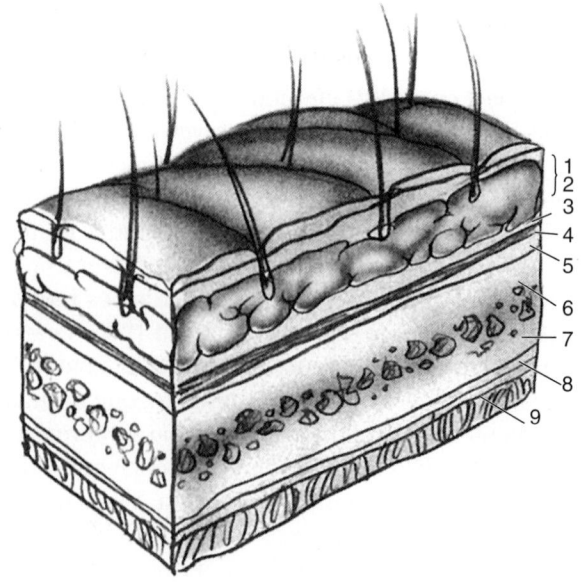

Figura 20.2

Pele da testa. *Scalp* refere-se (em inglês) às camadas da pele da testa. *1*, pele; *2*, tecido subcutâneo; *3*, aponeurose epicraniana (gálea e m. frontal); *4*, tecido areolar frouxo; *5*, pericrânio; *6*, tábua externa; *7*, tábua interna; *8*, dura-máter; *9*, aracnóide.

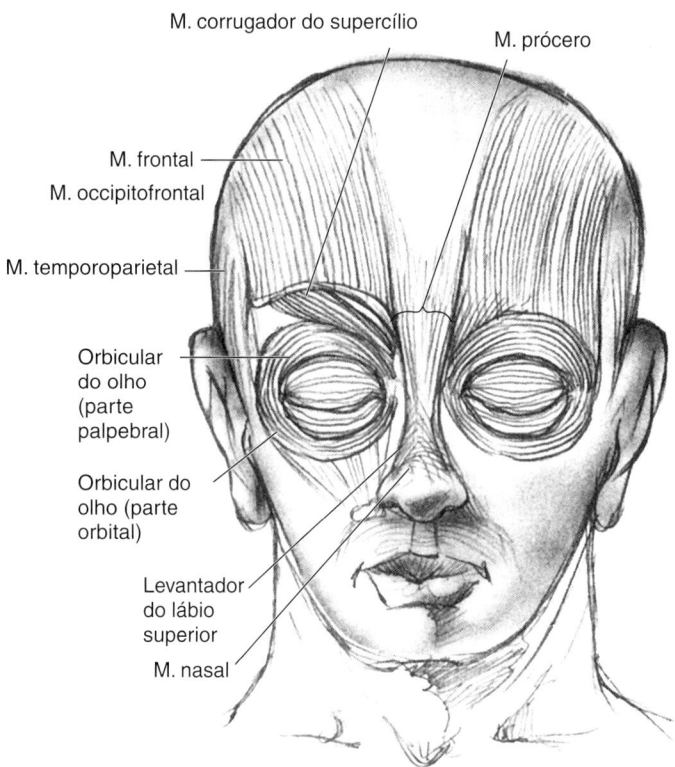

Figura 20.3

Músculos da testa. A atividade muscular da testa causa o desenvolvimento de rítides associadas ao envelhecimento. O músculo frontal produz rítides horizontais na testa, o músculo corrugador do supercílio rítides glabelares verticais, e o músculo prócero rítides glabelares horizontais.

lio, especialmente na cauda do mesmo. Variações individuais podem ser encontradas na espessura e na extensão do coxim adiposo do supercílio. Em algumas pessoas, ele pode estender-se inferiormente para dentro do plano pré-septal suborbicular na pálpebra para tornar-se a "gordura pré-septal" vista na blefaroplastia. Superficialmente, a gálea é fixada à pele por fáscia superficial fibrosa firme.

O músculo frontal, que é pareado bilateralmente, se fixa inferiormente na derme supra-orbital e se interdigita com o músculo orbicular do olho, a pele dos supercílios e a raiz do nariz (Fig. 20.3). Ele também se mistura com os músculos corrugadores dos supercílios e os músculos próceros medialmente. Embora não possua fixações ósseas, sua ação é elevar os supercílios através destas interdigitações, que é como as rítides horizontais na testa são formadas. Os músculos corrugadores dos supercílios originam-se da área medial do arco supra-orbital e passam obliquamente profundos aos músculos frontal e orbicular para se inserirem por digitações com estes músculos em toda a metade medial do supercílio. Sua ação é puxar os supercílios medialmente.

O prócero é um músculo em forma de pirâmide que se origina da fáscia sobre os ossos nasais e cartilagens laterais superiores para se inserir na pele entre os supercílios e se interdigitar com o músculo corrugador do supercílio. Sua ação é puxar a margem medial do supercílio para baixo. O orbicular do olho, um músculo oval que circunda a órbita, consiste em três bandas distintas que se fundem nos tendões cantais medial e lateral. Estas bandas formam as divisões orbital, pré-septal e pré-tarsal. A divisão orbital, que se interdigita com o músculo frontal, origina-se das margens orbitais mediais entre o arco supra-orbital e o forame infra-orbital. O músculo é um esfíncter para o olho, mas com fechamento forte, os supercílios também são puxados para baixo.

FISIOLOGIA DO ENVELHECIMENTO

No jovem, a testa, a têmpora e a glabela não são sulcadas. A linha do cabelo é irregularmente regular, e nenhuma evidência aparece de calvície em padrão masculino ou rareamento do cabelo na mulher. De particular importância é a relação da pele infra-superciliar mais espessa com a pele da pálpebra superior. No jovem, a posição mais alta do supercílio permite que o contorno da margem supra-orbital lateral seja bem demarcado e, abaixo disto, o sulco palpebral superior seja evidente.

Com o envelhecimento, o terço superior da face sofre várias alterações (Fig. 20.4). Observa-se perda de elasticidade da pele, volume diminuído do tecido subcutâneo, e reabsorção óssea do crânio aumentada. Como resultado dos efeitos da gravidade, ocorre abaulamento ou ptose da testa, glabela, têmpora e supercílios, inicialmente na região do terço lateral do supercílio, resultando em redundância da pele infra-superciliar e da pálpebra superior e formação de capuz de pele.

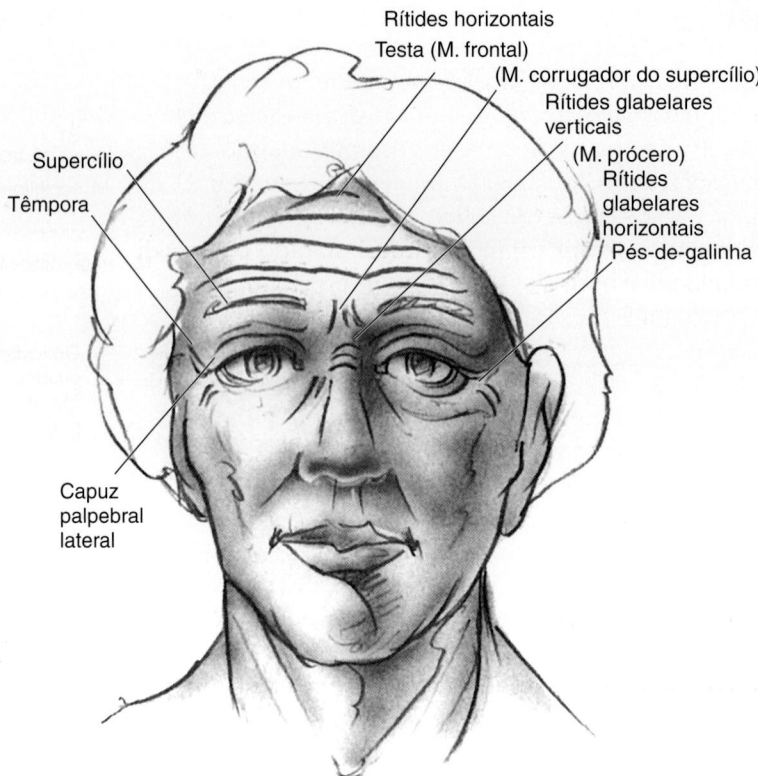

Figura 20.4
Fisiologia do envelhecimento. A ptose ocorre inicialmente no supercílio lateral, mas eventualmente compromete os supercílios e a testa inteiros. As rítides são causadas pela atividade muscular voluntária e involuntária.

Um defeito de campo visual súpero-lateral pode advir, nos casos mais acentuados. Com a ptose, desenvolvem-se pés-de-galinha na região da têmpora, e sulcos horizontais na glabela em associação à pele redundante na região cantal medial. Esta aparência de "olhos fechados" freqüentemente é associada à tristeza, à fadiga, à ira e à estética inaceitável.

Com a descida dos supercílios, o paciente tende a aumentar a atividade dos músculos frontais para elevar os supercílios dinamicamente, especialmente quando se comunicando ou olhando no espelho. Com o tempo, as rítides inicialmente superficiais e transitórias tornam-se mais profundas e permanentes, à medida que a fáscia se contrai e causa um sulco cutâneo permanente, mesmo quando o músculo está em repouso. Apertar os olhos exige atividade do músculo corrugador do supercílio levando ao desenvolvimento progressivo de rítides verticais e oblíquas na região superciliar medial. A atividade do músculo prócero para elevar a glabela ptótica resulta no desenvolvimento progressivo de rítides horizontais. Ptose da ponta nasal também ocorre com o envelhecimento, mas é mais provavelmente relacionada com a perda de suporte de tecidos moles na região pré-maxilar em vez da perda de suporte da testa e estruturas glabelares.

Toda pessoa tem expressões faciais únicas, e assim cada uma desenvolve um padrão único de rítides faciais superiores e posição dos supercílios. O tipo de pele do paciente, história de exposição ao sol, hábito de fumar e outros fatores também afetam os parâmetros faciais associados ao envelhecimento.

ESTÉTICA DA TESTA

A posição do supercílio é comumente considerada o marco anatômico chave na determinação da configuração estética do terço superior da face (10,11). A extremidade medial do supercílio deve ter uma configuração em clava e deve ficar alinhado com uma linha vertical traçada através da asa do nariz. Ele se arqueia súpero-lateralmente acima da margem supra-orbital até o seu ápice entre linhas verticais traçadas desde o limbo lateral e o canto lateral. A seguir ele se afila em forma de alça para terminar lateralmente em uma linha oblíqua traçada através da asa do nariz e o canto lateral. As extremidades medial e lateral dos supercílios devem situar-se sobre uma linha horizontal. Nos homens, o supercílio é mais comumente ao nível da margem supra-orbital e não se arqueia tão alto quanto em mulheres. Os pêlos do supercílio podem se estender em direção inferior, lateral ou superior e são geralmente muito mais espessos em homens. Pelos padrões de hoje, um supercílio mais baixo, mais espesso ainda pode ser considerado atraente em mulheres, dependendo da sua harmonia com a sua estética facial global. O supercílio, a margem orbital medial e os ossos nasais devem se aproximar de uma configuração em Y nas mulheres e de uma configuração em T nos homens.

AVALIAÇÃO

Cada paciente deve especificar seus interesses particulares para que o procedimento apropriado seja escolhido. Isto é especialmente importante quando se está considerando o rejuvenescimento da testa. Por exemplo, muitos pacientes solicitam a blefaroplastia superior para corrigir capuz palpebral quando o procedimento ideal pode ser a elevação de supercílios ptóticos. Outros pacientes estão mais preocupados com o envelhecimento da face inferior, uma vez que a maioria das pessoas geralmente eleva seus supercílios inconscientemente ao olharem no espelho ou tirarem fotografias e por essa razão não reconhecem o grau de ptose da testa e supercílios normalmente presente. Avaliar os pacientes com seus músculos faciais em repouso, preferivelmente enquanto eles olham em um espelho. Obter uma história prévia de blefaroplastia superior, que pode produzir uma relativa falta de pele na pálpebra superior para procedimentos de *lifting,* ou uma história de problema de olhos secos. Pacientes que têm alopecia podem estar em risco aumentado de trauma cirúrgico para os folículos pilosos. O *lift* coronal de testa pode ser efetuado em homens que não têm indicações de que desenvolverão calvície em padrão masculino e são completamente informados da incisão. Números crescentes de pacientes homens e mulheres também podem considerar transplantes de cabelo em conjunção com um *lift* de testa, assim permitindo o uso expandido de uma incisão intracapilar.

As investigações de rotina antes de qualquer procedimento na testa incluem um exame oftalmológico. Especificamente indicados são acuidade visual, campos visuais quanto a defeitos súpero-laterais, e teste de Schirmer para excluir condições de olhos secos. Documentação fotográfica é feita, e exame físico padrão e investigações apropriadas para cada paciente são pedidos. As seguintes são características da face superior que devem ser avaliadas antes de recomendar o procedimento cirúrgico ideal.

Ptose

Envelhecimento resulta em ptose dos supercílios, da testa, da glabela e das têmporas. O cirurgião deve diferenciar entre o capuz palpebral lateral que é um resultado de sobra de pele da pálpebra superior e a que é devida a ptose do supercílio. A contração do frontal deve ser eliminada pelo relaxamento completo do paciente para eliminar a pseudo-elevação dos supercílios. Em pacientes que têm ptose superciliar, blefaroplastia superior geralmente corrigirá apenas parcialmente o capuz palpebral superior e não elevará o supercílio ptótico. Pacientes mais jovens que têm supercílio ptótico e capuz palpebral superior e nenhum outro sinal de envelhecimento facial superior freqüentemente vêem maior melhora com um *lift* de testa em vez de blefaroplastia da pálpebra superior. Além disso, blefaroplastia superior agressiva pode resultar em maior ptose superciliar e síndrome de pálpebra superior curta. A correção de ptose glabelar também pode melhorar significativamente a elasticidade da pele e rítides na metade superior do nariz, assim melhorando a aparência nasal, mesmo que a ponta nasal possa não ter modificado o seu grau de rotação. A correção da ptose da têmpora melhora os pés-de-galinha cantais laterais.

Os efeitos do *lift* de testa/supercílio podem ser demonstrados ao paciente elevando-se delicadamente a testa na linha mediana e lateralmente. O grau de elevação da cauda do supercílio requerido pode ser avaliado fazendo-se o paciente elevar ativamente os supercílios enquanto o cirurgião segura uma régua em um marco predeterminado no supercílio. Desta maneira, a quantidade ideal de elevação superciliar pode ser determinada, permitindo um grau de distensão de volta.

Rítides

Observar as rítides da testa, da glabela e das têmporas juntamente com o grau relativo de atividade dos músculos faciais superiores com expressão mímica ajuda a determinar a extensão da mioplastia necessária para os músculos envolvidos. As rítides são mais pronunciadas nos pacientes mais velhos que têm atrofia subcutânea, e assim as ações dos músculos são transmitidas mais diretamente à pele.

Padrões de Linha do Cabelo

As mulheres que têm uma linha do cabelo média ou baixa na testa são candidatas ao *lift* de testa coronal padrão ou o endoscópico. Aquelas com linha do cabelo mais alta podem necessitar pentear o cabelo sobre a testa para camuflar a linha do cabelo alta que pode resultar de um *lift* coronal padrão. Em contraposição, essas pacientes podem se beneficiar de um *lift* tricofítico, que não apenas mantém sua posição da linha do cabelo mas também reduz a altura vertical da sua testa alta. Homens podem ser candidatos a um *lift* coronal padrão se não esperarem desenvolver calvície em padrão masculino e forem completamente informados sobre a incisão. Homens e mulheres que estão dispostos ou desejam fazer transplantes de cabelo podem ser candidatos a um *lift* tricofítico, embora estes muito raramente sejam necessários. Minienxertos ou microenxertos pode ser necessário para camuflagem da cicatriz. Isto também é verdadeiro para as mulheres com cabelo diminuido e nas quais um *lift* tricofítico é relativamente contra-indicado. A direção dos pêlos do supercílio pode determinar se um *lift* de supercílio direto é aconselhável. Homens em que os pêlos crescem superiormente e as mulheres com supercílios mais espessos serão mais capazes de camuflar a cicatriz de um *lift* direto de supercílio.

Tipo de Pele

Os pacientes com pele clara e fina geralmente se curam com cicatrizes mais ideais do que aqueles com pele mais escura, grossa ou sebácea. As mulheres tendem a ter melhores cicatrizes que os homens. Os pacientes mais velhos, em virtude da sua elasticidade cutânea, freqüentemente têm cicatrizes mais delicadas que os pacientes mais jovens.

Assimetrias

Observar assimetrias passivas e dinâmicas dos supercílios. Assimetrias dinâmicas dos supercílios não devem ser alteradas cirurgicamente. Assimetrias passivas não são geralmente corrigidas a não ser que seja desejo expresso do paciente, uma vez que isto pode alterar as características faciais exclusivas do mesmo. Ainda assim, o *lift* de testa coronal e suas modificações geralmente não têm sucesso em corrigir assimetrias dos supercílios por causa da sua distância dos mesmos. *Lifts* diretos de testa ou de meio da testa e supercílio são mais bem-sucedidos se essa correção for desejada. Os pacientes que têm atividade hiperdinâmica dos músculos da testa, resultando de esforços para corrigir graus acentuados de ptose dos supercílios ou como um aspecto característico da sua expressão facial, podem necessitar mioplastias mais agressivas para diminuir este grau de atividade e minimizar recorrência de rítides da testa e das glabelas. A avaliação clínica e documentação fotográfica devem ser efetuadas com os músculos faciais do paciente em repouso.

Contorno Ósseo

As mulheres que têm uma margem supra-orbital proeminente e bossa excessiva na testa podem parecer masculinizadas. Elas podem se beneficiar com redução óssea da margem supra-orbital ou aumento com metilmetacrilato em associação a um *lift* coronal da testa (8).

DIAGNÓSTICO DIFERENCIAL

Lifting coronal da testa e *lift* de supercílio não terão nenhum efeito sobre os olhos exceto melhorar a posição dos supercílios e do capuz lateral. Em contraposição, a blefaroplastia superior não alterará a posição do supercílio e, se ressecção agressiva de pele for efetuada, pode causar ptose adicional da cauda do supercílio. A pele infra-supercílio lateral não pode ser excisada na blefaroplastia superior, e assim melhora mínima pode ser obtida no paciente que procura correção de capuz lateral com uma blefaroplastia superior em vez de alguma forma de *lift* de supercílio. Os pacientes devem ser avisados de que a cirurgia de rejuvenescimento "fará o relógio andar para trás" mas não deterá o processo de envelhecimento. As preocupações específicas do paciente em conjunção com avaliação facial completa devem ser valorizadas: esta é a única maneira pela qual os procedimentos corretos podem ser escolhidos. Os pacientes que procuram um *facelift* devem ser avisados de que ele não alterará a aparência da face superior.

TRATAMENTO

O envelhecimento tem um ritmo exclusivo para cada pessoa. Fatores importantes que afetam a velocidade do envelhecimento incluem a predisposição genética, exposição ao sol e tabagismo. Ninguém é capaz de determinar a que ritmo uma pessoa envelhecerá no futuro ou o grau exato de rejuvenescimento que um paciente obterá com dado procedimento. Pode-se mostrar aos pacientes no espelho os resultados que poderiam ser alcançados e fotografias de outros pacientes para ter uma idéia geral do grau de melhora possível. A cirurgia pode nem sempre estar indicada; outros métodos podem ser usados para corrigir um defeito específico que é de grande interesse para o paciente ou para contemporizar até que o paciente seja um candidato melhor para cirurgia. Outros métodos desses incluem os seguintes:

1. Evitar o sol e proteção solar evitarão fotoenvelhecimento da pele e ajudarão a evitar o apertar dos olhos e, assim, a diminuir rítides glabelares verticais.

2. Uso judicioso de cosméticos pode camuflar rítides da testa.

3. Creme Retin-A pode aumentar a vascularização da pele e a organização dos feixes colágenos e pode espessar a pele, resultando em uma aparência global mais jovem e melhora das rítides finas. Não melhora sulcos mais profundos. *Peelings* químicos produzirão maior efeito.

4. Pentear o cabelo sobre a testa camuflará rítides, embora geralmente não seja capaz de camuflar ptose superciliar.

5. Preenchimentos com colágeno e produtos à base de ácido hialurônico podem ser usados seletivamente para efeito temporário em rítides da testa ou sulcos e pés-de-galinha.

6. Óculos podem camuflar ptose superciliar e rítides glabelares.

7. Injeções de toxina botulínica (Botox) podem proporcionar vários meses de paralisia muscular com apagamento parcial dos sulcos.

Procedimentos cirúrgicos além daqueles usados para rejuvenescer a face superior podem melhorar a aparência global do paciente e ocasionalmente oferecer maiores benefícios que um procedimento na testa. Em pacientes que têm posição razoável dos supercílios e mínimas rítides de testa, capuz lateral com ptose adiposa das pálpebras superiores pode ser mais bem corrigida com uma blefaroplastia superior. Pacientes que têm papadas importantes ou ptose cervicofacial podem se beneficiar mais com lipoaspiração cervicofacial e ritidectomia. É importante pensar em termos de cirurgia nas unidades estéticas regionais e no que será maior benefício para o paciente.

Todos os pacientes devem ser aconselhados de que o objetivo é melhora, não perfeição. O rejuvenescimento é obtido, mas o envelhecimento continua. Os pacientes parecerão mais jovens do que se não tivessem feito cirurgia, mas com o tempo desenvolverão novamente a maioria das mesmas características que foram melhoradas pela cirurgia. Eles devem estar conscientes de que um resultado específico, um resultado perfeito ou um procedimento sem risco não pode ser garantido. Cada procedimento terá efeitos específicos, e os pacientes devem saber o que será ou não obtido com os procedimentos que eles escolherem. Especificamente, os pacientes devem ser aconselhados sobre as complicações gerais e locais associadas aos procedimentos que estão contemplando, descrevendo-se em detalhe os protocolos pré-operatório, pós-operatório e cirúrgico. Literatura com instruções e aconselhamento sobre a cirurgia deve ser dada ao paciente, porque um paciente bem informado é capaz de escolher o procedimento que tem a mais alta probabilidade de sucesso para ele. De importância principal nos procedimentos de rejuvenescimento da testa são os objetivos específicos do paciente, as alterações da linha do cabelo envolvidas e a aceitabilidade da colocação da cicatriz.

PROCEDIMENTO E TÉCNICA CIRÚRGICOS

A escolha do procedimento cirúrgico para rejuvenescimento da face superior pode ser considerada dentro de três grupos cirúrgicos: o *lift* de testa coronal e suas modificações (Fig. 20.5), o *lift* de supercílio direto e suas modificações (Fig. 20.6) e o *lift* de testa endoscópico. As indicações e técnica cirúrgicas de cada um destes são expostas a seguir.

Lift Coronal de Testa

O *lift* de testa coronal padrão e suas modificações são demonstravelmente os procedimentos de escolha para o rejuvenescimento da face superior. O *lift* coronal é especialmente útil para pacientes que têm ao mesmo tempo ptose generalizada e rítides da face superior e uma linha do cabelo normal ou baixa (Fig. 20.7). As contra-indicações relativas incluem homens com calvície em padrão masculina e mulheres com linha do cabelo alta. O *lift* de testa tricofítico é ideal para estas pacientes com linha alta do cabelo. Estes *lifts* não são úteis para corrigir assimetrias dos supercílios. As vantagens dos *lifts* abertos são a incisão bem oculta atrás e dentro da linha do cabelo e a excelente exposição dos músculos da testa, permitindo mioplastia precisa e extensa. Eles permitem ao cirurgião atacar todas as principais deformidades causadas pelo envelhecimento facial superior. As desvantagens incluem elevação da linha frontal do cabelo, embora isto seja uma vantagem em pacientes com uma linha baixa do cabelo na testa. Outras desvantagens incluem a hipoestesia ou parestesia temporária e ocasionalmente permanente posterior à linha de incisão. O descolamento amplo aumenta o risco de hematoma, e a tensão no fechamento da ferida pode predispor à perda de cabelo temporária ou permanente.

Técnica

O procedimento é feito sob anestesia local com sedação intravenosa a não ser que múltiplos outros procedimentos também estejam sendo realizados (6,12). Uma incisão curva cerca de 4 a 6 cm posterior à linha do cabelo anterior é marcada, e uma tira fina de cabelo removida ao longo da linha da incisão. Anestesia por infiltração local de lidocaína 1% com epinefrina 1:100.000 e bupivacaína 0,5% com epinefrina 1:200.000 misturadas em partes iguais é usada inicialmente para efetuar um bloqueio regional nos nervos supratroclear e supra-orbital. A seguir, um bloqueio em anel é completado seguindo-se as margens supra-orbitais, os zigomas e o couro cabeludo no local da incisão. A infiltração é completada no plano subgaleal embaixo da área inteira do retalho a ser elevado. Deve ser concedido tempo para vasoconstrição.

A incisão coronal é biselada paralelamente às hastes dos folículos pilosos, geralmente obliquamente anterior na linha mediana e tornando-se mais horizontal ou mesmo obliquamente posterior na região da têmpora (Fig. 20.8). O retalho é elevado com varreduras largas de bisturi no plano subgaleal, propiciando esta ação com tração firme para cima no retalho. O pericrânio é mantido intacto e molhado com gaze com soro fisiológico. Vasos premonitórios podem ser vistos correndo superiormente a partir dos vasos supra-orbitais cerca de 2 a 3 cm acima da sua origem. Esvaziamento com bisturi é levado inferiormente até cerca de 1 cm acima das margens supra-orbitais. O esvaziamento lateralmente deve ser levado abaixo até o zigoma; isto é feito mais seguramente com o cabo do bisturi e esvaziamento rombo delicado imediatamente acima da fáscia temporal.

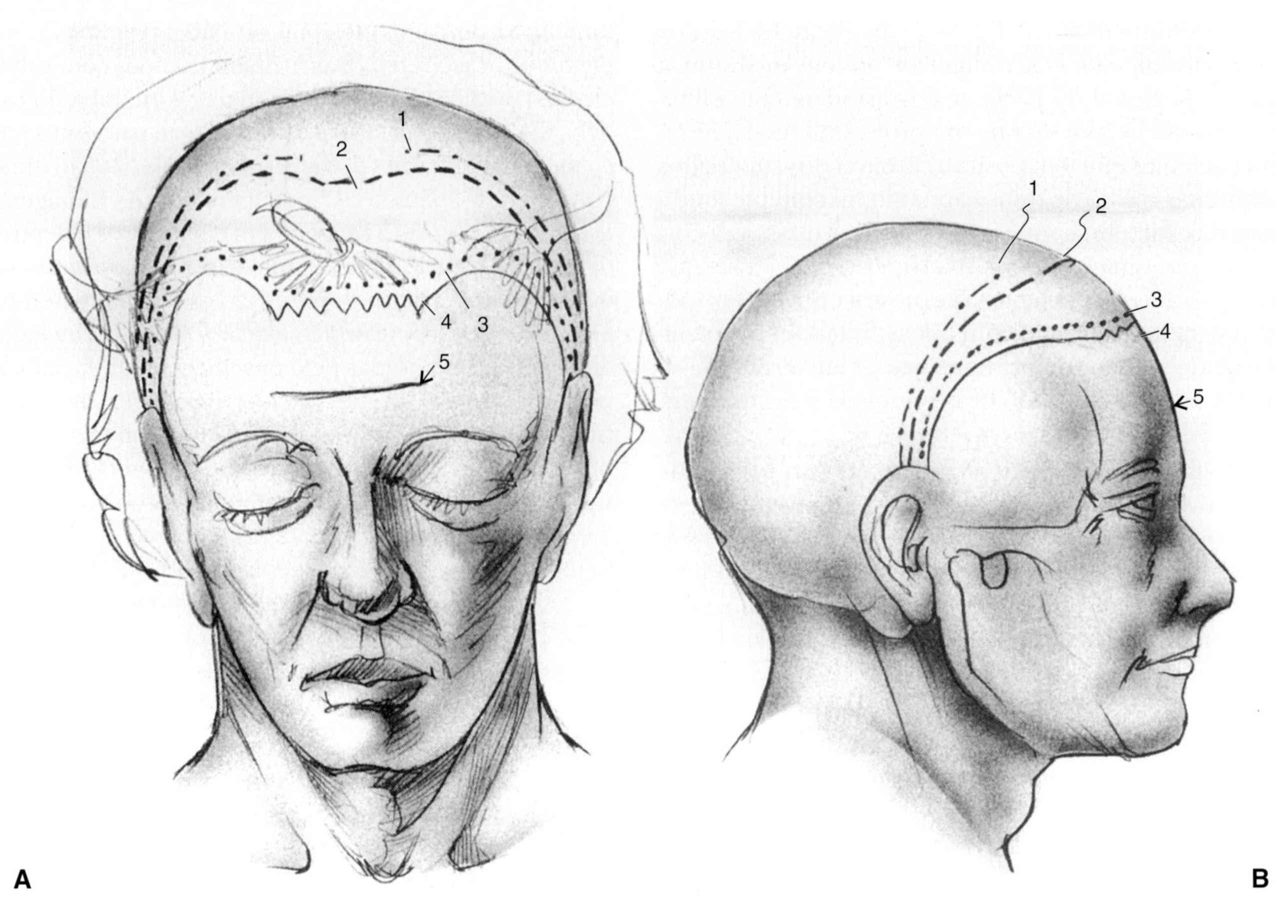

Figura 20.5
A incisão coronal é a incisão padrão. Modificações podem ser feitas dependendo da linha do cabelo do paciente, grau de ptose, rítides, tipo de pele, assimetrias, sexo e preferência pessoal. **A:** Vista frontal. **B:** Vista lateral. *1*, bilateral (temporal); *2*, coronal (testa); *3*, tricofítica; *4*, pré-capilar; *5*, testa média.

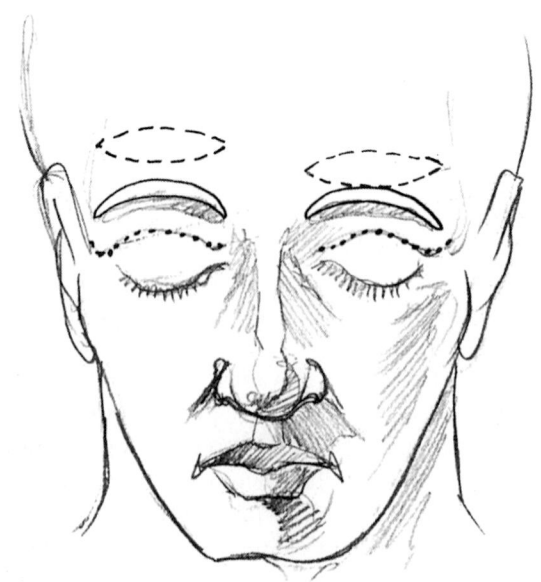

Figura 20.6
O *lift* superciliar direto (*linhas contínuas*) é a incisão-padrão. Modificações mais recentes, como o *lift* indireto de supercílio (*linhas tracejadas*) e a superciliopexia (*linhas pontilhadas*), podem ser úteis em pacientes selecionados.

Esvaziamento rombo interfibrilar com tesoura é feita para identificar e liberar os músculos corrugadores dos nervos e vasos supratrocleares e supra-orbitais, os quais são múltiplos e correm em torno do músculo. O retalho é dissecado sobre as margens supra-orbitais, mas não até tão longe a ponto de expor gordura orbitária. Desta maneira, o supercílio é liberado de tal modo que pode ser elevado acima das margens supra-orbitais. O músculo é cauterizado com cautério bipolar em dois pontos afastados 1 cm, e a porção central é excisada. Qualquer sangramento é meticulosamente controlado com cautério bipolar, tomando cuidado para não lesar quaisquer nervos. O prócero na linha mediana é identificado e incisado horizontalmente usando-se cautério unipolar. O músculo frontal é identificado no retalho, e o cautério unipolar é usado para incisar o músculo frontal e a gálea imediatamente abaixo aos sulcos transversais da testa. Cauterização é mantida medial às pupilas bilateralmente para evitar lesão do ramo temporal do nervo facial e também para preservar algum movimento natural da testa através da ação do músculo

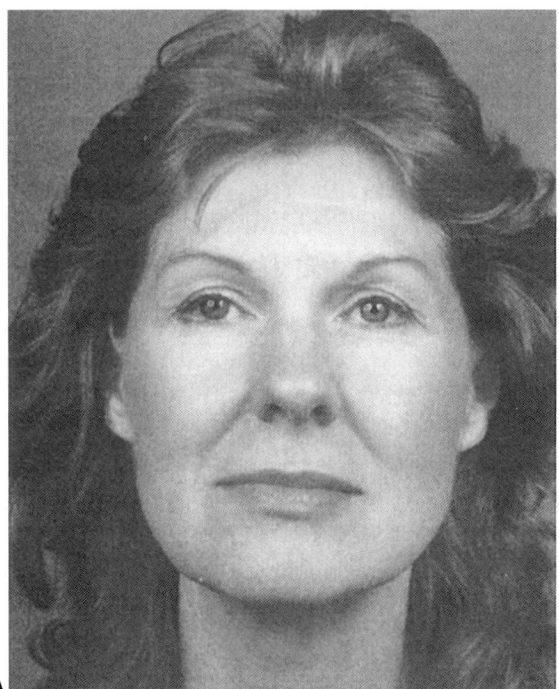
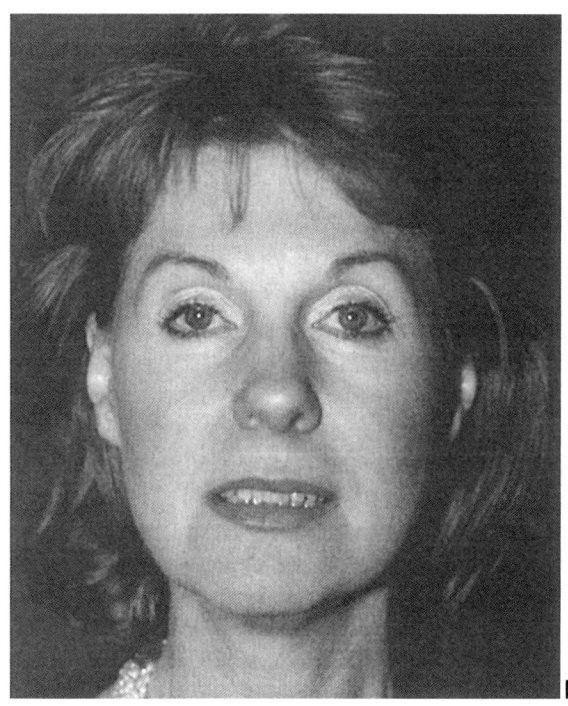

Figura 20.7

A: Uma mulher de 51 anos com ptose superciliar moderada, rítides brandas de testa e linha normal do cabelo. **B:** A mesma mulher 2,5 anos depois de um *lift* coronal de testa, blefaroplastia de quatro pálpebras e ritidectomia cervicofacial.

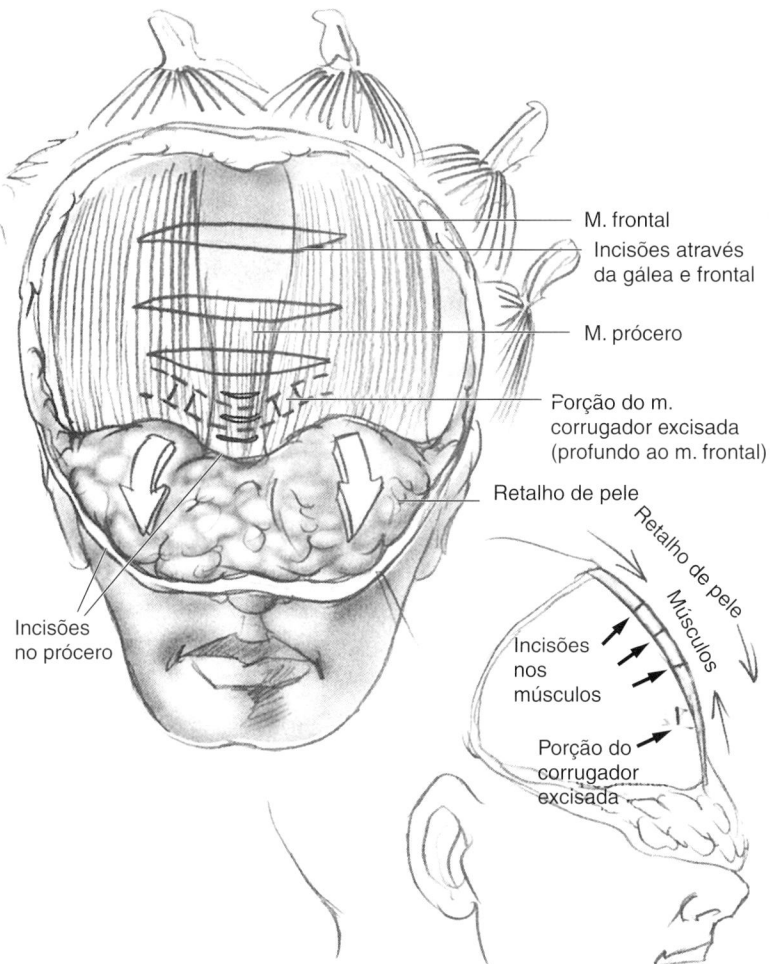

Figura 20.8

A incisão coronal é biselada paralelamente às hastes dos folículos pilosos. O retalho é elevado sobre as margens supra-orbitais e o zigoma. Uma parte do corrugador do supercílio é excisada, e o prócero e o frontal são incisados.

frontal lateralmente. Excisão em vez de incisão dos músculos prócero e frontal pode levar a irregularidades de contorno da glabela e da testa.

O ramo temporal do nervo facial está em risco na região entre o supercílio e a linha do cabelo temporal quando ele atravessa esta área súpero-medialmente. O nervo é profundo dentro da glândula parótida mas se torna superficial na gordura subdérmica quando cruza o arco zigomático. Ele então corre profundamente outra vez para perfurar o músculo frontal a cerca de 1 cm do canto lateral. Por essa razão, o músculo frontal não deve ser dividido nesta região entre o supercílio e a linha do cabelo temporal. Hemostasia absoluta é obtida, dedicando-se especial atenção aos ramos da artéria temporal superficial na região supra-auricular. Os vasos galeais são cauterizados, evitando-se vasos sangrantes no tecido subcutâneo de modo a não danificar folículos pilosos.

O avanço e a rotação do retalho são feitos em uma direção superior e posterior, e a porção apropriada da pele redundante é excisada paralelamente aos folículos pilosos (Fig. 20.9). Esta quantidade pode ser determinada avaliando-se a quantidade de elevação do supercílio necessária e aumentando esta cerca de 5 mm para levar em conta a distensão de volta. Em geral, aproximadamente 12 a 18 mm de pele podem ser excisados. Obviamente, esta quantidade variará com cada paciente, e uma excisão conservadora é indicada para evitar uma aparência hiperelevada e assustada. Mais pele pode ser excisada da região central ou temporal, dependendo da correção desejada. A excisão comumente é estendida lateralmente de 1 a 2 cm acima da raiz anterior da hélice. Um dreno de aspiração é colocado através de um acesso na têmpora; a gálea é fechada usando-se suturas de ácido poliglicólico separadas e invertidas, e a pele, com grampos.

Um curativo leve então é aplicado. Colírio e pomada oftálmica são prescritos para quaisquer indicações de exposição corneana. O curativo e o dreno são tirados no primeiro dia pós-operatório, e os grampos cirúrgicos no dia 7 e dia 9.

Lift de Supercílio e Blefaroplastia Superior

Há uma relação especial entre *lifting* de testa ou supercílio e blefaroplastia superior. Lagoftalmo temporário durante vários dias é comum após *lifting* de testa ou supercílio, e uma blefaroplastia superior concomitante aumentará o grau e a duração do lagoftalmo. O *lift* de supercílio deve ser efetuado primeiro, pois só então poderá ser feita uma avaliação mais precisa do grau de pele palpebral a ser excisada. É aconselhável excisão conservadora de pele. Se nenhuma pele tiver que ser removida, gordura redundante da pálpebra superior pode ser excisada através de uma incisão padrão imediatamente acima da placa tarsal. Tomar cuidado para não lesar a inserção da aponeurose levantadora.

A margem da pálpebra não deve ficar acima do meio da pupila após a cirurgia e geralmente se fecha dentro de 7 a 10 dias. Lubrificação ocular pós-operatória agressiva é necessária até que ocorra o fechamento completo da fissura palpebral.

A pele palpebral pode ser armazenada como enxerto durante 3 semanas e usada na forma de enxerto doador de espessura total para o seu local original se o fechamento palpebral for insatisfatório. Os pacientes são avisados de que uma excisão de retoque da pele palpebral superior pode ser realizada 9 a 12 meses mais tarde se necessário.

Pacientes que fizeram uma blefaroplastia prévia e solicitam correção de ptose superciliar podem ser candidatos a qualquer um dos procedimentos de *lifting* de testa ou supercílio; entretanto, o cirurgião deve ser cuidadoso ao avaliar o grau de pele da pálpebra superior redundante, a condição da película de lágrima e a quantidade de pele excisada para elevação. Aconselha-se conservadorismo.

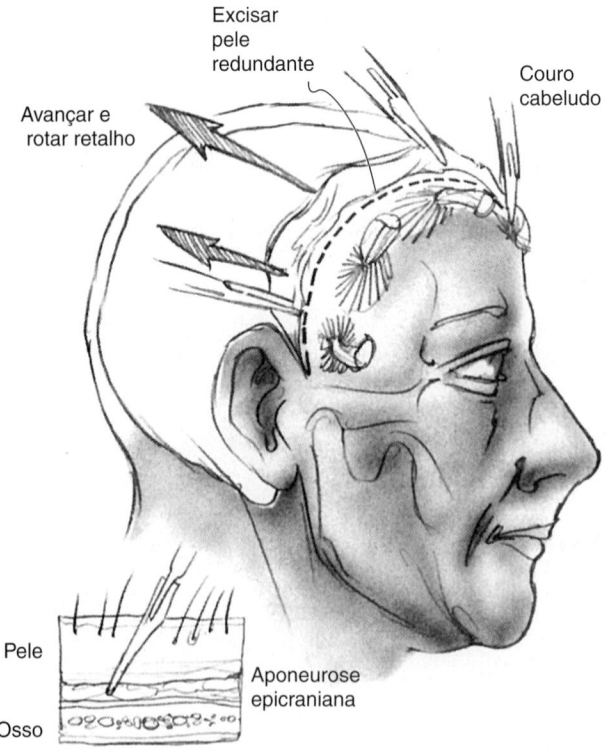

Figura 20.9
O retalho é avançado e rotado em uma direção superior e posterior, e a porção apropriada de pele redundante é excisada paralelamente aos folículos pilosos.

Lift Temporal Bilateral

Este procedimento tem essencialmente a mesma incisão que o *lift* de testa coronal, exceto que a incisão é levada desde imediatamente acima da raiz anterior da hélice até a linha mediopupilar, mas ela não se estende completamente transversal ao couro cabeludo mediano (Fig. 20.5). A incisão é biselada paralelamente aos folículos pilosos e um esvaziamento subgaleal é realizado com esvaziamento rombo e corte com tesoura para baixo sobre a margem supra-orbital e até o zigoma inferiormente. O retalho de têmpora é rearrumado súpero-lateralmente, e a pele redundante é excisada; geralmente ele tem cerca de 10 mm na parte mais larga. A gálea é fechada com suturas antitensão poliglicólicas 3-0, e a pele com grampos cirúrgicos. Nenhum dreno geralmente é colocado.

Este procedimento é indicado em homens ou mulheres que têm principalmente ptose superciliar lateral e capuz palpebral superior. Ele é vantajoso porque não eleva a linha do cabelo central, como faz o *lift* de testa coronal, e, em virtude da posição da cicatriz, pode ser usado em homens e mulheres; entretanto, ele não permite procedimentos de mioplastia na testa, e a sua exposição um pouco limitada para elevação torna difícil controlar quaisquer vasos sangrantes na margem supra-orbital. Embora pareça oferecer bons resultados a prazo intermediário, não parece oferecer os resultados duradouros vistos com o *lift* de testa coronal.

Lift Pré-Capilar

Nesta modificação do *lift* coronal de testa, a incisão permanece a mesma na área temporal mas é trazida anteriormente na região do bico-de-viúva. Ela então segue um curso delicadamente sinuoso exatamente na linha anterior do cabelo ou atrás ou, alternativamente, como uma W-plastia com ramos de aproximadamente 5,5 mm de comprimento e ângulos de 55° que se interdigitam com os folículos pilosos anteriores (Fig. 20.5). O retalho de testa é elevado como para o *lift* coronal, e é feita mioplastia das rítides da testa e correção da ptose.

A indicação principal para o *lift* pré-capilar de testa é em mulheres que têm uma linha do cabelo alta e longa altura vertical da testa (Fig. 20.10). Este procedimento então oferece todas as vantagens do *lift* coronal de testa mas não eleva a linha anterior do cabelo a um nível inesteticamente alto. Além disso, a ressecção da pele redundante da testa reduz a altura vertical da testa, e isto freqüentemente constitui uma melhora estética. Ele é mais bem usado em mulheres que têm muito cabelo e estão preparadas para usar o seu cabelo para a frente para camuflar a cicatriz (Fig. 20.11). Ele pode ser usado em homens que estão fazendo ou querem fazer transplantes de cabelo para camuflar ainda mais a cicatriz. Tendo dito isto, a incisão geralmente se cura muito bem, especialmente em indivíduos de pele mais clara, e raramente necessita de camuflagem.

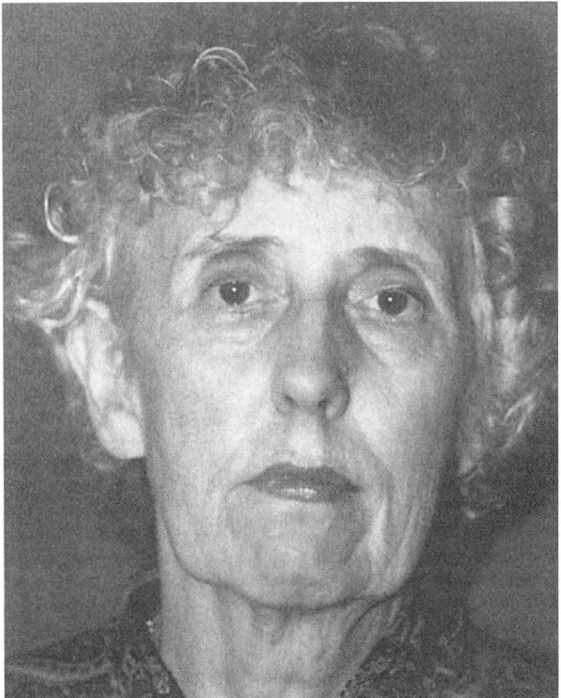
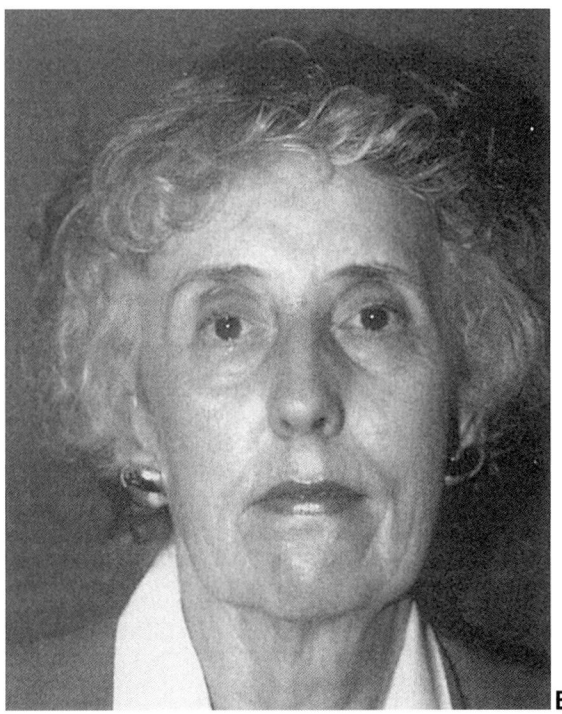

Figura 20.10

A: Uma mulher de 62 anos com ptose superciliar moderada, rítides na testa e testa alta. **B:** Seis meses depois de um *lift* de testa pré-triquial.

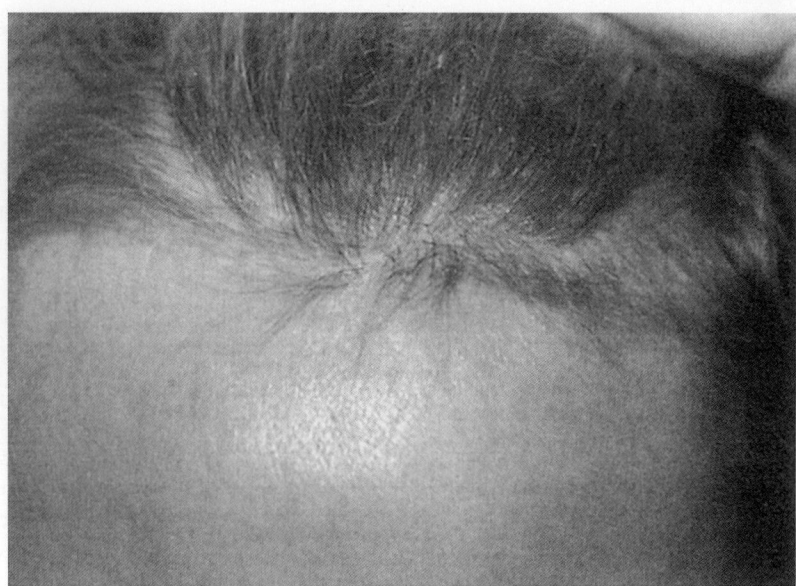

Figura 20.11
Linha anterior do cabelo na testa 3 meses depois de incisão pré-capilar com W-plastia em uma mulher.

A vantagem do *lift* pré-capilar é que ele permite o mesmo acesso amplo à musculatura da testa que o *lift* coronal e assim permite a correção de todos os componentes da testa em envelhecimento. As desvantagens incluem a necessidade de técnica meticulosa para obter a cicatriz mais fina possível, e a possibilidade de ser necessária camuflagem da cicatriz pós-operatória. Ocorre uma área mais larga de anestesia, geralmente permanente em certo grau na maioria dos pacientes, posterior à incisão. Esta é mais larga do que a vista com *lift* coronal de testa em virtude da falta de inervação sensitiva adicional a partir de nervos do couro cabeludo posterior.

Lift de Testa Tricofítico

A incisão tricofítica é atualmente a técnica preferida quando se escolhe uma via de acesso aberta. Esta incisão é uma modificação da incisão pré-capilar; ela é colocada na linha anterior do cabelo mas é mais bem camuflada porque os folículos pilosos crescem novamente através da cicatriz (Fig. 20.12) (13,14). Ela é indicada em mulheres com testa e linha do cabelo altas e pode ser considerada em homens que não tenham calvície em padrão masculino ou que concordariam em fazer transplantes de cabelo se esta ocorrer (Fig. 20.13).

Trata-se de uma incisão biselada irregular feita imediatamente posterior à linha anterior do cabelo (Fig. 20.5). A área superficial da incisão é colocada perpendicular às hastes dos cabelos e é estendida através da epiderme apenas. Então ela é biselada de posterior a anterior através da derme e tecidos subcutâneos até o plano subgaleal. Isto desepiteliza eficazmente cerca de 2 mm da margem de avanço do retalho posterior ou que tem cabelos e preserva os folículos pilosos subjacentes, embora suas hastes sejam excisadas. Depois dos procedimentos de mioplastia e rearrumação do retalho de testa, a pele redundante é excisada do retalho que não apresenta cabelos, de uma maneira biselada, para permitir que a margem do retalho de testa se aponha acu-

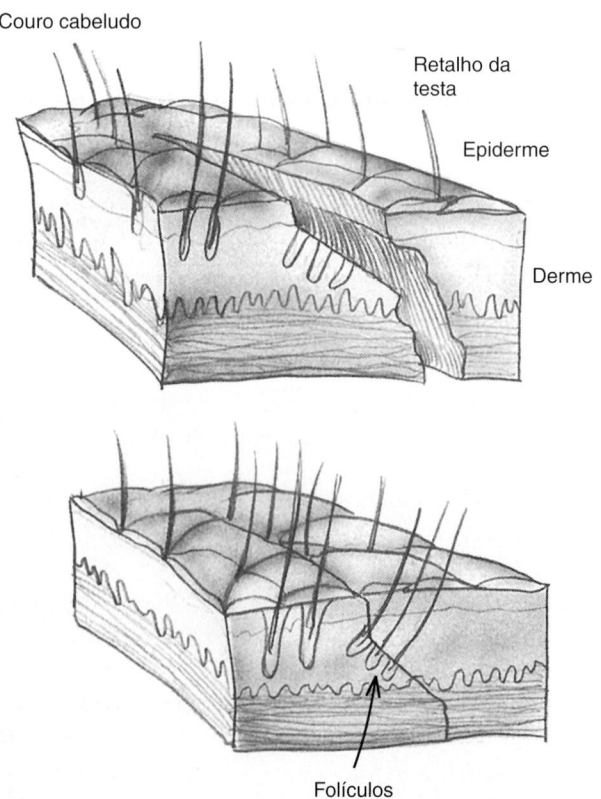

Figura 20.12
A: A incisão tricofítica é uma incisão biselada irregular feita imediatamente posterior à linha anterior do cabelo.
B: Os folículos abaixo da porção desepitelizada do retalho produzirão crescimento de cabelo através da cicatriz.

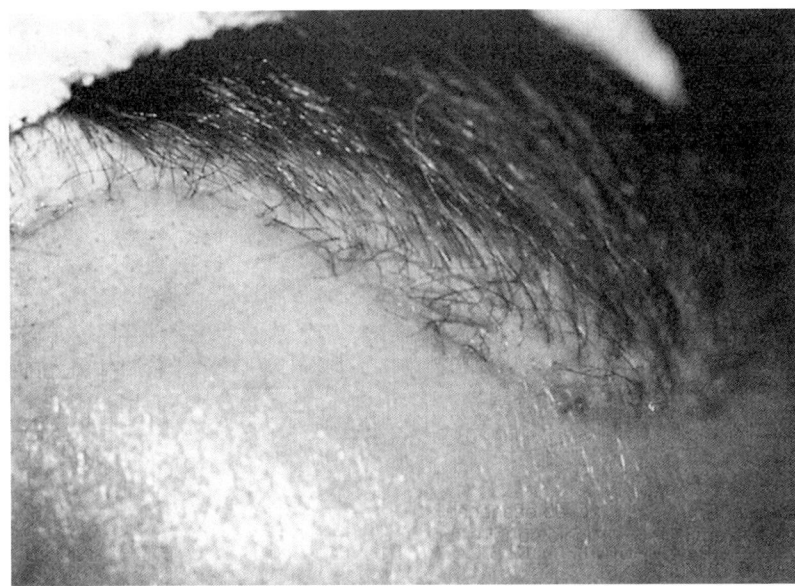

Figura 20.13
Linha do cabelo temporal e anterior de um homem 3 meses depois de um *lift* tricofítico de testa. Cabelo pode ser visto crescendo através da incisão. Com cerca de 6 meses, esta cicatriz torna-se quase imperceptível.

radamente ao bisel oposto da porção desepitelizada do retalho posterior que tem cabelos. Suturas galeais novamente são usadas para contrabalançar a tensão, e a ferida é fechada com uma sutura de náilon 6-0 contínua ao longo da junção da pele da testa e com grampos dentro do couro cabeludo que apresenta cabelos, tomando-se cuidado para evitar dano aos folículos pilosos. Com crescimento adicional de cabelos dos folículos pilosos abaixo da porção desepitelizada do retalho posterior, os folículos crescerão através da própria cicatriz, assim melhorando a camuflagem.

A incisão tricofítica tem a vantagem de produzir uma cicatriz melhorada, mas novamente requer execução meticulosa para obter o resultado desejado. Colocação imprecisa da incisão ou tensão na ferida causando estrangulamento da vasculatura dos folículos pilosos comprometerão o resultado. Esta incisão tornou-se a incisão preferida na linha do cabelo. A cicatriz se cura tão bem que a maioria dos pacientes pode usar o cabelo para trás sem camuflagem da cicatriz.

Lift da Testa Média

O *lift* de testa média, quando executado na testa central, pode ser considerado uma modificação do *lift* coronal de testa porque o esvaziamento pode ser levado para o plano subgaleal, e a mioplastia é possível (15,16). A incisão é colocada em um sulco central no meio da testa, e elevação subcutânea em vez de subgaleal é efetuada até as margens supra-orbitais (Fig. 20.5). Isto preserva o suprimento sensitivo da testa, que de outro modo seria perdido se a incisão no meio da testa fosse aprofundada para o plano subgaleal. Acesso aos músculos corrugadores dos supercílios e próceros é possível desenvolvendo-se um retalho subgaleal central inferiormente. A mioplastia pode ser feita se indicada, e o músculo frontal pode ser dividido entre os nervos supra-orbitais. Esta via de acesso não permite a mesma extensão de mioplastia dos músculos da testa como aquela no *lift* coronal de testa. O retalho inferior é redisposto superiormente, e a pele redundante é excisada para corrigir ptose da glabela e supercílios mediais. Se a excisão for estendida lateralmente no plano subcutâneo, algum grau de elevação dos supercílios laterais também pode ser obtido. Nesses casos, o procedimento é comparável àquele do *lift* superciliar indireto ou *lift* superciliar da testa média. Este procedimento é indicado em pacientes que têm rítides importantes na testa em que a cicatriz pode ser camuflada, como em homens nos quais um *lift* coronal de testa é contra-indicado. Ele constitui uma opção possível, porém menos desejável em uma mulher com linha alta do cabelo que não deseja um *lift* tricofítico (Fig. 20.14). Este procedimento é vantajoso em virtude do acesso mais de perto e mais direto à glabela, e não distorce a linha do cabelo. Ele também permite mioplastia, mas não oferece melhora da região superciliar lateral ou testa superior. Sua principal desvantagem é uma cicatriz potencialmente insatisfatória e uma incapacidade de ter uma elevação satisfatória superciliar lateral; isto é minimizado fazendo-se a cicatriz irregular em vez de simétrica, uma vez que ela segue a linha do sulco.

Lift Superciliar Direto

O *lift* superciliar direto padrão consiste na excisão seletiva de pele diretamente acima dos supercílios, combinada com suspensão do músculo orbicular do olho ao periósteo (Fig. 20.15) (17,18). Este procedimento é indicado principalmente para homens com supercílios hirsutos e ocasionalmente mulheres que não são candidatas a um *lift* tricofítico de testa (Fig. 20.16). Em virtu-

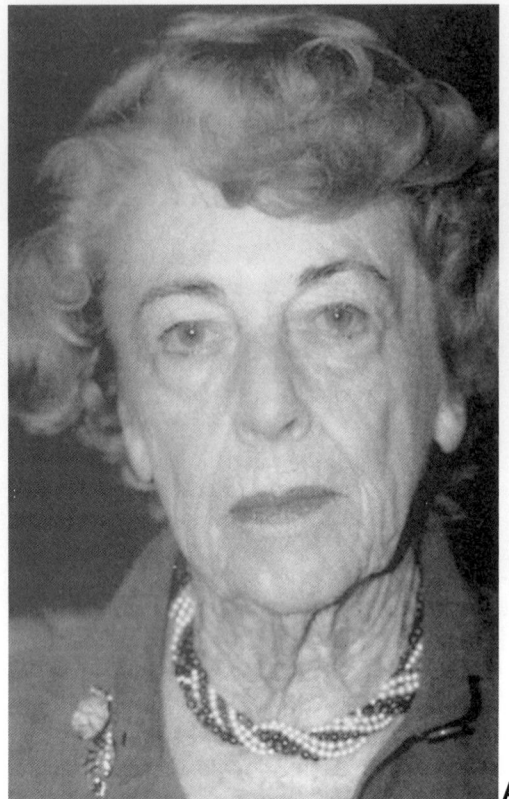

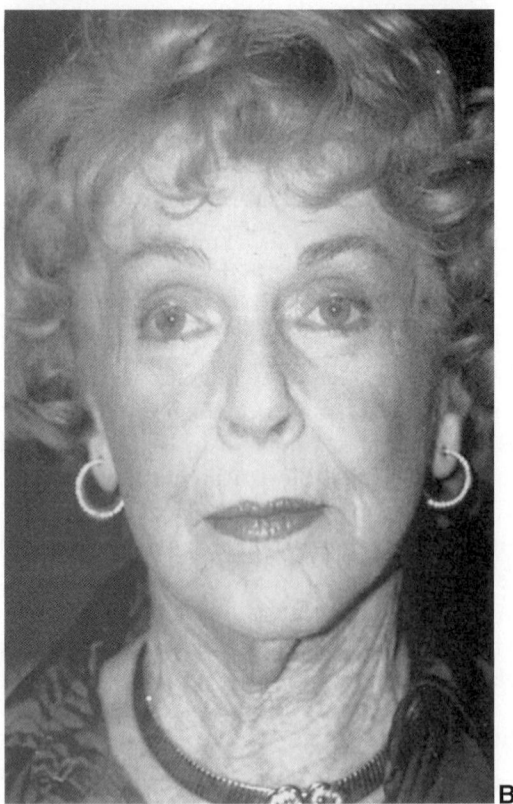

Figura 20.14
A: Mulher idosa com ptose superciliar moderadamente pronunciada e rítides de testa, e linha anterior alta do cabelo.
B: Após *lift* de testa média, blefaroplastia de quatro pálpebras e ritidectomia cervicofacial. (Fotográfia cortesia de C. M. Johnson, Jr., MD.)

de do acesso direto, ele pode ser mais útil que um *lift* coronal para corrigir assimetrias de supercílios, e também pode ser mais eficaz para corrigir ptose acentuada do supercílio lateral. Pode ser usado unilateralmente para melhorar funcionalmente paresia de nervo facial. É relativamente contra-indicado em pacientes que têm supercílios finos, de cor clara, e pacientes que têm pele sebácea que pode não produzir boa cicatriz.

Técnica

A incisão inferior para o *lift* direto de supercílio é colocada imediatamente dentro do crescimento mais superior de pêlos finos do supercílio. Ela não deve se estender medial à área média do supercílio, porque resultará má cicatrização glabelar. A incisão deve ser levada lateralmente ao supercílio lateral e estendida horizontalmente em um arco delicado, mas não superiormente. A incisão superior é levada em um arco delicado superiormente a partir da área medial para alcançar um ponto alto entre o limbo lateral e o canto lateral e a seguir delicadamente curvada inferiormente para completar a incisão. A incisão superior define a nova posição do supercílio, e o ponto de altura máxima determinará o grau de masculinidade (ápice mais medial na direção do limbo lateral) ou feminilidade (ápice mais medial na direção do canto lateral) da aparência final do supercílio. A pele é excisada até o plano subcutâneo, tomando-se cuidado para não lesar o músculo frontal ou os nervos supratroclear e supra-orbital medialmente. Em geral, um máximo de 10 a 12 mm de pele é excisado. Descolamento mínimo é feito inferiormente, tomando-se cuidado para não lesar os folículos pilosos, com 1 a 1,5 cm de descolamento no plano subcutâneo superiormente. Quatro ou cinco pontos de sutura permanente de Mersilene 4-0 são colocados através do músculo orbicular do olho ao nível da margem supra-orbital; então esta sutura de suspensão é fixada ao periósteo ao nível da incisão superior. Esta última sutura é colocada de uma maneira horizontal para diminuir o risco de lesão a ramos do nervo facial. A sutura apical é colocada primeiro, seguida por aquelas medial e lateralmente. Suturas de náilon 5-0 de colchoeiro verticais são usadas para fechamento e para obter eversão máxima da pele. As suturas são removidas no dia 4, e leve abrasão a *laser* é feita se indicado 6 a 12 semanas pós-operatoriamente.

As vantagens do *lifting* direto de supercílio incluem um *lift* de longa duração como resultado da excelente suspensão do músculo orbicular do olho que pode ser obtida. Ele é a melhor técnica para corrigir assimetrias de supercílio ou ptose superciliar unilateral secundária a paresia de nervo facial. Posicionamento mais preciso do supercílio pode ser obtido do que com o *lifting* coronal mais distante, e menor esvazia-

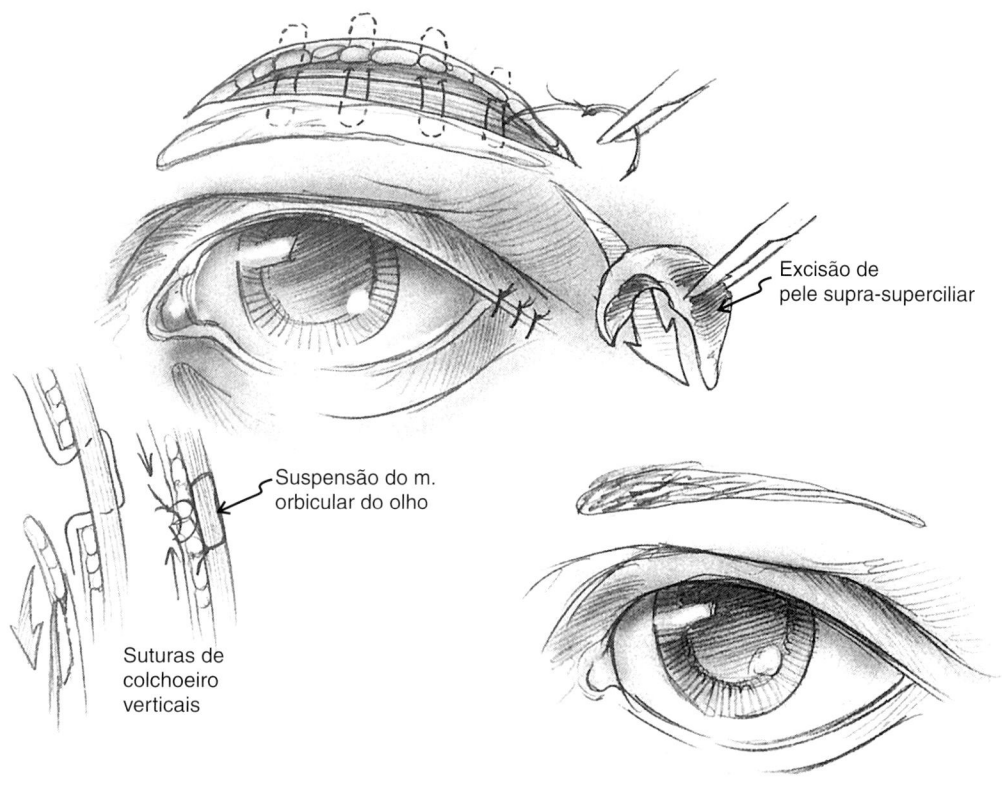

Figura 20.15
Excisão de pele supra-superciliar e suspensão do músculo orbicular do olho produz elevação direta do supercílio.

mento é necessário que para *lifting* coronal. Uma desvantagem importante é a cicatriz superciliar, especialmente em pacientes que têm pele sebácea ou aqueles com supercílios finos ou nos quais técnica meticulosa não seja aplicada. Se a incisão não for biselada paralelamente aos folículos pilosos, a área superior do supercílio pode ser perdida com o tempo, dando a aparência de que a cicatriz migrou superiormente. *Lifting* direto superciliar não tem nenhum efeito sobre a testa, ptose glabelar ou da têmpora e não pode ser usado para melhorar rítides de testa ou glabelares. Rítides proeminentes da testa podem ser distorcidas, dando uma aparência não natural.

Lift Indireto de Supercílio

O *lift* indireto de supercílio foi associado ao *lift* de testa média por alguns autores, e outros o chamaram *lift* superciliar de testa média (10,16). É essencialmente o mesmo procedimento que o *lift* direto de supercílio, mas a excisão de pele é efetuada bilateralmente a alguma distância acima do supercílio, na testa. O *lift* superciliar indireto é indicado em pacientes com ptose superciliar pronunciada ou assimétrica e sulcos na testa e naqueles em quem um *lift* coronal de testa é contra-indicado. O tipo de pele do paciente deve ser satisfatório, e o paciente deve ser completamente avisado da cicatriz resultante. Homens que têm calvície em padrão masculino ou mulheres que têm cabelo fino e claro com linha do cabelo alta são candidatos potenciais.

O acesso cirúrgico é semelhante àquele para o *lift* superciliar direto, exceto que a incisão inferior é colocada em uma rítide profunda a uma distância acima do supercílio, e a incisão superior é arqueada acima desta. Isto difere do *lift* de testa média, em que a pele redundante é excisada abaixo da incisão no sulco em vez de acima. O descolamento do retalho de testa inferior deve ser mantido no plano subcutâneo até as margens supra-orbitais a fim de não interferir com inervação sensitiva ou motora. Na maioria dos casos, o músculo orbicular é suspenso, como descrito para o *lift* direto de supercílio.

As vantagens do *lift* indireto incluem sua capacidade de ocultar a incisão na testa dentro de um sulco da pele e ao mesmo tempo obter uma suspensão relativamente proximal do supercílio, assim levando a uma elevação duradoura e precisa. Dependendo da localização e extensão da excisão de pele, a forma do supercílio também pode ser configurada conforme desejado. As desvantagens incluem seu uso relativamente seletivo: ele pode ser indicado em pacientes que têm rítides importantes e pele que se curará bem e que não são candidatos a um *lift* coronal de testa.

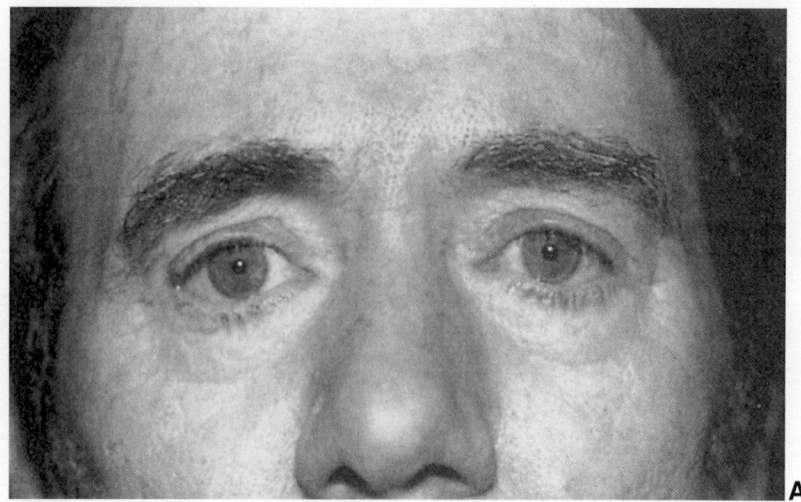
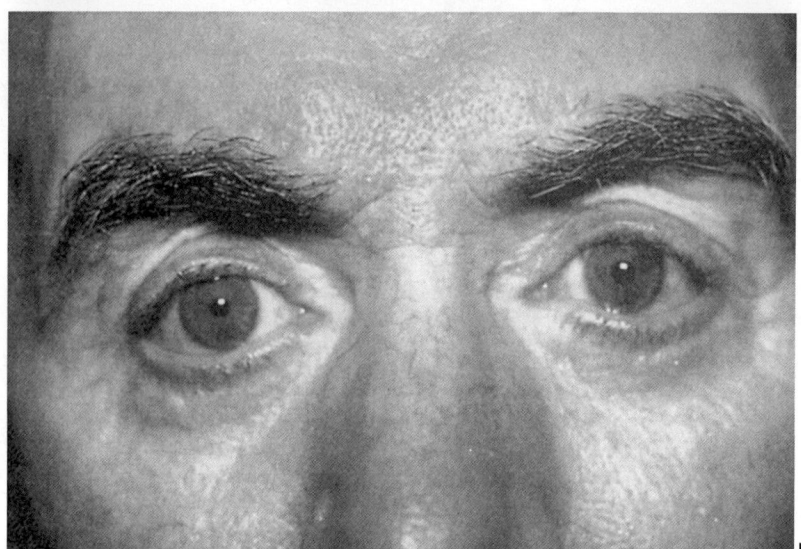

Figura 20.16

A: Homem de 53 anos com acentuada ptose de supercílios, sobrancelhas bastas, e calvície em padrão masculino. **B:** Três anos depois de *lift* direto de supercílios e blefaroplastia de quatro pálpebras.

Superciliopexia

Este procedimento é único por ser efetuado através de uma incisão infra-superciliar em vez de uma incisão supra-superciliar (11). Por essa razão pode ser usado em associação à blefaroplastia superior e pode abolir a necessidade de procedimentos acima do supercílio. Este procedimento pode estar indicado na mulher mais jovem que está principalmente preocupada com enchimento ou estufamento da porção lateral das pálpebras superiores. Outras indicações são mulheres com ptose superciliar branda a moderada e uma aparência superciliar mais achatada, andrógina. Proeminência lateral na região infra-superciliar em razão de uma margem supra-orbital ou coxim gorduroso superciliar proeminentes também pode ser melhorada com esta técnica. Ela é particularmente útil em associação à blefaroplastia superior. As contra-indicações relativas incluem pacientes que têm ptose superciliar grave ou sinais mais generalizados de envelhecimento da face superior.

A superciliopexia é efetuada primeiro através de uma incisão de blefaroplastia superior. Pré-operatoriamente, os vasos e os nervos supra-orbitais, que são identificados por palpação na sua saída da incisura supra-orbital, e a localização da proeminência superciliar lateral devem ser marcados. O esvaziamento é estendido superiormente 1 a 1,5 cm acima da margem orbital superior e lateral no plano submuscular imediatamente profundo ao músculo orbicular do olho. O coxim gorduroso superciliar redundante pode ser visto sobrejacente à margem orbital; ele é removido da região do terço central da margem orbital superior lateralmente até tão longe quanto a sutura frontozigomática. O coxim adiposo é excisado de uma maneira elíptica medindo cerca de 1 a 1,5 cm em dimensão vertical e afilando-se nasal e temporalmente. O periósteo subjacente é deixado intacto para evitar aderências. Se elevação superciliar não for necessária, a blefaroplastia é completada de maneira padrão.

Em pacientes que necessitam de elevação do supercílio central e lateral, a superciliopexia é efetuada para elevar e suspender o supercílio acima da margem supra-orbital. A posição do supercílio pode ser fixada superiormente usando-se duas ou três suturas permanentes de Mersilene 4-0. Cada sutura é colocada transcutaneamente ao nível dos pêlos infra-superciliares para dentro do espaço subsuperciliar e a seguir passada através do periósteo 1 cm acima da margem supra-orbital. Ela é então fixada através do tecido subsuperciliar ao nível da sutura transcutânea original. Com o aperto da sutura, o supercílio será elevado uma quantidade apropriada acima da margem supra-orbital depois que a extremidade da sutura transcutânea original for tirada através da pele. A colocação e tensão de cada sutura podem ser usadas para obter a configuração do supercílio e o grau de elevação desejado. O procedimento de blefaroplastia é completado a seguir, removendo gordura e pele redundantes da pálpebra superior.

As vantagens desta técnica incluem a incisão única palpebral, que também é compatível com aquela feita para blefaroplastia superior. Ela permite elevação superciliar com um procedimento bem menor que um *lift* coronal de testa e permite acesso direto para aparar a gordura superciliar lateral; entretanto, seu uso é restrito a pacientes que têm apenas ptose superciliar branda a moderada, e a exposição é mais difícil, em comparação com o *lifting* direto de supercílio. Remover o coxim gorduroso superciliar transeciona os nervos cutâneos, resultando em anestesia do supercílio por vários meses nesta região. Lesão dos vasos ou nervos supra-orbitais poderia resultar em sangramento intenso ou anestesia da testa. Se a sutura de suspensão for colocada através do músculo orbicular do olho pré-septal, pode ocorrer depressão pós-operatória da pele palpebral mais fina e lagoftalmia secundariamente a pálpebra presa. Também foi descrita correção inadequada da ptose de supercílio.

Lift Endoscópico de Testa

As técnicas de *lifting* endoscópico permitem correção de ptose superciliar e redução de rítides de testa e glabelares (19–24). As indicações desta técnica são idênticas às das vias de acesso coronais convencionais (Fig. 20.17). A visualização endoscópica direta proporciona a capacidade de identificar e preservar os feixes neurovasculares supra-orbital e supratroclear (25), embora não mais claramente do que com a via de acesso direta.

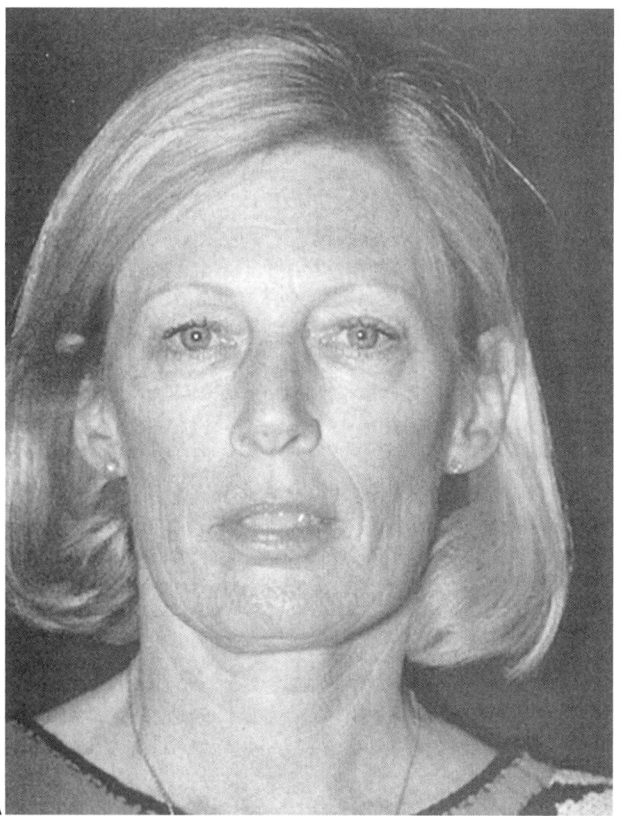 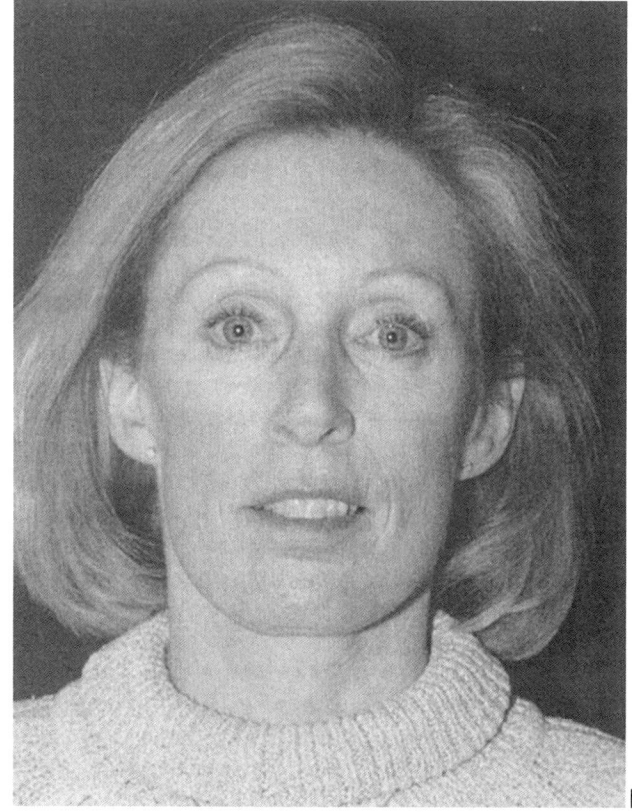

Figura 20.17

A: Uma mulher de 59 anos com ptose superciliar moderada, rítides moderadamente pronunciadas de testa e glabela, e testa moderadamente alta. **B:** A paciente 3 anos após *lift* endoscópico, blefaroplastia de quatro pálpebras, e *lift* de plano profundo da face e pescoço.

Neuropatia sensitiva e cicatriz são ainda mais diminuídas por causa da redução de tamanho da incisão, mudança na colocação da incisão e ausência de excisão de pele (19,25). O resultado mais favorável pode ser obtido no paciente branco de pele clara com rítides glabelares, mínima ptose superciliar e mínima redundância de pele (20). As contra-indicações relativas incluem mulheres com linha do cabelo alta, calvície em padrão masculino, e asiáticos e índios americanos que têm pele tensa, espessa e extensas fixações ósseas (22).

As vantagens do acesso endoscópico incluem incisões menores, incidência diminuída de neuropatia sensitiva e alopecia, menos sangramento, e um período mais rápido de recuperação (19-22,25). As desvantagens envolvem a necessidade de treinamento especializado e experiência com técnicas endoscópicas, tempo intra-operatório aumentado, a necessidade de fixação externa, e a necessidade de confirmação dos resultados do *lift* a longo prazo (20-22).

Pré-operatoriamente, a localização dos feixes neurovasculares supra-orbitais e supratrocleares é identificada e marcada. A quantidade de avanço de pele para fornecer um *lift* de supercílio adequado, geralmente 10 a 16 mm, é determinada e marcada com o paciente sentado e em pé (19). Sulcos glabelares e na testa a serem tratados também são marcados.

Este procedimento pode ser realizado com o paciente sob anestesia geral ou anestesia local com sedação intravenosa, dependendo das preferências do paciente e do cirurgião. Infiltração local com lidocaína 1% com epinefrina 1:100.000 e bupivacaína 0,5% com epinefrina 1:200.000 misturadas em partes iguais é usada em uma distribuição coronal para prover vasoconstrição antes da incisão.

O *lift* de testa endoscópico padrão é efetuado com três a seis incisões, que têm cerca de 2 cm de comprimento (Fig. 20.18). Uma incisão sagital mediana, incisões paramedianas bilaterais ao nível do supercílio médio, e incisões temporais coronais bilaterais paralelas aos folículos pilosos são colocadas 1 a 1,5 cm posteriores à linha do cabelo. A localização destas incisões variará com a preferência do cirurgião. Redução de rítides glabelares sem correção de ptose superciliar pode ser realizada sem o uso de incisões temporais (24). Retalhos de avanço de Y para V podem ser desenhados na linha de incisão se for desejada excisão de pele. A elevação da testa é iniciada estendendo-se as incisões verticais através do pericrânio. O esvaziamento prossegue no plano subperióstico, que, em virtude da sua vascularidade diminuída, permite visualização superior. Descolamento subperióstico do couro cabeludo é realizado de modo cego com um elevador de periósteo, anteriormente até um nível de 2 cm acima das margens supra-orbitais inferiormente e as linhas temporais lateralmente, e posteriormente até a linha nucal. O esvaziamento supra-orbital é efetuado sob visualização endoscópica direta. Uma óptica de 30° de 4 mm é introduzido pela incisão central, e um elevador

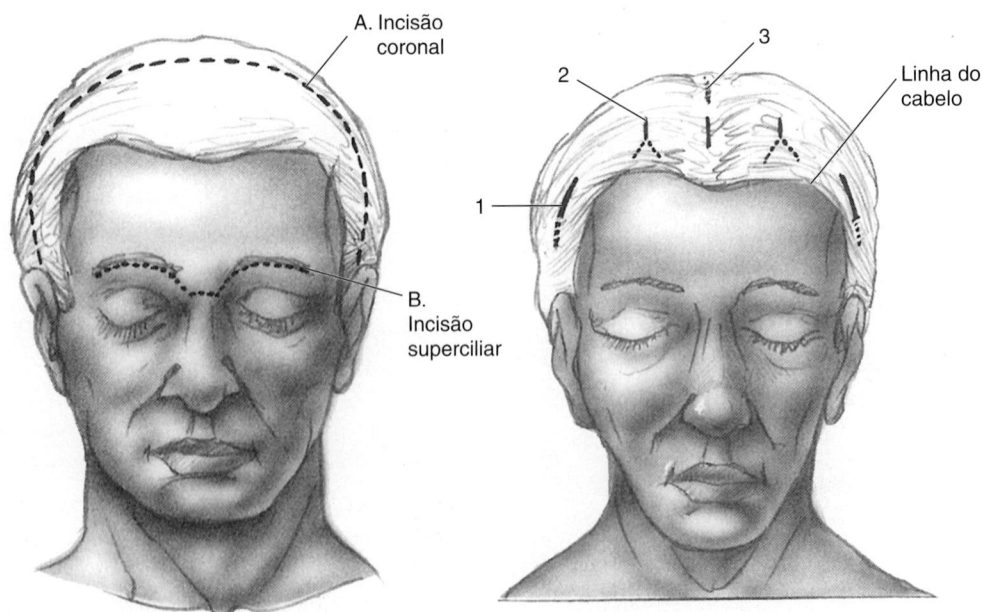

Figura 20.18

As incisões endoscópicas padrão para *lift* de testa (*linhas sólidas*) são colocadas 1 cm posteriores à linha do cabelo e podem variar com a preferência do cirurgião. *1*, As incisões temporais podem ser ampliadas para aumentar a exposição (*linhas tracejadas*). *2*, Retalhos de avanço em Y para V (*tracejados*) permitirão excisão de pele. *3*, Uma incisão no vértice posterior central (*tracejada*) provê exposição para colocação de miniplaca.

endoscópico pequeno é usado nas incisões paramedianas (Fig. 20.19). Os nervos supra-orbital e supratroclear são identificados e preservados usando-se esvaziamento rombo com a tesoura endoscópica. O esvaziamento é estendido inferiormente sobre as margens orbitais até sobre o násio.

As incisões temporais são estendidas através da fáscia temporoparietal, preservando a camada superficial da fáscia temporal profunda. O endoscópio e o elevador de periósteo endoscópico são usados para dissecar a região da margem orbital lateral inferiormente até o arco zigomático. Os planos fasciais fundidos da gálea, fáscia temporoparietal, fáscia temporal profunda e periósteo, que se inserem na linha temporal, são liberados com esvaziamento cortante. Uma veia zigomaticotemporal pode ser encontrada 5 a 10 mm lateral à sutura zigomaticofrontal (19,20).

Incisões de liberação transversais são feitas através do periósteo ao longo da margem supra-orbital para permitir avanço do retalho de testa. Os músculos corrugador e prócero são divididos usando-se tesoura endoscópica. Divisão do músculo frontal, embora não executada rotineiramente, pode ser efetuada entre os feixes neurovasculares supra-orbitais. A hemostasia é obtida com cauterização.

Suspensão e fixação do retalho são efetuados após avanço do retalho para níveis predeterminados. Várias técnicas diferentes de fixação de retalho estão descritas na literatura, que incluem as seguintes: (a) grampos na pele e esparadrapo, (b) colocação de microparafusos nas incisões paramedianas do retalho anterior e fixação com grampos de pele posteriormente ao microparafuso (25), (c) suturas de suspensão com fixação a microparafusos corticais (16), (d) suturas de suspensão de náilon com fixação a uma miniplaca de titânio no vértice, (e) suturas presas através de túneis ósseos corticais, (f) parafusos absorvíveis e âncoras corticais (Endotine Coapt Systems, Palo Alto, CA), e (g) cola de fibrina. A experiência ou preferência do cirurgião pode determinar em certo grau o método de fixação usado. Estudos recentes, porém, ajudarão a confirmar ou negar o mérito científico de algumas destas técnicas. Mais especificamente, os métodos de fixação que confiam em meios temporários de fixação como cola de fibrina ou parafusos transcutâneos removíveis tendem a ser ineficazes de acordo com estudos recentes que examinaram o quadro temporal para aderência perióstica. Talvez o melhor estudo sobre o assunto, feito por Scalfani *et al.* (26,27), demonstrou que aproximadamente um mínimo de 6 semanas é necessário para aderência entre o crânio e o periósteo sobrejacente. Assim, fixação a curto prazo provavelmente não será adequada para manter elevação superciliar. Fixação por sutura a um microparafuso na incisão do retalho anterior é usada freqüentemente. Suspensão da testa lateral e superciliar é obtida com avanço de retalho súpero-lateral seguido pela fixação com suturas de polidioxanona (PDS) 2.0 desde a fáscia temporoparietal à camada superficial da fáscia temporal profunda. Um dreno subperióstico pode ser colocado. As incisões no couro cabeludo são fechadas com grampos cirúrgicos. Um curativo compressivo é aplicado. Os parafusos são removidos no 10º dia de pós-operatório no consultório.

A incidência de cicatriz pós-operatória, alopecia e neuropatia sensitiva pode ser diminuída em comparação com aquelas após o *lift* coronal padrão. Todas as outras complicações são semelhantes às técnicas de *lifting* de testa padrão. A quantidade de *lifting* de testa que pode ser obtida e mantida ainda precisa ser confirmada constantemente. Embora as técnicas de *lifting* endoscópico de testa ofereçam distintas vantagens, estudos a longo prazo são necessários para avaliar se os resultados são comparáveis àqueles dos procedimentos coronais.

COMPLICAÇÕES

Os procedimentos de rejuvenescimento facial superior podem ser realizados com o paciente sob anestesia local e sedação se efetuados isoladamente, ou sob anestesia geral com procedimentos mais extensos de rejuvenescimento facial. Podem se apresentar as complicações potenciais associadas a qualquer anestesia geral ou cirurgia.

O diagnóstico das deformidades presentes na face superior impõe um maior desafio ao cirurgião que aquele da face inferior. Como tal, o cirurgião deve

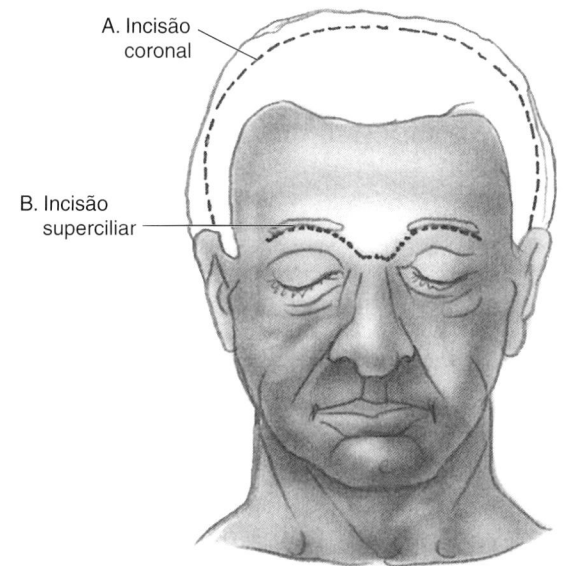

Figura 20.19

O esvaziamento supra-orbital é efetuado com o escópio de 30 graus e 4 mm na incisão central e um pequeno elevador endoscópico nas incisões paramedianas.

identificar especificamente os interesses do paciente e os sinais de envelhecimento que podem ser corrigidos por cirurgia. Esse diagnóstico preciso levará à escolha do procedimento mais apropriado. Os pacientes devem compreender exatamente o que pode e não pode ser obtido com qualquer procedimento dado, e suas expectativas devem ser reais. Caso contrário, eles podem ficar insatisfeitos com um resultado cirúrgico satisfatório. Complicações potenciais específicas são discutidas nas seções a seguir (28,29).

Sangramento

Sangramento importante é raro mas pode ser encontrado da artéria temporal superficial nos *lifts* coronal, pré-capilar ou tricofítico ou das artérias supratroclear ou supra-orbital em qualquer destes procedimentos. Na região cantal lateral, sangramento pode ocorrer da artéria zigomaticotemporal. Hemostasia absoluta com cautério bipolar é recomendada. Sangramento intenso pode ocorrer do próprio couro cabeludo no *lift* coronal de testa. Nós não usamos clipes de Raney, mas consideramos que a vasoconstrição obtida com epinefrina no anestésico de infiltração local é extremamente importante. Vasos do couro cabeludo no plano galeal devem ser cauterizados, tomando cuidado para evitar folículos pilosos.

Lesão de Nervo Sensitivo

Hipoestesia temporária ou ocasionalmente hiperestesia pode ocorrer por causa de irritação dos nervos supratroclear e supra-orbital durante elevação de retalho sobre a margem supra-orbital. Hipoestesia ou anestesia permanente central e imediatamente posterior à incisão do *lift* coronal, até 2 cm de diâmetro, não é incomum. Isto geralmente não causa preocupação ao paciente, embora eles devam ser avisados disto pré-operatoriamente. O *lift* pré-capilar ou tricofítico causará uma área maior de hipoestesia posterior à linha de incisão. O procedimento de superciliopexia resulta em hipoestesia temporária na margem superciliar lateral por vários meses.

Lesão de Nervo Motor

O ramo frontal do nervo facial está em risco principalmente na região zigomática, provavelmente tanto pela anestesia por infiltração quanto pelo esvaziamento cirúrgico. Para diminuir o risco de lesão deste nervo lateralmente, a incisão do músculo frontal na testa central deve ser mantida entre as pupilas. Se ganchos afiados forem usados, eles devem ser colocados e removidos judiciosamente, especialmente na região temporal.

Lagoftalmia

É extremamente improvável que ocorra lagoftalmia quando qualquer dos procedimentos de *lifting* de testa for usado isoladamente. No caso de uma blefaroplastia superior prévia ou concomitante, é importante ser conservador ao excisar pele da testa ou suspender os supercílios para evitar fechamento inadequado da pálpebra superior, exposição da córnea e possível cicatriz corneana com perda visual. Colocação imprecisa das suturas de suspensão através do músculo orbicular do olho no procedimento de superciliopexia pode causar lagoftalmo temporário. Na maioria dos casos, a resolução gradual da testa ou supercílios hipercorrigidos associados aos procedimentos de *lifting* resulta na resolução da lagoftalmia branda inicial. Obediência do paciente ao usar colírio e pomada oftálmica deve ser obtida nestas fases iniciais.

Alargamento da Cicatriz

Alargamento da cicatriz ocorre mais freqüentemente na região temporal, provavelmente como resultado da natureza oblíqua dos folículos pilosos e biselamento impreciso das incisões iniciais ou excisionais no *lift* coronal de testa. Tensão excessiva ou excesso de eletrocauterização também podem contribuir para a perda de folículos pilosos.

Alopecia

Os pacientes podem presumir que estão sofrendo perda de cabelo se todo o cabelo aparado durante a cirurgia não for tirado com pente. Perda verdadeira resultante de trauma folicular é incomum e freqüentemente precedida por uma história de alopecia. Se um *lift* coronal secundário for realizado com a segunda incisão posterior à primeira, pode ocorrer perda de cabelo entre as duas incisões.

Infecção

Infecção é rara. Sua incidência é aumentada após desenvolvimento de hematoma em pacientes diabéticos e naqueles que se submeteram à cirurgia prolongada. Os pacientes são protegidos com uma dose única de antibiótico de amplo espectro (cefazolina), 1 hora antes da cirurgia. Irrigação da ferida com solução antibiótica pode ser feita se indicada. O tratamento consiste em incisão e drenagem e antibióticos intravenosos e orais quando indicado. Se forem usadas suturas permanentes para fechamento da gálea, ocasionalmente pode ocorrer deiscência.

EMERGÊNCIAS

Hematoma

Um hematoma se expandindo rapidamente embaixo de um retalho de testa poderia comprometer a vascularidade do retalho ou pelo menos predispor a uma perda importante de cabelo. Sangramento para causar este problema ocorre mais comumente a partir de ramos da artéria temporal superficial na raiz superior da hélice, mas também poderia ocorrer das artérias supra-orbital ou supratroclear. Elevação imediata do retalho com exploração e cauterização de locais sangrantes deve ser feita, e colocado um dreno a aspiração. Antibióticos intravenosos e depois orais são dados para diminuir o risco de infecção subseqüente. Um hematoma menor, localizado, como na glabela ou associado ao *lift* superciliar direto, pode ser tratado satisfatoriamente usando-se incisão e drenagem, seguida por um curativo compressivo. Isto é repetido diariamente até não ser vista mais recorrência do hematoma.

Úlcera de Córnea

Ulceração corneana tende mais a ocorrer em associação ao *lift* coronal ou superciliar direto efetuados ao mesmo tempo em que uma blefaroplastia superior, ou se esta última tiver sido efetuada previamente. Reconhecimento precoce da exposição por causa da lagoftalmia é obrigatório. O tratamento inclui colírio e pomada oftálmica e uma proteção ocular ou uma tarsorrafia. Está indicado parecer oftalmológico precoce.

Lesão de Nervo

Lesões parciais e temporárias de nervos sensitivos não são raras quando qualquer manipulação é realizada na região dos nervos supra-orbital e supratroclear. Observação expectante é a regra. Lesão de nervo frontal resultando em paralisia parcial ou completa do nervo também requer apenas observação esperançosa; entretanto, tranqüilização firme do paciente e acompanhamento freqüente são necessários em virtude da natureza cosmética destes procedimentos. Se a função não retornar dentro de 3 semanas, estudos nervosos são efetuados para confirmar a integridade do nervo e para acalmar o paciente e o cirurgião. Tratamento a longo prazo de qualquer deformidade residual incluiria *lifting* superciliar direto no lado afetado para melhorar a assimetria em repouso.

DISCUSSÃO

Os últimos anos testemunharam um imenso aumento no interesse pelo rejuvenescimento da face superior. O *lift* coronal de testa e o *lift* direto de supercílios sofreram numerosas modificações para alcançar resultados mais naturais e superiores. Este aumento nas opções cirúrgicas obriga a uma atenção mais acurada ao diagnóstico das deformidades e seleção de procedimentos. Algumas técnicas são específicas para uma dada indicação, como o uso do *lift* superciliar direto em um paciente com paralisia de testa/supercílio unilateral. Não obstante, embora claramente muitas vias de acesso e técnicas sejam usadas, os tipos mais freqüentemente usados pelo autor sênior são os *lifts* tricofítico e endoscópico. A discussão em congressos nacionais e na literatura durante um período nos anos 1990 sugeriu o declínio e provável fim do uso de procedimentos abertos, com substituição pela conduta endoscópica. LaFarrière e Perkins (30,31) resumiram sua experiência com o *lift* endoscópico de supercílio em comparação com *lifts* de testa abertos concluindo que nenhuma diferença nos resultados é aparente. Entretanto, a análise mais recente de resultados a longo prazo sugere que a resposta não é tão clara. Tanto um estudo nacional quanto um estudo por Baker (32,33) revendo os resultados de 21 cirurgiões de Nova York demonstraram taxas de complicações que foram mais próximas dos procedimentos abertos do que previamente relatado. Estes estudos também revelaram que os resultados estéticos do *lift* endoscópico também não foram considerados tão favoráveis quanto anteriormente descrito. Uma tendência ao uso crescente das condutas abertas e um declínio da conduta endoscópica são aparentes (32,33). Isto não pretende sugerir uma condenação do *lift* endoscópico de testa, uma vez que ambas as condutas têm papéis valiosos no tratamento da testa em envelhecimento. Entretanto, é um reconhecimento de que cada paciente deve ser avaliado como um indivíduo, levando em consideração a linha do cabelo, tipo de pele, grau das rítides, posição dos supercílios, e os objetivos estéticos do indivíduo antes que um tratamento cirúrgico possa ser recomendado.

Tratamentos adjuvantes também são um aspecto importante do rejuvenescimento do terço superior da face. O Botox claramente mudou o modo como esta região é abordada, uma vez que prove excelente apagamento das rítides dinâmicas e, assim, reduz a necessidade de ser tão agressivo com a execução de mioplastia cirúrgica. Materiais de preenchimento baseados em ácido hialurônico fornecem uma opção de maior duração aos pacientes do que oferecia o colágeno, e materiais futuros provavelmente continuarão a estender a duração da eficácia dos preenchimentos. Finalmente, técnicas de ressuperficialização, quer sejam químicas, a *laser,* ou à base de luz (*i. e.,* luz pulsada intensa) oferecem uma solução para as rítides mais finas da pele. A ressuperficialização da pele serve para ser sinergística com os efeitos dos tratamentos cirúrgicos da testa. À medida que as modalidades de ressuperficialização continuarem a ser aperfeiçoadas, o mesmo acontecerá com os resultados finais que seremos capazes de proporcionar aos nossos pacientes.

PONTOS IMPORTANTES

- O supercílio é o marco anatômico chave na estética da testa. Suas características passivas e dinâmicas, diferenças entre os sexos, e alterações com o envelhecimento são fatores importantes ao selecionar o procedimento apropriado de rejuvenescimento.

- Os principais procedimentos de *lifting* para rejuvenescimento facial superior são o *lift* coronal de testa, *lift* endoscópico de testa e o *lift* direto de supercílio. Modificações de cada um têm indicações específicas.

- Diagnóstico preciso das queixas e achados específicos de cada paciente é necessário de modo a que se possa escolher o procedimento correto.

- As cicatrizes resultantes devem ser explicadas detalhadamente de modo que o paciente possa ajudar a escolher o procedimento ideal.

- Exame oftalmológico completo é necessário em pacientes que fizeram blefaroplastia superior prévia ou nos quais uma blefaroplastia superior irá ser feita concomitantemente com *lifting* de testa ou supercílios. Atenção específica aos problemas de olho seco e à cirurgia conservadora está indicada.

- Todas as incisões devem ser feitas para manter integridade dos folículos, evitar o primeiro ramo do nervo trigêmeo e o ramo frontal do nervo facial.

- Para resultados de longa duração, elevação do retalho de testa sobre a margem supra-orbital e suspensão galeal são necessárias. Em procedimentos de *lifting* superciliar direto e suas modificações, o músculo orbicular do olho deve ser suspenso no periósteo.

- Para manter um contorno liso da testa, incisar em vez de excisar os músculos prócero e frontal.

- Ao redispor os retalhos, hipercorrigir para permitir o inevitável esticamento de volta.

- Procedimentos na testa podem estar indicados em pacientes que geralmente não são considerados candidatos, incluindo mulheres jovens que têm ptose prematura dos supercílios e homens que não têm calvície em padrão masculino ou são candidatos a transplantes de cabelo.

REFERÊNCIAS

1. Brennan HG. The frontal lift. *Arch Otolaryngol* 1978;104(1):26-30.
2. Brennan HG. The forehead lift. *Otolaryngol Clin North Am* 1980;13(2):209-223.
3. Paul MD. The evolution of the brow lift in aesthetic plastic surgery. *Plast Reconstr Surg* 2001;108(5): 1409-1424
4. Vinas JC. Plan de la ritidoplastia y zona tabu. In: *Transactions of the 4th Brasilian Congress on Plastic Surgery.* Porte Alegre, Brazil, Oct. 5-8, 1965:32.
5. Pitanguy I. Indications for treatment of frontal and glabellar wrinkles in an analysis of 3404 consecutive cases of rhytidectomy. *Plast Reconstr Surg* 1981;67(2):157-168.
6. Adamson PA, Cormier R, McGraw BL. The coronal forehead lift: modifications and results. *J Otolaryngol* 1992;21(1):25-29.
7. Isse NG. Endoscopic forehead lift. Presented at the Annual Meeting of the Los Angeles County Society of Plastic Surgeons. Los Angeles, September 12, 1992.
8. Ousterhout DK. Feminization of the forehead: contour changing to improve female aesthetics. *Plast Reconstr Surg* 1987;79(5):701-713.
9. Sabini P, Wayne I, Quatela VC. Anatomical guides to precisely localize the frontal branch of the facial nerve. *Arch Facial Plast Surg* 2003;5(2):150-152.
10. Cook TA, Brownrigg PJ, Wang TD, et al. The versatile midforehead brow lift. *Arch Otolaryngol Head Neck Surg* 1989;115(2):163-168.
11. McCord CD, Doxanas MT. Browplasty and browpexy: an adjunct to blepharoplasty. *Plast Reconstr Surg* 1990;86(2):248-254.
12. Adamson PA. The forehead lift: refinements in surgical technique. *J Otolaryngol* 1986;15(2):89-93.
13. Fleming RW, Mayer TG. Scalp flaps: reconstruction of the unfavorable result in hair replacement surgery. *Head Neck Surg* 1985;7(4):315-331.
14. Kerth JD, Toriumi DM. Management of the aging forehead. *Arch Otolaryngol Head Neck Surg* 1990;116(10):1137-1147.
15. Brennan HG, Rafaty FM. Mid-forehead incisions in treatment of the aging face. *Arch Otolaryngol Head Neck Surg* 1982;108(11):732-734.
16. Johnson CM Jr, Waldman SR. Mid-forehead lift. *Arch Otolaryngol Head Neck Surg* 1983;109(3):155-159.
17. Brennan HG. Correction of the ptotic brow. *Otolaryngol Clin North Am* 1980;13(2):265-273.
18. Jarchow RC. Direct browplasty. *South Med J* 1987;80(5):597-600.
19. Core GB, Vasconez L, Graham HD. Endoscopic browlift. *Clin Plast Surg* 1995;22:619-631.
20. Graham HD III, Core GB. Endoscopic forehead lifting using fixation sutures. *Tech Otolaryngol Head Neck Surg* 1995;8:245-252.
21. Isse NG. Endoscopic facial rejuvenation: endoforehead, the functional lift: case reports. *Aesthetic Plast Surg* 1994;18:21-29.
22. Ramirez OM. Endoscopic techniques in facial rejuvenation: an overview. Part I. *Aesthetic Plast Surg* 1994;18:141-147.
23. Vasconez LO, Core GB, Gamboa-Bobadilla M, et al. Endoscopic techniques in coronal brow lifting. *Plast Reconstr Surg* 1994;94:788-793.
24. Hamas RS. Reducing the subconscious frown by endoscopic resection of the corrugator muscles. *Aesthetic Plast Surg* 1995;19:21-25.
25. Miller PL Wang TD, Cook TA. Rejuvenation of the aging forehead and brow. *Facial Plast Surg* 1996;12:147-155.
26. Sclafani AP, Fozo MS, Romo T III, et al. Strength and histological characteristics of periosteal fixation to bone after elevation. *Arch Facial Plast Surg* 2003;5:63-66.
27. Romo T III, Sclafani AP, Yung RT, et al. Endoscopic foreheadplasty: a histologic comparison of periosteal refixation after endoscopic versus bicoronal lift. *Plast Reconstr Surg* 2000;105:1111-1117.
28. Adamson PA, Johnson CM Jr, Anderson JR, et al. The forehead lift: a review. *Arch Otolaryngol Head Neck Surg* 1985;111(5):325-329.
29. Beeson WH, McCollough EG. Complications of the forehead lift. *Ear Nose Throat J* 1985;64(12):575-583.
30. Puig CM, LaFerriere KA. A retrospective comparison of open and endoscopic brow-lifts. *Arch Facial Plast Surg* 2002;4(4):221-225.
31. Dayan SH, Perkins SW, Vartanian AI, et al. The forehead lift: endoscopic versus coronal approaches. *Aesthetic Plast Surg* 2001;25(1):35-39.
32. Chiu ES, Baker DC. Endoscopic brow lift: a retrospective review of 628 consecutive cases over 5 years. *Plast Reconstr Surg* 2003;112:628-633.
33. Elkwood A, Matarasso A, Rankin M, et al. National plastic surgery survey: brow lifting techniques and complications. *Plast Reconstr Surg* 2001;108(7):2143-2150.

CAPÍTULO 21

Malformação Auricular Congênita

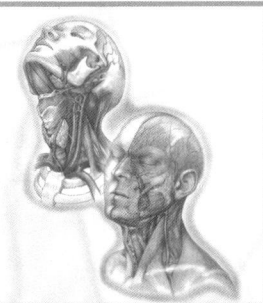

Eugenio A. Aguilar III

A análise das malformações auriculares exige uma base de conhecimento abrangente para selecionar a correção apropriada. Estudo incompleto tem levado a resultados desastrosos e o cirurgião plástico deve conhecer bem os múltiplos procedimentos cirúrgicos que existem antes de realizar um. Este capítulo abrange as deformidades da orelha, variando desde simples orelhas de abano até grandes deformidades congênitas. O componente isolado mais importante para um resultado bem-sucedido é a experiência cirúrgica do cirurgião. Leitura adequada e atenção meticulosa ao detalhe levarão ao melhor resultado possível. Além disso, o cirurgião plástico deve conceber que o tratamento do paciente com uma deformidade auricular pode necessitar de uma abordagem de equipe que inclua otologista, psiquiatra, audiologista e radiologista. A família merece uma abordagem coordenada e deve conhecer o plano total desde o início.

ORELHAS DE ABANO

Orelhas protrusas são um defeito bastante comum que muitos cirurgiões plásticos são chamados a corrigir. Um extensa gama de escolhas está disponível e todo cirurgião plástico deve conhecer pelo menos uma técnica que possa ser usada para alcançar resultados confiáveis. É necessária uma combinação de arte e habilidade técnica para proporcionar os melhores resultados constantemente. Embora o diagnóstico de orelhas de abano seja normalmente feito apenas com base na visão, o cirurgião necessita de certa informação para tomar uma decisão a respeito da intervenção. O ângulo normal entre a orelha e a cabeça deve ser entre 15° e 25° a 30° (1). Geralmente, um ângulo acima de 30° torna muito mais fácil a decisão de operar. Outros defeitos menos observáveis exigem conhecimento da anatomia da orelha. Às vezes o ângulo da orelha é inferior a 30°, mas alguma característica anatômica torna a orelha ofensiva para a família ou o paciente.

Anatomia e Embriologia

Os marcos anatômicos topográficos em uma orelha normal estão mostrados na Figura 21.1. De particular importância são hélice, pilar superior, pilar inferior, escafa e antélice, bem como a cimba da concha e a cavidade da concha, as duas estruturas que constituem a escavação conchal inteira.

O desenvolvimento da orelha é visto pela primeira vez no embrião de 5 semanas. A orelha começa como 6 proliferações mesenquimais nas extremidades dorsais do primeiro e segundo arcos faríngeos, rodeando a primeira fenda faríngea. Inicialmente, a orelha externa está localizada no pescoço inferior. À medida que a mandíbula se desenvolve, a orelha ascende para o lado da cabeça, ao nível dos olhos. A noção mais comum (Fig. 21.2) é que os seis montículos se correlacionam diretamente com trago, hélice, cimba, escafa, antélice e antitrago (2).

A musculatura intrínseca e extrínseca está associada a cada orelha. Os músculos intrínsecos são das hélices maior e menor, o trago, o antitrago, o transverso e o oblíquo. Os músculos externos incluem o auricular anterior, o auricular superior e o auricular posterior.

A orelha recebe seu suprimento sanguíneo de três artérias: temporal superficial, auricular posterior e occipital. O sistema venoso envolve as veias auricular posterior, jugular externa, temporal superficial e retromandibular. Os linfáticos da orelha drenam anteriormente para os linfonodos parotídeos e, posteriormente, para os linfonodos cervicais. A inervação da orelha é por meio do VII nervo craniano, com o ramo temporal suprindo os músculos auricular anterior e superior, e o ramo auricular posterior suprindo o músculo auricular posterior. A inervação sensitiva, da-se, principalmente, a partir do nervo occipital menor, o ramo mastóideo do nervo occipital menor, o nervo auricular maior (C2, C3) e o nervo auriculotemporal. O nervo de Arnold, um ramo do X nervo craniano, supre a concha.

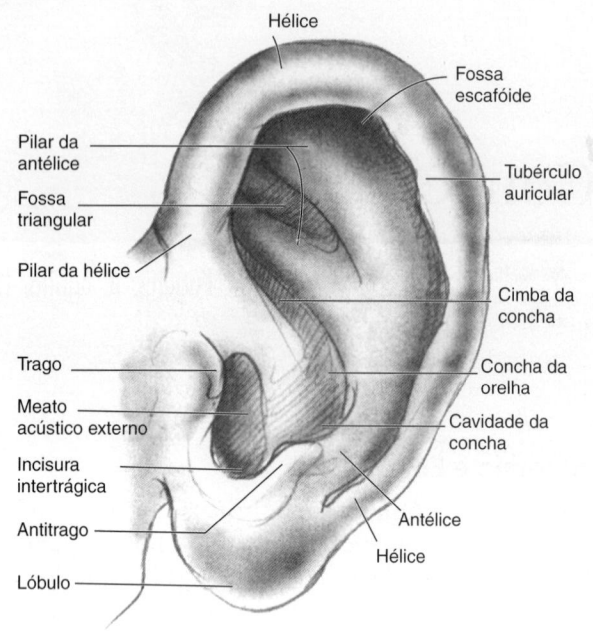

Figura 21.1
Anatomia da orelha.

Uma orelha normal e suas dimensões são mostradas na Figura 21.3. O eixo vertical da orelha é considerado inclinado cerca de 20° posteriormente. A altura vertical é comumente igual à distância entre a margem orbital lateral e a raiz da hélice a nível do supercílio (-6 cm). A largura deve ser 55% do comprimento, e geralmente a margem da hélice salienta-se 1 a 2 cm do crânio; o ângulo de protrusão deve estar entre 21° e 30°. A área superior da orelha normalmente está situada ao mesmo nível do supercílio (3).

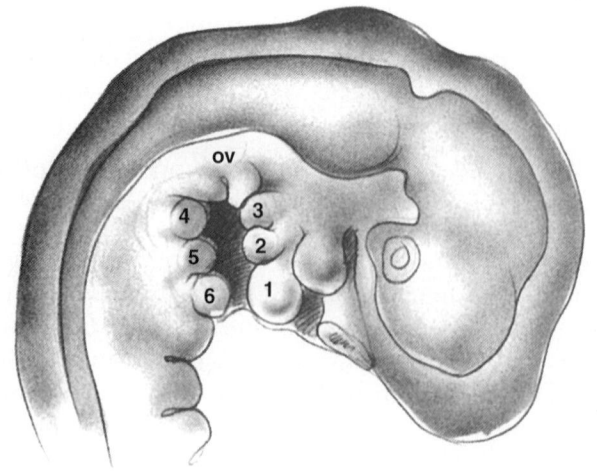

Figura 21.2
A orelha no embrião humano de 5 semanas se desenvolve a partir de 6 montículos.

Avaliação Pré-Operatória

Quando as dimensões da orelha do paciente diferem desta regras práticas, existe uma deformidade auricular que pode exigir intervenção cirúrgica. Para obter uma orelha com o aspecto mais normal possível através de cirurgia, diversos marcos auriculares importantes devem ser considerados.

A orelha geralmente terá uma má prega antelical e concha superdesenvolvida. Freqüentemente a escafa será anormalmente formada, com uma falta óbvia de pilares superior e inferior circundando a fossa triangular. Além disso, a hélice pode ser anormal em definição e curvatura.

O objetivo usual da operação é obter alguma redução da orelha, trazendo-a para dentro da faixa de 15° a 25°, enquanto mantém aspecto e curvatura normais dos componentes auriculares. A curva helical deve permanecer delicada depois da cirurgia, sem quebras ou efeitos de pinçamento incomuns. Também pode ser necessário reduzir uma concavidade excessivamente grande da concha durante a cirurgia. A margem helical deve ser avaliada depois da cirurgia e sua altura desde a pele mastóidea documentada. O terço médio da hélice deve medir 14 a 16 mm, e o terço superior, 16 a 18 mm.

A avaliação pré-operatória sempre deve incluir várias fotografias boas. Além da vista frontal, a documentação adequada deve incluir vistas oblíqua, lateral e posterior. Ambas as orelhas devem ser comparadas e avaliadas quanto a, pelo menos, três critérios básicos: a espessura e a rigidez da cartilagem, e a simetria de uma orelha em comparação à outra. Tubérculos de Darwin devem ser observados, como quaisquer outras dobras que possam existir.

O cirurgião quererá elaborar uma lista de verificação como a da Tabela 21.1. Isto será extremamente útil durante a avaliação pré-operatória e assegurará que nenhum detalhe importante seja perdido. Esta informação deve ser discutida por completo com o paciente e a família a fim de esclarecer quaisquer pontos de incerteza. Quanto mais envolvido o paciente fique em ajudar a planejar o procedimento cirúrgico, mais provável é que o cuidado pós-operatório necessário seja adequadamente implementado. A otoplastia é melhor que seja feita antes de a criança começar na escola, entre as idades de 5 e 6 anos, quando a criança tem idade suficiente para suportar as necessárias manipulações pós-operatórias.

Enfatizando a importância de tornar a reconstrução da orelha um assunto da família, Eavey (4) aconselha os pais sobre a condição, bem como as técnicas para corrigir a orelha. Ele também descreve esforços de pesquisa que estão sendo realizados no campo da engenharia tecidual.

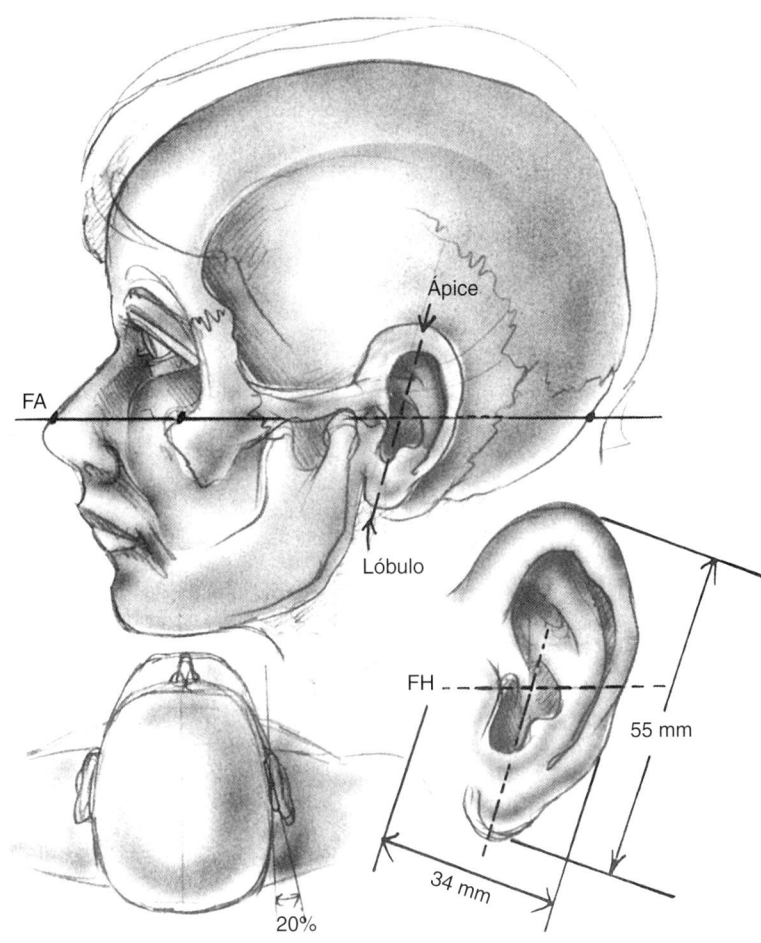

Figura 21.3
Orelha normal, com dimensões médias em uma criança de 6 anos.

Em um estudo de 92 pacientes pediátricos, Eavey (4) observou que as crianças com microtia e malformação auricular importante necessitam de atenção global à orientação precoce da família, perda auditiva esperada e inesperada, desenvolvimento da linguagem, condições médicas associadas e questões de reconstrução auricular e otológica.

Em 1999, Wang (5) propôs o uso de tratamento protético precoce como sendo psicologicamente benéfico para as crianças que têm um defeito de orelha resultante de malformação congênita e descreveu procedimentos para confirmar localizações de implantes auriculares craniofaciais usando informação de tomografia computadorizada (TC). Os procedimentos também podem ser aplicados a crianças e adultos para identificar localizações para colocação de implante auricular – um método que assegura localizações precisas para colocação de implante e um melhor prognóstico protético para pacientes com defeitos auriculares.

Técnicas Cirúrgicas

Técnica de Mustarde

A técnica de Mustarde (Fig. 21.4) envolve colocar várias suturas de colchoeiro horizontais (geralmente Ethicon ou Ticron) ao longo da escafa, em uma linha curva para criar um sulco antelical. Esta técnica tem várias vantagens. Uma prega antelical de aparência normal pode ser criada e, quando colocadas corretamente, as suturas fixam-se indefinidamente. Mesmo um cirurgião inexperiente pode esperar excelentes resultados. A maioria dos cirurgiões tende a esquecer que uma sutura de Mustarde também pode ser usada para criar um pilar superior ou inferior mais do que adequado.

Problemas podem ser esperados se as suturas forem incorretamente colocadas. Elas poderiam tornar-se observáveis ou poderiam erodir através da pele pós-auricular. Se elas deixarem de manter a curva adequada da prega antelical, uma segunda cirurgia poderá ser necessária. Simplesmente usar uma técnica de Mustarde não é normalmente suficiente para a maioria das otoplastias, pois trabalho também precisa ser feito na área da escavação da concha.

Técnica de Converse

A técnica de Converse (Fig. 21.5) é um pouco mais complicada e só pode ser executada por um cirurgião experiente (1). É criada uma ilha de cartilagem que se assenta anteriormente ao resto da cartilagem conchal.

TABELA 21.1 DIAGNÓSTICO
OTOPLASTIA
Critérios de deformidade
Ângulo entre a orelha e a cabeça, 25° a 30° ou mais
Dimensões diferentes da orelha normal
Eixo vertical – cerca de 20° posteriormente
Altura vertical – cerca de 6 cm
Largura – aproximadamente 55% do comprimento
Margem helical – protrusão de 1 a 2 cm do crânio
Ângulo de protrusão – 21° a 30°
Área superior – normalmente a nível do supercílio
Outra anatomia que torne a orelha ofensiva à família ou ao paciente
Um ou mais marcas anatômicas auriculares importantes de deformidade
Prega antelical muito insuficiente
Concha mal desenvolvida
Escafa anormalmente formada
Falta óbvia de pilares superior e inferior delimitando a fossa triangular
Critérios comparativos
Espessura da cartilagem da escafa
Rigidez da cartilagem da escafa
Simetria das duas orelhas
Tubérculos de Darwin
Outras pregas pré-auriculares
Fotografias de documentação
Vista frontal
Vista oblíqua
Vista posterior

Esta cartilagem produz uma prega de aspecto normal sem nenhuma margem aguçada na antélice corrigida. As vantagens desta técnica são que ela permite retração mais permanente da orelha e constitui uma correção potencialmente mais permanente da antélice. Além disso, como a própria ilha não é suturada, a curvatura da antélice é delicada.

Técnica de Farrior

A técnica de Farrior (Fig. 21.6) também exige um cirurgião experiente (6). As incisões são feitas apenas através da cartilagem na margem conchal; a seguir, cunhas longitudinais são removidas a nível do pilar superior e da futura prega antelical. Uma incisão, então, é feita através da cartilagem a nível da prega antelical, criando uma ilha semelhante àquela da técnica de Converse. A ilha se alarga de inferior a superior. Esta técnica produz uma flexão mais delicada da antélice.

Técnica de Pitanguy

A técnica de Pitanguy (Fig. 21.7) usa um retalho insular menor e uma sutura conchal assentada por trás (1). Ela é apropriada para uso em pacientes que tenham apenas uma pequena quantidade de cartilagem antelical. Novamente, esta técnica exige um cirurgião experiente.

Técnica de Furnas

A técnica de sutura conchal – mastóide de Furnas (Fig. 21.8) – é um procedimento importante para reduzir a escavação conchal, parte de qualquer procedimento de otoplastia bem-sucedido. Quando ela é grande demais, uma ilha pode ser tirada da escavação da concha para estreitá-la e para permitir que a porção proximal se situe firmemente contra a mastóide. A técnica de Furnas sempre deve ser usada em conjunção com uma técnica de redução da concha. Esta técnica ajuda a retrair a orelha permanentemente. Se a sutura foi colocada demasiado anteriormente na mastóide, acha-se que causa algum encurvamento da escavação conchal no orifício do canal externo, causando fechamento parcial do canal. Para evitar estreitamento do canal acústico externo, é importante lembrar de colocar a extremidade mastóidea da sutura concha-mastóide tão longe, poste-

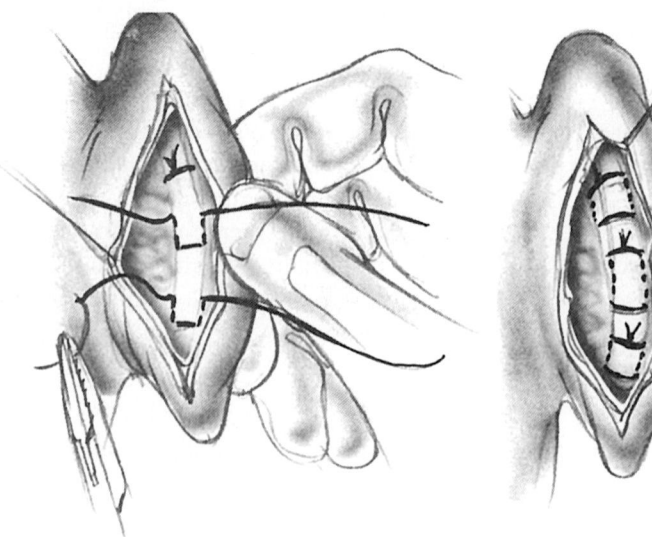

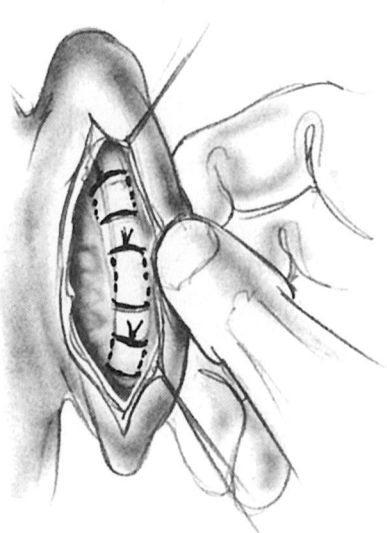

Figura 21.4
Técnica de Mustarde. **A:** Marcando a prega antelical com azul de metileno. **B:** Colocação de suturas de colchoeiro horizontais.

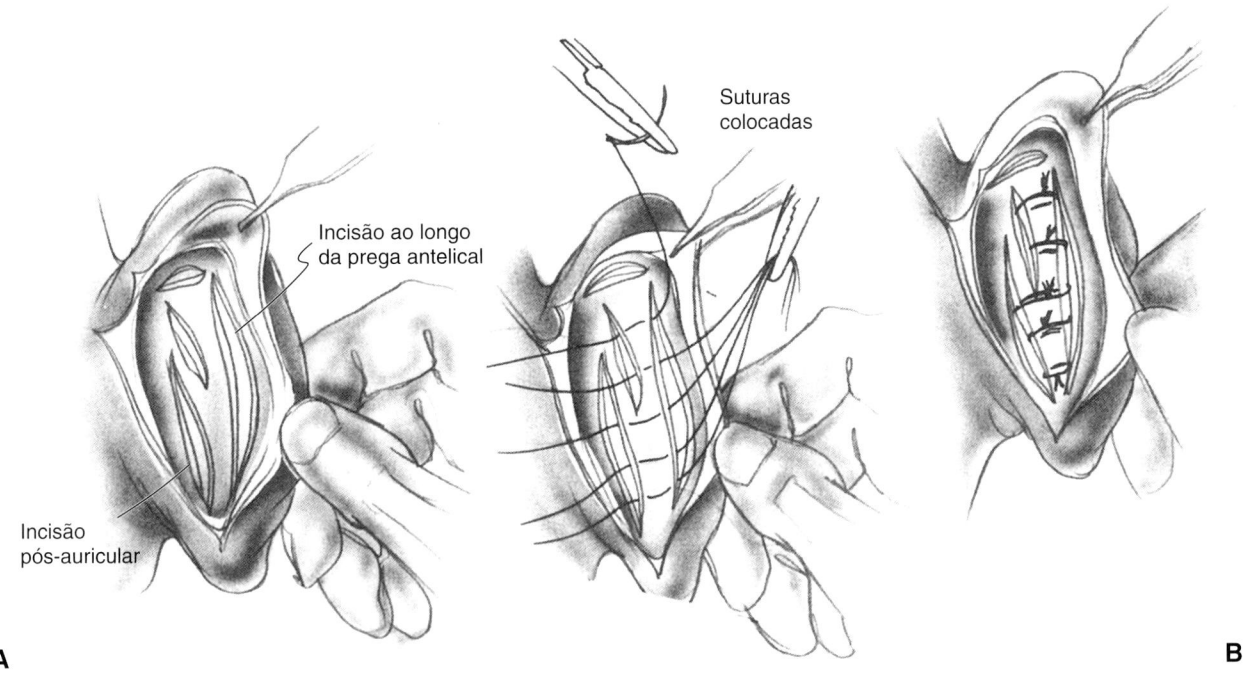

Figura 21.5
Técnica de Converse de otoplastia. **A:** Incisão pós-auricular e incisão ao longo da prega antelical. **B:** Suturas ao longo da antélice.

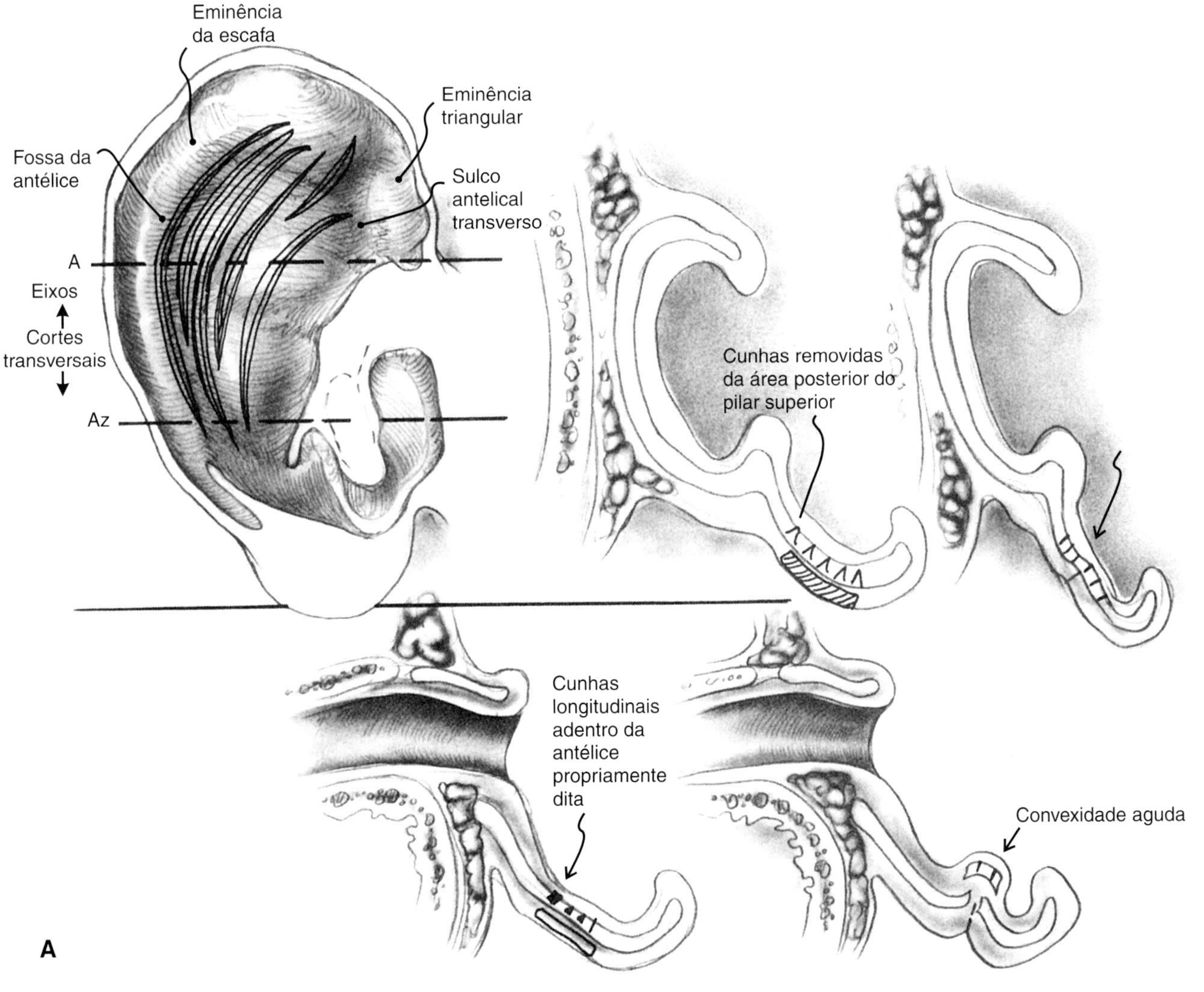

Figura 21.6
Técnica de Farrior. **A:** Incisão pós-auricular com incisão ao longo da prega antelical, e redução da concha. **B:** Suturas no lugar. (*Continua.*)

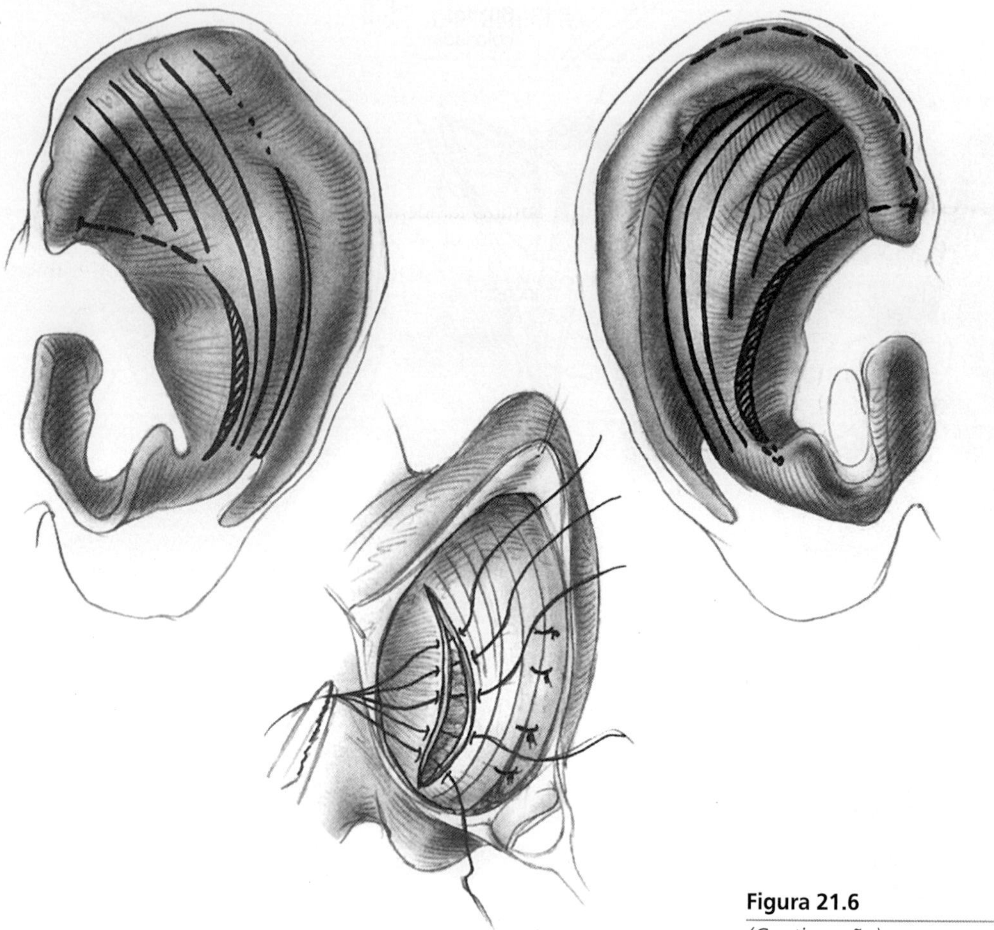

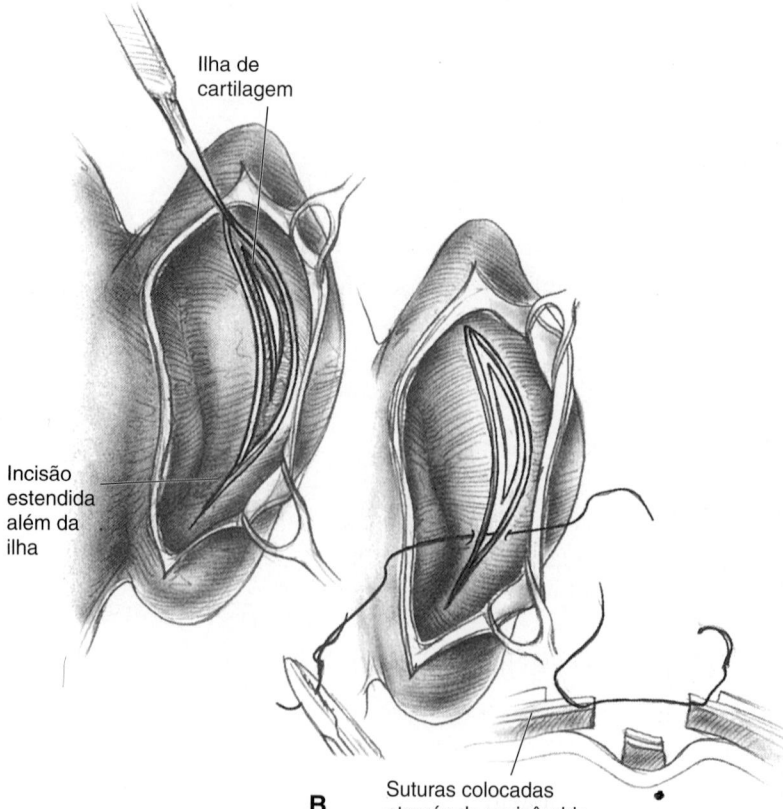

Figura 21.6
(Continuação).

Figura 21.7
Técnica de Pitanguy. **A:** Incisão pós-auricular e criação de retalho insular antelical. **B:** Suturas de redução conchal e suturas em torno do retalho insular.

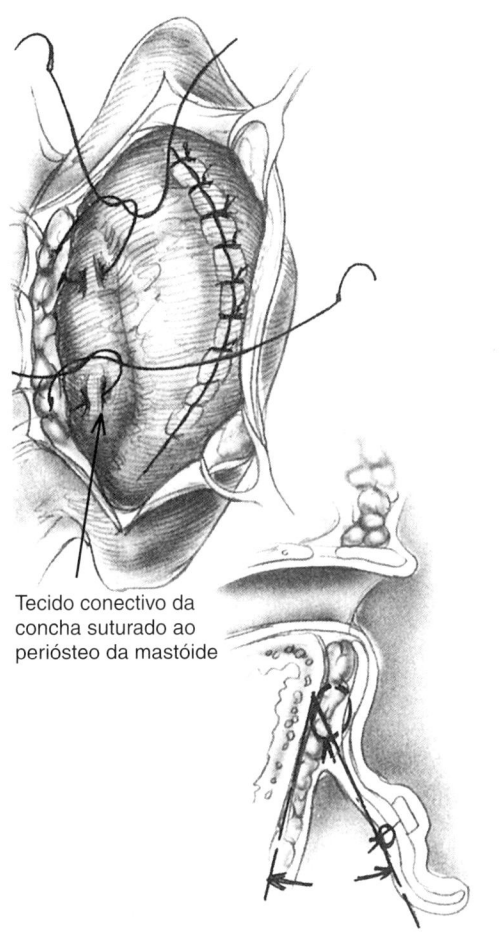

Figura 21.8
Sutura concha-mastóide de Furnas.

riormente, quanto possível. Estas cinco técnicas de otoplastia estão sumariadas na Tabela 21.2.

Complicações e Emergências

Quatro complicações importantes podem ocorrer após otoplastia (Tabela 21.3). A complicação mais temida é policondrite. A complicação mais comum é a correção inadequada, e os pacientes e suas famílias devem ser alertados para esta possibilidade. Uma cirurgia secundária pode ser necessária dentro de 1 ano, mesmo quando a otoplastia inicial foi efetuada por um cirurgião bem treinado. Um hematoma provavelmente é o problema mais fácil de detectar, e muitas vezes é revelado durante o primeiro exame pós-operatório. Drenagem simples deve prevenir quaisquer resultados indesejados.

Outra complicação é a deformidade em "orelha de telefone", que é causada por flexão demasiada da antélice a um nível igual à porção média da orelha, e flexão inadequada nos pólos superior e inferior. Este problema pode ser evitado verificando-se repetidamente, a tensão em todas as suturas durante a cirurgia.

TABELA 21.2 TRATAMENTO
OTOPLASTIA

Técnica de Mustarde
Vantagens
  Pode ser criada prega antelical de aparência muito normal, que as suturas podem manter indefinidamente
  Suturas também podem ser usadas para criar bom pilar superior ou inferior
  Cirurgiões inexperientes podem usar esta técnica com sucesso
Desvantagens
  Suturas colocadas incorretamente causarão problemas
  A técnica não é aplicável ao trabalho em áreas da escavação conchal

Técnica de Converse
Vantagens
  Ilha de cartilagem com prega de aparência normal pode ser criada
  Retração mais permanente da orelha é facilitada
  Correção delicadamente curvada e potencialmente mais permanente da antélice é permitida
Desvantagem
  Cirurgião experiente deve efetuar

Técnica de Farrior
Vantagem
  Flexão da antélice é delicada
Desvantagem
  Cirurgião experiente deve efetuar

Técnica de Pitanguy
Vantagem
  Paciente pode ter pequena quantidade de cartilagem antelical
Desvantagem
  Cirurgião experiente deve efetuar

Técnica de Furna de sutura concha-mastóide
Vantagem
  Retração permanente da orelha é facilitada
Desvantagem
  Ocorre fechamento parcial do orifício do canal externo

Orelha de telefone inversa pode ocorrer em virtude de aperto exagerado do terço superior e inferior da orelha. Infecção importante da cartilagem após uma otoplastia pode causar alterações devastadoras permanentes na anatomia da orelha. Pode criar defeitos para os quais não há solução viável.

Para indicadores clínicos para reparação plástica da orelha, ver Tabela 21.4.

TABELA 21.3 COMPLICAÇÕES
POTENCIAIS E EMERGÊNCIAS EM OTOPLASTIA

Complicações
Condrite (a mais temida)
Correção inadequada (a mais comum)
Hematoma (a mais fácil de detectar)
Emergências
Infecção aguda
Hematoma

TABELA 21.4
INDICADORES CLÍNICOS PARA REPARAÇÃO PLÁSTICA: ORELHA
Estratégia
Indicadores (um dos seguintes):
Amputação, defeito ou deformidade congênita ou traumática
Reconstrução após ressecção de tumor benigno ou maligno
Testes laboratoriais (conforme indicado)
Outros testes (conforme indicado)
Tipo de anestesia (conforme indicado)
Localização do serviço (conforme indicado)
Processo
Critérios de alta
Recuperação da anestesia
Ausência de sangramento
Desfecho
Resultados
Adequação da margem de ressecção
Plano de tratamento para doença maligna, se encontrada
Acompanhamento
Cura da ferida
Resultado cosmético
Evidência de recorrência
Aconselhamento do paciente a respeito do processo de doença

A *American Academy of Otolaryngology – Head and Neck Surgery* e a *American Society for Head and Neck Surgery* publicaram indicadores clínicos para procedimentos cirúrgicos. Estes indicadores clínicos são declarações educacionais que foram minutadas para ajudar os cirurgiões em sua prática e para promover discussão. Estes indicadores não são diretrizes de prática nem representam padrões de prática aos quais os indivíduos devam obedecer.

MALFORMAÇÕES CONGÊNITAS

A maior área seguinte de condições auriculares que necessitam de intervenção cirúrgica é a malformação congênita, e deformidades da orelha externa existem em 1% dos nascimentos hoje.

Corrigir uma malformação congênita importante da orelha põe à prova a habilidade do cirurgião plástico. A definição de microtia foi assunto de numerosas publicações, quando os clínicos tentaram definir os diferentes graus que existem. Esta seção focaliza os graus de microtia para os quais os cirurgiões podem iniciar reconstrução uma cirúrgica com alto grau de sucesso.

Tanzer (7,8), em 1959, publicou o primeiro artigo sobre reconstrução de orelha usando cartilagem costal autógena. Em 1966, Cronin (9) popularizou o uso de borracha de silicone (Silastic) como material de implante para reconstruir a orelha. Brent (10), que primeiro relatou seu trabalho em 1974, hoje é considerado a maior autoridade mundial em reconstrução auricular.

Classificação

Em 1988, Aguilar e Jahrsdoerfer (11) modificaram o sistema de graduação de Marx de 1926 e, em 1996, Aguilar (12) reafirmou esta classificação concisa das malformações congênitas da orelha. Grau I é uma orelha normal. Grau II tem algum arcabouço auricular presente, mas estão presentes deformidades óbvias. Grau III é a deformidade-padrão de "orelha em amendoim", que abrange a anotia (grau IV de Marx) (Fig. 21.9).

A atresia concomitante complica os esquemas de classificação, todavia, muitos procuram incluí-la: Altmann, em 1955 (o primeiro esquema com base no próprio osso temporal, olhando a condição do canal, osso timpânico, tímpano e ossículos), Lapchenko, em 1967, e Gill, em 1969, estabeleceram, ambos, uma escala de quatro fileiras, examinando o grau de desenvolvimento da orelha média e canal externo e a presença de anormalidade ossicular. Ele observou que Gill também incorporou neste sistema o grau de pneumatização da mastóide, porque isto pareceu predizer o sucesso relativo das intervenções operatórias. Ombredonne, Nager e Colman procuraram, cada um, estabelecer sistemas simplificados e clinicamente práticos baseados no original de Altmann, mas estes foram inconstantes na previsão do resultado nos casos de grande aplasia ou anomalias grupo II.

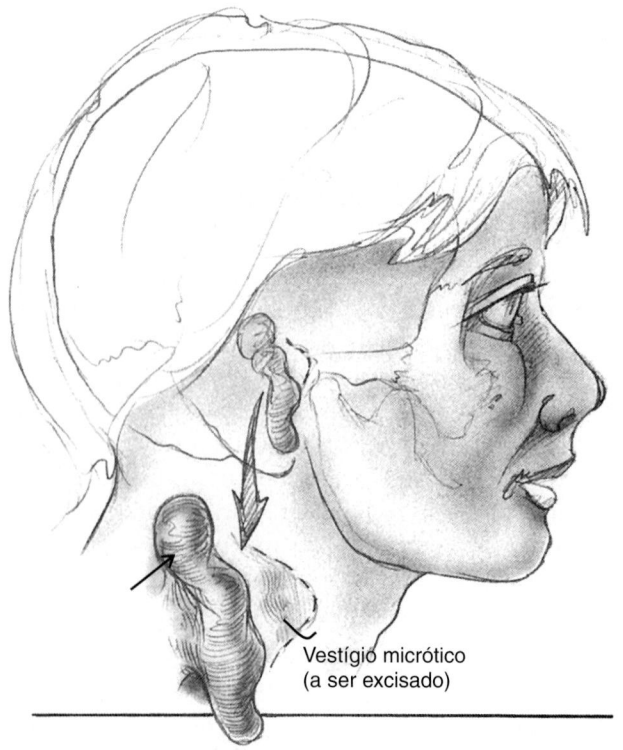

Figura 21.9

Microtia grau III.

Fernandez disse que o sistema de Jahrsdoerfer, de 1992, é uma escala de graduação para selecionar os pacientes que mais provavelmente se beneficiariam com tentativas de reparar a atresia. Ele recomendou esta escala por causa do seu "poder de predição". Além disso, o sistema de Jahrsdoerfer não está sujeito a *vies* interobservadores, e permite uma análise quantitativa do osso temporal e das estruturas julgadas vitais para o sucesso de uma operação. Esta escala, baseada em achados de TC do osso temporal, avaliar nove parâmetros diferentes que são usados para fazer a determinação da elegibilidade para cirurgia. Digno de nota, disse Fernandez, é que o complexo do estribo e janela oval se responsabilizam por 3 dos 10 pontos possíveis. Outros parâmetros incluem a fenda da orelha média, posição do nervo facial, condição dos ossículos e janela redonda, e pneumatização da mastóide. Escores de 6 a 10 variam de candidatos fronteiriços a excelentes para cirurgia, enquanto um escore de 5 ou menos geralmente indica um mau resultado.

Em 1977, Tanzer (13) propôs uma classificação clínica que foi bem documentada em quase todos os artigos que foram publicados desde então:

1. Anotia.
2. Hipoplasia completa (microtia):
    A. Com atresia do canal acústico externo.
    B. Sem atresia do canal acústico externo.
3. Hipoplasia do terço médio da orelha.
4. Hipoplasia do terço superior da orelha:
    A. Orelha constringida (xícara pendente – *cup and lop*).
    B. Criptotia.
    C. Hipoplasia do terço superior inteiro.
5. Orelha proeminente.

Em 1974, Rogers (14) publicou uma classificação semelhante que dividiu os defeitos em quatro grupos:

1. Macrotia.
2. Orelha pendente *(lop ear)*.
3. Orelha em xícara *(cup ear)*.
4. Orelha proeminente.

Weerda (15), da Europa, em 1988, combinou todas as classificações em um documento conciso. Definições propostas por Marx e Tanzer e modificadas por Rogers (16) foram apresentadas. Este sistema incluiu orientação para cada classificação (Tabela 21.5). Estas recomendações podem, no entanto, ser questionadas e existem alternativas. Para microtia bilateral, um aparelho de audição de condução óssea pode ser colocado ao nascimento. Além disso, mesmo nos casos bilaterais, cirurgia da orelha média pode se seguir aos primeiros dois tempos da reconstrução auricular em vez de ser o primeiro procedimento (17). Diretrizes para o diagnóstico estão listadas na Tabela 21.6.

TABELA 21.5
CLASSIFICAÇÃO COMBINADA DE WEERDA DOS DEFEITOS AURICULARES, INCLUINDO RECOMENDAÇÕES CIRÚRGICAS

1. *Displasia de primeiro grau*. Definição média: a maioria das estruturas de uma orelha normal é reconhecível (pequenas deformidades). Definição cirúrgica: a reconstrução normalmente não exige o uso de pele ou cartilagem adicionais
    A. Macrotia
    B. Orelhas de abano (sinônimos: orelhas protrusas, orelhas proeminentes, orelhas de morcego)
    C. Criptotia [sinônimos: orelha de bolso, grupo IV B (Tanzer)
    D. Ausência da hélice superior
    E. Pequenas deformidades: ausência do trago, orelha de sátiro, tubérculo de Darwin, pregas adicionais (orelha de Stahl)
    F. Colobomas (sinônimos: fendas, coloboma transverso)
    G. Deformidades do lóbulo [lóbulo vazado, macrolóbulo, ausência de lóbulo, coloboma do lóbulo (lóbulo bífido)]
    H. Deformidades de orelha em xícara *(cup ear)*
        i. Tipo I: porção superior em xícara da hélice, concha hipertrófica, altura reduzida [sinônimos: hélice em tampa, hélice constringida, grupo IV A (Tanzer), orelha pendente, pequena xícara (branda ou moderada)]
        ii. Tipo II: pólo superior mais gravemente pendente da orelha; cartilagem costal é usada como suporte quando uma orelha curta tem que ser expandida ou a cartilagem auricular é mole
2. *Displasia de segundo grau*. Definição média: algumas estruturas de uma orelha normal são reconhecíveis. Definição cirúrgica: reconstrução parcial exige o uso de alguma pele e cartilagem adicionais. Sinônimo: microtia de segundo grau (Marx)
    A. Deformidade da orelha em xícara, tipo III: a deformidade de xícara grave é malformada em todas as dimensões [sinônimos: orelha em concha de molusco, hélice constringida, grupo IV (Tanzer), orelha em concha de caramujo]
    B. Miniorelha
3. *Displasia de terceiro grau*. Definição média: nenhuma das estruturas de uma orelha normal é reconhecível. Definição cirúrgica: a reconstrução total exige o uso de pele e grandes quantidades de cartilagem. Sinônimos: hipoplasia completa grupo II, orelha em amendoim, microtia de terceiro grau (Marx); normalmente é encontrada atresia congênita concomitante
    A. Unilateral: uma orelha é normal; nenhuma reconstrução de orelha média é efetuada em qualquer criança; reconstrução da orelha é começada na idade de 5 ou 6 anos
    B. Bilateral: aparelho de audição de condução óssea antes do primeiro aniversário; cirurgia da orelha média na idade de 4 anos sem transposição do vestígio; reconstrução bilateral das orelhas na idade de 5 ou 6 anos
    C. Anotia

TABELA 21.6	DIAGNÓSTICO
MALFORMAÇÃO CONGÊNITA DA ORELHA	
Idade do paciente	
Grau de deformidade	
Tamanho da cartilagem	
Atresia presente	
Avaliação otológica	
Fotografias	

Reconstrução Cirúrgica das Deformidades Auriculares

Em casos de microtia congênita e atresia concomitante, deve existir coordenação completa entre o otologista e o cirurgião plástico. Aguilar, em 1996 (12), apresentou o conceito de protocolo de reconstrução auricular integrado (*IARP*). Como mostrado na Tabela 21.7, a reparação da microtia é realizada em cinco tempos. O trabalho do cirurgião plástico deve ser executado primeiro, e a operação deve ser estadiada para facilitar a reconstrução total do complexo microtia–atresia.

Apesar dos avanços feitos na técnica e imageamento nas últimas décadas, ainda é difícil para os cirurgiões experientes concordarem em várias questões-chave: o melhor momento para cronologia da cirurgia em geral, quando operar em casos de atresia unilateral, e a operabilidade de casos com malformações craniofaciais graves. A maioria concorda em que a idade mais precoce a proceder é aos 4 a 5 anos, concedendo assim tempo para adequada pneumatização da mastóide e orelha média e aumentando a obediência do paciente ao cuidado pós-operatório. A maioria dos clínicos considera que a cirurgia deve ser estimulada mais cedo em casos de atresia unilateral com evidência de colesteatoma, infecção ou placas de atresia verdadeiramente muito finas. As opiniões diferem quanto aos casos de atresia unilateral grau II e III em pacientes com audição normal na outra orelha. Jahrsdoerfer pensa que o benefício da audição binaural excede o risco de lesão de nervo facial e outras complicações. De la Cruz também favorece operações precoces em atresias unilaterais se os achados de TC apontarem para um resultado favorável.

TABELA 21.7	TRATAMENTO
MALFORMAÇÃO CONGÊNITA DA ORELHA	

Tempo	Tratamento
I	Reconstrução auricular (criação de um arcabouço cartilaginoso com cartilagem costal autógena)
II	Transposição do lóbulo
III	Reparação da atresia (pelo otologista)
IV	Construção do trago
V	Elevação da orelha

A correção da microtia comumente deve começar por volta dos 6 anos de idade, especialmente os casos unilaterais, e o melhor material é a cartilagem costal autógena. Por esta idade, suficiente cartilagem está presente para permitir reconstrução cirúrgica e o paciente é psicologicamente capaz de manejar o tratamento pós-operatório necessário. Casos de microtia e atresia bilaterais podem ser iniciados em uma idade mais precoce, mas apenas se houver cartilagem suficiente para formar uma nova orelha. Historicamente, o uso de outras fontes para arcabouço falhou. Nem cartilagem irradiada nem Silastic resistiram à prova do tempo: cartilagem irradiada é reabsorvida, e Silastic tende a ser expelido com o tempo. Ademais, os implantes de Silastic são notórios por sua incapacidade de resistir ao traumatismo.

Em 1997, Williams *et al.* (18) descreveram o uso de implantes de polietileno (Medpor) em reconstrução auricular. Estes podem ser usados para suportar enxertos de pele quando usados para reconstruir defeitos na cartilagem auricular. Estudados em um modelo animal, foi concluído que estes implantes são bem tolerados como substituições para cartilagem nativa em reconstrução auricular. Os implantes de polietileno toleraram exposição da ferida tão cedo quanto aos 4 dias após a implantação e mostraram a capacidade de curar por segunda intenção e de suportar enxertos de pele. Os autores postularam que isto ocorreria em virtude da extensão do crescimento invasivo fibrovascular a partir do tecido circundante, o que permite ao material atuar mais similarmente ao tecido nativo e menos como um corpo estranho neste contexto.

Na Universidade da Antuérpia (Wilrijk) no ano 2000, Somers (19), em um Congresso da Sociedade Politzer, descreveu grandes avanços na cirurgia reconstrutora da orelha, abrindo novas possibilidades na reabilitação de pacientes com orelha ausente. Somers descreveu cirurgiões que tinham adotado 33 próteses ancoradas em osso e efetuado 22 reconstruções auriculares totais. Estes cirurgiões relataram que a cirurgia para uma epítese, desde que o cirurgião leve em consideração as condições para osseointegração, é fácil e não possui riscos importantes. Os pacientes ficaram satisfeitos com a prótese e a usam o dia todo. Para a reconstrução auricular total, principalmente em grandes malformações congênitas, duas técnicas foram usadas: a técnica de Brent, seguida pela técnica de Nagata. A técnica de Brent foi constatada segura com bons resultados, mas a modificação por Nagata teve mais duas vantagens: uma redução dos tempos operatórios de quatro para dois e melhor definição do relevo de estruturas como a antélice, pilar anterior e posterior, e trago e antitrago. Maior experiência viu os resultados das reconstruções auriculares totais melhorarem consideravelmente. Os cirurgiões recomendaram a centralização deste tipo de cirurgia complexa.

Planejamento Cirúrgico e Tratamento

O planejamento pré-operatório deve incluir fotografias do paciente. Mais importante é a preparação adequada do gabarito. Nos casos unilaterais, o gabarito é baseado na orelha contralateral do paciente; nos casos bilaterais, o modelo é feito da orelha da mãe. O local de implantação do arcabouço de cartilagem no lado da cabeça deve ser apropriadamente medido, a fim de evitar mau posicionamento da orelha.

Se exame radiológico já não foi feito, deve ser pedido antes da cirurgia. Uma TC de alta resolução dos ossos temporais deve ser obtida. Embora uma TC seja desnecessária para a microtia, ela fornece informação à equipe cirúrgica. Como equipe, o cirurgião plástico e o otologista podem descrever o caminho da reconstrução planejada para a família e o paciente antes de quaisquer procedimentos cirúrgicos serem empreendidos.

A reconstrução auricular (Figs. 21.10 a 21.12) é realizada durante o tempo I. Observar que o esvaziamento da cartilagem é extrapericondrial, e nenhuma ablação de pericôndrio é feita em qualquer ponto durante a colheita de cartilagem. Fio de aço inoxidável 5-0 é usado para ancorar a 8ª costela no complexo da 6ª e 7ª costelas. Esta técnica é essencialmente aquela popularizada por Brent (20), e quando efetuada por cirurgiões treinados, produz resultados confiáveis. A complicação mais comum que pode ocorrer a partir deste procedimento do tempo I é atelectasia; outras complicações incluem laceração pleural (não uma complicação verdadeira, exceto se não apreciada intra-operatoriamente), pneumotórax, pneumomediastino, aberração da parede torácica, cicatrização hipertrófica e pneumonia.

O tempo II envolve a transposição do lóbulo e é mostrado nas Figuras 21.13 e 21.14 (Fig. 21.14 apresenta a orelha em amendoim). A fim de evitar protru-

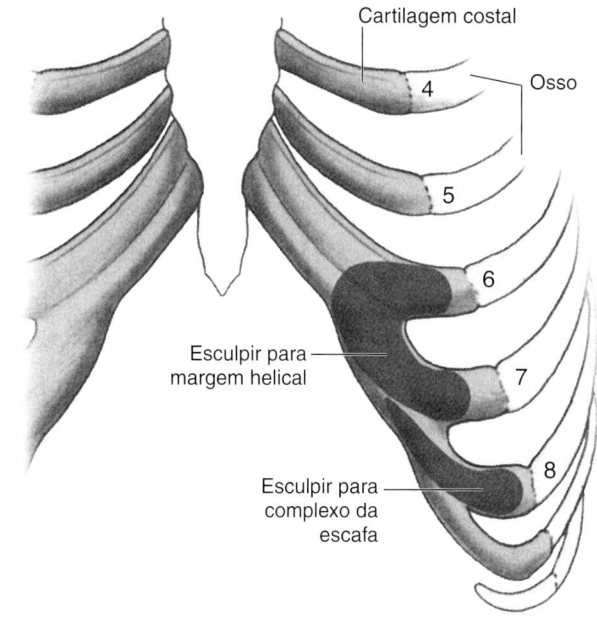

Figura 21.10
Colheita de cartilagem costal das costelas 6, 7 e 8.

são do lóbulo, a incisão atrás da orelha deve ser bastante alta. O retalho pediculado com base inferior é bastante fino; assim, grande cuidado deve ser tomado no seu manuseio.

O tempo III, reparação da atresia pelo otologista, deve ser realizado depois dos primeiros dois tempos de reparação pelo cirurgião plástico. O remanescente de osso temporal está em apenas uma localização; assim, a abertura até esse remanescente pode ser feito em uma só localização na pele sobrejacente. Portanto, é bastante fácil manipular o arcabouço e alinhá-lo onde o otologista tiver perfurado o canal. Se o otologista perfurar o canal primeiro, como procedimento de

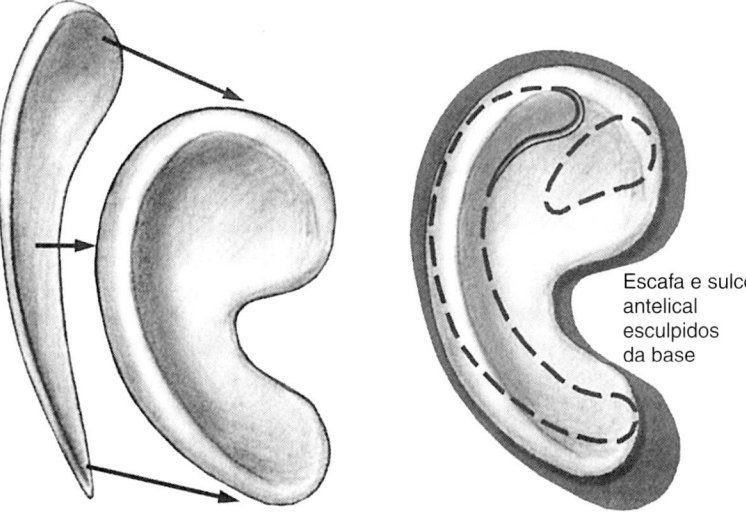

Figura 21.11
Escultura da cartilagem para formar arcabouço.

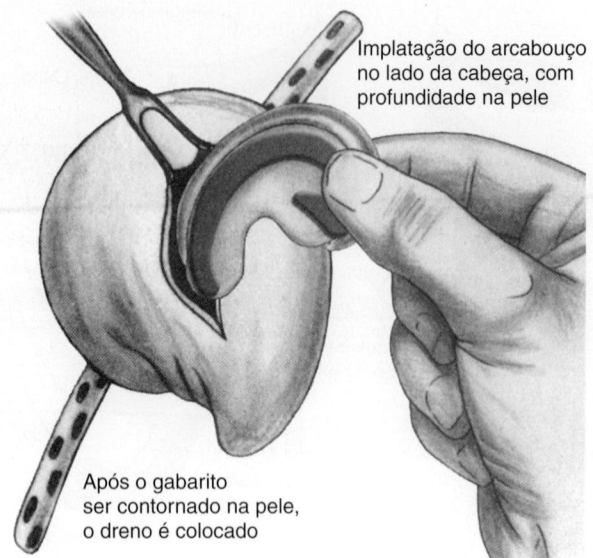

Figura 21.12
Implantação do arcabouço no lado da cabeça.

tempo I, a taxa de complicação é muito mais alta, e é mais difícil colocar um arcabouço de cartilagem em torno de um canal externo. Além disso, a quantidade de cicatriz e o comprometimento possível para o fluxo sanguíneo tornam difícil evitar complicações. A manobra do arcabouço para a posição adequada no lado da cabeça é mostrada nas Figuras 21.15 e 21.16.

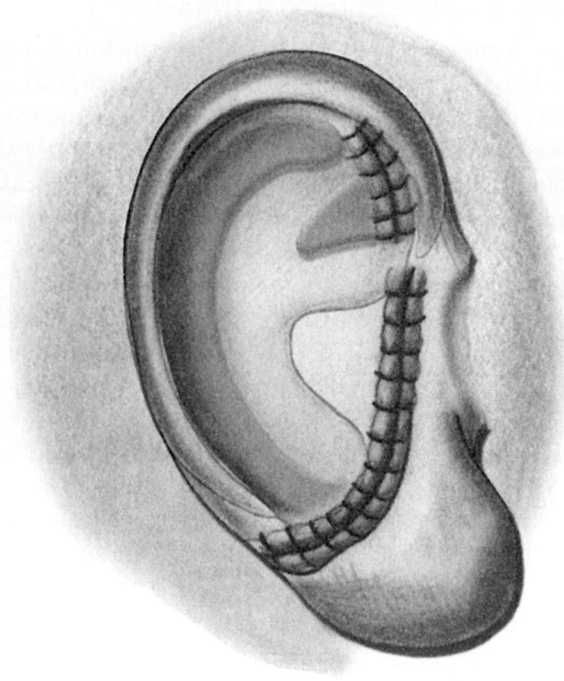

Figura 21.14
Transposição do retalho para o arcabouço.

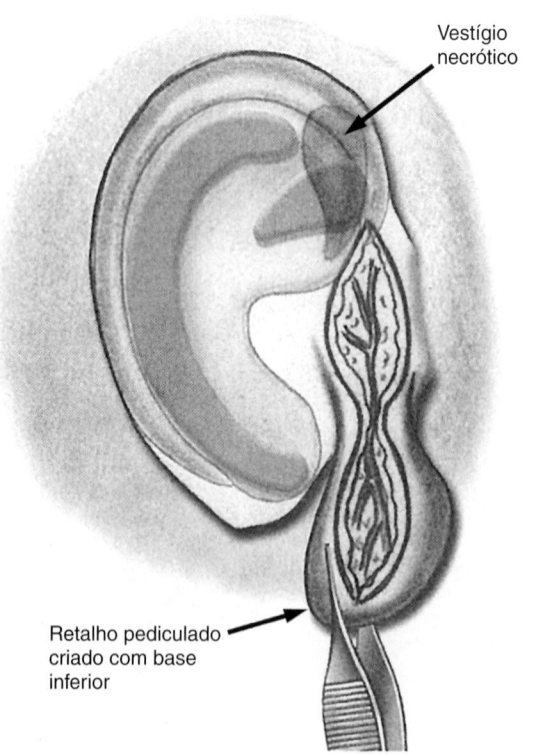

Figura 21.13
Criação de retalho pediculado com base inferior.

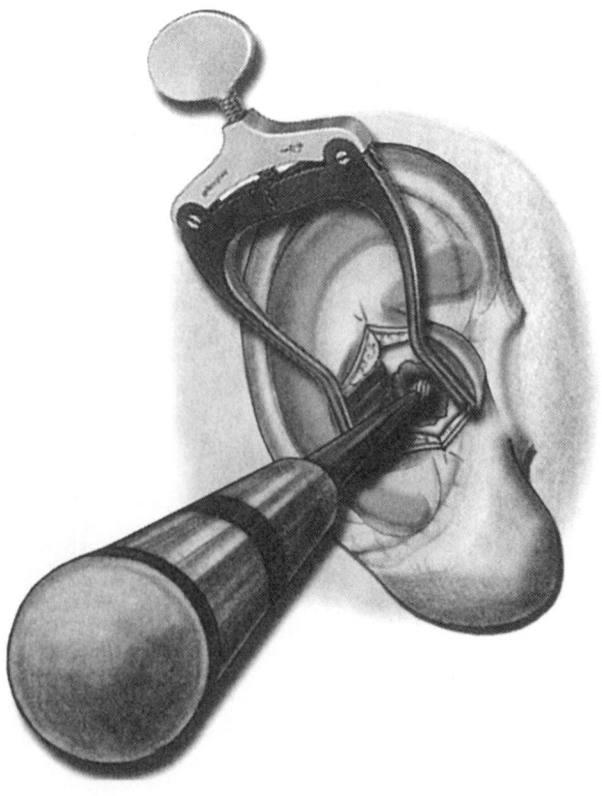

Figura 21.15
Perfuração e escavação do osso temporal, criando canal.

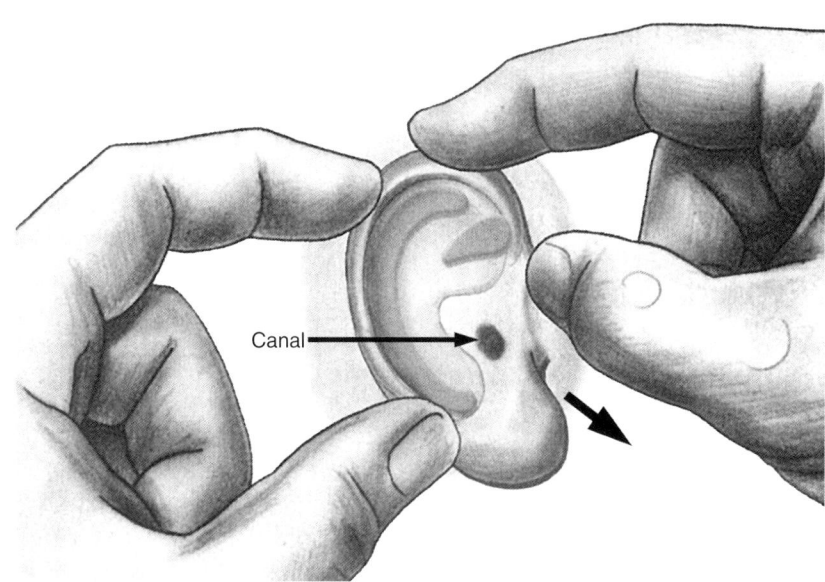

Figura 21.16
Manobrando arcabouço para posição adequada em torno do canal auditivo.

O tempo IV, construção do trago, está mostrado nas Figuras 21.17 a 21.21. A cartilagem composta é tirada do lado oposto. A elevação auricular, tempo V, é mostrada nas Figuras 21.22 e 21.23. A orelha reconstruída está mostrada na Figura 21.24.

Complicações

Complicações são possíveis durante a reconstrução cirúrgica, conforme listado na Tabela 21.8. A colocação do enxerto de cartilagem impõe grave tensão à pele sobrejacente, o que pode causar necrose de pele. Necrose de pele de 1 a 2 mm pode ser tratada pela aplicação de pomada e observação cuidadosa até que ocorra o fe-

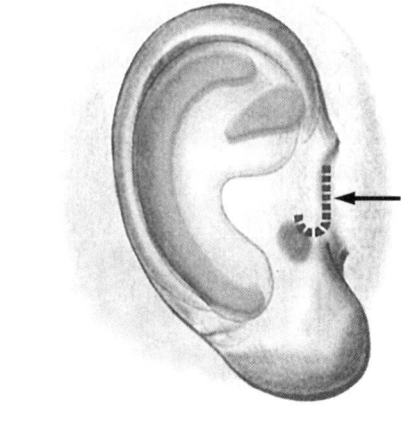

Figura 21.18
Incisão tipo J com elevação da pele anterior.

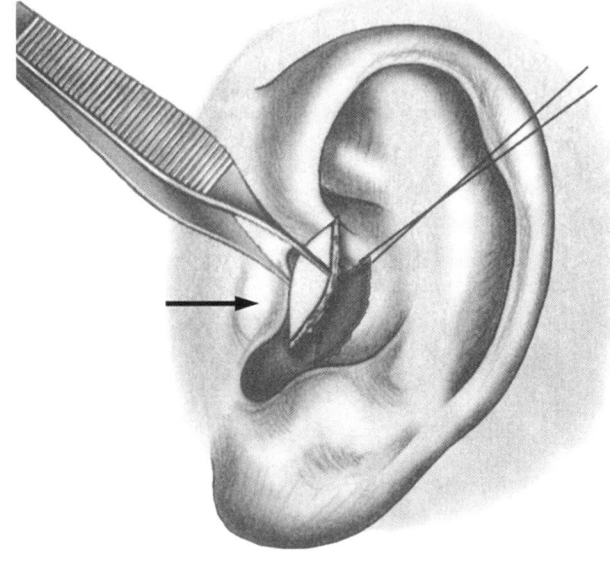

Figura 21.17
Colheita de enxerto composto.

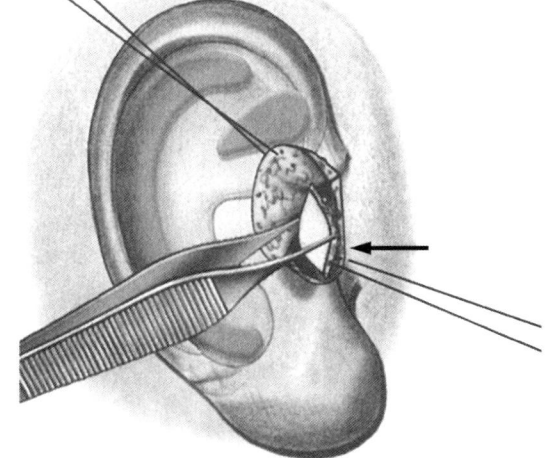

Figura 21.19
Colocação do enxerto composto e sutura do ramo anterior.

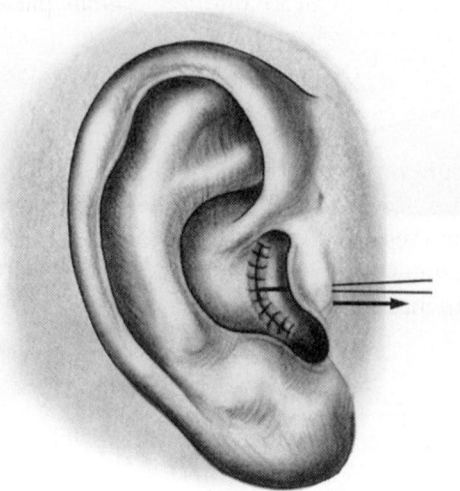

Figura 21.20
Sutura de *pull-up* no lugar com tensão.

TABELA 21.8	COMPLICAÇÕES MALFORMAÇÃO CONGÊNITA DA ORELHA
	Necrose de pele sobrejacente ao arcabouço de cartilagem
	Condrite
	Reabsorção
	Má posição do implante de orelha
	Necrose de tecido do enxerto de pele ou da face posterior da orelha
	Quelóide do local da incisão na área doadora ou áreas enxertadas de pele

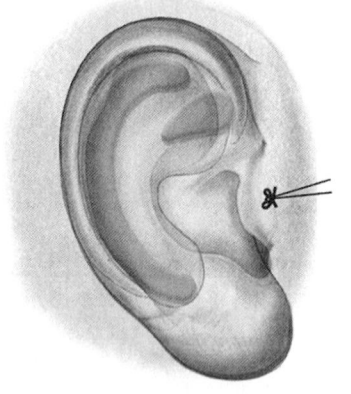

Figura 21.21
Enxerto de pele no lugar, posteriormente.

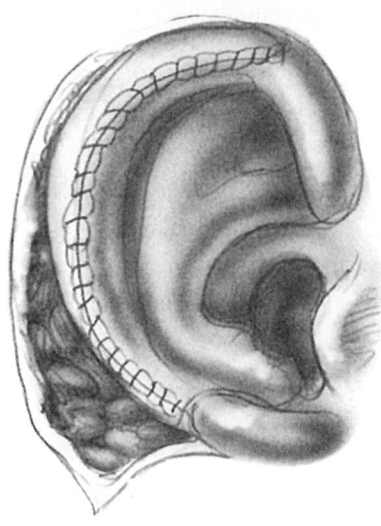

Figura 21.23
Elevação da orelha e cobertura do dorso com enxerto de pele de espessura parcial.

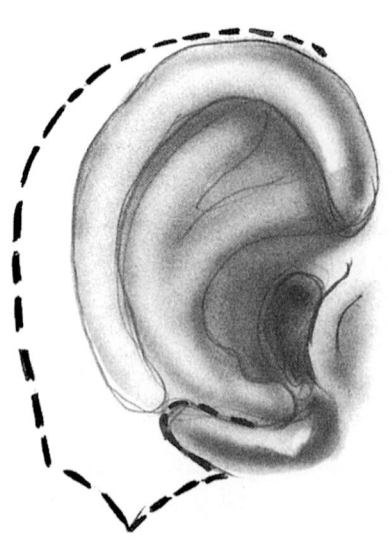

Figura 21.22
Incisão na área pós-auricular.

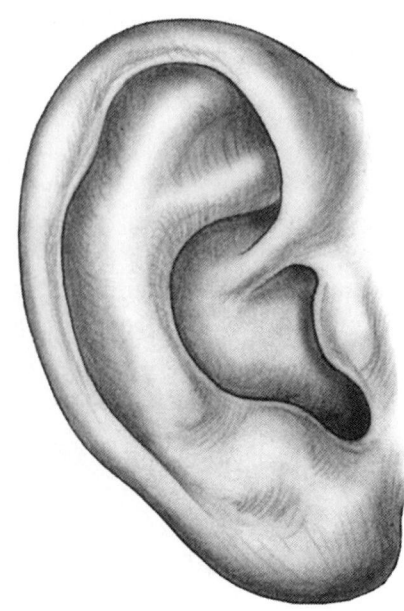

Figura 21.24
Orelha reconstruída.

TABELA 21.9 — EMERGÊNCIAS MALFORMAÇÃO CONGÊNITA DA ORELHA

Tempo	Emergência
I	Pneumotórax; pneumomediastino; necrose grave de pele
II	Necrose do lóbulo
III	Nenhuma
IV e V	Condrite

chamento. Se a necrose for maior que 5 mm, a orientação correta será o fechamento com um retalho pediculado de fáscia temporoparietal e enxerto de pele. Infecção pode resultar em reabsorção de cartilagem, com colocação inadequada do arcabouço. Qualquer procedimento de enxerto sempre envolve o risco de perda de enxerto. Finalmente, a possibilidade de formação de quelóide é mais alta quando o enxerto é colhido do abdome ou da nádega. As emergências potenciais estão listadas na Tabela 21.9.

CONCLUSÃO

A cirurgia para corrigir orelhas de abano é mais complicada do que parece. Com cada uma das técnicas descritas, complicações podem ocorrer, mesmo nas mãos de cirurgiões experientes. A cirurgia sempre exige avaliações pós-operatórias e, freqüentemente, o cirurgião não ficará totalmente satisfeito. Por essas razões, executar esta cirurgia exige uma dedicação à educação contínua e à experiência adicional. A correção cirúrgica de microtia exige compromisso do cirurgião plástico, que deve realizar mais de 5 a 10 cirurgias por ano para manter a proficiência. A abordagem de equipe, conforme descrito neste capítulo, é valiosa para as famílias; deixar de oferecer esta conduta constitui um importante desserviço ao paciente.

O futuro da reconstrução auricular deve incluir o campo sempre em expansão da engenharia tecidual. O nexo da biologia do crescimento celular com a tecnologia de estruturação celular está mudando rapidamente o panorama das opções cirúrgicas. A tecnologia ainda precisa superar problemas como rejeição de tecido e integridade de forma.

LITERATURA RECENTE

Beahm (21,22) publicou uma revisão importante de todas as facetas que lidam com reconstrução de orelha, e esta constitui um excelente material de revisão para qualquer estudioso de reconstrução auricular.

Thorn et al. (23) deram uma excelente estratégia para decidir quais pacientes são os melhores candidatos para reconstrução autóloga e quais pacientes são os melhores candidatos para aparelhos protéticos.

Park (24) escreveu um artigo importante que lida com o uso de expansores de tecidos colocados subfascialmente e usando um método-padrão de dois retalhos para reparação de microtia. Esta é uma contribuição importante pelo fato de ser um modo diferente de pensar a respeito do problema. Park (25) publicou, adicionalmente, um artigo sobre o uso de um retalho livre omental em reconstrução de orelha na região temporoparietal desvascularizada.

Finalmente, Han (26) descreve a experiência usando implantes osseointegrados em crianças. Estes artigos devem ser acrescentados à lista de leitura de todos os interessados neste campo.

PONTOS IMPORTANTES

- A decisão de corrigir orelhas de abano é baseada no ângulo da orelha (> 30°) e em outros defeitos anatômicos específicos da orelha.
- A margem da hélice deve ficar 14 a 18 mm acima da pele mastóidea nos terços médio e superior.
- O eixo vertical da orelha deve ser inclinado cerca de 20°, posteriormente.
- Uma lista de verificação detalhada é extremamente útil durante a avaliação pré-operatória.
- A melhor idade para fazer cirurgia de otoplastia é 5 ou 6 anos.
- Suturas de Mustarde são suturas em colchoeiro horizontais usadas para criar uma prega antelical.
- A técnica de Furnas deve ser usada com precaução. A sutura concha-mastóide deve ser dirigida, posteriormente, para evitar estreitar o canal auditivo externo.
- A complicação mais temida é condrite, que deve ser tratada com terapia antibiótica ampla.
- Todo paciente deve ser visto no primeiro dia pós-operatório para possibilitar intervenção precoce para hematoma ou infecção.
- Todo paciente e família devem ser informados sobre todos os riscos e conscientizados de que um segundo procedimento pode ser necessário mais tarde (dentro de um ano).
- Todo cirurgião deve aprender múltiplas condutas de otoplastia para ser capaz de oferecer a cada paciente a melhor probabilidade de sucesso.
- Cartilagem autógena é melhor porque não ocorre nenhuma rejeição e a reabsorção é limitada.
- Materiais como Silastic e cartilagem irradiada são alternativas abaixo de satisfatórias com relação à cartilagem autógena.
- Reconstrução auricular deve ser realizada antes da reparação de atresia, a fim de preservar a integridade da pele e o suprimento sanguíneo. Reparação de atresia deve ser efetuada depois da cirurgia plástica, pois isto permite o movimento do arcabouço para o local apropriado.
- A idade de 6 anos é apropriada para correção de microtia unilateral, tanto psicológica quanto anatomicamente.
- O arcabouço pode ser manobrado para alinhar o meato e o canal.

Continua

- O conceito de reconstrução total é importante. Uma equipe cirúrgica deve estar disponível para manejar a microtia e a atresia.
- Para melhores resultados, deve haver cooperação com o otologista no estadiamento da reparação.
- Os cirurgiões que executam reconstrução auricular devem assegurar que o otologista cooperador completou as avaliações audiológicas necessárias.
- Todo cirurgião que efetua reconstrução auricular deve ser comprometido com esta cirurgia, executando mais que 5 a 10 cirurgias por ano.

REFERÊNCIAS

1. Pitanguy I, Flemming I. Plastic operations on the auricle. In: Naumann HH, ed. *Head and neck surgery*. Philadelphia: WB Saunders, 1982.
2. Gulya AJ. Developmental anatomy of the ear. In: Glascock ME III, Shambaugh GE Jr, eds. *Surgery of the ear*, 3rd ed. Philadelphia: WB Saunders, 1990:5-33.
3. Farkas LG. Anthropometry of normal and anomalous ears. Clin Plast Surg 1978;5:401.
4. Eavey RD. Microtia and significant auricular malformation: ninetytwo pediatric patients. *Arch Otolaryngol Head Neck Surg* 1995;121:57-62.
5. Wang R. Presurgical confirmation of craniofacial implant locations in children requiring implant-retained auricular prosthesis. *J Prosthet Dent* 1999;81:492.
6. Farrior RT. Modified cartilage incisions in otoplasty. *Facial Plast Surg* 1985;2:109.
7. Tanzer RC. Total reconstruction of the external ear. *Plast Reconstr Surg* 1959;23:1.
8. Tanzer RC. Correction of microtia with autogenous costal cartilage. In: Tanzer R, Edgerton M, eds. *Symposium on reconstruction of the auricle*, Vol 10. St. Louis: CV Mosby, 1974:46-57.
9. Cronin TD. Use of a Silastic frame for total and subtotal reconstruction of the external ear: preliminary report. *Plast Reconstr Surg* 1966;37:399.
10. Brent B. Ear reconstruction with an expansible framework of autogenous rib cartilage. *Plast Reconstr Surg* 1974;53:619.
11. Aguilar EA III, Jahrsdoerfer RA. The surgical repair of congenital microtia and atresia. *Arch Otolaryngol Head Neck Surg* 1988;98:600.
12. Aguilar EA III Auricular reconstruction of congenital microtia (grade III). *Laryngoscope* 1996;106(Suppl 82):1-26.
13. Tanzer RC. Congenital deformities of the auriele. In: Converse JM, ed. *Reconstructive plastic surgery*. 2nd ed, Vol 3. Philadelphia: WB Saunders, 1977:1671-1719.
14. Rogers B. Anatomy, embryology and classification of auricular deformities. In: Tanzer R, Edgerton M, eds. *Symposium on reconstruction of the auricle*, Vol 10. St. Louis: CV Mosby, 1974:3-11.
15. Weerda H. Classification of congenital deformities of the auricle. *Facial Plast Surg* 1988;5:385.
16. Rogers B. Microtic, lop, cup and protruding ears. *Plast Reconstr Surg* 1968;41:208.
17. Aguilar EA III Classification of auricular congenital deformities. In: Papel ID, Nachlas NE, eds. *Facial plastic and reconstructive surgery*. St. Louis: Mosby Year Book, 1992:532-534.
18. Williams JD, Romo T III, Sclafani AP, et al. Polyethylene implants in auricular reconstruction. *Arch Otol Head Neck Surg* 1997;123:578-583.
19. Somers HT. Politzer Meeting Abstract. St. Augustinus Hospital, University of Antwerp, April 17, 2000.
20. Brent B. Auricular repair with autogenous rib cartilage grafts: two decades of experience with 600 cases. *Plast Reconstr Surg* 1992;90:355-374.
21. Beahm EK. Auricular reconstruction for microtia: Part I.: anatomy, embryology, and clinical evaluation. *Plast Reconstr Surg*. 2002;109(7):2473-2482.
22. Beahm EK. Auricular reconstruction for microtia: Part II. surgical techniques. *Plast Reconstr Surg* 2002;110(1):234-249.
23. Thorne CH, Brecht LE, Bradley JP, et al. Auricular reconstruction: indications for autogenous and prosthetic techniques. *Plast Reconstr Surg* 2001;107(5):1241-1252.
24. Park C. Subfascial expansion and expanded two-flap method for microtia reconstruction. *Plast Reconstr Surg* 2000;106(7);1473-1487.
25. Park C. Total ear reconstruction in the devascularized temporoparietal region, II: use of the omental free flap. *Plast Reconstr Surg* 2003;III(4):1391-1397.
26. Han K. Osseointegrated alloplastic ear reconstruction with the implant-carrying plate system in children. *Plast Reconstr Surg* 2002;109(2):496-503.

CAPÍTULO 22

Aumento do Mento e Malar

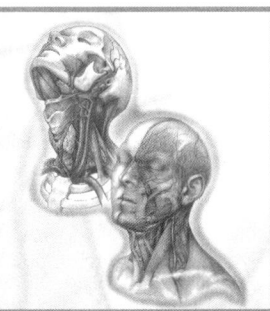

William E. Silver ▪ Anurag Agarwal

Genioplastia ou alteração do mento é um procedimento comum. É feito freqüentemente em conjunção com a rinoplastia, mas pode ser feito separadamente. O aumento da proeminência malar também está tornando-se crescentemente popular. Este capítulo discute o aumento do mento e bochechas, incluindo o que constitui uma linha ou projeção adequadas do mento e uma protrusão apropriada da bochecha, e os passos para corrigir previsivelmente quaisquer achados inestéticos ou deformidades destas áreas (Tabela 22.1). Estas deformidades e suas correções estão discutidas como se não houvesse nenhum problema com a oclusão dentária; a cirurgia ortognática encontra-se discutida em outro local neste tratado.

AUMENTO DO MENTO

Avaliação do Mento

Para determinar a projeção apropriada do mento, deve ser adotado um método que seja reprodutível, satisfaça as linhas estéticas da face, e o que é mais importante, seja fácil de realizar (Tabela 22.2). Um método comum e fácil usa uma linha perpendicular à linha horizontal de Frankfort interseccionando a margem vermelhão do lábio inferior. O mento deve se aproximar desta linha perpendicular (Fig. 22.1). Para graus conservadores de aumento, o mento ficará antes desta linha.

Os seguintes métodos são mais difíceis de reproduzir, calcular e usar clinicamente (1):

1. Ângulo de Legan (Fig. 22.2): o ângulo contido por linhas da glabela ao subnasal e do subnasal ao pogônio de tecido mole. Este deve ser de 12° ± 4° para projeção adequada do mento.
2. Ângulo Z de Merrifield (Fig. 22.3): criado pela linha horizontal de Frankfort e uma linha conectando o pogônio de tecido moles e a parte mais anterior do lábio. O ângulo Z deve ser de 80° ± 5°.
3. Gonzales-Ulloa (Fig. 22.4): determina a projeção do mento baseando-se em uma linha perpendicular à horizontal de Frankfort que interseciona o násio. O mento deve se aproximar desta linha. As opções para o tratamento das deficiências do mento estão listadas na Tabela 22.3.

Outras considerações pré-operatórias incluem a presença de um "sulco geniomandibular", ptose de tecido mole do mento ("queixo de bruxa") ou microgenia vertical. O sulco geniomandibular é identificado como uma depressão ao longo da margem mandibular, imediatamente anterior ao coxim adiposo da papada. Em pacientes com sulco profundo, pode ser prudente usar um implante ampliado de mento a fim de evitar acentuar os sulcos com um implante padrão.

Conforme assinalado por Frodel e Sykes (2), a ptose de tecido mole do queixo é causada pelo afrouxamento das inserções da musculatura do mento, incluindo os músculos mentual e abaixador do lábio inferior. Deixar de reconhecer a descida inferior do coxim de tecido mole do mento antes do aumento conduzirá a um "queixo de feiticeira" persistente e potencialmente acentuado pós-operatoriamente. Uma técnica para corrigir ptose de tecido mole do mento é remover o excesso de gordura pendente através da incisão submentual, seguindo-se a excisão de qualquer sobra de pele.

Uma avaliação da altura vertical do mento e da posição da prega labiomentual permitirá escolher o procedimento apropriado. Aumento do mento em um paciente com microgenia vertical pode aprofundar excessivamente o sulco labiomentual. Zide (3) alertou contra o aumento aloplástico em pacientes mulheres com uma prega labiomentual alta, uma vez que isto pode aumentar todo o terço inferior da face, pós-operatoriamente, de uma maneira masculina. Nestas pacientes, um genioplastia de deslizamento com a orientação das osteotomias adaptadas às variações anatômicas individuais deve ser considerada.

TABELA 22.1
AVALIAÇÃO DAS ÁREAS DO MENTO E MALARES

Deficiência da projeção do mento ou malar com desarmonia secundária de acordo com proporções faciais predeterminadas

Efeitos das alterações propostas ou melhora da estética facial global do paciente

Determinação dos procedimentos ancilares para alcançar resultados desejados, tais como *facelift*, rinoplastia, lipoaspiração

Características faciais globais, incluindo oclusão dentária, textura da pele, proporções anatômicas, traumatismo facial prévio e estabilidade emocional

TABELA 22.2 — DIAGNÓSTICO
DEFICIÊNCIAS DO MENTO

Métodos de avaliação da projeção proporcional do mento
    Ângulo de Legan
    Ângulo Z de Merrifield
    Meridiano zero de Gonzales-Ulloa

Relação da projeção óssea e projeção de tecido mole estética final

Método mais simples de avaliar a projeção do mento
    Linha perpendicular à linha horizontal de Frankfort na margem vermelhão/cutânea do lábio inferior

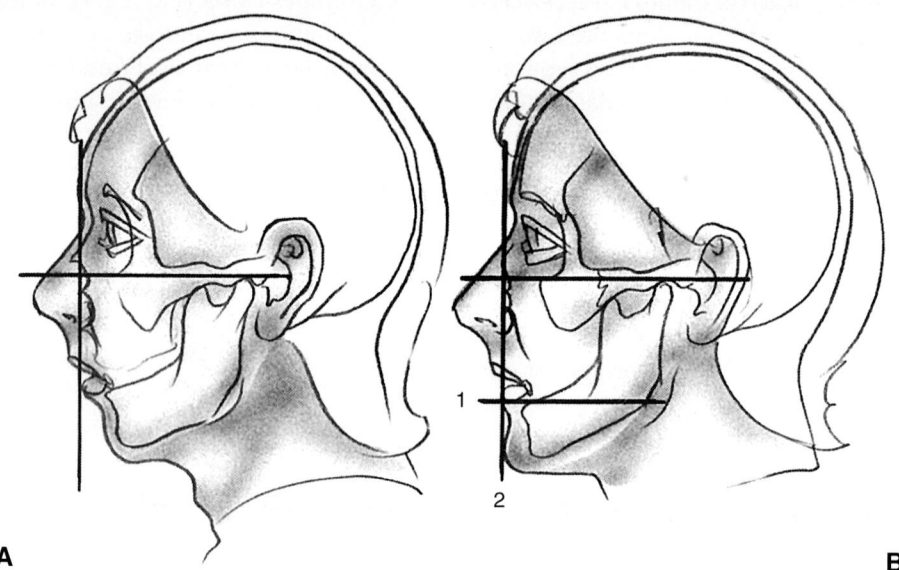

Figura 22.1
Avaliação de Silver do tecido mole do mento. **A:** Vista pré-operatória. **B:** Vista pós-operatória. *1*, linha paralela à linha horizontal de Frankfort, que interseciona a margem vermelhão cutânea do lábio inferior; *2*, baixar perpendicular de (*1*). O mento deve ficar em ou ligeiramente atrás de (*2*).

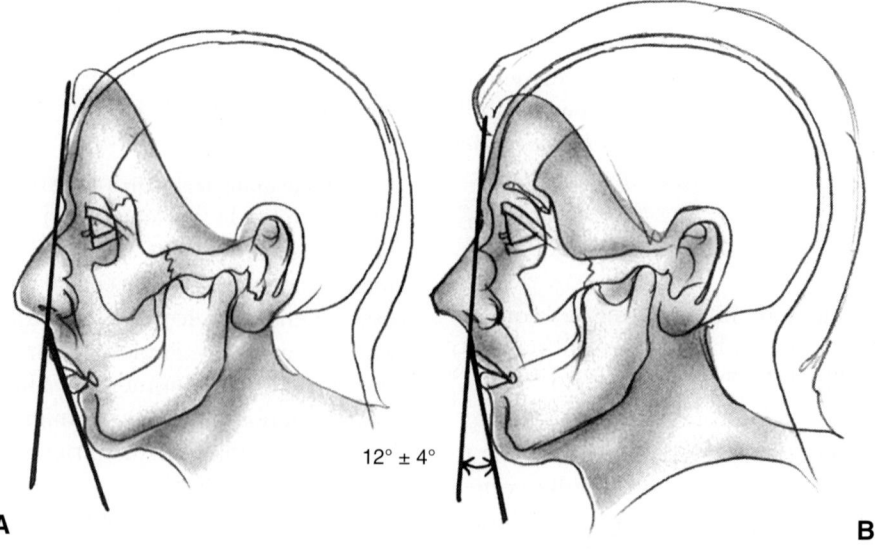

Figura 22.2
Ângulo de Legan. **A:** Vista pré-operatória. **B:** Vista pós-operatória. *1*, glabela ao subnasal; *2*, subnasal ao pogônio de tecido mole. O ângulo criado por (*1*) e (*2*) é de 12° ± 4°.

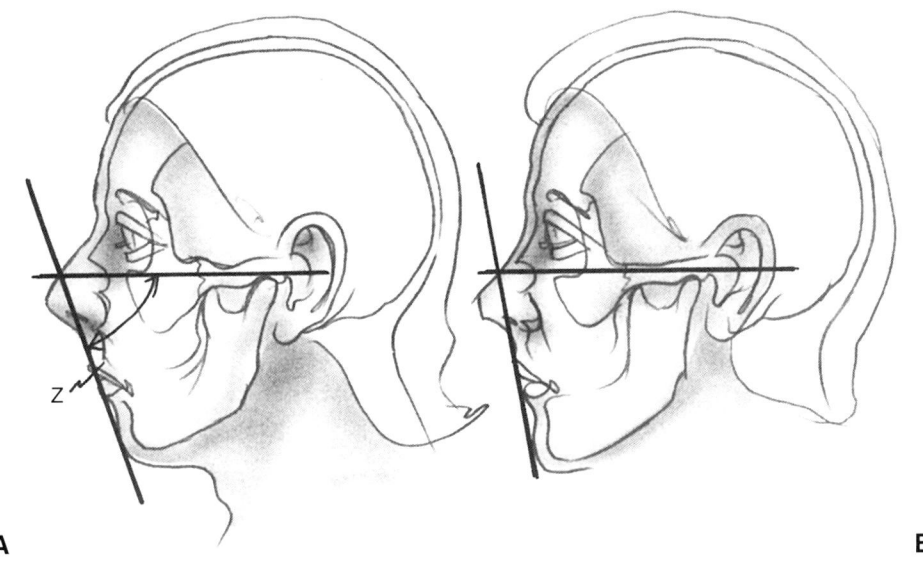

Figura 22.3
Ângulo Z de Merrifield. **A:** Vista pré-operatória. **B:** Vista pós-operatória. *1*, linha horizontal de Frankfort; *2*, linha intersecionando o pogônio de tecido mole. O ângulo Z é de 80 ± 5°.

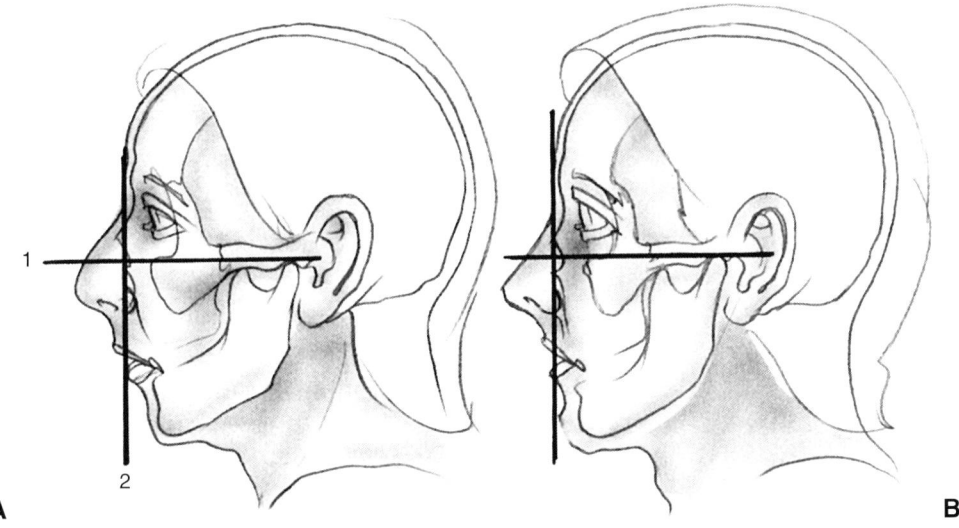

Figura 22.4
Meridiano zero de Gonzales-Ulloa. **A:** Vista pré-operatória. **B:** Vista pós-operatória. *1*, linha horizontal de Frankfort; *2*, perpendicular desde o násio até (*1*). O mento deve ficar em ou imediatamente atrás de (*2*).

TABELA 22.3 — TRATAMENTO
DEFICIÊNCIAS DO MENTO

Aloplásticos *vs.* genioplastia de deslizamento
  Aloplásticos: mais simples, removíveis, menos complicações
  Genioplastia de deslizamento: útil em maxilas assimétricas e microgenia extrema
Colocação de aloplástico intra-oral *vs.* extra-oral
  Intra-oral
    Linhas de sutura incômodas
    Contratura cicatricial do sulco geniobucal anterior
  Extra-oral
    Cicatriz externa
    Colocação subperióstica do implante é desejável
Vários materiais e formatos aloplásticos são disponíveis comercialmente; Silastic é usado mais comumente. Aumento final do tecido mole representa 70% da largura do implante

TABELA 22.4
CONTRA-INDICAÇÕES AOS IMPLANTES DE MENTO
Doença periodontal grave
Microgenia extrema
Excessiva ou insuficiente altura vertical mandibular
Incompetência labial com covinha no mento e tensão (9)

As contra-indicações ao aumento aloplástico do mento estão listadas na Tabela 22.4.

Implantes de Mento

Quando foi tomada a decisão de aumentar o mento, existem duas escolhas: uma genioplastia de deslizamento ou um implante. Quando é tomada a decisão pelo implante, o cirurgião deve considerar o tipo e o tamanho do implante e a via de acesso cirúrgica (intra-oral ou extra-oral). O implante aloplástico mais comum é silicone sólido, mole ou firme. Outros tipos de implantes incluem politetrafluoretileno expandido (PTFE-e) fabricado pela W.L. Gore, polietileno poroso fabricado pela Porex, e malha de Mersilene. Em uma revisão de 324 casos de implantes de mento Goretex, Godin *et al.* (4) acharam os implantes de PTFE-e reforçado facilmente inseridos, bem tolerados pelos tecidos e livres de qualquer reabsorção óssea. Apenas dois (0,62%) de 324 implantes tornaram-se infectados e foram afinal removidos. Um implante fabricado cheio de silicone líquido não é mais usado por causa da preocupação com possível vazamento.

Malha Mersilene é uma lâmina de fibra de poliéster inabsorvível com poros grandes que permite o crescimento invasivo tecidual. Gross *et al.* (5) reviram sua experiência de 14 anos usando implantação de mento de malha Mersilene em 264 pacientes. Os resultados mostram uma taxa de infecção de apenas 0,8% e nenhum incidente de absorção, rejeição ou expulsão. As únicas desvantagens são o tempo extra e a perícia técnica necessária para modelar os implantes.

No presente, nós preferimos um implante de Silastic firme customizado feito pela Implantech (Fig. 22.5). Ele tem uma fenda feita no centro anterior exato do implante, uma linha azul demarcando o centro vertical na superfície posterior, margens laterais afiladas extremamente finas e uma ligeira concavidade na superfície posterior. A finalidade deste desenho é ser inserido em uma abertura muito pequena na pele ou na mucosa. Com a superfície posterior levemente côncava, ele tende a se amoldar ao osso subjacente. A linha azul ajuda a centrar o implante sob visão direta quando apenas uma pequena porção do implante é visível através da incisão. A fenda na superfície anterior permite ao cirurgião palpar o centro do implante depois que a incisão foi fechada, para assegurar que quando o curativo compressivo final for aplicado, o implante permaneceu na posição mediana. Além disso, esta fenda anterior nos capacita a determinar clinicamente, por meio de palpação, se o implante tiver se deslocado para um lado muitos meses mais tarde. Às vezes, muitos meses mais tarde, um paciente pode se queixar de uma assimetria do implante. Esta pequena fenda torna muito mais fácil determinar se o implante se desalojou ou a mandíbula é ligeiramente assimétrica. Nós recomendamos que se for usado um implante poroso ou um implante de malha, os interstícios do implante devem ser carregados sob pressão com solução antibiótica. Nós usamos 300 mg de clindamicina por 15 mL de soro fisiológico. Clindamicina é o antibiótico de escolha por causa da sensibilidade ou reação alérgica extremamente baixa. Muitos outros implantes existem disponíveis através de outros fornecedores.

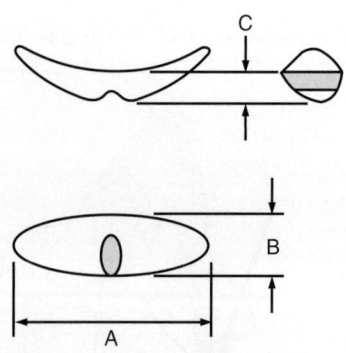

Figura 22.5

Implante de mento de Silastic de Silver.

Os implantes de Silastic McGhan são disponíveis em tamanhos pequeno, médio e grande. O tamanho e a forma do implante a serem usados são baseados em quanto aumento do mento é necessário anterior e lateralmente. Kent (6) determinou que depois da colocação do implante, é encontrado um ganho de 70% na projeção do tecido mole. Assim um implante de 10 mm produziria um aumento de 7 mm de tecido mole. O ganho é reduzido por causa de uma pequena quantidade de afundamento do implante, reabsorção óssea e compressão do tecido mole. O aumento real do tecido mole se estabiliza em 2 anos em 70% da espessura do implante. Se for usada uma genioplastia de deslizamento, observa-se um ganho de 70% a 97% no tecido mole, que se estabiliza após 2 anos (7).

Nós usamos o seguinte método para determinar o tamanho do implante necessário para obter os resultados desejados. Primeiro, a face é posta em posição de perfil mantida na posição horizontal (a linha horizontal de Frankfort é paralela ao solo). Uma linha vertical é baixada da margem vermelhão inferior perpendicularmente à linha horizontal de Frankfort. A posição ideal do mento deve se aproximar dessa linha. A distância desde a posição pré-operatória até a posição proposta então é multiplicada por 1,4 para determinar a espessura do implante. Este parâmetro pode variar de paciente para paciente; portanto, o cirurgião deve confiar no julgamento estético para estabelecer a projeção final do mento. É sempre mais seguro subaumentar ligeiramente, a fim de evitar deformidade.

A seguir, a via de acesso cirúrgica deve ser considerada. A inserção intra-oral tem a vantagem sobre a inserção extra-oral de que não haverá cicatriz externa presente, mas tem as desvantagens da contaminação intra-oral, irritação da linha de sutura, uma linha maior de incisão, a incapacidade de estabilizar o implante internamente, e o potencial de incompetência labial se o músculo mental for rompido. A via de acesso externa pode ser feita através de uma incisão muito inconspícua e pequena no sulco submental, o que evita a irritação das suturas intra-orais e potencial contaminação. Uma incisão de 10 a 15 mm geralmente é suficiente para acomodar a colocação do implante e permite que o implante seja estabilizado por sutura ao periósteo. Freqüentemente o implante é inserido no momento de uma lipoaspiração na área do pescoço, como procedimento isolado ou com um *facelift*, e a mesma incisão pode ser usada para ambos os procedimentos.

Procedimento Cirúrgico

O paciente flexiona o pescoço para localizar o sulco submental, que é marcado. Então, com o paciente sob tratamento anestésico monitorizado ou anestesia geral, uma mistura meio a meio de lidocaína 2% com epinefrina 1:100.000 e bupivacaína 0,5% com epinefrina é infiltrada na área do nervo mental, na linha de incisão e nos tecidos moles do mento. A bupivacaína é usada por duas razões. Primeira, se o aumento do mento for efetuado em conjunção com uma rinoplastia, a cirurgia do mento é efetuada primeiro, e mínima a nenhuma sensibilidade da área do mento existe durante a rinoplastia. Segundo, a anestesia da área do mento deve estar presente à conclusão da rinoplastia de tal modo que o curativo compressivo possa ser colocado sem desconforto.

Uma incisão na pele de 10 a 15 mm de comprimento é feita a seguir. A incisão é aprofundada através da camada adiposa subcutânea e camada muscular até o periósteo. O periósteo é cortado com uma lâmina nº 15 por 2,5 cm e elevado com um elevador de Joseph superiormente na linha mediana até a porção média da mandíbula. Cuidado deve ser tomado para não romper o sulco gengivobucal anterior. Se esta elevação do periósteo for levada alto demais, o implante poderia subir e tornar raso ou obliterar o sulco e alterar a posição da projeção anterior e mesmo interferir com o sorriso natural. Para evitar que o implante suba demais superiormente, uma sutura pode ser colocada no lado inferior do periósteo e a seguir no implante.

Para elevar e estender o invólucro subperióstico lateralmente, pode ser usado um elevador de Pennington. O cirurgião deve conhecer a localização do forame mental para evitar lesar o nervo mental no esvaziamento lateral. Esta elevação pode ser feita sob visão direta usando um afastador de Senn ou semelhante se desejado. Hemostasia é mantida com cautério bipolar.

O implante deve ter um sulco central anterior fundo e uma linha central vertical de modo que o cirurgião possa ver através da incisão quando o implante está centrado e possa palpar externamente depois que a incisão for fechada e quando o curativo estiver aplicado. Isto também pode servir como um guia depois que o edema tiver regredido para determinar se ocorreu algum desvio do implante. Este sulco central não aparece externamente e só pode ser sentido com palpação cuidadosa. O implante é inserido afastando-se o periósteo com um afastador de Senn e colocando uma extremidade para dentro da bolsa subperióstica ligeiramente mais que meio caminho além da linha mediana e flexionando o implante de tal modo que a outra extremidade possa ser inserida sob o outro lado do envoltório perióstico. O implante então é movido para trás e para frente até que o sulco profundo esteja centrado na linha mediana, quando visto através da incisão submental.

O fechamento é realizado em duas camadas. Primeiro, o periósteo é fechado com três pontos separados de categute cromado 3-0, seguindo-se fechamento da pele com náilon 6-0 travado ou categute simples de absorção rápida 5-0. Se for usada uma incisão intra-oral, uma incisão vertical é feita através do freio gengivobucal anterior. A incisão é levada através do músculo até o periósteo. A incisão é afastada horizontalmente (lateralmente), e o periósteo é exposto e cortado em uma direção horizontal. Ele é elevado com um elevador de Pennington até que a bolsa subperióstica desejada seja feita. O implante é inserido conforme descrito anteriormente, mas esta incisão é ocluída primeiro fechando-se o músculo com suturas de categute cromado 3-0 e a seguir a mucosa com cromado 3-0.

O curativo é aplicado em três camadas. A primeira é fita de papel de 1,25 cm, alternando do arco superior ao inferior, comprimindo o tecido mole em torno do implante. A seguir uma tira de Elastoplast de 5 cm com uma fenda horizontal é colocada sobre o mento com o implante salientando-se através da fenda, seguindo-se outra camada de fita de papel de 1,25 cm. O curativo permanece por 4 a 5 dias, e os pontos são removidos quando o curativo sair.

Complicações

Complicações de implantes do mento são raras (Tabela 22.5). Na sua maior parte, todas as complicações são reversíveis pela remoção do implante. Os seguintes passos são dados para prevenir complicações:

1. Uso de antibióticos pré-operatórios.
2. Lavar implantes e luvas de todo pó ou óleo.
3. Fazer a bolsa subperióstica somente do tamanho necessário para aceitar o implante.
4. Suturar o implante ao periósteo.
5. Selecionar o tamanho do implante pré-operatório e cuidadosamente.

Implante Desviado

O implante pode deslizar demasiado longe superiormente e obliterar o sulco gengivolabial anterior, resultando em um sorriso anormal; o paciente muitas vezes sabe deste problema. O tratamento é remover o implante e puxá-lo inferiormente, colocando-o sobre o pogônio e suturando-o no lugar ao periósteo.

O implante também pode deslizar para um lado ou pode ser desviado inferiormente em um lado e superiormente no outro lado. Nestas situações, o implante deve ser removido e recolocado na bolsa subperióstica apropriadamente e suturado ao periósteo. Yaremchuk (8) advoga fixação do implante com parafuso, que evita qualquer migração de implante na sua série de 46 pacientes. A escolha de fixação com sutura ou fixação com parafuso é questão de preferência do cirurgião.

Infecção ou Reação Tecidual

Infecção é extremamente rara. Se inflamação estiver presente em torno do implante, freqüentemente é uma reação estéril, ou relacionada a partículas de pó da luva do cirurgião ou apenas uma reação de corpo estranho ao implante. Na rara situação em que o tecido circundante é infectado, uma cultura é obtida, e uma série de antibióticos apropriados é dada empiricamente. Se a reação não se resolver dentro de 10 dias, o implante é removido, e 8 semanas devem decorrer antes de tentar reinseri-lo. Se for usado um implante microporoso, ele deve ser removido sem demora. Uma outra complicação isolada não relacionada refere-se ao desenvolvimento de um abscesso apical de um dos incisivos inferiores. Isto poderia desencadear uma reação retardada (muitos anos mais tarde) que fará o tecido em torno do implante se tornar infectado. O tratamento é remover o implante, corrigir o problema dentário, e em seguida aguardar o tempo apropriado para reinserir o implante.

Reabsorção Óssea

Reabsorção óssea ocorre com quase todos os implantes aloplásticos, quer sejam colocados supraperiosticamente ou subperiosticamente. A questão real é se a reabsorção causará algum problema aos dentes subjacentes. Embora a absorção de osso seja autolimitada na maioria dos pacientes, Matarasso et al. (9) identificaram um subconjunto de pacientes que podem estar em risco de erosão óssea extensa, clinicamente importante, com implantes de Silastic. Estes pacientes todos tinham incompetência labial pré-operatória com resultante hiperatividade de músculos mentuais, manifestada por sobrecarga e covinha da pele do mento. O problema mais comum com reabsorção óssea é uma diminuição na projeção quando o implante se move posteriormente para dentro da mandíbula. Nós vimos isto ocorrer após muitos anos em vários casos, mas sem qualquer seqüela dentária.

Nós colocamos o implante subperiosticamente; entretanto, alguns pesquisadores afirmam que inserir o implante acima do periósteo pode reduzir a possibilidade de reabsorção cortical embaixo do implante. De um ponto de vista prático e após muitos anos de experiência usando ambos os métodos, não achamos diferença. Outro método que foi descrito é incisar o periósteo em cada lado da linha mediana, inserir o implante embaixo do periósteo lateralmente, e deixá-lo sobre o periósteo na linha mediana. Não constatamos que esta técnica mostre qualquer benefício clínico.

Seleção Inadequada do Tamanho

O tamanho do implante deve ser determinado pré-operatoriamente, conforme discutido; entretanto, à medida que a ferida se cura, o cirurgião pode observar que mais projeção teria sido melhor, ou que o implante é grande demais. O tratamento é remover o implante e reinserir o tamanho apropriado. A cirurgia deve aguardar pelo menos 3 meses antes de tomar essa decisão, para ver o que o edema e a reação tecidual farão realmente à aparência. Ao escolher um implante de Silastic, é melhor usar um menor do que um maior, porque a cápsula em torno do implante tende a aumentar a projeção com o tempo. Isto pode ser uma vantagem para considerar o PTFE-e, porque uma cápsula verdadeira não se desenvolve em torno do PTFE-e poroso.

TABELA 22.5 COMPLICAÇÕES — IMPLANTES DE MENTO

Implante desviado
Infecção ou reação tecidual
Reabsorção óssea
Seleção de tamanho inadequado
Lesão de nervo mentual
Cicatriz hipertrófica

Lesão de Nervo Mentual

Não vimos esta complicação rara, mas esvaziamento lateral poderia causar esta lesão. Ela é mais comum em um procedimento de desenluvamento ao realizar uma genioplastia de deslizamento. As maiores áreas de esvaziamento ao usar os implantes afilados mais longos teoricamente colocam o nervo em maior risco. O nervo mentual deve sempre ser mantido em mente ao executar uma mentoplastia de aumento.

Cicatriz Hipertrófica

A possibilidade de uma cicatriz deve sempre ser mencionada ao paciente antes da cirurgia, mas o uso de uma incisão pequena, bem colocada e fechada de modo preciso em duas camadas (platisma e tecido subcutâneo em uma camada, e pele separadamente), com suturas finas na pele, deve evitar esse problema. Em raras situações, a cicatriz pode necessitar ser excisada e feito novo fechamento.

GENIOPLASTIA DE DESLIZAMENTO

Aumento do mento com a genioplastia de deslizamento é um procedimento melhor, possuindo a vantagem de usar o tecido do próprio paciente. Também pode ser usado para diminuir a altura vertical do mento se necessário afilando a incisão óssea para baixo e mais posteriormente (10). Suas desvantagens incluem um tempo cirúrgico aumentado, um tempo de cura mais longo, um risco de lesão dos dentes anteriores e membranas na área em torno do mento e do lábio e perda de competência labial (aproximação precária do músculo mentual). Genioplastia de deslizamento deve ser considerada em pacientes com excesso ou insuficiência de altura vertical mandibular, microgenia extrema, atrofia hemifacial ou assimetria mandibular e falha de aumento aloplástico do mento. Esta parte da discussão lida com pacientes que têm oclusão aceitável, mas um déficit de contorno do mento. Análise cefalométrica do tecido ósseo e mole, bem como radiografias panorâmicas ajudam na determinação pré-operatória do tipo de genioplastia requerido. Elas também mostrarão a posição das raízes dentárias.

A técnica básica da genioplastia de deslizamento é como se segue (11,12). Uma incisão é feita anterior ao sulco gengivobucal e se estende imediatamente lateral aos dentes caninos. A incisão é levada à mandíbula, passando através dos músculos orbicular e mentual, que mais tarde são cuidadosamente reaproximados. O periósteo é elevado inferior e lateralmente, e os forames mentuais identificados. Os músculos supra-hióideos e o periósteo lingual permanecem fixados medialmente, fornecendo suprimento sanguíneo ao segmento ósseo. Um sulco vertical mediano é feito com uma broca cortante pequena. Nós preferimos a placa de genioplastia de Smith com parafusos de 2 mm, fabricada pela KLS Martin (Fig. 22.6). Os tamanhos mais comuns de placa em H são 3, 5 e 7 mm. Uma placa H é usada para reaproximar a mandíbula depois que a porção é avançada. Uma osteotomia é feita abaixo dos ápices dos caninos e forames mentuais em um ângulo apropriado. Se apenas avanço for realizado, então a osteotomia deve ser feita abaixo dos ápices e em linha paralela à dentição da mandíbula. O segmento inferior é avançado e mantido no lugar com uma placa transversal de quatro parafusos que é pré-moldada para permitir os exatos milímetros de avanço que foram determinados pré-operatoriamente. A incisão é fechada em duas camadas, tomando cuidado para reaproximar o músculo mentual a fim de evitar incompetência labial. Um curativo de pressão é aplicado para suportar o lábio.

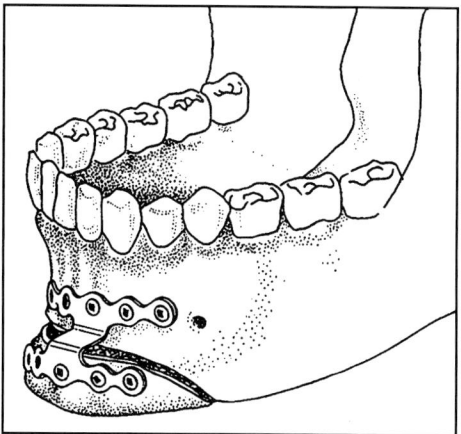

Figura 22.6

Placa de genioplastia de Smith fabricada pela KLS Martin.

Variações da técnica encontram-se bem discutidas por Hinds (10). Estas variações podem reduzir ou aumentar a altura vertical e lidar com assimetria.

Aumento aloplástico e genioplastia de deslizamento não são procedimentos mutuamente excludentes. Em alguns casos, combinar estas técnicas obterá os resultados desejados. Por exemplo, se depois de executar uma genioplastia de deslizamento o contorno do mento ainda for deficiente, um implante pode ser acrescentado para produzir um contorno melhorado.

AUMENTO MALAR

A região malar pode melhorar ou depreciar a aparência estética global da face (Tabela 22.6) (13). O enchimento da região malar dá uma aparência jovem a uma face mais velha, porque tende a diminuir a profundidade das linhas melolabiais e confere um aspecto mais fe-

TABELA 22.6	DIAGNÓSTICO
DEFICIÊNCIAS DA REGIÃO MALAR	
Pregas genianas achatadas e recuadas que podem dar uma aparência triste ou fatigada	
Proeminência malar que cai mais de 5 mm posterior ao sulco nasolabial	
Enchimento aumentado pode dar uma aparência facial jovem, animada	

liz, decidido, à face. As indicações para implantes malares são as seguintes:

1. Falta de proeminência malar.
2. Como adjunto à cirurgia de ritidoplastia, se o paciente tiver pregas genianas profundas.
3. Acentuação da proeminência malar, criando uma aparência estética mais agradável.
4. Assimetria da proeminência malar por deformidade congênita, ressecção cirúrgica ou redução incompleta de fratura malar.

Avaliação

A determinação de quando acrescentar volume à área malar é relacionado mais à apreciação estética do que a uma medida real, mas uma regra geral pode ser aplicada. Na nossa experiência, quando a proeminência malar cai mais de 5 mm posterior ao sulco nasolabial em uma projeção lateral verdadeira, existe uma deficiência da região malar (Fig. 22.7). Para determinar a área malar a aumentar, um de nós (W.E.S.) desenvolveu o triângulo de proeminência malar de Silver, determinado examinando mais de 100 fotografias de faces de modelos e fazendo um desenho composto de um triângulo sobre a área mais proeminente da região malar.

Dentro do triângulo da proeminência malar, o implante é colocado para criar uma região malar apropriadamente adelgaçada (modelada). A colocação do implante malar é determinada do seguinte modo (Fig. 22.8):

1. Baixar uma linha vertical do canto lateral.
2. Traçar uma linha horizontal bissecionando o lábio superior. A interseção das linhas 1 e 2 forma o ponto A.
3. Refletir uma linha do ponto A à área cantal medial.
4. Refletir uma linha lateralmente a partir do ponto A, criando o mesmo ângulo conforme criado no passo 3.
5. Traçar uma linha horizontal de Frankfort.
6. A área contida dentro da grande área triangular representa o triângulo de proeminência malar e a área a ser aumentada pelo implante malar com adelgaçamento lateral do implante.

A cauda do implante malar acompanha e vai ligeiramente além do ângulo externo superior do triângulo da proeminência malar. A linha horizontal de Frankfort é vários milímetros acima do limite superior do aumento para evitar lesão do nervo infra-orbital. O implante se adelgaça a partir da área central para criar uma convexidade natural, simulando uma proeminência malar natural. As Figuras 22.9 a 22.17 mostram vistas pré-operatórias e pós-operatórias de pacientes.

Seleção do Implante

Nosso material de implante recomendado no passado foi um implante cuidadosamente desenhado, fabricado pela Novamed com Proplast-HA (Tabela 22.7), mas a Novamed parou de produzir este implante nos Estados Unidos. Por essa razão, nós atualmente usamos um

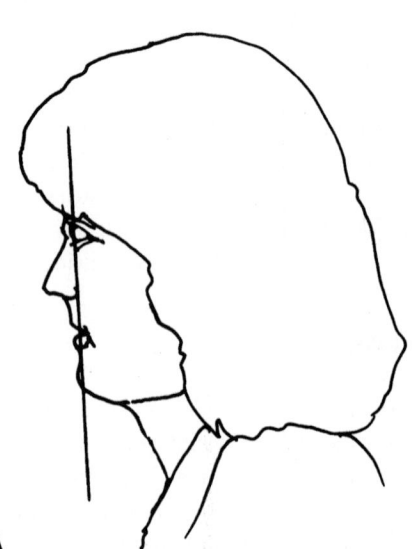
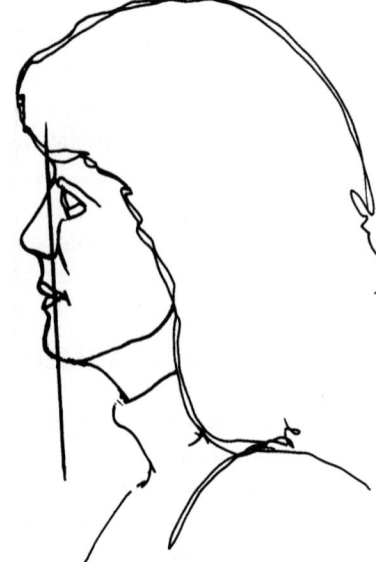

Figura 22.7

A: Vista pré-operatória. Observe a falta de projeção malar; a face média parece plana. **B:** Vista pós-operatória. A área malar aparece cheia e produz uma aparência facial macia, jovem.

Capítulo 22 ■ AUMENTO DO MENTO E MALAR | 397

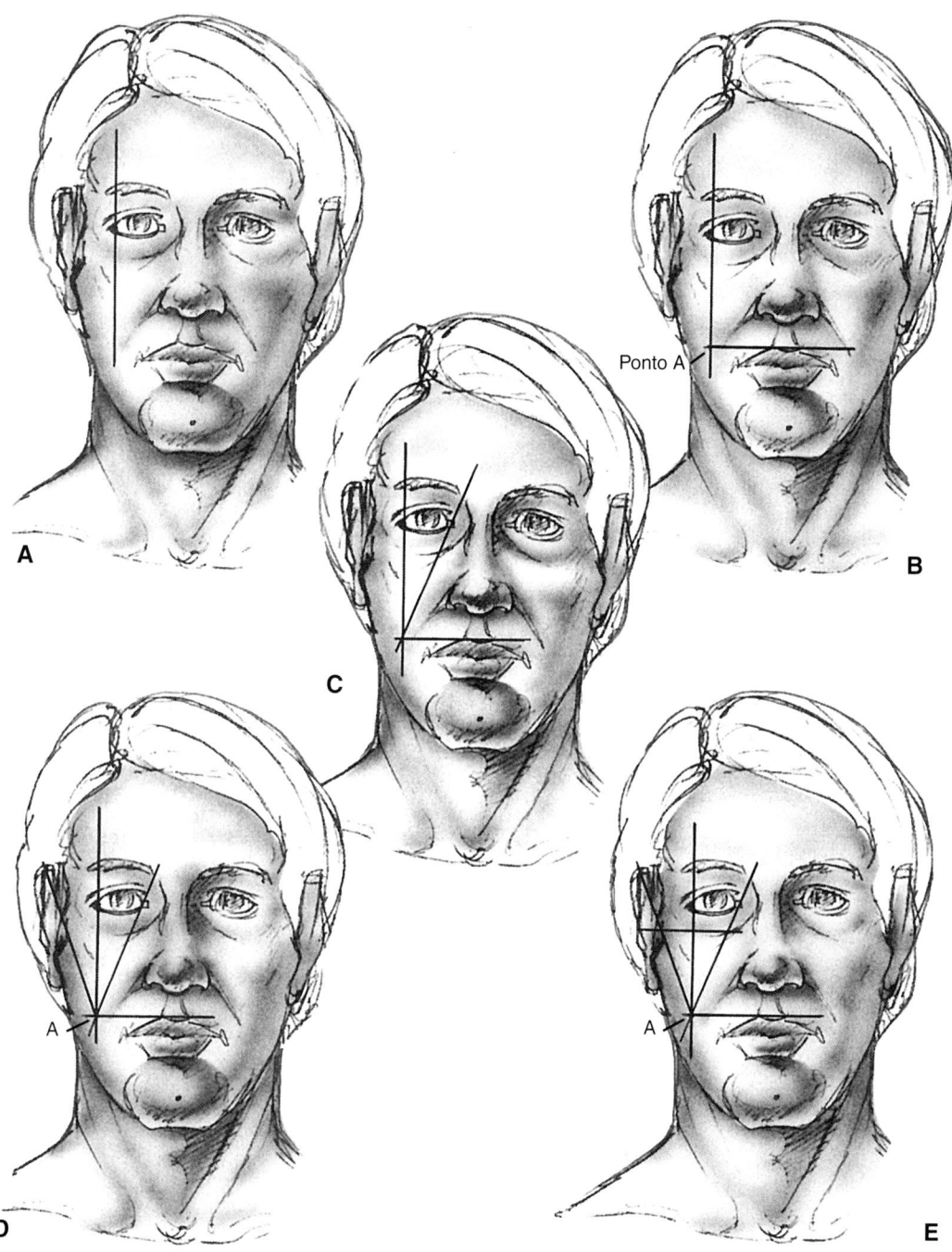

Figura 22.8
Construção do triângulo de proeminência malar de Silver. **A:** Baixar uma linha vertical do canto lateral. **B:** Traçar uma linha horizontal bissecionando o lábio superior. A interseção destas linhas forma o ponto A. **C:** Refletir uma linha do ponto A à área cantal medial. **D:** Refletir uma linha lateralmente desde o ponto A, criando o mesmo ângulo criado em (**C**). **E:** Traçar uma linha horizontal de Frankfort. A área contida dentro do triângulo grande representa o triângulo de proeminência malar e a área a ser aumentada pelo implante malar, com adelgaçamento lateral do implante.

implante de Silastic fabricado pela Spectrum Designs Medical para McGhan Medical Corporation (Fig. 22.18). Ele tem forma de gota e tem furos na parte posterior. Estes furos são usados para enfiar uma amarração de seda para manter o implante em posição duran-

te 24 horas depois da inserção. O implante com as propriedades mais próximas do implante Proplast HA no mercado hoje é o implante de PTFE-e reforçado pré-formado fabricado pela W.L. Gore. Este implante foi lançado em dezembro de 1996 e tornou-se bastante

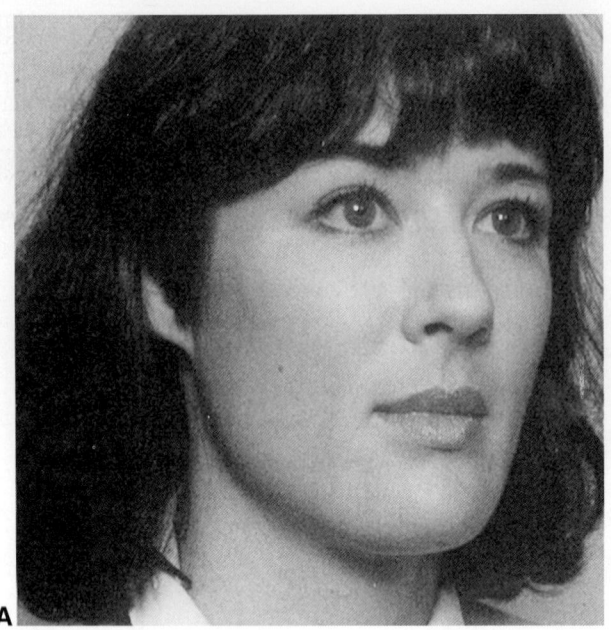
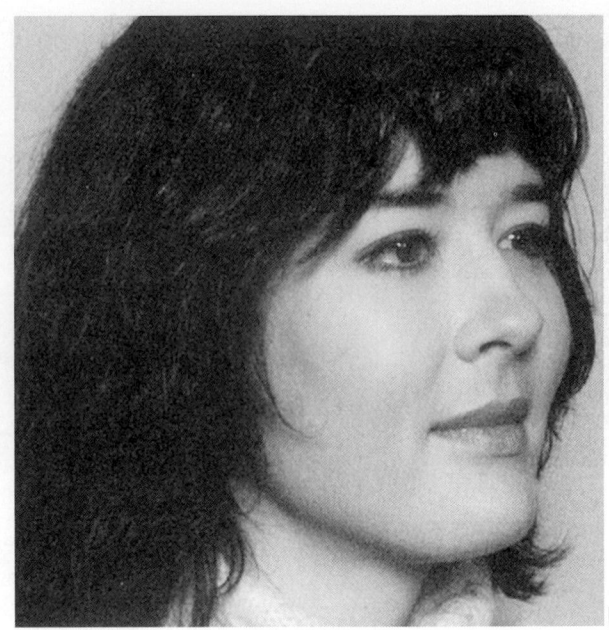

Figura 22.9
Jovem modelo que desejava mais enchimento dos seus ossos malares. **A:** Vista pré-operatória: osso malar não proeminente. **B:** Vista pós-operatória mostra enchimento da bochecha.

popular. Ele se acomoda facilmente e permanece em posição sem deslizar. Crescimento invasivo tecidual tende a mantê-lo em posição.

Silastic

Vantagens

O implante de Silastic, como o implante McGhan, pode ser inserido em uma bolsa menor. Uma infecção em torno do implante pode ser tratada com o implante no lugar. Ele pode ser usado sobre um osso malar (seio maxilar) que foi fraturado, com menos preocupação com infecção futura a partir de contaminação por infecção sinusal.

Desvantagens

Os implantes malares de Silastic não tendem a permanecer na sua posição original e têm que ser ancorados com uma sutura na inserção original. Ele também forma uma cápsula circundante que pode ser facilmente palpada à medida que o local cirúrgico amadurece.

Politetrafluoretileno Expandido Reforçado

Vantagens

Este PTFE-e não forma cápsula e tem boa fixação tecidual secundária à sua porosidade. O desenho do implante com sua cauda delgadamente afilada provê uma delicada transição estética do implante para o arco zigomático.

Desvantagens

Se houver desenvolvimento de uma infecção na área imediata ao implante, a partir de tecido circundante, como um dente ou seio infectado fraturado previamente, então os implantes microporosos têm que ser removidos. Uma bolsa grande tem que ser formada para inserção.

Polietileno Poroso

Vantagens

O implante de polietileno poroso tem um tamanho médio de poro que varia de 100 a 250 μm. Isto permite excelente crescimento invasivo tecidual. Este material é biocompatível, e mínima reação de tecido mole foi identificada com este implante. Menor reabsorção óssea foi relatada com este implante (14). Ele também pode ser levemente moldado na sala de cirurgias se o cirurgião tiver acesso a água estéril muito quente.

TABELA 22.7 ℞ TRATAMENTO DEFICIÊNCIAS MALARES

Triângulo de proeminência malar para posicionamento do implante malar; implantes malares de Silastic pré-formado são mais comumente usados
Carga de antibiótico no implante necessária para implantes porosos, antibióticos sistêmicos necessários perioperatoriamente com todos os implantes
Inserção intra-oral pela fossa canina e esvaziamento subperióstico
Fechamento hermético em duas camadas do músculo e mucosa

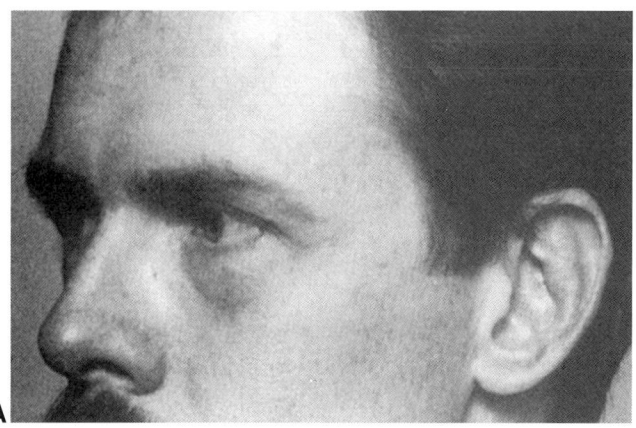 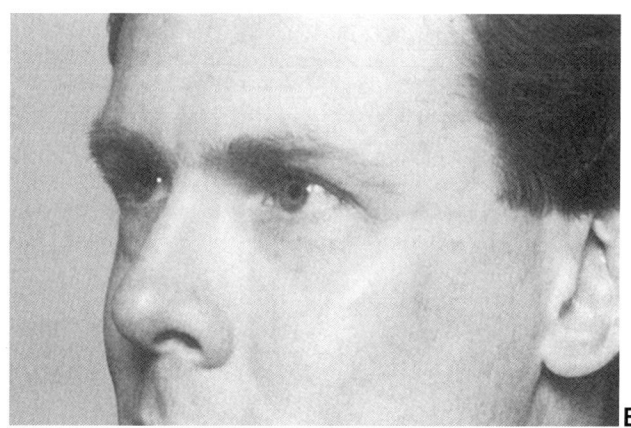

Figura 22.10

Paciente com aspecto achatado, recuado. **A:** Vista pré-operatória: proeminência malar achatada. **B:** Vista pós-operatória: a proeminência malar acentua a nitidez facial.

Desvantagens

Ele não é tão flexível quando o Silastic ou PTFE-e reforçado. Ajuste de forma e tamanho pode ser um pouco mais difícil. Como outros implantes porosos, se houver infecção, o implante deve ser removido.

Procedimento Cirúrgico

A incisão intra-oral tem 3 cm de comprimento e é colocada imediatamente inferior e ligeiramente anterior ao ducto parotídeo. A incisão é levada através da mucosa e do músculo com uma lâmina nº 15 ou cautério cortante unipolar de ponta de agulha até o periósteo. A seguir o periósteo é cortado e levantado com um elevador de supercílio. A elevação é superior e lateral sobre o malar e o zigoma. A localização da margem orbital e do nervo infra-orbitário deve ser mantida em mente para evitar lesão do respectivo nervo. A bolsa deve ser grande o suficiente para permitir a colocação do implante. Enquanto o esvaziamento ficar embaixo do periósteo ou junto do arco zigomático, o sétimo nervo não está em perigo de lesão. Sangramento geralmente é mínimo, e hemostasia é mantida com o cautério bipolar.

Vários medidores de tamanho então são usados para selecionar o tamanho adequado de implante. O implante é selecionado e preparado para inserção. Se for usado um implante poroso, ele deve ser carregado com pressão com clindamicina e soro fisiológico (600

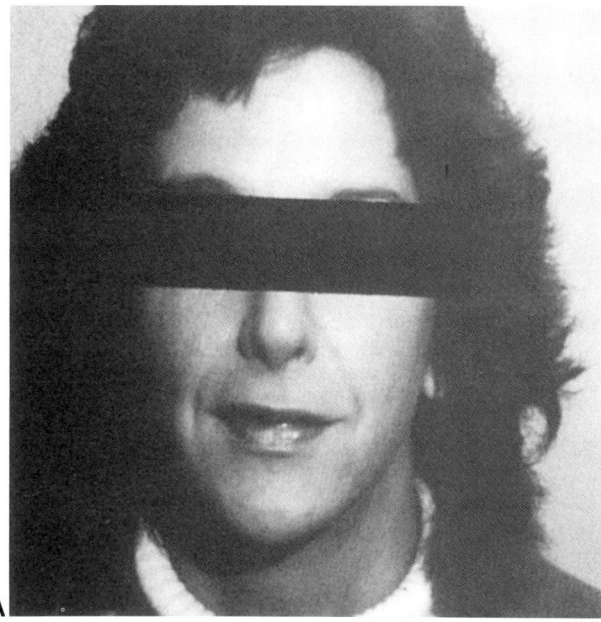 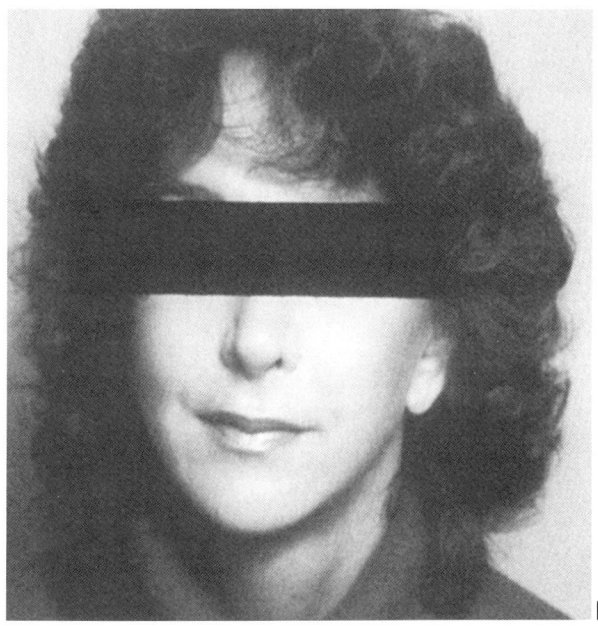

Figura 22.11

Paciente de *facelift* com pregas melolabiais profundas; *facelift* e implantes malares combinados. **A:** Vista pré-operatória: *facelift* com proeminência malar plana e pregas melolabiais profundas. **B:** Vista pós-operatória: *facelift* com inserção de implantes de bochecha. Pregas melolabiais agora são superficiais.

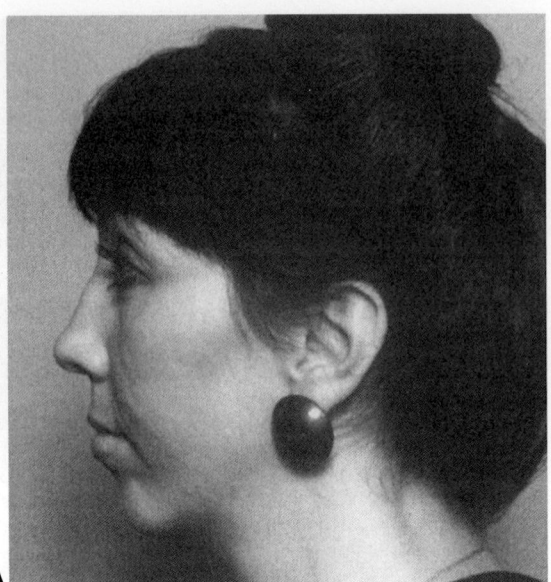
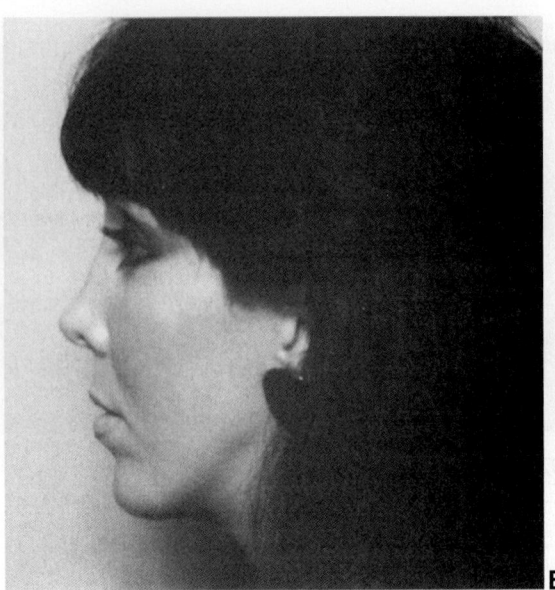

Figura 22.12

Esta paciente recebeu *facelift*, rinoplastia, aumento do mento e implantes malares. **A:** Vista pré-operatória: paciente com proeminência malar achatada e mento recuado. **B:** Vista pós-operatória: *facelift* com implante de mento e implante de bochecha. Observe a proeminência malar e o mento forte com prega melolabial rasa. (Ver também *Prancha* em *Cores*.)

mg de clindamicina e 30 mL de soro fisiológico). O carregamento sob pressão é efetuado com uma seringa de 50 mL, alternando pressão positiva e negativa para deslocar a solução de antibiótico/soro dentro dos interstícios do implante (15). O implante então é inserido sob um afastador Army-Navy. Toma-se cuidado para não comprimir o implante. Depois que a parte proeminente do implante está na posição correspondente à área proeminente na bochecha previamente desenhada na pele, o afastador é removido. Com ligeira pressão, a incisão então é aproximada e é fechada em duas camadas de material de sutura cromado 3-0. Se for usado um implante malar de Silastic, um medidor é inserido para determinar o tamanho correto do implante (*i. e.*, nº 1, 2, 3 ou 4). Depois da seleção do implante, uma sutura de seda é aplicada à parte mais lateral do implante e passada através de uma agulha Staymen longa ou um passador de fio, que é passado para

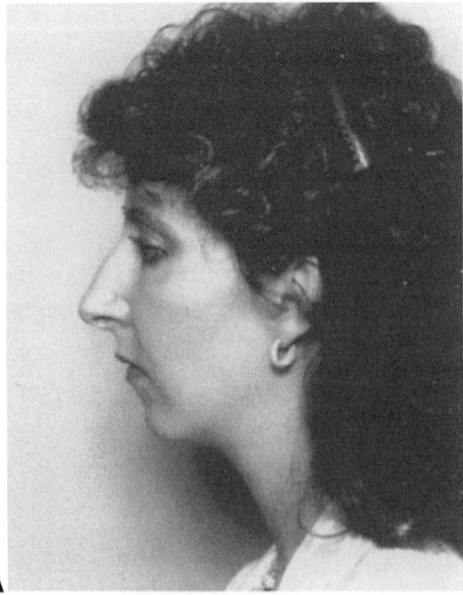
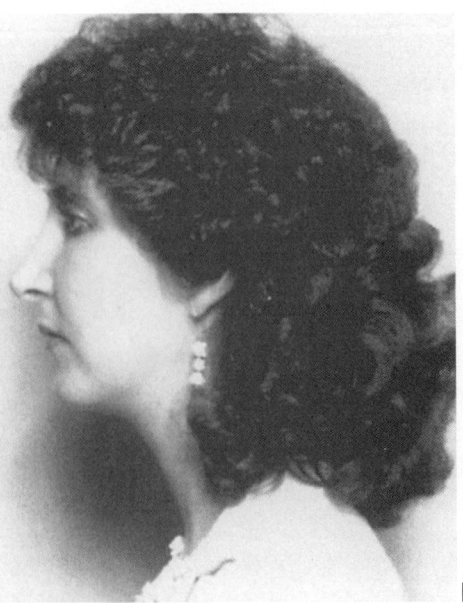

Figura 22.13

Esta paciente submeteu-se a aumento do mento e rinoplastia. **A:** Vista pré-operatória: paciente com uma giba dorsal nasal e mandíbula hipoplástica. **B:** Vista pós-operatória: rinoplastia com implante de mento.

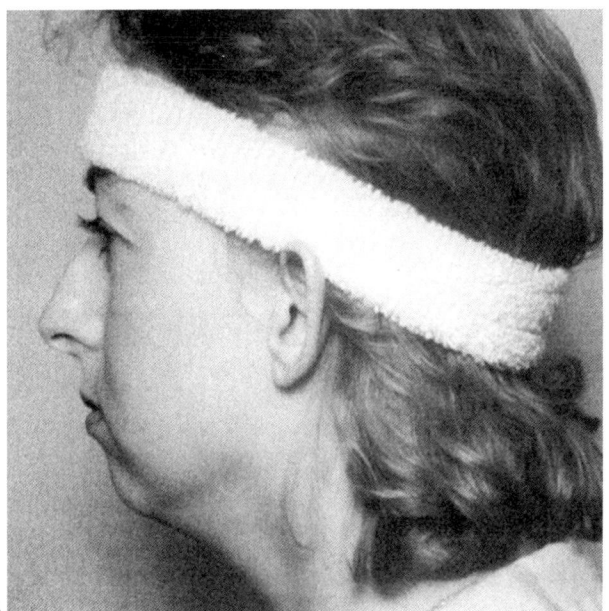 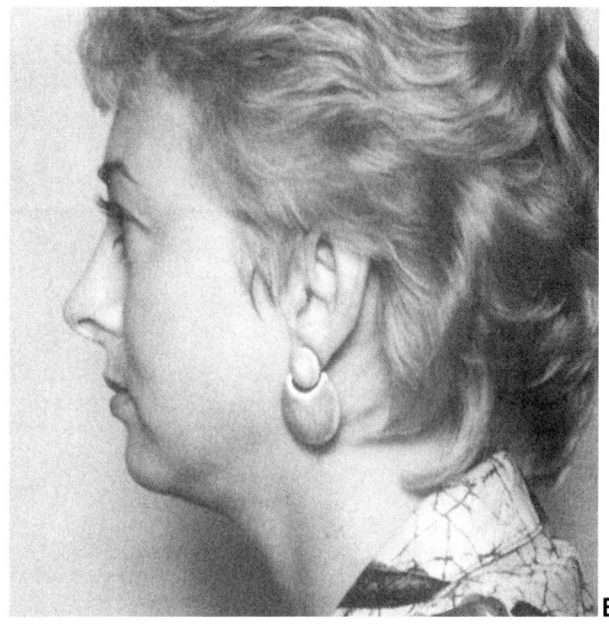

Figura 22.14
Esta paciente fez aumento do mento e rinoplastia. **A:** Vista pré-operatória: giba dorsal nasal e mandíbula hipoplásica. **B:** Vista pós-operatória: rinoplastia com implante de mento.

a parte mais súpero-lateral da bolsa e a seguir passada para dentro da linha do cabelo. O implante então é puxado e empurrado para a posição apropriada. A sutura é amarrada sobre um "alcochoado" e deixada no lugar por 3 dias para estabilizar o implante. A incisão é fechada como descrito anteriormente. Compressas geladas são aplicadas durante as várias horas seguintes. Antibióticos são dados pós-operatoriamente por 4 dias, e 1 g de cefalotina é dado intravenosamente 30 minutos antes da inserção dos implantes.

Complicações

As complicações incluem um implante mal posicionado, um implante grande demais ou pequeno demais, infecção secundária a infecção sinusal ou dentária, implantes assimétricos, uma reação tecidual local (rejei-

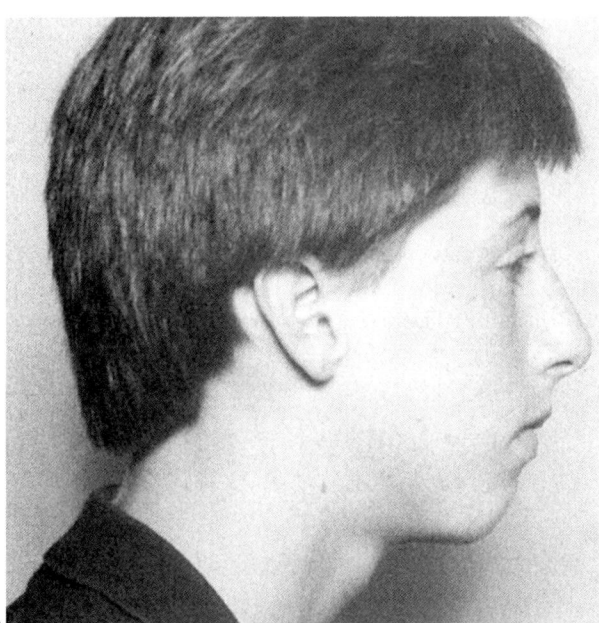 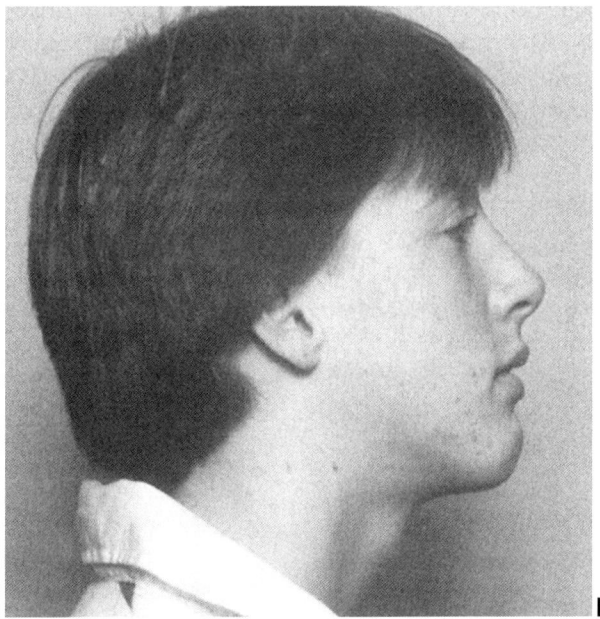

Figura 22.15
Este paciente fez genioplastia e rinoplastia. **A:** Vista pré-operatória. **B:** Vista pós-operatória.

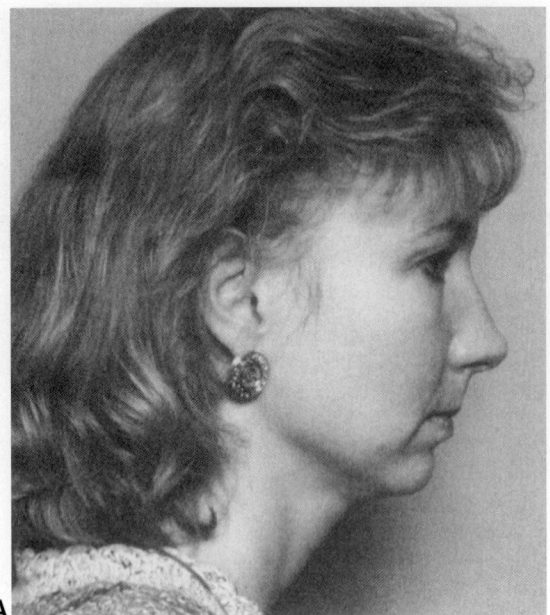 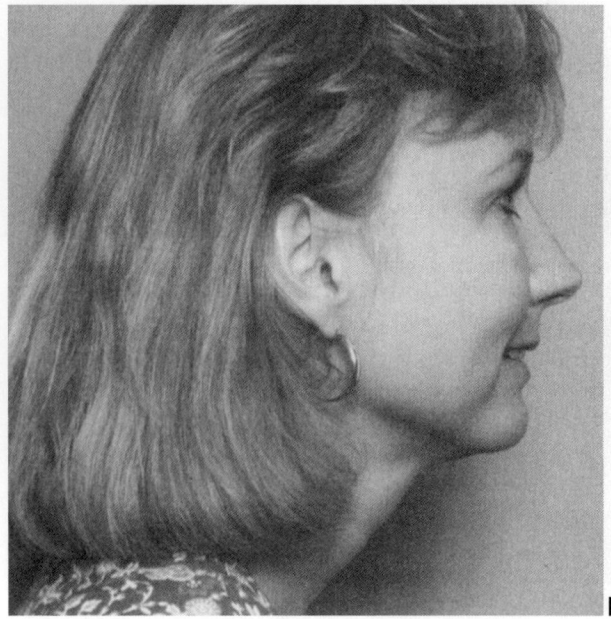

Figura 22.16
Aumento do mento somente. **A:** Vista pré-operatória: mandíbula hipoplásica faz o nariz parecer proeminente. **B:** Vista pós-operatória: implante de mento. O nariz parece estar em melhor proporção ao resto da face. (Ver também *Prancha* em *Cores*.)

ção), uma cápsula expansiva ou infectada e exposição do implante (Tabela 22.8).

Um implante mal posicionado deve ser removido cirurgicamente e recolocado. Se nenhuma inflamação existir em torno do implante, ele pode ser removido, reimpregnado com antibiótico (clindamicina) e reinserido. O mesmo procedimento seria seguido se o implante fosse grande demais; ele seria removido, reduzido e recolocado. Se usando um implante poroso, todo tecido conectivo deve ser completamente liberado de em torno do implante inteiro antes de tentar removê-lo. Isto difere de um implante de Silastic, que desliza para fora facilmente uma vez aberta a cápsula. Se a cápsula que rodeia um implante de Silastic se tornar tão grande a ponto de causar assimetria da proeminência malar, então é efetuada uma capsulotomia, seguida pela inserção de um implante menor.

No caso de uma proeminência malar assimétrica, um implante maior pode ser usado em um lado que no outro. Se for necessário aumento adicional, uma pequena quantidade adicional de PTFE-e pode ser adicionada ao implante depois que ele se curou, colocando-se um disco do PTFE-e superficial ao implante original.

Se uma infecção se desenvolver em torno de um implante poroso, o implante deve ser removido, e a origem da infecção determinada e tratada. Um novo implante não deve ser reinserido por 6 a 8 semanas. Se a infecção for uma comunicação a partir da parede anterior do seio maxilar, o novo implante deve ser de Silastic, um implante não poroso.

Se o implante usado for de Silastic e se tornar infectado, uma série curta de antibióticos pode ser usada. Se nenhuma melhora for observada em 4 a 5 dias, o implante deve ser removido. A área é deixada curar-se, e o implante pode ser reinserido 6 a 8 semanas mais tarde.

Se exposição de um implante de Silastic ocorrer intra-oralmente, o implante deve ser removido, ajustado o tamanho e efetuada a reinserção. No caso de um implante poroso, o implante deve ser removido e substituído por um novo em virtude do risco de invasão bacteriana para dentro dos interstícios do implante, o que, se ocorrer, não pode ser erradicado com antibióticos (Tabela 22.9). Se o seio maxilar tiver sido fraturado, um implante poroso não deve ser usado, mas em vez disso apenas um implante de silicone sólido.

TABELA 22.8 — COMPLICAÇÕES
IMPLANTES MALARES

Má posição do implante
Infecção ou reação tecidual
Lesão de nervo infra-orbital

TABELA 22.9 — EMERGÊNCIAS
IMPLANTES MALARES

Infecção
Expulsão do implante

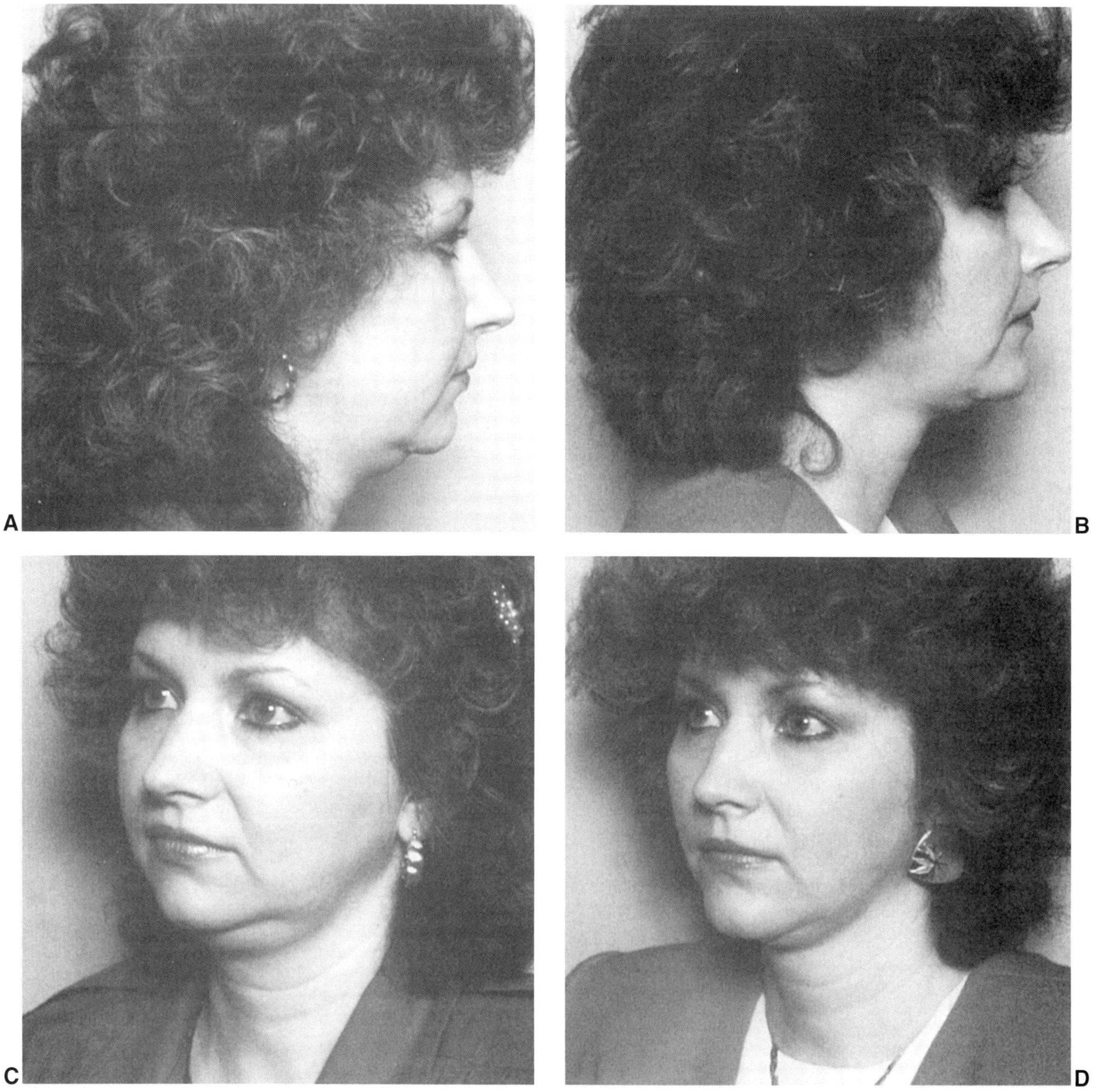

Capítulo 22 ▪ AUMENTO DO MENTO E MALAR | **403**

Figura 22.17
Aumento do mento e lipectomia. **A:** Vista pré-operatória: mandíbula hipoplásica e repleção de tecido adiposo na região submentual.
B: Vista pós-operatória: lipoaspiração e inserção de implante no mento. Observar o ângulo cervicomandibular mais agudo.

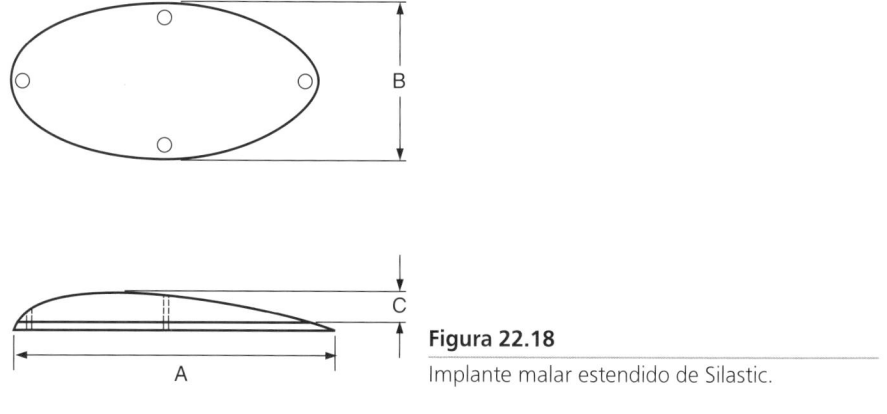

Figura 22.18
Implante malar estendido de Silastic.

PONTOS IMPORTANTES

- A projeção ideal do mento pode ser determinada usando-se uma linha perpendicular à linha horizontal de Frankfort, intersecionando a margem vermelhão do lábio inferior.
- Um implante de silicone sólido é uma excelente escolha para aumento do mento, inserido através de uma incisão sumentua externa. Colocação submentua é preferida. Um fechamento em duas camadas é necessário, seguido por um curativo compressivo.
- As complicações dos implantes de mento são implante desviado, infecção ou reação tecidual, reabsorção perióstica, seleção inadequada do tamanho, lesão de nervo mentual e cicatriz hipertrófica.
- Genioplastia de deslizamento é uma alternativa a um implante de mento, mas é tecnicamente mais difícil. Ela deve ser considerada em pacientes com altura mandibular vertical insuficiente, assimetria mandibular ou falha de implante aloplástico de mento.
- Implantes malares são usados para aumentar o enchimento da região malar. Isto diminui a profundidade da prega geniana e dá um aspecto decidido.
- Indicações para implantes malares são rugas genianas profundas, uma proeminência malar achatada, assimetria das proeminências malares e como um adjunto à retidoplastia.
- O triângulo da proeminência malar foi criado para ajudar os cirurgiões a colocar o implante corretamente. Implantes malares podem ser fabricados de material poroso pré-formado ou silicone.
- As complicações dos implantes malares são um implante malposicionado, exposição do implante, um implante demasiado grande ou demasiado pequeno e uma infecção em torno do implante.

REFERÊNCIAS

1. Powell N. *Proportions of the aesthetic face.* New York: Thieme Medical, 1984:41.
2. Frodel J, Sykes J. Chin augmentation/genioplasty: Chin deformities in the aging patient. *Facial Plast Surg* 1996;12(3):279-283.
3. Zide B, Pfeifer T, Longaker M. Chin sugery, I: Augmentation: The allures and the alerts. *Plast Reconstr Surg* 1999;104(6):1843-1862.
4. Godin M, Costa L, Romo T, et al. Gore-Tex chin implants. *Arch Facial Plast Surg* 2003;5:224-227.
5. Gross E, et al. Mersilene mesh chin augmentation. *Arch Facial Plast Surg* 1999; 1:183-190.
6. Kent J. Chin and zygomaticomaxillary zugmentation with proplast. *J Oral Surg* 1981;39:912.
7. Park H, Ellis E. A retrospective study of advancement genioplasty. *Oral Surg Oral Med Oral Pathol* 1989;67:487.
8. Yaremchuk M. Improving aesthetic outcomes after alloplastic chin augmentation. *Plast Reconstr Surg* 2003;112(5):1422-1432.
9. Matarasso A, Elias A, Elias R. Labial incompetence: A marker for progressive bone resorption in Silastic chin augmentation. *Plast Reconstr Surg* 1996;98(6):1007-1014.
10. Hinds E. Genioplasty: The versatility of horizontal osteotomy. *J Oral Surg* 1969;27:690.
11. Steed D. Surgery of the chin. In: Holt R, Bailey R, eds. *Surgery in the mandible.* New York: Thieme Medical, 1987:117.
12. Epker B, Wolford L. Dentofacial deformities. St. Louis: CV Mosby, 1980:119.
13. Binder W. Submalar augmentation: A procedure to enhance rhytidectomy. *Ann Plast Surg* 1990;24:200.
14. Golshani S, Zhoa Z, Prasad G. Applications of Medpor porous polyethylene in facial augmentation. *Am J Cosmetic Surg* 1994;11:105-109.
15. Goldberg J, Silver W. Antibiotic pressure loading of PTFE facial implants: An adjunct to perioperative antibiotics. Presented at the American Academy of Facial and Plastic Reconstructive Surgery, Fall Meeting, 1996.

CAPÍTULO 23A

Peeling Químico

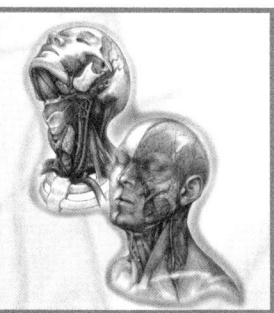

J. Gregory Staffel

A história nos assegura que a luta contra o envelhecimento da pele é tão inevitável quanto generalizada. A medicina tem desempenhado um papel nesta luta, em parte aproveitando a capacidade exclusiva da pele de gerar uma versão mais saudável de si própria após lesão limitada da superfície. O ferimento controlado da pele, que estimula uma aparência mais jovem, pode ser realizado por meios mecânicos (dermabrasão), térmicos *(laser)* ou químicos. Este capítulo trata da destruição limitada e regeneração da pele pela aplicação de certas substâncias, um processo conhecido como *peeling* químico ou quimioesfoliação.

FOTOLESÃO

A indicação mais comum para *peeling* químico é a fotolesão. Isto ocorre quando a pele é exposta à luz ultravioleta (UV) na forma de luz solar (ou bronzeamento artificial). As alterações histológicas incluem um *stratum corneum* espessado, um *stratum spinosum* adelgaçado, maturação desorganizada da epiderme, dispersão irregular da melanina, colágeno dérmico diminuído, glicosaminoglicanos dérmicos diminuídos e elastina dérmica desorganizada. Transformação maligna também pode ocorrer eventualmente. Clinicamente, a pele torna-se áspera, amarelada, enrugada e mosqueada.

Terapia Tópica

Prevenção é o melhor tratamento para fotolesão, e os pacientes devem usar proteção contra o sol, incluindo filtros solares que bloqueiem tanto os raios UVA quanto os UVB. A terapia tópica começa com tretinoína (Retin-A, Renova). Originalmente usada para tratamento da acne, os pacientes submetidos à terapia a longo prazo observaram melhora nas suas rugas finas, eventualmente fazendo a mídia rotular este produto como "creme anti-rugas". Foi demonstrado que o uso prolongado da tretinoína afina o *stratum corneum*; espessa o *stratum spinosum*; dispersa melanina; restaura ordem na maturação dos ceratinócitos; e causa deposição de novo colágeno, elastina e vasos sanguíneos. Isto diminui as rugas finas, uniformiza a pigmentação e alisa a pele. Uma vez que pode ser secativa, a tretinoína foi misturada com um umidificador e comercializada como Renova. A tretinoína também pode causar sensibilidade ao sol e é classificada como categoria C em relação à gravidez.

Alfaidroxiácidos nas concentrações e pH apropriados têm efeitos semelhantes, embora menos dramáticos. Eles funcionam bem em combinação com tretinoína e freqüentemente são menos irritantes. Estes ácidos em doses mais baixas são usados em muitos produtos vendidos livremente. A hidroquinona inibe a tirosinase, uma enzima usada na produção de melanina. Compostos semelhantes incluem o ácido cójico e o ácido azelaico. Estes são usados em casos de pigmentação irregular e melasma.

O uso concomitante da tretinoína, um alfaidroxiácido e um inibidor da síntese de melanina forma a base da terapia tópica da pele, mas a obediência a longo prazo é um problema da nossa sociedade, pressionada pelo tempo. Quando a terapia tópica atingiu o limite da sua eficácia no tratamento de fotolesão, pré-neoplasia actínica ou melasma, pode estar indicado um *peeling* químico (1).

PEELING QUÍMICO

Peeling químico envolve o ferimento controlado da pele até um nível desejado, com a subseqüente regeneração, resultando em uma aparência mais jovem. A destruição do *stratum corneum* deixa a pele regenerada com um aspecto mais liso. A penetração até a membrana basal da epiderme (onde jazem os melanócitos e melanossomos) deixa a pele neoformada mais clara e mais uniformemente pigmentada. A destruição através da derme papilar até a derme reticular superior resulta em alisamento e clareamento da pele e na deposição de novo colágeno, elastina e glicosaminoglicanos com subseqüente redução das rugas finas. Penetração até a derme reticular intermediária estimulará deposição de importantes quantidades de novo colágeno, causando redução ainda mais pronunciada das rugas. A destruição profunda até a camada intermediária da derme reticular pode fazer a formação de novo colágeno se tornar tão exuberante e desorganizada que o resultado acabe sendo uma cicatriz.

Os *peelings* químicos são classificados pela profundidade da necrose histológica esperada. Geralmente, os *peelings* são chamados de superficiais (envolvendo a epiderme), médios (através da derme papilar e até a derme reticular superior) e profundos (até o meio da derme reticular). Os *peelings* dérmicos reticulares superiores são chamados de média profundidade por alguns autores, e de profundos por outros (2,3). A profundidade de um *peeling* é afetada e pode ser controlada por múltiplos fatores que incluem as substâncias usadas, sua concentração, a técnica de aplicação, a condição da pele e a sensibilidade individual do paciente.

Peelings Químicos Superficiais

A forma mais superficial de um *peeling* químico afeta apenas o *stratum corneum*. Vários ácidos podem ser usados para remover o *stratum corneum*. O mais popular provavelmente é o ácido glicólico. Em baixas concentrações este pode ser aplicado à face durante alguns minutos e, a seguir, lavado e tirado com água ou "neutralizado" com uma solução de bicarbonato de sódio. O paciente tem uma leve sensação de picadas e pode ter um rubor leve. Os pacientes gostam que sua pele apresente uma sensação mais lisa, um brilho bonito, e sem interrupção de suas atividades. Estes *peelings* são freqüentemente efetuados repetidamente em base semanal, quinzenal ou mensal. Outros compostos que podem ser usados incluem solução de Jessner (ácido láctico, ácido salicílico e resorcinol 14% peso/volume, respectivamente, em etanol), resorcinol ou ácido tricloracético 10% (ATA). Os *peelings* que incluem o *stratum corneum* inteiro e progridem na direção da membrana basal podem causar uma leve descamação durante os 2-3 dias seguintes. Estes *peelings* podem ser efetuados com concentrações ligeiramente mais altas de ácido glicólico, algumas capas a mais de solução de Jessner, ou uma concentração ligeiramente mais forte de ATA.

Peels Químicos de Média Profundidade

Um *peeling* químico de média profundidade penetra até a membrana basal e pode se estender através da derme papilar até a derme reticular superior. Uma vez que um *peeling* de média profundidade se estende além da membrana basal, onde residem os melanócitos e melanossomos, ele geralmente clareia a pele e uniformiza alterações pigmentares. Novo colágeno também pode ser formado de modo que rugas finas sejam melhoradas. A quantidade de novo colágeno depositado depende da profundidade do *peeling* e da resposta individual do paciente.

Formação de cicatriz pode ocorrer com qualquer ferida subepidérmica, embora permaneça algo imprevisível e pouco compreendido. Os *peelings* efetuados com concentrações de ATA acima de 40% podem ter uma incidência mais alta de formação de cicatriz (2-4). Por esta razão alguns autores procuraram aumentar o efeito do ATA 35% na derme papilar e reticular superior pelo pré-tratamento da pele com solução de Jessner (como descrito por Monheit) (4), ácido glicólico (como descrito por Coleman) (5) ou CO_2 sólido (como descrito por Brody) (3). A idéia é romper a epiderme para permitir penetração mais profunda pelo ATA enquanto é minimizado o risco de formação de cicatriz. Estes *peelings* se comprovaram eficazes e populares. O "*peeling* azul" de Obagi envolve a combi-

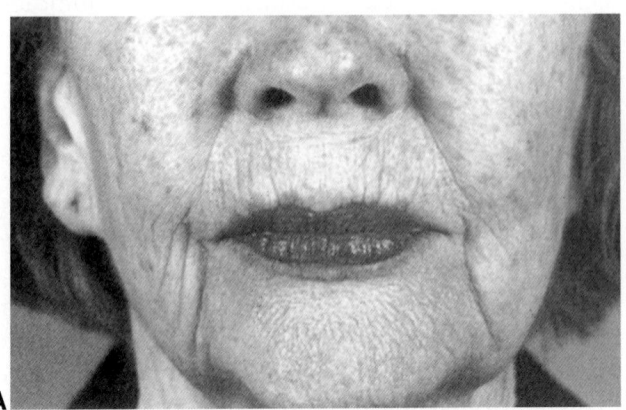 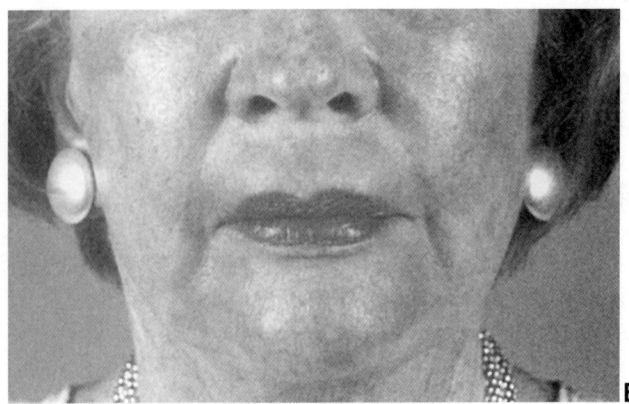

Figura 23A.1

Esta paciente submeteu-se a um *facelift* de revisão. As rugas periorais foram tratadas com dermabrasão com escova de aço à mão. As bochechas foram tratadas com um *peel* de Jessner de ATA 35% (ácido tricloracético). **A:** Pré-operatório. **B:** Um mês pós-operatório. Fotografias cortesia de J. Gregory Staffel, MD.

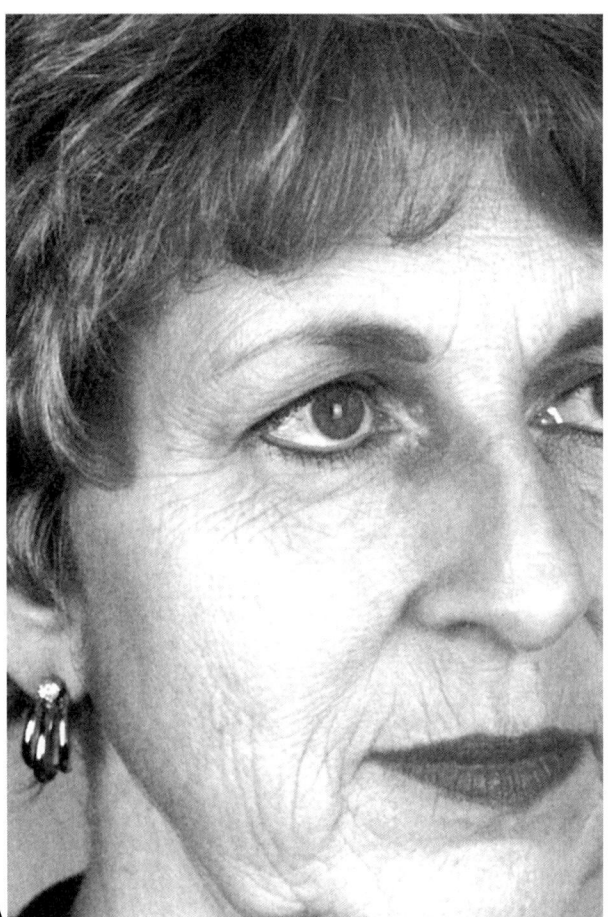 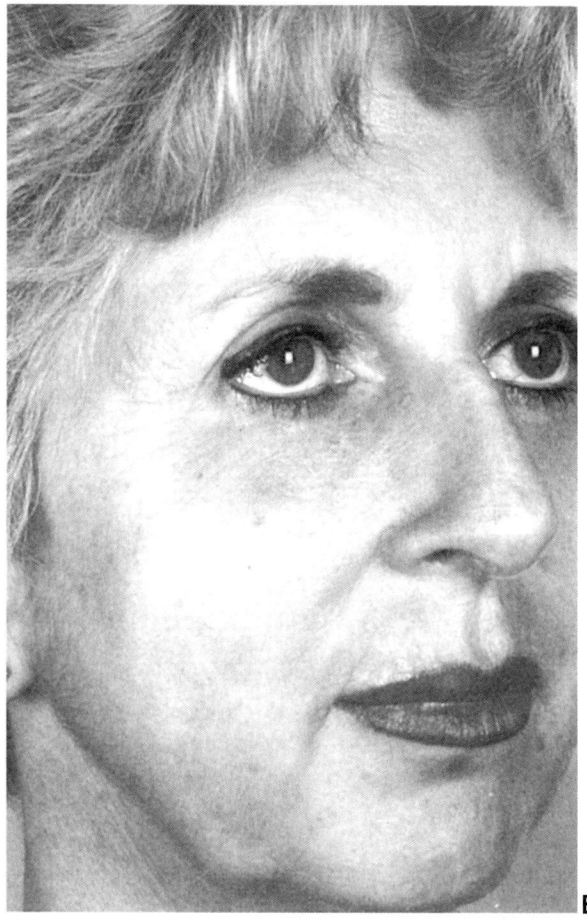

Figura 23A.2
Esta paciente submeteu-se a um *peel* facial com fenol 33% e óleo de cróton 1,1%. **A:** Pré-operatório. **B:** Três meses pós-operatórios. Blefaroplastia superior também efetuada. Fotografias cortesia de J. Gregory Staffel, MD.

nação de um extrato registrado da planta iúca e alguma coloração azul com ATA, caindo nesta mesma categoria de *peeling* de média profundidade.

A maioria dos autores prefere pré-tratar os pacientes por várias semanas com tretinoína (Retin-A) e, possivelmente, hidroquinona e um produto de ácido glicólico antes de um *peeling* de média profundidade. O pré-tratamento com tretinoína pode uniformizar a pele e acelerar a reepitelização, embora a pele ativamente irritada não deva ser submetida a *peeling*. Depois de um *peeling* de média profundidade a pele geralmente se tornará castanho-escura e, a seguir, esfoliará em 4–7 dias. Em seguida a nova pele é bastante rósea. Normalmente o paciente fica socialmente incapacitado por cerca de 7 dias após um *peeling* médio, talvez mais tempo se não desejar usar maquiagem (Fig. 23A.1).

Peels Químicos Profundos

Os *peels* químicos profundos geralmente se estendem até a derme reticular intermediária. O *peeling* profundo padrão é o *peeling* de Baker-Gordon. Este consiste em uma fórmula "clássica" de 3 cm³ de fenol 88%, 2 cm³ de água, 8 gotas de Septisol e 3 gotas de óleo de cróton, representando aproximadamente uma mistura de fenol 49% e óleo de cróton 2,1%. Fenol e água não são miscíveis, e a solução tem que ser agitada antes da aplicação. Ela é aplicada com aplicadores de ponta de algodão em uma parte desengordurada da face de cada vez. A aplicação lenta nas subunidades regionais limita absorção sistêmica de fenol, prevenindo arritmia. O "congelamento" é imediato e de longa duração. Alguns ocluem o *peeling* com esparadrapo, outros com pomada de vaselina, enquanto outros não usam oclusão. O edema é intenso depois deste *peeling* enquanto o epitélio se solta durante o primeiro par de dias. Reepitelização leva mais de uma semana, com pomada sendo aplicada constantemente e com exsudato seroso sendo lavado pelo paciente a intervalos de 2–3 horas. A pele é muito vermelha depois deste *peeling* e eventualmente descora com meses. Alguma hipopigmentação é uma seqüela esperada deste *peeling*, variando em grau conforme o paciente. Uma vez que o *peeling* penetra na derme reticular, a formação de novo colágeno é robusta e duradoura. Rugas finas e profundas respondem bem (Fig. 23A.2 e Tabela 23A.1).

TABELA 23A.1
INDICAÇÃO E PROFUNDIDADE DOS *PEELINGS*

Nível	Camada	Indicações (Fotolesão, Discromias e Acne)	Agente (Profundidade é Também Dependente da Técnica e do Paciente)
Muito superficial	*Stratum corneum*	Textura áspera Pele escamosa	Resorcinol 20%-30% × 2-20 min, Jessner, CO_2, Retin-A, 5-FU (fluorouracil), alfa-hidroxiácidos, ATA 10%-20%, ácido glicólico 30%–50% × 1-2 min
Superficial	Membrana basal (camada de células basais)	Algumas lentigens Melasma epidérmico Acne	ATA 10%-30%
Médio	Derme papilar à derme reticular superior	Efélides Lentigens senis e solares Melasma Hiperpigmentação pós-inflamatória Ceratoses actínicas Neoplasia pré-maligna epidérmica	Jessner + ATA 35% CO_2 + ATA 35% Ácido glicólico 70% + ATA 35% ATA 35-50% Ácido glicólico 70% Fenol–óleo de cróton (variações de Hetter) Fenol 88%
Profundo	Até a derme reticular média	As acima, mais: Rugas profundas e finas	Fenol–óleo de cróton 49%/2,1% (Baker-Gordon), com oclusão ou não-ocluído Fenol–óleo de cróton 33%/1,1% (uma das fórmulas de Hetter)

FATORES QUE AFETAM A PROFUNDIDADE DE UM *PEELING*

Agente e Concentração

O agente e a concentração usados são dois dos maiores fatores que afetam a profundidade de um *peeling* químico. Geralmente, os *peelings* superficiais são efetuados com ácido glicólico ou ATA 10%-20%. Solução de Jessner por si mesma também dará um *peeling* superficial. Os *peelings* de média profundidade são normalmente executados com ATA 25%-35%, freqüentemente usado em combinação com solução de Jessner, ácido glicólico ou CO_2 sólido. Alguns classificam o *peeling* de fenol 88% como de profundidade média, enquanto outros sustentam que se for esfregado tempo suficiente, produzirá um *peeling* profundo. *Peelings* mais profundos podem ser realizados com preparação de fenol–óleo de cróton, incluindo uma fórmula da Baker-Gordon padrão. Hetter modificou a fórmula e a técnica de Baker-Gordon para produzir uma variedade de profundidades (6–9).

Condição da Pele

Pele recentemente irritada reagirá com mais intensidade a um *peeling*. Isto inclui pacientes que recentemente receberam cera facial, depilação, eletrólise ou cirurgia facial. Se a pele estiver irritada ou esfoliando ativamente por pré-tratamento com tretinoína, esta poderá ser suspensa vários dias antes do *peeling*. Alguns pré-tratam com tretinoína antes de *peelings* com fenol–óleo de cróton, e outros não.

Técnica

Desengorduramento Pré-Peeling

Antes da maioria dos *peelings* a pele é desengordurada usando-se uma esponja com álcool ou acetona. Se a esponja for esfregada vigorosamente sobre a pele, ela poderá remover uma quantidade importante do *stratum corneum*, permitindo penetração mais profunda.

Aplicador

Os agentes de *peeling* podem ser aplicados usando-se vários métodos, incluindo um pincel, mechas de algodão, esponjas tipo de maquiagem, compressas de 5 × 5, e aplicadores retais.

Esfregação

Com alguns *peelings* o agente é esfregado até que a quantidade apropriada de "congelamento" da pele seja observada. Quanto mais força e mais tempo esfregar, mais profundo será o *peeling*.

Tempo

Quanto mais tempo um agente ficar em contato com a pele, mais fundo se pode esperar que ele penetre até determinado limite. Isto é especialmente verdadeiro com ácido glicólico.

Oclusão

Os *peelings* de fenol-óleo de cróton podem ser ocluídos com esparadrapo ou pomada vaselinada. Alguns acreditam que isto aprofunda o *peeling*.

Sensibilidade Individual

As respostas dos pacientes aos *peelings* pode ser generalizada até certo ponto, mas a resposta de cada pessoa a um *peeling* é única. O mesmo *peeling* efetuado no mesmo dia em dois pacientes com tipos de pele semelhantes pode produzir resultados algo diferentes. Assim, as rugas de alguns pacientes respondem bem ao *peeling* de média profundidade com ATA, enquanto as de outros pacientes não o fazem. Alguns pacientes desenvolverão cicatriz com um *peeling*, enquanto outros não o farão. De fato, a resposta pode ser tão variável que no passado alguns autores recomendavam efetuar uma aplicação de teste em uma área não evidente antes de realizar um *peeling*. Isto foi abandonado porque os testes de aplicação não eram preditivos.

PÓS-TRATAMENTO

Para *peelings* superficiais o pós-tratamento consiste simplesmente em evitar sol e quaisquer outros irritantes da pele. Os *peelings* de média profundidade causarão esfoliação importante. Pomada pode ser usada para manter a pele lubrificada durante este tempo. O aspecto mais importante do cuidado de um *peeling* de média profundidade é o paciente não puxar, esfregar arranhar ou ajudar a pele morta a descascar de qualquer maneira. A epiderme em eliminação deve ser deixada "soltar" por sua própria conta. Se ela for puxada, pode deixar uma cicatriz. Quando o epitélio subjacente está adequadamente curado, as camadas superficiais se soltam.

Peelings químicos mais profundos exigem tratamento mais intensivo. Se a pele foi ocluída com esparadrapo, então comumente o médico removerá isto em 1 a 2 dias. Há uma tremenda quantidade de exsudato após um *peeling* mais profundo, que forma crostas na pele se deixado secar. Por esta razão os pacientes são instruídos a usar algum tipo de pomada branda na pele a cada 2 horas durante os primeiros dias. Pomadas contendo neomicina devem ser evitadas porque a incidência de sensibilidade tópica é alta. Freqüentemente é mais fácil para o paciente lavar a face e aplicar pomada no banho de chuveiro. O tratamento é intenso durante os primeiros dias. Eventualmente o epitélio crescerá de novo e impedirá a transudação de soro. Uma vez ocorrido, não há mais encrostamento e o uso de pomada pode ser restringido.

A pele curada será sensível à luz solar e precauções apropriadas deverão ser tomadas por vários meses. Luz solar também pode induzir hiperpigmentação. Maquiagem pode ser necessária para camuflar a vermelhidão durante vários meses depois de um *peeling* mais profundo. Hidroquinona pode ser necessária depois da reepitelização, a fim de evitar hiperpigmentação.

COMPLICAÇÕES

Ver Tabelas 23A.2 e 23A.3.

Infecção

Infecções bacterianas (*Staphylococcus aureus, Streptococcus, Pseudomonas*), herpéticas e fúngicas (*Candida*) são possíveis depois de *peelings* médios e profundos. Fenol e ATA são bactericidas e quase todas as infecções bacterianas e fúngicas são resultado de tratamento pós-operatório inadequado da ferida pelo paciente. Alguns autores dão medicações antivirais profilácticas a todos os pacientes, enquanto outros limitam a profilaxia a pacientes com uma história de herpes labial. Antibióticos pós-operatórios também podem ser utilizados para *peelings* médios e profundos. Ocasionalmente, enxágües com vinagre diluído são recomendados para baixar o pH a um nível intolerável por *Pseudomonas*. Qualquer ferida que não esteja se curando adequadamente deve ser submetida a culturas bacterianas, virais e fúngicas, com subseqüente terapia antimicrobiana.

TABELA 23A.2 — COMPLICAÇÕES PEELING QUÍMICO

Eritema/prurido prolongados
Hiperpigmentação ou hipopigmentação
Infecção
Formação de cicatriz
Má relação médico-paciente
Toxicidade cardíaca, renal, hepática

TABELA 23A.3 — EMERGÊNCIAS RELACIONADAS

Emergência	Tratamento
Arritmia	Pré-hidratar, parar aplicação de fenol, suporte
Respingo	Irrigar olhos, se necessário, solução-tampão
Infecção	Colher cultura e tratar, tratamento intensivo da ferida
Cicatriz	Esteróides tópicos/injetados, silicone tópico, *laser* de luz pulsada

Complicações infecciosas extremamente raras incluem síndrome de choque tóxico (3).

Hiperpigmentação

O sistema de Fitzpatrick classifica a pele com base na resposta típica 24 horas e 1 semana após exposição a um sol de começo de verão (Tabela 23A.4) (10). Hiperpigmentação pós-inflamatória é mais provável com pele mais escura (Fitzpatrick IV–VI). Esta pode ser tratada com hidroquinona por várias semanas antes do *peeling* e vários meses depois que a reepitelização está completa. Isto freqüentemente é combinado com tretinoína, um alfa-hidroxiácido e um creme esteróide brando. Uma vez que o sol estimula produção de melanina, ele deve ser evitado antes e depois de um *peeling*, e filtros solares devem ser usados durante este tempo. Compostos contendo estrogênio e gravidez podem exacerbar hiperpigmentação. Nos casos reincidentes, uma opção é refazer o *peeling*. Nevos também podem tornar-se mais escuros com *peeling*.

Hipopigmentação

Hipopigmentação pode ocorrer após *peeling* profundo e não é indesejável em quantidades limitadas. Hipopigmentação é mais comum com *peelings* de fenol–óleo de cróton que com *peelings* de ATA. Se ela ocorrer, o contraste entre a pele descascada e não descascada é mais evidente em pele mais escura (Fitzpatrick IV-VI) e pele muito clara, sardenta (Fitzpatrick I). Passar o *peeling* como plumas nas margens pode ajudar a camuflar a transição. Ressuperficialização com *laser* de dióxido de carbono foi inicialmente considerada como causando menos hipopigmentação do que o *peeling*, mas o acompanhamento a longo prazo dimunuiu o entusiasmo inicial por este conceito.

Formação de Cicatriz

Formação de cicatriz está pouco compreendida, mas pode ser agravada por uma infecção pós-operatória que leve à caracterização retardada. Quaisquer áreas que não se cicatrizam são imediatamente cultivadas e é instituída terapia apropriada. Áreas de cicatrização retardada podem se beneficiar com curativos de ferida artificiais.

Predisposição a cicatriz pode incluir tratamento recente ou subseqüente com isotretinoína (Accutane). Foram descritas faixas de aguardo de 6 meses a 2 anos após a terapia e antes de realizar um *peeling*. Formação de cicatriz também foi descrita quando o tratamento com isotretinoína foi iniciado vários meses depois que uma área descascada ou submetida à dermabrasão já havia se cicatrizado (3). Pele previamente irradiada e cirurgia facial recente também podem predispor a formação da cicatriz. Qualquer história de quelóide facial deve ser levada em consideração. A pele não deve ser concomitantemente descolada e profundamente descascada. No entanto, *peelings* de fenol–óleo de cróton podem ser efetuados com segurança nas pálpebras inferiores, depois de uma blefaroplastia inferior transconjuntival.

Por razões desconhecidas, certas localizações são mais propensas à formação cicatricial. A área ao longo da margem inferior da mandíbula estendendo-se para trás até o ângulo da mandíbula parece ser um pouco mais propensa a cicatriz com ATA. A área imediatamente ao lado e em torno da boca parece ser um pouco mais propensa a cicatriz com *peelings* de fenol–óleo de cróton. O pescoço não deve ser descascado profundamente porque ele tem uma densidade muito mais baixa de anexos, que servem como reservatórios de células da pele que regeneram nova epiderme.

Uma área persistente de vermelhidão em uma área que sob outros aspectos está se curando bem é considerada uma cicatriz hipertrófica incipiente. Esteróides tópicos e silicone tópico são instituídos. Injeções de esteróides e terapia com *laser* de luz pulsada também podem ser apropriadas.

Vermelhidão Prolongada

Eritema prolongado e ruborização intermitente com alterações emocionais ou ambientais podem ocorrer baseando-se em resposta individual. Isto se resolve com o tempo, mas poderia ser uma inconveniência para o paciente que não deseja usar maquiagem (11).

TABELA 23A.4

CLASSIFICAÇÃO DE FITZPATRICK

Tipo de Pele	Cor	Reação com 24 h	Resultado com 1 Semana
I	Branca	Queimadura dolorosa	Ausência de bronzeamento
II	Branca	Queimadura dolorosa	Bronzeamento claro
III	Branca	Queimadura levemente dolorosa	Bronzeamento moderado
IV	Branca	Ausência de queimadura	Bom bronzeamento
V	Castanha	Quase nunca	Bronzeamento
VI	Negra	Nunca	Bronzeamento

Depois da sua primeira exposição a 45-60 min de sol do meio-dia no começo do verão:
"Quão dolorosa é sua queimadura após 24 horas?"
"Quanto bronzeamento você desenvolverá em 1 semana?"

Rugas Persistentes

Rugas persistentes não são uma complicação – elas são seqüelas das quais o paciente deve ser informado antes do *peeling*. Pigmento, rugas e textura respondem todos diferentemente nos pacientes.

Complicações Diversas

Toxicidade de fenol pode causar arritmias e, por esta razão, os *peelings* de fenol são efetuados lentamente e por unidades regionais enquanto o paciente é mantido bem hidratado para promover a excreção do fenol e seus metabólitos. Isto também exige função renal e hepática adequadas, que são avaliadas juntamente com um eletrocardiograma antes de um *peeling* contendo fenol da face total. Os pacientes são monitorados durante e após um *peeling* de face total contendo fenol. Edema de laringe que responde a vapor d'água foi descrito após um *peeling* de fenol–óleo de cróton. Dermatite de contato pode ocorrer durante a fase de cicatrização, especialmente com exposição à pomada contendo neomicina. Acne pode se exacerbar. Milia podem ser destampados conforme necessário. Alterações de textura na pele podem exigir tratamento adicional (3).

CONSIDERAÇÕES ESPECIAIS

Certas questões são exclusivas do *peeling* químico. O resultado final do *peeling* depende fortemente da cooperação do paciente. Pacientes não obedientes devem ser evitados, do mesmo modo que pacientes psicologicamente instáveis. A preparação das substâncias a serem usadas deve ser precisa e bem documentada. Preparações comerciais de ATA, solução de Jessner, e ácido glicólico são baratas, são bem padronizadas e evitam erros de mistura inerentes. O tamanho da gota ao misturar soluções que contêm óleo de cróton é importante e deve ser padronizado (ver mais tarde). Os recipientes de solução devem ser mantidos longe do paciente durante o processo de *peeling*. Os olhos devem ser meticulosamente protegidos e preparações devem ser feitas para irrigação imediata se algum agente de *peeling* for introduzido inadvertidamente. Cubas pequenas de medicamento são facilmente viradas, especialmente sobre a mesa de Mayo instável. A solução de *peeling* pode ser colocada em uma pequena garrafa plástica fechada que permita agitação e possa ser aberta para introduzir aplicadores de ponta de algodão ou para derramar solução. As soluções de fenol–óleo de cróton são misturadas imediatamente antes de um *peeling*. Uma maneira de evitar a necessidade de misturar de novo em caso de um respingo é preparar solução suficiente para dois *peelings* e manter uma solução em reserva enquanto executa-se o *peeling*.

Os pacientes que se submeteram a um *peeling* médio ou profundo têm uma aparência assustadora e uma evolução pós-operatória relativamente prolongada. Comentários por familiares e amigos bem-intencionados podem semear desconfiança que poderá florescer para o litígio. Os pacientes de *peeling* devem ser psicologicamente estáveis, obedientes, dispostos a ficar fora do sol, e dispostos a usar maquiagem depois do *peeling*. Boa comunicação e documentação do paciente são importantes.

MITOS E ERROS DE PERCEPÇÃO

O dogma precedente sustentava que o fenol em mais altas concentrações interrompia sua própria penetração ao coagular a proteína na pele, e que o óleo de cróton era um componente relativamente menor da fórmula do *peeling*. Hetter refutou o dogma da penetração paradoxal do fenol e mostrou que o óleo de cróton é suficientemente importante, na determinação da profundidade esperada de um *peeling*, que o tamanho da gota deve ser padronizado. Com base na experiência de Hetter, alguns simplesmente diminuíram o número de gotas de 3 para 2 (ou 1) na clássica fórmula de Baker-Gordon, mantendo as outras variáveis para produzir um *peeling* mais leve (12). Relatos publicados dos resultados desta técnica são aguardados. A título de curiosidade, muitos autores atribuem a fórmula de Baker-Gordon ao primeiro artigo de Baker, mas de fato as primeiras duas fórmulas publicadas em 1961 e 1962 são muito diferentes da "clássica" publicada pela primeira vez por Batstone e Millard em 1968 e a seguir por Baker e Gordon em 1971 (13–16).

ONDE O *PEELING* SE ENCAIXA

Ressuperficialização da pele pode ser realizada por meios mecânicos (dermabrasão), térmicos *(laser)* ou químicos. A experiência mostrou que as cicatrizes de acne geralmente respondem melhor à dermabrasão e à ressuperficialização com *laser* do que ao *peeling* químico (17). Embora muitos façam *peeling* no lábio superior, a dermabrasão executada com escova de aço manual também pode ser muito eficaz. Entretanto, *peeling* é eficaz para discromias, e muitos sustentam que nada supera um *peeling* de Baker clássico para rugas profundas. A variação da concentração de fenol e óleo de cróton introduziu mais controle sobre a profundidade destes *peelings*, bem como o uso de combinações de modalidades permitiu mais controle sobre as técnicas de média profundidade. Os *lasers* continuam a evoluir, mas até agora ainda são incômodos, caros, e ainda não demonstraram ser melhores que o *peeling* químico para muitos pacientes com fotolesão e discromias.

PONTOS IMPORTANTES

- *Peeling* é para fotolesão, alterações pré-malignas e discromias.
- O paciente deve ser estável, obediente e disposto a usar maquiagem e evitar o sol.
- Evitar pele recentemente irritada, terapia recente com Accutane e pele descolada (*peelings* profundos).
- Tomar precauções contra derramamentos e dispor de soluções tampões pré-misturadas.
- Tratamento agressivo precoce de infecção e cicatrizes.

REFERÊNCIAS

1. Rubin MG. *Manual of chemical peels, superficial and medium depth.* Philadelphia: LB. Lippincott, 1995.
2. Halaas YP. Medium depth peels. *Facial Plast Surg Clin North Am* 2004;297-303.
3. Brody HJ. *Chemical peeling and resurfacing.* St. Louis: Mosby, 1997.
4. Monheit GD. The Jessne's-trichloroacetic acid peel; an enhanced medium-depth chemical peel. *Dermatol Clin* 1995;13(2):277-283.
5. Coleman WP, Futrell JM. The glycolic acid trichloroacetic acid peel. *J Dermatol Surg Oncol* 1994;20:76-80.
6. Hetter GP. An examination of the phenol-croton oil peel: part 1. Dissecting the formula. *Plast Reconstr Surg* 2000;105:227-239.
7. Hetter GP. An examination of the phenol-croton oil peel: part II. The lay peelers and their croton oil formulas. *Plast Reconstr Surg* 2000;105:240-251.
8. Hetter GP. An examination of the phenol-croton oil peel: part III. The plastic surgeons' role. *Plast Reconstr Surg* 2000;105:752-763.
9. Hetter GP. An examination of the phenol-croton oil peel: part IV. Face peel with different concentrations of phenol and croton oil. *Plast Reconstr Surg* 2000;105:1061-1087.
10. Fitzpatrick TB. The validity and practicality of sun-reactive skin types I through VI. *Arch Dermatol* 1988;124:869-871.
11. Maloney BP, Millman B, Monheit G, et al. The etiology of prolonged erythema after chemical peel. *Dermatol Surg* 1988;24:337-341.
12. Mendelsohn JE. Update on chemical peels. *Otolaryngol Clin North Am* 2002;35(1):55-72.
13. Baker TI, Gordon HL. The ablation of rhitides by chemical means; a preliminary report. *J Fla Med Assoc* 1961;48:451-454.
14. Baker TL Chemical face peeling and rhytidectomy. *Plast Reconstr Surg* 1962;29:199-207.
15. Batstone JH, Millard DR. An endorsement of facial chemosurgery. *Br J Plast Surg* 1968;21:193-199.
16. Baker TL Gordon HL. Chemical face peeling and dermabrasion. *Surg Clin North Am* 1971;51:387-401
17. Lawrence N, Brody H, Alt T. Chemical Peeling. In: Coleman WP, Hanke CW, Alt TH, et al., eds. *Cosmetic surgery of the skin.* St. Louis: Mosby; 1997:85-111.

CAPÍTULO 23B

Ressuperficialização da Pele a *Laser*

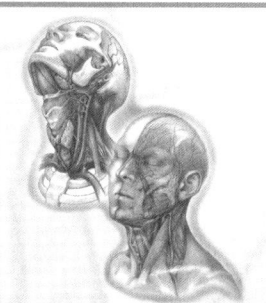

Paul J. Carniol

Existem, atualmente, 75 milhões de *baby boomers* – adultos nascidos entre 1946 e 1964. Seu impacto sobre a economia em geral e a cirurgia plástica facial em particular é importante. Os *babies boomers* estão procurando maneiras de manter sua aparência jovem e obter rejuvenescimento facial. Alguns destes adultos sentem-se infelizes com o aspecto das suas cicatrizes de acne. Outros expressam preocupações crescentes de que as rugas, lesão da pele e alterações do envelhecimento na aparência facial estejam afetando sua vida pessoal e profissional. À medida que estas tendências continuem durante a década seguinte, o público buscará tecnologia nova, eficaz e segura para rejuvenescimento facial. Para atender a estas necessidades, uma proliferação de nova tecnologia provavelmente será o resultado, e a avaliação destes efeitos de rejuvenescimento na pele tornar-se-á cada vez mais desafiadora. Isto persistirá até que haja uma tecnologia única que produza resultados desejáveis para a maioria dos pacientes.

As tecnologias de rejuvenescimento disponíveis caem em uma das seguintes categorias: *lasers* ablativos, *lasers* não-ablativos, *laser* fracionado, luz pulsada intensa e aparelhos de radiofreqüência. Os *lasers* para tratamento de rugas e cicatrizes de acne são considerados *lasers* ablativos, de ressuperficialização e não-ablativos. Ao usar um *laser* ou outro aparelho para rejuvenescimento da face, é importante obedecer todas as adequadas precauções de segurança.

SEGURANÇA DOS *LASERS*

Os *lasers* de rejuvenescimento facial se enquadram no Federal Laser Product Performance Standard como aparelhos Classe IV. Estes *lasers* podem ser perigosos para os olhos e pele. Há um risco de lesão por um feixe de *laser* direto, bem como um feixe refletido. Além disso, há um risco associado de incêndio. Os padrões atuais de segurança de *laser* encontram-se descritos em detalhe em outras publicações (1,2).

Antes de usar um *laser*, é importante que todo o pessoal e o paciente disponham de todo o equipamento de proteção adequado. Quaisquer janelas na sala em que o *laser* é usado devem ser cobertas para prevenir qualquer lesão ocular acidental. Além disso, deve haver um sinal fora da sala que descreva que o *laser* está em uso, inclusive o comprimento de onda do *laser*. Equipamento de proteção ocular deve estar disponível no lado de fora da sala de *laser*. O aparelho de proteção ocular deve ser projetado para prevenir lesão pelo comprimento(s) de onda do *laser*. A densidade óptica (DO) do aparelho ocular e o comprimento de onda contra o qual ele protege devem estar marcados no mesmo. A DO é uma medida exponencial inversa. Assim, se a DO estiver marcada como cinco, então apenas um décimo-milésimo da energia do comprimento de onda indicado passará através das lentes protetoras. É importante procurar evitar uma lesão direta por *laser* porque as lentes podem não ser completamente protetoras. Ao usar um *laser* na face é melhor o paciente usar blindagem ocular protetora metálica não reflexiva. Os padrões de segurança de *laser* foram elaborados e revistos pelo Accredited Standards Committee (do qual eu sou membro) do Laser Institute of America (Orlando, FL). Estes padrões atualmente estão sendo revistos pelo American National Standards Institute.

LASERS DE RESSUPERFICIALIZAÇÃO

Atualmente há dois tipos principais de *lasers* de ressuperficialização ablativos: o *laser* de dióxido de carbono (10.600 nm) e o de érbio:YAG (2.940 nm). Cada um destes comprimentos de onda do *laser* é absorvido pela água. A água é o cromóforo para estes *lasers*. Os *lasers* ablativos operam por um processo que é conhecido como fototermólise. A energia do *laser* é absorvida pela água presente nos tecidos. Um fluxo de alta energia resulta no aquecimento rápido da água intracelular a 100°C. Uma vez que isto ocorra, a água ferverá e a célula será vaporizada. Quanto maior a porcentagem de conteúdo de água no tecido, maior a absorção do *laser* de ressuperficialização por esse tecido.

O efeito do *laser* de ressuperficialização sobre o tecido varia com o coeficiente de absorção. Este coeficiente de absorção de água do *laser* de érbio é 10 vezes o coeficiente de absorção do *laser* de dióxido de carbono. Isto significa que a energia do *laser* de érbio é absorvida 10 vezes mais que a do *laser* de dióxido de carbono.

Uma vez que há uma absorção mais baixa com o *laser* de dióxido de carbono, o aquecimento da água intracelular é mais lento e há maior difusão de calor para os tecidos adjacentes. Isto resulta em maior lesão do tecido adjacente. Associada a isto, há uma recuperação mais lenta e vermelhidão mais longa depois do tratamento com *laser* de dióxido de carbono do que após tratamento com *laser* de érbio. Entretanto, esta lesão térmica adjacente também tem um efeito estimulador maior da produção de colágeno. O *laser* de dióxido de carbono é também hemostático. Isto contrasta com o *laser* de érbio, que não é hemostático.

O *laser* de dióxido de carbono também produz enrijecimento tecidual termicamente induzido (3). A quantidade de enrijecimento varia e não é previsível. Este enrijecimento constitui um benefício adicional para muitas áreas de ressuperficialização facial. Entretanto, ao ressuperficializar as pálpebras isto deve ser levado em consideração porque há um risco de ectrópio pós-ressuperficialização.

A substância que absorve a energia do *laser* é chamada cromóforo. Estes comprimentos de onda de *laser* de ressuperficialização têm apenas um cromóforo clinicamente importante: água. Outros *lasers*, como os *lasers* vasculares de 532 e 595 nm, possuem mais de um cromóforo competindo. Para esses *lasers* vasculares os cromóforos são, ao mesmo tempo, a oxiemoglobina e a melanina. Quando *lasers* com estes comprimentos de onda são usados para tratar lesões vasculares, a presença de cromóforo competidor, melanina, torna mais difícil o tratamento das lesões vasculares. A absorção indesejável pela melanina, ao serem tratadas lesões vasculares, pode resultar em discromia pós-*laser*.

Estes *lasers* de ressuperficialização são usados para executar uma ablação limitada e controlada da pele. Neste processo, as camadas superiores da pele são removidas para reduzir rugas, alterações actínicas, lesões superficiais e cicatrizes de acne, baseando-se em dois mecanismos: primeiro, por vaporização, eles removem ou diminuem a patologia indesejada, a seguir dão benefício adicional ao estimularem produção de neocolágeno com a cicatrização. Quanto maior a lesão térmica do tecido adjacente, maior a produção de neocolágeno.

Os *lasers* de ressuperficialização são muito eficazes para reduzir rugas e cicatrizes de acne. Em uma série de 31 pacientes, a profundidade das rugas foi reduzida uma média de 91%, 6 semanas depois do procedimento. Esta redução das rugas persistiu 2 anos depois do tratamento, com uma redução média das rugas de 87% (4).

A maioria dos cirurgiões usa um *laser* de dióxido de carbono ou de érbio. Entretanto, também foi mostrado que a ressuperficialização adicional a *laser* com um *laser* de érbio facilita a recuperação da ressuperficialização com *laser* de dióxido de carbono. Isto é efetuado não para aumentar a profundidade da ressuperficialização, mas para remover uma parte dos detritos residuais e tecidos termicamente lesados adjacentes. É postulado que desta maneira a resposta inflamatória associada à cicatrização é reduzida.

Embora estes *lasers* sejam eficazes para reduzir rugas e cicatrizes de acne, eles têm diminuído em popularidade nos últimos anos. Isto pode ser o resultado de os pacientes não desejarem ter a coloração rosada durante semanas depois da ressuperficialização a *laser*. Em uma série de pacientes que se submeteram à ressuperficialização a *laser*, 88% dos pacientes consideraram os resultados muito bons. Entretanto, mesmo com este resultado, 77% dos pacientes afirmaram que não se disporiam a fazer outro procedimento de ressuperficialização a *laser* (5).

Ao avaliar pacientes para ressuperficialização a *laser*, é importante considerar o seu tipo de pele. O sistema de classificação de pele de Fitzpatrick (Tabela 23B.1) tem seis níveis e é baseado na reação da pele do paciente à exposição ao sol. O tipo mais inferior de pele tem uma aparência branco-pálida, enquanto o tipo de pele mais superior tem pigmentação castanho-escura. Quanto mais alto o tipo de pele, maior a probabilidade de desenvolver discromia depois de ressuperficialização a *laser*. Em virtude do risco mais alto

TABELA 23B.1

CLASSIFICAÇÃO DE FITZPATRICK DOS TIPOS DE PELE

Tipo de Pele	Reação à Exposição ao Sol	Pigmentação da Pele
I	Queima-se, nunca se bronzeia	Branca, pálida
II	Tipicamente se queima, pode desenvolver bronzeado leve	Branca
III	Bronzeia-se, pode se queimar	Branca, olhos castanhos ou castanho-claros
IV	Bronzeia-se, raramente se queima	Branca, pele mais escura
V	Bronzeia-se	Castanho-clara
VI	Bronzeia-se	Castanho-escura

de discromia pós-ressuperficialização e da dificuldade potencial para corrigir este problema, o autor não executa ressuperficialização em pacientes com tipos de pele IV, V ou VI de Fitzpatrick.

A questão da longa recuperação e do maior potencial de complicações (6) associados à ressuperficialização profunda levou à ressuperficialização superficial com o *laser* de dióxido de carbono ou à ressuperficialização superficial com o *laser* de érbio (7). Em um estudo que comparou estes dois *lasers* para ressuperficialização superficial, foi demonstrado que para profundidades iguais de ressuperficialização, houve resultados equivalentes com modesta melhora das rugas, e na avaliação histológica imediata houve lesão térmica e fibroplasia equivalentes (8).

A pele cervical é diferente da pele facial. Ela possui menos unidades pilossebáceas. A cicatrização após ressuperficialização a *laser* depende das unidades pilossebáceas. Portanto, não é de se surpreender que haja uma incidência maior de problemas de cura e formação de cicatriz após ressuperficialização cervical a *laser*. Em uma série (9) na qual 10 pacientes receberam ressuperficialização cervical a *laser*, quatro pacientes desenvolveram hipopigmentação e três pacientes tiveram formação de cicatriz. Outro estudo descreveu uma experiência de ressuperficialização cervical a *laser* de dióxido de carbono de única passagem para tentar reduzir a taxa de complicações. Neste estudo nenhum dos pacientes teve uma melhora das suas rugas. Três pacientes tiveram branda hipopigmentação em focos do pescoço inferior (10). Considerando os riscos envolvidos, não realizo ressuperficialização com *laser* de dióxido de carbono na região cervical. O *laser* de érbio também foi usado para ressuperficialização cervical. Em uma série de 25 pacientes consecutivos tratados com o *laser* houve um índice de satisfação de 51%. Entretanto, um paciente teve eritema que durou seis meses depois do procedimento, e outro paciente teve hipopigmentação em focos com algumas áreas limitadas de cicatrização atrófica (9). Mesmo com a taxa de satisfação dos pacientes de 51%, não executo este procedimento em pele cervical porque considero a taxa de complicação alta demais para meus pacientes.

RESSUPERFICIALIZAÇÃO COM RADIOFREQÜÊNCIA

Ressuperficialização com radiofreqüência é usada para tratar patologia epidérmica e dérmica (11,12). Este processo é chamado Coblation. Ele usa corrente de radiofreqüência para criar plasma ionizado que rompe as ligações moleculares entre células adjacentes (Visage, Arthrocare Corp., Sunnyvale, CA). Tenho usado este aparelho para tratar patologia epidérmica e dérmica papilar superficial. Ele pode ser usado para tratar rugas e lesões superficiais. Cuidado deve ser tomado na execução deste procedimento para manter o eletrodo bipolar de radiofreqüência em contato com os tecidos. Se ele for levantado e formado um arco, poderá haver arqueamento indesejado da corrente de alta freqüência. Imediatamente depois do tratamento, a pele exibe uma aparência pálida; logo depois, torna-se cor-de-rosa. Esta coloração rósea regride em 1 a 3 semanas. Hipopigmentação pós-inflamatório pode se desenvolver como parte do processo de cura (12). Um caso de cicatrização hipertrófica também foi descrito (12).

TECNOLOGIA NÃO-ABLATIVA E OUTRAS

Existem vários *lasers* e tecnologia de radiofreqüência que foram usados para tratamento não-ablativo. A tecnologia ou técnicas selecionadas variarão dependendo da patologia que está sendo tratada e dos objetivos dos pacientes. Enquanto o *laser* de dióxido de carbono pode tratar simultaneamente problemas na epiderme e derme papilar, as tecnologias não-ablativas geralmente tratam apenas um problema. Por essa razão a primeira questão é identificar a localização e o tipo de patologia. A seguir o tratamento é projetado para lidar com a patologia. Isto é importante para otimizar o potencial de melhora. Por exemplo, um *laser* não-ablativo que estimula produção de colágeno na derme papilar não irá melhorar as alterações da superfície epidérmica associadas ao fotoenvelhecimento.

Ao avaliar a pele, além do enrugamento, observar se há lentigens ou telangiectasias. Se presentes, é importante tratar estas, bem como as rugas ou cicatrizes, para obter uma melhora satisfatória (Fig. 23B.1).

Observa-se que, ao avaliar os resultados do rejuvenescimento não-ablativo da pele, um aumento no colágeno à avaliação histológica pode não corresponder à melhora observável na aparência da pele facial e à satisfação do paciente (13).

LUZ PULSADA INTENSA

Luz pulsada intensa (LPI) tem sido usada para tratar as alterações superficiais associadas ao fotoenvelhecimento facial. A LPI é absorvida pela melanina, hemoglobina e glândulas sebáceas (14). Como tal, ela pode ser usada para tratar alterações pigmentares e vasculares da pele, bem como para fornecer algum alisamento da superfície da pele (14). Diferentes mecanismos de ação foram propostos para a LPI. Isto inclui usar energia térmica para estimular os fibroblastos da pele a fabricarem colágeno (15). Também foi lançada a hipótese de que a LPI pode melhorar o aspecto da pele diminuindo *Demodex* ou induzindo produção de citocinas (16).

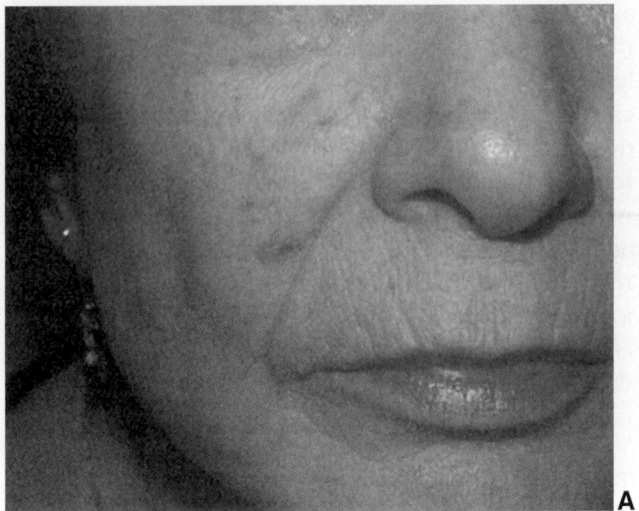
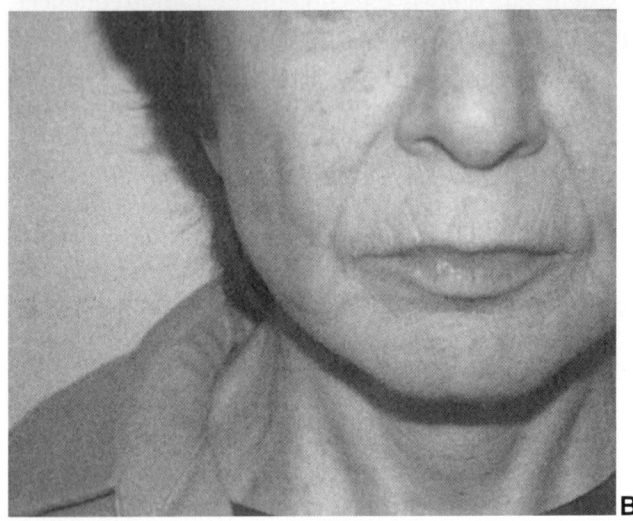

Figura 23B.1

A: Esta senhora estava infeliz com a lesão pigmentada adjacente à prega nasolabial direita. Antes de começar o tratamento, uma pequena biopsia incisional foi feita para assegurar que era uma lesão lentiginosa benigna. **B:** Uma vez confirmada a benignidade, ela foi tratada com um *laser* de 532 nm de pulso longo. (DioLite, VariLite, Iridex, Mountainview, CA.)

Ao usar LPI é importante usar proteção ocular apropriada e empregar os ajustes da LPI baseando-se no tipo de pele do paciente.

LASERS DE 532 NM E 1.064 NM PARA REJUVENESCIMENTO NÃO-ABLATIVO DA PELE

O *laser* de díodo de 532 nm foi usado isoladamente e em combinação com o *laser* de 1.064 nm para rejuvenescimento não-ablativo da pele. O *laser* de 532 nm é usado principalmente para tratar lesões vasculares e pigmentadas faciais. Em um estudo de meia face de rejuvenescimento não-ablativo, 7 pacientes receberam uma série de 4 tratamentos. Destes pacientes, 71% tiveram uma melhora de 25% (17). Outro estudo usou o *laser* de 532 nm e o *laser* de 1.064 nm para tratamentos seqüenciais. Quatro meses depois do tratamento houve uma melhora média de 30–31%, dependendo do esquema. As melhoras necessárias incluíram pigmentação desigual, eritema induzido pelo sol, telangiectasia e rugas finas induzidas pelo sol. Foram observadas melhoras na textura e na flacidez da pele (18).

O *laser* de 1.064 nm também foi usado para rejuvenescimento não-ablativo da pele. Em um estudo usando uma largura de pulso de 50 milissegundos, 7 tratamentos semanais foram efetuados a intervalos de 1 a 4 semanas. Como em muitas das modalidades não-ablativas, as melhoras observadas ocorreram gradualmente durante o curso dos tratamento. Ao final do estudo houve melhora nas rugas, textura da pele e flacidez, e uma melhora global na aparência da pele (19).

LASER DE 1.320 NM ESTIMULADOR DE COLÁGENO DÉRMICO

Os *lasers* não-ablativos atuais, estimuladores do colágeno, são destinados a exercer seus efeitos na camada dérmica. O objetivo destes *lasers* é aquecer a derme e induzir formação de colágeno. O *laser* de 1.320 nm (CoolTouch) foi o primeiro a se tornar amplamente disponível. Este *laser* emite três pulsos de 300 microssegundos a 100 Hz. A fluência total pode ser ajustada. Para diminuir o efeito sobre a epiderme, o *laser* possui um aparelho de *spray* de resfriamento dinâmico que aplica resfriamento epidérmico pré-*laser* ou pós-*laser*. Tetrafluoroetano é usado no *spray* de resfriamento.

A peça manual do *laser* também tem um sensor térmico incorporado. Para evitar lesão da epiderme o objetivo é manter a temperatura da superfície da pele entre 40°C e 49°C e aquecer a derme papilar superficial de 60°C a 70°C.

A fim de minimizar a dor associada ao procedimento, recomenda-se anestésico tópico. Geralmente os pacientes têm alguma vermelhidão transitória após o tratamento; isto dura cerca de 1 a 4 horas. Como este *laser* exerce seus efeitos sobre a camada da derme, dois autores recomendaram combiná-lo seqüencialmente com tratamentos para a camada epidérmica (20,21) a fim de aperfeiçoar os resultados visíveis.

LASER DE 1.450 NM ESTIMULADOR DE COLÁGENO DÉRMICO

O *laser* infravermelho médio de 1.450 nm usa uma série de pulsos de *laser* entremeados com pulsos de resfriamento para aquecer a derme papilar e, desse modo, estimular formação de neocolágeno. Ele exerce a maioria dos seus efeitos a uma profundidade de 150 a 400 μ na derme papilar. Em um estudo o *laser* infraverme-

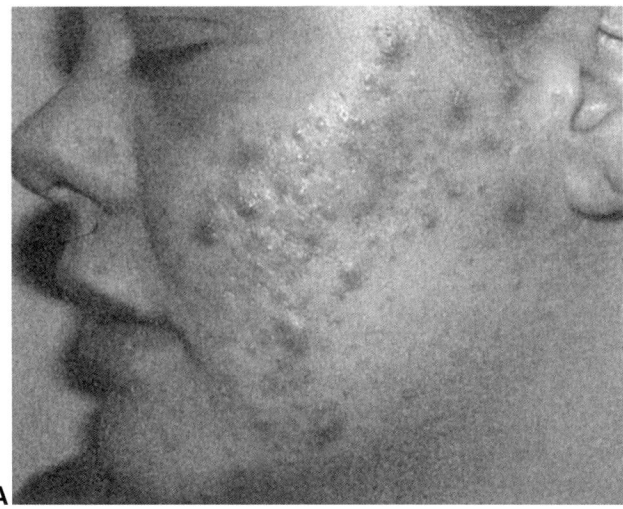 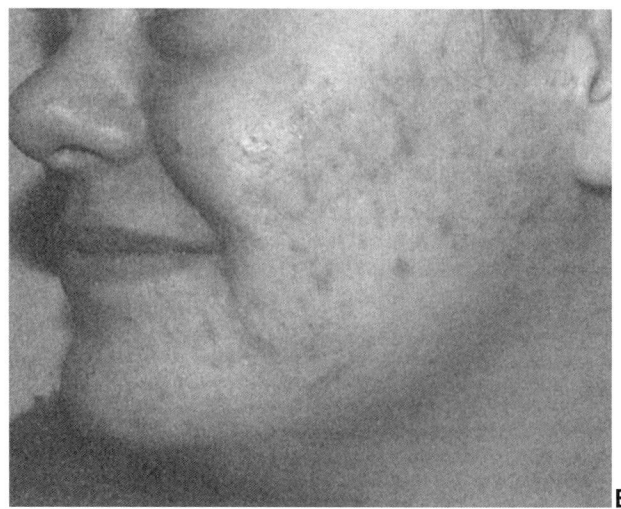

Figura 23B.2
A: Esta paciente tinha acne significante e cicatrizes de acne. **B:** Após quatro tratamentos com o *laser* de 1.450 nm (Smoothbeam, Candela Laser, Wayland, MA) ela teve melhora importante na sua acne facial e redução nas suas cicatrizes de acne. (Ver também *Prancha* em *Cores*.)

lho médio de 1.450 nm se comprovou mais eficaz que o resfriamento isolado para tratar rugas (22).

Este *laser* também foi usado para reduzir lesões ativas de acne (23). Em um estudo envolvendo este *laser* para tratamento de cicatrizes de acne, quatro tratamentos foram combinados seqüencialmente com *peelings* de ácido tricloroacético. Neste estudo foram obtidas melhoras facilmente visíveis (24) (Fig. 23B.2).

Thermage é um aparelho de radiofreqüência que é usado para efetuar enrijecimento da pele (Thermage, Inc., Hayward, CA). Energia de radiofreqüência é usada para aquecer a derme e o tecido subcutâneo superficial para induzir contratura do colágeno. Este aparelho não altera a aparência da pele, de modo que não deve ser usado para tratamento de rugas ou cicatrizes. Como muitas tecnologias, os resultados podem variar. Também há alguns riscos associados. O procedimento não substitui procedimentos tipo ritidoplastia; em lugar disso, serve como uma alternativa não cirúrgica que oferece um resultado mais limitado. Múltiplos autores descreveram estes resultados (25–28).

A mais recente tecnologia é a terapia a *laser* fracionada (Reliant Technology, Palo Alto, CA) para tratamento de alterações de fotoenvelhecimento. Este aparelho usa um *laser* de 1.550 nm para criar múltiplas feridas térmicas separadas por tecidos não afetados, com 200 a 300 µ de distância uns dos outros. Cada ferida tem 50 a 70 µ de diâmetro. Aproximadamente 2.000 feridas separadas são criadas por centímetro quadrado. Isto é projetado para permitir rápida cura e reepitelização a partir dos tecidos adjacentes. Anestesia tópica é necessária para este procedimento. Diversos tratamentos podem ser necessários para obter o resultado ideal. O *laser* de 532 nm de pulso longo também pode ser usado com um *scanner* para aplicar espaçamento uniforme do feixe de *laser* na terapia a *laser* fracionada.

> **PONTOS IMPORTANTES**
>
> - Ao avaliar um paciente para ressuperficialização a *laser*, considerar o tipo de pele. Pele pigmentada é mais propensa a desenvolver discromia.
> - Ao usar radiofreqüência para tratar rugas superficiais e lesões da pele, evitar formação de arco elétrico indesejado.
> - Ao usar luz pulsada intensa para tratar alterações pigmentares e vasculares, fornecer sempre proteção ocular para o paciente e a equipe.

REFERÊNCIAS

1. Beeson WH. Laser Safety. In: Carniol PJ, ed. *Laser skin rejuvenation*. Philadelphia: Lippincott-Raven Publishers, 1998:49-64.
2. Gilmore J, Clark P, Carniol P. Laser Safety. In: Carniol PJ, ed. Facial surgery. facial rejuvenation. New York: Wiley-Liss, 2000:263-280.
3. Fitzpatrick RE. CO_2 laser resurfacing. *Dermatol Clin* 2001;19(3):443-451.
4. Bisson MA, Grover R, Grobbelaar AO. Long-term results of facial rejuvenation by carbon dioxide laser resurfacing using a quantitative method of assessment. *Br J Plast Surg* 2002;55(8):652-656.
5. Trelles MA, Pardo L, Ayliffe P, et al. Patients' answers to a postoperative questionnaire related to laser resurfacing. *Facial Plast Surg* 2001;17(3):187-192.
6. Bridenstine JB, Carniol PL Managing postresurfing complications. In: Carniol PJ, ed. *Laser skin rejuvenation*. Philadelphia: Lippincott-Raven Publishers, 1998:243-260.

7. Ruiz-Esparza J. One-pass carbon dioxide laser resurfacing. in facial surgery. In: Camiol PJ, ed. *Facial rejuvenation*. New York: Wiley-Liss, 2000:305-312.
8. Ross EV, Miller C, Meehan K, et al. One-pass CO_2 versus multiple-pass ER:YAG laser resurfacing in the treatment of rhytids: a comparison side-by-side study of pulsed CO_2 and ER:YAG lasers. *Dermatol Surg* 2001 Aug.;27(8):709-715.
9. Goldman MP, Rostan EF, Fitzpatrick RE. Laser rejuvenation of the photodamaged Neck. *Am J Cosmetic Surg* 2002;19(1):21-27.
10. Fitzpatrick RE, Goldman MP, Sripracha-Anunt S. Resurfacing of photodamaged skin on the neck with an UltraPulse® carbon dioxide laser. *Lasers Surg Med* 2001;28(2):145-149.
11. Carruthers A. Coblation for facial resurfacing. In: Camiol P, ed. *Facial rejuvenation*. New York: Wiley-Liss, 2000:413-428.
12. Camiol PJ, Maas CS. Bipolar radiofrequency resurfacing. *Facial Plast Surg Clin North Am* 2001;9:337-342.
13. Sadick SM. A structural approach to nonablative rejuvenation. *Cosmetic Dermatol* 2002;15:39-43.
14. Goldberg DJ, Cutler KB. Non-ablative treatment of rhytides with intense pulse light. *Lasers Surg Med* 1999;25:229-236.
15. Prieto VP, Saddick NS, Shea C. effects of intense pulsed light on sun-damaged human skin: routine and ultrastructural analysis. *Lasers Surg Med* 2002;30:82-85.
16. Trelles MA, Allones I, Luna R. Facial rejuvenation with a nonablative 1320nm Nd:YAG laser. *Dermatol Surg* 2001;27:111-116.
17. Camiol Pi, Farley S, Friedman A. Long-pulse 532-nm diode laser for nonablative facial skin rejuvenation. *Arch Facial Plast Surg* 2003;5:511-513.
18. Tan MH, Dover JS, Hsu TS, et al. Clinical evaluation of enhanced nonablative skin rejuvenation using a combination of a 532 and a 1,064 nm laser. *Lasers Surg Med* 2004;34:439-445.
19. Dyan SH, Vartanian J, Menaker G, et al. Nonablative laser resurfacing using the long-pulse (1064-nm) Nd:YAG laser. *Arch Facial Plast Surg* 2003;5:310-315.
20. Levy JL, Trelles M, Lagarde JM, et al. Treatment of wrinkles with the nonablative 1,320-nm Nd:YAG laser. *Ann Plast Surg* 2001;47(5):482-488.
21. Chan HH, Lam LK, Wong DS, et al. Use of 1320 nm Nd:YAG laser for wrinkle reduction and the treatment of atrophic acne scarring in Asians. *Lasers Surg Med* 2004;34(2):98-103.
22. Goldberg DJ, Rogachefsky AS, Silapunt S. Non-ablative laser treatment of facial rhytids: A comparison of 1450-nm diode laser treatment with dynamic cooling as opposed to treatment with dynamic cooling alone. *Lasers Surg Med* 2002;30:79-81.
23. Paithankar DY, Ross EV, Saleh BA, et al. Acne treatment with a 1450 nm wavelength laser and cryogen spray cooling. *Lasers Surg Med* 2002;31:106-114.
24. Carniol PJ, Vynatheya J, Carniol E. Evaluation of acne scar treatment with a 1450-nm midinfrared laser and 30% trichloroacetic acid peels. *Arch Facial Plast Surg* 2005;7:251-255.
25. Koch RJ. Radiofrequency nonablative tissue tightening. *Facial Plast Surg Clin Am* 2004;12(3):339-346.
26. Fritz M, Counters JT, Zelickson BD. Radiofrequency treatment for middle and lower face laxity. *Arch Facial Plast Surg* 2004;6(6):370-373.
27. Nahm WK, Su TT, Rotunda AM, et al. Objective changes in brow position, superior palpebral crease, peak angle of the eyebrow, and jowl surface area after volumetric radiofrequency treatments to half of the face. *Dermatol Surg* 2004;30(6):922-928.
28. Alster TS, Tanzi E. Improvement of neck and cheek laxity with a nonablative radiofrequency device: a lifting experience. *Dermatol Surg* 2004;30(4 Pt 1):503-507.

CAPÍTULO 24

Tratamento das Lesões Faciais Benignas

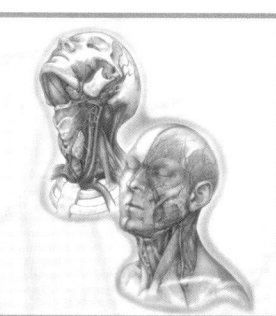

Fred F. Shahan ▪ Karen J. Johnson ▪ John A. Zitelli ▪ Henry H. Roenigk, Jr.

O tratamento bem-sucedido das lesões faciais depende do diagnóstico exato, do conhecimento da história natural e do uso de um tratamento específico apropriado. Um esquema de classificação funcional, em conjunto à história e ao exame físico, permite estreitar as possibilidades diagnósticas. A maioria das lesões faciais benignas não é de natureza inflamatória e inclui vários tumores, cistos e lesões melanocíticas (Tabela 24.1). As exceções importantes incluem estados específicos: infecciosos, degenerativos e metabólicos que, clinicamente, parecem se comportar como doenças inflamatórias (p. ex., verruga, molusco contagioso). Lesões faciais "benignas" podem indicar sérias doenças sistêmicas (Tabelas 24.2 a 24.4).

HISTÓRIA E EXAME FÍSICO

As perguntas importantes a fazer são com relação à duração da lesão, à história familiar, à flutuação do volume ou drenagem de qualquer material, à rapidez do início, à dor (p. ex., os leiomiomas são, muitas vezes, espontaneamente dolorosos) e aos sinais físicos associados (p. ex., esclerose tuberosa). A inspeção e a palpação são muitas vezes auxiliados por uma iluminação suficiente ou por uma iluminação lateral. É também útil a diascopia (fazer uma pressão com uma lâmina microscópica sobre a lesão para determinar se está cheia de sangue – ou seja, se é de origem vascular). A lesão é classificada pela profundidade (epidérmica, dérmica, subcutânea) e por outras características (cística *versus* sólida; sensibilidade; coloração; consistência; mobilidade; aspecto da superfície, como lisa ou verrucosa; presença de um ponto central), pela distribuição e pelas posições entre as lesões, e pela associação de inflamação.

LESÕES EPIDÉRMICAS

As lesões epidérmicas são as mais comuns, incluindo a ceratose seborréica, a ceratose actínica, os comedões, a *milia*, os cornos cutâneos e os cistos epidermóides (1–5).

A ceratose actínica (ceratose solar ou senil) é composta por múltiplas e pequenas lesões eritematosas nas áreas expostas ao sol, como a face, a parte exposta do couro cabeludo e o dorso das mãos. Apresentam escamas ásperas e aderentes e são mais facilmente palpadas do que vistas. A ceratose actínica pode evoluir para um carcinoma de células escamosas (10% a 20%), que, em geral, não metastatiza. O risco do desenvolvimento do carcinoma de células escamosas em um indivíduo com ceratose actínica tem sido estimado como sendo de 6% a 10% (6,7).

Uma lesão análoga às ceratoses actínicas, a queilite actínica (Fig. 24.1; ver também *Prancha* em *Cores*), ocorre na margem do vermelhão do lábio. Apresenta-se com hiperceratose, erosões e extensa opacidade.

Os cornos cutâneos (Fig. 24.2; ver também *Prancha* em *Cores*) são lesões hiperceratóticas cônicas, cuja altura é pelo menos a metade do seu maior diâmetro. Na sua base podem estar presentes vários tipos de lesões (ceratose actínica, verruga, carcinoma de células escamosas, ceratose seborréica e, raramente, triquilemoma ou carcinoma de células basais). Os cornos cutâneos requerem remoção adequada de modo que suas bases possam ser histopatologicamente examinadas (8).

As ceratoses seborréicas apresentam pápulas ou placas com aparência "fixa", refletindo sua origem epidérmica. O sinal de Leser-Trélat, o aparecimento brusco ou a expansão explosiva do tamanho e o número múltiplo de ceratoses seborréicas, especialmente quando acompanhadas de prurido, têm sido implicados como marcadores cutâneos de malignidade interna (9,10). Em pacientes negros podem aparecer na face como múltiplas placas pardas ou pretas nas bochechas, e designada como dermatose papulosa negra.

Os cistos epidérmicos são freqüentemente compressíveis e podem ter uma ponta visível. Se estiveram inflamados, podem estar fixados aos tecidos circundantes. Poderá ser difícil diferenciar entre cistos epidérmicos e lipomas ou neurofibromas. Os lipomas são

TABELA 24.1
CLASSIFICAÇÃO DAS LESÕES FACIAIS BENIGNAS

Lesões inflamatórias	Tumores cutâneos não-apendiculares
Xantelasma	Vasculares
Molusco	Hemangiomas (capilar, cavernoso, flâmeo)
Verruga	Angiomas
	Telangiectasias
Lesões não-inflamatórias	Granuloma piogênico
Tumores e cistos epidérmicos	Lago venoso
Ceratose seborréica	Fibrosos
Cisto epidermóide	Fibroma mole (excrescência da pele)
Milia	Pápula fibrosa
Cisto dermóide	Adenoma sebáceo (angiofibroma)
Ceratose actínica	Cicatriz hipertrófica/quelóide
Ceratoacantoma	Neurais
Comedões	Neurofibroma
Cornificação cutânea	Adiposo/muscular/ósseo
Tumores dos apêndices cutâneos	Lipoma
Tricofoliculoma	Osteomas miliares múltiplos
Tricoepitelioma	Leiomiomas
Pilomatricoma	Lesões melanocíticas
Triquilemoma	Nevos
Nevo sebáceo	Lentigens
Hiperplasia/rinofima sebáceo	Efélides (sardas)
Hidrocistoma	Nevo de Ota
Siringoma	Nevo azul
	Nevos Spitz

TABELA 24.2
DIAGNÓSTICO DIFERENCIAL DAS SÍNDROMES ACOMPANHADAS DE MÚLTIPLAS LESÕES FACIAIS BENIGNAS

Doença	Início	Aspectos Cutâneos	Aspectos Sistêmicos
Neurofibromatose	Variável até idade adulta, 7 tipos	Neurofibromas Manchas café-com-leite Sardas axilares	Múltiplas anormalidades esqueléticas, endócrinas e neurológicas, aumento da incidência de malignidades (Wilms, SNC/SNP, rabdomiossarcoma, leucemia)
Esclerose tuberosa	Variável (da primeira infância até idade adulta jovem)	Angiofibromas (adenoma sebáceo, placas chagrém, fibromas periungueais, manchas hipopigmentadas)	Retardo mental, epilepsia, hamartomas em múltiplos órgãos (olhos, rins, coração)
Síndrome Gardner	Pode aparecer primeiro na idade entre 7-10 anos; 50% exibem a síndrome na idade de 20 anos	Múltiplos cistos epidérmicos	Degeneração maligna (40%), osteoma dos ossos faciais, fibromas, lipomas, leiomiomas do estômago ou do íleo
Síndrome Muit-Torre	Variável	Tumores sebáceos da pele (a maioria é adenoma) com ou sem ceroacantomas (às vezes, muito grandes)	Neoplasias viscerais (muitas vezes múltiplas, especialmente GI, laringe, endométrio)
Doença de Cowden	Variável	Triquilemomas múltiplos, fibromatose gengival	Risco muito maior de carcinoma da mama, adenomas e carcinomas da tireóide
Neoplasia endócrina múltipla (tipo 2b)	Primeira infância	Neuromas da mucosa oral e nasal, trato GI superior e conjuntivas, lentigens, lábios framboesa	Maior risco para carcinoma medular da tireóide, feocromocitoma, aspecto marfanóide, cifoescoliose

SNC, sistema nervoso central; SNP, sistema nervoso periférico; GI, gastrointestinal.

TABELA 24.3
DIAGNÓSTICO DIFERENCIAL DAS SÍNDROMES ACOMPANHADAS DE MÚLTIPLAS LESÕES FACIAIS BENIGNAS

Doença	Início	Aspectos Cutâneos	Aspectos Sistêmicos
Síndrome Rothmund-Thomson	3 meses a 2 anos	Telangiectasia, manchas pigmentadas e atrofia (poicilodermia) da face, braços, pernas, nádegas	Nanismo moderado, escassez de cabelos, cataratas, fotossensibilidade
Síndrome Bloom	Lactente	Eritema e telangiectasia em área de borboleta na face, a fronte, orelhas, pálpebras, mão e antebraços	Nanismo, fotossensibilidade
Síndrome Cockayne	Segundo ano	Eritema e pigmentação da pele, retração em área de borboleta na face	Retardo físico e mental, perda da gordura subcutânea da face, orelhas de Mickey Mouse
Telangiectasia hemorrágica hereditária	Infância	Telangiectasia pontilhada ou linear da face, lábios, orelhas, conjuntiva, parte superior do tronco, braços	Hemorragia das mucosas
Ataxia telangiectasia	3-5 anos	Telangiectasia linear da conjuntiva, pálpebras, orelhas, bochechas	Nanismo, ataxia

O diagnóstico diferencial inclui, também, doenças colagenovasculares e doenças do fígado.
Modificado de Champion RH, Burton JL, Burns AD et al., eds. *Rook's textbook of dermatology*, 6th ed. London: Blackwell, 1998, com permissão.

TABELA 24.4
SÍNDROMES COM MÚLTIPLAS LESÕES MELANOCÍTICAS

Doença	Início	Aspectos Cutâneos	Aspectos Sistêmicos
Neurofibromatose	Ver Tabela 24.1	Ver Tabela 24.1	Ver Tabela 24.1
Síndrome Albright	Máculas melanóticas aparecem logo após o nascimento	Placa melanótica unilateral	Displasia fibrótica poliostótica, puberdade precoce, disfunções endócrinas
Peutz-Jeghers	Máculas hiperpigmentadas presentes ao nascer ou na primeira infância	Máculas melanóticas nos lábios e na mucosa oral	Degeneração (2%-3%) dos tumores de célula granulosa em mulheres (20%), aumento de associação com câncer duodenal
Síndrome LEOPARD	Lentigens aparecem no lactente e aumentam de número	Múltiplas lentigens	Hipertelorismo ocular, estenose pulmonar (síndrome Moynahan), anormalidades da genitália, restrição do crescimento, surdez (neural)
Síndrome Lamb	–	Lentigem facial e genital, mixomas mucocutâneos, nevos azuis	Mixoma atrial
Síndrome Name	–	Nevos, neurofibroma mixóide, sardas (efélides)	Mixoma atrial
Lentiginose centrofacial	Lentigens surgem no primeiro ano de vida	Sardas mesofaciais, hipertricose sacral, fusão dos supercílios	Palato muito arqueado, falta dos incisivos superiores, convulsões, retardo mental, escoliose, espinha bífida
Síndrome Cronkhite-Canadá	–	Máculas melanóticas na face e nas extremidades, alopecia, onicodistrofia, hiperpigmentação	

LEOPARD: lentigem, anormalidades eletrocardiográficas, hipertelorismo ocular, estenose pulmonar, genitália anormal, atraso do crescimento, surdez.

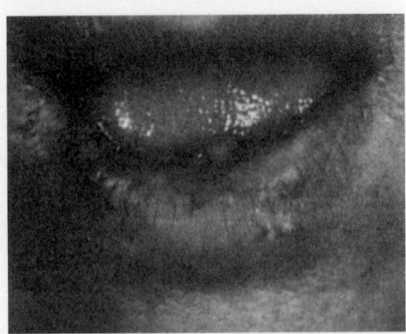

Figura 24.1
Queilite actínica. (Reimpresso de McKee P, duVivier A. *Atlas of clinical dermatology*. London: Gower, 1986, com permissão.) (Ver também *Prancha* em *Cores*.)

moles e quase sempre lobulados, carecem de ponta e são móveis sobre a pele subjacente. Os neurofibromas também carecem de ponta e muitas vezes exibem o aspecto de "casa de botão" (descrito adiante).

Milia são pequenas pápulas branco-amareladas, de 1 a 2 mm. As *milias* primárias desenvolvem-se de modo espontâneo, comumente em recém-nascidos e em pessoas predispostas. *Milia* secundária pode se manifestar depois de traumatismo, a partir de doenças formadoras de bolhas subepidérmicas, em áreas de atopia induzida por costicosteróides tópicos ou pós-dermabrazão. Neste último caso, provavelmente as *milias* são uma resposta epitelial proliferativa pós-traumatismo.

Os comedões simulam, superficialmente, as *milias*, porém, ocorrem em situações específicas. Os comedões abertos (cabeça negra) são pequenas lesões papulares (1 a 2 mm), com um tampão negro central. São geralmente múltiplos, ocorrendo em conjunto à acne vulgar ou à pele actinicamente lesada. Os comedões fechados (cabeça branca) são lesões brancas de 1 a 2 mm, observadas na acne vulgar. Histologicamente, os comedões são folículos pilosos císticos dilatados, cheios com material ceratinoso e lipóide.

TUMORES DOS ANEXOS CUTÂNEOS

Os tumores dos anexos cutâneos assumem diversas apresentações clínicas. São comuns na face e no couro cabeludo devido às numerosas estruturas anexiais aí existentes.

Muitos tumores dos anexos faciais são pequenas pápulas com a cor de pele. Os tricofoliculomas ocorrem em adultos como lesões faciais solitárias. Apresentam um poro central com um tufo de cabelo branco semelhante à lã, que é uma característica diagnóstica.

Os tricoepiteliomas são, também, pequenas pápulas cor de carne. São solitários ou múltiplos. As lesões múltiplas são autossômico-dominantes, aparecendo na infância, e o número das lesões aumentam gradualmente. Múltiplos tricoepiteliomas se aglomeram em volta da parte central da face e podem ocorrer com cilindromas, outro tumor benigno dos anexos, que muitas vezes ocorre no couro cabeludo. Esses tumores podem crescer em conjunto, lembrando um turbante (tumor-turbante). Algumas vezes os tricoepiteliomas podem ser confundidos com carcinomas de células basais, tanto clínica quanto patologicamente.

Os triquilemomas são pequenas pápulas faciais róseas ou pardas, sob forma solitária ou múltipla. A forma múltipla pode ser uma apresentação da síndrome do hamartoma múltiplo ou doença de Cowden, uma genodermatose autossômico-dominante acompanhada de uma alta incidência de neoplasias (tanto benignas quanto malignas) da mama e da tireóide, que ocorrem em até dois-terços das pacientes (11). Em todas as pacientes com a doença de Cowden ocorrem múltiplos triquilemomas, que precedem ao desenvolvimento do câncer de mama, permitindo a identificação de mulheres em risco. Essas lesões aparecem de modo inespecífico, ou podem parecer pequenas verrugas. Na doença de Cowden, as lesões orais surgem como pápulas de 1 a 3 mm, da cor de pele, que podem assumir um aspecto sutil de mosaico, ou serem tão extensas a ponto de envolver toda a cavidade oral, incluindo a língua.

Hiperplasia sebácea é uma lesão papular comum, que incide em pessoas mais velhas. É composta por pápulas lobuladas de 2 a 3 mm, de cor entre amarela ou laranja, com uma leve umbilicação central. Podem ser solitárias ou múltiplas, comumente na fronte e no nariz (o mais alto número de glândulas sebáceas). Representam aumentos das glândulas sebáceas normais. Podem, também, aparecer depois do uso da ciclosporina e podem ser um aspecto da acne rosácea (rinofima) (Fig. 24.3; ver também *Prancha* em *Cores*).

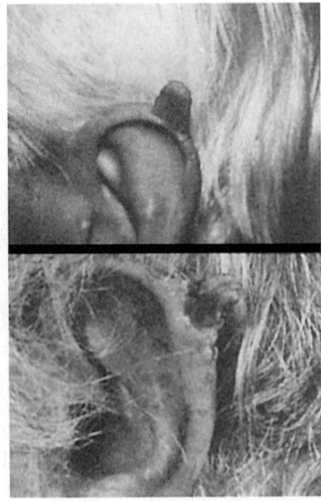

Figura 24.2
Corno cutâneo. (Reimpresso de McKee P, duVivier A. *Atlas of clinical dermatology*. London: Gower, 1986, com permissão.) (Ver também *Prancha* em *Cores*.)

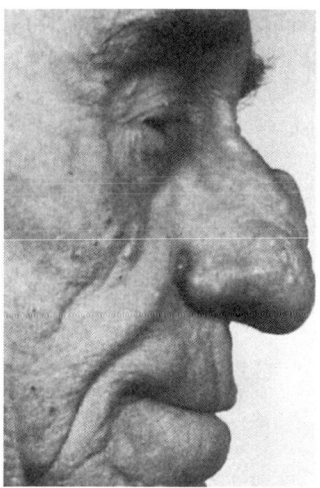

Figura 24.3

Rinofima. (Reimpresso de McKee P, duVivier A. *Atlas of clinical dermatology*. London: Gower, 1986, com permissão.) (Ver também *Prancha em Cores*.)

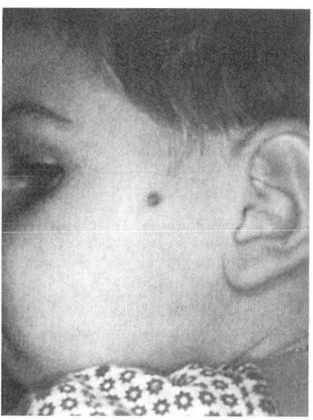

Figura 24.4

Pilomatricoma. (Reimpresso de McKee P, duVivier A. *Atlas of clinical dermatology*. London: Gower, 1986, com permissão.) (Ver também *Prancha em Cores*.)

Siringomas são pequenas pápulas cor de carne ou translúcidas e representam adenomas intra-epidérmicos dos ductos écrinos. O siringoma pode incidir em qualquer parte do corpo, porém é mais propenso a ocorrer na área periorbital, especialmente nas pálpebras. Os siringomas, às vezes, mostram predileção para áreas apócrinas (axilas, vulva) ou assumir formas eruptivas no tronco em dermátomos. As lesões são removidas das mulheres mais comumente do que de homens, embora não esteja inteiramente esclarecido se o fato representa uma predileção para o sexo ou se a tendência para a biopsia é resultante de fatores estéticos ou sociais.

Hidrocistomas são pequenas lesões císticas periorbitais incomuns, mais vezes observadas nas margens das pálpebras. Têm entre 2 a 15 mm de diâmetro, com um aspecto translúcido azulado. Os hidrocistomas apócrinos são maiores e solitários, enquanto que os hidrocistomas écrinos são menores e múltiplos.

Os pilomatricomas (Fig. 24.4; ver também *Prancha em Cores*), são tumores tipificados por cornificação matrical folicular, apresentando-se como um nódulo solitário duro e situado profundamente, em geral na face ou nos membros superiores. Os nódulos podem ter uma coloração vermelho-azulada e são nitidamente demarcados, variando de diâmetro entre 0,5 e 3 cm. São comuns em crianças e em adultos jovens.

O nevo sebáceo (nevo Jadassohn, Fig. 24.5; ver também *Prancha em Cores*) é um hamartoma que exibe malformação folicular, sebácea e apócrina em variáveis graus (12). A lesão é congênita, apresentando-se como uma placa solitária, levemente elevada, de cor amarelo-alaranjada, sem cabelos, no couro cabeludo e na face. Sua aparência muda com a atividade das glândulas sebáceas subjacentes, tornando-se mais verrucosas e nodulares na puberdade. Está bem estabelecido que os nevos sebáceos podem se desenvolver secundariamente em neoplasia dos anexos, mais comumente benignos, porém algumas vezes malignos. As neoplasias benignas mais vezes encontradas são o tricoblastoma e o siringocistadenoma papilífero, enquanto que o carcinoma de células basais é encontrado em menos de 1% dos casos (13–15). Mais raramente, os pacientes apresentam extensas placas de nevos sebáceos, com síndrome neurocutânea associada (epilepsia, retardo mental, deformidades esqueléticas).

TUMORES CUTÂNEOS NÃO-APENDICULARES

As lesões não-derivadas de elementos dos anexos cutâneos incluem tecidos vasculares, fibrosos, neurais, adiposos e ósseos (1–4).

Tumores Vasculares

Os angiomas-cereja representam proliferações vasculares benignas muito comuns, encontradas na sua mai-

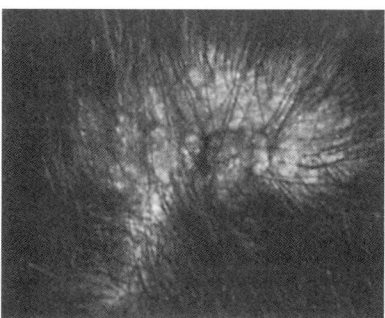

Figura 24.5

Nevo sebáceo. (Reimpresso de McKee P, duVivier A. *Atlas of clinical dermatology*. London: Gower, 1986, com permissão.) (Ver também *Prancha em Cores*.)

oria em adultos. São pápulas vermelho-vivo em forma de abóbada, com 2 a 4 mm de diâmetro, mais comumente localizadas no tronco ou nas extremidades. Os pacientes geralmente procuram os cuidados médicos quando as lesões estão sendo cronicamente traumatizadas ou esteticamente indesejáveis.

As malformações vasculares incluem as capilares (mancha em vinho-do-Porto), as venosas (hemangioma cavernoso), as linfáticas (linfangioma, linfangioma circunscrito, higroma cístico) e as malformações arteriovenosas. É importante distinguir, terapêutica e prognosticamente essas malformações. As manchas em vinho-do-Porto (malformação capilar) estão freqüentemente presentes ao nascer sob a forma de grandes placas planas e bem demarcadas, demonstrando um tipo de crescimento que é paralelo ao crescimento da criança. Com o decorrer da idade, a pele afetada desenvolve uma cor vermelha mais acentuada, se espessa, e torna-se mais nodular. Várias síndromes são acompanhadas de malformações capilares. A síndrome Sturge-Weber é um distúrbio neurológico esporádico no qual uma malformação facial capilar (geralmente na distribuição V1 do nervo trigêmeo) é associada à anomalias oculares e leptomeníngeas ipsolaterais. Quando as malformações capilares ocorrem em uma extremidade, poderá ocorrer um progressivo supercrescimento da extremidade afetada, com hipertrofia óssea subjacente e fístulas arteriovenosas, que é conhecida como síndrome Klippel-Trenaunay.

Os hemangiomas capilares são mais comuns em mulheres e em neonatos prematuros. Manifestam-se entre a 3ª e a 5ª semanas de vida, crescem durante vários meses a 1 ano, e depois regridem. Dentre os hemangiomas capilares, 70% já regrediram na idade dos 7 anos. No final, apenas 6% são esteticamente problemáticos. Histologicamente, existe proliferação de células endoteliais vasculares.

O hemangioma adquirido mais comum é um granuloma piogênico, freqüentemente encontrado na face e nas extremidades. É uma pápula vermelha solitária, friável, de crescimento rápido, ou um pólipo que muitas vezes se ulcera e sangra facilmente. Os granulomas piogênicos podem ser muitas vezes precipitados por pequenos traumas ou por gravidez.

O segundo grupo principal de lesões vasculares da face são as ectasias, ou dilatações dos vasos sanguíneos (não crescimento de neovasos). Incluem telangiectasias e lagos venosos. A maioria é adquirida, ou pode apresentar características sindrômicas (Tabela 24.3).

Telangiectasias faciais são muito comuns e consistem de capilares dilatados que aparecem como minúsculos vasos cutâneos vermelhos que branqueiam quando é feita uma pressão. As telangiectasias podem se apresentar sob uma forma linear ou aracnóide, com um vaso central alimentante e vasos dilatados se irradiando. Essas lesões ocorrem em estados, como rosácea, esclerodermia, dermatomiosite, dermatite por radiação, alcoolismo crônico, doença hepática, gravidez, infância, doença de Osler-Rendu-Weber (Fig. 24.6), síndrome carcinóide, telangiectasia idiopática (telangiectasia essencial idiopática) ou degeneração actínica da pele.

Lagos venosos são nódulos cutâneos azul-escuro, geralmente localizados nos lábios, nas orelhas ou na face. Histologicamente, são vênulas dilatadas na derme, que branqueiam pela compressão.

Tumores Fibrosos

Tumores teciduais fibrosos faciais incluem saliências cutâneas, pápulas fibrosas, adenoma sebáceo, cicatrizes hipertróficas e quelóides. A lesão fibrosa mais comum é a saliência cutânea (fibroma mole). São pequenos crescimentos (1 a 2 mm) lisos, filiformes, comumente localizados em volta dos olhos ou no pescoço. Geralmente são múltiplos, distinguidos das verrugas por suas superfícies lisas. As saliências cutâneas ocorrem em qualquer parte do corpo (particularmente nas dobras inguinais e nas axilas) e podem ocorrer como grandes estruturas solitárias em forma de bolsa na parte inferior do tronco.

Pápulas fibrosas são pápulas arredondadas cor de carne, localizadas na face central de adultos, mais comumente nas asas nasais e nas pregas nasais. Clinicamente podem simular nevos intradérmicos, tumores dos anexos ou carcinomas de células basais. Freqüentemente são coletadas biopsias de amostras para excluir carcinomas de células basais. De outro modo, essas lesões são benignas e não requerem maior tratamento, salvo se for uma preocupação estética para o paciente.

As cicatrizes hipertróficas podem ser confundidas com quelóides. Ambas são vermelhas, elevadas, lisas e lustrosas, porém, as cicatrizes hipertróficas se mantêm dentro da área lesada, enquanto os quelóides (Fig. 24.7;

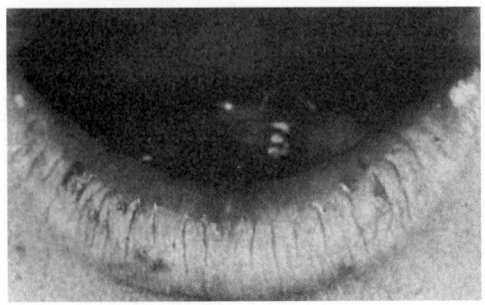

Figura 24.6

Doença de Osler-Rendu-Weber (telangiectasia hemorrágica hereditária). (Reimpresso de McKee P, duVivier A. *Atlas of clinical dermatology.* London: Gower, 1986, com permissão.)

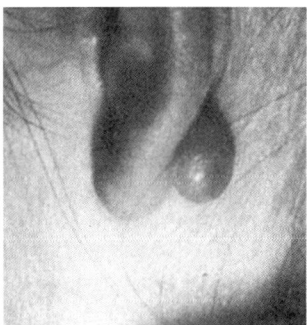

Figura 24.7
Quelóide. (Reimpresso de McKee P, duVivier A. *Atlas of clinical dermatology*. London: Gower, 1986, com permissão.)
(Ver também *Prancha* em *Cores*.)

ver também *Prancha* em *Cores*) se estendem além do sítio original do traumatismo. As cicatrizes hipertróficas se achatam no decorrer do tempo, e os quelóides proliferam. Para a formação de quelóides existe uma predileção familiar e racial (pigmentação mais escura da pele). As cicatrizes hipertróficas se desenvolvem depois de uma infecção do ferimento ou em certas localizações anatômicas (deltóide, ângulo da mandíbula, esterno). Os quelóides são raros na face, mesmo nos indivíduos propensos a quelóides, com exceção das orelhas.

Adenoma sebáceo (Fig. 24.8; ver também *Prancha em Cores*), é um aspecto incomum, porém característico da esclerose tuberosa. Adenoma sebáceo, retardo mental e epilepsia formam a tríade clássica desta síndrome neurocutânea hereditária de caráter dominante. Adenoma sebáceo é um nome incorreto, porque esses tumores não são adenomas nem são sebáceos. Essas proliferações são realmente angiofibromas. São pequenas e numerosas pápulas avermelhadas e lisas, distribuídas simetricamente em volta do nariz, das bochechas e do queixo, poupando o lábio superior. Aparecem no fim da infância, de modo que são sinais tardios da esclerose tuberosa.

Tumores Adiposos/Musculares

Tumores compostos de tecido gorduroso, muscular, e ósseo ocorrem, ocasionalmente, na face (1–5). Os mais comuns são os lipomas. Clinicamente, os lipomas são crescimentos isolados ou múltiplos, moles, redondos, lobulados, livremente mobilizáveis sob a pele. Essas coleções de células adiposas maduras com uma fina cápsula de tecido conectivo devem ser diferenciadas de outros crescimentos redondos móveis, como os neurofibromas e os cistos epidérmicos.

Os leiomiomas ocorrem menos comumente na face (Fig. 24.9; ver também *Prancha* em *Cores*). Esses pequenos nódulos duros, de cor pardo-avermelhada, derivam do folículo piloso, dos músculos eretores dos pêlos. Freqüentemente são múltiplos, distribuídos em grupo ou em linha e dolorosos.

Tumores Neurais

Neurofibromas são tumores benignos das bainhas dos nervos, que podem se desenvolver como lesões solitárias ou como múltiplas lesões, fazendo parte da neurofibromatose (NF1) (doença von Recklinghausen). Os neurofibromas solitários são tumores duros da cor de carne, que lembram nevos nevocíticos normais. Podem se tornar pediculados. O tumor, quando pressionado, invagina-se facilmente através de uma fina abertura da pele (sinal de casa de botão). Os neurofibromas subcutâneos são nódulos duros profundos isolados ou, mais caracteristicamente, grandes neuromas plexiformes, de consistência mole, dando a impressão de um bolo de vermes. O neuroma plexiforme é especialmente importante porque é considerado patognomônico de neurofibromatose e requer tratamento apropriado do paciente (16).

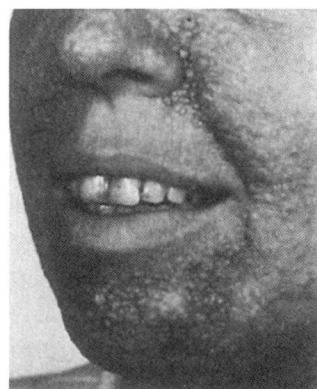

Figura 24.8
Adenoma sebáceo. (Reimpresso de McKee P, duVivier A. *Atlas of clinical dermatology*. London: Gower, 1986, com permissão.)
(Ver também *Prancha* em *Cores*.)

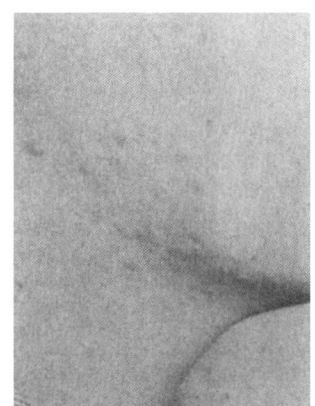 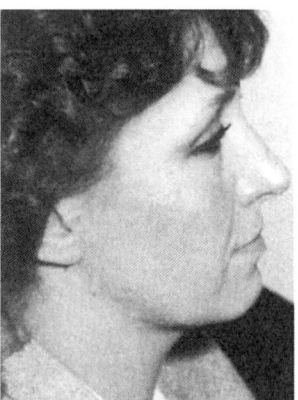

Figura 24.9
Leiomiomas múltiplos. (Reimpresso de McKee P, duVivier A. *Atlas of clinical dermatology*. London: Gower, 1986, com permissão.)
(Ver também *Prancha* em *Cores*.)

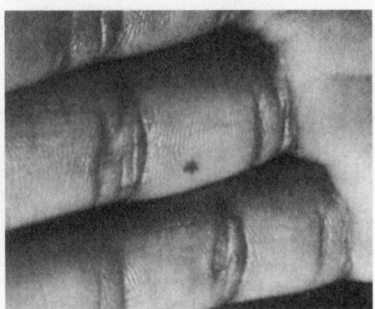

Figura 24.10
Nevo juncional. (Segundo Institute for Dermatologic Communication and Education, 1976, com permissão.)

Tumores Melanocíticos

Os nevos melanocíticos contêm coleções de células nevosas intra-epidérmicas ou dérmicas, ou ambas (1-5).

Nevos melanocíticos podem ser congênitos ou adquiridos, e descritos pela localização histológica das células nevosas dentro da pele como um composto juncional, ou intradérmica. Pouquíssimos nevos podem estar presentes ao nascer; portanto, a maioria dos nevos é adquirida, e segue um ciclo de vida específico. A maioria dos nevos aparece na infância, na adolescência ou no início da idade adulta, e alguns novos nevos se desenvolvem na idade adulta média. À medida que a idade aumenta, o número de nevos progressivamente diminui. Essas formações passam por sucessivos estádios de desenvolvimento: juncional, composto e intradérmico. A maioria dos nevos em crianças é do tipo juncional; em adultos mais velhos, a maioria dos nevos é intradérmica.

O aparecimento dos nevos corresponde à histologia. Os nevos juncionais (Fig. 24.10) são chatos e pigmentados; os nevos dérmicos (Fig. 24.11) têm cor de

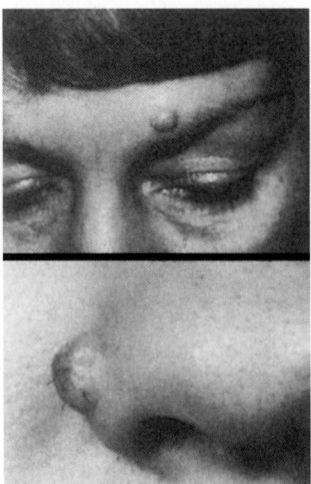

Figura 24.11
Nevo dérmico. (Reimpresso de McKee P, duVivier A. *Atlas of clinical dermatology*. London: Gower, 1986, com permissão.)

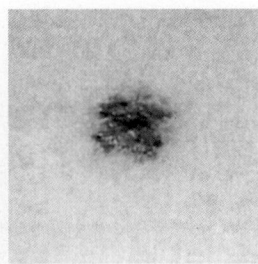

Figura 24.12
Nevo composto. (Reimpresso de McKee P, duVivier A. *Atlas of clinical dermatology*. London: Gower, 1986, com permissão.)

carne e são arredondados ou pediculados; os nevos compostos estão entre ambos (Fig. 24.12). Os nevos congênitos são maiores do que os adquiridos, pigmentados e levemente elevados, e podem ter um aumento de cabelos. Em comparação com os nevos adquiridos, têm extensão de células nevosas mais profundas na derme, a distribuição das células nevosas próximas dos anexos cutâneos, e mostram extensão das células nevosas entre feixes de colágenos. Os nevos gigantes congênitos portam um risco maior de transformação maligna (17,18), enquanto que os nevos congênitos apresentam pouco ou nenhum aumento de risco de se desenvolverem em melanomas.

Os nevos Spitz (de células epitelióides e fusiformes) representam um raro tipo de nevo melanocítico (Fig. 24.13). É uma pápula solitária e bem circunscrita em forma de abóbada ou de nódulo, variando de cor entre rósea e bronzeada ou parda. Seu tamanho varia entre cerca de 2 mm até 2 cm, e ocorrem na face e nas extremidades de crianças e de adultos jovens. Embora de natureza benigna, pode simular, histologicamente, um melanoma maligno e pode requerer tratamento como melanoma, salvo quando possa ser assegurado pelo patologista uma distinção definitiva entre maligna e benigna.

Os principais tumores de melanócitos epidérmicos são sardas (ou efélides) e as lentigens. Essas lesões planas e pigmentadas são distintas das ceratoses seborréicas ou dos nevos juncionais, com os quais pare-

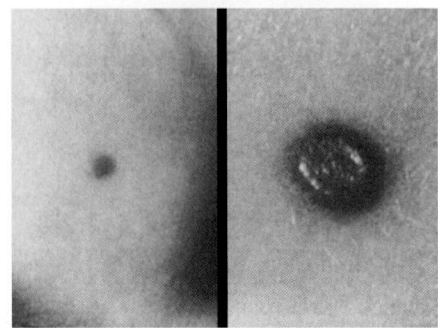

Figura 24.13
Nevos Spitz. (Reimpresso de McKee P, duVivier A. *Atlas of clinical dermatology*. London: Gower, 1986, com permissão.)

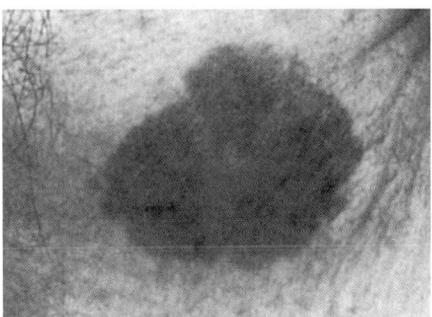

Figura 24.14
Lentigem senil. (Reimpresso de McKee P, duVivier A. *Atlas of clinical dermatology*. London: Gower, 1986, com permissão.) (Ver também *Prancha* em *Cores*.)

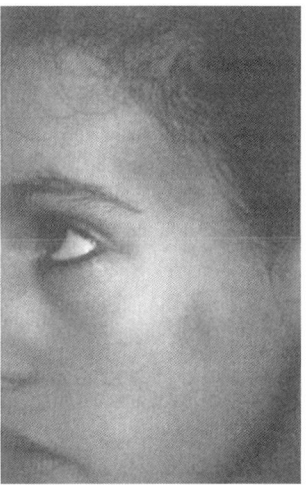

Figura 24.15
Nevo de Ota. (Reimpresso de McKee P, duVivier A. *Atlas of clinical dermatology*. London: Gower, 1986, com permissão.)

cem. As lentigens induzidas actinicamente são as lentigens senis (Fig. 24.14; ver também *Prancha* em *Cores*), enquanto que os que ocorrem esporadicamente são lentigens simples. A maioria das lesões faciais é composta por lentigens senis. São lesões planas, entre pardo-claras e escuras, com 5 a 20 mm de diâmetro ou mais. A maioria é benigna, porém, ocasionalmente, na face são confundidas com lesões malignas, como lentigem maligna ou com melanoma *in situ*. Outros aspectos distintivos entre as lentigens e a as sardas são o início mais tardio na vida, a falta de variação sazonal e o tamanho maior. As lentigens de quimiofototerapia são lesões precipitadas pela fototerapia ultravioleta A com o psoralen. As sardas, ao contrário, são facilmente reconhecidas como pequenas máculas pardas dispersas que ocorrem nas áreas expostas ao sol em pessoas de pele fina. Não têm potencial maligno, escurecem em resposta à luz solar e se manifestam em crianças. A presença de múltiplas lentigens faciais é o aspecto proeminente de numerosas síndromes (Tabela 24.4).

As principais lesões melanocíticas dérmicas faciais são os nevos benignos intradérmicos e os compostos, conforme descritos antes. Outras lesões menos comuns são o nevo de Ota e o nevo azul comum. O nevo de Ota é uma placa unilateral pigmentada entre azul e parda envolvendo a pele das áreas periorbital, têmporas, fronte, ou malar, e ocorre predominantemente nas raças de pele escura. De modo geral é envolvida a esclera ipsolateral (Fig. 24.15) e, ocasionalmente, a conjuntiva, a córnea, a retina e as mucosas oral e nasal. O nevo de Ota tem duas épocas de surgimento: início da primeira infância antes da idade de 1 ano, e por volta da puberdade. As malignidades que se originam no nevo de Ota são raras, porém, quando presentes, não aderem às regras típicas ABCD do melanoma (19). Em associação aos nevos de Ota que incluíram envolvimento do olho, têm se desenvolvido casos de melanoma maligno primário na coróide, na órbita, na íris, no quiasma e nas meninges (20).

Os nevos azuis comuns são pápulas arredondadas pequenas (< 1 cm) e lisas (Fig. 24.16; ver também *Prancha* em *Cores*) com uma aparência azul característica em resultado da presença de pigmento de melanina intradérmica profunda, que é observada através da pele íntegra (efeito Tyndall). As lesões podem surgir em qualquer parte, porém cerca de 50% dos casos são encontrados no dorso das mãos e dos pés.

Lesões Infecciosas

As verrugas (verruga vulgar) são compostas por lesões intra-epidérmicas resultantes de infecção local pelo papilomavírus humano (1-5). Ocorrem em qualquer idade, propagam-se por contato local ou por auto-inoculação, têm uma evolução imprevisível e, em geral, são assintomáticas. São mais comuns e mais resistentes ao tratamento em pacientes imunocomprometidos.

Existem mais de 100 genótipos de papiloma vírus humano incluindo as verrugas comuns, as filiformes, as plantares (incluindo mosaicos), as planas e as anogenitais. Têm uma superfície irregular enrugada (verrucosa) com pontos negros em ponta de alfinete ocasio-

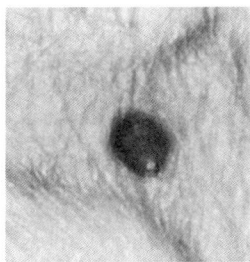

Figura 24.16
Nevo azul. (Reimpresso de McKee P, duVivier A. *Atlas of clinical dermatology*. London: Gower, 1986, com permissão.) (Ver também *Prancha* em *Cores*.)

nados por capilares trombosados. Nas superfícies mucosas podem se mostrar como pápulas de superfície lisa ou como hastes pediculadas flexíveis.

As verrugas comuns são tumorações papulonodulares sésseis, duras, incomuns na face. As verrugas filiformes, comuns na face, são protuberâncias que lembram anexos cutâneos. As verrugas planas (Fig. 24.17) são também comuns na face, particularmente em mulheres jovens, e podem passar despercebidas quando não observadas com iluminação lateral. São lesões levemente elevadas, pardo-claras, agrupadas, com 1 a 5 mm.

O molusco contagioso (Fig. 24.18) é uma infecção cutânea causada por um poxvirus. Produz pápulas duras arredondadas, lustrosas, cor de carne ou róseas, com uma umbilicação central. Propaga-se por contato local ou por auto-inoculação, e é mais comum em crianças, em adultos jovens sexualmente ativos, e em indivíduos imunocomprometidos. Quando não existe umbilicação aparente, podem simular milia ou comedões fechados. Nos pacientes imunocomprometidos, podem formar grandes lesões crateriformes ou placóides, envolvendo grandes áreas da face. As lesões do molusco apresentam uma inclusão central expressível, que pode confirmar o diagnóstico. Nos pacientes imunocomprometidos, as infecções fúngicas profundas disseminadas (p. ex., por *Cryptococcus*) também fazem parte do diagnóstico diferencial.

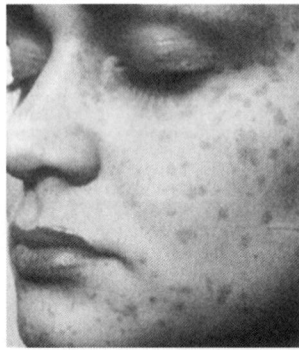

Figura 24.17
Verruga plana. (Reimpresso de McKee P, duVivier A. *Atlas of clinical dermatology*. London: Gower, 1986, com permissão.)

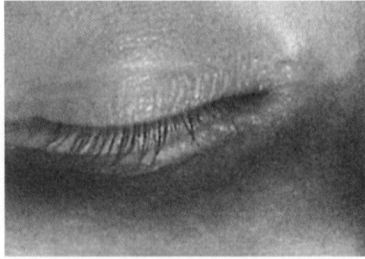

Figura 24.18
Molusco contagioso. (Segundo a American Academy of Dermatology, 1977, com permissão.)

ESTUDOS LABORATORIAIS

A maioria dos diagnósticos dermatológicos pode ser feita por inspeção ou por biopsia de pele (raspagem, punção ou excisão) (2,21,22). A biopsia de raspagem usa uma lâmina de bisturi para raspar a lesão com um pouco de pele (Fig. 24.19). Esta biopsia contém epiderme e uma pequena quantidade de derme, de modo que é apropriada para esclarecer a patologia nessas camadas, como ceratose actínica, verruga, nevos benignos, tricoepitelioma ou tricofoliculoma. Uma biopsia de pele total (punção ou excisional) é usada para patologia na derme profunda (pilomatricoma) ou quando é necessária toda a arquitetura para um diagnóstico exato (nevos Spitz). As biopsias de punção são executadas usando-se uma lâmina circular afiada de 2 a 8 mm, com um cabo (Fig. 24.20). A lâmina é fortemente pressionada contra a pele e movimentada para um lado e para o outro para penetrar em toda a espessura da pele (Fig. 24.21). É usada para diagnosticar estados inflamatórios e pequenos tumores. Para lesões maiores, é feita uma biopsia excisional que deve ser usada quando se suspeita da presença de um carcinoma ou de processos patológicos que envolvam a camada adiposa.

CONSIDERAÇÕES TERAPÊUTICAS: TÉCNICAS E INSTRUMENTAÇÃO

Cureta Dérmica

A cureta dérmica é um pequeno instrumento com uma lâmina semiaguda redonda ou oval de tamanho variável (2 a 10 mm) (Fig. 24.22). Isto permite ao cirurgião distinguir entre o colágeno normal e o doente, porque a lâmina semi-afiada não pode em geral cortar através do colágeno normal. As curetas dérmicas também são usadas para remover lesões epidérmicas superficiais que possam ser raspadas da superfície da pele (ceratose seborréica, verrugas) (Fig. 24.23). O instrumento é de uso fácil e seguro, porém é necessária alguma experiência para o cirurgião distinguir confiavelmente entre o tecido dérmico normal e o doente.

Eletrocirurgia

Na eletrocirurgia, campos elétricos rapidamente oscilantes destroem térmica e mecanicamente os tecidos. Há um instrumento monopolar (p. ex., Hyfrecator) que não requer placa de base e resulta em destruição do tecido superficial; e também um aparelho bipolar que requer uma placa de base e causa destruição dos tecidos mais profundos. Todos podem ser usados para eletrodessecação. Para a eletrocirurgia, a ponta da agu-

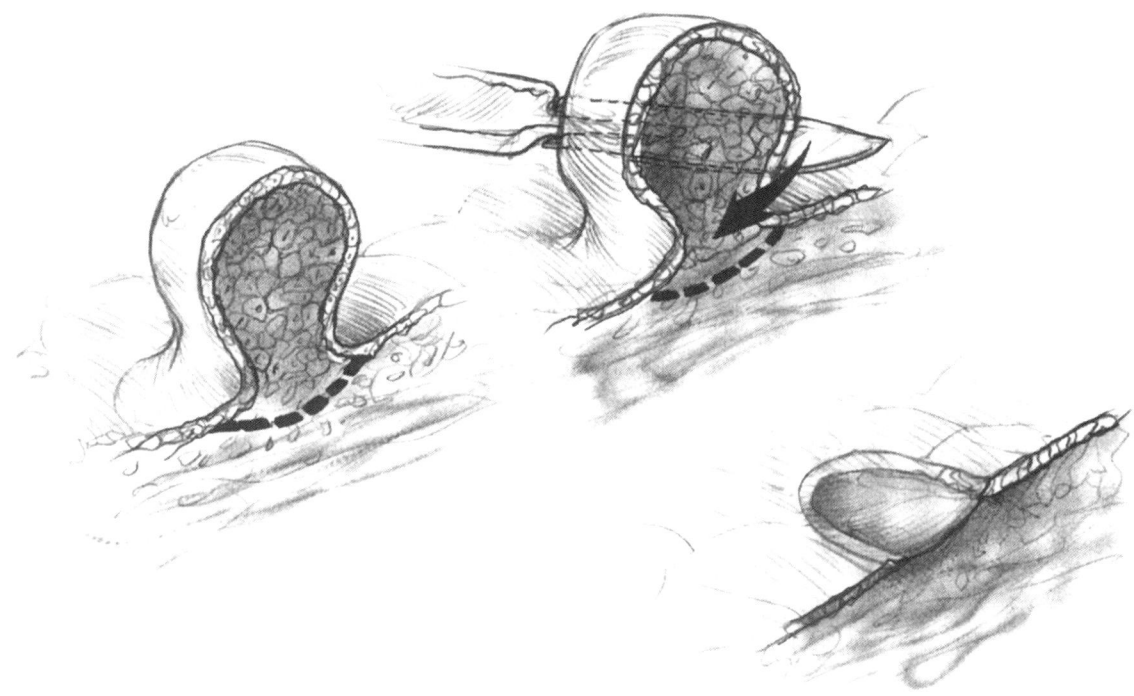

Figura 24.19
Biopsia de raspagem.

lha é tocada no tecido, destruindo a esfera profunda do tecido. Para a eletrofulguração, a ponta é mantida perto da lesão, e uma centelha salta da ponta da agulha para o tecido, destruindo um largo arco superficial de tecido. A Figura 24.24 mostra uma eletrofulguração por curetagem para remover um xantelasma. A eletrocirurgia é rápida com um mínimo de sangramento, porém a cicatrização por segunda intenção exige 2 a 3 semanas, não deixa tecido para exame histológico, e poderá haver uma retração excessiva por dano térmico. A eletrocirurgia é freqüentemente usada com uma cureta dérmica para definir as margens da lesão ou para remover o tecido à medida que vai sendo destruído. As complicações incluem combustão da pele tratada com álcool desidratado e interrupção de certos marcapassos cardíacos.

Crioterapia

Na crioterapia, um criógeno (em geral nitrogênio líquido) destrói o tecido. O congelamento causa formação de cristais de gelo extracelulares e intracelulares, resultando em dano da membrana celular. A maior parte do dano celular ocorre durante o descongelamento, quando as concentrações eletrolíticas tornam-se anormais. O congelamento rápido seguido por um descongelamento lento é mais letal para as células, com os melanócitos sendo mais suscetíveis à lesão. A destruição do tecido é determinada pelo volume do criógeno aplicado, pela duração da exposição e pela técnica usada.

Um criógeno comumente usado é o nitrogênio líquido, que é o agente mais frio (– 196°C) e mais versátil. As técnicas comuns de aplicação incluem um aplicador com ponta de algodão, que é mais fácil de aprender, porém, se evapora rapidamente, necessitando de freqüentes reembebimentos. Pode, também, ser aplicado rapidamente em forma de aerossol a várias lesões, porém, requer habilidade para direcionar o criógeno à lesão específica.

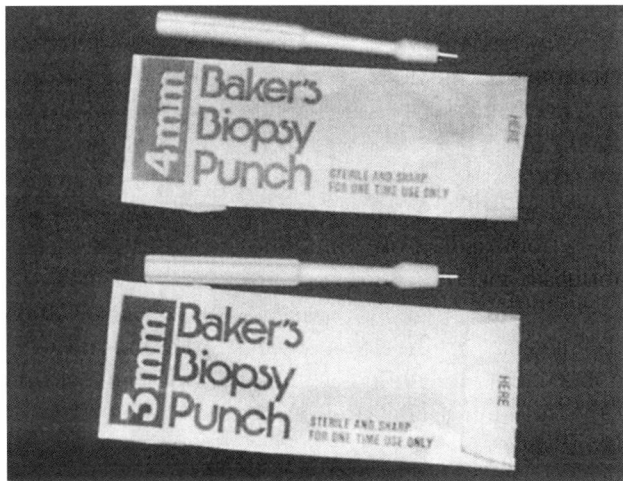

Figura 24.20
Punções (3 e 4 mm).

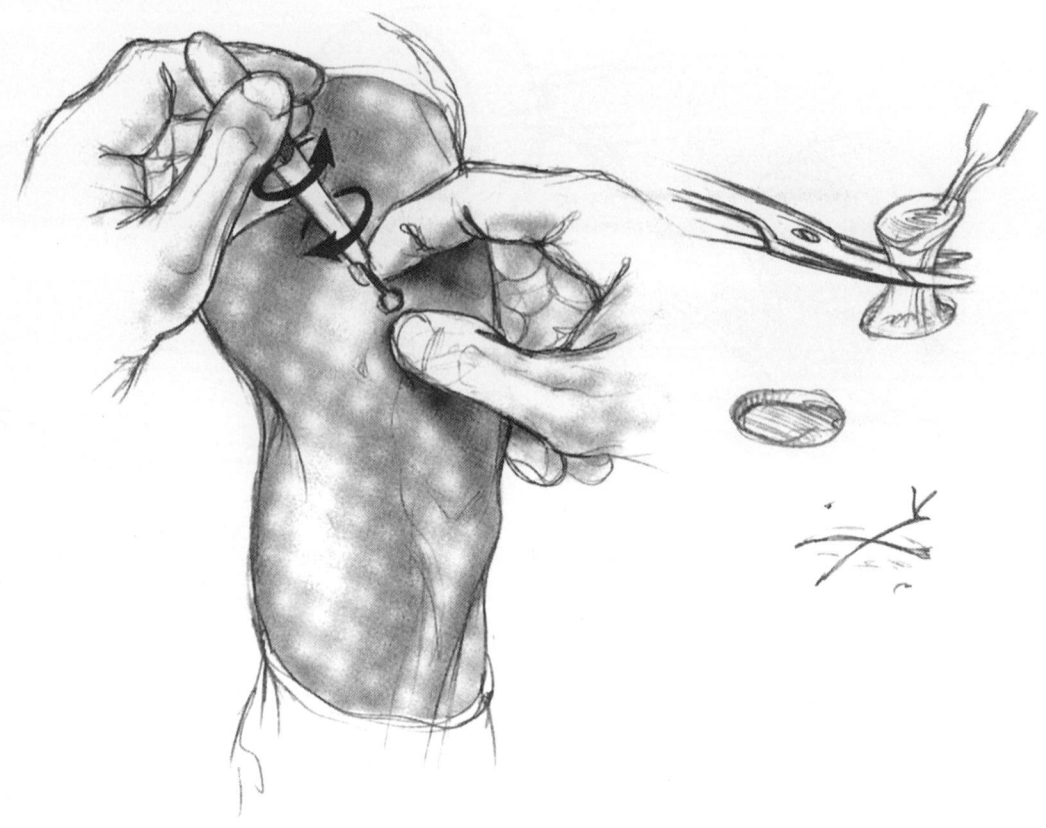

Figura 24.21
Técnica de biopsia por punção.

Terapia Corticosteróide Intralesional

A corticosteroideterapia, tópica ou intralesional, é usada para tratar estados inflamatórios. Os esteróides intralesionais oferecem um efeito mais concentrado e constante do que os esteróides tópicos, porém, produzem mais efeitos colaterais, como atrofia (geralmente reversível em 12 meses ou mais) ou hipopigmentação (na pele de pigmento escuro). Poderá ocorrer significante absorção sistêmica quando são injetados mais de 20 mg em uma única sessão ou com intervalos freqüentes (Tabela 24.5).

Os esteróides intralesionais são, muitas vezes, usados para amolecer ou reduzir o tamanho de quelóides ou de cicatrizes hipertróficas (10 a 40 mg/mL), repetidos a cada 2 a 3 semanas para minimizar a toxicidade sistêmica. As injeções de esteróides intralesionais também são usadas depois de excisões a *laser* ou a bisturi para evitar ou reduzir a recorrência da formação de quelóide. São também usadas para os cistos da acne e para cistos epidérmicos inflamados (2,5 a 5,0 mg/mL).

Peeling Químico

O *peeling* químico (quimioesfoliação) melhora a qualidade e a textura da pele por meio da aplicação de esfoliantes. Estes causam uma variável profundidade de lesão epidérmica e dérmica que, ao cicatrizar, tem um colágeno mais espesso e, em alguns casos, um aumento dos glicosaminoglicanos dérmicos e restauração de fibras elásticas na pele actinicamente lesada. Têm sido usados vários agentes e combinações de esfoliantes, incluindo ácido tricloroacético, fenol, resorcinol, ácido salicílico e, mais recentemente, os ácidos láctico e glicó-

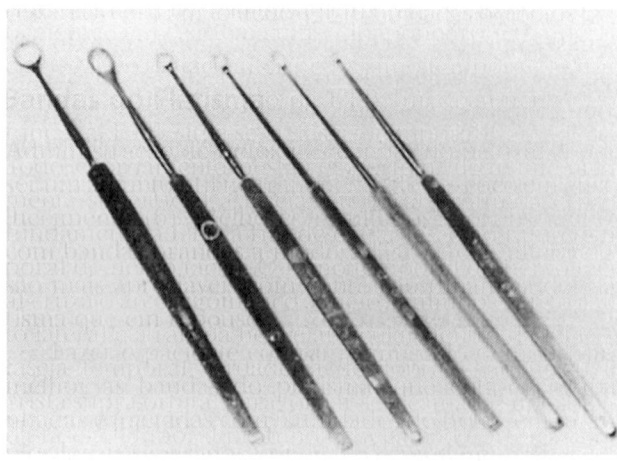

Figura 24.22
Curetas de vários tamanhos.

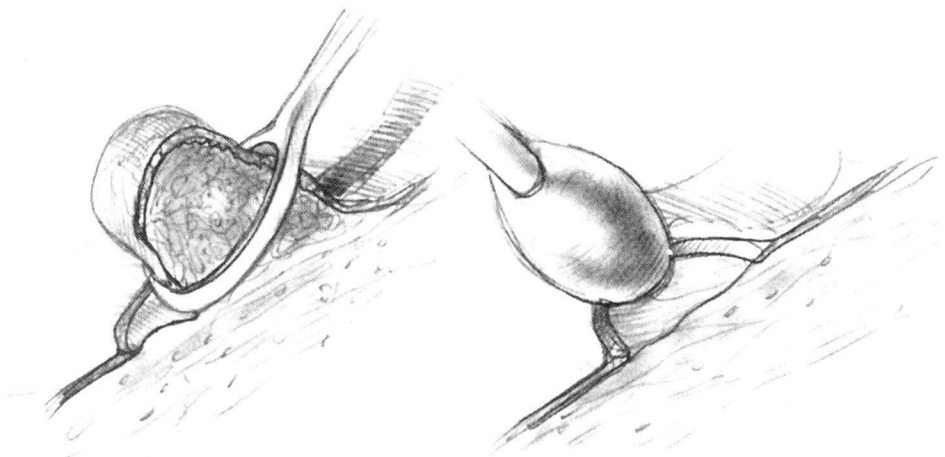

Figura 24.23
Curetagem de uma ceratose seborréica.

lico, cada um com diferentes propriedades e profundidades de penetração. O fenol apresenta um significante perfil de risco e potencial para toxicidade sistêmica (Tabela 24.6).

Dermabrasão

A dermabrasão é um procedimento de abrasão executado na pele para remover lesões superficiais. Inicialmente usada para tratar cicatrizes da acne, mais recentemente tem sido aplicada para muitas lesões cutâneas (Tabela 24.7). A dermabrasão é executada através de um instrumento movido a motor com uma peça de abrasão na extremidade. Os raspadores (comumente escovas com fios ou lixas de diamante) são encontrados em vários tamanhos, formas e graus de aspereza.

Uma dermabrasão competente requer um alto nível de perícia. Deve-se controlar, precisamente, a profundidade da abrasão, pois se esta penetrar na derme reticular, ocorrerá cicatrização proeminente. A dermabrasão pode resultar em complicações semelhantes às da dermoesfoliação química (Tabela 24.6). Os resultados da dermabrasão podem ser mais previsíveis do que os do *peeling* químico porque a extensão da mesma pode ser controlada com mais presisão.

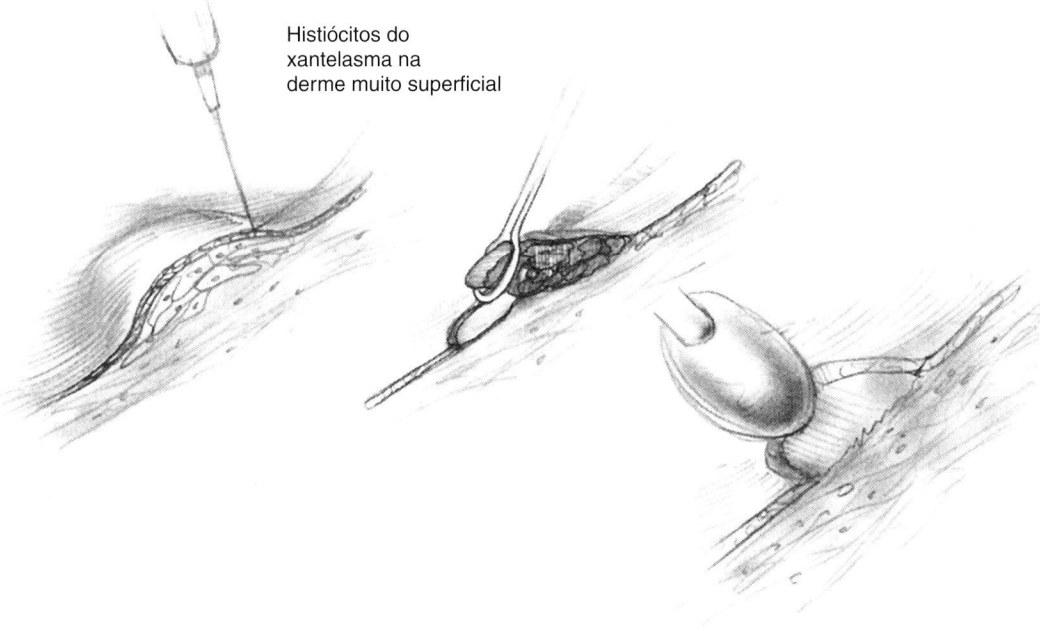

Figura 24.24
Eletrofulguração e curetagem de uma lesão de xantelasma.

TABELA 24.5
EFEITOS COLATERAIS DOS CORTICOSTERÓIDES INTRALESIONAIS

Efeitos colaterais locais
Atrofia
Estrias, pseudocicatrizes estreladas
Telangiectasia, púrpura, eritema
Hipopigmentação
Dificuldade de cicatrização de ferimentos
Exacerbação das infecções cutâneas

Efeitos colaterais sistêmicos
Efeitos cardiovasculares: hipertensão
Efeitos no sistema nervoso central: alteração do humor, psicoses, pseudotumor cerebral
Efeitos endócrinos: supressão do eixo hipotálamo-hipofisário-adrenal, hirsutismo, irregularidades menstruais, obesidade central, face de lua, córcova de búfalo
Efeitos gastrointestinais: úlcera péptica, pancreatite
Efeitos hepáticos: diabetes melito
Efeitos hematológicos: linfopenia, monocitopenia, neutrofilia
Efeitos imunológicos: infecções oportunísticas
Efeitos musculoesqueléticos: osteoporose, necrose asséptica das cabeças femoral e umeral, miopatia
Efeitos oftálmicos: glaucoma, cataratas (subcapsular posterior)
Efeitos renais: retenção de sódio e fluido

Modificado de Bondi E, ed. *Dermatology: diagnosis and therapy.* Norwalk, CT: Appleton & Lange, 1991:346, com permissão.

Cirurgia a *Laser*

As propriedades dos *lasers* que os tornam úteis no tratamento das lesões faciais (Tabela 24.8) são a precisa delimitação das margens, o bom controle da profundidade da destruição, a boa hemostasia, a redução da dor pós-operatória e a especificidade do alvo (23). Os *lasers* emitem coerente luz em comprimentos de onda específicos peculiares ao material do *laser*. Esta energia luminosa é seletivamente absorvida por estruturas cutâneas específicas (cromóforos) e convertida em energia térmica, lesando os tecidos. O dano térmico aos tecidos circundantes pode ser atenuado por pulsação da emissão do *laser* (fototermólise seletiva).

TABELA 24.6
COMPLICAÇÕES DO *PEELING* QUÍMICA/DERMABRASÃO

Anormalidades pigmentares (em especial em pacientes de pele escura)
Aumento da sensibilidade ao sol
Cicatrização hipertrófica (em especial na linha do mento, na raiz nasal)
Reativação ou disseminação do herpes simples
Eritema persistente
Milia

TABELA 24.7
ENTIDADES TRATADAS POR DERMABRASÃO

Acne, ativa
Acne rosácea
Adenoma sebáceo
Angiofibromas da esclerose tuberosa
Carcinoma de células basais (tipo superficial)
Ceratoacantoma
Ceratoses seborréicas múltiplas
Cicatrizes
- Pós-acne
- Pós-operatória precoce
- Quelóide
- Traumática
- Varíola ou varicela

Cloasma
Dermatite de irradiação crônica
Dermatite papilar capilar
Dermatose liquenóide
Doença Darier
Escleromixedema
Escoriações neuróticas
Estria de distensão
Fox-Fordyce
Hemangioma
Lentigem
Líquen amiloidose
Lúpus eritematoso sistêmico
Nevos
- Nevos pigmentados congênitos
- Epidérmicos lineares

Nevo flâmeo
Nevos pigmentados múltiplos
Pele lesada actinicamente
Rugas de pele relacionadas com a idade e com o sol
Pseudofoliculite da barba
Rinofima
Sardas
Síndrome Favre-Racouchot
Siringocistadenoma papilífero
Siringoma
Tatuagens
- Amateur (tinta da China
- Blasto (pólvora)
- Profissional

Telangiectasia
Transplante de cabelos (elevação dos sítios receptores)
Tricoepiteliomas múltiplos
Úlcera de perna
Verrucoma
Vitiligo
Xantelasma
Xeroderma pigmentoso

Agentes Hemostáticos

Os agentes hemostáticos são usados para controlar o sangramento que resulta da remoção das lesões cutâneas superficiais, de origem em geral capilar ou venosa.

A solução Monsel (subsulfato férrico) é um coagulante protéico muito eficaz, porém, porta um pequeno risco de coloração permanente da pele por deposição

TABELA 24.8
LASERS USADOS NO TRATAMENTO DAS LESÕES DA PELE FACIAL

Laser	Comprimento de onda	Indicações
Argônio (contínuo)	488,514 (azul-verde)	Telangiectasia, MVP espessa em adultos, lentigens e efélides
Corante de argônio por bomba (contínuo)		
Corante bombeado por lâmpada (pulso-curto)	504-690 (verde-amarelo-vermelho)	Telangiectasia, MVP espessa em adultos, lentigens e efélides
	510 (verde)	Lentigens e efélides
Vapor de cobre-bromo (quase contínuo)	511 (verde)	Lentigens e efélides
Criptônio (contínuo)	521-531 (verde)	Lentigens e efélides
KTP (quase contínuo)	531 (verde)	Telangiectasia, MVP espessa em adultos, lentigens e efélides
Nd:YAG, Q-trocada freqüência dupla (pulsado)	532 (verde)	Lentigens e efélides
Criptônio (contínuo)	568 (amarelo)	Telangiectasia, MVP espessa em adultos
Vapor de cobre/bromo (quase-contínuo)	578 (amarelo)	Telangiectasia, MVP espessa em adultos
Corante bombeado por lâmpada (pulso-longo)	585 (amarelo)	MVP plana em crianças, telangiectasias, cicatrizes hipertróficas
Q-trocada de rubi (pulsado)	694 (vermelho)	Lentigens, efélides, nevo azul, nevo de Ota
Nd:YAG Q-trocada (pulsada)	1.064 (infravermelho)	Nevo azul, nevo de Ota
Dióxido de carbono (contínuo, pulsado, super/ultrapulsado)	1.060 (infravermelho)	Rinofima, tricoepitelioma, siringoma, angiofibroma, quelóide, xantelasma, cicatrizes e rugas

MVP, mancha vinho-do-Porto.

de pigmentos do ferro. O agente hemostático mais comumente usado é o cloreto de alumínio (20%). É incolor, porém, menos eficaz quando comparado à solução Monsel. O nitrato de prata torna-se útil quando na forma de bastão ou de solução, porém, é menos eficaz do que a solução Monsel ou o cloreto de alumínio e pode bronzear a pele. É uma opção para tratar tecido de granulação.

Todos os cauterizantes químicos podem ser aplicados com um campo seco, de modo que ocorra contato entre o leito dérmico sangrante e o coagulante. Esses agentes provocam dor quando usados sem anestésico local.

TRATAMENTO DE LESÕES ESPECÍFICAS

Ceratose Seborréica

As lesões da ceratose seborréica são removidas por cureta dérmica ou por excisão tangencial com um bisturi, literalmente raspadas da superfície da pele. Se existirem numerosas lesões, deverá ser usada a crioterapia ou o *laser* CO_2. A dermatose papulosa negra é tratada por eletrodessecação usando cautérios com agulha de ponta fina e, depois, curetagem.

Ceratose Actínica

As lesões da ceratose actínica são em geral tratadas com crioterapia. A presença de múltiplas lesões pode requerer várias sessões de terapias alternativas, incluindo dermabrasão, *peeling* químico, 5-fluorouracil tópico (Efudex, Fluoroplex) ou imiquimod tópico. O 5-fluorouracil encontra-se nas concentrações de 1% a 5% e é aplicado na face duas vezes por dia, durante 3 semanas. Nas áreas afetadas desenvolve-se uma intensa resposta inflamatória. A cicatrização ocorre durante 6 a 8 semanas e pode ser acelerada pelo uso de corticosteróides tópicos. Os resultados são excelentes, porém não permanentes, sendo freqüentemente necessário um retratamento dentro de 2 a 3 anos. O imiquimod em creme a 5% foi aprovado, em 2004, para o tratamento da ceratose actínica da face ou do couro cabeludo. As terapias tópicas, quando administradas como monoterapia ou como tratamento auxiliar, proporcionam a oportunidade de tratar eficazmente a ceratose actínica e poderão provavelmente emergir como importantes ferramentas para os promotores de cuidados com a saúde (24).

Cornos Cutâneos

Os cornos cutâneos devem ser completamente removidos (técnicas de raspagem ou de punção) de modo que a base possa ser histologicamente examinada. Geralmente é encontrada uma ceratose actínica, sendo razoável curetar e eletrodessecar levemente a pele depois da remoção da lesão. Se, pelo exame histológico, for confirmado um carcinoma de células escamosas ou de células basais, será executada uma excisão mais larga.

Cistos Epidérmicos

Na acne vulgar ocorrem pequenos cistos inflamados, que são tratados por esteróides intralesionais em concentrações de 2 a 5 mg/mL. Este método resulta em completa resolução em 3 a 5 dias, com uma baixa incidência de recidivas. A injeção pode causar atrofia dérmica temporária, que cessa em 6 a 12 meses.

Os cistos infectados são, em geral, grandes e de maior duração do que os cistos pequenos da acne. São sensíveis e apresentam um eritema circundante. São mais bem tratados com antibióticos sistêmicos, especialmente com os que têm um efeito antiinflamatório adicional, como a tetraciclina e a eritromicina. Para as lesões gravemente inflamadas deve ser feita incisão, drenagem, cultura e antibiograma, e as lesões tratadas devem ser cobertas com gaze de iodofórmio. Devem ser iniciados, empiricamente, antibióticos contra *Staphylococcus aureus*. A terapia cirúrgica é transferida para 4 a 6 semanas depois da infecção, pois a infecção afina a parede do cisto e o colágeno dérmico, tornando difícil o procedimento e aumentando as possibilidades de propagação da infecção. Nos cistos infectados não devem ser usados esteróides intralesionais.

O tratamento dos cistos não-infectados e não-inflamados é cirúrgico, com uma completa excisão da parede do cisto (a fim de evitar a recorrência). Os cistos livremente móveis têm pouca conexão com a epiderme subjacente e são facilmente removidos. A injeção de anestésicos locais entre a parede do cisto e os tecidos circundantes (hidroesvaziamento) facilita a remoção cirúrgica.

Se o cisto estiver firmemente aderente aos tecidos de vizinhança, deve ser excisado todo o cisto e o tecido fibroso que o cerca. O uso de uma biopsia por *punch* em vez de uma elipse pode proporcionar uma abertura bastante grande para remover o cisto, com excelentes resultados estéticos. Os cistos epidérmicos que são livre ou parcialmente móveis devem ser removidos por incisões em sítios distantes onde os fatores estéticos possam ser superados (p. ex., uma abordagem mucosa para remover um cisto do lábio ou uma incisão na linha dos cabelos para remover um cisto na proximidade da fronte).

As complicações consistem em infecção, sangramento, e deiscência e em geral são resultado de técnica inadequada. Se a parede do cisto se rompe espalhando material ceratinoso, a área deve ser irrigada com solução salina normal e deve ser removido todo o resíduo ceratinoso reconhecível. A necrose da pele após a remoção do cisto, ocorre em geral quando este era grande e deixa um grande espaço morto com a epiderme que lhe recobria. Para evitar necrose, deve ser removido todo o espaço morto subjacente e minimizada a tensão nas margens da pele. Qualquer pele redundante que possa surgir na cirurgia do cisto deve ser excisada.

Milia

A *milia* é tratada por incisão da sua abóbada e por extração do seu centro ceratinoso com um extrator de comedão de *milia*. Anestesia local é necessária. Esta técnica também pode ser usada para os grandes comedões fechados. Os pequenos comedões fechados e os comedões abertos (cabeça negra) são tratados com ácido retinóico tópico (Retin-A).

Tricofoliculomas

Os tricofoliculomas são removidos pela raspagem, por excisão por *punch* e sutura, ou por vaporização com *laser* CO_2.

Tricoepiteliomas

Os tricoepiteliomas solitários são removidos do mesmo modo que os tricofoliculomas. Entretanto, clínica e patologicamente, é difícil a distinção entre carcinomas de células basais e tricoepitelioma solitário. Os tricoepiteliomas múltiplos são removidos por dermabrasão e por *laser* CO_2 com excelentes resultados.

Pilomatricomas

Os pilomatricomas, nódulos situados profundamente, na maioria dos casos requerem excisão cirúrgica.

Triquilemomas

As lesões de um triquilemoma solitário são tratadas como as de um tricofoliculoma. As lesões múltiplas devem ser tratadas por dermabrasão.

Nevos Sebáceos

Uma lesão de nevo sebáceo por vezes é excisada por causa de seu potencial maligno: entretanto, seu risco de malignidade é baixo. Esta lesão também pode ser observada à procura de alterações de malignidade e tratada em uma data mais tardia, se necessário.

Hiperplasia Sebácea

As lesões de hiperplasia sebácea são tratadas por crioterapia ou por eletrodessecação leve com agulhas de cautério de ponta-fina.

Rinofima

Rinofima é tratado por eletrocirurgia, por dermabrasão e por *laser* de argônio ou CO_2. É excisado o tecido sebáceo excessivo, e o nariz é esculpido em sua forma pré-doença. A dermabrasão e o *laser* CO_2 permitem ao cirurgião reconstruir a forma com controle e precisão, o *laser* CO_2 mantém um campo relativamente sem sangue. Independente da técnica, os resultados são excelentes. A remoção do tecido abaixo do aparelho pilossebáceo resulta em uma cicatriz desagradável e sem poros.

Hidrocistoma

O cisto hidrocistoma é cirurgicamente excisado, se necessário, por motivos estéticos. A simples excisão e drenagem resultam em recorrência.

Siringoma

Os siringomas geralmente se apresentam como múltiplas lesões; por isso, geralmente não é factível a excisão cirúrgica. Para as lesões selecionadas que sejam mais preocupantes cosmeticamente para o paciente, a dermabrasão e o *laser* CO_2 superficial oferecem resultados regulares. Algumas vezes é suficiente a eletrodessecação.

Hemangiomas

A maioria dos hemangiomas capilares cessa espontaneamente, de modo que normalmente não é necessário tratamento. As exceções são os hemangiomas que ulceram, que se inserem em uma estrutura vital (nariz, olhos, boca), ou que são traumatizados freqüentemente (nádegas, pés). Para esses casos é usada a terapia médica (prednisona ou interferon-alfa) ou corticosteróides intralesionais). O nevo flâmeo (mancha em vinho-do-Porto) é tratado com *lasers* de luz ou, mais recentemente, vapor de cobre, criptônio, ou *lasers* de luz pulsada por bombas ou lanternas (Tabela 24.8). Com essas técnicas, as complicações são incomuns, com ocasional hipopigmentação ou alterações da textura da pele. Retração e induração dos tecidos são raras. Nos pacientes de pele escura as lesões clareiam menos do que nos outros, porque a melanina epidérmica causa alguma absorção da luz do *laser*.

Granuloma Piogênico

Os granulomas piogênicos são tratados agressivamente, porque quando a excisão é incompleta, são comuns as recidivas. A remoção de raspagem pela eletrocirurgia da base é simples e eficaz, bem como a excisão elíptica. A ablação com o *laser* CO_2, com o *laser* de argônio, o *laser* de luz, e o *laser* de vapor de cobre são também eficazes.

Telangiectasias

As telangiectasias podem ser tratadas simplesmente pela eletrodessecação usando agulhas de cautério finas (agulhas de epilação). No Hyfrecator ou no Bovie é usado o campo mais baixo possível para evitar retração. Podem ser também tratadas por laserterapia (argônio, corante de argônio bombeado, vapor de cobre, criptônio, Nd:YAG dupla-freqüência ou luz pulsada por lâmpada). Também pode ser usada a escleroterapia (injeção de agente esclerosante na telangiectasia), porém, existe o potencial de introduzir algum esclerosante dentro do seio cavernoso ou na drenagem venosa profunda da cabeça e do pescoço, causando, potencialmente, graves complicações (p. ex., cegueira, trombose do seio cavernoso).

Angiomas-Aranha

Os angiomas-aranha são tratados de modo semelhante às telangiectasias. Na eletrocirurgia, a agulha é colocada no ponto central do angioma. As lesões podem recidivar, podendo ser necessário tratamento adicional.

Lagos Venosos

Os pequenos lagos venosos são tratados por excisão ou por eletrodessecação. Os maiores são tratados por laserterapia (argônio, corante ou vapor de cobre).

Anexos Cutâneos

Essas saliências cutâneas podem ser raspadas com tesouras de íris curvas afiadas. Em geral não é necessária anestesia local. Pode ser também usada a eletrodessecação.

Pápula Fibrosa

Para uma pápula fibrosa, a simples excisão por raspagem produz um resultado estético aceitável e é preferível aos métodos de destruição superficial (*laser* CO_2, eletrocirurgia), que não permitem o exame histológico.

Adenoma Sebáceo

As lesões do adenoma sebáceos são tratadas por dermabrasão, por *laser* CO_2 ou por *laser* de argônio. O argônio produz excelentes resultados estéticos, particularmente em pacientes que têm pigmentação clara da pele.

Cicatrizes Hipertróficas e Quelóides

As cicatrizes e os quelóides são tratados por esteróides intralesionais, por dermabrasão, por pressão ou, mais recentemente, por matriz de gel de silicone. Freqüentemente são combinadas várias estratégias de tratamento na esperança de melhores prognósticos. Muitas cicatrizes hipertróficas se achatam no decorrer do tempo. Entretanto, para os quelóides, os resultados de todas as opções de tratamento são insatisfatórios. Os resultados publicados na literatura são difíceis de interpretar, porque a maioria carece de acompanhamento a longo termo (pelo menos 2 anos) e dos seus critérios histopatológicos para confirmar se as lesões são quelóides, e não cicatrizes hipertróficas.

Neurofibromas

Os neurofibromas podem ser excisados, vaporizados com CO_2, raspados, ou removidos por corte eletrocirúrgico na base. Entretanto, se não for removida toda a lesão, esta poderá recrescer lentamente. As lesões faciais múltiplas podem ser tratadas por dermabrasão ou excisadas por *laser* CO_2.

Lipomas

Os lipomas menores podem ser removidos através de uma incisão perfurante na pele sobrejacente. Alguns lipomas se estendem, insidiosamente, para além dos seus limites clínicos e se assestam profundamente na fáscia ou dentro do músculo. Nesses casos, é necessário o esvaziamento do tecido circundante. Os lipomas gigantes devem ser removidos por lipoaspiração. A cânula de lipoaspiração é inserida via pequena incisão. Alguns lipomas encerram múltiplos septos fibrosos, exigindo cuidadoso esvaziamento com tesoura. Cuidado com os lipomas na fronte, pois algumas vezes podem estar localizados na proximidade do músculo frontal (lipomas subgaleais). As tentativas de excisão são frustrantes, salvo quando o cirurgião sabe pesquisar neste plano profundo.

Leiomiomas

Os leiomiomas são mais bem tratados por excisão simples.

Nevos Melanocíticos

Nos nevos melanocíticos, nós estamos incluindo os nevos benignos, não os congênitos ou displásicos. Os nevos benignos podem ser intradérmicos, compostos ou juncionais, e podem ser parcial ou completamente removidos. Exceto quanto aos nevos juncionais, a maioria é do tipo elevado e pode ser removida pela técnica de raspagem. Esta deixa um risco de 10% a 20% de recorrência a partir das células nevosas residuais. Resulta uma pequena área hipopigmentada. Quando o nevo é recorrente, sua interpretação histopatológica freqüentemente mostra células atípicas aparentemente pleomórficas, que podem ser difíceis de distinguir do melanoma (pseudomelanoma).

Dois outros problemas que ocorrem depois de uma incisão por raspagem são uma cicatriz deprimida e um pregueamento periférico. Ocorre depressão se a infiltração anestésica local elevar as lesões para cima da superfície da pele e poderá ser evitada deixando-se que o anestésico se difunda para fora da lesão antes de raspá-la. Resulta em pregueamento se o nevo não for removido com a pele circunjacente em razão das variáveis forças de corte durante a raspagem. A hemostasia é feita com cloreto de alumínio. A solução Monsel pode dificultar a interpretação histopatológica de um nevo recorrente, pois seu subsulfato ferroso pode ser confundido erroneamente como um pigmento de melanina dentro dos macrófagos dérmicos.

O segundo método para a remoção do nevo é a excisão completa da lesão. Este cuidado é necessário para os nevos planos. A incisão deve ser feita nas linhas de tensão da pele. A Dermabrasão em pontos da cicatriz depois de 4 a 6 semanas melhora o resultado estético. A excisão completa fornece um espécime para o exame histológico e minimiza o risco de recidivas.

Nevos Spitz

Os nevos Spitz são excisados para exame histopatológico. Isto é importante porque essas lesões podem microscopicamente simular um melanoma maligno e o patologista se apóia nos aspectos arquiteturais que foram perdidos na biopsia de raspagem.

Nevos Azuis

Os nevos azuis simples são removidos pela técnica de raspagem ou de excisão. As lesões maiores que pareçam nevos azuis devem ser excisadas para exame histopatológico completo. Os nevos Ota têm sido tratados com sucesso pelos *lasers* Nd:YAG Q-trocado ou de rubi.

Lentigens e Efélides

As lentigens e as efélides respondem a terapias semelhante e são processos patológicos semelhantes. Para apenas algumas lesões, a crioterapia tem probabilidade de ser o tratamento mais fácil. A laserterapia (rubi, alexandrite, luz pulsada, criptônio, vapor de cobre ou Nd:YAG freqüência-dupla) é, também, bem-sucedida (Tabela 24.8). Para as lesões múltiplas disseminadas, é melhor a quimioesfoliação. Tem sido também usada uma larga variedade de agentes: ácido retinóico, ácido tricloroacético e ácido alfa-hidroxi (glicólico). O ácido retinóico porta os mais baixos riscos e é iniciado com baixa potência (creme a 0,025%) a fim de minimizar os efeitos irritantes.

Molusco Contagioso

Um número pequeno de lesões responde bem à curetagem, à crioterapia, ou à aplicação de imiquimod tópico. Em pacientes imunocomprometidos, as lesões podem chegar a milhares e tornarem-se espessas, verrucosas e refratárias ao tratamento. Mais recentemente tem sido usado com sucesso o *peeling* químico com ácido tricloroacético e ácido retinóico.

Verrugas

As variedades comum e filiforme respondem bem à crioterapia e à curetagem, embora sejam comuns as recorrências. As verrugas planas (geralmente múltiplas e superficiais) respondem bem à quimioesfoliação com o ácido retinóico ou o ácido tricloroacético, bem como à quimioterapia ou ao imiquimod tópico. Os ceratolíticos (p. ex., ácido salicílico) e os agentes vesiculantes não devem ser usados no tratamento das verrugas faciais, pois podem induzir retrações.

PONTOS IMPORTANTES

- Um esquema de classificação ajuda a estreitar as possibilidades diagnósticas.
- Lesões faciais aparentemente benignas podem ser sinais de séria doença sistêmica.
- O mais valioso auxiliar laboratorial para diagnosticar as lesões da pele é a biopsia.
- No tratamento das lesões faciais benignas, os resultados estéticos são os mais importantes.
- Os riscos de toda cirurgia facial devem ser descritos em detalhe pré-operatoriamente ao paciente.

REFERÊNCIAS

1. Freedberg IM, Eisen AZ, Wolff K, et al., eds. *Fitzpatrick's dermatology in general medicine*, 6th ed. New York: McGraw-Hill, 2003.
2. Arndt KA, Leboit PE, Robinson JK, et al., eds. *Cutaneous medicine and surgery*. Philadelphia: WB Saunders, 1996.
3. Champion RH, Burton JL, Burns AD, et al., eds. *Rook's textbook of dermatology*, 6th ed. London: Black-well Scientific, 1998.
4. Elder DE, Elenitsas R, Jaworsky C, eds. *Lever's histopathology of the skin*, 8th ed. Philadelphia: Lippincott-Raven, 1997.
5. Bolognia JL, Jorizzo JL, Rapini RP. Dermatology. London, New York: Mosby, 2003.
6. Salasche SI. Epidemiology of actinic keratoses and squamous cell carcinoma. *J Am Acad Dermatol* 2000;42:S4-S7.
7. Glogau RG. The risk of progression to invasive disease. *J Am Acad Dermatol* 2000;42:S23-S24.
8. Bondeson J. Everard Home, John Hunter, and cutaneous horns: a historical review. *Am J Dermatopathol* 2001;23:362-369.
9. Vielhauer V, Herzinger T, Korting HC. The sign of Leser-Trélat: a paraneoplastic cutaneous syndrome that facilitates early diagnosis of occult cancer. *Eur J Med Res* 2000;5:512-516.
10. Heaphy MR Jr, Millns JL, Schroeter AL. The sign of Leser-Trélat in a case of adenocarcinoma of the lung. *J Am Acad Dermatol* 2000;43:386-390.
11. Eng C. Will the real Coden syndrome please stand up: revised diagnostic criteria. *J Med Genet* 2000;37:828-830.
12. Prioleau PG, Santa Cruz DJ. Sebaceous gland neoplasia. *J Cutan Pathol* 1984;11:396-414.
13. Jaqueti G, Requena L, Sanchez Yus E. Trichoblastoma is the most common neoplasm developed in nevus sebaceus of Jadassohn: a clinicopathologic study of a series of 155 cases. *Am J Dermatopathol* 2000;22:108-118.
14. Cribier B, Grosshans E. Tumor of the follicular infundibulum: a clinicopathologic study. *J Am Acad Dermatol* 1995;33:979-984.
15. Cribier B, Scrivener Y, Grosshans E. Tumors arising in nevus sebaceus: A study of 596 cases. *J Am Acad Dermatol* 2000;42:263-268.
16. Scheithauer BW, Woodruff IM, Erlandson RA. Tumors of the peripheral nervous system. In: *Atlas of Tumor Pathology*, Third series, Fascicle 24. Washington, DC: Armed Forces Institute of Pathology, 1999:1-415.
17. DeDavid M, Orlow SJ, Provost N, et al. A study of large congenital melanocytic nevi and associated malignant melanomas: review of cases in the New York University Registry and the world literature. *J Am Acad Dermatol* 1997;36:409-415.
18. Marghoob AA, Schoenbach SP, Kopf AW, et al. Large congenital melanocytic nevi and the risk for the development of malignant melanoma. A prospective study. *Arch Dermatol* 1996;132:170-175.
19. Patel BC, Egan CA, Lucius RW, et al. Cutaneous malignant melanoma in oculodermal melanocytosis (nevus of Ota): report of a case and review of the literature. *J Am Acad Dermatol* 1998;38:862.
20. Teekhasaenee C, Ritch R, Rutnin U, et al. Ocular findings in oculodermal melanocytosis. *Arch Ophthalmol* 1990;108:1114.
21. Roenigk RK, Roenigk HH Jr, eds. *Dermatologic surgery: principles and practice*. New York: Marcel Dekker, 1996.
22. Bennett RG. *Fundamentals of cutaneous surgery*. St. Louis: Mosby, 1988.
23. Wheeland RG. Clinical uses of lasers in dermatology. *Lasers Surg Med* 1995;16:2.
24. Jorizzo JL. Current and novel treatment options for actinic keratosis. *J Cutan Med Surg* 2004;8(Suppl)3:13-21.

CAPÍTULO 25

Tratamento da Alopecia

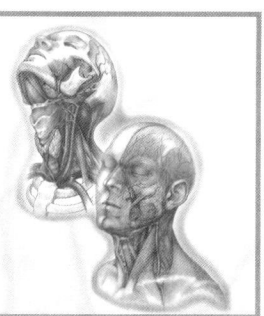

Benjamin A. Bassichis ▪ Raymond J. Konior

Queimadura, tração, dermatite, doença auto-imune, neoplasias, exposição à radiação e quimioterapia, todas causam perda de cabelo em humanos (Tabela 25.1). O tipo mais comum de perda de cabelo em homens e mulheres, no entanto, é alopecia androgênica (AAG), também conhecida como calvície de padrão masculino (CPM). Esta forma de alopecia afeta os folículos pilosos com potencial de inibição por androgênio, resultando na conversão dos pêlos terminais suscetíveis em pêlos velos. Os folículos pilosos com mais tendência a demonstrar AAG estão nas regiões frontotemporal e da coroa do couro cabeludo. Diversas opções cirúrgicas diferentes estão disponíveis para restaurar crescimento de pêlos em um couro cabeludo que está ficando calvo. O procedimento de escolha para qualquer indivíduo conhecido dependerá de muitos fatores. Estes incluem (a) a idade do paciente, (b) o grau de calvície, (c) a densidade dentro da região doadora, (d) as características de contraste do cabelo e a pele, e (e) as expectativas do paciente.

Um sistema de classificação da CPM é essencial para planejar e comparar os resultados de diferentes procedimentos cirúrgicos. O sistema Norwood, o mais freqüentemente usado, organiza a CPM em 7 categorias, que vão da classe I (mínima recessão frontotemporal) à classe VII (uma faixa muito estreita de cabelo, em forma de ferradura, nas regiões temporais e occipital inferior) (1). A Tabela 25.2 dá uma lista das opções de tratamento para CPM.

TABELA 25.1
ETIOLOGIA DA ALOPECIA

Alopecia androgênica
Doença auto-imune
Queimadura
Quimioterapia
Transtornos dermatológicos (p. ex., psoríase)
Neoplasias
Exposição à radiação
Tração

TABELA 25.2 ℞ TRATAMENTO – ALOPECIA ANDROGÊNICA

Redução extensa do couro cabeludo
Finasterida (Propecia)
Retalhos
Auto-enxertos portando cabelo:
    Enxertos de unidades foliculares
    Microenxertos
    Minienxertos
    Redução do couro cabeludo
    Enxertos-padrão circulares
Minoxidil (Rogaine)
Expansão tecidual

TRATAMENTO CLÍNICO DA ALOPECIA ANDROGÊNICA

Tentativas de tratar clinicamente a CPM não são novidade. Hipócrates, por volta de 400 a.C., prescrevia diversas fórmulas compostas de produtos animais e vegetais para tratar a calvície.

Idealmente, o tratamento clínico da AAG deve ser dirigido contra a diidrotestosterona (DHT), o agente ativo envolvido na CPM. A finasterida (Propecia), que tem sido usada há anos para tratar hipertrofia prostática, foi mais recentemente aprovada pela *U.S. Food and Drug Administration* (FDA) para o tratamento da CPM. A finasterida é um inibidor competitivo e específico da 5α-redutase, uma enzima intracelular que converte o androgênio testosterona em DHT. Duas isoenzimas distintas da 5α-redutase são encontradas nos humanos. A isozima tipo II da 5α-redutase é encontrada, principalmente, na próstata, vesículas seminais, epidídimos e folículos pilosos. A finasterida não tem afinidade pelos receptores androgênicos, mas atua bloqueando a conversão periférica de testosterona em DHT. Usando a dose recomendada de 1 mg/dia, a finasterida produz contagens de cabelo aumentadas estatisticamente significantes em homens com graus brandos a moderados de alopecia androgênica. Terapia sistêmica que reduz ou interfere nas concentrações de androgênio o suficiente para impedir a perda de cabelo tem o potencial de reduzir a libido e a potência sexual, tornando esta forma de tratamento inaceitável a alguns homens. Efeitos adversos sexuais relacionados com a droga, resultando em descontinuação da terapia, foram descritos em 1,2% dos pacientes sob finasterida *versus* 0,9% dos pacientes sob placebo (2,3).

O minoxidil (Rogaine) foi a primeira droga aprovada pela FDA para o tratamento clínico da CPM. Esta droga, que tradicionalmente tem sido usada para tratar hipertensão resistente, revelou, ocasionalmente, produzir hipertricose com um efeito colateral da terapia oral em adultos. O minoxidil funciona com abridor dos canais de potássio e vasodilatador. Atualmente, as dosagens disponíveis são formulações a 2% e 5%. Em homens, a solução de minoxidil 5% demonstra uma vantagem importante sobre o tratamento com a solução a 2% (4). O mecanismo pelo qual o minoxidil atua para estimular crescimento de cabelo permanece não esclarecido. Além disso, o minoxidil não tem qualquer efeito conhecido sobre a produção, excreção ou interações dos androgênios humanos. A maioria, se não todos os cirurgiões de transplante de cabelo recomendam o uso de minoxidil e/ou finasterida à maioria dos seus pacientes (5).

TRATAMENTO CIRÚRGICO DA ALOPECIA

Desenho da Linha do Cabelo

O objetivo mais importante da cirurgia de recolocação de cabelo é restaurar o equilíbrio estético da face pela criação de uma linha frontal do cabelo e repartido naturais e apropriados à idade. O cabelo cirurgicamente restaurado deve ser fácil de manter e não deve exigir penteados extraordinários para camuflagem.

A linha do cabelo masculina madura geralmente demonstra distinta região triangular bilateralmente na junção do cabelo frontal com o temporal (Fig. 25.1). Estes triângulos frontotemporais são formados pelo recuo da linha do cabelo frontal, superiormente, e a linha do cabelo temporal, posteriormente. O objetivo último da restauração cirúrgica do cabelo é recriar os triângulos frontotemporais naturais, onde a linha do cabelo frontal é criada com cabelo transplantado e o lado lateral consiste na margem temporal que está recuando (6).

Uma linha do cabelo frontal natural é convexa, com a porção central posicionada ligeiramente inferior à região do triângulo frontotemporal. O ápice do triângulo frontotemporal marca o aspecto lateral de uma linha natural do cabelo. Independentemente da extensão do recuo da linha do cabelo, o ápice é desenhado para cair sobre uma linha vertical traçada para cima, a partir do canto lateral do olho. Uma vez que a linha do cabelo temporal intersecciona a extensão lateral da linha do cabelo frontal, os recuos temporais avançados requerem uma linha do cabelo frontal mais posterior. Qualquer tentativa de preencher um grande triângulo frontotemporal como meio de compensar recuos temporais avançados resultará em uma linha do cabelo e repartido artificiais. Reduções do couro cabeludo podem ser consideradas para levantar a linha do cabelo temporal nos pacientes com uma margem temporal superior em posição baixa.

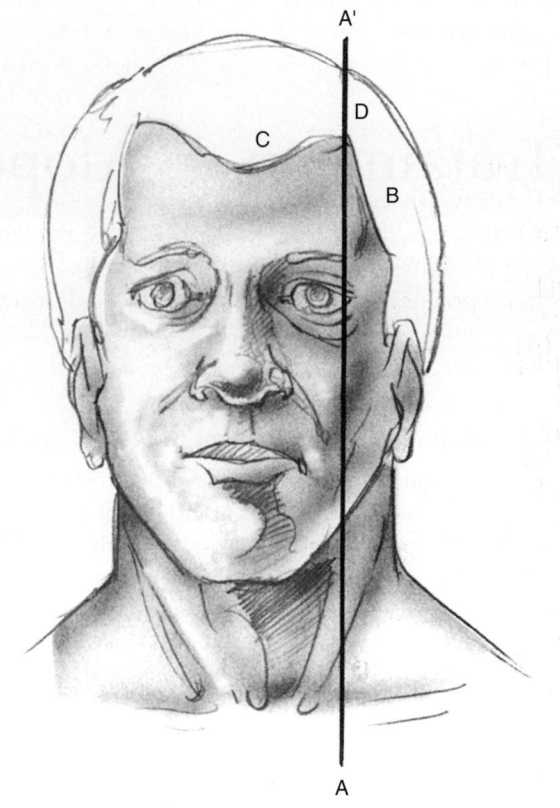

Figura 25.1

O triângulo frontotemporal (*BCD*) é definido pelas linhas do cabelo frontal e temporais. Ao planejar restauração cirúrgica da linha frontal do cabelo, o ápice do triângulo é desenhado para cair sobre uma linha vertical (*AA'*) que intercepta o canto lateral.

Avaliação do Paciente

Durante a primeira consulta, o paciente deve receber uma avaliação física completa e uma explicação das opções cirúrgicas disponíveis. O médico deve compreender as motivações e as expectativas do paciente a respeito da cirurgia de restauração do cabelo. Os pacientes que parecerem emocionalmente lábeis podem necessitar de uma avaliação psiquiátrica para avaliar suas verdadeiras motivações, mas a maioria dos pacientes que solicita reposição de cabelo não tem problemas emocionais; eles simplesmente preferem não ser calvos.

Diversos fatores determinam quais procedimentos são apropriados para restaurar um couro cabeludo alopécico. Não é incomum o paciente esperar mais do que pode ser realizado com a área doadora disponível. A principal razão para recusar um paciente é suprimento inadequado de cabelo com relação aos objetivos finais do paciente.

O paciente ideal é com área suficiente de cabelo doador para preencher completamente todas as áreas atuais ou potenciais de alopecia. Quanto mais jovem o paciente, mais conservador deve ser o médico ao estimar o cabelo doador presente e estabelecer um plano de tratamento a longo prazo. Uma avaliação precisa da área doadora é necessária para evitar mover folículos em risco de alopecia futura para áreas cosmeticamente importantes no couro cabeludo, porque qualquer perda futura de cabelo nesses folículos transplantados resultará em cicatrizes expostas no couro cabeludo. Em pacientes mais jovens cujos padrões finais de perda de cabelo não possam ser determinados, o médico deve tentar retardar a restauração até que o médico esteja seguro com a disponibilidade de cabelo doador.

Cabelo doador de baixa densidade pode ser uma contra-indicação à transplantação de cabelo. Pacientes com menos de oito fios em uma área circular de 4 mm de diâmetro tendem a ser maus candidatos para transplantação de cabelo, a não ser que estejam dispostos a aceitar densidade muito fina de cabelo a partir do procedimento de transplantação. Idade não é uma contra-indicação à transplantação de cabelo. Pacientes mais velhos geralmente têm padrões bem estabelecidos de alopecia que permitem uma avaliação mais confiável da área doadora.

A cor e a textura do cabelo, e a cor da pele são fatores importantes na restauração cirúrgica do cabelo. Um contraste acentuado entre o cabelo e a pele pode resultar em uma linha do cabelo com aparência artificial. Isto é especialmente verdadeiro se o transplante for efetuado com enxertos que contêm mais de uma unidade folicular, como minienxertos grandes ou *punch grafts* circulares normais de 4 mm. As melhores cores de cabelo para restauração cirúrgica em pacientes de pele clara são o branco, o grisalho e o louro. Os pacientes com pele escura e cabelo escuro e aqueles com cabelo encarapinhado, geralmente são bons candidatos à restauração. Cabelo naturalmente ondulado parece mais grosso que cabelo liso, aumentando, dessa maneira, os resultados da maioria dos procedimentos de recolocação de cabelo.

PERDA DE CABELO EM PADRÃO FEMININO

Em restauração de cabelo, os homens constituem mais de 90% dos pacientes que procuram tratamento. No entanto, à medida que as técnicas de tratamento cirúrgico continuam a melhorar e a percepção pelo público da alta satisfação dos pacientes aumenta, há números crescentes de mulheres submetendo-se ao tratamento de perda de cabelo. A conduta com a perda de cabelo em padrão feminino é muito diferente daquela com a calvície em padrão masculino, uma vez que apenas 10% das mulheres têm um padrão androgênico de perda de cabelo. Portanto, a imensa maioria das mulheres tem perda de cabelo por uma variedade de outras razões, como a hormonal e/ou a auto-imunidade.

A análise envolve reconhecer o enorme tributo psicológico que a perda de cabelo assume em uma mulher e usar sensibilidade apropriada ao tratar mulheres com perda de cabelo. Encaminhamento a um endocrinologista geralmente faz parte do levantamento geral. Solução de minoxidil 2% tem sido eficaz para tratar perda de cabelo em padrão feminino. Dosagens aumentadas de minoxidil 5% causaram a ocorrência de índices inaceitáveis de hipertricose facial. Finasterida não demonstrou nenhum benefício em mulheres. A restauração cirúrgica do cabelo permanece o único tratamento permanente para perda de cabelo em mulheres. Os mesmos princípios quanto à área doadora adequada e técnicas avançadas de transplante levam a melhores resultados (7).

ANESTESIA

Uma vez que a maioria dos pacientes necessita de múltiplos procedimentos, um nível adequado de conforto é essencial para manter a motivação para o completamento do processo inteiro de restauração. Anestesia local é suficiente para a maioria dos procedimentos de restauração de cabelo, mas anestesia geral ocasionalmente é necessária para reduções extensas do couro cabeludo ou procedimentos de retalho.

Um sedativo pré-operatório é dado comumente antes da injeção da anestesia local. Bloqueios nervosos regionais frontal, occipital e temporal usando lidocaína 1% com epinefrina 1:100.000 são efetuados antes da realização de um bloqueio de couro cabeludo de amplo campo, circunferencial. Esta técnica anestesia o couro cabeludo com cabelo por inteiro.

TRANSPLANTE DE CABELO POR AUTO-ENXERTO

Okuda (8), dermatologista japonês, é geralmente visto como o primeiro a descrever o uso bem-sucedido de auto-enxertos de espessura total portando cabelos para correção de alopecia de áreas do couro cabeludo, supercílio e bigode. O transplante de cabelo usando *punch grafts* (enxertos tipo saca-bocado) foi introduzido nos Estados Unidos em 1959 por Orentreich (9). Ele cunhou o termo *dominância doadora* para descrever o fato de que os auto-enxertos mantêm as características do tecido doador quando transplantados para outras regiões do corpo. Pacientes acompanhados por mais de 30 anos continuam a demonstrar crescimento persistente dos cabelos após transplante de cabelo por *punch grafts* (10).

Local Doador

O local doador é a porção do couro cabeludo que contém cabelo permanente suficientemente denso para permitir a colheita de material para enxerto. Esta área é comumente encontrada nos lados e dorso da cabeça e é limitada anteriormente por uma linha vertical através do canal acústico externo. O limite superior da área doadora segura na região mesoccipital é geralmente localizada abaixo de uma linha horizontal que interseciona a inserção superior das orelhas no couro cabeludo.

O método ideal de colheita para transplante de cabelo usa um bisturi de lâminas múltiplas para remover simultaneamente várias tiras paralelas de couro cabeludo da região doadora (11). O espaço entre as lâminas de bisturi, neste aparelho, pode ser ajustado para permitir a colheita de diferentes larguras de tiras. Mais freqüentemente, as tiras doadoras medem 1,5 a 3,0 mm de largura; as dimensões exatas dependem de que tamanhos de enxertos o cirurgião necessita para o local receptor. Normalmente uma largura total de não mais que 1 cm é removida do local doador, a fim de minimizar a tensão durante o fechamento do local da ferida.

Os folículos de alguns pacientes exibem imensas variações direcionais em toda a região do couro cabeludo doador. Nestes casos, a técnica de colheita de tiras paralelas com múltiplas lâminas aumenta o risco de perda de folículos marginais secundária à transecção folicular direta. Para minimizar esta situação o método preferido de colheita nos pacientes com crescimento folicular multidirecional no local doador envolve remover uma única tira de couro cabeludo doador, normalmente com 1 cm de largura. Usando uma única lâmina de bisturi para incisar o couro cabeludo, estes locais doadores são obtidos com cuidado particular de assegurar que a lâmina esteja paralela ao ângulo de crescimento folicular.

Antes de colher os enxertos, o cabelo ao longo do local doador é aparado a cerca de 3 mm. Soro fisiológico é então infiltrado no local doador para tensionar a pele móvel do couro cabeludo. A turgidez do local doador minimiza a distorção do tecido mole que resulta da pressão gerada pelo bisturi quando ele corta o couro cabeludo. Deixar de tensionar o couro cabeludo predispõe a tiras de forma irregular e transecção folicular. As lâminas de bisturi devem ficar paralelas aos folículos pilosos para produzir uma tira de excelente qualidade. As margens da tira são examinadas rotineiramente durante a colheita para evidenciar distorção tecidual ou dano folicular. Má qualidade da tira pode exigir infiltração adicional de soro fisiológico nos tecidos circundantes ou melhor alinhamento das lâminas de bisturi com as hastes dos pêlos existentes. As tiras doadoras são removidas incisando-se a gordura subfolicular imediatamente abaixo da base dos folículos. O local doador é suturado fechado com uma sutura de náilon 4-0 contínua. Um fechamento livre de tensão é obrigatório para prevenir necrose folicular e uma cicatriz larga ao longo da linha da incisão no local doador. A extração de unidades foliculares é semelhante à mais antiga técnica de extração com *punch*, mas usa *punches* menores. A finalidade desta técnica é evitar as incisões mais longas, que podem se alargar com o tempo. Os proponentes desta técnica também afirmam que há menos dor e probabilidade de formação cicatricial. As desvantagens são que os *punches* pequenos usam uma técnica relativamente "cega", que exige uma grande quantidade de atenção à angulação correta. A técnica é mencionada aqui porque pode ter um papel em casos que envolvem menores números de enxertos ou em pacientes que receiam qualquer cicatriz visível na área doadora (12).

As tiras do local doador são examinadas usando-se amplificação, e quaisquer hastes de pêlos transecionadas são removidas das margens. Gordura subcutânea em excesso é aparada, tomando cuidado para deixar cerca de 2 mm de gordura abaixo da zona matriz dos folículos pilosos. As tiras são então colocadas sobre uma superfície de corte estéril iluminada por trás. Enxertos individuais são feitos usando-se uma lâmina de bisturi para cortar as tiras paralelamente aos folículos inclusos. Unidades foliculares usadas na linha do cabelo devem ser aparadas para criar um enxerto em forma de gota. Este método possibilita densidade aumentada e potencial diminuído de depressão e traumatismo do enxertos (13). Diferentes tamanhos de enxertos podem ser desenvolvidos ajustando-se a largura dos cortes que estão sendo feitos ao longo das tiras doadoras. Técnicas de esvaziamento microscópicas são preferidas para assegurar enxertos da mais alta qualidade, de aparência mais natural.

Local Receptor

A maioria das áreas alopécicas pode ser enchida com cabelo de aparência densa usando-se duas a quatro sessões de transplante. Os enxertos são inseridos no local receptor usando-se furos feitos com um *punch trépano* ou fendas por lâmina de bisturi. Os enxertos são uniformemente espaçados um do outro, tomando-se cuidado para preservar uma ponte intacta circunferencial de pele entre enxertos adjacentes. Isto é necessário para manter circulação adequada em torno de cada enxerto (Fig. 25.2). Para manter um padrão natural de crescimento do cabelo, a direção original e o ângulo de

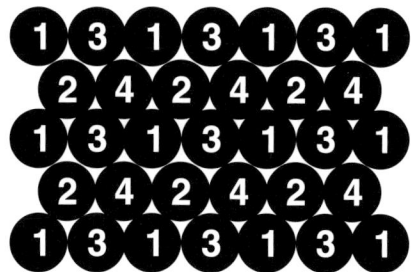

Figura 25.2
Transplante de cabelo por auto-enxerto é comumente efetuado em 4 sessões; uma seqüência típica de enxertia está mostrada. Espaçamento preciso é necessário durante cada sessão a fim de estabelecer densidade máxima do cabelo e para manter circulação adequada em torno dos enxertos recém-colocados.

saída do cabelo do couro cabeludo são obedecidos ao cortar as fendas ou furos dos locais receptores. Angulação constante é necessária durante todas as sessões de enxertia a fim de evitar transecionar folículos previamente transplantados. O cabelo ao longo da linha frontal é dirigido anteriormente em ângulo de 10° a 15°. À medida que a colocação das fendas se estende lateralmente na direção da têmpora, a linha do cabelo é apontada mais inferiormente na direção da orelha e sai do couro cabeludo em um ângulo muito baixo.

As técnicas modernas de transplante de cabelo favorecem usar 1 de 2 métodos para obter boa densidade e refinamento dentro das regiões de linha do cabelo transplantadas: (a) o uso exclusivo de enxertos de unidades foliculares (14); e (b) combinações de minienxertos e microenxertos (15). Uma unidade folicular é uma coleção microscópica de folículos estreitamente unidos. Cada coleção de folículos relacionados mantém uma separação microscopicamente anatômica das unidades de folículos adjacentes. Uma unidade folicular geralmente contém 1 a 4 cabelos. O transplante de unidades foliculares exige o uso de um microscópio operatório para preparação ideal do enxerto. A linha do cabelo frontal é composta de unidades foliculares de cabelo único, com unidades foliculares de 2 a 4 cabelos colocadas mais posteriormente. Assistência microscópica não é usada com técnicas de minienxerto ou microenxerto. Os minienxertos contêm 3 a 8 cabelos, enquanto os microenxertos têm apenas 1 ou 2 cabelos. Microenxertos são comumente usados para refinar o perímetro externo do local receptor transplantado, especialmente ao longo da área anterior da linha do cabelo frontal. Microenxertos abrandam a zona de transição entre a pele glabra da testa e a linha frontal transplantada (16). Minienxertos, por causa do seu tamanho maior, são usados para criar mais alta densidade de cabelo, mais posteriormente dentro do local receptor.

O transplante da coroa exige a recriação de um redemoinho natural. O centro do redemoinho comumente começa no meio do quadrante inferior da coroa adjacente ao lado do repartido. Os enxertos são angulados para imitar um redemoinho natural, enquanto o cabelo se irradia do ponto central predeterminado.

Recomenda-se que pelo menos 4 meses transcorram entre sessões subseqüentes de transplante. O cabelo não cresce durante uma média de 3 meses depois de uma sessão de transplante. Por essa razão, o cirurgião deve aguardar 4 meses antes de planejar sessões adicionais de transplante, a fim de avaliar o crescimento do cabelo das sessões precedentes. O cirurgião pode, então, examinar a quantidade e qualidade do crescimento do novo cabelo antes de colocar enxertos adicionais. Aguardar para ver o crescimento do novo cabelo também possibilita ao cirurgião preencher precisa e completamente os espaços deixados entre as margens dos enxertos previamente colocados. Formam-se crostas sobre os enxertos logo depois da cirurgia, e os cabelos enxertados caem em cerca de 1 a 2 semanas pós-procedimento. Os enxertos recém-transplantados entram em uma fase de eflúvio telógeno e perdem seu cabelo preexistente durante as 2 a 6 semanas subseqüentes. Novo cabelo começa a crescer cerca de 10 a 16 semanas depois da cirurgia e cresce a uma velocidade normal de 1 a 2 cm por mês. Ocasionalmente, o cabelo novo parecerá mais grosseiro que o cabelo original.

Seqüelas e Complicações

A Tabela 25.3 lista as complicações da cirurgia de restauração do cabelo. A maioria dos pacientes sente pequeno desconforto após transplante de cabelo e não necessita mais que acetaminofeno com codeína. Edema grave da testa ocasionalmente se desenvolve pós-operatoriamente; entretanto, este edema é temporário e pode ser controlado com esteróides pós-operatórios (p. ex., Medrol Dosepak).

A cura com quelóide é rara. Se alguma dúvida a respeito da predisposição de um paciente permanecer depois de uma história pré-operatória completa, um único enxerto de teste pode ser executado na margem frontal. Este enxerto deve ser observado durante 3 a 4 meses antes de marcar quaisquer transplantes adicio-

TABELA 25.3 COMPLICAÇÕES CIRURGIA DE RESTAURAÇÃO DE CABELO

Fístula arteriovenosa
Hematoma
Infecção
Necrose
Mau desenho da linha do cabelo
Cicatriz
Telógena

nais. Elevação dos enxertos acima do local receptor circundante ("pedras redondas") ocorre quando os enxertos não são aparados apropriadamente ou quando há uma discrepância de tamanho entre o enxerto e a abertura receptora. Os enxertos elevados são corrigidos aparando-se a superfície epidérmica elevada paralelamente ao couro cabeludo adjacente normal com uma lâmina de bisturi.

Necrose tecidual no local doador é rara e geralmente resulta de técnicas de colheita excessivamente agressivas. Cicatrizes largas ocorrem quando tensão excessiva é usada para fechar o local doador. Infecções após transplante de cabelo ocorrem em menos de 1% dos pacientes. Sangramento é incomum e normalmente controlado com compressão firme. Fístulas arteriovenosas são raras após transplante e muitas vezes se resolvem espontaneamente dentro de 3 a 6 meses. Injeção direta de esteróide, sutura-ligadura ou excisão completa são necessárias para lesões persistentes ou aumento progressivo.

REDUÇÃO DO COURO CABELUDO

Reduções do couro cabeludo são usadas para excisar pele calva das regiões da coroa e central do couro cabeludo. O couro cabeludo com cabelo é descolado e avançado superiormente para cobrir o local da excisão. A flexibilidade inerente do couro cabeludo determina o sucesso ou fracasso desta técnica. Os pacientes com couro cabeludo extremamente flexível podem se submeter a uma imensa excisão de couro cabeludo calvo em uma única cirurgia, enquanto pacientes com couro cabeludo muito apertado realizam mínimo benefício após uma redução-padrão do couro cabeludo. Esta técnica é mais útil para reduzir alopecia da coroa em pacientes com CPM classes IV a VI de Norwood.

Diversos padrões de redução do couro cabeludo foram descritos (17) (Fig. 25.3). O padrão mediano sagital é o mais fácil de executar, mas cria uma cicatriz central sobre o vértice da cabeça e uma fenda que se estende para o couro cabeludo mesoccipital com cabelo. Embora mais demorada, a redução com padrão em Y pode ser usada em lugar do padrão em linha sagital, para excisar alopecia da coroa sem criar uma deformidade em fenda na linha do cabelo occipital. Uma variedade de outros desenhos de redução, incluindo padrões em forma de C, J, S e em crescente lateral usam cicatrizes colocadas lateralmente ao longo da margem da área calva para reduzir alopecia sem causar formação de entalhe desnatural no couro cabeludo occipital. Padrões laterais, no entanto, são mais difíceis de executar do que padrões medianos, e eles produzem mais hipoestesia do couro cabeludo central.

A maioria das reduções do couro cabeludo é efetuada em uma posição prona usando-se anestesia local e sedação intravenosa. Incisões na pele são levadas através da gálea aponeurótica, tomando-se cuidado ao inclinar o bisturi a fim de se evitar transecionar folículos pilosos adjacentes. Um esvaziamento subgaleal é estendido inferiormente até a fixação superior da orelha e até a crista nucal. O cirurgião pode sobrepor o couro cabeludo

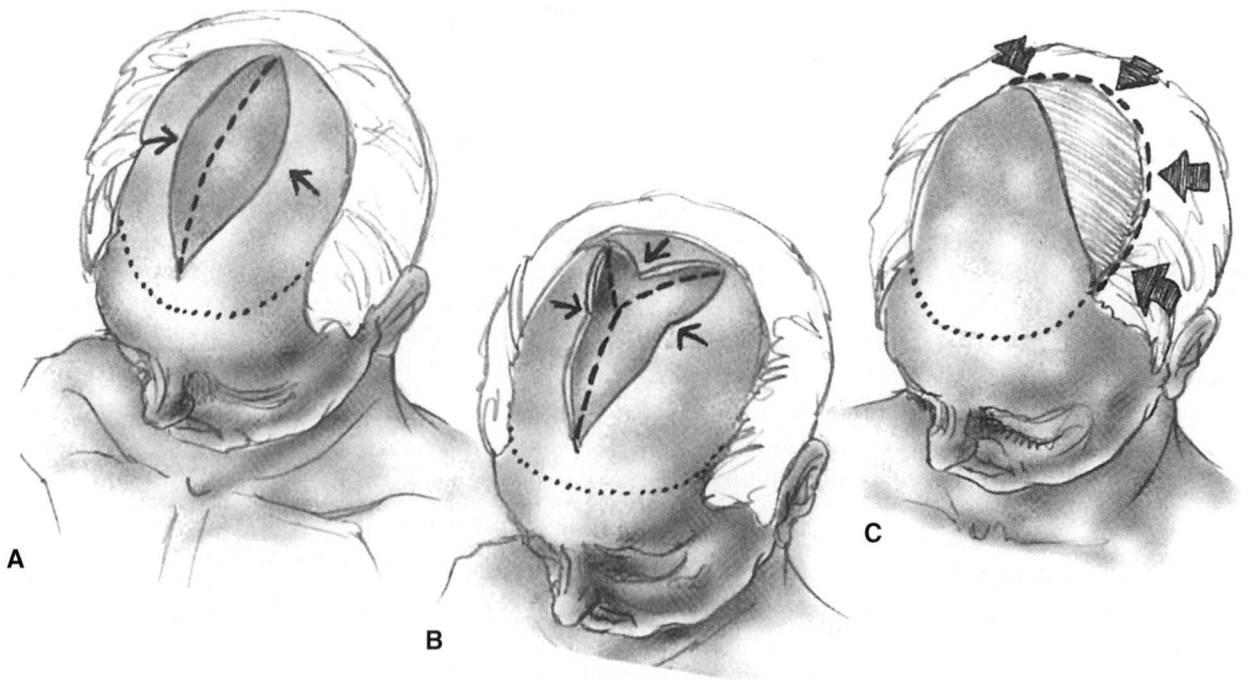

Figura 25.3

Padrões comuns de redução do couro cabeludo. **A:** Elipse sagital mediana. **B:** Padrão, em Y. **C:** Crescente lateral.

descolado para estimar uma margem segura de excisão. Esta técnica evita excisar exageradamente o couro cabeludo e reduz o potencial de tensão excessiva na linha de incisão. A pele calva sobreposta é excisada com bisturi, e o couro cabeludo é fechado em 2 camadas. Um fechamento seguro da gálea aponeurótica é necessário a fim de minimizar a tensão na linha de incisão.

Poucas complicações ocorrem com reduções padrão do couro cabeludo. Ocasionalmente, uma reação a sutura profunda resulta em expulsão de sutura e feridas abertas ao longo da linha de incisão no couro cabeludo. Remoção da sutura e cuidado local da ferida remedeiam esta situação. Sangramento pós-operatório, infecção, deiscência e perda permanente de cabelo são complicações incomuns. Transplante de enxerto é normalmente necessário para camuflar as cicatrizes no meio do couro cabeludo e na coroa que são produzidas em seguida a uma redução do couro cabeludo. Uma redução mal executada do couro cabeludo pode produzir uma direção artificial do cabelo se a linha do cabelo temporal dirigida inferiormente for puxada demasiado superiormente para a linha mediana do couro cabeludo.

Reduções Extensas do Couro Cabeludo

As reduções extensas do couro cabeludo foram popularizadas por Brandy, que descreveu o retalho occipitoparietal bilateral (OPB) e o retalho bitemporal (BT) (18,19). O retalho OPB e o retalho BT diferem significativamente das reduções padrão do couro cabeludo no que se refere ao imenso grau de descolamento que é efetuado para elevar o couro cabeludo do crânio. Estes procedimentos foram projetados para eliminar alopecia nas regiões da coroa e do vértice em pacientes com calvície classe IV e VI de Norwood. Como nos procedimentos-padrão de redução do couro cabeludo, reduções extensas do couro cabeludo não provêem cabelo na região frontal. Uma linha do cabelo frontal é geralmente criada com microenxertos e minienxertos depois dos procedimentos de redução.

A maioria dos pacientes com perda de cabelo classe IV a VI de Norwood pode ser tratada com dois ou três procedimentos, dependendo do grau de flexibilidade do couro cabeludo presente. Os retalhos OPB e BT permitem cada um a excisão de cerca de 7 cm de pele calva medida de orelha a orelha. Na maioria dos pacientes, o retalho OPB é efetuado primeiro, seguido por um retalho BT, 2 a 3 meses mais tarde. Em pacientes com menos flexibilidade do couro cabeludo, dois retalhos OPB podem ser necessários antes de se realizar um retalho BT. O retalho BT é usado como procedimento primário em pacientes com perda de cabelo limitada ao meio central do couro cabeludo.

As reduções extensas do couro cabeludo exigem ligadura por tempos dos vasos occipitais 2 a 6 semanas antes do procedimento real de redução. A ligadura autonomiza o grande retalho criado com esta técnica e diminui o risco de necrose pós-operatória do couro cabeludo. Ligadura da artéria occipital é efetuada através de uma incisão vertical de 1 cm sobre a crista nucal.

Ambos os procedimentos exigem identificação precisa das artérias temporais superficiais (ATSs). A incisão para o retalho OPB começa anterior às ATSs na região da linha do cabelo temporal (Fig. 25.4). A incisão é levada através do cabelo temporal anterior às ATSs, mantendo uma inclinação ("bisel") apropriada para preservar os folículos pilosos. A incisão vira na linha do cabelo temporal superior e segue a margem inteira das regiões temporoparietal e occipital. Uma incisão semelhante é efetuada no lado contralateral para criar uma incisão em forma de ferradura sobre o topo do couro cabeludo. Descolamento é levado inferiormente até a orelha, estendendo-se sobre a superfície posterior da cartilagem conchal. A pele sobrejacente ao processo mastóide é elevada em um plano subcutâneo superficial. A elevação do couro cabeludo occipital estende-se inferiormente dividindo as fixações fibrosas do músculo occipital e da gálea aponeurótica ao longo da crista nucal. Descolamento adicional é levado inferiormente até a nuca em um plano que divide a fáscia da superfície superficial do músculo trapézio, desse modo mobilizando a porção inteira com cabelo do couro cabeludo. O retalho OPB é a seguir avançado anteriormente e súpero-medialmente, e a pele calva que sofre sobreposição é excisada do topo da cabeça. A pele é fechada em 2 camadas, similarmente a uma redução padrão do couro cabeludo.

O procedimento do retalho BT é efetuado 2 a 3 meses depois do retalho OPB quando o couro cabeludo retomou sua elasticidade. Se o retalho BT for efetuado como procedimento isolado, os vasos occipitais são ligados 2 a 6 semanas pré-operatoriamente. Um retalho BT usa incisões semelhantes a um retalho OPB, exceto na região occipital, onde as linhas de incisão mudam de direção lateralmente para a linha do cabelo occipital para recriar um topete. Depois de descolar o couro cabeludo, a pele é avançada súpero-medialmente e anteriormente para cobrir as porções calvas restantes do couro cabeludo central e occipital.

Embora os retalhos OPB e BT restaurem cabelo sobre as regiões do meio do couro cabeludo e a coroa, estes procedimentos são associados a mais complicações do que as reduções-padrão do couro cabeludo. Ambos os procedimentos criam um grande retalho de avanço às custas de transecionar conexões-chave vasculares. O suprimento sanguíneo reduzido inerente a estes grandes retalhos pode resultar em telógena temporária. Há um risco definido de necrose com uma redução extensa do couro cabeludo; entretanto, ela é incomum, em seguida à ligadura planejada dos vasos occipitais. Outras complicações incluem alargamento da

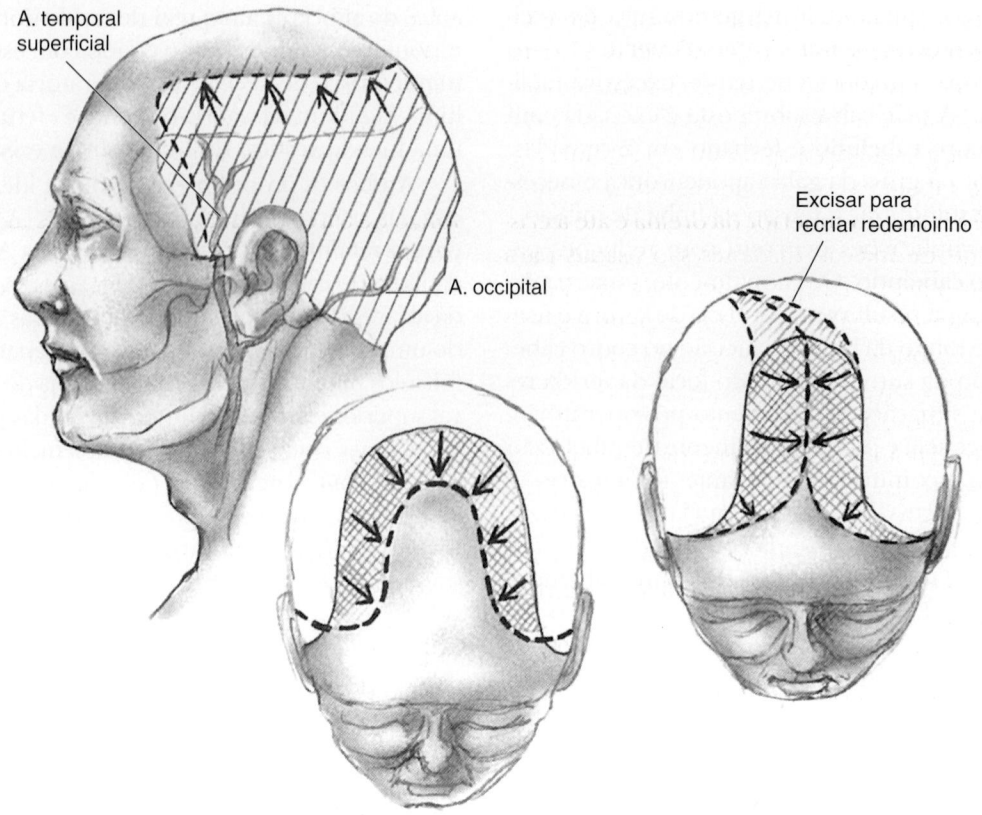

Figura 25.4
Redução extensa do couro cabeludo. A redução extensa do couro cabeludo difere das reduções-padrão por exigir ligadura estadiada dos vasos occipitais 2 a 6 semanas antes do avanço dos retalhos (*esquerda*). Esta técnica requer descolamento amplo (*áreas hachuradas*) para avanço de retalho. O retalho occipitoparietal bilateral portando cabelo é avançado súpero-medial e anteriormente para substituir uma área calva em forma de ferradura (*área hachurada*) adjacente à margem doadora (*centro*). Um retalho bitemporal é geralmente efetuado depois de um retalho OPB para remover a região calva restante no meio do couro cabeludo (*área hachurada*). As linhas de incisão se desviam para dentro do couro cabeludo occipital com cabelo para recriar um redemoinho natural (*direita*).

cicatriz no meio do couro cabeludo, formação de cicatriz visível na linha de incisão temporal anterior, e rarefação da densidade do cabelo dentro das regiões doadoras do couro cabeludo. Cicatrizes inaceitáveis são corrigidas com transplantes de cabelo de minienxertos ou microenxertos diretamente para dentro das linhas de cicatriz. O cirurgião deve examinar cuidadosamente o paciente pré-operatoriamente quanto a sinais de rarefação na região temporal anterior. Se a linha de incisão for colocada demasiado anteriormente, alopecia temporal progressiva eventualmente resultará em uma linha de cicatriz claramente exposta (20).

EXPANSÃO DE TECIDO

A expansão de tecido do couro cabeludo redistribui os folículos pilosos na área doadora por uma área maior de superfície no couro cabeludo distendido (21). Esta técnica tem sido executada com sucesso em pacientes com perda de cabelo secundária a traumatismo, à queimadura, à neoplasia e a CPM. São disponíveis vários expansores teciduais que permitem ao cirurgião adaptar o processo de expansão para qualquer área disponível do couro cabeludo. Esta modalidade é especialmente útil em pacientes com CPM que se beneficiariam com um retalho contendo cabelo, ou uma redução do couro cabeludo, mas são limitados por má flexibilidade do couro cabeludo. Expansão de tecido habilita o cirurgião a remover grandes áreas de pele calva sem mudar a cor ou textura do cabelo. É uma técnica relativamente rápida que tem poucas complicações quando adequadamente efetuada. As desvantagens incluem a necessidade de injeções repetidas para expandir o couro cabeludo, a dor associada às injeções, e a deformidade cosmética temporária que resulta com a expansão progressiva do tecido.

A expansão tecidual pode ser usada para prover uma restauração relativamente rápida de pele com cabelo sobre as regiões da coroa e meio do couro cabeludo em pacientes com CPM classe IV a VI de Norwood e pouca flexibilidade do couro cabeludo. Os expansores de couro cabeludo são desenhados para expandir as regiões doadoras temporoparietais e occipital inteiras. Entretanto, esta técnica não fornece cobertura de cabelo na região frontal. Em pacientes com calvície frontal coexistente, técnicas padrão de transplante ou um retalho de transposição modificado são usados depois que o procedimento de expansão é completado.

Os expansores são colocados através de incisões ao longo da margem temporoparietal e occipital (Fig. 25.5). O couro cabeludo com cabelo é mobilizado inferiormente até a inserção superior da orelha e até a crista nucal. Portas de injeção distantes são usadas para prevenir punção acidental do expansor de tecido durante o processo de enchimento. Os expansores são colocados de encontro ao crânio, e as portas de injeção são colocadas em uma bolsa separada debaixo da região alopécica do meio do couro cabeludo. Cerca de 30 mL de soro fisiológico são injetados nos expansores imediatamente depois do fechamento da pele a fim de eliminar espaço morto.

A expansão tecidual começa 2 a 3 semanas pós-operatoriamente. Os expansores são injetados 2 ou 3 vezes por semana, dependendo da tolerância do paciente à dor durante o processo de injeção. Cada expansor é injetado com soro fisiológico estéril usando uma agulha calibre 25 até que o limiar de dor seja atingido. Cada sessão de enchimento requer cerca de 30 a 60 mL de soro fisiológico estéril. Se a dor for um problema, o paciente poderá tomar um analgésico brando antes das sessões de injeção. Os expansores são gradualmente enchidos até a capacidade (500 a 800 mL) ao longo de 6 a 8 semanas. A expansão é terminada quando o ganho cumulativo de tecido através das cúpulas do tecido expandido exceder a largura do defeito alopécico.

A excisão do couro cabeludo calvo começa desinflando-se parcialmente os expansores. Uma incisão em forma de ferradura começando no ápice do triângulo frontotemporal planejado é feita superior à margem com cabelo. Os expansores são removidos e o couro cabeludo expandido é movido superiormente. Se for necessário avanço adicional, a cápsula deverá ser incisada inferiormente e será efetuado descolamento adicional. A pele calva que sofre sobreposição será excisada do topo da cabeça, e os retalhos com cabelo serão juntados na linha mediana.

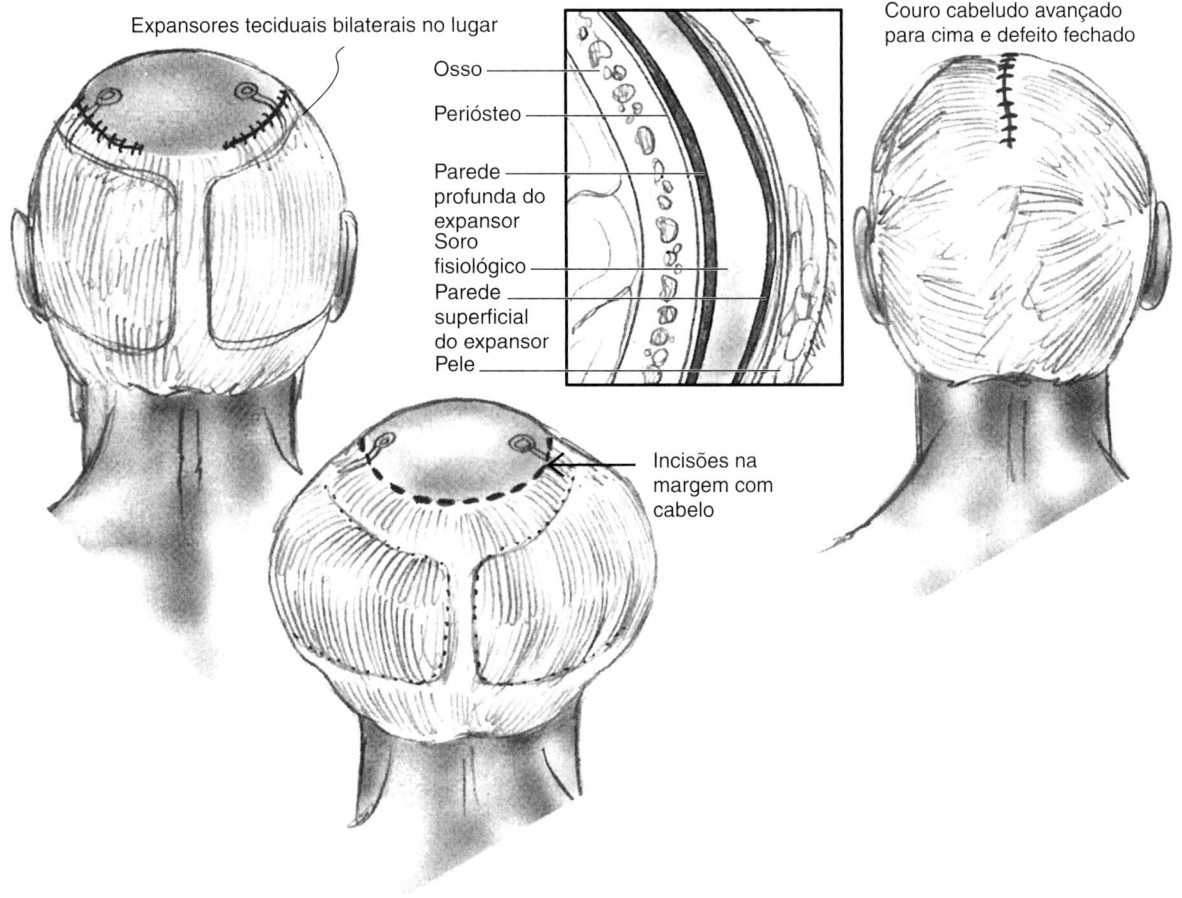

Figura 25.5

Expansão de tecido para tratar calvície da coroa e meio do couro cabeludo. Expansores de tecido são colocados bilateralmente através de incisões (*linhas tracejadas*) ao longo da margem de calvície (*esquerda*). Depois que o processo de expansão foi completado, são feitas incisões ao longo da margem com cabelo, e a pele calva na coroa e meio do couro cabeludo é removida (*centro*). O couro cabeludo com cabelo expandido é avançado para cima para fechar o defeito (*direita*).

As complicações da expansão de tecido incluem infecção, hematoma, exposição e falha do implante. Técnica correta e o uso de antibióticos pré e pós-operatórios minimizam o potencial destas complicações.

RETALHO DE JÚRI

O retalho de Júri é um retalho de transposição pediculado com base na ATS para restauração cirúrgica da linha do cabelo frontal (22). Um único retalho é usado para restauração da linha do cabelo frontal em pacientes com perda de cabelo limitada à região frontal. Em candidatos adequados com calvície mais avançada sobre o topo da cabeça, dois retalhos e uma redução do couro cabeludo podem ser estadiados para fornecer cerca de 12 cm de cabelo denso nas regiões frontal e do meio do couro cabeludo.

O retalho de Júri exige quatro tempos para completamento. O primeiro tempo começa pelo desenho de uma linha do cabelo e do retalho (Fig. 25.6). A ATS é identificada com ultra-sonografia Doppler cerca de 3 cm acima da raiz da hélice. O retalho tem 4 cm de largura e apresenta a ATS localizada na parte central da base. A base inicia-se posteriormente em cerca de 3 cm acima da raiz da hélice e inclina-se 35° a 45° em uma direção anterior e superior. O retalho é arqueado superiormente para a região temporal e delicadamente curvado posterior e inferiormente para as regiões parietal e occipital, tomando cuidado para não atravessar a linha mediana ou se estender a quaisquer áreas que tenham potencial de perda futura de cabelo. O comprimento do retalho é determinado medindo-se a distância desde a base do retalho e através da extremidade distal da linha de cabelo frontal. Cerca de 4 cm

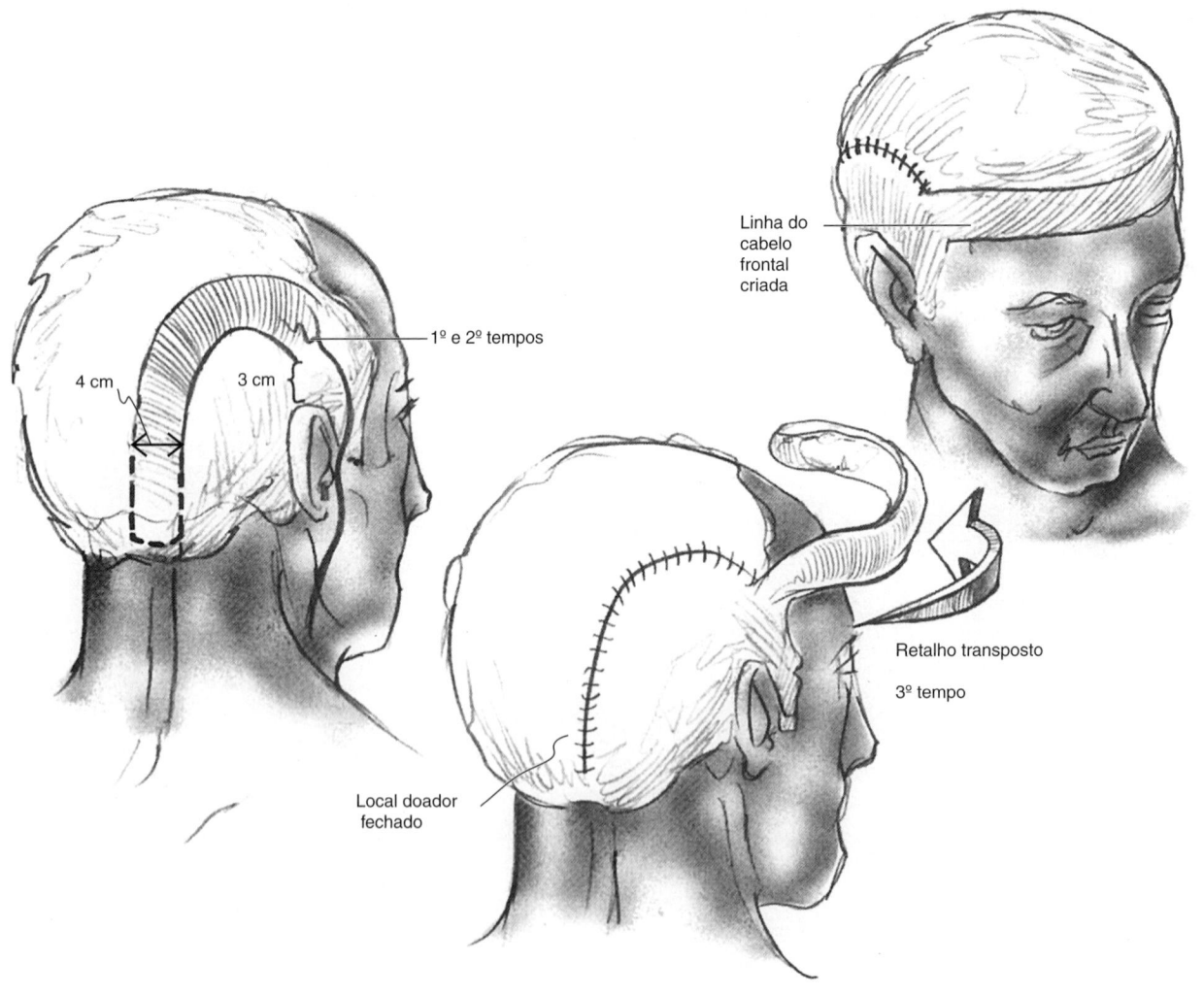

Figura 25.6

O retalho de Júri. As porções temporal e parietal do retalho são incisadas durante o primeiro tempo (*linhas sólidas*). O segundo tempo envolve mobilizar a cauda do retalho na região occipital (*linhas tracejadas*) (*esquerda*). O local doador é fechado, e o retalho é transposto durante o terceiro tempo (*centro*). O retalho é destinado a recriar a linha do cabelo frontal (*direita*).

são adicionados para acomodar a orelha que se forma quando o retalho é transposto.

Os 2 primeiros procedimentos são efetuados usando-se um anestésico local. Para evitar necrose de retalho, epinefrina nunca é usada perto da base ou da cauda do retalho. O 1º tempo consiste em incisar os 3/4 proximais do retalho através da gálea aponeurótica, com atenção a manter um ângulo que preserve folículos pilosos. O retalho não é levantado durante este tempo. Uma semana mais tarde, a cauda do retalho é incisada e elevada até o nível das linhas de incisão da semana precedente. O plexo vascular occipital é cauterizado ou ligado e o retalho é pousado sem entrar na região do procedimento da semana precedente.

O retalho é transposto 1 semana depois do 2º procedimento de autonomização, mais freqüentemente sob anestesia geral. O retalho é elevado em um plano subgaleal e cuidadosamente inspecionado quanto à circulação adequada na extremidade distal. Uma incisão biselada é feita através da linha do cabelo anterior planejada, e o couro cabeludo é amplamente descolado em um plano subgaleal superior e inferior ao local do retalho doador. A hemostasia é verificada e o local doador é fechado em camadas.

Depois que o local doador é fechado, o retalho é transposto para jazer através da região frontal. Uma tira de 1 mm de epiderme é removida da margem frontal do retalho com pinça delicada e tesoura de tenotomia. Esta manobra permite ao cirurgião sepultar uma pequena tira de derme ao longo da área da linha do cabelo do retalho embaixo da pele da testa. Como o cabelo cresce ao longo da tira desepitelizada, ele sairá através da pele da testa sobrejacente e linha de incisão, desse modo ajudando a camuflar a cicatriz frontal. A linha de incisão frontal é cuidadosamente suturada. Qualquer pele calva superposta posterior ao retalho é então excisada, tomando-se cuidado para evitar tensão ao longo da linha de incisão.

Qualquer orelha que se forme no local de transposição é revisto 6 semanas depois de rotar o retalho. O retalho é cortado diretamente através da orelha. Incisões limitadas são feitas adjacentes a este corte ao longo das margens anterior e posterior do retalho. A base do retalho é rodada posteriormente, restaurando assim a direcionalidade natural do cabelo sobre o couro cabeludo temporal inteiro. O lado da linha do cabelo do retalho cortado é, então, virado posteriormente para recriar um triângulo frontotemporal que é simétrico com o lado contralateral. Pele calva sobrejacente posterior ao retalho é excisada para acomodar posicionamento adequado do retalho.

Se necessário, um segundo retalho é colocado 4 cm posterior ao primeiro retalho 2 a 3 meses depois da restauração da linha do cabelo frontal. O espaço calvo entre os 2 retalhos é excisado 2 a 3 meses mais tarde, resultando em 12 cm de cobertura densa de cabelo sobre o couro cabeludo anterior.

Uma seqüela do retalho de Júri é o cabelo frontal posteriormente orientado que resulta depois da transformação do retalho. Complicações graves incluindo necrose do retalho e perda permanente do cabelo são mais comuns com procedimentos de retalho que com outras formas de cirurgia de restauração do cabelo. Estes problemas são incomuns em pacientes com circulação normal do couro cabeludo; entretanto, pacientes com uma história de colheita extensa de enxerto doador no local doador do retalho são especialmente propensos a estas complicações. Mau desenho da linha do cabelo, cicatrizes largas, infecção e hematomas são outras complicações possíveis da restauração da linha do cabelo com retalho frontal (23).

PONTOS IMPORTANTES

- Alopecia androgênica, comumente chamada calvície em padrão masculino, é a causa mais comum de perda de cabelo em adultos.
- Muitas opções cirúrgicas são disponíveis para tratar todos, exceto os mais graves casos de alopecia.
- Atualmente, minoxidil (Rogaine) aplicado topicamente e finasterida (Propecia) oral são as únicas medicações aprovadas pela FDA para tratamento clínico de perda de cabelo em humanos.
- O termo *dominância doadora* designa o fato de que os auto-enxertos com cabelo mantêm as características do tecido doador quando transplantados para outras regiões do corpo.
- No passado, as técnicas padrão de *punch-graft* foram freqüentemente criticadas por produzirem linhas do cabelo desnaturais, de aspecto artificial, especialmente em pacientes com cabelo escuro liso e pele de cor clara. Os avanços técnicos com transplante de unidades foliculares, bem como transplantes de cabelo em minienxerto e microenxerto permitem a reconstrução de linhas do cabelo frontais naturais com aspecto não-cirúrgico.
- Várias técnicas de redução do couro cabeludo são disponíveis para reduzir a calvície da coroa, oferecendo esperança aos pacientes com alopecia avançada que querem atingir restauração de cabelo natural no couro cabeludo inteiro.
- A expansão de tecido permite a remoção eficaz e a restauração de grandes regiões alopécicas em pacientes com couro cabeludo tenso, inflexível.
- Em pacientes que desejam densidade capilar máxima, o retalho de Júri é outra opção testada para restaurar completamente a linha do cabelo frontal.

REFERÊNCIAS

1. Norwood OT, Shiell RC. *Hair transplant surgery*, 2nd ed. Springfield, IL: Charles C Thomas, 1984.
2. Kaufman KD. Long term (5-year) multinational experience with finasteride 1 mg in the treatment of men with androgenetic alopecia. *Eur J Dermatol* 2002;12:38-49.

3. Whiting DA, Olsen EA, Savin R, et al. Efficacy and tolerability of finasteride I mg in men aged 41 to 60 years with male pattern hair loss. *Eur J Dermatol* 2003;12:150-160.
4. Olsen EA, Dunlap MD, Funicella T, et al. A randomized clinical trial of 5% topical minoxidil versus 2% topical minoxidil and placebo in the treatment of androgenetic alopecia in men. *J Am Acad Dermatol* 2002;47:377-385.
5. Avram MR, Cole IP, Gandelman M, et al. The potential role of minoxidil in the hair transplantation setting. *Dermatol Surg* 2002;28:894-900.
6. Shapiro R. Creating a natural hairline in one session using a systematic approach and modern principles of hairline design. *Int J Cosmetic Surg Aesthetic Dermatol* 2001;3(2):89-99.
7. Epstein JS. The treatment of female pattern hair loss and other applications of surgical hair restoration in women. *Facial Plast Surg Clin N Am* 2004;12:241-247.
8. Okuda S. Clinical and experimental studies of transplantation of living hairs. *Jpn J Dermatol Urol* 1939;46:135-138.
9. Orentreich N. Autografts in alopecias and other selected dermatological conditions. *Ann NY Acad Sci* 1959;83:463.
10. Orentreich D, Orentreich N. Androgenetic alopecia and its treatment. In: Unger W, Nordstrom R, eds. *Hair Transplantation.* New York: Marcel Dekker Inc, 1988:1.
11. Buchwach KA. Standard grafts, minigrafts, and micrografts: their use in hair transplantation. *Facial Plast Surg Clin North Am* 1994;2:149.
12. Rassman WR, Bernstein RM, McLellanR, et al. Follicular unit extraction: minimally invasive surgery for hair transplantation. *Dermatol Surg* 2002;28(8):720-728.
13. Shapiro R. Principles and techniques used to create a natural hairline in surgical hair restoration. *Facial Plast Surg Clin N Am* 2004;12:201-217.
14. Bernstein RM, Rassman WR. The logic of follicular unit transplantation. *Dermatol Clin* 1999;17:277.
15. Konior RJ. Current concepts in hair transplantation. Operative techniques. *Otolaryngol Head Neck Surg* 1995;6:257.
16. Marritt E. Single hair transplantation for hairline refinement: a practical solution. *J Dermatol Surg Oncol* 1984;10:962.
17. Unger MG. Scalp reduction. *Facial Plast Surg Clin N Am* 1994;2:163.
18. Brandy DA. The bilateral occipitoparietal flap. *J Dermatol Surg Oncol* 1986;121062.
19. Brandy DA. The Brandy bitemporal flap. *Am J Cosmetic Surg* 1986;3:12.
20. Marritt E, Konior RJ. Patient selection, candidacy, and treatment plan for hair replacement surgery. *Facial Plast Surg Clin N Am* 1994;2:111.
21. Konior RJ. Tissue expansion in scalp surgery. *Facial Plast Surg Clin N Am* 1994;2:203.
22. Juri J. Use of parieto-occipital flaps in the surgical treatment of baldness. *Plast Reconstr Surg* 1975;55:456.
23. Epstein JS, Kabaker SS. Scalp flaps in the treatment of baldness, long-term results. *Dermatol Surg* 1996;22(1):45-50.

CAPÍTULO 26

Usos Cosméticos de Botox e de Preenchimentos Injetáveis

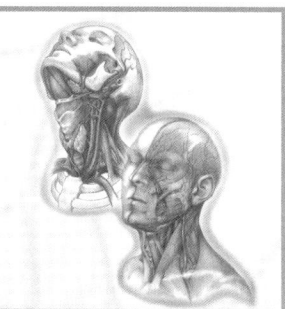

Grant S. Gillman ▪ Julio F. Gallo

O uso da toxina botulínica A (Botox) e preenchimentos injetáveis, isoladamente ou em combinação, comprovou ao longo do tempo constituir uma opção de tratamento eficaz, minimamente invasiva e extremamente popular para rugas faciais. Enquanto as injeções de Botox são mais bem usadas para eliminar ou abrandar certas linhas faciais *dinâmicas* (rugas que aparecem com contração ativa dos músculos faciais), pelo enfraquecimento seletivo dos músculos subjacentes, os preenchimentos como um grupo, geralmente, são usados para ajudar a apagar rugas ou sulcos faciais que são aparentes mesmo *em repouso*. Nesse sentido, o Botox pode ser considerado um *preventivo* do desenvolvimento ou aprofundamento de rugas faciais selecionadas, enquanto os preenchimentos injetáveis são usados para o tratamento de rugas *já estabelecidas*. Em muitos casos, a combinação dos 2 poderia produzir um resultado melhor que qualquer um dos 2 produtos isoladamente.

Embora a relação risco/benefício destes produtos seja extremamente favorável, a familiaridade com as ações, indicações, contra-indicações e expectativas de tratamento, e seleção adequada dos pacientes é vital para maximizar a satisfação dos pacientes e minimizar as complicações. Conhecimento da anatomia regional e técnica apropriada constituem uma parte igualmente importante dos fundamentos sobre os quais é construído o uso bem-sucedido destes produtos.

ANATOMIA REGIONAL

Para as aplicações cosméticas mais comuns do Botox, deve-se compreender a anatomia muscular relevante da testa, glabela, supercílio, regiões periorbitárias e periorais, e pescoço (Fig. 26.1).

As rugas horizontais na testa são causadas pela contração repetida do músculo frontal – o único elevador do supercílio. Em geral há uma separação mediana entre os dois músculos frontais, e a contração vertical destes músculos eleva o supercílio e o couro cabeludo, levando à formação de linhas transversais na testa. O frontal se origina da gálea aponeurótica, superiormente, e se interdigita com os abaixadores do supercílio, inferiormente.

A elevação dos supercílios pelos músculos frontais encontra oposição dos abaixadores dos supercílios, que incluem o prócero, o corrugador do supercílio, o orbicular do olho e o abaixador do supercílio (as fibras do orbicular embaixo do supercílio medial). O músculo prócero se origina inferiormente aos ossos nasais inferiores na linha mediana e corre verticalmente para se fundir com o frontal e inserir-se no tecido mole entre os supercílios. A contração do prócero é que cria o sulco transverso na raiz do nariz.

O par de músculos corrugadores dos supercílios se origina profundo ao frontal e ao orbicular próximo da crista supra-orbital medial, onde os ossos frontal e nasal encontram-se, e eles passam súpero-lateralmente para se inserir na pele e no tecido subcutâneo imediatamente acima do meio do supercílio. A contração dos músculos corrugadores é que se responsabiliza pelas linhas glabelares verticais entre os supercílios (as linhas de "franzir o cenho")

O orbicular do olho consiste em 2 partes – a orbital (a porção mais externa) e a palpebral (porções pré-septal e pré-tarsal). O músculo circunda largamente a órbita, interdigitando-se com o músculo corrugador medialmente e superiormente e o com músculo frontal superiormente. A contração da porção orbital do músculo é que leva à formação das rugas orbitais laterais ou "pés-de-galinha". Algumas das fibras mediais do orbicular do olho, conhecidas como abaixador do supercílio, se inserem na pele embaixo do supercílio medial e atuam como abaixadores do supercílio medial.

O músculo orbicular da boca circunda a mesma e funciona como um esfíncter oral e para protrair os lábios. Ele se funde com os músculos abaixador do ân-

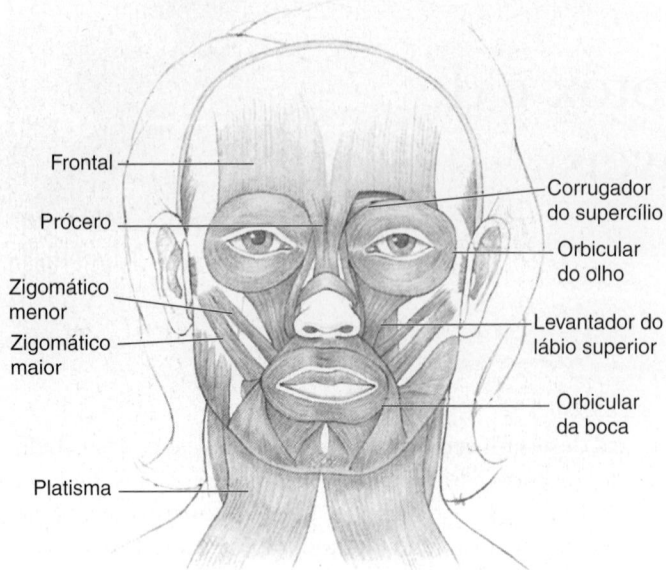

Figura 26.1
Musculatura facial.

gulo da boca e risório laterais à comissura oral e aos zigomáticos maior e menor superiormente. A contração do orbicular da boca resultará nas finas rugas verticais que se irradiam em torno dos lábios superior e inferior.

O músculo platisma é responsável por sulcos horizontais no pescoço e bandas verticais no pescoço. Ele se origina da fáscia sobrejacente ao tórax superior e a clavícula e se estende superiormente para inserir-se na mandíbula inferior e no mento medialmente, e fundir-se com os músculos periorais centralmente. Mais posterior e superiormente, o platisma é contínuo com o SMAS nos dois terços inferiores da face.

BOTOX

Mecanismo de Ação

A toxina botulínica A é uma neurotoxina potente que é produzida pela bactéria anaeróbica *Clostridium botulinum*. Este organismo produz 8 toxinas antigenicamente distintas, 7 das quais são neuroparalisantes. A toxina produz uma desnervação química temporária ao inibir a liberação de acetilcolina do neurônio pré-sináptico nas placas motoras do músculo voluntário.

A paralisia que se segue é temporária em natureza porque a quimiodesnervação é seguida, inicialmente, pelo crescimento e brotamento de novos colaterais do axônio, que estabelecem novas conexões na placa motora. Após cerca de 3 meses, a transmissão neural através do terminal nervoso original é restabelecida, e os axônios colaterais regridem (1). Isto se correlaciona com a recuperação clínica da função tipicamente na faixa de 3 a 4 meses.

Indicações e Contra-Indicações

O Botox é atualmente aprovado pela *Food and Drug Administration* (FDA) para uso em distonia cervical, estrabismo e blefarospasmo, e para a melhora temporária de rugas glabelares verticais causadas pela ação dos músculos corrugador e prócero. Embora tecnicamente "fora da bula", o uso clínico do Botox expandiu-se largamente para incluir o tratamento de muitas outras condições, incluindo outras linhas hipercinéticas faciais, cefaléias, hiper-hidrose, bruxismo, síndrome de Frey, disfonia de tensão muscular, torcicolo e hipertrofia massetérica bilateral.

O uso do Botox é contra-indicado em indivíduos com transtornos neuromusculares preexistentes (p. ex., miastenia grave, esclerose lateral amiotrófica, síndrome de Eaton-Lambert) e naqueles com alergia à albumina. O uso em mulheres grávidas ou amamentando não é recomendado, uma vez que não há dados sobre segurança a respeito do uso nessas circunstâncias.

Aplicações Cosméticas do Botox

A toxina botulínica A comercialmente disponível (Botox; Allergan; Irvine, CA) é fornecida em uma forma cristalina em frascos de 100 unidades. A diluição com 2,5 mL de soro fisiológico sem preservativo produz uma concentração de 4 unidades por 0,1 mL. O volume de diluição (e portanto a concentração) pode variar com a preferência do clínico, porém injeções de alta concentração–baixo volume ajudarão a minimizar dispersão indesejada do Botox para os tecidos circundantes. De acordo com a informação do produto, a toxina, uma vez reconstituída, deve ser usada dentro de 4 horas, embora muitos clínicos tenham refrigerado qualquer toxina não utilizada durante até 30 dias (2). Em seguida à injeção, o início da fraqueza muscular geralmente ocorre entre 2 e 5 dias, e deve durar em média 3 a 4 meses antes que seja observada recuperação completa.

Embora haja muitas aplicações potenciais para o uso do Botox, conforme assinalado anteriormente, este capítulo reverá apenas os usos mais comuns para melhorar a estética facial – o tratamento das rugas glabelares ("linhas de franzir o cenho"), rugas transversais na testa, rugas periorbitais laterais ("pés-de-galinha"), o ajuste do contorno e posição dos supercílios (o *browlift* "químico"), o tratamento das bandas de platisma no pescoço e rugas verticais no lábio superior.

Rugas Glabelares

As rugas glabelares incluem as linhas "franzidas" verticais produzidas pela contração dos músculos corrugadores dos supercílios, bem como o sulco transverso no násio produzido pela contração do prócero. O prócero é injetado com 4 a 5 unidades de Botox, na região do násio, na interseção de duas linhas, cada uma das quais se estende do supercílio medial ao canto medial oposto. Cada músculo corrugador é injetado com 4 a 8 unidades de Botox, dentro do ventre do músculo, acima do supercílio medial, aproximadamente em linha com o canto medial, e mais 4 unidades mais longe lateralmente ao longo do músculo, permanecendo medial à linha pupilar média (Fig. 26.2). As 2 últimas injeções devem sempre ser na, ou acima de, uma linha transversal traçada através do meio do supercílio e acima da margem orbital superior, para minimizar a possibilidade de difusão para dentro do levantador da pálpebra, da pálpebra superior, o que poderia resultar em uma ptose palpebral transitória (3).

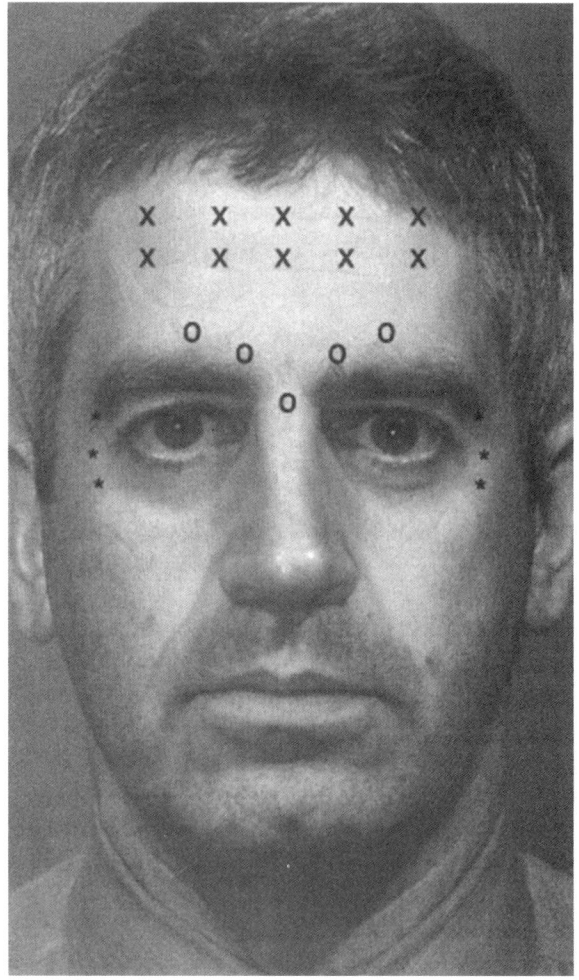

Figura 26.2

Pontos de injeção típicos para rugas transversais na testa (*X*), rugas glabelares (*O*) e rugas periorbital laterais (asterisco). (Ver também *Prancha* em *Cores*.)

Rugas Transversais na Testa

Uma vez que o músculo frontal é o único elevador do supercílio, o tratamento isolado das linhas horizontais na testa deve ser feito com alguma consideração. No paciente com rugas glabelares pesadas ou um supercílio muito baixo, deve-se supor que os abaixadores do supercílio são bastante fortes e ativos, caso no qual o tratamento isolado do músculo frontal pode causar ou agravar ainda mais a ptose de supercílio. Nesses casos, o tratamento concomitante dos abaixadores do supercílio (corrugadores, prócero) deve ser discutido com o paciente.

O tratamento eficaz de rugas transversais na testa envolve injeções subcutâneas ou intramusculares dentro do frontal, de uma maneira semelhante a uma grade relativamente uniforme através da testa (Fig. 26.2). Geralmente, 2 unidades por local de injeção serão suficientes, e 8 a 10 injeções (para um total de 16 a 20 unidades) fornecerão um resultado favorável. Toma-se cuidado para permanecer um mínimo de 1 a 1,5 cm acima do supercílio em todas as injeções, a fim de reduzir ao mínimo o risco de ptose superciliar.

Rugas Periorbitais Laterais

As rugas periorbitais laterais ("pés-de-galinha") resultam da contração repetida da porção lateral do orbicular do olho. Uma vez que o músculo é muito fino e superficial, injeções subdérmicas são suficientemente profundas. As injeções também devem ser pelo menos 1,5 cm laterais ao canto lateral e 1 cm fora da margem orbital lateral, para minimizar a possibilidade de qualquer difusão através da pálpebra para dentro do levantador da pálpebra superior, o que poderia resultar em uma ptose temporária da pálpebra superior. É melhor evitar tratamento de pé-de-galinha em qualquer pessoa com uma preexistente ptose de pálpebra superior, lagoftalmia ou paralisia facial superior.

Fazer o paciente sorrir ou apertar os olhos identificará área ou linhas específicas que necessitam de tratamento. Múltiplas injeções seriadas então são usadas, em geral 2 a 4, perpendicularmente ao músculo e imediatamente fora da margem orbital (Fig. 26.2). Duas a 4 unidades são injetadas por local, dependendo da distribuição das linhas e da atividade do orbicular do olho subjacente.

Ajuste da Posição e Contorno da Sobrancelha (o "Browlift Químico")

Pelo menos em certo grau, considera-se que a posição do supercílio seja resultado de um equilíbrio atingido entre a ação do levantador do supercílio (o frontal) e a ação dos abaixadores do supercílio (o corrugador, o prócero, o orbicular do olho e o abaixador do supercílio) (4,5). Nessa base, o enfraquecimento seletivo dos abaixadores do supercílio com Botox A, medial ou lateralmente, pode resultar em um modesto (vários milímetros) *browlift* "farmacológico".

A elevação do supercílio inteiro exigirá atenção aos abaixadores do supercílio mediais e laterais. Freqüentemente, no entanto, poderia ser desejada elevação de apenas uma extremidade do supercílio, ou da outra (mais comumente a lateral), caso em que é suficiente lidar com esses músculos apenas. Para elevação do supercílio medial, é necessário tratamento dos corrugadores e prócero (como descrito previamente), bem como do abaixador do supercílio. Este último músculo é tratado com uma injeção de 2 a 4 unidades imediatamente abaixo e lateral à cabeça medial do supercílio, tomando cuidado para permanecer fora da margem orbital para evitar difusão indesejada para músculos adjacentes. Elevação do supercílio lateral exige uma injeção subdérmica do músculo orbicular do olho imediatamente abaixo do supercílio lateral ao ponto alto da sobrancelha, outra vez permanecendo fora da margem orbital. Cerca de 1 a 3 injeções podem ser necessárias, com um total de 4 a 10 unidades de Botox.

Bandas do Platisma

Administração de Botox nas bandas do platisma pode ser um adjunto útil no tratamento do pescoço em envelhecimento (6). Melhores resultados são observados com bandas brandas a moderadas (7), e as alterações são mais apreciáveis com contração dinâmica do platisma que em repouso.

Fazer o paciente contrair o músculo demonstrará melhor as bandas do platisma, que então são apanhadas e injetadas com 5 unidades de Botox em múltiplos locais separados por 1 a 1,5 cm, desde abaixo da linha da mandíbula até o pescoço inferior. Geralmente cada banda receberá um total de 15 unidades, com tratamento de 2 a 4 bandas, totalizando 30 a 60 unidades. Precaução deve ser exercida para evitar doses excessivas e para injetar no músculo, mas não profundamente dentro dele, a fim de evitar disfagia e fraqueza do pescoço.

Rugas Labiais Verticais

Doses muito baixas de Botox injetadas no lábio superior podem ajudar a apagar ou atenuar linhas verticais no lábio superior. Este tratamento pode ser uma alternativa aos *peels* químicos periorais ou ressuperficialização a *laser*, e podem ser usados isoladamente ou em combinação com preenchimentos injetáveis. A fim de evitar problemas de incompetência oral, as injeções são mantidas muito superficiais (subdérmicas) e doses muito pequenas são usadas inicialmente. Não obstante, profissionais da palavra em público e músicos de instrumentos de sopro podem não ser candidatos ideais para este tratamento.

Quatro injeções uniformemente espaçadas de 1 a 2 unidades cada uma são dadas através do lábio superior ao nível ou imediatamente acima da margem vermelhão. É mais prudente começar com as doses mais baixas e aumentar se necessário. Além de reduzir a profundidade das linhas labiais verticais aparentes, algum grau de eversão do lábio também é notado com freqüência.

Complicações do Botox

Como mencionamos anteriormente, o perfil de segurança do Botox A, quando usado em aplicações cosméticas, é bastante favorável. Perfeito conhecimento da anatomia regional, atenção a doses e técnica corretas, e o uso de diluições de alta concentração–baixo volume ajudarão a minimizar a incidência de efeitos colaterais indesejados. Além disso, como o efeito do Botox é temporário, assim também são as complicações. Não houve morte relatada ou efeitos adversos a longo prazo do uso cosmético do Botox (8).

Medicações que poderiam potencializar a atividade do Botox incluem aminoglicosídeos, ciclosporinas, bloqueadores neuromusculares, bloqueadores dos canais de cálcio, quinidina, sulfato de magnésio e D-penicilamina.

As seqüelas gerais das injeções de Botox incluem dor, eritema e equimose no local de injeção, cefaléia, sintomas semelhantes a gripe, mal-estar e fadiga. Sendo que o desconforto relacionado com a injeção, eritema e talvez equimose, são menos comuns.

Complicações específicas dos locais devem ser infreqüentes se for dada consideração adequada ao detalhe técnico. A complicação mais importante de injeções glabelares ou periorbitais laterais é ptose da pálpebra superior. Isto resulta da migração do Botox injetado profundo ao septo orbital, onde ele pode afetar o músculo levantador da pálpebra superior. Permanecer fora da margem orbital com todas as injeções (conforme indicado anteriormente) deve evitar o desenvolvimento desta complicação. Ptose da pálpebra superior pode se desenvolver até 1 semana depois das injeções e geralmente se resolve dentro de 2 a 6 semanas. Caso se desenvolva, a ptose pode ser tratada com colírio alfaadrenérgico, como Iopidine 0,5% (apraclonidina, Alcon Laboratories, Fort Worth, TX) ou fenilefrina 2,5% (Myfrin 2,5%, Alcon Labs), ambos estimulam o músculo de Mueller a ajudar a elevar a margem palpebral (9). A dose típica é 1 a 2 gotas 3 vezes ao dia até que a ptose se resolva. Injeção nos pés-de-galinha também pode resultar em diplopia afetando o reto lateral, razão pela qual é importante permanecer 1 cm fora da margem orbital lateral o tempo todo.

O tratamento de rugas transversais na testa pode resultar em ptose de supercílio, o que é mais bem evitado permanecendo-se pelo menos 1 a 1,5 cm acima da sobrancelha. Pacientes mais velhos, aqueles com sobrancelha posicionada baixa, e aqueles com abaixadores do supercílio muito ativos estão em mais alto risco. Ptose do supercílio pode ser aliviada, se necessário, pelo tratamento secundário dos abaixadores do supercílio.

A injeção das bandas do platisma pode afetar a laringe e a hipofaringe se muito profunda, resultando em disfagia ou rouquidão, ou o músculo esternocleidomastóideo se muito lateralmente, o que pode causar fraqueza do pescoço. Permanecer superficial e evitar dose excessiva é crítico. Modificações da dieta (alimentos brandos, dieta líquida) e cloridrato de metoclopramida podem ser necessários para disfagia grave (9).

Fraqueza labial ou incompetência oral pode resultar do uso perioral do Botox. Prevenção é mais importante e exige uso de doses muito baixas inicialmente, junto com colocação superficial, conforme observado anteriormente.

Resistência ao Botox pode resultar da formação de anticorpos neutralizadores. Isto geralmente é associado ao uso repetido de altas doses (mais de 300 unidades) e é relativamente incomum com as doses mais baixas usadas para aplicações cosméticas (10).

Finalmente, insatisfação do paciente pode resultar de excesso de tratamento ou insuficiência de tratamento e de expectativas não satisfeitas ou não realísticas. Seleção adequada de pacientes, educação e aconselhamento, juntamente com habilidade constante de procedimento ajudarão a limitar o número de pacientes infelizes.

AUMENTO DE TECIDOS MOLES

O uso de materiais injetáveis para aumento de tecidos moles tem uma longa história, que data de Neuber em 1893, quando ele colheu gordura do braço e a injetou nos defeitos faciais de um paciente (11).

Desde aquela época, muitos outros materiais foram desenvolvidos na busca de uma substância preenchedora para corrigir cicatrizes faciais de traumatismo e acne, rugas estáticas, e aumento dos lábios e pregas melolabiais.

Na parte inicial dos 1900, injeção de parafina tornou-se popular. Este tratamento rapidamente encontrou objeção, no entanto, por produzir reações secundárias repetidas de tipo granulomatoso que resultavam em parafinomas. Nos anos 1940 a 1950, foi introduzido o silicone. Estudos a longo prazo com este material indicaram que ele resultava em reações granulomatosas e formação cicatricial. Nos anos 1970, pesquisadores de Stanford experimentaram colágeno derivado de animal e de humano, como materiais implantáveis, o que eventualmente levou à introdução do colágeno bovino, que ainda está em uso hoje em dia (12).

Nos últimos anos, a pesquisa neste campo permanece intensa por causa da demanda pelos pacientes e a busca pela indústria do preenchimento ideal. A demanda pelos pacientes neste campo é alta porque os preenchimentos injetáveis oferecem distinta vantagem sobre procedimentos cirúrgicos. As injeções podem ser realizadas em bases ambulatoriais com mínimo ou nenhum tempo de recuperação. Ocasionalmente, brando eritema ou enduração pode persistir por 48 a 72 horas. Certos defeitos são mais facilmente corrigidos com enchimento de contorno do que com intervenção cirúrgica. Do mesmo modo, o custo do curto prazo para o paciente é menor.

Entretanto, o preenchimento ideal ainda está por ser encontrado. Ele teria que ser de uso fácil e biocompatível, evitando riscos de reações alérgicas, toxicidade imunogênica ou carcinogenicidade. Também seria barato e teria uma fonte inesgotável. Ademais, o material teria que ser bem tolerado e aceito pelo hospedeiro, de modo a que a correção a longo prazo pudesse ser obtida.

Em geral, a maioria dos materiais atualmente disponíveis é fabricada para ser injetada na derme. A derme é a camada média do tegumento, composta de tecido viscoelástico que jaz entre a epiderme e o tecido subcutâneo. O tipo celular predominante nesta camada é o fibroblasto, que secreta a matriz celular do colágeno tipo I e elastina. Estes são embutidos em uma substância fundamental semelhante a um gel de glicosaminoglicanos (principalmente ácido hialurônico), que fixam água, mantendo o turgor da pele. As fibras colágenas fornecem resistência à tração, enquanto a elastina é responsável pelo recuo elástico (13).

A discussão dos enchimentos dérmicos que se segue não é exaustiva e há muito mais produtos em investigação que podem, eventualmente, se comprovar mais eficazes. Os preenchimentos dérmicos atualmente usados podem ser divididos nas seguintes categorias: xenoenxertos (doador e receptor são de espécies diferentes), auto-enxertos (doador e receptor são o mesmo indivíduo), homoenxertos (doador e receptor são da mesma espécie) e materiais sintéticos.

Xenoenxertos
Colágeno Bovino

Colágeno bovino é o preenchimento dérmico mais amplamente usado e tem o mais longo registro de retrospecto. Ele constitui o padrão-ouro com o qual os outros enchimentos são comparados. Três tipos de colágeno bovino são disponíveis comercialmente: Zyderm I, Zyderm II e Zyplast (INAMED Aesthetics, Santa Barbara, CA) são todos derivados de colágeno bovino digerido enzimaticamente – principalmente tipo I – em suspensão em soro fisiológico, tamponado com fosfato, e lidocaína. Durante a preparação, a antigenicidade é reduzida por proteólise com pepsina (14).

O Zyderm I contém 35 mg/mL de colágeno e foi aprovado pela FDA em 1981. Em virtude da reabsorção importante, o Zyderm II foi introduzido, contendo 65 mg/mL de colágeno, e foi aprovado pela FDA em 1983. Por outro lado, o Zyplast contém 35 mg/mL de colágeno, ligado cruzadamente com glutaraldeído para tornar o material menos suscetível à degradação enzimática e reabsorção. Zyderm é recomendado para rugas superficiais brandas a moderadas como os sulcos glabelares, pés-de-galinha periorbitais e rugas periorais, e o material deve ser colocado na derme superior. Em virtude da reabsorção inicial com este material, é recomendada hipercorreção. Em contraposição, o Zyplast é injetado na derme reticular mais profunda, e como é mais resistente à reabsorção, hipercorreção não é necessária.

Uma desvantagem importante do colágeno bovino é o risco de uma reação de hipersensibilidade demonstrada sob forma de enduração, eritema, prurido, e dor à palpação no local de injeção. Testagem da pele quanto à sensibilidade alérgica é, portanto, necessária antes do uso definitivo. Cerca de 3% a 4% dos pacientes submetidos a testagem da pele exibirão uma reação de hipersensibilidade (15,16). Embora uma maioria dos pacientes vá mostrar uma reação ao teste cutâneo na primeira semana, cerca de 20% a 30% exibirão uma reação retardada quanto à qual é necessário examinar o local de injeção 4 a 6 semanas mais tarde. Além de uma reação de hipersensibilidade, injeções de colágeno bovino podem resultar em necrose de tecido (17), reações de corpo estranho (18), e infreqüentes reações sistêmicas, como cefaléia, náusea e artralgias.

Produtos de Ácido Hialurônico (Hylaform, Restylane)

O ácido hialurônico é uma macromolécula composta de unidades repetidas de dissacarídeos na família dos glicosaminoglicanos. Este é um dos principais componentes da matriz extracelular na derme. Uma vez que ele tem a capacidade de ligar 1.000 vezes o seu volume em água, o ácido hialurônico confere uma certa quantidade de turgor à pele ao afetar o volume e compressibilidade da derme (19). O ácido hialurônico é único porque é idêntico em todas as espécies. Por essa razão, seus derivados não devem ser antigênicos através das espécies. O produto injetado é degradado localmente e a seguir metabolizado pelo fígado para dióxido de carbono e água.

Há atualmente disponíveis duas formas de ácido hialurônico injetável: Hylaform (Biomatrix, Inc., Ridgefield, NJ) e Restylane (Q-Med, Uppsala, Suécia). Hylaform é um produto animal purificado feito de crista de galo. Este é um gel extremamente puro, e o processamento remove quaisquer proteínas de ave remanescentes. Houve poucos relatos de quaisquer reações locais ou sistêmicas (20). Em um estudo, 60% das rugas mostraram algum grau de correção 18 meses depois da injeção (21).

O Restylane é derivado da fermentação em laboratório de culturas bacterianas de estreptococos eqüinos. O material é processado, termoestabilizado, e embalado em seringas descartáveis de 0,7 cm^3 (20 mg/mL) e 1,0 cm^3 (20 mg/mL). Restylane é um gel claro viscoso que é injetado dentro da derme intermediária para efetuar correção de rugas brandas a moderadas (Fig. 26.3). Embora Perlane não seja ainda disponível nos Estados Unidos, ele é uma formulação mais altamente concentrada de ácido hialurônico e é indicado para pregas e rugas mais profundas. Uma vez que o ácido hialurônico atrai água logo que injetado, ele tende a manter o seu volume, e hipercorreção não é necessária. Múltiplas séries de pacientes indicam que a correção obtida com estes produtos pode durar algo entre 8 a 9 meses (22–24).

Embora o produto atual seja altamente purificado, ainda há diminutas quantidades de proteínas associadas (25). Como o ácido hialurônico é idêntico através das espécies, os fabricantes não recomendam teste cutâneo antes da injeção. Em múltiplos estudos (26–28), houve alguns casos de hipersensibilidade localizada resultando em eritema e enduração locais que se resolveram em 4 a 20 semanas. O risco global de uma reação alérgica foi menor que 1%.

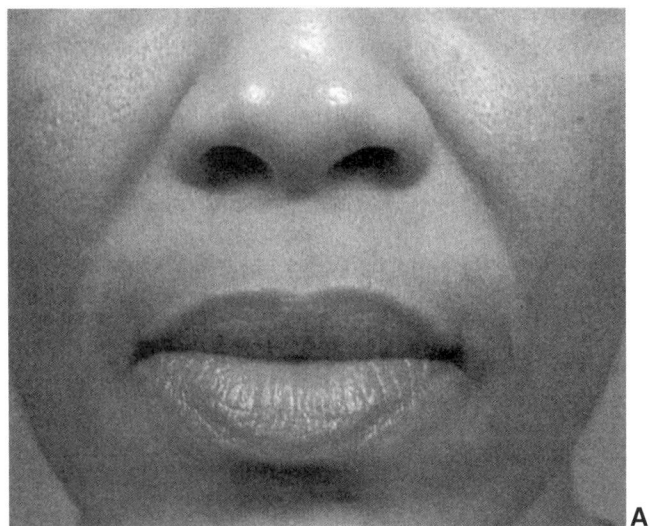

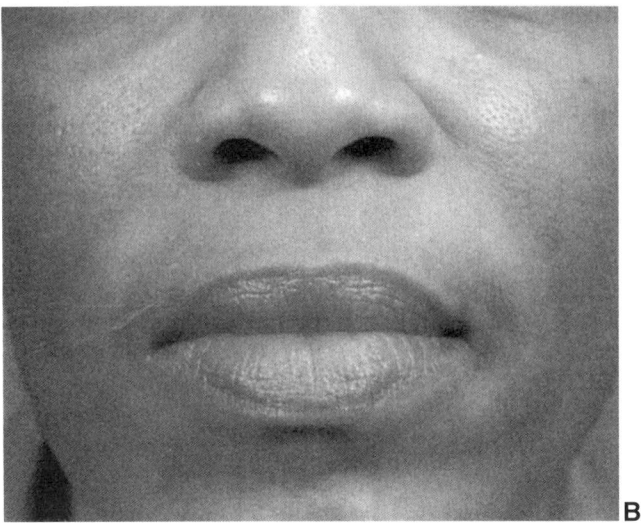

Figura 26.3
Antes (**A**) e depois (**B**) de injeções de Restylane nos sulcos melolabiais.

Auto-Enxertos

Gordura Autóloga

Gordura autóloga tem a mais longa história de uso desde que Neuber (11) a injetou pela 1ª vez em 1893. O interesse pelo transplante de gordura autóloga vacilou durante os anos por causa da variabilidade nos resultados. Alguns pesquisadores relatam que entre 30% e 60% da gordura injetada será reabsorvida (29). Desde o advento da lipoaspiração nos anos de 1970, no entanto, o interesse pelo transplante de gordura aumentou. Alguns autores como Coleman (30) recomendam injeção de pequenas quantidades de gordura em túneis subcutâneos para maximizar a quantidade de fluxo sanguíneo para a gordura transplantada, aumentando assim sua probabilidade de sobrevida. Similarmente, a gordura tem que ser tratada delicadamente, com mínima pressão na seringa durante a colheita, enquanto usando cânulas de grosso calibre.

Até hoje, não há nenhum método universalmente aceito para a colheita, processamento e reinjeção da gordura autóloga, e freqüentemente os resultados não são reprodutíveis. A vantagem da transplantação de gordura são as grandes quantidades disponíveis no corpo humano, e como ela é autóloga, exclui a preocupação com reações alérgicas e biocompatibilidade. Entretanto, isto também cria um local doador com o seu próprio conjunto de complicações. Além disso, o enxerto de gordura tem a desvantagem de ter uma taxa de reabsorção imprevisível.

Isolagen

O Isolagen (Isolagen Technologies, Houston, TX) foi introduzido em meados dos 1990 como uma maneira de injetar nos pacientes os seus próprios fibroblastos, as células responsáveis pela produção da matriz extracelular. Desta maneira, os problemas de reações alérgicas e falta de biocompatibilidade poderiam ser evitados. O processo de fabricação do Isolagen começa com um *punch* de 3 mm de pele colhida da área pós-auricular do paciente. O espécime é enviado para os laboratórios Isolagen, onde é cultivado *in vitro*, junto com fatores de crescimento, para produzir uma quantidade de fibroblastos vivos. A seringa com os fibroblastos é devolvida pelo correio durante a noite, para o consultório do médico, para injeção no paciente no dia seguinte. Diversos tratamentos são necessários para se obter a correção desejada. Embora o Isolagen possa ter alguns benefícios, a despesa, o fator tempo na produção e a necessidade de coordenação precisa entre o fabricante, doador e paciente o tornam pouco prático.

Não obstante, os estudos iniciais com o produto mostraram resultados animadores. Com o tempo de 6 meses, a análise histológica do local da injeção mostrou integração dos fibroblastos na matriz dérmica sem inflamação (31). A FDA tem este produto no aguardo de estudos adicionais em virtude dos fatores de crescimento empregados na produção.

Homoenxertos

CosmoDerm e CosmoPlast

Com a aprovação de ambos, CosmoDerm e CosmoPlast (INAMED Aesthetics, Santa Barbara, CA) pela FDA, em março de 2003, o emprego de reposições de colágeno injetável foi levado a um novo nível. O colágeno bovino precedente exige teste cutâneo, e o risco de reações alérgicas ou de hipersensibilidade ainda existe. Uma vez que estes produtos são derivados de fibroblastos humanos modificados, nenhuma testagem prévia é necessária. As linhagens celulares usadas para produção são cultivadas em um biorreator na presença de meio celular. O colágeno extracelular é coletado, processado e purificado. Tanto o CosmoDerm quanto o CosmoPlast contêm 35 mg/mL de colágeno humano purificado em lidocaína. Entretanto, o último é ligado de forma cruzada ao glutaraldeído, o que presumivelmente retarda a biodegradação do produto pela colagenase. CosmoDerm é indicado para linhas e rugas superficiais, enquanto CosmoPlast é mais capaz de tratar sulcos e cicatrizes mais profundos. Entretanto, estes produtos não são mais duráveis que o colágeno bovino; em média durarão cerca de 3 a 6 meses. Mais uma vez, embora estes produtos constituam um aperfeiçoamento em relação aos produtos bovinos previamente disponíveis, eles não são ideais de modo algum. De fato, alguns autores preferem usá-los em combinação com outros produtos para obter um resultado cosmeticamente agradável (p. ex., combinar o uso de produtos de ácido hialurônico e colágeno de base humana para prover enchimento, definição e suporte para os lábios).

Alloderm

AlloDerm (LifeCell Corp., Branchburg, NJ) é um enxerto dérmico acelular congelado-dessecado processado de derme de cadáver humano. É disponível em lâminas como AlloDerm e em forma injetável sob o nome registrado Cymetra (AlloDerm micronizado). O processo de congelação-dessecação remove todas as células, deixando colágeno IV e VII e elastina. AlloDerm integra-se rapidamente no tecido circundante, mostrando neovascularização pelo suprimento sanguíneo do próprio paciente. Nenhum teste cutâneo é necessário para qualquer dos produtos.

AlloDerm requer, no entanto, a reidratação da lâmina de tecido a ser usada, juntamente com corte e tamanho adequados. Cymetra requer reidratação com lidocaína antes da injeção, o que pode levar até 10 minutos. Ainda não são disponíveis estudos a longo prazo.

Materiais Sintéticos

Silicone

O silicone é composto de longas cadeias de dimetilsiloxano polimerizado. A técnica de injeção de microgotas foi popularizada por Webster (32) e por Orentreich e Orentreich (33). Com esta técnica, pequenas quantidade de silicone líquido de grau médico são injetadas na subderme com afastamento de 1 mm. Toma-se cuidado para não hipercorrigir, uma vez que parte do aumento é criado pela encapsulação fibrosa, pelo corpo, do silicone ao longo das semanas seguintes. Embora Webster (32) relatasse um acompanhamento a longo prazo de uma série de 524 pacientes com bons resultados e poucas complicações, outros relataram uma longa lista de complicações locais e sistêmicas. Estas reações variam de inflamação crônica, migração, ulceração por extrusão, e necrose de pele a hepatite granulomatosa, embolia pulmonar e pneumonite por silicone (34–36). Em 1991, a FDA declarou ilegal o uso de silicone injetável. Com a recente aprovação de silicone injetável em oftalmologia para descolamento de retina, no entanto, o uso "fora da bula" para aumento de tecido mole reviveu.

Artecoll

O Artecoll (Rofil Medical, Breda, Holanda) é uma combinação de um xenoenxerto e um material sintético. Ele é composto de esferas de 30 a 40 mícrons de polimetilmetacrilato (PMMA) suspensas em colágeno bovino 3,5%. Teoricamente, à medida que o colágeno seja reabsorvido ao longo de um período de meses, as esferas de PMMA ficam encapsuladas por tecido fibroso, assegurando um aumento constante (37). Este material necessita ser injetado dentro da subderme; caso contrário, pode persistir um nódulo doloroso. Por outro lado, é necessário teste cutâneo em virtude da presença de antígenos bovinos, como previamente discutido. Os proponentes (37) do Artecoll citam que injeção inadequada pode levar a complicações. De acordo com Lemperle, a maioria dos seus pacientes recebeu resultados satisfatórios quando o material foi usado apropriadamente. Outros, no entanto, relataram múltiplas reações granulomatosas de corpo estranho, resultando em maus resultados, morbidade aumentada e cicatrizes (38). A FDA ainda não aprovou Artecoll para uso nos Estados Unidos, mas estudos estão em andamento.

Radiesse

O Radiesse (Bioform, Franksville, WI) é composto de 35% de partículas sintéticas, esféricas de 25 a 45 mícrons de hidroxiapatita cálcica suspensas em um gel contendo água, glicerina e carboximetilcelulose. O Standard Radiance tem partículas variando em tamanho de 75 a 125 mícrons e é aprovado pela FDA para aumento laríngeo, marcação radiológica de tecido mole, e restauração ou aumento em odontologia. Como o tamanho de partícula do Radiesse é menor, ele pode ser injetado através de uma agulha estreita e pode ser usado para aumentar pregas melolabiais, linhas de marionete, sulcos glabelares e lábios (Fig. 26.4). Ocasionalmente, injeções nos lábios podem produzir nódulos dolorosos palpáveis. Estes, no entanto, são facilmente excisados. Em uma série de 90 pacientes, Tzikas (39) encontrou satisfação global dos pacientes em 88% aos 6 meses. Radiesse não está ainda aprovado pela FDA para uso cosmético.

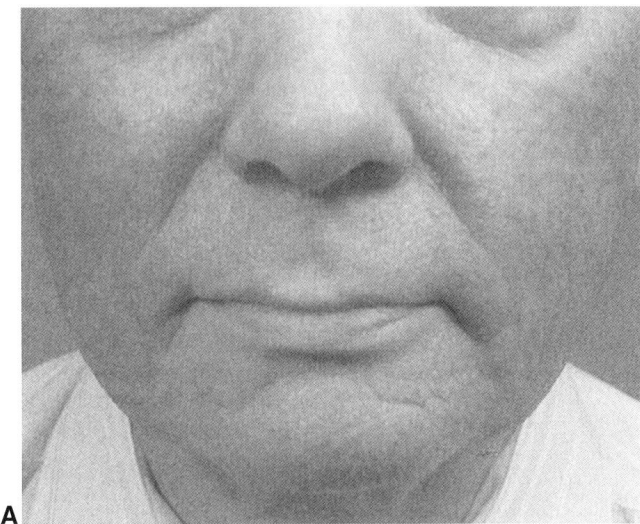

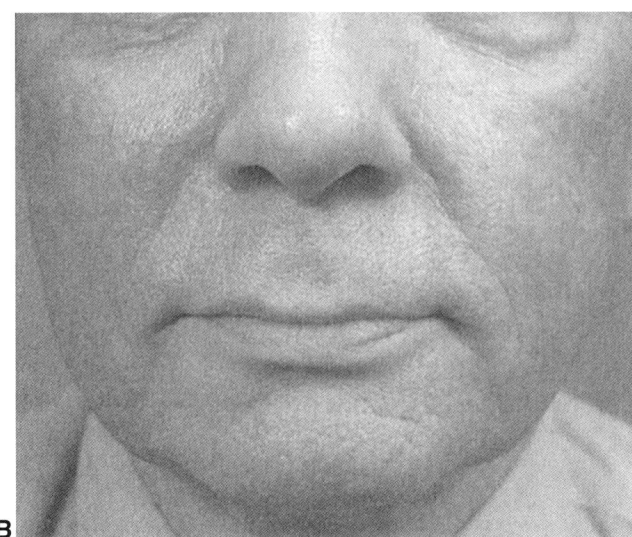

Figura 26.4
Antes (**A**) e depois (**B**) de injeções de Radiesse nos sulcos melolabiais e linhas de marionete.

> **PONTOS IMPORTANTES**
> - O Botox é usado no tratamento de rugas faciais dinâmicas para evitar que elas se desenvolvam ou aprofundem.
> - O Botox opera inibindo temporariamente a liberação pré-sináptica de acetilcolina na placa motora. Seu uso é contra-indicado naqueles com doença neuromuscular e alergia à albumina.
> - Familiaridade com a anatomia facial regional, técnica correta, e o uso de diluições de alta concentração–baixo volume minimizarão o risco de resultado adverso com Botox.
> - Preenchimentos injetáveis são usados para aumento dos tecidos moles para acrescentar contorno e volume. Eles são comumente usados para camuflagem de rugas e cicatrizes faciais estabelecidas, e para aumento labial.
> - Uma grande variedade de enchimentos dérmicos injetáveis é disponível. A seleção apropriada dependerá da região, preferência do paciente e hipersensibilidades. Quando reações de hipersensibilidade são questões (colágeno bovino, Artecoll), teste cutâneo é necessário antes do uso.

REFERÊNCIAS

1. Alderson K, Holds JB, Anderson RL. Botulinum-induced alteration of nerve-muscle interactions in the human orbicularis oculi following treatment for blepharospasm. *Neurology* 1991;41:1800-1805.
2. Klein AW. Dilution and storage of botulinum toxin. Dermatol Surg 1998;24:1179-1180.
3. Macdonald MR, Spiegel JH, Raven RB, et al. An anatomical approach to glabellar rhytids. *Arch Otolaryngol Head Neck Surg* 1998;124:1315-1320.
4. Frankel AS, Kamer RM. Chemical browlift. *Arch Otolaryngol Head Neck Surg* 1998;124:321-323.
5. Ahn MS, Catten M, Maas CS. Temporal brow lift using botulinum toxin A. *Plast Reconstr Surg* 2000;105:1129-1135.
6. Brandt FS, Bellman B. Cosmetic use of botulinum A exotoxin for the aging neck. *Dermatol Surg* 1998;24:1232-1234.
7. Matarasso A, Matarasso SI, Brandt FS, et al. Botulinum A exotoxin for the management of platysmal bands. *Plast Reconstr Surg* 1999;103:645-652.
8. Blitzer A, Binder WJ, Boyd JB, et al. *Management of facial lines and wrinkles.* Philadelphia: Lippincott Williams & Wilkins, 2000.
9. Klein AW. Complications, adverse reactions, and insights with the use of botulinum toxin. *Dermatol Surg* 2003;29:549-556.
10. Vartanian AI, Dayan SD. Complications of botulinim toxin A use in facial rejuvenation. *Facial Plast Surg Clin N Am* 2003;11:483-492.
11. Neuber E Fettransplantation. Chir Kongr Verhandl Dsch Gesellch Chir 22;66:1893.
12. Klein A, Elson M. The history of substances for soft tissue augmentation. *Dermatol Surg* 26(12);1096:2000.
13. Parker F. Structure and function of the skin. In: Orkin M, Mailbach HI, Dahl MV, eds. *Dermatology.* San Matteo, CA: Appleton and Lange, 1991:1-14.
14. Wallace DG, McPherson JJ, Ellingsworth LE, et al. Injectable collagen for tissue augmentation. In: Nimni ME, ed. *Collagen*, Vol 3. Boca Raton, FL: CRC Press, 1988:117-144.

CONCLUSÃO

Embora nenhum preenchimento ideal esteja ainda disponível, pesquisa intensa continua neste campo da cirurgia plástica facial. Há muitas escolhas oferecidas no mercado que podem satisfazer às necessidades dos pacientes. É necessário permanecer informado acerca dos materiais atuais a fim de melhor informar os pacientes para fazerem escolhas apropriadas. Freqüentemente, 2 ou mais dos produtos usados em combinação oferecem os melhores resultados. Similarmente, não é incomum combinar Botox Cosmetic no terço superior da face e enchimentos nas pregas melolabiais, linhas de marionete e região perioral para obter uma aparência refrescada e rejuvenescida.

15. Framer FM, Churukium MM. Clinical use of injectable collagen: a three-year retrospective review. *Arch Otolaryngol* 1984;110:93-98.
16. Cooperman LS, Mackinnon V, Bechler G, et al. Injectable collagen: a six-year clinical investigation. *Aesthetic Plast Surg* 1985;9:145-151.
17. Hanke CW, Hingley HR, Jolivette DM, et al. Abscess formation and local necrosis after treatment with Zyderm or Zyplast collagen implant. *J Am Acad Dermatol* 1991;25:319-326.
18. Overholt MA, Tschar JA, Font RL. Granulomatous reaction to collagen implant: light and electron microscopic observations. *Cutis* 1993;51:95-98.
19. Haake A, Holbrook K: The structure and development of the skin. In: Freeberg I, Eisen A, Wolff K, et al., eds. *Fitzpatrick's dermatology in general medicine*, 5th ed. New York: McGraw Hill, 1999:89.
20. Melton JL, Hanke CN. Soft tissue augmentation. In: Roegnik RK, Roegnik HH, eds. *Dermatologic surgery, principles and practice*. New York: Marcel Dekker, 1996:1077.
21. Piacquadio D. Cross-linked hyaluronic acid as a soft tissue augmentation material: a preliminary assessment. In: Elson ML, ed. *Evaluation and Treatment of the Aging Face*. New York: Springer-Verlag, 1995:30.
22. Bosquet MT, Agerup B. Restylane lip implantation: European experience. *Oper Tech Oculoplastic Orbital Reconstr Surg* 1999;2:172-176.
23. Cantisano-Zilkha M, Bosniak S. Hyaluronic acid gel injections for facial rejuvenation: a 3-year clinical experience. *Operat Tech Oculoplast Orbital Reconstr Surg* 1999;2:177-181.
24. Duranti F, Salti G, Bovanti B, et al. Injectable hyaluronic acid gel for soft tissue augmentation: a clinical and histologic study. *Dermatol Surg* 1998;24:1317-1325.
25. Manna F, Dentini M, Desideri P, et al. Comparative chemical evaluation of two commercially available derivatives of hyaluronic acid used for soft tissue augmentation. *J Eur Acad Dermatol* 1999;13:183-192.
26. Lupton JR, Alster TS. Cutaneous hypersensitivity reaction to injectable hyaluronic acid gel. *Dermatol Surg* 2000;26:135-137.
27. Lowe NJ, Maxwell CA, Lowe P, et al. Hyaluronic acid skin fillers: adverse reactions and skin testing. *J Am Acad Dermatol* 2001;45(6):930-933.
28. Friedman PM, Mafong EA, Kauvar AN, et al. Safety data of injectable nonanimal stabilized hyaluronic acid gel for soft tissue augmentation. *Dermatol Surg* 2002;28():491-494.
29. Chajchir A, Benzaquen L Fat-grafting injection for soft-tissue augmentation. *Plast Reconstr Surg* 1989;84:921-934.
30. Coleman SR. Facial contouring with lipostructure. *Clin Plast Surg* 1997;24(2):347-367.
31. Watson D, Keller GS, Lacombe V, et al. Autologous fibroblasts for treatment of facial rhytids and dermal depressions. *Arch Facial Plast Surg* 1999;1:165-170.
32. Webster RC, Fuleihan NS, Gaunt JM, et al. Injectable silicone for small augmentations: twenty year experience in humans. *Am J Cosmet Surg* 1984;1(4):1-10.
33. Orentreich DS, Orentreich N. Injectable fluid silicone. In: Roegnik RK, Roegnik HH, eds. *Dermatologic surgery principles and practice*. New York: Marcel Dekker, 1989:1349-1395.
34. Ellenbogen R, Ellenbogen R, Rubin L. Injectable fluid silicone therapy: human morbidity and mortality. *JAMA* 1975;234:308-309.
35. Ficarra G, Mosqueda-Taylor A, Carlos R. Silicone granuloma of the facial tissues: a report of seven cases. *Oral Surg Oral Med Oral Pathol Oral Radiol Endod* 2002;94(1):65-73.
36. Pearl RM, Laub DR, Kaplan EN. Complications following silicone injections for augmentation of the contours of the face. *Plast Reconstr Surg* 1978;61:888-891.
37. Lemperle G, Hazan-Gauthier N, Lemperle M. PMMA microspheres for skin and soft-tissue augmentation. Part II: clinical investigations. *Plast Reconstr Surg* 1995;96:627-634.
38. Rudolph CM, Soyer HP, Schuller-Petrovic S, et al. Foreign body granulomas due to injectable aesthetic micro-implants. *Am J Surg Pathol* 1999;23(1):113-117.
39. Tzikas TL. Evaluation of the radiance FN soft tissue filler for facial soft tissue augmentation. *Arch Facial Plast Surg* 2004;6:234-239.

CAPÍTULO 27

Rejuvenescimento da Face Média

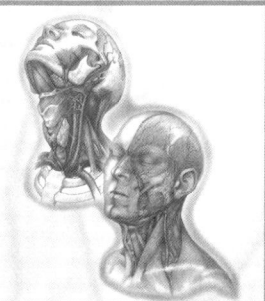

Edwin F. Williams III ■ Allison T. Pontius

Importantes avanços recentes no rejuvenescimento facial abrangente focalizaram o tratamento do envelhecimento do terço médio da face. Na tentativa de evitar o aspecto "de face puxada para cima" dos anos passados, múltiplas técnicas inovadoras evoluíram para rejuvenescer a face média. O denominador comum por trás destas técnicas é o princípio de levantar o tecido ptosado obedecendo ao vetor principalmente vertical, em oposição ao vetor principalmente lateral do *facelift* tradicional. Múltiplas técnicas foram criadas engenhosamente para tratar o envelhecimento da face média; entretanto, pela mera natureza de tantas condutas, podemos ver que nenhuma técnica única prevaleceu. Embora a região nasolabial permaneça um desafio para corrigir por qualquer técnica atual, nós defendemos uma conduta confiável, eficaz e segura que proporciona rejuvenescimento abrangente da face média, supercílio lateral e linha da mandíbula.

Com a idade, o contorno convexo de uma face jovem é perdido à medida que o coxim gorduroso malar desce em uma direção ínfero-medial, deixando na sua esteira uma aparência escavada das pálpebras inferiores, uma margem infra-orbital esqueletizada, uma prega nasojugal proeminente, aprofundamento da prega nasolabial, e uma prega labiomandibular pronunciada com formação de papada (Fig. 27.1). Infelizmente, as alterações vistas com o envelhecimento mediofacial não são adequadamente tratadas pela ritidectomia tradicional unicamente.

Durante os últimos 15 anos, múltiplas técnicas cirúrgicas para tratar a face média foram introduzidas, incluindo a ritidectomia de plano profundo (1), a ritidectomia composta (2), o *lift* subperióstico transblefaroplastia da face média com (3) ou sem (4) cantoplastia formal, o *lift* da face média subperióstico endoscópico transblefaroplastia (5), suspensão direta do coxim gorduroso malar com suturas (6,7), o *lift* da face média subperióstico transmalar (8), e a técnica percutânea de elevação do coxim gorduroso malar (9), entre outras

(10-15). O conceito atual é tratar o supercílio e a face média como uma única unidade, provendo rejuvenescimento abrangente aos dois terços superiores da face. Além disso, em candidatos apropriados, o *lift* de supercílio/face média é também combinado com uma ritidectomia do SMAS para prover rejuvenescimento facial completo. A chave para uma operação bem-sucedida é ponderar as vantagens de executar de cada técnica com relação às limitações e aos riscos potenciais dos procedimentos.

A cirurgia é efetuada por meio de uma via de acesso de *lift* de supercílio de incisão mínima que confia no *feedback* tátil (a técnica da "mão esperta") sem o uso de orientação endoscópica. O esvaziamento e a elevação da face média é, no entanto, efetuado sob visão direta através de uma incisão temporoparietal com o uso de afastamento apropriado e iluminação por frontolux. Esta técnica foi efetuada em mais de 650 pacientes ao longo de um período de 9 anos pelo autor sênior e foi constatada segura, confiável e eficaz (16).

Seqüelas ou complicações potenciais associadas ao *lifting* mediofacial incluem lesão temporária ou permanente dos ramos temporal, zigomático ou bucal do nervo facial, sensibilidade diminuída sobre a região malar, distorção cantal lateral, má posição da pálpebra inferior, atrofia temporal, alopecia incisional e edema pós-operatório prolongado (17-19). Com seleção judiciosa dos pacientes, atenção aos planos cirúrgicos apropriados e manuseio delicado do tecido, no entanto, a incidência destas morbidades diminuiu para níveis muito razoáveis.

ANATOMIA

Conhecimento da anatomia cirúrgica da região temporal e mediofacial é essencial para realizar cirurgia segura e eficaz do supercílio e face média. O esvaziamento durante o *lift* de supercílio e face média ocorre em múltiplos planos anatômicos, e o conhecimento das estru-

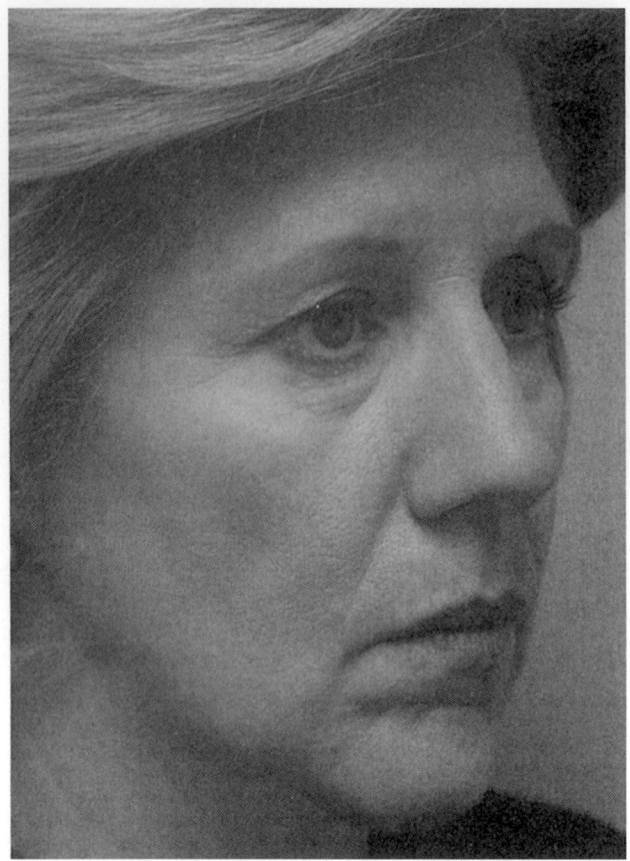

Figura 27.1
Achados característicos vistos com o envelhecimento incluem uma aparência escavada das pálpebras inferiores, margem infra-orbital esqueletizada, prega nasojugal proeminente, aprofundamento da prega nasolabial, e prega labiomandibular pronunciada com formação de papada.

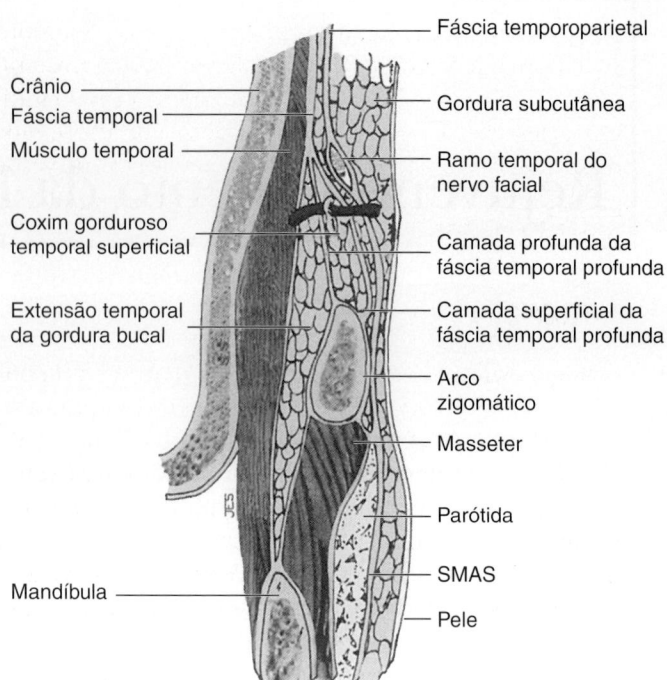

Figura 27.2
Anatomia da região temporal. (Cortesia de Jesse Ellis Smith, MD.)

turas vitais pertinentes dentro destes planos é crucial (Fig. 27.2).

A fáscia temporal superficial é também chamada fáscia temporoparietal (FTP) e está localizada profunda à gordura subcutânea da região temporal. A FTP é contínua medialmente com a gálea e é contínua inferiormente com o sistema musculoaponeurótico superficial (SMAS) da face inferior. O ramo temporal do nervo facial situa-se dentro da FTP. Imediatamente profunda à FTP situa-se a fáscia temporal verdadeira. Todo esvaziamento nesta região tem lugar imediatamente superficial à fáscia temporal profunda e profundamente à FTP, a fim de evitar lesão ao ramo temporal do nervo facial. O ramo temporal do nervo facial cruza o arco zigomático a meio caminho entre o canto lateral e a raiz da hélice auricular dentro da FTP. A fáscia temporal verdadeira desdobra-se ao nível da crista supra-orbital para tornar-se a camada superficial da fáscia temporal profunda e a camada profunda da fáscia temporal profunda, entre as quais se situa o coxim adiposo temporal superficial. Uma vez atravessada a margem supra-orbital, o coxim adiposo superficial é delicadamente penetrado, à medida que o esvaziamento prossegue na direção do arco zigomático. A camada superficial da fáscia temporal profunda fixa-se na margem superior do arco zigomático lateralmente, e a camada profunda da fáscia temporal profunda fixa-se medialmente. Embaixo da camada profunda da fáscia temporal superficial está situado o coxim adiposo temporal profundo. Esvaziamento excessivamente entusiástico causando lesão do coxim adiposo temporal profundo acarreta o risco de desenvolver atrofia temporal pós-operatória (20).

O coxim adiposo malar é de forma triangular, com sua base na prega nasolabial e seu ápice na eminência malar. Ele está situado entre a pele e o SMAS. É frouxamente aderido ao SMAS e firmemente afixado à pele. Em detalhados estudos anatômicos e histológicos, Mendelson et al. (21–22) descreveram a anatomia cirúrgica da face média e as fixações ligamentares da pálpebra inferior e do canto lateral. Através de uma compreensão destas fixações, podemos ver como as forças gravitacionais atuam sobre a face média contra estas inserções fixas, criando os achados típicos vistos em uma face média e supercílio lateral em envelhecimento. No jovem, a face média é caracterizada por um coxim adiposo malar assentado sobre o arco zigomático, com sua margem superior cobrindo a parte orbitária do orbicular do olho e sua margem inferior localizada ao longo da prega nasolabial (23). Com a idade, o coxim adiposo malar desce sobre o SMAS em uma direção ínfero-medial, causando um aumento aparente no comprimento da pálpebra inferior e uma proeminência aumentada das pregas nasolabial e labiomandibular (Fig. 27.3). A correção desta deformidade requer ressuspensão do coxim gorduroso malar em um vetor principalmente vertical, com uma ligeira angulação posterior de 15°.

INDICAÇÕES

Qualquer paciente submetendo-se a um procedimento de *lifting* superciliar deve ser considerado como um candidato a um *lift* de face média concomitante. A região lateral do supercílio e a face média envelhecem em conjunto, e a correção de uma, não dando atenção a outra, levará a um rejuvenescimento abaixo do ideal para o paciente. Os procedimentos são realizados através das mesmas incisões, com mínima morbidade adicional. Isto é especialmente verdadeiro nos pacientes mais jovens (40 a 50 anos de idade), que têm evidência de ptose do supercílio lateral e face média, mas podem ainda não ser candidatos a uma ritidectomia tradicional. Em pacientes com envelhecimento importante na face inferior e pescoço, no entanto, o *lift* ampliado de face média pode ser realizado em conjunção com procedimentos de ressuperficialização sem risco para a vascularização do retalho sobrejacente, dado o plano subperióstico de esvaziamento.

TÉCNICA CIRÚRGICA

Cinco incisões-padrão de *lifting* de supercílio endoscópico são marcadas, com uma situada na linha mediana, duas localizadas laterais à linha mediana na posição paramediana (aproximadamente no nível do canto lateral) imediatamente posteriores à linha do cabelo, e 2 incisões adicionais mais longas localizadas mais temporalmente, também camufladas pela linha do cabelo e estendendo-se por uma distância de 4 cm acima do pilar da hélice e sobre o músculo e fáscia temporais (24).

Se uma blefaroplastia de pálpebra inferior transconjuntival for cogitada, então este procedimento deverá ser realizado antes da suspensão de supercílio e face média. Depois da elevação mediofacial, a pálpebra inferior torna-se extremamente esticada, restringindo a facilidade de entrada transconjuntival para dentro da pálpebra. Em contraposição, uma blefaroplastia de pálpebra superior deve ser adiada até que o supercílio e o meio da face sejam apropriadamente elevados, de modo que uma avaliação precisa da redundância cutânea residual possa ser feita.

Primeiro, a incisão mediana superciliar é feita estendendo-se através do periósteo. Um elevador de periósteo pequeno, aguçado, chato, é usado para dissecar subperiosticamente por uma distância de alguns centímetros circunferencialmente em torno do local da incisão. A elevação posterior é limitada a aproximadamente 4 a 5 cm, uma vez que o esvaziamento mais extenso na direção occipital fornece limitado benefício adicional na transposição do supercílio para cima. Um elevador de periósteo maior, aguçado, chato, que reduz o risco de lesão do periósteo é, a seguir, introduzido para elevar a cavidade central até a margem orbital a fim de liberar o *arcus marginalis*, mas nenhum esvaziamento agressivo da musculatura glabelar é empreendido.

Depois que as manobras cirúrgicas foram completadas através da incisão na linha mediana superciliar, a mesma técnica de esvaziamento subperióstico é efetuado pelas duas portas paramedianas. Outra vez, o elevador de periósteo chato, aguçado, é usado para efetuar esvaziamento cego até o *arcus marginalis* para liberação periósta adequada na margem orbital. Todavia o elevador é manejado apenas em um delicado movimento de levantamento na direção para cima quando a ponta do elevador aproxima-se de uma distância de 1 a 2 cm acima da incisura supra-orbital, a fim de evitar quaisquer parestesias ou neuropraxias que podem se seguir à violação do feixe neurovascular supra-orbital. Com

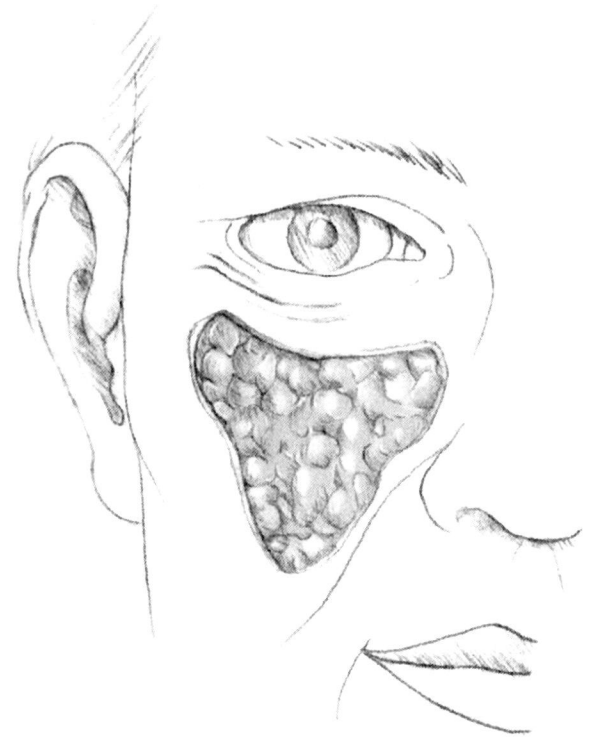

Figura 27.3
Ptose ínfero-medial do coxim gorduroso malar cria a aparência de uma pálpebra inferior alongada e uma proeminência aumentada da prega nasolabial e da prega labiomandibular.

afastamento adequado da ferida usando ganchos largos de dois dentes, uma furadeira de mão equipada com uma broca de 1,5 mm de largura × 6 mm de comprimento é usada para entrar na tábua externa do crânio a 30° (com a horizontal) e unir com uma entrada oposta da broca para formar um túnel através do qual a sutura fixadora do supercílio possa ser passada ao término da tração (Fig. 27.4). O túnel no osso deve ser feito na área posterior da incisão porque a suspensão do supercílio para cima cobrirá o túnel ósseo se o túnel for criado demasiado anterior com relação à incisão.

As incisões temporoparietais laterais mais longas são então usadas. O esvaziamento é levado até a FTP de modo que um plano tecidual apropriado possa ser realizado entre a FTP e a fáscia temporal verdadeira, para evitar lesão do ramo temporal do nervo facial. A incisão deve ser situada aproximadamente 1 cm atrás da linha do cabelo, para ficar sobre o músculo temporal, e não mais posteriormente, para evitar transecção da artéria temporal superficial e para minimizar a longa trajetória de esvaziamento necessário para alcançar a face média (Fig. 27.5). O esvaziamento inicial é executado com um elevador grande, rombo, sobre a fáscia tempo-

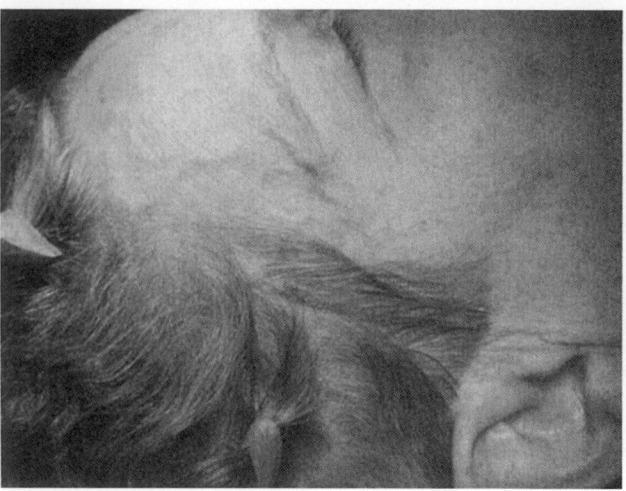

Figura 27.5
A incisão temporoparietal tem aproximadamente 4 cm de comprimento e é colocada 1 cm atrás da linha do cabelo para ficar sobre o músculo temporal.

ral verdadeira, e a seguir o elevador de periósteo maior, chato, é usado para romper o tendão conjunto do músculo temporal que dividia as cavidades central e lateral.

Sob visão direta com um frontolux e um afastador de Converse, o esvaziamento é levado para baixo para a margem orbital com o elevador de periósteo pequeno, aguçado, procurando cuidadosamente a presença da veia sentinela. Se a veia estiver situada no caminho direto entre a face superior e a média, então ela pode ser dissecada e cauterizada com um aparelho bipolar e transeccionada com tesoura a fim de permitir entrada na face média. Cauterização injudiciosa da veia sentinela, especialmente se as pontas do cautério bipolar forem apontadas superficialmente, pode pôr em risco o ramo temporal do nervo facial. O *arcus marginalis* é, a seguir, liberado da margem orbital súpero-lateral próximo ao canto lateral com o elevador de periósteo. O auxiliar coloca um dedo ao longo da margem lateral da margem orbital para limitar o esvaziamento do cirurgião e para evitar liberação excessiva de periósteo do canto lateral. Esta região de 1 cm de periósteo em torno do canto lateral, o espessamento orbital lateral (22), é poupada para evitar indesejável elevação ou distorção do canto lateral.

Outra vez, sob visão direta, o elevador de periósteo grande, aguçado, é guiado para baixo para entrar delicadamente no coxim adiposo temporal superficial e, então, liberar as fixações periósticas sobrejacentes ao próprio arco zigomático. Esta técnica permite acesso direto às estruturas mediofaciais. A seguir, um elevador de periósteo angulado é usado para continuar o esvaziamento inferiormente sobre a eminência malar para liberar as fixações musculares dos zigomáticos maior e menor e o coxim gorduroso malar do osso zi-

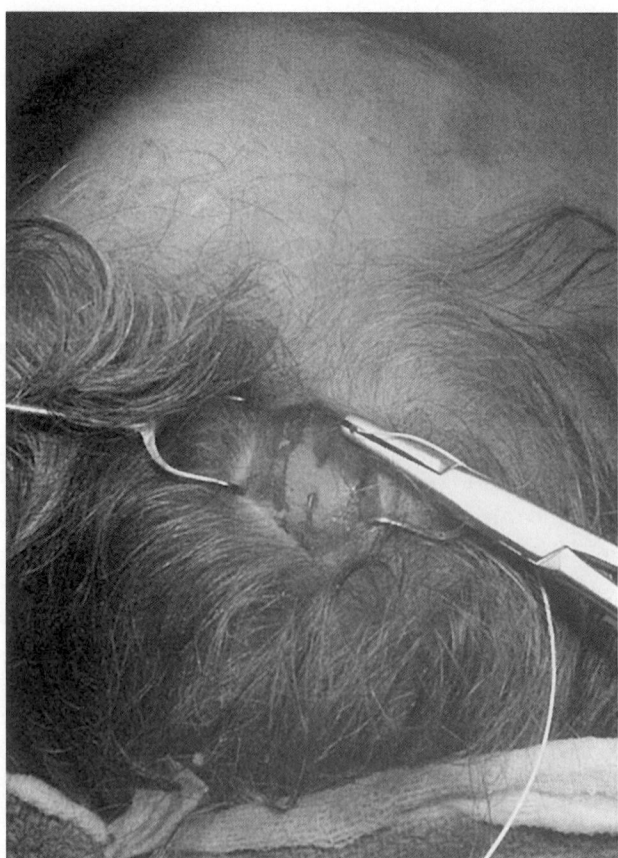

Figura 27.4
Um túnel no osso é criado através da tábua externa do crânio para prender a sutura de suspensão para a elevação do supercílio.

gomático e maxilar subjacente. A dissecção prossegue inferiormente sobre o músculo masseter até que todas as estruturas mediofaciais sejam adequadamente liberadas (Fig. 27.6). Uma sutura CV-3 (Gore-Tex, WL Gore and Associates, Flagstaff, AZ) é passada através da fáscia e músculo temporal imediatamente ântero-inferior à incisão temporoparietal então passada através do coxim gorduroso malar com um porta-agulha longo. A sutura é puxada superiormente, para testar se foi obtida liberação suficiente dos tecidos mediofaciais. Caso contrário, dissecção adicional medial e inferior é realizada até que seja observada liberação apropriada da face média. A sutura paramediana no mesmo lado é amarrada antes que a sutura no coxim gorduroso malar seja presa superiormente na fáscia temporal. A sutura paramediana é fixada primeiro, a fim de aliviar qualquer tensão sobre a sutura que eleva a face média e para permitir melhor posicionamento do supercílio, suspendendo a sutura mais superior inicialmente. Uma sutura CV-3 (Gore-Tex, WL Gore and Associates, Flagstaff, AZ) é usada para prender o músculo frontal sobrejacente através do túnel ósseo na incisão paramediana. Depois que a suspensão paramediana foi completada e a incisão fechada, o cirurgião deve retornar à incisão temporal lateral para suspender a sutura já colocada distalmente através do coxim gorduroso malar ao músculo e fáscia temporal proximal no local da incisão. O vetor de suspensão deve ser essencialmente orientado verticalmente (com aproximadamente 15° de angulação posterior), e a sutura através do coxim gorduroso malar deve ser situada mais lateralmente sobre a proeminência malar – ambos os quais minimizam distorção indesejada do canto lateral (Figs. 27.7 e 27.8). A seguir, a FTP imediatamente anterior à incisão temporoparietal é suturada ao músculo e fáscia temporal com a sutura CV-3 (Gore-Tex, WL Gore and Associates, Flagstaff, AZ) para puxar súpero-lateralmente o supercílio e tecido mole sobrejacentes. Esta colocação de sutura é feita 2 vezes. Todas as incisões são fechadas com clipes cirúrgicos. Pomada de bacitracina é aplicada nas incisões externas, e um curativo de pressão é moldado no lugar.

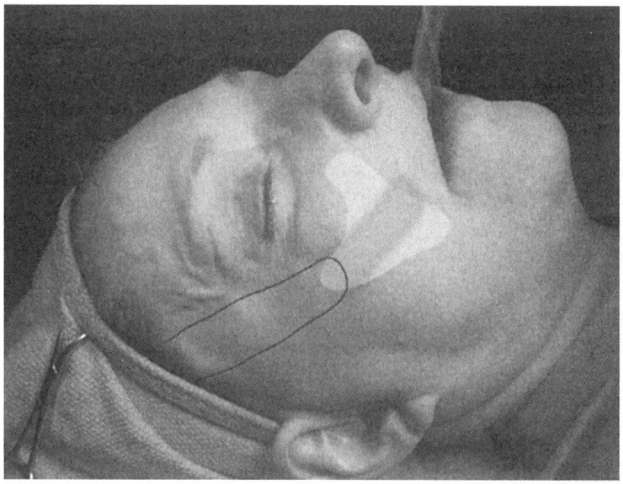

Figura 27.7

Uma sutura é colocada no coxim adiposo malar ptótico e no músculo zigomático maior.

TRATAMENTO PÓS-OPERATÓRIO

O paciente é visto um dia pós-operatório, e as feridas são inspecionadas e limpadas com peróxido. Um curativo mais leve é aplicado e o paciente irá removê-lo no dia seguinte. O paciente retorna no 6º dia de pós-operatório, e os grampos cirúrgicos são removidos nessa ocasião (Fig. 27.9A-F).

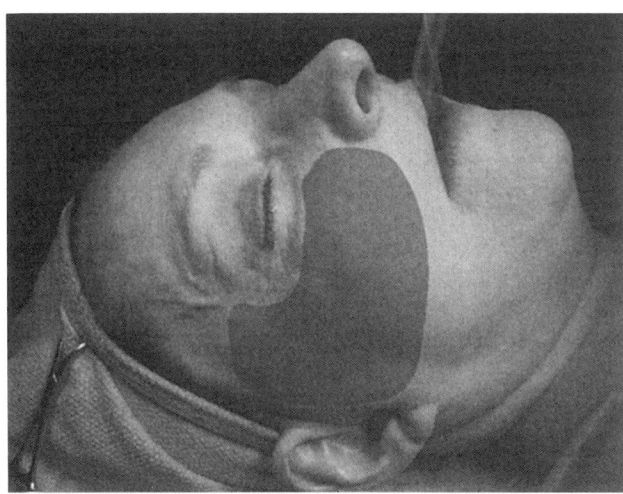

Figura 27.6

Extensão do descolamento.

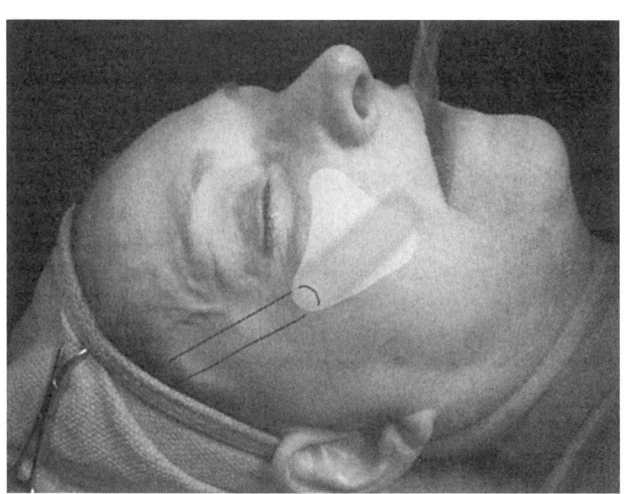

Figura 27.8

Depois de fixar a sutura à fáscia temporal, as estruturas mediofaciais descidas são elevadas para uma posição mais jovem.

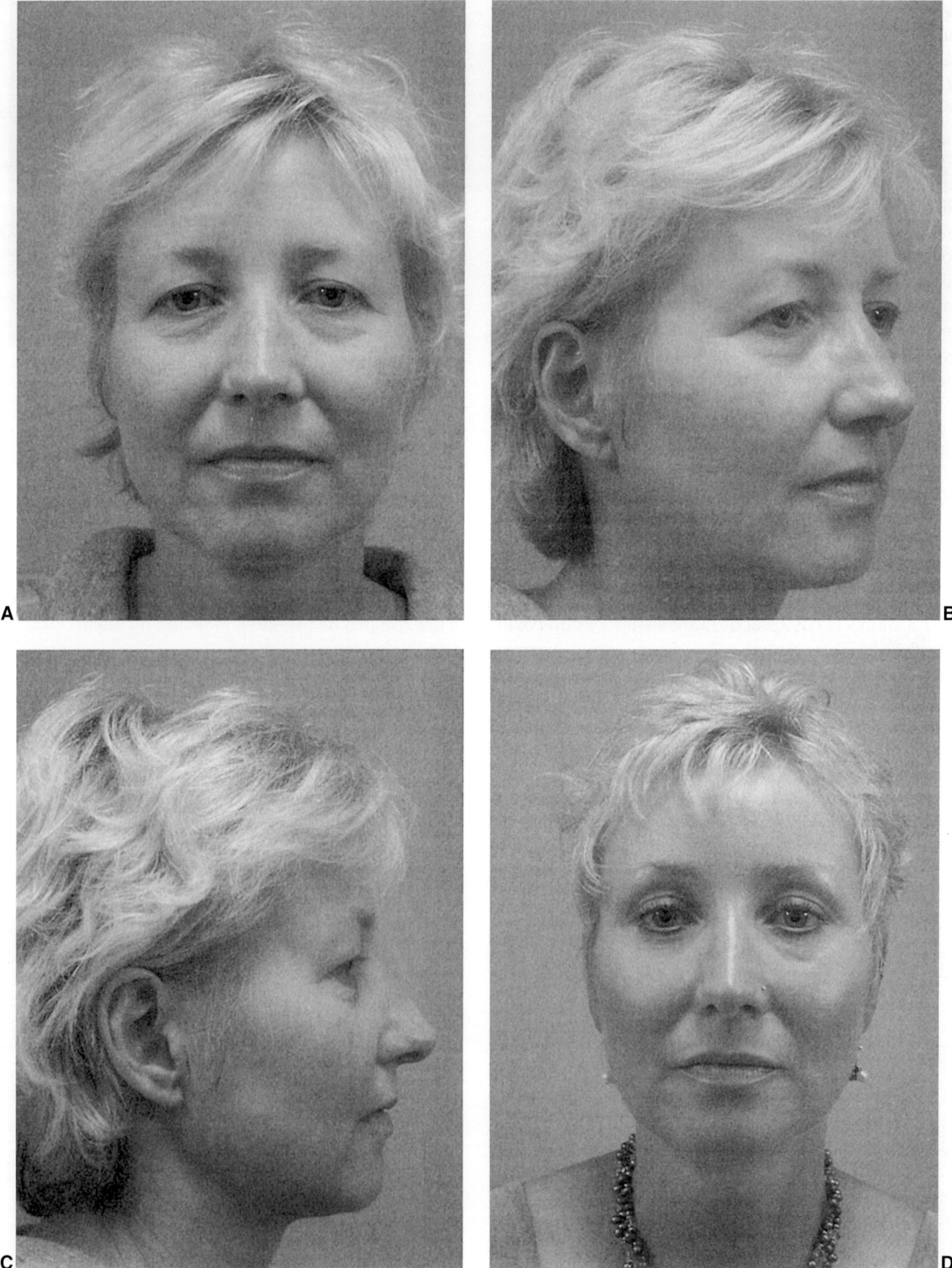

Figura 27.9

A-D: Vistas pré e pós-operatórias de uma paciente depois de submeter-se a um *lift* da face média.

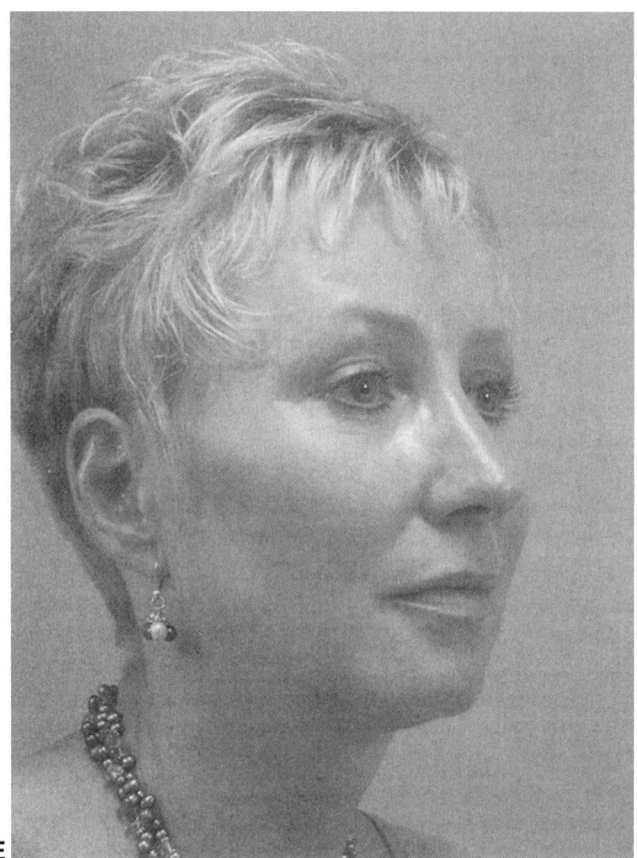 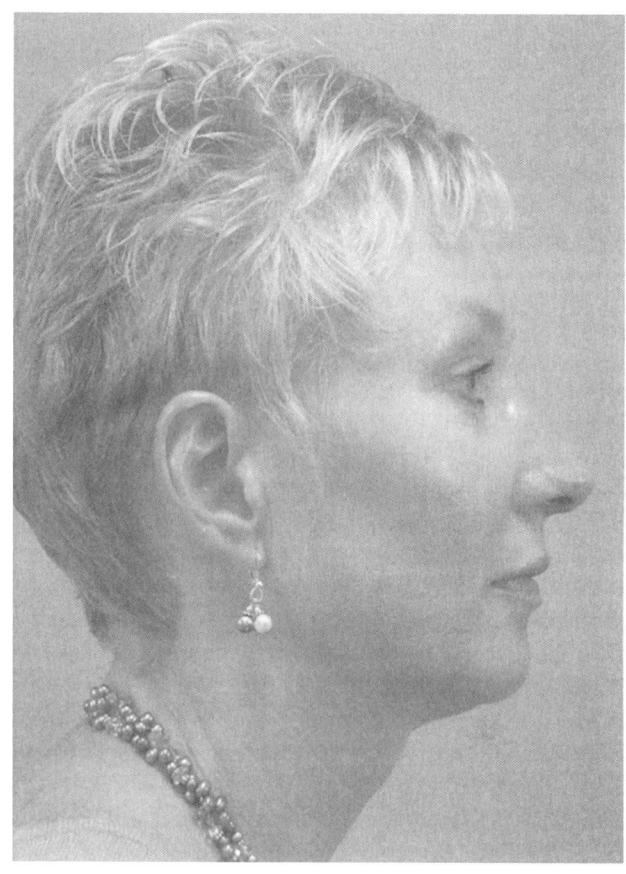

Figura 27.9
E-F: *(Continuação.)*

COMPLICAÇÕES

Problemas associados ao rejuvenescimento da face superior e média podem ser minimizados com atenção meticulosa ao manuseio adequado dos tecidos e ao plano correto de esvaziamento. Assimetria na elevação dos supercílios pode ser observada pelo paciente pós-operatoriamente; entretanto, isto mais comumente é secundário à assimetria pré-operatória não observada. É crítico na avaliação pré-operatória que quaisquer assimetrias superciliares e/ou faciais preexistentes sejam assinaladas para o paciente, porque pode não ser possível corrigir completamente sua assimetria com cirurgia.

Mais preocupante para o paciente e igualmente para o cirurgião é o desenvolvimento pós-operatório de um déficit motor ou sensitivo. As causas mais comuns deste resultado incluem afastamento excessivo no retalho temporoparietal, esvaziamento em um plano inadequado na região temporoparietal (lesão de ramo temporal) ou na região mediofacial (lesão de ramo zigomático ou bucal), uso incorreto de cautério bipolar na região do vaso cefálico (25) e lesão durante o esvaziamento mediofacial. Adicionalmente, esvaziamento mediofacial agressivo na direção do sulco nasolabial foi associado a uma probabilidade maior de paresia de ramo bucal. Em mais de 650 casos, o autor sênior encontrou 9 casos de neuropraxia do ramo temporal e 2 casos de ramo bucal que se resolveram todos dentro de um período de tempo de 6 meses. Entretanto, um caso adicional de paralisia de ramo temporal deixou de se resolver em 12 meses e agora é considerado permanente. Além disso, um caso de parestesia permanente do nervo craniano V2 unilateral (nervo infra-orbital) também foi encontrado (16). O tratamento inclui observação expectante, com visitas freqüentes para proporcionar tranqüilização durante o curso pós-operatório. Se indicado, pode ser necessário lubrificante ocular.

Alopecia incisional e cicatrizes desfavoráveis no couro cabeludo podem ser minimizadas pela manipulação apropriada dos tecidos e atenção para evitar transecção dos folículos pilosos, biselando a lâmina do bisturi de acordo com a direção do crescimento dos cabelos. Para as 3 incisões mediais, a lâmina do bisturi deve ficar perpendicular ao couro cabeludo, e deve ser inclinada póstero-anteriormente para as 2 incisões temporais. Além disso, cautério monopolar excessivo deve ser minimizado nas margem da ferida e deve ser evitada tensão indevida no fechamento da ferida. Subseqüentemente à modificação da técnica de suspensão do supercílio com parafuso para uma técnica de túnel ósseo, não vimos mais nenhuma evidência mais de alopecia de incisão ou cicatrização desfavorável. Isto é ocasionado pelo fato de que o parafuso mantinha o supercílio suspenso pela pele em vez do músculo frontal, causando uma alopecia de compressão.

LIMITAÇÕES

Conforme aludido na introdução, múltiplos procedimentos para rejuvenescer a face média foram desenvolvidos ao longo dos anos. O que foi descoberto é que não existe nenhum procedimento perfeito que não possua seu próprio conjunto de limitações. Uma das limitações da conduta de *lifting* superciliar de incisões mínimas para a face média, como na maioria das técnicas mediofaciais, é a melhora modesta observada na região da prega nasolabial. O autor sênior reviu criticamente um grupo aleatório de 100 pacientes que fizeram o procedimento (com 6 a 50 meses de acompanhamento), avaliando a elevação da face média em três zonas faciais por três avaliadores independentes. A zona I representou o complexo malar/infra-orbital; a zona II, a prega nasolabial; e a zona III, a linha da mandíbula (Fig. 27.10). As zonas foram graduadas em uma escala de 0 a 2 (0, nenhuma melhora; 1, melhora branda; e 2, melhora acentuada). Os avaliadores acharam que a maioria dos pacientes (70%) teve melhora acentuada na zona I (30% com melhora branda e 0% sem melhora), 30% dos pacientes tiveram melhora acentuada na zona III (50% com melhora branda e 20% sem melhora), e apenas 4% dos pacientes tiveram melhora acentuada na zona II, a prega nasolabial (60% com melhora branda e 36% sem melhora) (16). Isto se correlaciona com as conclusões tiradas por Hamra (26) depois de rever criticamente seus resultados a longo prazo (com um acompanhamento mínimo de 10 anos) de pacientes em que ele realizara um *facelift* de plano profundo. Ele observou que os resultados com reposicionamento da gordura malar com 1 a 2 anos de pós-operatório foram bem-sucedidos, mas os resultados a longo prazo mostraram uma falha da melhora inicial, manifestada por uma recorrência das pregas nasolabiais. Ele concluiu que apenas a excisão direta das pregas nasolabiais provê correção permanente.

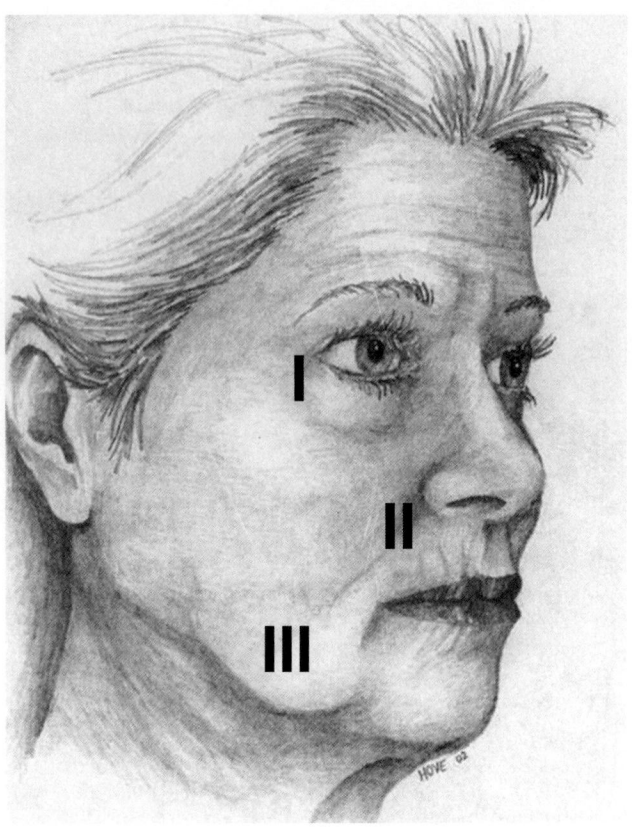

Figura 27.10
As três zonas faciais: a zona I representa o complexo malar/infra-orbital; a zona II, a prega nasolabial; e a zona III, a linha da mandíbula. (Cortesia de Christopher Hove, MD.)

PONTOS IMPORTANTES

- A face média em envelhecimento demonstra uma aparência escavada das pálpebras inferiores, uma margem infra-orbital esqueletizada, uma prega nasojugal proeminente, aprofundamento da prega nasolabial, e uma prega labiomandibular pronunciada com formação de papada.

- Para corrigir o envelhecimento da face média e evitar a aparência de *face-lift*, o vetor principal de suspensão deve ser em uma direção vertical.
- O *lift* de face média por meio de vias de acesso de incisão mínima de *lift* de supercílio provê rejuvenescimento aos 2/3 superiores da face ao lidar eficazmente com a descida do tecido mole da face média e a ptose superciliar lateral. Estes procedimentos podem ser realizados isoladamente ou em conjunto com ritidectomia tradicional para fornecer rejuvenescimento facial abrangente.
- Complicações podem ser reduzidas a um mínimo pela atenção cuidadosa à anatomia relevante da região, obediência ao esvaziamento nos planos teciduais apropriados e manipulação cuidadosa dos tecidos.
- A principal limitação do procedimento é a dificuldade em prover correção a longo prazo da prega nasolabial; entretanto, o uso constante desta técnica em pacientes apropriadamente selecionados dará ao cirurgião e ao paciente benefícios importantes e um baixo risco de complicações.

REFERÊNCIAS

1. Hamra ST The deep-plane rhytidectomy. *Plast Reconstr Surg* 1990;86:53-61.
2. Hamra ST. Composite rhytidectomy. *Plast Reconstr Surg* 1992;90:1-13.

3. Hester TR Jr., Codner MA, McCord CD. The "centrofacial" approach for correction of facial aging using the transblepharoplasty subperiosteal cheek lift. *Aesthetic Surg Q* 1996;16:51.
4. Gunter JP, Hackney FL. A simplified transblepharoplasty subperiosteal cheek lift. *Plast Reconstr Surg* 1999;103:2029-2041.
5. Williams JV Transblepharoplasty endoscopic subperiosteal midface lift. *Plast Reconstr Surg* 2002;110:1769-1777.
6. Owsley JQ. Lifting the malar fat pad for correction of prominent nasolabial folds. *Plast Reconstr Surg* 1993;91:463-474.
7. Byrd HS, Andochick SE. The deep temporal lift: a multiplanar, lateral brow, temporal and upper facelift. *Plast Reconstr Surg* 1996;97:928-937.
8. Finger ER. A 5-year study of the transmalar subperiosteal midface lift with minimal skin and superficial musculoaponeurotic system dissection: a durable, natural-appearing lift with less surgery and recovery time. *Plast Reconstr Surg* 2001;107:1273-1284.
9. Keller GS, Namazie A, Blackwell K, et al. Elevation of the malar fat pad with a percutaneous technique *Arch Facial Plast Surg* 2002;4:20-25.
10. Quatela VC, Jacono AA. The extended centrolateral endoscopic midface lift. *Facial Plast Surg* 2003;19:199-207.
11. Ramirez OM. Three-dimensional endoscopic midface enhancement: a personal quest for the ideal cheek rejuvenation. *Plast Reconstr Surg* 2002;109:329-340.
12. Byrd HS, Burt JD. Achieving aesthetic balance in the brow, eyelids, and midface. *Plast Reconstr Surg* 2002;110:926-933.
13. De Cordier BC, de la Torre JI, Al-Kakeem MS, et al. Rejuvenation of the midface by elevating the malar fat pad: review of technique, cases, and complications. *Plast Reconstr Surg* 2002;110:1526-1540.
14. Scalfani AP. The multivectorial subperiosteal midface lift. *Facial Plast Surg* 2001;17:29-36.
15. Dempsey PD, Oneal RM, Izenberg PH. Subperiosteal brow and midface lifts. Aesthet Plast Surg 1995;19:59-68.
16. Williams EF III, Vargas H, Dahiya R, et al. Midfacial rejuvenation via a minimal-incision brow-lift approach. *Arch Facial Plast Surg* 2003;9:470-478.
17. Kaye B. A subperiosteal approach as an improved concept for correction of the aging face. *Plast Reconstr Surg* 1988;82:393-398.
18. Psillakis JF, Rumlay TO, Comargo A. Subperiosteal approach as an improved concept for correction of the aging face. *Plast Reconstr Surg* 1988;82(3):383-394.
19. Maillard GF, Cornette de St Cyr B, Scheflan M. The subperiosteal bicoronal approach to total facelifting: the DMAS-deep musculoaponeurotic system. *Aesthet Plast Surg* 1991;15:285-289.
20. Quatela VC, Graham D III, Sabini P. Rejuvenation of the brow and midface. In: Papel ID et al., eds. *Facial plastic and reconstructive surgery.* New York: Thieme Medical Publishers, 2002:171-184.
21. Mendelson BC, Muzaffar AR, Adams WP Jr. Surgical anatomy of the midcheek and malar mounds. *Plast Reconstr Surg* 2002;110(3):885-896.
22. Muzaffar AR, Mendelson BC, Adams WP Jr. Surgical anatomy of the ligamentous attachments of the lower lid and lateral canthus. *Plast Reconstr Surg* 2002;110(3):873-884.
23. Yousif NJ, Mendelson BC. Anatomy of the midface. *Clin Plast Surg* 1995;22:227-240.
24. Williams EF III, Lam SM. Upper and midfacial rejuvenation. In: Williams EF III and Lam SM, eds. *Comprehensive facial rejuvenation: a practical and systematic guide to surgical management of the aging face.* Philadelphia: Lippincott Williams & Wilkins, 2004:54-104.
25. Trinei FA, Januszkiewicz J, Nahai E The sentinel vein: an important reference point for surgery in the temporal region. *Plast Reconstr Surg* 1998;101:27-32.
26. Hamra ST. A study of the long-term effect of malar fat repositioning in face lift surgery: short-term success but long-term failure. *Plast Reconstr Surg* 2002;110:940-951.

PARTE II
CIRURGIA DE CABEÇA E PESCOÇO

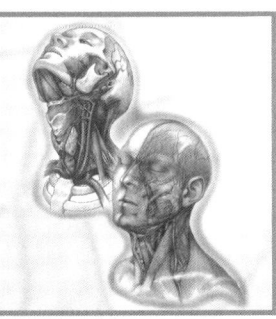

Jonas T. Johnson ▪ Anna Maria Pou

CAPÍTULO 28

Terapia Genética

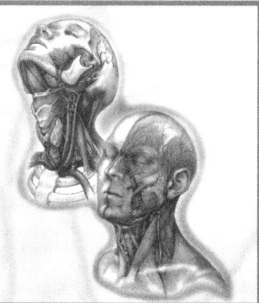

Hinrich Staecker ■ Bert W. O'Malley, Jr. ■ Mark J. Praetorius

A despeito dos contínuos melhoramentos em farmacoterapia, cirurgia, quimioterapia, e radioterapia, essas modalidades terapêuticas tradicionais permanecem limitadas na sua eficácia para muitos transtornos otolaringológicos comuns (1). Avanços dramáticos no campo da biologia molecular e da genética permitiram-nos compreender a patologia celular em nível molecular. Essas descobertas deram origem ao campo da medicina molecular, do qual a terapia genética é um componente importante. A terapia genética é definida como o processo de transferir DNA ou ácido ribonucléico (RNA) para alcançar objetivos terapêuticos e alterar ou curar um processo de doença (2). A terapia genética evoluiu a partir de tentativas iniciais no tratamento de doenças monogênicas (único gene) herdadas, tais como imunodeficiência grave combinada (SIDC), que é causada pela perda de uma única enzima hepática. A partir daí, a terapia genética evoluiu para oferecer genes exógenos e genes que produzem substâncias difusíveis, tais como citocinas e fatores de crescimento. A partir desses estudos, tornou-se evidente que doenças mais comuns (p. ex., câncer, aterosclerose, transtornos auto-imunes e doença cardíaca) também podem ser tratadas através de abordagens de terapia genética e molecular, cujo objetivo é o de alterar a biologia e o microambiente de um tecido (3).

A introdução de genes terapêuticos de substituição ou dos genes recentemente desenvolvidos nos tecidos corporais pode ser alcançada de várias formas. Em doenças de um único gene, a transferência do gene defeituoso ou do gene selvagem ausente em células-alvo, na teoria, deveria corrigir o transtorno. Esta transferência de gene pode ser alcançada seja através de uma estratégia *in vivo*, através da qual vetores genéticos são diretamente injetados no paciente, ou por estratégias *ex vivo* através das quais tecidos ou células selecionadas são removidas do corpo, manipuladas nos sistemas de cultura e então reimplantadas em um alvo ou paciente (Fig. 28.1). Por exemplo, nos pacientes com fibrose cística, os canais de cloro do epitélio respiratório estão disfuncionais. Acrescentando o gene para o canal de cloro através da transferência de gene utilizando vetores virais ou vetores de nanopartículas (não virais) para as células ou tecidos afetados no interior do corpo, a deficiência de troca iônica pode ser melhorada ou corrigida (estratégia *in vivo*) (4). Um exemplo para a estratégia *ex vivo* é um dos primeiros ensaios clínicos dirigidos ao melanoma maligno (5). Tumores cirurgicamente removidos dos pacientes e linfócitos infiltrados nos tumores (LIT) foram colhidos e purificados a partir de espécimes de tumores. Os LIT foram então amplificados na cultura de célula, e o gene para o fator de necrose do tumoral (FNT) foi administrado a essas células utilizando-se retrovírus. Subseqüentemente, os LIT "tumores específicos" foram reintroduzidos nos pacientes através de injeção intravenosa; eles migraram para os tumores e, finalmente, resultaram em produção local do FNT terapêutico no interior do melanoma.

A terapia genética pode ainda ser dividida em terapia genética somática e de células germinativas. A terapia de genética somática, que é relativamente aceita, está sob ampla investigação, uma vez que ela se dirige à alteração de células "mortais" de um indivíduo. A terapia genética de células germinativas, entretanto, é altamente controversa, porque ela envolve a manipulação de células germinativas "imortais" que podem ser passadas para a descendência de um indivíduo. O apelo da linha de terapia genética de células germinativas é a capacidade, possivelmente, de curar ou mesmo prevenir doença genética na descendência. Atualmente, existem preocupações éticas e de segurança significativas quanto a essa estratégia e, assim, a manipulação da linha germinativa de DNA está banida (6).

A duração da expressão do gene pode ser utilizada também para classificar a terapia genética. Duas classificações gerais são a terapia genética "permanente" e a terapia genética "transitória". A transferência de gene

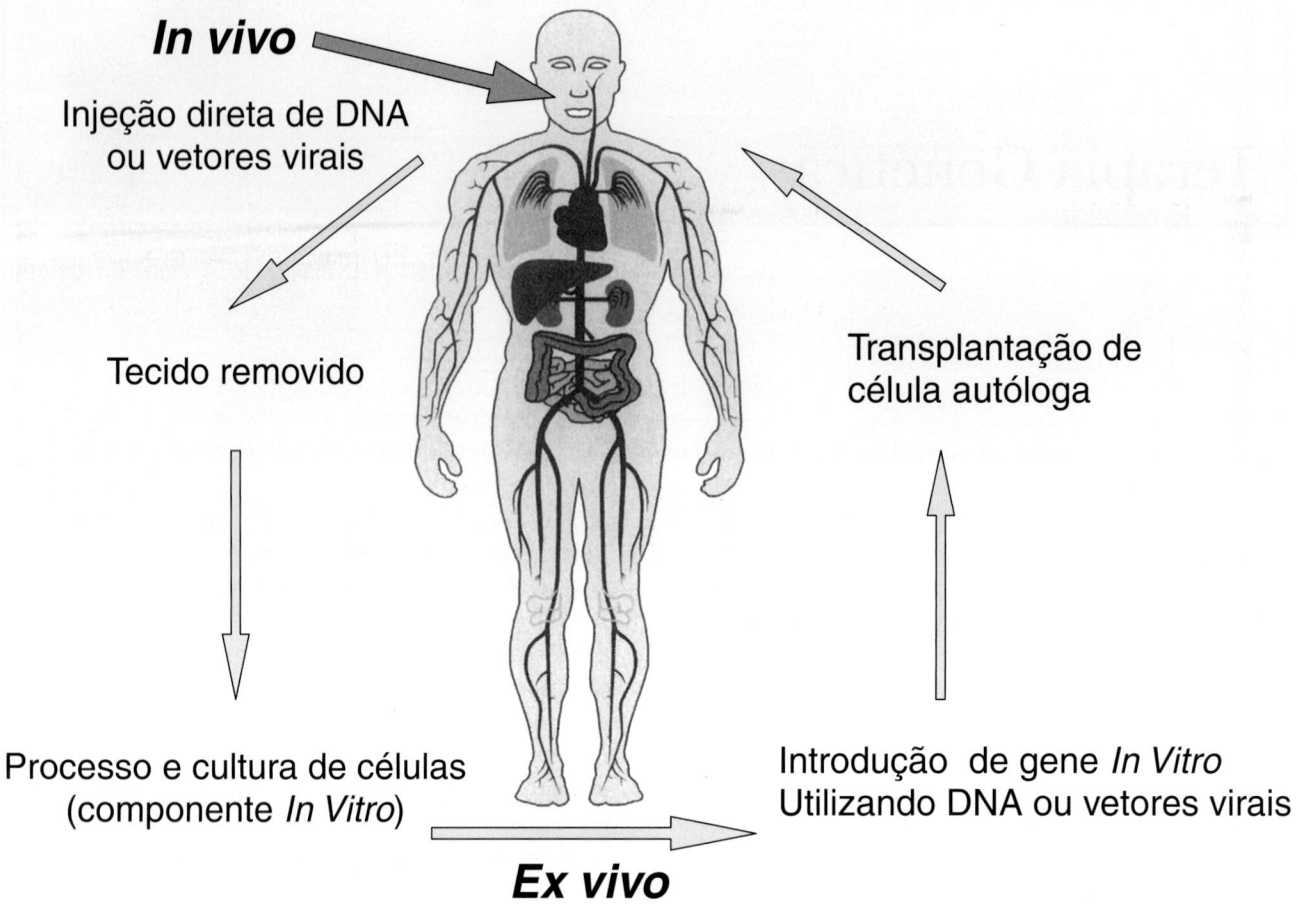

Figura 28.1

Existem duas estratégias principais de oferta de gene. A terapia *in vivo* envolve injeção direta do vetor ou veículo de transferência de gene para o alvo ou paciente. A terapia de gene *ex vivo* envolve biopsia ou colheita do tecido designado e então oferta de gene subseqüente para as células ou o tecido em um sistema de cultura *in vitro*. As células são então reintroduzidas de volta no paciente através de um processo de transplantação autólogo de célula. Para as estratégias de vacina de tumor, estas células colhidas do tumor são tipicamente irradiadas para prevenir crescimento ou metástases de uma amostra do tumor.

permanente, que é tipicamente alcançada através de vetores virais especialmente desenvolvidos, pode ser mais aplicável a doenças crônicas e a gene único (p. ex., hemofilia e fibrose cística). Em outros transtornos, como diabetes melito juvenil, onde a secreção de insulina está comprometida ou ausente, a introdução permanente de um gene de insulina seria bem-sucedida apenas se a expressão de insulina pudesse ser estreitamente controlada e regulada para a necessidade de cada paciente. Esta expressão controlada ou regulada de insulina, teoricamente, seria alcançada utilizando-se elementos regulatórios do gene responsivo da glicose desenvolvidos em um veículo de terapia genética. A transferência genética regulada para a diabetes permanece inalcançável, entretanto, demonstrando a complexidade da medicina molecular. O sucesso clínico da terapia genética será alcançado quando o agente terapêutico puder ser seguramente direcionado para um tipo de célula específico no interior de um tecido e controlado em relação ao curso de tempo da terapia. A compreensão da doença no nível molecular e a disponibilidade para diagnosticar a doença em um nível molecular são componentes adjuntos importantes da medicina molecular.

TRANSFERÊNCIA DE GENES PARA AS CÉLULAS: UMA REVISÃO GERAL DE VETORES COMUNS

Vetores são veículos desenvolvidos para aumentar a eficiência da transferência de gene oferecendo material genético em células-alvo sem degradação. Duas estratégias principais evoluíram para se alcançar isso: a transferência de gene viral e não viral (Fig. 28.2). As abordagens mediadas por vírus têm a vantagem de que as partículas de vírus são modificadas para remover seus componentes ameaçadores e tóxicos, podendo ainda penetrar nas células e oferecer um ou múltiplos genes. Algumas viroses são capazes também de inserir seus genes no genoma de uma célula-alvo, proporcio-

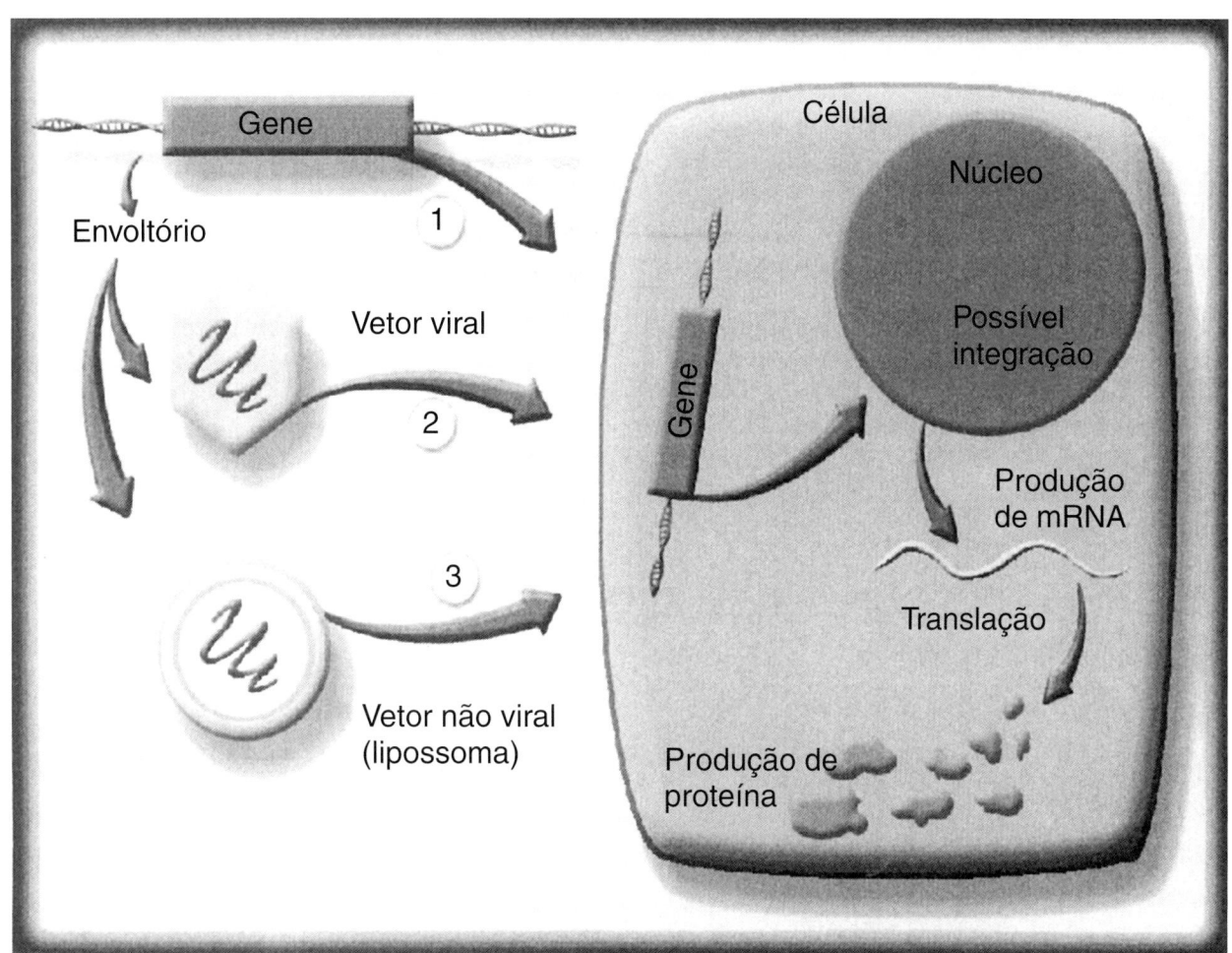

Figura 28.2
A terapia de gene envolve a oferta de ácidos nucléicos para uma célula, resultando na transcrição do gene oferecido e expressão de uma proteína. O DNA pode penetrar uma célula diretamente ou a eficiência da oferta pode ser melhorada utilizando-se vetores virais ou não virais.

nando, assim, uma potencial terapia genética permanente ou a longo prazo. Em contraste, a oferta de genes não virais é a administração de genes terapêuticos em vários envelopes degradáveis (p. ex., lipossomas, nanopartículas, polímeros ou partículas de ouro). A transferência de gene não viral predominantemente resulta na expressão a curto prazo do gene terapêutico. Algumas estratégias de terapia genética estão envolvidas na aplicação do DNA "desnudo", que é essencialmente o gene e seus elementos regulatórios na sua forma mais básica.

VETORES ADENOVIRAIS

Vetores baseados no *adenovírus* contribuem para mais de 26% de todos os ensaios de terapia genética (7). Recentemente, a utilização de vetores adenovirais está sob desconfiança após um paciente que foi exposto a administração de alta titulagem intra-hepática de adenovírus recombinantes morrer de coagulopatia. Isso, entretanto, foi relacionado a uma dose massiva de oferta de vetores, e nenhum outro estudo demonstrou ainda toxicidade significativa relacionada a vetor adenoviral (8). Quando uma célula está infectada por um vetor de adenovírus, a partícula de vírus permanece epissomal (*i. e.*, o genoma viral não se integra ao cromossoma celular). Um benefício principal dos vetores adenovirais é que eles se ligam e transferem seus genes (transfecção) para uma ampla variedade de células com alto nível de eficácia. A transfecção ocorre via ligação ao receptor adenovírus Coxsackie (RAC), que está expresso na maior parte das células epiteliais. Na ligação e penetração em uma célula, os adenovetores irão introduzir a expressão terapêutica de gene que dura de dias a muitos meses, dependendo de como o vetor é desenvolvido (9). Os vetores geneticamente desenvolvidos da geração atual são replicações deficientes e despojadas de muitos tipos de genes selvagens, reduzindo assim ou eliminando suas toxicidades virais nativas (10). Os adenovetores permanecem capazes de expressar alguns produtos que podem induzir respostas imunes e mesmo causar lise da célula-alvo. Não está claro ainda o quanto o genoma precisa ser deletado, porque alguns dos genes virais atuam como moduladores da resposta imune celular. A construção de um vetor adenoviral de replicação defeituosa é mostrada em uma visão geral na Figura 28.3. Experimentos têm demonstrado que a deleção da região E4 de um vetor de adenovírus torna-o menos tóxico para suas células-alvo (11). Experiência em modelos animais com vetores de adenovírus atenuados, como demonstrado na Figura 28.3, mostra uma alta margem de segurança entre a amplitude de dosagem exeqüível. Um desafio principal permanece com relação à readministração de vetores adenovirais, porque o hospedeiro ou a imunidade do paciente pode ser aumentada contra o vetor viral após a primeira administração. Esta resposta imune potencialmente limitante do tratamento pode ser controlada seja por administração de drogas antiinflamatórias como esteróides ou por alteração do sorotipo do vetor para escapar da resposta imune (12). No tratamento local, estratégias de terapia de gene por adenovírus intralesional (p. ex., utilizada para o câncer de cabeça e pescoço), estes efeitos imunes sistêmicos são geralmente limitantes da dosagem.

VETORES DE VÍRUS ADENOASSOCIADOS

O vírus adenoassociado (VAA) é um parvovírus não patogênico composto de um único DNA em fio. Atualmente são conhecidos 8 sorotipos de VAA. Na atualidade 25 ensaios clínicos de terapia genética estão sendo realizados utilizando vetor VAA (7). O VAA possui a vantagem distinta de ser capaz de infectar uma ampla gama de células dividindo-se e não se dividindo. O início da expressão transgênica pode ocorrer logo 3 dias após a oferta, e a expressão genética estável pode durar até 18 meses. O genoma VAA, entretanto, é pequeno e, assim, impõe um limite de tamanho de aproximadamente 14 kb para a possível carga de genes terapêuticos. O VAA, que pode ser replicado apenas na presença de um vírus auxiliar, mantém uma infecção latente na célula ou induz lise da célula-alvo. A produção do vetor é um processo sofisticado porque são necessários três componentes: (a) um vetor VAA no qual os genes virais foram substituídos pelo gene terapêutico de inte-

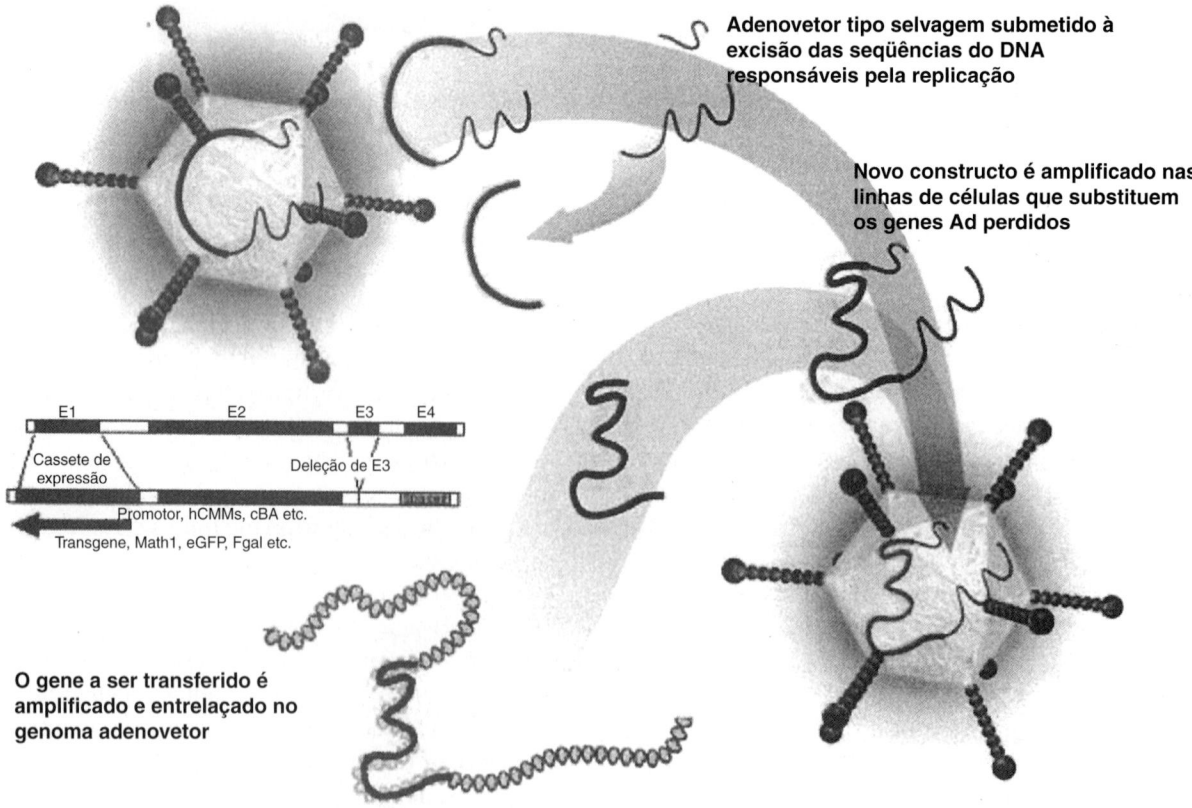

Figura 28.3

A síntese de um adenovírus de replicação defeituosa inicialmente envolve a remoção das regiões E1 e E3, o que torna o vírus incapaz de replicação. O gene alvo a ser transferido é então inserido na região vazia E1 e o novo construto é transfectado em uma linha de envoltório de célula. Os vetores podem replicar nestes envoltórios designados de linhas de células, as quais permitem a amplificação e então a purificação do vetor viral construído.

resse, (b) um plasmídio com um pacote de genes VAA, e (c) um pacote de linha de célula. Todos estes precisam ser co-transferidos com um vírus auxiliar (geralmente herpesvírus ou adenovírus), que então começam a replicação do vetor VAA (13). O vírus auxiliar pode ser difícil de ser removido completamente do vetor estoque, o que causa um baixo risco de viabilizar a replicação de um vetor tipo selvagem na célula-alvo ou no tecido hospedeiro. Outra vantagem dos vetores VAA é a alta titulagem, até 10^{10} ufc/mL (unidades formando colônias por mililitro), que pode ser purificada e utilizada para aplicações de terapia de gene. Altas titulagens do vetor se traduzem em oferta maior e expressão de genes e, por sua vez, podem traduzir-se em maior eficácia terapêutica. Outra desvantagem potencial é que o tipo selvagem VAA introduz sua confiabilidade do genoma no lócus 19q13.4 do genoma humano (13). Esse lócus possui um papel na formação da leucemia crônica de células B, aumentando assim a preocupação de que o VAA (AAV) possa ser oncogênico. Por outro lado, vetores recombinantes VAA não se inserem no lócus 19q13.4 no interior do cromossoma da célula-alvo, porém eles se inserem randomicamente no cromossoma de célula-alvo. Embora essa inserção randômica possa resultar em ausência de efeitos adversos, ela poderia também alterar a biologia da célula ou do tecido hospedeiro, causando efeitos colaterais indesejáveis. Nos estudos pré-clínicos, o tratamento de linhas de célula de câncer com terapia de gene "suicida" e terapia de gene anti-sentido utilizando vetores VAA tem mostrado efetividade (13). Finalmente, os VAA recombinantes representam um vetor versátil que pode ser utilizado para uma variedade de aplicações e representa uma promessa para utilização na expressão genética a longo prazo.

VETORES DE VÍRUS DO HERPES

A maior parte dos vetores de herpes é baseada no vírus herpes *simplex* tipo 1 (HSV-1) neurotrópico. Até hoje, 30 ensaios clínicos de terapia de gene utilizando vetores HSV foram registrados (7). O HSV é um vírus de DNA de duplo cordão, que pode permanecer em fase latente em uma ampla gama de tecidos. O HSV é altamente infeccioso, não se integra no genoma da célula hospedeira e pode ser reativado no local original da infecção. Dentre a população acima dos 30 anos de idade, 90% adquiriram anticorpos para o HSV, indicando uma infecção anterior. O vírus nativo possui um genoma de 152 kb, que é quase 15 vezes maior do que o lentivírus e 4 vezes maior do que o adenovírus, o que torna o vetor HSV único no seu potencial terapêutico e capacidade de carreamento de genes. No total, 84 genes não são essenciais para a função de vetor, resultando em uma capacidade de carreamento de até 40 kb (14). O HSV também contém o gene para a timidina quinase (TQ), que converte a pró-droga aciclovir no seu agente ativo no interior da célula afetada, tornando assim esse vetor útil para a terapia suicida. A terapia de gene "suicida" para o HSV utilizando aciclovir tem sido estudada nos ensaios clínicos de tumores cerebrais humanos (15). Os vetores HSV-1 de replicação defeituosa podem ser preparados para titulagens relativamente altas de 10^4 a 10^8 ufc/mL, e podem ser amplificados e purificados sem a necessidade de um vírus auxiliar. Em virtude de o vírus auxiliar não ser necessário para produzir vetores HSV em grau clínico, essencialmente não há risco de contaminação com o vírus patogênico tipo selvagem.

VETORES DE RETROVÍRUS

Retrovírus são pequenos vírus de RNA que contêm duas moléculas idênticas de RNA de cordão único, as quais induzem o processo de transcrição reversa após infectar uma célula e então subseqüentemente integram seus genomas no cromossoma da célula hospedeira em uma forma estável e ainda randômica. Os genes inseridos, teoricamente, são passados para todas as gerações subseqüentes de células, o que, por sua vez, eleva as preocupações de segurança a longo prazo. Por causa do tamanho pequeno do genoma (10 kb), a capacidade de encapsulamento é limitada, de forma que a oferta de grandes ou múltiplas cargas de genes a partir de um vetor não é com freqüência alcançada. Os retrovírus podem apenas infectar células que estão se dividindo ativamente, deixando as células quiescentes (que não estão dividindo-se) não afetadas. Atualmente, 263 ensaios clínicos utilizaram vetores retrovirais, e esses ensaios dirigiram-se principalmente às doenças monogênicas (7). Os retrovírus têm sido utilizados nas estratégias de vacina de câncer utilizando técnicas *ex vivo*, como discutido anteriormente. Nesses casos, a transferência de gene não é o evento curativo primário, porém é um componente crítico para alterar o microambiente do tecido, alcançando, portanto, um efeito terapêutico indireto. Estratégias de vacina do câncer utilizando vetores retrovirais para outros cânceres (p. ex. cérebro, mama, cabeça e pescoço) estão sob investigação (3,5).

As células transfectadas por retrovírus geralmente não mostram modificações óbvias em sua biologia, como a presença de corpos de inclusão. Em um retrovírus recombinante, os genes retrovirais nativos são substituídos pelo gene terapêutico e seu promotor, e a replicação tem lugar em uma linha de célula de empacotamento, que proporciona as proteínas ausentes no genoma alterado. Titulagens relativamente altas de

10^6 a 10^7 ufc/mL podem ser alcançadas. Essas partículas, entretanto, são suscetíveis à rápida degradação pela cascata de complemento sistêmica natural do hospedeiro.

Na ligação retroviral em uma célula-alvo, o vetor penetra na célula e libera seu genoma RNA no citoplasma. A transcriptase reversa viral então constrói um DNA de cordão duplo pró-vírus. Esse pró-vírus se integra nos cromossomas da célula hospedeira. O processo de integração nem sempre resulta em uma expressão genética estável ou a longo prazo porque as células são capazes de interromper a expressão do vetor retroviral. Outro problema com o vetor retroviral é a possibilidade de recombinação intracelular com retrovírus endógeno humano, o que poderia resultar na formação de replicação competente de retrovírus no interior do hospedeiro.

VETORES DE LENTIVÍRUS

Os lentivírus são um subgrupo de retrovírus. Entre os membros dessa família incluem-se o vírus da imunodeficiência humana e felina (HIV e FIV). Os lentivírus podem infectar células quiescentes, que não estão se dividindo com uma eficiência de transfecção relatada até 10 vezes maior do que a eficiência de transferência de gene máxima de um vetor retroviral (16). Embora exista relutância para utilizar vetores baseados no HIV em ensaios clínicos humanos porque pode haver soroconversão e um risco de um tipo de recombinação selvagem, o lentivírus felino tipo selvagem não é patogênico nos humanos e, portanto, pode ser desenvolvido para aplicações humanas.

As propriedades gerais dos lentivírus são similares às dos retrovírus. A amplitude de possíveis células-alvo pode ser alargada por pseudotipagem, onde as estruturas da superfície do vetor são alteradas para mimetizar outros envelopes virais. O mais bem caracterizado lentivírus é o HIV. Seu genoma complexo contém genes para função integral e uma matriz de proteína que capacita o pró-vírus a penetrar através do envelope nuclear e das células-alvo infectadas. Não se tem conhecimento de que o FIV infecte ou cause doenças em humanos, embora algumas cepas virais possam infectar células humanas na cultura (17). A viabilidade de vetores lentivírus para a utilização nas estratégias de terapia de gene permanece por ser testada. A habilidade de infectar células que não estão em divisão ou terminalmente diferenciadas em uma base a longo prazo, entretanto, torna os vetores lentivírus bons candidatos à pesquisa continuada e à avaliação para futuros ensaios de terapia de gene para doenças onde a expressão de gene estável a longo prazo é necessária.

TRANSFERÊNCIA DE GENE NÃO VIRAL

Preocupações com a demorada proteção em vetores virais produziram a busca de opções para transferência de gene não viral. A maior parte dos vetores não virais é composta por moléculas complexas com cargas catiônicas que permitem interação eletrostática com o DNA negativamente carregado do gene terapêutico. Isso causa formação de uma nanopartícula complexa consistindo de ácido nucléico e carreador. Em virtude de esses carreadores possuírem um excedente de cargas positivas, eles podem então interagir com a membrana celular externa negativamente carregada e penetrar na célula por um processo denominado endocitose. Vetores com base de lipossomas são emulsões de partículas lipídicas positivamente carregadas que foram utilizadas em 85 ensaios clínicos de terapia genética (7). Esses lipídios catiônicos são anfofílicos e possuem um grupo amino hidrofílico e uma ou duas cadeias de ácido graxo. Sua função pode ser realçada pela construção de lipídios multivalentes que podem condensar DNA mais efetivamente e assim ofertar maiores quantidades de gene terapêutico. Os lipossomas também podem ser construídos com protamina, um peptídeo rico em arginina que pode, por sua vez, condensar DNA através de suas forças eletrostáticas. Outros agentes catiônicos incluem polímeros como polietilenimina (PEI), poli-L-lisina (PLL) e propamina polivinil (PVP). Além disso, existem poliaminas naturais, como espermidina e espermina, que condensam o DNA para nanopartículas de um diâmetro de cerca de 50 a 130 nm (18). Esses carreadores não virais de gene podem ser categorizados em diversos grupos: (a) aqueles para aumentar a oferta de DNA para o núcleo ou citosol, acrescentando ao núcleo um sinal de localização (SLN) (19); (b) aqueles para formar complexos condensados para proteger o DNA de ser degradado por nucleases e outras enzimas; (c) aqueles desenvolvidos para dirigir-se a tipos celulares específicos; (d) aqueles que liberam DNA no citosol; e (e) aqueles para dissociar a partir do DNA no tecido para proporcionar expressão de gene controlada ou contínua. Um exemplo do último é um polímero termossensitivo que pode ser carregado com DNA entre 4°C e 20°C e submetido a uma transição de solução para gel em 30,3°C, permanecendo assim no local de injeção por um período mais longo de tempo, liberando lentamente o DNA nas células circunvizinhas (19).

Dada a ineficiência inerente da transferência do gene não viral, um interesse crescente é visto no desenvolvimento de técnicas adjuvantes para melhorar a eficiência. O ultra-som é uma das tais técnicas utilizadas para aumentar a permeabilidade da membrana nas células-alvo, permitindo, portanto, melhora da entrada do vetor não viral e oferta de gene (20). O ultra-som aumenta o acesso intracelular de solutos dissolvidos, encorajando assim a entrada de DNA e aumentando a desestabilização endossômica que resulta em rápida liberação do gene terapêutico (21). A liberação rápida do gene terapêutico é de importância crítica na prevenção da degradação com base endossômica do gene transferido. Além disso, estudos têm demonstrado que microbolhas utilizadas como agente de contraste do ultra-som podem ligar oligonucleotídeos, que são pequenos segmentos de DNA capazes de inibir a expressão do gene (22). Em virtude de o ultra-som poder destruir essas microbolhas, a liberação controlada e dirigida de oligonucleotídeos ou genes terapêuticos por ultra-som dirigido tem sido possível e garante investigação futura (23).

A eletroporação, que rompe a barreira eletrostática da membrana da célula com pequenos pulsos de alta voltagem, tem sido utilizada para facilitar a oferta de gene. Aplicando-se um campo de corrente externo que ultrapasse um pouco a capacitância da membrana da célula, é induzida uma ruptura transitória e reversível desta. Quando essa técnica é utilizada em tecidos vivos *in vivo*, são utilizados eletrodos agulhas que geram campos de $1\,kV\,cm^{-1}$ (24). Para tratar uma área ou tecido-alvo, diversas aplicações podem ser utilizadas. Esta técnica também produz um efeito vascular composto de constrição reflexiva de vasos de resistência e de edema intersticial, fazendo uma droga ou gene ser retida na área da oferta (25). Esses efeitos são mais proeminentes nos tumores onde as estruturas endoteliais são mais vulneráveis, o que pode ser uma vantagem no tratamento do câncer (26). Ao se desenvolver um tratamento potencial, as características de cada tipo de vetor são levadas em consideração. Dados os fatores complexos na terapia de gene humana e as restrições presentes da tecnologia, duvida-se que uma única estratégia de oferta de gene atenda a todas as nossas necessidades clínicas. Nosso conhecimento atual de biologia de vetor, entretanto, está aumentado e permitindo-nos selecionar o vetor que mais se adeque a uma aplicação clínica em particular.

Assegurando a Especificidade do Tratamento: Dirigindo um Vetor para um Tecido ou Tipo de Célula

Três abordagens diferentes podem ser utilizadas para assegurar que um gene terapêutico seja dirigido ao tecido desejado. Mais simplesmente, para doenças como câncer de cabeça e pescoço, a terapêutica molecular pode ser injetada no local da doença (p. ex., um câncer recorrente do assoalho da boca). Modificações moleculares do vetor e do construto do gene propriamente dito podem ser utilizadas para dirigir o vetor apenas para células com um receptor específico ou molécula de superfície, enquanto a modificação do promotor pode limitar a expressão do gene para certos tecidos. Um promotor é uma região genética envolvida na ligação da polimerase do RNA necessária para a iniciação da transcrição do RNA mensageiro (mRNA). Atualmente, a maioria dos vetores utiliza promotores de citomegalovírus (CMV) ou vírus de símio (VS40), que não são específicos de tecido, porém permitem altos níveis de expressão de gene. Para alcançar maior grau de expressão específica do vetor, promotores de tecido específicos que permitem a expressão de gene apenas nos tecidos capazes de ligar um promotor específico estão sendo avaliados. A ciclooxigenase-2 (Cox-2) é fracamente detectada na maior parte dos tecidos, porém pode ser induzida por fatores de transcrição do tumor, fatores de crescimento, e citocinas pró-inflamatórias (27). Conectar o promotor da Cox-2 a um gene vetor tem demonstrado expressão específica no tecido patológico e preservação das células normais (28). Nas células de câncer, a enzima telomerase previne apoptose e promove proliferação descontrolada. Vetores promotores sob controle da transcriptase reversa da telomerase humana (hTERT) estão restritos para atividade nas células do tumor, sem considerar a origem de seu tecido (29). Outros promotores potenciais câncer-específicos são o antígeno carcinoembriônico (ACE) (30), a α-fetoproteína (AFP) (31) e o inibidor da leucoprotease secretória (ILPS) (32). A modificação da seqüência do gene que controla a expressão de gene vetor, então, pode ser utilizada especificamente para dirigir a expressão do gene no tecido maligno, e será necessário aumentar a segurança da terapia de gene que oferta genes potencialmente danosos.

A terapia de gene funciona melhor se o vetor for dirigido para um tipo de célula específica em vez de fazer com que o vetor transfira uma ampla gama de células. Vetores dirigidos para um tipo específico de célula (p. ex., uma célula de câncer) devem possuir menos efeitos tóxicos potenciais sobre as células normais distantes ou circunvizinhas, órgãos ou tecidos. O redirecionamento do vetor pode ser alcançado fazendo-se modificações na concha externa e na superfície da partícula do vírus (capsídeo). Uma compreensão perfeita do respectivo mecanismo de entrada viral é necessária para desenvolver uma estratégia de redirecionamento. O adenovírus é uma partícula icosaédrica não envelopada com 12 fibras se projetando a partir da superfície, nas quais cada ponta possui uma região globular referida como o domínio puxador (33). Esses puxadores se ligam a receptores do adenovírus Coxsackie (RAC) e o vírus penetra na célula via endocitose (Fig. 28.4). O domínio puxador tem sido a região primária das tentativas de redirecionamento. Diversas estratégias diferentes têm sido utilizadas para o redire-

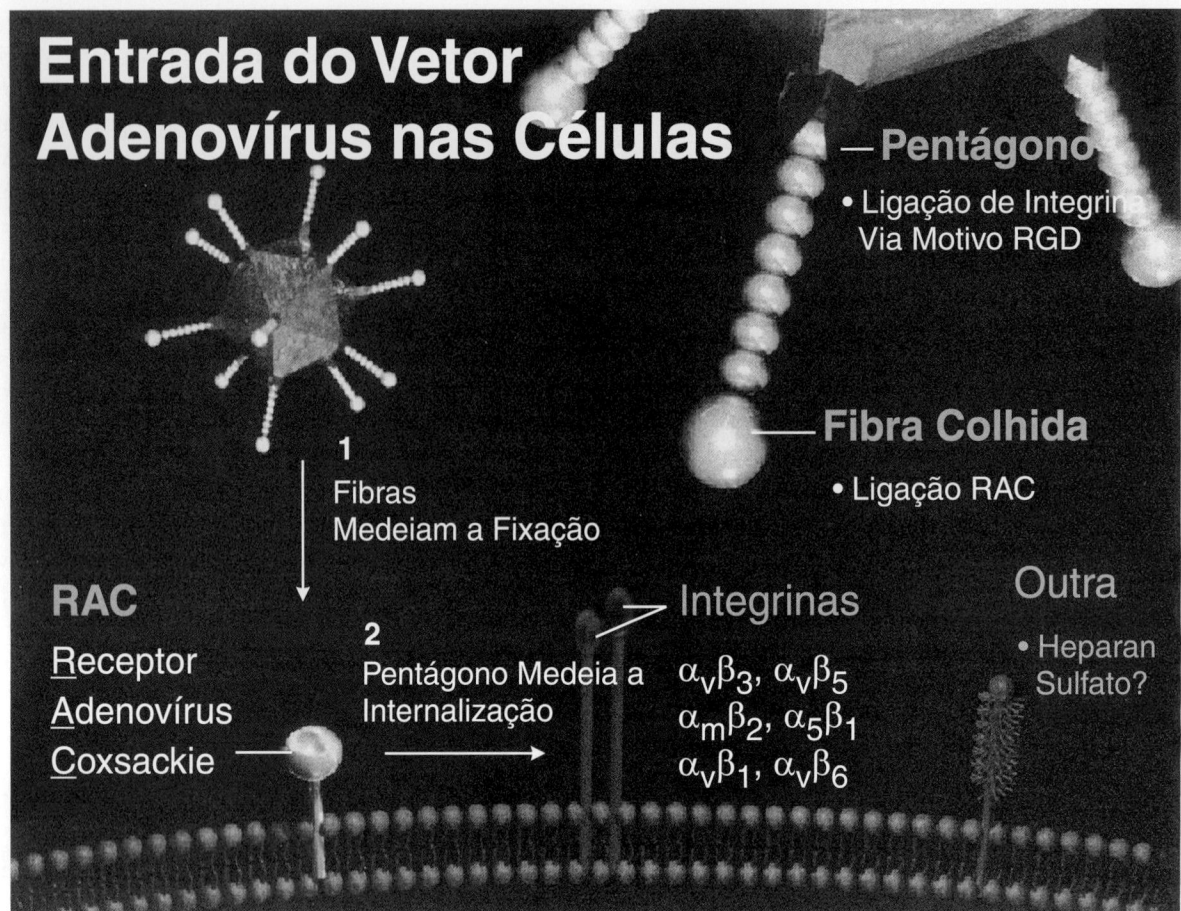

Figura 28.4

A entrada do adenovetor ocorre primariamente através da ligação da fibra ou botão ao receptor celular adenovírus Coxsackie (RAC – CAR). Integrinas e heparina desempenham papéis secundários na entrada do vetor.

cionamento (Fig. 28.5). Abordagens de redirecionamento imunológico, como redirecionamento do receptor do fator de crescimento de célula endotelial (RFCE) e receptor do fator de crescimento do fibroblasto (RFCF), têm recebido mais atenção nos últimos anos. Nessas estratégias, o FCE ou o FCF é amarrado a um fragmento do anticorpo que, por sua vez, covalentemente se liga à fibra puxadora do adenovírus. Assim, nenhuma fibra puxadora é exposta à ligação para um receptor RAC nativo da célula-alvo sobre sua superfície celular. Assim, a ligação não específica para qualquer tecido ou célula que naturalmente expresse o RAC (CAR) não ocorre. A ligação viral eficiente e a transferência de gene, entretanto, irão ocorrer nas células-alvo que expressem um alto número de RFCE ou RFCF, o que é o caso de muitos cânceres epiteliais, como o câncer de cabeça e pescoço (34).

Outra abordagem é denominada redirecionamento indireto, cujas três estratégias primárias estão atualmente sendo investigadas. A primeira é o direcionamento inverso, o qual envolve a inibição seletiva de infectividade sobre células que expressam o receptor-alvo (35). A segunda é direcionamento da protease, o qual em contraste envolve a supressão global da infectividade com sua reativação seletiva sobre células que expressam uma protease-alvo (36). Uma terceira estratégia é baseada na interação de um ligante exibido na superfície do vetor com seu receptor específico na célula. Esse processo é baseado na estimulação de células-alvo e na indução da sinalização, a qual significativamente acentua a transferência de gene (37). Essas estratégias coletivas de redirecionamento possuem todas o mesmo objetivo da oferecer vetores genéticos para tipos celulares específicos para manter ou destacar o efeito terapêutico enquanto reduzem a toxicidade potencial causada pela ligação não específica do vetor viral. Em combinação com promotores de tecido específico, terapêuticas moleculares podem ser dirigidas para um único tipo celular dentro de um tecido.

Abordagens Terapêuticas para o Tratamento do Tumor

O tratamento dos tumores com terapia de gene pode tomar diversas formas. A oferta de genes que matam as

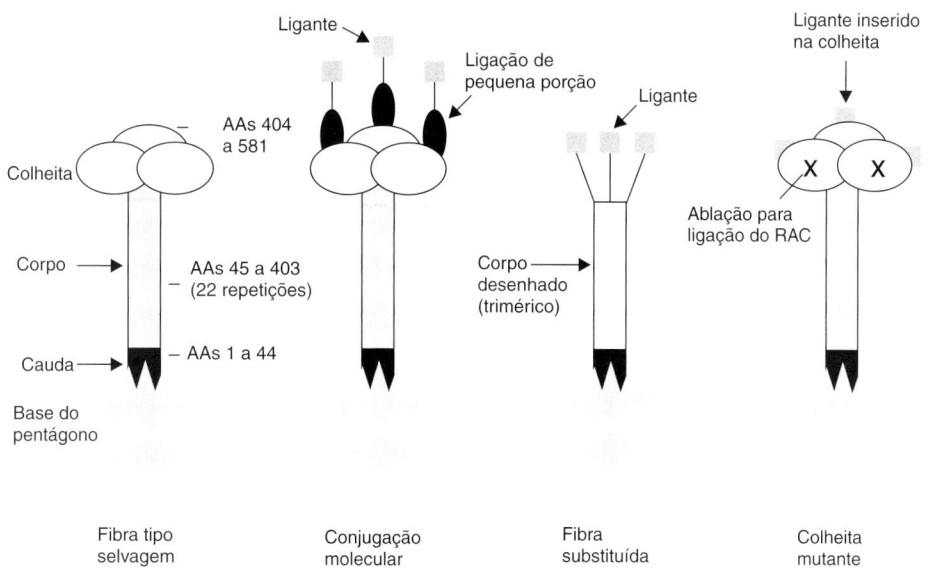

Figura 28.5
Para alterar o tropismo de vetores nativos, moléculas quiméricas capazes de ligar o vetor ou alvo podem ser utilizadas ou os vetores da região de ligação podem ser alterados através de uma variedade de estratégias.

células do tumor é conhecida como terapia de gene suicida ou terapia enzima pró-droga gene dirigida. Este tipo de tratamento possui três componentes: (a) a pró-droga a ser ativada, (b) a enzima (geralmente não humana) utilizada para a ativação e (c) o sistema de oferta para o gene correspondente (38). A pró-droga precisa ser um agente sistêmico metabolicamente estável e capaz de se difundir eficientemente através de rotas paracelulares ou transcelulares para áreas no tumor nas quais a enzima de ativação está sendo gerada. A droga ativada deve ser uma citotoxina efetiva, preferencialmente capaz de matar células em todos os estádios de seu ciclo, e possuir uma habilidade para difundir e matar células tumorais vizinhas, um benefício terapêutico denominado "efeito espectador". As pró-drogas com base em guanosinas ativadas pela enzima timidina quinase do herpes *simplex* tipo 1 (HSV-T), as quais foram originalmente desenvolvidas como agentes anti-herpes, têm sido amplamente utilizadas. Exemplos dessas pró-drogas são ganciclovir, aciclovir e valciclovir, que causam morte da célula por inibição da incorporação da deoxiguanosina trifosfato (dGTP) no DNA, levando à prevenção do alongamento da cadeia (39). Outra enzima utilizada na terapia suicida é a citosina deaminase (CD), que catalisa a conversão da citosina para uracil, contribuindo para uma importante via biomecânica em procariotes e fungos, porém não em eucariotes multicelulares. A pró-droga 5-fluorocitosina é eficientemente convertida dentro de uma célula-alvo para o agente quimioterápico tóxico 5-fluorouracil (5-FU) pela CD. Esta estratégia de terapia de gene suicida, que tem sido testada no carcinoma da célula renal, foi relatada como possuidora de um efeito terapêutico mais forte do que a terapia de gene HSV-T (40).

A maior parte dos vetores virais é desenvolvida para ter uma replicação incompetente ou "não patogênica". Com o crescente conhecimento e compreensão dos detalhes da replicação viral e da biologia dos tumores, têm sido desenvolvidos vírus de replicação seletiva com potencial oncolítico. Esses vetores virais são dirigidos para replicar nas células que mostram defeitos genéticos inerentes, como perda da expressão do gene p53 (41). A infecção de uma célula defeituosa p53 permite a replicação viral seletiva, matando a célula do tumor, a expansão do vetor e a infecção subseqüente das células circunvizinhas do tumor. Células não cancerosas normais nas margens do tumor são poupadas porque elas expressam um p53 funcional, assim, não são receptíveis à infecção e ao efeito do vírus. O adenovírus ONYX-015 é um vetor p53 condicionalmente replicante que tem sido utilizado em alguns ensaios clínicos de câncer humano (42). O ONYX-015 tem se mostrado seguro, produzindo remissões limitadas do tumor isoladas e em combinação com regimes quimioterápicos padrões (43). Esta abordagem de tratamento tem as vantagens das propriedades fundamentais de um vírus (lise da célula) e uma compreensão da base molecular da doença para produzir uma nova abordagem terapêutica. Outros tipos de terapia genética, como discutido anteriormente, procuram alterar o ambiente do tumor para alcançar um efeito terapêutico.

O sistema imune é capaz de identificar e destruir células-alvo e pode disparar a memória dessa interação a longo prazo. As células do tumor, entretanto, expressam apenas baixos níveis de moléculas-chave de adesão, como o complexo de histocompatibilidade maior (MHC), que permite que o sistema imune reconheça uma célula como estranha ou cancerosa. Além disso, as células do tumor possuem uma defesa natural através da qual elas secretam moléculas imunossupressivas, tais como a interleucina-10 (IL-10) e o fator β de crescimento tumoral (FCT-β), que reduz o potencial para ataque imune. Para controlar esta quantidade mínima e para tornar as células do tumor mais "visíveis" para o sistema imune, têm sido desenvolvidas estratégias para oferecer interleucina imunoestimulante para os tecidos do tumor. Concentrações locais elevadas de interleucinas imunoestimulantes (p. ex., IL-2) têm sido apontadas como capazes de promover respostas em célula T matadora e ativar uma variedade de células sanguíneas brancas não específicas matadoras de tumor (p. ex., células matadoras naturais, células matadoras linfocina-ativadas, monócitos e macrófagos).

A oferta local da proteína interleucina recombinante requer injeções freqüentes ou tratamentos sistêmicos e pode ter toxicidade sistêmica associada significativa. Assim, a aplicação da terapia de gene para aumentar a expressão de interleucina imunoestimulante no interior do local do tumor acima de um período prolongado possui muitas vantagens terapêuticas potenciais. Os primeiros modelos experimentais e aplicações clínicas da terapia de gene de citocina dirigiram-se para a oferta de gene para IL-2, que se mostrou bem-sucedida ao inibir o crescimento do tumor (44). Transgenes codificados para diversas outras interleucinas (IL-1, IL-4, IL-7, IL-12 e IL-13), interferons (IFN-γ e IFN-α), fatores de crescimento hematopoiéticos (GC-CSF, G-CFS e M-CSF) e fator de necrose tumoral (FNT) também têm-se mostrado uma promessa em relação a estratégias de terapia genética (45).

Além disso, para a oferta de genes que substituem genes defeituosos ou causam morte direta do tumor ou ativação imune, a terapia genética pode ser utilizada para oferecer uma variedade de construtos que podem inibir a expressão do gene de uma forma terapeuticamente benéfica. O RNA complementar ao cordão de DNA, que codifica um gene específico é capaz de produzir ligação para esse DNA e inibição de sua expressão de gene. Este RNA "anti-senso" pode suprimir a atividade de diversos oncogenes, incluindo *ras*, *fos* e *mic*, assim como a atividade do vírus HSV-1, papiloma-vírus humano (HPV), e vírus linfotrópico da célula T humana tipo 1 (VLTH-1) (46). Em virtude de o fenótipo maligno das células do tumor ser dependente na expressão de oncogenes particulares, o tratamento anti-senso, teoricamente, deveria parar a proliferação do tumor. A terapia anti-senso na sua forma atual tem sido limitada pela incapacidade de oferecer moléculas suficientes anti-senso para o alvo (47). Investigações contínuas e ensaios clínicos estão sendo dirigidos para o desenvolvimento de novos vetores de transferência de gene desenvolvidos para superar essa limitação (48). Uma das estratégias que possui potencial para o tratamento do câncer de cabeça e pescoço é a oferta intratumoral de anti-senso ao receptor de fator de crescimento epidérmico (RFCE), mediado por lipossoma, e seu combinante, fator-α de crescimento transformante (FCT-α) (48).

Fragmentos de RNA de cordão duplo gene-específicos podem disparar a degradação de RNA celular homólogo de comprimento total e, assim, romper certos processos chaves ou expressões de gene no interior de uma célula. O processo pelo qual o RNA de cordão duplo degrada o RNA homólogo é conhecido como interferência de RNA (iRNA). A degradação é mediada por pequeno RNA interferente (pRNAi), que pode ser prontamente fabricado (49). Nos experimentos comparativos, os pRNAi têm mostrado mais efetividade do que o RNA anti-senso, com uma hipótese de que estes pequenos RNA de cerca de 21 pares-base (pb) tenham maior probabilidade de escapar da degradação da nuclease intracelular do que as moléculas longas de RNA anti-senso (50). A terapia de gene iRNA é um conceito novo que está evoluindo atualmente sob a cobertura da terapia baseada no RNA.

A inibição dos genes que protegem tumores de morte celular é uma outra abordagem potencial para o tratamento.

Terapia Genética e Terapia Molecular na Cirurgia de Cabeça e Pescoço

Cânceres de cabeça e pescoço acessíveis à terapia de gene localmente dirigida permitem estreito monitoramento clínico tanto para os efeitos antitumor quanto tóxicos. Por essa razão, existiu interesse no desenvolvimento de estratégias de terapia genética para o câncer de cabeça e pescoço precocemente no desenvolvimento do campo. Algumas das primeiras investigações pré-clínicas foram dirigidas à utilização de terapias de gene suicidas isoladas ou em combinação com terapia genética imunoestimulante da citocina (51). Enquanto dados desses estudos animais pré-clínicos foram encorajadores, as limitações da terapia de gene isolada com as primeiras gerações de vetores de adenovírus padrões mudaram o foco do desenvolvimento e de estudos clínicos em direção à terapia de replicação de adenovírus ou terapia genética em combinação com radiação e quimioterapia.

A segurança e a eficácia potencial de vírus replicantes que destroem células de tumor têm sido mostradas na fase II do ensaio para uma combinação de injeção intralesional do vetor ONYX-015 em combinação com cisplatina e 5-FU *versus* a quimioterapia isolada nos pacientes com câncer recorrente de célula escamosa de cabeça e pescoço. Esse estudo demonstrou respostas substanciais objetivas do tumor, incluindo alto número de respostas completas sem progressão do tumor em uma janela de seguimento de 6 meses. Todos os pacientes que receberam apenas quimioterapia experimentaram progressão da doença. Biopsias dos tumores dos pacientes que receberam a terapia viral de replicação competente mostraram replicação viral de tumor seletiva e indução de necrose; entretanto, nenhuma correlação aparente foi vista entre o estado mutacional do tumor do p53 e a extensão da resposta clínica (52).

Outra estratégia de combinação de terapia viral padrão e de gene que tem evoluído e que foi incluída em ensaios clínicos baseia-se em um vetor de adenovírus que é ativado para expressar uma molécula antitumor na exposição à radiação. Esse vetor de adenovírus foi construído com um promotor induzível por radiação EGR-1. Quando esse vetor viral geneticamente construído infecta uma célula tumoral e é então exposto à radiação, altos níveis de citocina antitumor FNT-α são expressos no interior da célula do tumor infectada. Esta nova estratégia referida como "FNTerade" tem sido estudada na fase I de ensaios clínicos para pacientes com câncer de mama, pulmão, retal, pele e cabeça e pescoço (53,54).

Um fator-chave no crescimento do tumor é o suporte vascular e suprimento de sangue para o tumor. A interferência com a função da enzima protease necessária para o crescimento invasivo do tumor do endotélio vascular tem sido mostrada para inibir o crescimento do tumor (55). Estudos pré-clínicos de murina utilizando transferência do gene endostatina antianiogênico demonstraram efeitos significativos tanto no crescimento do tumor primário quanto metastático (56). Embora estas estratégias antiangiogênicas sejam intrigantes, tem havido pouca investigação quanto a sua aplicação no câncer de cabeça e pescoço. Estratégias de terapia genética para modular o suprimento de sangue possuem mais aplicações potenciais do que o tratamento primário do câncer de cabeça e pescoço e poderiam ser valiosas na cicatrização do ferimento e nos reparos locais, regionais, ou de enxerto livre na cirurgia de tumor da cabeça e no pescoço e base do crânio. Vários fatores de crescimento, tais como o fator de crescimento fibroblástico básico (FCFb) e o fator heparina de ligação, são conhecidos para estimular o crescimento de novo vaso (57). Em geral, o reparo do tecido é governado por uma pletora de fatores de crescimento (p. ex., FGT-α e -β, FGE, fatores de crescimento semelhantes à insulina um e dois [FCI-I e II] e fator de crescimento derivado de plaquetas [FCDP], e fator de crescimento nervoso [FCN]). Estes fatores aumentam o suprimento de sangue e o crescimento nervoso ou a recuperação e estão envolvidos na manutenção da massa do músculo, todos os quais possuem potencial benéfico no campo da cirurgia reconstrutora da cabeça e pescoço ou no tratamento de paralisia laríngea ou facial.

Aplicações Potenciais da Terapia de Gene na Otologia

A terapia do gene da orelha interna está atualmente puramente no estádio experimental. Diversos vetores têm sido estudados e mostraram oferta de genes ectópicos funcionais bem-sucedida no sistema auditivo de mamíferos. Genes repórteres, marcadores funcionais como a proteína fluorescente verde (PFV), ou a β-galactosidase (β-gal) (58) têm sido utilizados para demonstrar a eficácia da oferta de gene para a orelha interna (59) (Fig. 28.6). Como a doença otológica geralmente não está associada à mortalidade, os vetores utilizados precisam apresentar baixa imunogenicidade e citotoxicidade e nenhum potencial oncogênico. Vetores baseados em vírus adenoassociados assim como lipossomas como agentes de revestimento têm sido utilizados para transfectar células da orelha interna (60). Têm sido desenvolvidos métodos para oferta cirúrgica nos modelos animais (61,62). A transfecção da cóclea de porquinhos-da-índia e ratos sem dano ao limiar de audição também tem sido demonstrada (63,64).

Um dos maiores desafios da terapia genética otológica é a regeneração do epitélio sensorial, as células pilosas. Uma vez que se sabe que o gene Math 1 é expresso na orelha interna do rato entre os dias embrionários 12.5 e 18.5, sua perda no rato nocauteado corresponde a uma perda de células pilosas e pode proporcionar um gene-chave para a regeneração das células pilosas (65,66). Nos estudos selecionados, tem sido mostrado o potencial regenerativo das células pilosas nos mamíferos após lesão (67,68). A transferência de um vetor plasmídeo expressando o Math 1 resultou em nova formação de células pilosas em culturas de cócleas neonatais do rato (69). Nos estudos recentes, a aplicação de um vetor adenoviral codificando o Math 1 na escala média da cóclea de porquinhos-da-índia adultos levou às células pilosas auditivas ectópicas (70). Perda auditiva e transtornos vestibulares constituem uma área emergente para a terapia de gene e dados pré-clínicos sustentam a investigação continuada que possa levar a ensaios clínicos humanos.

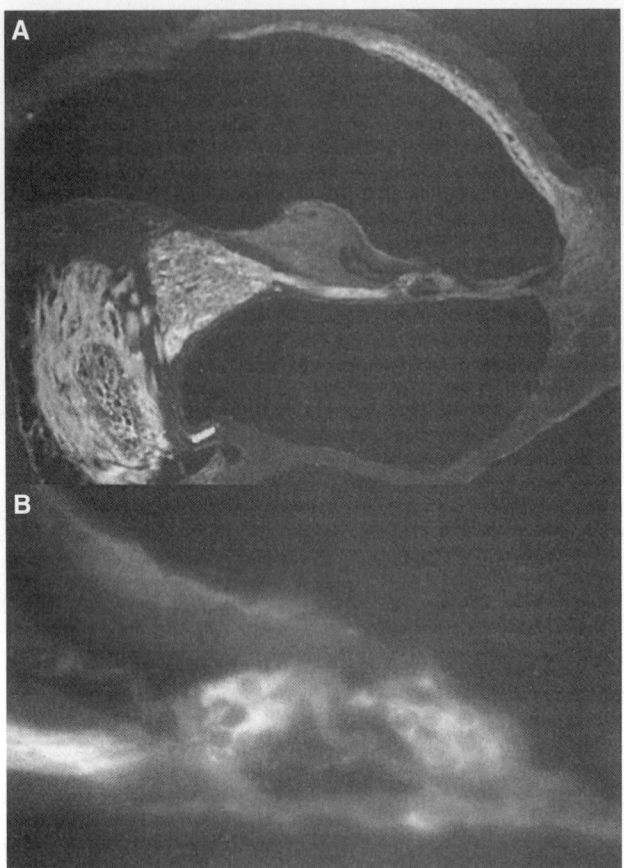

Figura 28.6

Oferta mediada por adenovetor de proteína fluorescente verde (PFV) para a orelha interna do rato é mostrada em potência baixa (**A**) e alta (**B**). As células nas quais o gene para a PFV foram transduzidas, podem ser identificadas por sua cor amarelo-brilhante ou verde-manchado. A expressão da PFV é vista nas células ganglionares espirais assim como nas células pilosas internas e externas.

CONCLUSÃO

Tentativas iniciais na terapia genética dirigiram-se para a correção de doenças monogênicas menos comuns (p. ex., doença imune combinada grave e hemofilia); entretanto, o campo tem evoluído significativamente na área de utilização da terapia genética e molecular para tratar desordens comuns (p. ex., câncer, artrite e doenças cardiovasculares). Ao longo dos últimos 10 anos, a terapia genética modificou-se de pesquisa básica essencial para ensaios clínicos humanos ativos, e o campo foi ampliado para incluir novos conceitos virais e não virais na terapia molecular. A otorrinolaringologia apresenta uma prática com uma variedade de doenças desafiadoras, variando de malignidades a transtornos crônicos neurodegenerativos. O aumento da compreensão acerca da base molecular das doenças otorrinolaringológicas irá permitir o desenvolvimento de novas terapias de base molecular. Pesquisa adicional com um foco na combinação de terapia genética e molecular com cirurgia padrão, radiação e quimioterapia promete uma mudança no curso do tratamento do câncer de cabeça e pescoço. Desenvolvimentos contínuos no desenho de vetores e na oferta de genes dirigidos a determinado alvo abrem possibilidades de a terapia molecular entrar nos campos da reconstrução e dos transtornos auditivos e vestibulares.

PONTOS IMPORTANTES

- A terapia genética de células somáticas é relativamente aceita.
- A terapia terapia genética de célula germinativa permanece altamente controversa. A manipulação da linhagem germinativa de DNA está banida atualmente.
- A transferência de vetores de gene pode ser viral ou não viral.
- Vetores virais implicam em preocupações de segurança.
- A terapia genética funciona melhor quando apropriadamente dirigida.
- A compreensão da base molecular para a doença oferece novas abordagens para a manipulação genética.

REFERÊNCIAS

1. Schwartz GJ, Mehta RH, Wenig BL, et al. Salvage treatment for recurrent squamous cell carcinoma of the oral cavity. *Head Neck* 2000;22:34-41.
2. Cusack JC Jr, Tanabe KK. Cancer gene therapy. *Surg Oncol Clin N Am* 1998;7:421-469.
3. O'Malley BW Jr, Couch ME. Gene therapy principles and strategies for head and neck cancer. *Adv Otorhinolaryngol* 2000;56:279-288.
4. Griesenbach U, Geddes DM, Alton EW. Advances in cystic fibrosis gene therapy. *Curr Opin Pulmon Med* 2004;10:542-546.
5. Abdel-Wahab Z, Weltz C, Hester D, et al. A phase I clinical trial of immunotherapy with interferon-gamma gene-modified autologous melanoma cells: monitoring the humoral immune response. *Cancer* 1997;80:401-412.
6. Smith KR. Gene therapy: theoretical and bioethical concepts. *Arch Med Res* 2003;34:247-268.
7. Edelstein M. *Gene therapy clinical trials worldwide.* 2004. 2004. Wiley. Ref Type: Electronic Citation.
8. Stephenson J. Studies illuminate cause of fatal reaction in genetherapy trial. *JAMA* 2001;285:2570.
9. Bergelson JM, Cunningham JA, Droguett G, et al. Isolation of a common receptor for Coxsackie B viruses and adenoviruses 2 and 5. *Science* 1997;275:1320-1323.
10. Lozier JN, Csako G, Mondoro TH, et al. Toxicity of a first-generation adenoviral vector in rhesus macaques. *Hum Gene Ther* 2002;13:113-124.
11. Mizuguchi H, Kay MA. A simple method for constructing El- and E1/E4-deleted recombinant adenoviral vectors. *Hum Gene Ther* 1999;10:2013-2017.
12. Kolb M, Inman M, Margetts PJ, et al, Budesonide enhances repeated gene transfer and expression in the lung with adenoviral vectors. *Am J Respir Crit Care Med* 2001;164:866-872.

13. Romano G, Michell P, Pacilio C, et al. Latest developments in gene transfer technology: achievements, perspectives, and controversies over therapeutic applications. *Stem Cells* 2000;18:19-39.
14. Latchman DS. Gene delivery and gene therapy with herpes simplex virus-based vectors. *Gene* 2001;264:1-9.
15. Markert JM, Parker JN, Gillespie GY, et al. Genetically engineered human herpes simplex virus in the treatment of brain tumours. *Herpes* 2001;8:17-22.
16. Indraccolo S, Habeler W, Tisato V, et al. Gene transfer in ovarian cancer cells: a comparison between retroviral and lentiviral vec tors. *Cancer Res* 2002;62:6099-6107.
17. Johnston MI, Hoth DE Present status and future prospects for HIV therapies. *Science* 1993;260:1286-1293.
18. Vijayanathan V, Thomas T, Shirahata A, et al. DNA condensation by polyamines: a laser light scattering study of structural effects. *Biochemistry* 2001;40:13644-13651.
19. Cartier R, Reszka R. Utilization of synthetic peptides containing nuclear localization signals for nonviral gene transfer systems. *Gene Ther* 2002;9:157-167.
20. Harvey E. Biological aspects of ultrasonic waves, a general survey. *Biol Bull* 1930;59:306-325.
21. Tata D, Dunn E Interaction of ultrasound and model membrane systems: analyses and predictions. *J Physical Chem* 1992;96:3548-3555.
22. Porter TR, Iversen PL, Li S, et al. Interaction of diagnostic ultrasound with synthetic oligonucleotide-labeled perfluorocarbonexposed sonicated dextrose albumin microbubbles. *J Ultrasound Med* 1996;15:577-584.
23. Unger EC, Porter T, Culp W, et al. Therapeutic applications of lipid-coated microbubbles. *Adv Drug Deliv Rev* 2004;56:1291-1314.
24. Gehl J, Sorensen TH, Nielsen K, et al. In vivo electroporation of skeletal muscle: threshold, efficacy and relation to electric field distribution. *Biochim Biophys Acta* 1999;1428:233-240.
25. Gehl J, Skovsgaard T, Mir LM. Vascular reactions to in vivo electroporation: characterization and consequences for drug and gene delivery. *Biochim Biophys Acta* 2002;1569:51-58.
26. Cemazar M, Parkins CS, Holder AL, et al. Electroporation of human microvascular endothelial cells: evidence for an anti-vascular mechanism of electrochemotherapy. *Br J Cancer* 2001;84:565-570.
27. Saukkonen K, Rintahaka J, Sivula A, et al. Cyclooxygenase-2 and gastric carcinogenesis. *APMIS* 2003;111:915-925.
28. Casado E, Gomez-Navarro J, Yamamoto M, et al. Strategies to accomplish targeted expression of transgenes in ovarian cancer for molecular therapeutic applications. *Clin Cancer Res* 2001;7:2496-2504.
29. Huang TG, Savontaus MJ, Shinozaki K, et al. Telomerase-dependent oncolytic adenovirus for cancer treatment. *Gene Ther* 2003;10:1241-1247.
30. Li Y, Chen Y, Dilley J, et al. Carcinoembryonic antigen-producing cell-specific oncolytic adenovirus, OV798, for colorectal cancer therapy. *Mol Cancer Ther* 2003;2:1003-1009.
31. Huang X, Zhang W, Wakimoto H, et al. Adenovirus-mediated tissue-specific cytosine deaminase gene therapy for human hepatocellular carcinoma with different AFP expression levels. *J Exp Ther Oncol* 2002;2:100-106.
32. Barker SD, Coolidge CJ, Kanerva A, et al. The secretory leukoprotease inhibitor (SLPI) promoter for ovarian cancer gene therapy. *J Gene Med* 2003;5:300-310.
33. Shenk T. Adenoviridae: the viruses and their replication. In: Fields BN, Knipe DM, Howley PM, eds. *Fields Virology*, 3rd ed., Philadelphia: Lippincott-Raven, 1996:2118-2148.
34. Barnett BG, Crews CI, Douglas JT. Targeted adenoviral vectors. *Biochim Biophys Acta* 2002;1575:1-14.
35. Fielding AK, Maurice M, Morling FJ, et al. Inverse targeting of retroviral vectors: selective gene transfer in a mixed population of hematopoietic and nonhematopoietic cells. *Blood* 1998;91:1802-1809.
36. Schneider RM, Medvedovska Y, Hard I, et al. Directed evolution of retroviruses activatable by tumour-associated matrix metalloproteases. Gene Ther 2003;10:1370-1380.
37. Maurice M, Mazur S, Bullough FJ, et al. Efficient gene delivery to quiescent interleukin-2 (IL-2)-dependent cells by murine leukemia virus-derived vectors harboring IL-2 chimeric envelope glycoproteins. *Blood* 1999;94:401-410.
38. Anderson WF. Gene therapy scores against cancer. *Nat Med* 2000;6:862-863.

CAPÍTULO 29

Imunologia e Biologia do Tumor do Câncer de Cabeça e Pescoço

Peter van der Riet ▪ William J. Richtsmeier

A discussão acerca da biologia do tumor começa com uma visão geral dos eventos genéticos conhecidos que ocorrem no câncer de cabeça e pescoço. São discutidos passos específicos no desenvolvimento e na progressão de tumores malignos. É extremamente importante compreender os mecanismos moleculares das doenças neoplásicas no hospedeiro humano e seu ambiente, de forma que novas estratégias diagnósticas, prognósticas, terapêuticas e preventivas possam ser desenvolvidas e racionalmente aplicadas para subgrupos específicos de pacientes.

A imunologia do tumor é o estudo da complexa interação entre o hospedeiro humano e o neoplasma, que, a menos que adequadamente tratado, causa a morte do hospedeiro. O interesse na relação entre o sistema imune e os tumores retorna aos primórdios da imunologia, que está intimamente conectada a três áreas de estudo. Primeiro, está relacionada aos estudos de doenças infecciosas e à ciência da imunidade celular e humoral. Segundo, aos estudos de transplantes de órgãos e à ciência da rejeição e tolerância. Terceiro, aos estudos da cicatrização do ferimento e à ciência de citocinas e promotores de crescimento da célula.

Nos pacientes de câncer, as células imunocompetentes matam as células de câncer, porém algumas destas escapam da resposta imune. A anergia, a perda da resposta imunológica, ocorre em muitos pacientes com câncer de cabeça e pescoço. Muitos do trabalhos iniciais centravam-se nos tipos de células efetoras imunes nos tumores. Essa abordagem, entretanto, proporcionou apenas uma compreensão limitada de como os cânceres escapam da resposta imune.

BIOLOGIA DO TUMOR

A maior parte dos cânceres resulta de um processo de múltiplos passos de alterações genéticas acumuladas que resultam no crescimento clonal de células transformadas (1). Essas alterações genéticas incluem uma variedade de mudanças na estrutura e seqüência do DNA celular no interior dessa população clonal, resultando na ativação de protooncogenes e na inativação dos genes supressores do tumor. Essas mudanças do DNA finalmente surgem de uma variedade de mecanismos, incluindo mutações endógenas e mutações exógenas causadas por potentes carcinogênicos ambientais. A acumulação dessas mudanças genéticas leva à expressão pré-fenotípica de características biológicas diferentes de qualquer neoplasma em particular, incluindo crescimento e morte da célula, mobilidade e invasão. Essas alterações genéticas também podem influenciar as respostas do hospedeiro, como seu mecanismo de defesa ou estado imunológico. Para obter expressão total do fenótipo maligno, acredita-se que a maior parte dos tumores sólidos esporádicos requeira diversos eventos genéticos. Análises estatísticas de dados de incidência específicos da idade nos pacientes com câncer de cabeça e pescoço sugerem que esses cânceres emergem após seis a dez eventos genéticos independentes (2), adquiridos ao longo de um período de 20 a 25 anos de latência. Durante esse tempo, acredita-se que o hospedeiro tenha sido exposto a carcinogênicos, particularmente tabaco, talvez aumentados pelo álcool. O hospedeiro pode também ter experimentado mudanças no estado imune, exposto tanto a transformações virais quanto a outras mudanças ambientais. Os ritmos circadianos capacitam os humanos a adaptarem-se a mudanças ambientais diárias e servem para sincronizar múltiplos processos biológicos, bioquímicos, uns com os outros. Os relógios circadianos podem interferir com o ciclo da célula. Um sistema circadiano parece importante para o crescimento normal da célula e para a morte desta. Portanto, decifrar o papel do relógio circadiano no ciclo da célula e o papel dos mediadores cronobióticos neste microambiente do tumor é importante para compreender a tumorigênese (3).

O modelo de progressão genética pioneiro para a tumorigênese do câncer colorretal foi proposto por Fearon e Vogelstein em 1990 (1). Alterações genéticas específicas foram avaliadas para cada passo da seqüência histopatológica bem estabelecida do adenocarcinoma na tumorigênese colorretal. Como ocorre com o câncer colorretal, acredita-se que o carcinoma de célula escamosa de cabeça e pescoço progrida através de uma série de estádios histopatológicos bem definidos, e pesquisas recentes foram envolvidas em um modelo de progressão genético para o câncer de cabeça e pescoço (4,5) (Fig. 29.1). Em alelos gerados desta forma foram identificadas diversas áreas de deleção freqüente e de amplificação a partir das quais alguns genes supressores responsáveis do tumor e protooncogenes foram clonados e identificados (6). As deleções mais comuns ocorrem no cromossoma 9p21; além dos cromossomas 3p, 17p21, 13q14; 4q, 6p, 7, 8, 14q, e 19q.

A deleção do cromossoma 9p21 é a aberração cromossômica mais comum detectada não apenas no câncer de cabeça e pescoço, porém na maior parte dos cânceres humanos, ocorrendo em mais de 70% dos cânceres de cabeça e pescoço. Estratégias de clonagem posicional levaram à identificação do p16 (CDKN2 ou MTS1) como gene supressor do tumor (7). Além disso, a deleção do 9p21, que parece ser um dos eventos precoces detectáveis no câncer de cabeça e pescoço, ocorre em aproximadamente 20% das lesões hiperplásicas (leucoplásicas) escamosas benignas (4). O gene p16 (CDKN2 ou MTS1) é um inibidor crítico dos complexos CDK da ciclina cuja inativação pode permitir progressão inapropriada através de pontos de checagem críticos do ciclo de célula G1/S, permitindo que a divisão da célula ocorra sem verificação (8). Apenas uns poucos pontos de mutações do gene p16 foram identificados no câncer de cabeça e pescoço, porém subseqüentemente dois outros mecanismos de inativação do p16 foram elucidados (9). Primeiro, a deleção homozigótica do p16 foi observada em 50% dos cânceres de cabeça e pescoço, e a metilação da região promotora foi identificada e associada ao bloqueio completo da transcrição do p16 (10,11).

Diversas regiões de deleção foram identificadas no cromossoma 3p (12,13). A perda do cromossoma 3pm é vista em aproximadamente 60% dos cânceres de cabeça e pescoço. Não existe nenhum relato conclusivo de genes supressores de tumor a partir dessas regiões. As mutações e aberrações transcritas do gene FHIT foram relatadas em até 65% dos cânceres de cabeça e pescoço por diversos grupos (14–16).

A perda do cromossoma 17p foi mostrada em mais de 50% dos cânceres de cabeça e pescoço e correlaciona-se com a inativação do p53. Mutações do p53

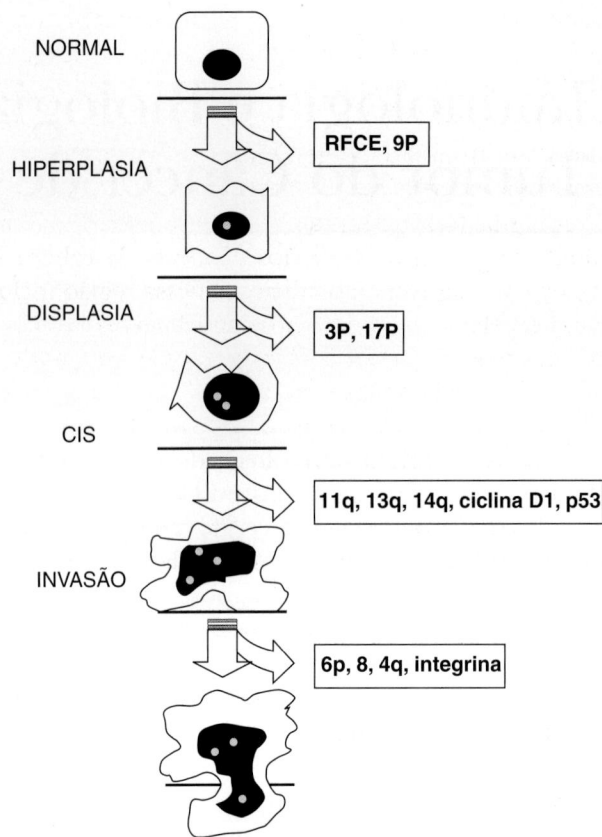

Figura 29.1

Modelo de progressão genética do câncer de célula escamosa de cabeça e pescoço. Múltiplas modificações genéticas estão envolvidas na progressão da mucosa normal para a displasia, para carcinoma *in situ* (*CIS*) e para carcinoma invasivo. Alterações genéticas tiveram lugar antes da lesão na qual a freqüência de eventos particulares se acumula. O acúmulo, e não necessariamente a ordem, de eventos genéticos determina a progressão. (Derivado de Califano J, van der Riet P, Clayman G *et al.* Genetic progression model for head and neck cancer: implications for field cancerization. *Cancer Res* 1996;56:2488-2492, com permissão.)

aumentam com a progressão do tumor no câncer de cabeça e pescoço, ocorrendo em aproximadamente 45% dos tumores invasivos (17). O p53 é o mais extensamente estudado dos genes supressores tumorais conhecidos. A proteína p53 tem um papel crucial e complexo na supressão do tumor e sua função está intimamente relacionada com outros genes supressores de tumor, protooncogênese e fatores de crescimento. Está envolvido em múltiplas funções celulares, como na indução da suspensão do G1 até que o reparo tenha sido efetuado ou, se não for possível, no direcionamento da célula para uma via apoptótica (18–22). Mais de 50% dos cânceres de cabeça e pescoço que surgem na orofaringe contém DNA do papilomavírus humano oncogênico (HPV) (23). O HPV pode subverter de forma bem-sucedida o crescimento da célula normal do hospedeiro e controlar processos regulatórios para melhorar a sobrevivência viral. O produto do gene HPV E6 interage com a proteína p53 e promove sua degradação, essencialmente inativando o p53 e resultando em instabilidade genômica, o que promove a progressão neoplásica (24–26).

A perda do 13q é outra alteração genética comum, exibida em cerca de 60% dos cânceres de cabeça e pescoço. O mapeamento adicional nessa região incluiu um excelente candidato no lócus do gene RB. Poucos cânceres de cabeça e pescoço mostraram inativação do RB, pela análise imunoistoquímica confiável (27). Mais provavelmente, existe um alvo alternativo da perda do 13q. Além disso, o produto do gene HPV E7 interage com o produto do gene RB, que leva à proliferação celular aumentada uma vez que o produto do gene RB modula negativamente o fator de transcrição E2F (28,29).

Outros braços cromossômicos nos cânceres de cabeça e pescoço mostram a perda de braços cromossômicos maiores do que 30%, porém nenhum gene ou lócus candidatos foram encontrados. Esses braços cromossômicos incluem 4q, 6p, 7, 8, 14q e 19q (6).

A amplificação consistente do 11q13 implicou a ciclina D1 ou CCND1 como um oncogene importante envolvido na patogênese do câncer de cabeça e pescoço (30,31). A ciclina D1 ativa a progressão do ciclo da célula (32,33). A transfecção da ciclina D1 anti-senso nas linhas de célula do câncer de cabeça e pescoço causou taxas de crescimento diminuídas *in vitro* e tumorigenicidade diminuída no modelo de camundongo liso (34). O oncogene relacionado ao carcinoma de célula escamosa (ORCCE) e o gene codificador do alfapolipeptídeo catalítico (PIK3CA) da fosfatidilinositol-3-quinase foram identificados como alvos da amplificação de 3q26.3 (35).

Fatores de crescimento e seus receptores medeiam sinais que estimulam a divisão da célula e o crescimento em células normais sob condições fisiológicas. A superexpressão desses fatores de crescimento e seus receptores podem promover o crescimento de célula patologicamente excessivo, e, como tal, eles devem ser considerados como produtos de protooncogenes. Mais de 90% dos cânceres de cabeça e pescoço superexpressam o receptor do fator de crescimento epidérmico (RFCE), uma glicoproteína transmembrana codificada por *c-erb* (36).

O gene HER-2/*neu* codifica um receptor transmembrana tirosina quinase que pertence à família do RFCE. A amplificação do gene HER-2 e a extensão da superexpressão da proteína HER-2 têm sido utilizadas como marcadores para o câncer de mama e podem ser um preditor para certa resposta quimioterápica (37,38). Alguns pacientes com câncer de pulmão não pequena célula possuem mutações específicas no gene RFCE, que parecem correlacionadas com respostas clínicas para certas moléculas pequenas como gefitiniba (Iressa, ZD1839), que é um inibidor da tirosina quinase (39). Estudos têm mostrado a imortalização direta de célula epitelial primária da via aérea humana através de introdução sucessiva da região inicial 40 de vírus de símio e da subunidade hTERT da telomerase catalítica. As células imortalizadas nessa forma são agora responsivas a transformações malignas pela introdução do oncogene H-*ras* ou K-*ras* (40).

Com a totalização da seqüência de todo o genoma humano, torna-se importante compreender a relação entre os genes e as proteínas. O estudo do proteoma inclui não apenas a identificação das proteínas, mas também a determinação de sua localização, das modificações, interações, atividades e, finalmente, da função. Agora que um modelo de progressão genético para o câncer de cabeça e pescoço foi estabelecido, a desregulação transcricional como conseqüência do acúmulo de alterações genéticas necessita ser desfeita para melhor compreensão da tumorigênese. Estudos microordenados de expressão para o câncer de cabeça e pescoço identificam diferentes expressões genéticas em progressão a partir do tecido normal até o epitélio displásico para o câncer invasivo (41).

APLICAÇÕES CLÍNICAS DA BIOLOGIA MOLECULAR

O aumento de nossa compreensão acerca da biologia do tumor é dirigido à sua aplicação clínica na predição do comportamento do tumor, melhorando estratégias diagnósticas e terapêuticas para beneficiar nossos pacientes. Mais de 50% dos cânceres de cabeça e pescoço que surgem a partir da orofaringe contêm DNA oncogênico HPV (23). Estudos recentes indicam que pacientes que foram HPV positivo têm menor probabilidade de apresentar tumores que abrigam uma mutação p53 (42). Esses pacientes apresentam uma sobrevida maior, sugerindo que tumores orofaríngeos HPV positivos compreendem uma entidade clínica e uma doença patológica distinta causada em parte pelo HPV. O vírus Epstein-Barr (VEB) tem sido fortemente relacionado ao desenvolvimento do carcinoma nasofaríngeo (43). O DNA do VEB foi encontrado no soro de pacientes com carcinoma nasofaríngeo e o HPV em um subgrupo de pacientes com outros cânceres de cabeça e pescoço (44–46). Os resultados da análise quantitativa do DNA do VEB correlacionaram-se precisamente com o estado da doença e foram úteis no monitoramento e alinhamento dos pacientes durante sua terapia de radiação (47). Esses achados também elevam a possibilidade do desenvolvimento de vacinas como uma abordagem para proteger esses pacientes. Um estudo em fase III recentemente publicado mostrou que a vacinação com HPV-16 L1 VLP em mulheres jovens pode reduzir a incidência tanto da infecção do HPV-16 como da neoplasia intra-epitelial cervical relacionada ao HPV-16 (48). Recentemente, o agente antiviral cidofovir em combinação com a irradiação tanto *in vivo* quanto em xenoenxertos resultou em marcada radiossensibilização em células HPV positivas, o que não foi observado em células vírus negativas. A expressão do E6 e E7 foi reduzida quando essas células de câncer cervical de cabeça e pescoço foram tratadas *in vitro* com cidofovir (49).

O conceito de estadiamento molecular também tem sido introduzido. Alterações genéticas (p. ex., mutações p. 53) podem ser utilizadas para detectar raras células de câncer em amostras com aparência histológica normal, incluindo linfonodos e margens de tecido na periferia do tumor (50,51). A análise molecular do tecido a partir das margens do câncer de cabeça e pescoço pode predizer a probabilidade de recorrência do tumor (52,53).

Estratégias têm sido direcionadas para tumores mutantes p53. Uma abordagem tem sido desenvolver um adenovírus com o gene E1b 55 kd deletado (ONYX-015), construído para replicar seletivamente e fazer lise de células de câncer deficientes p53 e poupar as células normais (54). Ensaios clínicos fase I e fase II têm sido documentados (55,56). Outra abordagem dirigida a mutações p53 envolve substituição de gene utilizando um vetor adenoviral com defeito de replicação contendo um tipo selvagem de gene p53 (57). O estudo fase II ainda está em andamento (58).

A ciclina D1 é comumente superexpressada no câncer de cabeça e pescoço, e o p16, inibidor endógeno do CDK4, é comumente deletado como um evento precoce na progressão do câncer de cabeça e pescoço. O flavopiridol, um inibidor do CDK, tem sido identificado como supressor da transcrição da ciclina D, induzindo a suspensão do ciclo da célula nas fases G2 e G1 e promovendo apoptose independente do p53 nos experimentos pré-clínicos (59). Ele também realça a quimio e radiossensibilidade das células do tumor *in vitro* e em modelos experimentais de tumor (60–62). O pequeno modulador de molécula UNC-01 é um inibidor da proteína quinase C que pode bloquear a progressão do ciclo da célula e promover apoptose. Ensaios do UNC-01 em combinação com agentes quimioterapêuticos padrões estão sendo realizados (63). A rapamicina (CCI-779) diminui a atividade da quinase do complexo CDK-4 ciclina D de forma independente do p53, e seu papel nos tumores sólidos também está sendo ativamente investigado (64).

A superexpressão do RFCE no câncer de cabeça e pescoço está associada a um prognóstico ruim (65–67) e, portanto, diferentes bloqueadores do RFCE estão sendo investigados no câncer de cabeça e pescoço. Esses bloqueadores incluem anticorpos, pequenas moléculas inibidoras da tirosina quinase, ligantes conjugados, imunoconjugados, oligonucleotídeos anti-senso e RFCE mutante negativo dominante truncado. Além disso, estudos animais pré-clínicos experimentais têm mostrado resultados promissores com evidência de sinergismo entre RFCE bloqueado e quimioterapia ou radioterapia citotóxica (68–71). Vias compensatórias potenciais de regulação para cima de caminhos na direção da transcrição podem ser contrabalançadas com combinações de inibidores dirigidos tanto para o RFCE quanto para as moléculas críticas da transcrição [p. ex., Stat-3, Ras, ou proteína quinase mitógena ativada (PQMA)]. Um subgrupo de pacientes com câncer de pulmão não pequenas células possui mutações específicas no gene RFCE, correlacionando-se com a responsividade clínica do inibidor gefitiniba da tirosina quinase (Iressa, ZD1839) (39). Marcadores moleculares adicionais que identifiquem pacientes que irão se beneficiar desta abordagem são desesperadamente necessários para otimizar a utilidade desses compostos.

AVANÇOS NA IMUNOLOGIA BÁSICA

Antes de proceder a uma discussão adicional das interações conhecidas entre tumores e seus hospedeiros, vale refletir sobre funções imunes básicas, que são eventos iniciais no sistema imune de sobrevivência. Durante muitos anos acreditou-se que a competência imune ocorria por volta da época do nascimento entre mamíferos e que embriões ou os recém-nascidos não tinham sistemas imunes competentes. Muitos desses conceitos vinham de experimentos nos anos 1950, um exemplo dos quais é atribuído a Billingham *et al.* (72). Os experimentos iniciais envolviam a remoção de células-tronco hemopoiéticas de recém-nascido, camundongo inato (geneticamente homogêneo) e injeção de células em camundongo de cor de pele diferente. Os cientistas já sabiam que o camundongo inato tolerava enxertos de pele de seus companheiros de ninhada, porém não de camundongo com uma composição genética diferente (camundongo com uma cor de pele diferente). Em tal experimento, um enxerto de pele de uma espécie para a outra era seguido facilmente por causa da diferença óbvia de coloração. Enxertos de pele derivados dos animais de teste normalmente colocados em um animal controle eram rejeitados dentro de um período relativamente curto de tempo. Animais de teste que haviam recebido injeções com células-tronco quando recém-nascidos tornavam-se tolerantes a enxertos de pele de célula-tronco de espécies doadoras, mesmo após eles terem se tornado, por outro lado, imunologicamente competentes. Eles rejeitavam enxertos de camundongos diferentes oriundos dos grupos testados.

Os conceitos de competência imune do recém-nascido foram revisitados por Ridge et al. (73). Esses investigadores utilizaram uma diferença imunológica presente em camundongo, por outro lado, idêntico geneticamente. No sistema de teste, apenas a diferença de animal para animal ocorria entre machos que carregavam um antígeno adicional na superfície da célula. Faltava nas fêmeas esse antígeno. Tal experimento, com um único antígeno diferente entre todos os animais de teste, foi uma circunstância única para testar várias hipóteses. Os observadores verificaram que, quando células esplênicas ou células B de um camundongo macho eram injetadas no camundongo fêmea no período recém-nascido, o camundongo tornava-se tolerante e perdia os mecanismos celulares matadores específicos para identificar as células do macho em um teste controlado posterior. Se, por outro lado, células dendríticas do camundongo macho eram colhidas, concentradas e injetadas nas fêmeas, o camundongo fêmea desenvolvia toxicidade celular específica para as células que exibiam o antígeno do macho. Estas séries de experimentos mostraram que a capacidade para se obter seja tolerância, seja atividade imunológica específica pode ser controlada pela presença ou ausência de células dendríticas ou células B de tolerância. A oportunidade para a atividade imunológica basicamente envolve uma célula dendrítica ativada em contato com uma célula T virgem. Qualquer outra combinação não causa nenhuma resposta ou tolerância. Em virtude de haver muito mais células B (e células T ativadas) no inóculo do doador do que existem nas células dendríticas, a abundância relativa de células B que geram tolerância que entram em contato com células T virgens torna o animal recipiente tolerante a quaisquer antígenos que estejam nas células B injetadas. Células dendríticas ativadas, que exibem seus próprios antígenos de superfície do mesmo modo que ocorreria com antígenos ingeridos a partir de uma outra fonte, podem fazer uma célula T matadora quando entram em contato com uma célula T virgem em circunstância apropriada.

Estas células T ativadas propagam e permitem atividade imunológica específica contra um antígeno. No período de recém-nascido, quando o número de células dendrítica é menor, é mais provável que o inóculo do doador cause tolerância do que memória imunológica específica. Ser capaz de alterar os números e a atividade de células dendríticas exibindo qualquer dado antígeno é uma parte importante da resposta imune. O sistema imune tipicamente não está inclinado a responder a antígenos do hospedeiro, e existem razões para manter o controle desse tipo de reação. Caso contrário, o indivíduo iria morrer rapidamente de transtornos auto-imunes. Portanto, uma célula dendrítica não ativada, porém expressando alguns de seus próprios antígenos na sua superfície, precisa ter uma forma de não ativar uma célula T virgem.

Têm sido identificados alguns mecanismos que afetam a relação entre células dendríticas e linfócitos e que são importantes na imunologia do tumor. As células T precisam estar em íntimo contato com as células dendríticas como parte do processo de reconhecimento do antígeno. Como mostra a Figura 29.2A, a interação célula dendrítica-célula T envolve, primeiro, a apresentação do antígeno no complexo de histocompatibilidade maior (MHC) e, segundo, ativação do CD28 (célula T) e b7.1 (ou b7.2) na célula dendrítica. Se ambas as condições não forem alcançadas, a molécula no antígeno MHC é considerada não antigênica ou tolerante pelo sistema dendrítico célula T. As células do tumor produzem substâncias (p. ex., CTLA-4) que se ligam mais intensamente ao CD28 do que ao lócus b7.1 e, portanto, conferem células T imunologicamente tolerantes. Embora esse mecanismo específico não tenha sido encontrado no câncer de cabeça e pescoço, tal tolerância já tem poder no transplante humano. Pré-expor um paciente a células doadoras na presença do CTLA-4 tem produzido o que parece ser uma tolerância permanente ao enxerto que não requer nenhuma imunossupressão contínua.

Células CD8+CD28(-) aloantigênicas – T supressoras específicas (TS) induzem a regulação para cima da imunoglobulina equivalente transcrita 3 (IET3) e IET4 nas células dendríticas, tornando-as células com presença de antígenos (CPA) tolerogênicas através de um mecanismo dependente de contato (74). Isso parece ser importante na tolerância do transplante. Outras citocinas imunossupressoras podem ter vias independentes.

As células dendríticas não possuem especificidade em termos de antígenos que apresentam e, portanto, os antígenos que por acaso ocorrem nas superfícies dessas células por causa de características biológicas normais podem ser apresentados a células T. Como mostrado na parte inferior da Figura 29.2B, antígenos internamente produzidos são expressos da mesma forma que antígenos do tumor, que sofrem pinocitose e são dirigidos para a superfície para a apresentação do antígeno. Ou seja, proteínas produzidas pelo retículo endoplasmático da célula dendrítica possuem a mesma chance de ser expressas para uma célula T assim como para uma que sofreu pinocitose. No caso do camundongo macho nos experimentos de Ridge et al. (73), o antígeno do macho normal nas células dendríticas transplantadas do macho é constitutivo e interage

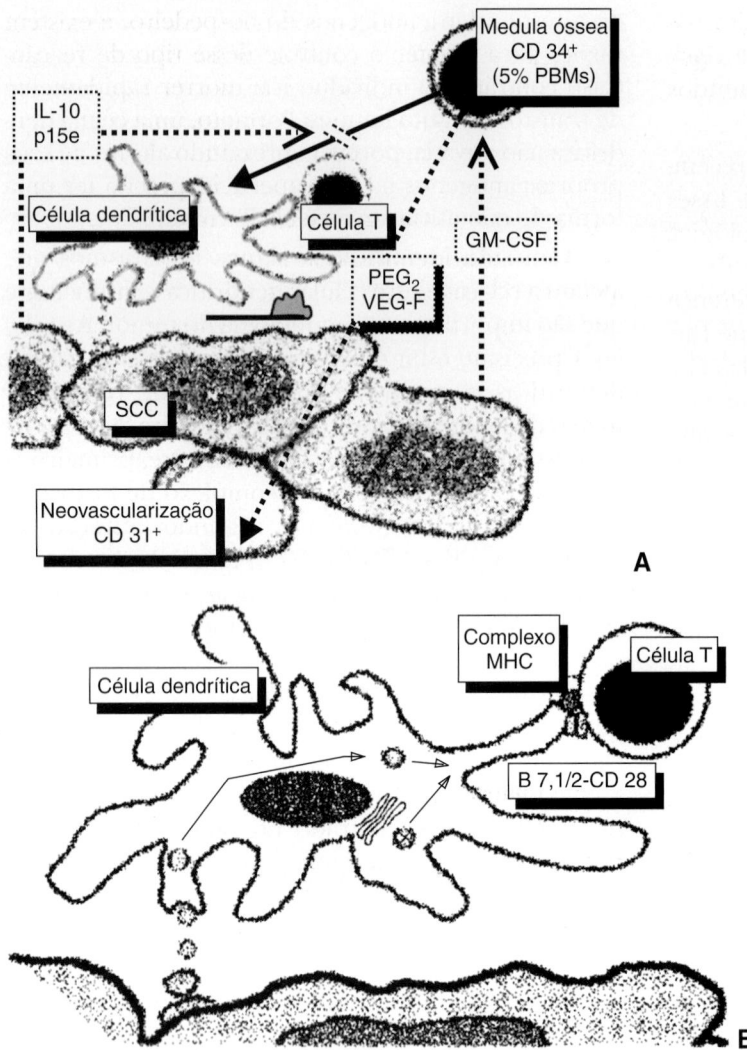

Figura 29.2
A: Próximo da base, células do tumor influenciam a interação entre células dendríticas e linfócitos e recrutamento de células pré-dendríticas, células CD34 positivas, no ambiente do tumor. A produção do tumor inclui fator de estimulação de colônia granulócito-macrófago e interleucina 1 (IL-1) e outros mediadores inflamatórios. As células pré-dendríticas, CD34+, entretanto, não se diferenciam em células dendríticas ativas, porém podem ser recrutadas para outras atividades, o que ocorre na presença de um meio com condições das células escamosas. Tal substância pode ser capaz de induzir diferenciação das células CD34+ para células endoteliais CD31, promovendo a formação de novo vaso sanguíneo para crescimento e suprindo de nutriente o tumor.
B: A célula de câncer na *parte inferior* da ilustração está provendo antígenos que são processados pela célula dendrítica e compete para a apresentação às células T com as proteínas normalmente produzidas a partir de seu próprio retículo endoplasmático. Todos os antígenos precisam estar presentes no complexo antigênico de histocompatibilidade maior e a ligação de b7.1 ou b7.2 na superfície da célula dendrítica e CD28 na célula T. A célula dendrítica precisa estar em uma forma ativa, o que pode ocorrer através da proteína de choque térmico ou outros mediadores.

com células T virgens da fêmea para iniciar citotoxicidade antimacho. Essa falta da seletividade causada pelas células dendríticas requer alguns mecanismos para assegurar que o indivíduo não reaja inapropriadamente ao próprio antígeno. Estratégias para a utilização de células dendríticas a fim de manipular a abordagem da vacina para a terapia do câncer têm isso sido revisadas (75), porém, primariamente, envolve a exposição de células dendríticas competentes para o antígeno do tumor em um ambiente ideal, tornando ativa a função do sistema imunodirigido no paciente.

ANTÍGENOS CELULARES DO TUMOR

A fundamentação da resposta antitumoral se baseia na habilidade do sistema imune de diferenciar entre células normais e malignas. Tem sido postulado que células de tumor expressam antígenos distintos que permitem mecanismos de sobrevivência imunológica para discernir tecido normal de maligno. Antígenos tumorais verdadeiramente únicos, aqueles antígenos detectados apenas nas células do tumor e não nas células remanescentes do hospedeiro, dificultam a identificação do câncer de cabeça e pescoço. Antígenos tumor-associados têm sido encontrados tanto em células normais quanto malignas, e a diferenciação entre os dois tipos de células é possível por causa de diferenças qualitativas e quantitativas na expressão (76). Exemplos de antígenos tumor-associados são os antígenos de grupo sanguíneo, microglobulina β_2, e alguns dos antígenos normalmente encontrados no epitélio escamoso diferenciado (p. ex. queratina) (77,78).

O advento da tecnologia de anticorpo monoclonal permitiu o desenvolvimento de anticorpos que se ligam a vários tipos de carcinoma de célula escamosa, embora nenhum tenha sido mostrado como completamente específico para células malignas. Dois de tais anticorpos monoclonais são o E48, que é utilizado para detectar um antígeno expresso exclusivamente pelo epitélio escamoso na região do desmossoma, e na A9, um membro da família integrina que serve como um receptor para inserção da célula para a laminina e pode estar envolvido no desenvolvimento de metástases. Esses anticorpos possuem utilidade para o diagnóstico e tratamento (79,80). As células do tumor também expressam outros antígenos de superfície que têm um papel direto na geração dos sinais imunológicos. A quantidade desses antígenos ativos imunologicamente pode ser afetada pela exposição às citocinas. Uma molécula classe II MHC (MHC-II), antígeno HLA-DR, a qual está envolvida no processamento de sinais antigênicos, tem sido encontrada na superfície de carcinoma de célula escamosa de cabeça e pescoço através da indução com interferon-γ (IFN-γ) (81). A MHC-CII está envolvida no processamento de antígenos estranhos e pode ter um papel similar no câncer de cabeça e pescoço. Outros antígenos identificados na superfície do carcinoma de célula escamosa são a molécula de adesão intercelular, que funciona como um ligante para os linfócitos T citotóxicos, e outras moléculas de adesão de célula, tais como a caderina epitelial CD44, as integrinas α_{-6} e β_1, e sialil Lewis X (82,83).

Mecanismos adicionais que influenciam este passo inicial no sistema imune foram identificados quando se observou que grandes números de precursores de células dendríticas estavam presentes no sangue periférico de pacientes com uma variedade de cânceres. Essas células, que são CD34+, aparentemente são recrutadas através de efeitos do fator de estimulação de colônia granulócito-macrófago, o qual é produzido por tumores de cabeça e pescoço (84). Neste modelo, a proporção de células CD34+ pode ser tão elevada quanto 5% da população de células mononucleares no sangue periférico. Com tal número de precursores de células dendríticas, por que existe uma resposta imune tão deficiente? Parecem existir múltiplos métodos para interferir com a maturação das células dendríticas. Os mecanismos incluem produção do tumor de interleucina-10 (IL-10) e produção de um material que interfere com muitos aspectos da resposta imune, p15e, um antígeno retroviral similar ao interferon-α (IFN-α).

Parece também que tumores podem influenciar a diferenciação de células CD34 para células endoteliais CD31+. Portanto, os tumores recrutam células pré-dendríticas, porém pervertem a resposta modificando-as em células que contribuem para a neovascularização do tumor e inibem o potencial imune. A célula CD34+ derivada de pacientes com carcinoma de célula escamosa pode diferenciar-se em células dendríticas (85). A diferenciação pode ser mediada pela 25-hidroxivitamina D (3,86).

Outro produto imunossupressivo tumor-associado produzido pelo carcinoma de célula escamosa de cabeça e pescoço é a prostaglandina E_2, que inibe o crescimento das células T em um sistema no qual linfócitos tumor-associados específicos são colhidos e crescem na cultura. A prostaglandina E_2 influencia a neovascularização do tumor. Experimentos com implantação de tumores da córnea em coelhos têm mostrado cessação de tumores sólidos em qualquer outro lugar que não cabeça e pescoço. A neovascularização com inibidores da ciclooxigenase eleva a possibilidade da intervenção terapêutica com esta classe de drogas (87). Em uma avaliação da supressão imune, Young et al. (84) encontraram uma multiplicidade de mecanismos não mutuamente exclusivos de supressão imune que reduziram o influxo de células CD8+ e alteraram a função de células CD4 intratumor. Outros possíveis mecanismos de imunossupressão do tumor estão listados na Tabela 29.1.

MECANISMOS EFETORES CONTRA O CÂNCER DE CABEÇA E PESCOÇO

Os componentes efetores responsáveis pela sobrevivência e destruição da doença maligna incluem as células dos sistemas circulatório e linforreticular – linfócitos, monócitos, macrógafos, células dendríticas e células endoteliais, e produtos secretores derivados a partir destes constituintes celulares – as imunoglobulinas e citocinas. Embora as partes celular e humoral do sistema imune com freqüência sejam consideradas separadamente, é importante reconhecer que uma resposta imunológica efetiva depende de interações complexas e efeitos regulatórios que cada um exerce sobre o outro. Este mecanismo imune integrado pode comportar-se diferentemente, dependendo de fatores do tumor e do hospedeiro; assim, a delineação precisa da resposta antitumor é difícil.

TABELA 29.1
MECANISMOS DE IMUNOSSUPRESSÃO NO CÂNCER DE CABEÇA E PESCOÇO

Anticorpo bloqueando a imunoglobulina-A
Complexos imunes circulantes
Modulação antigênica de células do tumor
Células T supressoras
Secreção de prostaglandina pelo tumor, inibindo a interleucina-1
Inibição de linfócitos pelo fator de crescimento e transformação-β
Baixos níveis de interferon exógeno
Administração exógena de agentes imunossupressivos (quimioterapia, radiação)
Ativação de histamina dos linfócitos supressores e inibição da produção de citocina
Produção de célula de tumor de p15e
Produção de células tumorais do fator de crescimento endotelial vascular, fator de estimulação de colônia granulócito-macrófago, interleucina-1, interleucina-10 e outras citocinas

Uma outra antiga perspectiva acreditava que recém-nascidos eram fracos respondedores a vacina. Muitos estudos mostraram que animais jovens simplesmente precisam ter a dose de vacina reduzida de forma que ela não se sobreponha aos linfócitos T recém-nascidos antes que as células dendríticas possam ativá-los (88). Essa perspectiva também leva ao novo conceito de que três passos, em vez de dois, são necessários para ativar o sistema imune. Sabia-se que um antígeno específico disparava a resposta imune após ser reconhecido pelo receptor linfócito T mais um sinal não específico proporcionado pelas células dendríticas, as quais eram co-estimuladas. Parece agora que o segundo sinal é oferecido apenas após a célula dendrítica ter sido ativada por outra célula estressada, danificada, ou de outra forma lesionada através de um sinal de perigo. Desta forma, a rejeição de enxerto e o câncer estão estreitamente interligados. Células danificadas que fornecem o sinal de perigo são críticas na ativação da resposta para o câncer. Um grupo de moléculas candidatas para o sinal de perigo é o das proteínas de choque térmico (89).

ESTRUTURA E FUNÇÃO DA IMUNOGLOBULINA

O reconhecimento do papel das imunoglobulinas no mecanismo efetor é central para a compreensão da resposta imune para o câncer. As imunoglobulinas são glicoproteínas séricas produzidas pelos linfócitos B em resposta a antígenos. A marca registrada das imunoglobulinas é sua especificidade; elas podem ligar-se diretamente à substância que disparou sua produção, funcionando assim como anticorpos. Cada molécula de imunoglobulina é composta por duas cadeias pesadas (P) e duas leves (L), cada uma com regiões variáveis (V) e constantes (C). Essa composição proporciona um tremendo grau de diversidade estrutural. A classificação das cadeias P e L baseada em diferenças nas regiões constantes permite a diferenciação em dois tipos de cadeias L, κ e λ, e cinco tipos de cadeias P, μ e γ, α, ε e δ. A classificação da cadeia P determina a classe da molécula de imunoglobulina, em cinco classes: IgC, IgA, IgM, IgE e IgD. O local de ligação do antígeno é formado por seqüências de aminoácidos localizadas nas regiões V das cadeias P e L. A clivagem enzimática pela papaína resulta na digestão da molécula de imunoglobulina nos dois fragmentos Fab (ligação com antígeno) e um fragmento Fc (cristalizável) e que podem combinar com um receptor de superfície da célula localizado em certos leucócitos (Fig. 29.3).

Muito da diversidade imunológica atribuível às imunoglobulinas ocorre através de recombinações genéticas que modificam as determinantes antigênicas

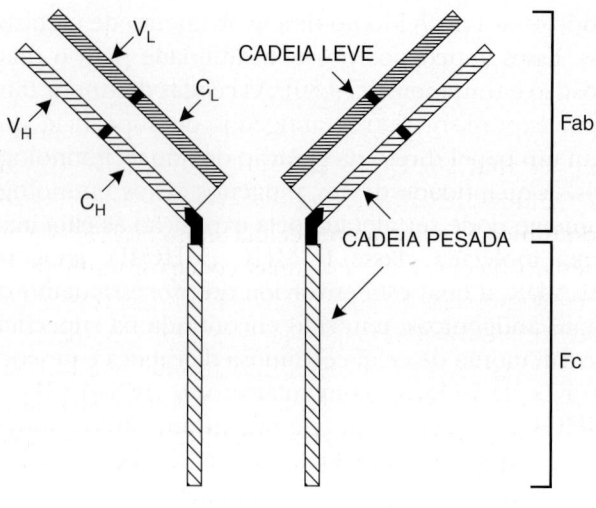

Figura 29.3
O diagrama mostra a molécula de imunoglobulina (Ig) com o receptor de antígeno associada e domínios funcionais.
A clivagem enzimática com papaína divide a molécula em regiões Fab e Fc. IgG, IgE e IgD existem como monômeros. A IgA secretória está presente de uma forma dimérica ligada por uma molécula secretória e uma cadeia em J. A IgM normalmente existe como um pentâmero.

de regiões variáveis (idiotipos). Isso proporciona especificidade funcional de anticorpo, porém a diversidade adicional também ocorre através da variação na classe e subclasse das cadeias P e L (isotipos) (90). Dessa forma, as imunoglobulinas possuem especificidade antigênica assim como diferenças nas atividades biológicas secundárias.

As imunoglobulinas primariamente envolvidas na resposta imunológica para o câncer incluem IgG e IgA. A IgG, a molécula de imunoglobulina predominante no soro, parece ter um papel importante nos eventos citotóxicos dirigidos contra células malignas. Dois mecanismos que envolvem a IgG são ativos em relação a este ponto. A fixação do complemento às moléculas de IgG ligadas a células do tumor pode causar morte da célula. Moléculas no soro de pacientes com câncer de cabeça e pescoço podem ligar C1q, o primeiro componente da via de complemento. Essas moléculas podem estar circulando em complexos imunes compostos de imunoglobulina ligada a antígenos de tumor. Isso pode ter um efeito deletério sobre a função da citotoxicidade mediada por complemento, porque níveis elevados de ligações C1q carregam um prognóstico ruim para pacientes com doença em estádio avançado que são submetidos à indução de quimioterapia (91).

Um mecanismo alternativo e talvez mais eficiente envolve citotoxicidade celular dependente de anticorpo, na qual a molécula de imunoglobulina, geralmente IgG, liga-se a um alvo antigênico específico na célula do tumor e fixa-se a uma célula citotóxica efetora através do receptor Fc. Algumas células imunes podem ser efetoras, cada uma expressando um receptor Fc na superfície da célula. Células que parecem capazes de participar nesta resposta citotóxica incluem linfócitos citotóxicos auxiliares e linfócitos T, monócitos, macrófagos, eosinófilos, neutrófilos e plaquetas. A citotoxicidade celular dependente de anticorpo funciona *in vitro* na resposta imune para o carcinoma de célula escamosa de cabeça e pescoço através de linfócitos do sangue periférico dirigidos contra o antígeno pênfigo presente nas células malignas (78). O achado anterior de níveis detectáveis de anticorpos antitumor circulantes nos pacientes com carcinoma de célula escamosa de cabeça e pescoço sustenta o papel da citotoxicidade celular dependente de anticorpo na sobrevivência do tumor *in vivo* (92).

A função da IgA na resposta imunológica para o câncer é menos clara. A IgA existe tanto na forma circulatória monomérica quanto em uma forma secretória dimérica a partir da fixação a um componente secretório. A IgA não pode se ligar ao complemento de qualquer forma, embora a forma circulatória possa ativar a via alternativa, se ocorrer agregação das imunoglobulinas; entretanto, essa via não parece ser fisiologicamente ativa. A IgA não dispara uma resposta quimiotática ou fagocitária após a ligação ao antígeno. Como resultado, a IgA pode conferir um efeito protetor para o benefício do tumor, isolando células malignas de mediadores citotóxicos.

EFETORES CELULARES

A resposta imune ao câncer centra-se na função do linfócito. Linfócitos, que comprometem aproximadamente 20% dos leucócitos circulantes, são divisíveis em três classes gerais: células T, células B e células matadoras naturais (NK). A utilização de anticorpos monoclonais dirigidos contra antígenos da superfície da célula possui marcada heterogeneidade entre os linfócitos e permite maior diferenciação em subgrupos distintos com diferentes funções. Marcadores de superfície característicos, designados cachos de diferenciação (CD), e receptores antígenos-específicos presentes em cada célula são utilizados para classificar linfócitos. As células reconhecem antígenos através de um complexo receptor antígeno-específico para a célula T, designado CD3. Distinção adicional em dois subgrupos de células é possível com base na relação das células T com as moléculas de MHC. As células T que expressam a molécula CD4, representando principalmente as células de ajuda, requerem MHC-II (HLA-DR) para a apresentação de antígeno, embora linfócitos que expressam a molécula CD8, células T citotóxicas, respondam a um antígeno associado a MHC-I (HLA-A, HLA-B, ou HLA-C). Os linfócitos T CD4 mediam sua resposta através da estimulação de outras células efetoras, enquanto células CD8 ativadas causam citólise direta. Linfócitos B expressam imunoglobulina de superfície que funciona como receptor de antígeno. Ao contrário das células T, os linfócitos B podem ligar-se diretamente a antígenos sem a necessidade de moléculas MHC. As células B também possuem receptores Fc na superfície da célula, embora a afinidade de ligação para moléculas de imunoglobulina extrínsecas fixadas a este receptor seja muito menor do que a expressa na imunoglobulina nativa.

A ativação das células B pode ocorrer através de célula T independente ou da estimulação de antígeno dependente de célula T. No primeiro caso, a proliferação clonal e a produção de imunoglobulina ocorrem sem a interação da célula T de ajuda. A ativação dependente de célula T requer o reconhecimento da célula T de ajuda do antígeno e a subseqüente produção de mediadores solúveis, incluindo IL-2 e IL-4, que estimulam as células B a responderem. O terceiro subgrupo de linfócitos, as células NK, não expressam nem o complexo receptor de células T nem o receptor de imunoglobulina da célula B e parecem representar uma linhagem distinta. As células NK podem ser identificadas através da expressão de certos antígenos de diferenciação, denominados receptor IgG Fc (CD16) e CD 56. Entre pessoas saudáveis, as células NK envolvem de 10% a 15% do número linfocitário circulante e estão presentes na medula óssea e no baço. Essas células parecem possuir uma marcada atividade antitumor citotóxica, que não depende de exposição anterior ao antígeno ou restrição ao MHC. O aumento da destruição celular também existe para células NK ativadas através da citocina IL-2 (93). Estas células ativadas, conhecidas como *células matadoras linfocina-ativadas* (LAK), podem fazer lise de células tumorais. Outras citocinas (p. ex., IFN-α e IFN-γ) também parecem proporcionar células NK com atividade citotóxica aumentada (93). Em adição ao seu papel de efetores citotóxicos diretos, as células NK mediam citotoxicidade celular dependente de anticorpos e influenciam a função e outras células efetoras pela secreção de citocinas.

Outras células têm um papel reconhecido na resposta imune para o câncer. As mais notáveis são monócitos e macrófagos, constituintes do sistema reticuloendotelial. Monócitos, presentes na circulação, diferenciam-se em macrófagos, que funcionam como células fagocitárias e imunorregulatórias. Monócitos e macrófagos podem ser diferenciados a partir de outras células linfóides através da identificação de seus antígenos de superfície da célula, incluindo moléculas de MHC-I e MHC-II, receptor de interferon, receptores de complemento e receptores Fc CD32 e CD64.

O importante na resposta antitumor pelos macrófagos é sua função como células de apresentação de antígeno para os linfócitos T. Os macrófagos podem processar e apresentar antígeno tanto para as células CD4 quanto CD8 T, permitindo a ativação desses linfócitos contra as células malignas. Os linfócitos ativados, por sua vez, produzem citocinas que aumentam a capacidade de apresentação de antígeno dos macrófagos e os estimulam então para desenvolver atividade tumoricida direta. Outras células de apresentação de antígeno, aparentemente de origem leucocitária, foram isoladas nos pacientes com câncer de cabeça e pescoço. Essas células, denominadas *células dendríticas*, podem ser importantes na apresentação do antígeno tumor-específico.

CITOCINAS

As respostas antitumor do sistema imune dependem de um grupo de peptídeos imunomodulatórios, as citocinas, produzidas principalmente por células mononucleares. Estes produtos celulares possuem verdadeira atividade semelhante a hormônio, embora na maioria dos casos sua atividade seja dirigida localmente no microambiente de uma forma parácrina. As citocinas produzidas pelos linfócitos são denominadas *linfocinas*. Aquelas produzidas pelos monócitos são denominadas *monocinas*. Essas citocinas uma vez foram classificadas e identificadas de acordo com suas funções *in vitro* com nomes como fator de crescimento de célula T e fator de ativação de macrófago.

Na resposta imune para o câncer, as funções das citocinas são de diversas formas. Elas regulam e ativam outros efetores celulares, exercem efeitos de crescimento e diferenciação nas células do tumor nos tecidos circunvizinhos e participam diretamente como agentes citotóxicos. Os efeitos das células-alvo das citocinas são mediados através de interações receptores-específicas, presumivelmente localizados na superfície da célula. Avanços tecnológicos que permitem a clonagem de genes para as citocinas permitem a produção em ampla escala de produtos homólogos que completam a utilização investigativa desses agentes. As citocinas que receberam investigação mais intensa na resposta antitumoral para o câncer de cabeça e pescoço são as mencionadas a seguir.

INTERFERONS

Como um grupo, os interferons receberam grande atenção como agentes imunomoduladores, antiinflamatórios e citotóxicos. O interferon foi originalmente reconhecido como uma proteína secretória produzida em resposta à infecção viral que confere proteção antiviral às células. Desde a descoberta inicial, três subclasses distintas de interferon foram identificadas, e uma variedade de estímulos dispara sua produção. Duas das subclasses, IFN-α e IFN-β, foram denominadas *interferons tipo I*. Esses agentes são produzidos em resposta à infecção viral, ou à exposição ao RNA de dupla-fita e permanecem estáveis durante exposição a ácidos. Inicialmente acreditava-se que o IFN-α era produzido pela maior parte dos leucócitos, porém as maiores produtoras são as células dendríticas plasmocitóides (94). O IFN-β é produzido pelas células do tecido conectivo. Em contraste, o IFN-γ, interferon tipo II, é produzido apenas pelos linfócitos T e grandes linfócitos granulares em resposta aos estímulos antigênicos em cooperação com células dendríticas e é lábil ao pH ácido (77).

Além de seus efeitos antivirais, os interferons medeiam uma ampla gama de respostas biológicas, incluindo citotoxicidade antitumoral, inibição da proliferação de célula, ativação de gene, modulação de antígenos da superfície da célula, ativação de célula imune e estimulação de outras citocinas e imunomoduladores. Esses efeitos ocorrem como resultado da ligação direta do interferon a receptores específicos da superfície da célula no alvo. Existem diferentes receptores para os interferons tipo I e tipo II, ambos os receptores exibindo ligação de alta afinidade. Após a internalização do complexo interferon-receptor, ocorre a síntese do RNA mensageiro específico e as proteínas que modulam o efeito biológico. Alguns produtos induzidos pelo interferon incluem os antígenos MHC, uma proteína quinase, e 2858-oligoadenilato sintetase (93). Essas enzimas têm um papel nos efeitos antivirais, embora os antígenos MHC estejam intimamente envolvidos no mecanismo da resposta imune. Os eventos exatos responsáveis pelos efeitos citostáticos e citolíticos dos interferons não estão ainda esclarecidos. A expressão de alguns protooncogenes, incluindo *myc, ras, mos* e *abl*, entretanto, é afetada pelo interferon (93).

O interferon-γ possui um efeito modulatório mais potente do que os interferons tipo I. Efeitos citotóxicos diretos têm sido vistos *in vitro* contra o carcinoma de célula escamosa de cabeça e pescoço, com resultados citostáticos e citolíticos (95). Essas respostas dependem da dose cumulativa do IFN-γ e da duração da exposição. *In vivo*, o interferon-γ pode causar citólise e aumento da diferenciação da célula do tumor (96). O interferon-γ pode também aumentar a resposta mediada por célula no câncer de cabeça e pescoço. A ativação de macrófagos e células NK pelo IFN-γ, com aumento da expressão do receptor Fc, realça a capacidade tumoricida dessas células e promove a função de apresentação de antígeno dos macrófagos. O interferon-γ também induz a expressão do antígeno MHC-II e da molécula de adesão intercelular nas células do tumor e linfócitos, o que pode contribuir para as funções quimiotáticas de apresentação de antígeno necessárias para uma resposta imune efetiva (81,96). O interferon-γ também pode realçar os efeitos antitumorais de outras citocinas, como o fator de necrose tumoral (FNT).

INTERLEUCINAS

As interleucinas compreendem um grupo de proteínas produzidas pelos leucócitos e outras células que exercem uma ampla gama de ações imunológicas e não imunológicas superpostas. Um número de interleucinas foi identificado. Muitas são identificadas com numerais, como IL-1, juntamente com citocinas estreitamente relacionadas FNT-α e FNT-β. Embora as funções complexas dessas citocinas estejam sendo intensamente investigadas, certos efeitos são claramente importantes na resposta imune para o câncer.

A interleucina-1, originalmente conhecida como fator de ativação de linfócito, possui ações imunológica, inflamatória e reparadora diversas. Essa citocina é produzida pela maior parte dos tipos de células nucleadas, incluindo macrófagos, células dendríticas, ceratinócitos, linfócitos, células endoteliais e fibroblastos. Embora alguns agentes possam estimular a produção da IL-1, os indutores imunologicamente importantes incluem antígenos apresentados em conjunção com moléculas de MHC-II e outras citocinas, tais como IFN-γ e FNT. O efeito principal dessa estimulação é a geração de IL-1 pelos macrófagos.

Inibidores específicos da produção de IL-1 foram identificados e parece haver implicações para a resposta antitumoral. Os corticosteróides e as prostaglandinas inibem a produção de IL-1 pelos macrófagos. A produção de prostaglandinas pela via do AC aracdônico é especificamente inibida por fármacos como os agentes antiinflamatórios não esteroidais. A administração desses agentes reverteu a inibição da produção do IL-1 tanto *in vitro* como *in vivo* (77). Existe evidência de que as células do tumor propriamente ditas produzem prostaglandinas e possuem um efeito inibitório na IL-1 (97). Este pode ser um dos mecanismos imunossupressivos associado ao câncer de cabeça e pescoço. Ele se manifesta como a perda da resposta do teste de hipersensibilidade retardada da pele e o comprometimento de efeitos citotóxicos *in vitro*, os quais são mediados em parte pela IL-1.

A interleucina-1 afeta as células responsáveis pela geração de uma resposta imune contra o tumor. Ela realça a proliferação de linfócitos T pela indução da produção da IL-2 a partir de outros linfócitos. A proliferação de linfócitos B e a produção de anticorpo também são aumentadas. A IL-1 também aumenta as capacidades citotóxicas de apresentação de antígeno dos macrófagos e estimula essas células a secretarem outras citocinas quimioatáticas (p. ex., IL-6 e IL-8). Efeitos quimiotáticos e linfoproliferativos adicionais são mediados pela indução via IL-1 da molécula de adesão intercelular no endotélio vascular, linfócitos T citotóxicos e células do tumor. A interleucina-16 também gera considerável ativação osteoclástica com marcada reabsorção óssea (98). Tal atividade é um mecanismo de invasão óssea pelo carcinoma de célula escamosa de cabeça e pescoço (99).

Há redundância considerável nas ações da IL-1 e do FNT. O FNT-α foi inicialmente descrito como um indutor de necrose do tumor e mais tarde descoberto como sendo a caquexina. O FNT-β foi originalmente conhecido como *linfotoxina*. Essas substâncias são produzidas pelos linfócitos e monócitos em resposta a alguns estímulos exógenos e endógenos, incluindo IL-1, IFN-γ e FNT propriamente dito. Em adição à promoção de efeitos similares àqueles da IL-1, o FNT possui uma resposta antitumor citotóxica mais profunda *in vivo* e *in vitro* (98). A IL-1 e o FNT acentuam os efeitos um do outro, proporcionando vias de superposição para o sistema imune para produzir uma resposta.

A interleucina-2, produzida pelos linfócitos T ativados, possui um papel central na resposta imune. Essa citocina é essencial para a estimulação de células T, células B e a proliferação de célula NK e indução da produção de linfocina por esses efetores. A IL-2 é produzida após a estimulação de linfócitos T pelos antígenos MHC associados em conjunção com a IL-1. A secreção da IL-2 pelas células T de ajuda CD4+ em resposta a antígenos MHC-II associados parece proporcionar o principal estímulo para a ativação de linfócitos T citotóxicos e células NK dirigidas contra as células do tumor. A secreção de IL-2 produzida diretamente por células do melanoma transfectadas com o gene IL-2, ultrapassando a necessidade de células T de ajuda, induziu maior atividade citotóxica do linfócito T contra o tumor do que contra células não transfectadas (100). A função citotóxica do linfócito T ainda depende da apresentação do antígeno em conjunção com MHC-I; depleção das células CD8 T abolindo a resposta antitumor. Esse achado sugere que um defeito no braço da célula T de ajuda da resposta imune com produção ineficaz de linfocina na região do tumor pode ser parcialmente responsável pela ausência de uma resposta citotóxica adequada contra células malignas.

A capacidade da IL-2 de gerar células citotóxicas ativadas tem sido utilizada no desenvolvimento de estratégias para a imunoterapia. Células linfóides incubadas com IL-2 tornam-se capazes de fazer lise de células frescas do tumor. Os agentes citotóxicos gerados nesta forma são conhecidos como *células LAK*, que representam uma classe de células linfóides ativadas na resposta antitumor distinta dos linfócitos T citotóxicos ou células NK (101,102). Além desses efeitos, linfócitos estimulados pela IL-2 são induzidos a secretar uma variedade de linfocinas, incluindo IFN-γ, transformando o fator de crescimento (TGF-β), IL-4, e fatores de crescimento de célula B, amplificando mais e modulando a resposta imune.

Outras linfocinas que participam na resposta imune para o tumor incluem IL-4 e TGF-β. A IL-4, originalmente identificada como fator de crescimento da célula B, é produzida pelos linfócitos T ativados. Além de estimular a produção de imunoglobulina da célula B, a troca do isotipo imunoglobulina e a expressão do receptor MHC-II e Fc, a IL-4 serve como um potente ativador de macrófagos. Ela realça a apresentação antígeno-tumor e a capacidade citotóxica (98). Ao contrário das citocinas previamente discutidas, o TGF-β é um peptídeo imunorregulatório que possui efeitos inibitórios sobre muitos dos mecanismos efetores responsáveis pela resposta antitumor. O TGF-β pode suprimir a atividade mitogênica *in vitro* da IL-2 sobre linfócitos T e B, função citotóxica da célula NK, e o desenvolvimento induzido por IL-2 das células LAK (103). A importância do TGF-β para a resposta do tumor *in vivo* é desconhecida. É possível que esse peptídeo funcione como um fator imunossupressivo endogenicamente produzido. A evidência sustenta a presença de um fator solúvel produzido pelo carcinoma de célula escamosa de cabeça e pescoço que inibe a citotoxicidade das células LAK (104). Se esse fator é, na verdade, o TGF-β, permanece a ser descoberto.

A compreensão das células dendríticas é essencial para se conhecer a resposta do sistema imune. Massard *et al.* (105) revisaram a atividade dessas células. As células dendríticas originam-se a partir da medula óssea. O fenótipo dessas células é caracterizado pela alta expressão de moléculas MHC-II e alta expressão de moléculas de adesão. Existe uma estreita relação com macrófagos alveolares, através da qual os macrófagos regulam de cima para baixo a função de apresentação de antígeno através do FNT-α. Gabrilovich *et al.* (106) mostraram que células dendríticas peptídeo-pulsadas isoladas de camundongo com tumor diminuíram a capacidade de induzir linfócitos T citotóxicos específicos nos animais controles ou de estimular linfócitos T imunes do camundongo controle *in vivo*. Essa redução foi revertida através da adição de células dendríticas de animais controles. Os macrófagos não melhoraram a função linfócito T citotóxica. As células dendríticas do camundongo com tumor não responderam e processaram antígenos. Gabrilovich *et al.* (107) alcançaram correlação adicional em uma investigação dos mecanismos de disfunção de célula dendrítica sob outras condições. A infecção retroviral pareceu regular para baixo as moléculas MHC-II da superfície, as quais são críticas na ativação de uma resposta imune.

Finkelman *et al.* (108) verificaram que células dendríticas podem apresentar antígenos tanto no modo tolerogênico quanto imunogênico. Porgador *et al.* (109) constataram que células dendríticas pulsadas com peptídeos fora do corpo podem proporcionar uma resposta imune protetora, ao retornarem para o hospedeiro. Células dendríticas colhidas do sangue periférico expandiram-se na cultura e, expostas a agentes exógenos ou substâncias produzidas por tumor, podem elevar o nível de moléculas imunossupressivas secundárias.

IMUNOSSUPRESSÃO EXÓGENA

Agentes exógenos relacionados aos pacientes com câncer de cabeça e pescoço (110) incluem álcool (apontado como imunossupressivo), drogas quimioterapêuticas (com objetivo de serem antitumor, porém possuem efeitos antiimunes), corticosteróides (dados para o edema) e os efeitos imunossupressivos da cirurgia (que inclui indução de prostaglandina e histamina, ambos agentes imunossupressivos bem conhecidos). Os efeitos virais causados pela infecção com EBV, vírus da imunodeficiência humana (HIV), ou outros agentes, afetam tanto o número quanto a função de células imunes. O terceiro grupo são agentes imunossupressivos produzidos pelo sistema imune em resposta a outros processos imunologicamente ativos que podem contribuir para a imunossupressão (p. ex., complexos antígeno-anticorpo circulantes).

Entre os peptídeos imunologicamente ativos produzidos pelas células do tumor, p15e, uma proteína de membrana retroviral de baixo peso molecular, é de distinto interesse. Desde 1984, Snyderman e Cianciolo (111) identificaram que o p15e possui um efeito imunossupressivo. Um peptídeo 17-aminoácido sintético homólogo a uma região altamente conservada de diversas proteínas transmembrana de envelope retroviral possui um efeito imunossupressivo similar àquele do p15e (112,113). As atividades imunossupressivas incluem inibição das respostas quimiotáticas dos monócitos, monócitos matadores de tumor mediados por IL-1, rompimento respiratório de monócitos humanos, proliferação de mitógeno e aloantígeno estimulado dos linfócitos humanos, síntese da imunoglobulina pelos linfócitos B, produção de IFN-γ, atividade de célula NK humana, e hipersensibilidade retardada *in vivo* para eritrócitos de ovelha no camundongo. Uma região similar para a seqüência conservada p15e foi identificada no IFN-α, o que pode explicar alguns dos efeitos imunossupressivos do IFN-α. Em um estudo com 25 pacientes, os investigadores na Holanda (112) identificaram diferentes quantidades de atividade de substância semelhante a p15e e IFN-α nos tumores. A imunoterapia com anticorpos monoclonais contra o p15e dada para camundongo com tumor em outro modelo de câncer de cabeça e pescoço melhorou marcadamente a taxa de sobrevivência (113).

IMUNOTERAPIA

Métodos de terapia dirigidos para o aumento da resposta imune contra o câncer podem ser classificados como ativos ou passivos. A *imunoterapia ativa* envolve administração de agentes ao hospedeiro, que tem um tumor, o que dispara uma reação imune desenvolvida para controlar ou erradicar a doença maligna. A *imunoterapia passiva* é a administração de componentes imunológicos ativados e que foram obtidos a partir do paciente que está sendo tratado. Essas tentativas terapêuticas podem ser específicas, como na utilização de vacinas de célula de tumor para imunização, ou não específicas, nas quais estimulantes imunes como o bacilo de Calmette-Guérin ou citocinas são administrados ao hospedeiro. Muitas dessas manipulações terapêuticas ativas foram desenvolvidas após clínicos observarem que alguns pacientes com câncer e grave infecção pós-operatória possuíam marcada regressão do tumor e melhores tempos de sobrevida. Os agentes infecciosos, agora se percebe, disparam amplas reações imunológicas com ativação celular citotóxica. Muitas dessas terapias, entretanto, não foram bem-sucedidas em ensaios de tratamento humano. A vacina com células do tumor ou extratos de células do tumor é limitada pelos seguintes fatores: antígenos tumor-específicos são difíceis de identificar; células malignas possuem um considerável grau de heterogeneidade; células do tumor parecem capazes de alterar sua expressão antigênica, especialmente para os antígenos MHC; e tumores podem produzir fatores supressivos ou aumento da função das células T supressoras, as quais inibem a resposta imune. Esses problemas afetam a capacidade de as vacinas funcionarem adequadamente, tornando mais difícil para os mecanismos de resposta do hospedeiro de maneira consistente e efetiva identificarem e diferenciarem células malignas e normais.

A utilização de citocinas nos ensaios terapêuticos desenvolvidos para aumentar o sistema imune proporcionou uma nova estratégia para afetar a resposta do hospedeiro ao tumor. Esses agentes têm sido utilizados isolados, como formas ativas não específicas de terapia, e em combinação com outros efetores nas abordagens passivas para a imunoterapia do tumor. Este método de tratamento é denominado *imunoterapia adotiva*, quando os agentes terapêuticos que estão sendo administrados incluem células efetoras (114). Atenção clínica inicial é dirigida à utilização de interferons e IL-2, ambos como agentes únicos e em combinação com linfócitos tumor-reativos obtidos a partir da massa de células circulantes, células LAK, ou do tumor propriamente dito, assim denominados linfócitos tumor-infiltrantes (TIL).

O interferon-α, o IFN-γ e a IL-2 têm sido utilizados como agentes únicos no manejo do câncer de cabeça e pescoço. A utilização clínica desses agentes tem sido complicada pelas dificuldades no estabelecimento das dosagens antitumor e imunomodulatórias apropriadas, vias de administração e na avaliação dos papéis fisiológicos isolados. Apenas respostas antitumor limitadas têm sido identificadas para essas citocinas individuais. O interferon-γ possui um efeito citolítico e citostático contra o carcinoma de célula escamosa de cabeça e pescoço tanto *in vivo* como *in vitro*, embora não tenha sido encontrada melhora no resultado de sobrevida após terapia de IFN-γ (95,96). A administração sistêmica tem aumentado a diferenciação da célula do tumor e atividade da célula NK, sugerindo importantes efeitos imunomodulatórios e fisiológicos em níveis local e sistêmico. Efeitos similares têm sido observados com IFN-α, embora o efeito citotóxico não tenha sido tão profundo para o carcinoma de célula escamosa de cabeça e pescoço como o foi para algumas das doenças malignas hematológicas. A IL-2 apresentou efeitos antitumor e imunomodulatórios quando administrada sistematicamente ou perilesionalmente para o carcinoma de célula escamosa de cabeça e pescoço (115,116). A ativação das células periféricas NK após infusão sistêmica da IL-2 combinada com IFN-α tem sido documentada, e células LAK têm sido geradas a partir de linfócitos nodais tumor-associados após injeção regional da citocina (117,118). Receptores ILO-2 têm sido identificados em algumas linhas de células do carcinoma de célula escamosa de cabeça e pescoço, e *in vitro* a IL-2 tem um efeito direto inibitório do crescimento nessas células (119).

A administração sistêmica isolada da IL-2 tem sido associada a séria morbidade e a poucas respostas clínicas (120). Em uma tentativa para melhorar os resultados clínicos obtidos com a terapia de IL-2, Rosenberg *et al.* (101), no Instituto Nacional do Câncer, utilizaram a transferência dos linfócitos da IL-2 ativados, que eles denominaram células LAK, nos ensaios de imunoterapia adotiva. A imunoterapia com células LAK em combinação com altas doses sistêmicas da IL-2 levou a marcada regressão da doença metastática estabelecida tanto nos estudos animais quanto nos humanos (92,101,102). A maior parte da experiência com essa forma de terapia tem sido no tratamento dos pacientes com carcinoma de célula renal metastático, melanoma e câncer colorretal, entretanto os investigadores avaliaram essa forma de tratamento para o carcinoma de célula escamosa de cabeça e pescoço. Estudos *in vivo* com camundongo liso mostraram marcada inibição do crescimento do tumor do carcinoma de célula escamosa de cabeça e pescoço, seja na administração local seja na geral de células LAK e IL-2 (119). Tentativas para gerar mais populações homogêneas de células LAK com maior atividade citotóxica estão sob investigação e podem levar à melhora de resultados clínicos com diminuição da toxicidade (121).

A infiltração de tumores sólidos pelas populações linfocíticas tem sido muito estudada. A função dessas células no controle do crescimento e da disseminação do tumor não está totalmente compreendida, porém evidência sugere que a presença de infiltrado mononuclear pode estar relacionada a melhor prognóstico e taxas de sobrevida entre pacientes com carcinoma de célula escamosa de cabeça e pescoço (122). Métodos têm sido desenvolvidos para colheita do TIL, e ensaios clínicos têm sido instituídos nos quais essas células são utilizadas para imunoterapia adotiva. O tratamento com TIL depende da ativação dessas células pelo IL-2, que resulta em efetores com atividade citolítica contra o tumor autólogo. Estudos da murina têm mostrado que o TIL expandido na IL-2 e transferido para animais com micrometástases é de 50 a 100 vezes mais potente do que as células LAK na erradicação do tumor (123,124). Um ensaio clínico com terapia de TIL para o melanoma metastático mostrou marcada regressão do tumor; as taxas de resposta foram mais elevadas do que aquelas alcançadas com células LAK e IL-2 (125). Resultados similares têm sido obtidos *in vitro* para culturas do carcinoma de célula escamosa de cabeça e pescoço, e foram obtidos isolamento e ativação do TIL a partir de um paciente com câncer de cabeça e pescoço (115,116). A especificidade citolítica exibida pelo TIL em direção ao tumor autólogo resultou da restrição do MHC. Antígenos tumor-específicos expostos a células dendríticas colhidas a partir do sangue periférico dos pacientes e expandidas *in vitro* têm sido propostos como uma forma de imunoterapia, não há dados disponíveis para pacientes com câncer de cabeça e pescoço. Essa especificidade torna esta forma de imunoterapia atraente, porém é necessária investigação adicional para determinar a efetividade no manejo do câncer de cabeça e pescoço.

Um importante relato inicial de estudo empregando modificadores biológicos para tratar câncer avançado também mostrou-se eficaz em prevenir lesões metacrônicas. Shin *et al.* (126) deram IFN-α, ácido 13-cis-retinóico e α-tocoferol para pacientes com doença avançada (69% tinham doença N2 ou N3). Eles observaram uma melhora nos controles, em que 86% dos pacientes estavam livres da doença após 24 meses. Além disso, eles observaram a ausência de segundo tumor primário nesta população, exceto para um paciente que desenvolveu leucemia aguda, porém nenhum caso de segundo tumor primário no trato aerodigestório superior.

PONTOS IMPORTANTES

- Um modelo de progressão de câncer específico para o câncer de cabeça e pescoço está sendo desenvolvido. Isso se deve a um processo de múltiplos passos de alterações genéticas responsáveis pela patogênese dos tumores malignos.
- A mutação do p53 parece ter um papel central no desenvolvimento do câncer, alterando a capacidade de células para responder ao DNA danificado.
- Proteínas do papilomavírus humano interagem com o p53; o resultado é a inativação da proteína p53.
- A citotoxicidade imunoglobulina-associada dirigida contra células malignas ocorre através de dois mecanismos: fixação do complemento e citotoxicidade celular anticorpo-dependente.
- O interferon-γ pode provar ser útil como um agente imunoterapêutico por causa de seus efeitos citotóxico, imunomodulatório e diferenciação celular.
- A produção do tumor de fatores imunossupressivos pode comprometer a resposta citotóxica inibindo os efeitos imunomodulatórios das citocinas.
- A interleucina-1 pode ter um papel no desenvolvimento da invasão pelo carcinoma de célula escamosa de cabeça e pescoço.
- Defeitos na fase linfócito T de ajuda da resposta imune podem ser parcialmente responsáveis pelo comprometimento da resposta citotóxica contra células malignas.
- A imunoterapia ativa para o câncer envolve a administração de agentes que podem disparar uma resposta imune (p. ex., IFN-γ).
- A imunoterapia passiva envolve a administração de componentes imunológicos externamente estimulados, como células LAK, inicialmente obtidos a partir de um paciente com tumor.
- A injeção sistêmica e perilesional da IL-2 para o carcinoma de célula escamosa de cabeça e pescoço ativou células NK e LAK, porém nenhum benefício de sobrevivência tem sido mostrado.
- A imunoterapia adotiva com células LAK estimuladas por IL-2 ou TIL pode melhorar as taxas de regressão e controle do tumor.

REFERÊNCIAS

1. Fearon ER. Vogelstein B. A genetic model for colorectal tumorigenesis. *Cell* 1990;61:759-767.
2. Renan MJ. How many mutations are required for tumorigenesis? Implications for human cancer data. *Mol Carcinog* 1993;7:139.

3. Canaple L, Kakizawa T, Laudet V. The days and nights of cancer cells. *Cancer Res* 2003;63:7545-7552.
4. van der Riet P, Nawroz H, Hruban RH, et al. Frequent loss of chromosome 9p21-22 early in head and neck cancer progression. *Cancer Res* 1994;54:1156-1158.
5. Califano I, van der Riet P, Clayman G, et al. A genetic progression model for head and neck cancer, implications for field cancerization. *Cancer Res* 1996;56:2488-2492.
6. Nawroz H, van der Riet P, Hruban RH, et al. Allelotype of head and neck squamous cell carcinoma. *Cancer Res* 1994;54:1152-1155.
7. Kamb A, Gruis NA, Weaver-Feldhaus J et al. A cell cycle regulator potentially involved in the genesis of many tumor types. *Science* 1994;264:436-440.
8. Hartwell LH, Katan MB. Cell cycle control and cancer. Science 1994;266:1821-1828.
9. Cairns P, Mao L, Merlo A, et al. Rates of p16 (MTS1) mutations in primary tumors with 9p loss. *Science* 1994;265:415-416.
10. Merlo A, Herman JG, Mao L, et al. 5' CpG island methylation is associated with transcriptional silencing of the tumor suppressor p16/CDKN1/MTS1 in human cancers. *Nat Med* 1995;7:686-692.
11. Cairns P, Polascik TJ, Eby Y, et al. Frequency of homozygous deletion at p16/cdkn2 in primary human tumors. *Nat Genet* 1995;11:210-212.
12. Wu CL, Sloan P, Read AP, et al. Deletion mapping on the short arm of chromosome 3 in squamous cell carcinoma of the oral cavity. *Cancer Res* 1994;54:6484-6488.
13. Maestro R, Gasparotto D, Vuksavljevic T, et al. Three discrete regions of deletion in head and neck cancers. *Cancer Res* 1993;53:5775-5779.
14. Mao L, Fan YH, Lotan R, et al. Frequent abnormalities of FHIT, a candidate tumor suppressor gene, in head and neck cancer cell lines. *Cancer Res* 1996;56(22):5128-5131.
15. Gotte K, Hadaczek P, Coy JF, et al. FHIT expression is absent or reduced in a subset of primary head and neck cancer. *Anticancer Res* 2000;20(2A):1057-1060.
16. Ohta M, Inoue H, Cotticelli MG, et al. The FHIT gene, spanning the chromosome 3p14.2 fragile site and renal carcinomaassociated t(3:8) breakpoint, is abnormal in digestive tract cancers. *Cell* 1996;84:587-597.
17. Boyle JO, Hakim J, Koch W, et al. The incidence of p53 mutations increases with progression of head and neck cancer. *Cancer Res* 1993;53:4477-4480.
18. Kastan MB, Onyekere O, Sidransky D, et al. Participation of p53 protein in the cellular response to DNA damage. *Cancer Res* 1991;51:6304-6311.
19. Livingstone LR, White A, Sprouse J, et al. Altered cell cycle arrest and gene amplification potential accompany loss of wild-type p53. *Cell* 1992;70:923-935.
20. Yin Y, Tainsky MA, Bischoff FZ, et al. Wild-type p53 restores cell cycle control and inhibits gene amplification in cells with mutant p53 alleles. *Cell* 1992;70:937-948.
21. Lowe SW, Schmitt EM, Smith SW, et al. p53 is required for radiation induced apoptosis in mouse thymocytes. *Nature* 1993;362:847-849.
22. Yonish-Rouach E, Resnitzky D, Lotem J, et al. Wild-type p53 induces apoptosis of myeloid leukemic cells that are inhibited by interleukin-6. *Nature* 1991;352:345-347.
23. Gillison ML, Koch WM, Capone RB, et al. Evidence for a causal association between human papillomavirus and a subset of head and neck cancers [see comment]. *J Natl Cancer Inst* 2000;92(9):709-720.
24. Steele C, Cowser LM, Shillitoe EJ. Effects of human papilloma virus type 18-specific antisense oligonucleotides on the transformed phenotype of human carcinoma cell lines. *Cancer Res* 1993;53:2330-2337.
25. Werness BA, Levine AI, Howley PM. Association of human papilloma virus types 16 and 18 E6 proteins with p53. *Science* 1990;248:76-79.
26. Munger K, Phelp WC, Bubb V, et al. The E6 and E7 genes of the human papilloma virus type 16 together are necessary and sufficient for transformation of primary human keratinocytes. *J Virol* 1989;63:4417-4421.
27. Yoo GH, Xu HJ, Brennan JA, et al. Infrequent inactivation of the retinoblastoma gene despite frequent loss of chromosome 13q in head and neck squamous cell carcinoma. *Cancer Res* 1994;54:4603-4606.
28. Munger K, Werness BA, Dyson N, et al. Complex formation of human papillomavirus E7 proteins with the retinoblastoma suppressor gene product. *EMBO J* 1989;8:4099-4105.
29. Martelli E Livingston DM. Regulation of endogenous E2F1 stability by the retinoblastoma protein. *Proc Natl Acad Sci USA* 1999;96:2858-2863.
30. Barkova J, Lukas J, Muller H, et al. Abnormal patterns of D-type cyclin expression and GI regulation in human head and neck cancer. *Cancer Res* 1995;55:949-956.
31. Jares P, Fernandez PL, Campo E, et al. PRAD-1/cyclin D1 gene amplification correlates with messenger RNA over-expression and tumor progression in human laryngeal carcinomas. *Cancer Res* 1994;54:4813-4817.
32. Peters G. The D-type cyclins and their role in tumorigenesis. *J Cell Sci* 1994;18:89-96.
33. Condon-Cardo C. Mutations of cell cycle regulators: biological and clinical implications for human neoplasia. *Am J Pathol* 1995;147:545-560.
34. Nakashima T, Clayman GL. Antisense inhibition of cyclin D1 in human head and neck squamous cell carcinoma. *Arch Otolaryngol Head Neck Surg* 2000;126(8):957-961.
35. Estilo CL, O-Charoenrat P, Ngai I, et al. The role of novel oncogenes squamous cell carcinoma-related oncogene and phosphatidylinositol 3-kinase p110 alpha in squamous cell carcinoma of the oral tongue. *Clin Cancer Res* 2003;9(6):2300-2306.
36. Dassonville O, Formento JL, Francoual M, et al. Expression of epidermal growth factor receptor and survival in upper aerodigestive tract cancer. *J Clin Oncol* 1993;11:1873-1878.
37. Thor A. Are patterns of HER-2/neu amplification and expression among primary tumors and regional metastases indicative of those in distant metastases and predictive of herceptin response? *J Natl Cancer Inst* 2001;93(15):1120-1121.
38. Xia W, Lau YK, Zhang HZ, et al. Strong correlation between c-erbB-2 over-expression and overall survival of patients with oral squamous cell carcinoma. *Clin Cancer Res* 1997;3(1):3-9.
39. Lynch TJ, Bell DW, Sordella R, et al. Activating mutations in the epidermal growth factor receptor underlying responsiveness of non-small-cell lung cancer to gefitinib. *N Engl J Med* 2004;350(21):2129-2139.

40. Lundberg AS, Randell SH, Stewart SA, et al. Immortalization and transformation of primary human airway epithelial cells by gene transfer. *Oncogene* 2002;21(29):4577-4586.
41. Ha PK, Benoit NE, Yochem R, et al. A transcriptional progression model for head and neck cancer. *Clin Cancer Res* 2003;9(8):3058-3064.
42. Forastiere A, Koch W, Trotti A, et al. Head and neck cancer. *N Engl J Med* 2001;345(26):1890-1900.
43. Chien YC, Chen JY, Liu MY, et al. Serologic markers of Epstein-Barr virus infection and nasopharyngeal carcinoma in Taiwanese men. *N Engl J Med* 2001;345(26):1877-1882.
44. Lo YM, Chan LY, Lo KW, et al. Quantitative analysis of cell-free Epstein-Barr virus DNA in plasma of patients with nasopharyngeal carcinoma. *Cancer Res* 1999;59(6):1188-1191.
45. Shotelersuk K, Khorprasert C, Sakdikul S, et al. Epstein-Barr virus DNA in serum/plasma as a tumor marker for nasopharyngeal cancer. *Clin Cancer Res* 2000;6(3):1046-1051.
46. Capone RB, Pai SI, Koch WM, et al. Detection and quantitation of human papillomavirus (HPV) DNA in the sera of patients with HPV-associated head and neck squamous cell carcinoma. *Clin Cancer Res* 2000;6(11):4171-4175.
47. Lo YM, Chan LY, Chan AT, et al. Quantitative and temporal correlation between circulating cell-free Epstein-Barr virus DNA and tumor recurrence in nasopharyngeal carcinoma. *Cancer Res* 1999;59(21):5452-5455.
48. Koutsky LA, Ault KA, Wheeler CM, et al. Proof of principle study investigators. A controlled trial of a human papillomavirus type 16 vaccine [see comment]. *N Engl J Med* 2002;347(21):1645-1651.
49. Abdulkarim B, Sabri S, Deutsch E, et al. Antiviral agent cidofovir restores p53 function and enhances the radiosensitivity in HPV-associated cancers. *Oncogene* 2002;21(15):2334-2346.
50. Leong PP, Rezai B, Koch WM, et al. Distinguishing second primary tumors from lung metastases in patients with head and neck squamous cell carcinoma [see comment]. *J Natl Cancer Inst* 1998;90(13):972-977.
51. Califano J, Leong PL, Koch WM, et al. Second esophageal tumors in patients with head and neck squamous cell carcinoma: an assessment of clonal relationships. *Clin Cancer Res* 1999;5(7):1862-1867.
52. Brennan JA, Mao L, Hruban RH, et al. Molecular assessment of histopathological staging in squamous-cell carcinoma of the head and neck. *N Engl I Med* 1995;332:429-435.
53. Partridge M, Li SR, Pateromichelakis S, et al. Detection of minimal residual cancer to investigate why oral tumors recur despite seemingly adequate treatment. *Clin Cancer Res* 2000;6(7):2718-2725.
54. Bischoff JR, Kim DH, Williams A, et al. An adenovirus mutant that replicates selectively in p53-deficient human tumor cells. *Science (Washington, DC)* 1996;274:373-376.
55. Khuri FR, Nemunaitis J, Ganly I, et al. A controlled trial of intratumoral ONYX-015, a selectively-replicating adenovirus, in combination with cisplatin and 5-fluorouracil in patients with recurrent head and neck cancer [see comment]. *Nat Med* 2000;6(8):879-885.
56. Nemunaitis J, Ganly 1, Khuri F, et al. Selective replication and oncolysis in p53 mutant tumors with ONYX-015, an E1B-55kD gene-deleted adenovirus, in patients with advanced head and neck cancer: a phase II trial. *Cancer Res* 2000;60(22):6359-6366.
57. Ishida S, Yamashita T, Nakaya U, et al. Adenovirus-mediated transfer of p53-related genes induces apoptosis of human cancer cells [erratum appears in Jpn J Cancer Res 2000;91(7):767]. *Japn I Cancer Res* 2000;91(2):174-180.
58. Clayman GL, el-Naggar AK, Lippman SM, et al. Adenovirus-mediated p53 gene transfer in patients with advanced recurrent head and neck squamous cell carcinoma [see comment]. *J Clin Oncol* 1998;16(6):2221-2232.
59. Patel V, Senderowicz AM, Pinto D Jr, et al. Flavopiridol, a novel cyclin-dependent kinase inhibitor, suppresses the growth of head and neck squamous cell carcinomas by inducing apoptosis. *J Clin Invest* 1998;102(9):1674-1681.
60. Kortmansky JS, Motwani MV, Jung CP, et al. Flavopéridol potentiates the effect of radiotherapy in HCT-116 colon cancer xenografts (abstract #347). *Proc Am Soc Clin Oncol* 2002;87a.
61. Schwartz GK, Farsi K, Maslak P, et al. Potentiation of apoptosis by flavopiridol in mitomycin-C-treated gastric and breast cancer cells. *Clin Cancer Res* 1997;3(9):1467-1472.
62. Schwartz GK, Ilson D, Saltz L, et al. Phase II study of the cyclin-dependent kinase inhibitor flavopiridol administered to patients with advanced gastric carcinoma. *J Clin Oncol* 2001;19(7):1985-1992.
63. Senderowicz AM. Small molecule modulators of cyclin-dependent kinases for cancer therapy. *Oncogene* 2000;19(56):6600-6606.
64. Hashemolhosseini S, Nagamine Y, Morley SL et al. Rapamycin inhibition of the G1 to S transition is mediated by effects on cyclin D1 mRNA and protein stability. *J Biol Chem* 1998;273(23):14424-14429.
65. Dassonville O, Formento JL, Francoual M, et al. Expression of epidermal growth factor receptor and survival in upper aerodigestive tract cancer (abst). *J Clin Oncol* 1993;11:1873-1878.
66. Grandis JR, Melhem ME, Gooding WE, et al. Levels of TGF-alpha and EGFR protein in head and neck squamous cell carcinoma and patient survival. *J Natl Cancer Inst* 1998;90(11):824-832.
67. Ang KK, Berkey BA, Tu X, et al. Impact of epidermal growth factor receptor expression on survival and pattern of relapse in patients with advanced head and neck carcinoma. *Cancer Res* 2002;62(24):7350-7356.
68. Huang SM, Li J, Armstrong EA, et al. Modulation of radiation response and tumor-induced angiogenesis after epidermal growth factor receptor inhibition by ZD1839 (Iressa). *Cancer Res* 2002;62(15):4300-4306.
69. Sirotnak FM, Zakowski ME Miller VA, et al. Efficacy of cytotoxic agents against human tumor xenografts is markedly enhanced by coadministration of ZD1839 (Iressa), an inhibitor of EGFR tyrosine kinase. *Clin Cancer Res* 2000;6(12):4885-4892.
70. Lammering G, Valerie K, Lin PS, et al. Radiosensitization of malignant glioma cells through overexpression of dominant-negative epidermal growth factor receptor. *Clin Cancer Res* 2001;7(3):682-690.
71. Lammering G, Hewit TH, Hawkins WT, et al. Epidermal growth factor receptor as a genetic therapy target for carcinoma cell radiosensitization [see comment]. *J Natl Cancer Inst* 2001;93(12):921-929.

72. Billingham RE, Brent L, Medawar PB. Actively acquired tolerance of foreign cells. *Nature* 1953;172:603-606.
73. Ridge JP, Fachs EJ, Matzinger P. Neonatal tolerance revisited: turning on newborn T-cells with dendritic cells. *Science* 1996;271:1723-1726.
74. Chang CC, Ciubotariu R, Manavalan JS, et al. Tolerization of dendritic cells by T(S) cells: the crucial role of inhibitory receptors ILT3 and ILT4. *Nat Immunol* 2002;3(3):237-243.
75. Blattman IN, Greenberg PD. Cancer immunotherapy: a treatment for the masses. *Science* 2004;305(5681):200-205.
76. Rosenberg SA. Development of cancer immunotherapies based on identification of the genes encoding cancer regression antigens. *J Natl Cancer Inst* 1996;88:1635-1644.
77. Richtsmeier WJ. Basic allergy and immunology. In: Cummings CW, Fredrickson JM, Harker LA, et al., eds. *Otolaryngology head and neck surgery.* Vol 1. St. Louis: Mosby, 1986:115-148.
78. Koch WM, Richtsmeier WJ. Lysis of squamous cell carcinoma via antibody-dependent cellular cytotoxicity. *Arch Otolaryngol Head Neck Surg* 1989;115:669-676.
79. Quak JJ, Balm AJM, Van Dongen GAMS, et al. A 22-kd surface antigen detected by monoclonal antibody E 48 is exclusively expressed in stratified squamous and transitional epithelium. *Am J Pathol* 1990;136:191-197.
80. Wolf GL, Carey TE, Schmaltz SP, et al. Altered antigen expression predicts outcome in squamous cell carcinoma of the head and neck. *J Natl Cancer Inst* 1990;82:1566-1572.
81. Koch WM, Dugan E, Diaz LA, et al. Induction of HLA-DR antigen on human squamous carcinoma by recombinant interferon gamma. *Laryngoscope* 1988;98:511-515.
82. Scher RL, Koch WM, Richtsmeier WJ. Induction of the intercellular adhesion molecule (ICAM-1) on squamous cell carcinoma by interferon gamma. *Arch Otolaryngol Head Neck Surg* 1993;119:432-438.
83. Wenzel CT, Scher RL, Richtsmeier WJ. Head and neck squamous carcinoma endothelial cell adhesion: the missing link. *Arch Otolaryngol Head Neck Surg* 1995;121:1279-1286.
84. Young MR, Wright MA, Lozano Y, et al. Mechanisms of immune suppression in patients with head and neck cancer: influence on the immune infiltrate of the cancer. *Int J Cancer* 1996;67:333-338.
85. Lathers DM, Achille N, Kolesiak K, et al. Increased levels of immune inhibitory CD34+ progenitor cells in the peripheral blood of patients with node positive head and neck squamous cell carcinomas and the ability of these CD34+ cells to differentiate into immune stimulatory dendritic cells. *Otolaryngol Head Neck Surg* 2001;125(3):205-212.
86. Lathers DM, Clark JI, Achille NJ, et al. Phase IB study of 25-hydroxyvitamin D(3) treatment to diminish suppressor cells in head and neck cancer patients. *Human Immunol* 2001;62(11):1282-1293.
87. Masferrer JL, Leahy KM, Koki AT, et al. Antiangiogenic and antitumor activities of cyclooxygenase-2 inhibitors. *Cancer Res* 2000;60:1306-1311.
88. Sarzotti M, Robbins DS, Hoffman PM. Induction of protective GTI, responses in newborn mice by a murine retrovirus. *Science* 1996;271:1726-1728.
89. Pennisi E. Teetering on the brink of danger. *Science* 1996;271:1665-1667.
90. Schwartz RH. Acquisition of immunologic self-tolerance. *Cell* 1989;57:1073-1081.
91. Schantz SP, Savage HE, Brown BW, et aL Association of levels of circulating C1q binding macromolecules with induction chemotherapy response in head and neck cancer patients. *Cancer Res* 1988;48:5868-5873.
92. Carey TE, Kimmel KA, Schwartz DR, et al. Antibodies to human squamous cell carcinoma. *Otolaryngol Head Neck Surg* 1983;91:482-491.
93. Rosenberg SA. Lotze MT, Yang JG et al. Experience with the use of high-dose interleukin-2 in the treatment of 652 cancer patients. *Ann Surg* 1989;210:474-485.
94. Hartmann E. Wollenberg B, Rothenfusser S, et al. Identification and functional analysis of tumor-infiltrating plasmacytoid dendritic cells in head and neck cancer. *Cancer Res* 2003;63(19):6478-6487.
95. Richtsmeier WJ. Interferon gamma induced oncolysis. *Arch Otolaryngol Head Neck* Surg 1988;114:432-437.
96. Richumeier WL, Koch WM, McQuire WP, et al. Phase I-II study of advanced head and neck squamous cell carcinoma patients treated with recombinant human interferon gamma. *Arch Otolaryngol Head Neck Surg* 1990;116:1271-1277.
97. Snyderman C, LeTessier E, Heo DS, et al. Immunosuppressive effects of cultured squamous cell carcinoma (abst). Presented at the Third International Head and Neck Oncology Research Conference. Las Vegas, September 1990.
98. Oppenheim JJ, Ruscetti FW, Faltynek C. Cytokines. In: Stites DP, Terr AI, eds. *Basic and clinical immunology,* 7th ed. Norwalk, CT: Appleton & Lange, 1991:78-100.
99. Meghji S, Sandy JR, Scutt AM, et al. Macromolecular osteolytic factor synthesized by squamous carcinoma cell lines from the head and neck in vitro is interleukin 1. *Br J Cancer* 1988;58:17-21.
100. Fearon ER, Pardoll DM, Toshiuki I, et al. Interleukin-2 production by tumor cells bypasses T helper function in the generation of an antitumor response. *Cell* 1990;60:397-403.
101. Rosenberg SA, Lotze MT, Muul LM, et al. Observations on the systemic administration of autologous lymphokine-activated killer cells and recombinant interleukin-2 to patients with metastatic cancer. *N Engl J Med* 1985;313:485-492.
102. Rosenberg SA, Lotze MT, Muul LM, et al. A progress report on the treatment of 157 patients with advanced cancer using lymphokine-activated killer cells and interleukin-2 or high-dose interleukin-2 alone. *N Engl J Med* 1987;316:889-897.
103. Mule JJ, Schwarz SL, Roberts AB, et al. Transforming growth factor-beta inhibits the in vitro generation of lymphokine-activated killer cells and cytotoxic T cells. *Cancer Immunol Immunother* 1988;26:95-100.
104. Strasnick B, Lagos N, Lichtenstein A, et al. Suppression of lymphokine-activated killer cell cytotoxicity by a soluble factor produced by squamous tumors of the head and neck. *Otolaryngol Head Neck Surg* 1990;103:537-549.
105. Massard G, Tongio MM, Wihlm JM, et al. The dendritic cell lineage: a ubiquitous antigen-presenting organization. *Ann Thorac Surg* 1996;61:252-258.
106. Gabrilovich DI, Patterson S, Timofeev AV, et al. Mechanism of dendritic cell dysfunction in retroviral infection of mice. *Clin Immunol Immunopathol* 1996;80:139-146.

107. Gabrilovich DI, Ciernik IF, Carbone DP. Dendritic cells in anti-tumor immune responses. *Cell Immunol* 1996;170:101-110.
108. Finkelman FO, Lees A, Birnbaum R, et al. Dendritic cells can present antigen in vivo in a tolerogenic or immunogenic fashion. *J Immunol* 1996;157:1406-1414.
109. Porgador A, Snyder D, Gilboa E. Induction of antitumor immunity using bone marrow-generated dendritic cells. J Immunol 1996;156:2918-2926.
110. Wustrow TPU, Mahnke CG. Causes of immunosuppression in squamous cell carcinoma of the head and neck. *Anticancer Res* 1996;16:2433-2468.
111. Snyderman R, Cianciolo GJ. Immunosuppressive activity of the retroviral envelope protein p15E and its possible relationship to neoplasia. *Immunology Today* 1984;5:240-244.
112. Lang MS, Oostendorp Al, Simons PJ, et al. New monoclonal antibodies against the putative immunosuppressive site of retroviral p15E. *Cancer Res* 1994;54:1831-1836.
113. Lang MS, Hovenkamp E, Savelkoul HFJ, et al. Immunotherapy with monoclonal antibodies directed against the immunosuppressive domain of p15E inhibits tumor growth. *Clin Exp Immunol* 1995;102:468-475.
114. Rosenberg SA, Longo DL, Lotze MT. Principles and applications of biologic therapy. In: DeVita V, Hellman, Rosenberg SA, eds. *Cancer: principles and practice of oncology,* 3rd ed. Vol. 1. Philadelphia: JB Lippincott, 1989:301-347.
115. Heo DS, Whiteside TL, Johnson JT, et al. Long-term interleukin 2-dependent growth and cytotoxic activity of tumor-infiltrating lymphocytes from human squamous cell carcinomas of the head and neck. *Cancer Res* 1987;47:6353-6362.
116. Boscia R, Chen K, Johnson JT, et al. Evaluation of therapeutic potential of interleukin 2, expanded tumor-infiltrating lymphocytes in squamous cell carcinoma of the head and neck. *Ann Otol Rhinol Laryngol* 1988;97:414-421.
117. Schantz SP, Clayman G, Racz T, et al. The in vivo biologic effect of interleukin 2 and interferon alfa on natural immunity in patients with head and neck cancer. *Arch Otolaryngol Head Neck Surg* 1990;116:1302-1308.
118. Rivoltini L, Gambacorti-Passerini C, Squadrelli-Saraceno M, et al. In vivo interleukin-2 induced activation of lymphokine-activated killer cells and tumor cytotoxic T-cells in cervical lymph nodes of patients with head and neck tumors. *Cancer Res* 1990;50:5551-5557.
119. Sacchi M, Snyderman CH, Heo DS, et al. Local adoptive immunotherapy of human head and neck cancer xenografts in nude mice with lymphokine-activated killer cells and interleukin 2. *Cancer Res* 1990;50:3113-3118.
120. Lotze MT, Custer MC, Rosenberg SA. Intraperitoneal administration of interleukin-2 in patients with cancer. *Arch Sing* 1986;121:373-379.
121. Melder RL, Whiteside TL, Vujanovic ML, et al. A new approach to generating antitumor effectors for adoptive immunotherapy using human adherent lymphokine-activated killer cells. *Cancer Res* 1988;48:3461-3469.
122. Wolf GT, Hudson JL, Peterson KA, et al. Lymphocyte subpopulations infiltrating squamous carcinomas of the head and neck: correlations with extent of tumor and prognosis. *Otolaryngol Head Neck Surg* 1986;95:142-152.
123. Rosenberg SA, Spiess P, Lafreniere R. A new approach to the adoptive immunotherapy of cancer with tumor-infiltrating lymphocytes. *Science* 1986;233:1318-1321.
124. Spiess PJ, Yang JC, Rosenberg SA. In vivo antitumor activity of tumor-infiltrating lymphocytes expanded in recombinant interleukin-2. *J Natl Cancer Inst* 1987;79:1067-1075.
125. Rosenberg SA, Packard BS, Aebersold PM, et al. Use of tumor-infiltrating lymphocytes and interleukin-2 in the immunotherapy of patients with metastatic melanoma: a preliminary report. *N Engl J Med* 1988;319:1676-1680.
126. Shin DM, Khuri FR, Murphy B, et al. Combined interferon-alfa, 13-cis-retinoic acid, and alpha-tocopherol in locally advanced head and neck squamous cell carcinoma: novel bioadjuvant phase II trial. *J Clin Oncol* 2001;19(12):3010-3017.

CAPÍTULO 30

Diretrizes para o Cuidado do Paciente

Ara A. Chalian ▪ Sarah H. Kagan

O cuidado de pacientes que requerem tratamento multimodal para o câncer de cabeça e pescoço tem sido cada vez mais realizado por equipe multidisciplinar seguindo protocolos clínicos (1). O cuidado mutidisciplinar desses pacientes implica em uma abordagem coordenada de uma equipe de múltiplas especialidades para assegurar as melhores práticas, a manutenção dos padrões de tratamento e o alcance de necessidades individuais (Tabela 30.1). Protocolos clínicos e planos de ação representam esforços nacionais e institucionais para estabelecer abordagem coordenada e organizar aspectos de cuidados que devem ser padronizados para grupos bem definidos de pacientes. Essas ferramentas clínicas são para padrões de cuidado definidos, especificação de resultados almejados e melhora da utilização de recursos (2). Sua estrutura, base e implementação variam entre instituições, nacional e transnacionalmente (3). Além disso, dados documentando resultados e outras marcas de aprimoramento prático em que resultam são inconsistentes (2,3). A aparente utilidade clínica de planos de ação e diretrizes justapostas contra dados inconsistentes gera debates sobre seu desenvolvimento, aplicação e verdadeira utilidade.

PROPÓSITO

Este capítulo faz uma revisão da literatura acerca da utilização de planos de ação críticos na cirurgia de cabeça e pescoço para identificar modelos bem-sucedidos, achados e implicação para o desenvolvimento futuro. Experiências quanto a gênese, história e controvérsias na literatura em relação a plano de ação e diretriz iniciaram a discussão. Diretrizes clínicas são observadas primariamente como um ponto de contraste, dados os exemplos limitados dentro da cirurgia de cabeça e pescoço. A revisão de planos de ação centra-se nos processos de cuidado clínico a serem delineados e nos resultados críticos. Implicações para a prática e sugestões para a pesquisa futura concluem a discussão.

EXPERIÊNCIA

História

Protocolos para estabelecer as melhores práticas ou codificar padrões nacionais de cuidado surgiram nos Estados Unidos e ganharam notoriedade em 1990, quando a Agência de Política e Pesquisa para Cuidado da Saúde (APPCS) foi estabelecida, construindo o trabalho de sua agência predecessora, o Centro Nacional para Pesquisa em Serviços de Saúde e Avaliação de Tecnologia no Cuidado da Saúde. A atividade mais visível da APPCS foi constituir painéis de peritos nacionais para desenvolver diretrizes clínicas sobre tópicos tão diversos como depressão no cuidado primário e prevenção da úlcera de pressão. Em 1999, essa seção do Departamento de Serviços Humanos e de Saúde tornou-se a Agência de Pesquisa e Qualidade de Cuidado da Saúde, a agência federal encarregada de pesquisar sobre qualidade, custos, resultados e segurança do paciente no cuidado de saúde americano (4,5).

De forma geral, o objetivo das diretrizes clínicas é o estabelecimento de padrões nacionais nos trabalhos desenvolvidos sob os auspícios governamentais ou organizações profissionais. Contrariamente, planos de ação clínicos – também conhecidos como planos de ação críticos – geralmente são estabelecidos por instituições de cuidado de saúde para estabelecer diretrizes para oferta de cuidado (3). As diretrizes especificam o cuidado ao nível do paciente conforme visto nas diretrizes da APPCS, que podem ser acessadas através da National Guideline Claringhouse (www.guideline.gov). Os planos de ação especificam protocolos de cuidado dentro de sistemas, com freqüência utilizando a estratégia de delineamento de ações seqüenciadas temporalmente para membros da equipe multidisciplinar e incluindo comparações e materiais para educação do paciente e da família.

Os planos de ação, como iniciativas de qualidade de uma única instituição, são ligados a duas das mais

TABELA 30.1
EQUIPE DE ONCOLOGIA DE CABEÇA E PESCOÇO

- Cirurgião de cabeça e pescoço
- Consultores de subespecialidade cirúrgica
- Radiologista intervencionista
- Radioterapeuta
- Médico oncologista
- Médico de medicina interna
- Fisiatra
- Enfermeiras clínicas de paciente externo e paciente interno
  - Clínica cirúrgica de cabeça e pescoço
  - Centro cirúrgico
  - Recuperação pós-anestesia
  - Unidade de cuidado intensivo
  - Unidade pós-cirúrgica
  - Reabilitação, cuidado a longo prazo e serviços de atendimento domiciliar
- Enfermeiras de prática avançada
  - Práticas de enfermagem em subespecialidades médicas e cirúrgicas
  - Especialistas de enfermagem clínica em serviços de especialidade da doença e institucionais
- Patologista da fala e linguagem
- Audiologista
- Assistente social
- Fisioterapeuta
- Terapeuta ocupacional
- Especialistas de saúde comportamental e mental, incluindo psiquiatra, psicólogo e enfermeira de prática psiquiátrica avançada
- Conselheiro religioso ou espiritual
- Nutricionista licenciado
- Especialistas de medicina integrativa
- Práticos de terapia complementar

proeminentes tendências no cuidado à saúde nas últimas duas décadas. O movimento formalmente conhecido como medicina baseada em evidência (MBE) surgiu no Reino Unido, marcado pelo desenvolvimento da Coleção Cochrane e outros notáveis repositórios para análise de evidências para a prática (6). Os planos de ação e diretrizes, em alguns aspectos, são produtos tangíveis da MBE. Cada um deles possui um nível diferente de influência, porém enfatizam a utilização de evidência científica e o desenvolvimento de consensos para criar um documento que guie a prática em níveis institucional, regional ou nacional (3,7). Além disso, eles são similares a iniciativas que enfatizam a evidência como a fundamentação da prática em outras disciplinas (8).

Protocolos de tratamento de doença surgiram nos Estados Unidos um pouco depois da promulgação disseminada da MBE, aparentemente para redobrar os esforços no sentido de melhorar os resultados em doenças comuns, predominantemente crônicas (9–11). Ellrodt et al. (11) definiram que o manejo da doença deve necessariamente incluir (a) um sistema de cuidado da saúde integrado; (b) conhecimento abrangente disponível a partir da prevenção de todas as fases do tratamento, incluindo a paliativa; (c) sistemas de informação sofisticados capazes de analisar padrões de prática, utilização de recursos e dados de custos e encargos; e (d) um sistema de melhora contínua da qualidade. O manejo da doença inclui tipicamente a utilização de diretrizes clínicas e planos de ação críticos para alcançar padrões mais globais para a MBE (11). Além disso, programas de educação médica continuadas, independentes daqueles necessários à utilização do plano de ação, e programas para educação da população ou do paciente e programação de saúde comportamental também devem ser incluídos.

Os planos de ação clínicos tornaram-se disseminados no cuidado da saúde americano no início dos anos 1990. A utilização de uma ferramenta especialmente desenvolvida para delinear um plano de ação para melhorar os resultados é histórica, enraizada nos *Princípios de Manejo Científico* de Taylor e resultando em planos de ação críticos popularizados nos anos 1950 (12). Esses planos de ação críticos operacionalizavam idéias semelhantes àquelas promulgadas por Taylor mesmo que elas não tivessem referência direta em seus princípios. O objetivo de Taylor era realçar e refinar a produtividade industrial. A introdução de sistemas de pagamento prospectivos disparou o interesse, e o desenvolvimento de planos de ação críticos originais nos anos 1980. O interesse desenvolveu-se com a penetração do cuidado dirigido. Tanto o cuidado dirigido quanto grupos médicos e hospitalares buscaram os planos de ação para reduzir a variação desnecessária em padrões práticos cujos resultados eram vistos como desvantajosos ou subótimos e com custos que sobrecarregavam sistemas já saturados (2).

Desenvolvimento da Estrutura e Processo

Os planos de ação são fundamentalmente planos de ação cronometrados, estabelecidos pelo período de tempo, pela ação e pelo responsável por esta ação em um formato disponível com mecanismos embutidos para reunião e manejo de dados (2). O formato mais comumente utilizado é o quadro de Gantt, que sugere ações específicas em uma matriz tempo-tarefa (2). Quadros de fluxo (Fig. 30.1) têm sido oferecidos como uma forma alternativa de matriz tempo-tarefa, com a utilização de uma linha de tempo e pontos de decisão delineados para eventos cronometrados criticamente (p. ex., procedimento invasivo ou cirúrgico) (13).

A criação de um plano de ação requer uma abordagem de equipe, dadas as necessidades de amplo acesso a evidências aplicáveis, análise crítica e implementação planejada, e abordagens estruturadas para documentação e avaliação inerentes ao objetivo geral da utilização do plano de ação (2). Equipes multidisciplinares, com mais freqüência conduzidas por médi-

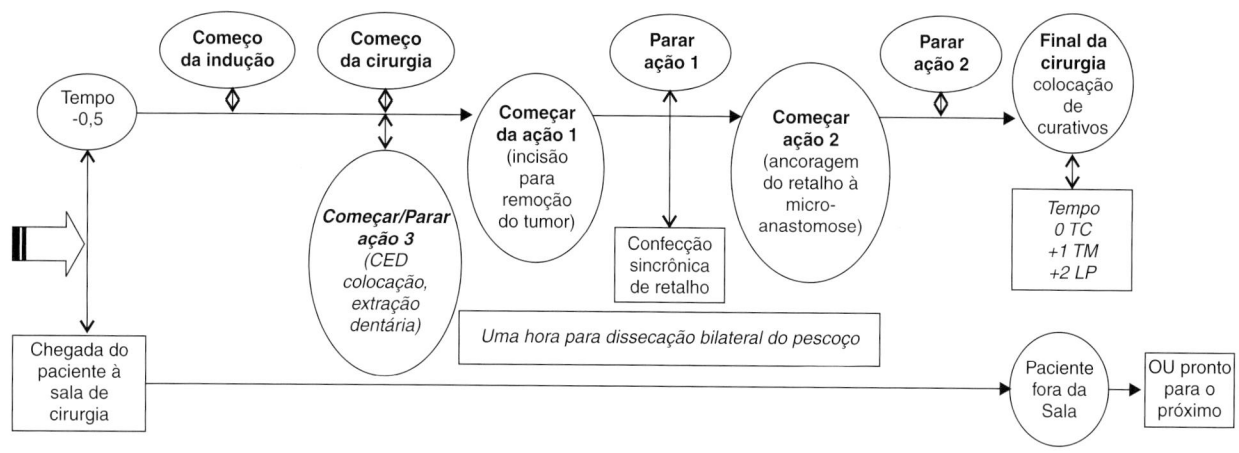

Figura. 30.1
Esquema de plano de ação intra-operatório: laringofaringectomia (TLP), ressecção transmandibular (TM), ressecção transcervical (TC).

cos e enfermeiras, são os meios mais comuns de desenhar, implementar e avaliar de forma bem-sucedida um plano de ação. A falta de comprometimento e envolvimento do médico é a ameaça mais significativa para a falha inicial das iniciativas de planos de ação. O envolvimento do médico, particularmente no cuidado cirúrgico, transmite valor e credibilidade para outros membros da equipe (2). Paralelamente, a falta de uma equipe verdadeiramente multidisciplinar com freqüência desequilibra a estrutura e as ações do plano de ação. Ações prudentes dos membros da equipe interdisciplinar essenciais para o cuidado bem coordenado podem ser negligenciadas se clínicos não estiverem envolvidos no planejamento.

O formato padrão dos planos de ação prescreve seqüências para escalonamento temporal e utilização de recursos clínicos. Os recursos geralmente incluem, porém não se limitam a exames e medicações; solicitações de consulta a médicos especialistas bem como o médico assistente, enfermeiras fisioterapeutas e assistente social; procedimentos, desde o mais básico (p. ex., sucção endotraqueal) até os de maior complexidade e educação de pacientes e da família e atividades de autocuidado (2). Raramente, para elaboração dos planos de ação é necessário o investimento de pacientes e membros da família. Sharp *et al.* (14) ofereceram uma exceção singular, relatando achados de cuidado diário mantido pelo paciente e desenvolvido para integrar troca de informação clínica em um centro de cuidado de câncer de cabeça e pescoço multidisciplinar. Esse projeto surgiu em parte como uma resposta a considerações clínicas sobre questões do paciente e da família que evidenciam confusão acerca do processo de atendimento (15). Atividades clínicas incluídas no rastreamento e monitoramento geralmente também são especificadas nos planos de ação quando vistas como essenciais, dada a análise de evidências disponíveis na história clínica e de complicações. Este elemento do processo dos planos de ação, em particular, pode ser subavaliado. O rastreamento e o monitoramento provavelmente funcionam para prevenir e identificar complicações tão cedo quanto possível, disparando através disso ações apropriadas e, assim, talvez limitando a falha para o resgate (16,17).

Documentação consistente e válida, assim como o manejo de dados integrados e sistema de análise, provaram ser críticos para o uso do plano de ação (2,18). Com o advento dos planos de ação, foram desenvolvidos mecanismos para assegurar a totalização da matriz tempo-tarefa e a documentação da variância a partir da seqüência estabelecida pelo plano de ação. A colocação de materiais do plano de ação no registro e nas solicitações médicas para a documentação do médico parece estar associada ao maior sucesso na implementação. Pearson *et al.* (2) manifestaram preocupações acerca de se transformar o plano de ação por si só no dispositivo para documentação da enfermagem. Esse foi um padrão comum nos primeiros anos da utilização de planos de ação, o que contradiz o sucesso geral alcançado no envolvimento médico obrigatório e na colaboração interdisciplinar. A documentação da equipe é essencial para registrar recursos super e subutilizados assim como dados individuais do paciente e da família que contribuem para a manutenção ou mudança do plano de ação. A análise dessa documentação e manutenção de uma base de dados do plano de ação ao longo do tempo assegura plena capacidade para o calibre dos resultados e o sucesso geral do plano de ação. A infra-estrutura institucional ou departamental ou de tutela eletrônica geralmente estão se desenvolvendo rapidamente com a disseminação de registros médicos eletrônicos e esforços para integrar sistemas de dados previamente não comunicantes. Essas melhoras podem facilitar o manejo de dados no plano de ação além das experiências iniciais da introdução de banco de dados em sistemas incompatíveis. Apesar de tudo, a despeito dos avanços tecnológicos, assegurar acesso da equipe treinada ao banco de dados e seu manejo bem como à criação de relatos permanece crucial e é freqüentemente subestimada nos climas organizacionais menores.

Aspectos Médico-Legais

Os planos de ação, e em menor extensão as diretrizes, precisam ser vistos globalmente como uma parte do sistema de cuidado da saúde em um contexto litigioso, em que mesmo as ações mais bem intencionadas podem estar sujeitas às disputas legais. Hart (19), um advogado inglês, e Tingle (20), escrevendo de um centro sobre lei e saúde no Reino Unido, ofereceram argumentos práticos e ainda acusações sobre aspectos legais das diretrizes clínicas estabelecidas no sistema britânico. A abertura do artigo de Hart (19) assegura a dupla face da natureza das diretrizes, uma vez que elas apresentam a ameaça de fraca aderência clínica, a qual os clínicos que a utilizam estão potencialmente suscetíveis, e a possibilidade de um cuidado inadequadamente individualizado oferecido à guisa de uma aderência à diretriz. Extraído da exaustiva consideração acerca das implicações legais e da construção de diretrizes de Tingle (20), o texto de Hart repercutiu em cada clínico comprometido com o paciente e sua família, uma equipe multidisciplinar, e com uma instituição que encontra a cada cuidado. A responsabilidade do clínico para avaliar as ferramentas com as quais a prática é conduzida, o teste de adequação para novos clínicos e a ênfase redobrada no ensino e na manutenção do julgamento clínico surgem em consideração das implicações legais no desenho, na implementação e na avaliação tanto dos planos de ação como das diretrizes.

Resultados e Medida do Sucesso

O sucesso dos planos de ação, assim como das diretrizes, é substancialmente debatida dentro da comunidade de cuidado da saúde (18,21). A medida dos resultados apresenta desafios teóricos e práticos. A avaliação dos resultados requer delineação cuidadosa do escopo e definição precisa. O controle de elementos de confusão que emergem do ambiente no campo de pesquisa como ele era, influências históricas, de outras instituições e práticas institucionais e além de outras ameaças para a validade interna é invariavelmente limitada e ameaçam a validade interna de qualquer projeto. Além disso, a maior parte dos planos de ação é implementada em uma única instituição com pouca oportunidade para mais do que comparação retrospectiva, implicando imediatamente em ameaça da história e em um efei-

to similar a Hawthorne. O efeito Hawthorne ocorre na "direção esperada, porém não pela razão esperada... especificamente o efeito pode ser gerado pelo estudo do processo" (21a). Dentro da literatura de plano de ação para cirurgia de cabeça e pescoço, por exemplo, apenas Chen *et al.* (22) e Yueh *et al.* (18) transcenderam a solução de voltar-se para grupos controles retrospectivos. Tais desafios no desenho e na medida levam então a achados de resultados de planos de ação não facilmente interpretados e para os quais existem explicações alternativas. Indicadores institucionais ou em nível de serviço (p. ex., período de estada no hospital, utilização de serviço por caso e readmissão hospitalar) estão comumente incluídos na análise do plano de ação. Novamente, a adequação de julgar os resultados dos pacientes a curto e longo prazos através desses meios, o valor dos resultados institucionais e a persistência dos resultados (p. ex., encurtamento do período de permanência) como virtudes do plano de ação permanecem controversos.

A modificação na prática guiada por diretriz e resultados regionais ou nacionais é similarmente ligada por análise da alteração ao longo do tempo e do discernimento de modificações significativas a partir de efeitos confundidores e achados coincidentemente espúrios sobre uma gama muito maior do que a que é vista com os planos de ação (4,5). Embora a prescrição ou os padrões de utilização do serviço sejam variáveis intermediárias comuns mais facilmente medidas na avaliação da diretriz, estas provavelmente possuem pouca conexão direta com os resultados abrangentes do paciente (4,5). O ajuste dos resultados associado à implementação do plano de ação é menos embaraçoso, embora achados confundidores e falsos permaneçam problemáticos, não obstante em uma escala diferente, levando ao debate continuado em torno do equilíbrio entre investimento institucional e benefício do paciente (21).

Vários aspectos do cuidado de pacientes submetidos à cirurgia de cabeça e pescoço têm sido direcionados através de planos de ação desenvolvidos e implementados por algumas instituições de cuidado de saúde. À exceção de um único plano de ação intra-operatório, os planos de ação implementados até o momento têm-se dirigido ao cuidado pós-operatório para procedimentos relativamente não ambíguos (p. ex., laringectomia) (13). Os exemplos mais notáveis de planos de ação têm sido publicados na literatura de otorrinolaringologia e cirurgia, proporcionando um corpo substancial de literatura que mostra abordagem e análise progressivamente sofisticadas.

As diretrizes nacionais para a cirurgia de cabeça e pescoço são menos comuns e provavelmente menos dirigidas ao cuidado cirúrgico do que o são os planos de ação. A diretriz nacional para a cirurgia dos seios nasais oferecida pela Academia Americana de Otorrinolaringologia e Cirurgia de Cabeça e Pescoço é uma diretriz relevante como tem sido direcionada na literatura (23). A maior parte das outras diretrizes obtidas através de uma pesquisa do National Guideline Clearing House (www.guideline.gov), por exemplo, é apenas tangencialmente relacionada à cirurgia de cabeça e pescoço. Essas diretrizes geralmente estão voltadas para outras modalidades de tratamento de doenças como câncer oral ou outros cânceres de cabeça e pescoço. Por exemplo, as diretrizes para a radioterapia assim como aspectos de prudência do cuidado geral (p. ex., profilaxia antibiótica) são acessados com termos de busca cabeça + pescoço + câncer +/− cirurgia. A Tabela 30.2 oferece títulos de diretrizes encontrados quando a coleção Guidelines.gov foi consultada em março de 2005, com os termos de busca "câncer de cabeça e pescoço" como um exemplo.

PLANOS DE AÇÃO NO CUIDADO DO CÂNCER DE CABEÇA E PESCOÇO

Planos de Ação do Paciente Externo

Aspectos da prática de cirurgia de cabeça e pescoço do paciente externo têm ainda que ser influenciados pelos planos de ação e outras estratégias para o manejo clínico. Planos de ação para o paciente externo são uma presença claramente minoritária na literatura de plano de ação e manejo da doença. Ao longo das especialidades, a maior parte dos planos de ação do paciente externo concentra-se no tratamento dirigido farmacologicamente, tais como neutropenia ou trombose de veia profunda (24,25). Hospitais-dia oferecem uma oportunidade adicional para o cuidado padronizado. A cirurgia do câncer de mama oferece o exemplo mais visível (26). Pestian *et al.* (27) relataram o único exemplo disponível dentro da otorrinolaringologia, um plano de ação de tonsilectomia e adenoidectomia de paciente externo. Esse plano de ação mostrou economia de tempo significativa estatisticamente ($\alpha = 0,05$) assim como de custo e duração da cirurgia-dia *versus* a prática estabelecida de alta pós-operatória para observação em uma unidade de internação de curto período para pacientes externos. O estudo foi limitado por esse desenho piloto e a pequena amostra. Pestian *et al.* (27) ressaltaram que uma abordagem de equipe do plano de ação oferece vantagens na melhora do manejo do paciente externo através de objetivos partilhados, comunicação clara e educação padronizada do paciente e da família. Apesar de tudo, esta estratégia, que enfatiza o manejo do paciente externo, oferece utilidade limitada para a cirurgia de cabeça e pescoço.

A cirurgia de cabeça e pescoço é suficientemente complexa com claro potencial de complicações ameaçadoras à vida para justificar a estreita vigilância do ambiente do paciente internado (1). Outras subespecialidades cirúrgicas, entretanto, oferecem planos de ação que dirigem a continuidade do cuidado cirúrgico que provoca consideração sobre a natureza intrincada da melhor prática multidisciplinar e resultados ótimos do paciente na cirurgia de cabeça e pescoço. Por exemplo, Reed *et al.* (28) detalharam um sistema de plano de ação que diminui o tempo de permanência de pacientes que sofrem cirurgia vascular. Esse plano de ação emprega serviços coordenados de cuidado de ferimentos e de reabilitação. Embora a duração da permanência e a economia de custos não sejam particularmente notáveis, com economias de custos na ordem de 500 dólares por paciente por dia, nem as taxas de mortalidade nem a readmissão foram afetadas (28). Esse grupo de achados neutros acalma preocupações de que elementos críticos tocantes ao cuidado físico e à reabilitação fora do hospital pudessem ameaçar os resultados. A experiência do plano de ação institucional coordenando um cuidado multiespecialidade, multidisciplinar da cirurgia de cabeça e pescoço poderia então ser construída sobre esta noção fundamental de elementos de cuidado tocantes para melhores ambientes durante a continuidade (1). Além disso, existem oportunidades importantes para a Academia Americana de Otorrinolaringologia e Cirurgia de Cabeça e Pescoço exercer liderança nacional através de diretrizes clínicas rigorosamente desenvolvidas que expandem o *continuum* de cuidado da saúde através da ultrapassagem de limites em uma forma futurista.

Planos de Ação Intra e Perioperatórios

Economia de custo e de tempo para processos intraoperatórios e aspectos associados do cuidado perioperatório imediato ainda têm que ser amplamente dirigidos através de uma estrutura de planos de ação. É sugerida uma forte utilidade na congruência entre o cuidado intra-operatório e os princípios de Taylor acerca do manejo científico e a prioridade necessária para a precisão do algoritmo (12). Os planos de ação pós-operatórios com freqüência incluem tarefas temporais particulares desenvolvidas para reduzir testes ou monitoramento intra ou perioperatórios desnecessários (29,30), porém poucos se concentram exclusivamente no ambiente operatório.

Chalian *et al.* (13) oferecem um único exemplo de plano de ação desenvolvido exclusivamente para direcionar o cuidado intra-operatório. A Figura 30.1 exibe um desenho de algoritmo utilizado, o qual seqüencia ações dentro da sala de cirurgia a partir do ponto no qual a sala é preparada até o momento em que o paci-

TABELA 30.2
RESULTADOS DE BUSCA A PARTIR DAS DIRETRIZES NACIONAIS DE CLEARINGHOUSE (WWW.GUIDELINES.GOV)
TERMO DE BUSCA: CÂNCER DE CABEÇA E PESCOÇO

Symptomatic treatment of radiation-induced xerostomia in head and neck cancer patients. Practice Guidelines Initiative–State/Local Government Agency [Non-U.S.]. 1998 October 15 (revised 2004 Mar). 11 pages. NGC:003526

The role of amifostine as a radioprotectant in the management of patients with squamous cell head and neck cancer. Practice Guidelines Initiative–State/Local Government Agency [Non-U.S.]. 2003 April 9 (revised online 2004 March). 22 pages. NGC:003600

American Cancer Society guidelines on nutrition and physical activity for cancer prevention: reducing the risk of cancer with healthy food choices and physical activity. American Cancer Society–Disease Specific Society. 2002 March-April. 28 pages. NGC:002757

Hyperfractionated radiotherapy for locally advanced squamous cell carcinoma of the head and neck. Practice Guidelines Initiative–State/Local Government Agency [Non-U.S.]. 2000 November 27 (revised online 2003 January). 13 pages. NGC:002827

Accelerated radiotherapy for locally advanced squamous cell carcinoma of the head and neck. Practice Guidelines Initiative–State/Local Government Agency [Non-U.S.]. 2000 November 27 (updated online 2002 October). 19 pages. NGC:002990

The role of neoadjuvant chemotherapy in locally advanced squamous cell carcinoma of the head and neck (SCCHN) (excluding nasopharynx). Practice Guidelines Initiative–State/Local Government Agency [Non-U.S.]. 1996 February 15 (updated online 2003 February). 10 pages. NGC:002925

Concomitant chemotherapy and radiotherapy in squamous cell head and neck cancer (excluding nasopharynx). Practice Guidelines Initiative–State/Local Government Agency [Non-U.S.]. 2000 February 23 (updated online 2000 March). Various pages. NGC:002215

The role of chemotherapy with radiotherapy in the management of patients with newly diagnosed locally advanced squamous cell or undifferentiated nasopharyngeal cancer. Practice Guidelines Initiative–State/Local Government Agency [Non-U.S.]. 2003 July 22 (revised 2004 March). 20 pages. NGC:003527

Potassium iodide as a thyroid blocking agent in radiation emergencies. Food and Drug Administration (U.S.) –Federal Government Agency [U.S.]. 2001 November. 12 pages. NGC:002315

Society of Nuclear Medicine procedure guideline for therapy of thyroid disease with iodine-131 (sodium iodide). Society of Nuclear Medicine

Screening for oral cancer: recommendation statement. United States Preventive Services Task Force–Independent Expert Panel. 1996 (revised 2004 February 24). 4 pages. NGC:003454

AACE/AAES medical/surgical guidelines for clinical practice: management of thyroid carcinoma. American Association of Clinical Endocrinologists–Medical Specialty Society. American Association of Endocrine Surgeons; Medical Specialty Society.

American College of Endocrinology–Medical Specialty Society. 1997 (updated 2001 May-June). 19 pages. NGC:002074

Thyroid disease in pregnancy. American College of Obstetricians and Gynecologists–Medical Specialty Society. 2001 (revised 2002 August). 10 pages. NGC:003124

Summary of policy recommendations for periodic health examinations. American Academy of Family Physicians–Medical Specialty Society. 1996 November (revised 2004 August). 15 pages. NGC:003954

2002 update of recommendations for the use of chemotherapy and radiotherapy protectants: clinical practice guidelines of the American Society of Clinical Oncology. American Society of Clinical Oncology–Medical Specialty Society. 1999 October (revised 2002 June). 9 pages. NGC:002574

Clinical practice guideline for the management of postoperative pain. Department of Defense–Federal Government Agency [U.S.] Department of Veterans Affairs–Federal Government Agency [U.S.] Veterans Health Administration–Federal Government Agency [U.S.]. 2001 July (revised 2002 May). Various pagings. NGC:002510

Guidelines for preventing health care-associated pneumonia

Guidelines for environmental infection control in health care facilities. Recommendations of CDC and the Healthcare Infection Control Practices Advisory Committee. Centers for Disease Control and Prevention–Federal Government Agency [U.S.]. 2003 June 6. 42 pages. NGC:003059

---

ente deixa a sala e a mesma é preparada para o próximo procedimento e paciente. Diferenças no procedimento são acomodadas em seqüências similares com variáveis de distribuição de tempo nas quais se espera que as ações cronometradas aumentem por causa da complexidade. A economia de tempo através da ressecção transmandibular, laringectomia total ou faringectomia total e dissecação bilateral do pescoço foi examinada através da variância em três planos de ação intra-operatórios. Os pacientes que sofreram laringofaringectomia, ressecção transmandibular ou ressecção transcervical com reconstrução por retalho livre do antebraço foram colocados em planos de ação intra-operatórios. Economias de tempo de cerca de 20% ou 3 a 4 horas, dependendo do procedimento, foram buscadas e alcançadas (13). O projeto foi limitado pelo número relativamente pequeno de casos pela incapacidade de se analisar o custo do trabalho, do equipamento e do espaço. Apesar de tudo, a economia de tempo na ordem de horas ressaltou grandes oportunidades que provavelmente existem dentro da maior parte dos processos intra-operatórios das instituições em relação ao tempo, ao trabalho e ainda as economias de custo sem ameaça para os resultados do paciente neste ambiente de pesquisa intensiva.

Tanto o cuidado intra quanto perioperatório apresentam períodos de risco relativamente altos para complicações, o que leva a considerações acerca de segurança e motiva análises de falha no salvamento quando ocorrem eventos indesejáveis. Assim como nos processos intra-operatórios, os protocolos de cuidados perioperatórios são similarmente uma fonte intensiva, requerendo equipes de alto nível, equipamento sofisticado e monitoramento estreito. O cuidado perioperatório então provavelmente é disciplinado para a análise tempo-tarefa inerente aos planos de ação em geral e tipificado pelo modelo *input-output* útil para o cuidado intra-operatório (13). Estreita atenção para o alto risco, para o grande volume de condições, tratamentos e procedimentos demonstrou disciplina tanto para as diretrizes nacionais quanto para os planos de ação institucionais (31). Dado o risco de complicações inesperadas e da necessidade de tratamento dessas complicações, hipotermia, anemia por perda sanguínea, e outros eventos previsíveis são aparentemente oportunos para o desenvolvimento do plano de ação e de diretriz como parte de uma abordagem integrada. A Sociedade Americana de Enfermagem Pós-Anestesia, por exemplo, desenvolveu uma diretriz para prevenir hipotermia perioperatória não planejada que realça uma abordagem integrada para a melhor prática de termorregulação no período peroperatório (32). Outras se dirigiram para modelos de predição de transfusão que poderiam ser facilmente integrados a diretrizes clínicas ou planos de ação para estabilidade hemodinâmica (33).

Planos de Ação Pós-Operatórios

Planos de ação pós-operatórios são protótipos do desenvolvimento do plano de ação na cirurgia de cabeça e pescoço. No que, de longe, é a melhor literatura em planos de ação e diretrizes dentro da especialidade, seis grandes centros relataram sua experiência em uma série de publicações (18,22,34–42), embora apenas uma publicação utilize comparação transinstitucional (18), enquanto as outras utilizam desenhos retrospectivos de uma única instituição. A variação regional e sócio-econômica provavelmente está bem representada, uma vez que a amplitude dos relatos das instituições varia de costa a costa, de norte a sul, e trata pacientes de uma variedade de locais, rural, suburbano e urbano. Todas, como é de se esperar, são instituições terciárias.

Os achados oferecidos, entretanto, são menos homogêneos e evocam questões discretas através da revisão.

Quatro instituições, aquelas sem uma comparação, relataram no mínimo melhoras clínicas estatisticamente significativas e geralmente na duração da permanência hospitalar e nos custos associados (34,36,38,40,42). Chen *et al.* (22) utilizaram um desenho de comparação que possui tanto os controles institucionais históricos quanto concomitantes. Eles não encontraram vantagens significantes para os pacientes do plano de ação em comparação com os pacientes sem plano de ação. Eles concluíram que o processo do plano de ação tem sido efetivo na redução da utilização de recursos para ambos os grupos de pacientes contemporâneos, oferecendo vantagens para todos (22). Yueh *et al.* (18) oferecem contraste pelo relato de um estudo único utilizando comparação. Eles não encontraram diferenças estatísticas significativas na duração da permanência entre pacientes que sofreram laringectomia em uma instituição com um plano de ação em vigor desde 1997 e aqueles tratados em uma instituição terciária similar que não possuía plano de ação e sem planos para implementá-lo. Além disso, ao controlarem os dados da cirurgia, eles constataram que o declínio associado na estadia hospitalar na instituição de plano de ação tornou-se estatisticamente não significativo (18).

A constatação do contraste nos achados entre as publicações que relatam planos de ação pós-operatórios na cirurgia de cabeça e pescoço mostra a necessidade de um nível mais detalhado de análise e introspecção em relação aos processos para melhora do cuidado. Os benefícios de desenvolvimento e implementação do plano de ação são perseguidos pelos autores tanto a favor quanto contrários à sua utilização (13, 22,43). Esses autores questionam o que, no processo, é mais válido e se aqueles benefícios surgem do plano de ação propriamente dito ou da equipe que o cria e o utiliza. Aqueles que apóiam o valor do plano de ação propriamente dito tendem a voltar para a análise de recursos, apontando a persistência ao longo do tempo e outros benefícios. Gendron *et al.* (41) mostram a persistência na economia de recursos ao longo do tempo. Eles alegam que essa persistência suporta o impacto sustentado na utilização dos recursos em uma análise cronológica de unidade de cuidado intensivo (UCI) e a vigilância do período de permanência no desempenho do plano de ação em uma instituição (41). Cohen *et al.* (36) aprofundaram-se em dados de outra instituição, descobrindo os efeitos da traqueotomia e da reconstrução microvascular na utilização de recurso. Esses achados são consistentes com a compreensão comum de acuidade, risco e necessidades de cuidado. Kagan *et al.* (40) ao contrário voltaram-se para características inatas do paciente em um exame da idade nos resultados do plano de ação. Esses achados enfatizaram a complexidade de aspectos relacionados com a idade na utilização de recurso de cuidado de saúde, mostrando um aumento do período de permanência para pacientes com mais de 65 anos de idade e para pacientes que possuem tanto uma condição de comorbidade quanto uma complicação, embora sua presença não esteja associada à idade acima de 65 anos (40). Estas perspectivas analiticamente divergentes emergem de uma literatura insuficiente para sustentar a exploração intensiva dessas questões sem ciência adicional (21). Ainda, filosoficamente, a questão do ovo e da galinha do processo *versus* produto na criação e utilização do plano de ação permanece em debate, compelindo para um ambiente saudável abastecido com restrição e em busca de soluções substantivas.

CONCLUSÕES

Em resumo, o surgimento dos planos de ação e de diretrizes na cirurgia de cabeça e pescoço e no cuidado de saúde mais amplamente está marcado pela história industrial, por considerações acerca de recurso e produtividade e por desejos de cuidado padronizado. A criação de planos de ação e diretrizes está limitada por diversos fatores importantes na natureza das evidências disponíveis, de déficits dos sistemas na informação e integração, e de influências humanas na metodologia. Por exemplo, a resistência antológica para a restrição ou a prescrição percebida da prática individual tem com freqüência pressagiado o desenvolvimento e a implementação de planos de ação. Esses aspectos humanos comumente requerem a mesma atenção devotada à análise de evidência aplicável. Contrariamente, as diretrizes podem ser percebidas como sendo primariamente iniciativas educacionais que possuem uma "parcela" pequena em nível do paciente. O manejo da doença, de fato, pode então ser compreendido em parte como uma resposta para esta distância clínica nas suas abordagens estruturadas para a aplicação de diretriz no nível institucional. Talvez mais importante ainda, dadas as questões da análise custo-benefício e as limitações científicas da pesquisa do plano de ação, a questão de se existem dados insuficientes garantindo o investimento da pesquisa permanece. O investimento futuro em planos de ação e diretrizes precisa ser baseado em estratégia bem pensada a fim de maximizar os recursos humanos e tecnológicos necessários, para fazer com que essas ferramentas, voltadas para refrear a utilização ineficiente de recurso, sejam uma realidade.

O acesso sistemático e a manutenção do manejo de dados e informação, embora estejam se tornando mais disponíveis no cuidado da saúde, ainda são com freqüência inadequados e precisam ser remediados para otimizar a capacidade analítica. As maiores questões sobre se as vantagens de se obter planos de ação institucionais suplantam sua instalação, os custos de manutenção e as desvantagens precisam ser avaliadas. O emprego de pesquisa de opinião quanto ao comportamento organizacional e outros arcabouços teóricos aplicáveis precisa ser implementado com análises prospectivas e desenho multilocal razoavelmente sofisticados (44). Além disso, a questão de se existe uma outra forma sistemática para ganhar o controle em sistemas complexos de especialidades de cuidados complicados para alcançar o cuidado ótimo do paciente ainda precisa ser respondida por aqueles que argumentam que a economia é o produto que permite o aumento da atenção institucional e realce da comunicação multidisciplinar. Análises comparativas dos resultados alcançados através de várias estratégias dirigidas à busca de melhores práticas e otimização da utilização de recursos irão beneficiar-se similarmente de ensaios multilocais cuidadosamente desenhados.

> **PONTOS IMPORTANTES**
>
> - O cuidado abrangente de pacientes que necessitam de tratamento cirúrgico e de multimodalidades para o câncer de cabeça e pescoço é bem adequado para a aplicabilidade de diretrizes clínicas multidisciplinares e planos de ação clínicos ou críticos.
> - Os planos de ação e diretrizes possuem raízes históricas na medicina baseada em evidência e na emergência do tratamento de doença.
> - Poucas diretrizes dirigidas diretamente à cirurgia de cabeça e pescoço estão disponíveis e, conseqüentemente, a literatura que descreve a implementação e seus resultados é pouco desenvolvida.
> - O desenvolvimento de planos de ação clínicos na cirurgia de cabeça e pescoço concentra-se amplamente no cuidado pós-operatório. A literatura relatando resultados desses planos de ação reflete os progressos nos métodos e nas análises.
> - Os resultados do plano de ação para a cirurgia de cabeça e pescoço estão sujeitos a análise e debate crescentemente sofisticados.
> - A investigação futura e as melhoras clínicas nas diretrizes e nos planos de ação, em particular, garantem um desenho multilocal e análise prospectiva.

REFERÊNCIAS

1. Gibson MK, Forastiere AA. Multidisciplinary approaches in the management of advanced head and neck tumors: state of the art. *Curr Opin Oncol* 2004;16(3):220-224.
2. Pearson SD, Kleefield SF, Soukop JR, et al. Critical pathways intervention to reduce length of hospital stay. *Am J Med* 2001;110(3):175-180.
3. Bailey DA, Litaker DG, Mion LC. Developing better critical paths in healthcare: combining 'best practice'

and the quantitative approach. *J Nurs Adm* 1998;28(7-8):21-26.
4. Devine EC, Bevsek SA, Brubakken K, et al. AHCPR clinical practice guideline on surgical pain management: adoption and outcomes. *Res Nurs Health* 1999;22(2):119-130.
5. Sebring RH, Herrerias CT. The political anatomy of a guideline: a collaborative effort to develop the AHCPR-sponsored practice guideline on otitis media with effusion. *Jt Comm J Qual Improve* 1996;22(6):403-411.
6. Dickersin K, Manheimer E. The Cochrane Collaboration: evaluation of health care and services using systematic reviews of the results of randomized controlled trials. *Clin Obstet Gynecol* 1998; 41(2):315-331.
7. Butterworth J. Clinical pathways for the high-risk patient. *J Cardiothorac Vasc Anesth* 1997;11(2 Suppl 1):16-18; discussion 24-25.
8. Parry G, Cape J, Pilling S. Clinical practice guidelines in clinical psychology and psychotherapy. *Clin Psychol Psychother* 2003;10(6):337-351.
9. Fitzner K, Sidorov J, Fetterolf D, et al. Principles for assessing disease management outcomes. *Dis Manag* 2004;7(3):191-201.
10. Ofman JJ, Badamgarav E, Henning JM, et al. Does disease management improve clinical and economic outcomes in patients with chronic diseases? A systematic review. *Am J Med* 2004;117(3):182-192.
11. Ellrodt G, Cook DJ, Lee J, et al. Evidence-based disease management. *JAMA* 1997;278(20):1687-1692.
12. Freemantle N. Taylorism in a post-modern age? *Health Serv Manag Res* 1995;8(1):3-9.
13. Chalian AA, Kagan SH, Goldberg AN, et al. Design and impact of intraoperative pathways for head and neck resection and reconstruction. *Arch Otolaryngol Head Neck Surg* 2002;128(8):892-896.
14. Sharp L, Laurell G, Tiblom Y, et al. Care diaries: a way of increasing head and neck cancer patient's involvement in their own care and the communication between clinicians. *Cancer Nurs* 2004;27(2):119-126.
15. Sharp L, Lewin F, Hellborg H, et al. When does my treatment start? The continuum of care for patients with head and neck cancer. *Radiother Oncol* 2002;63(3):293-297.
16. Silber JH, Rosenbaum PR, Schwartz JS, et al. Evaluation of the complication rate as a measure of quality of care in coronary artery bypass graft surgery [see comment]. *JAMA* 1995;274(4):317-323.
17. Clarke SP. Failure to rescue: lessons from missed opportunities in care. *Nursing Inquiry* 2004;11(2):67-71.
18. Yueh B, Weaver EM, Bradley EH, et al. A critical evaluation of critical pathways in head and neck cancer. *Arch Otolaryngol Head Neck Surg* 2003;129(1):89-95.
19. Hart D. Some reflections on how not to get bitten by a clinical guideline. *Heart* 2005;87:501-502.
20. Tingle JH. Do guidelines have legal implications? *Arch Dis Child* 2002;86:387-388.
21. Weingarten S. Critical pathways: what do you do when they do not seem to work? *Am J Med* 2001;110(3):224-225.
21a. Parsons HM. What happened at Hawthorne? *Science* 1974;183:922-932.
22. Chen AY, Callender D, Mansyur C, et al. The impact of clinical pathways on the practice of head and neck oncologic surgery: the University of Texas M. D. Anderson Cancer Center Experience. *Arch Otolaryngol Head Neck Surg* 2000;126(3):322-326.
23. Piccirillo JF, Thawley SE, Haiduk A, et al. Indications for sinus surgery: how appropriate are the guidelines? *Laryngoscope* 1998;108(3):332-338.
24. Vinson DR, Berman DA. Outpatient treatment of deep venous thrombosis: a clinical care pathway managed by the emergency department. *Ann Emerg Med* 2001;37(3):251-258.
25. Escalante CP, Weiser MA, Manzullo E, et al. Outcomes of treatment pathways in outpatient treatment of low risk febrile neutropenic cancer patients. *Support Care Cancer* 2004;12(9):657-662.
26. Sladek ML, Swenson KK, Ritz LJ, et al. A critical pathway for patients undergoing one-day breast cancer surgery. *Clin J Oncol Nurs* 1999;3(3):99-106.
27. Pestian JP, Derkay CS, Ritter C. Outpatient tonsillectomy and adenoidectomy clinical pathways: an evaluative study. *Am J Otolaryngol* 1998;19(1):45-49.
28. Reed J, Taylor, Veith FJ, et al. System to decrease length of stay for vascular surgery. *J Vasc Surg* 2004;39(2):395-399.
29. Correa Al, Reinisch L, Paty VA, et al. Analysis of a critical pathway in osteoplastic flap for frontal sinus obliteration. *Laryngoscope* 1999;109(8):1212-1216.
30. Brothers TE, Robison JG, Elliott BM. Relevance of quality improvement methods to surgical practice: prospective assessment of carotid endarterectomy. *Am Surg* 1997;63(3):213-219; discussion 219-220.
31. Krizek TJ. Surgical error: ethical issues of adverse events. *Arch Surg* 2000;135(11):1359-1366.
32. Jeran L. Patient temperature: an introduction to the clinical guideline for the prevention of unplanned perioperative hypothermia [see comment]. *J Perianesth Nurs* 2001;16(5):303-304.
33. Krupp NL, Weinstein G, Chalian A, et al. Validation of a transfusion prediction model in head and neck cancer surgery. *Arch Otolaryngol Head Neck Surg* 2003;129(12):1297-1302.
34. Hanna E, Schultz S, Doctor D, et al. Development and implementation of a clinical pathway for patients undergoing total laryngectomy: impact on cost and quality of care. *Arch Otolaryngol Head Neck Surg* 1999;125(11):1247-1251.
35. Husbands JM, Weber RS, Karpati RL, et al. Clinical care pathways: decreasing resource utilization in head and neck surgical patients. *Otolaryngol Head Neck Surg* 1999;121(6):755-759.
36. Cohen J, Stock M, Chan B, et al. Microvascular reconstruction and tracheotomy are significant determinants of resource utilization in head and neck surgery. *Arch Otolaryngol Head Neck Surg* 2000;126(8):947-949.
37. Bhattacharyya N, Fried MP. Benchmarks for mortality, morbidity and length of stay for head and neck surgical procedures. *Arch Otolaryngol Head Neck Surg* 2001;127(2):127-132.
38. Cohen J, Stock M, Andersen P, et al. Critical pathways for head and neck surgery. Development and implementation. *Arch Otolaryngol Head Neck Surg* 1997;123(1):11-14.
39. Clarke LK. Pathways for head and neck surgery: a patient-education tool. *Clin J Oncol Nurs* 2002;6(2):78-82.
40. Kagan SH, Chalian AA, Goldberg AN, et al. Impact of age on clinical care pathway length of stay after complex head and neck resection. *Head Neck* 2002;24(6):545-548.

41. Gendron KM, Lai SY, Weinstein GS, et al. Clinical care pathway for head and neck cancer: a valuable tool for decreasing resource utilization. *Arch Otolaryngol Head Neck* Surg 2002;128(3):258-262.
42. Levin RJ, Ferraro RE, Kodosky SR, et al. The effectiveness of a "critical pathway" in the management of laryngectomy patients. *Head Neck* 2000;22(7):694-699.
43. Jacavone JB, Daniels RD, Tyner I. CNS facilitation of a cardiac surgery clinical pathway program. *Clinical Nurse Specialist* 1999;13(3):126-132.
44. Brief AP, Weiss HM. Organizational behavior: affect in the workplace. *Annu Rev Psychol* 2002;53:279-307.

CAPÍTULO 31

Princípios da Quimioterapia no Manejo do Câncer de Cabeça e Pescoço

Bruce E. Brockstein ▪ Everett E. Vokes

A utilização da quimioterapia no manejo da doença maligna é dirigida para a erradicação do câncer sistêmico, ou aumento do controle locorregional quando utilizado com cirurgia ou radioterapia. Os pacientes são tratados com quimioterapia na suspeita de metástases macro ou microscópicas, ou para ajudar no manejo de tumores localizados. Pacientes com metástases macroscópicas possuem evidência clínica ou radiológica de disseminação do tumor. Isso é comumente denominado *doença metastática*. *Metástases microscópicas* implicam que pequenos depósitos de tumor metastáticos clinicamente irreconhecíveis estão presentes. Se o paciente não for tratado os depósitos tornam-se macroscópicos. É nessa situação que a quimioterapia adjuvante ou neo-adjuvante é utilizada.

Na prática, a cura tem sido realizada para apenas dois tipos de tumores metastáticos. A maior parte dos pacientes com tumores sólidos metastáticos não pode ser tratada com intenção curativa. A quimioterapia como única modalidade pode curar pacientes com câncer testicular, câncer de pequenas células do pulmão, câncer de ovário, linfoma, leucemia, sarcomas da infância ou de adulto jovem e, ocasionalmente, o subtipo linfoepitelioma do câncer nasofaríngeo. Na situação microscópica ou adjuvante, a quimioterapia é efetiva para o câncer de mama, câncer do cólon, osteossarcoma, e muitos tumores sólidos da infância, assim como o câncer de cabeça e pescoço, até certa extensão. A quimioterapia também é importante em combinação com radioterapia (RT) para o câncer de cabeça e pescoço e outros tumores sólidos em estádio intermediário.

O sucesso relativo da quimioterapia depende do dano do tumor, da porcentagem de células do tumor em uma fase responsiva à quimioterapia do ciclo da célula e do número de células com resistência inerente ou adquirida aos agentes quimioterapêuticos (1). O sucesso relativo das drogas da terapia-alvo, tais como gefitinabe (Iressa), cetuximabe (Erbitux C225), ou mesilato de imatinabe (Gleevec), pode ser dependente de subtipos de mutação específica ou expressão de proteína (2,3). Uma droga quimioterápica efetiva precisa ser mais tóxica para o tumor do que para o tecido normal. Drogas quimioterápicas clássicas podem ser classificadas em diversas categorias amplas de acordo com o principal mecanismo de ação (1). Agentes alquilantes cruzam as ligações de DNA e interferem com a replicação do DNA. Dentre estes estão a mostarda nitrogenada, a ciclofosfamida e o clorambucil. A cisplatina e diversas outras drogas, incluindo os antibióticos antitumor doxorrubicina, bleomicina e mitomicina C, também atuam pela ligação ao DNA. Antimetabólitos interferem ativamente com o metabolismo celular, freqüentemente através da inibição de uma ou mais enzimas-alvo. Muitos agentes com atividade no câncer de cabeça e pescoço estão incluídos neste grupo, como o metotrexato, o 5-fluorouracil (5-FU), a hidroxiuréia e a gencitabina. Os alcalóides da vinca que ocorrem naturalmente, incluindo a vincristina, a vimblastina e a vinorelbina, interferem com a formação do fuso mitótico. Os taxanos incluem o paclitaxel e o docetaxel. Elas são derivados de plantas que estabilizam os microtúbulos, tornando-os incapazes de mitose. Outra classe de drogas, inibidoras da topoisomerase I, incluindo o irinotecano e o topotecano, previne a ligação e, portanto, a replicação do DNA. Modificadores da resposta biológica, incluindo os interferons e as interleucinas, e vacinas de tumor possuem um papel no carcinoma de célula renal, no melanoma e em algumas formas de leucemia e linfoma. A terapia de gene está sob investigação ativa, embora o progresso seja lento. Muito do progresso recente e pesquisa dirigiu-se para terapias moleculares ou alvos. A primeira destas foram as terapias hormonais (p. ex., o tamoxifeno e outras drogas) que alvejam o receptor de estrogênio. Terapias hormonais possuem pouca utilização no câncer de cabeça e pescoço. Alvos atuais de interesse incluem inibidores do fator de crescimento epidérmico IFCE, inibidores da tirosina quinase, e outros alvos moleculares envolvidos no crescimento e na diferenciação de células de câncer. Drogas e alvos bem-sucedidos até hoje estão listados na Tabela 31.1. Numerosos agentes sistêmicos com novos mecanismos de ação também estão sob investigação clínica como terapia para tumores sólidos.

Agentes quimioterápicos com freqüência são mais efetivos se utilizados em combinação. Na seleção de drogas apropriadas para uma combinação no manejo de determinada doença, aquelas com atividade documentada de um único agente geralmente são escolhidas. As drogas ideais possuem espectros de toxicidade que não se sobrepõem. O planejamento da administração das drogas leva em conta possíveis interações farmacológicas. A prescrição de quimioterapia requer conhecimento detalhado de farmacologia, mecanismo de ação, toxicidade geral e órgão-específico e espectro de atividade de uma droga.

PAPEL DO OTORRINOLARINGOLOGISTA

O otorrinolaringologista freqüentemente é chamado para ajudar a prevenir ou manejar efeitos colaterais da quimioterapia ou complicações do câncer. Efeitos orais são comuns. A mucosite induzida pela quimioterapia precisa ser diferenciada da infecção por bactéria, cândida, ou vírus como o herpes ou o citomegalovírus. Cáries dentais podem causar abscessos dos dentes em um paciente neutropênico. Abscessos tonsilares ou retrofaríngeos também podem ocorrer. A quimioterapia comumente causa disgeusia, que é extremamente perturbadora para os pacientes. Estridor e obstrução da via aérea podem ser causados por tumor local, edema induzido por radiação, ou reações alérgicas às drogas quimioterápicas derivadas de produtos naturais.

ENSAIOS CLÍNICOS

Drogas antitumor e novas abordagens de tratamento são testadas em diversas fases dos ensaios clínicos antes de serem aceitas ou rejeitadas. Sempre que possível, a quimioterapia é administrada como parte de um ensaio clínico cuidadosamente desenvolvido com objetivos de pesquisa claramente definidos que sigam diretrizes e métodos estabelecidos (1).

Ensaios Fase I

Nos ensaios fase I com participantes humanos, são estudadas a tolerância e as propriedades farmacológicas de compostos recentemente desenvolvidos. O objetivo desses estudos é a determinação da dose máxima tolerada e o espectro de toxicidade entre humanos para determinado planejamento de administração da droga, embora a intenção clínica no tratamento do paciente seja a diminuição do tumor e a paliação de sintomas, ou o prolongamento da vida. Tipicamente, em coortes de três a seis pacientes são usadas doses escalonadas de uma droga, geralmente começando com um décimo da dose que seria letal para um décimo do camundongo tratado em experimentos animais. A dose é aumentada até a dose máxima tolerada, geralmente definida como aquela na qual um terço ou menos dos pacientes possui reações tóxicas graves. Novas drogas ou combinações de drogas conhecidas não utilizadas previamente em combinação podem ser estudadas dessa forma. Em virtude do objetivo desses ensaios serem a dose máxima tolerada, pacientes com uma variedade de tipos de tumor são elegíveis se não existir nenhuma terapia padrão com chance definida de alcançar cura ou resposta.

Ensaios Fase II

Nos ensaios fase II, os investigadores procuram determinar a atividade terapêutica, ou eficácia, de uma nova droga em doença ou estádio específico com dose definida ou determinar a atividade de uma combinação de drogas com doses definidas. Os exemplos incluem a utilização de um novo agente para tratar pacientes com câncer recidivante ou metastático de cabeça e pescoço ou a utilização de uma combinação de drogas antes da

TABELA 31.1

DROGAS DE QUIMIOTERAPIA ATIVA PARA CÂNCER DE CABEÇA E PESCOÇO RECORRENTE OU METASTÁTICO NÃO CONTROLADO QUANDO O PACIENTE NÃO RECEBEU QUIMIOTERAPIA ANTERIOR

Droga	Índice de Resposta (%)
Cisplatina	20-25
Carboplatina	20-25
Metotrexato	20-25[a]
5-Fluorouracil	15
Paclitaxel	30
Docetaxel	35
Bleomicina	30[a,b]
Ifosfamida	25
Cetuximabe	15[c]
Gefitiniba	5-10[c]
Erlotiniba	5[c]
Hidroxiuréia	30[a,b]
Doxorrubicina	15[a,b]
Ciclofosfamida	35[a,b]
Gemcitabina	15[b]
Vinorelbina	15[b]
UFT	30[b]

[a]Predominantemente estudos mais antigos.
[b]Menos rigorosamente estudadas.
[c]Pacientes com terapia anterior.

cirurgia ou radioterapia. O objetivo é a definição da atividade, geralmente medida como índice de resposta, com um índice aceitável de toxicidade.

Na avaliação dos índices de resposta, é importante seguir cuidadosamente critérios de resposta definidos. Critérios de resposta tradicionais têm sido recentemente revisados, substituídos pelos critérios CARTS (Critérios de Avaliação de Resposta nos Tumores Sólidos). Uma resposta completa é definida como o total desaparecimento de toda doença clinicamente detectável. O desaparecimento completo de doença microscópica na cirurgia ou biopsia é denominado uma *resposta patológica completa*. Uma resposta parcial é definida como 50% (30% de redução linear pelo CARTS) ou redução maior no tamanho médio do tumor, medida através da multiplicação das duas maiores dimensões perpendiculares. Respostas completas ou parciais precisam durar no mínimo de 28 dias para serem consideradas clinicamente significativas. A doença estável é definida como qualquer redução na média do tamanho do tumor de menos de 50% (30% pelo CARTS). A doença progressiva é definida como surgimento de novas lesões ou aumento de 25% (20% de aumento linear pelo CARTS) ou mais no tamanho das lesões conhecidas. O índice de resposta geral para uma nova droga ou combinação de drogas inclui que todos os pacientes alcancem respostas completas ou parciais, expressas como uma porcentagem de todos os pacientes dentro do ensaio clínico.

Um problema particularmente difícil é a determinação da resposta entre pacientes com câncer de cabeça e pescoço que possuem multimodalidade de tratamento com quimioterapia, radioterapia e cirurgia. O edema e a fibrose podem ser difíceis de diferenciar clínica e radiologicamente de um tumor. Assim, a prova através de biopsia de resposta completa pode ser necessária tanto para a tomada de decisão clínica como para o relato responsável dos resultados dos ensaios clínicos. A varredura por tomografia de emissão positrônica (TEP) pode ser útil para diferenciar tumor residual de alterações após radioterapia ou cirurgia (4).

Ensaios Fase III

Se a informação aprendida no ensaio fase II sugerir que a nova droga ou combinação possui atividade antitumor, a droga pode ser comparada com a terapia padrão atual em um ensaio fase III. Neste, duas terapias são comparadas de forma randomizada. A atividade terapêutica e toxicidade podem ser os objetivos. Por exemplo, um novo tratamento com atividade similar, porém com menos toxicidade, é considerado superior. A sobrevida é o objetivo mais comumente e apropriadamente escolhido para um ensaio fase III, embora outros desfechos (p. ex., sobrevida livre de progressão ou paliação de sintomas definidos) possam ser utilizados. Em virtude de serem necessários muitos pacientes para detectar uma diferença significativa estatisticamente no índice de sobrevida, esses estudos são comumente conduzidos por mais de uma instituição.

Ensaios fase III são difíceis de conduzir no câncer de cabeça e pescoço por causa da incidência relativamente baixa desses tumores, de sua heterogeneidade anatômica e das diferenças nas abordagens cirúrgicas padrões e radioterapêutica em diferentes instituições. A utilização do índice de sobrevida como ponto final é complicada pelas terapias de resgate sucessivas, idade avançada de muitos pacientes ao diagnóstico e alta incidência de eventos médicos complicadores e de lesões malignas secundárias, os quais com frequência são o resultado de abuso de substância. Como resultado, os objetivos de *sobrevida livre de doença* e *sobrevida específica da doença* podem ser substituídos por *sobrevida geral*.

Para compensar o acréscimo de problemas causados pela incidência relativamente baixa da doença, a maior parte dos ensaios de quimioterapia do manejo do câncer de cabeça e pescoço não busca locais específicos, embora a maior parte limite a elegibilidade aos pacientes que possuem características histológicas de célula escamosa. Esta abordagem é válida, porque as diferenças nos índices de resposta entre a maior parte dos locais na cabeça e no pescoço (com a exceção do câncer nasofaríngeo) não têm sido consistentemente demonstradas.

Diversos fatores prognósticos afetam o desenho e os resultados do ensaio (5,6). Em geral, quanto mais cedo um paciente tiver recebido a terapia, menos provável é a resposta para outra terapia. A extensão da doença e o tamanho da maior massa podem influenciar os índices de resposta. O estado do desempenho pré-tratamento, uma medida da atividade funcional, é outro fator prognóstico importante. Esses fatores prognósticos devem ser relatados nos ensaios publicados. Marcadores moleculares múltiplos também estão sob avaliação para correlação prognóstica (7).

PAPÉIS DA QUIMIOTERAPIA NO CÂNCER DE CABEÇA E PESCOÇO

Aproximadamente um terço dos pacientes com carcinoma de célula escamosa de cabeça e pescoço busca atenção médica com lesões altamente confinadas, em estádio inicial. Esses pacientes não precisam de quimioterapia. Para todos os outros pacientes, a quimioterapia pode ter um papel. Para os poucos pacientes com doença metastática ou para aqueles com recidivas locorregionais que não podem ser tratadas com cirurgia ou radiação posterior, a quimioterapia tem um papel paliativo. Aproximadamente um terço dos pacientes na situação metastática apresenta diminuição do tumor (uma resposta parcial ou completa), que dura em média de 3 a 6 meses. Para pacientes com câncer estádio III e IV localmente avançado, a quimioterapia possui dois papéis principais: melhorar a sobrevida e a preservação do órgão. Pacientes com câncer de cabeça e pescoço não ressecável que recebem quimioterapia concomitante com RT ao invés de RT isolada apresentaram melhores índices de sobrevida. Para pacientes com tumores avançados ressecáveis da laringe e da hipofaringe, a quimioterapia seguida por RT tem sido associada à preservação laríngea em dois terços dos pacientes sem diminuição do índice de sobrevida. A terapia de radioquimioterapia concomitante também pode permitir a preservação do órgão tão bem, ou melhor, que a indução da quimioterapia com um índice de sobrevida equivalente àquele da cirurgia.

QUIMIOTERAPIA PADRÃO PARA CÂNCER RECORRENTE OU METASTÁTICO

Diversas drogas têm apresentado atividade reprodutível de um único agente no manejo do câncer de cabeça e pescoço metastático ou com recidiva local (6,8) (ver Tabela 31.1). Esses agentes geram índices de resposta de 30% ou menos, com respostas quase que exclusivamente parciais e de curta duração (2 a 6 meses). Pacientes que respondem ao tratamento têm tempo de sobrevida mais longo do que os pacientes que não respondem, embora isso possa ocorrer devido à seleção de pacientes favoráveis em vez do próprio benefício da quimioterapia. Resultados de um ensaio randomizado comparando o tratamento com e sem quimioterapia (cuidado de suporte apenas) mostraram um aumento estatisticamente significativo no índice de sobrevida entre pacientes que receberam quimioterapia (9). A comparação de dados não randomizados sugere um benefício de sobrevida médio de diversos meses quando se utilizou a quimioterapia mais efetiva *versus* o melhor cuidado de suporte. A cura não é alcançada com quimioterapia isolada, com a ocasional exceção do carcinoma nasofaríngeo metastático. O objetivo primário da terapia nessa situação é a paliação dos sintomas, incluindo a dor e o desfiguramento pela massa, a melhora da função do órgão acometido pelo câncer invasivo. A partir da perspectiva da pesquisa clínica, são realizados ensaios com esses pacientes para identificar novas drogas ou combinações de drogas com atividade antitumor.

Paclitaxel e Docetaxel

O paclitaxel e o docetaxel estão entre as drogas mais ativas contra o câncer de cabeça e pescoço (10). O paclitaxel foi isolado inicialmente da casca de um tipo de árvore do Pacífico, embora agora seja produzido sinteticamente. Os taxanos estabilizam polímeros de tubulina e previnem a divisão da célula. Um estudo fase II de um grupo cooperativo de paclitaxel como agente único oferecido em doses bastante altas durante 24 horas para 30 pacientes apresentou um índice de resposta de 40% (11), embora a droga geralmente seja dada a cada 3 semanas em uma infusão de 3 horas de duração para paciente externo ou semanalmente durante uma hora. O índice de resposta verdadeiro provavelmente é ligeiramente abaixo deste, porque estudos maiores do paclitaxel com cisplatina levaram a índices de resposta de apenas 35% (12). O docetaxel tem mostrado atividade aproximadamente equivalente à do paclitaxel. Essas drogas são consideradas por muitos como agentes de "primeira linha" para tratamento do câncer avançado de cabeça e pescoço.

Cisplatina

A cisplatina, que tem sido um suporte no tratamento do câncer de cabeça e pescoço, freqüentemente é utilizada para tratar o câncer da cabeça e pescoço. Sua atividade antitumor resulta da ligação intracelular da forma ativada, positivamente carregada de um local nucleofílico no DNA para formar ligações covalentes bifuncionais que interferem com a função normal do DNA (1). A cisplatina geralmente é administrada durante 2 a 6 horas em doses de 60 a 120 mg/m^2, com eficácia similar relatada para toda essa gama de dosagem. A toxicidade renal é comum e inclui azotemia de leve a moderada e perda de eletrólitos, particularmente de magnésio e potássio. Outras reações tóxicas incluem náusea e vômito, neurotoxicidade periférica, ototoxicidade e mielossupressão cumulativa, se diversos ciclos da droga forem administrados. Para doses de agente único variando de 60 a 120 mg/m^2 dadas a cada 3 a 4 semanas, são alcançados índices de respostas parciais de aproximadamente 15% a 30% (10,13).

Em três ensaios randomizados, os investigadores compararam a cisplatina como agente único com o metotrexato agente único (8). Em geral, nenhuma diferença significativa nos índices de resposta ou índice de sobrevida foi encontrada em qualquer ensaio, embora a tendência geral na sobrevida e na resposta tenha favorecido a cisplatina. As melhoras podem vir às custas da adição da toxicidade; portanto, a cisplatina não é necessariamente considerada superior (8).

Por causa da toxicidade da cisplatina, em particular sua nefrotoxicidade e neurotoxicidade dose-limitante, têm sido desenvolvidos análogos da droga com o objetivo de preservar a atividade antitumor e diminuir seus efeitos tóxicos. A carboplatina diminuiu a nefrotoxicidade e neurotoxicidade. Sua toxicidade dose-limitante é a mielossupressão. Outra vantagem deste composto é uma comparável facilidade de administração. Em virtude de reduzir a náusea e o vômito, a carboplatina pode ser dada facilmente ao paciente em base externa e sem hidratação vigorosa. Ela é ativa contra o câncer de cabeça e pescoço, porém levemente menos do que a cisplatina. A carboplatina é utilizada agora comumente, sobretudo na situação paliativa, na qual minimização de efeitos colaterais e tempo de hospital são essenciais (14). Um composto adicional da platina, a *oxaliplatina*, está atualmente em ensaios clínicos para o câncer de cabeça e pescoço.

5-Fluorouracil

O 5-fluorouracil é um análogo do uracil S fase-específica que pode ser ativado com dois planos de ação principais intracelulares: (a) fosforilação seqüencial e incorporação ao RNA ou (b) ativação para monofosfato 5-fluorodeoxiuridina, que bloqueia tanto a enzima timidilato sintase como a conversão da uridina em compostos de timidina. As células são depletadas de timidina e não podem sintetizar DNA. Muitas outras drogas têm mostrado interagir com o 5-FU, e ensaios dirigidos para o aumento de sua atividade através da modulação de seu metabolismo intracelular têm sido conduzidos. Os efeitos colaterais mais importantes são mielossupressão, mucosite, diarréia, dermatite e toxicidade cardíaca. Utilizado como um bolo intravenoso de agente único para tratar pacientes com câncer de cabeça e pescoço, o 5-FU tem atividade limitada. Um índice de resposta de 13% foi encontrado em um grande ensaio randomizado (13). O 5-fluorouracil pode ser substancialmente mais ativo administrado em uma infusão contínua de 5 dias e claramente acrescenta à taxa de resposta da cisplatina.

Metotrexato

O metotrexato é um antimetabólito que interfere com o metabolismo do folato intracelular pela ligação à enzima diidrofolato redutase. Isso inibe a conversão do ácido fólico para tetraidrofolato. O resultado é depleção celular de folatos reduzidos e inibição da síntese do DNA. Essa droga é ativa apenas durante a fase S do ciclo da célula. Sua seletividade afeta os tecidos com mais rápida renovação celular. Os efeitos colaterais do metotrexato podem ser minimizados pela suplementação de folatos reduzidos na forma de leucovorin dentro de 36 horas após a exposição à droga. Como agente único, o metotrexato geralmente é dado em doses semanais de 40 a 50 mg/m². As reações tóxicas incluem mielossupressão, mucosite, dermatite, náusea, vômito, diarréia e fibrose hepática. Essas toxicidades são exacerbadas com regimes de altas doses, a menos que o resgate por leucovorin seja administrado. Ocorre lesão renal com esquemas de altas doses.

O metotrexato produz um índice de resposta parcial de aproximadamente 10% (9,10); a duração da resposta dura de 1 a 6 meses. A melhoria da resposta e dos índices de sobrevida não são consistentemente alcançadas com regimes de altas doses de metotrexato, porém a toxicidade aumenta. Portanto, não são utilizadas altas doses de metotrexato. Embora o metotrexato como agente único seja utilizado às vezes, outras drogas, ou combinações, especialmente aquelas contendo 5-FU, paclitaxel ou cisplatina, levam a índices elevados de resposta. O índice de sobrevida não é claramente melhor com essas combinações, e a toxicidade pode ser maior do que a da terapia com um único agente. Assim, o metotrexato é o tratamento padrão mínimo para pacientes que recebem quimioterapia (8). Embora às vezes ele ainda seja utilizado como um braço controle em ensaios randomizados, atualmente não é utilizado como terapia de primeira linha, em geral.

OUTRAS DROGAS DE QUIMIOTERAPIA

Diversas outras drogas possuem um grau moderado de atividade no manejo do câncer de cabeça e pescoço. A bleomicina, um antibiótico antitumor que ocorre naturalmente, tem sido utilizada com freqüência em combinação com a cisplatina ou o metotrexato. O risco de pneumonite intersticial fatal limita a utilização cumulativa desse agente, e o desenvolvimento de outras drogas tem limitado sua utilidade. A ifosfamida, um agente alquilante estreitamente relacionado à ciclofosfamida, que possui atividade de agente único, tem sido testada em diversos regimes de combinação. Outras drogas ativas estão listadas na Tabela 31.1.

TERAPIAS BIOLÓGICAS SOB INVESTIGAÇÃO

A maior parte das terapias de drogas convencionais para o câncer de cabeça e pescoço tem utilizado drogas citotóxicas clássicas cujo mecanismo envolve a ruptura da atividade mitótica normal, ou a divisão da célula. A maior parte das novas drogas em desenvolvimento tem como alvo planos de ação moleculares mais específicos para as células malignas do que para as células normais.

Entre os alvos mais promissores para novas terapias está um grupo de receptores da superfície da célula denominado "receptores de fatores de crescimento" e "receptor das tirosinocinases" (QRT). A atividade do QRT é estreitamente controlada nas células normais, porém os genes que codificam esses receptores escapam de seus mecanismos inibitórios intracelulares usuais nas células malignas através de amplificação, mutação ou rearranjo estrutural. Um desses receptores, o RFCE, está desregulado e superexpressado na maior parte dos cânceres de cabeça e pescoço. Diversas abordagens terapêuticas (p. ex., anticorpos monoclonais [AcMo], inibidores da tirosinocinase de moléculas pequenas) que atingem especificamente o RFCE ativado estão em ensaios clínicos para o câncer de cabeça e pescoço.

Cetuximabe (Erbitux, IMC225)

Como observado, a maior parte dos tumores de cabeça e pescoço superexpressa o RFCE, tornando-o um bom alvo para o cetuximabe, um anti-RFCE AcMo que inibe a atividade do receptor bloqueando o ligante do local de ligação. O cetuximabe está sendo investigado atualmente como agente único, em combinação com a quimioterapia, e como um sensibilizador da radiação (15-19).

A eficácia da monoterapia do cetuximabe foi mostrada em um ensaio multicêntrico envolvendo 103 pacientes com câncer de cabeça e pescoço recidivado ou metastático refratário à cisplatina (15). Em um relato preliminar, o cetuximabe (400 mg/m^2 inicialmente, seguidos por 250 mg/m^2 semanalmente) resultou em 17 respostas (5 completas), porém o tempo médio para a progressão e sobrevida global (SG) foi de apenas 2,8 e 5,8 meses, respectivamente.

Em um estudo de 96 pacientes com recidiva do câncer de cabeça e pescoço escamoso que não responderam a um regime baseado em platina, os pacientes foram tratados com cetuximabe mais cisplatina ou carboplatina (16). Em um relato preliminar, uma resposta objetiva para a terapia foi observada em 14 (15%), e 40% mantiveram a estabilização da doença. Resultados similares foram observados por outros utilizando uma estratégia similar de tratamento (17).

Em um relato inicial de um estudo fase III, randômico envolvendo 121 pacientes com câncer avançado de cabeça e pescoço tratados com cisplatina com placebo ou cetuximabe, a duração média do período de sobrevida livre de doença e a SG para o grupo inteiro de pacientes foi de 6,7 e 7,2 meses, respectivamente (18). Nenhum benefício significativo foi visto na adição do cetuximabe ao agente único cisplatina, embora o índice de resposta da combinação tenha excedido o da cisplatina isolada.

Gefitiniba (Iressa, ZD 1839) e Erlotiniba (Tarceva, OSI-774)

A gefitiniba e a erlotiniba são inibidores da tirosina quinase de pequenas moléculas, oralmente ativos. A eficácia desses agentes tem sido demonstrada em diversos estudos.

A gefitiniba foi estudada como agente único em 500 mg diariamente via oral em um grupo de 47 pacientes avaliados com câncer de cabeça e pescoço recidivado ou metastático. Dos 47, cinco (11%) tiveram uma resposta completa ou parcial após 8 semanas de terapia, enquanto os outros 20 tiveram estabilização prolongada da doença (20). Os principais efeitos colaterais da gefitiniba foram erupção acneiforme característica em metade dos pacientes e diarréia. Notavelmente, o desenvolvimento de toxicidade da pele previu melhor resultado da terapia (tanto em termos de índice de resposta como de sobrevida livre de doença). Resultados similares têm sido observados com a gefitiniba dada 250 mg diariamente.

Resultados similares foram observados em um estudo da erlotiniba (150 mg diariamente) em 115 pacientes com câncer de cabeça e pescoço localmente recidivado ou metastático (21). Cinco pacientes tiveram regressão objetiva da doença (4,3%), 44 tiveram estabilização da doença por uma média de 16 semanas, e, em uma análise de subgrupo, pacientes com no mínimo grau 2 de toxicidade da pele tiveram sobrevida significativamente mais longa do que aqueles sem erupção da pele (7,4 *versus* 4 meses, respectivamente).

COMBINAÇÃO DE QUIMIOTERAPIA

Acredita-se que combinações de drogas sejam superiores a agentes únicos porque as células resistentes para um agente podem ser sensíveis a outro. No manejo do câncer de cabeça e pescoço, a maior parte das combinações tem sido baseada no metotrexato ou na cisplatina, e mais recentemente na cisplatina ou carboplatina, paclitaxel ou docetaxel, e 5-FU. Diversos estudos randomizados têm comparado agente único com um regime de combinação. Nesses estudos, os investigadores tentaram aumentar os índices de resposta combinando drogas que provaram atividade como agente único, tais como a cisplatina, a carboplatina, o 5-FU, o metotrexato e a bleomicina. Em outros estudos, os investigadores tentaram utilizar drogas ativas que poderiam interagir sinergicamente, para as quais a destruição da célula observada excederia o esperado da soma da atividade de ambos os agentes. Este pode ser o caso para a combinação da cisplatina e 5-FU, que são sinérgicos *in vitro* (22). Um dos regimes de combinação "padrão" tem sido a cisplatina seguida por uma infusão intravenosa contínua de 4 a 5 dias de 5-FU. No cuidado de pacientes com recidiva de doença, ela teve índices de resposta reprodutível variando de 30% a 40% (13,14). Na situação neo-adjuvante de doença não metastática, localmente avançada, ocorreram índices de resposta impressionantes de cerca de 80%, com 10% a 40% de respostas completas (6,10,23,24). A combinação de cisplatina e

5-FU foi comparada com cada uma destas drogas oferecidas como agentes únicos em um ensaio randomizado de três braços (13). Embora o índice de resposta da combinação (32%) tenha sido significativamente mais elevado do que o da cisplatina isolada (17%) ou do 5-FU isolado (13%), nenhuma diferença significativa foi vista no período de sobrevida médio de 5 a 6 meses para todos os grupos. Em um ensaio randomizado de três braços, o Grupo de Oncologia do Sudeste (14) comparou a cisplatina e o 5-FU com uma combinação de carboplatina e 5-FU (postulado como igualmente efetivo, porém menos tóxico) e o metotrexato isolado como terapia padrão. Tanto a cisplatina como a carboplatina combinadas com a infusão de 5-FU tiveram um índice de resposta melhor do que o do metotrexato isolado. Ambas as combinações foram mais tóxicas, e o índice de sobrevida não foi afetado em qualquer dos braços.

Os taxanos são comumente utilizados em regimes de combinação. O Grupo de Oncologia Cooperativa do Leste (GOCL) comparou diretamente a cisplatina (75 mg/m^2) mais o paclitaxel (175 mg/m^2) a cada 21 dias à cisplatina (100 mg/m^2) e 5-FU (1.000 mg/m^2 infusão diariamente, de 1-4 dias) a cada 21 dias como terapia de primeira linha em 194 pacientes com câncer avançado de cabeça e pescoço (25). Em um relato preliminar, a combinação cisplatina-paclitaxel foi associada a média similar (9 *versus* 8 meses) e índices de sobrevida de 1 ano (30% *versus* 41%), porém a um perfil de toxicidade mais favorável. Em uma situação paliativa, a carboplatina com freqüência é substituída pela cisplatina em combinação com um taxano. Diversos outros regimes de combinação de três ou quatro drogas contendo taxanos têm mostrado índices de resposta mais elevados e estão em desenvolvimento.

Uma análise de ensaios de quimioterapia randomizados, disponíveis, apropriadamente conduzidos, obteve as seguintes conclusões acerca da combinação dos regimes (8):

- As combinações produzem índices de resposta estatisticamente significativos mais elevados do que os agentes únicos, incluindo o metotrexato.
- Em nenhum grupo de comparação (agente único ou combinações com taxanos excluídos) o tempo de sobrevida foi significativamente alongado.
- As toxicidades da cisplatina e do 5-FU infusional, especialmente náusea e vômito, são significativamente maiores do que aquelas dos agentes únicos.
- A pesquisa clínica agora se concentra na identificação de novos agentes e combinações com atividade contra o câncer de cabeça e pescoço. Em particular, as novas drogas com novos mecanismos, tais como os inibidores da tirosinocinase, inibidores da angiogênese e outros inibidores de invasão e metástase, estão sob investigação. O papel dos retinóides, do selênio e outras moléculas na reversão de lesões pré-malignas e prevenção de tumores malignos primários ou secundários também está sob investigação (6).

Em resumo, a quimioterapia para o câncer recidivado ou metastático de cabeça e pescoço é paliativa para alguns pacientes, embora o efeito no índice de sobrevida seja pequeno. A cisplatina, a carboplatina, o 5-FU infusional, a paclitaxel e a docetaxel são os agentes únicos mais ativos. O índice de resposta é de 10% a 30% e a duração da resposta de 1 a 6 meses. A combinação de quimioterapia, particularmente a cisplatina ou carboplatina com 5-FU ou paclitaxel ou docetaxel, produz índices de resposta mais elevados, embora a sobrevida a longo prazo raramente seja alcançada. Em virtude de a cura com o resultado de quaisquer dessas drogas ou combinações ser improvável entre pacientes previamente tratados ou naqueles com doença metastática, e em vista de um resultado ruim com os agentes únicos padrões e combinações, os pacientes devem ser tratados em um ensaio clínico sempre que possível.

OUTROS PAPÉIS DA QUIMIOTERAPIA

Quimiorradiação

Na terapia concomitante de quimiorradiação (QRT), a quimioterapia e a radioterapia são utilizadas simultaneamente ou em uma seqüência alternada rapidamente. A quimioterapia pode aumentar a eficácia da radioterapia no interior do campo de tratamento da radiação. Os mecanismos possíveis subjacentes desse efeito estão resumidos na Tabela 31.2. Em virtude de o câncer de cabeça e pescoço manifestar-se predominantemente como uma doença locorregional, a terapia de

TABELA 31.2

BENEFÍCIOS E MECANISMOS DA QUIMIORRADIOTERAPIA

As drogas e a radiação podem ser efetivas contra diferentes subpopulações de célula de tumor baseada na especificidade do ciclo da célula, pH, e suprimento de oxigênio. As células resistentes para uma modalidade de tratamento podem ser erradicadas por outra

Terapias combinadas podem aumentar o recrutamento de célula do tumor a partir de G0 na fase do ciclo da célula responsiva à radioterapia

A diminuição do tumor pode diminuir a pressão intersticial e, portanto, aumentar a oferta de oxigênio e da droga

A erradicação precoce das células do tumor previne a emergência de resistência à droga ou à radiação

A sincronização do ciclo da célula aumenta a efetividade de ambas as terapias

A quimioterapia inibe o reparo do dano da radiação subletal e inibe a recuperação do dano potencialmente letal da radiação

quimiorradiação concomitante é valiosa porque se foca no local que determina o prognóstico. A utilização precoce da quimioterapia também pode esterilizar micrometástases a distância.

A terapia de quimiorradiação pode ser utilizada em diversas situações. Para o câncer localmente avançado irressecável de cabeça e pescoço, a QRT é claramente melhor do que a radioterapia isolada na maior parte das situações. Na situação pós-operatória, os resultados de diversos estudos têm mostrado que a QRT no tratamento de pacientes com alto risco para recidiva possui resultado melhor do que a QRT isolada. Para os pacientes com doença ressecável que irão receber a QRT isolada por razões médicas ou porque recusam o tratamento cirúrgico, a QRT geralmente é superior à RT isolada. A QRT não foi comparada diretamente com a cirurgia e a RT para a doença ressecável. A comparação dos resultados de estudos fase II sugere, entretanto, que a QRT intensiva apropriadamente administrada pode ser no mínimo equivalente à cirurgia associada a RT para pacientes clinicamente adequados. Estudos randomizados representativos nos quais a cisplatina ou a carboplatina, com ou sem 5-FU, foram utilizados concomitantemente com quimioterapia (e outros estudos selecionados) estão detalhados na Tabela 31.3.

Câncer de Cabeça e Pescoço Irressecável

A definição de *ressecabilidade* é variável e altamente dependente das preferências cirúrgicas e do paciente. Isso é um fator importante na interpretação dos resultados de ensaios envolvendo pacientes com câncer "irressecável" de cabeça e pescoço. O sistema de estadiamento mais atual, do Comitê da Junta Americana do Câncer (CAC) 6, entretanto, define ressecabilidade. Não importa a definição, o índice de sobrevida a longo prazo com a RT isolada para um câncer irressecável de cabeça e pescoço historicamente tem sido de 10% a 30%. Numerosos ensaios têm sido realizados ao longo das últimas duas a três décadas nos quais os pacientes com câncer irressecável de cabeça e pescoço têm sido randomizados para receberem RT isolada ou RT com quimioterapia concomitante. Muitas drogas têm sido utilizadas isoladas ou em combinação com estratégias diferentes, considerando fatores como o momento da quimioterapia e a dose da radiação. Conclusões gerais podem ser obtidas a partir desses estudos, particularmente a partir de três metanálises recentes de larga escala. Em geral, com a maior parte de drogas quimioterápicas de agente único dadas concomitantemente com a quimioterapia, o controle locorregional e a sobrevida são melhores do que com a RT isolada.

TABELA 31.3
ESTUDOS REPRESENTATIVOS DE TERAPIA DE RADIAÇÃO E QUIMIOTERAPIA CONCOMITANTE

Investigador	Pacientes Avaliáveis	Tratamento	SG (%) Quimioterapia/Controle
Agente único 5-FU ou cisplatina			
Browman et al. (50)	175	5-FU, RT	63/50 ($P = 0{,}08$)
Lo et al. (51)	151	5-FU, RT	32/14 ($P < 0{,}05$)
Jeremic et al. (33)	130	Cisplatina, RT	46/25 ($P = 0{,}008$)
Bachaud et al. (31)	83	Cirurgia, seguida de RT + cisplatina	36/13 ($P < 0{,}01$)[a]
Quimioterapia de combinação			
Taylor et al. (52)	214	Cisplatina, 5-FU (neo-adjuvante ou concomitante), RT	41/36
Merlano et al. (53)	157	Cisplatina, 5-FU, RT	24/10 ($P = 0{,}01$)
Brizel et al. (29)	116	Cisplatina, 5-FU, RT	55/34 ($P = 0{,}07$)
Wendt et al. (30)	270	Cisplatina, 5-FU, RT	48/24 ($P < 0{,}0003$)
Adelstein et al. (32)	100	Cisplatina, 5-FU, RT	50/48[a]
Calais et al. (54)	226	Cisplatina, 5-FU, RT	51/31 ($P = 0{,}02$)
Adelstein et al. (55)	271	Cisplatina + 5-FU + RT versus cisplatina + RT versus RT (com curso dividido para a cisplatina + 5-FU + RT)	23/37/27 ($P = 0{,}014$ para cisplatina + RT versus RT)
GTRO 91-11	518	FC neo-adjuvante versus cisplatina+ RT versus RT	55/54/56
Bernier et al./OEPTC (27)	334	RT Pós-operatório ± cisplatina	53/40 ($P = 0{,}02$)[a]
Cooper et al./GRTO (28)	459	RT Pós-operatório ± cisplatina	47/40 – 9 = 0,19[a]

SG, sobrevida geral; bleo, bleomicina; RT, radioterapia; 5-FU, 5-fluorouracil; FC (5FU + cisplatina); GRTO, grupo de radioterapia e oncologia; OEPTC, Organização Européia de Pesquisa e Tratamento do Câncer.
[a]Todos os pacientes sensíveis à ressecção.

Comparações diretas não foram feitas entre drogas quimioterápicas radiossensibilizantes. As mais freqüentemente utilizadas, e talvez as melhores drogas quimioterápicas de agente único, são o 5-FU e a cisplatina. Embora não tenham sido diretamente comparados à RT isolada, o paclitaxel e o docetaxel também são utilizados comumente. O cetuximabe acrescentado à RT foi recentemente comprovado como superior à RT isolada em um ensaio randomizado (19). Diversas outras drogas são efetivas, porém menos comumente utilizadas por causa de considerações acerca de efeitos colaterais e diminuições na eficácia. Muitos regimes de combinação têm sido utilizados com RT, o melhor caracterizado desses é a combinação da cisplatina e 5-FU. A combinação da carboplatina e taxol está submetida a rigoroso estudo por sua eficácia potencial e tolerabilidade relativa. A combinação do 5-FU e hidroxiuréia tem sido extensamente estudada na Universidade de Chicago e parece ser um regime sinérgico tão ou mais efetivo do que a cisplatina com 5-FU.

Os resultados de diversas metanálises têm envolvido, principalmente, pacientes com lesões irressecáveis. Na mais abrangente, a Metanálise da Quimioterapia do Grupo Colaborativo no Câncer de Cabeça e Pescoço (MQGC-CP) realizou uma metanálise de pacientes individuais envolvendo mais de 10.000 pacientes no total. A razão do risco de morte entre o grupo concomitante foi de 0,81 (95% IC, 0,76 a 0,88). Isso representa uma melhora no índice de sobrevida de 5 anos de 32% a 40%. O subgrupo de ensaios no qual a quimioterapia de multiagentes foi utilizada mostrou uma razão de risco de 0,69 (26).

O benefício da QRT precisa ser pesado contra a toxicidade inerente à sua utilização. O risco de mucosite aguda, dermatite e os efeitos colaterais específicos da quimioterapia são maiores do que com qualquer modo de terapia isolada. A utilização a curto prazo de dispositivos de alimentação gástrica é necessária mais freqüentemente. Nestes estudos que avaliaram a função a longo prazo, não foi observado aumento das toxicidades a longo prazo (27,28). A última geração de estudos continua a mostrar índices de sobrevida melhores com QRT agressiva. Essa vantagem é mantida mesmo quando a quimioterapia é acrescida à RT hiperfracionada, de forma que o benefício da quimioterapia não é devido apenas ao tratamento mais intensivo (hiperfracionamento), e sim a um verdadeiro efeito de realce do rádio (17,18).

Terapia de Quimiorradiação Adjuvante Pós-Operatória

Diversos estudos têm avaliado especificamente a utilização pós-operatória da QRT *versus* RT isolada. Em um estudo de 83 pacientes com câncer de cabeça e pescoço estádio III ou IV com linfonodo disseminado extracapsular, os pacientes foram tratados com RT isolada ou com administração semanal de cisplatina. O grupo de modalidade combinada teve melhora do controle locorregional e melhora do índice de sobrevida global (36% em oposição a 13% de índice de sobrevida global de 5 anos, $P < 0,01$) (31). Os resultados de dois ensaios de um grupo cooperativo maior foram recentemente publicados. Ambos mostraram uma melhora no resultado de pacientes de alto risco pós-operatório recebendo RT mais quimioterapia concomitante de cisplatina comparado com TR isolada (27,28).

Um ensaio randomizado custeado pela Organização Européia para a Pesquisa e Tratamento do Câncer (OEPTC) estudou 334 pacientes com carcinoma de célula escamosa (CCE) ressecado de alto risco da cavidade oral, orofaringe, laringe ou hipofaringe randomicamente distribuídos para RT isolada (66 Gy em 33 frações de 2 Gy diariamente), ou a mesma dose com cisplatina concomitante (100 mg/m^2 nos dias 1, 22, e 43 da RT) (27). A doença de alto risco foi definida como um T3 ou T4 primário com qualquer status nodal (excetuando T3N0 de câncer laríngeo), envolveu margens cirúrgicas, extensão extracapsular, invasão perineural, invasão vascular, ou cavidade oral ou locais primários da orofaringe com envolvimento do nível IV ou V dos linfonodos. A QRT foi associada a índices significativamente melhores de 5 anos de sobrevida livre de doença (SLD, 47% *versus* 36%) e sobrevida global (53% *versus* 40%), e menos recidivas locorregionais (18% *versus* 31%). Efeitos adversos agudos funcionais graves da mucosa (grau 3 ou 4) foram mais freqüentes no grupo de terapia combinada (41% *versus* 21%), porém a incidência de xerostomia, disfagia ou complicações tardias não foi diferente (27).

Um ensaio similarmente desenvolvido pelo Grupo de Terapia de Radiação em Oncologia (GTRO) distribuiu randomicamente 459 pacientes com CCE ressecado de alto risco (margens de ressecção positivas, envolvimento de dois ou mais linfonodos, ou extensão nodal extracapsular) da cavidade oral, orofaringe, laringe ou hipofaringe para a RT isolada (60 a 66 Gy em frações de 30 a 33) ou com cisplatina concomitante nos dias 1, 22, e 43 (28). Nesse estudo, a QRT foi associada a uma sobrevida significativamente melhor de 4 anos livre de doença (SLD, 40% *versus* 30%) e menos recidivas locorregionais (19% *versus* 30%). A diferença na sobrevida global, entretanto, não alcança o nível de significância estatística (razão de risco 0,84, $P = 0,19$). Como ocorreu com o estudo da OEPTC, a incidência de toxicidade aguda grave da mucosa foi significativamente maior no grupo de quimiorradioterapia (77% *versus* 34%), porém os índices de toxicidade a longo prazo foram comparáveis.

Câncer Ressecável de Cabeça e Pescoço

Até recentemente a QRT tinha um papel menor no manejo do câncer ressecável de cabeça e pescoço. Tem se tornado evidente de que, no mínimo alguns programas intensivos de QRT utilizados para tratar pacientes clinicamente adequados podem levar a resultados que parecem ser comparáveis com e, em alguns casos, melhores do que aqueles da cirurgia mais RT. Mesmo quando a cirurgia do local primário não é utilizada inicialmente, o cirurgião de cabeça e pescoço ainda tem um papel importante nos procedimentos diagnósticos, na avaliação de seguimento, na dissecação do pescoço em alguns pacientes e no salvamento cirúrgico, quando a QRT falha.

Nenhum dado randomizado tem sido gerado para comparar os resultados da QRT com cirurgia com ou sem RT. Os resultados de diversas comparações indiretas sugerem que a QRT pode ser uma alternativa à cirurgia. Adelstein et al. (32) randomizaram 100 pacientes, a maior parte com doença estádio IV, para RT isolada ou RT com administração concomitante de cisplatina e 5-FU durante as semanas 1 e 4 da RT. No braço da QRT, o índice de sobrevida de 5 anos foi de 50%. Onze pacientes necessitaram de salvamento cirúrgico, e 8 tiveram procedimentos bem-sucedidos. O índice de sobrevida global com preservação do local primário foi de 42%. Embora o índice de sobrevida fosse equivalente apenas no braço da RT, 27 pacientes necessitaram de resgate cirúrgico, o que foi bem-sucedido para 17 pacientes. Brizel et al. (29) randomizaram 116 pacientes para receber RT hiperfracionada isolada ou quimioterapia (cisplatina e 5-FU) mais RT hiperfracionada. O índice de sobrevida de 3 anos foi de 55% no braço de QRT. Essa porcentagem é comparável com a alcançada na maior parte das séries cirúrgicas. Embora o índice de sobrevida entre os pacientes com doença ressecável (47% dos pacientes) não tenha sido relatado, ele provavelmente foi tão bom, ou melhor, do que o do grupo inteiro. Em um estudo similar, 130 pacientes na maior parte com doença estádio IV receberam RT hiperfracionada com ou sem administração de cisplatina diariamente. Dos pacientes que receberam terapia de quimiorradiação, 47% tinham lesões ressecáveis e provavelmente tiveram um índice de sobrevida melhor do que os 46% de sobrevida de 5 anos para o grupo inteiro (33). No estudo GTRO 91-11 descrito adiante, 547 pacientes receberam cisplatina e RT concomitante para câncer laríngeo estádio III ou IV. O índice de sobrevida global em 5 anos de seguimento real foi de 54% para o grupo RT. O índice de preservação da laringe foi de 84% em um seguimento mediano de 3,8 anos.

Diversos ensaios fase II também examinaram o aspecto da QRT para a doença ressecável. Um consórcio de Chicago encabeçado pela Universidade de Chicago publicou os resultados de dois ensaios consecutivos de indução de quimioterapia seguida pela QRT. Em ambos os estudos, os pacientes receberam 6 a 8 semanas de quimioterapia de indução com carboplatina e paclitaxel. Os pacientes então receberam um curso separado hiperfracionado concomitante de quimiorradioterapia concomitante. A RT foi oferecida a 150 cGY duas vezes diariamente na semana alternada com paclitaxel, 5-FU, e hidroxiuréia. Embora não especificamente relatada, muitos pacientes tiveram doença potencialmente ressecável. Nos primeiros 69 pacientes (96% com doença estádio IV) (35), os índices de SG e SLD foram de 80% a 70%, respectivamente. O índice de controle locorregional de 2 anos foi de 94% e o índice de controle a distância de 2 anos foi de 93%. A toxicidade incluiu neutropenia grau 3 ou 4 em 36%, mucosite em 76% e dermatite em 61%. Um segundo ensaio utilizando doses mais baixas de RT (54 versus 60 Gy para locais clinicamente não envolvidos em risco de doença microscópica e 39 versus 45 Gy para locais de baixo risco) mostrou um perfil de toxicidade mais favorável e eficácia preservada (36). A sobrevida atual de 2 e 3 anos foi de 77% e 70%, respectivamente. O índice de controle locorregional de 3 anos foi de 97% e o controle a distância de 95%. Notavelmente, em ambos os ensaios, o índice de metástases a distância foi menor do que o esperado, com base no histórico de grupos de controle similares, sustentando a hipótese de que a quimioterapia de indução pode ajudar a controlar metástases a distância e melhorar a sobrevida quando os índices de controles locorregionais são elevados (35–37).

Diversos outros estudos levaram a resultados similares (38). Nós acreditamos que os pacientes com doença ressecável estádio III ou IV com probabilidade de terem seqüelas cosméticas ou funcionais da cirurgia e que necessitam de radioterapia adjuvante de qualquer forma devem receber um regime agressivo de QRT, como terapia primária, se estiverem clinicamente capazes.

Quimioterapia de Indução (Neo-Adjuvante)

A quimioterapia neo-adjuvante é um conceito extensivamente investigado no câncer de cabeça e pescoço. A razão para este modo de terapia está resumida na Tabela 31.4. A mais importante entre as razões para se utilizar a quimioterapia precocemente no curso da doença é baixar o dano sistêmico da célula do tumor em um momento em que existem menos células resistentes à quimioterapia. A vascularização regional está intacta, e a oferta da droga ao tumor pode ser melhor. A cirurgia e a RT têm mais probabilidade de ser bem-sucedidas se utilizadas contra um tumor pequeno (tamanho reduzido). Essas vantagens teóricas são contrabalançadas pelas desvantagens da toxicidade aumentada, da duração e do custo do tratamento geral. Mais importante, tem

> **TABELA 31.4**
> **VANTAGENS E DESVANTAGENS DA QUIMIOTERAPIA DE INDUÇÃO PARA CÂNCER DE CABEÇA E PESCOÇO LOCALMENTE AVANÇADO**
>
> **Vantagens**
> Oferta da droga para células de câncer não é comprometida
> Resposta macroscópica pode predizer resposta de doença microscópica. A pronta eliminação de micrometástases pode ajudar na cura
> O tumor pode ser diminuído, permitindo uma cirurgia ou radioterapia mais bem-sucedida com tratamento menos radical
> O desempenho do paciente na cirurgia pode ser melhorado
>
> **Desvantagens**
> A extensão original do tumor pode ser obscurecida
> O desempenho pode declinar
> O tumor pode aumentar durante a quimioterapia
> Duração, toxicidade e custo do tratamento são aumentados

sido postulado que células que sobrevivem à quimioterapia podem não responder à RT subseqüente. No raro evento de progressão da doença durante a quimioterapia, um tumor ressecável pode tornar-se irressecável e a chance de cura se perde. A razão prática para investigar ou utilizar a quimioterapia neo-adjuvante é procurar melhorar a probabilidade de preservação do órgão ou a cura.

Ensaios clínicos de quimioterapia neo-adjuvante têm sido realizados por mais de 20 anos. Nos estudos-piloto, os investigadores cautelosamente administraram agentes únicos por um ou dois ciclos antes de administrarem terapia local. A utilização de combinações de duas e três drogas para dois ou três ciclos eventualmente torna-se uma abordagem comum (6,39). A combinação mais comumente utilizada e estudada é um regime de cisplatina e 5-FU, embora outros regimes novos tenham sido utilizados com eficácia similar, porém menos consistente. A partir destes estudos fase II e fase III (Tabela 31.5), podem ser tiradas as seguintes conclusões gerais:

- Índices de respostas gerais excedendo 80% são freqüentemente alcançados.

- Índices de resposta completa geralmente variam de 20% a 50%, a maior parte dos ensaios mostrando aproximadamente 30%. Algumas das respostas completas são confirmadas histologicamente na cirurgia.

- A toxicidade geralmente é moderada a grave, porém a administração de terapia local padrão subseqüente não fica comprometida, embora uma pequena porcentagem dos pacientes com respostas completas recusem a terapia local planejada subseqüente.

- Os pacientes que alcançam respostas completas possuem um prognóstico melhor, particularmente se as respostas forem confirmadas histologicamente.

- A preservação do órgão é possível, no mínimo no carcinoma laríngeo e hipofaríngeo.

- O índice de metástases a distância é diminuído.

- A sobrevida, avaliada nos estudos randomizados, não é consistentemente melhorada.

A última observação foi feita analisando-se os resultados de ensaios randomizados nos quais a terapia local padrão (cirurgia seguida pela RT) foi comparada com a melhor quimioterapia neoadjuvante (três ciclos de um regime ativo que produziu índices de resposta completa > 20% e índices de resposta geral > 80%) seguida pela mesma terapia local. Em virtude de vários locais anatômicos e outros fatores prognósticos, incluindo estado do desempenho e tamanho do tumor (T) e dos linfonodos (N) da doença, precisarem ser considerados, muitos pacientes precisam ser avaliados para se detectar uma diferença estatisticamente significativa no índice de sobrevida, como mais do que 10% a 20% após 2 a 3 anos de seguimento do estudo.

Muitos ensaios randomizados têm sido conduzidos comparando a quimioterapia neo-adjuvante com a terapia local isolada. A maior parte possuía poucos sujeitos ou eram desenvolvidos muito fracamente para serem conclusivos. Em aproximadamente 10 estudos, entretanto, muitos pacientes estiveram envolvidos. Os mais importantes destes estão resumidos na Tabela 31.5 (23,24,40–44), e uma descrição completa foi resumida em outro lugar (39). Em apenas 1 dos 10 estudos o tempo de sobrevida global foi prolongado (44). Todos os outros oito estudos que avaliaram metástase a distância como um local de primeira falha mostraram diminuição entre os pacientes que recebiam quimioterapia. A maior parte dos pacientes morreu de complicações de doença locorregional; portanto, o índice diminuído de metástase a distância geralmente não se traduziu em um benefício na sobrevida. Esses resultados geralmente negativos foram confirmados no MQGC-CP (26). Nessa metanálise de pacientes individuais, entretanto, os pacientes que receberam cisplatina neo-adjuvante mais 5-FU mostraram benefício de sobrevida estatisticamente significativo (razão de risco, 0,88; 95% IC, 0,79 a 0,97). Em virtude de as lesões metastáticas diminuírem com a quimioterapia neoadjuvante, é possível que, com o tratamento locorregional melhorado, a terapia neo-adjuvante possa melhorar os índices de sobrevida (37).

Três estudos que perseguiram a preservação do órgão como um objetivo clínico merecem menção especial. Um é o ensaio randomizado conduzido pelo Departamento dos Veteranos do Grupo de Estudo dos Assuntos do Câncer Laríngeo (23). Nesse estudo, os

TABELA 31.5
ENSAIOS RANDOMIZADOS DA QUIMIOTERAPIA NEO-ADJUVANTE

Investigadores	Nº de Pacientes Avaliáveis	Drogas de Quimioterapia	Sobrevida Geral (%) Quimioterapia/Controle	Metástases (%) Quimioterapia/Controle
PCCP (40)	443	Cisplatina, bleomicina	45/35	9/19 ($P = 0,02$)
Laramore et al. (41) (Intergrupo)	442	Cisplatina, 5-FU	48/44	15/23 ($P = 0,03$)
AV laríngeo (23)	325	Cisplatina, 5-FU	68/68	11/17 ($P = 0,001$)
Paccagnella et al. (24)	237	Cisplatina, 5-FU	37/29	9/32 ($P = 0,002$)
Lefebvre et al. (42)	197	Cisplatina, 5-FU	NE	NR
Depondt et al. (43)	300	Carboplatina, 5-FU	52/46	14/19
Domenge et al. (44)	318	Cisplatina, 5-FU	53/45	RR 1,36 (controle/quimioterapia, P = n.s.)

PCCP, programas de contrato de cabeça e pescoço; AV, assuntos de veteranos; NE, não estabelecido; NR, não relatado; RR, risco relativo; n.s., não significativo.
Modificado de Brockstein BE, Vokes EE. Chemoradiotherapy for head and neck cancer. *PPO Updates* 1996;10:6, com permissão.

pacientes com câncer laríngeo avançado foram randomizados para a terapia padrão com cirurgia e RT pós-operatória ou três ciclos de cisplatina neo-adjuvante e 5-FU seguida pela RT. A resposta foi avaliada após dois ciclos de quimioterapia. Os pacientes com respostas parciais ou completas continuaram com um terceiro ciclo de quimioterapia. Apenas os pacientes que não responderam aos primeiros dois ciclos de quimioterapia ou apresentaram recidiva de doença ou doença residual após a RT prosseguiram com cirurgia no braço de estudo experimental. Dois objetivos foram perseguidos neste estudo: a melhora da sobrevida e a preservação da laringe. Os atuais índices de 2 anos de sobrevida global foram idênticos nos dois grupos – 68%. O achado mais importante foi o índice elevado de preservação da laringe. Dos pacientes no braço de quimioterapia, 64% tiveram suas laringes preservadas; o período de seguimento médio foi de 33 meses. Destes, 39% estavam tanto livres da doença como possuíam uma laringe intacta. Apenas duas laringectomias de resgate foram realizadas após o primeiro ano. Um índice similar de sobrevida livre de doença com preservação laríngea (28%) foi alcançado em outro estudo (41) com um desenho similar, no qual os pacientes possuíam câncer hipofaríngeo. Em um seguimento para o estudo AV Laríngeo, o estudo (MQGC-CP) 91-11 randomizou pacientes com câncer de laringe estádio III ou IV para RT precedida de ciclos de indução de cisplatina e 5-FU *versus* RT isolada ou RT concomitante com cisplatina. A sobrevida de todos os três grupos foi similar (54% a 56% em 5 anos), porém o índice de preservação da laringe foi mais elevado no grupo concomitante (84%) *versus* o grupo de indução (72%) e o grupo de RT isolada (67%) (34).

Os resultados desses três estudos estabeleceram que quase todos os pacientes com carcinoma laríngeo ou hipofaríngeo que iriam, por outro lado, sofrer laringectomia ou faringolaringectomia total deveriam receber terapia de preservação de órgão. O protocolo utilizado no ensaio clínico de laringe dos Assuntos de Veteranos é no mínimo aceitável, embora a adição da quimioterapia concomitante à RT realce a preservação do órgão e encurte o tempo geral de tratamento consideravelmente.

Diversos regimes novos e agressivos de quimioterapia neo-adjuvante de multiagentes, administrados antes da RT, estão se mostrando como uma promessa na melhora da sobrevida (45,46). A quimioterapia neo-adjuvante não melhorou conclusivamente a sobrevida e, portanto, continua a ser uma terapia investigativa para a doença em outros locais que não a laringe e a hipofaringe. Papéis contínuos incluem preservação do órgão na laringe e manejo do câncer hipofaríngeo. Possivelmente existe um papel no manejo do câncer nasofaríngeo. A situação neo-adjuvante pode ser apropriada para testar agentes quimioterápicos e combinações de drogas. Finalmente, a quimioterapia de indução pode melhorar a sobrevida quando utilizada antes da quimiorradiação concomitante, e diversos estudos são planejados para avaliar esse conceito.

Câncer Nasofaríngeo

A quimioterapia é importante no tratamento do câncer nasofaríngeo. Ela é agora geralmente considerada terapia padrão para todos, porém para poucos casos de estádio inicial. O momento ideal e o papel da quimioterapia ainda precisam ser determinados. O carcinoma metastático não diferenciado, ou linfoepitelioma, da nasofaringe é altamente sensível à quimioterapia. Em quatro estudos consecutivos envolvendo um total de 165 pacientes tratados com regimes contendo cisplatina para linfoepitelioma metastático, 19% alcançaram uma resposta completa e 64% tiveram no mínimo uma resposta parcial. Dos pacientes, 12% estavam livres de doença 3 anos após a quimioterapia, e 14 dos 165 estavam livres de doença, no mínimo, após 82 meses (47).

A quimioterapia tem também um papel no manejo do carcinoma de célula escamosa e linfoepitelioma quando a doença é local. A maior parte dos resultados compilados são de um ensaio intergrupo nos Estados Unidos no qual 147 pacientes foram randomizados para RT isolada ou RT com cisplatina concomitante e terapia pós-radiação com cisplatina e 5-FU. O estudo foi interrompido apenas quando uma diferença significativa no índice de 2 anos de sobrevida ocorreu em favor do braço da quimioterapia. O índice de sobrevida de 3 anos para pacientes que receberam quimioterapia foi de 78%; o índice de sobrevida de 3 anos foi de 47% para pacientes que não receberam quimioterapia ($P = 0,005$) (48). Diversos outros estudos mostraram resultados similares com a utilização da quimioterapia concomitante (49).

EMERGÊNCIAS EM QUIMIOTERAPIA

As emergências em quimioterapia podem ser divididas naquelas caracterizadas por efeitos colaterais sintomáticos graves ou toxicidades órgão-específicas (Tabelas 31.6 e 31.7). As emergências particularmente relevantes para drogas do câncer de cabeça e pescoço são discutidas. A náusea intratável, o vômito, ou a diarréia, embora menos comum com modernos agentes antieméticos e antidiarréicos, ainda ocorrem entre alguns pacientes. A desidratação e os transtornos eletrolíticos podem ocorrer, e os pacientes podem necessitar de hospitalização para administração de antieméticos e fluidos intravenosos. A mucosite grave pode determinar hospitalização para administração de narcóticos parenterais e hidratação.

Com a administração da maior parte das drogas quimioterápicas, a granulocitopenia e a trombocitopenia ocorrem regularmente. Embora a granulocitopenia propriamente dita não necessite de hospitalização, a infecção, caracterizada por febre, tremores ou sinais e sintomas específicos, indica uma necessidade para terapia antibiótica imediata, geralmente com o paciente internado, se o mesmo possuir neutropenia. Cultura de sangue, urina e outros fluidos, e antibióticos de amplo espectro antpseudomonas são iniciados imediata e empiricamente. A administração de antibióticos é mantida até que a neutropenia, a febre e a infecção se resolvam. A administração de fator estimulante de colônia de granulócito tem um papel na prevenção da infecção entre pacientes agressivamente tratados, porém não é tão útil se iniciada na situação de febre neutropênica estabelecida.

TABELA 31.6 COMPLICAÇÕES DA QUIMIOTERAPIA

Complicação	Manejo
Náusea ou vômito	Antieméticos, fluidos, relaxamento, suporte
Diarréia	Tratar a infecção (Clostridium difficile), antidiarréicos
Fadiga	Repouso, exercício, corticosteróides, metilfenidato
Alopecia	Nenhum versus echarpe, turbante, próteses (peruca)
Mucosite	Cuidado da boca, narcóticos
Mielossupressão	
Neutropenia	Fator de estimulação de colônia de granulócito, antibióticos intravenosos e hospitalização, se febril
Trombocitopenia	Transfusão de plaquetas se < 10-20 ou sangramento < 50
Anemia	Tratar o sangramento, eritropoetina, transfusões
Nefrotoxicidade	Hidratação, suporte, diálise
Perda de eletrólito	Repleção
Neurotoxicidade	Predominantemente de suporte
Reação alérgica	Anti-histamínico, esteróides, epinefrina
Toxicidade pulmonar	Suporte, esteróides, tratar a causa específica
Hepatotoxicidade	Predominantemente de suporte

A trombocitopenia pode ser uma ameaça à vida, particularmente se as contagens de plaquetas diminuírem para menos de 10.000/L a 20.000/L, em cujo caso hemorragias espontâneas e fatais podem ocorrer. O paciente é tratado com transfusões de plaquetas até que a contagem das plaquetas retorne a um limite seguro. Esses pacientes podem necessitar de hospitalização por causa do sangramento ou, em algumas instâncias, para transfusões de plaquetas.

A falência renal aguda pode ocorrer com administração de drogas, tais como o metotrexato ou a cisplatina em alta dose. Pacientes recebendo cisplatina podem ter depressão grave de eletrólitos. Essas condições necessitam de avaliação no hospital e tratamento pelo médico oncologista e nefrologista. Reações alérgicas, especialmente ao paclitaxel, à bleomicina, ou ao cetuximabe, podem ser graves e necessitar tratamento com anti-histamínicos, esteróides e outro suporte. O gotejamento ou extravasamento de drogas como vincristina ou doxorrubicina pode causar necrose da pele e necessitar de tratamento imediato.

NOVOS HORIZONTES

A quimioterapia investigativa para o câncer de cabeça e pescoço tem uma forte base racional e precisa ser al-

TABELA 31.7 — EMERGÊNCIAS RELACIONADAS À QUIMIOTERAPIA

Emergência	Sinais e Sintomas	Tratamento
Febre neutropênica	Febre, calafrios, sintomas infecciosos mais contagem absoluta de neutrófilos < 500	Hospitalização, antibióticos, fator estimulante de colônia de granulócito
Trombocitopenia ou sangramento	Contagem de plaquetas < 10-20 petéquias, sangramento aberto	Transfusão, achar fonte de sangramento, evitar aspirina e drogas antiinflamatórias não esteroidais
Reação alérgica	Erupção, urticária, estridor, hipotensão	Anti-histamina, esteróides, epinefrina
Extravasamento	Vermelhidão, edema, dor	Epinefrina subcutânea ou hialuronidase
Overdose	Depende da droga	De suporte, antídoto, se disponível

cançada porque os resultados obtidos com a terapia convencional não são satisfatórios. A pesquisa para terapia sistêmica mais ativa para o câncer de cabeça e pescoço está focada no desenvolvimento de novos agentes únicos ativos e possível integração desses agentes com outras drogas e modalidades. As drogas com novos mecanismos de ação estão em vários estádios de desenvolvimento. Terapias moleculares, tais como anticorpos monoclonais e inibidores do receptor da tirosinocinase, têm começado a demonstrar importante atividade no câncer de cabeça e pescoço, e essas e outras terapias-alvo serão dirigidas para o desenvolvimento futuro de uma droga para câncer de cabeça e pescoço. Similarmente, a integração de agentes quimiopreventivos com o tratamento de multiespecialidades desses pacientes está apenas começando.

Diversas novas abordagens estão sendo ativamente estudadas para o manejo do câncer de cabeça e pescoço localmente, avançado, incurável. A terapia fotodinâmica envolve a administração de um fotossensibilizador sistêmico, que se torna preferencialmente incorporado às células do tumor. Uma fonte de iluminação, dirigida localmente ou endoscopicamente próxima do tumor, induz a morte da célula. Respostas completas têm ocorrido em tumores pequenos, assim como a diminuição e a paliação dos sintomas de tumores grandes.

A terapia de gene para o câncer de cabeça e pescoço está sendo ativamente estudada. Nesses estudos, vetores virais têm sido utilizados para oferecer o gene supressor de tumor p53 para as células do tumor pela injeção direta intratumoral. Tanto o tipo selvagem p53 (AdCMVp53) quanto os genes p53 geneticamente alterados (ONYX-015) têm sido utilizados; respostas têm ocorrido nos tumores tratados. Outras terapias investigativas para tumores incuráveis, localmente avançados, incluem a quimioterapia com repetição concomitante de irradiação.

PONTOS IMPORTANTES

- A quimioterapia padrão consiste de cisplatina ou carboplatina, 5-FU, paclitaxel ou docetaxel e metotrexato. Quando é administrada a pacientes com câncer sintomático metastático ou na recidiva de cabeça e pescoço, a intenção do tratamento é paliativa.
- A combinação de quimioterapia para a recidiva de doença pode melhorar os índices de resposta, porém tem impacto pequeno no índice de sobrevida.
- A quimioterapia neo-adjuvante para o câncer de cabeça e pescoço locorregionalmente avançado pode produzir altos índices de resposta geral e completa e diminuir o índice de metástases a distância, porém seu efeito na sobrevida é mínimo.
- A preservação laríngea é possível com a quimioterapia de indução ou quimioterapia concomitante e RT, porém a administração de quimioterapia neo-adjuvante para outros cânceres de cabeça e pescoço está confinada a uma situação de investigação.
- A QRT concomitante para o câncer de cabeça e pescoço localmente avançado possui uma base racional. Ensaios randomizados mostraram índices de sobrevida global e livre de doença moderadamente mais elevados para muitas drogas e combinações que os obtidos com uma única modalidade de RT. Ela é uma opção de tratamento apropriada para pacientes com doença irressecável, para pacientes com carcinoma laríngeo ou hipofaríngeo que de outra forma iriam requerer laringectomia ou faringolaringectomia, para muitos pacientes após tratamento cirúrgico e para alguns pacientes com doença ressecável na situação de tratamento apropriada.
- A quimioterapia tem um papel no manejo do linfoepitelioma metastático. A cisplatina concomitante e a RT estão incluídas no manejo do câncer nasofaríngeo localmente avançado.
- Por causa de o resultado com o tratamento convencional de muitos pacientes com câncer avançado de cabeça e pescoço ser desapontador, todos os pacientes precisam ser fortemente encorajados a participar dos ensaios clínicos.
- Novas terapias dirigidas têm mostrado atividade no câncer de cabeça e pescoço sem efeitos colaterais típicos da quimioterapia e são o principal foco da pesquisa continuada.

REFERÊNCIAS

1. DeVita VT Jr. Principles of cancer management: chemotherapy. In: DeVita VT Jr, Hellman S, Rosenberg SA, eds. *Cancer: principles and practice of oncology*, 5th ed. Philadelphia: Lippincott-Raven, 1997:333-347.
2. Lynch TJ, Bell DW, Sordella R, et al. Activating mutations in the epidermal growth factor receptor underlying responsiveness of non-small-cell lung cancer to gefitinib. *N Engl J Med* 2004;350:2129-3219.
3. Heinrich MC, Corless CL, Demetri GD, et al. Kinase mutations and imatinib response in patients with metastatic gastrointestinal stromal tumor. *J Clin Oncol* 2003;21:4342-4349.
4. Yao M, Graham MM, Hoffman HT, et al. The role of post-radiation therapy FDG PET in prediction of necessity for post-radiation therapy neck dissection in locally advanced head-and-neck squamous cell carcinoma. *Int J Radiat Oncol Biol Phys* 2004;59:1001-1010.
5. Mick R, Vokes EE, Weichselbaum RR, et al. Prognostic factors in patients with advanced head and neck cancer undergoing multimodality therapy: the University of Chicago experience. *Otolaryngol Head Neck Surg* 1991;105:62-68.
6. Vokes EE, Weichselbaum RR, Lippman S, et al. Head and neck cancer. *N Engl J Med* 1993;328:184-194.
7. Wreesmann VB, Shi W, Thaler HT, et al. Identification of novel prognosticators of outcome in squamous cell carcinoma of the head and neck. *J Clin Oncol* 2004;22:3965-3972.
8. Browman GP, Cronin L. Standard chemotherapy in squamous cell head and neck cancer: what we have learned from randomized trials. *Semin Oncol* 1994;21:311-319.
9. Morton RP, Stell PM. Cytotoxic chemotherapy for patients with terminal squamous carcinoma: does it influence survival? *Clin Otolaryngol* 1984;9:175-183.
10. Brockstein B. Integration of taxanes into primary chemotherapy for squamous cell carcinoma of the head and neck: promise fulfilled? *Curr Opin Oncol* 2000;12:221-228.
11. Forastiere AA, Shank D, Neuberg D, et al. Final report of a phase II evaluation of paclitaxel in patients with advanced squamous cell carcinoma of the head and neck: an Eastern Cooperative Oncology Group Trial (PA390). *Cancer* 1998;82:2270-2274.
12. Forastiere AA, Leong T, Rowinsky E, et al. Phase III comparison paclitaxel + cisplatin + granulocyte colony-stimulating factor versus low-dose paclitaxel + cisplatin in advanced head and neck cancer (HNSCC): an Eastern Cooperative Oncology Group study. *J Clin Oncol* 2001;19:1088-1095.
13. Jacobs C, Lyman G, Velez-Garcia E, et al. A phase III randomized study comparing cisplatin and fluorouracil as single agents and in combination for advanced squamous cell carcinoma of the head and neck. *J Clin Oncol* 1992;10:257-263.
14. Forastiere AA, Metch B, Schuller DE, et al. Randomized comparison of cisplatin plus fluorouracil and carboplatin plus fluorouracil versus methotrexate in advanced squamous cell carcinoma of the head and neck: a Southwest Oncology Group Study. *J Clin Oncol* 1992;10:1245-1251.
15. Trigo J, Hitt R, Koralewski P, et al. Cetuximab monotherapy is active in patients with platinum-refractory recurrent/ metastatic squamous cell carcinoma of the head and neck: results of a phase II study (abst). *Proc Am Soc Clin Oncol* 2004;23:487a.
16. Baselga J, Trigo IM, Bourhis J, et al. Cetuximab (C-225) plus cisplatin/carboplatin is active in patients with recurrent/ metastatic squamous cell carcinoma of the head and neck progressing on the same dose/schedule platinum-based regimen (abst). *Proc Am Soc Clin Oncol* 2002;21:226a.
17. Hong WK, Arquette M, Nabell L, et al. Efficacy and safety of the anti-epidermal growth factor antibody (EGFR) IMC-C225, in combination with cisplatin in patients with recurrent squamous cell carcinoma of the head and neck refractory to cisplatin-containing chemotherapy (abst). *Proc Am Soc Clin Oncol* 2001;20:224a.
18. Burtness B, Li Y, Flood W, et al. Phase III trial comparing cisplatin (C) + placebo (P) to C + anti-epidermal growth factor antibody (EGF-R) C225 in patients (pts) with metastatic/recurrent head neck cancer (HNC). *Proc Am Soc Clin Oncol* 2002;21:226a.
19. Bonner JA, Giralt J, Harari PM, et al. Phase III study of high dose radiation with or without cetuximab in the treatment of locoregionally advanced squamous cell cancer of the head and neck (abst). *Proc Am Soc Clin Oncol* 2004;23:489s.
20. Cohen EE, Rosen F, Stadler WM, et al. Phase II trial of ZD 1839 in recurrent or metastatic squamous cell carcinoma of the head and neck. *J Clin Oncol* 2003;21:1980.
21. Soulieres D, Senzer NN, Vokes EE, et al. Multicenter phase II study of erlotinib, an oral epidermal growth factor receptor tyrosine kinase inhibitor, in patients with recurrent or metastatic squamous cell cancer of the head and neck. *J Clin Oncol* 2004;22:77.
22. Scanlon KY, Newman EM, Priest DG. Biochemical basis for cisplatin and 5-fluorouracil synergism in human ovarian carcinoma cells. *Proc Natl Acad Sci U S A* 1986;83:8923-8925.
23. Department of Veterans Affairs Laryngeal Cancer Study Group. Induction chemotherapy plus radiation compared with surgery plus radiation in patients with advanced laryngeal cancer. *N Engl J Med* 1991;324:1685-1690.
24. Paccagnella A, Orlando A, Marchiori C, et al. Phase III trial of initial chemotherapy in stage III or IV head and neck cancers: a study by the Gruppodidi Studio SUI Tumori Della Testa E Del Collo. *J Natl Cancer Inst* 1994;86:265-272.
25. Murphy B, Li Y, Cella D, et al. Phase III study comparing cisplatin 5-fluorouracil versus cisplatin paclitaxel in metastatic/recurrent head neck cancer (abst). *Proc Am Soc Clin Oncol* 2001;20:224a.
26. Pignon JP, Bourhis J, Domenge C, et al. Chemotherapy added to locoregional treatment for head and neck squamous cell carcinoma: three meta-analyses of updated individual patient data. *Lancet* 2000;355:949-955.
27. Bernier J, Domenge C, Ozsahin M, et al. Postoperative irradiation with or without concomitant chemotherapy for locally advanced head and neck cancer. *N Engl J Med* 2004;350:1945.
28. Cooper JS, Pajak TF, Forastiere AA, et al. Postoperative concurrent radiotherapy and chemotherapy for high-risk squamous-cell carcinoma of the head and neck. *N Engl J Med* 2004;350:1937.

29. Brizel DM, Albers ME, Fisher R, et al. Hyperfractionated irradiation with or without concurrent chemotherapy for locally advanced head and neck cancer. *N Engl J Med* 1998;338:1798-1804.
30. Wendt TG, Grabenbauer GG, Rodel CM. Simultaneous radiotherapy versus radiotherapy alone in advanced head and neck cancer: a randomized multicenter study. *J Clin Oncol* 16:1318-1324.
31. Bachaud JM, Cohen-Jonathan E, Alzieu C, et al. Combined postoperative radiotherapy and weekly cisplatin infusion for locally advanced head and neck carcinoma: final report of a randomized trial. *Int J Radiat Oncol Biol Phys* 1996;36:999-1004.
32. Adelstein DJ, Lavertu P, Saxton JP, et al. Mature results of a phase III randomized trial comparing concurrent chemoradiotherapy with radiation therapy alone in patients with stage III and N squamous cell carcinoma of the head and neck. *Cancer* 2000;88:876-883.
33. Jeremic B, Shibamoto Y, Milicic B, et al. Hyperfractionated radiation therapy with or without concurrent low dose cisplatin in locally advanced squamous cell carcinoma of the head and neck: a prospective randomized trial. *J Clin Oncol* 2000;18:1458-1464.
34. Forastiere AA, Goepfert H, Maor M, et al. Concurrent chemotherapy and radiotherapy for organ preservation in advanced laryngeal cancer. *N Engl J Med* 2003; 349:2091-2098.
35. Vokes EE, Stenson K, Rosen FR, et al. Weekly carboplatin and paclitaxel followed by concomitant paclitaxel, fluorouracil, and hydroayurea chemoradiotherapy: curative and organ-preserving therapy for advanced head and neck cancer. *J Clin Oncol* 2003;21:320.
36. Haraf DJ, Rosen FR, Stenson K, et al. Induction chemotherapy followed by concomitant TFHX chemoradiotherapy with reduced dose radiation in advanced head and neck cancer. *Clin Cancer Res* 2003;9:5936.
37. Brockstein B, Haraf DJ, Rademaker AW, et al. Patterns of failure, prognostic factors and survival in locoregionally advanced head and neck cancer treated with concomitant chemoradiotherapy: a 9-year, 337-patient, multi-institutional experience *Ann Oncol* 2004;15:1179-1186.
38. Vokes EE, Kies M, Haraf DJ, et al. Concomitant chemoradiotherapy as primary therapy for locoregionally advanced head and neck cancer. *J Clin Oncol* 2000;18:1652-1661.
39. Brockstein BE, Vokes EE. Chemoradiotherapy for head and neck cancer. *PPO Updates* 1996;10:1-19.
40. Final Report of the Head and Neck Contracts Program. Adjuvant chemotherapy for advanced head and neck squamous carcinoma. *Cancer* 1987;60:301-311.
41. Laramore GB, Scott CB, Al-Sarraf M, et al. Adjuvant chemotherapy for resectable squamous cell carcinomas of the head and neck: report on intergroup study 0034. *Int J Radiat Oncol Biol Phys* 1992;23:705-713.
42. Lefebvre JL, Chevalier P, Luboinski B, et al. Larynx preservation in pyriform sinus cancer: preliminary results of a European organization for research and treatment of cancer max III trial. *J Natl Cancer Inst* 1996;88:890.
43. Depondt J, Gehanno P, Martin M, et al. Neoadjuvant chemotherapy with carboplatin/5-fluorouracil in head and neck cancer. *Oncology* 1993;50[Suppl 2]:23.
44. Domenge C, Hill C, Lefebvre JL. Randomized trial of neoadjuvant chemotherapy in oropharyngeal carcinoma. French Groupe d'Etude des Tumeurs de la tête et du Cou (GETTEC). *Br J Cancer* 2000;83:1594-1598.
45. Clark JR, Busse PM, Norris CM, et al. Induction chemotherapy with cisplatin, fluorouracil, and high dose leucovorin for squamous cell carcinoma of the head and neck: long-term results. *J Clin Oncol* 1997;15:3100-3110.
46. Vermorken JB, Remenar E, van Herpen, C, et al. Standard cisplatin/infusional 5FU (PF) vs docetaxel plus PF (TPF) as neoadjuvant chemotherapy for nonresectable locally advanced squamous cell carcinoma of the head and neck (LA-SCCHN): a phase III trial of the EORTC head and neck cancer group (EORTC #24971). *Proc Am Soc Clin Oncol* 2004;22:4905.
47. Fandi A, Bachouchi M, Azli N, et al. Long-term disease free survivors in metastatic undifferentiated carcinoma of the nasopharynx type. *J Clin Oncol* 2000;18:1324-1330.
48. Al-Sarraf M, LeBlanc M, Giri PG, et al. Chemoradiotherapy versus radiotherapy in patients with advanced nasopharyngeal cancer: phase III randomized Intergroup study 0099. *J Clin Oncol* 1998;16:1313-1317.
49. Langendijk JA, Leemans CR, Buter J, et al. The additional value of chemotherapy to radiotherapy in locally advanced nasopharyngeal carcinoma: a meta-analysis of the published literature. *J Clin Oncol* 2004;15(22):4604-4612.
50. Browman GP, Cripps C, Hodson I, et al. Placebo controlled randomized trial of infusional fluorouracil during standard radiotherapy in locally advanced head and neck cancer. *J Clin Oncol* 1994;12:648-653.
51. Lo TC, Wiley AL Jr, Ansfield FL et al. Combined radiation therapy and 5-fluorouracil for advanced squamous cell carcinoma of the oral cavity and oropharynx: a randomized study. *Am J Roentgenol* 1976;126:229-235.
52. Taylor S, Murphy AK, Vannetzelj M. Randomized comparison of neoadjuvant cisplatin and fluorouracil infusion followed by radiation versus concomitant treatment in advanced head and neck cancer. *J Clin Oncol* 1994;12:385-395.
53. Merlano M, Benasso M, Corvo R, et al. Five-year update of a randomized trial of alternating radiotherapy and chemotherapy compared with radiotherapy alone in treatment of unresectable squamous cell carcinoma of the head and neck. *J Natl Cancer Inst* 1996;88:583-589.
54. Calais G, Alfonsi M, Bardet E, et al. Randomized trial of radiation versus concomitant chemotherapy and radiation for advanced-stage oropharynx carcinoma. *J Natl Cancer Inst* 1999;15:2081-2086.
55. Adelstein DJ, Li Y, Adams GL. An intergroup phase III comparison of standard radiation therapy and two schedules of concurrent chemoradiotherapy in patients with unresectable squamous cell head and neck cancer. *J Clin Oncol* 2003;21:92-98.

CAPÍTULO 32

Princípios de Radioterapia em Oncologia

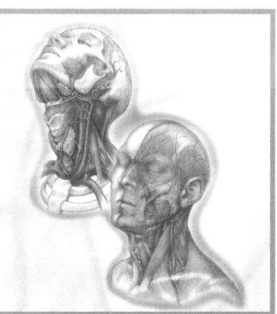

David H. Hussey

A radioterapia em oncologia desempenha um papel principal no tratamento dos cânceres de cabeça e pescoço. É utilizada, com freqüência, como a única modalidade de tratamento ou como um tratamento adjuvante em combinação com cirurgia. Nos anos recentes, tem sido freqüentemente utilizada em combinação com quimioterapia para preservar a função do órgão. A radioterapia em oncologia requer uma compreensão da biologia e da física da irradiação, assim como um conhecimento da história natural do câncer e seu padrão de disseminação. Os conceitos fundamentais desses campos relacionados à utilização da radioterapia para o câncer de cabeça e pescoço estão descritos neste capítulo.

FÍSICA DA RADIAÇÃO

A radioterapia é o tratamento do câncer com radiação ionizante. Os tipos de radiação utilizados mais comumente para a terapia de radiação são os raios X, os raios gama e elétrons, embora os prótons e nêutrons também estejam sendo utilizados em algumas unidades especializadas. Neste capítulo, a discussão está limitada aos feixes mais comumente utilizados.

A radiação ionizante deposita sua energia no material biológico através da produção de partículas secundárias carregadas. Com os raios X primários, raios gama e elétrons, as partículas secundárias são os elétrons, e essas partículas secundárias são finalmente responsáveis por infligir a lesão biológica (1). Os efeitos biológicos da radiação ionizante são resultantes de sua capacidade de liberar energia suficiente em uma área muito localizada para quebrar uma ligação química.

A radioterapia pode ser oferecida com um feixe externo de radiação (telerradioterapia) ou com um implante radioativo ou molde (braquirradioterapia). Com um feixe externo de radioterapia, o tumor é irradiado a alguma distância longe do paciente, enquanto que, com braquiterapia, o tumor é irradiado com fontes radioativas colocadas no tumor ou próximas a ele.

Irradiação de Feixe Externo

A maior parte dos departamentos de radioterapia em oncologia hoje possui aceleradores lineares de dupla energia que são capazes de gerar raios X de megavoltagem de baixa energia (4 a 6 MV), raios X de megavoltagem de alta energia (15 a 25 MV) e uma gama de feixes de elétrons (6 a 18 ou 25 MeV). Os feixes de megavoltagem de raios X e de raios gama são muito penetrantes e úteis para tratar uma ampla variedade de cânceres. As características do feixe de raios X ou do raio gama importantes para o ponto de partida da radioterapia são (a) suas propriedades de preservação da pele, (b) a profundidade da dose (i. e. penetração) e (c) distribuições isodoses (i. e., uniformidade do feixe). A preservação da pele e as propriedades de profundidade da dose dos feixes de fóton comumente utilizados são mostradas na Figura 32.1 (2).

A seleção do feixe de energia geralmente é baseada na localização do tumor. Cânceres localizados de 12 a 15 cm de profundidade, tais como o câncer de próstata ou da cérvice uterina, geralmente são melhor manejados com raios X de 15 a 25 MV, porque estes feixes são mais penetrantes do que os de baixa energia. Os cânceres de cabeça e pescoço, entretanto, são melhor tratados com raios X de 4 a 6 MV ou raios gama de cobalto 60, pelo menos inicialmente, porque esses tumores estão localizados a não mais que 7 a 8 cm de profundidade, e geralmente linfonodos regionais devem ser tratados, os quais estão localizados logo abaixo da pele. Entretanto, os raios X de 15 a 25 MV são ocasionalmente utilizados para proporcionar tratamento adicional a fim de ajudar a dose em alguns cânceres de cabeça e pescoço, tais como aqueles localizados na base da língua ou da nasofaringe.

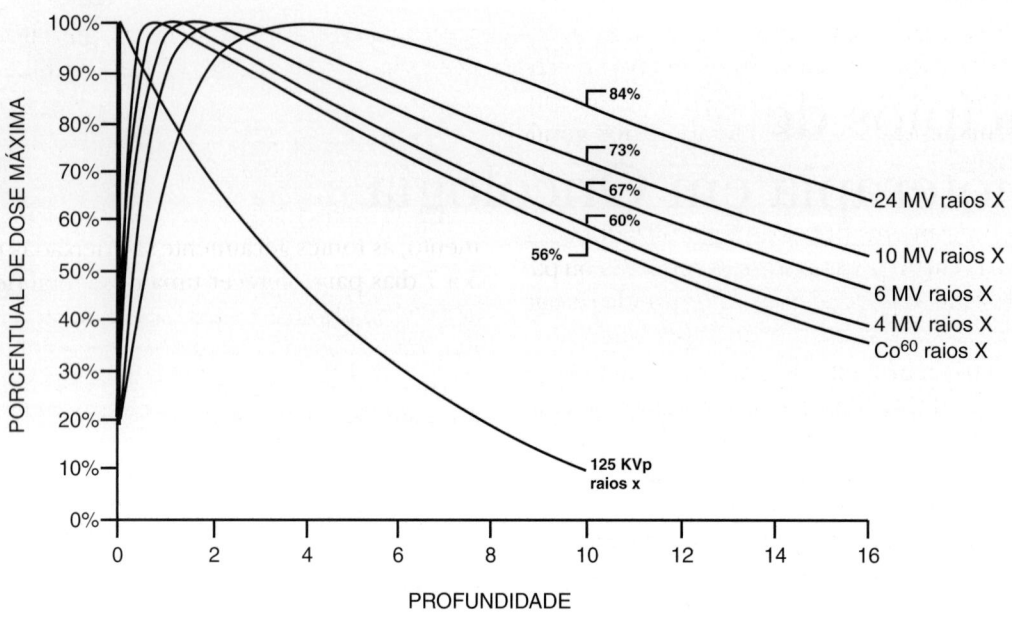

Figura 32.1

Propriedades de preservação da pele e profundidade da dose dos feixes de raios X e raios gama comumente disponíveis nos departamentos de terapia de radiação.

Os feixes de elétrons são utilizados para o tratamento de cânceres localizados superficialmente. Ao contrário dos raios X, os elétrons possuem uma amplitude finita e, assim, são um meio de poupar tecidos profundos ao tumor (Fig. 32.2). A amplitude útil de um feixe de elétrons é determinada por sua energia, e uma variedade de feixes de energia está disponível. Elétrons de 6 MeV são utilizados para cânceres da pele ou do lábio, elétrons de 6-9 MeV para linfonodos cervicais sobrejacentes à medula espinal, elétrons de 9 a 12 MeV para cânceres da mucosa bucal, e elétrons de 15 a 18 MeV para cânceres da fossa tonsilar ou parótida.

Braquiterapia

Com a braquiterapia, as fontes radioativas são colocadas próximas ao volume alvo. Essas fontes podem ser colocadas diretamente no tumor (terapia intersticial),

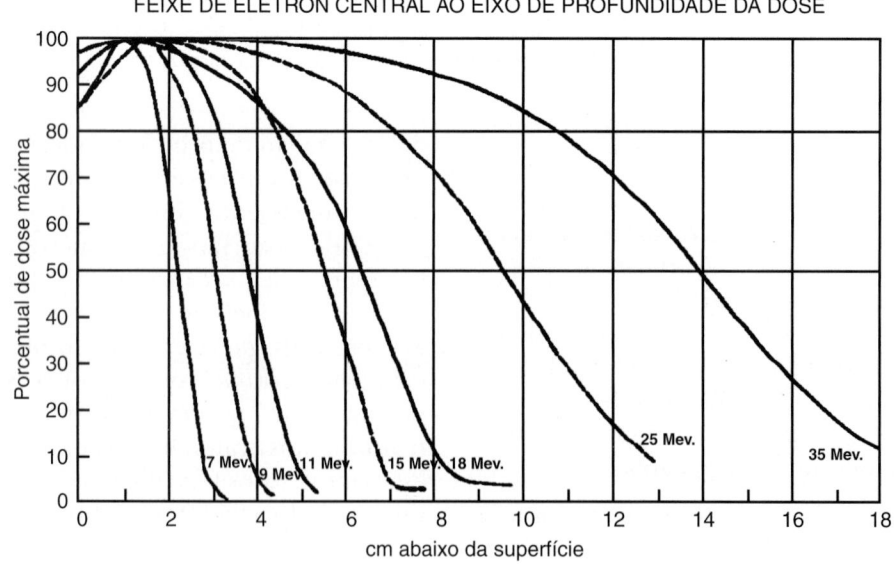

Figura 32.2

Propriedades de preservação da pele e profundidade da dose de uma variedade de feixes de elétrons. Os feixes de elétrons possuem uma amplitude limitada, de forma que eles são úteis para preservar os tecidos profundos ao volume alvo. Uma regra prática consiste em que a amplitude útil de um feixe cabe elétrons em centímetros é igual à voltagem em megaelétrons do feixe dividida por 3. Os feixes de elétrons proporcionam menor preservação da pele do que os feixes de megavoltagem de raios X e raios gama.

no interior de cavidades corporais (terapia intracavitária), ou em superfícies epiteliais (moldes de superfície). Os implantes de braquiterapia podem ser temporários ou permanentes. Implantes temporários geralmente são realizados com isótopos de vida longa (p. ex., rádio 226, césio 137 ou irídio 192). Implantes permanentes contrariamente precisam ser realizados com isótopos de vida curta (p. ex., ouro 198, iodo 125 ou paládio 103), porque a atividade das fontes pode decair em níveis negligenciáveis em um curto período.

As vantagens da braquiterapia sobre a radiação de feixe externo são duplas. Primeiro, a irradiação é confinada principalmente ao volume do implante de forma que uma dose maior é oferecida ao tumor e uma dose menor é liberada para os tecidos normais adjacentes. Isso pode resultar em melhor controle local do tumor e menos complicações. Uma segunda vantagem da braquiterapia é que o tratamento é oferecido continuamente em um índice de dose baixa. Por diversas razões radiobiológicas, isso deve ser mais efetivo do que a irradiação intermediária ou de alta dose no tratamento de cânceres hipóxicos ou lentamente proliferativos (1,3).

Entretanto, os implantes são efetivos apenas se todo o volume do tumor puder ser implantado. O tumor precisa ser acessível e relativamente bem demarcado. Tumores grandes ou mal definidos geralmente não são tratados com braquiterapia porque as extensões periféricas do câncer são difíceis de implantar efetivamente.

Os isótopos mais comumente utilizados para a braquiterapia estão listados na Tabela 32.1. Se o implante for utilizado como a única modalidade de tratamento, as fontes geralmente são deixadas no lugar por 5 a 7 dias para oferecer uma dose total de 70 a 80 Gy ao volume alvo (3). Se ele for combinado com feixe de radiação externo, uma dose de 40 a 50 Gy é oferecida com uma irradiação de feixe externo seguida por um implante de 2 a 4 dias para oferecer de 30 a 40 Gy adicionais (dose total, 70–80 Gy).

Terapia de Radiação Conformal

Avanços recentes na tecnologia do computador levaram ao desenvolvimento de melhores técnicas para oferecer uma alta dose de radiação ao volume alvo e uma dose menor para os tecidos normais (4). Tais técnicas são denominadas conformais, porque a região de alta dose é desenhada para conformar-se ao volume alvo. Ao mesmo tempo, os avanços no diagnóstico de imagem tornaram possível definir melhor a extensão do câncer. Esses dois avanços são complementares, levando a uma nova e poderosa ferramenta para o manejo de muitos cânceres de cabeça e pescoço.

TABELA 32.1
CARACTERÍSTICAS FÍSICAS DAS FONTES DE BRAQUITERAPIA COMUMENTE UTILIZADAS

Radionuclídeos	Meia-vida	Energia dos Raios X ou Raios Gama (keV)	Configuração Física	Vantagens	Desvantagens
Césio 137	30 anos	662	Tubos, agulhas	Relativamente barato	Fontes relativamente grandes; tamanhos e potências limitados
Ouro 198	2,7 dias	412	Sementes	Tamanho pequeno; índice de dose elevado; relativamente barato	Geralmente sem pós-carga
Iodo 125	60 dias	27-35	Sementes	Tamanho pequeno; menos exposição ao pessoal	Índice de dose baixo
Paládio 103	17 dias	20-23	Sementes	Tamanho pequeno; índice de dose elevado; menos exposição ao pessoal	Caro
Irídio 192	74 dias	136-1.060	Fio, sementes, cateteres (pós-carga)	Ampla variedade de fontes de potência e tamanho; geralmente pós-carga	–
Rádio 226	1.620 anos	47-2.440	Tubos, agulhas	Fontes relativamente grandes; nenhuma queda apreciável com o tempo	Tamanhos e potência limitados; potencial para perda e contaminação

A terapia de radiação de intensidade modulada (TRIM) é um método que oferece a terapia de radiação conformal. Com a TRIM, os campos de tratamento são divididos em centenas de feixes lápis, cada um contribuindo com radiação para diferentes partes do volume alvo. O computador controla a quantidade de radiação oferecida através de cada um desses feixes lápis à medida que a máquina de tratamento gira em torno do paciente.

O radioterapeuta delineia vários volumes do tumor (p. ex., tumor primário, doença nodal, volumes subclínicos) nas varreduras de tomografia computadorizada (TC) do planejamento de tratamento, juntamente com órgãos críticos e estruturas normais (Fig. 32.3). Cada um recebe uma dose alvo e uma gama de doses aceitáveis. O computador considera esses limites de dosagem à medida que desenvolve uma série de planos de oferta de tratamento para serem avaliados pelo radioterapeuta. Uma vez que um plano satisfatório tenha sido gerado, os arquivos de computador do paciente são carregados em um sistema de oferta que utilizado para administrar os tratamentos.

BIOLOGIA DA RADIAÇÃO

Morte da Célula

O tratamento precisa erradicar cada célula de câncer viável se o tumor puder ser controlado com radioterapia. As células são consideradas "viáveis" a partir de um ponto de partida radiobiológico se elas forem capazes de divisão ilimitada (1). Elas são consideradas "mortas" se forem incapazes de proliferar indefinidamente. Não é necessário que as células sofram lise ou fiquem morfologicamente alteradas para serem consideradas mortas.

Diversos métodos de morte da célula ocorrem após a radioterapia. A forma mais comum de morte da célula após irradiação é a "morte mitótica". Com a morte mitótica, as células morrem enquanto tentam se dividir. As células podem sofrer quatro ou cinco divisões antes de sofrerem picnose e desintegração. Acredita-se que a morte celular a partir da radiação é devida a dano ao DNA, embora outros alvos também possam ser importantes.

Uma segunda forma de morte da célula após a irradiação é a "apoptose" ou morte programada da célula (5). A apoptose também ocorre nos tecidos não irradiados – por exemplo, no processo de organogênese. É o mecanismo pelo qual os girinos perdem suas caudas. A apoptose é identificada por uma seqüência bem definida de eventos morfológicos. A apoptose induzida por radiação ocorre na medula do osso e nas glândulas salivares. Ela também ocorre nos tumores, particularmente aqueles de origem linfóide e hematopoiética.

Natureza Aleatória da Morte da Célula

A deposição de energia a partir do feixe de radiação é um evento aleatório e também é uma imposição da lesão radioquímica. Isso significa que cada célula no tumor possui a mesma chance de ser morta por uma dada dose da radiação. Por causa disso, sendo outros fatores iguais, determinada dose da radiação mata a mesma proporção de células em um tumor, não o mesmo número de células. Usa-se sempre a mesma quantidade de radiação para reduzir a população de células de 100 para 10 células como para reduzir de 10 bilhões para 1 bilhão de células.

Esse princípio possui diversas implicações importantes para a radioterapia. Primeiro, ele mostra que a quantidade de radiação necessária para erradicar um tumor depende do número total de células viáveis. É requerida uma grande dose para controlar um tumor de 3 cm (que contém $\sim 10^{10}$ células), mais do que a necessária para um tumor de 1 cm (que contém $\sim 10^9$ células). Ele também mostra a falácia da utilização de índices de resposta para monitorizar a efetividade do tratamento. Um tumor não é mais palpável quando tiver sido reduzido de 10^{10} para 10^5 células, ainda que apenas metade da dose necessária para erradicar o tumor tenha sido oferecida.

Reparo de Lesão Subletal

Quando um elétron secundário passa através da matéria, grupos de ionização densa são distribuídos dispersadamente ao longo de um outro trato ionizante. Se um alvo sensível em uma célula for golpeado por um grupo de ionização densa, ele pode infligir dano irreparável. Entretanto, se o alvo for atingido por uma área de ionização esparsa, pode ser infligida uma lesão que não é suficiente para matar a célula. Nessa situação, serão requeridos golpes adicionais para causar a morte da célula. A célula pode reparar a lesão subletal se não ocorrerem golpes adicionais. Por causa disso, é requerida uma maior dose para produzir um efeito biológico quando esta é dada em diversas frações do que quando ela é dada em uma única fração. Na maior parte dos tecidos, a lesão subletal é reparada dentro de 3 horas. Entretanto, ela pode levar até 24 horas em alguns tecidos (1).

Por diversas razões a capacidade das células para reparar a lesão subletal entre as frações de dose é importante. Uma delas é que o efeito biológico da radiação depende do esquema de fracionamento utilizado. Quanto maior o número de frações, maior é a oportunidade de reparo entre as frações de dose, e maior é a

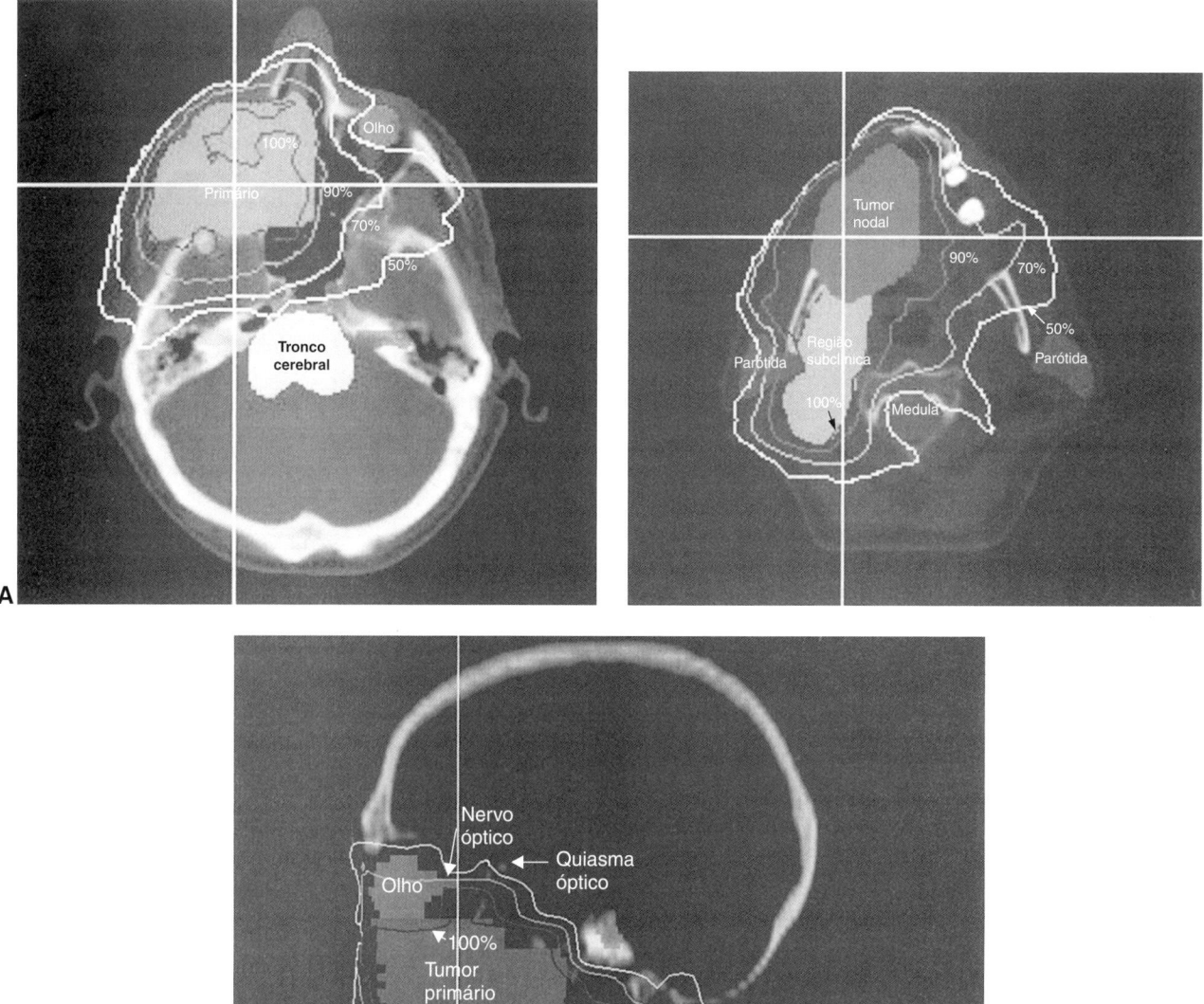

Figura 32.3

Tratamento por radioterapia de intensidade modulada (TRIM): homem de 63 anos de idade com um carcinoma escamoso T2 do antro maxilar direito foi tratado inicialmente com uma maxilectomia direita. As margens estavam exíguas (0,4 cm). No pós-operatório desenvolveu-se linfadenopatia submandibular direita. O paciente foi tratado com TRIM para limitar a dose para a via visual, glândulas salivares e medula espinal. Inicialmente, uma dose de 50 Gy foi oferecida com TRIM para a região maxilar direita e pescoço superior, e 44 Gy foram oferecidos para o pescoço inferior direito (ver distribuições das doses). Depois, o tumor residual recebeu um adicional de 20 Gy, trazendo a dose total do tumor para 70 Gy em 7 semanas. **A:** Distribuição da dose axial ao nível do maxilar. **B:** Distribuição da dose axial ao nível do nodo submandibular positivo. **C:** Distribuição sagital da dose. (*Continua.*)

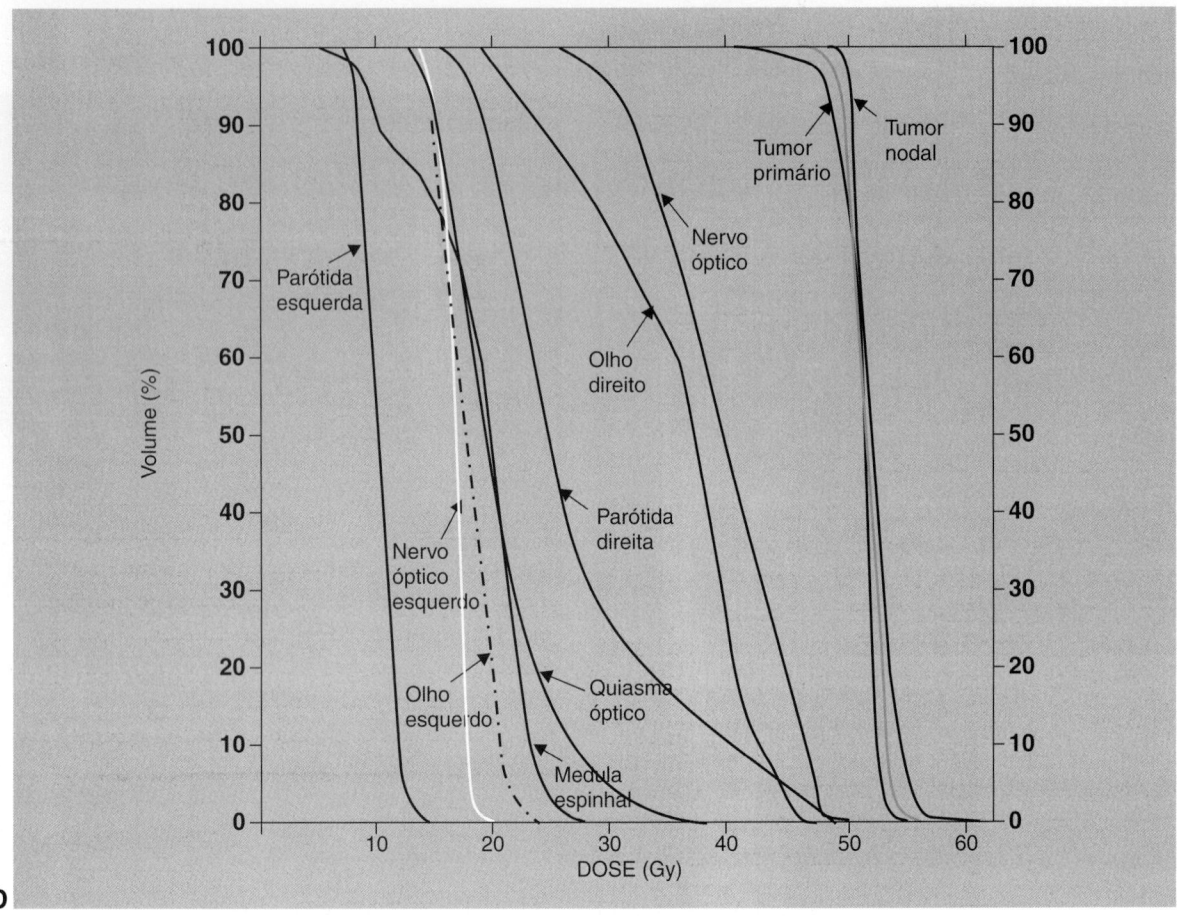

Figura 32.3

(*Continuação*) **D:** Histograma do volume da dose.

dose requerida para produzir o mesmo nível de efeito biológico. Por exemplo, uma dose de 36 Gy em 12 frações (frações de 3 Gy) durante um período de 2,5 semanas produz muito mais dano do que 36 Gy em 18 frações (frações de 2 Gy) durante um período de 3,5 semanas (Fig. 32.4). A irradiação fracionada também permite maior reparo da lesão do tecido normal, e isso deve proporcionar uma vantagem terapêutica porque as células do tumor são menos capazes de reparo. Em geral, o efeito escasso do fracionamento é maior para tecidos responsáveis pela lesão tardia do que para aqueles responsáveis pelas reações agudas ou resposta do tumor. Essa é uma razão para o fracionamento da radioterapia.

Outra razão pela qual a lesão subletal é importante é que certos tumores possuem maior capacidade para reparar a lesão subletal do que outros. Por exemplo, alguns melanomas possuem uma capacidade notável para reparar lesão subletal. Isso pode ser responsável pela crença de que o melanoma é um tumor radiorresistente. O reconhecimento dessa característica biológica levou alguns radioterapeutas a tratarem os melanomas com um pequeno número de grandes frações (hipofracionamento). Quanto menores as frações, menor a oportunidade para o reparo entre as frações.

Hipoxia da Célula do Tumor

Há muito se sabe que o oxigênio aumenta significativamente o efeito da radiação ionizante nos tecidos biológicos. O mecanismo pelo qual o oxigênio radiossensibiliza não é completamente compreendido, porém acredita-se que o oxigênio combina-se com um elétron da camada externa de radicais livres à medida que eles vão sendo formados para torná-los mais estáveis. Os radicais livres de outra forma são muito lábeis. Eles são responsáveis pelo efeito indireto da radiação no DNA. Na maior parte dos sistemas biológicos, a dose de radiação necessária para matar células hipóxicas é de 2,5 a 3 vezes maior do que a requerida para matar células bem oxigenadas (Fig. 32.5).

Enquanto os tecidos normais são quase sempre bem oxigenados, os cânceres geralmente contêm regiões hipóxicas (6). A hipoxia aguda da célula do tumor pode ocorrer porque os capilares se colapsam periodicamente ou são comprimidos, e a hipoxia crônica

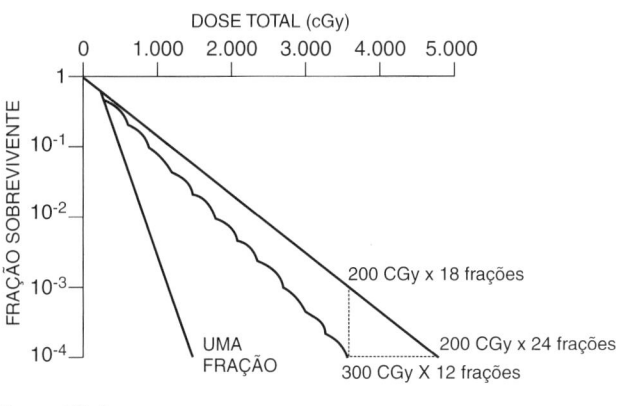

Figura 32.4
Efeito do fracionamento. Modelos hipotéticos mostram que 3.600 cGy em 12 frações é equivalente a 4800 cGy em 24 frações.

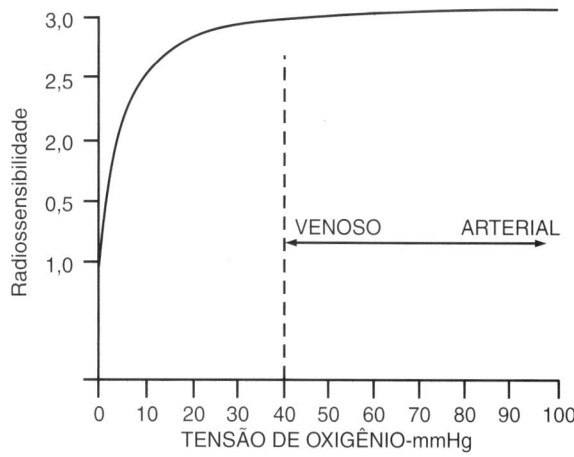

Figura 32.5
Relação entre a concentração de oxigênio e a sensibilidade da radiação. A hipoxia é considerada a causa principal da falha do tratamento.

pode ocorrer porque os tumores tendem a livrar-se de seu suprimento sanguíneo (7) (Fig. 32.6). As células hipóxicas do tumor geralmente se reoxigenam durante o curso da irradiação. A hipoxia aguda melhora porque os vasos sanguíneos colapsados periodicamente se abrem durante o curso do tratamento. A hipoxia crônica melhora porque as células hipóxicas são trazidas mais próximas aos capilares uma vez que células bem oxigenadas próximas aos capilares, à medida que as células bem oxigenadas próximas aos capilares são erradicadas, e a demanda de oxigênio seja diminuída à

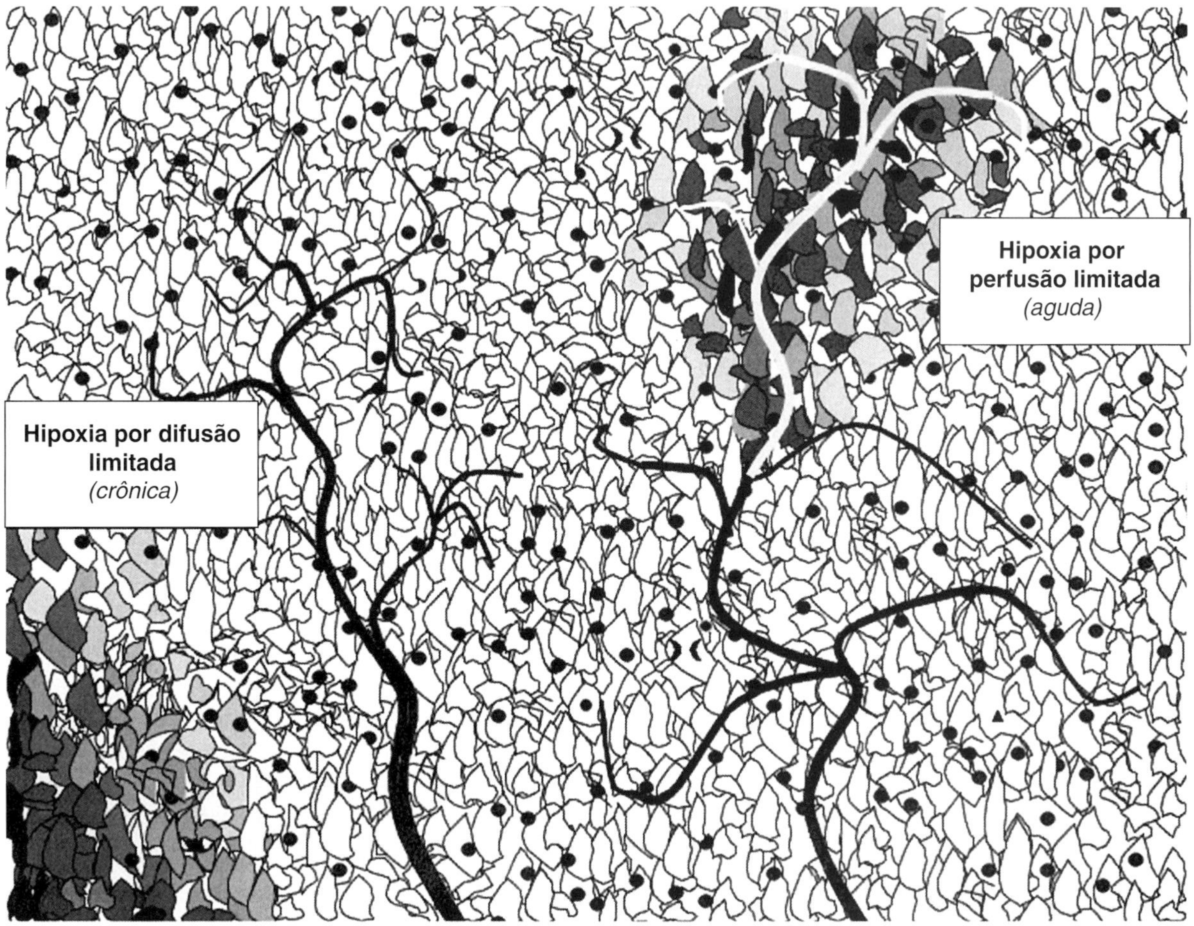

Figura 32.6
Células hipóxicas no câncer de pulmão. Hipoxia por perfusão limitada (aguda). Hipoxia por difusão limitada (crônica).

medida que as células do tumor são depletadas. A reoxigenação é uma das razões mais importantes para se oferecer a radioterapia em curso fracionado durante um período de tempo.

Efeitos do Ciclo da Célula

Outro fator que influencia a radiossensibilidade de uma célula é sua posição no ciclo da célula (1). As células que estão sofrendo síntese do DNA (na fase S) são mais radiorresistentes do que aquelas em outras fases do ciclo da célula (Fig. 32.7). Por essa razão, uma única dose maior de radiação é menos efetiva no controle de um tumor do que um curso fracionado de radiação. Ao fracionar o tratamento, as células que sobrevivem a cada fração redistribuem-se em fases mais sensíveis do ciclo da célula, tornando-as mais suscetíveis à erradicação pelas frações subseqüentes. Quanto maior o número de frações, maior a probabilidade de alvejar células em uma fase sensível algum tempo durante o curso da irradiação. Esse efeito sensibilizante de redistribuição tende a contrabalançar o efeito protetor do fracionamento resultante de um reparo de dano subletal.

A redistribuição é maior para células que estão se dividindo rapidamente do que naquelas que estão lentamente se dividindo, porque as que estão dividindo rapidamente se redistribuem melhor entre as frações de doses. Em geral, as células responsáveis pelas reações agudas (p. ex., pele, mucosa) estão dividindo rapidamente, e as células responsáveis pelos efeitos tardios (tecido conectivo, vasos sanguíneos) estão dividindo lentamente. O efeito em rede é que os tecidos responsáveis pelas complicações tardias são mais poupados pelo fracionamento do que os tecidos responsáveis pelas reações agudas.

Repopulação

Os tumores são tecidos proliferativos, e por causa disto não é aconselhável prolongar desnecessariamente um curso de radioterapia. Além disso, se a população de célula do tumor estiver reduzida, como através de cirurgia ou irradiação, as células malignas respondem com a repopulação acelerada. A repopulação é um problema maior com tumores rapidamente proliferativos do que com neoplasias de crescimento lento. Nos anos recentes, esquemas de tratamento acelerado utilizando fracionamento duas vezes ao dia têm sido utilizados para diminuir a oportunidade para repopulação de cânceres rapidamente proliferativos. A repopulação após a ressecção incompleta é uma das razões principais para não se retardar um curso de radioterapia pós-operatória. Também é uma razão para não se utilizar radioterapia de curso dividido.

Radiossensibilidade

Nos anos 1960 acreditava-se que a radiossensibilidade estava relacionada à histologia do tumor. Acreditava-se que carcinomas escamosos fossem radiossensíveis, enquanto que adenocarcinomas eram considerados radiorresistentes (8). Também se acreditava que estivesse relacionada à localização do câncer. Os cânceres primários da língua eram considerados radiossensíveis, enquanto as metástases linfonodais de cânceres de língua seriam radiorresistentes. Nós agora acreditamos que essas diferenças seriam mais devidas a outras causas (p. ex., diferenças nos índices de regressão, ou dificuldade de oferecer doses adequadas para esses tumores com o equipamento então disponível) do que a diferenças inerentes na radiossensibilidade. Em geral, acredita-se que carcinomas escamosos, adenocarcinomas, carcinomas mucoepidermóides, carcinomas ex-adenoma pleomórfico e sarcomas de tecido mole sejam todos aproximadamente iguais em sua radiossensibilidade.

Os fatores biológicos que determinam a probabilidade de controle do tumor local estão relacionados principalmente ao número de células malignas e à proporção de células hipóxicas. Ambos os fatores estão relacionados ao tamanho de um câncer. Tumores grandes possuem mais células de câncer, e uma maior proporção dessas células é hipóxica.

A aparência clínica do câncer com freqüência pode ser uma pista para a radiossensibilidade de um cân-

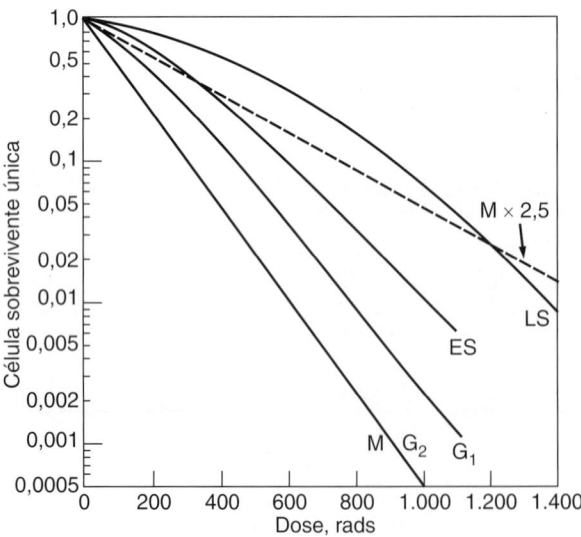

Figura 32.7

Relação entre radiossensibilidade e o ciclo da célula. As células no final da fase S (*FS*) estão sintetizando DNA e são mais resistentes. M, fase mitótica; G1, fase pré-sintética; G2, fase pós-sintética. (Modificado de Sinclair WK. *Time-dose relationships in radiation biology as applied to radiation therapy*. Relato 50203 [C-57]. Berkeley, Calif: Brookhaven National Laboratory, 1969:97, com permissão.)

cer de cabeça e pescoço. Em geral, tumores exofíticos superficiais, tais como muitos cânceres do arco facial, são bem vascularizados e respondem bem à irradiação. Cânceres infiltrativos e ulcerativos são mais resistentes porque eles são mais extensos do que aparentam clinicamente e possuem compartimentos significativos hipóxicos.

A probabilidade de controlar um câncer com irradiação depende do tamanho da neoplasia e da dose de radiação (9) (Tabela 32.2). Uma dose de 50 Gy em 5 semanas controla a doença subclínica em > 90% dos pacientes, e massas de 1 a 3 cm são controladas em ~50% dos pacientes. Entretanto, uma dose de 60 Gy em 6 semanas controla massas de 1 a 2 cm em 80% a 90% dos pacientes, e uma dose de 65 Gy em 6 ½ semanas controla tumores de 2 a 4 cm em ~ 70% dos pacientes.

A relação dose-resposta para pequenos tumores bem vascularizados com freqüência é muito difícil. Um aumento modesto na dose pode aumentar a probabilidade de controle do tumor local de 25 a 75% (Fig. 32.8). Isso é porque esses tumores são relativamente homogêneos em tamanho e oxigenação. A relação dose-resposta para tumores volumosos não é tão difícil como para pequenos tumores, entretanto, pelo fato de grandes tumores serem muito mais heterogêneos, com considerável variabilidade no número de células e no estado de oxigenação. A relação dose-resposta para a doença subclínica também é relativamente pequena, porque o dano do tumor é heterogêneo, variando de apenas umas poucas células clonogênicas até muitas, como 10^7 células.

Índices de Regressão

A perda de célula após a irradiação é predominantemente devida à lise no momento da mitose, e a maior parte das células se divide 4 ou 5 vezes antes de a lise ocorrer. Os índices de regressão estão relacionados aos tempos de ciclo das células do tumor por causa disso.

TABELA 32.2
CONTROLE LOCAL COMO UMA FUNÇÃO DA DOSE DE RADIAÇÃO E DO TAMANHO DO TUMOR

Radiação Dose (Gy)	Local Primário e Estádio Clínico			Linfonodos Regionais		
	T1	T2-3	T3-4	Subclínicos	1-3 cm	3-5 cm
30-40				~60-70%[a]		
50	60% T1 nasofaringe[b]			~90%[a]	~50%[c]	
55		30% T2-3 laringe supraglótica[d]				
60-65	90% T1 fossa tonsilar[e,f,g] 90% T1 TRM, PTA[g] 100% T1 supraglótica laringe supraglótica[d] 88% T1 base da língua[j]	80% T2 fossa tonsilar[e,f,g] 75% T2-3 laringe supraglótica[d] 55% sulco glossofaríngeo[h]	50% T3-4 fossa tonsilar[e,f]			
70	100% T1 fossa tonsilar[g] 100% T1 sulco glossofaríngeo[h]	90% T2-3 laringe supraglótica[d] 90% T2-3 TRM, PTA[k] 80% sulco glossofaríngeo[h] 80% T2-3 base da língua[j]	65% T3-4 fossa tonsilar[g]		90%[j]	70%[j]
75		100% T2-3 sulco glossofaríngeo[h]	90% T3-4 fossa tonsilar[g]			

TRM, trígono retromolar; PTA, pilar tonsilar anterior.
[a]Fletcher. *Cancer* 1972;29:545.
[b]Moench and Phillips. *Am J Surg* 1972;124:515.
[c]Northrup, et al. *Cancer* 1973;29:23.
[d]Shukovshy. *Am J Roentgenol* 1970;108:27.
[e]Fayos and Lampe. *Am J Roentgenol* 1971;111:85.
[f]Perez, et al. *Am J Roentgenol* 1972;114:43.
[g]Shukovsky and Fletcher. *Radiology* 1973;107:621.
[h]Shukovsky, et al. *Radiology* 1976;120:405.
[i]Spanos, et al. *Cancer* 1976;37:2,591.
[j]Schneider, et al. *Am J Roentgenol* 1975;123:42.
[k]Barker and Fletcher. *Int J Radiat Oncol Biol Phys* 1977;2:407.

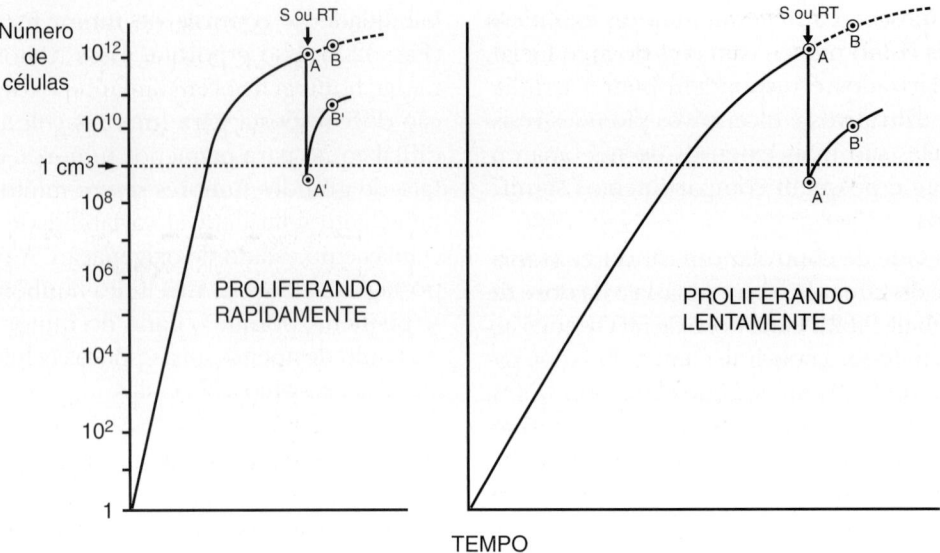

Figura 32.8
Curvas de crescimento do tumor para um tumor que prolifera rapidamente e para um tumor que prolifera lentamente. O crescimento inicial de um tumor é exponencial. Entretanto, o crescimento inicia um platô à medida que o tumor alarga, presumivelmente, por causa de suprimento sanguíneo inadequado e falta de nutrientes. Quando a população de células do tumor é reduzida, como pela cirurgia ou por irradiação, a células malignas respondem com repopulação acelerada. A diferença entre o índice de crescimento do tumor não perturbado (AB) e o índice de crescimento mais rápido após cirurgia ou irradiação (A8B8) é evidente. O recrescimento acelerado é um problema maior com tumores proliferando rapidamente do que nos tumores proliferando lentamente.

Em geral, tumores rapidamente proliferativos tendem a regredir rapidamente após a irradiação, enquanto cânceres lentamente proliferativos diminuem mais gradualmente. Em virtude de as células serem letalmente lesionadas e as células sobreviventes serem morfologicamente indistinguíveis, as biopsias são de pouco valor no período precoce pós-irradiação. Para cânceres de cabeça e pescoço, uma biopsia positiva não é, geralmente, um indicador confiável de doença persistente até cerca de 3 meses após o tratamento.

TRATAMENTO

Seleção de uma Modalidade de Tratamento

A seleção de uma modalidade de tratamento para o câncer de cabeça e pescoço deve ser baseada no tamanho e na localização do tumor primário, no estado dos linfonodos regionais e na condição geral do paciente. Cânceres precoces de cabeça e pescoço geralmente são tratados com uma modalidade – seja cirurgia ou radioterapia. A escolha entre cirurgia e radioterapia nesses casos geralmente é determinada pelo déficit funcional que resulta de cada modalidade de tratamento. Cânceres maiores geralmente são tratados com uma combinação de cirurgia e radioterapia. Entretanto, a radioterapia isolada pode ser tentada, reservando-se a cirurgia para resgate, se o tumor persistir.

Em geral, a cirurgia é mais efetiva no resgate de falhas da radioterapia do que a radioterapia o é no resgate de falhas cirúrgicas. Isso é porque as falhas da radioterapia geralmente ocorrem nas áreas grosseiramente envolvidas com o câncer inicialmente, com freqüência no centro das massas volumosas, enquanto que as falhas cirúrgicas geralmente ocorrem perifericamente, nos tecidos que são mais hipóxicos no pós-operatório, porque o suprimento sanguíneo foi interrompido.

Pacientes com cânceres extensos ou com metástases a distância são tratados geralmente paliativamente. Isso geralmente, porém nem sempre, é melhor alcançado com a radioterapia. As doses de radiação requeridas para o tratamento paliativo de pacientes com cânceres de cabeça e pescoço são similares àquelas requeridas para o tratamento definitivo. Às vezes a cirurgia paliativa, a quimioterapia de agente único, ou até nenhum tratamento, são escolhas apropriadas para um paciente com doença extensa de cabeça e pescoço.

Radioterapia Isolada

Se o tratamento com terapia de radiação isolada for selecionado, ele pode ser oferecido com irradiação com feixe externo, um implante intersticial ou uma combinação dos dois. A escolha é baseada geralmente no local e na extensão da doença. O tratamento com implante isolado é apropriado apenas se o tumor estiver acessível e bem circunscrito, com pequeno risco de metástase de linfonodo regional. Se a doença for mais extensa, a irradiação por feixe externo ou uma combinação do feixe externo e um implante são preferidas. O pescoço geralmente é irradiado, se linfonodos positivos estiverem clinicamente presentes ou se houver risco maior do que 15% de existirem metástases subclínicas nessas áreas.

A dose do tumor é baseada geralmente na extensão do câncer e na tolerância dos tecidos normais na área tratada. Se o câncer for pequeno, doses de 60 a 65 Gy em 6 a 6,5 semanas podem ser adequadas. Doses maiores (p. ex., 65 a 70 Gy em 6,5 a 7,5 semanas) são necessárias para tumores maiores, e mesmo doses maiores (~70 a 75 Gy por 7,5 a 8 semanas) são requeridas para pacientes com doença extensa (ver Tabela 32.2).

O tratamento geralmente é oferecido com a técnica de encolhimento do campo (Fig. 32.9). Uma dose inicial de 45 a 50 Gy é oferecida em 4 a 5 semanas através de grandes portais que cobrem a região clinicamente envolvida e áreas de potenciais metástases de linfonodo regional. Após isso, os campos são reduzidos para envolver apenas o tumor espesso com uma pequena margem, e é oferecida uma dose adicional de 15 a 25 Gy, trazendo a dose total do tumor para 60 a 70 Gy em 6 a 7,5 semanas. Com tumores extensos, com freqüência um segundo campo de redução é dado em 60 a 65 Gy. Um adicional de 5 a 10 Gy é dado com os campos de auxílio finais, os quais cobrem a doença residual com pequena ou nenhuma margem. A dose total do tumor é de 70 a 75 Gy em 7 a 8 semanas. A medula espinal é limitada para uma dose de não mais do que 45 a 50 Gy para evitar o risco de mielite actínica.

Radioterapia e Cirurgia Combinada

A justificativa para a combinação de cirurgia e radioterapia é baseada em princípios cirúrgicos e biológicos fundamentais (Fig. 32.10). Falhas cirúrgicas geralmente são devidas à doença microscópica além das mar-

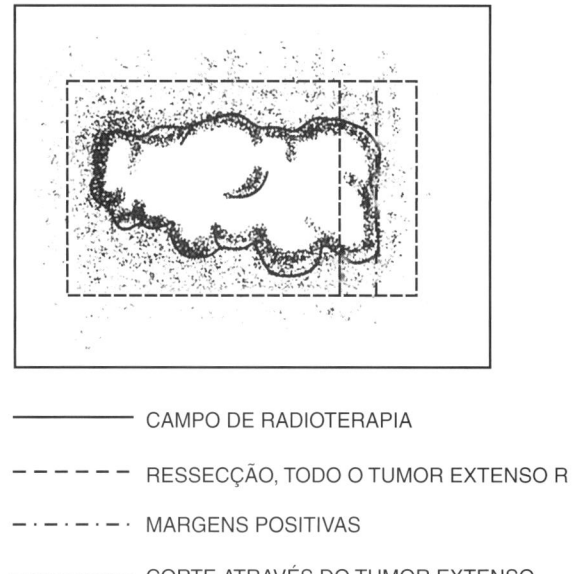

Figura 32.10
Base racional para a radioterapia e cirurgia combinadas. As falhas cirúrgicas geralmente são causadas por doença microscópica residual, e as falhas da radiação geralmente são causadas por incapacidade de erradicar massas volumosas.

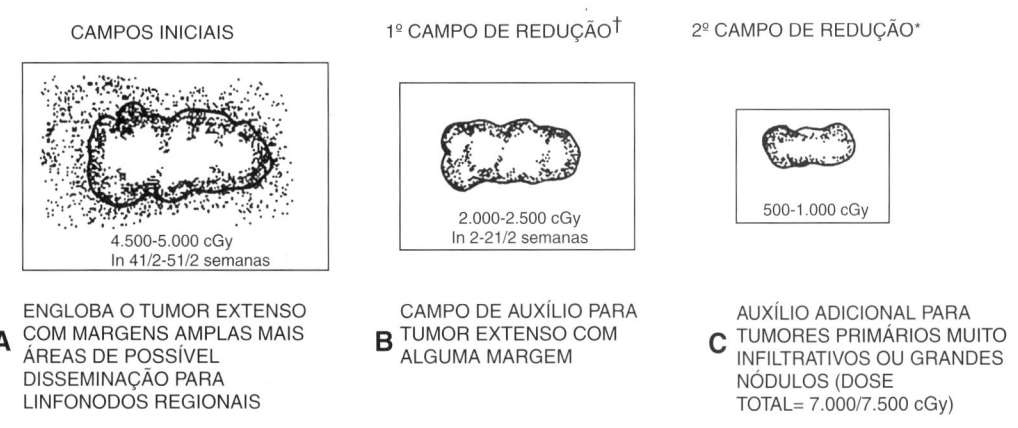

† PARA TUMORES PEQUENOS A MODERADOS
*PARA TUMORES EXTENSOS

Figura 32.9
Técnica de campo encolhido. A dose total é determinada de acordo com o tamanho do tumor. **A:** Portais iniciais envolvem o tumor extenso com margens largas, incluindo áreas de possíveis metástases nodais. **B:** O primeiro campo de redução auxilia o campo a envolver o tumor extenso com alguma margem. A dose total é de 6.500 a 7.000 cGy. **C:** O segundo campo de redução é auxiliado novamente para tumores primários altamente infiltrativos ou nódulos grandes. A dose total é de 7.000 a 7.500 cGy.

gens de ressecção, e as falhas da radioterapia geralmente são devidas à incapacidade de erradicar a doença maciçamente. Quando combinadas, essas duas modalidades são complementares. A cirurgia é utilizada para remover massas grosseiras muito grandes para serem erradicadas por doses moderadas de irradiação, e a radioterapia é utilizada para erradicar extensões microscópicas dos tumores que não podem ser excisadas.

Uma vez que a decisão para oferecer radioterapia e cirurgia combinadas tenha sido tomada, a equipe de manejo precisa decidir qual a modalidade de tratamento a se utilizar primeiro.

Radioterapia Neo-adjuvante

Os argumentos favoráveis à radioterapia neo-adjuvante são os seguintes:

1. Tumores irressecáveis podem se tornar ressecáveis.
2. A extensão da ressecção cirúrgica pode ser diminuída.
3. Os portais de tratamento pré-operatórios são geralmente menores do que seriam requeridos pós-cirurgicamente.
4. A doença microscópica é mais radiossensível no pré-operatório do que no pós-operatório porque possui um suprimento sanguíneo melhor.
5. A viabilidade das células do tumor, que podem ser disseminadas pela manipulação cirúrgica, é diminuída, reduzindo o risco de metástase a distância.

Entretanto, a cicatrização da ferida é mais difícil após a irradiação. Por causa disso, a dose que pode ser oferecida de forma segura no pré-operatório é menor do que a que poderia ser oferecida no pós-operatório. Além disso, se uma margem positiva ou tumor residual espesso permanecerem após a cirurgia, é difícil adicionar uma dose significante adjuvante quando a radioterapia neo-adjuvante já tiver sido oferecida. A dose neo-adjuvante típica é de 45 Gy em 4,5 semanas. Essa dose é suficiente para erradicar doença subclínica em 85% a 90% dos pacientes. Entretanto, ela é menor do que a dose requerida para controlar a doença extensa (8,10).

Radioterapia Adjuvante

Os argumentos a favor da radioterapia adjuvante são os seguintes:

1. A extensão anatômica do tumor pode ser determinada cirurgicamente, tornando mais fácil definir os portais de tratamento requeridos.
2. A ressecção cirúrgica é mais fácil e a cicatrização é melhor em tecidos não irradiados.
3. A dose de radiação que pode ser dada no pós-operatório é maior do que a que pode ser dada neo-adjuvante.
4. A dose a ser dada pode ser ajustada com base na carga do tumor residual após a cirurgia.

Uma desvantagem teórica da radioterapia adjuvante é que as metástases a distância podem resultar de células que foram disseminadas pelo procedimento cirúrgico. Essas células possivelmente poderiam ter sido erradicadas com irradiação adjuvante ou tornadas menos capazes de implantação. Outro problema com a radioterapia adjuvante é que o tratamento pode ter que ser adiado se a cicatrização cirúrgica for retardada, permitindo a repopulação do câncer no intervalo.

Quando a radioterapia é dada de forma adjuvante, uma dose de 60 a 65 Gy geralmente é oferecida em 6 a 7 semanas. Doses elevadas podem ser requeridas, se o câncer residual extenso estiver presente. As margens positivas devem ser consideradas como evidência de doença extensa porque um número relativamente grande de células (10^6 a 10^7 células) precisa estar presente para serem detectadas mesmo microscopicamente. Looser et al. (11) constataram que a presença de doença dentro de 0,5 cm das margens cirúrgicas possui a mesma implicação prognóstica que as margens positivas (Tabela 32.3). A radioterapia adjuvante marcadamente reduz o risco de recidiva nos campos cirúrgicos (Fig. 32.11). Os resultados são piores, entretanto, se a radioterapia adjuvante for retardada além de 6 semanas (10).

COMPLICAÇÕES

Os efeitos da irradiação de tecidos normais podem ser classificados como agudos ou tardios. Os efeitos agudos podem ser um problema durante o curso da irradiação, porém geralmente há remissão diversas sema-

TABELA 32.3

ÍNDICE DE RECIDIVA COMO UMA FUNÇÃO DO ESTADO DAS MARGENS CIRÚRGICAS NOS PACIENTES TRATADOS APENAS COM CIRURGIA

Margens Histológicas[a]	Índice de Recorrência no Local Primário	
Modificação pré-maligna	80% (4/5)	
Carcinoma in situ	84,6% (11/13)	
Margens exíguas < 0,5 cm	73,7% (14/19)	72,6% (45/62)
Margens positivas (microscopicamente invasivas)	64% (16/25)	
Margens negativas	31,7% (543/1.713)	

[a]Achados microscópicos; pacientes com câncer extenso residual após cirurgia foram excluídos.

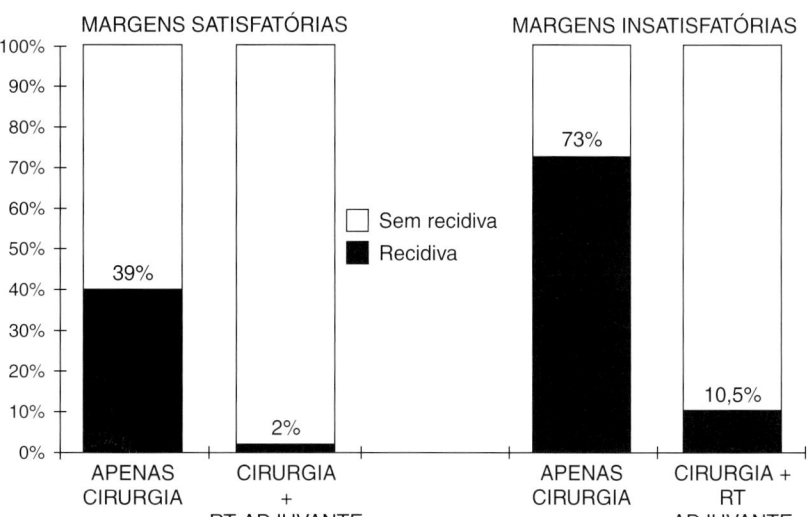

Figura 32.11

Índices de recidiva no local primário com e sem radioterapia pós-operatória. Margens insatisfatórias incluem margens positivas, margens próximas (menor que 0,5 cm), e margens contendo carcinoma *in situ*. RT radioterapia. (De Vikram B, Strong EW, Shah JP et al. Failure of the primary site following multimodality treatment in advanced head and neck cancer. *Head Neck Surg* 1984;6:720, com permissão.)

nas após o tratamento. Conseqüentemente, em geral eles não são um problema a longo prazo. Os efeitos tardios são mais uma preocupação, porque a lesão com freqüência é permanente. Os efeitos tardios da radioterapia incluem xerostomia, dano aos dentes, fibrose, necrose de tecido mole, necrose óssea, necrose de cartilagem e dano ao olho, ao ouvido, e ao sistema nervoso central (Tabela 32.4).

A xerostomia ocorre quando as glândulas salivares são irradiadas a uma dose de 35 Gy ou mais em 3,5 semanas. Mesmo doses baixas podem ter um efeito na função da glândula salivar. O dano à dentição geralmente é causado mais pela xerostomia do que por efeito direto aos dentes ou osso circunvizinho. A necrose do tecido mole ou a osteorradionecrose podem ser vistas, ocasionalmente, nos pacientes com câncer de cabeça e pescoço. A necrose do tecido mole aparece como uma ulceração da mucosa. Acredita-se que seja causada por dano ao tecido conectivo vascular. A maior parte dos casos de osteorradionecrose de cabeça e pescoço é causada pela necrose sobrejacente de tecido mole. A necrose de cartilagem também pode ser secundária à necrose de tecidos moles adjacentes.

O dano grave à pele é relativamente incomum atualmente porque o equipamento moderno de radioterapia poupa a pele. Entretanto, seqüelas menores de pele são freqüentes – incluindo depilação e ressecamento devidos à perda das funções das glândulas sudoríparas e sebáceas, ao adelgaçamento de epiderme e à telangiectasia.

A fibrose dos tecidos subcutâneos e do músculo pode ser um problema maior. Esse é o principal fator dose-limitante da radioterapia hoje. Em casos graves, o tecido pode desenvolver uma textura de madeira e tornar-se fixo como uma única massa rígida. Grandes frações diárias e doença extensa do pescoço aumentam a gravidade da fibrose subcutânea.

O aparelho ocular é relativamente sensível à radiação; podem ocorrer complicações na forma de catarata, retinopatia actínica, lesão do nervo óptico, e dano da glândula lacrimal. A catarata ocorre com doses tão baixas quanto 6 Gy, e a retinopatia actínica ou lesão do nervo óptico podem ocorrer com doses na amplitude de 50 a 55 Gy. As glândulas lacrimais são histopatologicamente como as glândulas salivares, e como as glândulas salivares, elas são muito radiossensíveis. O sistema de drenagem nasolacrimal, entretanto, é geralmente muito radiorresistente.

A otite serosa média é uma complicação freqüente da radioterapia para os cânceres do seio paranasal e nasofaríngeos, porém geralmente é transitória. Ela é causada por edema da membrana mucosa que reveste a tuba auditiva. A perda sensório-neural auditiva raramente é relatada, porém provavelmente é mais comum do que geralmente se acredita. O dano da radiação ao cérebro ou à medula espinal é muito raro, po-

TABELA 32.4 COMPLICAÇÕES
TERAPIA DE RADIAÇÃO PARA O CÂNCER DE CABEÇA E PESCOÇO

Xerostomia
Cáries dentárias
Radionecrose de tecido mole (mucosa)
Osteorradionecrose (lesão óssea)
Radionecrose da cartilagem
Fibrose
Complicações oculares (catarata, retinopatia, lesão do nervo óptico, lesão da glândula lacrimal)
Otite serosa média, perda auditiva sensório-neural
Lesão da medula espinal (síndrome de Lhermitle, mielopatia actínica, mielite transversa)
Lesão do cérebro (síndrome de sonolência, necrose do cérebro)

rém é uma grande preocupação para o radioterapeuta porque os resultados são devastadores. A mielopatia transitória por radiação pode ocorrer com doses tão baixas quanto 30 Gy em 25 frações. Essa é uma síndrome transitória caracterizada por sensações de choques elétricos disparadas pela medula cervical em flexão (*i. e.*, sinal de Lhermitte). A mielite transversa é uma complicação rara, porém permanente, que pode ocorrer após doses na medula espinal de 50 a 60 Gy em 5 a 6 semanas.

Os efeitos da radiação no cérebro também podem ser transitórios ou permanentes. A síndrome da sonolência é uma condição transitória autolimitada e caracterizada por letargia, náusea, dor de cabeça, paralisias de nervos cranianos ou ataxia. Ela geralmente aparece 2 a 3 meses após o tratamento e dura de 2 a 4 semanas. A necrose do cérebro, entretanto, é uma lesão permanente que pode se desenvolver após doses na amplitude de 65 a 70 Gy.

PONTOS IMPORTANTES

- Cada célula de câncer clonogênica viável precisa ser erradicada, se o tumor tiver de ser controlado com radioterapia. As células são consideradas viáveis se forem capazes de divisão ilimitada.
- Os efeitos biológicos da irradiação dependem dos esquemas de fracionamento utilizados. Quanto maior o número de frações, maior a dose total requerida para produzir certo nível de dano.
- O oxigênio nos tecidos-alvo aumenta significativamente os efeitos biológicos da radiação. Contrariamente, a hipoxia protege os tecidos dos efeitos da radiação.
- Após uma população de células do tumor ser reduzida pela cirurgia ou irradiação, as células respondem por repopulação acelerada. Essa é uma das principais razões para não se retardar a radioterapia adjuvante e não oferecer a radioterapia em um curso interrompido.
- Os dois fatores biológicos que determinam a probabilidade de controle local pela irradiação são o número de células malignas e a proporção dessas células que é hipóxica. Ambos fatores estão principalmente relacionados ao tamanho do câncer.
- Pequenos tumores exofíticos, bem vascularizados, geralmente respondem bem à irradiação, enquanto que cânceres grandes, infiltrativos, ou ulcerativos são menos responsivos.

- A probabilidade de controlar um câncer de cabeça e pescoço com radioterapia está relacionada ao tamanho da neoplasia. Uma dose de 50 Gy em 5 semanas controla a doença subclínica em 90% a 95% dos pacientes, porém 65 a 70 Gy em 6 a 7 semanas são requeridos para controlar massas extensas.
- Em virtude de as células de câncer letalmente lesionadas e as células de câncer sobreviventes serem morfologicamente indistinguíveis, as biopsias são de pouco valor no período precoce de pós-irradiação (*i. e.* dentro de 3 meses).
- A radioterapia para os tumores de cabeça e pescoço é geralmente oferecida com uma técnica de campo encolhido. Os portais iniciais são relativamente grandes, envolvendo todo o tumor extenso e áreas de envolvimento subclínico potencial. Os campos auxiliares geralmente envolvem apenas o tumor extenso com uma margem pequena.

REFERÊNCIAS

1. Hall EJ. *Radiobiology for the radiologist*, 4th ed. Philadelphia: JB Lippincott, 1994.
2. Khan FM. *The physics of radiation therapy*, 2nd ed. Baltimore: Williams & Wilkins, 1994.
3. Delclos L, Sampier V. Special gamma-ray techniques. In: Fletcher GH, ed. *Textbook of radiotherapy*. Philadelphia: Lea & Febiger, 1980:71.
4. Hevezi JM. Emerging techniques in cancer treatment. *Oncology* 2003;17.10:1445-1464.
5. Dewey WC, Ling CC, Meyn RE. Radiation-induced apoptosis: relevance to radiotherapy. *Int J Radiat Oncol Biol Phys* 1995;33:781.
6. Thomlinson RH, Gray LH. The histological structure of some human lung cancers and the possible implications for radiotherapy. *Br J Cancer* 1955;9:539.
7. Brown JM. Evidence for acutely hypoxic cells in mouse tumours and a possible mechanism for reoxygenation. *Br J Radiol* 1979;52:650.
8. Fletcher GH. The role of irradiation in the treatment of squamous cell carcinomas of the mouth and throat. In: Nahum AM, Bush S, Davidson TM, et al., eds. *Head and neck surgery*. Boston: Houghton Mifflin, 1979:1441.
9. Fletcher GH. Basic principles of radiotherapy: basic clinical parameters. In: Fletcher GH, ed. *Textbook of radiotherapy*. Philadelphia: Lea & Febiger, 1980:180.
10. Vikram B, Strong EW, Shah JP, et al. Failure of the primary site following multimodality treatment in advanced head and neck cancer. *Head Neck Surg* 1984;6:720.
11. Looser KG, Shah IP, Strong EW. The significance of "positive" margins in surgically resected epidermoid carcinomas. *Head Neck Surg* 1978;1:107.

| CAPÍTULO 33 |

Malignidade Cutânea

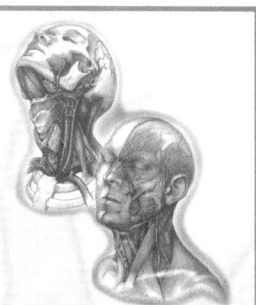

Fred J. Stucker ▪ Cherie-Ann O. Nathan ▪ Timothy S. Lian

O câncer de pele é a malignidade humana mais comum, com mais de 1.300.000 casos nos Estados Unidos anualmente (1). A maior parte dos tumores surge nas regiões da cabeça e pescoço expostas ao sol. O carcinoma de célula basal é o tipo histológico predominante e contribui com cerca de 90% de todas as neoplasias cutâneas na região da cabeça e pescoço. O segundo em incidência é o carcinoma de célula escamosa. Menos comum é o melanoma, que contribui para aproximadamente 7.300 mortes a cada ano nos Estados Unidos, e 2.000 mortes adicionais estão relacionadas a outras formas de câncer cutâneo (2). As malignidades cutâneas são classicamente divididas em epidérmicas, dérmicas, de anexos e melanocíticas. O melanoma maligno possui um comportamento biológico distinto e é abordado separadamente no Capítulo 34. Muitas outras malignidades raras da pele e da derme e dos anexos não são discutidas especificamente, porém alguns princípios de avaliação e tratamento dos cânceres cutâneos são aplicáveis. Este capítulo é primariamente dedicado a uma discussão da malignidade cutânea não melanoma, especificamente célula basal e carcinomas de células escamosas, seus precursores e neoplasias epidérmicas associadas.

FATORES DE RISCO

Os fatores de risco para os carcinomas de células basais e escamosas são de forma notável similares. Essas lesões, embora vistas nos grupos de jovens, são, com mais freqüência, encontradas nos pacientes com 60 anos ou mais.

O mecanismo pelo qual a luz ultravioleta causa dano solar à pele tem sido extensivamente estudado. Experimentos de laboratório indicam que os comprimentos de onda com o maior potencial para carcinogênese são aqueles na amplitude de 280 a 320 nm, a banda ultravioleta B. Esta ultravioleta B é responsável pela queimadura de sol comum. A transição de normal para actínica (i. e., com dano solar) e para pele neoplásica é geralmente um processo progressivo que ocorre ao longo de um período de várias décadas.

Com as modificações ambientais que ocorrem na camada de ozônio de proteção da terra, a preocupação com o câncer de pele torna-se muito mais significativa. Uma dramática depleção de ozônio acima do continente antártico tem sido detectada (3). Para cada 1% de redução na concentração atmosférica de ozônio, ocorre um aumento concomitante de 2% na penetração do ultravioleta B.

A carcinogênese dos tumores epidérmicos é paralela ao desenvolvimento de múltiplas outras neoplasias. Da mesma forma que ocorre com outras neoplasias, certas características fazem o hospedeiro mais suscetível ao desenvolvimento do câncer. Traços que estão associados à incidência aumentada do câncer de pele incluem compleição clara, cabelo claro, olhos azuis ou verdes, incapacidade de bronzear-se, propensão a queimadura solar, história de múltiplas ou graves queimaduras solares e ancestrais célticos (5). Outros fatores implicados incluem idade, ocupação, hábitos (banhos de bronzeamento), e geografia residencial, os quais são considerados causas indiretas de exposição aumentada ao sol.

Os bulbos utilizados nas câmaras de bronzear são quase que exclusivamente ultravioleta de comprimento de onda A e são promovidos como capazes de proporcionar um bronzeado seguro. Entretanto, evidências recentes indicam que o ultravioleta A (320 a 400 nm) sinergicamente aumenta as respostas do ultravioleta B e é capaz de produzir, independentemente, alterações deletérias na pele e neoplasias (6).

Outros fatores etiológicos estão associados ao desenvolvimento de carcinoma cutâneo (5). A exposição crônica a agentes químicos, como o arsênico nos pacientes tratados com solução de Fowler, tem sido associada ao desenvolvimento de múltiplos tumores de célula escamosa e basal. Pacientes com radiodermatite crônica, resultante de radioterapia superficial, demonstram uma propensão ao desenvolvimento de lesões múltiplas e agressivas. O traumatismo na forma de queimaduras, úlceras e cicatrizes também está associado ao desenvolvimento do câncer de pele (*i. e.*, úlcera de Marjolin). A imunossupressão, comum nos pacientes com transplante e naqueles com leucemia ou linfoma, pode ser complicada por uma incidência aumentada ou agressividade de malignidades da pele.

Estudos do papilomavírus humano oferecem sustentação adicional para a importância de disfunção imune no desenvolvimento do carcinoma de célula escamosa. Um estudo mostrou a presença do papilomavírus humano em 60% das lesões de carcinoma de célula escamosa cutânea encontradas em receptores de auto-enxerto renal. Acima de tudo, essa presença do papilomavírus humano foi significativamente mais elevada do que a encontrada nos receptores de transplante combinados sem malignidade cutânea (7). Uma alta incidência do papilomavírus humano aparece nas lesões do carcinoma de célula escamosa da cérvice, pênis e dedos (8).

Síndromes genéticas, tais como xeroderma pigmentoso (recessivo autossômico) e síndrome do carcinoma de célula basal nevóide (dominante autossômico), estão associadas à predileção pelo desenvolvimento de múltiplos carcinomas de célula basal, com freqüência, em idade precoce.

CARCINOMA DE CÉLULA BASAL

Avaliação

Diversos tipos clínicos de carcinoma de célula basal são encontrados. Smith (9) delineou cinco formas clínicas: nodular ou nódulo-ulcerativo, tipo morféia ou esclerosante, multicêntrico superficial, pigmentado e fibroepitelioma. Embora existam outros tipos menos comuns, a subclassificação não é clinicamente útil. O tipo mais comum é a lesão nodular ou nódulo-ulcerativa. Essa lesão é vista tipicamente como uma lesão discreta, elevada, circular que aparece rosada e encerada, com uma rede capilar facilmente visível. Com freqüência aparece uma área de ulceração central, e a margem da lesão é cilíndrica. Este é o tipo de carcinoma de célula basal mais fácil de ser reconhecido e tratado. Uma variante dessa lesão é o carcinoma de célula basal cístico, o qual também é encerado e bem demarcado, porém é mais cístico na aparência.

A lesão do carcinoma de célula basal superficial mostra evidência de cicatrização e atrofia, com uma margem encerada fina como um fio. Essa lesão pode consistir de uma ou várias manchas vermelhas escamadas. Essas lesões crostosas possuem margens irregulares e aumentam gradualmente de tamanho pela extensão periférica. Elas são relativamente incomuns na cabeça e no pescoço e ocorrem, mais freqüentemente, no tronco ou nas extremidades.

A forma clínica mais perigosa do carcinoma de célula basal é o tipo morféia, também denominado esclerosante ou carcinoma de célula basal fibrosante. Essa variante é característica por sua placa macular, esbranquiçada, ou amarelada. Alguns médicos têm notificado uma incidência aumentada entre mulheres. As margens podem ser bem indefinidas e a lesão pode ficar despercebida por anos em alguns pacientes. A excisão completa é difícil por causa das margens mal definidas. A lesão pode parecer com uma cicatriz e pode desenvolver telangiectasia, ou pode ulcerar.

Uma variante menos comum do carcinoma de célula basal é o carcinoma de célula basal pigmentado, o qual é caracterizado por sua pigmentação marrom e que pode lembrar um *nevus* pigmentado ou um melanoma. A aparência e o comportamento dessa lesão parecem paralelos aos do carcinoma de célula basal nodular. O carcinoma de célula basal pigmentado difere do tipo nódulo-ulcerativo apenas pela pigmentação marrom da lesão. Esse tipo de lesão também pode ser confundido com ceratose seborréica, melanoma ou dermatofibroma.

Os fibroepiteliomas, outra variante, são vistos inicialmente como lesões pediculadas firmes que lembram fibromas. Foi descrito primeiramente em 1953, por Pinkus (10). Essas lesões ocorrem comumente nas costas.

A síndrome do carcinoma de célula basal nevóide é uma doença dominante autossômica. Durante a infância, surgem pequenos nódulos cutâneos, com freqüência numerados em centenas. Essas lesões inicialmente possuem um curso bem indolente durante a fase nevóide, porém à medida que o paciente envelhece, uma fase neoplásica pode ocorrer, na qual a lesão mostra uma marcada mudança na agressividade. As lesões tornam-se invasivas, destrutivas e mutilantes. Anormalidades associadas à síndrome do carcinoma de célula basal nevóide incluem cistos mandibulares, costelas bífidas, escoliose, retardo mental e dominância frontal.

Histopatologia

A célula característica do carcinoma de célula basal possui um núcleo grande, oval, ou alongado com relativamente pouco citoplasma. Essas células podem lembrar as células basais da epiderme, porém as formas neoplásicas carecem de pontes intercelulares. Os núcleos são bem uniformes no tamanho e na configuração. Um estroma de tecido conectivo se prolifera com o tumor e é orientado em feixes paralelos ao redor das massas do tumor, formando uma cerca periférica de células e retração do estroma. Isso é comumente referido como lacunas peritumorais. O estroma com freqüência é mucinoso. Por causa de dobras de mucina com desidratação e fixação do espécime, o estroma pode mostrar retração a partir das ilhas do tumor. Essa separação de ilhas do tumor do estroma é conhecida como *clefting* e é um sinal diagnóstico útil.

Lever e Schaumburg-Lever (11) dividiram o carcinoma de célula basal em quatro padrões histológicos básicos: sólido, ceratótico, cístico e adenóide. No padrão sólido, as células não mostram diferenciação. Este tipo geralmente exibe massas de tumor de vários tamanhos e formas embebidas na derme (Fig. 33.1). A camada de célula periférica pode mostrar um cercamento dos núcleos. Os carcinomas de células basais que se diferenciam em estruturas capilares são referidos como *ceratóticos*. Esta lesão é caracterizada pelas células indiferenciadas em combinação com células paraceratóticas e cornos cutâneos (Fig. 33.2). Tumores císticos mostram diferenciação em glândulas sebáceas. Histologicamente, um ou diversos espaços císticos podem aparecer no interior dos lóbulos do tumor. Na variedade adenóide do carcinoma de célula basal, os tumores exibem uma formação tubular ou glandular. Os cordões de células epiteliais comumente formam um padrão na forma de laço (Fig. 33.3).

CARCINOMA DE CÉLULA BASAL CERATÓTICO

O carcinoma de célula basal ceratótico também conhecido como carcinoma de célula basoescamoso ou carcinoma metatípico tem sido alvo de muita controvérsia. A confusão surge porque histologicamente aspectos coexistentes tanto de carcinomas de célula basal como

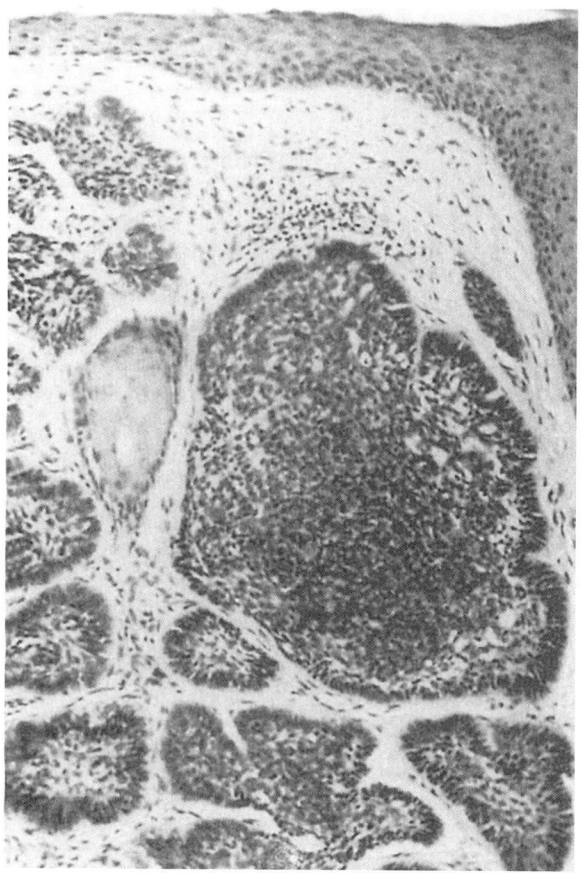

Figura 33.1
Massas de tumor de célula basal (tipo sólido).

de célula escamosa ocorrem na mesma lesão, frustrando a avaliação exata do prognóstico e comportamento. A maior parte dos dermatopatologistas atualmente acredita que o tumor basoescamoso é uma variante do carcinoma de célula basal, referido por muitos como

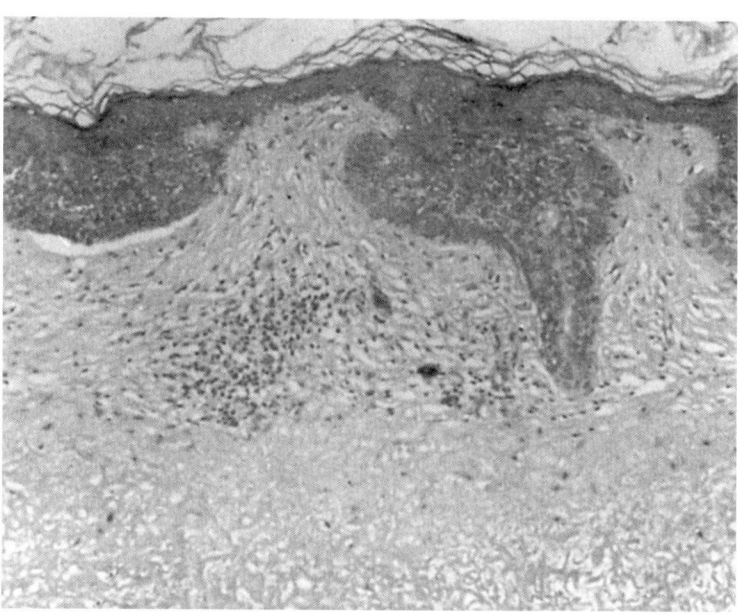

Figura 33.2
Células indiferenciadas com cistos paraceratóticos e cornos cutâneos (tipo ceratótico).

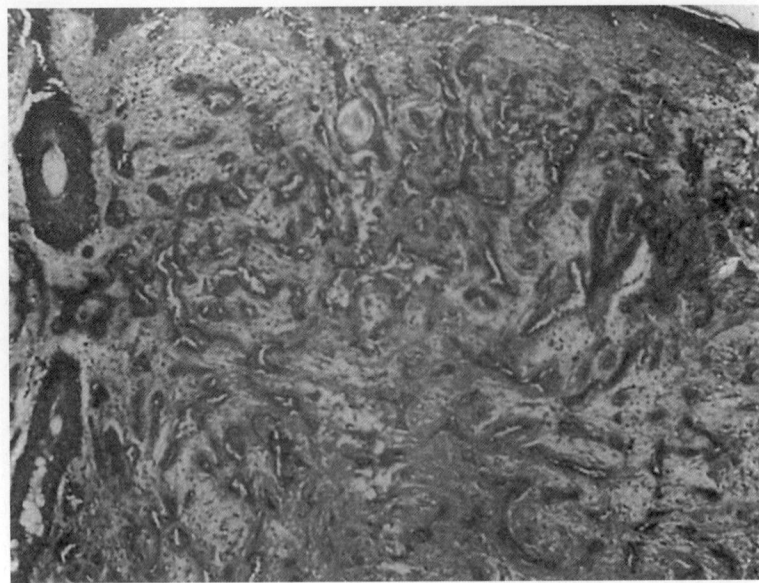

Figura 33.3
Padrões da forma de laço de células epiteliais (tipo adenóide).

carcinoma de célula basal ceratótico (11). Embora exista potencial limitado para metástase, acredita-se que o carcinoma de célula basal ceratótico seja biologicamente mais agressivo do que muitos dos outros tipos de carcinomas de célula basal.

CARCINOMA DE CÉLULA ESCAMOSA

Avaliação

Muito menos comum do que o carcinoma de célula basal, o carcinoma de célula escamosa contribui para aproximadamente 10% das malignidades da pele. Em contrapartida ao carcinoma de célula basal, o carcinoma de célula escamosa está relacionado à exposição prolongada ao sol (*i. e.*, 10 a 20 anos). À medida que se aproxima do equador, a incidência relativa do carcinoma de célula escamosa aumenta em comparação com o carcinoma de célula basal. O carcinoma de célula escamosa cutâneo, como o carcinoma de célula basal, é mais comum nos homens.

O carcinoma de célula escamosa da pele geralmente é visto primeiro como uma lesão eritematosa, ulcerada, descamativa. O tumor com freqüência demonstra uma base granular que pode ser friável e tende a sangrar com traumatismo mínimo. Geralmente uma área elevada de endurecimento é vista na margem da lesão, e uma resposta inflamatória pode ocorrer nos tecidos adjacentes.

Essas lesões possuem padrões diferentes. O carcinoma de célula escamosa pode ocorrer como uma mancha hiperceratótica espessada ou uma área de descamação. Sob essa crosta está uma base ulcerada com uma margem cilíndrica. Outras lesões podem ser reconhecidas como áreas de ulceração persistente, possivelmente no local de traumatismo prévio, queimaduras ou uma cicatriz antiga (*i. e.*, úlcera de Marjolin). Modificação neoplásica em uma úlcera crônica pode resultar no carcinoma de célula basal ou escamoso e está associada a um prognóstico pior e altos índices de metástase. Lesões multifocais superficiais podem emergir na pele actínica. Essas lesões geralmente são acompanhadas de uma mancha descamativa que sangra com traumatismo mínimo. O diagnóstico e a determinação da extensão da lesão podem ser difíceis, e múltiplas biopsias podem ser necessárias.

O carcinoma de célula escamosa ocasionalmente aparece como uma lesão exofítica nodular. Inicialmente cístico, ele tende mais tarde a tornar-se ulcerativo e aumentar progressivamente. Essas lesões também podem demonstrar um súbito surto de crescimento (13).

Histopatologia

Diversas características histológicas são importantes na análise do carcinoma de célula escamosa. O quadro histológico usual do carcinoma de célula escamosa da pele é o de massas irregulares de células epidêmicas que proliferam para baixo e invadem a derme. As massas de tumor podem ser bem diferenciadas ou podem mostrar células atípicas ou anaplásicas. Os tumores diferenciados tendem a ser associados à evidência de queratinização, tais como pérolas queratínicas. Os tumores são graduados de 1 a 4 utilizando a classificação de Broder: tumores grau 1 são bem diferenciados, e tumores grau 4 são mal diferenciados.

Alguns carcinomas de célula escamosa são actinicamente induzidos, e alguns emergem *de novo*. As lesões que surgem nas áreas de exposição ao sol parecem seguir um curso mais benigno com baixa incidência de metástase. As lesões recidivantes são mais agressivas no seu comportamento e exibem grande potencial para metástase. Um pesquisador estimou que, no mínimo, 8% dos pacientes com lesões de novo desenvolvem metástases regionais ou a distância (14). Com freqüência é possível diferenciar clinicamente entre os dois tipos de carcinoma de célula escamosa. Histologicamente, essa determinação geralmente pode ser feita buscando-se modificações actínicas na pele adjacente ao carcinoma de célula escamosa.

O carcinoma de célula escamosa possui potencial metastático, e a disseminação metastática regional está correlacionada à profundidade da invasão. Lesões do carcinoma de célula escamosa que penetram aos níveis IV ou V de Clark estão associadas a um índice metastático regional de 20%.

Variações histológicas do carcinoma de célula escamosa são divididas em genéricas, adenóides, *bowenóide*, verrugosas e tipos fusopleomórficos (15). O tipo genérico é caracterizado pelas alterações actínicas. No tipo adenóide, um arranjo pseudoglandular é observado. Essas formações tubulares ou alveolares resultam de disceratose e subseqüente acantólise. Os lumens estão alinhados com uma ou diversas camadas de epitélio e são preenchidos com células acantolíticas descamadas. O tipo *bowenóide* do carcinoma de célula escamosa é caracterizado pela evidência de invasão coexistente com os achados da doença de Bowen.

O carcinoma verrugoso raramente é visto como uma neoplasia da pele da cabeça e pescoço, porém é bem conhecido como um tumor da cavidade oral e da laringe. Ele aparece como uma lesão branca semelhante à couve-flor. O tumor é bem diferenciado, demonstrando hiperceratose, paraceratose e acantose. Correlações clínicas e patológicas são necessárias para confirmar o diagnóstico.

No tipo fusopleomórfico do carcinoma de célula escamosa, é vista pouca evidência de diferenciação. Esses tumores são anaplásicos, mostram pouca ou nenhuma queratinização e são geralmente considerados como um tumor grau 4 de Broder. As células fuso estão interligadas com colágeno, podem estar organizadas como uma flor com pétalas e flores, e podem estar associadas a células pleomórficas gigantes.

LESÕES PRÉ-MALIGNAS

Diversas lesões da pele são consideradas pré-malignas. Este grupo inclui uma malignidade de baixo grau que pode ser tratada como se fosse uma lesão pré-maligna. As mais comuns destas são a ceratose actínica, a doença de Bowen, e o ceratoacantoma.

Ceratoses Actínicas

A ceratose actínica (*i. e.*, ceratoses solares ou ceratoses senis) é a lesão pré-maligna mais comum de cabeça e pescoço e é vista quase que exclusivamente nas áreas da pele expostas ao sol. As lesões são geralmente menores do que 1 cm de diâmetro e estão comumente localizadas na face, escalpo, mãos e antebraços (Fig. 33.4). Elas são consideradas pré-cancerosas. A chance de progressão para o carcinoma cutâneo epidérmico é grande e tem sido estimada em 20% (11). Elas geralmente ocorrem como uma mancha eritematosa, com freqüência coberta por uma escama aderente. Clinicamente, elas mostram pouco ou nenhum sinal de inflamação. Ocasionalmente, uma notável hiperceratose é vista, dando a aparência de um corno cutâneo. Uma lesão coberta por escama seca e áspera é o aspecto mais distintivo no exame clínico. Em virtude de essas lesões possuírem potencial para transformação maligna, a maior parte dos médicos acredita que elas devem ser tratadas. Dependendo do ambiente clínico, a excisão por raspagem superficial, a criocirurgia, o tratamento tópico com 5-fluorouracil ou *peeling* com ácido tricloroacético podem proporcionar tratamento efetivo. O diagnóstico diferencial inclui ceratose seborréica, lentigo benigno, carcinoma de célula escamosa, carcinoma de célula basal.

Doença de Bowen

A doença de Bowen é considerada uma forma pré-invasiva do carcinoma de célula escamosa. Ela pode ser considerada sinônima do carcinoma *in situ* da pele. Histologicamente observa-se uma displasia em toda a espessura da epiderme sem evidência de invasão. Clinicamente, a lesão é bem circunscrita, eritematosa,

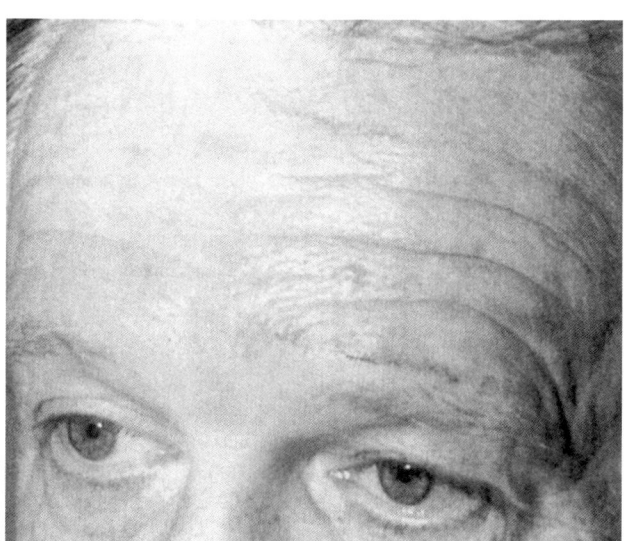

Figura 33.4

Ceratose actínica na fronte.

com mancha escamosa ou placa com margem irregular. Do mesmo modo que no carcinoma de célula escamosa, essas lesões geralmente ocorrem nas áreas expostas ao sol. Elas são particularmente comuns nos pacientes com uma história de ingestão crônica de arsênio, nos quais as lesões com freqüência ocorrem na pele não exposta ao sol. A lesão pode lembrar um carcinoma de célula basal superficial, porém sem a margem perolada fina.

Ceratoacantoma

O ceratoacantoma é um tumor epitelial, benigno, geralmente autolimitado, que é facilmente confundido clínica e histopatologicamente com o carcinoma de célula escamosa. É mais comum nos homens e tipicamente é visto primeiro nos pacientes idosos. Uma história de crescimento rápido é relatada, geralmente em um período de 2 a 6 meses. A lesão começa como um nódulo arredondado liso, porém, com o crescimento posterior, o centro torna-se ulcerado e preenchido com material ceratínico, tomando uma aparência semelhante a um vulcão. A marca registrada do ceratoacantoma é o crescimento rápido em semanas ou meses.

O local mais comumente afetado é o nariz. Embora histologicamente a lesão lembre um carcinoma de célula escamosa (Fig. 33.5), ela pode involuir espontaneamente, deixando apenas uma cicatriz deprimida. Em virtude da falta de previsibilidade, a excisão cirúrgica é recomendada.

PROGNÓSTICO

Comportamento do Tumor

O estadiamento do carcinoma de célula basal cutâneo e do carcinoma de célula escamosa tem sido definido pelo Comitê da Junta Americana do Câncer utilizando a classificação TNM como mostrado na Tabela 33.1 (12). A histologia do tumor, a extensão ou infiltração local, o tamanho do tumor, o local anatômico, os fatores de risco associados (p. ex., idade, irradiação prévia, síndromes genéticas) e o tratamento prévio precisam ser considerados na determinação do risco de recidiva para determinada lesão. Nós consideramos os fatores de risco mostrados na Tabela 33.2 como indicações para a documentação histológica das margens livres de tumor.

Os tipos clínicos e histológicos são variáveis prognósticas significativas. O tipo morféia do carcinoma de célula basal é bem conhecido por seu comportamento indolente. Essa lesão geralmente se dissemina centrifugamente por meio de projeções do tumor semelhantes a dedos. Isto é decepcionante no seu comportamento e pode ser difícil de avaliar e controlar. As variantes ceratótica (i. e., basoescamoso), de célula basal recidivante e célula fuso dos carcinomas de célula escamosa também estão associadas a prognósticos piores.

As lesões de célula escamosa podem ser agressivas. Elas possuem o potencial para metástase para linfonodos regionais e estão, algumas vezes, associadas a metástases a distância. Localmente, esses tumores são mais prováveis de crescer de forma vertical e menor probabilidade de respeitar as barreiras de cartilagem e de osso do que os carcinomas de célula basal. É prudente avaliar a drenagem linfática regional ao se lidar com o carcinoma de célula escamosa.

A localização anatômica influencia o prognóstico porque várias regiões da cabeça e do pescoço possuem uma propensão para a recidiva do tumor. As lesões no nariz e na orelha possuem índices elevados de recidiva, os quais estão provavelmente associados a planos de fusão embrionários (16). Esses locais embriológicos

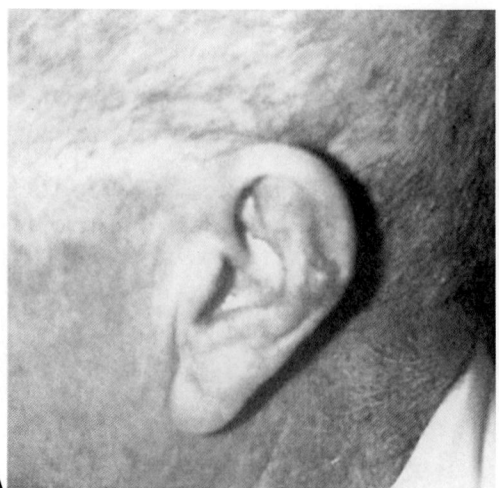
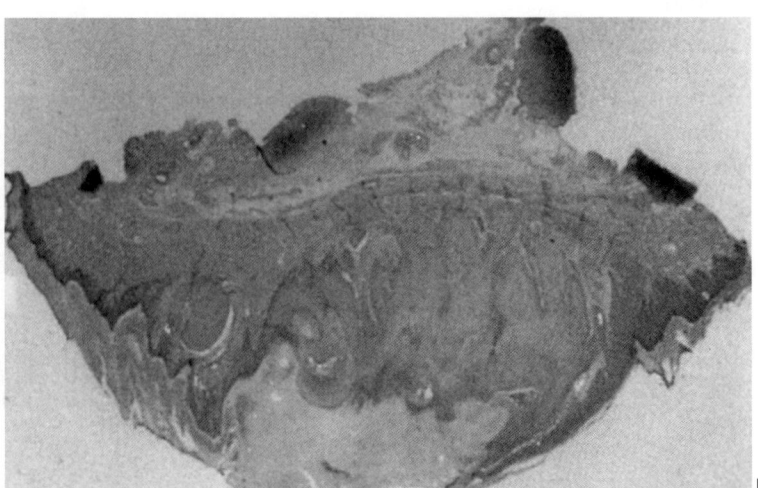

Figura 33.5

A: Ceratoacantoma da aurícula. **B:** Aparência histológica semelhante a um vulcão.

> **TABELA 33.1**
>
> **CLASSIFICAÇÃO CAC PARA CARCINOMA CUTÂNEO DE CÉLULA BASAL E CÉLULA ESCAMOSA**
>
> **Tumor primário (T)**
> TX: Tumor primário não pode ser avaliado
> T0: Sem evidência de tumor primário
> T_{is}: Carcinoma *in situ*
> T1: Tumor de 2 cm ou menos na sua dimensão maior
> T2: Tumor maior do que 2 cm, porém não mais do que 5 cm na sua dimensão maior
> T3: Tumor maior do que 5 cm na sua dimensão maior
> T4: Tumor invade as estruturas extradérmicas profundas (*i. e.*, cartilagem, músculo, osso)
>
> **Linfonodos regionais (N)**
> N0: Sem metástase no linfonodo regional
> N1: Metástase no linfonodo regional
>
> **Metástase a distância (M)**
> M0: Sem metástase a distância
> M1: Metástase a distância
>
> **Grupos de estadiamento**
> Estádio 0: T_{is}, N0, M0
> Estádio 1: T1, N0, M0
> Estádio 2: T2, N0, M0; T3, N0, M0
> Estádio 3: T4, N0, M0; qualquer T, N1, M0
> Estádio 4: Qualquer T, qualquer N, M1

de fusão proporcionam maior acesso para tumores, os quais utilizam os planos como meios para disseminação. Os locais mais proeminentes são as regiões pré-auricular e pós-auricular, o assoalho do nariz e a columela e a dobra nasolabial. A região periorbital também está em risco para tumores invasivos localizados no osso ou periósteo, particularmente na região cantal medial. Mohs (17) especulou que as células do tumor de célula basal migram ao longo do periósteo ou pericôndrio do nariz e dos cantos mediais por causa da estreita aposição da pele ao osso e à cartilagem nessas localizações.

Swanson (18) determinou que os locais de alto risco situam-se no interior de uma zona "H" na face (Fig. 33.6). Ao destacar as regiões específicas em risco, ele citou a junção da asa com a prega nasolabial, o septo nasal, a asa nasal, os cantos internos e pálpebras inferiores da região periorbital, a região periauricular estendendo-se até a têmpora e certas lesões do escalpo.

Lesões Cutâneas Recidivantes

Um carcinoma recidivante da pele apresenta um problema muito mais desafiador do que a lesão primária. O câncer recidivante indica uma terapia inicial inadequada ou uma persistência da doença no tecido adjacente à lesão original. Levine e Bailin (19) avaliaram 496 casos de carcinoma de célula basal recidivante em uma tentativa para identificar fatores de risco significativos. Eles atestaram que a região do terço médio da face estava envolvida em 57,6% dos casos, e as áreas auricular e pré-auricular contribuíram para 13,4% das recidivas. O nariz é a localização mais comum de recidivas (25,5% a 41%). O risco relativo para a recidiva foi calculado em um estudo para localizações diferentes (19). Em ordem decrescente de magnitude de risco, as localizações são o nariz (2,38), as orelhas (1,43), as áreas periorbitais (1,17), o restante da face (1,04) e o pescoço e o escalpo (0,55). A distribuição desses tumores recidivantes é mostrada na Figura 33.7.

Jackson e Adams (21) descreveram 33 casos de carcinoma de célula basal extensivo. Essas lesões eram grandes (maiores do que 3 cm), destrutivas, localmente incontroláveis ou metastáticas. Ao definir as características predominantes de cada lesão, os pesquisadores observaram que 18 eram grandes, 6 destrutivas, 5 localmente incontroláveis e 4 metastáticas. Eles concluíram que esses tumores terríveis geralmente tinham um início antes dos 40 anos de idade e recidivavam mais do que duas vezes a despeito do tratamento adequado, e que cada recidiva aparecia mais rapidamente e se tornava maior do que o tumor precedente. Em muitos pacientes, condições subjacentes predispunham ao carcinoma de célula basal cutâneo, incluindo ingestão de arsênico, síndrome de célula basal nevóide, queimaduras preexistentes e radiodermatite.

Levine (22) estudou a patogênese e o tratamento de grandes neoplasias cutâneas recidivantes. As lesões avançadas, chamadas extensas ou previamente incontroláveis, alcançavam um ou mais dos seguintes critérios: diâmetro maior do que 3 cm, envolvimento profundo além da pele e gordura subcutânea, quatro ou mais tratamentos prévios sem controle ou doença metastática comprovada.

> **TABELA 33.2**
>
> **FATORES ASSOCIADOS A ALTO RISCO DE MALIGNIDADES CUTÂNEAS**
>
> **Histologia**
> Carcinoma de célula escamosa recidivante
> Carcinoma de célula basal, tipo morféia
> Carcinoma de célula basal ceratótico (*i. e.*, basoescamoso, metatípico)
>
> **Localização**
> Nariz, sulco nasolabial, assoalho do nariz, columela
> Auricular, pós-auricular, pré-auricular
> Região periorbital, planos de fusão embrionários
>
> **Tamanho**
> Lesões > 2 cm
>
> **Fatores predisponentes**
> Qualquer síndrome ou predisposição genética
> História de utilização de arsênico
> Tumor emergindo em queimaduras ou cicatrizes
> Tumor emergindo na área da radiodermatite
>
> **Outros fatores**
> Tumores recidivantes
> Tumores com invasão de tecido significativa

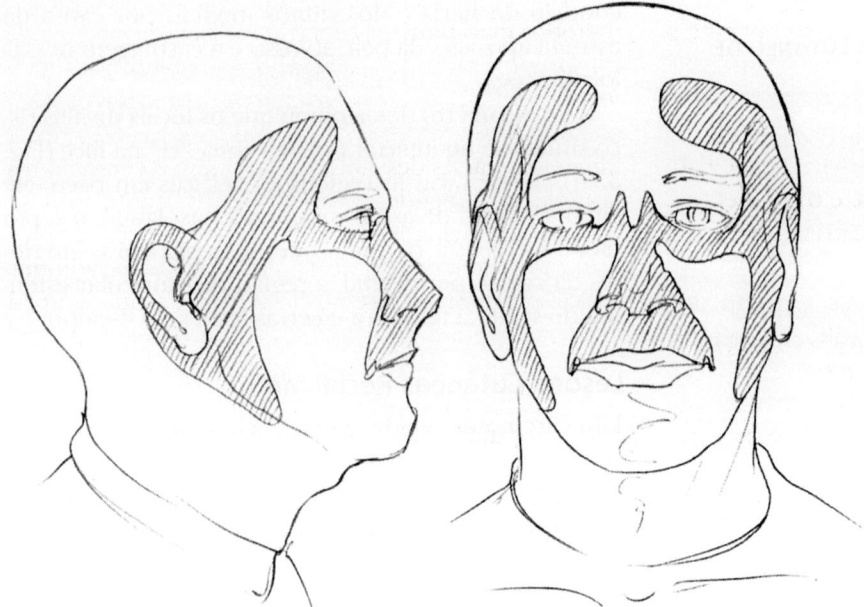

Figura 33.6

Zona H: áreas de alto risco para malignidades cutâneas agressivas. (De Swanson NA. Mohs surgery: technique, indications, applications, and the future. *Arch Dermatol* 1983;119:761, com permissão.)

MANEJO

Uma vantagem do manejo não-cirúrgico das malignidades primárias da pele são os índices de cura relatados que excedem 95% para malignidades selecionadas da pele. Essas modalidades não-cirúrgicas utilizam a terapia de campo para seu mecanismo de tratamento. Os cânceres de pele crescem tanto radialmente quanto verticalmente de forma proporcional e previsível. A terapia de campo utiliza essas características do crescimento para tratar uma área definida contendo tanto o tumor como uma camada circundante de tecido normal.

Curetagem com Eletrodissecção

Um dos tratamentos mais comuns para o carcinoma de célula basal é a excisão por curetagem combinada com eletroesvaziamento, também conhecido como eletrocirurgia ou eletroesvaziamento com curetagem. Ela é utilizada primariamente pelos dermatologistas, que manejam a maior parte dessas lesões, e é muito bem-sucedida quando utilizada apropriadamente, levando a índices de cura de 92% a 98% (23).

A razão para a utilização desta modalidade é que os tumores de célula basal e escamosa possuem um as-

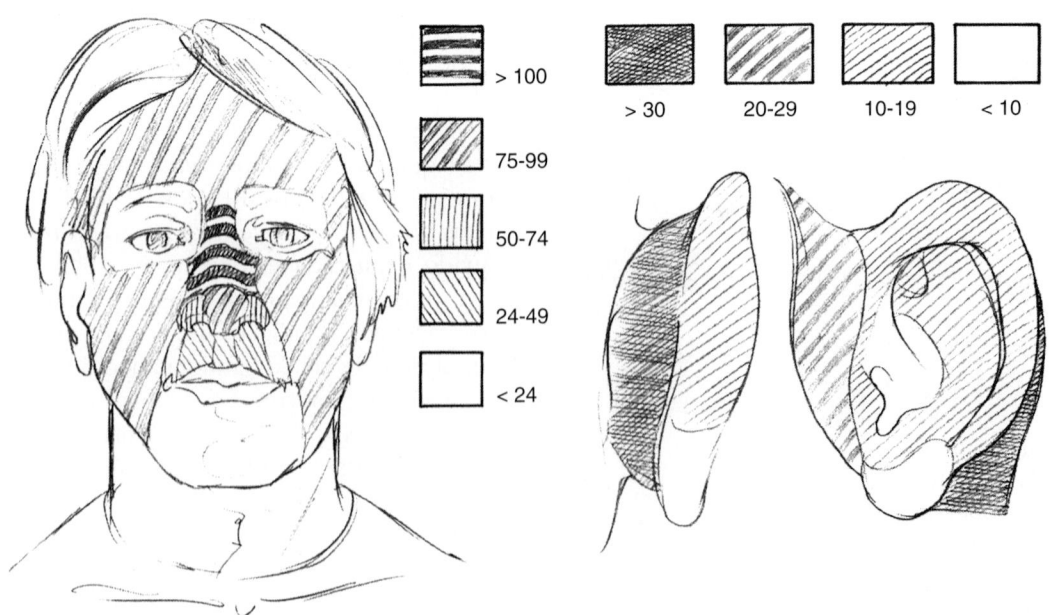

Figura 33.7

Distribuição das malignidades cutâneas recidivantes.

pecto macio que pode ser detectado à medida que a lesão é curetada. Em mãos experientes, isso permite a remoção de todo o tumor palpável com diferentes tamanhos de cureta. Após a percepção de tecido normal ser encontrada sobre toda a base da incisão, é realizada a eletrodissecção ou fulguração do ferimento. Esse processo é completado de 2 a 6 vezes, e o ferimento é tratado topicamente e permitida a cicatrização por segunda intenção.

As vantagens do eletroesvaziamento incluem preservação máxima do tecido normal, facilidade de realização e conveniência (23). As desvantagens incluem cuidado de um ferimento aberto, cicatrização deprimida ou hipertrófica e sangramento retardado. A eletrocirurgia deve ser utilizada apenas em lesões selecionadas, geralmente lesões de células basais menores do que 2 cm de diâmetro. As contra-indicações para esta modalidade de tratamento incluem lesões com invasão profunda, carcinomas de células basais escleróticos e semelhantes à morféia e tumores recidivantes (23). Se os tumores de células escamosas forem tratados com esta modalidade, eles devem ser cuidadosamente selecionados.

Criocirurgia

A criocirurgia é outra opção de tratamento que pode ser apropriada para algumas lesões de célula basal. Da mesma forma que a eletrocirurgia, a habilidade e a experiência do médico assistente são críticas. O criogênio mais comumente utilizado é o nitrogênio líquido. Uma temperatura de no mínimo −30° C é considerada letal para o tecido maligno cutâneo, embora alguns cirurgiões considerem −50°C mais apropriados. O tumor e uma área de tecido circunvizinho são congelados para assegurar a adequação da ablação. Um termômetro inserido na margem da área de tratamento assegura que a temperatura apropriada para matar a célula é alcançada. Permite-se que o tecido degele, e, após um período apropriado, o ciclo congelamento-degelo é repetido.

Os proponentes dessa técnica citam as vantagens de seu alto índice de cura, possibilidades de preservação do tecido e conveniência (24). Acredita-se que seja útil nos tumores sobrejacentes à cartilagem, que podem ser congelados sem sofrer necrose. Pode ser particularmente útil nos pacientes com múltiplas lesões. As desvantagens incluem uma fase de cicatrização prolongada e o cuidado do ferimento. A hipopigmentação e a cicatrização insatisfatória podem ocorrer. Sua utilização deve ser limitada a lesões com margens bem definidas e não deve ser utilizada para tumores semelhantes a morféia ou cânceres recorrentes de pele.

Radioterapia

A radioterapia possui a capacidade de curar a maior parte dos cânceres de pele bem-sucedidamente e foi utilizada amplamente no passado (25). À medida que métodos mais práticos e menos radicais de tratamento tornaram-se populares, sua utilização nos últimos anos foi diminuída. As vantagens da irradiação incluem a capacidade para tratar um campo amplo do tumor e evitar a cirurgia. As desvantagens incluem o curso do tratamento prolongado, caro, com efeitos nos tecidos adjacentes, efetividade limitada se os tumores envolverem cartilagem ou osso, e a possibilidade de radiodermatite e carcinogênese tardia. A radioterapia é atualmente utilizada no tratamento de candidatos pobres à cirurgia, como um adjuvante desta, ou como um paliativo em lesões avançadas. Ela pode ser curativa, porém a seleção cuidadosa das lesões e dos pacientes é crucial.

Terapia Fotodinâmica para a Malignidade Cutânea de Cabeça e Pescoço

A terapia fotodinâmica (TFD) é uma modalidade terapêutica que utiliza uma droga fotossensibilizante, a qual se localiza seletivamente nos tumores e que, ao ser ativada pela exposição à luz, causa necrose preferencial do tumor. A despeito de sua promessa inicial, a TFD permanece ainda uma modalidade investigativa. Os dois componentes necessários para essa terapia são uma droga fotossensibilizadora e um *laser* para ativar a droga. A droga mais amplamente utilizada na cabeça e no pescoço tem sido a porfirina. Algumas outras drogas utilizadas como fotossensibilizantes são tetraciclinas, fluoresceína, rodamina e, mais recentemente, metaloftalocianinas sulfonadas. A fonte de luz consiste de um *laser* oferecido abaixo de uma fibra para iluminação da superfície (que é uma técnica de escolha para o câncer superficial) ou implantado na substância do tumor (utilizado para tumores volumosos). O *laser* de íon de argônio bombeado colorido é mais comumente utilizado na América do Norte.

A revisão da literatura revela que inicialmente esse tratamento foi utilizado predominantemente como paliativo do câncer de pele avançado. A maior parte das séries revela uma resposta inicial dramática em muitos pacientes, porém o seguimento a longo prazo raramente foi possível por causa da natureza avançada desses cânceres (26). A resposta foi variável e imprevisível, e dor aguda e necrose da pele foram comuns. O maior problema na avaliação da literatura é a tremenda variabilidade na técnica, droga e dosagem de luz nas séries relatadas.

As vantagens da TFD são que lesões múltiplas podem ser tratadas ao mesmo tempo, possui bons resultados cosméticos, e não é requerida anestesia. As desvantagens incluem falta de resposta previsível em lesões mais avançadas e fotossensibilidade ocasional. Uma vez que a técnica venha a ser mais refinada, tem um grande potencial no manejo dos cânceres da pele.

Interferon-α

O interferon-α (IFN-α) está sob investigação para o tratamento do câncer primário da pele. Estudos pilotos demonstraram que o carcinoma de célula basal dos tipos nodular e superficial mostra respostas excelentes (27,28). O tratamento é iniciado com dose baixa (1,5 ∞ 106 IU) IFN-α intralesional 3 vezes por semana. As reações locais incluem dor e eritema persistente. O efeito colateral mais comum é similar a uma gripe, cujos sintomas respondem ao acetaminofen. Os efeitos colaterais hematológicos incluem leucocitopenia e trombocitopenia.

Acredita-se que o mecanismo é devido às propriedades antiproliferativas e imunomodulatórias do interferon. Através de um efeito estimulante não específico nos macrófagos, e células matadoras naturais, a administração localizada do IFN-α aumenta focalmente a resposta do hospedeiro ao tecido neoplásico.

Excisão Cirúrgica

A excisão cirúrgica para a neoplasia cutânea é a modalidade com a qual a maior parte dos cirurgiões de cabeça e pescoço possuem a maior experiência. O índice de sucesso para este método de tratamento é de 93% a 95% (29). As principais vantagens da cirurgia de excisão incluem a capacidade de obter tecido para o diagnóstico e para avaliar a totalidade da excisão. Através da utilização de secções congeladas, o cirurgião pode avaliar as margens da excisão histologicamente. Outro benefício é a cosmética excelente, particularmente se os defeitos são cômodos para o fechamento primário. As desvantagens são que a excisão cirúrgica pode consumir mais tempo, ser mais inconveniente e cara para o paciente do que outros tratamentos. A maior parte dos cirurgiões acredita que a confirmação histológica da adequação da excisão suplanta essas desvantagens relativamente menores. O *laser* de dióxido de carbono (CO_2) também pode ser utilizado para a excisão de carcinomas cutâneos.

Cirurgia de Mohs

Mohs foi o pioneiro de uma nova técnica para remoção de neoplasias cutâneas enquanto era estudante de medicina nos anos 1930. Seus primeiros resultados foram publicados em 1941, e a nova modalidade foi batizada como *técnica de quimiocirurgia* (29). Com esse método, uma pasta de cloreto de zinco (um fixador químico) era aplicada ao câncer, fixando-o *in situ* e permitindo cuidadosas excisões seriadas com exame de todo o espécime histologicamente. Isso permitia que ele mapeasse extensões do tumor residual, de forma que a re-excisão dessas massas de câncer era possível. Os índices de cura associados à técnica variam de 96% a 99% (30,31). Tromovitch e Stegman (32) revisaram a técnica original e usaram uma técnica de tecido fresco que aderia aos mesmos princípios das excisões seriadas e do mapeamento de depósitos do tumor. A nomenclatura para as técnicas evoluiu até o ponto em que a quimiocirurgia de Mohs implica em uma técnica de tecido fixado, e a cirurgia micrográfica de Mohs indica a utilização de uma técnica de tecido fresco. A maior parte dos cirurgiões dermatológicos utiliza agora a técnica de tecido fresco, comumente denominada cirurgia de Mohs. Os detalhes da técnica foram publicados em numerosas fontes (17,29,31). Um esquema desse processo é mostrado na Figura 33.8.

As vantagens da cirurgia de Mohs repousam na sua capacidade para examinar as margens de ressecção na sua totalidade, ao contrário de margens de rotina ou secções de congelamento que avaliam amostras aleatórias das margens. Focos microscópicos do tumor podem ser identificados, mapeados e reexcisados com esta técnica. Ela também permite a remoção da neoplasia com a máxima preservação do tecido normal circunvizinho. Outro benefício da técnica de tecido fresco de Mohs é a capacidade de reconstruir imediatamente os defeitos que foram criados. A maior vantagem é que esta técnica possui o mais elevado índice de cura no manejo das lesões avançadas, de alto risco ou recidivantes. A cirurgia de Mohs é mais útil nas lesões de alto risco caracterizadas na Tabela 33.3. As desvantagens da técnica de Mohs são a experiência especial, o tempo, e o gasto envolvido. Alguém com este treinamento especial pode não estar disponível em todas as comunidades. Essas desvantagens são compensadas por se alcançar o estado livre de doença.

Laser de Dióxido de Carbono

A excisão a *laser* é apropriada no manejo de algumas malignidades da pele. Ela é indicada no lugar da excisão padrão para pacientes cujo estado cardíaco ou outras condições médicas tornem a utilização de epinefrina na anestesia local uma imprudência. A lidocaína sem a adição de um vasoconstritor possui uma duração de aproximadamente 15 minutos, tempo mais do que adequado para ressecar a maior parte das lesões faciais em forma de pouco sangramento com o *laser* de CO_2. Se as margens forem positivas, mais anestesia é infiltrada onde requerido e mais tecido é removido, conforme a necessidade. Após as margens serem determinadas como livres do tumor, a área do retalho local é infiltrada, e a reconstrução é realizada. Nós também confirmamos que a excisão com *laser* pode ser benéfica nos pacientes com distúrbios de sangramento.

Outra indicação para a utilização do *laser* de CO_2 é a ressecção ou vaporização de lesões múltiplas pequenas que então não requerem reconstrução. Lesões grandes como de 7 a 8 mm podem ser ressecadas sem

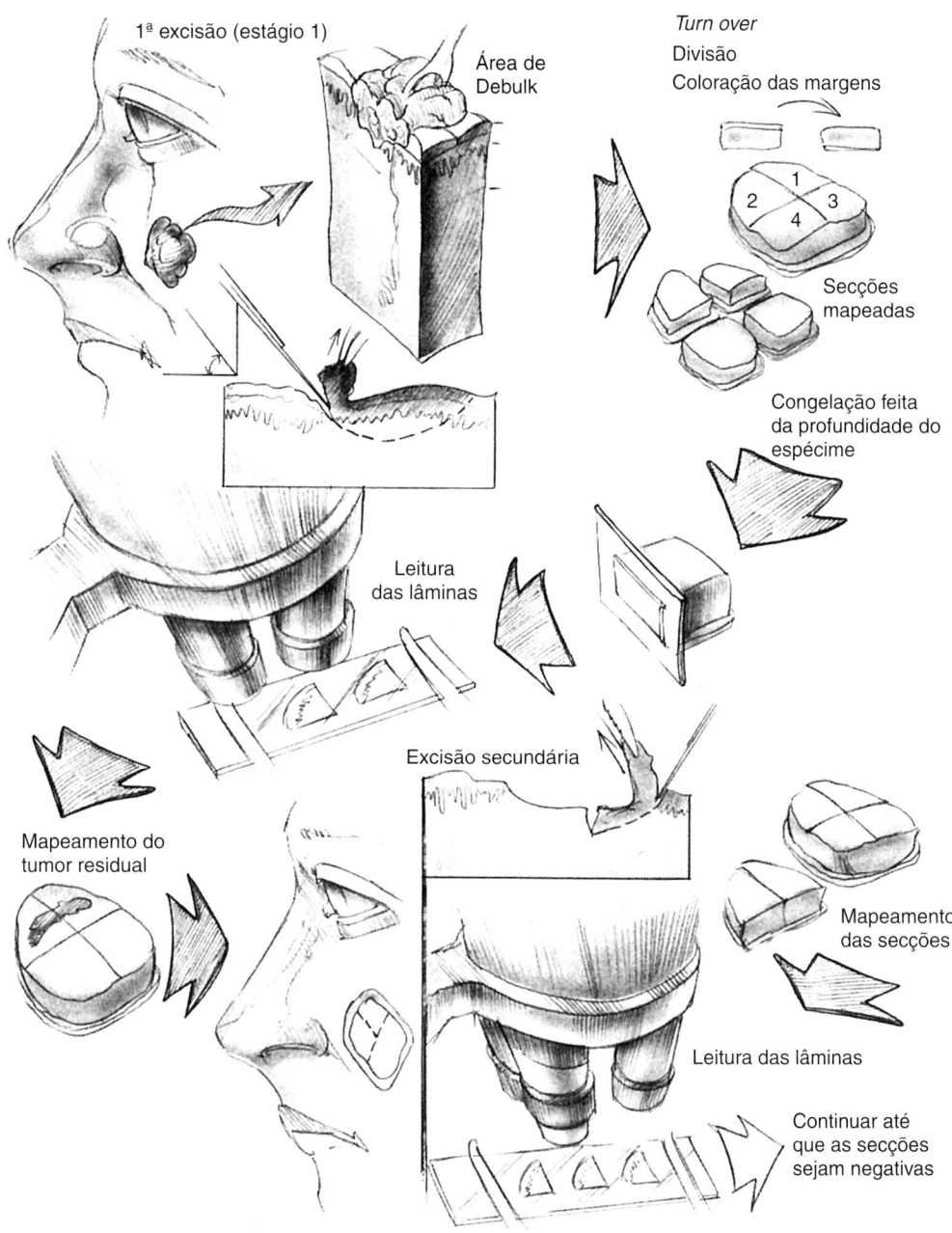

Figura 33.8
Esquema utilizado para excisão micrográfica de tumor cutâneo. (Modificado de Mohs FE. Microcontrolled surgery for skin cancer. In: Epstein E, Epstein E, eds. *Skin surgery*. Philadelphia: WB Saunders, 1987:380-381, com permissão.)

TABELA 33.3 — TRATAMENTO DO CARCINOMA DE CÉLULA BASAL

Método de Tratamento	Índice de Sucesso (%)
Eletrocirurgia	92,6-98,0
Cirurgia de excisão	93,2-95,5
Criocirurgia	94,0-97,0
Cirurgia de radiação	92,1-96,0
Cirurgia de Mohs	97,4-99,1

sangramento e são deixadas com um curativo fisiológico que cicatriza completamente dentro de 10 dias, resultando em excelente cosmética. Esse método é particularmente efetivo no manejo de múltiplas lesões pré-malignas ou potencialmente malignas nos pacientes com câncer de pele.

A paliação da lesão negligenciada no paciente muito idoso ou debilitado cujo câncer de pele é de menor preocupação do que outras grandes considerações da saúde é realizada com diligência utilizando-se o *laser* de CO_2. Esses pacientes com freqüência residem em instituições de cuidado limitado, e a paliação pode ser dirigida para a melhora dos cuidados de enfermagem, maior conforto do paciente e conveniência. Esses objetivos propõem algum tipo de tratamento, embora a cura possa não ser realística ou possível (Fig. 33.9). Nossa abordagem para as técnicas de manuseio está resumida na Tabela 33.4.

Reconstrução Cirúrgica

Existem três métodos fundamentais para o manejo dos defeitos criados pela cirurgia de excisão do câncer de pele: sem reconstrução, reparo imediato ou reconstrução tardia. A primeira alternativa é utilizada se permitirmos que o ferimento cicatrize por segunda intenção ou seja coberto por um enxerto, e o defeito subseqüente não seja reconstruído. Isso pode ser apropriado para os pacientes que são tratados de forma paliativa ou para aqueles que, por outras razões, não são candidatos à reconstrução. Outros pacientes podem ser candidatos a ou melhor atendidos com uma prótese. A escolha do cirurgião é influenciada por muitos fatores, tais como a saúde geral do paciente e sua expectativa de vida. A localização e extensão da lesão e a situação social do paciente podem desempenhar um papel nas decisões relacionadas à reconstrução. Grandes defeitos são de pouca preocupação para algumas pessoas, porém um defeito mínimo pode ser devastador para outras.

A restauração funcional tem precedência sobre a cosmética, se essa escolha tiver que ser feita (p. ex., reconstrução do lábio superior para assegurar um esfíncter oral competente antes de realizar uma reconstrução nasal). A reconstrução precoce dos defeitos da asa nasal e das pálpebras é de preocupação superior porque a reconstrução após a contratura ter ocorrido raramente é satisfatória.

Além disso, a restauração funcional, anatômica, patológica e considerações cosméticas influenciam a escolha do cirurgião pelo método reconstrutivo. Básico para qualquer reconstrução de enxerto é o déficit de tecido secundário que, quando fechado, resulta na tensão aumentada no tecido local circunvizinho. A contração da cicatriz tem potencial para distorcer ou criar uma grande deformidade. A utilização de um enxerto de pele diminui essa probabilidade, colhendo o tecido onde é encontrado em abundância, geralmente a alguma distância do defeito, e substituindo esse tecido pelo tumor ressecado.

Considerações anatômicas controlam as opções cirúrgicas pela imposição de restrições como simetria, relevos e estruturas faciais, e a falta de disponibilidade de tecido local ou adjacente adequado. Todos os retalhos criam um defeito secundário que precisa ser tratado de alguma maneira. Isso é realizado, com mais freqüência, pelo fechamento primário, porém o cirurgião pode utilizar outro retalho ou enxerto.

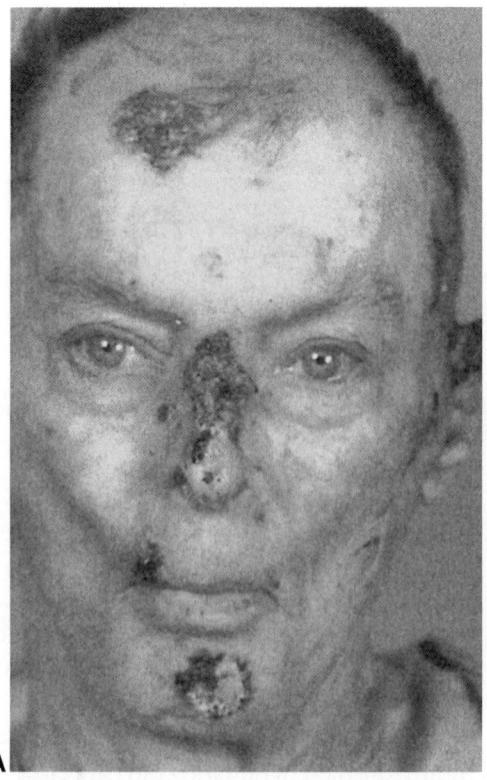 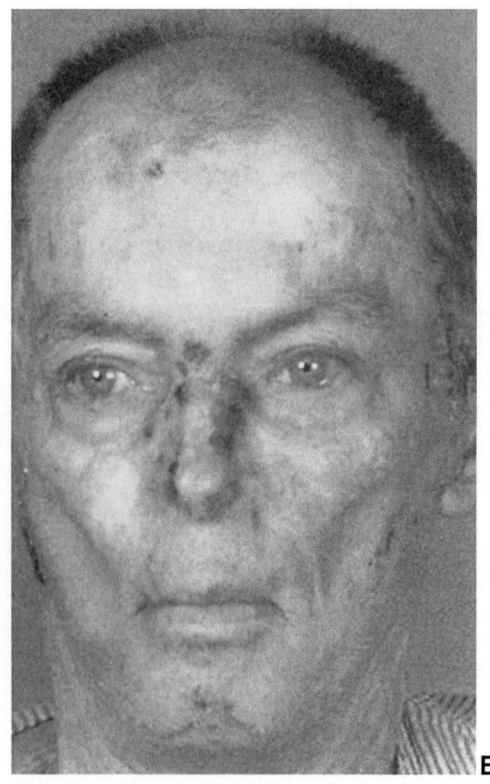

Figura 33.9

A: Múltiplos cânceres de célula basal tratados paliativamente com *laser*. **B:** Seis semanas após a ablação com *laser*.

TABELA 33.4 ℞ TRATAMENTO
MALIGNIDADES CUTÂNEAS

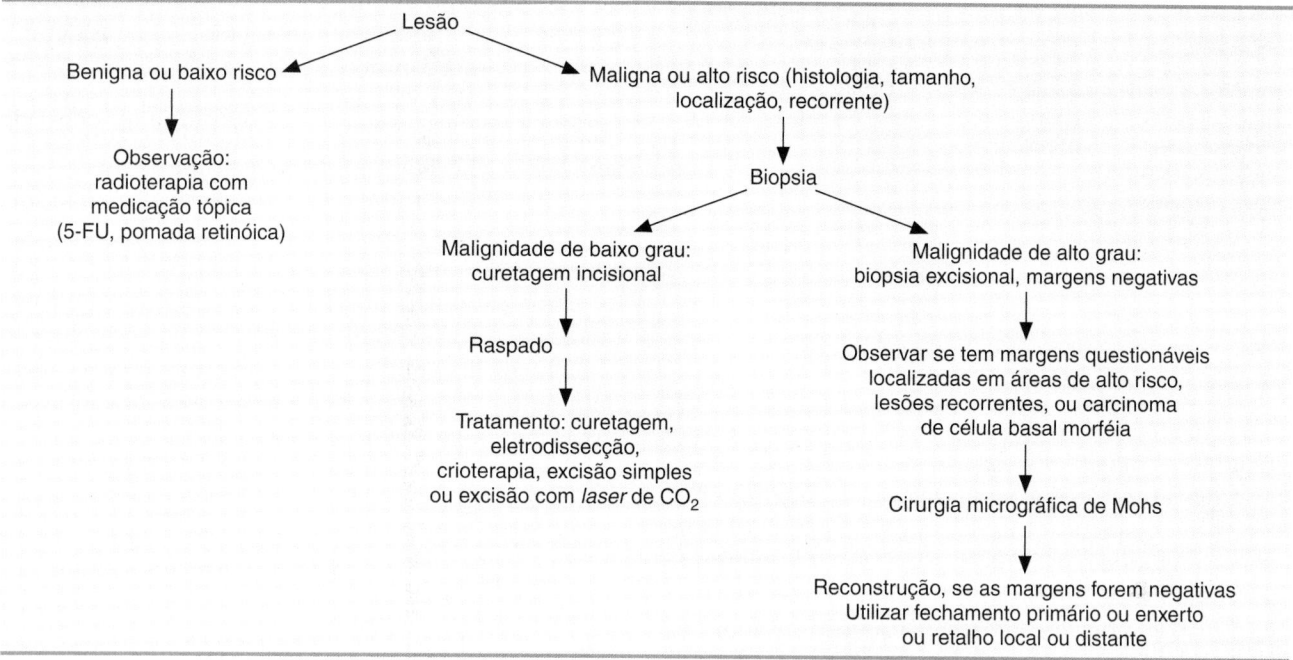

5-FU, 5-fluorouracil.

Considerações patológicas influenciam as escolhas reconstrutivas. Os defeitos relacionados a certos tipos histológicos de tumores poderiam ser melhor cobertos com um enxerto de pele a ter um tumor potencial escondido por um retalho espesso. Margens questionáveis são outro fator que poderia impor uma escolha mais conservadora. Tumores localizados nas áreas conhecidas clinicamente como mais virulentas (p. ex., canto medial, espinha nasal, canal auditivo externo) poderiam de forma melhor não ser reconstruídos com um enxerto espesso. Os carcinomas de célula escamosa da pele geralmente são mais agressivos e infiltrativos do que os carcinomas de célula basal, e isto afeta seu manejo. Uma exceção é o carcinoma de célula basal tipo morféia, o qual é infiltrativo. Sua extensão subdérmica semelhante a um iceberg pode tornar os esforços reconstrutivos elaborados fúteis e talvez devastadores para o paciente. É aconselhável adiar a reconstrução imediata e permitir a cicatrização por segunda intenção ou cobrir o defeito com um enxerto de pele. Quando o leito receptor possui um suprimento de sangue marginal, o enxerto de pele tardio é recomendado. Permite-se que a área do ferimento granule por 21 dias. Então uma tira circunferencial de 1 a 2 mm é removida, seguida por uma área de incubação cruzada. Um enxerto de pele de espessura grossa (0,45 a 0,5 mm) é colocado. Se a reconstrução adicional for necessária, ela pode ser realizada quando o paciente for confirmado como livre do tumor, geralmente após um período de observação de 1 a 2 anos.

Planejamento da Reconstrução

Na determinação da reconstrução de retalho local, o cirurgião precisa primeiramente considerar os efeitos nos tecidos e nas estruturas adjacentes. É essencial que o tecido a ser movido em direção ao defeito seja frouxo e abundante o suficiente para fechar o vazio cirúrgico. O local doador também precisa ser fechado, geralmente primariamente, sem conseqüências inaceitáveis aos tecidos ou às estruturas adjacentes. O cuidado máximo na mente do cirurgião precisa ser a colocação das incisões. Linhas de fechamento devem ser em pregas da pele, demarcações estruturais faciais, ou linhas de tensão de pele relaxadas. A tensão e a direção da tração máxima precisam não distorcer, criar assimetria, ou resultar em uma cicatriz inaceitável. A contratura final das cicatrizes resultantes não deve criar uma deformidade.

Uma revisão de nossos casos cirúrgicos indica que o manejo mais comum após ressecção é o fechamento primário e avançado. Obviamente, essa técnica é propícia para a maior parte de lesões pequenas. Para aqueles que demandaram uma forma mais sofisticada de reconstrução, existem diversas opções reconstrutoras confiáveis (Tabela 33.5). As opções de reconstrução e as técnicas são discutidas nos Capítulos 3, 7, e 10.

TABELA 33.5
MÉTODOS DE RECONSTRUÇÃO

Método	Porcentagem dos Procedimentos
Retalho na linha média da fronte	26
Retalho nasal dorsal móvel	24
Enxerto cutâneo pericondrial	18
Retalho nasolabial	15
Outros métodos	19
Total	100

Dados de séries não publicadas de FJ Stucker.

COMPLICAÇÕES

Ao lidar com malignidades cutâneas, a tentação de evitar a desfiguração é grande (Fig. 33.6). Infelizmente, isso, com freqüência, resulta em uma excisão inadequada, expondo o paciente à recidiva e talvez à grande possibilidade de um prognóstico muito pior. Talvez a lição mais importante que a técnica de Mohs tem nos ensinado seja o comportamento insidioso de algumas malignidades cutâneas. Portanto, as margens precisam sempre ser checadas e histologicamente confirmadas. Margens questionáveis não devem ser reconstruídas.

O que pode ser considerado originalmente uma excisão simples ocasionalmente é complicado pelas margens positivas. O cirurgião precisa ser flexível. Se o paciente estiver sob anestesia local, a anestesia geral pode ser necessária. Se o paciente não estiver consciente da extensão da ressecção e do reparo subseqüente, o cirurgião deve estadiar a cirurgia e discutir com o paciente o que pode estar envolvido. Ao considerar a reconstrução, a função é sempre mais importante do que a cosmética. O cirurgião deve evitar programar retalhos que afetem adversamente a função (*i. e.*, enxerto da bochecha produzindo ectrópio).

A metástase nodal regional a partir do carcinoma de célula basal é rara, ocorrendo em até 0,5% dos pacientes (33). A metástase nodal a partir do carcinoma de célula escamosa ocorre em até 12,5% dos pacientes (34). Assim, ao lidar com o carcinoma de célula escamosa, os linfonodos regionais precisam ser cuidadosamente avaliados. A metástase nodal regional a partir de malignidades cutâneas na cabeça e no pescoço mais freqüentemente envolve os linfonodos da parótida, seguidos pelos linfonodos cervicais superiores. Para lesões cutâneas maiores do que 3 cm, os esvaziamentos do pescoço ou terapia adjuvante devem ser considerados. É obrigatório monitorizar todos os pacientes com malignidades cutâneas, e as biopsias devem ser realizadas em áreas sugestivas. O seguimento de pacientes com carcinoma de célula basal deve ser a cada 6 meses durante 5 anos, e, justamente em um terço dos pacientes, um segundo carcinoma de célula basal primário irá se desenvolver dentro de 5 anos. Em muitos pacientes com cânceres de pele, a vigilância constante é a chave para um resultado bem-sucedido.

TABELA 33.6 — COMPLICAÇÕES
MALIGNIDADES CUTÂNEAS

Lesão	Diagnóstico	Tratamento	Fechamento	Problemas ou Complicações
Célula basal superficial	História de exposição ao sol, manchas vermelhas escamosas, ocasionalmente ulceração central, margem cilíndrica	Pequena: eletrodissecção e curetagem, criocirurgia, biopsia excisional	Primário	Recidiva da lesão; grande excisão com secção congelada ou cirurgia de Mohs
Célula basal tipo morféia	Mancha espessa macular, lesões saltadas, extensão para baixo dos planos faciais naturais	Ressecção com freqüência do osso, incluindo periósteo, secções de congelação das camadas profundas	Reconstrução tardia, se as margens forem indistintas	Recorrência comum; excisão primária deve ser agressiva; possível papel para terapia adjuvante
Carcinoma de célula escamosa	Mancha eritematosa ulcerada, geralmente história de ceratose actínica, friável	Avaliar os linfonodos locais ou adenopatia palpável se lesão > 3 cm, realizar dissecção do pescoço e irradiação pós-operatória	Retalho local ou distante ou enxerto	Lesões recorrentes e grandes; requer excisão em bloco; pode haver envolvimento perdido ou falha para identificar envolvimento de linfonodo

PONTOS IMPORTANTES

- A exposição ao sol está associada a todas as formas de câncer de pele.
- Ao contrário de outras formas de carcinoma de célula basal, o tipo morféia é particularmente difícil de excisar por causa das margens indistintas, lesões elevadas, e de uma propensão para invasão profunda.
- O câncer de célula escamosa recidivante tende a ser mais agressivo local e metastaticamente do que o câncer que se desenvolve após alterações actínicas.
- A histologia, o local anatômico e o estado primário ou recorrente devem ser considerados no manejo de uma malignidade cutânea.
- Lesões pré-malignas e de baixo grau podem ser manejadas com quimioterapia tópica (i. e., 5-fluorouracil), eletrodissecção e curetagem, ou *laser* de CO_2. Todas as outras lesões devem ser excisadas com margens negativas para maximizar o sucesso.
- Considerar a excisão de tecido adicional para incorporar uma unidade facial completa, se mais do que um terço está envolvido. Isso produz um reparo mais cosmético e simétrico.
- Se confrontado com margens profundas indistintas ou uma alta probabilidade de recidiva, considerar o enxerto de pele e a observação por 6 a 12 meses.
- A reconstrução planejada nunca deve limitar a ressecção oncológica.
- Se possível, colocar as incisões em uma prega facial, áreas com cabelos, junções de unidades faciais e paralelas às linhas de tensão de pele relaxada.
- Planejar sempre a reconstrução em padrões microvasculares de simples a mais complexos: enxerto com fechamento de pele primário > retalho local > retalho regional > retalho livre.
- Se utilizar um retalho facial local, considerar o defeito do local doador e seu efeito sobre estruturas funcionais (p. ex., pálpebra, boca).

REFERÊNCIAS

1. Santmyrie BR, Feldman SR, Fleischer AB Jr. Lifestyle high-risk behaviors and demographics may predict the level of participation in sun-protection behaviors and skin cancer primary prevention in the United States: result of the 1998 Nation Health Interview Survey. *Cancer* 2001;92:1315-1324.
2. American Cancer Society. *Cancer facts and figures 2000*. November, 2001; www.cancer.org.
3. Farman J, Gardiner B, Shanklin J. Large losses of total ozone in Antartica reveal seasonal ClxNOx interaction. *Nature* 1985;315:207.
4. Cutchis P. Stratospheric ozone depletion and solar ultraviolet radiation on earth. *Science* 1974;184:13.
5. Wagner RF, Casciato DA. Skin cancers. In: Casciato DA, Lowitz BB, eds. *Manual of clinical oncology*, 4th ed. Philadelphia: Lippincott Williams & Wilkins, 2000:336-373.
6. Taylor KS. Unraveling the molecular pathway from sunlight to skin cancer. Acc Chem Res 1994;27:76-82.
7. Barr BB, Benton EC, McLaren K, et al. Human papilloma virus infection and skin cancer in renal allograft recipients. *Lancet* 1989;1:124.
8. Eliezri YD, Silverstein SJ, Nuovo GJ. Occurrence of human papillomavirus type 16 DNA in cutaneous squamous and basal cell neoplasms. *J Am Acad Dermatol* 1990;23:836.
9. Smith JL. Pathology of skin tumors of the head and neck. In: Thawley SE, Panje WR, eds. *Comprehensive management of head and neck tumors*. Philadelphia: WB Saunders, 1985:1173.
10. Pinkus H. Premalignant fibroepithelial tumors of the skin. Arch Dermatol Syph 1953;67:598-615.
11. Lever WE Schaumburg-Lever G. *Histopathology of the skin*. Philadelphia: JB Lippincott, 1983.
12. American Joint Committee on Cancer. Carcinoma of the skin (excluding eyelid, vulva, and penis). In: Greene FL, et al., eds. *American Joint Committee on Cancer*: staging manual, 6th ed. New York: Springer, 2002:203-208.
13. Harris TJ. Squamous cell carcinoma. In: Emmett AII, O'Rourke MGE, eds. *Malignant skin tumors*. New York: Churchill Livingstone, 1982:67.
14. Jansen GT, Westbrook KC. Cancer of the skin. In: Suen JY, Myers EN, eds. *Cancer of the head and neck*. New York: Churchill Livingstone, 1981:212.
15. Headington IT. Epidermal carcinomas of the integument of the nose and ear. In: Batsakis JG, ed. *Tumors of the head and neck*. Baltimore: Williams & Wilkins, 1979:420.
16. Panje WR, Ceilley RI. The influence of embryology of the midface on the spread of epithelial malignancies. *Laryngoscope* 1979;89:1914.
17. Mohs FE. Chemosurgery for the microscopically controlled excision of skin cancer. *J Surg Oncol* 1971;3:257-267.
18. Swanson NA. Mohs surgery: technique, indications, applications, and the future. *Arch Dermatol* 1983;119:761.
19. Levine HL, Bailin PL. Basal cell carcinoma of the head and neck: identification of the high risk patient. *Laryngoscope* 1980;90:955.
20. Roenigk RK, Ratz JL, Bailin PL, et al. Trends in the presentation and treatment of basal cell carcinoma. *J Dermatol Surg Oncol* 1986;12:860-865.
21. Jackson R, Adams RH. Horrifying basal cell carcinoma: a study of 33 cases and a comparison with 435 non-horror cases and a report of four metastatic cases. *J Surg Oncol* 1973;5:431.
22. Levine H. Cutaneous carcinoma of the head and neck: management of massive and previously uncontrolled lesions. *Laryngoscope* 1983;93:87.
23. Swanson NA. Basal cell carcinoma: treatment modalities and recommendations. *Prim Care* 1983;10:443.
24. Crissey JT. Curettage and electrodesiccation as a method of treatment for epitheliomas of the skin. *J Surg Oncol* 1971;3:287.
25. Zacarian SA. Cryosurgery of malignant tumors of the skin. In: Epstein E, Epstein E, eds. *Skin surgery*. Philadelphia: WB Saunders, 1987.
26. Carruth JAS, McKenzie AL. Preliminary report of a pilot study of photoradiation therapy for the treatment of superficial malignancies of the skin, head and neck. *Eur J Surg Oncol* 1985;11:47-50.
27. Greenway HT, Cornell RC, Tanner DJ, et al. Treatment of BCC with intralesional interferon. *J Am Acad Dermatol* 1986;15:437-443.
28. Uede K, Shimakage J, Ohta C, et al. Skin carcinoma successfully treated by interferon (IFN) local injection.

In: *Abstracts of the Seventeenth World Congress of Dermatology.* Berlin, 1987;1:358.
29. Swanson NA, Grekin RC, Baker SR. Mohs surgery: techniques, indications, and applications in head and neck surgery. *Head Neck Surg* 1983;6:683.
30. Mobs FE. Chemosurgery: a microscopically uncontrolled method of cancer excision. *Arch Surg* 1941;42:279.
31. Mohs FE. Microcontrolled surgery for skin cancer. In: Epstein E, Epstein E, eds. *Skin surgery.* Philadelphia: WB Saunders, 1987:280-395.
32. Tromovitch TA, Stegman SJ. Microscopically controlled excision of skin tumors. Chemosurgery (Mohs): fresh tissue technique. *Arch Dermatol* 1974;110:231.
33. Malone JP. Basal cell carcinoma metastatic to the parotid: report of a new case and review of the literature. *Ear Nose Throat J* 2000;79:511.
34. Cherpelis BS, Marcusen C, Lang PG. Prognostic factors for metastasis in squamous cell carcinoma of the skin. *Dermatol Surg* 2002;28:268-273.

CAPÍTULO 34

Melanoma Maligno

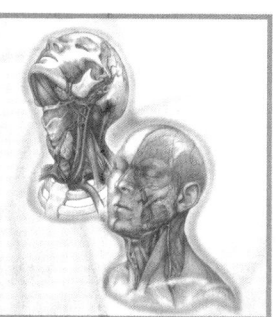

Jeffrey N. Myers ▪ Andrew J. Nemechek

O alcance na comunidade e programas educacionais têm aumentado a consciência pública, resultando na detecção precoce de pacientes com melanoma maligno cutâneo (MMC). Conseqüentemente, os índices de sobrevida de 5 anos têm aumentado. Entretanto, a incidência de MMC tem aumentado em índices tão alarmantes que esses avanços não se traduziram em índices mais baixos de mortalidade geral. Embora os métodos de estadiamento tradicionais tenham se baseado fortemente na profundidade de invasão do tumor e no tamanho dos linfonodos regionais, dados mais recentes sobre preditores clínico-patológicos dos resultados do tratamento resultaram em um novo sistema de estadiamento que incorpora ulceração e profundidade do tumor, presença de satelitose e de metástases em trânsito e número em vez do tamanho dos linfonodos envolvidos. O trabalho continua a investigar a utilidade das abordagens moleculares para o estadiamento. Além disso, resultados de estudos de vários métodos de estadiamento regional, identificação de linfonodo sentinela e biopsia têm mostrado que o estado do linfonodo sentinela é o preditor mais confiável dos resultados do tratamento. A cirurgia com terapia de radiação pós-operatória adjuvante nos pacientes selecionados tem se mostrado extremamente efetiva no alcance do controle locorreginal supino clavicular, porém a falha a distância permanece um problema amedrontador. A terapia adjuvante sistêmica com alta dose de interferon-α tem melhorado a sobrevida livre de doença, embora ela não tenha mostrado que afete significativamente a sobrevida geral. Dados de estudos de imunoterapia, quimioterapia ou bioquimioterapia para a doença em estádio avançado estão se acumulando. Entretanto, eles não têm mostrado melhora significativa na sobrevida.

Nós revisamos alguns desses desenvolvimentos recentes no estadiamento, na avaliação e no tratamento do MMC e sua relevância para o manejo do MMC da região de cabeça e pescoço. Melanomas mucosos da cabeça e pescoço também são discutidos.

EPIDEMIOLOGIA

A incidência do melanoma tem aumentado nos últimos 40 anos e continua a aumentar em um índice assustador. O número de novos casos está aumentando aproximadamente 5% anualmente. Ao redor do mundo, mais de 50.000 novos casos de MMC foram diagnosticados em 2002. Nos Estados Unidos, a estimativa atual do risco de desenvolvimento de MMC ao longo da vida é de 1 em 75 (1). O melanoma é o líder das causas de morte da malignidade da pele, contribuindo para 2% de todas as mortes de câncer nos Estados Unidos. O número de mortes por MMC tem aumentado 2% anualmente desde 1960. A sobrevida geral relacionada ao câncer tem aumentado nos últimos 20 anos. Entretanto, os índices de sobrevida nos pacientes com doença avançada não se modificaram.

Pessoas com compleição frágil ou que têm tendência para queimar-se facilmente, ou ambos, possuem um risco relativo maior de desenvolver melanoma maligno. Os melanomas de cabeça e pescoço ocorrem mais comumente nos homens (2:1), com uma média de idade no diagnóstico de 55 anos, com uma variação dos 12 aos 92 anos (2). Estudos epidemiológicos demonstraram índices elevados de melanoma naqueles vivendo em áreas geográficas que são expostas a intensa luz solar (i. e., Austrália). Esse achado e investigações no laboratório demonstram que a exposição à luz ultravioleta desempenha um papel principal na patogênese do melanoma, e a radiação UV-A e a UV-B têm sido implicadas. Isso é também sustentado pelos índices baixos de melanoma relatados em pessoas cuja pele nativamente tem mais pigmentação. A incidência de melanoma é aproximadamente 10 vezes mais elevada nos brancos do que em negros na mesma região geográfica (3). Embora a região de cabeça e pescoço contribua para apenas 9% da área de superfície corporal, 15% a 30% de todos os melanomas surgem no interior da região de cabeça e pescoço. Os pacientes com nevo congênito grande (maior do que 20 cm) no nascimento, nevo displásico ou xeroderma pigmentoso possuem um risco significativamente aumentado para desenvolver MMC invasivo.

APRESENTAÇÃO CLÍNICA E DIAGNÓSTICO

A marca clássica encontrada que desperta suspeição para o melanoma maligno é a presença de uma lesão pigmentada que muda ao longo de um período de semanas a meses. As lesões que mudam substancialmente de tamanho ou cor ao longo do tempo requerem pronta atenção médica. Outras características de lesões pigmentadas, as quais devem alertar para a possibilidade de um processo maligno, incluem modificações de diâmetro ou altura, variações na margem, cor, ulceração, coceira, dor e sangramento (4). Os melanomas também podem mostrar sinais de regressão com involução de uma lesão primária, a qual é com freqüência manifestada por uma lesão em "halo" com uma área central de menor pigmentação. Entretanto, o diagnóstico clínico desta doença pode não ser sempre claro; nem todos os melanomas são pigmentados. Cerca de 10% de todos os melanomas podem carecer de melanina, alguns podem lembrar outras lesões cutâneas como carcinoma basocelular e alguns tumores podem não ter um componente de superfície. Os pacientes também podem ser vistos inicialmente com metástase para linfonodos cervicais com tumor primário não identificável.

Uma vez que exista uma suspeição de melanoma, fatores históricos relevantes associados a risco aumentado de desenvolver esta doença devem ser avaliados. Esses fatores incluem uma história na infância de exposição ao sol com episódios de queimadura grave e uma história familiar de malignidades cutâneas, incluindo melanomas. Outros tipos de lesões pigmentadas também são importantes de serem observadas. Estas incluem nevo juncional ou adquirida, que é encontrada na pele da maior parte dos adultos, sendo geralmente menor do que 5 mm. Nevo displásico tende a ser maior e possui margens irregulares com variação na cor. A identificação de uma nevo displásica deve requerer avaliação dermatológica imediata por causa do risco aumentado de desenvolver um melanoma maligno no interior dessas lesões.

O melanoma se divide em quatro subtipos clínico-patológicos distintos: melanoma maligno lentigo (MML), propagação superficial e melanoma nodular e de extremidades lentiginoso. Essas lesões demonstram uma fase de crescimento radial (intra-epitelial) ou vertical (intra-dérmica) ou uma combinação de ambas. O crescimento radial é de natureza circunferencial e confinado à junção derme-epiderme. A fase de crescimento vertical (intra-dérmica) demonstra invasão através da junção derme-epiderme. A fase de crescimento radial pode indicar uma capacidade da lesão para crescimento e invasão na derme papilar. Essas lesões podem carecer de potencial metastático. Inversamente, as células na fase de crescimento vertical podem representar uma modificação clonal nas células com uma vantagem de crescimento sobre as células vizinhas, resultando na capacidade do clone para invadir e metastatizar.

Os melanomas cutâneos podem mimetizar um hospedeiro de outras lesões cutâneas patológicas. O diagnóstico diferencial inclui ceratose seborréica, nevo benigno (incluindo juncional, composto ou dérmico), hemangioma, nevo azul, granuloma piogênico e carcinoma pigmentado de célula basal. O lentigo maligno, LM, também conhecido como melanoma *in situ*, é uma lesão pigmentada pré-maligna que freqüentemente se desenvolve na região de cabeça e pescoço de pacientes idosos. Conhecida historicamente como nevo melanótico de Hutchinson, essas lesões estão associadas a dano solar da pele e característica melanócita atípica, a qual dissemina radialmente ao longo da junção derme-epiderme, exibindo ninhada focal, e ocasionalmente se estende ao longo de apêndices da pele em direção à derme.

Até 5% dos LMs ou melanomas *in situ* progridem para o MML invasivo. As lesões MML devem ser excisadas com margens de 0,5 cm, embora a predição das margens do tumor possa se mostrar difícil. Este é o tipo menos comum de melanoma cutâneo e contribui para entre 6% e 10% das lesões de melanoma. Seu crescimento é caracterizado por uma fase radial lenta, que pode levar até 10 anos para progredir. No início, elas são muito lentas para invadir profundamente, e os pacientes afetados possuem um prognóstico melhor quando comparados com aqueles com outras formas de melanoma.

O melanoma de disseminação superficial representa o tipo mais comum de melanoma e compreende entre 65% e 75% dos casos. Essas lesões podem demonstrar uma ampla variedade de cores, incluindo rosa, azul acinzentado, marrom, bronzeado e negro. Elas também podem demonstrar crescimento radial por 5 a 7 anos e então tornar-se invasivas, um evento freqüentemente anunciado por ulceração e sangramento. Índices elevados de cura têm sido relatados quando essas lesões são clinicamente detectadas na fase de crescimento radial. A regressão espontânea dos melanomas de disseminação superficial também tem sido relatada.

O lentiginoso referente às extremidades é o tipo mais comum de melanoma visto na população afro-americana. Em virtude dessas lesões comumente ocorrerem nas solas dos pés, superfícies das mãos e na mucosa oral/anogenital, elas são menos encontradas pelos cirurgiões de cabeça e pescoço.

O melanoma nodular compreende entre 10% e 15% de todos os melanomas e pode afetar áreas de pele expostas e não expostas à luz do sol. Ele tende a se desenvolver nos pacientes com mais de 50 anos. O melanoma nodular é considerado o mais invasivo dos melanomas cutâneos, e os pacientes afetados possuem o pior prognóstico.

Quando a lesão da pele de um paciente é sugestiva de melanoma maligno tanto pela história como pelo exame físico, a biopsia é realizada. A importância prognóstica da lesão de ulceração é discutida mais adiante. O clínico deve documentar claramente a presença ou ausência de ulceração *antes* da biopsia. A técnica para se obter tecido em uma análise patológica tem sido matéria de debate considerável. Uma biopsia adequadamente realizada não apenas estabelece um diagnóstico, mas também proporciona dados prognósticos críticos e auxilia na formulação de um plano de tratamento específico. O tipo de biopsia é ditado por fatores como o tamanho da lesão e sua localização anatômica em relação a estruturas vitais na cabeça, face e pescoço. O local de origem de um melanoma primário de cabeça e pescoço também pode ser de significado prognóstico por si mesmo, porque as lesões do escalpo e pescoço estão associadas a um prognóstico pior do que os melanomas da face. As biopsias excisionais são a técnica favorita para obter tecido para o diagnóstico, e diversos estudos têm demonstrado uma associação entre sobrevida diminuída e biopsias incisionais ou manipulativas (5). A excisão é realizada com uma margem estreita de tecido de aparência normal e deve incluir a gordura subcutânea para a avaliação completa da profundidade.

Após a excisão, o espécime é encaminhado para e discutido com o patologista. Se o tamanho da lesão ou outras restrições anatômicas ou estéticos impedirem a excisão, técnicas de biopsia incisional e de punção são alternativas aceitáveis. Ambas devem conter a porção mais representativa da lesão. A biopsia de punção pode incluir a amostragem da área mais proeminente da lesão ou uma área com a maior pigmentação. Lesões com alturas, cores e margens variáveis podem requerer biopsias de múltiplas áreas a serem realizadas para diagnóstico apropriado e exato. Colorações tradicionais tais como hematoxilina-eosina são utilizadas. As colorações imunoistoquímicas S-100, HMB-45 e melan-A têm ajudado a padronizar a avaliação patológica de lesões cutâneas. Aspiração com agulha fina, curetagem e técnicas de raspar não têm papel na avaliação do melanoma invasivo suspeito, uma vez que elas são inadequadas para proporcionar informação precisa em relação à profundidade da invasão. Deve também ser claramente estabelecido que a biopsia incisional inicial com margens negativas não é considerada terapia adequada para melanoma invasivo, porém permite a reexcisão com a oportunidade para realizar mapeamento linfático e biopsia do linfonodo sentinela (BLNS) no momento da reexcisão.

MELANOMA DE MUCOSA

Os melanomas de mucosas (não cutâneos) são lesões relativamente raras, representando apenas 2% de todos os melanomas de cabeça e pescoço. Mais de 50% dos casos relatados surgem no interior da cavidade nasal. Outras áreas afetadas incluem seios paranasais, nasofaringe, cavidade oral e orofaringe. A mucosa esofágica também pode ser afetada. A obstrução nasal é a apresentação mais comum de sintoma para as lesões sinonasais. Entretanto, um número significativo de melanomas de mucosa pode ser assintomático até que eles tenham progredido para um estádio avançado, o que contribui para o prognóstico pobre de pacientes com esse diagnóstico. Stern *et al.* (6) no Centro de Câncer M. D. Anderson encontraram uma média de 9 meses entre o começo dos sintomas e a intervenção do médico. O diagnóstico diferencial inclui lesões vasculares, angiomas e tatuagens com amálgama dentária. A biopsia é confirmatória. Restrições anatômicas freqüentemente impedem a utilização de técnicas de biopsia excisionais na maior parte dos pacientes com melanoma de mucosa. A imunoistoquímica pode ser útil também na realização do diagnóstico correto, uma vez que os melanomas de mucosa demonstram características de coloração similares para aquelas suas duplicatas cutâneas. Não é incomum que a melanose característica esteja ausente em lesões de melanona de mucosa. A certificação da profundidade da invasão não é necessária nos melanomas de mucosa porque ela tem pouco ou nenhum impacto prognóstico para esses tumores. Variantes dermoplásicas do melanoma de mucosa têm sido descritas na cabeça e no pescoço (7).

A excisão ampla do melanoma de mucosa é a pedra fundamental da terapia. A radioterapia na situação adjuvante também é sugerida, porém seus benefícios não foram demonstrados, e trabalho recente em múltiplos centros tem estudado seu papel (8,9). Os pacientes podem experimentar múltiplas recorrências locais e acabar morrendo de uma combinação de doença local e a distância não controlada. Os pacientes com lesões confinadas à cavidade nasal exibem melhor sobrevida quando comparados com aqueles com lesões na cavidade oral, e os índices de sobrevida geral de 5 anos variam entre 10% e 45%. O desenvolvimento de metástase a distância é um sinal ameaçador. A maior parte dos pacientes nos quais metástase a distância se desenvolve concorrentemente possuem recorrência local, e a maior parte morre de sua doença.

MELANOMA DESMOPLÁSTICO

O melanoma desmoplásico é uma variante histológica do melanoma que contribui para menos de 1% dos casos gerais de melanoma. Entretanto, até 75% desses tumores ocorrem na região de cabeça e pescoço. Clinicamente, os melanomas desmoplásicos podem ser amelanóticos, uma característica que impede o reconhecimento precoce e leva a retardos significativos no diagnóstico e tratamento. Outro aspecto característico importante dessas lesões é seu neurotropismo. Isso as predispõe à invasão perineural e à disseminação que, com freqüência, contribui para a recorrência local a despeito de "margens negativas" histologicamente. Portanto é sugerido que margens de ressecção amplas sejam retiradas ao redor do tumor desmoplásico, e a irradiação adjuvante é recomendada com freqüência após a excisão definitiva. Os índices de metástases regionais são mais baixos do que aqueles dos melanomas convencionais de espessura de tumor comparável, e o comportamento biológico de uma lesão desmoplásica particular pode depender de diversas variações histopatológicas (10). Portanto a terapia regional, tal como a linfadenectomia, geralmente não é recomendada para a doença estádio I ou II (11). O papel do mapeamento do linfonodo sentinela no manejo dos melanomas desmoplásicos não tem sido bem determinado.

ESTADIAMENTO DO TUMOR PRIMÁRIO

O estadiamento do melanoma maligno evoluiu ao longo da metade do século passado nos esforços para determinar maior confiabilidade no prognóstico do paciente e para identificar os esquemas de tratamento mais apropriados. Clark e Breslow fizeram contribuições significativas para o estadiamento microscópico do melanoma. Clark (12) descreveu cinco categorias conhecidas como os níveis de invasão de Clark. Elas denotam o nível anatômico microscópico mais profundo penetrado por um melanoma. No sistema de estadiamento de Breslow (13), a espessura máxima dos melanomas é utilizada como um indicador prognóstico.

Nos últimos 25 anos, muita controvérsia tem surgido em relação ao estadiamento do melanoma e sua importância na tomada de decisão clínica. Investigadores do Centro de Câncer M. D. Anderson, estudando parâmetros de estadiamento históricos, correlacionaram resultados clínicos com critérios clínico-patológicos e propuseram um novo sistema de estadiamento. O Comitê Americano do Câncer (CAC) incorporou muitas dessas recomendações no atual estadiamento para o MMC (14,15). Esse método de estadiamento é baseado na avaliação do tumor primário, de metástases regionais (satélites, em trânsito e doença linfonodal) e na presença/localização de metástases a distância.

A avaliação do tumor primário é baseada na espessura da lesão medida a partir da camada de célula granular até o ponto mais profundo de invasão. A importância da ulceração da lesão primária também é observada na nova classificação T. Além disso, a CAC observou que discrepâncias entre a espessura do tumor e o nível de Clark estão estabelecidas em favor de um estádio T menos favorável. Aproximadamente 75% dos pacientes com melanoma de cabeça e pescoço possuem lesões de espessura intermediária (0,75 a 4,0 mm). Embora os pontos de corte para o estádio T tenham sido tradicionalmente entre 0,75, 1,50 e 4,0 mm, Balch *et al.* descobriram que os estádios T baseados nas profundidades da invasão de 1,0, 2,0 e 4,0 mm são mais fáceis de utilizar e mais exatos, e estes estão refletidos na última atualização do sistema de estadiamento da CAC (16,17).

ESTADIAMENTO NODAL REGIONAL

A avaliação de metástases regionais depende tanto do exame físico como dos estudos de imagem complementar. Na cabeça e pescoço, tumores lateralizados podem drenar para as zonas nodais primárias incluindo grupos nodais pré-auricular, parotídeo, pós-auricular, suboccipital, cervical posterior, cervical anterior (jugular externa ou interna) e supraclavicular. As zonas de drenagem nodais de cabeça e pescoço são menos previsíveis quando comparadas com os locais em tronco e extremidades. Embora algumas áreas do escalpo, da face e das orelhas possam ter drenagem linfática previsível, metástases bilaterais ou contralaterais não são incomuns, e padrões de drenagem ambígua podem ser vistos em até 55% dos pacientes. Lesões do escalpo posterior podem possuir drenagem linfática para as bacias suboccipital e pós-auricular também. Estudos recentes utilizando métodos linfocintigráficos pré-operatórios e intra-operatórios têm ajudado a definir padrões adicionais de drenagem linfática nos melanomas primários da região da cabeça e pescoço (18).

O risco de metástases regionais varia diretamente com a espessura do tumor. Aqueles medindo menos que 0,75 mm demonstram virtualmente nenhum risco. Aqueles medindo entre 0,76 e 1,49 mm possuem um risco de 25% de metástase regional. Lesões de 1,5 a 3,9 mm na espessura maior possuem até 60% de risco de metástases regionais. Aqueles medindo mais do que 4 mm de espessura possuem uma incidência maior do que 65% de metástases regionais. Quando o exame físico revela linfadenopatia palpável, a tomografia computadorizada (TC) ou a imagem de ressonância magnética (RM) é com freqüência utilizada para determinar o número e a extensão de metástases cervicais. Buzaid *et al.* (19) mostraram que o número de linfonodos envolvidos com metástase regional é mais preditivo dos resultados do tratamento do que o tamanho dos linfonodos abrigando doença metastática.

O estadiamento completo de metástases a distância é crítico nos pacientes com melanoma. Estudos sorológicos incluindo prova de função hepática e TC de crânio, tronco e abdome são recomendados. Outras modalidades de imagens também são utilizadas. Estas incluem tomografia de emissão positrônico (PET) e PET–TC co-registrada. [18F] 2-Fluoro-2-dióxido-D-glicose (FDG) é utilizado como análogo do metabolismo da glicose. Tipicamente, as células do melanoma são altamente ávidas pelo FDG. Até hoje, a TEP e a TEP–TC não têm sido utilizadas para diagnosticar o melanoma. Entretanto, sua utilidade na detecção de doença regional e a distância tem sido demonstrada (20). Sua sensibilidade é limitada pelo volume do tumor (21).

A linfocintigrafia pode proporcionar um método adjunto de definição de vias de metástase regional. Ela pode ser particularmente útil quando o tumor primário está localizado na linha média (escalpo, fronte) e possui potencial drenagem bilateral, incluindo uma ou ambas as glândulas parótidas. Conforme estabelecido, o fator mais importante na sobrevida nos pacientes com melanoma de cabeça e pescoço é a presença ou ausência de metástases de linfonodos. Quando está presente linfadenopatia palpável, biopsia com aspiração com agulha fina pode com freqüência ser utilizada para confirmar as metástases. Uma vez que a presença de envolvimento do linfonodo pelo tumor seja confirmada, uma dissecação terapêutica do linfonodo é recomendada.

Detecção de Doença Nodal Oculta

A avaliação e o tratamento para as metástases regionais ocultas são talvez os aspectos mais controversos do manejo do MMC de cabeça e pescoço (22). Pacientes com lesões menores do que 1 mm na profundidade e nível de Clark menor do que IV que não possuem linfadenopatia palpável são observados com mais freqüência. Para aqueles pacientes possuindo lesões maiores do que 1 mm na profundidade ou nível IV ou V de Clark, existem diversas opções para determinar o estado nodal patológico.

A razão para determinação do estado nodal é identificar pacientes que se beneficiariam de terapia regional com cirurgia ou terapia de radiação ou ambas para melhorar o controle regional local e para identificar pacientes em maior risco de recorrência sistêmica que poderiam potencialmente beneficiar-se de terapia adjuvante sistêmica. Métodos de imagem tais como ultra-som, TC, e RM podem aumentar ligeiramente a sensibilidade na detecção de metástases regionais sobre a palpação isolada. Elas ainda não são completamente confiáveis em distinguir doença metastática regional de adenopatia reativa. Os Centros para Medicare e as diretrizes dos Serviços de Medicaid aprovam o FDG–PET para o estadiamento inicial e reestadiamento do melanoma.

Dissecação Eletiva de Linfonodo

Outra técnica para identificar doença metastática regional oculta é a dissecação eletiva do linfonodo (DELN) (22). A utilização da DELN no manejo de pacientes com MMC de espessura intermediária ou lesões maiores tem sido freqüentemente debatida. Esse debate tem amplamente se aprofundado, uma vez que um ensaio randomizado prospectivo multiinstitucional conduzido pelo Intergrupo de Ensaio do Melanoma Cirúrgico comparou a DELN com a observação para os melanomas de estádios I e II de todas as regiões do corpo (23). Esse estudo não encontrou benefício de sobrevida para a DELN exceto nos pacientes mais jovens que 60 anos ou naqueles que possuíam lesões de 1 a 2 mm de profundidade. Não está resolvido se a DELN pode ajudar a melhorar a sobrevida pela identificação daqueles com doença oculta que poderiam se beneficiar de ensaios adjuvantes sistêmicos (24). O desenvolvimento de BSLN pode melhorar a sensibilidade e especificidade da DELN ou substituí-la na avaliação de doença metastática regional nos pacientes com MMC da região da cabeça e pescoço (25).

Identificação e Biopsia de Linfonodo Sentinela

Para pacientes com MMC abaixo das clavículas, o mapeamento e a biopsia do linfonodo sentinela têm sido um dos avanços mais importantes na avaliação e no tratamento dos pacientes (26). Estudos deste método continuam. Seu papel final na oncologia cirúrgica de cabeça e pescoço permanece a ser determinado pela investigação adicional (27).

O trabalho inicial do Dr. Donald Morton (28) levantou a hipótese de que, dentro de cada cadeia nodal, uma progressão ordenada de drenagem linfática é encontrada a partir de um primeiro escalão ou nodo sentinela para nodos dos escalões inferiores. Se for possível identificar o linfonodo sentinela em uma cadeia em risco de disseminação de um melanoma e se este estiver livre de metástase, então os demais nodos daquela cadeia também devem estar livres de tumor metastático. Esse conceito tem sido subseqüentemente sustentado em alguns ensaios para MMC fora da cabeça e pescoço, e isso levou à ampla prática desta técnica como um método de estadiamento para determinar se a terapia sistêmica adicional ou regional pode ser benéfica.

Numerosas técnicas para localização e mapeamento intra-operatório têm sido descritas. Estas incluem identificação intra-operatória dos linfonodos sentinelas por sua coloração azul após injeção pré-excisional do local primário com corante azul isossulfano ou a utilização de uma sonda gama manual para encontrar linfonodos que tomam um traçado colóide radioativo ou ambos. Gershenwald *et al.* (29) relataram os resultados de um estudo multiinstitucional utilizando o mapeamento linfático para os pacientes com melanoma de estádios I e II. O estado dos linfonodos sentinelas foi considerado como o mais forte preditor de sobrevida livre de doença. Além disso, o estudo concluiu que o estado nodal ajuda a estratificar pacientes para os quais a terapia adjuvante não é indicada.

Um benefício adicional da BSLN é que ela pode direcionar uma avaliação mais extensa de linfonodos em risco para metástases subclínicas. Pesquisadores no Centro de Câncer M. D. Anderson mostraram que a análise de secções seriadas de um linfonodo sentinela pode aumentar a sensibilidade na detecção de metástases nodais, melhorando, portanto, a seleção dos pacientes que recebem tratamento regional e sistêmico (30). A utilização de congelação para avaliação de um linfonodo sentinela é controversa, porque falsos-negativos têm sido relatados. Estudos adicionais que podem ser utilizados para avaliar o linfonodo sentinela incluem S-100, HMB-45, melan-AS-100 e, mais recentemente, a reação de cadeia polimerase transcriptase reversa (tr-RCP).

O papel da BSLN continua a ser refinado no manejo do MMC da região de cabeça e pescoço. A complexidade dos padrões de drenagem linfática e a necessidade freqüente de remover os linfonodos sentinelas da glândula parótida, colocando o nervo facial em risco, tornaram os cirurgiões oncologistas de cabeça e pescoço um tanto lentos para adaptar esse método. Múltiplos centros revisaram sua experiência com o mapeamento linfático pela utilização de linfocintigrafia pré-operatória e a localização intra-operatória com corante azul e uma sonda gama manual (30,31). O baixo índice de falso-negativo do mapeamento linfático tende a sustentar mais a utilização deste método para o estadiamento de linfonodos regionais (32).

Dados desses estudos sugerem que o mapeamento linfático pela utilização da combinação de corante azul e uma sonda gama manual é um método efetivo para excluir metástases regionais nos pacientes com melanoma e que pode ser um método particularmente bom para identificar pacientes que podem se beneficiar de terapia adjuvante sistêmica. Entretanto, existem diversos argumentos contra a utilização do mapeamento linfático para o melanoma na região de cabeça e pescoço.

O'Brien *et al.* (17), na Unidade de Melanoma de Sydney, pontuaram algumas limitações do mapeamento linfático no tratamento do melanoma de cabeça e pescoço em um estudo de 97 pacientes submetidos à linfocintigrafia. Esses autores encontraram um índice elevado (34%) de discordância entre vias linfáticas clinicamente previstas na região de cabeça e pescoço e as vias encontradas na base da linfocintigrafia. Sua análise também revelou um grande número de linfonodos sentinelas para cada paciente – apenas 13 pacientes possuíam um único nodo sentinela. Trinta e três pacientes possuíam dois nodos sentinelas, três possuíam três nodos sentinelas, 15 possuíam quatro nodos sentinelas e seis possuíam cinco nodos sentinelas, indicando a complexidade do mapeamento linfático na região da cabeça e pescoço. Esses autores também relataram dificuldade na identificação operatória de todos os linfonodos sentinelas encontrados na linfocintigrafia. Além disso, o índice de falha regional foi de 25% entre 16 pacientes encontrados com nodos sentinelas histologicamente negativos. E ainda, a identificação dos linfonodos sentinelas pode freqüentemente requerer dissecção extensiva em múltiplas áreas do pescoço e da glândula parótida. A utilidade da congelação no momento da BSLN é dependente do patologista cirúrgico (33). Reações adversas para o azul isossulfano também foram relatadas (34). A despeito desses conceitos, a utilização da BSLN continuou a se expandir na avaliação e no tratamento dos pacientes com melanoma maligno (35,36).

TRATAMENTO: RESSECÇÃO PRIMÁRIA

Após um extenso trabalho pré-cirúrgico, que inclui o estadiamento da lesão primária e a avaliação de metástases regionais a distância, as opções terapêuticas são discutidas com o paciente. A ressecção cirúrgica tem sido a pedra fundamental da terapia no tratamento do melanoma cutâneo primário de cabeça e pescoço. O tratamento inclui ressecção do melanoma primário ou local de biopsia prévia com uma margem de tecido de aparência normal ao seu redor. A margem de ressecção mínima necessária para a ressecção adequada tem sido tópico de debate. Historicamente, foram sugeridas margens de excisão de 5 cm, com base na propensão dos melanomas para recorrerem nas áreas adjacentes ao local primário, embora nenhuma vantagem de sobrevida tenha sido mostrada. Com base em análises retrospectivas subseqüentes, foi sugerido que margens de ressecção mais estreitas poderiam ser apropriadas para lesões de espessura fina ou intermediária (37). Ensaios randomizados recentes concluíram que índices de controle locais e regionais e sobrevida não foram diferentes quando excisões com margens largas (5 cm) e aquelas utilizando margens mais conservadoras (2 cm) foram comparadas (38).

Em uma revisão colaborativa, investigadores no Centro de Câncer M. D. Anderson da Universidade do Texas e do Centro de Câncer Moffett não encontraram aumento nos índices de recorrência local ou índices de pior sobrevida nos pacientes quando melanomas primários espessos (maiores do que 4 mm) foram excisados com uma margem de 10 mm ou menos (39).

As recomendações atuais para margens de ressecção adequadas incluem o seguinte (cada uma dependente de restrições anatômicas e estéticas):

in situ, 0,5 cm
1 a 2 mm, 1,0 cm
2 a 4 mm, 2,0 cm
> 4 mm, > 2 cm

Freqüentemente, na cabeça e no pescoço, a proximidade de estruturas como olhos, nariz, orelhas e uma anatomia perioral efetivamente limitam as margens da excisão. As excisões são realizadas de forma a abranger toda a espessura para baixo para a fáscia subjacente de forma que todas as margens, incluindo aquelas que estão profundamente invadidas, possam ser efetivamente avaliadas. Existe controvérsia significativa em relação à utilização de secção congelada para avaliação e diagnóstico. Zitelli *et al.* (40) e outros cirurgiões relataram que as secções congeladas de análise para margens cirúrgicas de melanoma tinham sensibilidade e especificidade de 100% e 90%, respectivamente. Entretanto, muitos dermatopatologistas acreditam que a utilização de secções congeladas é inadequada para distinguir as margens de lesões pigmentadas. Portanto, nós recomendamos margens de controle pela análise patológica de secção permanente (parafina) e com freqüência isto retardará a reconstrução até que a análise das margens tenha sido completada. Métodos de reconstrução após a ressecção para o melanoma estão além do escopo deste capítulo. Entretanto, a maior parte das lesões pode ser resconstruída seja primariamente, com a utilização de retalhos locais, ou com a utilização de técnicas de enxerto de pele. O enxerto de pele pode necessitar de observação mais próxima para detecção inicial da doença recorrente local.

LINFADENECTOMIA: ESVAZIAMENTO TERAPÊUTICO DO PESCOÇO E PAROTIDECTOMIA

Para os pacientes com linfonodos clinicamente positivos, está indicada a dissecção do pescoço. Entretanto, a extensão da dissecção do pescoço permanece uma área de controvérsia, variando da remoção da doença palpável pela linfadenectomia seletiva à dissecção radical do pescoço e suas modificações. Estudos do Centro Memorial de Cancer Sloan Kettering, da Unidade de Melanoma em Sydney, Austrália, e da Universidade de Duke investigaram o efeito da dissecção do pescoço no resultado para pacientes com melanoma (17,24). Shah *et al.* (41) concluíram que, na presença de linfonodos clinicamente positivos, uma dissecção abrangente do pescoço deve ser realizada. O tipo de esvaziamento do pescoço foi adequado ao local do tumor primário. Por exemplo, nos pacientes com melanomas de face, orelha e escalpo posterior, a dissecção da glândula parótida e de linfonodos níveis I a IV foi realizada. Pacientes com lesões no escalpo pós-auricular e posterior e pescoço requerem esvaziamentos dos níveis II a V. Uma discussão completa sobre o tipo e a técnica de esvaziamento do pescoço pode ser encontrada em outra parte neste texto.

RADIOTERAPIA

Como muitos aspectos importantes para o tratamento do melanoma maligno, a radioterapia, como uma modalidade primária de terapia e na situação adjuvante, lançou muita controvérsia no século passado. Relatos conflitantes sobre sua eficácia incluíram investigadores impassíveis, declarando que células de melanoma maligno eram radiorresistentes. Entretanto, o trabalho desbravador de Barranco *et al.* (42) comprovou que células cultivadas de melanoma maligno diferiam de outros tipos de células de tumor na sua radiossensibilidade. A radiorresistência observada do melanoma poderia ser suplantada pela dose de fração individual aumentada. Esses estudos ajudaram a formar a base para a prática clínica, e estudos subseqüentes ajudaram a determinar o tamanho de fração ideal e a dose total terapêutica que efetivamente tratam o melanoma.

A radioterapia geralmente não é recomendada para o tratamento primário do MMC. Entretanto, em algumas circunstâncias excepcionais, sua utilização é recomendada. Nos pacientes que são candidatos pobres à ressecção cirúrgica, a radioterapia pode oferecer uma alternativa aceitável. Para aqueles pacientes com extenso melanoma ML facial que impede a ressecção cirúrgica adequada baseada nas considerações estéticas, a radioterapia pode servir como uma excelente alternativa.

A radioterapia tem se mostrado muito efetiva na situação pós-operatória adjuvante em alcançar índices elevados de controle locorregional nos pacientes com alto risco de MMC da região de cabeça e pescoço. Em ensaios clínicos prospectivos não randomizados realizados no Centro de Câncer M. D. Anderson, da Universidade do Texas, três subgrupos de pacientes foram estudados (43,44). O primeiro grupo possuía lesões primárias maiores do que 1,5 mm ou lesões se estendendo para o nível de Clark IV ou V e recebeu radiação eletiva após uma ampla ressecção local. O segundo grupo possuía linfadenopatia palpável e recebeu radiação na adjuvante após excisão das lesões primárias associadas a uma dissecção terapêutica do pescoço (seletiva ou radical modificada). O último grupo de pacientes foi submetido à radiação após esvaziamento terapêutico do pescoço para melanoma recorrente regionalmente. A radioterapia foi oferecida em cinco frações de 6 Gy, duas vezes semanalmente, para uma dose total de 30 Gy. Para 174 pacientes, em apenas seis pacientes desenvolveu-se recorrência acima das clavículas, enquanto em 58 pacientes desenvolveu-se metástase a distância. O índice de sobrevida de 5 anos foi de 47% e o índice de controle locorregional foi de 88% para todos os pacientes. O índice de sobrevida de 5 anos do primeiro grupo de pacientes foi fortemente influenciado pela espessura da lesão primária. Pacientes nos grupos 2 e 3 com menos do que três linfonodos envolvidos no momento da dissecção do pescoço possuíram índices de sobrevida significativamente mais elevados do que aqueles com três ou mais linfonodos envolvidos. Pacientes com melanoma estágio I/II amplamente excisado que receberam radioterapia adjuvante possuíam um índice de controle regional de 89% alcançado aos 5 e 10 anos (45). Adicionalmente, estudos recentes têm confirmado a eficácia da radioterapia pós-operatória no controle da doença regional nos pacientes que foram submetidos ao esvaziamento terapêutico do pescoço para metástases cervicais clinicamente aparentes (46).

Em resumo, pacientes cujas lesões primárias meçam a 1,5 mm ou mais ou que sejam ulceradas devem ser considerados para a radioterapia do local primário ou de cadeias linfonodais regionais ou de ambas. Pacientes com metástases regionais devem receber radioterapia após excisão do tumor primário e esvaziamento do pescoço. Adicionalmente, pacientes com melanomas primários que demonstraram neurotropismo (tipo desmoplásico) devem ser considerados para radioterapia após excisão. Permanece controvérsia em relação à utilização de mapeamento linfático e BSLN em um esforço para guiar a utilização da radioterapia regional na ausência de uma dissecção formal do pescoço.

TERAPIA SISTÊMICA

Existem duas grandes indicações para a terapia sistêmica no manejo dos pacientes com MMC. A primeira indicação é o tratamento *adjuvante* dos pacientes que tenham completado a terapia locorregional e não tenham evidência de doença local, regional, ou sistêmica, porém que se acredita estejam em alto risco para recidiva sistêmica. A segunda indicação para o tratamento sistêmico é a presença de metástase a distância. Algumas opções de terapia sistêmica estão disponíveis, para tratar pacientes com ambas as indicações, incluindo quimioterapia de agente único ou agente múltiplo, bioquimioterapia ou estratégias utilizando modulação imune.

Alguns estudos clínicos têm sido desenhados para avaliar o papel das terapias sistêmicas adjuvantes em pacientes que tenham completado o tratamento locorreginal e que se acredita estejam em alto risco de desenvolvimento de doença metastática a distância. Embora não exista definição universal para o paciente de alto risco, alguns estudos têm acumulado pacientes com lesões primárias ulceradas, com mais de 4 mm na profundidade ou nível IV de Clark, ou aqueles pacientes com satelitoses, doença em trânsito ou metástases linfonodais.

Interferon

Interferon-α é um dos agentes mais bem estudados para a terapia adjuvante sistêmica do MMC surgindo de todos os locais (47,48). Entretanto, não foi ainda inequivocamente comprovado como capaz de melhorar a sobrevida geral para esses pacientes. Os interferons são uma família de proteínas que possuem tanto atividade imunoestimulatória quanto antiangiogênica e possuem excelente atividade antitumor pré-clínica em vários de sistemas. Os interferons aumentam a fagocitose e a produção de radicais livres nos macrófagos e a atividade aumentada de células *natural killer*. Um ensaio clínico, prospectivo, randomizado de alta dose de interferon-α no tratamento de pacientes com melanoma de alto risco foi conduzido pelo Grupo Cooperativo Oriental de Oncologia (47). Pacientes de alto risco receberam alta dose de interferon-α 2-b, 20 UM/m²/dia intravenosamente por 4 semanas. Isso foi seguido por 10 UM/m²/dia, administrado subcutaneamente, 2 dias semanalmente para o restante do ano. Aumentos do prolongamento da sobrevida de 2,8 a 3,8 anos foram observados, e o período de sobrevida livre de recorrência de 1 mês a 1,7 anos. As vantagens de sobrevida foram estatisticamente significativas nos pacientes com metástases de linfonodos regionais. A maior parte dos pacientes experimentou toxicidade significativa que incluiu calafrios, febre, mialgias e outros sintomas constitucionais, incluindo fadiga e anorexia. Um estudo de "follow-up" de baixa e alta dose de interferon-α 2-b no melanoma de alto risco, E1690, foi recentemente relatado pelo Intergrupo (48). Esse estudo não confirmou a melhora inicial na sobrevida geral, porém demonstrou uma melhora dose-dependente nos índices de sobrevida livre de doença de 5 anos de 35% a 44%. Finalmente, Kirkwood *et al.* (49) relataram sua experiência comparando alta dose de interferon-α 2-b e vacina gangliosida GM-2 para pacientes com melanona ressecado.

Vacinação do Tumor

A vacinação é outra estratégia amplamente estudada para a terapia adjuvante sistêmica do paciente de melanoma de alto risco, e uma variedade de diferentes abordagens de imunização tem sido utilizada. Esses estudos são determinantes em diversas observações clínicas e linhas de investigação básica que indicam que o sistema imune pode erradicar células de melanoma e que a estimulação imune pode superar a tolerância imune para antígenos do tumor para realçar a vigilância imune das células do tumor. Embora uma revisão abrangente de estratégias de vacina disponíveis esteja além do escopo deste capítulo, alguns dos estudos mais encorajadores são discutidos. A gangliosida GM2, um antígeno superexpressado por muitas células de melanoma, dado em combinação com o bacilo Calmette-Guérin (BCG) ou outros adjuvantes imunes, foi desenvolvido pelo Dr. Alan Haughton *et al.* no Centro Memorial de Cancer Sloan Kettering e apresentou resultados promissores em ensaios clínicos (50).

Investigadores do Centro de Câncer John Wayne desenvolveram uma vacina de célula de melanoma polivalente capaz de induzir respostas imunes humorais e mediada por células para antígenos melanoma-específicos. Isso está atualmente sob avaliação em um estudo randomizado fase III. Outras vacinas de câncer foram identificadas pelo Dr. Steven Rosenberg *et al.* do Instituto Nacional do Câncer dos EUA, utilizando antígenos peptídeos específicos reconhecidos pela reatividade autóloga de clone de célula T tumor-específica. Essas vacinas peptídicas são com mais freqüência administradas com citocina ou adjuvantes imunes celulares como células dendríticas. Os resultados do ensaio SWOG 9035 utilizando um protocolo de vacina alogênica têm sido relatados (51). DiFronzo *et al.* (52) demonstraram que respostas humorais realçadas nos pacientes tratados com vacinas polivalentes resultaram em sobrevida livre de doença limitada, porém melhorada. É difícil defender quaisquer das atuais estratégias de vacinas. Portanto, nós recomendamos que os pacientes com alto risco de melanoma sejam envolvidos em ensaios prospectivos para testar essas estratégias terapêuticas adjuvantes.

Outra abordagem para a terapia adjuvante tem sido avaliada pelo Serviço de Oncologia Clínica de Melanoma no M.D. Anderson. Essa abordagem inclui a utilização de bioquimioterapia, na qual quimioterápicos convencionais são combinados com os agentes biologicamente ativos interferon-α e interleucina-2 (IL-2). Atualmente, a bioquimioterapia está sendo comparada com alta dose de interferon-α isolado em um ensaio randomizado prospectivo naquela instituição (53).

Terapia Sistêmica para Doença Metastática

O prognóstico de pacientes com melanoma metastático é ruim; aqueles com metástase no fígado, cérebro ou óssea possuem uma média de sobrevida de apenas 3 a 4 meses. A quimioterapia utilizando a dacarbazina (DTIC) como agente único ou em combinações como bis(2-cloroetil) nitrosouréia (BCNU), cisplatina, lomustina e hidroxiuréia tem sido relatada. Os ensaios comparando DTIC isolada ou em combinação com outros agentes têm mostrado uma significativa, embora breve, melhora na sobrevida. A combinação da DTIC com cisplatina e vinblastina, CVD, foi dada juntamente com interferon-α e IL-2, seja simultaneamente ou seqüencialmente, como bioquimioterapia para pacientes com melanoma metastático. Em 114 pacientes com doença estádio IV que receberam a bioquimioterapia, seja seqüencial ou concorrente, um índice de resposta completa de 21% e um índice de resposta parcial de 39% foram obtidos, com um prolongamento na sobrevida sobre a CVD isolada de 9 a 13 meses (54).

Baseados nas imunorresponsividades do melanoma, Atkins *et al.* (54) trataram mais de cem pacientes com melanoma metastático com dose elevada de IL-2 desde setembro de 1985 e encontraram um índice de resposta completa de 7% com 10% de respostas parciais. Dos 10 pacientes que tiveram respostas completas, oito tiveram respostas duráveis. Os determinantes da resposta para essa forma tóxica de tratamento não foram identificados até agora, o que torna a aplicação disseminada dessa forma de tratamento impraticável. Estudos atuais são voltados para a utilização do IL-2 com antígenos peptídeos de melanoma ou melanoma-específico nos linfócitos autólogos tumor-infiltrantes expandidos *in vitro*. Uma combinação de terapias sistêmicas tais como interferon-α_{2b}, IL-2, cisplatina, dacarbazina, e tamoxifeno, também tem sido relatada como tendo atividade nos pacientes com doença metastática (55). Apesar disso, dado o desempenho ruim em geral de agentes nesta coorte de pacientes, a pesquisa básica continuada e translacional é necessária para identificar agentes ativos para esses pacientes desafortunados. Estratégias de prevenção também estão sendo desenvolvidas. Em virtude de a maioria dos pacientes com MMC ter algum fator de risco identificável (*i. e.*, exposição ao sol), a quimioprevenção utilizando carotenóides e inibidores da ciclooxigenase-2 (COX-2), receptor do fator de crescimento endotelial vascular (FCEV), e citocromo P-450 está ativamente sendo investigada (56). Os resultados desse trabalho são muito antecipados.

VIGILÂNCIA

Com o índice rapidamente crescente do melanoma ao redor do mundo, a importância da vigilância de lesões mesmo de aparência benigna é compreensível. A importância da avaliação dermatológica, da documentação por foto e do seguimento estreito não pode ser exagerada. Nos pacientes com um melanoma maligno diagnosticado, entre 55% e 70% das recorrências aparecem nos primeiros 2 anos de terapia, e acima de 80% das recorrências serão diagnosticadas nos primeiros 3 anos após o tratamento. Aqueles com metástases regionais na apresentação podem ter recorrências do tumor clinicamente evidentes dentro de 24 meses. O tempo para a recorrência também se correlaciona com a espessura do tumor primário, ulcerações e aumento da idade do paciente. O exame físico, as provas de função hepática e a radiografia do tórax irão detectar a maior parte dessas recorrências; portanto, o rastreamento de rotina com TC de crânio, tórax e abdome não é recomendado. A utilidade da imagem de PET ou PET-TC para a vigilância dos pacientes afetados está sendo investigada. Adicionalmente, a utilização prospectiva de ferramentas específicas de rastreamento sérico, tais como tirosinase mRNA detectada pela tr-RCP, é tanto clinicamente excitante como eticamente desafiadora (57). O Instituto Nacional do Câncer dos EUA tem relatado o estabelecimento de um consenso na avaliação de seguimento dos pacientes com melanoma precoce. A maior parte dos pacientes sem uma história familiar e sem nevos atípicos deve ter avaliações de seguimento a cada 6 meses para os primeiros 2 anos. Portanto, o seguimento anualmente é apropriado. Aqueles com uma história familiar ou nevos atípicos devem ser seguidos a cada 3 meses. As diretrizes na Tabela 34.1 têm sido recomendadas para a vigilância dos pacientes que não têm evidência da doença após o tratamento para o MMC (58).

CONCLUSÃO

A incidência e o índice de mortalidade do MMC estão aumentando rapidamente ao redor do mundo. Aspectos da história e do exame físico sugestivos de melanoma maligno incluem mudanças no tamanho ou na coloração, sensação da lesão e variações na coloração e margem da superfície. A presença de ulceração também é muito importante. Quando uma lesão sugestiva é encontrada, a biopsia excisional é realizada, incluindo gordura subcutânea para a avaliação completa da profundidade da lesão. Técnicas de biopsia que não avaliam a profundidade, tais como aspiração com agulha fina e curetagem, não têm papel na avaliação do melanoma suspeitado. Uma vez que tenha sido diagnosticado melanoma invasivo, o tipo histológico é avaliado, e a espessura da lesão é estabelecida. A espessura do tumor (Breslow) e o nível de invasão (Clark) são prognosticamente importantes. O estadiamento em relação à presença de metástase regional e a distância é estabelecido por exame físico, provas de função hepática e radiografia do tórax nos estádios I e II da doença. Adicionalmente, a imagem de cabeça, tórax, e abdome é recomendada para os pacientes com estádios III e IV da doença.

A linfocintigrafia proporciona um método adjunto da identificação de linfonodos sentinelas e definição de rotas de disseminação linfática, especialmente nos pacientes com tumores primários localizados na linha média que possuem cadeias de drenagem previsíveis ambíguas ou incluem ambas as glândulas parótidas. Após o estadiamento, uma estratégia de tratamento é formulada. Para os melanomas com menos de 1 mm de espessura e sem evidência de metástase regional, a excisão cirúrgica é realizada com estreita vigilância subseqüente. As recomendações atuais para margens de ressecção adequadas, dependentes de restrições anatômicas, variam de 0,5 até mais de 2,0 cm, dependendo da espessura da lesão primária. Para os pacientes com lesões maiores do que 1 mm de espessura e em lesões ulceradas sem metástase regional, a excisão é oferecida, juntamente com um procedimento para avaliar o estado do linfonodo regional, tal como BSLN. Uma vez que a BSLN seja realizada, secções seriadas do(s) linfonodo(s) com avaliação imunoistoquímica são feitas nos linfonodos sentinelas histologicamente negativos para aumentar a sensibilidade de identificação patológica de metástase.

TABELA 34.1

DIRETRIZES RECOMENDADAS PARA A VIGILÂNCIA DOS PACIENTES QUE NÃO TENHAM EVIDÊNCIA DE DOENÇA APÓS O TRATAMENTO PARA MMC

Estádio	Exame	Imagem e Testes de Laboratório	Intervalo
Melanoma in situ Estádios I e II	Inspeção da pele		12 meses
< 4 mm	Inspeção da pele Nodos	Raios X de tórax, LDH	6 meses a 2 anos; então 12 meses
≥ 4 mm			4 meses a 2 anos; então 12 meses
Estádio III	Inspeção da pele Nodos	RXT, LDH, CSC	cada 3 meses a 2 anos; então 6 meses a 5 anos
Estádio IV (SED)	Inspeção da pele Nodos	RXT, LDH, CSC	cada 3 meses a 2 anos; então 6 meses a 5 anos

MMC, melanoma maligno cutâneo; LDH, lactase desidrogenase; RXT, raios X de tórax; CSC, contagem de sangue completa; SED, sem evidência de doença.

Nos pacientes com linfonodos regionais encontrados como patologicamente positivos, a radioterapia é oferecida. Dosagens de 6 Gy são oferecidas duas vezes semanalmente durante 2,5 semanas até um total de 30 Gy. Além disso, os pacientes com lesões ulceradas ou aqueles com lesões maiores do que 1,5 mm ou com nível IV de Clark que não estão submetidos a DELN ou BSLN são recomendados para receber radioterapia adjuvante. Pacientes com linfonodos clinicamente positivos devem ser submetidos à excisão da lesão primária e a uma dissecção terapêutica do pescoço, que pode ser modificada para preservar as estruturas neurovasculares. A parotidectomia é realizada se os linfonodos parótidos estiverem incluídos nas cadeias de drenagem nodais. Esses pacientes também devem ser avaliados para terapia sistêmica adjuvante, como deveriam ser aqueles que possuem ou desenvolveram metástases a distância. A utilização da terapia sistêmica inclui quimioterapia, bioimunoterapia e vacinação, as quais podem ser utilizadas para tratar doença metastática ou na situação adjuvante para pacientes sem evidência de doença que estejam em alto risco para falha sistêmica. É importante o tratamento desses pacientes de acordo com o que foi racionalmente desenhado, os ensaios clínicos prospectivos não podem ser superenfatizados.

O número de pacientes afetados com melanoma está aumentando. Entretanto, os índices de sobrevida estão melhorando por causa de programas de detecção precoce e aumento da consciência da população em geral. Espera-se que essa consciência elevada, juntamente com o progresso feito na melhora da descrição patológica e estadiamento e a utilização de terapias sistêmicas, incluindo imunomodulação, irão resultar na melhora continuada de nossa capacidade para curar pacientes com essa doença.

- O estadiamento da doença local envolve avaliação da espessura (Breslow) e nível de invasão (Clark) e a presença ou ausência de ulceração do tumor. No estadiamento da doença regional, a presença de lesões satélites, na doença em trânsito, e o número (em vez do tamanho) de linfonodos envolvidos são todos de significado prognóstico. O tipo de metástases a distância também é significativo.
- Para os pacientes com tumores finos, primários, não ulcerados, sem evidência de disseminação regional ou a distância no exame físico (estádios I e II), radiografia do tórax e testes de função hepática compõem a avaliação recomendada. Para pacientes com metástases regional ou sistêmica ou ambas, a avaliação de estadiamento abrangente deve incluir RM do cérebro e TC com realce de contraste de pescoço, tórax, abdome e pelve. A imagem de TEP tem sido utilizada para ajudar na detecção de metástases regionais e a distância. A linfocintigrafia e o mapeamento do linfonodo sentinela podem proporcionar um meio adicional de identificar doença regional para tumores localizados em áreas com padrões de drenagem preditíveis ambíguos ou que incluem ambas as glândulas parótidas.
- Melanomas não ulcerados menores do que 1 mm na espessura sem metástases regionais são excisados com margens adequadas, ditadas pelas restrições anatômicas.
- Melanomas com mais de 1 mm ou lesões ulceradas sem metástases regionais são excisados, e consideração é dada a linfocintigrafia e BSLN com DELN, seguidas pela avaliação patológica por secção seriada.
- Pacientes com metástases regionais devem se submeter à dissecção do pescoço e devem ser considerados para radioterapia hipofracionada adjuvante, dada para uma dose total de 30 Gy.
- Pacientes com tumores primários de alto risco ou metástases regionais ou ambos devem ser avaliados para terapias sistêmicas adjuvantes, incluindo quimioterapia, bioimunoterapia e vacinação, dados no contexto dos ensaios clínicos prospectivos aprovados.
- Pacientes com metástase a distância devem ser considerados para ensaios de terapias sistêmicas, tais como quimioterapia, bioquimioterapia, ou imunoterapia.
- O seguimento vigilante é obrigatório. Intervalos de seguimento recomendados se relacionam às características do estadiamento original do paciente.

PONTOS IMPORTANTES

- A consciência pública aumentada e a detecção precoce têm melhorado a sobrevida nos pacientes com MMC, ainda que a incidência do MMC ao redor do mundo esteja aumentando em um índice alarmante.
- Uma lesão da pele que muda de tamanho, coloração e sensação ou uma que se ulcera ou sangra requer pronta atenção médica.
- A avaliação histológica é realizada via técnicas de biopsia (i. e., excisional) que inclui gordura subcutânea para avaliação completa da profundidade. Aspiração com agulha fina e curetagem não têm papel na avaliação do melanoma suspeitado.

REFERÊNCIAS

1. Greenlee RT, Murray T, Bolders, et al. Cancer statistics. *CA Cancer J Clin* 2001;51:15-36.
2. O'Brien CJ, Coates AS, Petersen-Schaefer K, et al. Experience with 998 cutaneous melanomas of the head and neck over 30 years. *Am J Surg* 1991;162:310.
3. Weinstock MA. Epidemiology of melanoma. *Cancer* 1993;65:29.
4. Abassi NR, Shaw HM, Rigel DS, et al. Early diagnosis of cutaneous melanoma: revisiting the ABCD criterion. *JAMA* 2004;292:2771-2776.

5. Austin J, Byers RM, Brown WD, et al. Influence of biopsy on the prognosis of cutaneous melanoma of the head and neck. *Head Neck* 1996;18:107-117.
6. Stem SL Guillamondegui O. Mucosal melanoma of the head and neck. *Head Neck* 1991;13:22.
7. Prasad ML, Patel SG, Busam KJ. Primary mucosal desmoplastic melanoma of the head and neck. *Head Neck* 2004;26:373-377.
8. Temam S, Mamelle G, Marandas P, et al. Postoperative radiotherapy for primary mucosal melanoma of the head and neck. *Cancer* 2005;103:313-319.
9. Owens JM, Roberts DB, Myers IN. The role of postoperative adjuvant radiation therapy in the treatment of mucosal melanomas of the head and neck region *Arch Otolaryngol Head Neck Surg* 2003;129:858-864.
10. Busam KJ, Mujumdar U, Hummer AI, et al. Cutaneous desmoplastic melanoma: reappraisal of morphologic heterogeneity and prognostic factors. *Am J Surg Pathol* 2004;28:1515-1525.
11. Quinn MJ, Crotty KA, Thompson JF, et al. Desmoplastic and desmoplastic neurotropic melanoma: experience with 280 patients. *Cancer* 1998;83:1128-1135.
12. Clark WH, From 1, Bernardino LA, et al. The histogenesis and biologic behavior of primary human malignant melanomas of the skin. *Cancer* 1970;29:705.
13. Breslow A. Thickness, cross-sectional areas and depth of invasion in the prognosis of cutaneous melanoma. *Ann Surg* 1970;172:902.
14. Buzaid AC, Ross MI, Balch CM, et al. Critical analysis of the current American Joint Committee on Cancer Staging system for cutaneous melanoma and proposal of a new staging system. *J Clin Oncol* 1997;13:1039.
15. Balch CM, Buzaid AC, Soong SJ, et al. Final version of the American Joint Committee on Cancer Staging System for cutaneous melanoma. *J Clin Oncol* 2001;19:3635-3648.
16. Balch CM, Soong SL Gershenwald JE, et al. Prognostic factors analysis of 17,600 melanoma patients: validation of the American Joint Committee on Cancer Melanoma Staging System. *J Clin Oncol* 2001;19:3622-3634.
17. O'Brien C), Petersen-Schaefer K, Ruark D, et al. Radical, modified and selective neck dissection for cutaneous malignant melanoma. *Head Neck* 1995;17:232.
18. Cochran Al, Huang R, Guo J, et al. Current management issues in malignant melanoma. ASCO;2003;189-194.
19. Buzaid AC, Tinoca LA, Jendiroba D, et al. Prognostic value of size of lymph node metastases in patients with cutaneous melanoma. *J Clin Oncol* 1997;13:2362.
20. Mihnhout GS, Hoekstra OS, vanTulder MW, et al. Systematic review of the diagnostic accuracy of 18F-fluorodeoxyglucose positron emission tomography in melanoma patients. *Cancer* 2001;91:1530-1542.
21. Wagner JD, Schauwecker D, Davidson, D, et al. FDG-PET sensitivity for melanoma lymph node metastasis is dependent on tumor volume. *J Clin Oncol* 2001;77:237-242.
22. Myers J. A neck dissection is required in the management of patients with cutaneous malignant melanomas of the head and neck (CMMHN) of intermediate thickness. *Arch Otolaryngol Head Neck Surg* 1999;125:110-115.
23. Balch CM, Soong S, Ross MI, et al. Long-term results of a multiinstitutional randomized trial comparing prognostic factors and surgical results for intermediate thickness melanoma (1.0 to 4.0mm). *Ann Surg Oncol* 2000;7:87.
24. Fisher SR. Elective, therapeutic, and delayed lymph node dissection for malignant melanoma of the head and neck: analysis of 1444 patients from 1970 to 1998. *Laryngoscope* 2002;112:99-110.
25. Jansen L, Koops HS, Nieweg OE, et al. Sentinel node biopsy for melanoma in the head and neck region. *Head Neck* 2000;22:27-33.
26. Morton D. Introduction:sentinel lymphadenectomy for patients with clinical stage I melanoma. *J Surg Oncol* 1997;66:267-269.
27. Fincher TR, O'Brien JC, McCarty TM, et al. Patterns of drainage and recurrence following sentinel lymph node biopsy for cutaneous melanoma of the head and neck. *Arch Otolaryngol Head Neck Surg* 2004;130:844-848.
28. Lentsch EJ, Myers IN. Melanoma of the head and neck: current concepts in diagnosis and management. *Laryngoscope* 2001;111:1209-1222.
29. Gershenwald J, Thompson W, Mansfield PF, et al. Multiinstitutional melanoma lymphatic mapping experience: the prognostic value of sentinel lymph node status in 612 stage I or II melanoma patients. *J Clin Oncol* 1999;17:976-983.
30. Gershenwald J, Kolome MI, Lee JE, et al. Patterns of recurrence following a negative sentinel lymph node biopsy in 243 patients with stage II or II melanoma. *J Clin Oncol* 1998;16:2253.
31. Patel SG, Coit DG, Shaha AR, et al. Sentinel lymph node biopsy for cutaneous head and neck melanomas. *Arch Otolaryngol Head Neck Surg* 2002;128:285-291.
32. Chao C, Wong SL, Edwards MJ, et al. Sentinel lymph node biopsy for head and neck melanomas. *Ann Surg Oncol* 2003;10:21-26.
33. Tanis PJ, Boomir PA, Koops HS, et al. Frozen section investigation of the sentinel node in malignant melanoma and breast cancer. *Ann Surg Oncol* 2001;8:222-226.
34. Cimmino VM, Brown AL, Szocik JF, et al. Allergic reactions to isosulfan blue during sentinel lymph node biopsy. *Surgery* 2001;130:439-444.
35. Ariyan S, Ariyan C, Farber LR, et al. Reliability of identification of 655 seminal lymph nodes in 263 consecutive patients with malignant melanoma. *J Am Coll Surg* 2004;198:924-932.
36. McMasters KM, Reintgen DS, Ross, MI, et al. Sentinel lymph node biopsy for melanoma: controversy despite widespread agreement. *J Clin Oncol* 2001;1:2851-2855.
37. O'Rourke MG, Altmann CR. Melanoma recurrence after excision: is a wide margin justified? *Ann Sing* 1993;217:2.
38. Karakousis CP, Balch CM, Urist MM, et al. Local recurrence in malignant melanoma: long-term results of the multi-institutional randomized surgical trial. *Ann Surg Oncol* 1996;3:446.
39. Heaton K, Sussman J, Gershenwald J, et al. Surgical margins and prognostic factors in thick (>4 mm) primary melanoma patients. *Ann Surg Oncol* 1998;5:322-328.
40. Zitelli JA, Moy RE, Abel E. The reliability of frozen sections in the evaluation of surgical margins for melanoma. *J Am Acad Dermatol* 1991;24:102.
41. Shah JP, Kraus DH, Dubner S, et al. Patterns of regional lymph node metastases from cutaneous melanomas of the head and neck. *Am J Surg* 1991;162:320.

42. Barranco SC, Romsdahl MM, Humphrey RM. The radiation response of human malignant melanoma cell grown in vitro. *Cancer* 1971;31:830.
43. Ang KK, Byers RM, Peters LL et al. Regional radiotherapy as adjuvant therapy for head and neck melanoma: preliminary results. *Arch Otolaryngol Head Neck Surg* 1990;116:169-172.
44. Ang KK, Peters LJ, Weber RS, et al. Postoperative radiotherapy for cutaneous melanoma of the head and neck region. *Int J Radiat Oncol Biol Phys* 1994;30:795.
45. Bonner MD, Ballo MT, Myers IN, et al. Elective radiotherapy provides regional control for patients with cutaneous melanoma of the head and neck. *Cancer* 2004;100:283-289.
46. Ballo MT, Bonnen MD, Gaarden AS, et al. Adjunct irradiation for cervical lymph node metastasis from melanoma. *Cancer* 2000:97:1789-1796.
47. Kirkwood JM, Strawderman MH, Ernstoff MS, et al. Interferon alfa-2b adjuvant therapy of high-risk resected cutaneous melanoma: the Eastern Cooperative Oncology Group trial EST 1684. *J Clin Oncol* 1996;14:717.
48. Kirkwood JM, Ibrahim JG, Sundak VK, et al. High- and low-dose interferon alfa-2b in high-risk melanoma: first analysis of Intergroup Trial E1690/S9111/C9190. *J Clin Oncol* 2000;18:2444-2458.
49. Kirkwood JIM, Ibrahim JG, Sosman JA, et al. High-dose interferon alfa-2b significantly prolongs relapse-free survival and overall survival compared with the GM2-KLH/QS21 vaccine in patients with resected stage IIB-IV melanoma: results of the intergroup trial 1694/S9512/C509801. *J Clin Oncol* 2001;19:2370-2380.
50. Saleh MN, Khazaeli MB, Wheeler RH, et al. Phase I trial of the murine monoclonal anti-GD2 antibody 1469a in a metastatic melanoma. *Cancer Res* 1992;52:4342.
51. Sondak VK. Adjuvant therapy ofT3NOMO melanoma with allogenic tumor vaccine: results of SWOG 9035. *Melanoma Res* 2001;11:541.
52. DiFronzo AL, Gupta RK, Essner R, et al. Enhanced humoral immune response correlates with improved disease-free survival and overall suvival in American Joint Committee on Cancer stage II melanoma patients receiving adjuvant polyvalent vaccine. *J Clin Oncol* 2002;20:3242-3248.
53. Legha S, Ring S, Eton O, et al. Development of a biochemotherapy regimen with concurrent administration of cisplatin, vinblastine, darcarbazine, interferon alfa, and interleukin-2 for patients with metastatic melanoma. *J Clin Oncol* 1998;16:1752-1759.
54. Atkins MB, Lotze MT, Dutcher JP, et al. High-dose recombinant interleukin 2 therapy for patients with metastatic melanoma: analysis of 270 patients treated between 1985 and 1993. *J Clin Oncol* 1999;17:2105-2116.
55. Rosenberg SA, Yang JC, Schwartzentruber DL, et al. Prospective randomized trial of the therapy of patients with metastaic melanoma using chemotherapy with cisplatin, dacarbazine, and tamoxifen alone or in combination with interleukin-2 and interferon alfa-2b. *J Clin Oncol* 1999;17:968-975.
56. Demierre ME, Nathanson L, et al. Chemoprevention of melanoma: an unexplored strategy. *J Clin Oncol* 2003;21:158-165.
57. Mellardo B, Velam M, Colomer D, et al. Tyrosinase mRNA in blood of patients with melanoma treated with adjuvant interferon. *J Clin Oncol* 2002;20:4032-4039.
58. Po-Hwu HJ, Ariyan S, Lamb L, et al. Follow-up recommendations for patients with American Joint Committee on Cancer stages I-III malignant melanoma. *Cancer* 1999;86:2252-2258.

CAPÍTULO 35

Tumores do Nariz e Seios Paranasais

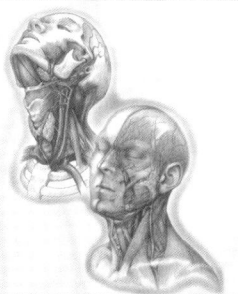

Lee A. Zimmer ▪ Ricardo L. Carrau

EPIDEMIOLOGIA

Os tumores malignos do trato sinonasal constituem cerca de 3% dos tumores que surgem no trato respiratório superior. Eles ocorrem mais comumente nos caucasianos, e a incidência nos homens é o dobro da incidência nas mulheres (1). A exposição a fumaça industrial, pó de madeira, processos de refinamento de níquel e tingimento de couro tem sido implicada na carcinogênese de certos tipos de tumores malignos sinonasais. Outras exposições industriais associadas a uma incidência aumentada de câncer sinonasal incluem óleos minerais, cromo e compostos de cromo, óleos isopropílicos, pintura de laqueação, solda e soldagem e pintura do quadrante do rádio. Um relato recente demonstra uma incidência elevada de cânceres nasais nos tabagistas (1).

AVALIAÇÃO

Diagnóstico

Tumores do trato sinonasal comumente aparecem com sintomas idênticos àqueles causados por doença inflamatória dos seios, tais como obstrução da via aérea nasal, epistaxe, dor de cabeça, dor facial e eliminação nasal, e são freqüentemente assintomáticos em 9% a 12% dos pacientes, contribuindo para o estádio avançado no momento do diagnóstico devido a sua demora. Metástases regionais e a distância são infreqüentes a despeito do estádio avançado do tumor primário. A incidência de metástases cervicais na apresentação inicial varia de 1% a 26%, com a maior parte das grandes séries relatando menos do que 10%. Em apenas 15% dos pacientes com câncer dos seios paranasais a metástase cervical se desenvolve após o tratamento do local primário (2). Esse número diminui para 11% em pacientes tratados com radioterapia em região cervical. A presença de metástases a distância na apresentação inicial é menos comum, com a maior parte das séries relatando uma incidência menor do que 7%.

O exame físico deve ser criterioso, com ênfase na região sinonasal, órbita e nervos cranianos, e deve incluir endoscopia nasal. Embora não patognomônica, a dormência ou hipestesia do nervo infra-orbital (V_2) ou supra-orbital (V_3) sugere fortemente invasão maligna. Outros achados, tais como proptose, quemose, comprometimento do músculo extra-ocular; efeito de massa na bochecha, gengiva ou sulco gengivobucal (p. ex., dentadura mal adaptada) e dentição frouxa, também sugerem a presença de um tumor sinonasal. A Tabela 35.1 mostra um resumo das técnicas diagnósticas.

A imagem radiológica é essencial para o estadiamento. Filmes simples podem demonstrar destruição óssea; entretanto, um número significativo será interpretado como normal. Uma varredura de tomografia computadorizada (TC) é mais acurada do que os filmes simples para avaliar a estrutura óssea dos seios paranasais e compara-se favoravelmente ao custo dos filmes simples. Pacientes de alto risco com uma história de exposição carcinogênica, dor persistente intensa, neuropatias cranianas, exoftalmo, quemose, doença sinonasal, e aqueles com sintomas persistentes após tratamento médico adequado, devem ser avaliados com uma varredura axial e coronal de TC com contraste ou imagem de ressonância magnética (RM). A TC é superior para a avaliação óssea do trato sinonasal e da base do crânio. A utilização de contraste proporciona uma estimativa da vascularização do tumor e sua relação com a artéria carótida.

A RM diferencia tumor de tecido mole adjacente, diferencia secreções em um seio obstruído de uma massa sólida, demonstra disseminação perineural, possui menos efeito de artefato com preenchimentos dentais, oferece a vantagem da imagem no plano sagital e não envolve exposição à radiação ionizante. Imagens de RM coronais são superiores para a avaliação do forame redondo, canal vidiano, forame oval e canal

TABELA 35.1 — DIAGNÓSTICO
TUMORES PARANASAIS

História e Exame Físico	Fatores de Risco/Déficits de Nervo Craniano, Massa Nasal
Imagem	
Radiografias	Erosão óssea, opacificação da BNP
Varredura por TC	Avaliação dos limites da BNP; sem custo efetivo
RM	Avaliação de invasão do tecido mole e disseminação perineural; diferenciar secreções retidas do tumor
PET	Avaliação de rotina para doença recorrente após tratamento primário e metástase a distância; útil para carcinoma de célula escamosa; custo-benefício desconhecido
Biopsia	
Lavagem do seio/citologia	
Aspiração com agulha fina	
Biopsia transnasal	Direta ou endoscópica. Modalidade preferida

BNP, bainha do nervo periférico; TC, tomografia computadorizada; RM, imagem de ressonância magnética; TEP, tomografia por emissão positrônica.

óptico. Imagens sagitais são mais úteis para demonstrar a substituição do sinal de intensidade normal da caverna de Meckel e o sinal de alta intensidade da gordura na fossa pterigóide-palatina pelos sinais do tumor similares ao cérebro. A RM, entretanto, é mais cara do que a TC, mais predisposta a artefatos de movimento e menos tolerada por causa da claustrofobia.

A tomografia de emissão positrônica (PET) é comumente utilizada para malignidades de cabeça e pescoço para estadiamento e segmento. A combinação PET/TC adiciona detalhes anatômicos que auxiliam no planejamento cirúrgico pela definição da extensão do tumor. Embora muitos relatos tenham documentado a utilização da PET no câncer de cabeça e pescoço, nenhum avaliou a utilização dessa modalidade para tumores malignos do nariz e dos seios paranasais.

A angiografia com estudo do fluxo carotídeo é reservada para candidatos cirúrgicos com tumores que circundam a artéria carótida ou quando o sacrifício do vaso é antecipado para obter margens livres. Testes de oclusão por balões, utilizados com a emissão de TC de um único fóton (SPECT), TC com xenônio, ou Doppler transcraniano, oferecem uma estimativa razoável do risco de infarto cerebral isquêmico, se a artéria carótida interna for sacrificada. Esses testes, entretanto, não podem predizer isquemia nas áreas marginais ("divisor de águas") ou fenômeno embólico.

Uma TC do tórax e abdome é recomendada para os pacientes com tumores que metastatizam hematogenicamente, tais como sarcoma, melanoma e carcinoma cístico adenóide. A avaliação matastática é importante, se uma ressecção extensiva for considerada. Punção lombar e imagem cerebral e da coluna são recomendadas para tumores que invadem as meninges ou o cérebro.

Patologia

A patologia do trato sinonasal, com certas exceções importantes, reflete a patologia encontrada em outras áreas da cabeça e do pescoço (Tabela 35.2). Nós proporcionamos uma breve descrição dos diagnósticos histológicos mais comuns.

Tumores Epiteliais Benignos

Papilomas surgem do epitélio escamoso ou schneideriano. O papiloma ceratótico do vestíbulo (verruga vestibular) comporta-se como outros semelhantes cutâneos. Ele é facilmente tratado com excisão simples ou cauterização. Papilomas das cavidades nasais podem ser classificados em três categorias distintas (Tabela 35.3). Papilomas fungiformes emergem do septo nasal, enquanto que papilomas invertidos e cilíndricos tipicamente surgem da parede nasal lateral. Embora eles sejam de natureza benigna, a extensão além de seu local de origem pode destruir o osso, recorrer quando não tiver sido excisado completamente e pode estar associado a tumores malignos (3,4). Eles são mais comumente diagnosticados em homens brancos durante a quinta a sétima décadas de vida (média, 50 anos). A ressecção em bloco tem sido o padrão-ouro para o tratamento dessas lesões (Tabela 35.4). Entretanto, RM, TC e en-

TABELA 35.2
TUMORES DO TRATO SINONASAL

Epitelial
- *Benigno*
  - Papiloma exofítico
  - Papiloma invertido
  - Papiloma colunar
  - Adenoma
- *Maligno*
  - Carcinoma de célula escamosa
  - Carcinoma de célula transicional
  - Adenocarcinoma
  - Carcinoma adenóide cístico
  - Melanoma
  - Neuroblastoma olfatório
  - Carcinoma indiferenciado

Não epitelial
- *Benigno*
  - Fibroma
  - Condroma
  - Osteoma
  - Neurilemoma
  - Neurofibroma
  - Hemangioma
- *Maligno*
  - Sarcoma de tecido mole
  - Rabdomiossarcoma
  - Leiomiossarcoma
  - Fibrossarcoma
  - Lipossarcoma
  - Angiossarcoma
  - Mixossarcoma
  - Hemangiopericitoma
  - Sarcoma do tecido conectivo
  - Condrossarcoma
  - Osteossarcoma

Tumores linforreticulares
- Linfoma
- Plasmacitoma
- Tumor de célula gigante

Carcinoma metastático

---

doscopia nasal permitem um mapeamento pré-operatório exato dessas lesões, permitindo uma ressecção mais conservadora através de abordagens menos invasivas. Durante a última década, várias técnicas endoscópicas, transnasais, para a ressecção de papilomas invertidos têm sido relatadas (4,5). Técnicas transnasais evitam a utilização de incisões e geralmente requerem permanência no hospital menor do que as abordagens externas. A abordagem endoscópica proporciona visualização superior das células etmóides posteriores, especialmente aquelas que se estendem lateralmente ao seio esfenóide ou ao redor do nervo óptico (células de Onodi). Em mãos experientes, a ressecção com uma abordagem endonasal, maxilectomia medial tem índices de recorrência iguais àqueles das ressecções tradicionais abertas em bloco (5).

Adenomas do trato sinonasal surgem mais comumente no septo nasal. A maior parte é encontrada durante a quarta a sétima décadas, ocorrendo com uma distribuição igual em ambos os sexos. O índice de recorrência é baixo após a remoção completa (10%).

Tumores Epiteliais Malignos

O carcinoma de célula escamosa é o tumor mais comum do trato sinonasal. Ele é mais comumente relatado em homens brancos na quinta a sexta décadas de vida. O prognóstico é relacionado à extensão do tumor e ao local de origem.

Os adenocarcinomas contribuem de 4% a 8% para todos os tumores sinonasais. Eles se originam mais comumente nos seios etmóides e na cavidade nasal e estão associados à exposição à poeira de madeira dura. Os adenocarcinomas podem ser divididos em graus baixo e alto de acordo com suas características histológicas e comportamento. Tumores de baixo grau possuem uma arquitetura glandular uniforme e características citológicas, com raras mitoses e invasão perineural raramente ou metástase a distância. Os adenocarcinomas de baixo grau tendem a recorrer localmente. O adenocarcinoma de alto grau possui um pa-

TABELA 35.3
PAPILOMAS DO TRATO SINONASAL

	Papiloma Invertido	Papiloma Fungiforme	Papiloma Cilíndrico
Local de origem	Parede lateral	Septo	Parede lateral
Freqüência	47%	50%	3%
Índice de recorrência	27%-73%	22%-50%	25%-35%
Associado a malignidade	13%	3%-5%	15%

Adaptado de Barnes EL. Surgical pathology of the head and neck. Vol. 1, New York: Marcel Dekker, 1985, com permissão.

TABELA 35.4
ÍNDICES DE RECORRÊNCIA PARA PAPILOMA INVERTIDO

Autores	Rinotomia Lateral – Maxilectomia Medial	Conservação Ressecção[a]
Benninger et al. (1991)	0 (0/20)	36% (5/14)
Myers et al. (1990)	5% (1/22)	0 (0/4)
Pelausa e Fortier (1992)	7% (1/14)	77% (37/48)
Outzen et al. (1991)	7% (3/44)	27% (3/11)
Lawson et al. (1989)	9% (7/77)	10% (1/10)
Segal et al. (1986)	10% (1/10)	70% (10/14)
Kristensen et al. (1985)	12% (7/57)	38% (8/21)
Phillips et al. (1990)	13% (9/72)	44% (4/9)
Smith e Gullane (1987)	27% (3/11)	57% (4/7)
Dolgin et al. (1992)	29% (4/14)	44% (4/9)
Weissler et al. (1986)	29% (37/126)	67% (103/153)
Bielamowicz et al. (1993)	30% (6/20)	74% (17/23)
Médias	16% (79/487)	60% (209/350)

[a]Não inclui relatos de ressecção endoscópica.
Adaptado de Lawson W, Ho BT, Shaari CM et al. Inverted papillomas: a report of 112 cases. *Laryngoscope* 1995;105:282-288, com permissão.

drão de crescimento sólido com margens fracamente definidas, pleomorfismo proeminente e grande número de mitoses. Um terço dos pacientes com adenocarcinomas de alto grau irá inicialmente ter metástase a distância. Abordagens para adenocarcionomas dos seios paranasais incluem ressecção craniofacial anterior, rinotomia lateral e técnicas endonasais com ou sem radioterapia. A sobrevida de 5 anos específica da doença para os pacientes com adenocarcinoma do nariz e seios paranasais após a cirurgia e terapia de radiação é de 55% para lesões T1 e T2, 28% para T3 e 25% para T4 (6).

Carcinomas adenóides císticos (CAC) do trato sinonasal compõem 14% a 20% de todos os carcinomas adenóides císticos que surgem na cabeça e pescoço. Eles são caracterizados pela disseminação precoce para estruturas neurovasculares, disseminação submucosa e estádio avançado no momento do diagnóstico. Tumores de baixo grau são definidos pela histologia com menos de 30% de arquitetura sólida e incluem padrões cribiforme e tubular. Tumores de alto grau correspondem àqueles com um padrão histológico de mais de 30% de arquitetura celular sólida. A incidência de invasão perineural é similar para ambos os graus, porém a incidência de recorrência local e metástases é maior no tipo sólido. Índices elevados de recorrência (50% a 76%) provavelmente são devidos à disseminação perineural e às margens microscópicas positivas não identificadas no momento da cirurgia (7,8). O tratamento do carcinoma cístico adenóide do trato sinonasal é primariamente cirúrgico, embora o tratamento combinado de cirurgia mais radioterapia adjuvante pareça aumentar o controle local da doença.

Em nossa experiência com 36 pacientes com CAC do trato sinonasal, a maior parte dos pacientes foi diagnosticada com doença localmente avançada (8). A órbita foi invadida em 35% desses pacientes, e 33% tinham doença intradural. Apenas dois pacientes tinham metástases a distância no momento do diagnóstico. Margens cirúrgicas livres são difíceis de serem obtidas, mesmo com ressecção craniofacial extensiva, por causa da proximidade de estruturas vitais e da propensão para disseminação perineural, a qual nesta série foi de mais de 90% dos pacientes. A taxa de sobrevida em 2 anos foi de 46% após o tratamento primário e 15% após a cirurgia de resgate. A maior parte dos pacientes tinha recorrências locais (65%), e em 50% desenvolveu-se recorrência regional ou a distância. A sobrevida foi em média 44 meses.

O melanoma do trato sinonasal pode ser primário ou metastático. Embora 20% de todos os melanomas se originem na cabeça e no pescoço, menos de 1% emerge do trato sinonasal. Eles são mais comumente encontrados na cavidade nasal, seguida do seio maxilar, seio etmóide e seio frontal, em ordem decrescente. A maior parte dos pacientes inicialmente possui doença confinada ao local de origem, porém esta mostra uma tendência em direção à invasão vascular e linfática precoce com alta incidência de recorrência local após excisão cirúrgica. A terapia de radiação pós-operatória pode ser benéfica, embora seu impacto na sobrevida e no controle local não tenha sido avaliado em ensaios científicos. A sobrevida média para pacientes com melanoma sinonasal é de 24 a 36 meses. A causa mais comum de falha é a recorrência local, enquanto o fator mais importante na predição de sobrevida é a doença metastática (9,10).

O neuroblastoma olfatório é um tumor raro que emerge no epitélio olfatório. Os pacientes com freqüência são vistos primeiramente com obstrução nasal e epistaxe. Ele possui uma freqüência bimodal em idades de 10 a 20 e 50 a 60 anos, com uma incidência similar em pacientes masculinos e femininos. Seu prognóstico está relacionado com a extensão da doença e a ressecabilidade na apresentação inicial. A maior parte das instituições adotou terapias combinadas baseadas no sistema de estadiamento de Kadish (Tabela 35.5). A classificação UCLA (Tabela 35.6), entretanto, proporciona melhor correlação com o prognóstico em relação a recorrências locais, uma vez que fatores como invasão intradural e orbital não são considerados no sistema de estadiamento de Kadish. O advento da ressecção craniofacial associado a radioterapia adjuvante para o local primário e região cervical melhorou os resultados terapêuticos (12). Em uma metanálise recente, a sobrevida de 5 anos livre de doença para todos os estádios é de 65% após cirurgia combinada com radioterapia (12).

Carcinomas sinonasais não diferenciados (CSND) geralmente são compostos de células de tamanhos pequeno e médio e precisam ser diferenciados de rabdomiossarcoma, melanoma, neuroblastoma olfatório, linfoma e carcinoma de célula escamosa. A progressão dos sintomas é muito rápida, e em geral eles são vistos primeiramente em um estádio muito avançado, envolvendo múltiplos seios. O tratamento inclui terapia trimodal, utilizando quimioterapia (ciclofosfamida, doxorrubicina e vincristina), terapia de radiação e, em casos apropriados, cirurgia. Infelizmente, aparecem pacientes com doença intracraniana, a despeito de terapia combinada.

Tumores Não Epiteliais Benignos

Lesões fibroósseas, incluindo osteomas, fibromas e cordomas, são os tumores benignos mais comuns do trato sinonasal. Seu crescimento geralmente é lento e autolimitado. A excisão cirúrgica simples é recomendada quando é necessário um diagnóstico histológico ou para aliviar sintomas obstrutivos.

TABELA 35.5
SISTEMA DE ESTADIAMENTO DE KADISH PARA O NEUROBLASTOMA OLFATÓRIO

Estádio A	Tumor confinado à cavidade nasal
Estádio B	Tumor na cavidade nasal se estendendo para os seios paranasais
Estádio C	Tumor se estendendo para órbita, base do crânio, cavidade craniana, ou com metástase cervical/a distância

TABELA 35.6
SISTEMAS DE ESTADIAMENTO UCLA PARA O NEUROBLASTOMA OLFATÓRIO

Estágio	Descrição
T1	Tumor envolvendo a cavidade nasal ou os seios paranasais (excluindo esfenóide) ou ambos, a maior parte das células aéreas etmoidais superiores de ar
T2	Tumor envolvendo a cavidade nasal ou os seios paranasais (incluindo o esfenóide) ou ambos com extensão para ou erosão da placa cribriforme
T3	Tumor se estendendo a órbita ou com protrusão para a fossa craniana anterior
T4	Tumor envolvendo o cérebro

Menos de 4% dos tumores benignos de bainha de nervo periférico de cabeça e pescoço surgem no nariz e seios paranasais. Eles são vistos inicialmente como massas polipóides, de crescimento lento, alcançando um tamanho muito grande e com freqüência causando deformidades faciais e destruição local das estruturas adjacentes. Noventa por cento dos tumores de bainha nervosa mostram uma histologia benigna. Dois terços desses tumores são schwannomas, e um terço, neurofibromas. Ao contrário daqueles em outras regiões, os schwannomas do nariz e dos seios paranasais com freqüência carecem de encapsulamento do tumor, com células neoplásicas minando a mucosa respiratória adjacente (13). O tratamento é pela excisão cirúrgica completa, ou por remoção parcial para neurofibromas massivos que envolvem áreas vitais.

Tumores Não Epiteliais Malignos

Sarcomas neurogênicos são raros na cabeça e no pescoço e estão comumente associados a neurofibromatose. Sarcomas neurogênicos são localmente agressivos e freqüentemente aparecem com metástase a distância. A cirurgia desempenha um papel primário na sua terapia; a radiação e a quimioterapia geralmente são reservadas para remoção incompleta, casos inoperáveis ou recorrências (14). O índice de sobrevida de 5 anos é de 60%, embora sarcomas associados a neurofibromatose comportem-se mais agressivamente, levando a um índice de sobrevida de 5 anos de 30% (14).

Rabdomiossarcomas de cabeça e pescoço ficam em torno de 35% a 45% dos casos. Em 10% dos pacientes, eles originam-se nos seios paranasais (15). Esses tumores podem assumir a morfologia de qualquer dos estádios de desenvolvimento do músculo estriado, daí a classificação em tipos embrionário, alveolar e pleomórfico. Um padrão de distribuição bimodal é encontrado na infância, com a ocorrência embrionária na primeira década e o tipo alveolar nos adolescentes. Rabdomiossarcomas possuem um resultado menos favorável nos adultos, com um índice de sobrevida de 5 anos de apenas 35% (16). A região de cabeça e pescoço é menos envolvida nos adultos, sendo as vísceras e extremidades os locais mais comuns de apresentação.

Rabdomiossarcomas do trato sinonasal são classificados como parameníngeos não orbitais e comportam-se mais agressivamente do que aqueles que surgem em outras localizações. Metástases sistêmicas e regionais são comuns. Em 1987, o Estudo Intergrupo de Rabdomiossarcoma I relatou a utilização de radiação e quimioterapia intensivas nos pacientes com rabdomiossarcoma parameníngeo não orbital, mostrando uma melhora no índice de sobrevida de 51% a 81%. Em 2002, o Estudo Intergrupo de Rabdomiossarcoma IV relatou mais melhoras na sobrevida para aqueles pacientes com envolvimento parameníngeo craniano (17). Pacientes com sarcoma parameníngeo craniano, porém sem invasão meníngea, recebem poliquimioterapia seguida pela radioterapia. Tumores de alto risco definidos como tumores intracranianos, tumores que erodem a base do crânio ou que causam uma neuropatia craniana foram tratados com quimioterapia intratecal tripla, radiação de todo o cérebro e radiação espinal. Em 5 anos, 73% dos pacientes estavam vivos, comparados com 45% no IRSI. A sobrevida global para os pacientes com envolvimento dos seios paranasais foi de 76% no grupo de baixo risco e 57% para o grupo de alto risco. A sobrevida livre de recidiva foi de 57% para o grupo de baixo risco e de 52% para o grupo de alto risco. A terapia cirúrgica radical inicial não foi garantida. Esses resultados, entretanto, nunca foram confirmados nos adultos. O rabdomiossarcoma do adulto geralmente é tratado com excisão cirúrgica ampla. A radiação é recomendada para margens positivas ou doença recorrente inoperável. A quimioterapia tem um papel paliativo, que precisa ser pesado contra sua possível morbidade.

O fibrossarcoma é um tumor que surge dos fibroblastos; assim o termo compreende um espectro de malignidades que varia da fibromatose de baixo grau aos tumores de alto grau. O diagnóstico incorreto é muito comum. A radiação e o traumatismo têm sido implicados como possíveis fatores etiológicos. O tratamento de escolha é a excisão cirúrgica ampla para tumores previamente não tratados. A radiação é recomendada para margens positivas ou tumores recorrentes ou inoperáveis.

O hemangiopericitoma é um tumor muito raro, altamente vascular, emergindo dos pericitos pericapilares de Zimmerman. O exame histológico revela pericitos ovais e em formato de fuso. Variedades benignas e malignas têm sido descritas. Tumores malignos são distinguidos pela atividade mitótica aumentada, densidade de célula elevada e zonas necróticas e hemorrágicas. Eles invadem localmente e se metastatizam em 10% a 15% dos casos. Metástases hematógenas envolvem pulmão, fígado e ossos. Sessenta por cento são encontrados na cabeça e no pescoço, com cerca de 50 casos relatados no trato sinonasal (18). Seu prognóstico relaciona-se ao tamanho da lesão, ao número de mitoses e às metástases. O tratamento primário é a excisão cirúrgica.

O sarcoma osteogênico é o tumor ósseo primário mais comum nos Estados Unidos, com uma incidência estimada de 1 caso para 100.000. Aqueles que se originam no interior da mandíbula constituem 7% a 10% de todos os osteossarcomas. Fatores etiológicos incluem ionização, radiação, displasia fibrosa, traumatismo, doença de Paget e o gene associado a retinoblastoma. A terapia mais efetiva é a excisão cirúrgica. Entretanto, durante a década passada, diversos relatos sugeriram que a radiação e a quimioterapia podem melhorar a sobrevida. Uma revisão multiinstitucional e metanálise demonstraram uma sobrevida livre de doença de 2 e 5 anos para osteossarcomas maxilares de 65% e 38%, respectivamente (19). Terapias adjuvantes, incluindo radiação, quimioterapia ou terapia combinada, falharam para melhorar o resultado. Apesar de tudo, esses autores reconhecem um viés de seleção e, portanto, o papel da terapia adjuvante permanece não resolvido.

Os condrossarcomas são tumores de crescimento lento, que geralmente emergem de estruturas cartilaginosas. Esses tumores têm sido graduados de I a III com base do índice de mitoses, celularidade e tamanho nuclear. O tamanho do tumor e a graduação se correlacionam com o índice de metástases, agressividade local e sobrevida final. A remoção cirúrgica com margens amplas é o tratamento de escolha. A ressecção em bloco com radiação pós-operatória é recomendada para aqueles envolvendo estruturas vitais.

Embora o potencial metastático e o resultado oncológico de sarcomas que surgem no trato sinonasal sejam variáveis entre diferentes tipos histológicos, o comportamento local dos sarcomas é similar. Os sarcomas são infiltrativos, geralmente avançando para áreas mais distantes do que aquelas vistas a olho nu; assim, com freqüência eles são incompletamente ressecados e, portanto, recorrem localmente. A excisão ampla melhora o controle local, porém isso é difícil de realizar ao se lidar com o trato sinonasal, o qual é adjacente a estruturas importantes, senão vitais. A cirurgia da base do crânio pode melhorar o controle local dos sarcomas do trato sinonasal.

O linfoma do trato sinonasal contribui para apenas 0,17% de todos os linfomas. Linfomas de célula T são mais comuns nas populações da Ásia, enquanto os linfomas de célula B são mais comuns nas populações ocidentais. Os locais primários de ocorrência no trato sinonasal são os seios maxilares (79%) e a cavidade nasal (20%) (20). O tratamento inclui terapia de radiação para lesões localizadas e quimioterapia para prevenir recorrência sistêmica. O comportamento biológico é marcadamente diferente nas populações pediátricas e adultas. Os adultos possuem recaídas freqüentes, comumente envolvendo o abdome, e mostram um índice de sobrevida de 5 anos de cerca de 45%. Metástases a distância com freqüência estão associadas a falência para tratar com quimioterapia na situação primária (20). Nas crianças, remissões completas são mais comuns, o envolvimento do trato gastrointestinal é raro, e o índice de sobrevida de 5 anos é próximo de 75%.

Dos pacientes com plasmacitoma extramedular, 80% a 90% possuem envolvimento da região de cabeça e pescoço, e 40% surgem no trato sinonasal. Ele é mais comum da sexta à décima décadas e tende a se disseminar localmente, podendo ser encontrado nos linfonodos cervicais em menos de 25% dos casos. O prognóstico é imprevisível, e um número variável de pacientes será diagnosticado com mieloma múltiplo. É de extrema importância o papel de excluir seu diagnóstico na apresentação inicial. A maior parte dessas lesões irá responder à terapia de radiação em doses de 4.000 a 5.000 cGy administradas durante um período de 4 a 5 semanas.

Tumores Metastáticos

Tumores metastáticos para o trato sinonasal produzem sintomas similares àqueles dos tumores primários. Mais de 100 casos foram relatados, com metástases para o seio maxilar, etmóide, frontal e esfenóide em ordem decrescente. As fontes primárias mais comuns são rins, mamas e pulmões. O tratamento é paliativo, utilizando radiação, cirurgia ou quimioterapia para aliviar sintomas obstrutivos e compressivos ou dor.

ESTADIAMENTO

O sistema de estadiamento proporciona um guia para definir a extensão e o prognóstico de um tumor e também serve como uma ferramenta de comunicação, permitindo que instituições diferentes comparem sua experiência com a utilização de diferentes modalidades terapêuticas. O sistema de estadiamento TNM do Comitê da Junta Americana do Câncer (AJCC) do nariz e seios paranasais está na Tabela 35.7. O AJCC recomenda um sistema diferente para sarcomas de tecido mole. Esse sistema inclui um sistema de graduação histológica que difere do sistema utilizado para os tumores epiteliais. Acredita-se que a graduação seja o fator prognóstico mais significativo nos pacientes com tumores mesenquimais e está baseada no número de mitoses, grau de celularidade, quantidade de estroma, grau de maturação, pleomorfismo nuclear e presença ou ausência de necrose.

PRINCÍPIOS DO TRATAMENTO

Cirurgia

Diagnóstico (Biopsia)

A amostra de tecido pode ser realizada utilizando instrumentos endoscópicos de cirurgia dos seios ou através de procedimentos transcutâneos abertos ou transorais (p. ex., antrostomia de Caldwell-Luc, etmoidectomia externa, rinotomia). A primeira é preferida porque ela proporciona bom acesso e controle hemostático com menor morbidade e não contamina outros tecidos moles.

Drenagem/Desbridamento

Um portal adequado de drenagem (p. ex., janela naso-antral) deve ser aberto nos pacientes com sinusite bacteriana secundária e nos pacientes que irão requerer terapia de radiação como tratamento primário.

TABELA 35.7

ESTADIAMENTO TNM DO SEIO MAXILAR PARA O TUMOR PRIMÁRIO (T)

TX	Tumor primário não pode ser avaliado
T0	Sem evidência de tumor primário
Tis	Carcinoma *in situ*
T1	Tumor limitado ao seio maxilar sem erosão ou destruição óssea
T2	Tumor causando erosão óssea ou destruição incluindo extensão para o palato rígido e/ou meato nasal médio, exceto extensão para a parede posterior do seio maxilar e placas pterigóides
T3	Tumor invade apenas o seguinte: osso da parede posterior do seio maxilar, tecidos subcutâneos, assoalho ou parede medial da órbita, fossa pterigóide, seios etmoidais
T4a	Tumor invade os conteúdos orbitais anteriores, pele da bochecha, placas pterigóides, fossa infratemporal, placa cribiforme, seios esfenóides ou frontais
T4b	Tumor invade apenas o seguinte: ápice orbital, dura, cérebro, fossa craniana média, outros nervos cranianos mais do que a divisão do nervo trigêmeo (V$_2$), nasofaringe ou clivo

Do American Joint Commitee on Cancer. *Manual for stating of cancer*, 6th ed. New York: Springer-Verlag, 2002, p. 61, com permissão.

Ressecção

A ressecção cirúrgica geralmente é recomendada com intenção curativa. A excisão paliativa pode ser considerada para aliviar a dor intratável, para proporcionar descompressão rápida de estruturas vitais, ou para diminuir uma lesão extensa, liberando assim o paciente de constrangimento social. A cirurgia como única modalidade de tratamento para tumores malignos do trato sinonasal levou os índices de sobrevida de 5 anos de 19% para 86%. As Figuras 35.1 a 35.6 demonstram as abordagens e técnicas cirúrgicas mais comuns.

Com os avanços recentes em imagem pré-operatória, sistemas intra-operatórios guiados por imagem, instrumentação endoscópica e materiais para hemostasia, as técnicas endonasais para a remoção de tumores nasais e seios paranasais podem ser uma alternativa viável para as técnicas abertas tradicionais. Abordagens endoscópicas podem acessar e visualizar tumores na cavidade nasal, etmóide, esfenóide, frontal medial

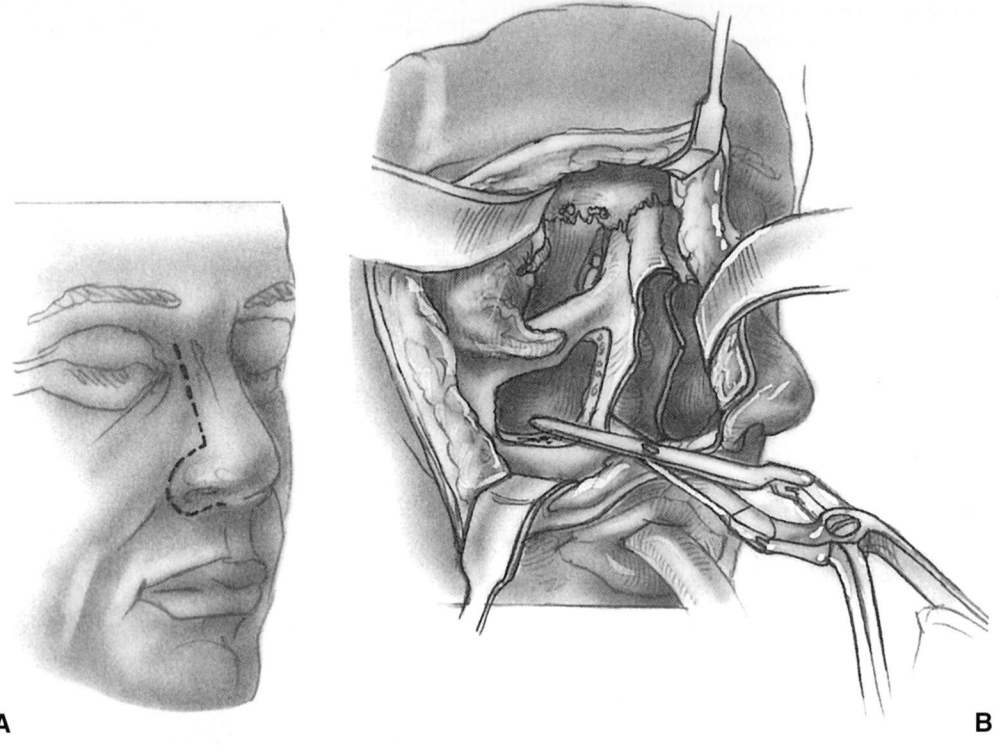

Figura 35.1

Maxilectomia medial. Rinotomia lateral: **A:** A incisão da pele começa debaixo do aspecto medial da sobrancelha e continua 4 a 5 mm anterior ao canto medial e sobre o osso nasal ao longo da porção mais profunda do sulco nasomaxilar e seguindo a prega alar. Uma extensão da incisão dividindo o lábio não é necessária. Para expor a área cirúrgica, o retalho da bochecha é elevado subperiostealmente sobre o maxilar e ao redor do nervo infra-orbital. A periórbita é elevada acima da lâmina papirácea, e a sutura frontoetmóide é identificada e seguida posteriormente até que as artérias etmóide anterior e posterior sejam identificadas. A parede anterior do antro é penetrada na fossa canina utilizando-se um esculpidor de 4 mm. A antrostomia é alargada com uma pinça Kerrison em torno do nervo infra-orbital e superiormente em direção à margem orbital inferior. **B:** O osso é removido através da margem orbital, incluindo a fossa lacrimal. O ducto nasolacrimal é dividido, e o saco lacrimal é aberto e marsupializado (**C**). **D:** Osteotomias e remoção do espécime. A primeira osteotomia envolvida na remoção real estende-se através da abertura piriforme ao nível do assoalho nasal, dirigida posteriormente até que a osteotomia perfure a parede posterior do antro. A órbita é retraída lateralmente, e uma segunda osteotomia é realizada na sutura frontoetmoidal e, estendendo-se posteriormente para um ponto 2 a 3 mm posterior à artéria etmóide posterior (i. e., anterior ao forame óptico). **E:** O osso do assoalho medial da órbita é serrado seguindo uma linha que une a fossa lacrimal com a osteotomia superior. O corte ósseo final envolve três passos. Primeiro, um osteótomo de 2 mm é introduzido através da antrostomia anterior e dirigido através da parede antral medial posterior. O osteótomo é avançado superiormente para alcançar o nível do osteótomo superior e é então empurrado medialmente. Segundo, um osteótomo amplo, introduzido através do nariz, é impactado na parede anterior do seio esfenóide, e então é empurrado lateralmente. Tesouras pesadas de ângulo reto (p. ex., tesouras de cartilagem lateral superior) são guiadas através da osteotomia inferior com uma lâmina no nariz e outra no antro para começar o corte posterior, atrás dos turbinados. **F:** Tesouras curvas pesadas são introduzidas com uma lâmina na cavidade nasal e a outra na osteotomia superior, dirigidas através ou ao longo das inserções posteriores dos turbinados. O espécime é removido pela tração anterior e inferior. A homeostasia é alcançada pelo clampeamento direto ou cautério. As margens ósseas são suavizadas com uma pinça. A mucosa do etmóide é removida com fórceps de etmóide, e uma ampla esfenoidotomia é aberta com pinças de Kerrison. A cavidade é coberta com gelatina absorvível (Gelfoam) para hemostasia. O tendão cantal medial é suturado ao periósteo dos ossos nasais. O ferimento é fechado utilizando-se um fechamento em camadas meticuloso.

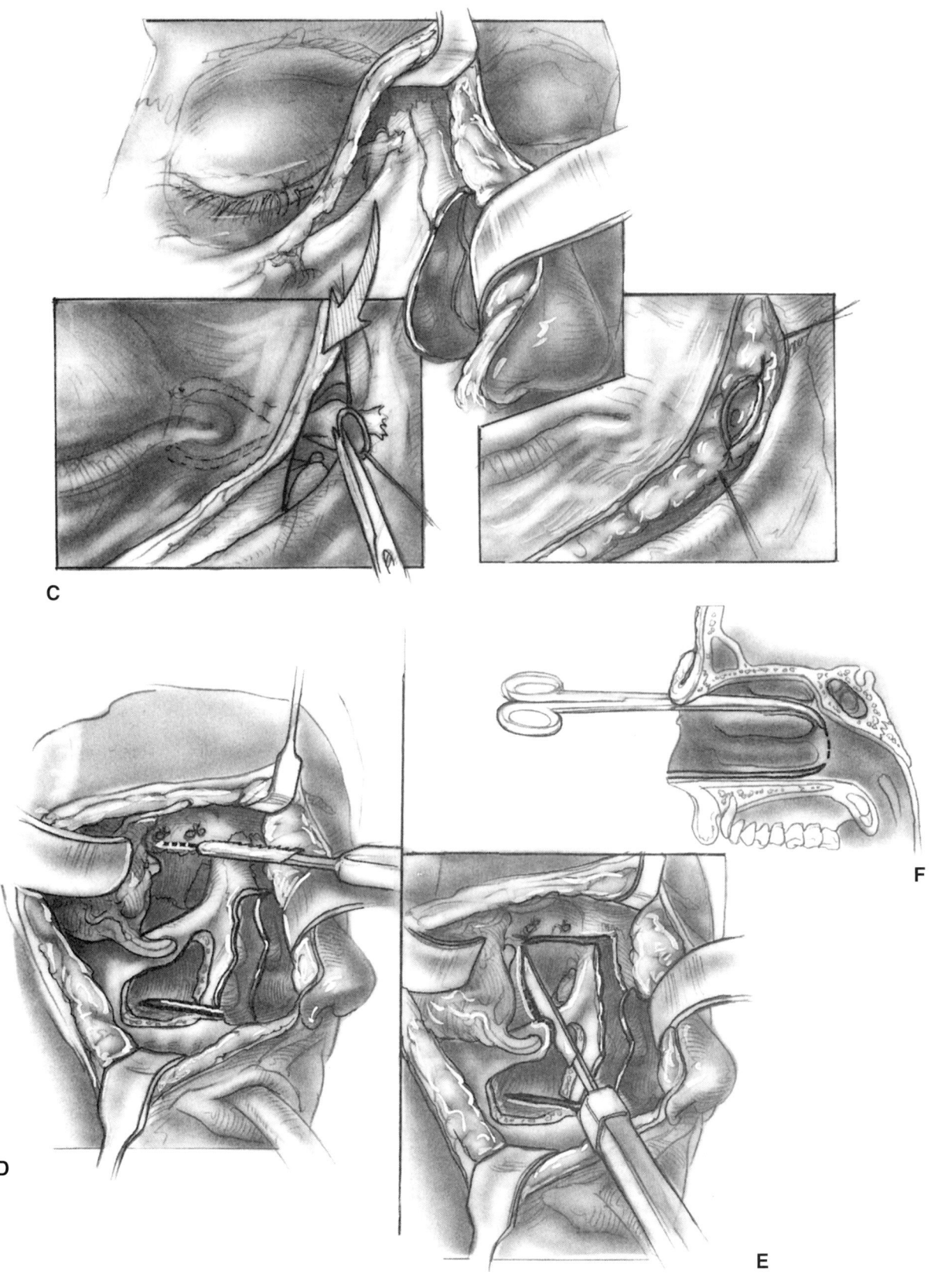

Figura 35.1
(*Continuação*).

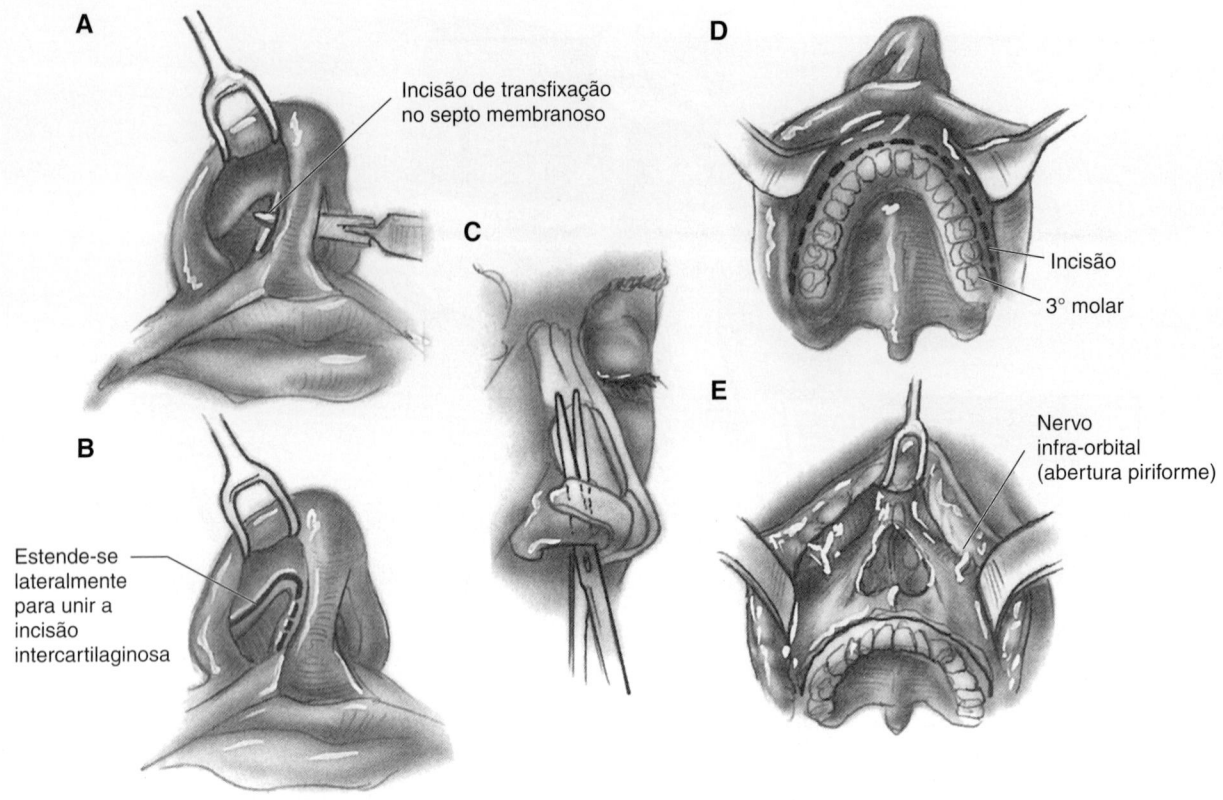

Figura 35.2
A, B: Uma incisão de transfixação é realizada no septo membranoso e é estendida lateralmente para unir uma incisão transcartilaginosa. **C:** Uma incisão gengivobucal é realizada, estendendo-se lateralmente da linha média às tuberosidades maxilares. **D:** Na exposição da área cirúrgica, tesouras de tenotomia são introduzidas através das incisões transcartilaginosas para dissecar a pele do esqueleto nasal. O esvaziamento sobre o maxilar é realizado em um plano subperiosteal. Essa dissecção une-se ao desenluvamento nasal utilizando esvaziamento agudo sobre as inserções da abertura piriforme. O esvaziamento é estendido superiormente, expondo o esqueleto mediofacial. **E:** A exposição é limitada pelos feixes neurovasculares infra-orbitais. As osteotomias, remoção de espécime, reconstrução e fechamento são realizados como descrito para a rinotomia lateral.

e seios maxilares mediais (21). Secções congeladas precisam ser utilizadas, uma vez que o tumor com freqüência é removido de forma fragmentada. Melhoras na recuperação funcional e sobrevida a longo prazo, entretanto, ainda estão por ser descritas.

Reabilitação

Os principais objetivos da reabilitação pós-cirúrgica são cicatrização primária do ferimento, preservação ou reconstrução do contorno facial e restauração da separação oronasal, facilitando assim a fala e a deglutição. Considerações funcionais devem preceder as estéticas. A reabilitação após ressecção cirúrgica pode ser alcançada com uma prótese dentária ou retalhos reconstrutores, tais como retalhos do músculo temporal com e sem a inclusão de osso craniano, retalhos miocutâneos pediculados ou microvascularizados (p. ex., peitoral maior, latíssimo do dorso, trapézio) e retalhos cutâneos (p. ex., fronte, escalpo, deltopeitoral). Os retalhos são recomendados para substituir a pele ressecada, para proporcionar sustentação à órbita ou ao cérebro, ou para isolar a cavidade craniana do trato aerodigestório superior.

Um defeito de maxilectomia total não deve ser obliterado na operação inicial; uma cavidade aberta facilita a limpeza e a inspeção direta durante o período de seguimento. Pacientes que requerem uma ressecção craniofacial, especialmente aqueles necessitando de exenteração orbital, merecem consideração especial, porque uma recorrência após ressecção craniofacial adequada é uniformemente letal. Do ponto de vista funcional, os pacientes requerem separação imediata da cavidade craniana do trato aerodigestório superior e sustentação do cérebro. Um retalho pericraniano e a transferência de um retalho de músculo temporal alcançam esses objetivos. O músculo temporal, entretanto, com freqüência está desvascularizado após uma dissecção da fossa infratemporal, ou seu ventre pode ser inadequado para obliterar o espaço morto. Nessas

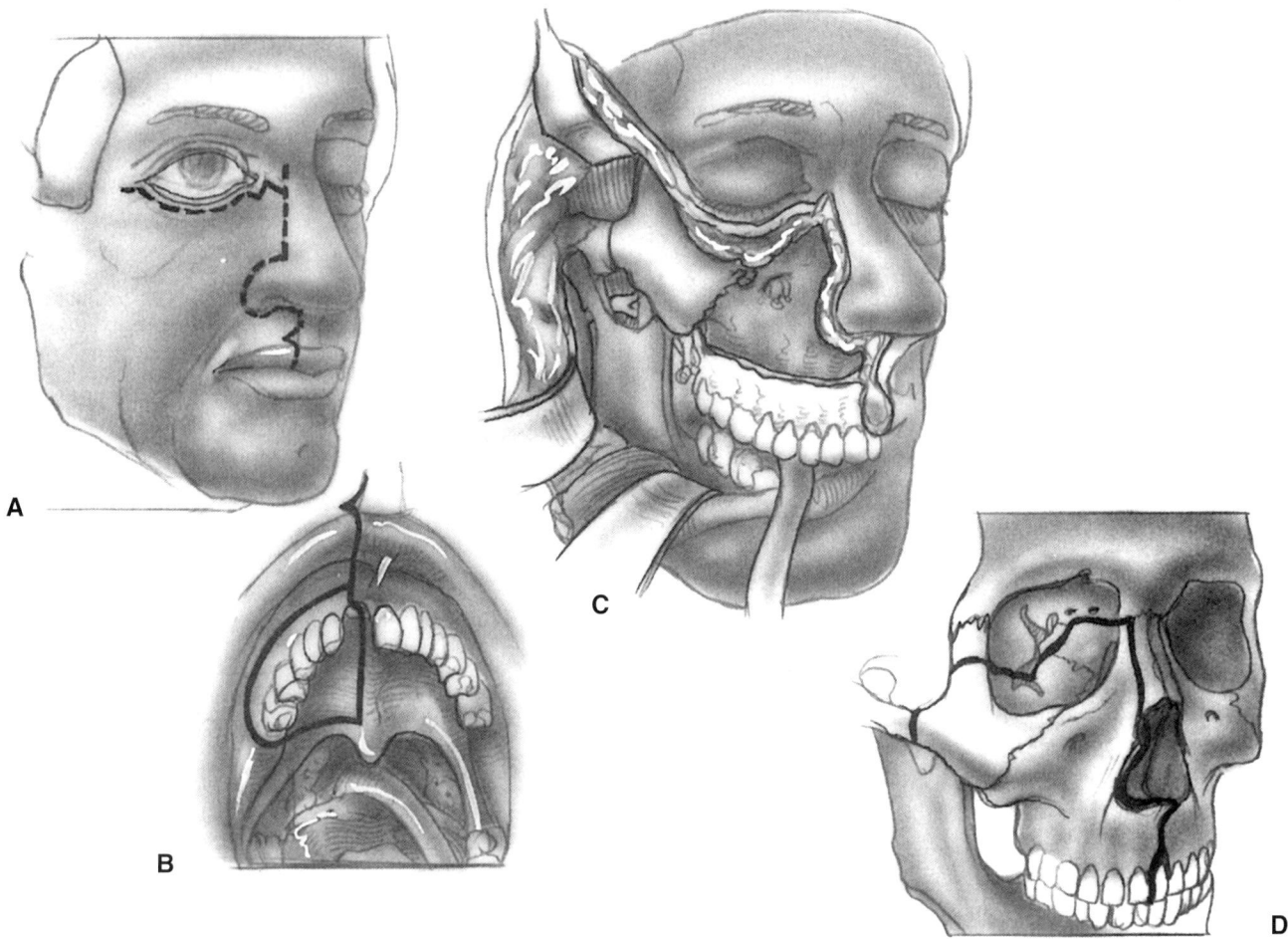

Figura 35.3

Maxilectomia total. Uma maxilectomia total com preservação da órbita pode ser realizada utilizando-se incisões idênticas àquelas para a rinotomia lateral com uma extensão de separação do lábio. Alternativamente, uma incisão de rinotomia pode ser combinada com uma abordagem de desenluvamento ipsolateral. **A:** Se a exposição aumentada for necessária, as incisões faciais podem ser modificadas. A incisão superior começa no canto lateral e se estende medialmente, passando 3 a 4 mm abaixo da linha ciliar. O olho é protegido por uma costura de tarsorrafia temporária. Essa incisão pode ser substituída por uma incisão transconjuntival. O membro subciliar é unido a uma incisão de rinotomia lateral. O músculo orbicular do olho é incisado com uma inclinação dirigida inferiormente, expondo o septo orbital. A incisão gengivobucal é estendida lateralmente para a tuberosidade maxilar ipsolateral. **B:** O palato mole é incisado na junção com o palato rígido e suas inserções são transeccionadas agudamente. O mucoperiósteo do palato rígido é incisado seguindo uma linha paramediana ipsolateral à lesão. A faixa paramediana da mucosa será posteriormente imbricada sobre a margem óssea do palato rígido para facilitar a adaptação de uma prótese. **C:** Os conteúdos orbitais são dissecados das paredes medial inferior e lateral, expondo o saco lacrimal, as artérias etmóides anterior e posterior, e a fissura infra-orbital. Estas são manejadas como descrito para uma maxilectomia medial (Fig. 35.1). Osteotomias e remoção do espécime. **D:** O corpo e o processo frontal do zigoma são divididos com a serra. O maxilar é separado dos ossos nasais com a serra, e a osteotomia é estendida superiormente para a sutura frontoetmoidal. Uma osteotomia superior é realizada posteriormente para um ponto 3 a 4 mm posterior à artéria etmóide posterior. Uma osteotomia é realizada conectando as osteotomias da parede medial e lateral através da fissura orbital inferior. O palato rígido é transeccionado com uma Gigli ou serra sagital. O maxilar é separado do crânio pela instalação de um esculpidor colocado na fissura pterigomaxilar em uma direção póstero-superior. As inserções superiores dos turbinados são separadas agudamente, como para uma maxilectomia medial (Fig. 35.1). O espécime é removido pela tração ântero-inferior. Remanescentes da mucosa do seio etmóide são removidos em uma forma fragmentada. O processo coronóide da mandíbula é removido para evitar deslocamento da prótese ao se abrir a mandíbula.
E: Os músculos faciais e pterigóides expostos e a periórbita são alinhados com um enxerto de pele de espessura fatiada, que é de 0,35 a 0,45 mm de espessura. (*Continua.*)

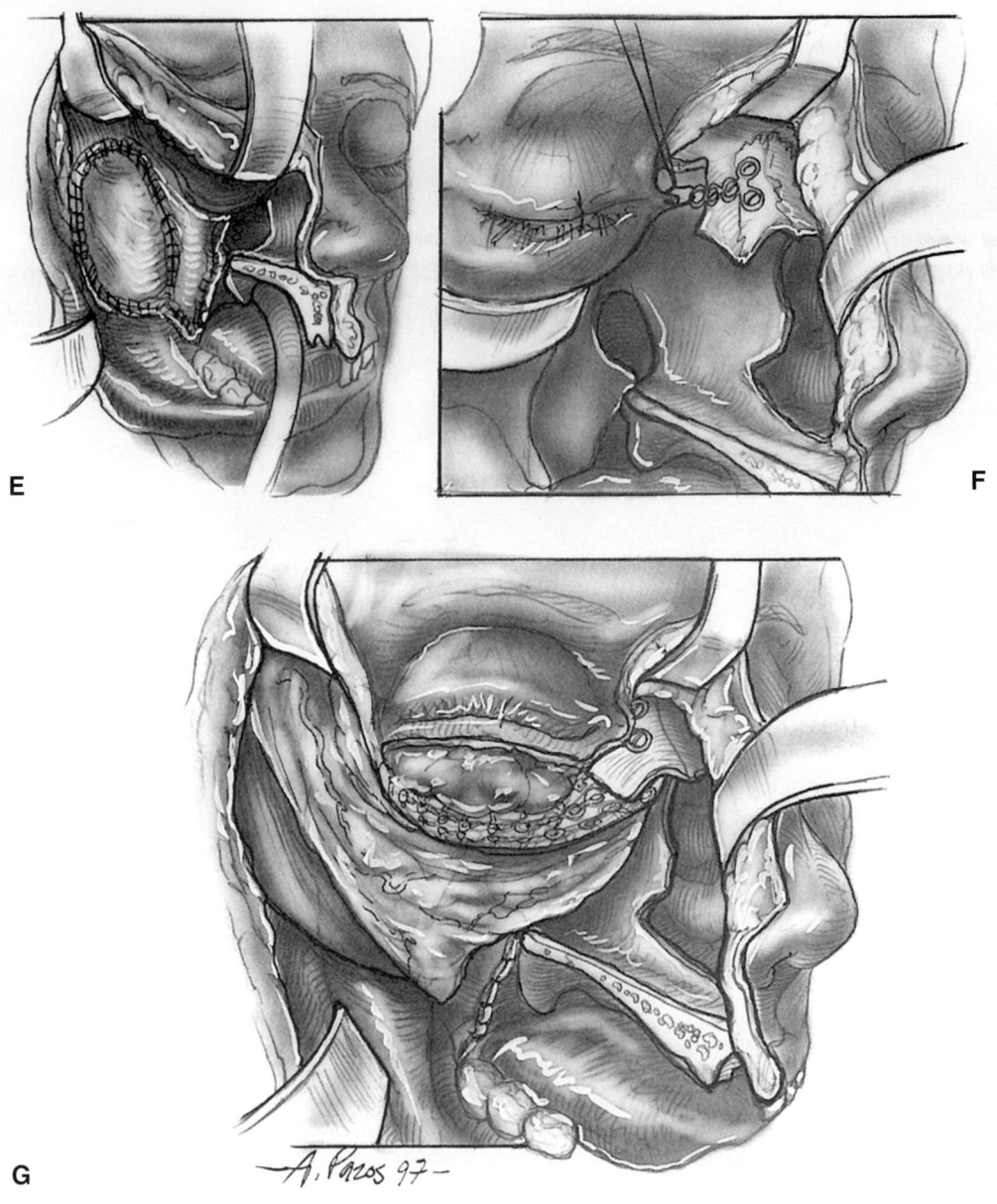

Figura 35.3

(*Continuação*) **E:** O obturador ou dente postiço é amarrado à dentição remanescente ou suspenso do arco zigomático e abertura do piriforme ou auto-atarrachado ao palato rígido remanescente. **F:** Uma cantopexia medial utilizando uma placa de titânio na forma de Y fixada aos ossos nasais. Uma sutura não absorvível em forma de 8 é utilizada para medializar o tendão cantal medial. **G:** As paredes mediais e o assoalho da órbita são reconstruídos com rede de titânio. Esta é então coberta por um retalho do músculo temporal fatiado verticalmente. A metade anterior é utilizada para a reconstrução, e a metade posterior é transposta para a fossa temporal anterior para obliterar o defeito.

circunstâncias, a cavidade da maxilectomia pode ser obliterada com um retalho microvascular livre, oferecendo paliativo imediato e separação oronasal sem a necessidade de uma prótese.

Radioterapia

A radiação pode ser utilizada como modalidade única, como adjuvante para a cirurgia, ou como uma terapia paliativa. Relatos recentes indicam que a radiação pós-operatória proporciona melhor controle local, porém não aumenta sobrevida específica ou absoluta (2). Nós e outros autores somos a favor de radiação pós-operatória porque existe um volume menor de células do tumor para matar, as margens do tumor não irradiadas podem ser mais bem definidas durante a cirurgia, e a cicatrização do ferimento pós-operatório é mais previsível.

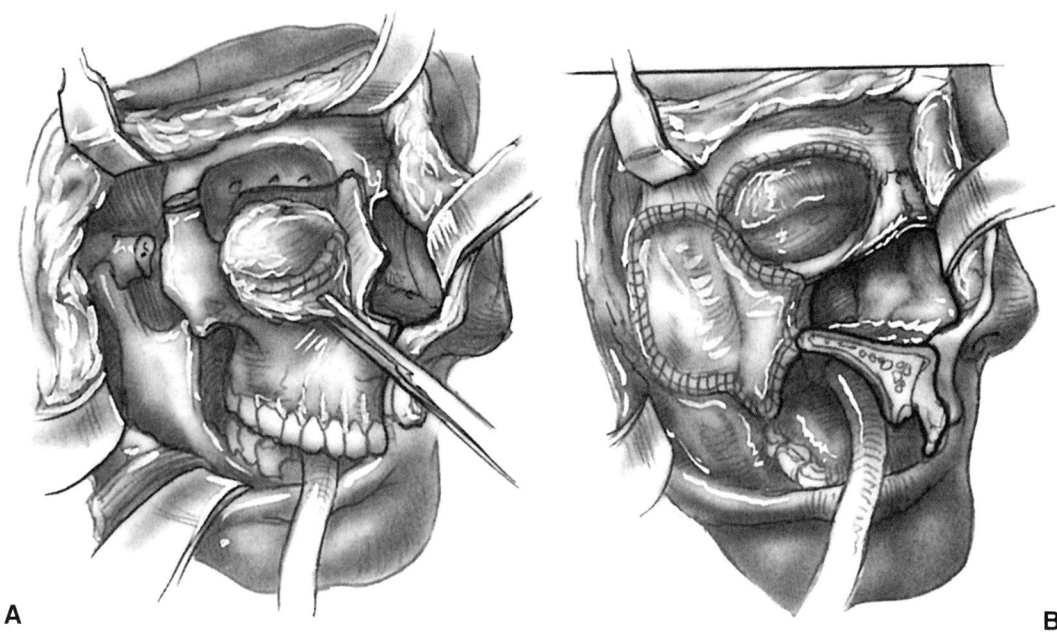

Figura 35.4

Exenteração orbital. **A:** Incisões para a exenteração orbital incluem aquelas descritas na Figura 35.3 a uma incisão supraciliar ao longo da pálpebra superior. Essas incisões permitem a preservação das pálpebras, as quais podem ser utilizadas para alinhar a cavidade orbital remanescente. Se as pálpebras estiverem envolvidas pelo tumor, as incisões são modificadas para incluir sua ressecção em bloco.
A exposição prossegue como previamente descrita (Fig. 35.3), omitindo o esvaziamento da órbita da parede inferior. A pálpebra superior é retraída superiormente, e a periórbita é incisada sobre a margem orbital superior. A órbita é dissecada da parede superior, identificando o forame óptico e a fissura orbital superior. Estas são infiltradas com lidocaína para bloquear a inervação autônomica e prevenir arritmias cardíacas. As estruturas neural e vascular viajando através desses forames são transeccionadas após a hemostasia com cautério ou clampeamento bipolar. A tração inferior no globo permite visualização adicional do assoalho orbital e fissura orbital inferior. Osteotomias da parede lateral e medial são conectadas, como na Figura 35.3D. Outras osteotomias são idênticas à Figura 35.3D. O teto da órbita pode ser alinhado com um enxerto de pele ou deixado para granular e mucolizar. Alternativamente, a cavidade pode ser preenchida com um retalho do músculo temporal. Deve-se lembrar que o epitélio escamoso tolera traumatismo (p. ex., prótese) melhor do que a mucosa. **B:** Na exposição da área cirúrgica, o retalho facial é elevado subperiostealmente. No caso de extensão através da parede anterior do antro, o retalho facial pode ser elevado em um plano subcutâneo, incluindo a musculatura facial no espécime.
A pele também pode ser ressecada *em bloco*, para endereçar a invasão direta pelo tumor. O esvaziamento é realizado ao longo da parede lateral do maxilar, e a artéria maxilar interna é identificada na fissura pterigóide-maxilar e clipada.

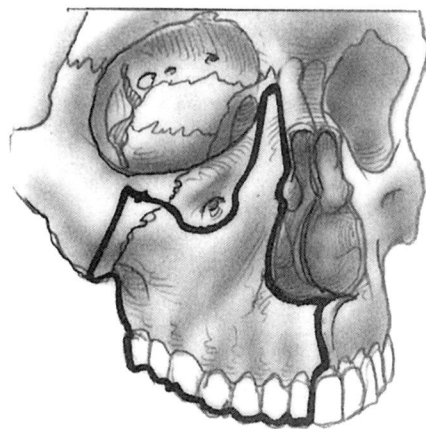

Figura 35.5

Maxilectomia inferior. Tumores confinados ao assoalho do antro podem ser manejados por maxilectomia parcial. Ela difere da maxilectomia total na preservação do assoalho orbital e, nos casos selecionados, do nervo infra-orbital. Maxilectomia bilateral: O procedimento é realizado bilateralmente, como na Figura 35.3. O septo nasal pode ser sacrificado ou preservado para suspensão das próteses ou dos retalhos reconstrutivos.

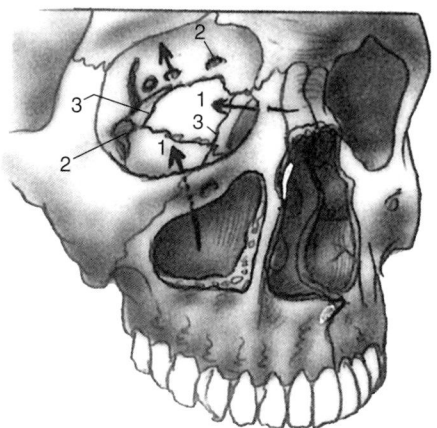

Figura 35.6

Caminhos de invasão incluem (1) erosão óssea direta (p. ex., parede medial ou assoalho), (2) invasão perivascular ou perineural (p. ex., feixes neurovasculares infra-orbital ou etmoidal), e (3) caminhos pré-formados (p. ex., fissura infra-orbital, fissura nasolacrimal).

Quimioterapia

O papel da quimioterapia para o tratamento de tumores do trato sinonasal geralmente é paliativo, utilizando seu efeito citorredutor para aliviar a dor e a obstrução, ou para diminuir uma lesão extensa externa. Samant et al. (22), em 2004, relataram a utilização de cisplatina intra-arterial de alta dose com radiação concomitante nos pacientes com carcinoma dos seios paranasais. Os índices de sobrevida global e livre de doença em 5 anos foram de 53% (Tabela 35.8). Pacientes que representavam risco cirúrgico ruim e aqueles que recusaram a cirurgia foram considerados para registro nos protocolos que incluíam combinações de radiação e quimioterapia.

MANEJO DOS TUMORES AVANÇADOS

Invasão Orbital

Tumores do trato sinonasal podem se estender para a órbita pela invasão ou erosão das paredes ósseas, pela invasão perineural ou perivascular, ou seguindo caminhos pré-formados (Fig. 35.6). Nos pacientes com invasão orbital, os sintomas oculares rapidamente se desenvolvem, tais como proptose, diplopia, acuidade visual diminuída, motilidade diminuída, quemose, edema de pálpebra e epífora. A TC proporciona evidência de erosão óssea, porém não é confiável na invasão tumoral dos tecidos moles. A RM identifica melhor a invasão de tecido mole, porém a invasão precisa ser confirmada durante a cirurgia.

A erosão óssea não constitui uma indicação absoluta para a exenteração orbital (23). O prognóstico dos pacientes com invasão da periórbita é ruim; portanto tratamento paliativo é um objetivo mais realístico (Tabela 35.9). A terapia de radiação adjunta, antes ou após a cirurgia, não parece levar a uma melhora do prognóstico.

TABELA 35.8 TRATAMENTO TUMORES DO TRATO SINONASAL

Modalidade	Indicações
Cirurgia	Tratamento principal
Radiação	Tumores não ressecáveis ou linforreticulares, maus candidatos cirúrgicos. Geralmente requer drenagem/desbridamento cirúrgico
Combinação de terapia	Margens (+), perineural, invasão perivascular
	Linfonodos (+), tumor recorrente
Quimioterapia	Papel paliativo
	Pesquisa clínica (protocolos controlados)

A ressecção das paredes orbital medial e inferior produz enoftalmia grave e hipoftalmia, os quais são agravados pela ressecção da periórbita. A reconstrução rígida da órbita óssea utilizando rede de titânio com ou sem enxertos ósseos da calvária é recomendada; estas são então cobertas com retalhos locais, regionais ou microvasculares. O melhor para restaurar a anatomia orbital e prevenir lagoftalmia devido ao ectrópio, o canto lateral deve ser reinserido no local anatômico correspondente de inserção. O ectrópio pode ainda ocorrer por causa da fibrose. A parede medial geralmente é ressecada como parte da cirurgia oncológica, requerendo que o canto medial seja reinserido em uma placa de titânio, como ilustrado na Figura 35.3.

Metástase Cervical

A incidência de metástase nodal na apresentação inicial varia de 3% a 16%. A metástase nodal na apresentação inicial indica um prognóstico ruim. A baixa incidência de metástase nodal das malignidades sinonasais não justifica a utilização de dissecção eletiva do pescoço ou radiação.

TABELA 35.9

RESULTADO DA METANÁLISE: INVASÃO DA ÓRBITA (NED)

Estudo	Preservação[a]	Exenteração[b]	Significância
Som et al. 1971	–	3/27 (11%)	
Perry et al. 1988	1/2 (50%)	2/4 (50%)	
Xuexi et al. 1995	8/23 (35%)	24/88 (27%)	
Carrau et al. 1996	5/9 (56%)	6/12 (50%)	
Total	14/34 (41%)	35/131 (27%)	$p > 0,05$

Esta tabela demonstra a falta de diferença estatisticamente significativa no índice de sobrevida daqueles pacientes nos quais a órbita foi preservada quando comparados com pacientes cuja órbita foi exenterada. Nós tendemos a acreditar que a sobrevida pior naqueles pacientes que requereram exenteração ilustra a agressividade do tumor que invade a periórbita.
[a]Invasão de tecido mole.
[b]Sem invasão de tecido mole.
Adaptado de Carrau RL, Segas J, Nuss DW et al. Squamous cell carcinoma of the sinonasal tract invading the orbit. Laryngoscope 1999;109:230-235, com permissão.

Fossa Pterigopalatina

A incidência de invasão da fossa pterigopalatina (FPtP) por malignidades do trato sinonasal varia de 10% a 20%. A presença de tumor nessa área é considerada um fator de risco para a recorrência local. A despeito da dificuldade de uma ressecção em bloco dessa área, diversos autores têm desenvolvido abordagens com princípios oncológicos sólidos, obtendo resultados variáveis.

Fossa Infratemporal e Base do Crânio

A base do crânio pode estar envolvida pelo tumor por invasão direta e erosão óssea, por caminhos pré-formados (p. ex., placa cribriforme, fissura orbital superior, forame *lacerum*), ou seguindo estruturas neurais ou vasculares (p. ex., V_2, V_3). A incidência geral de invasão da base do crânio por malignidades sinonasais parece ser de cerca de 15%. A ressecção craniofacial anterior ou ântero-lateral é um procedimento bem estabelecido para tumores sinonasais que invadem o crânio anterior (Fig. 35.7). A ressecção craniofacial anterior pode ser estendida lateralmente para unir uma craniotomia temporal para incluir as placas pterigóides, a FPtP, a fossa infratemporal e o assoalho da fossa craniana média em bloco. Contra-indicações absolutas para a ressecção craniofacial são problemas médicos ou nutricionais, que eliminariam o paciente como um candidato cirúrgico; presença de metástases a distância; invasão da fáscia pré-vertebral; invasão dos seios cavernosos por uma neoplasia de alto grau; envolvimento da artéria carótida no paciente de alto risco (como determinado por estudos de fluxo carotídeo); e invasão bilateral dos nervos ópticos ou quiasma óptico. A ressecção dessas áreas está associada a um índice de morbidade e mortalidade inaceitável, não oferecendo melhora significativa dos sintomas e sem melhora da sobrevida. Contra-indicações relativas incluem invasão da duramáter e envolvimento intracraniano de estruturas neurais. Estas situações têm um prognóstico ruim, porém, em casos selecionados, a ressecção craniofacial pode oferecer paliativo significativo ou controle local.

Melhoras no mapeamento pré-operatório de tumores com TC e RM e a utilização de retalhos vascularizados mais confiáveis para a reconstrução da base do crânio têm melhorado a mortalidade e a morbidade cirúrgica. Entretanto, o índice de sobrevida global em 5 anos não ultrapassa 50% a 60%.

COMPLICAÇÕES

Cirúrgica

O ducto nasolacrimal é sacrificado durante a realização de uma maxilectomia, e a estenose subseqüente da abertura do saco lacrimal pode levar à epífora. Uma dacriocistorrinostomia no momento da ressecção definitiva é uma forma efetiva de evitar esta complicação. A canulação dos canalículos lacrimais por 12 semanas é recomendada.

A limitação da movimentação dos músculos extra-oculares pode ocorrer após traumatismo ao músculo ou sua inervação motora ou no encarceramento nas osteotomias craniofaciais. A última complicação deve ser manejada por liberação cirúrgica urgente. Limitações da movimentação dos músculos extra-oculares em virtude de edema ou contusão neuromuscular devem ser manejadas expectantemente. A diplopia pode ser aliviada alternando a oclusão do olho.

O nervo óptico pode ser comprimido durante a mobilização do espécime ou durante a ressecção craniofacial. Esteróides de alta dose e descompressão cirúrgica de emergência são recomendados.

O enoftalmo ou hipoftalmo geralmente se desenvolvem por causa da perda da sustentação orbital inferior ou medial ou ambos. Técnicas reconstrutoras foram discutidas previamente.

Terapia de Radiação

A incidência de complicações da radiação nos pacientes com preservação da órbita é próxima de 100% (Tabela 35.10). O campo incluído nos portais da radiação para os tumores do trato sinonasal geralmente incluem o segmento orbital anterior e posterior. Quando a órbita está envolvida pelo tumor, a irradiação de todo o olho geralmente é necessária. Complicações do globo anterior são comuns com irradiação total do olho. Olho seco irá descompensar rapidamente, levando a queratite severa, panoftalmite e cegueira dentro de 1 ano. A enucleação é recomendada para panoftalmite não controlada ou olho doloroso.

Se o segmento anterior pode ser poupado, mais provavelmente os pacientes irão experimentar perda retardada da visão (3 a 5 anos) secundária a retinopatia pós-radiação ou neuropatia óptica. Embora a retina e o nervo óptico sejam radiorresistentes, sua microvasculatura não o é. Quimioterapia, diabetes melito e aterosclerose podem ter um efeito aditivo nas complicações da radiação. A incidência dessas complicações está relacionada à dose total e ao fracionamento. O limite de tolerância parece estar em torno de 5.000 cGy, com frações de 200 cGy. Embora sejam raras com menos de 3.500 cGy, sua incidência é de 50% a 65% com 6.000 a 7.000 cGy e mais de 85% com 8.000 cGy.

Complicações da Ferida Operatória

As complicações da ferida incluem sangramento, infecção, e perda dos retalhos reconstrutivos ou enxertos de

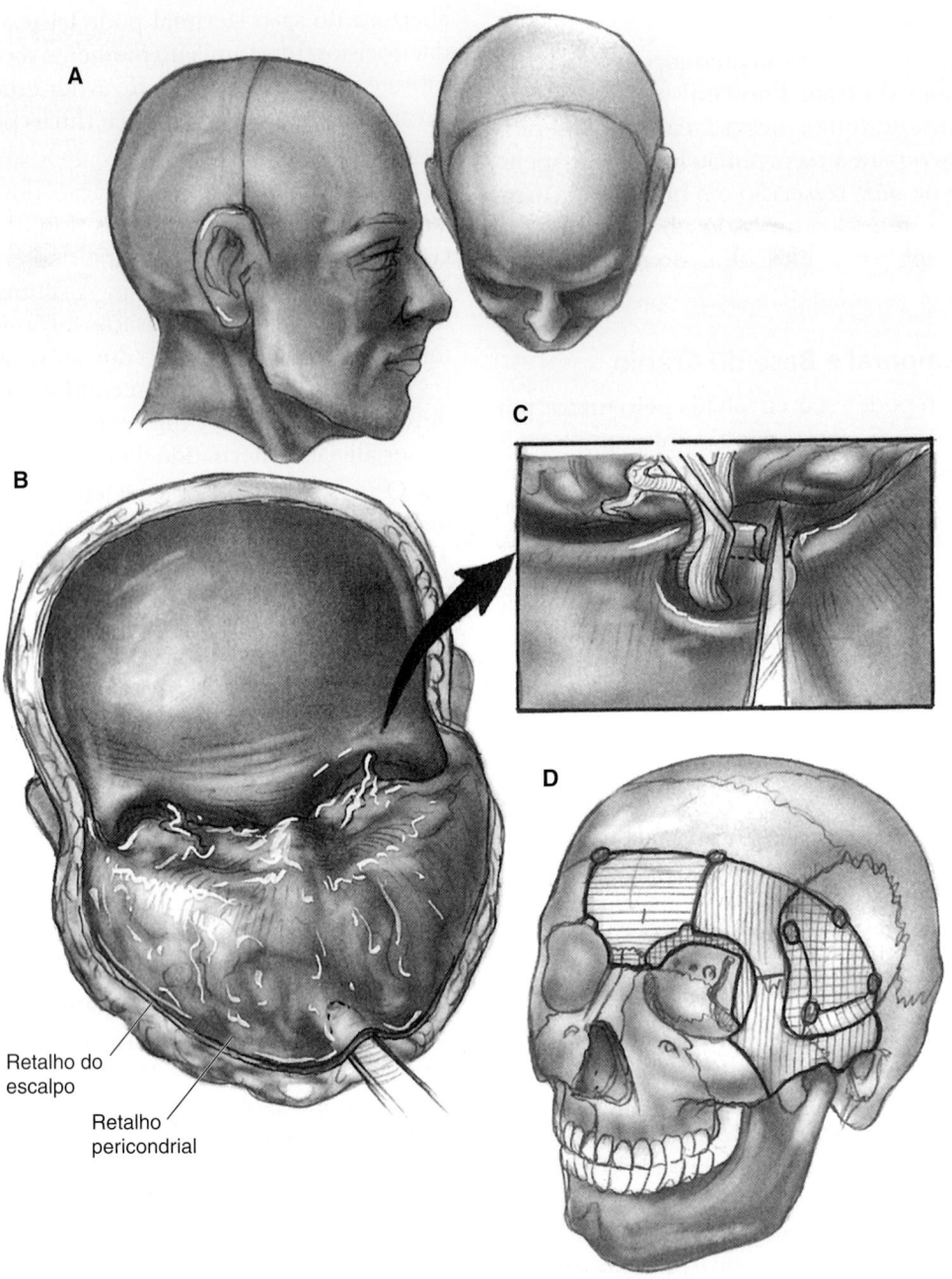

Figura 35.7
A: Incisão de retalho bicoronal. **B:** O retalho do escalpo é dissecado anteriormente em um plano subperiosteal e lateralmente imediatamente acima da camada superficial da fáscia temporal profunda. Deixando-se o retalho pericraniano inserido no retalho do escalpo previne-se a dissecção do escalpo durante o procedimento. **C:** Para expor a margem supra-orbital, a cavidade orbital superior e os ossos nasais, o feixe neurovascular supra-orbital é mobilizado de sua fenda ou forame. **D:** Osteotomias orbital, craniana e zigomática são realizadas de acordo com a exposição requerida. O tumor é ressecado em bloco com a fossa anterior ou média da base do crânio.

pele (Tabela 35.11). A osteorradionecrose pode ocorrer em mais de 10% dos pacientes. O local mais comum da osteorradionecrose é o maxilar. A osteorradionecrose severa pode ser secundária à dentição deficiente ou dentição recentemente extraída. Nós recomendamos a extração de rotina para a dentição deficiente com tempo para recuperação antes da radiação pós-operatória para evitar esta complicação.

A infecção pós-operatória é rara. A celulite pode ser tratada com antibióticos proporcionando uma cobertura de amplo espectro ajustada para os resultados da cultura e sensibilidade. Semeadura venosa retrógrada, ou mesmo disseminação direta na presença de fístula de líquido cerebrospinal (LCE) pode levar à meningite ou ao abscesso intracraniano. TC seguida por uma punção lombar está indicada, se a meningite for

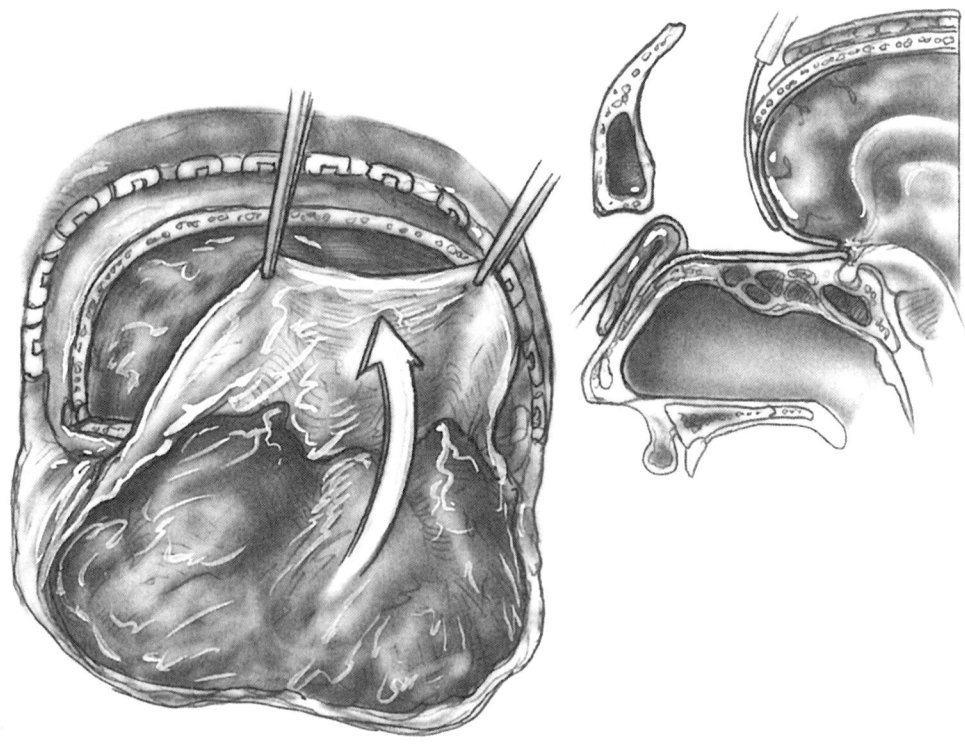

E

Figura 35.7

(*Continuação*) **E:** Um retalho pericraniano é elevado e colocado sob a dura-máter do lobo anterior e sobre o osso remanescente da fossa anterior. A craniotomia e os enxertos ósseos orbitais são substituídos acima do retalho pericraniano, o qual separa a cavidade craniana do trato aerodigestório superior.

suspeitada. A formação de crostas no interior da cavidade nasal é um problema comum e pode levar à infecção. Irrigações freqüentes com solução salina normal ajudam na higiene nasal.

Complicações da Base do Crânio

Complicações da base do crânio incluem gotejamento de LCE, meningite, abscesso intracraniano, pneumoencéfalo de tensão e osteomielite. Essas complicações são mais comumente o resultado de erros técnicos (p. ex., perda de um retalho reconstrutivo) e são surpreendentemente incomuns, considerando que a ressecção da base do crânio envolve exposição da cavidade craniana para a flora do trato aerodigestório. O tratamento inclui antibióticos intravenosos empíricos com cobertura de amplo espectro, incluindo a flora da pele e aerodigestória. Os antibióticos são mais tarde ajustados aos resultados da cultura e sensibilidade. Contaminação adicional ou exposição dos conteúdos intracranianos para o trato sinonasal devem ser encurtadas pela utilização de retalhos vascularizados. Enxertos ósseos livres que se tornam infectados durante o período pós-operatório inicial devem ser removidos. A osteomielite tardia ou osteorradionecrose pode ser maneja-

TABELA 35.10
EFEITOS DA RADIAÇÃO NO OLHO

Tecido	Efeito	Latência	Dose
Glândula lacrimal	Atrofia	> 6 meses	> 5.000 cGy/5-6 semanas
Conjuntiva	Hiperemia	1-3 semanas	≥ 5.000 cGy/5 semanas
	Pode levar a infecção secundária		
Córnea	Edema	1-3 semanas	4.000-5.000 cGy/2-3 semanas
	Ulceração crônica	Diversos meses	> 6.000 cGy/5-6 semanas
	Perfuração	4-12 meses	> 6.000 cGy/5-6 semanas
Retina	Edema	Diversas semanas	2.000-3.500 cGy/3-4 semanas
	Retinopatia	> 1 ano	5.000-6.000 cGy/5-6 semanas
Lentes	Catarata	1-20 anos	≥ 200 cGy

Adaptado de Nakissa N, Rubin P, Strohl R *et al.* Ocular and orbital complications following radiation therapy of paranasal sinus malignancies and review of literature. *Cancer* 1983;51:980, com permissão.

TABELA 35.11 — COMPLICAÇÕES
TUMORES DO TRATO SINONASAL

Problema	Tratamento
Orbital	
Cirúrgico	
Epífora	DCR
Diplopia	Observar, liberação do MOE, se aprisionado
Cegueira	Realizar descompressão do nervo óptico ou orbital
Enoftalmo/hipoftalmo	Sustentar o globo com enxertos ósseos ou rede de titânio ou ambos
Radiação	
Ferimento	
Sangramento	Fechamento, ligação arterial, ou embolização
Infecção	Antibióticos/desbridamento
Perda de retalhos reconstrutivos ou enxertos de pele	Desbridamento
Base do crânio	
Gotejamento de LCE	Observação, repouso no leito
	Retalho reconstrutivo para gotejamento persistente
Meningite	Antibióticos, gotejamento correto do LCE
Pneumocéfalo	Aspiração, se sob tensão
Osteomielite	Antibióticos, desbridamento, OHB
Outra	
Otite média serosa	Tubo de ventilação [excluir LCE]

LCE, líquido cerebrospinal; OHB, oxigênio hiperbárico; DCR, dacriocistorrinostomia; MOE, músculo oblíquo externo.

---

da com antibióticos e desbridamento limitado ao osso afetado. O tratamento com oxigênio hiperbárico pode ser benéfico nos pacientes com osteorradionecrose. Os abscessos intracranianos requerem drenagem aberta e antibióticos intravenosos.

O pneumoencéfalo tensional é tratado com aspiração percutânea e desvio da via aérea nasal. A última pode ser acompanhada com a utilização de um tubo endotraqueal, sondas nasais ou uma traqueotomia.

EMERGÊNCIAS ASSOCIADAS A TUMORES SINONASAIS

Sangramento

Tumores vasculares ou friáveis podem levar a sangramento profuso, quando traumatizados (p. ex., biopsia), ou o sangramento pode ocorrer espontaneamente após dissecção e ruptura de vasos sanguíneos no tumor (Tabela 35.12). O sangramento leve a moderado é manejado utilizando-se os princípios do tratamento para a epistaxe anterior e posterior. Cauterização ou tamponamento são recomendados. No caso de um tumor extenso que oclui completamente as fossas nasais, a angiografia e a embolização devem ser consideradas. Esta técnica também é útil nos tumores vasculares, proporcionando pronta hemostasia e facilitando a remoção cirúrgica. Se as circunstâncias impedirem a utilização desta técnica, uma ligação transantral da artéria maxilar interna e uma ligação transorbital das artérias etmoidais podem controlar o sangramento. A ligação da artéria carótida externa, embora não tão efetiva como a ligação da artéria maxilar interna, pode ser necessária, se a abordagem transantral for impossível. Deve-se lembrar, entretanto, que a ligação da artéria carótida externa irá eliminar a possibilidade de embolização. Uma combinação dessas técnicas pode ser requerida para prevenir exsanguinação. Hemostasia incontrolável de uma malignidade conhecida pode requerer maxilectomia de emergência.

TABELA 35.12 — EMERGÊNCIAS
TUMORES DO TRATO SINONASAL

Problema	Tratamento
Sangramento	Cauterização/fechamento
	Ligação arterial/embolização
	Cirurgia extirpativa de emergência
Comprometimento visual	Descompressão da órbita ou nervo óptico
	Radiação para tumores linforreticulares
Infecção	Antibióticos e drenagem/desbridamento
Pneumocéfalo/gotejamento de LCE	Cirurgia definitiva, retalho reconstrutivo

LCE, líquido cerebrospinal.

Comprometimento da Visão

Tumores sinonasais podem levar à cegueira pela compressão ou pelo estiramento do nervo óptico, seu suprimento arterial, ou sua drenagem venosa. O tratamento de emergência do tumor com radiação ou cirurgia pode ser necessário para prevenir a cegueira, embora seja ainda um ponto controvertido, se o olho tiver de ser sacrificado ao final.

Infecção

Tumores do trato sinonasal podem obstruir a drenagem do seio e levar a sinusite bacteriana aguda e possíveis complicações orbitais e intracranianas. As infecções secundárias do seio precisam ser tratadas com antibióticos que proporcionem ampla cobertura aeróbica e anaeróbica. A drenagem cirúrgica por técnica endoscópica ou aberta geralmente é requerida.

Gotejamento do Líquido Cerebrospinal

O gotejamento do LCE pode ocorrer após destruição da base do crânio e ruptura da dura-máter (p. ex., placa cribriforme). Os gotejamentos do LCE têm menor probabilidade de se resolver espontaneamente nessas circunstâncias e, portanto, devem ser manejados por pronta ressecção craniofacial, enxerto dural e retalho pericraniano. Os pacientes precisam ser mantidos em repouso no leito enquanto aguardam cirurgia. A utilização de antibióticos profiláticos é controversa. Eles podem parecer indicados na presença de um tumor necrótico, porém o tratamento prolongado pode levar à colonização com flora resistente, que irá ser mais difícil de erradicar no caso de meningite.

PONTOS IMPORTANTES

- Tumores malignos do trato sinonasal constituem menos de 1% de todas as malignidades.
- A apresentação clínica mais comum de tumores sinonasais inclui sintomas que são indistinguíveis de doença inflamatória do seio: obstrução aérea nasal, dor e epistaxe. Sensação anormal de V_1 ou V_2 ou ambos sugere fortemente a possibilidade de um tumor.
- TC ou RM é um componente essencial da avaliação, estabelecendo a extensão e vascularidade do tumor e sua relação com as estruturas neurovasculares.
- A compreensão da história natural variável dos tumores do trato sinonasal é crucial para aconselhamento do paciente e planejamento do tratamento. Uma ampla variedade de histologias pode ser encontrada, embora o carcinoma de célula escamosa seja a mais comum.
- A reabilitação após ressecção cirúrgica pode ser consumada pela utilização de retalhos prostodônticos ou retalhos reconstrutivos.

- A radiação é um adjuvante comum para a cirurgia de pacientes com carcinoma de célula escamosa. A resposta dos tumores do trato sinonasal à terapia de radiação varia com o estágio e a histologia do tumor.
- A quimioterapia de cisplatina intra-arterial combinada e a terapia de radiação antes da ressecção cirúrgica oferecem uma vantagem de sobrevida no carcinoma de célula escamosa avançado dos seios paranasais.
- A erosão óssea das paredes orbitais não constitui uma indicação para a exenteração orbital.
- Pacientes com envolvimento de tumor da base do crânio, seja da fossa infratemporal ou da fóvea etmoidal e placa cribriforme, devem ser considerados para ressecção craniofacial.
- Complicações como gotejamento da LCE, meningite, abscesso intracraniano e pneumoencéfalo de tensão, embora incomuns, são potencialmente devastadoras e precisam ser manejadas em forma de emergência.

REFERÊNCIAS

1. Caplan LS, Hall I, Levine RS, Zhu K. Preventable risk factors for nasal cancer. *Ann Epidemiol* 2000;10:186-191.
2. Katz TS, Mendenhall WM, Morris CG, et al. Malignant tumors of the nasal cavity and paranasal sinuses. *Head Neck* 2002;24:821-829.
3. Myers EN, Fernau JL, Johnson JT, et al. Management of inverted papilloma. *Laryngoscope* 1990;100:481.
4. Kraft M, Simmen D, Kaufmann T, et al. Long-term results of endonasal sinus surgery in sinonasal papillomas. *Laryngoscope* 2003;113:1541-1547.
5. Schlosser RJ, Mason JC, Gross CW. Aggressive endoscopic resection of inverted papilloma: an update. *Otolaryngol Head Neck Surg* 2001;125:49-53.
6. Claus F, Boterberg T, Ost P, et al. Postoperative radiotherapy for adenocarcinoma of the ethmoid sinuses: treatment results for 47 patients. *Int J Radiat Oncol Biol Phys* 2002;54:1089-1094.
7. Naficy S, Disher MJ, Esclamado RM. Adenoid cystic carcinoma of the paranasal sinuses. *Am J Rhinol* 1999;13:311-314.
8. Pitman K, Prokopakis E, Aydogan B, et al. The role of skull base surgery for the treatment of adenoid cystic carcinoma of the sinonasal tract. *Head Neck* 1999;21:402-407.
9. Brandwein MS, Rothstein A, Lawson W, et al. Sinonasal melanoma: a clinicopathologic study of 25 cases and literature meta-analysis. *Arch Otolaryngol Head Neck Surg* 1997;123:290-296.
10. Thompson LDR, Wieneke JA, Miettinen M. Sinonasal tract and nasopharyngeal melanomas: a clinicopathologic study of 115 cases with a proposed staging system. *Am J Surg Pathol* 2003;27:594-611.
11. Monroe AT, Hinerman RW, Amdur RJ, et al. Radiation therapy for ethesioneuroblastoma: rationale for elective neck irradiation. *Head Neck* 2003;25:529-534.
12. Dulguerov P, Allal AS, Calcaterra TC. Ethesioneuroblastoma: a meta-analysis and review. *Lancet Oncol* 20012683-690.
13. Hasegawa SL, Mentzel T, Fletcher CDM. Schwannomas of the sinonasal tract and nasopharynx. *Modern Pathol* 1997;10:777-784.

14. Hillstrom RP, Zarbo RJ, Jacobs JR. Nerve sheath tumors of the paranasal sinuses: electron microscopy and histopathologic diagnosis. *Otolaryngol Head Neck Surg* 1990;102:257.
15. Hicks J, Flaitz C. Rhabdomyosarcoma of the head and neck in children. *Oral Oncol* 2002;38:450-459.
16. Hawkins WG, Hoos A, Antonescu CR, et al. Clinicopathologic analysis of patients with adult rhabdomyosarcoma. *Cancer* 2001;91:794-803.
17. Rany RB, Meza J, Anderson JR, et al Treatment of children and adolescents with localized parameningeal sarcoma: experience of the Intergroup Rhabdomyosarcoma Study Group protocols IRS-II through-IV; 1978-1997. *Med Pediatr Oncol* 2002;38:22-32.
18. Harvé Alsamad A, Beautru R, Gaston A, Bedbeder P, et al. Management of sinonasal hemangiopericytomas. *Rhinology* 1999;37:153-158.
19. Kassir RR Rassekh CH, Kinsella M, et al. Osteosarcoma of the head and neck: meta-analysis of treatment outcomes. *Laryngoscope* 1997;107:56-61.
20. Logsdon MD, Ha CS, Kavadi VS, et al. Lymphoma of the nasal cavity and paranasal sinuses: improved outcome and altered prognostic factors with combined modality therapy. *Cancer* 1997;80:477-488.
21. Kuhn UM, Mann WJ, Amedee RG. Endonasal approaches for nasal and paranasal sinus tumor removal. *ORL* 2001;63:366-371.
22. Samant S, Robbins KT, Vang M, et al. Intra-arterial cisplatin and concomitant radiation therapy followed by surgery for advanced paranasal sinus cancer. *Arch Otolaryngol Head Neck Surg* 2004;130:948-955.
23. Carrau RL, Segas J, Nuss DW, et al. Squamous cell carcinoma of the sinonasal tract invading the orbit. *Laryngoscope* 1999;109:230-235.

CAPÍTULO 36

Tumores Orbitais

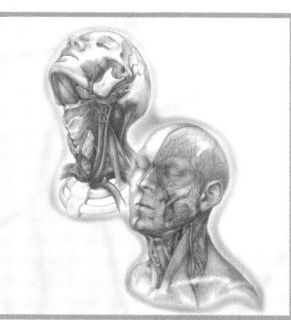

Mark A. Alford ■ Jeffrey A. Nerad

São conhecidas amplas variedades de tumores que ocorrem na órbita. Estruturas vasculares, linfóides, nervosas e mesenquimais são todas normalmente encontradas no interior da órbita e podem dar origem a tumores orbitais primários. Tumores primários da glândula lacrimal originários de célula linfóide e epitelial também causam lesões da órbita. No estudo de 40 anos de Henderson (1), na Clínica Mayo, com tumores orbitais, os cinco tumores primários mais comuns foram hemangioma, linfoma não-Hodgkin, tumores inflamatórios, meningioma e glioma do nervo óptico. Wilson e Grossniklaus (2) revisaram cinco grandes séries de doença orbital, com um total de 4.563 lesões orbitais. Eles descobriram que neoplasmas (primários e secundários), inflamações (doença de Graves, inflamação orbital idiopática e infecções) e outras lesões compunham 50%, 25% e 25%, respectivamente, das lesões orbitais relatadas. Os tumores primários orbitais mais comuns na sua revisão foram o meningioma, o hemangioma cavernoso e o linfoma.

A estreita proximidade anatômica da órbita com outras estruturas importantes, incluindo seios paranasais, crânio, conjuntiva, saco lacrimal e pálpebras, faz da invasão locorregional uma outra causa comum de tumores orbitais. Os tumores secundários contribuem para aproximadamente 12% de todas as lesões orbitais (2) e 33% a 45% de todos os neoplasmas orbitais (1,3). Os tumores secundários mais comuns foram os mucoceles, o carcinoma de célula escamosa, o meningioma, as malformações vasculares e o carcinoma de célula basal (1).

A doença metastática, particularmente o adenocarcinoma da mama e do pulmão, também pode produzir lesões orbitais. Entre 2% e 8% dos tumores orbitais são devidos à doença metastática (1,4). Em adição a neoplasia, várias condições vasculares, inflamatórias e sistêmicas podem produzir massas orbitais.

A incidência dos tumores orbitais tem sido estudada em diversas séries a longo prazo. Henderson (1) constatou que os cinco grupos de tumores mais comuns em uma série de 1.376 tumores orbitais consecutivos eram carcinomas (23%), cistos (12%), meningioma (10%), tumores vasculares (9%) e linfoma não-Hodgkin (8%). Shields (4), em um estudo de 645 biopsias orbitais, verificou que os tumores orbitais mais comuns eram lesões císticas (30%), massas inflamatórias (13%), lesões da fossa lacrimal (13%), tumores secundários (11%), tumores linfóides (10%) e tumores vasculares (6%).

Vários tumores orbitais afetam pacientes pediátricos. Nas séries relatadas, as porcentagens exatas dos tumores no grupo de idade pediátrica variam. Entretanto, alguns padrões gerais são claros. A maior parte dos tumores pediátricos é benigna. Dependendo do estudo, entre 10% e 30% dos tumores orbitais da infância são malignos (1,5). Entre as lesões benignas mais comuns estão dermóides orbitais, tumores vasculares (hemangioma e linfangioma), glioma do nervo óptico e tumores inflamatórios. O tumor orbital maligno mais comum das crianças é o rabdomiossarcoma. O neuroblastoma metastático, o envolvimento orbital (sarcoma granulocítico), o sarcoma de Ewing e a extensão do retinoblastoma a partir do globo também podem produzir tumores orbitais malignos nas crianças.

Os conteúdos orbitais são combinados de uma forma altamente organizada e eficiente com pouco espaço extra disponível, de forma que quase todas as lesões que ocupam o espaço da órbita produzem sinais e sintomas. A proptose, a protrusão do olho ou olhos secundária a uma lesão que ocupa o espaço orbital, é a mais importante manifestação clínica da doença orbital (Fig. 36.1; ver também *Prancha* em *Cores*). As características da proptose, incluindo direção, início, duração e lateralidade, são importantes e podem ajudar no diagnóstico. A direção da proptose é descrita com freqüência como axial *versus* não axial. A proptose axial com freqüência ocorre em virtude de tumores dentro do cone dos músculos extra-oculares (espaço intraconal). A proptose não axial favorece uma po-

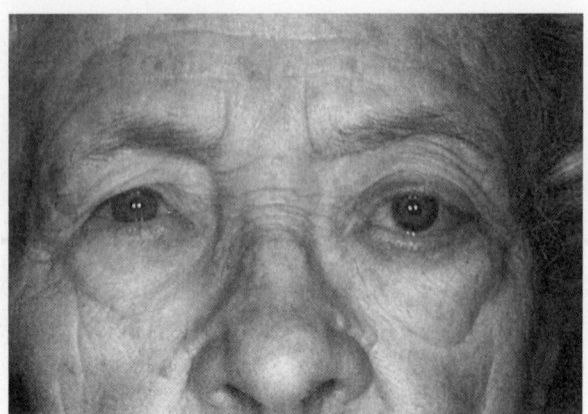

Figura 36.1
Proptose. Uma paciente com proptose do lado esquerdo secundária a um tumor orbital metastático. (Ver também *Prancha* em *Cores*.)

sição extraconal, tal como o deslocamento medial e inferior do globo secundário a um tumor de glândula lacrimal.

Em geral, inflamações e infecções da órbita apresentam-se com proptose aguda ao longo de horas a dias. Orbitopatia distireóide, rabdomiossarcoma, lesões linfomatosas e alguns tumores malignos possuem uma apresentação e um curso mais subagudo, piorando ao longo de um período de dias. Tumores benignos e cistos e alguns tumores malignos possuem um curso crônico, com piora da proptose ao longo de meses a anos.

Transtornos da motilidade ocular e diplopia são achados comuns na doença orbital. O tumor pode infiltrar o músculo extra-ocular ou o suprimento nervoso do músculo, produzindo diplopia secundária a um déficit de motilidade. O tumor ocupando o espaço também pode deslocar o globo de sua posição normal, causando visão dupla. Outros sinais e sintomas incluem alterações da visão, injeção e quemose conjuntival, dor e alterações pupilares.

O diagnóstico rápido e exato além do tratamento apropriado podem prevenir a perda da visão, melhorar transtornos da motilidade e, em alguns casos, aumentar as chances de sobrevida do paciente. O objetivo deste capítulo é proporcionar uma visão geral dos tumores orbitais mais comumente encontrados. Características de apresentação típicas e achados clínicos comuns de cada tumor são discutidos para ajudar o otorrinolaringologista na formulação de um diagnóstico diferencial ao encontrar tumores orbitais.

TUMORES VASCULARES

Tumores vasculares estão entre os tumores orbitais mais comumente encontrados tanto nas crianças como nos adultos. Os tumores vasculares representam aproximadamente 10% de todos os tumores orbitais (2). A maior parte dos tumores vasculares da órbita é benigna, sendo o hemangioma cavernoso, o hemangioma capilar e o linfangioma as lesões mais comuns.

Hemangioma Cavernoso

O hemangioma cavernoso é a neoplasia orbital intraconal primária mais comum encontrada nos adultos (6). No estudo da Clínica Mayo, verificou-se que hemangiomas cavernosos representavam 4,3% de todos os tumores orbitais (1). Este tumor benigno é mais comum nas mulheres e tipicamente apresenta-se na terceira para quinta décadas da vida. Alfred e Char (6) verificaram que 70% de seus pacientes com hemangiomas cavernosos eram mulheres com idade média de 41 anos no momento do diagnóstico. Seus pacientes variavam em idade de 18 a 67 anos.

A proptose unilateral, lentamente progressiva, indolor ao longo de muitos anos, é a apresentação típica dos pacientes com hemangiomas cavernosos da órbita. A perda significativa da visão é incomum. Embora tumores múltiplos e mesmo bilaterais tenham sido relatados, os hemangiomas cavernosos são mais freqüentemente encontrados como massas isoladas. Achados de tomografia computadorizada (TC) e de imagem de ressonância magnética (RM) têm levado ao diagnóstico apropriado em cerca de 95% dos casos. Na TC ou RM, o tumor é visto como uma massa redonda ou oval discreta hipercaptonite, sem infiltração das estruturas orbitais circunvizinhas. Em 88% dos casos, o tumor está localizado no interior do espaço intraconal (6). O exame histopatológico revela um tumor encapsulado composto de canais vasculares repletos de sangue, grandes e múltiplos, enfileirados por células endoteliais achatadas.

O tratamento de escolha é a excisão cirúrgica completa do tumor e da cápsula. O prognóstico para os pacientes com hemangiomas cavernosos é excelente. A recorrência é muito rara, mesmo com ressecção incompleta. A localização intraconal típica geralmente requer uma orbitotomia lateral para a remoção cirúrgica completa. Nas lesões apicais raras, pode ser requerida uma abordagem transcraniana.

Hemangioma Capilar

O hemangioma capilar é o tumor vascular mais comum da órbita e dos tecidos perioculares na infância e na puberdade. Essa proliferação benigna de células endoteliais é extremamente comum, e no mínimo uma lesão pode ser encontrada em alguma parte do corpo em aproximadamente 1% a 2% de todos os recém-nascidos. A típica marca superficial vermelho-brilhante "morango" na pálpebra ou na pele periocular pode ser um achado isolado ou estar associada a envolvimento orbital. Lesões profundas podem aparecer mais azuladas. A pálpebra superior é a localização periocular mais comum, com freqüência produzindo blefaroptose. Os hemangiomas orbitais freqüentemente produzem proptose e deslocamento do globo. Aproximadamente 5% dos hemangiomas capilares são somente intra-orbitais, mostrando mínimo, se algum, envolvimento cutâneo da pálpebra (7).

A história natural dessas lesões é bem conhecida. O hemangioma capilar geralmente não está presente ao nascimento, é notado primeiro durante o primeiro mês de vida e cresce para seu tamanho máximo dos 12 aos 18 meses de idade. Ocorre um período de estabilização, seguido pela involução espontânea na idade dos 4 aos 8 anos. Cinqüenta por cento irão involuir na idade de 5 anos, e aproximadamente 90% são resolvidos aos 7 anos de idade (4). Existe, entretanto, significativa morbidade a partir dessas lesões por causa da presença do tumor durante o período de desenvolvimento ocular e facial, que ocorre durante a primeira década da vida. Tumores da pálpebra possuem o potencial de causar ambliopia sensorial e anisometrópica. A ambliopia é definida como uma acuidade visual diminuída no olho estruturalmente normal em razão do desenvolvimento incompleto do sistema visual, que pode ocorrer apenas durante os primeiros anos de vida. A hipertrofia e o estiramento dos tecidos epidérmicos e subcutâneos podem levar a deformidades cutâneas estéticas. Os hemangiomas capilares orbitais podem causar proptose com exposição córnea, ambliopia e estrabismo, atrofia óptica e malformações ósseas da órbita e da face.

O diagnóstico geralmente é feito com base no exame clínico. O envolvimento orbital é mais bem avaliado com TC ou RM. As imagens orbitais mostram uma massa não encapsulada difusamente infiltrada (Fig. 36.2). Os hemangiomas capilares tendem a adaptar-se às estruturas orbitais circunvizinhas. O tumor destaca-se com contraste intravenoso nos estudos tanto com TC e RM, confirmando a vascularidade da lesão. A erosão óssea não é vista, porém é possível a expansão das paredes orbitais causada pela massa do tumor. A ultra-sonografia orbital também é um teste não-invasivo valioso, que mostra um padrão variável de alta e baixa refletividade.

Lesões que não afetam o desenvolvimento visual ou orbital podem ser observadas durante a regressão, à medida que a criança cresce. Indicações para o tratamento incluem ambliopia, proptose com exposição córnea, compressão do nervo óptico e deformidades ósseas. Em muitos casos, os pais do paciente estão ansiosos por qualquer tratamento para remover a lesão indesejável tão logo quanto possível. As várias opções de tratamento para lesões da pálpebra e orbitais incluem

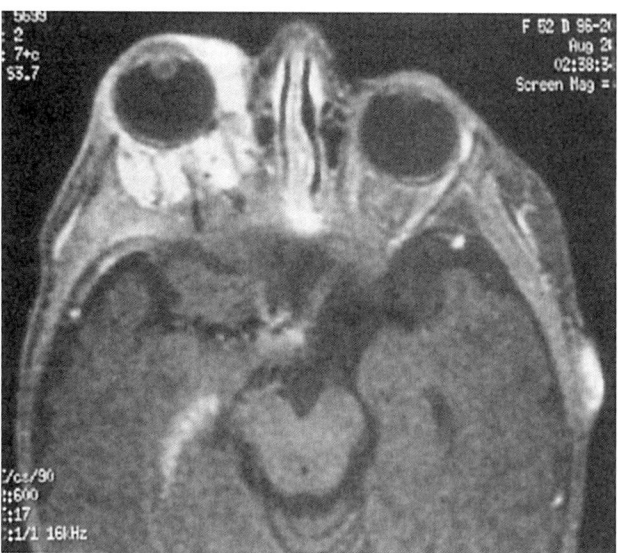

Figura 36.2

Imagem de ressonância magnética pesada em T1 pós-destacamento mostrando um hemangioma capilar da órbita direita em um recém-nascido. Observe a natureza infiltrativa do tumor e o tamanho aumentado da órbita.

em injeções intralesionais de corticosteróides, corticosteróides sistêmicos, ou cirurgias cuidadosas de citorredução. A remoção cirúrgica completa tipicamente não é possível.

Linfangioma

Os linfangiomas são malformações vasculares benignas que podem afetar os anexos oculares e a órbita. Eles provavelmente emergem do tecido mesodérmico pluripotente da órbita e de estruturas circunvizinhas capazes de formar estruturas vasculares ou linfáticas. Os linfangiomas são hemodinamicamente isolados da circulação orbital normal. Histopatologicamente, o tumor é feito de múltiplos canais, de revestimento endotelial, de tamanho variável e paredes finas.

Rootman *et al.* (8) descreveram a localização de linfangiomas orbitais e perioculares como superficiais, profundos, ou uma combinação de ambos. Em muitos casos, o tumor é identificado durante a primeira década de vida. Lesões superficiais são mais comuns e envolvem a conjuntiva e as pálpebras. Tumores nessa localização possuem melhor prognóstico para boa visão do que as lesões profundas. Linfangiomas orbitais e da pálpebra também podem apresentar-se como uma massa azulada macia da pálpebra. As lesões orbitais apresentam-se com proptose súbita ou proptose variável persistente. O início súbito da proptose é devido à hemorragia no interior de um dos canais vasculares do tumor. Essa hemorragia espontânea tem sido denominada "cisto de chocolate". Se a visão não estiver afetada, esses "sangramentos" são observados. Os linfangiomas também são conhecidos por aumentarem após uma infecção do trato respiratório superior, resultando em uma proptose aumentada. Não há aumento da lesão com alteração na posição da cabeça ou com a manobra de Valsalva.

O diagnóstico do linfangioma tipicamente é feito com estudos de imagens orbitais em conjunção com a apresentação clínica. A TC mostra múltiplos espaços císticos contíguos, dilatados, no interior da órbita. A radiodensidade dos lóbulos varia com a quantidade de fluido e sangue em cada cisto (8). Os cistos tipicamente não se destacam, porém o destacamento da margem é possível. Em casos identificados mais tarde na infância, é visto o aumento do osso orbital. A RM provavelmente é o melhor estudo para o linfangioma orbital, permitindo o exame detalhado dos planos do tecido e dos cistos.

Um vaso orbital dilatado ou variz com freqüência é confundido com um linfangioma. Uma variz é tipicamente uma lesão isolada que se torna gradualmente sintomática. Ela é conectada à circulação normal e assim destaca-se com contraste intravenoso e aumenta com uma manobra de Valsalva.

O manejo de um linfangioma orbital e periocular é difícil. A natureza infiltrativa desses tumores torna a ressecção completa impossível. A morbidade associada a esses tumores pode ser muito alta em alguns casos. Proptose significativa, exposição córnea e compressão do nervo óptico são todas causas potenciais de perda visual nesses pacientes. A citorredução cirúrgica e a drenagem do cisto são o tratamento. A remoção cirúrgica completa raramente é possível. Outras opções de tratamento tais como corticóides sistêmicos e radioterapia têm mostrado resultados apenas limitados e não são recomendados.

TUMORES HEMATOPOIÉTICOS

Tumores Linfóides

Os tumores de origem linfóide encontrados na órbita apresentam um espectro de doença desde a hiperplasia linfóide reativa benigna, hiperplasia linfóide atípica até o linfoma orbital francamente maligno. Curiosamente, a órbita não contém linfonodos ou vascularização linfática bem definida, porém as lesões linfóides são alguns dos tumores orbitais mais comuns. As lesões linfóides da órbita representam entre 4% e 13% de todos os tumores orbitais (2).

Lesões linfóides orbitais podem estar isoladas aos tecidos orbitais ou associadas a linfoma sistêmico. Aproximadamente 50% dos linfomas orbitais estão localizados na órbita no momento do diagnóstico. Aproximadamente 15% a 25% dos pacientes com hiperplasia linfóide reativa benigna e até 40% dos pacientes com hiperplasia linfóide atípica irão desenvolver linfoma sistêmico (9). Dos pacientes com linfoma maligno monoclonal da órbita, no mínimo um terço irá desenvolver doença sistêmica ao longo do tempo. A localização do linfoma original orbital ou periocular é importante no prognóstico sistêmico. Aproximadamente 20% dos pacientes com tumores linfóides da conjuntiva desenvolvem linfoma sistêmico, enquanto 35% dos pacientes com tumores orbitais e 67% dos pacientes com doença da pálpebra eventualmente desenvolvem linfoma sistêmico (9). Lesões bilaterais sugerem doença sistêmica.

Lesões linfóides orbitais ocorrem quase que exclusivamente nos adultos. A maior parte dos pacientes está entre 50 e 70 anos, e existe uma leve predominância feminina. As lesões linfóides malignas e benignas apresentam-se com achados similares. A maior parte dos pacientes apresenta-se com proptose indolor progressiva geralmente ocorrendo por diversas semanas a poucos meses. Esses tumores freqüentemente estão localizados na órbita anterior, e com freqüência uma massa pode ser palpada ao longo da margem orbital. A lesão também pode ser visível sob a conjuntiva intacta como uma massa lisa, arredondada, rosa-alaranjada ("mancha salmão") (Fig. 36.3; ver também *Prancha* em *Cores*).

A TC mostra a massa de vidraceiro moldando o tumor ao redor das estruturas orbitais. O tumor possui aparência bem homogênea, com margens claramente definidas na maior parte dos casos. A destruição óssea não é um achado típico. A maior parte dos tumores é extraclonal, sendo a órbita superior a localização mais comum. A glândula lacrimal está envolvida em cerca de 40% dos casos. Uma glândula lacrimal afetada mostra aumento aplainado de sua forma normal comparada com o alargamento mais globular ou arredondado visto nos neoplasmas primários da glândula lacrimal.

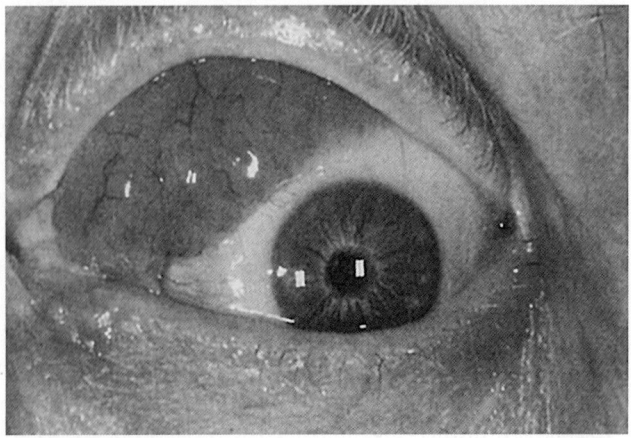

Figura 36.3

Linfoma orbital estendendo-se sob a conjuntiva do olho direito. (Ver também *Prancha* em *Cores*.)

É necessário um espécime de biopsia generoso de uma lesão linfóide suspeitada para o diagnóstico definitivo. Uma porção do espécime de biopsia deve ser submetida ao patologista em formalina para secção permanente de rotina. Tecido fresco também precisa ser submetido para estudos imunoistoquímicos sofisticados, que são requeridos para a tipagem precisa de marcadores de superfície da célula para clonalidade. A maior parte dos linfomas orbitais é de origem monoclonal de célula B. A maior parte das lesões linfóides orbitais reativas é composta de uma maioria de células T e células B com diferentes marcadores de superfície da célula (policlonal). Todos os pacientes com lesões linfóides da órbita necessitam de avaliação sistêmica completa por um oncologista, buscando por linfoma sistêmico. O trabalho deve incluir exame físico, contagem de sangue completa, aspiração e biopsia da medula óssea, punção lombar e TC abdominal e do tórax.

O tratamento é ditado pelo tipo de lesão linfóide e se houver evidência de doença sistêmica. Os pacientes com hiperplasia linfóide reativa isolada tipicamente recebem baixas doses de radioterapia para a órbita afetada. A hiperplasia linfóide atípica isolada e o linfoma são tratados com altas doses de radiação. Os pacientes com doença sistêmica recebem uma combinação de radioterapia orbital e quimioterapia sistêmica.

Leucemia

A órbita é apenas um dos muitos locais que podem abrigar células leucêmicas malignas durante o curso da doença. Aproximadamente 10% dos pacientes com leucemia sistêmica apresentaram envolvimento orbital no momento da autópsia (1). O envolvimento orbital é mais comum em crianças, sendo com freqüência bilateral. Os sinais de doença orbital incluem um início rápido de proptose e inflamação que pode lembrar uma celulite orbital. A hemorragia orbital espontânea também foi relatada em associação com a leucemia.

Um sarcoma granulocítico é uma coleção de células mielóides imaturas, formando uma massa óbvia na órbita. Historicamente, o tumor tem sido denominado cloroma, em virtude da cor esverdeada observada quando o tumor é biopsiado. O pigmento responsável pela cor distinta é a mieloperoxidase. Sarcomas granulocíticos são mais comuns em crianças e podem ser vistos tanto em leucemias mielogenosas agudas como crônicas (10). Em alguns casos, o sarcoma granulocítico precede a leucemia sistêmica. Os achados mais comuns presentes são proptose indolor, com freqüência acompanhada de um edema violáceo da pálpebra de poucas semanas de duração. Como ocorre com todas as crianças com proptose progressiva, a imagem orbital precisa ser obtida urgentemente. Nos pacientes com sarcoma granulocítico orbital e sem sinal de leucemia sistêmica, a quimioterapia sistêmica é iniciada, porque todos os pacientes eventualmente irão desenvolver leucemia sistêmica verdadeira. Nos pacientes com leucemia preexistente, a radioterapia com freqüência é utilizada para tratar as lesões orbitais. O prognóstico para os pacientes com sarcoma granulocítico é desanimador, com a maior parte dos pacientes morrendo dentro de 18 meses do diagnóstico.

Histiocitose da Célula de Langerhans (Histiocitose X)

A histiocitose da célula de Langerhans é uma condição rara de proliferação dessa célula. A célula de Langerhans é um macrófago que normalmente reside na epiderme da pele. A doença é caracterizada por uma ou mais lesões ósseas destrutivas do crânio, das costelas, do esterno, de ossos longos, vértebras ou pelve. Na forma disseminada da doença, também estão presentes granulomas de tecido mole. A órbita raramente é afetada, com apenas 11 casos relatados em um estudo de longo prazo da Clínica Mayo de tumores orbitais (1). A maior parte dos pacientes com granulomas de célula da Langerhans é de crianças com menos de 10 anos. Os achados comuns incluem proptose unilateral e edema de pálpebra lateral. Esses sintomas geralmente progridem em um período de meses. Algumas crianças se apresentam com o início dos sintomas mais rapidamente, mimetizando uma celulite orbital. Os ossos frontal e zigomático são as estruturas orbitais mais comumente envolvidas (11).

O aspecto de TC desta condição é bem distinto, mostrando uma lesão óssea lítica circunscrita sem esclerose. Precocemente na doença, o osso parece expandido por uma massa radiolucente intensamente delineada. O exame histopatológico revela células macrófagas e gigantes juntamente com uma mistura de células inflamatórias.

A excisão de lesões ósseas orbitais isoladas com freqüência é curativa. Existem também relatos de cicatrização espontânea após a biopsia. Alguns investigadores preferem a radioterapia pós-operatória também. Em geral, o comportamento desses tumores é imprevisível, e é requerido estreito seguimento. O tratamento dos pacientes com doença disseminada é mais difícil. O tratamento geralmente inclui radioterapia em combinação com quimioterapia.

TUMORES NEURAIS

Os tumores orbitais primários mais comuns de origem neural incluem o schwannoma, o glioma do nervo óptico, o meningioma e o neurofibroma e representam aproximadamente 8% de todos os tumores orbitais (1).

Schwannoma (Neurilemoma)

O schwannoma é um tumor benigno, não-invasivo, de nervo periférico, contribuindo para aproximadamente 1% de todos os tumores orbitais. Os schwannomas ocorrem primariamente nos adultos, variando em idade dos 20 aos 70 anos (4). O paciente tipicamente apresenta-se com proptose indolor lentamente progressiva e diplopia. Embora incomum, a perda visual progressiva ou um defeito pupilar aferente relativo podem ser causados por tumores localizados no ápice orbital.

A maior parte dos schwannomas é unilateral e solitária. Eles podem emergir de qualquer nervo no interior da órbita. Estão mais comumente localizados no espaço intraconal, porém podem ser encontrados em qualquer parte da órbita. O exame por TC mostra uma massa ovóide alongada bem circunscrita, que desloca as estruturas circunvizinhas (Fig. 36.4). A lesão comumente é homogênea. Tumores de longa duração, também denominados schwannomas antigos, podem apresentar áreas de degeneração cística e calcificação. Os schwannomas mostram pequeno grau de realce após injeção de contraste intravenoso. Na RM, o tumor é hipointenso nas imagens pesadas T1 e hiperintenso em T2.

O exame histopatológico revela um tumor encapsulado composto, principalmente, de células de Schwann. As células de Schwann geralmente são arranjadas como uma combinação de dois padrões distintos separados por vários graus de tecido fibroso. O padrão Antoni A consiste de um arranjo organizadamente paliçado de células alongadas em forma de fuso. O padrão Antoni B é composto de um arranjo mixóide frouxo de células ovóides ou estreladas (1).

A terapia definitiva para os schwannomas orbitais é a excisão cirúrgica completa do tumor e sua cápsula. O prognóstico é excelente, com recorrências sendo extremamente raras (12).

Gliomas do Nervo Óptico

O glioma do nervo óptico é o quinto tumor intra-orbital primário mais comum, representando 2,4% de todas as lesões de massas orbitais no estudo da Clínica Mayo (1). Ele também é o segundo tumor orbital mais comum encontrado nas crianças, contribuindo para aproximadamente 14% dos tumores orbitais nos pacientes abaixo dos 15 anos (1). O astrócito fibrilar é a célula responsável pelos gliomas do nervo óptico. Os gliomas do nervo óptico estão associados a neurofibromatose em 18% a 50% dos casos (13).

A maior parte dos pacientes apresenta-se na primeira década de vida, com uma idade média de aproximadamente 8 anos. Os gliomas intra-orbitais do nervo óptico apresentam-se com proptose axial e perda de visão. Freqüentemente, crianças jovens não relatam alterações visuais. A perda de visão em uma criança deve ser suspeitada se desenvolver-se estrabismo ou defeito pupilar aferente relativo. Edema do nervo óptico está presente precocemente, com palidez na doença de longa duração. Os gliomas localizados no canal óptico ou quiasma podem apresentar-se inicialmente com perda de visão, como o único achado. Na TC (CT), os gliomas do nervo óptico aparecem como alargamentos homogêneos, fusiformes, ou lobulares, isodensos do nervo óptico (Fig. 36.5). Na secção coronal, o nervo pode não ser separado da massa do tumor, e a

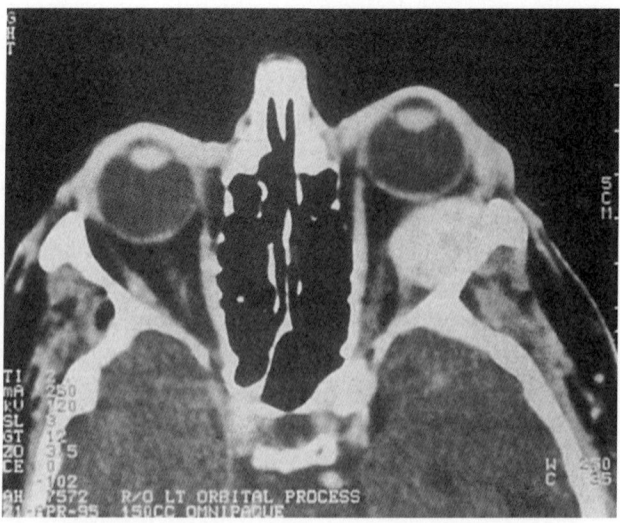

Figura 36.4
Schwannoma orbital localizado na porção lateral da órbita esquerda em um homem de 51 anos de idade. Observe a forma redonda e a aparência homogênea na tomografia computadorizada.

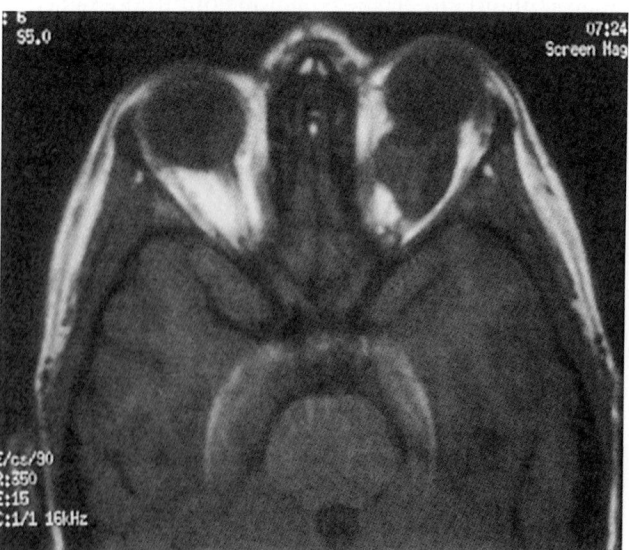

Figura 36.5
Imagem de ressonância magnética pesada em T1 da um glioma de nervo óptico da órbita esquerda em uma menina de 12 anos de idade.

calcificação é rara. A RM é o estudo de escolha para avaliar a extensão do tumor no canal e no quiasma óptico. O glioma é hipointenso em relação ao cérebro nas imagens pesadas de T1 e hiperintenso nas imagens pesadas de T2.

O tratamento dos gliomas do nervo óptico depende da localização do tumor, da acuidade visual e de seu padrão de crescimento. Wright *et al.* (13) concluíram que o padrão de crescimento dos gliomas do nervo óptico cai em dois grupos claramente distintos. O primeiro é um padrão de crescimento indolente, com pouca alteração no tamanho do tumor nos exames seriados ao longo de muitos anos. O outro é um padrão de alargamento progressivo do tumor. Os meningiomas do nervo óptico, embora tipicamente menos comuns nas crianças, são mais agressivos do que os gliomas do nervo óptico e devem ser excluídos nos casos de um crescimento rápido de massa do nervo óptico. Pacientes com tumores confinados à órbita juntamente com boa visão podem ser seguidos de perto com testagem neurooftalmológica sensível e estudos de imagem seriados. A evidência de crescimento continuado ou extensão para o canal do nervo óptico dita a ressecção completa deste nervo óptico a partir da superfície posterior do globo até o quiasma óptico. Pacientes com visão deficiente na apresentação tipicamente têm o tumor e o nervo óptico removidos via craniotomia transfrontal para diagnóstico definitivo e ressecção completa.

Meningiomas Orbitais

Meningiomas orbitais primários surgem do nervo óptico e representam aproximadamente 3% de todos os tumores orbitais (1). De todos os meningiomas encontrados na órbita, cerca de 30% são primários. A maior parte (70%) dos meningiomas da órbita invade secundariamente a partir do crânio e será discutida mais adiante neste capítulo, na seção de tumores secundários. Aproximadamente 75% dos pacientes com meningiomas são mulheres (14). A doença é mais comum nos adultos na quarta à sétima décadas de vida. Raramente, os meningiomas do nervo óptico são vistos nas crianças.

Embora a proptose seja o sinal presente mais comum, visto em aproximadamente 85% dos pacientes com meningiomas orbitais primários, transtornos visuais como acuidade visual diminuída e defeitos do campo visual são as queixas principais mais comumente relatadas pelos pacientes. Outros achados incluem palidez do disco óptico, edema da cabeça do nervo óptico, diplopia, cefaléia, desvio dos vasos optociliares e ptose. Na TC, um meningioma primário do nervo óptico aparece seja como uma massa exofítica focal em qualquer ponto ao longo do nervo óptico ou mais comumente como um alargamento fusiforme do nervo.

A massa é tipicamente homogênea, infiltrativa e destacada. Em alguns casos, calcificações do tumor no espaço subaracnóide juntamente com o tecido do nervo óptico dão a aparência clássica de "trilho de ferrovia". Nas vistas coronais, o nervo óptico de tamanho normal é visível e circundado pelo tumor. Como nos gliomas do nervo óptico, a RM é o estudo de escolha para avaliar a evidência de extensão intracraniana.

Em geral, os meningiomas da bainha do nervo óptico não podem ser removidos a partir da superfície do nervo óptico sem causar grave perda da visão. Em muitos casos, especialmente nos pacientes mais idosos, esses tumores podem ser simplesmente acompanhados por evidência de extensão intracraniana. A radioterapia e a terapia de hormônio também são utilizadas em alguns pacientes. Wright *et al.* (14), após acompanharem 50 pacientes por mais de 15 anos, descobriram que os meningiomas do nervo óptico nos pacientes abaixo de 40 anos são mais agressivos. Eles acreditavam que a chance de disseminação intracraniana é considerável nesses pacientes e recomendavam a excisão total do tumor em um estádio precoce.

TUMORES MESENQUIMAIS

Tumores Mesodérmicos e do Músculo

Rabdomiossarcoma

O rabdomiossarcoma é o tumor maligno primário mais comum da órbita nas crianças e a malignidade de tecido mole mais comum da infância (4). O rabdomiossarcoma foi diagnosticado em pacientes variando na idade de recém-nascido a 70 anos. A idade média de apresentação é de 6 a 7 anos, com 90% dos pacientes abaixo dos 13 anos (4,15). Parece haver ligeira predominância para o sexo masculino, e nenhuma predileção racial ou tendência hereditária é conhecida (4).

As crianças tipicamente apresentam-se com proptose progressiva, indolor, unilateral de um período de dias a semanas. Em torno de um terço das crianças também se apresenta com ptose e uma massa palpável (5). A pele da pálpebra pode estar edemaciada e eritematosa, porém, ao contrário da celulite pré-septal, a pele não está quente ao toque. Outros achados oftálmicos podem incluir quemose conjuntival, oftalmoplegia, pregas coloidais, edema do disco óptico ou dilatação dos vasos retinianos. Se o tumor se originou ou disseminou-se para os seios paranasais, os sintomas de sinusite e epistaxe podem estar presentes.

TC mostra uma massa orbital homogênea pobremente definida (Fig. 36.6). O tumor pode surgir de qualquer localização no interior da órbita, sendo 25% intraconal (1). Áreas de destruição óssea e invasão do seio podem estar presentes.

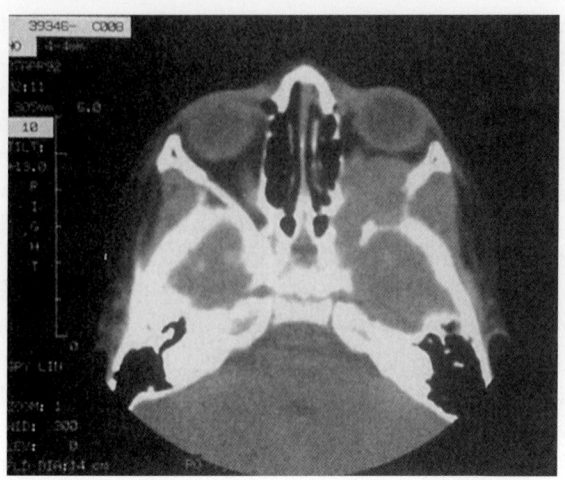

Figura 36.6
Tomografia computadorizada de rabdomiossarcoma da órbita posterior esquerda em uma menina de 6 anos de idade. Observe a área de destruição óssea.

O tumor surge de células mesenquimais primitivas na órbita. Três tipos de rabdomiossarcomas foram descritos. Dois terços dos casos orbitais pediátricos são do tipo embrionário. O tipo alveolar é a forma mais maligna e tem predileção pela órbita inferior. O tipo pleomórfico é a forma mais bem diferenciada e com melhor prognóstico.

A biopsia é requerida para o diagnóstico definitivo antes do tratamento. A abordagem cirúrgica deve depender da extensão e acessibilidade do tumor determinadas pelo exame clínico e achados radiológicos. No momento da biopsia, toma-se a maior quantidade do tumor que pode ser seguramente removida. Tecido fresco deve ser enviado para estudos imunoistoquímicos. A exenteração ou a ressecção completa não são requeridas. Nos casos comprovados por biopsia, o estadiamento e a avaliação da doença disseminada com biopsia da medula óssea, radiografias do tórax, hepatograma, hemograma, bioquímica e punção lombar são requeridos.

No passado, a doença era uniformemente fatal. Avanços recentes no tratamento do rabdomiossarcoma utilizando uma combinação de quimioterapia e radiação tem aumentado o índice de sobrevida em 5 anos na doença localizada para aproximadamente 90% (15). Com a doença disseminada, a sobrevida em 5 anos diminui para 35%.

Tumores Fibro-Ósseos

Displasia Fibrosa

A displasia fibrosa é uma condição incomum considerada como uma malformação hamartomatosa de etiologia desconhecida. A condição é caracterizada pela substituição de osso cortical, com estroma fibroso celular contendo múltiplos ninhos de tecido de osso imaturo. A doença é descrita como monostótica, quando um osso ou ossos em uma única localização estão envolvidos, e como poliostótica, quando múltiplos ossos em localizações diferentes estão afetados. O envolvimento orbital e de osso facial é mais típico da forma monostótica da doença. O envolvimento do osso orbital pode afetar apenas um ou múltiplos ossos contíguos, porém tipicamente permanece unilateral. O teto orbital é o local mais comum do envolvimento orbital (16). A forma poliostótica, a qual tem sido associada à síndrome de Albright em um pequeno número de casos, pode afetar os ossos da face, porém mais comumente envolve as costelas, o esterno e as vértebras.

O início da doença tipicamente é visto nas primeiras duas décadas de vida. Entretanto, em alguns pacientes, as lesões não são sintomáticas até estádios avançados. Os sinais e sintomas dependem de quais ossos estão envolvidos. A apresentação mais comum é paciente adolescente com proptose, deslocamento do globo e da órbita, e assimetria facial. Os pacientes com envolvimento do osso esfenóide podem apresentar-se com acuidade visual diminuída ou defeitos do campo visual. O envolvimento do maxilar pode levar ao deslocamento para cima do globo, obstrução do ducto lacrimal e lacrimejamento.

Na TC, o osso envolvido aparece espessado e deformado. No interior do osso espessado encontram-se múltiplas áreas de espaços líticos de aparência luzente em "fundo de vidro" – aparentando zonas escleróticas (16). Os ossos orbitais mais finos possuem uma aparência cística, enquanto os ossos espessos tipicamente aparecem mais escleróticos (1). Embora a apresentação clínica geralmente seja adequada para fazer o diagnóstico na criança, algumas vezes espécimes de biopsia são requeridos para o diagnóstico.

Já se acreditou que a remissão espontânea da doença ocorria na terceira década da vida. Entretanto, em alguns casos, a progressão continua até mais tarde na vida adulta. Embora muitos casos possam ser manejados com observação cuidadosa, as indicações para o tratamento incluem deformidade cosmética significativa e perda de visão secundária à neuropatia óptica compressiva. O tratamento é cirúrgico, com ressecção completa seguida pela reconstrução craniofacial imediata (16). Nos tumores maiores, cuja ressecção total não seja possível, a remoção do osso envolvido, tanto quanto necessário, para proteger a visão e corrigir a deformidade estética, deve ser realizada.

Osteoma

O osteoma é um tumor benigno do osso contribuindo para aproximadamente 1% de todos os tumores orbitais (4). Os osteomas também são conhecidos por surgirem a partir de ossos dos seios paranasais. A apresentação depende da origem óssea do tumor. A maior parte dos osteomas que afeta a órbita origina-se a partir do osso frontal, sendo que osteomas de etmóide e maxilar são menos comumente associados a achados orbitais.

Os osteomas são tipicamente lesões solitárias unilaterais reconhecidas na idade adulta. Nos pacientes com lesões múltiplas, a síndrome de Gardner, uma condição familiar associada a tumores de tecido mole e carcinoma de cólon, precisa ser excluída. Os pacientes com osteomas apresentam-se com sintomas que incluem sinusite, dor orbital surda, assimetria facial, deslocamento do globo ou proptose. O diagnóstico é prontamente feito com TC ou filmes simples mostrando uma massa lobular ou arredondada, lisa, com densidade similar à do osso normal. As lesões podem aparecer sésseis ou pediculadas.

Tumores assintomáticos menores tipicamente são seguidos com exames clínicos e TC seriada. Tumores maiores que causam proptose significativa ou tumores no ápice orbital comprimindo o nervo óptico com freqüência precisam ser ressecados. O prognóstico para a visão e a vida é excelente.

Osteossarcoma

O osteossarcoma é um tumor do osso altamente maligno que mais comumente afeta os ossos longos do corpo, porém em casos raros envolve os ossos da face e da órbita. Recentemente, um gene responsável pelo desenvolvimento tanto do osteossarcoma como do retinoblastoma foi descoberto no cromossoma 13 (17). Os pacientes apresentam-se com uma progressão mais rápida de proptose e deslocamento do globo, quando comparados com os que têm tumores ósseos benignos. Dor orbital, dormência e perda da visão com freqüência têm sido encontradas como achados comuns. No estudo de Henderson (1) de 10 pacientes, a idade média na apresentação foi de 41 anos, com uma variação a partir dos 16 a 64 anos. Estudos de TC mostram uma massa óssea destacada com áreas de esclerose e lise do osso. Áreas de calcificação também são vistas, representando uma área de formação de osso novo. No exame histopatológico, células de proliferação maligna estão misturadas com áreas de osso imaturo.

O prognóstico para os pacientes com osteossarcoma da região orbital é extremamente ruim. O tratamento de escolha no momento atual é a ressecção cirúrgica juntamente com quimioterapia sistêmica. Entretanto, a natureza altamente maligna desses tumores e a dificuldade na ressecção completa dos tumores nessa área tornam a cura improvável.

TUMORES DA GLÂNDULA LACRIMAL

Conhecem-se numerosas condições que causam aumento da glândula lacrimal. Lesões de massa da glândula lacrimal tipicamente produzem proptose e deslocamento medial e inferior do globo. A maior parte das massas da glândula lacrimal é devida à doença inflamatória orbital idiopática, e elas estão associadas a outros sinais e sintomas inflamatórios. Os achados de edema e eritema da porção lateral da pálpebra superior sugerem inflamação da glândula lacrimal. Infecções bacterianas e virais da glândula lacrimal também podem causar uma dacrioadenite aguda. Espécies estafilocócicas e estreptocócicas são os patógenos bacterianos mais comuns que afetam a glândula lacrimal. A dacrioadenite viral pode ser vista em associação com infecções de herpesvírus, caxumba e mononucleose. A dacrioadenite crônica é causada por tracoma, sífilis, tuberculose e sarcoidose.

Das massas da glândula lacrimal não associadas a infecções ou condições inflamatórias, aproximadamente a metade é causada por transtornos linfoproliferativos e metade por neoplasmas epiteliais.

As lesões linfóides epiteliais que afetam a glândula lacrimal incluem hiperplasia linfóide reativa benigna, hiperplasia linfóide atípica, linfoma maligno e leucemias. No exame de TC, lesões linfóides produzem alargamento aplainado e alongamento da glândula lacrimal, enquanto que neoplasias epiteliais parecem mais globulares. Lesões linfóides parecem moldar-se ao redor das estruturas orbitais e raramente mostram quaisquer alterações ósseas (18).

Aproximadamente 50% de todos os tumores epiteliais da glândula lacrimal são tumores benignos mistos (adenomas pleomórficos). Os outros 50% são carcinomas, incluindo carcinoma cístico adenóide, carcinoma misto maligno e adenocarcinoma. Neoplasmas epiteliais primários da glândula lacrimal são raros, representando cerca de 3% de todos os tumores orbitais (2).

O tumor misto benigno da glândula lacrimal contribui para aproximadamente 25% de todas as massas da fossa lacrimal (4). É composto de proliferações tanto dos elementos epiteliais como mesenquimais. O tumor ocorre primariamente nos adultos, variando na idade dos 20 aos 50 anos. Os pacientes apresentam-se com proptose indolor lentamente progressiva, deslocamento do globo e edema da pálpebra superior ao longo de um período de meses a anos. Em muitos casos, uma massa firme não depressível pode ser palpada na margem orbital. A TC mostra uma massa redonda bem circunscrita na porção anterior da órbita lateral superior (Fig. 36.7). O aumento da pressão da fossa da glândula lacrimal sem destruição óssea por este tumor de crescimento lento está quase sempre presente.

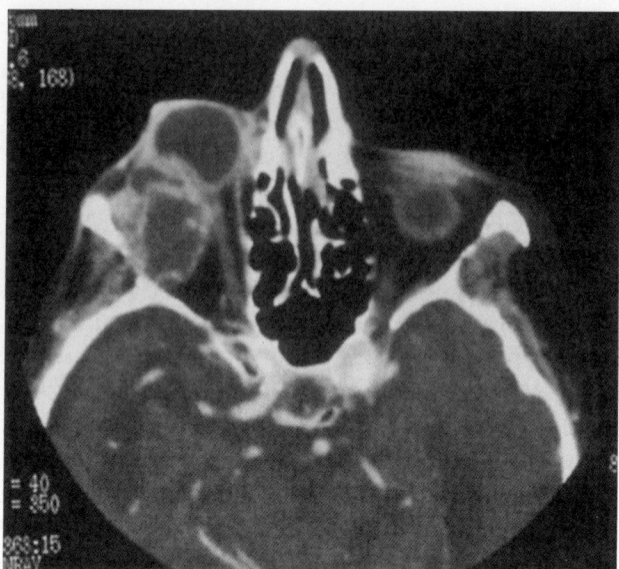

Figura 36.7

Tomografia computadorizada de um tumor misto benigno, grande, de longo estadiamento, da glândula lacrimal em paciente idoso de 90 anos de idade. Está presente indentação significativa do globo. Exposição corneal secundária ao tumor leva a infecção corneal grave e perda do olho.

Os pacientes que se apresentem com achados consistentes com um tumor misto benigno devem submeter-se à excisão cirúrgica completa do tumor e de sua pseudocápsula através de uma orbitotomia lateral sem biopsia incisional preliminar. Se a cápsula for incisada para uma biopsia direta ou se o tumor for removido incompletamente, existe um índice de recorrência de 32% ao longo da vida do paciente, com freqüência com degeneração maligna do tumor (18).

O carcinoma cístico adenóide é a neoplasia epitelial maligna mais comum da glândula lacrimal, representando cerca de 25% de todos os neoplasmas epiteliais. Carcinomas de células mistas malignas, adenocarcinomas e carcinomas mucoepidermóides também são encontrados. Os pacientes com tumores epiteliais malignos da glândula lacrimal tipicamente apresentam-se com proptose progressiva inferior a 12 meses de duração. Dor ou dormência é um achado muito comum e deve sempre alertar o médico sobre a possibilidade de um processo maligno. Estudos radiológicos freqüentemente mostram destruição óssea associada a uma massa alargada da glândula lacrimal infiltrando os tecidos moles circunvizinhos. A calcificação da lesão também é mais provável nas lesões malignas (18).

As lesões epiteliais malignas da glândula lacrimal representam séria ameaça à sobrevida, sendo a mortalidade maior do que 50%. Nas lesões malignas suspeitadas a biopsia incisional é indicada para o diagnóstico definitivo. Lesões malignas requerem ressecção cirúrgica completa. Em muitos casos, isso é alcançado com exenteração, remoção do osso adjacente e radioterapia pós-operatória. Metástases a distância podem ocorrer muitos anos após a excisão do tumor primário.

TUMORES INFLAMATÓRIOS

A inflamação orbital idiopática, também conhecida como pseudotumor orbital, é uma condição inflamatória de etiologia desconhecida que afeta vários tecidos orbitais. Nas séries da Clínica Mayo, a inflamação orbital idiopática constituiu 4,2% de todos os tumores orbitais e 10% de todos os tumores orbitais primários (1). A inflamação pode ser difusa ou localizada em tecidos orbitais específicos, incluindo os músculos extra-oculares (miosite), a glândula lacrimal (dacrioadenite esclerosante), a esclera (esclerite) ou o nervo óptico (perineurite).

A inflamação orbital idiopática tem sido vista nos pacientes de todas as idades, porém é mais comum nos adultos entre as idades de 30 e 70 anos. O início dos sintomas ocorre tipicamente durante um período de alguns dias, porém têm sido descritas formas mais subagudas e crônicas. A maior parte dos pacientes apresenta-se com dor orbital surda e pobremente localizada, com freqüência exacerbada pela movimentação do olho. A proptose é observada em 67% a 85% dos pacientes, indicando a inflamação dos tecidos retrobulbares (19). Outros achados comuns incluem edema da pálpebra, quemose conjuntival e diplopia (Fig. 36.8; ver também *Prancha* em *Cores*). A perda da visão é relatada em cerca de 20% dos pacientes secundária a inflamação escleral, uveal ou do nervo óptico (20). Aproximadamente um terço das crianças possui doença bilateral. A doença bilateral em um adulto sugere vasculite sistêmica ou transtorno linfoproliferativo.

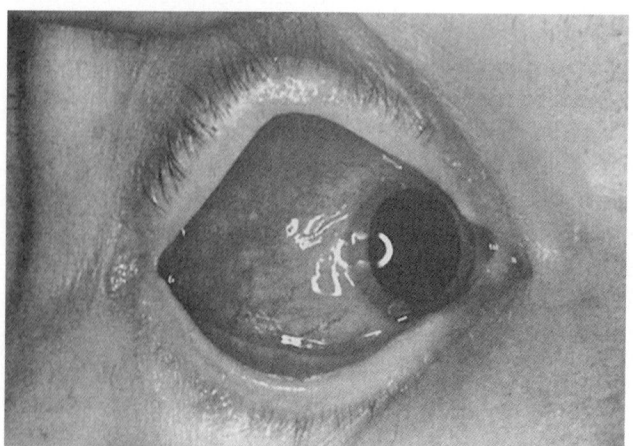

Figura 36.8

Um olho direito inflamado associado a inflamação orbital idiopática. O paciente queixa-se de dor com a movimentação do olho e diplopia. (Ver também *Prancha* em *Cores*.)

Achados de TC variam na dependência dos tecidos orbitais envolvidos. As estruturas afetadas estão tipicamente alargadas, com margens desordenadas, circundadas por um infiltrado confuso difuso. O aumento é observado freqüentemente após injeção de contraste intravenoso. Em geral, tecidos múltiplos da órbita são afetados, e esse achado é altamente sugestivo de inflamação orbital idiopática. Massas solitárias são relatadas, porém raras. Na inflamação orbital idiopática que afeta os músculos extra-oculares, o ventre do músculo e o tendão do músculo estão envolvidos. O alargamento do músculo visto na doença orbital relacionada à tireóide poupa o tendão. A destruição óssea é incomum. A RM também é útil na avaliação da inflamação orbital idiopática. As imagens pesadas em T1 mostram as lesões como isointensas para o músculo e realçadas com contraste. As imagens pesadas em T2 são isointensas a hiperintensas para a gordura orbital circunvizinha.

Espécimes de biopsia comumente mostram um infiltrado celular difuso composto de granulócitos, linfócitos, plasmócitos e, às vezes, eosinófilos. Vários graus de fibrose também estão presentes. A vasculite não é um achado consistente com a inflamação orbital idiopática.

A maior parte dos pacientes com inflamação orbital idiopática responde bem aos corticóides orais. Um pequeno número de casos pode requerer medicações imunossupressivas mais poderosas, tais como ciclofosfamida ou ciclosporina, ou radioterapia. Em pacientes jovens, sem co-morbidades, nos quais a inflamação orbital idiopática é o diagnóstico mais provável a partir de achados clínicos e radiológicos, uma tentativa empírica de prednisona oral é aceitável. A resposta é tipicamente dramática, com melhora significativa ocorrendo durante os primeiros poucos dias de terapia. A biopsia é requerida, se a resposta aos esteróides é pobre ou incompleta ou se houver recaída do paciente durante a redução do esteróide.

A vasculite orbital é uma causa rara e pobremente compreendida da inflamação orbital associada a muitas vasculites sistêmicas. Os achados iniciais podem ser similares àqueles encontrados na inflamação orbital idiopática. A granulomatose de Wegener, a poliarterite nodosa, a arterite de célula gigante e muitas das condições que causam vasculite de hipersensibilidade, incluindo o lúpus eritematoso sistêmico, são conhecidas por causarem inflamação orbital. A maior parte dos pacientes com envolvimento orbital apresenta-se com proptose dolorosa e outros sintomas sistêmicos de vasculite. Em alguns casos, os achados orbitais podem ser a primeira indicação da doença. A característica comum encontrada em um espécime de biopsia é a evidência de vasculite. Como discutido anteriormente, a inflamação orbital idiopática suspeitada que não responda como esperado à prednisona oral demanda uma biopsia para exame histológico. O diagnóstico inicial de uma condição vasculítica sistêmica pode retardar a progressão da doença e poupar órgãos vitais.

CISTOS

Uma variedade de cistos comprovadamente ocorrem na órbita. Os cistos primários mais comumente encontrados são o cisto dermóide e o epitelial simples. A mucocele é o cisto orbital secundário mais comum e é discutido na seção dos tumores orbitais secundários. Cistos dermóides e epiteliais contribuem para aproximadamente 2% de todos os tumores orbitais na série de Henderson (1) e até 25% de todos os tumores orbitais na série de Shields (4). A diferença provavelmente é devida ao fato de que o estudo de Shields também incluiu dermóides da margem orbital anterior e lesões orbitais profundas.

Cistos dermóides provavelmente surgem a partir de partes do ectoderma embriônico aprisionadas no interior das linhas de sutura entre os ossos orbitais. Os cistos dermóides superficiais estão localizados mais comumente nas suturas frontozigomática, frontoetmoidal ou frontolacrimal (21). Os dermóides orbitais profundos são comumente adjacentes à sutura esfenozigomática ou esfenoetmoidal. A maior parte dos cistos dermóides superficiais é diagnosticada antes dos 5 anos de idade, enquanto os cistos profundos podem ser assintomáticos até a idade adulta. A apresentação clínica é dependente da localização do cisto. Pacientes com cistos dermóides localizados anteriormente apresentam-se com uma massa subcutânea unilateral, palpável, indolor, mais comumente localizada na porção lateral da sobrancelha. Cistos localizados na margem orbital estão tipicamente fixados ao osso orbital por um pequeno pedículo de tecido. Esses cistos não estão fixados à pele sobrejacente. Lesões orbitais profundas apresentam-se com proptose progressiva indolor e deslocamento do globo. Nos casos de uma ruptura espontânea, desenvolve-se uma reação inflamatória aguda.

A TC mostra uma estrutura redonda, bem definida, de parede delgada, com um lúmen que não se destaca (21). Alguns cistos são mais irregularmente formatados, com paredes menos bem definidas e espaços císticos (Fig. 36.9). Alguns cistos, especialmente aqueles encontrados na órbita profunda dos pacientes de mais idade, podem mostrar deposição de cálcio na parede do cisto e alterações ósseas secundárias ao efeito da pressão do tumor. Em casos raros, os cistos tomam uma forma de haltere à medida que eles se estendem através da sutura na fossa temporal, nos seios ou na abóbada craniana. O exame microscópico revela uma

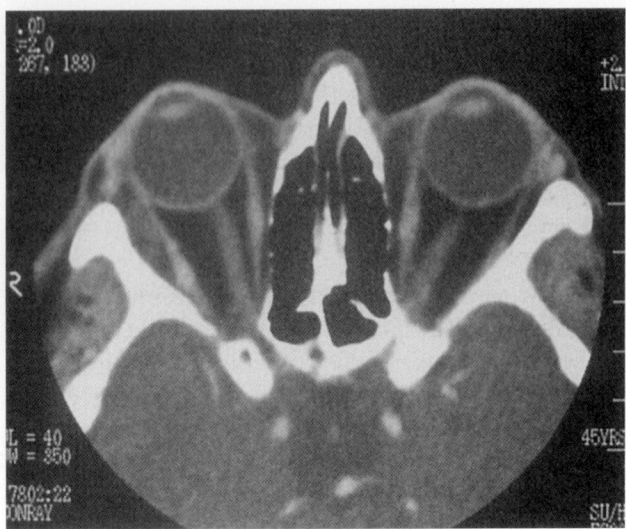

Figura 36.9
Cisto dermóide. Nesta tomografia computadorizada, observe a massa entre o músculo reto lateral e a parede lateral do lado direito.

estrutura cística delineada pelo epitélio escamoso estratificado juntamente com a presença de apêndices dérmicos, incluindo cabelos e glândulas sebáceas.

Pequenos cistos dermóides podem ser seguidos pelos sinais de crescimento, por transtornos visuais ou deformidade estética. Cistos sintomáticos maiores são manejados com excisão cirúrgica completa sem ruptura da parede do cisto. O prognóstico para a visão é excelente para cistos localizados anteriormente. Cistos mais posteriores são mais difíceis de remover completamente e têm um índice ligeiramente mais elevado de recorrência.

Cistos epidérmicos simples são menos comuns do que os cistos dermóides, representando cerca de 1% de todos os tumores orbitais (4). Eles tipicamente aparecem em um grupo etário ligeiramente mais idoso do que aquele com cistos dermóides. Eles provavelmente ocorrem por causa de seqüestrações do tecido conjuntival na órbita durante o desenvolvimento embriológico ou são implantados após traumatismo. A maior parte dos pacientes apresenta-se com proptose indolor lentamente progressiva. Às vezes uma massa pode ser palpada na pálpebra superior. A proptose pode ser rápida e associada a edema da pálpebra e eritema, se o cisto se romper. A TC mostra uma estrutura cística de parede delgada sem envolvimento ósseo. O tratamento preferido é a excisão cirúrgica completa.

TUMORES SECUNDÁRIOS

Tumores que surgem a partir de estruturas ao redor da órbita são causas comuns de lesões de massa orbital, contribuindo para 44% de todos os tumores orbitais em um estudo de 40 anos dos tumores orbitais na Clínica Mayo (1). Os cinco tumores secundários mais comuns que afetam a órbita são mucoceles, carcinomas de célula escamosa, meningiomas, carcinomas de célula basal e malformações vasculares (1). Tumores secundários da órbita podem disseminar-se a partir dos seios paranasais, do crânio, das pálpebras, da conjuntiva e do globo propriamente dito.

A lesão de massa mais comum da órbita originária dos seios paranasais é a mucocele. As mucoceles representam 8,3% de todos os tumores orbitais e 18% de todos os tumores orbitais secundários (1). As mucoceles provavelmente são um resultado da obstrução do óstio do seio levando a um seio repleto de fluido aumentado que primeiro se comprime e então apresenta erosão da parede óssea para a órbita. As mucoceles ocorrem nos pacientes de todas as idades, com idade média de 51 anos. Mais de 80% das mucoceles emergem a partir dos seios frontal e etmóide (22). A maior parte dos pacientes se apresenta com uma combinação de proptose unilateral, deslocamento do globo afastando-se da massa, edema da pálpebra ou uma massa súpero-nasal palpável. Na TC, a mucocele é vista como uma massa homogênea bem definida que se estende para a órbita através de um defeito ósseo associado a uma cavidade opacificada do seio. O tratamento requer drenagem do seio obstruído, alívio da obstrução e, às vezes, obliteração do seio.

Neoplasias dos seios paranasais são incomuns. Entretanto, a estreita proximidade dos seios com a órbita e o olho torna a extensão orbital comum. Em um estudo de 79 pacientes com tumores do seio, 45% tinham evidência de envolvimento orbital (23). Também mostrou-se que, dos pacientes com doença orbital, 70% tinham evidência de extensão orbital na época da apresentação inicial. O carcinoma de célula escamosa foi, de longe, o tumor de seio mais comum invadindo a órbita, representando 72% de todos os tumores de seio relatados. Outros tumores incluem papiloma invertido, adenocarcinoma e carcinoma cístico adenóide.

Os sinais e sintomas oftálmicos presentes nos pacientes com extensão do tumor do seio incluem proptose, dor facial, deslocamento do globo, diplopia, perda visual, lacrimejamento, quemose conjuntival e uma massa orbital palpável. Esses tumores são mais comuns nos homens e são quase que exclusivamente vistos nos adultos idosos. Na TC, uma massa homogênea é observada na cavidade do seio estendendo-se para a órbita. Setenta por cento a 80% dos pacientes com tumores do seio têm evidência de destruição óssea (23). O seio maxilar é o local de origem em 80% dos casos. O tratamento envolve excisão cirúrgica completa seguida de radioterapia. O diagnóstico precoce é essencial, se a terapia tiver de ser efetiva na melhora da sobrevida dos pacientes com esses tumores.

O tumor mais comum estendendo-se a partir da abóbada craniana para a órbita é o meningioma. No estudo de tumores orbitais da Clínica Mayo, aproximadamente 70% de todos os meningiomas orbitais foram do tipo secundário (1). A maior parte desses meningiomas emerge a partir do sulco esfenóide. A maior parte dos pacientes é composta por mulheres com uma média de idade de, aproximadamente, 50 anos. Os meningiomas orbitais secundários podem apresentar-se como lesão expansiva de crescimento lento da órbita com proptose, transtornos da motilidade ocular e acuidade visual diminuída. Entretanto, dois achados incomuns também podem ser observados em alguns casos. Um é o preenchimento da fossa temporal visto em tumores grandes, e o outro é o edema natural da pálpebra inferior ipsilateral. A imagem neurológica e orbital com TC mostra o achado comum de hiperostose do osso envolvido. O componente de tecido mole pode estar presente em associação com as alterações ósseas. Entretanto, a RM com gadolínio é o estudo preferido para a avaliação da extensão do tumor. O tumor é hiperintenso após a administração de contraste. A ressecção combinada por um cirurgião de cabeça e pescoço e neurocirurgião é indicada para os tumores que comprometem a visão, a função de nervo craniano ou outras estruturas vitais intracranianas.

Carcinoma de célula basal, carcinoma de célula sebácea e carcinoma de célula escamosa são as neoplasias de pálpebra mais comuns. O carcinoma de célula basal, a malignidade mais comum da pálpebra, contribui para aproximadamente 90% de todas as malignidades nesse local (4). Eles estão mais comumente localizados na pálpebra inferior e no ângulo medial do olho. O carcinoma de célula sebácea contribui para aproximadamente 4% e o carcinoma de célula escamosa para aproximadamente 5% de todas as malignidades da pálpebra. No estudo da Clínica Mayo, os carcinomas de célula basal secundários da órbita contribuíram para 2,9% de todos os tumores orbitais (1). O tratamento usual para o carcinoma de célula basal da pálpebra é a excisão cirúrgica com margens adequadas, utilizando congelação no perioperatório ou microcirurgia de Mohs. Como seria de se esperar, os pacientes em maior risco de extensão orbital são aqueles que possuem excisão incompleta da lesão original, que receberam radioterapia, ou que simplesmente negligenciaram a lesão original, permitindo sua disseminação para a órbita. Lesões do ângulo medial do olho são também mais comumente associadas a extensão orbital.

O carcinoma de célula escamosa orbital e o carcinoma de célula sebácea emergindo a partir das pálpebras são menos comuns do que o carcinoma de célula basal. Henderson (1), na Clínica Mayo, relatou 22 (1,6%) casos de carcinoma de célula escamosa orbitais secundários originando-se nos anexos oculares de um total de 1.376 tumores orbitais. O mesmo estudo relatou apenas quatro casos de carcinoma de célula sebácea orbital. O estudo do Hospital do Olho de Wills acerca de massas orbitais biopsiadas encontrou resultados similares (4).

A fixação da pele do tumor ao osso subjacente da margem orbital e transtornos da motilidade ocular são as pistas mais importantes para a invasão orbital. A TC deve ser obtida para investigar a extensão completa do processo orbital. Nos casos de invasão orbital comprovada por quaisquer desses carcinomas de pálpebra, a exenteração seguida por radioterapia é a terapia de escolha.

O carcinoma de célula escamosa e o melanoma maligno são as lesões malignas mais comuns da conjuntiva. Embora não contribuam para um número significativo de tumores orbitais, eles são conhecidos por invadir a órbita.

Nos adultos, o melanoma coroidal é o tumor intra-ocular mais comum que se estende para a órbita. Aproximadamente 8% a 10% dos pacientes com melanoma coroidal possuem evidência de extensão extra-escleral no momento da enucleação (4). Na série da Clínica Mayo, a extensão orbital ou recorrência de melanomas uveais contribuiu para aproximadamente 2% de todos os tumores orbitais (1). A recorrência na órbita pode ocorrer a partir de meses a muitos anos após a enucleação inicial. O tratamento consiste de exenteração parcial ou total, radioterapia e, às vezes, quimioterapia. O prognóstico é extremamente ruim, com índice de mortalidade em 5 anos tão elevado quanto 80%.

O retinoblastoma, um tumor maligno da retina sensorial, é o tumor intra-ocular mais comum da infância. A extensão orbital tem sido relatada em menos de 10% dos casos. A apresentação mais comum de retinoblastoma recorrente na órbita é o deslocamento e a protrusão do implante orbital colocado após a enucleação. O retinoblastoma recorrente na órbita tipicamente apresenta-se dentro de 4 meses da enucleação inicial (4). O tratamento do retinoblastoma orbital envolve uma combinação de excisão cirúrgica, radioterapia e quimioterapia.

TUMORES METASTÁTICOS

Tumores metastáticos são uma causa importante de doença orbital, representando aproximadamente 8% de todos os tumores orbitais (1). Embora a maior parte dos pacientes com lesões orbitais metastáticas tenha uma história de câncer sistêmico, as metástases orbitais podem significar uma reativação da doença latente ou a presença de uma nova malignidade sistêmica. Em 25% dos casos, o tumor orbital é a manifestação de um câncer sistêmico oculto (24). O carcinoma de mama é de longe o tumor metastático mais comum encontrado na órbita, contribuindo para aproximadamente 50% de todas as lesões metastáticas (25). Outros tumores com metástase para a órbita incluem carcinoma de pulmão, próstata, gastrointestinal, de células renais, carcinoma da tireóide e melanoma maligno. O tumor metastático mais comum na criança é o neuroblastoma.

Achados comuns de doença da órbita incluem ptose da pálpebra superior, proptose, diplopia, dor, uma massa palpável, ou perda da visão. Curiosamente, a enoftalmia é vista em aproximadamente 25% dos casos, especialmente nos carcinomas fibrosos da mama e da próstata (24). A média de idade de apresentação é de, aproximadamente, 61 anos, sendo a maior parte dos pacientes composta por mulheres. Equimose e proptose bilateral da pálpebra são os sinais de apresentação mais comuns do neuroblastoma orbital.

Padrões de metástases múltiplas para as estruturas orbitais são vistos no exame de TC (Fig. 36.10). O local mais comum de metástase é o espaço intraconal, produzindo uma massa infiltrativa bem definida que é realçada com contraste intravenoso. Os ossos da órbita são outro local comum de doença metastática, produzindo tanto lesões osteolíticas como osteoblásticas. O carcinoma de próstata é bem conhecido por produzir lesões ósseas osteoblásticas hiperdensas. O carcinoma da mama, do trato gastrointestinal e da tireóide possuem uma tendência para envolver tanto o osso como os tecidos moles da órbita. O neuroblastoma freqüentemente causa destruição óssea da parede orbital lateral. Muitos dos achados presentes na doença metastática mimetizam aqueles de outros tumores orbitais. A biopsia pode ser requerida para o diagnóstico definitivo, seja via orbitotomia seja por aspiração com agulha fina.

O prognóstico para os pacientes com metástase orbital é ruim, com uma média de sobrevida de 10 meses. As modalidades de tratamento precisam ser adaptadas para um tipo de tumor específico e estádio da doença sistêmica. Em geral, a radioterapia é o suporte do tratamento para os tumores metastáticos orbitais, com quimioterapia e terapia hormonal utilizadas em alguns casos.

CONCLUSÃO

O escopo das lesões de massa da órbita que produzem doença é amplo. Tanto as crianças como os adultos são afetados pelos tumores orbitais. Os tumores orbitais primários mais comuns são o meningioma, o hemangioma cavernoso e o linfoma. O carcinoma de célula escamosa representa o tumor orbital secundário mais comum. O carcinoma da mama é o tumor metastático da órbita mais freqüentemente encontrado. Muitas lesões de massas orbitais são resultado de várias condições inflamatórias, incluindo orbitopatia imune relacionada à tireóide e inflamação orbital idiopática. Outros tumores orbitais comuns incluem mucoceles e cistos dermóides. O rabdomiossarcoma é o tumor maligno mais encontrado nas crianças. O glioma do nervo óptico e o hemangioma capilar são os tumores orbitais benignos mais comuns nas crianças.

A presença de proptose, assim como sua direção e duração, é a manifestação mais importante e comum de doença orbital. Nas crianças, a causa mais comum de proptose é a celulite bacteriana. Nos adultos, a causa mais comum de proptose unilateral ou bilateral é a orbitopatia imune relacionada à tireóide. Tumores benignos tipicamente se apresentam com proptose lentamente progressiva ao longo de muitos meses a anos. A proptose que progride durante um período de semanas a meses tipicamente é vista nos tumores malignos e na doença da tireóide. Infecções, inflamações e alguns tumores malignos apresentam-se com proptose rapidamente progressiva ao longo de um período de dias. A história e os achados orbitais presentes estreitam o diagnóstico em muitos casos. A adição de imagem da órbita, mais comumente de TC, refina ainda mais o diagnóstico. Entretanto, por causa da diversidade dos tumores orbitais, a biopsia freqüentemente é requerida para o diagnóstico definitivo. No caso de uma criança com proptose e uma massa orbital, a biopsia é requerida para excluir o rabdomiossarcoma ou outra malignidade.

Tumores orbitais são incomuns, porém em alguns casos os pacientes com doença orbital podem apresentar-se a um otorrinolaringologista. Em outros casos, os achados orbitais podem ser descobertos em associação com uma patologia do seio. A identificação precoce e o tratamento apropriado desses tumores podem proteger a visão e, em alguns casos, prolongar a vida.

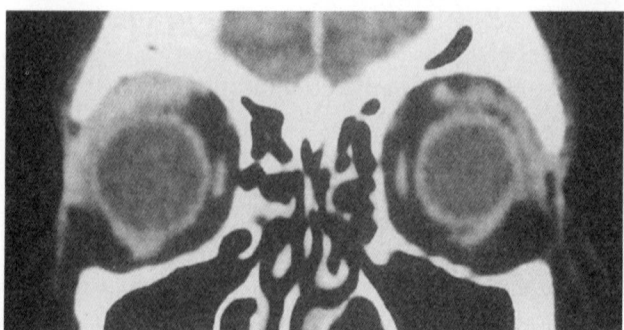

Figura 36.10
Tomografia computadorizada de carcinoma metastático de mama da órbita direita superior.

PONTOS IMPORTANTES

- Existem tumores orbitais que surgem de cada tipo de tecido no corpo.
- Um tumor orbital precisa ser excluído em qualquer paciente que se apresente com proptose.
- A orbitopatia tireoidiana é a causa mais comum de proptose bilateral e unilateral.
- Tumores orbitais bilaterais são raros, sendo uma notável exceção as lesões linfóides.
- O tumor orbital benigno mais comum nos adultos é o hemangioma cavernoso. O tumor orbital maligno mais comum nos adultos é o linfoma.
- O tumor orbital benigno mais comum nas crianças é o cisto dermóide. O tumor orbital maligno mais comum é o rabdomiossarcoma.
- Sinais como dor, duração dos sintomas, tempo de progressão e doença sistêmica associada contribuem para o diagnóstico diferencial.
- Sinais de proptose, deslocamento nasoaxial do globo, transtorno da motilidade e quaisquer achados perioculares associados apontam para a localização do tumor e refinam o diagnóstico diferencial.
- A imagem é necessária na maior parte dos casos. A tomografia computadorizada é o primeiro passo na identificação das características físicas do tumor.
- A imagem de ressonância magnética é útil para tumores do nervo óptico e tumores secundários, tais como meningioma ou carcinoma do seio.
- A biopsia será requerida, na maior parte dos casos, para confirmação do diagnóstico e tratamento da maior parte dos tumores orbitais.

REFERÊNCIAS

1. Henderson J. *Orbital tumors.* New York: Raven Press, 1994.
2. Wilson M, Grossniklaus HE. Orbital disease in North America. *Ophthalmol Clin North Am* 1996;4:539-547.
3. Rootman J. *Diseases of the orbit. Philadelphia*: JB Lippincott, 1988.
4. Shields J. *Diagnosis and management of orbital tumors.* Philadelphia: WB Saunders, 1989.
5. Volpe N, Jakobiec E. Pediatric orbital tumors. *Int Ophthalmol Clin* 1992;32:201-221.
6. Alfred P, Char D. Cavernous hemangioma of the orbit. *Orbit* 1996;15:59-66.
7. Haik B, Jacobiec E. Ellsworth R. Capillary hemangioma of the eyelid and orbit: an analysis of the clinical features and therapeutic results in 101 cases. *Ophthalmology* 1979;86:760-789.
8. Rootman J, Hay E, Graeb D. Orbital-adnexal lymphangiomas. *Ophthalmology* 1986;93:1558-1570.
9. McCormick S, Milite J. Lymphoproliferative disease of the orbit. *Ophthalmol Clin North Am* 1996;9:693-704.
10. Davis J, Parke D, Font R. Granulocytic sarcoma of the orbit. *Ophthalmology* 1985;92:1758-1762.
11. Char D, Albin A, Beckstead J. Histiocytic disorders of the orbit. *Ann Ophthalmol* 1984;16:867-873.
12. Rootman J, Goldberg C, Robertson W. Primary orbital schwannomas. *Br J Ophthalmol* 1982;66:194-204.
13. Wright J, McNabb J, McDonald W. Optic nerve glioma and the management of optic nerve tumours in the young. *Br J Ophthalmol* 1989;73:967-974.
14. Wright J, McNabb J, McDonald W. Primary optic nerve sheath meningioma. *Br J Ophthalmol* 1989;73:960-966.
15. Wharam M, Beltangady M, Hays D, et al. Localized orbital rhabdomyosarcoma. *Ophthalmology* 1987;94:251-254.
16. Moore A, Buncic J, Munro L Fibrous dysplasia of the orbit in childhood. *Ophthalmology* 1985;92:12-20.
17. Benedict W, Fung Y, Murphree A. The gene responsible for the development of retinoblastoma and osteosarcoma. *Cancer* 1988;62:1691-1694.
18. Stewart W, Krohel G, Wright J. Lacrimal gland and fossa lesions: an approach to diagnosis and management. *Ophthalmology* 1979;86:886-895.
19. Bardenstein D. Idiopathic orbital inflammation. *Ophthalmol Clin North Am* 1996;9:659-672.
20. Kennerdell J, Dresner S. The nonspecific orbital inflammatory syndromes. *Surv Ophthalmol* 1984;29:93-103.
21. Sherman R, Rootman J, Lapointe J. Orbital dermoids: clinical presentation and management. *Br J Ophthalmol* 1984;68:642-652.
22. Lund V, Rolfe M. Ophthalmic considerations in fronto-ethmoidal mucoceles. *J Laryngol Otol* 1989;103:667-669.
23. Johnson L, Krohel G, Yeon E. Sinus tumors invading the orbit. *Ophthalmology* 1984;91:209-217.
24. Goldberg R, Rootman J. Clinical characteristics of metastatic orbital tumors. *Ophthalmology* 1990;97:620-624.
25. Freedman M, Folk J. Metastatic tumors to the eye and orbit. *Arch Ophthalmol* 1987;105:1215-1219.

CAPÍTULO 37

Neoplasias da Glândula Salivar

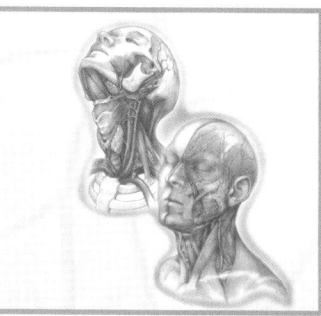

Young S. Oh ▪ David W. Eisele

As neoplasias das glândulas salivares representam um grupo diverso de tumores benignos e malignos com graus variados de comportamento. O diagnóstico patológico exato é a chave do tratamento dessas lesões, porque o grau de agressividade depende de seus perfis histológicos. O cirurgião otorrinolaringologista de cabeça e pescoço precisa compreender o comportamento de cada tipo de tumor para desenvolver um plano terapêutico adequado.

ANATOMIA E FISIOLOGIA

As glândulas salivares estão divididas em glândulas salivares principais e glândulas salivares acessórias. As glândulas salivares principais consistem no par de parótidas, em submandibular e glândulas sublinguais. As glândulas salivares acessórias consistem nas 600 a 1.000 glândulas distribuídas através do trato aerodigestório superior. O esquema de classificação comumente utilizado para tumores de glândulas salivares é apresentado na Tabela 37.1.

Embora as incidências variem a partir de diferentes séries na literatura, aproximadamente 80% das neoplasias da glândula salivar se originam da glândula parótida, 10% a 15% desenvolvem-se na glândula submandibular e os tumores remanescentes emergem da sublingual e das glândulas salivares acessórias. Quanto menor for a glândula, maior será a probabilidade de malignidade do tumor. Cerca de 80% dos neoplasmas da parótida são benignos e cerca de 50% dos tumores submandibulares são benignos, porém menos de 40% dos neoplasmas da glândula salivar sublingual e acessória são benignos (1–4). As Tabelas 37.2–37.4 listam séries recentes na literatura, detalhando as incidências neoplásicas com relação aos diferentes tipos de glândula salivar.

Noventa e cinco por cento dos tumores da glândula salivar ocorrem nos adultos. O tumor mesenquimal benigno mais comum nas crianças é o hemangioma, enquanto que o tumor epitelial benigno mais comum é o adenoma pleomórfico (Tabela 37.5) (5). A probabilidade de uma malignidade na criança é aumentada se uma massa salivar sólida não vascular for encontrada. Cerca de 85% das malignidades da glândula salivar encontradas nas crianças originam-se na glândula parótida. O carcinoma mucoepidermóide é o tipo de tumor mais freqüentemente encontrado neste grupo etária (Tabela 37.6) (5).

NEOPLASMAS BENIGNOS

Adenoma Pleomórfico

O adenoma pleomórfico (tumor misto benigno) contribui para aproximadamente 65% de todos os tumores da glândula salivar. Esses tumores são encontrados com maior freqüência na glândula parótida, seguida da glândula submandibular e das glândulas salivares acessórias. Eles também representam o tumor mais comum de cada tipo de glândula salivar.

O termo tumor misto benigno descreve os componentes mesenquimais e epiteliais do tumor. A aparência espessa é lisa e lobular, com uma cápsula bem definida. Microscopicamente, o tumor consiste de elementos epiteliais e mesenquimais. O componente epitelial forma um padrão trabecular com um estroma mesenquimal (Fig. 37.1). A porção mesenquimal pode ser mixóide, condróide, fibróide ou osteóide. O estroma varia de tumor para tumor e pode ter uma combinação de quaisquer desses tipos de tecido no seu interior. Histologicamente, os adenomas pleomórficos mostram encapsulamento incompleto com extensões pseudópodas. Esses aspectos contribuem para índices de recorrência que variam de 20% a 45% após a enucleação simples (6). A terapia cirúrgica apropriada requer ressecção com uma margem adequada de tecido normal circundando o tumor. Raramente, o adenoma pleomórfico pode metastatizar-se e ainda permanecer histologicamente benigno. Locais de metástases têm

TABELA 37.1
CLASSIFICAÇÃO HISTOLÓGICA DA ORGANIZAÇÃO MUNDIAL DE SAÚDE DOS TUMORES DA GLÂNDULA SALIVAR

1. Adenomas
   1.1. Adenoma pleomórfico
   1.2. Mioepitelioma (adenoma mioepitelial)
   1.3. Adenoma de célula basal
   1.4. Tumor de Warthin
   1.5. Oncocitoma
   1.6. Adenoma canalicular
   1.7. Adenoma sebáceo
   1.8. Papiloma ductal
      1.8.1. Papiloma ductal invertido
      1.8.2. Papiloma intraductal
      1.8.3. Sialadenoma papilífero
   1.9. Cistadenoma
      1.9.1 Cistadenoma papilar
      1.9.2. Cistadenoma mucinoso
2. Carcinomas
   2.1. Carcinoma de célula acinar
   2.2. Carcinoma mucoepidermóide
   2.3. Carcinoma cístico adenóide
   2.4. Adenocarcinoma polimorfo de baixo grau (adenocarcinoma do ducto terminal)
   2.5. Carcinoma epitelial-mioepitelial
   2.6. Adenocarcinoma de célula basal
   2.7. Carcinoma sebáceo
   2.8. Cistadenocarcinoma papilar
   2.9. Adenocarcinoma mucinoso
   2.10. Carcinoma oncocítico
   2.11. Carcinoma do ducto salivar
   2.12. Adenocarcinoma
   2.13. Mioepitelioma maligno (carcinoma mioepitelial)
   2.14. Carcinoma no adenoma pleomórfico (tumor maligno misto)
   2.15. Carcinoma de célula escamosa
   2.16. Carcinoma de célula pequena
   2.17. Carcinoma indiferenciado
   2.18. Outros carcinomas
3. Tumores não epiteliais
4. Linfomas malignos
5. Tumores secundários
6. Tumores não classificados
7. Lesões semelhantes a tumor
   7.1. Sialadenose
   7.2. Oncocitose
   7.3. Sialometaplasia necrotizante (infarto da glândula salivar)
   7.4. Lesão linfoepitelial benigna
   7.5. Cistos da glândula salivar
   7.6. Sialadenite esclerosante crônica da glândula submandibular (tumor de Kuttner)
   7.7. Hiperplasia linfóide cística na AIDS

De Seifert G, Sobin LH. The World Organization's histological classification of salivary gland tumors. A commentary on the second edition. *Cancer* 1992;70:379-385, com permissão.

TABELA 37.2
INCIDÊNCIA DOS NEOPLASMAS COMUNS DA GLÂNDULA PARÓTIDA PELO TIPO DE TUMOR

Tipo de Tumor	Incidência (%)
Adenoma pleomórfico	53,3
Tumor de Warthin	28,3
Outro benigno	3,8
Total de benignos	**85,4**
Carcinoma mucoepidermóide	9
Adenocarcinoma	1,5
Carcinoma de célula escamosa	0,9
Carcinoma de célula acinar	0,9
Tumor maligno misto	0,9
Carcinoma cístico adenóide	0,5
Outro maligno	0,9
Total de malignos	**14,6**

De Pinkston JA, Cole P. Incidence rates of salivary gland tumors: results from a population-based study. *Otolaryngol Head Neck Surg* 1999;120:834-840, com permissão.

incluído: osso, linfonodos, pulmão, cavidade oral, faringe, pele, fígado, retroperitônio, rim, calvária, sistema nervoso central e seios paranasais (7).

Tumor de Warthin

O tumor de Warthin (cistadenoma papilar linfomatoso) é o segundo neoplasma benigno mais comum da glândula parótida, contribuindo para 6% a 10% de todos os tumores parotídeos. A maioria dos tumores de Warthin ocorre nas glândulas parótidas, embora locais extraparotídeos, incluindo linfonodos cervicais, possam também estar envolvidos (8). A maior parte dos casos ocorre em homens idosos, porém a incidência nas mulheres vem aumentando, mais provavelmente relacionada aos índices aumenta-

TABELA 37.3
INCIDÊNCIA DE NEOPLASMAS DA GLÂNDULA SUBMANDIBULAR PELO TIPO DE TUMOR

Tipo de Tumor	Incidência (%)
Adenoma pleomórfico	36
Outro	1
Total de benignos	**37**
Carcinoma cístico adenóide	25
Carcinoma mucoepidermóide	12
Tumor maligno misto	10
Adenocarcinoma	7
Carcinoma de célula escamosa	7
Carcinoma indiferenciado	2
Carcinoma de célula acinar	<1
Total de malignos	**63**

Adaptado de Crabtree GM, Yarington CT. Submandibular gland excision. *Laryngoscope* 1988;98:1044 e Weber RS, Byers RM, Petit B *et al.* Submandibular gland tumors: adverse histologic factors and therapeutic implications. *Arch Otolaryngol Head Neck Surg* 1990;116:1055, com permissão.

TABELA 37.4
INCIDÊNCIA DE NEOPLASMAS DA GLÂNDULA SALIVAR ACESSÓRIA PELO TIPO DE TUMOR

Tipo de Tumor	Incidência (%)
Adenoma pleomórfico	43
Adenoma monomórfico	4,6
Total de benignos	**47,6**
Carcinoma cístico adenóide	34
Carcinoma mucoepidermóide	11
Tumor maligno misto	1,5
Adenocarcinoma	7
Carcinoma de célula escamosa	7
Carcinoma indiferenciado	1,5
Carcinoma de célula acinar	1,5
Total de malignos	**5,2**

De Renehan A, Gleave EM, Hancock BD et al. Long-term follow-up of over 1000 patients with salivary gland tumors treated in a single centre. *Br J Surg* 1996;83:1751, com permissão.

TABELA 37.6
TUMORES MALIGNOS DA GLÂNDULA SALIVAR EM CRIANÇAS

Tipo de Tumor	Nº de Pacientes (%)
Carcinoma mucoepidermóide	108
Carcinoma de célula acinar	27
Adenocarcinoma	22
Carcinoma indiferenciado	15
Sarcoma	15
Carcinoma cístico adenóide	11
Tumor maligno misto	9
Carcinoma de célula escamosa	4
Outro	2
Total de pacientes	**668**
Total de malignos	**32%**

De Luna MA, Batsakis JG, El-Naggar AK. Salivary gland tumors in children. *Ann Otol Rhinol Laryngol* 1991;100:869-871, com permissão.

dos de mulheres fumantes. Esse tumor geralmente se apresenta como uma massa de crescimento lento na cauda da glândula parótida. Os tumores podem ser multicêntricos em até 21% dos casos e aproximadamente 10% são bilaterais (9).

A aparência grosseira do tumor é lisa, com uma cápsula bem definida. Secções de corte revelam espaços císticos múltiplos de diferentes tamanhos preenchidos com material mucinoso, espesso. Microscopicamente, o tumor de Warthin possui uma aparência característica, com epitélio papilar com um estroma linfóide projetando-se para os espaços císticos (Fig. 37.2). O epitélio é uma camada dupla de células granulares oxifílicas, com as células da camada interna possuindo núcleos orientados em direção à membrana basal. As células na camada externa possuem núcleos em direção ao espaço cístico.

TABELA 37.5
TUMORES BENIGNOS DA GLÂNDULA SALIVAR EM CRIANÇAS

Tipo de Tumor	Nº de Pacientes (%)
Hemangioma	191
Adenoma pleomórfico	182
Linfangioma	48
Neurogênico	11
Embrionário	5
Lesão linfoepitelial	3
Cistadenoma	3
Tumor de Warthin	3
Outro	9
Total de pacientes	**668**
Total de benignos	**68%**

De Luna MA, Batsakis JG, El-Naggar AK. Salivary gland tumors in children. *Ann Otol Rhinol Laryngol* 1991;100:869-871, com permissão.

O tratamento é a excisão cirúrgica completa, sendo rara a recorrência.

Oncocitoma

O oncocitoma ocorre quase que exclusivamente no interior da glândula parótida e contribui para menos de 1% de todas as neoplasias da parótida (10). O tumor ocorre mais freqüentemente na sexta década de vida, com a mesma freqüência entre homens e mulheres.

Os tumores são firmes, não císticos e elásticos. Microscopicamente, estas neoplasias são compostas de células eosinofílicas granulares, marrons, arredondadas, com pequenos núcleos endentados (Fig. 37.3). Um citoplasma preenchido de mitocrôndrias é um achado característico na microscopia eletrônica. A de-

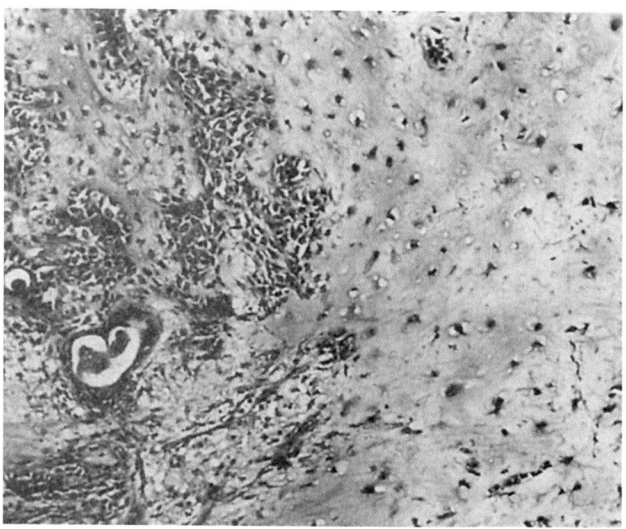

Figura 37.1

Adenoma pleomórfico. A aparência histológica mostra característica de elementos epiteliais e mesenquimais. (Ver também *Prancha* em *Cores*.)

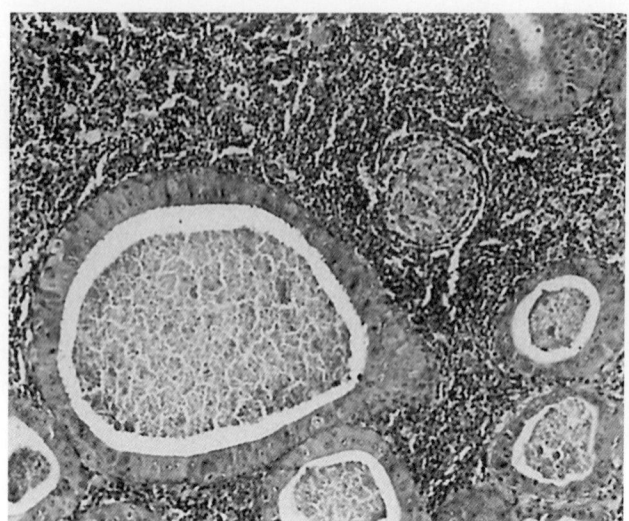

Figura 37.2
Tumor de Warthin. Estroma linfóide e epitélio de dupla camada ao redor dos espaços císticos.

generação maligna é possível, porém rara. Uma explicação possível para tumores seria um defeito genético adquirido levando à disfunção mitocondrial; entretanto, um mecanismo molecular exato não tem sido explicado para isso (11).

Os oncocitomas geralmente apresentam-se como uma massa indolor no lobo superficial da glândula parótida, e a parotidectomia com preservação do nervo facial é o tratamento de escolha.

Adenoma Monomórfico

Os adenomas monomórficos incluem adenoma de célula basal, adenoma de célula clara, adenoma rico em glicogênio e outros tumores raros. O mais comum é o

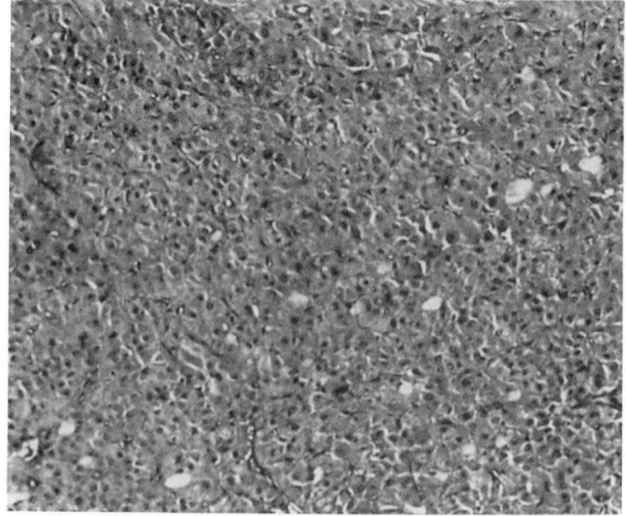

Figura 37.3
Oncocitoma. A aparência histológica é aquela de células típicas arredondadas, granulares eosinofílicas. (Ver também *Prancha* em *Cores*.)

adenoma basal, o qual geralmente é encontrado nas glândulas salivares acessórias do lábio superior. A glândula parótida é a mais freqüentemente envolvida das glândulas salivares principais (12).

Esses tumores são bem circunscritos e encapsulados. Microscopicamente, os adenomas de célula basal mostram fileiras de células periféricas em paliçadas com uma espessa membrana basal. Os adenomas de célula basal podem ser confundidos com carcinoma adenóide cístico, e tem sido sugerido que o carcinoma adenóide cístico pode representar o contraponto maligno desse tumor (12).

O adenoma monomórfico é considerado um tumor benigno, não agressivo. O tratamento consiste na ressecção com uma margem de tecido normal.

NEOPLASMAS MALIGNOS

Carcinoma Mucoepidermóide

O carcinoma mucoepidermóide é a neoplasia maligna mais comum da glândula parótida e o segundo tumor maligno mais comum da glândula submandibular. Constitui aproximadamente 30% de todos os tumores malignos das glândulas salivares (13).

Carcinomas mucoepidermóides geralmente são classificados como tumores de baixo ou alto grau. Entretanto, alguns autores também incluem um grau intermediário. Tumores de baixo grau possuem uma elevada proporção de células mucosas para células epidermóides. Essas lesões comportam-se mais como neoplasias benignas, porém ainda são capazes de invasão local e metástases. Carcinomas mucoepidermóides de alto grau possuem uma proporção elevada de células epidermóides, e pode ser difícil de diferenciar essa entidade do carcinoma de célula escamosa. Tumores de alto grau são neoplasias agressivas com alta propensão para metástases.

Tumores de baixo grau geralmente são pequenos e parcialmente encapsulados. Neoplasias de alto grau geralmente são grandes e localmente invasivas. Nas secções de corte, o carcinoma mucoepidermóide de baixo grau pode conter fluido mucinoso, enquanto os tumores de alto grau são sólidos. Microscopicamente, o carcinoma mucoepidermóide de baixo grau demonstra agregados de células mucóides separadas por faixas de células epidermais (Fig. 37.4). Tumores de alto grau possuem poucos elementos mucóides e predominam as células epidermóides (Fig. 37.5).

O tratamento deste câncer depende do grau e do estádio do tumor. Para tumores pequenos, de baixo grau é adequada uma ressecção completa por parotidectomia. Se todas as margens cirúrgicas são claras e não existirem aspectos patológicos adversos, a radioterapia adjuvante não é necessária. Para carcinomas mu-

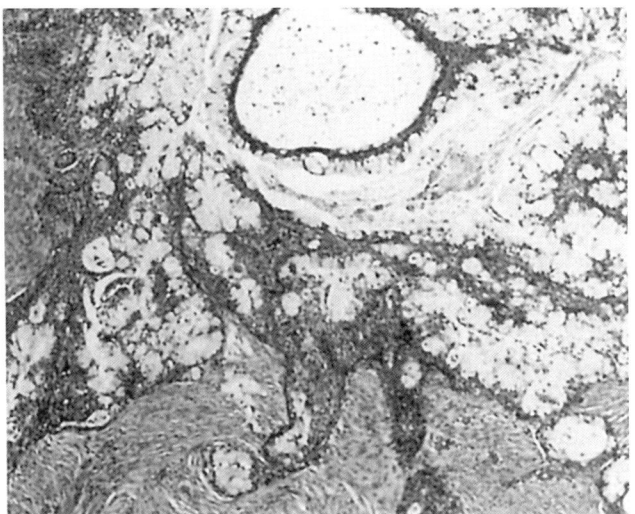

Figura 37.4
Carcinoma mucoepidermóide de baixo grau. Observe os elementos epiteliais e glandulares. (Ver também *Prancha* em *Cores*.)

coepidermóides de alto grau, o tratamento é mais agressivo. Para tumores da glândula parótida, a ressecção completa por parotidectomia (preservando o nervo facial, se possível) deve ser realizada. Em razão do alto índice de metástases ocultas do pescoço, um esvaziamento eletivo do pescoço também deve ser considerado em um paciente com pescoço N0 (13,14). Na maior parte dos casos de carcinoma mucoepidermóide de alto grau, a terapia de radiação é indicada e parece melhorar o controle local e a sobrevida (15). O grau do tumor e o estado das margens cirúrgicas vistas parecem se correlacionar bem com o prognóstico.

Carcinoma Adenóide Cístico

O carcinoma contribui para aproximadamente 10% de todos os neoplasmas da glândula salivar. É a segunda malignidade mais comum das glândulas parótidas, porém é o mais comum das glândulas submandibular e salivares acessórias (16). O carcinoma adenóide cístico ocorre com a mesma freqüência em homens e mulheres, geralmente na quinta década da vida. Ocorrem dor e paralisia facial como sintomas iniciais em uma pequena fração de casos.

O carcinoma adenóide cístico possui um curso clínico contraditório. O tumor é de crescimento lento, porém seu curso clínico é cruel. Pode haver recorrências múltiplas locais a despeito da intervenção cirúrgica adequada, e embora a disseminação metastática seja incomum, a disseminação a distância para os pulmões e ossos é freqüente.

Grosseiramente, o tumor é geralmente monolobular e pode ser não encapsulado ou parcialmente encapsulado. Com freqüência a massa demonstra infiltração do tecido normal circunvizinho. Microscopicamente, o carcinoma adenóide cístico possui um epitélio basalóide arranjado em formações cilíndricas em um estroma hialino eosinofílico (Fig. 37.6). Padrões histológicos diferentes têm sido identificados, incluindo cribriforme, sólido, cilindromatoso e tubular. O padrão histológico sólido parece ter um prognóstico pior em termos de metástases a distância e sobrevida a longo prazo (17).

A invasão perineural é um aspecto típico do carcinoma adenóide cístico. Isso explica a dificuldade na erradicação do tumor a despeito da aparência de remoção completa deste. A excisão cirúrgica completa e a terapia de radiação pós-operatória são recomenda-

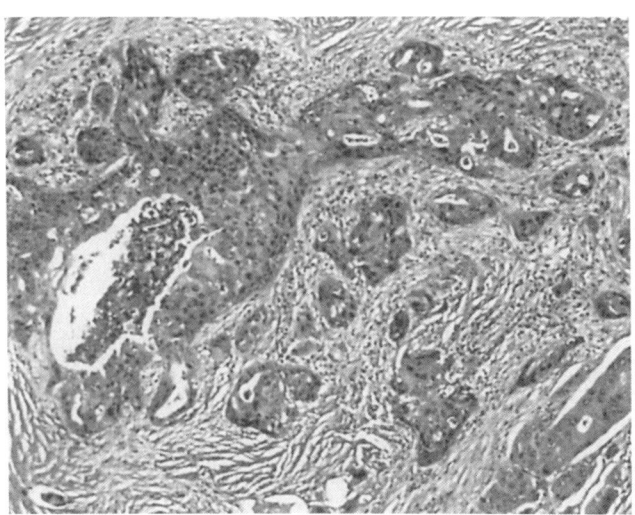

Figura 37.5
Carcinoma mucoepidermóide de alto grau. Observe a relativa falta de elementos glandulares. (Ver também *Prancha* em *Cores*.)

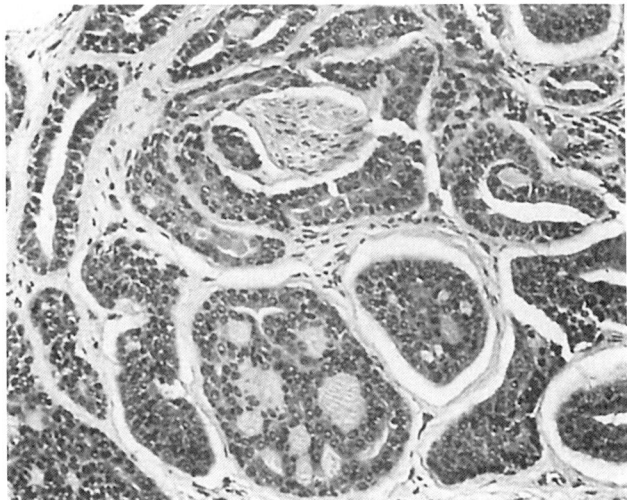

Figura 37.6
Carcinoma cístico adenóide, mostrando a aparência histológica característica com estroma hialino eosinofílico e invasão perineural. (Ver também *Prancha* em *Cores*.)

das para o manejo deste tumor. Para tumores pequenos selecionados completamente excisados, entretanto, a terapia de radiação pós-operatória pode ser evitada (18). Existe também evidência crescente que a radioterapia de nêutron veloz pode ser mais efetiva do que a radiação de fóton convencional para o carcinoma adenóide cístico (19). O seguimento a longo prazo é mandatório para estes pacientes por causa da progressão lenta e cruel da doença.

Carcinoma de Célula Acinar

Os carcinomas de células acinares compreendem 5% a 11% de todos os cânceres da glândula salivar. A maioria ocorre na glândula parótida. Afetam as mulheres com mais freqüência que os homens e ocorrem na quarta a sexta décadas da vida. O tumor pode ser multicênrtico em 2% a 5% dos casos e ordenado atrás do tumor de Warthin para a freqüência do envolvimento parotídeo bilateral (12,20).

Grosseiramente, os tumores são bem circunscritos, possuindo com freqüência uma cápsula fibrosa. Existem duas populações de células: aquelas que lembram células acinares serosas da glândula salivar e aquelas com citoplasma claro. Os tumores ocorrem em diversas configurações, incluindo cística, papilar, vacuolada ou folicular. Existe com freqüência um infiltrado linfóide, e as células são caracteristicamente positivas na coloração periódica com ácido Schiff (Fig. 37.7).

O tratamento consiste da ressecção cirúrgica completa. A radioterapia adjuvante é reservada quando há indicadores de um mau prognóstico (p. ex., envolvimento do nervo facial, doença metastática do pescoço e envolvimento da pele). O tratamento eletivo do pescoço é indicado para casos de alto grau do carcinoma de célula acinar (20). Para a maior parte dos casos, índices de sobrevida de 5 anos são excelentes (20).

Adenocarcinoma

O adenocarcinoma mais comumente ocorre nas glândulas salivares acessórias, seguidas pela glândula parótida. Esta neoplasia representa aproximadamente 15% das neoplasias malignas da parótida (21). Os adenocarcinomas ocorrem igualmente em ambos os sexos e geralmente se apresentam como uma massa palpável. Eles se comportam agressivamente, com uma forte propensão para recorrer e para metástase.

Grosseiramente, o adenocarcinoma é firme ou duro e fixado ao tecido circunvizinho. Microscopicamente, as células cilíndricas de altura variável formam papilas, ácinos ou massas sólidas. A maior parte dos neoplasmas produz muco, o qual pode ser detectado pelo corante mucicarmina. O adenocarcinoma pode ser diferenciado do carcinoma mucoepidermóide pela falta de coloração da queratina. O grau de formação glandular tem sido utilizado como um método de graduação desses tumores.

Adenocarcinoma Polimórfico de Baixo Grau

O adenocarcinoma polimórfico de baixo grau ocorre quase que exclusivamente nas glândulas salivares acessórias (22). A neoplasia mais comumente ocorre no palato, na mucosa bucal e no lábio superior. As mulheres são mais comumente afetadas do que os homens, e a maior parte dessas neoplasias ocorre na sexta década da vida. A apresentação típica deste tumor é uma massa assintomática no palato de longo estadiamento.

Histologicamente, o adenocarcinoma polimórfico de baixo grau demonstra organização e diferenciação variável de célula do tumor. Figuras mitóticas são incomuns, assim como a necrose. Os tumores tipicamente possuem um padrão de crescimento infiltrativo com invasão perineural freqüente.

O tratamento é a excisão ampla local. Mesmo com a presença de envolvimento perineural, não existe um papel para a terapia de radiação, se a ressecção cirúrgica for completa (22).

Adenoma Carcinoma Ex-Pleomórfico

O adenoma carcinoma ex-pleomórfico representa um tumor maligno que emergiu de um adenoma pleomórfico preexistente ou recorrente. O componente maligno e as metástases a partir desse tumor são puramente epiteliais na origem. Esta malignidade representa de 2% a 5% de todos os tumores da glândula salivar. Raramente, a malignidade pode tomar a forma na qual o tumor contenha tanto componentes mesenquimais como epiteliais.

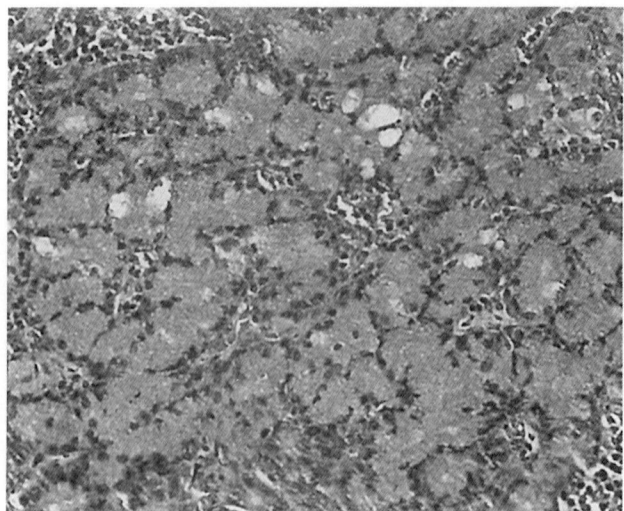

Figura 37.7
Carcinoma de célula acinar. Observe as células similares às células acinares serosas e células com citoplasma claro. (Ver também *Prancha* em *Cores*.)

Grosseiramente, os tumores são firmes com encapsulamento mínimo. A lesão é amplamente infiltrativa com regiões de necrose e hemorragia. Microscopicamente, o neoplasma maligno surge em um fundo característico de tumor misto benigno (Fig. 37.8). A invasão neurovascular e a necrose são achados freqüentes. A porção maligna do tumor pode tomar a forma de adenocarcinoma, carcinoma do ducto salivar, carcinoma adenoescamoso, carcinoma indiferenciado ou outra malignidade (23).

O diagnóstico pode ser confuso por causa de proporções diferentes de elementos benignos *versus* malignos do tumor. O crescimento destrutivo, infiltrativo, é um achado histológico confiável de malignidade (12).

Metástases locais e a distância são comuns com este tumor, e, comparado com outras neoplasias malignas salivares, está associado a um prognóstico muito ruim. Fatores prognósticos incluem estádio patológico, tamanho do tumor, grau, proporção do câncer e extensão da invasão (23). A ressecção cirúrgica completa com terapia de radiação pós-operatória é o tratamento recomendado para esta malignidade de alto grau.

Carcinoma de Célula Escamosa

O carcinoma de célula escamosa das glândulas salivares representa uma neoplasia rara que constitui de 0,3% a 1,5% dos tumores da glândula salivar (24). Essa malignidade ocorre com mais freqüência na glândula submandibular do que na glândula parótida. O diagnóstico apropriado do carcinoma de célula escamosa requer a exclusão de disseminação contígua de carcinoma de célula escamosa na glândula, metástases para a glândula e carcinoma mucoepidermóide de alto grau.

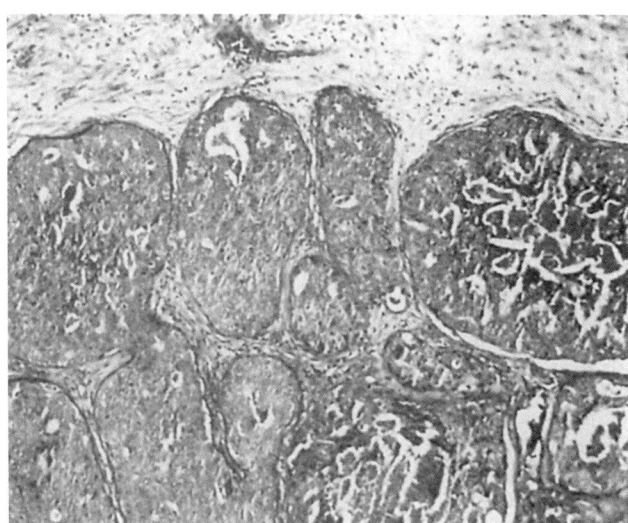

Figura 37.8
Adenoma carcinoma ex-pleomórfico é visto em um adenoma pleomórfico preexistente.

Estes tumores geralmente apresentam-se como massas firmes induradas e ocorrem mais comumente nos homens, geralmente na sétima década da vida. Histologicamente, esses tumores revelam queratinização intracelular, pontes intercelulares e formação de pérola de queratina. Entretanto, eles não produzem muco (12).

Existe alta incidência de metástases regionais e a distância. O prognóstico para o carcinoma de célula escamosa da glândula salivar é ruim. A terapia consiste de ressecção cirúrgica completa e terapia de radiação pós-operatória.

Carcinoma Indiferenciado

O carcinoma indiferenciado é uma malignidade rara da glândula salivar. Existe alta incidência desses tumores entre os esquimós inuit da Groenlândia. Esse tumor também está estreitamente relacionado à infecção com o vírus Epstein-Barr (25). A maioria desses tumores afeta a glândula parótida.

Eles podem ser subdivididos também em carcinoma indiferenciado de pequena célula, carcinoma indiferenciado de célula maior e carcinoma linfoepitelial. O tratamento recomendado é a excisão cirúrgica completa com terapia de radiação pós-operatória. Embora a variante linfoepitelial tenha bom prognóstico, em geral, os carcinomas indiferenciados são extremamente agressivos, com marcada invasão local e metástases precoces a distância (26).

Sarcoma

Os sarcomas surgem na glândula parótida e são raros (27). Essas malignidades agressivas ocorrem mais comumente nos homens do que nas mulheres e geralmente se apresentam como uma massa aumentada, ainda que indolor. O rabdomiossarcoma e o fibrossarcoma são os subtipos histopatológicos mais comuns. O diagnóstico de um sarcoma primário requer a exclusão de disseminação metastática do sarcoma para a glândula ou invasão glandular dos tecidos moles locais. Os sarcomas primários comportam-se como outros sarcomas de tecido mole, e o prognóstico correlaciona-se com tamanho do tumor, tipo e grau de diferenciação histopatológica (27).

Linfoma

O linfoma primário raramente ocorre nas glândulas salivares. Quando presente, geralmente afeta a glândula parótida mais comumente do que as glândulas submandibulares. Os critérios necessários para o diagnóstico do linfoma primário das glândulas salivares incluem nenhum linfoma extra-salivar conhecido, prova histológica de que o linfoma envolve primariamente o parênquima salivar (como oposto secundariamente a partir de um linfonodo) e confirmação arquitetural e citológica da natureza maligna da lesão (28).

AVALIAÇÃO E DIAGNÓSTICO

Fatores Etiológicos

Os fatores etiológicos para as neoplasias da glândula salivar não são bem compreendidos. Além dos tumores de Warthin (29), a utilização do tabaco não tem sido associada a qualquer incidência aumentada das neoplasias da glândula salivar. Além disso, o consumo de álcool não tem mostrado aumentar o risco de neoplasias da glândula salivar (30).

Estudos examinaram viroses, como a do vírus Esptein-Barr, como fatores etiológicos e, exceto para o carcinoma indiferenciado, não tem sido demonstrado papel para a infecção viral como um fator na patogênese das neoplasias da glândula salivar (31).

A radiação de baixa dose tem sido estudada como um fator de risco para o desenvolvimento de neoplasias da glândula salivar. Uma ampla variedade na dosagem de radiação e na idade de exposição tem sido vista. Isso sugere que a exposição em qualquer idade e qualquer dose podem predispor o indivíduo ao desenvolvimento de um tumor da glândula salivar (32). As radiações benigna e maligna mais comuns relacionadas aos tumores são o carcinoma mucoepidermóide e o adenoma pleomórfico, respectivamente.

A exposição ocupacional ao pó de madeira e sílica tem sido relacionada a uma incidência aumentada de malignidade da glândula salivar (33). Uma dieta rica em vegetais amarelo-escuros e fígado protege contra o desenvolvimento de malignidades da glândula salivar (34).

História

Pacientes com neoplasias da glândula salivar geralmente se apresentam com massas assintomáticas. As neoplasias benignas da glândula parótida tipicamente ocorrem na região da cauda da glândula. A dor não é usual com neoplasias benignas, porém pode ocorrer com infecção associada, hemorragia ou alargamento cístico. Nas neoplasias malignas, a dor geralmente é indicativa de invasão neural pelo tumor e envolve um prognóstico pior do que tumor maligno não doloroso. Entretanto, a dor não deve ser utilizada como um indicador confiável para a malignidade.

As neoplasias da glândula submandibular se apresentam de forma similar aos tumores parótideos. Tumores da glândula salivar acessória geralmente se apresentam como massas não ulceradas, indolores, envolvendo a cavidade oral, tipicamente o palato duro ou mole (Fig. 37.9). Os pacientes com neoplasia nasal ou seio paranasal geralmente se apresentam com sintomas avançados, tais como obstrução nasal ou epistaxe. No trato aerodigestório superior, os tumores da glândula salivar acessória podem causar rouquidão, queixas respiratórias ou disfagia, dependendo da localização. Tumores da glândula sublingual geralmente se apresentam como massas no assoalho da boca, com algum desconforto associado.

Tumores localizados no espaço parafaríngeo geralmente são assintomáticos e observados primeiramente no exame oral de rotina (Figs. 37.10 e 37.11) ou como uma massa no pescoço. À medida que o tumor alarga-se, podem ser observadas alterações na fala e na função da deglutição.

Exame Físico

Em um paciente com neoplasia da glândula salivar, é indicado um exame criterioso da cabeça e do pescoço. Atenção deve ser dada ao tamanho, à localização e à mobilidade do tumor. A presença ou ausência de sensibilidade para a massa deve ser observada. A função do nervo facial também deve ser documentada. A presença de paralisia do nervo facial deve levantar a suspeita de malignidade no paciente, embora raramente um tumor benigno possa causar paralisia do nervo facial.

Função de Aspiração com Agulha Fina

A função de aspiração com agulha fina (PAAF) de um tumor da glândula salivar é uma ajuda simples e exata no diagnóstico. Entretanto, esta técnica não é uniformemente aceita. Alguns argumentam que a hemorragia e em raras instâncias o infarto no local do tumor

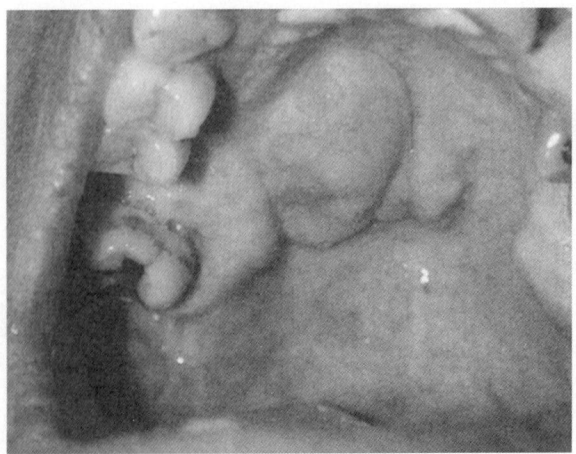

Figura 37.9

Adenocarcinoma polimórfico de baixo grau apresentando-se como uma massa lisa indolor do palato duro.

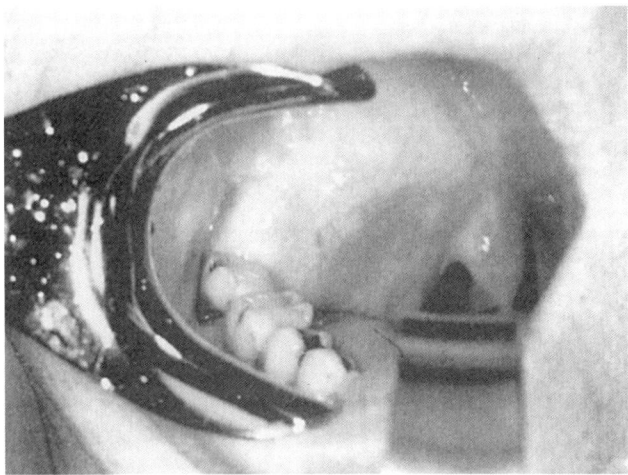

Figura 37.10
Adenoma pleomórfico do espaço parafaríngeo. Observe o desvio uvular para o lado oposto.

podem contribuir para obscurecimento do diagnóstico final. Além disso, amostras inadequadas e a necessidade de múltiplas aspirações podem retardar o tratamento definitivo (35). Outro argumento usado é que a PAAF, em muitas instâncias, pode não modificar o procedimento final.

Entretanto, a PAAF oferece diversas vantagens, incluindo a capacidade para obter um diagnóstico definitivo, para direcionar o tratamento apropriado e para proporcionar ao paciente o aconselhamento pré-operatório apropriado.

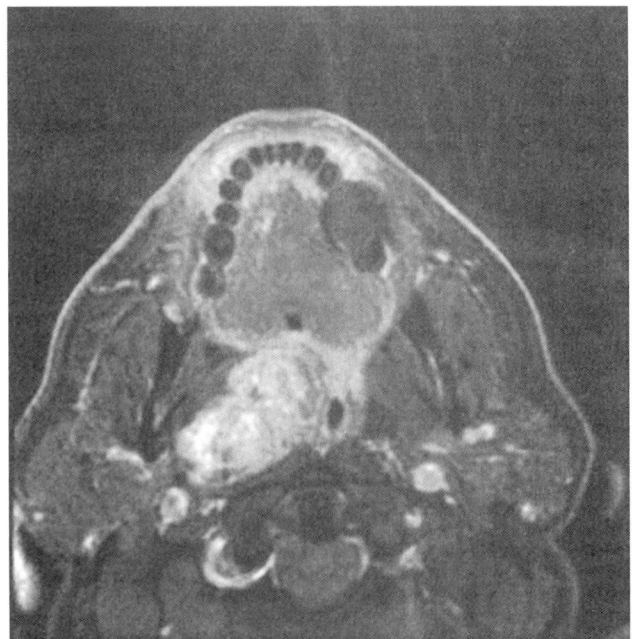

Figura 37.11
Adenoma pleomórfico do espaço parafaríngeo visualizado por imagem de ressonância magnética.

Radiologia

A imagem da glândula salivar é discutida em detalhes no Capítulo 22, Vol I, Parte II. Em muitas instâncias, a tomografia computadorizada (TC) e a imagem de ressonância magnética (RM) não diferenciam tumores benignos de malignos e raramente alteram a abordagem terapêutica para essas neoplasias. Ambas as modalidades de imagem proporcionam informação similar, auxiliando no diagnóstico do tumor e em termos de planejamento cirúrgico apropriado (36). Apesar disso, informação útil pode ser obtida a partir de estudos de imagem em certas instâncias. Estes incluem a avaliação de tumores malignos ou recorrentes, neoplasias maiores, suspeita de envolvimento do espaço parafaríngeo ou de estruturas, como a artéria carótida, que poderiam indicar não ressecabilidade.

A TC e a RM são úteis para a avaliação do espaço parafaríngeo. A faixa de gordura periparotídea que separa o lobo profundo da glândula parótida do espaço parafaríngeo é uma referência anatômica importante e permite a diferenciação de tumores do lobo parotídeo profundo, que envolvem o espaço parafaríngeo, de tumores da glândula salivar ectópica no espaço parafaríngeo.

Estudos de imagem são rotineiramente obtidos para a avaliação de malignidades da glândula salivar acessória que envolvem o nariz e os seios paranasais. Tanto a TC com cortes coronais diretos quanto a RM dão boa informação em relação à extensão da doença. A TC é superior à RM na definição do detalhe ósseo, enquanto a RM é útil na diferenciação de opacificação obstrutiva dos seios paranasais do envolvimento do tumor. Assim, a informação a partir desses estudos freqüentemente é complementar.

Outras modalidades de imagem incluem ultra-som e tomografia de emissão positrônica (TEP) fluorina-18 fluorodeoxiglicose. Os papéis destes estudos na avaliação de tumores da glândula salivar até o momento não foram plenamente definidos. Tanto os tumores benignos quanto os malignos podem demonstrar valores altos de percepção padronizados na varredura por TEP, limitando assim sua capacidade para diferenciar esses tumores (37,38).

Cirurgia Diagnóstica

A biopsia cirúrgica de um tumor da glândula parótida deve ser evitada. A biopsia excisional ou enucleação das massas parotídeas está associada a índices elevados de recorrência do tumor, particularmente para o adenoma pleomórfico. A abordagem cirúrgica apropriada para as neoplasias parotídeas é para realizar ressecção cirúrgica completa por parotidectomia com identificação e preservação do nervo facial. Isso assegura uma margem adequada de tecido ao redor do tumor. Essa abordagem é diagnóstica e curativa na maior parte dos casos. O nervo facial é identificado em todos os casos para permitir a excisão adequada do tumor e para evitar sua lesão. A biopsia aberta é realizada raramente e geralmente apenas para uma malignidade óbvia em paciente que não é candidato cirúrgico e para o qual uma biopsia por PAAF não foi diagnóstica. Nessa situação, a biopsia incisional aberta é útil para o diagnóstico histopatológico e para direcionar o tipo apropriado de tratamento paliativo.

A biopsia intra-oral de um tumor do espaço parafaríngeo não deve ser realizada. Isso acarreta riscos de lesão à artéria carótida, risco de transbordamento do tumor e de contaminação pela flora oral. Uma biopsia transoral por PAAF ou guiada por imagem geralmente proporciona o diagnóstico sem esses riscos (39).

Estadiamento

O sistema de estadiamento para malignidades da glândula salivar principal está descrito na Tabela 37.7.

Diagnóstico Diferencial

Estruturas anatômicas normais podem ser confundidas com tumores da glândula salivar. O músculo masseter, o processo transverso do corpo vertebral de C1 e os processos da mandíbula podem mimetizar lesões parotídeas (Fig. 37.12). Doenças inflamatórias, deficiências nutricionais e infecções podem causar alargamento parotídeo difuso. Cistos parotídeos são incomuns, porém eles podem mimetizar tumor. Lesões císticas linfoepiteliais observadas algumas vezes nos pacientes positivos para o vírus da imunodeficiência humana podem ser confundidas com tumor.

As malignidades cutâneas freqüentemente podem metastatizar-se para as glândulas salivares. O melanoma e o carcinoma de célula escamosa contribuem para a maioria dos tumores metastáticos para a glândula parótida ou para os linfonodos periparotídeos. Tumores infraclaviculares podem disseminar-se para as glândulas salivares e incluem pulmão, rim, mama e cânceres colorretais.

Sialometaplasia necrotizante é uma lesão benigna do tecido salivar que pode ser confundida com um tumor da glândula salivar acessória. Outras lesões do palato que podem ser confundidas com um tumor da glândula salivar acessória incluem cisto de retenção mucosa, cisto epidermóide, fibroma e uma saliência palatina.

MANEJO

Cirurgia

O tratamento de escolha para a maior parte das neoplasias da glândula salivar é a excisão cirúrgica comple-

TABELA 37.7

SISTEMA DE ESTADIAMENTO PARA MALIGNIDADES DA GLÂNDULA SALIVAR PRINCIPAL – COMITÊ DA JUNTA AMERICANA DO CÂNCER – 2002

Tumor primário (T)
- TX: Tumor primário não pode ser avaliado
- T0: Sem evidência de doença primária
- T1: Tumor de 2 cm ou menos na dimensão maior sem extensão extraparenquimal*
- T2: Tumor maior do que 2 cm, porém não ultrapassando 4 cm na sua dimensão maior sem extensão extraparenquimal*
- T3: Tumor maior do que 4 cm e/ou tumor com extensão extraparenquimal*
- T4a: Tumor invade pele, mandíbula, canal auditivo e/ou nervo facial
- T4b: Tumor invade a base do crânio e/ou placas pterigóides e/ou encarcera a artéria carótida

*Nota: extensão extraparenquimal é a evidência clínica ou macroscópica da invasão dos tecidos moles. A evidência microscópica isolada não constitui extensão extraparenquimal para os propósitos de classificação

Linfonodos regionais (N)
- NX: Linfonodos regionais não podem ser avaliados
- N0: Sem metástases para linfonodos regionais
- N1: Metástases em um único linfonodo ipsilateral, de 3 cm ou menos na dimensão maior
- N2a: Metástases em um único linfonodo ipsilateral, maior do que 3 cm, porém não mais do que 6 cm na dimensão maior
- N2b: Metástases em múltiplos linfonodos ipsilaterais, com nenhuma maior do que 6 cm na dimensão maior
- N2c: Metástases em linfonodos bilaterais ou contralaterais, com nenhum maior do que 6 cm na dimensão maior
- N3: Metástases em um linfonodo, maior do que 6 cm na dimensão maior

Metástases a distância (M)
- MX: Metástases a distância não podem ser avaliadas
- M0: Sem metástases a distância
- M1: Metástases a distância

Agrupamento por Estádio

	T	N	M
Estádio I	1	0	
Estádio II	2	0	0
Estádio III	3	0	0
	1	1	0
	2	1	0
	3	1	0
Estádio IVA	4a	0	0
	4a	1	0
	1	2	0
	2	2	0
	3	2	0
	4a	2	0
Estádio IVB	4b	Qualquer	0
	Qualquer	N3	0
Estádio IVC	Qualquer	Qualquer	1

Reproduzido com permissão de AJCC Cancer Staging Manual, 6th ed. New York: Springer Verlag, 2002. Springer-Verlag, 2002.

ta. Em razão da maior parte dos tumores parotídeos ocorrerem na região da cauda da glândula e serem superficiais ao nervo facial, a parotidectomia com identi-

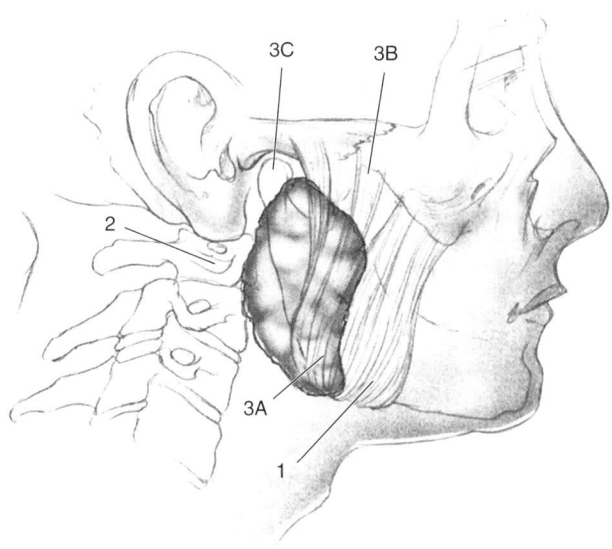

Figura 37.12
Estruturas anatômicas normais são algumas vezes confundidas com neoplasmas parótidos. *1*, masseter; *2*, processo transverso de C1; *3*, processos mandibulares: A, ângulo; B, coronóide; C, côndilo.

ficação e preservação do nervo facial é diagnóstica e terapêutica na maior parte dos casos. Não é necessário remover o lobo superficial inteiro, se o tumor puder ser removido com uma margem adequada de tecido normal para assegurar a excisão completa.

A excisão completa por parotidectomia (Fig. 37.13) geralmente é curativa para malignidades superficiais de baixo grau (p. ex., carcinoma mucoepidermóide de baixo grau e carcinoma de célula acinar). A ressecção completa por parotidectomia também é recomendada para malignidades de alto grau. O nervo facial deve ser preservado, se funcionar normalmente e não estiver grosseiramente envolvido pelo tumor.

O envolvimento do nervo facial pelo tumor requer sua ressecção. Secções congeladas são utilizadas para assegurar margens de nervo negativas tanto proximal quanto distalmente. A enxertia imediata do mesmo com um enxerto de nervo é realizada.

Durante a parotidectomia para malignidade, os linfonodos periparotídeos, jugulares superiores e triângulo submandibular posterior são inspecionados. Quaisquer nodos suspeitos são biopsiados ou incluídos na ressecção. Uma dissecção modificada do pescoço é realizada para nodos histologicamente positivos. Para metástases clinicamente positivas, uma dissecção do pescoço está também indicada.

Técnica da Parotidectomia

A face e o pescoço são preparados com uma fita adesiva transparente para permitir a visualização da face durante o procedimento. Uma incisão pré-auricular é feita estendendo-se inferiormente ao longo da linha de fixação do lóbulo da orelha e curvando em direção ao vinco do pescoço. Alternativamente, uma incisão plástica modificada pode ser utilizada para pacientes selecionados. Um retalho de pele anterior é elevado superficialmente à fáscia parótida. O retalho é elevado até a margem superior do músculo masseter. A cauda da parótida é então dissecada a partir do músculo esternocleidomastóideo, e o ramo posterior do nervo auricular maior é preservado, se possível.

O músculo digástrico é exposto à medida que a cauda da parótida é elevada. Isso serve como uma referência importante na identificação do nervo facial. O segundo plano de dissecção é, então, desenvolvido na região pré-tragal. Esse espaço é aberto com esvaziamento sem corte paralelo ao curso do nervo facial. Isso expõe o indicador tragal e abre um plano a partir do zigoma superiormente até logo abaixo do processo estilóide inferiormente. Com a cauda e as porções pré-tragais da parótida mobilizadas, as fixações da fáscia parótida remanescentes até a mastóide permanecem e são incisadas. O nervo facial então é identificado utilizando-se as referências anatômicas expostas (Tabela 37.8). Se o tronco principal do nervo facial não puder ser identificado, então os ramos periféricos do nervo facial podem ser dissecados de forma retrógrada. Alternativamente, quando existe cicatrização significativa ou distorção da anatomia normal, uma mastoidectomia pode ser realizada e o nervo facial identificado no interior do osso temporal.

Após o ramo principal do nervo facial ser identificado, ramos individuais do nervo facial são seguidos perifericamente e a glândula é dissecada dos ramos do nervo. Após a remoção do tumor, a hemostasia é assegurada e o ferimento fechado sobre um dreno de sucção fechado.

A parotidectomia total envolve a remoção do tecido da glândula parótida tanto superficial quanto profundamente ao nervo facial. Para tumores do lobo profundo, o nervo facial é exposto pela remoção do lobo superficial da glândula parótida. O lobo profundo é removido primeiramente pela esqueletização dos

TABELA 37.8

REFERÊNCIAS ANATÔMICAS PARA IDENTIFICAÇÃO DO NERVO FACIAL DURANTE A PAROTIDECTOMIA

Indicador tragal
Linha de sutura do timpanomastóideo
Ligação do músculo digástrico à incisura mastóidea
Dissecção retrógrada dos ramos do nervo distal
Nervo no interior do osso temporal

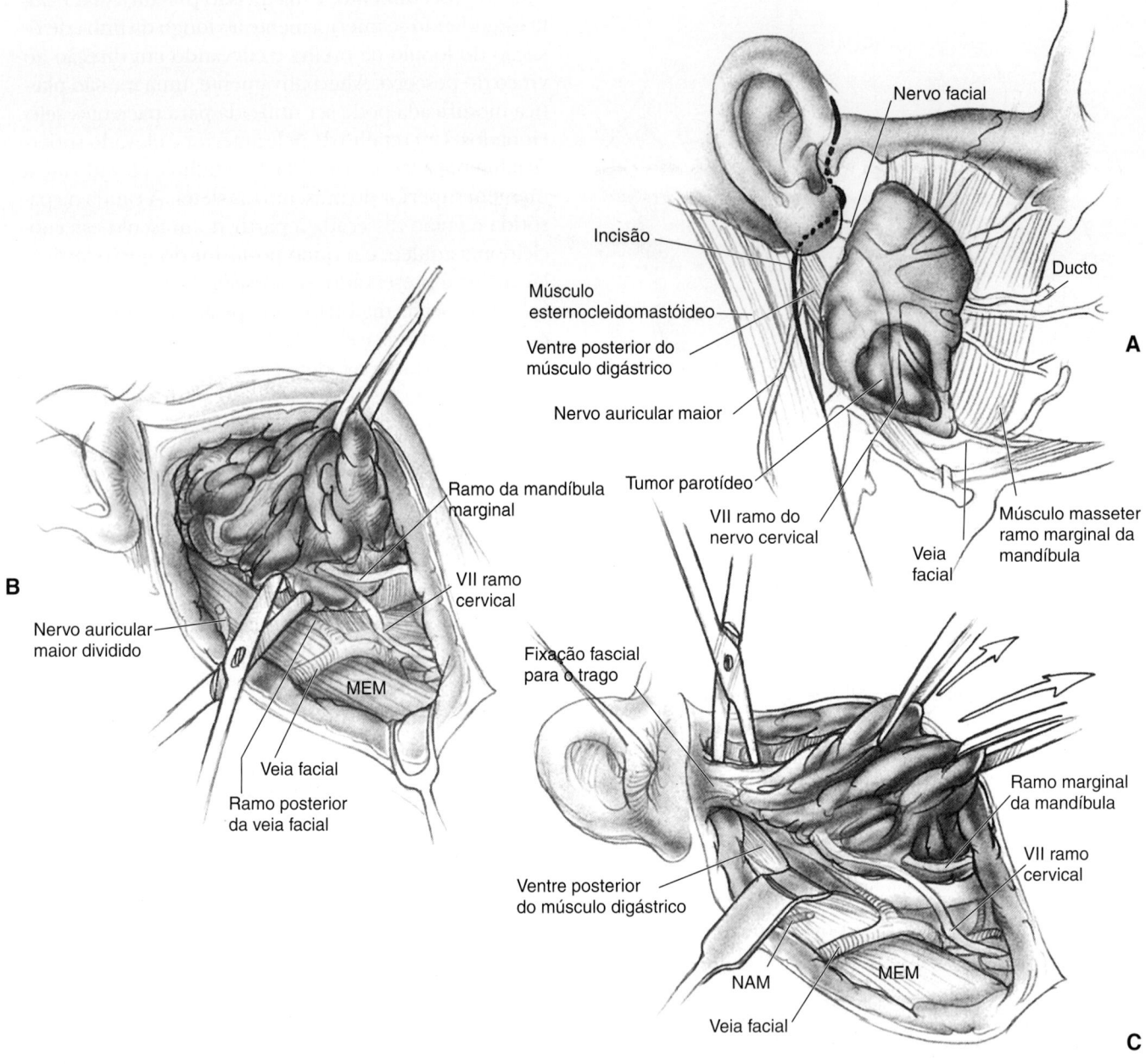

Figura 37.13

Técnicas de parotidectomia. **A:** Anatomia da área parótida. **B:** Dissecção do pólo inferior da glândula toma lugar antes da dissecção do nervo facial e de seus ramos. **C:** Retração anterior e dissecção sem corte por cima do tronco principal do nervo facial permitindo a mobilização do pólo inferior da glândula.

ramos do nervo facial e pela remoção do tecido profundo ao nervo.

Para malignidades parótidas, a extensão da ressecção é determinada pela extensão da doença. Secções congeladas podem guiar a necessidade para qualquer remoção adicional de tecidos.

Tratamento Cirúrgico de Tumores Salivares do Espaço Parafaríngeo

As neoplasias da parótida podem envolver o espaço parafaríngeo por duas rotas. Tumores redondos se estendem posteriormente para o ligamento estilomandibular. Tumores em forma de haltere possuem constrições na linha da cintura que se formam à medida que eles penetram entre a mandíbula e o ligamento estilomandibular (Figs. 37.14 e 37.15).

A maior parte dos tumores do espaço parafaríngeo emergindo do tecido da glândula salivar ectópica pode ser removida por uma abordagem submandibular. Isso envolve mobilização da glândula submandibular para permitir acesso ao compartimento anterior do espaço parafaríngeo. Se for necessária exposição adi-

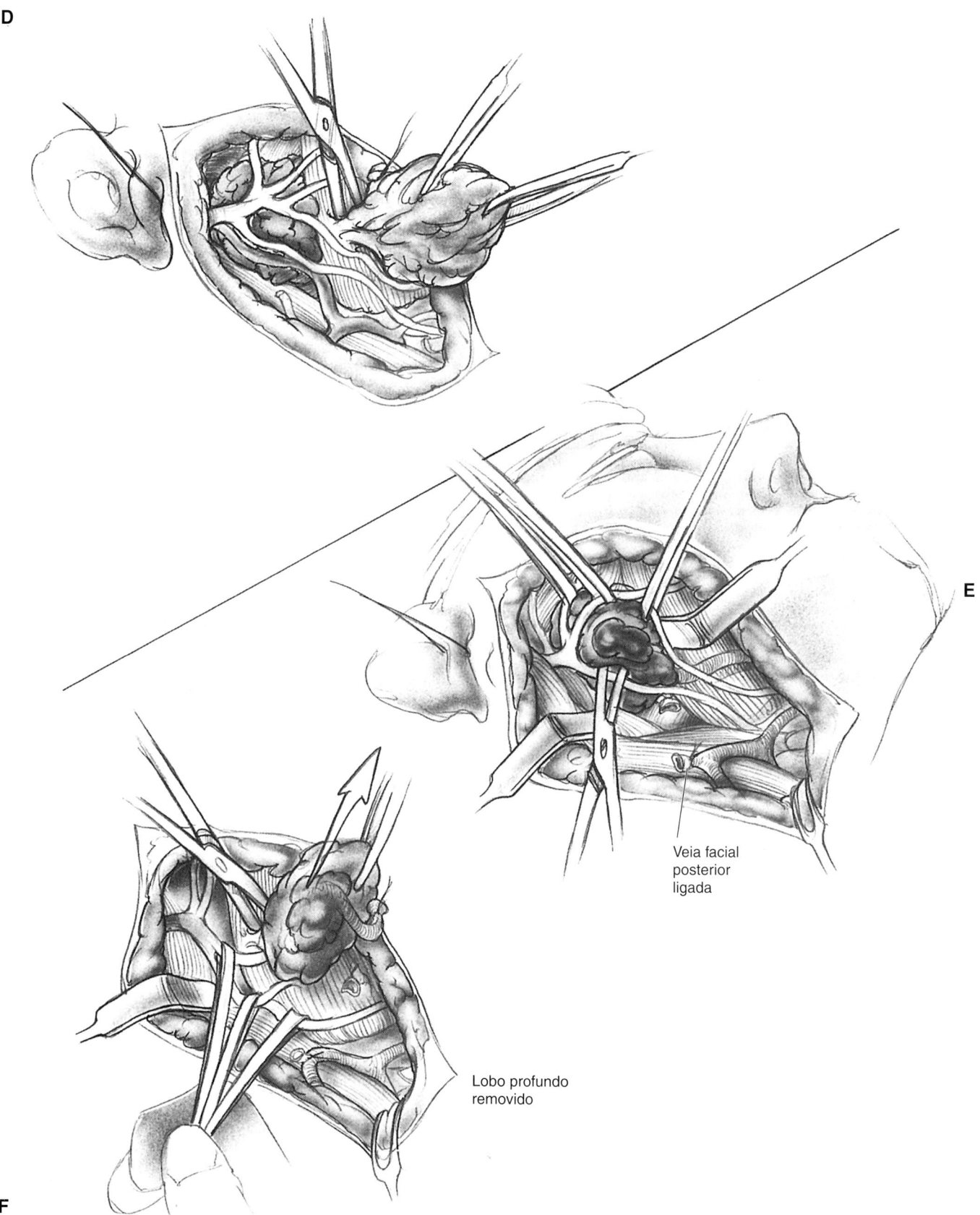

Figura 37.13

(*Continuação*) **D:** Todos os ramos do nervo são dissecados e identificados sucessivamente. Então a glândula é removida em um bloco único. **E:** Parotidectomia do lobo profundo. O nervo facial é visualizado e a dissecção é continuada profundamente a ele. **F:** O lobo profundo é removido. NAM, nervo auricular maior; MEM, músculo esternocleidomastóideo.

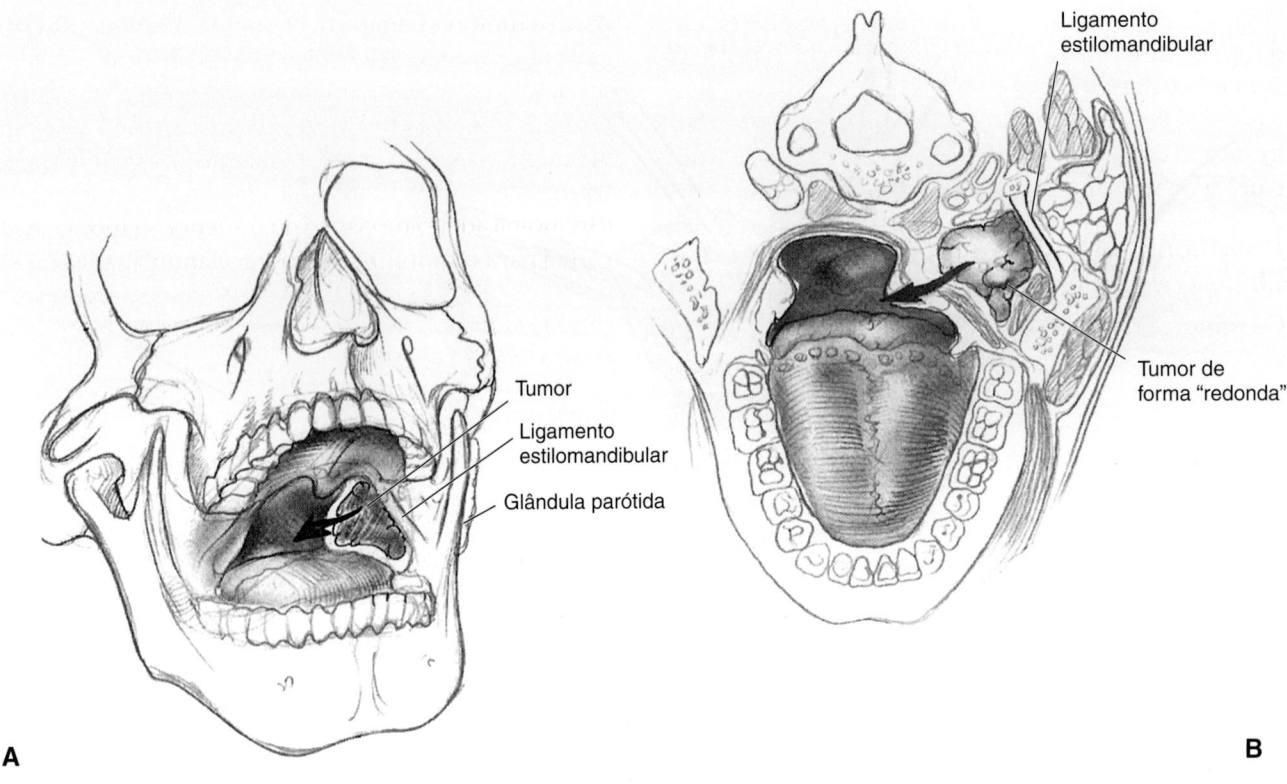

Figura 37.14
Tumor redondo envolvendo o espaço parafaríngeo. **A:** Vista três quartos. **B:** Vista axial.

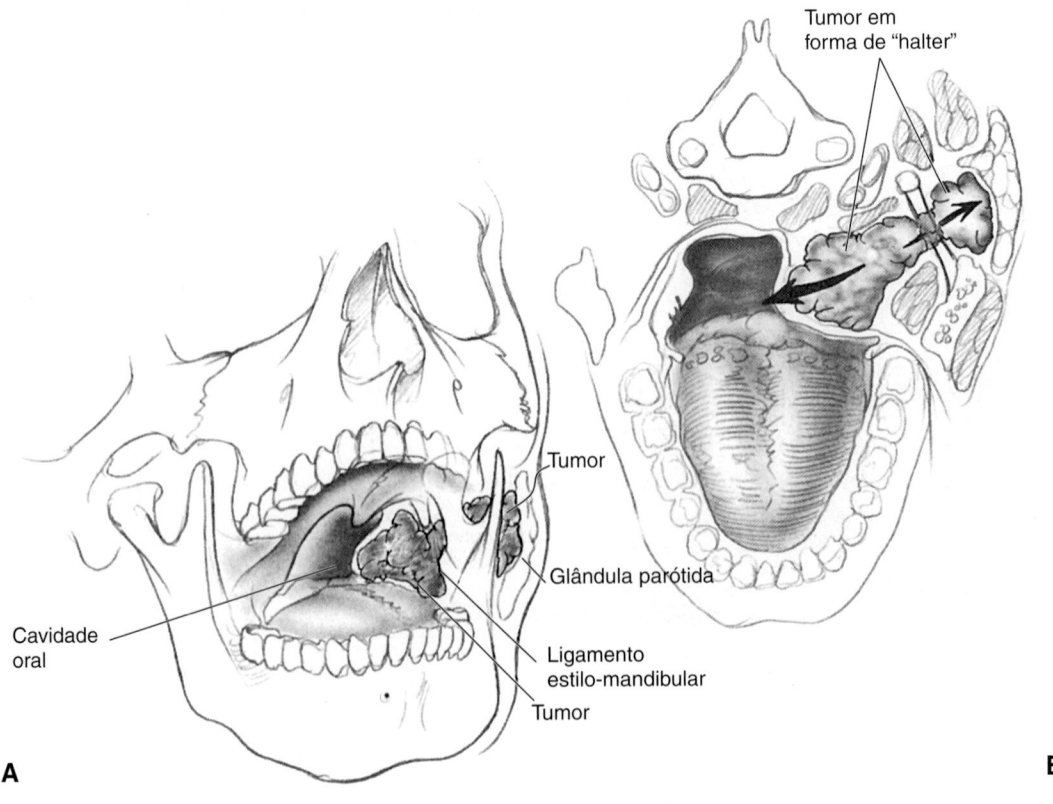

Figura 37.15
Tumor em haltere envolvendo o espaço parafaríngeo. **A:** Vista três quartos. **B:** Vista axial.

cional, o ligamento estilomandibular pode ser incisado, permitindo uma retração anterior da mandíbula. A mandibulotomia pode ser realizada, se a exposição adicional for necessária. A maior parte dos tumores salivares do espaço parafaríngeo pode ser dissecada sem corte a partir das estruturas circunvizinhas.

Tratamento Cirúrgico das Neoplasias da Glândula Submandibular

Os tumores envolvendo a glândula submandibular geralmente são limitados à glândula. Para tumores benignos, a excisão da glândula é curativa. Tumores malignos, em geral, também são confinados à glândula, e a ressecção cirúrgica geralmente é confinada aos conteúdos do triângulo submandibular. Todos os nervos são preservados, a menos que exista evidência de envolvimento do tumor. Para tumores malignos que invadem o tecido circunvizinho, a ressecção cirúrgica é estendida, para incluir as estruturas envolvidas com uma margem apropriada livre de tumor. As estruturas envolvidas podem incluir o ramo mandibular marginal do nervo facial, o nervo hipoglosso, o nervo lingual, a mandíbula, a língua, o assoalho da boca e a pele. A extensão da ressecção depende da extensão da doença.

Técnica de Excisão da Glândula Submandibular

O pescoço é preparado em uma forma estéril. A incisão é feita a, aproximadamente, dois dedos transversais abaixo da margem inferior da mandíbula em uma dobra da pele (Fig. 37.16). A incisão é levada a cabo através do músculo platisma, e retalhos subplatismais são elevados com cuidado para evitar lesão ao nervo mandibular marginal. A camada superficial da fáscia cervical profunda é dividida e a veia facial anterior é dividida e ligada. A elevação dessa fáscia expõe a glândula submandibular. Então, a dissecção é realizada superiormente, e a artéria facial é aprofundada e ligada. O músculo milo-hióideo é retraído anteriormente, e a glândula é retraída póstero-inferiormente, expondo o nervo lingual e o ducto de Wharton. O gânglio submandibular é dividido, liberando o nervo lingual. O ducto de Wharton é dividido e ligado. O nervo hipoglosso corre superficialmente ao músculo hioglosso. O nervo hipoglosso é preservado à medida que a margem inferior da glândula é dissecada livremente. A artéria facial é encontrada novamente, sendo dividida e ligada. Após assegurar a hemostasia, o ferimento é fechado em camadas sobre um dreno.

Tratamento Cirúrgico das Neoplasias da Glândula Salivar Acessória

A terapia cirúrgica depende da localização e da extensão da doença. A excisão cirúrgica completa é curativa para os tumores benignos. O carcinoma adenóide cístico mais comumente envolve a cavidade oral, a cavidade nasal e os seios paranasais. Os adenocarcinomas mais comumente envolvem os seios paranasais e as cavidades nasais. Os tumores malignos da glândula salivar acessória envolvendo a laringe são geralmente o carcinoma adenóide cístico ou o adenocarcinoma. A cirurgia para tumores malignos da glândula salivar acessória pode ser extensa e requerer maxilectomia, ressecção craniofacial, mandibulectomia, laringectomia ou ressecção traqueal.

Radioterapia

A utilização da radioterapia locorregional em combinação com cirurgia tem melhorado o controle locorregional e a sobrevida em pacientes com carcinoma das glândulas salivares principais (40,41). Pelo fato de as malignidades de alto grau possuírem índices elevados de falha locorregional, a radioterapia adjuvante é recomendada para esses pacientes. A terapia de radiação pós-operatória também beneficia pacientes com malignidades da glândula salivar acessória que estão em alto risco para falha local (42).

A radioterapia tem sido sugerida para o tratamento do adenoma pleomórfico recorrente. A terapia de radiação tem melhorado o controle deste tumor, porém uma preocupação a longo prazo em relação a essa modalidade é o desenvolvimento de malignidades induzidas pela radiação (43,44). A radioterapia de nêutron veloz alimenta a promessa como outra modalidade no tratamento do adenoma pleomórfico recorrente (45).

Quimioterapia

A quimioterapia tem sido utilizada no tratamento das malignidades avançadas da glândula salivar. Atualmente, não existe benefício comprovado de quimioterapia adjuvante na melhora do controle locorregional ou da sobrevida. O papel primário para a quimioterapia é paliativo da doença sintomática, não ressecável.

Pacientes com malignidades não ressecáveis que alcançam uma resposta clínica à quimioterapia com freqüência experimentam alívio significativo da dor. Até 50% dos pacientes podem ter uma resposta parcial ou completa.

COMPLICAÇÕES

Parotidectomia

Existem complicações tanto precoces como tardias da parotidectomia (Tabela 37.9). A paralisia parcial ou completa, envolvendo alguns ou todos os ramos do nervo facial, pode ocorrer como complicação precoce. Transtornos do nervo facial são discutidos em detalhes

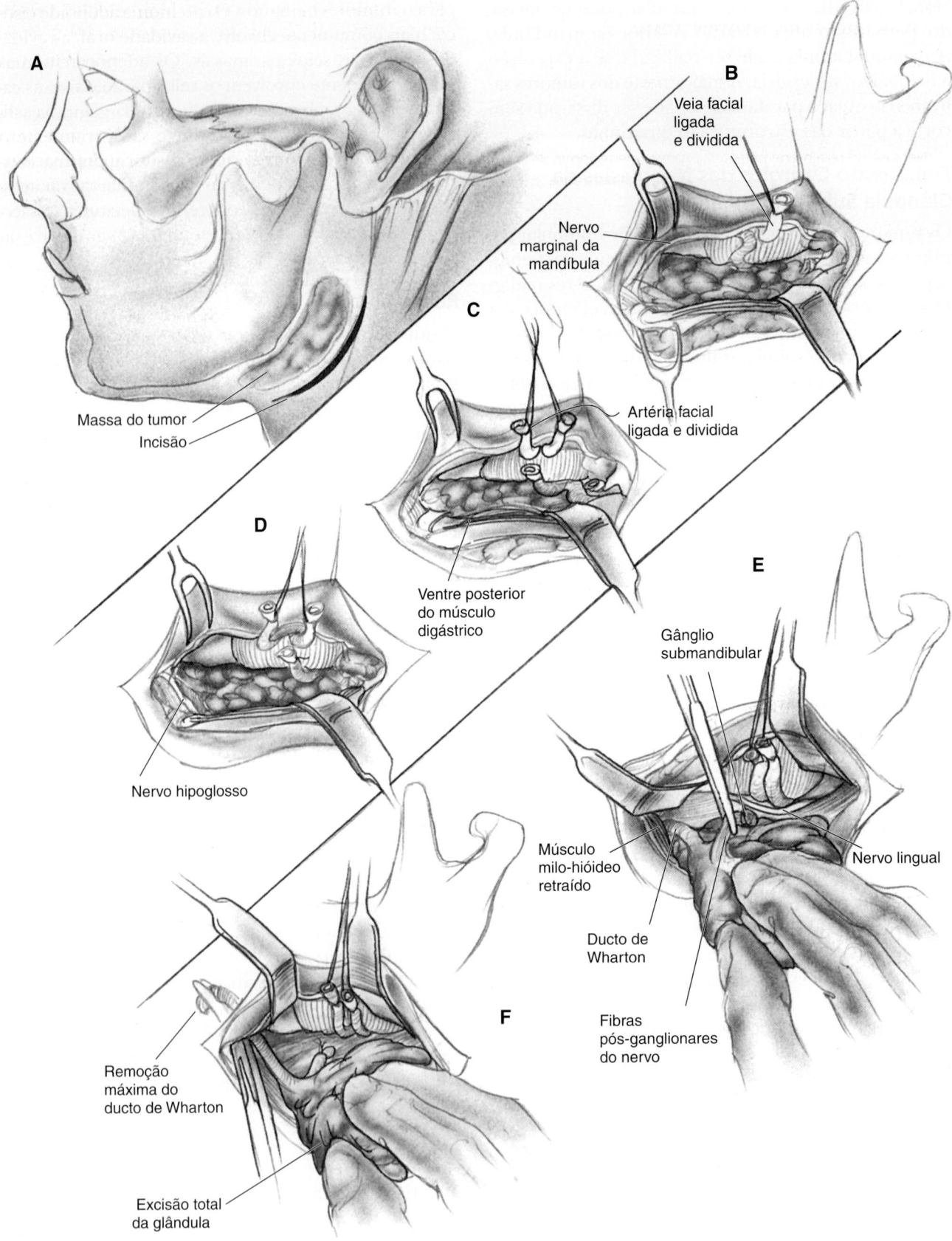

Figura 37.16

Técnica para excisão da glândula submandibular. Ver o texto para discussão.

TABELA 37.9
COMPLICAÇÕES DA PAROTIDECTOMIA

Precoce	Tardia
Paralisia do nervo facial	Síndrome de Frey
Sangramento	Tumor recorrente
Infecção	Cosmética ruim
Necrose do retalho de pele	Déficit de tecido mole
Trismo	Cicatriz hipertrófica ou quelóide
Sialocele	
Seroma	

no Capítulo 8. A paralisia temporária do nervo facial, envolvendo todos ou apenas um dos ramos do nervo, tem ocorrido em 10% a 30% de todas as parotidectomias. A paralisia permanente do nervo facial ocorreu em menos de 3% das parotidectomias. O nervo em maior risco de lesão durante a parotidectomia é o ramo marginal da mandíbula.

A incidência de paralisia do nervo facial é mais elevada com parotidectomia total do que com parotidectomia superficial. Isso pode estar relacionado a lesão por estiramento ou interferência do vaso nervoso. A superestimulação do nervo com um estimulador nervoso à pilha também pode ser responsável por uma paresia temporária. A paresia temporária geralmente se resolve de semanas a meses pós-operatoriamente. A lesão do nervo facial é mais comum durante a reoperação para tumores recorrentes. A transecção completa do nervo pode ocorrer durante a cirurgia e deve ser reparada imediatamente.

O monitoramento contínuo do nervo facial durante a cirurgia da parótida tem ganho popularidade nos últimos anos. Embora alguns estudos sugiram uma incidência diminuída na paralisia temporária ou permanente do nervo facial (46), outros estudos não têm demonstrado uma diferença significativa (47,48). A despeito desses resultados inconclusivos, muitos cirurgiões recomendam a utilização do monitoramento do nervo facial porque se pode evitar a utilização contínua do estimulador de pulso nervoso e o cirurgião pode ter um *feedback* contínuo e instantâneo da localização e do estado dos nervos durante a dissecção (46). O monitoramento do nervo pode ser também um adjunto útil nos casos difíceis (tumores grandes, reoperação, radioterapia prévia, inflamação).

Os corticosteróides têm sido utilizados por alguns cirurgiões na esperança de evitar paresia pós-operatória do nervo facial, reduzindo-se o edema e a inflamação do nervo. Entretanto, os estudos têm falhado em demonstrar um benefício na utilização de corticosteróides perioperatórios (49).

Hemorragia ou hematoma é uma complicação incomum, geralmente relacionada à hemostasia incompleta no fim do procedimento. O tratamento consiste de evacuação do hematoma e controle cirúrgico dos vasos sangrantes.

A infecção é rara após parotidectomia e é evitada pela utilização de técnica asséptica e pelo manuseio cuidadoso dos tecidos. A raridade da infecção provavelmente é relacionada ao rico suprimento vascular para a pele facial. O tratamento da infecção consiste de drenagem cirúrgica, se necessário, e antibiótico.

A necrose do retalho de pele é mais comumente localizada na ponta distal do retalho de pele pós-auricular. Precisa-se tomar cuidado no projeto desta porção do retalho de pele para evitar essa complicação. O tabagismo pode contribuir para essa complicação.

O trismo pode estar relacionado a inflamação e fibrose do músculo masseter. Esta complicação geralmente é leve e autolimitada, com exercício de amplitude de movimento da mandíbula geralmente solucionando o problema.

A fístula salivar ou sialocele é uma complicação relativamente comum após parotidectomia. Esta geralmente resulta de margens de corte da glândula salivar remanescente gotejando saliva e então coletando-a sob o enxerto. Esta complicação geralmente é autolimitada e tratada por aspirações com agulha. Uma fístula salivar crônica é rara.

A síndrome de Frey ou sudorese gustativa é uma complicação a longo prazo relativamente comum da parotidectomia (Fig. 37.17). Acredita-se que essa complicação seja relacionada à regeneração aberrante de fibras do nervo a partir da inervação parassimpática secreto-motora pós-ganglionar da glândula parótida para as fibras simpáticas pós-ganglionares separadas que suprem as glândulas sudoríparas da pele da face. Como resultado, ocorre sudorese ou descarga dérmica durante a estimulação salivar. A síndrome de Frey tem sido relatada em 30% a 60% dos pacientes submetidos à parotidectomia. Apenas cerca de 10% dos pacientes, entretanto, possuem síndrome de Frey sintomática.

A maior parte dos pacientes com síndrome de Frey não busca terapia. O tratamento médico da síndrome de Frey sintomática tem incluído aplicação tópica de antiperspirante, anticolinérgicos tópicos e injeções de toxina botulínica.

O tumor recorrente, tanto benigno como maligno, pode ocorrer. Malignidades de alto grau podem ter um índice elevado de recorrência a despeito da terapia combinada. Entretanto, tumores benignos como o adenoma pleomórfico recorrem em menos do que 1% dos pacientes que são tratados apropriadamente. A maior parte das recorrências ocorre após ressecção incompleta ou pelo transbordamento do tumor.

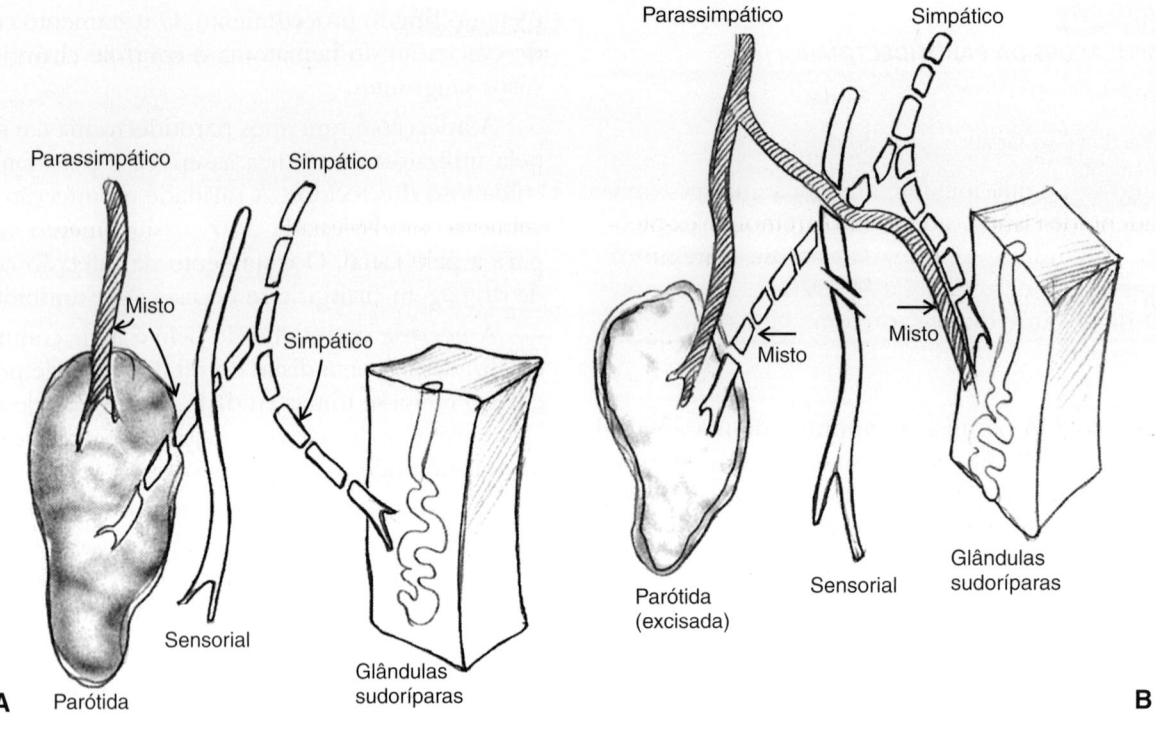

Figura 37.17

A: Inervação normal das glândulas parótida e sudorípara. **B:** Mecanismo proposto da síndrome de Frey.

Existem diversas opções de tratamento para o adenoma pleomórfico recorrente. Estes incluem a abordagem "expectante", excisão do tumor local e parotidectomia. Os adenomas pleomórficos recorrentes são difíceis de tratar porque eles tendem a ser maiores do que se suspeitava, a repousar em um nível mais profundo do que o esperado e a ser multicêntricos (50). Por isso, o tratamento do adenoma pleomórfico recorrente consiste de parotidectomia total com preservação do nervo facial e excisão da cicatriz (51). Uma diminuição no índice de controle cirúrgico ocorre com recorrências subseqüentes. Ressecção em bloco com enxerto de nervo imediato tem sido recomendada para recorrências envolvendo o nervo facial. A terapia de radiação, e em particular a radioterapia de nêutron, pode ser benéfica na situação adjuvante após a cirurgia (45).

Excisão da Glândula Submandibular

As complicações da excisão da glândula submandibular estão listadas na Tabela 37.10. A lesão ao ramo mandibular marginal do nervo facial resulta em perda da função do depressor do lábio. A paresia temporária desse nervo pode ocorrer a partir de lesão por estiramento durante a retração. Outros nervos em risco incluem o nervo hipoglosso e o nervo lingual, resultando na paralisia ipsolateral da língua e na anestesia dos dois terços anteriores da língua, respectivamente.

A hemorragia, particularmente da artéria facial, resulta no sangramento vigoroso e pode contribuir para comprometimento da via aérea. A reexploração do ferimento e o controle da hemorragia são necessários. A infecção é incomum após a excisão da glândula submandibular.

FATORES PROGNÓSTICOS

Os fatores que afetam a sobrevida para o carcinoma salivar são estádio do tumor, localização, grau, tamanho, recorrência e metástases regionais ou a distância. A paralisia do nervo facial, o envolvimento da pele, a dor e o gênero também afetam o prognóstico. O sistema de estadiamento incorpora muito desses fatores, e a progressão da doença do estádio I para o IV correlaciona-se com sobrevida diminuída (52).

TABELA 37.10

COMPLICAÇÕES DA EXCISÃO DA GLÂNDULA SUBMANDIBULAR

Hemorragia
Infecção
Lesão do ramo marginal da mandíbula do nervo facial
Lesão do nervo hipoglosso
Lesão do nervo lingual
Formação de cicatriz ruim

Histopatologia

A avaliação do comportamento do tumor baseada na histopatologia tem permitido a classificação dos tumores de baixo grau, como carcinoma de célula acinar e carcinoma mucoepidermóide de baixo grau, e tumores de alto grau, que incluem adenocarcinoma, carcinoma adenóide-cístico, adenoma carcinoma ex-pleomórfico, carcinoma de célula escamosa, carcinoma mucoepidermóide de alto grau e carcinoma indiferenciado. A diminuição do grau do tumor se correlaciona com melhora da sobrevida (Tabelas 37.11 e 37.12) (53,54).

Tamanho do Tumor

O tamanho do tumor tem sido considerado o maior indicador do prognóstico para as malignidades da glândula salivar com tamanho aumentado, que resultam em prognóstico pior e sobrevida diminuída (54,55). O tamanho aumentado do tumor também se correlaciona com índices elevados de metástases regionais e a distância e índices aumentados de recorrência (55).

Paralisia do Nervo Facial

A paralisia do nervo facial associada a tumor maligno indica um prognóstico ruim. A paralisia do nervo facial está associada a incidências elevadas de metástases regionais e a distância (55).

Envolvimento da Pele

A invasão do tecido circunvizinho, incluindo invasão da pele, está associada a sobrevida diminuída (40). O envolvimento da pele indica malignidade avançada e requer excisão das estruturas envolvidas.

TABELA 37.11
ÍNDICES DE SOBREVIDA PARA O CARCINOMA PAROTÍDEO

Tipo	Sobrevida de 5 Anos (%)	Sobrevida de 10 Anos (%)
Tumores de grau baixo		
Carcinoma de célula acinar	80-90	90
Carcinoma mucoepidermóide de baixo grau	92-97	90-97
Tumores de alto grau		
Adenocarcinoma	49-75	41-60
Carcinoma cístico adenóide	45-82	28-77
Adenoma carcinoma ex-pleomórfico	50-77	30-39
Carcinoma de célula escamosa	42-57	57
Carcinoma mucoepidermóide de alto grau	35-56	28-54
Carcinoma indiferenciado	30-40	22-25

TABELA 37.12
ÍNDICES DE SOBREVIDA PARA O CARCINOMA SUBMANDIBULAR

Tipo	Sobrevida de 5 Anos (%)	Sobrevida de 10 Anos (%)
Carcinoma cístico adenóide	77	60
Carcinoma mucoepidermóide	57	20
Adenocarcinoma	50	33
Carcinoma de célula escamosa	37	27

Metástases Linfáticas Regionais

Metástases de linfonodos regionais estão mais associadas a prognóstico ruim do que a doença não metastática (56,57). A dissecção eletiva do pescoço clinicamente negativo é controversa, com alguns citando baixos índices de metástases ocultas (56) e outros propondo a dissecação eletiva do pescoço negativo (58). Tumor de tamanho grande e paralisia do nervo facial estão associados a incidências elevadas de envolvimento nodal regional (55).

Metástases a Distância

Metástases a distância indicam um prognóstico ruim e ocorrem em aproximadamente 20% das malignidades da parótida, mais freqüentemente no carcinoma adenóide cístico e no carcinoma indiferenciado. Os locais mais comuns para metástases a distância são pulmão, osso e cérebro. A extensão da sobrevida após metástases a distância varia de acordo com o tipo de tumor. Os fatores mais importantes para predizer o desenvolvimento de metástases a distância são o tamanho do tumor, a presença ou ausência de metástases regionais e o tipo histológico do tumor (55).

Dor

A dor associada a uma malignidade conhecida é um sintoma ameaçador. Isso comprovadamente afeta a sobrevida, e aqueles com dor possuem sobrevida diminuída em comparação com aqueles que não apresentam dor (59).

Recorrência

O índice de recorrência para malignidades da glândula salivar é maior para tumores de alto grau. Não está claro se os índices de sobrevida de 5 anos são diferentes entre doença previamente não tratada e tumores recorrentes ou não (40).

Gênero

Exceto para as glândulas submandibulares, o gênero masculino parece estar correlacionado com sobrevida diminuída (53,55).

Localização

Parece não haver diferença na sobrevida com base na localização de uma malignidade no interior da glândula parótida, porém o envolvimento do espaço parafaríngeo por uma malignidade está associado a um prognóstico ruim. Em geral, as malignidades da parótida possuem melhor prognóstico do que os carcinomas salivares que surgem em outras localizações.

Para o carcinoma adenóide cístico, tumores nas glândulas salivares principais estão associados a um melhor prognóstico do que aqueles nas glândulas salivares acessórias.

PONTOS IMPORTANTES

- Os neoplasmas da glândula salivar representam um grupo diverso de tumores benignos e malignos.
- Um diagnóstico histopatológico exato é importante para guiar a terapia.
- A maior parte dos tumores da glândula salivar se desenvolve na glândula parótida.
- A exposição à radiação de baixa dose tem sido implicada como um fator etiológico para os neoplasmas da glândula salivar.
- A biopsia por aspiração com agulha fina é um método exato para o diagnóstico dos neoplasmas da glândula salivar.
- Uma massa na região da glândula parótida deve ser considerada um neoplasma da glândula salivar até prova em contrário.
- Parotidectomia com identificação e preservação do nervo facial é diagnóstica e curativa para a maior parte dos neoplasmas da glândula parótida.
- Cirurgia combinada e terapia de radiação têm melhorado o controle locorregional e a sobrevida nos pacientes com carcinoma das glândulas salivares principais.

REFERÊNCIAS

1. Pinkston JA, Cole P. Incidence rates of salivary gland tumors: results from a population-based study. *Otolaryngol Head Neck Surg* 1999;120:834-840.
2. Satko L Stanko P, Longauerova L Salivary gland tumors treated in the stomatological clinics in Bratislava. *J Craniomaxillofac Surg* 2000;28:56-61.
3. Bhattacharyya N. Survival and prognosis for cancer of the submandibular gland. *J Oral Maxillofac Surg* 2004;62:427-430.
4. Renehan A, Cleave EN, Hancock BD, et al. Long-term follow-up of over 1000 patients with salivary gland tumours treated in a single centre. *Br J Surg* 1996;83:1750-1754.
5. Luna MA, Batsakis JG, El-Naggar AK. Salivary gland tumors in children. *Ann Otol Rhinol Laryngol* 1991;100:869-871.
6. Stennert E, Guntinas-Lichius O, Klussmann JP, et al. Histopathology of pleomorphic adenoma in the parotid gland: a prospective unselected series of 100 cases. *Laryngoscope* 2001;111:2195-2200.
7. Marioni G, Marino F, Stramare R, et al. Benign metastasizing pleomorphic adenoma of the parotid gland: a clinicopathologic puzzle. *Head Neck* 2003;25:1071-1076.
8. Astor FC, Hanft KL, Rooney P, et al. Extraparotid Warthin's tumor: clinical manifestations, challenges, and controversies. *Otolaryngol Head Neck Surg* 1996;114:732-735.
9. Maiorano E, LoMuzio L, Favia G, et al. Warthin's tumor: a study of 78 cases with emphasis on bilaterality, multifocality, and association with other malignancies. *Oral Oncol* 2002;38:35-40.
10. Stavrianos SD, McLean NR, Soames JV. Synchronous unilateral parotid neoplasms of different histologic types. *Eur J Surg Oncol* 1999;25:331-332.
11. Capone RB, Ha PK, Westra WH, et al. Oncocytic neoplasms of the parotid gland: a 16-year institutional review. *Otolaryngol Head Neck Surg* 2002;126:657-662.
12. Batsakis JG. Tumors of the major salivary glands. In: Batsakis JG, ed. *Tumors of the head and neck: clinical and pathological considerations.* Baltimore: Williams & Wilkins, 1979:1-75.
13. Boahene DK, Olsen KD, Lewis JE, et al. Mucoepidermoid carcinoma of the parotid gland: the Mayo Clinic experience. *Arch Otolaryngol Head Neck Surg* 2004;130:849-856.
14. Guzzo M, Andreola S, Sirizzotti G, et al. Mucoepidermoid carcinoma of the salivary glands: clinicopathologic review of 108 patients treated at the National Cancer Institute of Milan. *Ann Surg Oncol* 2002;9:688-695.
15. Hosokawa Y, Shinato H, Kagei K, et al. Role of radiotherapy for mucoepidermoid carcinoma of the salivary gland. *Oral Oncol* 1999;35:105-111.
16. Bradley PL Adenoid cystic carcinoma of the head and neck: a review. *Curr Opin Otolaryngol Head Neck Surg* 2004;12:127-132.
17. Matsuba HM, Simpson JR, Mauney M, et al. Adenoid cystic salivary gland carcinoma: a clinico-pathologic correlation. *Head Neck Surg* 1986;8:200-204.
18. Silverman DA, Carlson TP, Khuntia D, et al. Role of postoperative radiation therapy in adenoid cystic carcinoma of the head and neck. *Laryngoscope* 2004;114:1194-1199.
19. Douglas JG, Koh WJ, Austin-Seymour M, et al. Treatment of salivary gland neoplasms with fast neutron radiotherapy. *Arch Otolaryngol Head Neck Surg* 2003;129:944-948.
20. Hoffman HT, Kamel LH, Robinson R, et al. National Cancer Database report on cancer of the head and neck: acinic cell carcinoma. *Head Neck* 1999;21:297-309.
21. Spiro RH, Huvos AG, Strong EW. Adenocarcinoma of salivary origin: clinicopathologic study of 204 patients. *Am J Surg* 1982;44:423-431.
22. Castle JT, Thompson LDR, Frommelt RA, et al. Polymorphous low grade adenocarcinoma: a clinicopathologic study of 164 cases. *Cancer* 1999;86:207-219.
23. Olsen KD, Lewis JE. Carcinoma ex-pleomorphic adenoma: a clinicopathologic review. *Head Neck* 2001;23:705-712.

24. Gaughan RK, Olsen KD, Lewis JE. Primary squamous cell carcinoma of the parotid gland. *Arch Otolaryngol Head Neck Surg* 1992;118:798-801.
25. Sheen TS, Tsai CC, Ko JY, et al. Undifferentiated carcinoma of the major salivary glands. *Cancer* 1997;80:357-363.
26. Wang CP, Chang YL, Ko JY, et al. Lymphoepithelial carcinoma versus large cell undifferentiated carcinoma of the major salivary glands. *Cancer* 2004;101:2020-2027.
27. Luna MA, Tortoledo ME, Ordonez NG, et al. Primary sarcomas of the major salivary gland. *Arch Otolaryngol Head Neck Surg* 1991;117:302-306.
28. Batsakis JG. Primary lymphoma of the major salivary glands. *Ann Otol Rhinol Laryngol* 1986;95:107-108.
29. Pinkston JA, Cole P. Cigarette smoking and Warthin's tumor. *Am J Epidemiol* 1996;14:183-187.
30. Muscat JE, Wynder EL. A case/control study of risk factors for major salivary gland cancer. *Otolaryngol Head Neck Surg* 1998;118:195-198.
31. Laane CJ, Murr AH, Mhatre AN, et al. Role of Epstein-Barr virus and cytomegalovirus in the etiology of benign parotid tumors. *Head Neck* 2002;24:443-450.
32. Beal KP, Singh B, Kraus D, et al. Radiation induced salivary gland tumors: a report of 18 cases and a review of the literature. *Cancer* 12003;9:467-471.
33. Demers PA, Kogevinas M, Boffetta P, et al. Wood dust and sinonasal cancer: pooled reanalysis of 12 case-control studies. *Am J Ind Med* 1995;28:151-166.
34. Zheng W, Shu XO, Ji BT, et al. Diet and other risk factors for cancer of the salivary glands. A population based case control study. *Int J Cancer* 1996;67:194-198.
35. Batsakis JG, Sueige N, el-Naggar AK. Fine needle aspiration of salivary glands: its utility and tissue effects. *Ann Otol Rhinol Laryngol* 1992;101:185-188.
36. Koyuncu M, Sesen T, Akan H, et al. Comparison of computed tomography and magnetic resonance imaging in the diagnosis of parotid tumors. *Otolaryngol Head Neck Surg* 2003;129:726-732.
37. Bialek EJ, Jakubowski W, Karpinska G. Role of ultrasonography in diagnosis and differentiation of pleomorphic adenomas: work in progress. *Arch Otolaryngol Head Neck Surg* 2003;129:929-933.
38. Okamura T, Kawabe J, Koyama K, et al. Fluorine-18 fluorodeoxyglucose positron emission tomography imaging of parotid mass lesions. *Acta Otolaryngol Suppl* 1998;538:209-213.
39. Shah SB, Singer MI, Liberman E, et al. Transmucosal fine needle aspiration diagnosis of intraoral and intrapharyngeal lesions. *Laryngoscope* 1999;109:1232-1237.
40. North CA, Lee DJ, Piantadosi S, et al. Carcinoma of the major salivary glands treated by surgery or surgery plus postoperative radiotherapy. *Int J Radiat Oncol Biol Phys* 1990;18:1319-1326.
41. Harrison LH, Armstrong JG, Spiro RH, et al. Postoperative radiation therapy for major salivary gland malignancies. *J Surg Oncol* 1990;45:52-55.
42. Garden AS, Weber RS, Ang KK. Postoperative radiation therapy for malignant tumors of minor salivary glands. *Cancer* 1994;73:2563-2569.
43. Dawson AK, Orr JA. Long-term results of local excision and radiotherapy in pleomorphic adenoma of the parotid. *Int J Radiat Oncol Biol Phys* 1985;11:451-455.
44. Dawson AK. Radiation therapy in recurrent pleomorphic adenoma of the parotid. *Int J Radiat Oncol Biol Phys* 1989;16:819-821.
45. Douglas JG, Einck J, Austin-Seymour M, et al. Neutron radiotherapy for recurrent pleomorphic adenomas of major salivary glands. *Head Neck* 2001;23:1037-1042.
46. Brennan J, Moore EJ, Shuler KJ. Prospective analysis of the efficacy of continuous intraoperative nerve monitoring during thyroidectomy, parathyroidectomy, and parotidectomy. *Otolaryngol Head Neck Surg* 2001;124:537-543.
47. Witt RL. Facial nerve monitoring in parotid surgery: the standard of care? *Otolaryngol Head Neck Surg* 1998;119:468-470.
48. Terrell JE, Kileny PR, Yian C, et al. Clinical outcome of continuous facial nerve monitoring during primary parotidectomy. *Arch Otolaryngol Head Neck Surg* 1997;123:1081-1087.
49. Lee KJ, Fee WE, Terris DJ. The efficacy of corticosteroids in postparotidectomy facial nerve paresis. *Laryngoscope* 2001;112:1958-1963.
50. Bradley PL Recurrent salivary gland pleomorphic adenoma: etiology, management, and results. *Curr Opin Otol Head Neck Surg* 2001;9:100-108.
51. Stennert E, Wittekindt C, Klussmann JP, et al. Recurrent pleomorphic adenoma of the parotid gland: a prospective histopathological and immunohistochemical study. *Laryngoscope* 2004;114:158-163.
52. Spiro RH, Armstrong J, Harrison L, et al. Carcinoma of the major salivary glands: recent trends. *Arch Otolaryngol Head Neck Surg* 1989;115:316-321.
53. Bhattacharyya N. Survival and prognosis for cancer of the submandibular gland. *J Oral Maxillofac Surg* 2004;62:427-430.
54. Kokemueller H, Swennen G, Brueggemann N, et al. Epithelial malignancies of the salivary glands: clinical experience of a single institution–a review. *Int J Oral Maxillofac Surg* 2004;22:423-432.
55. Terhaard CHJ, Lubsen H, Van der Tweel I, et al. Salivary gland carcinoma: Independent prognostic factors for locoregional control, distant metastases, and overall survival: results of the Dutch Head and Neck Oncology Cooperative Group. *Head Neck* 2004;26:681-693.
56. Korkmaz H, Yoo GH, Du W, et al. Predictors of nodal metastasis in salivary gland cancer. *J Surg Oncol* 2002;80:186-189.
57. Hocwald E, Korkmaz H, Yoo GH, et al. Prognostic factors in major salivary gland cancer. *Laryngoscope* 2001;111:1434-1439.
58. Stennert E, Kisner D, Jungehuelsing M, et al. High incidence of lymph node metastasis in major salivary gland cancer. *Arch Otolaryngol Head Neck Surg* 2003;129:720-723.
59. Spiro RH, Huvos AG, Strong EW. Cancer of the parotid gland. *Am J Surg* 1975;130:452-459.

CAPÍTULO 38

Câncer de Boca

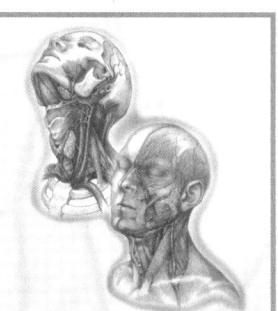

Ramon M. Esclamado ▪ Michael A. Fritz

O câncer de boca é o tumor maligno mais comum da cavidade oral, constituindo de 25% a 30% dos casos, e é o segundo câncer mais comum de cabeça e pescoço, seguido da malignidade cutânea. Sua incidência nos Estados Unidos é de 1,8 por população de 100.000, chega a 13,5/100.000 homens na Austrália e é virtualmente inexistente em partes da Ásia (1,2). Em uma série de 350 pacientes, cerca de 90% dos carcinomas do lábio eram de células escamosas, e 90% ocorreram no lábio inferior. A comissura oral é a origem do tumor entre 0,7% e 6,1% dos casos (3). O câncer de boca é mais comum em homens brancos, fumantes, com uma aparência mediana e que estão na sexta década de vida. O manejo apropriado desta malignidade comum deve ter como objetivos maximizar a sobrevida e minimizar a morbidade funcional e cosmética associada ao tratamento. Isso requer uma compreensão perfeita da anatomia funcional da boca, do comportamento biológico da doença, das opções de tratamento e das considerações de reconstrução.

ANATOMIA FUNCIONAL

A boca forma o limite anterior da cavidade oral e forma um esfíncter oral móvel que previne o gotejamento de fluidos e ajuda na mastigação, deglutição e articulação. A boca também é esteticamente importante, contribuindo para a aparência e a expressão facial. A extensão anatômica dos lábios inclui apenas o vermelhão, ou aquela porção da mucosa do lábio que contata o lábio oponente. Anteriormente, o lábio termina na margem do vermelhão, a qual é a junção do vermelhão com a pele. O vermelhão do lábio inferior em repouso é mais evertido que o do lábio superior. O comprimento transverso do lábio superior é ligeiramente mais longo: cerca de 8,0 cm, comparado com 7,5 cm do lábio inferior.

O músculo orbicular da boca é o esfíncter que repousa no interior da boca e circunda a abertura oral. Superiormente, estende-se quase à columela e fixa-se à espinha nasal anterior. Inferiormente, interdigita-se com os músculos do mento para formar a prega mentual. Muitos músculos pareados da expressão facial se inserem na sua superfície lateral profunda e contribuem para a competência oral e a diversidade da movimentação da boca (Fig. 38.1). A superfície profunda do orbicular da boca é coberta por membranas mucosas frouxamente inseridas contendo numerosas glândulas salivares acessórias. Superficialmente, está frouxamente fixada à pele sobrejacente.

As inervações sensoriais e motoras da boca são separadas. O ramo infra-orbital da divisão maxilar do nervo trigêmeo (V2) proporciona o principal suprimento sensorial para a pele e a membrana mucosa do lábio superior. A área da comissura oral é suprida pelo ramo bucal da divisão mandibular do nervo trigêmeo (V3), enquanto a sensação da pele e da mucosa do lábio inferior é derivada do ramo mentual do nervo mandibular. O sétimo nervo craniano (nervo facial) proporciona a inervação motora do lábio. A musculatura do lábio superior é suprida pelo ramo bucal do nervo facial, enquanto o ramo mandibular marginal inerva a musculatura do lábio inferior.

O suprimento de sangue principal para os lábios consiste das artérias labial superior e inferior, as quais viajam entre a submucosa do lábio e o orbicular ao nível da junção do vermelhão cutâneo. Os vasos ramificam-se a partir da artéria facial imediatamente lateral à comissura oral. Esses vasos pareados criam uma arcada vascular circum-oral que proporciona a base anatômica para os procedimentos clássicos de troca dos lábios e outros retalhos miocutâneos locais. Devem ser feitos esforços para preservar os vasos faciais ao se realizar esvaziamentos cervicais concomitantes (4). As artérias possuem veias acompanhantes que drenam para a veia facial anterior.

Os vasos linfáticos dos lábios (Fig. 38.2) começam como uma fina rede capilar na margem do vermelhão

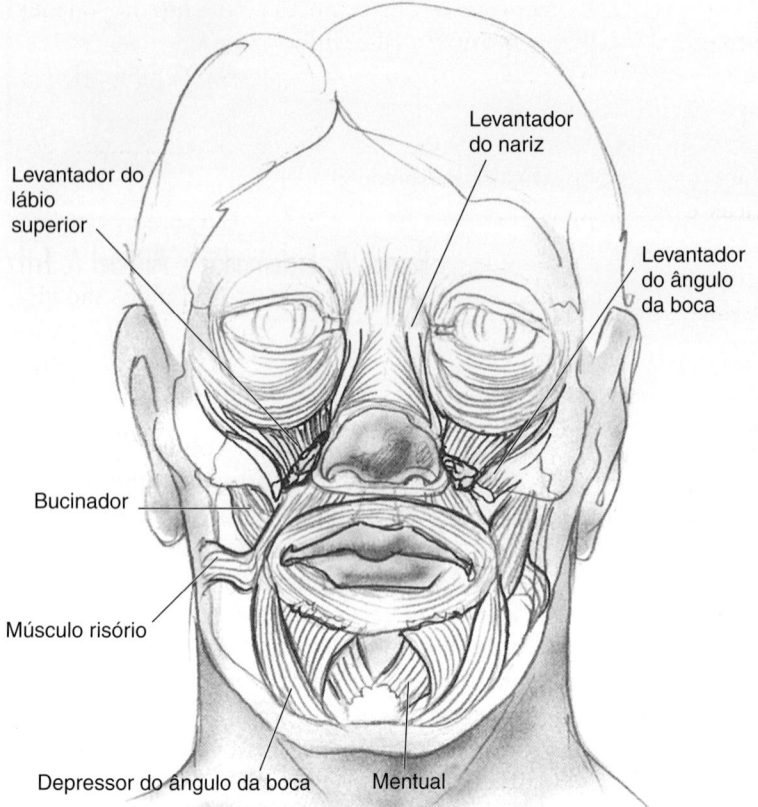

Figura 38.1

Musculatura da boca. O músculo orbicular da boca é o esfíncter repousando no interior do lábio e circula a abertura oral. Numerosos músculos pareados da expressão facial se inserem na sua superfície profunda lateral para contribuir para a competência oral e a diversidade dos movimentos da boca.

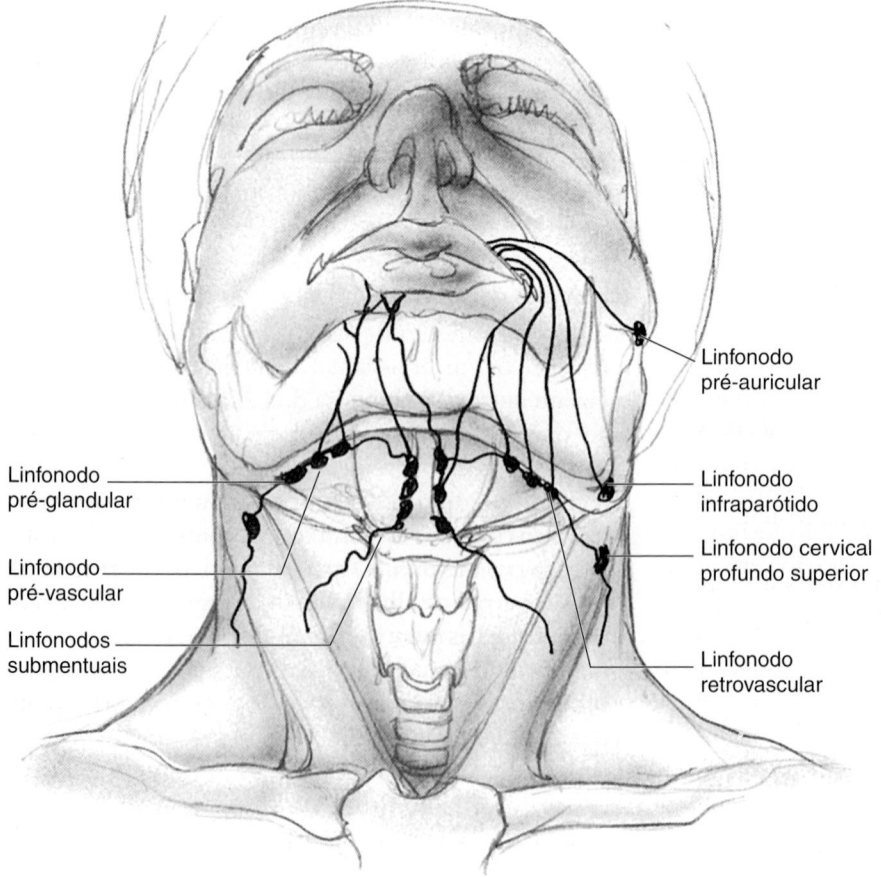

Figura 38.2

Drenagem linfática da boca. Canais linfáticos do lábio superior e drenagem da comissura para os linfonodos ipsolaterais pré-auriculares, infraparótidos, submandibulares e submentuais. Os linfáticos do lábio inferior drenam tanto para os linfonodos ipsolaterais como para os submentonianos e submandibulares contralaterais. A segunda cadeia linfonodal são os linfonodos jugulares profundos superiores e ocasionalmente os linfonodos jugulares profundos médios.

e combinam-se para formar troncos coletores. Os troncos a partir do lábio superior e da comissura drenam para os linfonodos pré-auricular, infraparótido, submandibular e submentual ipsolaterais. Não ocorre drenagem contralateral porque o plano de fusão embrionário do processo frontonasal central separa o processo maxilar lateral e suas conexões linfáticas e neurovasculares associadas. Os linfáticos do lábio inferior drenam para os nodos submentual e submandibular. Em razão dos processos mandibulares se fusionarem na linha média, numerosas anastomoses cruzam a linha média para drenar bilateralmente. Os linfáticos do lábio inferior também penetram o forame mental em 22% dos pacientes. A segunda cadeia linfonodal é constituída pelos linfonodos jugulares superiores profundos (nível II) ou, ocasionalmente, pelos linfonodos jugulares medianos profundos (nível III).

COMPORTAMENTO BIOLÓGICO

O câncer de boca é uma das malignidades mais possíveis de cura em cabeça e pescoço. Quando diagnosticado em um estádio precoce, a sobrevida causa-específica de 10 anos chega a 98%, com sobrevida livre de recorrência de 92,5% (5). A localização proeminente da boca permite a detecção precocemente e o tratamento desta lesão. Caracteristicamente, uma história de crosta que sangra na remoção e de bolha que não cicatriza por diversos meses a anos tem sido observada. Quando deixado sem tratamento, o tumor progride e envolve a pele do mento e a mucosa alveolar. Nos casos avançados, o osso mandibular, o assoalho da boca e a língua podem ser envolvidos, os quais rendem ao paciente um defeito oral. As metástases para linfonodos cervicais se desenvolvem nas lesões avançadas e finalmente ocorrem metástases a distância. Em um estudo retrospectivo de 1.036 pacientes com câncer de boca (6), análises multivariadas levaram a diversos fatores prognósticos preditivos para a sobrevida significativamente diminuída: pacientes com tumores primários maiores do que 3 cm, presença de metástases cervicais, histologia pouco diferenciada ou não diferenciada e margens cirúrgicas envolvidas. O risco de metástases cervicais é maior nos tumores primários grandes, particularmente se a comissura oral estiver envolvida, nos tumores localmente recorrentes, nos tumores com espessura maior que 5 mm, com histologia pouco diferenciada ou se houver invasão perineural (1,7,8).

A etiologia é multifatorial, porém acredita-se que a exposição prolongada à luz do sol desempenhe um papel principal. A evidência para sustentar essa visão é a que se segue:

1. Mais de um terço dos pacientes possui ocupações ao ar livre.
2. A maior parte dos tumores se origina no vermelhão exposto do lábio inferior.
3. A doença é comumente vista com malignidades da pele primárias próximas.
4. Existe uma incidência elevada em localizações geográficas de exposição ao sol.

Efeitos danosos da exposição ao sol são vistos histologicamente no tecido adjacente e a leucoplasia, a hiperceratose e a inflamação actínica dos lábios são vistas com freqüência em associação com o carcinoma de boca (9). O fumo de cachimbo e de cigarro, higiene dental deficiente e alcoolismo crônico podem contribuir para seu desenvolvimento. A imunossupressão crônica também aumenta o risco do desenvolvimento do câncer de boca (10).

AVALIAÇÃO CLÍNICA

O carcinoma de boca deve ser prontamente reconhecido e diagnosticado. Seus estádios precoces podem ser indolentes e prolongados. Conforme anteriormente mencionado, o paciente pode se apresentar com uma história de crosta no lábio inferior que sangra na remoção ou bolha que não cicatriza, presente por diversos meses ou anos. O exame físico revela tipicamente uma área de crosta com induração adjacente em uma área de leucoplasia do lábio inferior. Nos estádios mais avançados, pode estar presente uma grande massa sangrante, a qual pode envolver a pele do queixo, a comissura oral, o lábio superior ou a mandíbula. A integridade do nervo mental precisa ser avaliada mesmo nas lesões precoces, porque o tumor pode rastejar ao longo do nervo mental e envolver a mandíbula por extensão direta, invasão perineural, ou disseminação linfática para o forame mental.

O diagnóstico é estabelecido pela biopsia incisional, a qual deve incluir parte da margem profunda ou lateral do tumor. Isso permite ao patologista determinar o padrão de invasão e a presença de invasão perineural. Estudos radiográficos subsidiários, tais como Panorex e a ressonância nuclear magnética (RNM), são indicados quando o tumor está fixado à mandíbula ou se estende sobre a gengiva para a raiz do dente, quando a dentição está frouxa, ou quando há hipoestesia do nervo mental. O alargamento ipsolateral do forame do nervo mental é um sinal de invasão mandibular via nervo mental e a obliteração de gordura no espaço mastigatório, na fossa pterigóide, ou ao longo do canal mandibular, precisa ser considerada suspeita de disseminação tumoral, mesmo na ausência de modificações osteolíticas grosseiras (11). A procura rigorosa por doença metastática não é indicada nos carcinomas de boca não-tratados previamente, porque menos de 2% dos pacientes possuem metástases a distância no momento da avaliação inicial. O estadiamento do carcinoma de células escamosas da boca, conforme definido pelo *American Joint Committee on Cancer*, está resumido na Tabela 38.1.

Embora 90% das malignidades do lábio inferior sejam carcinomas de células escamosas, é importante ter em mente o diagnóstico diferencial de outras lesões ulcerativas não cicatrizantes dos lábios, particularmente quando a apresentação clínica for atípica para o carcinoma de células escamosas. O carcinoma basocelular é a segunda malignidade mais comum na região perioral. O câncer no lábio superior é quase sempre carcinoma basocelular (4,6). Ele raramente surge na mucosa do lábio; em vez disso, envolve o lábio por extensão direta de uma lesão da pele perioral. Isso é visto mais comumente com carcinomas basocelulares esclerosantes. Esses tumores geralmente possuem uma aparência clínica distinta semelhante a um nódulo branco perolado com depressão central, embora tumores maiores possam parecer similares aos tumores de célula escamosa. Eles crescem muito lentamente, raramente se metastatizam para os linfonodos cervicais e, quando localizados próximos dos planos de fusão embrionários, tendem a infiltrar profundamente para os tecidos moles ao longo desses planos.

Tumores das glândulas salivares menores da boca são incomuns; cerca de 312 casos são relatados na literatura. A idade varia de 14 a 87 anos. Os tumores apresentam-se como uma massa lisa, firme, não ulcerada e o lábio superior está envolvido em 85% dos casos. Ao contrário de outros tumores das glândulas salivares menores em que o local primário é lábio *versus* outros locais, apenas 17% destes são malignos, e a neoplasia mais comum, ocorrendo em 67% das vezes, é o adenoma pleomórfico. Outras lesões malignas raras dos lábios incluem melanoma, carcinoma anexial microcístico, carcinoma de células de Merkel, histiocitoma fibroso maligno e tumores de células granulosas malignos.

TABELA 38.1
ESTADIAMENTO DO CARCINOMA DE CÉLULAS ESCAMOSAS DE BOCA: TUMOR PRIMÁRIO (T)

Estádio	Descrição
TX	Tumor primário não pode ser avaliado
T0	Sem evidência de tumor primário
T_{is}	Carcinoma *in situ*
T1	Tumor de 2 cm ou menos na maior dimensão
T2	Tumor maior do que 2 cm, porém não mais do que 4 cm na maior dimensão
T3	Tumor maior do que 4 cm na maior dimensão
T4 (lábio)	Tumor invade estruturas adjacentes (p. ex., através do osso cortical, nervo alveolar inferior, assoalho da boca, pele do pescoço)

Do American Joint Committee on Cancer. *Cancer Staging Manual*, 6th ed. New York: Springer, 2002, com permissão.

O ceratoacantoma é uma neoplasia epitelial benigna autolimitada que pode mimetizar o carcinoma de células escamosas. É comumente visto nos pacientes com idade de 60 a 80 anos. Possui uma fase de crescimento inicial rápida (ao longo de diversas semanas) de 1 a 2 cm no diâmetro e então se estabiliza e regride espontaneamente após diversas semanas a meses. Ocorre na boca em 8,1% dos casos, aparecendo como uma lesão ulcerada circunscrita com margens elevadas ou enroladas, uma região central queratinizada e uma base endurecida. É firme na consistência, e o centro de queratina pode descamar, levando a uma úlcera. O diagnóstico é estabelecido pela biopsia incisional, a qual é relatada para acelerar sua involução (12) (Tabela 38.2). A biopsia incisional, poupando a maior quantidade possível de tecido normal, é indicada para lesões persistentes ou aumentadas após diversos meses, quando o carcinoma de células escamosas não puder ser excluído após biopsias incisionais prévias.

Alterações actínicas crônicas como hiperceratose, leucoplasia e queilite angular podem ser pré-malignas e são vistas em associação com carcinoma de células

TABELA 38.2 — DIAGNÓSTICO DO CÂNCER DE BOCA

Diagnóstico	Sintomas e Sinais	Testes
Carcinoma de célula escamosa	Bolha que não cicatriza ou crosta recorrente, induração do lábio, úlcera ou massa por meses a anos, enfraquecimento do nervo mental	Panorex TC/RM Biopsia
Carcinoma de célula basal	Nódulo perolado com cavidade central, lábio superior ou pele perioral	Biopsia
Tumor da glândula salivar acessória	Massa submucosa, geralmente do lábio superior	Biopsia
Ceratoacantoma	Crescimento rápido, então regressão espontânea, pode mimetizar carcinoma de célula escamosa na aparência	Biopsia incisional

TC, tomografia computadorizada; IM, imagem de ressonância magnética.
De Baker SR, Krause CJ. Pedicled flaps in reconstruction of the lip. *Facial Plast Surg* 1983;1:68-69, com permissão.

escamosas em 46% dos pacientes. Quando vistas inicialmente como uma lesão isolada, ou se a lesão progredir no tamanho, a biopsia está indicada. Outras lesões inflamatórias ulcerativas envolvendo os lábios, incluindo estomatite viral e o cancro primário da sífilis, podem mimetizar carcinoma de boca, porém são agudas no início e cicatrizam espontaneamente. Uma reação de Wassermann positiva foi associada no passado ao desenvolvimento do carcinoma de boca, porém este tem se mostrado como um fator de risco apenas para carcinomas de boca múltiplos.

CONDUTA

A modalidade de tratamento mais eficaz para o carcinoma do lábio é aquela que permite tratamento adequado do tumor primário, conduta apropriada dos lifonodos cervicais e a reconstrução bem-sucedida. O plano de tratamento deve ter os seguintes objetivos:

1. Extirpar todo o tecido envolvido com o câncer, tanto no local primário (boca) como nos linfonodos regionais.
2. Manter a competência oral em termos de fala, mastigação e retenção da saliva.
3. Manter a cosmética satisfatória da boca.
4. Permitir reabilitação precoce e o retorno às atividades diárias.

Diversas modalidades estão disponíveis para tratar precocemente (estádios I e II) o câncer de boca. A cirurgia e a radioterapia são igualmente efetivas no controle das lesões de estádio inicial: índices de sobrevida de 5 anos determinados para lesões menores do que 3 cm são em média de 90% (13). Em uma série de 323 pacientes, dos quais 91% eram T1 ou TCIS tratados primariamente por cirurgia, a sobrevida causa-específica em 10 anos foi de 98% (5). Em diversas grandes séries de pacientes tratados com radioterapia primária, o índice de controle locorregional geral foi de 85% a 93%, e o índice de sobrevida global de 5 anos foi de 80% a 90% (14,15). Tumores avançados (T3 e T4) e linfonodos clinicamente palpáveis apresentaram, infelizmente, índices de sobrevida global de 5 anos de 40% (13). Um estudo comparando a cirurgia *versus* a radioterapia concluiu que os índices de cura são favoráveis com ambas as modalidades na doença estádio 1. Os pacientes com tumores maiores receberam radioterapia com mais freqüência e tiveram um índice de sobrevida livre de doença bem pior (14).

A radioterapia é uma técnica não-invasiva de baixo risco que evita as complicações potenciais associadas à anestesia geral. Entretanto, o tempo de tratamento é prolongado (até 5 a 6 semanas) e deformidade de coaptação labial pode resultar da perda de tecido e de contratura da ferida em tumores muito grandes, pode se desenvolver osteonecrose da mandíbula, e opções de reconstrução futuras podem ficar limitadas. A radioterapia primária pode ser mais útil no tratamento de lesões precoces da comissura.

O tratamento cirúrgico é recomendado para a maior parte dos pacientes. O resultado oncológico, funcional e cosmético geralmente é excelente na doença estádio T precoce e o resultado oncológico é ruim com radiação primária dos tumores avançados, particularmente quando se está próximo ou envolve a mandíbula. Nós preferimos uma combinação de cirurgia e radioterapia pós-operatória para a doença em estádios III e IV e para a doença recorrente após tratamento cirúrgico primário.

A abordagem padrão para a ressecção cirúrgica da lesão primária da boca é a excisão na espessura total e avaliação intra-operatória cuidadosa das margens cirúrgicas por congelação. A margem apropriada de um tumor primário T1 do lábio é controversa. Um estudo recente relatou um índice de recorrência local de 2,8% quando uma margem de 3 mm de tecido normal foi obtida e margens por congelação foram negativas (16). Quando as margens do tumor foram de 2 mm ou menores, a recorrência local foi vista em 13% dos pacientes, metade dos quais tinha recebido radioterapia pós-operatória (17). Nos tumores T2, propomos uma margem de 5-8 mm de tecido normal, porque a tendência de se subestimar as margens é mais comum e os índices de recorrência local relatados são bem mais elevados do que se previa. O objetivo primário da terapia é a erradicação de todo o tecido tumoral, sem limitação para considerações reconstrutoras. Tumores mais avançados podem requerer ressecção da pele do queixo, do osso da mandíbula ou dos tecidos moles da cavidade oral, para permitir uma margem de 1 a 2 cm. As incisões da pele devem ser planejadas de forma a minimizar a deformidade secundária e a facilitar a reconstrução, porém não às expensas de se comprometer as margens do tumor.

A ressecção superficial da mucosa labial está indicada no carcinoma superficial limitado à mucosa ou em lesões multicêntricas ou pré-malignas. Recentemente, a excisão de Mohs para o carcinoma de boca tem sido proposta, porém ela é primariamente útil nas neoplasias em estádios I e II bem diferenciadas, que tenham 2,5 mm de espessura ou menos e não tenham envolvimento muscular (18). Recentemente, uma metanálise do carcinoma de células escamosas cutâneo que incluiu o de boca mostrou um índice de recorrência local de 5 anos de 10,5% em 7.022 pacientes com ressecção cirúrgica padrão *versus* 2,3% de 952 pacientes submetidos à cirurgia micrográfica de Mohs (19). Entretanto, essa diferença pode ser devida à seleção de lesões menos avançadas para a cirurgia de Mohs.

O manejo dos linfonodos regionais nos pacientes com carcinoma de boca é controverso e requer a compreensão perfeita do risco de metástases linfonodais e de padrões de disseminação linfonodal. Ao contrário de outros carcinomas de células escamosas da cavidade oral, o carcinoma de boca dificilmente se metastatiza para os linfonodos regionais. Entretanto, quando ocorrem metástases linfonodais, o índice de sobrevida de 5 anos é reduzido para 61% (6). As metástases linfonodais regionais estão presentes no momento do diagnóstico inicial em 2% a 12% dos pacientes, e outros 3% a 13% dos pacientes irão desenvolver metástases linfonodais tardias (20). Então, o manejo apropriado do pescoço no câncer de boca requer uma tomada de decisão separada para a doença clinicamente palpável *versus* doença linfonodal metastática oculta no paciente recém-diagnosticado, não tratado.

Nos pacientes com linfonodos suspeitos, clinicamente palpáveis, o índice de nodos patologicamente positivos varia de 44% a 97% (1,8,20). Se o tumor primário tiver sido no terço lateral da boca, os linfonodos ipsolaterais estavam envolvidos 84% das vezes e estavam limitados aos níveis I a III (20). Metástases bilaterais ou contralaterais foram vistas em 3% a 10% dos pacientes e estavam geralmente associadas a tumores maiores que cruzavam a linha média do lábio inferior (1,8,20). O esvaziamento cervical ipsolateral isolado é recomendado, se a radioterapia for planejada pós-operatoriamente e incluir o pescoço clinicamente N0, contralateral, não dissecado. As indicações para a radioterapia pós-operatória incluem tumor primário T3 ou T4, tumor recorrente, disseminação extracapsular, metástases em múltiplos níveis ou em mais de dois linfonodos ou invasão perineural. Um esvaziamento cervical radical ou radical modificado é realizado para doença nodal volumosa (> 3 cm) nos níveis II/III, porém um esvaziamento cervical seletivo dos níveis I a III é oncologicamente seguro, se os linfonodos estiverem livremente móveis e a radioterapia pós-operatória é utilizada para disseminação extracapsular, se existirem mais de dois linfonodos patologicamente positivos ou múltiplos níveis estiverem envolvidos (1,21,22).

A tomada de decisão para o tratamento clínico do pescoço N0 é mais complexa. Existe experiência limitada com biopsia de linfonodo sentinela para o câncer de boca, porém aguarda-se estudos como em outros locais da cavidade oral (23). Lesões T1 raramente necessitam de abordagem cervical, porque o risco de metástases linfonodais é de aproximadamente 3% (5). Nossa filosofia de tratamento é de se realizar esvaziamento seletivo ipsolateral, dos níveis I a III, no pescoço N0 quando um risco significativo (20%) de metástases ocultas estiver presente. Conforme previamente mencionado, esse critério é alcançado em grandes tumores primários (> 3 cm), particularmente se a comissura labial estiver envolvida, tumores localmente recorrentes, tumores com espessura maior que 5 mm, pouco diferenciados ou se houver invasão perineural (1,7,8). Nós também realizamos esvaziamento cervical seletivo ipsolateral (ECS) quando existe doença ipsolateral N1, o pescoço contralateral é N0, e a radioterapia pós-operatória não está planejada ou quando a reconstrução requer transferência de tecido revascularizado. O ECS bilateral I a III pode ser realizado em lesões primárias maiores, que cruzam a linha média, porém é desnecessária se a radioterapia pós-operatória for utilizada para tratar o local primário, porque o pescoço pode ser incluído nos campos de tratamento.

RECONSTRUÇÃO DA BOCA

A reconstrução da boca precisa ser cuidadosamente considerada ao se manejar carcinomas de boca e requer planejamento meticuloso para se alcançar resultados funcionais e cosméticos ideais. O procedimento reconstrutor ideal deve resultar em um lábio adequado; que possua esfíncter ou função muscular que mantenha um fechamento continente impermeável; que permita abertura suficiente para o alimento, dentaduras e higiene oral; e que seja esteticamente aceitável. Não é possível satisfazer todos esses critérios em todas as situações, portanto, os objetivos reconstrutores precisam ser priorizados. O componente mais crítico da reconstrução bem-sucedida é a continência oral, a qual é uma função de sensibilidade e de dois mecanismos esfincterianos orientados em ângulos retos. Os músculos orbicular profundo e bucinador agem um sobre o outro para criar uma força axial que fecha os lábios de encontro aos dentes, e o músculo orbicular superficial funciona como um esfíncter coronal, franzindo e fechando os lábios em oposição (24). Essa relação complexa é mais bem preservada quando a continuidade circunferencial do orbicular é mantida; entretanto, defeitos maiores com freqüência determinam soluções alternativas para evitar o comprometimento do tamanho da abertura oral.

A avaliação e o planejamento apropriados devem incluir uma estimativa da magnitude e localização do defeito, uma avaliação se a área foi previamente irradiada, ao grau de frouxidão do lábio e do tecido adjacente, se o paciente irá utilizar dentaduras e se linfonodos palpáveis podem requerer sacrifício da artéria ou de artérias faciais. As incisões devem ser colocadas dentro de linhas de tensão de pele (orientadas radialmente), nas bordas das subunidades dos lábios ou nos limites como a crista melolabial e o sulco labiomental. Tatuar as bordas labiais com agulha fina e corante azul de metileno, assegura-se o realinhamento exato pós-operatório desse limite esteticamente crítico.

Os procedimentos cirúrgicos para reconstrução de boca podem ser classificados como se segue (25):

1. Aqueles que utilizam tecido remanescente do lábio.
2. Aqueles que tomam emprestado tecido do lábio oposto.
3. Aqueles que utilizam tecido adjacente.
4. Aqueles que utilizam retalhos distantes.

Defeitos de Espessura Parcial

Perda de espessura parcial ou da mucosa labial é mais comumente encontrada quando a ressecção superficial da mucosa labial ou raspagem labial foram realizadas para doença pré-maligna difusa ou maligna superficial ou preventivamente em conjunto com ressecção do tumor primário, quando a queilite actínica estiver presente no tecido remanescente. O método mais comumente utilizado na reconstrução do alinhamento envolve o esvaziamento submucoso e o avanço da mucosa labial bucal. O esvaziamento é realizado profundamente às glândulas salivares acessórias e superficial às artérias orbicular e labial e pode ser estendido para o ápice do sulco bucal para assegurar uma reconstrução livre de tensão. Problemas com esta técnica incluem afinamento do lábio, cor vermelha escura persistente da mucosa avançada (um problema maior para os homens) e potencial inversão dos pêlos na borda labial, com irritação. Esses defeitos podem ser evitados com a raspagem do lábio com *laser* de dióxido de carbono e mucossalinização por segunda intenção, embora a cicatrização requeira de 2 a 3 semanas. Outras técnicas menos comumente utilizadas em dois tempos para substituição da mucosa labial incluem retalhos tipo visor bipediculados da superfície inferior do lábio oposto, retalhos da língua ventral e retalhos de mucosa entre os lábios (26). Deficiências pequenas da mucosa labial podem ser manejadas com retalhos avançados em V-Y.

Pequenos defeitos de espessura parcial envolvendo os lábios são conduzidos segundo os princípios básicos da cirurgia cutânea. Resultados reconstrutivos ótimos são alcançados com freqüência quando o defeito pode ser convertido para um defeito em cunha ou pentagonal orientado no interior de linhas de tensão de pele relaxadas. A M-plastia é utilizada quando há possibilidade de evitar cicatrizes que cruzem os limites das subunidades da boca. Ressecções amplas do lábio e do não envolvido músculo orbicular com freqüência alcançam melhores resultados cosméticos do que métodos A-a-T para criar cicatrizes horizontais paralelas à junção mucocutânea (26,27).

Defeitos de espessura parcial maiores determinam observação das subunidades da boca. As subunidades do lábio superior incluem um segmento central composto do sulco nasolabial e de dois segmentos laterais em formato trapezóide (28). O lábio inferior consiste de uma subunidade única. Similarmente aos princípios da reconstrução nasal, a ausência da maior parte de uma subunidade com freqüência é mais bem reparada após a excisão da porção remanescente. O avanço medial da pele lateral do lábio superior é muito facilitado pela excisão de crescentes perialares da pele e ancoragem da derme ao periósteo piriforme profundo à asa. Defeitos de espessura parcial do segmento central são adequados para enxertos de pele de espessura total ou cicatrização por segunda intenção – com a intenção de estreitar o sulco nasolabial o mínimo possível. Pacientes com bordas do sulco nasolabial filtral menos distintas, achatadas, podem ser uma exceção a essa regra (24). Defeitos cutâneos laterais grandes são otimamente recobertos com retalhos de transposição mesolabial inferior ou superior, especialmente nos pacientes com frouxidão da região média da face.

Defeitos de Espessura Total

Defeitos isolados de espessura total do lábio (mucosa e orbicular) são incomuns, porém defeitos ao longo do comprimento do lábio estão quase sempre presentes após reconstruções extensas com retalhos locais ou distantes. Diversas técnicas têm sido desenvolvidas, para orientar essa questão. Defeitos pequenos completos do lábio podem ser orientados com uma incisão de liberação horizontal de espessura total na junção lábio–cutânea da porção maior do lábio remanescente (26). O lábio é avançado lateralmente para o defeito. Uma outra opção é converter o defeito em uma cunha de espessura total através do lábio cutâneo.

Quando uma grande parte da substância labial tiver sido perdida, um retalho músculo-mucoso da superfície ventral da língua pode ser utilizado. Esse retalho é feito posteriormente, com a margem livre do retalho fixada à margem mucocutânea. Duas a três semanas mais tarde, o pedículo é transeccionado na junção da língua ventral e lateral, retendo o músculo para volume e mucosa na reconstrução labial. Essa técnica não limita a mobilidade da língua; entretanto, o lábio recém-criado possui uma superfície áspera (25). A melhor alternativa para defeitos mais extensos pode ser o retalho músculo-mucoso da artéria facial (MMAF) (29). Este retalho axial contendo mucosa bucal, submucosa e uma pequena quantidade do músculo bucinador é suprido pela artéria facial, no seu curso através da bochecha lateral ao músculo bucinador e medial a outros músculos da expressão facial. Retalhos inferiores MMAF incorporam a artéria facial onde penetra na face na margem anterior do músculo masseter, enquanto os retalhos superiores MMAF são perfundidos retrogradamente através da artéria angular. Ambos os desenhos permitem que um longo retalho fino seja feito sem comprometimento da viabilidade – ambos minimizam a morbidade do local doador e capacitam reconstruções de um único tempo de todo o lábio. Retalhos MMAF bilaterais e unilaterais têm sido utilizados como adjuntos com particular sucesso na reconstrução total de boca para substituição do contorno e da coloração de deficiências labiais.

Os algoritmos nas Figuras 38.3 e 38.4 delineiam uma excelente abordagem geral para a reconstrução do lábio superior e do inferior (25). A proporção relativa do comprimento total do lábio que pode ser excisada e fechada diretamente sem distorção varia entre os indivíduos e depende do comprimento geral do lábio e da frouxidão do tecido. Em geral, de um quarto a um terço do lábio superior pode ser fechado diretamente em ressecções laterais grandes, às vezes passíveis de fechamento direto. Defeitos do lábio inferior de um terço à metade do comprimento podem ser fechados primariamente. A excisão de Shield ou em V geralmente é adequada, com fechamento em três camadas (mucosa, músculo, pele) e a reaproximação meticulosa do orbicular e do *white scroll* na margem labial de cada lado do defeito.

Nos lábios inferiores, o avanço lateral com incisões colocadas na prega mentoniana pode ser requerido quando a base do defeito é ampla. Todas as tentativas devem ser feitas para não estender as incisões além da prega mental para evitar uma deformidade com queixo protruso. Assim como nos defeitos de espessura parcial, o avanço de espessura total mesial no lábio superior é facilitado excisando-se um crescente de pele da bochecha na região perialar e ancorando o retalho ao periósteo (30) (Fig. 38.5). Este método é similar àquele descrito por Dieffenbach e Webster e diminui a tensão nos segmentos remanescentes do lábio após o fechamento primário (26). Um retalho de Abbe pode ser utilizado na linha média para substituir a subunidade central e prevenir tensão excessiva no fechamento do ferimento.

Defeitos de Um Terço a Dois Terços do Lábio

A maioria desses defeitos é cômoda para fechamento utilizando tecido rodado ou pediculado a partir do lado oposto. Três procedimentos constituem a maioria das reconstruções neste grupo: a labioplastia de Karapandzic, o retalho de lábio cruzado de Abbe e o retalho de lábio cruzado de Estlander. Cada método tem vantagens e desvantagens, e individualmente os cirurgiões são a favor de diferentes técnicas (26,31).

A labioplastia de Karapandzic, descrita em 1974, modificou técnicas antigas de avanço circum-oral para preservar a vascularidade, a sensibilidade e a inervação motora dos lábios. Esse procedimento reconstrutor em um único estádio ganhou popularidade, tornando-se o método de reconstrução favorito de muitos cirurgiões para defeitos de tamanho moderado (26). Esta técnica (Fig. 38.6) é mais comumente utilizada em defeitos do lábio inferior, porém pode ser aplicada em defeitos superiores também. Incisões circum-orais são iniciadas na prega mental e levadas ao redor das comissuras orais para os sulcos melolabiais. Um ponto importante da técnica é manter a largura apropriada do retalho na área da comissura oral. A largura do retalho nessa área precisa aproximar-se da altura da porção do lábio que irá ser substituída após a rotação. As incisões, portanto, não podem permanecer no interior

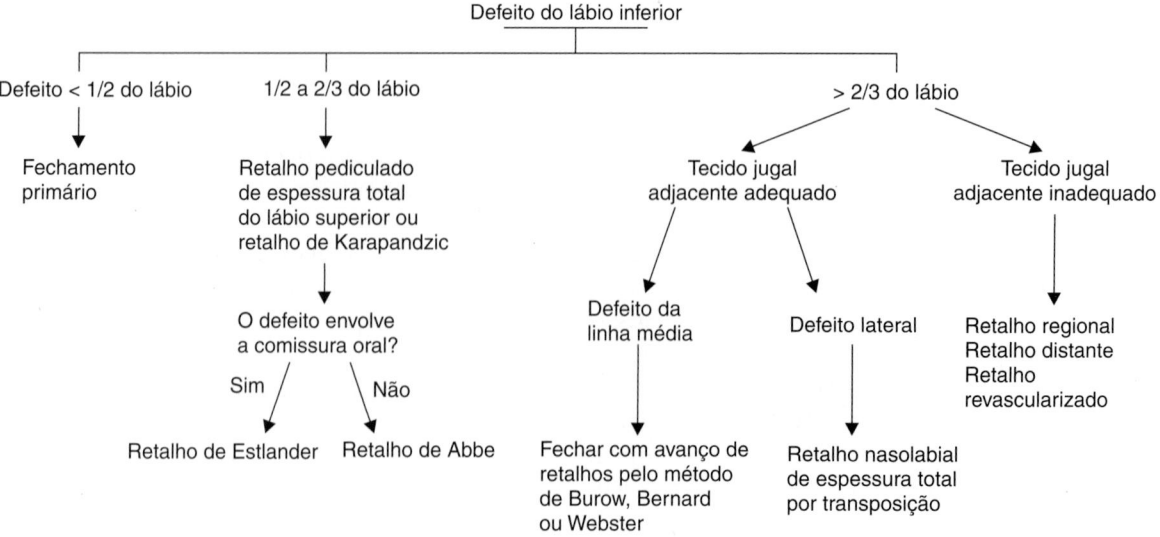

Figura 38.3

Reconstrução do lábio inferior. (De Baker SR, Krause CJ. Pedicled flaps in reconstruction of the lip. *Facial Plast Surg* 1983;1:68-69 com permissão).

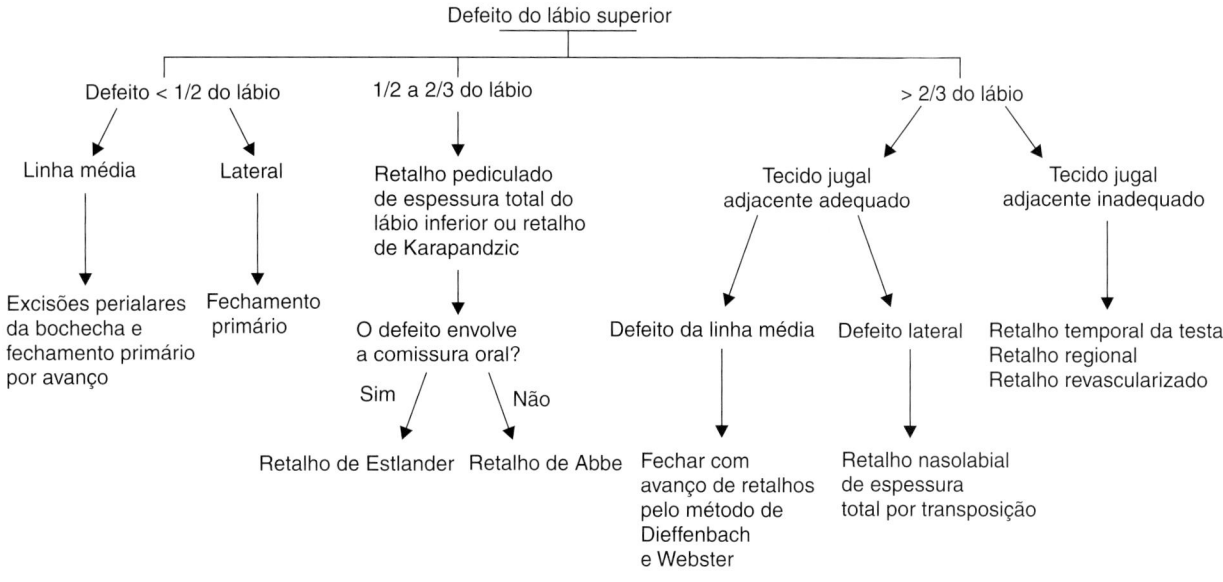

Figura 38.4
Reconstrução do lábio superior. (De Baker SR, Krause CJ. Pedicled flaps in reconstruction of the lip. *Facial Plast Surg* 1983;1:68-69, com permissão).

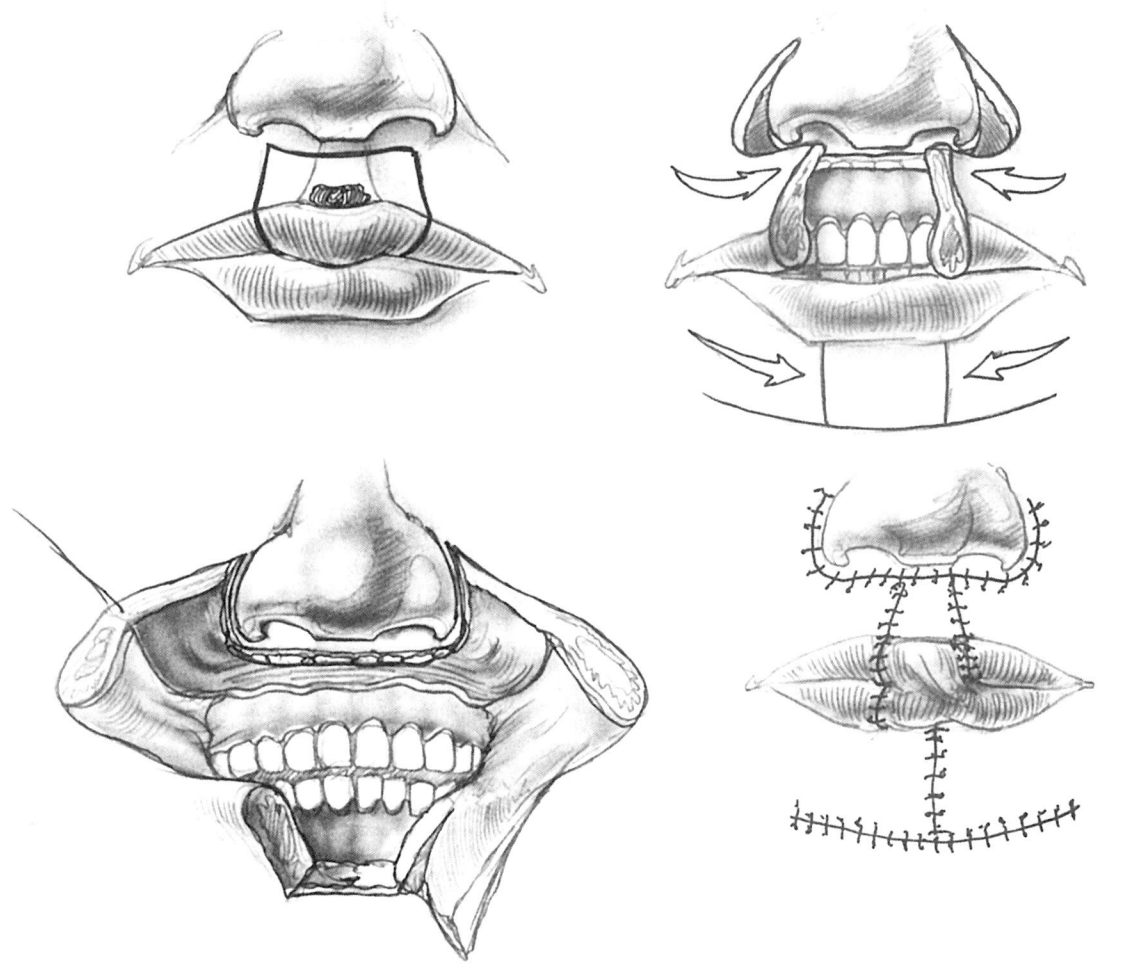

Figura 38.5
O fechamento primário dos defeitos na linha média do lábio superior pode ser facilitado pela excisão dos crescentes da pele jugal nas regiões perialares. Um retalho de Abbe pode ser adicionado na linha média, se o fechamento do ferimento estiver sob tensão excessiva.

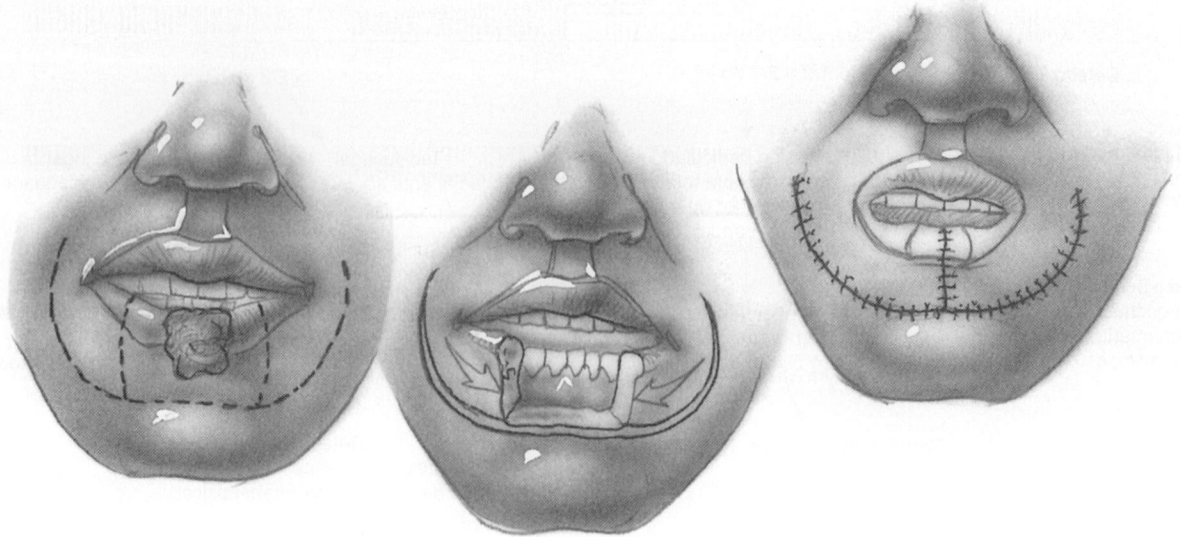

Figura 38.6
Labioplastia de Karapandzic. Incisões circum-orais da pele são feitas no interior das pregas nasolabiais e mentuais. O músculo orbicular da boca é dissecado sem corte a partir dos músculos periorais sustentadores, tomando cuidado para preservar os pedículos neuromusculares, que penetram pela periferia. A mucosa oral geralmente não requer transecção.

do sulco melolabial onde corre muito próximo às comissuras. Após as incisões da pele e do tecido subcutâneo, a margem lateral do músculo orbicular da boca é mobilizada a partir de outros músculos periorais para permitir a rotação dos segmentos e o fechamento livre de tensão. Um esvaziamento sem corte do músculo permite a identificação e a preservação das artérias labial superior e inferior e dos pedículos neurovasculares que penetram o músculo por sua periferia. A mucosa oral subjacente geralmente não requer transecção para mobilização.

As vantagens do retalho de Karapandzic são sua facilidade de desenho e preservação da competência oral. As desvantagens incluem apagamento das comissuras, cicatrizes circum-orais, as quais podem ser feias, e o potencial para a microstomia, o que impede a utilização de dentaduras. Uma solução potencial para a microstomia inicialmente é reconstruir com esta técnica, aceitar uma microstomia temporária, permitir que os tecidos relaxem com o tempo e a utilização e, então, realizar um procedimento de lábio cruzado para melhorar a abertura oral (31,32).

Os retalhos de Abbe e Estlander transferem o tecido de espessura total entre os lábios em oposição pediculados sobre a artéria labial. Essas técnicas permitem desenho preciso do retalho, resultando tipicamente em menos microstomia do que a reconstrução com rotação do retalho e evitam incisões circum-orais (31). Os retalhos de Abbe preservam a comissura oral esteticamente importante, porém requerem um segundo estádio para divisão do retalho. Desvantagens adicionais incluem desnervação do tecido com reinervação variável ao longo do tempo e o potencial para deformidade em almofada ou em alçapão em um segmento do lábio circundado por cicatrizes nos três lados (33).

Existem diversos pontos importantes para consideração no desenho do retalho de Abbe (Fig. 38.7). A altura do retalho deve ser igual à altura do defeito. A largura do retalho classicamente desenhada é de metade da largura do defeito, porém as abordagens mais modernas propõem a reconstrução dos defeitos da subunidade do lábio superior com retalhos do mesmo tamanho a partir do lábio inferior, quando possível (28,33). A criação do retalho envolve incisões de espessura total através de todas as porções, exceto a região do pedículo, o qual consistentemente é encontrado ao nível da margem labial na superfície posterior do músculo orbicular imediatamente profundo à mucosa sublabial (34). O pedículo deve ser estreito para facilitar a rotação e o tamanho das incisões anteriores do lábio permite o alinhamento mais exato das bordas labiais. Em razão do pedículo não conter uma estrutura venosa maior associada, é importante deixar uma ponte mucosa um pouco larga posteriormente para permitir o retorno venoso. O defeito do local doador e a reconstrução do retalho devem ser feitos em três camadas, com o alinhamento cuidadoso tanto do músculo orbicular quanto do lábio.

O retalho de Abbe foi originalmente desenhado para fechar defeitos mediais e pode ser realizado tanto medial quando lateralmente, dependendo da localização do defeito e do suprimento de sangue. Quando

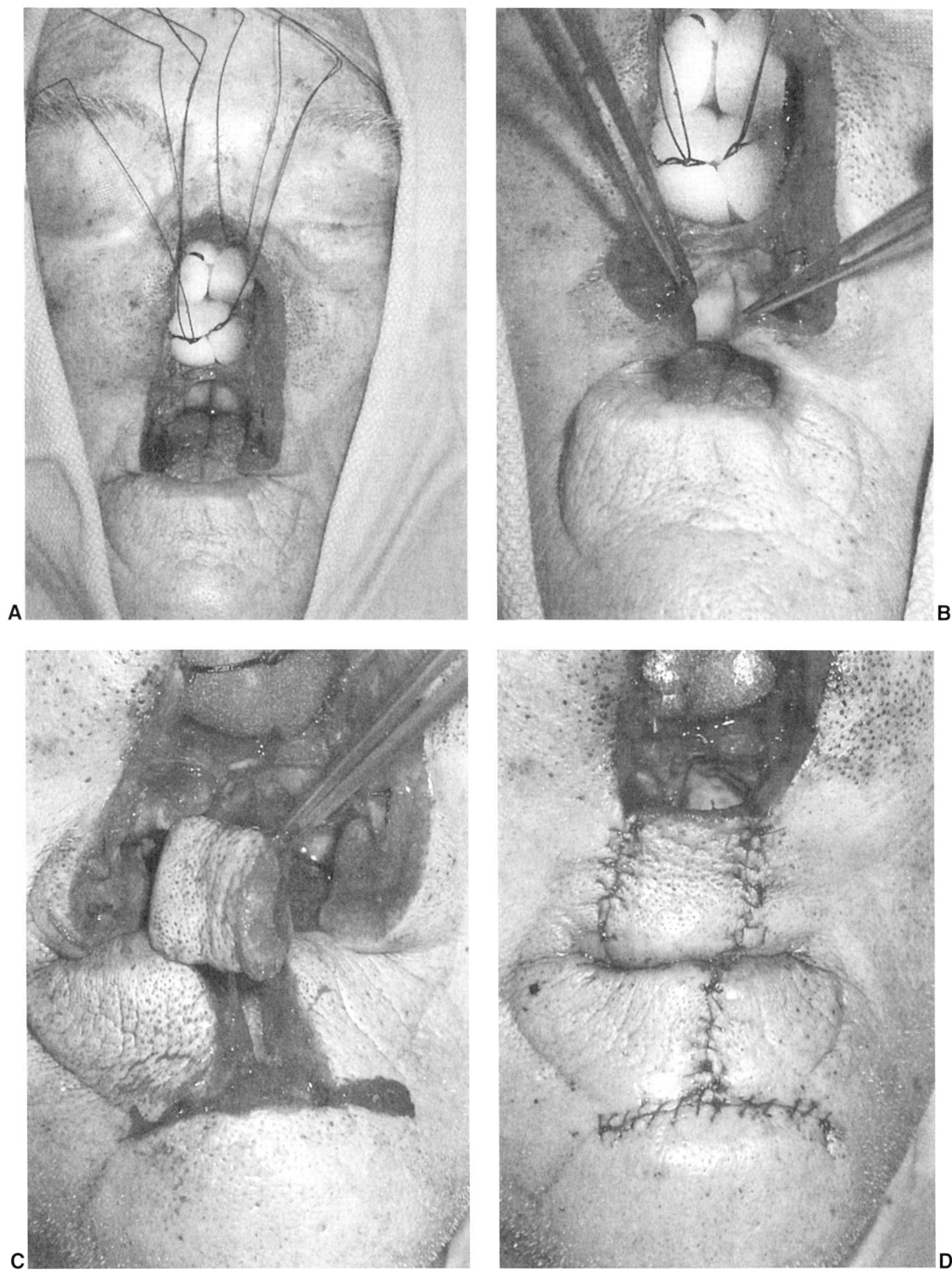

Figura 38.7
Retalho de lábio cruzado de Abbe para reconstrução do lábio superior. **A:** Paciente submetido a rinectomia concomitante (a ser reconstruída com prótese) com ressecção central do lábio superior. **B:** Permanece o lábio superior lateral. **C:** Retalho retirado do lábio inferior central. Observe o pedículo isolado. **D:** Retalho na inserção; local doador fechado com incisões laterais na prega mentual. (*Continua.*)

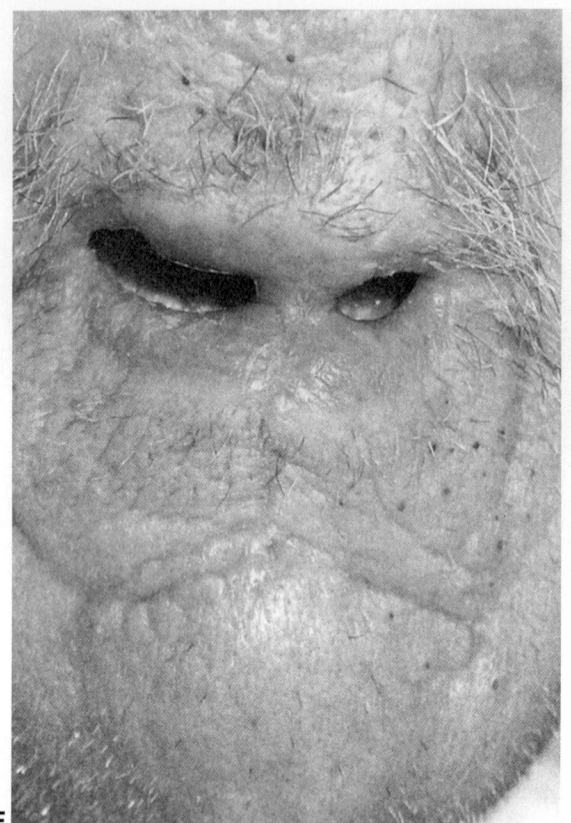

Figura 38.7

(*Continuação*) **E:** Anterior à divisão do pedículo em 3 semanas. (Fotos cortesia de R. Lorenz).

um retalho de Abbe é desenhado a partir do lábio superior, o tecido lateral do lábio deve ser utilizado com incisões mediais colocadas nas margens do sulco nasolabial para camuflar o fechamento do local doador (31). Esse fechamento é facilitado pelo avanço do segmento lateral do lábio superior e pela excisão dos crescentes perialares, como descrito previamente. Em geral, pedículos de lábio cruzados podem ser seccionados em 2 a 3 semanas.

O retalho de Estlander utiliza as mesmas técnicas do retalho de Abbe para criar um retalho com base em um pedículo estreito da artéria labial de aproximadamente metade do tamanho do defeito. Uma exceção é que a incisão anterior no lado do pedículo não é levada para o lábio. Retalhos superiores feitos pela técnica de Estlander devem ser modificados para incorporar cicatrizes no interior da prega nasolabial (Fig. 38.8). O tecido doador é rodado em torno da comissura oral para o lábio oposto e, portanto, esse procedimento de um único estádio é aplicado apenas a defeitos envolvendo a comissura. Esta técnica resulta em apagamento da comissura oral que, ao contrário do apagamento simétrico do avanço circum-oral, é marcadamente contrastado pela comissura oposta não violada (26). Como resultado, a comissuroplastia secundária é freqüentemente realizada para minimizar essa disparidade.

Defeitos Maiores do que Dois Terços do Lábio

Grandes defeitos do lábio superior representam desafios reconstrutores significativos. Retalhos de lábio cruzados podem ser combinados com retalhos de avanço lateral para defeitos maiores do lábio superior central (Fig. 38.3), porém esta técnica não é suficiente para a reconstrução total do lábio superior. Retalhos jugais modificados que preservam as estruturas neurovasculares e a posição original das comissuras orais têm sido utilizados com sucesso na reconstrução dos defeitos quase totais ou totais do lábio superior (35). A principal desvantagem desta técnica são as cicatrizes transversas grandes que cruzam as bochechas. Retalhos nasolabiais bilaterais compostos superiores também têm proporcionado resultados estéticos e funcionais razoáveis (36). Retalhos livres do escalpo temporal supridos pelos vasos superficiais temporais têm sido utilizados com algum sucesso para importar tecido contendo cabelo para restaurar padrões de barba masculinos e proporcionar camuflagem (37). Uma desvantagem principal desta técnica é a falta de tecido inervado.

Defeitos relativamente maiores do lábio inferior podem ser manejados com retalhos de rotação circum-oral de Karapandzic seguidos pelos retalhos de lábio cruzados, como descrito previamente. Defeitos da linha média do lábio inferior podem ser corrigidos utilizando-se quaisquer das diversas modificações do reparo de Bernard, o qual essencialmente utiliza retalhos de avanço de espessura total do tecido jugal adjacente. Estas técnicas têm a vantagem da reconstrução em um único estádio com retalhos inervados, porém freqüentemente resultam em um lábio inferior apertado e com função ruim (26,31,38).

A modificação de Webster da queiloplastia de Bernard emprega triângulos de Burow cujos ramos verticais mediais repousam no interior da prega melolabial (Fig. 38.9). A largura da base dos triângulos é calculada de forma que a distância da comissura oral para a porção lateral da base seja igual à metade da largura do tecido labial excisado. Um ramo vertical lateral é então desenhado para completar o triângulo. A pele e o tecido subcutâneo são excisados apenas a partir dos triângulos, e as incisões são aprofundadas ao longo de sua base, identificando e preservando o suprimento neurovascular aos músculos orbicular da boca e bucinador. Um retalho de mucosa feito na margem superior do retalho jugal é elevado para criar um novo lábio. Geralmente, as incisões através da pele e do músculo são requeridas ao redor da prega mentoniana, com os triângulos de Burow estrategicamente colocados na área submentoniana para permitir o avanço suficiente dos retalhos jugais.

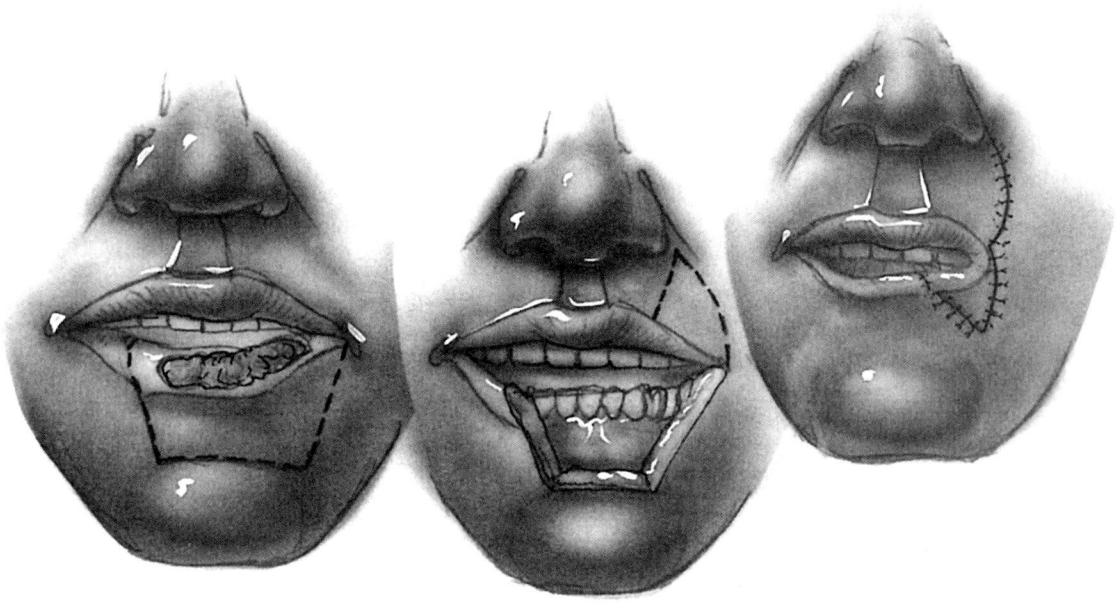

Figura 38.8
O retalho de Estlander superior pode ser modificado de sua descrição original pelo desenho do retalho de forma que repouse no interior do sulco nasolabial.

Retalhos nasolabiais de espessura total inferiores têm sido utilizados para reconstruir defeitos subtotais do lábio inferior (31). A desvantagem desta técnica é que os retalhos não são inervados e, na elevação dos retalhos, o lábio superior geralmente é desnervado. Para evitar essa complicação, na reconstrução total do lábio inferior com pele, apenas retalhos nasolabiais têm sido descritos com bons resultados estéticos e preservação da competência oral (39). A reconstrução funcional consistente dos defeitos totais e subtotais também tem sido descrita pela utili-

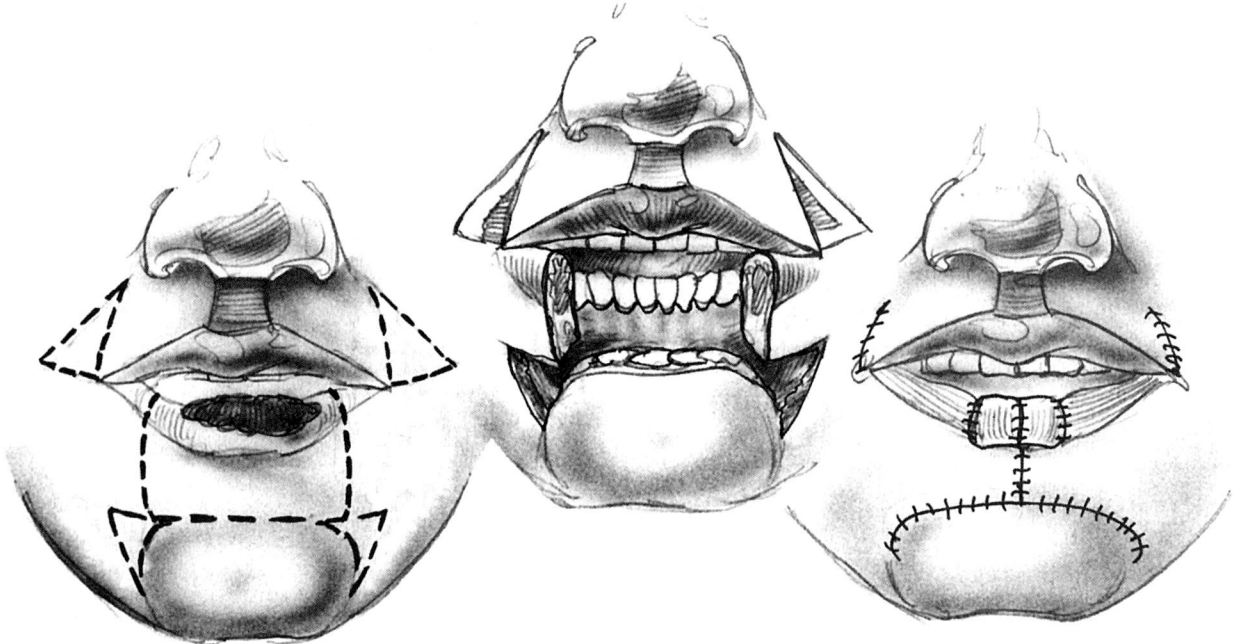

Figura 38.9
Modificação de Webster para a queiloplastia de Bernard. A *área cruzada marcada* denota o retalho de mucosa utilizado para criar o novo lábio (ver texto).

zação de ilhas de retalhos musculocutâneos supridos pela artéria facial e inervados pelo músculo depressor do ângulo da boca (38).

Defeitos envolvendo todo o lábio inferior e tecido mole adjacente malar ou do queixo requerem reconstrução com retalhos a distância. O retalho livre do rádio do antebraço com tendão do palmar longo tem proporcionado resultados reconstrutores confiáveis (40). O coxim de pele é dobrado sobre o tendão do palmar longo para proporcionar alinhamento interno e externo do lábio. As duas extremidades do tendão do palmar longo podem ser fixadas ao músculo orbicular do lábio superior medial para suspender a reconstrução e proporcionar função dinâmica (40). O nervo cutâneo lateral do antebraço pode ser retirado com o retalho e inervado para o coto do nervo mentoal. O lábio pode ser estabelecido em um segmento não epitelizado do retalho do antebraço utilizando-se um retalho miomucoso da artéria facial, conforme descrito anteriormente, ou com retalhos mucosos da língua, lábio superior ou malar (29,40,41) (Fig. 38.10). A tatuagem médica também tem sido utilizada com resultados aceitáveis.

Uma variedade de retalhos miocutâneos ou axiais também tem sido descrita para reconstruções extensas; o retalho miocutâneo do peitoral maior foi o mais popular e confiável retalho de pedículo para transferir músculo e pele para uma reconstrução do lábio em um único estádio antes de a utilização de retalhos vascularizados livres ter se tornado rotina. O retalho do peitoral pode ser dobrado sobre si mesmo para proporcionar cobertura intra-oral e externa e ser suspenso com um enxerto da fáscia lata, porém o volume variável do retalho, a tensão inferior e a falta da reinervação sensorial resultaram em conseqüências menos consistentes do que aquelas proporcionadas pelas técnicas compostas do antebraço radial.

Quando o arco mandibular anterior é ressecado, o suporte do lábio inferior requer reconstrução da mandíbula. Retalhos osteomiocutâneos vascularizados tornaram-se o método padrão de reconstrução dos defeitos mandibulares anteriores. A vantagem primária é a capacidade de transferir maiores quantidades de osso e tecido mole em uma reconstrução imediata de único estádio com resultados cosméticos e funcionais aceitáveis. O retalho selecionado é dependente das condições ósseas e dos tecidos moles. Para a mandíbula anterior e o lábio isolado, um retalho ósseocutâneo fibular ou radial do antebraço é uma opção, enquanto defeitos maiores, incluindo assoalho da boca, língua ou bochecha, podem requerer a utilização de retalho escapular osteomiocutâneo ou dois retalhos livres separados (p. ex., fíbula e radial do antebraço).

COMPLICAÇÕES

As complicações da radioterapia, como discutido previamente, incluem tempo de tratamento prolongado, com reabilitação tardia; deformidade em assobio a partir da perda de tecido e contratura da cicatriz com tumores maiores, os quais podem requerer reconstrução secundária; osteorradionecrose da mandíbula; e limitação de futuras opções reconstrutoras. As complicações cirúrgicas incluem aquelas associadas a anestesia

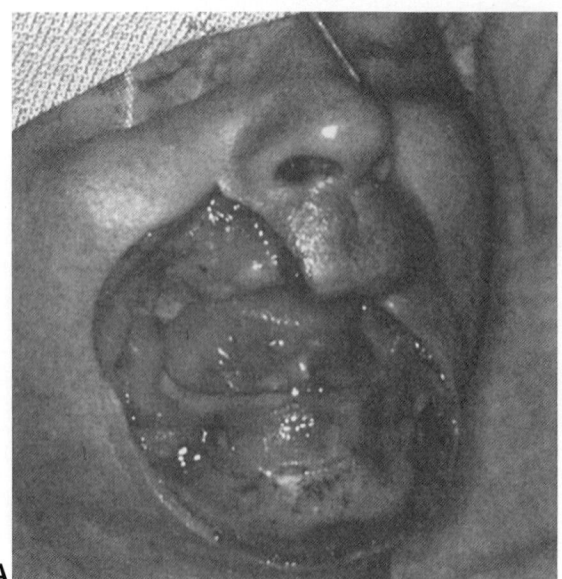
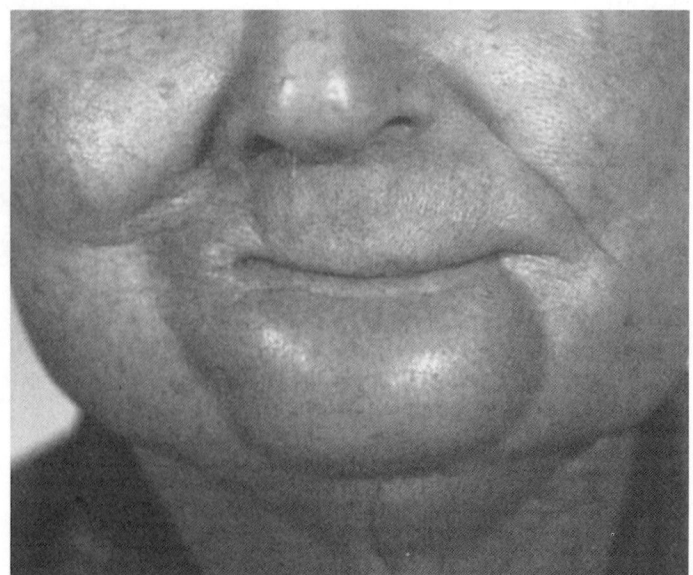

Figura 38.10

Reconstrução do lábio inferior e de defeito de um terço do lábio superior com o músculo radial-palmar longo do antebraço.

TABELA 38.3	COMPLICAÇÕES DO CÂNCER DE LÁBIO
Cirúrgicas	
Infecção e deiscência da ferida	
Esfíncter oral incompetente	
Microstomia	
Resultado cosmético ruim	
Irradiação	
Deformidade em assobio	
Osteorradionecrose	

geral, esvaziamento cervical, infecção e deiscência de ferida (Tabela 38.3). Com relação à reconstrução do lábio, as complicações incluem esfíncter oral incompetente, microstomia ou resultado cosmético ruim. Para evitar essas complicações, o cirurgião precisa compreender perfeitamente o comportamento biológico do carcinoma de boca e seus princípios de manejo e precisa planejar cuidadosamente e executar meticulosamente a opção reconstrutora escolhida.

EMERGÊNCIAS

Existem muito poucas situações nas quais os pacientes com carcinoma de boca necessitem de intervenção de emergência. Como previamente mencionado, o carcinoma de boca geralmente é uma lesão de crescimento lento e geralmente diagnosticada relativamente cedo. Tumores maiores envolvendo a língua e o assoalho da boca podem causar problemas da via aérea quando a anestesia geral é requerida; isso é prontamente manejado pela traqueotomia inicial sob anestesia local (Tabela 38.4). Pacientes com tumores maiores podem ser malnutridos, em parte pela incompetência oral, de forma que a avaliação nutricional pré-operatória adequada é importante quando uma ressecção maior e procedimentos reconstrutores são cogitados.

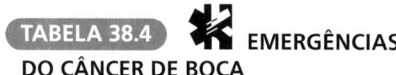

TABELA 38.4	EMERGÊNCIAS DO CÂNCER DE BOCA
Comprometimento da via aérea com tumores maiores	

PONTOS IMPORTANTES

- A Boca é funcionalmente importante na manutenção da competência oral e esteticamente pela contribuição para a aparência e expressão facial. Os lábios são caracterizados pelo vermelhão, ou pela mucosa do lábio que contata a mucosa do lábio oposto.

- O músculo orbicular da boca serve como esfíncter oral e é inervado pelos ramos do nervo facial. O suprimento de sangue se dá a partir dos ramos labiais da artéria facial. A sensibilidade é proporcionada por nervos mentuais pareados.

- A drenagem linfática a partir do lábio inferior é para os linfonodos submentuais e submandibulares bilateralmente; o lábio superior drena para os linfonodos parotídeos ipsolaterais e submandibulares.

- O carcinoma de boca é a malignidade mais comum da cavidade oral, compondo de 25% a 30% dos casos. Como regra geral, 90% são carcinomas de células escamosas, 90% ocorrem no lábio inferior e o índice de sobrevida global de 5 anos é de 90%. Acredita-se que a luz do sol seja o principal fator etiológico para seu desenvolvimento.

- O diagnóstico é estabelecido pela biopsia, porém é sugerido por uma história de crosta recorrente ou área de não cicatrização de induração do lábio observada ao longo de diversos meses. Com um elevado índice de suspeição, o carcinoma de boca é facilmente diagnosticado e conduzido com facilidade, se tratado nos seus estádios precoces.

- A cirurgia e a radioterapia são igualmente eficazes para lesões menores do que 3 cm. A cirurgia é preferida, porque oferece as vantagens de avaliação da margem do tumor, reabilitação rápida com reconstrução imediata, evitando as complicações da radiação. Para lesões avançadas, a cirurgia combinada com terapia de irradiação pós-operatória é indicada.

- Indicadores preditivos de resultado ruim são tumores primários grandes, envolvimento mandibular, envolvimento do nervo mental, metástases para linfonodos cervicais, doença recorrente e histologia indiferenciada.

- O objetivo da reconstrução de boca é proporcionar ao paciente com inervação preservada, que funcione como um esfíncter oral competente de tamanho adequado enquanto permanece esteticamente aceitável. A reconstrução bem-sucedida requer planejamento pré-operatório cuidadoso e execução meticulosa da técnica apropriada.

- Defeitos de menos de um terço do lábio superior e a metade do lábio inferior podem ser fechados primariamente. Defeitos de um terço a dois terços do lábio inferior podem ser fechados com um retalho Abbe-Estlander ou labioplastia de Karapandzic. Ambas as técnicas necessitam de uma artéria labial intacta.

- Quando o lábio inteiro ou o tecido mole ao redor ou o osso mandibular são ressecados, a reconstrução requer um retalho a distância. A técnica ideal utiliza retalhos compostos fasciocutâneos ou osteomiocutâneos revascularizados, os quais podem ser feitos em um único estádio para reconstrução imediata.

REFERÊNCIAS

1. Gooris PJ, Vermey A, de Visscher JG, et al Supraomohyoid neck dissection in the management of cervical lymph node metastases of squamous cell carcinoma of the lower lip. *Head Neck* 2002;24:679-683.

2. Moore SR, Johnson NW, Peirce AM, Wilson DE The epidemiology of lip cancer. *Oral Dis* 1999;5:185-195.

3. Baker SR, Krause CL Carcinoma of the lip. *Laryngoscope* 1980;90:19-27.

4. Luce EA, Goldberg DP. Oncologic and reconstructive considerations in nonmelanotic skin and lip cancers. *Surg Oncol Clin North Am* 1995;5:751-784.

5. McCombe D, MacGill K, Ainslie J, et al. Squamous cell carcinoma of the lip: a retrospective review of the Peter MacCallum Cancer Institute expérience 1979-88. *Aust N Z J Surg* 2000;70:358-361.

6. Zitsch RP, Park CW, Renner GJ, Rea JL. Outcome analysis for lip carcinoma. *Otolaryngol Head Neck Surg* 1995;113:589-596.
7. Onerci M, Yilmaz T, Gedikoglu G. Tumor thickness as a predictor of cervical lymph node metastasis in squamous cell carcinoma of the lower lip. *Otolaryngol Head Neck Surg* 2000;122:139-142.
8. Vartanian JG, Carvalho AL, Filho M, et al. Predictive factors and distribution of lymph node metastasis in lip cancer patients and their implications on the treatment of the neck. *Oral Oncol* 2004;40:223-227.
9. Bailey BJ. Management of carcinoma of the lip. *Laryngoscope* 1977;87:250-260.
10. Haagsma EB, Hagens VE, Schaaveld M, et al. Increased cancer risk after liver transplantation: a population based study. *J Hepatol* 2001;34:84-91.
11. Matzko J, Becker DG, Phillips CD. Obliteration of fat planes by perineural spread of squamous cell carcinoma along the inferior alveolar nerve. *AJNR Am J Neuroradiol* 1994;15:1843-1845.
12. de Santana EJ, Rodrigues CB, Consolaro A. Keratoacanthoma versus squamous cell carcinoma of the lower lip. *Ann Dent* 1990;49:9-130.
13. Cerezo L, Liu FF, Tsang R, et al. Squamous cell carcinoma of the lip: analysis of the Princess Margaret Hospital experience. *Radiother Oncol* 1993;28:142-147.
14. de Visscher JGAM, Bothe G, Schakenraad JACM, et al. A comparison of results after radiotherapy and surgery for stage 1 squamous cell carcinoma of the lower lip. *Head Neck* 1999;21:526-530.
15. Veness MJ, Ong C, Cakir B, Morgan G. Squamous cell carcinoma of the lip. Patterns of relapse and outcome: reporting the Westmead Hospital experience, 1980-1997. *Australas Radiol* 2001;45:195-199.
16. de Visscher JG, Gooris PI, Verney A, Roodenburg JL. Surgical margins for resection of squamous cell carcinoma of the lower lip. *Int J Oral Maxillofac Surg* 2002;31:154-157.
17. Babington S, Veness MJ, Cakir B, et al. Squamous cell carcinoma of the lip: is there a role for adjuvant radiotherapy in improving local control following incomplete or inadequate excision? *ANZ J Surg* 2003;73:621-625.
18. Mehregan DA, Roenigk RK. Management of superficial squamous cell carcinoma of the lip with Mohs micrographic surgery. *Cancer* 1990;66:463-468.
19. Rowe DE, Carroll RJ, Day CL. Prognostic factors for local recurrence, metastasis, and survival rates in squamous cell carcinoma of the skin, ear and lip. *J Am Acad Dermatol* 1992;26:976-990.
20. Zitsch RP III, Lee BW, Smith RB. Cervical lymph node metastases and squamous cell carcinoma of the lip. *Head Neck* 1999;21:447-453.
21. Chepeha D, Hoff P, Taylor R, et al. Selective neck dissection for the treatment of neck metastasis from squamous cell carcinoma of the head and neck. *Laryngoscope* 2002;112:434-438.
22. Anderson PE, Warren F, Spiro J, et al. Results of selective neck dissection in management of the node-positive neck. *Arch Otolaryngol Head Neck Surg* 2002;128:1180-1184.
23. Altinyollar H, Berberoglu U, Celen O. Lymphatic mapping and sentinel lymph node biopsy in squamous cell carcinoma of the lower lip. *Eur J Surg Oncol* 2002;28:72-74.
24. Dupin C, Metzinger S, Rizzuto R. Lip reconstruction after ablation for skin malignancies. *Clin Plastic Surg* 2004;31:69-85.
25. Baker SR, Krause CJ. Pedicled flaps in reconstruction of the lip. *Facial Plast Surg* 1983;1:68-69.
26. Renner GJ. Reconstruction of the lip. In: Baker SR, ed. *Local flaps in facial reconstruction.* St. Louis: Mosby, 1995:345-396.
27. Godek CP, Weinzweig J, Bartlett SP. Lip reconstruction following Mohs' surgery, the role for composite resection and primary closure. *Plast Reconstr Surg* 2000;106:798-804.
28. Burger GC, Menick FJ. Aesthetic restoration of one-half of the upper lip. *Plast Reconstr Surg* 1986;78:583-593.
29. Pribaz JJ, Meara JG, Wright S, et al. Lip and vermillion reconstruction with the facial artery musculomucosal flap. *Plast Reconstr Surg* 2000;105:864-872.
30. Webster JP. Crescenteric peri-alar cheek excision for upper lip flap advancement with a short history of upper lip repair. *Plast Reconstr Surg* 1955;16:434-464.
31. Luce EA. Reconstruction of the lower lip. *Clin Plastic Surg* 1995;22:109-120.
32. Kroll SS. Staged sequential flap reconstruction for large lower lip defects. *Plast Reconstr Surg* 1991;88:620-625.
33. Galyon SW, Frodel JL. Lip and perioral defects. *Otolaryngol Clin North Am* 2001;34:647-664.
34. Kroll SS. Lip reconstruction. In: Kroll SS, ed. *Reconstructive plastic surgery for cancer.* St. Louis: Mosby, 1996:201-209.
35. Chowchuen B, Surakunprapha P. Modified bilateral neurovascular cheek flaps: a new technique for reconstruction of extensive upper lip defects. *Ann Plast Surg* 2001;47:64-69.
36. Sarifakioglu N, Aslan G, Terzloglu A, Ates L. New technique of one-stage reconstruction of a large full-thickness defect in the upper lip: bilateral reverse composite nasolabial flap. *Ann Plast Surg* 2002;49:207-210.
37. Chang KP, Lai CS, Tsai CC, et al. Total upper lip reconstruction with a free temporal scalp flap: long-term follow-up. *Head Neck* 2003;25:602-605.
38. Yotsuyanagi T, Nihei Y, Yokoi K, Sawada Y. Functional reconstruction using a depressor anguli oris musculocutaneous flap for large lower lip defects, especially for elderly patients. *Plast Reconstr Surg* 1999;103:850-855.
39. Rudkin GH, Carlsen BT, Miller TA. Nasolabial flap reconstruction of large defects of the lower lip. *Plast Reconstr Surg* 2003;111:810-817.
40. Jeng SF, Kuo YR, Wei FC, et al. Total lower lip reconstruction with a composite radial forearm-palmaris longus tendon flap: a clinical series. *Plast Reconstr Surg* 2004;113:19-23.
41. Serletti JM, Tavin ET, Moran SL, Coniglio JU. Total lower lip reconstruction with a sensate composite radial forearm-palmaris longus free flap and a tongue flap. *Plast Reconstr Surg* 1997;99:559-561.

CAPÍTULO 39

Neoplasias da Cavidade Oral

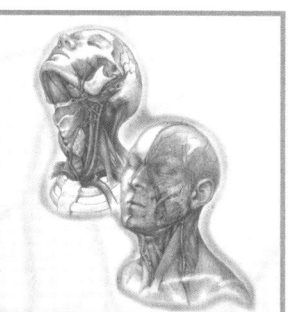

Mark J. Jameson ▪ Paul A. Levine

ANATOMIA

A cavidade oral é definida como a região que se estende da junção vermelhão-pele dos lábios até a junção do palato duro e mole acima e até a linha das papilas circunvaladas abaixo. Isso inclui os lábios, os quais são discutidos no Capítulo 38, a mucosa bucal, os sulcos alveolares superior e inferior, o trígono retromolar, os dois terços anteriores da língua (língua oral), o assoalho da boca e o palato duro. É dividida em duas secções pelo sulco alveolar e os dentes, o compartimento externo compreendendo o vestíbulo e o compartimento interno, a própria cavidade oral.

As camadas de tecido da bochecha, da profunda para a superficial, são a mucosa, unida em continuidade com o lábio; a fáscia faringobucal, a qual é penetrada pelo ducto parotídeo ao nível do segundo molar maxilar; o panículo adiposo bucinador, o músculo bucinador, o tecido subcutâneo e a pele (1). A sensibilidade da bochecha é proporcionada pelo segundo e terceiro ramos do nervo trigêmeo, e o músculo bucinador é inervado pelo nervo facial (2). Os linfáticos drenam para o compartimento parotídeo e o nível II do pescoço. Nenhum dos planos fasciais ou ossos finais inibem a disseminação da doença.

O palato duro separa a prega nasal anterior da cavidade oral e forma a cobertura da boca. É formado a partir do palato primário (o processo palatino do maxilar) e da placa horizontal do osso palatino. A mucosa e o periósteo do palato duro estão fortemente aderidos. Os forames palatinos maior e menor, localizados na junção posterior e lateral do palato duro e mole, estão firmemente aderidos. Os forames palatinos maior e menor, localizados na junção posterior e lateral do palato duro e mole, conduzem os vasos e nervos palatinos maiores e menores. A artéria palatina maior é anastomosada anteriormente com a artéria nasopalatina (a partir do ramo septal posterior da artéria esfenopalatina) no forame incisivo, o qual repousa posterior aos incisivos maxilares e também conduzem o nervo nasopalatino. Esses forames proporcionam rotas potenciais para a disseminação direta do tumor do palato duro anteriormente em direção à cavidade nasal ou posteriormente via fossa pterigopalatina para a base do crânio ou ambos. A drenagem linfática a partir do palato duro posterior é para o nível II ou linfonodos retrofaríngeos ou ambos; o palato primário drena para os nodos nível IB.

V_2 proporciona a inervação sensorial para os dentes e a superfície gengival dos alvéolos superiores via nervos alveolares anterior, médio e superior posterior e para a superfície lingual do alvéolo superior e palato duro através dos nervos palatino maior e nasopalatino. O sangue é suprido para o sulco alveolar superior pelas artérias palatinas alveolar superior, nasopalatina e palatina maior, todas derivadas do sistema maxilar interno. A drenagem linfática a partir dos sulcos bucal superior e alveolar inferior é para os linfonodos níveis IA e IB. Ambos os aspectos linguais drenam para os nodos nível II e retrofaríngeos laterais.

O trígono retromolar é uma região triangular cuja base se estende através do alvéolo mandibular posterior a partir da superfície distal do último molar e cujo ápice está na tuberosidade maxilar. O limite lateral do triângulo se estende oblíqua e superiormente e lateralmente para o processo coronóide. O membro medial se mistura com o pilar tonsilar anterior. Em razão de a mucosa aqui estar firmemente aderida ao ramo ascendente da mandíbula, o carcinoma com freqüência invade o periósteo mandibular. A otalgia referida resulta da inervação por V_3, do nervo palatino menor e do nervo glossofaríngeo. O sangue é suprido pelos ramos palatinos tonsilar e ascendente da artéria facial com contribuições da dorsal lingual, faríngea ascendente e das artérias palatinas menores (Fig. 39.1A e B). A maior parte da drenagem linfática é para o nível II.

O sulco terminal divide a língua em dois terços anteriores e um terço posterior (3). A língua anterior (móvel) é parte da cavidade oral, e o terço posterior (base) uma parte da orofaringe. O ectoderma anterior

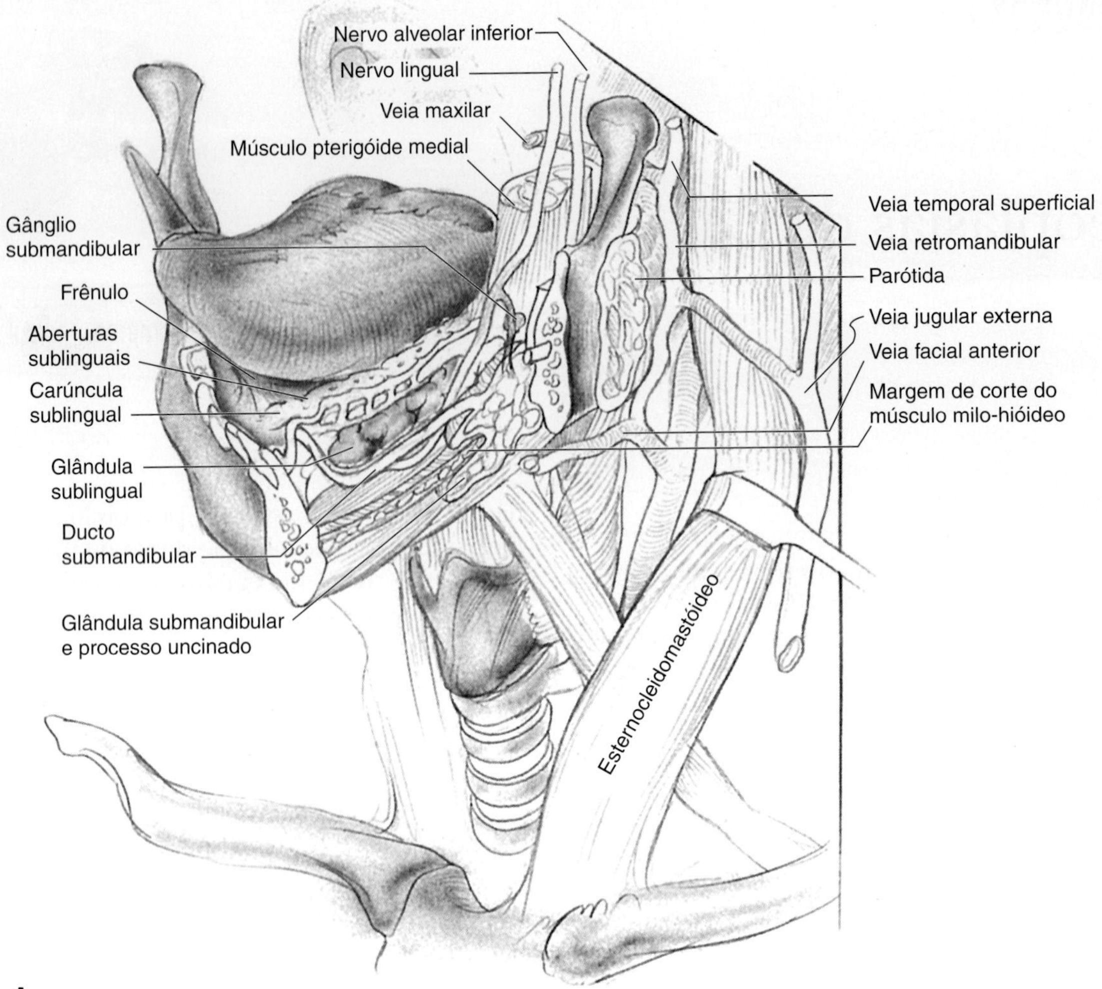

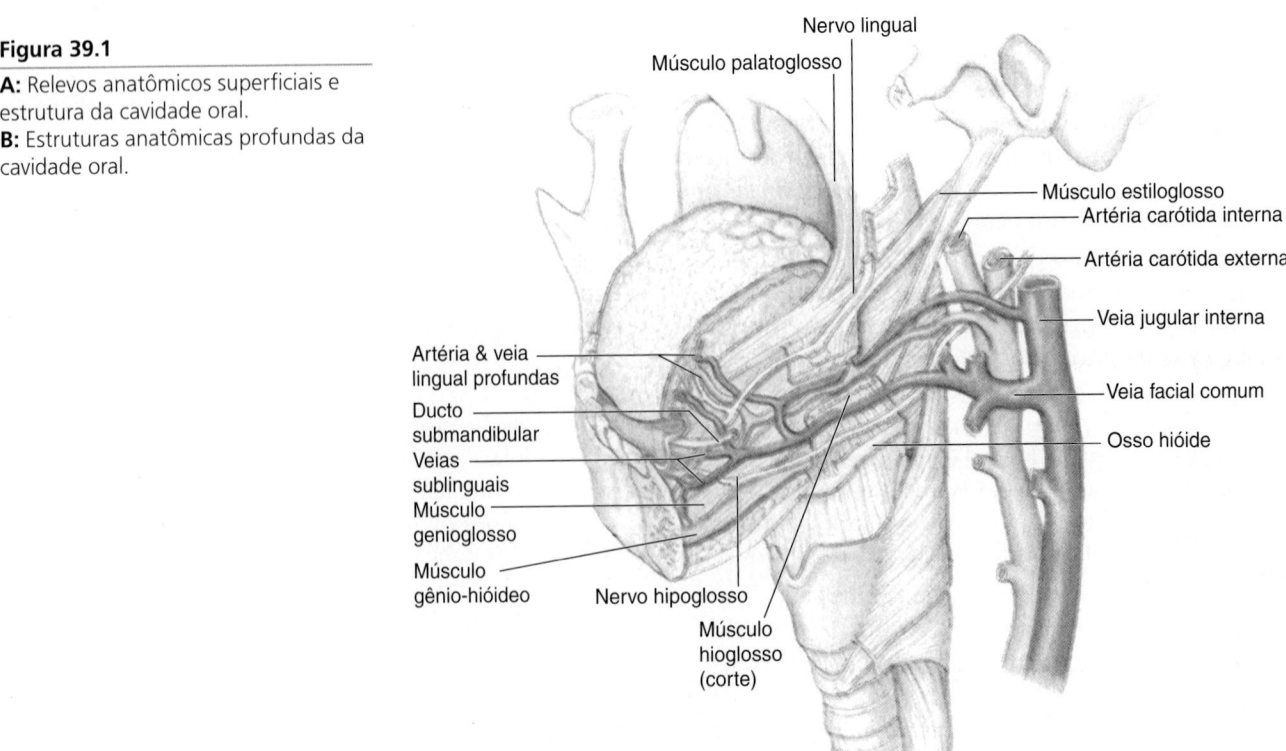

Figura 39.1
A: Relevos anatômicos superficiais e estrutura da cavidade oral.
B: Estruturas anatômicas profundas da cavidade oral.

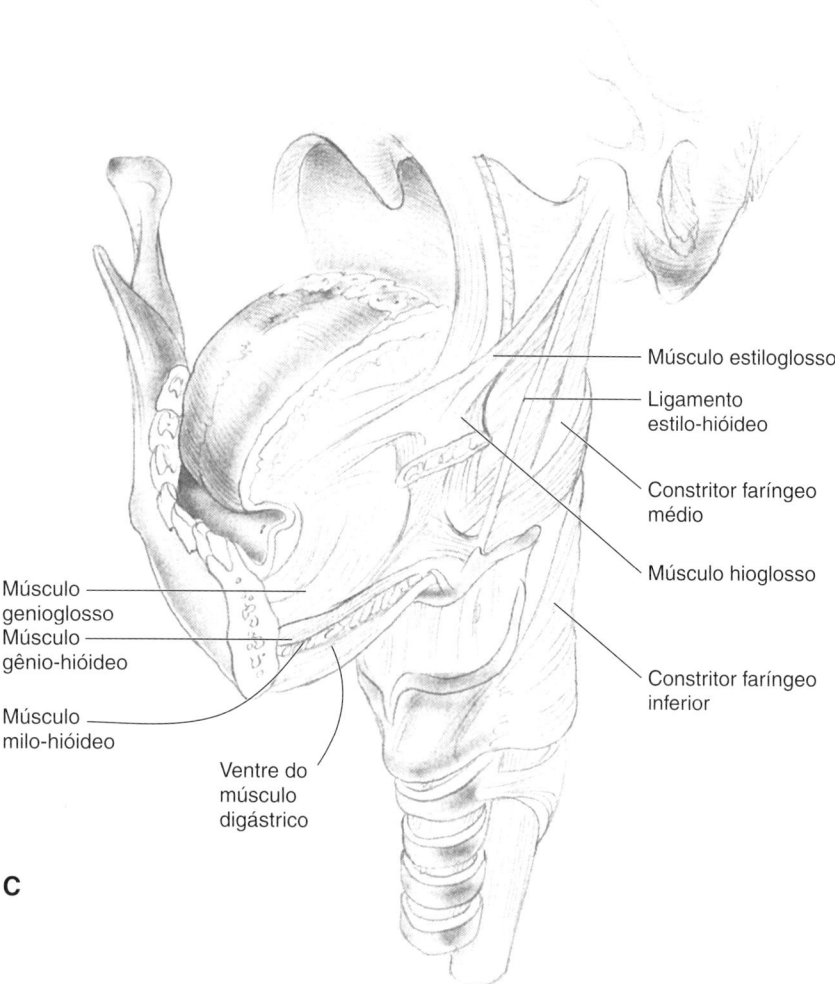

Figura 39.1
(*Continuação*) **C:** Musculatura da cavidade oral.

é derivado de prolongamentos linguais laterais do primeiro arco branquial, explicando a inervação sensorial do nervo lingual (V_3). A musculatura tanto da língua oral como da base da língua é derivada dos miótomos occipitais e inervada pelo nervo hipoglosso (XII). Os músculos externos da língua são formados por três grupos pareados: o hioglosso, o estiloglosso e o genioglosso. Esses músculos atuam com a musculatura intrínseca da língua para auxiliar a articulação e a deglutição. O estiloglosso traciona a língua para cima e para trás, enquanto o hioglosso achata-a pela tração em direção ao hióide, propelindo o bolo alimentar a partir da cavidade oral para a orofaringe. O genioglosso traciona a língua para diante (Figs. 39.1C e 39.2) (2,3).

A maior parte do volume da língua é composta de musculatura transversa e vertical. A inervação motora da língua é o nervo hipoglosso (XII), enquanto o nervo lingual (V_3), levando fibras do paladar a partir do nervo da corda timpânica, proporciona sensibilidade para a língua oral. Em razão de V_3 também servir o ouvido externo, o canal auditivo externo e a membrana timpânica, a otalgia com freqüência é o sintoma presente para os cânceres da língua. A artéria lingual supre a língua de sangue. A linfa a partir da ponta da língua drena para os nodos nível IA, enquanto a linfa a partir dos dois terços laterais da língua drena para os nodos nível IB e nível II. A língua medial drena diretamente para os nodos nível III (2,3). Embora a ponta e a porção média da língua, assim como a base da língua, possuam drenagem linfática bilateral, o aspecto lateral da língua oral drena apenas para os nodos ipsolaterais.

O assoalho da boca está situado entre o alvéolo mandibular e a língua oral, estendendo-se posteriormente para o pilar tonsilar anterior. É perfurado pelos orifícios do ducto de Wharton (glândula submandibular) também no lado do frênulo lingual. As glândulas sublinguais pareadas situam-se no músculo milo-hióide entre a mandíbula e o hioglosso. A artéria lingual supre o sangue para o assoalho da boca, e V_3 proporciona sua inervação. Um plexo linfático superficial drena tanto para os nodos ipsolaterais como contralaterais, enquanto o sistema profundo drena ipsolateralmente apenas. Os linfáticos do assoalho posterior da boca drenam para os nodos ipsolaterais nível II (Fig. 39.3) (3).

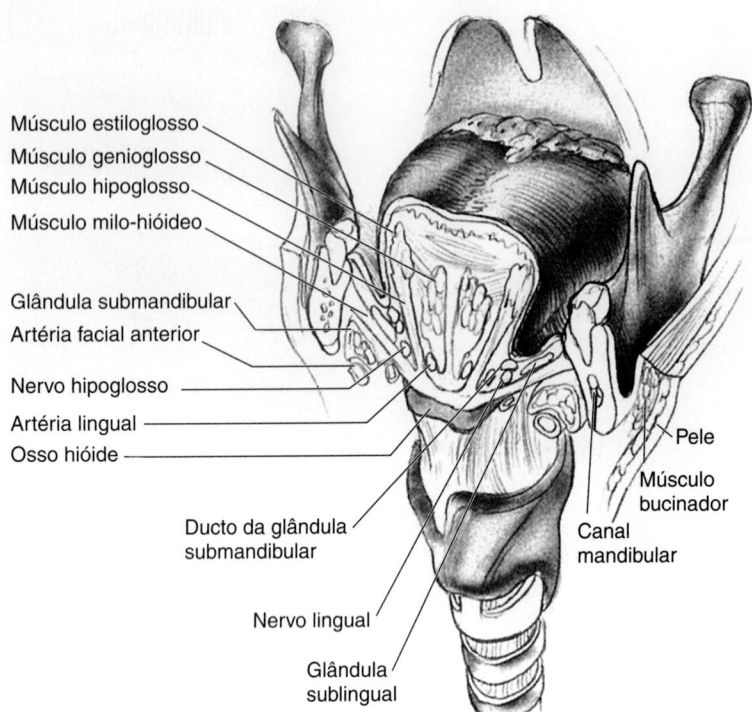

Figura 39.2
Músculos intrínsecos da língua.

EPIDEMIOLOGIA E ETIOLOGIA

Embora a malignidade da cavidade oral esteja diretamente relacionada à ingestão excessiva de álcool e à utilização do tabaco, a incidência varia significativamente baseada no gênero, na geografia e nas diferenças étnicas. Uma constante, entretanto, é que 95% das malignidades da cavidade oral são carcinomas de célula escamosa.

De acordo com as estatísticas mais recentes do Instituto Nacional do Câncer de 1997 a 2001, os cânceres orais possuem uma incidência de 6,0 por 100.000 americanos, com um índice homem para mulher de 2,2:1 (4). Isso representa 1,6% e 0,9% de todos os novos cânceres nos homens e nas mulheres, respectivamente, nesse espaço de tempo. O índice de mortalidade a partir dos cânceres da cavidade oral foi de 1,6 por 100.000 ou 0,6% de toda a mortalidade relacionada ao câncer. Enquanto o índice de sobrevida de 5 anos para os cânceres do lábio entre 1995 e 2000 foi de 93%, o restante dos sublocais da cavidade oral teve uma sobrevida de 51% a 58% (4). No momento do diagnóstico, 95% dos pacientes estavam acima dos 40 anos; a média de idade é de, aproximadamente, 60 anos.

Felizmente, tanto os índices de incidência quanto os de mortalidade estão em declínio, embora lentamente. Quando combinados com cânceres faríngeos e da glândula salivar, a incidência geral declina, na média, de 0,5% por ano de 1975 a 1993 e 2,3% por ano de 1993 a 2001. Embora a incidência nas mulheres aumentasse para 2,6% por ano de 1975 a 1980, ela diminuiu 1,0% por ano de 1980 a 2001. Como antecipado, com base na incidência de declínio, os índices de mortalidade diminuíram para 1,5% e 2,5% por ano de 1975 a 1991 e 1991 a 2001, respectivamente. Infelizmente, os índices de sobrevida de 5 anos melhoraram apenas levemente, de 53,5% de 1974 a 1994 para 58,7% de 1995 a 2000, e, enquanto a incidência da população afro-americana é similar àquela da população branca, a sobrevida no mesmo grupo foi de apenas 39,0% de 1995 a 2000 (4).

Estudos epidemiológicos demonstraram que o risco de desenvolver câncer oral aumenta com a utilização do tabaco de uma forma dose-dependente e que a utilização do álcool é sinergística em termos do risco de câncer (5). Também foi mostrado que, com o fumo contínuo, pacientes curados de seu primeiro carcinoma primário têm uma chance de 40% de desenvolver recorrência ou desenvolver um segundo câncer de cabeça e pescoço ou de recorrência. Leva até 20 anos de existência livre do tabaco para que um ex-fumante tenha a mesma probabilidade de desenvolver um câncer oral como um não fumante (5). É interessante que 75% dos casos de carcinoma de célula escamosa da cavidade oral envolvem apenas 10% das superfícies da mucosa da boca. Essa área se estende a partir do assoalho anterior da boca ao longo do sulco gengivobucal e da margem lateral da língua até o trígono retromolar e pilar tonsilar anterior. Tem sido postulado que isso se deve ao fluxo e acúmulo de saliva contaminada por carcinogênio nessas áreas. Isso é sustentado pela associação de reter a fumaça e mascar tabaco com o desenvolvimento de carcinoma de célula escamosa em

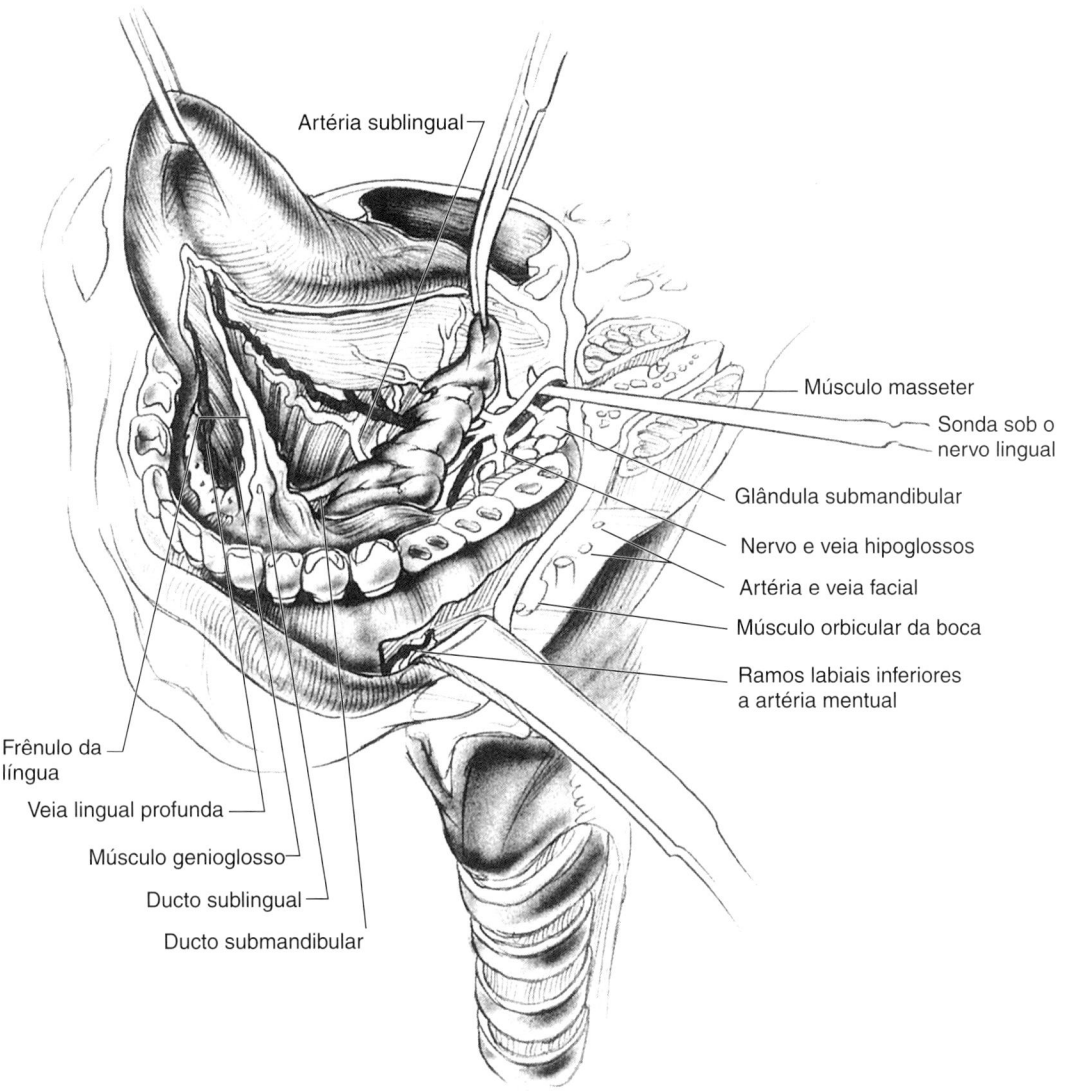

Figura 39.3
Assoalho da boca.

áreas onde o contato consistente e repetido com a mucosa oral tenha ocorrido (6).

Evidência emergente sugere que o papilomavírus humano (PVH) pode desempenhar um papel na etiologia no carcinoma de célula escamosa da cavidade oral. O PVH tem sido isolado no carcinoma de célula escamosa oral e, em menor extensão, nas lesões pré-malignas da cavidade oral (7). O PVH tipo 16 é o mais comum, estimado como presente em até 15% a 25% dos carcinomas de célula escamosa de cabeça e pescoço (8). Os tumores PVH positivos são vistos nos pacientes jovens com utilização limitada ou ausente de tabaco e álcool, e embora eles tendam a exibir diferenciação pobre e pareçam estar em estádio mais avançado, possuem um índice de sobrevida geral melhor, provavelmente por causa de sua maior radiossensibilidade (8). Isso pode finalmente representar um grupo único de cânceres da cavidade oral.

A incidência de câncer da cavidade oral também varia de acordo com práticas étnicas. Mulheres na Índia que praticam o fumo reverso de charutos, segurando a extremidade em chamas na boca e aspirando continuamente, possuem uma incidência de câncer do palato duro 47 vezes maior do que aquela das mulheres não fumantes. Além disso, acredita-se que a prática do tabaco e de mascar noz-de-areca na Ásia também seja a razão pela qual mais de 25% de todos os cânceres existentes na Índia, em Hong Kong, Taiwan e Vietnã ocorram na cavidade oral. Em algumas regiões, mais de 50% de todos os cânceres ocorrem na boca (6).

Nos estudos controlados para fumo, foi encontrada uma relação direta entre consumo excessivo de álcool e câncer da cavidade oral. Nos homens americanos, o efeito sinergístico do álcool e da nicotina aumenta o risco de câncer 2,5 acima do risco aditivo desses dois hábitos. Em virtude de o álcool ser um irritante, a teoria é que o contato repetido com a mucosa oral causa uma queimadura química, aumentando a permeabilidade da membrana da célula e aumentando a absorção de carcinógenos dissolvidos no álcool. Embora a dentição ruim e a irritação mecânica repetida devida a, por exemplo, dentaduras pobremente adaptadas terem sido implicadas como causa do câncer oral, nenhuma conclusão concernente a essa relação foi comprovada, nem quaisquer correlações foram conclusivamente encontradas entre o câncer oral e deficiências nutricionais, viroses ou fungos (6).

AVALIAÇÃO E DIAGNÓSTICO

Avaliação Pré-Tratamento

A Tabela 39.1 delineia os passos na avaliação pré-tratamento das neoplasias da cavidade oral, e a Tabela 39.2 delineia os passos para o diagnóstico. Ao contrário das malignidades nas outras regiões de cabeça e pescoço, tais como a base da língua, nasofaringe e hipofaringe, as malignidades da cavidade oral, em geral, são facilmente visíveis. Portanto, é algo surpreendente que essas lesões tendam a serem vistas inicialmente em um estádio mais avançado ao invés de menos avançado. Todos os sinais intrigantes das malignidades de cabeça e pescoço aplicam-se aos cânceres da cavidade oral, incluindo otalgia, odinofagia, sangramento e disfagia. Essas queixas podem estar presentes juntamente com a preocupação do paciente sobre perdas inexplicáveis de dentes, desconforto oral, movimentação reduzida das estruturas orais e se o tumor está avançado, trismo. Uma vez que um elevado grau de suspeição tenha sido estabelecido e um exame total da cabeça e do pescoço realizado, uma biopsia simples pode ser realizada sob anestesia local, uma vez que o risco de sangramento excessivo ou distorção excessiva do tecido sejam baixos. Além disso, as funções mais importantes do médico são estadiar a extensão completa da doença, excluir um segundo carcinoma primário e avaliar o paciente para qualquer possível doença metastática a distância.

A avaliação radiológica pela tomografia computadorizada (TC) ou imagem de ressonância magnética (RM) geralmente é valiosa. Esta precisa ser realizada antes da endoscopia de estadiamento para evitar haver engano pelo edema cirurgicamente induzido dos tecidos circunvizinhos. Em virtude de a mandíbula e seu periósteo de revestimento proporcionar a única barreira natural para a disseminação da doença local, esses estudos podem mostrar a extensão da doença não observada pelo exame físico. A primeira questão, portanto, é qual exame revela melhor a invasão mandibular?

As séries padrões de mandíbula são de valor apenas quando existe invasão grosseira transcortical do tumor, a qual é apreciada com freqüência no exame físico. Embora as imagens Panorex sejam consideradas superiores para as séries padrões da mandíbula, por causa da imagem excelente do corpo mandibular, do ramo e do côndilo, as regiões da sínfise e parassínfise são pobremente visualizadas por causa do artefato da coluna, e novamente extensa perda óssea é necessária

TABELA 39.1
AVALIAÇÃO PRÉ-TRATAMENTO DAS NEOPLASIAS DA CAVIDADE ORAL

História completa e exame físico
  Biopsia do primário – seja no consultório ou quando examinado sob anestesia
  Aspiração com agulha fina das possíveis metástases do pescoço – em casos selecionados apenas (biopsia incisional aberta/incisional não indicada)

Estudos de imagem
  Radiografia do tórax – póstero-anterior e lateral
  TC/RM do primário e pescoço
  Panorex ou raios X dentário – para avaliar a invasão da mandíbula, se TC/RM não forem realizadas
  Seriografia com bário – cuidado médico

Testes de laboratório
  Testagem de pré-anestesia (por diretrizes institucionais)
  Testes de função da linha de base do fígado

Consultas
  Terapia de radiação – para terapia adjuvante ou definitiva
  Dental – tratamento de pré-radiação dentária e casos pós-terapia

Opcional
  Patologia da fala
  Medicina interna
  Anestesiologia

Exame sob anestesia
  Laringoscopia direta e faringoscopia
  Esofagoscopia
  Broncoscopia – se indicada pelos raios X de tórax ou exame clínico
  Palpação da língua e oro/nasofaringe

TC, tomografia computadorizada; RM, imagem de ressonância magnética.

TABELA 39.2
DIAGNÓSTICO NEOPLASIAS DA CAVIDADE ORAL

Exame completo de cabeça e pescoço
Raios X de tórax e testes de função do fígado mais testes de laboratório adicionais ditados pela história médica do paciente
TC/RM para extensão do primário e possível avaliação nodal cervical
Avaliação dentária
Avaliação de radioterapia
Estadiamento endoscópico e biopsia

TC, tomografia computadorizada; RM, imagem de ressonância magnética.

para identificar a lesão (9). Nesse aspecto, as varreduras ósseas têm se mostrado excessivamente sensíveis; a inflamação periosteal devida à proximidade da doença está representada como uma região suspeitada ou positiva na varredura (9).

A TC de alta resolução tem sido mais valiosa nesta consideração, e a utilização recente da tecnologia TC DentaScan realçou mais os detalhes anatômicos proporcionados pela TC (9). Tem sido mostrado, entretanto, que a RM possui a mesma sensibilidade para demonstrar envolvimento do osso cortical, embora possa não ser tão prontamente reconhecida pelo observador menos habilidoso (10). Além disso, a RM tem se mostrado superior à TC de alta resolução realçada com contraste para a avaliação da extensão do envolvimento de tecido mole da língua e do assoalho da boca, especialmente ao se utilizar imagens pesadas em T_1 realçadas com gadolínio (11) (Fig. 39.4). Qualquer que seja a técnica, as sutilezas podem ser difíceis de avaliar, especialmente em vigência de terapia prévia recente.

Estudos de imagem também são úteis no estadiamento da doença cervical, especialmente quando adenopatia não palpável é observada. Embora um exame físico aprofundado seja mandatório, a combinação com TC tem mostrado ser mais sensível e exata quando comparada com o exame físico isolado, com um índice de detecção combinada maior do que 90%. Os critérios para determinação de positividade nodal, entretanto, variam de instituição para instituição. Na Universidade da Virgínia, os nodos metastáticos precisam ter um diâmetro de eixo curto de, no mínimo, 11 mm para a região jugulodigástrica e, no mínimo, 10 mm para todas as outras localizações. Outra evidência para a doença nodal positiva inclui necrose central, aumento da margem e disseminação extracapsular. A RM não mostrou ser superior à TC na avaliação da doença cervical e é significativamente mais cara.

Em conjunção com o processo de estadiamento endoscópico, o qual avalia a lesão primária e os nodos regionais e exclui uma segunda primária regional, uma avaliação para doença metastática a distância e segundo câncer primário a distância pode ser realizada. No presente, as radiografias do tórax e estudos de laboratório (incluindo testes de função hepática, fosfatase alcalina e cálcio sérico) estão em utilização comum para avaliar o potencial de metástases para pulmão, fígado ou osso ou uma combinação desses. Pacientes com achados anormais prosseguem para a TC de tórax, ultra-som abdominal ou TC, ou varredura óssea como apropriado. Entretanto, estudos recentes têm demonstrado a pouca sensibilidade desses testes de rastreamento, geralmente menores do que 50% (12–14). Alguns autores têm indicado a TC de tórax para todos os pacientes novos de câncer de cabeça e pescoço simultaneamente com avaliação de TC de sua lesão primária. Com as varreduras mais novas, não é necessário contraste adicional, e o tempo adicional e a dose de radiação são mínimos (13,14). Os protocolos de TC de tórax típicos também visualizam adequadamente o fígado e irão identificar a vasta maioria de doenças metastáticas, evitando potencialmente intervenção cirúrgica maior em um subgrupo de pacientes com doença metastática por outro lado não detectada. Entretanto, o custo da varredura de cada novo paciente é substancial, especialmente quando muitos falsos-positivos são considerados, os quais requerem imagem adicional, biopsias desnecessárias e tratamento potencialmente retardado da lesão primária. Dadas essas considerações, tem havido esforço para identificar pacientes que estão em maior risco de metástases a distância, de forma que uma abordagem de imagem agressiva pode ser tomada com esses pacientes (12,13). Até hoje, esses parâmetros não foram totalmente definidos.

Outras modalidades de imagem, tais como a tomografia de emissão de pósitrons (TEP), podem servir para avaliar, efetivamente e simultaneamente, do-

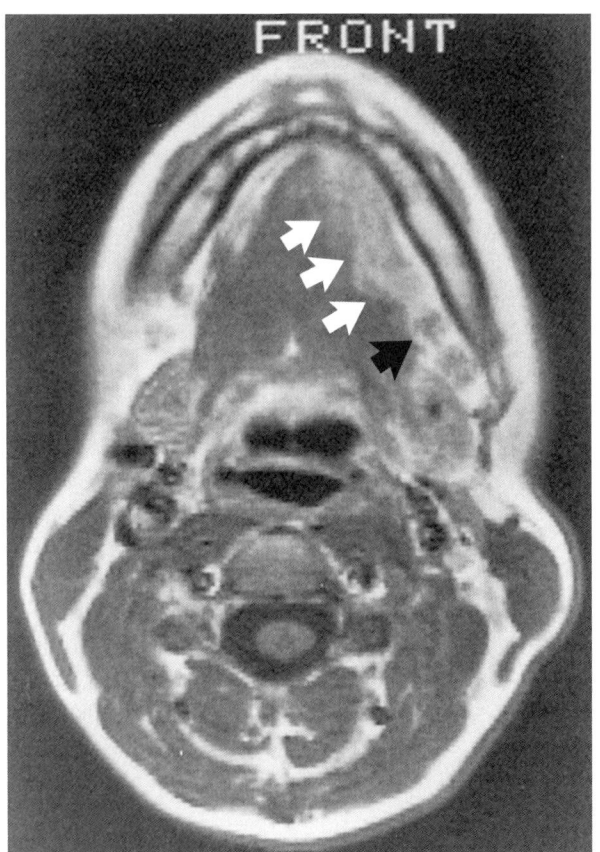

Figura 39.4

Ácido penta-acético dietilenetriamina gadolínio (Gd-APDT) realçando a imagem de ressonância magnética T1 de um paciente com carcinoma de célula escamosa do soalho da boca. A imagem de ressonância magnética mostra tumor infiltrativo para o músculo milo-hióideo *(setas brancas)* e músculo infiltrado diferenciado do músculo normal *(setas pretas)*.

ença nodal regional, doença metastática e segundo-primários, e estudos recentes têm mostrado alguma promessa para as neoplasias da cavidade oral (15). Entretanto, a maior parte dos estudos atuais é de dimensão pequena, a interpretação é subjetiva e não padronizada, e nenhuma vantagem clara tem sido demonstrada sobre os protocolos de imagem descritos anteriormente.

Estadiamento

A Tabela 39.3 lista os critérios para a classificação clínica do carcinoma de célula escamosa histologicamente confirmado da cavidade oral, de acordo com o Comitê da Junta Americana do Câncer (16).

Diagnóstico Diferencial

Assim como em todas as regiões de cabeça e pescoço, a maior parte das malignidades da cavidade oral é constituída por carcinoma de célula escamosa. Em conjunção com uma forte história de utilização de tabaco e álcool, a apresentação também é como uma lesão exofítica ou uma úlcera não cicatrizada que pode exibir extensão significativa infiltrativa da mucosa pela palpação. Embora outros poucos tumores possam ser confundidos com o carcinoma de célula escamosa em pacientes com história associada, neoplasias menos comuns da cavidade oral também devem ser consideradas.

Uma lesão benigna, que pode ser confundida pelo patologista menos experiente com um carcinoma bem diferenciado, é o mioblastoma de célula granular. Esse erro pode ser cometido, especialmente nas biopsias pequenas da lesão por causa da proliferação escamosa na superfície da lesão e porque elas podem mostrar invasão local no tecido adjacente. Clinicamente, um tumor na língua que não é visto inicialmente na margem lateral deve ser suspeitado como uma lesão de célula não escamosa.

O próximo grupo de neoplasias incomuns contém aquelas de origem da glândula salivar acessória; o carcinoma adenóide-cístico provavelmente é o mais comum, porém o adenocarcinoma e o carcinoma mucoepidermóide também podem aparecer nessa região. Em razão dos vários elementos mesenquimais nessa região, os sarcomas também podem estar presentes na cavidade oral. Todos, incluindo o rabdomiossarcoma

TABELA 39.3
CLASSIFICAÇÃO CLÍNICA DO CARCINOMA DE CÉLULA ESCAMOSA DA CAVIDADE ORAL

	Tumor Primário (T)		Linfonodos Regionais (N)		Metástases a Distância (M)
TX	Não pode ser avaliado	NX	Não pode ser avaliado		MX Não pode ser avaliado
T0	Sem evidência de tumor primário	N0	Sem metástases de linfonodos regionais		M0 Sem metástase a distância
T$_{is}$	Carcinoma in situ				M1 Metástase a distância
T1	Tumor de 2 cm ou menos	N1	Linfonodo ipsolateral único, 3 cm ou menos		
T2	Tumor > 2 cm, porém não > de 4 cm				
T3	Tumor > 4 cm	N2a	Linfonodo ipsolateral único > 3 cm, porém não > 6 cm		
T4a	Tumor invade as estruturas adjacentes (através do osso cortical, para musculatura profunda da língua, seio maxilar e pele)[a]	N2b	Linfonodos ipsolaterais múltiplos, nenhum > 6 cm		
T4b	Tumor invade o espaço mastigador, placas pterigóides, ou base do crânio, e/ou envolve a artéria carótida interna	N2c	Linfonodos bilaterais ou contralaterais, nenhum > 6 cm		
		N3	Qualquer linfonodo > 6 cm		

Agrupamento do Estádio

M0	T1	T2	T3	T4	T5
N0	I	II	III	IVA	IVB
N1	III	III	III	IVA	IVB
N2	IVA	IVA	IVA	IVA	IVB
N3	IVB	IVB	IVB	IVB	IVB

All M1	IVC

[a]Erosão isolada superficial do osso/encaixe do dente pelo primário gengival não é suficiente para classificar um tumor como T4.

e o lipossarcoma, podem ser encontrados, porém, por causa da pobreza de músculo liso na boca, o leiomiossarcoma é raro. O histiocitoma fibroso maligno é uma neoplasia de tecido mole rara da cavidade oral, com um índice de sobrevida de 5 anos ruim, e as várias fibromatoses podem mimetizar sarcomas de baixo grau por causa da reabsorção mandibular associada e um índice de recorrência maior do que 20%. Diferente dos carcinomas de cabeça e pescoço, eles podem ocorrer nos homens mais jovens do que 30 anos. Além disso, tanto os linfomas de Hodgkin como não-Hodgkin podem estar presentes na cavidade oral, como pode o melanoma maligno. Por causa da voracidade do melanoma das superfícies da mucosa alinhadas e a falta de pigmentação generalizada na cavidade oral, qualquer lesão pigmentada em um paciente branco deve ter uma amostra retirada para biopsia, não importa o quanto ela pareça benigna.

Nesta fase da síndrome de imunodeficiência adquirida e suas doenças relacionadas, seria incompleto não mencionar a leucoplasia pilosa da cavidade oral e o sarcoma de Kaposi, embora nenhum seja encontrado no paciente típico de cabeça e pescoço. O sarcoma de Kaposi, o linfoma não-Hodgkin e o carcinoma de célula escamosa, especialmente da língua, são agora reconhecidos como prevalentes nos pacientes infectados com o vírus da imunodeficiência humana HIV. Além disso, a denominada leucoplasia pilosa é de fato uma lesão da cavidade oral branca encontrada como secundária ao vírus Epstein-Barr nos pacientes HIV positivos, e está localizada unicamente na margem lateral da língua.

Lesões Pré-Cancerosas e Prevenção

Embora a leucoplasia seja a lesão maligna mais comumente observada, a eritroplasia tem grande risco de malignidade. A leucoplasia é denominada por sua aparência em "placa branca", porém microscopicamente mostra hiperceratose e displasia. A etiologia da leucoplasia provavelmente está relacionada com utilização do tabaco ou traumatismo repetido, porém a relação verdadeira entre as duas não está clara. Isso acontece porque nem toda leucoplasia desaparece após cessação do agente irritante; algumas leucoplasias monitorizadas durante um período de tempo irão desenvolver alterações malignas. Além disso, tem sido observado que o índice de transformação maligna da leucoplasia em não usuários de tabaco é significativamente maior do que o dos usuários de tabaco. Lesões com um componente vermelho são mais prováveis de sofrer lesão maligna do que a leucoplasia uniformemente branca.

Em virtude do potencial maligno, todas as lesões de mucosa brancas e vermelhas da cavidade oral requerem biopsia para exame microscópico. Se a lesão for uma leucoplasia benigna e não desaparecer após a cessação do tabaco, o tratamento não está claro. A excisão cirúrgica, excisões a *laser* e técnicas similares têm sido utilizadas com algum grau de sucesso. Abordagens não-cirúrgicas, como a terapia tópica com vitamina A, também foram tentadas, com índices completos de resposta variando em 10% a 27% e índices de respostas parciais em 54% a 90% dos pacientes. Os efeitos colaterais foram mínimos, porém a leucoplasia recorreu em 50% dos pacientes após descontinuidade da medicação (17).

MANEJO

Fatores Prognósticos

Em geral, o índice de cura para as lesões da cavidade oral, exceto para as lesões pequenas T1, tende a não alcançar as expectativas daqueles que proporcionam o cuidado. Embora seja verdade que, quanto maior o estádio da lesão, pior o prognóstico e a sobrevida, outros indicadores prognósticos além do tamanho da lesão e da extensão da doença nodal podem afetar a sobrevida.

Não está claro se o aumento da espessura do tumor possui uma correlação significativa com a doença nodal oculta e a piora do prognóstico. Permanece algum debate sobre a espessura apropriada "de corte" após a qual o paciente pode ser colocado em um grupo de maior risco, recomendando-se tratamento eletivo do pescoço N0. Um relato recente de Lim *et al.* (18) indica que a espessura do tumor maior do que 4 mm para cânceres orais da língua T1-2N0 com pescoço não tratado é um preditor independente de metástases cervicais tardias, o mais forte preditor de sobrevida geral. Em um amplo estudo de cânceres T1-T2 em todos os sublocais da cavidade oral, O'Brien *et al.* encontraram uma alteração significativa no prognóstico para tumores de 4 mm de espessura ou mais, com controle local, doença nodal e índices de sobrevida mudando de 91%, 8% e 100%, respectivamente, para 84%, 48% e 74%, à medida que a espessura do tumor aumenta além desse ponto de corte (19). Embora diversos limiares tenham sido propostos (19) e um consenso absoluto não tenha sido alcançado, a significância da espessura do tumor na cavidade oral está clara, e os dados presentes parecem sustentar o tratamento eletivo de pescoço N0 para tumores primários de 4 mm de espessura ou mais nos espécimes fixados em parafina. A utilização do ultra-som ou RM tem sido proposta para avaliação pré-operatória da espessura do tumor. No momento, relatos preliminares sustentam uma correlação entre avaliações baseadas na histologia e RM da espessura do tumor para os cânceres da língua oral (20).

Como com outras neoplasias, a invasão perineural, vascular, e linfática pobremente pressagiada; eles podem ser mostrados para predizer risco aumentado de falência locorregional e diminuição da sobrevida (21). Além disso, o estado de ploidia do DNA pode desempenhar um papel, com tumores aneuplóides conduzindo para um prognóstico pior (22). Mais recentemente, aumentou a pesquisa no campo da expressão oncogênica nos tumores de cabeça e pescoço. Em particular, a superexpressão do c-erbB-2 mostrou correlação com doença nodal, metástase e sobrevida pior (23).

O tipo de carcinoma de célula escamosa que tem melhor prognóstico é o carcinoma verrucoso. Grosseiramente, essa é uma lesão volumosa, verrucosa, que ocorre nos pacientes idosos que mascam tabaco ou possuem próteses dentárias mal adaptadas, e seu diagnóstico é mais bem feito proporcionando-se uma descrição clínica exata para o patologista. Seu comportamento é relativamente indolente; ele não tende a metastatizar, e o avanço da margem parece empurrar o tecido circunvizinho em vez de invadi-lo.

Terapia de Radiação

Em geral, a terapia de radiação e a cirurgia têm o mesmo sucesso no controle de lesões T1 da cavidade oral. As opções de tratamento precisam ser determinadas por numerosos fatores, incluindo a localização, a condição física do paciente, a situação econômica e social e a experiência daqueles que oferecem o cuidado. A terapia de radiação tende a proporcionar um resultado funcional melhor com fala e deglutição superiores, porém desvantagens significativas da terapia de radiação são diminuição do paladar, xerostomia e natureza prolongada do curso do tratamento. Ao contrário da cirurgia, uma dosagem curativa de terapia de radiação requer no mínimo 6 semanas de tratamento, e isso pode afetar a escolha do tratamento. Ao considerar os cânceres da cavidade oral, os índices mais elevados de complicações relatadas ao feixe de radiação externa ocorrem nos pacientes com câncer do assoalho da boca; historicamente, em um quarto ou mais desses pacientes, desenvolveu-se osteorradionecrose da mandíbula. Novas técnicas, tais como braquiterapia e terapia de radiação de intensidade modulada (TRIM), permitem alvos mais direcionados e complicações reduzidas; a possibilidade de tratamento de um segundo tumor primário com terapia de radiação também existe com essas abordagens (24).

Para os pacientes que requeiram terapia combinada, a terapia de radiação pré-operatória não tem mostrado melhora no controle locorregional comparada com o tratamento de radiação pós-operatória. A despeito das vantagens teóricas da oferta de radiação pré-operatoriamente, a maior parte dos cirurgiões prefere administrá-la após a cirurgia por causa do potencial para melhorar a cicatrização do ferimento. O primeiro e único grande estudo randomizado comparando esses aspectos não mostrou diferença significativa com relação à sobrevida geral, à sobrevida livre de doença e às complicações cirúrgicas (25).

Quimioterapia

Embora a combinação de terapia de radiação e cirurgia proporcione uma chance melhor de cura para a doença estádios III e IV mais do que qualquer modalidade isolada, evidência substancial sugere que a adição de quimioterapia concomitante à terapia de radiação pós-operatória melhora o controle locorregional e a sobrevida nesses pacientes (26,27). Infelizmente, esses estudos tendem a incluir todos os sublocais da cabeça e do pescoço, com cânceres da cavidade oral tipicamente representando apenas 15% a 25%; os resultados não foram estratificados para demonstrar diferenças de sobrevida baseadas na localização do tumor. Estudos mais focados nos tumores primários da cavidade oral, em geral, são muito menores e menos bem controlados de forma que suas implicações para o manejo do paciente são, no mínimo, limitadas.

Pescoço N0

O conceito do manejo geral final é se se irradie profilaticamente o pescoço N0 ou, mais geralmente, se se deve preocupar com doença metastática potencial no pescoço N0. Para as lesões primárias da cavidade oral no estádio inicial, o índice de metástases ocultas do pescoço varia de 20% a 30%. Assim, esses primários requerem tratamento do pescoço, seja com linfadenectomia ou radiação; essa seleção com freqüência é baseada na escolha da modalidade de tratamento para a lesão primária. Com tumores primários mais facilmente tratados com radiação do que com cirurgia, o campo de radiação pode ser expandido para tratar o(s) pescoço(s) simultaneamente. Quando a excisão cirúrgica do tumor da cavidade oral é mais apropriada, o manejo cirúrgico simultâneo do pescoço com freqüência é mais oportuno. Para o pescoço N0, o esvaziamento do pescoço supraomo-hióideo (DPSHO), o qual remove nodos dos níveis I, II e III, tem sido demonstrado como apropriado (28). Em muitas instituições, uma DPSHO é realizada para todas as lesões essencialmente T2 e muitas lesões T1 e T3, quando os fatores prognósticos garantem sua utilização (p. ex., T1 primário maior que 1 cm de diâmetro ou com mais de 4 mm de espessura). Se um ou mais nodos positivos ou extracapsulares disseminarem ou ambos forem detectados na linfadenectomia do espécime, os pacientes são encaminhados para a terapia de radiação pós-operatória. Essa abordagem reduz a morbidade comparada com o esvaziamento radical do pescoço modificado (DRPM), porém ainda resulta em um grande número de esvaziamentos desnecessários do pescoço. Byers *et al.* (29) levantaram a possibilidade de "perda de metástases" em cânceres da língua oral – metástases ocultas nível IV que não seriam tratadas através de DPSHO. Entretanto, esse conceito tem sido refutado por múltiplos estudos, incluindo aqueles de Khafif *et al.*, que demonstraram o índice de metástases nível IV não dissecadas de apenas 2% nos cânceres da língua oral em T1–3 N0. Eles também verificaram que o índice de recorrência no pescoço não aumentava se o nível IV fosse dissecado apenas quando houvesse suspeita intra-operatória de metástases nos níveis II ou III (30).

Assim o manejo do pescoço N0 com um primário da cavidade oral T1 permanece controverso. Embora não tenham sido determinadas quais lesões T1 seriam mais preocupantes, uma análise retrospectiva na Universidade da Virgínia mostrou que a irradiação eletiva total do pescoço proporcionou um índice de controle do pescoço de 95% comparado com um índice de controle de 38% para os tumores primários da língua oral T1 de 1 cm ou mais no diâmetro não tratados com irradiação profilática do pescoço (31). Pela presente falta de capacidade de se identificar quais primários têm mais probabilidade para metastatizar, alguns cirurgiões indicam a utilização de biopsia do linfonodo sentinela (BLNS) para selecionar quais pacientes irão requerer linfadenectomia mais extensiva. O procedimento envolve menos morbidade do que o esvaziamento do pescoço, porém a questão de sua exatidão não tem sido respondida inequivocamente. A BLNS foi validada e aceita como um método útil e exato para o estadiamento de linfonodo no melanoma cutâneo e, mais recentemente, no manejo do câncer de mama. Um relato recente por Ross *et al.* (32) inclui um grande número de BLNSs realizadas em múltiplos centros. Seus resultados sustentam o ponto de vista de que a BLNS pode ser útil na detecção de doença oculta do pescoço; a sensibilidade geralmente foi muito alta, porém foi tão baixa quanto 80% para os cânceres do assoalho da boca. Infelizmente, em mais da metade dos pacientes estudados, a BLNS foi realizada isolada e não pôde ser correlacionada com o esvaziamento eletiva do pescoço. Finalmente, a BLNS pode provar-se como uma abordagem efetiva para a avaliação do pescoço N0, porém, no momento, ela ainda requer validação adicional. No momento deste escrito, um ensaio multiinstitucional estava em andamento nos Estados Unidos para avaliar esse aspecto.

Reconstrução

O desafio da cirurgia com relação às malignidades da cavidade oral é realizar uma ressecção adequada e então proporcionar a melhor reconstrução funcional. Por causa dos avanços na reconstrução com retalhos miocutâneos e, mais recentemente, microvasculares, as escolhas são agora mais numerosas, e, com a seleção apropriada, excelentes resultados funcionais podem ser alcançados.

Enxertos de pele de espessura parcial permanecem a pedra fundamental para o recobrimento de pequenos defeitos superficiais da cavidade oral. Retalhos de pele de espessura total não são amplamente utilizados, e enxertos de mucosa de tamanho significativo proporcionam morbidade a partir do local do enxerto, como fibrose e trismo associado. Retalhos da língua proporcionam tecido rapidamente acessível bem vascularizado, porém causam significativa morbidade funcional, tornando sua utilização mais histórica do que prática. Retalhos miocutâneos do peitoral maior têm sido o carro-chefe de trabalho para o cirurgião de cabeça e pescoço, substituindo o retalho deltopeitoral por causa de seu suprimento de sangue mais duradouro (artéria toracoacromial *versus* perfuradoras da artéria mamária interna), dos defeitos residuais mais manejáveis (fechamento primário *versus* enxerto de pele de espessura parcial), e maior espessura. Retalhos deltopeitorais são utilizados hoje em dia predominantemente para a cobertura ampla de superfície de pele, enquanto os retalhos do peitoral maior proporcionam excelente tecido mole para grandes ressecções do assoalho da boca e da língua. Se o retalho for muito espesso, geralmente secundário à gordura subcutânea, a pele e a gordura podem ser descartadas, e a superfície pode epitelializar, seja por segunda intenção ou pela colocação de um enxerto de pele de espessura parcial.

Embora o retalho do peitoral maior seja adequado para grandes defeitos de tecido mole que não envolvam o osso, os retalhos livres miocutâneos ou osteomiocutâneos são agora os métodos reconstrutores de escolha para muitos defeitos da cavidade oral, particularmente aqueles que requerem tecido mais maleável e fino ou ósseo ou ambos. Refinamentos na cirurgia microvascular têm tornado a transferência de tecido livre um lugar comum. Esses retalhos requerem especialidade microvascular e tempo adicional no centro cirúrgico e são mais difíceis de realizar em pescoço previamente irradiado, porém eles levam a resultados funcionais e cosméticos superiores. Talvez o retalho livre mais amplamente utilizado na reconstrução da cavidade oral seja o retalho do antebraço radial. Este possui a vantagem de menor morbidade no local doador quando comparado com outros retalhos livres. Além disso, existe uma diminuição do volume, se comparado com o retalho do peitoral maior, tornando-o mais adequado para os defeitos da língua oral e assoalho da boca. Esse retalho pode ser feito bilobado para aumentar a mobilidade pós-operatória da língua. Algum grau de sensibilidade pode ser preservado pela anastomose do nervo cutâneo antebraquial para um nervo recipiente no leito do ferimento (33). O objetivo dessa manobra é melhorar a função da deglutição e diminuir a aspiração.

Se for necessário o uso de osso para a reconstrução mandibular, podem ser utilizados retalhos livres da fíbula, crista ilíaca ou escápula, dependendo das características do defeito (34); esses retalhos proporcionam várias combinações de osso e tecido mole/pele. Recentemente, demonstrou-se que a reconstrução com enxerto livre de grandes defeitos palatomaxilares com um retalho livre oblíquo interno–crista ilíaca ou escápula tem conduzido a melhores resultados funcionais e melhor qualidade de vida, quando comparada com a abordagem padrão de colocação de obturador protético (35).

Felizmente, muitas técnicas estão disponíveis atualmente, adequando-se às necessidades de cada paciente e à habilidade do cirurgião de cabeça e pescoço. A despeito da crescente popularidade das técnicas de retalho livre, os retalhos miocutâneos proporcionam maior confiabilidade sem a necessidade de habilidades cirúrgicas especiais. Não importa qual técnica reconstrutora seja utilizada para grandes defeitos; o paciente precisa ser adequadamente aconselhado sobre as alterações na fala, na capacidade para experimentar dentaduras, na deglutição e na cosmética. As Tabelas 39.4 e 39.5 sumarizam o tratamento e o seguimento pós-tratamento.

Bochecha

O carcinoma bucal é um câncer relativamente incomum. É mais comum na Índia e na região sudeste dos Estados Unidos, primariamente por causa dos hábitos sociais nessas regiões envolvendo carcinógenos orais. O carcinoma bucal ocorre mais comumente nos homens idosos de 70 anos e são encontrados em uma região de leucoplasia da bochecha. As lesões exofíticas podem ter uma aparência relativamente benigna e podem não penetrar nos tecidos moles da bochecha mesmo que eles sejam relativamente grandes. As lesões ulcerativas, entretanto, penetram precocemente e tornam a cura mais difícil por causa de seu envolvimento do músculo adjacente, osso e pele. Em virtude de não existirem barreiras naturais para a penetração do tumor na bochecha, os índices de cura não são tão bons como se poderia esperar em uma região tão facilmente inspecionada. Em um estudo de 57 pacientes tratados com cirurgia e radiação, Fang *et al.* (36) mostraram um controle locorregional de 3 anos e de sobrevida de doença específica de 64% e 62%, respectivamente. Mais da metade desses pacientes foi inicialmente vista com doença estádio IV. Utilizando análise multivariada, apenas a invasão do tumor à pele da bochecha teve significado prognóstico (36); isso pode simplesmente representar uma medida da espessura do tumor.

Como a maior parte das neoplasias da cavidade oral, as lesões T1 podem ser tratadas seja com cirurgia, seja com terapia de radiação, embora a ressecção e

---

TABELA 39.4
SEGUIMENTO DE TRATAMENTO E PÓS-TRATAMENTO DAS NEOPLASIAS DA CAVIDADE ORAL

Cirurgia
   Primário – ressecção com margens adequadas; secção congelada conforme necessário
      Traqueostomia conforme necessário
      Tubo de alimentação opcional
      Orientação cirúrgica do espécime para o patologista
   Pescoço – esvaziamento modificado/radical para doença metastática unilateral e esvaziamentos bilaterais para metástases em ambos os pescoços
      Drenagem de sucção
   Cuidado pós-operatório
      Antibióticos
      Hospitalização por 3–10 dias
      Tubos de alimentação
      Drenagem de sucção para pescoço(s) – remover quando o produto for < 25–30 mL/período de 24 horas
      Sutura removida de 5 a 10 dias pós-operatoriamente

Terapia de radiação
   Indicações
      Margens patologicamente positivas
      Disseminação perineural ou intravascular
      Múltiplos nodos histologicamente positivos no pescoço
      Extensão do tumor extranodal
      Tratamento alternativo para lesões T1 e T2
      Lesões adjuvantes para T3 e T4
   Momento
      3-4 semanas após completar a cirurgia
   Dosagem
      Adjuvante: 50-60 Gy diariamente frações de 1,8 a 2,0 Gy
      Curativa: 60-70 Gy diariamente frações de 1,8 a 2,0 Gy
      Técnica: feixe externo, braquiterapia, ou combinação
   Seguimento pós-tratamento
   Necessidade
      Risco de recorrência
      Desenvolvimento de segundo primário
      Suporte social e psicológico
   Programação
      Ano 1: a cada 1-3 meses
      Ano 2: a cada 2-4 meses
      Ano 3: a cada 3-6 meses
      Ano 4: a cada 4-6 meses
      Após 5 anos: a cada 12 meses
   Testes ancilares
      Radiografia de tórax a cada ano
      Testes de função hepática a cada ano
      Testes de função tireoidiana conforme indicado

Nas séries previamente mencionadas, as lesões primárias foram cirurgicamente excisadas, e esvaziamentos ipsolaterais do pescoço foram realizados em todos os pacientes. Retalho do músculo masseter ou retalho da língua foram utilizados para a reconstrução. Pós-operatoriamente, 90% dos pacientes receberam radioterapia (51 a 58 Gy) para o local primário e pescoço, e quimioterapia adjuvante era oferecida, se fossem identificados sinais histológicos de comportamento agressivo. Os índices de controle locorregional de 3 anos foram de 100%, 43% e 27% para o estádio I/II, III e IV, respectivamente. O índice de sobrevida de 3 anos foi de 65,5% (41).

Alvéolo

O carcinoma do alvéolo é um câncer relativamente raro da cavidade oral; 80% são da mandíbula inferior, com a maior parte ocorrendo no terço posterior do arco dentário. O tratamento é primariamente cirúrgico, porém a adição de radioterapia é importante quando estão presentes invasão óssea, metástases nodais ou invasão perineural . A doença de estádios I e II pode ser tratada com cirurgia isolada, com índices de expectativa de sobrevida de 2 anos livre de doença de 80% e 70%, respectivamente. Para a doença de estádios III e IV, a terapia de radiação é requerida para o pescoço N0, e uma DRPM com radioterapia é indicada para a doença nodal positiva. Quando a terapia combinada é utilizada, os índices de expectativa de sobrevida de 2 anos são de 60% e 50%, respectivamente, para pacientes com doença de estádios III e IV (42).

As necessidades reconstrutivas são baseadas no tamanho do defeito e no grau de ressecção mandibular requeridos para o controle da lesão primária. Se a avaliação pré-operatória adequada não revelar a invasão mandibular, então o osso precisa ser cuidadosamente avaliado intra-operatoriamente. Se o tumor primário encontrar-se ao lado da mandíbula, o periósteo deve ser cuidadosamente removido. Se o osso subjacente estiver obviamente invadido, uma mandibulectomia segmentar é requerida. Se o osso mostrar-se normal e o periósteo abrigar as células do câncer, uma ressecção mandibular marginal mínima é requerida. Após a ressecção marginal ser realizada, o osso esponjoso curetado pode estar disponível para avaliação intra-operatória; realizar-se uma ressecção segmentar se ele for positivo. Múltiplos estudos têm demonstrado que a análise de corte de congelação do osso esponjoso possui sensibilidade aceitável e especificidade para a invasão do tumor (43), embora a presença de calcificação excessiva possa impedir essa análise. Assim, a ressecção mandibular marginal pode ser utilizada sem sacrifício dos princípios oncológicos. Entretanto, dada a dificuldade da confirmação de margens ósseas negativas intra-operatoriamente e em face do sucesso da reconstrução com retalhos livres vascularizados contendo osso, alguns autores têm recomendado a ressecção segmentar e a reconstrução imediata com retalho livre como uma abordagem mais confiável (34). A ressecção marginal é contra-indicada quando o osso tiver sido previamente irradiado, quando a altura vertical for significativamente reduzida nos pacientes edentados e quando houver envolvimento grosseiro do osso esponjoso.

Língua Oral

Na decisão das modalidades de tratamento para o câncer da língua oral, são aplicados os mesmos fatores como para a maior parte dos outros locais da cabeça e pescoço. As lesões T1-2 podem ser tratadas por cirurgia ou radioterapia, e as lesões T3-4 são mais bem tratadas com terapia de combinação. O tratamento de radiação isolado alcança índices de controle de 86% para lesões T1 e de 75% para T2. Por causa do alto índice de complicação associado a doses curativas, Wendt *et al.* (44) sugeriram uma política de cirurgia inicial, com terapia de radiação pós-operatória sendo reservada para pacientes com um índice de alta suspeição de falência local ou do pescoço. Técnicas para oferta de terapia de radiação variam. Wendt *et al.* (44) argumentaram que a terapia intersticial é necessária, porém Wang (45) sugeriu que a técnica de auxílio com cone de feixe de elétron intra-oral proporciona um índice de cura superior em comparação com o implante intersticial para as lesões orais T1 e T2.

Seja qual for a técnica radioterapêutica utilizada, a terapia profilática do pescoço é necessária para certo subgrupo de lesões T1 maiores/mais agressivas, como o é para as lesões T2. Embora os fatores que definam esse grupo não estejam finalizados, a maior parte dos cirurgiões atualmente considera a profundidade de penetração como um fator-chave, que dita a necessidade de terapia do pescoço. Muitos também são favoráveis ao tratamento profilático do pescoço quando as lesões primárias são maiores do que 1 cm, reconhecendo a relação prognóstica ruim que essa característica tem com metástases do pescoço (31).

Se o cirurgião optar pela ressecção cirúrgica de um câncer de língua inicial, os aspectos antes mencionados precisam ser considerados em relação à terapia profilática do pescoço. Embora tenham surgido aspectos em relação à excisão convencional *versus laser* dessas lesões, o método é puramente uma escolha técnica, porque o índice de sobrevida de cerca de 80% não muda de acordo com a técnica. O *laser* não proporciona vantagens oncológicas diferentes sobre uma excisão cirúrgica padrão.

O tratamento da doença de estádios III e IV requer terapia de combinação para controlar a doença locorregional melhor do que a cirurgia ou a terapia de radiação isolada. Diversos ensaios clínicos que incluíram lesões da língua oral como um pequeno subgrupo com base no paciente, em geral, demonstraram benefício da adição da quimioterapia aos regimes de radioterapia padrão (25,26). Entretanto, são necessários dados mais específicos antes de ser provada a vantagem da quimioterapia para essas lesões. Os índices de sobrevida gerais para os pacientes com doença de estádios III e IV variam de 30% a 35%.

Como em toda reconstrução de cabeça e pescoço, as técnicas de fechamento do defeito variam do fechamento primário ao retalho a distância. Maior debilidade cosmética e funcional é encontrada quando parte da mandíbula precisa ser ressecada. Embora o cirurgião precise avisar o paciente sobre os déficits na fala e na deglutição que acompanham as ressecções da cavidade oral, especialmente aquelas envolvendo a língua e o assoalho da boca, alguns princípios básicos podem ser seguidos para minimizar o nível de debilidade. Retalhos da língua, que proporcionam os piores resultados nas reconstruções funcionais, precisam ser evitados em vista das muitas escolhas disponíveis. A utilização de enxerto de pele de espessura parcial, onde possível, proporciona bons resultados funcionais (46). Quando os defeitos incluem muito do assoalho da boca e da língua, um retalho miocutâneo (p. ex., peitoral maior) ou livre (p. ex., antebraço radial) precisa ser utilizado. Para esses pacientes, a competência oral torna-se um aspecto significativo, o qual pode ser manejado pelo menos parcialmente pela utilização de um conveniente retalho livre do antebraço radial (33).

Assoalho da Boca

Um dos problemas acerca da utilização da radioterapia como tratamento curativo para os tumores da cavidade oral é a proximidade do arco mandibular. Embora isso precise ser considerado para todos os cânceres da cavidade oral, torna-se um aspecto muito maior, ao se tratar cânceres do assoalho da boca. Em geral, esses cânceres são subtratados e tendem a refletir um prognóstico pior de estádio a estádio.

Em um estudo retrospectivo recente envolvendo 227 pacientes, cânceres de estádios I e II do assoalho da boca tiveram um índice de sobrevida de 5 anos da doença específica de 72% e 63%, respectivamente (47). Como discutido anteriormente, o esvaziamento eletivo do pescoço é tipicamente recomendado para lesões T2 e T1 maiores ou mais agressivas. Entretanto, nessas séries, Sessions *et al.* (47) não encontraram benefício de sobrevida no esvaziamento eletivo do pescoço, presumindo que a alternativa fosse um seguimento criterioso com avaliação freqüente por exame físico e imagem radiológica. Lesões de estádios III e IV tinham índices de sobrevida da doença específica de 44% e 47%, respectivamente (47); estas requerem terapia de combinação, a qual freqüentemente envolve ressecção composta e reconstrução complexa. Falhas do tratamento no local primário ocorreram duas vezes com mais freqüência do que a recorrência no pescoço (47).

COMPLICAÇÕES

A Tabela 39.6 delineia as complicações esperadas devidas às neoplasias da cavidade oral. Do ponto de vista radioterapêutico, xerostomia, mucosite e paladar reduzido são efeitos colaterais esperados. Quando a mucosite torna-se grave o suficiente para requerer uma quebra do tratamento prolongado, existe um risco significativo que o controle do tumor local possa ser comprometido (48). Úlceras de radiação persistentes, as quais podem aparecer como câncer recorrente e osteorradionecrose da mandíbula, proporcionam problemas significativos para o paciente. Conforme estabelecido anteriormente, ocorrem complicações mais comumente com a radioterapia para a cura de cânceres do assoalho da boca, e a maior ocorrência de osteorradionecrose foi encontrada quando os tumores do trígono retromolar foram tratados para a cura. Úlceras que não cicatrizam podem causar dor persistente, a menos que cicatrizem após a excisão do tecido necrótico, e a osteorradionecrose da mandíbula pode causar dor persistente, que pode finalmente necessitar de oxigenoterapia hiperbárica ou de mandibulectomia parcial. A necrose da mandíbula pode ocorrer quando

TABELA 39.6 COMPLICAÇÕES NEOPLASIAS DA CAVIDADE ORAL

Obstrução da via aérea: traqueotomia
Sangramento
Hemorragia pós-operatória: via aérea segura, estabilizar sinais vitais, retorno à cirurgia para controlar local do sangramento
Fístula pós-operatória: cuidado inicial local do ferimento e controle com desvio salivar afastado da bainha vascular
Prevenção: cobertura da artéria carótida – derme, retalho de músculo, rotação, miocutâneo, cobertura do pedículo
Possível reconstrução secundária do ferimento que ainda não foi curado por causa da formação de fístula de infecção secundária
Perda da reconstrução do enxerto/retalho
Perda do retalho de pele de espessura parcial: local por segunda intenção
Isquemia do retalho miocutâneo/músculo ou infecção: se encontrado agudamente, avaliar e corrigir possível tensão, comprometimento vascular; se mais tarde, descartar e substituir com reconstrução secundária
Margens cirúrgicas pós-operatórias positivas: retornar para cirurgia para ressecção da margem envolvida a menos que tecnicamente ou fisicamente não possa ser realizada

a tolerância do osso à radiação é excedida, porém é mais comumente relacionada a uma dentição ruim antes da radioterapia começar. Por essa razão, um dentista acostumado com radiação e seus efeitos adversos precisa avaliar aqueles pacientes antes da terapia. A aplicação periódica de fluoreto pelo dentista é necessária para manter a dentição estável, e são necessárias extrações pré-terapia para prevenir a osteorradionecrose de 6 a 12 meses após a terapia ser concluída.

Complicações cirúrgicas dependem da extensão da cirurgia. Aplica-se uma lista padrão para dissecção do pescoço, não importa qual seja o local da malignidade primária. Dependendo do tipo de esvaziamento do pescoço realizado e das incisões de pele utilizadas, estas podem incluir sangramento, infecção, lesão ao nervo mandibular marginal levando à fraqueza do canto da boca, lesão ao nervo hipoglosso levando à paralisia da língua no lado afetado, gotejamento quiloso (mais provavelmente com esvaziamento do pescoço esquerdo), lesão ao nervo frênico levando a diafragma paralisado, lesão do plexo braquial (algo remota), ouvido dormente e óbvia deformidade cosmética do pescoço. A incidência de complicações é algo reduzida com DPSHO, se comparada com DRPM.

Quando amplas ressecções locais são realizadas, os problemas incluem perda do enxerto de espessura parcial ou do retalho com cicatrização retardada por segunda intenção, fístula, artéria carótida exposta, ou retardo na terapia adjunta devido à necessidade de um retalho de tecido adicional. Conforme a magnitude do procedimento aumenta, a lista de complicações também aumenta. Quando um retalho é utilizado, a perda do retalho e a fístula resultante são as maiores preocupações. Por essa razão, é apropriado proteger a artéria carótida se um esvaziamento do pescoço vier a ser realizado. Isso pode ser feito seja através do músculo esternocleidomastóideo disseminado ou, se esse músculo tiver sido sacrificado, com um enxerto dérmico ou substituto (p. ex., Alloderm). A mandíbula exposta, com potencial para perder sua viabilidade, é outra preocupação com a perda de retalho, especialmente se osteotomia e fixação com placa tiverem sido realizadas para o acesso cirúrgico. Se uma mandibulectomia da margem tiver sido realizada, a capacidade do paciente para experimentar dentaduras está prejudicada. Finalmente a necrose óssea ou fratura patológica é uma complicação potencial se uma mandibulectomia da tábua interna for necessária. Se um segmento inteiro tiver sido ressecado, especialmente no mento ou no corpo, incompetência oral grave será um problema se esse segmento não for substituído por uma placa ou um enxerto ósseo. O comprometimento da deglutição e da capacidade da fala é diretamente proporcional à quantidade de tecido mole ressecado. Em adição aos defeitos cosméticos da cirurgia, os quais podem ser satisfatoriamente disfarçados, podem ocorrer muitos déficits funcionais.

EMERGÊNCIAS

Emergências específicas de malignidades da cavidade oral são incomuns (Tabela 39.7). Não é usual para um paciente ser visto primeiro pelo médico com um tumor tão grande que a via aérea esteja comprometida. Mais freqüentemente, a intubação endotraqueal pode ser problemática, ao se induzir anestesia geral ou após decanulação acidental pós-operatória, em virtude do volume do tumor ou da mobilidade diminuída do tecido. O cirurgião precisa avaliar a situação pré-operatoriamente e ajudar o anestesiologista a alcançar o controle da via aérea, seja pela via intubação nasal guiada por fibra óptica, seja pela traqueostomia sob anestesia local.

Excluindo as emergências operatórias do esvaziamento do pescoço, poucas situações requerem atenção imediata. Uma, entretanto, é a fístula pós-operatória, a qual é caracterizada por eritema, edema, sensibilidade do pescoço e febre não explicada, geralmente em 3 a 7 dias pós-operatoriamente. O cirurgião precisa reconhecê-la precocemente, drenar e desviar a saliva para prevenir dano ao tecido adicional. Isso é especialmente importante se o cirurgião não tiver protegido a artéria carótida em um paciente irradiado. Uma fístula quilosa primariamente no pescoço esquerdo também deve ser reconhecida precocemente para prevenir perda excessiva de proteína. Embora fístulas de 500 mL ou menos por dia possam ser tratadas com drenagem, pressão e uma dieta livre de gordura, gote-

TABELA 39.7 EMERGÊNCIAS NEOPLASIAS DA CAVIDADE ORAL

Hematoma pós-operatório da língua/soalho da boca:
Se não traqueotomizado, cirurgia para traqueotomia local, avaliação do hematoma e controle do local do sangramento
Doença primária extensa com comprometimento da via aérea: cirurgia para traqueotomia local e gastrotomia com tubo nasogástrico
Isquemia ou congestão do retalho miocutâneo
Se encontrado agudamente, avaliar para tensão do retalho ou defeito mecânico do suprimento vascular; levar para cirurgia e corrigir
Se não for salvável, remover o enxerto morto e utilizar técnica de reconstrução alternativa
Isquemia ou congestão do retalho livre
Se encontrado agudamente e houver perda do sinal do Doppler, retornar para a cirurgia e remover o trombo venoso/arterial e reconstituir
Se não for salvável, remover e utilizar técnica de reconstrução alternativa

jamentos de 800 mL ou mais precisam intervenção para derivação cirúrgica.

O FUTURO

Um dos mais desconcertantes problemas encarados pelos pacientes que tenham sido tratados bem-sucedidamente para a malignidade de cabeça e pescoço é o fato de que, em 10% a 40% deles, uma segunda lesão primária irá se desenvolver. Esses segundos tumores primários são a causa principal de morte nos pacientes que foram tratados com êxito para uma lesão oral (49). Embora os retinóides mostrassem alguma promessa inicial para o tratamento de lesões pré-malignas orais e prevenção das segundas lesões primárias (50), nenhum estudo de seguimento foi publicado para demonstrar sua eficácia a longo prazo. Novas terapias, como inibidores do fator de crescimento (51), estão sendo agressivamente estudadas, assim como novas técnicas para detecção precoce com sistemas ópticos especializados (52).

O aspecto de como determinar se um pescoço N0 está verdadeiramente sem doença e como tratar o pescoço N0 que possui uma probabilidade significativa de doença microscópica ainda é uma questão. Como mencionado anteriormente, a TC e a RM têm ajudado nas situações clínicas isoladas, porém não existem séries que sustentem sua eficácia sobre um exame físico habilidoso. Tem sido sugerido que a varredura de TEP pode ajudar na identificação da doença nodal oculta não detectável facilmente por outras modalidades de imagem, porém, no momento, dados insuficientes garantem sua utilização rotineira na avaliação dos pacientes N0.

A abordagem oncológica padrão tem sido tratar todos os pescoços nos quais a incidência potencial de doença metastática exceda 30%, porém isso significa que até 7 de 10 pacientes com pescoço N0 podem ser submetidos à radioterapia ou à dissecção desnecessária do pescoço. O movimento a partir de DRPM para esvaziamentos seletivos do pescoço tem reduzido a morbidade sem sacrificar a recorrência ou os índices de sobrevida (53). A técnica de BLNS pode representar uma oportunidade para reduzir a morbidade, ainda mais enquanto ainda identifica efetivamente doença micrometastática.

Talvez a área mais interessante, porém mais difícil de avanço, seja o campo dos marcadores biológicos. Eles são características moleculares de células do câncer da cavidade oral que poderiam permitir melhorar o prognóstico, estadiamento exato e identificação de doença microscópica, seleção da terapia apropriada, e monitoramento/prevenção de recorrência. Um hospedeiro de tais marcadores está sob investigação (54-56), e é possível que, em futuro próximo, a rápida avaliação molecular de um pequeno espécime de biopsia ajude a guiar os pacientes em direção à terapia maximamente efetiva.

PONTOS IMPORTANTES

- Além do periósteo da mandíbula, nenhum osso final ou planos fasciais inibem a disseminação do tumor na cavidade oral.
- Lesões lateralizadas da língua oral drenam para os linfonodos ipsilaterais.
- Em geral, o índice de cura para as lesões T1-2 da cavidade oral é igual, quando tratadas, seja por radioterapia ou cirurgia. Lesões T3-4 requerem terapia de modalidade combinada.
- Em razão das malignidades do palato duro serem raras, o que parece ser um tumor do palato duro pode ser na verdade um câncer do seio maxilar surgindo através do soalho do seio.
- O tratamento do carcinoma alveolar é apenas cirúrgico, a menos que sejam encontradas invasão óssea, invasão perineural ou metástases nodais.
- Úlceras persistentes após a radioterapia podem representar um tumor persistente ou necrose de radiação.
- Em razão de grandes tumores da cavidade oral poderem complicar a intubação transoral, a cooperação com o anestesiologista é requerida para determinar o melhor método para assegurar a via aérea.
- Quando o tratamento é justificado, as dissecções seletivas do pescoço são apropriadas para o pescoço N0.

REFERÊNCIAS

1. Crafts RC. *Textbook of human anatomy*, 3rd ed. New York: John Wiley and Sons, 1985.
2. Moore KL, Dalley AE *Clinically oriented anatomy*, 4th ed. Baltimore: Lippincott Williams & Wilkins, 1999.
3. Hollinshead WN, Rosse C. *Textbook of anatomy*, 4th ed. Philadelphia: Harper & Row; 1985.
4. Ries LAG, Eisner MP, Kosary CL, et al., eds. *SEER Cancer Stat Rev 1975-2001*. Bethesda, MD: National Cancer Institute (http://seer. cancer.gov/csr/1975-2001/), 2004.
5. Lewin F Norell SE, Johansson H, et al. Smoking tobacco, oral snuff, and alcohol in the etiology of squamous cell carcinoma of the head and neck: a population-based case-referent study in Sweden. *Cancer* 1998;82:1367-1375.
6. Baden E. Prevention of cancer of the oral cavity and pharynx. *Ca Cancer J Clin* 1987;37:49-62.
7. Elamin F, Steingrimsdottir H, Wanakulasuriya S, et al. Prevalence of human papillomavirus infection in premalignant and malignant lesions of the oral cavity in U.K. subjects: a novel method of detection. *Oral Oncol* 1998;34:191-197.
8. Hafkamp HC, Manni JJ, Speel EJM. Role of human papillomavirus in the development of head and neck squamous cell carcinoma. *Acta Otolaryngol* 2004;124:520-526.
9. Brockenbrough JM, Petruzzelli GJ, Lomasney L. DentaScan as an accurate method of predicting mandibular invasion in patients with squamous cell carcinoma of the oral cavity. *Arch Otolaryngol Head Neck Surg* 2003;129:113-117.

10. VIrapongse C, Mancuso A, Fitzsimmons J. Value of magnetic resonance imaging in assessing bone destruction in head and neck lesions. *Laryngoscope* 1986;96:284-291.
11. Phillips CD, Gay SB, Newton RL, et al. Gadolinium-enhanced MRI of rumors of the head and neck. *Head Neck* 1990;12:308-315.
12. Troell RL Terris DJ. Detection of metastases from head and neck cancers. *Laryngoscope* 1995;105:247-250.
13. Houghton DJ, Hughes ML, Garvey C, et al. Role of chest CT scanning in the management of patients presenting with head and neck cancer. *Head Neck* 1998;20:614-618.
14. Arunachalam PS, Putnam G, Jennings P, et al. Role of computerized tomography (CT) scan of the chest in patients with newly diagnosed head and neck cancers. *Clin Otolaryngol* 2002;27:409-411.
15. Goerres GW, Schmid DT, Gratz KW, et al. Impact of whole body positron emission tomography on initial staging and therapy in patients with squamous cell carcinoma of the oral cavity. *Oral Oncol* 2003;39:547-551.
16. Greene FL, Page DL, Fleming ID, et al., eds. *AJCC cancer staging handbook: from the AJCC cancer staging manual*, 6th ed. New York: Springer, 2002:35.
17. Gorsky M, Epstein JB. The effect of retinoids on premalignant oral lesions: focus on topical therapy. *Cancer* 2002;95:1258-1264.
18. Lim SC, Zhang S, Ishü G, et al. Predictive markers for late cervical metastasis in stage I and II invasive squamous cell carcinoma of the oral tongue. *Clin Cancer Res* 2004;10:166-172.
19. O'Brien CJ, Lauer CS, Fredrick S, et al. Tumor thickness influences prognosis of Tl and T2 oral cavity cancer: but what thickness? *Head Neck* 2003;25:937-945.
20. Lam P, Au-Yeung KM, Cheng PW, et al. Correlating MRI and histologic tumor thickness in the assessment of oral tongue cancer. *AJR Am J Roentgenol* 2004;182:803-808.
21. Kowalski LP, Medina JE. Management of the neck in head and neck cancer, nodal metastases: predictive factors. *Otolaryngol Clin North Am* 1998;31:621-637.
22. Rubio Bueno P, Naval Gias L, Garcia Delgado R, et al. Tumor DNA content as a prognostic indicator in squamous cell carcinoma of the oral cavity and tongue base. *Head Neck* 1998;20:232-239.
23. Xia W, Lau YK, Zhang HZ, et al. Strong correlation between c-erbB-2 overexpression and overall survival of patients with oral squamous cell carcinoma. *Clin Cancer Res* 1997;3:3-9.
24. Lapeyre M, Bollet MA, Racadot S, et al. Postoperative brachytherapy alone and combined postoperative radiotherapy and brachytherapy boost for squamous cell carcinoma of the oral cavity, with positive or close margins. *Head Neck* 2004;26:216-223.
25. Snow JB, Guber RD, Kramer S, et al. Randomized preoperative and postoperative radiation therapy for patients with carcinoma of the head and neck: preliminary report. *Laryngoscope* 1980;90:930-945.
26. Bernier J, Domenge C, Ozsahin M, et al. Postoperative irradiation with or without concomitant chemotherapy for locally advanced head and neck cancer. *N Engl J Med* 2004;350:1945-1952.
27. Zorat PL, Paccagnella A, Cavaniglia G, et al. Randomized phase III trial of neoadjuvant chemotherapy in head and neck cancer: 10-year follow-up. *J Natl Cancer Inst* 2004;96:1714-1717.
28. Shah JP, Candela FC, Poddar AK. The patterns of cervical lymph node metastases from squamous carcinoma of the oral cavity. *Cancer* 1990;66:109-133.
29. Byers RM, Weber RS, Andrew T, et al. Frequency and therapeutic implications of "skip metastases" in the neck from squamous cell carcinoma of the oral tongue. *Head Neck* 1997;19:14-19.
30. Khafif A, Lopez-Garza JR, Medina JE. Is dissection of level IV necessary in patients with T1-T3 N0 tongue cancer? *Laryngoscope* 2001;111:1088-1091.
31. Spaulding CA, Korb LL Constable WC, et al. The influence of extent of neck treatment upon control of cervical lymphadenopathy in cancers of the oral tongue. *Int J Radiat Oncol Biol Phys* 1991;21:577-581.
32. Ross GL, Soutar DS, MacDonald DG, et al. Sentinel node biopsy in head and neck cancer: preliminary results of a multicenter trial. *Ann Surg Oncol* 2004;11:690-696.
33. Urken ML, Weinberg H, Vickery C, et al. The combined sensate radical forearm and iliac crest free flaps for reconstruction of significant glossectomy-mandibulectomy defects. *Laryngoscope* 1992;102:543-558.
34. Urken ML, Buchbinder D, Costantino PD, et al. Oromandibular reconstruction using microvascular composite flaps: report of 210 cases. *Arch Otolaryngol Head Neck Surg* 1998;124:46-55.
35. Genden EM, Okay D, Stepp MT, et al. Comparison of functional and quality-of-life outcomes in patients with and without palatomaxillary reconstruction: a preliminary report. *Arch Otolaryngol Head Neck Surg* 2003;129:775-780.
36. Fang FM, Leung SW, Huang CC, et al. Combined-modality therapy for squamous carcinoma of the buccal mucosa: treatment results and prognostic factors. *Head Neck* 1997:19:506-512.
37. Bloom ND, Spiro RH. Carcinoma of the cheek mucosa: a retrospective analysis. *Am J Surg* 1980;140:556-559.
38. Nair MK, Sankaranarayanan R, Padmanabhan TK. Evaluation of the role of radiotherapy in the management of the buccal mucosa. *Cancer* 1988;61:1326-1331.
39. Chung CK, Johns ME, Cantrell RW, et al. Radiotherapy in the management of primary malignancies of the hard palate. *Laryngoscope* 1980;90:576-584.
40. Okay DJ, Gender E, Buchbinder D, et al. Prosthodontic guidelines for surgical reconstruction of the maxilla: a classification system of defects. *J Prosthet Dent* 2001;86:352-363.
41. Antoniades K, Lazaridis N, Vahtsevanos K, et al. Treatment of squamous cell carcinoma of the anterior faucial pillar-retromolar trigone. *Oral Oncol* 2003;39:680-686.
42. Wald RM, Calcaterra TC. Lower alveolar carcinoma. *Arch Otolaryngol Head Neck Surg* 1983;109:578-582.
43. Wax MK, Bascom DA, Myers LL. Marginal mandibulectomy vs segmental mandibulectomy: indications and controversies. *Arch Otolaryngol Head Neck Surg* 2002;128:600-603.
44. Wendt CD, Peters LF, Delcios L, et al. Primary radiotherapy in the treatment of stage I and II oral tongue cancers: importance of the proportion of therapy delivered with interstitial therapy. *Int J Radiat Oncol Biol Phys* 1990;18:1287-1292 .
45. Wang CC. Radiotherapeutic management and results of TIN0, T2N0 carcinomas of the oral tongue: evaluation

of boost technique. *Int J Radiat Oncol Biol Phys* 1989;17:287-291.
46. McConnel FMS, Logemann JA, Rademaker AW, et al. Surgical variables affecting postoperative swallowing efficiency in oral cancer patients: a pilot study. *Laryngoscope* 1994;104:87-90.
47. Sessions DG, Spector GJ, Lenox J, et al. Analysis of treatment results for floor-of-mouth cancer. *Laryngoscope* 2000;110:1764-1772.
48. Maciejewski B, Withers HR, Taylor JM, et al. Dose fractionation and regeneration in radiotherapy for cancer of the oral cavity and oropharynx, Part 2: normal tissue responses: acute and late effects. *Int J Radiat Oncol Biol Phys* 1990;18:101-111.
49. Lippman SM, Hong WK. Second malignant tumors in head and neck squamous cell carcinoma: the overshadowing threat for patients with early-stage disease. *Int J Radiat Oncol Biol Phys* 1989;17:691-694.
50. Lotan R. Suppression of squamous cell carcinoma growth and differentiation by retinoids. *Cancer Res* 1994;54:1987s-1990s.
51. Myers JN, Holsinger FC, Bekele BN, et al. Targeted molecular therapy for oral cancer with epidermal growth factor receptor blockade: a preliminary report. *Arch Otolaryngol Head Neck Surg* 2002;128:875-879.
52. Sokolov K, Aaron J, Hsu B, et al. Optical systems for in vivo molecular imaging of cancer. *Technol Cancer Res Treat* 2003;2:491-504.
53. Ambrosch P, Kron M, Pradier O, et al. Efficacy of selective neck dissection: a review of 503 cases of elective and therapeutic treatment of the neck in squamous cell carcinoma of the upper aerodigestive tract. *Otolaryngol Head Neck Surg* 2001;124:180-187.
54. Raybaud-Diogene H, Tetu B, Morency R, et al. p53 Overexpression in head and neck squamous cell carcinoma: review of the literature. *Eur J Cancer B Oral Oncol* 1996;32B:143-149.
55. Chen IH, Chang IT, Liao Cr, et al. Prognostic significance of EGFR and Her-2 in oral cavity cancer in betel quid prevalent area cancer prognosis. *Br J Cancer* 2003;89:681-686.
56. St John MA, Li Y, Zhou X, et al. Interleukin 6 and interleukin 8 as potential biomarkers for oral cavity and oropharyngeal squamous cell carcinoma. *Arch Otolaryngol Head Neck Surg* 2004;130:929-935.

CAPÍTULO 40

Cistos Odontogênicos, Tumores e Lesões Relacionadas com a Mandíbula

William L. Chung • Darren P. Cox • Mark W. Ochs

Cistos odontogênicos e tumores compreendem um grupo único de lesões que têm despertado o interesse dos cirurgiões e patologistas por causa de sua história complexa e variável, das características histológicas e de seu comportamento clínico. O termo *odontogênico* implica ser derivado de estruturas formadoras do dente. Cistos odontogênicos variam significativamente em freqüência, comportamento e tratamento. Tumores odontogênicos são lesões relativamente incomuns, representando 1% das biopsias avaliadas pelos patologistas orais (1). Coletivamente, as lesões das mandíbulas merecem atenção considerável dos cirurgiões por causa de seu potencial para destruição do tecido e dos desafios relacionados que elas impõem para a reconstrução. Neste capítulo nós revisamos os cistos odontogênicos e tumores mais comuns e clinicamente significativos, juntamente com diversas outras lesões relacionadas à mandíbula. As características histológicas, radiográficas e clínicas de destaque de cada lesão são discutidas, além do tratamento relevante e do prognóstico.

CISTOS ODONTOGÊNICOS

A maior parte dos cistos da cavidade oral é constituída por cistos verdadeiros porque eles contêm um revestimento epitelial. O revestimento desses cistos é derivado de uma das três estruturas epiteliais: (a) epitélio de esmalte reduzido – epitélio residual que circunda a coroa do dente após a formação do esmalte estar completa; (b) restos de Malassez – remanescentes da bainha da raiz de Hertwig que persiste no ligamento periodontal após a formação da raiz estar completa; ou (c) remanescentes da lâmina dental (restos de Serres) – ilhas e cordões de epitélio que se originam do epitélio oral e permanecem nos tecidos após a indução do desenvolvimento do dente (2). Os cistos odontogênicos podem tornar-se inflamados ou infectados, causando sinais e sintomas significativos. Eles podem ser subclassificados como cistos inflamatórios ou cistos de desenvolvimento.

CISTOS INFLAMATÓRIOS

Cisto Radicular

O cisto radicular é de longe o tipo mais comum de cisto odontogênico. Desenvolve-se no ápice de um dente erupcionado em resposta à necrose pulpar secundária a cáries dentais ou traumatismo. O cisto surge da estimulação inflamatória e proliferação dos restos de Malassez. O revestimento do cisto forma-se à medida que os elementos epiteliais proliferam. Debris celulares no interior do lúmen produzem um gradiente osmótico, e o fluido é transportado através do revestimento. Esse gradiente aumenta lentamente o volume do fluido dentro do lúmen, finalmente expandindo o cisto pela pressão hidráulica no interior deste.

Características Clínicas e Radiográficas

A maior parte dos cistos radiculares, assintomáticos, é descoberta incidentalmente durante a avaliação radiográfica de rotina (Fig. 40.1). Os cistos radiculares raramente excedem 1 cm no diâmetro, exceto quando diversos dentes adjacentes tornam-se desvitalizados como resultado de traumatismo. Radiograficamente, o cisto radicular é de redondo a ovóide, bem circunscrito e contíguo ao ápice do dente envolvido.

Histopatologia

O cisto é revestido por epitélio escamoso estratificado de espessura variável. A parede do cisto tipicamente sustenta um infiltrado de célula inflamatório variável, incluindo linfócitos e neutrófilos. O lúmen do cisto freqüentemente contém debris celulares necróticos. Uma pequena porcentagem de cistos radiculares possui corpos hialinos de formato crescente (Rushton) no interior do revestimento epitelial. Embora único para os cistos odontogênicos, o significado biológico dos corpos de Rushton é desconhecido. Células gigantes de corpos estranhos multinucleadas, cristais de colesterol e hemossiderina podem ser vistos através do tecido conectivo da parede do cisto.

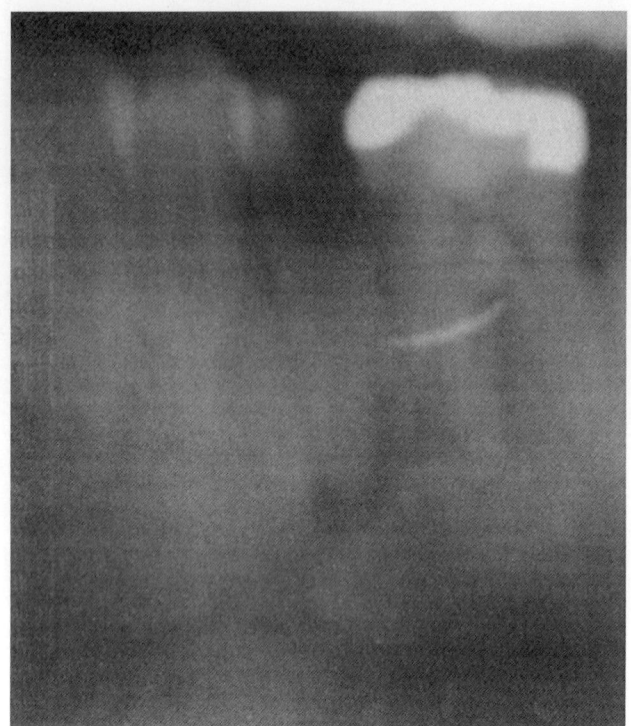

Figura 40.1
Cisto periapical. Radiografia demonstrando lesão periapical associada a dente grosseiramente cariado # 20.

Tratamento e Prognóstico

Estes cistos são tratados por extração do dente infectado seguida pela enucleação do cisto. A extração do dente sem a remoção do cisto pode permitir o crescimento persistente do cisto. Se este não for completamente removido, um cisto *residual* pode se desenvolver. A cicatrização óssea completa tipicamente é vista dentro de 6 meses, se o cisto radicular tiver sido completamente removido.

CISTOS DE DESENVOLVIMENTO

Cisto Dentígero

O cisto dentígero é o segundo cisto odontogênico mais comum. Um cisto dentígero precisa estar associado à coroa de um dente não erupcionado (3). Existem variantes em que o cisto é visto lateralmente ao dente associado ou envolvendo completamente esse dente. O cisto está fixado à região cervical do dente, geralmente um terceiro molar mandibular. Terceiros molares maxilares, caninos maxilares e segundos pré-molares mandibulares são também comumente envolvidos, porque esses dentes estão entre aqueles mais freqüentemente impactados.

Características Clínicas e Radiográficas

O cisto dentígero geralmente ocorre na segunda e terceira décadas, com uma leve predileção masculina. Em razão de eles estarem associados a um dente impactado, o arco parecerá ter um dente ausente. Os cistos geralmente não produzem sintomas e podem alcançar tamanho significativo, causando expansão óssea (Fig. 40.2A). O cisto dentígero é uma radiolucência tipicamente unilocular, bem circunscrita ao redor da coroa de um dente não erupcionado. Os cistos mandibulares podem deslocar o dente para o ramo ou a margem inferior da mandíbula, enquanto um cisto maxilar pode deslocar o dente para o seio maxilar em direção ao assoalho orbital.

Histopatologia

O lúmen do cisto é revestido por epitélio escamoso estratificado não ceratinizado, que está em qualquer lugar com camadas de 2 a 10 células de espessura (ver Fig. 40.2B). É comum que o revestimento esteja infla-

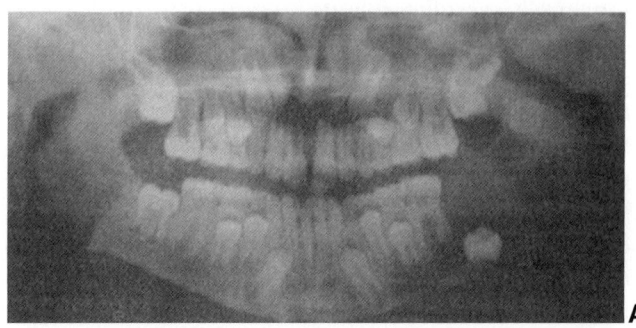

Figura 40.2
A: Cisto dentígero. Radiografia Panorex de 14 anos de idade que se apresenta com edema facial. A radiografia revela considerável envolvimento do ângulo e ramo mandibular esquerdo. Observe o deslocamento de múltiplos dentes permanentes no interior da lesão. **B:** Cisto dentígero. Cisto revestido por epitélio escamoso estratificado fino. As paredes do cisto sustentam uma quantidade moderada de inflamação crônica.

mado. O cisto dentígero pode partilhar diversas características microscópicas com o cisto radicular (p.ex., corpos de Rushton, cristais de colesterol e depósitos de hemossiderina). Os cistos dentígeros crônicos podem exibir áreas de epitélio ceratinizado, os quais requerem que a lesão seja diferenciada de um queratocisto odontogênico. Raramente, células mucosas podem estar presentes no revestimento epitelial.

Tratamento e Prognóstico

A remoção do dente impactado com enucleação cuidadosa do cisto é, geralmente, a terapia definitiva. Quando um cisto dentígero mandibular alcança tamanho considerável, o cisto pode ser marsupializado para permitir a descompressão e o encolhimento do cisto, com preenchimento ósseo compensatório antes da remoção definitiva da lesão. O revestimento epitelial pode sofrer transformação para ameloblastoma, o qual torna o diagnóstico e o tratamento em tempo apropriado cruciais.

Ceratocisto Odontogênico

Os ceratocistos odontogênicos (CCO), os quais se desenvolvem dos remanescentes da lâmina dental, podem ocorrer em qualquer localização da mandíbula. Essas lesões mimetizam a aparência radiográfica de qualquer outro cisto odontogênico e de alguns tumores odontogênicos. O ramo mandibular e o corpo posterior são as localizações mais comuns para o CCO (Fig. 40.3A,B). O CCO no maxilar tipicamente favorece as regiões canina e posterior. Essa lesão difere de outros cistos odontogênicos em relação ao seu potencial de crescimento e ao índice de recorrência. O CCO pode exibir crescimento agressivo, causando expansão e destruição óssea, e relatos têm mostrado índices de recorrência de 5% a 60%.

Características Clínicas e Radiográficas

Um CCO ocorre com ampla variação de idade; entretanto, seu pico de incidência é dentro da segunda e terceira décadas. Quando múltiplos CCO ocorrem em um paciente, a síndrome do carcinoma nevóide de célula basal (SCNCB) precisa ser considerada. Esta síndrome autossômica dominante será discutida separadamente. Radiograficamente, o CCO aparece como uma radiolucência bem circunscrita com uma margem radiográfica distinta. Pode ser unilocular ou multilocular, e muitos causam expansão óssea ou erosão de algum córtex.

Histopatologia

O CCO possui a seguinte aparência microscópica distinta: seu revestimento é paraceratinizado, epitélio escamoso estratificado, o qual tem camadas de 6 a 8 célu-

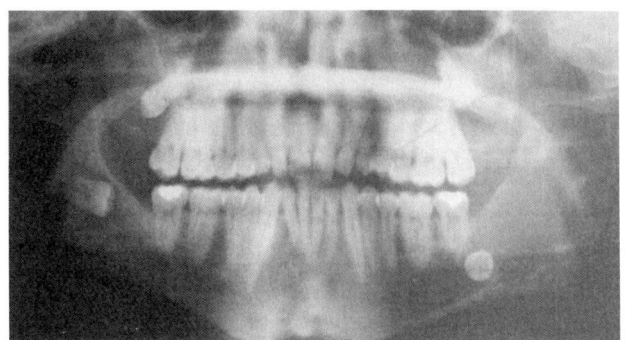

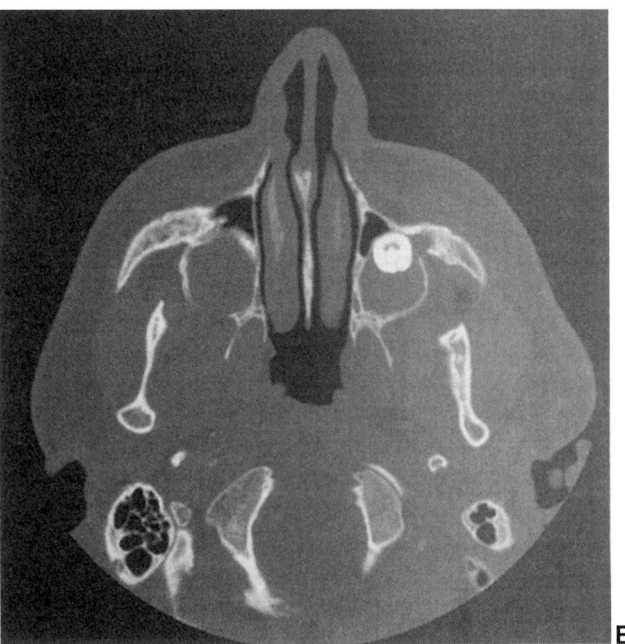

Figura 40.3

A: Ceratocisto odontogênico (CCO). Radiografia panorâmica de um homem de 18 anos de idade com CCO maxilar e mandibular bilateral. O paciente também possui síndrome do carcinoma nevóide de célula basal. **B:** Varredura de tomografia axial computadorizada (TC) do mesmo paciente, revelando lesões maxilares bilaterais. As lesões foram observadas ao se estender os assoalhos orbitais intra-operatoriamente.

las de espessura; a superfície luminal é coberta por uma camada corrugada de paraceratina; a camada basal é paliçada com núcleos proeminentes, polarizados, intensamente hipercromáticos corados; e uma falta de rede de estacas. Esta interface tecido conectivo-epitelial plana resulta em uma separação do epitélio no processamento. A paraceratina descamada pode ser vista rotineiramente no lúmen do cisto. Células filhas (satélites) podem ser observadas no tecido conectivo e podem ser indicativas de SCNCB.

Tratamento e Prognóstico

O CCO requer enucleação cirúrgica e curetagem óssea, e cada tentativa deve ser feita para removê-lo em uma única peça. A solução de Carnoy modificada é um fixador tecidual que pode ajudar na remoção mais completa da lesão, e tratamento da cavidade óssea residual pode desvitalizar remanescentes microscópicos, assim descontinuando a recorrência. Alguns têm proposto a ressecção marginal para evitar a recorrência (4). Quando lesões maiores estão presentes, a marsupialização pode ser realizada para descomprimir o CCO e permitir a remoção mais fácil do cisto em uma segunda cirurgia. A infecção secundária, a necessidade de uma alta complacência do paciente e resultados variáveis limitam a utilização de técnicas de marsupialização. A maior parte das recorrências ocorre dentro de 5 anos, porém relatos de recorrência até 10 anos depois têm sido documentados. Assim, o seguimento estreito é mandatório. Aproximadamente 15% dos CCO são de variedade ortoceratótica, a qual exibe um índice de recorrência bem menor (5). O CCO ortoceratótico possui uma camada granular proeminente abaixo de uma superfície não corrugada, e a camada basal é menos proeminente. A recorrência do CCO tem sido especulada com base em diversas teorias: remoção incompleta do cisto por causa de sua membrana fina e friável e aderência aos tecidos adjacentes; cistos satélites residuais seguindo a enucleação; e remanescentes da lâmina dental não associados ao CCO em questão, causando formação de novo cisto.

Síndrome do Carcinoma Nevóide de Célula Basal (Síndrome do *Nevus* de Célula Basal, Síndrome de Gorlin)

A síndrome do carcinoma nevóide de célula basal é uma condição autossômica dominante herdada que exibe alta penetração e expressividade variável (6,7). É o resultado de uma mutação do gene supressor de tumor PTCH (PATCHED). Os pacientes podem manifestar uma combinação das seguintes características clínicas e radiográficas: múltiplo CCO das mandíbulas; carcinomas de célula basal múltiplos tanto das áreas expostas ao sol como das não expostas; dominância frontal, prognatismo mandibular; cicatriz palmar e plantar; costelas bífidas; e calcificação da foice do cérebro. Os ceratocistos odontogênicos associados à SCNCB devem ser tratados de uma maneira similar a um CCO isolado. Vigilância aumentada com 6 meses ou seguimento clínico e de imagem anualmente (radiografia panorâmica ou tomografia computadorizada) devem ser assegurados, entretanto, para permitir a detecção precoce de novas lesões. Isso é particularmente verdadeiro em crianças e adolescentes. Uma vez que a idade adulta seja alcançada, a formação de novos CCO é menos problemática e o risco de carcinoma de célula basal se eleva. Além das lesões da pele e daquelas condições que podem ser corrigíveis, muitas das outras anormalidades relacionadas não requerem qualquer intervenção cirúrgica. O aconselhamento genético deve ser recomendado tanto para o paciente quanto para os membros da família por causa dessa condição ser herança autossômica dominante.

Cisto Odontogênico Calcificante (Cisto de Gorlin)

O cisto odontogênico calcificante é uma lesão que se acredita emergir de remanescentes da lâmina dental no interior da gengiva ou das mandíbulas. Aproximadamente um quarto de todos os cistos odontogênicos calcificantes (COC) ocorre de uma forma extra-óssea, no interior da gengiva anterior ao primeiro molar, em indivíduos acima de 50 anos (8).

Características Clínicas e Radiográficas

O COC comporta-se como a maior parte de outros cistos odontogênicos e possui pouco potencial de recorrência. O COC possui uma ampla variedade de idade, porém o pico de incidência ocorre na segunda década. A lesão tem uma predileção feminina, e a maior parte está localizada na porção anterior de uma das mandíbulas. A lesão extra-óssea pode se apresentar com expansão gengival indolor. Estes cistos com freqüência são descobertos incidentalmente, ou na avaliação radiográfica de rotina. Eles inicialmente aparecem luzentes. À medida que o cisto se desenvolve, as calcificações podem aumentar, causando uma aparência radiolucente – radiopaca. Essas opacificações, entretanto, são vistas apenas em aproximadamente um terço à metade de todos os casos.

Histopatologia

Os COC geralmente são cistos uniloculares revestidos por epitélio odontogênico. A camada basal é distinta, com suas células colunares a cubóides e núcleos hipercromáticos que são polarizados a distância da membrana basal. Outra característica do aspecto histológico do COC é a célula fantasma, uma célula epitelial eosinofílica alterada com perda do núcleo que representa a ceratinização anormal. Com o tempo, essas células fantasmas tendem a tornar-se calcificadas, às vezes formando mesmo massas calcificadas. Quando essas células entram em contato com o tecido conectivo, ocorre uma reação de corpo estranho a partir da liberação de ceratina.

Tratamento e Prognóstico

A enucleação cirúrgica geralmente resulta em resolução completa. As lesões extra-ósseas com freqüência estão associadas a outros tumores odontogênicos e, por causa de seu baixo potencial de recorrência, são manejadas conservadoramente apenas com remoção da lesão.

Cisto Odontogênico Glandular (Cisto Sialo-Odontogênico)

O cisto odontogênico glandular foi descrito primeiramente em 1987 (9). Embora apenas poucos casos tenham sido relatados, é válido mencioná-los por causa de seu comportamento localmente agressivo e sua propensão para recorrer. Essa lesão geralmente é considerada odontogênica na origem, com numerosas células mucossecretoras no interior do seu revestimento epitelial.

Características Clínicas e Radiográficas

Uma lesão odontogênica glandular ocorre mais comumente nos adultos de meia-idade. A maior parte dos cistos odontogênicos glandulares tem sido relatada na mandíbula, especialmente na região anterior. Eles aparecem como radiolucências multiloculares e freqüentemente cruzam a linha média.

Histopatologia

Diversas características microscópicas únicas são vistas com um cisto odontogênico glandular: (a) revestimento epitelial de espessura variável e junção tecido conectivo-epitelial achatada; (b) pequenos microcistos e estruturas semelhantes à glândula no interior do revestimento epitelial; e (c) camada única de células cubóides ou colunares revestindo as estruturas semelhantes à glândula (Fig. 40.4).

Tratamento e Prognóstico

A maior parte dos cistos odontogênicos glandulares é passível de enucleação e curetagem. Por causa de seu potencial de recorrência, entretanto, alguns defendem a ressecção marginal. De qualquer forma, o seguimento a longo prazo é aconselhável.

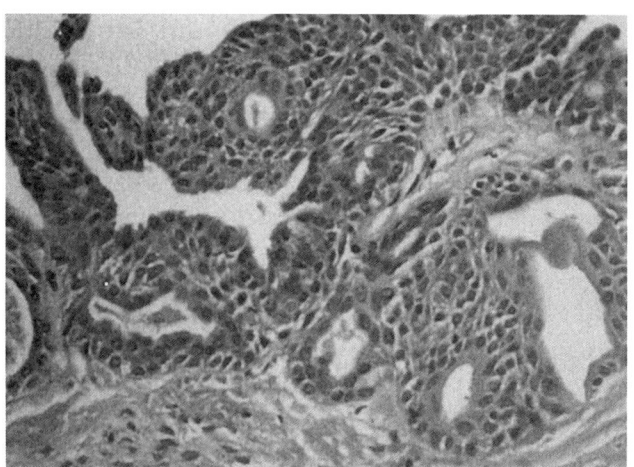

Figura 40.4

Cisto odontogênico glandular. Epitélio escamoso estratificado formando estruturas semelhantes à glândula. (Ver também *Prancha* em *Cores*.)

CISTOS NÃO ODONTOGÊNICOS

Cisto do Ducto Nasopalatino (Cisto do Canal Incisivo)

O cisto do ducto nasopalatino se origina dos remanescentes epiteliais de dois ductos nasopalatinos embrionários (10). A maior parte desses cistos surge no maxilar anterior próximo do forame incisivo.

Características Clínicas e Radiográficas

Os homens com freqüência são duas vezes mais afetados que as mulheres, e este cisto ocorre mais freqüentemente na quarta a sexta décadas. O cisto do ducto nasopalatino é assintomático ou apresenta-se como edema de tecido mole na linha média do palato duro anterior, uma vez que a lesão tenha perfurado o osso. A lesão é tipicamente uma radiolucência unilocular, bem circunscrita, em forma de coração, na linha média do palato anterior. Se o cisto alcançar grandes proporções, pode reabsorver as raízes dos dentes adjacentes. Alguns canais incisivos normais são radiograficamente amplos, o que pode tornar o diagnóstico desta lesão menos preciso. Geralmente aceita-se que qualquer lesão radiográfica maior do que 6 mm deve ser considerada um cisto e não um forame incisivo alargado. Se não estiverem presentes edema de tecido mole ou ósseo e o paciente for assintomático, torna-se improvável um diagnóstico de cisto do ducto nasopalatino.

Histopatologia

O revestimento de um cisto do ducto nasopalatino pode ser de epitélio estratificado escamoso, epitélio ciliado colunar ou cubóide, ou uma combinação dos dois. Esse revestimento variável reflete se o cisto chegou do epitélio próximo ao palato (escamoso estratificado) ou está mais estreitamente relacionado com a cavidade nasal (colunar ciliado). O tecido fibroso contém elementos de tecido nervoso e vascular consistentes com os conteúdos do canal incisivo ao redor. Glândulas mucosas são vistas ocasionalmente no interior da parede do cisto, porque essas glândulas são nativas da cavidade nasal adjacente.

Tratamento e Prognóstico

A enucleação cirúrgica geralmente é curativa, porém pode resultar na lesão do vaso e do nervo nasopalatino, resultando na desnervação da mucosa do palato anterior e dos incisivos maxilares. A recorrência é rara.

Cisto Ósseo de Stafne (Depressão da Glândula Salivar Lingual, Cisto Ósseo Estático)

O cisto de Stafne não é um cisto verdadeiro. Em vez disso, é uma depressão do aspecto lingual do corpo posterior da mandíbula. Essa condição possui uma aparência radiográfica patognomônica de uma pequena radiolucência ovóide, bem circunscrita, abaixo do canal alveolar inferior na região do segundo ou terceiro molar. Essa aparência radiográfica é causada pelo afinamento relativo da mandíbula. A maior parte dos casos relatados tem ocorrido nos homens, e a sialografia tem revelado que a depressão é caracteristicamente preenchida com um lobo lateral acessório da glândula submandibular, embora ocasionalmente tecido conectivo, tecido adiposo e tecido linfóide tenham sido vistos (11). O tratamento não é necessário.

Cavidade Óssea Idiopática (Cisto Ósseo Traumático ou Cavidade Óssea Traumática)

A cavidade óssea traumática não é um cisto verdadeiro porque não contém um revestimento epitelial verdadeiro. É encontrada geralmente na mandíbula posterior, e apresenta-se na radiografia como uma radiolucência menos bem definida, se comparada com a maior parte dos cistos odontogênicos. Essas lesões são tipicamente vazias na exploração cirúrgica ou contêm algum fluido colorido sem valor. Não existe revestimento ou tecido para ser submetido à biopsia, porém a exploração da lesão será curativa, porque a hemorragia no interior da cavidade irá permitir a formação de tecido de granulação e, finalmente, a resolução dessa condição.

TUMORES ODONTOGÊNICOS

Tumores odontogênicos são coletivamente um raro, porém diverso e complicado, grupo de lesões. Eles emergem das células epiteliais ou mesenquimais, ou de ambas, associados a estruturas do dente. A maior parte dos tumores odontogênicos é de neoplasmas verdadeiros, porém alguns comportam-se como crescimentos hamartomatosos. Tumores odontogênicos comumente apresentam-se como edemas assintomáticos, os quais podem eventualmente causar perda óssea, deslocamento do dente e expansão da mandíbula. Eles raramente causam disfunção nervosa sensorial. A compreensão do comportamento biológico deste grupo de lesões irá ajudar na escolha do tratamento apropriado para melhor alcançar a cura ou para otimizar o resultado. Os tumores discutidos foram selecionados com base em freqüência, comportamento localmente agressivo ou probabilidade de recorrência.

Odontoma

Odontomas não são neoplasias verdadeiras, porém, ao contrário, crescimentos hamartomatosos, porque eles se formam durante o desenvolvimento normal do dente, então alcançam um tamanho fixo (12). A lesão contém elementos de esmalte, dentina, cemento e tecido pulpar. Dependendo do grau de diferenciação morfológica, um odontoma pode ser classificado como (a) composto, se a lesão lembrar estruturas semelhantes ao dente, ou (b) complexo, se a lesão aparecer como uma massa amorfa.

Características Clínicas e Radiográficas

O odontoma é o "tumor" odontogênico mais comum. A lesão, tipicamente assintomática, é descoberta no exame radiográfico de rotina. Odontomas ocorrem nas primeiras duas décadas sem qualquer predileção por sexo e podem bloquear a erupção esperada de um dente permanente. Radiograficamente, os odontomas compostos e complexos são massas radiopacas e possuem margem bem demarcada. O odontoma composto lembra múltiplas estruturas minúsculas de dente, enquanto o odontoma complexo aparece como uma massa densa.

Histopatologia

Embora o epitélio do esmalte reduzido possa estar presente, os odontomas são essencialmente compostos de esmalte, dentina, cemento e tecido pulpar. O tecido fibroso é esparso.

Tratamento e Prognóstico

A remoção da lesão pode ser necessária para excluir outras lesões ou se a massa estiver impedindo a erupção de um dente. A enucleação e a curetagem são consideradas curativas, e a lesão não costuma ter recorrência.

Ameloblastoma

Com exceção do odontoma, o ameloblastoma é o tumor odontogênico mais comum (13). Emerge de quaisquer elementos epiteliais residuais do desenvolvimento do dente: epitélio de esmalte reduzido, restos de Serres, restos de Malassez, ou da camada basal da mucosa oral. A lesão também pode se desenvolver a partir do interior de um folículo dental ou um cisto dentígero. Alguma confusão surgiu em relação ao esquema de classificação do ameloblastoma. A maior parte das referências categoriza de um modo geral ameloblastomas em 1 dos 3 grupos: (a) unicístico, (b) sólido ou multicístico, ou (c) ameloblastomas periféricos. Uma utilização inadequada de termos ou a falta de compreensão desses mesmos termos com seus significados superpostos podem levar a uma decisão de tratamento inadequado, aumentando a probabilidade de recorrência. Um exemplo é o termo ameloblastoma *unicístico*. Ameloblastoma unicístico implica geralmente ser passível de enucleação e curetagem. Um ameloblastoma invasivo pode ser unicístico, possuindo apenas um espaço cístico. Isso não sugere, entretanto, que esta lesão invasiva deva ser tratada por enucleação e curetagem meramente porque foi definida, apropriadamente ou não, como um ameloblastoma unicístico.

Características Clínicas e Radiográficas

O ameloblastoma, um neoplasma benigno, localmente agressivo, é caracterizado por um padrão de crescimento lento e pode crescer para proporções profundas, causando deformidades faciais grosseiras. Geralmente é assintomático e não altera a função sensorial do nervo. A mandíbula posterior parece ser um local preferido. A lesão possui uma gama muito ampla de variação de idade, com um pico de ocorrência na terceira e quarta décadas, e não tem predileção por sexo. Radiograficamente, a lesão pode aparecer como uma radiolucência unilocular ou multilocular, com margens mal definidas, tornando difícil determinar o tamanho exato da lesão. Expansão cortical, bucal e lingual é comum, até mesmo progredindo para perfuração cortical (Fig. 40.5A, B). A reabsorção da raiz ocorre infreqüentemente.

Histopatologia

Ameloblastomas são histologicamente diversos. Eles podem exibir áreas de variação focal, de forma que uma amostra adequada é requerida. O ameloblastoma não é encapsulado, de forma que ele tipicamente exibe um padrão de crescimento infiltrativo nos tecidos circunvizinhos. As células basais do epitélio são colunares e hipercromáticas e demonstram polaridade reversa, na qual os núcleos se movem do pólo da membrana basal da célula para o pólo oposto. Numerosos padrões histológicos têm sido observados nos ameloblastomas; entretanto, não existe consenso atual que esses padrões histológicos diferentes tenham comportamentos biológicos diferentes (14,15). Os dois padrões mais freqüentes são o folicular e o plexiforme (Fig. 40.5C, D).

Tratamento e Prognóstico

Ameloblastomas, os quais estão limitados apenas ao revestimento epitelial ou proliferam apenas no lúmen, são tratados com enucleação e curetagem. Nenhuma recorrência é esperada em qualquer situação. Quando o ameloblastoma cresce na, ou completamente através da camada de tecido conectivo da lesão, ou recorre, um tratamento mais agressivo é requerido. Quando a ressecção é assegurada, uma margem óssea de 1,0 a 1,5 cm e uma margem de barreira anatômica sobrejacente não envolvida são propostas (Fig. 40.5E) (16). Quando margens de tecido mole e duro são negativas, um índice de cura de quase 98% pode ser alcançado. Índices de recorrência tão altos como 90% têm sido relatados quando ameloblastomas mais agressivos são inadvertida ou inadequadamente tratados com curetagem. Um seguimento de 5 anos é requerido; porém um seguimento de 10 anos é prudente. Quando foram relatadas metástases, as lesões eram histologicamente benignas, assim como o tumor era primário. Essas lesões são referidas como *ameloblastomas malignos*, embora elas não mostrem características citológicas tipicamente associadas a malignidade. Quando a lesão contém características citológicas de malignidade, ela é classificada como um *carcinoma ameloblástico*.

Cisto Odontogênico Adenomatóide

O cisto odontogênico adenomatóide (COA) é um hamartoma benigno do epitélio odontogênico caracterizado por crescimento lento, progressivo.

Características Clínicas e Radiográficas

O COA tem sido referido como o "tumor dois terços", porque dois terços estão associados a dente não-erupcionado, dos quais dois terços são um canino; dois terços ocorrem no maxilar; e dois terços ocorrem nas mulheres jovens (adolescentes e pré-adolescentes) (17). A maior parte dos COA é menor do que 3 cm no diâmetro, porém eles podem alcançar tamanho significativo e causar dor e deslocar as raízes do dente. Radiograficamente, o COA geralmente é uma radiolucência unilocular, bem circunscrita, associada a um dente impactado. Algumas lesões possuem radiograficamente evidência de pequenos focos de calcificações.

Histopatologia

O COA é altamente celular, com células em forma de fuso nas flores ou rosetas (Fig. 40.6). Material esmaltado é encontrado por toda a lesão, e a quantidade de calcificação determina sua aparência radiográfica. Essas calcificações podem lembrar dentina ou cemento, os quais validam o desenvolvimento da lesão a partir da bainha da raiz de Hertwig.

Tratamento e Prognóstico

A recorrência não é vista nesta lesão benigna encapsulada, de forma que a curetagem isolada é curativa. A regeneração óssea do defeito geralmente ocorre em cerca de 1 ano nos pacientes jovens.

Tumor Odontogênico Epitelial Calcificante (Tumor de Pindborg)

O tumor odontogênico epitelial calcificante (TOEC) é um tumor odontogênico raro, representando menos

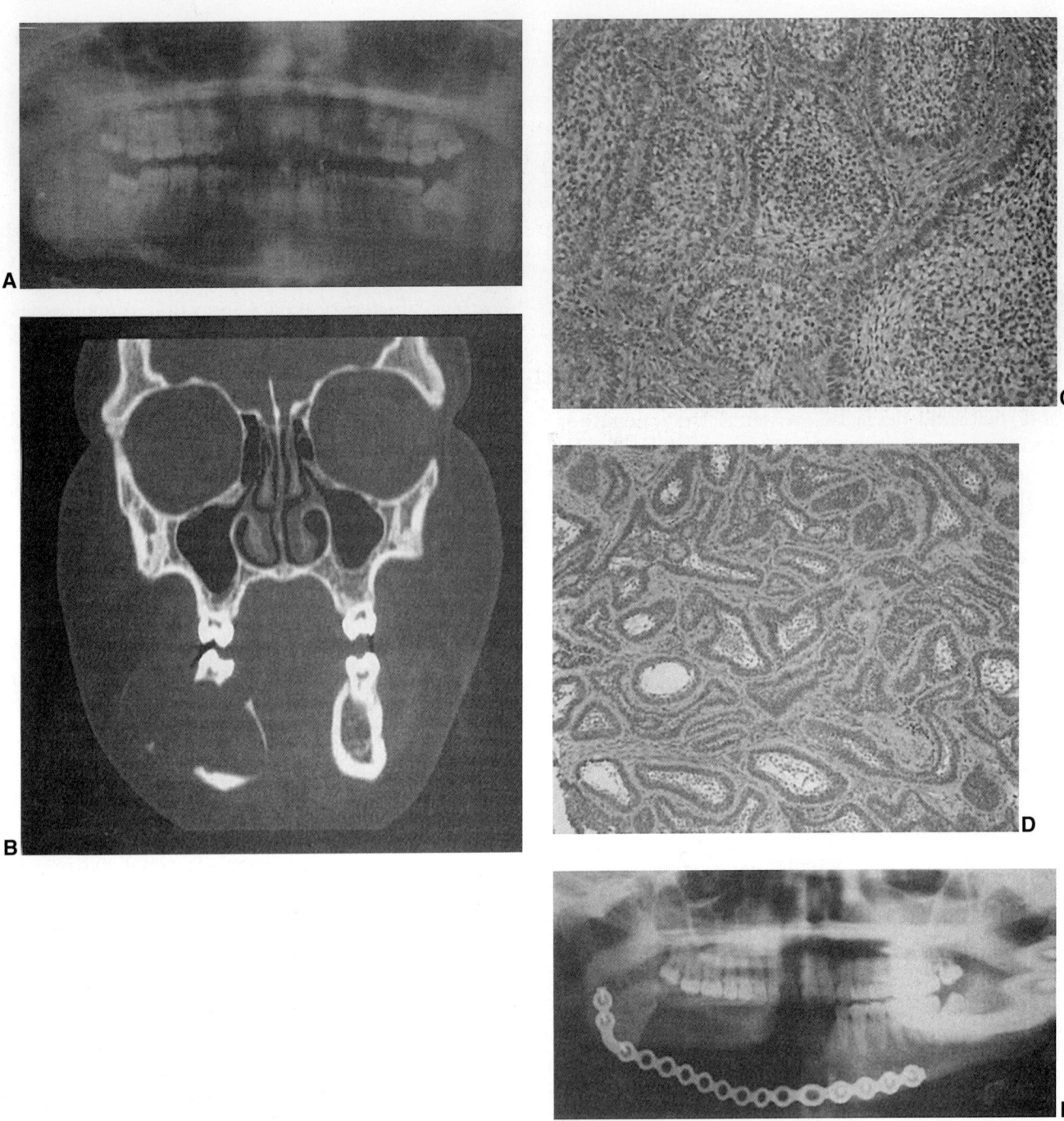

Figura 40.5

A: Ameloblastoma. Radiografia Panorex de uma menina de 17 anos de idade com ameloblastoma unilocular da mandíbula direita. Observe a reabsorção de múltiplas raízes de dente na mandíbula direita. **B:** Varredura de tomografia coronal computadorizada (*TC*) dos ossos maxilofaciais da paciente do paciente da Figura 40.4. Observe a expansão extrema cortical bucal e lingual da mandíbula direita. Áreas focais de perfuração foram observadas intra-operatoriamente. **C:** Ameloblastoma (padrão folicular). Ilhas de epitélio odontogênico caracterizadas por células colunares periféricas exibindo polaridade reversa. A porção central destas ilhas lembra o retículo estrelado nas áreas. **D:** Ameloblastoma (padrão plexiforme). **E:** Radiografia panorâmica pós-operatória. Reconstrução definitiva foi adiada até 6 meses pós-operatoriamente para evitar recorrência precoce. (Ver também *Prancha* em *Cores*.)

do que 1% de todos os tumores odontogênicos (18). Pode ser altamente infiltrativo, destrutivo e repartir muitas características clínicas e radiográficas com o ameloblastoma. Origina-se dos restos epiteliais da lâmina dental ou do epitélio de esmalte reduzido.

Características Clínicas e Radiográficas

O TOEC tem sido relatado nos pacientes em uma faixa etária ampla, porém possui uma incidência de pico na quarta década. Apresenta-se como um edema de cres-

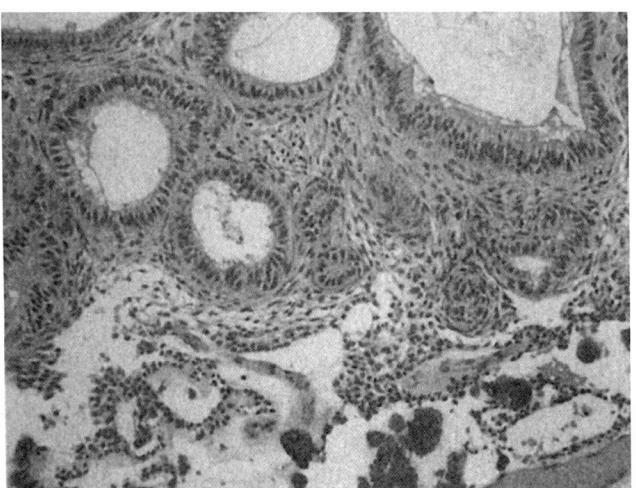

Figura 40.6
Cisto odontogênico adenomatóide. Epitélio odontogênico formando estruturas semelhantes a ductos revestidas por células colunares exibindo polaridade reversa. Calcificações, um aspecto comum desta lesão, são vistas na porção inferior direita. (Ver também *Prancha* em *Cores*.)

cimento lento, firme e indolor, geralmente na mandíbula posterior. A área molar é a região mais freqüente em uma das duas mandíbulas. Conforme a maior parte de outros tumores odontogênicos benignos, o TOEC não altera a função do nervo. Existe uma variante periférica que tipicamente se apresenta como edema de tecido mole no aspecto anterior da boca. A maior parte destas lesões aparece como lesões radiolucentes difusas, a menos que elas sejam grandes ou maduras; então elas irão exibir áreas de opacificidade fracas, consistentes com a presença de calcificações na lesão. É tipicamente associado à coroa de um dente impactado. As margens radiográficas são variáveis, variando de revestimento distinto a áreas de opacificidade difusa fundindo-se com o osso adjacente.

Histopatologia

O padrão mais comum do TOEC é aquele de folhetos ou cordões de células epiteliais poliedrais conectadas por pontes intercelulares. Os núcleos possuem nucléolos proeminentes e podem mesmo parecer pleomórficos, porém isso não implica em um estado de malignidade e figuras mitóticas não são rotineiramente encontradas. Calcificações espalhadas são um aspecto distinto dos TOEC, e as calcificações formam anéis concêntricos referidos como *anéis de Liesegang*. Grandes áreas de tecido eosinofílico amorfo estão dispersas através da lesão. Essas áreas coram positivo para amilóide com vermelho Congo, cristal violeta, ou tioflavina T. A presença amilóide proeminente é outra característica única do TOEC.

Tratamento e Prognóstico

Como ocorre com o ameloblastoma, o TOEC é tratado por ressecção, obtendo uma margem óssea de 1 cm juntamente com qualquer tecido mole necessário para alcançar ainda a camada de uma barreira anatômica não envolvida. A recorrência tem sido relatada, de forma que o seguimento a longo prazo é recomendado.

A variante *periférica* é tratada por excisão local com uma margem de 5 mm, a qual deve incluir o periósteo subjacente. O ferimento remanescente pode ser fechado primariamente ou através de retalhos locais avançados.

Mixoma Odontogênico

O mixoma odontogênico, embora raro, deve ser mencionado por causa de seu comportamento localmente agressivo e do alto índice de recorrência causado por sua natureza infiltrativa. Nos ossos da mandíbula, é derivado do ectomesênquima odontogênico e apenas raramente ocorre em porções não sustentadoras de dente da mandíbula ou outros ossos faciais (19).

Características Clínicas e Radiográficas

O mixoma odontogênico possui algumas características clínicas e radiográficas em comum com o ameloblastoma. É geralmente assintomático e de crescimento lento e tem potencial para deslocar os dentes ou para reabsorver as raízes, porém não altera a função sensorial. Embora tenha sido relatado em uma ampla faixa etária, é mais comumente visto na terceira década, o que é ligeiramente inferior ao pico de ocorrência do ameloblastoma. A lesão tem sido relatada em todas as porções de ambas as mandíbulas, porém ocorre mais freqüentemente na mandíbula posterior. Radiograficamente, a lesão pode ser uma radiolucência unilocular ou multilocular (Fig. 40.7). A lesão também tem sido descrita com uma aparência de "favo de mel", com seu osso trabecular fraco, fino, misturado no interior de uma expansão de placa cortical.

Histopatologia

O mixoma odontogênico é um tumor gelatinoso e infiltrativo. Contém células mesenquimais em forma de fuso, escassas, randomicamente arranjadas, no interior de uma substância fundamental mucóide. Quando essas lesões são mais colagenosas, recebem a denominação de mixofibromas ou fibromixomas. Essa classificação, entretanto, não altera o comportamento clínico da lesão.

Tratamento e Prognóstico

O tratamento curativo requer ressecção com uma margem óssea de 1 a 1,5 cm e uma camada de tecido mole

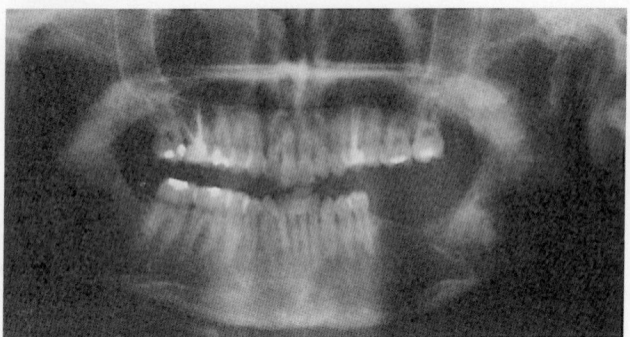

Figura 40.7
Mixoma odontogênico. Radiografia panorâmica revelando envolvimento difuso radiolucente misturado ou radiopaco da hemimandíbula esquerda. A lesão se estende da linha média até a fenda sigmóide.

sobrejacente. A lesão não é encapsulada, de forma que a infiltração no osso adjacente é comum, tornando a recorrência provável se apenas a enucleação e a curetagem tiverem sido realizadas.

Fibroma Ameloblástico

O fibroma ameloblástico é uma neoplasia verdadeira composta tanto de epitélio odontogênico como ectomesênquima. O epitélio lembra a lâmina dental ou o ameloblastoma, e o mesênquima lembra a papila dental ou o mixoma.

Características Clínicas e Radiográficas

O fibroma ameloblástico é um tumor de pacientes jovens, com rara ocorrência acima da idade dos 40 anos. Apresenta-se como um edema indolor, geralmente na mandíbula posterior. A lesão pode ser uma radiolucência unilocular ou multilocular, com freqüência sobre um dente não erupcionado e deslocando o dente.

Histopatologia

Microscopicamente, o tumor consiste de ilhas de epitélio odontogênico lembrando a lâmina dental e o estádio de cobertura da odontogênese. Esse epitélio colunar é paliçado e mostra polaridade reversa impressionante, idêntica à do ameloblastoma (Fig. 40.8). O estroma é mixóide na aparência, lembrando a papila dental, um tecido mixóide rico em células.

Tratamento e Prognóstico

O fibroma ameloblástico pode ser curado através de enucleação e curetagem porque é bem encapsulado. Em razão de sua predileção por pacientes jovens, o defeito ósseo será reparado por si mesmo em aproximadamente 1 ano. Um fibrossarcoma ameloblástico, a malignidade odontogênica mais comum, deve ser considerado, se houver recorrência.

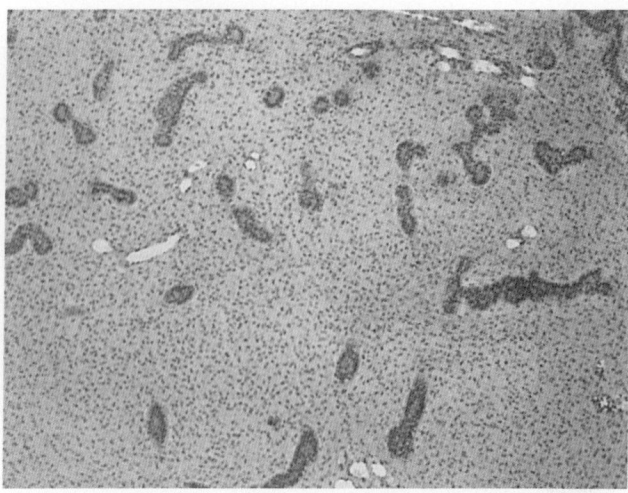

Figura 40.8
Fibroma ameloblástico. Cordões de epitélio odontogênico no fundo do tecido mesenquimal primitivo, celular. (Ver também *Prancha* em *Cores*.)

LESÕES RELACIONADAS À MANDÍBULA

Várias lesões não odontogênicas das mandíbulas são válidas de mencionar por causa de seu comportamento biológico e tratamento indicado. Alguns acreditam que essas lesões são, na verdade, odontogênicas porque muitas são encontradas apenas nas mandíbulas, mesmo pensando que elas não revelem características histológicas consistentes com estruturas derivadas odontogênicas.

Toro

Um toro é o desenvolvimento com supercrescimento em vez de um tumor ou hamartoma e acredita-se que surja por causa do estresse ósseo (20). Desenvolve-se em um de dois locais intra-orais. Quando ocorre na linha média do palato, é denominado *toro palatino*. Quando os toros ocorrem no aspecto lingual da mandíbula, são tipicamente bilaterais e adjacentes aos caninos ou região bicúspide. Estes são denominados *toros mandibulares* ou toros linguais. Quando uma lesão histologicamente similar se desenvolve no aspecto bucal de qualquer mandíbula, a lesão é referida como uma *exostose*.

Características Clínicas e Radiográficas

O toro palatino se desenvolve após a puberdade. Encontrado em aproximadamente 20% dos adultos, possui um padrão de crescimento lento. Os toros palatinos podem ainda ter uma aparência ovóide lisa ou múltiplas loculações pedunculares, porém ambas as apresentações devem apresentar uma mucosa sobrejacente normal rosa. Os toros podem crescer para grandes proporções, comprometendo a fala ou alimentação ou proibindo a fabricação de uma prótese maxilar (Fig. 40.9). Assim, ambas as lesões com freqüência são suscetíveis à ulceração mucosal decorrente da mastiga-

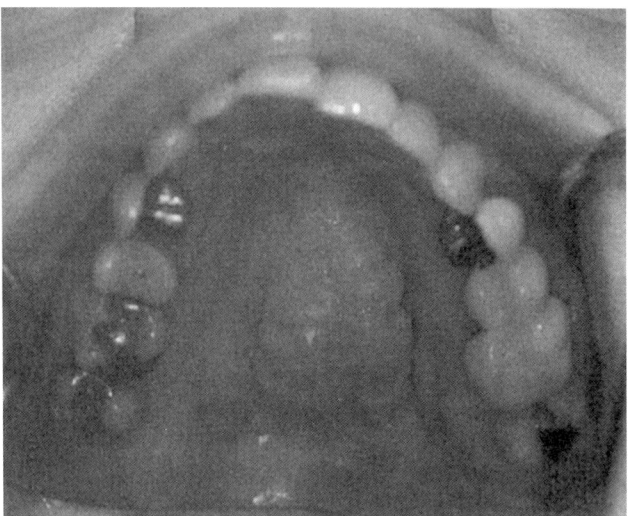

Figura 40.9
Toro palatal.

ção. Essas lesões maiores requerem excisão cirúrgica. Um toro mandibular comumente é bilateral e também possui um padrão de crescimento lento. Eles também podem alcançar proporções consideráveis, afetando adversamente a fala ou a alimentação ou a utilização de uma prótese inferior.

Histopatologia

Os toros consistem de massas nodulares de osso cortical lamelar denso com osso trabecular central contendo poucas áreas de medula gordurosa.

Tratamento e Prognóstico

Os toros requerem remoção se interferirem com a função normal ou a fabricação e colocação de uma prótese, como dentadura. Uma incisão elíptica ou em forma de duplo Y é realizada na mucosa e a lesão é retirada até o nível do osso circunvizinho, com um instrumento rotatório. O toro também pode ser incisado na forma de cruz com uma furadeira cirúrgica e então removido com osteótomo e martelo. Deve haver cuidado para não perfurar através do assoalho nasal, e um *stent* cirúrgico pode ser criado pré-operatoriamente de forma que o local cirúrgico possa ser protegido pós-operatoriamente de irritação seja da língua ou do alimento. A remoção do toro mandibular requer atenção aos ductos submandibulares, quando se utiliza osteótomo e martelo para excisar essas lesões. Uma furadeira pode ser utilizada para fazer cortes verticais ao longo do aspecto interno do toro entre a lesão e o alvéolo. Um osteótomo é utilizado então para fraturar o toro. Então, um instrumento rotatório é utilizado para alisar as margens da protuberância lingual antes do fechamento do retalho.

Osteoma

Osteomas, hamartomas ou proliferações reativas do osso não são considerados tumores verdadeiros. Eles são compostos de osso compacto denso, o qual emerge seja na superfície do osso *(osteoma periosteal)* seja no interior do osso *(osteoma endosteal)*. Quando múltiplos osteomas estão presentes, considere que o paciente pode ter uma *síndrome de Gardner,* uma condição autossômica dominante também associada a polipose intestinal, fibromas da pele, dentes impactados normais e supranumerários e odontomas (21). A formação do osteoma geralmente precede outras manifestações da síndrome. Se houver suspeita dessa síndrome, o encaminhamento apropriado deve ser feito para excluir lesões intestinais, particularmente pólipos, os quais possuem alto índice de transformação maligna para câncer colorretal. A freqüência de transformação maligna é essencialmente de 100% nesses pacientes à medida que eles alcançam idade mais avançada.

Características Clínicas e Radiográficas

Os osteomas são massas ósseas exofíticas assintomáticas de crescimento lento que ocorrem em qualquer mandíbula, em áreas não tipicamente afetadas pelos toros ou exostoses. O ângulo mandibular é uma localização comum. A lesão geralmente é um achado incidental na avaliação radiográfica de rotina e aparece como uma massa radiopaca bem circunscrita.

Histopatologia

Os osteomas possuem características microscópicas similares às dos toros ou das exostoses. O periósteo pode ser mais ativo no osteoma do que nas outras duas lesões.

Tratamento e Prognóstico

Lesões únicas assintomáticas podem ser seguidas clínica e radiograficamente. Aquelas lesões que requeiram biopsia são cirurgicamente excisadas com pequena chance de recorrência.

Osteocondroma

Osteocondromas são hamartomas benignos que se desenvolvem comumente nos ossos longos, porém também podem ocorrer no côndilo mandibular ou no processo coronóide (22). Acredita-se que a lesão possa estar associada à proliferação de cartilagem epifisária nos tecidos circunvizinhos.

Características Clínicas e Radiográficas

A ausência desta lesão em outras porções da mandíbula, do crânio ou de ossos faciais serve para confirmar seu desenvolvimento no osso endocondral. Os osteocondromas, os quais são lesões de pacientes jovens, geralmente ocorrendo na segunda e terceira décadas, são encontrados duas vezes mais nos homens do que nas mulheres. A lesão é de crescimento lento e conhecida por causar edema e dor juntamente com desvio dos dentes e queixo apontando em direção ao lado não afetado. Radiograficamente, aparece como uma massa radiopaca irregular "semelhante à pipoca" no lado medial do côndilo ou substituindo a coronóide (Fig. 40.10A, B).

Histopatologia

Os osteocondromas são massas ósseas que possuem uma cobertura cartilaginosa. A ossificação endocondral é observada entre a cartilagem e o osso (ver Fig. 40.10C).

Tratamento e Prognóstico

As lesões que afetam o processo coronóide são manejadas por uma coronoidectomia com remoção mínima do tendão de fixação do músculo temporal. Lesões do côndilo são tratadas por condilectomia com incisão pré-auricular e do pescoço. A reconstrução imediata pode ser planejada com um enxerto osteocondral ou um côndilo aloplástico. A recorrência é rara.

Fibroma Ossificante (Fibroma Cemento-Ossificante)

Os fibromas ossificantes são tumores benignos verdadeiros de origem mesenquimal que possuem forte predileção pela porção de sustentação do dente das mandíbulas, embora eles tenham sido relatados nos ossos

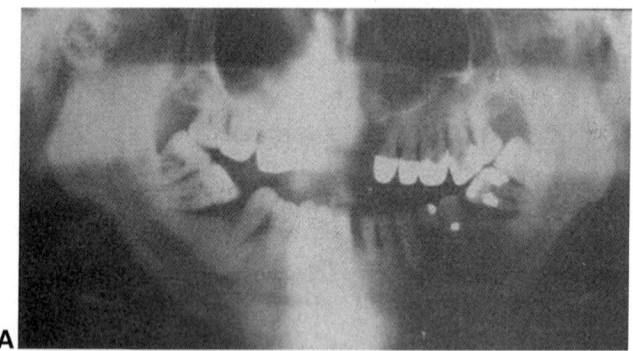

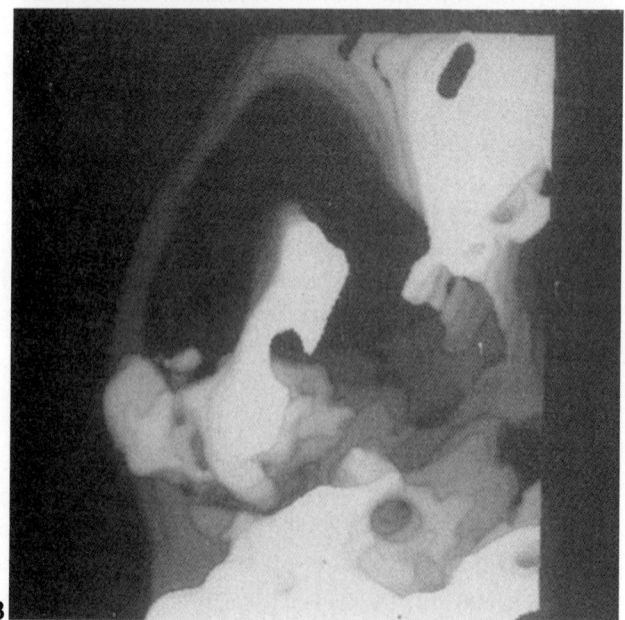

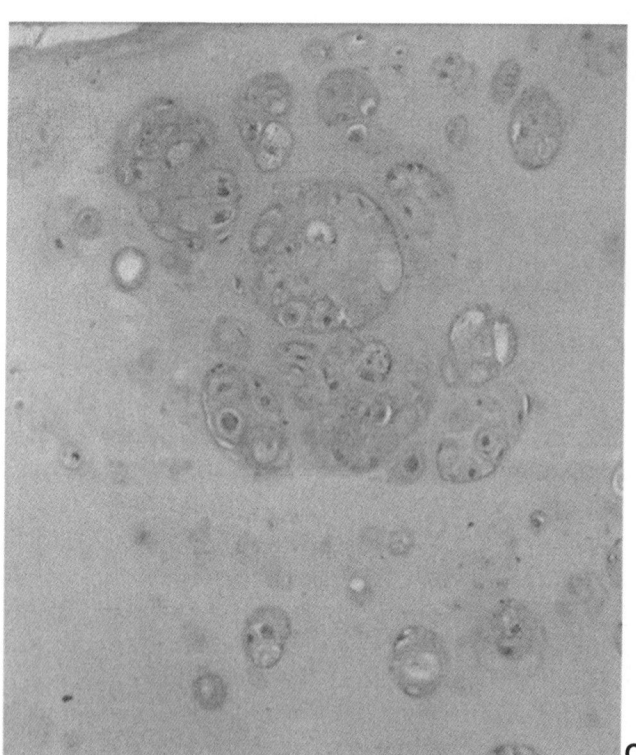

Figura 40.10

A: Osteocondroma. Radiografia panorâmica de um homem de 53 anos de idade que se apresentou com edema pré-auricular direito, desconforto e deslocamento do lado esquerdo na sua oclusão. A radiografia demonstra lesão não homogênea do côndilo direito que parece ter substituído toda a arquitetura óssea normal. **B:** Varredura de tomografia computadorizada (*TC*) tridimensional reformatada do lado direito como observada a partir de baixo. Extensão lateral e medial mais extensa da lesão é vista. **C:** Osteocondroma. Matriz condróide com focos de desenvolvimento de osteócitos e osteóides. (Ver também *Prancha* em *Cores*.)

longos (23). Esta lesão expansiva, de crescimento lento, pode alcançar proporções enormes, resultando no desfiguramento facial profundo.

Características Clínicas e Radiográficas

O paciente típico com um fibroma ossificante é mulher na terceira para quarta década de vida, embora a lesão tenha sido relatada em uma ampla faixa de idade e em ambos os sexos. Uma lesão, imatura inicialmente, apresenta-se como uma radiolucência, porém torna-se mais mista à medida que amadurece e eventualmente pode tornar-se completamente radiopaca. Lesões mais agressivas expandem as margens das mandíbulas e freqüentemente deslocam as estruturas adjacentes. Na mandíbula, elas tipicamente aparecem como um crescimento na parte média do corpo na margem inferior da mandíbula, alargando-se para fora e para baixo, como "suspendendo para fora da margem lateral inferior".

Histopatologia

Os fibromas ossificantes, os quais são bem demarcados a partir do osso adjacente, são compostos de uma camada densa de tecido fibroso com quantidades variáveis de trabéculas calcificadas de estruturas osteóides ou ósseas ou de esféricas semelhante ao cemento (Fig. 40.11). O fibroma ossificante geralmente é bem circunscrito e não exibe infiltração difusa dos tecidos adjacentes.

Tratamento e Prognóstico

Os fibromas ossificantes são passíveis de enucleação e curetagem, se detectados precocemente, ou de ressecção para lesões maiores. Em razão destas lesões não exibirem infiltração agressiva dos tecidos circunvizinhos, para aquelas que requeiram ressecção cirúrgica por causa do tamanho maior ou localização problemática, uma margem conservadora de 5 mm é apropriada e a recorrência é rara. O fibroma ossificante juvenil (agressivo), uma variante rara daquele citado, é considerado uma lesão mais agressiva, aparecendo na idade jovem com uma predileção para o maxilar.

Displasia Fibrosa

A displasia fibrosa não é uma neoplasia verdadeira; ao contrário, é uma condição semelhante a um tumor, geneticamente baseada, onde o osso medular normal é substituído por tecido conectivo fibroso misturado com trabéculas ósseas irregulares. A displasia fibrosa ocorre mais comumente em um osso *(monostótica)* ou, mais raramente, múltiplos ossos *(poliostótica)*. A displasia fibrosa poliostótica pode ser vista como um componente da *síndrome de McCune-Albright*, a qual inclui máculas café-com-leite na pele e endocrinopatias múltiplas, incluindo hipertireoidismo ou puberdade precoce (24). Embora com base genética, geralmente é uma condição esporádica envolvendo mutação em uma subunidade α de um sinal de proteína G transdutora.

Características Clínicas e Radiográficas

A displasia fibrosa é um processo tipicamente assintomático, de crescimento lento que, freqüentemente, produz um edema ósseo duro (Fig. 40.12A-C). A condição pode ser autolimitante, começando na primeira década e cessando quando o osso afetado alcança o crescimento e a maturação máxima. É capaz de deslocar o dente, com má oclusão resultante. Lesões precoces são radiolucentes, porém tornam-se mais opacas à medida que a lesão amadurece. O osso medular normal é substituído por osso trabecular fino, dando à lesão uma aparência de "chão de vidro" nas radiografias. A displasia fibrosa expande os córtices, porém não desloca o canal alveolar inferior. As margens da lesão, geralmente, não são bem demarcadas. A displasia fibrosa envolvendo a região da média face, calvária ou base do crânio pode causar distorção facial grave progressiva e disfunção de nervo craniano via compressão. Em tais indivíduos, as testagens audiológica e de acuidade visual seriada correlacionadas com tomografia computadorizada com cortes de 1 mm devem ser asseguradas para monitorizar a progressão e guiar o momento de qualquer intervenção cirúrgica necessária.

Histopatologia

A displasia fibrosa é vista microscopicamente como trabéculas irregularmente formadas de osso em um fundo de tecido conectivo fibroso, frouxo e celular (ver Fig. 40.12D). A displasia fibrosa possui um quadro microscópico distinto de osso anormal aglutinado a tecido circunvizinho, o que contrasta com as características do fibroma ossificante.

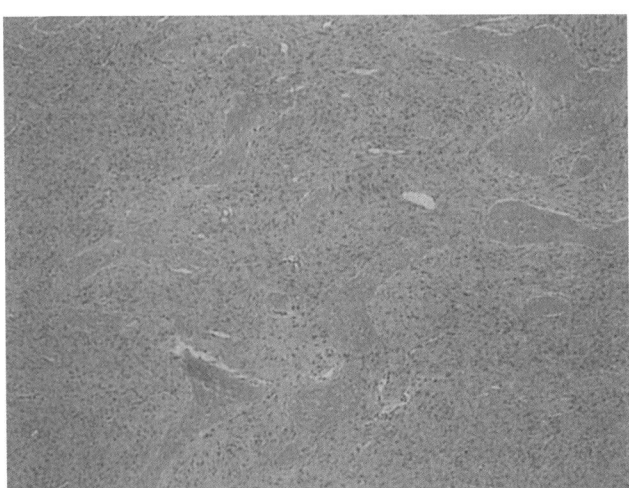

Figura 40.11

Fibroma ossificante. Trabéculas irregulares de osso são vistas por toda parte do estroma de tecido conectivo fibroso. (Ver também *Prancha em Cores*.)

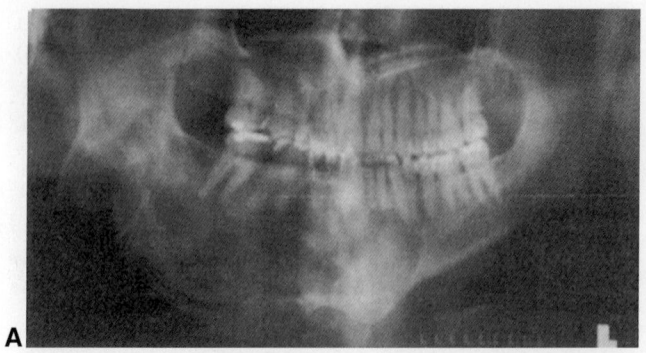
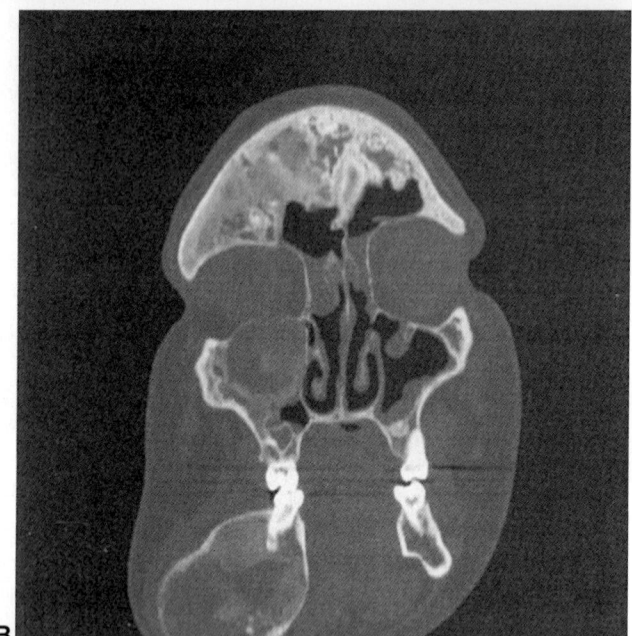
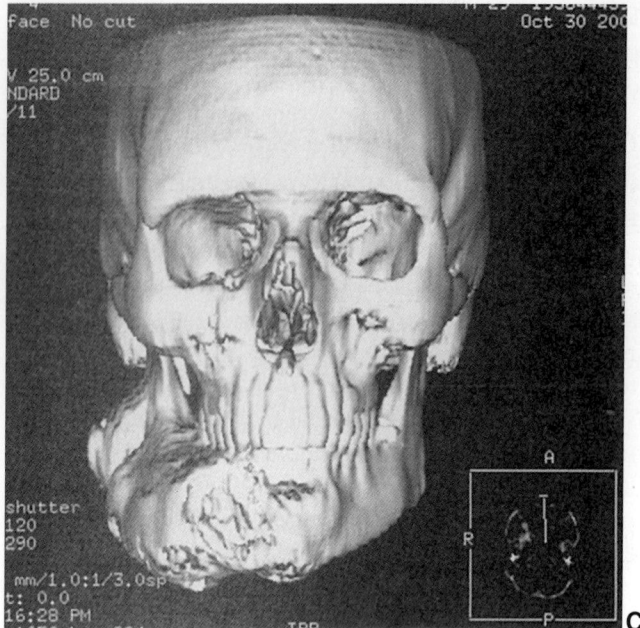
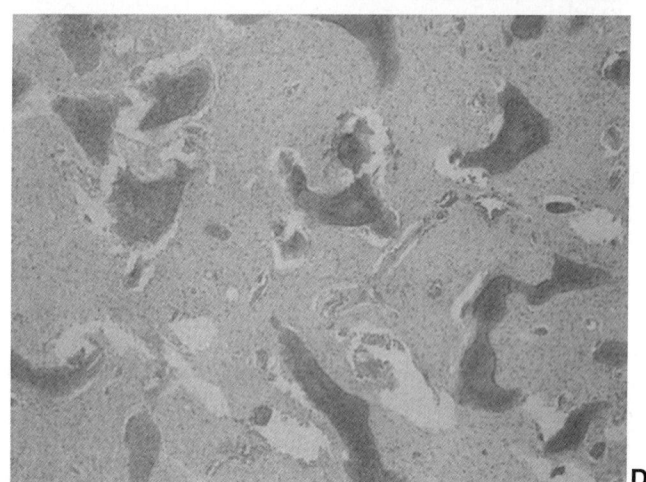
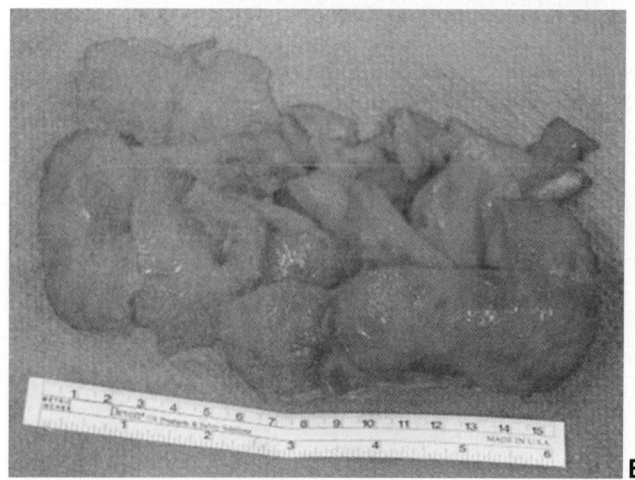

Figura 40.12

A: Displasia fibrosa. Radiografia panorâmica de um homem de 28 anos de idade que se apresentou com alargamento mandibular e facial firmemente aumentado, o qual foi monitorizado por diversos anos. A biopsia estabeleceu diagnóstico de displasia fibrosa. **B:** Varredura de tomografia computadorizada coronal (*TC*) dos ossos maxilofaciais demonstrou envolvimento ósseo frontal, maxilar e mandibular. **C:** Varredura de TC tridimensional reformatada descrevendo a deformidade grosseira da lesão mandibular direita. **D:** Displasia fibrosa. Porções curvilíneas do osso entrelaçado, sem osteoblastos apostos, em um fundo de estroma de tecido conectivo. **E:** Espécime grosseiro de displasia fibrosa.
(Ver também *Prancha* em *Cores*.)

Tratamento e Prognóstico

A displasia fibrosa não requer cirurgia, a menos que a lesão seja desfigurante e que o paciente deseje uma aparência mais normal e estética ou, raramente, nos casos de disfunção de nervo craniano (25). O recontorno do osso facial ou da mandíbula afetada é realizado em vez da ressecção, e a cirurgia geralmente é adiada até que o osso afetado tenha alcançado a maturidade (26). Relatos de transformação sarcomatosa têm sido documentados, e a recorrência é mais provável, se a lesão for tratada durante um período de crescimento ativo.

Lesão Central de Célula Gigante

A lesão central de célula gigante (LCCG) é uma lesão benigna localmente agressiva que ocorre tanto nos ossos longos como nas mandíbulas. As lesões da mandíbula podem ter características histopatológicas semelhantes àquelas que aparecem nos ossos longos, porém o comportamento biológico difere. Essa condição tem sido relatada como um granuloma reparador de célula gigante central, porém a compreensão atual é que não representa um processo reparador (27,28).

Características Clínicas e Radiográficas

As LCCG das mandíbulas com mais freqüência são assintomáticas e não são reconhecidas até que apresentem um edema indolor. Uma forma mais agressiva da LCCG pode causar dor ou parestesia. Clinicamente, a condição pode surgir como uma massa azulada resultante do adelgaçamento da mucosa do osso sobrejacente e que é de natureza altamente vascular. A maior parte dos casos se desenvolve na segunda a terceira décadas de vida e as mulheres sobrepõem-se aos homens na razão de 2 para 1. A lesão favorece a região anterior das mandíbulas, particularmente a mandíbula inferior, com freqüência cruzando a linha média e ocasionalmente vista bilateralmente. A LCCG aparece como uma radiolucência bem circunscrita ou uma radiolucência multilocular. Grandes lesões podem causar expansão cortical (Fig. 40.13A). A LCCG também pode deslocar os dentes, porém a reabsorção da raiz não é típica.

Histopatologia

As células gigantes associadas comportam-se muito como as osteoclásticas. Células gigantes multinucleadas variando no tamanho e no número de núcleos estão dispersas através do fundo de células mesenquimais fusiformes. A lesão não é encapsulada e o tecido fibroso também está presente variando os graus (ver Fig. 40.13B). Estudos imunológicos sustentam o comportamento biológico e a noção de que essas células gigantes representam osteoclastos. Microscopicamente, a LCCG é idêntica a diversas outras condições que afetam as mandíbulas, incluindo querubismo, tumor de

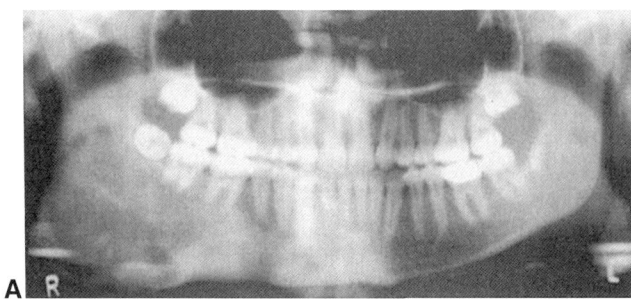

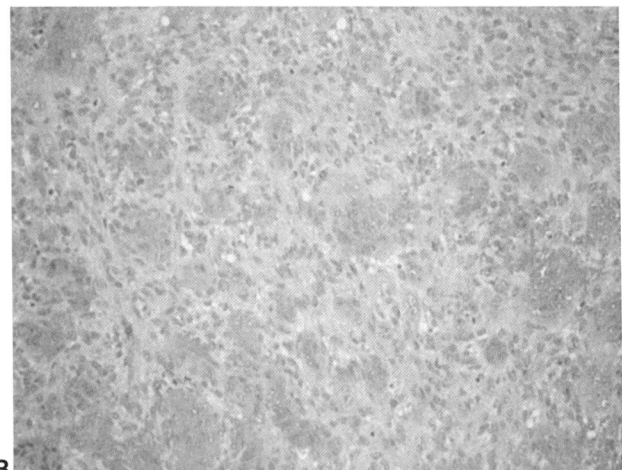

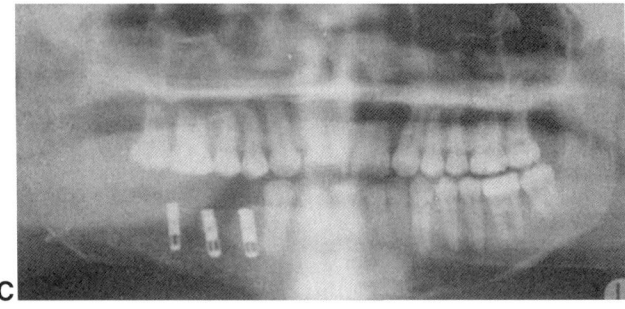

Figura 40.13
A: Lesão de célula gigante central. Radiografia panorâmica demonstrando lesão expansiva mal definida no ângulo direito da mandíbula. Paciente notificou um edema gradualmente aumentado sobre a mandíbula direita enquanto sua oclusão foi deslocada para a esquerda. **B:** Lesão de célula gigante central. Numerosas células gigantes multinucleadas em um fundo de células mesenquimais primitivas, redondas. Hemorragia abundante é vista por toda parte. **C:** Radiografia panorâmica pós-operatória revela reconstrução com um enxerto ósseo da crista ilíaca. Implantes endósseos foram colocados 7 meses após o enxerto inicial. (Ver também *Prancha* em *Cores*.)

Brown do hiperparatireoidismo e áreas focais de displasia fibrosa. Assim, é prudente excluir estas lesões similares, se as características clínicas sugerirem que a lesão pode ser alguma outra coisa que não uma LCCG.

Tratamento e Prognóstico

A curetagem é geralmente curativa, porém lesões recorrentes ou maiores ocasionalmente requerem ressecção (Fig. 40.13C). A recorrência torna-se uma questão se a lesão estiver associada a dificuldade para remoção – fixada a múltiplas raízes ou estruturas neurovasculares ou lesões maiores, mais vasculares. Diversas terapias não-cirúrgicas têm sido relatadas com algum grau de sucesso. Injeções de esteróides intralesionais utilizando triancinolona (10 mg/mL) semanalmente por 6 semanas são propostas por alguns como primeira linha de terapia (29). Outra terapia injetável relatada é a calcitonina (30). O mecanismo de ação preciso da calcitonina no tumor de célula gigante é desconhecido, porém as células gigantes têm mostrado possuir receptores de calcitonina e a calcitonina de alguma forma interfere com a progressão do tumor.

Cisto Ósseo Aneurismal

O cisto ósseo aneurismal (COA) é uma lesão óssea osteolítica, expansiva, rara. Contém grandes espaços preenchidos de sangue que não possuem um revestimento endotelial; sendo assim, não é um cisto verdadeiro.

Características Clínicas e Radiográficas

O COA, que comumente ocorre nas primeiras três décadas da vida, tem predileção pelas porções posteriores das mandíbulas. As lesões se apresentam como edemas firmes que podem ser difusos. Radiograficamente, os COA são radiolucências expansivas que podem deslocar os dentes.

Histopatologia

Os grandes espaços preenchidos de sangue são separados por septos de tecido conectivo. Hemossiderina, osso e osteóide podem ser encontrados no interior dos septos. Células gigantes, multinucleadas, tipo osteoclastos, similares àquelas encontradas no LCCG, comprometem uma característica comum na periferia da lesão.

Tratamento e Prognóstico

O COA é manejado por curetagem, e o sangramento intra-operatório pode tornar-se um desafio.

Malformações Vasculares

Malformações vasculares são lesões do desenvolvimento que podem afetar o tecido mole ou osso. Elas não se apresentam ao nascimento como os hemangiomas, os quais são neoplasmas verdadeiros. Malformações vasculares podem ser amplamente classificadas, tanto como arteriais (fluxo elevado) quanto venosas (fluxo baixo). Fístulas arteriovenosas também podem ser consideradas lesões de fluxo elevado.

Características Clínicas e Radiográficas

A maior parte das malformações vasculares no interior das mandíbulas se apresenta como lesões expansivas, assintomáticas, de crescimento lento (31). Os dentes associados tornam-se clinicamente móveis e podem mesmo parecer elevados. Tremores ou rangidos podem ser detectáveis no exame físico. Quando a língua está envolvida, as veias linguais tornam-se distendidas. Malformações vasculares tomam uma aparência radiográfica variável. Algumas aparecem como radiolucências bem circunscritas, enquanto outras aparecem como radiolucência–radiopaca misturadas. As raízes do dente podem ser reabsorvidas sob lesões de fluxo elevado. Uma varredura de tomografia computadorizada (TC) ou imagem de ressonância magnética (RM) deve ser obtida para ajudar na verificação da extensão da lesão, e a angiografia é realizada para ajudar a determinar o influxo vascular primário e a presença de quaisquer contribuições vasculares contralaterais.

Histopatologia

Revestimento endotelial tortuoso, vasos dilatados comprometem a aparência microscópica dessa condição. Pequenos vasos alimentares adjacentes também podem ser vistos em alguns casos.

Tratamento e Prognóstico

Qualquer lesão radiolucente da mandíbula, que pode ser clinicamente considerada uma malformação vascular, requer aspiração com agulha antes da biopsia ou cirurgia para excluir essa condição. Malformações arteriais são tratadas com embolização seletiva pré-operatória seguida por cirurgia de ressecção. A embolização é realizada para limitar o fluxo de sangue para a lesão, a fim de minimizar a perda de sangue quando a lesão é excisada. Uma variedade de materiais pode ser utilizada para embolizar essas lesões: rolos, bolhas de álcool polivinil ou álcool a 100% (33). A embolização super-agressiva precisa ser evitada para prevenir necrose isquêmica e atolamento dos tecidos. A anestesia hipotensiva também pode ser utilizada para reduzir ainda mais o sangramento intra-operatório. Malformações venosas podem ser tratadas com injeções intralesionais, com rolos ou agentes esclerosantes. Se a trombose adequada for alcançada, a lesão pode ser curetada.

CONCLUSÃO

Coletivamente, cistos e tumores odontogênicos não ocorrem com freqüência considerável. Muitas dessas lesões são passíveis de enucleação cirúrgica e curetagem. Alguns dos cistos e tumores possuem comportamento localmente agressivo e são capazes de muita distorção e destruição de tecidos. Assim, eles apresentam grandes desafios em relação ao seu tratamento e à reconstrução final, e o seguimento a longo prazo é conveniente para muitas dessas lesões por causa do potencial de recorrência.

PONTOS IMPORTANTES

- O cisto inflamatório mais comum é o cisto radicular. O tratamento é extração do dente e enucleação.
- O cisto dentígero está associado à coroa de um dente não erupcionado.
- A síndrome do *nevus* de célula basal, uma condição autossômica dominante, pode se manifestar com múltiplos ceratocistos odontogênicos.
- O ameloblastoma, o tumor odontogênico mais comum, requer ressecção com margem limpa quando ele cresce para o tecido mole.
- Os toros requerem remoção apenas se puderem comprometer a função ou a utilização de uma prótese.
- O osteoma assintomático não precisa ser removido. O osteoma múltiplo pode ser uma indicação da síndrome de Gardner.
- O fibroma ossificante, um tumor benigno, é passível de curetagem ou ressecção com uma margem estreita.
- A displasia fibrosa não é um neoplasma. A cirurgia está indicada nos casos de desfiguração. O recontorno pode ser apropriado.
- O cisto ósseo aneurismal não é um cisto verdadeiro. A curetagem é efetiva.

REFERÊNCIAS

1. Daley TD, Wysocki GP, Pringle GA. Relative incidence of odontogenic tumors and oral and jaw cysts in a Canadian population. *Oral Surg* 1994;77:276-280.
2. Sapp JP, Eversole LR, Wysocki GP, eds. *Contemporary oral and maxillofacial pathology.* St. Louis: Mosby-Year Book, 1997.
3. Regezi JA, Sciubba J, eds. *Oral pathology-clinical-pathological correlations*, 3rd ed. Philadelphia: WB Saunders.
4. Pogrel MA, Schmidt BL, eds. The odontogenic keratocyst. *Oral Maxillofac Surg Clin N Am* 15(3):311-461.
5. Crowley TE, Kaugars GE, Gunsolley JC. Odontogenic keratocysts: a clinical and histologic comparison of the parakeratin and orthokeratin variants. *J Oral Maxillofac Surg* 1992;50:22-26.
6. Gorlin FJ. Nevoid basal cell carcinoma syndrome. *Medicine* 1987;66:98-113.
7. Woolgar JA, Rippin JW, Browne RM. The odontogenic keratocyst and its occurrence in the nevoid basal cell carcinoma syndrome. *Oral Surg Oral Med Oral Pathol* 1987;64:727-730.
8. Buchner A. The central (intraosseous) calcifying odontogenic cyst: an analysis of 215 cases. *J Oral Maxillofac Surg* 1991;49:330-339.
9. Ramer M, Montazem A, Lane SL, et al. Glandular odontogenic cyst: report of a case and review of the literature. *Oral Surg* 1997;84:54-57.
10. Swanson KS, Kaugars GE, Gunsolley JC. Nasopalatine duct cyst: an analysis of 334 cases. *J Oral Maxillofac Surg* 1991;49: 268-271.
11. Stafne EC. Bone cavities situated near the angle of the mandible. *J Am Dent Assoc* 1942;29:1969-1972.
12. Budnick SD. Compound and complex odontomas. *Oral Surg* 1976;42:501-506.
13. Ueno S, Nakamura S, Mushimoto K, et al. A clinicopathologic study of ameloblastoma. *J Oral Maxillofac Surg* 1986;44:361-365.
14. Gardner DG. A pathologist's approach to the treatment of ameloblastoma. *J Oral Maxillofac Surg* 1984;42:161-166.
15. Gardner DG, Pecak AMJ. The treatment of ameloblastoma based on pathologic and anatomic principles. *Cancer* 1980;46:2514-2519.
16. Marx RE, Stem D, eds. *Oral and maxillofacial pathology: a rationale for diagnosis and treatment.* Chicago: Quintessence Publishing, 2003.
17. Poulson RC, Greer RO. Adenomatoid odontogenic tumor: clinicopathologic and ultrastructural concepts. *J Oral Maxillofac Surg* 1983;41:818-824.
18. Franklin CD, Pindborg II. The calcifying epithelial odontogenic tumor: a review and analysis of 113 cases. *Oral Surg* 1976;42:753-765.
19. White DK, Chen SY, Mohnac AM, et al. Odontogenic myxoma: a clinical and ultrastructural study. *Oral Surg* 1975;39:901-917.
20. Carlson ER. Odontogenic cysts and tumors. In: Miloro M, ed. *Peterson's principles of oral and maxillofacial surgery*, 2nd ed. Hamilton, Ontario: BC Decker Inc., 2004.
21. Takeuchi T, Takenoshita Y, Kubo K, et al. Natural course of jaw lesions in patients with familial adenomatosis coli (Gardner's syndrome). *Int J Oral Maxillofac Surg* 1993;22:226-230.
22. Vezeau PL, Fridrich KL, Vincent SD. Osteochondroma of the mandibular condyle: literature review and report of two atypical cases. *J Oral Maxillofac Surg* 1995;53:954-963.
23. Eversole LIZ, Leider AS, Nelson K. Ossifying fibroma: a clinicopathologic study of sixty-four cases. *Oral Surg Oral Med Oral Pathol* 1985;60:505-511.
24. Bolger WE, Ross AT. McCune-Albright syndrome: a case report and review of the literature. *Int J Pediatr Otorhinolaryngol* 2002;65:69-74.
25. Chen YR, Noordhoff MS. Treatment of craniomaxillofacial fibrous dysplasia: how early and how extensive. *Plast Reconstr Surg* 1990;86:835-844.
26. Tanner HC Jr, Dahlin DC, Childs DS Jr. Sarcoma complicating fibrous dysplasia. Probable role of radiation therapy. *Oral Surg Oral Med Oral Pathol* 1961;14:837-846.
27. Chuong R, Kaban LB, Kozakewich H, et al. Central giant cell lesions of the jaws: a clinicopathologic study. *J Oral Maxillofac Surg* 1986;44:708-713.
28. Ficarra G, Kaban LB, Hansen LS. Central giant cell lesions of the mandible and maxilla: a clinicopathologic and cytometric study. *Oral Surg Oral Med Oral Pathol* 1987;64:44-49.
29. Kermer C, Millesi W, Watzke IM. Local injection of corticosteroids for central giant cell granuloma. A case report. *Int J Oral Maxillofac Surg* 1994;23:366-368.
30. deLange J, Rosenberg Al, van den Akker HP, et al. Treatment of central giant cell granuloma of the jaws with calcitonin. *Int J Oral Maxillofac Surg* 1999;28:372-376.
31. Kaban LB, Mulliken JB. Vascular anomalies of the maxillofacial region. *J Oral Maxillofac Surg* 1986;44:203-213.
32. Perrott D, Schmidt B, Dowd C, et al. Treatment of a highflow arteriovenous malformation by direct puncture and coil embolization. *J Oral Maxillofac Surg* 1994;52:1083-1086.

CAPÍTULO 41

Esvaziamento Cervical

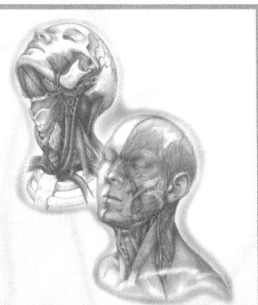

Jesus E. Medina

ANATOMIA

Quaisquer afirmações acerca da cirurgia oncológica de cabeça e pescoço precisam incorporar um trabalho de conhecimento da anatomia do suprimento vascular da pele do pescoço e das características anatômicas e relações de certas estruturas comumente distribuídas no curso da realização de um esvaziamento cervical (EC).

Suprimento Vascular para a Pele do Pescoço

Para evitar complicações como deiscência da ferida, necrose do retalho de pele e lesão vascular após o esvaziamento cervical, as incisões precisam ser situadas apropriadamente e o cirurgião precisa ter em mente a anatomia vascular dos retalhos de pele a serem criados.

O suprimento vascular da pele ântero-lateral é feito pelos ramos descendentes das artérias facial, submentual e occipital e pelos ramos ascendentes da artéria cervical transversa e supra-escapular (Fig. 41.1). Abaixo do platisma, esses ramos arteriais se anastomosam, formando uma rede superficial de vasos que corre predominantemente na direção vertical. Embora algumas ou todas as artérias principais ou seus ramos perfurantes possam ser ligados ou divididos durante um EC, o plexo vascular superficial, predominantemente vertical, precisa permanecer intacto para assegurar suprimento de sangue adequado aos retalhos de pele.

Estudos têm mostrado que as incisões que mais provavelmente preservam o suprimento de sangue para os retalhos de pele são as incisões feitas a partir da mastóide para o mento para o EC combinado com procedimentos intra-orais (Fig. 41.2A) e a incisão como um avental utilizada quando um EC é realizado na laringectomia (Fig. 41.2B).

A incisão em Y e a incisão em duplo Y ameaçam o suprimento de sangue para os retalhos de pele inferior e médio, respectivamente, e sofrem a partir da colocação de uma incisão trifurcada sobre a artéria carótida (Fig. 41.2C, D). A modificação da incisão de Schobinger cria um retalho medial anterior longo, cuja ponta pode necrosar como resultado de suprimento de sangue ascendente limitado (Fig. 41.2E). A incisão transversa dupla de MacFee transecciona o suprimento de sangue ascendente e descendente para a parte central do retalho (Fig. 41.2F). Esse retalho, entretanto, geralmente é preservado mesmo no paciente previamente irradiado.

Músculo Platisma

Localizado na região ântero-lateral do pescoço, o platisma é um músculo largo, quadrangular, em forma de lâmina, estendendo-se obliquamente do tórax superior para a face inferior. Esse músculo está localizado imediatamente profundo ao tecido subcutâneo e assim proporciona um plano facilmente identificável para elevar retalhos de pele durante a cirurgia do pescoço. Na maior parte dos EC, os retalhos são elevados pela dissecação em um plano imediatamente profundo ao platisma; entretanto, quando a extensão da doença é tal que o platisma precisa ficar inserido no espécime, os retalhos podem ser elevados facilmente em um plano imediatamente superficial a esse músculo. O cirurgião iniciante de cabeça e pescoço precisa lembrar que, por causa de sua direção oblíqua, o platisma não cobre um triângulo de base inferiormente variável na região anterior e na maior parte da região póstero-lateral do pescoço. Aqui, os retalhos precisam ser elevados em um plano subcutâneo criado pelo cirurgião. Ao fazer as incisões para um EC e elevar os retalhos de pele na região súpero-lateral do pescoço, é útil lembrar também as relações da margem posterior do platisma, as quais estão ligeiramente acima ou anterior à veia jugular externa e ao nervo grande auricular.

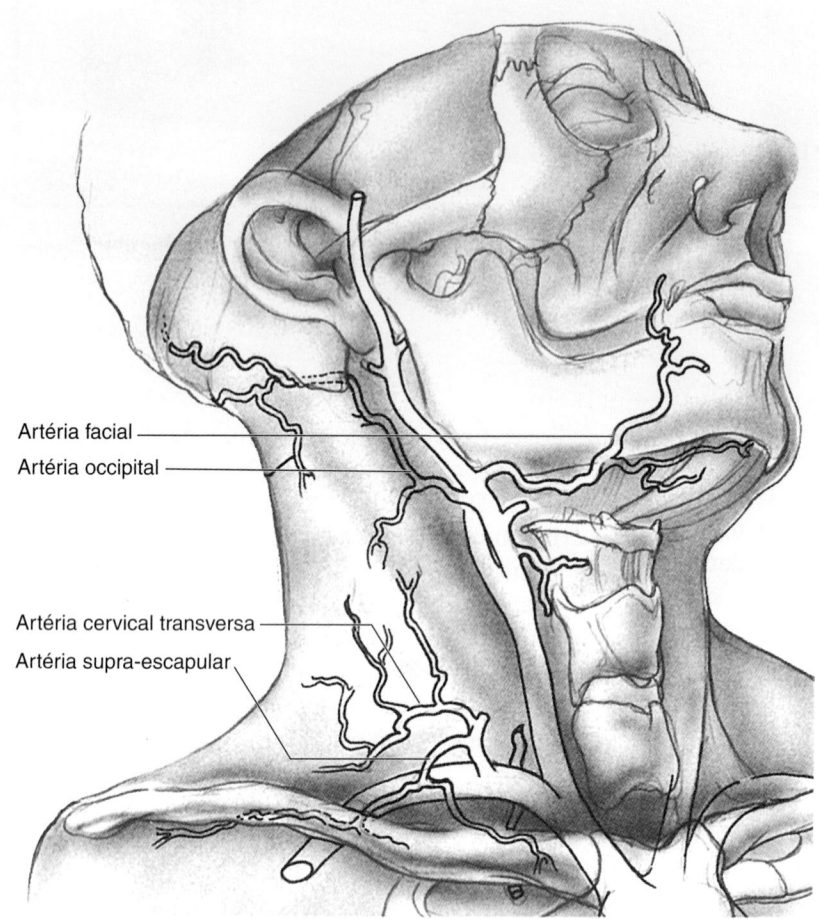

Figura 41.1
Suprimento vascular da pele do pescoço. (Adaptado de Freelend AP, Rogers JH. The vascular supply of the cervical skin with reference to incision planning. *Laryngoscope* 1975;85:714, com permissão.)

Ramo Marginal Mandibular do Nervo Facial

A identificação do ramo mandibular é essencial para se realizar um esvaziamento adequado dos linfonodos no triângulo submandibular. A prática de ligar a veia facial anterior abaixo no triângulo mandibular e retraí-la superiormente para "proteger o ramo mandibular" pode também resultar na elevação dos linfonodos pré-vasculares e retrovasculares, impedindo assim sua remoção apropriada. Quando indicado, é preferível identificar o nervo e remover perfeitamente esses linfonodos.

O nervo pode ser identificado a cerca de 1 cm na frente e abaixo do ângulo do maxilar inferior pela incisão da camada superficial da fáscia cervical profunda que envolve a glândula submandibular, imediatamente acima da glândula, em direção paralela à direção do nervo. A fáscia incisada, então, é delicadamente empurrada superiormente, expondo o nervo que se situa profundo a ela, porém superficial à adventícia da veia facial anterior. Os linfonodos retrovasculares submandibulares geralmente estão próximos do nervo e precisam ser cuidadosamente dissecados para longe dele. À medida que isso é feito, os vasos faciais são expostos e podem ser divididos.

Nervo Espinal Acessório

Abaixo do forame jugular, o ramo externo do nervo espinal acessório está localizado medialmente aos músculos digástrico e estilo-hióideo e lateral ou imediatamente posterior à veia jugular interna (VJI). Ocasionalmente, a extremidade superior do nervo está póstero-medial à veia. Então corre obliquamente para baixo e para trás para alcançar a superfície medial do músculo esternocleidomastóideo (ECM) próximo à junção de seus terços superior e médio (dois a três dedos transversos abaixo da ponta da mastóide). Embora o nervo possa ter seu curso para baixo inteiramente medial ao músculo (18%), mais comumente ele o atravessa e aparece na margem posterior deste (82%) (1). Nesse ponto o nervo está localizado acima do ponto onde o nervo grande auricular volta-se ao redor da margem posterior do ECM, também conhecido como ponto de Erb. A distância média entre o ponto de Erb e o nervo acessório espinal é de 10,7 mm, ±6,3 DP. Em todos os casos, o nervo acessório está acima do ponto de Erb (2). A partir daí ele corre através do triângulo posterior do pescoço e cruza a margem anterior do músculo trapézio. A distância entre esse ponto e a clavícula tem sido mensurada em 51,3 mm, ±17 DP (2). Duas característi-

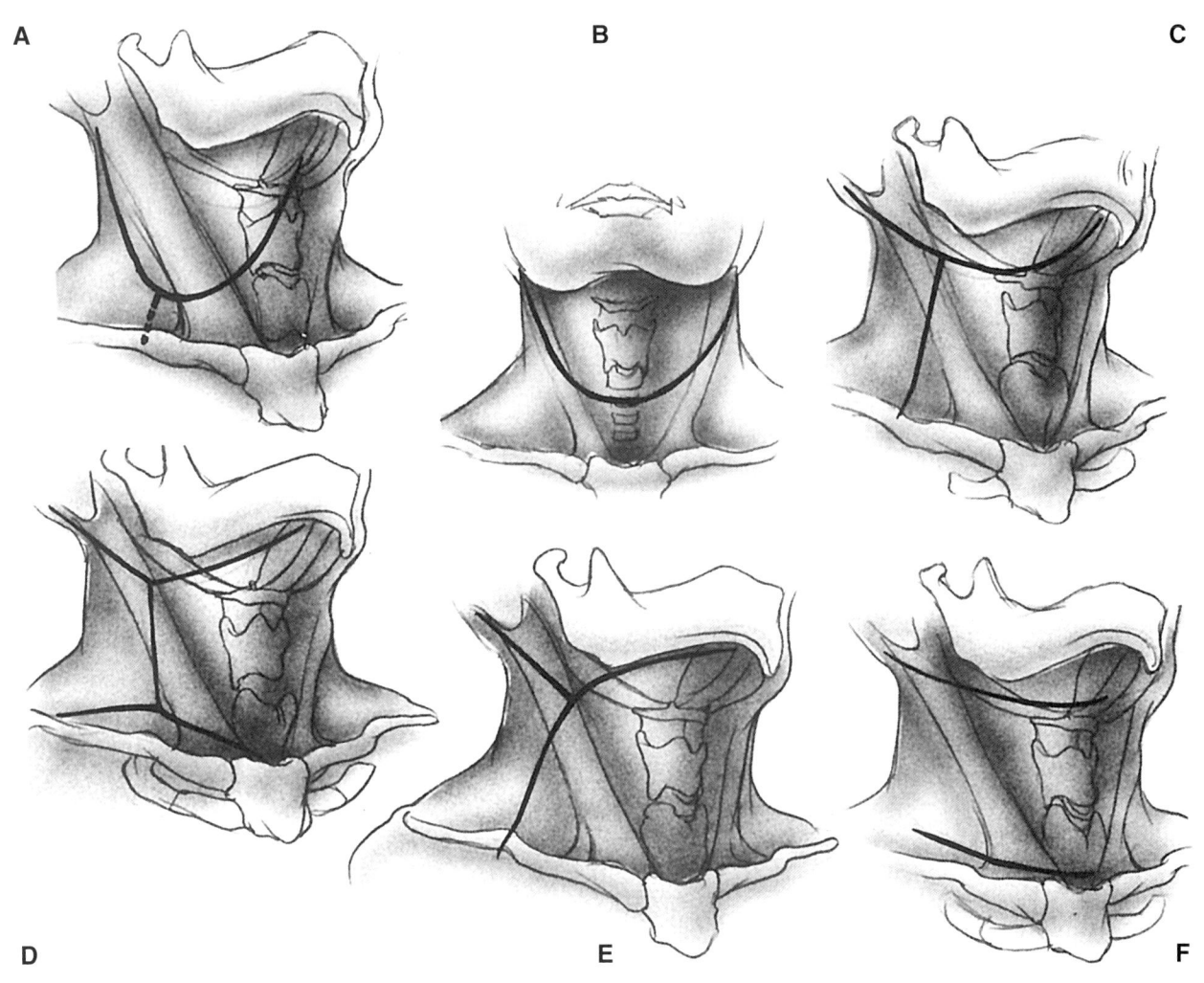

Figura 41.2
Incisões e esvaziamento cervical. **A:** Latyschevsky e Freund. **B:** Freund. **C:** Crile. **D:** Martin. **E:** Babcock e Conley. **F:** MacFee.

cas anatômicas dessa porção do nervo são relevantes no curso de um EC. Primeiro, o nervo não penetra o músculo trapézio à medida que alcança a margem anterior deste, porém cursa ao longo da superfície profunda do músculo em estreita relação com os vasos cervicais transversos. Portanto, o isolamento do nervo ao nível da margem anterior do trapézio não assegura sua preservação durante a dissecação cirúrgica abaixo desse ponto, particularmente em um campo operatório com sangue. Segundo, o nervo espinal acessório está localizado mais superficialmente à medida que cruza pelo triângulo posterior médio e inferior do pescoço, e pode ser facilmente lesionado ao se elevar os retalhos de pele posteriores.

Nervo para o Músculo Elevador da Escápula

O elevador da escápula é um músculo triangular localizado profundamente na região lateral do pescoço, anterior e medial ao músculo esplênio da cabeça. Estende-se do ângulo superior e da espinha da escápula para o processo transverso do atlas e das próximas três vértebras cervicais. Em razão de uma das funções desse músculo ser elevar a escápula e o ombro para cima e medialmente, a ressecção inadvertida ou desnecessária dos nervos para o elevador durante um esvaziamento cervical radical (ECR) pode levar à deformidade e incapacidade funcional do ombro. O elevador da escápula é inervado por dois ou três ramos dos quarto e quinto nervos cervicais. A partir de sua origem no plexo cervical, esses nervos correm em direção inferior e lateral para alcançar o elevador no seu terço médio. Através da maior parte de seu curso, esses nervos curtos estão localizados profundos à fáscia do elevador. Portanto, para identificá-los e preservá-los durante um ECR, o plano de dissecação nessa área do pescoço precisa ser mantido superficial à fáscia do elevador.

Ducto Torácico

Na base do pescoço, o ducto torácico está localizado à direita e atrás da artéria carótida comum esquerda e do nervo vago. A partir daí, ele se arqueia para cima, para frente, e lateralmente, passando atrás da VJI e à frente do músculo escaleno anterior e do nervo frênico. Ele então se abre em direção a veia jugular interna, veia subclávia, ou ao ângulo formado pela junção desses dois vasos. O ducto é anterior e medial ao tronco tireocervical e à artéria cervical transversa. O conhecimento preciso dessas relações anatômicas é importante para evitar lesão do ducto durante um EC. Isto é até mais importante quando o cirurgião é chamado para procurar e reparar lesão no ducto torácico durante ou após um EC. Para prevenir uma lesão no ducto torácico, o cirurgião também precisa lembrar que o mesmo pode ser múltiplo na sua extremidade superior e que, na base do pescoço, ele geralmente recebe um tronco jugular, um subclávio e, geralmente, outros troncos linfáticos menores, os quais precisam ser ligados ou grampeados individualmente.

Compartimentos Fasciais do Pescoço

A fáscia cervical profunda do pescoço é dividida em três camadas: superficial, média e profunda (Fig. 41.3). A camada superficial ou de revestimento contorna todo o pescoço. Ela emerge a partir dos processos espinhosos vertebrais e do ligamento nucal e envolve todo o pescoço para fixar-se novamente no processo espinhoso no lado oposto. Esta fáscia se divide para envolver o músculo trapézio. Na margem anterior desse músculo, as duas camadas se fundem em uma camada única que cruza o triângulo posterior do pescoço. Ela se divide novamente para contornar o ventre inferior do músculo omo-hióideo e do músculo esternocleidomastóideo. Na margem lateral dos músculos, envia fibras antes de se fusionar à frente deles à medida que se estende para o outro lado do pescoço. Essa fáscia também envolve as glândulas submandibular e parótida.

A camada média da fáscia cervical profunda, também denominada fáscia visceral, contorna as estruturas viscerais da porção anterior do pescoço. A camada profunda da fáscia cervical profunda ou fáscia pré-vertebral contorna os músculos profundos do pescoço. Entre eles, ela cobre o esplênio da cabeça, o elevador da escápula e os músculos escalenos. Estende-se em direção ao outro lado do pescoço, cobrindo os músculos pré-vertebrais.

A bainha carotídea envolvendo a veia jugular, a artéria carótida comum e o nervo vago é formada por todas as camadas da fáscia cervical profunda. A bainha carotídea origina-se superiormente no forame jugular, onde se fixa à base do crânio. Ela então segue o curso dos vasos, atravessando o triângulo cervical anterior e se estendendo inferiormente para o desfiladeiro torácico.

Linfáticos do Pescoço

As regiões de linfonodos do pescoço são mostradas na Figura 41.4. Os seis níveis atualmente utilizados envolvem a completa anatomia topográfica do pescoço. O conceito de subníveis foi introduzido na classificação porque certas zonas têm sido identificadas no interior dos seis níveis, as quais podem ter significado clínico.

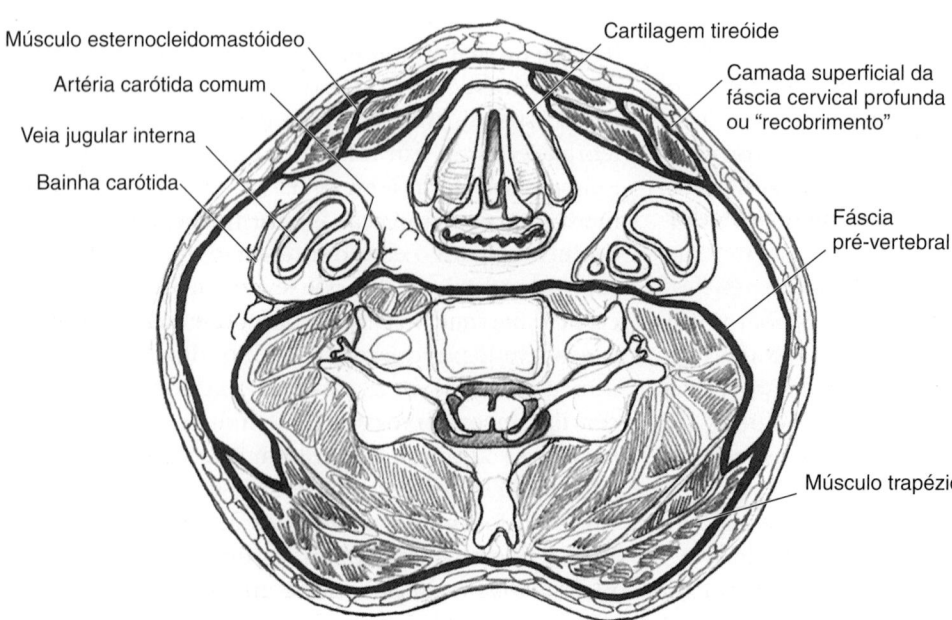

Figura 41.3
Camadas da fáscia cervical.

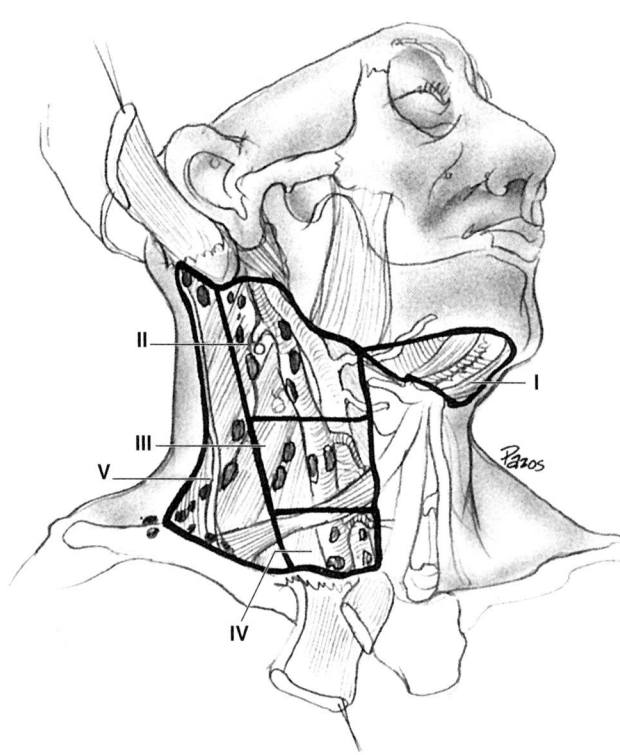

Figura 41.4
Regiões de linfonodos do pescoço.

Nível I é dividido em dois subníveis. Subnível IA (submentual), o qual inclui os linfonodos no interior do triângulo limitado pelo ventre anterior dos músculos digástricos e o osso hióide. Subnível IB (submandibular), o qual inclui os linfonodos no interior dos limites do ventre anterior do músculo digástrico, do músculo estilo-hióideo e da margem inferior do corpo do maxilar inferior.

Nível II (jugular superior) inclui os linfonodos localizados ao redor do terço superior da VJI e nervo acessório espinal adjacente, estendendo-se a partir do nível da base do crânio (acima) para o nível da margem inferior do osso hióide (abaixo). O limite anterior (medial) é o músculo estilo-hióideo (a correlação radiológica é o plano vertical definido pela superfície posterior da glândula submandibular) e o limite posterior (lateral) é a margem posterior do músculo esternocleidomastóideo. Dois subníveis são reconhecidos no nível II: subnível IIA: linfonodos localizados anteriormente (mediais) ao plano vertical definido pelo nervo espinal acessório; e subnível IIB: linfonodos localizados posteriormente (laterais) ao plano vertical definido pelo nervo espinal acessório.

Nível III (jugular médio) inclui os linfonodos localizados em torno do terço médio da VJI, estendendo-se a partir da margem inferior do osso hióide (acima) para a margem inferior da cartilagem cricóidea (abaixo). O limite anterior (medial) é a margem lateral do músculo esterno-hióideo, e o limite posterior (lateral) é a margem posterior do músculo esternocleidomastóideo.

Nível IV (jugular inferior) envolve os linfonodos localizados ao redor do terço inferior da VJI, estendendo-se da borda inferior da cartilagem cricóidea (acima) até abaixo da clavícula.

Nível V (triângulo posterior) compreende predominantemente os linfonodos localizados ao longo da metade inferior do nervo espinal acessório e da artéria cervical transversa. Os linfonodos supraclaviculares também são incluídos no grupo do triângulo posterior. O limite superior é o ápice formado pela convergência dos músculos esternocleidomastóideo e trapézio, o limite inferior é a clavícula, o limite anterior (medial) é a margem posterior do músculo esternocleidomastóideo, e o limite posterior (lateral) é a margem anterior do músculo trapézio. Um plano horizontal marcando a margem inferior do arco cricóideo anterior separa dois subníveis. O subnível V-A, acima desse plano, inclui linfonodos do espinal acessório. O subnível V-B, abaixo desse plano, inclui os linfonodos que seguem os vasos cervicais transversos e os linfonodos supraclaviculares (com a exceção do linfonodo de Virchow, o qual está localizado no nível IV).

Nível VI (compartimento anterior). Os linfonodos neste compartimento incluem os pré e paratraqueais, pré-cricóideos (Delphian) e peritireoidianos, incluindo os linfonodos ao longo dos nervos laríngeo recorrente. O limite superior é o osso hióide, o limite inferior é a fenda supra-esternal, e os limites laterais são as artérias carótidas comuns.

Outros grupos de linfonodos: linfonodos envolvendo regiões não localizadas no interior desses níveis devem ser referidos pelo nome de seu grupo nodal específico; exemplos destes são o mediastino superior, o retrofaríngeo, o periparotídeo, o bucinador, o pós-auricular e os linfonodos suboccipitais.

FISIOLOGIA

O trapézio é um músculo em forma de hélice composto de segmentos superior, médio e inferior, cada um dos quais funciona de uma maneira diferente, porém complementar. O trapézio e os outros músculos que se inserem na escápula estabilizam e controlam a cintura escapular durante a movimentação do braço. O elevador da escápula atua sinergisticamente com a divisão superior do trapézio para elevar a escápula; o rombóide ajuda a parte média do trapézio na retração e estabilização da escápula de encontro à caixa torácica posterior. A ação simultânea das divisões superior e inferior do músculo trapézio resulta em uma ação rotatória única da escápula. A rotação para cima da escápula, em combinação com a abdução do braço na articulação glenoumeral, permite a elevação do braço acima de 90 graus ao nível do ombro.

A paralisia do músculo trapézio causa uma síndrome caracterizada por fraqueza e deformidade da cintura escapular, geralmente acompanhada por dor. A escápula é deslocada inferior e lateralmente, e a cintura escapular inteira freqüentemente cai. Isso também compromete a rotação da escápula, restringindo a abdução do ombro afetado acima de 90 graus. A dor no ombro parece ser secundária à demanda aumentada de sustentação ao estiramento dos músculos elevador da escápula e rombóide. Compreensivelmente, um grau maior de incapacidade do ombro pode resultar de um ECR quando os nervos para o elevador da escápula são cortados.

AVALIAÇÃO DIAGNÓSTICA

O exame clínico do pescoço pela palpação não é absolutamente confiável na detecção de metástases de linfonodo cervical, particularmente de linfonodos minimamente envolvidos pelo tumor. O índice de erros relatado na avaliação da presença ou ausência de metástases de linfonodo cervical pela palpação varia de 20% a 51%. Os fatores responsáveis por essa variação não são apenas a capacidade e a experiência do examinador, porém também os hábitos do paciente e o tratamento prévio para o pescoço com cirurgia ou radioterapia. Com o advento de técnicas modernas de imagem, espera-se que o médico não tenha que contar somente com o exame clínico para tomar decisões terapêuticas no tratamento do pescoço.

Utilizando a demonstração histológica de metástases em um linfonodo como padrão-ouro, diversos estudos têm mostrado que tomografia computadorizada (TC), imagem de ressonância magnética (RM) e ultra-sonografia possuem sensibilidade e especificidade mais elevadas do que o exame clínico na detecção de metástases nos linfonodos maiores do que 1 a 1,5 cm de diâmetro (3,4). Atualmente, essas técnicas de imagem não são utilizadas universalmente na avaliação diagnóstica e no estadiamento do pescoço nos pacientes com câncer de cabeça e pescoço; entretanto, desempenham um papel na avaliação de linfonodos não facilmente acessíveis às mãos do examinador, tais como linfonodos retrofaríngeos, do mediastino superior e, em alguns pacientes, paratraqueais.

No momento presente, uma TC ou RM "negativa" do pescoço não pode ser confiável a ponto de se manter o tratamento eletivo de linfonodos cervicais, porque elas não podem detectar linfonodos menores do que 1 cm e, mais importante, porque o critério de imagem para o diagnóstico de metástases em um linfonodo não é confiável. O critério mais freqüentemente utilizado para considerar um linfonodo cervical positivo para metástases na TC ou RM é o tamanho do linfonodo maior do que 1 ou 1,5 cm. Embora exista uma correlação entre o tamanho de um linfonodo e a presença de metástases histológicas (Tabela 41.1), está claro que nem todos os linfonodos aumentados contêm depósito metastático e que nodos menores do que 1 a 1,5 cm na verdade podem conter metástases. Trinta e três por cento de todas as metástases de carcinomas de célula escamosa de cabeça e pescoço são encontradas em linfonodos menores do que 1 cm, 10% dos espécimes de EC positivos para tumor contêm apenas metástases menores do que 3 mm de diâmetro, e, mais importante, 25% de todas as metástases em linfonodos clinicamente ocultas são muito pequenas para serem detectadas por quaisquer das técnicas de imagem atualmente disponíveis (5). A presença de uma área central luminosa no interior de um linfonodo mostrada na TC no momento é considerada equivalente à presença de tumor necrótico no interior de um linfonodo; entretanto, tal achado pode ser causado por uma

TABELA 41.1
TAMANHO DO NODO E PRESENÇA DE METÁSTASES HISTOLÓGICAS

Tamanho do Nodo (cm)	Estado Histológico (%)		
	Negativo	Positivo	Positivo com Extensão Extranodal
1	67	33	14
2	38	62	26
3	19	81	49
4	12	88	71
5	0	100	76

De Hamakawa H, Fukizumi M, Bao Y. Genetic diagnosis micrometastasis based on SCCa antigen mRNA in cervical lymph nodes of head and neck cancer. *Clin Exp Med* 1999;17:593-599, and Cachin Y. Management of cervical nodes in head and neck cancer. In: Evans P, Robin P, Fielding J, eds. *Head and neck cancer*. New York: Alan R. Liss, 1983, com permissão.

artéria com formação de placa ou uma inclusão de gordura em um linfonodo. Outro critério de imagem utilizado para "diagnosticar" metástases em um linfonodo é o seu formato, como determinado pela razão do diâmetro de seu eixo curto (c) e longo (l). Em um estudo de Steinkamp et al. (6), 730 linfonodos cervicais aumentados em 285 pacientes foram examinados utilizando-se ultra-som, e a razão l/c foi calculada. O exame histológico após o EC revelou que 95% dos linfonodos cervicais aumentados mostraram ao ultra-som que possuíam uma razão l/c maior do que 2 e foram corretamente diagnosticados como benignos. Linfonodos apresentando um formato mais circular e razão l/c menor do que 2 foram diagnosticados corretamente como metástases com 95% de exatidão. Infelizmente, a varredura multidirecional de ultra-sonografia é dificultada também pela falta de especificidade de critérios morfológicos. A citologia com aspiração com agulha fina guiada por ultra-som (US-PAAF) pareceu mais promissora para a avaliação pré-operatória do pescoço N0 porque essa técnica permite a amostragem de linfonodos tão pequenos quanto com 3 mm de diâmetro e acrescenta a vantagem da avaliação citológica (7). Entretanto, a utilidade desta técnica é fortemente dependente da habilidade (e tempo) do ultra-sonografista e da experiência do citopatologista. Além disso, os resultados de uma política de esperar e ver após US-PAAF negativa têm sido desapontadores. Em um estudo de 92 pacientes com tumores da cavidade oral, estadiados T1 e T2, que foram observados após US-PAAF negativa, metástases nos linfonodos do pescoço tornaram-se aparentes subseqüentemente em 19 (21%) (8). Esse número é preocupante porque a incidência de metástases de linfonodos nos pacientes com tais tumores, que foram observados sem qualquer intervenção para o pescoço, é de cerca de 25%.

Utilizando a tomografia com emissão de pósitrons (PET) com 18-fluorodeoxiglicose (FDG), metástases de linfonodos de carcinomas de célula escamosa da cavidade oral podem ser visualizadas com sensibilidade e especificidade tão elevadas quanto as da RM e da TC. Infelizmente, as técnicas atuais do PET-FDG também são limitadas para a detecção de tumores focais menores do que 1 cm (9,10).

Em um esforço para superar as limitações das técnicas de imagem atuais, particularmente sua incapacidade para diferenciar um linfonodo infiltrado de tumor normal, ou reativo, de Bree et al. (11) recentemente experimentaram radioimunocintilografia (RIC), uma técnica na qual anticorpos monoclonais específicos para o carcinoma de célula escamosa marcados com tecnécio 99m foram dados por via intravenosa para pacientes com carcinoma de célula escamosa submetidos ao EC. Infelizmente, a RIC não foi superior à TC e à RM para a detecção de metástases de linfonodo (11).

A TC e a RM são valiosas para a avaliação de ressecabilidade de grandes depósitos metastáticos no pescoço, porque na maior parte dos exemplos elas podem definir a relação de um tumor metastático com estruturas críticas, tais como a artéria carótida comum e interna, a coluna cervical, a artéria vertebral e o plexo braquial. Se houver suspeita do envolvimento do tumor da artéria carótida comum ou interna, uma avaliação pré-operatória sistemática deve incluir a angiografia cerebral dos quatro vasos para determinar o estado da carótida contralateral e para avaliar a circulação intracerebral contralateral. Além disso, uma tentativa deve ser feita durante a angiografia para medir a pressão de retorno da carótida e para avaliar dinamicamente a circulação contralateral utilizando-se técnicas de oclusão com balão enquanto o paciente é monitorizado para avaliação de déficits neurológicos com pressão sanguínea normal e baixa.

Aspiração com Agulha Fina

A aspiração com agulha fina (PAAF) tem se tornado uma ferramenta diagnóstica valiosa nos pacientes com uma massa no pescoço na qual o carcinoma metastático é suspeitado. De acordo com numerosos relatos recentes, a especificidade da PAAF varia de 94% a 100% e a sensibilidade varia de 92% a 98%. A variabilidade entre os citopatologistas foi relatada em uma série como 8%. A PAAF tem sido considerada a mais exata no diagnóstico das malignidades epiteliais, alcançando exatidão próxima de 100%.

A PAAF está indicada no paciente com massa sólida no pescoço quando um exame cuidadoso das superfícies mucosas e da pele da região da cabeça e pescoço falhar para revelar um tumor primário. A PAAF e uma radiografia do tórax devem constituir parte da avaliação inicial do paciente com uma massa supraclavicular. Os achados citopatológicos então podem guiar a pesquisa clínica para um tumor primário abaixo das clavículas.

Biopsia do Linfonodo Sentinela

Durante a década passada, alguns estudos de diferentes instituições mostraram que a linfocintigrafia é possível e confiável para a identificação do linfonodo ou linfonodos "sentinelas" nos pacientes com carcinoma de célula escamosa do trato aerodigestório superior. Essa técnica, combinada com a biopsia dos linfonodos sentinelas, pode ser ideal para a avaliação do estadiamento do pescoço clinicamente linfonodo negativo (N0). O número de linfonodos sentinelas varia, porém em uma série de 48 pacientes estudados por Ross et al.

(12) a média do número de linfonodos sentinelas obtida foi de 2,4. A sensibilidade do procedimento é de 90% quando a histopatologia do linfonodo sentinela é comparada com aquela do espécime do EC. Em outro estudo prospectivo por Ross *et al.* (13), a biopsia do linfonodo sentinela (BNS) resultou em estadiamento patológico do pescoço clinicamente N0 em 36% dos pacientes, quando os linfonodos foram examinados com coloração de rotina com hematoxilina-eosina; seccionamento seriado e imunoistoquímica estadiaram um adicional de 8% dos casos. A detecção de micrometástases foi então efetuada utilizando-se marcadores altamente específicos de tumor e métodos moleculares (14,15). Entretanto, a aplicabilidade dessas técnicas na prática clínica, no prognóstico e o significado terapêutico das micrometástases detectadas por elas permanecem a ser demonstrados nos estudos clínicos prospectivos.

ESTADIAMENTO

Ao final da avaliação clínica de um paciente com carcinoma de células escamosas da região da cabeça e pescoço, a doença deve ser classificada de acordo com o estádio. O sistema de estadiamento proposto pelo *American Joint Committee on Cancer* em 2002 está delineado como segue:

NX: Linfonodos regionais não podem ser avaliados.
N0: Nenhuma metástase regional no linfonodo.
N1: Metástases em um único linfonodo ipsolateral, de 3 cm ou menos na maior dimensão.
N2: Metástases em um único linfonodo ipsolateral, de mais de 3 cm, porém não maior do que 6 cm na maior dimensão; ou em múltiplos linfonodos ipsolaterais, nenhum com mais de 6 cm na maior dimensão; ou em linfonodos bilaterais ou contralaterais, nenhum maior do que 6 cm na maior dimensão.
N2a: Metástases em um único linfonodo ipsolateral, de mais de 3 cm, porém não maior do que 6 cm na maior dimensão.
N2b: Metástases em múltiplos linfonodos ipsolaterais, nenhum com mais de 6 cm na maior dimensão.
N2c: Metástases em linfonodos bilaterais ou contralaterais, nenhum com mais de 6 cm na maior dimensão.
N3: Metástases em um linfonofo maior do que 6 cm na maior dimensão.

O estadiamento do pescoço nos pacientes com carcinoma nasofaríngeo é diferente porque a distribuição e o impacto prognóstico de disseminação de linfonodo regional a partir de câncer nasofaríngeo, particularmente do tipo indiferenciado, são diferentes daqueles de outros cânceres mucosais de cabeça e pescoço e justifica a utilização do seguinte esquema:

NX: Linfonodos regionais não podem ser avaliados.
N0: Sem metástases de linfonodo regional.
N1: Metástases unilaterais em linfonodo(s), de 6 cm ou menos na maior dimensão, acima da fossa supraclavicular.
N2: Metástases bilaterais em linfonodo(s), de 6 cm ou menos na maior dimensão, acima da fossa supraclavicular.
N3: Metástases em um linfonodo(s) maior do que 6 cm e/ou para a fossa supraclavicular.
N3a: Maior do que 6 cm na dimensão.
N3b: Extensão para a fossa supraclavicular.

CLASSIFICAÇÃO DAS DISSECÇÕES CERVICAIS

Diversas formas de dissecções linfonodais cervicais são atualmente utilizados para tratamento cirúrgico nos pacientes com câncer de cabeça e pescoço. Para padronizar a nomenclatura utilizada para essas operações, é essencial adotar uma nomenclatura comum para os grupos de linfonodos cervicais, tal como delineado anteriormente neste capítulo.

A classificação das dissecções cervicais atualmente recomendada pela *American Academy of Otolaryngology–Head and Neck Surgery* leva em conta primariamente os grupos de linfonodos cervicais que são removidos e, secundariamente, as estruturas anatômicas que podem ser preservadas, tais como o nervo espinal acessório e a VJI. Se as diferentes dissecções cervicais são analisadas a partir desses dois pontos de vista, existem essencialmente três tipos anatômicos de dissecações: o esvaziamento radical e o radical modificado, seletivo e estendido. Essa nova classificação é essencialmente a mesma da versão de 1991, com a exceção de que nomes específicos para certos tipos de ECS foram excluídos. A razão para essa recomendação está baseada no número aumentado de variações, as quais têm sido introduzidas ao longo da última década. Uma comparação de duas classificações é mostrada na Tabela 41.2.

Sem levar em consideração qual nome é dado a uma dissecção cervical, o registro operatório precisa refletir exatamente o que foi feito na cirurgia em termos dos grupos de linfonodos que foram removidos e de importantes estruturas neurais ou vasculares que foram removidas ou preservadas. Além disso, o cirurgião precisa orientar a peça cirúrgica para o patologista e identificar os diferentes grupos de linfonodos que ele contém. Somente assim pode-se esperar que o patologista faça um relato clínico e prognosticamente

TABELA 41.2
CLASSIFICAÇÃO DAS DISSECÇÕES CERVICAIS

Classificação de 1991	Classificação de 2001
1. Esvaziamento cervical radical	1. ECR
2. Esvaziamento cervical modificado	2. ECRM
3. Esvaziamento cervical seletivo	3. ECS:
a. Supra-omo-hióideo	ECS (I-III/IV)
b. Lateral	ECS(II-IV)
c. Póstero-lateral	ECS (II-V, pós-auricular, suboccipital)
d. Anterior	ECS (Nível VI)
4. Esvaziamento cervical estendido	4. Esvaziamento cervical estendido

significativo, que descreva a localização e o número de linfonodos examinados, o número de linfonodos comprometidos e a presença ou ausência de extensão extranodal do tumor.

Esvaziamento Cervical

Esta operação é definida como a remoção *em bloco* dos tecidos de sustentação linfonodais de um lado do pescoço, a partir da margem inferior do maxilar inferior para a clavícula e a partir da margem lateral dos músculos em fita para a margem anterior do trapézio. Incluídos no espécime ressecado estão o nervo espinal acessório, a VJI e o músculo esternocleidomastóideo (Fig. 41.5). Uma descrição que engloba a técnica cirúrgica desta operação foi recentemente relatada por MaCammon e Shah (16).

Racional

A primeira descrição da remoção sistemática *em bloco* dos linfáticos cervicais foi publicada por Crile, em 1906. A operação que ele descreveu veio a ser conhecida como o ECR. Embora Crile acreditasse que a remoção da VJI fosse essencial por causa da íntima relação dessa estrutura com os linfonodos cervicais, é interessante observar que os desenhos que ilustram sua publicação indicam que o nervo espinal acessório e a alça do hipoglosso foram preservados. Foram Martin *et al.*, nos anos 1950, que lideraram o conceito de que uma linfadenectomia cervical para o câncer seria inadequada, a menos que todos os tecidos sustentadores dos linfonodos de um lado do pescoço fossem removidos, e que isso era impossível, a menos que o nervo espinal acessório, a VJI e o músculo esternocleidomastóideo fossem incluídos na ressecção. De fato, eles categoricamente afirmaram que "qualquer técnica que seja desenvolvida para preservar o nervo espinal acessório deve ser condenada inequivocamente".

Na descrição do ECR, Crile comentou que a remoção *em bloco* do tumor primário e do sistema linfático do pescoço deve ser realizada de forma similar à operação de Halsted para o câncer de mama. Ele acreditava que o fluxo normal da linfa era interrompido pela metástase em um linfonodo, causando, além disso, a disseminação do tumor para qualquer direção, e que uma operação "incompleta", menos radical, iria disseminar e estimular o crescimento do tumor. Da mesma forma que Crile, Martin *et al.* acreditavam que era impossível remover os linfáticos do pescoço completamente sem ressecar o músculo esternocleidomastóideo e a VJI por causa da estreita associação dos linfáticos dessa área com as paredes da veia.

A remoção do músculo esternocleidomastóideo inquestionavelmente facilita o acesso à veia jugular e a

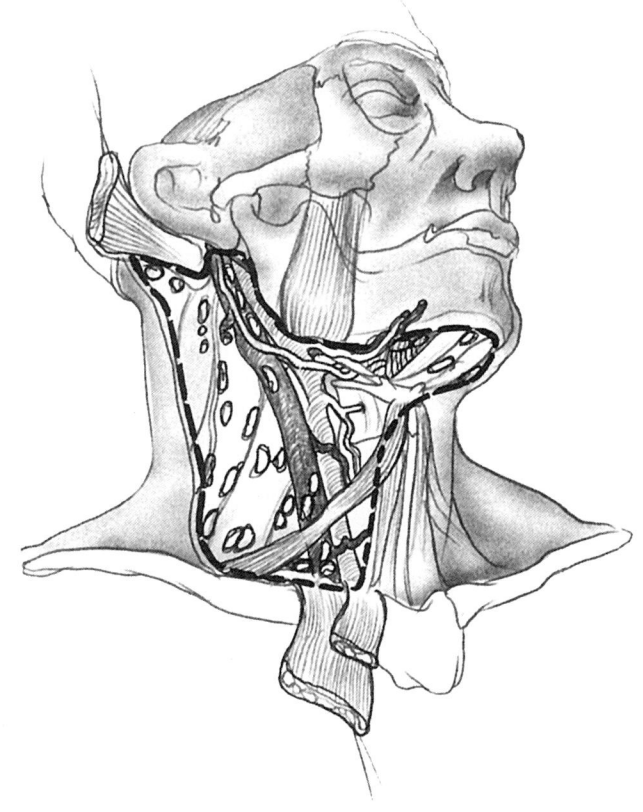

Figura 41.5
Esvaziamento cervical radical.

remoção dos tecidos sustentadores dos linfonodos cervicais. Em algumas situações, o músculo precisa ser removido porque está envolvido pelo tumor. Essas considerações são tão válidas hoje como eram no início do século 20 nos pacientes com metástases de linfonodos clinicamente óbvias, particularmente quando as metástases são grandes e estão localizadas em múltiplas regiões do pescoço. Entretanto, a remoção desse músculo não é mais justificada para facilitar o esvaziamento apenas.

Um ECR não é indicado na ausência de metástases cervicais palpáveis (i. e., no tratamento do pescoço N0). O argumento de que o ECR deve ser o único esvaziamento linfonodal realizado nos pacientes com câncer de cabeça e pescoço, por ser uma operação anatomicamente bem delineada e, assim, fácil de ensinar, não é mais válido. Atualmente, os ECR representam menos de 20% de todos os esvaziamentos cervicais feitos em muitas instituições (17); à medida que a familiaridade com outros tipos de esvaziamentos cervicais tem aumentado, da mesma forma se desenvolveram a habilidade e a concordância dos cirurgiões para ensinarem aos residentes e colegas.

Indicações

O ECR está indicado quando existem múltiplas metástases em linfonodos cervicais clinicamente evidentes, particularmente quando envolvem os linfonodos do triângulo posterior do pescoço, com envolvimento ou proximidade do nervo espinal acessório. Um ECR também está indicado quando existe uma grande massa tumoral metastática ou conglomerado linfonodal presente na parte superior do pescoço. Em tais circunstâncias, é imprudente preservar o esternocleidomastóideo ou a jugular interna ou dissecar o nervo espinal acessório e correr o risco de violar o tumor. Uma situação similar pode ser criada por inflamação, hematoma, ou equimose que se segue às biopsias excisionais mal indicadas de metástases cervicais. Por essa razão, com freqüência nos encontramos realizando um ECR em tais pacientes.

Esvaziamento Cervical Radical Modificado (ECRM)

Esta categoria inclui modificações dos ECR desenvolvidos com a intenção de reduzir a morbidade dessa operação pela preservação de uma ou mais destas estruturas: o nervo espinal acessório, a VJI ou o músculo esternocleidomastóideo.

As três dissecações do pescoço que podem ser incluídas nesta categoria estão delineadas na Tabela 41.2. Elas diferem uma da outra apenas no número de estruturas neurais, vasculares e musculares que são preservadas. Portanto, elas podem ser subclassificadas como segue:

- ECRM com preservação do nervo espinal acessório.
- ECRM com preservação do nervo espinal acessório e da VJI.
- ECRM com preservação do nervo espinal acessório, da VJI, e do músculo esternocleidomastóideo. Esta corresponde à operação com freqüência denominada "esvaziamento funcional do pescoço".

Esvaziamento Cervical Radical Modificado com Preservação do Nervo Espinal Acessório

Esta operação é definida como a remoção *em bloco* dos tecidos sustentadores linfonodais de um lado do pescoço, a partir da margem inferior do maxilar inferior até a clavícula e a partir da margem lateral dos músculos até a margem anterior do trapézio, preservando o nervo espinal acessório. A VJI e o músculo esternocleidomastóideo são incluídos no espécime ressecado (Fig. 41.6). A técnica cirúrgica é essencialmente a mesma do ECR.

Racional. As seguintes observações têm compelido os cirurgiões, por diversas décadas, a explorarem e desenvolverem alternativas para o ECR:

- A morbidade associada ao ECR, especialmente a incapacidade do ombro que resulta da ressecção do nervo espinal acessório e, em menor extensão, a deformidade cosmética que resulta desta operação, particularmente quando é feita em ambos os lados do pescoço.

- A concretização de que, em muitas instâncias, o nervo acessório espinal não está em estreita proximidade com os linfonodos grosseiramente envolvidos pelo tumor e que sua preservação não compromete a validade oncológica da operação.

Indicações. Este tipo de esvaziamento cervical é utilizado no tratamento cirúrgico de pacientes com metástases de linfonodos clinicamente evidentes, quando o nervo acessório espinal não está diretamente envolvido pelo tumor, sem levar em consideração o número, o tamanho e a localização dos linfonodos envolvidos. A decisão para preservar o nervo espinal acessório é, portanto, uma decisão intra-operatória delicada. Da mesma forma que a filosofia acerca da preservação do nervo facial durante a cirurgia para os tumores da parótida, o nervo espinal acessório pode ser preservado sempre que exista um plano de esvaziamento claramente identificável, e não criado artificialmente, entre o tumor e o nervo. A taxa de recorrência, quando utilizado o tratamento do pescoço N+ em combinação com radiação pós-operatória, é de 8,1% (18).

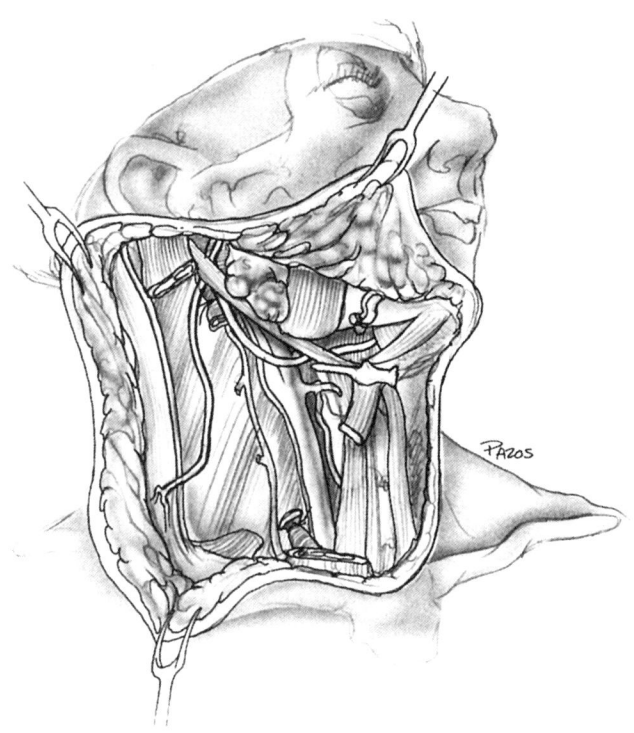

Figura 41.6
Esvaziamento cervical radical modificado (tipo I) com preservação do nervo espinal acessório.

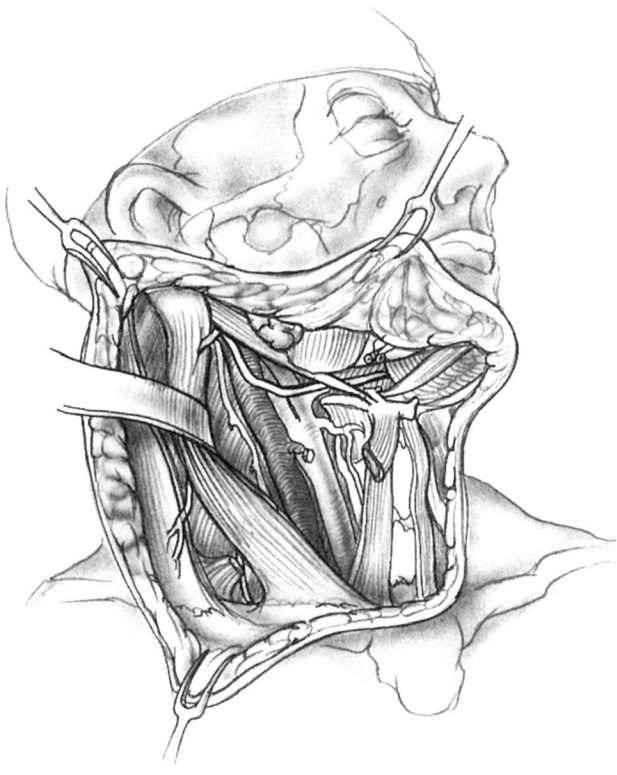

Figura 41.7
Esvaziamento cervical radical modificado (tipo III) com preservação do nervo espinal acessório, da veia jugular interna e do músculo esternocleidomastóideo.

Esvaziamento Cervical Radical Modificado com Preservação do Nervo Espinal Acessório e da Veia Jugular Interna

Neste tipo de esvaziamento, os tecidos sustentadores dos linfonodos de um lado do pescoço são removidos *em bloco*, preservando o nervo espinal acessório e a VJI. Esta operação raramente é planejada. É feita ocasionalmente, quando no curso de uma dissecção cervical o tumor metastático é observado aderido ao músculo esternocleidomastóideo, porém afastado do nervo acessório e da veia jugular. Esta situação ocorre ocasionalmente nos pacientes com tumores hipofaríngeos ou laríngeos com metástases sob o terço médio do músculo esternocleidomastóideo.

Esvaziamento Cervical Radical Modificado com Preservação do Nervo Espinal Acessório, da Veia Jugular Interna e do Músculo Esternocleidomastóideo

Esta operação consiste da remoção *em bloco* dos tecidos sustentadores dos linfonodos de um lado do pescoço, incluindo os linfonodos de níveis I a V, preservando o nervo espinal acessório, a VJI e o músculo esternocleidomastóideo. A glândula submandibular pode ou não ser removida (Fig. 41.7). Uma descrição da técnica operatória, como é recomendada atualmente pela maior parte dos cirurgiões europeus, pode ser encontrada em uma publicação recente de Gavilan (19).

Racional. A aponeurose muscular e vascular do pescoço delimita compartimentos preenchidos com tecido fibroadiposo. O sistema linfático do pescoço, contido no interior desses compartimentos, pode ser excisado em um bloco anatômico através do esvaziamento da fáscia dos músculos e vasos. Deve ser destacado, entretanto, que, exceto para o nervo vago contido no interior da bainha carotídea, os nervos do pescoço não seguem a distribuição do compartimento aponeurótico. Enquanto o nervo frênico e o plexo braquial estão parcialmente no interior de um compartimento, os nervos hipoglosso e espinal acessório correm através de vários compartimentos. A menos que esses nervos estejam diretamente envolvidos pelo tumor, eles podem ser dissecados independentemente e preservados.

Indicações. Esta operação é amplamente aceita, particularmente na Europa, como o esvaziamento cervical de escolha no pescoço N0 do paciente com carcinoma de células escamosas do trato aerodigestório superior, especialmente quando o tumor primário está na laringe ou hipofaringe. Nestes casos, os linfonodos do triângulo submandibular em baixo risco de conter metástases e não necessitam ser removidos. De acordo com alguns cirurgiões, esta operação está indicada também para o tratamento do pescoço N1, quando os linfonodos metastáticos são móveis e não maiores do que 2,5 a 3 cm. As taxas de recorrência relatadas com este tipo de dissecção variam entre 0% e 16,6% para o pescoço clinicamente N0 e entre 3,7% e 25% para o pescoço N+ (20-25).

Este tipo de ECRM é claramente a operação de escolha para os pacientes com carcinoma diferenciado da tireóide que possuem metástases de linfonodo palpáveis no triângulo posterior do pescoço.

Esvaziamento Cervical Seletivo

O ECS consiste da remoção apenas de grupos de linfonodos em maior risco de conterem metástases de acordo com a localização do tumor primário, preservando o nervo espinal acessório, a VJI e o músculo esternocleidomastóideo. Existem quatro tipos principais de ECS:

- ECS dos níveis I a III (comumente referida como um esvaziamento cervical "supra-omo-hióideo") (Fig. 41.8) e ECS dos níveis I a IV (também referido como esvaziamento cervical "supra-omo-hióideo estendido"). Estes são os esvaziamentos cervicais comumente utilizados no tratamento dos pacientes com carcinoma de células escamosas da cavidade oral. Os linfonodos removidos são aqueles contidos nos triângulos submentual e submandibular (nível I), na região jugular superior (nível II) e na região jugular média (nível III). O limite posterior do esvaziamento está marcado pelos ramos cutâneos do plexo cervical e a margem posterior do músculo esternocleidomastóideo. O limite inferior é o músculo omo-hióideo onde cruza a VJI. Alguns cirurgiões preferem realizar um ECS dos níveis I a IV nos casos com câncer da língua (26). Para os cânceres da cavidade oral que estão próximos ou envolvem a linha média, qualquer tipo de ECS é feito bilateralmente, porque os linfonodos em ambos os lados do pescoço estão em risco. Estas operações foram descritas em detalhes por Medina e Byers (27).

- ECS dos níveis II a IV (Fig. 41.9). Este esvaziamento cervical, comumente referido como um esvaziamento "lateral" do pescoço, é comumente utilizado no tratamento dos pacientes com carcinoma de células escamosas da laringe, orofaringe e hipofaringe. Ele consiste da remoção dos linfonodos jugulares superiores (nível II), médios (nível III) e inferiores (nível IV). O limite superior do esvaziamento é o músculo digástrico e a ponta da mastóide. O limite inferior é a clavícula. O limite ântero-medial é a margem lateral do músculo esterno-hióideo. O limite posterior

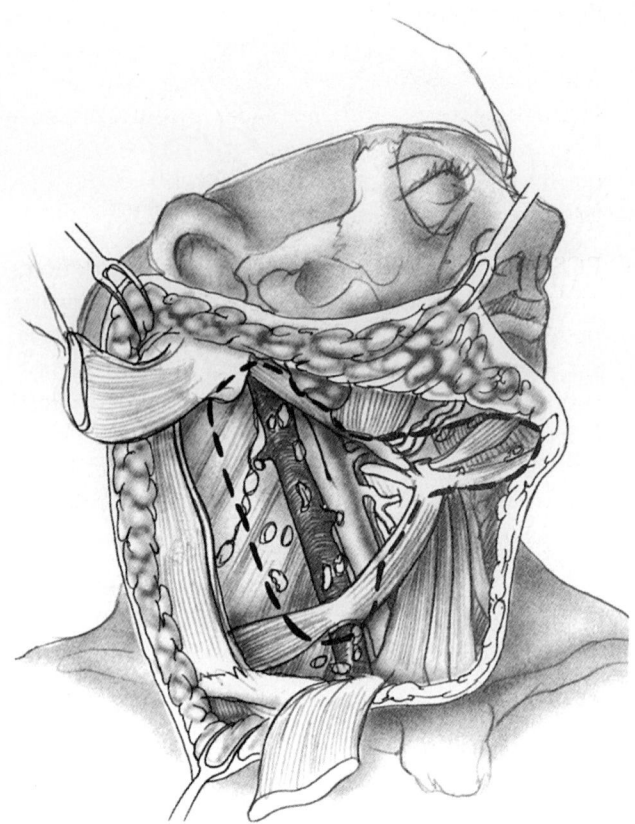

Figura 41.8

Esvaziamento cervical seletivo dos níveis I a III (esvaziamento cervical supra-omo-hióideo).

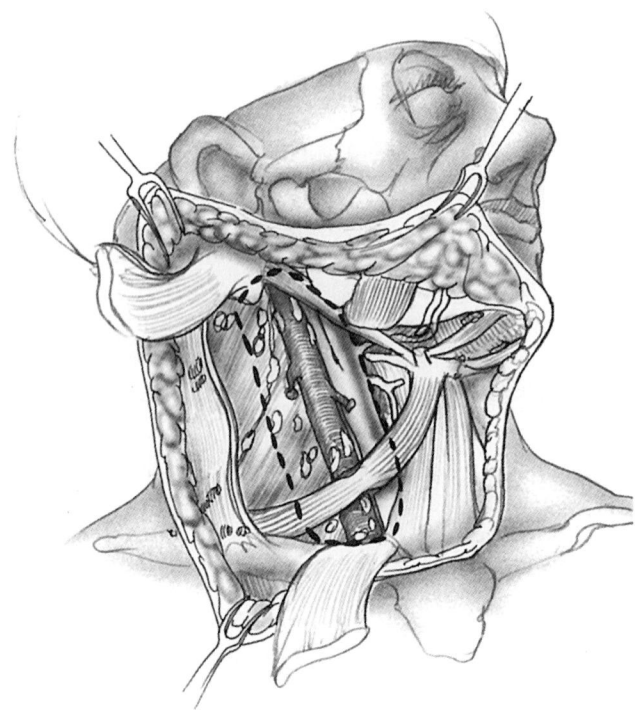

Figura 41.9

Esvaziamento cervical seletivo dos níveis II a IV (esvaziamento cervical lateral).

do esvaziamento é marcado pelos ramos cutâneos do plexo cervical e a margem posterior do músculo esternocleidomastóideo. Para os tumores da laringe supraglótica e paredes faríngeas posteriores, com freqüência é bilateral. Uma descrição recente da técnica para esta operação foi proporcionada por Khafif (28).

- ECS do nível VI. Esta operação é também denominada esvaziamento cervical "anterior", ou esvaziamento "compartimental central". Ela é utilizada no tratamento dos pacientes com câncer das estruturas centrais na região ântero-inferior do pescoço e desfiladeiro torácico, tais como a tireóide, as regiões glótica e supraglótica da laringe, o seio piriforme, o esôfago cervical e a traquéia. Ela consiste na remoção dos linfonodos pré-laríngeos, pré-traqueais, assim como dos linfonodos de ambos os lados. Entretanto, utilizar uma denominação única (i. e., ECS do nível VI) para referir-se a qualquer dissecção de linfonodos nesta região é complicado. Por exemplo, se o cirurgião decidisse remover os linfonodos pré-laríngeos, pré-traqueais e paratraqueais direitos, a operação teria a mesma designação daquela na qual apenas os linfonodos paratraqueais esquerdos fossem removidos. Portanto, até que seja alcançado o consenso acerca do grupamento dos linfonodos nesta área (i. e., nível VIA e VIB), é melhor descrever esta operação em termos dos linfonodos específicos removidos (p. ex., tireoidectomia parcial esquerda com linfadenectomia do nível VI que incluiu os linfonodos pré-traqueais e paratraqueais esquerdos). Essas operações foram descritas recentemente por Weber et al. (29).

- ECS para malignidades cutâneas da cabeça e pescoço. A extensão da linfadenectomia regional nos pacientes com malignidades cutâneas depende da localização da lesão primária e dos grupos de linfonodos com probabilidade de receber metástases. Para os cânceres de pele que se originam do escalpo posterior e da região súpero-lateral do pescoço, a operação mais comumente feita é um ECS (níveis II a V, retroauricular, suboccipital), a qual também é conhecida como esvaziamento cervical "póstero-lateral" (Fig. 41.10). O limite superior deste esvaziamento é o ventre posterior do músculo digástrico e a ponta da mastóide anterior e lateralmente e posteriormente a linha/sulco nucal. O limite inferior é a clavícula. O limite ântero-medial é a margem lateral do músculo esternocleidomastóideo. O limite póstero-lateral é marcado pela margem anterior do músculo trapé-

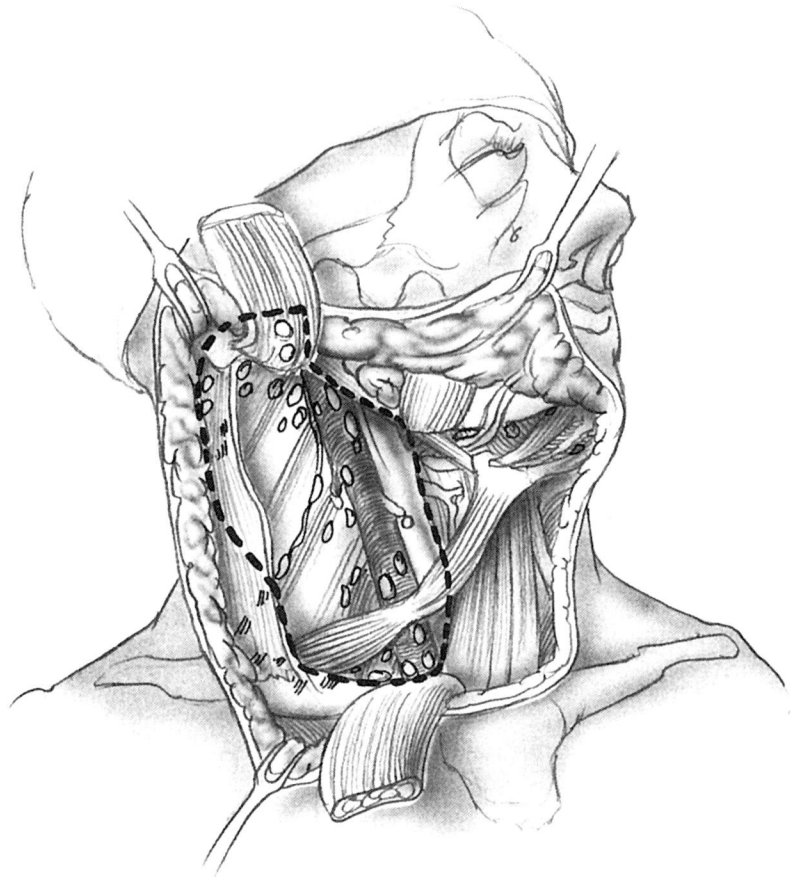

Figura 41.10

Esvaziamento cervical seletivo dos níveis II a V, linfonodos retroauriculares, suboccipitais (esvaziamento cervical póstero-lateral).

zio inferiormente e a linha média posterior do pescoço superiormente (30). A linfadenectomia regional com frequência realizada para as malignidades da pele originadas da pele periauricular, escalpo anterior e região temporal é um ECS (linfonodos parotídeos, faciais e jugulares externos, níveis II, III e VA).

Racional

Na década de 1960, os cirurgiões do *The University of Texas MD Anderson Cancer Center* modificaram o conceito de ECR removendo seletivamente apenas aqueles grupos de linfonodos que, baseado na localização do tumor primário, estavam em alto risco de conter metástases. Embora a preservação de estruturas relevantes funcional e cosmeticamente fosse também um objetivo no desenvolvimento dessas operações, sua utilização atual é baseada em diversos conceitos.

Primeiro, o conceito de ECR é anatomicamente justificado. Investigações anatômicas, patológicas e clínicas (26,31-41) e estudos prospectivos recentes (42,43) têm demonstrado que as metástases de linfonodos cervicais ocorrem em padrões previsíveis nos pacientes com carcinomas de células escamosas de cabeça e pescoço.

Os grupos linfonodais mais freqüentemente envolvidos nos pacientes com carcinomas da cavidade oral são os linfonodos jugulo-digástricos e os jugulares médios. Além disso, os linfonodos no triângulo submandibular estão freqüentemente envolvidos nos pacientes com carcinoma do assoalho da boca, língua anterior e mucosa bucal. Além do mais, esses tumores freqüentemente metastatizam para ambos os lados do pescoço e podem saltar os linfonodos submandibulares e jugulo-digástricos, metastatizando primeiro para os linfonodos jugulares médios. Tem sido demonstrado que, na ausência de metástases para a primeira cadeia linfonodal, os tumores da cavidade oral e orofaringe raramente envolvem os linfonodos jugulares baixos e cervicais posteriores. Também, os linfonodos do triângulo posterior do pescoço não estão comumente envolvidos, não importando o local do tumor primário e a presença ou ausência de metástases nos linfonodos jugulares, possivelmente porque não existe fluxo retrógrado a partir dos linfonodos jugulares em direção aos linfonodos espinais acessórios. A evidência mais convincente que sustenta a previsibilidade de metástases linfonodais de carcinomas de células escamosas do trato aerodigestório foi apresentada por Shah (38). Em um estudo retrospectivo de 1.119 ECR ele constatou que os tumores da cavidade oral metastatizaram mais freqüentemente para os linfonodos cervicais nos níveis I, II e III, enquanto que os carcinomas da orofaringe, hipofaringe e laringe envolveram principalmente os linfonodos nos níveis II, III e IV.

Segundo, os ECS proporcionam ao cirurgião a mesma informação de estadiamento que os ECR e o ECRM. Existe evidência substancial de que micrometástases não podem ser detectadas no momento por métodos não-invasivos (44), de forma que é essencial dissecar o pescoço para reduzir o índice de recorrência regional e sua mortalidade relacionada. Assim, o ECS serve como um procedimento de estadiamento e pode ser utilizado para se tomar a decisão em relação à necessidade de radioterapia pós-operatória. O conceito de estadiamento da doença no pescoço é importante nos pacientes cujos tumores primários são passíveis de tratamento com cirurgia isolada, porém altamente prováveis de produzir metástases para os linfonodos cervicais. Pacientes que possuem grandes carcinomas de célula escamosa T2N0 e T3N0 da cavidade oral e região do arco facial são exemplos excelentes desta situação. Em razão da probabilidade de metástase do linfonodo ser alta na maior parte destes pacientes, o esvaziamento cervical pode ter valor apenas de um procedimento de estadiamento, cujos resultados determinam se a radioterapia pós-operatória é necessária. Se os linfonodos forem histologicamente negativos, a radioterapia adicional não é indicada e o paciente é tratado com cirurgia isolada. Entretanto, para tomar essa decisão com confiança, todos os linfonodos em risco de conterem metástases precisam ser avaliados. Essa avaliação requer dissecação de ambos os lados do pescoço nos pacientes com lesões da língua anterior e assoalho da boca, com morbidade presente de um ECR bilateral. Por outro lado, se as metástases linfonodais forem múltiplas ou o tumor se estender além da cápsula de um linfonodo, o EC isolado deverá estar associado a uma alta taxa de recorrência (45,46). Nestas situações, a adição de radioterapia pós-operatória resulta no melhor controle regional da doença (47).

Terceiro, quando o ECS é utilizado para o tratamento eletivo dos linfáticos regionais, as taxas de controle regional e sobrevida são similares àqueles EC mais extensos (42,43,48-58).

Quarto, os ECS estão associados a menos morbidade pós-operatória. A disfunção do músculo trapézio produzida pelo ECS é mínima e, a menos que produzida pelo ECR, geralmente é temporário e reversível (59-64).

Indicações

O ECS atualmente é o tipo preferido na conduta cirúrgica eletiva dos linfonodos cervicais nos pacientes com tumores malignos de cabeça e pescoço. A eficácia do ECS (I a III/"supra-omo-hióideo") e do ECS (II a IV/"lateral") no tratamento do pescoço N0 e N1 nos pacientes com carcinoma de células escamosas do trato aerodigestório superior foi avaliada em uma análise prospectiva de nosso serviço, na qual as indicações para as operações, a técnica cirúrgica e as indicações para radioterapia pós-operatória foram padronizadas. As taxas de recorrência global observadas no lado dissecado do pescoço em 2 anos, com o tumor primário sob controle, foram de 3,4%, quando os linfonodos removidos foram histologicamente negativos, e de 12,5%, quando múltiplos linfonodos positivos ou invasão extracapsular foram encontrados. Esses resultados são semelhantes aos relatados na literatura durante as 2 décadas passadas em relação à eficácia do ECS na conduta do pescoço N0 (42,43,48–58,65).

O ECS está sendo utilizado com freqüência crescente no manejo de pacientes selecionados com doença do pescoço N+. Para determinar a viabilidade de se realizar um esvaziamento cervical supra-omo-hióideo nos pacientes com carcinoma da cavidade oral que têm um único linfonodo clinicamente metastático menor do que 6 cm (N1 e N2), Kowalski e Carvalho (35) estudaram 164 pacientes com câncer da cavidade oral de estádio N1 ou N2 submetidos a ECR. Curiosamente, a histopatologia não mostrou evidência de tumor metastático em 42,1% dos casos; foram encontradas metástases nos linfonodos nível IV em apenas um paciente (0,6%), e não foram encontradas metástases nos linfonodos nível V. Assim, esses autores concluem que, nos pacientes com estádio clínico N1 cuja metástase está no nível I, o esvaziamento cervical supra-omo-hióideo (estendido ou não para o nível IV) é praticável em vez de um ECR (35). Andersen *et al.* (66) recentemente relataram uma revisão retrospectiva multiinstitucional de 10 anos de dados coletados a partir de 106 pacientes com linfonodos positivos clínica e patologicamente, previamente não-tratados, submetidos a 129 ECS e seguidos por um mínimo de 2 anos ou até o óbito. O pescoço foi estadiado clinicamente como N1 em 58 pacientes (57,7%), N2a em 5 (4,7%), N2b em 28 (26,4%), N2c em 14 (13,2%) e N3 em 1 (0,9%). A extensão extracapsular do tumor estava presente patologicamente em 36 pacientes (34,0%), e a radioterapia pós-operatória foi administrada para 76 pacientes (71,7%). Ao todo, nove pacientes tiveram recorrência cervical. Seis dessas recorrências foram nas áreas do pescoço dissecadas durante o ECS, com taxa de recorrência regional de 5,7%. Os índices de recorrência relatados por outros que utilizaram o ECS no pescoço N+ variaram de 5,5% a 11,1% (taxa média de recorrência de 8,3%). (67,68). Essas taxas são comparáveis àquelas relatadas após ECRM ou ECR (18,20,21, 69–72), embora a comparação absoluta seja difícil porque os pacientes de ECS representaram uma amostra mais selecionada (47). Apesar de tudo, essas observações sustentam a utilização da ECS nos pacientes cuidadosamente selecionados com metástases linfonodais clinicamente positivas dc carcinoma de células escamosas do trato aerodigestório superior.

Linfadenectomias Cervicais Estendidas (LCE)

Quaisquer das linfadenectomias cervicais descritas aqui podem ser "estendidas" para incluir seja grupos de linfonodos que não são rotineiramente removidos (*i. e.*, retrofaríngeos, paratraqueais, mediastinos superiores), seja outras estruturas não rotineiramente removidas (*i. e.*, pele do pescoço, artéria carótida, elevador da escápula, nervo vago ou hipoglosso).

Pele, Músculos e Nervos

Em uma revisão de 106 casos de LCE, a maior revisão registrada na literatura, o envolvimento da pele ocorreu em 18% dos casos (73). O envolvimento da pele não tem uma implicação prognóstica significativa.

Os tumores no pescoço podem envolver três grupos de músculos requerendo extensão da linfadenectomia: músculos superficiais, pré-vertebrais e paraespinais. O grupo superficial é composto dos músculos em fita (esterno-hióideo, esternotireóideo e omo-hióideo), o milo-hióideo e o complexo muscular digástrico/estilo-hióideo. A remoção de um ou mais desses músculos foi a razão para a extensão das LC em até 62% das LCE estudadas por Carew e Spiro (73); o músculo digástrico estava entre as estruturas sacrificadas em 51% dos casos. Os déficits funcionais resultantes da remoção dessas estruturas são de pequena conseqüência. Sua remoção geralmente não requer reconstrução. A dissecação foi estendida para incluir os músculos pré-vertebrais em apenas 3% dos casos. Os músculos profundos ao esternocleidomastóideo que podem estar envolvidos por um tumor são os músculos esplênio da cabeça, o elevador da escápula e o semi-espinal da cabeça. O envolvimento destes músculos ocorre com mais freqüência imediatamente lateral à artéria carótida. Essa foi a razão para estender a dissecação do pescoço em 14% a 18% dos casos.

Os tumores podem estar aderidos ou envolver diversos nervos importantes no pescoço. Em razão de os linfonodos júgulo-digástricos (nível II) serem os locais mais comuns de metástases, sustenta-se que o nervo mais comumente envolvido é o nervo hipoglosso (41%). Este é seguido de longe pela cadeia simpática (8%), o nervo lingual (7%), o nervo vago (4%), o nervo laríngeo superior (3%), o nervo frênico (3%) e o nervo glossofaríngeo (2%) (73). Quando um nervo é ressecado, é imperativo obter uma secção congelada intra-operatória da margem de ressecção, por causa da disseminação perineural do tumor ser inicialmente axial e poder não resultar no espessamento do nervo a princípio (74).

Dissecação do Linfonodo Retrofaríngeo

Os linfonodos retrofaríngeos (LRF) estão situados no interior de um coxim gorduroso localizado atrás da parede posterior da faringe e anterior à fáscia pré-vertebral e ao tronco e gânglio simpático cervical. Esse coxim gorduroso se estende do nível aproximado da bifurcação carotídea até imediatamente abaixo da base do crânio. Os LRF são divididos em grupos medial e lateral; o grupo medial de linfonodos repousa atrás da linha média faríngea em um nível entre a primeira e quarta vértebras cervicais. O grupo lateral, mais conhecido como linfonodos de Rouvière, é composto por linfonodos removidos em uma linfadenectomia retrofaríngea. Eles estão contidos no interior de uma camada de tecido adiposo localizada imediatamente medial à artéria carótida interna. Os LRF recebem drenagem linfática da nasofaringe, da fossa tonsilar, das paredes orofaríngeas e hipofaríngeas e dos seios etmoidais posteriores.

Clinicamente, o envolvimento dos linfonodos retrofaríngeos pelo tumor pode ser assinalado por dor e rigidez cevical. Mais ameaçadora e característica, entretanto, é uma dor de cabeça occipitoparietal ipsolateral descrita pelo paciente como dor localizada por trás do olho. Também ameaçadora é a presença de uma síndrome de Horner, que resulta do envolvimento do tumor do tronco simpático cervical.

A mais alta incidência de metástases dos LRF está associada a cânceres avançados da orofaringe e hipofaringe, que se apresentam com metástases cervicais. Portanto, a linfadenectomia eletiva dos LRF está indicada quando esses pacientes são tratados cirurgicamente. Uma linfadenectomia retrofaríngea também deve ser realizada nos pacientes cujos estudos de imagem sugiram a presença de metástases nos LRF. Uma linfadenectomia LRF deve ser considerada também nos pacientes com câncer avançado da orofaringe e hipofaringe tratados com protocolos de preservação de órgão, que possuam uma resposta incompleta do tumor no pescoço e requeiram uma linfadenectomia cervical. Uma linfadenectomia retrofaríngea nestas situações provavelmente permitirá ao paciente uma última oportunidade de prevenir a recorrência nos LRF.

A linfadenectomia retrofaríngea pode ser realizada separadamente ou em continuidade com a ressecção do tumor primário. Quando é feita eletivamente, essa operação é relativamente simples e dura apenas poucos minutos. Por outro lado, quando os LRF estão grosseiramente envolvidos pelo tumor, a operação pode ser difícil e, às vezes, não exequível. A proximidade dos linfonodos à artéria carótida interna e às estruturas pré-vertebrais é tal que essas estruturas podem ser envolvidas em pouco tempo, desde que o tumor acometa a cápsula linfonodal. A técnica de linfadenectomia retrofaríngea é descrita em detalhes por Vasan e Medina (75).

Em um estudo prospectivo desenvolvido para avaliar a freqüência das metástases dos LRF em 774 pacientes com carcinoma de células escamosas da nasofaringe, orofaringe, hipofaringe e supraglote, utilizando aumento dos LRF visualizados por TC como um indicador da presença de metástases, McLaughlin et al. (76) encontraram uma incidência geral de LRF radiologicamente "positivos" de 9%. A incidência mais elevada foi vista nos pacientes com câncer da nasofaringe (74%) e das paredes faríngeas (19%). Eles também observaram que, nos pacientes com câncer avançado das paredes da orofaringe e hipofaringe, a incidência de LRF radiologicamente positivos foi mais elevada nos pacientes com metástases cervicais (pescoços N+) do que naqueles com pescoço N0 (parede faríngea: N+ 21%, N0 16%; hipofaringe: N+ 9%, N0 0%) (76).

Amatsu et al. (77) estudaram 82 pacientes que foram submetidos a linfadenectomia do LRF para o carcinoma de células escamosas da hipofaringe e esôfago cervical. Eles relataram haver encontrado metástases no LRF em 16 pacientes (20%). Quatorze desses pacientes tinham câncer de hipofaringe, e a parede da faringe posterior estava envolvida em 57% deles. Na comparação com os estudos mencionados previamente, a maioria dos pacientes com metástases dos LRF tinha pescoço N+. Entretanto, em 15% dos pacientes com metástases do LRF o pescoço foi estadiado N0 (77).

Nesses estudos, a presença de metástases dos LRF não pareceu influenciar a sobrevida (78,79). Recentemente, Gross et al. (80) não encontraram diferença estatística significativa no índice de recorrência local/regional, sobrevida ou metástases a distância entre os pacientes com metástases dos LRF e aqueles sem elas. Esses autores atribuíram esses achados ao tratamento mais agressivo, multimodal, que esses pacientes receberam, e recomendaram a realização de LRF nos pacientes com tumores avançados da orofaringe, hipofaringe e laringe supraglótica (80).

Linfadenectomia Paratraqueal e Mediastinal Superior

Os linfonodos paratraqueais (LPT) são um local comum de metástases dos carcinomas laríngeos que envolvem a região subglótica e dos carcinomas do esôfago cervical. Em um estudo que incluiu 91 pacientes com carcinoma da laringe que foram submetidos à linfadenectomia paratraqueal, Weber et al. (81) verificaram que as metástases para esses linfonodos ocorreram com mais freqüência nos pacientes com tumores subglóticos (40%) e tumores transglóticos (21,4%), porém eles também ocorreram nos pacientes com tumores glóticos (13%) e supraglóticos (15,7%). A presença de metástases em LPT tinha um impacto negativo na sobrevida. Embora a sobrevida de 48 meses para todo o grupo de 141 pacientes tenha sido de 60%, nenhum dos 29 pacientes com metástases em LPT sobreviveu além de 42 meses ($p > 0,001$). Para remover todos os linfonodos com risco de metástases nos pacientes com carcinoma transglótico e subglótico, carcinoma do esôfago cervical e traquéia e alguns carcinomas tireoideanos, pode ser necessário estender linfadenectomia cervical para incluir os linfonodos paratraqueais e pré-traqueais. A falha nesse procedimento provavelmente é a causa mais comum de recorrências estomais.

Além disso, as metástases linfonodais do carcinoma da tireóide tendem a ocorrer primeiro nos linfonodos paratraqueais, não importa qual a localização do tumor primário no interior da glândula tireóide (82).

Ressecção da Artéria Carótida

Ainda existe controvérsia acerca da conveniência de se estender uma linfadenectomia cervical para ressecar a artéria carótida comum ou a interna. Relatos iniciais na ressecção da carótida mostraram resultados muito ruins, com aproximadamente 50% dos pacientes sofrendo um acidente vascular grave ou morte. Relatos recentes têm mostrado uma diminuição nesses eventos para aproximadamente 25%, com melhora modesta na sobrevida se comparada com a daqueles que não foram submetidos à ressecção. Isso é resumido pelo relato recente de Freeman *et al.* (83) acerca de sua experiência com 58 pacientes com metástases cervicais aderidas à artéria carótida interna ou comum. A angiografia foi utilizada nos pacientes que demonstraram fixação da artéria carótida no exame ou em imagem, seguida pelo teste de oclusão do balão e tomografia computadorizada com emissão de fóton único (TCEFU). Na maior parte dos pacientes (70%) a carótida foi reconstruída com um enxerto de veia, especialmente se houvesse circulação cerebral colateral insuficiente. Além disso, esses pacientes receberam de 15 a 20 Gy de irradiação intra-operatória. Nos seus casos mais recentes, a carótida foi permanentemente ocluída pré-operatoriamente, quando possível. Infelizmente, apesar de tal tratamento agressivo ter sido precedido de uma avaliação pré-operatória sistemática e sustentado nos últimos avanços, a média de sobrevida específica da doença foi de 12 meses, e 11 pacientes (19%) sofreram acidente vascular cerebral (83). Os índices médios de sobrevida livre de doença de 1 ano relatados na literatura após a ressecção e reconstrução da carótida variam entre 0% e 44% (84).

Ao considerar a ressecção da carótida, o cirurgião precisa tomar decisões pré-operatórias, intra-operatórias e pós-operatórias críticas. A avaliação pré-operatória desses pacientes requer uma compreensão clara dos métodos disponíveis para a avaliação da circulação cerebral. Estão disponíveis diversos testes que envolvem a oclusão da artéria carótida, seja com pressão digital (teste de Matas) seja utilizando um balão durante a arteriografia. O objetivo de cada método é determinar um "ponto crítico" que indique quando a reconstrução da artéria é necessária. Com o método de Doppler colorido transcraniano o ponto crítico é o fluxo reverso a partir da artéria carótida externa para a carótida interna. O TCEFU do cérebro com tecnécio 99m-hexametilpropilaneamina-oxima mede a perfusão cerebral. Uma redução de 19% a 29% na radioatividade é considerada o ponto crítico. Ao contrário de alguns outros métodos, este não realiza uma medida em tempo real, porém requer imagem retardada. Outro método utiliza o xenônio em uma mistura aerossol que é inalada pelo paciente, e então a perfusão cerebral é medida por TC. O xenônio se concentra nas áreas do cérebro bem perfundidas, correlacionando-se com o fluxo do sangue. Dois exames de TC são obtidos para avaliar o fluxo de sangue cerebral, a primeira durante a oclusão do balão e a segunda após o balão ser liberado. O ponto crítico é uma redução de 25% no grau de realce do exame da primeira oclusão em comparação com o estudo aberto. A eletroencefalografia (EEG) possui uma vantagem distinta comparada com outros métodos. Ela não avalia o volume do fluxo de sangue para o cérebro diretamente. Entretanto, tem a vantagem de poder ser utilizada no intra-operatório. O ponto crítico é uma atenuação de 50% do potencial cortical somatossensorial evocado em relação ao exame pré-operatório. Finalmente, as medidas da pressão basal podem ser tomadas durante a angiografia para determinar a pressão distal ao balão, quando este é ocluído. O ponto crítico é uma medida menor que 50 mmHg. Existe variabilidade individual significativa sanguínea dessa medida, visto ser afetada pela pressão sistêmica.

No intra-operatório, os pacientes com nítido envolvimento da parede da carótida, cuja avaliação pré-operatória indique intolerância à ligadura da carótida, devem ter a mesma reconstruída. Enxertos da veia safena são preferidos aos enxertos protéticos para a reconstrução e se a pele tiver sido irradiada ou uma porção de pele sobre a carótida estiver ressecada, um retalho miocutâneo deve ser utilizado para cobrir o enxerto. Existem ainda debates consideráveis em relação à utilização de rotina de *shunts* intra-operatórios, e até hoje não houve um estudo prospectivo para provar sua utilidade. Entretanto, o *shunt* é claramente indicado quando houver evidência angiográfica de fluxo de sangue inadequado através do polígono de Willis.

No pós-operatório, acidentes vasculares tardios podem ocorrer em até 25% dos pacientes que foram submetidos à ressecção da artéria carótida sem reconstrução, mesmo se eles "passaram" no teste de oclusão do balão (85). O fluxo do lado contralateral através do polígono de Willis previne um acidente vascular inicialmente. Entretanto, a ressecção cria um tronco arterial que começa na remoção da artéria cerebral média e continua para baixo até o nível da ressecção. Esse pode ser um local para a formação de trombo que pode então propagar-se até o polígono de Willis. Alternativamente, o trombo pode produzir êmbolos que podem viajar na distribuição da artéria cerebral média. Embora esses mecanismos não tenham sido conclusivamente provados, muitos cirurgiões recomendam a utilização da heparina no pós-operatório para prevenir acidentes vasculares tardios após a ressecção da artéria carótida interna. As doses recomendadas variam de 5.000 unidades por via subcutânea duas vezes ao dia, a anticoagulação terapêutica plena (86). O benefício da anticoagulação não foi mostrado em um estudo controlado prospectivo.

TERAPIA ADJUVANTE APÓS LINFADENECTOMIA CERVICAL

Numerosos estudos nos anos 1980 mostraram que a taxa de recorrência tumoral cervical é diminuída pela adição de radioterapia pós-operatória, quando múltiplos linfonodos estão envolvidos em múltiplos níveis do pescoço e quando a disseminação extracapsular (DEC) do tumor é encontrada (87–89). Visto que também tem sido aceito que o momento do início da radioterapia é importante, atrasos maiores que 6 semanas podem comprometer o controle do tumor (88). O estudo produtivo de Peters *et al.* no início dos anos 1990 estabeleceu a dose de radioterapia pós-operatória essencial para alcançar resultados ótimos. Frações diárias de 1,8 Gy, até uma dose total de 57,6 Gy para todo o leito operatório, são atualmente recomendadas. Locais de alto risco de recorrência, tais como as áreas do pescoço onde a DEC do tumor foi encontrada, devem ser irradiados com 63 Gy (90). Um estudo clínico randomizado, prospectivo, publicado em 2004 mostrou que a administração pós-operatória concomitante de quimioterapia (cisplatina 100 mg por metro quadrado no dias 1, 22 e 43) e radioterapia (60 a 66 Gy de 30 a 33 frações ao longo de 6 a 6,6 semanas) melhoraram significativamente as taxas de controle local e regional e sobrevida livre de doença nos pacientes com cânceres ressecados de cabeça e pescoço de alto risco (91). Os critérios de alto risco incluíram quaisquer ou todos os seguintes: evidência histológica de metástases em dois ou mais linfonodos, DEC e margens de ressecção microscopicamente comprometidas. Embora os sujeitos do estudo fossem estratificados de acordo com a presença ou ausência de margens microscopicamente positivas, os resultados publicados não incluíram uma análise dos resultados com e sem quimioterapia concomitante na coorte dos pacientes com margens microscopicamente comprometidas, a qual teria elucidado se a adição ou não da quimioterapia foi benéfica para os pacientes com doença cervical de alto risco. Um estudo similar da *Eurepean Organization for Research and Treatment of Cancer,* publicado ao mesmo tempo, incluiu pacientes com vários fatores de alto risco clínicos (tumor primário e volume nodal e local nodal) e patológicos (margens de ressecção envolvidas, DEC, envolvimento perineural e embolismo vascular) relacionados com metástases cervicais (92). Ele também mostrou que a quimiorradiação pós-operatória concomitante foi significativamente mais eficaz do que a irradiação isolada nesses pacientes de alto risco. Entretanto, as margens de ressecção foram positivas em 30% dos pacientes incluídos no estudo e o desenho não incluiu uma análise focada nos fatores da doença cervical. Apesar disso, ambos os estudos sugerem que a adição da quimioterapia pode ser benéfica para pacientes com cânceres ressecáveis de cabeça e pescoço que tenham metástases avançadas, N2 a N3, e para os pacientes com doença N0 ou N1, que possuem múltiplos linfonodos histologicamente positivos ou disseminação extracapsular do tumor.

CONTROVÉRSIAS ATUAIS

Controvérsias pertinentes à linfadenectomia cervical referem-se à extensão dos ECS, a necessidade de irradiação pós-operatória nos pacientes com metástase patologicamente comprovada em um linfonodo cervical único (pN1) e a necessidade de extensão da linfadenectomia "planejada" do pescoço nos pacientes com carcinoma de células escamosas do trato aerodigestório superior com metástases de linfonodos cervicais clinicamente evidentes (pescoço N+) e tratados com irradiação isolada ou em combinação com quimioterapia.

Extensão da Linfadenectomia Cervical Seletiva Eletiva

Três aspectos têm recentemente emergido em relação à extensão dos ECS eletivas. Os dois primeiros relacionam-se à necessidade de remover rotineiramente os linfonodos do nível IV nos pacientes com câncer da língua e faringe. Byers *et al.* (26) relataram "metástases salteadas" em 15,8% dos pacientes com câncer de língua. Nesses casos, metástases nos níveis IV ou III eram as únicas manifestações da doença no pescoço. Em uma revisão mais recente de 49 pacientes com câncer da cavidade oral estadiados como N0, que foram submetidos ao ECS dos níveis I a IV (linfadenectomia cervical supra-omo-hióidea estendida), Crean *et al.* (93) encontraram metástases ocultas nos linfonodos do nível IV em 10% dos pacientes. Este e outros autores sustentam que a linfadenectomia cervical supra-omohióidea, portanto, é inadequada para uma avaliação patológica completa de todos os linfonodos em risco e eles recomendam a linfadenectomia do nível IV ao se realizar um ECE nos pacientes com câncer de língua (94). O ponto de vista oposto tem sido antecipado por Khafif *et al.* (95), cuja prática tem sido dissecar apenas o nível IV quando um linfonodo suspeito é encontrado no nível III ou quando existem múltiplos linfonodos obviamente envolvidos. Eles relataram seus achados em uma coorte de 58 pacientes com carcinoma de células escamosas da língua (estádio T1 a T2 N0). As linfadenectomias realizadas incluíram níveis I a III em 42 pacientes (69%), níveis I a IV em 16 pacientes (26%) e níveis I a V em 1 paciente (5%). Um linfonodo positivo foi encontrado no nível IV em apenas uma instância (1/54, 1,8%), e nenhuma recorrência foi observada no nível IV.

A necessidade da linfadenectomia de rotina do nível IV nos pacientes submetidos ao ECS eletivo para o câncer laríngeo tem sido recentemente questionada por Khafif *et al.* (96). Na sua revisão de 43 pacientes com carcinoma de células escamosas da laringe que foram submetidos a ECS eletiva dos níveis II a IV (esvaziamento cervical lateral), eles verificaram que apenas 1 paciente (2,3%) possuía metástases nos linfonodos nível IV e que o paciente também possuía metástases nos linfonodos nível II. Outros tinham previamente relatado observações similares (48). Como resultado, a necessidade de dissecar este nível linfonodal na ausência de adenopatia clinicamente detectável tem sido contestada.

O terceiro aspecto relaciona-se à necessidade de dissecar os linfonodos no denominado coxim linfonodal supra-espinal acessório ou recesso submuscular (*i. e.*, tecido fibroadiposo contendo linfonodos localizados acima e abaixo da porção superior do nervo espinal acessório). Tem sido descrito que a prevalência de metástases linfonodais no pescoço clinicamente N0 é baixa (1,6% a 2%) (97). Além do mais, a necessidade de dissecar rotineiramente o recesso "submuscular" tem sido questionada, pois a dissecção dessa área do pescoço é demorado, aumenta o sangramento e ameaça o nervo espinal acessório. Embora esses estudos enfatizem a necessidade de cuidados na dissecção dessa região, parece aconselhável esvaziar essa área do pescoço, a qual é tão intimamente relacionada à região júgulo-digástrica. A maior parte das recorrências após qualquer tipo de linfadenectomia cervical ocorre na região jugular superior. Estudos adicionais são necessários para identificar melhor aqueles pacientes nos quais essa área não está em risco.

Radioterapia Pós-Operatória é Benéfica no Pescoço Patologicamente N1 (pN1)?

Quando uma metástase única é encontrada (pN_1) no produto da linfadenectomia cervical, a cirurgia isolada tem sido considerada o tratamento adequado. Entretanto, recentemente, as taxas de recorrência regional de 16% a 25% foram relatadas com a cirurgia isolada, e foi sugerido que a radioterapia pós-operatória pode ser benéfica (53,98). Por outro lado, a radioterapia não foi considerada benéfica em uma revisão retrospectiva de 58 pacientes com carcinoma de células escamosas T1/T2 da língua tratados com cirurgia, inclusive com ECS ipsolateral, e com metástases em um único linfonodo. Esses pacientes foram tratados em 7 instituições e foram seguidos por um mínimo de 2 anos. Vinte e dois pacientes (38%) foram tratados com cirurgia isolada, enquanto 36 (62%) receberam radioterapia pós-operatória. No grupo tratado com cirurgia isolada, os pacientes tiveram recorrência no local primário e no pescoço. Dos 20 pacientes remanescentes, 6 (30%) recidivaram no pescoço (5 contralaterais e 1 simultaneamente ipsolateral e contralateral). No grupo de cirurgia mais radioterapia, 4 tumores (11%) recidivaram no pescoço, todos na região do campo operatório. A diferença na taxa de recorrência no pescoço para os 2 grupos não foi estatisticamente significativa. Devido esses resultados contradizerem os achados de 2 estudos recentes, feitos por investigadores renomados, os quais mostraram o benefício da radioterapia, um estudo randomizado, prospectivo, pode ser necessário para resolver essa controvérsia.

Linfadenectomia Cervical "Planejada" Após "Preservação de Órgão" para o Carcinoma de Células Escamosas de Cabeça e Pescoço

À medida que o tratamento de carcinomas avançados da laringe e faringe evoluiu de cirurgia e radioterapia pós-operatória para estratégias de "preservação de órgão" com irradiação hiperfracionada e, mais recentemente, com várias combinações de radioterapia e quimioterapia, uma controvérsia tem se desenvolvido em relação ao manejo dos pacientes com metástases de linfonodos clinicamente evidentes, particularmente aqueles com doença cervical avançada (N2 a N3). Alguns autores questionam se uma linfadenectomia cervical deva ser realizada como parte do plano de tratamento, independente da resposta do tumor no pescoço, porque as respostas patológicas e clínicas do tumor no pescoço correlacionam-se pouco umas com as outras (99). Outros autores argumentam que essa noção é obsoleta e que não é necessário realizar uma linfadenectomia cervical "planejada" quando o tumor sofre uma resposta completa ao tratamento. A base para esse argumento é que a probabilidade de recorrência isolada no pescoço é baixa (5%) quando esses pacientes são observados (100,101). Na raiz dessa controvérsia está nossa incapacidade presente para determinar, pré-operatoriamente, quando uma resposta clínica completa está associada à presença ou à ausência de células de tumor viáveis. Parâmetros biológicos, tais como o estado de oxigenação do tumor pré-tratamento e a concentração de lactato no tumor, podem ser úteis para fazer tal diferenciação. Da mesma forma, o PET scan pode ser útil na definição de subgrupos de pacientes que provavelmente irão se beneficiar de uma linfadenectomia cervical. Em uma série de 12 pacientes estudados prospectivamente por Rogers et al., o PET positivo 1 mês após a radioterapia indicou com precisão a presença de doença residual em todos os casos; entretanto, um PET negativo indicou a ausência de doença em apenas 14% (102). Mais recentemente, o grupo de Lester Peters em Melbourne sugeriu que o PET-FDG feito 12 semanas após a totalização do tratamento com radiação ou quimiorradiação pode ser útil para determinar se a linfadenectomia cervical pós-tratamento deve ser omitida (103).

SEQÜELAS DA LINFADENECTOMIA CERVICAL

As seqüelas mais notáveis observadas nos pacientes que foram submetidos a uma ECR estão relacionadas à remoção do nervo espinal acessório. A desnervação resultante do músculo trapézio, um dos mais importantes abdutores do ombro, causa desestabilização da escápula com alargamento progressivo na margem vertebral, queda e rotação lateral e anterior. A perda da função do trapézio diminui a capacidade do paciente para abduzir o ombro acima dos 90 graus no ombro. Essas alterações físicas resultam na reconhecida síndrome do ombro doloroso, fraqueza e deformidade da cintura escapular comumente associada ao ECR. Deve também ser observado que a preservação dos ramos do plexo cervical para o nervo espinal acessório pode não diminuir significativamente a morbidade do ombro (104). Além do mais, a incapacidade do ombro após a linfadenectomia cervical resulta não apenas da disfunção do nervo espinal acessório, porém também da rigidez glenoumeral secundária causada pela fraqueza dos músculos da cintura escapuloumeral e imobilidade pós-operatória.

Alguns estudos têm demonstrado que, quando comparadas com o ECR, as linfadenectomias cervicais que preservam o nervo espinal acessório estão associadas a menos dor no ombro (105) e melhor função do ombro e qualidade geral de vida (59–63, 106). Entretanto, esses estudos também fornecem evidência de que mesmo os procedimentos que envolvem a dissecação mínima do nervo espinal acessório podem resultar na disfunção do ombro. Embora essa disfunção seja com freqüência reversível, ela obriga o cirurgião a fazer todo o esforço para evitar traumatismo indevido ao nervo, particularmente estiramento, durante qualquer linfadenectomia cervical na qual o nervo seja preservado. Além disso, todo paciente que é submetido à linfadenectomia cervical precisa ser avaliado por um fisioterapeuta precocemente no período pós-operatório. Se qualquer déficit for detectado, o paciente deve ser apropriadamente aconselhado e orientado para assegurar a reabilitação adequada do ombro. A fisioterapia dirigida para a recuperação precoce do movimento passivo e para evitar a ocorrência de fibrose articular tem se mostrado benéfica (107). Também tem sido sugerido que o treinamento de exercício de resistência progressiva pode ser um adjunto útil para a fisioterapia padrão (108). Deve-se ter em mente, conforme mencionado anteriormente, que a dor do ombro após a linfadenectomia cervical pode não ser resultado de disfunção do nervo espinal acessório. Conseqüentemente, se um paciente sentir dor no ombro após a linfadenectomia cervical, o músculo trapézio e a abdução bilateral ativa do ombro devem ser examinados para determinar se o nervo espinal acessório está envolvido (109).

COMPLICAÇÕES DA LINFADENECTOMIA CERVICAL

Além das complicações médicas que podem ocorrer após qualquer procedimento cirúrgico na região da cabeça e pescoço, diversas complicações cirúrgicas podem estar relacionadas somente, ou em parte, à linfadenectomia cervical.

Infecção

Após cirurgias limpas do pescoço, aquelas nas quais o trato aerodigestório superior não foi penetrado, infecções do ferimento não são comuns. Curiosamente, entretanto, um estudo prospectivo recente, desenhado para avaliar os efeitos de um regime antibiótico profilático (ampicilina-sulbactam por 24 horas) na incidência da infecção após dissecação limpa do pescoço, mostrou que o índice de infecção nos pacientes que foram tratados com o antibiótico foi de 1,7% comparado com um índice significativamente elevado (13,3%) entre os pacientes que não receberam o antibiótico ($p = 0,02$) (110).

Vazamento de Ar

A circulação do ar através do dreno do ferimento é uma complicação comum, que geralmente é encontrada durante o primeiro dia pós-operatório. O ponto de entrada do ar pode estar localizado em algum ponto ao longo da incisão da pele. Se os drenos estiverem conectados à sucção na sala de operação próximo de completar o fechamento da ferida operatória, entretanto, tal vazamento de ar torna-se aparente e pode ser corrigido. Outros pontos de entrada podem não se tornar aparentes até após a cirurgia, quando a posição do pescoço muda ou o paciente começa a se mover. O exemplo típico dessa situação é o dreno de sucção do ferimento inapropriadamente afixado que se desloca, expondo uma ou mais de suas aberturas. Uma situação similar pode ocorrer quando um enxerto de pele para reconstruir um defeito cutâneo é criado em conjunção com a dissecção do pescoço. A movimentação do pescoço pode produzir um vazamento de ar mesmo após sutura meticulosa do enxerto de pele. Isso pode ser prevenido pela aplicação de uma camada de adesivo de vinil sobre o enxerto e pele circunvizinha para selar qualquer possível vazamento de ar em vez de ou além da compressa de gaze tradicionalmente utilizada para fixar um enxerto de pele.

Vazamentos de ar com conseqüências potencialmente mais sérias são aqueles que ocorrem através de uma comunicação do ferimento do pescoço com o local de traqueostomia ou de uma linha de sutura mucosa. Além do ar, secreções contaminadas podem circular através do ferimento. Assim, a identificação precoce do local do vazamento é desejável, porém pode não ser uma tarefa simples, e a correção pode requerer revisão do fechamento da ferida na sala de operação.

Sangramento

A hemorragia pós-operatória geralmente ocorre imediatamente após a cirurgia. O sangramento externo através da incisão, sem distorção dos retalhos de pele, com freqüência origina-se em um vaso sanguíneo subcutâneo. Na maior parte das vezes, esse sangramento pode ser prontamente controlado por ligadura ou infiltração dos tecidos circunvizinhos com uma solução anestésica contendo epinefrina. Por outro lado, edema pronunciado ou abaulamento dos retalhos de pele no período pós-operatório imediato, com ou sem sangramento externo, precisa ser atribuído a um hematoma no ferimento. Se detectado precocemente, a ordenha dos drenos pode resultar na saída do sangue acumulado e resolver o problema. Se isso não for realizado imediatamente ou se o sangue se reacumular rapidamente, entretanto, é melhor retornar o paciente para a sala de operação e explorar a ferida sob condições estéreis, drenar o hematoma e controlar o sangramento. Tentar fazer isso na sala de recuperação pós-operatória ou à beira do leito pode ser uma má idéia, porque a iluminação pode ser inadequada, o equipamento cirúrgico improvisado e as condições estéreis precárias. A falha em reconhecer ou resolver adequadamente um hematoma pós-operatório pode predispor o paciente ao desenvolvimento de infecção da ferida. Embora curativos compressivos volumosos possam ser úteis para abreviar o edema pós-operatório, eles não previnem os hematomas e podem, na verdade, retardar seu reconhecimento.

Fístula Quilosa

A incidência relatada de fístula do quilo após linfadenectomia cervical varia entre 1% e 2,5%. Na maior parte dos pacientes que desenvolvem uma fístula quilosa pós-operatória, o gotejamento quiloso é identificado e aparentemente controlado intra-operatoriamente (111,112). Essas observações cabem ao cirurgião para evitar lesão ao ducto torácico próprio e também para ligar ou grampear quaisquer tributários linfáticos visualizados ou potenciais na área do ducto torácico, o que pode ser feito com relativa facilidade se o campo operatório for mantido sem derramamento de sangue ao se dissecar essa área do pescoço. Além do mais, tão logo a dissecção dessa área seja completada e agora antes do fechamento da ferida, o local é observado por 20 ou 30 segundos enquanto o anestesiologista aumenta a pressão intratorácica.

Mesmo o mínimo vazamento de material quiloso precisa ser investigado seriamente até que seja resolvido. O grampeamento direto e a ligadura podem ser difíceis e às vezes improdutivos como resultado da fragilidade dos vasos linfáticos e do tecido adiposo circunvizinho. Grampeamentos de vasos são ideais para controlar uma fonte de gotejamento claramente visualizada. Por outro lado, é preferível utilizar ligaduras de sutura com material flexível, tal como seda 5-0, que são amarradas sobre uma peça de esponja hemostática para evitar que se rasguem. No período pós-operatório imediato, os níveis séricos e de drenagem de triglicérides e colesterol obtidos no primeiro dia pós-operatório podem ser parâmetros úteis para predizer precocemente a ocorrência de uma fístula quilosa (112).

O manejo da fístula quilosa observada no pós-operatório depende do momento do início do vazamento, da quantidade de drenagem de linfa em um período de 24 horas e da presença ou ausência da acumulação de linfa sob os retalhos de pele (113). Quando o débito diário de linfa exceder 600 mL, especialmente quando a fístula de linfa tornar-se aparente imediatamente após a cirurgia, e a drenagem for maior do que 1.000 mL (111), o manejo conservador do fechamento do ferimento provavelmente não será bem-sucedido. Em tais casos, nós preferimos a exploração cirúrgica precoce antes dos tecidos expostos à linfa tornarem-se marcadamente inflamados e antes que o material fibroso que cobre esses tecidos se torne aderente, obscurecendo e ameaçando estruturas importantes, tais como os nervos frênico e vago. A exploração cirúrgica também é necessária quando a linfa se acumula sob os retalhos de pele por causa do tamanho inadequado do dreno ou porque o volume ou a consistência da linfa causa obstrução parcial ou completa dos drenos.

Por outro lado, as fístulas quilosas que se tornam aparentes mais tarde no período pós-operatório, após alimentação enteral estiver plena, ou aquelas que drenam menos do que 600 mL do quilo por dia, são inicialmente manejadas conservadoramente com drenagem fechada do ferimento, curativos compressivos (os quais são incômodos para segurar nesta área do pescoço), aspirações repetidas e modificações na dieta dirigidas para diminuição da drenagem linfática enquanto mantém o suporte nutricional. Geralmente, a nutrição pode ser fornecida enteralmente utilizando-se dietas elementares suplementadas com triglicérides de cadeia média, os quais são absorvidos diretamente para a circulação portal, ultrapassando o sistema linfático. Em alguns pacientes a nutrição parenteral pode ser necessária (114). Se essas medidas falharem, o pescoço é cirurgicamente explorado e o vazamento é identificado e tratado apropriadamente. Às vezes essa intervenção é mal-sucedida e o vazamento persiste. A utilização de cola de fibrina e um retalho periosteal clavicular podem ser úteis para controlar o vazamento em tais casos (115). Alternativamente, a ligação toracoscópica do ducto torácico no tórax pode ser preferível à reexploração do pescoço (116). Em um relato recente, Nyquist et al. (117) descreveram um caso no qual uma fístula quilosa interrompeu a drenagem 24 horas após a administração de octreotida (100 microgramas dadas por via subcutânea 3 vezes ao dia). Esses autores postularam que o efeito da octreotida nas fístulas quilosas pode ser devido à sua capacidade de reduzir as secreções gastrointestinais e pancreáticas, diminuir a pressão venosa hepática e reduzir o fluxo de sangue esplâncnico, o que pode reduzir o fluxo do ducto torácico e a concentração relativa de triglicérides (117).

O quilotórax ipsolateral pode ocorrer após linfadenectomia cervical. O quilotórax bilateral como uma complicação da linfadenectomia cervical é extremamente raro, porém é potencialmente sério e às vezes fatal (118,119).

Edema Facial ou Cerebral

ECR bilaterais sincrônicos, nos quais ambas as VJI são ligadas, podem resultar no desenvolvimento de edema cerebral, facial, ou ambos. O edema facial às vezes pode ser dramaticamente grave. Ele parece ser um problema mecânico da drenagem venosa, o qual se resolve em uma extensão variável de tempo à medida que a circulação colateral é estabelecida. Ele parece ser mais comum e mais grave nos pacientes que foram previamente irradiados e naqueles pacientes nos quais a ressecção inclui grandes segmentos das paredes faríngeas lateral e posterior. Podemos prevenir edema facial extenso preservando no mínimo uma veia jugular externa sempre que um ECR bilateral está previsto. A veia jugular externa geralmente é separada do tumor pelo músculo esternocleidomastóideo e pode ser dissecada livremente entre a cauda da parótida e a veia subclávia. Alguns cirurgiões reconstruíram uma jugular interna utilizando várias técnicas incluindo enxertos de veia safena ou utilizando um segmento de uma das jugulares ressecadas distal ao local do envolvimento do tumor (120,121). O desenvolvimento do edema cerebral pode estar na raiz da disfunção neurológica e mesmo no coma, que pode ocorrer após ECR bilateral. Após a linfadenectomia cervical, a síndrome de secreção inapropriada de hormônio antidiurético (SIADH) ocorre em 8% a 30% dos pacientes. Esse é um transtorno no qual a liberação do hormônio antidiurético independe da osmolaridade do plasma, resultando na retenção de fluido e desenvolvimento de hiponatremia dilucional. Ocorre significativamente com mais freqüência nos pacientes que têm uma história de tabagismo e tem-se observado sua resolução dentro de 72 horas (122). Acredita-se que o ECR bilateral sincrônico cause a SIADH, presumivelmente como um resultado da pressão intracraniana aumentada. Essa crença é baseada principalmente nos resultados de um estudo experimental publicado em 1978, no qual a oclusão da veia cava superior em cachorros resultou na pressão intracraniana aumentada e SIADH. Utilizando um modelo animal que mais de perto lembra a condição clínica de um ECR, Khafif et al. (123) observaram que a ligação bilateral sincrônica da VJI e os ECR bilaterais não resultam na SIADH em cães. Como esse resultado contradiz uma crença comumente tida na prática clínica, uma avaliação pós-operatória das modificações fisiológicas após ECR é necessária. Todavia, é possível que a expansão de fluidos extracelulares e a hiponatremia dilucional que ocorrem em alguns pacientes após linfadenectomia cervical possam agravar o edema cerebral, criando um ciclo vicioso. Na prática, cabe ao cirurgião e ao anestesiologista limitarem a administração de fluidos durante e após ECR bilaterais. Além do mais, o manejo perioperatório de fluidos e eletrólitos nesses casos não deve ser guiado somente pelo débito de urina do paciente, mas também pelo monitoramento da pressão venosa central, do débito cardíaco e da osmolaridade sérica e urinária.

Cegueira

A cegueira após ECR é uma complicação rara, porém catastrófica (124). A patogênese desta permanece obscura. Em um dos poucos casos relatados na literatura o exame histológico revelou infarto do nervo óptico intra-orbitário, sugerindo hipotensão intra-operatória e grave congestão venosa como possíveis fatores etiológicos. Em outro caso, infartos do lobo occipital bilaterais foram demonstrados pela TC (125).

Apnéia

Alguns pacientes podem tornar-se apnéicos como resultado da perda de suas respostas ventilatórias hipóxicas, em virtude da desnervação do corpo carotídeo após ECR bilateral.

Trombose da Veia Jugular

A preservação da VJI durante a linfadenectomia cervical do pescoço não garante sua patência após a cirurgia, particularmente quando é feito radioterapia. Cotter *et al.* (126) utilizaram TC ou RM pré-operatória e pós-operatória em 69 pacientes submetidos a 79 esvaziamentos cervicais com preservação da veia. Sessenta e oito veias (86%) estavam patentes pós-operatoriamente. Curiosamente, a radioterapia parece influenciar a patência da VJI. Capiello *et al.* (127) estudaram a patência da VJI após linfadenectomia cervical lateral seletiva (ECS) em uma coorte de 34 pacientes. Um estudo basal pré-operatório da patência e do fluxo da veia por ultra-sonografia (US) foi obtido após avaliações pós-operatórias em 1 semana, 1 mês e 3 meses. Com 1 semana pós-operatoriamente, 50% das VJI não apresentaram qualquer alteração na patência, 46% tiveram fluxo reduzido e 4% mostraram fluxo ausente. Entretanto, em 3 meses nenhum dos pacientes mostrou evidência de oclusão da VJI. A radioterapia pós-operatória não teve um impacto estatisticamente significativo na patência da VJI ($p = 0,09$).

Um relato recente descreve o índice de complicações após esvaziamentos cervicais planejados pós-tratamento nos pacientes envolvidos nos protocolos de preservação de órgão. Os autores concluem que o índice é similar àquele prévio para esvaziamentos cervicais (37%) e que o índice aumenta quando doses de radioterapia elevadas pré-operatórias são utilizadas (128).

EMERGÊNCIAS

Ruptura da Artéria Carótida

A complicação mais temida e a mais comumente letal após a cirurgia do pescoço é a exposição e ruptura da artéria carótida. Portanto, todo o esforço precisa ser feito para preveni-la. Se as incisões da pele foram desenhadas apropriadamente, a carótida raramente torna-se exposta na ausência de uma fístula salivar. A formação da fístula e o colapso do retalho são mais prováveis de ocorrer na presença de má nutrição, diabetes e radioterapia prévia, as quais prejudicam a capacidade de cicatrização e comprometem o suprimento vascular. Diante de quaisquer desses fatores de risco, o cirurgião precisa utilizar uma técnica cirúrgica sem falhas no fechamento de defeitos orais e faríngeos. A utilização de antibióticos perioperatórios e, mais importante, de retalhos vascularizados pediculados e livres (os quais proporcionam pele para o fechamento dos defeitos mucosos e volume muscular variável que pode proteger a carótida) tem tornado quase obsoleta a utilização de medidas de "proteção", tais como enxertos dérmicos, retalhos do músculo elevador da escápula e faringostomias controladas.

O manejo da carótida exposta depende da probabilidade de ruptura, com base no comprimento do segmento exposto, na condição dos tecidos circunvizinhos e no tamanho da fístula orofaringocutânea. Grandes defeitos cutâneos ou grandes fístulas de débito elevado em pacientes previamente irradiados não têm probabilidade de cicatrizar por segunda intenção de maneira correta. A probabilidade de ruptura da carótida nessas condições é extremamente elevada. Portanto, deve ser feita uma tentativa para reparar o defeito e cobrir a carótida utilizando precocemente tecido bem vascularizado, antes de o vaso ter sido irreversivelmente danificado. Sempre que a carótida esteja exposta é prudente tomar precauções para evitar sua ruptura:

- Informar e instruir o pessoal da enfermagem e a equipe da casa acerca da possibilidade de uma ruptura da carótida, o local da ruptura potencial e os passos a serem tomados em caso de sangramento.
- Ter sangue compatível disponível.
- Manter instrumentos cirúrgicos apropriados à beira do leito.

Quando ocorre uma ruptura da carótida, geralmente é possível interromper o sangramento com pressão manual enquanto são dados sangue e fluidos para restaurar e manter a pressão sanguínea do paciente. Somente então o paciente é encaminhado para a cirurgia. Tentativas para reparar a área da ruptura são inúteis. A introdução de cateteres de Fogarty através da área de ruptura ajuda a controlar o sangramento temporariamente enquanto a artéria é exposta e ligada proximal e distalmente à área de ruptura.

"Ruptura" da Veia Jugular

Esta complicação é vista com mais freqüência porque a VJI é preservada mais freqüentemente no esvaziamento cervical. A ruptura da veia jugular deve ser considerada nos pacientes submetidos à excisão do tumor primário com ECRM complicado por uma fístula faringocutânea. Em um estudo recente de 6 pacientes que tiveram ruptura da VJI, Cleland-Zamudio *et al.* (129) verificaram que os pacientes com uma dissecção circunferencial completo da VJI baixa no pescoço que apresentam o desenvolvimento de fístulas, podem ser mais propensos a ter ruptura da veia. Tipicamente, o sangramento é venoso e ocorre repetidamente. O tratamento consiste de exploração cirúrgica e ligadura da veia jugular acima e abaixo do nível da ruptura.

PONTOS IMPORTANTES

- A despeito do exame cuidadoso do pescoço, o índice de erros na avaliação da presença ou ausência de metástases de linfonodo cervical varia de 20% a 51%.
- A tomografia computadorizada e a ressonância magnética melhoram significativamente o índice de detecção de linfonodos maiores do que 1 a 1,5 cm. A ultra-sonografia é promissora na visualização de linfonodos pequenos (3 mm) que podem ser amostrados por aspiração com agulha fina.
- O tratamento do pescoço N0 permanece controverso, porém se o tumor primário tiver alto risco para metástases, muitos cirurgiões preferem tratar o pescoço eletivamente em vez de manter observação clínica.
- Esvaziamentos cervicais seletivos, os quais removem apenas os grupos de linfonodos em maior risco de envolvimento metastático, são preferíveis para o tratamento do pescoço N0 nos pacientes cujo tumor primário é tratado cirurgicamente.
- A irradiação eletiva do pescoço é efetiva no tratamento do pescoço N0 nos pacientes cujo tumor primário é tratado por radioterapia.
- O tratamento cirúrgico do pescoço N+ não mais consiste de uma única operação.
- Linfadenectomias cervicais alargadas, as quais removem todos os linfonodos das regiões I a V de um lado do pescoço, são mais comumente utilizadas para o tratamento cirúrgico do pescoço N+.
- Uma linfadenectomia cervical alargada inclui grupos de linfonodos não rotineiramente removidos ou estruturas não rotineiramente removidas (p. ex., artéria carótida).
- A seqüela mais notável de um esvaziamento cervical radical é a "queda do ombro", que resulta da desnervação do músculo trapézio (suprido pelo nervo espinal acessório).
- Complicações comuns do esvaziamento cervical incluem vazamento de ar, sangramento, fístula quilosa e edema facial/cerebral. Conhecimento de sua fisiopatologia e técnica cirúrgica meticulosa são essenciais para sua prevenção.
- A ruptura da artéria carótida é a complicação mais temida após a linfadenectomia cervical. Os passos preventivos para proteger a carótida inicialmente incluem seleção apropriada da incisão e cobertura de retalho pós-operatório.
- A ruptura da veia jugular pode ocorrer nos pacientes submetidos a esvaziamento cervical radical modificado.

REFERÊNCIAS

1. Guo C, Zhang Y, Zhang L, et al. Surgical anatomy and preservation of the accessory nerve in radical functional neck dissection. *Chin J Stomatol* 2003;38:12-15.
2. Hone S, Ridha H, Rowley H, et al. Surgical landmarks of the spinal accessory nerve in modified radical neck dissection. *Clin Otolaryngol Allied Sci* 2001;26:16-18.
3. Friedman M, Mafee M, Pacella B, et al. Rationale for elective neck dissection in 1990. *Laryngoscope* 1990;100:54-59.
4. Haberal L, Celik H, Cogmen H, et al. Which is important in the evaluation of metastatic lymph nodes in head and neck cancer: palpation, ultrasonography, or computed tomography? *Otolaryngol Head Neck Surg* 2004;130:197-201.
5. van den Brekel M, van def Waal D. The incidence of micrometastases in neck dissection specimens obtained from elective neck dissections. *Laryngoscope* 1996;106:987-991.
6. Steinkamp J, Cornehl M, Hosten N, et al Cervical lymphadenopathy: ration of long- to short-axis diameter as a predictor of malignancy. *Br J Radiol* 1995;68:266-270.
7. van den Brekel M, Castelijns L Stel H, et al. Modern imaging techniques and ultrasound guided aspiration cytology for the assessment of neck node metastases: a prospective comparative study. *Eur Arch Otorhinolaryngol* 1993;250:11-17.
8. Nieuwenhuis E, Castelijns J, Pijpers R, et al. Wait-and-see policy for the N0 neck in early-stage oral and oropharyngeal squamous cell carcinoma using ultrasonography-guided cytology: is there a role for identification of the sentinel node? *Head Neck* 2002;24:282-289.
9. Braams J, Pruim J, Freling N, et al. Detection of lymph node metastases of squamous-cell cancer of the head and neck with FDG-PET and MRI. *J Nucl Med* 1995;36:211-216.
10. Stokkel M, ten Broek F, Hordijk G, et al. Preoperative evaluation of patients with primary head and neck cancer using dual-head 18fluorodeoxyglucose positron emission tomography. *Ann Surg* 2000;231:229-234.
11. de Bree R, Roos J, Verel I, et al. Radioimmunodiagnosis of lymph node metastases in head and neck cancer. *Oral Dis* 2003;9:241-248.
12. Ross G, Shoaib T, Soutar D, et al. The First International Conference on Sentinel Node Biopsy in Mucosal Head and Neck Cancer and Adoption of a Multicenter Trial Protocol. *Ann Surg Oncol* 2002;9:406-410.
13. Ross G, Soutar D, MacDonald D, et al. Improved staging of cervical metastases in clinically node-negative patients with head and neck squamous cell carcinoma. *Ann Surg Oncol* 2004;11:213-218.
14. Hamakawa H, Fukizumi M, Bao Y. Genetic diagnosis of micrometastasis based on SCCa antigen mRNA in cervical lymph nodes of head and neck cancer. *Clin Exp Med* 1999;17:593-599.
15. Shores C, Xiaoying Y, Funkhouser W, et al. Clinical evaluation of a new molecular method for detection of micrometastases in head and neck squamous cell carcinoma. *Arch Otol Head Neck Surg* 2004;130:937-942.
16. McCammon S, Shah J. Radical neck dissection. *Op Tech Otolaryngol Head Neck Surg* 2004;15(3):152-159.
17. Pinsolle J, Pinsolle V, Majoufre C, et al. Prognostic value of histologic findings in neck dissections for squamous cell carcinoma. *Arch Otolaryngol Head Neck Surg* 1997;123:145-148.
18. Andersen P, Shah J, Cambronero E, et al. The role of comprehensive neck dissection with preservation of the

spinal accessory nerve in the clinically positive neck. Annual Meeting of the Society of Head & Neck Surgeons, 1994(abst).
19. Gavilan J, Herranz J, Martin L. Functional neck dissection: the Latin approach. *Oper Tech Otolaryngol Head Neck Surg* 2004;15:168-175.
20. Lingeman R, Stephens R, Helmus C, et al. Neck dissection: radical or conservative. *Ann Otol Rhinol Laryngol* 1977;86:737-744.
21. Molinari R, Chiesa F, Cantu G, et al. Retrospective comparison of conservative and radical neck dissection in laryngeal cancer. *Ann Otol Rhinol Laryngol* 1980;89:578-581.
22. Joseph C, Gregor R, Davidge-Pitts K. The role of functional neck dissection in the management of advanced tumors of the upper aerodigestive tract. *S Afr J Surg* 1985;23:83-87.
23. Gavilan C, Gavilan J. Five-year results of functional neck dissection for cancer of the larynx. *Arch Otolaryngol Head Neck Surg* 1989;115:1193-1196.
24. Bocca E, Pignataro O, Oldini C. Functional neck dissection: an evaluation and review of 843 cases. *Laryngoscope* 1984;94:942-945.
25. Calearo C, Teatini G. Functional neck dissection: anatomical grounds, surgical technique, clinical observations. *Ann Otol Rhinol Laryngol* 1983;92:215-222.
26. Byers R, Weber R, Anderws T, et al. Frequency and therapeutic implications of "skip metastases" in the neck from squamous carcinoma of the oral tongue. *Head Neck* 1997;19:14-19.
27. Medina J, Byers R. Supraomohyoid neck dissection: rationale, indications and surgical technique. *Head Neck* 1989;11:111-122.
28. Khafif A. Lateral neck dissection. *Oper Tech Otolaryngol Head Neck Surg* 2004;15(3):160-167.
29. Weber R, Holsinger E. Central compartment dissection (of levels VI and VII for carcinoma of the larynx, hypopharynx, cervical esophagus, and thyroid). *Oper Tech Otolaryngol Head Neck Surg* 2004;15(3):190-195.
30. Medina J. Posterolateral neck dissection. *Oper Tech Otolaryngol Head Neck Surg* 2004;15(3):176-179.
31. Byers R, Wolf P, Ballantyne A. Rationale for elective modified neck dissection. *Head Neck* 1988;10:160-167.
32. Candela F, Kothari K, Shah J. Patterns of cervical node metastases from squamous cell carcinoma of the oropharynx and hypopharynx. *Head Neck* 1990;12:197-203.
33. Candela F, Shah J, Jaques D, et al. Patterns of cervical node metastases from squamous cell carcinoma of the larynx. *Arch Otolaryngol Head Neck Surg* 1990;11:432-435.
34. Fisch U, Sigel M. Cervical lymphatic system as visualized by lymphography. *Ann Otol Rhinol Laryngol* 1964;73:870-882.
35. Kowalski L, Carvalho A. Feasibility of supraomohyoid neck dissection in N1 and N2a oral cancer patients. *Head Neck* 2002;24:921-924.
36. Lindberg R. Distribution of cervical lymph node metastases from squamous cell carcinoma of the upper respiratory and digestive tracts. *Cancer* 1972;29:1446-1449.
37. Mukherji S, Armao D, Joshi V. Cervical nodal metastases in squamous cell carcinoma of the head and neck: what to expect. *Head Neck* 2001;23:995-1005.
38. Shah J. Patterns of cervical lymph node metastasis from squamous carcinomas of the upper aerodigestive tract. *Am J Surg* 1990;160:405-409.
39. Shah J, Candela F, Poddar A. The patterns of cervical lymph node metastases from squamous cell carcinoma of the oral cavity. *Cancer* 1990;66:109-113.
40. Skolnik E. The posterior triangle in radical neck surgery. *Arch Otolaryngol* 1976;102:1-4.
41. Wong R, Rinaldo A, Ferlito A, et al. Occult cervical metastasis in head and neck cancer and its impact on therapy. *Acta Otolaryngol* 2002;122:107-114.
42. Brazilian Head and Neck Cancer Study Group. End results of a prospective trial on elective lateral neck dissection vs type III modified radical neck dissection in the management of supraglottic and transglottic carcinomas. *Head Neck* 1999;21:694-702.
43. Buckley J, MacLennan K. Cervical node metastases in laryngeal and hyopharyngeal cancer: a prospective analysis of prevalence and distribution. *Head Neck* 2000;22:380-385.
44. Felito A, Partridge M, Brennan J, et al. Lymph node micrometastases in head and neck cancer: a review. *Acta Otolaryngol* 2001;121:660-665.
45. Ferlito A, Rinaldo A, Devaney K, et al. Prognostic significance of microscopic and macroscopic extracapsular spread from metastatic tumor in the cervical lymph nodes. *Oral Oncol* 2002;38:747-751.
46. Woolgar J, Rogers S, Lowe D, et al. Cervical lymph node metastasis in oral cancer: the importance of even microscopic extracapsular spread. *Oral Oncol* 2003;39:130-137.
47. Ferlito A, Buckley L, Shaha A, et al. Rationale for selective neck dissection in tumors of the upper aerodigestive tract. *Acta Otolaryngol* 2001;121:548-555.
48. Ambrosch P, Freudenberg L, Kron M, et al. Selective neck dissection in the management of squamous cell carcinoma of the upper digestive tract. *Eur Arch Otorhinolaryngol* 1996;253:329-335.
49. Zhang B, Xu Z, Tang P. Lateral neck dissection vs radical neck dissection in the management of supraglottic carcinoma with pathologically negative nodes. *Chin J Otorhinolaryngol* 2003;38:426-429.
50. Leon X, Quer M, Orus C et al. Selective dissection of levels II-III with intraoperative control of the upper and middle jugular nodes: a therapeutic option for the N0 neck. *Head Neck* 2001;23:441-446.
51. Pitman K, Johnson J, Myers E. Effectiveness of selective neck dissection for management of the clinically negative neck. *Arch Otolaryngol Head Neck Surg* 1997;123:917-922.
52. Spiro R, Gallo O, Shah J. Selective jugular node dissection in patients with squamous carcinoma of the larynx or pharynx. *Am J Surg* 1993;166:399-402.
53. Byers R, Clayman G, McGill D, et al. Selective neck dissections for squamous carcinoma of the upper aerodigestive tract: patterns of regional failure. *Head Neck* 1999;21:499-505.
54. Myers E, Fagan J. Management of the neck in cancer of the larynx. *Ann Otot Rhinol Laryngol* 1999;108:828-832.
55. Davidson J, Khan Y, Gilbert R, et al. Is selective neck dissection sufficient treatment for the N0/Np+ neck? *J Otolaryngol* 1997;26:229-231.
56. Clayman G, Frank D. Selective neck dissection of anatomically appropriate levels is as efficacious as

modified radical neck dissection for elective treatment of the clinically negative neck in patients with squamous cell carcinoma of the upper respiratory and digestive tracts. *Arch Otolaryngol Head Neck Surg* 1998;124:348-352.
57. Houck J, Medina J. Management of cervical lymph nodes in squamous carcinomas of the head and neck. *Semin Surg Oncol* 1995;11:228-239.
58. Pellitteri P, Robbins K, Neuman T. Expanded application of selective neck dissection with regard to nodal status. *Head Neck* 1997;19:260-265.
59. van Wilgen C, Dijkstra P, van der Laan BF, et al. Shoulder complaints after nerve sparing neck dissections. *Int J Oral Maxillofac Surg* 2004;33:253-257.
60. Caversaccio M, Negri S, Nolte L, et al. Neck dissection shoulder syndrome: quantification and three-dimensional evaluation with an optoelectronic tracking system. *Ann Otol Rhinol Laryngol* 2003;112:939-946.
61. Zhang B, Tang P, Xu Z, et al. Functional evaluation of the selective neck dissection in patients with carcinoma of the head and neck. *Chin J Otorhinolaryngol* 2004;39:28-31.
62. Laverick S, Lowe D, Brown J, et al. The impact of neck dissection on health-related quality of life. *Arch Otolaryngol Head Neck Surg* 2004;130:149-154.
63. van Wilgen C, Dijkstra P, Nauta J, et al. Shoulder pain and disability in daily life, following supraomohyoid neck dissection: a pilot study. *J Cranio-Maxillo-Facial Surg* 2003;31:183-186.
64. Cheng P, Hao S, Lin Y, et al. Objective comparison of shoulder dysfunction after three neck dissection techniques. *Ann Otolaryngol Rhinol Laryngol* 2000;109:761-766.
65. Ambrosch P, Kron M, Pradier O, et al. A review of 503 cases of elective and therapeutic treatment of the neck in squamous cell carcinoma of the upper aerodigestive tract. *Otolaryngol Head Neck Surg* 2001;124:180-187.
66. Andersen P, Warren F, Spiro J, et al. Results of selective neck dissection in management of the node-positive neck. *Arch Otolaryngol Head Neck Surg* 2002;128:1180-1184.
67. Robbins K, Clayman G, Levine P, et al. Neck dissection classification update. Revision proposed by the American Head and Neck Society and the American Academy of Otolaryngology-Head and Neck Surgery. *Arch Otol Head Neck Surg* 2002;128:751-758.
68. Buckley J, Feber T. Surgical treatment of cervical node metastases from squamous carcinoma of the upper aerodigestive tract: evaluation of the evidence for modifications of neck dissection. *Head Neck* 2001;23:907-915.
69. Brandenburg J, Lee C. The XI nerve in radical neck surgery. *Laryngoscope* 1981;91:1851-1859.
70. Jesse RH, Ballantyne A, Larson D. Radical or modified neck dissection: a therapeutic dilemma. *Am J Surg* 1978;136:516-519.
71. Deutsch E, Skolnik E, Friedman M, et al. The conservation neck dissection. *Laryngoscope* 1985;95:561-565.
72. Mann W, Wolfensberger M, Fuller U, et al. Radical versus modified neck dissection. Cancer-related and functional viewpoints. *Laryngorhinootologie* 1991;70:32-35.
73. Carew J, Spiro R. Extended neck dissection. *Am J Surg* 1997;174:485-489.
74. Osguthorpe J, Abel C, Lang P. Neurotropic cutaneous tumors of the head and neck. *Arch Otolaryngol* 1997;123:871-876.
75. Vasan N, Medina J. Retropharyngeal node dissection. *Oper Tech Otolaryngol Head Neck Surg* 2004;15(3):180-183.
76. McLaughlin M, Mendenhall W, Mancuso A, et al. Retropharyngeal adenopathy as a predictor of outcome in squamous cell carcinoma of the head and neck. *Head Neck* 1995;17:190-198.
77. Amatsu M, Mohri M, Kinishi M. Significance of retropharyngeal node dissection at radical surgery for carcinoma of the hypopharynx and cervical esophagus. *Laryngoscope* 2001;111:1099-1103.
78. Ballantyne A. Significance of retropharyngeal nodes in cancer of the head and neck. *Am J Surg* 1964;108:500-504.
79. Hasegawa Y, Matsuura H. Retropharyngeal node dissection in cancer of the oropharynx and hypopharynx. *Head Neck* 1994;16:173-180.
80. Gross N, Ellington T, Wax M, et al. Impact of retropharyngeal lymph node metastases in head and neck squamous cell carcinoma. *Arch Otolaryngol Head Neck Surg* 2004;130:169-173.
81. Weber R, Marvel J, Smith P, et al. Paratracheal lymph node dissection for carcinoma of the larynx, hypopharynx and cervical esophagus. *Otolaryngol Head Neck Surg* 1993;108:11-17.
82. Khafif A, Medina J. Management of the neck in differentiated thyroid carcinoma. In: Randolph G, ed. *Surgery of the thyroid and parathyroid glands.* Philadelphia: WB Saunders, 2003:409-418.
83. Freeman S, Hamaker R, Borrowdale R, et al. Management of neck metastasis with carotid artery involvement. *Laryngoscope* 2004;114:20-24.
84. Nemeth Z, Domotor G, Talos M, et al. Resection and replacement of the carotid artery in metastatic head and neck cancer: literature review and case report. *Int J Oral Maxillofac Surg* 2003;32:645-650.
85. de Vries E, Sekhar L, Horton J, et al. A new method to predict safe resection of the internal carotid artery. *Laryngoscope* 1990;100:85-88.
86. Wright J, Nicholson R, Schuller D, et al. Resection of the internal carotid artery and replacement with greater saphenous vein: a safe procedure for en bloc cancer resections with carotid involvement. *J Vasc Surg* 1996;23:775-780.
87. Johnson J, Myers E, Bedetti C, et al. Cervical lymph node metastases. *Arch Otolaryngol Head Neck Surg* 1985;111:534-537.
88. Vikram B, Strong E, Shah J, et al. Failure in the neck following multimodality treatment for advanced head and neck cancer. *Head Neck Surg* 1984;6:724-729.
89. O'Brien C, Smith J, Soong S, et al. Neck dissection with and without radiotherapy: prognostic factors, patterns of recurrence, and survival. *Am J Surg* 1986;152:456-463.
90. Peters L, Goepfert H, Kiang A, et al. Evaluation of the dose for postoperative radiation therapy of head and neck cancer: first report of a prospective randomized trial. *Int J Radiat Oncol Biol Phys* 1993;26:3-11.
91. Cooper J, Pajak T, Forastiere A, et al. Postoperative concurrent radiotherapy and chemotherapy for high-risk squamous cell carcinoma of the head and neck. *N Engl J Med* 2004;350:1937-1944.
92. Bernier J, Domenge C, Ozsahin M, et al. Postoperative irradiation with or without concomitant chemotherapy for locally advanced head and neck cancer. *N Engl J Med* 2004;350:1945-1952.

93. Crean S, Hoffman A, Potts J, et al. Reduction of occult metastatic disease by extension of the supraomohyoid neck dissection to include level IV. *Head Neck* 2003;25:758-762.
94. Ferlito A, Mannara G, Rinaldo A, et al. Is extended selective supraomohyoid neck dissection indicated for treatment of oral cancer with clinically negative neck? *Acta Otolaryngol* 2000;120:792-795.
95. Khafif A, Lopez-Garza J, Medina J. Is dissection of Level IV necessary in patients with early (Tl-T3, N0) tongue cancer. *Laryngoscope* 2001;111:1088-1090.
96. Khafif A, Fliss D, Gil Z, et al. Routine inclusion of level IV in neck dissection for squamous cell carcinoma of the larynx: is it justified? *Head Neck* 2004;26:309-312.
97. Silverman D, El-Haff M, Strome S, et al. Prevalence of nodal metastases in the submuscular recess (Level IIb) during selective neck dissection. *Arch Otolaryngol Head Neck Surg* 2003;129:724-729.
98. Yuen A, Lam K, Chan A, et al. Clinicopathological analysis of elective neck dissection for N0 neck of early oral tongue carcinoma. *Am J Surg* 1999;177:90-92.
99. Brizel D, Prosnitz R, Hunter S, et al. Necessity for adjuvant neck dissection insetting of concurrent chemoradiation for advanced head and neck cancer. *Int J Radiat Oncology Phys* 2004;58:1418-1423.
100. Corry J, Smith J, Peters L. The concept of a planned neck dissection is obsolete. *Cancer J* 2001;7:472-474.
101. Mendenhall W, Villaret D, Amdur R, et al. Planned neck dissection after definitive radiotherapy for squamous cell carcinoma of the head and neck. *Head Neck* 2002;24:1012-1018.
102. Rogers J, Greven K, NcGuirt W, et al. Can post-RT neck dissection be omitted for patients with head and neck cancer who have a negative PET scan after definitive radiation therapy? *Int J Radiat Oncol Biol Phys* 2004;58:694-697.
103. Porcedon SV, Bartolowski E, Hicks RJ, et al. Utility of positron omission tomography for the detection of disease in residual neck nodes after (chemo) radiotherapy in head and neck cancer. *Head Neck* 2005;27:175-181.
104. El Ghani F, van den Brekel M, De Goede C, et al. Shoulder function and patient well-being after various types of neck dissections. *Clin Otolaryngol Allied Sci* 2002;27:403-408.
105. Terrell J, Welsh D, Bradford C, et al. Pain, quality of life, and spinal accessory nerve status after neck dissection. *Laryngoscope* 2000;110:620-626.
106. Kuntz A, Weymuller EJ. Impact of neck dissection on quality of life. *Laryngoscope* 1999;109:1334-1338.
107. Salerno G, Cavaliere M, Foglia A, et al. The 11th nerve syndrome in functional neck dissection. *Laryngoscope* 2002;112:1299-1307.
108. McNeely M, Parliament M, Coumeya K, et al. A pilot study of a randomized controlled trial to evaluate the effects of progressive resistance exercise training on shoulder dysfunction caused by spinal accessory neurapraxia/neurectomy in head and neck cancer survivors. *Head Neck* 2004;26:518-530.
109. van Wilgen C, Dijkstra P, van der Laan BF, et al. Shoulder complaints after neck dissection: is the spinal accessory nerve involved? *Br J Oral Maxillofac Surg* 2003;41:7-11.
110. Seven H, Sayin I, Turgut S. Antibiotic prophylaxis in clean neck dissections. *J Laryngol Otol* 2004;118(3):213-216.
111. Nussenbaum B, Liu J, Sinard R. Systematic management of chyle fistula: the Southwestern experience and review of the literature. *Otolaryngol Head Neck Surg* 2000;122:31-38.
112. Erisen L, Coskun H, Basut O. Objective and early diagnosis of chylous fistula in the postoperative period. *Otolaryngol Head Neck Surg* 2002;126:172-175.
113. Karman R, Mahajan V, Ayyappan S. Management of chyle fistulae following surgery in the neck. *Indian J Cancer* 2001;38:117-120.
114. Morris S, Taylor S. Peripheral parenteral nutrition in a case of chyle leak following neck dissection. *J Hum Nutr Diet* 2004;17:153-155.
115. Yoshimura Y, Kondoh T. Treatment of chylous fistula with fibrin glue and clavicular periosteal flap. *Br J Oral Maxillofac Surg* 2002;40:138-139.
116. Scott K, Simko E. Thoracoscopic management of cervical thoracic duct injuries: an alternative approach. *Otolaryngol Head Neck Surg* 2003;128:755-757.
117. Nyquist G, Hagr A, Sobol S, et al. Octreotide in the medical management of chyle fistula. *Otolaryngol Head Neck Surg* 2003;128:910-911.
118. Jortay A, Bisschop P. Bilateral chylothorax after left radical neck dissection. *Acta Otorhinolaryngol Belg* 2001;55:285-289.
119. Kamasaki N, Ikeda H, Wang Z, et al. Bilateral chylothorax following radical neck dissection. *Int J Oral Maxillofac Surg* 2003;32:91-93.
120. Padilla Parrado M, Galan Morales J, Abril Garcia A, et al. Bilateral neck dissection and venous reconstruction with internal saphenous vein in cancer of the larynx. *An Otorrinolaringol Ibero Am* 2002;29:367-376.
121. Katsuno S, Ishiyama T, Nezu K, et al. Three types of internal jugular vein reconstruction in bilateral radical neck dissection. *Laryngoscope* 2000;110:1578-1580.
122. Zacay G, Bedrin L, Horowitz Z, et al. Syndrome of inappropriate antidiuretic hormone or arginine vasopressin secretion in patients following neck dissection. *Laryngoscope* 2002;112:2020-2024.
123. Khafif A, Medina J. The syndrome of inappropriate antidiuretic hormone secretion after bilateral radical neck dissections. *Acta Otolaryngol* 2002;122:907-909.
124. Worrell L, Rowe M, Petti G. Amaurosis: a complication of bilateral radical neck dissection. *Am J Otolaryngol* 2002;23:56-59.
125. Raj P, Moore P, Henderson J, et al. Bilateral cortical blindness: an unusual complication following unilateral neck dissection. *J Laryngol Otol* 2002;116:227-229.
126. Cotter C, Stringer S, Landau S, et al. Patency of the internal jugular vein following modified radical neck dissection. *Laryngoscope* 1994;104:841-845.
127. Cappiello J, Piazza C, Berlucchi M. Internal jugular vein patency after lateral neck dissection: a prospective study. *Eur Arch Otorhinolaryngol* 2002;259:409-412.
128. Davidson B, Newkirk K, Harter W, et al. Complications from planned, posttreatment neck dissections. *Arch Otol Head Neck Surg* 1999;125:401-405.
129. Cleland-Zamudio S, Wax M, Smith J, et al. Ruptured internal jugular vein: a postoperative complication of modified/selected neck dissection. *Head Neck* 2003;25:357-360.
130. Cachin Y. Management of cervical nodes in head and neck cancer. In: Rhys Evans P, Robin P, Fielding J, eds. *Head and neck cancer.* New York: Alan R. Liss, 1983:168-177.

CAPÍTULO 42
Controvérsias no Manejo do Pescoço N0 no Carcinoma de Células Escamosas do Trato Aerodigestório Superior

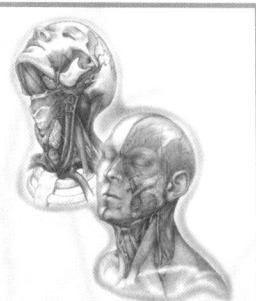

Karen T. Pitman

A presença ou ausência de metástases linfonodais (LN) cervicais é o melhor indicador de resultado relacionado ao câncer para pacientes com carcinoma de células escamosas de cabeça e pescoço (CCECP) que não apresentam metástases a distância. As metástases de LN cervicais diminuem a sobrevida relacionada à doença em aproximadamente 50%. O pescoço clinicamente negativo (cN0) é definido pela ausência de LN palpáveis ou radiologicamente suspeitos. Entretanto, os pacientes estadiados como cN0 podem ocultar metástases linfáticas muito pequenas não detectadas por imagem ou palpação. Essas metástases ocultas ou subclínicas são detectadas no exame patológico dos LN cervicais após o esvaziamento cervical. Assim, pode haver discordância entre o estádio nodal clínico e patológico.

Três opções de condutas são possíveis para os pacientes cN0. A primeira é a observação clínica do pescoço durante um seguimento regularmente determinado, reservando seu esvaziamento para os pacientes que subseqüentemente desenvolvam metástases regionais. O estadiamento com esvaziamento cervical eletivo (ECE) ou seu tratamento com irradiação eletiva (ICE) são opções alternativas. Essas opções de manejo têm sido debatidas entre os cirurgiões de cabeça e pescoço por quase 100 anos e a controvérsia persiste a despeito dos avanços significativos dos exames de imagem e de técnica cirúrgica.

A magnitude da controvérsia é ilustrada por dois estudos que examinaram a variabilidade no manejo de estratégias do pescoço cN0 entre otorrinolaringologistas (1,2). Uma análise de 763 otorrinolaringologistas experientes nos Estados Unidos mostrou que 13% deles observariam o pescoço em todos os pacientes cN0, 66% iriam realizar ECE, e 19% iriam recomendar ICE. Desses cirurgiões que iriam operar o pescoço cN0, 21% advogaram esvaziamentos radicais e 79% fariam esvaziamento seletivo, embora não haja concordância sobre a extensão do esvaziamento seletivo: 56% removeriam os níveis I a III, 34% os níveis I a IV e 10% outros níveis.

A controvérsia sobre o manejo do pescoço N0 acontece por várias razões. Primeiro, a imagem radiográfica não possui a exatidão necessária para determinar se o pescoço cN0 contém metástases ocultas. O ECE proporciona estadiamento patológico do pescoço, que se traduz por melhores estimativas do prognóstico do paciente. As conseqüências do estadiamento patológico são o custo de uma política de proteção do ECE para todos os pacientes cN0 assim como a morbidade cirúrgica.

Segundo, os estudos que comparam o ECE com a observação dos pacientes são retrospectivos e não passíveis de metanálise. Não existem estudos prospectivos adequados que demonstrem uma vantagem de sobrevida estatisticamente significativa para pacientes tratados com ECE. É improvável que ensaios prospectivos randomizados irão em algum tempo resolver a controvérsia conclusivamente.

Este capítulo explora as controvérsias no manejo do pescoço cN0. Como ponto de partida, considera as seguintes questões relacionadas às três opções de manejo: (a) Qual é a incidência de metástases ocultas no pescoço cN0? (b) Metástases ocultas têm impacto no resultado do paciente? (c) Qual o impacto dos estudos pré-tratamento disponíveis para detecção de metástases ocultas?

ESTRATÉGIA DE CONDUTA PARA O PESCOÇO N0

Embora exista quem defenda uma conduta conservadora para todos os pacientes cN0, o tratamento eletivo do pescoço cN0 é recomendado pela maior parte dos cirurgiões de cabeça e pescoço. Para os clínicos que optam em tratá-lo eletivamente, as decisões de conduta estão baseadas na análise de risco-benefício que pesa a incidência de metástases ocultas contra a morbidade do tratamento. O limite que a maior parte dos clínicos utiliza para tratar o pescoço cN0 é um risco de 20% ou mais de doença oculta. O limite de 20% é baseado nas análises retrospectivas de risco-benefício que foram realizadas nos anos 1970. Esses estudos mostraram um benefício de sobrevida, que foi obtido para pacientes com probabilidade de metástases acima de 20% quando o EC foi realizado. A Tabela 42.1 mostra as estimativas de probabilidade de metástases ocultas com base no local e estádio do tumor primário. Manter em mente que um limite de 20% representa uma porcentagem significativa de pacientes patologicamente N0 e que poderiam ser citados como tendo recebido intervenção desnecessária.

Fatores relacionados ao paciente e ao tumor também pesam na decisão de se proceder ao tratamento eletivo do pescoço. Se o pescoço vier a ser abordado para ressecção do tumor ou reconstrução do local primário, a maior parte dos cirurgiões indica o EC. Conseqüentemente, o EC é um assunto para tumores da cavidade oral, orofaríngeos e laringofaríngeos que são ressecados por via transoral ou endoscópica. Alguém também pode questionar que os tumores removidos com laringectomia parcial ou total também apresentam um dilema, porque o acesso cirúrgico para remover a laringe não se sobrepõe ao do campo cirúrgico para o esvaziamento cervical. Muitos médicos citam o seguimento não confiável do paciente como uma justificativa para o tratamento eletivo do pescoço. A decisão para utilizar o EC *versus* a irradiação para pacientes cN0 é baseada na modalidade utilizada para tratar o tumor primário. Idealmente, o tratamento é limitado a uma única modalidade de terapia sempre que possível.

TABELA 42.1

RISCO DE METÁSTASES OCULTAS POR LOCAL E ESTÁGIO DO TUMOR PRIMÁRIO

	Estágio	Local
< 5%-20%	T1	Glote (T1/T2), trígono retromolar, gengiva, palato duro, mucosa bucal
> 20%-30%	T1	Língua, palato mole, parede faríngea, laringe supraglótica, tonsilas
	T2	Assoalho da boca, língua, trígono retromolar, gengiva, palato duro, mucosa bucal
	T1-4	Nasofaringe, seio piriforme, base da língua
	T2-4	Palato mole, parede faríngea, laringe supraglótica, tonsilas
	T3-4	Assoalho da boca, língua, trígono retromolar, gengiva, palato duro, mucosa bucal

Modificado de Mendenhall WM, Million RR. Elective irradiation for squamous cell carcinoma of the head and neck: analysis of time-dose factors and causes of failure. *Int J Radiat Oncol Biol Phys* 1986;12:741-746, com permissão.

INCIDÊNCIA DE METÁSTASES OCULTAS

Dois métodos são utilizados para estimar a incidência de metástases cervicais ocultas no CCECP. O primeiro é revisar estudos que tenham relatado o índice de recorrência regional nos pacientes que foram tratados com observação. Os pacientes que desenvolveram metástases regionais com controle do tumor primário podem ser considerados com doença cervical oculta no momento do diagnóstico. A Tabela 42.2 apresenta os dados de diversos estudos sobre a recorrência regional nas lesões da cavidade oral e sugere que o índice de metástases ocultas para todos os estádios T é de 40% a 50%.

O outro método é examinar os estudos que foram relatados sobre o estádio patológico N após EC. Os dados de diversos estudos são mostrados na Tabela 42.3. Com a exceção da hipofaringe, existe concordância entre esses estudos para cada local de tumor listado. Quando os resultados desses três estudos são combinados, a taxa de metástases ocultas é maior do que 30% para todos os locais listados.

Quando as medidas do tamanho dos LN metastáticos são analisadas, a dificuldade com a detecção clínica é avaliada. Muitos estudos têm mostrado que aproximadamente dois terços de todas as metástases são menores do que 10 mm, 33% a 58% são menores do que 3 mm e, em 25% do pacientes, os únicos linfonodos metastáticos no pescoço são menores do que 3 mm. Além disso, a disseminação extracapsular (DEC) ocorre em 33% a 36% dos linfonodos positivos ocultos (3,4).

IMPACTO DAS METÁSTASES OCULTAS

Muitos estudos procuraram correlacionar o resultado do paciente com os achados patológicos do EC. Uma diferença significativamente maior nos pacientes negativos (pN0) comparada aos patologicamente positivos (pN+) foi demonstrada em diversos estudos clínicos. Três estudos (3–5) mostraram uma diferença significativa na sobrevida quando metástases ocultas com DEC estão presentes. Dados de outro estudo sugerem que a DEC nos linfonodos ocultos tem o mesmo impacto que a DEC em linfonodos palpáveis. O número de LN ocul-

TABELA 42.2

ÍNDICE DE RECORRÊNCIA REGIONAL: PESCOÇO OBSERVADO APÓS TRATAMENTO DO TUMOR PRIMÁRIO DA CAVIDADE ORAL cT1-T4, N0

Estudo/Referência	Índice Metastático Regional (%)
Yuen *et al.* (1997)	47
McGuirt *et al.* (1995)	40
Fakih *et al.* (1989)	66
Vandenbrouck *et al.* (1980)	47

TABELA 42.3
ÍNDICE DE METÁSTASES OCULTAS: ESTÁDIO PATOLÓGICO N

Local Primário	pN+ (%)		
	Pitman et al.	Byers et al.	Shah
Cavidade oral	41	45	34
Orofaringe	36	39	31
Hipofaringe	36	56	17
Laringe (supraglótica/ glótica avançada)	30	26	37

tos patologicamente positivos também se correlaciona com a sobrevida. Pacientes com dois ou mais linfonodos positivos possuem sobrevida significativamente pior comparados àqueles com menos do que dois linfonodos positivos (6). Esses estudos sugerem que metástases ocultas têm um impacto significativo no resultado do paciente e que a informação obtida do estadiamento patológico proporciona informação prognóstica exata.

ESTADIAMENTO DO PESCOÇO CLINICAMENTE NEGATIVO

O pescoço cN0 é definido como aquele que não possui evidência clínica de metástases. Essa definição não mudou desde o começo do sistema de estadiamento TNM para o CCECP, quando o pescoço foi estadiado pela palpação. O que tem mudado são os métodos disponíveis para avaliação do pescoço cN0. A versão mais recente do American Joint Committee on Cancer (AJCC) determina que a palpação *e* os exames de imagem podem ser utilizados para estadiar clinicamente o pescoço.

Atualmente, o estadiamento nodal exato é um problema diagnóstico multidisciplinar que começa com a palpação do pescoço. É estimado que 1,0 cm é o tamanho limite inferior que os LN podem ser avaliados pela palpação, com exatidão entre 59% e 84%. A imagem proporciona informação *anatômica* acerca dos LN e pode detectar linfonodos que são *suspeitos* para metástases. Os modernos exames de alta resolução de imagem provavelmente detectam certa porcentagem de LN suspeitos avaliados na palpação e proporcionam um aumento de pequeno a moderado no índice de detecção. O exame histopatológico proporciona confirmação patológica de metástases do LN e detecta metástases microscópicas não avaliadas pela palpação ou imagem, assim como falsos-positivos identificados na palpação e imagem.

Se o risco de metástases ocultas não identificadas puder ser reduzido para menos do que 15% com imagem, este pode ser um argumento para observar pacientes cN0. A questão é se a imagem pode alcançar esse objetivo.

IMAGEM RADIOGRÁFICA

Estudos de imagem proporcionam uma avaliação do tamanho do LN e da forma, assim como informação acerca da arquitetura interna. LN suspeitos são esféricos e maiores do que 1,0 a 1,5 cm. LN que demonstram necrose central, circundando a invasão do tecido mole, ou margens irregulares ou grupos de dois ou mais LN também aumentam a suspeita de metástases. A imagem também é útil nos pacientes quando a palpação é menos exata. Por exemplo, em pacientes com pescoço compacto ou previamente tratado ou naqueles que estão em risco para metástases para o espaço retrofaríngeo (RF) e parafaríngeo (EPF), os grupos de LN são mais bem avaliados com imagem. Hoje a varredura por tomografia computadorizada (TC), imagem de ressonância magnética (RM), ultra-som (US) e tomografia de emissão de pósitrons (DET), ou qualquer combinação desses estudos, é utilizada para estadiar o pescoço N0.

Estudos que têm examinado a exatidão do estadiamento radiográfico precisam ser criticamente avaliados. Estudos significantes incluem apenas os pacientes cN0 e achados radiográficos corroborados com os resultados do estadiamento patológico.

TOMOGRAFIA COMPUTADORIZADA E IMAGEM DE RESSONÂNCIA MAGNÉTICA

Um dos estudos mais rigorosos que examinaram a exatidão da TC e da RM relatou sobre 213 pacientes cN0 com CCE da cavidade oral, orofaringe, hipofaringe e laringe (7). Todos os pacientes tinham TC e RM pré-tratamento do pescoço e os resultados da imagem foram correlacionados com os resultados do estadiamento patológico do linfonodo. Os resultados do exame de imagem e do exame patológico foram utilizados para calcular o valor preditivo negativo (VPN) e o valor preditivo positivo (VPP) para tamanhos de linfonodo de 5,0 a 15,0 mm em aumentos de 1,0 mm. Os autores mostraram que um linfonodo de 5,0 mm tinha um VPP de 44% e um VPN de 90%. Isso significa que 56% dos pacientes que tinham um estudo de imagem positiva seriam pN0 e iriam ostensivamente receber intervenção desnecessária. Com um VPN de 90%, 10% dos pacientes iriam recidivar se os pacientes com estudos de imagem negativa fossem deixados sem tratamento. Quando um limiar de 10 mm para a intervenção foi utilizado, o VPP foi de 50% e o VPN foi de 84%. Conseqüentemente, para cada aumento no tamanho do LN o índice de falso-positivo diminuiu, porém também ficou diminuída a capacidade para detectar pacientes que eram verdadeiramente pN+. A exatidão da TC e RM foi aproximadamente igual nesse estudo. O Dr. Curtin concluiu: "É improvável que qualquer estudo de imagem vá distinguir linfonodos normais dos metastáticos na variação de 5-10 mm, porque os nodos < 5-10 mm raramente mostram anormalidades internas que são utilizadas para distinguir linfonodos suspeitos".

Um estudo do Hospital Queen Mary em Hong Kong mostrou que LN metastáticos estavam presentes em 34% dos pacientes que possuíam estudos de imagem negativos. Da mesma forma, Habernal *et al.* (8) mostraram que existe uma diferença significativamente elevada entre o estadiamento histológico e US ou TC do pescoço cN0 ($p = 0,0001$). Ambos os autores concluíram que nenhum dos estudos de imagem disponíveis era exato o suficiente para tornar óbvio o estadiamento patológico do pescoço cN0.

ASPIRAÇÃO COM AGULHA FINA GUIADA POR ULTRA-SOM

A aspiração com agulha fina guiada por ultra-som (PAAF-USG) de LN suspeitos também pode ser utilizada para avaliar pacientes cN0. Os critérios do US para LN suspeitos são similares àqueles utilizados para a TC e RM. De acordo com os protocolos publicados, no mínimo um LN suspeito por paciente é biopsiado com agulha fina guiada por US. Quando os resultados do PAAF são positivos, o pescoço é tratado. Pacientes com PAAF negativos são estadiados como N0 e seguidos clinicamente com exame de US do pescoço. Os cirurgiões de cabeça e pescoço que utilizam PAAF são treinados para fazer exame de US e tipicamente realizam exames de US na clínica. Conseqüentemente, o baixo custo da avaliação inicial e o seguimento e a falta de exposição à radiação ionizante tornam esta modalidade de estadiamento atraente. O US também proporciona medidas muito exatas do tamanho do LN, de forma que é um método excelente para detectar modificações seriadas nos LN durante o seguimento.

Os clínicos no Hospital Free de Amsterdã estudaram 77 pacientes com lesões T1 a T4 da cavidade oral estadiadas N0 pelo PAAF. As lesões foram biopsiadas por via transoral e o pescoço foi seguido em intervalos de 2-3 meses. Quatorze dos 77 pacientes, ou 18% dos pacientes, recidivaram regionalmente. Seis recidivas foram detectadas no US e oito pacientes se apresentaram com linfonodos palpáveis, argumentando contra a probabilidade de que o US poderia detectar LN em um estádio mais precoce do que a palpação. Dez pacientes (71,4%) foram salvos com dissecção do pescoço e 4 dos 77 morreram de doença do pescoço não controlada.

Outros estudos compararam a TC com o PAAF para o estadiamento LN e verificaram que ambos os estudos predisseram corretamente 50% de nodos positivos ocultos com um VPN de 74% e 73%, respectivamente. Os autores concluíram que a exatidão do PAAF e a da TC eram iguais e que elas não eram estudos complementares.

TOMOGRAFIA COM EMISSÃO DE PÓSITRON

O PET é uma modalidade de imagem funcional que tem sido usada para avaliação do pescoço cN0. Em contraste com as técnicas de imagem padrão que proporcionam informação anatômica, o PET-scan com o análogo radiomarcado da glicose, a fluorodeoxiglicose (FDG), proporciona informação acerca da atividade metabólica dos tecidos. As células do carcinoma de células escamosas possuem índices metabólicos e proliferativos aumentados. Conseqüentemente, a FDG se acumula nas células de câncer em níveis aumentados em relação aos tecidos normais.

Myers examinou 14 pacientes N0 com PET antes do EC e relatou um VPN de 88% e exatidão geral de 92%. Em um estudo similar, Kau *et al.* obtiveram PET pré-operatória em 70 pacientes cN0 *e* cN1 e demonstraram um VPN de 93%. Os autores sugeriram que o índice de falso-positivo foi influenciado por condições que aumentaram o metabolismo da glicose, incluindo inflamação, sarcoidose e tecido salivar normal. Falsos-negativos ocorreram com LN necróticos e quando LN metastáticos eram menores do que 5 mm. Esse achado sugere que uma quantidade mínima de tumor precisa estar presente para detectar uma diferença na utilização da glicose em relação ao tecido normal. Por causa de o aporte de FDG ser proporcional ao número de células com atividade glicolítica aumentada, é improvável que atualmente a imagem do PET disponível detecte metástases ocultas com a exatidão desejada, por exemplo, nodos de 3 a 5 mm. Hanosono corroborou esses achados e sugeriu que o PET não alcança a exatidão diagnóstica do EC.

Outros estudos sugerem que a PET e a TC sejam estudos complementares para o paciente cN0. Por exemplo, em um estudo o PET não foi tão exato como a TC para avaliação de LN próximos ao tumor primário por causa do alto aporte basal associado ao tumor. O PET foi superior em casos nos quais existiam metástases ocultas no pescoço contralateral.

Schechter *et al.* (9) sugeriram que o aumento modesto na exatidão do PET comparado às imagens de TC e RM demonstrado nos estudos previamente discutidos pode permitir que ele seja o estudo de imagem mais exato atualmente disponível para se detectar doença oculta do pescoço.

Esses resultados sugerem que nenhum estudo de imagem pode avaliar o estádio do pescoço com 100%

de exatidão. Isso pode ser explicado pelo fato de que a imagem proporciona informação *anatômica* acerca dos LN. Um estudo de imagem positiva é baseado em um limiar de tamanho mínimo ou na presença de anormalidades internas. Em razão de uma porcentagem significativa de metástases ocultas ser menor do que 5 mm e/ou não possuir aberrações da arquitetura interna, é improvável que a imagem seja exata o suficiente para o estadiamento do pescoço cN0. Estudos prospectivos que correlacionam o estádio pN com achados do PET são requeridos para determinar se sua utilização pode reduzir o risco de metástases não detectáveis para menos de 15%.

ESVAZIAMENTO CERVICAL ELETIVO

O esvaziamento é um procedimento consagrado pelo tempo, que tem sido utilizado nos EUA por mais de 100 anos. Crile, que publicou a primeira descrição de esvaziamento cervical radical (ECR) em 1906, é considerado o avô do esvaziamento cervical. Menos conhecido é o fato de que ele introduziu o conceito de ECE baseado nas suas observações de que os índices de recorrência regionais eram mais baixos em alguns pacientes cN0 cujos pescoços eram esvaziados eletivamente, reconhecendo a inexatidão do estadiamento clínico. Ele também defendeu a preservação do nervo espinal acessório (NC-XI) se não estivesse envolvido com o tumor.

Em 1951, Hayes Martin defendeu o conceito de ECE. Ele acreditava que o EC era um procedimento oncológico, a menos que os linfáticos do pescoço fossem removidos em bloco. Ele também condenava o conceito de ECE. Ele descreveu o ECR como uma remoção em bloco dos níveis I a V, que incluía o músculo esternocleidomastóideo, o XI NC, a veia jugular interna, a glândula submandibular, o músculo omo-hióideo, a cauda da parótida e o plexo cervical. Nos Estados Unidos, o EC tornou-se o tratamento padrão para o esvaziamento do pescoço palpável. Os preceitos de Martin não foram contestados até o final dos anos 1960.

Em 1963, uma técnica de conservação foi proposta por Suarez e popularizada por Bocca. A razão para preservação das estruturas maiores no pescoço foi baseada nas observações de que o sistema linfático do pescoço está contido no interior do tecido adiposo e não se estende além das bainhas fasciais. Ao se remover a fáscia do músculo esternocleidomastóideo, a veia jugular interna e o NC-XI, o tecido mole contendo os linfáticos cervicais é completamente excisado. O procedimento descrito é denominado esvaziamento cervical funcional e remove os níveis I a V enquanto preserva as estruturas maiores. A terminologia atual refere-se a isso como um ECR modificado ou abrangente (ECRM) dissecação radical do pescoço modificada ou abrangente (ECRM). Numerosos estudos desde a introdução da ECRM têm mostrado que é tão efetiva quanto o ECR como um procedimento de estadiamento e terapêutico, se as estruturas preservadas não estiverem envolvidas pelo tumor. À parte as vantagens óbvias funcionais e estéticas, a DRPM tornou os esvaziamentos cervicais bilaterais simultâneos uma alternativa segura para o estadiamento dos ECR bilaterais.

O conceito de esvaziamento cervical seletivo (ECS) emergiu a partir dos resultados dos estudos clínicos sugerindo que as metástases procedem do local primário para os primeiros grupos da cadeia linfonodal e então para as bases linfonodais adjacentes. Analisando retrospectivamente a localização das metástases ocultas após ECRM, Shah, Byers e Lindberg relataram sobre a incidência de metástases ocultas para níveis específicos de locais primários da cabeça e pescoço. Os níveis cervicais que são removidos para ECS são baseados nesse dado. Assim, procedimentos seletivos removem apenas os níveis cervicais que estão em risco para metástases. Embora não exista entendimento unânime entre os clínicos acerca dos níveis a serem dissecados para cada local primário, a maior parte dos clínicos remove os níveis I a III ou I a IV para os primários da cavidade oral e níveis II a IV para os primários laríngeos, hipofaríngeos e orofaríngeos. A vantagem óbvia do ECS é a redução na morbidade cirúrgica comparada ao ECR e à ECRM. Durante os anos 1980 e 1990 a maior parte dos centros nos Estados Unidos adotou as ECS como o procedimento preferido para o ECE.

Entretanto, mesmo o ECE não é um procedimento de estadiamento completamente exato. Recorrências regionais ocorrem pós-operatoriamente em um índice de 3% a 6% *sem levar em consideração* o procedimento utilizado (DRP, DRPM, ou DSP). Recorrências regionais podem ser devidas seja de um erro na técnica cirúrgica ou na técnica de amostragem patológica. Se o cirurgião não dissecou completamente o pescoço ou o tumor metastatizou para níveis não previsíveis para o tumor primário, então LN metastáticos podem permanecer no pescoço. A exatidão do estadiamento patológico também depende de que forma o patologista examina cuidadosamente o espécime do pescoço. O índice de detecção é elevado quando linfonodos cervicais são seccionados em cortes finos *versus* o procedimento padrão de LN divididos ao meio. Finalmente, algumas metástases provavelmente estão além da resolução da microscopia de luz. A análise imunoistoquímica (IHQ) para diversos marcadores de tumores nos espécimes dissecados eletivamente mostrou que 20% a 30% dos linfonodos pN0 na microscopia de luz tinham evidência de micrometástases na divisão seqüencial e na análise IHQ (10,11).

CONTROVÉRSIAS

Existem três questionamentos acerca do esvaziamento cervical: (a) Quais níveis cervicais são removidos para um tumor primário específico? (b) O EC é terapêutico? (c) Como o resultado dos pacientes administrados com EC compara-se àqueles cujos pescoços são avaliados clinicamente?

A despeito dos estudos que mostraram que os EC são procedimentos tanto efetivos como radicais para o estadiamento do pescoço cN0, os cirurgiões de cabeça e pescoço continuam a debater a extensão do esvaziamento requerido para o estadiamento patológico adequado. A aceitação de procedimentos seletivos assume que os padrões de disseminação metastática para os LN cervicais são previsíveis. Embora isso provavelmente seja verdadeiro para a maioria dos pacientes, os resultados da linfocintigrafia pré-operatória para a biopsia do linfonodo sentinela (BLS) (discutida adiante) sugerem que pelo menos 15% a 30% dos tumores do trato aerodigestório superior drenam para os níveis linfáticos que não são previsíveis pelo local e estádio do tumor. Essas variações individuais nos padrões de drenagem linfática são um argumento a favor dos procedimentos radicais. Se um EC não fornece amostra de linfáticos apropriada, a informação do estadiamento não será exata. Os procedimentos que removem todos os cinco níveis (ECR e ECRM) possuem alta probabilidade de remover todas as metástases ocultas e têm limites anatômicos bem definidos de dissecação. Os procedimentos seletivos são tecnicamente desafiadores, e os limites anatômicos para um procedimento específico variam de cirurgião para cirurgião. A vantagem óbvia do ECE é a redução da morbidade cirúrgica e do tempo operatório (12).

Um questionamento relatado é se o EC pode ser considerado um procedimento terapêutico. Algumas instituições recomendam a terapia de radiação para todos os pacientes pN+. Neste caso, um procedimento seletivo proporciona a informação requerida para decidir sobre a administração de terapia adjuvante. Outros acreditam que o EC isolado é o tratamento adequado para os pacientes com um ou dois LN metastáticos sem DEC. Embora a maior parte dos estudos que compararam a efetividade da ECRM e ECR para a linfadenectomia eletiva não tenha mostrado diferença no resultado baseado na integridade da dissecação, todos os estudos são retrospectivos e sujeitos às limitações de tais estudos. Conseqüentemente a questão não foi respondida conclusivamente.

Esvaziamento Cervical Eletivo (Profilático) Versus Observação

Central ao debate em torno do valor da EC é se a remoção da doença oculta do pescoço permite uma vantagem de sobrevida quando comparada a uma política de observação clínica.

Dois estudos retrospectivos publicados nos anos 1970 sugerem que existe um benefício de sobrevida nos pacientes que são submetidos ao EC. Ogura (13) comparou o resultado de 348 pacientes que foram submetidos a esvaziamento cervical terapêutico *versus* eletivo (profilático). Ele mostrou melhora de sobrevida de 3 anos para os pacientes com primários supra-glóticos, do seio piriforme, e da base da língua submetidos a ECE. Em uma série de mais de 500 pacientes, Lee e Krause (14) também relataram sobrevida aumentada para os pacientes submetidos ao ECE comparados com aqueles submetidos a ECR terapêutica.

Estudos recentes mostram resultados mistos. Smith *et al.* (15) relataram o resultado de 150 pacientes com tumores T1 a T4, N0 da cavidade oral e orofaríngea. Setenta e cinco pacientes foram submetidos ao ECE com base em um risco maior do que 20% de metástases ocultas ou porque o pescoço foi abordado para a ressecção do tumor ou reconstrução microvascular. Os outros 75 pacientes foram conduzidos com observação baseada em um risco menor do que 20% de doença oculta. A despeito de uma diferença estatisticamente significativa no índice de recorrência regional, 5% para o grupo de ECE e 20% para o grupo de observação, a diferença no índice de sobrevida de 5 anos entre os dois grupos não foi significativa. Os autores mostraram diferenças altamente significativas nos índices de sobrevida de 5 anos com base no número de linfonodos patologicamente positivos ($p < 0,001$).

Duvvuri *et al.* (16) compararam o resultado de 359 pacientes com tumores T1 a T4, N0 da cavidade oral e orofaríngea manejados com ECE *versus* observação. Os grupos de tratamento foram baseados no período de tempo que eles foram tratados, por exemplo, antes ou depois de 1990, quando o ECE foi rotineiramente utilizado na conduta do pescoço N0. A sobrevida geral de 5 anos entre os grupos não foi diferente, porém a diferença no índice de recorrência regional, 15% *versus* 27% para o ECE e os grupos de observação, respectivamente, foi altamente significativa ($p < 0,001$). Em ambos os estudos, a maior parte dos pacientes no grupo do ECE recebeu radioterapia adjuvante, um resultado direto da informação do estadiamento patológico.

Um estudo similar (17) analisou 54 pacientes com tumores T1 a T3, N0 da cavidade oral submetidos a ECE ou observação. Não houve diferença na sobrevida global entre os grupos de tratamento. Os autores recomendaram observação para os pacientes com tumores T1 porque não houve diferença entre os grupos de tratamento para a taxa de recorrência regional ou sobrevida geral. Entretanto, para os pacientes com tumores T2 e T3, eles recomendaram o ECE porque a taxa de recorrência regional e a mortalidade associada foram significativamente mais altos no grupo que foi observado.

Outros estudos retrospectivos mostraram uma vantagem de sobrevida significativa para os pacientes submetidos ao ECE. Yuen *et al.* (18) relataram 63 pacientes com tumores T1 e T2 da cavidade oral. Para 33 pacientes submetidos a ECE tanto as recorrências regionais como o índice de sobrevida global de 5 anos foram significativamente melhores em comparação com os 30 pacientes que foram observados ($p = 0,0008$ e $p = 0,01$, respectivamente). A despeito do resgate cirúrgico de 50% das recorrências regionais no grupo de observação, a recorrência regional relacionada à mortalidade nesse grupo foi de 23% comparada com 3% no grupo da ECS, e este benefício foi traduzido em uma melhora significativa na sobrevida geral de 5 anos.

Em uma análise detalhada de pacientes com tumores T1 e T2, N0 da língua, Haddadin *et al.* (19) compararam o resultado de 64 pacientes que foram observados e 37 que receberam ECE. A política institucional foi de observar o pescoço em todos os pacientes com tumores T1 ou T2 da língua, a menos que o pescoço fosse abordado para ressecar o tumor primário ou realizar reconstrução. Os autores mostram uma tendência à melhora de sobrevida global em 5 anos favorecendo o grupo do ECE. Quando os tumores T2 isolados foram analisados, uma vantagem altamente significativa de sobrevida para o ECE ($p = 0,0007$) foi observada. Os autores também mostraram que a incidência de mais do que dois LN ou DEC foi significativamente mais alta nos pacientes que requereram esvaziamento cervical terapêutico do que nos pacientes que receberam ECE, $p = 0,001$ e $p < 0,0001$, respectivamente. O impacto desse achado está ilustrado comparando a sobrevida de 5 anos dos pacientes que tinham pN+ após o ECE *versus* as dissecações terapêuticas, as quais foram 69% *versus* 35%, respectivamente ($p = 0,04$). Da mesma forma, um estudo do Cancer Center Memorial Sloan Kettering mostrou que 66% dos pacientes que desenvolveram recorrências regionais após observação clínica recidivaram com doença N2 ou maior e 77% apresentaram DEC.

Todos esses estudos mostram melhoras significativas na taxa de recorrência regional para os pacientes submetidos a ECE. O benefício em termos de sobrevida relacionada à doença é menos claro, e estudos retrospectivos provavelmente nunca serão conclusivos para responder a questão. Estudos de coortes desses pacientes são difíceis de analisar por causa de sua heterogeneidade e pelo número de pacientes que sucumbem com recorrências locais ou distantes ou por causas não relacionadas ao câncer. Portanto, o número de pacientes que desenvolve recorrências regionais isoladas em um ou outro grupo é pequeno e falta significância estatística.

Embora o CCE possa não mostrar benefício quando o estudo inteiro é analisado, um melhor estudo dos pacientes pN+ pode demonstrar algum benefício. Pacientes com doença pN0 geralmente ficam bem sem levar em consideração a modalidade de tratamento. A questão, neste caso, são os pacientes pN+, que são o mesmo grupo sem levar em consideração se eles são tratados com ECE ou observação. Anderson e Haddadin demonstraram que achados patológicos de alto risco são mais comuns após EC terapêutico. Esta linha de evidência indireta sugere que o ECE influencie potencialmente a sobrevida relacionada à doença porque os LN são removidos em um estádio precoce, quando os achados patológicos de baixo risco são mais prováveis.

Irradiação Eletiva do Pescoço

Os fatores que influenciam a decisão para irradiar o pescoço cN0 são similares àqueles para o ECE. A IEP é o tratamento de escolha quando o tumor primário é irradiado e o risco de metástases ocultas é maior do que 20%. Também é uma opção para os pacientes que são candidatos cirúrgicos ruins. A obediência do paciente ao seguimento e a morbidade da IEP também são considerados. Pacientes N0 recebem doses de radiação substancialmente mais baixas para o pescoço do que os pacientes cN+ e possuem uma redução da morbidade relacionada ao tratamento. A disponibilidade da radioterapia adaptável e de intensidade modulada tem minimizado o volume de tecido normal incluído nos campos de tratamento, favorecendo a redução da morbidade da IEP. Mendenhall *et al.* (20) relataram recorrências regionais em menos do que 5% dos pacientes após a IEP. Uma vantagem da IEP é a capacidade para direcionar grupos de linfonodos que não estão tipicamente incluídos no ECE (END). Estes incluem os ERF e EPF que estão em risco de abrigar metástases ocultas de tumores de orofaringe, hipofaringe, nasofaringe e cavidade nasal.

Uma desvantagem significativa da IEP é que a informação prognóstica a partir do estadiamento patológico não é conhecida. É também mais difícil detectar recorrências após a IEP e geralmente o pescoço não pode ser re-irradiado.

CAMINHOS FUTUROS

Métodos mais exatos e menos invasivos para avaliar o pescoço cN0 são linhas atuais de estudos. A BLS e preditores patológicos de metástases ocultas são duas técnicas que demonstram potencial para utilização clínica no futuro.

O conceito de linfonodo sentinela (LNS) foi introduzido nos anos 1970 por Cabañas, que o descreveu como o 1º LN da cadeia, que é mais provável de conter câncer, se as metástases tiverem ocorrido. Morton *et al.* do John Wayne Cancer Center tiveram o mérito do desenvolvimento da técnica para identificação seletiva e biopsia do LNS nos pacientes com melanoma cutâneo de espessura intermediária (MM).

A BLS é baseada na premissa de que as metástases viajam seqüencialmente a partir do tumor primário para o LS e então para os LN regionais remanescentes. Então, a aparência histopatológica do LS irá refletir exatamente o estado patológico dos linfáticos regionais remanescentes. Este é um conceito atraente, pois os pacientes com LS patologicamente negativos podem ser poupados da morbidade da linfadenectomia regional.

Desde a descrição original de Morton acerca da técnica BLS, numerosos investigadores por todo o mundo têm contribuído para a evolução e o refinamento da técnica atualmente utilizada. A experiência subseqüente com a BLS no MM mostrou que o LS pode ser identificado em 99% dos pacientes com sensibilidade maior que 95% e índice falso-negativo menor do que 2%. Comparada com a política de linfadenectomia eletiva, a BLS tem diminuído significativamente a morbidade do estadiamento dos linfáticos regionais e tem revolucionado o tratamento dos pacientes com MM de espessura intermediária. Conseqüentemente, a BLS tem se tornado o padrão de cuidado para os pacientes com MM.

A técnica da BLS começa com uma linfocintilografia pré-operatória. Um radiotraçador é injetado em quatro locais ao redor do tumor e imagens de câmera gama descrevem a lateralidade e a localização anatômica aproximada dos LS. São marcada(s) área(s) que corresponde(m) aos LS na pele do paciente e orientam o cirurgião para as regiões linfáticas em risco. Na sala de cirurgia, o cirurgião utiliza uma sonda gama transcutânea para confirmar a localização dos LS e é injetado corante azul intradérmico. O LS é exposto através de uma pequena incisão da pele e é identificado positivamente pela presença de corante azul e/ou aporte de radiotraçador detectado pela sonda gama. A identificação do LS com a utilização concomitante de corante azul e radiotraçador no peroperatório aumenta o índice de identificação dos LS e provavelmente contribui para a exatidão observada nos estudos recentes. Os LS são removidos e enviados ao patologista para análise histológica e análise IHQ. O esvaziamento linfonodal regional é realizado apenas nos pacientes cujo LS é positivo.

Encorajados pelo sucesso recém-descrito muitos investigadores têm aplicado a técnica para pacientes de câncer de cabeça e pescoço cN0. A experiência preliminar no CCECP foi resumida por Ross em 2002 e foram incluídos dados de 22 centros. Análises de 316 pescoços cN0 mostraram que o LS foi identificado em 95% com uma exatidão geral de 90%. Quando os resultados dos centros que realizaram menos do que 10 casos foram excluídos, a sensibilidade da BLS foi de 94% em relação ao ECE simultâneo. Esses estudos demonstraram uma média de dois a três LS por pescoço. Esse e diversos outros estudos têm mostrado que a BLS é possível e alimenta a promessa na CCECP. Estudos multi-institucionais atualmente em andamento nos Estados Unidos são a rota mais segura para acumular experiência e pacientes suficientes para validar a técnica e determinar a especificidade e sensibilidade da BLS comparada com o ECE.

A BLS resulta na redução na morbidade geral e custo comparada a uma política coberta do ECE. As vantagens da BLS específicas para os tumores de cabeça e pescoço incluem a capacidade da linfocintigrafia pré-operatória para proporcionar informação exata sobre o padrão único de drenagem linfática do paciente e dirigir o cirurgião para níveis cervicais que não tenham sido preditos pelo local ou estádio do tumor primário. Os resultados da linfocintigrafia pré-operatória mostram que 15% dos ECE para o CCECP e 60% para o CM de cabeça e pescoço teriam sido direcionadas de forma errada, se tivessem sido baseadas apenas nos estudos anatômicos clássicos (21,22). Outra vantagem é que a BLS é um método custo-efetivo para o exame patológico de LS selecionados. Ao invés de examinar todos os LN da cadeia cervical, a BLS identifica uma média de dois ou três LN por paciente. Isso facilita a utilização de rotina da divisão em pedaços seriada mais onerosa e que consome mais tempo e a IHQ necessária para diagnosticar exatamente metástases ocultas. Utilizando a BLS e a IHQ, Ross *et al.* (10) mostraram melhoras significativas na exatidão do estadiamento do pescoço cN0.

PREDITORES PATOLÓGICOS DE METÁSTASES

O local e o estádio do tumor primário são considerações importantes na avaliação do risco de metástases ocultas. Estudos iniciais sugeriram uma correlação direta entre o estádio do tumor e a incidência de metástases ocultas. Embora isso seja verdadeiro para alguns locais, por exemplo, tumores glóticos iniciais, estudos mais recentes sugerem que para muitos locais o estádio do tumor isolado não é preditivo. Por exemplo, a espessura do tumor tem sido apontada como preditora de metástases ocultas para muitos locais e tem sido mais intensivamente estudada para os tumores da cavidade oral (23,24).

Yuen *et al.* (25) examinaram diversas características patológicas de tumores T1 e T2 da língua que foram correlacionados com metástases ocultas. Na análise multivariada, a espessura do tumor foi o único fator que se relacionou com metástases ocultas e sobrevida de 5 anos. O índice pN+ para a espessura do tumor de 3 mm ou menos foi de 8%. Metástases ocorreram em 44% dos tumores entre 3 e 9 mm e 53% desses tumores tinham espessura maior do que 9 mm. A sobrevida de 5 anos pelo agrupamento de espessura foi de 100%, 77% e 66%, respectivamente. Baseados nesses dados os autores recomendam a observação do pescoço nos pacientes com tumores de espessura de 3 mm ou menos, ECE para tumores de 3 a 9 mm e radioterapia para o local primário e pescoço com tumor de espessura maior do que 9 mm. Essa estratégia evitou o ECE em 40/72 pacientes nesse estudo.

Esses achados destacam uma das desvantagens do atual sistema de estadiamento do tumor do AJCC, que é baseado somente em uma descrição anatômica do tumor. Investigadores procurando melhorar as capacidades prognósticas do estadiamento do tumor enfocaram as características do tumor primário que estão correlacionadas com metástases linfonodais. Preditores patológicos de metástases ocultas que podem ser caracterizados com microscopia de luz, IHQ e análise de DNA estão atualmente sob investigação ativa.

Muitos estudos sugerem que a correlação de metástases pode ser diferente para diferentes locais anatômicos. Por exemplo, a espessura crítica do tumor pode variar, dependendo do local do tumor, por causa da profundidade e do calibre dos linfáticos variarem através de locais de mucosa da cabeça e pescoço. Além do mais, combinações de parâmetros podem predizer mais exatamente o risco de metástases, porque é improvável que uma única característica do tumor tenha um ponto de corte distinto na diferenciação da doença metastática da não metastática (23,26,27).

Wolgar e Scott propuseram um escore de malignidade histológica para tumores da cavidade oral baseado nos achados histológicos como a freqüência de figuras mitóticas, padrão de invasão e invasão perivascular e perineural. Investigadores japoneses desenvolveram um sistema de escore baseado nos achados de microscopia de luz obtidos a partir da biopsia do tumor. Quando esse modelo foi aplicado prospectivamente em pacientes recém-diagnosticados, as metástases foram preditas exatamente em 87,5% dos pacientes cN0. Similarmente, Takes *et al.* (28) mostraram que metástases de LN a partir de tumores laríngeos foram preditas exatamente utilizando-se uma combinação dos achados histológicos e IHQ ($p = 0,002$).

Uma vez que as características dos tumores primários que se correlacionam com metástases ocultas tenham sido exatamente identificadas, o estadiamento biológico do tumor será possível. O próximo passo será integrar as correlações biológicas de metástases no sistema de estadiamento do tumor. Os médicos poderiam então tomar sua conduta acerca do pescoço baseadas nos resultados da biopsia pré-tratamento, e a intervenção cirúrgica para estadiamento do cN0 teria um papel secundário.

CONCLUSÃO

A conduta no pescoço cN0 é controversa. A avaliação pré-tratamento dos pacientes cN0 visa identificar precisamente pacientes com metástases ocultas que irão se beneficiar do tratamento do pescoço. Uma revisão dos métodos em utilização atualmente para avaliação do pescoço cN0 mostra que o sistema de estadiamento do tumor do AJVC não distingue adequadamente pacientes com metástases cervicais microscópicas de pacientes N0 com sensibilidade e especificidade aceitáveis. O estadiamento biológico do tumor e a BLS são técnicas promissoras que possuem um potencial para identificar exatamente pacientes N0 antes de o tratamento ser iniciado. Até que esses métodos de estadiamento investigativos sejam refinados e incorporados a um sistema de estadiamento de tumor clinicamente útil, o exame patológico dos conteúdos do pescoço permanece o método mais exato para avaliar os linfáticos regionais.

PONTOS IMPORTANTES

- A incidência de metástases cervicais ocultas é maior do que 20% para a maior parte dos locais de mucosa da cabeça e pescoço. As exceções são os tumores T1 do trígono retromolar, mucosa bucal, gengiva, palato duro e tumores glóticos T1 e T2.
- O estado nodal patológico dos pacientes cN0 é fortemente correlacionado com o resultado relacionado à doença.
- A imagem radiográfica proporciona informação anatômica que identifica linfonodos suspeitos para metástases. Não tem exatidão para determinar se um pescoço N0 requer tratamento.
- A dissecação eletiva do pescoço é o método mais exato atualmente para estadiar o pescoço cN0.
- O ECE é um procedimento de estadiamento utilizado para guiar o tratamento subseqüente. Seu valor terapêutico não tem sido conclusivamente documentado, embora a evidência indireta pareça sustentar um benefício comparado com a observação dos pacientes cN0.
- ECE/ECER do pescoço descreve a indicação para a dissecação do pescoço. O ECE é realizado *eletivamente* quando não existe a mínima evidência clínica de metástases. A dissecação *terapêutica* do pescoço refere-se aos procedimentos realizados para adenopatia suspeita palpável ou detectada na imagem radiográfica.

Continua

- O esvaziamento amplo *versus* seletivo do pescoço descreve que níveis cervicais são removidos. A dissecção esvaziamento *abrangente* do pescoço remove os níveis I a V. Os ECR e todos os três tipos de ECRM são procedimentos abrangentes. A dissecação *seletiva do pescoço remove menos do que cinco níveis e é nomeada de acordo com os níveis removidos, por exemplo, dissecação seletiva do pescoço de I a III. Tanto os procedimentos seletivos como abrangentes podem ser utilizados para a dissecção eletiva* do pescoço.

- As técnicas menos invasivas do que a dissecção eletiva do pescoço e mais exatas do que a imagem radiográfica para o estadiamento do pescoço cN0 estão sob investigação ativa e alimentam a promessa para a utilização clínica de rotina no futuro.

REFERÊNCIAS

1. Werning J, Heard D, Pagano C, et al. Elective management of the clinically negative neck by otolaryngologists in patients with oral tongue cancer. *Arch Otolaryngol Head Neck* Surg 2003;129:83-88.
2. Dunne AA, Folz BJ, Kuropkat C, et al. Extent of surgical intervention in case of N0 neck in head and neck cancer patients: an analysis of data collection of 39 hospitals. *Eur Arch Otorhinolaryngol* 2004;261:295-303.
3. Jose J, Coatesworth AP, MacLennan K. Cervical metastases in upper aerodigestive tract squamous cell carcinoma: histopathologic logic analysis and reporting. *Head Neck* 2003;25:194-197.
4. Van den Brekel M WM, van der Waal IDD, Meijer C, et al. The incidence of micrometastases in neck dissection specimens obtained from elective neck dissections. *Laryngoscope* 1996;106:987-991.
5. Pinsolle J, Pinsolle V, Majoufre C, et al. Prognostic value of histologic staging in neck dissections for squamous cell carcinoma. *Arch Otolaryngol Head Neck Surg* 1997;123:145-148.
6. Colnot DR, Nieuwenhuis EJ, Kuik DJ, et al. Clinical significance of micrometastatic cells detected by E48 (Ly-6D) reverse transcription-polymerase chain reaction in bone marrow of head and neck cancer patients. *Clin Cancer Res* 2004;10:7827-7833.
7. Curtin H, Ishwaran H, Mancuso A, et al. Comparison of CI' and MR imaging in staging of neck metastases. *Radiology* 1998;207:123-130.
8. Haberal I, Celik H, Gocmen H, et al. Which is important in the evaluation of metastatic lymph nodes in head and neck cancer: palpation, ultrasonography, or computed tomography? *Otolaryngol Head Neck Surg* 2004;130:197-201.
9. Schechter NR, Gillenwater AM, Byers RM, et al. Can positron emission tomography improve the quality of care for head and neck cancer patients? *Int J Radiat Oncol Biol Phys* 2001;51:4-9.
10. Ross GL, Soutar DS, MacDonald GD, et al. Sentinel node biopsy in head and neck cancer: preliminary results of a multicenter trial. *Ann Surg Oncol* 2004;11:690-696.
11. Barrera JE, Miller ME, Said S, et al. Detection of occult cervical micrometastases in patients with head and neck squamous cell cancer. *Laryngoscope* 2003;113:892-896.
12. Sivanandan R, Kaplan M, Lee K, et al. Long-term results of 100 consecutive comprehensive neck dissections. *Arch Otolaryngol Head Neck Surg* 2004;130:1369-1374.
13. Ogura JH, Biller HF, Wette R. Elective neck dissection for pharyngeal and laryngeal cancers. *Ann Otol* 1971;80:646-651.
14. Lee JG, Krause CJ. Radical neck dissection: elective, therapeutic, and secondary. *Arch Otolaryngol* 1975;101:656-659.
15. Smith GI, O'Brien CJ, Clark J, et al. Management of the neck in patients with Tl and T2 cancer in the mouth. *Br J Oral Maxillofacial Surg* 2004;42:494-500.
16. Duvvuri U, Simental AA, D'Angelo G, et al. Elective neck dissection and survival in patients with squamous cell carcinoma of the oral cavity and oropharynx. *Laryngoscope* 2004;114:2228-2234.
17. Persky M, Lagmay V. Treatment of the clinically negative neck in oral squamous cell carcinoma. *Laryngoscope* 1999;109:1160-1164.
18. Yuen AP, Wei WI, Wong Y, et al. Elective neck dissection versus observation in the treatment of early oral tongue carcinoma. *Head Neck* 1997;19:583-588.
19. Haddadin K, Soutar D, Oliver R, et al. Improved survival for patients with clinically Tl/T2, N0 tongue tumors undergoing prophylactic neck dissection. *Head Neck* 1999;21:517-525.
20. Mendenhall WM, Million RR. Elective irradiation for squamous cell carcinoma of the head and neck: analysis of time-dose factors and causes of failure. *Int J Radiat Oncol Biol Phys* 1986;12:741-746.
21. Pitman KT, Johnson JT, Brown ML, et al. Sentinel lymph node biopsy in head and neck squamous cell carcinoma. *Laryngoscope* 2002;112:2101-2113.
22. Hyde NC, Prvulovich E, Newman L, et al. A new approach to pretreatment assessment of the N0 neck in oral squamous cell carcinoma: the role of sentinel lymph node biopsy and positron emission tomography. *Oral Oncol* 2003;39:350-360.
23. Sheahan P, O'Keane C, Sheahan JN, et al. Effect of tumor thickness and other factors on the risk of regional disease and treatment of the NO neck in early oral squamous carcinoma. *Clin Otolaryngeal* 2003;28:461-471.
24. O'Brien CJ, Lauer C, Fredricks S, et al. Tumor thickness influences prognosis of T1 and T2 oral cavity cancer–but what thickness? *Head Neck* 2003;25:937-943.
25. Yuen AP, Lam KY, Lam LK, et al. Prognostic factors of clinically Stage I and II oral tongue carcinoma–a comparative study of stage, thickness, shape, growth pattern, invasive front malignancy grading, Martinez-Gimeno score, and pathologic features. *Head Neck* 2002;24:513-520.
26. Sparano A, Weinstein G, Chalian A, et al. Multivariate predictors of occult neck metastases in early tongue cancer. *Otolaryngol Head Neck Surg* 2004;131:472-476.
27. Lim SC, Zhang S, Ishii G, et al. Predictive markers for late cervical metastasis in stage I and II invasive squamous cell carcinoma of the oral tongue. *Clin Cancer Res* 2004;10:166-172.
28. Takes RP, Batenburg RJ, Schuuring E, et al. Markers for assessment of nodal metastases in laryngeal carcinoma. *Arch Otolaryngol Head Neck Surg* 1997;123:412-418.

CAPÍTULO 43

Linfomas de Cabeça e Pescoço

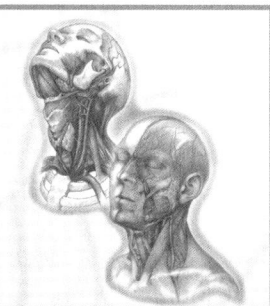

Ranjana Advani ▪ Charlotte D. Jacobs

Embora o linfoma não-Hodgkin (LNH) freqüentemente envolva os linfonodos cervicais, aproximadamente 10% ocorrem nos locais extranodais da região da cabeça e pescoço. Essas áreas incluem o anel de Waldeyer, os seios paranasais, a cavidade nasal, a laringe, a cavidade oral, as glândulas salivares, a tireóide e a órbita. A avaliação dos linfomas precisa ser precisa porque a terapia varia com estádio, histologia e local. Os linfomas são altamente curáveis, se tratados apropriadamente. Assim, é imperativo que o oncologista de cabeça e pescoço esteja familiarizado com esse manejo.

AVALIAÇÃO E DIAGNÓSTICO

A incidência de linfoma tem aumentado significativamente ao longo da última década (1). Os fatores de risco incluem doença de imunodeficiência congênita, imunodeficiência adquirida e transtornos auto-imunes. Os regimes imunossupressivos utilizados para o transplante de órgão podem causar um espectro de transtornos linfoproliferativos da hiperplasia orofaríngea ao linfoma. A infecção crônica com o vírus da imunodeficiência humana (HIV) pode resultar em um risco cem vezes maior para o linfoma (2). O fundamento da tireoidite de Hashimoto é encontrado acima da metade dos pacientes com linfoma da tireóide (3). Os pacientes com síndrome de Sjögren possuem chance aumentada de desenvolver linfoma das glândulas salivares (4). Os pacientes chineses em Hong Kong possuem uma incidência relativamente elevada de linfoma nasal, o qual está estreitamente associado ao vírus Epstein-Barr (5). Recentemente, a *Chlamydia psittaci* tem sido relatada em associação com linfomas oculares (6).

Os LNH extranodais da região da cabeça e pescoço ocorrem predominantemente nos pacientes entre 50 e 60 anos de idade (7). A razão masculina para feminina é de 1,6:1 com a exceção dos linfomas das glândulas salivares, órbita e tireóide, os quais ocorrem igualmente ou mais freqüentemente nas mulheres.

Locais e Sintomas Apresentados

Mais da metade dos linfomas extranodais de cabeça e pescoço ocorre no anel de Waldeyer; as tonsilas são os locais mais comuns, seguidas pela nasofaringe e a base da língua (7). Os sintomas apresentados são similares àqueles dos cânceres escamosos. Os linfomas da tonsila apresentam-se com edema tonsilar ou dor de garganta. Os pacientes com linfoma da nasofaringe com freqüência se queixam de massas cervicais ou obstrução nasal. A sensação de corpo estranho ou garganta doída com freqüência são os primeiros sintomas dos linfomas da base da língua. Os linfomas geralmente são submucosos, diferindo da aparência grosseira dos cânceres de célula escamosa ulcerativos.

Cerca de um terço dos linfomas de cabeça e pescoço ocorre nos locais extralinfáticos, incluindo os seios paranasais, cavidade nasal, glândulas salivares, cavidade oral, laringe e órbita. Novamente, estes mimetizam cânceres de célula escamosa na apresentação. Os linfomas do seio geralmente causam sintomas de sinusite, enquanto a diplopia e a exoftalmia podem ocorrer com doença extensa (8). Os linfomas da cavidade nasal causam sintomas obstrutivos e sangramento nasal; os linfomas da cavidade oral se apresentam com edema local, dor e úlceras; os linfomas laríngeos se apresentam com rouquidão, dispnéia e disfagia. Os linfomas da glândula salivar geralmente se apresentam como uma massa da parótida, embora o envolvimento do nervo facial seja raro. O linfoma primário da glândula tireóide constitui apenas 5% a 10% de todos os cânceres tireóideos (3). A maior parte dos pacientes se apresenta com uma massa tireóidea de crescimento rápido, rouquidão ou disfagia. Os pacientes com linfoma orbital geralmente se queixam de edema orbital e podem ter exoftalmia no exame. Outros sintomas incluem alterações na visão, proptose, ptose e dor. Os campos visuais geralmente não estão afetados, e os fundos são tipicamente benignos. Pacientes com doença conjuntival mais comumente possuem uma massa rosa palpável na conjuntiva na apresentação. Geralmente, aproximadamente 15% dos pacientes com linfoma de cabeça e pescoço possuem adenopatia do pescoço como uma queixa apresentada, enquanto 12% possuem sintomas sistêmicos de febre, suores noturnos, ou perda de peso. Vinte por cento dos pacientes com linfomas possuem múltiplos locais de envolvimento na região da cabeça e pescoço.

Diagnóstico e Classificação Histológica

Uma punção aspirativa com agulha fina (PAAF) ou uma biopsia do centro é útil no trabalho inicial. Uma vez que haja suspeita de neoplasia linfóide com base em uma PAAF ou biopsia do centro, uma biopsia aberta é requerida para o diagnóstico definitivo de LNH. Uma PAAF pode ser útil na detecção de recidiva de doença ou transformação histológica; entretanto, a avaliação citológica isolada não define se o linfoma é folicular ou difuso, um fator importante na determinação do grau e prognóstico. Assim, uma biopsia aberta é preferida para o diagnóstico inicial. Colorações histoquímicas podem ajudar a discriminar o linfoma da neoplasia não diferenciada ou anaplásica: anticorpos anticeratina para o carcinoma, anticorpos de proteína anti-S-100 para o melanoma, e anticorpos panleucócitos para o linfoma. Estudos imunoistoquímicos também podem ajudar a diferenciar um infiltrado linfóide benigno de um linfoma na microscopia óptica. A maior parte dos LNH se expressa seja por marcadores de célula T, seja por de célula B. Um painel de antígenos de célula T pode diferenciar linfomas de célula T de hiperplasia. Os linfomas de célula B expressam uma classe única de cadeias leves (*i. e.*, kappa ou lambda) enquanto a hiperplasia mostra uma mistura das duas classes. Por causa de a coloração imunoistoquímica ou outros experimentos moleculares, tais como estudos de reorganização de gene para testar a clonagem, poderem ser mais bem realizados no tecido fresco, o patologista deve ser notificado, se o médico suspeitar de um diagnóstico de linfoma.

O subtipo histológico particular de um LNH influencia a avaliação do estadiamento, a terapia e a sobrevida esperada. A classificação histológica dos linfomas tem se desenvolvido ao longo dos anos à medida que uma compreensão maior das características moleculares tem permitido aos patologistas identificar entidades únicas que podem ter sido agrupadas previamente juntas. As mudanças continuadas na classificação podem confundir mesmo o clínico mais acostumado. Uma das classificações clinicamente mais útil e referida freqüentemente foi a Formulação de Exploração, o esquema de classificação utilizado na América do Norte até meados dos anos 1990 (9). Embora fosse simples, ela não levou em conta a relevância imunofenotípica (*i. e.*, célula B *versus* célula T) e não utilizou outro dado correlativo (p. ex., genética molecular) para descrever entidades particulares, demonstrar evidência de clonagem ou prognosticar. Em 1999, a classificação revisada do Linfoma Americano-Europeu (REAL) distinguiu linfomas não apenas pela histologia, mas também pelas características imunofenotípica, genéticas e clínicas. Subseqüentemente algumas entidades foram descritas que não faziam parte da Formulação de Exploração, como o linfoma de célula grande anaplásica, linfomas da zona marginal (MALT) e linfoma de célula túnica. Este sistema foi mais adiante modificado à medida que a nova classificação da OMS foi universalmente aceita (10).

As mudanças aparentemente contínuas na classificação patológica podem tornar difícil para o médico praticante identificar relatos patológicos. Além disso, muito da literatura está baseado nos sistemas de classificação prévios, que para tornar a extrapolação para as entidades atuais difícil. Apesar de tudo, muitas das questões-chave e a maior parte das entidades na Formulação de Exploração ainda são reconhecíveis. A Tabela 43.1 lista os subtipos da Formulação de Exploração com as entidades correspondentes reconhecidas na classificação da OMS. A maioria deste capítulo faz referência à Formulação de Exploração primariamente por causa da utilidade clínica e porque muito da literatura está baseado nesse sistema de classificação.

TABELA 43.1

CLASSIFICAÇÃO HISTOLÓGICA – LINFOMAS DE CABEÇA E PESCOÇO

Formulação de Exploração (9)	Equivalentes OMS (10)
Baixo grau	
Linfocítico pequeno	Célula B linfocítica pequena ou zona marginal extranodal
Célula dividida folicular pequena	Linfoma folicular, grau 1
Folicular misto	Linfoma folicular, grau 2
Grau intermediário	
Célula grande folicular	Linfoma folicular, grau 3
Célula dividida difusa pequena	Célula túnica, linfoplasmocítica
Difuso misto	Célula B grande difusa, célula T periférica
	Célula T/NK extranodal
Célula grande difusa	Célula B grande difusa, célula T periférica
	Célula T/NK extranodal
Alto grau	
Imunoblástica	Célula B grande difusa, célula T periférica
	Célula T/NK extranodal
Linfoblástica	Linfoblástica
Célula não dividida pequena	Linfoma de Burkitt/semelhante ao Burkitt

NK, natural killer.

Aproximadamente 4% dos linfomas são malignidades compostas, em que dois linfomas diferentes ocorrem em um único local. Aproximadamente 10% dos pacientes possuem linfomas discordantes, nos quais existem dois linfomas distintos em locais diferentes. Com o tempo, os linfomas podem se transformar mais comumente de um subtipo de grau baixo para um intermediário.

Os linfomas de cabeça e pescoço são predominantemente de grau intermediário, enquanto aproximadamente 12% são de baixo risco e 16% são de alto risco (11). Geralmente, a célula grande difusa é o subtipo mais comum. Os linfomas do seio paranasal e da cavidade nasal são quase sempre malignidades de graus intermediário a alto, enquanto que mais da metade dos pacientes com linfomas da glândula salivar possui uma histologia de baixo grau (7). A maioria dos linfomas da tireóide são malignidades de grau intermediário, e uma alta porcentagem desses pacientes mostra evidência de tireoidite de Hashimoto (12). Os linfomas originados na órbita geralmente são de baixo grau e podem ser difíceis de diferenciar de linfóides orbitais infiltrativos não malignos. A maior parte dos linfomas de cabeça e pescoço expressa marcadores de célula B. Os linfomas linfoblásticos e uma pequena porcentagem de linfomas de célula grande difusa são da linhagem de célula T. Os tipos célula T e *natural Killer* emergem predominantemente na cavidade nasal e seios paranasais.

Avaliação Clínica

O estadiamento exato é imperativo antes de se iniciar a terapia (Tabela 43.2). O paciente deve submeter-se a um exame físico e à história completa, incluindo laringoscopia indireta. Estudos de tomografia computadorizada (TC) ou a imagem de ressonância magnética (RM) podem avaliar mais exatamente a extensão da lesão primária na cabeça e pescoço (13). Contagem de sangue completa, testes de função hepática e um nível de desidrogenase láctica (DHL) são recomendados. Uma varredura por TC deve ser obtida para avaliar adenopatia mediastínica ou hilar, assim como envolvimento do fígado, esplênico, e mesentérico. Uma tomografia de emissão de pósitron (TEP) pode ser útil, particularmente para locais de imagem de doença extensa inicial ou massas residuais no término da terapia para ajudar a confirmar o estado de remissão. Uma associação entre linfoma do anel de Waldeyer e o trato gastrointestinal tem sido relatada em 3% a 11% dos pacientes. Por conseguinte, uma seriografia de esôfago, estômago e duodeno com um estudo do trânsito de delgado posterior ou uma endoscopia digestiva alta é recomendada para o estadiamento inicial desses pacientes (14).

Uma biopsia da medula óssea da crista ilíaca posterior deve ser realizada porque aproximadamente 18% dos pacientes com linfomas extranodais de cabeça e pescoço possuem envolvimento da medula óssea na sua apresentação. Essa porcentagem é substancialmente mais alta entre os pacientes com histologias de baixo grau. Uma punção lombar com bioquímica do fluido cerebrospinal, contagem de célula completa e análise citológica são recomendadas no estadiamento inicial para pacientes com uma alta propensão para envolvimento do sistema nervoso central, o que inclui aqueles com linfoma de alto grau, ou aqueles com linfoma de grau intermediário envolvendo os seios paranasais, medula óssea, testículos ou áreas paraespinais. Em razão da exatidão aumentada do estadiamento clínico e da utilização comum da quimioterapia, a laparotomia de estadiamento não é atualmente rotineiramente recomendada.

Após o término da terapia, os pacientes devem ser reavaliados regularmente. Isso inclui exame físico, contagens de sangue completas, testes de função hepática, DHL, e estudos de imagem apropriados para avaliar todos os locais prévios da doença.

Sistema de Estadiamento

Após a avaliação completa, um estádio é determinado utilizando-se o sistema de estadiamento Ann Arbor (Tabela 43.3). O estádio é determinado com base nos locais de linfonodo ou de envolvimento de órgão. A designação "E" indica envolvimento extralinfático do tecido adjacente a um linfonodo, tal como a cavidade oral, glândulas salivares ou seio paranasal. O estádio é, fora disto, denotado por "A" para os pacientes sem sintomas sistêmicos ou "B" para pacientes com febre inexplicável, suores noturnos, ou perda de peso maior que 10% do peso corporal. Em uma série com mais de 900

TABELA 43.2

AVALIAÇÃO DO ESTADIAMENTO – LINFOMAS DE CABEÇA E PESCOÇO

- Revisão patológica
- Exame físico completo, laringoscopia indireta
- Contagem de sangue completa, testes de função do fígado, DHL
- Teste de HIV (fatores de risco positivos)
- Radiografia do tórax
- TC ou RM da cabeça e pescoço
- TC do tórax, abdome e pelve
- Série gastrointestinal superior com intestino delgado (seguimento através do anel de Waldeyer)
- Varredura por TEP
- Punção lombar (seio paranasal)
- Biopsia da medula óssea

TC, tomografia computadorizada; DHL, desidrogenase láctica; RM, imagem de ressonância magnética; TEP, tomografia de emissão de pósitron.

TABELA 43.3	
SISTEMA DE ESTADIAMENTO ANN ARBOR	
Designação	**Característica**
Estádio I	Envolvimento de uma única região linfonodal (I) ou de um órgão único extralinfático ou local (IE)
Estádio II	Envolvimento de duas ou mais regiões linfonodais no mesmo lado do diafragma (II) ou envolvimento localizado de um órgão extralinfático ou local e uma ou mais regiões de linfonodos no mesmo lado do diafragma (IIE)
Estádio III	Envolvimento de regiões linfonodais em ambos os lados do diafragma (III)
Estádio IV	Envolvimento difuso ou disseminado de um ou mais órgãos ou tecidos com ou sem envolvimento de linfonodo
Sintomas	
A	Ausência de sintomas sistêmicos
B	Febre inexplicada, suores noturnos, ou perda de peso maior que 10% do peso corporal

pacientes com linfomas de cabeça e pescoço, 31% tinham doença estádio I, 35% estádio II, 14% estádio III e 19% estádio IV (15). Apenas uma pequena porcentagem tinha sintomas "B". A maioria dos pacientes com linfoma da tireóide se apresentava com doença estádio I ou IIE; aproximadamente dois terços de linfomas orbitais era estádio I.

Fatores Prognósticos

O LNH inclui entidades de grau baixo, intermediário e alto. Mesmo dentro desses subtipos histológicos, os resultados são variáveis. O Índice Prognóstico Internacional (IPI), publicado em 1993, prediz o resultado para os pacientes com linfomas de célula grande difuso agressivo baseado nos cinco fatores prognósticos: idade, estado de apresentação, DHL, número de locais extranodais e estádio (16). Recentemente um sistema similar tem sido desenvolvido para o linfoma folicular referido como o Índice Prognóstico Internacional do Linfoma Folicular (IPILF) (17).

Tecnologias recentes, tais como análise de microdisposição de DNA, têm identificado genes que estão sobre ou subexpressados pelas células do linfoma, e isso tem diferenciado pacientes em diferentes grupos de risco mesmo dentro das histologias. Dois subtipos distintos de linfomas de células B grandes difusos têm sido identificados com base no seu padrão de expressão de gene pelas microdisposições, com probabilidades significativamente diferentes de sobrevida em 5 anos (18).

MANEJO

Princípios Gerais

O manejo dos linfomas de cabeça e pescoço deve ser um esforço multidisciplinar pelos patologistas, radiologistas e oncologistas. As escolhas do tratamento dependem do subtipo histológico e do estádio. Recomendações gerais podem ser feitas para certos subgrupos (Tabela 43.4), porém uma equipe de oncologia deve avaliar cada paciente individualmente.

O tratamento primário envolve radioterapia, quimioterapia, imunoterapia, ou uma combinação dessas modalidades. A radiação é preconizada em frações diárias de 200-cGy até uma dose total de 3.000 a 4.000 cGy para os linfomas de baixo grau e 4.900 a 5.000 cGy para os linfomas de grau intermediário. Os campos são adequados conforme o tipo de tumor, localização e anatomia individual do paciente. O campo mais comum utilizado para os linfomas de cabeça e pescoço é o de Waldeyer, o qual circunda o tecido linfóide da nasofaringe, orofaringe, base da língua, e os linfonodos nas regiões cervical superior, pré-auricular, submandibular, submaxilar e occipital. O campo protetor inclui linfonodos nas regiões cervical, supraclavicular, infraclavicular, axilar, mediastínica e hilar. A irradiação do campo envolvido designa a terapia que está limitada às regiões linfóides envolvidos. A irradiação de campo estendido descreve a terapia para as regiões envolvidas e grupos linfóides contíguos.

Os linfomas são sensíveis a muitos agentes quimioterápicos, entre os quais estão a ciclofosfamida, clorambucil, vincristina, prednisona, doxorrubicina (Adriamicina), bleomicina, metotrexato e fludarabina. A quimioterapia geralmente é oferecida em combinações nas quais as drogas são dadas em uma forma cíclica para produzir um índice de resposta elevado com aceitável toxicidade. Em geral, a quimioterapia é oferecida

TABELA 43.4		
TRATAMENTO – LINFOMAS DE CABEÇA E PESCOÇO		
Histologia	**Estadiamento**	**Opções de Tratamento**
Baixo grau	I, II	RT do campo envolvido
	III, IV	CVP, clorambucil, rituximabe, observação
Grau intermediário	I, II	RCHOP X 3-RT
	III, IV	RCHOP X 6 ou outra quimioterapia de combinação
Alto grau	I–IV	Quimioterapia de combinação intensiva

CVP, ciclofosfamida + vincristina + prednisona;
RCHOP, rituximabe + ciclofosfamida + doxorrubicina + vincristina + prednisona; RT, radioterapia.

até que uma resposta completa seja alcançada, seguida por dois ciclos de quimioterapia de consolidação. Se a quimioterapia for utilizada em combinação com irradiação para a doença de estádio precoce (estádio I ou II), três a seis ciclos de quimioterapia geralmente são adequados. Por causa da intensidade da droga é importante alcançar a resposta ideal, ela é essencial para oferecer a dose tolerável mais elevada das drogas na programação. Recentemente, a imunoterapia com um anticorpo anti-CD20 (rituximabe) também tem se mostrado efetiva.

Muitas combinações de drogas estão disponíveis para utilização no tratamento dos linfomas. Entre os regimes comumente utilizados estão os seguintes:

CVP: ciclofosfamida, 400 mg por m^2 via oral (VO) 1 a 5 dias; vincristina, 1,4 mg por m^2 intravenosamente (IV) 1 dia; prednisona, 100 mg por m^2 VO 1 a 5 dias; repetir a cada 21 dias.

CHOP: ciclofosfamida, 750 mg por m^2 IV 1 dia; doxorrubicina, 50 mg por m^2 IV 1 dia; vincristina, 1,4 mg por m^2 IV 1 dia; prednisona, 50 mg por m^2 VO 1 a 5 dias; repetir a cada 21 dias.

Outros regimes têm adicionado bleomicina e/ou alta dose de metotrexato aos anteriores.

Rituximabe (R): 375 mg por m^2 IV por semana por 4 semanas.

Subtipos Específicos

Linfomas de Baixo Grau, Estádio I ou II

Apenas uma pequena porcentagem dos linfomas de cabeça e pescoço é de baixo grau e estádio precoce na apresentação. O tratamento padrão tem consistido de radioterapia do campo envolvido ou campo estendido, e muitos ensaios não têm mostrado vantagem em adicionar a quimioterapia. Em 10 anos, aproximadamente 60% dos pacientes estão livres de doença, e 65% estão vivos. Se uma pequena proporção desses pacientes está curada ou não é algo controverso, porque ocorrem recidivas mesmo após 10 a 20 anos (19). Em uma análise retrospectiva em Stanford, um subgrupo de pacientes com estádio I/II de linfomas foliculares foi observado sem qualquer tratamento inicial. Em um seguimento médio de 7 anos, mais do que dois terços dos pacientes não requereram terapia. A sobrevida geral desse grupo não foi diferente daquele tratado inicialmente com radioterapia ou tratamento de modalidade combinada (20).

Linfomas de Baixo Grau, Estádio III ou V

A despeito de décadas de pesquisa, não existe consenso quanto ao manejo ideal dos linfomas de baixo grau e foliculares. As considerações incluem um agente alquilante isolado, combinação de quimioterapia com CVP ou CHOP, ou um regime baseado na fludarabina. Com cada um desses regimes, aproximadamente 60% a 80% dos pacientes alcançam uma resposta completa. A maior parte dos pacientes eventualmente tem recidiva, com apenas 20% a 30% dos pacientes permanecendo livre de doença nos 10 anos; entretanto, 50% a 60% estão vivos com a doença. Nenhuma abordagem possui uma clara vantagem de sobrevida.

O rituximabe, um anticorpo monoclonal minimamente tóxico dirigido contra o antígeno de célula B CD-20, pode oferecer um índice de resposta de 50% no linfoma de baixo grau. A duração da resposta é de cerca de 1 ano (21). Esse anticorpo se tornou amplamente utilizado por causa de sua atividade e seu perfil favorável de toxicidade. As reações mais adversas ocorrem durante a primeira infusão e consistem primariamente de febre, calafrios e hipotensão ocasional. O possível benefício da manutenção da terapia também tem sido avaliado em dois estudos utilizando programações diferentes (22,23). Em ambos, o tempo para a progressão (TPP) foi mais longo do que o esperado com nenhuma diferença nos índices de sobrevida. Quarenta por cento dos pacientes experimentaram uma resposta de duração similar, quando retratados com rituximabe, se a resposta inicial permanecesse maior do que 6 meses (24).

Ensaios randomizados recentes têm mostrado a superioridade dos regimes contendo rituximabe sobre a quimioterapia isolada. Em um estudo comparando CVP e R-CVP, o índice de resposta global (RG) e o tempo para a falha do tratamento foram a favor do braço da combinação (40% *versus* 80%, 7 meses *versus* 27 meses, respectivamente) (25). Benefício similar tem sido relatado utilizando-se RCHOP (26). Isso irá requerer um seguimento maior para determinar se essas observações irão eventualmente resultar em uma vantagem de sobrevida. Dada a natureza indolente dos linfomas de baixo grau, uma abordagem aceitável é observar os pacientes até que eles se tornem sintomáticos com adenopatia volumosa, sintomas sistêmicos, ou comprometimento de órgão. Estudos comparando a utilização inicial de quimioterapia de combinação à terapia inicial, seguida pela quimioterapia de combinação, quando necessárias, não mostram diferença na sobrevida.

Diversas terapias baseadas na imunidade para os linfomas parecem promissoras. A utilização da radioimunoterapia tem a vantagem de matar não apenas as células para as quais o anticorpo está ligado, mas também, como um resultado do efeito cruzado, células vizinhas que podem não expressar o antígeno ou que são inacessíveis ao anticorpo monoclonal. Os dois anticorpos monoclonais anti-CD20 mais comumente estudados são o I^{131}-tositumomabe (Bexaar) e o Y^{90}-ibritumomabe (Zevalin). Ambos os agentes estão atualmente aprovados pela Administração de Drogas e Alimentos dos EUA (FDA) para a utilização nos pacientes com linfomas de baixo grau recidivados/refratários ou aqueles que possuem linfoma transformado para alto grau. Existem diferenças notáveis entre esses dois anticorpos conjugados nas suas propriedades físicas; entretanto, ambos os agentes possuem eficácia similar e toxicidade. A toxicidade maior de ambos é de atrasar a mielossupressão. O I^{131}-tositumomabe foi inicialmente avaliado nos pacientes com LNH de baixo grau ou transformado que tinham, no mínimo, duas quimioterapias prévias ou doença refratária ou recidiva dentro de 6 meses de sua terapia mais recente. O IRG foi de 65% com 20% de respostas completas (RC) e uma média de duração de resposta de 6,5 meses (27). Em uma população similar de pacientes tratada com Y^{90}-ibritumomabe, a RG foi de 67% com 26% de RC e um tempo médio para progressão nas respostas de 12,9 + meses (28). Em um ensaio randomizado, o Y^{90}-ibritumomabe foi encontrado como tendo um índice de RC comparável ao do rituximabe; entretanto, não existem diferenças na duração da resposta ou no TPP (29).

Linfomas de Grau Intermediário, Estádio I ou II

No passado, a maior parte dos pacientes com linfomas de estádio precoce de cabeça e pescoço eram tratados apenas com radioterapia de campo envolvido ou estendido. Em uma série relatada da Universidade de Stanford, a sobrevida livre de doença para os pacientes com doença estádio I ou II foi de 48% e 35%, respectivamente. Daqueles que recidivaram, aproximadamente 79% o fizeram a distância, em linfonodos ou órgãos. A quimioterapia, predominantemente CHOP, tem sido agregada ao programa de tratamento primário, resultando em melhor resposta do que com a radioterapia isolada. Os pacientes com apenas um ou dois locais de envolvimento e doença não volumosa podem requerer menos ciclos de quimioterapia do que aqueles com doença avançada (30). Para os pacientes com doença estádio I, o índice de sobrevida livre de doença nos cinco anos é de 80% a 100%, com um índice de sobrevida global de 95% a 100%. Para os pacientes com doença estádio II, o índice de sobrevida de 5 anos livre de doença é de 75% a 80% e o índice de sobrevida global é de 75% a 90%.

Linfomas de Grau Intermediário, Estádio III ou IV

Por décadas o CHOP tem sido o padrão para os pacientes com linfoma de célula B grande com doença estádio III ou IV. O índice de resposta completa varia de 50% a 85%. Em cinco anos, livre de doença de 30% a 60% e taxa de sobrevida global de 35% a 70% têm sido relatados. Embora a quimioterapia de agente múltiplo pareça mais efetiva nos ensaios da fase II, um grande estudo intergrupo falhou em confirmar a superioridade (31). A radioterapia é primariamente utilizada para áreas consolidadas de doença volumosa ou para o tratamento da obstrução da via aérea de urgência.

Para os linfomas de grau intermediário, o CHOP tem sido considerado o padrão com o qual novas terapias devem ser comparadas. Embora o rituximabe tenha apenas uma atividade modesta de agente único nos linfomas de grau intermediário, dois ensaios mostraram melhora no resultado quando ele é adicionado ao CHOP (32,33). No primeiro, os pacientes com idade de 60 a 80 anos com linfomas de grau intermediário de estádio avançado de célula B CD-20 positiva foram randomizados para o CHOP ou RCHOP (32). Os pacientes randomizados para o RCHOP tiveram um índice de RC superior (76% *versus* 63%), sobrevida livre de doença (57% *versus* 38%) e sobrevida global (70% *versus* 57%). Resultados similares têm sido relatados recentemente nos pacientes mais jovens que 60 anos (33). Cumulativamente, esses estudos sustentam o RCHOP como o novo padrão para os pacientes com linfoma de célula B grande difuso.

Embora avanços consideráveis tenham sido feitos no tratamento dos linfomas de célula B, o resultado dos subtipos de célula T e NK continua a ser particularmente ruim (5). A sobrevida a longo prazo nesse grupo é menor do que 20% com uma alta incidência de recidiva do sistema nervoso central. Para esses pacientes, a quimioterapia de CHOP mais o metotrexato intratecal para a profilaxia devem ser considerados. Mesmo programas de quimioterapia mais intensivos estão sendo testados por causa do resultado previsivelmente ruim. Em razão da maior parte desses pacientes se apresentar com doença local extensa, a irradiação consolidativa e a irradiação profilática total do cérebro devem ser consideradas.

Pacientes com doença de grau intermediário, estádio avançado, que falham em responder à quimioterapia primária ou recidivam após o tratamento, provavelmente, estão por alcançar uma resposta durável para um regime de quimioterapia padrão de segunda linha. Nesses pacientes, a terapia de alta dose com suporte da célula-tronco é o tratamento de escolha (34). Para os pacientes com LNH, a fonte do enxerto geralmente é autóloga. As células-tronco são coletadas do sangue periférico ou colhidas da medula óssea, criopreservadas e reinfundidas após a administração de terapia de alta dose. Isso permite diversas doses dobradas mais elevadas de quimioterapia para erradicar o linfoma resistente às doses padrões da quimioterapia. Para certos subgrupos favoráveis de pacientes com recidiva de doença (*i. e.*, doença sensível à quimioterapia, idade mais jovem que 60 anos, estado de apresentação bom), a maioria dos pacientes entra em uma remissão sustentada.

Linfomas de Alto Grau

O linfoma linfoblástico com mais freqüência é uma malignidade da célula T que se apresenta primariamente nos pacientes jovens como uma massa mediastínica crescendo rapidamente, embora ocasionalmente ocorra na região da cabeça e pescoço. Este linfoma dissemina-se freqüentemente para o sistema nervoso central e a medula óssea. Sem levar em consideração o estádio, a quimioterapia de combinação, incluindo a profilaxia do sistema nervoso central, é requerida. Aproximadamente 60% dos pacientes podem ser curados com uma abordagem agressiva.

O linfoma de célula não dividida pequeno pode parecer com o Burkitt ou tipos semelhantes ao Burkitt, o segundo mais comum nos adultos. Os programas de tratamento mais efetivos incluem quimioterapia de combinação com doses escalonadas de ciclofosfamida, doxorrubicina, vincristina, prednisona, metotrexato, etoposida, citarabina e metotrexato intratecal. Durantes os primeiros poucos dias após a iniciação da terapia, esses pacientes estão em risco para a síndrome de lise tumoral, a qual está associada a hiperuricemia, hipercalcemia, hiperfosfatemia, hipocalcemia e falência renal aguda. Ela pode ocorrer dentro de horas do início da quimioterapia e levar à morte por arritmias cardíacas. Os pacientes com doença volumosa que podem estar sujeitos à lise rápida de grandes volumes do tumor devem receber alopurinol, hidratação intravenosa e alcalinização da urina durante as primeiras 24 a 48 horas após a terapia. Com a quimioterapia previamente descrita, aproximadamente 65% dos pacientes estão vivos em 2 anos. Os pacientes com doença da medula óssea ou sistema nervoso central têm prognóstico consideravelmente ruim, embora a maioria dos pacientes possa ainda ser curada com protocolos de quimioterapia baseada na leucemia (35).

Linfomas da Tireóide

A maioria dos linfomas da tireóide é de grau intermediário. Os pacientes com doença estádio IE ou estádio IIE devem ser tratados com uma abordagem de modalidade combinada utilizando três ou seis ciclos de quimioterapia de RCHOP em adição à radiação (30). Os pacientes com doença estádio III ou IV devem ser tratados primariamente com quimioterapia. A radioterapia tem sido o tratamento primário para o linfoma indolente da tireóide estádio IE e IIE. Utilizando a irradiação de campo estendido, que inclui linfonodos cervicais e mediastínicos, o índice de sobrevida livre de doença é de aproximadamente 75% em 5 anos (36). Os pacientes com fatores prognósticos ruins – tumor volumoso, extensão extracapsular, fixação e envolvimento retroesternal – devem ser tratados como aqueles com linfomas de grau intermediário (37).

Linfomas Orbitais

Os linfomas de baixo grau confinados à órbita podem ser tratados bem-sucedidamente com radioterapia isolada de 3.000 a 3.500 cGy (38). A sobrevida livre de doença é de aproximadamente 70%. Naqueles com histologia de grau intermediário ou doença estádio III ou IV, a quimioterapia deve ser considerada. Recentemente, o rituximabe tem sido utilizado como um agente único com atividade animadora (39).

Linfomas Associados ao Vírus da Imunodeficiência Humana

A incidência do LNH é marcadamente aumentada nos pacientes com infecção por HIV. Tipicamente esses linfomas são de histologia de grau intermediário ou alto com estádio avançado e envolvimento extranodal freqüente na apresentação. A doença extranodal na região da cabeça e pescoço pode ocorrer em até 10% dos pacientes com linfomas associados ao HIV. Os locais mais comuns incluem a gengiva, a mucosa oral, a glândula parótida e a conjuntiva (2). O estadiamento e o tratamento são similares àqueles dos pacientes não infectados pelo HIV. A sobrevida global é ruim, de qualquer forma, por causa do estádio tipicamente avançado da doença e a incapacidade para tolerar doses totais da terapia padrão.

Complicações da Terapia

Radioterapia

O efeito tóxico agudo maior da irradiação é a mucosite, a qual pode ser tratada com bochechos e, se necessário, interrupção da terapia. Alguns pacientes desenvolvem disfagia e requerem tratamento sintomático com antiácidos. Os efeitos tóxicos a longo prazo incluem xerostomia a partir da irradiação da glândula salivar com infecções orais crônicas associadas e cáries dentais. Os pacientes devem ver seu dentista antes de iniciarem a radiação e a utilização de gel fluoreto após a irradiação. O tratamento com sialogogos melhora o fluxo salivar em alguns pacientes. O hipotireoidismo pode ocorrer anos após a irradiação, e testes de hormônio estimulante da tireóide devem ser obtidos anualmente.

Quimioterapia

A mielossupressão é uma complicação esperada da quimioterapia. O efeito tóxico mais ameaçador à vida é a neutropenia ou trombocitopenia. A neutropenia pode ser tratada ou prevenida com agentes de estimulação de colônia granulocítica (40). Náusea e vômito ocorrem imediatamente após a injeção de doxorrubicina e ciclofosfamida e podem ser controlados com antieméticos. Um efeito raro, potencialmente sério, da ciclofosfamida é a cistite hemorrágica, a qual pode se apresentar como disúria ou hematúria. A doxorrubicina pode causar disfunção cardíaca com eventual falência cardíaca nos pacientes recebendo mais do que 550 mg por m². A disfunção cardíaca pode ocorrer nos níveis de doses cumulativas entre pacientes idosos, aqueles com uma história cardíaca, ou aqueles submetidos a irradiação mediastínica prévia. Os pacientes tratados com doxorrubicina devem ter avaliação periódica da contratilidade cardíaca.

Os efeitos tóxicos maiores da vincristina são neurológicos, resultando em neuropatia periférica, constipação e obstrução total do intestino. Os pacientes podem desenvolver rouquidão a partir da disfunção da prega vocal. As complicações maiores do metotrexato – mucosite, ulcerações gastrointestinais, toxicidades hematológicas – podem ser melhoradas com resgate do leucovorin. A bleomicina pode causar toxicidade pulmonar, predominantemente uma fibrose intersticial, a qual ocorre nas doses mais elevadas do que 200 mg, especialmente nos pacientes com transtornos pulmonares crônicos. A medida da capacidade de difusão do monóxido de carbono pode ser útil na determinação precoce da toxicidade. Muitos agentes causam alopecia, amenorréia ou azoospermia, e alguns, predominantemente os alquilantes, têm sido associados ao desenvolvimento de neoplasias secundárias.

O FUTURO

A avaliação e a classificação histológica dos linfomas continuam a evoluir à medida que os patologistas desenvolvem marcadores moleculares mais detalhados e específicos da doença. Avanços na imagem com TC, TEP, ou RM têm realçado grandemente a avaliação exata dos linfomas de cabeça e pescoço. Com relação à terapia, a radiação de intensidade modulada está sendo utilizada com resultados encorajadores. Abordagens baseadas na imunidade incluem a criação de vacinas específicas do tumor administradas após o tratamento com quimioterapia. Novos agentes quimioterápicos continuam a ser desenvolvidos. A eficácia da quimioterapia de alta dose e transplante de célula-tronco ou medula óssea tem sido estabelecida nos pacientes com linfomas de graus intermediário e alto refratários ou que recidivam após terapia de primeira linha. Como a morbidade e mortalidade relacionadas ao tratamento têm diminuído substancialmente, esforços estão a caminho para incorporar a terapia de alta dose ao manejo primário dos pacientes com fatores prognósticos ruins.

> **PONTOS IMPORTANTES**
>
> - Dez por cento dos linfomas não-Hodgkin da cabeça e pescoço ocorrem em locais extranodais.
> - Os sintomas apresentados são similares àqueles dos cânceres de célula escamosa.
> - Uma biopsia é mais útil para diagnóstico e classificação histológica do que uma aspiração com agulha fina.
> - Colorações histoquímicas especiais ou estudos moleculares podem ajudar a diferenciar linfomas de outros cânceres ou de processos benignos, porém tecido fresco ou congelado é freqüentemente requerido.
> - A maior parte dos linfomas de cabeça e pescoço é composta por linfomas difusos de grandes células de grau intermediário.
> - O estadiamento total deve ser completado antes do planejamento do tratamento.
> - A maior parte dos linfomas de cabeça e pescoço é tratada com irradiação combinada e quimioterapia.
> - O resultado é baseado em local, estádio, subtipo histológico, fatores prognósticos e terapia.
> - Os linfomas do seio paranasal têm prognóstico mais grave do que aqueles no anel de Waldeyer ou da tireóide, com uma incidência elevada de recidiva no sistema nervoso central.

REFERÊNCIAS

1. Baris D, Zahm SH. Epidemiology of lymphomas. *Curr Opio Oncol* 2000;12:383-394.
2. Singh B, Poluri A, Shaha AR, et al. Head and neck manifestations of non-Hodgkin's lymphoma in human immunodeficiency virus-infected patients. *Am J Otolaryngol* 2000;21:10-13.
3. Thieblemont G, Mayer A, Dumontet C, et al. Primary thyroid lymphoma is a heterogeneous disease. *J Clin Endocrinol Metab* 2002;87:105-111.
4. Ambrosetti A, Zanotti R, Pattaro C, et al. Most cases of primary salivary mucosa-associated lymphoid tissue lymphoma are associated either with Sjögren syndrome or hepatitis C virus infection. *Br J Haematol* 2004;126:43-49.
5. Cheung MM, Chan TK, Wong KF. Natural killer cell neoplasms: a distinctive group of highly aggressive lymphomas/leukemias. *Semin Hematol* 2003;40:221-232.
6. Ferreri Al, Guidoboni M, Ponzoni M, et al. Evidence for an association between Chlamydia psittaci and ocular adnexal lymphomas. *J Natl Cancer Inst* 2004;96:586-594.
7. MacDermed D, Thurber L, George TI, et al. Extranodal nonorbital indolent lymphomas of the head and neck: relationship between tumor control and radiotherapy *Int J Radiat Oncol Biol Phys* 2004;59:788-795.

8. Hon C, Kwok AK, Shek TW, et al. Vision-threatening complications of nasal T/NK lymphoma. *Am J Ophthalmol* 2002;134:406-410.
9. The Non-Hodgkin's Lymphoma Classification Project: National Cancer Institute sponsored study of classifications of non-Hodgkin's lymphomas. Summary and description of a working formulation for classical usage. *Cancer* 1982;49:2112-2135.
10. Harris NL, Jaffe ES, Diebold J, et al. World Health Organization classification of neoplastic diseases of the hematopoietic and lymphoid tissues: report of the Clinical Advisory Committee meeting-Airlie House, Virginia, November 1997. *J Clin Oncol* 1999;17:3835-3849.
11. Hart S, Horsman JM, Radstone CR, et al. Localised extranodal lymphoma of the head and neck: the Sheffield Lymphoma Group experience (1971-2000). *Clin Oncol (R Coll Radiol)* 2004;16:186-192.
12. Widder S, Pasieka JL. Primary thyroid lymphomas. *Curr Treat Options Oncol* 2004;5:307-313.
13. Weber AL, Rahemtullah A, Ferry JA. Hodgkin and non-Hodgkin lymphoma of the head and neck: clinical, pathologic, and imaging evaluation. *Neuroimaging Clin North Am* 2003;13:371-392.
14. Dabaja BS, Ha CS, Wilder RB, et al. Importance of esophagogastroduodenoscopy in the evaluation of non-gastrointestinal mucosa-associated lymphoid tissue lymphoma. *Cancer J* 2003;9:321-324.
15. Jacobs C, Weiss L, Hoppe RT. The management of extranodal head and neck lymphomas. *Arch Otolaryngol Head Neck Surg* 1986;112:654-658.
16. The International Non-Hodgkin's Lymphoma Prognostic Factors Project. A predictive model for aggressive non-Hodgkin's lymphoma. *N Engl J Med* 1993;329:987-994.
17. Solal-Celigny P, Roy P, Colombat P, et al. Follicular lymphoma international prognostic index. *Blood* 2004;104:1258-1265.
18. Alizadeh AA, Ross DT, Perou CM, et al. Towards a novel classification of human malignancies based on gene expression patterns. *J Pathol* 2001;195:41-52.
19. Mac Manus MP, Hoppe RT. Is radiotherapy curative for stage I and II low-grade follicular lymphoma? Results of a long-term follow-up study of patients treated at Stanford University. *J Clin Oncol* 1996;14:1282-1290.
20. Advani R, Rosenberg SA, Homing SJ. Stage I and II follicular non-Hodgkin's lymphoma: long-term follow-up of no initial therapy. *J Clin Oncol* 2004;22:1454-1459.
21. Maloney DG. Rituximab for follicular lymphoma. *Curr Hematol Rep* 2003;2:13-22.
22. Hainsworth JD. Prolonging remission with rituximab maintenance therapy. *Semin Oncol* 2004;31:17-21.
23. Ghielmini M, Schmitz SF, Cogliatti SB, et al. Prolonged treatment with rituximab in patients with follicular lymphoma significantly increases event-free survival and response duration compared with the standard weekly x 4 schedule. *Blood* 2004;103:4416-4423.
24. Davis TA, Grillo-Lopez AI, White CA, et al. Rituximab anti-CD20 monoclonal antibody therapy in non-Hodgkin's lymphoma: safety and efficacy of re-treatment. *J Clin Oncol* 2000;18:3135-3143.
25. Marcus R, Imrie K, Belch A, et al. An international multi-centre, randomized, open-label, phase III trial comparing Rituximab added to CVP chemotherapy to CVP chemotherapy alone in untreated stage III/IV follicular non-Hodgkin's lymphoma. *Blood* 2003;102:28a.
26. Hiddemann W, Dreyling MH, Forstpointner R, et al. Combined immuno-chemotherapy (R-CHOP) significantly improves time to treatment failure in first line therapy of follicular lymphoma-results of a prospective randomized trial of the German Low Grade Lymphoma Study Group (GLSG). *Blood* 2003;102:104a.
27. Kaminski MS, Zelenetz AD, Press OW, et al. Pivotal study of iodine I 131 tositumomab for chemotherapy-refractory low-grade or transformed low-grade B-cell non-Hodgkin's lymphomas. *J Clin Oncol* 2001;19:3918-3928.
28. Witzig TE. Efficacy and safety of 90Y ibritumomab tiuxetan (Zevalin) radioimmunotherapy for non-Hodgkin's lymphoma. *Semin Oncol* 2003;30:11-16.
29. Witzig TE, Gordon LI, Cabanillas F, et al. Randomized controlled trial of yttrium-90-labeled ibritumomab tiuxetan radioimmunotherapy versus rituximab immunotherapy for patients with relapsed or refractory low-grade, follicular, or transformed b-cell non-Hodgkin's lymphoma. *J Clin Oncol* 2002;20:2453-2463.
30. Miller TP, Dahlberg S, Cassady JR, et al. Chemotherapy alone compared with chemotherapy plus radiotherapy for localized intermediate- and high-grade non-Hodgkin's lymphoma. *N Engl J Med* 1998;339:21-26.
31. Fisher RI. Current therapeutic paradigm for the treatment of non-Hodgkin's lymphoma. Semin Oncol 2000;27:2-8.
32. Coiffier B, Lepage E, Brière J, et al. CHOP chemotherapy plus Rituximab compared with CHOP alone in elderly patients with diffuse large-B-cell lymphoma. *N Engl J Med* 2002;346:235-242.
33. Pfreundschuh MG, Trümper D, Ma A, et al. Randomized intergroup trial of first line treatment for patients <=60 years with diffuse large B-cell non-Hodgkin's lymphoma (DLBCL) with a CHOP-like regimen with or without the anti-CD20 antibody rituximab-early stopping after the first interim analysis. *Proc Am Soc Clin Oncol* 2004;22:558S.
34. Hagemeister FB. Treatment of relapsed aggressive lymphomas: regimens with and without high-dose therapy and stem cell rescue. *Cancer Chemother Pharmacol* 2002;49:S13-20.
35. Thomas DA, O'Brien S, Cortes J et al. Outcome with the hyper-CVAD regimens in lymphoblastic lymphoma. *Blood* 2004;104:1624-1630.
36. DiBiase SJ, Grigsby PW, Guo C, et al. Outcome analysis for stage IE and IIE thyroid lymphoma. *Am J Clin Oncol* 2004;27:178-184.
37. Ha CS, Shadle KM, Medeiros LJ, et al. Localized non-Hodgkin lymphoma involving the thyroid gland. *Cancer* 2001;91:629-635.
38. Lee JL, Kim MK, Lee KH, et al. Extranodal marginal zone B-cell lymphomas of mucosa-associated lymphoid tissue-type of the orbit and ocular adnexa. *Ann Hematol* 2005;1:13-18.
39. Sullivan TJ, Grimes D, Bunce I. Monoclonal antibody treatment of orbital lymphoma. *Ophthalmol Plast Reconstr Surg* 2004;20:103-106.
40. Dale DC. Colony-stimulating factors for the management of neutropenia in cancer patients. *Drugs* 2002;62:1-15.

CAPÍTULO 44
Diagnóstico e Tratamento dos Transtornos da Tireóide e Paratireóide

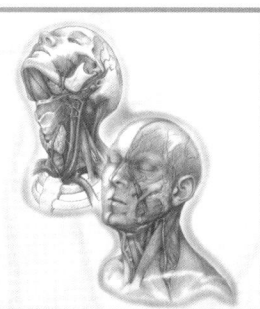

Cristian M. Slough ■ Henning Dralle ■ Andreas Machens ■ Gregory W. Randolph

A cirurgia da tireóide e da paratireóide tem evoluído desde a época de Kocher, o pai da moderna cirurgia da tireóide, e representa agora uma das operações mais comuns de cabeça e pescoço. Conhecimento profundo da anatomia da base do pescoço, atenção ao detalhe cirúrgico e fluência na endocrinologia relacionada são correlatos importantes da cirurgia bem-sucedida da tireóide e da paratireóide.

GLÂNDULA TIREÓIDE

Anatomia e Embriologia

A glândula tireóide se origina a partir da faringe primitiva e da crista neural. Um divertículo endodérmico do assoalho da faringe primitiva forma os elementos foliculares do tecido da tireóide durante a segunda e terceira semanas da vida fetal. Esse divertículo divide-se à medida que segue o desenvolvimento do coração caudalmente. A porção proximal retrocede e desaparece deixando o forame cego, enquanto o segmento caudal se desenvolve em uma estrutura bilobulada à medida que desce para o pescoço. Como conseqüência dessa migração para o pescoço, o trajeto do ducto tireoglosso é formado.

Tecidos da crista neural e da quarta e quinta bolsas branquiais levam à formação do complexo faríngeo caudal, o qual inclui os corpos ultimobranquiais, tireóide lateral, e as glândulas paratireóides superiores (GPS). Os corpos ultimobranquiais dão origem às células parafoliculares (células C) da tireóide, que secretam a calcitonina.

O corpo principal da glândula tireóide se funde com os corpos ultimobranquiais, à medida que desce para sua posição final no pescoço. Dessa fusão resulta estarem as células parafoliculares restritas a uma zona no interior dos terços médio a superior dos lobos da tireóide, deixando os pólos inferiores e o istmo desprovidos dessas células. Portanto, carcinomas medulares da tireóide (CMT) comumente emergem no terço superior e médio dos lobos da tireóide.

Desenvolvimento Anômalo da Tireóide

A anomalia mais comum do desenvolvimento da tireóide é a persistência do ducto tireoglosso, onde o tecido tireóideo pode diferenciar-se em qualquer ponto ao longo de sua extensão. O lobo piramidal, presente em 30% dos pacientes, é um remanescente do ducto caudal. Cistos tireoglossos são formados quando o epitélio do ducto tireoglosso falha em degradar-se.

A falha da migração pode resultar em tecido tireoidiano ectópico sendo encontrado em qualquer ponto ao longo de seu curso, da base da língua até o pescoço e mais para baixo até o mediastino, através de migração em excesso associada à descida do coração. O mesmo processo patológico encontrado em uma tireóide normal pode aparecer nos tecidos tireoidianos ectópicos, incluindo o câncer.

Tireóide Lingual

A interrupção completa da descida da tireóide com a presença resultante de tecido da tireóide em desenvolvimento, na base da língua, é denominado uma tireóide lingual. Histologicamente, o tecido lembra o tecido da tireóide normal, porém a infiltração no músculo esquelético adjacente pode mimetizar o carcinoma invasivo. A tireóide lingual freqüentemente é o único tecido da tireóide funcionante nesses pacientes. Com o tempo, a maior parte dos pacientes com tireóide lingual torna-se hipotireoidiana.

Tecido Tireóideo Lateral

Ainda existe pequena controvérsia se o tecido aberrante lateral na verdade representa tecido da tireóide normal ou carcinoma metastático da tireóide. O tecido tireoidiano aberrante benigno no interior do músculo e da gordura pode não ser surpreendente à luz da íntima relação da glândula tireóide com estruturas mesodérmicas. Entretanto, a maior parte dos autores considera o tecido tireóideo encontrado no pescoço lateral como câncer da tireóide e irá tratá-lo de acordo, com ressecção do tecido lateral e tireoidectomia. A maioria dos pesquisadores acredita que qualquer tecido tireoidiano significativo no interior de nodos laterais à veia jugular é consistente com carcinoma da tireóide metastático. A maior parte acredita que folículos tireoidianos normais podem ocorrer como um resto embriológico, se contidos no interior da cápsula dos linfonodos localizados medialmente, porém existe controvérsia (1,2).

Outros Locais Tireóideos Ectópicos

Tecido tireóideo ectópico tem sido encontrado em uma variedade de locais, que vão desde o coração e a vesícula biliar até os ovários.

Cistos do Ducto Tireoglosso

A persistência da formação do ducto tireoglosso com cisto (DTGC) é a anomalia cervical congênita mais comum. Histologicamente, o cisto pode ser revestido por epitélio escamoso estratificado ou colunar e ocorrer em qualquer ponto da base da língua até o mediastino superior. A apresentação clínica mais comum de um DTGC é uma massa cística de 1 a 4 cm na linha média, abaixo do osso hióide, em uma criança, que se move à deglutição. Entretanto, uma proporção emerge acima do hióide, no assoalho da boca ou base da língua; até 20% dos cistos são observados como ligeiramente fora da linha média, com uma predileção para a esquerda; e uma proporção de cistos pode não se tornar clinicamente evidente até a idade adulta (3). O diagnóstico diferencial para um cisto do ducto tireoglosso deve incluir nodos submentonianos, cistos dermóides, carcinoma tireóideo metastático, nódulo do lobo piramidal, cistos da fissura branquial, lipomas e cistos sebáceos, porém com freqüência o diagnóstico definitivo é feito apenas após a remoção cirúrgica.

O objetivo dos métodos de imagem nos pacientes com cistos do ducto tireoglosso é avaliar a natureza da lesão e determinar se esta representa o único tecido funcional do paciente. Embora a palpação de uma glândula normal possa ser utilizada nos adultos, isto é mais difícil na criança e requer imagem pré-operatória. O ultra-som pode ser utilizado para delinear a massa cística, assim como identificar uma glândula tireóide ortotópica normal, previamente à excisão.

Um estudo recente revisou o papel da tomografia computadorizada (TC) e da imagem de ressonância magnética (RM) para o DTGC nos adultos. Foi relatada uma incidência de carcinoma no cisto do ducto tireoglosso de 1% na população adulta (4). Também foi encontrada nos casos de carcinoma uma prevalência mais elevada de elementos sólidos de tecido mole, e calcificação era visível na TC, sendo a calcificação o único marcador mais específico para o carcinoma. A estreita associação do cisto com o osso hióide pode ser útil na confirmação do diagnóstico de DTGC. Por essas razões, nós recomendamos a utilização da varredura por TC em todos os pacientes adultos apresentando-se com um DTGC antes do tratamento definitivo.

O tratamento de escolha é a excisão cirúrgica via procedimento de Sistrunk, com indicações específicas incluindo cosmética, infecção recorrente ou formação de fístula. Uma proporção de pacientes pode queixar-se de disfagia, dispnéia ou dor. Qualquer infecção do cisto deve ser tratada antes da excisão cirúrgica, para assegurar maior sucesso cirúrgico.

Os elementos-chave do procedimento de Sistrunk, descrito primeiramente em 1920 (5), são a remoção da porção central do osso hióide e a excisão de qualquer ducto tireoglosso proximal. Um estudo da Clínica Mayo (6) mostrou um índice de recorrência de 4% quando essas técnicas foram adotadas, comparado com um índice de recorrência de 50% quando elas não o foram. Sistrunk enfatizou que, pela natureza delicada e facilmente ruptível do ducto, o esvaziamento proximal deve incluir um núcleo de tecido de 5 a 10 mm em torno do ducto, para evitar retração da estrutura para o tecido mole da base da língua, com recorrência subseqüente (5). Embora o esvaziamento cuidadoso seja requerido e possa incluir uma pequena secção de submucosa da base da língua, a entrada para a orofaringe é desnecessária (7).

O procedimento envolve uma incisão horizontal linear curva feita ao longo das pregas da pele, ao nível do cisto, através da pele e do platisma. Um retalho sub-platismal é então elevado superior e inferiormente para expor os músculos em tira, os quais são subseqüentemente separados na linha média e retraídos lateralmente para revelar o cisto. Para evitar a ruptura do cisto, as porções mediais destes músculos podem ser incorporadas na sua dissecção. Uma vez que o cisto esteja distalmente liberado, ele é dissecado proximalmente, para incluir 10 a 15 mm da porção média do osso hióide, junto com qualquer trato proximal acima dele. Após o cisto ser excisado, os músculos em tira e o platisma são aproximados respectivamente, com sutura absorvível, e o ferimento é fechado.

Índices mais elevados de recorrência têm sido atribuídos à idade jovem do paciente e à ruptura do cisto no momento da operação, tornando a dissecção mais difícil.

A revisão meticulosa dos registros operatórios prévios do paciente, com atenção particular ao tratamento do osso hióide e do tecido proximal, e a avaliação do relato da patologia são imperativos, quando se trabalha com revisão de casos. Uma abordagem de ressecção ampla, com excisão ou excisão ampliada do osso hióide e um núcleo de tecido levando até a base da língua, deve ser adotada para assegurar o sucesso cirúrgico. A imagem pré-operatória pode ser particularmente útil nestes pacientes, para o planejamento cirúrgico.

Carcinoma do Cisto do Ducto Tireoglosso

A incidência de carcinoma do cisto do ducto tireoglosso (CCDTG) é estimada em aproximadamente 1% de todos os DTGC, com carcinoma da tireóide papilar (CPT) compreendendo a maioria dos casos. Outras variantes incluem papilar folicular misto, carcinoma de célula escamosa, e carcinoma das células de Hürthle (8). O CCDTG pode ser difícil de distinguir de um DTGC benigno, pré-operatoriamente. O CCDTG deve ser distinguido de uma metástase cística da linha média de um processo tireoidiano primário, embora tal distinção não seja sempre possível. Interessantemente, o CMT não tem sido encontrado em quaisquer cistos de ducto tireoglosso, mais provavelmente pela origem do CMT nas células C, que não ocorrem nos elementos tireoidianos da linha média. Uma série da Clínica Mayo mostrou que 33% dos pacientes com CCDTG possuem uma massa maligna intratireóidea concorrente (9). Por essa razão um ultra-som da tireóide pode ser útil para rastreamento de primários ocultos na glândula.

Um procedimento de Sistrunk isolado, quando um pequeno câncer papilar não-invasivo é encontrado em um espécime do ducto tireoglosso sem anormalidades tireoidianas demonstradas, seja na palpação ou na avaliação de ultra-som, tem sido considerado efetivo na maioria dos casos. Nós reservamos a tireoidectomia para pacientes com anormalidades da tireóide demonstradas na palpação, avaliação por ultra-som e para casos de carcinomas papilares do ducto tireoglosso grandes ou invasivos ou nos casos de metástases nodais do cisto da linha média.

Lesões Benignas

Tireoidite

A tireoidite compreende um grupo diverso de transtornos que estão entre as anormalidades endócrinas mais comuns encontradas na prática clínica. Esses transtornos variam de uma tireoidite linfocítica crônica extremamente comum (tireoidite de Hashimoto) até uma tireoidite fibrosa invasiva extremamente rara (tireoidite de Riedel). Suas apresentações clínicas são diversas, portanto um diagnóstico preciso é imperativo através de uma abordagem racional que inclua anamnese, exame físico, exames de laboratório, imageamento por radionuclídeos ou ultra-som, e punção de aspiração com agulha fina (PAAF).

Tireoidite Linfocítica Crônica (Tireoidite de Hashimoto)

A tireoidite linfocítica crônica é caracterizada por altas titulagens de anticorpos circulantes para a peroxidase tireoidiana e a tireoglobulina (Tg). Linfócitos se infiltram na glândula tireóide, o que, finalmente, resulta em dano da célula epitelial. Esse dano da célula tireoidiana imunologicamente mediado é responsável pelo aumento variável e falha da glândula tireóide. Altas titulagens de anticorpos dirigidos contra a Tg e peroxidase tireoidiana (anteriormente denominado antígeno microssomal) estão presentes nos pacientes com tireoidite de Hashimoto, e são os anticorpos da peroxidase tireoidiana que mostram a correlação mais elevada com a disfunção clínica (10). Outros anticorpos com freqüência são notavelmente anticorpos receptores do hormônio estimulador da tireóide (TSH). Esses anticorpos bloqueiam a ligação do TSH, porém não estimulam a função da célula tireoidiana, resultando no hipotireoidismo com ausência de destruição significativa da glândula tireóide (7).

Patologicamente, existe infiltração linfocítica do tecido da tireóide, com formação de centros germinativos. As células foliculares sofrem metaplasia em células eosinofílicas maiores conhecidas como células de Hürthle, ou Askenazy, as quais estão repletas de mitocôndrias. Essas células exibem alta atividade metabólica, porém hormonogênese ineficaz. Existe fibrose progressiva, a qual pode ser extensa. A quantidade de tecido parenquimatoso deixado na tireóide é variável, porque o envolvimento patológico varia de regiões focais a um lobo inteiro, até a glândula inteira.

Manifestações Clínicas. A tireoidite linfocítica crônica mais comumente se apresenta como um bócio assintomático incidental em uma mulher de meia-idade, porém pode ocorrer em qualquer idade. Embora a tireoidite linfocítica crônica seja a etiologia mais comum para o hipotireoidismo, seus sintomas sistêmicos estão somente presentes em até 20% dos pacientes no momento do diagnóstico (11).

Geralmente, um bócio simétrico "emborrachado", endurado, é encontrado no exame físico, com um lobo piramidal frequentemente palpável e aumento ocasional dos linfonodos regionais. A tireoidite linfocítica crônica é diagnosticada pela confirmação da presença seja de anticorpos antitireóideos para a peroxidase tireoidiana (90% dos casos) seja para a Tg (20% a 50%) (2). Nos exames de imagem, os pacientes irão ter uma varredura por isótopos tireoidianos desigual e a varredura por ultra-som revela hipoecogenicidade e heterogeneidade acentuadas.

Manejo clínico. Todos os nódulos maiores do que 1 cm no interior de uma glândula de Hashimoto devem ser avaliados com uma biopsia por PAAF para excluir malignidade. O desenvolvimento de massa progressiva, em uma glândula de Hashimoto deve ser prontamente avaliado para excluir linfoma. A pedra fundamental do tratamento consiste na reposição do hormônio tireoidiano para o hipotireoidismo. A reavaliação de concentrações séricas do TSH não deve ser realizada por, no mínimo, 4 a 6 semanas após o início ou a modificação na dose do hormônio tireoidiano, por causa da longa meia-vida da tiroxina; o platô estável de concentração do hormônio não é alcançado até que se atinjam 4 a 6 semanas.

A terapia supressiva com hormônio tireoidiano diminuindo o TSH sérico até níveis subnormais pode ser utilizada na tentativa de diminuir o tamanho de um bócio. Entretanto, pacientes em terapia de supressão devem ser reavaliados periodicamente e a dose deve ser reduzida ou descontinuada, se a redução significativa do bócio não for alcançada, porque a super-reposição da tiroxina pode resultar em osteoporose e causar disfunção cardíaca (12).

Tireoidite de Riedel

A tireoidite de Riedel (estruma de Riedel ou tireoidite fibrosa) é um transtorno raro, de etiologia desconhecida, caracterizado por fibrose extensiva da glândula tireóide, afetando predominantemente mulheres entre as idades de 30 a 60 anos (razão homem para mulher, 3,5:1). Um bócio indolor em uma paciente eutireróidea com bócio extremamente duro ao exame físico é a apresentação mais comum. A invasão e a fixação das estruturas adjacentes são características; essa fibrose é progressiva e pode eventualmente causar compressão das estruturas adjacentes, particularmente a traquéia e o esôfago. A tireoidite de Riedel com freqüência está associada a outras síndromes de esclerose focal, tais como fibrose retroperitoneal, mediastinal e retroorbitária e colangite esclerosante (13). A biopsia é necessária para excluir carcinoma. Infelizmente, a biopsia de aspiração com agulha fina com freqüência é indeterminada. A fibrose extensiva da glândula e de estruturas circunvizinhas torna a ressecção completa impossível, de forma que a pedra fundamental do tratamento é a ressecção cirúrgica para aliviar os sintomas compressivos, especialmente sobre o istmo, para aliviar a compressão traqueal. A terapia de supressão do hormônio tireoidiano é ineficaz, de forma que a reposição do hormônio tireóideo está indicada apenas se o hipotireoidismo estiver presente. Terapias médicas podem incluir esteróides, tamoxifeno, metotrexato e raloxifeno.

Adenomas

Um adenoma pode ser definido como uma lesão bem circunscrita, derivada do folículo e confinada à sua cápsula, porém diferente do parênquima tireoidiano circunjacente. Também por definição os adenomas não irão exibir invasão capsular ou vascular.

Adenoma Folicular

Adenomas foliculares são lesões bem circunscritas, encapsuladas, tipicamente consideradas como sendo de crescimento clonal, geralmente medindo 1 a 4 cm de diâmetro. Microscopicamente, diversos padrões podem ser vistos, incluindo trabecular, folicular, microfolicular e sólido. Esses padrões podem ser acompanhados por modificações degenerativas, tais como hemorragia, calcificação e fibrose.

Adenoma da Célula de Hürthle

Como os adenomas foliculares, estes são tumores circunscritos e encapsulados, sendo homogêneos e acastanhados, na secção de corte. Microscopicamente, eles podem mostrar quaisquer dos padrões vistos nos adenomas foliculares. A microscopia eletrônica irá confirmar que as células são ricas em mitocôndrias.

Adenoma Trabecular Hialinizante

Embora similar a outros tipos de adenomas, as células estão arranjadas em um padrão trabecular, com pouca formação de folículo. Os núcleos destes adenomas dividem muitas características com os carcinomas papilares, levando alguns a levantarem a hipótese de que eles façam parte da família das neoplasias papilares.

Bócio Nodular (Adenomatoso)

Nos bócios adenomatosos nodulares, a glândula está difusamente aumentada e com extensa nodularidade vermelho-acastanhada na superfície de corte. Microscopicamente, existem nódulos coalescentes de diferentes tamanhos, alguns dos quais são hiperplásicos ou dilatados com colóide denso.

Bócios

A cirurgia dos bócios cervicais e subesternais (BSE) é desafiadora. Nós acreditamos que todos os pacientes requerem TC (com ou sem contraste, dependendo dos testes da função tireoidiana do paciente), para a compreensão exata pré-operatoriamente, da anatomia do bócio e sua relação para as vísceras centrais, além dos grandes vasos do tórax superior. A presença de BSE representa em nossa prática uma indicação cirúrgica. Estudos radiográficos pré-operatórios exatos são essenciais para o planejamento pré-operatório. Nós temos proposto o seguinte sistema de classificação para o BSE (Tabela 44.1).

TABELA 44.1
CLASSIFICAÇÃO DO BÓCIO SUBESTERNAL

Tipo	Localização	Anatomia	Prevalência
I Transcervical (esternotomia; se o bócio é intratorácico, diâmetro > diâmetro interno torácico)	Mediastino anterior	Anterior aos grandes vasos, traquéia, NLR	85%
II Como acima. Também considerar esternotomia ou toracotomia óstero-lateral direita, se do tipo IIB	Mediastino posterior	Posterior aos grandes vasos, traquéia, NLR	15%
IIA	Extensão ipsolateral		
IIB	Extensão contralateral		
B1	Extensão posterior tanto para a traquéia como o esôfago		
B2	Extensão entre a traquéia e o esôfago		
III Transcervical ou esternotomia	Bócio mediastínico isolado	Sem conexão para a glândula ortotópica; pode ter suprimento de sangue mediastínico	< 1%

NLR, nervo laríngeo recorrente.
Reproduzido de Randolph G. *Surgery of the thyroid and parathyroid glands*. Philadelphia: WB Saunders, 2003, com permissão.

Lesões Malignas

Carcinoma Papilífero

A aparência grosseira do CPT tipicamente revela uma massa de tamanho variável, com margens mal definidas, consistência firme, coloração esbranquiçada e uma superfície de corte granular. Histologicamente, eles formam papilas e apresentam alterações nucleares diagnósticas bem conhecidas. Os aspectos nucleares incluem irregularidades sutis no contorno e tamanho nucleares, sulcos nucleares profundos e pseudo-inclusões resultantes de invaginações citoplasmáticas. Essas características dos aspectos nucleares permitem que um diagnóstico do CPT seja feito facilmente do esfregaço citológico obtido pela biopsia de PAAF. Microscopicamente, corpos psamomatosos também podem ser vistos. Estes são estruturas microscópicas de camadas calcificadas, concêntricas, de origem desconhecida, os quais estão associados a até 50% dos pacientes com CPT.

A maior parte das células de câncer papilífero da tireóide retém sua capacidade para concentrar iodo (14), produzir e secretar Tg, ocasionalmente produzir hormônio tireoidiano (15) e com freqüência expressar receptores de tireotropina (TSH) nas suas superfícies (16).

Existem diversas variantes histológicas do CPT, incluindo microcarcinoma papilífero da tireóide, variante folicular, variante encapsulada, variante esclerosante difusa, variante de célula oxifílica e duas variantes mais agressivas – a variante de célula alta e a variante de célula colunar.

Um aspecto do CPT é sua tendência para envolvimento multicêntrico da tireóide, seja como resultado da disseminação intratireoidiana nos vasos linfáticos ou da transformação multicêntrica verdadeira do epitélio folicular.

A extensão extratireoidiana é comum, com a maior parte dos locais comumente envolvidos sendo músculos, nervo laríngeo recorrente (NLR) e traquéia (17,18).

O CPT tem sido demonstrado com envolvimento de linfonodos na apresentação em 30% dos casos. Esse número aumenta, excedendo 70% de envolvimento, quando uma dissecção nodal mais extensa é empiricamente realizada (17,18). Metástases a distância ocorrem menos freqüentemente no CPT do que com outras formas de carcinoma da tireóide diferenciados, ocorrendo apenas em 1% a 25% dos pacientes com CPT durante sua doença, e em apenas 1% a 7% dos pacientes com CPT no momento do diagnóstico (18).

Fatores Predisponentes

A exposição prévia à radiação ionizante, particularmente para a região da cabeça e pescoço durante a infância, é o fator de risco mais firmemente estabelecido para o desenvolvimento do câncer da tireóide, particularmente na criança na qual a glândula tireóide parece particularmente vulnerável para os efeitos carcinogênicos da radiação ionizante (22). Apenas 4% a 10% dos pacientes que se apresentam com CPT possuem uma história de irradiação de cabeça ou pescoço (19,20).

Diversas síndromes envolvendo o CPT familiar já foram descritas. A síndrome de Cowden é caracterizada por hamartomas múltiplos, tumores de mama e tumores da tireóide papilíferos e foliculares. Curiosamente, índices de 5% a 10% de pacientes com CPT têm sido descritos como possuindo uma história familiar de câncer da tireóide (21).

Apresentação Clínica

O CPT mais comumente se apresenta em mulheres jovens com uma massa palpável do pescoço, seja na tireóide seja um linfonodo cervical palpável (22). No momento da apresentação, aproximadamente um terço dos pacientes possui linfadenopatia clinicamente evidente (22).

Carcinoma Folicular

O carcinoma folicular de tireóide (CFT) representa 13% dos casos de carcinoma da tireóide, com aproximadamente 700 casos anualmente nos Estados Unidos. O CFT é considerado a forma mais agressiva de câncer da tireóide bem diferenciada comparada com o CPT mais indolente. A sobrevida de 10 anos dos pacientes com CFT é aproximadamente de 60% comparada com os 96% de sobrevida de 10 anos dos pacientes com CPT.

Grosseiramente, os CTF são tumores solitários que variam no tamanho e possuem uma superfície de corte bronzeada com uma cápsula fibrosa espessa. Microscopicamente, os CTF são mais hipercelulares do que os adenomas foliculares. É a presença de invasão capsular e/ou vascular que diferencia essas lesões dos adenomas benignos. Infelizmente, por causa de não haver aspectos característicos citológicos para o CFT, um diagnóstico definitivo na secção congelada é difícil e impossível na PAAF. A disseminação hematogênica resultando em metástases é mais comum no CTF do que no CPT.

Existem duas variedades principais de CFT: minimamente invasiva e amplamente invasiva. À medida que o tamanho de um adenoma microfolicular aumenta também aumenta o risco de transgressão capsular.

Fatores Predisponentes

Embora a exposição à radiação tenha sido mais estreitamente associada à ocorrência de CPT, ela também tem sido mostrada no CTF. Uma incidência aumentada da CTF tem sido relatada após o acidente nuclear de Chernobyl, embora a maioria desses cânceres de tireóide induzidos por radiação seja papilar (23,24). O TSH elevado nas áreas endêmicas de bócio também tem sido associado ao desenvolvimento de CTF.

Apresentação Clínica

O CTF mais comumente se apresenta como um nódulo solitário ou uma massa no pescoço. Em 10% a 15% dos casos, metástase a distância está presente no momento do diagnóstico (25,26). Metástases nodais de CTF verdadeiros são muito menos comuns do que para os CPT (25).

Carcinoma da Célula de Hürthle

O carcinoma da célula de Hürthle (CCH) é tradicionalmente considerado um subtipo do CTF caracterizado patologicamente pela presença de oncócitos ricos em mitocôndrias ou células de Hürthle. O CCH contribui para 15% dos CTF, representando pouco mais de 2% dos carcinomas da tireóide (27). A história natural e o manejo ideal do CCH são difíceis de elucidar por sua raridade e variabilidade clínica.

Grosseiramente os CCH são marrons na sua superfície de corte, pelo conteúdo rico em mitocôndrias das células de Hürthle. Microscopicamente, as células são foliculares, poligonais grandes, contendo citoplasma eosinofílico denso e possuindo marcado pleomorfismo nuclear. Similarmente ao CTF, é a presença de invasão capsular e/ou vascular que distingue este tumor de seu oponente benigno. Conseqüentemente, como no CTF, é impossível excluir o carcinoma seja na PAAF ou na secção congelada.

Apresentação Clínica

Como ocorre com o CTF, a maior parte dos pacientes se apresenta com uma massa da tireóide ou um nódulo. Aproximadamente 35% dos pacientes desenvolvem metástases a distância em algum momento durante sua doença. Também tem sido mostrado um índice mais elevado de metástase de linfonodo (6% a 9%) quando comparado com o CTF (25). Um subgrupo do CCH pode geneticamente sobrepor o CPT e estar associado a metástases nodais.

Carcinoma Anaplásico

Os carcinomas anaplásicos da tireóide (CAT) contribuem para menos do que 5% de todas as malignidades da tireóide. Esses carcinomas altamente agressivos e quase invariavelmente fatais possuem uma média de sobrevida após o diagnóstico de 3 a 6 meses. O CAT predominantemente ocorre nos indivíduos idosos, com um pico de incidência na sétima década (28). Metástases a distância são comuns e ocorrem com mais freqüência para o pulmão; entretanto, pode ocorrer a disseminação para outros locais orgânicos, incluindo osso, cérebro e intestino.

Grosseiramente, os CAT são com freqüência grandes massas infiltrativas volumosas branco-acinzentadas e fibrosas com áreas de necrose focal e hemorragia. Eles, com freqüência, se estendem diretamente para a traquéia e o tecido mole adjacentes. Microscopicamente, os CAT podem ser extensivelmente variáveis com muitos tipos de células identificados. As mais comuns são a célula fuso, a célula gigante, pleomórfica, fibrosa maligna, histocítica e célula escamosa. Os núcleos mostram pleomorfismo marcado e mitoses espaçosas. A necrose freqüentemente está presente e pode ser extensiva.

Apresentação Clínica

A apresentação mais comum do CAT é uma massa rapidamente expansiva do pescoço ou a mudança súbita no tamanho do bócio preexistente. Entretanto, existem muitos outros sintomas dos CAT como disfagia, rouquidão, dispnéia, tosse e dor. Os pacientes também podem possuir uma síndrome de Horner secundária à invasão da cadeia simpática.

O exame físico com freqüência revela uma massa grande, firme, irregular, que está fixada às estruturas circunvizinhas, com linfadenopatia cervical associada. Em virtude do alto grau da lesão, a invasão laríngea recorrente com subseqüente paralisia da prega vocal é comum; assim, o exame da laringe é imperativo. Os pacientes podem mesmo ter dispnéia ou estridor secundários às pregas vocais paralisadas bilateralmente.

Linfoma

O linfoma raramente se apresenta no interior da glândula tireóide e contribui apenas para 5% das malignidades tireóideas (29). O linfoma da tireóide possui uma média de idade no diagnóstico de 60 a 65 anos, com uma incidência aumentada nas mulheres (25). O linfoma mais comum da tireóide é o linfoma de grau baixo-intermediário não-Hodgkin derivado das células B. O risco de desenvolvimento de linfoma na tireóide é aumentado com a tireoidite linfocítica crônica.

Na superfície de corte, os linfomas são multinodulares, com uma superfície pálida queimada a branca, com freqüência com áreas de hemorragia local e necrose. Microscopicamente, existem lesões linfoepiteliais características formadas pela aniquilação das células linfóides contra o parênquima da tireóide. A tireoidite linfocítica crônica concorrente com freqüência está presente.

Apresentação Clínica

A apresentação típica de um linfoma da tireóide é uma massa tireóidea rapidamente expansiva, fixada e comprimindo as estruturas circunvizinhas do pescoço no ambiente de um bócio de longa duração ou tireoidite de Hashimoto. Como no CAT, os pacientes podem relatar também uma multiplicidade de outros sintomas, incluindo edema do pescoço, sensibilidade, rouquidão, disfagia, pressão no pescoço, ou paralisia das pregas vocais (29). À medida que a doença progride, os pacientes também podem desenvolver edema facial ou uma síndrome de Horner.

Avaliação do Nódulo Tireóideo

Abordagem Diagnóstica Inicial

A nodularidade da glândula tireóide é comum, e nódulos palpáveis são encontrados com mais freqüência nas mulheres do que nos homens. O foco principal da avaliação inicial é excluir a malignidade (Tabela 44.2).

Como um passo diagnóstico básico, todos os pacientes com nodularidade da tireóide devem ter sua função tireóidea avaliada com um grupo de testes funcionais, particularmente TSH. O ultra-som se tornou o padrão-ouro para a avaliação de um nódulo tireóideo não apenas para clarificar a anatomia, mas também para obter um resultado de PAAF exato.

Laringoscopia Pré-Operatória

O exame laríngeo pré-operatório e pós-operatório capacita o cirurgião e é essencial em todos os casos por

---

TABELA 44.2 DIAGNÓSTICO
NÓDULOS DA TIREÓIDEA

História	• Comumente presente como um achado incidental no exame físico de rotina ou imagens cervicais
	• Geralmente assintomático, porém pode estar associado a disfagia, alteração da voz, dispnéia, ou comprometimento da via aérea
	• Pacientes tipicamente eutireóideos, porém podem ter sintomas hipotireóideos ou hipertireóideos
Exame físico	• Com freqüência um nódulo palpável
	• Avaliação da mobilidade da prega vocal
Avaliação de laboratório	• Testes de função da tireóide
Avaliação radiográfica	• US da tireóide
	• Varredura por TC do pescoço sem contraste, se necessária, para delinear linfadenopatia
	• TC do tórax, se componente subesternal
Avaliação citológica	• Biopsia por aspiração com agulha fina de todos os nódulos > 1 cm

TC, tomografia computadorizada, US (USS), ultra-sonografia.

múltiplas razões. A avaliação sintomática da paralisia da prega vocal é inexata; até 40% dos pacientes com paralisia unilateral são assintomáticos (30-32). A identificação da paralisia da prega vocal pré-operatória é importante no evento de lesão do nervo contralateral com subseqüente paralisia da prega bilateral.

O manejo apropriado de um nervo invadido na cirurgia é dependente de sua função pré-operatória. A progressão lenta da infiltração do nervo laríngeo recorrente (NLR) com conseqüente paralisia da prega vocal permite a acomodação pela prega contralateral. Não apenas esse conhecimento permite o planejamento pré-operatório exato, mas também alerta o cirurgião para obter imagem adicional para detectar invasão associada da via aérea.

O exame laríngeo pré-operatório é particularmente vital nos casos de revisão. Um estudo encontrou um índice de paralisia da prega vocal pré-operatória de 6,7% nos pacientes que foram previamente submetidos à cirurgia da paratireóide (33). Contar com o relato prévio do cirurgião como uma estimativa de lesão do NLR e conseqüente paralisia da prega vocal também têm sido mostrado como falho (34).

Em um grande estudo prospectivo recente do Grupo de Estudo de Câncer da Tireóide dos Estados Unidos e da Alemanha de 5.583 pacientes com câncer da tireóide, a anormalidade vocal pré-operatória estava presente em 8,2%, porém a laringoscopia foi realizada em apenas 6,1%. Uma das recomendações principais do estudo foi que a laringoscopia deve ser realizada com mais freqüência pré-operatoriamente (35).

Imagem da Glândula Tireóide

Ultra-Sonografia

Ao se avaliar uma massa tireóidea, o ultra-som é com freqüência a primeira modalidade de imagem utilizada. Embora a ultra-sonografia (US) seja um preditor pobre de malignidade e não mostre informação funcional, é consideravelmente mais sensível para a delineação da arquitetura intratireóidea do que a cintigrafia. O benefício adicional do ultra-som é ser prontamente acessível, barato e não-invasivo e não requerer exposição à radiação. Ele também é vantajoso porque pode demonstrar qualquer linfadenopatia associada.

A US é capaz de distinguir lesões císticas de sólidas assim como localizar e medir precisamente um nódulo. Ela determina se um nódulo é solitário ou parte de uma glândula multinodular. Com a utilização de exames ultra-sonográficos seriados, tem-se capacidade para monitorar a progressão da doença, a resposta terapêutica e identificar a recorrência. O ultra-som é também capaz de aumentar a exatidão da PAAF para mais do que 95%, assegurando a posição da agulha no interior da lesão durante a aspiração (36).

A despeito de ser incapaz de identificar confiavelmente uma malignidade tireóidea, existem diversos aspectos ultra-sonográficos que sugerem risco mais elevado de malignidade no interior de um nódulo. Estes incluem microcalcificações e fluxo de sangue central.

Infelizmente, o ultra-som é dependente do ultra-sonografista tanto para a qualidade de imagens como para a interpretação. Da mesma forma, é limitado pelo sombreamento acústico do ar ou osso sobrejacente com penetração limitada em algumas localizações anatômicas. O ultra-som é pobre na avaliação de uma massa grande, revelando-se subótimo em grandes bócios.

Tomografia Computadorizada e Imagem de Ressonância Magnética

Na avaliação da glândula tireóide, a TC é particularmente útil na identificação e no delineamento da extensão total de qualquer linfadenopatia cervical e a relação da tireóide para a víscera cervical circunvizinha. A TC de contraste deve ser utilizada judiciosa e apropriadamente porque a administração de contraste de iodo pode interferir com o teste da função da tireóide, a varredura e o tratamento de iodo radioativo por até 6 a 8 semanas. Ele também pode provocar franco hipertireoidismo em um paciente com bócio multinodular e hipertireoidismo subclínico pela grande carga de iodo. Se necessária, a TC deve ser realizada sem a administração de contraste intravenoso (IV) ou uma RM realçada com gadolínio pode ser realizada. Nós particularmente recomendamos a utilização de imagem de TC para qualquer paciente que se apresente com linfadenopatia associada no exame ou na US, e qualquer paciente no qual a PAAF retorne positiva para o carcinoma papilífero. Nós utilizamos a US para avaliar os nodos centrais do pescoço e a TC em relação à informação da relação da tireóide com a víscera central do pescoço assim como o estado nodal do pescoço lateral. A US e a TC são utilizadas para criar um mapa nodal pré-operatório que direciona a dissecção nodal no momento da tireoidectomia.

A RM é menos comumente utilizada para a avaliação da glândula tireóide.

Varredura Radioisotópica

A perda de credibilidade da cintigrafia da tireóide para diferenciar um nódulo benigno de um nódulo maligno a tem tornado de pouca utilização na avaliação inicial de um nódulo. A natureza bidimensional da cintigrafia também permite que o tecido tireóideo anormal seja sobreposto à frente de ou por trás do tecido tireóideo funcionante normal, tornando a localização exata difícil.

Biopsia por Punção Aspirativa com Agulha Fina da Glândula Tireóide

Categorias Diagnósticas

A PAAF tem se tornado o padrão-ouro na avaliação de um nódulo tireóideo palpável e na decisão de se proceder com o tratamento cirúrgico. Uma análise dos membros da Associação Americana da Tireóide mostrou que 100% dos membros realizariam uma biopsia de PAAF para diagnóstico de nódulos tireóideos (37). Com a sensibilidade e a especificidade da PAAF para o câncer da tireóide tendo sido mostradas como elevadas, variando de 65% a 98% e 72% a 100%, respectivamente, não é surpreendente que ela tenha se tornado o teste de escolha para diagnóstico de rotina e manejo dos nódulos tireóideos (38-41).

Os resultados da PAAF podem ser subdivididos em quatro grupos principais: benigno, maligno, indeterminado (suspeito) e não diagnóstico (insatisfatório). O grupo benigno inclui nódulos colóides, cistos benignos e tireoidite. O grupo indeterminado (suspeito) consiste de citologia sugestiva, porém não diagnóstica de malignidade. O grupo não diagnóstico (insatisfatório) é feito de aspirações, de muito poucas células para o diagnóstico.

Benigno. A classificação citológica benigna representa a maioria dos resultados de espécime de PAAF. Esta classificação com freqüência inclui um adenoma macrofolicular benigno, bócio multinodular ou tireoidite.

Maligno. O grupo maligno representa aproximadamente 4% de todos os espécimes de PAAF da tireóide. O mais comum destes é o CPT, que se presta bem ao diagnóstico citológico porque sua malignidade é caracterizada por alterações nucleares incluindo alargamento, forma irregular, sulco da membrana nuclear e orifícios intranucleares. Infelizmente, essas alterações ocorrem em graus variados, e em alguns casos o CPT é suspeitado, porém um diagnóstico definitivo não pode ser estabelecido de forma que a amostra será então classificada como suspeita.

Outras malignidades da tireóide que podem ser diagnosticadas na citologia incluem o CMT e carcinomas altamente malignos (CAT e lesões metastáticas de alto grau). Pode ser difícil distinguir entre as malignidades da tireóide de alto grau no exame citológico.

Suspeito. A categoria citológica suspeita é utilizada quando um diagnóstico de malignidade definitivo não pode ser feito na citologia. A malignidade é subseqüentemente encontrada em 10% a 50% desses pacientes (42). O diagnóstico citológico mais comum neste grupo inclui neoplasia folicular, neoplasia da célula de Hürthle e suspeita para o carcinoma papilífero. O CMT, o linfoma e outros carcinomas podem também estar nesta categoria quando os achados citológicos não são conclusivos para essas entidades.

O diagnóstico de um tumor folicular benigno ou maligno ou neoplasia de célula de Hürthle apóia-se na presença ou ausência de invasão capsular e vascular. A citologia da PAAF pode apenas proporcionar uma indicação de um tumor folicular ou tumor da célula de Hürthle, porém não a informação da presença ou ausência de invasão capsular e vascular.

Diversos estudos têm tentado aumentar o valor preditivo positivo ou negativo de uma aspiração suspeita pela introdução de outra informação clínica. Os estudos que têm encontrado fatores preditores de malignidade neste grupo incluem tamanho do nódulo maior do que 4 cm, nódulo solitário, sexo masculino e nódulo fixado na palpação (43,44). Nós recomendamos excisão cirúrgica dos nódulos em todos os pacientes com citologia suspeita. O corte de congelação intra-operatório pode ser utilizado para esclarecer nódulos suspeitos para linfoma papilar, medular e lesões metastáticas. Infelizmente, a secção congelada não pode ser utilizada para excluir malignidade nas neoplasias foliculares ou da célula de Hürthle.

Não diagnóstico. Nas aspirações não diagnósticas, existe material celular insuficiente para fazer um diagnóstico citológico. É importante explicar aos pacientes que nenhuma informação foi obtida além de que "não foram vistas células malignas". A reaspiração produz informação diagnóstica em 50% de tais pacientes. Um espécime não diagnóstico pode resultar de diversas razões. A razão mais comum é a amostragem inadequada do nódulo. Isso ocorre com freqüência com aspiração de um nódulo pequeno ($\leq 1,5$ cm) ou um nódulo cístico, produzindo também poucas células foliculares para a análise. Em virtude da malignidade não ter sido excluída nestas aspirações, a aspiração repetida é recomendada seja via PAAF guiada por ultra-som (AAFUS) ou via tratamento cirúrgico.

Procedimento

Um clínico experiente realizando biopsias da glândula tireóide deve sempre utilizar a PAAF. Antes do procedimento o paciente é colocado na posição supina, a glândula é palpada, e o nódulo para biopsia é claramente isolado. A pele cobrindo o nódulo é então preparada com álcool e o paciente é solicitado a não engolir ou falar durante o procedimento. Anestesia local geralmente não é requerida. Uma agulha calibre 25, de 1½ polegada de comprimento fixada a uma seringa plástica descartável de 10 mL, é utilizada fixada a um vasilhame de seringa mecânica para realizar a biopsia. Duas técnicas são reconhecidas: a técnica de aspiração, na qual a agulha é inserida no nódulo e apenas após a ponta estar no nódulo a sucção é aplicada enquanto a agulha é movida para trás e para diante, ao longo do eixo longo da agulha; ou a técnica de não aspiração, na qual o mesmo procedimento é conduzido, porém nenhuma sucção é aplicada à seringa. Ambas as técnicas deslocam material celular para o centro da agulha, que pode então ser colocado nas lâminas para o diagnóstico citológico. A agulha é removida, a seringa preenchida com ar, e o material celular é expelido para as lâminas para a análise citológica. As lâminas são secas com ar, fixadas úmidas em 95% de álcool, ou fixadas com um *spray* fixador. Para aumentar o valor diagnóstico do procedimento, normalmente duas a quatro aspirações são feitas de locais diferentes do nódulo, rendendo de duas a quatro lâminas de aspiração.

Problemas e Armadilhas da Aspiração com Agulha Fina

Embora a PAAF seja um adjunto útil e crítico na avaliação de um nódulo da tireóide, existem algumas limitações comuns associadas a esta modalidade investigativa. Uma limitação comum é a incapacidade para distinguir adenomas microfoliculares benignos de CFT. Isso também é verdadeiro para as lesões da célula de Hürthle, as quais podem representar não apenas um adenoma, mas também tireoidite linfocítica crônica (Hashimoto).

Uma armadilha comum para o citologista é o diagnóstico de carcinoma papilífero. Muitos artefatos produzidos durante a preparação da lâmina podem mimetizar os achados nucleares do carcinoma papilífero. Isso leva o citologista a não ter escolha a não ser chamar a amostra suspeita de carcinoma papilífero. Outra armadilha é a célula atípica, a qual o clínico com freqüência associa a malignidade. Entretanto, a atipia não neoplásica é relativamente comum e vista muito freqüentemente com alteração degenerativa, porém é também vista na tireoidite de Hashimoto e nas alterações pós-irradiação. Ocasionalmente pode ser difícil distinguir entre CMT e linfoma na citologia, porém a coloração com calcitonina pode ser útil para identificar uma lesão como o CMT.

Ultimamente, o julgamento clínico excede qualquer diagnóstico citológico. Se a história ou o exame clínico indica fortemente uma malignidade, porém o resultado citológico sugere que é benigno, o nódulo deve ser excisado cirurgicamente.

Aspiração com Agulha Fina Guiada por Ultra-Som

Este procedimento é particularmente útil nos casos de nódulos menores do que 1,5 cm de diâmetro, para cistos da tireóide, ou quando uma tentativa de aspiração prévia não tenha sido bem-sucedida. Um grande estudo mostrou que o diagnóstico satisfatório foi alcançado em 91,5% dos casos quando a AAFUS foi utilizada comparada com 85,9% dos casos, quando a palpação isolada foi utilizada (45).

Rebiopsia

Estudos têm mostrado que a reaspiração de rotina dos nódulos da tireóide citologicamente benignos não é necessária (46,47). É suficiente seguir um nódulo com palpação isolada, se os resultados da PAAF forem classificados como benignos. A reaspiração é justificada se as alterações no tamanho do nódulo, um cisto recorrente, as características palpáveis de alteração do nódulo ou US repetida mostrarem alterações desde a última revisão.

Tireoidectomia: Técnicas Cirúrgicas

Passos Iniciais Antes da Cirurgia

A cirurgia da tireóide bem-sucedida implica em atenção meticulosa para o detalhe. Isso é realizado no ambiente de rigoroso trabalho pré-operatório. Alguns passos-chave precisam ser tomados antes de qualquer cirurgia da tireóide. Os pacientes com hipertireoidismo devem passar a eutiróide pré-operatoriamente. O feocromocitoma precisa ser excluído antes da cirurgia nos pacientes com CMT. Agentes não paralisantes devem ser utilizados quando o monitoramento e a estimulação do NLR estão planejados. Pacientes com CPT devem ter avaliações pré-operatórias que não apenas incluam um exame físico completo, mas também uma US e TC para criar um mapa nodal cervical abrangente. Todos os pacientes devem também ter uma laringoscopia pré-operatória. Pacientes com paralisia da prega vocal pré-operatória devem ser avaliados com TC da via aérea de corte fino para avaliar invasão, e a endoscopia laríngea, traqueal e esofágica pode ser realizada no momento da tireoidectomia.

Posição, Preparação e Drapeamento

O paciente é colocado em posição supina e, após a intubação, é posicionado com o pescoço estendido e os braços dobrados e acolchoados ao lado. O travesseiro da tireóide é então inflado ou toalhas enroladas são colocadas sob os ombros. Em razão da exposição ideal cosmética ser o objetivo primário da incisão, sua posição, forma e simetria possuem todas implicações importantes. A pele é marcada com uma caneta de marcação estéril delineando a linha média, as clavículas, a incisura supra-esternal, a incisura tireóidea e cricóidea para guiar a incisão subseqüente. A incisão de 4 a 5 cm é marcada aproximadamente 1 cm inferior à cartilagem cricóidea, colocando, portanto, a incisão próxima ao istmo da glândula tireóide. Pacientes com tumores grandes ou com pescoço curto podem requerer incisões maiores para acomodar a exposição ideal. Incisões pequenas com abordagens videoassistida ou endoscópica estão sendo buscadas atualmente. Incisões pequenas podem limitar a exposição de localizações anatômicas chaves, tais como o ligamento de Berry, e aumentar os índices de complicação. A retração excessiva utilizada com incisões pequenas pode levar à formação de quelóide.

Uma vez que tenha sido mapeado totalmente, o anestésico local, na forma de 1% de lidocaína (xilocaína) com 1:100.000 de epinefrina, é injetado ao longo da incisão demarcada. Uma vez injetada, a incisão é realizada através da pele para baixo em direção ao músculo platisma, assegurando hemostase todo o tempo, então através do platisma ao longo de toda a extensão da incisão. Após a hemostase adequada ter sido alcançada, um retalho subplatisma superior é levado até o nível da incisura tireóidea e, se requerido, um retalho inferior também pode ser elevado. As veias jugulares anteriores sobrejacentes aos músculos hióideos são deixadas para baixo à medida que o retalho é elevado e a linha média é identificada acima da cricóide e na traquéia cervical superior abaixo do istmo.

Músculos Hióideos

O intervalo fascial esbranquiçado da linha média (linha alba) entre as margens mediais dos músculos esterno-hióideo é então dissecado para baixo até a cápsula tireóidea, revelando a traquéia acima e abaixo do istmo tireóideo. Enquanto se dissecca abaixo do istmo, atenção especial precisa ser dirigida às veias tireóideas inferiores, as quais podem fundir-se para formar um plexo venoso inferior. Se necessário, estas podem ser amarradas para auxiliar na exposição da traquéia. Durante essa manobra, precisa-se também vigiar uma artéria inominada cavalgada no alto ou uma artéria ima tireóidea. Ao se dissecar acima do istmo, atenção especial precisa ser dirigida à identificação de qualquer lobo piramidal. O lobo piramidal normalmente emerge da porção média do istmo e pode se estender cranialmente para vários graus, estendendo-se ocasionalmente até o osso hióide. Quaisquer nodos pré-laríngeos ou de Delphian podem ser identificados durante esse momento à medida que essa região é dissecada. Nós acreditamos que a identificação da traquéia acima e abaixo do istmo tireóideo permite uma orientação constante na linha média durante o resto do caso, sendo particularmente útil durante a identificação de um NLR.

O esternotireóide é então dissecado da superfície anterior da glândula tireóide, com quaisquer vasos pequenos formando uma ponte que se estende da cápsula tireóidea verdadeira até a superfície inferior dos músculos hióideos sendo identificados e cauterizados individualmente ou amarrados. Em algumas circunstâncias, um plano não pode ser estabelecido facilmente e pode representar inflamação secundária à PAAF ou infiltração maligna. Nessas circunstâncias nós recomendamos a ressecção do segmento do músculo hióideo envolvido para evitar deixar malignidade para trás.

Dissecação Tireóidea Lateral

O próximo passo é a exposição da margem póstero-lateral da glândula tireóide. Se a retração lateral dos músculos hióideos não alcançar a exposição adequada, eles devem ser divididos. Isso é mais bem feito superiormente após a margem lateral dos músculos hióideos serem identificados para evitar lesão aos conteúdos da bainha jugular e carótida.

Um pequeno retrator de Richardson ou um farabenfe é colocado para retrair os músculos hióideos lateralmente. Neste ponto, uma esponja de gaze retrai a tireóide e o complexo laringotraqueal medial e anteriormente (Fig. 44.1), descobrindo as veias tireóideas médias e proporcionando ótima exposição da área póstero-lateral à tireóide, onde o NLR e as glândulas paratireóides estão localizados. As veias tireóideas médias então são limpas do tecido adjacente, ligadas e seccionadas.

Nervo Laríngeo Recorrente

Os índices de paralisia permanente do NLR em mãos experientes variam de 1% a 2%. Para identificar e preservar bem-sucedidamente o NLR um cirurgião precisa estar familiarizado com sua anatomia em cada lado do pescoço. No lado direito do pescoço, o NLR segue um curso oblíquo, em razão de sua origem ao redor da artéria subclávia. Entretanto, no lado esquerdo, o NLR está em uma posição mais medial, correndo ao longo do sulco traqueoesofágico após sua recorrência ao redor do ducto arterioso. Ambos os nervos geralmente passam sob a artéria tireóidea inferior, porém eles podem passar sobre ela ou através de seus ramos. Essa relação com a artéria pode ser explorada na localização do nervo (Fig. 44.1). Também é importante observar que, em aproximadamente 0,5% dos pacientes, o NLR direito pode ser não recorrente. Um lado esquerdo não recorrente é muito raro, porque ele apenas ocorre nos pacientes com *situs* inverso.

Nós acreditamos que a regra mais importante a ser seguida na preservação do nervo é que nenhuma estrutura seja cortada até que o NLR seja identificado tanto visual como eletricamente. Se essa regra simples é seguida, a lesão do NLR e certamente sua transecção serão raras. Um adjunto para essa regra é um campo sem sangue, o qual permite a identificação de perfis

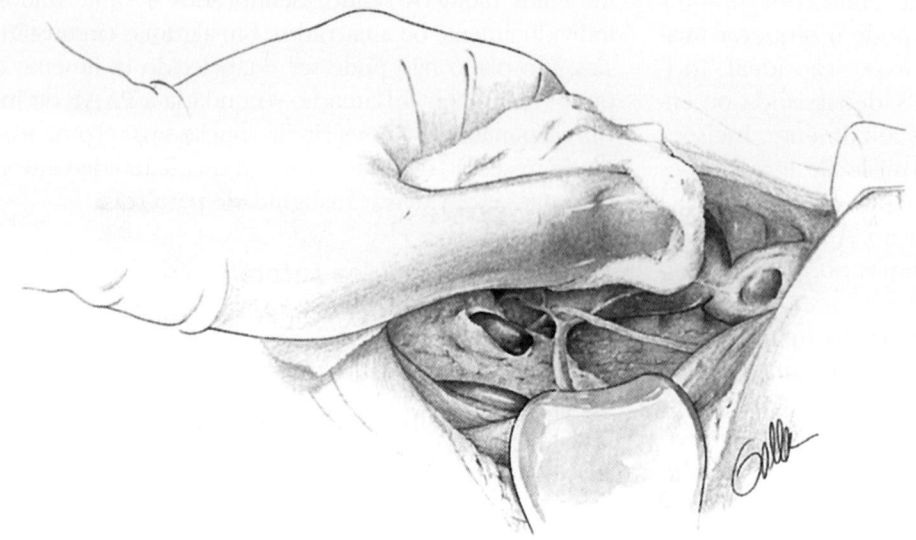

Figura 44.1
Exposição da margem lateral da tireóide mostrando a relação do nervo laríngeo recorrente com a artéria tireóidea inferior e as glândulas paratireóides. (Reproduzido de Randolph G. *Surgery of the thyroid and parathyroid glands.* Philadelphia: WB Saunders, 2003, com permissão.)

em forma de onda e esvaziamento vascular característico do NLR. A aderência a essa regra pode ser particularmente difícil nos casos de grandes bócios; nesses casos os músculos hióideos devem ser cortados sem hesitação se for necessária exposição adicional. A retração da tireóide e do complexo laringotraqueal medialmente pode também ajudar a exposição nesses casos. Entretanto, o excesso de retração na tireóide pode levar a uma lesão por tração do nervo e apenas a tração gentil deve ser utilizada todas as vezes. É preciso lembrar também que o curso distal do NLR pode tornar-se sujeito à lesão por estiramento em um ponto de amarração relativo no ligamento de Berry, porque a tireóide é dissecada e medialmente rodada a partir de suas fixações cervicais (Fig. 44.2). Embora a hemostase durante a tireoidectomia seja superior, é importante observar que, após um lobo ser liberado do ligamento de Berry, o sangue com freqüência goteja a partir desse local. Para controlar esse sangramento, é recomendada paciência, em vez de cauterização ou grampeamento indiscriminado. Uma compressa neurocirúrgica pode ser utilizada para escovar a área com uma ponta de sucção para permitir a vista total do NLR e o local de sangramento. O sangramento pode ser controlado com cautério bipolar cuidadoso ou grampeamento específico de qualquer vaso sangrante identificado. Qualquer gotejamento mínimo contínuo pode ser controlado com Surgicel.

Existem diversas abordagens para achar e preservar o NLR. O NLR pode ser encontrado no desfiladeiro torácico e então seguido superiormente. Tipicamente, o nervo pode ser dissecado em áreas "salteadas", deixando a maior parte de seu curso não dissecada. Ao fazer isso é importante evitar sacrifício do suprimento de sangue paratireóide. Esta abordagem é útil para casos de revisão nos quais o nervo pode ser encontrado abaixo ou no interior da cicatriz prévia. Outra abordagem é a identificação do nervo no seu ponto de entrada laríngeo. A liberação do pólo superior é necessária para essa abordagem. A abordagem superior é ideal para grande BSE, no qual as abordagens lateral e inferior são proibitivas. A terceira e mais comum abordagem é lateral, na qual o nervo é dissecado ao nível do pólo médio. A identificação do nervo primeiro logo abaixo do ligamento de Berry minimiza a dissecação do nervo e é ideal para casos de rotina de primeira vez (Fig. 44.3).

Após o NLR ser identificado visual e eletricamente, o pólo inferior é dissecado mais totalmente, onde ele então facilita a dissecção adicional do NLR até o ligamento de Berry. Naquele ponto o pólo superior é dissecado no seu aspecto lateral, permitindo a paratireóide superior ser destacada. O pólo superior é retraído inferiormente e o ramo externo do nervo laríngeo superior é visual e eletricamente identificado na superfície lateral do músculo constritor inferior. Os vasos do pólo superior são então retirados. O músculo esterno-tireóideo pode ser seccionado para melhorar o acesso ao pólo superior. Uma vez que os pólos superior e inferior tenham sido retirados, o lobo é rodado medialmente na traquéia, permitindo a dissecção do ligamento de Berry e a liberação do lobo. Todo o tecido da tireóide é então excisado no ligamento de Berry na condição de identificação e visualização total do NLR. O tecido da tireóide é então meticulosamente dissecado da traquéia com todos os vasos que atravessam o ligamento cuidadosamente grampeados, divididos e ligados.

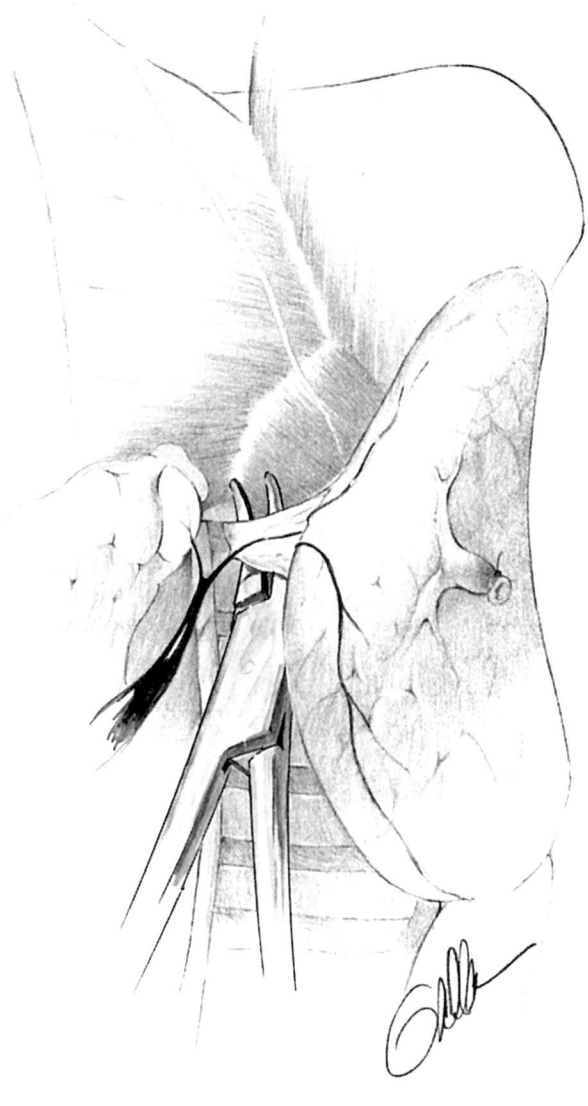

Figura 44.2
O ligamento de Berry e sua associação estreita com a artéria tireóidea inferior distal e o nervo laríngeo recorrente. (Reproduzido de Randolph G. *Surgery of the thyroid and parathyroid glands.* Philadelphia: WB Saunders, 2003, com permissão.)

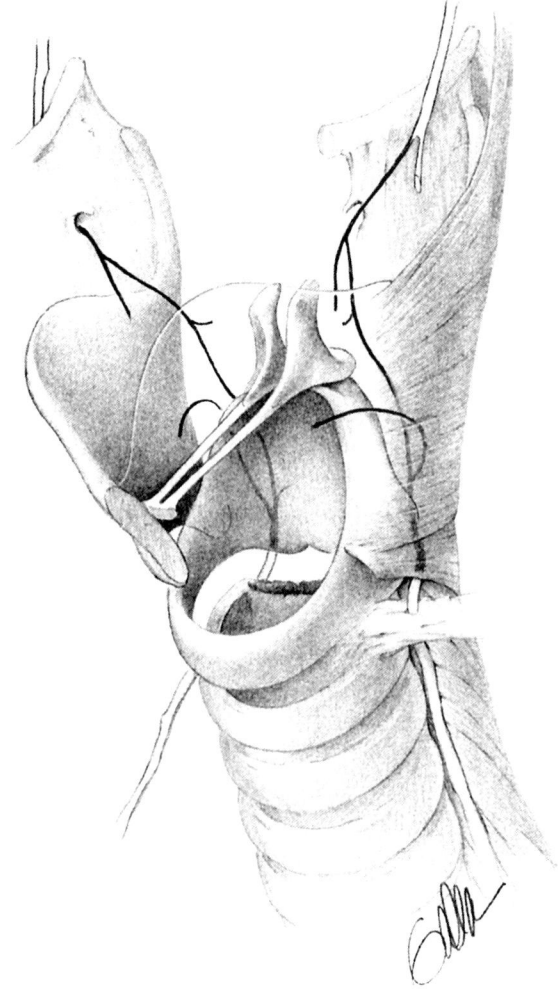

Figura 44.3
Vista tridimensional da anatomia do nervo laríngeo recorrente. (Reproduzido de Randolph G. *Surgery of the thyroid and parathyroid glands.* Philadelphia: WB Saunders, 2003, com permissão.)

O monitoramento do NLR representa não apenas um adjunto para, e extensão da, identificação visual de rotina do nervo, mas também forma um componente essencial na sua preservação. A identificação de rotina do NLR está associada a índices mais baixos de lesão; nós esperamos que o monitoramento, como um embelezamento da identificação neural visual, ajude a baixar ainda mais os índices de paralisia. Dito isso, é claro que a identificação elétrica do NLR deve reforçar, porém não substituir, sua identificação visual. Não apenas o monitoramento do NLR permite sua identificação clara, ele também permite o prognóstico em relação à função neural pós-operatória. Essa capacidade preditiva é particularmente útil quando uma operação bilateral está sendo realizada. O monitoramento do NLR pode ser facilmente alcançado via eletrodos de superfície do tubo endotraqueal. Isso permite o monitoramento eletromiográfico (EMG) de superfície passivo e evocado dos músculos tiroaritenóideos direito e esquerdo durante a cirurgia da tireóide. Registros dos eletrodos terra e estimulador de superfície do nervo são colocados nos ombros do paciente. Os eletrodos do tubo endotraqueal e terra são interfaceados com um osciloscópio através de uma caixa conectora. Este dispositivo permite monitoramento contínuo retorno áudio e visual da musculatura laríngea tiroaritenóidea.

Embora o monitoramento deva ser considerado em todos os casos, ele é crítico naqueles reconhecidos pré-operatoriamente como de grande risco para o NLR. Esses casos incluem cirurgia para malignidade confirmada, requerendo ressecção nodal significativa; doença de Graves e tireoidite; BSE; operação sobre apenas um nervo funcionante; e a maior parte de todas as cirurgias de revisão e cirurgia em pescoço previamente irradiado.

Manejo dos Nervos Lesionados ou Infiltrados

Nervos Infiltrados

O CPT localmente invasivo ocorre em cerca de 6% a 16% dos casos, e o NLR representa o segundo local mais comumente afetado (48,49). Nos casos de infiltração de NLR com carcinoma e nos quais a função do NLR pré-operatória era normal, o nervo deve ser salvo. O carcinoma deve ser cuidadosamente dissecado do NLR, sem deixar nenhuma doença grosseira. A doença microscópica pode ser tratada com ^{131}I e supressão de tiroxina (T_4). Deve ser feita anotação cuidadosa disto no relato operatório no caso de reoperação, se necessário. Se o NLR for encontrado como infiltrado com doença benigna ou linfoma, ele deve ser preservado. Se a paralisia pré-operatória do NLR estiver presente e o nervo estiver infiltrado com carcinoma, o nervo deve ser ressecado.

Lesão Romba Sem Transecção

O trabalho tanto com humanos como com animais sugere que se o nervo foi lesionado de forma romba ou ligado é melhor simplesmente liberar o nervo e não realizar neurorrafia. Estudos têm mostrado uma boa recuperação nos gatos de 3 a 8 semanas após lesão por esmagamento (50).

Nervo Transeccionado

Embora o manejo do nervo transeccionado agudamente seja controverso, a maior parte dos autores atualmente sustenta algumas tentativas para reinervar o NLR com reparo direto do nervo ou anastomose de um ramo da alça cervical. A paralisia unilateral deve ser adiada por 6 a 12 meses para permitir recuperação ótima prévia à reabilitação cirúrgica, a menos que o paciente esteja gravemente sintomático. A injeção de Gelfoam pode ser utilizada como uma boa medida temporizadora. A paralisia bilateral é uma complicação devastadora, com a maior parte dos pacientes requerendo traqueotomia ou algum procedimento para alargar a via aérea glótica.

Preservação da Glândula Paratireóide

Um cirurgião precisa conhecer a embriologia paratireóidea para identificar de forma bem-sucedida essas estruturas, as quais variam na sua localização da mandíbula ao mediastino. A paratireóide também possui uma localização de corte clara em relação ao plano coronal do NLR no pescoço (Fig. 44.4). As glândulas inferiores repousam ventrais ou anteriores ao NLR, enquanto as glândulas superiores estão dorsais ou posteriores. Diversos aspectos das glândulas paratireóides ajudam no seu reconhecimento; estes incluem a coloração única marrom para marrom-avermelhada, sua textura mais macia comparada com o tecido tireóideo e linfonodos, sua superfície lisa encapsulada, sua forma de folha ou feijão achatado e seu vaso hilar distinto. A melhor pista para identificar as glândulas paratireóides é sua discreta movimentação de deslizamento em relação à gordura circunvizinha à medida que esta gordura é manipulada sem corte. Outro aspecto útil é o plano discreto entre a glândula paratireóide e tireóide, a menos que verdadeiramente intratireóide, permitindo que a paratireóide seja rebatida da superfície tireóide sobre um pedículo vascular lateralmente baseado, com mínimo sangramento.

As paratireóides inferiores podem normalmente ser encontradas dentro de 1 a 2 cm inferiores ou póstero-laterais ao pólo inferior da tireóide, porém sua posição é variável. A localização mais comum da glândula superior é ao nível da articulação da cartilagem cricotireóidea com freqüência justalateral ao ponto de entrada do NLR ou na superfície lateral do pólo tireóideo superior. As glândulas paratireóides superiores são mais constantes na sua posição do que as glândulas inferiores.

Uma vez que as paratireóides sejam identificadas bem-sucedidamente, o cirurgião, através da utilização de técnica judiciosa e meticulosa, disseca as glândulas da superfície da tireóide, tomando cuidado para não ligar ou lesionar qualquer tecido ao redor da paratireóide desnecessariamente e, fazendo isto, assegurar a preservação de seu suprimento de sangue lateral.

Autotransplante da Paratireóide

Ocasionalmente, a despeito da atenção ao detalhe, uma glândula paratireóide pode claramente tornar-se devascularizada ou ser removida inadvertidamente. Nesses casos, o autotransplante é necessário. Uma pequena secção da glândula paratireóide suspeita é enviada para secção de congelamento para confirmar sua identidade enquanto a glândula remanescente é colocada em solução salina estéril. Uma vez que a confirmação da secção congelada seja obtida, a glândula remanescente é dividida em peças de 1 mm^2, autotransplantadas em sacos musculares separados no músculo esternocleidomastóideo do local correspondente. Sacos múltiplos são utilizados para aumentar a chance de autotransplantação bem-sucedida, e os locais marcados com clipes de metal para localização futura devem sempre desenvolver hiperparatireoidismo (HPT) primário.

Passos Finais

Como passo final após o espécime ser removido, o pescoço é examinado para doença nodal. As regiões ipso-

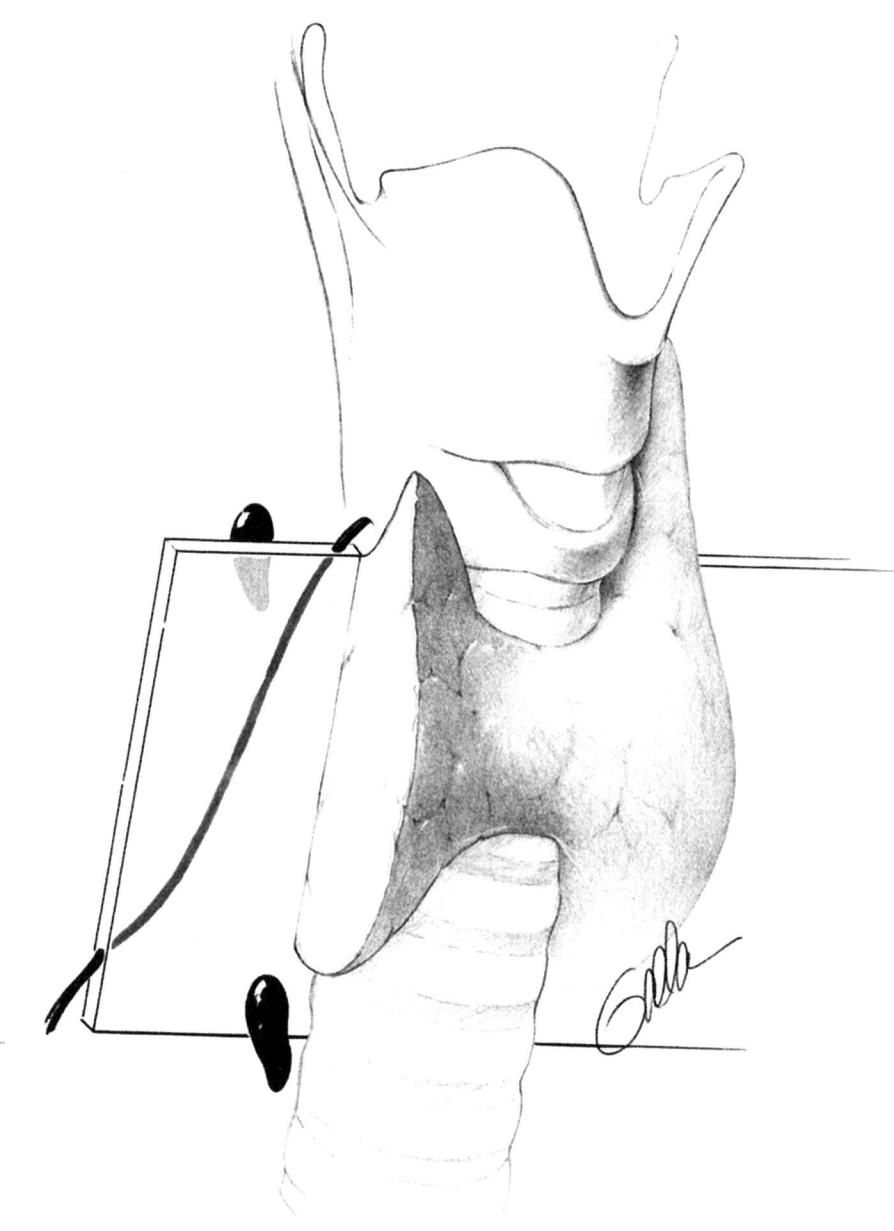

Figura 44.4
Plano coronal formado pelo nervo laríngeo recorrente e sua relação com as glândulas paratireóideas.
(Reproduzido de Randolph G. *Surgery of the thyroid and parathyroid glands*. Philadelphia: *WB Saunders, 2003, com permissão.*)

laterais peritireóideas, paratraqueal e pré-traqueal são cuidadosamente examinadas visualmente e através de palpação, assim como as regiões nodais jugulares adjacentes 3 e 4. Qualquer doença nodal suspeita é excisada neste ponto e enviada para exame patológico. Doença nodal significativa em uma hemitireoidectomia planejada deve elevar a suspeita de malignidade e os nodos devem ser enviados para secção congelada.

Antes de o espécime tireóideo ser enviado, ele é rigorosamente checado para quaisquer glândulas tireóides na sua superfície. Quaisquer paratireóides suspeitas são cuidadosamente removidas da tireóide e uma pequena peça enviada para secção de congelamento. A reimplantação é indicada, se a secção de congelamento confirmar uma paratireóide. Uma vez que esse espécime seja removido e checado e qualquer doença nodal avaliada, a hemostasia é meticulosamente assegurada. Atenção particular deve ser dada ao leito tireóideo e ao retalho do platisma-pele, com o anestesista administrando ventilação de pressão positiva (manobra de Valsalva) para extrair qualquer sangramento venoso. O gotejamento esparso a partir do ligamento de Berry é controlado conforme mencionado previamente e, se necessário, pelo Surgicel, que pode ser colocado sobre essa região.

Extensão da Tireoidectomia

Um plano cirúrgico para pacientes com câncer da tireóide bem diferenciado (CTBD) pode ser construído a despeito da informação divergente disponível na literatura.

Também é importante não ser demasiadamente dogmático acerca de qualquer abordagem, dada a natureza retrospectiva do volume de dados disponíveis.

A idade e a presença de doença metastática provavelmente são as determinantes mais importantes do prognóstico. A maior parte dos especialistas acredita que a extensão do tratamento para o CTBD deve relacionar-se ao grupamento de risco do paciente. Essa filosofia deve ser lembrada quando se considera a extensão da tireoidectomia para o CTBD. O volume de dados disponíveis sugere que o princípio determinante no tratamento cirúrgico do CTBD é que o cirurgião deve, na primeira cirurgia, cercar a doença aparente na tireóide e nos nodos do pescoço e compreender que, embora presente, a doença microscópica no lobo contralateral e nos nodos do pescoço possui pouco significado clínico. Tal doença microscópica é indolente e não se manifesta clinicamente na maioria dos casos. A cirurgia inicial deve então envolver a palpação da anormalidade ipsolateral através de lobectomia total e istmectomia, e a tireoidectomia total deve ser considerada, se quaisquer nódulos grosseiros forem palpados no lobo contralateral. A doença intratireóide contralateral pode ser avaliada por US pré-operatório e palpação intra-operatória. Linfonodos grosseiramente alargados devem ser excisados. Pacientes com invasão grosseira da traquéia devem ser manejados com ressecção segmentar da via aérea. Pacientes sem nodularidade contralateral ou linfadenopatia grosseira no grupo prognóstico de baixo risco são bem tratados com lobectomia ipsolateral total ou istmectomia. A maior parte concorda que, para os pacientes no grupo de alto risco, a tireoidectomia total irá otimizar a sobrevida.

A tireoidectomia total é um excelente procedimento em mãos habilidosas. Ela deve ser oferecida quando não traz consigo morbidade significativa. Entretanto, a praticabilidade da tireoidectomia total, mesmo em mãos experientes, tem sido questionada porque permanece tecido tireóideo residual (tipicamente centrado no ligamento de Berry, lobo piramidal ou pólo superior) em uma pequena, porém substancial, fração de pacientes. Assim, a tireoidectomia bilateral agressiva pode não tornar óbvia a necessidade de ablação pós-operatória. Deixar um pequeno lobo contralateral remanescente é uma opção razoável, se isso ajudar o cirurgião a evitar lesão da paratireóide. A educação é requerida no nível de residência em relação à técnica apropriada na realização de uma tireoidectomia total.

É importante enfatizar que a extensão da tireoidectomia deve ser adequada não apenas ao grupo de risco do paciente e aos achados operatórios, mas também ao progresso da cirurgia específica, particularmente se o lobo contralateral não estiver envolvido pelo câncer. Se a dissecação do primeiro local tiver revelado duas paratireóides de boa coloração com bons pedículos vasculares e com um NLR identificado e preservado e que estimule bem eletricamente no fim da doença, a cirurgia tireóidea contralateral pode ser contemplada seguramente. Se o primeiro lado não tiver ido bem, então a ressecção eletiva do lobo contralateral deve ser adiada. Nós acreditamos que modificações de coloração da paratireóide associadas à desvascularização não são confiáveis para sua vascularidade. Mudança da coloração escura característica pode estar associada ao rompimento venoso e implica disfunção da paratireóide. Entretanto, a interrupção arterial pode não estar associada a esta alteração de coloração. O monitoramento do NLR pode ajudar a identificá-lo e dissecá-lo e pode ser útil na avaliação da função neural no fim da cirurgia. Um cirurgião não experiente deve resistir à filosofia agressiva de que todo paciente com um diagnóstico de CTBD deve ter uma tireoidectomia total. Tal filosofia irá ao final resultar na morbidade do paciente (especialmente em termos de hipoparatireoidismo permanente) e provavelmente não irá resultar no benefício de sobrevida para a maior parte dos pacientes.

Complicações Pós-Operatórias

Hemorragia e Hematoma

A hemorragia é uma ocorrência rara pós-tireoidectomia, porém ainda é um risco muito significativo associado à operação (Tabela 44.3). A hemorragia mais provavelmente ocorre na presença de hipertensão venosa, alargamento glandular com vascularidade aumentada, suprimento de sangue aberrante e localização intratorácica ou subesternal da glândula. A hemorragia pode ser mais facilmente evitada com atenção a detalhe cirúrgico e inspeção normal cuidadosa com uma manobra de Valsalva no momento da cirurgia.

Hemostasia inadequada no momento do fechamento ou pressões venosas aumentadas na extubação em virtude de tosse ou esforço são as causas mais comuns para os hematomas. Nem drenos nem curativos

TABELA 44.3 — COMPLICAÇÕES CIRURGIA PARA OS NÓDULOS TIREÓIDEOS

- Hemorragia ou hematoma
- Seroma
- Infecção
- Lesão do nervo laríngeo recorrente
- Lesão do nervo laríngeo superior
- Hipocalcemia
- Obstrução da via aérea
- Outras: pneumomediastino, pneumotórax, hemotórax e gotejamentos do quilo

volumosos compressivos irão prevenir a formação de um hematoma. Morbidade significativa e mesmo comprometimento da via aérea podem resultar, se uma intervenção definitiva não for instituída precocemente para manejar o hematoma. O hematoma deve ser explorado e esvaziado tão logo quanto possível na sala de operação. O hematoma está associado a infiltração submucosa laríngea e edema, levando à obstrução do nível glótico. A medida preventiva mais efetiva é atenção meticulosa à hemostasia durante o caso e particularmente no momento do fechamento.

Seroma

Existem diversas situações cirúrgicas que predispõem à formação de seroma, incluindo operação bilateral da tireóide, particularmente quando uma ressecção subtotal da tireóide é realizada ou após a remoção de um grande bócio. Os seromas, se grandes o suficiente, devem ser aspirados. Seromas infectados requerem drenagem imediata e adequada.

Infecção

Infecções do ferimento após cirurgia da tireóide ou paratireóide são incomuns. Este tipo de cirurgia é considerado um procedimento "limpo", e antibióticos profiláticos não são indicados.

Lesão do Nervo Laríngeo Recorrente

Conforme previamente discutido, a lesão ao NLR pode ocorrer como resultado da cirurgia da tireóide ou paratireóide. Diversos fatores têm sido reconhecidos para aumentar a incidência da lesão do NLR. Estes incluem operação em um BSE, extensão da ressecção da tireóide, experiência do cirurgião, cirurgia de revisão da tireóide ou paratireóide e malignidade. Sua ocorrência, manejo e prevenção foram discutidos em detalhes previamente na seção de técnica cirúrgica.

Lesão do Nervo Laríngeo Superior

Por causa das dificuldades na identificação laringoscópica, a incidência verdadeira da lesão do NLS é difícil de quantificar. Na paralisia do NLS, a prega vocal pode parecer mais curta e arqueada, repousando em um nível mais baixo do que o lado contralateral normal. O músculo cricotireóideo contralateral sem oposição também pode fazer com que a epiglote e a laringe se inclinem para o lado normal. A lesão bilateral resulta em uma aparência laríngea mais simétrica, porém as pregas vocais ainda irão parecer mais curtas e arqueadas e o paciente terá uma voz respiratória mais baixa no volume. O único tratamento para a lesão do NLS é a terapia da fala.

Hipocalcemia

Uma das complicações mais comuns da cirurgia da tireóide e da paratireóide é a hipocalcemia pós-operatória. Diversos fatores aumentam sua incidência e estes incluem a extensão da ressecção (total > subtotal); dissecção do compartimento central; casos de revisão; e cirurgia para os BSE, carcinoma ou doença de Graves (51,52).

Todos os pacientes submetidos à cirurgia da tireóide ou paratireóide devem ser estreitamente monitorizados pós-operatoriamente para quaisquer sintomas de hipocalcemia (dormência ou formigamento nos lábios, mãos e pés, assim como uma sensação de ansiedade). A hipocalcemia sintomática geralmente reflete um nível sérico correto de cálcio, que é igual ou inferior a 8,0 mg/dL, porém pode também significar um declínio rápido nos níveis de cálcio sérico. Para nossos pacientes submetidos a uma tireoidectomia total, nós recomendamos um nível de cálcio sérico na sala de recuperação e a cada 8 horas após até a alta, para assegurar níveis de cálcio estáveis. Isso nos capacita a rápida e eficientemente tratar qualquer hipocalcemia antes de qualquer complicação associada a ela. A hipocalcemia pós-operatória transitória, particularmente nas primeiras 24 horas, é comum. O período crítico para a determinação da necessidade de cálcio suplementar tem sido demonstrado como sendo nas primeiras 24 a 72 horas pós-operatórias (53,54). As medidas do hormônio paratireóideo dentro da amplitude normal no término da cirurgia predizem a necessidade para o cálcio pós-operatório.

A hipocalcemia sintomática requer correção através de suplementação oral ou infusão de gluconato de cálcio se o grau de hipocalcemia for severo. Doses repetidas de gluconato de cálcio podem ser dadas se requeridas para manter os níveis de cálcio sérico corretos abaixo de 8,0 mg/dL. A vitamina D também é adicionada ao regime se o gluconato de cálcio intravenoso (IV) for requerido. O paciente é liberado, uma vez que uma dose adequada de suplementação oral seja estabelecida para manter os níveis de cálcio abaixo de 8,0 mg/dL. O nível de cálcio é então checado na visita de seguimento e o cálcio lentamente diminuído; o paciente é convidado a tomar nota de qualquer recorrência dos sintomas e contatar o cirurgião se os sintomas recorrerem. Alguns pacientes irão requerer substituição do cálcio a longo prazo e, se assim for, devem ser avaliados por um endocrinologista experiente para o manejo.

Obstrução da Via Aérea

Cada vez que se realiza uma cirurgia da tireóide em um paciente que possui um bócio significativo, precisa-se ter consciência do manejo de problemas especiais da via aérea que o bócio pode apresentar. A via aérea pode, em razão da compressão traqueal, já estar marginal e o cirurgião precisa estar consciente da possibilidade de perda da via aérea durante a indução. Esta situação é complicada pelo fato de que uma traqueotomia pode não ser uma opção em muitos desses pacientes em virtude de o bócio cobrir a superfície ventral da traquéia. Nesses casos o cirurgião e o anestesista devem estar preparados para utilizar métodos alternativos de manejo da via aérea, tais como a via aérea de máscara laríngea ou intubação por fibra óptica. Nós temos verificado que a intubação padrão transoral é geralmente a direção correta a despeito da compressão traqueal. A traqueomalacia que se pode sentir como resultante da compressão de longo estadiamento por um bócio é muito incomum.

Paralisia bilateral da prega vocal pode resultar no fechamento glótico e na obstrução da via aérea. Seu manejo é discutido previamente.

Outras Complicações

Outras complicações incomuns incluem pneumomediastino, pneumotórax, hemotórax e gotejamentos do quilo. Na maior parte dos casos, o método mais efetivo de tratar complicações é evitando-as. A incidência de complicações pode ser minimizada por avaliação pré-operatória cuidadosa, técnica meticulosa e cuidado pós-operatório responsável.

Considerações Pós-Operatórias

Terapia de Radioiodo

A ablação por radioiodo é um tratamento efetivo utilizado pós-operatoriamente para destruir qualquer tecido tireóideo residual. Existem dois benefícios principais para sua utilização no carcinoma da tireóide. Ele amputa qualquer tecido tireóideo normal residual facilitando a detecção precoce de qualquer recorrência pela medida do Tg sérico e a varredura corporal de I^{131} (I^{131} VCT) e pode reduzir os índices de recorrência e mortalidade erradicando qualquer resíduo.

Indicações

A terapia de ablação por radioiodo geralmente é dada de 4 a 6 semanas após a cirurgia, porém as indicações para o tratamento ainda são motivo de controvérsia. O prognóstico para os pacientes com CTBD menores do que 1,0 a 1,5 cm é tão favorável que a ablação por radioiodo não está claramente indicada. Nestes casos, os pacientes são claramente aconselhados e a radioablação é oferecida apenas se eles a requererem.

Nos pacientes que tenham um CTBD excedendo 1,0 a 1,5 cm, o prognóstico ainda é favorável, porém os benefícios percebidos e os efeitos colaterais de baixo risco tornam a ablação por radioiodo uma opção atrativa. Ela permite um seguimento mais conveniente com a utilização de medidas de TBS e Tg.

Pacientes com doença recorrente ou persistente possuem uma indicação clara para ablação por radioiodo para o tratamento de focos neoplásicos persistentes após qualquer intervenção cirúrgica apropriada para doença grosseira.

Efeitos Colaterais

Os efeitos colaterais do tratamento de radioiodo geralmente são mínimos e transitórios. Boca seca e sialadenite são efeitos colaterais comuns da ablação por radioiodo. Náusea e dor gástrica também são efeitos colaterais da ablação por radioiodo. Sua utilização é contra-indicada durante a gravidez e as mulheres devem ser advertidas para evitar a gravidez por 1 ano após o tratamento com radioiodo. A despeito desses efeitos colaterais, o radioiodo tem sido utilizado extensivamente ao longo dos anos com poucas complicações maiores.

Estadiamento do Tumor

Diversos sistemas de estadiamento e de escore prognóstico têm sido desenvolvidos para diferenciar grupos prognósticos no carcinoma da tireóide. Os parâmetros prognósticos mais importantes utilizados incluem idade, extensão extratireóidea, sexo, tamanho da lesão e presença de metástases a distância. Nós utilizamos clinicamente as classificações de estadiamento TNM mais recentes da Junta do Comitê Americano de Câncer (JCAC) na nossa prática.

Doença Persistente ou Recorrente

Os benefícios de tratar a doença recorrente ou persistente são dobrados. Tratar a doença metastática, embora nem sempre conferindo a cura, tem mostrado melhora na sobrevida e evita complicações adicionais associadas a estas metástases (i. e., fraturas patológicas nas metástases ósseas). O diagnóstico cintigráfico radionuclídeo precoce da doença recorrente ou persistente, permitindo pronto tratamento com I^{131}, é um elemento crítico na melhora da sobrevida e prolongamento da sobrevida livre de doença (55).

A modalidade de tratamento preferida para a doença recorrente com freqüência é a cirurgia, se possível. Para a doença não tratável com cirurgia, a terapia de I^{131} pode ser considerada para os tumores que concentram iodo. A radioterapia com feixe externo pode ser utilizada para a doença que não capta iodo e não pode ser tratada com cirurgia.

Metástases de Linfonodo Cervical

Embora o carcinoma papilífero seja fortemente linfotrófico, metástases de linfonodo cervical na apresentação parecem não ter implicação prognóstica significativa nos pacientes mais jovens (56,57). A doença microscópica é de importância clínica limitada. Isso é destacado pelos estudos que têm mostrado um índice baixo de desenvolvimento de doença clínica a despeito da alta prevalência de focos microscópicos no lobo e pescoço contralaterais (58,59). Essas observações têm levado ao abandono da recomendação do passado de dissecções eletivas do pescoço nos pacientes N0. Embora as metástases nodais não pareçam piorar o prognóstico geral nos pacientes com CTBD, alguns estudos têm identificado que a idade (> 45 anos) em face de metástases nodais aumenta o risco de recorrência local e mortalidade específica de câncer (60-62).

Os linfonodos mais comumente envolvidos com metástases da tireóide são os nodos paratraqueais. Seguindo-os, o padrão de metástases é aquele envolvendo o nível IV (52%), seguido pelos níveis III, V e II (45%, 33% e 30%, respectivamente) (63). O envolvimento da região submandibular sem outras metástases de linfonodo ocorre apenas raramente. A disseminação metastática do carcinoma da tireóide normalmente segue o padrão prévio, porém infelizmente nem sempre se conforma a esse padrão, e lesões salteadas podem estar presentes em qualquer ponto do pescoço. Os tumores exibindo extensão extratireóidea ou invasão vascular têm mostrado um índice mais elevado de metástases de linfonodo (64).

Nós possuímos um limiar baixo para realizar uma dissecação eletiva dos nodos pré-traqueais e paratraqueais ipsolaterais em todos os pacientes com carcinoma papilífero. Esses nodos com freqüência podem ser removidos adequadamente com mínima morbidade na primeira cirurgia e constituem o primeiro escalão de drenagem linfática para a glândula tireóide. Isso evita a morbidade da revisão da dissecação central do pescoço.

A dissecação eletiva de rotina no compartimento lateral do pescoço (níveis II, III, IV e V) não é indicada nos pacientes N0 com câncer diferenciado da tireóide. Vantagem clara de sobrevida não tem sido uniformemente demonstrada.

No pescoço clinicamente positivo, a excisão cirúrgica é o tratamento preferido. Embora ainda exista controvérsia sobre a extensão da dissecação do linfonodo, diversos estudos têm mostrado que uma dissecação radical modificada do pescoço (níveis II a V, preservando o nervo acessório espinal, veia jugular interna e músculo esternocleidomastóideo a menos que envolvidos com o câncer) é apropriada como oposição à "escolha de colher grão" (65–67). A excisão cirúrgica deve ser seguida pela ablação de I^{131} e terapia de I^{131}.

Metástases a Distância

Metástases a distância ocorrem em aproximadamente 10% dos casos de papilíferos e CFT (68). Elas são mais comumente vistas com pacientes mais jovens (< 16 anos), pacientes idosos, tumores grandes, extensão extratireóidea e envolvimento extensivo de linfonodo e mais freqüentemente envolvem o pulmão e o osso (69–72).

Metástases ósseas, nas quais o risco de complicações ortopédicas ou neurológicas é alto, requerem intervenção cirúrgica. Entretanto, metástases ósseas não passíveis para a cirurgia devem ser tratadas com radioterapia de feixe externo.

Para metástases pequenas múltiplas do pulmão a terapia de I^{131} pode ser efetiva. No momento, nenhum agente quimioterapêutico tem se mostrado efetivo na melhora da sobrevida nos pacientes com metástases a distância.

Seguimento

Os estudos têm mostrado que a média de risco de recorrência do tumor durante o seguimento a longo prazo dos pacientes com CTBD é de aproximadamente 15% a 35%, com 75% das recorrências e 67% das metástases a distância ocorrendo nos primeiros 10 anos (73–75).

O planejamento exato para o seguimento e sobre quem deve conduzir o seguimento tem sido controverso e muito dependente do meio. As diretrizes da Rede Nacional Abrangente do Câncer RNAC sugerem um exame físico a cada 3 a 6 meses por 2 anos e então anualmente, se o paciente estiver livre da doença (76).

A estratégia para o seguimento inicial tem tradicionalmente confiado nos resultados da varredura cervical de Tg e I^{123} obtida após a retirada do hormônio da tireóide. Se existe captação cervical significativa (captação > 1%), então uma dose ablativa de I^{131} é oferecida. Uma semana após esta dose ablativa, a varredura de todo o corpo (VTC) é realizada.

Subseqüente ao tratamento ablativo, o seguimento do CTBD tem tradicionalmente incluído supressão do TSH e VTC e Tg hipotireóideo periódico. Recentemente mais ênfase tem sido colocada no Tg TSH - estimulado recombinante e US cervicais, com um peso reduzido na VTC hipotireóidea. Pacientes após o tratamento ablativo, com Tg estimulado não detectável na terapia supressiva e US cervical negativa, podem ser seguramente seguidos. Se o Tg basal na terapia supressiva estiver elevado ou tornar-se elevado na estimulação do TSH, a US cervical e a VTC hipotireóidea podem ser consideradas.

Carcinoma Tireóideo Medular

O CTM difere fundamentalmente dos carcinomas tireóideos não apenas na embriologia e anatomia microscópica, mas também na função, biologia do tumor, patogênese e genética. O CTM pode ser diagnosticado em um estádio pré-clínico por um produto secretório específico, a calcitonina. A variante hereditária do CTM pode ser identificada inequivocamente em cerca de 95% dos pacientes por análise genética. O CTM não pode ser tratado com radioiodo e nenhum protocolo de tratamento multinodal tem sido provado como efetivo no CTM avançado e/ou metastático. Tomado em conjunto, não existe atualmente alternativa disponível para o tratamento cirúrgico para a cura assim como para muitas situações paliativas.

Diagnóstico

Mais comumente, o CTM é encontrado nos dois terços laterais superiores da glândula tireóide porque as concentrações de células C estão mais elevadas nessa área. O primeiro achado com freqüência observado clinicamente é uma massa não macia ou um nódulo circunscrito emergindo a partir da glândula tireóide com ou sem linfonodos palpáveis.

Em ambos os tipos de CTM, esporádico e hereditário, as concentrações de calcitonina refletem a capacidade secretória das células C, indicando o volume total do tumor (77). Pacientes com bócio nodular com níveis de calcitonina estimulados acima de 100 pg/mL sofrem um risco significativo de CTM (78). Nos casos de níveis de calcitonina basais já aumentados, a chance de cura bioquímica tem sido relatada como significativamente diminuída, aproximando-se de 60% nos pacientes nodos negativos e apenas 10% no CTM nodo positivo (79).

Imagem

A US cervical de alta resolução é o método de escolha para determinação do tamanho do tumor, localização intratireóidea e avaliação de metástases de linfonodos cervicais. A utilidade clínica da US cervical é limitada para nodos menores do que 5 mm ou aqueles no interior do mediastino. Por causa de sua resolução e penetração superiores, a TC e a RM visualizam melhor recorrências amplamente invasivas e extratireóideas, especialmente após cirurgia no pescoço ou mediastino. Para a distinção entre compressão e invasão da traquéia, esôfago, ou da bainha carotídea, a RM é preferida sobre a TC com realce de contraste. Ambas as modalidades de imagens são adequadas para a detecção de metástases a distância. Na hipercalcitoninemia persistente a tomografia de emissão positrônica fluoro-2-deoxi-D-glicose [^{18}F] (^{18}TEP-FDG) ou recentemente a TC-TEP-L-Dopa podem localizar tumores recorrentes e residuais. Outros métodos cintigráficos, tais como I^{131}-MIBG-, ^{99m}Tc-DMSA- e cintigrafia octreotídea ^{111}In-, são inferiores na sensibilidade à tomografia de emissão positrônica.

Avaliação Pré-Operatória

O diagnóstico pré-operatório requer confirmação citológica pela AAFUS. Quando os níveis de calcitonina pré-operatórios forem menores do que 500 pg/mL e os estudos de imagem tenham se tornado negativos, a cateterização venosa seletiva pode ser capaz de apontar depósitos de tumor microscópicos para uma área circunscrita do pescoço (80). Gradientes de calcitonina acima de 2,5 (central *versus* periférico) significam tumor na região drenada em 100%, enquanto gradientes entre 1,5 e 2,5 indicam tumor em 27% dos pacientes (81). Gradientes da veia hepática aumentados sugerem matástases ocultas do fígado (82). A cateterização venosa seletiva não é necessária quando os compartimentos central e lateral de linfonodos do pescoço já tiverem sido marcados para dissecação sistemática. Metástases superficiais de pulmão e fígado podem ser biopsiadas através de toracotomia e laparoscopia, respectivamente. Metástases hepáticas miliares que tenham escapado de várias modalidades de imagens foram confirmadas em 19% (7 dos 36 pacientes) na laparoscopia (82). Em uma série radiológica de 32 pacientes com CTM, a angiografia hepática foi capaz de descobrir matástases do fígado em 89% dos pacientes (83).

Técnicas Cirúrgicas

Tireoidectomia Total

Embora alguns grupos realizem a lobectomia em casos selecionados com CTM esporádico provado geneticamente, a tireoidectomia total geralmente é aceita como elemento essencial da cirurgia curativa para todas as formas e estádios do CTM (84–88). As razões principais são que a disseminação linfática intraglandular ocorre mesmo em cerca de 10% a 20% do CTM esporádico, e que o fundo hereditário é com freqüência desconhecido no momento da operação primária e pode mesmo não ser detectado durante o seguimento no caso de mutações raras no protooncogene RET.

Microdissecação de linfonodos regionais compartimento-orientada. Diversos estudos recentes revelaram que a colonização dos linfonodos locorregionais ocorre no CTM, com diferenças quantitativas apenas comparadas com o CTP. Sobretudo, o pescoço central é positivo em 34% dos casos com nodos ipsolaterais em 34% dos pacientes (89). O compartimento cervical contralateral e mediastínico infrabraquiocefálico superior estão envolvidos em 16% e 13% das operações primárias e em 22% e 19% das reoperações, respectivamente (89). O envolvimento do linfonodo mediastínico infrabraquiocefálico superior com mais freqüência é consistente com (micro)metástases concorrentes a distância.

A introdução de microdissecação meticulosa, compartimento-orientada, não apenas para o primário, mas também para o CTM recorrente representa um passo maior em direção à melhora dos resultados do paciente. Essa atenção ao tratamento da doença nodal tem resultado em índices significativamente melhores de cura bioquímica, definida como normalização dos níveis de calcitonina estimulados, de 30% a 50% previamente para 60% a 80% para operações primárias, e de 0 a 20% para 30% a 40% para reoperações (88,90). Embora não tenha sido provado que a recorrência e sobrevida no CTM possam ser melhoradas pela cirurgia nodal meticulosa, diversos grupos têm demonstrado que existe uma forte correlação entre o número de linfonodos envolvidos e os níveis basais pós-operatórios e de calcitonina estimulados (90). Nos casos de doença loco-regional, remover um grande número de metástases de linfonodos, utilizando a técnica de microdissecção compartimento-orientada, parece ser a única opção de tratamento efetiva para reduzir o risco de recorrência local.

Dados recentes têm revelado que o CTM, quando comparado com o CPT, ocasionalmente desenvolve doença sistêmica precocemente (91,92). Em um estudo por Machens *et al.* (90), metástases a distância foram encontradas nos pacientes com níveis de calcitonina basais pré-operatórios acima de 400 pg/mL, na primeira cirurgia (10 pg/mL sendo o limite normal), e acima de 150 pg/mL nos casos reoperativos. Metástases a distância adicionais estavam presentes com tumores primários de 12 a 15 mm de tamanho (ambiente de cirurgia primária e recorrente). Acima de tudo, foi mostrado que o envolvimento de 10 ou mais linfonodos locorregionais ou mais do que dois compartimentos excluíam a cura bioquímica. Com os casos de macrometástases a distância provadas, a (re)operação cervical pode ser oferecida, porém estaria confinada à remoção dos linfonodos cervicais sintomáticos. A dissecação do linfonodo mediastínico nesta situação será incluída apenas se provada radiograficamente.

Carcinoma Medular Hereditário

Não existe diferença na sobrevida entre a forma familiar e esporádica do CTM quando fatores clínico-patológicos são ajustados para uma análise multivariada (90,93,94). As diferenças no prognóstico do CTM hereditário *versus* o esporádico são principalmente causadas pelo alto impacto que o diagnóstico precoce do CTM hereditário tem sobre a sobrevida. Em 2003, o estudo EUROMEN mostrou convincentemente que a progressão do CTM, ou seja, a transição de hiperplasia de célula C (HCC) para CTM N0, e de CTM N0 para CTM N1, está diretamente correlacionada com o tipo de mutação RET (95). Baseados nestes e em estudos anteriores, três diferentes grupos de risco têm sido identificados de acordo com o risco genético: Nível 3: (risco mais elevado) com mutações no códon 883, 918, 922; Nível 2: (risco alto) com mutações no códon 634, 630, 609, 611, 618, e 620; e Nível 1: (risco moderado) com mutações no códon 768, 790, 791, 804 e 891 (95-97). Nos casos de níveis de calcitonina estimulada normais, os carreadores do gene RET devem, em uma base profilática, ser operados com a idade de 6 meses (Nível 3), 5 anos (Nível 2) e 5 a 10 anos (Nível 1). Com calcitonina estimulada normal, o risco de CTM nos carreadores do gene RET não é mais do que 5% (78). A dissecção do linfonodo central deve ser realizada no mínimo em todos os carreadores de gene com testes de calcitonina positiva. Em razão de o risco de hipocalcemia pós-operatória ser mais elevado quando uma dissecação do nodo central é realizada, o momento ideal para a cirurgia profilática é antes dos níveis de calcitonina excederem a amplitude normal. Nos carreadores do gene RET com calcitonina estimulada aumentada, a freqüência do CTM aumentou de 5% (com calcitonina estimulada normal) para mais do que 70%.

Considerações pós-operatórias. Em razão do curso com freqüência crônico do CTM a despeito de metástases clinicamente provadas, a indicação para a quimioterapia é dada apenas na doença progressiva sob a presunção de que os efeitos colaterais da quimioterapia não compensariam o ganho na qualidade de vida. Entretanto, nenhum benefício significativo em termos de sobrevida tem sido provado para vários regimes de quimioterapia.

Como em outros tumores neuroendócrinos, a radioterapia de receptor peptídeo baseada em radionuclídeos tem sido mostrada como potencialmente efetiva no CTM metastático. Diversos peptídeos classificados de DOTA, como DOTA-TOC, DOTA-LAN e DOTA-TATE, têm sido desenvolvidos (98-100). O efeito do tratamento com essas substâncias, entretanto, depende da expressão dos vários subtipos de receptores de somatostatina SSTR 1 a 5.

Para o controle local após a ressecção paliativa, a irradiação externa pode ter algum benefício; entretanto, mesmo com esta modalidade de tratamento aditivo, a sobrevida pode não ser melhorada (101,102).

GLÂNDULAS PARATIREÓIDES

Anatomia e Embriologia

A endoderme dorsal do terceiro e quarto arcos branquiais dão origem às glândulas paratireóides inferior (P III) e superior (P IV), respectivamente. Com a extensão da coluna cervical e a descida do coração e dos grandes vasos, a P III migra caudalmente com o timo a partir da parede faríngea. P III separa-se então do timo ao nível dos pólos inferiores dos lobos tireóideos. A P IV segue a migração dos corpos ultimobranquiais terminando na parte lateral do rudimento da tireóide mediana principal, permanecendo em contato com a parte posterior do terço médio dos lobos tireóideos. Estas diferenças na migração explicam porque a distribuição anatômica da P IV é mais limitada do que a da P III.

Classicamente, a glândula paratireóide superior é descrita como repousando 1 cm acima da interseção entre o NLR e a artéria tireóidea inferior; entretanto, a posição da glândula demonstra alguma variabilidade. As localizações ectópicas comuns para a glândula superior incluem as áreas paraesofágica ou retroesofágica.

A glândula paratireóide inferior é encontrada com mais freqüência no pólo inferior da tireóide, com freqüência no interior do ligamento tireotímico. Comparadas com as glândulas superiores, as glândulas inferiores desfrutam uma grande variabilidade na localização no eixo craniocaudal. O conhecimento da embriologia da paratireóide é essencial para o cirurgião da paratireóide.

As glândulas paratireóides superiores obtêm seu suprimento de sangue a partir das artérias tireóideas inferior ou superior, e sua drenagem venosa ocorre via veias tireóideas superior ou lateral. As glândulas inferiores são supridas pela artéria tireóidea inferior, e sua drenagem venosa ocorre via veias tireóideas lateral ou inferior.

Desenvolvimento Anômalo da Paratireóide

Ectopias congênitas devidas à variação na migração são a anormalidade mais comum da glândula paratireóide. Além das ectopias congênitas, o cirurgião precisa ter consciência das ectopias adquiridas que resultam da migração de uma glândula alargada sob a influência da gravidade e das forças mecânicas no pescoço. As glândulas paratireóides superiores possuem uma tendência para migrar posteriormente ao longo das fáscia vertebral posterior em direção ao mediastino superior. Mais de 40% dos adenomas podem ser encontrados em tais posições posteriores. As glândulas inferiores tendem a migrar em direção ao mediastino anterior ao longo do caminho do ligamento tireotímico.

Lesões Benignas

Glândulas paratireóides microscopicamente normais são estruturas encapsuladas que possuem um componente estromal rico em gordura e um componente parenquimatoso.

Adenoma Paratireóideo

Adenomas paratireóideos são a causa mais comum de HPT primário, contribuindo para 80% a 90% de todos os casos. Adenomas da paratireóide comumente ocorrem esporadicamente e tipicamente envolvem uma única glândula. Eles afetam igualmente as paratireóides superior e inferior. A maior parte dos adenomas é um nódulo composto de células chefes arranjadas em cordas e disposições achatadas, circundadas por uma margem de tecido paratireóideo normal, rica em célula de gordura. Alguns desses adenomas irão exibir nódulos de células parenquimais, enquanto outros irão consistir exclusivamente de uma população celular homogênea. Adenomas duplos também ocorrem no HPT primário. Outros tipos de adenomas incluem adenomas oncocíticos (90% das células no interior do adenoma são oncócitos), lipoadenomas (proliferação de ambos os elementos parenquimatosos e estromais), microadenomas (< 0,6 cm de diâmetro), adenomas de célula de células claras (presença de células com múltiplos vacúolos citoplasmáticos) e adenomas atípicos (aspectos de carcinomas da paratireóide, porém sem crescimento invasivo verdadeiro).

Hiperplasia

A hiperplasia da célula chefe primária (HCCP) contribui para 5% a 15% dos casos de HPT primário e é mais comum nas mulheres do que nos homens. Na HCCP, existe proliferação de células chefes e oncócitos em múltiplas glândulas paratireóides, com aumento na massa de célula parenquimatosa, na ausência de um estímulo conhecido para a hipersecreção do hormônio paratireóideo PTH. A hiperplasia da célula chefe mostra variabilidade no tamanho de todas as glândulas. Células hiperplásicas no interior da massa podem ser arranjadas em lâminas sólidas, cordas ou folículos.

Amostra múltipla da glândula é necessária para distinguir hiperplasia da paratireóide de um adenoma. Os adenomas podem ter comprimido a "margem" do tecido glandular normal. Entretanto, uma "pseudomargem" pode ser encontrada ao redor dos nódulos no interior das glândulas hiperplásicas.

Uma forma de hiperplasia é a de células claras. Esta forma rara de hiperplasia é caracterizada por uma coloração marrom-escura para chocolate com glândulas marcada e assimetricamente alargadas. Microscopicamente as células claras são grandes e poligonais, com um citoplasma parecendo vazio, e extensões como pseudobolsos (103).

Hiperparatireoidismo

O HPT primário, um transtorno glandular paratireóideo neoplásico primário, é caracterizado pela secreção elevada de PTH com freqüência, porém nem sempre um nível de cálcio sérico aumentado. Secundária ao HPT é a hiperplasia da glândula paratireóide resultando de um estímulo secundário, mais comumente a falência renal crônica. O HPT terciário é uma condição na qual a hiperfunção paratireóidea autônoma se desenvolve após um defeito metabólico que causou HPT secundária que foi corrigida.

Apresentação Clínica

O HPT primário é mais comumente detectado no exame de saúde de rotina ou durante a avaliação para um problema médico não relatado com uma concentração elevada de cálcio sérico. Ele ocorre predominantemente nas mulheres (razão homem-mulher de 3:1) entre as idades de 50 a 60 anos que estão assintomáticas. Entretanto, queixas de fraqueza, fadigabilidade fácil, depressão e desgaste intelectual podem ser relatadas. O exame físico é com freqüência dentro da normalidade, com o pescoço mostrando nenhuma massa e o exame neuromuscular completo sendo normal (Tabela 16.4).

Avaliação Pré-Operatória

Indicações cirúrgicas. Um painel do consenso do Instituto Nacional de Saúde e um seminário recente recomendaram a cirurgia nos pacientes assintomáticos com HPT, se existir uma história do seguinte (104,105):

1. Cálcio sérico maior do que 1,0 mg/dL acima do limite superior normal.
2. Hipercalciúria marcada, maior do que 400 mg por dia.
3. Liberação de creatinina menor do que 30% do normal.
4. Redução marcada da densidade óssea com escore T < −2,5 em qualquer local.
5. Idade menor do que 50 anos, sem sintomas.
6. Paciente para quem a sobrevida e o seguimento são difíceis ou impossíveis.

Nos pacientes jovens assintomáticos, a cirurgia se justifica de acordo com as recomendações prévias porque múltiplos estudos mostram que aproximadamente 25% de tais pacientes irão desenvolver uma ou mais complicações.

História pré-operatória e exame físico. Como ocorre com qualquer condição médica que possa requerer cirurgia, uma história pré-operatória completa é vital e deve delinear detalhes em relação à duração e ao curso da hipercalcemia e seus sintomas. A história deve incluir detalhes específicos para a morbidade relacionada ao cálcio, incluindo polidipsia, náusea e vômito, hipertensão, alterações da memória, depressão, perda de peso, cálculos renais, dor óssea ou articular ou muscular, gota, pancreatite, doença ulcerosa e doença óssea ou história de fratura.

A história de um paciente com HPT precisa também incluir uma história médica passada detalhada, particularmente concentrando-se em história prévia de doença renal, anormalidades endócrinas, malignidades e qualquer cirurgia prévia. Além disso, história de droga é importante, uma vez que uma variedade de agentes orais pode levar à hipercalcemia, tal como o lítio.

Uma história cuidadosa precisa também ser rastreada para neoplasia endócrina múltipla (NEM) associa-

TABELA 44.4 — DIAGNÓSTICO
HIPERPARATIREOIDISMO

História	• Sintomas de fadiga, polidipisia, náusea e vômito, alterações de memória, depressão, perda de peso, e dor óssea, articular ou muscular • História de pedras renais, gota, pancreatite, doença ulcerosa, e doença óssea, ou história de fratura e hipertensão • História familiar de transtorno endócrino
Exame físico	• Com freqüência sem importância
Avaliação de laboratório	• Testes de função da tireóide • PTH sérico • Cálcio sérico • Albumina sérica • Cálcio e creatinina na urina de 24 horas • Vitamina D
Avaliação radiográfica	• US da tireóide • Densitometria óssea • Varredura por tecnécio 99 m sestamibi

PTH, hormônio paratireóideo; US, ultra-sonografia.

da a HPT e HPT familiar. Uma história de feocromocitoma e tumores da pituitária e das ilhotas pancreáticas, assim como qualquer história familiar de hipertensão, tumores endócrinos, transtornos do cálcio, e qualquer cirurgia passada no pescoço, tireóide, ou paratireóide devem ser obtidas. Uma história de exposição à radiação, a qual aumenta em três vezes o risco de HPT, também deve ser revelada (106).

O exame físico com freqüência não é anormal. Entretanto, um nódulo do pescoço palpável nesta situação geralmente sugere um nódulo tireóideo não relatado ou um carcinoma paratireóideo. Nós acreditamos não apenas que um exame físico é importante, mas também que, assim como para a tireoidectomia, um exame laríngeo pré-operatório com avaliação da função da prega vocal é imperativo, particularmente na situação reoperatória.

Trabalho pré-operatório de laboratório para o hiperparatireoidismo primário. O trabalho pré-operatório de laboratório para um paciente com suspeita de HPT deve sempre incluir cálcio sérico, PTH, albumina, fosfato, magnésio e cloreto. Cálcio na urina de 24 horas e creatinina devem ser checados para excluir hipocalciúria hipercalcêmica familiar benigna (HHFB) (cujo diagnóstico é feito mostrando uma razão de liberação de cálcio/creatinina menor do que 0,01). A função renal deve ser avaliada com uréia e nitrogênio do sangue (UNS) e creatinina, assim como uma fosfatase alcalina para avaliar doença óssea ativa. Os níveis de vitamina D (vit. D 25 OH) podem ser checados porque a deficiência de vitamina D pode resultar em níveis elevados de PTH. Pacientes com HPT primário com freqüência terão cloreto elevado, porém fosfato sérico baixo, com uma razão cloreto para fosfato maior do que 33. Pacientes com um nível de cálcio acima de 14 mg/dL devem despertar a suspeita de um carcinoma da paratireóide e devem ser investigados de acordo.

Densitometria óssea. O PTH possui um efeito metabólico no osso cortical e um efeito anabólico no osso esponjoso. O terço distal do rádio proporciona um local conveniente de medida da densidade do osso cortical, e a coluna lombar é ideal para a medida do osso esponjoso para avaliação no HPT primário (107,108). A região do quadril contém uma mistura igual de osso esponjoso e cortical, de forma que ela também pode ser um local adequado para observar durante a avaliação do HPT.

Testes de localização pré-operatórios

Ultra-sonografia. A US é uma modalidade de localização não-invasiva de 1ª linha para a identificação das glândulas paratireóides, porém é muito dependente do operador. Glândulas normais comumente aparecem como massas homogêneas, demarcadas, com uma ecogenicidade mais baixa do que o tecido tireóideo, enquanto os adenomas geralmente são sólidos, porém ocasionalmente possuem elementos císticos. A US é particularmente ruim na detecção das glândulas paratireóides ectópicas, especialmente no mediastino e na região traqueoesofágica, em razão do sombreamento pelas cartilagens da laringe e esterno.

Tecnécio (Tc) 99m Sestamibi. A varredura pelo Tc 99m sestamibi é particularmente útil na avaliação da doença da paratireóide porque é rapidamente absorvido e retido pelo tecido paratireóideo anormal, porém é rapidamente escoado do tecido tireóideo. Essa diferença no índice de liberação capacita a identificação do tecido paratireóideo como áreas de captação aumentada na imagem retardada. A varredura por sestamibi capacita não apenas a detecção de adenomas localizados na sua posição anatômica normal, mas também pode detectar glândulas ectópicas. Certas condições podem reduzir a exatidão deste teste pela retenção do Tc 99 m sestamibi; estas incluem glândulas hiperplásicas, bócio multinodular, tireoidite de Hashimoto e adenomas tireóideos, especialmente os adenomas da célula de Hürthle. A exatidão da varredura pelo Tc 99 m sestamibi pode ser aumentada pela combinação deste com tomografia computadorizada por emissão de fóton único (TCEFU) (109).

Tomografia computadorizada. A vantagem da TC sobre a US é sua capacidade para visualizar melhor o mediastino anterior (110). Infelizmente, linfonodos, vasos tortuosos e artefatos de varredura e respiração podem tornar a interpretação das varreduras por TC para a doença paratireóidea difícil de interpretar.

Imagem de ressonância magnética. A RM pode ser mais sensível do que a TC na detecção de adenomas paratireóideos. Entretanto, é também difícil diferenciar linfonodos e gânglios cervicais grandes de adenomas paratireóideos.

Punção por aspiração com agulha fina. Embora a punção por PAAF seja um teste minimamente invasivo que pode ser utilizado para confirmar a presença de uma glândula paratireóide anormal, é limitada pela habilidade do citopatologista de interpretar e pelo tamanho pequeno dos adenomas. A limpeza da agulha para o PTH ajuda a confirmar se a lesão da amostra é da paratireóide.

Avaliação Intra-Operatória do Hormônio Paratireóideo

Estudos múltiplos têm agora mostrado que a avaliação intra-operatória do PTH é uma ferramenta valiosa na predição da cura cirúrgica nos pacientes com HPT primário (111,112). Nós sentimos que sua aplicação bem-sucedida relaciona-se à utilização estrita de diretrizes pós-excisão e evita a dissecação de glândulas paratireóides normais antes de uma amostragem de sangue. Nós recomendamos uma amostra de PTH 10 minutos pós-excisão que, estando dentro dos limites normais (10 a 65 pg/mL) ou mais do que 50% de diminuição da linha de base inicial, são os melhores critérios para predizer a cura cirúrgica. Nos casos de hiperplasia, sua utilização pode ser mais complexa, porém, em geral, cada glândula subseqüente excisada produz uma diminuição progressiva no PTH (113).

Manejo Cirúrgico do Hiperparatireoidismo

Um referencial muito útil no pescoço para a identificação da paratireóide é sua relação anatômica com o NLR. Se a via dos NLR no pescoço é tomada como um plano coronal, as glândulas paratireóides superiores estão dorsais e as glândulas paratireóides inferiores estão ventrais a esse plano (Fig. 44.4). Na maior parte dos casos, as vias de migração de adenomas das glândulas superiores e inferiores respeitam esse plano. Como mencionado antes, os adenomas superiores possuem uma tendência para migrar nas localizações retrofaríngeas, retrolaríngeas e retroesofágicas, e para o mediastino posterior. Por outro lado, adenomas das glândulas inferiores tendem a dirigir-se para o timo e mediastino anterior.

Anatomia Vascular da Paratireóide

Na maior parte dos casos, a glândula paratireóide inferior é suprida pela artéria tireóidea inferior e com freqüência mantém esse suprimento de sangue mesmo se a glândula descer para o mediastino anterior. Entretanto, algumas glândulas repousando baixo irão derivar seu suprimento de sangue de um ramo tímico da artéria mamária interna ou mesmo de um ramo direto do arco aórtico. A glândula paratireóide superior pode ser suprida pela artéria tireóidea inferior, porém pode ser suprida por um ramo da artéria tireóidea superior.

Paratireoidectomia: Técnicas Cirúrgicas

Princípios Gerais

Existem alguns princípios-chave para assegurar uma exploração bem-sucedida da paratireóide. Estes incluem:

1. Utilizar uma dissecação meticulosa e sem sangramento, permitindo identificação segura das glândulas paratireóides e dos NLR.
2. Estar preparado para a necessidade de exploração bilateral em todos os pacientes.
3. Possuir um alto limiar para identificar o NLR para proteger o nervo da dissecação e para ajudar a discernir as glândulas paratireóides inferior da superior.
4. Disposição para gentilmente dissecar enquanto se respeita o suprimento de sangue de uma glândula paratireóide de aparência normal para assegurar que um adenoma não está fixado.
5. Palpação durante a exploração da paratireóide para um adenoma paratireóideo, especialmente para glândulas superiores descendidas que podem ser palpadas na fáscia paravertebral.
6. Resistir à tentação de remover uma glândula paratireóide normal, porque a ressecção das glândulas paratireóides normais não corrige o HPT e pode resultar no hipoparatireoidismo após ressecção subseqüente bem-sucedida do adenoma (114).
7. Não incorporar tireoidectomia empírica durante a exploração da paratireóide.
8. Utilizar judiciosamente biopsia paratireóidea para excluir doença multiglandular quando o PTH intra-operatório não estiver disponível. Se a biopsia for realizada, deve ser tomada a partir da ponta distal da glândula, de qualquer glândula que esteja escurecida ou associada a pedículos vasculares questionáveis.
9. Utilizar avaliação intra-operatória do PTH, se disponível.

Técnica Cirúrgica

Um algoritmo de busca da paratireóide tem sido desenvolvido para permitir a identificação bem-sucedida das glândulas anormais e assegurar o sucesso cirúrgico. Ele repousa em quatro passos: (1) exploração das localizações paratireóideas normais, (2) exploração para a glândula perdida, (3) dissecação da quinta glândula e (4) considerações para o fechamento.

Passos 1 e 2

A localização da incisão é similar à tireoidectomia, porém irá diferir se uma técnica minimamente invasiva for utilizada. A exploração deve começar pelo lado sugerido pelos estudos de localização; entretanto, o cirurgião precisa estar ciente sempre que esses estudos podem ser incorretos, requerendo que o cirurgião explore não apenas o outro lado, mas também locais ectópicos paratireóideos comuns.

No lado da exploração inicial, o lobo tireóideo é mobilizado e a dissecação é realizada próxima à tireóide capsular, permitindo a exposição de localizações comuns das glândulas paratireóides. A primeira localização para explorar a paratireóide superior é o aspecto póstero-lateral do lobo paratireóideo superior, acima da interseção nervo-artéria, profunda ao plano do NLR. As glândulas inferiores comumente são encontradas adjacentes à inserção tireóidea do ligamento tireotímico dentro de 1 cm da margem inferior do pólo inferior da tireóide.

Para a exposição adequada das glândulas paratireóides, a veia tireóidea média é dividida e ligada, para permitir a dissecação do plano lateral à tireóide. Tração é aplicada para a rotação adequada do lobo da tireóide e visualização apropriada de seus aspectos posteriores (Fig. 44.1). Durante a fase inicial da operação, dá-se atenção tanto às exposições das glândulas de tamanho normal quanto à identificação de adenoma. Quando a dissecação inicial em um lado resulta em uma glândula "perdida", pode-se concentrar a dissecação posterior em direção a essa glândula "perdida" superior ou inferior. Isso proporciona uma organização dirigida para a dissecção posterior, delineada como a seguir.

Glândula superior. Em muitos casos a glândula superior ocorre dentro de 1 cm da articulação da cartilagem cricotireóidea. Nós percebemos que é melhor se orientar para a junção cricotireóidea em vez de pelo cruzamento mais variável da artéria tireóidea inferior-NLR como o primeiro passo na identificação de uma glândula paratireóide superior. Uma vez que essa junção seja localizada, ela é com freqüência mais fácil de começar buscando-se na margem posterior do pólo tireóideo superior. Uma fáscia de revestimento pode ser encontrada freqüentemente sobre as glândulas paratireóides, e a transecção desta camada externa faz a glândula surgir ou expelir a partir de um pedaço de gordura nessa área. Se a despeito dessas manobras a glândula superior não for localizada, a dissecção progride em torno das superfícies tireóideas ventral e látero-posterior, dando especial atenção a quaisquer sulcos ou tubérculos proeminentes da tireóide que podem estar ocultando a glândula paratireóide. Os aspectos posteriores são trazidos para melhor visualização pela rotação medialmente do lobo tireóideo superior. Se a glândula não tiver sido identificada bem-sucedidamente por esse ponto, a exploração é dirigida para as localizações ectópicas comuns da glândula superior, incluindo o sulco traqueoesofágico, lateral ou por trás do esôfago, ou o mediastino superior, posterior. A artéria tireóidea superior pode ser dividida para melhor exposição dos aspectos dorsais do lobo tireóideo superior, se uma busca estendida for necessária. A paratireóide superior raramente é intratireóidea e, portanto, a hemitireoidectomia raramente é necessária. É preciso lembrar que a paratireóide superior pode ser encontrada próxima ao ponto de entrada laríngeo do NLR; se a dissecação for percebida como muito próxima do nervo, ele deve ser especificamente identificado.

Glândula inferior. Ao se buscar a glândula paratireóide inferior, a exploração deve começar ao redor dos aspectos inferior e ventral do pólo inferior da tireóide, incluindo o ligamento tireotímico e as partes superiores do timo. Se uma glândula inferior não for identificada, a dissecação prossegue cranialmente ao longo da margem látero-posterior da tireóide e pode mesmo se estender acima da interseção nervo-artéria. A inspeção da superfície ventrolateral da tireóide é imperativa durante a busca da glândula inferior, uma vez que ela freqüentemente está localizada adjacente à cápsula tireóidea. Deve-se considerar um adenoma intratireóideo durante a exploração se a glândula perdida remanescente for a inferior. Se existir suspeita de que a glândula possa ser intratireóide, uma opção excelente é identificá-la com a utilização do ultra-som intra-operatório. Alternativamente, o adenoma intratireóideo suspeitado, se palpável, irá aumentar o PTH em 150% intra-operatoriamente (115). O adenoma intratireóideo pode ser excisado através de uma pequena "tireoideotomia". Isso evita cicatrização e complicações potenciais associadas a uma lobectomia total. Se após essas medidas a glândula inferior perdida não for localizada, o timo mediastínico anterior é dissecado, inspecionado e geralmente removido.

Uma vez que a glândula anormal é identificada, deve ser dada atenção ao seu suprimento vascular e identificando quaisquer lobulações da glândula, de forma que ela possa ser completamente removida. É preciso também tomar cuidado para não romper a cápsula do adenoma pela manipulação da glândula apenas por seu caule vascular ou conectivo.

Passo 3: Dissecação para a Quinta Glândula

No evento de que todas as glândulas tenham sido identificadas e pareçam normais e o diagnóstico de HPT seja correto, é preciso considerar a possibilidade de uma quinta glândula. Glândulas paratireóides supranumerárias identificáveis ocorrem em aproximadamente 5% dos indivíduos normais. No caso de adenoma de uma quinta glândula, elas estão quase sempre no timo mediastínico e apenas raramente são encontradas em outras localizações (tais como no interior do mediastino inferior, intratireóidea ou associadas à artéria carótida no pescoço). Então, essas glândulas são com freqüência tratadas com ressecção tímica transcervical bilateral. Deve-se observar que nas doenças como NEM-1 e HPT secundária, uma quinta glândula é mais comum.

Passo 4: Considerações para o Fechamento

Se os passos prévios não foram bem-sucedidos na localização de uma glândula anormal, a despeito da identificação de todas as quatro glândulas, deve-se considerar a descontinuidade da exploração. A dissecação adicional indiretamente pode colocar o suprimento de sangue da paratireóide normal e do NLR em perigo. Também é importante, conforme mencionado antes, evitar tireoidectomia não direcionada. O cirurgião deve novamente revisar as localizações comuns encontradas na reoperação para abrigar patologia incluindo timo, localizações para e retroesofágica, intratireóide, bainha carótida e mediastínica anterior. Um último refúgio pode ser uma amostra individualmente da veia jugular correspondente para o PTH na esperança de identificar o local da doença. A biopsia das glândulas de tamanho normal deve ser realizada apenas se absolutamente necessária para confirmar sua identidade ou para excluir doença da quarta glândula, porém é desencorajada porque pode desvascularizar a glândula (116). Em vez disso, a glândula deve ser identificada como paratireóide com base na morfologia, consistência e coloração, com o tamanho utilizado como indicador primário do envolvimento nos processos hiperplásicos.

Razões para a Falha

Séries múltiplas sugerem que as razões para a falha na exploração inicial da paratireóide incluem exploração incompleta com doença cervical perdida, diagnóstico perdido de doença multiglandular ou adenoma duplo, glândula ectópica e erro no diagnóstico inicial.

A exploração adequada e aderência estrita ao PTH intra-operatório podem reduzir a doença cervical perdida e a doença multiglandular mal diagnosticada a um mínimo. Glândulas ectópicas geralmente são raras e testes de localização pré-operatórios podem ajudar na localização de algumas dessas glândulas ectópicas. A avaliação pré-operatória meticulosa deve tornar o erro no diagnóstico uma razão infreqüente para a falha.

Cuidado Pós-Operatório

A cirurgia bem-sucedida normalmente resulta na normalização do cálcio nas 48 horas pós-operatoriamente. Se o paciente desenvolver sintomas de hipocalcemia ou o cálcio cair para 7,5 mg/dL, o tratamento oral deve ser iniciado como para a tireoidectomia. Pacientes com fosfatase alcalina pré-operatória elevada podem demonstrar "fome óssea" pós-operatória e níveis de cálcio mais baixos do que o esperado pós-operatoriamente. É preciso também ter consciência que a hipomagnesemia pode levar ao tratamento hipocalcêmico menos efetivo de forma que isso deve ser corrigido, se presente, durante a substituição de cálcio.

Adenoma Mediastínico

A doença mediastínica com acesso potencialmente difícil através do pescoço é de interesse para o cirurgião da paratireóide. Embora a maior parte dos tumores mediastínicos esteja no interior ou fixado ao timo e possa ser acessada a partir do pescoço, alguns estão associados a artéria carótida comum, aorta ascendente, arco aórtico, ramos do arco aórtico e pericárdio. A esternotomia, entretanto, pode ser requerida para algumas dessas lesões. A esternotomia na nossa prática é um procedimento planejado baseado nos estudos de localização pré-operatórios direcionados em vez de uma extensão de exploração cervical.

Doença Paratireóidea Multiglandular: Técnicas Cirúrgicas

Pacientes com doença paratireóidea multiglandular podem ter hiperplasia esporádica primária da quarta glândula ou transtornos hereditários, tais como uma síndrome de NEM ou uma forma familiar da HPT. Glândulas supranumerárias ocorrem mais comumente nas causas hereditárias de doença multiglandular. Essas glândulas estão com mais freqüência localizadas na língua tímica.

Extensão da Ressecção na Doença Multiglândula

Ao se considerar a cirurgia apropriada para a doença multiglândula, a gravidade do processo da doença precisa ser considerada.

Nestes casos, o pescoço é explorado bilateralmente. Todas as glândulas paratireóides são identificadas antes de qualquer ressecção da glândula. Uma vez que a exploração esteja completa, o cirurgião compara o tamanho e os aspectos grosseiros de todas as quatro glândulas. Quando a paratireoidectomia subtotal é realizada, a glândula menor e de aparência mais normal pode então ser selecionada como remanescente. Essa ressecção deve ser realizada com uma lâmina nova e preservação cuidadosa de seu suprimento vascular. É importante evitar o transbordamento do tecido paratireóideo durante esse procedimento porque pode levar a disseminação e recorrência em outro lugar no ferimento. A remanescente é então acessada após 10 minutos; se existir viabilidade questionável, ela deve ser removida e a próxima glândula no tamanho ressecada como uma remanescente. Uma sutura não absorvível é utilizada para marcar o local da remanescente no caso de ser necessária uma reexploração. Uma vez confiantes na viabilidade da remanescente, as glândulas alargadas que permanecem são ressecadas.

O tratamento menos agressivo, ressecção de apenas glândulas alargadas, é reservado para os processos multiglândula menos virulentos, como adenoma duplo, hiperplasia esporádica da quarta glândula e NEM 2 A. Esses processos tendem a possuir índices de recorrência baixos após tal tratamento conservador.

A ressecção mais agressiva inclui ressecção paratireóidea total (*i. e.*, ressecção de 3½ da glândula) e paratireoidectomia total da quarta glândula (com ou sem hiperplasia familiar, HPT neonatal, NEM-1) e HPT secundária. Na maior parte das formas virulentas ou HPT multiglândula, para excisar glândulas supranumerárias que podem causar recorrência, o timo cervical bilateral e a gordura periglandular também podem ser excisados.

Paratireoidectomia Minimamente Invasiva

As técnicas de paratireoidectomia minimamente invasivas variam da técnica aberta de incisão pequena às técnicas endoscópicas cervicais verdadeiras. Existem critérios (embora eles estejam mudando constantemente à medida que as técnicas de acesso mínimo estão sendo expandidas pelos trabalhos experientes individuais) para identificar candidatos adequados à cirurgia de paratireoidectomia de acesso mínimo; estes geralmente incluem (a) localização pré-operatória exata, (b) sem evidência pré-operatória de doença multiglândula, (c) cirurgia de primeira vez e (d) anatomia aceitável (*i. e.*, um pescoço curto, grosso e laringe anormalmente baixa são contra-indicações relativas). As técnicas minimamente invasivas estão também sendo expandidas agora para a tireoidectomia.

Paratireoidectomia de Acesso Mínimo Aberto

A paratireoidectomia de acesso mínimo (PAM) envolve uma abordagem unilateral através de uma pequena incisão após estudos de localização confiáveis e a utilização do PTH intra-operatório para ajudar a assegurar o sucesso cirúrgico. O cirurgião que realiza este procedimento, como em qualquer procedimento de acesso mínimo, precisa estar preparado para converter para uma exploração bilateral formal se o PTH intra-operatório permanecer elevado ou após equívoco de ressecção da glândula.

Paratireoidectomia Minimamente Invasiva Videoassistida

Na paratireoidectomia minimamente invasiva videoassistida, o procedimento é realizado através de uma pequena incisão no pescoço com retratores múltiplos. Através da pequena incisão (tipicamente 2 a 3 cm), um endoscópio é colocado e a cirurgia é realizada através de visualização no monitor de vídeo.

Paratireoidectomia Endoscópica

A técnica endoscópica verdadeira é utilizada através de incisões múltiplas pequenas em facada. Um portal é para a fonte câmera-luz e o portal secundário para os instrumentos cirúrgicos/manipulação. A pele e os músculos hióideos são elevados através de insuflação de gás, às vezes combinada com dispositivos de elevação-retração interna. Abordagens cervicais central e lateral têm sido descritas; pontos de acesso têm incluído o tórax inferior e a axila.

Carcinoma da Paratireóide

O carcinoma da paratireóide é uma doença incomum, porém cada cirurgião que maneja a HPT primária precisa apreciar o curso clínico e o tratamento dessa entidade. A maior parte dos casos ocorre na quarta a sexta décadas da vida, e, em contraste com a predominância feminina observada para os adenomas, não existem diferenças de sexo na incidência dos carcinomas (117,118).

No câncer da paratireóide, a morte é causada pela secreção excessiva do PTH, com grave hipercalcemia resultante, e não pela disseminação do tumor por si. Para a melhor chance de cura, uma ressecção ampla do câncer é feita como procedimento preliminar. Conforme mencionado previamente, o carcinoma da paratireóide deve ser considerado em quaisquer pacientes com HPT que possuam uma massa peritireóidea firme ou cálcio extremamente elevado ou PTH. Quando em face com a doença metastática, o objetivo da cirurgia é remover a doença o máximo possível para diminuir o cálcio sérico o máximo possível. Outras modalidades de tratamento, tais como biofosfanatos, quimioterapia, e radioterapia, não têm sido bem-sucedidas. Embora operações múltiplas raramente tenham resultado em cura, elas devem ser tentadas porque oferecem a melhor chance paliativa.

Macroscopicamente, os carcinomas da paratireóide são massas brancas, firmes, mal definidas, densamente aderentes aos tecidos moles circunvizinhos. Microscopicamente, os carcinomas são compostos de células chefes mostrando pleomorfismo extensivo e anaplasia arranjada em lâmina sólida ou padrões trabeculares. O diagnóstico do carcinoma é feito com a confirmação da presença de bandas fibrosas espessas, atividade mitótica, invasão capsular e invasão vascular. O corte de congelação não é confiável no diagnóstico do carcinoma da paratireóide de forma que o cirurgião não pode confiar nele como um indicador para a ressecção local agressiva. O carcinoma da paratireóide tende à disseminação local das células do tumor, se biopsado; então, isso deve ser evitado, se o cirurgião suspeitar de um carcinoma.

A ressecção em bloco do carcinoma da paratireóide com uma margem ampla de tecido adjacente e dissecação nodal do sulco traqueoesofágico ipsolateral é o tratamento de escolha para esses casos. Para evitar disseminação local durante o procedimento cirúrgico, a cápsula do tumor deve permanecer intacta. Dissecações radicais do pescoço estão reservadas para pacientes com linfonodos cervicais grosseiramente alargados, e invasão local, ou com recorrência local.

A média de duração entre a operação inicial e a morte para aqueles pacientes que morreram foi de 6,6 anos em um estudo (118). A sobrevida geral de 5 e 10 anos para o carcinoma da paratireóide é estimada em 77% e 63%, respectivamente (119). A redução da mortalidade é grandemente influenciada pelo diagnóstico precoce e por cirurgia apropriada e agressiva.

PONTOS IMPORTANTES

- A avaliação pré-operatória direta com história e exame físico detalhados, laringoscopia pré-operatória, avaliação radiográfica focada e avaliação citológica é imperativa.
- A varredura radioisotópica da tireóide é de valor limitado na avaliação do nódulo da tireóide em um ambiente cirúrgico.
- A laringoscopia pré-operatória e pós-operatória é essencial na cirurgia da tireóide e da paratireóide.
- O monitoramento do nervo laríngeo recorrente é um adjunto útil na identificação do nervo e no prognóstico da função pós-operatória.
- O trabalho pré-operatório do hiperparatireoidismo deve ajudar a delinear o subtipo de hiperparatireoidismo, identificar as indicações cirúrgicas e incluir estudos de localização.
- Uma paratireóide palpável ou o cálcio sérico grandemente elevado ou hormônio paratireóideo devem levantar a suspeição de um carcinoma da paratireóide.
- Os adenomas superiores com frequência descendem na fáscia pré-vertebral em direção ao mediastino posterior em uma localização paraesofágica, onde a palpação pode ajudar na sua identificação.

REFERÊNCIAS

1. Ibrahim NBM, Milewski Pl. Benign thyroid inclusions within cervical lymph nodes. *Aust N Z J Surg* 1981;51:188-189.
2. Kozol RA, Geelhoed GW, Flynn SD, et al. Management of ectopic thyroid nodules. *Surgery* 1993;114:1103-1106.
3. Walton BR, Koch KE. Presentation in management of a thyroglossal duct cyst with papillary carcinoma. *South Med J* 1997;90:758-761.
4. Glastonbury CM, Davidson HC, Haller IR, et al. The CT and MR imaging features of carcinoma arising in thyroglossal duct remnants. *ANJR Am J Neuroradiol* 2000;21:770-774.
5. Sistrunk WE. The surgical treatment of cysts of the thyroglossal track. *Ann Surg* 1920;71:121.
6. Brown PM, Judd ES. Thyroglossal duct cysts and sinuses: results of radical Sistrunk operation. *Am J Surg* 1966;102:494-501.
7. Horisawa M, Niinomi N, Ito T. What is the optimal depth for core-out toward the foramen cecum in thyroglossal duct cyst operation? *J Pediatr Surg* 1992;27:710-713.
8. Kennedy TL, Whitaker M, Wadih G. Thyroglossal duct carcinoma: a rational approach to management. *Laryngoscope* 1998;108:1154-1158.
9. Heshmati HM, Fatourechi V, van Heerden JA, et al. Thyroglossal duct carcinoma: a report of 12 cases. *Mayo Clinic Proc* 1997;72:315-319.
10. Baker BA, Gharib H, Markowitz H. Correlation of thyroid antibodies and cytologic features in suspected autoimmune thyroid disease. *Am J Med* 1983;74:941-944.
11. Tunbridge WM, Brewis M, French JM, et al. Natural history of autoimmune thyroiditis. *Br Med J* 1981;282:258-262.
12. Ross DR. Subclinical thyrotoxicosis. *Adv Endocrinol Metab* 1991;2:89.
13. Said H, Razi Hadi A, Akmal SN, et al. Tumefactive fibroinflammatory lesion of the head and neck. *J Laryngol Otol* 1988;102:1064-1067.
14. Maxon HR. Detection of residual and recurrent thyroid cancer by radionuclide imaging. *Thyroid* 1999;9:443-446.
15. Spencer CA, LoPresti JS, Fatemi S, et al. Detection of residual and recurrent differentiated thyroid carcinoma by serum thyroglobulin measurement. *Thyroid* 1999;9:435-441.
16. Ros P, Rossi DL, Acebron A, et al. Thyroid-specific gene expression in the multi-step process of thyroid carcinogenesis. *Biochimie* 1999;81:389-396.
17. Grebe SK, Hay ID. Follicular cell-derived thyroid carcinomas. *Cancer Treat Res* 1997;89:91-140.
18. Hay ID, Klee GG. Thyroid cancer diagnosis and management. *Clin Lab Med* 1993;13:725-734.
19. McConahey WM, Hay ID, Woolner LB, et al. Papillary thyroid cancer treated at the Mayo Clinic, 1946 through 1970: initial manifestations, pathologic findings, therapy, and outcome. *Mayo Clin Proc* 1986;61:978-996.
20. Samaan NA, Maheshwari YK, Nader S, et al. Impact of therapy for differentiated carcinoma of the thyroid: an analysis of 706 cases. *J Clin Endocrinol Metab* 1983;56:1131-1138.
21. Eng C. Familial papillary thyroid cancer: many syndromes, too many genes? [Editorial] *J Clin Endocrinol Metab* 2000;85:1755-1757.
22. Cobin RH, Gharib H, Bergman DA, et al. AACE/AAES medical/surgical guidelines for clinical practice: management of thyroid carcinoma. *Endocr Pract* 2001;7:202-220.
23. Nikiforov YE, Heffess CS, Korzenko AV, et al. Characteristics of follicular tumors and nonneoplastic thyroid lesions in children and adolescents exposed to radiation as a result of the Chernobyl disaster. *Cancer* 1995;76:900-909.
24. Pacini F, Vorontsova T, Demidchik EP, et al. Post-Chernobyl thyroid carcinoma in Belarus children and adolescents: comparison with naturally occurring thyroid carcinoma in Italy and France. *J Clin Endocrinol Metab* 1997;82:3563-3569.

25. Shaha AR, Shah JP, Loree TR. Patterns of nodal and distant metastasis based on histologic varieties in differentiated carcinoma of the thyroid. *Am J Surg* 1996;172:692-694.
26. Shaha AR, Shah JP, Loree TR. Differentiated thyroid cancer presenting initially with distant metastasis. *Am J Surg* 1997;174:474-476.
27. Cooper DS, Schneyer CR. Follicular and Hurthle cell carcinoma of the thyroid. *Endocrinol Metab Clin North Am* 1990;19:577-591.
28. Vassilopoulou-Sellin R, Goepfert H, Raney B, et al. Differentiated thyroid cancer in children and adolescents: clinical outcome and mortality after long-term follow-up. *Head Neck* 1998;20:549-555.
29. Mazzaferri EL, Oertel YC. Primary malignant lymphoma and related lymphoproliferative disorders. In: Mazzaferri EL, Samaan N, eds. *Endocrine tumors.* Boston: Blackwell, 1993.
30. Cunning DS. Unilateral vocal cord paralysis. *Ann Otol Rhinol Laryngol* 1955;64:487-493.
31. Huppler EG, Schmidt HW, Devine KD, et al. Ultimate outcome of patients with vocal cord paralysis of undetermined cause. *Am Rev Tüberc Pulm Dis* 1956;73:52-60.
32. Rueger BG. Benign disease of the thyroid gland in vocal cord paralysis. *Laryngosocpe* 1974;84:897.
33. Patow CA, Norton JA, Brennan ME. Vocal cord paralysis and reoperative parathyroidectomy. *Ann Surg* 1986;203:282-285.
34. Lo CY, Kwok KF, Yuen PW. A prospective evaluation of recurrent laryngeal nerve paralysis during thyroidectomy. *Arch Surg* 2000;135:204-207.
35. Hundahl SH, Cady B, Cunningham M, et al. Initial results from a prospective cohort study of 5583 cases of thyroid cancer treated in the US during 1996. United States and German Thyroid Cancer Study Group. ACS Commission on Cancer Patient Case Evaluation Study. *Cancer* 2000;89:202-217.
36. Yousem DM, Schelf AM. Thyroid and parathyroid gland pathology. *Otolaryngol Clin North Am* 1995;28:621-649.
37. Bennedbaek FN, Hegedus L. Management of the solitary thyroid nodule: results of a North American Survey. *J Clin Endocrinol Metab* 2000;85:2493-2498.
38. Gharib H, Goellner JR. Fine-needle aspiration biopsy of the thyroid: an appraisal. *Ann Intern Med* 1993;118:282-289.
39. Akerman M, Tennvall J, Biorklund A, et al. Sensitivity and specificity of fine needle aspiration cytology in the diagnosis of tumors of the thyroid gland. *Acta Cytol* 1985;29:850-855.
40. Caruso D, Mazzaferri EL. Fine needle aspiration biopsy in the management of thyroid nodules. *Endocrinologist* 1991;1:194.
41. Baloch ZW, Sack MJ, Yu GH, et al. Fine-needle aspiration of thyroid: an institutional experience. *Thyroid* 1998;8:565-569.
42. Rojeski MT, Gharib H. Nodular thyroid disease: evaluation and management. *N Engl J Med* 1985;313:428-436.
43. Schlinkert RT, van Heerden JA, Goellner JR, et al. Factors that predict malignant thyroid lesions when fine-needle aspiration is "suspicious for follicular neoplasm." *Mayo Clin Proc* 1997;72:913-916.
44. Tuttle RM, Lemar H, Burch HB. Clinical features associated with an increased risk of thyroid malignancy in patients with follicular neoplasia by fine-needle aspiration. *Thyroid* 1998;8:377-383.
45. Danese D, Sciacchitano S, Farsetti A, et al. Diagnostic accuracy of conventional versus sonography-guided fine-needle aspiration biopsy of thyroid nodules. *Thyroid* 1998;8:15-21.
46. Lucas A, Llatjos M, Salinas I, et al. Fine-needle aspiration cytology of benign nodular thyroid disease: value of re-aspiration. *Eur J Endocrinol* 1995;132:677-680.
47. Erdogan ME, Kamel N, Aras D, et al. Value of re-aspirations in benign nodular thyroid disease. *Thyroid* 1998;8:1087-1090.
48. McCaffrey TV, Lipton RJ. Thyroid carcinoma invading the upper aerodigestive system. *Laryngoscope* 1990;100:824-830.
49. McCaffrey TV, Bergstralh EJ, Hay ID. Locally invasive papillary thyroid carcinoma 1940-1990. *Head Neck* 1994;16:165-172.
50. van Lith-Bijl JT, Mahieu HF, Stolk RJ, et al. Laryngeal abductor function after recurrent laryngeal nerve injury in cats. *Arch Otolaryngol Head Neck Surg* 1996;122:393-396.
51. Wingert DL, Friesen SR, Iliopoulos JI, et al. Post-thyroidectomy hypocalcemia: incidence and risk factors. *Am J Surg* 1986;152:606-610.
52. McHenry CR, Speroff T, Wentworth D, et al. Risk factors for post thyroidectomy hypocalcemia. *Surgery* 1994;116:641-647.
53. Pattou F, Combemale F, Fabre S, et al. Hypocalcemia following thyroid surgery: incidence and prediction of outcome. *World J Surg* 1998;22:718-724.
54. Adams J, Andersen P, Everts E, et al. Early postoperative calcium levels as predictors of hypocalcemia. *Laryngoscope* 1998;108:1829-1831.
55. Casara D, Rubello D, Saladini G, et al. Different features of pulmonary metastases in differentiated thyroid cancer: natural history and multivariate statistical analysis of prognostic variables. *J Nucl Med* 1993;34:1626-1631.
56. Noguchi S, Noguchi A, Murakami N. Papillary carcinoma of the thyroid: I. Developing pattern of metastasis. *Cancer* 1970;26:1053-1060.
57. Cangiu M. Papillary carcinoma of the thyroid: a clinicopathologic study of 241 cases treated at the University of Florence, Italy. *Cancer* 1985;55:805.
58. Attie J. Elective neck dissection in papillary carcinoma of the thyroid. *Am J Surg* 1971;122:464-471.
59. Goepfert H, Dichtel W, Samaan N. Thyroid cancer in children and teenagers. *Arch Otolaryrtgol Head Neck Surg* 1984;110:72-75.
60. Schelfhout L, Creutzberg C, Hamming J. Multivariate analysis of survival in differentiated thyroid cancer: the prognostic significance of the age factor. *Eur J Cancer Clin Oncol* 1988;24:331-337.
61. Tsang T, Brierley J, Simpson W. The effects of surgery, radioiodine, and external radiation therapy on the clinical outcome of patients with differentiated thyroid cancer. *Cancer* 1998;82:375.
62. Yamashita H, et al. Extracapsular invasion of lymph node metastasis: a good indicator of disease recurrence and poor prognosis in patients with thyroid microcarcinoma. *Cancer* 1999;86:842-849.
63. Frankenthaler RA, Sellin RV, Cangir A, et al. Lymph node metastases from papillary-follicular thyroid

carcinoma in young patients. *Am J Surg* 1990;160:341-343.
64. McConahey WM, Hay ID, Woolner LB, et al. Papillary thyroid cancer treated at the Mayo clinic, 1946 through 1970: initial manifestations, pathologic findings, therapy, and outcome. *Mayo Clin Proc* 1986;61:978-996.
65. Goldman N, Coniglio J, Falk S. Thyroid cancers: I. Papillary, follicular, and Hürthle cell. *Otolaryngol Clin North Am* 1996;229:593-609.
66. Hay ID, Bergstralh EJ, Grant CS, et al. Impact of primary surgery on outcome in 300 patients with pathologic tumor-node-metastasis stage III papillary thyroid carcinoma treated at one institution from 1940 through 1989. *Surgery* 1999;126:1173-1181.
67. Noguchi M. Impact of neck dissection on survival in well-differentiated thyroid cancer: a multivariate analysis of 218 cases. *Int Surg* 1990;75:220-224.
68. Hoie J, Stenwig AE, Kullmann G, et al. Distant metastases in papillary thyroid cancer: a review of 91 patients. *Cancer* 1988;61:1-6.
69. Dottorini ME, Vignati A, Mazzucchelli L, et al. Differentiated thyroid carcinoma in children and adolescents: a 37-year experience in 85 patients. *J Nucl Med* 1997;38:669-675.
70. Schlumberger M, De Vathaire E, Travagli JP, et al. Differentiated thyroid carcinoma in childhood: long term follow-up of 72 patients. *J Clin Endocrinol Metab* 1987;65:1088-1094.
71. Vassilopoulou-Sellin R, Klein MJ, Smith TH, et al. Pulmonary metastases in children and young adults with differentiated thyroid cancer. *Cancer* 1993;71:1348-1352.
72. Schlumberger M, Challeton C, De Vathaire F, et al. Radioactive iodine treatment and external radiotherapy for lung and bone metastases from thyroid carcinoma. *J Nucl Med* 1996;37:598-605.
73. Mazzaferri EL, Jhiang SM. Long-term impact of initial surgical and medical therapy on papillary and follicular thyroid cancer. *Am J Med* 1994;97:418-428.
74. Pujol P, Daures JP, Nsakala N, et al. Degree of thyrotropin suppression as a prognostic determinant in differentiated thyroid cancer. *J Clin Endocrinol Metab* 1996;81:4318-4323.
75. Segal K, Raveh E, Lubin E, et al. Well-differentiated thyroid carcinoma. *Am J Otolaryngol* 1996;17:401-406.
76. Mazzaferri EL. NCCN thyroid carcinoma practice guidelines. *Oncology* 1999;13:391.
77. Cohen R, Campos JM, Salaun C, et al. Preoperative calcitonin levels are predictive of tumor size and postoperative calcitonin normalization in medullary thyroid carcinoma. Groupe d'Etude des Tumeurs à Calcitonine (GETC). *J Clin Endocrinol Metab* 2000;85:919-922.
78. Karges W, Dralle H, Raue E et al. Calcitonin measurement to detect medullary thyroid carcinoma in nodular goiter: German evidence-based consensus recommendation. *Exp Clin Endocrinol Diabetes* 2004;112:52-58.
79. Machens A, Ukkat J, Brauckhoff M, et al. Advances in the management of hereditary medullary thyroid carcinoma. *J Intern Med* 2005;257:50-59.
80. Leboulleux S, Baudin E, Travagli IP, et al. Medullary thyroid carcinoma. *Clin Endocrinol* 2004;61:299-310.
81. Ben Mrad MD, Gardet P, Roche A, et al. Value of venous catheterization and calcitonin studies in the treatment and management of clinically inapparent medullary thyroid carcinoma. *Cancer* 1989;63:133-138.
82. Tung WS, Vesely TM, Moley JF. Laparoscopic detection of hepatic metastases in patients with residual or recurrent medullary thyroid cancer. *Surgery* 1995;118:1024-1029; discussion 1029-1030.
83. Esik O, Szavcsur P, Szakall S Jr, et al. Angiography effectively supports the diagnosis of hepatic metastases in medullary thyroid carcinoma. *Cancer* 2001;91:2084-2095.
84. Fleming JB, Lere JE, Bouvet M, et al. Surgical strategy for the treatment of medullary thyroid carcinoma. *Ann Surg* 1999;230:697-707.
85. Gimm O, Ukkat J, Dralle H. Determinative factors of biochemical cure after primary and reoperative surgery for sporadic medullary thyroid carcinoma. *World J Surg* 1998;22:562-568.
86. Kebebew E, Clark OH. Medullary thyroid cancer. *Curr Treat Opt Oncol* 2000;1:359-367.
87. Miyauchi A, Matsuzuka F, Hirai K, et al. Prospective trial of unilateral surgery for nonhereditary medullary thyroid carcinoma in patients without germline RET mutations. *World J Surg* 2002;26:1023-1028.
88. Moley JF, DeBenedetti MK. Pattern of nodal metastases in palpable medullary thyroid carcinoma. *Ann Surg* 1999;229:880-888.
89. Machens A, Hinze R, Thomusch O, et al. Pattern of nodal metastasis for primary and reoperative thyroid cancer. *World J Surg* 2002;26:22-28.
90. Machens A, Schneyer U, Holzhausen HJ, et al. Prospects of remission in medullary thyroid carcinoma according to basal calcitonin level. *J Clin Endocrinol Metab* 2005;90:2029-2034.
91. Mirallie E, Vuilez JP, Bardet S, et al. High frequency of bone/bone marrow involvement in advanced medullary thyroid cancer. *J Clin Endocrinol Metab* 2005;90:779-788.
92. Szavcsur P, Gödeny M, Bajzik G, et al. Angiography-proven liver metastases explain low efficacy of lymph node dissections in medullary thyroid cancer patients. *Eur J Surg Oncol* 2005;31:183-190.
93. Modigliani E, Cohen R, Campos JM, et al. Prognostic factors for survival and for biochemical cure in medullary thyroid carcinoma: results in 889 patients. *Clin Endocrinol* 1998;48:265-273.
94. Raue F. German medullary thyroid carcinoma/multiple endocrine neoplasia registry. German MTC/MEN Study Group. Medullary thyroid carcinoma/multiple endocrine neoplasia type 2. *Langenbecks Arch Surg* 1998;383:334-336.
95. Machens A, Niccoli-Sire P, Hoegel J, et al. European Multiple Endocrine Neoplasia (EUROMEN) Study Group. Early malignant progression of hereditary medullary thyroid cancer. *N Engl J Med* 2003;349:1517-1525.
96. Machens A, Gimm O, Hinze R, et al. Genotype-phenotype correlation in hereditary medullary thyroid carcinoma: oncological features and biochemical properties. *J Clin Endocrinol Metab* 2001;86:1104-1109.
97. Brandi ML, Gagel RF, Angeli A, et al. Consensus guidelines for diagnosis and therapy of MEN type 1 and 2. *J Clin Endocrinol Metab* 2001;86:5658-5671.
98. de Jong M, Breeman WA, Bakker WH, et al. Comparison of ^{111}in-labeled somatostatin analogues for

98. tumor scintigraphy and radionuclide therapy. *Cancer Res* 1998;58:437-441.
99. de Jong M, Breeman WA, Bernard BF, et al. [^{177}Lu-DOTA(0), Tyr3] octreotate for somatostatin receptor-targeted radionuclide therapy. *Int J Cancer* 2001;92:628-633.
100. Virgolini I, Szilvasi I, Kurtaran A, et al. Indium-111-DOTA-lanreotide: biodistribution, safety and radiation absorbed close in tumor patients. *J Nucl Med* 1998;39:1928-1936.
101. Brierley J, Tsang R, Simpson WJ, et al. Medullary thyroid cancer: analysis of survival and prognostic factors and the role of radiation therapy in local control. *Thyroid* 1996;6:305-310.
102. Tubiana M, Haddad E, Schlumberger M, et al. External radiotherapy in thyroid cancers. *Cancer* 1985;55:2062-2071.
103. Grimelius L, Akerström G. Parathyroid glands. In: Kovacs K, Asa SL, eds. *Functional endocrine pathology*, 2nd ed. Maiden, MA: Blackwell Science, 1998.
104. National Institutes of Health. Consensus development conference statement on primary hyperparathyroidism. *J Bone Miner Res* 1991;6[Suppl]:S9.
105. Bilezikian JP, Potts IT Jr, Fuleihan Gel-H, et al. Summary statement from a workshop on asymptomatic primary hyperparathyroidism: a perspective for the 21st century. *J Clin Endocrinol Metab* 2002;87:5353-5361.
106. Melton JL Ill. Epidemiology of primary hyperparathyroidism. *J Bone Miner Res* 1991;6:525.
107. Silverberg SI, Shane E, de la Cruz L, et al. Skeletal disease in primary hyperparathyroidism. *J Bone Miner Res* 1989;4:283-291.
108. Bilezikian JP, Silverberg SL Shane E, et al. Characterization and evaluation of asymptomatic primary hyperparathyroidism. *J Bone Miner Res* 1991;6 Suppl 2:S85-S89.
109. Taillefer R, Boucher Y, Potvin C, et al. Detection and localization of parathyroid adenomas in patients with hyperparathyroidism using a single radionuclide imaging procedure with technetium-99m-sestamibi (double-phase study). *J Nucl Med* 1992;33:1801-1807.
110. Stark DD, Gooding GAW, Moss AA, et al. Parathyroid imaging: comparison of high-resolution CT and high-resolution sonography. *AJR Am J Roentgenol* 1983;141:633-638.
111. Nussbaum SR, Zahradnik RJ, Lavigne JR, et al. Highly sensitive two-site immunoradiometric assay of parathyrin, and its clinical utility in evaluating patients with hypercalcemia. *Clin Chem* 1987;33:1364-1367.
112. Kao PC, van Heerden JA, Taylor RL. Intraoperative monitoring of parathyroid procedures by a 15 minute parathormone immunochemiluminometric assay. *Mayo Clin Proc* 1994;69:532-537.
113. Clary BM, Garner SC, Leight GS Jr. Intraoperative parathyroid hormone monitoring during parathyroidectomy for secondary hyperparathyroidism. *Surgery* 1997;122:1034-1038.
114. Akerstrom G, Rudberg C, Grimelius L, et al. Causes of failed primary exploration and technical aspects of reoperation in primary hyperthyroidism. *World J Surg* 1992;16:562-568.
115. Randolph GW, et al. Intraoperative hormonal criteria for surgical success. Syllabus for parathyroid surgery: the new millennium. Panel presentation at the 5th International Conference on Head and Neck Cancer, San Francisco, California, July 29, 2000.
116. Kaplan EL, Bartlett S, Sugimoto J, et al. Relation of postoperative hypocalcemia to operative techniques: deleterious effect of excessive use of parathyroid biopsy. *Surgery* 1982;92:827-834.
117. Wynne AG, et al. Parathyroid carcinoma: clinical and pathologic features in 43 patients. *Medicine* 1992;71:197.
118. Obara T, Fujimoto Y. Diagnosis and treatment of patients with parathyroid carcinoma: an update and review. *World J Surg* 1991;15:738-744.
119. Sandelin K, Auer G, Bondeson L, et al. Prognostic factors in parathyroid cancer: a review of 95 cases. *World J Surg* 1992;16:724-73.

CAPÍTULO 45

Câncer Nasofaríngeo

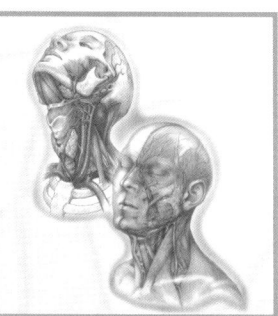

William I. Wei

Anatomicamente, a nasofaringe é contínua com as cavidades nasais e serve como uma passagem para o ar durante a respiração. Por causa de seu esqueleto ósseo ela permanece patente sob circunstâncias normais. O carcinoma nasofaríngeo (CNF) é um carcinoma de célula escamosa (CEC) emergindo a partir da cobertura epitelial da nasofaringe. Essa neoplasia pode emergir de qualquer local na nasofaringe e é mais freqüentemente vista na fossa de Rosenmüller, o recesso localizado medialmente aos pilares mediais da tuba auditiva.

Um grupo de 14 pacientes com esta malignidade foi relatado primeiramente na literatura inglesa em 1901 (1). A primeira série abrangente relatando aspectos clinicopatológicos de 114 pacientes com CNF em Hong Kong foi publicada em 1941 (2).

O carcinoma nasofaríngeo é uma doença maligna relativamente incomum na maior parte dos países, com sua incidência ajustada por idade menor que 1 por 100.000 (3). Ele ocorre mais freqüentemente, entretanto, nos inuits do Alasca (4) e chineses étnicos na parte sul da China, especialmente da província de Guangdong. A incidência recente relatada de CNF entre homens e mulheres em Hong Kong, na parte sul da província de Guangdong, foi de 20 a 30 por 100.000 e 15 a 20 por 100.000, respectivamente (3). A incidência de CNF permanece alta entre aqueles chineses que imigraram para países do sul da Ásia ou América do Norte, porém é baixa entre os chineses nascidos na América do Norte (5,6). Isso sugere que fatores genéticos, étnicos e ambientais podem desempenhar um papel na etiologia da doença.

O consumo de peixe salgado é um dos fatores causadores do CNF freqüentemente mencionado. Isso pode estar relacionado à nitrosamina, composto carcinogênico, detectado no peixe salgado (7). Um estudo subseqüente de caso-controle, entretanto, mostrou que apenas o consumo freqüente de peixe salgado antes dos 10 anos de idade está associado ao risco aumentado de desenvolvimento do CNF (8). O vírus Epstein-Barr (VEB) também tem desempenhado um papel oncogênico neste tumor, porque o genoma do VEB freqüentemente é detectado nos espécimes de biopsia do CNF (9). Em vista da distribuição universal em todos os lugares desse vírus na população humana, é improvável que o VEB seja o único agente causador do CNF. Nos parentes de primeiro grau de pacientes com CNF, a incidência dessa malignidade é seis vezes mais elevada do que nos controles (10). Isso sugere que o fator genético pode ter um papel importante na etiologia do CNF. Estudos de hibridização genômica comparativa têm demonstrado alterações em cromossomas múltiplos tais como a deleção de regiões em 14q, 16p, 1p e amplificação de 12q e 4q (11,12). Genes supressivos de tumor também têm sido recentemente localizados no cromossoma 14q (13).

HISTOPATOLOGIA

As células epiteliais malignas do CNF são células poligonais grandes com um caráter sincicial. Seus núcleos são redondos ou ovais com cromatina escassa e nucléolos distintos. As células freqüentemente estão misturadas com células linfóides na nasofaringe, dando origem ao termo linfoepitelioma (14). Estudos de microscopia eletrônica têm confirmado a origem escamosa dessas células, incluindo aqueles carcinomas indiferenciados que são uma forma de CEC com diferenciação mínima (15).

A classificação histológica do CNF proposta pela Organização Mundial de Saúde (OMS) (16), em 1978, categoriza os tumores em três grupos:

- Tipo I: aqueles CEC ceratinizados típicos com pontes intercelulares, similares àqueles encontrados no resto do trato aerodigestório superior (Fig. 45.1).
- Tipo II: carcinomas epidermóides não ceratinizados. Eles mostram evidência de maturação, porém sem diferenciação escamosa definitiva (Fig. 45.2).

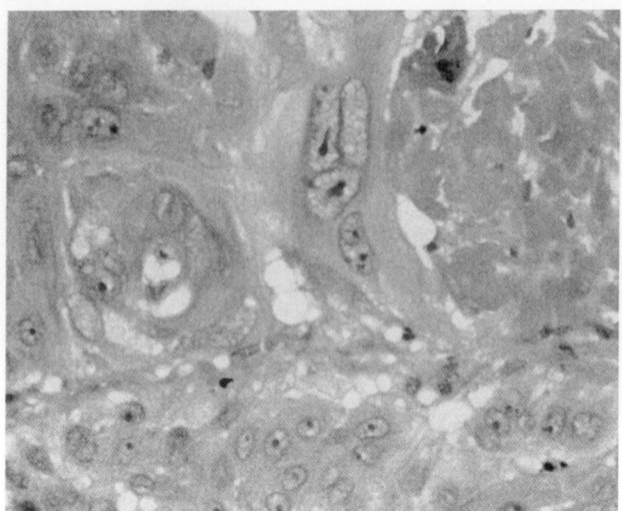

Figura 45.1

Carcinoma de célula escamosa da nasofaringe. As células do tumor são grandes com citoplasma eosinofílico e mostra aspectos de ceratinização (hematoxilina e eosina × 400). (Ver também *Prancha* em *Cores*.)

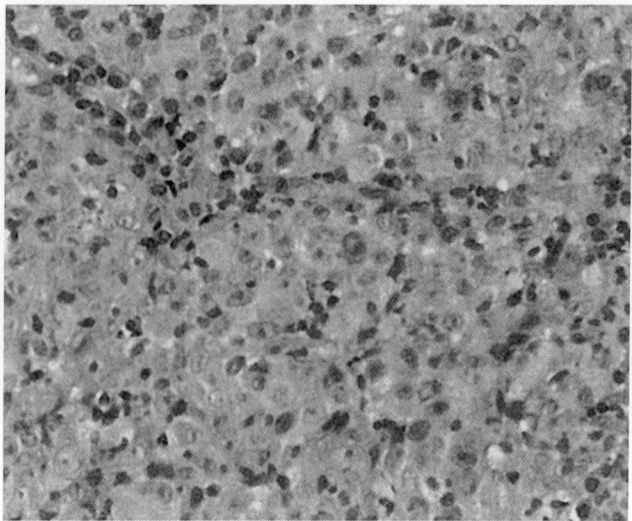

Figura 45.3

Carcinoma indiferenciado da nasofaringe. As células do tumor são tipicamente compostas de ninhos ou ilhas de células poligonais pleomórficas com núcleos vesiculares grandes e nucléolos proeminentes. Os ninhos do tumor são com freqüência circundados por um estroma linfóide, o qual é parte do estroma nasofaríngeo (hematoxilina e eosina × 400). (Ver também *Prancha* em *Cores*.)

- Tipo III: carcinomas indiferenciados ou pouco diferenciados. Estas células possuem margens celulares indistintas com núcleos hipercromáticos (Fig. 45.3).

Na América do Norte, aproximadamente 25% dos pacientes com tumor possuem histologia tipo I, 12% tipo II e 63% tipo III. A distribuição histológica correspondente nos pacientes chineses da parte sul é de 3%, 2% e 95%, respectivamente (17).

Uma classificação alternativa dividiu os tumores em dois tipos histológicos, isto é, em carcinomas de célula escamosa e carcinomas indiferenciados do tipo nasofaríngeo (CITN) (18). Esta segunda classificação leva em consideração sua correlação com a sorologia do VEB. Pacientes com CEC possuem baixa titulagem de VEB, enquanto aqueles com CITN possuem titulagens elevadas.

Na prática clínica, as biopsias obtidas de pacientes com CNF às vezes mostram um padrão histológico misto. A classificação recente da OMS tem levado em conta esse padrão misto e também a associação de VEB com os tumores tipo I e II. Os tipos histológicos do CNF são agora classificados em dois grupos: como CEC ou carcinomas não ceratinizados, com o segundo grupo subdividido em carcinomas diferenciados e indiferenciados (19). Esta nova classificação também tem mostrado um comportamento prognóstico, os carcinomas indiferenciados têm um índice de controle local do tumor mais elevado com radioterapia e uma incidência de metástase a distância mais elevada (20,21).

APRESENTAÇÕES CLÍNICAS

Pacientes com CNF se apresentam com um ou mais de quatro grupos de sintomas. Esses grupos de sintomas estão relacionados à localização do tumor primário, a sua infiltração de estruturas na vizinhança da nasofaringe, ou às metástases para os linfonodos cervicais.

Uma massa de tumor na nasofaringe pode levar aos sintomas de obstrução nasal e descarga. Com um tumor pequeno, a obstrução é unilateral, e com o cres-

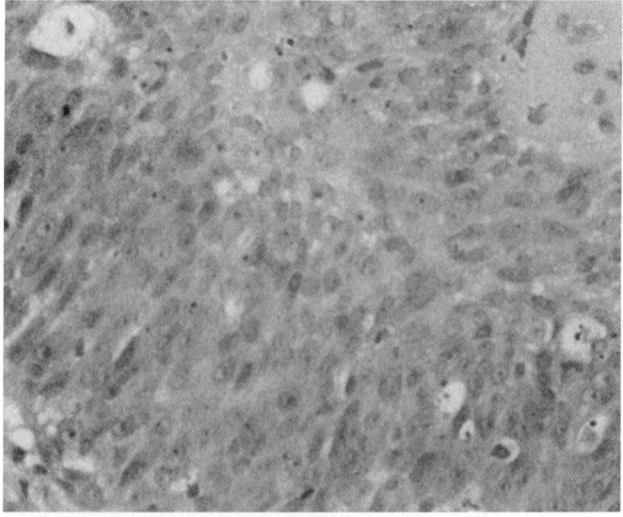

Figura 45.2

Carcinoma indiferenciado não ceratinizado da nasofaringe. As células do tumor possuem uma configuração papilar e parecem mais hipercromáticas do que o carcinoma indiferenciado. Os núcleos na periferia mostram paliçada (hematoxilina e eosina × 400). (Ver também *Prancha* em *Cores*.)

cimento do tumor os sintomas podem tornar-se bilaterais. Quando o tumor se torna ulcerado, o paciente pode se apresentar com epistaxe. A quantidade de sangramento geralmente é leve e a apresentação freqüente é a presença de sangue alterado na goteira pós-nasal, especialmente pela manhã.

O volume do tumor na nasofaringe, com ou sem extensão póstero-lateral no espaço paranasofaríngeo, freqüentemente está associado a disfunção da tuba auditiva. Isso pode levar à coleção de fluido no ouvido médio e os pacientes podem experimentar surdez condutiva unilateral e outros sintomas otológicos (p. ex., otalgia e tinido). A otite serosa média foi observada em 41% dos 237 pacientes recém-diagnosticados com CNF e, assim, quando o paciente adulto chinês se apresenta com esse sintoma, o otorrinolaringologista deve considerar a possibilidade de CNF (22).

Quando o tumor primário cresce superiormente para infiltrar a base do crânio, o paciente irá experimentar cefaléia. Quando a extensão tumoral para cima afetar o seio cavernoso e sua parede lateral, o terceiro, quarto, e sexto nervos cranianos podem ser afetados e o paciente irá se apresentar com diplopia. Quando o tumor envolve o forame oval, o quinto nervo craniano pode ser afetado e se experimentar dor facial e parestesia facial. O envolvimento do nervo craniano nos pacientes com CNF é de aproximadamente 13% (23) a 30% (24), dependendo do estádio da doença.

Em vista da alta propensão do CNF para metastatizar para os linfonodos cervicais, o sintoma mais freqüentemente apresentado é uma massa indolor no pescoço, freqüentemente aparecendo na metade superior do pescoço. Como a nasofaringe é uma estrutura da linha média, não é incomum ver pacientes com linfonodos cervicais bilaterais.

Os pacientes que se apresentam com sintomas relacionados à metástase a distância são relativamente incomuns no CNF. Metástases esqueléticas para vértebras, fígado e pulmão são os locais onde as metástases a distância são encontradas.

Por causa da natureza não específica dos sintomas nasais e aurais e a natureza discreta do linfonodo cervical indolor, entretanto, a maior parte dos pacientes com CNF têm sua doença diagnosticada apenas quando o tumor alcança estádios avançados. Uma análise retrospectiva de 4.768 pacientes mostrou que os sintomas na apresentação foram de massa no pescoço em 76%, sintomas nasais em 73%, sintomas aurais em 62% e paralisia de nervo craniano em 20% dos pacientes (25). Na maior parte dos relatos, a razão homem-mulher foi de 3:1 e a média de idade foi de 50 anos. Os sintomas apresentados nos pacientes jovens foram similares àqueles dos adultos (26).

DIAGNÓSTICO

Quando os pacientes se apresentam com os sintomas do CNF, eles devem ser avaliados clinicamente para os sinais físicos da doença (p. ex., a presença de linfonodos no pescoço, fluido no ouvido médio e envolvimento de nervo craniano). O exame indireto do espaço pós-nasal deve ser realizado com um espelho, embora a variação anatômica da nasofaringe em alguns pacientes impeça uma avaliação adequada da região. Outras investigações para o diagnóstico do CNF são a estimativa dos níveis de anticorpos contra o VEB, estudos de imagem e exame endoscópico da nasofaringe e biopsia.

Sorologia

O vírus Epstein-Barr afeta os humanos de várias formas. Ele pode causar mononucleose infecciosa e também pode ser encontrado associado ao linfoma de Burkitt e ao CNF. O VEB pertence à família dos herpesvírus, sendo que os antígenos VEB específicos podem ser agrupados em antígenos replicativos precoces, antígenos da fase latente e antígenos tardios. Nos pacientes com CNF, seu anticorpo, a imunoglobulina A (IgA), responde ao antígeno precoce (AP) do primeiro grupo, e o antígeno capsídeo viral (ACV) do terceiro grupo tem sido apontado como de valor diagnóstico (27).

A IgA anti-ACV é mais sensível, porém menos específica do que o IgA anti-AP. Em estudos de rastreamento populacional de milhares de indivíduos aparentemente saudáveis, aqueles com títulos elevados destes anticorpos tiveram uma incidência de CNF subclínico variando de 3% (28) a 5% (29) e o índice de detecção anual do CNF foi 30 vezes mais alto do que para a população geral (28). Os achados foram confirmados por um relato recente de Formosa (Taiwan), no qual 9.699 homens estudados, tiveram testada uma amostra única de sangue para sorologia de VEB, a qual subseqüentemente foi comparada com o registro de câncer e o registro de morte ao longo de um período de 15 anos. Aqueles com titulagens anti-VEB tiveram uma chance 30 vezes maior de desenvolver CNF (30).

Quando um espectro de anticorpos contra um dos antígenos da fase latente do antígeno nuclear VEB associado (ANEB) foi avaliado, tanto a especificidade como a sensibilidade do teste excederam 92% (31).

O nível da IgA anti-ACV também tem sido relacionado ao estádio da doença, e o nível pode diminuir após a terapia (32); seu valor como um marcador tumoral na avaliação da erradicação do tumor e detecção de recorrência não foi estabelecido (33). Recentemente, o DNA de célula livre do VEB tem sido detectado nos pacientes com CNF e avaliado como um marcador tumoral (34). Ele, entretanto, possui uma sensibilidade moderada, especialmente quando o tumor primário é pequeno e quando foi administrada radioterapia (35).

Estudos de Imagem

O exame clínico, junto com o exame endoscópico, pode proporcionar informação valiosa em relação à extensão do tumor na superfície da mucosa, porém não pode determinar sua profundidade, incluindo a erosão da base do crânio, e a disseminação intracraniana. Essa informação é proporcionada pelos estudos de imagem de secção cruzada. Tais investigações são essenciais atualmente para documentar a extensão da doença na nasofaringe e no planejamento da radiação (36).

A tomografia computadorizada (TC) demonstra a extensão em partes moles na nasofaringe e lateralmente no espaço paranasofaríngeo (37) (Fig. 45.4). Ela é sensível na detecção de erosão óssea, especialmente aquela da base do crânio. A extensão do tumor intracranialmente através do forame oval com disseminação perineural também pode ser detectada, a qual proporciona evidência de envolvimento do seio cavernoso sem erosão da base do crânio (38). A TC pode mostrar a regeneração óssea após a terapia, o que indica erradicação completa do tumor (39).

A imagem de ressonância magnética (RM) proporciona capacidade de imagens multiplanares e é melhor do que a TC na diferenciação entre tumor e inflamação das partes moles. A RM é também mais sensível na avaliação de metástase retrofaríngea e para linfonodos cervicais profundos (40). A RM pode detectar infiltração da medula óssea pelos tumores, enquanto a TC não o faz, a menos que exista erosão óssea associada. É importante ela detectar esta infiltração da medula porque está associada a um risco aumentado de metástase a distância (41). A RM, entretanto, não pode avaliar detalhes da erosão óssea, e a TC deve ser realizada quando a base do crânio necessitar de avaliação.

Outra contribuição dos estudos de imagem de secção cruzada no CNF é em relação aos aspectos terapêuticos. Em razão da TC ou da RM determinar a extensão do tumor primário com precisão sem precedentes, ela permite que o tratamento de radioterapia seja programado e administrado mais exata e efetivamente, terminando em um resultado melhor (42). Isto é particularmente aplicável recentemente com a radioterapia de intensidade modulada (RTIM), a qual faz uso de alvos compostos de TC – RM (43), e isso possibilita que a radioterapia seja direcionada mais precisamente sobre o tumor enquanto poupa os tecidos normais adjacentes.

Tanto a TC como a RM, entretanto, possuem relativamente baixa sensibilidade na detecção de recorrência do tumor (44), porque o CNF após a radioterapia pode exibir uma variedade de intensidades de sinais e contornos, e estes podem ser difíceis de interpretar (45). A tomografia de emissão de pósitrons (TEP) é relatada como mais sensível do que os estudos de imagem de secção cruzada na detecção do CNF persistente e recorrente (46), tanto no local primário como no pescoço (Fig. 45.5).

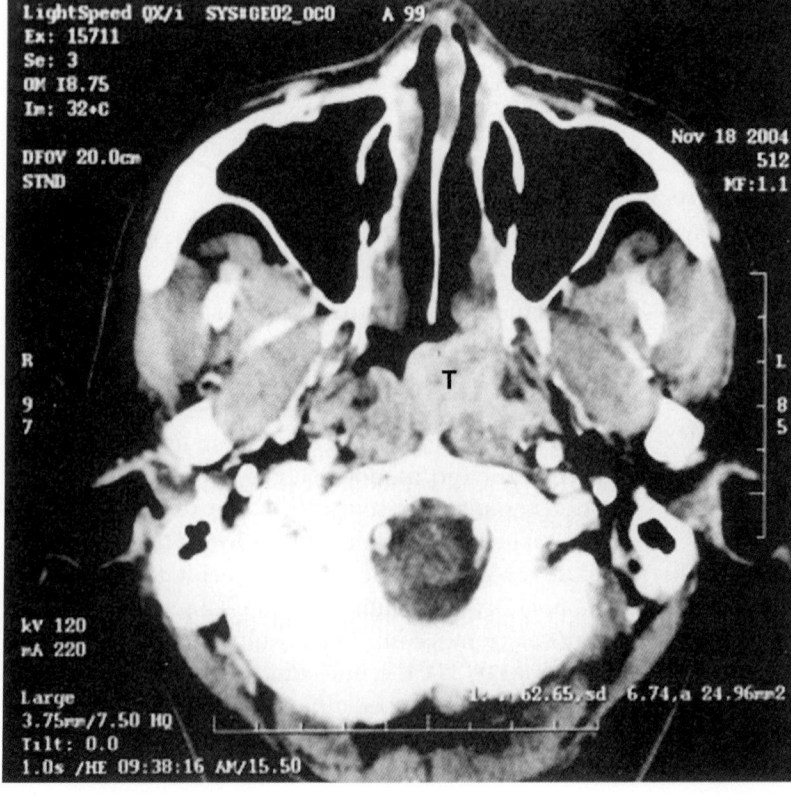

Figura 45.4

Tomografia computadorizada (vista axial) mostrando tumor na nasofaringe *(T)*.

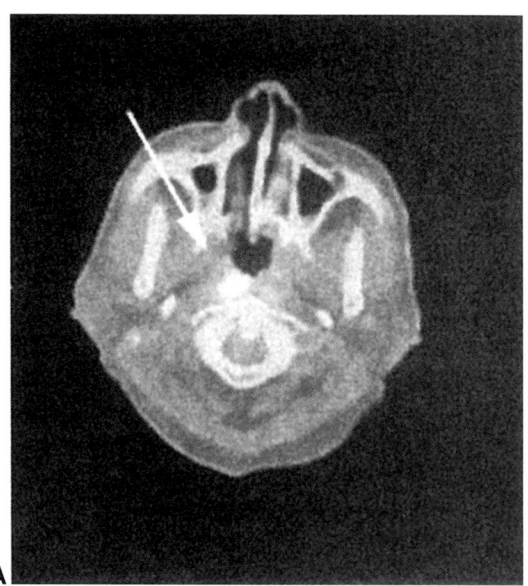
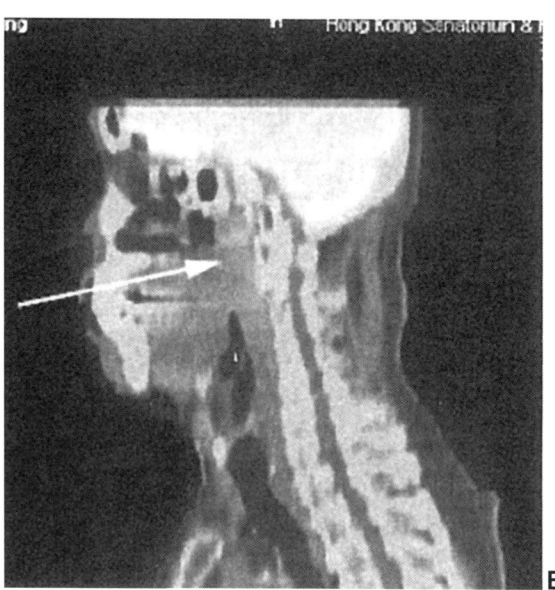

Figura 45.5

A: Vista axial da tomografia de emissão positrônica sobreposta com imagem de tomografia computadorizada, mostrando atividade aumentada do local primário na nasofaringe significando presença de tumor (*seta*). **B:** Vista sagital do mesmo paciente. (Ver também *Prancha* em *Cores*.)

A detecção precisa de metástases a distância no momento do diagnóstico é difícil. Estudos têm concluído que varreduras ósseas, cintigrafia do fígado (47) e biopsia da medula (48) são de pequeno valor. Eles devem apenas ser utilizados para aqueles pacientes com alto risco de disseminação a distância (p. ex., aqueles com doença N3) (49).

Exame Endoscópico

Um diagnóstico confirmado de CNF requer uma biopsia positiva tomada a partir do tumor na nasofaringe. A nasofaringe pode ser adequadamente examinada sob anestesia tópica com endoscópio. O telescópio rígido de Hopkin, tanto de 0° como de 30°, fornece uma visão excelente da nasofaringe no local da inserção (Figs. 45.6 e 45.7). Nos casos de um septo desviado, um endoscópio de 70° inserido através da cavidade nasal oposta também proporciona visualização adequada do tumor. Este endoscópio de 70° inserido por trás do palato mole permite a visualização do teto da nasofaringe e das tubas auditivas abertas (Fig. 45.8). Este endoscópio rígido não possui um canal de sucção ou de biopsia. O sangue e o muco cobrindo o tumor devem ser removidos por um dispositivo de sucção separado para uma visão mais clara da lesão. O fórceps de biopsia também deve ser inserido ao lado do endoscópio para obter uma biopsia do tumor sob visão direta.

O endoscópio flexível permite o exame perfeito de toda a nasofaringe, mesmo quando ele está inserido através de uma cavidade nasal. Sua ponta pode ser manobrada por trás do septo nasal para o lado oposto. Ele possui um canal de sucção, através do qual um fórceps de biopsia pode ser inserido para obtenção de uma biopsia do tumor sob visão direta. A despeito de todas essas vantagens, a imagem visual conseguida com o endoscópio flexível é inferior àquela do endoscópio rígido e o tamanho do fórceps de biopsia também é pequeno; assim, apenas um tecido subótimo pode ser obtido. Às vezes, um fórceps de biopsia grande pode ser inserido pelo lado do endoscópio flexível para obter quantidade mais substancial de tecido para o exame histológico.

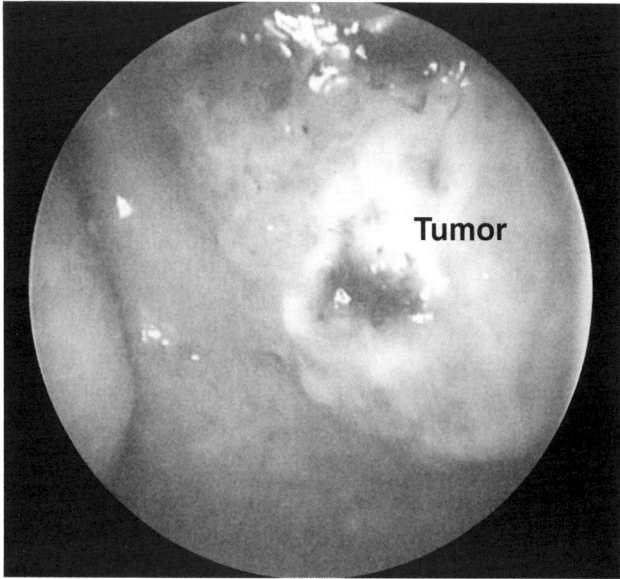

Figura 45.6

Endoscópio rígido (0°) inserido através da cavidade nasal esquerda e tumor na nasofaringe é identificado (*Tumor*).

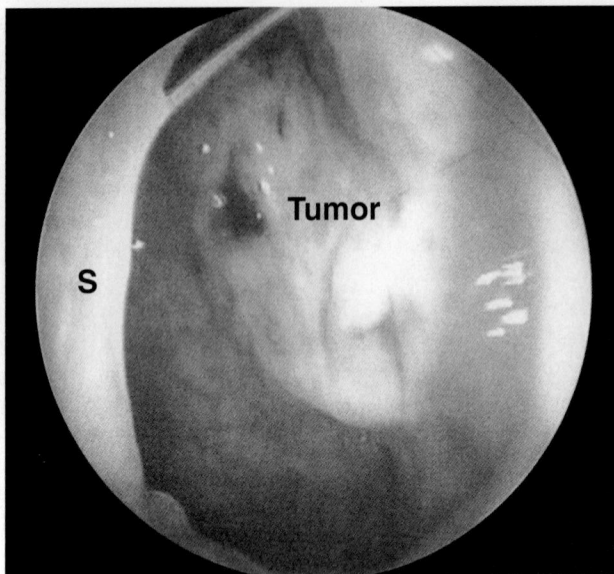

Figura 45.7
Endoscópio rígido (30°) inserido através da cavidade nasal esquerda do mesmo paciente e tumor na nasofaringe identificado *(Tumor)*. A borda posterior do septo é visível *(S)*.

ESTADIAMENTO

Cada um dos diferentes sistemas de estadiamento clínico para o CNF tem seus méritos. O sistema do Comitê Americano do Câncer/União Internacional Contra o Câncer (JCAC/UICC) prefere, na América e na Europa, seguir os padrões usuais de estadiamento para as malignidades de cabeça e pescoço (Tabela 45.1), enquanto o sistema Ho (50), o qual é freqüentemente utilizado na Ásia, tem uma classificação nodal, refletindo melhor o significado prognóstico (Tabela 45.2).

Incorporando experiências adquiridas de vários centros ao redor do mundo e levando em conta alguns fatores prognósticos, incluindo a erosão da base do crânio, envolvimento dos nervos cranianos, extensão do tumor para o espaço nasofaríngeo e a localização e tamanho dos linfonodos cervicais, um sistema de estadiamento revisado da JCAC/UICC foi publicado em 1997. O tumor estádio T1 no novo sistema de estadiamento inclui tanto o T1 como o T2 classificados sob o sistema antigo. Os novos tumores estádio T2 cobrem aqueles que estão estendidos para a fossa nasal, orofaringe ou espaço paranasofaríngeo. O novo tumor estádio T3 inclui aqueles que estão estendidos para a base do crânio ou outros seios paranasais. Os novos tumores estádio T4 cobrem aqueles que estão estendidos para a fossa intratemporal, órbita, hipofaringe, e crânio, ou para os nervos cranianos. Para o linfonodo cervical, o estádio N1 sob o novo sistema refere-se ao envolvimento nodal unilateral; estádio N2 se refere à doença nodal bilateral que não tenha alcançado a designação N3, independente do tamanho, número e localização anatômica dos nodos. O N3 refere-se aos linfonodos maiores do que 6 cm (N3a) ou linfonodos que estão estendidos para a fossa supraclavicular (N3b) (51). Este novo sistema de estadiamento tem feito com que a doença seja mais precisamente estadiada em relação à extensão do CNF e tem se mostrado como preditor de sobrevida (52,53).

TRATAMENTO

Radioterapia

Devido à localização nasofaríngea em estreita proximidade com estruturas importantes e devido à natureza infiltrativa do CNF, a ressecção cirúrgica do tumor primário é desafiadora. O CNF, entretanto, é radiossensível e, assim, a radioterapia tem sido a modalidade de tratamento primário por décadas. A radioterapia, embora efetiva, também pode produzir complicações indesejáveis porque o CNF na base do crânio é circundado pelo tronco cerebral, medula espinal, eixo pituitário-talâmico, lobos temporais, olhos, orelha média e interna e glândulas parótidas. Todos esses órgãos limitam a quantidade de radiação que pode ser oferecida ao tumor. Em razão do CNF tender a infiltrar e disseminar em direção a esses órgãos dose-limitada, é difícil proteger essas estruturas sem comprometer a dose oferecida para o tumor primário. Por causa da alta inci-

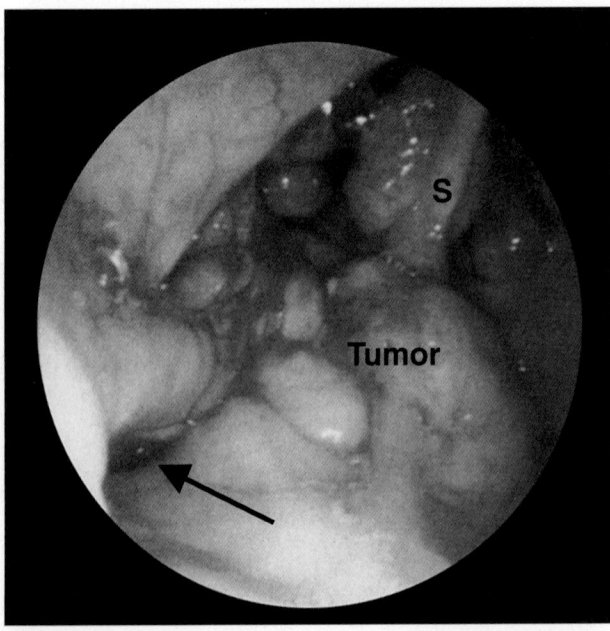

Figura 45.8
Endoscópio rígido (70°) inserido através da cavidade oral, inspecionando a nasofaringe a partir de baixo. Borda posterior do septo nasal *(S)*, orifício da tuba auditiva direita *(seta)* e tumor nasofaríngeo podem ser vistos se estendendo da parede lateral direita para o teto da nasofaringe *(Tumor)*.

TABELA 45.1
ESTADIAMENTO DA JUNTA DO COMITÊ AMERICANO DO CÂNCER PARA O CÂNCER NASOFARÍNGEO

Tumor na nasofaringe (T)

T1	Tumor confinado à nasofaringe
T2	Tumor se estende para os tecidos moles da orofaringe e/ou fossa nasal
T2	a sem extensão parafaríngea
T2	b com extensão parafaríngea
T3	Tumor invade as estruturas ósseas e/ou seios paranasais
T4	Tumor com extensão intracraniana e/ou envolvimento dos nervos cranianos, fossa infratemporal, hipofaringe ou órbita

Linfonodos regionais (N)
A distribuição e o impacto prognóstico da disseminação do linfonodo regional a partir do câncer da nasofaringe, particularmente do tipo indiferenciado, são diferentes daqueles outros cânceres de cabeça e pescoço e justificam a utilização de um esquema diferente de classificação N

NX	Linfonodos regionais não podem ser avaliados
N0	Sem metástases de linfonodo regional
N1	Metástases unilaterais no(s) linfonodo(s), 6 cm ou menos na dimensão maior, acima da fossa supraclavicular
N2	Metástases bilaterais no(s) linfonodo(s), 6 cm ou menos na dimensão maior, acima da fossa supraclavicular
N3	Metástases em um linfonodo(s)
	N3a maior do que 6 cm na dimensão
	N3b extensão para a fossa supraclavicular

Metástases a distância (M)

MX	Metástases a distância não podem ser avaliadas
M0	Sem metástases a distância
M1	Metástases a distância

Grupamento do estádio

Estádio 0	T1s	N0	M0
Estádio I	T1	N0	M0
Estádio IIA	T2a	N0	M0
Estádio IIB	T1	N1	M0
	T2	N1	M0
	T2a	N1	M0
	T2b	N0	M0
	T2b	N1	M0
Estádio III	T1	N2	M0
	T2a	N2	M0
	T2b	N2	M0
	T3	N0	M0
	T3	N1	M0
	T3	N2	M0
Estádio IVA	T4	N0	M0
	T4	N1	M0
	T4	N2	M0
Estádio IVB	N3	M0	
Qualquer T			
Estádio IVC	Qualquer N	M1	
Qualquer T			

De Fleming ID, Cooper JS, Henson DE et al., eds. AJCC Cancer staging manual, 5th ed. Philadelphia: Lippincott-Raven, 1997:33-35, com permissão.

TABELA 45.2
ESTADIAMENTO Ho PARA O CÂNCER NASOFARÍNGEO

T:	Tumor primário
T1:	Tumor confinado à nasofaringe (espaço por trás dos orifícios coanais e septo nasal e acima da margem posterior do palato mole na posição de repouso)
T2:	Tumor estendido para fossa nasal, orofaringe, ou músculos adjacentes ou nervos abaixo da base do crânio
T3:	Tumor estendido por trás dos limites de T2 e subclassificado como segue:
T3a:	Envolvimento ósseo abaixo da base do crânio (soalho do seio esfenóide está incluído nesta categoria)
T3b:	Envolvimento da base do crânio
T3c:	Envolvimento do(s) nervo(s) craniano(s)
T3d:	Envolvimento das órbitas, laringofaringe (hipofaringe), ou fossa temporal
N:	Linfonodos regionais
N0:	Sem linfonodo palpável ou nodos tidos como benignos
N1:	Nodo(s) completamente no nível cervical, restringido(s) pela dobra da pele estendida lateralmente e para trás ou imediatamente abaixo na fenda tireóidea (eminência laríngea)
N2:	Nodo(s) palpável(is) entre a dobra e a fossa supraclavicular, o limite superior torna-se uma linha juntando a margem superior da extremidade esternal da clavícula e o ângulo formado pela superfície lateral do pescoço e a margem superior do trapézio
N3:	Nodo(s) palpável(is) na fossa supraclaviclar e/ou envolvimento da pele na forma de carcinoma em couraça ou nódulos satélites acima das clavículas
M:	Metástase
	M0: Sem metástases hematógenas
	M1: Metástase hematógena presente, e/ou metástase linfonodal abaixo da clavícula

Grupamento de estádio

I	T1, N0
II	T2 e/ou N1
III	T3 e/ou N2
IV	N3 (qualquer T)
V	M1

De Ho JH. Stage classification of nasopharyngeal carcinoma: a review. Internacional Agency for Research on Cancer, plubication Nº 20, 1978;99-113, com permissão.

dência de envolvimento oculto de linfonodo cervical, o pescoço geralmente é incluído eletivamente no campo da radiação (54). O bom controle locorregional pode ser alcançado quando ocorre uma recidiva locorregional, existe um risco aumentado de se desenvolver metástases a distância (55).

A radioterapia para o CNF começa com grandes campos faciocervicais laterais opostos que cobrem o tumor primário e os linfáticos da metade superior do pescoço em um volume, com campo cervical inferior anterior combinado para os linfáticos do pescoço inferior. Quando a dose da medula espinal alcança 40 a 50 Gy, existem duas opções para a segunda fase do tratamento. A oferta da radiação pode ser trocada dos campos originais para os campos faciais laterais opostos com um outro campo facial anterior para o tumor primário, ou com campo anterior cervical combinado ou para os linfáticos do pescoço (50). Alternativamente, o tratamento de radiação pode ser continuado utilizando campos faciocervicais laterais opostos, porém estes campos são reduzidos em tamanho para evitar a medula espinal, enquanto os linfáticos súpero-posteriores são tratados com campos de elétrons (56,57).

Em geral, a dose de radiação dada para o tumor primário está na amplitude de 65 a 75 Gy e aquela para os nodos do pescoço envolvidos é de 65 a 70 Gy. Para a radiação eletiva do pescoço nodo negativo, a dose dada é de 50 a 60 Gy. Este tratamento tem controlado satisfatoriamente tumores T1 e T2 em 75% a 90% dos casos, e tumores T3 e T4 em 50% a 75% dos casos (58,59). O controle nodal é alcançado em 90% dos pacientes com doenças N0 e N1, porém o índice de controle regional cai para 70% para os casos N2 e N3 (58).

Para os tumores T1 e T2, empregar uma dose auxiliar utilizando braquiterapia intracavitária tem melhorado o controle do tumor em 16% (60). Embora a radiocirurgia estereotática também tenha sido utilizada para oferecer a dose auxiliar (61), o tratamento hipofracionado está associado a efeitos colaterais indesejáveis e provavelmente é mas bem reservado para o tratamento da doença persistente e recorrente (62).

As limitações maiores do planejamento terapêutico bidimensional para o CNF podem agora ser eliminadas com a radioterapia conformacional tridimensional e RTIM (63,64). Quando a extensão do tumor está próxima dos órgãos dose-limitados, a RTIM é claramente útil porque favorece a melhora da dose diferencial entre o tumor e os órgãos dose-limitada (65,66). A RTIM também elimina o problema da dose de incerteza na junção entre o tumor primário e os volumes-alvo de linfáticos do pescoço, porque ela permite que o tumor primário e os nodos da metade superior do pescoço sejam tratados em um volume.

O controle locorregional excelente tem sido alcançado com RTIM no manejo do CNF (67). Após a RTIM, o estudo prospectivo confirmou a recuperação das funções salivares dentro de 2 anos (68). Resultados satisfatórios também foram alcançados com RTIM para o CNF recorrente, e o grau de controle a curto prazo foi encorajador (69). A limitação da RTIM permanece na sua precisão em determinar a junção do tumor e as estruturas adjacentes normais. Até que a margem de segurança ideal, que necessita ser coberta entre o tumor macroscópico e os tecidos adjacentes, seja estabelecida, o planejamento do volume alvo clínico para a RTIM deve ser realizado cautelosamente.

Outras tentativas para realçar os resultados da radioterapia incluem fracionamento acelerado (70), hiperfracionamento acelerado (71), e uma combinação de um ou outro desses tratamentos com quimioterapia (72,73).

Quimioterapia

Para o manejo dos casos de CNF, especialmente aqueles com doença locorregional avançada, a quimioterapia tem sido aplicada em combinação com a radioterapia. A quimioterapia, consistindo da cisplatina, pode ser dada antes, durante, ou após a radiação; assim existem estudos que relatam resultados na quimioterapia neo-adjuvante, combinada e adjuvante com radioterapia, respectivamente.

O estudo do Intergrupo de 1997 mostrou primeiro que a quimioterapia com radiação melhorou a sobrevida geral quando comparada com radioterapia utilizada isoladamente (74). Esse estudo incluiu muitos pacientes com carcinoma bem diferenciado e inicialmente houve dúvidas se o mesmo foi aplicável ao CNF (NPC) nas áreas endêmicas. Um estudo subseqüente de Formosa (Taiwan) confirmou o benefício dessa abordagem (75).

Dois estudos neo-adjuvantes (76,77) relataram melhora na sobrevida livre de recidiva, porém sem melhora na sobrevida global, enquanto dois outros relataram nenhuma melhora na sobrevida (78,79). Os dois estudos prospectivos, randomizados, na quimioterapia adjuvante relataram nenhuma melhora, seja na sobrevida livre de recidiva como na sobrevida global (80,81).

O consenso geral agora é que, para doenças avançadas, a quimiorradioterapia combinada é útil, enquanto outras formas de terapia de combinação requerem avaliação adicional. Para melhorar os resultados da quimiorradioterapia combinada, um estudo de quimioterapia neo-adjuvante seguido pela quimiorradioterapia concomitante relatou excelente sobrevida geral e toxicidade aceitável (82). Em vista da ototoxicidade da cisplatina, outros agentes quimioterápicos têm sido utilizados. Um estudo relata a utilização combinada da cisplatina e radioterapia, seguida pela ifosfamina, 5-fluorouracil (5FU) e leucovorin adjuvantes nos pacientes com CNF estádio IVb. Embora esses pacientes tenham doença mais avançada, o resultado do tratamento foi comparável a outros estudos de quimioterapia adjuvante baseada na cisplatina e o índice de complacência foi aceitável (83).

Seguimento

A qualidade de vida relacionada à saúde para aqueles pacientes com CNF que sobrevivem, em geral, é prejudicada (84,85). Complicações tardias aparecem nos sobreviventes a longo prazo e estas são os resultados da radiação nos órgãos adjacentes dose-limitados para os nodos da nasofaringe e do pescoço. Essas seqüelas incluem complicações neuroendócrinas (86) e auditivas (87), xerostomia levando à higiene oral e dental ruim (88,89), fibrose de partes moles induzida pela radiação (90) e estenose da artéria carótida (91). Complicações neurológicas debilitantes incluem necrose do lobo temporal (92), paralisias de nervos cranianos (93) e outros efeitos colaterais menos óbvios, tais como disfunções da memória (94), cognitivas (95) e neuropsicológicas (96). A quimioterapia baseada na cisplatina acrescenta outros efeitos colaterais otológicos (97).

A remissão completa do CNF após o tratamento pode ser monitorizada com exame clínico, exame endoscópico com ou sem biopsia e estudos de imagens. Estudos comparando a PET com RM ou TC para detectar tumor persistente ou recorrente têm relatado a PET como sendo superior (98,99). A detecção precoce das recidivas locorregionais é importante porque esses tumores ainda são passíveis de resgate, quando detectados precocemente (100). Nos casos de doença persistente, seja na nasofaringe ou no pescoço, 10 semanas após a totalização da terapia inicial, o tratamento de resgate deve ser considerado (101).

Manejo da Doença Persistente ou Recorrente

Embora a quimioterapia concomitante seja efetiva no manejo do CNF, a falha local ou regional se apresentando como tumor persistente ou recorrente ainda ocorre. Para alcançar um índice de resgate elevado, a detecção precoce e a terapia são essenciais. O PET é superior à TC (99) e à RM (98) na detecção da doença persistente ou recorrente na nasofaringe, e qualquer malignidade geralmente pode ser confirmada com biopsia através do exame endoscópico. O tumor persistente ou recorrente no linfonodo do pescoço após a quimiorradioterapia, entretanto, é notoriamente difícil de confirmar, porque apenas grupos de células do tumor estão presentes em alguns linfonodos (102).

O tratamento agressivo para o CNF (NPC) localmente recorrente é garantido porque, embora a sobrevida após o retratamento para a doença extensiva permaneça ruim, ela ainda é maior do que para aquele conduzido apenas com tratamento de suporte. Para os pacientes com CNF (NPC), mesmo nos casos de falências locorregionais sincrônicas, o tratamento agressivo deve ser considerado para pacientes selecionados (103).

Tumor Persistente ou Recorrente nos Linfonodos do Pescoço

Após a quimiorradiação combinada para o CNF, a falha isolada no pescoço foi relatada como sendo menor do que 5% (104). Se o câncer persistir ou recorrer nos linfonodos do pescoço, conforme evidenciado por citologia de aspiração com agulha fina, estudos de imagem, ou aumento progressivo dos linfonodos, a terapia de resgate está indicada. Quando tratados com outro curso de radioterapia externa, a taxa de sobrevida relatado de 5 anos foi de apenas 19,7% (105). A dissecção radical do pescoço como uma forma de resgate cirúrgico tem sido relatada para alcançar uma taxa de controle do tumor de 66% de 5 anos no pescoço e uma sobrevida atuarial de 5 anos de 38% (106). Para aqueles tumores persistentes ou recorrentes nos linfonodos do pescoço, os estudos patológicos têm mostrado envolvimento de doença extensiva do tecido local. Células malignas podem ser vistas se estendendo para fora da cápsula dos linfonodos e situando-se próximo ao nervo acessório e à veia jugular interna. Muitos linfonodos que aparecem livres do tumor foram encontrados abrigando células malignas. Grupos de tumores foram vistos no músculo esternocleidomastóideo e outro tecido no pescoço. Um esvaziamento radical cervical foi considerado essencial para o resgate quando o tumor maligno se encontrava nos linfonodos das cervicais.

Quando o tumor no nodo cervical se estende além das fronteiras do linfonodo, a braquiterapia deve ser aplicada ao leito do tumor em adição a esvaziamento radical cervical. Com esta terapia adjuvante, um índice similar de controle do tumor tem sido relatado em comparação com o esvaziamento radical cervical feito para a doença cervical menos extensiva (107).

Tumor Persistente ou Recorrente na Nasofaringe

A doença persistente ou recorrente na nasofaringe após a dose inicial de radiação pode ainda ser tratada com um segundo curso de radioterapia externa com uma dose de radiação grande. Uma taxa de resgate de 32% foi relatada, embora a evidência cumulativa de seqüelas tardias após irradiação repetida foi de 24%, com uma mortalidade no tratamento de 1,8% (108). As complicações oriundas da segunda dose da radioterapia externa afetam significativamente a qualidade de vida destes pacientes. Para aliviar esta alta incidência de complicações resultantes da irradiação repetida, medidas de resgate alternativas têm sido introduzidas. Estas incluem radioterapia estereotática, braquiterapia e ressecção cirúrgica. Essas opções de tratamento são úteis apenas quando o tumor persistente ou recorrente é pequeno e localizado na nasofaringe.

Radioterapia Estereotática

A taxa de controle tumoral local alcançado com a radioterapia estereotática para o tratamento do tumor persistente ou recorrente foi de 72% em 2 anos (62) e 86% em 3 anos (109). Em geral, poucos pacientes têm sido tratados com esta modalidade (110) e a informação do seguimento a longo prazo na taxa de controle local, índice de sobrevida e incidência de complicações foi documentada antes de este método poder ser aplicado amplamente para o manejo desses casos.

Braquiterapia

Com a aplicação da braquiterapia no tratamento do carcinoma nasofaríngeo persistente ou recorrente, a fonte de radiação é inserida diretamente no tumor. A dose de radiação é elevada na fonte e declina gradualmente com o aumento da distância do tumor. Assim isso permite a oferta de uma dose de radiação terapêutica alta para o tumor persistente ou recorrente na nasofaringe enquanto o tecido circunvizinho foi irradiado com uma dose muito pequena. A fonte de radiação da braquiterapia também oferece radiação em um índice contínuo e isso dá uma vantagem radiobiológica sobre a radiação externa fracionada. A braquiterapia intracavitária tem sido utilizada para o CNF, tanto como um auxílio do tratamento primário como para a doença persistente ou recorrente (111). A fonte de radiação foi colocada também em um tubo ou molde e então inserida na nasofaringe. Têm sido alcançados bons resultados com a braquiterapia intracavitária (112). Em vista do contorno irregular do tumor primário no interior da nasofaringe, entretanto, é difícil aplicar a fonte de radiação precisamente para proporcionar uma dose tumoral para o tumor total. Para contornar esse problema, implantes intersticiais radioativos têm sido utilizados para tratar tumor persistente ou recorrente pequeno localizado na nasofaringe (113).

Grãos de ouro radioativo (Au^{198}) freqüentemente são utilizados como uma fonte de braquiterapia. Esses grãos podem ser implantados seja transnasalmente ou utilizando a abordagem de fenda do palato (114). A abordagem de fenda do palato dá ao cirurgião uma vista direta do tumor e capacita a implantação precisa do número de grãos de ouro desejado permanentemente no tumor (Fig. 45.9). Assim, a dosimetria exata da radiação pode ser alcançada para o resgate. Para tumores localizados na nasofaringe, sem invasão óssea, este método tem proporcionado resgate efetivo com morbidade mínima. O procedimento cirúrgico é simples, e menos do que 10% dos pacientes podem desenvolver uma fístula palatina pequena, a qual pode ser tratada conservadoramente ou reparada mais tarde com um retalho palatino (115). Protetores de chumbo, entretanto, têm sido utilizados na sala de operação para reduzir as ameaças de radiação aos trabalhadores da área de saúde. Quando implantes de grão de ouro forem utilizados para tratar tumores persistentes ou recorrentes após a radioterapia, os índices de controle

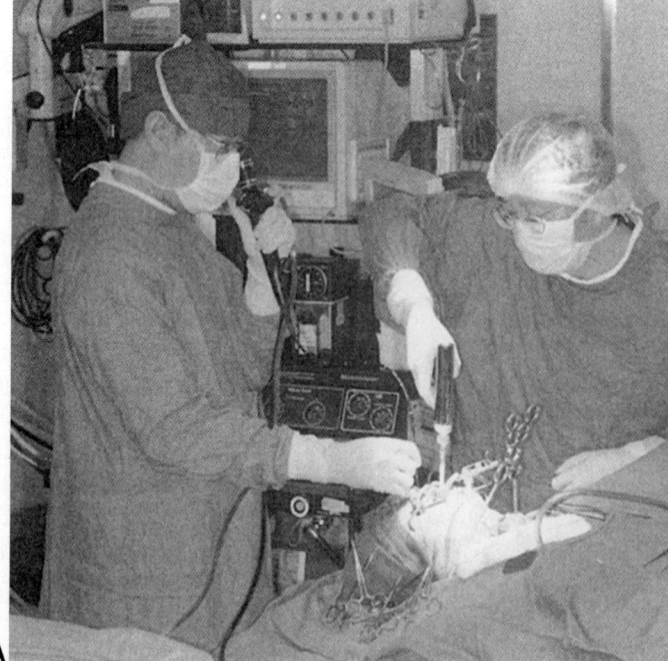
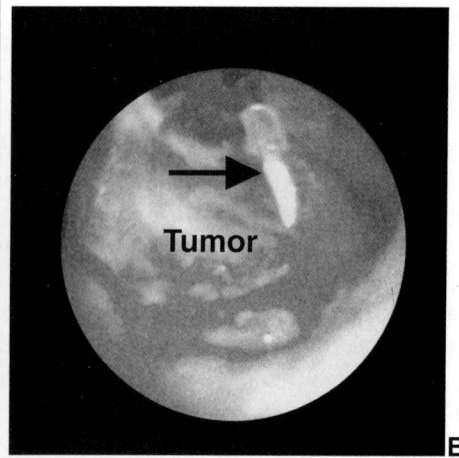

Figura 45.9

A: O cirurgião (esquerda), após dividir o palato, prende um endoscópio flexível colocado na nasofaringe para proporcionar iluminação e direção. O oncologista (direita) utiliza o aplicador de grão de ouro para inserir os grãos radioativos diretamente no tumor. **B:** Vista endoscópica mostrando a ponta do aplicador de grão de ouro *(seta)* antes de inseri-lo no tumor *(Tumor)*.

do tumor local relatados de 5 anos foram de 87% e 63%, respectivamente, e os índices de sobrevida livre de doença correspondendo a 5 anos foram 68% e 60%, respectivamente (116).

Nasofaringectomia

Quando o tumor persistente ou recorrente na nasofaringe se estendeu para o espaço paranasofaríngeo ou é muito volumoso para a braquiterapia ser bem-sucedida, a próxima opção de resgate é a cirurgia. A nasofaringectomia é efetiva na erradicação da doença localizada nos pacientes selecionados.

A nasofaringe está localizada na parte central da cabeça. É difícil expor a região adequadamente para se executar uma ressecção oncológica de um tumor situado na nasofaringe que se estendeu para sua vizinhança. Várias abordagens têm sido utilizadas para expor a nasofaringe na nasofaringectomia de resgate. Os acessos superior e posterior não são práticos devido à presença do cérebro e medula espinal. Os procedimentos de desenluvamento transantral e mediofacial para alcançar a nasofaringe a partir da frente não proporcionam exposição adequada da nasofaringe completa. Estas abordagens anteriores, mesmo com a fratura para baixo do palato duro, expõem apenas a parede posterior da nasofaringe e não as paredes laterais. Fisch descreveu uma abordagem para a nasofaringe a partir do aspecto lateral, através da fossa infratemporal (117). Essa rota de entrada começa com uma mastoidectomia radical e várias estruturas importantes têm que ser mobilizadas, incluindo a artéria carótida interna, o quinto nervo craniano e o assoalho da fossa craniana média. As morbidades resultantes não são desprezíveis e ela expõe, principalmente, a parede lateral da nasofaringe no lado da cirurgia e não a nasofaringe inteira.

A nasofaringe pode ser abordada a partir do aspecto inferior utilizando-se a abordagem transpalina, transmaxilar e transcervical (118,119). Essa abordagem é útil para tumores localizados nas paredes central e posterior da nasofaringe (Fig. 45.10). Para tumores mais extensos, especialmente aqueles situados na parede lateral (Fig. 45.11), a dissecção do espaço paranasofaríngeo é difícil a partir do aspecto inferior, e a artéria carótida interna deve ser protegida. A abordagem ântero-lateral para a nasofaringe ou o procedimento de virada maxilar têm sido também utilizados para a nasofaringectomia de resgate. Após as osteotomias, o osso maxilar fixado ao retalho de bochecha anterior pode ser virado lateralmente como um complexo osteocutâneo (120) (Fig. 45.12). Isso expõe a nasofaringe inteira e o espaço paranasofaríngeo de forma que um procedimento cirúrgico oncológico pode ser continuado. O procedimento operatório, o qual é si-

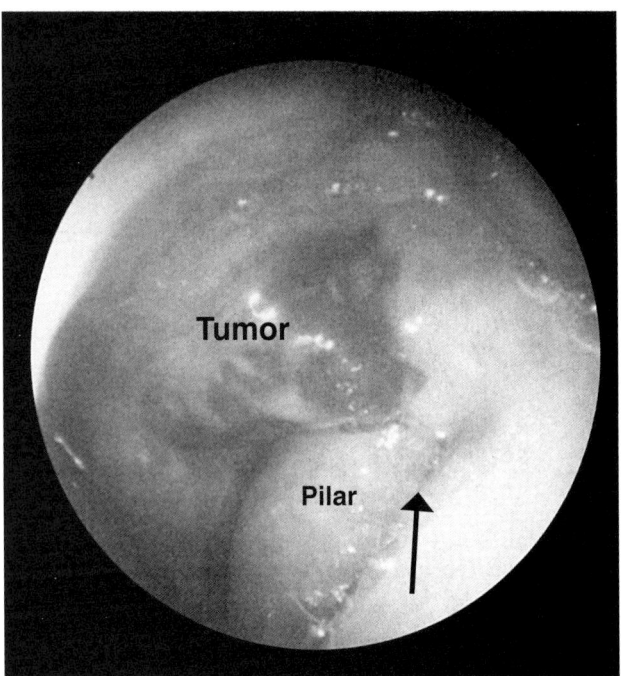

Figura 45.10

Vista endoscópica mostrando tumor recorrente na parede posterior central (*Tumor*). Abertura da tuba auditiva (*seta*) e pilar medial (*Pilar*) podem ser vistos.

milar a uma maxilarectomia (Fig. 45.13), proporciona bom controle da artéria carótida interna. As mortalidades associadas a esses procedimentos cirúrgicos de resgate têm sido geralmente baixas e aceitáveis. À me-

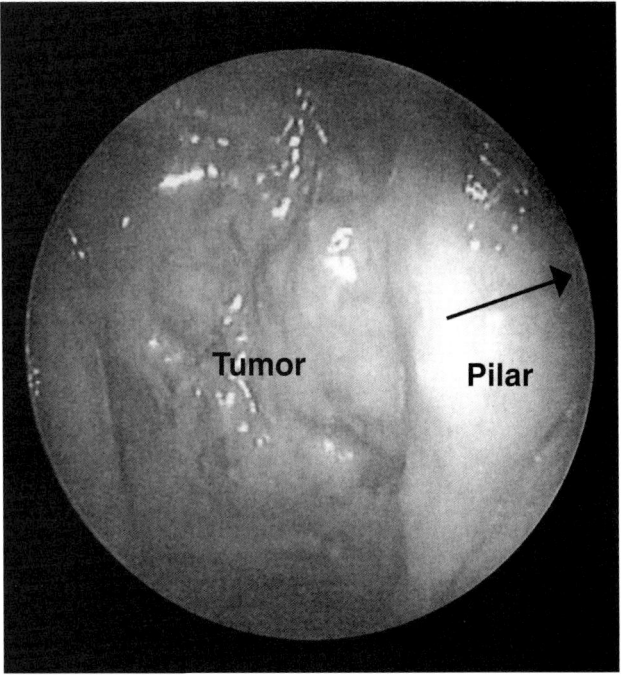

Figura 45.11

Vista endoscópica mostrando tumor recorrente (*Tumor*) na parede posterior e fossa de Rosenmüller invadindo o pilar medial da tuba auditiva (*Pilar*). A abertura da tuba auditiva (*seta*) é mostrada.

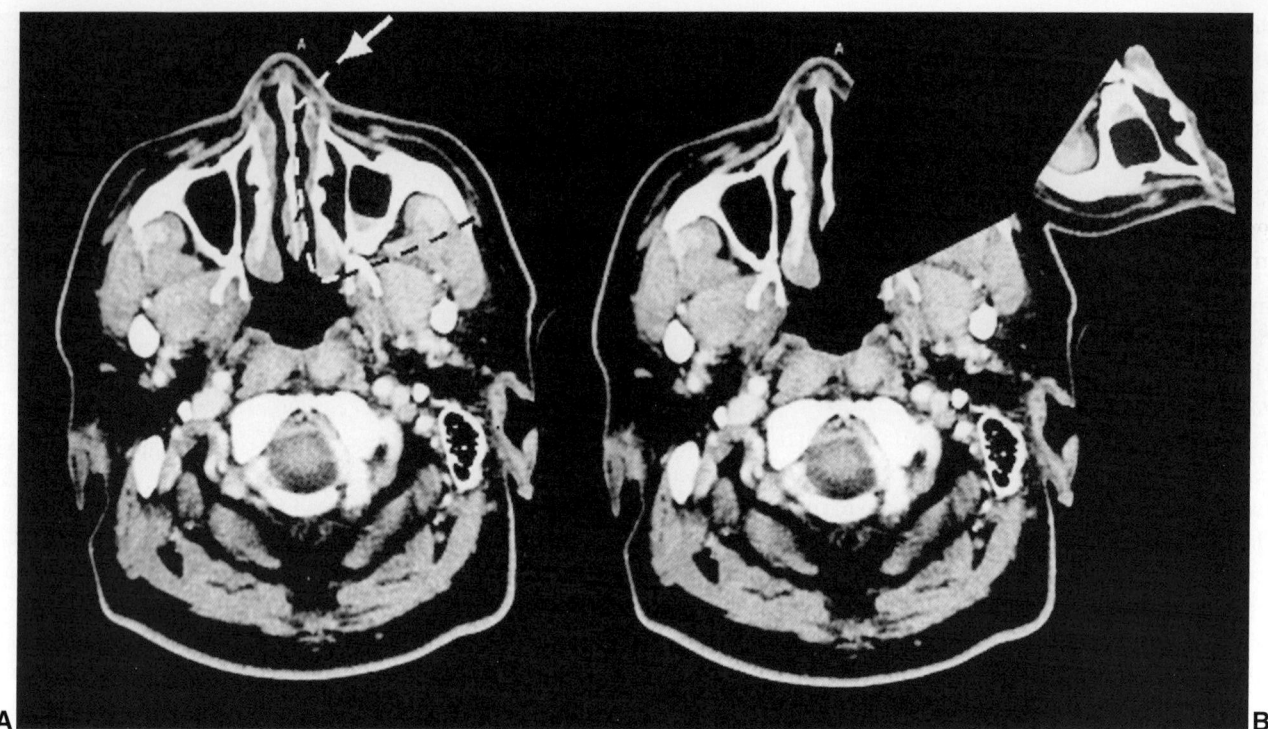

Figura 45.12
Tomografia computadorizada esquemática. **A:** Osteotomias planejadas do maxilar e da parte posterior do septo nasal (*seta e linha pontilhada*). **B:** O maxilar é virado lateralmente enquanto ainda fixado ao retalho da bochecha.

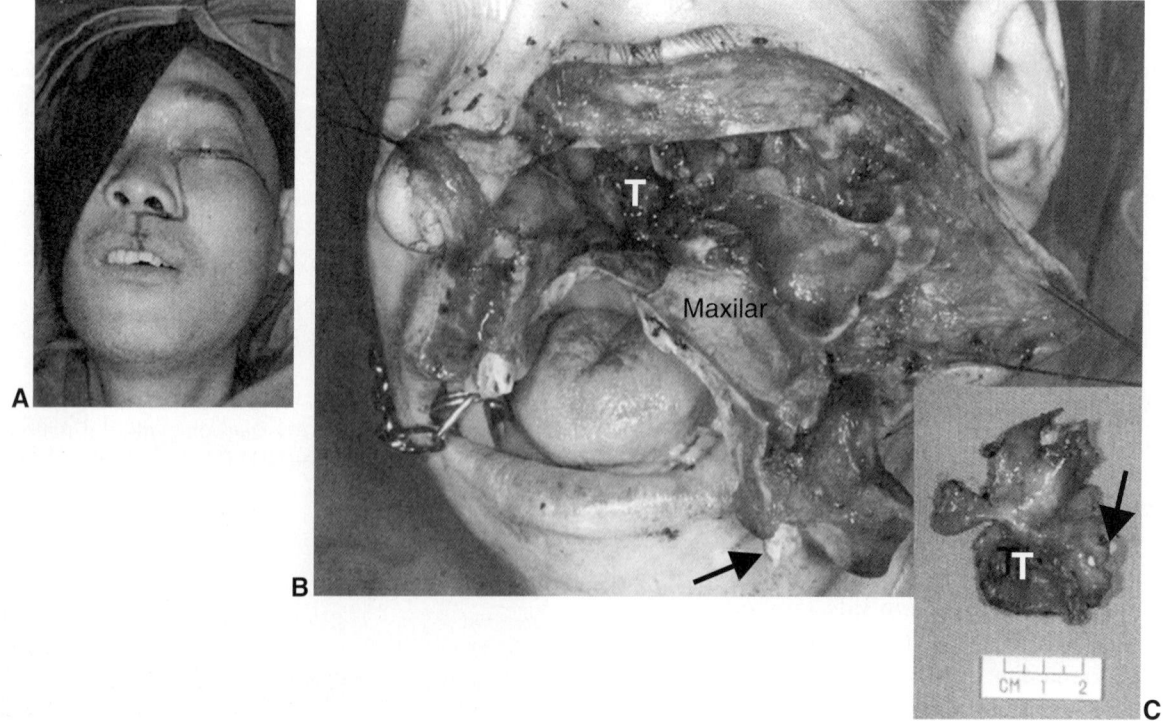

Figura 45.13
A: Incisão facial para a abordagem de virada do maxilar para a nasofaringe. **B:** O maxilar esquerdo é virado lateralmente para expor a nasofaringe com tumor recorrente (*T*). O maxilar e o dente incisivo central esquerdo (*seta*) são mostrados. **C:** Espécime de nasofaringectomia mostrando tumor (*T*). A abertura da tuba auditiva é marcada com um tubo amarelo (*seta*).

dida que todos esses pacientes tenham sido previamente submetidos à radioterapia radical, a cicatrização completa do ferimento talvez leve algum tempo e muitos pacientes desenvolvem trismo. Em geral, quando o tumor persistente ou recorrente pode ser ressecado com uma margem livre, os resultados a longo prazo são satisfatórios. O controle de 5 anos dos tumores na nasofaringe após nasofaringectomia de resgate tem sido relatado como aproximadamente 65%, e a taxa de sobrevida livre de doença, de 5 anos, é de aproximadamente 54% (121,122).

Radioterapia Externa e Quimioterapia Concorrente

Para tumores mais avançados ou extensos localizados na nasofaringe, um segundo curso de radioterapia externa pode ser requerido para resgate (123). Com base na experiência obtida com a utilização de quimioterapia e radioterapia combinadas como a modalidade de tratamento primária para o CNF, um segundo curso de radioterapia externa administrada concomitantemente com a quimioterapia tem sido estudado. Esse tratamento relatadamente possui uma taxa de sobrevida geral de 5 anos de 26%, embora o risco maior de toxicidades tardias seja significativo (124). A utilização da radioterapia de precisão (p. ex., RTIM) talvez melhore o resultado terapêutico sem danificar o tecido normal circunvizinho; a taxa de sobrevida geral, entretanto, depende da incidência de metástases a distância, as quais são um problema nos pacientes com doença recorrente após a terapia inicial.

Metástases a Distância

O tratamento mais efetivo para pacientes com CNF com metástases a distância é a utilização da combinação de quimioterapia baseada na cisplatina. A cisplatina e o 5FU infundido, são atualmente os tratamentos padrões, alcançando um índice de resposta de 66% a 76% (125). O objetivo desta forma de terapia é essencialmente paliativo, embora sobreviventes livres de doença, a longo prazo, tenham sido relatados (126). Alguns estudos da fase II sobre novos agentes têm sido relatados (127,128). Combinações mais intensivas dão um índice de resposta mais elevado, porém também estão geralmente associadas a toxicidades aumentadas (129).

Em poucos pacientes selecionados com metástase localizada para os pulmões, a ressecção da metástase pulmonar pode resultar no controle prolongado do tumor (130). Em pacientes com metástases localizadas para os linfonodos mediastínicos, a aplicação da radioterapia e quimioterapia também pode resultar no controle mais prolongado do tumor (131).

POSSIBILIDADES TERAPÊUTICAS FUTURAS

Na medida em que o carcinoma nasofaríngeo está estreitamente associado ao vírus Epstein-Barr, isso dá oportunidades adicionais para outras possibilidades terapêuticas. A terapia de gene, utilizando uma nova replicação de vetor adenovírus deficiente, tem sido relatada para aumentar a citotoxicidade através de apoptose (132). Abordagens de imunoterapia incluem o aumento terapêutico das respostas citotóxicas dos linfócitos T (133), e transferência adotada de células T citotóxicas autólogas específicas do VEB também tem sido relatada (134). Ensaios clínicos adicionais com períodos de seguimento maiores são necessários para documentar sua eficácia.

PONTOS IMPORTANTES

- O carcinoma nasofaríngeo é mais comumente encontrado nos chineses étnicos e inuits do Alasca.
- O carcinoma indiferenciado da nasofaringe está associado a anticorpos elevados contra o vírus Epstein-Barr.
- O sintoma mais freqüente apresentado é uma massa indolor no pescoço.
- Para o tumor avançado, a quimiorradioterapia concorrente é com freqüência prescrita.
- A nasofaringectomia é efetiva no tratamento de alguns pacientes com doença persistente ou recorrente após a terapia inicial.

REFERÊNCIAS

1. Jackson C. Primary carcinoma of the nasopharynx. A table of cases. *JAMA* 1901;37:371-377.
2. Digby KH, Fook WL, Che YT. Nasopharyngeal carcinoma. *Br J Surg* 1941;28:517-537.
3. Parkin DM, Whelan SL, Ferlay J, et al., eds. *Cancer incidence in five continents*, Vol. VII. International Agency for Research on Cancer, Publication No. 143, 1997;814-815.
4. Nielsen NH, Mikkelsen F, Hansen JP. Nasopharyngeal cancer in Greenland. The incidence in an Arctic Eskimo population. *Acta Pathol Microbiol Scand* [A] 1977;85:850-858.
5. Dickson RI, Flores AD. Nasopharyngeal carcinoma: an evaluation of 134 patients treated between 1971-1980. *Laryngoscope* 1985;95:276-283.
6. Buell P. The effect of migration on the risk of nasopharyngeal cancer among Chinese. *Cancer Res* 1974;34:1189-1191.
7. Fong YY, Chan WC. Bacterial production of di-methyl nitrosamine in salted fish. *Nature* 1973;243:421-422.
8. Yu MC, Ho JH, Lai SH, et al. Cantonese-style salted fish as a cause of nasopharyngeal carcinoma: report of a case-control study in Hong Kong. *Cancer Res* 1986;46:956-961.
9. zur Hausen H, Schulte-Holthausen H, Klein G, et al. EBV DNA in biopsies of Burkitt tumors and anaplastic carcinomas of the nasopharynx. *Nature* 1970;228:1056-1058.

10. Yu MC, Garabrant DH, Huang TB, et al. Occupational and other non-dietary risk factors for nasopharyngeal carcinoma in Guangzhou, China. *Int J Cancer* 1990;45:1033-1039.
11. Fang Y, Guan X, Guo Y, et al. Analysis of genetic alterations in primary nasopharyngeal carcinoma by comparative genomic hybridization. *Genes Chromosomes Cancer* 2001;30:254-260.
12. Chen YJ, Ko JY, Chen PJ, et al. Chromosomal aberrations in nasopharyngeal carcinoma analyzed by comparative genomic hybridization. *Genes Chromosomes Cancer* 1999;25:169-175.
13. Cheng Y, Ko JM, Lung HL, et al. Monochromosome transfer provides functional evidence for growth-suppressive genes on chromosome 14 in nasopharyngeal carcinoma. *Genes Chromosomes Cancer* 2003;37:359-368.
14. Godtfredsen E. On the histopathology of malignant nasopharyngeal tumors. *Acta Pathol Microbiol Scand* 1944;55(Suppl):38-319.
15. Prasad U. Cells of origin of nasopharyngeal carcinoma: an electron microscopical study. *J Laryngol Otol* 1974;88:1087.
16. Shanmugaratnam K, Sobin LH. Histological typing of upper respiratory tract tumors. In: Shanmugaratnam K, Sobin LH, eds. *International histological classification of tumours*, No 19. Geneva: World Health Organization, 1978:32-33.
17. Nicholls JM. Nasopharyngeal carcinoma: classification and histological appearances. *Adv Anat Pathol* 1997;4:71-84.
18. Michaeu C, Rilke F, Pilotti S. Proposal for a new histopathological classification of the carcinomas of the nasopharynx. *Tumori* 1978;64:513-518.
19. Shanmugaratnam K, Sobin LH. Histological typing of tumors of upper respiratory tract and ear. In: Shanmugaratnam K, Sobin LH, eds. *International histological classification of tumours*, 2nd ed. Geneva: World Health Organization, 1991:32-33.
20. Reddy SP, Raslan WE, Gooneratne S, et al. Prognostic significance of keratinization in nasopharyngeal carcinoma. *Am J Otolaryngol* 1995;16:103-108
21. Marks JE, Philips JL, Menck HR. The National Cancer Data Base report on the relationship of race and national origin to the histology of nasopharyngeal carcinoma. *Cancer* 1998;83:582-588.
22. Sham JS, Wei WI, Lau SK, et al. Serous otitis media. An opportunity for early recognition of nasopharyngeal carcinoma. *Arch Otolaryngol Head Neck Surg* 1992;118:794-797.
23. Sham JS, Cheung YK, Choy D, et al. Cranial nerve involvement and base of the skull erosion in nasopharyngeal carcinoma. *Cancer* 1991;68(2):422-426.
24. Turgut M, Erturk O, Saygi S, et al. Importance of cranial nerve involvement in nasopharyngeal carcinoma. A clinical study comprising 124 cases with special reference to clinical presentation and prognosis. *Neurosurg Rev* 1998;21:243-248.
25. AW Lee, W Foo, SC Law, et al. Nasopharyngeal carcinoma: presenting symptoms and duration before diagnosis. *Hong Kong Med J* 1997;3:355-361.
26. Sham IS, Poon YF, Wei WI, et al. Nasopharyngeal carcinoma in young patients. *Cancer* 1990;65:2606-2610.
27. Ho HC, Ng MH, Kwan HG et al. Epstein-Barr-virus-specific IgA and IgG serum antibodies in nasopharyngeal carcinoma. *Br J Cancer* 1976;34:655-660.
28. Zeng Y, Zhang LG, Wu YC, et al. Prospective studies on nasopharyngeal carcinoma in Epstein-Barr virus IgA/VCA antibody-positive persons in Wuzhou City, China. *Int J Cancer* 1985;36:545-547.
29. Sham JS, Wei WI, Zong YS, et al. Detection of subclinical nasopharyngeal carcinoma by fibreoptic endoscopy and multiple biopsy. *Lancet* 1990;335:371-374.
30. Chien YC, Chen JY, Liu MY, et al. Serologic markers of Epstein-Barr virus infection and nasopharyngeal carcinoma in Taiwanese men. *N Engl J Med* 2001;345:1877-1882.
31. Cheng WM, Chan KH, Chen HL, et al. Assessing the risk of nasopharyngeal carcinoma on the basis of EBV antibody spectrum. *Int J Cancer* 2002;97:489-492.
32. Henle W, Ho JH, Henle G, et al. Nasopharyngeal carcinoma: significance of changes in Epstein-Barr virus-related antibody patterns following therapy. *Int J Cancer* 1977;20:663-672.
33. Lynn TC, Tu SM, Kawamura A Jr. Long-term follow-up of IgG and IgA antibodies against viral capsid antigens of Epstein-Barr virus in nasopharyngeal carcinoma. *J Laryngol Otol* 1985;99:567-572.
34. Lo YM, Chan LY, Lo KW, et al. Quantitative analysis of cell-free Epstein-Barr virus DNA in plasma of patients with nasopharyngeal carcinoma. *Cancer Res* 1999;59:1188-1191.
35. Wei WI, Yuen AP, Ng RW, et al. Quantitative analysis of plasma cell-free Epstein-Barr virus DNA in nasopharyngeal carcinoma after salvage nasopharyngectomy: a prospective study. *Head Neck* 2004;26:878-883.
36. Chong VF, Mukherji SK, Ng SH, et al. Nasopharyngeal carcinoma: review of how imaging affects staging. *J Comput Assist Tomogr* 1999;23:984-993.
37. Sham JS, Cheung YK, Choy D, et al. Nasopharyngeal carcinoma: CT evaluation of patterns of tumor spread. *AJNR Am J Neuroradiol* 1991;12:265-270.
38. Chong VF, Fan YF, Khoo JB. Nasopharyngeal carcinoma with intracranial spread: CT and MR characteristics. *J Comput Assist Tomogr* 1996;20:563-569.
39. Fang FM, Leung SW, Wang CJ, et al. Computed tomography findings of bony regeneration after radiotherapy for nasopharyngeal carcinoma with skull base destruction: implications for local control. *Int J Radiat Oncol Biol Phys* 1999;44:305-309.
40. Dillon WP, Mills CM, Kjos B, et al. Magnetic resonance imaging of the nasopharynx. *Radiology* 1984;152:731-738.
41. Cheng SH, Jian JJ, Tsai SY, et al. Prognostic features and treatment outcome in locoregionally advanced nasopharyngeal carcinoma following concurrent chemotherapy and radiotherapy. *Int J Radiat Oncol Biol Phys* 1998;41:755-762.
42. Cellai E, Olmi P, Chiavacci A, et al. Computed tomography in nasopharyngeal carcinoma. Part IC Impact on survival. *Int J Radiat Oncol Biol Phys* 1990;19:1177-1182.
43. Emami B, Sethi A, Petruzzelli GJ. Influence of MRI on target volume delineation and IMRT planning in nasopharyngeal carcinoma. *Int J Radiat Oncol Biol Phys* 2003;57:481-488.

44. Chong VF, Fan YE. Detection of recurrent nasopharyngeal carcinoma: MR imaging versus CT. *Radiology* 1997;202:463-470.
45. Ng SH, Chang IT, Ko SF, et al. MRI in recurrent nasopharyngeal carcinoma. *Neuroradiology* 1999;41:855-862.
46. Yen RF, Hung RL, Pan MH, et al. 18-fluoro-2-deoxyglucose positron emission tomography in detecting residual/recurrent nasopharyngeal carcinomas and comparison with magnetic resonance imaging. *Cancer* 2003;98:283-287.
47. Kraiphibul P, Atichartakarn V, Clongsusuek P, et al. Nasopharyngeal carcinoma: value of bone and liver scintigraphy in the pretreatment and follow-up period. *J Med Assoc Thai* 1991;74:276-279.
48. Sham IS, Chan LC, Loke SL, et al. Nasopharyngeal carcinoma: role of marrow biopsy at diagnosis. *Oncology* 1991;48:480-482.
49. Kumar MB, Lu JJ, Loh KS, et al. Tailoring distant metastatic imaging for patients with clinically localized undifferentiated nasopharyngeal carcinoma. *Int J Radiat Oncol Biol Phys* 2004;58:688-693.
50. Ho JHC. An epidemiologic and clinical study of nasopharyngeal carcinoma. *Int J Radiat Oncol Biol Phys* 1978;4:182-198.
51. Lee AW, Foo W, Law SC, et al. Staging of nasopharyngeal carcinoma: from Ho's to the new UICC system. *Int J Cancer* 1999;84:179-187.
52. Cooper IS, Cohen R, Stevens RE. A comparison of staging systems for nasopharyngeal carcinoma. *Cancer* 1998;83:213-219.
53. Ozyar E, Yildiz F, Akyol FH, et al. Comparison of AJCC 1988 and 1997 classifications for nasopharyngeal carcinoma. *Int J Radiat Oncol Biol Phys* 1999;44:1079-1087.
54. Lee AW, Sham JS, Poon YT, et al. Treatment of stage I nasopharyngeal carcinoma: analysis of the patterns of relapse and the results of withholding elective neck irradiation. *Int J Radiat Oncol Biol Phys* 1989;17:1183-1190.
55. Kwong D, Sham J, Choy D. The effect of loco-regional control on distant metastatic dissemination in carcinoma of the nasopharynx: an analysis of 1301 patients. *Int J Radiat Oncol Biol Phys* 1994;30:1029-1036.
56. Mesic JB, Fletcher GH, Goepfert H. Megavoltage irradiation of epithelial tumors of the nasopharynx. *Int J Radiat Oncol Biol Phys* 1981;7:447-453.
57. Hoppe RT, Coffinet DR, Bagshaw MA. Carcinoma of the nasopharynx. Eighteen years' experience with megavoltage radiation therapy. *Cancer* 1976;37:2605-2612.
58. Chua DT, Sham IS, Wei WI, et al. The predictive value of the 1997 American Joint Committee on Cancer stage classification in determining failure patterns in nasopharyngeal carcinoma. *Cancer* 2001;92:2845-2855.
59. Lee AW, Poon YF, Foo W, et al. Retrospective analysis of 5037 patients with nasopharyngeal carcinoma treated during 1976-1985: overall survival and patterns of failure. *Int J Radiat Oncol Biol Phys* 1992;23:261-270.
60. Levendag PC, Lagerwaard FJ, de Pan C, et al. High-dose, high precision treatment options for boosting cancer of the nasopharynx. *Radiother Oncol* 2002;63:67-74.
61. Le QT, Tate D, Koong A, et al. Improved local control with stereotactic radiosurgical boost in patients with naso pharyngeal carcinoma. *Int J Radiat Oncol Biol Phys* 2003;56:1046-1054.
62. Chua DT, Sham JS, Kwong PW, et al. Linear accelerator-based stereotactic radiosurgery for limited, locally persistent, and recurrent nasopharyngeal carcinoma: efficacy and complications. *Int J Radiat Oncol Biol Phys* 2003;56:177-183.
63. Waldron J, Tin MM, Keller A, et al. Limitation of conventional two dimensional radiation therapy planning in nasopharyngeal carcinoma. *Radiother Oncol* 2003;68:153-161.
64. Cheng JG, Chao KS, Low D. Comparison of intensity modulated radiation therapy (IMRT) treatment techniques for nasopharyngeal carcinoma. *Int J Cancer* 2001;96:126-131.
65. Wu VW, Kwong DL, Sham JS. Target dose conformity in 3-dimensional conformal radiotherapy and intensity modulated radiotherapy. *Radiother Oncol* 2004;71:201-206.
66. Hsiung CY, Yorke ED, Chui CS, et al. Intensity-modulated radiotherapy versus conventional three-dimensional conformal radiotherapy for boost or salvage treatment of nasopharyngeal carcinoma. *Int J Radiat Oncol Biol Phys* 2002;53:638-647.
67. Lee N, Xia P, Quivey JM, Sultanem K, et al. Intensity-modulated radiotherapy in the treatment of nasopharyngeal carcinoma: an update of the UCSF experience. *Int J Radiat Oncol Biol Phys* 2002;53:12-22.
68. Kwong DL, Pow EH, Sham IS, et al. Intensity-modulated radiotherapy for early-stage nasopharyngeal carcinoma: a prospective study on disease control and preservation of salivary function. *Cancer* 2004;101:1584-1593.
69. Lu TX, Mai WY, Teh BS, et al. Initial experience using intensity-modulated radiotherapy for recurrent nasopharyngeal carcinoma. *Int J Radiat Oncol Biol Phys* 2004;58:682-687.
70. Lee AW, Sze WM, Yau TK, et al. Retrospective analysis on treating nasopharyngeal carcinoma with accelerated fractionation (6 fractions per week) in comparison with conventional fractionation (5 fractions per week): report on 3-year tumor control and normal tissue toxicity. *Radiother Oncol* 2001;58:121-130.
71. Franchin G, Vaccher E, Talamini R, et al. Nasopharyngeal cancer WHO type II-III: monoinstitutional retrospective analysis with standard and accelerated hyperfractionated radiation therapy. *Oral Oncol* 2002;38:137-144.
72. Wolden SL, Zelefsky MJ, Kraus DH, et al. Accelerated concomitant boost radiotherapy and chemotherapy for advanced nasopharyngeal carcinoma. *J Clin Oncol* 2001;19:1105-1110.
73. Jian JI, Cheng SH, Tsai SY, et al. Improvement of local control of T3 and T4 nasopharyngeal carcinoma by hyperfractionated radiotherapy and concomitant chemotherapy. *Int J Radiat Oncol Biol Phys* 2002;53:344-352.
74. Al-Sarraf M, Leblanc M, Giri PG, et al, Chemoradiotherapy versus radiotherapy in patients with advanced nasopharyngeal cancer: phase III randomized intergroup study 0099. *J Clin Oncol* 1998;16:1310-1317.
75. Lin JC, Jan JS, Hsu CY, et al. Phase III study of concurrent chemoradiotherapy versus radiotherapy alone for advanced nasopharyngeal carcinoma: positive effect on overall and progression-free survival. *J Clin Oncol* 2003;21:631-.637.
76. International Nasopharynx Cancer Study Group VUMCA I trial. Preliminary results of a randomized trial

comparing neoadjuvant chemotherapy (cisplatin, epirubicin, bleomycin) plus radiotherapy vs. radiotherapy alone in stage IV (> or = N2, M0) undifferentiated nasopharyngeal carcinoma: a positive effect on progression-free survival. *Int J Radiat Oncol Biol Phys* 1996;35:463-469.

77. Ma J, Mai HQ, Hong MH, et al. Results of a prospective randomized trial comparing neoadjuvant chemotherapy plus radiotherapy with radiotherapy alone in patients with locoregionally advanced nasopharyngeal carcinoma. *J Clin Oncol* 2001;19:1350-1357.

78. Chua DT, Sham IST, Choy D, et al. Preliminary report of the Asian-Oceanian Clinical Oncology Association randomized trial comparing cisplatin and epirubicin followed by radiotherapy versus radiotherapy alone in the treatment of patients with locoregionally advanced nasopharyngeal carcinoma. *Cancer* 1998;83:2270-2283.

79. Hareyama M, Sakata K, Shirato H, et al. A prospective, randomized trial comparing neoadjuvant chemotherapy with radiotherapy alone in patients with advanced nasopharyngeal carcinoma. *Cancer* 2002;94:2217-2223.

80. Rossi A, Molinari R, Boracchi P, et al. Adjuvant chemotherapy with vincristine, cyclophosphamide, and doxorubicin after radiotherapy in local-regional nasopharyngeal cancer: results of a 4-year multicenter randomized study. *J Clin Oncol* 1988;6:1401-1410.

81. Chi KH, Chang YC, Guo WY, et al. A phase III study of adjuvant chemotherapy in advanced nasopharyngeal carcinoma patients. *Int J Radiat Oncol Biol Phys* 2002;52:1238-1244.

82. Oh JL, Vokes EE, Kies MS, et al. Induction chemotherapy followed by concomitant chemoradiotherapy in the treatment of locoregionally advanced nasopharyngeal cancer. *Ann Oncol* 2003;14:564-569.

83. Chua DT, Sham IS, Au GK. A concurrent chemoirradiation with cisplatin followed by adjuvant chemotherapy with ifosfamide, 5-fluorouracil, and leucovorin for stage IV nasopharyngeal carcinoma. *Head Neck* 2004;26:118-126.

84. Fang FM, Chiu HC, Kuo WR, et al. Health-related quality of life for nasopharyngeal carcinoma patients with cancer-free survival after treatment. *Int J Radiat Oncol Biol Phys* 2002;53:959-968.

85. McMillan AS, Pow EH, Leung WK, et al. Oral health-related quality of life in southern Chinese following radiotherapy for nasopharyngeal carcinoma. *J Oral Rehabil* 2004;31:600-608

86. Lam KS, Tse VK, Wang C, et al. Effects of cranial irradiation on hypothalamic-pituitary function-a 5-year longitudinal study in patients with nasopharyngeal carcinoma. *Q J Med* 1991;78:165-176.

87. Ho WK, Wei WI, Kwong DL, et al. Long-term sensorineural hearing deficit following radiotherapy in patients suffering from nasopharyngeal carcinoma: a prospective study. *Head Neck* 1999;21:547-553.

88. Pow EH, McMillan AS, Leung WK, et al. Salivary gland function and xerostomia in southern Chinese following radiotherapy for nasopharyngeal carcinoma. *Clin Oral Invest* 2003;7:230-234.

89. Pow EH, McMillan AS, Leung WK et al. Oral health condition in southern Chinese after radiotherapy for nasopharyngeal carcinoma: extent and nature of the problem. *Oral Dis* 2003;9:196-202.

90. Leung SF, Zheng Y, Choi CY, et al. Quantitative measurement of post-irradiation neck fibrosis based on the young modulus: description of a new method and clinical results. *Cancer* 2002;95:656-662.

91. Cheng SW, Ting AC, Lam LK, et al. Carotid stenosis after radiotherapy for nasopharyngeal carcinoma. *Arch Otolaryngol Head Neck Surg* 2000;126:517-521.

92. Lee AW, Kwong DL, Leung SF, et al. Factors affecting risk of symptomatic temporal lobe necrosis: significance of fractional dose and treatment time. *Int J Radiat Oncol Biol Phys* 2002;53:75-85.

93. Lin YS, Jen YM, Lin IC. Radiation-related cranial nerve palsy in patients with nasopharyngeal carcinoma. *Cancer* 2002;95:404-409.

94. Lam LC, Leung SF, Chan YL. Progress of memory function after radiation therapy in patients with nasopharyngeal carcinoma. *J Neuropsychiatry Clin Neurosci* 2003;15:90-97.

95. Cheung M, Chan AS, Law SC, et al. Cognitive function of patients with nasopharyngeal carcinoma with and without temporal lobe radionecrosis. *Arch Neurol* 2000;57:1347-1352.

96. Lee PW, Hung BK, Woo EK, et al. Effects of radiation therapy on neuropsychological functioning in patients with nasopharyngeal carcinoma. *J Neurol Neurosurg Psychiatry* 1989;52:488-492.

97. Kwong DL, Sham IS, Au GK, et al. Concurrent and adjuvant chemotherapy for nasopharyngeal carcinoma: a factorial study *J Clin Oncol* 2004;22:2643-2653.

98. Yen RF, Hung RL, Pan MH, et al. 18-fluoro-2-deoxyglucose positron emission tomography in detecting residual/recurrent nasopharyngeal carcinomas and comparison with magnetic resonance imaging. *Cancer* 2003;98:283-287.

99. Kao CH, Tsai SC, Wang JJ, et al. Comparing 18-fluoro-2-deoxyglucose positron emission tomography with a combination of technetium 99m tetrofosmin single photon emission computed tomography and computed tomography to detect recurrent or persistent nasopharyngeal carcinomas after radiotherapy. *Cancer* 2001;92:434-439.

100. Chua DT, Sham IS, Kwong DL, et al. Locally recurrent nasopharyngeal carcinoma: treatment results for patients with computed tomography assessment. *Int J Radiat Oncol Biol Phys* 1998;41:379-386.

101. Kwong DL, Nicholls J, Wei WI, et al. The time course of histologic remission after treatment of patients with nasopharyngeal carcinoma. *Cancer* 1999;85:1446-1453.

102. Wei WI, Ho CM, Wong MP, et al. Pathological basis of surgery in the management of postradiotherapy cervical metastasis in nasopharyngeal carcinoma. *Arch Otolaryngol Head Neck Surg* 1992;118:923-929.

103. Chua DT, Wei WI, Sham IS, et al. Treatment outcome for synchronous locoregional failures of nasopharyngeal carcinoma. *Head Neck* 2003;25:585-594.

104. Huang SC, Lui IT, Lynn TC. Nasopharyngeal cancer: study III. A review of 1206 patients treated with combined modalities. *Int J Radiat Oncol Biol Phys* 1985;11:1789-1793.

105. Sham JS, Choy D. Nasopharyngeal carcinoma: treatment of neck node recurrence by radiotherapy. *Australas Radiol* 1991;35:370-373.

106. Wei WI, Lam KH, Ho CM, et al. Efficacy of radical neck dissection for the control of cervical metastasis after radiotherapy for nasopharyngeal carcinoma. *Am J Surg* 1990;160:439-442.

107. Wei WI, Ho WK, Cheng AC, et al. Management of extensive cervical nodal metastasis in nasopharyngeal

carcinoma after radiotherapy: a clinicopathological study. *Arch Otolaryngol Head Neck Surg* 2001;127:1457-1462.
108. Lee AW, Law SC, Foo W, et al. Retrospective analysis of patients with nasopharyngeal carcinoma treated during 1976-1985: survival after local recurrence. *Int J Radiat Oncol Biol Phys* 1993;26:773-782.
109. Yau TK, Sze WM, Lee WM, et al. Effectiveness of brachytherapy and fractionated stereotactic radiotherapy boost for persistent nasopharyngeal carcinoma. *Head Neck* 2004;26;1024-1030.
110. Xiao J, Xu G, Miao Y. Fractionated stereotactic radiosurgery for 50 patients with recurrent or residual nasopharyngeal carcinoma. *Int J Radiat Oncol Biol Phys* 2001;51:164-170.
111. Wang CC, Busse I, Gitterman M. A simple afterloading applicator for intracavitary irradiation of carcinoma of the nasopharynx. *Radiology* 1975;115:737-738.
112. Law SC, Lam WK, Ng MF, et al. Reirradiation of nasopharyngeal carcinoma with intracavitary mold brachytherapy: an effective means of local salvage. *Int J Radiat Oncol Biol Phys* 2002;54:1095-1113.
113. Harrison LB, Weissberg JB. A technique for interstitial nasophangeal brachytherapy. *Int J Radiat Oncol Biol Phys* 1987;13:451-453.
114. Wei WI, Sham JS, Choy D, et al. Split-palate approach for gold grain implantation in nasopharyngeal carcinoma. *Arch Otolaryngol Head Neck Surg* 1990;116:578-582.
115. Choy D, Sham JS, Wei WI, et al. Transpalatal insertion of radioactive gold grain for the treatment of persistent and recurrent nasopharyngeal carcinoma. *Int J Radiat Oncol Biol Phys* 1993;25:505-512.
116. Kwong DL, Wei WI, Cheng AC, et al. Long term results of radioactive gold grain implantation for the treatment of persistent and recurrent nasopharyngeal carcinoma. *Cancer* 2001;91:1105-1113.
117. Fisch U. The infratemporal fossa approach for nasopharyngeal tumors. *Laryngoscope* 1983;93:36-44.
118. Fee Jr WE, Roberson Jr JB, Goffinet DR. Long-term survival after surgical resection for recurrent nasopharyngeal cancer after radiotherapy failure. *Arch Otolaryngol Head Neck Surg* 1991;117:1233-1236.
119. Morton RP, Liavaag PG, McLean M, et al. Transcervicomandibulo-palatal approach for surgical salvage of recurrent nasopharyngeal cancer. *Head Neck* 1996;18:352-358.
120. Wei WI, Lam KH, Sham JS. New approach to the nasopharynx: the maxillary swing approach. *Head Neck* 1991;13:200-207
121. Fee Jr WE, Moir MS, Choi EC, et al. Nasopharyngectomy for recurrent nasopharyngeal cancer: a 2- to 17-year follow-up. *Arch Otolaryngol Head Neck Surg* 2002;128:280-284.
122. Wei WL Nasopharyngeal cancer: current status of management. *Arch Otolaryngol Head Neck Surg* 2001;127:766-769.
123. Leung TW, Tung SY, Sze WK, et al. Salvage radiation therapy for locally recurrent nasopharyngeal carcinoma. *Int J Radiat Oncol Biol Phys* 2000;48:1331-1338.
124. Poon D, Yap SP, Wong ZW, et al. Concurrent chemoradiotherapy in locoregionally recurrent nasopharyngeal carcinoma. *Int J Radiat Oncol Biol Phys* 2004;59:1312-1318.
125. Wang TL, Tan YO. Cisplatin and 5-fluorouracil continuous infusion for metastatic nasopharyngeal carcinoma. *Ann Acad Med Singapore* 1991;20:601-603.
126. Fandi A, Bachouchi M, Azli N, et al. Long-term disease-free survivors in metastatic undifferentiated carcinoma of nasopharyngeal type. *J Clin Oncol* 2000;18:1324-1330.
127. Chua DT, Sham JS, Au GK. A phase II study of capecitabine in patients with recurrent and metastatic nasopharyngeal carcinoma pretreated with platinum-based chemotherapy. *Oral Oncol* 2003;39:361-366.
128. Ngan RK, Yiu HH, Lau WH, et al. Combination gemcitabine and cisplatin chemotherapy for metastatic or recurrent nasopharyngeal carcinoma: report of a phase II study. *Ann Oncol* 2002;13:1252-1258.
129. Taamma A, Fandi A, Azli N, et al. Phase II trial of chemotherapy with 5-fluorouracil, bleomycin, epirubicin, and cisplatin for patients with locally advanced, metastatic, or recurrent undifferentiated carcinoma of the nasopharyngeal type. *Cancer* 1999;86:1101-1108.
130. Cheng LC, Sham JS, Chiu CS, et al. Surgical resection of pulmonary metastases from nasopharyngeal carcinoma. *Aust N Z J Surg* 1996;66:71-73.
131. Kwan WH, Teo PM, Chow LT, et al. Nasopharyngeal carcinoma with metastatic disease to mediastinal and hilar lymph nodes: an indication for more aggressive treatment. *Clin Oncol (R Coll Radiol)* 1996;8:55-58.
132. Li JH, Chia M, Shi W, et al. Tumor-targeted gene therapy for nasopharyngeal carcinoma. *Cancer Res* 2002;62:171-178.
133. Duraiswamy J, Sherritt M, Thomson S, et al. Therapeutic LMP1 polyepitope vaccine for EBV-associated Hodgkin disease and nasopharyngeal carcinoma. *Blood* 2003;101(8):3150-3156.
134. Chua D, Huang J, Zheng B, et al. Adoptive transfer of autologous Epstein-Barr virus-specific cytotoxic T cells for nasopharyngeal carcinoma. *Int J Cancer* 2001;94:73-80.
135. Ho JH. *Stage classification of nasopharyngeal carcinoma: a review.* International Agency for Research on Cancer, Publication No 20, 1978;99-113.
136. Fleming ID, Cooper JS, Henson DE, et al., eds. *AJCC Cancer staging manual*, 5th ed. Philadelphia: Lippincott-Raven, 1997:33-35.

CAPÍTULO 46

Câncer Orofaríngeo

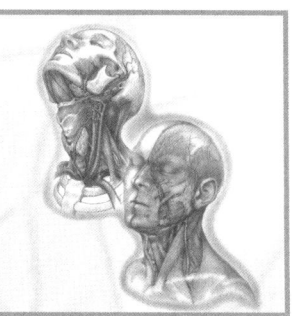

Christopher H. Rassekh ■ Hadi Seikaly

O câncer da orofaringe é relativamente incomum, contribuindo com menos de 1% de todos os cânceres. Dados nacionais de câncer (nos EUA) são relatados de uma forma que combine locais da cavidade oral com locais orofaríngeos, tornando a incidência exata de locais de cânceres primários orofaríngeos específicos algumas vezes difíceis de determinar. Tem sido estimado que cerca de 28.000 casos de câncer da cavidade oral e faríngeo irão ser diagnosticados nos Estados Unidos em 2004 (1). Espera-se que aproximadamente um terço destes venham a surgir na orofaringe. Seu pico de incidência é entre a sexta e a sétima décadas de vida; entretanto, casos na quinta e quarta décadas de vida não são incomuns. A doença possui uma predominância masculina distinta, porém dados recentes mostram incidência aumentada entre mulheres. O carcinoma de célula escamosa (CEC) e suas variantes contribuem para mais do que 90% das lesões malignas orofaríngeas. O fator etiológico mais importante continua a ser a exposição prolongada ao tabaco e ao álcool. O tratamento desta doença é complexo, e uma equipe incluindo cirurgião de cabeça e pescoço, cirurgião reconstrutor, radioterapeuta, oncologista clínico, dentista e fonoaudiólogo oferece ao paciente a melhor oportunidade para o tratamento abrangente.

ANATOMIA

A orofaringe é a porção média da faringe que conecta a nasofaringe e a cavidade oral à hipofaringe. Estende-se a partir de um plano horizontal imaginário, através do palato duro, para outro, através do osso hióide (Fig. 46.1). Anteriormente, abre-se para a cavidade oral através do istmo oral e está circundada pelas papilas circunvaladas, pilares tonsilares anteriores e a junção dos palatos duro e mole. Clinicamente, a orofaringe é dividida em paredes lateral ou regiões tonsilares, parede posterior, base da língua e palato mole. As paredes orofaríngeas são feitas de múltiplas camadas: mucosa, submucosa, fáscia faringobasilar, músculos constritores (superior e inferior) e fáscia bucofaríngea. A anatomia superficial das paredes laterais inclui os pilares tonsilares anteriores com os músculos palatoglossos, fossas tonsilares, pilares tonsilares posteriores com os músculos palatofaríngeos e uma pequena porção das paredes faríngeas laterais. A tonsila palatina repousa nas fossas tonsilares, quando presentes, e possui uma superfície irregular preenchida com criptas, as quais são túbulos cegos de epitélio que se invaginam profundamente no interior da tonsila.

O palato mole é uma estrutura fibromuscular que se projeta anteriormente e em direção à orofaringe. É composto da aponeurose palatina, a qual forma o esqueleto; músculos tensor do véu palatino, elevador do véu palatino e uvular; palatoglosso e palatofaríngeo. A base da língua repousa anteriormente na orofaringe e se estende das papilas circunvaladas para as pregas faringoepiglótica e glossoepiglótica. As tonsilas linguais repousam superficiais e laterais a cada lado e possuem em suas superfícies mucosas irregulares.

A maior parte da orofaringe é suprida com inervação sensitiva e motora através dos nervos glossofaríngeo (IX nervo craniano) e vago (X nervo craniano). O nervo hipoglosso (XII nervo craniano) supre a inervação motora para a base da língua, e o nervo trigêmeo (V2, V3) proporciona a inervação motora e a maior parte da sensorial para o palato mole.

A orofaringe é abundantemente suprida com sangue a partir dos ramos da artéria carótida externa. A drenagem linfática ocorre primariamente através dos níveis II e III, com estruturas centrais como a base da língua, palato mole e parede faríngea posterior drenando para ambos os lados do pescoço. A parede faríngea posterior e a região tonsilar também drenam para os nodos retrofaríngeos, os quais, um após o outro, drenam para os nodos superiores nível II.

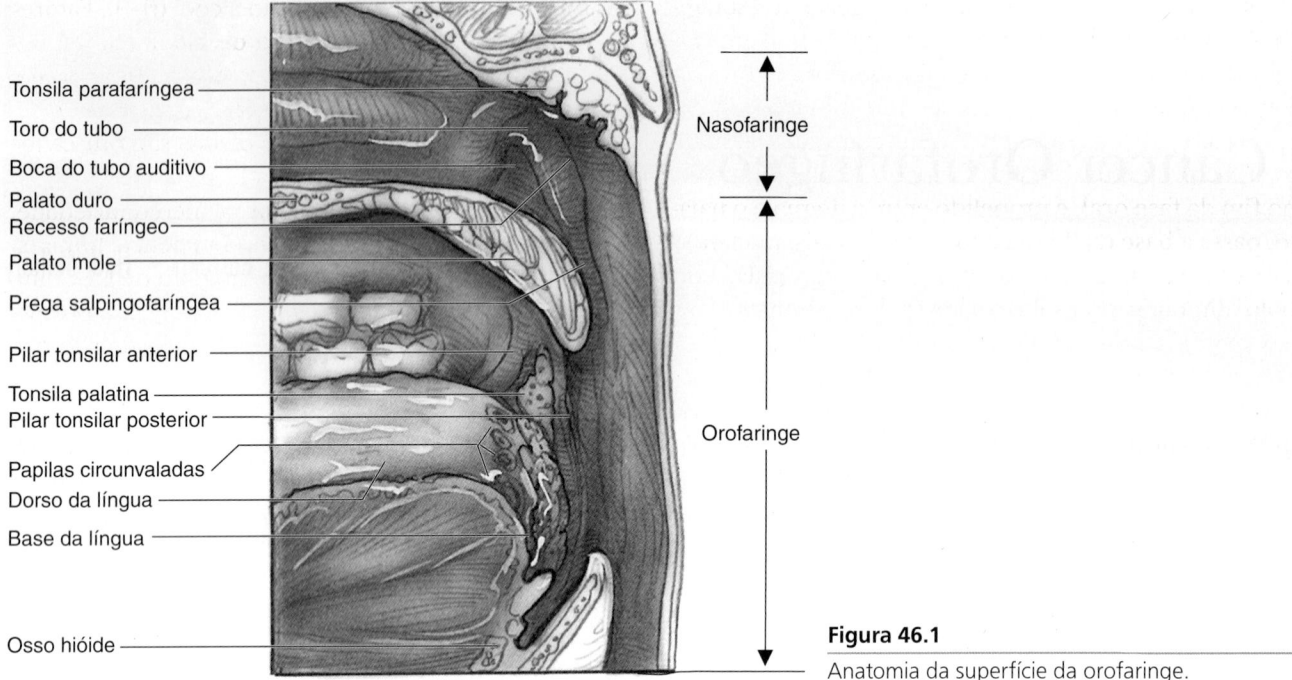

Figura 46.1
Anatomia da superfície da orofaringe.

A orofaringe é circundada nos três lados por espaços fasciais potenciais. O espaço retrofaríngeo é uma área de tecido conectivo frouxo repousando entre a fáscia bucofaríngea da faringe e a camada alar da fáscia pré-vertebral. Estende-se da base do crânio para o mediastino superior e se comunica lateralmente com o espaço parafaríngeo. O espaço parafaríngeo é definido pelos planos fasciais estendidos da base do crânio para o corno maior do osso hióide e repousando lateral às paredes faríngeas. Tem o formato de uma pirâmide invertida, e seus limites incluem superiormente o crânio, anteriormente a sutura pterigomandibular, posteriormente a fáscia pré-vertebral e medialmente a faringe. O limite lateral é o mais complexo, formado por fáscia sobreposta ao músculo pterigóide medial, uma porção da mandíbula, o lobo profundo da parótida e o ventre posterior do músculo digástrico. Essa fáscia se estende superiormente, incorporando o ligamento estilomandibular e funde-se com a forte fáscia interpterigóidea para fixar-se à base do crânio em uma linha passando medial ao forame oval e espinhoso. Ela também separa o espaço parafaríngeo da fossa infratemporal e espaço mastigador e coloca o nervo trigêmeo no interior do segundo (2). O espaço parafaríngeo também pode ser dividido em dois compartimentos por uma camada de fáscia estendendo-se do músculo tensor do véu palatino para o estilóide e suas estruturas relacionadas. O compartimento pré-estilóide contém gordura, porções variáveis do lobo profundo da parótida e um pequeno ramo do nervo trigêmeo para o tensor do véu palatino. O compartimento pós-estilóide contém artéria carótida, veia jugular, nervos cranianos IX a XII, cadeia simpática e linfonodos.

Existem múltiplos aspectos da anatomia orofaríngea que são clinicamente importantes. As superfícies irregulares da base da língua e as tonsilas tornam difícil identificar pequenos tumores. Os nervos vago e glossofaríngeo possuem ramos timpânico e auricular (nervos de Jacobson e Arnold), os quais causam a otalgia referida associada a tumores dessa área. Os espaços retrofaríngeo e parafaríngeo também servem como estruturas potenciais para a disseminação do câncer. As margens cirúrgicas podem ser difíceis de alcançar em alguns pacientes por causa da extensão superior do palato mole ou das paredes orofaríngeas para a nasofaringe. Tumores que envolvem o palato ou o pilar tonsilar podem invadir ou envolver o osso da mandíbula ou maxilar e os músculos da mastigação, quando a doença se estende para o trígono retromolar, palato duro, ou assoalho da boca ou tornar-se avançada no espaço parafaríngeo.

FISIOLOGIA

A orofaringe é essencial para a produção da fala normal, a respiração e a deglutição. Essas funções requerem eventos neuromusculares coordenados rápidos de estruturas na faringe. A compreensão desses eventos é crucial para a reconstrução e a minimização apropriada das seqüelas associadas à cirurgia.

A deglutição é a mais complexa dessas funções e pode ser arbitrariamente subdividida em quatro fases:

(a) preparatória oral, (b) oral, (c) faríngea e (d) esofágica. A orofaringe desempenha um papel importante na primeira das três fases. O palato mole é puxado para frente enquanto a base da língua é elevada ligeiramente durante ambas as fases para prevenir que o alimento atinja prematuramente a faringe. O bolo alimentar, no fim da fase oral, é propelido entre a língua e o palato, passa a base da língua e os arcos fauciais, iniciando a fase faríngea. Essa fase culmina com a propulsão do bolo alimentar no esôfago através dos seguintes eventos: (a) fechamento da velofaringe, (b) elevação e fechamento da laringe, (c) contração dos músculos faríngeos e retração da base da língua, e (d) abertura da região cricofaríngea. A força de condução maior do bolo através da fase faríngea é a pressão desenvolvida pela base da língua; a contração faríngea e o peristaltismo servem principalmente para limpar o material residual presente no final (3).

A cirurgia do câncer da orofaringe pode resultar em produção da fala ruim, disfagia ou aspiração. Isso é geralmente um resultado de incompetência velofaríngea, estenose faríngea, funcionamento inapropriado da base da língua por causa do aprisionamento ou redução do volume, contração faríngea diminuída, ou retardo no engolir orofaríngeo por causa da sensação diminuída. A maior parte dessas seqüelas indesejáveis pode ser evitada com seleção apropriada do paciente para a cirurgia, reconstrução apropriada e terapia pós-operatória vigorosa.

ETIOLOGIA

O CCE de cabeça e pescoço é conhecido como emergindo do acúmulo de alterações genéticas múltiplas de genes importantes para a regulação do crescimento e da morte celular. Essas alterações podem ser hereditárias, porém são com mais freqüência adquiridas a partir da exposição a agentes ambientais, proporcionando a célula um seletivo crescimento . As células então sofrem uma seleção adicional, o que eventualmente resulta em um clone que supera os controles de crescimento normais e as defesas do hospedeiro para estabelecer o tumor (4).

Fatores ambientais múltiplos estão associados ao CEC da orofaringe, o mais importante dos quais é a exposição prolongada ao tabaco e ao álcool. O efeito desses agentes é relacionado à dose, e a exposição concorrente é sinergística, resultando em um risco que é maior do que a soma dos riscos de cada um isolado (5). As viroses têm sido apontadas como agentes etiológicos prováveis no desenvolvimento do CEC. O vírus mais extensivamente estudado é o papilomavírus humano (HPV). O HPV esteve presente em um subgrupo de cânceres tonsilares, muitos dos quais carecem dos fatores de risco usuais do tabaco e do álcool (6-9). Fatores dietéticos, tais como deficiência de vitamina, má nutrição, má higiene oral, sífilis, exposição ocupacional e irradiação prévia, também têm sido implicados como agentes etiológicos, porém seus efeitos são ofuscados por aqueles do tabaco e do álcool.

A imunossupressão devida à hereditariedade, transplantes ou ao vírus da imunodeficiência humana (10,11) pode acelerar o desenvolvimento de CEC, linfoma e outros tumores da orofaringe, pelo comprometimento dos mecanismos imunes normais de sobrevivência.

HISTOPATOLOGIA

Lesões pré-malignas ocorrem na orofaringe, porém em uma extensão menor do que na cavidade oral. Essas lesões são vistas mais comumente no palato mole e pilares tonsilares anteriores e incluem leucoplasia, eritroplasia e líquen plano.

O CEC e suas variantes contribuem para mais do que 90% das lesões orofaríngeas malignas. A variante célula fusiforme é clínica e biologicamente similar ao CEC, enquanto outras se comportam diferentemente. O carcinoma verrucoso é um tumor fúngico, de crescimento lento, com epitélio ceratinizado bem diferenciado e rara atipia celular ou mitose na histologia. Essas lesões produzem erosão nas estruturas profundas e raramente metastatizam. Essas lesões geralmente ocorrem na região tonsilar de adultos jovens que não possuem os fatores típicos de risco. O adenóide escamoso, o adenoescamoso, e os CEC basalóides são variantes raras e altamente agressivas, com o segundo possuindo duas vezes mais propensão para metástases precoces regionais e a distância. Linfomas do anel de Waldeyer (geralmente o tipo não-Hodgkin), tumores da glândula salivar menor, melanomas das sarcomas são outras lesões malignas encontradas na orofaringe.

Algumas lesões benignas como tumores da glândula salivar menor, hiperplasia pseudo-epiteliomatosa, sialometaplasias necrotizantes, doença de Crohn, papilomas, granulomas piogênicos e glossite do rombóide médio podem clinicamente mimetizar lesões malignas. Elas podem, com freqüência, ser diagnosticadas pela história e pelo exame físico, porém ultimamente podem requerer uma biopsia.

HISTÓRIA NATURAL

A exposição prolongada das superfícies do trato aerodigestório superior aos carcinógenos resulta em alterações moleculares por toda a mucosa. Com o tempo, certas áreas podem sofrer alteração adicional, fazendo emergir lesões pré-malignas e malignas. Este conceito de "campo de cancerização" ou "mucosa condenada" aplica-se a todos os cânceres mucosais de cabeça e pescoço e resulta em índices elevados de sítios primários nos pacientes com câncer orofaríngeo (12) (Tabela 46.1).

O CEC geralmente começa na superfície e se dissemina superficialmente, profundamente e submucosamente. A invasão dos vasos e da fáscia espessa, como a fáscia pré-vertebral e o periósteo, é incomum até nos estádios tardios, porém a invasão perineural pode ocorrer a qualquer momento. O envolvimento ósseo também é raro, ocorrendo em apenas 17% das lesões (13). A invasão nos espaços parafaríngeo e retrofaríngeos permite a fácil disseminação para a base do crânio e pescoço, com possível envolvimento da artéria carótida interna, dos nervos cranianos IX a XII e da cadeia simpática. A invasão do mastigador e dos espaços infratemporais resulta em trismo e possível envolvimento do nervo trigêmeo ou quaisquer de seus ramos.

As metástases linfáticas na apresentação são comuns porque a orofaringe é ricamente suprida com linfáticos e os tumores geralmente são avançados (14) (Tabela 46.1).

Os cânceres orofaríngeos tendem a metastatizar em uma forma ordenada a partir do primeiro escalão de nodos localizados superiormente (nível II, II e retro-faríngeo) para inferiormente. Essas metástases ordenadas podem ser alteradas pela obstrução dos canais linfáticos causada por inflamação, cirurgia prévia, radiação ou depósitos metastáticos grandes. Os cânceres orofaríngeos possuem uma tendência de metastatizar para ambos os lados do pescoço, especialmente se a lesão for central. A taxa de metástases ocultas no pescoço clinicamente negativo é estimado em mais do que 20% para todas as lesões maiores do que T1.

Metástases a distância são raras na apresentação, ocorrendo em 2% a 5% dos pacientes; porém, com o controle da doença acima das clavículas, a incidência de metástases a distância notadamente diminui (12,15) (Tabela 46.1). Os locais mais comumemte afetados por metástases a distância são o pulmão, o fígado e os ossos.

DIAGNÓSTICO

História

Uma história completa, incluindo a revisão dos sistemas, história médica passada e história social e familiar, é essencial no planejamento da terapia apropriada. Os pacientes com câncer orofaríngeo tendem a possuir uma história prolongada de abuso de tabaco, álcool e conseqüentemente sofrem de doença cardíaca, pulmonar e hepática.

Os pacientes com câncer orofaríngeo tendem a se apresentar com doença avançada, porque as lesões precoces geralmente são assintomáticas. A dor e a disfagia são os sintomas mais comuns. Alargamentos de linfonodos do pescoço, geralmente estão presentes na apresentação, porém é o sintoma primário em apenas 30% dos pacientes. Outros sintomas incluem otalgia, sensação de corpo estranho, disartria, hemoptise e perda de peso. O trismo e a falta de sensibilidade na distribuição de V3 devem alertar o clínico do possível envolvimento do espaço mastigador e da mandíbula.

Exame Físico

Um exame físico completo e um exame detalhado de cabeça e pescoço devem ser realizados rotineiramente em todos os pacientes. A visualização sistemática de todas as superfícies mucosas do trato aerodigestório superior é essencial em razão do fenômeno do campo de cancerização. Esse exame é grandemente facilitado pela utilização de um nasofaringoscópio de fibra óptica, especialmente nos pacientes com trismo. A amplitude do movimento mandibular e a função do nervo craniano também são examinadas, com as deficiências indicando extensão para mandíbula, espaços parafaríngeos ou mastigador. A palpação do tumor primário para julgar a extensão da lesão e a disseminação submucosa é sempre realizada. Todos os níveis do pescoço são sistematicamente avaliados, tamanho, localização e fixação dos nodos são observados. A dentição do paciente também é avaliada porque a restauração ou extração pode ser requerida antes do início do tratamento.

TABELA 46.1
A INCIDÊNCIA DA DOENÇA NODAL NA APRESENTAÇÃO, SÍTIOS PRIMÁRIOS E METÁSTASES A DISTÂNCIA

Local	Nodos Palpáveis na Apresentação	Sítio Primário[a]	Metástases a Distância[b]
Base da língua	72%	19%	19%
Região tonsilar	58%	25%	15%
Palato mole	45%	26%	7,5%
Parede posterior	52%	29%	11%

[a]Incidência de tumores sincrônicos e metacrônicos.
[b]Incidência de metástases a distância com controle acima das clavículas.

Investigações

Extensão do tumor, metástases do pescoço, metástases a distância e a condição clínica do paciente devem ser completamente avaliadas antes de um plano de tratamento ser desenvolvido ou implementado. Os seguintes estudos radiológicos são recomendados:

1. Radiografia do tórax: para avaliar os pulmões para metástases, segundo tumores primários e alterações crônicas associadas à utilização de tabaco.
2. Tomografia computadorizada (TC) e imagem de ressonância magnética (RM): Essas modalidades são extremamente úteis, porém não devem ser utilizadas indiscriminadamente. Elas são indicadas na avaliação dos tumores de estádio avançado ou quando o envolvimento da mandíbula, do espaço parafaríngeo, da fáscia pré-vertebral, nodos do pescoço, ou nodos retrofaríngeos, são suspeitados. A TC é mais bem adaptada para avaliar as estruturas ósseas. A RM é melhor na avaliação do envolvimento de partes moles, como a base da língua, espaço parafaríngeo ou fáscia pré-vertebral.
3. Radiografia panorâmica: Esta ajuda na detecção de envolvimento mandibular e na avaliação da dentição do paciente.
4. Testes especiais: A deglutição de bário é realizada nos pacientes com disfagia se a esofagoscopia não for planejada. A angiografia com o teste de oclusão do balão e a avaliação do fluxo de sangue cerebral deve ser considerada se o tumor envolve a carótida e a ressecção for programada. A de tomografia de emissão pósitrons (PET) agora é utilizada exclusivamente no câncer do trato aerodigestório. Entretanto, seu papel exato no câncer nos vários sublocais orofaríngeos não está ainda claro.

A avaliação de laboratório dos pacientes com câncer orofaríngeo inclui hemograma, bioquímica do sangue, testes de função hepática e um eletrocardiograma. A avaliação nutricional pode ser incluída, se indicada pelo estado físico do paciente.

O diagnóstico do tecido é obtido por aspiração com agulha fina dos linfonodos alargados e/ou biopsia da lesão orofaríngea. Isso pode geralmente ser realizado no consultório ou clínica, porém a biopsia deve ser reservada para a endoscopia nos pacientes com trismo, via aérea estreita ou lesões não facilmente acessíveis transoralmente.

Endoscopia de Estadiamento

Pacientes com tumores epiteliais primários devem ser submetidos a um exame sob anestesia, independente do tamanho do tumor ou da adequação da avaliação inicial. A visualização completa e a palpação do tumor facilitam grandemente a avaliação da disseminação submucosa e a invasão das estruturas circunvizinhas, tais como a fáscia pré-vertebral e a mandíbula, especialmente nos pacientes com trismo. Uma busca direta para um segundo tumor primário, o qual ocorre em aproximadamente 8% dos pacientes (15), é conduzida via exame sistemático do trato aerodigestório superior e esôfago. A broncoscopia é opcional nos pacientes com radiografias de tórax normais (16), porém nós geralmente realizamos uma traqueobroncoscopia, porque pequenas lesões na traquéia ou no hilo não são vistas com certeza nas radiografias de rotina. As biopsias são realizadas no fim da endoscopia para permitir o exame isento de sangramento a partir do local da biopsia. Se houver suspeita de linfoma, o patologista deve ser notificado e uma amostra adequada do tecido é submetida à tipagem para o receptor. Os dentes são avaliados, restaurados ou extraídos, conforme a necessidade, no fim do procedimento. Os achados da endoscopia e o mapeamento do tumor são, então, registrados nas formas pré-impressas com diagramas, e o paciente é estadiado. A Tabela 46.2 mostra o estadiamento do tumor para a orofaringe. Muitos pacientes com câncer orofaríngeo se apresentam inicialmente com um sítio primário desconhecido com uma metástase cervical. A panendoscopia é crucial nesses pacientes e a tonsilectomia é recomendada, se o tumor primário não for encontrado (Tabela 46.3). O estadiamento do pescoço e os grupamentos de estádio são os mesmos como para outros locais de cabeça e pescoço.

TRATAMENTO

O tratamento dos pacientes com câncer orofaríngeo é complexo, e uma equipe incluindo cirurgião de cabeça e pescoço, cirurgião plástico reconstrutor, radioterapeuta, oncologista clínico, ortodontista e fonoaudiólogo oferece ao paciente a melhor oportunidade para um plano de tratamento abrangente. O cirurgião precisa

TABELA 46.2

ESTADIAMENTO DO TUMOR (T) PARA A OROFARINGE

Tx:	Carcinoma *in situ*
T1:	Tumor de 2 cm ou menos na dimensão maior
T2	2-4 cm na dimensão maior
T3:	Maior do que 4 cm na dimensão maior
T4a:	Tumor invade laringe, músculos extrínsecos/profundos da língua, pterigóide medial, palato duro ou mandíbula
T4b:	Tumor invade músculo pterigóide lateral, placas pterigóides, nasofaringe lateral, base do crânio ou artéria carótida

Greene FL, Page DL, Fleming ID *et al. AJCC Cancer staging manual,* 6th ed. *New York*: Springer, 2002.

TABELA 46.3 — DIAGNÓSTICO
CÂNCER OROFARÍNGEO

1. História
    - Abuso de álcool e tabaco
    - Dor e disfagia
2. Físico
    - Alargamento nodal
    - Trismo
    - Déficits de nervos cranianos
3. Biopsia da lesão primária e aspiração com agulha fina dos nodos alargados
4. Estudos de imagem
    - Radiografia do tórax
    - Varredura por TC/IRM
    - Radiografia Panorâmica
    - Varredura por TEP
5. Estudos de laboratório
    - Contagem completa de sangue e química
    - Testes de função hepática
    - ECG
6. Exame sob anestesia
    - Exame de toda a mucosa aerodigestória para sítios primários
    - Avaliação de disseminação submucosa, invasão mandibular e fixação do tumor

TC, tomografia computadorizada; RM, imagem de ressonância magnética; ECG, eletrocardiografia; TEP, tomografia de emissão positrônica.

considerar uma ordem de fatores ao decidir o regime ideal para o paciente em particular. Estes incluem o tipo de tratamento necessário para o tumor primário e o pescoço, e a melhor modalidade disponível para a preservação funcional ou restauração, a condição clínica geral do paciente e, o mais importante, as preferências do paciente. A disponibilidade das facilidades, a experiência e o suporte social também desempenham um papel (Tabela 46.4). Todos os pacientes devem ser aconselhados e ajudados na cessação do consumo de fumo e de álcool no momento do diagnóstico.

TABELA 46.4 — TRATAMENTO
CÂNCER OROFARÍNGEO

1. Abordagem da equipe
2. Tratamento do tumor primário
    a. T1 e T2: cirurgia ou radiação
    b. T3 e T4: modalidade combinada (quimiorradiação ou cirurgia e radiação pós-operatória)
3. Tratamento do pescoço
    a. N0 e N1: cirurgia ou radiação
    b. N2 e N3: modalidade combinada (cirurgia e quimiorradiação pós-operatória ou quimiorradiação e esvaziamento cervical planejado)
    c. Ambos os lados do pescoço são tratados com lesões centrais
    d. Linfonodos retrofaríngeos são sempre tratados

Carcinoma de Célula Escamosa

A cirurgia e a radioterapia, isolada ou combinada, têm sido as pedras fundamentais do tratamento para o câncer orofaríngeo de célula escamosa. Novas abordagens utilizando quimioterapia combinada com radioterapia para cânceres avançados da orofaringe têm ganho popularidade. Atualmente, dados de estudos prospectivos multicêntricos utilizando estratégias de preservação do órgão para o carcinoma orofaríngeo (não têm sido validados para o câncer laríngeo). Uma metanálise de mais do que 70 estudos randomizados demonstrou um benefício significativo pequeno na sobrevida quando a quimioterapia era acrescentada ao tratamento locorregional (17). Esse efeito favorável, entretanto, foi principalmente devido à utilização concomitante ou alternada de quimiorradiação, com quimioterapia adjuvante e neo-adjuvante proporcionando benefício não adicional. Um efeito não significativo da quimioterapia na sobrevida também foi encontrado nos estudos de preservação de órgão (17). Estudos subseqüentes têm demonstrado que a quimiorradiação combinada oferece bom controle local e regional, com índices de sobrevida similares aos da cirurgia e da radioterapia pós-operatória para o carcinoma orofaríngeo avançado (18–22). Um estudo randomizado mostra um aumento de sobrevida significativo para os pacientes, pela adição da carboplatina e 5-fluorouracil combinadas à radioterapia (22). Assim, a utilização de rotina da quimioterapia e da radioterapia combinadas é agora apontada como a abordagem preferida para os protocolos de preservação de órgão. Existem alguns dados que sugerem que a quimioterapia e a radioterapia atualmente são mais efetivas do que a cirurgia e a radioterapia pós-operatória (21). Embora um estudo recente de grupo cooperativo mostrasse um benefício a partir da adição da quimioterapia à radioterapia pós-operatória para pacientes de alto risco, alguns pacientes não toleram tal tratamento intensivo (23).

Tumor Primário

A cirurgia ou a radiação isolada é igualmente efetiva para os cânceres orofaríngeos T1 e T2. Não importa qual modalidade é inicialmente utilizada, a outra pode ser utilizada para resgate, resultando em altos índices de controle local. Lesões profundamente infiltrativas e aquelas que se estendem além dos pilares tonsilares anteriores ou que possuem envolvimento significativo da base da língua não são bem controladas com feixe de radiação externa isolado; portanto, a cirurgia primária ou a adição de braquiterapia ou quimioterapia é preferida (24–26). A radiação pós-operatória é indicada se após a ressecção as margens estiverem envolvidas ou próximas ou se o tumor exibir comportamento agressivo (27, 28) (Tabela 46.5). A decisão para tratar mesmo o tumor primário orofaríngeo pequeno com cirurgia isolada é difícil por causa do alto risco de metástases ocultas de linfonodo mesmo nos muitos estádios precoces das lesões. Tumores estádios T3 e T4 são mais bem controlados com cirurgia e radiação pós-operatória, porém a quimiorradiação combinada ou a radioterapia hiperfracionada são agora alternativas razoáveis para os pacientes, especialmente aqueles cuja morbidade da cirurgia é considerada também elevada para tolerar os procedimentos e recuperar a função.

Pescoço

Todos os pacientes com CEC orofaríngeo mais extensivo do que T1 requerem algum tratamento do pescoço por causa do alto índice de linfonodos clinicamente positivos e metástases nodais ocultas na apresentação. A escolha da modalidade de tratamento inicial (cirurgia ou radiação) para o pescoço e nodos retrofaríngeos é geralmente ditada por aquele utilizado para o tumor primário. A doença cervical estádios N0 e N1 é efetivamente controlada com uma modalidade única, porém a dissecção do pescoço possui o benefício adicional de proporcionar o estadiamento patológico. A utilização da dissecção seletiva do pescoço na presença de disseminação regional seguida da excisão transoral do primário não é confiável no câncer orofaríngeo como no câncer oral. Isso é devido aos trajetos linfáticos menos previsíveis e à dificuldade aumentada de acessar os linfonodos retrofaríngeos. Por essa razão, a radioterapia com freqüência é utilizada mesmo quando o tumor primário é tratado cirurgicamente. A modalidade combinada resulta em melhor controle regional na doença cervical estádio N2 e N3 (23). Ambos os lados do pescoço devem ser tratados quando existir doença clínica em um lado, a lesão for central ou cruzar a linha média. Os linfonodos retrofaríngeos precisam sempre ser considerados no plano de tratamento do pescoço.

TABELA 46.5

INDICAÇÕES PARA A RADIAÇÃO PÓS-OPERATÓRIA (+/− QUIMIO)

Fatores do tumor
1. Margens de ressecção próximas ou envolvidas
2. Invasão perineural ou vascular
3. T3
4. T4

Fatores do pescoço
1. Clinicamente pescoço N0 ou N1
   a. Dois ou mais linfonodos histologicamente positivos
   b. Linfonodos histologicamente positivos em locais múltiplos
   c. Invasão perineural ou vascular
   d. Disseminação nodal extracapsular
2. N2
3. N3

Variantes de Célula Escamosa e Outros Cânceres Orofaríngeos

A variante fusocelular é clínica e biologicamente similar ao CEC, enquanto outros se comportam diferentemente e merecem discussão adicional. O carcinoma verrucoso requer uma ampla excisão local. Os linfoepiteliomas são tratados primariamente com radioterapia, não importando o estádio, porque eles são perfeitamente sensíveis a esta modalidade. A cirurgia é reservada para o resgate ou a doença persistente cervical. Os CEC adenóide escamoso, adenoescamoso e basalóide são mais bem controlados com radiação e cirurgia combinada. Tumores primários emergem nas fossas tonsilares, nos pilares tonsilares, no palato mole, na parede faríngea posterior e na base da língua e fissura. A fossa tonsilar é o local mais comum, com todos os outros locais juntos contribuindo para menos do que a metade dos casos. Embora existam alguns aspectos específicos que distinguem esses locais primários, este capítulo direciona-se para o grupo inteiro de cânceres orofaríngeos, destacando os pontos cirúrgicos específicos para cada sublocal. Existe significativa cobertura entre os sublocais em termos de comportamento e tratamento. De fato, muitos tumores envolvem mais do que um sublocal na faringe. O leitor é direcionado para outro livro texto mais específico de câncer e artigos de jornais citados neste capítulo para mais detalhes acerca do tratamento específico de cada sublocal.

Os linfomas são tratados com quimioterapia e radiação (29). Os tumores malignos da glândula salivar menor geralmente se comportam equivalentemente às glândulas salivares maiores e são tratados com amplas excisões locais, com ou sem radiação pós-operatória. Melanomas e sarcomas são tratados com amplas excisões locais, e o esvaziamento cervical é utilizado para envolvimento nodal ou acesso cirúrgico.

Tratamento Não-Cirúrgico

O tratamento não-cirúrgico consiste de radioterapia com ou sem quimioterapia combinada. A maior parte dos regimes de quimioterapia é baseada nos agentes da platina. O curso da radiação geralmente consiste do oferecimento de 60 a 70 Gy através de um campo encolhido de feixe externo para a lesão primária e pescoço ao longo de um período de 6–7 semanas. Outras estratégias, tais como braquiterapia, hiperfracionamento e impulso de elétron para o pescoço, são utilizadas em alguns centros para realçar a efetividade da terapia de radiação em lesões mais avançadas. Métodos alternativos de oferecimento de terapia de radiação, tais como terapia de radiação conformacional e de intensidade modulada (TRIM), têm sido descritos recentemente. Essas técnicas requerem desenvolvimento adicional e estudo, porém possuem o potencial para melhorar o alvo da radiação para o tumor e as áreas de alto risco com disseminação relativa dos tecidos normais, tal como as glândulas salivares (30,31). Após a preservação não-cirúrgica do órgão, pacientes que se apresentam com doenças N2 e N3 devem provavelmente submeter-se a esvaziamento cervical (32), porém se uma resposta clínica completa for obtida, existem dados para sustentar uma abordagem de espera vigilante à medida que esta prediz uma resposta histológica completa (33).

Cirurgia

Tumor Primário

A maior parte dos tumores orofaríngeos é passível de excisão cirúrgica, porém estes tornam-se relativamente não ressecáveis após a extensão para o compartimento parafaríngeo pós-estilóide, fáscia pré-vertebral, ou envolvimento da artéria carótida. A extirpação bem-sucedida dos cânceres orofaríngeos depende de boa exposição e margens de ressecção amplas (1 a 2 cm), porque esses tumores possuem propensão para disseminação submucosa. Liberação de exame de congelação obtida de todas as margens, incluindo a profundidade da ressecção. Pacientes com margens microscopicamente positivas encontradas intra-operatoriamente ou pós-operatoriamente após as seções permanentes serem examinadas devem se submeter à ressecção de 1 cm da margem envolvida, se possível, e à terapia de radiação adjuvante. Tumores extensos também podem requerer tratamento da laringe com propósitos oncológicos ou de aspiração. Cânceres orofaríngeos podem ser ressecados através de três abordagens cirúrgicas: transoral, transfaríngea e transmandibular. A abordagem ideal depende do tamanho e do local do tumor.

Abordagens Transorais

Oral. A abordagem oral para a orofaringe envolve a ressecção do tumor através da boca aberta sem incisões externas. Deve-se ter cautela antes de recomendar esta abordagem porque ela proporciona exposição limitada. Ela pode ser indicada para cânceres pequenos (T1), superficiais ou exofíticos dos locais anteriores e superiores da orofaringe, tais como lesões do palato mole, pilar tonsilar anterior e parede posterior. O cirurgião precisa assegurar que existe boa visualização não apenas do tumor inteiro, mas de um perímetro de ressecção de 1 a 2 cm ao redor dele em todos os lados, incluindo a margem profunda. Trismo, altura da mandíbula e presença de dentes podem, além disso, atrapalhar a visualização, tornado a ressecção adequada quase impossível. As ressecções através desta abordagem são rápidas e possuem morbidade mínima, porém a visualização das margens de ressecção posterior e profunda tende a ser muito ruim. Para tumores com difícil acesso, o *laser* com CO_2 é, algumas vezes, um importante instrumento. Embora os tumores do palato mole e tonsilares possam ser removidos com cautério, o *laser* é mais preciso. Para os tumores da parede faríngea posterior, base posterior da língua e fissura, lesões inacessíveis de outra forma podem ser ressecados transoralmente pela utilização de *laser* e microscópio. Recentemente, foi relatado um grande grupo de pacientes tratados com ressecção a *laser* para o carcinoma da base da língua (34). Nesta série, o controle local foi de 100% para as lesões T1 e T2. A falha local ocorreu em 20% dos pacientes com tumores primários avançados, porém a sobrevida livre de doença de 5 anos foi de 73% e a função foi preservada na maioria. Isso representa uma alternativa interessante para a cirurgia aberta maior e quimiorradiação para câncer avançado e um adjunto ao armamento para tumores precoces.

Liberação lingual mandibular. A abordagem de liberação lingual mandibular para a orofaringe é indicada para as lesões confinadas na maioria das vezes à base da língua. A técnica envolve um retalho padrão em avental elevado no plano subplatismal para a margem inferior da mandíbula. As dissecções do pescoço são realizadas conforme a necessidade. Uma incisão é feita através do mucoperiósteo lingual e o periósteo na margem inferior da mandíbula (Fig. 46.2A). Os músculos mandibulares anteriores são liberados com o periósteo a partir da tábua mandibular interna, livrando a língua e o assoalho da boca no pescoço. A lesão pode então ser ressecada com visualização direta excelente (Fig. 46.2B). Esta abordagem não requer mandibulotomia ou uma divisão do lábio inferior, porém ela oferece menos acesso à faringe lateral e aos espaços parafaríngeos do que as abordagens transmandibulares. As artérias linguais, os nervos linguais e os nervos hipoglossos também estão em risco de lesão.

Abordagens Transfaríngeas

Faringotomia supra-hióidea. A abordagem supra-hióidea é útil para tumores pequenos da base da língua e paredes faríngeas. A faringe é penetrada através da fissura, e a ressecção é realizada a partir do pescoço com preservação das artérias linguais e dos nervos hipoglossos (Fig. 46.3). A faringotomia também pode ser estendida lateral e inferiormente ao longo da asa da tireóide para a exposição ampliada. Esta abordagem resulta em um resultado cosmético e funcional excelente, porém a visualização da margem superior nos tumores grandes é inadequada e há um risco de incisão no câncer, se existir envolvimento extensivo da base da língua ou fissura.

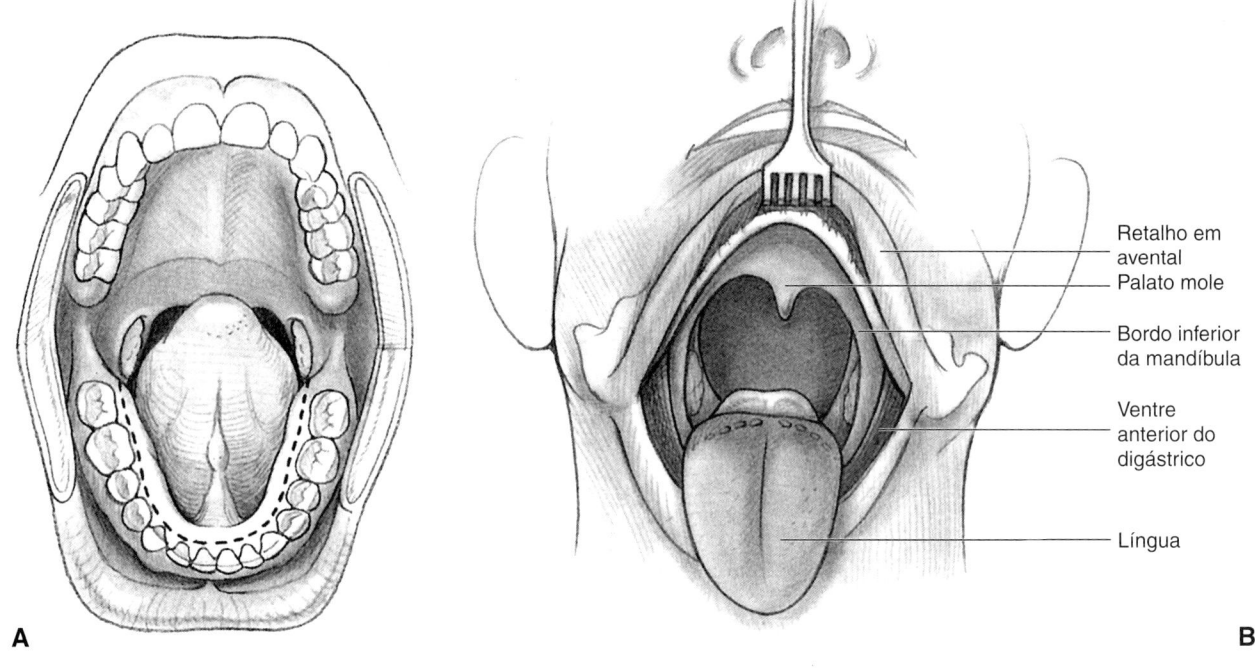

Figura 46.2
Liberação lingual mandibular. **A:** Uma incisão é feita através do mucoperiósteo lingual e o periósteo na margem inferior da mandíbula. **B:** Os músculos mandibulares anteriores são liberados com o periósteo a partir da tábua mandibular interna, livrando a língua e o assoalho da boca no pescoço.

Faringotomia lateral. A faringotomia lateral pode ser utilizada para lesões pequenas da base da língua e das paredes faríngeas. A faringe é penetrada posterior à asa da tireóide no lado menos afetado. Os nervos hipoglosso e laríngeo superior são dissecados e retraídos superior e inferiormente. Uma vez que a faringe tenha sido penetrada, a laringe é retraída para o lado oposto, proporcionando uma boa vista da parede faríngea posterior inteira, da parede lateral oposta e da base da língua (Fig. 46.4A). Uma exposição superior adicional pode ser alcançada pela extensão da faringotomia através da fissura ou pela combinação desta abordagem com uma mandibulotomia lateral (Fig. 46.4B). As desvantagens desta abordagem são a visualização superior limitada e o risco de dano aos nervos hipoglosso e laríngeo superior. A mandibulotomia lateral também resulta na transecção do nervo alveolar inferior.

Transmandibular

Glossotomia labiomandibular da linha média. A glossotomia labiomandibular da linha média é utilizada raramente e é útil apenas para cânceres pequenos da linha média da parede laríngea posterior, que são tão baixos para alcançar através de uma abordagem transoral ou lesões pequenas da linha média da base da língua. A abordagem envolve divisão do lábio (35), gengiva, mandíbula e língua anterior na linha média. A incisão pode ser levada a cabo através da base da língua para abaixo do osso hióide, se a exposição ampla da parede posterior for requerida (Fig. 46.5). Sangramento e déficits neurológicos são mínimos, porque os nervos hipoglossos e as artérias linguais geralmente não estão rompidos. Entretanto, a abordagem não proporciona acesso ao espaço parafaríngeo ou aos locais orofaríngeos laterais.

Abordagem de balanço mandibular. A abordagem de balanço mandibular proporciona ampla exposição para a orofaringe inteira e permite uma ressecção em bloco do câncer e dos nodos de drenagem. Ela pode ser utilizada para ressecar uma variedade de cânceres orofaríngeos que não envolvem a mandíbula, especialmente aqueles que incluem locais múltiplos e o espaço parafaríngeo. A técnica envolve um retalho padrão em avental elevado no plano subplatismal para a margem inferior da mandíbula. As dissecções do pescoço são realizadas conforme a necessidade, identificando as estruturas da bainha carótida e os nervos hipoglosso e lingual no processo. O lábio é então dividido. Retalhos de viseira para preservar a continuidade do lábio não devem ser utilizados porque eles requerem divisão de ambos os nervos mentuais e resultam na exposição posterior subótima. A osteotomia é realizada anterior ao nervo mentual lado ipsilateral através do lado de um dente perdido ou extraído. As osteotomias laterais posteriores ao forame mentual não são recomendadas porque elas resultam na divisão do nervo alveolar infe-

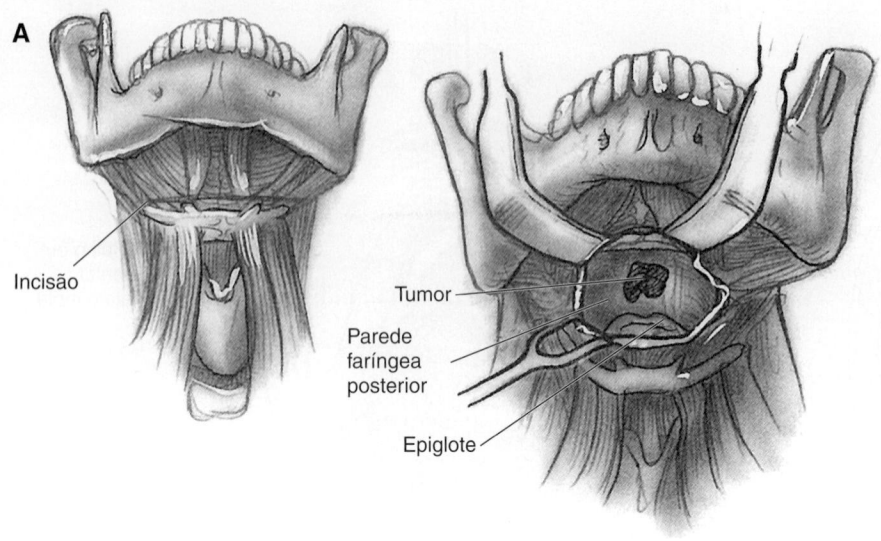

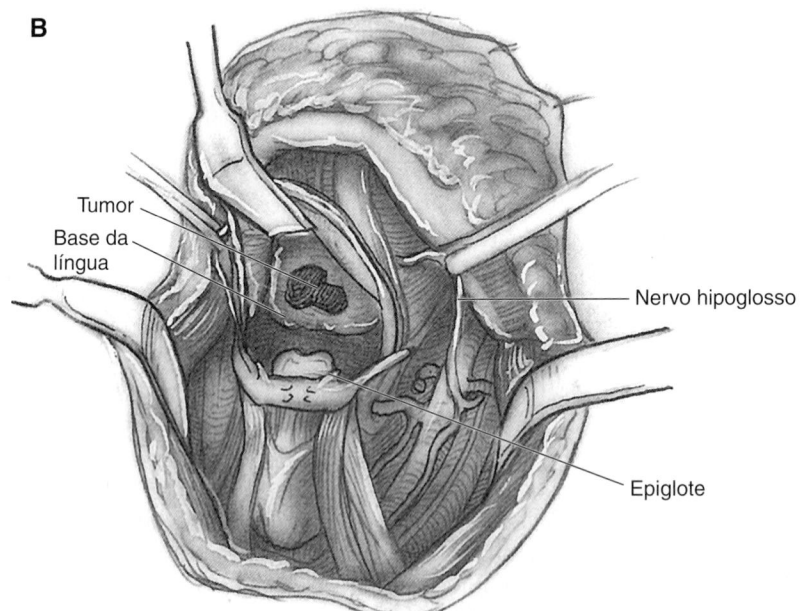

Figura 46.3
Faringotomia supra-hióidea. **A:** Incisão acima do hióide através da fissura com exposição da parede faríngea posterior. **B:** Exposição da base da língua.

rior e possuem exposição mais limitada. Um corte de partes moles de espessura total então é feito através do assoalho da boca e continuado posteriormente para a margem anterior da ressecção, transeccionando o nervo lingual, se necessário. Os segmentos mandibulares e a língua são afastados, expondo o tumor e o espaço parafaríngeo (Fig. 46.6). O fechamento do defeito de partes moles geralmente requer um retalho, e a mandíbula é reaproximada utilizando-se placas de compressão. A principal desvantagem da utilização desta abordagem é o sacrifício potencial de toda a hemimandíbula, se o envolvimento mandibular não suspeitado e não corrigível por uma ressecção marginal for encontrado após a mandibulotomia. Esse problema pode ser evitado na maior parte dos casos pela avaliação cuidadosa na endoscopia e revisão das modalidades de imagem.

Mandibulectomia. A ressecção composta orofaríngea com mandibulectomia é utilizada nos cânceres avançados nos quais exista invasão óssea visível ou nas situações em que a invasão da mandíbula não pode ser excluída. Geralmente, a ressecção é precedida pela dissecção do pescoço, deixando o espécime fixado à margem inferior do ângulo da mandíbula. O lábio é dividido e um retalho da bochecha é desenvolvido para realizar uma incisão de espessura total através do sulco gengivolabial. O periósteo externo da mandíbula não comprometido pode ser deixado no retalho da bochecha. O corte mandibular anterior é realizado com boa margem livre de tumor (1 a 2 cm), preservando a maior quantidade do corpo mandibular quanto possível, e secções do nervo alveolar inferior são obtidas. Entretanto, todo o canal mentoniano precisa ser ressecado,

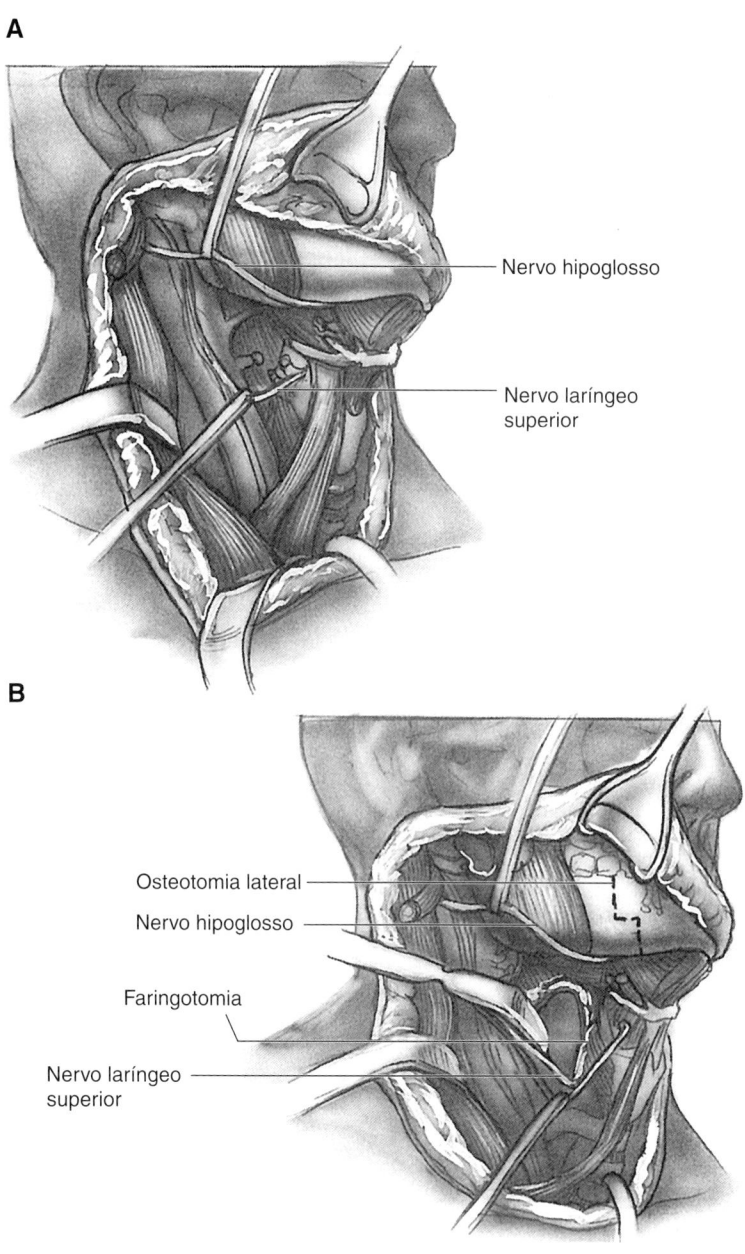

Figura 46.4

Faringotomia lateral. **A:** Retração dos nervos hipoglosso e laríngeo superior. **B:** Exposição da orofaringe inferior e da hipofaringe. Exposição superior adicional é obtida com mandibulotomia lateral.

colocando a osteotomia do corpo mandibular anterior ao forame mentoniano, se existir invasão do canal mandibular visível ou hiperestesia na distribuição alveolar inferior, ou se o nervo for positivo no exame de congelação, porque não existe método confiável de avaliar a extensão do tumor ósseo intra-operatoriamente. Os cortes mandibulares cranianos são colocados ao longo do ramo, porém a ressecção do processo coronóide e do côndilo pode ser requerida com tumores extensos. A mandíbula então é retraída lateralmente, e os cortes do tumor remanescentes são realizados (Fig. 46.7). A principal desvantagem desta abordagem são os déficits cosméticos e funcionais resultantes, especialmente se o defeito for fechado primariamente. Abordagens de mandibulectomia e mandibulotomia comparam-se favoravelmente (36).

RECONSTRUÇÃO

A reconstrução dos defeitos do câncer orofaríngeo passou por uma revolução nas duas décadas passadas pelo desenvolvimento de retalhos miocutâneos regionais pediculados e a transferência de tecido livre. O objetivo da reconstrução moderna é restaurar a integridade da orofaringe e suas funções essenciais de deglutição, respiração e produção da fala.

A reconstrução bem-sucedida requer que o cirurgião possua um conhecimento detalhado das várias técnicas reconstrutoras e uma compreensão de suas limitações. Uma variedade de técnicas tem sido descrita ao longo dos anos (Tabela 46.6), porém nenhuma delas alcançou a reconstrução ideal da reposição da estrutura ressecada com tecido que se adapte a sua for-

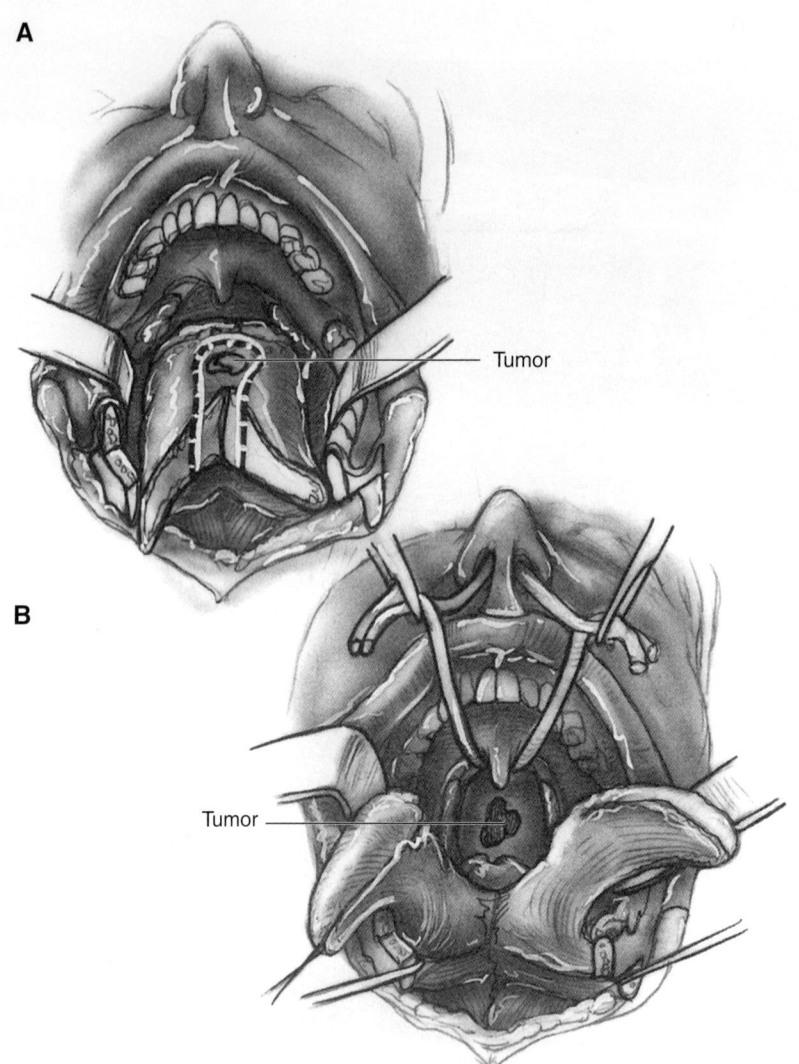

Figura 46.5

Glossotomia labiomandibular da linha média. **A:** O lábio, a mandíbula e a língua são divididos na linha média para uma lesão da base da língua. **B:** Exposição da parede laríngea posterior após a divisão da base da língua.

ma e função. As capacidades reconstrutoras até o presente estão limitadas à restauração da integridade, do volume, e da sensação, porém as funções motoras complexas da orofaringe não podem ser reproduzidas.

A utilização de retalhos locais diminuiu significativamente nas duas décadas passadas como resultado da quantidade limitada de tecido que eles proporcionam e dos resultados funcionais inferiores, quando comparados com retalhos regionais e transferência de tecido livre. A confiabilidade dos retalhos regionais se dá porque estes proporcionam tecido abundante bem vascularizado que pode ser utilizado para a reconstrução em estádio único; eles são facilmente obtidos e não requerem especialidade microvascular. Suas desvantagens incluem o alcance superior limitado, o volume e o índice significativo de necroses marginais da pele distal, especialmente com retalhos do peitoral maior. Eles também raramente podem ser adaptados para reconstruir um defeito que envolva locais múltiplos. Os retalhos microvasculares livres superam a maior parte das deficiências dos retalhos regionais e possuem a vantagem agregada da reinervação sensorial ou motora. A utilização da transferência de tecido livre junto com abordagens conservadoras para a mandíbula diminui significativamente a morbidade e o tempo de hospitalização e resulta em melhor função a um custo comparável aos retalhos miocutâneos regionais (37–39). As principais desvantagens dos retalhos microvasculares livres, que têm impedido sua ampla aceitação pelos cirurgiões de cabeça e pescoço, são o prolongamento do tempo operatório e a necessidade de conhecimento técnico especial. Um enxerto de pele livre com freqüência também é um método muito viável (39).

O outro componente essencial para a reconstrução bem-sucedida é uma compreensão detalhada das capacidades funcionais e cosméticas do tecido retirado. A base da língua é a estrutura mais importante para a função da orofaringe, porque ela é responsável pelo fechamento laríngeo durante a fase oral e é a força principal de direção do bolo através da fase faríngea (3). A restauração funcional ideal requer a presen-

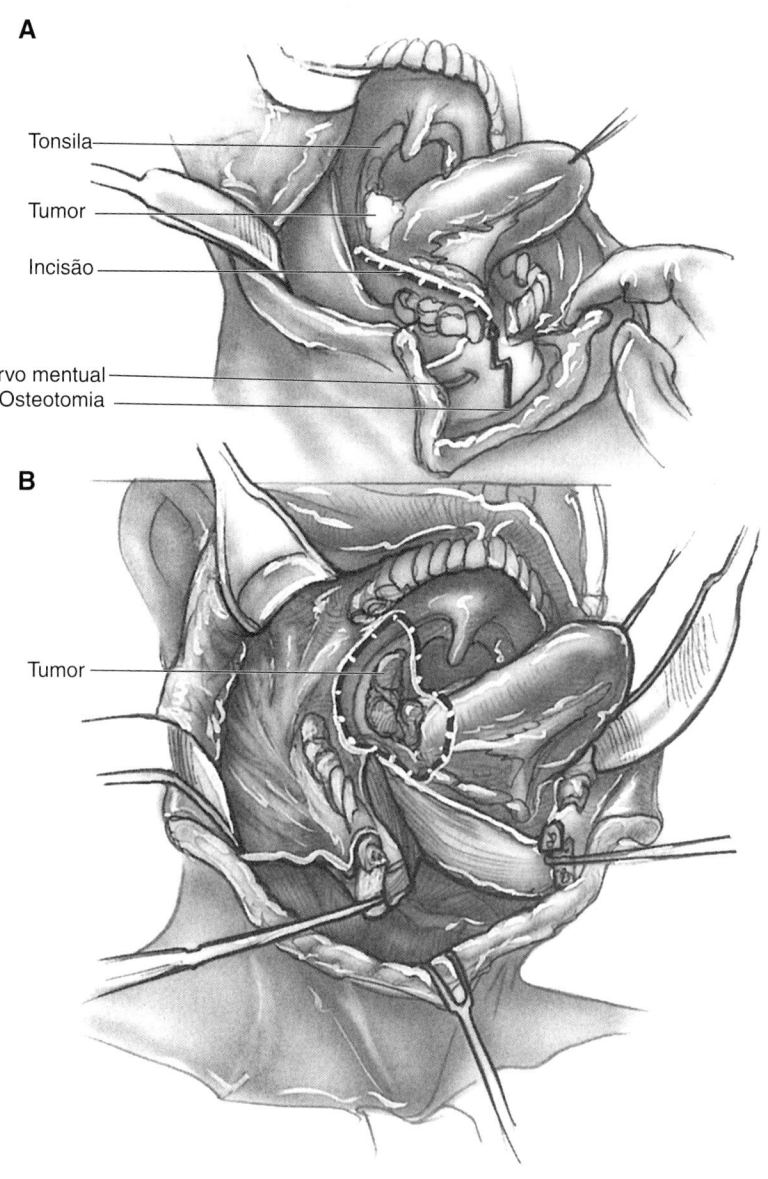

Figura 46.6
Abordagem de balanço mandibular.
A: A osteotomia é colocada anterior ao forame mentual. **B:** A espessura total do assoalho da boca é incisada. Os segmentos mandibulares são então retraídos lateralmente, permitindo bom acesso às estruturas orofaríngeas e ao espaço parafaríngeo.

ça de, no mínimo, um nervo hipoglosso intacto e artéria lingual para permitir a mobilidade e a sobrevida da língua remanescente. A reconstrução precisa recuperar algum volume, a prega glossofaríngea e assegurar a mobilidade continuada desse órgão (40,41). As paredes faríngeas ajudam a gerar a pressão necessária para a movimentação apropriada do bolo de alimento e limpar o material remanescente na faringe após a deglutição. A faringe remanescente e a língua podem facilmente compensar essas funções após ressecção parcial (42); portanto, uma reconstrução que mantém a integridade da faringe e a função da base da língua é requerida. O palato mole é o componente mais importante do mecanismo velofaríngeo, o qual também inclui as paredes faríngeas lateral e posterior. A restauração da estrutura fibromuscular dinâmica complexa do palato mole não é possível, porém uma boa função velofaríngea é obtida se a reconstrução permitir o fechamento da nasofaringe com deglutição e uma abertura de não mais do que 20 mm² durante a fala (43). Os defeitos que envolvem locais múltiplos proporcionam um desafio considerável, e técnicas elaboradas com freqüência são requeridas para alcançar os objetivos reconstrutores por causa dos requerimentos diferentes de cada local. Pacientes com defeitos extensos envolvendo a maior parte das paredes da orofaringe ou da base da língua podem requerer manipulação laríngea para prevenir aspiração crônica, e sua função é geralmente subótima, mesmo após a reconstrução adequada.

Reconstrução de Partes Moles

Escolher a reconstrução apropriada requer um plano de tratamento individualizado baseado na consideração cuidadosa de todos os fatores pertinentes ao defeito do tumor e relacionados ao paciente. Geralmente, é

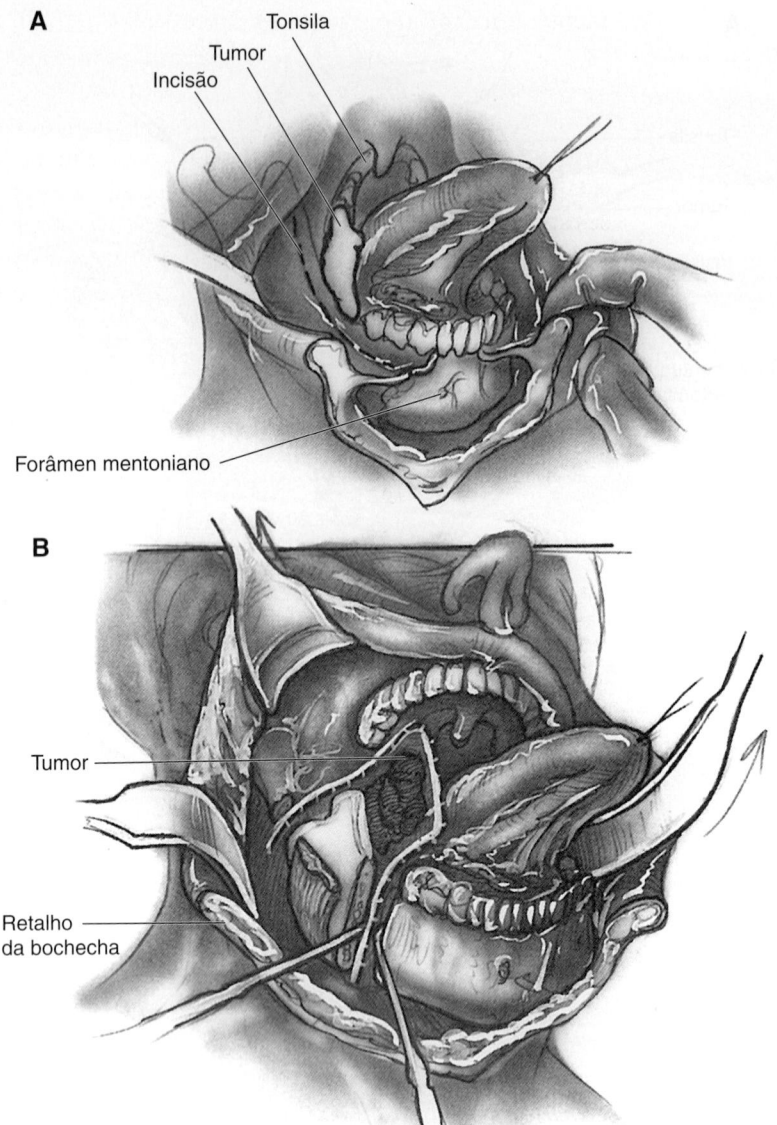

Figura 46.7

Mandibulectomia. **A:** Um retalho da bochecha é desenvolvido através de uma incisão de espessura total do sulco gengivo-bucal, expondo a mandíbula. **B:** Os cortes mandibulares são feitos bem próximos do tumor e anteriores ao forame mentual, se o canal mandibular ou o nervo alveolar inferior estiverem envolvidos com o tumor. A mandíbula é então retraída lateralmente e os cortes de tecido mole são realizados.

selecionado o método menos complexo que restaura a função e a forma. A reinervação sensorial dos retalhos é preferida, quando possível, porque a função faríngea pode se beneficiar de tal reconstrução. Pequenos defeitos das paredes faríngeas até 3 cm na maior dimensão e aqueles menores do que um terço do volume da base da língua podem ser fechados, primariamente, por um enxerto de pele de espessura parcial, ou deixado para granular, se não estiver aberto para o pescoço, com déficits funcionais mínimos. Lesões grandes requerem alguma forma de reconstrução, porque o fechamento primário resulta em má função devida ao aprisionamento da língua ou à estenose faríngea. Retalhos miocutâneos livres são bem adaptados para essas reconstruções, especialmente quando o defeito envolve locais múltiplos, tais como a parede faríngea, o palato mole e a base da língua. A natureza fina e flexível destes reta-

lhos são ideais para a reconstrução da parede faríngea, e o volume para a base da língua pode ser obtido pela não epitelização e pela escavação de parte do retalho (41) (Fig. 46.8). A reconstrução adequada com retalhos regionais miocutâneos é alcançada quando o defeito é, principalmente, da base da língua, porém esses retalhos tendem a ser muito volumosos para a parede faríngea ou a reconstrução do palato mole, especialmente quando a continuidade mandibular é mantida. Nessas situações, os retalhos miofasciais regionais são mais bem adaptados por causa do volume diminuído.

Pequenos defeitos do palato mole que podem ser removidos com ressecção da espessura parcial e preservação da mucosa posterior podem ser deixados para granular, com excelentes resultados funcionais. Os defeitos de espessura total são mais bem reconstruídos com retalhos fasciocutâneos dobrados sobre si mes-

TABELA 46.6
OPÇÕES PARA TECIDO MOLE E RECONSTRUÇÃO MANDIBULAR DOS DEFEITOS OROFARÍNGEOS

A. Tecido mole
  1. Fechamento primário/segunda intenção
  2. Enxertos de pele de espessura dividida
  3. Retalhos locais
     Retalhos da língua
     Retalhos faríngeos
     Retalhos palatais e da bochecha
  4. Retalhos regionais
     Peitoral maior
     Latíssimo do dorso
     Trapézio
     Retalhos miocutâneos do platisma e esternocleidomastóideo
     Outros (retalhos temporários, temporal, masseteres, pericranianos, deltopeitorais)
  5. Retalhos microvasculares livres
     Fasciocutâneos (antebraço, coxa lateral, braço lateral e escapular)
     Latíssimo do dorso
     Reto do abdome
  6. Protéticos

B. Mandíbula
  1. Nenhum
  2. Placa
  3. Retalhos ósseos pediculados (costela, escápula, clavícula e calvária)
  4. Retalhos osteocutâneos livres (fíbula, crista ilíaca, escápula, antebraço radial e clavícula)

mos e suturados aos aspectos remanescentes nasais e orais do palato mole (Fig. 46.8). Aderências cirúrgicas são criadas entre o neopalato e a parede faríngea posterior para estreitar o segmento adinâmico reconstruído do complexo velofaríngeo, quando o defeito envolve mais do que a metade do palato mole. Alternativamente, uma combinação de retalhos fasciocutâneos e retalhos faríngeos também pode ser utilizada (44,45). Essas reconstruções resultam na função imediata e excelente na maior parte dos casos e podem ser aumentadas no futuro com uma prótese, se necessário, após a radiação resolver a mucosite. A utilização de próteses apenas também é uma opção, com bons resultados obtidos quando o defeito envolve o palato total, existe movimentação do complexo velofaríngeo, e o paciente possui bom tecido de sustentação para ancorar apropriadamente o dispositivo palatal (40). A principal desvantagem das próteses é o retardo potencial na função, porque a obturação definitiva não pode ser realizada até que a cicatrização pós-operatória esteja completa e as alterações da radiação aguda se resolvam.

Reconstrução Mandibular

Os cânceres orofaríngeos raramente invadem a mandíbula, e com a utilização de técnicas de preservação mandibular, as ressecções segmentares são infreqüentes. As opções para a reconstrução mandibular primária estão listadas na Tabela 46.6 e são discutidas em detalhes no Capítulo 3. Os defeitos mandibulares laterais podem ser reconstruídos com retalhos livres contendo osso, porém uma nova geração de placas de reconstrução com reconstrução de partes moles tem sido apontada como uma alternativa para alguns pacientes (46).

COMPLICAÇÕES

As complicações relacionadas ao tratamento dos pacientes com câncer orofaríngeo são as mesmas daquelas de qualquer paciente com câncer de cabeça e pescoço e estão listadas na Tabela 46.7. As complicações cirúrgi-

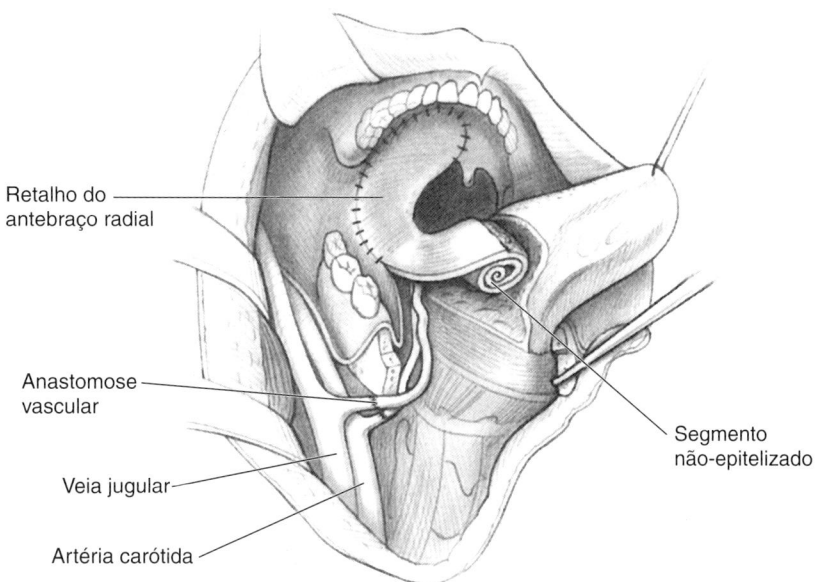

Figura 46.8
Reconstrução da parede faríngea e da base da língua com retalho fasciocutâneo do antebraço radial. O retalho distal é não-epitelizado e rolado sobre si mesmo para recolocar o volume da base da língua. O retalho proximal é dobrado sobre si mesmo e suturado aos aspectos remanescentes nasais e orais do palato mole.

TABELA 46.7 — COMPLICAÇÕES TRATAMENTO DO CÂNCER OROFARÍNGEO

1. Radiação
    - Mucosite
    - Xerostomia
    - Disfunção do paladar
    - Disfagia
    - Fibrose
    - Ulceração e necrose do tecido
    - Osteorradionecrose da mandíbula
    - Paralisia do hipoglosso
2. Cirúrgica
    - A. Relacionada à abordagem
        - Dano aos dentes
        - Dano aos nervos
        - Embolismo cerebral e trombose da artéria carótida
    - B. Relacionada à ressecção e à reconstrução
        - Hemorragia
        - Infecção do ferimento e deiscência
        - Margem de ressecção positiva
        - Fístula faringocutânea
        - Aspiração
        - Disfagia
        - Fala ruim
        - Incompetência velofaríngea
        - Disfunção da tuba auditiva
        - Não união e osteomielite da mandíbula
        - Má oclusão e disfunção da ATM

ATM, articulação temporomandibular.

TABELA 46.9 — PROGRAMAÇÃO DE SEGUIMENTO APÓS CONCLUSÃO DO TRATAMENTO

Anos Pós-Tratamento	Seguimento
1º	1-3 meses
2º	2-4 meses
3º	3-6 meses
4º e 5º	4-6 meses
Após o 5º	A cada 12 meses

cas ocorrem mais provavelmente nos pacientes previamente tratados com radioterapia. As complicações da radioterapia podem ser reduzidas pela utilização da TRIM, porém a cautela é judiciosa na medida em que padrões alterados de recorrência local têm sido relatados nos pacientes tratados com TRIM (47).

EMERGÊNCIAS

Os problemas mais urgentes que surgem nos pacientes com câncer orofaríngeo são obstrução da via aérea, sangramento e retalho vascular livre comprometido após a reconstrução (Tabela 46.8). A obstrução da via aérea geralmente é devida a tumores exofíticos grandes ou edema causado pelo tratamento. A obstrução iminente deve ser tratada com uma traqueotomia na sala de operação com um anestesiologista experiente na intubação por fibra óptica. O sangramento a partir do tumor geralmente é controlado com cautério ou embolização seletiva, porém a cirurgia com ligação da artéria carótida ou seus ramos pode ser necessária em situações extremas. Quando a transferência de tecido livre é utilizada para reconstruir o defeito cirúrgico, quaisquer sinais de comprometimento arterial ou venoso requerem exploração imediata dos vasos em uma tentativa para salvar o retalho.

SEGUIMENTO

Pacientes com câncer orofaríngeo requerem observação rigorosa inicialmente, para detectar recorrências, e seguimento por toda a vida após identificar segundo tumores primários. Uma programação de seguimento geral após a totalização do tratamento é observada na Tabela 46.9 (19). Radiografias do tórax, enzimas hepáticas e níveis do hormônio tireóido-estimulante são obtidos conforme indicado. A quimioprevenção com retinóides é benéfica nesta população de pacientes, porém sua utilização não é estimulada por causa do alto índice de toxicidade (48).

PROGNÓSTICO

A Tabela 46.10 mostra a sobrevida atual esperada de 5 anos dos pacientes com cânceres orofaríngeos (49). Conforme previamente mencionado, para grupos selecionados, têm sido relatados melhores resultados. Pacientes com câncer de estádio precoce morrem de doenças não relacionadas ou segundo tumores primários, porque eles são geralmente curados de seu tumor incipiente, enquanto pacientes que possuem doença avançada com freqüência morrem de recorrência locorregional ou metástases a distância. Pacientes com

TABELA 46.8 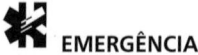 EMERGÊNCIA CUIDADO

1. Obstrução da via aérea
2. Sangramento
3. Comprometimento do tecido livre vascular após reconstrução

TABELA 46.10 — SOBREVIDA DE 5 ANOS DOS PACIENTES COM CÂNCER OROFARÍNGEO PELO ESTÁDIO

Estádio	Sobrevida de 5 anos
1	67%
2	46%
3	31%
4	32%

doença avançada tratados com cirurgia e radioterapia pós-operatória podem ter aproximadamente uma sobrevida de 3 anos de 50% e índice de controle local maior do que 70% (50). Os resultados são muito similares com quimiorradiação combinada (21).

TRATAMENTOS NOVOS E EM DESENVOLVIMENTO

A descoberta continuada de agentes quimioterápicos mais ativos e o refinamento do diagnóstico e das técnicas reconstrutoras oferecem esperança de índices de cura e função pós-operatória melhores dos pacientes com câncer orofaríngeo. O constante desenvolvimento dos protocolos de irradiação para preservação salivar com TRIM (30,31) e a utilização recente da transferência cirúrgica da glândula submandibular têm o potencial de eliminar a xerostomia e melhorar grandemente a qualidade de vida dos pacientes após o tratamento (51). A varredura por PET tem permitido a detecção de doença metastática oculta e doença persistente após a terapia não-cirúrgica e pode ajudar no futuro a guiar a extensão da cirurgia e o papel da terapia adjuvante (52). A linfocintigrafia e o mapeamento e biopsia do linfonodo sentinela para o câncer oral estão sendo estudados agora em um estudo multicêntrico de grupo cooperativo nos Estados Unidos. A experiência preliminar também sugere que ela pode ser possível nos carcinomas orofaríngeos (53). Estudos de qualidade de vida adequadamente conduzidos com um número grande de pacientes irão ajudar a predizer os resultados funcionais para tratamentos diferentes e ajudar a determinar quais pacientes deverão ser mais bem servidos com uma abordagem não-cirúrgica (40,45,54). Finalmente, terapias direcionadas, algumas das quais atualmente sob investigação, irão esperançosamente também melhorar a seleção do paciente para modalidades terapêuticas diferentes. Por exemplo, para a doença avançada, talvez haja marcadores moleculares disponíveis em breve que irão indicar quais pacientes deverão ser selecionados para cirurgia e quais pacientes terão uma boa resposta para a terapia não-cirúrgica (55–58).

PONTOS IMPORTANTES

- O câncer da orofaringe é relativamente incomum, afetando na maioria das vezes fumantes e bebedores pesados; os subtipos (HPV) desempenham um papel, especialmente nos não fumantes.
- O carcinoma de célula escamosa e suas variantes contribuem para 90% das lesões malignas primárias orofaríngeas, enquanto os linfomas, tumores da glândula salivar menor, melanomas e sarcomas completam o restante.
- O conceito de "campo de cancerização" ou "mucosa condenada" aplica-se para todos os cânceres de cabeça e pescoço e é a razão para o alto índice de segundos primários nos pacientes com câncer orofaríngeo.
- A visualização completa e a palpação do tumor sob anestesia geral facilitam grandemente a avaliação da disseminação submucosa, da invasão das estruturas circunvizinhas, tais como a fáscia pré-vertebral e a mandíbula, e a identificação de segundo tumores primários.
- A cirurgia ou a irradiação isoladas são igualmente efetivas para os cânceres orofaríngeos T1 e T2, porém a cirurgia primária ou a adição de braquiterapia ou quimioterapia são preferidas para lesões profundamente infiltrativas e aquelas que se estendem além do arco faucial anterior ou possuem envolvimento significativo da base da língua. Lesões T3 e T4 são mais bem controladas com uma modalidade combinada.
- Quase todos os pacientes com câncer de célula escamosa orofaríngeo requerem algum tratamento do pescoço por causa do alto índice de nodos clinicamente positivos e metástases nodais ocultas na apresentação.
- N0 e N1 são geralmente tratados adequadamente com uma modalidade única, enquanto uma modalidade combinada resulta em melhor controle regional na doença do pescoço N2 e N3. O tratamento com freqüência inclui ambos os lados do pescoço e os nodos retrofaríngeos. O mapeamento do linfonodo sentinela permanece sob investigação.
- A extirpação bem-sucedida dos cânceres orofaríngeos depende da boa exposição e de margens amplas de ressecção porque esses tumores possuem a propensão para disseminação submucosa. Os procedimentos de preservação mandibular são utilizados, quando possível.
- A reconstrução apropriada requer um plano de tratamento individualizado baseado na consideração cuidadosa de todos os fatores pertinentes ao defeito do tumor e relacionados ao paciente. Geralmente, é selecionado o método menos complexo que restaura a função e a forma. Se uma boa função não puder ser mantida com cirurgia, uma abordagem não-cirúrgica deve ser considerada.
- Pacientes com câncer orofaríngeo requerem observação rigorosa inicialmente, para detectar recorrências, e seguimento ao longo da vida mais tarde, para identificar tumores segundo primários. Pacientes com doença de estádio precoce morrem de doenças não relacionadas ou segundo tumores primários, enquanto aqueles com doença avançada morrem de recorrência locorregional ou metástases a distância.

REFERÊNCIAS

1. Jemal A, Tiwari RC, Murray T, et al.; American Cancer Society. Cancer statistics, 2004. *CA Cancer J Clin* 2004;54:829.
2. Curtin HD. Separation of the masticator space from the parapharyngeal space. *Radiology* 1987;163:195-204.
3. McConnel FMS, Cerenko D, Jackson RT, et al. Timing of major events of pharyngeal swallowing. *Arch Otolarygol Head Neck Surg* 1998;114:1413-1418.
4. Myers JN. Molecular pathogenesis of squamous cell carcinoma of the head and neck. In: Myers EN, Suen JY, eds. *Cancer of the head and neck.* Philadelphia: WB Saunders, 1996:5-16.
5. Mashberg A, Boffetta P, Winkelman R, et al. Tobacco smoking, alcohol drinking and cancer of the oral cavity

and oropharynx among US veterans. *Cancer* 1993;72:1369-1375.
6. Brandsma IL, Abramson AL. Association of papillomavirus with cancers of the head and neck. *Arch Otolaryngol Head Neck Surg* 1989;115:621-625.
7. Klussman JP, Weissenbom SJ, Wieland U, et al. Prevalence, distribution and viral load of human papillomavirus 16 DNA in tonsillar carcinomas. *Cancer* 2001;92:2875-2884.
8. Gillison ML, Koch WM, Capone RB, et al. Evidence for a causal association between human papillomavirus and a subset of head and neck cancers. *J Natl Cancer Inst* 2000;92:709-720.
9. Strome SE, Savva A, Brisset AE, et al. Squamous cell carcinoma of the tonsils: a molecular analysis of HPV associations. *Clin Cancer Res* 2002;8:1093-1100.
10. Singh B, Balwally AN, Shaha AR, et al. Upper aerodigestive tract squamous cell carcinoma. The human immunodeficiency virus connection. *Arch Otolaryngol Head Neck* 1996;122:639-643.
11. Chandler SW, Rassekh CH, Rodman SM, et al. Immunohistochemical localization of interleukin-10 in human oral and pharyngeal carcinomas. *Laryngoscope* 2002;112:808-815.
12. Zelefsky MJ, Harrison LB, Armstrong JG. Long-term treatment results of postoperative radiation therapy for advanced stage oropharyngeal carcinoma. *Cancer* 1992;70:2388-2395.
13. Tsue TT, McCulloch TM, Girod DA, et al. Predictors of carcinomatous invasion of the mandible. *Head Neck* 1994;16:116-126.
14. Jesse RH, Fletcher GH. Metastasis in cervical lymph node from oropharyngeal carcinoma treatment and results. *AIR Am J Roentgenol* 1963;90:990-996.
15. Chung TS, Stefani S. Distant metastases of carcinoma of tonsillar region: a study of 475 patients. *J Surg Oncol* 1980;14:5-9.
16. Maisel RH, Vermeersch H. Panendoscopy for second primaries in the head and neck cancer. *Ann Otol* 1981;90:460-464.
17. Pignon JP, Bourhis J, Domenge C, et al. Chemotherapy added to locoregional treatment for head and neck squamous-cell carcinoma: three meta-analyses of updated individual data. *Lancet* 2000;355:949-955.
18. Brizel DM, Albers ME, Fisher SR, et al. Hyperfractionated irradiation with or without concurrent chemotherapy for locally advanced head and neck cancer. *N Engl J Med* 1998;338:1798-1804.
19. Machtay M, Rosenthal DI, Hershock D, et al. Organ preservation therapy using induction plus concurrent chemoradiation for advanced resectable oropharyngeal carcinoma: University of Pennsylvania Phase II trial. *J Clin Oncol* 2002;20:3964-3971.
20. Olmi P, Crispino S, Fallai C, et al. Locoregionally advanced carcinoma of the oropharyx: conventional radiotherapy vs. accelerated hyperfractionated radiotherapy vs. concomitant radiotherapy and chemotherapy–a multicenter randomized trial. *Int J Radiat Oncol Biol Phys* 2003;55:78-92.
21. Mantz CA, Vokes EE, Stenson K, et al. Induction chemotherapy followed by concomitant chemoradiotherapy in the treatment of locoregionally advanced oropharyngeal carcinoma. *Cancer J* 2001;7:140-148.
22. Calais G, Alfonsi M, Bardet E, et al. Randomized trial of radiation therapy versus concomitant chemotherapy and radiation therapy for advanced-stage oropharynx carcinoma. *J Natl Cancer Inst* 1999;91:2081-2086.
23. Cooper JS, Pajak TF, Forastiere AA, et al. Radiation Therapy Oncology Group 9501/Intergroup. Postoperative concurrent radiotherapy and chemotherapy for high-risk squamous-cell carcinoma of the head and neck. *N Engl J Med* 2004;350:1937-1944.
24. Leborgne JH, Leborgne F, Barlocci LA, et al. The place of brachytherapy in the treatment of carcinoma of the tonsil with lingual extension. *Int J Radiat Oncol Biol Phys* 1986;12:1787-1792.
25. Lee RW, Mendenhall WM, Parsons JT, et al. Carcinoma of the tonsillar region: a multivariate analysis of 243 patients treated with radical radiotherapy. *Head Neck* 1993;15:283-288.
26. Mendenhall WM, Amdur RJ, Stringer SP, et al. Radiation therapy for squamous cell carcinoma of the tonsillar region: a preferred alternative to surgery? *J Clin Oncol* 2000;18:2219-2225.
27. Houck JR, Shaha A. Oropharynx. In: Medina JE, Chairman. *Clinical practice guidelines for the diagnosis and management of cancer of the head and neck.* Presented at the meeting of the American Society for Head and Neck Surgery and the Society of Head and Neck Surgeons. Los Angeles: The American Society for Head and Neck Surgery, 1996:25-29.
28. Galati LT, Myers EN, Johnson JT. Primary surgery as a treatment for early squamous cell carcinoma of the tonsil. *Head Neck* 2000;22:294-296.
29. Nathu RM, Mendenhall NP, Almasri NM, Lynch JW. Non-Hodgkin's lymphoma of the head and neck: a 30-year experience at the University of Florida. *Head Neck* 1999;21:247-254.
30. Chen KS, Majhail N, Huang CJ, et al. Intensity-modulated radiation therapy reduces late salivary toxicity without compromising tumor control in patients with oropharyngeal carcinoma: a comparison with conventional techniques. *Radiother Oncol* 2001;61:275-280.
31. Smith RV, Goldman SY, Beitler JJ, et al. Decreased short-and-longterm swallowing problems with altered radiotherapy dosing used in an organ-sparing protocol for advanced pharyngeal carcinoma. *Arch Otolaryngol Head Neck Surg* 2004;130:831-836.
32. Brizel DM, Prosnitz RG, Hunter S, et al. Necessity for adjuvant neck dissection in setting of concurrent chemoradiation for advanced head-and-neck cancer. *Int J Radiat Oncol Biol Phys* 2004;58:1418-1423.
33. Clayman GL, Johnson CJ 2nd, Morrison W, et al. The role of neck dissection after chemoradiotherapy for oropharyngeal cancer with advanced nodal disease. *Arch Otolaryngol Head Neck Surg* 2001;127:135-139.
34. Steiner W, Fierek O, Ambrosch P, et al. Transoral laser microsurgery for squamous cell carcinoma of the base of the tongue. *Arch Otolaryngol Head Neck Surg* 2003;129:36-43.
35. Rassekh CH, Janecka IP, Calhoun KH. Lower lip splitting incisions: anatomic considerations. *Laryngoscope* 1995;105[8 Pt 1]:880-883.
36. Christopoulos E, Canan R, Segas T, et al. Transmandibular approaches to the oral cavity and oropharynx–a functional assessment. *Arch Otolaryngol Head Neck Surg* 1992;118:1164-1167.
37. O'Brien CJ, Nettle W, Lee KK. Changing trends in the management of carcinoma of the oral cavity and oropharynx. *Aust N Z J Surg* 1993;63:270-274.

38. Tsue TT, Desyatnikova SS, Deleyiannis FW, et al. Comparison of cost and function in reconstruction of posterior oral cavity and oropharynx. Free vs pedicled soft tissue transfer. *Arch Otolaryngol Head Neck Surg* 1997;123:731-737.
39. Sabri A. Oropharyngeal reconstruction: current state of the art. *Curr Opin Otolaryngol Head Neck Surg* 2003;11:251-254.
40. Friedlander P, Caruana S, Singh B, et al. Functional Status after primary surgical therapy for squamous cell carcinoma of the base of the tongue. *Head Neck* 2002;24:111-114.
41. Salibian AH, Allison GR, Krugman ME, et al. Reconstruction of the base of tongue with the microvascular ulnar forearm flap: a functional assessment. *Plast Reconstruct Surg* 1995;96:1081-1089.
42. Walther EK. Dysphagia after pharyngolaryngeal cancer surgery. Part 1: pathophysiology of postsurgical deglutition. *Dysphagia* 1995;10:275-278.
43. Curtis TA, Beumer J III Speech, velopharyngeal function, and restoration of soft palate defects. In: Curtis TA, Beumer J III, Marunick MT, eds. *Maxillofacial rehabilitation prosthodontic and surgical consideration*. St. Louis: Ishiyaku EuroAmerica, 1996:285-329.
44. Brown JS, Zuydam AG Jones DC, et al. Functional outcome in soft palate reconstruction using a radial forearm free flap in conjunction with a superiorly based pharyngeal flap. *Head Neck* 1997;19:524-534.
45. Seikaly H, Rieger J, Wolfaardt J, et al. Functional outcomes after primary oropharyngeal cancer resection and reconstruction with the radial forearm free flap. *Laryngoscope* 2003;113:897-904.
46. Blackwell KE, Lacombe V. The bridging lateral mandibular reconstruction plate revisited. *Arch Otolaryngol Head Neck Surg* 1999;125:988-993.
47. Eisbruch A, Marsh LH, Dawson LA, et al. Recurrence near base of skull after IMRT for head-and-neck cancer: implications for target delineation in high neck and for parotid gland sparing. *Int J Radiat Oncol Biol Phys* 2004;59:28-42.
48. Hong WK, Lippman SM, Itri LM, et al. Prevention of second primary tumors with isotretinoin in squamous cell carcinoma of the head and neck. *N Engl J Med* 1990;323:795-801.
49. Pugliano FA, Piccirillo JE Zequeira MR, et al. Clinical severity staging system for oropharyngeal cancer: five-year survival rates. *Arch Otolaryngol Head Neck Surg* 1997;123:1118-1124.
50. Denittis AS, Machtay M, Rosenthal DJ, et al. Advanced oropharyngeal carcinoma treated with surgery and radiotherapy: oncologic outcome and functional assessment. *Am J Otolaryngol* 2001;22:329-335.
51. Seikaly H, Jha N, Harris JR, et al. Long-term outcomes of submandibular gland transfer for prevention of postradiation xerostomia. *Arch Otolaryngol Head Neck Surg* 2004;130:956-961.
52. Greven KM, Williams DW 3rd, McGuirt WF Sr, et al. Serial positron emission tomography scans following radiation therapy of patients with head and neck cancer. *Curr Opin Otolaryngol Head Neck Surg* 2003;11:251-254.
53. Ross G, Shoaib T, Soutar DS, et al. The use of sentinel node biopsy to upstage the clinically N0 neck in head and cancer. *Arch Otolaryngol Head Neck Surg* 2002;128:1287-1291.
54. Gillespie MB, Brodsky MB, Day TA, et al. Swallowing-related quality of life after head and neck cancer treatment. *Laryngoscope* 2004;114:1362-1367.
55. Ritchie JM, Smith EM, Summersgill KF, et al. Human papillomavirus infection as a prognostic factor in carcinomas of the oral cavity and oropharynx. *Int J Cancer* 2003;104:336-344.
56. Hannisdal K, Boysen M, Evensen JE. Different prognostic indices in 310 patients with tonsillar carcinomas. *Head Neck* 2003;25:123-131.
57. Friesland S, Mellin J, Munck-Wikland E, et al. Human papilloma virus (HPV) and p53 immunostaining in advanced tonsillar carcinoma-relation to radiotherapy response and survival. *Anticancer Res* 2001;21(IB):529-534.
58. Dahlstrand H, Dahlgren L, Lindquist D, et al. Presence of human papillomavirus in tonsillar cancer is a favourable prognostic factor for clinical outcome. *Anticancer Res* 2004;24:1829-1835.

CAPÍTULO 47

Câncer Hipofaríngeo

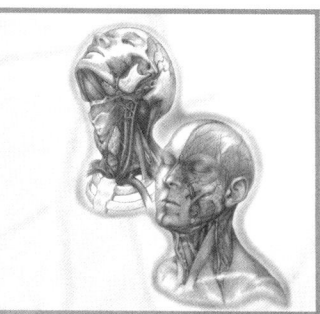

Seungwon Kim ▪ Randal S. Weber

O câncer da hipofaringe constitui apenas 5% a 10% das malignidades do trato aerodigestório superior, e ainda o câncer desta região apresenta para o cirurgião de cabeça e pescoço um desafio difícil. A anatomia complexa e a importância funcional dessa região requerem uma abordagem multidisciplinar que incorpore o cuidado de cirurgiões de cabeça e pescoço, oncologistas clínicos, radioterapeutas e fonoaudiólogos. Os aspectos patológicos do câncer da hipofaringe com freqüência são desfavoráveis e marcados pela multicentricidade, disseminação submucosa e metástases precoces unilaterais ou bilaterais de linfonodos. Além disso, os pacientes com câncer hipofaríngeo com freqüência se apresentam com doença avançada e desnutrição grave, que complicam seu cuidado. Por essas razões, o prognóstico geral dos pacientes com câncer hipofaríngeo permanece ruim.

Avanços recentes na reconstrução cirúrgica e refinamentos dos regimes quimioterapêuticos e de radioterapia, entretanto, têm resultado paliativo melhor e melhora do intervalo livre de doença. Os avanços na reconstrução microvascular têm expandido o papel das ressecções cirúrgicas curativas e esses avanços têm sido acompanhados pelo desenvolvimento de protocolos de preservação de órgão com quimioterapia e radioterapia. Diante dessa evolução contínua no cuidado dos pacientes com câncer hipofaríngeo, o clínico precisa estar familiarizado com os vários aspectos anatômicos, patológicos e clínicos desse tipo de câncer ao formular o tratamento mais apropriado.

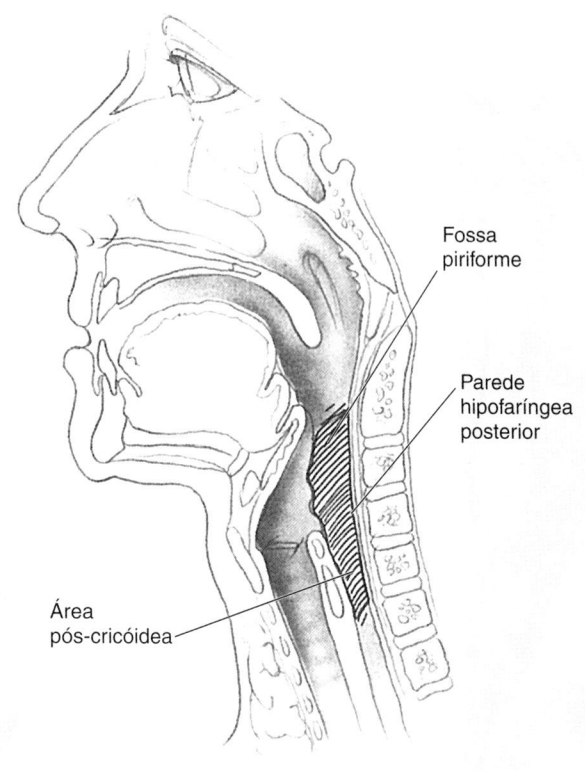

Figura 47.1

A região hipofaríngea se estende a partir de um ponto na margem superior do corpo do osso hióide para baixo, para o aspecto inferior da cartilagem cricóidea; é composta da fossa piriforme, da parede hipofaríngea posterior e da área pós-cricóidea.

ANATOMIA

A hipofaringe se estende do nível do osso hióide para a margem inferior da cartilagem cricóidea. É em formato de funil e está em continuidade com a orofaringe superiormente e o esôfago cervical inferiormente (Fig. 47.1). A hipofaringe está dividida em três sublocais: seios piriformes lateralmente, posteriormente a parede faríngea posterior, e a área pós-cricóidea anteriormente (Fig. 47.2). Os seios piriformes se estendem das pregas faringoepiglóticas superiormente para um ápice inferiormente ao nível das pregas vocais verdadeiras. Os limites laterais dos seios piriformes são formados pelas cartilagens tireóideas e a membrana tíreo-hiói-

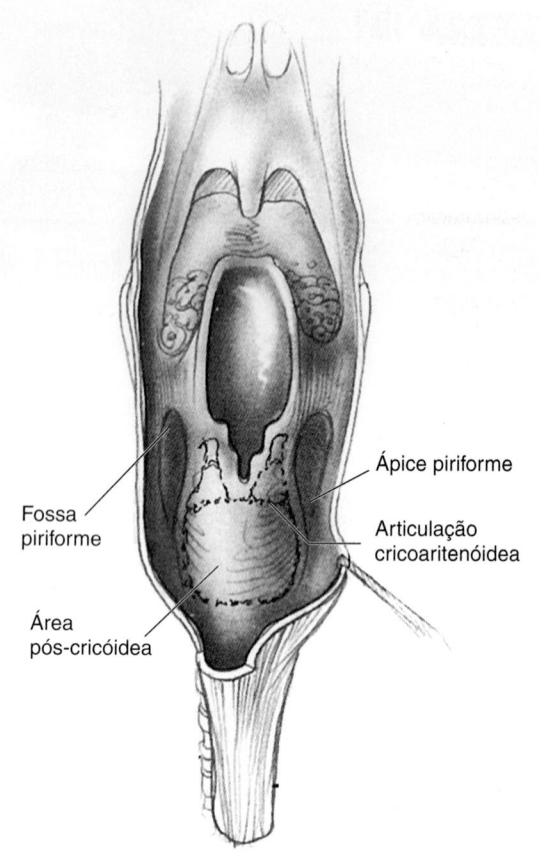

Figura 47.2
O ápice piriforme está na junção entre o aspecto inferior da fossa piriforme e a região pós-cricóidea. Marca a localização da articulação cricoaritenóidea.

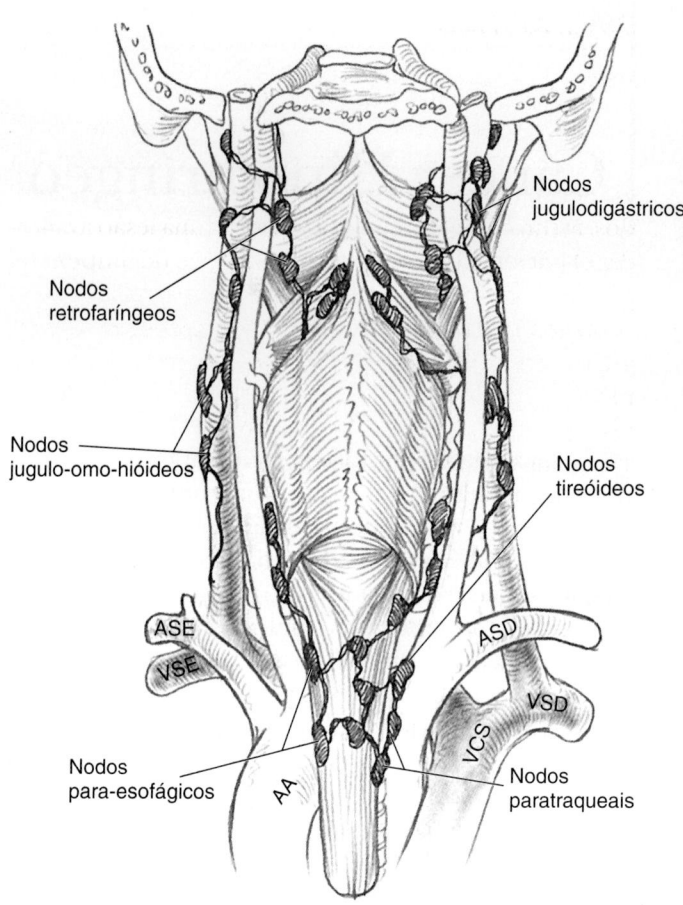

Figura 47.3
Drenagem do linfonodo primário da hipofaringe. Cânceres da hipofaringe superior geram metástases para os nodos júgulo-digástrico e retrofaríngeo, enquanto aqueles da hipofaringe superior, incluindo o ápice piriforme, se metastatizam para os linfonodos júgulo-omo-hióideo, paraesofágico, paratraqueal e tireóideo. AA, arco aórtico; ASE, artéria subclávia esquerda; VSE, veia subclávia esquerda; ASD, artéria subclávia direita; VSD, veia subclávia direita; VCS, veia cava superior.

dea. Os limites mediais são formados pela laringe. A parede laríngea posterior forma a segunda subunidade da hipofaringe. A terceira subunidade da hipofaringe, a área pós-cricóidea, se estende da superfície posterior dos processos aritenóideos até a margem inferior da cartilagem cricóidea e forma o limite anterior da hipofaringe.

O suprimento vascular da hipofaringe é derivado dos grandes vasos do pescoço e inclui ramos das artérias tireóidea superior, lingual e faríngea ascendente. A inervação sensorial da hipofaringe é suprida pelos nervos glossofaríngeo e vago via plexo faríngeo e ramos internos do nervo laríngeo superior. O nervo vago também dá origem ao nervo de Arnold, o qual proporciona inervação sensorial para o canal auditivo externo e contribui para a otalgia referida causada pelas lesões hipofaríngeas. A inervação motora para o músculo constritor inferior é via plexo faríngeo, enquanto os ramos terminais do nervo laríngeo recorrente inervam o músculo cricofaríngeo.

É importante observar que a hipofaringe possui um extenso sistema de drenagem linfática (Fig. 47.3).

A drenagem linfática pode ser dividida em vias de drenagem anterior e posterior. A via anterior drena a laringe e os seios piriformes através da membrana tíreo-hióidea ao longo da artéria laríngea superior. Essa via então drena para os linfonodos jugulares subdigástrico, superior, médio e inferior. O segundo grupo linfático de canais drena a parede faríngea posterior para os linfonodos jugulares retrofaríngeos e superior e médio através do músculo constritor inferior. Podem ocorrer metástases retrofaríngeas tão altas como o nível da base do crânio. Além disso, os seios piriformes inferiores também drenam através da membrana cricotireóidea ao longo do nervo laríngeo recorrente nos linfonodos paratraqueais (1). Metástases linfáticas bilaterais são comuns, especialmente para lesões na parede medial dos seios piriformes e na parede faríngea posterior (2).

DIAGNÓSTICO

História

Sintomas comuns presentes nos pacientes com câncer hipofaríngeo são odinofagia, disfagia e otalgia. A disfagia geralmente é progressiva e a dificuldade com líquidos, assim como com sólidos, sugere uma lesão avançada. O paciente pode também queixar-se de limpeza repetida da garganta ou sensação de massa na garganta. A otalgia unilateral persistente na presença de exame otoscópico normal determina uma avaliação endoscópica da hipofaringe. Dispnéia e rouquidão, achados da doença de estádio final, podem ser causadas pela invasão laríngea direta ou envolvimento do nervo laríngeo recorrente.

A história médica detalhada, uma revisão meticulosa dos sistemas e uma revisão da história de tabaco e álcool são essenciais na formulação de um plano de tratamento apropriado. Muitos pacientes com câncer hipofaríngeo irão ter comorbidades pulmonares ou cardíacas, as quais podem influenciar sua terapia. A má nutrição significativa também pode estar presente por causa de dieta inadequada ou consumo excessivo de álcool (Tabela 47.1).

Exame Físico

Antes de realizar um exame detalhado de cabeça e pescoço, muita informação pode ser obtida a partir da avaliação do estado geral do paciente. A presença de rouquidão, dispnéia leve ou estridor sugere envolvimento laríngeo e proporciona informação em relação ao estado da via aérea. O mau estado nutricional ruim pode ser evidente pela roupa frouxa, palidez da pele, perda da do turgo e a condição geral da pele e das unhas.

Um exame meticuloso de cabeça e pescoço é obrigatório para todos os pacientes. O exame da cavidade oral inclui avaliação da dentição, porque muitos pacientes requerem cuidado dental definitivo antes da radioterapia. A cavidade oral também deve ser examinada para a presença de leucoplasia ou segunda lesão primária. A avaliação da hipofaringe e da laringe pode então ser realizada com um exame indireto com espelho. Os seios piriformes superiores, a prega ariepiglótica e as aritenóideas também podem ser visualizados. O ápice dos seios piriformes, entretanto, pode ser obscurecido pela secreção acumulada. A presença de edema e eritema nessas estruturas sugere envolvimento do tumor.

O exame do pescoço deve ser realizado de uma forma sistemática para se avaliar adequadamente todos os níveis de linfonodos cervicais. Os cânceres hipofaríngeos possuem alto índice de metástases de linfonodos cervicais e a avaliação exata do estado do linfonodo cervical é crítica no planejamento do tratamento.

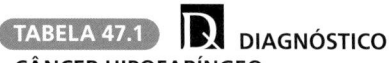

TABELA 47.1 DIAGNÓSTICO CÂNCER HIPOFARÍNGEO

História
- Tratado para faringite
- Abuso de tabaco e etanol
- Perda de peso
- Desidratação
- Odinofagia
- Disfagia
- Rouquidão
- Dispnéia
- Otalgia
- Massa no pescoço
- Obstrução da via aérea
- Estado do grupo de sustentação

Físico
- Perda de peso ou caquexia
- Turgor da pele diminuído
- Voz hipossonante
- Rouquidão
- Estridor
- Estado da dentição
- Exame indireto com espelho
- Laringoscopia por fibra óptica flexível
- Exame completo do pescoço

Radiologia
- Radiografia do tórax
- Deglutição de bário
- TC ou RM do pescoço

Laboratório
- Químicas completas
- Estadiamento endoscópico e biopsia
- Controle da via aérea
- Paralisia completa
- Características grosseiras do tumor
- Relações tridimensionais do tumor
- Biopsia
- Determinação da margem inferior
- Esofagoscopia
- Broncoscopia, se justificada

TC, tomografia computadorizada; RM, imagem de ressonância magnética.

A despeito dos avanços nas técnicas de imagem, a palpação do pescoço permanece uma ferramenta diagnóstica importante na detecção de metástases cervicais. A palpação da laringe pode revelar disseminação extralaríngea do tumor, enquanto a perda da crepitação laríngea sugere envolvimento pós-cricóideo. O exame dos nervos cranianos é também uma parte integral do exame de cabeça e pescoço. Déficits neurológicos podem ser resultado do envolvimento direto do tumor ou serem causados por outra doença concomitante. A paralisia da prega vocal pode ser causada pela invasão do tumor do espaço paraglótico, da articulação cricoaritenóidea ou do nervo laríngeo recorrente. O déficit do nervo hipoglosso também pode ocorrer a partir da invasão do nervo por um linfonodo metastático adjacente com extensão extracapsular. A laringoscopia de fibra óptica é inestimável na avaliação de um paciente com suspeita de tumor do trato aerodigestório superior, porque ela permite a visualização direta do tumor e a avaliação da função motora e sensorial da laringe e hipofaringe. A utilização da manobra de Valsalva freqüentemente facilita a visualização dos seios piriformes e a avaliação de lesões superficiais. A mobilidade da prega vocal deve ser cuidadosamente avaliada porque qualquer comprometimento sugere envolvimento laríngeo. O estado da via aérea laríngea também pode ser avaliado com essa técnica, permitindo o planejamento do manejo da via aérea na sala de operação no momento da biopsia ou do tratamento.

Radiologia

Em geral, a tomografia computadorizada (TC) irá oferecer avaliação adequada do tumor primário assim como do estado dos linfonodos cervicais. Se a magnificação adicional das partes moles for necessária, a ressonância magnética (RM) pode ser utilizada. O tempo prolongado requerido para a aquisição de RM, entretanto, pode levar a artefatos de movimento induzido e degradação da imagem. Isso é especialmente verdadeiro nos pacientes com comprometimento moderado da via aérea superior ou pacientes com dificuldade de manejar as secreções que não podem tolerar por períodos prolongados a posição supina. A avaliação da cartilagem laríngea para a invasão do tumor pode ser realizada tanto com TC como RM. A exatidão da TC para a detecção de invasão da cartilagem laríngea varia da sensibilidade relatada de 46% a 91% e especificidade de 80% a 91% (3–5). A RM oferece índices comparáveis de detecção de invasão da cartilagem laríngea com a sensibilidade variando de 89% a 94% e a especificidade variando de 74% a 88% (3–6). Em um estudo prospectivo de 44 pacientes com carcinoma hipofaríngeo, Zbaren *et al.* (6) estudaram a capacidade da TC e da RM para detectar invasão da cartilagem laríngea. A RM foi mais sensível na detecção de invasão neoplásica da cartilagem laríngea do que a TC (97% *versus* 68%), embora a RM tenha sido menos específica do que a TC (62% *versus* 84%). Nenhuma diferença foi vista entre a exatidão geral da TC e da RM na detecção de invasão neoplásica das cartilagens laríngeas (78% *versus* 75%). Em virtude de razões práticas, entretanto, a TC permanece o método de imagem mais freqüentemente utilizado na maior parte dos centros.

Estudos de imagem para avaliar um segundo tumor primário dos pulmões ou doença metastática a distância devem ser considerados nos pacientes com câncer de cabeça e pescoço. Para os pacientes com doença de estádio precoce, uma radiografia do tórax pode ser suficiente. O risco de matástases a distância, entretanto, aumenta com estádio nodal elevado (7,8). Pacientes com três ou mais metástases de linfonodo possuem um risco de quase 50% para desenvolver metástases a distância (8). Para esses pacientes, a TC do tórax é preferível às radiografias do tórax porque a TC oferece sensibilidade e especificidade superiores na detecção de metástases pulmonares (9,10). Nos pacientes com doença nodal avançada em risco para metástases a distância, a tomografia de emissão positrônica 18-fluorodeoxiglicose (FDG-PET) é outro método de imagem que pode ser utilizado. Uma vantagem que o FDG-PET pode ter sobre outros métodos de imagem é a capacidade para realizar imagem do corpo inteiro para a detecção de metástases no momento do diagnóstico inicial. A exatidão do FDG-PET na detecção de metástases a distância nos pulmões parece ser comparável àquela da TC do tórax (aproximadamente 80% para o FDG-PET *versus* 90% para a TC do tórax) (11). Teknos *et al.* (12) estudaram a utilidade da TC do tórax comparada com a FDG-PET em 12 pacientes consecutivos com câncer de cabeça e pescoço estádios III e IV. Destes 12 pacientes, 4 tinham carcinoma de célula escamosa hipofaríngeo (CCE). Dos 3 de 12 pacientes que tinham metástases pulmonares provadas por biopsia, o FDG-PET pôde detectar a doença metastática em todos os 3. Em contraste, a TC do tórax detectou apenas 1 dos 3 pacientes com metástases pulmonares. A investigação adicional, entretanto, é necessária para determinar o custo-benefício do FDG-TPET *versus* a TC do tórax como um procedimento de imagem de rotina nos pacientes recentemente diagnosticados com câncer avançado de cabeça e pescoço.

A deglutição de bário pode ser útil para identificar um segundo tumor primário do esôfago. Estudos especiais (p. ex., cintilografia óssea) não são rotineiramente indicados, a menos que o paciente se queixe de dor óssea ou se a análise hematológica e química indicar metástases ósseas.

PATOLOGIA

Do mesmo modo que outros locais de cânceres na cabeça e pescoço, os carcinomas de célula escamosa compreendem mais do que 95% dos cânceres hipofaríngeos (13). A maior parte dos cânceres hipofaríngeos surge a partir dos seios piriformes (66% a 75%) seguidos pela parede faríngea posterior (20% a 30%) (14). O câncer que surge a partir da área pós-cricóidea é menos comum (1% a 5%) (Tabela 47.2). Uma forte associação é encontrada com o consumo excessivo de álcool e tabaco. O refluxo gastresofágico (RGED) também tem recebido muita atenção como uma possível causa do câncer hipofaríngeo (15). O pico de incidência é na sexta ou sétima décadas da vida, com uma incidência

TABELA 47.2
CÂNCER HIPOFARÍNGEO: ESTADIAMENTO (EXPERIÊNCIA DA ESCOLA MÉDICA DO LESTE DA VIRGÍNIA)

Localização	Nº (%)	Estádio			
		I	II	III	IV
Fossa piriforme	63 (64)	11	10	24	18
Parede posterior	30 (30)	5	15	8	2
Pós-cricóide	4 (4)	–	–	3	1

Experiência Escola Médica do Leste da Virgínia de 97 pacientes previamente não tratados, 1972-1985.

mais elevada nos homens. Uma exceção são os pacientes com doença de Plummer-Vinson, que geralmente são mulheres, e o desenvolvimento de carcinomas pós-cricóideos nesses pacientes independe da história de tabaco ou álcool (16).

Padrões de Disseminação

Um aspecto diferenciado do câncer hipofaríngeo é o achado comum de disseminação submucosa (17). De fato, esse modo de extensão deve ser antecipado em cada câncer hipofaríngeo e não é incomum haver extensão submucosa de 5 a 10 mm. A disseminação submucosa é mais comum nos tumores localizados na hipofaringe inferior adjacente ao esôfago cervical do que nas lesões da hipofaringe superior. Acredita-se que isso seja causado pela rica densidade de canais linfáticos próximos da junção faringoesofágica. O achado freqüente de disseminação submucosa requer uma margem cirúrgica ampla, especialmente inferiormente, ao se ressecar um tumor hipofaríngeo. Lesões saltadas também são achados comuns no câncer hipofaríngeo. É difícil, entretanto, determinar patologicamente se essas lesões dividem a mesma origem, com o tumor primário, ou se representam uma segunda lesão primária.

Tumores pós-cricóideos são, com freqüência, avançados no momento do diagnóstico e tendem a crescer circunferencialmente. O envolvimento do esôfago cervical pela extensão inferior é um achado freqüente. Por causa da proximidade da cartilagem cricóidea, das articulações cricoaritenóideas e dos músculos cricoaritenóideos, a invasão nestas estruturas também é comum. Tumores pós-cricóideos também envolvem com freqüência a glândula tireóide e linfonodos paratraqueais e paraesofágicos (Fig. 47.4) (18,19). Em geral, mais de 40% dos pacientes com tumores pós-cricóideos terão doença metastática regional (20).

Tumores dos seios piriformes com freqüência se apresentam em um estádio avançado. A disseminação lateral do tumor envolve a cartilagem tireóidea e as partes moles do pescoço. A extensão medial do tumor irá envolver a laringe e o espaço paraglótico (Fig. 47.5). O comprometimento da articulação cricoaritenóidea

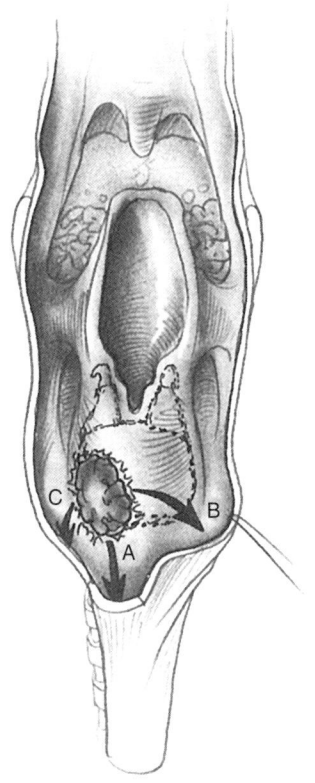

Figura 47.4

Linfonodo e disseminação submucosa do câncer pós-cricóideo. Disseminação submucosa inferiormente (**A**) pode ser extensiva, e essas lesões freqüentemente se metastatizam para os nodos paratraqueal, tireóideo e paraesofágico (**B** e **C**).

ou do nervo laríngeo recorrente resulta na hipomobilidade ou imobilidade da prega vocal verdadeira. Posteriormente, o tumor pode disseminar para e ao longo da parede laríngea posterior nos seios piriformes contralaterais. Os cânceres dos seios piriformes são acompanhados por altos índices (50% a 80%) de metástases de linfonodos regionais, a maior parte comumente para os linfonodos juúgulo-digástricos (21,22). Em uma revisão de 79 pacientes com câncer dos seios piriformes que tiveram dissecção radical do pescoço para o câncer de pescoço clinicamente N+, Candela et al. (22) encontraram uma incidência de 72% de metástases de linfonodos nos níveis II e III, e uma incidência de 47% de metástases de linfonodos no nível IV. A porcentagem de espécime de dissecção do pescoço com linfonodos patologicamente positivos nos níveis I e V foi de apenas 6,3% e 7,6%, respectivamente (22). Além do mais, metástases bilaterais são mais comuns com lesões da parede medial dos seios piriformes do que da parede lateral. Johnson et al. (2) observaram que recorrências regionais no pescoço contralateral foram mais freqüentes com lesões da parede medial em comparação com lesões da parede lateral dos seios piriformes.

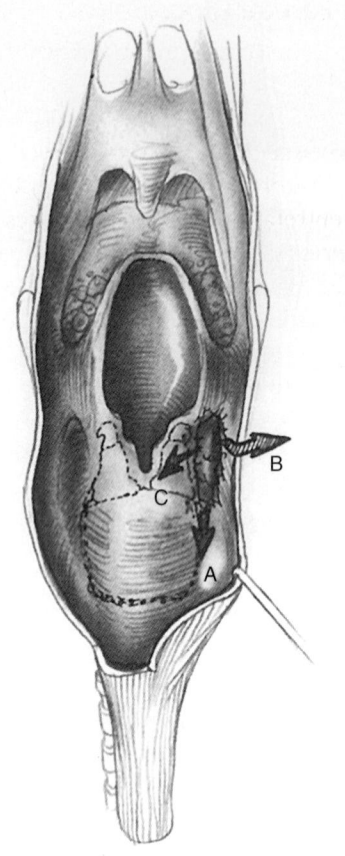

Figura 47.5
Linfonodo e disseminação submucosa do câncer da fossa piriforme. Disseminação submucosa inferiormente (**A**) pode envolver o ápice piriforme e então metastatizar para os nodos paratraqueal, paraesofágico, tireóideo e júgulo-omo-hióideo (**B**). Extensão medial (**C**) envolve os compartimentos aritenóideo e perilaríngeo.

Tumores da parede faríngea posterior tendem a ser exofíticos sem invasão da fáscia pré-vertebral. Portanto, lesões precoces da parede faríngea posterior são passíveis de ressecção cirúrgica. Tumores que tenham invadido a fáscia pré-vertebral geralmente não são considerados curativos com ressecção cirúrgica. Por causa da localização desses tumores na linha média, quando metástases regionais se desenvolvem, as metástases bilaterais são comuns. Os primeiros escalões de linfonodos que drenam a parede hipofaríngea posterior são os níveis II e III e a retrofaringe (23). Metástases para os linfonodos retrofaríngeos têm sido relatadas em 42% a 67% dos pacientes com tumores da parede faríngea posterior (24,25). Geralmente, a incidência de doença linfonodal cervical está entre 35% e 45% (23,26).

Patologia Molecular

Embora o CEC hipofaríngeo com freqüência exiba comportamento distinto clinicamente, quando comparado a outros locais da cabeça e pescoço, aspectos moleculares específicos para os cânceres hipofaríngeos não foram ainda identificados. A anormalidade genética mais comum encontrada no câncer de cabeça e pescoço, incluindo a hipofaringe, é a mutação no gene supressor de tumor *p53* (27). A ciclina D1, um protoncogene, tem sido relatada como superexpressada no câncer hipofaríngeo, porém esse achado não é específico para cânceres da hipofaringe (28). Embora a superexpressão de diversos genes (p. ex., MMP2) e do transportador de glicose 1 tenha sido sugerida como correlacionada com prognóstico ruim nos pacientes com câncer hipofaríngeo, a evidência não é conclusiva (29,30). As tentativas para correlacionar oncogenes como *rac*, *myc* e *C-erb/neu* com o fenótipo do tumor, comportamento e resposta à terapia não foram bem-sucedidas. Aberrações cromossômicas conhecidas como perdas da heterozigosidade são encontradas freqüentemente nos cromossomas 3p, 17p, 13q,11q, 6p, 8p e 14q (31).

Estadiamento

Na sexta edição do Manual de Estadiamento de Câncer do Comitê Americano de Câncer (CAC), as lesões T4 da hipofaringe têm sido divididas em T4a (ressecável) e T4b (não ressecável), levando à divisão do estádio IV em estádio IVA e estádio IVB. Pacientes com doença metastática a distância são classificados como estádio IVC, não importa o estádio do tumor (T) ou linfonodo (N). O sistema de estadiamento proposto pelo Comitê Americano de Câncer para o câncer hipofaríngeo é o seguinte:

T1: Tumor limitado a um sublocal da hipofaringe com 2 cm ou menos na dimensão maior.
T2: Tumor invadindo mais do que um sublocal da hipofaringe ou um local adjacente, ou maior do que 2 cm, porém não ultrapassando 4 cm.
T3: Tumor maior do que 4 cm na dimensão maior ou com fixação da hemilaringe.
T4: Tumor invadindo a cartilagem tireóidea ou cricóidea, osso hióide, glândula tireóide, esôfago ou o compartimento central de tecido mole.
NX: Linfonodos regionais não podem ser acessados.
N0: Sem metástases de linfonodo regional.
N1: Metástases em um único linfonodo ipsolateral com 3 cm ou menos na dimensão maior.
N2a: Metástases em um único linfonodo ipsolateral com mais de 3 cm, porém não ultrapassando 6 cm na dimensão maior.
N2b: Metástases em múltiplos linfonodos ipsolaterais, nenhuma maior do que 6 cm na dimensão maior.

N2c: Metástases nos linfonodos bilaterais ou contralaterais, nenhum maior do que 6 cm na dimensão maior.
N3: Metástases em um linfonodo com mais de 6 cm na dimensão maior.
MX: Metástases a distância não podem ser acessadas.
M0: Sem metástases a distância.
M1: Metástases a distância.

TRATAMENTO

O tratamento dos pacientes com câncer hipofaríngeo é complexo e requer a consideração de diversos fatores. Fatores da doença, incluindo a extensão da doença primária e o estado dos linfonodos cervicais assim como o estado do desempenho do paciente, reserva pulmonar, e comorbidade, precisam ser considerados. Para as doenças de estádio precoce (T1-T2) de todos os sublocais da hipofaringe, a radioterapia definitiva é uma opção terapêutica razoável (Tabela 47.3). As cirurgias de conservação da laringe também podem ser consideradas para pacientes altamente selecionados. A ressecção adequada do tumor, entretanto, nunca deve ser comprometida pelos procedimentos que tentam preservar a laringe. Para os cânceres avançados da hipofaringe (T3-T4), a ressecção cirúrgica seguida pela radioterapia pós-operatória permanece a escolha terapêutica padrão. Protocolos de preservação de órgão, os quais podem alcançar a preservação laríngea em 30% a 40% dos pacientes sem comprometimento da sobrevida, têm se tornado opções terapêuticas válidas para os pacientes com lesões avançadas.

TABELA 47.3

CÂNCER HIPOFARÍNGEO: SOBREVIDA DE 5 ANOS PELO ESTADO DO LINFONODO (EXPERIÊNCIA DA ESCOLA MÉDICA DO LESTE DA VIRGÍNIA)[a]

Localização do Nodo (n)	Negativo (n)	Positivo (n)	Sobrevida de 5 Anos (%)
Fossa piriforme (63)	14	49	8/14 (57)
			11/49 (22)
Parede posterior (30)	7	23	5/7 (71)
			12/23 (52)
Pós-cricóideo (4)	1	3	1/1 (10)
			0/3 (0)
	22	75[b]	14/22 (63)
			23/75 (30)

[a]Escola Médica do Leste da Virgínia 1972-1985; 97 pacientes.
[b]Nodos bilaterais em 10 de 97 (10%) do grupo inteiro ou 10 de 75 (13%) daqueles com nodos positivos. Apenas 1 de 10 (10%) sobreviveu 5 anos.

Câncer da Parede Hipofaríngea Posterior

Lesões da parede hipofaríngea posterior são com freqüência exofíticas e não invadem a fáscia pré-vertebral, a menos que avançadas. Esses aspectos patológicos permitem a ressecção das lesões precoces da parede hipofaríngea posterior. No centro do Câncer M. D. Anderson, entretanto, as lesões precoces da parede laríngea posterior são tratadas com mais freqüência com radioterapia. A radioterapia pode oferecer resultado funcional superior, comparada com a cirurgia, porque o plexo faríngeo é invariavelmente removido durante a ressecção cirúrgica, a qual pode levar à aspiração por causa da perda da propulsão e coordenação da deglutição. Além disso, mesmo as lesões precoces da parede hipolaríngea posterior irão requerer radioterapia pós-operatória para cobrir os linfonodos retrofaríngeos por causa do alto risco de metástases nesses linfonodos (24).

Quando a ressecção cirúrgica é utilizada para essas lesões precoces, as abordagens podem ser via faringotomia lateral ou supra-hióidea (Fig. 47.6). A glossotomia labiomandibular mediana pode ser utilizada para lesões pequenas da parede faríngea póstero-superior, porém pode resultar em morbidade significativa. Para abordar essas lesões via faringotomia supra-hióidea, primeiro a laringe é exposta e então a fissura é penetrada na linha média. A incisão é então estendida lateralmente ao longo do corno maior do osso hióide. Em razão de a dissecção ser estendida lateralmente, precisa-se tomar cuidado para evitar lesão ao nervo hipoglosso e ao feixe neurovascular laríngeo superior. Essa incisão proporciona boa exposição da parede hipofaríngea posterior. O tumor da parede hipofaríngea posterior pode ser excisado neste momento (Fig. 47.7). Ao excisar um tumor na parede hipofaríngea posterior, a incisão deve ser feita para baixo até o nível da fáscia pré-vertebral. Os músculos pré-vertebrais, se envolvidos, também podem ser ressecados, porém esse achado anuncia a baixa probabilidade de controle local com a ressecção cirúrgica. Se um nodo retrofaríngeo for observado intra-operatoriamente como tendo doença metastática, a dissecção do nodo retrofaríngeo deve ser realizada. Se os linfonodos retrofaríngeos forem clinicamente negativos e a ressecção cirúrgica for realizada para a lesão primária, a radioterapia adjuvante precisa ser oferecida para a lesão retrofaríngea após a ressecção.

A reconstrução do defeito cirúrgico pode ser realizada com enxerto de pele de espessura parcial (Fig. 47.8). O enxerto de pele pode ser mantido no lugar por um curativo em travesseiro, o qual pode então ser removido transoralmente em 7 a 10 dias. Se o local da ressecção estiver na parede póstero-lateral da hipofaringe, a faringotomia lateral isolada ou uma combinação com faringotomia supra-hióideo pode ser utilizada

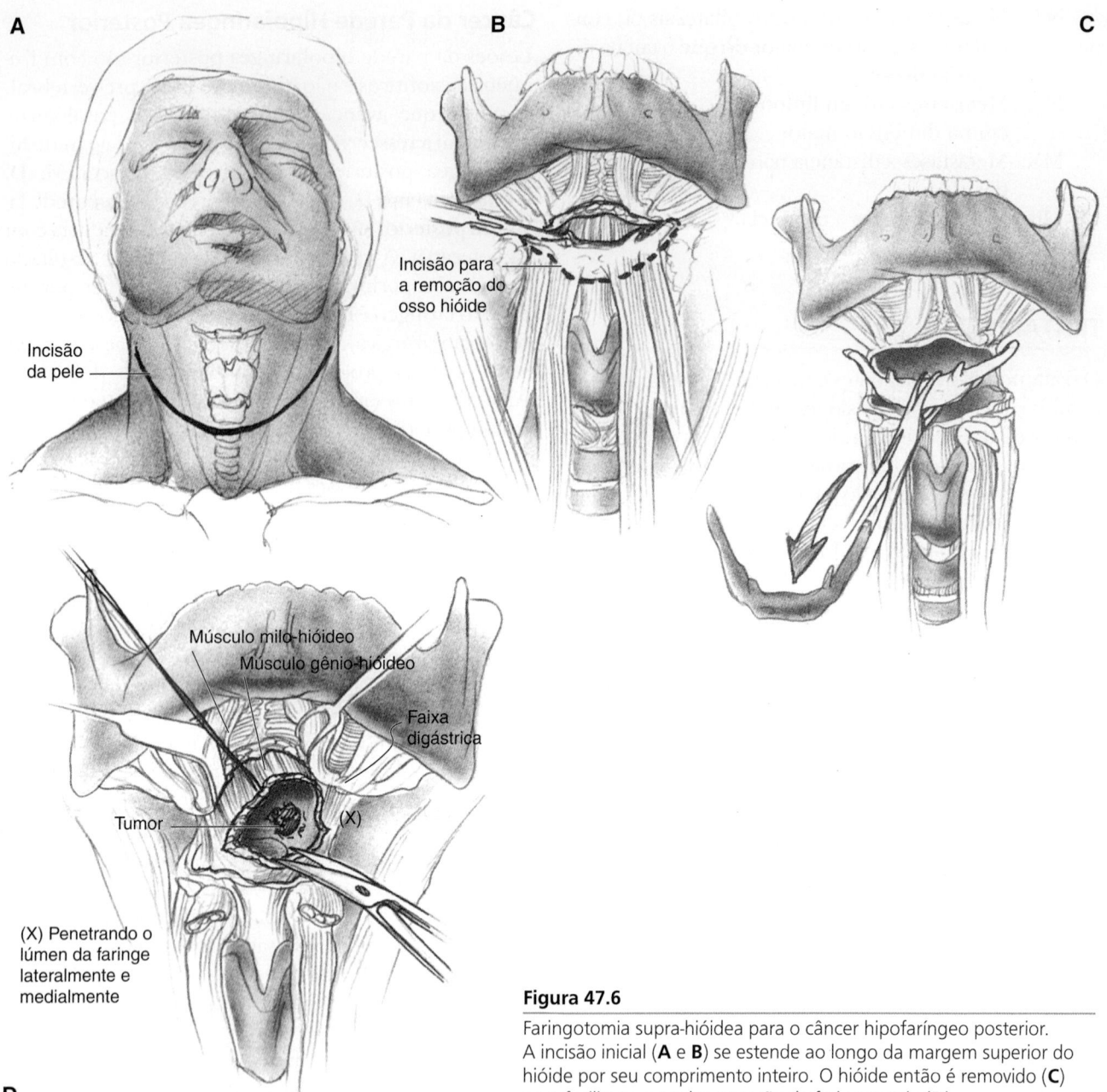

Figura 47.6

Faringotomia supra-hióidea para o câncer hipofaríngeo posterior. A incisão inicial (**A** e **B**) se estende ao longo da margem superior do hióide por seu comprimento inteiro. O hióide então é removido (**C**) para facilitar a complementação da faringotomia (**D**)

(Figs. 47.9 e 47.10). Nesses casos, a reconstrução pode ser acompanhada por retalho miofascial do peitoral, retalho miocutâneo do reto ou retalho bipediculado do músculo pré-vertebral com enxerto de pele de espessura parcial (Figs. 47.11 e 47.12). Deve-se tomar cuidado, entretanto, para assegurar que o volume do retalho do músculo não interfira com a deglutição. Para defeitos grandes, a reconstrução via retalho livre jejunal ou retalho livre de antebraço pode ser considerada.

Câncer dos Seios Piriformes T1 e T2

A radioterapia é preferida para os cânceres hipofaríngeos precoces: câncer dos seios piriformes T1 e T2 (32,33). Essas lesões são passíveis de radioterapia com altos índices de cura, especialmente para os tumores exofíticos. Em razão da radioterapia adjuvante pós-operatória ser indicada com freqüência para os cânceres hipofaríngeos precoces, uma única modalidade de terapia na forma de radioterapia definitiva é preferida sobre a cirurgia de ressecção com irradiação adjuvante pós-operatória. O resgate cirúrgico pode ser utilizado para aqueles pacientes que falham na radioterapia, embora índices mais elevados de complicação sejam esperados. Quando a radioterapia é a modalidade terapêutica primária, o campo de radiação deve incluir também as cisternas linfáticas regionais em risco, incluindo linfonodos cervicais bilaterais e retrofaríngeos.

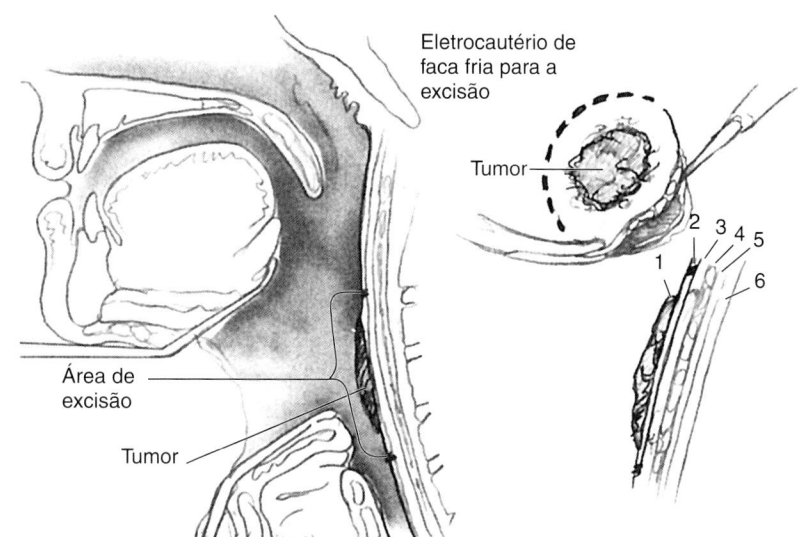

Figura 47.7
Faringotomia supra-hióidea para o câncer hipofaríngeo posterior. Após o hióide ser removido e a faringotomia completada, a retração superior e inferior proporciona excelente exposição para a excisão ampla do câncer. *1*, tumor; *2*, mucosa; *3*, constritor; *4*, longo do pescoço; *5*, espaço retrofaríngeo; *6*, fáscia pré-vertebral.

Os procedimentos cirúrgicos que preservam a laringe também podem ser apropriados para lesões precoces da parede medial dos seios piriformes ou da prega faringoepiglótica (34). A lesão, entretanto, precisa não envolver o ápice dos seios piriformes ou a área pós-cricóidea, e a movimentação da prega vocal ipsolateral precisa não ser comprometida. Os pacientes também precisam ter (a) boa reserva pulmonar, (b) nenhum envolvimento de cartilagem e (c) nenhuma extensão para o ápice dos seios piriformes. Ter em mente que apenas 2% dos pacientes com câncer hipofaríngeo serão candidatos à cirurgia de conservação.

A ressecção desses tumores pode ser alcançada com faringolaringectomia parcial (Figs. 47.13 a 47.15).

Este procedimento combina a laringectomia supraglótica com a ressecção dos seios piriformes envolvidos. A exposição da laringe é similar àquela para a laringectomia supraglótica. A fissura é penetrada no lado contralateral. Com o tumor em vista, a incisão é estendida para a fissura ipsolateral e inferiormente ao longo do aspecto posterior dos seios piriformes ipsolaterais. A prega ariepiglótica contralateral é dividida e essa incisão é estendida inferiormente no ventrículo laríngeo e em direção à comissura anterior (Fig. 47.16).

Uma incisão então é feita verticalmente para baixo do espaço interaritenóideo para a margem superior da cartilagem cricóidea. Essa incisão é estendida súpero-anteriormente através do processo vocal e anterior-

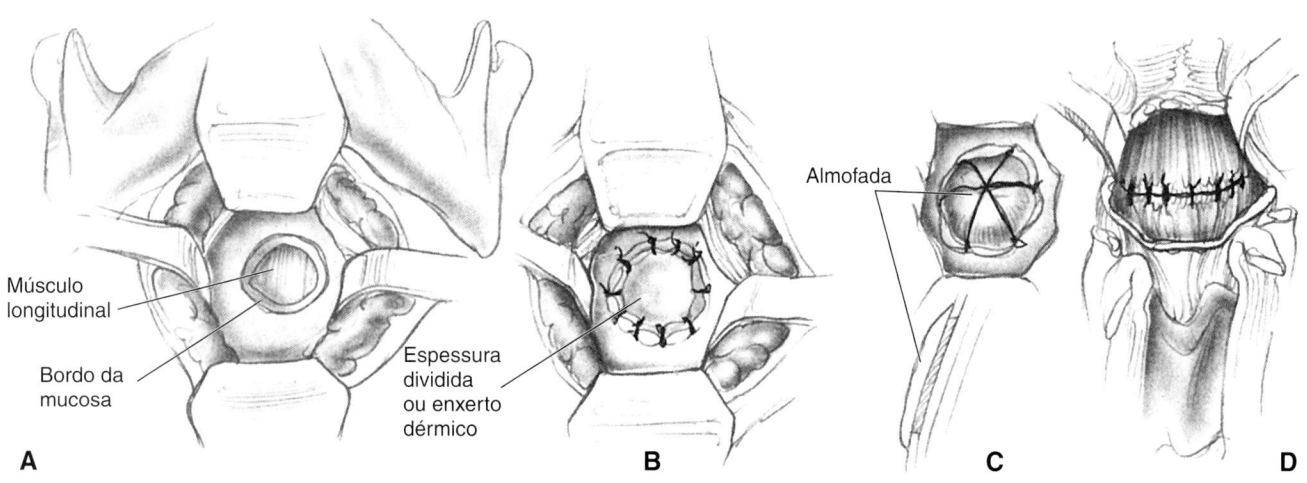

Figura 47.8
Faringotomia supra-hióidea para o câncer hipofaríngeo posterior. A incisão é geralmente feita para baixo para a fáscia pré-vertebral (**A**), a qual atua como o plano cirúrgico para a excisão. O defeito então é coberto com um enxerto de pele de espessura dividida ou dérmico (**B**). Este é seguro no lugar com uma almofada de náilon (**C**), embrulhado estofado com bolas de algodão. A faringotomia é fechada em camadas, evitando ligação da sutura dos nervos hipoglosso e laríngeo superior (**D**).

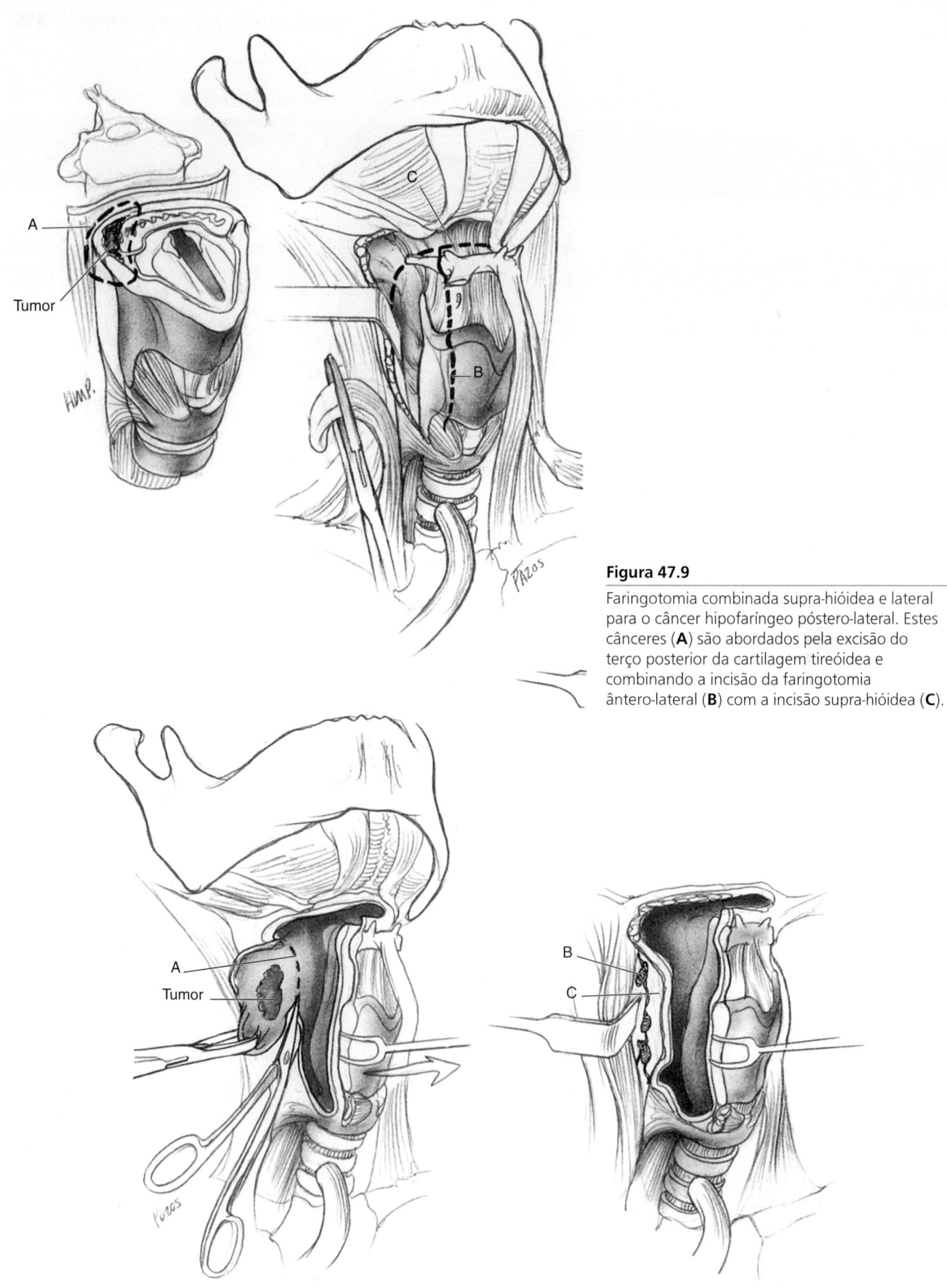

Figura 47.9

Faringotomia combinada supra-hióidea e lateral para o câncer hipofaríngeo póstero-lateral. Estes cânceres (**A**) são abordados pela excisão do terço posterior da cartilagem tireóidea e combinando a incisão da faringotomia ântero-lateral (**B**) com a incisão supra-hióidea (**C**).

Figura 47.10

Faringotomia combinada supra-hióidea e lateral para o câncer hipofaríngeo póstero-lateral. A incisão final (**A**) é feita sob visão direta. O gânglio simpático cervical (**B**) deve ser preservado, se não estiver envolvido com o câncer. A reconstrução pode ser acompanhada pelo uso de uma porção do músculo pré-vertebral (**C**) como reforço para o enxerto de pele.

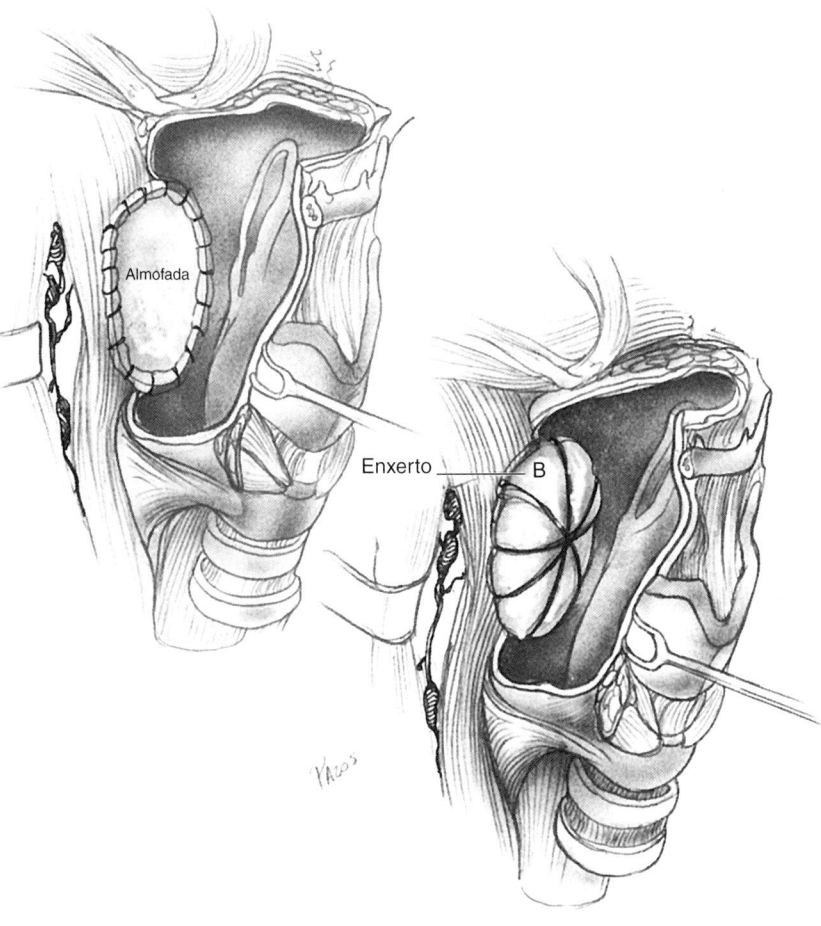

Figura 47.11

Faringotomia combinada supra-hióidea e lateral para o câncer hipofaríngeo póstero-lateral. O enxerto de pele de espessura parcial ou dérmico é suturado ao músculo pré-vertebral (**A**) e é seguro no lugar com uma rede de náilon e coxim de bola de algodão (**B**).

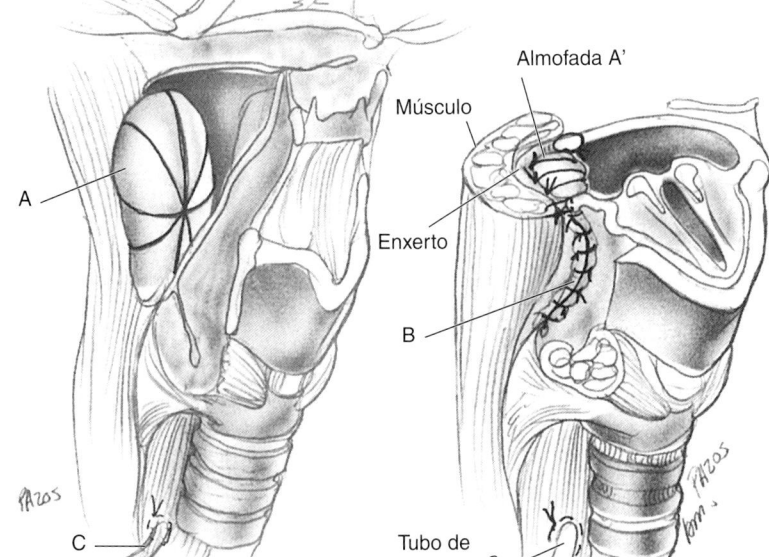

Figura 47.12

Faringotomia combinada supra-hióidea e lateral para o câncer hipofaríngeo póstero-lateral. Após os passos ilustrados nas Figuras 47.9 até 47.11, os músculos pré-vertebrais são mobilizados como um retalho bipediculado para rotação medial da combinação enxerto de pele-almofada (**A**). A coxim é suturada no lugar com suturas longas a partir do enxerto. Um fechamento impermeável da faringotomia (**B**) é então completado, e uma esofagostomia de alimentação é colocada (**C**).

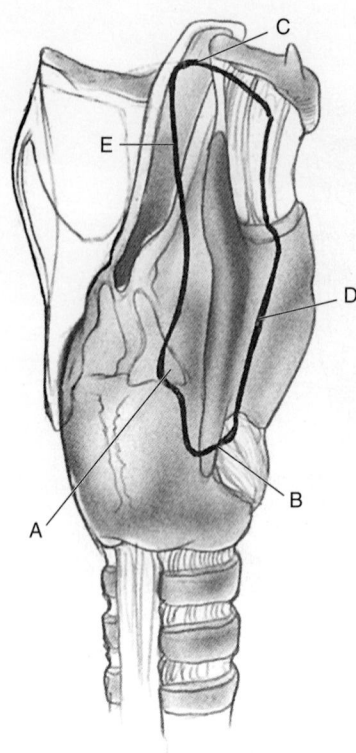

Figura 47.13
Projeções anatômicas cirúrgicas externas da fossa piriforme. O ápice piriforme (**A**) está logo acima da articulação cricóidea no corno inferior (**B**). A margem superior está na margem inferior do osso hióide (**C**). A margem anterior está na junção das divisões anterior e posterior da cartilagem tireóidea (**D**). A margem posterior da cartilagem tireóidea marca a margem posterior da fossa piriforme (**E**).

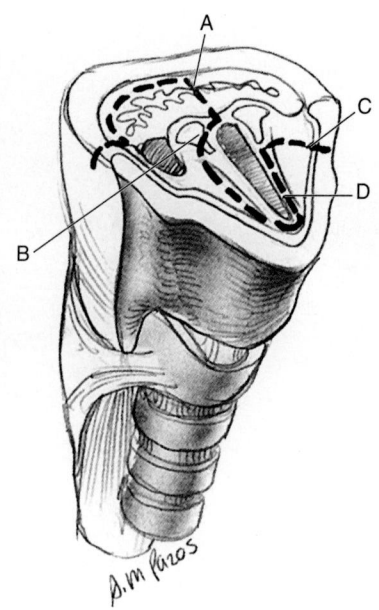

Figura 47.14
Laringofaringectomia parcial (LFP) para o câncer da fossa piriforme superior. Os elementos-chave da LFP envolvem em uma incisão interaritenóidea (**A**) que se estende através do processo vocal (**B**) no lado ipsilateral e uma incisão na prega ariepiglótica (**C**) e ventrículo (**D**), similar àquela utilizada para a laringectomia supraglótica no lado contralateral.

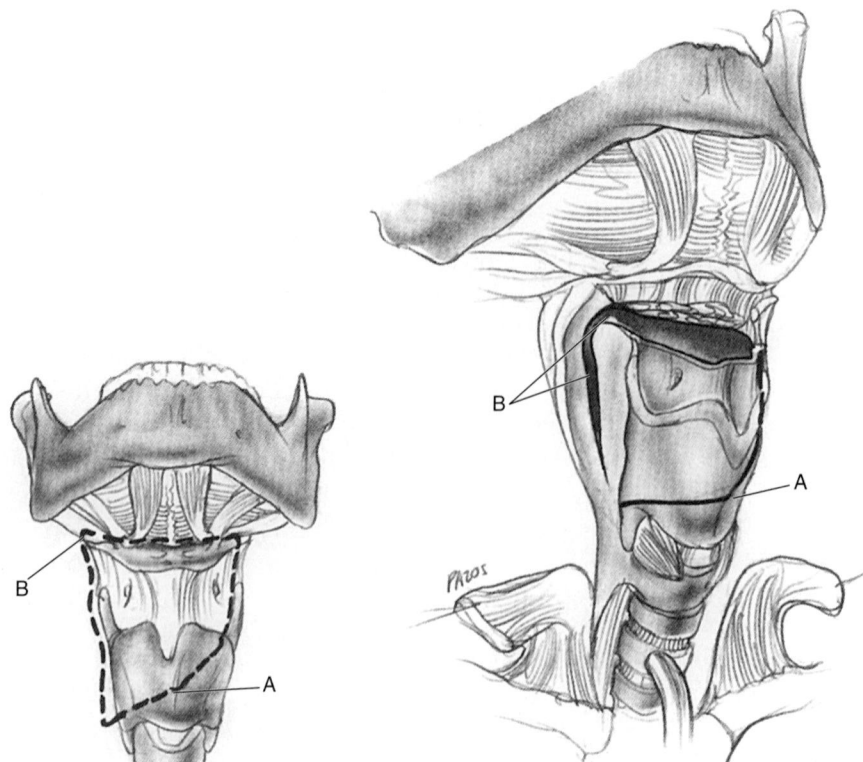

Figura 47.15
Laringofaringectomia parcial para o câncer da fossa piriforme superior. Os cortes da cartilagem começam em um ponto acima da comissura anterior (**A**) e se estendem látero-inferiormente no lado ipsilateral e látero-superiormente no lado contralateral. A faringe é penetrada através de uma combinação de incisões de faringotomia supra-hióidea e lateral (**B**).

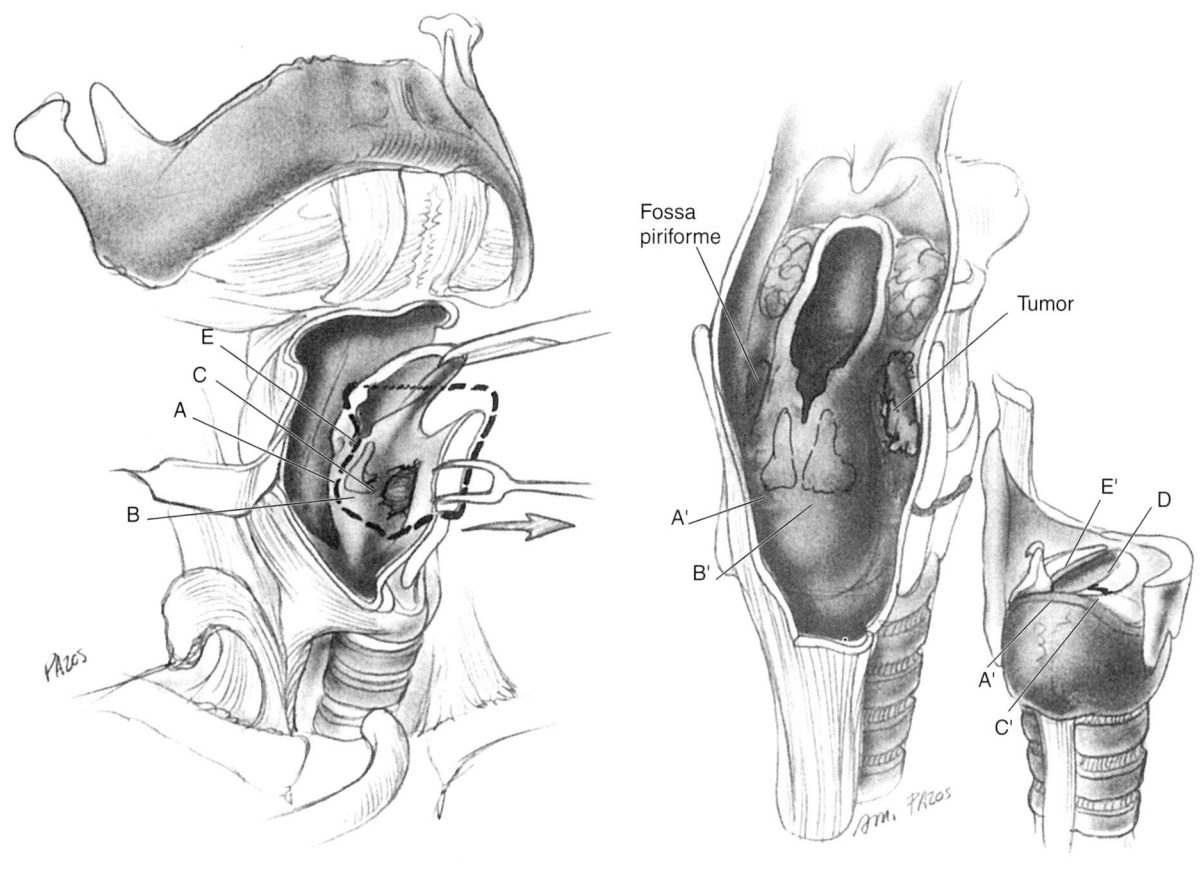

Figura 47.16
Laringofaringectomia parcial para o câncer da fossa piriforme superior. A incisão interaritenóidea (**A**) é feita para baixo para a cartilagem cricóidea através da articulação cricoaritenóidea (**B**), através do processo vocal (**C**), e anteriormente através do ventrículo (**D**). A prega ariepiglótica contralateral e as incisões ventriculares (**E**) também se estendem em direção à comissura anterior.

mente através dos ventrículos. Finalmente, esta incisão é unida à incisão a partir do lado contralateral acima da comissura anterior (Fig. 47.16).

Os últimos cortes a serem feitos são no ápice dos seios piriformes na margem posterior com o tumor em visualização direta. A prega vocal remanescente necessita ser trazida para trás em uma posição na linha média, e isso pode ser executado pela sutura do processo vocal remanescente à margem superior da cartilagem cricóidea. O defeito hipofaríngeo resultante pode ser fechado pela sutura da base da língua ao pericôndrio tireóideo no lado ipsolateral. Uma segunda camada de fechamento pode ser executada utilizando os músculos em tira (Figs. 47.17 e 47.18).

Outra cirurgia laríngea de conservação que pode ser utilizada para as lesões precoces da hipofaringe é a hemilaringectomia supracricóidea (35). Esse procedimento pode ser utilizado para as lesões da parte anterior, da parede lateral, da parede medial e da prega ariepiglótica. Laccourreye *et al.* (35) revisaram o resultado de 34 pacientes com lesões T2 dos seios piriformes tratados com quimioterapia de indução, seguida pela he-

milaringectomia supracricóidea e radioterapia pós-operatória. A taxa de controle local em 5 anos foi relatado como sendo de 97%. Ao menos um dos pacientes foi decanulado com tempo médio de decanulação de 7 dias. A deglutição foi alcançada em 31 dos 34 pacientes no fim do primeiro mês pós-operatório. A pneumonia de aspiração ocorreu em 7 pacientes; entretanto, em 3 dos 7 pacientes, foi necessária uma gastrostomia temporária por causa de problemas relacionados à aspiração persistente.

Cânceres dos Seios Piriformes T3 e T4

A cirurgia com radioterapia pós-operatória permanece o padrão-ouro para os pacientes com cânceres T3 e T4 dos seios piriformes. A cirurgia de preservação não é possível para os tumores T3 e T4 dos seios piriformes e esses tumores requerem laringectomia total com faringectomia parcial. Quando se abordam as lesões do ápice dos seios piriformes, é importante lembrar a propensão de tumores hipofaríngeos para a extensão submucosa. Lesões com extensão no esôfago cervical também irão requerer esofagectomia cervical. Se o tumor

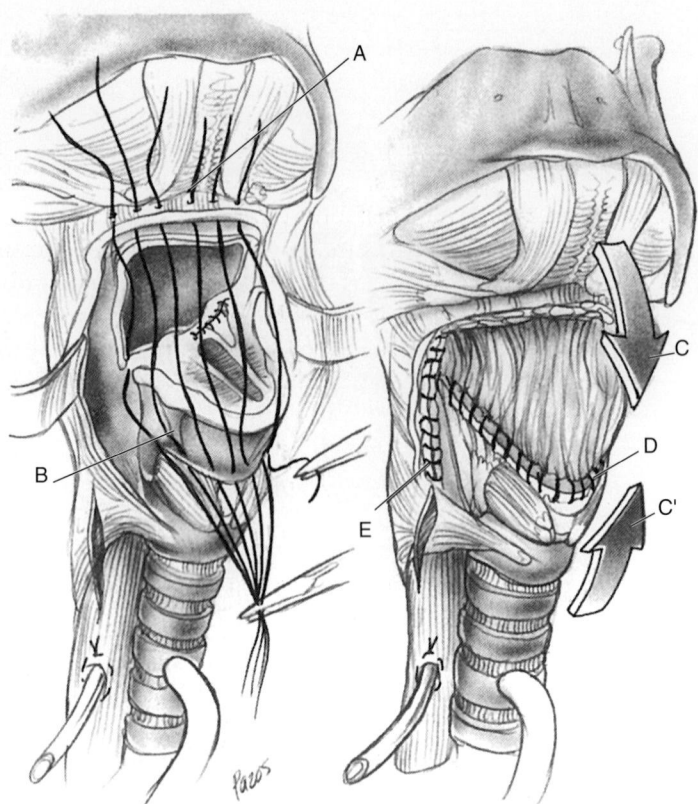

Figura 47.17
Laringofaringectomia parcial para o câncer da fossa piriforme superior. Um fechamento impermeável da faringotomia é efetuado com uma combinação de suturas a partir da base da língua (**A**) para o pericôndrio tireóideo (**B**). A flexão da cabeça permite o relaxamento laríngeo e da base da língua (**C**) com fechamento do segmento horizontal da faringotomia (**D**). A faringotomia lateral é suturada verticalmente (**E**).

se estender no esôfago torácico, a esofagectomia total seguida pela reconstrução gástrica estendida é indicada. A extensão direta dos tumores na glândula tireóide também é comum e, portanto, ressecções cirúrgicas de tumores hipofaríngeos T3 e T4 devem também incluir a tireoidectomia ipsolateral. Por causa da alta incidência de metástases de linfonodos paratraqueais, o esvaziamento do lifonodo paratraqueal unilateral deve ser realizado (1). Para lesões avançadas que cruzam a linha média ou se estendem no esôfago cervical, a tireoidectomia total e os esvaziamentos de linfonodo paratraqueal bilateral são indicados. A radioterapia pós-operatória para lesões avançadas dos seios piriformes resulta na melhora significativa do controle local comparada com a cirurgia isolada (36,37). Uma abordagem de preservação de órgão com quimiorradiação também é uma opção de alternativa válida para a laringofaringectomia total.

Câncer da Região Pós-Cricóidea

Pacientes com cânceres da área pós-cricóidea com freqüência não se apresentam, a menos que a lesão esteja avançada. Essas lesões estão com freqüência associadas a invasão da cartilagem cricóidea e músculo cricoaritenóideo, e extensão inferior no esôfago cervical. O câncer da área pós-cricóidea, portanto, requer laringectomia total, faringectomia parcial e com freqüência esofagectomia cervical seguida pela radioterapia pós-ope-

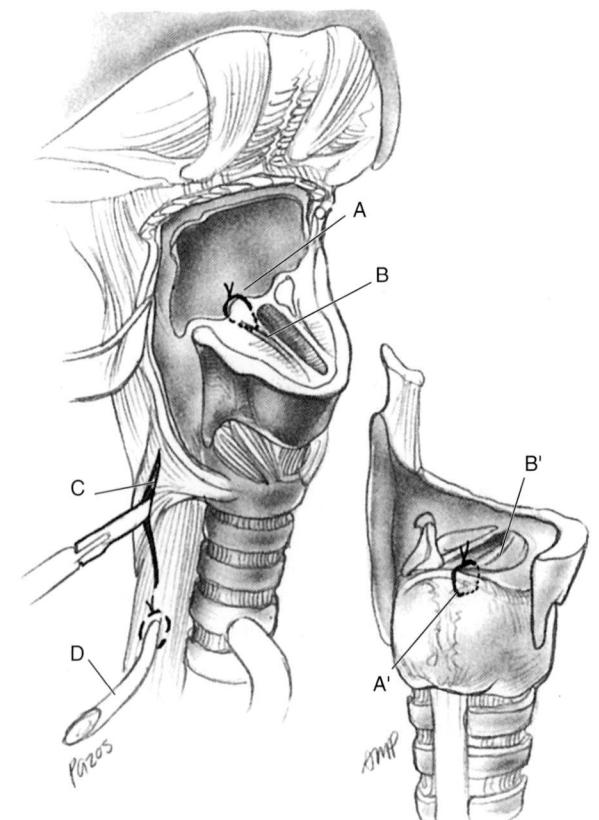

Figura 47.18
Laringofaringectomia parcial para o câncer da fossa piriforme superior. A sutura de retenção da prega vocal (**A**) é colocada através do aspecto lateral do processo vocal remanescente, através da cartilagem cricóidea, então amarrada para baixo para trazer a prega (**B**) para a linha média. Uma miotomia cricofaríngea (**C**) é realizada, e um tubo de esofagostomia de alimentação (**D**) é colocado.

ratória (38). Abordagens de preservação de órgão utilizando quimioterapia com radioterapia podem ser consideradas para os pacientes que não desejam uma laringectomia total.

Câncer do Pescoço

O câncer do pescoço pode ser manejado com radioterapia ou esvaziamento cervical, dependendo da modalidade terapêutica selecionada para a lesão primária. Sem levar em consideração a modalidade de tratamento, o índice elevado de metástases no câncer hipofaríngeo determina o tratamento do pescoço. Metástases de linfonodos estão associadas ao câncer hipofaríngeo em cerca de 75% dos casos, com doença bilateral presente em 10% dos pacientes (Tabela 47.4). O tratamento do pescoço ipsolateral pode ser adequado para lesões precoces (T1 e T2) e lesões da parede faríngea lateral. Lesões avançadas ou lesões que abordam ou envolvem a linha média, entretanto, requerem tratamento de ambos os lados do pescoço.

O câncer hipofaríngeo mais freqüentemente metastatiza para os linfonodos cervicais nos níveis II, III e IV. Em uma revisão retrospectiva de 126 pacientes com carcinoma hipofaríngeo que tinham esvaziamentos radicais do pescoço, Shah (39) examinou a incidência de doença metastática em cada nível de linfonodo cervical no interior dos espécimes de esvaziamento do pescoço. Nos pacientes com câncer do pescoço clinicamente N0, 75% tinham linfonodos patológicos positivos nos níveis II e III. Quando o câncer do pescoço foi clinicamente N+, 78%, 75% e 47% dos espécimes de esvaziamento cervical tinham nodos patologicamente positivos nos níveis II, III e IV, respectivamente. Portanto, o esvaziamento eletivo do pescoço nos pacientes com câncer hipofaríngeo deve cobrir os linfonodos cervicais níveis II, III e IV.

Linfonodos paratraqueais, nível VI, precisam também ser tratados nas lesões avançadas da hipofaringe. Weber et al. (1) analisaram retrospectivamente a incidência de metástases de linfonodo paratraqueais em 141 pacientes com lesões avançadas da laringe e da hipofaringe. A doença metastática nos linfonodos paratraqueais estava presente em 8,3% dos pacientes com câncer da hipofaringe. Além do mais, a análise da sobrevida mostrou que a presença de metástases de linfonodo paratraqueais tem um impacto negativo estatisticamente significativo na sobrevida desses pacientes. Baseados nesses achados, Weber et al. recomendaram a dissecção eletiva dos linfonodos paratraqueais para os pacientes com lesões avançadas da hipofaringe. Para os cânceres hipofaríngeos unilaterais que não abordam a linha média, a dissecção do linfonodo paratraqueal unilateral e a tireoidectomia ipsolateral serão suficientes. Quando as lesões avançadas cruzam a linha média ou se estendem no esôfago cervical, entretanto, a tireoidectomia total e as dissecções de linfonodo paratraqueal bilateral são indicadas (1). Se as dissecções bilaterais forem realizadas, uma ou duas glândulas parótides são identificadas e reimplantadas no músculo esternocleidomastóideo ou no antebraço após confirmação histológica.

O envolvimento dos linfonodos retrofaríngeos é uma preocupação nos pacientes com câncer da parede faríngea posterior. Ballantyne (24) foi o primeiro a observar o alto risco da doença metastática retrofaríngea nos pacientes com lesões da parede faríngea posterior. Na sua revisão de 48 pacientes com lesões da parede faríngea, os nodos retrofaríngeos de doença matastática foram positivos em 20 dos 48 (42%) pacientes. Além disso, apenas os nodos retrofaríngeos foram positivos em 5 de 20 pacientes. Hasegawa et al. (40) e Amatsu et al. (25) encontraram incidências de metástases de linfonodos retrofaríngeos em 67% e 57%, respectivamente, nos pacientes com carcinomas da parede faríngea posterior. Todos esses pacientes tinham dissecção de nodo retrofaríngeo como parte de seu tratamento cirúrgico, não importando o estado desses nodos. Esses dados sugerem que os linfonodos retrofaríngeos ne-

TABELA 47.4
CÂNCER HIPOFARÍNGEO: SOBREVIDA DE 5 ANOS PELO ESTÁGIO[a]

Localização Nº	Estágio				
	I	II	III	IV	Completo
Fossa piriforme (63)	6/11 54%	5/10 50%	7/24 29%	1/18 5%	19/63 30%
Parede posterior (30)	5/5 100%	11/15 75%	1/8 12%	0/2 0%	17/30 56%
Pós-cricóidea (4)			1/3 33%	0/1 0%	1/4 25%
Totais	11/16 68%	16/25 64%	9/35 25%	1/21 4%	37/97 38%

[a]Escola Médica do Leste da Virgínia, 1972-1985; 97 pacientes.

cessitam ser tratados nos pacientes com lesões da parede faríngea mesmo quando os nodos são clinicamente negativos. Para os pacientes tratados com radioterapia primária, o campo de radiação cobre os linfonodos retrofaríngeos. Quando o tratamento consiste de cirurgia e irradiação pós-operatória planejada, os linfonodos retrofaríngeos não requerem esvaziamento, a menos que exista evidência radiográfica da doença nessa área ou se um linfonodo envolvido for encontrado intra-operatoriamente.

Papel da Quimioterapia e da Terapia de Radiação no Câncer Hipofaríngeo

Conforme mencionado, a radioterapia definitiva é o tratamento de escolha para os pacientes com cânceres hipofaríngeos T1 e T2, embora seja questionável que a radioterapia resulte em melhor função do que os procedimentos de conservação da laringe. Com a radioterapia, o índice de controle local em 5 anos para os pacientes com cânceres hipofaríngeos T1 e T2 varia de 70% a 100% (32,33). Nos casos de câncer hipofaríngeo T3 e T4, entretanto, a radioterapia é utilizada mais comumente como terapia adjuvante pós-operatória. A utilização da radioterapia pós-operatória resulta na melhora do controle locorregional de aproximadamente 28% a 43%, quando comparada com a cirurgia isolada. Além do mais, a radioterapia pós-operatória produz melhora do controle locorregional, quando comparada com a radioterapia pré-operatória (21,36). Em um estudo do Grupo Oncológico de Terapia de Radiação (GOTR), os pacientes com CEC localmente avançado da cavidade oral, orofaringe, laringe supraglótica e hipofaringe foram randomizados para receber radioterapia pré-operatória seguida pela cirurgia, 4 semanas de radioterapia pré-operatória seguida de cirurgia, ou radioterapia definitiva com cirurgia de resgate. Os pacientes com cânceres hipofaríngeos constituíram 26% do grupo de estudo. Embora a análise do subgrupo para o câncer hipofaríngeo não esteja disponível, o controle locorregional para todos os locais combinados foi maior para a radioterapia pós-operatória do que para a radioterapia pré-operatória (37).

A quimioterapia como terapia isolada não é indicada no tratamento do câncer hipofaríngeo. Embora nenhum dos estudos tenha ainda examinado o papel da quimioterapia como uma terapia definitiva especificamente no câncer hipofaríngeo, diversos estudos têm examinado o papel da quimioterapia de indução no CEC para todos os locais de câncer de cabeça e pescoço combinados (41,42). A porcentagem de pacientes com câncer hipofaríngeo nesses estudos variou de 17% a 27%. Esses estudos, entretanto, demonstraram nenhuma melhora na sobrevida ou controle locorregional com a utilização da quimioterapia de indução.

A quimiorradioterapia combinada, por outro lado, tem mostrado benefício de sobrevida nos pacientes com câncer avançado de cabeça e pescoço. O grupo colaborativo da Quimioterapia no Câncer de Cabeça e Pescoço realizou a metanálise de 63 ensaios entre 1965 e 1993, envolvendo 10.741 pacientes e comparando os efeitos da quimioterapia neo-adjuvante, combinada, ou adjuvante na sobrevida geral (43). Esse estudo encontrou um benefício de sobrevida de 8% em 2 e 5 anos com quimiorradioterapia combinada, enquanto a quimioterapia de indução e adjuvante não teve impacto na sobrevida.

Sustentada por dados como esses, a Organização Européia para Pesquisa e Tratamento do Câncer (OEPTC) realizou um estudo da efetividade da quimioterapia e da radioterapia quando utilizadas seqüencialmente como uma alternativa de preservação de órgão à laringectomia total para pacientes com câncer hipofaríngeo avançado (T3 e T4) (44). Nesse estudo, os pacientes foram randomizados para quimioterapia de indução seguida pela radioterapia definitiva ou laringectomia total seguida pela radioterapia pós-operatória. Nenhuma diferença estatística foi vista nas taxas de controle locais entre os dois grupos, embora a conservação da laringe fosse possível em até 42% dos pacientes. Além do mais, a média (25 *versus* 44 meses) e as taxas de sobrevida de 3 anos (43 *versus* 57 meses) foram mais elevadas no grupo de preservação da laringe. Embora dados da qualidade de vida a partir desse estudo sejam carentes, o estudo mostrou que protocolos de conservação da laringe utilizando a quimioterapia de indução seguida pela radioterapia definitiva são uma opção legítima nos pacientes com câncer hipofaríngeo avançado que desejam evitar a laringectomia total.

Outro aspecto relevante em relação à abordagem de preservação de órgão é se a terapia de quimiorradiação combinada seria melhor do que a quimioterapia de indução seguida pela radioterapia. Esse aspecto foi examinado para o câncer laríngeo no estudo intergrupo R91-11, no qual os pacientes com câncer laríngeo avançado foram randomizados para receber terapia de quimiorradiação combinada, quimioterapia de indução, seguida pela terapia de radiação, ou terapia de radiação isolada (45). Esse estudo mostrou que a terapia de quimiorradiação combinada conduziu ao controle locorregional mais do que a quimioterapia de indução seguida pela radioterapia. Permanece a ser estudado se quimioterapia combinada é o próximo passo na evolução do protocolo de preservação de órgão para os pacientes com câncer hipofaríngeo. Um seguimento para o ensaio do OEPTC está atualmente em desenvolvimento para responder a essa questão.

Um aspecto relevante para a utilização da quimiorradiação combinada é seu papel na situação adjuvante pós-operatória. Para os pacientes em alto risco de recorrência local, o tratamento de escolha tem sido a cirurgia combinada com radioterapia pós-operatória. O estudo GOTR 9501 e o ensaio OEPTC 22931, entretanto, examinaram o papel da quimiorradioterapia combinada pós-operatória nos pacientes com câncer de cabeça e pescoço (46,47). Em ambos os estudos, os pacientes que tinham ressecção cirúrgica do tumor primário e alto risco para falha do tratamento foram randomizados para receber radioterapia pós-operatória ou quimiorradioterapia combinada pós-operatória. Alto risco de falha do tratamento foi definido no estudo GOTR como evidência histológica do envolvimento de dois ou mais linfonodos, invasão extracapsular ou margens positivas. Além desses aspectos, o estudo OEPTC estendeu os critérios de alto risco para incluir invasão vascular, invasão perineural, qualquer doença pT3 ou pT4, ou estádio do tumor de 1 ou 2 com um estádio linfonodal de 2 ou 3 e sem metástases a distância. Pacientes com cânceres hipofaríngeos constituíram 20% de ambos os grupos de quimiorradioterapia no estudo OEPTC, enquanto a hipofaringe foi o local primário em 12% do grupo de radioterapia e 7% do grupo de quimiorradioterapia combinada no estudo GOTR. Ambos os estudos mostraram que a quimiorradioterapia combinada pós-operatória aumentava de 2 anos o controle local e regional, quando comparada com o grupo de radioterapia pós-operatória (aumentado em 10% e 11% nos estudos GOTR e OEPTC, respectivamente). Apenas o estudo OEPTC foi capaz de demonstrar aumento na sobrevida (53% no grupo de quimiorradioterapia combinada pós-operatória *versus* 40% no grupo de radioterapia pós-operatória). Deve ser observado que a incidência de efeitos colaterais precoces, graves foi mais elevada no grupo de terapia de combinação quando comparado com o grupo de radioterapia isolada. Portanto, pacientes em alto risco para falha do tratamento após ressecção cirúrgica devem se beneficiar da quimioterapia combinada adjuvante, que proporciona ao paciente a capacidade de tolerar a intensidade do tratamento combinado.

PROGNÓSTICO

Como um grupo, o índice de sobrevida geral dos pacientes com câncer hipofaríngeo varia de 35% a 40% (Tabela 47.5). Kraus *et al.* (48) revisaram retrospectivamente 132 pacientes que tinham cirurgia e terapia pós-operatória para câncer hipofaríngeo e relataram sobrevida geral de 5 anos e livre de doença de 30% e 41%, respectivamente. Kim *et al.* (49) encontraram sobrevida comparável de 5 anos e livre de doença de

TABELA 47.5 — TRATAMENTO CÂNCER HIPOFARÍNGEO

Cirurgia
    Faringotomia supra-hióidea
    Laringofaringectomia parcial
    Laringectomia
    Faringectomia
    Esofagectomia cervical parcial
    Enxerto de pele
    Retalho livre
    Interposição gástrica
    Tubo de alimentação
    Dissecção do pescoço
    Dissecção mediastínica superior
Radioterapia
    T1, alguns T2
    Pós-cirúrgica
Quimioterapia
Quimiorradiação
Alta dose de quimioterapia e radioterapia intra-arterial
Precisa tratar o pescoço mesmo nos pacientes sem metástases palpáveis

46,8% e 47,7%, respectivamente, na sua revisão retrospectiva de 73 pacientes com câncer hipofaríngeo. A presença de metástases de linfonodo regional, entretanto, tem influências negativas significativas nessas figuras (Tabela 47.4) (50). Kraus *et al.* (48) relataram que a sobrevida de 5 anos livre de doença foi de 54% nos pacientes com doença N0 ou N1, porém foi diminuída para 20% nos pacientes com doença N2 ou N3.

Parede Hipofaríngea Posterior

Para todos os estádios do câncer da parede faríngea posterior, o índice de sobrevida de 5 anos varia de 35% a 44%, quando tratado com cirurgia e radioterapia pós-operatória (48,51). Embora a radioterapia seja efetiva para as lesões precoces da parede faríngea, a cirurgia combinada com radioterapia adjuvante é superior para as lesões avançadas. Meoz-Mendez *et al.* (52) relataram um índice de falha de 49% para os tumores T3 e T4 das paredes faríngeas 1 ano após o tratamento com radioterapia isolada, porém um índice de falha de 25% para lesões similares tratadas com cirurgia e radioterapia pós-operatória (52). Similarmente, Kim *et al.* (49) relataram índices de sobrevida de 5 anos de 15,7% nos pacientes tratados com radioterapia apenas e 46,8% para aqueles tratados com cirurgia e radioterapia pós-operatória.

Seios Piriformes

A sobrevida relatada de 5 anos livre de doença para o câncer dos seios piriformes varia de 40% a 60%. O consenso na literatura é que os pacientes com lesões precoces dos seios piriformes podem ser tratados seja com radioterapia seja com cirurgia de conservação laríngea. Para as lesões avançadas dos seios piriformes, entretanto, a radioterapia isolada oferece índices ruins de controle local comparada com a cirurgia seguida pela radioterapia adjuvante. Spector *et al.* (53) retrospectivamente revisaram o resultado do tratamento de 408 pacientes com câncer dos seios piriformes e relataram que a terapia de radiação combinada com a cirurgia de conservação foi mais curativa do que com a radiação isolada (71% *versus* 27%, respectivamente). Similarmente, Vandenbrouck *et al.* (54) revisaram os resultados de 199 pacientes tratados com cirurgia e radioterapia pós-operatória e 153 pacientes tratados com radioterapia isolada. A sobrevida de 5 anos foi relatada como 33% e 14% para o grupo de tratamento combinado e o grupo de radioterapia, respectivamente. O índice de recorrência locorregional também foi mais baixo para o grupo de tratamento combinado em 44% *versus* 17,5% para o grupo de radioterapia. El Badawi *et al.* (21) compararam o índice de recorrência acima da clavícula nos pacientes tratados com cirurgia isolada versos aqueles tratados com cirurgia e radioterapia pós-operatória. A taxa de recorrência acima da clavícula foi de 39% após a cirurgia isolada, com o oposto para a taxa de recorrência de 11% após a cirurgia e radioterapia pós-operatória.

Área Pós-Cricóidea

Dados prognósticos na literatura especificamente para a área pós-cricóidea são limitados. Conforme outros sublocais da hipofaringe, a radioterapia isolada pode ser adequada para lesões precoces, porém a ressecção cirúrgica com radioterapia pós-operatória oferece resultados superiores. Farrington *et al.* (55) relataram a sobrevida em 5 anos por causa específica em apenas 22% nos pacientes com câncer da área pós-cricóidea tratados com radioterapia primária. Esse estudo também encontrou que a sobrevida diminui significativamente com lesões maiores do que 2 cm de comprimento. Para tumores maiores do que 4 cm de comprimento, a sobrevida em 5 anos foi menor do que 5%. A paralisia da prega vocal também foi encontrada como um fator prognóstico ruim.

Stell *et al.* (56) relataram uma sobrevida de 5 anos de 38% nos pacientes com câncer da área cricóidea tratados seja com radioterapia primária seja com cirurgia. Os pacientes tratados com radioterapia primária tinham na maioria das vezes lesões T1 e T2 e aqueles tratados com cirurgia tinham tumores maiores do que 5 cm, doença regional positiva, ou lesões recorrentes após a radioterapia primária. A partir desses dados, os autores sugerem que, para lesões avançadas da área pós-cricóidea, a ressecção cirúrgica oferece um resultado superior, se comparada com a radioterapia.

Harrison e Thompson (13) revisaram uma série de 101 pacientes com câncer hipofaríngeo tratados com ressecção cirúrgica, reconstrução com tubo gástrico e radioterapia pós-operatória. Das lesões, 66% foram localizadas na área pós-cricóidea. A sobrevida de 5 anos foi de 58% nesse estudo. Embora o resultado dessa série seja mais favorável do que os índices de sobrevida relatados em outros estudos, ele enfatiza a necessidade de terapia combinada nas lesões avançadas da área pós-cricóidea.

RECONSTRUÇÃO

Para pequenos defeitos resultantes da ressecção de lesões pequenas, o fechamento primário ou os enxertos de pele podem ser suficientes. A confecção de um tubo da mucosa faríngea remanescente para alcançar o fechamento primário deve ser desencorajada quando menos do que 2 cm da mucosa permanecem, devido à possibilidade de estenose. Nessa situação, o defeito subtotal pode ser reparado em uma forma de retalho utilizando-se o retalho miocutâneo do peitoral maior ou retalhos fasciocutâneos como o retalho livre do antebraço radial ou retalho ântero-lateral da coxa (57,58). Outra opção é excisar a mucosa remanescente e realizar uma reconstrução circunferencial. Em geral, o retalho do peitoral maior não deve ser utilizado para a reconstrução hipofaríngea quando a laringe é poupada. O volume e a natureza imóvel do retalho do peitoral maior pode predispor esses pacientes à aspiração intratável.

A reconstrução após a faringectomia total é melhor realizada com a utilização da transferência de tecido livre, microvascular. A opção reconstrutora de escolha é o enxerto livre jejunal ou retalho livre fasciocutâneo em tubo, tal como retalho livre do antebraço radial ou retalho ântero-lateral da coxa (59,60). Os defeitos a partir da nasofaringe até o estreito superior do tórax podem ser reconstruídos com este método. O enxerto livre jejunal, o qual permite deglutição precoce, está associado à baixa incidência de estenose e fístula (59,60). Quando a faringoesofagectomia total é necessária, o método reconstrutor de escolha é o procedimento com tubo gástrico (61). A necessidade de cirurgia abdominal maior e de dissecção mediastínica posterior, entretanto, resulta em morbidade operatória de 50% e taxa de mortalidade de 10% (13). Outra opção nesta situação é a utilização do jejuno pediculado ou interposição do cólon. Essas reconstruções pediculadas entéricas, com freqüência, exibem insuficiência arterial na extremidade distal do conduto entérico (extremidade oral), necrose do enxerto, e pode ocorrer gotejamento. Para contornar esse problema, a "sobrecarga" do suprimento arterial para a extremidade distal do conduto entérico pode ser realizada, onde o suprimento vascular adicional para essa área é estabelecido via anastomose microvascular. Dessa forma, o jejuno pediculado terá suprimento vascular a partir do pedículo vascular original assim como o suprimento vascular aumentado para a extremidade distal do conduto (62,63). Quando a técnica de "sobrecarga" foi utilizada para aumentar o suprimento vascular aos condutos entéricos em 82 casos de reconstruções faríngeas e esofágicas, Sekido *et al.* (63) relataram um índice de falha do enxerto de apenas 2%. Não importa qual método de reconstrução seja utilizado, a segurança oncológica não deve ser comprometida em favor de uma opção de reconstrução em particular.

A comparação dos resultados funcionais após a reconstrução hipofaríngea é difícil por causa da falta de uniformidade na avaliação desses parâmetros em vários estudos. Em geral, a restauração do tubo G independente da deglutição após as reconstruções, seja com retalhos fasciocutâneos ou retalho entérico (p. ex., retalho livre jejunal), pode ser alcançada em mais do que 85% dos pacientes (64–67). Alguns estudos sugerem, entretanto, que o retalho livre jejunal pode resultar em melhor capacidade de deglutição comparado com o retalho livre do antebraço radial. Em um estudo de Disa *et al.* (67), a capacidade para tolerar dieta irrestrita após reconstrução hipofaríngea seja com retalho livre do antebraço radial seja com retalho livre jejunal foi examinada. Embora o retalho livre jejunal fosse reservado para reconstruir apenas defeitos circunferenciais, esse método resultou em uma porcentagem mais elevada de pacientes tolerando uma dieta irrestrita do que aqueles possuindo reconstrução de retalho livre do antebraço radial (66% *versus* 51%) (67).

A restauração da fala após reconstrução hipofaríngea pode ser alcançada com a utilização de punção traqueoesofágica (PTE). A qualidade da fala do PTE após reconstrução hipofaríngea, entretanto, é geralmente inferior à da fala com PTE nos pacientes após laringectomia que não requerem reconstrução hipofaríngea. A qualidade vocal dos pacientes que tenham tido reconstrução hipofaríngea é descrita com freqüência como de baixo volume e "úmida" (68). Estudos múltiplos também mostram que, embora a freqüência fundamental e o nível de intensidade da fala com PTE não sejam estatisticamente diferentes entre aqueles que requeriam reconstrução hipofaríngea e entre aqueles que não a fizeram, o grupo com reconstrução consistentemente conseguiu ser menor nos vários parâmetros qualitativos (69,70). Todavia, deve ser enfatizado que a restauração adequada e confiável da voz pode ser alcançada na maior parte dos pacientes após reconstruções hipofaríngeas.

COMPLICAÇÕES

Em geral, as complicações associadas a cirurgias maiores em outros locais de câncer de cabeça e pescoço também se aplicam ao período pós-operatório após laringofaringectomia (Tabelas 47.6 e 47.7). A maior parte das complicações precoces após a ressecção dos tumores hipofaríngeos é resultado de fístula no local do fechamento faríngeo. Estado nutricional pré-operatório do paciente, história de radioterapia prévia, assim como o tipo de opção reconstrutora utilizado todos podem ter influência no desenvolvimento da fístula faríngea. Fatores intra-operatórios, tais como um fechamento apertado causado pela mucosa disponível inadequada ou pela presença de tumor na margem de ressecção, também irão levar ao desenvolvimento da fístula faríngea. Infecção, hemorragia e rompimento dos ferimentos da pele também são comuns nestes pacientes de alto risco.

A obstrução da via aérea geralmente é uma preocupação no período pós-operatório precoce dos pacientes que são dependentes de traqueostomia. Um bom cuidado de enfermagem e a sucção contínua do tubo da traqueostomia podem contornar esses problemas. Uma complicação tardia após a cirurgia para o câncer hipofaríngeo é a aspiração, a qual, se severa, pode levar à pneumonia. A reabilitação da deglutição sob a supervisão de

TABELA 47.6 COMPLICAÇÕES

INFECÇÃO DO FERIMENTO

Hemorragia
Fístula
Aspiração
Restrição

TABELA 47.7 CUIDADO DE EMERGÊNCIA

Obstrução
Via aérea
Traqueotomia
Debridamento a *laser*
Esôfago
Tubo de alimentação
Ressuscitação com fluido
Desimpactação
Hemorragia
Fonte isolada
Angiografia
Embolização
Ligação cirúrgica

um terapeuta da fala ou da deglutição é obrigatória para esses pacientes. Dificuldades da deglutição também podem ser o resultado de estenose após reconstruções circunferenciais e podem requerer dilatação repetida em uma situação ambulatorial.

PONTOS IMPORTANTES

- Pacientes com câncer hipofaríngeo com freqüência possuem problemas médicos associados à utilização de tabaco, ao abuso de álcool e à má nutrição.
- Características patológicas do câncer hipofaríngeo incluem propensão para disseminação submucosa e lesões satélites.
- A drenagem linfática da hipofaringe inferior inclui os linfonodos paratraqueais. Os linfonodos retrofaríngeos também são com freqüência envolvidos nas lesões hipofaríngeas, especialmente para lesões da parede hipofaríngea posterior.
- A alta incidência de metástases cervicais determina o tratamento das bases linfáticas cervicais, incluindo a retrofaringe, por radioterapia ou dissecação do pescoço em virtualmente todos os estádios do câncer hipofaríngeo.
- Embora as lesões precoces da parede hipofaríngea posterior possam ser cirurgicamente ressecadas, isso invariavelmente leva ao comprometimento funcional por causa da remoção do plexo faríngeo. Portanto, a radioterapia definitiva pode ser mais apropriada para essas lesões.
- A ressecção cirúrgica (laringectomia total com faringectomia parcial ou total) com radioterapia adjuvante permanece o padrão-ouro para o tratamento das lesões hipofaríngeas avançadas. Abordagens de preservação do órgão utilizando quimioterapia e radioterapia, entretanto, se estabeleceram como alternativas terapêuticas válidas para os pacientes com lesões hipofaríngeas avançadas.
- Muitos tipos de métodos reconstrutores estão disponíveis para a reconstrução hipofaríngea. A escolha da reconstrução ideal depende da experiência do cirurgião e da técnica que irá resultar no resultado mais funcional.
- A restauração bem-sucedida da função incluindo deglutição e fala traqueoesofágica com freqüência é possível após a reconstrução hipofaríngea.

REFERÊNCIAS

1. Weber RS, Marvel J, Smith P, et al. Paratracheal lymph node dissection for carcinoma of the larynx, hypopharynx, and cervical esophagus. *Otolaryngol Head Neck Surg* 1993;108:11-17.
2. Johnson JT, Bacon GW, Myers EN, et al. Medial vs lateral wall pyriform sinus carcinoma: implications for management of regional lymphatics. *Head Neck* 1994;16:401-405.
3. Castelijns JA, Gerritsen GL, Kaiser MC, et al. Invasion of laryngeal cartilage by cancer: comparison of CT and MR imaging. *Radiology* 1988;167:199-206.
4. Becker M, Zbaren P, Laeng H, et al. Neoplastic invasion of the laryngeal cartilage: comparison of MR imaging and CT with histopathologic correlation. *Radiology* 1995;194:661-669.
5. Becker M, Zbaren P, Delavelle J, et al. Neoplastic invasion of the laryngeal cartilage: reassessment of criteria for diagnosis at CT. *Radiology* 1997;203:521-532.
6. Zbaren P, Becker M, Laeng H. Pretherapeutic staging of laryngeal carcinoma: clinical finding, computed tomography and magnetic resonance imaging compared with histopathology. *Cancer* 1996;77:1263-1273.
7. Merino OR, Lindberg RD, Fletcher CH. An analysis of distant metastases from squamous cell carcinoma of the upper respiratory and digestive tracts. *Cancer* 1977;40:145-151.
8. Leemans CR, Tiwari R, Nauta JJ, et al. Regional lymph node involvement and its significance in the development of distant metastases in head and neck carcinoma. *Cancer* 1993;71:452-456.
9. de Bree R, Deurloo EE, Snow GB, et al. Screening for distant metastases in patients with head and neck cancer. *Laryngoscope* 2000;110:397-401.
10. Houghton DJ, Hughes ML, Garvey C, et al. Role of chest CT scanning in the management of patients presenting with head and neck cancer. *Head Neck* 1998;20:614-618.
11. Wax MK, Myers LL, Gabalski EC, et al. Positron emission tomography in the evaluation of synchronous lung lesions in patients with untreated head and neck cancer. *Arch Otolatygol Head Neck Surg* 2002;128:703-707.
12. Teknos TN, Rosenthal EL, Lee D, et al. Positron emission tomography in the evaluation of stage III and IV head and neck cancer. *Head Neck* 2001;23:1056-1060.
13. Harrison DE Thompson AE. Pharyngolaryngoesophagectomy with pharyngogastric anastomosis for cancer of the hypopharynx: review of 101 operations. *Head Neck Surg* 1986;8:418-428.
14. Marks JE, Smith PC, Sessions DG. Pharyngeal wall cancer: a reappraisal after comparison of treatment methods. *Arch Otolaryngol* 1985;111:79-85.
15. Ward PH, Hanson DG. Reflux as an etiological factor of carcinoma of the laryngopharynx. *Laryngoscope* 1988;98:1195-1199.
16. Carpenter RJ 3rd, DeSanto LW, Devine KD, et al. Cancer of the hypopharynx. Analysis of treatment and results in 162 patients. *Arch Otolaryngol* 1976;102:716-721.
17. Ho CM, Ng WF, Lam KH, et al. Submucosal tumor extension in hypopharyngeal cancer. *Arch Otolaryngol Head Neck Surg* 1997;123: 959-965.
18. Hirano M, Kurita S, Tanaka H. Histopathologic study of carcinoma of the hypopharynx: implications for conservation surgery. *Ann Otol Rhinol Laryngol* 1987;96:625-629.
19. Kirchner JA, Owen JR. Five hundred cancers of the larynx and pyriform sinus. Results of treatment by radiation and surgery. *Laryngoscope* 1977;87:1288-1303.
20. Hahn SS, Spaulding CA, Kim JA, et al. The prognostic significance of lymph node involvement in pyriform sinus and supraglottic cancers. *Int J Radiat Oncol Biol Phys* 1987;13:1143-1147.
21. El Badawi SA, Goepfert H, Fletcher GH, et al. Squamous cell carcinoma of the pyriform sinus. *Laryngoscope* 1982;92:357-365.
22. Candela FC, Kothari K, Shah JP. Patterns of cervical node metastases from squamous carcinoma of the oropharynx and hypopharynx. *Head Neck* 1990;12:197-203.
23. Jones AS, Stell PM. Squamous carcinoma of the posterior pharyngeal wall. *Clin Otolaryngol* 1991;16:462-465.

24. Ballantyne Al. Principles of surgical management of cancer of the pharyngeal walls. *Cancer* 1967;20:663-667.
25. Amatsu M, Mohri M, Kinishi M. Significance of retropharyngeal node dissection at radical surgery for carcinoma of the hypopharynx and cervical esophagus. *Laryngoscope* 2001;111:1099-1103.
26. Teichgraber JF, McConnel FM. Treatment of posterior pharyngeal wall carcinoma. *Otolaryngol Head Neck Surg* 1986;94:287-290.
27. Somers KD, Merrick MA, Lopez ME, et al. Frequent p53 mutations in head and neck cancer. *Cancer Res* 1992;52:5997-6000.
28. Masuda M, Hirakawa N, Nakashima T, et al. Cyclin D1 overexpression in primary hypopharyngeal carcinoma. *Cancer* 1996;78:390-395.
29. Repassy G, Forster-Horvath C, Juhasz A, et al. Expression of invasion markers CD44v6/v3, NM23 and MMP2 in laryngeal and hypopharyngeal carcinoma. *Pathol Oncol Res* 1998;4:14-21.
30. Mineta H, Miura K, Takebayashi S, et al. Prognostic value of glucose transporter I expression in patients with hypopharyngeal carcinoma. *Anticancer Res* 2002;22:3489-3494.
31. van der Riet P, Nawroz H, Hruban RH, et al. Frequent loss of chromosome 9p21-22 early in head and neck cancer progression. *Cancer Res* 1994;54:1156-1158.
32. Mendenhall WM, Parsons JT, Cassisi NJ, et al. Squamous cell carcinoma of the pyriform sinus treated with radical radiation therapy. *Radiother Oncol* 1987;9:201-208.
33. Fein DA, Mendenhall WM, Parson IT, et al. Pharyngeal wall carcinoma treated with radiotherapy: impact of treatment technique and fractionation. *Int J Radiat Oncol Biol Phys* 1993;26:751-757.
34. Hamoir M, Ledeghen S, Rombaux P, et al. Conservation surgery for laryngeal and hypopharyngeal cancer. *Acta Otorhinolaryngol Belg* 1999;53:207-213.
35. Laccourreye O, Merite-Drancy A, Brasnu D, et al. Supracricoid hemilaryngopharyngectomy in selected pyriform sinus carcinoma stage as T2. *Laryngoscope* 1993;103:1373-1379.
36. Frank JL, Garb JL, Kay S, et al. Postoperative radiotherapy improves survival in squamous cell carcinoma of the hypopharynx. *Am J Surg* 1994;168:476-480.
37. Tupchong L, Scott CB, Blitzer PH, et al. Randomized study of preoperative versus postoperative radiation therapy in advanced head and neck carcinoma: long-term follow-up of RTOG study 73-03. *Int J Radiat Oncol Biol Phys* 1991;20:21-28.
38. Harrison DE. Pathology of hypopharyngeal cancer in relation to surgical management. *J Laryngol Otol* 1970;84:349-367.
39. Shah JP. Patterns of cervical lymph node metastasis from squamous carcinomas of the upper aerodigestive tract. *Am J Surg* 1990;160:405-409.
40. Hasegawa Y, Matsuura H. Retropharyngeal node dissection in cancer of the oropharynx and hypopharynx. *Head Neck* 1994;16:173-180.
41. Head and Neck Contract Program. Adjuvant chemotherapy for advanced head and neck squamous cell carcinomas. *Cancer* 1987;60:301.
42. Laramore GE, Scott CD, al-Sarraf M, et al. Adjuvant chemotherapy for resectable squamous cell carcinomas of the head and neck: report on intergroup study 0034. *Int J Radiat Oncol Biol Phys* 1992;23:705-713.
43. Pignon JP, Bourhis J, Domenge C, et al. Chemotherapy added to locoregional treatment for head and neck squamous-cell carcinoma: three meta-analysis of updated individual data. *Lancet* 2000;355:949-955.
44. Lefebvre JL, Chevalier D, Luboinski B, et al. Larynx preservation in pyriform sinus cancer: preliminary results of a European Organization for Research and Treatment of Cancer phase III trial. *J Natl Cancer Inst* 1996;88:890-899.
45. Forastiere AA, Berkely B, Moshe M, et al. Phase III trial to preserve the larynx: induction chemotherapy and radiotherapy versus concomitant chemoradiotherapy versus radiotherapy alone, Intergroup Trial R91-11 (abst). *Proc Am Soc Clin Oncol* 2001;20:20a.
46. Cooper JS, Pajak TF, Forastiere AA, et al. Postoperative concurrent radiotherapy and chemotherapy for high-risk squamous-cell carcinoma of the head and neck. *N Engl J Med* 2004;350:1937-1944.
47. Bernier J, Domenge C, Ozsahin M, et al. Postoperative irradiation with or without concomitant chemoradiotherapy for locally advanced head and neck cancer. *N Engl J Med* 2004;350:1945-1952.
48. Kraus DH, Zelefsky ML Brock HA, et al. Combined surgery and radiation therapy for squamous cell carcinoma of the hypopharynx. *Otolaryngol Head Neck Surg* 1997;116:637-641.
49. Kim S, Wu HG, Heo DS, et al. Advanced hypopharyngeal carcinoma treatment: results according to treatment modalities. *Head Neck* 2001;23:713-717.
50. Lefebvre JL, Castelain B, De la Torre JC, et al. Lymph node invasion in hypopharynx and lateral epilarynx carcinoma: a prognostic factor. *Head Neck Surg* 1987;10:14-18.
51. Julieron M, Kolb F, Schwaab G, et al. Surgical management of posterior pharyngeal wall carcinomas: function and oncologic results. *Head Neck* 2001;23:80-86.
52. Meoz-Mendez RT, Fletcher GH, Guillamondegui OM, et al. Analysis of the results of irradiation in the treatment of squamous cell carcinomas of the pharyngeal walls. *Int J Radiat Oncol Biol Phys* 1978;4:579-585.
53. Spector JG, Session DG, Emami B, et al. Squamous cell carcinoma of the pyriform sinus: a nonrandomized comparison of therapeutic modalities and long-term results. *Laryngoscope* 1995;105:397-406.
54. Vandenbrouck C, Eschwege E, De la Rochefordiere A, et al. Squamous cell carcinoma of the pyriform sinus: retrospective study of 351 cases treated at the Institut Gustave-Roussy. *Head Neck Surg* 1987;10:4-13.
55. Farrington WT, Weighill IS, Jones PH. Post-cricoid carcinoma (ten-year retrospective study). *J Laryngol Otol* 1986;100:79-84.
56. Stell PM, Carden EA, Hibbert H et al. Post-cricoid carcinoma. *Clin Oncol* 1978;4:215-226.
57. Rees RS, Ivey GL 3rd, Shack RB, et al. Pectoralis major musculocutaneous flaps: long-term follow-up of hypopharyngeal reconstruction. *Plast Resconst Surg* 1986;77:586-591.
58. Anthony JP, Singer MI, Mathes SJ. Pharyngoesophageal reconstruction using the tubed free radial forearm flap. *Clin Plast Surg* 1994;21:137-147.
59. Theile DE, Robinson DW, McCafferty GJ. Pharyngolaryngectomy reconstruction by revascularized free jejunal graft. *Aust N Z J Surg* 1986;56:849-852.
60. Reece GP, Schusterman MA, Miller MJ, et al. Morbidity and functional outcome of free jejunal transfer

60. reconstruction for circumferential defects of the pharynx and cervical esophagus. *Plast Reconstr Surg* 1995;96:1307-1316.
61. Hartley BE, Bottrill ID, Howard DJ. A third decade's experience with the gastric pull-up operation for hypopharyngeal carcinoma: changing patterns of use. *J Laryngol Otol* 1999;113:241-243.
62. Nagawa H, Seto Y, Nakatsuka T, et al. Microvascular anastomosis for additional blood flow in reconstruction after intrathoracic esophageal carcinoma surgery. *Am J Surg* 1997;173:131-133.
63. Sekido M, Yamamoto Y, Minakawa H, et al. Use of the "supercharge" technique in esophageal and pharyngeal reconstruction to augment microvascular blood flow. *Surgery* 2003;134:420-424.
64. Coleman JI 3rd, Tan KG Searles JM, et al. Jejunal free autograft; analysis of complications and their resolution. *Plast Recontr Surg* 1989;84:589-595.
65. Oniscu GC, Walker WS, Sanderson R. Functional results following pharyngolaryngoesophagectomy with free jejunal graft reconstruction. *Eur J Cardiothorac Surg* 2001;19:406-410.
66. Scharpf J, Escalmado RM. Reconstruction with radial forearm flaps after ablative surgery for hypopharyngeal cancer. *Head Neck* 2003;25:261-266.
67. Disa JJ, Pusic AL, Hidalgo DA, et al. Microvascular reconstruction of the hypopharynx: defect classification, treatment algorithm, and functional outcome based on 165 consecutive cases. *Plast Reconstr Surg* 2003;111:652-660.
68. Surkin MI, Lawson W, Biller HE Analysis of the methods of pharyngoesophageal reconstruction. *Head Neck* 1984;6:953-970.
69. Mendelsohn M, Morris M, Gallagher R. A comparative study of speech after total laryngectomy and total laryngopharyngectomy. *Arch Otolaryngol Head Neck Surg* 1993;119:508-510.
70. Deschler DG, Doherty ET, Reed CG, et al. Tracheoesophageal voice following tubed free radial forearm flap reconstruction of the neopharynx. *Ann Otol Rhinol Laryngol* 1994;103:929-936.

CAPÍTULO 48

Câncer Esofágico Cervical

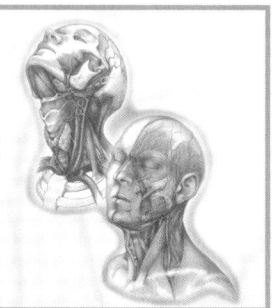

Jonas T. Johnson

ANATOMIA

O esôfago cervical é aquela área do esôfago situada superior ao manúbrio. A margem superior é o músculo cricofaríngeo, e seu limite inferior é a incisura supra-esternal. O comprimento preciso do esôfago cervical varia; alguns pacientes com cifose grave possuem pequeno ou nenhum esôfago superior ao esterno.

O esôfago é coberto por toda a parte por uma camada de epitélio escamoso estratificado. Debaixo da mucosa está uma camada submucosa ou areolar, então uma camada muscular composta de uma camada longitudinal externa e uma circular interna. No esôfago cervical, essa camada muscular é de músculo estriado (em contraste com o esôfago inferior, o qual é largamente de músculo liso). O suprimento arterial do esôfago cervical é derivado a partir do ramo tireóideo do tronco tireocervical; a drenagem venosa é para a veia tireóidea inferior. O suprimento nervoso é derivado a partir dos troncos simpáticos. As fibras simpáticas e parassimpáticas formam os plexos entre as camadas da membrana muscular, a qual serve para mediar o peristaltismo.

A drenagem linfática do esôfago cervical move-se para os linfonodos paratraqueais, de onde eles podem passar também superiormente, para a união dos linfáticos da faringe e terminar na cadeia jugular interna dos nodos, ou inferiormente, para drenar no mediastino superior.

FISIOLOGIA

A participação ativa na deglutição é a função do esôfago cervical. O músculo cricofaríngeo, localizado no aspecto superior do esôfago cervical, atua como o esfíncter esofágico superior. O reflexo de relaxamento coordenado do músculo cricofaríngeo é crítico para a fisiologia normal de deglutição. A dilatação do cricofaríngeo resulta na iniciação da onda peristáltica esofágica. O tônus de repouso normal do cricofaríngeo atua para prevenir ou reduzir o refluxo dos conteúdos esofágicos na hipofaringe.

EPIDEMIOLOGIA

O carcinoma esofágico contribui para menos do que 1% das malignidades recentemente diagnosticadas nos Estados Unidos a cada ano, porém a incidência varia grandemente ao redor do mundo (1). Aproximadamente 14.000 novos casos são diagnosticados anualmente; o câncer esofágico cervical é apenas uma fração desse total. Aproximadamente 13.000 mortes por ano são atribuídas ao câncer esofágico (1). O câncer do esôfago é 80 vezes mais comum no meio leste, leste e meridional da África, e norte da China (2). A utilização do álcool e do tabaco possui uma relação causadora bem definida para o risco de carcinoma esofágico. Em um estudo, o risco para um fumante pesado foi de 4,5 vezes do que para o não fumante, não etilista, enquanto que do etilista pesado o risco foi de 11 vezes. A sinergia aparente entre o tabaco e o álcool utilizado é demonstrada pelo fato de que o risco nas pessoas que tanto bebem como fumam pesadamente é acima de 100 vezes (3).

Alguns estudos têm sugerido que as nitrosaminas podem estar associadas ao aumento do risco de carcinoma esofágico (4). A tilose, uma característica pessoal autossômica dominante na qual ocorre marcado engrossamento das palmas e das solas, tem sido associada a um alto risco de desenvolvimento de carcinoma esofágico aos 65 anos de idade (8). Similarmente, pacientes com uma história de câncer de cabeça e pescoço ou acalasia possuem uma incidência aumentada de carcinoma do esôfago. O desenvolvimento de um carcinoma esofágico tem sido amplamente relatado em uma porcentagem significativa de pacientes com tumor primário em um outro local de mucosa na cabeça e pescoço. Além disso, um paciente com câncer esofágico cervical possui risco aumentado de desenvolvimento de um segundo carcinoma primário, seja no pulmão seja no trato aerodigestivo superior.

A maior parte dos tumores envolvendo o esôfago cervical também se estende distalmente no esôfago torácico ou se origina na hipofaringe com extensão no esôfago cervical. O carcinoma limitado ao esôfago cervical é raro. Manobras diagnósticas precisam ser dirigidas para identificar a extensão total do envolvimento do tumor de forma que o planejamento terapêutico e a reconstrução, quando a excisão é apropriada, possam ser adequadamente coordenados.

O tumor mais comumente encontrado no esôfago cervical é o carcinoma de célula escamosa (5). O adenocarcinoma ocasionalmente é encontrado no esôfago, porém ele surge também a partir da mucosa gástrica encontrada próxima da junção gastresofágica ou nas glândulas mucosas embebidas no epitélio do esôfago. O esôfago de Barrett (o epitélio colunar associado a esofagite de refluxo de estadiamento longo) tem sido associado a adenocarcinoma. Cerca de 5% das pessoas com refluxo gastresofágico podem desenvolver esôfago de Barrett, e 5% daquele grupo pode desenvolver uma malignidade (6). Essas lesões são quase sempre no esôfago distal. O adenocarcinoma do esôfago cervical tem sido relatado na mucosa gástrica heterotópica (7).

AVALIAÇÃO

Apresentação Clínica

A disfagia é o sintoma primário do carcinoma esofágico cervical (9). Essa queixa particularmente comum, entretanto, mimetiza diversos problemas mais comuns e inócuos e com freqüência é negligenciada, a menos que o paciente desenvolva disfagia para alimento sólido ou obstrução completa do trato alimentar, com perda de peso resultante levando à caquexia e, ocasionalmente, à pneumonia de aspiração.

O diagnóstico do carcinoma esofágico deve ser considerado em um paciente com uma história de disfagia persistente. A falha de medicações anti-refluxo pode estimular a avaliação precocemente. O achado anormal mais comum é uma massa no pescoço (21%) (9). A laringoscopia pode mostrar a união de secreções na hipofaringe. A paralisa da prega vocal é uma indicação do envolvimento do nervo laríngeo recorrente pela penetração transmural direta do nervo pelo tumor. A paralisia bilateral da prega vocal pode precipitar uma obstrução súbita da via aérea ou dispnéia ao esforço; a penetração transmural da traquéia pelo tumor deve ser considerada um sinal extremamente tardio.

Conforme mencionado, a presença do carcinoma de célula escamosa esofágico freqüentemente está associada ao câncer de cabeça e pescoço. Tem-se percebido que isso é atribuído à exposição a carcinógenos comuns, os mais importantes dos quais são o álcool e o tabaco. Em um relato de 25 pacientes com malignidade sincrônica de cabeça e pescoço e carcinoma de célula escamosa esofágico, a distribuição por gênero, a localização do tumor e os achados histológicos foram similares nos dois grupos. Os pacientes com câncer sincrônico eram mais jovens do que aqueles que possuíam um tumor solitário. Os índices de sobrevida em 5 anos para os pacientes tratados para tumores sincrônicos (17%) não foram diferentes daqueles para os pacientes tratados para um tumor solitário (14%) (10). Esforços devem ser feitos para determinar se tumores pareados dividem uma origem comum. Outro estudo de 16 pacientes com câncer de cabeça e pescoço e padrões de câncer esofágico da perda do alélico nos braços cromossômicos 3p, 9p e 17p foi empreendido. Em 14 desses casos (87%), os tumores pareados tinham padrões discordantes de perda alélica, sugerindo que não são relacionados clonalmente (11).

Testes de Laboratório

Esforços diagnósticos incluem cine-esofagografia, tomografia computadorizada (TC), ou ressonância magnética (RM), e avaliação endoscópica com biopsia.

A cine-esofagografia com bário deve ser utilizada rotineiramente para avaliar pacientes com disfagia cervical. A presença de tumor pode ser sugerida pela irregularidade característica da mucosa. O fluoroscopista com freqüência pode suspeitar de penetração transmural do tumor com envolvimento das estruturas adjacentes. Ele ou ela devem observar a mobilidade com peristaltismo do esôfago conforme ele se relaciona às estruturas fixadas, como a coluna vertebral. A cine-esofagografia de contraste oferece ao radiologista a oportunidade de determinar se o esôfago está fixado à fáscia pré-vertebral, um sinal de inoperabilidade relativa. A esofagoscopia com contraste é provavelmente superior à TC ou à RM na delineação da extensão cefalocaudal do envolvimento da mucosa. Pacientes com obstrução completa ou próxima de completa do esôfago não devem ser submetidos a estudos de deglutição de contraste por causa do potencial para aspiração.

Tanto a TC quanto a RM realçadas com contraste são potencialmente úteis para definir a profundidade de invasão do tumor e a presença de adenopatia (12,13).

Cirurgia Diagnóstica

A avaliação endoscópica sob anestesia geral permite ao cirurgião a oportunidade de acessar a margem superior do tumor e sua relação para o aspecto posterior da cartilagem cricóidea e cartilagens aritenóideas. A esofagoscopia também dá ao cirurgião a oportunidade para avaliar a extensão distal da doença da mucosa. Pacientes com obstrução ou suboclusão do lúmen esofágico com freqüência não podem ser manipulados com instrumentos seguramente, entretanto os limites distais da lesão precisam ser estimados utilizando-se técnicas de imagem. A biopsia deve ser obtida para confirmação histológica.

Para pacientes com perda de peso grave ou obstrução esofágica quase total devem ser propostas gastrostomia ou jejunostomia precoces. Deve ser tomado cuidado, entretanto, para assegurar que essa manobra não irá comprometer as alternativas reconstrutoras subseqüentes. Por exemplo, a inserção da gastrostomia pode interferir com a reconstrução com tubo gástrico. Quando as circunstâncias permitem, um tubo de alimentação de diâmetro pequeno ocasionalmente pode ser inserido por via nasogástrica no momento da avaliação endoscópica. Sob algumas circunstâncias, a esofagografia com contraste completa pode ser realizada nos pacientes com obstrução quase total e aspiração pelo tracionamento do tubo nasogástrico no esôfago proximal e instilação de bário.

As metástases para linfonodos são um aspecto importante do estadiamento nos pacientes que se apresentam com câncer do esôfago cervical. Potencialmente, linfonodos nas cadeias cervicais, mediastino superior ou rede de drenagem celíaca podem estar envolvidos. Relatos sugerem que a biopsia por aspiração com agulha fina guiada por ultra-som é efetiva na marcação dessa avaliação dos linfonodos cervicais (14). A biopsia endoscópica guiada por ultra-som pode ser apropriada nos pacientes com linfonodos mediastínicos ou celíacos (15). A ultra-sonografia pode desempenhar um papel na decisão de se realizar o esvaziamento de linfonodo cervical nos pacientes com câncer esofágico. A Tabela 48.1 proporciona um resumo das considerações diagnósticas.

Estadiamento

O estadiamento do carcinoma do esôfago cervical é idêntico àquele para o esôfago intratorácico. Tis indica carcinoma *in situ*. O tumor que envolve 5 cm ou menos do comprimento esofágico sem obstrução e que demonstra nenhum envolvimento circunferencial ou transmural é T1. Um tumor T2 envolve mais do que 5 cm do comprimento esofágico sem disseminação extra-esofágica, ou qualquer tumor que produza obstrução ou envolva a circunferência inteira do esôfago sem disseminação extra-esofágica. T3 é qualquer tumor com disseminação extra-esofágica.

TABELA 48.1 — DIAGNÓSTICO
CARCINOMA ESOFÁGICO

História
- Abuso de tabaco
- Abuso de álcool
- Acalasia
- Síndrome de Plummer-Vinson
- Câncer prévio de cabeça e pescoço

Exame físico
- Paralisia da prega vocal
- Endoscopia
- Obstrução do lúmen
- Mucosa irregular

Radiografia
- Videoesofagografia
- Imagem de ressonância magnética
- Tomografia computadorizada
- Aspiração com agulha fina guiada por ultra-som

O sistema de classificação linfonodal difere do sistema utilizado para os locais da cabeça e do pescoço. N0 indica sem linfonodos clinicamente palpáveis. N1 indica linfonodos móveis unilaterais e N2 indica nodos móveis bilaterais. Linfonodos fixados são designados N3.

TRATAMENTO

O planejamento do tratamento precisa incluir a consideração da extensão cefalocaudal do tumor, penetração transmural para envolver estruturas adjacentes, envolvimento laríngeo, presença ou ausência de doença metastática e as alternativas de reconstrução disponíveis, devendo a cirurgia ser realizada. A Tabela 48.2 resume as opções de tratamento.

Esforços direcionados aos pacientes com câncer incurável do esôfago cervical são frustrados pela obstrução esofágica, com resultante aspiração e, eventualmente, pneumonia ameaçando a vida. A nutrição pode ser mantida através de tubo de alimentação, com mais freqüência estabelecido através de gastrostomia. A aspiração das secreções do trato aerodigestivo superior, entretanto, pode criar sintomas que requerem in-

TABELA 48.2 — TRATAMENTO
CARCINOMA ESOFÁGICO

Extensão para a área pós-cricóidea determina laringectomia
Envolvimento do esôfago torácico determina esofagectomia total
Reconstrução com tubo gástrico é a reconstrução preferida
Quimioterapia e radiação são utilizadas como um paliativo dos pacientes com carcinoma avançado

tervenção. O denominador final comum é a morte por aspiração e pneumonia. O sofrimento acompanhando esta doença lentamente progressiva causada pela aspiração da saliva, com freqüência, requer intervenção cirúrgica. Com a obstrução do trato alimentar, todas as secreções precisam ser expectoradas e os pacientes descobrem que eles não podem assumir a posição supina nem dormir confortavelmente. A traqueotomia permite melhorar o cuidado de enfermagem; entretanto, a separação laringotraqueal pode ser requerida para permitir ao paciente reclinar e dormir confortavelmente. Em relação a isso, nós temos verificado que a técnica descrita por Lindeman é efetiva (Fig. 48.1) (16). Ela pode ser feita sob anestesia local com morbidade limitada. Ela resulta em um traqueostoma permanente e ausência subseqüente da fala laríngea, porém a maior parte dos pacientes acha-a de longe superior à aspiração terminal crônica.

A esofagectomia, ou laringofaringoesofagectomia, para os pacientes com carcinoma incurável do esôfago cervical raramente é indicada. Ela oferece pequena melhora na qualidade de vida ou na duração da vida sobre o desempenho do procedimento de Lindeman isolado. Em alguns pacientes, a disfagia pode ser amenizada com dilatação endoscópica e inserção de uma prótese no esôfago (17,18).

Tratamento Não-Cirúrgico do Câncer Esofágico Cervical

Carcinoma Esofágico Avançado

Pacientes com evidência de doença metastática devem ser considerados incuráveis e tratados com intenção paliativa, como devem ser os pacientes com envolvimento transmural da fáscia pré-vertebral, traquéia ou artérias carótidas.

Avanços no tratamento de tumores sólidos com quimioterapia e radioterapia combinadas têm resultado em diversos relatos encorajadores. Protocolos utilizando 5-fluorouracil e cisplatina com radioterapia combinada têm resultado em resposta local completa em 91% dos pacientes. A sobrevida projetada de 5 anos foi de 55% (19-23).

Carcinoma Esofágico Cervical Operatório

Infelizmente, é raro encontrar o carcinoma de célula escamosa do esôfago cervical pequeno, discreto, bem circunscrito. A terapia fotodinâmica (TFD), entretanto, pode ser especialmente efetiva nos pacientes com lesões superficiais (24). Lesões envolvendo a mucosa pós-cricóidea ou com envolvimento transmural do nervo laríngeo recorrente ou traquéia proximal e cricóidea são mais

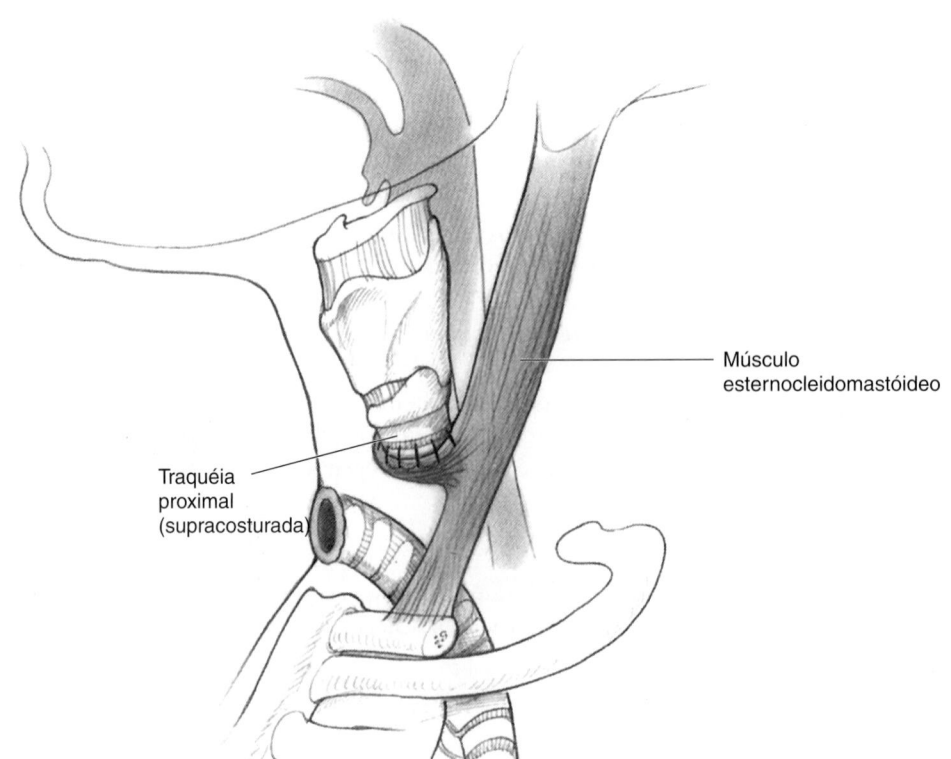

Figura 48.1

O procedimento de Lindeman efetivamente alcança a separação aerodigestória total pela criação de um estoma endotraqueal. A traquéia proximal é supracosturada. Esta linha de sutura deve ser reforçada com um retalho de músculo desenvolvido a partir do músculo esternocleidomastóideo adjacente.

bem tratadas com ressecção requerendo laringofaringectomia total com ressecção do esôfago cervical.

A partir de uma perspectiva histórica, a reconstrução dos defeitos envolvendo o esôfago cervical total ou, mais comumente, defeitos que envolvem laringe, faringe e esôfago, tem se apresentado aos cirurgiões como um desafio formidável. A reconstrução dirigida dos defeitos faringoesofágicos tem se tornado largamente relegada à perspectiva histórica.

A taxa de sobrevida dos pacientes que requerem reconstrução esofágica cervical total para o carcinoma avançado da hipofaringe e esôfago cervical é ruim. As taxas de sobrevida livre de doença de 2 anos são ruins (9% a 39%) (25,26). O cirurgião não pode predizer com exatidão quais pacientes irão ter controle da doença, porém, a partir de um ponto de vista estatístico, é claro que a maior parte dos pacientes esttá sendo tratada com paliação. A introdução de técnicas reconstrutoras seguras, confiáveis, de um estádio representa um avanço maior, porque elas permitem paliação significativa. Tumores obstrutivos dolorosos causando aspiração podem ser ressecados, acompanhados da separação aerodigestória, e a reconstrução é realizada em um estádio único. Quando isso pode ser realizado sem complicações significativas, a paliação verdadeiramente significativa é alcançada. Permanece para pesquisas futuras desenvolver terapias adjuvantes efetivas para melhorar o índice de sobrevida para aqueles pacientes atormentados com essa doença. Alternativas reconstrutoras modernas permitem a substituição circunferencial da laringe em um único estádio.

Retalhos pediculados tubulares oferecem o potencial de reconstrução com tecido adquirido a partir da região adjacente (p. ex., retalhos miocutâneos do peitoral maior ou do grande dorsal) (Fig. 48.2).

As maiores vantagens da reconstrução com retalho do peitoral maior são que ela evita um procedimento intra-abdominal, reduz o tempo de operação e não requer reposicionamento do paciente para o enxerto colhido. As desvantagens incluem dificuldade de confecção de tubo de 360 graus do enxerto por causa do volume excessivo, o qual pode levar a formação de fístula, cicatrização retardada do ferimento e seqüela pós-operatória de estenose. Essas complicações podem ser bastante reduzidas ou evitadas, entretanto, pela utilização de um *stent* salivar secundário; o retalho é modelado em forma de tubo em torno do *stent*, o qual é deixado no lugar por aproximadamente 2 semanas pós-operatoriamente (27,28).

O esôfago pode ser recolocado ou desviado com o cólon. O cólon direito é mobilizado na artéria mesentérica superior. Na maior parte das circunstâncias, isso permite uma anastomose a ser feita na faringe. O cólon distal é então trazido para o estômago. Esta técni-

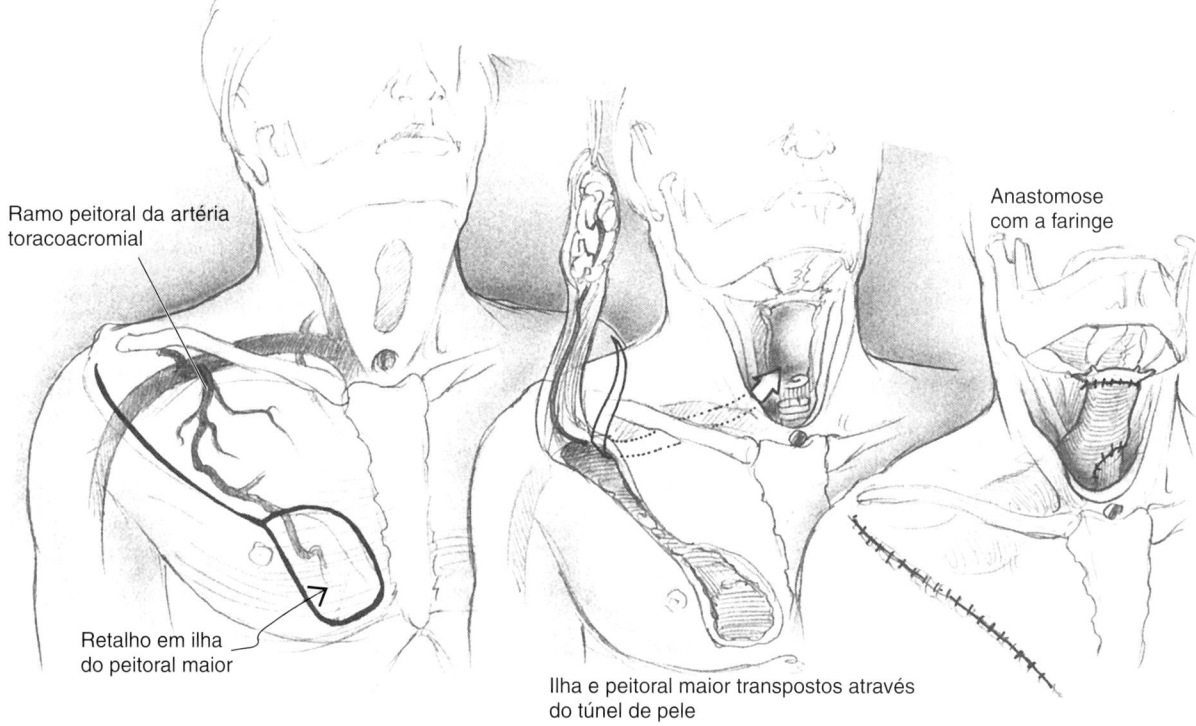

Figura 48.2

O retalho miocutâneo do peitoral maior tem sido expandido com sucesso na reconstrução primária de estádio único dos ferimentos maiores de cabeça e pescoço. O volume desse retalho é uma desvantagem relativa na reconstrução do esôfago cervical.

ca (Fig. 48.3) tem sido utilizada por mais de 50 anos. As vantagens potenciais são a reconstrução em um estádio, não necessitando de tecnologia microvascular. A interposição do cólon, entretanto, tem sido associada a uma incidência significativa de infecção pós-operatória, algumas vezes resultando na mortalidade operatória. Conseqüentemente, o cólon geralmente é colocado em uma bolsa subcutânea anterior ao esterno, de forma que, se a necrose ocorrer, pode ser menos provável de resultar em uma complicação ameaçadora da vida. A interposição do cólon não está adaptada de forma ideal para a reconstrução do esôfago cervical e não é considerada atualmente a primeira escolha de alternativa reconstrutora.

A reconstrução com tubo gástrico e a anastomose faringogástrica (Fig. 48.4) oferecem diversas vantagens, a primeira das quais é a criação de uma anastomose única. O estômago é trazido através do mediastino posterior utilizando-se uma dissecção romba sem toracotomia. O duodeno é mobilizado por uma manobra de Kocher. Isso permite que o fundo do estômago seja anastomosado na nasofaringe, se necessário. A vagotomia e a piloroplastia são requeridas. Um tubo de jejunostomia é inserido no momento do procedimento abdominal e utilizado durante a convalescença. A principal desvantagem deste procedimento é a morbidade causada durante a parte mediastínica do procedimento, o qual com freqüência resulta em pneumotórax ou hemotórax. Esses problemas podem ser manejados com tubos de toracostomia. A contusão pulmonar é manejada expectativamente, e o sistema cardiorrespiratório é sustentado na unidade de terapia intensiva. O índice de mortalidade operatória estimado é de 5% a 15% (26,29).

Queixas gastrointestinais a longo prazo após reconstrução com tubo gástrico incluem saciedade precoce, vômitos e *dumping*. A estenose da anastomose faringogástrica pode ocorrer. A estenose é mais comumente associada a fístula anastomótica. Um estudo clínico randomizado prospectivo avaliou as anastomoses de um *versus* dois planos. O índice de fístula anastomótico foi similar (19% nos dois grupos); entretanto, a incidência de estenose fibrótica após a anastomose de um plano foi significativamente reduzida quando comparada com a estenose no grupo em que se usou procedimento de dois planos (30). Outros investigadores têm indicado que a fístula pós-operatória na anastomose e um grampeamento, em vez de uma anastomose manual, são fatores de risco independentes para o desenvolvimento de uma estenose (31). Fatores como radioterapia pré-operatória e diabetes melito são relatados como não-significativos (32).

Uma vantagem potencial é que a reconstrução com tubo gástrico superior com anastomose faringogástrica dá ao cirurgião a oportunidade de realizar esofagectomia total, a qual engloba as lesões que se estendem abaixo do esterno, e pode permitir ao cirurgião obter a margem mais ampla possível na lesão da mucosa.

A transferência livre do jejuno para reconstruir o esôfago cervical permanece uma técnica de escolha nos pacientes que não requerem ressecção do esôfago caudal ao tórax inferior (33). A retirada laparoscópcia do retalho livre jejunal tem sido descrita (34). Auto-enxerto jejunal pode ser utilizado para reconstruir o esôfago cervical sem laringectomia nos casos bem selecionados. Esta técnica é inapropriada com um tumor que envolve a laringe pós-cricóidea; a laringectomia é então necessária. Similarmente, esta técnica é inapropriada para os pacientes com extensão no esôfago torácico. Este grupo altamente selecionado de pacientes é

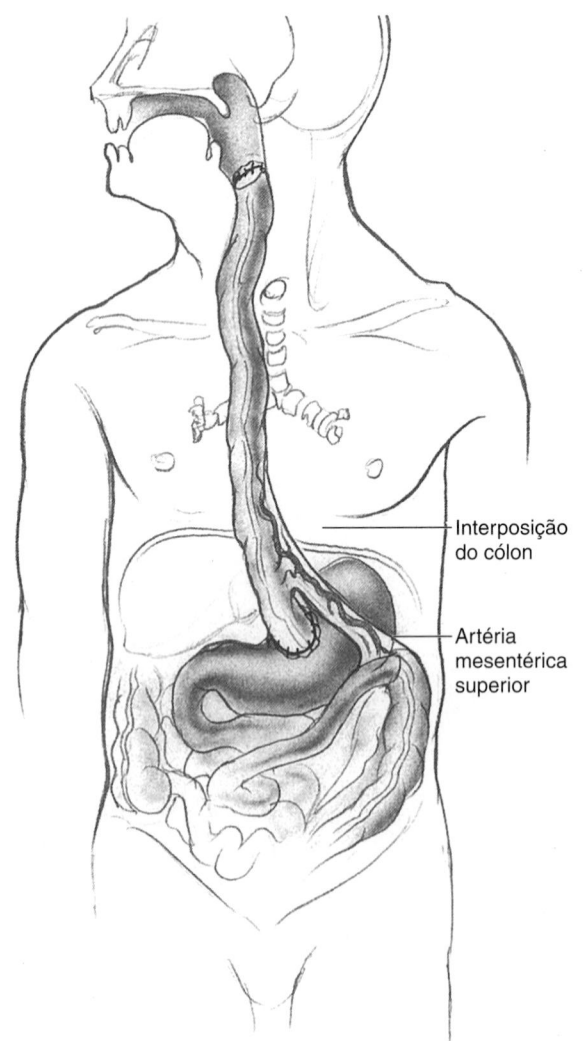

Figura 48.3

A interposição do cólon permite a reconstrução em um estádio ou *bypass* do contorno do esôfago inteiro. Uma alta incidência de complicações sépticas está associada a esse procedimento.

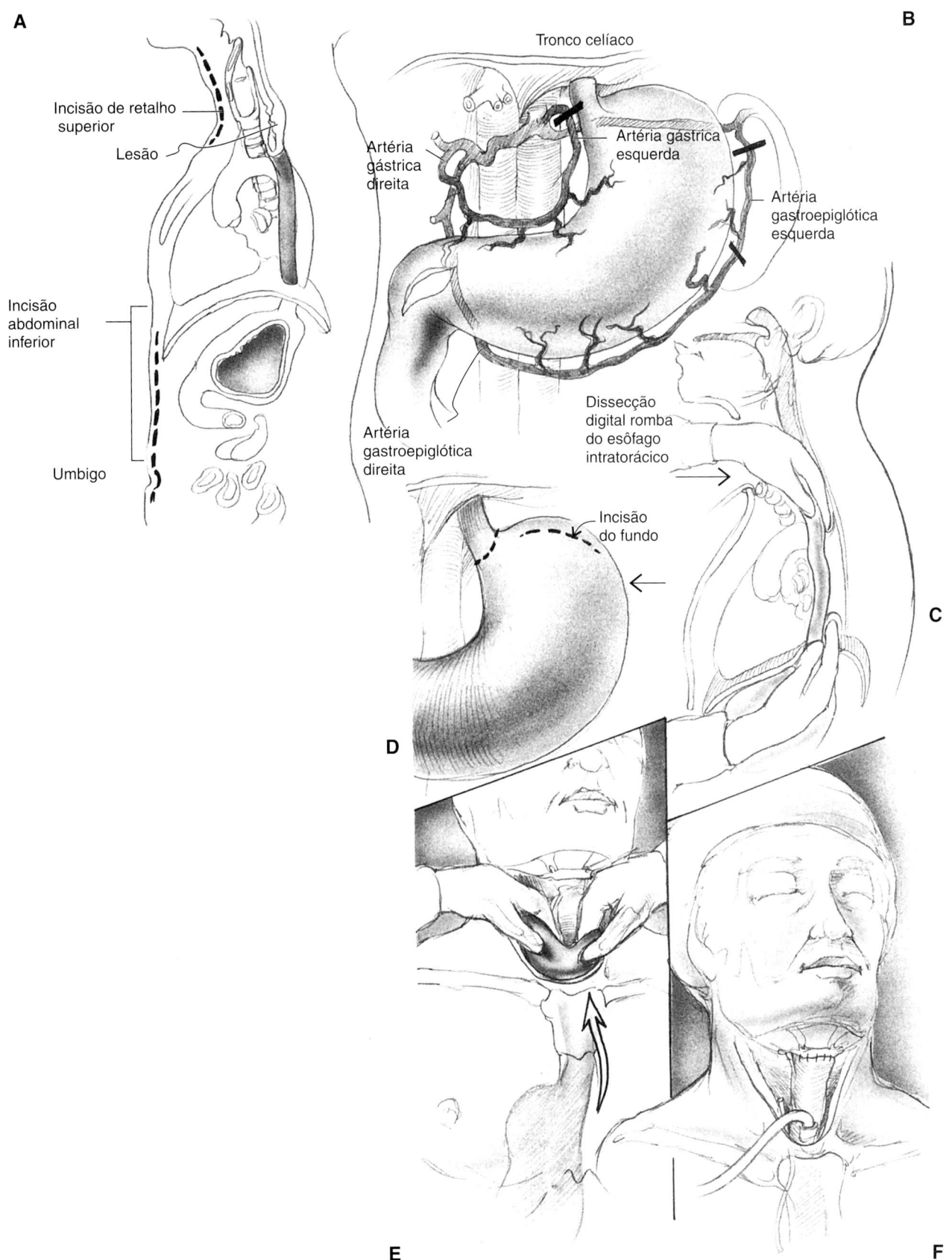

Figura 48.4
A: Tração gástrica para cima com anastomose faringogástrica é comumente utilizada para reconstruir defeitos esofágicos.
B: O procedimento intra-abdominal inclui vagotomia com piloroplastia. O duodeno é mobilizado com a manobra de Kocher.
C: O esôfago é removido sem toracotomia, utilizando dissecção bimanual transabdominal e transcervical. O estômago é trazido para cima através do tórax para o pescoço no mediastino posterior. **D:** O fundo é aberto para proporcionar o comprimento maior para a anastomose. **E:** Fundo no pescoço. **F:** Cirurgia do fundo.

caracterizado pelo diagnóstico de carcinoma de célula não escamosa. A propensão para disseminação mucosa nos pacientes com carcinoma de célula escamosa quase sempre requer uma ressecção mais estendida e radical para alcançar margens cirúrgicas livres. Retalhos livres fasciocutâneos (p. ex., o antebraço radial e lateral da coxa) também são opções reconstrutoras neste grupo seleto de pacientes. A principal vantagem desses retalhos sobre a transferência jejunal livre é que a laparotomia é evitada com seu potencial associado para complicações intra-abdominais (35).

Operações de primeiro estádio bem-sucedidas são alcançadas em 95% a 97% dos pacientes (36,37). As fístulas pós-operatórias ocorrem em 8% a 19%, dos quais a maior parte cicatriza espontaneamente sem intervenção cirúrgica adicional.

COMPLICAÇÕES

A deiscência da ferida operatória e a formação de fístula são as complicações vistas com mais freqüência nos pacientes possuindo esofagectomia cervical (Tabela 48.3). A drenagem adequada precisa ser estabelecida tão logo uma coleção subcutânea seja identificada. Idealmente, os drenos devem ser colocados intra-operatoriamente de forma que o material purulento não comprometa a boa limpeza traqueal. A maior parte das fístulas que se desenvolvem nos pacientes que não receberam radioterapia prévia irá fechar espontaneamente. A cicatrização por segunda intenção pode levar de 4 a 6 semanas, entretanto, e ela com freqüência está associada ao desenvolvimento de estenose do lúmen faríngeo. As fístulas que se desenvolvem nos pacientes que receberam radioterapia prévia de alta dose podem requerer esforços de reconstrução secundária. Nenhuma técnica única é uniformemente apropriada ou bem-sucedida. Em geral, as novas técnicas de transferência de tecido livre estão associadas a taxas de sucesso mais elevados, porém essas técnicas são as mais exigentes tecnicamente; elas requerem um tempo de operação mais longo e possuem o potencial aumentado para morbidade pós-operatória. A mobilização do tecido local nos pacientes que receberam radioterapia prévia é quase sempre frustrada pela fistulização recorrente. Conseqüentemente, a utilização de tecido vascularizado saudável é sempre sugerida. A estenose persistente da linha de sutura distal ocorre aproximadamente em 15% do tempo e geralmente irá responder à dilatação.

EMERGÊNCIAS

O desenvolvimento súbito de um hematoma pós-operatório com mais freqüência é evidenciado pelo rápido abaulamento da ferida operatória e por sangue vermelho brilhante fluindo dos drenos da ferida (Tabela 48.4). Isso com mais freqüência indica uma ligadura vascular deslocada; entretanto, na situação de uma reconstrução microvascular, o hematoma pode indicar rompimento anastomótico. O retorno imediato para a sala de operação é indicado para a exploração da ferida.

A trombose vascular após a transferência de tecido livre para reparo do esôfago cervical precisa ser tratada como uma emergência. Anastomoses microvasculares precisam ser cuidadosamente monitorizadas para determinar a adequação da reconstrução vascular. No caso de comprometimento vascular, o paciente precisa ser lavado rapidamente para a sala de operação e a anastomose microvascular reexplorada. Nossa experiência atesta que mais do que 90% dos auto-enxertos jejunais podem ser salvos utilizando-se esta técnica.

INFORMAÇÃO RECENTE IMPORTANTE

A braquiterapia com taxa de alta dose fracionada (ADF) isolada tem sido relatada como um método paliativo efetivo nos tumores esofágicos avançados (38). Uma abordagem paliativa alternativa pode ser a terapia fotodinâmica (TFD) (24).

A fístula anastomótica pós-operatória é a única fonte mais importante de morbidade, seja após anastomoses faringogástricas ou interposição jejunal. Anastomose manual parece ser mais confiável (31) quando uma anastomose faringogástrica é utilizada; um fechamento em plano único é tão confiável quanto um fechamento em dois planos e é menos freqüentemente associada a estenose anastomótica (30).

Avanços recentes nos procedimentos cirúrgicos minimamente invasivos têm estimulado os investiga-

TABELA 48.3 COMPLICAÇÕES CARCINOMA ESOFÁGICO

Complicação	Manejo
Infecção do ferimento	Drenar para prevenir
Fístula	Reparo imediato com retalho livre é recomendado

TABELA 48.4 CUIDADO DE EMERGÊNCIA CARCINOMA ESOFÁGICO

Problema	Manejo
Hematoma	Explorar e evacuar prontamente
Trombose vascular da anastomose percutânea microvascular	Monitorar com Doppler

dores a considerar a cirurgia laparoscópica e toracoscópica para a esofagectomia. Essas idéias servem como um desafio a ser desenvolvido no manejo futuro do câncer esofágico cervical (39).

> **PONTOS IMPORTANTES**
>
> - A incidência de carcinoma esofágico é marcadamente aumentada nos pacientes que utilizam tabaco e álcool ou possuem acalasia, síndrome de Plummer-Vinson, ou uma história prévia de carcinoma de cabeça e pescoço.
> - A avaliação com endoscópio e radiografia com contraste oferece a melhor estimativa da extensão cefalocaudal do tumor.
> - A ressonância magnética dá a avaliação mais exata da penetração transmural do tumor e a evidência de adenopatia metastática.
> - A extensão superior para a área pós-cricóidea determina a necessidade de laringectomia combinada.
> - A extensão através do esôfago cervical para envolver o esôfago torácico indica a necessidade de esofagectomia total.
> - Defeitos requerendo reconstrução faringoesofágica total são mais bem manejados com mobilização gástrica e anastomose faringogástrica.
> - Uma anastomose um plano único é um fechamento tão confiável quanto o em dois planos e está associada a poucas restrições.
> - Defeitos requerendo reparo de faringe e esôfago cervical podem ser manejados com transferência de tecido livre, incluindo interposição jejunal, retalhos fasciocutâneos e omento.
> - A quimiorradioterapia combinada pode resultar no controle da doença e preservar a função esofágica em mais da metade dos pacientes.
> - Tanto a braquiterapia ADF quanto a TFD podem oferecer paliativo para os pacientes com obstrução próxima da total.

REFERÊNCIAS

1. Jemal A, Tiwari RC, Murray T, et al. Cancer statistics, 2004. *CA Cancer J Clin* 2004;54:8-29.
2. Dunham LJ, Bailar JC. World maps of cancer mortality rates and frequency ratios. *J Natl Cancer Inst* 1968;41:155-203.
3. Wynder EL, Bross IJ. A study of etiological factors in cancers of the esophagus. *Cancer* 1961;14:389-413.
4. Yang CS. Research on esophageal cancer in China: a review. *Cancer Res* 1980;40:2633-2644.
5. Jones AS, Roland NJ, Hamilton J, et al. Malignant tumors of the cervical esophagus. *Clin Otolaryngol* 1996;21:49-53.
6. Sjogren RW Jr, Johnson LE. Barrett's esophagus. *Am J Med* 1983;74:313-321.
7. Triboulet JP, Mariette C, Chevalier D, et al. Surgical management of carcinoma of the hypopharynx and cervical esophagus: analysis of 209 cases. *Arch Surg* 2001;136(10):1164-1170.
8. Harper PS, Harper RMJ, Howel-Evans AW. Carcinoma of the esophagus with tylosis. *Q J Med* 1970;39:317-333.
9. Kelley DJ, Wolf R, Shaha AR, et al. Impact of clinicopathologic parameters on patient survival in carcinoma of the cervical esophagus. *Am J Surg* 1995;170:427-431.
10. Wind P, Roullet MH, Quinaux D, et al. Long-term results after esophagectomy for squamous cell carcinoma of the esophagus associated with head and neck cancer. *Am J Surg* 1999;178:251-255.
11. Califano J, Leong PL, Koch WM, et al. Second esophageal tumors in patients with head and neck squamous cell carcinoma: an assessment of clonal relationships. *Clin Cancer Res* 1999;5:1862-1867.
12. Schmafuss IM. Imaging of the hypopharynx and cervical esophagus. *Magn Reson Imaging Clin N Am* 2002;10(3):495-509.
13. Roychowdhury S, Loevner LA, Yousen DM, et al. MR imaging for predicting neoplastic invasion of the cervical esophagus. *Am J Neuroradiol* 2000;21(9):1681-1687.
14. Natsugoe S, Yoshinaka H, Shimada M, et al. Assessment of cervical lymph node metastasis in esophageal carcinoma using ultrasonography. *Ann Surg* 1999;229:62-66.
15. Giovannini M, Monges G, Seitz JF, et al. Distant lymph node metastases in esophageal cancer: impact of endoscopic ultrasoundguided biopsy. *Endoscopy* 1999;31:536-540.
16. Snyderman CH, Johnson IT. Laryngotracheal separation for intractable aspiration. *Ann Otol Rhinol Laryngol* 1988;97:466-470.
17. Segalin A, Granelli P, Bonaviana L, et al. Self-expanding esophageal prosthesis. Effective palliation for inoperable carcinoma of the cervical esophagus. *Surg Endosc* 1994;8:1343-1345.
18. Loizou LA, Rampton D, Brown SG. Treatment of malignant strictures of the cervical esophagus by endoscopic intubation using modified endoprostheses. *Gastrointest Endosc* 1992;38:153-164.
19. Carey RW, Hilgenberg AD, Wilkins EW, et al. Preoperative chemotherapy followed by surgery with possible postoperative radiotherapy in squamous cell carcinoma of the esophagus: evaluation of the chemotherapy component. *J Clin Oncol* 1986;4:697-701.
20. Seitz IF, Giovannini M, Padaut-Cesana J, et al. Inoperable nonmetastatic squamous cell carcinoma of the esophagus managed by concomitant chemotherapy (5-fluorouracil and cisplatin) and radiation therapy. *Cancer* 1990;66:214-219.
21. Coia LR, Engstrom PF, Paul A. Nonsurgical management of esophageal cancer: report of a study of combined radiotherapy and chemotherapy. *J Clin Oncol* 1987;5:1783-1790.
22. Stuschke M, Stahl M, Wilke H, et al. Induction chemotherapy followed by concurrent chemotherapy and high-dose radiotherapy for locally advanced squamous cell carcinoma of the cervical oesophagus. *Oncology* 1999;57:99-105.
23. Burmeister B, Dickie G, Smithers BM, et al. Thirty-four patients with carcinoma of the cervical esophagus treated with chemoradiation therapy. *Arch Otolaryngol Head Neck Surg* 2000;126:205-208.
24. Moghissi K, Dixon K. Photodynamic therapy (PDT) in esophageal cancer: a surgical view of its indications based on 14 years of experience. *Technology in Cancer Research & Treatment* 2003;2(4):319-326.
25. Marmuse JP, Guedon C, Koka VN. Gastric tube transposition for cancer of the hypopharynx and cervical oesophagus. *J Laryngol Otol* 1994;108:33-37.

26. Cahow CE, Sasaki Cl'. Gastric pull-up reconstruction for pharyngo-laryngo-esophagectomy. *Arch Surg* 1994;129:425-429.
27. Spriano G, Pellini R, Roselli R. Pectoralis major myocutaneous flap for hypopharyngeal reconstruction. *Plast Reconstr Surg* 2002;110:1408-1416.
28. Shektman A, Silver C, Strauch B. A re-evaluation of hypopharyngeal reconstruction: pedicled flaps versus microvaascular free flaps. *Plast Reconstr Surg* 1997;100:1691-1696.
29. Schusterman MA, Shestak K, DeVries EJ, et al. Reconstruction of the cervical esophagus: free jejunal transfer versus gastric pull-up. *Plast Reconstr Surg* 1990;85:16-21.
30. Zieren HU, Muller JM, Pichlmaier H. Prospective randomized study of one- or two-layer anastomosis following esophageal resection and cervical oesophagogastrostomy. *Br J Surg* 1993;80:608-611.
31. Honkoop P, Sierseman PD, Tilanus HW, et al. Benign anastomotic strictures after transhiatal esophagectomy and cervical esophagogastrostomy: risk factors and management. *J Thorac Cardiovasc Surg* 1996;111:1141-1146; discussion 1147-1148.
32. Dewar L, Gelfand G, Finley RJ, et al. Factors affecting cervical anastomotic leak and stricture formation following esophagogastrectomy and gastric tube interposition. *Am J Surg* 1992;163:484-489.
33. Bhathena HM. Free jejunal transfer for pharyngo-esophageal reconstruction. *Acta Chirurgiae Plasticae* 2002;44(4):120-123.
34. Wadsworth IT, Futra N, Eubanks TR. Laparoscopic harvest of the jejunal free flap for reconstruction of hypopharyngeal and cervical esophageal defects. *Arch Otolaryngol Head Neck Surg* 2002;128(12):1384-1387.
35. Robb GL, Lewin JS. Speech and swallowing outcomes in reconstructions of the pharynx and cervical esophagus. *Head Neck* 2003;25:232-244.
36. Omura K, Misaki T, Watanabe Y, et al. Reconstruction with free jejunal autograft after pharyngolaryngoesophagectomy. *Ann Thorac Surg* 1994;57:112-117; discussion 117-118.
37. Reece GP, Schusterman MA, Miller MI, et al. Morbidity and functional outcome of free jejunal transfer reconstruction for circumferential defects of the pharynx and cervical esophagus. *Plast Reconsort Surg* 1995;96:1307-1316.
38. Sur RK, Levin CV, Donde B, et al. Prospective randomized trial of HDR brachytherapy as a sole modality in palliation of advanced esophageal carcinoma–an International Atomic Energy Agency study. *Int J Radiat Oncol Biol Phys* 2002;53(1):127-133.
39. Luketich JD, Nguyen NT, Weigel T, et al. Minimally invasive approach to esophagectomy. *J Soc Laparoendosc Surg* 1998;2:243-247.

CAPÍTULO 49A

Carcinoma Glótico e Supraglótico Inicial – Técnicas Endoscópicas

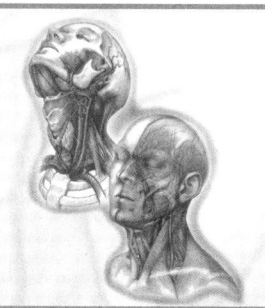

Steven M. Zeitels

Embora a rouquidão seja o sintoma mais freqüente associado ao câncer glótico, a maior parte dos pacientes tem esse sintoma por muitos anos, enquanto a mucosa displásica evolui com a degeneração maligna (1). O tabagismo é aceito como o fator de risco primário associado ao câncer laríngeo. Essa dedução se deve, em parte, ao fato de o câncer de laringe ser uma doença rara até o século XX. Imediatamente após a introdução dos cigarros produzidos em massa no início dos anos 1990, o epitélio glótico pré-malígno foi descrito juntamente com a freqüente escalada do câncer laríngeo (2).

Solis-Cohen (3) provavelmente foi o primeiro indivíduo a curar o câncer da laringe realizando uma laringectomia parcial vertical transcervical, em 1869, para o que provavelmente foi o câncer glótico inicial. Fraenkel (4) relatou a primeira ressecção transoral bem-sucedida (guiada por espelho) do câncer laríngeo em 1886. A radioterapia, introduzida no fim do século XIX, ganhou popularidade progressiva através do século XX. A despeito do fato de que a cirurgia endolaríngea (5–11) e a radioterapia (RTX) são igualmente bem-sucedidas na cura da doença inicial, a radioterapia tornou-se a modalidade de tratamento dominante por causa de muitos cirurgiões acreditarem que suas habilidades individuais não eram comparáveis àquelas relatadas para as técnicas endoscópicas, especialmente com relação à preservação da voz. As Tabelas 49A.1 até 49A.4 revisam o diagnóstico e o estadiamento, o tratamento, as complicações e emergências associadas ao câncer glótico inicial.

TABELA 49A.1 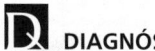 DIAGNÓSTICO
ESTADIAMENTO

Exame laríngeo e videoestroboscopia
Panendoscopia com biopsia e mapeamento do tumor
Varredura de tomografia computadorizada do pescoço com contraste
Estudo de raios X do tórax
Painel bioquímico, incluindo exames de função do fígado
Hemograma completo

TABELA 49A.2 TRATAMENTO

Fonocirurgia endoscópica
Suspender a laringe
Assegurar a exposição adequada da lesão
Emprego de microscópio
Vasoconstrição e hidroesvaziamento da lesão utilizando injeção de adrenalina
Cordectomia parcial
Laringectomia parcial
Reconstrução da laringe utilizando técnicas de medialização (gordura, Gore-Tex)

TABELA 49A.3 COMPLICAÇÕES

Hemoptise conseqüente à reconstrução
Hematoma
Edema da via aérea
Obstrução da via aérea
Disfonia
Aspiração
Margens cirúrgicas positivas
Estenose laríngea
Cicatrização
Extrusão do implante de Gore-Tex

TABELA 49A.4 EMERGÊNCIAS

Sangramento
Obstrução da via aérea

RADIOTERAPIA PARA O CÂNCER GLÓTICO INICIAL

A radioterapia é o suporte principal do tratamento para o câncer glótico inicial, especialmente entre aqueles que não se sentem confortáveis com métodos de ressecção microlaringoscópicos e técnicas de reconstrução associadas. Pacientes que não podem ser adequadamente expostos durante a endoscopia de estadiamento são candidatos ideais à radioterapia. O cenário clínico ideal para utilizar a RTX no câncer glótico inicial é a doença difusa superficial (T1b, T2b), na qual a intervenção cirúrgica pode romper a arquitetura básica de ambas as pregas vocais, o tendão da comissura anterior, ou as lâminas próprias.

As desvantagens da RTX incluem o tratamento do tecido da prega vocal não canceroso (T1a, T2a), o qual freqüentemente resulta na cicatrização da mucosa da prega vocal normal com disfonia associada (13). Tipicamente, as glândulas saculares são incluídas no campo de tratamento, de forma que a secura da mucosa associada pode levar ao rompimento adicional na função vibratória glótica e à rouquidão severa. Administrar radioterapia a pacientes mais jovens é uma contra-indicação relativa, porque se trata de um tratamento de utilização única e existe um risco significativo de lesões metacrônicas. Além disso, existe um risco teórico para o câncer induzido pela radiação (14). Finalmente, a radiação é mais cara do que a ressecção endoscópica (15).

TRATAMENTO FONOMICROCIRÚRGICO DO CÂNCER GLÓTICO INICIAL

O objetivo do tratamento endoscópico de uma lesão T1 isolada da prega vocal músculo-membranosa é a erradicação da doença com a preservação máxima da microestrutura da camada normal (epitélio e lâminas próprias). Esse tratamento minimiza oncologicamente as margens estreitas (10,11,16–18) e institui a reconstrução criativa (11,19) para otimizar a via aérea pós-operatória, a voz e a deglutição. Esta abordagem resulta na voz pós-operatória ideal sem comprometimento da cura oncológica. O glotiscópio modular universal foi desenhado especificamente para realizar a ressecção endolaríngea do câncer glótico (20). Ele possui algumas vantagens para expor o tumor assim como para o esvaziamento tangencial do tecido.

Quatro procedimentos básicos são baseados na profundidade da excisão (Fig. 49A.1A, B) (10,11,18): (a) esvaziamento logo abaixo da membrana basal epitelial e superficial à lâmina própria superficial para atipia e câncer microinvasivo; (b) esvaziamento no interior da lâmina própria superficial (LPS) do câncer microinvasivo que não está fixado ao ligamento vocal; (c) esvaziamento entre a lâmina própria profunda (ligamento vocal) e o músculo vocal para as lesões que estão fixas ao ligamento, porém não através dele; e (d) esvaziamento no interior do músculo tireoaritenóideo para as lesões que penetram o ligamento vocal e invadem o músculo vocal. Esta abordagem pode ser mais refinada pela realização de ressecções parciais de qualquer das microestruturas em camadas. A peça inteira é sempre encaminhada para a análise histológica, e a avaliação da margem de secção congelada é utilizada seletivamente para verificar uma excisão completa.

Se o esvaziamento for realizado na lâmina própria superficial, instrumentos frios facilitam o esvaziamento tangencial preciso em torno da prega vocal curvada (10,11,16,17). Isso permite a preservação máxima da lâmina própria e a flexibilidade do epitélio regenerado. O esvaziamento entre o ligamento vocal e o músculo vocal pode ser igualmente bem realizado com instrumentos frios isolados ou com assistência do *laser*. O esvaziamento no interior do músculo é realizado mais precisamente com o *laser* de CO_2, o qual permite melhor visualização por causa de suas propriedades de redução hemostática.

A infusão epinefrina-salina subepitelial no espaço de Reinke (18) (Fig. 49A.2) melhora a avaliação pré-excisional da profundidade da lesão. Se o tumor houver invadido o ligamento vocal, a lâmina própria no perímetro da

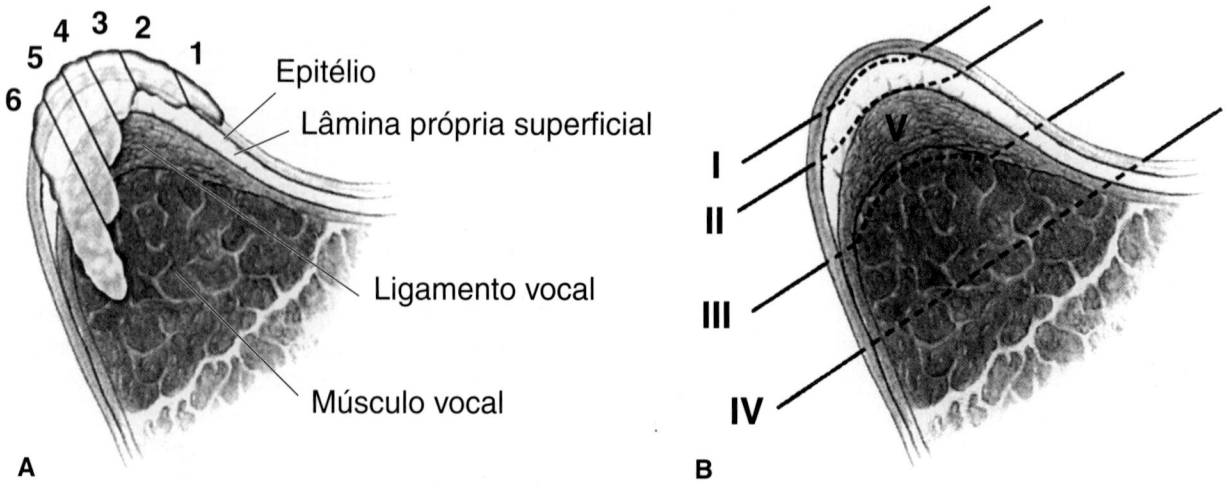

Figura 49A.1

A: Várias profundidades a despeito da invasão neoplásica, a qual é indeterminada baseada na aparência da superfície. **B:** Várias opções para ressecção de margem ultra-estreita baseadas na profundidade da invasão do tumor. (Reimpresso de Hartig G, Zeitels SM. Optimizing voice in conservation surgery for glottic cancer. *Oper Tech Otolaryngol Head Neck Surg* 1998;9:214-223.)

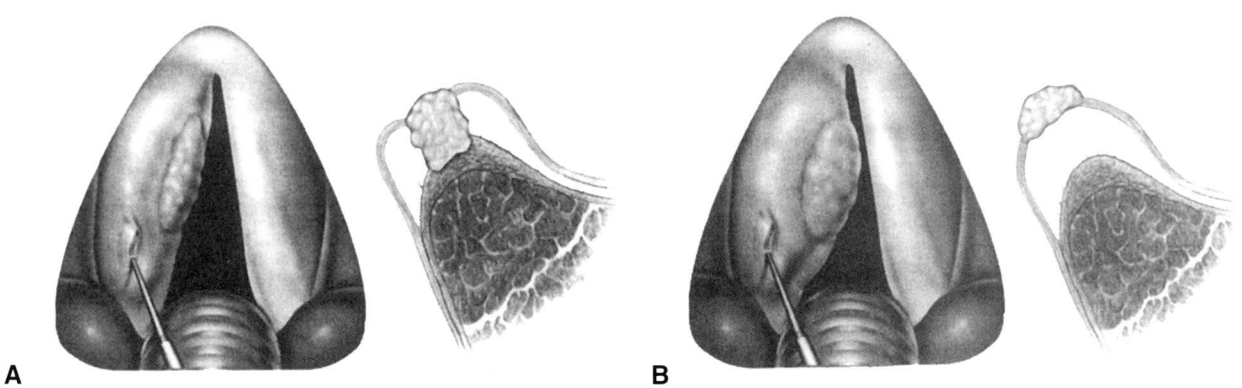

Figura 49A.2
A: A infusão subepitelial revela invasão do tumor no ligamento vocal. **B:** A infusão subepitelial levanta a lesão, a qual possui microinvasão através da membrana basal epitelial. Isso realça a precisão do procedimento e facilita a preservação máxima da microestrutura em camada das pregas vocais. (Reimpresso de Hartig G, Zeitels SM. Optimizing voice in conservation surgery for glottic cancer. *Oper Tech Otolaryngol Head Neck Surg* 1998;9:214-223.)

lesão irá distender, criando uma depressão do contorno na região do câncer. A avaliação da profundidade da invasão também é realçada pela palpação do câncer. A infusão subepitelial ajuda o cirurgião na execução da técnica cirúrgica de algumas outras formas:

1. A infusão facilita as incisões da mucosa pela melhor visualização da margem lateral da lesão e pela distensão da lâmina própria superficial de forma que o epitélio sobrejacente fique sob tensão.
2. A infusão também aumenta a profundidade da lâmina própria superficial, a qual facilita a dissecção menos traumática nesta camada e leva ao epitélio regenerado mais flexível.
3. A epinefrina e a pressão hidrostática da infusão causam vasoconstrição na microvascularização na lâmina própria e isso melhora a visualização e o esvaziamento preciso.
4. Se o *laser* for utilizado, a solução fisiológica atua como uma pia de aquecimento, a qual diminui o traumatismo térmico para o tecido da prega vocal normal.

LARINGECTOMIA PARCIAL VERTICAL ENDOSCÓPICA

Se a exposição endoscópica adequada puder ser alcançada, a laringectomia parcial transoral geralmente é possível para a doença glótica confinada com extensão limitada subglótica ou supraglótica (21). A dimensão subglótica e supraglótica extensa pode dramaticamente ser uma dificuldade na realização de uma ressecção oncologicamente completa. Devido à mobilidade diminuída implicar em invasão profunda na musculatura do espaço paraglótico ou da articulação cricoaritenóidea, a imagem radiográfica detalhada (tomografia computadorizada [TC], ressonância magnética [RM]) com freqüência é útil para direcionar o planejamento do procedimento.

Como todos os procedimentos endoscópicos, a exposição é de importância suprema para a complementação bem-sucedida da cirurgia. É utilizado o laringoscópio maior, que pode ser inserido no paciente com um dispositivo de suspensão adequado. O glotiscópio modular universal (20) é desenhado para facilitar a ressecção da glote anterior e lateral por causa de sua forma simular os contornos das lâminas tireóideas internas. Após se obter a exposição endoscópica adequada, o tumor é inspecionado sob alta amplificação para determinar os limites da ressecção antes da distorção do tumor. Essa perspectiva tridimensional com freqüência é realçada pela utilização de telescópios.

Subseqüente à confirmação histológica do câncer, o *laser* CO_2 é utilizado com um micro-spot (0,2 a 3 mm) para delinear a área da excisão. Tipicamente, as pregas vestibulares e a região infrapecíolo da supraglote precisam ser ressecadas antes da remoção do câncer para facilitar a exposição adequada dos limites ântero-laterais da lesão (22,23). Os fórceps laríngeos são utilizados para retrair medialmente a prega vocal verdadeira, enquanto o *laser* CO_2 é utilizado em um modo pulsado repetido (~0,1 segundos de intervalo e duração) em aproximadamente 2,5 a 4 watts. A contração proporcionada pelo fórceps é inestimável na complementação exata e rápida do esvaziamento. A remoção da prega vocal inteira, incluindo a comissura anterior e aritenóideas, pode ser feita conforme seja necessário.

TRATAMENTO ENDOSCÓPICO DO CARCINOMA GLÓTICO NA COMISSURA ANTERIOR

O tendão da comissura anterior, ou ligamento de Broyle, é uma confluência do ligamento vocal, do ligamen-

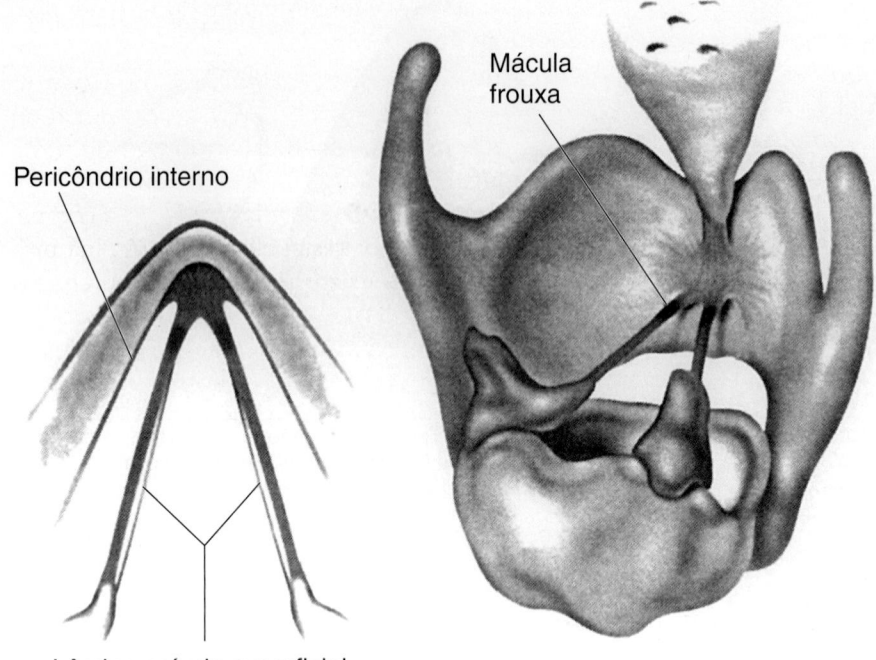

Figura 49A.3
Composição dos ligamentos do tendão da comissura anterior. (Reimpresso de Hartig G, Zeitels SM. Optimizing voice in conservation surgery for glottic cancer. *Oper Tech Otolaryngol Head Neck Surg* 1998;9:214-223.)

to tireoepiglótico, do cone elástico e do pericôndrio interno da asa tireóidea (Fig. 49A.3). Uma concepção errada seria a de que os cânceres T1 na comissura anterior possuem uma grande predileção para serem subestadiadas e muitas destas lesões possuem invasão oculta da cartilagem tireóidea (estádio T4). Isso é baseado no mal-entendido de que a anatomia do denso ligamento da comissura anterior seria uma barreira de tumor menos elástica do que o pericôndrio tireóideo fino adjacente (Fig. 49A.4). Kirchner e Carter (25) e o próprio Kirchner (26) esclareceram que carcinomas T1a e T1b raramente provocam erosão através do ligamento de Broyle para invadir a cartilagem tireóidea. Os tumores da comissura anterior que possuem invasão da cartilagem tireóidea tipicamente exibem invasão da superfície cefálica da região infrapecíolo da supraglote ou invasão da superfície caudal da subglote (ambos T2 pelos critérios de estadiamento de superfície).

Opinião divergente é encontrada acerca do câncer poder ser endoscopicamente erradicado a partir da comissura anterior. As proibições impostas por alguns são baseadas primariamente na dificuldade de obtenção de exposição cirúrgica adequada nessa área (27). O índice de fatores limitantes para a ressecção do câncer inicial na comissura anterior é a extensão verdadeira da doença (Está invadindo a cartilagem?) e a exposição endoscópica requerida para englobar a lesão (11,22,24). Davis *et al.* (28) demonstraram que o câncer pode ser removido a partir da comissura anterior; entretanto, isso requer grande habilidade para excisar a lesão sem vaporizar a peça. Vaporizar o câncer sem margens de ressecção claras é uma técnica cirúrgica oncológica inadequa-

da. Esse fator, assim como a subestimativa da extensão da doença, provavelmente levam às falhas relatadas por alguns pesquisadores (27,29).

Se aceitar os dados histopatológicos de Kirchner em relação ao padrão de invasão do câncer glótico T1 são aceitos, não existem razões para acreditar que uma ressecção adequada de partes moles de doença de partes moles de pequeno volume não seja um tratamento adequado. Essa premissa também é substanciada por alguns relatos que não encontram uma correlação entre o envolvimento da comissura anterior e o câncer glótico T1 e falência da radioterapia como uma modalidade curativa (30).

Alguns investigadores têm estabelecido que o câncer glótico na comissura anterior pode ser removido

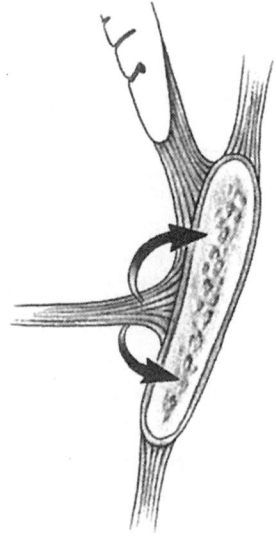

Figura 49A.4
Padrão de disseminação caudal e cefálica do câncer na cartilagem tireóidea na comissura anterior. (Reimpresso de Hartig G, Zeitels SM. Optimizing voice in conservation surgery for glottic cancer. *Oper Tech Otolaryngol Head Neck Surg* 1998;9:214-223.)

efetivamente por técnicas endoscópicas (24,31,32). O problema com qualquer abordagem cirúrgica que requeira a ressecção da comissura anterior inteira (para lesões T1a, T1b e T2 verdadeiras) é que a integridade estrutural de ambas as pregas vocais é rompida, o que com freqüência resulta em defeito na voz. Lesões que invadem a cartilagem e que estão no estádio T4 requerem laringectomia parcial aberta e não são adequadas para excisão endoscópica isolada. Uma exploração endoscópica da região infrapecíolo da supraglote permite a determinação definitiva e se uma lesão T1 presumidamente possui invasão da cartilagem (T4) (22,23). Esse procedimento facilita o estadiamento preciso (sem desarticular o ligamento de Broyle), o tratamento mensurável e ótima qualidade de voz pós-tratamento.

RECONSTRUÇÃO GLÓTICA SUBSEQÜENTE À RESSECÇÃO DO CÂNCER ENDOLARÍNGEO

A estroboscopia laríngea pré-operatória é valiosa na determinação da localização da mucosa glótica flexível, a qual é o determinante primário da qualidade da voz pós-tratamento (33). Se a lâmina própria superficial normal existir em uma prega vocal, um nível de voz de conversação normal (11) pode ser tipicamente alcançado com ressecção fonomicrocirúrgica (10,17,23) e, conforme necessário, a reconstrução da nova prega escavada (34,35). A restauração da voz é alcançada pela reconstituição das partes moles paraglóticas perdidas em virtude de ressecção para restaurar a competência valvular aerodinâmica. A lâmina tireóidea preservada serve como reforço para um aumento e pode ser feita por meios de lipoinjeção (35,36) ou medialização por Gore-Tex (35,37). O Gore-Tex é um implante de laringoplastia ideal para os defeitos do câncer porque ele pode ser continuamente modificado durante gestos fonadores, os quais realçam a reconstrução precisa ideal. Conforme necessário, uma laringofissura (35) pode ser realizada para subluxar uma lâmina tireóidea no interior de outra para fechar os defeitos anteriores que resultam da ressecção do tendão da comissura anterior. Esta abordagem difere dos modelos clássicos prévios de reconstrução de laringectomia parcial aberta, na qual a cartilagem é removida de forma que as partes moles podem colapsar na abertura glótica para restaurar a competência aerodinâmica durante a fonação.

A vantagem primária do sistema de reconstrução secundário após uma ressecção endoscópica inicial é que o procedimento é feito sob anestesia local para efetuar o *feedback* fonador e o *retorno* da voz. Além disso, uma traqueotomia não é necessária para a ressecção ou reconstrução e a hospitalização é curta porque tanto a ressecção transoral como a reconstrução transcervical tipicamente requerem hospitalização por apenas uma noite.

O objetivo de uma reconstrução glótica é criar uma nova prega reta na linha média, proporcionando uma superfície para a prega vocal normal vibrar novamente durante a fonação. O nível de vociferar de conversação normal é geralmente alcançado, se a competência aerodinâmica for restabelecida e a lâmina própria superficial viável existir para oscilar na prega vocal não cancerosa. No futuro, a fonação pós-ressecção também será melhorada pela colocação de biomateriais subepiteliais e enxertos de tecido que estimulem a reologia da mucosa glótica normal (38,39).

PONTOS IMPORTANTES

- A maior parte do câncer glótico inicial pode ser ressecada endoscopicamente com dificuldade mínima.
- A ressecção fonomicrocirúrgica, a qual pode ser repetida, preserva todas as opções futuras de tratamento.
- Um nível de voz de conversação normal pode ser alcançado pela realização de uma ressecção de margem estreita e, conforme necessário, reconstrução fonocirúrgica.
- O valor primário da estroboscopia laríngea no câncer glótico é para determinar se existe mucosa glótica normal flexível (epitélio e lâmina própria superficial subjacente) porque este tecido mole é o determinante primário do resultado vocal potencial.
- O objetivo da reconstruçno fonocirúrgica é a medialização da nova corda pós-ressecção para restabelecer a competência glótica aerodinâmica.

REFERÊNCIAS

1. Zeitels SM, Healy GB. Laryngology and phonosurgery: past, present and future. *N Engl J Med* 2003;349:882-892.
2. Jackson C. Cancer of the larynx: is it preceded by a recognizable precancerous condition? *Trans Am Laryngol Assoc* 1922;44:182-201.
3. Solis-Cohen J. Clinical history of surgical affections of the larynx. *The Medical Record* 1869;4:244-247.
4. Fraenkel B, First healing of a laryngeal cancer taken out through the natural passages. *Archiv fur Klinische Chirurgie* 1886;12:283-286.
5. Lynch RC. Intrinsic carcinoma of the larynx, with a second report of the cases operated on by suspension and dissection. *Trans Am Laryngoll Assoc* 1920;40:119-126.
6. Leleune FE. Intralaryngeal operation for cancer of the vocal cord. *Ann Otol Rhinol Laryngol* 1946;55:531-536.
7. Lillie 1C, DeSanto LW. Transoral surgery of early cordal carcinoma. *Trans Am Acad Ophthalmol Otolaryngol* 1973;77:92-96.
8. Strong MS. Laser excision of carcinoma of the larynx. *Laryngoscope* 1975;85:1286-1289.
9. Vaughan CW, Strong MS, Jako GJ. Laryngeal carcinoma: transoral treatment using the CO_2 laser. *Am J Surg* 1978;136:490-493.

10. Zeitels SM. Phonomicrosurgical treatment of early glottic cancer and carcinoma in situ. *Am J Surg* 1996;172:704-709.
11. Zeitels SM, Hillman RE, Franco RA, et al Voice and treatment outcome from phonosurgical management of early glottic cancer. *Ann Otol Rhinol Laryngol* 2002;111 (Suppl 190):1-20.
12. Cragle SP, Brandenburg JH. Laser cordectomy or radiotherapy: cure rates, communication, and cost. *Otolatyngol Head Neck Surg* 1993;108:648-653.
13. Lehman JJ, Bless DM, Brandenburg JH. An objective assessment of voice production after radiation therapy for stage I squamous cell carcinoma of the glottis. *Otolaryngol Head Neck Surg* 1988;98:121-129.
14. DeSanto LW. Selection of treatment for in situ and early invasive carcinoma of the glottis. In: Albert PW, Bryce DB, eds. *Workshops from the Centennial Conference on Laryngeal Cancer.* New York: Appleton-Century-Crofts, 1976:146-150.
15. Myers EN, Wagner RL, Johnson IT. Microlaryngoscopic surgery for Tl glottic lesion: a cost-effective option. *Ann Otol Rhinol Laryngol* 1994;103:28-30.
16. Zeitels SM. Microflap excisional biopsy for atypia and microinvasive glottic cancer. *Oper Tech Otolaryngol Head Neck Surg* 1993;4:218-222.
17. Zeitels SM. Premalignant epithelium and microinvasive cancer of the vocal fold: the evolution of phonomicrosurgical management. *Laryngoscope* 1995;105(Suppl 67):1-51.
18. Zeitels SM. Vocal fold atypia/dysplasia and carcinoma. In: *Atlas of phonomicrosurgery and other endolaryngeal procedures for benign and malignant disease.* San Diego: Singular, 2001:177-218.
19. Zeitels SM, Jarboe J, Franco RA. Phonosurgical reconstruction of early glottic cancer. *Laryngoscope* 2001;111:1862-1865.
20. Zeitels SM. A universal modular glottiscope system: the evolution of a century of design and technique for direct laryngoscopy. *Ann Otol Rhinol Laryngol* 1999;108(Suppl 179):1-24.
21. Zeitels SM, Dailey SH, Bums JA. Technique of en bloc endoscopic fronto-lateral laryngectomy for glottic cancer. *Laryngoscope* 2004;114:175-180.
22. Zeitels SM. Infrapetiole exploration of the supraglottis for exposure of the anterior glottal commissure. *J Voice* 1998;12:117-122.
23. Hartig G, Zeitels SM. Optimizing voice in conservation surgery for glottic cancer. *Oper Tech Otolaryngol Head Neck Surg* 1998;9:214-223.
24. Desloge RB, Zeitels SM. Endolaryngeal microsurgery at the anterior glottal commissure: controversies and observations. *Ann Otol Rhinol Laryngol* 2000;109:385-392.
25. Kirchner JA, Carter D. Intralaryngeal barriers to the spread of cancer. *Acta Otolaryngology* (Stockh) 1987;103:503-513.
26. Kirchner JA. What have whole organ sections contributed to the treatment of laryngeal cancer? *Ann Otol Rhinol Laryngol* 1989;98:661-667.
27. Wolfensberger M, Dort JC. Endoscopic laser surgery for early glottic carcinoma: a clinical and experimental study. *Laryngoscope* 1990;100:1100-1105.
28. Davis RK, Jako GJ, Hyams VJ, et al. The anatomic limitations of CO_2 laser cordectomy. *Laryngoscope* 1982;92:980-984.
29. Krespi Y, Meltzer CJ. Laser surgery for vocal cord carcinoma involving the anterior commissure. *Ann Otol Rhinol Laryngol* 1989;98:105-109.
30. Mendenhall W, Parsons JT, Stringer SP, et al. Management of Tis, Tl, T2 squamous cell carcinoma of the glottic larynx. *Am J Otolaryngol* 1994;15:250-257.
31. Steiner W. Results of curative laser microsurgery of laryngeal carcinomas. *Am J Otolaryngol* 1993;14:116-121.
32. Eckel H, Thumfart WF. Laser surgery for the treatment of larynx carcinomas: indications, techniques, and preliminary results. *Ann Otol Rhinol Laryngol* 1992;101:113-118.
33. Colden D, Zeitels SM, Hillman RE, et al. Stroboscopic assessment of vocal-fold atypia and early cancer. *Ann Otol Rhinol Laryngol* 2001;110:293-298.
34. Zeitels SM. Optimizing voice after endoscopic partial laryngectomy. *Otolaryngol Clin N Am* 2004;37:627-636.
35. Zeitels SM, Jarboe J, Franco RA. Phonosurgical reconstruction of early glottic cancer. *Laryngoscope* 2001;111:1862-1865.
36. Bums JA, Kobler JB, Zeitels SM. Micro-stereo-laryngoscopic lipoinjection: practical considerations. *Laryngoscope* 2004;114:1864-1867.
37. Zeitels SM, Mauri M, Dailey SH. Medialization laryngoplasty with Gore-Tex for voice restoration secondary to glottal incompetence: indications and observations. *Ann Otol Rhinol Laryngol* 2003;112:180-184.
38. Jia X, Burdick JA, Kobler J, et al. Synthesis and characterization of in situ crosslinkable hyaluronic acid-based hydrogels with potential application for vocal fold regeneration. *Macromolecules* 2004;37:3239-3248.
39. Klemuk S, Titze IR. Viscoelastic properties of three vocal-fold injectable biomaterials at low audio frequencies. *Laryngoscope* 2004;114:1597-1603.

CAPÍTULO 49B
Carcinoma Glótico e Supraglótico Inicial – Laringectomia Parcial Vertical e Laringoplastia

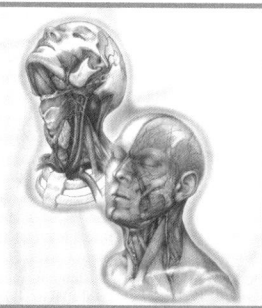

Byron J. Bailey

O câncer laríngeo origina-se na prega vocal verdadeira em cerca de 75% das vezes. Se apropriadamente tratado, deve estar entre as malignidades mais curáveis do trato aerodigestório. A rouquidão que persiste por mais de 2 semanas é advertência fortemente precoce para o paciente e o médico de que passos diagnósticos apropriados precisam ser tomados. Quando o câncer laríngeo é suspeitado, diagnosticado e tratado neste estádio inicial, o tratamento por cirurgia endoscópica, laringectomia parcial ou terapia de radiação deve alcançar índices de cura de 90% ou mais. Os aspectos do tratamento no carcinoma glótico são controle local, manejo efetivo dos linfonodos cervicais metastáticos suspeitos ou conhecidos, educação do paciente em relação a substâncias carcinogênicas (geralmente terapia de cessação do fumo) e seguimento do paciente para a possibilidade de câncer laríngeo residual ou segundas lesões primárias. Tumores emergindo na cartilagem aritenóidea, na região subglótica, ou na porção supraglótica da laringe não causam rouquidão, a menos que eles sejam muito grandes, e com freqüência são diagnosticados em um estádio tardio. Eles possuem um índice mais baixo de cura porque o diagnóstico retardado está associado a efetividade terapêutica diminuída da cirurgia ou terapia de radiação. A sobrevida do paciente é o aspecto chave no tratamento, e a preservação da vida é uma prioridade maior do que a preservação da função laríngea.

Avanços recentes na reconstrução laríngea após laringectomia parcial vertical (LPV) têm realçado a qualidade de vida para os pacientes curados de seu câncer. Este capítulo discute os princípios utilizados no tratamento do câncer glótico inicial utilizando LPV e laringoplastia (reconstrução laríngea) e analisa os resultados obtidos a partir de diversos relatos. Indicações e contra-indicações para várias formas de LPV estão resumidas. Em geral, o carcinoma glótico inicial pode ser tratado sem laringectomia total e sem os procedimentos que reduzem a qualidade vocal ou contam com radioterapia com seus problemas inerentes. Um amplo armamento cirúrgico inclui agora excisão endoscópica, ressecção a *laser* e excisão cirúrgica aberta, com algumas técnicas reconstrutoras ou reabilitatórias para realçar a função pós-operatória. O argumento para a LPV precoce e a laringoplastia é explicado, e as vantagens associadas a esse grupo de procedimentos são esclarecidas.

BIOLOGIA DO CÂNCER LARÍNGEO

Avanços recentes na biologia molecular e na genética têm aumentado nossa compreensão acerca dos mecanismos biológicos básicos que influenciam o desenvolvimento da malignidade laríngea e seu curso clínico. Relatos recentes que mostram a promessa de uma utilidade clínica prática incluem o seguinte:

- A enzima imortalizada, telomerase, tem sido ligada à carcinogênese, e sua presença confirmada nas peças de câncer laríngeo pode proporcionar um novo marcador molecular, especialmente para diagnosticar a malignidade persistente após falha da radiação (1).

- Uma forma de hialuronidase, PH-20, a qual é expressa no tecido do câncer laríngeo primário, está elevada mesmo nas lesões metastáticas, de forma que pode servir como um marcador de tumor útil, possuindo valor prognóstico (2).

- Utilizando técnicas de reação da cadeia de polimerase, o DNA do herpesvírus simples foi encontrado em 75% dos cânceres laríngeos, porém apenas em 25% dos cânceres orais e no controle do tecido de biopsia, sugerindo que pode ser um co-carcinógeno em alguns pacientes (3).

- Mutações do gene p53 têm sido encontradas correlacionadas com o resultado clínico dos pacientes com câncer laríngeo. A força preditiva das mutações do gene p53 está em uma área de interesse de alta pesquisa no momento (4).

- A negatividade de expressão da proteína retinoblastoma está associada a uma probabilidade mais elevada de metástases de linfonodos e uma taxa de sobrevida em 5 anos significativamente baixa (5).
- Níveis baixos de ciclina D1 podem ser detectados por coloração imunoistoquímica de espécimes embebidos em parafina.
- Níveis baixos de ciclina D1 se correlacionam com carcinoma de laringe de estádio inicial radiorresistente (6).

AVALIAÇÃO DIAGNÓSTICA

Pacientes com carcinoma glótico inicial são avaliados pré-operatoriamente para confirmar o diagnóstico de câncer, para excluir a presença de segundos tumores primários sincrônicos, para determinar se os linfonodos regionais podem estar envolvidos e para avaliar as condições do paciente para várias formas de tratamento, com atenção particular à função pulmonar.

A história estabelece a duração e a progressão dos sintomas. A maior parte dos pacientes com carcinoma glótico inicial possui uma história de tabagismo, e é importante documentar a duração e a dosagem dessa exposição. Alguns co-fatores, tais como ingestão de álcool, doença de refluxo laringofaríngeo, exposição ocupacional a fumaça ou outros carcinógenos, são significativos. Uma história de qualquer doença pulmonar ou cardiovascular requer esclarecimento. Problemas médicos crônicos, medicações em uso e alergias são observados.

O exame físico é a chave para o diagnóstico preciso e a seleção apropriada do paciente para tipos específicos de tratamento:

- Prestar atenção cuidadosamente aos aspectos acústicos da voz do paciente.
- Observar deglutição e respiração durante seu exame.
- Avaliar perfeitamente a região da cabeça e pescoço, dando ênfase particular à aparência das mucosas nasal e oral.
- Palpar a língua e examinar indiretamente a hipofaringe, a base da língua e a laringe.
- Examinar cuidadosamente a nasofaringe para sinais de infecção, inflamação crônica e neoplasia.
- Inspecionar e palpar o pescoço com particular atenção às cartilagens laríngeas, à glândula tireóide e à cadeia de linfonodo jugular profundo.

O exame físico revela que a maior parte dos tumores glóticos iniciais surgem na porção membranosa da prega vocal verdadeira, com cerca de 20% dos tumores se estendendo para a supraglote, cerca de 20% se estendendo 5 mm ou mais abaixo da margem glótica e cerca de 25% se estendendo para a comissura anterior.

A introdução de vários instrumentos de fibra óptica e lentes para endoscopia na prática do consultório tem sido extremamente vantajosa. Esses instrumentos permitem documentação fotográfica ou em vídeo da patologia; eles permitem observações por diversas pessoas ao mesmo tempo; e eles são mais bem tolerados pelos pacientes. A imagem de vídeo pode ser utilizada para a educação do paciente assim como para proporcionar documentação permanente da lesão e função vocal pré-operatória. A análise acústica da função vocal está recebendo maior atenção, e mais provavelmente avanços nesta área irão realçar a capacidade diagnóstica no futuro próximo. A interpretação da imagem visual continua a ser desafiadora, particularmente na distinção do grau de mobilidade da prega vocal quando existe comprometimento e a profundidade de invasão do tumor está baseada na onda da mucosa.

Diferenciar um tumor glótico volumoso sem fixação de uma fixação da prega verdadeira secundária à invasão do músculo vocal pode ser difícil. A chave para a visualização é a persistência até que uma impressão adequada da extensão da superfície da lesão e uma impressão da extensão tridimensional do tumor tenham sido alcançadas.

Estudos radiográficos, com freqüência, são úteis na avaliação pré-operatória dos pacientes com carcinoma glótico. A tomografia computadorizada (TC) pode ser extremamente valiosa na demonstração da invasão e da destruição da cartilagem tireóidea. A infiltração profunda das partes moles laríngeas pelo tumor pode ser difícil de detectar no exame físico, porém é demonstrável na TC. A TC de alta resolução melhora a exatidão do estadiamento pré-operatório para o carcinoma laríngeo e deve ser uma parte da avaliação pré-operatória dos pacientes com câncer avançado, porém seu papel nas lesões glóticas iniciais é menos claro. A combinação de avaliação radiográfica com exame físico deve resultar na exatidão do estadiamento diagnóstico entre 90% e 95%.

Toda a hipofaringe, a base da língua, o esôfago cervical e as regiões dos seios piriformes são avaliados cuidadosamente na laringoscopia direta. O interior da laringe é observado cuidadosamente para quaisquer áreas secundárias de envolvimento ou disseminação de tumor oculto. Uma biopsia do tumor deve ser realizada para diagnóstico, e o tecido circunvizinho também deve ser avaliado para possíveis áreas de displasia ou carcinoma *in situ*. Esse "mapeamento" das alterações epiteliais é o elemento chave no planejamento terapêutico (Tabela 49B.1).

TABELA 49B.1 — DIAGNÓSTICO
CARCINOMA GLÓTICO INICIAL
História
Tabaco
Álcool
Sintomas
Rouquidão
Disfagia
"Inchação na garganta"
Exame
Ouvir a voz
Palpação do pescoço e laringe
Utilizar laringoscopia indireta
Varredura de tomografia computadorizada
Laringoscopia direta
Biopsia da lesão
Mapa da laringe

TRATAMENTO

As opções de tratamento para o carcinoma glótico inicial incluem excisão cirúrgica endoscópica (utilizando instrumentação microcirúrgica tradicional ou *laser*), tirotomia com cordectomia, hemilaringectomia, LPV com laringoplastia e radioterapia. A quimioterapia adjuvante tem apresentado um impacto benéfico na sobrevida mesmo com câncer glótico inicial (7). O espectro de doenças encontrado inclui displasia, carcinoma *in situ*, carcinoma microinvasivo e carcinoma epidermóide invasivo. O carcinoma verrucoso é a variante mais comum, e outros tipos de malignidades são raros. A chave para o tratamento efetivo é adaptar a terapia à natureza e à extensão da malignidade de uma forma que não comprometa o índice de cura, mas preserve a função laríngea máxima.

Nós enfatizamos a importância da abordagem da cirurgia laríngea conservadora assim como desejamos a abordagem de cirurgia otológica. Os planos pré-operatórios devem ser cuidadosamente feitos, e toda a patologia laríngea juntamente com a saúde específica e as necessidades do paciente devem ser avaliadas perfeitamente. A intervenção cirúrgica precisa enfatizar a aderência meticulosa aos princípios cirúrgicos de Halsted. Pós-operatoriamente, deve existir uma mínima área de superfície cruenta, e a utilização de inclinações para o lado é recomendada para prevenir estenose pós-operatória.

Após mapear histologicamente a lesão para adquirir uma compreensão completa do tumor e do tecido circunvizinho, o cirurgião deve ter uma clara idéia do tumor em um senso tridimensional. Não importa a técnica a ser utilizada, a laringe deve ser seccionada tão longe do tumor quanto possível para utilizar congelação das margens a fim de determinar a adequação da ressecção e abordar qualquer cirurgia laríngea realizada como se fosse a única chance para a cura.

Displasia Grave e Carcinoma *In Situ* (Neoplasia Intra-Epitelial Escamosa)

O diagnóstico do carcinoma glótico não-invasivo não pode ser sempre feito facilmente. Alterações patológicas variam da atipia inicial ao carcinoma *in situ* (Fig. 49B.1), e a descrição e a categorização dessas lesões podem variar entre os observadores. Em algum ponto, os componentes celulares perdem sua progressão ordenada de maturação, e a mitose torna-se tão freqüente que o patologista fica à vontade com o diagnóstico de malignidade. Esse ponto varia entre os patologistas, e o nível de confiança para fazer o diagnóstico do carcinoma *in situ* varia em função da experiência do patologista e do nível de comunicação entre o cirurgião e o patologista. A avaliação histológica cuidadosa e o seguimento clínico têm levado muitos patologistas e cirurgiões a concluírem que a displasia grave e o carcinoma *in situ* possuem o mesmo prognóstico, com cerca de um terço dessas lesões progredindo eventualmente para carcinoma invasivo, quando o tratamento é limitado a uma biopsia excisional única. A displasia grave e o carcinoma *in situ* foram definidos recentemente em uma terminologia mais exata como "neoplasia intra-epitelial escamosa, grau 3 (NIE III)" para refletir tanto os aspectos histológicos como o comportamento biológico dessas lesões (8). Portanto, quando um diagnóstico de displasia grave ou carcinoma *in situ* é feito e quando o local da lesão envolve a prega vocal verdadeira, a laringoscopia de suspensão microscópica com excisão precisa da lesão e um programa de seguimento estreitamente monitorizado estão indicados. O desnudamento da prega vocal tem sido substituído pela cirurgia a *laser* microlaríngea ou por técnicas de esvaziamento de microrretalho em um esforço para reduzir a quantidade de cicatrização. O paciente precisa estar convencido da necessidade de parar de fumar e ingerir álcool e manter uma programação de visitas regulares para laringoscopia indireta seguindo um padrão de avaliação cuidadoso a cada 2 ou 3 meses por, no mínimo, 5 anos.

Quando qualquer mudança pós-operatória da voz ou patologia visível é observada pelo paciente ou pelo cirurgião, a biopsia repetida da prega vocal está indicada. Tais casos não devem ser tratados dessa forma, se o paciente recusar-se a cooperar com o programa de seguimento. Os pacientes devem ser avisados que alguns trabalhos recomendam inicialmente radioterapia e outros aconselham radioterapia, se existir uma recidiva após a excisão inicial. Nós propomos que a radioterapia seja indicada quando as lesões são bilaterais ou se estendem para envolver a região supraglótica ou subglótica. Outros trabalhos concluem que as falhas estão mais associadas à radioterapia do que ao tratamento cirúrgico da displasia grave ou do carcinoma *in situ*.

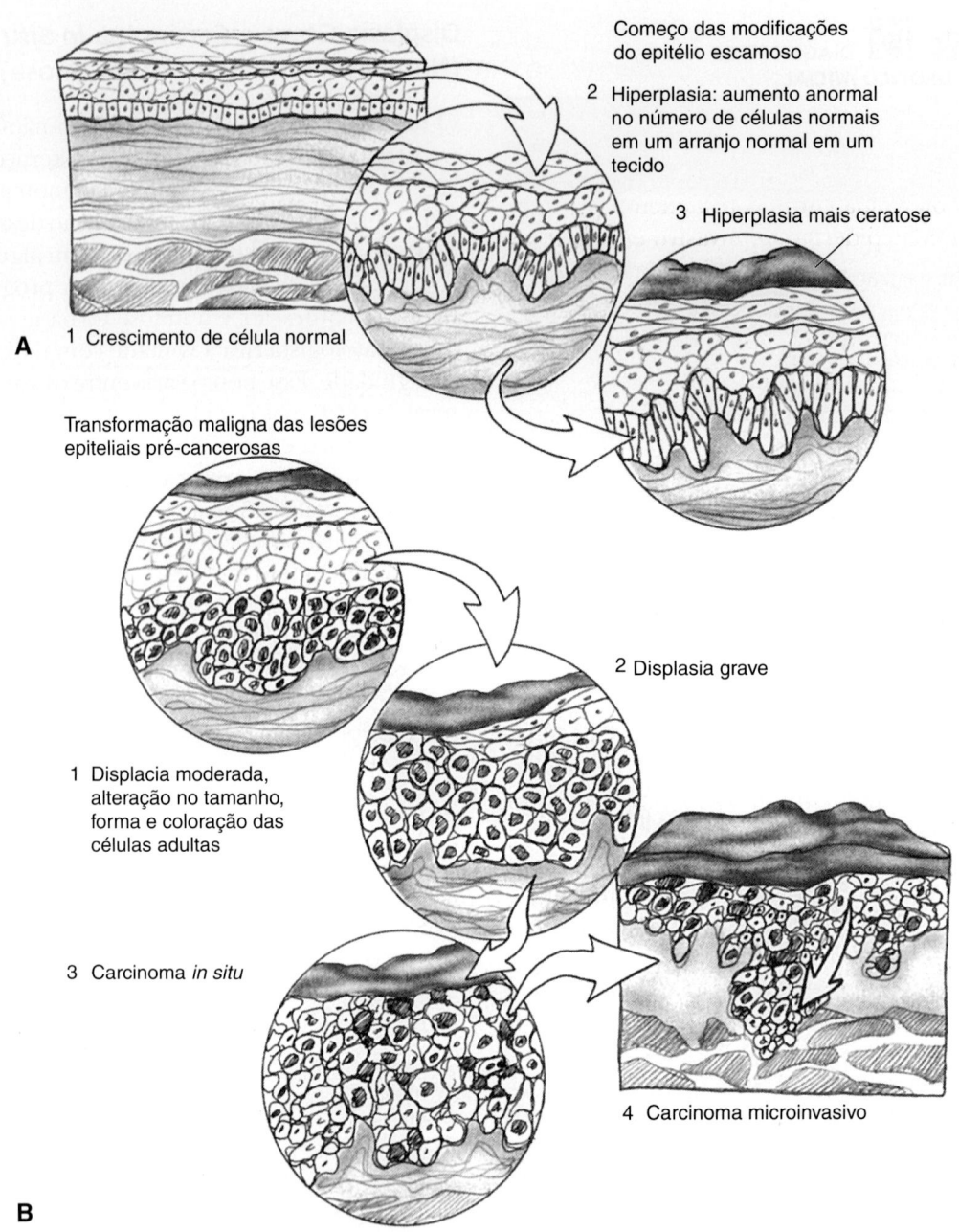

Figura 49B.1
A: Modificações benignas do epitélio escamoso. **B:** Transformações malignas das lesões epiteliais pré-cancerosas.

Carcinoma Microinvasivo

Recentemente, atenção considerável tem sido dada a um número relativamente pequeno de pacientes com carcinoma glótico, os quais mostram evidência de câncer invasivo apenas superficialmente. Esse diagnóstico é feito quando o patologista observa que as células malignas se estendem através da membrana basal do epitélio da prega vocal, porém não invadem o músculo vocal. Nessa população relativamente pequena de pacientes (geralmente não mais do que 5% do total do grupo de câncer laríngeo), é indicada uma forma mais conservadora de tratamento.

O carcinoma microinvasivo pode ser tratado pela biopsia excisional endoscópica utilizando-se uma técnica de microrretalho, excisão a *laser* endoscopicamente ou radioterapia. Nós preferimos um protocolo consistindo de laringoscopia de suspensão microscópica e excisão seqüencial da prega vocal a cada 3 meses até que duas peças epiteliais consecutivas possam ser confirmadas como livres de células malignas. Nós então monitorizamos esses pacientes com laringoscopia indireta a cada 2 a 3 meses. Se houver qualquer suspeita de alteração epitelial ou alterações significativas da voz, nós repetimos a microlaringoscopia de suspensão e a biopsia.

Carcinoma Epidermóide Invasivo

O carcinoma glótico invasivo inicial pode ser tratado por excisão endoscópica, excisão a *laser*, tirotomia com cordectomia, hemilaringectomia, LPV com laringoplastia, ou radioterapia. Tradicionalmente, a radioterapia tem sido oferecida como o tratamento preferido para o carcinoma epidermóide invasivo envolvendo a porção membranosa da prega vocal verdadeira móvel. Recentemente, alguns estudos têm desafiado essa abordagem, e a excisão endoscópica com ou sem o *laser* tem sido igualmente segura e efetiva. A recidiva tardia do carcinoma e o desenvolvimento de segundos tumores primários são aspectos de grande importância e determinam um padrão de seguimento intenso, sem levar em consideração o tratamento escolhido.

A radioterapia é o tratamento primário para o carcinoma glótico na Escandinávia, com laringectomia total ou parcial utilizada para resgate daqueles pacientes que possuem recidiva do câncer. Em outras partes do mundo, os cirurgiões relatam ampla utilização da LPV para o carcinoma glótico inicial e para as lesões glóticas avançadas T2. A excisão endoscópica a *laser* é utilizada freqüentemente na Alemanha e Itália.

Carcinoma Verrucoso (Tumor de Ackerman)

O carcinoma verrucoso pode ser distinguido histologicamente de outros carcinomas de célula escamosa bem diferenciada. Este tumor é caracterizado por sua superfície áspera, desordenada, uma margem arredondada, de pressão, e sem metástases. Lesões menores podem ser excisadas endoscopicamente; tumores maiores são tratados por laringectomia parcial. Este tumor é menos radiossensível do que o carcinoma de célula escamosa ordinário, porém a radioterapia é uma alternativa razoável para tratar tumores grandes; a laringectomia total está reservada para lesões grandes que não respondem à radioterapia.

Opções de Tratamento para o Câncer Glótico Inicial

Os objetivos de qualquer tratamento escolhido para o carcinoma glótico inicial incluem (a) remoção completa de toda a doença maligna; (b) preservação da função (respiração, deglutição, fonação, função esfincteriana, proteção da via aérea); e (c) reabilitação previsível e confiável do paciente. Esses objetivos podem ser alcançados mais consistentemente quando os pacientes e suas lesões estão adaptados ao tratamento mais apropriado.

Relatos recentes têm descrito grandes séries de carcinomas glóticos iniciais tratados efetivamente por excisão cirúrgica endoscópica (9–11). O sucesso com essas lesões requer compreensão das limitações da ressecção endoscópica combinada com exatidão diagnóstica que permitam a seleção apropriada do paciente.

A cirurgia microlaringoscópica tem sido confirmada por outros como sendo de manejo seguro e efetivo para lesões glóticas T1, e também tem sido observada como uma opção custo-efetiva (8).

Laringectomia Parcial Aberta

O termo *laringectomia parcial aberta* refere-se a um grupo de procedimentos que inclui tirotomia da linha média e cordectomia, hemilaringectomia padrão e LPV com laringoplastia. Nesses procedimentos, a laringe é abordada através do pescoço e exposta para a entrada cirúrgica. A laringe é penetrada por uma das diversas técnicas opcionais. Com o tumor sob visão direta, são realizadas uma excisão limitada da prega vocal verdadeira (cordectomia), hemilaringectomia tradicional (excisão de cerca de 50% da endolaringe com a cartilagem tireóidea sobrejacente) ou alguma outra forma de LPV (Fig. 49B.2). Nossa preferência é um tipo de LPV que preserve a cartilagem tireóidea sobrejacente e reconstrua o defeito cirúrgico por meio de um retalho de músculo bipediculado ou um tipo de procedimento de imbricação.

A cordectomia é utilizada primariamente para lesões iniciais que não se estendem para a comissura anterior ou envolvem a região da cartilagem aritenóidea. A hemilaringectomia é utilizada para lesões grandes (T1 e T2); LPV e laringoplastia podem ser utilizadas para o carcinoma transglótico ou glótico bilateral muito extenso.

Indicações para a LPV e laringoplastia são envolvimento tumoral da comissura anterior, extensão envolvendo o processo vocal da cartilagem aritenóidea, lesões transglóticas superficiais selecionadas, e carcinoma recorrente após a radioterapia. As contra-indicações para quaisquer desses procedimentos incluem uma prega vocal fixada, envolvimento da comissura posterior, invasão de ambas as cartilagens aritenóidas, lesões transglóticas volumosas e lesões invadindo a cartilagem tireóidea. A hemilaringectomia não é tão segura ou tão efetiva quanto laringectomia parcial frontolateral quando a comissura anterior está envolvida.

Diversas séries publicadas têm mostrado que a LPV e a hemilaringectomia oferecem aos pacientes melhores índices de cura do que a radiação isolada. Além disso, documentação crescente de resultados refuta a crença de que a cirurgia alcança seu sucesso às custas da preservação da voz, enquanto a radioterapia não o faz.

Quando utilizada adequadamente, a LPV é tão efetiva quanto a laringectomia total no controle do câncer por causa da disseminação previsível do tumor ao longo de vias linfáticas conhecidas. A função larín-

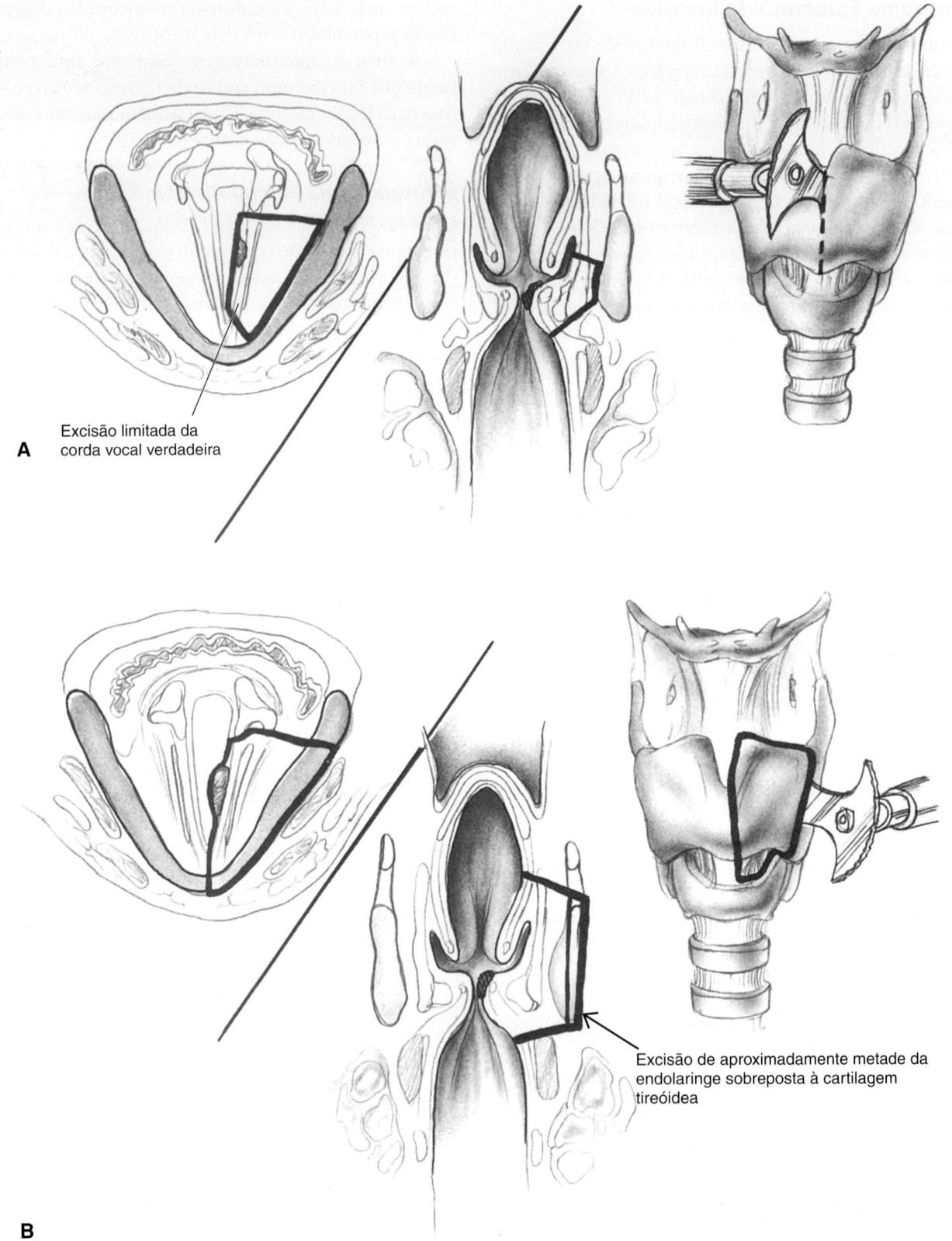

Figura 49B.2

Tipos de procedimentos de laringectomia parcial. **A:** Laringectomia parcial aberta (cordotomia). **B:** Laringectomia parcial vertical (hemilaringectomia, incluindo cartilagem tireóidea).

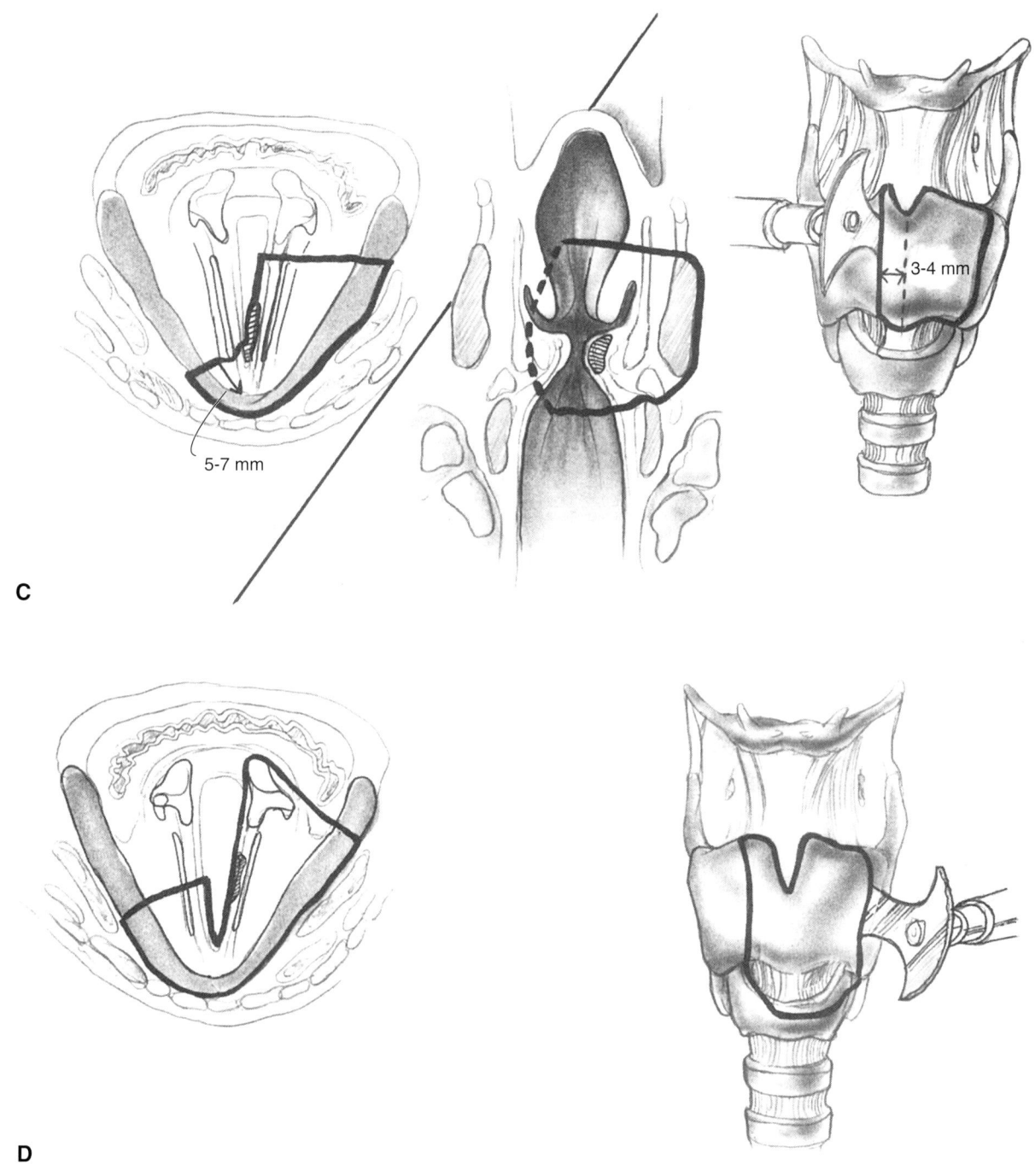

Figura 49B.2
(Continuação) **C:** Laringectomia parcial vertical frontal. **D:** Laringectomia parcial vertical frontolateral estendida, incluindo a cartilagem aritenóidea e a porção da margem cefálica da cartilagem cricóidea.

gea pós-operatória é realçada pela utilização de várias formas de reconstrução do defeito cirúrgico de forma que as partes moles removidas tem sido substituídas e o lúmen da via aérea tem sido realinhado pelo epitélio sem tecido de granulação. Calcaterra (12) prefere reconstruir a glote com retalhos do músculo omo-hióideo bilaterais (Fig. 49B.3). Ele tem observado que esse tecido pode ser suturado juntamente com a fáscia de revestimento de forma que o reparo é ideal para defeitos pequenos da comissura anterior.

Hemilaringectomia

Na hemilaringectomia padrão, a laringe é exposta por uma incisão da pele vertical ou horizontal na pele sobre a cartilagem tireóidea (Fig. 49B.4). Os músculos em tira são retraídos, e o pericôndrio da cartilagem tireói-

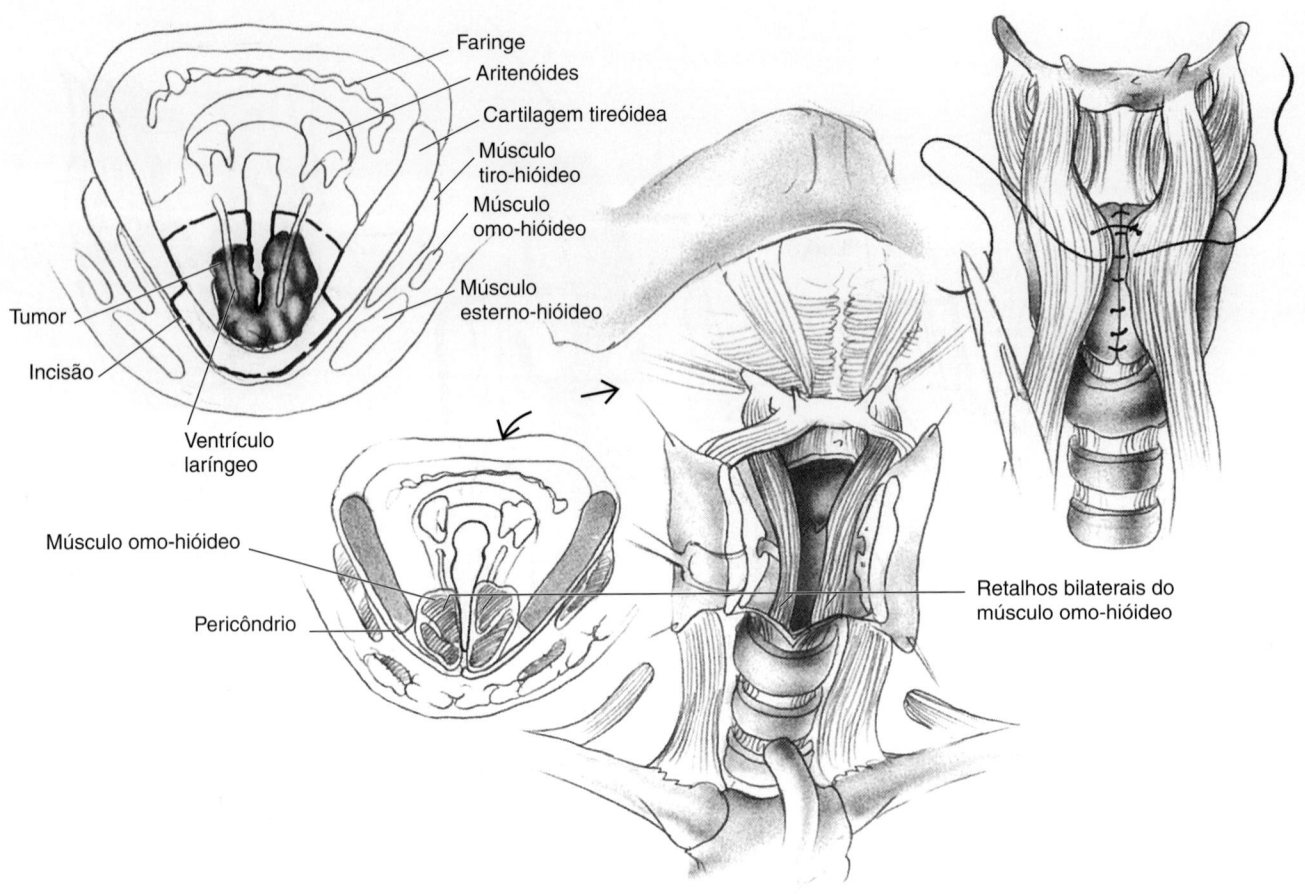

Figura 49B.3
Laringectomia parcial com reconstrução de retalho do músculo omo-hióideo bilateral. (Redesenhado de Biacabe B, Crevier-Buchman L, Hans S *et al*. Vocal function after vertical partial laryngectomy with glottic reconstruction by false vocal fold flap: durational and frequency measures. *Larygoscope* 1999;109:698-704; com permissão.)

dea é dividido verticalmente na linha média. A cartilagem tireóidea é cortada no centro exato, permitindo a entrada no lúmen laríngeo na comissura anterior. O tumor pode ser visualizado e excisado com uma bainha adequada de tecido normal. O espécime geralmente inclui a maior parte da prega vocal verdadeira (com freqüência incluindo a região da cartilagem aritenóidea). A asa tireóidea sobrejacente é incluída com o tumor, com o pericôndrio tireóideo externo servindo como a margem profunda da ressecção. A mucosa adjacente da região dos seios piriformes pode ser elevada e rodada no defeito cirúrgico para cobrir algo da superfície cirúrgica cruenta. A hemilaringectomia é menos segura e menos efetiva do que a laringectomia frontolateral, se o câncer glótico abordar ou envolver a comissura anterior.

Laringectomia Parcial Vertical ou Laringoplastia

A laringectomia parcial vertical com laringoplastia geralmente começa com o paciente sob anestesia local. Uma incisão transversa é feita com um dedo de largura abaixo da cartilagem cricóidea em uma direção paralela a das pregas da pele naturais do pescoço (Fig. 49B.5). A traqueotomia é realizada, um tubo endotraqueal é inserido, e a anestesia geral endotraqueal é induzida. A incisão inicial é estendida lateralmente e então curvada superiormente na extensão necessária para criar um retalho baseado superiormente, que permite exposição para cima ao nível do osso hióide. O retalho é desenvolvido profundo ao platisma, e as cadeias de linfonodo cervicais são exploradas na pesquisa de metástases nodais. Quaisquer nodos suspeitos são enviados para exame de congelação.

Uma incisão é feita na linha média entre os dois músculos esterno-hióideos, e o pericôndrio tireóideo externo é dividido na linha média. Incisões curvadas através do pericôndrio passam ao longo das margens superiores das asas tireóideas e lateralmente ao longo das margens inferiores das asas tireóideas. O pericôndrio externo é elevado cuidadosamente para um ponto paralelo aos cornos tireóideos superior e inferior.

Para lesões unilaterais que não envolvam a comissura anterior, a cartilagem tireóidea é dividida na li-

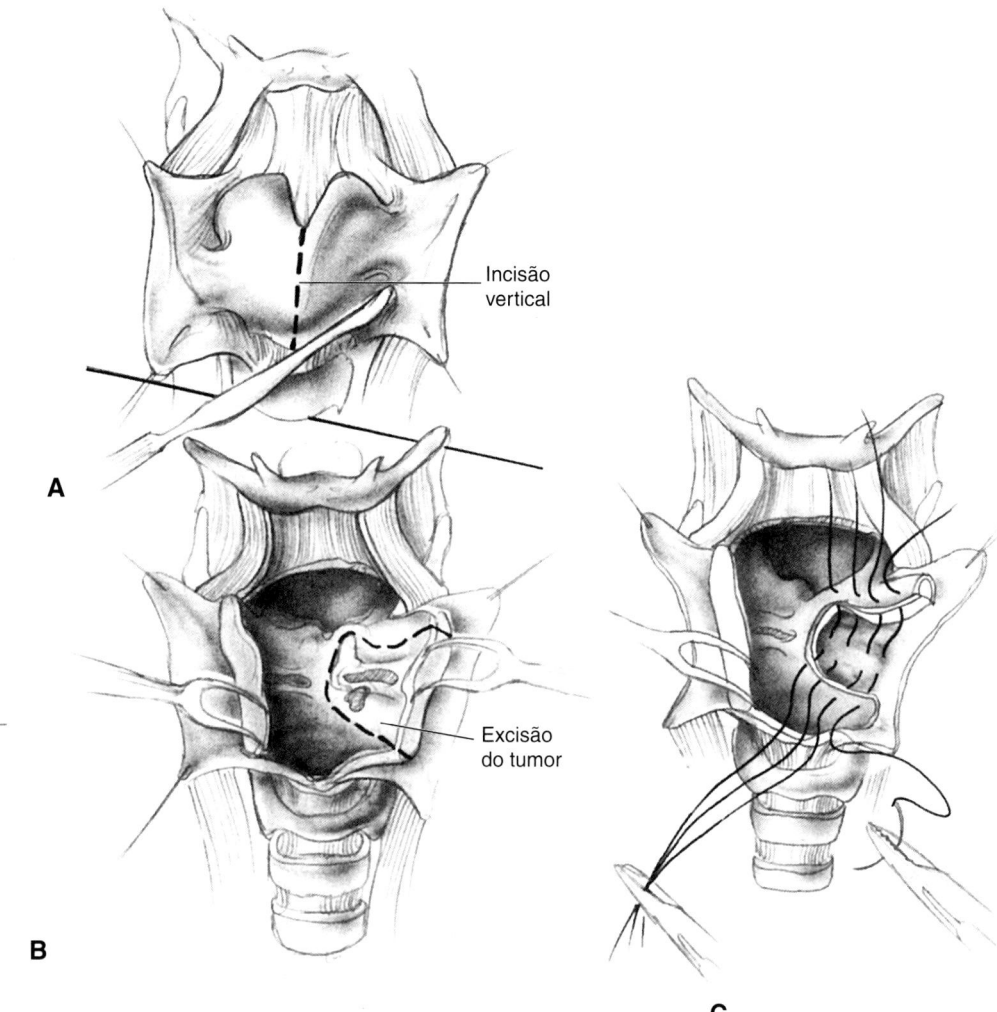

Figura 49B.4

Hemilaringectomia (espécime inclui a cartilagem tireóidea sobrejacente).
A: Incisão vertical para a hemilaringectomia.
B: Excisão do tumor com bainha adequada de tecido normal, cartilagem aritenóidea e asa tireóidea.
C: Suturas no lugar para fechamento.

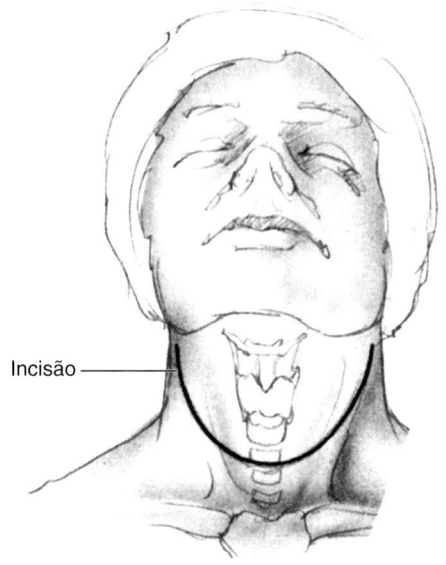

Figura 49B.5

Laringectomia parcial vertical. A incisão preferida é feita na dobra da pele.

nha média e o tumor é visualizado (Fig. 49B.6). O pericôndrio tireóideo interno então é elevado da superfície profunda das asas tireóideas, e o tumor é excisado com uma bainha de tecido normal. A metade inferior da falsa prega vocal e toda a prega vocal verdadeira (incluindo a região aritenóidea, quando necessário) são excisadas.

Para reconstruir o defeito cirúrgico, um retalho de músculo bipediculado (músculos esterno-hióideo, esterno-tireóideo, e tíreo-hióideo) é criado. Esse retalho então é transposto para repousar profundo à asa tireóidea remanescente com o pericôndrio tireóideo externo cuidadosamente preservado servindo como o revestimento do lúmen laríngeo. Análises da congelação das margens do defeito cirúrgico confirmam a adequação da ressecção.

Para lesões bilaterais, incluindo tumores que envolvem a comissura anterior, a vantagem da LPV é a extensão aumentada da ressecção cirúrgica que pode ser executada. É possível remover a circunferência endolaríngea inteira, exceto para uma região aritenóidea

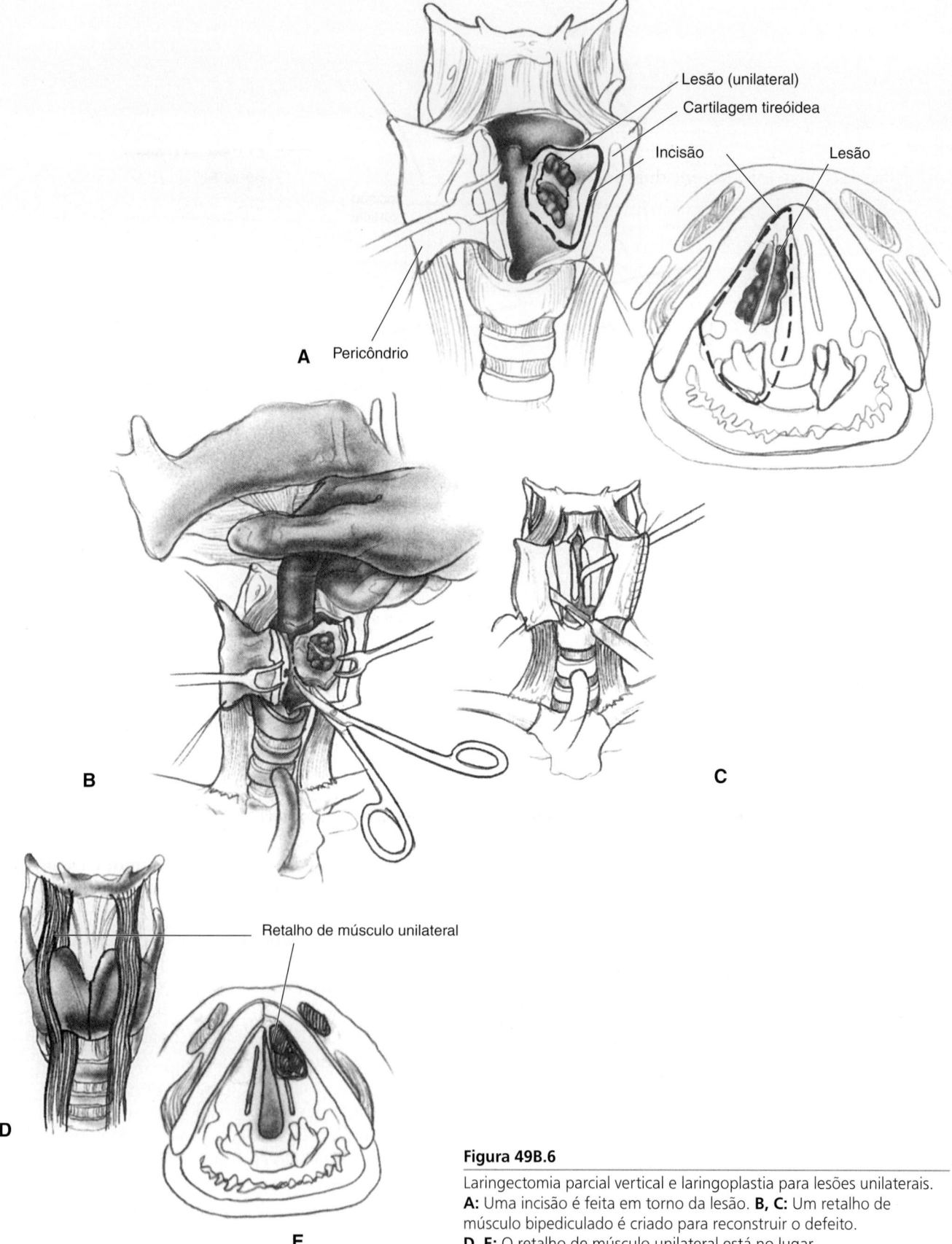

Figura 49B.6
Laringectomia parcial vertical e laringoplastia para lesões unilaterais.
A: Uma incisão é feita em torno da lesão. **B, C:** Um retalho de músculo bipediculado é criado para reconstruir o defeito.
D, E: O retalho de músculo unilateral está no lugar.

e a comissura posterior. A reconstrução é alcançada pela utilização de retalhos de músculo bipediculados bilaterais.

Quando a comissura anterior está envolvida, um segmento central da cartilagem tireóidea é isolado e removido em bloco com o espécime do tumor (Fig. 49B.7). O procedimento começa da mesma forma que para as lesões unilaterais, porém duas incisões paramedianas são utilizadas em vez de uma incisão única da linha média da cartilagem. O pericôndrio tireóideo interno é elevado lateralmente, e o lúmen laríngeo é penetrado longe do tumor, no lado de menor envolvimento do tumor. As incisões são estendidas cuidadosamente, permitindo ao cirurgião abrir o lúmen laríngeo como se estivesse abrindo um livro. Isso permite a visualização do tumor e que o cirurgião corte em torno da margem do tumor e realize excisão com uma margem adequada de tecido normal.

Retalhos de músculo bipediculados bilaterais são desenvolvidos e transpostos de forma que eles repousem profundos às duas asas da cartilagem tireóidea. Esta técnica reconstrutora resulta em duas superfícies de ferida adjacentes a cada lado, e os dois retalhos precisam ser separados por uma inclinação para o lado da comissura anterior durante a fase de cicatrização (em torno de 3 semanas). Nós utilizamos uma inclinação para o lado de cobertura de Silastic (silicone polimérico), que é do tamanho de um selo postal grande, aproximadamente. A inclinação para o lado é moldada de forma que três braços anteriores são criados; estes são mudados de direção para baixo com suturas absorvíveis 3-0 para as partes moles do lado de fora da laringe. A inclinação para o lado é removida em torno de 3 semanas após a cirurgia por laringoscopia direta, impedindo as aderências da comissura anterior.

Lesões pequenas da comissura anterior podem ser ressecadas com preservação das pregas vocais posteriores verdadeiras e das cartilagens aritenóideas. A cartilagem aritenóidea sobrejacente precisa ser incluída *em bloco* com o tumor por causa da inserção direta dos tendões vocais na cartilagem adjacente. Esta área de inserção ligamentosa é denominada de tendão de Broyles e é uma via de extensão direta do tumor na cartilagem. A cura da radioterapia é atrasada nessa situação, e uma abordagem cirúrgica é preferida (Fig. 49B.8).

A reconstrução pode ser alcançada pelo esvaziamento do pecíolo epiglótico triangular adjacente livre, tracionando-o inferiormente no defeito cirúrgico triangular. Esse tecido é suturado no lugar, e as margens laterais são aproximadas conforme a ferida é fechada. A presença de pregas verdadeiras remanescentes e ambas as cartilagens aritenóideas funcionando proporcionam a base para a reabilitação funcional excelente.

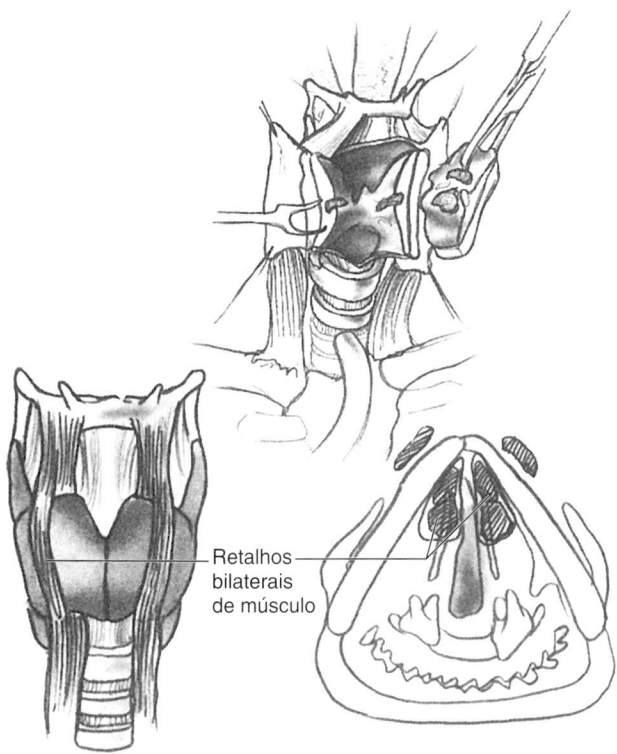

Figura 49B.7

Laringectomia parcial vertical e laringoplastia para a comissura anterior e lesões bilaterais. Quando a comissura anterior está envolvida, um segmento central da cartilagem tireóidea é removido *em bloco* com o tumor.

O tratamento da recidiva do tumor pós-radiação é uma indicação apropriada para a laringectomia parcial em certas circunstâncias (13,14). A segurança e a efetividade oncológica desta abordagem têm sido confirmadas quando critérios estritos de seleção dos pacientes são observados. Biller e Lawson (15) recomendam esta abordagem quando os seguintes critérios são encontrados:

- A lesão está limitada a uma prega vocal verdadeira (comissura anterior *pode* estar envolvida).
- O corpo da aritenóidea está livre do tumor.
- A extensão subglótica do tumor não é maior do que 5 mm.
- Uma prega móvel está presente.
- A cartilagem não está invadida.
- A recidiva do câncer se correlaciona estreitamente com a lesão primária original.

A maior parte dos carcinomas recorrentes não apresenta esses critérios, e a laringectomia total geralmente é necessária para manejar esta situação adequadamente. Esse é o argumento mais forte contra uma estratégia geral de tratamento de todos os casos de carcinoma glótico inicial com radioterapia e procedimen-

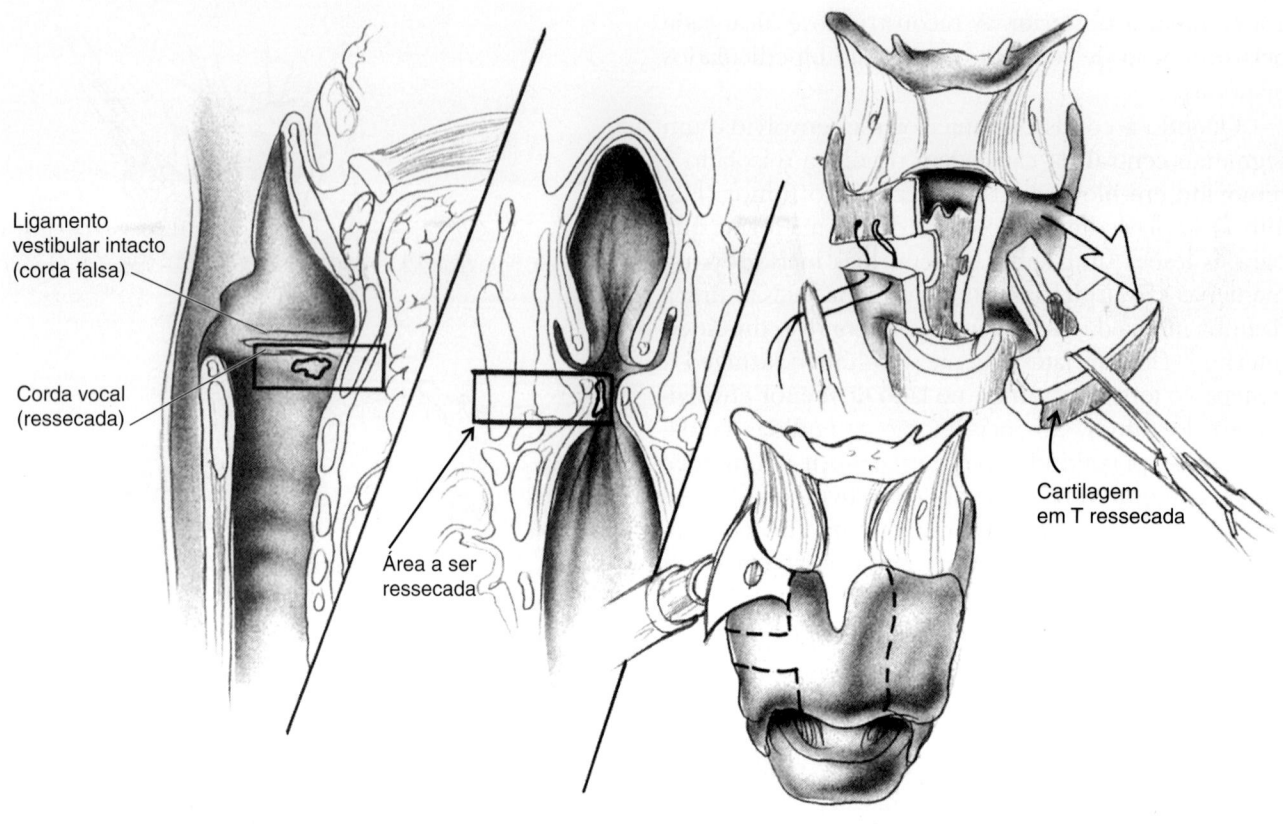

Figura 49B.8
Ressecção cirúrgica da comissura anterior para tumores pequenos localizados nesta região.

tos cirúrgicos reservados para as falhas da radioterapia.

O tratamento do câncer recidivado após laringectomia parcial prévia pode ser individualizado de acordo com a análise específica de cada caso. O câncer recorrente superficial (com freqüência uma segunda lesão primária emergindo na mucosa adjacente), se extenso, pode ser tratado por radioterapia. Uma segunda laringectomia parcial tem sido possível em quase 50% dos pacientes que nós temos visto. Recidivas locais (ou segundas lesões primárias) emergem em torno de 10% dos pacientes tratados. Localizações profundas ou extensas de câncer glótico recorrente requerem laringectomia total.

Edema persistente após a radioterapia para o carcinoma laríngeo sugere fortemente a possibilidade de câncer residual. Se o edema persistir além de 6 meses, o cirurgião precisa confirmar a presença ou ausência de malignidade por uma biopsia definitiva.

Procedimentos de Laringectomia Parcial Vertical

A laringectomia parcial vertical para tumores glóticos T1 grandes é utilizada por Olsen *et al.* na Clínica Mayo (16). O envolvimento da comissura anterior é a indicação primária na sua instituição, e eles utilizam a LPV para os tumores tão grandes quanto aqueles se estendendo da cartilagem aritenóidea em um lado para o terço anterior da prega oposta. Eles observam sobrevida melhor do paciente e menos laringectomias totais para resgate quando a LPV é selecionada em vez da radioterapia nesses pacientes.

Biller e Lawson (15) relataram o tratamento cirúrgico de 15 pacientes que se apresentaram com carcinoma epidermóide com fixação da prega vocal (e outra série de 11 pacientes com limitação marcada do movimento da prega). O controle livre de tumor foi alcançado em 19 desses 26 pacientes (73%) em 2 anos. A hemilaringectomia estendida foi realizada, incluindo a ressecção da porção cefálica da cartilagem cricóidea. A extensão subglótica é o fator limitante, e o cirurgião deve esperar um índice de complicação maior do que aquele observado com hemilaringectomia padrão.

A laringectomia de imbricação refere-se a um procedimento no qual o cirurgião realiza uma excisão lado a lado de um segmento horizontal da laringe. As margens laríngeas caudal e cefálica então são restituídas, preservando a sustentação cartilaginosa e os planos das partes moles da laringe (Fig. 49B.9). Os pesquisadores declaram índices altos de controle do câncer e boa função vocal pós-operatória com essa técnica (17).

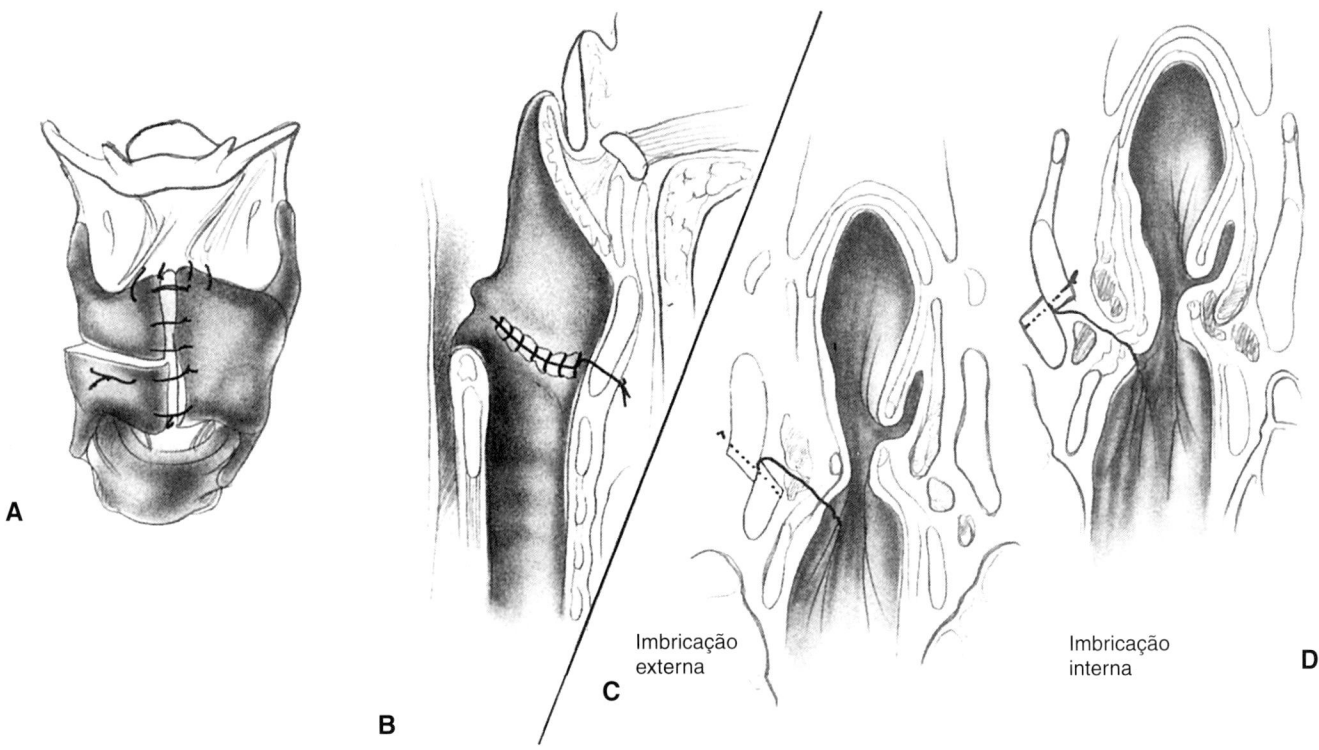

Figura 49B.9
Laringectomia de imbricação. **A, B:** Margens caudal e cefálica restituídas. **C:** Imbricação externa. **D:** Imbricação interna.

Outra abordagem envolve a utilização de um retalho da cartilagem tireóidea em conjunção com um retalho bipediculado do músculo esterno-hióideo para reconstruir o defeito após a LPV. Bons resultados funcionais foram relatados nos seus pacientes, mesmo quando a cartilagem aritenóidea foi ressecada ou quando a radioterapia foi utilizada inicialmente (18).

COMPLICAÇÕES

As complicações após o tratamento cirúrgico do carcinoma glótico inicial são aquelas condições e riscos conhecidos que seguem os procedimentos cirúrgicos envolvendo a via aérea superior. O reconhecimento precoce e o tratamento efetivo são essenciais.

Precoce

As complicações precoces incluem problemas associados à traqueotomia temporária, que é geralmente requerida. Estes são enfisema subcutâneo, hemorragia, obstrução do tubo de traqueotomia (oclusão do lúmen ou angulação do tubo ou mau posicionamento), e decanulação acidental. A ferida laríngea ou a traqueotomia podem tornar-se infectados ou a colonização pode ocorrer em torno do tubo de traqueotomia ou *stent* laríngeo ou a inclinação lateral, se tal dispositivo for utilizado. Durante a fase pós-operatória inicial, a aspiração e a disfonia são observadas rotineiramente. A persistência desses problemas além de 3 semanas deve ser considerada evidência de fatores de complicação.

Margens de ressecção positivas nas análises de congelação devem ser manejadas por ampla excisão local na maior parte dos casos. Em uma estratégia alternativa, a laringectomia parcial é seguida pela radioterapia quando a margem é questionável ou mostra displasia grave, porém o problema das margens do tumor questionável continua a ser investigado; a evidência é inconclusiva nesse ponto. Margens positivas na secção permanente durante o período pós-operatório, após o paciente retornar ao departamento, levantam questões adicionais em relação ao tratamento adicional. Enviando tiras do tecido adjacente para as margens da ressecção original, nós temos diminuído essa complicação. Alguns proponentes discutem a radiação pós-operatória quando essa condição é encontrada, enquanto outros discutem que a observação atenta e constante é suficiente e irá resultar na detecção precoce de qualquer doença residual. Essas decisões requerem pensamento individual, planejamento e aderência do paciente.

Tardia

As complicações tardias incluem aspiração persistente, infecção prolongada (condrite), estenose laríngea, rouquidão intensa, formação de tecido de granulação e recorrência do tumor. Após a hemilaringectomia, alguns pacientes possuem aspiração persistente, com uma incidência relatada de 6% a 10% de falha para a recuperação da deglutição normal em diversas séries de pacientes. Os cirurgiões têm tentado corrigir esse problema pela injeção de vários materiais na região do defeito cirúrgico, porém isso tem sido geralmente falho por causa da fibrose extensa. O colágeno Gax tem sido bem-sucedido, porque ele pode ser injetado lentamente, sob alta pressão, através de agulha calibre 27 no leito do tecido cicatricial do defeito. A aspiração persistente não tem sido observada com LPV e laringoplastia. A ressecção extensa para o carcinoma glótico bilateral pode produzir disfonia significativa, porém resulta em uma voz pós-operatória que pode ser superior à fala esofágica traqueal, esofágica ou protética.

Informação está sendo acumulada em relação à qualidade da voz após a LPV:

- Mais envolvimento das estruturas supraglóticas na produção da voz é visto com o que foi previamente observado.
- A amplitude vocal é restrita.
- A importância da preservação da função aritenóidea é mais bem entendida.

Esses achados se correlacionam estreitamente com nossas observações pessoais e enfatizam a importância fundamental de poupar pelo menos uma cartilagem aritenóidea funcional e reconstituir o esfíncter glótico na região da ressecção da prega vocal.

Estudos recentes compararam a qualidade da voz após excisão a *laser* do câncer glótico com aquela após radioterapia. Rydell *et al.* (19) encontraram qualidade da voz melhor após a radioterapia, enquanto McGuirt *et al.* (20) atestaram que a qualidade da voz foi quase a mesma nos pacientes com estadiamento similar. Um relato recente de Biacabe *et al.* (21) descreveu em detalhe resultados vocais melhores que podem ser alcançados utilizando-se um retalho de mucosa de prega vocal falsa para reconstruir a glote após a LPV.

A decanulação retardada ou habilidade para decanular os pacientes após a laringectomia parcial é incomum. Na maior parte das séries, ela é observada em apenas 3% a 5% dos pacientes. Essa complicação pode ser evitada em alguns pacientes pela atenção cuidadosa aos princípios da cirurgia conservadora e preservação de todo o tecido envolvido. Nós aconselhamos fortemente preservar uma cartilagem aritenóidea funcional e evitar a extensão da ressecção cirúrgica na região da epiglote. A seleção cuidadosa dos pacientes que falham na radioterapia para resgate com hemilaringectomia produz índices elevados de controle do tumor com retenção da função vocal. Esses pacientes tendem a possuir índices de complicação mais elevados e recuperação mais lenta, porém os resultados finais são encorajadores.

A recidiva do tumor geralmente está relacionada à seleção inapropriada do paciente para a cirurgia. As duas causas comuns para a falha com hemilaringectomia são a incapacidade para reconhecer a margem inferior do tumor e a disseminação do câncer para fora da cartilagem cricotireóidea. Para os casos de câncer glótico T1 que foram tratados endoscopicamente, a taxa de recidiva relatada está em torno de 12%.

As taxas de recidiva e taxas de complicação são mais elevadas nos pacientes obesos após a radioterapia para o carcinoma de prega vocal inicial quando a radioterapia é dada com portes oblíquos anteriores. Alguns afirmam fortemente que a cirurgia laríngea conservadora primária produz resultados muito melhores.

EMERGÊNCIAS

Situações de emergência associadas a carcinoma glótico inicial são extremamente raras. A preocupação principal é que os pacientes com carcinoma laríngeo geralmente possuem uma história de tabagismo e etilismo pesado, a qual introduz fatores de risco significativos para a anestesia geral durante a endoscopia diagnóstica e a sessão de biopsia. Avaliação completa da saúde geral, medicações e patologia crônica cardiovascular e pulmonar são a chave para um resultado favorável neste estádio.

Após o tratamento cirúrgico do carcinoma glótico inicial, as emergências principais são obstrução da via aérea e aspiração. Durante o período pós-operatório imediato, a observação e a proteção da via aérea são responsabilidades cruciais da enfermagem. Após as primeiras 72 horas, a obstrução da via aérea associada ao procedimento cirúrgico raramente apresenta problemas. A aspiração persistente de saliva e conteúdos faríngeos predispõe à pneumonia e é um provável precursor para a fatalidade, se essa condição for negligenciada. Durante o período pós-operatório imediato, a aspiração pode ser tratada pela injeção de colágeno, porém essa abordagem não é tecnicamente possível após 6 a 8 semanas. Situações adicionais de emergência raras são problemas cardiovasculares e insuficiência pulmonar.

FRONTEIRAS DO CONHECIMENTO

Nossa capacidade para avaliar e tratar o carcinoma glótico inicial deve ser realçada pela informação científica adicional dos ensaios clínicos dirigidos a diversos tópicos. São necessários os seguintes:

- Um estudo clínico prospectivo, randomizado, multicêntrico comparando as várias formas de tratamen-

to cirúrgico e, em particular, o tratamento a *laser* com radioterapia para o carcinoma glótico inicial.
- Esclarecimento da efetividade terapêutica e segurança da terapia fotodinâmica.
- Esclarecimento das indicações precisas e limitações para cada das formas de intervenção cirúrgica que tenham sido propostas para o carcinoma glótico inicial.

PONTOS IMPORTANTES

- O câncer laríngeo surge nas pregas vocais em 75% dos casos, e a rouquidão é um sintoma de advertência inicial, sugerindo câncer quando persiste por mais do que 2 semanas.
- A anatomia linfática laríngea fundamenta o tratamento cirúrgico efetivo do carcinoma glótico inicial.
- A função laríngea inclui proteção da via aérea, respiração, fonação, e atividade esfincteriana, e procedimentos cirúrgicos para tratar o câncer laríngeo precisam considerar todas as quatro funções.
- A secção seriada de laringes cancerosas tem proporcionado compreensão da fisiopatologia do câncer de prega vocal inicial.
- A maior parte dos carcinomas membranosos de prega vocal (glótica) se estende para a região supraglótica (20%), para a região subglótica (20%), ou para a comissura anterior (25%).
- O carcinoma glótico inicial limitado à porção membranosa da prega vocal pode ser curado utilizando excisão cirúrgica endoscópica, tirotomia com cordectomia, hemilaringectomia, LPV com laringoplastia, radioterapia.
- Em torno de seis pacientes com displasia grave ou carcinoma *in situ* irão desenvolver carcinoma invasivo se a única terapia utilizada for a excisão de uma prega vocal única ou biopsia.
- O carcinoma microinvasivo da prega vocal verdadeira pode ser tratado por biopsia excisional endoscópica seqüencial, excisão endoscópica a *laser*, ou radioterapia.
- Os objetivos do tratamento para o carcinoma glótico inicial são (a) remoção completa de toda a doença maligna, (b) preservação da função e (c) reabilitação previsível e confiável do paciente.
- As indicações para a LPV e laringoplastia são envolvimento da comissura anterior, extensão para o processo vocal da cartilagem aritenóidea, lesões transglóticas superficiais selecionadas e câncer recidivado após a radioterapia.
- A laringectomia parcial para o câncer recidivado após radioterapia precisa ser adequada aos seguintes critérios: (a) lesão limitada a uma prega (pode envolver a comissura anterior); (b) corpo da cartilagem aritenóidea livre do tumor; (c) extensão subglótica não mais do que 5 mm; (d) prega móvel; (e) sem invasão da cartilagem; e (f) recidiva correlacionada com o tumor inicial.
- Complicações precoces após a laringectomia parcial incluem enfisema subcutâneo, sangramento e oclusão do tubo de traqueotomia.

REFERÊNCIAS

1. Curran AL, Gullane PJ, Irish J, et al. Telomerase activity is upregulated in laryngeal squamous cell carcinoma. *Laryngoscope* 2000; 110(Part 1):391-396.
2. Godin DA, Fitzpatrick PC, Scandurro AB, et al. PH_2O: a novel tumor marker for laryngeal cancer. *Arch Otolaryngol Head Neck Surg* 2000;126:402-404.
3. Pou AM, Vrabec IT, Jordan J, et al. Prevalence of herpes simplex virus in malignant laryngeal lesions. *Laryngoscope* 2000;110 (Part 1):194-197.
4. Chomchai JS, Du W, Sarkar FH, et al. Prognostic significance of p53 gene mutations in laryngeal cancer. *Laryngoscope* 1999;109:455-459.
5. Dokiya E, Ueno K, Ma S, et al. Retinoblastoma protein expression and prognosis in laryngeal cancer. *Acta Otolaryngol* 1998;118:759-762.
6. Yoo SS, Carter D, Turner BC, et al. Prognostic significance of cyclin D1 protein levels in early-stage larynx cancer treated with primary radiation. *Int J Cancer* 2000;90(1):22-28.
7. Laccourreye O, Bassot V, Brasnu D, et al. Chemotherapy combined with conservation surgery in the treatment of early larynx cancer. *Curr Opin Oncol* 1999;11 (3):200-203.
8. Flint PW. Minimally invasive techniques for management of early glottic cancer. Otolaryngol Clin N Am 2002;35(5):1055-1066.
9. Kim DR, Kevin H, Smith ME. Endoscopic vertical partial laryngectomy. *Laryngoscope* 2004;114(2):236-240.
10. Zeitels SM, Dailey SH, Bums IA. Technique of en bloc laser endoscopic frontolateral laryngectomy for glottic cancer. *Laryngoscope* 2004;114(1):175-180.
11. Gallo A, deVincentiis M, Manciocco V, et al. CO2 laser cordectomy for early-stage glottic carcinoma: a long-term follow-up of 156 cases. *Laryngoscope* 2002;112(2):370-374.
12. Calcaterra TC. Bilateral omohyoid muscle flap reconstruction for anterior commissure cancer. *Laryngoscope* 1987;97:810.
13. Makiko T, Nibu K, Nakao K, et al. Partial laryngectomy to treat early glottic cancer after failure of radiation therapy. *Arch Otolaryngol Head Neck Surg* 2002;182(8):909-912.
14. Mooney WW, Cole IF, Albsoul N, et al. Salvage vertical partial laryngectomy for radiation failure in early glottic carcinoma. *Australian and New Zealand Journal of Surgery* 2002;72(10):746-749.
15. Biller HF, Lawson W. Partial laryngectomy for vocal cord cancer with marked limitation or fixation of the vocal cord. *Laryngoscope* 1986;96:61.
16. Olsen KD, DeSanto LW. Partial laryngectomy-indications and surgical technique. *Am J Otolaryngol* 1990;11:153.
17. Lui C, Ward PH, Pleet L. Imbrication reconstruction following partial laryngectomy. *Ann Otol Rhinol Laryngol* 1986;95:567.
18. Burgess LPA, Yim DWS, Thyroid cartilage flap reconstruction of the larynx following vertical partial laryngectomy: an interim report. *Laryngoscope* 1988;98:605.
19. Rydell R, Schalen L, Fex S, et al. Voice evaluation before and after laser excision vs. radiotherapy of T1A glottic carcinoma. *Acta Otolaryngol (Stockh)* 1995;115:560.
20. McGuirt WF, Blalock D, Koufman JA, et al. Comparative voice results after laser resection or irradiation of Ti vocal cord carcinoma. *Arch Otolaryngol Head Neck Surg* 1994;120:951.
21. Biacabe B, Crevier-Buchman L, Hans S, et al. Vocal function after vertical partial laryngectomy with glottic reconstruction by false vocal fold flap: durational and frequency measures. *Laryngoscope* 1999;1.09: 698-704.

CAPÍTULO 49C

Carcinoma Glótico e Supraglótico Inicial – Laringectomia Parcial Supraglótica Aberta e Supracricóidea

Gregory S. Weinstein ▪ Ollivier Laccourreye ▪ Christopher H. Rassekh

Existem dois tipos básicos de laringectomia parcial supracricóidea (LPSC): uma em que os espaços epiglótico e pré-epiglótico são ressecados, e outra onde eles são poupados. Em ambos os casos, tanto as pregas falsas como as verdadeiras e toda a cartilagem tireóidea são ressecadas, e no mínimo uma cartilagem aritenóidea precisa ser poupada. Para o carcinoma glótico, utiliza-se um procedimento onde a epiglote e o espaço pré-epiglótico são poupados e o espaço é reconstruído suturando a cartilagem cricóidea à epiglote e o osso hióide e a base da língua; esse procedimento é conhecido como crico-hioideoepiglotopexia (CHEP). Um procedimento no qual a epiglote e o espaço pré-epiglótico são ressecados é utilizado para carcinomas supraglóticos e transglóticos no qual este espaço é reconstruído suturando-se a cartilagem cricóidea ao hióide e à base da língua: esse procedimento é conhecido como uma crico-hioideopexia (CHP) (1,2).

A laringectomia parcial supraglótica aberta (LPSA) é realizada pela ressecção da porção superior da cartilagem tireóidea, da epiglote e do espaço pré-epiglótico, e das pregas falsas. O osso hióide é ressecado apenas se estiver envolvido pelo carcinoma. A reconstrução, conhecida como tiro-hioideopexia (THP), é realizada suturando-se a cartilagem tireóidea ao hióide e à base da língua. A diferença entre a LPSC com a CHP e a LPSA isolada é que na LPSC com CHP toda a cartilagem tireóidea e as pregas vocais verdadeiras são ressecadas. A LPSA é utilizada para carcinomas supraglóticos selecionados (3).

Este capítulo foca os carcinomas glóticos e supraglóticos iniciais (T1N0 e T2 N0), que podem ser tratados com LPSC com CHEP ou CHP, e aqueles que podem ser tratados com LPSA isolada. As Tabelas 49C.1 a 49C.4 revisam o diagnóstico, tratamento, complicações e emergências associadas a essas condições.

CONCEITOS FUNDAMENTAIS

É importante observar que, embora o sistema de estadiamento T seja útil para predizer o resultado após abordagens não-cirúrgicas na preservação de órgão (p. ex., radiação ou quimioterapia e radiação), as quatro categorias do T são amplas demais para ter valor no planejamento para a preservação cirúrgica de órgão, seja com abordagens abertas ou endoscópicas. O cirurgião de preservação de órgão precisa ter habilidade para avaliar exatamente tanto a superfície como a extensão profunda do câncer, de forma que este possa ser colocado em um espectro de lesões, da menor para a maior, e correlacioná-lo com um espectro de procedimentos cirúrgicos que possam ser utilizados para preservar a laringe (4). As Figuras 49C.1 e 49C.2 mostram os *espectros de cirurgia de preservação de órgão* para o carcinoma glótico e carcinoma supraglótico, respectivamente. O médico pode utilizar esses espectros colocando o câncer avaliado ao longo dos esquemas laríngeos no topo e ver qual técnica cirúrgica pode ser útil. Esses espectros são úteis, também, no ensino de residentes e de especializandos.

Outro conceito importante é a idéia da unidade cricoaritenóidea (Fig. 49C.3). No paradigma da cirurgia conservadora, onde as laringectomias parciais abertas aceitas foram a laringectomia parcial vertical e a LPSA aberta, o foco principal foi a corda vocal propriamente dita. Com a transição para o paradigma da cirurgia de

---

TABELA 49C.1 **DIAGNÓSTICO**

História
Exame físico
  Exame cuidadoso das mobilidades (separadamente, pregas vocal e aritenóidea)
  Exame do pescoço
Tomografia computadorizada
  Envolvimento da cartilagem, espaço pré-epiglótico, subglote, linfonodos do pescoço
  Panendoscopia, com mapeamento cuidadoso telescópico e microscópico do tumor, e atenção cuidadosa para aritenóide e subglote
Avaliação radiográfica do tórax para reserva pulmonar

TABELA 49C.2 TRATAMENTO
Câncer glótico T1 e T2 Endoscopia com ou sem *laser* Laringectomia parcial vertical Laringectomia parcial supracricóidea com CHEP Radioterapia **Câncer supraglótico T1 e T2** Endoscopia com *laser*, incluindo LPSA formal a *laser* LPSA aberta LPSC – CHP Radioterapia isolada para os estádios I e II

CHEP, crico-hioideoepliglotopexia; LPSA, laringectomia parcial supraglótica; LPSC – CHP, laringectomia parcial supracricóidea – crico-hioideopexia.

TABELA 49C.3 COMPLICAÇÕES
Sangramento Infecção Deiscências de fechamento Pneumonia Margem cirúrgica positiva

TABELA 49C.4 EMERGÊNCIAS
Insuficiência respiratória secundária ao deslocamento da traqueostomia Sangramento

preservação de órgão, que inclui a LPSC assim como técnicas a *laser* transorais, o foco transfere-se para a unidade cricoaritenóidea. Esta é considerada a unidade funcional fundamental da laringe. Ela inclui uma cartilagem aritenóidea com sua musculatura cricoaritenóidea associada e nervos laríngeos recorrente e superior. A preservação de uma unidade cricoaritenóidea com o anel cricóideo associado permite a fala e a deglutição sem uma traqueostomia permanente.

A LPSC e a LPSA são, fundamentalmente, procedimentos similares (Figs. 49C.4 até 49C.15). Elas são todas laringectomias parciais horizontais, o que significa que entram na laringe, e a exposição do câncer antes da ressecção se dá via laringotomia horizontal,

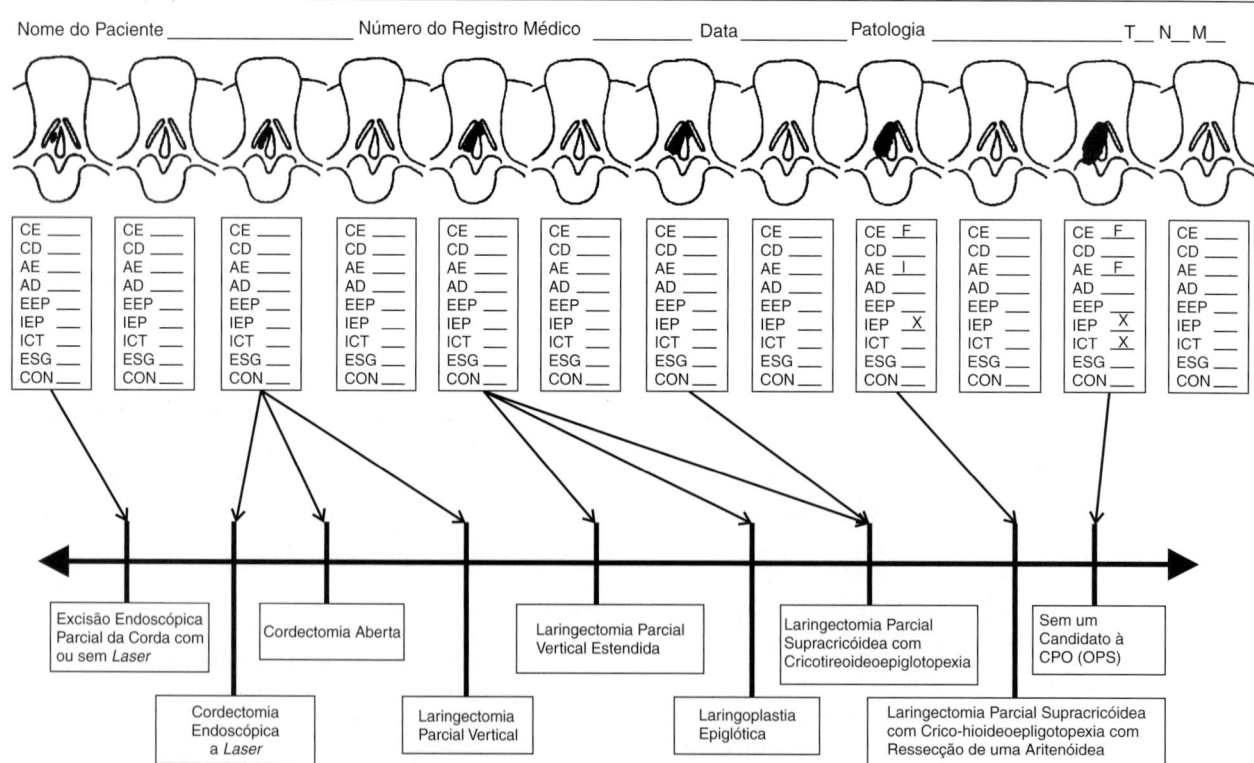

Figura 49C.1

Espectro da cirurgia de preservação de órgão para o carcinoma glótico.

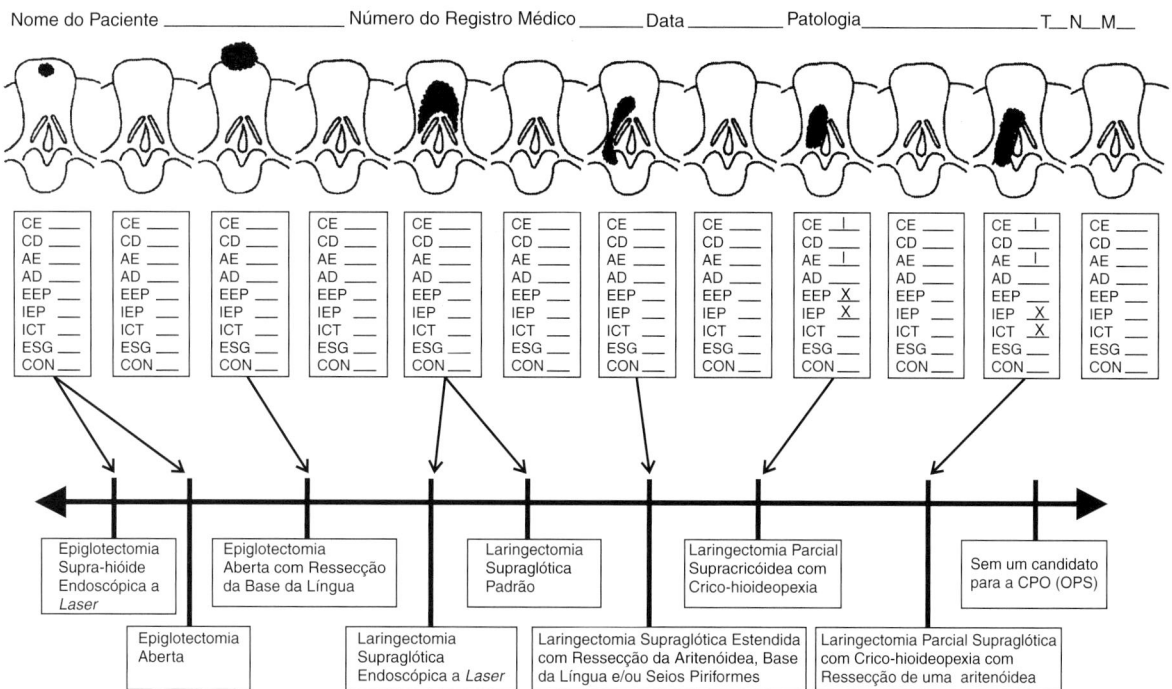

Figura 49C.2

Espectro da cirurgia de preservação de órgão para o carcinoma supraglótico.

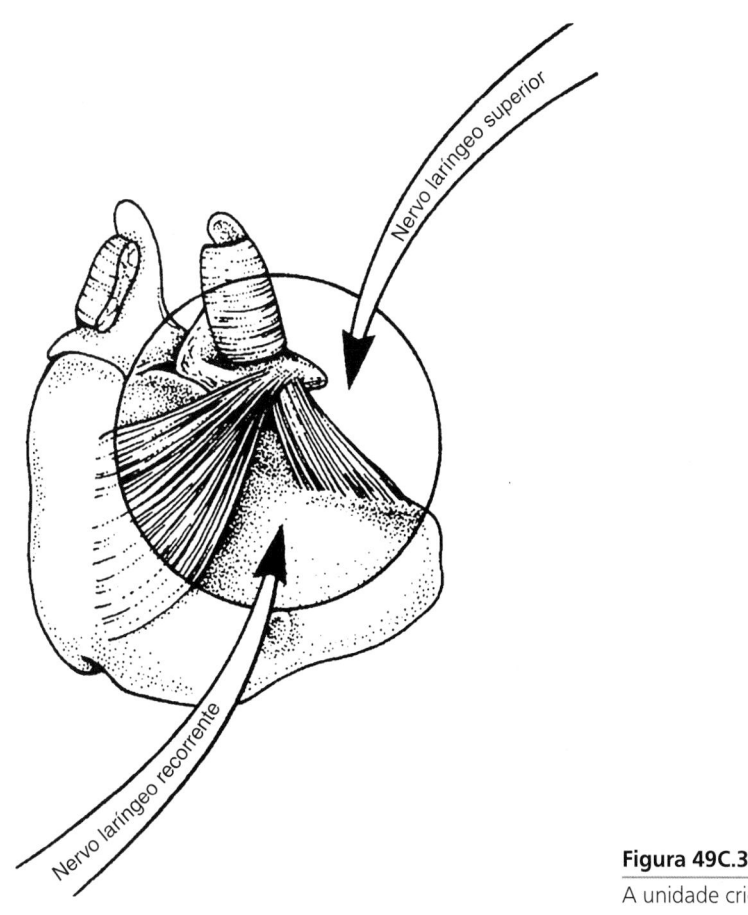

Figura 49C.3

A unidade cricoaritenóidea.

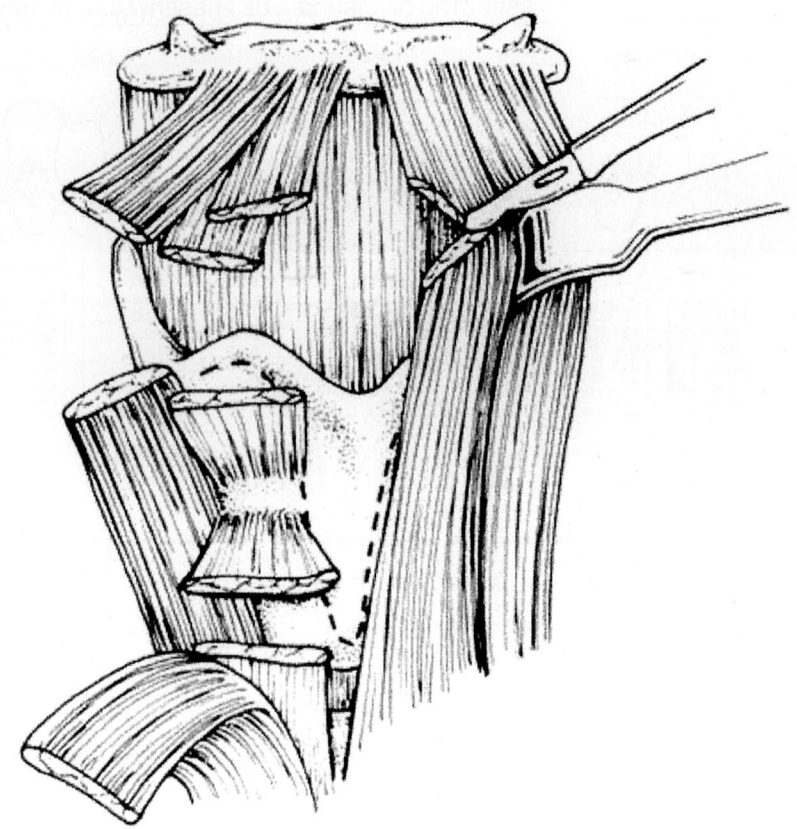

Figura 49C.4
Transecção dos músculos em tira, que é a mesma para a laringectomia parcial supraglótica (*LPSC*) com crico-hióideoepiglotopexia (*CHEP*) e crico-hioideopexia (*CHP*).

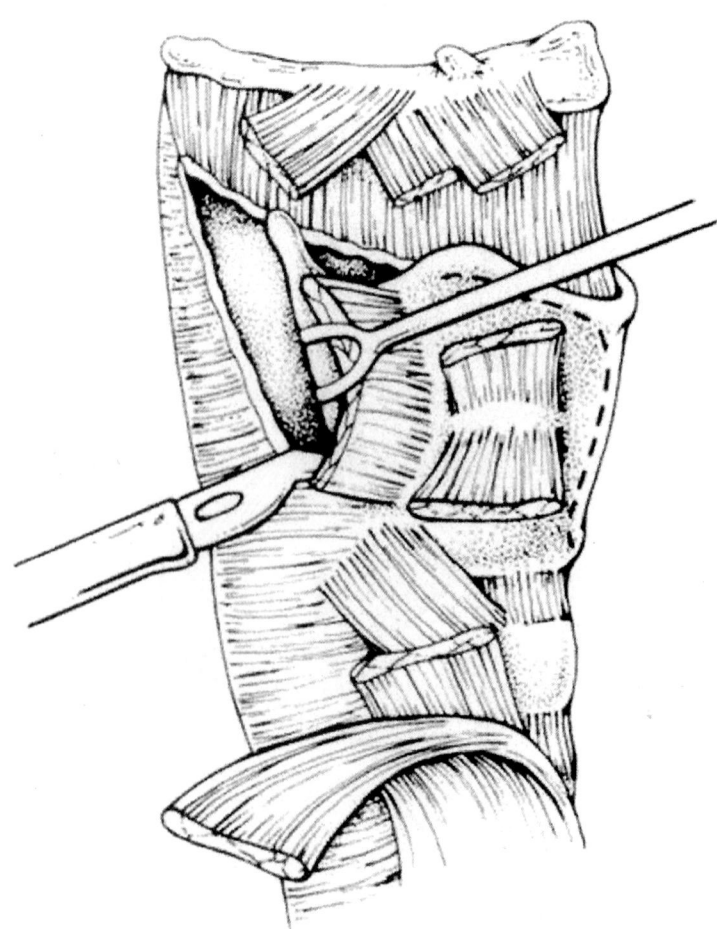

Figura 49C.5
Transecção dos músculos constritores, sendo a mesma na laringectomia parcial supraglótica (*LPSC*) com crico-hioideoepiglotopexia (*CHEP*) e crico-hioideopexia (*CHP*).

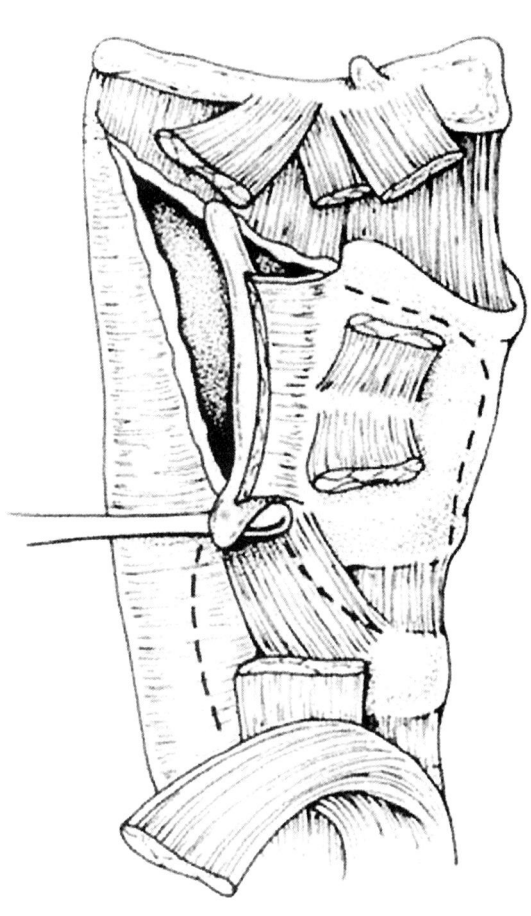

Figura 49C.6

Desarticulação da articulação cricotireóidea, que é a mesma para a laringectomia parcial supraglótica (*LPSC*) com crico-hioideoepiglotopexia (*CHEP*) e crico-hioideopexia (*CHP*).

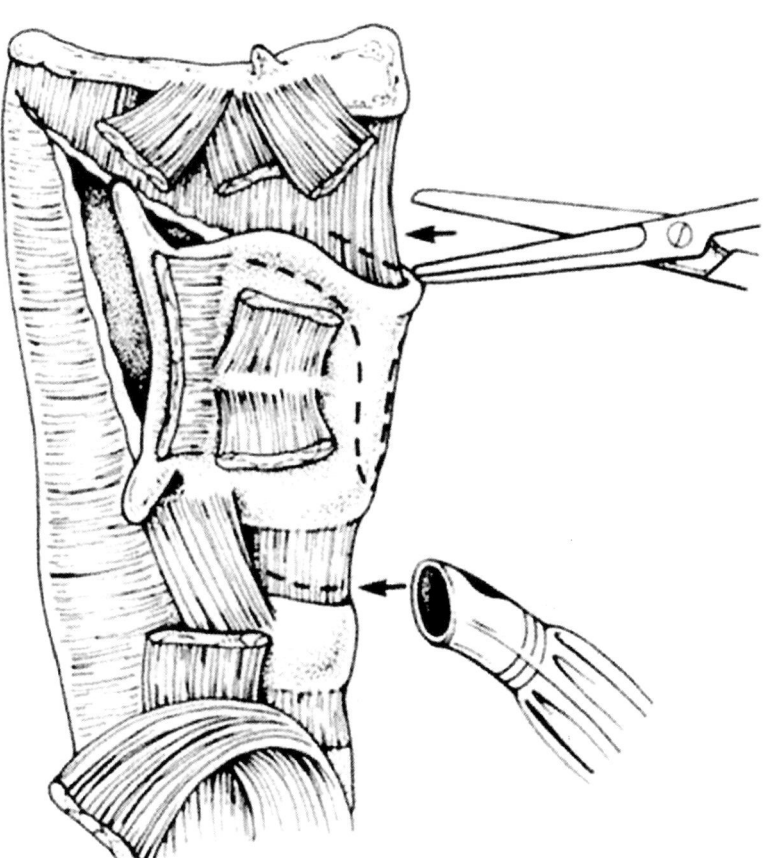

Figura 49C.7

Cricotireoidectomia horizontal e entrada na laringe logo abaixo da incisura tireóidea, que é feita na laringectomia parcial supraglótica (*LPSC*) com crico-hioideoepiglotopexia (*CHEP*).

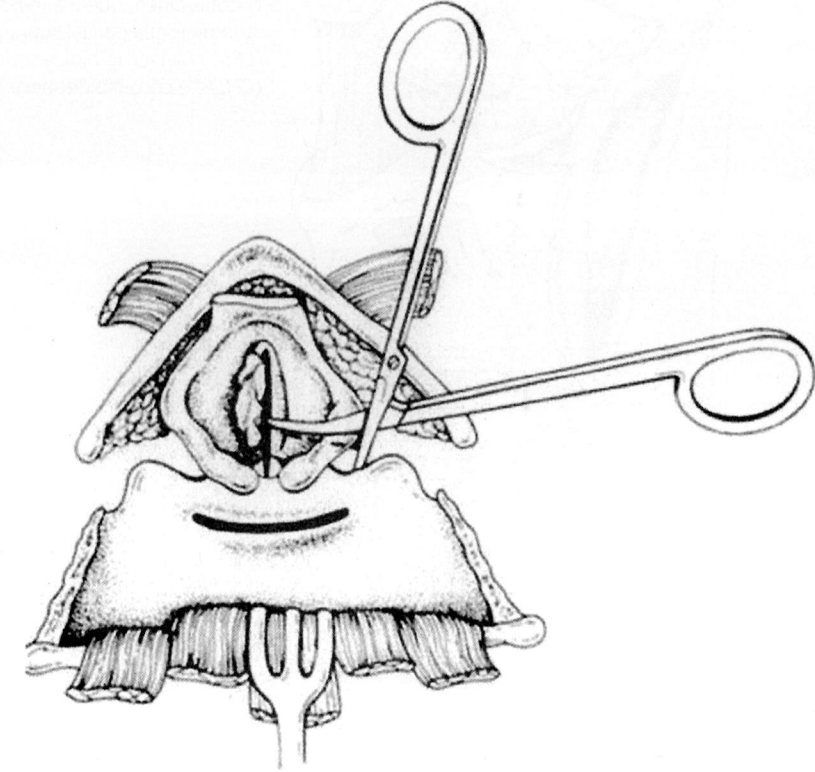

Figura 49C.8

A visão durante a laringectomia parcial supraglótica (*LPSC*) com crico-hioideoepiglotopexia (*CHEP*) é agora vista na laringe a partir do topo do leito, e uma tesoura de cortar está no espaço entre a cartilagem tireóidea interna e o pericôndrio interno previamente elevado, começando no lado com o tumor menor.

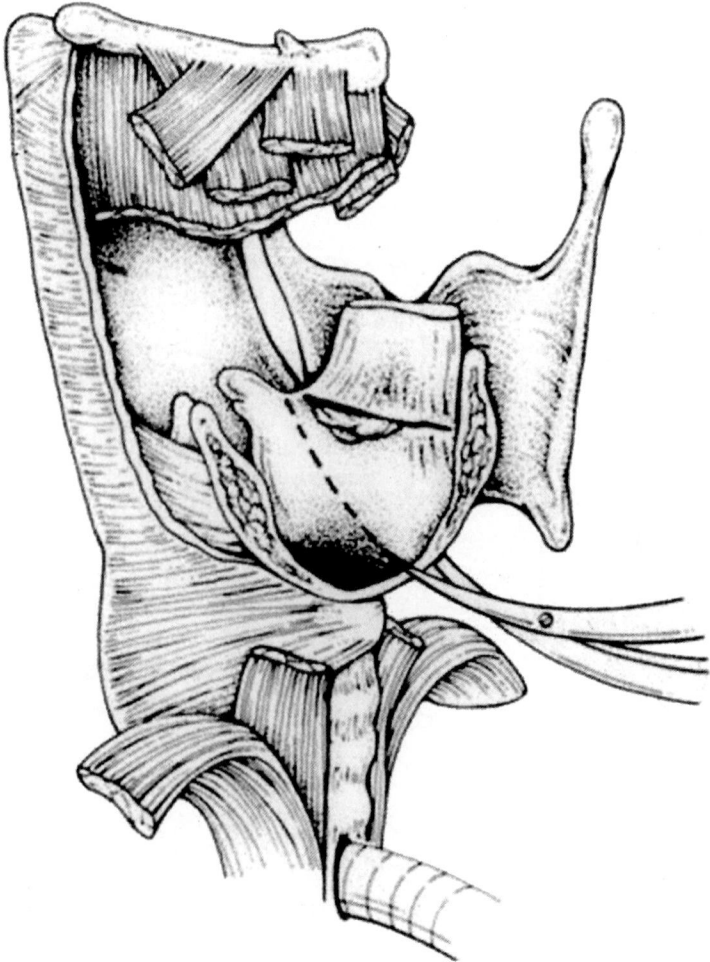

Figura 49C.9

A laringe é aberta durante a laringectomia parcial supraglótica (*LPSC*) com crico-hioideoepiglotopexia (*CHEP*) na espinha anterior da cartilagem tireóidea, como ao abrir um livro, e a ressecção é completada.

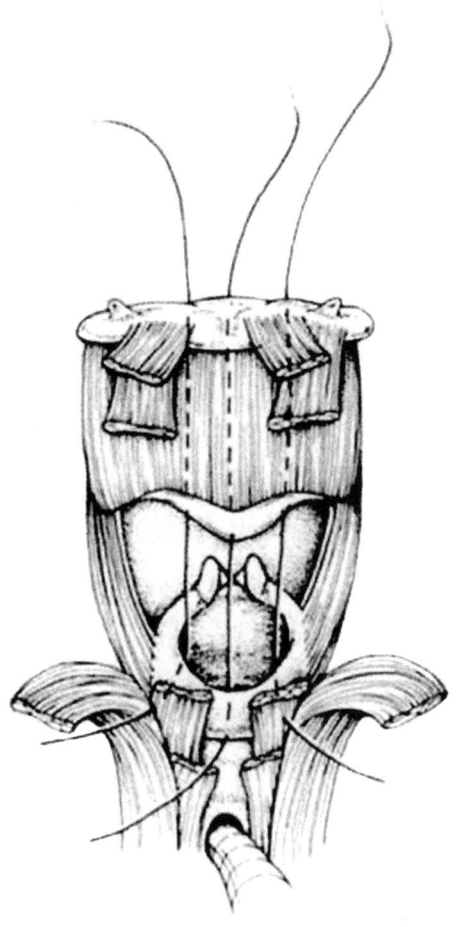

Figura 49C.10

O fechamento é começado durante a laringectomia parcial supraglótica (*LPSC*) com crico-hioideoepiglotopexia (*CHEP*) com três pontos colocados; um na linha média e os dois remanescentes 1 cm a partir da linha média em cada lado.

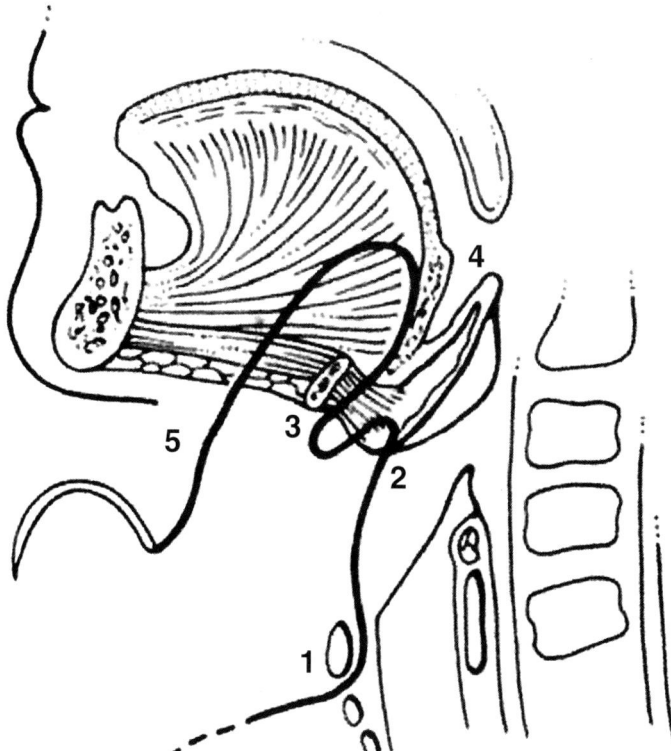

Figura 49C.11

A colocação da sutura durante a laringectomia parcial supraglótica LPSC com crico-hioideoepiglotopexia (*CHEP*): (1) submucosamente em torno da cartilagem cricóidea, então (2) através do pecíolo da epiglote, e (3) para trás, no espaço pré-epiglótico e em torno do osso hióide, (4) profunda na base da língua e, assim (5) fora, através da musculatura supra-hióidea.

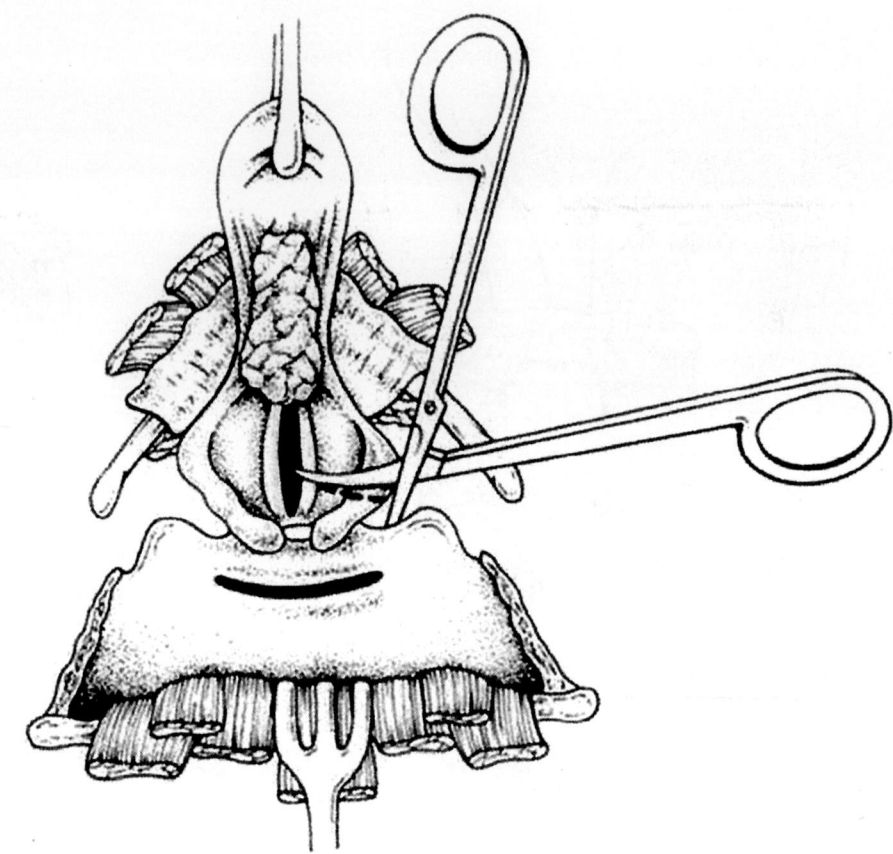

Figura 49C.12
A visão durante a laringectomia parcial supraglótica LPSC com crico-hioideoepiglotopexia (*CHEP*) é agora vista na laringe, a partir do topo do leito, e uma tesoura de cortar está no espaço entre a cartilagem tireóidea interna e o pericôndrio tireóideo interno, previamente elevado, começando no lado com o tumor menor.

seja logo abaixo do osso hióide, como é o caso da LPSA e da LPSC com CHP; ou logo abaixo das pregas vocais falsas, como no caso da LPSC com CHEP. Conceitualmente, as três operações podem ser pensadas como variações nas quais os cortes de ressecção são deslocados seja superiormente, para englobar a epiglote, ou inferiormente, para englobar o restante da cartilagem tireóidea e o nível glótico. Tanto na LPSC com LPSA quanto na CHP e LPSA isolada, é importante e possível salvar ambos os nervos laríngeos superiores a fim de permitir a reabilitação funcional (5). Finalmente, outra similaridade ocorre no fechamento utilizado. Cada uma é fechada com três (número um) suturas de Vicryl passadas, primeiro, submucosamente em torno da cartilagem cricóidea (LPSC), então, também em torno do hióide e da base da língua (LPSC com CHP ou LPSA ou através do pecíolo da epiglote e, então, em torno da hióide e da base da língua (LPSC) com CHEP) (Figs. 49C.11, 49C.15, e 49C.16). A altura da cartilagem tireóidea que permanece após a LPSA é aproximadamente a mesma da cartilagem cricóidea, fazendo as três suturas de fechamento para a LPSA e a LPSC similares a partir de um ponto de vista técnico. Tanto na LPSC quanto na LPSA, isso efetivamente ressuspende a cartilagem cricóidea e a unidade cricoaritenóidea, fazendo com que ela esteja na posição apropriada. Após a colocação dessas três suturas grandes, existe a aproximação mucosa-mucosa entre a epiglote e a cartilagem cricóidea (LPSC com CHEP), a base da língua e a cartilagem cricóidea (LPSC com CHP), ou a base da língua e as cordas verdadeiras (LPSA). Em todos os casos, esse fechamento permite a posição do aspecto central da base da língua sobre a via aérea para ajudar a prevenir a aspiração e direcionar o bolo alimentar lateralmente nos seios piriformes intactos.

Embora nossa discussão esteja limitada à doença N0 para focar os carcinomas glótico e supraglótico "iniciais", a doença cervical merece alguma menção. A glote e a supraglote são muito distintas em termos de risco de metástases ganglionar. Existe uma pobreza de linfáticos na região da glote, o que torna a chance de um carcinoma T1 possuindo metástases de linfonodo quase inexistente, e as chances de um carcinoma glótico T2 possuindo metástases de linfonodo raras (6,7). Quando as metástases ocorrem a nível glótico, elas ocorrem ipsilateralmente. Não existe indicação para tratar o pescoço para o carcinoma glótico N0 T1, e o papel da dissecção do pescoço ipsilateral é controverso para o carcinoma glótico N0 T2. Alternativamente, os linfáticos ricos na região da supraglote tornam as metástases mais comuns bilateralmente, não sendo incomum, não sendo incomum carcinoma N0 do pescoço, descobrir nódulos metastáticos ocultos no momen-

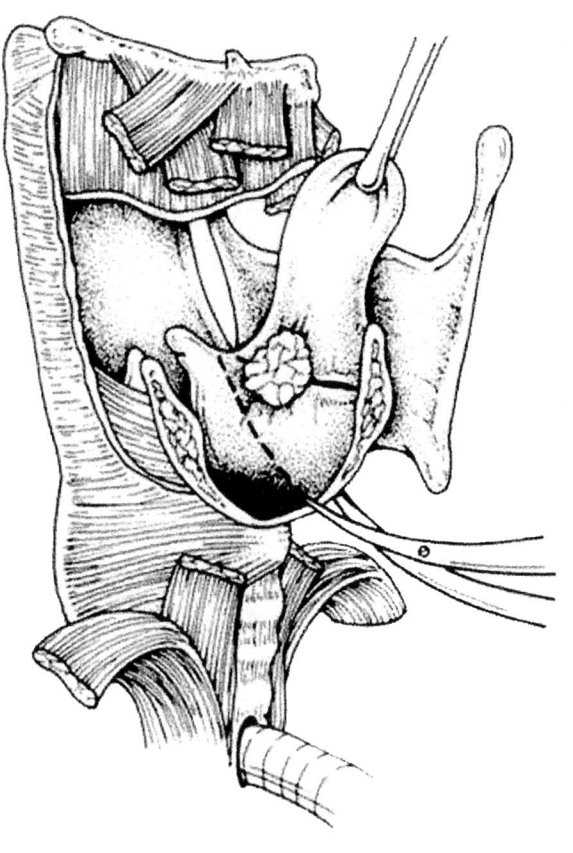

Figura 49C.13
A laringe é aberta durante a laringectomia parcial supraglótica LPSC crico-hioideoepiglotopexia (*CHEP*) na espinha anterior da cartilagem tireóidea, como se abrindo um livro, e a ressecção é completada.

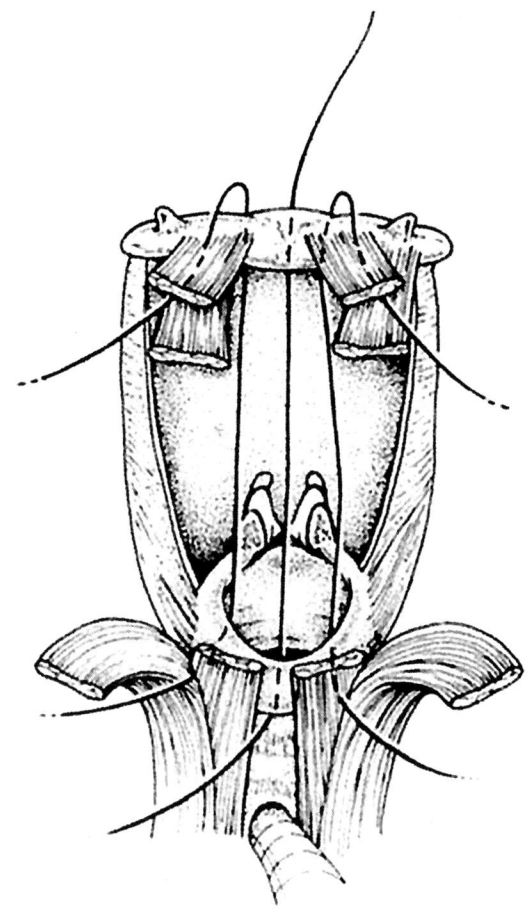

Figura 49C.14
O fechamento é iniciado durante a laringectomia parcial supraglótica LPSC com crico-hioideoepiglotopexia (CHEP) com três suturas colocadas, uma na linha média e as duas remanescentes colocadas 1 cm a partir da linha média em cada lado.

to da dissecação bilateral do pescoço. O padrão é oferecer dissecção cervical seletivo bilateral para o carcinoma supraglótico N0 T1 e N0 T2 (8). Esta discussão também tem influência significativa no planejamento do tratamento. Em razão de o carcinoma glótico ter uma propensão baixa para metástases ganglionar, o resultado do tratamento geral está associado ao controle local, enfatizando a importância da escolha do tratamento com chance mais elevada de controle local, enquanto preserva as funções fundamentais da fala e deglutição sem um estoma permanente.

Contrariamente, a doença nodal possui um impacto muito grande no resultado no carcinoma supraglótico, mesmo nos casos de carcinoma do pescoço clinicamente N0, quando existem provas de serem nodos patológicos. Dada a grande probabilidade de nodos positivos no carcinoma supraglótico, a necessidade de radioterapia pós-operatória é, também, mais comum. Limitando-se a dosagem ao local primário para menos de 60 Gy, tem ocorrido melhora no resultado funcional nestes casos (9).

Previamente, as indicações para a LPSC foram limitadas àquelas lesões que tinham menos de 1 cm de extensão subglótica na região da prega média (10,11). Dados recentes indicam que cânceres com menos de 1,5 cm de extensão na subglote na região da prega média não possuem invasão difusa da cartilagem cricóidea, permitindo a ressecção oncologicamente estreita desse câncer, com a porção adjacente da cartilagem tireóidea (12). Isso, efetivamente, amplia indicações para a LPSC pela inclusão de cânceres subglóticos com 1,5 cm de extensão. A fixação da cartilagem aritenóidea, entretanto, permanece uma contra-indicação por causa do risco significativo de envolvimento da cartilagem cricóidea a nível da articulação (13).

CARCINOMA GLÓTICO INICIAL

Se definirmos carcinoma glótico inicial como limitado ao carcinoma N0 T1 e N0 T2, então o papel da LPSC com CHEP para o carcinoma glótico inicial está no ma-

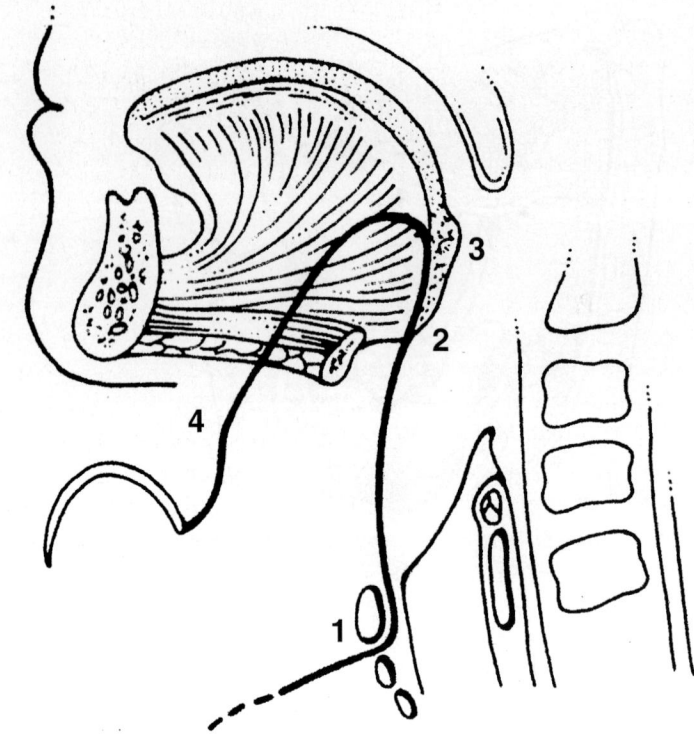

Figura 49C.15
A colocação da sutura durante a laringectomia parcial supraglótica com crico-hioideoepiglotopexia (*CHEP*) é feita (1) submucosamente em torno da cartilagem cricóidea, então (2) submucosamente na base da língua, e (3) profunda na base da língua e, assim, (4) fora, através da musculatura supra-hióidea.

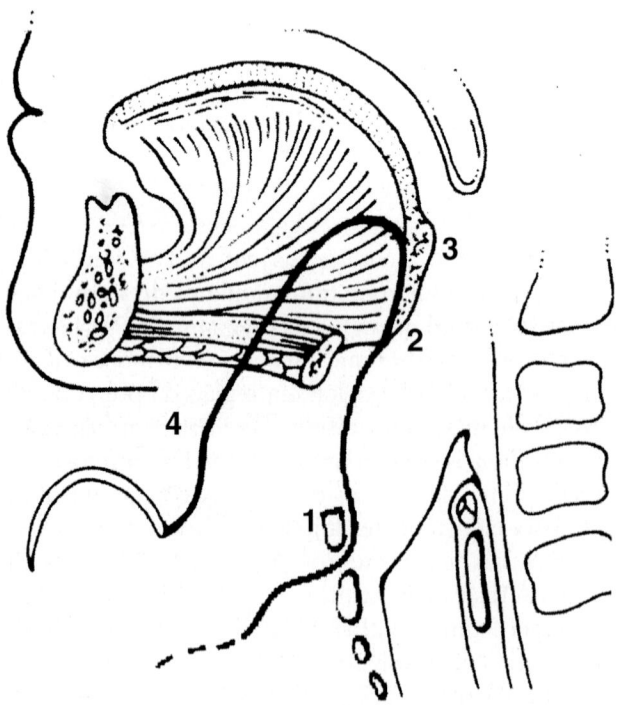

Figura 49C.16
A colocação da sutura durante a laringectomia parcial supraglótica com crico-hioideoepiglotopexia (*CHEP*) é feita (1) submucosamente em torno da porção inferior remanescente da cartilagem cricóidea, então (2) submucosamente, na base da língua, depois (3) profunda, na base da língua e, então, (4) fora, através da musculatura supra-hióidea.

nejo dos carcinomas glóticos T2. Não existe papel para a LPSC com CHEP em um carcinoma glótico T1a. Embora um papel seja visto para a LPSC com CHEP na falha da radiação que combina os critérios ao carcinoma glótico T1b, os carcinomas T1b não tratados podem ser adequadamente tratados não-cirurgicamente, com radiação ou com cirurgia com abordagens cirúrgicas conservadoras menos radicais (CPO) (p. ex., ressecção endoscópica a *laser*), com menos morbidade e, portanto, abordagens CPO são favorecidas nestas lesões iniciais. Apesar de tudo, dadas as limitações inerentes do sistema de estadiamento, de vez em quando um cirurgião pode ter um contato com uma lesão que esteja na linha divisória entre T1b e T2 e, nesses casos, pode ser razoável considerar uma LPSC com CHEP. Apesar de tudo, a discussão seguinte está limitada aos carcinomas glóticos T2.

Existem algumas opções para o manejo do carcinoma glótico T2. Geralmente a terapia de radiação isolada rende um controle local de aproximadamente 70%, com estudos retrospectivos indicando que o controle local após a radiação é pior na categoria T2 (13a). Embora a ressecção endoscópica transoral a *laser*, em mãos experientes, renda controle local de 90% para os carcinomas glóticos T1a, o controle local para os carcinomas T2b é de 60% a 70%. Esse é um índice de controle local baixo se comparado com a LPSC com

CHEP (14-16). Além disso, para alcançar esse tipo de controle local com ressecção endoscópica transoral a *laser* para o carcinoma glótico T2, o cirurgião precisa estar desejoso de ressecar, amplamente, abaixo das cartilagens tireóidea e cricóidea (14). A LPSC com CHEP rende índices de controle locais consistentes superiores a 90% em um grande número de estudos (10, 17,18). Embora a vantagem da LPSC com CHEP sobre a terapia de radiação isolada seja o controle local superior (e possíveis vantagens em termos de sobrevida), a qualidade da voz a longo prazo, após a LPSC com CHEP, é permanentemente rouca. Apesar de tudo, a sobrevida está comprometida entre, aproximadamente, 30% dos pacientes que possuem falha local após terapia de radiação para o carcinoma glótico T2 (19). Também é inapropriado irradiar um carcinoma glótico T2 e sugerir ao paciente que, se ocorrer falha local, ele será salvo com uma cirurgia laríngea poupadora, porque a laringectomia total é requerida para a maior parte dos pacientes que falham na terapia de radiação (19). A terapia de radiação, a ressecção transoral a *laser* ou a LPSC com CHEP são opções razoáveis para um carcinoma glótico T2. Ao aconselhar o paciente, entretanto, deve-se enfatizar que a LPSC com CHEP oferece melhor chance para a preservação laríngea a longo prazo do que a radiação e, possivelmente, melhora a sobrevida, porém, que a qualidade da voz será pior com a abordagem cirúrgica. Para os carcinomas glóticos T2b, os índices baixos de controle local para a terapia de radiação e ressecção transoral a *laser* tornam a LPSC com CHEP a melhor opção.

As contra-indicações oncológicas para a LPSC com CHEP são (a) cânceres na comissura anterior ou ventrículo, que possuem uma propensão para invasão precoce do espaço pré-epiglótico (estes podem ser ressecados com LPSC – CHP); (b) cânceres da glote com fixação da cartilagem aritenóidea ipsilateral; (c) cânceres da glote com 1,5 cm de extensão subglótica alcançando a margem superior da cartilagem cricóidea ou invadindo a mesma; (d) cânceres glóticos envolvendo a comissura posterior; e (e) cânceres glóticos envolvendo o pericôndrio exterior da cartilagem tireóidea ou possuindo disseminação extralaríngea (10).

CARCINOMA SUPRAGLÓTICO INICIAL

Se limitarmos nossa discussão aos carcinomas supraglóticos T1 N0 e T2 N0, então a CPO, incluindo a laringectomia parcial supraglótica endoscópica a *laser*, a laringectomia supraglótica aberta e a laringectomia parcial supracricóidea podem ser esperadas como tendo controle local uma taxa de 90%, enquanto que, com terapia de radiação isolada, o controle local é de aproximadamente 20% a menos (3,8,11,20-24). Além disso, como o carcinoma glótico, Parsons *et al.* (25) observaram uma sobrevida de 5 anos de 30% nos pacientes que falharam localmente, após a terapia de radiação para todos os estádios T do carcinoma supraglótico.

Atualmente, a LPSA, como uma opção cirúrgica, está limitada por causa do advento da LPSA transoral a *laser*. Isso é porque os índices de controle local comparáveis são vistos para a LPSA aberta *versus* a transoral a *laser*. Além disso, uma diminuição foi vista na morbidade aguda após a LPSA, evitando uma traqueostomia em quase todos os casos nos quais a abordagem transoral foi utilizada, assim como a reabilitação da deglutição mais rápida após a abordagem transoral. A única indicação para se utilizar, atualmente, a LPSA aberta para o carcinoma supraglótico T1 ou T2 é o caso em que a anatomia da cabeça e do pescoço impede a exposição endoscópica da laringe adequada para a LPSA transoral a *laser*. As contra-indicações oncológicas incluem (a) invasão da cartilagem cricóidea ou tireóidea; (b) invasão do câncer da mucosa da cartilagem aritenóidea; (c) invasão do câncer da comissura posterior ou anterior; (d) mobilidade debilitada ou fixação da prega vocal; (e) invasão maligna da base da língua mais próxima do que 1 cm das papilas circunvaladas; (f) movimento debilitado da base da língua, indicando invasão profunda do câncer; e (g) invasão do assoalho da boca nos carcinomas com envolvimento da valécula.

Embora uma variedade de manobras técnicas tenha sido adiantada para quantificar a "exposição" durante a laringoscopia, a abordagem prática é realizar uma endoscopia separada no momento em que uma gastrotomia percutânea, se indicada, puder ser também realizada. Naquele momento, o cirurgião pode, ainda, avaliar se a laringe pode ser adequadamente exposta para a LPSA transoral a *laser*, onde é programada para uma data cirúrgica subseqüente. Se a laringe do paciente não puder ser adequadamente exposta para a LPSA transoral a *laser*, então uma LPSA aberta poderá ser programada. Laringoscópios fechados não permitem a exposição adequada da supraglote para a ressecção a *laser*, com a exceção da utilização ocasional do escopo de Lindholm (Storz, Tuttlingen, Alemanha). Rudert (26) modificou o laringoscópio bivalvado, originalmente descrito por Weerda *et al.* (27) para um supraglotiscópio de Storz, onde as placas laterais de suas espátulas podem ser posicionadas para sustentar a margem da língua, obscurecendo o campo operatório.

A LPSC com CHP é utilizada para carcinomas supraglóticos T2 selecionados que tenham extensão a partir da supraglote para o nível glótico (1).

As contra-indicações oncológicas para a LPSC com CHP incluem (a) fixação da cartilagem aritenóidea;

(b) extensão infraglótica do tumor maior do que 15 mm anteriormente (membrana cricotireóidea), com mais de 5 mm póstero-lateralmente, ou alcançando a margem superior da cartilagem cricóidea; (c) invasão extensiva do espaço pré-epiglótico com evidência clínica de edema por baixo da mucosa da valécula ou extensão através das membranas tireo-hióideas; (d) tumor ladeando o osso hióide que irá requerer ressecção desse osso; (e) invasão da cartilagem cricóidea; (f) envolvimento da faringe ou fixação interaritenóidea; e (g) invasão pericondral da cartilagem tireóidea externa e disseminação extralaríngea do tumor. As taxas de controle local esperados para a LPSC com CHP são de 90% (28).

Dados os índices de controle local relatados mais elevados com a cirurgia primária para o carcinoma supraglótico T1 N0 e T2 N0 maiores do que os tratamentos não-cirúrgicos, tais como radioterapia, a CPO deve ser a modalidade de tratamento primário, quando não existirem contra-indicações.

CIRURGIA CONSERVADORA PARA FALHAS DA RADIOTERAPIA

Considerações especiais são necessárias ao se utilizar LPSA ou LPSC, seja com CHEP ou CHP nos pacientes que possuem uma recorrência após a radioterapia. Primeiro, o cirurgião precisa tentar discernir qual o tamanho original e a extensão que o câncer tinha antes da radiação. A menos que o cirurgião veja, exatamente, a lesão antes da radiação, isso será sempre apenas por um "bom palpite". A avaliação e descrição dos cânceres laríngeos são tão subjetivas que mesmo contando com a descrição prévia ainda haverá dificuldade. As radiografias prévias das lesões iniciais são úteis apenas para confirmar que, de fato, a invasão inicial foi pequena, porém, elas são um reflexo inadequado de qual a extensão verdadeira da doença da mucosa antes da radiação. Uma "regra do polegar" ("princípio básico") é que, se a lesão original foi descrita como tão grande para a operação agora sendo contemplada, em quase todos os casos o procedimento não deve ser feito. O problema com esta abordagem é quando o médico anterior descreveu a lesão como extensa e, agora, uma lesão menor está presente. Nesses casos, utilizar o julgamento e discutir os aspectos com o paciente e, em raras instâncias, ir adiante com a cirurgia de preservação de órgão, se o instinto levar à conclusão de que tal é o mais adequado. Se o câncer foi descrito, originalmente, como pequeno e ainda permanece pequeno o suficiente para a cirurgia de preservação de órgão, deve-se proceder à abordagem conservadora de órgão. Apesar de tudo, a literatura e a experiência ensinam que os cânceres quase nunca são pequenos após a falha da radiação e isso deve ser levado em conta no processo de tomada de decisão (19). A segunda consideração é a aparência da mucosa laríngea e faríngea. Se existem edema notável e restrição da cartilagem aritenóidea ou da mobilidade da prega, então o cirurgião deverá fazer uma laringectomia total. Novamente, esta não é uma situação intransigente, e os casos limítrofes requerem julgamento adequado. Quanto menos experiência o cirurgião possui, menor o risco que deve ser tomado em relação a isto. Embora a quimiorradiação prévia não seja, por si própria, uma contra-indicação, a realidade é que após a quimiorradiação, a maior parte dos pacientes terá edema e disfunção laríngea tão grande que será simplesmente incomum que o paciente seja elegível para a cirurgia de preservação de órgão. Além disso, a maior parte dos pacientes que recebeu quimiorradiação possuía cânceres grandes antes da radiação, de forma que eles dificilmente, alguma vez, tiveram recorrências disponíveis para a cirurgia de preservação de órgão.

Durante a operação, o cirurgião precisa ser liberal com as secções congeladas porque uma margem positiva ou secção permanente irá requerer retorno à sala de operação para a laringectomia total. Nesses casos, em particular, o cirurgião deve tirar a peça para análise da patologia, colorir o espécime e obter secções congeladas de localizações suspeitas da peça principal. Uma vez que a peça seja removida, pequenas secções congeladas do paciente não irão permitir amostragem de áreas de risco mais elevadas. Em todos os casos, deve-se explicar ao paciente, durante o processo de consentimento, que a conversão intra-operatória para a laringectomia total poderá ser necessária.

Pós-operatoriamente, a expectativa deve ser um prolongamento da reabilitação funcional, com reinício da deglutição ocorrendo na amplitude de 6 semanas em vez de 3 semanas, como na LPSC. Além disso, a decanulação traqueal será prolongada por aproximadamente 4 a 6 semanas, por causa do esperado edema laríngeo aumentado. A falha local na situação da radiação para a LPSC tem sido mais alta do que aquela relatada para os pacientes sem tratamento prévio, porém, é comparável à laringectomia total (25,29-31). Em conclusão, embora poucos pacientes sejam candidatos à cirurgia de preservação de órgão na situação pós-radiação, é razoável proceder para tal quando a cirurgia puder poupar a laringe.

Alguns pontos concernentes à LPSA na situação de falha da pós-radiação merecem atenção especial. Primeiro, a literatura e a experiência clínica mostram-nos que os pacientes candidatos à LPSA antes da radiação quase nunca foram candidatos à LPSA após a falha (32). Isto é por causa das razões delineadas acima concernentes ao tamanho aumentado do câncer no momento da recorrência, assim como pelos aspectos relacionados com o edema laríngeo. Embora quase todas as falhas de radiação supraglóticas requeiram laringectomia total, a LPSC com CHP oferece margens oncológicas mais amplas do que a LPSA, porém, ela também remove mais mucosa e cartilagem tireóidea que tenham sido danificadas pela radiação.

CONSIDERAÇÕES FUTURAS

Novos livros textos são publicados por causa da mudança constante de conhecimento sobre como as doenças são mais bem tratadas. Kuhn (33) observou que as mudanças principais na ciência não ocorrem pela evolução, mas pela revolução. Idéias tão radicais e diferentes do que o que se acreditava ser "verdadeiro", rompem-se para formar teorias e deslocam-nas para um novo paradigma ou visão geral. Os dois desenvolvimento clínicos mais recentes que deslocaram o paradigma para a preservação cirúrgica de órgão são a LPSC e as ressecções transorais a *laser*. O que haverá na próxima revolução para mudar o manejo do carcinoma glótico e supraglótico? Três áreas de pesquisa clínica podem nos dar um vislumbre no futuro. A primeira é a utilização da quimioterapia exclusiva. A quimioterapia isolada tem sido mostrada como controlando o carcinoma laríngeo inicial, evitando a morbidade seja da preservação cirúrgica de órgão, seja da radioterapia (34,35). A segunda, a terapia fotodinâmica intersticial, que atualmente é utilizada para tumores sólidos externos à área de cabeça e no pescoço e para paliação na cabeça e pescoço, pode provar o valor evitando a morbidade das ressecções tradicionais (36). A terceira, o novo trabalho começando pioneiramente na área da cirurgia robótica transoral (CRTO), pode nos permitir superar as limitações da cirurgia a *laser*. A CRTO envolve ressecções robóticas transorais que utilizam um mínimo de três braços robóticos para completar o procedimento (37) (Fig. 49C.17). A cirurgia a *laser* é limitada, inerentemente, pela necessidade de se manter a área a ser ressecada no interior da linha de visão do *laser*, cuja fonte está distante dos tecidos que estão sendo ressecados (*i. e.*, o *laser* é exterior ao paciente). A CRTO oferece as vantagens potenciais sobre as técnicas transorais a *laser*, incluindo precisão aumentada no momento da ressecção, liberdade aumentada de movimentação por causa da tecnologia que permite a utilização das duas mãos para a ressecção cirúrgica, ultrapassando a linha das limitações locais do *laser* e filtração do tremor (37-39). Qual, se qualquer, dessas será a base para desviar o próximo paradigma no manejo do carcinoma laríngeo inicial, é claro, é desconhecido. Desejamos esperar a próxima versão deste capítulo para responder a essas questões.

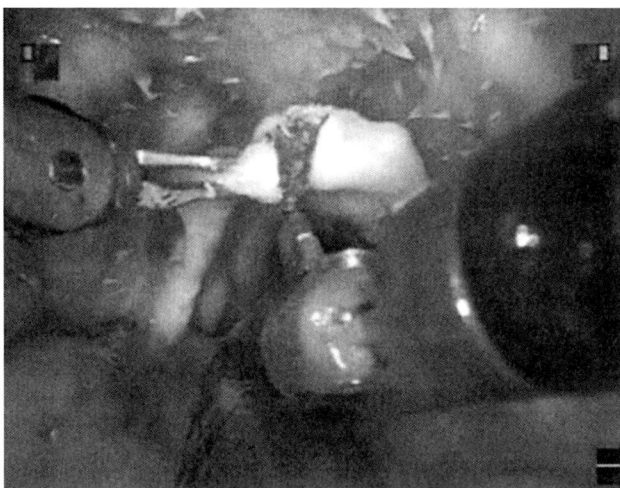

Figura 49C.17
Utilizando o eletrocautério para transeccionar a epiglote na linha média durante a cirurgia robótica transoral (*CRTO*) Laringectomia supraglótica no modelo canino.

PONTOS IMPORTANTES

- Dois tipos básicos de LPSC existem: o CHEP para carcinomas glóticos selecionados e o CHP para carcinomas supraglóticos selecionados.
- A unidade funcional básica da laringe que permite a fala e a deglutição sem uma traqueostomia é a unidade cricoaritenóidea.
- Os espectros de tratamento glótico e supraglótico são mais específicos do que o estadiamento T para a escolha do procedimento cirúrgico de preservação de órgão apropriado.
- Para os carcinomas glóticos T2b, os índices de controle local mais baixos para a terapia de radiação e a ressecção transoral a *laser* fazem da LPSC com CHEP a melhor opção.
- A única indicação, atualmente, para utilização da LPSA aberta para o carcinoma supraglótico T1 ou T2 é o caso em que a anatomia da cabeça e do pescoço impede a exposição endoscópica adequada da laringe para a LPSA transoral a *laser*.
- Os índices de controle local esperados para a LPSC com CHP para o carcinoma supraglótico T2 com extensão para o nível glótico são de 90%.

REFERÊNCIAS

1. Laccourreye O, Weinstein G. Supracricoid partial laryngectomy with cricohyoidoepiglottopeary. In: Weinstein GS, Laccourreye O, Brasnu D, Laccourreye H, eds. *Organ preservation surgery for laryngeal cancer*. San Diego: Singular Publishing Group, 1999:73-94.
2. Brasnu D, Hard DM, Laccourreye, H. Supracricoid partial laryngectomy with cricohyoidopexy. In: Weinstein GS, et al., eds. *Organ preservation surgery for laryngeal cancer*. San Diego: Singular Publishing Group, 1999:127-143.
3. DeSanto LW. Cancer of the supraglottic larynx: a review of 260 patients. *Otolaryngol Head Neck Surg* 1985;93(6):705-711.
4. Weinstein GS, Laccourreye O. Organ preservation surgery of the larynx: a new paradigm. In: Weinstein GS,

et al., eds. *Organ preservation surgery for laryngeal cancer*. San Diego: Singular Publishing Group, 1999:5.

5. Rassekh CH, Driscoll BP, Seikaly H, et al. Preservation of the superior laryngeal nerve in supraglottic and supracricoid partial laryngectomy. *Laryngoscope* 1998;108(3):445-447.

6. Johnson JT, Myers EN, Hao SP, et al. Outcome of open surgical therapy for glottic carcinoma. *Ann OtoL Rhinol Laryngol* 1993;102(10):752-755.

7. McGavran, MH, Bauer WC, Ogura JH. The incidence of cervical lymph node metastases from epidermoid carcinoma of the larynx and their relationship to certain characteristics of the primary tumor. *Cancer* 1961;4:55-66.

8. Lutz CK, Johnson JT, Wagner RL, et al. Supraglottic carcinoma: patterns of recurrence. *Ann Otol Rhinol Laryngol* 1990;99(1):12-17.

9. Laccourreye O, Hans S, Borzog-Grayeli A, et al. Complications of postoperative radiation therapy after partial laryngectomy in supraglottic cancer: a long-term evaluation. *Otolaryngol Head Neck Surg* 2000;122(5):752-757.

10. Laccourreye H, Laccourreye O, Weinstein G, et al. Supracricoid laryngectomy with cricohyoidoepiglottopexy: a partial laryngeal procedure for glottic carcinoma. *Ann Otol Rhinol Laryngol* 1990;99:421-426.

11. Laccourreye H, Laccourreye O, Weinstein G, et al. Supracricoid laryngectomy with cricohyoidopexy: a partial laryngeal procedure for selected supraglottic and transglottic carcinomas. *Laryngoscope* 1990;100:735-741.

12. Sparano A, Chernock R, Feldman M, et al. Extending the inferior limits of supracricoid partial laryngectomy: a clinicopathological correlation. *Laryngoscope* 2005;115(2):297-300.

13. Brasnu D, Laccourreye H, Dulmet E, et al. Mobility of the vocal cord and arytenoid in squamous cell carcinoma of the larynx and hypopharynx: an anatomical and clinical comparative study *Ear Nose Throat J* 1990;69(5):324-330.

13. Motta G, Esposito E, Motta S, et al. CO(2) laser surgery in the treatment of glottic cancer. *Head Neck* 2005;27(7):566-573; discussion 573-574.

14. Eckel HE. Local recurrences following transoral laser surgery for early glottic carcinoma: frequency, management, and outcome. *Ann Otol Rhinol Laryngol* 2001;110(1):7-15.

15. Peretti G, Piazza C, Bolzini A, et al. Endoscopic CO_2 laser excision for tis, Tl, and `F2 glottic carcinomas: cure rate and prognostic factors. *Otolaryngol Head Neck Surg* 2000;123(1):853-858.

16. Steiner W. Results of curative laser microsurgery of laryngeal carcinomas. *Am J Otolaryngol* 1993;14(2):116-121.

17. Chevalier D, Laccourreye O, Brasnu D, et al. Cricohyoidoepiglottopexy for glottic carcinoma with fixation or impaired motion of the true vocal cord: 5-year oncologic results in 112 patients. *Ann Otol Rhinol Laryngol* 1997;106:365-369.

18. Piquet JJ, Chevalier D. Subtotal laryngectomy with cricohyoido-epiglotto-peary for the treatment of extended glottic carcinomas. *Am J Surg* 1991;162(October):357-361.

19. Viani L, Stell PM, Dalby JE. Recurrence after radiotherapy for glottic carcinoma. *Cancer* 1991;67(3):577-584.

20. Spriano G, Antognoni P, Piantanida R, et al. Conservative management of Tl-T2N0 supraglottic cancer: a retrospective study. *Am J Otolaryngol* 1997;18(5):299-305.

21. Coates HL, DeSanto LW, Devine KD, et al. Carcinoma of the supraglottic larynx. A review of 221 cases. *Arch Otolaryngol* 1976;102(11):686-689.

22. Lee NK, Goepfert H, Wendt CD. Supraglottic laryngectomy for intermediate-stage cancer: U.T. M.D. Anderson Cancer Center experience with combined therapy. *Laryngoscope* 1990;100(8):831-836.

23. Chevalier D, Piquet JJ. Subtotal laryngectomy with cricohyoidopexy for supraglottic carcinoma: review of 61 cases. *Am J Surg* 1994;168:472-473.

24. de Vincentiis M, Minni A, Gallo A, et al. Supracricoid partial laryngectomies: oncologic and functional results. *Head Neck* 1998;20(6):504-509.

25. Parsons JT, Mendenhall WM, Stringer SP, et al. Salvage surgery following radiation failure in squamous cell carcinoma of the supraglottic larynx. *Int J Radiat Oncol Biol Phys* 1995;32(3):605-609.

26. Rudert H. Equipment for COZ laser surgery. *HNO* 1989;37(2):76-77.

27. Weerda H, Pedersen P, Meuret G. A new distending laryngoscope for diagnosis and microsurgery of the larynx. *Laryngoscope* 1983;93(5):639-641.

28. Bron L, Brossard E, Monnier P, et al. Supracricoid partial laryngectomy with cricohyoidoepiglottopexy and cricohyoidopexy for glottic and supraglottic carcinomas. *Laryngoscope* 2000;110(4):627-634.

29. Spriano G, Pellini R, Romano G, et al, Supracricoid partial laryngectomy as salvage surgery after radiation failure. *Head Neck* 2002;24(8):759-765.

30. Makeieff M, Venegoni D, Mercante G, et al. Supracricoid partial laryngectomies after failure of radiation therapy. *Laryngoscope* 2005;115(2):353-357.

31. Laccourreye O, Weinstein G, Naudo P, et al. Supracricoid partial laryngectomy after failed laryngeal radiation therapy. *Laryngoscope* 1996;106(4):495-498.

32. Rodriguez-Cuevas S, Labastida S, Gonzalez D, et al. Partial laryngectomy as salvage surgery for radiation failures in T1-T2 laryngeal cancer. *Head Neck* 1998;20(7):630-633.

33. Kuhn TS. *The structure of scientific revolutions*, 2d ed. Chicago: University of Chicago Press, 1970:xii, 210.

34. Laccourreye O, Veivers D, Bassot V, et al. Analysis of local recurrence in patients with selected Tl-3N0M0 squamous cell carcinoma of the true vocal cord managed with a platinum-based chemotherapy-alone regimen for cure. *Ann Otol Rhinol Laryngol* 2002;111(4):315-321.

35. Laccourreye 0, Veivers D, Hans S, et al. Chemotherapy alone with curative intent in patients with invasive squamous cell carcinoma of the pharyngolarynx classified as Tl-T4N0M0 complete clinical responders. *Cancer* 2001;92(6):1504-1511.

36. Lou PJ, Jager HR, Jones L, et al. Interstitial photodynamic therapy as salvage treatment for recurrent head and neck cancer. *Br J Cancer* 2004;91(3):441-446.

37. Weinstein GS, O'Malley BW Jr, Hockstein NG, et al. Transoral robotic surgery (TORS): supraglottic laryngectomy in the canine model. *Laryngoscope* 2005;115(7):1315-1319.

38. Hockstein NG, Nolan JP, O'Malley BW Jr, et al. Robot-assisted pharyngeal and laryngeal microsurgery: results of robotic cadaver dissections. *Laryngoscope* 2005;115(6):1003-1008.

39. Hockstein NG, Nolan JP, O'Malley BW Jr, et al. Robotic microlaringed surgery: a technical feasibility study using the daVinci surgical robot and an airway mannequin. *Laryngoscope* 2005;115(5):780-785.

CAPÍTULO 50

Câncer Avançado da Laringe

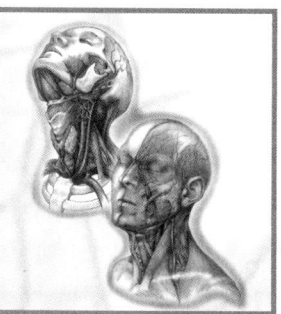

Richard V. Smith ▪ Marvin P. Fried

O tratamento do câncer avançado da laringe requer reconhecimento do papel fundamental que a laringe desempenha, ajudando a definir o que nos torna humanos. Se o médico fosse assumir que a laringe é simplesmente a soma de todas as suas partes, o tratamento do câncer avançado da laringe seria muito simples. Alguém poderia remover a laringe e criar uma junção traqueofaríngea, que não iria permitir a aspiração e recriaria a fala com alguma técnica protética. Entretanto, semelhante abordagem oncologicamente estreita com freqüência é uma alternativa inaceitável para a maior parte dos pacientes e pode ser muito isoladora socialmente.

Historicamente, antes da virada do século XVIII, a cirurgia era a única modalidade disponível para o tratamento dessas neoplasias. Desenvolvida primeiro no fim dos anos 1700 para a remoção de papilomas, a laringofissura ofereceu aos cirurgiões a primeira abordagem aberta para remover os tumores laríngeos. Outras abordagens seguiram-se com a introdução das laringotomias supra-hióidea e tíreo-hióidea. Até Billroth realizar a primeira laringectomia total em um professor de universidade, em 1873, não existia método pelo qual o cirurgião pudesse remover um tumor com uma dissecação compartimental. Curiosamente, demorou até o século XX para esse procedimento ser aceito como seguro e terapêutico. Antes de cirurgiões como Gluck, Sorenson, Solis-Cohen, Krause e Martin, a laringectomia total era tida como um exercício interessante, com um índice de mortalidade peroperatória muito alto e baixa probabilidade de curar o câncer. Com a melhor proteção da via aérea, os antibióticos, a reposição de fluidos e outros avanços na ciência cirúrgica, a operação tornou-se muito segura. Martin foi responsável por muito do trabalho que, ultimamente, levou à aceitação da laringectomia total como uma ferramenta segura e efetiva para o tratamento do câncer laríngeo avançado. Nos 20 a 30 anos seguintes, esse procedimento tornou-se o padrão-ouro contra quaisquer outros procedimentos cirúrgicos e outras modalidades sendo mensuradas. A remoção da laringe tem sido observada com algum grau de ceticismo pelos pacientes e alguns médicos, e alguns têm questionado se o tratamento seria pior do que a doença. McNeil *et al.* (1), nos muitos estudos citados de bombeiros, tornaram o assunto de preservação da laringe bem mais claro, descobrindo que alguns pacientes poderiam aceitar um declínio de 20% na sobrevida em vez de perder sua caixa de voz.

A laringe, assim como qualquer estrutura no corpo, é um componente crítico daquilo que nos define como humanos. Muito de nossa socialização, como expressão de sentimentos e interação com nosso ambiente, vem dessa porção da via aérea. A laringe pode ter como seu propósito fundamental a separação da via aérea do trato alimentar, porém ela também possibilita o movimento do ar sobre os órgãos especiais do sentido, que nos permitem o paladar e o olfato. Esses sentidos são críticos não apenas para nossa diversão e imersão em nosso mundo, mas eles também ajudam a nos proteger de perigos em nosso ambiente, tais como o sabor amargo de alimentos venenosos e o odor de fumaça informando que há fogo. A voz também é crítica para a função diária, a comunicação de nossos sentimentos e de quem nós somos. Portanto, não é uma surpresa que a perda da laringe se configure como um dos maiores medos de qualquer paciente com câncer de cabeça e pescoço. Por essas razões, a maior parte da pesquisa sobre o tratamento desses tumores durante a última metade do século XX foi centrada na preservação laríngea. Técnicas reconstrutoras atuais, em associação com aconselhamento pré-operatório apropriado, permitem a reintegração na sociedade de forma significativa após laringectomia total, e alguns dos estigmas iniciais das laringectomias têm sido eliminados. Avanços na cirurgia laríngea parcial também permitiram a remoção subtotal da laringe com cura da doença e preservação também da função. O objetivo final de todo médico que trata de tumores laríngeos avançados deve ser preservar as funções da fala e deglutição de todos os pacientes com câncer da laringe, enquanto oferece a mais elevada chance de cura.

EPIDEMIOLOGIA

O câncer da laringe permanece como a segunda malignidade mais comum de cabeça e pescoço, constituindo 25% de todos os tumores. Em 2002, 8.900 novos casos de câncer de laringe foram constatados, com uma razão homem para mulher de 3,5:1 e um total de 3.700 mortes por câncer associadas a essas malignidades. Têm sido observados diminuição importante no número total de novos casos e um nivelamento gradual da razão do gênero de 6:1 em 1973 para os valores atuais, uma vez que os padrões de gênero se igualaram no consumo de tabaco e de álcool. Curiosamente, entretanto, nenhuma mudança geral ocorreu na sobrevida desde os anos de 1970, nivelando em aproximadamente 65% a sobrevida de 5 anos para todos os estádios. Oitenta e cinco por cento dos cânceres de laringe podem ser atribuídos ao fumo e álcool, com o álcool desempenhando um grande papel nos cânceres supraglóticos quando comparados com os cânceres glóticos ou subglóticos. Existe uma forte relação dose-resposta entre essas substâncias, as quais são sinergísticas quando utilizadas juntas, e o desenvolvimento final do câncer. Esta doença é primeiramente de idade avançada, com a mais alta incidência ocorrendo na sexta e sétima décadas da vida. Uma expectativa talvez fosse que o número de cânceres laríngeos de estádio final declinasse ao longo dos anos, em face do maior conhecimento dos pacientes de alto risco. Entretanto, uma revisão com mais de 350 cânceres laríngeos tratados na cidade do México revelou que mais de dois terços dos pacientes foram vistos inicialmente com doença T3 e T4.

ANATOMIA

A compreensão e o tratamento do câncer laríngeo são estabelecidos sobre um conhecimento detalhado da anatomia complexa dessa região. A laringe é dividida em regiões supraglótica, glótica e subglótica (Fig. 50.1). A região supraglótica se estende da ponta da epiglote aos ápices de ambos os ventrículos e inclui ambas as pregas vocais falsas, as superfícies lingual e laríngea da epiglote, as superfícies laríngeas das aritenóideas e ambas as pregas ariepiglóticas, porém não a mucosa sobrejacente do ligamento hioepiglótico na valécula. Inferiormente, os sáculos e as superfícies lateral e superior do ventrículo estão incluídos na laringe supraglótica. A região glótica contém as pregas vocais verdadeiras, o assoalho do ventrículo, a comissura anterior e a área interaritenóidea. A região subglótica se estende dos 10 mm inferiores ao ápice do ventrículo laríngeo para a margem inferior da cartilagem cricóidea, e é extraordinária a fácil extensão extralaríngea nesse compartimento laríngeo.

Cânceres avançados da laringe podem manchar as distinções entre essas regiões, porém mesmo tumores avançados podem permanecer confinados a um local anatômico, mais comumente vistos na região supraglótica. Estudos de corantes têm mostrado essa compartimentalização nos linfáticos, na vascularização e barreiras anatômicas, e estudos histológicos têm con-

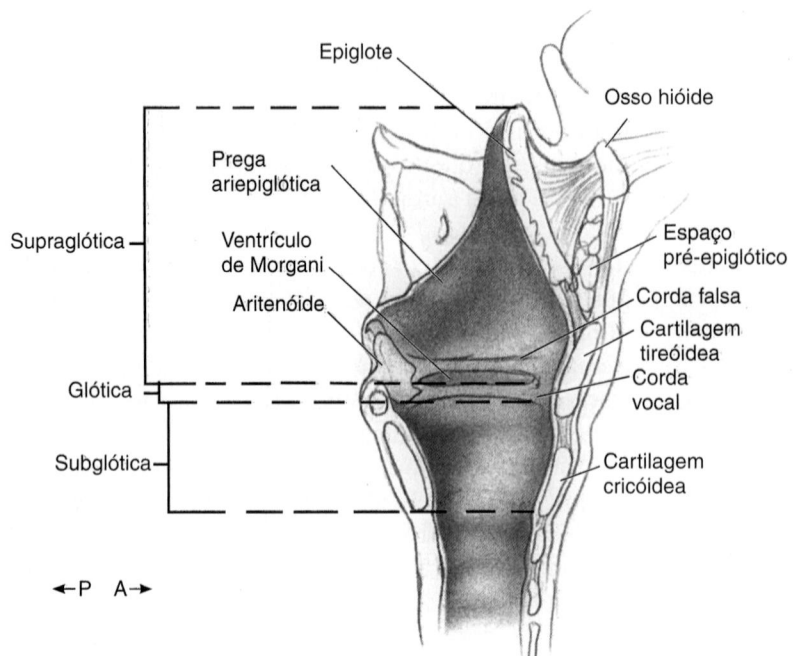

Figura 50.1

Secção sagital da linha média da laringe demonstrando as regiões supraglótica e glótica, assim como o espaço pré-epiglótico.

firmado a existência de barreiras de tecido conectivo para a disseminação do câncer. As barreiras incluem as cartilagens tireóidea e cricóidea com seus pericôndrios sobrejacentes, o cone elástico, a membrana quadrangular, o ventrículo, a membrana tireo-hióidea e o ligamento hioepiglótico, e tem sido descrita uma membrana ventricular (2). O ligamento tireoepiglótico e o tendão da comissura anterior oferecem pouca resistência à disseminação do tumor (Fig. 50.2), e as lesões da comissura anterior são notórias para o envolvimento da cartilagem tireóidea e tumores fazendo sombra em virtude de sua extensão profunda. A laringe drena para os níveis 2, 3 e 4 no interior do pescoço, e as lesões laríngeas são conhecidas por sua propensão a se disseminarem bilateralmente ou contralateralmente. Além disso, os linfonodos pré-traqueais e paratraqueais são importantes no manejo de tumores glóticos e subglóticos, uma vez que eles podem ser os escalões primários de linfonodos para esses locais primários.

PADRÕES DE DISSEMINAÇÃO

Estudos anatômicos confirmam a existência de espaços laríngeos ou compartimentos no interior dos quais o câncer pode se disseminar mais livremente e por meio dos quais o câncer se dissemina para fora da laringe. Os tumores inicialmente tendem a disseminar-se pela via de menor resistência nesses compartimentos preexistentes, tais como o espaço pré-epiglótico ou o espaço paraglótico. O espaço pré-epiglótico é limitado pelo ligamento hioepiglótico superiormente, a cartilagem tireóidea e a membrana tíreo-hióidea anteriormente, e a epiglote e o ligamento tireoepiglótico posteriormente. O câncer que envolve o espaço pré-epiglótico pode ter acesso aos tecidos moles do pescoço por meio de deiscências na membrana tíreo-hióidea criadas pelos vasos e nervos laríngeos superiores, ou eles podem envolver a glote ou subglote pelo envolvimento do espaço paraglótico.

O espaço paraglótico é lateral aos ventrículos, entre o intróito laríngeo e a parede medial do seio piriforme, e é a extensão póstero-lateral do espaço pré-epiglótico. Assim, os espaços pré-epiglótico e paraglótico formam um espaço gorduroso em formato de ferradura circundando as estruturas laríngeas internas. A infiltração do espaço paraglótico irá permitir aos tumores envolver as regiões supraglótica, glótica e subglótica. Tumores que envolvam esse espaço e sejam superiores e inferiores ao ventrículo são referidos como tumores transglóticos. A invasão nesse espaço também está associada a alto índice de disseminação subglótica ou extralaríngea do tumor. Em um estudo por Kirchner (3), 31 dos 52 cânceres transglóticos invadiram a estrutura laríngea. A proximidade da cartilagem tireóidea e da membrana cricotireóidea a esse espaço explica esse achado (Figs. 50.3 até 50.5). Além disso, os tumores desse espaço com freqüência irão seguir o aspecto lateral do cone elástico para a margem superior da cricóide, rompendo subseqüentemente a membrana cricotireóidea para acessar os tecidos moles extralaríngeos e a glândula tireóide.

Outras áreas possuem uma propensão para disseminar localmente também. Tumores na comissura anterior tendem a disseminar para a subglote anterior e invadir a cartilagem tireóidea por causa da perda do pericôndrio tireóideo na região do tendão da comissura anterior. Esse defeito anatômico permite acesso fácil à cartilagem, uma vez que o pericôndrio é a barreira primária ao seu envolvimento. Tumores subglóticos freqüentemente irão invadir as cartilagens laríngeas (p. ex., 4 de 8 no estudo de Kirchner) e freqüentemente são vistos primeiramente no curso da doença avançada, e estão associados a um prognóstico ruim. Tumores subglóticos primários são relativamente raros, com a maior parte da doença subglótica representando extensões dos primários glóticos e supraglóticos.

Os padrões de disseminação linfática têm sido bem descritos por muitos autores, tanto para pescoço clinicamente negativo quanto positivo. Metástases nodais são mais comuns nos cânceres supraglóticos do que nos cânceres glóticos, embora exista um alto índice de metástases nodais para os primários subglóticos

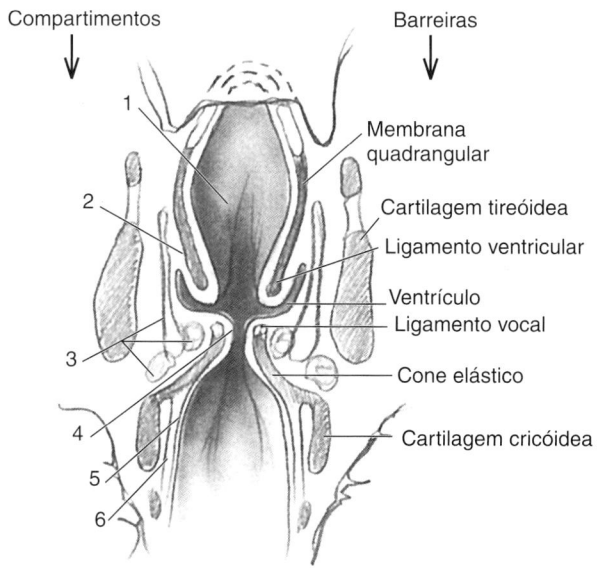

Figura 50.2

Vista coronal da laringe ao nível da corda média demonstrando as barreiras para disseminação do tumor assim como os espaços através dos quais o tumor pode se disseminar mais facilmente. Compartimentos: *1*, área supraglótica; *2*, porção do espaço paraglótico contínuo com o espaço pré-epiglótico; *3*, espaço paraglótico; *4*, espaço de Reinke; *5*, espaço subglótico; *6*, área cricóidea.

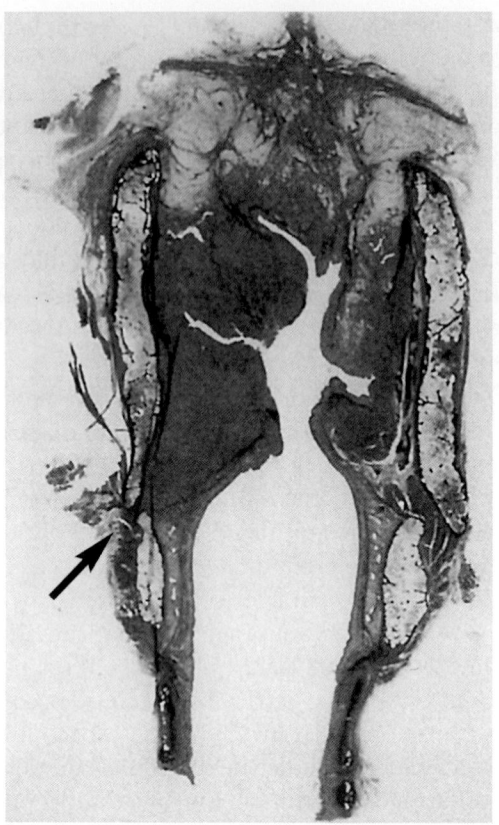

Figura 50.3
Câncer transglótico crescendo em direção ao espaço cricotireóideo (*seta*). Este padrão foi observado em 16 de 19 crescimentos transglóticos no estudo de Kirchner. (Reimpresso de Kirchner JA. One hundred laryngeal cancers studied by serial section. *Ann Otol* 1969;78:689-709, com permissão.)

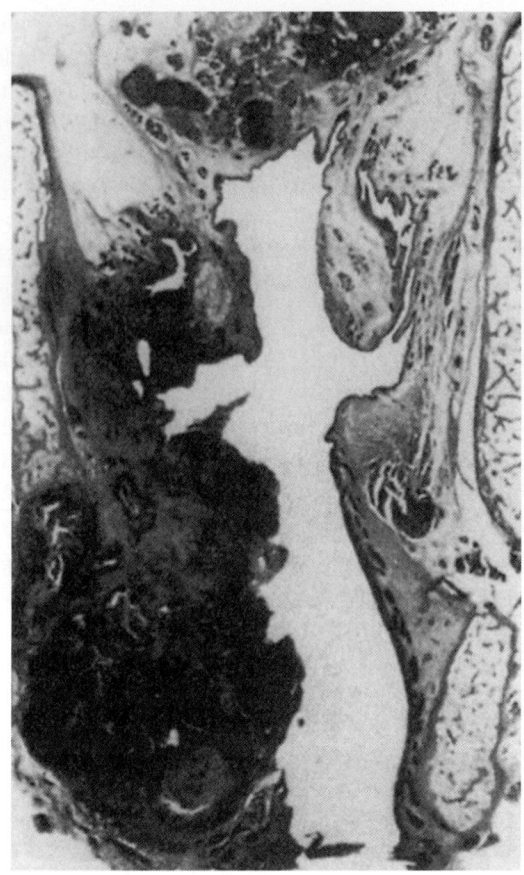

Figura 50.4
Câncer transglótico destruindo o anel cricóideo e a margem inferior da asa tireóidea. (Reimpresso de Kirchner JA. One hundred laryngeal cancers studied by serial section. *Ann Otol* 1969;78:689-709, com permissão.)

também. A maior área de superfície do tumor e o estádio avançado também estão associados a metástases regionais aumentadas. Tumores da laringe supraglótica disseminam primariamente para os níveis 2 e 3, envolvendo depois o nível 4. Tumores glóticos metastatizam para o linfonodo delfiniano, ou pré-traqueal, assim como para os níveis 2, 3 e 4. Tumores subglóticos comumente disseminam para os linfonodos pré-traqueais, paratraqueais e níveis 3 e 4. É incomum a metástase de cânceres laríngeos de qualquer local para as regiões submandibular e submentoniana na ausência de invasão significativa da língua, e o nível 5 é infreqüentemente envolvido também. Isso levou à tendência recente de dirigir-se primariamente aos níveis 2, 3 e 4, com manejo cirúrgico dos linfonodos pré e paratraqueais para o carcinoma avançado glótico e subglótico (4). A dissecção anterior lateral do pescoço permanece então o padrão para essas lesões. Com doença avançada do pescoço N2 ou N3, entretanto, uma linfadenectomia completa tradicional, como uma dissecação radical modificada, ou radical do pescoço, é mais apropriada.

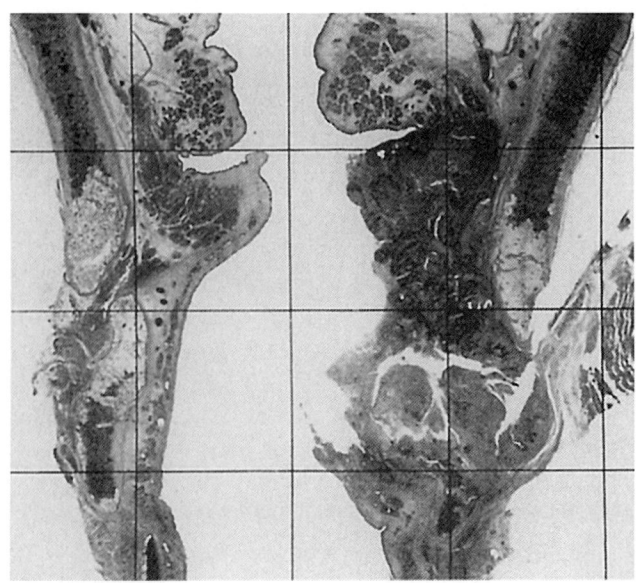

Figura 50.5
Câncer glótico invadindo e destruindo o anel cricóideo.

ESTADIAMENTO

Carcinomas avançados da laringe são definidos não apenas pela extensão da invasão do tumor primário, mas também pelo estado nodal e a presença ou ausência de metástases a distância. Esses fatores são a base para o nosso atual estadiamento da laringe do Comitê da Junta Americana do Câncer (CJAC). Para os propósitos deste capítulo, nós definimos um câncer laríngeo como avançado se o estádio do CJAC for III ou IV, uma vez que esses tumores geralmente irão requerer terapia de multimodalidade.

Crucial para determinar se o tumor laríngeo é T3 é a avaliação do movimento da prega vocal. Uma prega vocal fixa mais freqüentemente indica invasão profunda da musculatura da laringe, embora a invasão direta da articulação cricoaritenóidea seja possível a partir de um tumor subglótico ou pós-cricóideo. Além disso, a invasão radiográfica do espaço pré-epiglótico denota um tumor T3 na laringe supraglótica. Os tumores T4a da supraglote e da glote invadem através da estrutura cartilaginosa da laringe, com mais freqüência nas porções ossificadas da cartilagem, ou possuem disseminação externa dos confins da laringe. A ossificação das porções cartilaginosas da laringe adulta é crítica para a compreensão da disseminação do câncer laríngeo, uma vez que a invasão da lâmina tireóidea pode permitir a disseminação intralaríngea remota do tumor pelas porções de osso trabecular da cartilagem tireóidea. A subglote é ligeiramente diferente, uma vez que um tumor T4a necessita apenas invadir as cartilagens tireóidea ou cricóidea ou envolver as estruturas posteriores à laringe ou ambas. Em todos os casos de câncer de laringe, um tumor T4b invade o espaço pré-vertebral, envolve a artéria carótida, ou invade as estruturas mediastínicas.

O sistema atual de estadiamento laríngeo, o qual considera o tamanho e a localização da doença primária e regional, a presença de fixação da prega vocal, a disseminação extralaríngea, ou metástases a distância, é, da melhor maneira, uma avaliação simplificada do resultado baseada em apenas poucos indicadores clínicos. Exames patológicos têm mostrado que o estadiamento clínico do câncer de laringe é subestimado de 25% a 40%. Cânceres avançados da laringe são subestadiados com mais freqüência, porque a invasão inicial da cartilagem não pode ser avaliada clinicamente.

Muitos outros fatores prognósticos importantes relacionados com o tumor primário não são considerados atualmente no sistema de estadiamento tumor-linfodo-metástase (TNM). Estes incluem a presença de invasão perineural ou linfática, variantes de célula fuso ou célula basal, tumores mal diferenciados, conteúdo elevado de DNA, escore elevado Ki67 ou APCN (antígeno de proliferação de célula nuclear), expressão do oncogene *c-myc* ou gene int-2 (5,6), presença de complexos imunes circulantes e superexpressão da proteína p53 mutante. A presença de níveis elevados de p53 mutante tem sido claramente associada a sobrevida diminuída (7). Outros marcadores genéticos estão se tornando mais comumente mensuráveis à medida que a tecnologia melhora. Entretanto, uma falha comum das anormalidades genéticas individuais é a falta de consistência, limitando sua capacidade de atuar como fator prognóstico confiável em uma população. Portanto avaliações de padrões de expressão genética globais podem ser mais úteis e confiáveis, na medida em que eles avaliam o espécime inteiro e uma multiplicidade de genes de muitas famílias funcionais. Estudos de padrões de expressão de microdisposição do cDNA têm sido mostrados para distinguir o resultado clínico nos pacientes que são equivalentes com relação ao estadiamento TNM (8).

Com relação ao estadiamento regional, o tamanho e o número de linfonodos são fatores importantes na estimativa do prognóstico e servem como base para os critérios atuais de estádio N. Fatores prognósticos regionais críticos, entretanto, tais como o mais baixo nível de envolvimento, o número de níveis com metástase e a presença de disseminação nodal extracapsular, são ignorados pelo sistema de estadiamento atual. Diversos desses fatores primários e regionais, considerados tanto individualmente como juntos, têm se mostrado mais preditivos do que os critérios atualmente em utilização, e esses fatores têm levado a alterações atuais nas recomendações pós-operatórias para a terapia adjuvante. Estudos dos Estados Unidos e da Europa têm demonstrado um benefício para a adição de quimioterapia à radioterapia adjuvante para a doença do pescoço, embora a toxicidade de tal terapia seja certamente aumentada (9,10). Os critérios de inclusão para esses estudos foram fatores considerados de alto risco, incluindo o envolvimento de dois ou mais linfonodos regionais, doença nodal extracapsular, ou margens envolvidas (9) ou esses fatores mais envolvimento do tumor perineural ou vascular (10). O controle locorregional melhorou no grupo da quimioterapia, 82% versus 72% (p = 0,01) e 82% versus 69% para os estudos respectivos. Em contrapartida, para esta melhora há um aumento sério da toxicidade; Cooper *et al.* (9) mostraram 77% de toxicidade de grau 3 ou mais no grupo de quimiorradioterapia (incluindo 4 mortes) e 34% no grupo de radioterapia isolada, e Bernier *et al.* (10) relataram graves efeitos colaterais em 41% dos pacientes de quimiorradioterapia quando comparados com 21% dos pacientes de radiação apenas.

Outros sistemas de estadiamento têm sido propostos. Kleinsasser sugeriu que todos os tumores com qualquer alteração na mobilidade da prega vocal devem ser estadiados seja como T3 ou T4. Alguns sistemas de estadiamento propostos utilizam uma varredura de tomografia computadorizada de alta resolução (TC) para determinar o volume total de um tumor. Essa informação pode, então, ser utilizada para auxiliar na escolha da terapia. No tratamento do câncer avançado de cabeça e pescoço com utilização de radiação superfracionada acelerada, Johnson et al. encontraram índices de controle local de 92% em 36 meses, quando os volumes do tumor eram menores do que ou iguais a 35 cm^3, e 34% em 36 meses se os volumes do tumor fossem maiores do que 35 cm^3. A TC e a imagem de ressonância magnética (RM) também nos permitem avaliar mais exatamente o envolvimento dos sublocais laríngeos. Isso é crítico porque os locais podem diferir na sua propensão à disseminação local ou regional, na recidiva, e, finalmente, no prognóstico. No futuro, novos sistemas de estadiamento que incorporam sublocais assim como outras variáveis prognósticas irão nos ajudar a estadiar tumores laríngeos mais exatamente. Ferlito et al. (4) propuseram um sistema de cinco partes composto de critérios separados para: diagnóstico clínico (cTNM), avaliação cirúrgica (sTNM), patológica (pTNM), retratamento (rTNM) e autópsia (aTNM). Talvez uma classificação adicional deva ser agregada: para estudos celular/molecular (cmTNM). Outros aspectos de um paciente estão incluídos no sistema de estadiamento clínico proposto por Picarillo et al. (11). Este foi o primeiro a incluir a co-morbidade em um sistema de estadiamento abrangente, que eles consideraram como a avaliação mais exata para predizer o resultado do tratamento de um indivíduo em particular com certo dano de tumor.

Claramente, nem todas as lesões de estádio avançado de estadiamento igual ao CJAC são parecidas. Isso deixa o clínico com muitos fatores a serem considerados e que não são tipicamente abordados no sistema de estadiamento padrão do CJAC. Todos esses fatores eventualmente precisam ser coalescentes em um novo sistema de estadiamento, de forma que um plano de tratamento possa se adequar mais exatamente à saúde de um paciente em particular e ao volume da doença. Até o momento, ficamos com a necessidade de decidir se um tumor em particular é favorável ou desfavorável, com base nos indicadores prognósticos comprovados, e se a co-morbidade do paciente torna o estado da doença mais avançado do que o seria em um paciente por outro lado saudável (Tabela 50.1) (12).

AVALIAÇÃO E DIAGNÓSTICO

História

Todos os pacientes necessitam de uma história médica abrangente. Esta deve incluir uma avaliação cuidadosa do problema atual, história médica, história social com uma quantificação dos hábitos de tabaco e álcool prévios, história familiar para incluir tumores epiteliais e uma revisão dos sistemas. Além disso, os pacientes vistos primeiramente com câncer avançado da laringe possuem desarranjos significativos da função normal da laringe. Os pacientes podem apresentar voz rouca (p. ex., câncer glótico), voz amortecida/de "batata quente" (p. ex., câncer supraglótico), pneumonia de aspiração, disfagia, odinofagia, hemoptise, encurtamento da respiração, estridor, dor de garganta, ou otalgia. Os pacientes com freqüência têm perda significativa de peso por causa do comprometimento da deglutição ou por causa do estádio avançado do seu câncer. Infelizmente, muitos sintomas iniciais estão estreitamente associados a condições benignas mais comuns. Portanto, existe uma tendência inerente para o reconhecimento tardio de um problema mais sério nessa região.

O fumo e o álcool estão fortemente associados ao câncer laríngeo, com uma correlação quase linear entre o número de cigarros fumados por dia e o índice de mortalidade padronizado da idade. Alcoólatras também estão em risco aumentado de desenvolver câncer laríngeo, com um efeito sinérgico da interação entre o tabaco e o álcool que resulta na progressão geométrica de risco com exposição e dose aumentadas. Uns poucos grupos, incluindo metalúrgicos, trabalhadores com asbestos, processadores têxteis e certos trabalhadores em construção, podem ter risco aumentado de câncer laríngeo a partir das exposições ocupacionais. Antioxidantes como a vitamina A e seus derivados (i. e., β-caroteno e retinóides) parecem ter um efeito protetor, e existe risco aumentado de câncer laríngeo nos pacientes deficientes nessas substâncias. Entretanto, ensaios a longo prazo com quimioprevenção, utilizando retinóides e outros compostos, não têm provado efetividade ou toxicidades significativas. Portanto, não existem regimes quimiopreventivos aceitos, e essa área permanece um solo fértil para a pesquisa continuada.

Exame Físico

Um exame físico adequado no consultório ou à beira do leito, com exame de cabeça e pescoço abrangente, é essencial. Deve-se avaliar a extensão do tumor, a mobilidade da prega vocal, a revelação da via aérea, o envolvimento extralaríngeo e a extensão da disseminação regional antes de um exame mais definitivo com o paciente sob anestesia geral na sala de cirurgia. Um exame com espelho proporciona a melhor visão global da laringe e da base da língua, porém a avaliação apropriada da comissura anterior pode ser difícil, dependendo do formato e da posição da epiglote. A laringoscopia flexível de fibra óptica oferece uma visão próxima de áreas individuais e uma oportunidade para registro de vídeo e fotográfico da patologia visível.

TABELA 50.1
ESTADIAMENTO DO CÂNCER AVANÇADO DA LARINGE

O primário	
Supraglótico	
T3	Tumor limitado à laringe com fixação da laringe e/ou invasão de qualquer dos seguintes:
	Área pós-cricóidea
	Espaço pré-epiglótico
	Espaço paraglótico
	Invasão da cartilagem tireóidea menor (córtex interno)
T4a	Tumor invade através da cartilagem tireóidea e/ou invade o tecido além da laringe (traquéia, músculos em tira, músculos extrínsecos da língua, tireóide ou esôfago)
T4b	Tumor invade o espaço pré-vertebral, encarcera a artéria carótida ou invade estruturas mediastínicas
Glótico	
T3	Tumor confinado à laringe com fixação da prega vocal e/ou envolvimento do espaço paraglótico ou invasão da cartilagem tireóidea menor (córtex interno)
T4a	O mesmo para a supraglote
T4b	O mesmo para a supraglote
Subglótico	
T3	Tumor confinado à laringe com fixação da prega vocal
T4a	Tumor invadindo as cartilagens cricóideas ou tireóideas, e/ou nos tecidos além da laringe
T4b	O mesmo para a supraglote
Doença regional	
N2a	Metástases em um único linfonodo ipsilateral, > 3 cm, porém com ≤ 6 cm na dimensão maior
N2b	Metástases em múltiplos linfonodos ipsilaterais, nenhum > 6 cm
N2c	Metástases em linfonodos bilaterais ou contralaterais, nenhum > 6 cm
N3	Metástases em um linfonodo > 6 cm na dimensão maior
Doença a distância	
Mx	Presença de metástases a distância não pode ser avaliada
M0	Sem metástases a distância
M1	Metástases a distância
Estadiamento dos cânceres avançados	
III	T3, N0 ou N1, M0
IVA	T4a, N0 ou N1, M0
	T1-4a, N2, M0
IVB	T4b, qualquer N, M0
	Qualquer T, N3, M0
IVC	Qualquer T, Qualquer N, M1

De AJCC. *AJCC Cancer Staging Manual*, 6th ed. New York: Springer, 2002.

Atualmente, os médicos de todas as especialidades envolvidos no tratamento desses tumores precisam ter um endoscópio de fibra óptica disponível para examinar os pacientes. O médico deve realizar tanto um exame com espelho quanto com fibra óptica para obter tanta informação visual quanto possível enquanto o paciente está consciente. Deve-se ter cuidado para avaliar totalmente a mucosa de todo o trato respiratório superior para segundos tumores primários, leucoplasia, eritroplasia e sinais de refluxo gastresofágico. A palpação das cartilagens laríngeas pode revelar a extensão do tumor para fora da laringe. A perda da crepitação laríngea (*i. e.*, o clique quando se move a laringe de lado a lado) indica possível invasão pós-cricóidea. A palpação do assoalho da boca, da língua oral, da base da língua, da valécula e da região tonsilar permite a avaliação da profundidade total do tumor.

O pescoço também precisa ser cuidadosamente examinado para adenopatia, documentação da localização, mobilidade, tamanho e proximidade ou fixação dos linfonodos às estruturas adjacentes. A doença nodal pode aparecer no linfonodo pré-laríngeo (delfiniano) (nível 6), níveis 2, 3, 4, ou na glândula tireóide. Na presença de doença extensa do pescoço ou envolvimento da base da língua, os linfonodos submentonianos, submandibular e espinal acessório também podem ser envolvidos como resultado do bloqueio das vias linfáticas normais pela doença avançada. O pescoço deve ser examinado bimanualmente por trás do paciente, permitindo que os dedos do examinador comprimam as regiões linfáticas de encontro à musculatura profunda, assim como entre os dedos para um exame mais completo. A região submandibular deve ser examinada bimanualmente pela frente do paciente, com uma das mãos palpando o assoalho da boca.

A integridade da via aérea precisa ser sempre avaliada. Isso deve ter lugar pela visualização, ausculta de estridor e avaliação da utilização dos músculos acessórios da respiração. Isso permite ao médico determinar a necessidade de uma traqueotomia assim como avaliar os obstáculos da via aérea presentes para o tratamento.

Avaliação Pré-Operatória

A avaliação nutricional, a avaliação dentária, a avaliação pulmonar e *screening* para doença metastática devem ser realizados pré-operatoriamente nesses pacientes (Tabela 50.2). Muitos pacientes que possuem câncer avançado da laringe estão mal nutridos, porém a prática de otimização nutricional pré-operatória não deve interferir com a iniciação temporariamente da terapia definitiva. A consideração de uma gastrostomia (percutânea ou aberta) está incluída no plano pré-operatório para assegurar que o paciente está progredindo e irá alcançar um estado não catabólico. Testes de função pulmonar e a mensuração do gás do sangue arterial ao ar ambiente são importantes porque esses pacientes, em conseqüência de sua história de tabaco, com freqüência possuem doença pulmonar obstrutiva. Se a cirurgia conservadora estiver planejada, é importante avaliar a função pulmonar. Embora muitos defendam o uso de testes de função pulmonar, nenhum padrão tem sido desenvolvido para proporcionar um ponto de corte no qual os pacientes podem, ou não podem, tolerar modificações fisiológicas que acompanham a cirurgia laríngea de conservação. A maior parte dos médicos se satisfaz se o paciente for capaz de subir um lance de escadas sem parar. Todos os pacientes precisam ser submetidos a uma radiografia do tórax ântero-posterior e lateral para avaliar seu parênquima pulmonar para alterações de doença pulmonar obstrutiva crônica ou para enxergar segundos tumores primários. Muitos têm proposto a TC de tórax de rotina nesses pacientes, em vez de uma varredura de radiografia de tórax, embora tampouco seja apropriada nesse momento. Todos os tumores com envolvimento faríngeo requerem uma avaliação de todo o esôfago do paciente, seja endoscopicamente ou com deglutição de bário, embora a freqüência de segundos primários esofágicos torne prudente a avaliação de rotina do esôfago.

A imagem apropriada da laringe e do pescoço é crítica para avaliar também o estado da doença. Obter uma TC ou uma varredura de RM da base do crânio até as clavículas com e sem agentes de contraste intravenosos é importante para detectar a disseminação intra e extralaríngea do tumor e invasão da cartilagem e para avaliar a extensão de metástases regionais. A imagem, portanto, é importante no estadiamento exato do câncer de laringe, na medida em que ela é o único meio de avaliar os espaços pré-epiglótico e paraglótico, a não ser no momento da cirurgia. O sistema de estadiamento atual permite a inclusão de critérios radiográficos para desenvolver o estádio clínico final. Com doença nodal avançada, a varredura pode ajudar a determinar a relação de grandes metástases nos músculos paraespinais, coluna cervical ou artéria carótida. Uma varredura é particularmente importante na detecção e avaliação das recidivas locais e regionais após a radioterapia primária. O exame físico isolado pode não ser capaz de diferenciar alterações neoplásicas de

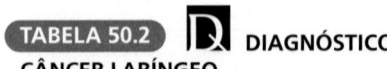

TABELA 50.2 — DIAGNÓSTICO
CÂNCER LARÍNGEO

História	Fatores de risco, duração dos sintomas, condições médicas associadas, sintomas de doença metastática
Exame físico	Estado da via aérea, extensão do tumor primário, aparência do tumor (*i. e.*, fúngico, ulcerativo, nodular), fixação da prega vocal, doença do pescoço
Endoscopia diagnóstica e biopsia	Mapa primário e avaliar para áreas saltadas, palpação a fundo do pescoço sob anestesia geral, realização de biopsia dentro e além das margens do tumor
Testes de laboratório	
Albumina, transferrina	Avaliação do estado nutricional
Cálcio	Hipercalcemia pode significar doença metastática
Fosfatase alcalina	Elevada com metástases ósseas, doença do fígado e outras condições
Eletrólitos, creatinina, contagem do sangue	Rastreamento pré-operatório de rotina
Estudos de imagem	
Varredura por TC do pescoço com contraste	Útil no delineamento da extensão subglótica, envolvimento cartilaginoso, disseminação extralaríngea e doença nodal
Varredura por TC do tórax/radiografia do tórax	Ajuda a detectar doença metastática como um primário separado no tórax
RM	Mais útil na detecção de doença nodal oculta – não se já tiver sido obtida uma TC do pescoço
TEP	Avalia doença do pescoço oculta ou metástases a distância
Outros estudos	
Testes de função pulmonar	Avaliação pré-operatória da reserva pulmonar, especialmente importante se a cirurgia de conservação estiver planejada

TC, tomografia computadorizada; RM, imagem de ressonância magnética; TEP, tomografia de emissão de pósitron.

inflamação aguda ou fibrose de radiação. A RM é mais sensível para alterações sutis nos tecidos moles e, portanto, pode ser mais útil na detecção da recidiva da doença ou na avaliação da base da língua. A varredura de tomografia de emissão de pósitron (TEP), como um todo, tem valor preditivo positivo similar àquele da TC ou da RM quando utilizada no trabalho inicial de um paciente, com a exceção da identificação de metástases ocultas fora da cabeça e do pescoço. A TEP é útil para diferenciar câncer recidivado da laringe de radionecrose laríngea (13), e sua utilização mais promissora é pela capacidade de identificar tumor recidivado na ausência de doença clinicamente óbvia. Precisam-se ver com precaução, entretanto, os resultados positivos da varredura da TEP presentes dentro de 3 a 4 meses após a complementação da radioterapia, na medida em que a inflamação decorrente do tratamento pode dar um resultado falso-positivo na TEP. No futuro, a TEP também poderá ser útil para quantificar as respostas à quimioterapia nas lesões avançadas, porque ela avalia o metabolismo do tumor. Para pacientes com câncer avançado de laringe, particularmente aqueles que possuem metástases do pescoço grandes ou baixas, uma varredura de TC do tórax deve ser considerada para avaliar o mediastino assim como para o exame mais abrangente do parênquima pulmonar, buscando tumores primários adicionais ou metástases a distância.

A avaliação adicional e o planejamento devem ser baseados no plano de tratamento e nos achados físicos. Se houver uma massa de pescoço, deve ser planejada uma aspiração com agulha fina para avaliar o envolvimento dos linfonodos cervicais e confirmar a necessidade de uma biopsia endoscópica para fazer o diagnóstico. Finalmente, a endoscopia cirúrgica é requerida para avaliar definitivamente a extensão do tumor para o planejamento apropriado do tratamento. Uma biopsia aberta em uma massa regional, a qual irá causar a contaminação da pele, dos tecidos subcutâneos e de outras estruturas adjacentes, deve ser evitada, na medida em que o risco de falha regional pode aumentar nesses casos. Se uma laringectomia estiver planejada, uma consulta pré-operatória com um especialista da fala não deve ser negligenciada, de forma que o paciente assim estará mais bem preparado para a perda ou o comprometimento da fala e mudança na deglutição. Essa é uma oportunidade para os pacientes aprenderem mais sobre a nova via aérea e a passagem da deglutição, e eles também serão informados sobre as muitas formas possíveis de restaurar sua função. Planos imediatos para restauração da voz, primários, ou posteriormente, secundários, cirúrgicos, também devem ser discutidos neste momento. Todos os estudos e as lâminas da patologia precisam ser revisados antes de quaisquer passos diagnósticos adicionais ou exame sob anestesia.

Cirurgia Diagnóstica

Claramente, nenhum tratamento definitivo pode ser iniciado sem um diagnóstico patológico comprovado por biopsia do local primário. Uma vez que toda a informação clínica tenha sido obtida, cada paciente irá necessitar de exame completo de cabeça e pescoço sob anestesia para biopsia e estadiamento definitivo do tumor. A laringoscopia intra-operatória e a esofagoscopia são as ferramentas básicas utilizadas para o estadiamento, sendo a broncoscopia reservada aos casos apropriados. A mobilidade passiva de ambas as pregas vocais deve ser avaliada, e devem ser feitas biopsias apropriadas. Se houver qualquer consideração acerca da adequação do espécime, a análise de secções congeladas deve ser realizada para assegurar que o tecido representativo tenha sido obtido. O tumor precisa ser mapeado cuidadosamente, e um diagrama do tumor deve ser preenchido, indicando claramente os locais de envolvimento. Todas as lesões adicionais precisam ser examinadas também via biopsia, e isso é crítico, se a laringectomia parcial estiver sendo considerada. A esofagoscopia flexível ou rígida deve ser realizada para avaliar o paciente perfeitamente para lesões saltadas, segundos tumores primários e extensão do envolvimento esofágico cervical. À medida que a tecnologia melhora, técnicas de imagem guiada como a RM intra-operatória ou a ultra-sonografia podem permitir a localização e biopsia de tumores profundos à superfície visível, e a endoscopia virtual pode ser mais útil na avaliação de áreas de envolvimento secundário.

Com o paciente totalmente relaxado sob anestesia geral, a palpação do pescoço pode revelar achados sutis não aparentes durante o exame de consultório, permitindo o estadiamento regional mais exato. Com freqüência, os linfonodos profundos ao músculo esternocleidomastóideo não podem ser palpados enquanto o paciente estiver consciente e se protegendo contra a dor. Após a endoscopia ter sido completada, uma gastrostomia endoscópica aberta ou percutânea e as extrações dentárias podem ser realizadas para agilizar o início do tratamento. Nenhum tipo de laringectomia deve ser planejado sem um diagnóstico patológico comprovado por biopsia.

Diagnóstico Diferencial e Patologia

O carcinoma de célula escamosa permanece a malignidade mais comum da laringe, contribuindo para mais do que 90% dos cânceres nessa região. No entanto, muitas lesões inflamatórias e neoplásicas podem mimetizar sua aparência, e, a menos que uma biopsia definitiva seja obtida, um plano terapêutico inapropriado pode ser iniciado. Certas doenças granulomatosas, incluindo tuberculose, sarcoidose, granulomatose de Wegener, blastomicose e histoplasmose, podem ter a aparência grosseira de câncer, com freqüência aparecendo como uma massa fúngica ou ulcerativa. O carcinoma verrucoso e o papiloma respiratório são difíceis de diferenciar às vezes, ambos possuem uma aparência em forma de verruga, papilar. Tumores de célula granular podem surgir na laringe, e eles geralmente afetam um grupo de pacientes jovens. O epitélio sobrejacente a esses tumores mostra hiperplasia pseudo-epiteliomatosa, a qual pode ser difícil de distinguir das neoplasias verdadeiramente invasivas. Paragangliomas, plasmacitomas e tumores carcinóides também ocorrem na laringe. Tumores de origem da glândula salivar menor são com mais freqüência malignos, e estes podem ser mais comumente encontrados na laringe supraglótica; entretanto, eles ocasionalmente podem envolver as regiões glótica ou subglótica. Outros carcinomas que precisam ser excluídos incluem carcinoma neuroendócrino de célula pequena (*oat cell*) e adenocarcinoma, não especificado por outro lado. Mais raramente, neoplasias de tecido mole benignos e malignos, tais como condromas, condrossarcomas, sarcomas de célula fuso e rabdomiossarcomas, podem ocorrer na laringe. Várias formas de linfoma também podem ocorrer na laringe e em qualquer outro local. Sarcomas, cânceres da glândula salivar menor e linfoma com mais freqüência são vistos primeiramente como massas submucosas em vez de lesões ulcerativas baseadas na mucosa. Também é importante lembrar que a laringe pode ser um local de disseminação secundária de uma estrutura extrínseca, como a glândula tireóide. Cânceres agressivos da tireóide podem facilmente invadir a laringe e parecer tumores primários laríngeos avançados. Raramente, a laringe pode ser um local de metástase a distância.

Cuidado Multidisciplinar

Todo paciente com um novo tumor primário de cabeça e pescoço deve ser visto e avaliado em uma clínica multidisciplinar . Esta deve incluir representantes de fonoaudiologia, dentista, serviço social, radioterapeuta, médico e departamentos de cirurgia oncológica, com outros serviços envolvidos conforme necessário, incluindo cirurgia plástica/reconstrutora, cuidado paliativo, radiologia, patologia ou outros. Cada especialista precisa realizar um exame completo e ter a oportunidade de familiarizar-se com o problema do paciente. Quando toda a informação pertinente à história, exame físico, revisão das lâminas de patologia e exame radiológico estiver disponível, cada paciente deve ser apresentado a um grupo de planejamento multidisciplinar de tumor de cabeça e pescoço. É útil para os diversos membros de cada especialidade estarem presentes para esse encontro, de forma que o paciente possa se beneficiar da recepção de muitos especialistas de câncer. Isto é particularmente importante para os pacientes com tumores avançados, porque, com freqüência, diversas opções de tratamento concorrentes possuem resultados similares. Nenhum paciente deve ser tratado com base em qualquer experiência pessoal de um único indivíduo, porque isso pode levar ao cuidado com base no viés de um clínico para uma modalidade ou com base em conhecimento anedótico.

MANEJO

História Natural Sem Tratamento

Como com todas as malignidades de cabeça e pescoço, qualquer estádio do câncer laríngeo pode ser visto na apresentação. O envolvimento mínimo da prega vocal causa rouquidão que pode persistir sem alteração, ou com pouca progressão mesmo na presença de fixação da prega vocal. O grau de disfonia não possui correlação com a extensão do tumor no interior da laringe. A hemoptise é mais comum com tumores supraglóticos do que com tumores glóticos, nos quais a extensão até a base da língua está associada à vascularização aumentada. Além disso, a extensão para o espaço lateral ou pré-epiglótico pode causar infiltração para ramos da artéria carótida externa com subseqüente sangramento abundante.

A obstrução da via aérea geralmente significa doença avançada por causa do volume do tumor, da movimentação da prega vocal diminuída, de inflamação ativa, ou infecção. Tumores envolvendo a subglote podem ser pequenos e obstruir a via aérea por causa do espaço circunferencial confinado. Em qualquer caso, a via aérea precisa ser estabelecida e assegurada. Isso tem uma influência direta no tratamento subseqüente por causa das considerações acerca da semeadura do tumor e de recidivas estomais. Idealmente, se prático e apropriado, o desgaste endoscópico de uma massa primária laríngea é preferível a uma traqueotomia, a qual deve ser reservada para os casos mais graves de obstrução laríngea.

Complicações médicas podem surgir secundariamente a um câncer laríngeo primário. A aspiração produzindo pneumonia pode ocorrer como resultado de glote incompetente a partir da fixação da prega vocal ou do volume do tumor, particularmente ao deglutir líquidos. O paciente tenta evitar a aspiração limitando a quantidade de comida e líquido ingerida, levando à inanição, que adicionalmente compõe o problema. A fixação do tumor às estruturas circunvizinhas limita a mobilidade laríngea vertical, tornando difícil completar o componente faríngeo da deglutição e iniciar a fase esofágica. Isso é especialmente verdadeiro nas malignidades que envolvem a epiglote e as pregas ariepiglóticas. A infiltração da musculatura faríngea ou o rompimento da inervação sensorial e motora também pode levar à disfagia e à dor local e referida ao ouvido. Finalmente, se deixado sem tratamento, o câncer avançado de laringe pode causar a morte do paciente por sangramento, má nutrição, aspiração, ou obstrução da via aérea. Ocasionalmente, a lesão primária pode permanecer relativamente quiescente, enquanto a doença regional prolifera. Isso pode levar a declínio geral do paciente e morte decorrente de infecção no contexto de falência de múltiplos sistemas. Além disso, síndromes paraneoplásicas podem se desenvolver, resultando em hipercalcemia, diarréia, ou outros sintomas sistêmicos.

Tratamento

O objetivo primário do tratamento dos cânceres avançados da laringe é a cura do paciente, com a preservação da fala e da deglutição sendo objetivo secundário significativo. O sacrifício da laringe deve ser evitado, se possível, embora a preferência do paciente e a seleção apropriada baseada nas características do tumor sejam importantes. É, portanto, imperativo que as decisões terapêuticas sejam centradas nesses objetivos. As modalidades de tratamento atualmente disponíveis incluem feixe de irradiação externa, quimioterapia, cirurgia, ou uma combinação de quaisquer destas. O tratamento das lesões laríngeas avançadas com mais freqüência requer a utilização de, no mínimo, duas dessas modalidades. Ocasionalmente, uma lesão laríngea T3 com doença regional inicial N1 ou N0 pode ser tratada com uma única modalidade: cirurgia ou radioterapia. É de importância suprema que o paciente seja trazido para o processo de tomada de decisão desde o início, de forma que ele ou ela possa tomar uma decisão informada entre diversas opções de tratamento. O câncer avançado de laringe força modificações da voz normal, na respiração e deglutição, sem levar em consideração a terapia. Em contraste com o tratamento de pequenas lesões laríngeas, a normalidade não é restaurada e os índices de sobrevida não são tão bons, com a sobrevida de 5 anos variando de 30% a 60% nesses casos avançados (12). Não deve ser surpreendente para o clínico que a maior parte dos pacientes que estão tendo a oportunidade de preservar a laringe venha a escolher uma alternativa não-cirúrgica ou uma ressecção subtotal mais funcional. É, portanto, crítico que o médico não permita que preferências anedóticas intervenham no processo de tomada de decisão. Atualmente, a cada paciente elegível deve ser oferecida a oportunidade de selecionar um curso de tratamento que preserve a laringe. É evidente que tentativas para preservar a laringe não comprometam o prognóstico do paciente, se o tratamento for administrado em um ambiente multidisciplinar apropriado com monitoramento próprio.

As variáveis de localização do tumor primário (p. ex., supraglótica, glótica, ou subglótica) e a presença de metástases nodais impedem a recomendação de qualquer regime terapêutico único para todos os pacientes. À parte todos os procedimentos cirúrgicos bem descritos, muitos protocolos diferentes de quimiorradiação estão sendo oferecidos atualmente ao redor do mundo. Além disso, muitos estudos estão em andamento e muitas perguntas sobre a melhor combinação de terapia permanecem sem resposta. Parece que, a partir da publicação do ensaio RTOG 91-11 comparando radioterapia, quimioterapia neo-adjuvante e radioterapia concomitante, a quimiorradioterapia concomitante oferece o melhor controle local entre essas modalidades utilizadas para poupar o órgão, com a preservação da laringe em 70%, 75% e 88%, respectivamente (14). Infelizmente, pouca uniformidade é encontrada de instituição para instituição na utilização da cirurgia ou radioterapia para qualquer local específico ou estádio da doença (Tabela 50.3). A radioterapia isolada, mesmo para cânceres supraglóticos iniciais ou tardios, foi curativa em 43% dos pacientes (15). Embora 60% dos 410 pacientes nessa série com carcinoma supraglótico tenham obtido controle do tumor, apenas 44% retiveram suas laringes.

O determinante mais importante de sobrevida é a extensão do envolvimento regional. Diversos estudos têm mostrado uma relação inversa entre a extensão da doença do pescoço e o controle local final. O envolvimento do espaço pré-epiglótico, de cartilagens ou dos tecidos moles do pescoço está associado ao índice maior de disseminação linfática para os linfonodos pré-laríngeos e cervicais profundos (Figs. 50.6 e 50.7). Metástases de linfonodos cervicais são incomuns nos tumores puramente glóticos; porém nos tumores transglóticos, supraglóticos e subglóticos, a incidência é mais elevada (Tabela 50.4). Dada a abundante drenagem linfática bilateral, o tratamento de ambos os lados do pescoço deve coincidir com o tratamento do câncer primário.

Hoje, questões apropriadas estão sendo formuladas por muitos indivíduos e organizações acerca do custo e da qualidade do tratamento dos pacientes de cabeça e pescoço. Dada a ampla variação de tratamento das lesões avançadas da laringe, tornou-se difícil promover e defender qualquer método de tratamento único como a escolha mais eficaz e custo-efetiva. Em razão de a avaliação de seguimento do tratamento não-cirúrgico ter mostrado conseqüências funcionais a longo prazo, têm sido dirigidos esforços recentes a aspectos na qualidade de vida em diferentes tratamentos com índices de cura similares. Tradicionalmente, ensaios não-cirúrgicos têm avaliado seus eventos adversos nos períodos iniciais após a terapia. Entretanto, toxicidades tardias, predominantemente deglutição e relacionadas às funções, têm persistido nesses pacien-

TABELA 50.3 — TRATAMENTO CÂNCER LARÍNGEO

Condição	Pontos Altos
Cânceres supraglóticos	Por causa do índice elevado de disseminação linfática, a inclusão dos linfáticos cervicais no regime de tratamento é necessária A laringectomia parcial pode ser realizada em certos casos O consentimento para a laringectomia total precisa ser obtido Se a laringectomia parcial estiver planejada, a função cardíaca e pulmonar adequada são necessárias A radioterapia pode ser utilizada como uma modalidade primária, porém é menos efetiva do que a cirurgia para lesões maiores ou para os tumores com doença do pescoço palpável A terapia combinada (cirurgia e irradiação pós-operatória) proporciona índices mais elevados de cura do que a modalidade isolada A combinação de quimioterapia e radioterapia é mais efetiva do que a radioterapia isolada
Cânceres glóticos avançados	O controle da via aérea por intubação ou *debulking* é preferido para as lesões obstrutivas Para a maior parte das lesões glóticas T3 e T4, a laringectomia total é o tratamento de escolha A laringectomia parcial pode ser possível nos tumores T3 selecionados A radioterapia planejada adjuvante melhora a sobrevida nas lesões avançadas
Cânceres subglóticos avançados	O controle da via aérea por intubação ou desgaste a *laser* é preferida para as lesões obstrutivas A laringectomia total com dissecção de linfonodo paratraqueal é a regra A radioterapia adjuvante planejada deve ser utilizada para as lesões avançadas

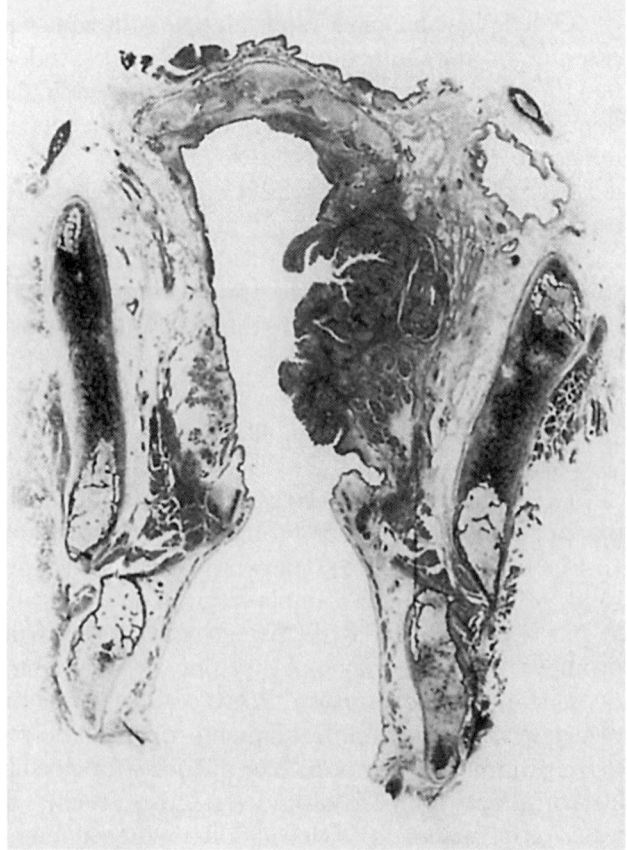

Figura 50.6
Câncer supraglótico mostrando nenhuma tendência para cruzar o ventrículo seja nesta ou em outras secções. (Reimpresso de Kirchner JA. One hundred laryngeal cabeçers studied by serial section. *Ann Otol* 1969;78:689-709, com permissão.)

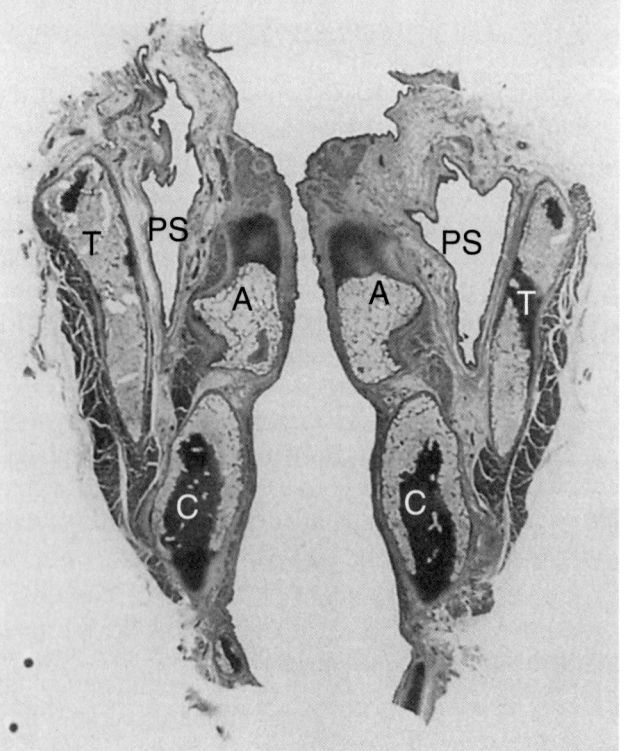

Figura 50.7
Secção coronal da laringe posterior, mostrando a proximidade da cartilagem aritenóidea (*A*) para a margem superior da cricóide (*C*). Extensão subglótica do câncer cordal nesta área, mesmo por apenas uns poucos milímetros, pode invadir a cartilagem cricóidea, alterando uma lesão inicial para uma lesão avançada. T, cartilagem tireóidea; SP, seio piriforme. (Reimpresso de Kirchner JA, Som ML. Clinical significance of the fixed vocal cord. *Laryngoscope* 1971;81:1029, com permissão.)

TABELA 50.4
RISCO DE METÁSTASES DO CÂNCER LARÍNGEO PARA O PESCOÇO

Local Primário	Investigação	Incidência (%) de Metástases pelo Estádio				
		T1	T2	T3	T4	Todos os T
Supraglote	Shah e Tollefsen	40	42	55	65	51
	Bocca et al.	25	31		42	32
Glote	Jesse				39	
	Daly e Strong	5	8	15		
Subglote	Harrison					50[a]

[a]Envolvimento dos nodos paratraqueais.

tes (16). O que se segue é uma depuração das opções de manejo atuais baseadas nas experiências relatadas e em nossas preferências.

Lesões Supraglóticas Avançadas

O carcinoma estádios III e IV da laringe supraglótica pode representar doença avançada primária ou regional. Como definido anteriormente, isso implica em fixação da prega vocal, extensão para a área pós-cricóidea, espaço pré-epiglótico, disseminação extralaríngea, ou pode representar a presença de metástases de linfonodo. A supraglote é rica em canais linfáticos, e a incidência de metástases regionais clinicamente palpáveis e ocultas, unilaterais ou bilaterais varia de 25% a 75%. O tratamento dessas lesões precisa incorporar o tratamento eletivo ou terapêutico do pescoço, seja cirúrgico ou não-cirúrgico.

Embora a cirurgia e a radioterapia sejam efetivas como modalidades únicas para o tratamento de tumores primários iniciais e metástases regionais, individualmente elas são muito menos efetivas para lesões mais avançadas. Isso provoca preocupações acerca da cirurgia parcial da laringe, as quais incluem a laringectomia supraglótica, a laringectomia parcial supracricóidea, ou uma laringectomia quase total. Uma laringectomia parcial sem radioterapia pode levar a resultados funcionais excelentes; entretanto, quando tal cirurgia laríngea parcial é combinada com radioterapia pós-operatória, os resultados funcionais e a probabilidade de descanulação são ruins. Assim, quando a radioterapia adjuvante é considerada desde o início, nós precisamos agir com cautela com esses procedimentos de conservação. O fator crítico na avaliação do impacto da radioterapia adjuvante é a necessidade de irradiar a laringe remanescente. Se o local primário puder ser adequadamente abordado com cirurgia laríngea parcial e o pescoço abordado com esvaziamento do pescoço e radioterapia adjuvante, a cirurgia permanece uma opção viável, apropriada e excelente. As melhores lesões para essa forma de cirurgia são aquelas para as quais exista alta probabilidade de que uma laringectomia parcial e uma dissecação bilateral do pescoço venham a ser tudo o que é necessário.

Práticas atuais têm sido estendidas para a utilização da laringectomia supraglótica para o manejo desses tumores. Um crescente corpo de conhecimento aumenta a utilização de ressecções endoscópicas nesses pacientes. Em geral, a laringectomia supraglótica endoscópica tem sido reservada para as lesões T1 e T2 da laringe supraglótica. Entretanto, à medida que a experiência tem se alargado, os pacientes com doença T3 e T4 também têm sido manejados endoscopicamente. A chave para o sucesso de tal abordagem é alcançar margens patologicamente negativas. Quando margens negativas são alcançadas, isso pode levar ao controle local em 83% dos casos (17). Entretanto, precisa-se sempre abordar os pescoços nesses pacientes, e esses achados podem necessitar de quimioterapia e radioterapia para a doença de alto risco (9,10). A despeito disso, o padrão a partir do qual todos os outros procedimentos precisam ser medidos permanece sendo a laringectomia total (Tabela 50.5).

São os seguintes os procedimentos cirúrgicos parciais e suas indicações:

1. *Laringectomia supraglótica*. Este procedimento remove a glote ao nível da porção média do ventrí-

TABELA 50.5
INDICAÇÕES CLÍNICAS PARA A LARINGECTOMIA PARCIAL OU TOTAL

Malignidade laríngea documentada
Obstrução da via aérea relacionada ao câncer extenso
Aspiração grave após laringectomia parcial
Necrose actínica
Tumor persistente após quimioterapia ou radioterapia em um paciente com persistência documentada histologicamente ou recidiva
Adjunta para a remoção do tumor da base da língua, do esôfago cervical ou de carcinomas tireóideos
Evidência clínica, radiográfica ou endoscópica de ausência de malignidades múltiplas do trato aerodigestório
Ausência de doença metastática a distância (condicional, como uma laringectomia paliativa é ocasionalmente indicada)

culo laríngeo (a laringe supraglótica inteira) e o espaço pré-epiglótico e deixa uma porção da cartilagem tireóidea e ambas as aritenóideas intactas. A laringectomia supraglótica endoscópica pode não resultar na remoção completa de todas as estruturas destacadas. As indicações para a laringectomia supraglótica incluem: cânceres supraglóticos definidos como T3 por causa da invasão do espaço pré-epiglótico, envolvimento mínimo do seio piriforme medial acima do nível das pregas vocais verdadeiras, nenhuma extensão para a prega vocal; e os pacientes precisam estar em boa saúde geral, com reserva pulmonar razoável. Os pacientes com uma única aritenóidea envolvida também podem ser apropriados para esse procedimento. O paciente também precisa compreender que os achados na cirurgia podem necessitar de uma laringectomia total, e todos os pacientes submetidos a qualquer tipo de cirurgia laríngea de conservação devem consentir também uma laringectomia total. O resultado funcional esperado inclui a fala normal e a alimentação com um padrão de deglutição supraglótico.

2. *Laringectomia parcial supracricóidea com cricoidopexia cricoioidopexia*. Este método soma-se ao procedimento supraglótico padrão pela extensão da ressecção para incluir toda a cartilagem tireóidea. Uma ou mais das seguintes estruturas podem ser ressecada(s): uma aritenóidea e uma porção da cricóidea superior. Uma aritenóidea funcional precisa ser preservada. As indicações para este procedimento incluem tumores supraglóticos classificados como T3 por causa da fixação da prega vocal, invasão do espaço pré-epiglótico, envolvimento paraglótico, ou invasão limitada da asa tireóidea. O paciente deve estar em boa saúde geral, com boa reserva pulmonar, e os resultados funcionais esperados incluem descanulação e a recuperação da fala e da deglutição. Entretanto, esses resultados podem requerer um período de reabilitação estendido.

3. *Laringectomia quase total*. Uma única cartilagem aritenóidea é preservada para produzir uma voz potencializada do pulmão através de um conduto traqueoesofágico (Fig. 50.8). Praticamente toda a laringe é ressecada, deixando o paciente com uma traqueostomia permanente. A extensão subglótica abaixo do anel cricóideo ou falência da radioterapia é uma contra-indicação para esse procedimento. As indicações para ele são lesões grandes T3 ou T4 não passíveis de ressecção supraglótica ou supracricóidea, com uma aritenóidea e ventrículo não envolvidos, pacientes com lesões passíveis de procedimento supraglótico padrão, porém com função cardiopulmonar ruim, ou pacientes com tumores transglóticos unilaterais com fixação da prega. Os resultados funcionais incluem traqueostomia permanente, fístula utilizável da fala e deglutição normal. É importante observar que esse procedimento é tecnicamente muito desafiador, e poucos têm sido capazes de incorporá-lo bem-sucedidamente à sua prática.

A despeito da avaliação diagnóstica pré-operatória disponível, não existe método consistentemente confiável para avaliar completamente o grau da extensão do tumor em muitos pacientes. Portanto, quando um procedimento parcial é planejado, o cirurgião precisa descrever o procedimento planejado para o paciente, com a possibilidade de que uma laringectomia total seja requerida. A decisão final para a cirurgia funcional pode ser tomada apenas no momento da cirurgia com o benefício da visualização direta e a confirmação patológica de secção congelada. Se o paciente não consentir com esses procedimentos, uma ressecção limitada deve ser evitada. A função pulmonar e a reserva cardíaca ruins negam a cirurgia de conservação. A falha da radioterapia de curso total prévia não é uma contra-indicação absoluta para os procedimentos laríngeos parciais, na medida em que as laringectomias supracricóideas e as laringectomias supraglóticas endoscópicas têm sido utilizadas nesses pacientes com excelentes resultados funcionais a longo prazo. Se os critérios cirúrgicos forem alcançados, o controle da doença no local primário é comparável a outras modalidades de tratamento, e a sobrevida é melhorada. Esses critérios definem lesões mais favoráveis, de forma que a melhora na sobrevida reflete a natureza mais limitada do tumor primário.

A laringectomia total precisa ser considerada em qualquer paciente que não preencha os critérios para a laringectomia parcial ou para os quais a irradiação, com ou sem quimioterapia, não seja uma opção razoável. As indicações para este procedimento incluem as seguintes:

Todos os cânceres T3 não passíveis de laringectomia supraglótica ou supracricóidea.

Todos os cânceres T4 não passíveis de laringectomia supracricóidea ou quase total.

Tumores com envolvimento extenso da tireóide ou cartilagem cricóidea.

Invasão do tecido mole circunvizinho do pescoço.

Extensão além do terço posterior da base da língua.

O resultado funcional inclui a capacidade para deglutir. A fala é criada via fala esofágica, uma prótese traqueoesofágica, ou ajuda mecânica manual, como uma eletrolaringe.

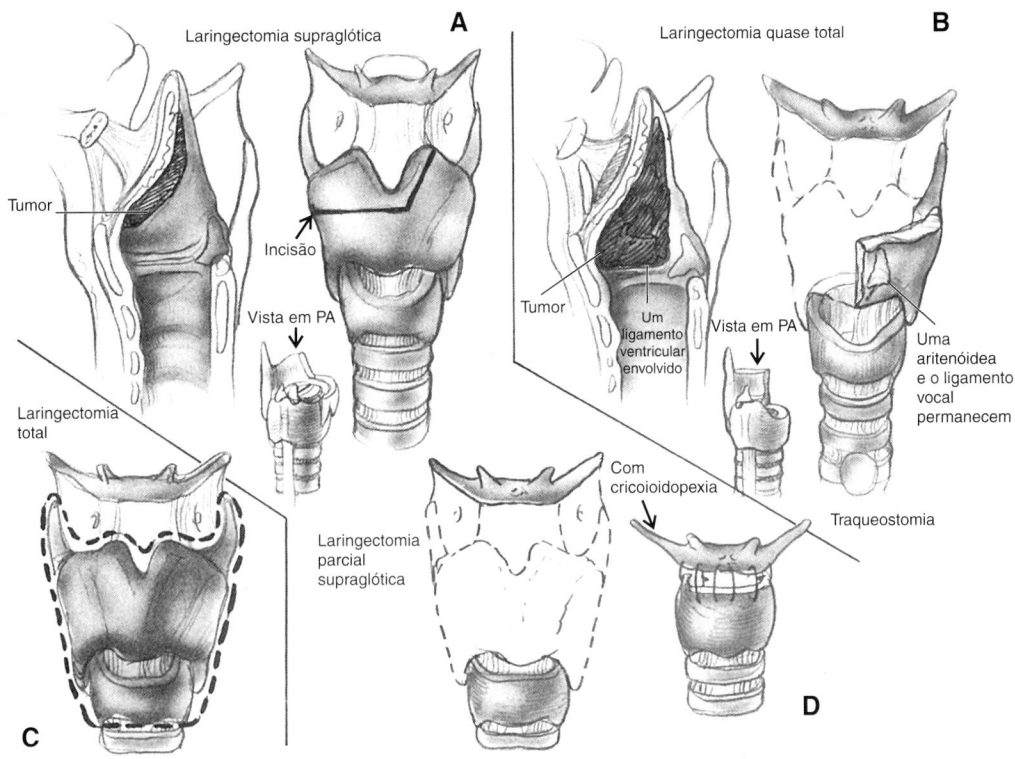

Figura 50.8
Laringectomia supraglótica. A excisão envolve a porção supraglótica da cartilagem tireóidea ipsilateral, laringe supraglótica, incluindo as pregas aritenóideas, pregas vocais falsas e epiglote. **A:** Para a excisão completa do espaço pré-epiglótico, o osso hióide precisa ser removido. A excisão pode ser estendida para incluir uma, porém não ambas as aritenóideas. A reserva pulmonar adequada é essencial.
B: A laringectomia quase total é realizada para os cânceres avançados da laringe. Ela requer uma traqueostomia permanente, porém preserva uma voz voluntária. Uma aritenóidea deve estar livre do câncer, e a reserva pulmonar do paciente deve ser adequada.
C: A laringectomia total é realizada para cânceres avançados da laringe e para os pacientes com reserva pulmonar inadequada. A excisão envolve as cartilagens tireóidea e cricóidea inteiras, assim como o osso hióide. **D:** A laringectomia parcial supracricóidea com cricoioidopexia. Este procedimento resseca a lâmina tireóidea inteira e está indicado para a maior parte das lesões glóticas extensivas, que preserva algum grau de mobilidade da prega vocal com uma única aritenóidea móvel preservada. Esta cirurgia permite a vocalização sem uma traqueostomia permanente.

O Pescoço

Padrões regulares de envolvimento linfático têm sido observados no carcinoma laríngeo. Para a laringe supraglótica, os níveis de linfonodos mais freqüentemente envolvidos são os níveis 2, 3 e 4. Se a cirurgia for a modalidade de escolha para o tumor primário, uma dissecção do pescoço seletivo lateral bilateral deve ser o tratamento de escolha para o paciente N0 (4,18). Lutz *et al.* (19) descobriram na sua revisão de 11 anos de pacientes tratados para carcinoma supraglótico, na Enfermaria de Olho e Ouvido de Pittsburgh, que o local de recidiva mais comum é o pescoço contralateral não dissecado (83%). Apenas 2% recidivaram no local primário. Portanto os dados desse artigo e outros levam à prática comum de tratamento bilateral do pescoço, seja cirúrgico ou não-cirúrgico. O pescoço com linfonodo positivo com freqüência irá necessitar de uma dissecção do pescoço mais definitivo (dissecção radical do pescoço ou radical modificado), embora um *corpus* acumulado da literatura valide a dissecção seletiva do pescoço para o manejo de doença nodal N1 seletiva. Para a doença regional N0 ou N1, a radiação tem sido mostrada como equivalente à cirurgia na sua capacidade para esterilizar o pescoço.

Radioterapia Adjuvante

A radioterapia adjuvante pode ser necessária quando são encontrados fatores que colocam o paciente em risco mais elevado de recidiva, seja no local primário ou nos locais regionais. Fatores que necessitam de tratamento pós-operatório incluem margens positivas; lesões T4; doença do pescoço N2 ou N3 ou evidência de disseminação de linfonodo extracapsular; invasão perineural ou vascular; metástases para os linfonodos traqueoesofágico inferior, jugular inferior, ou mediastínico; níveis múltiplos de envolvimento nodal; e extensão subglótica. Dados recentes têm sustentado a utilização de quimioterapia adjuvante e radioterapia nos pacientes que estão em alto risco de recidiva no pescoço, geralmente definidos como aqueles com extensão extracapsular ou linfonodos positivos múltiplos (9,10). Em ambos os estudos, foi vista uma melhora na sobrevida geral quando se adicionou quimioterapia à radioterapia pós-operatória. Entretanto, significativamente mais toxicidade foi encontrada ao se adicionar quimioterapia. Finalmente, o médico e o paciente terão de pesar os riscos e benefícios dessa toxicidade adicionada.

Radioterapia como a Modalidade Definitiva

A radioterapia como a primeira modalidade de terapia tem sido apoiada para preservar a laringe intacta. Os resultados do ensaio RTOG 91-11, entretanto, sugerem que essa é uma alternativa relativamente menos efetiva, quando comparada com a quimioterapia e a radioterapia em combinação (14). Outra forma de observar os dados, entretanto, é concluir que a radioterapia isolada, no câncer de laringe avançado, resultou no controle locorregional em 61% dos pacientes, e a preservação laríngea, em 70%. Esses dados certamente sustentam a utilização dessa modalidade nos pacientes que não podem tolerar a quimiorradiação concomitante mais agressiva. A radioterapia isolada geralmente tem sido relegada àqueles que não podem, ou não irão, ser submetidos à remoção cirúrgica de seu câncer avançado da laringe. No câncer de laringe T4, acredita-se que a radioterapia isolada seja inferior à cirurgia com radioterapia adjuvante. Isso foi demonstrado por Weems *et al.* (20), que observaram que 60% dos cânceres T3 e 31% dos cânceres T4 foram controlados com radiação isolada comparados com 94% de cânceres T3 e 83% de cânceres T4 tratados com cirurgia e radioterapia adjuvantes. Alguns cirurgiões propõem a radiação para o tratamento definitivo dessas lesões avançadas. Estudos durante os anos de 1970 e 1980 revelaram um controle que variou de 18% a 74%. Alguns autores defenderam o tratamento de radioterapia inicial com cirurgia de resgate para toda doença estádios III e IV, descrevendo um índice de controle locorregional de 67% com irradiação em 3 anos, aumentando para 85% com resgate cirúrgico das recidivas. Cânceres selecionados T3 de pequeno volume podem ser tratados efetivamente com radioterapia isolada.

Os pacientes ideais para esse tratamento são os mesmos que seriam considerados para a cirurgia de conservação. Tumores extensos (*i. e.*, > 4 cm no diâmetro maior), metástases nodais grandes, lesões T4 e uma traqueotomia para a obstrução da via aérea antes de qualquer tratamento são algumas das indicações para a modalidade de tratamento combinado. Pacientes com disseminação extralaríngea e envolvimento significativo da língua (> 1 cm) estão excluídos da maior parte dos ensaios não-cirúrgicos. Achados na TC pré-tratamento podem ser úteis para predizer o controle local para os cânceres T3 tratados com radioterapia, e alguns estudos têm sido realizados sobre a relação entre o volume do tumor e a resposta da radioterapia. Em geral, tumores maiores do que 3,5 cm^3 na TC possuem uma probabilidade baixa de controle local com radioterapia isolada. Talvez as técnicas de imagem tridimensionais emergentes sejam de valor preditivo ainda maior.

Se a radioterapia for escolhida como o único tratamento, o seguimento atento com reavaliação da laringe precisa ser continuado para os primeiros 3 anos. Pode ser extremamente difícil perceber uma recidiva inicial em face de uma grande quantidade de edema pós-radiação. Por essa razão, se qualquer alteração sugestiva for observada no exame, ou se se desenvolver nova dor, é mandatório que o paciente se submeta a uma avaliação sob anestesia geral com biopsia para excluir recidiva. Além disso, a varredura por TEP tem-se mostrado uma promessa particular nessa área, câncer de laringe recidivante após terapia não-cirúrgica, e deve ser incluída como parte do trabalho, se possível. A falha na averiguação de uma recidiva pode ser um problema maior e, às vezes, pode diminuir substancialmente a chance de sobrevida do paciente.

O hipotireoidismo pode ocorrer como conseqüência da tireoidectomia no momento da laringectomia, decorrente da radioterapia isolada, ou ambas. A combinação das duas irá causar hipotireoidismo em até 70% desses pacientes (21). A função tireóidea diminuída retarda a cicatrização do ferimento e causa depressão mental; ela precisa ser considerada nos casos de fístulas faringocutâneas pós-operatórias. O hipotireoidismo retardado pode ocorrer 6 meses a 1 ano após a finalização do tratamento do câncer laríngeo e precisa ser lembrado quando novos sintomas tornam-se evidentes.

O aspecto sobre se um esquema de fracionamento particular melhora a sobrevida de cânceres laríngeos está atualmente sob estudo. Ao longo dos anos, a terapia duas vezes ao dia rendia uma melhora gradual no resultado, especialmente para lesões T3. A avaliação mais recente da radioterapia isolada é o ensaio RTOG 91-11, que compara a radioterapia isolada com quimioterapia neoadjuvante, ou com quimiorradiação concomitante, e tem mostrado melhora do controle local com quimioterapia, mais significativamente no grupo concomitante (14).

Sobrevida

A despeito dessa abordagem agressiva, o índice de sobrevida para o câncer supraglótico estádio IV raramente é melhor do que 50% mesmo com tratamento combinado. Claramente, nós necessitamos continuar o esforço para encontrar tratamentos mais efetivos para melhorar a sobrevida sem destruir a capacidade do paciente para levar uma vida razoavelmente normal. Também deve ser lembrado que o estudo AV inicial (22) e o estudo de seguimento RTOG 91-11 (14) demonstraram que a quimioterapia e a radioterapia possuem índices de sobrevida similares aos daqueles com laringectomia total nesses pacientes.

LESÕES GLÓTICAS AVANÇADAS

Alguns aspectos dos cânceres glóticos os distinguem daqueles supraglóticos e subglóticos. Tumores glóticos se beneficiam de um fluxo linfático limitado, o qual leva a poucas metástases regionais. A escolha do tratamento para os cânceres glóticos T3 envolve uma compreensão das muitas causas de fixação da prega vocal. A perda da mobilidade da glote pode ser causada pela invasão do tumor no músculo tireoaritenóideo ou articulação cricoaritenóidea, pela fixação da prega vocal ao pericôndrio da cartilagem tireóidea, e mais raramente pela invasão do nervo laríngeo recorrente. Lesões glóticas T3 são, portanto, um grupo misturado de tumores de potencial patológico muito diferente. Mendenhall *et al.* dividem os cânceres glóticos T3 e T4 em lesões relativamente favoráveis e desfavoráveis. Lesões confinadas principalmente a um lado da laringe com obstrução mínima da via aérea são favoráveis. A isso nós podemos acrescentar a real ausência de disseminação invasiva profunda de tumor exofítico. Eles definem lesões desfavoráveis como aquelas com doença bilateral extensa, para a qual nós acrescentaríamos qualquer tumor com disseminação submucosa extensa, envolvimento extralaríngeo, invasão extensa da cartilagem e extensão subglótica abaixo do nível da margem superior da cricóide.

Pacientes com lesões favoráveis podem ser candidatos a opções diversas de tratamento. Estas incluem radioterapia primária, quimiorradioterapia, laringectomia parcial ou laringectomia total. Os resultados para esses pacientes altamente selecionados podem ser comparáveis àqueles de pacientes com lesões menores, com índices de cura maiores do que 80%. Aos pacientes com lesões desfavoráveis deve ser oferecida seja uma laringectomia total com radioterapia adjuvante, seja quimiorradioterapia concorrente com possível salvamento cirúrgico. Ao ser aconselhado acerca de outras opções de tratamento além da laringectomia total, o paciente com uma lesão favorável precisa compreender que uma laringectomia total ainda pode ser necessária em algum ponto durante, ou após, o tratamento. Ao se utilizar esta abordagem, a laringectomia de resgate é uma forma efetiva para dirigir a doença residual, com índices de controle similares, se o paciente inicialmente teve radioterapia, quimiorradioterapia neo-adjuvante, ou quimiorradioterapia concomitante (23).

Uma revisão da experiência de Gainesville com cânceres glóticos T3 revelou que a escolha da terapia inicial não teve efeito na sobrevida. Pacientes tratados com cirurgia inicial seguida de radioterapia adjuvante tiveram índices de sobrevida similares àqueles dos pacientes que receberam radioterapia definitiva, com cirurgia reservada para o salvamento. O grupo de irradiação teve uma sobrevida de 84% comparado com 82% para o grupo da cirurgia. Muitas revisões têm relatado casos de pacientes com tumores T3 submetidos à radioterapia primária. Índices de controle local têm variado de 50% a 77%. Curiosamente, cânceres T4 tratados inicialmente com cirurgia ou radioterapia também foram encontrados com chances similares de sobrevida. A radioterapia primária com resgate cirúrgico leva a uma sobrevida de 5 anos de 38% a 49%; a laringectomia total e a radioterapia adjuvante proporcionam uma variação de sobrevida similar de 30% a 54%. Esses dados estão em concordância com os dados da quimiorradioterapia, os quais mostram índices de sobrevida e livres de doenças similares, ao serem comparados com a laringectomia total (22). Ao se considerar a cirurgia, a decisão para a laringectomia menos do que total precisa ser baseada nos achados na laringoscopia direta, nos resultados dos estudos radiográficos e nos achados no momento da exploração cirúrgica. Os seguintes fatores, quando presentes, impedem uma laringectomia vertical parcial: (a) extensão subglótica para o nível da cricóide, embora a ressecção cricóidea parcial seja possível; (b) envolvimento aritenóideo bilateral; e (c) invasão óbvia da cartilagem ou disseminação para os tecidos moles extralaríngeos.

Ressecções parciais extensas, incluindo laringectomia quase total e laringectomia parcial supracricóidea com fechamento por cricoioidopexia, são modificações adicionais que permitem ampla ou total remoção da cartilagem tireóidea com preservação da voz, ao serem apropriadamente escolhidas. Grande cuidado precisa ser tomado para não colocar em risco o potencial para a cura em uma vã tentativa de salvamento vocal.

Para melhorar os critérios para o tratamento, Yuen *et al.* tentaram identificar os fatores que influenciam o controle local e regional desses tumores. Seus resultados indicaram que alto grau histológico (*i. e.* tumores indiferenciados), extensão subglótica maior do que 1 cm, linfonodos positivos confirmados histologicamente e desempenho de uma traqueotomia antes do tratamento definitivo foram características associadas a índices de falha mais altos acima das clavículas. A radioterapia adjuvante planejada é aconselhada para esses pacientes como um mínimo, e com a informação atual, alguns desses pacientes podem necessitar também de quimioterapia.

Radioterapia ou Cirurgia?

O debate continua acerca do papel da cirurgia primária ou radioterapia primária nos casos de câncer glótico. A radioterapia primária tem sido proposta para os pacientes relativamente fáceis de examinar para possível recidiva do tumor, que aderem ao seguimento estreito após a finalização do tratamento, e que reconhecem a necessidade potencial de uma laringectomia após o tratamento ter sido completado. É nossa recomendação que a radioterapia primária como única terapia seja limitada ao paciente com uma lesão T3 favorável (i. e., baixo volume do tumor) ou aos pacientes que não podem tolerar a quimioterapia e se recusam a considerar a laringectomia total. Claramente, esses pacientes também são candidatos a uma laringectomia parcial, e é nossa crença que os pacientes candidatos a uma cirurgia laríngea parcial que irá preservar uma boa qualidade da voz devam submeter-se a tal procedimento. Entretanto, se o paciente possuir um tumor primário favorável com doença nodal volumosa, então o tratamento não-cirúrgico de frente com resgate cirúrgico pode ser mais apropriado. É provável que tal caso requeira cirurgia para o pescoço assim como quimiorradioterapia. A decisão final sobre se proceder a um dado tratamento dependerá do paciente e do cirurgião, da familiaridade do cirurgião com esses procedimentos e de seu conforto para realizar o procedimento. Se a radioterapia duas vezes ao dia melhora o controle do tumor ou influencia a sobrevida, permanece em estudo. Alguns acreditam que o tratamento duas vezes diariamente pode não melhorar significativamente esses resultados. Também está claro que a dose total oferecida é importante. Wang et al. (24), em uma revisão de 162 pacientes com carcinomas laríngeos T3 e hipofaríngeos, todos tratados com terapia duas vezes diariamente, mostraram índices de controle local atuariais de 5 anos de 83% com uma dose total maior do que 70 Gy e de 65% com uma dose total de menos do que 67 Gy. Prognosticamente, as mulheres têm melhor resultado do que os homens após radioterapia, e o índice de recidiva entre os homens mais velhos do que 60 anos é significativamente mais baixo do que aquele entre os homens com menos de 60 anos.

Tumores que se estendem para fora dos confins da laringe (T4) acarretam alta probabilidade de metástases cervicais e requerem terapia agressiva para o local primário e o pescoço. A traqueotomia de emergência é requerida em quase um terço desses pacientes; se realizada antes do tratamento definitivo, está associada a sobrevida diminuída. Freqüentemente não é possível avaliar o grau de infiltração para estruturas circunvizinhas, fazendo a consideração de laringectomia parcial improvável. Por essa razão, o tratamento padrão é a laringectomia total com ressecção de qualquer região contígua e dos linfáticos do pescoço ipsolaterais, se apropriado. A terapia bilateral do pescoço, seja por esvaziamentos do pescoço ou por irradiação do pescoço, precisa ser considerada em todos os casos de câncer glótico avançado. Se a cirurgia tiver de ser realizada, os níveis dissecados precisam incluir os linfáticos paratraqueais assim como os níveis 2, 3 e 4. A radioterapia pós-operatória deve ser planejada baseada na adequação da ressecção e nas características do tumor.

Na explicação acerca da laringectomia total para o paciente, é preciso enfatizar que a remoção da laringe não é equivalente à afonia. As opções reconstrutoras, tais como próteses de voz, desvios mucosos e dispositivos eletrônicos, irão permitir que o paciente se comunique e funcione na sociedade. Grupos de suporte de laringectomia também ajudam nessa transição difícil, e com freqüência os capítulos locais de associações de laringectomia ou grupos de suporte para pessoas com câncer estão disponíveis, os quais proporcionam uma rede social importante para esses pacientes.

A laringectomia total é o procedimento de escolha para a recidiva do tumor, se a radioterapia tiver sido oferecida em doses curativas para um tumor grande ou se uma laringectomia parcial tiver sido a primeira operação. Ocasionalmente, procedimentos de laringectomia parcial são possíveis para cânceres glóticos recidivantes T3. Entretanto, os índices de recidiva são altos, e é necessário seguimento estreito para maximizar a sobrevida, se o resgate cirúrgico adicional for requerido. A laringectomia total permanece como padrão frente ao qual todos os outros tratamentos são medidos.

Radioterapia Adjuvante

As indicações para a irradiação pós-operatória são similares àquelas para os cânceres supraglóticos.

O Pescoço

Linfonodos cervicais palpáveis podem ser encontrados em cerca de 30% dos pacientes; e 10% adicionais possuem doença metastática oculta. As regiões mais provavelmente envolvidas incluem a cadeia jugular e os grupos paratraqueais e pré-traqueais. Uma vez que metástases grandes apareçam, a capacidade para predizer o padrão do fluxo não existe mais, e os linfonodos em localizações não usuais começarão a ser envolvidos. Tipicamente, como para o câncer supraglótico, os triângulos posterior e submandibular são poupados antes de ocorrência de fluxo linfático paradoxal. Quando os linfonodos cervicais estão aparentes, o tratamento deve incluir um esvaziamento terapêutico apropriado do pescoço. A doença avançada além do estádio N1 provavelmente irá requerer um esvaziamento radical do pescoço ou radical modificado, embora os esvaziamentos do pescoço para o câncer glótico precisem ser dirigidos apenas aos níveis 2, 3 e 4 na maioria dos casos (4). Para a doença N1 inicial ou oculta, uma dissecção ântero-lateral seletivo que inclua os níveis 2, 3, 4 e 6 irá dirigir-se aos linfonodos em maior risco para disseminação do tumor. A radioterapia permanece igualmente efetiva para a esterilização do pescoço N0 e N1.

CÂNCER SUBGLÓTICO AVANÇADO

Não existem ressecções parciais possíveis para esta região. Metástases regionais são freqüentes e bilaterais. Com freqüência os linfonodos paratraqueais e pré-traqueais são os primeiros a tornarem-se envolvidos, com envolvimento freqüente da glândula tireóide. As regiões jugulares média e inferior também estão em risco. A laringectomia total com radioterapia pós-operatória permanece o padrão atual para o tratamento dessas lesões. Para os pacientes que recusam a cirurgia, pode ser oferecida a radioterapia primária ou a quimiorradioterapia concomitante. Relatos de Guedea e Ward (25) revelaram que esse curso de tratamento para cânceres T3/T4 algumas vezes pode ser bem-sucedido. Entretanto, os protocolos para preservação de órgão no câncer laríngeo com freqüência não se aplicam aos carcinomas subglóticos primários, na medida em que eles comumente possuem extensão extralaríngea significativa (uma contra-indicação para a maior parte dos protocolos de poupação de órgão) (14). Cânceres subglóticos possuem uma incidência mais alta de recidiva de estoma após a laringectomia total. Isso pode ser relacionado a semeadura do tumor durante a cirurgia, envolvimento traqueal submucoso ou linfáticos paratraqueais não dissecados. Tal recidiva é muito difícil de curar, embora o esvaziamento mediastínico seja apropriado nos indivíduos selecionados com doença de estoma limitada e um excelente estado de desempenho. A ressecção pode ter um índice de morbidade e mortalidade peroperatório muito elevado, impedindo sua utilização de rotina. Portanto a irradiação pós-operatória é recomendada nos cânceres subglóticos, e os campos precisam se estender para o mediastino e a pele do estoma para minimizar os riscos de recidiva.

QUIMIOTERAPIA E PRESERVAÇÃO DE ÓRGÃO

Ao longo dos últimos 15 anos, as opções de tratamento disponíveis para os pacientes com câncer laríngeo avançado modificaram significativamente. Com base nos ensaios iniciais fases II e III, nos anos 1980, por Al-Sarraf *et al.* na Universidade do Estado de Wayne, a cisplatina e o 5-fluorouracil têm se tornado a coluna dorsal de todos os protocolos de preservação de órgão atuais. Em uma tentativa para melhorar a sobrevida e aumentar a probabilidade de preservação de órgãos, vários regimes de quimiorradiação adjuvante, neo-adjuvante e concomitante foram desenvolvidos e clinicamente testados. Protocolos neo-adjuvantes ou de indução começam com a quimioterapia e então seguida seja pela radiação ou pela cirurgia, dependendo da resposta do tumor. O estudo de indução de referência para o câncer laríngeo foi o ensaio clínico multiinstitucional, randomizado, relatado pelo Programa de Estudos Cooperativos do Departamento dos Assuntos dos Veteranos (22). Pacientes nesse estudo foram designados para receber três ciclos de quimioterapia (*i. e.*, com cisplatina e 5-fluorouracil) e radioterapia ou cirurgia e radioterapia. A resposta clínica do tumor foi avaliada após dois ciclos de quimioterapia, e os pacientes com uma resposta receberam um terceiro ciclo seguido pela irradiação definitiva (*i. e.*, 66 a 76 Gy). Pacientes nos quais nenhuma resposta do tumor foi encontrada ou que tiveram cânceres localmente recidivados após a quimioterapia e radioterapia foram submetidos à laringectomia de resgate. Após um seguimento médio de 33 meses, o índice de sobrevida estimado de 2 anos para ambos os grupos foi de 68%. Mais recidivas locais e poucas metástases a distância foram encontradas no grupo da quimioterapia do que no grupo da cirurgia. Sobretudo, o intervalo livre de doença e a sobrevida permaneceram inalterados. O intervalo livre de doença foi, na verdade, mais baixo para os pacientes tratados com quimioterapia por causa das recidivas locais. Todavia, a laringe foi preservada em 66% dos pacientes sobreviventes, embora isso represente apenas 31% de todo o grupo. Em 3 anos, 40% dos pacientes randomizados para o braço da quimioterapia estavam vivos, livres de doença e com a laringe intacta (22). Além disso, diversos ensaios randomizados têm mostrado que a quimioterapia de indução pode melhorar a sobrevida para os pacientes com doença irressecável. Taxanos também têm sido adicionados ao tratamento dos cânceres avançados de cabeça e pescoço em geral, alguns dos quais são primários laríngeos. Esses protocolos têm mostrado resultados similares, e a adição de rotina dos taxanos não é padrão neste momento. Ensaios adicionais serão conduzidos para avaliar as indicações finais para essa adição.

Uma característica adicional da terapia neo-adjuvante é que ela permite monitorizar a resposta inicial ao tratamento, deixando todas as opções convencionais em aberto. Em uma revisão retrospectiva, Lecanu *et al.* (26) descobriram que eram capazes de realizar a cirurgia de conservação em alguns respondentes parciais para a quimioterapia, que inicialmente eram candidatos considerados para a laringectomia total. Eles encontraram índices de sobrevida não menores neste grupo do que nos grupos respondente/radiação ou laringectomia total. Similarmente, Laccourreye *et al.* (27), em uma revisão retrospectiva de 60 pacientes, constataram que a quimioterapia neo-adjuvante permitiu a mobilização de uma aritenóidea fixa em 10 pacientes. Esses pacientes então se tornaram passíveis para a laringectomia parcial supracricóidea com cricoidopexia. Outros foram precavidos contra a utilização de rotina da quimioterapia neo-adjuvante por causa do retardo no tratamento locorregional definitivo.

A terapia de quimiorradiação concomitante foi adicionada a uma dimensão inteiramente nova de preservação de órgão. O agente quimioterápico atua como um sensibilizador da radiação enquanto proporciona um efeito antineoplásico sistêmico. A adição da quimioterapia à radioterapia marcadamente aumenta a toxicidade nesses pacientes, com grau de toxicidade alto observado em 82% dos pacientes que receberam quimiorradioterapia concorrente comparados com 61% nos pacientes apenas de radioterapia descritos por Forastiere *et al.* (14). A incidência de complicações cirúrgicas nos pacientes nesse ensaio, entretanto, não aumentou significativamente nos grupos de quimioterapia (23). A quimioterapia adjuvante não tem comprovadamente melhorado a sobrevida e é, portanto, raramente adicionada ao regime de tratamento. Todavia, ela não retarda a terapia definitiva para o local primário e os linfonodos regionais, porque é dada após a terapia "definitiva".

A quimioterapia intra-arterial, como descrita por Robbins *et al.* (28), permite a oferta de doses mais altas de cisplatina, através de microcateteres colocados angiograficamente, para o leito do tumor. Os efeitos sistêmicos são minimizados por uma administração intravenosa concorrente de tiossulfato de sódio, um agente quimioterapêutico de resgate. Subseqüentemente, eles trataram 29 pacientes com câncer de cabeça e pescoço estádio IV não tratados anteriormente, 5 dos quais possuíam câncer laríngeo, com um regime combinando cisplatina intra-arterial, tiossulfato de sódio intravenoso e radioterapia uma vez diariamente (dose total, 62 a 70 Gy). Uma resposta patológica completa foi vista em 23 dos 24 pacientes avaliados. Os efeitos locais desse regime podem ser fortes, e um índice de 41% de mucosite grave foi visto nesse grupo de pacientes. Estudos de seguimento em coortes maiores de pacientes têm confirmado tanto a eficácia quanto a toxicidade desse tratamento para os pacientes de câncer de cabeça e pescoço. As toxicidades tardias de xerostomia e disfagia potencialmente grave também precisam ser abordadas durante o aconselhamento pré-tratamento desses pacientes. Todos esses estudos mostraram toxicidades significativas, e a habilidade final do médico e do paciente para tolerar e manejar essas complicações irá ditar o curso do tratamento em qualquer paciente.

MELHORA DO PROGNÓSTICO

Ao longo do último quarto de século, o índice de sobrevida para o câncer laríngeo avançado não foi significativamente melhorado, a despeito dos avanços na cirurgia e na radioterapia. O único método que mostrou aumentar a cura é a detecção precoce dos tumores, com resultante estadiamento mais baixo, o qual pode ser alcançado pela definição dos grupos em risco (*i. e.*, fumantes inveterados, mastigadores de tabaco e bebedores de álcool) e pela realização da laringoscopia de rastreamento ou avaliação na aparência inicial dos sintomas. O anúncio público aumentado é obrigatório para isso ser consumado e precisa incluir médicos de cuidado de educação primária para evitar retardo desnecessário – nenhum sintoma de rouquidão deve estar presente além de 3 semanas antes de orientação a um especialista.

Outra área com potencial para o prognóstico melhorado é a prevenção ou reversão de alterações celulares induzidas pelos carcinógenos. Essa abordagem tem sido parcialmente efetiva nas várias malignidades de cabeça e pescoço, incluindo câncer laríngeo, com a utilização das vitaminas A e β-caroteno, as quais parecem estabilizar o epitélio escamoso. A identificação das pessoas em alto risco também pode ser possível pela análise da sensibilidade geneticamente controlada para carcinógenos ambientais. Por exemplo, adultos jovens com câncer de cabeça e pescoço têm apresentado suscetibilidade aumentada para dano cromossômico induzido por mutagene. A terapia de gene, embora em seu início, alimenta alguma promessa. A maior parte dos estudos mostra respostas em apenas uma pequena porcentagem dos pacientes tratados, porém a promessa é vista na utilização da terapia de gene como uma modalidade adjunta. A combinação de pessoas geneticamente suscetíveis, exposição carcinogênica diminuída e promoção de inibidores de câncer, além da oferta de opções de tratamento efetivo, alimentam a melhor esperança para a sobrevida melhorada e qualidade de vida. O futuro também pode permitir terapias que alterem o perfil genético do paciente, rendendo ao paciente menor suscetibilidade para o câncer e mais suscetibilidade para outras terapias anticâncer. O estudo de uma expressão genética global do tumor, o estado de metilação ou a expressão proteômica podem finalmente provar o melhor caminho para estratificar os regimes de tratamento no futuro, em vez de repousar nos parâmetros de estadiamento bastantes rudes que nós utilizamos atualmente.

COMPLICAÇÕES

Complicações da Cirurgia

As complicações cirúrgicas incluem hematoma, hipotireoidismo, pneumonia de aspiração, infecção do ferimento, hipocalcemia e fístula (Tabela 50.6). Pequenas fístulas faringocutâneas com freqüência se fecham com cuidado, local do ferimento e alimentação por tubo nasogástrico ou gastrostomia, com o paciente proibido de ingerir qualquer coisa pela boca até que não haja drenagem aparente. Entretanto, essas fístulas ocasionalmente irão requerer procedimentos cirúrgicos adjuvantes, os quais podem incluir desbridamento e fechamento local, transferência de tecido regional ou transferência de tecido livre para dirigir fístulas crônicas, não cicatrizantes. Nós não recomendamos a utilização de rotina de estudos radiográficos de deglutição para determinar quando um paciente pode ser alimentado oralmente. Em geral, pacientes que não tenham sido previamente irradiados podem ser seguramente alimentados no 5º ao 7º dias pós-operatórios, e aqueles com irradiação prévia, pelo 7º ao 10º dia pós-operatório. O debate continua em relação ao momento da alimentação oral, com alguns autores propondo a alimentação tão precoce como no 3º dia pós-operatório nos casos não complicados, e outros recomendando retardar a alimentação para o 10º a 14º dias. Isso é um aspecto de preferência e experiência pessoal. Grandes fístulas ou deiscências de ferimento com ou sem ruptura vascular iminente necessitam do fechamento de re-

TABELA 50.6
COMPLICAÇÕES CIRÚRGICAS

Inicial
- Hematoma
- Pneumonia de aspiração
- Infecção do ferimento
- Hipocalcemia
- Fístula faringocutânea
- Fístula do quilo
- Deiscência do ferimento
- Exposição da artéria carótida com apagamento
- Médica: pulmonar, cardíaca, nutricional, eletrolítica

Tardia
- Estreitamento faríngeo
- Estenose do estoma
- Recidiva do estoma
- Apagamento carotídeo
- Hipotireoidismo

talho. Deve-se assegurar que não haja desarranjos metabólicos, tal como depleção nutricional ou hipotireoidismo, antes dos procedimentos cirúrgicos adicionais. Se tais desarranjos forem encontrados, então eles devem ser corrigidos apropriadamente.

Complicações adicionais podem ser profilaticamente manejadas com intervenção médica apropriada ou técnica cirúrgica. Infecções do ferimento são mais bem prevenidas com antibióticos profiláticos, os quais incluem a cobertura de bactérias anaeróbicas e aeróbicas encontradas no trato digestório superior. A artéria carótida pode ser protegida seja pelo músculo esternocleidomastóideo ou, no caso de esvaziamentos radicais, por um enxerto dérmico ou retalho de músculo, embora esses adjuntos sejam cada vez menos comuns. Ainda existe debate em relação às incisões trifurcadas, com alguns sendo contra, e outros a favor de sua utilização, quando requerido. Aqueles que argumentam contra elas sustentam que a vascularização das pontas de trifurcação é comprometida, portanto levando a uma incidência aumentada de rompimento/deiscência do ferimento no local da trifurcação. Se for escolhida uma incisão trifurcada, precisa-se tomar cuidado para colocar a trifurcação longe da artéria carótida, minimizando assim as chances de exposição da artéria carótida.

Complicações tardias incluem estenose faríngea, estenose do estoma e hipotireoidismo. A estenose do estoma traqueal pode ser minimizada evitando-se tensão na traquéia, cortando as cabeças mediais do músculo esternocleidomastóideo, chanfrando a traquéia transeccionada e evitando traumatismo para a área do estoma com sucções e tubos de laringectomia. As infecções e a irradiação também predispõem à estenose. Os estreitamentos são mais bem evitados assegurando-se que tecido suficiente esteja disponível para prevenir um fechamento laríngeo tenso. Um retalho livre ou regional deve ser considerado sempre que permanecer mínima mucosa após ressecção, embora mucosa faríngea residual tão pequena quanto 3 cm possa proporcionar um fechamento adequado.

As complicações ocorrem com mais freqüência quando a cirurgia é realizada para resgate após o tratamento de irradiação, com o índice de complicações pós-operatórias tão alto quanto 60%. Em um estudo separado de laringectomia de resgate, McCombe (29) encontrou uma incidência de 39% de fístula, comparada com 4%, quando a cirurgia foi feita primariamente. Técnica cirúrgica ruim, falta de manuseio meticuloso do tecido, cirurgia prolongada, estado nutricional ruim do paciente, estádio avançado da lesão e ressecção extensa têm se mostrado capazes de aumentar a probabilidade de complicações.

Complicações da Radioterapia

Os efeitos agudos da radioterapia são numerosos. Eles incluem rouquidão, edema, disfagia, odinofagia, mucosite, secreções espessas e rompimento da pele, os quais tipicamente abrandam dentro de 6 a 8 semanas após o término do tratamento. Às vezes, esses efeitos colaterais podem ser tão graves que se necessite interromper o tratamento, o que possui um impacto negativo no prognóstico geral. Ensaios recentes com radioprotetores têm demonstrado um declínio na freqüência e gravidade das toxicidades agudas, tais como mucosite e toxicidades tardias, tais como a xerostomia. No futuro, tal foco sobre a radioproteção concorrente dos tecidos normais, através de agentes farmacológicos ou esquemas de tratamento alterados (radioterapia de intensidade modulada), pode significativamente reduzir as complicações relacionadas ao tratamento. Efeitos tardios incluem condronecrose; fibrose da pele, tecido mole e membranas mucosas; ressecamento grave; estenose; hipotireoidismo; trismo; e raramente uma neoplasia secundária como um sarcoma. O edema laríngeo persistente, a complicação tardia mais freqüente da radioterapia, está relacionado à dose dada, ao volume tratado, ao tamanho do tumor original, ao desempenho de um esvaziamento do pescoço e à utilização continuada pelo paciente de cigarros e álcool. Cerca de 50% dos pacientes queixam-se de um bloco na garganta decorrente do edema aritenóideo. A condronecrose é uma complicação rara, porém deve aumentar a consideração de câncer persistente ou recidiva e pode requerer laringectomia total, mesmo se nenhum tumor for demonstrado em um espécime de biopsia. O tecido laríngeo irradiado é suscetível à infecção imediatamente após o tratamento e nos anos subseqüentes. Isso é devido ao suprimento de sangue ruim para a cartilagem, aterosclerose associada ao envelhecimento, destruição causada pelo tumor prévio e irradiação. A necessidade de biopsias repetidas para avaliar qualquer recidiva de tumor pode levar também à pericondrite, a qual apenas compõe o problema e pode resultar na necessidade de laringectomia total por razões funcionais.

Cirurgia de Emergência

Se o paciente for visto primeiro com obstrução da via aérea iminente, uma via aérea segura precisa ser obtida imediatamente (Tabela 50.7). Se possível, o paciente deve ser orotraquealmente intubado acordado, desgastado a *laser*, ou traqueotomizado sob anestesia local. A traqueotomia deve ser evitada, se possível, porque muitos estudos dos anos 1960 e 1970 mostraram incidência aumentada de recidiva do estoma e periestomal após a laringectomia quando uma traqueotomia pré-operatória ou de emergência tinha sido realizada. Uma visão oposta foi levada adiante por Rubin *et al.* (30), que demonstraram que as traqueotomias pré-operatórias e de emergência não foram relacionadas com a recidiva do estoma. A despeito desses achados, e por causa de a incidência aumentada de recidiva do estoma após intubação endotraqueal nunca ter sido documentada, nós recomendamos evitar a traqueotomia de emergência, se a intubação endotraqueal for possível. Uma alternativa efetiva é o desgaste a *laser*, o qual irá restaurar a via aérea bem-sucedidamente, proporcionar tecido para o diagnóstico e permitir a terapia definitiva não operatória sem uma traqueotomia. Isso pode ser realizado com ventilação a jato ou após a intubação com um pequeno tubo endotraqueal seguro a *laser*. Alguns cirurgiões têm realizado laringectomia de emergência na situação de obstrução da via aérea iminente, embora isso não seja recomendado. Nenhuma evidência de incidência diminuída da recidiva do estoma tem sido apresentada com a utilização deste procedimento, entretanto uma laringectomia de emergência não permite que estudos de laboratório pré-operatórios e de imagem possam ser realizados e não prepara apropriadamente o paciente para a perda da laringe. Além disso, o cirurgião precisa confiar em um diagnóstico patológico de congelação, que pode ser impreciso. Uma decisão para laringectomia total é feita mais seguramente com um diagnóstico confirmado pela secção permanente.

TABELA 50.7 — CUIDADO DE EMERGÊNCIA — CÂNCER LARÍNGEO

Objetivo	Ação
Controle da via aérea	Intubação com ou sem ressecção a *laser* do tumor endolaríngeo é a preferida A traqueotomia é realizada se a intubação não for possível "Laringectomia de emergência" raramente é feita

PONTOS IMPORTANTES

- Os pacientes podem aceitar uma diminuição de 20% na sobrevida geral para salvar sua laringe.
- A fixação da prega vocal implica na invasão do músculo tireoaritenóideo e possivelmente dos músculos cricoaritenóideo lateral e posterior e interaritenóideo, articulação cricoaritenóidea ou do espaço perineural.
- A avaliação pré-operatória cuidadosa requer endoscopia completa, avaliação histológica da extensão do tumor e varreduras por TC para ajudar na avaliação do grau de invasão.
- A traqueotomia e a laringectomia de emergência baseadas somente no diagnóstico de secção congelada devem ser evitadas.

- A laringectomia parcial baseada nos princípios oncologicamente sólidos pode ser realizada em pacientes cuidadosamente selecionados com carcinomas laríngeos T3 (estádio III).
- A laringectomia parcial a *laser* endoscópica é uma alternativa para manejar tumores T3 e T4a selecionados, e pode ser seletivamente, e bem-sucedidamente, aplicada aos casos de falha da radioterapia.
- A preservação de órgão com um protocolo de quimiorradiação ou radioterapia definitiva é uma opção apropriada para a terapia inicial, cuja escolha depende do estádio.
- A laringectomia total permanece o padrão aceito de tratamento para o câncer laríngeo avançado e não deve ser considerada uma opção derrotista.
- A radioterapia adjuvante melhora a sobrevida para o câncer laríngeo avançado.
- O tratamento do pescoço para doença metastática palpável ou oculta precisa ser considerado para todo câncer laríngeo avançado.
- Complicações pós-operatórias aumentam com a radioterapia pré-operatória de alta dose prévia.
- O hipotireoidismo pode ocorrer após cirurgia, radioterapia ou ambas.
- O prognóstico melhor necessita do diagnóstico mais precoce.

REFERÊNCIAS

1. McNeil BI, Weichselbaum R, Pauker SG. Speech and survival: tradeoffs between quality and quantity of life in laryngeal cancer. *N Engl J Med* 1981;305:982-987.
2. Beitler JJ, Mahadevia PS, Silver CE, et al. New barriers to ventricular invasion in paraglottic laryngeal cancer. *Cancer* 1994;73:2648-2652.
3. Kirchner JA. *Atlas on the surgical anatomy of laryngeal cancer.* San Diego: Singular Publishing Group, 1998.
4. Ferlito A, Silver CE, Rinaldo A, et al. Surgical treatment of the neck in cancer of the larynx. *ORL* 2000;62:217-225.
5. Welkoborsky HJ, Hinni M, Dienes HP, et al. Predicting recurrence and survival patients with laryngeal cancer by means of DNA cytometry, tumor front grading, and proliferating markers. *Ann Otol Rhinol Laryngol* 1995;104:503-510.
6. Truelson JM, Fisher S, Beals TE, et al. DNA content and histologic growth pattern correlate with prognosis in patients with advanced squamous cell carcinoma of the larynx. *Cancer* 1992;70:56-62.
7. Bradford CR, Zhu S, Poore J, et al. p53 mutation as a prognostic marker in advanced laryngeal carcinoma. *Arch Otolaryngol Head Neck Surg* 1997;123:605-609.
8. Belbin TJ, Singh B, Barber I, et al. Molecular classification of head and neck squamous cell carcinoma using cDNA microarrays. *Cancer Res* 2002;62:1184-1190.
9. Cooper JS, Pajak TF Forastiere AA, et al. Postoperative concurrent radiotherapy and chemotherapy for high-risk squamous-cell carcinoma of the head and neck. *N Engl J Med* 2004;350:1937-1944.
10. Bernier J, Domenge C, Ozsahin M, et al. Postoperative irradiation with or without concomitant chemotherapy for locally advanced head and neck cancer. *N Engl J Med* 2004;350:1945-1952.
11. Picarillo JF, Wells CK, Sasaki CT, et al. New clinical severity staging system for cancer of the larynx: five-year survival rates. *Ann Otol Rhinol Laryngol* 1994;103:83-92.
12. AJCC. AJCC Cancer staging manual, 6th ed. New York: Springer, 2002.
13. McGuirt WF. Greven KM, Keyes JW, et al. Laryngeal radionecrosis versus recurrent cancer: a clinical approach. *Ann Otol Rhinol Laryngol* 1998;107:293-296.
14. Forastiere AA, Goepfert H, Maor M, et al. Concurrent chemotherapy and radiotherapy for organ preservation in advanced laryngeal cancer. *N Engl J Med* 2003;349:2091-2098.
15. Johansen LV, Grau C, Overgaard J. Supraglottic carcinoma: patterns of failure and salvage treatment after curatively intended radiotherapy in 410 consecutive patients. *Int J Radiat Oncol Biol Phis* 2002;53:948-958.
16. Smith RV, Kotz T, Beitler JJ, et al. Long term swallowing problems following organ preservation therapy with concomitant radiation therapy and intravenous hydroxyurea: initial results. *Arch Otolaryngol Head Neck Surg* 2000;126:384-389.
17. Iro H, Waldfahrer F, Altendorf-Hofman A, et al.Transoral laser surgery of supraglottic cancer: follow-up of 141 patients. *Arch Otolaryngol Head Neck Surg* 1998;124:1245-1250.
18. Brazilian Head and Neck Cancer Study Group. End results of a prospective trial on elective lateral neck dissections vs. type III modified radical neck dissection in the management of supraglottic and transglottic carcinomas. *Head Neck* 1999;21:694-702.
19. Lutz CK, Johnson IT, Wagner RL, et al. Supraglottic carcinoma: patterns of recurrence. *Ann Otol Rhinol Laryngol* 1990;99:12-16.
20. Weems DH, Mendenhall WM, Parsons IT, et al. Squamous cell carcinoma of the supraglottic larynx treated with surgery and/or radiation therapy. *Int J Radiat Oncol Biol Phys* 1987;13:1483-1487.
21. Mercado G, Adelstein DJ, Saxton JP, et al. Hypothyroidism: a frequent event after radiotherapy and after radiotherapy with chemotherapy for patients with head and neck carcinoma. *Cancer* 2001;92:2892-2897.
22. Department of Veterans Affairs Laryngeal Cancer Study Group. Induction chemotherapy plus radiation compared with surgery plus radiation in patients with advanced laryngeal cancers. *N Engl J Med* 1991;324:1685-1690.
23. Weber RS, Berkey BA, Forastiere A, et al. Outcome of salvage total laryngectomy following organ preservation therapy: the radiation therapy oncology group trial 91-11. *Arch Otolaryngol Head Neck Surg* 2003;129:44-49.
24. Wang CC, Nakfoor BM, Spiro IL et al. Role of accelerated fractionated irradiation for supraglottic carcinoma: assessment of results. *Cancer J Sci Am* 1997;3:88-91.
25. Guedea F, Parsons JT, Mendenhall WM, et al. Primary subglottic cancer: results of radical radiation therapy. *Int J Radiat Oncol Biol Phys* 1991;21:1607-1611.
26. Lecanu JB, Monceaux G, Perie S, et al. Conservative surgery in T3T4 pharyngolaryngeal squamous cell carcinoma: an alternative to radiation therapy and to

total laryngectomy for good responders to induction chemotherapy. *Laryngoscope* 2000;110:412-416.
27. Laccourreye O, Brasnu D, Biacabe B, et al. Neo-adjuvant chemotherapy and supracricoid partial laryngectomy with cricohyoidopexy for advanced endolaryngeal carcinoma classified as T3-T4: 5-year oncologic results. *Head Neck* 1997;20:595-599.
28. Robbins KT, Stomiolo AM, Hryniuk WM, et al. "Decadose" effects of cisplatin on squamous cell carcinoma of the upper aerodigestive tract, II: clinical studies. *Laryngoscope* 1996;106:37-42.
29. McCombe AW, Jones AS. Radiotherapy and complications of laryngectomy. *J Laryngol Otol* 1993;107:130-132.
30. Rubin J, Johnson JJ, Myers EM. Stomal recurrence after laryngectomy: interrelated risk factor study. *Otolaryngol Head Neck Surg* 1990;103:805.

CAPÍTULO 51

Reabilitação da Voz após Laringectomia

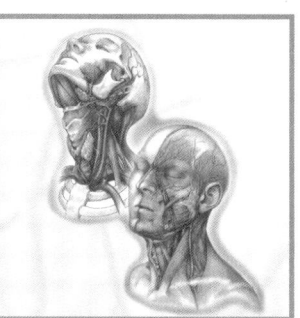

Mark I. Singer ▪ Carla D. Gress

O procedimento cirúrgico de laringectomia total separa a via aérea do trato aerodigestório e estabelece um traqueostoma permanente na base do pescoço. A faringe é reconstituída pelo simples fechamento da mucosa ou, nos casos mais complexos, pela interposição de retalhos de pele para preservar um lúmen adequado para a deglutição. Embora o processo de deglutição seja simplificado sem a laringe, a produção do som é perdida. A ameaça de falta da voz possui um efeito profundo e devastador nos pacientes de câncer laríngeo. Diversos métodos de restauração da voz têm sido propostos e revisados.

ANATOMIA DO DEFEITO OPERATÓRIO

A laringectomia total ou laringectomia alargada inclui a remoção da laringe supraglótica e osso hióide, laringe intrínseca, porções da faringe e músculos em tira, um ou mais anéis da traquéia, e parte de ou toda a glândula tireóide. A ressecção pode incluir o esvaziamento do pescoço, o esvaziamento de linfonodo mediastínico superior e porções da base da língua. A ressecção atual da laringe requer a entrada da faringe, determinada pela localização da doença primária. É desejável fazer uma abordagem afastada do tumor e ainda obter uma visualização completa da doença. O defeito resultante, uma faringotomia, consiste de quantidades variadas de mucosa faríngea e mucosa esofágica, remanescentes do músculo constrictor, e base da língua. O fechamento usual desse defeito é primário. A geometria do fechamento ("T", "Y", "I", ou linha de sutura horizontal) é determinada pela quantidade de tecido residual, pela tensão resultante e pela experiência do cirurgião.

A abordagem usual para a laringectomia separa os músculos constrictores faríngeos na linha oblíqua da cartilagem tireóidea (Fig. 51.1). Especialmente, isso inclui o músculo constrictor faríngeo inferior e cricofaríngeo. Os constrictores separados são utilizados como uma terceira ou uma camada externa no fechamento convencional da faringe em três camadas. A junção da faringe e do esôfago tem sido estudada por patologistas da fala, na medida em que a fonte de som para a fala não laríngea é denominada segmento "PE", a pseudoglote, ou o CF (cricofaríngeo). É difícil predizer a voz ou a qualidade resultante por causa das variações na anatomia, na extensão do tumor, no volume do músculo e na técnica cirúrgica. O fechamento faríngeo após a laringectomia geralmente diz respeito ao controle de secreções, à deglutição e à prevenção de formação de fístula. Recentemente, atenção tem sido voltada para a aquisição de voz não laríngea e para as possibilidades de maximização dos resultados pela modificação da técnica reconstrutora (1,2).

MECÂNICA DA RESTAURAÇÃO DA VOZ

Quando o paciente está cicatrizado e capaz de deglutir após a laringectomia, existem três possibilidades para a reabilitação da fala: a laringe artificial (eletrolaringe), a fala esofágica e a fala traqueoesofágica.

Laringe Artificial

A laringe artificial é um instrumento que serve como uma fonte de voz. Os tipos mais comuns são colocados de encontro a um ponto flexível no pescoço e introduzem um som mecânico nos tecidos e espaços de ar do trato vocal. Esse som, emanado da boca, é articulado pelas estruturas do trato vocal remanescente (língua, lábios e dentes) com uma fala compreensível. A laringe artificial é rapidamente aprendida e não retarda ou interfere com a aquisição de outras formas de fala não laríngea.

Um segundo tipo de laringe artificial utiliza um tubo adaptador para dirigir o som para a cavidade oral, onde ele pode ser articulado com alguma redução na inteligibilidade. Isso é útil para os pacientes cujo pescoço não transmite o som elétrico ou no período pós-operatório imediato, quando o pescoço está ci-

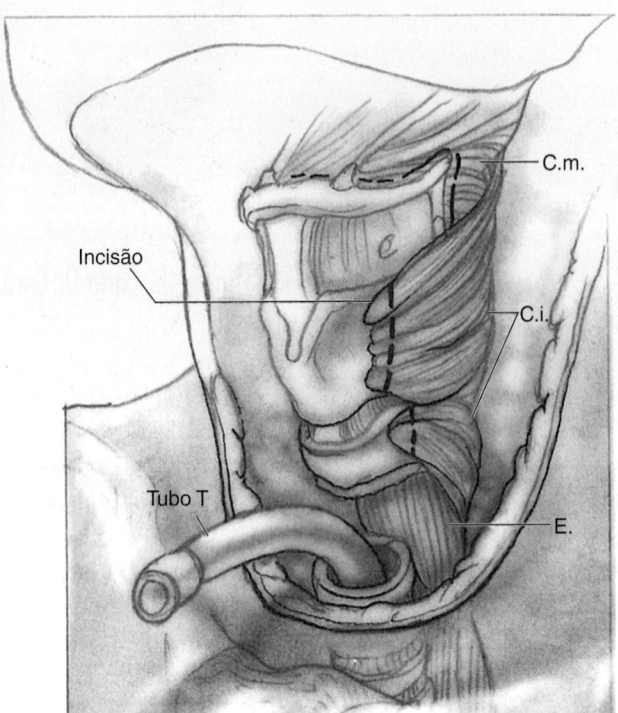

Figura 51.1
Separação dos constrictores faríngeos da laringe. E, esôfago; Ci, constrictor inferior; Cm, constrictor faríngeo médio.

catrizando. A maior parte dos dispositivos de tubo intra-orais é acionada eletricamente, embora uns poucos instrumentos acionados a ar (pneumáticos) utilizem o ar exalado pelo paciente para ativar uma fonte sonora de bandas elásticas vibratórias. Um dispositivo mais novo consiste de uma fonte de som elétrica abrigada em uma dentadura, que é ativada por controle manual ou pela língua (3).

A laringe artificial ou eletrolaringe possui as vantagens de baixo custo, disponibilidade, tempo de aprendizagem curto e ausência de ruído. Suas desvantagens são dependência de baterias, som mecânico, aparência ressaltada, perda da fala livre das mãos e higiene dos tubos intra-orais ou aplicativo dentário. Ela também depende da utilização de baterias e com freqüência não está coberta pelas políticas de seguro. Portanto, muitos pacientes laringectomizados utilizam os dispositivos artificiais como o método primário para comunicação da fala.

Fala Esofágica

A fala esofágica é outro método recomendado para a reabilitação da fala não laríngea, e variações da técnica têm sido conhecidas por mais de 100 anos. Os usuários mais bem-sucedidos (5% a 30% dos pacientes de laringectomia) possuem qualidade de voz natural com fluência e inteligibilidade, livre de ruídos estranhos a partir do estoma ou gestos facial-orais. A voz esofágica característica é baixa na freqüência fundamental (~65 Hz), é de curta duração e requer algum esforço para ser produzida. O paciente aprende a insuflar o esôfago, geralmente sob a direção de um patologista da fala ou de outro paciente com uma laringectomia. O método mais comum envolve o aprisionamento do ar na boca ou faringe, e então a injeção no esôfago pela ação propulsora da língua. O ar pode ser armazenado no esôfago e no estômago. Com o esforço diafragmático, o ar reflui através do esôfago e cruza o esfíncter esofágico superior. A mucosa dessa região vibra pelo ar liberado e produz um som característico semelhante à exaustão. Esse som lança-se a partir da boca, de forma similar àquele a partir da laringe artificial, e é articulado pela língua, pelos lábios e dentes. Movimentos repetitivos rápidos de injeção e liberação produzem uma fala fluente e compreensível.

No segundo método de insuflação para a fala esofágica, o paciente relaxa o esfíncter esofágico superior e introduz o ar no esôfago pela inalação durante a pressão de inspiração intratorácica negativa aumentada. Este é menos comum do que o método de injeção e é caracterizado pela qualidade da voz respiratória e menos intensidade. A fala esofágica bem-sucedida é preferida à laringe artificial porque é menos ressaltada e não requer a utilização das mãos, é mais natural ao soar e o paciente independe dos dispositivos. O problema crítico com a fala esofágica é seu baixo índice de aquisição e o período extenso de aprendizagem.

Desvios e Válvulas

Desde o tempo das primeiras laringectomias, sabia-se que o ar traqueal durante a exalação pode ser desviado para a faringe ou o esôfago através de fístula planejada ou trato, e essa insuflação pulmonar dirigida pode produzir a fala efetiva (Figs. 51.2 e 51.3) (4-6). Os mesmos princípios da produção da fala se aplicam à articulação na cavidade oral e ao som produzido no esfíncter esofágico superior. Os desvios, entretanto, introduziram uma nova série de problemas que limitaram sua ampla aplicação. Particularmente após a irradiação, os tratos alinhados com a mucosa são difíceis de manter, e a patência é comprometida pela estenose ao nível do meato traqueal ou faríngeo. O fluxo salivar continuado através dos mesmos causa inflamação, rompimento e algumas vezes necrose. A patência do desvio para tolerar o fluxo aéreo em resistências de 35 a 45 cm H_2O/LPS para a produção da fala natural também permite o refluxo salivar para a traquéia. O gotejamento salivar crônico da via aérea superior com desvios traqueoesofágicos torna sua utilização uma ameaça nos pacientes com reserva pulmonar comprometida.

Por essa razão, alguns investigadores desenvolveram válvulas mecânicas para desviar as secreções da

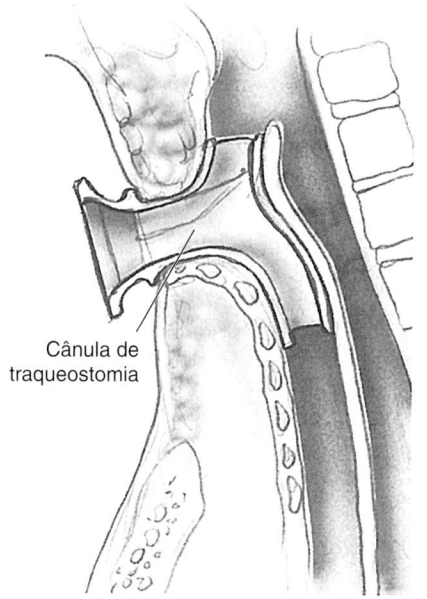

Figura 51.2
Cânula de traqueostomia modificada para o desvio do ar para a faringe.

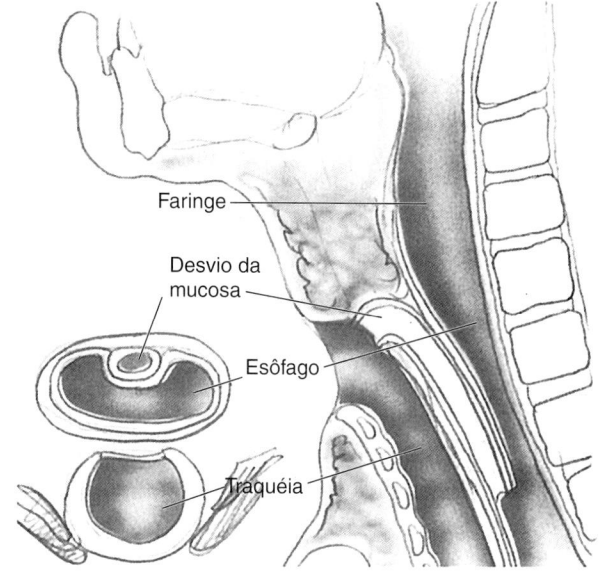

Figura 51.3
Desvio da mucosa para restauração da voz proposto por Conley.

traquéia ou tentaram inventar válvulas biológicas (esfíncteres) para a proteção da via aérea (Fig. 51.4) (3). A maior parte desses esforços falhou por causa da incontinência da válvula ou de estenose. A radioterapia é uma contra-indicação relativa para essas técnicas que contam com o tecido valvular.

As substituições protéticas para a laringe tiveram uma duração de vida breve no início dos anos 1960. Válvulas sintéticas de Teflon ou Dacron foram costuradas em traquéias caninas, porém esses procedimentos falharam por causa da incapacidade para colocar o material protético em uma via aérea contaminada pela incorporação a longo prazo e a falha para limpar efetivamente as secreções das válvulas e da traquéia.

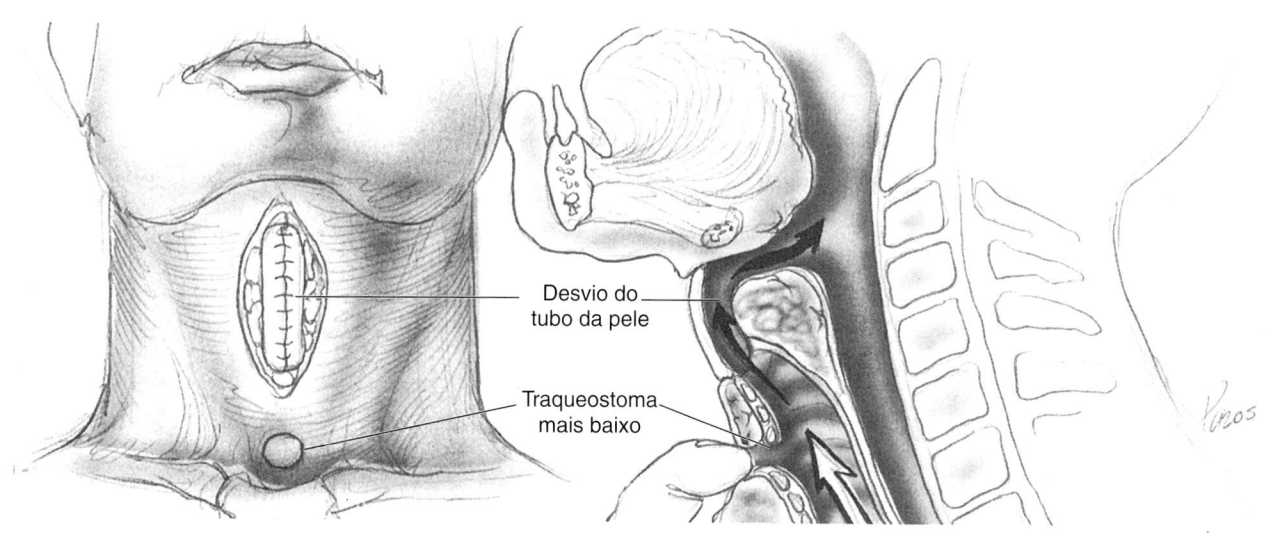

Figura 51.4
Desvio do tubo da pele a partir da traquéia para a hipofaringe (procedimento Asai).

Prótese Vocal Duckbill (em Bico de Pato)

A criação de uma técnica cirúrgica bem-sucedida de restauração da voz não ocorreu até a introdução da punção traqueoesofágica (PTE) por Singer e Blom, em 1979. Ela foi proposta como uma técnica de salvamento secundária para aqueles que falharam na fala esofágica ou aqueles que estavam descontentes com a voz eletrolaríngea. Um tubo de silicone removível foi desenvolvido em 1978 e iria manter uma punção traqueoesofágica colocada endoscopicamente e serviria como uma válvula de mão única (Figs. 51.5 e 51.6) (7). O desenho exigia uma válvula simples que fosse biologicamente compatível, removível e barata. O calibre inicial foi de 3,3 mm (14 French), e o conceito mais simples de válvula foi uma fenda através do eixo longo do tubo. A extremidade oposta da válvula/stent foi aberta com uma segunda janela na superfície inferior (ventral).

Essa prótese vocal inicial foi chamada válvula "duckbill", para descrever a ação da válvula fendida, e tornou-se conhecida como prótese vocal "duckbill". O tubo de silicone foi bem tolerado pela traquéia e pelo esôfago, com uma baixa incidência de reação a corpo estranho. Um colar de retenção foi adicionado à extremidade da válvula para manter sua posição no trato da punção.

A punção pode ser colocada primariamente (no momento da laringectomia) ou secundariamente (após a laringectomia) sem contra-indicação da radioterapia. A punção permite uma comunicação direta na linha

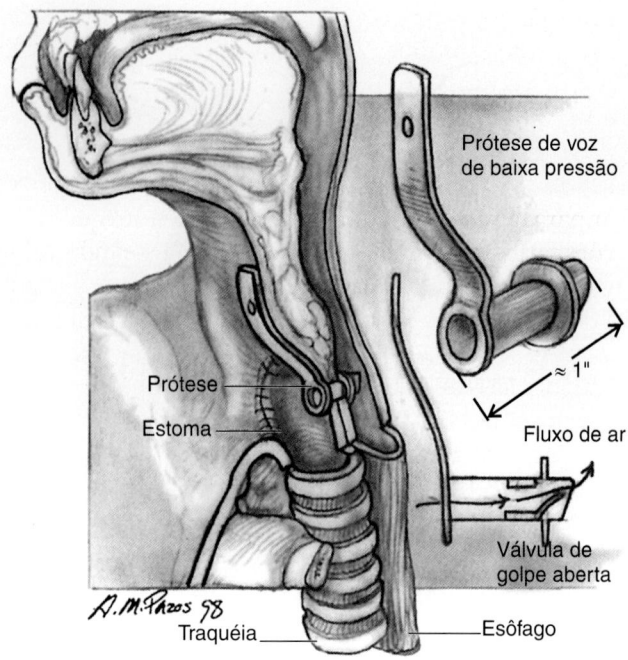

Figura 51.6
Prótese de voz no lugar na punção traqueoesofágica.

média a partir da traquéia posterior para o esôfago anterior em uma localização inferior ao músculo cricofaríngeo e aos músculos constritores faríngeos. A localização no traqueostoma permite a visibilidade direta para o paciente e para o médico.

As funções da prótese permitem que o ar exalado penetre no esôfago. Após o reservatório esofágico ser

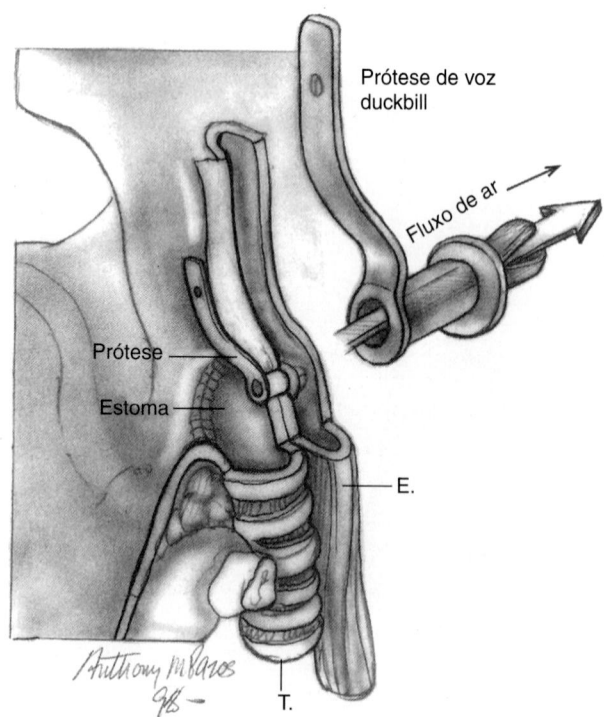

Figura 51.5
Prótese de voz "duckbill" I (válvula fendida).

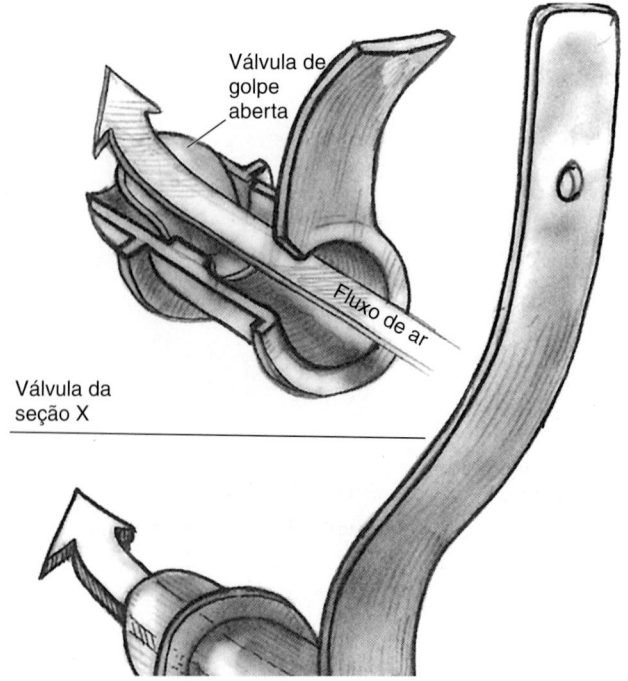

Figura 51.7
Prótese de voz de baixa pressão (válvula de alçapão).

preenchido, uma corrente de ar contínua flui superiormente em direção à faringe e vibra a mucosa do segmento esofágico superior, produzindo o som. Este é um som intenso e contínuo por causa da eficiência do sistema respiratório para manter o volume e a pressão da voz. Quando a fonação é finalizada e o fluxo de ar pára, a válvula fendida se fecha e previne que secreções faríngeas penetrem na via aérea. Tomando vantagem da mecânica da respiração normal, o paciente pode variar os esforços da voz, e a fraseologia mais natural é possível. Medidas da intensidade, freqüência fundamental e índice de discurso confirmam que a fala traqueoesofágica é mais acusticamente similar à fala laríngea normal e é mais inteligível e aceitável do que a fala esofágica padrão (8-10). Inicialmente, os pacientes aprendem a cobrir o traqueostoma manualmente, e, com pressão variada, eles alcançam uma voz fluente com pequeno escape de ar ou ruído de disfarce.

Uma segunda válvula foi desenvolvida posteriormente para fechar o traqueostoma para a fonação (11). Os fluxos de ar mais elevados para a produção da voz traqueoesofágica fecham uma válvula diafragmática enrolada de encontro a um abrigo plástico. Com a respiração normal, o fluxo de mão dupla através da válvula é possível. Isso permite uma fala natural modesta sem as mãos e mais tranqüila. A válvula do traqueostoma pode ser fixada utilizando-se um adesivo à pele peritraqueal ou a um tubo de silicone (tubo de laringectomia) que é inserido no traqueostoma (12). A utilização de uma válvula de traqueostoma requer pressões intratraqueais variadas. Ela não pode ser utilizada nos pacientes que apresentam comprometimento da função respiratória, como doença pulmonar obstrutiva crônica. A fixação adesiva ao abrigo do traqueostoma requer uma técnica meticulosa para assegurar vedação de longa duração. Embora desejável, a válvula do traqueostoma é efetiva para apenas 25% a 30% da população laringectomizada (13).

A experiência inicial e uma população crescente de faladores traqueoesofágicos rapidamente ampliaram um grupo de falhas da voz estimado em 25% a 40% (os números variaram dependendo dos critérios para aquisição da voz bem-sucedida) (14). Uma solução proposta foi o desenvolvimento de uma prótese de voz de baixa pressão (8) (Fig. 51.7). A consideração em relação ao desenho foi que se reduzisse a resistência do fluxo aéreo para a laringe propriamente dita (30 cm H_2O/LPS), o que requer menos esforço para a emissão da voz. Um refinamento adicional foi feito para aumentar o diâmetro da prótese do padrão 16 F para 20 F, permitindo fluxo aéreo aumentado com um aumento resultante na sonoridade. Numerosos dispositivos protéticos estão atualmente no mercado, incluindo próteses internas, idealizadas para alcançar as necessidades individualizadas do paciente quanto às características aerodinâmicas, às durações do uso, à facilidade de inserção e à prevenção de aspiração.

AVALIAÇÃO DO PACIENTE PARA CANDIDATURA A UMA PUNÇÃO TRAQUEOESOFÁGICA SECUNDÁRIA

Na avaliação geral do paciente laringectomizado, o estádio inicial da doença, a técnica operatória, a utilização de radioterapia e os métodos de reconstrução devem ser observados. A saúde do paciente, a idade e o estado físico são avaliados. Considerações relativas que podem reduzir o sucesso da restauração da voz são estreitamento faríngeo com disfagia sintomática, radioterapia excedendo 6.500 cGy, má nutrição, diabetes, demência e doença pulmonar obstrutiva crônica grave.

O exame físico inclui um exame cuidadoso de cabeça e pescoço com atenção para higiene do estoma, destreza do paciente, assim como a motivação geral e o interesse na restauração da voz. A incapacidade do paciente para utilizar e cuidar da prótese em razão de estado mental comprometido ou destreza manual diminuída por causa de idade, artrite ou doença/agressão neurológica tem sido ultrapassada com a introdução da prótese interna. A perda da audição sensório-neural grave bilateral e a função pulmonar limitada também são contra-indicações relativas para a PTE porque o paciente não pode ouvir a voz TE, e o ar pulmonar limitado restringe a fluência e o volume da fala, respectivamente (6).

O estoma deve estar livre da cânula, se possível, e no mínimo 1,0 cm em uma dimensão. A microstomia torna difícil colocar as próteses e pode comprometer a via aérea por causa do tamanho destas. Se existe microstomia, o estoma deve ser dilatado e sustentado com um tubo de laringectomia ou revisado pela Z-plastia. Pacientes que foram submetidos à radioterapia cujos tecidos parecem estar em risco são mais bem manejados pelo método anterior. Entretanto, a parede posterior de um tubo de laringectomia pode ser fenestrada para permitir a utilização da prótese de voz e o tubo de laringectomia juntos.

Um teste de insuflação esofágica pré-operatória é importante na predição da probabilidade da fala traqueoesofágica secundária bem-sucedida. Ele estima a possibilidade de falta de fluência decorrente de espasmo do constrictor faríngeo (15,16). A PTE cruza o traqueostoma superior e penetra no esôfago inferior até o músculo cricofaríngeo reconstituído e o esfíncter esofágico superior. A distensão do esôfago que ocorre com a ingestão de ar resulta no aumento reflexo do tônus dos músculos constrictores faríngeos. Esse achado foi descrito nos estudos manométricos iniciais da região, nos pacientes normais, não laringectomizados (17). A insuflação do esôfago no ambiente clínico requer a colocação de um cateter através do nariz até o esôfago superior. É introduzido ar no esôfago seja por uma fonte externa, seja pela adaptação de um tubo a um conector especial fixado ao traqueostoma. Após o ar penetrar no esôfago e ser liberado, a produção da voz e a fala conectada são tentadas, o que pode resultar no som (*i. e.*, *ah*, um rumor baixo elevado, ou eructação) ou em uma série de palavras conectadas, como na contagem. A fluência da fala deve ser avaliada cuidadosamente, observando-se qualquer aprisionamento de ar, o qual, se completo, irá causar enchimento gástrico, distensão, desconforto, ou até mesmo síncope vagal. Uma das quatro respostas é obtida após o teste de insuflação: produção de voz fluente, sustentada, indicando o mínimo esforço dos músculos faringoesofágicos relaxados; uma voz sussurrada, hipotônica, indicando a ausência de tônus do músculo constritor faríngeo; voz hipertônica caracterizada pela produção intermitente da fala esforçada com distensão gástrica e soluço pós-atrial; e espasmo caracterizado pela não-produção da voz mesmo com fluxo de ar pulmonar substancial. A despeito dessas possíveis respostas para a insuflação esofágica, não existem diretrizes definitivas para a duração bem-sucedida da fala, fluxo de ar ou pressões desejáveis (faríngea ou intratraqueal). Alguns pacientes podem ter a tonicidade do constrictor faríngeo aumentada durante a voz traqueoesofágica, porém nenhum dado confiável mostra a incidência dos pacientes que irão ter sucesso a despeito da testagem equivocada da insuflação do cateter. Acima de tudo, a falta de fluência na testagem de insuflação pode ser devida a causas não relacionadas com o espasmo faringoesofágico, incluindo edema do tecido pós-radiação ou a presença de doença recorrente. Portanto, a testagem de insuflação esofágica pode ser considerada uma avaliação subjetiva da distensão esofágica e não deve ser utilizada como o único método para determinar a necessidade de exploração aberta do pescoço e relaxamento do constrictor faríngeo.

O espasmo faringoesofágico, suspeitado quando há um padrão de fala não fluente ou uma testagem de insuflação, pode ser confirmado pelo bloqueio anestésico do plexo faríngeo. O método mais efetivo para a análise combina a avaliação radiográfica com um bloqueio do plexo. O paciente é avaliado pela videofluoroscopia, com a faringe e o esôfago recobertos por bário; a vista lateral é a preferida. Uma vista em repouso é obtida, primeiramente, para rever a morfologia da neofaringe e excluir estreitamento, fístula do trato ou neoplasia persistente. Diversas vistas são tomadas durante a falação. A faringe é examinada para a massa de constritores, vista no plano radiográfico retrofaríngeo como uma barra (Fig. 51.8) (18). Observa-se o comprimento axial com referência à proximidade para a base da língua e sua distância total.

O estudo é seguido pelo bloqueio do plexo faríngeo com anestesia local (150 a 200 mg de lidocaína a 2% sem epinefrina). O anestésico é injetado com agulha de 1,5 polegadas, calibre 23, colocada ao nível da fáscia pré-vertebral e então extraída de 1 a 2 mm antes da injeção. A pele do pescoço é penetrada ao nível de C2-C3 imediatamente parafaríngea e medial à bainha carotídea. Após 3 a 5 minutos, o paciente é instruído para tentar vocalização, a qual é quase sempre efetiva sem esforço e fluente. A dinâmica da vocalização é agora analisada pela fluoroscopia. A aparência típica mostra uma redução na massa dos músculos constritores, incluindo o comprimento axial. Um efeito ***pinchcock*** dos músculos constritores durante a distensão esofágica é temporariamente bloqueado pelo anestésico e é prontamente documentado pelo exame radiográfico. Isso indica que a utilização da toxina botulínica A, miotomia do constritor faríngeo ou neurotomia do plexo faríngeo mais provavelmente será bem sucedida no tratamento do espasmo faringoesofágico.

A restauração da voz secundária deve ser retardada até 6 semanas após a laringectomia, 6 a 8 semanas após a radioterapia pós-operatória, ou até que a pele periestomal tenha se recuperado da toxicidade da radiação, e no mínimo 1 mês após a recuperação da reconstrução de uma laringofaringectomia total ou defei-

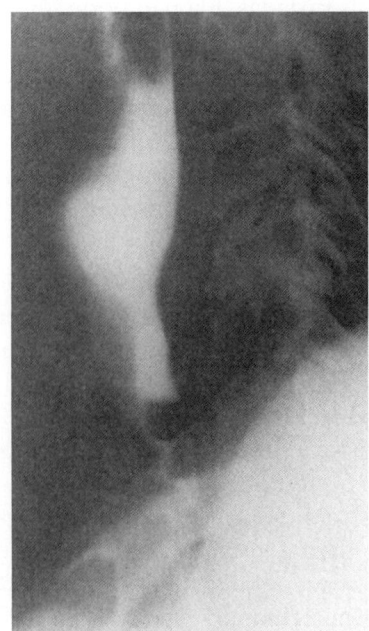

Figura 51.8

Radiografia lateral demonstrando a massa constritora durante a distensão esofágica. (Reimpresso de Singer MI, Blom ED. A selective myotomy for voice restoration after total laryngectomy. *Arch Otolaryngol* 1981;107:670-673; com permissão.)

to de laringofaringoesofagectomia total e terapias adjuvantes. Os pacientes, após a reconstrução, também devem ser submetidos à deglutição de bário para avaliar as alterações reconstrutoras e a presença de um estreitamento.

DIAGNÓSTICO DIFERENCIAL

O problema diagnóstico é avaliar as falhas da voz após a PTE (Tabela 51.1). A maior porcentagem de pacientes está no grupo que eleva reflexamente a pressão do esfíncter esofágico superior durante a distensão esofágica acima do limiar para a voz fluente. Os pacientes podem ser capazes de apenas umas poucas sílabas, um "ah" fluente ou contar apenas até 5 ou 6, porém também podem exibir consideráveis esforços para a voz, com aparência característica e resultados da manobra de Valsalva. Alguns pacientes inicialmente demonstram o padrão de Valsalva. Utilizando o controle da respiração e o *feedback* interno, eles podem reduzir a distensão esofágica e a tonicidade resultante do esfíncter esofágico superior.

Este padrão de fala sem fluência pode modificar ao longo de um período de 4 a 6 semanas, porém, se não for melhorado (e ≥ 15% a 25% não irão modificar), investigação adicional e possível intervenção são requeridas. A voz é reavaliada pelo teste de trato aberto, no qual a prótese de voz é removida e o paciente tenta falar. Isso é bem-sucedido em apenas poucos pacientes, o que demonstra que a falha é resultado da mecânica desfavorável da prótese de voz. O dispositivo pode ser muito longo ou muito curto. A confirmação do comprimento corretamente adequado pode ser avaliada pela avaliação endoscópica flexível do esôfago enquanto se solicita ao paciente que prolongue a fonação. Se a voz mantiver uma qualidade tensa após assegurar um acoplamento apropriado, a mudança para uma prótese com características de baixa resistência e diâmetro maior (20 F) ajuda a reduzir a resistência ao fluxo aéreo e resulta em menos esforço para a maior parte dos pacientes.

O paciente com falha persistente da voz com o teste de trato aberto deve ser avaliado sistematicamente utilizando o exame de videofluoroscopia e bloqueio anestésico local do constritor faríngeo. É incomum que a falha da voz ocorra a partir de anormalidade morfológica da faringe ou estreitamento ou pelo ângulo da prótese. Se o ar for dirigido para o esôfago distal, ele irá regurgitar superiormente até a faringe à medida que o esôfago se distende. Se a faringe for tubular e rígida (comum com a reconstrução faríngea de retalho de pele), a voz pode ser sussurrada ou semelhante a um murmúrio. Reconstruções de retalho miocutâneo são caracterizadas pelo volume diminuído, considerado como "úmido", e podem ser lentas para iniciar por causa da inércia introduzida pelo volume do retalho (19,20).

A transferência microvascular livre de um segmento do jejuno representa outro problema. O segmento do intestino com freqüência é redundante e aprisiona ar e secreções. Isso também é complicado pela tonicidade intrínseca do intestino, a qual impede o egresso livre de ar através do segmento enxertado. Embora uma miotomia da parede jejunal tenha sido sugerida, permanece por ser documentada a evidência de sua eficácia. Embora a transposição gástrica introduza complexidade mecânica no nível do traqueostoma, riscos aumentados não têm sido descritos pela punção nesse nível para o estômago. O fluxo de ar resultante é desimpedido, e o volume é baixo, com uma voz oca característica (21).

TÉCNICA CIRÚRGICA

A PTE é prontamente estabelecida secundariamente utilizando-se uma técnica endoscópica (4). Um esofagoscópio rígido é introduzido, com o paciente sob anestesia geral, através da faringe laringectomizada e no esôfago torácico superior (Fig. 51.9). Irregularidade da mucosa, estreitamento ou ulceração ao nível do esôfago cervical devem ser observados. No traqueostoma, o esofagoscópio é rodado 180 graus a partir da introdução, com o lado mais longo da chanfradura agora oposta à traquéia posterior. Uma janela nessa superfície facilita a punção.

A traquéia membranosa é palpada através do estoma, assegurando que o esofagoscópio está de encontro à traquéia posterior. A transiluminação da traquéia geralmente não é útil para a colocação precisa da punção. Uma localização da punção é identificada 5 mm a partir da traquéia superior, e a janela no esofagoscópio é alinhada com esse ponto. Uma agulha calibre 14 é curvada e introduzida através da parede da traquéia, correspondente à janela do endoscópio. A visão direta através do esofagoscópio permite direcionar a agulha para o lúmen do endoscópio. A punção da parede esofágica posterior e suas possíveis seqüelas são prevenidas pela parede posterior do esofagoscópio.

Com a agulha no lugar, um cateter intravenoso calibre 16 é passado através da agulha até que o cateter

TABELA 51.1
AVALIAÇÃO DE FALHA DA FALA TRAQUEOESOFÁGICA

Falência da prótese: posição, tamanho, tipo, patência
Reflexo faríngeo espasmoconstrictor
Segmento faringoesofágico não vibrante: edema induzido por radiação, segmento reconstruído
Fechamento da punção
Suprimento de ar inadequado: suporte respiratório diminuído, oclusão imprópria do estoma

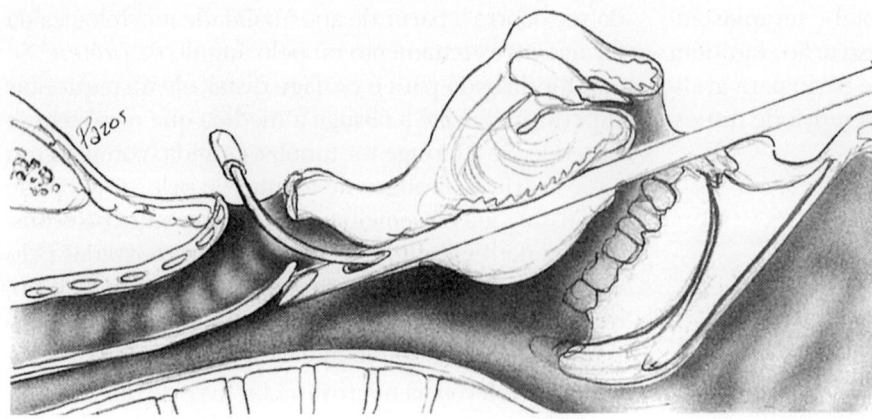

Figura 51.9

Restauração endoscópica da voz (punção traqueoesofágica).

seja retomado na boca. A agulha é retirada, e com o cateter no lugar como um guia, a punção é dilatada cuidadosamente com uma pequena hemostato. O cateter é fixado a um cateter uretral (14 F), filiforme, ou a outro dispositivo gradualmente estreitado. Com tração contínua na boca, o cateter intravenoso/cateter dilatador é puxado retrogradamente através do esôfago e da hipofaringe, "arrastando" o esofagoscópio na cavidade oral. Nesse ponto, o cateter intravenoso é liberado, e precisa ser assegurado que nenhum sangramento significativo esteja presente; então o esofagoscópio é reinserido. A integridade da parede esofágica anterior no local da punção é examinada, e, com a ponta do endoscópio, o cateter dilatador é direcionado no esôfago distal. Uma sutura é colocada no traqueostoma lateral para amarrar o cateter dilatador no lugar.

O paciente pode ser liberado para acompanhamento ambulatorial e para reassumir uma dieta normal. Nem analgésicos nem antibióticos são utilizados. O paciente pode utilizar uma eletrolaringe ou voz esofágica limitada. O estoma requer maior higiene, e secreções traqueais aumentadas são esperadas. Em alguns casos, uma laringectomia temporária pode ser inserida para melhor manutenção do estoma. A prótese geralmente é adaptada em 2 dias.

A adequação e colocação da prótese de voz é simples. O primeiro passo na adequação é remover o cateter dilatador da punção, que foi colocado na sala de operação, e dilatar de forma seriada a punção utilizando cateteres de 18 F, para facilitar a colocação do dispositivo de medida, e medir a distância através da punção (Fig. 51.10). O trato vocal é testado antes da colocação da prótese cobrindo o traqueostoma e introduzindo ar com exalação. Os pacientes irão vocalizar facilmente, e a maior parte será capaz de fala conectada. O segundo passo é a inserção real da prótese de voz. A prótese é fixada a um inseridor e introduzida na punção em um ângulo correspondente à apresentação do colar de retenção, no final. O colar irá passar com leve resistência até o lúmen esofágico; quando totalmente penetrado, ele irá desdobrar, e uma sensação de travamento é detectável.

A prótese de voz é orientada pela colocação vertical da tira de silicone sobre o traqueostoma. Ela é fixada à pele com tira de papel adesivo. Esforços para produzir e sustentar a voz podem começar agora com a prótese em posição. Os próximos passos variam de paciente para paciente e incluem instrução de oclusão cuidadosa do estoma para um fluxo aéreo eficiente, práticas apropriadas de higiene e manejo de secreções, variação do controle da respiração e pressão diafragmática, diminuição do comportamento de injeção a partir da voz esofágica, experiência com a limpeza e recolocação da prótese, e diretrizes para situações de emergência. O sucesso a longo prazo na restauração da voz requer que o paciente compreenda completamente a importância da manutenção da punção em todas as vezes e observe diligentemente a prótese para sinais de falha.

O desenho da prótese inicial requeria que ela fosse removida e limpa diariamente. Entretanto, isso colo-

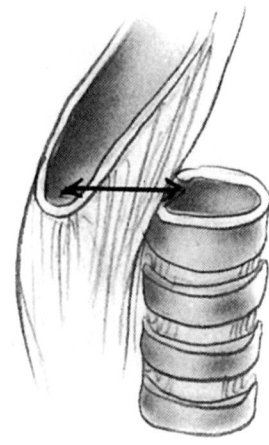

Figura 51.10

Distância adequada a partir da traquéia posterior para o esôfago anterior.

cava uma grande responsabilidade sobre o paciente, possivelmente contribuindo para falha e complicações, particularmente naqueles com destreza limitada. Diversos dispositivos internos com melhores capacidades de retenção têm sido introduzidos mais recentemente. O médico ou o patologista da fala precisam realizar a colocação, porque as técnicas de inserção e remoção podem ser traumatizantes para os tecidos, e algumas vezes instrumentos especiais são requeridos. A prótese permanece no local e é limpa externamente até que uma nova prótese seja necessária. A candidíase pode resultar na falha prematura da prótese (geralmente degradação da válvula com aspiração de líquidos através da prótese), porém pode ser manejada efetivamente com nistatina suspensão oral (22).

Pacientes com espasmo faringoesofágico persistente após uma PTE primária ou secundária bem-sucedida podem ser tratados secundariamente com uma miotomia do constritor faríngeo (Tabela 51.2) (14), uma neurectomia do constritor faríngeo ou injeção de toxina botulínica A para reduzir a tonicidade do esfíncter esofágico superior. A miotomia é realizada com um dilatador (36 F) no local, de maneira análoga a uma miotomia cricofaríngea para a disfagia nos pacientes com laringe intacta. Complicações desse procedimento são poucas, porém incluem gotejamento salivar e formação de fístula, voz hipotônica e refluxo esofágico.

A neurectomia secundária do constrictor faríngeo (23) é abordada de forma similar à miotomia do constrictor faríngeo. A faringe é distendida com um dilatador preenchido com mercúrio. A cirurgia é realizada no lado oposto do pescoço, se um esvaziamento radical do pescoço prévio tiver ocorrido. Os tecidos parafaríngeos são dissecados até o nível da fáscia pré-vertebral. A faringe é rodada afastada da bainha carótida, expondo a parede póstero-lateral do faringoesôfago.

Uma dissecção cuidadosa da fáscia sobrejacente dos músculos constrictores é feita, dirigindo o esvaziamento superiormente para a base da língua, onde se encontra uma referência-chave, o músculo constrictor faríngeo médio. Os ramos principais do plexo faríngeo são encontrados na junção dos músculos constrictores faríngeos médio e inferior, onde eles cursam antes de dividir e inervar as fibras do músculo constrictor subjacente. Quando os ramos do plexo faríngeo são estimulados, uma contração fina nos músculos constrictores é produzida, movendo-os de superior para inferior. Após o plexo faríngeo ser identificado, o que representa um a três ramos do nervo nesse nível, as fibras são eletrocoaguladas e divididas. O procedimento é realizado unilateralmente. O ferimento então é drenado para longe do estoma e fechado. O paciente pode reassumir uma dieta pós-operatória normal, e a reabilitação da fala pode começar no dia seguinte.

A toxina botulínica A pode ser injetada sob guia eletromiográfica ou fluoroscopia nos músculos constrictores faríngeos para corrigir o espasmo (24). Seu efeito geralmente ocorre dentro de 72 horas após a injeção e pode requerer injeções repetidas aproximadamente a cada 6 meses. Esse método é o método de escolha preferido para a maior parte dos pacientes, particularmente para candidatos cirúrgicos ruins e para aqueles que não desejam cirurgia adicional.

RESTAURAÇÃO DA VOZ DURANTE A LARINGECTOMIA

Maves e Lingeman (25) e Hamaker *et al.* (26) foram os primeiros a introduzir a PTE como uma técnica primária no momento da laringectomia. Os critérios de seleção do paciente são essencialmente os mesmos daqueles para a PTE secundária. Se um paciente estiver indeciso em relação a uma PTE primária, pode ser realizada uma punção e então permitir se fechar, se o paciente não desejar uma fala TE. A colocação de uma PTE primariamente requer a construção cuidadosa de um traqueostoma e um procedimento de relaxamento do constrictor faríngeo. Os passos cirúrgicos incluem incisão (laringectomia), seguida pela construção de traqueostoma, PTE, miotomia unilateral do constrictor faríngeo, ou neurectomia do plexo faríngeo, e sustentação da parede traqueoesofágica destacada. (26).

Após a laringectomia, o estoma é construído. O diâmetro traqueal ideal é ≥ 3 cm para prevenir a estenose. O retalho de pele na linha média inferior é costurado ao anel traqueal anterior na linha média, utilizando-se a metade das suturas em colchão verticais, o que permite a cobertura da cartilagem. Suturas interrompidas são colocadas em intervalos de 5 mm em cada lado da linha média, tracionando a traquéia lateralmente. Isso cria uma traquéia membranosa, reta, horizontal, a qual é costurada ao retalho de pele superior. Se a traquéia for menor do que 3,0 cm, uma estomaplastia é realizada (27).

A PTE é colocada após o estoma ser construído e antes de a laringe ser fechada (26). Os anéis traqueais superiores são fixados anteriormente e inferiormente

TABELA 51.2
MANEJO DA FALA NÃO FLUENTE

Utilizar próteses de tamanho correto com ótimas características de fluxo de ar
Realizar miotomia do constritor faríngeo, neurectomia ou injeção de Botox
Permitir ao edema diminuir, proporcionar pressão externa
Dilatar a punção ou repuncionar
Terapia da fala

ao retalho de pele em vez de através do defeito concêntrico da pele. Após estabilizar o traqueostoma, um hemostato retoangulado é colocado de encontro à traquéia membranosa 1 cm a partir da margem traqueal pela via da faringe aberta (Fig. 51.11). A traquéia membranosa é incisada transversalmente por 3 a 4 mm para permitir que as pontas do hemostato sejam protundidas no traqueostoma. A parede traqueoesofágica comum não deve ser separada; se isso ocorrer, deve ser fechada para prevenir a saliva a partir da dissecção para esse espaço. A ponta do hemostato é utilizada para dirigir um cateter Foley de silicone 16 F no esôfago para servir como um *stent* para a PTE e como um tubo de alimentação conveniente.

O manejo dos músculos constrictores faríngeos para prevenir o espasmo faríngeo é a chave para a fala TE bem-sucedida. Um método muito confiável para a prevenção do espasmo, se feito apropriadamente, é a miotomia do constrictor faríngeo. A faringe é rolada sobre uma estrutura tubular, com mais freqüência um dedo ou um dilatador, e os músculos são incisados verticalmente na linha média posterior da faringe a partir do nível da punção até a base da língua. Os músculos são cortados ao nível da submucosa. Se ocorrer sangramento, a utilização cuidadosa do cautério bipolar é recomendada. Se uma faringotomia inadvertida for realizada, a mucosa é reparada nesse momento. Se o retalho de reconstrução da faringe for realizado, o segmento do músculo do local da punção até o retalho inferior é miotomizado (26,27).

Um método alternativo que pode ser realizado para prevenir o espasmo faríngeo é uma neurectomia unilateral do plexo faríngeo (10). A neurectomia é menos traumática para a parede faríngea, efetivamente reduz a tensão aumentada na parede (espasmo do esfíncter) durante a distensão esofágica e preserva a elasticidade e vascularização dos músculos constrictores. Isso é realizado após o esvaziamento do pescoço enquanto a laringe está no lugar (Fig. 51.12). O corno da cartilagem tireóidea e o corno maior do osso hióide formam um espaço que inclui o músculo constrictor

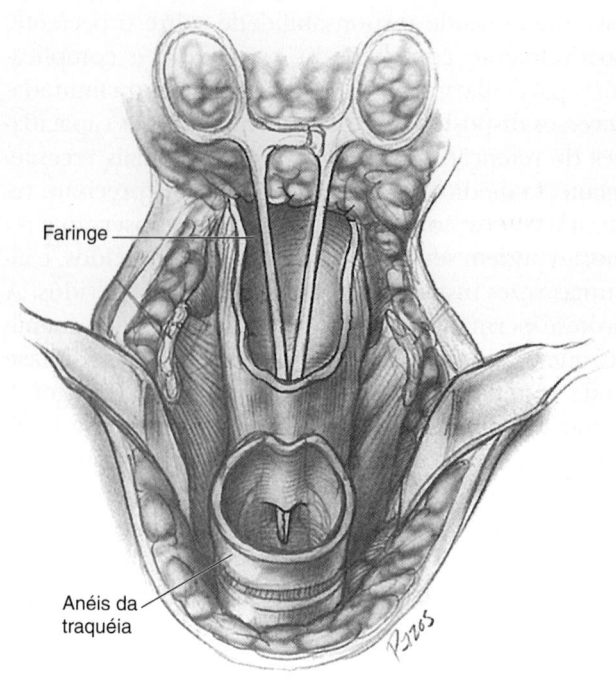

Figura 51.11

Colocação primária da punção traqueoesofágica via faringotomia.

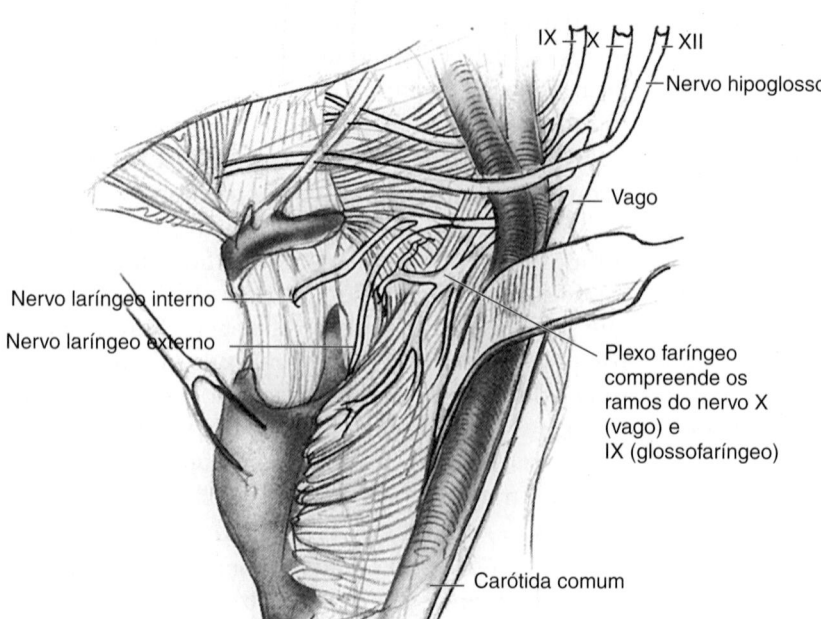

Figura 51.12

Anatomia cirúrgica do plexo faríngeo durante a laringectomia.

médio faríngeo e o hiato muscular através do qual as fibras do plexo viajam. Os nervos são eletricamente estimulados para identificação, coagulados e divididos, conforme previamente mencionado. Esse método também é útil quando a faringe já está fechada e uma miotomia inadvertidamente não foi realizada.

A parede destacada geralmente separa-se ~3 a 5 mm acima do local da punção. A parede destacada é sustentada utilizando-se suturas interrompidas de 3-0 crômicas ou 4-0 vicryl, as quais obliteram esse espaço. Isso previne a coleção de saliva nessa área, se se desenvolver uma fístula, e ajuda a manter a integridade do estoma posterior. Se a separação da parede destacada se estender abaixo da área de punção planejada, a punção é retardada, na medida em que esta pode levar à formação de uma bolsa com abscesso e perda da parede traqueal posterior (26,27).

RESULTADOS

Muitas variáveis têm sido estudadas por vários médicos para predizer aqueles pacientes que irão alcançar a fala TE bem-sucedida com punção primária ou secundária. Entretanto, nenhum consenso tem sido alcançado entre esses estudos. Nós revisamos 128 pacientes ao longo de um período de 9 anos que haviam sido submetidos à restauração primária da voz durante laringectomia (20). Dois períodos de 4 anos foram analisados. No grupo inicial de 48 pacientes, 29% experimentaram falha da voz, que foi reduzida para 13% pelos procedimentos de revisão. O grupo mais atual falhou 15% das vezes, com a revisão reduzindo-o para 9%. Esse achado representa uma tendência à melhora da reabilitação da voz, com o desenvolvimento de próteses de voz melhoradas, o treinamento mais efetivo do paciente e o refinamento das técnicas operatórias. A fala após a laringectomia foi bem-sucedida de 10 a 35 dias pós-operatoriamente (média de 22 dias). A estenose do traqueostoma ocorreu em 4%, e o fechamento da PTE ocorreu em 10% dos casos por causa de extrusão da prótese, radioterapia ou higiene inadequada do estoma (Tabela 51.3).

O formato da prótese de voz de baixa pressão (válvula em alçapão) introduziu um problema que tem afetado a aceitabilidade desse dispositivo. A ponta estreita ou obturadora da prótese "duckbill" falhou no novo desenho para uma chanfradura curta e colar de retenção, o qual complicou na inserção da prótese no lúmen do esôfago. Em muitos casos, o colar de retenção reside no interior do lúmen do trato da punção propriamente dita, produzindo uma margem de cicatriz anterior ao meato da punção esofágica. A estenose do meato esofágico, a dificuldade de fala, a extrusão eventual da prótese podem ocorrer com o fechamento da fístula. A inserção pode ser facilitada pela colocação da ponta da prótese e o colar de retenção dobrado na metade e uma cápsula de gelatina, criando assim uma ponta arredondada para a introdução no trato da punção. Algumas próteses ultrapassam este problema de inserção pela utilização da introdução retrógrada da prótese via um fio-guia especial ou cateter.

TABELA 51.3	COMPLICAÇÕES
Abscesso epidural ou osteomielite vertebral secundária à violação da parede esofágica posterior durante a punção traqueoesofágica secundária (PTE)	
Mediastinite secundária à dissecação da parede destacada	
Perda do local de punção pelo deslocamento do cateter colocado no momento da punção	
Extrusão parcial ou completa da prótese	
Migração do local da punção	
Formação de tecido de granulação	
Estenose do estoma ou faringoesofágica	
Dilatação da PTE	
Aspiração de saliva e alimentos através do local da punção	
Prolapso esofágico	
Prolapso do traqueostoma	

Outros problemas da punção incluem tecido de granulação traqueal (tratado com cautério ou *laser*), prolapso da mucosa esofágica através da PTE, ou gotejamento na PTE e aspiração. A aspiração da prótese propriamente dita tem ocorrido em 3% a 5% dos usuários e é prevenida pela instrução cuidadosa e modificação do método para a inserção do paciente ou pela utilização de dispositivos internos. O problema da ameaça significativa de aspiração através da PTE é geralmente tratado pela reconstrução da parede traqueoesofágica comum pela interposição de um retalho do músculo esternocleidomastóideo (Fig. 51.13) ou, nos pacientes pesadamente irradiados, colocando um retalho miofascial do peitoral maior (20).

Qualidade da Voz

É importante que os usuários potenciais da fala TE tenham expectativas realísticas. O objetivo da restauração da voz é produzir uma fala fluente, sem esforço e inteligível. A qualidade da voz não pode ser controlada. Os pacientes devem perceber que uma curva de aprendizagem está associada à fala TE, e ela geralmente melhora ao longo do tempo (28).

A análise acústica da fala TE tem sido comparada com a fala laríngea, esofágica e eletrolaríngea por muitos. Freqüência fundamental, intensidade e índice da fala TE aproximam-se daquelas da fala normal. Em um estudo por Robbins *et al.* (29), faladores esofágicos e TE foram analisados para intensidade, freqüência, e índice de produção da fala. A fala TE mostrou-se mais similar à fala laríngea do que a fala esofágica. Quando comparada com a fala esofágica, ela proporciona qua-

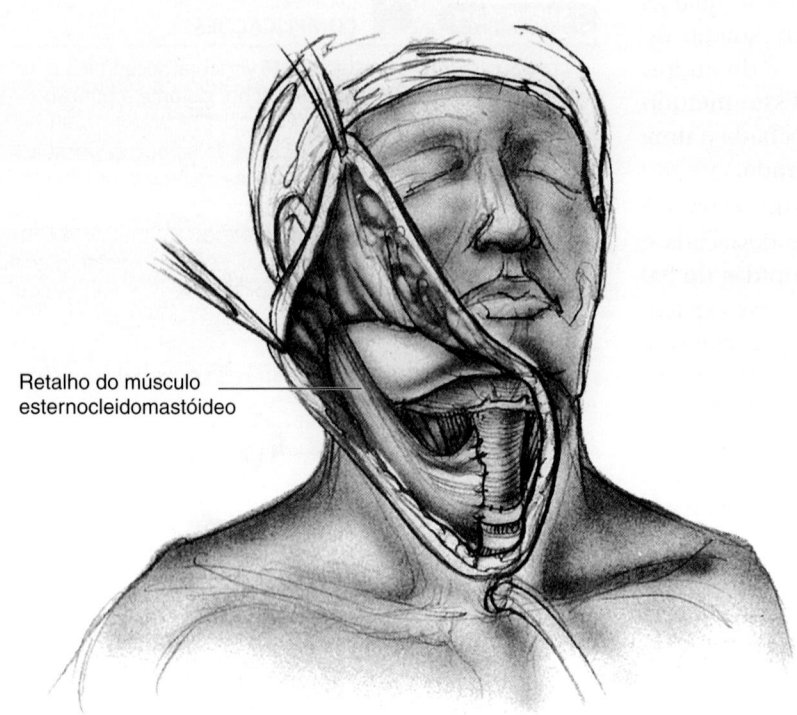

Figura 51.13
Aumento do retalho do músculo esternocleidomastóideo na parede traqueoesofágica comum.

lidade de voz superior em relação ao volume e à extensão da frase e é mais fácil para aprender. O índice de fala é mais veloz, e a inteligibilidade é superior àquela adquirida pela utilização da laringe artificial ou da fala esofágica (30). Entretanto, na presença de ruído, um índice mais baixo de inteligibilidade do ouvinte da fala TE foi encontrado comparado com a fala laríngea.

A prevenção do espasmo laríngeo é fundamental para a produção da fala TE bem-sucedida. A análise acústica da fala TE foi estudada após três métodos cirúrgicos diferentes utilizados para dirigir a faringe: neurectomia do plexo faríngeo, miotomia do constrictor faríngeo e neurectomia unilateral do plexo faríngeo com uma miotomia de drenagem limitada ao cricofaríngeo. Os pacientes submetidos à neurectomia do plexo faríngeo tiveram a mais alta freqüência fundamental, o que pode ser resultado do tônus de repouso residual no segmento faringoesofágico. O manejo da faringe com neurectomia pode ser desejável nas mulheres submetidas à laringectomia com restauração da voz.

A fala traqueoesofágica tem sido avaliada como a forma mais desejável de fala não laríngea tanto pelos patologistas da fala como pelos pacientes (31) e é o método preferido de fala não laríngea pelos ouvintes ingênuos.

EMERGÊNCIAS

Duas condições urgentes podem resultar para os usuários das próteses e devem ser atendidas sem demora (Tabela 51.4). Para os pacientes que rotineiramente trocam suas próteses, pode ocorrer incapacidade para inserir a ponta da prótese e o colar no lúmen do esôfago, o que resulta inicialmente na resistência da voz aumentada e, em alguns casos, na perda completa da voz. O trato da PTE irá fechar a partir do esôfago externamente, e será impossível após 24 a 48 horas repenetrar o lúmen. Se isso ocorrer, a PTE pode ser sucessivamente dilatada com cateteres plásticos variando de 10 F a 18 F e então sustentada com um cateter flexível por diversas horas antes da prótese de voz ser recolocada. Se disponíveis, os dilatadores uretrais são instrumentos efetivos para a dilatação da PTE. A dilatação precisa ser realizada com um mínimo de resistência possível, porque é possível dissecar na parede traqueoesofágica comum e penetrar no mediastino anterior.

A segunda condição urgente é a aspiração da prótese de voz. Essa condição geralmente ocorre quando os pacientes tentam recolocar o dispositivo na PTE e a tosse é estimulada. A localização mais comum para a impactação do dispositivo é ao nível do brônquio fonte superior direito e da carina. Isso geralmente é bem tolerado, porém uma dispnéia desconfortável está presente. Além disso, por causa da ansiedade resultante, a

TABELA 51.4 — EMERGÊNCIAS

Aspiração da prótese
Obstrução da via aérea
Necrose traqueoesofágica
Incompetência da prótese de voz

PTE não é sustentada, e pode ocorrer a aspiração traqueal da saliva. Essa complicação pode ser prevenida na maior parte dos casos, proporcionando-se instrução detalhada nas técnicas de emergência no momento da adequação inicial da prótese. Se ocorrer aspiração da prótese, o paciente deve primeiramente sustentar seguramente a punção e, então, tentar inclinar o máximo possível e tossir para fora a prótese. Devem ser evitadas inalações profundas porque o resultado pode ser a penetração profunda da prótese na via aérea. No caso de falha, o paciente deve ir para uma unidade médica de emergência tão logo quanto possível. O tamanho da prótese previne a oclusão da via aérea; os pacientes irão experimentar apenas uma dispnéia moderada com aspiração da prótese.

O método mais eficiente para a restauração da prótese é a utilização de anestesia tópica e um broncoscópio rígido aberto ou flexível com fórceps de preensão. Após a remoção do corpo estranho, a PTE é sustentada com um cateter 18 F por 24 horas antes da reinserção da prótese. O paciente deve evitar o processo de troca e deve ser incluído em uma equipe apropriada de seguimento clínico.

O FUTURO

O transplante laríngeo atualmente está sob investigação. Estudos animais têm mostrado que aloenxertos laríngeos caninos podem ser fisiologicamente reinervados, o que sugere que as laringes humanas podem ser inervadas bem-sucedidamente. Entretanto, pesquisa adicional em relação à imunogenicidade e à função das laringes transplantadas precisa ser realizada (32).

PONTOS IMPORTANTES

- A punção traqueoesofágica evita a transformação mucosa da passagem entre a traquéia e o esôfago. Sua vantagem primária sobre os desvios prévios e procedimentos reconstrutores após a laringectomia total é evitar a aspiração ou estenose do desvio.
- A prótese de voz de silicone não produz voz. O som é produzido pela vibração da mucosa faringoesofágica sob a pressão do ar.
- A fala traqueoesofágica é acusticamente mais similar à fala laríngea normal e mais inteligível do que a fala esofágica padrão.
- A restauração da voz após a laringectomia total precisa não comprometer os princípios estabelecidos da oncologia cirúrgica.
- A contaminação da via aérea é evitada colocando-se uma prótese de voz funcionando efetivamente, a qual é uma válvula de mão única.
- O espasmo do esfíncter esofágico superior ocorre durante a distensão esofágica secundária à exigência de ar dessa estrutura.

- O teste de insuflação esofágica via cateter pode simular a resposta do paciente à distensão esofágica. Todavia, na ausência de dados efetivos, a insuflação esofágica não deve ser utilizada exclusivamente para o planejamento da exploração eventual do pescoço no tratamento do espasmo.
- A aplicação inicial da prótese de voz requer variação do controle da respiração, o qual pode ser difícil para o usuário de fala esofágica.
- A não fluência da fala traqueoesofágica pode ser resultado de tonicidade do constrictor faríngeo, resistência excessiva ao fluxo de ar por uma prótese com características de alta resistência, ou alterações do tecido relacionadas a edema, fibrose ou doença recorrente.
- A colocação primária da PTE durante a laringectomia total requer a adição de relaxamento do constrictor faríngeo para assegurar o desenvolvimento da fala fluente.

REFERÊNCIAS

1. Anthony JP, Deschler DG, Dougherty ET, et al. Long-term functional results after pharyngoesophageal reconstruction with the radial forearm free flap. *Am J Surg* 1994;168:441-445.
2. Kelly KE, Anthony JP, Singer MI. Pharyngoesophageal reconstruction using the radial forearm fasciocutaneous flap: preliminary results. *Otolaryngol Head Neck Surg* 1994;111:16-24.
3. Ultra Voice. Malvern, PA: Health Concepts.
4. Conley JI, DeAmesti F, Pierce MK. A new surgical technique for vocal rehabilitation of the laryngectomized patient. *Ann Otol Rhinol Laryngol* 1958;67:655-664.
5. Asai R. Laryngoplasty after total laryngectomy. *Arch Otolaryngol* 1972;95:114-119.
6. Staffieri M, Serafini I. La riabilitazione chirirgica della voce er della respirazione dopo laringectomia totale. Presented at the 29th National Congress of the Associazione Otologi Ospedaliere Italiana, 1976:1-222.
7. Singer MI, Blom ED. An endoscopic technique for voice restoration after total laryngectomy. *Ann Otol Rhinol Laryngol* 1980;89:529-533.
8. Robbins J, Fisher HB, Blom ED, et al. Selected acoustic features of tracheoesophageal, esophageal, and laryngeal speech. *Arch Otolaryngol* 1984;110:670-672.
9. Callanan VR, Toma A, Baldwin DL, et al. A comparison of patient preferences and voice production between esophageal voice, Provox valve and the indwelling Blom-Singer valve for post laryngectomy voice rehabilitation. In: Algaba J, ed. *Surgery and prosthetic voice restoration after total and subtotal laryngectomy.* Amsterdam: Elsevier Science, 1996:327-331.
10. Bertino G, Bellomo A, Miani C, et al. Spectrographic analysis of tracheoesophageal vs. esophageal speech. In: Algaba 1, ed. *Surgery and prosthetic voice restoration after total and subtotal laryngectomy.* Amsterdam: Elsevier Science, 1996:333-338.
11. Blom ED, Singer MI, Hamaker RC. Tracheostoma valve for post-laryngectomy voice rehabilitation. *Ann Otol Rhinol Laryngol* 1982;91:576-578.
12. Barton D, DeSanto LW, Pearson BW, et al. An endostomal tracheostomy tube for leakproof retention of the Blom-Singer stomal valve. *Otolaryngol Head Neck Surg* 1988;99:38-41.

13. Grolman W, Schouwenburg PF, de Boer ME, et al. First results with the Blom-Singer adjustable tracheostoma valve. *ORL J Otorhinolaryngol Relat Spec* 1995;57:165-170.
14. Singer MI, Blom ED, Hamaker RC. Further experience with voice restoration after total laryngectomy. *Ann Otol Rhinol Laryngol* 1981;90:498-502.
15. Blom ED, Singer MI, Hamaker RC. An improved esophageal insufflation test. *Arch Otolaryngol Head Neck Surg* 1985;111:211-212.
16. Lewin JS, Baugh RF, Baker SR. An objective method for prediction of tracheoesophageal speech production. *J Speech Hear Disord* 1987;52:212-217.
17. Creamer B, Schlagel JE. Motor responses of the esophagus to distention. *J Appl Physiol* 1957;10:498-504.
18. Singer MI, Blom ED. A selective myotomy for voice restoration after total laryngectomy. *Arch Otolaryngol* 1981;107:670-673.
19. Deschler DG, Doherty ET, Reed CG, et al. Tracheoesophageal voice following tubed free flap reconstruction of the neopharynx. *Ann Otol Rhinol Laryngol* 1994;103:929-936.
20. Hilgers FJM, Hoorweg JJ, Kroon BBR, et al. Prosthetic voice rehabilitation with the Provox system after extensive pharyngeal resection and reconstruction. In: Algaba J, ed. *Surgery and prosthetic voice restoration after total and subtotal laryngectomy.* Amsterdam: Elsevier Science, 1996:111-119.
21. Maniglia AJ, Leder SB, Goodwin WJ Jr, et al. Tracheogastric puncture for vocal rehabilitation following total pharyngolaryngoesophagectomy. *Head Neck Surg* 1989;11:524-527.
22. Blom ED. *Correct use of nystatin.* Carpenteria, CA: Health Technologies, 1995.
23. Singer MI, Blom ED, Hamaker RC. Pharyngeal plexus neurectomy for alaryngeal speech rehabilitation. *Laryngoscope* 1986;96:50-53.
24. Zormier MM, Meleca RL, Simpson ML, et al. Botulinum toxin injection to improve tracheoesophageal speech after total laryngectomy. *Otolaryngol Head Neck Surg* 1999;120:314-319.
25. Maves MD, Lingeman RE. Primary vocal rehabilitation using the Blom-Singer and Panje voice prosthesis. *Ann Otol Rhinol Laryngol* 1982;1:458-460.
26. Hamaker RC, Singer MI, Blom ED, et al. Primary voice restoration at laryngectomy. *Arch Otolaryngol* 1985;111:182-186.
27. Blom ED, Hamaker RC. Tracheoesophageal voice restoration following total laryngectomy. In: Myers EN, Suen JY, eds. *Cancer of the head and neck,* 3rd ed. Philadelphia: WB Saunders; 1996:839-852.
28. Hotz MA, Baumann A, Schaller I, et al. Success and predictability of Provox voice rehabilitation. *Arch Otolaryngol Head Neck Surg* 2002;128:687-691.
29. Robins J, Fisher HA, Blom ED, et al. Selected acoustic features of tracheoesophageal, esophageal and laryngeal speech. *Arch Otolaryngol* 1984;110:670-672.
30. Williams S, Watson B. Speaking proficiency variation according to method of alaryngeal voicing. *Laryngoscope* 1987;97:737-739.
31. Culton GL, Gerwin JM. Current trends in laryngectomy rehabilitation: a survey of speech-language pathologists. *Otolaryngol Head Neck Surg* 1998;118:458-463.
32. Berke GS, Ye M, Block RK et al. Orthotopic laryngeal transplantation: is it time? *Laryngoscope* 1993;103:857-864.

CAPÍTULO 52

Tumores Traqueais

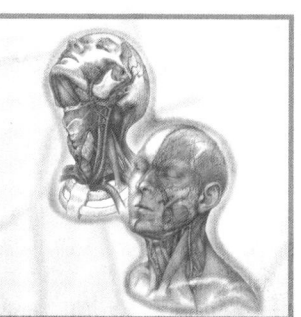

K. Robert Shen ▪ Douglas J. Mathisen

Os tumores traqueais primários são raros. Estima-se que aproximadamente 2,7 novos casos de tumores traqueais por um milhão de pessoas ocorrem anualmente. Poucas instituições têm sido capazes de acumular experiência suficiente para permitir conclusões definitivas, e a raridade desses tumores com freqüência leva a demora no diagnóstico e tratamento inicial inapropriado. Um alto grau de suspeita é necessário ainda para fazer o diagnóstico inicial, especialmente porque muitos pacientes parecem possuir radiografias de tórax normais.

Técnicas cirúrgicas modernas permitem a reconstrução em qualquer nível da via aérea (1-10). As operações para os tumores proximais podem poupar a laringe, e as operações para os tumores distais permitem a reconstrução da carina. Os cirurgiões de tumores traqueais precisam estar familiarizados com essas técnicas, as manobras de liberação para reduzir a tensão anastomótica, as características biológicas dos tumores e as alternativas para ressecção. Dados significativos de seguimento a longo prazo são necessários. Em razão de o número de pacientes ser pequeno e o comportamento biológico dos tumores ser variável, os dados definitivos são poucos. Mesmo um dos tumores mais comuns, o carcinoma cístico adenóide (CCA), é notório por seu prolongado curso clínico e sua tendência insidiosa para recidivar após muitos anos (8,11). Nossa experiência envolve o tratamento de 318 pacientes com tumores traqueais primários ao longo de 40 anos (8,12). Essa experiência é a maior no mundo e permite certas inferências, porém mesmo esses dados são inconclusivos pelas razões mencionadas.

AVALIAÇÃO RADIOLÓGICA

As modalidades diagnósticas primárias para as anormalidades traqueais são os estudos radiológicos e a broncoscopia. Com muita freqüência, uma radiografia simples do tórax é considerada normal, porém a inspeção mais próxima mostra anormalidade da coluna traqueal. Técnicas radiológicas relativamente simples sem meios de contraste podem delinear as anormalidades traqueais (13). A localização e a extensão linear da lesão, o envolvimento extratraqueal e a extensão da via aérea não envolvida no processo podem ser determinados. Além das vistas padrões do tórax em várias projeções e centradas altas o suficiente para mostrar detalhes da traquéia, vistas traqueais filtradas ântero-posteriores da via aérea inteira, da laringe até a carina, são obtidas. Uma vista lateral do pescoço obtida com uma técnica de tecido mole com o paciente deglutindo e o pescoço hiperestendido para trazer a traquéia acima das clavículas é útil para definir as anormalidades na traquéia superior.

A fluoroscopia mostra assimetria funcional das pregas vocais e proporciona informação acerca da extensão da lesão. Apenas os *spots* radiográficos geralmente são necessários. A politomografia (vistas ântero-posterior e lateral) pode fornecer detalhe adicional, particularmente do envolvimento mediastínico. A esofagografia com bário pode ajudar a definir o envolvimento esofágico pela compressão intrínseca ou invasão. A tomografia computadorizada (TC) oferece pouco sobre a radiografia convencional, exceto para definir um componente extratraqueal. A imagem de ressonância magnética (RM) oferece a vantagem das vistas sagital e coronal da traquéia. A resolução é menor do que a da TC, entretanto o custo é muito maior. Por essas razões, nós raramente utilizamos a RM. A TC espiral ou helicoidal tem sido recomendada (14,15). Ela oferece a vantagem de reconstrução multiplanar e tridimensional com a resolução da TC convencional.

MANEJO DA VIA AÉREA

Crucial para o manejo de todos os problemas da traquéia é a capacidade para controlar a via aérea. Os tumores traqueais podem se manifestar como uma obstrução da via aérea. A intubação endotraqueal pode ser impossível e mesmo perigosa, porque ela pode causar a obstrução completa da via aérea, especialmente entre os pacientes com lesões traqueais altas. Manobras simples para elevar a cabeça do paciente, vapor úmido e administração de oxigênio, e sedação cuidadosa, podem ganhar o controle da via aérea. O controle é melhor executado na sala de cirurgia, onde um suprimento de broncoscópios rígidos, dilatadores, fórceps de biopsia, e instrumentos para traqueostomia de emergência estão prontamente disponíveis (16,17).

Todo esforço deve ser feito para planejar um plano anestésico que permita a extubação ao final do procedimento (18). Esta técnica deve incluir a colocação de um cateter epidural no pré-operatório assim como a utilização de anestesia intravenosa total (AIVT). Essa estratégia conta com hipnóticos de curta duração, narcóticos [p. ex., Remifentanil *(Ultiva)*, GlaxoSmithKline] e agentes paralisantes [p. ex., Cisatracúrio *(Nimbex)*, GlaxoSmithKline] para permitir *drive* respiratório adequado na complementação da cirurgia.

A avaliação inicial é realizada com um broncoscópio rígido cuidadosamente inserido através das pregas vocais e parando imediatamente proximal ao nível da obstrução. Telescópios rígidos são inseridos através do broncoscópio para avaliar a obstrução. A maior parte dos tumores, mesmo aqueles que causam obstrução quase total, permite que um broncoscópio rígido passe além deles. Após o estado da via aérea distal ter sido avaliado, o tumor pode ser parcialmente removido com fórceps de biopsia para determinar a consistência e a vascularização. Para a maior parte dos tumores, a ponta do broncoscópio rígido pode ser utilizada para "tirar o centro" da maior parte do tumor. O tumor então pode ser agarrado com o fórceps de biopsia e ser removido. Se ocorrer sangramento, o broncoscópio pode ser passado na via aérea distal para ventilação e para tamponar o sangramento. A aplicação direta de compressas ensopadas de epinefrina ajuda a controlar o gotejamento persistente. Raramente nós temos que lançar mão de cautério com eletrodos isolados nessas situações. Alguns cirurgiões propõem a utilização de rotina de *laser* para liberar a obstrução e coagular os locais de sangramento, porém nós temos constatado ser a utilização do *laser* dispendiosa em tempo, cara e raramente vantajosa quando comparada com a técnica mecânica.

A remoção endotraqueal dos tumores malignos, mecanicamente ou com *laser*, é apenas uma medida temporária. Utilizar essas técnicas para emergências (Tabela 52.1) permite a avaliação cuidadosa e o tratamento cirúrgico eletivo. Muitos pacientes com tumores de baixo grau tomam altas doses de esteróides, tendo sido tratados para "asma" refratária. Quando uma

TABELA 52.1 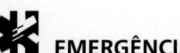 EMERGÊNCIAS
• Fístula traqueoarterial
• Pneumotórax
• Edema agudo do pulmão

via aérea é estabelecida, os glicocorticóides podem ser diminuídos e descontinuados, e um procedimento cirúrgico pode ser realizado sem a ameaça de impedir a cicatrização. Tirar o centro repetido do tumor pode ser necessário durante a diminuição do esteróide.

Manobras similares de controle da via aérea podem ser utilizadas no momento da cirurgia eletiva, mesmo se o paciente possuir uma via aérea estável. Isso permite a avaliação da via aérea distal, a colocação de um tubo endotraqueal e a provisão de um lúmen adequado para prevenir a acumulação inicial de dióxido de carbono no procedimento. Durante a ressecção traqueal, o tubo pode ser tracionado para trás ou removido, e um tubo estéril endotraqueal embainhado (p. ex., um tubo de Tovell flexível, blindado) pode ser inserido na via aérea distal. Um tubo de conexão estéril é passado pelo anestesista para permitir a ventilação do paciente. O tubo de Tovell pode ser removido sempre que necessário para a sucção ou a colocação de suturas. O paciente deve estar respirando espontaneamente ao final do procedimento de forma que a extubação possa ser realizada na sala de cirurgia. A ventilação intra-operatória, de alta freqüência, tem sido utilizada com igual sucesso, porém nós estamos satisfeitos com a técnica descrita. Em certas ressecções carinais complexas, entretanto, a ventilação de alta freqüência é especialmente útil.

CLASSIFICAÇÃO DO TUMOR

Aproximadamente dois terços dos tumores traqueais primários são de dois tipos histológicos: carcinoma de célula escamosa (CCE) e CCA, formalmente denominado cilindroma (Tabela 52.2). O tipo mais comum de tumor maligno traqueal tratado cirurgicamente é o CCA (8,11,19-25). Se os tumores tratados cirurgicamente e não-cirurgicamente foram incluídos, o CCE possuirá a incidência mais elevada (26). O terço remanescente é um grupo heterogêneo de tumores malignos e benignos. Uma variedade de formas cervicais e mediastínicas de carcinoma podem envolver a traquéia, incluindo os tumores de laringe, tireóide, pulmão e esôfago. Em raras instâncias, as neoplasias podem metastatizar para a submucosa da traquéia ou para o mediastino com invasão secundária da traquéia. O carcinoma de mama ou linfoma mediastínico algumas vezes invade a traquéia.

TABELA 52.2
CARACTERÍSTICAS DE 270 PACIENTES COM CARCINOMA TRAQUEAL PRIMÁRIO

	CCA	CCE	X^2 Valor de p
Sexo			
Feminino	53%	32%	0,004
Masculino	46%	68%	
Idade média (mediana), anos co-morbidades (%)	49 (47)	61 (62)	
Fumante	45	89	< 0,001
Hipertensão	17	29	0,02
Utilização de EtOH	5	18	< 0,001
IM no passado	2	13	0,001
Diabetes melito	2	12	0,002
Utilização de esteróide	7	7	0,812
Angina	3	6	0,238
Arritmia	3	5	0,356
Acidente vascular prévio	2	3	0,702
Cânceres prévios (%)			
Pulmão	1	15	< 0,001
Laringe	0	7	0,001
Cabeça e pescoço	0	4	0,024
Cólon	1	1	0,562
Próstata	1	1	0,562
Orofaringe	0	1	0,156
Outro	0	7	0,001
Sintomas (%)			
Dispnéia	65	50	0,014
Tosse	55	52	0,626
Hemoptise	29	60	< 0,001
Ofegar	44	27	0,003
Estridor	21	27	0,200
Rouquidão	10	13	0,495
Disfagia	7	7	0,812
Febre	7	4	0,184
Outro	12	14	0,495

CCA, carcinoma cístico adenóide; EtOH, álcool; IM, infarto do miocárdio; CCE, carcinoma de célula escamosa.

Em nossa série original (8), 70 (35%) dos 198 pacientes tinham CCE primário da traquéia ou carina, 80 (40%) tinham CCA e os outros 48 (24%) tinham uma variedade de lesões benignas e malignas. O CCE pode ser exofítico ou ulcerativo, múltiplo e disseminado sobre uma extensão considerável da traquéia. O tumor se metastatiza para os linfonodos regionais e, nas suas formas mais agressivas e mais tardias, invade as estruturas mediastínicas. Seu progresso parece ser mais rápido do que o do CCA. Muitos pacientes têm retornado com um segundo carcinoma de célula escamosa primário, geralmente do pulmão ou da orofaringe.

O carcinoma cístico adenóide tipicamente possui um curso prolongado de sintomas clínicos. Após o tratamento, muitos anos podem passar antes da recidiva. O CCA pode se estender por longas distâncias submucosamente nas vias aéreas e perineuralmente. Ele dissemina-se para os linfonodos regionais, porém menos freqüentemente do que o faz o CCE. Embora ele possa invadir a tireóide ou as camadas musculares do esôfago por contigüidade, o CCA que não tenha sido afetado cirurgicamente freqüentemente desloca as estruturas mediastínicas antes de, na verdade, invadi-las. A metástase para os pulmões não é incomum. As lesões metastáticas podem crescer lentamente ao longo de muitos anos e permanecer assintomáticas até que estejam grandes. As metástases para o osso e outros órgãos também ocorrem.

Outros tumores além do CCE e do CCA, embora representando apenas cerca de um terço desta população, são uma multiplicidade de tipos de tumores com graus variados de malignidade; eles incluem as neoplasias epiteliais e mesenquimais (Tabela 52.3). Nos pacientes que se apresentam com papilomas escamosos múltiplos, as lesões não foram ressecadas, porém foram removidas por meio de crioterapia, eletrocoagulação ou tratamento a *laser*, dependendo da tecnologia corrente. Um paciente com adenoma pleomórfico anos antes fez excisão de um tumor similar de uma glândula salivar. Nenhuma evidência de metástase foi vista, e a lesão, portanto, foi classificada como uma lesão traqueal primária. Um paciente com rabdomiossarcoma tinha uma lesão pediculada isolada sem penetração extratraqueal, porém seu rabdomiossarcoma cervical foi manejado por meio de operação radical e irradiação intensiva 6 anos antes sem evidência de recidiva local. Não se desenvolveram outros focos, porém esta pode ter sido uma lesão secundária. O neurofibroma plexiforme e os dois paragangliomas foram envolvidos intrinsecamente com a parede da via aérea e pareciam ter se originado ali. As malformações vasculares envolviam componentes arteriais e venosos por toda a parte do pescoço e mediastino, porém tinha protrusões localizadas obstrutivas intraluminais. O carcinoma de célula pequena estava confinado à traquéia sem qualquer envolvimento ou aderência do pulmão. O melanoma parecia ser solitário sem quaisquer lesões prévias da pele conhecidas e sem evidência de tumor da retina ou outro primário. Pacientes adicionais com tumores de origem aparentemente mediastínica foram excluídos da revisão.

Recentemente conduzimos um estudo retrospectivo de 270 pacientes diagnosticados com CCA ou CCE primários da traquéia vistos no Hospital Geral de Massachusetts, entre 1962 e 2002 (12). Como mostra a Tabela 52.2, os pacientes com CCE tinham mais probabilidade de ser homens, fumantes e ter cânceres anteriores do trato respiratório. Em contraste, os pacientes com CCA tinham uma predominância levemente feminina (72 mulheres, 63 homens). Na nossa série, o CCE predominou entre os pacientes na sexta ou séti-

TABELA 52.3
OUTROS TUMORES TRAQUEAIS PRIMÁRIOS ALÉM DO CARCINOMA DE CÉLULA ESCAMOSA E DO ADENÓIDE CÍSTICO

Tipo	Paciente (N)
Benigno	
Papiloma escamoso	4
Múltiplo	1
Solitário	3
Adenoma pleomórfico	2
Tumor de célula granular	2
Histiocitoma fibroso	1
Leiomioma	2
Condroma	2
Condroblastoma	1
Schawnnoma	1
Paraganglioma	2
Hemangioendotelioma	1
Malformação vascular	2
Intermediário	
Carcinóide	10
Mucoepidermóide	4
Neurofibroma plexiforme	1
Pseudossarcoma	1
Maligno	
Adenocarcinoma	1
Carcinoma adenoescamoso	1
Carcinoma de célula pequena	1
Carcinóide atípico	1
Melanoma	1
Condrossarcoma	1
Sarcoma de célula fuso	2
Rabdomiossarcoma	1

ma década da vida, similar à incidência do CCE do pulmão. A idade média dos pacientes com CCE foi de 61 anos. O CCA, por outro lado, foi distribuído entre os pacientes de 20 a 69 anos de idade, com um leve pico na quinta década. A média de idade dos pacientes com CCA foi de 49 anos, com uma mediana de 47 anos. Outros tumores traqueais primários possuem uma distribuição de homens para mulheres quase a mesma, e uma distribuição de disseminação de idade por causa da variedade dos tipos.

Tumores podem envolver secundariamente a traquéia. Carcinomas papilares e foliculares da tireóide e variedades mistas dos dois invadem a traquéia, geralmente ao nível do istmo (7). Um paciente com hemoptise pode possuir carcinoma da tireóide. A invasão da traquéia pelo carcinoma da tireóide é melhor manejada por meio de ressecção com reconstrução da via aérea. A extensão localizada do tumor também pode necessitar de ressecção esofágica parcial ou ressecção radical, incluindo laringectomia com traqueostomia mediastínica. Mais comumente, a invasão é encontrada após a tireoidectomia para o carcinoma durante a qual o cirurgião toma ciência do fragmento do tumor da traquéia. Em tais casos, a ressecção concorrente ou precoce da traquéia envolvida é considerada.

SINAIS E SINTOMAS

Tumores traqueais podem se manifestar insidiosamente. Os sintomas e sinais mais comuns são tosse, hemoptise e sinais de obstrução progressiva da via aérea, incluindo respiração encurtada ou esforço, ofegar ou estridor e disfagia ou rouquidão. O ofegar pode causar erros no diagnóstico. Não se observa comumente que o ofegar seja um sintoma predominante de um tumor traqueal por um período prolongado. Uma radiografia convencional do tórax geralmente mostra campos pulmonares limpos, e, com essa base, o médico assume que nenhuma lesão de massa orgânica está presente. Os pacientes com freqüência são tratados para asma de começo no adulto. A hemoptise pode não ser pesquisada agressivamente, se os achados radiográficos do tórax parecerem normais. Um tumor traqueal também pode se manifestar como episódios recorrentes unilaterais ou bilaterais de pneumonite, a qual responde ao tratamento antibiótico, porém então recorre.

Os sinais e sintomas variam com o tipo de tumor. A hemoptise é proeminente entre os pacientes que possuem CCE e, geralmente, leva ao diagnóstico precoce. Entre nossos 270 pacientes com carcinoma cístico adenóide ou CCE, a hemoptise foi um sintoma presente em 60% dos pacientes com CCE e 29% dos pacientes com CCA. A rouquidão como sintoma precoce pode significar doença avançada. O CCA com mais freqüência tem dispnéia e um ofegar ou estridor como sintomas predominantes e o diagnóstico com freqüência é retardado. Em nossa série mais recente (12), a duração média dos sintomas foi de 12,2 meses, com durações mais longas no CCA e nos tumores mais tarde considerados irressecáveis (CCA ressecado com 18,3 meses, CCE ressecado com 4,54 meses; CCA irressecável com 23,7 meses, CCE irressecável com 7,58 meses; $P < 0,001$). Para alguns tumores benignos ou tumores malignos de baixo grau da traquéia, a duração média de previsão de um diagnóstico incorreto foi de 4 anos.

DIAGNÓSTICO

O diagnóstico muito tempo após os sintomas terem iniciado é a regra ao invés da exceção. Muitos pacientes chegam primeiro para a atenção médica com uma tosse preocupante, dispnéia ou esforço, e eventualmente um ofegar e estridor (Tabela 52.4). Os campos pulmonares normais nas radiografias do tórax geralmente tranqüilizam o médico e dão uma sensação de segurança. O paciente freqüentemente recebe um diagnóstico errado de asma. Apenas após a hemoptise ou

TABELA 52.4 DIAGNÓSTICO
Sintomas
Tosse
Dispnéia ou esforço
Estridor
Histologia mais comum
Carcinoma de célula escamosa
Carcinoma cístico adenóide

pneumonia focal recorrente ocorrer é que a broncoscopia é realizada. Para uns poucos pacientes, as curvas de fluxo-volume mostram perda dos picos, um achado que se deve à obstrução da via aérea superior (19). Se o tumor é suspeitado, estudos radiológicos simples sem meios de contraste geralmente mostram sua localização e extensão (14). É tão importante delinear a extensão da via aérea remanescente grosseiramente não envolvida para a reconstrução como o é para definir precisamente a extensão do tumor. A função da laringe também é estudada fluoroscopicamente. A broncoscopia pode ser realizada cautelosamente como um procedimento separado, se especialmente indicada. Se o tumor parecer altamente obstrutivo, ou se ele parecer com uma lesão excessivamente vascular, a biopsia não é realizada até que tenham sido feitos arranjos para uma abordagem cirúrgica definitiva com a mesma anestesia.

A broncoscopia definitiva é realizada na ressecção projetada, se um diagnóstico patológico exato de secção congelada puder ser obtido. Um broncoscópio flexível é útil para observar além de um tumor extenso, especialmente ao nível da carina, para checar a possibilidade de infiltração distal, como ocorre com o CCA. É preciso cuidado durante os exames broncoscópios flexíveis de pacientes ambulatoriais com um tumor que produza obstrução de alto grau. As secreções, sangramento, ou edema podem precipitar a obstrução súbita da via aérea. O paciente pode morrer, se instalações adequadas não estiverem disponíveis para assegurar a via aérea.

TÉCNICA ANESTÉSICA

A indução lenta pode ser necessária, se existir um alto grau de obstrução da via aérea. A indução lenta é preferível à paralisia da respiração com uma conseqüente necessidade urgente para estabelecer uma via aérea. O cirurgião deve ter disponível uma ordem de broncoscópios rígidos, incluindo tamanhos adultos e pediátricos, à medida que a indução é iniciada. A via aérea residual através da qual o paciente está respirando pode ser tão pequena quanto 2 ou 3 mm no diâmetro. Na maior parte dos casos, os tumores não são circunferenciais, diferentemente da estenose circunferencial que ocorre com algumas lesões inflamatórias. Após a broncoscopia, com freqüência um pequeno tubo endotraqueal pode ser introduzido através de tumor altamente obstrutivo. Em outros casos, o tubo é deixado acima do tumor. Em raras instâncias, é necessário "mordiscar de longe" partes do tumor com um fórceps de biopsia para alargar o canal para a passagem do tubo. Em razão de seu tamanho e rigidez, os tubos endotraqueais de lúmen duplo com freqüência apresentam dificuldades nesses procedimentos. Como tal, um tubo endotraqueal de lúmen único, extralongo, flexível, blindado é utilizado, o qual pode ser avançado no brônquio fonte para proporcionar ventilação unipulmonar conforme indicado. À medida que a ressecção cirúrgica prossegue, o brônquio tronco remanescente é intubado através do campo operatório com um tubo endotraqueal estéril conectado ao tubo estéril passado pelo anestesista. Um plano de ventilação intermitente então prossegue para permitir a colocação precisa das suturas anastomóticas. Isso é feito pela cooperação estreita entre o cirurgião e o anestesista. À medida que a anastomose traqueobrônquica término-terminal é reaproximada e as suturas são amarradas, o tubo endotraqueal original é avançado no brônquio, permitindo a ventilação ininterrupta. As anastomoses secundárias (final do brônquio para o lado da traquéia) então podem ser completadas. O tubo endotraqueal é removido, e o paciente deve estar respirando espontaneamente ao final do procedimento. Particularmente, se a traquéia tiver sido muito encurtada, é indesejável ter mesmo uma bainha de baixa pressão repousando em contato com a anastomose. Técnicas ventilatórias alternativas, tais como ventilação de alta freqüência (jato) (27) e ventilação independente do pulmão, são opções com as quais tanto o cirurgião como o anestesista devem ter discernimento. O *bypass* cardiopulmonar, embora possível, deve ser desencorajado durante a ressecção da carina e a reconstrução nos adultos e crianças mais velhas como conseqüência da morbidade aumentada associada ao procedimento. O *bypass* cardiopulmonar está fora de utilização, qualquer que seja a ressecção traqueal superior.

TÉCNICA CIRÚRGICA

As opções de tratamento estão resumidas na Tabela 52.5.

O paciente precisa ser posicionado de forma a permitir o acesso total para o campo cirúrgico necessário. Uma incisão em colar cervical é utilizada para os tumores relativamente limitados à metade superior da traquéia. A divisão esternal parcial através da extensão da linha média vertical proporciona maior acesso ao medi-

TABELA 52.5 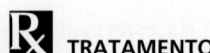 TRATAMENTO
Broncoscopia rígida
Desbridamento endotraqueal
Ressecção formal
Anastomose término-terminal
Sutura de poliglactina coberta
Livre de tensão
Suturas de tração
Liberação hilar
Liberação supra-hióidea
Proteção da inominada
Retalho de músculo em tira

astino superior (Fig. 52.1). Se a laringe precisa ser exposta, isso pode ser feito debaixo do retalho superior da incisão em colar ou através de uma segunda incisão horizontal, curta, acima do osso hióide. Se o tumor parece ser algo maior, ou de um tipo que pode provar ser mais extenso (p. ex., CCA, o paciente precisa ser posicionado para extensão adicional da incisão no quarto interespaço direito para a linha axilar posterior. Por essa razão, o braço direito é melhor colgado e mantido no campo de forma que ele possa ser movido para trás e para frente. A abordagem preferida para os tumores da traquéia inferior e da carina é através de uma toracotomia póstero-lateral direita alta. O braço direito é colgado e mantido no campo cirúrgico. O campo inclui todo o pescoço para acesso à região hióidea, laringe e traquéia para a possível mobilização cervical e liberação laríngea. Em raros casos, incisões individualizadas são planejadas. Se a remoção da traquéia ou uma laringotraqueotomia for necessária, uma incisão horizontal, longa e algo mais baixa é utilizada. Uma incisão vertical é evitada para preservar a possibilidade de traqueostomia mediastínica (28). Esse passo raramente é necessário, porém precisa ser planejado.

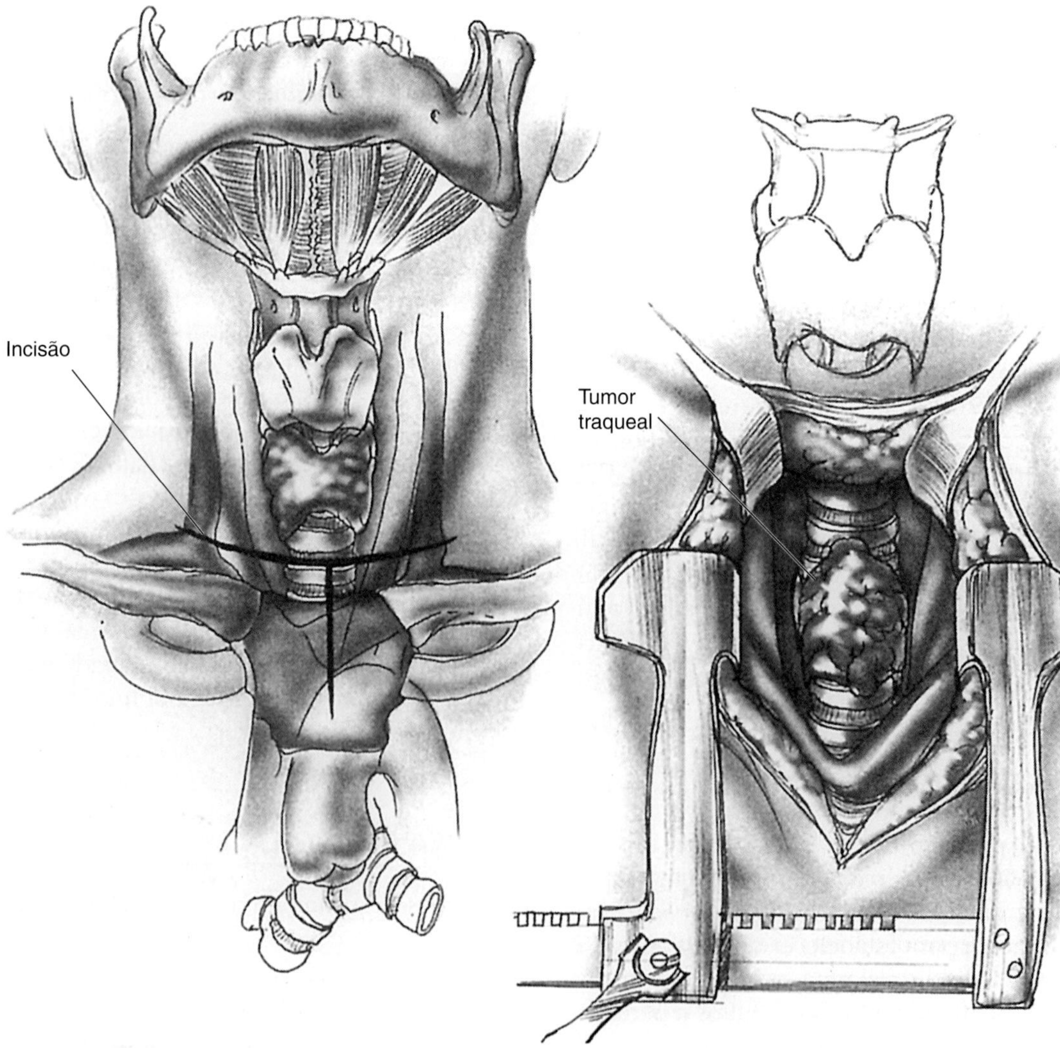

Figura 52.1

Uma incisão cervical é utilizada para a maior parte das ressecções traqueais. Uma incisão em T com esternotomia superior pode ser utilizada para expor a traquéia distal.

No esvaziamento do tumor, faz-se um esforço para tirar tanto tecido quanto possível ao redor do nível do tumor, limitado ao que puder ser feito. A traquéia é abordada acima e abaixo da lesão, e essas áreas são limpas primeiro. Se a lesão primária é um tumor maligno da glândula tireóide, os músculos em tira podem ser incluídos *em bloco*, e a dissecção parcial do pescoço pode ser necessária. Com outros tumores primários da traquéia superior, a ressecção de um ou de ambos os lobos da tireóide no lado no qual o tumor está baseado é realizada para evitar a possibilidade de exposição do tumor que pode ter invadido a parede traqueal naquele ponto. Cada cirurgia precisa ser individualizada e abordada com cuidado.

A abordagem cirúrgica para os tumores malignos contrasta com a abordagem para a doença benigna na traquéia, na qual o esvaziamento permanece próximo à traquéia, e os nervos laríngeos recorrentes englobados pela cicatriz podem não ser visualizados. Na cirurgia para os tumores, os nervos são identificados longe da localização do tumor e seguidos em direção à área do tumor. Algumas vezes é necessário sacrificar um nervo laríngeo recorrente por causa de seu envolvimento com o tumor, mesmo se nenhuma paralisia funcional estiver evidente. Deve haver cuidado especial na abordagem transtorácica direita para não lesionar o nervo laríngeo recorrente esquerdo à medida que a superfície aórtica é abordada a partir do lado direito. Os linfonodos adjacentes são incluídos no esvaziamento, porém o esvaziamento limitado apenas ao linfonodo pode ser feito sem pôr em risco o suprimento de sangue da traquéia (29). Esse suprimento de sangue penetra segmentarmente, principalmente a partir dos ramos da artéria tireóidea inferior acima e das artérias brônquicas abaixo. Contribuições vasculares também emergem a partir da artéria mamária interna, a artéria intercostal mais alta, e dos ramos esofágicos. É crítico não dissecar ao redor da traquéia para qualquer grande distância, se aquela porção da traquéia deve ser deixada no paciente. Como uma questão de segurança, é melhor não ficar circunferencialmente livre mais do que 1 ou 2 cm do comprimento da traquéia, se o tecido precisar permanecer no paciente. A desvascularização pode causar necrose e estenose.

O plano pré-traqueal é liberado sem corte para a carina e com freqüência abaixo da superfície anterior dos brônquios principais proximais direito e esquerdo. Deve ser tomado cuidado para poupar os pedículos laterais, os quais contêm o suprimento de sangue. Após a aparente extensão inferior do tumor ter sido identificada, suturas de tração laterais de poliglactina 2-0 910 são colocadas através da espessura total da parede traqueal na linha média ântero-posterior a cada lado (posições de 3 horas e 9 horas), na distância estimada para ser de 1 cm ou mais distal à linha eventual de transecção. Um tubo endotraqueal flexível, estéril, previamente preparado está disponível no campo juntamente com o tubo estéril conector de anestesia.

A traquéia é aberta transversalmente, distal à margem inferior do tumor, e o lúmen é cautelosamente inspecionado (Fig. 52.2). Se a incisão não for suficientemente distal ao tumor, um nível mais baixo é selecionado. A traquéia é transeccionada de forma limpa e transversalmente. A intubação é realizada através do campo cirúrgico. Uma lasca de tecido pode ser tirada a partir da margem de ressecção distal no ponto mais próximo ao tumor e enviada para análise imediata de congelação para determinar se a margem distal está adequada. O tubo de anestesia de cima é retirado neste ponto. Se a linha de ressecção na traquéia estiver próxima à cartilagem cricóidea, é aconselhável suturar um cateter na ponta do tubo endotraqueal de forma que, se o tubo for retirado abaixo das pregas vocais, ele pode ser facilmente tracionado para baixo novamente mais tarde. Um assistente é designado para o trabalho de estabilizar o tubo endotraqueal na traquéia distal. A pessoa mantém a ponta de passagem no brônquio principal direito e, freqüentemente, succiona o sangue que se encharca acima da bainha. O sangue que se infiltra após a bainha na árvore traqueobrônquica distal pode produzir desvio após a operação.

O espécime final da traquéia dividida pode ser seguro com um fórceps e colocado em tensão para facilitar a dissecção para cima. Se o tumor estiver pouco mais baixo, é melhor ser realizada a transecção acima do tumor e deixá-lo no lugar com um tubo endotraqueal passado além dele, para proporcionar um cabo razoável até que uma linha clara para a transecção possa ser estabelecida abaixo do tumor. As suturas de tração laterais são colocadas na via aérea acima do nível de transecção, assim como elas estão abaixo. Se a transecção é alta, as suturas podem ser colocadas na laringe em vez de na traquéia. Às vezes é necessário inclinar obliquamente uma porção da laringe inferior, tal como a metade ou mais da cartilagem cricóidea. Se a parede esofágica estiver envolvida, como mostra um exame pré-operatório de deglutição de bário, a esofagoscopia ou a inspeção do campo cirúrgico, a ressecção parcial ou de espessura total da parede esofágica anterior ou ântero-lateral pode ser necessária. O esôfago é reconstruído com duas camadas de suturas de seda interrompidas 4-0 sobre um tubo nasogástrico. Um músculo em tira pediculado é útil para o reforço.

Após a remoção do espécime e o estabelecimento de margens de transecção negativas em cada extremidade, a reconstrução pode começar. O cirurgião e o assistente puxam juntos as suturas de tração traqueais nos seus respectivos lados enquanto o anestesista tem-

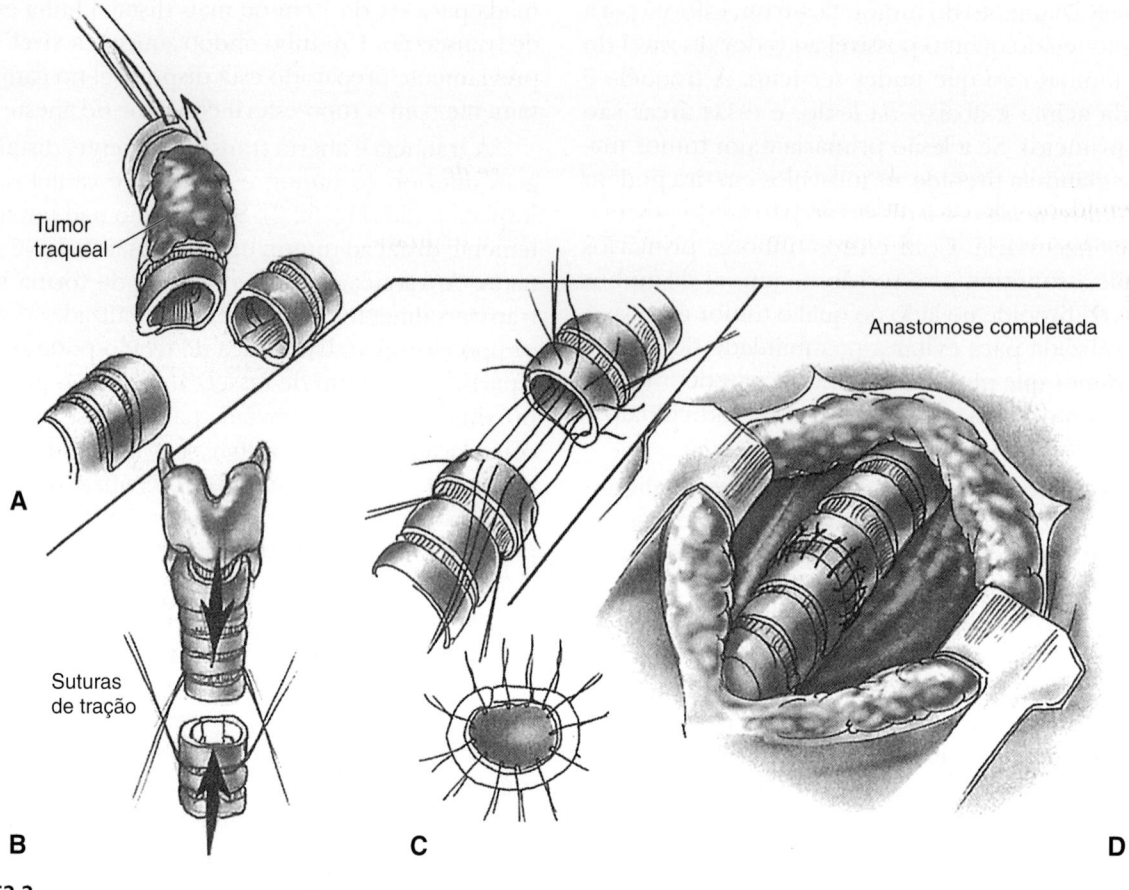

Figura 52.2

A: A traquéia é dividida imediatamente abaixo e acima do tumor. **B:** Suturas de tração são puxadas para aproximar as duas extremidades. **C:** Suturas interrompidas de poliglactina 4-0 910 são colocadas circunferencialmente. **D:** Todas as suturas são amarradas para completar a anastomose.

porariamente flexiona o pescoço (Fig. 52.2). O queixo é trazido para baixo em arco em direção ao esterno. Tração gentil nas suturas laterais aproxima as duas extremidades. Não existe uma regra absoluta acerca de quanto da traquéia pode ser ressecado e quanta aproximação pode ser alcançada nesta forma. Nas operações em pacientes jovens, relativamente magros, 60% da traquéia pode ser ressecada, e uma anastomose término-terminal simples pode ser feita sem tensão excessiva. Nas cirurgias de pacientes mais idosos e pesados, nos quais o ângulo da traquéia é diferente, pode ser impossível trazer as extremidades juntas nessa forma, mesmo após apenas 3 cm terem sido ressecados. Quando é aplicada tensão excessiva, a probabilidade de deiscência ou de estenose aumenta marcadamente nas cirurgias em adultos. Provavelmente, menos tensão é segura para os pacientes jovens. A avaliação clínica intra-operatória da tensão é essencial na determinação da extensão da ressecção. Se for necessário o relaxamento adicional, uma variedade de manobras pode ser utilizada. A liberação laríngea supra-hióidea ou liberação de Montgomery é particularmente efetiva, especialmente após a ressecção da traquéia proximal (30). Um comprimento de 1 a 2,5 cm pode ser obtido, primariamente anteriormente, onde o comprimento é mais necessário.

A anastomose é realizada com material de sutura fino, forte, absorvível, de poliglactina 4-0, preferivelmente coberta (Fig. 52.2). A utilização deste material de sutura tem reduzido a zero a incidência de granuloma na linha de sutura, um contraste agudo com a experiência inicial (31). Todas as suturas são colocadas individualmente em forma circunferencial, começando no aspecto posterior e procedendo em direção ao anterior, primeiro em um lado então no outro (Fig. 52.2). Essas suturas são colocadas a aproximadamente 4 mm de intervalo, 3 mm atrás da margem de corte da traquéia. Ântero-lateralmente, elas passam através da cartilagem. Nenhum esforço é feito para passar as suturas submucosamente. As suturas são seqüencialmente grampeadas cuidadosamente para os colgados de forma que elas não se tornem confusas. Uma vez que todas as suturas estejam colocadas, o tubo endotraqueal é removido através do campo cirúrgico, e o tubo endotraqueal proximal é reavançado distalmente. A cabeça e o pescoço do paciente são sustentados seguramente na posição flexionada. As suturas de tração laterais são amarradas para aproximar as extremidades traqueais sem telescopá-las. As suturas anastomóticas são amarradas a partir de trás em ambos os lados, e as extremidades de cada uma são cortadas à medida que elas são amarradas. Solução salina é colocada no ferimento, a bainha do tubo endotraqueal é esvaziada, e a anastomose é testada para a firmeza do ar. Em algumas cirurgias, o istmo tireóideo é suturado sobre uma anastomose alta, ou outro tecido é colocado sobre ele. Se a artéria inominada não tiver sido deliberadamente esqueletizada, não existe necessidade particular de interposição de músculo entre ela e o campo operatório. Se surgir qualquer questão, pode ser melhor interpor um músculo em tira pediculado ou outro tecido. O fechamento é da maneira habitual. O esterno é ligado com fio metálico, se ele tiver sido parcialmente dividido, e os outros tecidos são fechados em camadas após a inserção de drenos de sucção flexíveis. Se possível, a extubação é feita enquanto o paciente está na mesa de cirurgia.

Se o tumor envolver a carina, várias técnicas reconstrutoras são utilizadas (Fig. 52.3). A menos que o tumor seja pequeno, raramente é possível reconstruir por meios de aproximação do brônquio principal direito ou esquerdo para formar uma nova carina e então fixá-la à traquéia. Esse método de sutura ancora a carina abaixo do mediastino, e, se mais traquéia foi excisada, a aproximação não é possível. Mais comumente, o brônquio principal direito ou esquerdo é suturado à traquéia de maneira término-terminal, e a anastomose do outro brônquio para a porção inferior da parede traqueal lateralmente acima da anastomose inicial é realizada.

Os princípios e as técnicas da anastomose são similares aos descritos previamente para a ressecção traqueal. O manejo intra-operatório da via aérea é mais difícil e requer cooperação estreita com o anestesista. A ventilação a jato tem sido útil em algumas reconstruções complicadas. Todas as anastomoses intratorácicas são cobertas com uma segunda camada de pleura pediculada ou almofada de gordura pericárdica, como na lobectomia em manga. É importante interpor tecido entre a linha de sutura da via aérea e os vasos pulmonares adjacentes. O omento é utilizado apenas se a irradiação tiver sido utilizada.

Um nervo laríngeo recorrente envolvido pelo tumor é sacrificado. Os nervos geralmente são identificados e cuidadosamente salvos, se possível. Os linfonodos paratraqueais locais são excisados com o espécime, se possível. O esvaziamento extenso linfonodal não é realizado porque ele pode destruir o suprimento de sangue para a traquéia remanescente. A extensão da ressecção geralmente é determinada pelos exames

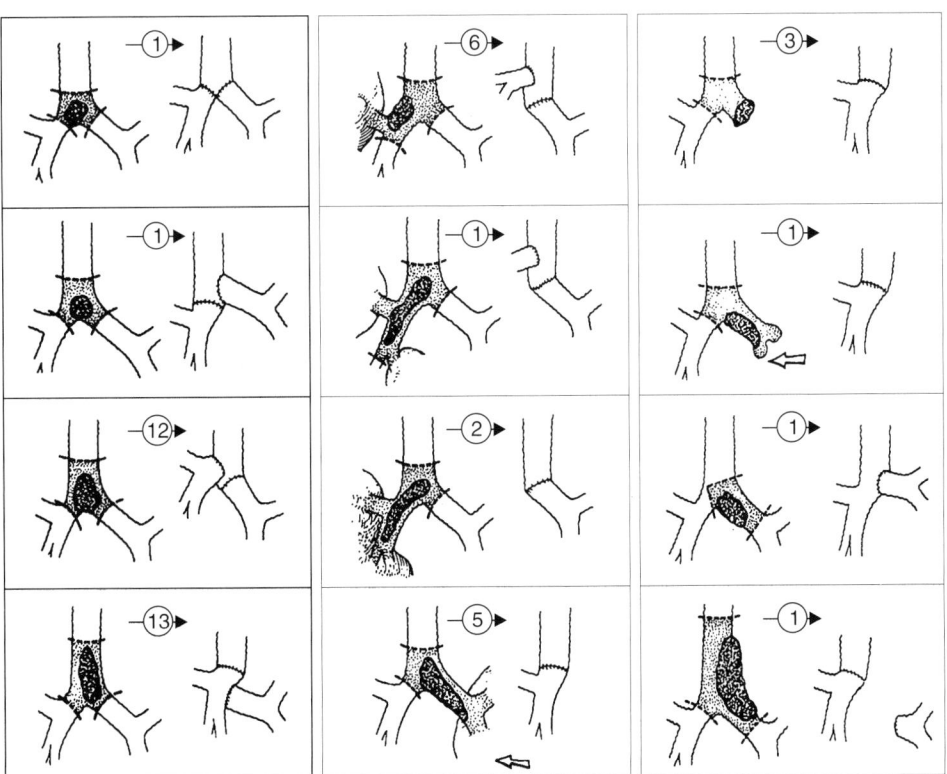

Figura 52.3

Doze possíveis ressecções da carina.

de secção congelada para assegurar que as margens sejam livres. O CCA, em particular, pode se estender tão longe que a ressecção total do tumor microscópico pode ser impossível. A irradiação para as margens microscopicamente positivas é efetiva na prevenção de recidiva local.

RESULTADOS

Das 318 lesões na série do Hospital Geral de Massachusetts, 234 foram removidas por meio de ressecção e reconstrução da traquéia ou carina, ressecção laringotraqueal com ou sem exenteração cérvico-mediastínica, ou reconstrução estadiada com excisão do tumor, na esperança de restaurar a continuidade da via aérea com tubos cutâneos (Tabela 52.6). As contra-indicações impediram a ressecção em 34 (25%) dos pacientes com CCA e 45 (33%) dos pacientes com CCE. Tumores não ressecáveis foram encontrados durante a toracotomia em 11 pacientes e a exploração cervical ou cérvico-mediastínica em 6. A contra-indicação primária para a ressecção foi a doença locorregional em mais de 90% dos pacientes com lesões irressecáveis, enquanto as metástases a distância estavam presentes em menos de 7% (Tabela 52.7). Este relato concentra-se nos 234 pacientes que sofreram ressecção e reconstrução primária. Oito pacientes tinham reconstrução estadiada. Esses procedimentos foram realizados quando a extensão da ressecção cirúrgica possível estava sendo explorada. Por causa de complicações, da alta mortalidade e do pequeno número de pacientes que puderam participar ao término, o procedimento foi abandonado. A maior parte dos pacientes que não tiveram ressecção recebeu terapia de radiação.

Abordagem Cirúrgica

As cirurgias foram flexivelmente planejadas de forma que a abordagem poderia ser adequada, se mais traquéia do que foi antecipado estivesse envolvida pelo tumor. Tumores traqueais superiores foram explorados através de incisão de colar cervical, com a opção de estender a exposição através do esterno superior. Para os tumores mediotraqueais, a opção foi manter aberta para estender a incisão através de esternotomia mediana total com a possibilidade de uma abordagem transpericárdica ou por meio de uma incisão em alçapão através do quarto interespaço direito. Com mais freqüência, os tumores traqueais inferiores foram abordados através de toracotomia direita. As cirurgias iniciais foram realizadas eletivamente através de uma incisão de alçapão, a qual permite acesso a toda a traquéia. A esternotomia mediana com uma abordagem transpericárdica foi utilizada, porém ela ofereceu menos exposição adequada para os tumores extensos. A ressecção da carina foi abordada principalmente através de toracotomia póstero-lateral direita, e para três pacientes através de toracotomia esquerda, se a reconstrução da carina com pneumonectomia esquerda foi antecipada. Os modos de reconstrução estão diagramados na Figura 52.3.

Aspectos Técnicos

Nas cirurgias em 10 pacientes (1 com tumor escamoso, 3 com CCA e 6 com outros tumores), a laringoplastia

TABELA 52.7

CONTRA-INDICAÇÕES PARA A RESSECÇÃO NOS PACIENTES NÃO RESSECADOS

Razão para a Contra-Indicação (%)	CCA (n = 34)	CCE (n = 45)
Extensão do envolvimento da via aérea	68	67
Extensão da doença regional	23	24
Doença a distância	6	7
Contra-indicação médica	0	2
Escolha do paciente	3	0

CCA, carcinoma cístico adenóide; CCE, carcinoma de célula escamosa.

TABELA 52.6

TUMORES TRAQUEAIS PRIMÁRIOS

Variável	Escamoso	Cístico Adenóide	Outro	Total
Número de lesões	135	135	48	318
Porcentagem do total	42,5	42,5	15	100
Ressecado	90 (67%)	101 (75%)	43 (90%)	234 (74%)
Não ressecável	45 (33%)	34 (25%)	5 (5%)	84 (26%)
Traquéia	59	44	28	131
Laringotraqueal	6	9	2	17
Traqueal com traqueostomia permanente	5	7	0	12
Carinal sem ressecção pulmonar	18	23	13	54
Carinal com ressecção pulmonar	2	18	0	20
Procedimento estadiado	2	6	0	8

(ressecção parcial da laringe) foi necessária para estabelecer margens adequadas em torno de um tumor. As cirurgias foram individualizadas. A traquéia foi suturada apropriadamente para encaixar no defeito irregular feito na laringe. O nervo laríngeo recorrente foi protegido. Esse tipo de ressecção tem sido descrito em detalhe para o manejo da invasão secundária da via aérea pelo carcinoma da tireóide (7).

Procedimentos adjuntos foram utilizados para diminuir a tensão na anastomose, em adição ao esvaziamento pré-traqueal e à flexão cervical. A liberação laríngea foi realizada em 7 pacientes que possuíam ressecção traqueal e em 5 com ressecção da carina. Desde então, temos concluído que a liberação laríngea geralmente não se traduz em relaxamento após a ressecção da carina. Ela pode ser útil, entretanto, no tratamento dos pacientes que possuem ressecção extensa da traquéia média e da carina. A liberação hilar, a qual envolve uma incisão em formato de U no pericárdio abaixo da veia pulmonar inferior, ou circuncisão completa do pericárdio em torno do hilo, foi realizada em 12 pacientes com ressecção traqueal transtorácica e 23 pacientes que possuíam ressecção da carina. Quatro pacientes com CCA possuindo ressecção da carina tinham tanto liberação laríngea como hilar.

Dez pacientes tinham vários graus de tireoidectomia para circundar o tumor. Sete pacientes com tumores traqueais e 2 com tumores da carina tinham remoção lateral da parede esofágica, seja muscular isolada ou de espessura total. O nervo laríngeo recorrente foi deliberadamente sacrificado em 4 ressecções traqueais e em 1 ressecção da carina por causa do envolvimento do tumor. Três pacientes que tinham carcinoma escamoso e 1 paciente que tinha sarcoma tiveram pedículos omentais trazidos para cima subesternalmente para reforço da linha de sutura. Todos esses pacientes haviam tido previamente irradiação de alta dose. Dois pacientes que tinham fístula traqueoesofágica causada pelo CCA e dos quais se esperava períodos longos de sobrevida tinham *bypass* esofágico do cólon com exclusão da fístula.

Complicações Cirúrgicas

Complicações anastomóticas, fatais ou não, ocorreram em 28 pacientes (14,6%; deiscência 7,3%, estenose 3,1%, granulações 2,1%, fístula traqueoarterial 1,0%, necrose 0,5% e outra 0,5%). A traqueostomia pós-operatória foi requerida em 17 pacientes. Quatro pacientes tinham granuloma na linha de sutura da era antes de serem utilizadas suturas absorvíveis. Esses pacientes foram tratados por meios broncoscópicos. Um paciente, que havia sofrido laringoplastia, tinha elevação do retalho de mucosa posterior, o qual cicatrizou no lugar após intubação breve.

Uma fístula esofágica ocorreu após ressecção traqueal transtorácica com ressecção extensa de espessura total da parede esofágica. Uma pequena fístula cicatrizou espontaneamente. A paralisia da prega vocal, reversível com o tempo em alguns casos, ocorreu entre 8 pacientes que possuíam ressecção traqueal ou da carina para o carcinoma escamoso e entre 3 pacientes com ressecção traqueal ou da carina para o CCA. Seis pacientes experimentaram aspiração na deglutição, principalmente após liberação laríngea devida à ressecção estendida. A maior parte dos casos de aspiração se resolveu com o tempo, embora a gastrostomia temporária fosse necessária em raras instâncias. Um paciente, que tinha sofrido ressecção transtorácica, apresentou um pequeno empiema manejado com drenagem. Um paciente tinha síndrome de Guillain-Barré pós-cirúrgica.

Dois pacientes tinham edema pulmonar agudo após ressecção da carina com pneumonectomia direita. Três outros tinham pneumonia. Um paciente que tinha ressecção da carina com anastomose do brônquio principal direito e exclusão do pulmão esquerdo tinha hipoxemia. A artéria pulmonar não havia sido ligada. A pneumonectomia esquerda tardia foi necessária para remover o pulmão desviado, porém não funcionante.

Outras complicações estão listadas na Tabela 52.8.

Mortes Cirúrgicas

A mortalidade hospitalar foi de 10% (10/101) no CCA e 4,9% (4/90) no CCE. A mortalidade mais elevada ocorreu entre os pacientes que possuíam ressecção da carina para o CCA, provavelmente por causa da tensão excessiva após a ressecção estendida para esta doença infiltrativa (5). A mortalidade geral hospitalar após ressecção da carina foi de 16% comparada com 3,9% após a ressecção traqueal e 0% após a ressecção laringotraqueal. Como pode ser visto na Tabela 52.7, 69% das ressecções da carina foram realizadas para o CCA comparadas com apenas 27% realizadas para o CCE.

A mortalidade (5 de 8 pacientes) foi inaceitavelmente alta entre os pacientes com reconstrução estadiada, e o procedimento foi abandonado. De 9 pacientes que tinham exploração isolada, 3 morreram. Uma morte após a exploração foi causada pela hemorragia a partir da artéria inominada após o estabelecimento de

TABELA 52.8	COMPLICAÇÕES
Complicações anastomóticas	14,6%
Deiscência	7%
Estenose	3%
Granuloma	2%
Paralisia da prega vocal	
Aspiração	

uma traqueostomia mediastínica na continuidade. Duas mortes foram causadas por falha respiratória. Duas mortes após a reconstrução estadiada foram causadas pela deiscência anastomótica, 1 foi causada pela falha respiratória, 1 pela hemorragia a partir da artéria inominada e 1 pela hipoxemia relacionada à utilização de *bypass* cardiopulmonar com manipulação extensa dos lobos médio direito e inferior para executar a reconstrução em 1 paciente com apenas um lobo superior esquerdo no lado oposto.

Sobrevida a Longo Prazo

A sobrevida geral para todos os pacientes com carcinoma traqueal primário foi de 84% em 1 ano, 45% em 5 anos e 25% em 10 anos. O tempo médio de sobrevida foi de 38 meses com o CCE ressecado, 8,8 meses com o CCE irressecável, 69 meses com o CCA ressecado e 41 meses com o CCA não ressecável. A Figura 52.4 descreve a sobrevida pelo tipo de tumor e estado de ressecção. Em 5 anos, 39,1% dos pacientes com CCE ressecado e 7,3% dos pacientes com CCE irressecável sobreviveram. A sobrevida de 5 anos foi de 52,4% para o CCA ressecado e de 33,3% para o não ressecado. Uma comparação da sobrevida após ressecções laringotraqueal, traqueal e da carina é mostrada na Figura 52.5. A despeito da mortalidade hospitalar mais elevada após a ressecção da carina, as diferenças na sobrevida a longo prazo entre esses tipos de ressecção não foram significativas.

A sobrevida, de acordo com o estado da margem da via aérea, é descrita nas Figuras 52.6 e 52.7. A ressecção completa com margens negativas da via aérea resultou na sobrevida mais elevada comparada com a ressecção incompleta ou tumores não ressecáveis, tanto no CCA como no CCE, embora no CCE houvesse poucos pacientes com margens da via aérea influenciadas pelo tumor, e a diferença a partir das margens livres de tumor não foi significativa. No CCA, a sobrevida após a ressecção incompleta separa-se da dos tumores não ressecáveis após 10 anos; nós não temos notícia de sobreviventes com mais de 13 anos no grupo não ressecado, enquanto a sobrevida após a ressecção incompleta em 15 anos foi de 14,5%.

A análise logística multivariada de pacientes ressecados (Tabela 52.9) identificou o CCA, a ressecção completa e as margens de ressecção negativas como sendo associadas à sobrevida de 5 anos, e o CCA, a ressecção completa e a idade como sendo associados à sobrevida de 10 anos. As análises de sensibilidade mostraram que tanto as margens de vias aéreas patológicas negativas quanto a ressecção completa, conforme determinado pelo cirurgião, estavam associadas à melhora da sobrevida, quando ocorriam em modelos separados.

Como esperado no grupo heterogêneo de outros tumores, os resultados estatísticos são bons, porque muitos desses tumores eram benignos ou lesões malignas de baixo grau. Um dos 11 carcinóides foi altamente atípico e tinha metástase para os linfonodos regionais em uma forma maligna. Todos os tumores mucoepidermóides comportaram-se benignamente. O adenocarcinoma ocorreu na parede membranosa da carina de uma criança na base de um cisto, porém não tinha recidivado em mais de 3,5 anos. O único paciente com carcinoma adenoescamoso tinha um tumor que envolveu a laringe em tal extensão que ela não pôde ser salva. O paciente morreu de metástase 4,7 anos mais tarde. Um paciente com carcinoma de célula pequena confinado à traquéia sofreu quimioterapia e radioterapia subseqüente por causa da aparência histológica do tumor. Ele estava sem recidiva 3,7 anos após a ressecção. O único paciente com melanoma não tinha

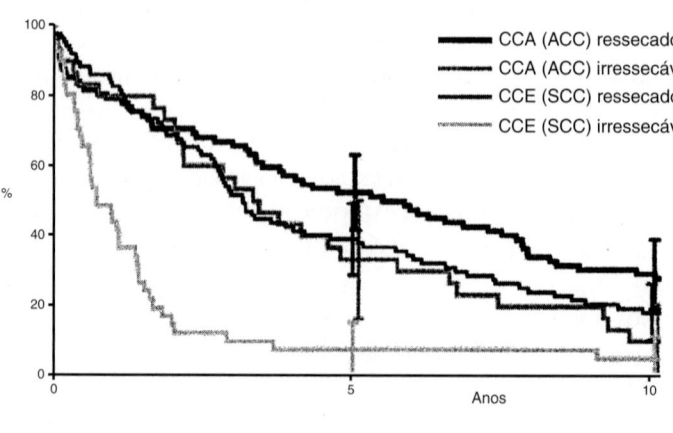

Figura 52.4

Sobrevida global atuarial pelo estado de ressecção e tipo de tumor. CCA, carcinoma cístico adenóide; CCE, carcinoma de célula escamosa. (De Gaissert HA, Grillo H, Shadmehr B *et al.* Long-term survival after resection of primary adenoid cystic and squamous cell carcinoma of the trachea and carina. *Ann Thorac Surg* 2004;78:1889-1897, com permissão.)

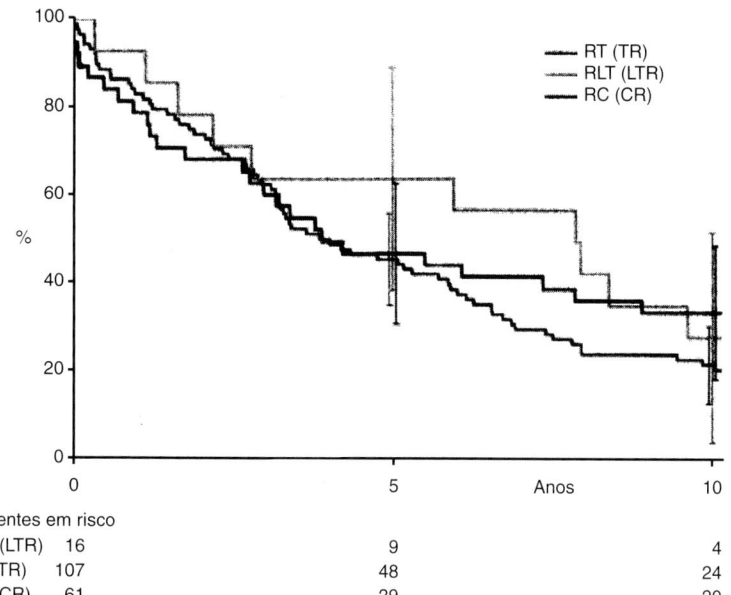

Figura 52.5

Sobrevida atuarial pelo tipo de ressecção. RC, ressecção da carina; RLT, ressecção laringotraqueal; RT, ressecção traqueal. (De Gaissert HA, Grillo H, Shadmehr B et al. Long-term survival after resection of primary adenoid cystic and squamous cell carcinoma of the trachea and carina. *Ann Thorac Surg* 2004;78:1889-1897, com permissão.)

história de lesões cutâneas e nem lesões cutâneas ou da retina atuais, porém o período de seguimento foi breve. Nenhuma outra doença metastática foi detectada. Acredita-se que esta foi, na verdade, uma lesão primária da via aérea. O paciente que tinha pseudo-sarcoma estava livre de doença 19 anos mais tarde. Diversos pacientes que tinham essa doença antes que a ressecção traqueal estendida fosse realizada morreram de estrangulação por causa do crescimento local sem metástases. O condrossarcoma foi uma lesão de baixo grau, porém o paciente morreu de metástases pulmonares mais de 5 anos após a ressecção. O paciente com rabdomiossarcoma morreu de sarcoma osteogênico, provavelmente por causa do tratamento de radiação para o rabdomiossarcoma cervical no início da infância. A outra morte a partir do tumor foi a de um paciente que tinha sarcoma de célula fuso da carina.

Cinco pacientes com outros tumores tinham cirurgias para os mesmos tumores antes do encaminhamento. Três tinham carcinóides que foram removidos incompletamente e recidivas de 10 a 14 anos mais tarde. Uma paciente de 8 anos de idade com histiocitoma fibroso maligno tinha ressecção incompleta em um procedimento plástico local na carina. Ela permaneceu livre de doença por 3 anos após a ressecção da carina, porém não estava disponível para a avaliação de seguimento. Um paciente de 19 anos de idade com tumor fibroso da carina sofreu pneumonectomia, com o tumor residual deixado na carina. Ele estava livre de doença quase 2 anos após a ressecção da carina. Dois pacientes não estavam disponíveis para a avaliação de seguimento: um tinha sarcoma de célula fuso de baixo grau e havia participado da avaliação de seguimento durante 10 anos sem recidiva. O outro tinha papiloma

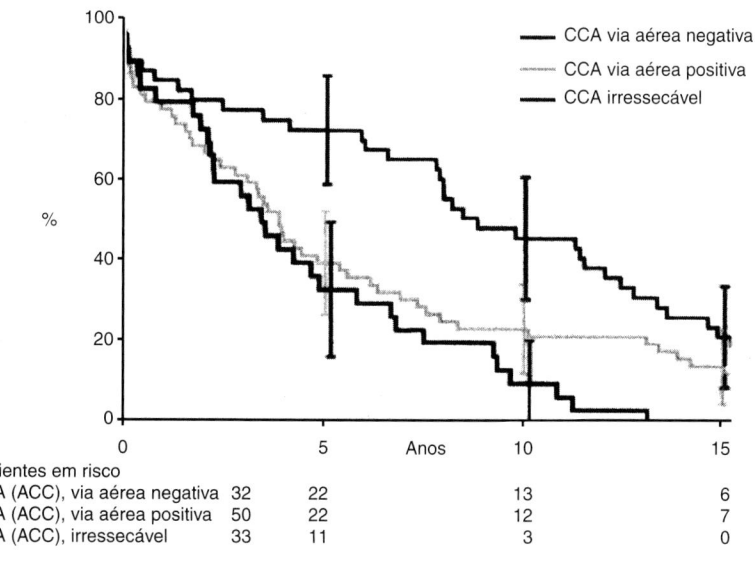

Figura 52.6

Sobrevida atuarial no carcinoma cístico adenóide pela margem da via aérea. Observe 15 anos de intervalo de observação. CCA, carcinoma cístico adenóide. (De Gaissert HA, Grillo H, Shadmehr B et al. Long-term survival after resection of primary adenoid cystic and squamous cell carcinoma of the trachea and carina. *Ann Thorac Surg* 2004;78:1889-1897, com permissão.)

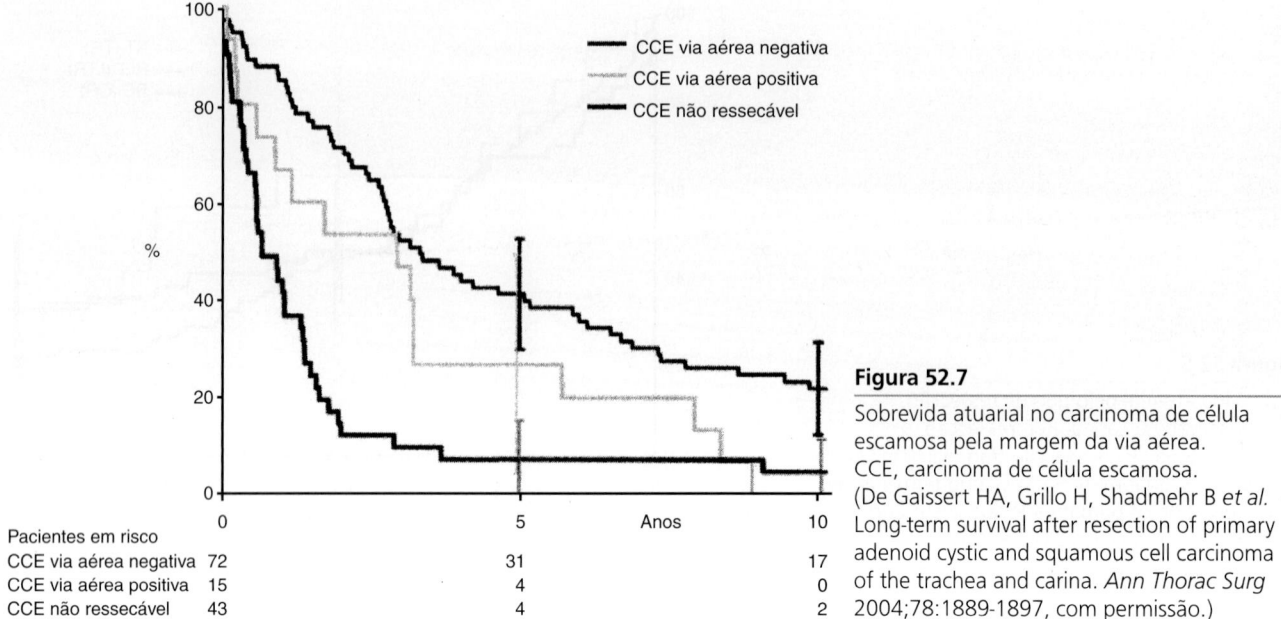

Figura 52.7
Sobrevida atuarial no carcinoma de célula escamosa pela margem da via aérea. CCE, carcinoma de célula escamosa. (De Gaissert HA, Grillo H, Shadmehr B et al. Long-term survival after resection of primary adenoid cystic and squamous cell carcinoma of the trachea and carina. *Ann Thorac Surg* 2004;78:1889-1897, com permissão.)

escamoso solitário e passou por avaliação de seguimento por 7 anos sem recidiva. Um paciente que tinha tumor de célula granular alto na traquéia envolvendo a laringe posterior baixa mais tarde apresentou um tumor de célula granular concorrente do brônquio intermédio, o qual foi removido por meio de ressecção em manga.

Recidiva

O primeiro paciente que teve ressecção da carina para o CCA nessa série estava livre de doença até a recidiva na linha de sutura 17 anos mais tarde. Em razão das margens de ressecção e dos linfonodos terem sido negativos, nenhuma irradiação foi realizada. Os exames de seguimento broncoscópicos terminaram após 10 anos. Por causa desse tipo de carcinoma traqueal ter uma tendência a um curso clínico longo e recidiva tardia, é mais difícil interpretar os resultados da ressecção. A Tabela 52.10 lista o estado vital e a recidiva em 177 sobreviventes de cirurgia. Dos 55 pacientes com recidiva, o sítio foi locorregional em apenas 26, a distância em 16, combinado em 7 e não estabelecido em 7 pacientes. Nova malignidade primária foi observada em 14 pacientes. No CCE, o câncer do pulmão ocorreu em 6, o carcinoma de cabeça e pescoço em 2 e a leucemia, cólon, próstata e outro tumor em 1 paciente cada; no CCA, o câncer de pulmão e de mama se desenvolveu em 1 paciente cada.

Efeito do Tumor nas Margens de Ressecção e nos Linfonodos

O achado de tumor nas margens de ressecção, mesmo através de secção congelada durante a cirurgia, tem particular importância na reconstrução da via aérea. Por causa do requisito para a reconstrução, algumas vezes é impossível ressecar mais via aérea sem pôr em perigo a segurança da anastomose, causando tensão excessiva. O esvaziamento extenso de linfonodo regional pode destruir o suprimento de sangue para a traquéia. A perda do suprimento de sangue pode causar necrose na anastomose seguida pela estenose irreparável. Portanto, apenas linfonodos regionais imediatamente adjacentes são retirados junto com o espécime. Outros podem ter amostras retiradas para informação prognóstica.

O comprimento e a profundidade dos tumores ressecados e o estado das margens de ressecção estão listados na Tabela 52.11. O CCA foi o mais longo e extenso com mais freqüência nos tecidos moles peritraqueais ou para os órgãos adjacentes, mais comumente para a cobertura muscular do esôfago. O tumor, portanto, estava presente com mais freqüência ou próximo à margem de esvaziamento radial, e as margens traqueais freqüentemente continham tumor microscópico. Dos pacientes com CCA, 59% tinham margens de via aérea positivas, em contraste com apenas 18% com CCE.

A Tabela 52.12 mostra o estado do linfonodo em 191 pacientes possuindo ressecção traqueal para o carcinoma primário. A amostragem seletiva estabeleceu metástase de linfonodo em 19,4% (37/191) dos pacientes, mais comumente a partir das posições peritraqueais e subcarinais; as biopsias nodais não foram obtidas em 35%. A Figura 52.8 mostra a sobrevida de acordo com o estado do linfonodo. O CCE linfonodo-positivo tem uma sobrevida marcadamente mais baixa do que os tumores sem metástases nodais. Nenhuma correlação foi observada entre o estado do linfonodo e

TABELA 52.9
INFLUÊNCIA DAS VARIÁVEIS PEROPERATÓRIAS NA SOBREVIDA EM 5 E 10 ANOS

	Geral		Sobrevida de 5 Anos		Sobrevida de 10 Anos	
	Nº	Média/ Porcentual	Bivariada RC (IC)	Multivariada RC (IC)	Bivariada RC (IC)	Multivariada RC (IC)
Histologia						
CCA	101	53%	2,59 (1,34-5,01)	8,76 (2,44-31,41)	3,19 (1,53-6,67)	7,58 (2,13-26,95)
CCE (REF)	90	47%	1,00	1,00	1,00	1,00
p			0,005	0,009	0,002	0,0017
Comprimento do tumor	177	2,8 (±1,4)	0,84 (0,67-1,06)	0,76 (0,54-1,06)	0,85 (0,66-1,09)	0,75 (0,54-1,06)
p			0,147	0,1016	0,208	0,1005
Tipo de ressecção						
RC	175	92%	3,59 (0,75-17,21)	8,10 (0,95-69,46)	2,29 (0,49-10,68)	2,523 (0,34-18,62)
RLT/RT (REF)	16	8%	1,00	1,00	1,0	1,00
p			0,11	0,0563	0,292	0,364
Idade	189	54,8 (±15,4)	0,98 (0,96-1,00)	0,98 (0,95-1,01)	0,96 (0,93-0,98)	0,96 (0,92-0,99)
p			0,063	0,1898	< 0,001	0,0109
Ressecção						
Completa	76	41%	2,69 (1,36-5,33)	31,93 (3,92-260,33)	3,04 (1,33-6,92)	1,55 (0,24-10,06)
Outra (REF)	110	59%	1,00	1,00	1,00	1,00
p			0,005	0,0012	0,008	0,6469
Estado do linfonodo						
Não positivo	149	78%	0,27 (0,12-0,59)	0,60 (0,21-1,73)	0,26 (0,10-0,69)	0,55 (0,14-2,15)
Positivo (REF)	42	22%	1,00	1,00	1,00	1,00
p			0,001	0,3469	0,007	0,3923
Fumante						
Não	67	35%	1,00	1,00	1,00	1,00
Sim	124	65%	1,06 (0,54-2,08)	1,35 (0,52-3,52)	1.04 (0,49-2,21)	1,56 (0,51-4,70)
p			0,868		0,912	0,4345
Margem da via aérea						
Negativa	115	60%	0,71 (0,36-1,39)	7,13 (1,04-48,73)	0,64 (0,30-1,40)	9,55 (1,48-61,72)
Outra (REF)	76	40%	1,00	1,00	1,00	1,00
p			0,316	0,0452	0,264	0,0178

CCA, carcinoma cístico adenóide; IC, intervalo de confiança; RC, ressecção da carina; RLT, ressecção laringotraqueal; RC, razão de chances; REF, referência; CCE, carcinoma de célula escamosa; RT, ressecção traqueal.

a sobrevida no CCA. Um estudo multicêntrico retrospectivo francês de 208 pacientes não encontrou diminuição na sobrevida para os pacientes com linfonodos positivos (24), que nós observamos no CCE. Nossa análise multivariada logística dos pacientes com lesões ressecadas (Tabela 52.9) não encontrou o envolvimento de linfonodo preditivo de sobrevida. Esses dados aparentemente conflitantes foram baseados em pequenos números de pacientes linfonodo-positivos, e a análise multivariada pode ter atribuído qualquer efeito sobre o resultado da histologia escamosa. A análise multivariada não estabeleceu outras variáveis da extensão da doença como preditoras da sobrevida em qualquer tumor, tais como a profundidade ou o comprimento do tumor. Esses achados indicam os problemas na caracterização de relações oncológicas básicas no carcinoma traqueal primário por causa de sua baixa incidência e sugerem uma falta de dados atual para formular um sistema de estadiamento preciso.

Os linfonodos positivos no CCE foram encontrados mais comumente entre os pacientes que morre-

TABELA 52.10
ESTADO VITAL E DOENÇA RECORRENTE EM 177 PACIENTES SOBREVIVENTES DE RESSECÇÃO TRAQUEAL PARA O CARCINOMA PRIMÁRIO

	CCA (n)	CCE (n)	Total (%)
Morte pela doença	17	23	23
Morte sem evidência de doença	8	19	15
Morte, estado desconhecido	5	14	11
Vivo com doença	11	4	8,5
Vivo sem evidência de doença	34	24	33
Seguimento incompleto	16	2	10
Total	91	86	100

CCA, carcinoma cístico adenóide; CCE, carcinoma de célula escamosa.

TABELA 52.11
COMPRIMENTO E PROFUNDIDADE DOS TUMORES RESSECADOS E ESTADO DAS MARGENS DE RESSECÇÃO

Descritor	CCA	CCE
Comprimento do tumor (cm), média (95% de intervalo de confiança)	3,2 (2,9-3,5)	(2,1-2,7)
Profundidade do tumor (%)		
Mucosa e submucosa	4,9	27
Limitado à parede da via aérea	17	24
Tecido mole peritraqueal	60	31
Órgão adjacente	15	13
Profundidade não conhecida	3,0	4,4
Estado da margem (%)		
Apenas a margem traqueal positiva	8	10
Apenas a margem radial positiva	29	22
Margem traqueal e radial positivas	51	8
Qualquer margem traqueal positiva	59	18
Total de margens positivas	93	40

Qualquer margem traqueal era positiva se uma das duas margens traqueais cefálica ou caudal, ou a margem do tronco bronquial continha o tumor. Margens positivas totais denotam tumor envolvendo ou abordando dentro de 1 mm seja a margem cirúrgica radial ou traqueal. CCA, carcinoma cístico adenóide; CCE, carcinoma de célula escamosa.

ram mais tarde com câncer do que entre aqueles que sobreviveram sem câncer. O carcinoma invasivo na margem de ressecção tem mais graves conseqüências do que o carcinoma *in situ*: 4 de 5 pacientes com carcinoma invasivo morreram. Todos os 6 pacientes com doença *in situ* estavam livres de doença. Quase todos os pacientes sofreram radioterapia em doses de 4.500 a 6.500 cGy. Em razão de a irradiação ter sido administrada em muitos centros, foi impossível controlar a dosagem ou diferenças portais. Com o CCA e margens positivas, linfonodos, ou ambos, pequena diferença foi vista comparada com os resultados entre os pacientes que tinham margens e linfonodos negativos. Por causa da tendência desse tumor se estender para longas distâncias submucosamente e perineuralmente, o achado de células malignas longe do tumor grosseiro é bastante comum. Com freqüência o cirurgião precisa abrir mão da ressecção total para a segurança. Todos esses pacientes agora têm irradiação pós-operatória. As recidivas da linha de sutura até agora têm sido raras. Recidivas tardias desenvolveram-se no pulmão, osso, fígado ou cérebro. A irradiação do tumor não ressecado, entretanto, é total, porém uniformemente caracterizada pela recidiva local dentro de 3 a 5 anos, a despeito da boa resposta inicial.

Outros Carcinomas de Célula Escamosa

Um total de 16 pacientes que sofreram ressecção de carcinoma escamoso da traquéia tinha história, achado concomitante, ou ocorrência tardia de CCE no trato respiratório. Um deles tinha CCE concomitante da língua. Um paciente tinha carcinoma da laringe e foi tratado antes da ressecção traqueal, e um segundo, mais tarde, apresentou carcinoma da laringe. Em um paciente, um segundo carcinoma primário da traquéia se desenvolveu em um nível diferente. Sete pacientes fizeram lobectomia ou pneumonectomia para o carcinoma escamoso do pulmão; cinco desses pacientes mais tarde tinham CCE do pulmão. Destes 12 pacientes, 2 tinham dois carcinomas escamosos primários dos pulmões opostos em intervalos estendidos, 3 morreram de recidiva de carcinoma traqueal, 1 morreu de recidiva de carcinoma prévio do pulmão, 1 morreu de carcinoma tardio do pulmão e 1 morreu de um segundo carcinoma primário do pulmão e sofreu ressecção traqueal entre os dois episódios pulmonares. Quatro pacientes que sofreram ressecção pulmonar antes ou após a ressecção traqueal estavam vivendo sem doença de 2,5 a 15 anos após o episódio traqueal.

Papel da Radioterapia

Tendo em vista as margens estreitas que, com freqüência, podem ser obtidas na ressecção traqueal, mesmo quando as margens e os linfonodos são histologicamente negativos, é prudente utilizar a radioterapia pós-operatória para manejar o CCE e o CCA da traquéia. Ambos os tumores são radiossensíveis, particularmente o CCA. Após a recidiva do CCA 17 anos depois da ressecção em um paciente que não teve radioterapia, parece sábio utilizar a irradiação após a cirurgia. A radioterapia isolada tem sido recomendada como a terapia primária apropriada para o carcinoma da traquéia. Nós comparamos os resultados entre os pacientes que tinham ressecção com ou sem radioterapia subseqüente com aqueles entre os pacientes que receberam radioterapia isolada como tratamento primário. Poucos também tinham exploração. A razão principal para encaminhar os pacientes para a categoria de radioterapia foi a extensão do tumor. Esta, entretanto, freqüente-

TABELA 52.12
ESTADO DO LINFONODO EM 191 PACIENTES SUBMETIDOS À RESSECÇÃO TRAQUEAL PARA O CARCINOMA PRIMÁRIO

	CCA (n)	CCE (n)	Total (%)
Sem linfonodo na biopsia	45	22	35
Tumor livre de linfonodos	43	44	45
Um linfonodo positivo	8	16	13
Mais do que um linfonodo positivo	5	8	7
Total	101	90	100

CCA, carcinoma cístico adenóide; CCE, carcinoma de célula escamosa.

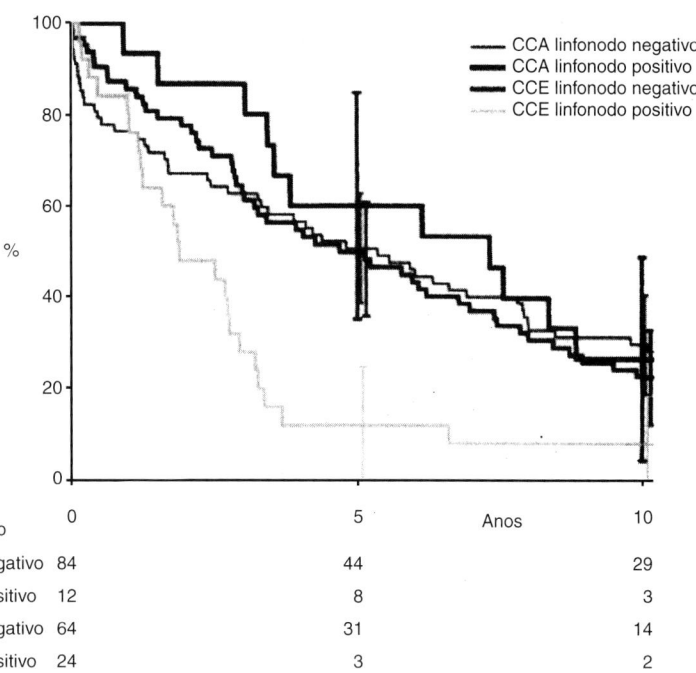

Figura 52.8
Sobrevida atuarial do carcinoma traqueal primário pelo estado do linfonodo.
CCA, carcinoma cístico adenóide;
CCE, carcinoma de célula escamosa.
(De Gaissert HA, Grillo H, Shadmehr B *et al.*
Long-term survival after resection of primary adenoid cystic and squamous cell carcinoma of the trachea and carina.
Ann Thorac Surg 2004;78:1889-1897, com permissão.)

mente foi a extensão longitudinal e não indicava necessariamente uma grande massa. O número de pacientes que morreram da doença e daqueles vivos sem doença por mais de 1 ano para cada tipo de carcinoma traqueal e para cada método de tratamento (cirurgia e radioterapia *versus* radioterapia isolada) está listado na Tabela 52.13. Esses pacientes foram vistos ao longo de muitos anos, o que diminuiu a precisão da comparação.

Dos pacientes com CCE da traquéia que tinham ressecção cirúrgica seguida de radioterapia, 11 pacientes morreram de carcinoma da traquéia. Dezoito estavam vivos em mais do que 1 ano sem evidência da doença. Em contraste marcante, 16 pacientes para os quais a radioterapia foi essencialmente o único método de tratamento morreram de carcinoma. Um estava vivo aproximadamente 7 anos após o tratamento.

Pacientes que tinham CCA foram divididos entre aqueles que morreram de carcinoma e aqueles que estavam vivos sem doença conhecida. A análise foi mais difícil para esses pacientes, porque a doença pode apresentar longos períodos de controle aparente após a cirurgia ou radioterapia. Entre os pacientes tratados com cirurgia e, geralmente, radioterapia pós-operatória, 7 morreram de carcinoma e 38 estavam vivos sem doença conhecida. Com a radioterapia isolada, 9 morreram de carcinoma e apenas 3 estavam vivos sem evidência de doença.

Em um esforço para determinar se existe um benefício paliativo para os pacientes que se submeteram à cirurgia, dados seus riscos, em combinação com a radioterapia comparada com a radioterapia isolada, a sobrevida dos pacientes que tinham carcinoma escamoso com um ou outro método de tratamento, porém que morreram de carcinoma, foi examinada. A Tabela 52.14 mostra o número de pacientes sobreviventes em períodos de 12 meses. Os resultados da radioterapia

TABELA 52.13
SOBREVIDA APÓS A TERAPIA PARA TUMORES TRAQUEAIS

Tipo de Tumor	Pacientes Mortos de Carcinoma (N)	Pacientes Vivos > 1 Ano sem Doença (N)
Escamoso		
Ressecção (± irradiação)	11	18
Radioterapia (± exploração)	16	1
Cístico adenóide		
Ressecção (± irradiação)	7	38
Radioterapia (± exploração)	9	3

TABELA 52.14
VALOR PALIATIVO DA CIRURGIA E DA IRRADIAÇÃO PARA O CARCINOMA TRAQUEAL DE CÉLULA ESCAMOSA

Tempo para Morte Após o Tratamento (meses)	Irradiação Apenas	Ressecção com Irradiação
< 12	5	1
12-24	3	2
24-36	1	4
36-48	0	4
> 48	1	0

isolada são muito semelhantes àqueles obtidos para o CCE do pulmão, a maior parte dos pacientes apresentando recidiva em 2 anos. Em contraste, a ressecção com radioterapia proporciona de 2 a 4 anos de sobrevida. Por causa do curso do CCA ser prolongado, nós examinamos grupos de tratamento similares com o mesmo ponto final de morte do CCE ou do CCA, porém comparados os períodos de sobrevida mediana e média em meses (Tabela 52.15). A ressecção combinada com radioterapia, dados os limites dessa comparação não randomizada, triplicou o tempo de sobrevida para o CCE e, no mínimo, um tempo de sobrevida triplicado para o CCA.

Os resultados da análise destes 40 anos de experiência com o manejo cirúrgico dos tumores primários da traquéia parecem confirmar e estender as conclusões baseadas nas experiências previamente relatadas. Eschapasse (19) coletou informação em 152 tumores traqueais primários de múltiplas equipes na França e na União Soviética. Em 1974, ele descreveu 121 pacientes tratados cirurgicamente; 75 destes tinham reconstrução após a ressecção cilíndrica e anastomose (47 casos) ou ressecção da carina (28 casos). Em 121 cirurgias, 13 mortes ocorreram. Dos 19 pacientes que tinham tumores císticos adenóides, 5 estavam vivos e livres de doença por 3 a 9 anos, e 11 dos 27 pacientes que tinham CCE estavam vivos e livres de doença por 7 meses a 16 anos.

Pearson et al. (21) relataram tratamento cirúrgico de 44 pacientes entre 1963 e 1983. Dos pacientes que tinham reconstrução, 29 incluindo 16 ressecções em manga e 13 ressecções da carina, ocorreram 2 mortes. Nove pacientes com carcinoma cístico adenóide estavam vivos sem doença de 1 a 20 anos após a cirurgia, 3 tinham morrido de outra doença em 6 a 18 anos, e 2 estavam vivos com a doença. Dos 6 pacientes com CCE que tinham ressecção, 4 estavam vivos de 6 a 56 meses após o tratamento.

Em 1987, Perelman e Koroleva (23) relataram uma experiência de 20 anos (1963-1983) com 116 cirurgias abertas em 135 pacientes; 75 foram tratados por ressecção em manga (41 casos) ou ressecção da carina (34 casos); 11 mortes ocorreram. O índice de sobrevida global para o CCE foi de 27% em 3 anos e 13% em 5 a 10 anos. Para o CCA, o índice de sobrevida global foi de 71% em 3 anos, 66% em 5 anos e 56% em 10 e 15 anos.

Em 1996, Maziak et al. (11) atualizaram sua experiência de 32 anos (1963-1995), especificamente com o CCA. Entre os 38 pacientes, 32 foram tratados com ressecção e reconstrução. Três pacientes morreram dentro de 30 dias da cirurgia(9%). Entre os 14 pacientes que tinham ressecção completa, o período médio de sobrevida foi de 9,8 anos. Para os 15 com ressecção incompleta, o período médio de sobrevida foi de 7,5 anos. Para os 6 tratados apenas com irradiação, o tempo médio de sobrevida foi de 6,2 anos.

Regnard et al. (24) relataram os resultados do tratamento de 208 pacientes com tumores traqueais coletados de 26 centros na França. Sua série incluiu 94 pacientes com CCE, 4 com adenocarcinoma, 65 com CCA, e 45 pacientes com tumores miscelâneos. O índice de mortalidade cirúrgica geral foi de 10,5%. Para o CCA, os índices de sobrevida de 5 e 10 anos foram de 73% e 57%. Para o câncer traqueal, os índices de sobrevida correspondentes foram de 47% e 36%. Entre os pacientes com câncer traqueal, os índices de sobrevida de 5 anos para as ressecções completas e incompletas foram de 55% e 25%. A radioterapia adjuvante foi utilizada para tratar 59% dos pacientes que tinham câncer traqueal e 43% dos pacientes que tinham CCA. Os autores acreditaram que o benefício da radioterapia adjuvante foi inconclusivo, exceto entre os pacientes com ressecção incompleta dos cânceres traqueais.

Rafaely e Weissberg (25) relataram 22 ressecções traqueais para o tumor. Ocorreu uma morte na cirurgia. Dos 12 sobreviventes com CCA, 2 pacientes, os quais não tiveram radioterapia, morreram de disseminação metastática. Nove pacientes que tinham irradiação estavam vivendo livres do tumor. Entre os 5 pacientes com tumor de célula escamosa, 1 morreu de uma outra causa, 1 teve recidiva local e estava vivo e recebendo radioterapia 3,3 anos após a operação e 3 estavam sem doença de 5 a 11 anos de pós-operatório.

Diversas recomendações terapêuticas parecem ser justificadas por nossa experiência e os dados a partir de outros estudos. Primeiro, tumores primários benignos da traquéia e tumores de agressividade intermediária são melhor manejados por meio de ressecção cirúrgica com reconstrução da via aérea. Segundo, o CCE e o CCA primário da traquéia são melhor manejados pela ressecção, se a reconstrução primária não for obtida seguramente. A maior parte dos pacientes com câncer traqueal, em contraste com o câncer periférico do pulmão, possui doença limitada quando os

TABELA 52.15
DURAÇÃO DA SOBREVIDA APÓS A IRRADIAÇÃO OU RESSECÇÃO

Tratamento	Tempo de Sobrevida (meses)	
	Mediana	Média
Carcinoma de célula escamosa		
Apenas radioterapia	10	11
Ressecção (± radioterapia)	34	31
Carcinoma cístico adenóide		
Apenas radioterapia	28	39
Ressecção (± radioterapia)	118	107

sintomas ocorrem e, portanto, são bons candidatos para a terapia cirúrgica. A ressecção provavelmente deve ser seguida pela irradiação mediastínica de dose total na maior parte dos casos. Terceiro, tumores traqueais primários malignos de outros tipos devem ser ressecados, se a ressecção permitir reconstrução primária segura. A irradiação provavelmente deve ser administrada no pós-operatório para a maior parte dos pacientes. A mortalidade e a morbidade cirúrgicas indubitavelmente podem ser melhoradas nos anos vindouros. Parece judicioso que a reconstrução traqueal extensa, em particular aquela da carina, seja realizada em centros que se especializam nesse tipo de cirurgia.

PONTOS IMPORTANTES

- A utilização de indução inalatória controlada, suave, com um anestésico volátil permite a ventilação espontânea e a melhor técnica para cirurgias nos pacientes com estenose traqueal.
- A utilização de um broncoscópio rígido e de fórceps de biopsia para excluir um neoplasma traqueal é uma técnica rápida, segura para abrir uma via aérea obstruída com o tumor.
- O diagnóstico dos tumores traqueais requer um alto grau de suspeita, porque muitos pacientes possuem radiografias de tórax normais.
- Os métodos de estadiamento atuais possuem exatidão limitada na definição da extensão locorregional da doença.
- O carcinoma cístico adenóide e o carcinoma de célula escamosa são os dois tumores traqueais mais comuns.
- O carcinoma cístico adenóide é melhor manejado pela ressecção traqueal e radioterapia pós-operatória, mesmo se as margens forem negativas.
- A ressecção incompleta por causa de margens traqueais positivas continua a ser justificada nos pacientes selecionados com carcinoma cístico adenóide nas mãos de cirurgiões experientes.
- O carcinoma de célula escamosa é melhor manejado com ressecção traqueal e irradiação pós-operatória, mesmo se as margens forem negativas.
- A reconstrução traqueal é realizada pela anastomose término-terminal direta com suturas finas absorvíveis; isso evita o granuloma na linha de sutura.
- A tensão anastomótica é evitada pela utilização de suturas de tração, esvaziamento do plano pré-traqueal, flexão do pescoço, liberação hilar e liberação supra-hióidea, quando necessário.
- Técnicas broncoplásicas permitem a ressecção proximal e distal com preservação da laringe e reconstrução da carina.
- A sobrevida a longo prazo após a ressecção e a irradiação é possível, porém a avaliação de seguimento cuidadosa a longo prazo é obrigatória, especialmente para o carcinoma cístico adenóide, que pode recidivar muitos anos mais tarde.

REFERÊNCIAS

1. Grillo HC. Surgery of the trachea. In: Keen G, ed. *Operative surgery and management*, 2nd ed. Bristol, UK: Wright, 1987:776-784.
2. Grillo HC. The trachea. In: Ravitch MM, Steichen FM, eds. *Atlas of general thoracic surgery*. Philadelphia: WB Saunders, 1988:293-331.
3. Pearson FG. Resection of the trachea for stricture. In: Jackson JW, ed. *Rob and Smith's operative surgery*, 3rd ed. London: Butterworths, 1978:373-380.
4. Grillo HC. Primary reconstruction of airway after resection of subglottic and upper tracheal stenosis. *Ann Thorac Surg* 1982;33:39-58.
5. Grillo HC. Carinal reconstruction. *Ann Thorac Surg* 1982;34:356-373.
6. Pearson FG, Brito-Filomeno L, Cooper JD. Experience with partial cricoid resection and thyrotracheal anastomosis. *Ann Otol Rhinol Laryngol* 1986;95:582-585.
7. Grillo HC, Zannini P. Resectional management of airway invasion by thyroid carcinoma. *Ann Thorac Surg* 1986;42:287-298.
8. Grillo HG Mathisen DJ. Primary tracheal tumors: treatment and results. *Ann Thorac Surg* 1990;49:69-77.
9. Mitchell JD, Mathisen DJ, Wright CD, et al. Clinical experience with carinal resection. *J Thorac Cardiovasc Surg* 1999;117:39-53.
10. Kutlu CA, Goldstraw P. Tracheobronchial sleeve resection with the use of a continuous anastomosis: results of one hundred consecutive cases. *J Thorac Cardiovasc Surg* 1999;117:1112-1117.
11. Maziak DE, Todd TRJ, Keshavjee SH, et al. Adenoid cystic carcinoma of the airway: thirty-two-year experience. *J Thorac Cardiovasc Surg* 1996;112:1522-1532.
12. Gaissert HA, Grillo H, Mathisen D, et al. Long-term survival after resection of primary adenoid cystic and squamous cell carcinoma of the trachea and carina. *Ann Thorac Surg* 2004;78:1889-1897.
13. Weber AL, ed. Symposium on the larynx and trachea. *Radiol Clin North Am* 1978;16:179-341.
14. Whyte RI, Quint LE, Kazerooni EA, et al. Helical computed tomography for the evaluation of tracheal stenosis. *Ann Thorac Surg* 1995;60:27-30.
15. LoCicero J III, Costello P, Campos CT, et al. Spiral CT with multiplanar and three-dimensional reconstructions accurately predicts tracheobronchial pathology. *Ann Thorac Surg* 1996;662:811-817.
16. Mathisen DJ, Grillo HC. Endoscopic relief of malignant airway obstruction. *Ann Thorac Surg* 1989;48:469-475.
17. Daddi G, Puma F, Avenia N, et al. Resection with curative intent after endoscopic treatment of airway obstruction. *Ann Thorac Surg* 1998;65:203-207.
18. Behringer EC, Wilson RS. Tracheal resection and reconstruction. In: Cohen E, ed. *The practice of thoracic anesthesia*. Philadelphia: JB Lippincott, 1995:531-561.
19. Eschapasse H. Les tumeurs tracheales primitives: traitement chirurgical. *Rev Fr Mal Respir* 1974;2:425-430.
20. Perelman M, Koroleva N. Surgery of the trachea. *World J Surg* 1980;4:583-593.
21. Pearson FG, Todd TRJ, Cooper JD. Experience with primary neoplasms of the trachea and carina. *J Thorac Cardiovasc Surg* 1984;88:511-518.
22. Xu LT, Sun ZF, Li ZJ, et al. Clinical and pathologic characteristics in patients with tracheobronchial tumor: report of 50 patients. *Ann Thorac Surg* 1987;43:276-278.
23. Perelman MI, Koroleva NS. Primary tumors of the trachea. In: Grillo HC, Eschapasse H, eds. *International*

trends in general thoracic surgery. Vol. 2. Philadelphia: WB Saunders, 1987:91-106.
24. Regnard JF, Fourquier P, Levasseur P. Results and prognostic factors in resections of primary tracheal tumors: a multicenter retrospective study. The French Society of Cardiovascular Surgery. *J Thorac Cardiovasc Surg* 1996;111:808-824.
25. Rafaely Y, Weissberg D. Surgical management of tracheal tumors. *Ann Thorac Surg* 1997;64:1429-1433.
26. Allen MS. Symposium on intrathoracic neoplasms. VI: malignant tracheal tumors. *Mayo Clin Proc* 1993;68:680-684.
27. El-Baz N, El-Ganzouri A, Gottschalk W et al. One-lung high-frequency pressure ventilation for sleeve pneumonectomy: an alternative technique. *Anesth Analg* 1981;60:683-686.
28. Grillo HC, Mathisen DJ. Cervical exenteration. *Ann Thorac Surg* 1990;49:401-408.
29. Salassa JR, Pearson BW, Payne WS. Gross and microscopical blood supply of the trachea. *Ann Thorac Surg* 1977;24:100-107.
30. Montgomery WW. Suprahyoid release for tracheal anastomosis. *Arch Otolaryngol* 1974;99:255-260.
31. Grillo HC, Zannini P, Michelassi F. Complications of tracheal reconstruction: incidence, treatment, and prevention. *J Thorac Cardiovasc Surg* 1986;91:322-328.

CAPÍTULO 53

Tumores Vasculares de Cabeça e Pescoço

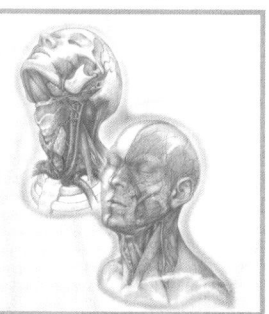

Umamaheswar Duvvuri ▪ Ricardo L. Carrau ▪ Amin B. Kassam

Tumores vasculares de cabeça e pescoço constituem um grupo heterogêneo de neoplasias que possuem em comum sua origem a partir do sistema vascular e marcada propensão para o sangramento após traumatismo ou durante a excisão. Sua apresentação clínica, entretanto, varia amplamente. Embora alguns tumores vasculares causem problema aparentemente pequeno ou desfiguração, outros são localmente agressivos ou mesmo malignos.

Neste capítulo, iremos seguir a classificação de Batsaki (Tabela 53.1). É uma classificação ampla, que divide os tumores vasculares de cabeça e pescoço em benignos e malignos e inclui síndromes que possuem lesões vasculares como componentes importantes.

TUMORES BENIGNOS

Os tumores benignos podem ser localizados ou generalizados. Mulliken e Glowacki (1) classificam os tumores benignos como hemangiomas ou malformações vasculares.

Tumores Localizados

Hemangioma

O tumor vascular benigno localizado mais comum de cabeça e pescoço é o hemangioma, que pode se apresentar em algumas formas. Embora os médicos continuem a se referir a essas lesões como "hemangiomas cavernosos ou morangos", a classificação de Mulliken e Young (1) foi adotada na reunião de 1996, da Sociedade Internacional para o Estudo de Anomalias Vasculares. Nessa classificação, as lesões são classificadas de acordo com as características histológicas e o comportamento biológico. Os hemangiomas podem estar presentes ao nascimento (30%) ou aparecer umas poucas semanas após o nascimento. Os hemangiomas possuem predileção pelo sexo feminino, com uma razão homem para mulher de 1:6. Ele tipicamente afeta a pele

TABELA 53.1

TUMORES VASCULARES DE CABEÇA E PESCOÇO (BATSAKIS)

Tumores benignos
   Localizados
      Hemangioma
      Linfangioma
      Angiofibroma
   Generalizados
      Angiomatose
      Higroma cístico
   Inflamatório
   Fístula arteriovenosa, aneurisma
   Telangiectasia, flebectasia
Síndromes
   Osler-Weber-Rendu
   Sturge-Weber
   Maffucci
   Von Hippel-Lindau
Neoplasias malignas
   Angiossarcoma
   Hemangiopericitoma
   Paraganglioma
      Carotídeo
      Vago
      Laringe
      Jugular
      Timpânico

da cabeça e do pescoço e pode permanecer estático ou passar por um período de crescimento rápido. Alguns hemangiomas envolvem estruturas profundas e possuem um curso mais agressivo (Fig. 53.1). Clinicamente, os hemangiomas possuem proliferação rápida no primeiro ano de vida caracterizada pela hiperplasia de célula endotelial e geralmente involui espontaneamente. O índice de involução pode variar, alcançando de 6 a 12 anos. Histologicamente, os hemangiomas demonstram células endoteliais que proliferam rapidamente com mitoses freqüentes e a presença de células mastócitas.

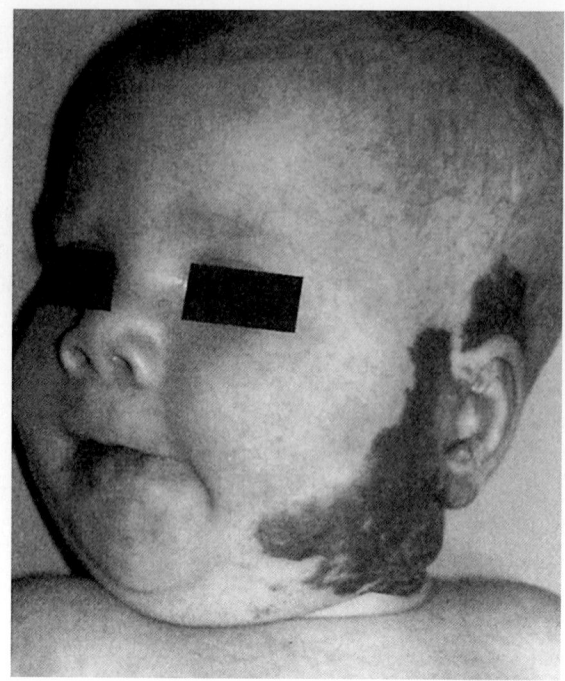

Figura 53.1

Hemangioma cavernoso da bochecha de uma criança. A lesão brotou e ocorreu estridor, devido ao hemangioma subglótico. Ambas as lesões regrediram espontaneamente sem tratamento formal.

Os hemangiomas podem afetar tanto as superfícies cutâneas da cabeça e do pescoço como também as superfícies mucosas (Fig. 53.2). Os neonatos com hemangiomas cutâneos que se apresentam com sofrimento respiratório ou estridor podem ter uma lesão subglótica ou laríngea (Fig. 53.3). Essas lesões são submucosas, moles e compressíveis e geralmente são localizadas na subglote póstero-lateral esquerda. Em razão de a mucosa sobrejacente ser normal, o hemangioma pode não ser da coloração usual vermelha ou rosa, tão característica das lesões cutâneas. Aproximadamente metade das crianças com hemangiomas laríngeos possui um hemangioma cutâneo associado. Nos adultos, quando um hemangioma laríngeo é diagnosticado, a lesão geralmente está localizada na supraglote. A rouquidão é o sintoma mais comum; o sangramento e o comprometimento respiratório são menos comuns (2). Os hemangiomas supraglóticos podem ser manejados com terapia corticosteróide sistêmica, terapia corticosteróide intralesional, ressecção a *laser* de CO_2, traqueotomia, interferon, laringotraqueoplastia, ou eles podem simplesmente ser observados (3).

Muitos hemangiomas que pareciam estáveis inicialmente podem tornar-se proliferativos com a idade. Em geral, entretanto, uma fase de crescimento rápido desses tumores é quase sempre seguida pela involução gradual. Um período inicial de observação é recomendado para a maior parte dos hemangiomas localizados. Os membros da família podem pressionar o cirurgião quando o tumor está crescendo agressivamente apenas para perceber que, com o tempo, o tumor encolhe gradualmente. As indicações para a intervenção precoce incluem lesões extensas, ulcerativas, ou grosseiramente desfigurantes; bloqueio do campo visual por um hemangioma grande ao redor das pálpebras; compressão auditiva bilateral com resultante perda da audição; ou evidência de comprometimento da via aérea. Tumores com fluxo vascular elevado podem levar à falha elevada do débito cardíaco e podem requerer tratamento imediato.

As opções terapêuticas incluem excisão cirúrgica, porém isso é raramente utilizado por causa do tamanho grande do tumor e a desfiguração resultante. A exérese cirúrgica das lesões com fluxo elevado pode ser complicada pela hemorragia ameaçando a vida. Várias formas de *laser* têm sido utilizadas de maneira

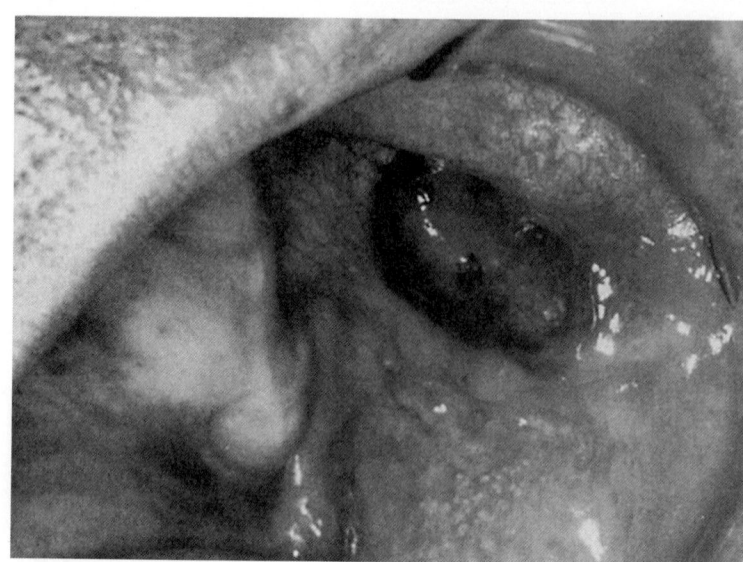

Figura 53.2

Hemangioma cavernoso da mucosa bucal. O paciente estava preocupado com a malignidade. A lesão foi excisada.

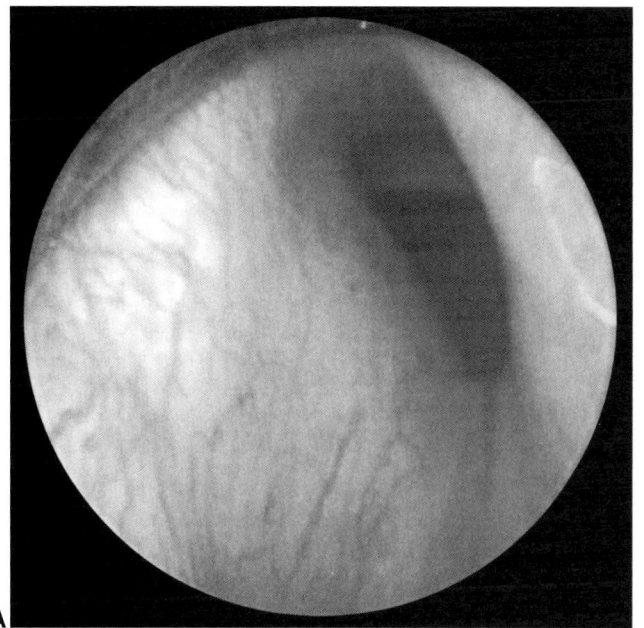 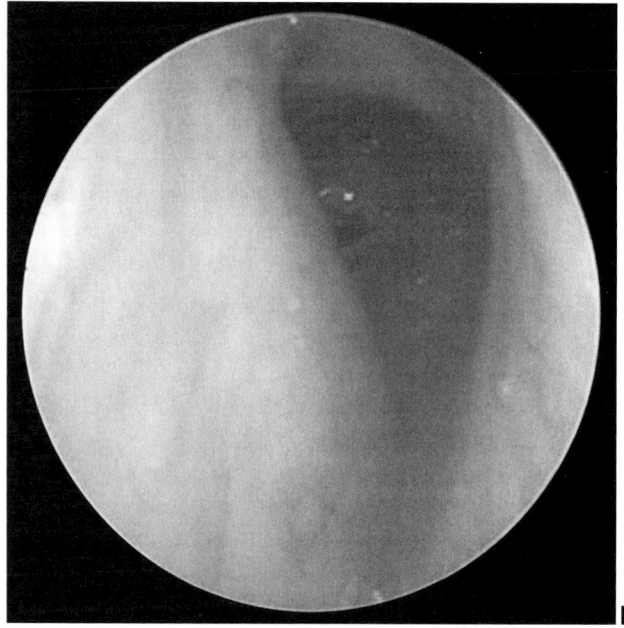

Figura 53.3

A: Criança com um hemangioma subglótico resultando no comprometimento da via aérea. **B:** Mudança em poucas semanas após a terapia esteroidal intralesional. A traqueotomia/excisão aberta foi evitada porque a lesão se contraiu substancialmente após o tratamento. (Cortesia das imagens de David L. Mandell, MD, Children's Hospital of Pittsburgh, Pittsburgh, PA.)

bem-sucedida para extirpar ou desgastar os hemangiomas. Os hemangiomas com componentes tanto superficiais como profundos, ou lesões grandes, com freqüência, requerem terapia combinada com *laser* e ressecção cirúrgica. O momento da intervenção depende da história clínica e do estado do hemangioma. Lesões residuais após a involução podem ser excisadas, e qualquer cicatriz residual pode ser revisada para melhorar a cosmética.

Os corticosteróides intralesionais ou sistêmicos podem reduzir o crescimento rápido, porém um efeito de rebote pode ocorrer quando a medicação é interrompida. Complicações sistêmicas limitam a utilização de altas doses ou a utilização a longo prazo dos corticosteróides. A terapia de corticosteróide tipicamente se estende por um curso de 3 a 4 semanas, com diminuição gradual dentro de 8 semanas. Pacientes que não respondem ao tratamento inicial com corticosteróides raramente se beneficiam da terapia esteroidal adicional. Esses pacientes podem ser tratados com interferon, seja o interferon alfa-2a ou o alfa-2b (4,5). A maior parte dos pacientes recebendo doses subcutâneas diariamente de interferon alfa-2a está associada a um índice elevado de sucesso e baixo índice de recidiva após a descontinuidade da terapia. O interferon alfa-2a, entretanto, está associado a efeitos colaterais sistêmicos que incluem elevação da enzima do fígado, falência renal, supressão da medula óssea e déficits de marcha, postura e motores finos. A escleroterapia intralesional tem sido largamente abandonada por causa das preocupações em relação à cicatrização do sítio local e de tecido adjacente e dos efeitos inconsistentes nos hemangiomas proliferativos.

Manchas Vinho do Porto (Nevus Flammeus)

Embora com freqüência classificado como um hemangioma intradérmico, a histologia e a apresentação clínica do *nevus flammeus*, mais apropriadamente, o coloca no grupo da malformação vascular. O exame microscópico mostra que o *nevus flammeus* contém vasos com revestimento endotelial maduro e não hipercelularidade (6). O *nevus flammeus* está presente ao nascimento, cresce proporcionalmente com outras estruturas e raramente prolifera (1). Sua associação com nervos sensoriais, particularmente o nervo trigêmeo, é um fenômeno bem reconhecido. As manchas vinho do Porto inicialmente se apresentam como lesões róseas, achatadas e agudamente demarcadas, porém mais tarde tornam-se nodulares e desenvolvem uma coloração vermelho mais escura ou púrpura (6,7). O tratamento aponta para a melhora cosmética, para a qual excisão cirúrgica, tatuagem, camuflagem com cosméticos e outras técnicas múltiplas têm sido relatadas (6,8). A terapia a *laser* (utilizada principalmente na Europa) parece ser efetiva nos casos selecionados (9). Da mesma forma que o hemangioma, a associação do *nevus flammeus* a várias síndromes precisa ser considerada.

Malformações Vasculares

Mulliken e Glowacki classificaram os tipos diferentes de malformações vasculares de acordo com os tipos de vasos envolvidos pela lesão, ou seja, arterial, arteriovenosa, venosa, capilar e linfática. Pela definição, todas as malformações vasculares estão presentes ao nascimento. Elas podem manifestar a si mesmas em diferentes estádios da vida, entretanto, como resultado da ectasia vascular causada por traumatismo, sepse ou alterações endocrinológicas. As malformações vasculares não exibem uma tendência de gênero. As malformações vasculares não possuem uma fase proliferativa, porém elas crescem com a idade e podem sofrer involução espontânea. A histoanálise revela células endoteliais, achatadas, de aparência normal, com vasos ectásicos.

As malformações vasculares podem ser divididas nas variedades de baixo fluxo e alto fluxo. As malformações linfáticas, as quais são lesões de baixo fluxo, são moles à palpação. As lesões de alto fluxo, as quais são firmes à palpação e com freqüência mostram pulsação palpável, são quentes ao toque. A cirurgia pode ser necessária para melhorar a cosmética e evitar traumatismo psicossocial para a criança. As lesões venosas e capilares de baixo fluxo podem ser tratadas com terapia de *laser* (superficial ou intersticial) e algumas podem ser tratadas com cirurgia como a única modalidade. As lesões de alto fluxo podem ser manejadas com embolização seguida pela ressecção cirúrgica (5) (Fig. 53.4). A angiografia intralesional e a embolização utilizando agentes esclerosantes ou permanentes têm mostrado resultados promissores (5).

Linfangioma

O linfangioma é uma malformação vascular que envolve os vasos linfáticos. Sua apresentação clínica varia, porém tipicamente consiste de pápulas múltiplas na pele ou membranas mucosas ou um edema indolor que pode lembrar um linfoma na consistência (6,10). Os linfangiomas de cabeça e pescoço são mais comumente encontrados no pescoço e superfícies mucosais da cavidade oral, particularmente a língua. Eles podem causar deformação passiva do esqueleto facial por causa de seu padrão de crescimento. Um linfangioma sempre se estende além de sua extensão clínica. A imagem de ressonância magnética (RM) e, para um grau mais baixo, o ultra-som ajudam a definir melhor a extensão verdadeira e o envolvimento das estruturas adjacentes (11).

Os tratamentos múltiplos têm sido recomendados para os linfangiomas, incluindo ressecção cirúrgica, agentes esclerosantes, corticosteróides intralesionais e sistêmicos, e terapia de ablação a *laser*. Bardach (10) elaborou uma técnica para a ressecção de tumores grandes da língua anterior utilizando suturas circunferenciais (Fig. 53.5). O linfangioma é isolado com suturas absorvíveis para então isolar a porção protrudente da língua ou de outras estruturas. A perda de sangue é mínima, e a cicatrização não é um problema por causa do rico suprimento de sangue.

Angiofibroma Juvenil

O angiofibroma juvenil (AJ) se desenvolve exclusivamente nos adolescentes masculinos e geralmente se apresenta com epistaxe, obstrução nasal, ou ambos. Efusão da orelha média unilateral, proptose, diplopia, edema da bochecha com ou sem dor, ou sinusite devem alertar o médico para a possibilidade desse diagnóstico e a necessidade de exame endoscópico nasal. Histologicamente, a AJ consiste de canais vasculares múltiplos circundados por tecido conectivo fibroso. Origina-se na sutura basoesfenoidal imediatamente superior ao forame esfenopalatino e pode se estender para a coana posterior, a fossa pterigopalatina, a fossa infratemporal, e seguindo vias pré-formadas, a órbita, e ocasionalmente a cavidade craniana.

O exame físico dos pacientes com suspeita de AJ deve incluir um exame de nervo craniano completo e uma avaliação endoscópica da cavidade nasal e nasofaringe. Tipicamente, o angiofibroma aparece como uma massa polipóide lisa, avermelhada. O exame otoscópico pode demonstrar uma efusão da orelha média ou uma membrana timpânica retraída secundária à disfunção da tuba auditiva. Uma varredura de tomografia computadorizada (TC) define a arquitetura óssea do trato sinonasal e a base do crânio e é a avaliação de imagem preferida. A utilização de meios de contraste durante a imagem proporciona uma descrição exata da vascularização e do estádio do tumor. Sua aparência é tão característica que a biopsia raramente é necessária para corroborar o diagnóstico. A RM complementa a TC nos casos de extensão intracraniana, intra-orbital ou infratemporal. A RM define melhor as interfaces do tumor com o tecido mole circunvizinho e ajuda a diferenciar o tumor de mucosa edematosa e secreções sinonasais retidas (Fig. 53.6). A biopsia é necessária apenas nos casos que se apresentam com crescimento rápido ou com um padrão de extensão atípico.

A biopsia pode ser necessária para diferenciar AJ de lesões como rabdomiossarcoma ou neuroblastoma olfatório, que podem ter uma apresentação clínica similar. Geralmente, não é necessária a biopsia para esses tumores. Na hipótese de a imagem pré-operatória em combinação com uma história exata e exame físico serem inconclusivos, entretanto, uma biopsia incisional pode ser necessária. O cirurgião deve antecipar sangramento significativo; assim, é seguro realizar a biopsia na sala de cirurgia, com o paciente sob aneste-

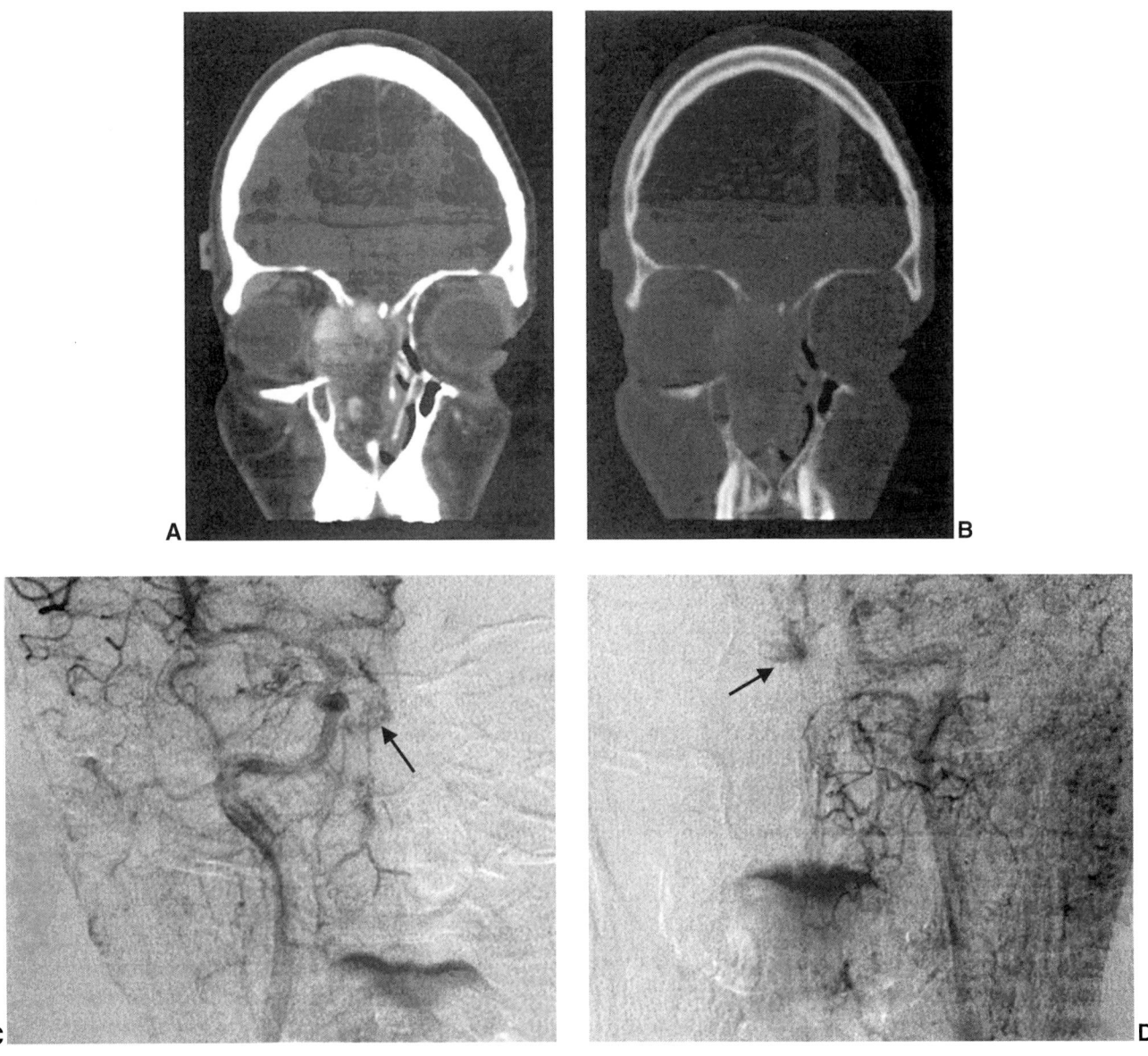

Figura 53.4

Malformação vascular da base do crânio em um paciente de 24 anos de idade que se apresentou com epistaxe extensa. **A, B** mostram as imagens da tomografia computadorizada (*TC*) com o tecido mole e os algoritmos ósseos, respectivamente. A destruição da base do crânio e da parede orbital medial está aparente. **C, D** mostram as imagens da angiografia; a *seta* aponta para a vermelhidão vascular da lesão. Não foram identificados vasos de alimentação dominantes para a embolização. Esta lesão foi ressecada através de uma abordagem endoscópica.

sia endotraqueal geral. Se for encontrado sangramento, o eletrocautério pode ser útil para obter a hemostasia. Alternativamente, curativo anterior ou posterior do nariz pode ser necessário para controlar o sangramento do tumor.

A arteriografia delineia o suprimento vascular, entretanto não é necessária para confirmar o diagnóstico; assim sua principal indicação é para proporcionar os meios para a embolização pré-operatória. Mais comumente, os vasos de alimentação surgem a partir do sistema da artéria carótida externa (artérias maxilar interna e faríngea ascendente), porém a artéria carótida interna pode contribuir para o suprimento de sangue de tumores grandes ou para aqueles que possuem extensão intra-orbital ou intracraniana. Lesões grandes, ou aquelas que abordam a linha média, podem receber suprimento de sangue a partir dos vasos contralaterais. Portanto, a angiografia deve incluir os sistemas carotídeos interno e externo bilateralmente. A embolização dos vasos pertinentes é completada em um estádio único.

A embolização traz o risco de embolização cerebral por causa da presença de anastomoses que conectam os sistemas carotídeos interno e externo. A perda

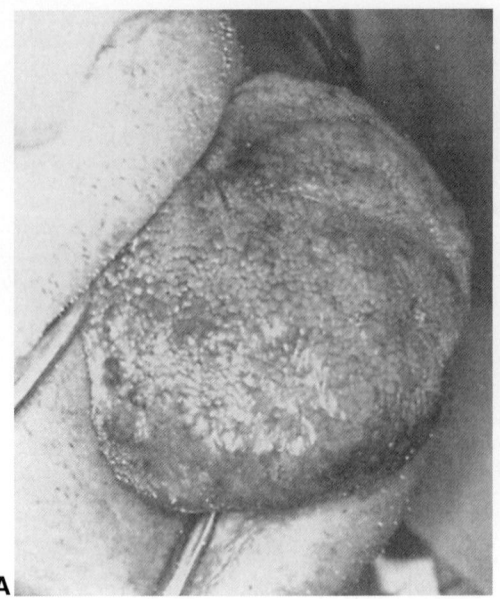
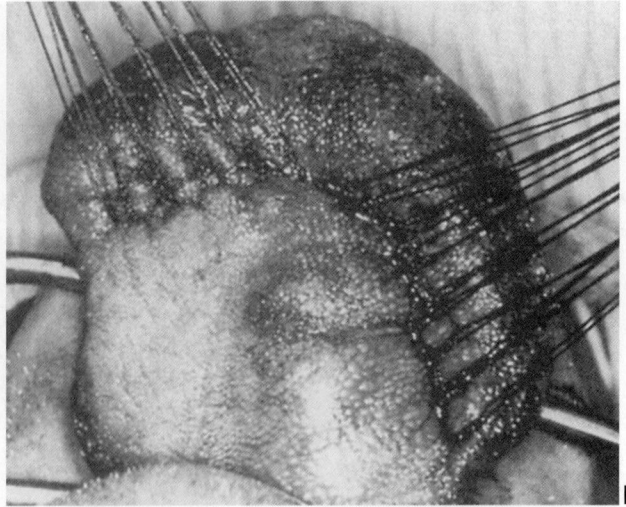
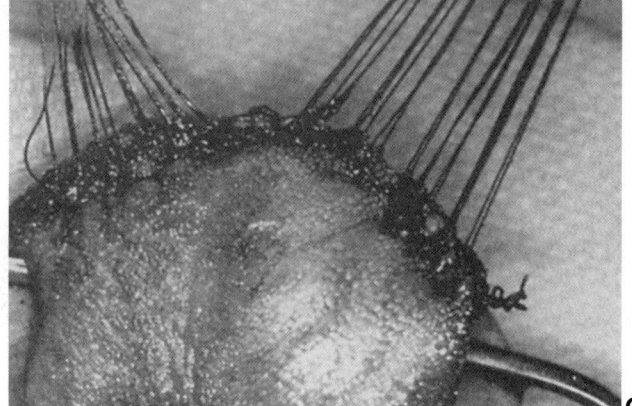

Figura 53.5
A: Hemangioma-linfangioma da língua.
B: Isolamento da língua anterior com suturas hemostáticas. **C:** O hemangioma-linfangioma foi ressecado com perda mínima de sangue, em razão do efeito hemostático das suturas.

visual pode resultar de embolização acidental da artéria oftálmica. A cirurgia idealmente segue a embolização dentro de 24 horas para tirar vantagem do efeito hemostático máximo e evitar a reação inflamatória produzida pela embolização.

A cirurgia é a pedra fundamental da terapia para o AJ. A irradiação e a quimioterapia devem ser consideradas, entretanto, para os pacientes candidatos ruins ou que possuem AJ com extensão intracraniana extensa. A abordagem cirúrgica depende do estadiamento do tumor. As opções comumente utilizadas incluem abordagem transnasal endoscópica, abordagem transpalatal e abordagem transmaxilar, com ou sem desenluvamento facial. Mais recentemente, as técnicas endoscópicas têm sido desenvolvidas para abordar os tumores (12,13) bem definidos e de tamanho moderado. Isso proporciona ao paciente um resultado cosmético superior e minimiza a morbidade que pode acompanhar uma abordagem externa.

Tumores Generalizados

A categoria de tumor generalizado dos tumores vasculares benignos de cabeça e pescoço inclui doenças como a angiomatose e o higroma cístico, as quais estão estreitamente relacionadas ao linfangioma (Fig. 53.7). O higroma cístico consiste de massas indolores cobertas pela pele normal que está presente ao nascimento ou que aparece no início da infância. O higroma cístico do triângulo posterior do pescoço tem sido associado a hidropsia fetal, síndrome de Turner, aneuploidia cromossômica, outras malformações congênitas e morte fetal. Em vista dessa associação, a análise genética está indicada quando um bebê nasce com higroma cístico (14). Os higromas císticos aumentam gradualmente e nunca involuem. Eles possuem infiltração extensa, que se estende além dos limites clínicos aparentes; portanto, a TC ou a RM geralmente são recomendadas para delinear a extensão da lesão. A terapia principal para o higroma cístico é a excisão cirúrgica completa. Se o tumor estiver intimamente associado a estruturas vitais, a excisão máxima poupando essas estruturas é recomendada. As recidivas não são incomuns e a intervenção cirúrgica repetida pode ser requerida. Uma discussão pré-operatória detalhada acerca dessa possibilidade, como parte do consentimento informado, é prudente. A avaliação de seguimento cuidadosa e a RM pe-

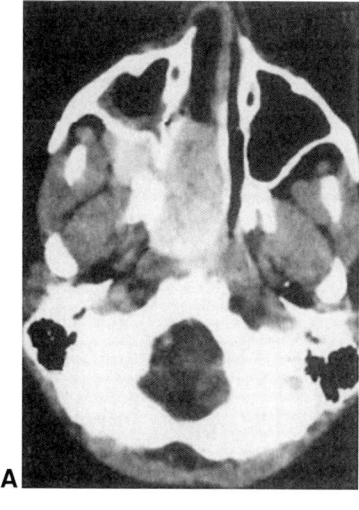
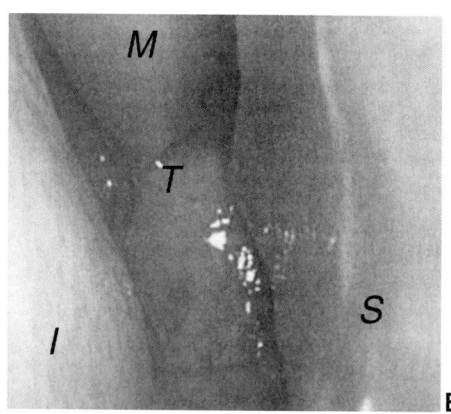
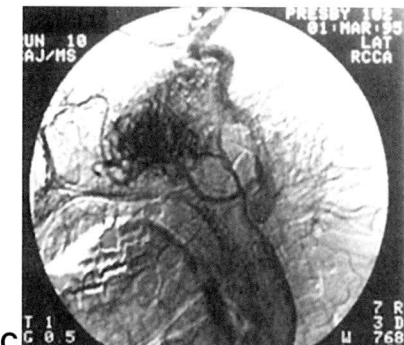
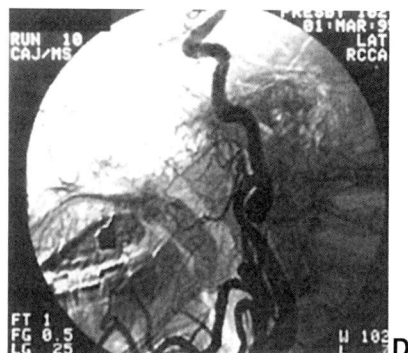
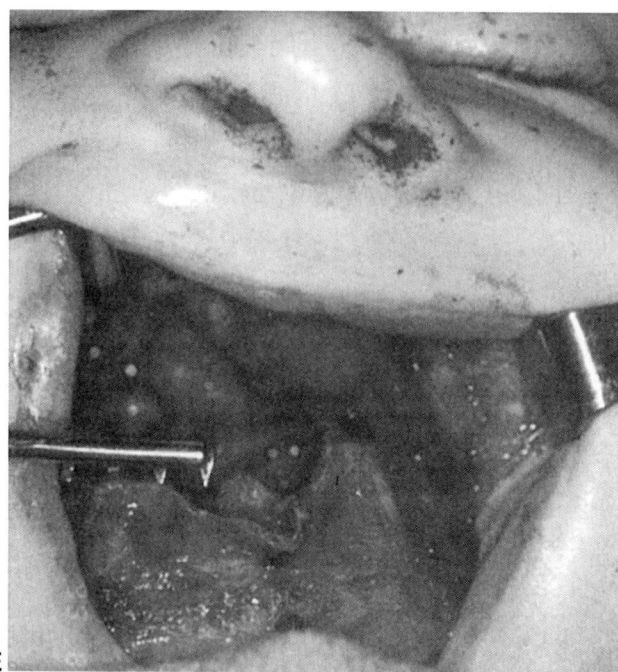

Figura 53.6

A: Varredura de tomografia axial computadorizada ao nível do seio maxilar mostra angiofibroma nasofaríngeo ocupando a cavidade nasal direita. O ponto de origem da placa pterigóidea medial direita é visível. **B:** Vista endoscópica da lesão na cavidade nasal direita. S, septo nasal; I, turbinado inferior; M, turbinado médio; T, tumor. **C:** Angiografia de subtração lateral mostra vermelhidão vascular do angiofibroma nasofaríngeo originado a partir dos ramos terminais da artéria maxilar interna.
D: Angiografia de subtração lateral após a embolização do angiofibroma para reduzir seu suprimento de sangue. Tanto a angiografia diagnóstica como a embolização foram executadas na mesma sessão. **E:** Ressecção do angiofibroma através de uma incisão de desenluvamento facial, com uma osteotomia de LeFort I.

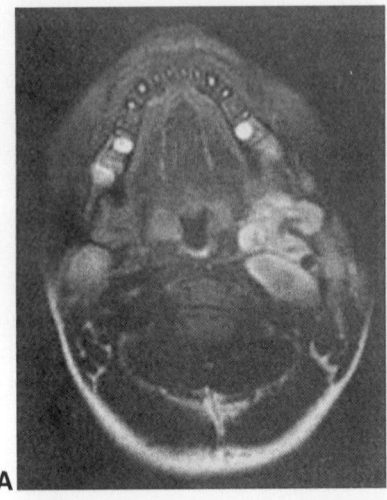
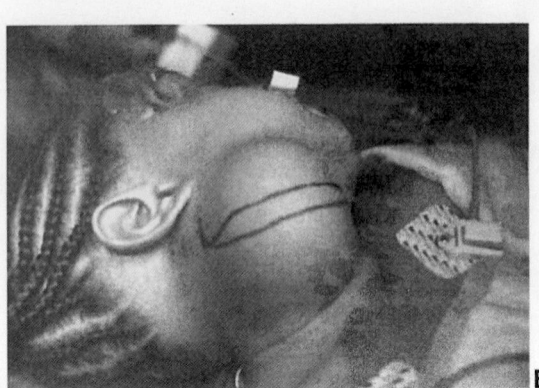
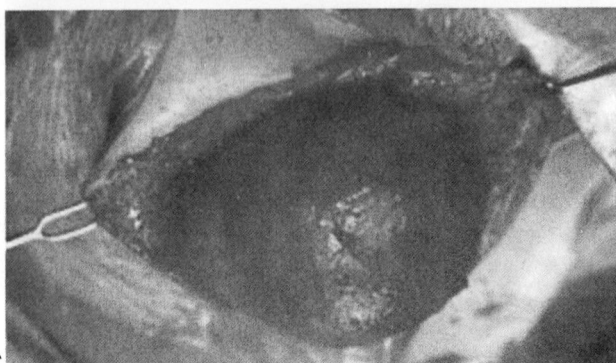

Figura 53.7

A: Varredura de imagem de ressonância magnética mostra higroma cístico do espaço submandibular esquerdo. **B:** Fotografia pré-operatória de outro paciente com higroma cístico submandibular. **C:** Fotografia intra-operatória mostrando a dissecação da massa da glândula submandibular. (Cortesia das imagens de David L. Mandell, MD, Children's Hospital of Pittsburgh, e Barton F. Branstetter IV, MD, University of Pitttsburgh Medical Center, Pittsburgh, PA).

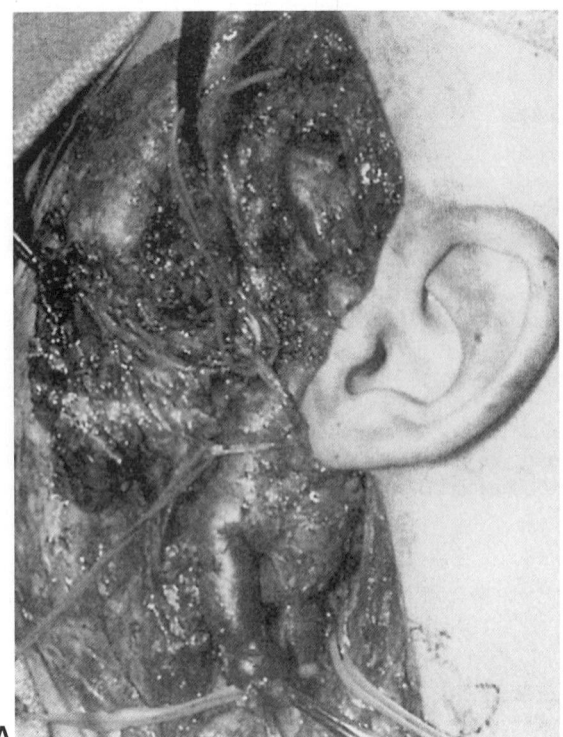
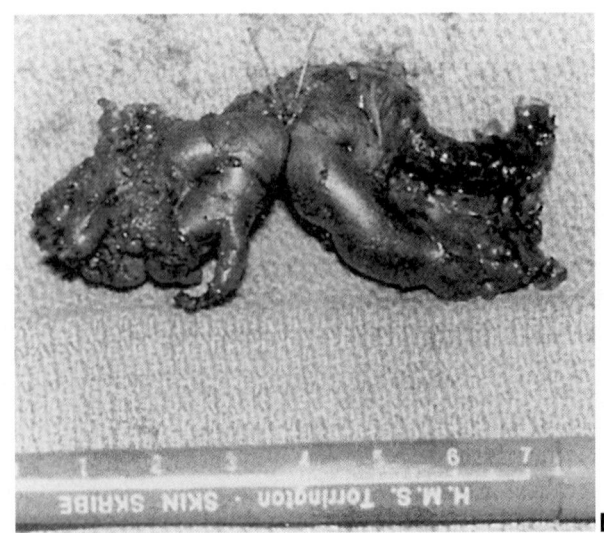

Figura 53.8

A: Malformação arteriovenosa da bochecha. Este paciente tinha sintomas de falha cardíaca de alto débito causada pela quantidade de fluxo de sangue através da lesão. Dilatação marcada dos ramos da artéria carótida externa é evidente. O nervo facial foi dissecado. **B:** Espécime ressecado.

riódica podem identificar uma recidiva precoce, facilitando a reexcisão cirúrgica e minimizando os déficits cosméticos e funcionais.

Tumores Inflamatórios

Os tumores inflamatórios incluem o granuloma piogênico e o granuloma *gravidarum*. Essas lesões parecem se desenvolver como uma resposta exagerada a traumatismo relativamente menor. A excisão simples geralmente é curativa, embora uma excisão plana seguida pela fotocoagulação a *laser* da base pareça uma alternativa efetiva (15). Para os hemangiomas septais, os quais estão com freqüência baseados amplamente, a ressecção pode ser necessária para incluir o pericôndrio da cartilagem septal.

Fístula Arteriovenosa ou Aneurisma

A fístula arteriovenosa (AV) ou aneurisma (malformação vascular) tipicamente se manifesta como uma massa pulsátil, não dolorosa e pode aparecer com ou sem história de traumatismo. A desfiguração pode ser produzida pelo alargamento facial gradual causado pelas malformações arteriovenosas grandes (Fig. 53.8). A extensão de uma malformação AV determina sua apresentação clínica inicial. Alguns pacientes possuem um frêmito ou apenas sopro, porém nas fístulas AV grandes pode ser produzida uma falha cardíaca de alto débito. A excisão cirúrgica é curativa, porém muitas lesões são inacessíveis ou associadas a morbidade inaceitável. Da mesma forma, a embolização dessas lesões pode não ser prudente por causa do fluxo vascular elevado. A angiografia intervencional e a oclusão por balão podem ser necessárias.

Telangiectasias

Na região de cabeça e pescoço, as telangiectasias de significância clínica estão mais comumente associadas a telangiectasia hemorrágica hereditária (THH) ou doença de Osler-Weber-Rendu. Esse transtorno é transmitido de maneira autossômica dominante; assim, ele afeta ambos os gêneros igualmente. O diagnóstico da THH requer a presença de uma tríade de características: lesões telangiectásicas, herança da doença e hemorragia a partir das lesões. A epistaxe é a marca dessa doença, porém o sangramento oral é um componente comum e importante. As lesões cutâneas e mucosas com freqüência se desenvolvem no início da juventude, manifestando os problemas durante a segunda e a terceira décadas de vida. As telangiectasias são comuns sobre a pele facial, particularmente as bochechas, e menos comumente atingem o escalpo, os dedos, as orelhas, os dedos dos pés e os leitos ungueais. O manejo das lesões intranasais é baseado na redução do número de telangiectasias ou ocluindo a cavidade nasal para eliminar os efeitos dissecantes do fluxo de ar. Os procedimentos mais bem-sucedidos para as telangiectasias septais são a oclusão nasal e a dermoplastia septal. A dermoplastia septal é tecnicamente difícil, e as revisões podem ser necessárias. A oclusão do nariz por uma capa local é efetiva, porém pouco aceita pelos pacientes. a oclusão temporária com uma esponja ou tamponamento com bola de algodão é uma técnica simples e útil. O tratamento a *laser* repetido é de efetividade variável, porém com freqüência é o tratamento inicial preferido. Outros tratamentos (p. ex., utilização de cremes contendo estrogênio ou outros hormônios) podem ter alguma efetividade.

TUMORES MALIGNOS

Os tumores vasculares malignos são extremamente raros. O angiossarcoma, o sarcoma de Kaposi, o paraganglioma maligno e o hemangiopericitoma maligno são tumores vasculares malignos reconhecidos. As duas últimas categorias, entretanto, são geralmente tumores benignos que podem ser potencialmente malignos, embora seu curso seja altamente variável.

Angiossarcoma

O angiossarcoma é um tumor maligno extremamente raro das células endoteliais vasculares (16). Ele se apresenta predominantemente no escalpo, embora o pescoço, a boca e o antro possam ser afetados naquela ordem e freqüência. Os angiossarcomas mais comumente ocorrem durante a parte média de vida, porém podem emergir nos extremos de idade (Fig. 53.9). Em geral, estas são neoplasias de crescimento rápido, embora possam se apresentar com um começo insidioso associado a sintomas mínimos. O curso clínico após o diagnóstico é relativamente rápido. Menos de 50% dos pacientes são curados pela excisão cirúrgica, e aqueles que morrem geralmente o fazem dentro de 3 anos após o diagnóstico. A radioterapia oferece algum paliativo. A identificação exata das margens da neoplasia é particularmente difícil para o médico. Em razão de o tumor consistir de vasos de sangue, ele é difícil também para o patologista. Com freqüência, isso resulta em uma ressecção incompleta.

Hemangiopericitoma

Hemangiopericitomas surgem a partir dos hemangiopericitos, os quais são células mioepiteliais do sistema capilar. O sistema musculoesquelético e a pele são os locais de origem mais freqüentes. O hemangiopericitoma precisa ser observado como uma neoplasia imprevisível com potencial maligno (16). Os tumores podem ser parcial ou completamente encapsulados, porém os

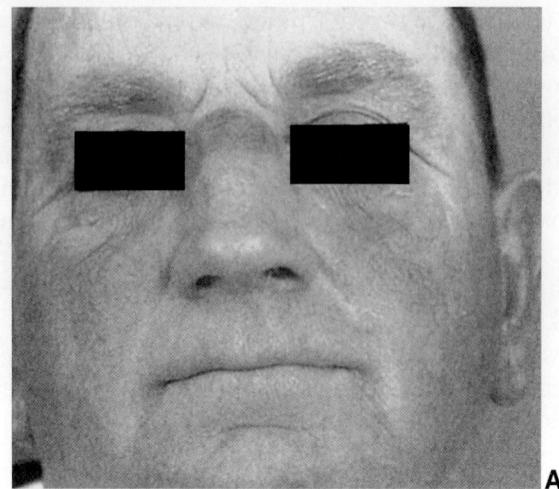
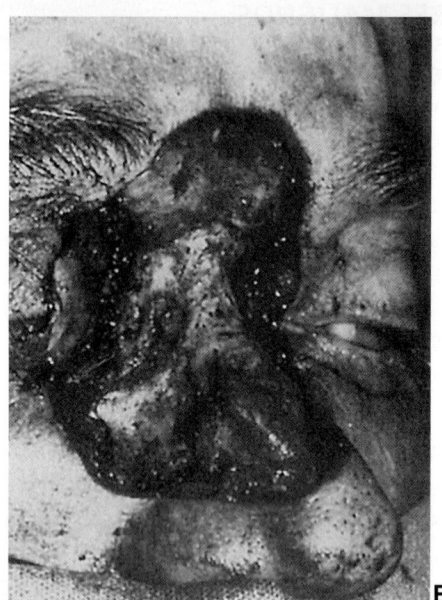
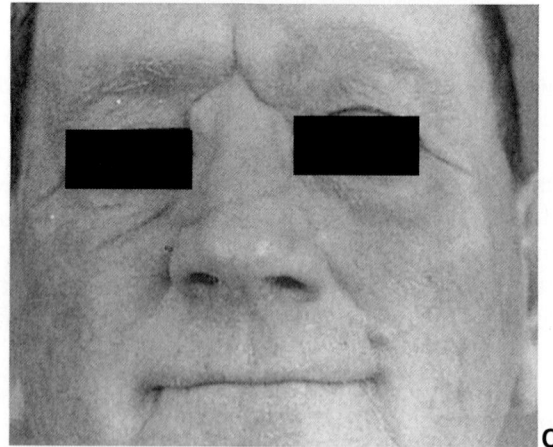

Figura 53.9

A: Angiossarcoma do dorso nasal. **B:** Extensão da ressecção por meio de excisão controlada micrográfica. Tumor estendido para cada canto medial além de para a glabela. **C:** Resultado após a reconstrução com um retalho mediano da testa.

tumores agressivos podem manifestar infiltração grosseira e ter um caráter hemorrágico, friável. O tratamento é a excisão cirúrgica ampla com vigilância cuidadosa obrigatória. A radioterapia oferece um paliativo, porém não é recomendada como parte do tratamento inicial, a menos que margens positivas ou lesões não ressecáveis sejam aparentes.

Sarcoma de Kaposi

O sarcoma de Kaposi é mais comum entre os pacientes com síndrome de imunodeficiência adquirida. Clinicamente o sarcoma de Kaposi se apresenta como uma lesão pigmentada, não prurídica, indolor, achatada ou nodular em qualquer pele ou mucosa na região da cabeça e do pescoço. As lesões com freqüência são púrpura entre as pessoas brancas e quase negras entre as pessoas negras com pigmentação mais escura. As lesões cutâneas provocam, principalmente, uma preocupação cosmética, porém as lesões mucosas do trato aerodigestório superior com freqüência causam problemas funcionais relacionados com dor, sangramento e obstrução. O tratamento é adaptado em direção ao tratamento do transtorno imunossupressivo subjacente, o qual é o fator prognóstico mais importante. O tratamento local é feito para melhorar o controle local, reduzir os sintomas e melhorar a cosmética. A radioterapia e a quimioterapia, as quais são tratamentos locais efetivos, estão associadas a morbidade significativa. Injeção intralesional de vimblastina, interferon, crioterapia e excisão a *laser* podem ser úteis no manejo dos tumores pequenos (17). A terapia sistêmica está indicada para os pacientes com doença visceral sistêmica ou pulmonar, ou para aqueles com extenso envolvimento mucocutâneo (> 10 novas lesões em 1 mês). A pedra fundamental do tratamento sistêmico atual está nas antraciclinas lipossomais (doxorrubicina ou daunorrubicina) com ou sem terapia de combinação (vimblastina, bleomicina). A etoposida sistêmica e o paclitaxel também têm sido utilizados (17).

Paraganglioma

Os paragangliomas são tumores neuroendócrinos derivados a partir dos paragânglios extra-adrenais do sistema nervoso autonômico. Os paragânglios tendem a se distribuir simétrica e segmentarmente. Cada paragânglio de cabeça e pescoço é composto de dois tipos de células: células-chefes armazenando grânulos e células-satélites de Schwannlike. Os paragânglios de cabeça e pescoço e do mediastino superior quase lembram os corpos carotídeos e, tipicamente, estão relacionados com vascularização arterial e nervos cranianos. Alguns paragânglios branquioméricos, incluindo os corpos carotídeo e aórtico, medeiam os reflexos quimiossensoriais e são sensitivos para as alterações no pH e na tensão de oxigênio arterial.

Na região de cabeça e pescoço, o tecido paragangliônico é distribuído no arco aórtico, no paragânglio laríngeo superior e inferior, no corpo carotídeo, no corpo vagal e na região jugulotimpânica (Fig. 53.10). Os paragânglios também ocorrem na região nasal posterior e na órbita. Em geral, os tumores do corpo carotídeo são os paragangliomas mais comuns na cabeça e no pescoço, seguidos em ordem pelos tumores das áreas jugulotimpânica, intravagal, laríngea, nasal, nasofaríngea e orbital. Uma incidência definida da multicentricidade e da distribuição familiar é encontrada. A incidência da bilateralidade e da multicentricidade desses tumores aumenta de cerca de 3% normalmente para 26% entre as pessoas com distribuição familiar (18).

Os paragangliomas familiares contribuem para 10% a 15% dos casos. Eles são freqüentemente múltiplos e bilaterais e são detectados em idade precoce. O gene para o paraganglioma familiar tem sido identificado como o *PGL1* e está no lócus 11q23. Esse gene é transmitido em um padrão autossômico dominante com impressão genômica. Homens afetados possuem uma chance de 50% de ter uma criança afetada, porém as mulheres irão apenas passar o gene inativado para a próxima geração.

Grosseiramente, os paragangliomas parecem com massas polipóides agudamente demarcadas com uma consistência "emborrachada". Sob a microscopia luminosa, as células do paraganglioma formam bolas de células diferentes, Zellballen, que são separadas uma das outras pelo estroma fibrovascular. As células do tumor geralmente são homogêneas na sua aparência, e polimorfismo nuclear, atividade mitótica, e necrose são raros.

Os paragangliomas são comumente encontrados incidentalmente durante um exame físico de rotina. Uma história familiar cuidadosa dos tumores de cabeça e pescoço deve fazer parte da avaliação inicial. É crítico para o exame físico um exame detalhado dos nervos cranianos e otológico. Os paragangliomas podem ser bioquimicamente ativos e 1% a 3% deles podem secretar catecolamina. A testagem bioquímica é recomen-

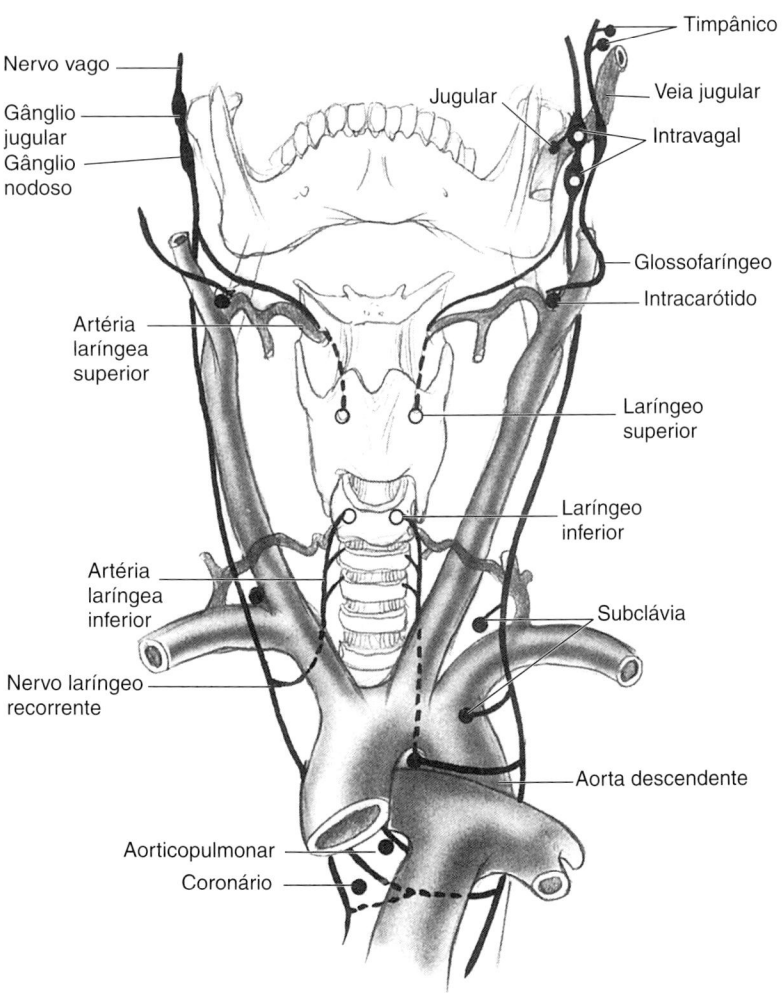

Figura 53.10

Distribuição e localização do paraganglioma na cabeça e no pescoço.

dada para aqueles pacientes que se apresentam com sintomas. A avaliação e o diagnóstico incluem TC, RM e, para alguns pacientes, TC ou arteriografia por RM e venografia. A RM com contraste, a modalidade de imagem inicial de escolha para avaliar os paragangliomas, define os limites do tecido mole e as características vasculares do tumor propriamente dito. A varredura por TC de alta resolução com contraste é uma alternativa razoável para a imagem inicial dos tumores ou pode ser utilizada para definir melhor a anatomia óssea da base do crânio, orelha média e osso temporal lateral. A angiografia por ressonância magnética é não-invasiva e proporciona o mapeamento detalhado dos vasos envolvidos e identificação das neoplasias adicionais. A arteriografia intervencional permite a avaliação da circulação colateral, porém ela é indicada principalmente como um meio para a embolização pré-operatória.

Se a embolização deve ser realizada, a angiografia superseletiva é mais útil (19). A angiografia dos sistemas carotídeos interno e externo é importante para excluir tumores bilaterais. O escaneamento por *Indium* pentetreotida[111] tem sido utilizado para detectar paragangliomas familiares. Esse método utiliza um radionuclídeo que marca os receptores abundantes de somatostatina encontrados nos tumores paragangliônicos. Esse método também permite a detecção de tumores multifocais em outras partes do corpo. Telischi *et al.* (20) têm utilizado a cintigrafia por octreotida para detectar paragangliomas primários e concorrentes e sugerem que esse método pode ser útil no planejamento pré-operatório. Os achados de imagem são diagnósticos, e a biopsia geralmente é desnecessária.

Tumores do Corpo Carotídeo

Um corpo carotídeo normal mede 5 mm por 2,5 mm e está localizado na bifurcação da artéria carotídea comum. A maior parte dos paragangliomas do corpo carotídeo se manifesta como massas do pescoço assintomáticas, alargando lentamente, não macias, do pescoço ântero-lateral ao nível do osso hióide. Uma neuropatia craniana pode ser o achado apresentado.

Clinicamente, o tumor do corpo carotídeo pode produzir um ruído à ausculta e está livremente móvel em direção lateral, porém fixo em uma direção céfalo-caudal. Cerca de 10% dos tumores do corpo carotídeo se estendem na região perifaríngea para produzir uma massa na parede orofaríngea. O diagnóstico diferencial inclui aneurisma do sistema carotídeo e vagal ou neurilemoma da cadeia simpática. Um achado de imagem patognomônico é a ampliação da bifurcação carotídea por um tumor vascular bem definido (sinal de Lyre). A maior parte dos tumores do corpo carotídeo é clinicamente benigna, porém uma pequena porcentagem pode manifestar metástases regionais ou a distância e, através disso, são classificados como malignos. Como outros paragangliomas, não há características histológicas claras que determinem malignidade (18).

Os riscos de lesão arterial durante a ressecção elevam-se com o tamanho aumentado do tumor. A observação é uma alternativa razoável para os pacientes com tumores aparentemente estáveis, para o idoso e para aqueles nos quais a cirurgia pode estar associada à alta incidência de neuropatias craniais pós-operatórias. A radioterapia deve ser considerada para aqueles pacientes com tumores progressivos com altos riscos cirúrgicos. Mais recentemente, a radiocirurgia por faca gama tem sido utilizada para tratar os paragangliomas, porém seus resultados a longo prazo não estão ainda disponíveis (21).

O procedimento cirúrgico permite a identificação precoce e o isolamento da árvore vascular carotídea proximal e distal (Fig. 53.11). O potencial para a cirurgia de substituição vascular é considerado em cada caso. Um enxerto da veia safena ou material sintético pode ser utilizado para a reconstrução. A extremidade inferior é preparada, se a reconstrução vascular da artéria carótida interna for possível. Alternativamente, uma artéria temporal superficial para o *bypass* da artéria cerebral média pode ser usada. Um plano subadventício pode ser desenvolvido no qual o tumor do corpo carotídeo é removido a partir da bifurcação e da artéria carotídea interna. A artéria carotídea externa é sacrificada para mobilizar a margem inferior do tumor, na maior parte dos casos. Se o tumor for considerado maligno, a linfadenectomia regional em conjunção com a excisão pode ser realizada (Fig. 53.12). Se possível, os nervos cranianos são preservados, e cada tentativa é feita para deixar a árvore vascular intacta. A entrada não intencional na artéria é reparada, apenas se ela for uma lesão simples. O enxerto formal é requerido se um grande defeito deve ser coberto. Alguns pacientes toleram a ressecção da carótida sem reconstrução. A testagem de oclusão por balão pré-operatória durante a angiografia pode proporcionar informação importante. Alguns autores têm proposto a embolização pré-operatória em um esforço para minimizar a perda de sangue. A embolização, entretanto, pode levar a fibrose e atrasar o esvaziamento no plano subadventício. Ela não é utilizada rotineiramente na nossa instituição.

O índice de mortalidade para os tumores do corpo carotídeo é de aproximadamente 8%. A recidiva pós-tratamento é incomum, porém tem sido relatada em um índice de aproximadamente 10% entre aqueles observados ao longo de 26 anos. A operação precoce é desejável porque o procedimento pode ser menos extenso e geralmente melhor tolerado. A observação estreita com imagem repetida pode ser uma opção para uma pessoa idosa com um paraganglioma pequeno, assintomático.

Capítulo 53 ■ TUMORES VASCULARES DE CABEÇA E PESCOÇO | **945**

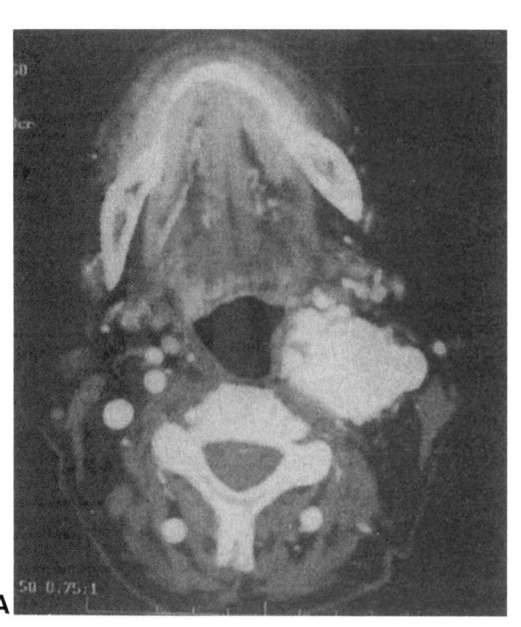
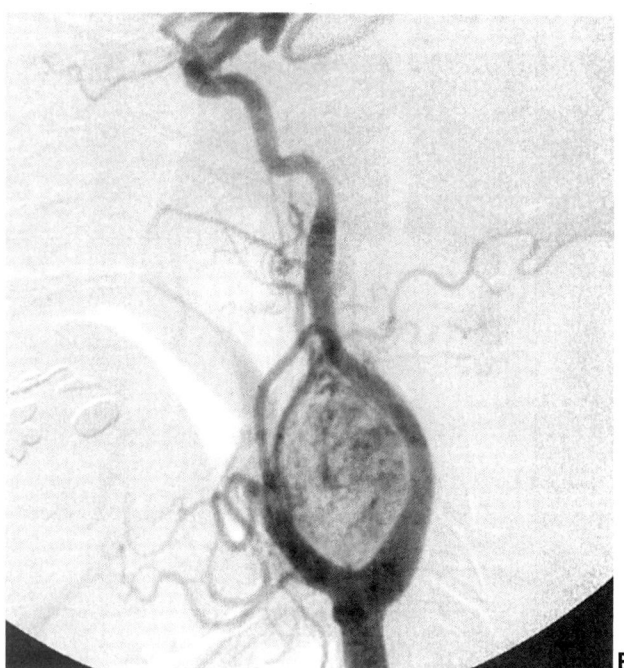
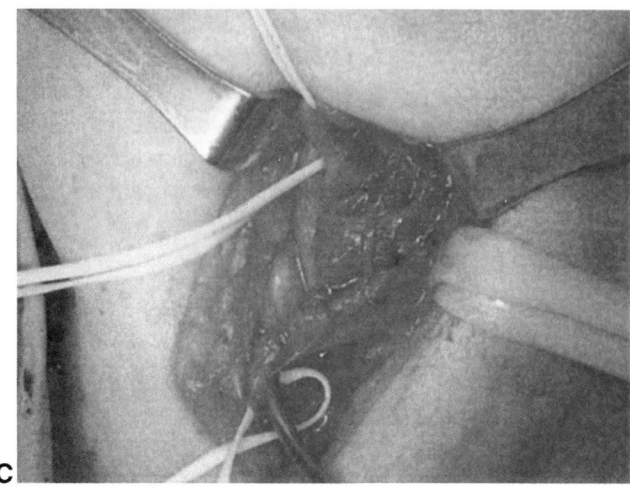
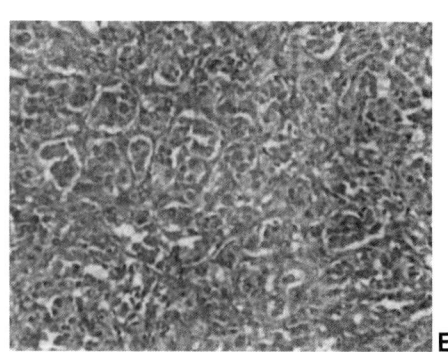
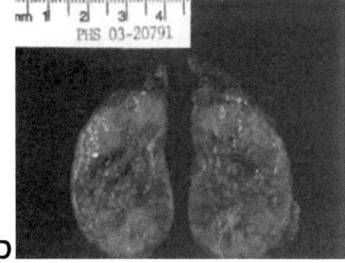

Figura 53.11

A: Contraste realçado por varredura de tomografia computadorizada (*TC*) mostrando um tumor do corpo carotídeo. **B:** Arteriografia carotídea anterior mostrando um tumor do corpo carotídeo na bifurcação carótida e deslocamento dos vasos carotídeos (sinal de Lyre). **C:** Fotografia intra-operatória mostra o tumor do corpo carotídeo. **D:** Fotografia demonstrando macroscopia do tumor. **E:** Secção histológica colorida com hematoxilina e eosina mostrando o Zellballen característico. (Ver também *Prancha* em *Cores*.)

Glomo Jugular

O juguloparaganglioma é conhecido também como tumor do glomo timpânico, tumor do corpo timpânico, glomo jugular, ou tumor da orelha do tipo corpo carotídeo. O paraganglioma é a neoplasia mais comum da orelha média e é o segundo após o neurilemoma na freqüência dos tumores envolvendo o osso temporal. Com freqüência, o paciente procura atenção médica por causa do tinido pulsátil ou perda da audição. Um achado típico na cavidade da orelha média é uma massa avermelhada além da membrana timpânica, embora não esteja sempre presente. Um bulbo jugular cavalgado alto ou artéria carótida exposta à orelha média pode mimetizar um tumor glomo jugular. Em geral, a localização anatômica do glomo jugular contribui para os sintomas relacionados à orelha média ou erosão da lesão na abóbada craniana.

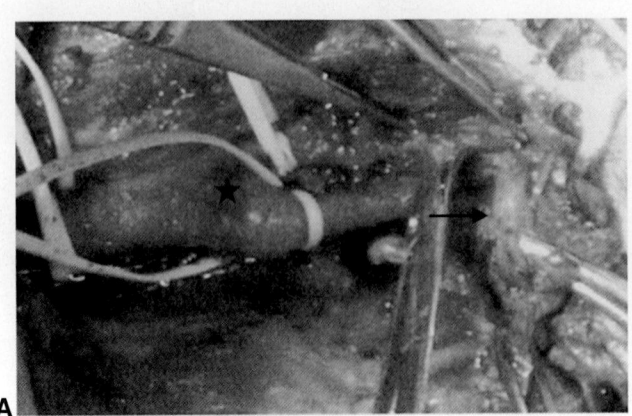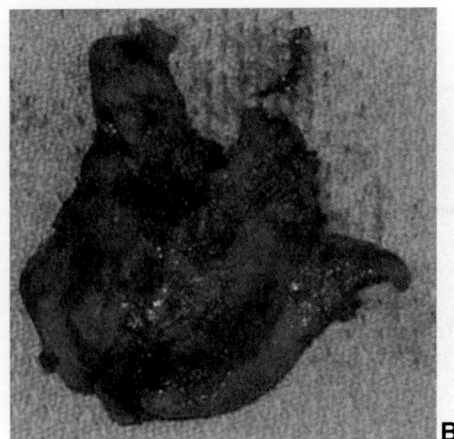

Figura 53.12
A: Tumor maligno do glomo vagal como evidenciado pelas metástases para os linfonodos cervicais. A remoção do tumor incluiu o esvaziamento de ambos os sistemas carotídeos do pescoço. A bifurcação carótida está marcada com um *asterisco*, e o tumor com uma *seta*. **B:** O tumor ressecado, o qual mede 4,5 cm no tamanho.

Como com o tumor do corpo carotídeo, seu suprimento de sangue e multicentricidade são verificados por TC e angio TC ou angio RM. A angiografia intervencional está reservada para aqueles pacientes que requerem embolização pré-operatória. Os procedimentos cirúrgicos são planejados para remover o tumor, preservar a audição e a função do nervo facial. A abordagem cirúrgica dirige-se para as rotas potenciais de disseminação do tumor a partir da área do bulbo jugular. Os passos cirúrgicos incluem o controle da artéria carótida interna (ACI) e a exposição ampla das margens do tumor, incluindo a remoção do tumor a partir da ACI e da fossa craniana posterior. Embora a cirurgia seja a pedra fundamental do tratamento, a radioterapia pode ter um papel paliativo no manejo da doença recidivada ou persistente e no tratamento dos pacientes com alto risco.

Paraganglioma Vagal

O paraganglioma vagal, ou tumor do corpo vagal, tipicamente surge a partir dos abrigos do tecido paragangliônico no interior do perineuro do nervo vago imediatamente abaixo ou ao nível do gânglio nodoso. Os paragangliomas vagais podem ser distinguidos dos tumores do corpo carotídeo (TCC) na medida em que eles deslocam a ACI anteriormente e medialmente, enquanto o TCC geralmente dilata a bifurcação da artéria carótida comum. Esses tumores podem se estender no forame jugular em forma de haltere ou se estender caudalmente (18).

A ressecção cirúrgica é a pedra fundamental do tratamento, embora tumores assintomáticos ou bilaterais possam ser observados. O sacrifício do nervo vago geralmente é necessário, e mesmo no caso raro no qual o vago pode ser poupado, a função do nervo é preservada (Fig. 53.13). A paralisia laríngea ou faríngea conseqüente requer reabilitação cirúrgica na forma de uma laringoscopia de medialização com ou sem um procedimento de adução da aritenóidea ou pexia. A terapia da deglutição também é necessária para otimizar a função compensatória da laringo-faringe. O risco para a lesão vascular aumenta com o tamanho do tumor, porque os tumores grandes podem colidir ou circundar a ACI na base do crânio.

Hiperplasia Angiolinfóide

A hiperplasia angiolinfóide merece breve menção porque ela pode causar confusão diagnóstica. É uma neoplasia angiomatosa similar a um hemangioma com um padrão histológico reativo. Ela pode mimetizar outros tumores vasculares (22).

SÍNDROMES

Muitas das lesões vasculares descritas neste texto estão associadas a síndromes clínicas. A detecção precoce e o diagnóstico facilitam seu tratamento e otimizam o resultado. Diversas síndromes importantes com componentes vasculares estão listadas no sumário a seguir.

Síndrome de Osler-Weber-Rendu (Telangiectasia Hemorrágica Hereditária)

Telangiectasias múltiplas da pele e membranas mucosas.

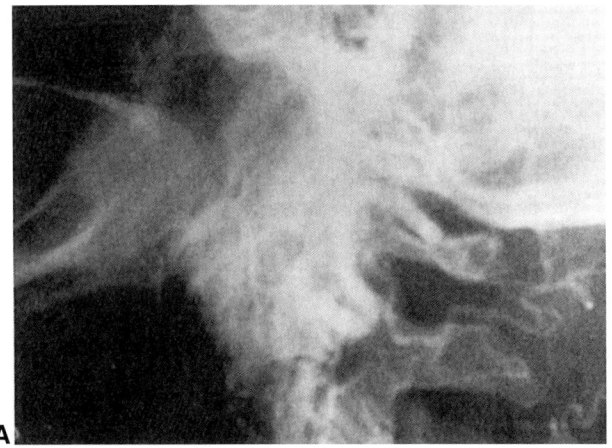
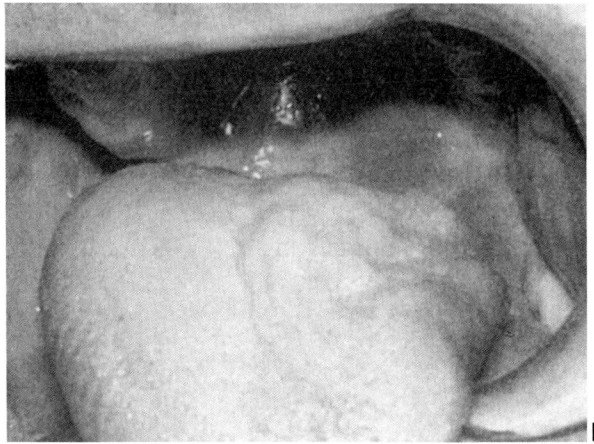
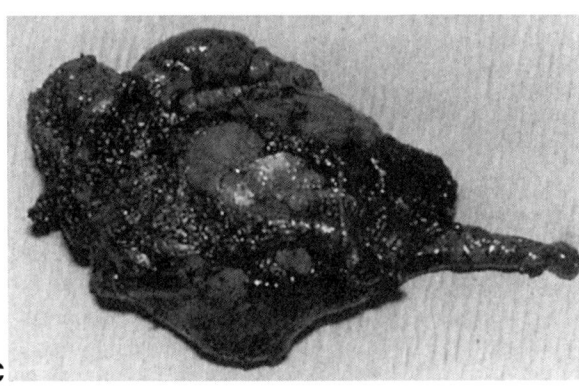

Figura 53.13
A: Arteriografia carotídea lateral mostra paraganglioma vagal.
B: Inspeção da cavidade oral mostra paresia do nervo hipoglosso.
C: Espécime ressecado possui tumor que envolve o nervo vago.

Envolvimento ocasional gastrointestinal e do sistema nervoso central.
Herança autossômica dominante.

Síndrome de Sturge-Weber

Geralmente mancha vinho do Porto sobre a distribuição do nervo trigêmeo.
Malformações vasculares meníngeas ipsolaterais que podem ou não possuir calcificações.
Possível associação com transtorno convulsivo e retardo mental.

Síndrome de Maffucci

Hemangiomas cavernosos múltiplos.
Discondroplasia com encurtamento e deformidade dos ossos envolvidos.
Lesões vasculares viscerais ocasionais.
Incidência de vinte cinco por cento de condrossarcoma.

Doença de Von Hippel-Lindau

Hemangiomas do cerebelo e da retina.
Cistos do rim e pâncreas.

PONTOS IMPORTANTES

- O hemangioma é o tumor vascular benigno localizado mais comum.
- Os hemangiomas demonstram uma fase proliferativa marcante, geralmente seguida por um período de involução no curso de anos.
- As malformações vasculares, as quais são congênitas, estão geralmente presentes ao nascimento. Elas não proliferam rapidamente e não involuem.
- O linfangioma com freqüência envolve a mucosa da cavidade oral ou a língua. As lesões geralmente são mais extensas do que parecem ao exame clínico.
- O angiofibroma consiste de uma rica rede de canais vasculares circundados pelo tecido conectivo. A excisão cirúrgica é o tratamento preferido.
- O higroma cístico é caracterizado por compartimentos císticos múltiplos, claros, lembrando um cacho de uvas. A lesão emerge entre a axila e a face média e tende a alargar com o tempo. A remoção completa com freqüência não é alcançável.
- As fístulas arteriovenosas ou aneurismas se apresentam como massas pulsáteis, indolores com ou sem um frêmito audível ou palpável ou falha cardíaca. A oclusão por balão ou a excisão cirúrgica com freqüência é necessária.
- O angiossarcoma e o hemangiopericitoma são tumores vasculares malignos que mais comumente surgem no escalpo, na boca e no antro.
- Os paragangliomas são derivados das células da crista neural. Os paragangliomas mais comuns de cabeça e pescoço são o tumor do corpo carotídeo, o glomo jugular e o glomo timpânico.

Continua

- Os tumores do corpo carotídeo surgem na bifurcação da artéria carótida. A excisão cirúrgica pode requerer substituição ou reparo da artéria carótida interna com um enxerto venoso ou sintético.
- Os tumores do glomo jugular comumente envolvem a orelha média ou a base lateral do crânio. A tomografia computadorizada e arteriografia são críticas para planejar os detalhes da excisão cirúrgica.

REFERÊNCIAS

1. Mulliken JB, Young AE. *Vascular birthmarks: hemangiomas and malformations.* Philadelphia: WB Saunders, 1988.
2. Bridger GP, Nassar VH, Skinner HG. Hemangioma in the adult larynx. *Arch Otolaryngol Head Neck Surg* 1970;92:493-501.
3. Rahbar R, Nicollas R, Roger G, et al. The biology and management of subglottic hemangioma: past, present, future. *Laryngoscope* 2004;11:1880-1891.
4. Greene AK, Rogers GF, Mulliken JB. Management of parotid hemangioma in 100 children. *Plast Reconstr Surg* 2004;113:53-60.
5. Buckmiller LM. Update on hemangiomas and vascular malformations. *Curr Opin Otolaryngol Head Neck Surg* 2004;12:476-487.
6. Werner JA, Dunne A-A, Lippert BM, et al. Optimal treatment of vascular birthmarks. *Am J Clin Dermatol* 2003;4(11):745-756.
7. Warner M, Suen JY, ed. *Hemangiomas and vascular malformations of the head and neck.* New York; Wiley-Liss, 1999.
8. Demiri EC, Pelissier P, Genin-Etcheberry T, et al. Treatment of facial hemangiomas: the present status of surgery. *Br J Plast Surg* 2001;54:665-674.
9. Gupta G, Bilsland D. A prospective study of the impact of laser treatment on vascular lesions. *Br J Dermatol* 2000;143(2):356-359.
10. Bardach J. Pediatric plastic and reconstructive surgery of the head and neck. In: Bluestone CD, Stool SE, eds. *Pediatric otolaryngology.* Philadelphia: WB Saunders, 1990:694-717.
11. Donnelly LF, Adams DM, Bisset III GS. Vascular malformations and hemangiomas: a practical approach in a multidisciplinary clinic. *AIR Am J Roentgenol* 2000;174:597-608.
12. Mann WJ, Jecker JP, Amedee RG. Juvenile angiofibromas: change in surgical concepts over the last 20 years. *Laryngoscope* 2004;14:291-293.
13. Carrau RL, Snyderman CH, Kassam AB, et al. Endoscopic and endoscopic-assisted surgery for juvenile angiofibroma. *Laryngoscope* 2001;111:483-487.
14. Baena N, De Vigan C, Cariati E et al. Prenatal detection of rare chromosomal autosomal abnormalities in Europe. *Am J Med Genet* 2003;118A(4):319-327.
15. Kirschner RE, Low DW. Treatment of pyogenic granuloma by shave excision and laser photocoagulation. *Plast Reconstr Surg* 1999;104:1346-1349.
16. Sturgis EM, Potter BO. Sarcomas of the head and neck region. *Curr Opin Oncol* 2003;15:239-252.
17. Wheeland RG, Bailin PL, Norris MJ. Argon laser photocoagulative therapy of Kaposi's sarcoma: a clinical and histopathologic evaluation. *J Dermatol Surg Oncol* 1985;11:1180-1185.
18. Pellitteri PK, Rinaldo A, Myssiorek D, et al. Paragangliomas of the head and neck. *Oral Oncol* 2004;40:563-575.
19. Hunsicker RC, Koch TJ, Folander H. Superselective embolization in two cases of laryngeal paraganglioma. *Otolaryngol Head Neck Surg* 1995;113:126-130.
20. Telischi FF, Bustillo A, Whiteman ML, et al. Octreotide scintigraphy for the detection of paragangliomas. *Otolaryngol Head Neck Surg* 2000;122:358-362.
21. Huo JS, Chen JCT, Yu C, et al. Gamma knife radiosurgery for benign cavernous sinus tumors: quantitative analysis of tumor outcomes. *Neurosurgery* 2004;54:1385-1394.
22. Don DM, Ishimaya A, Johnstone AK, et al. Angiolymphoid hyperplasia with eosinophilia and vascular tumors of the head and neck. *Am J Otolaryngol* 1996;17:240-245.

CAPÍTULO 54

Cirurgia da Base do Crânio

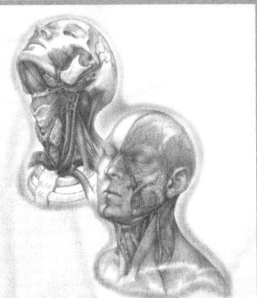

Peter D. Costantino ▪ Ahmed S. Ismail ▪ Ivo P. Janecka

Ao longo de um período de 15 anos, a cirurgia da base do crânio evoluiu de um grupo de procedimentos cirúrgicos diferenciados para uma subespecialidade cirúrgica bem estabelecida, com seu próprio jornal e sociedades representativas. Essa evolução começou no início dos anos 1960 com um relato original por Ketcham et al. (1) sobre a utilização de uma abordagem intracraniana e intrafacial combinada até a base do crânio anterior para manejar o câncer dos seios paranasais. Lewis e Page (2) seguiram com uma descrição da técnica moderna de ressecção do osso temporal. A alta mortalidade associada a esses procedimentos limitou as aplicações originais e retardou a evolução da cirurgia da base do crânio durante os anos de 1960 e 1970. Essa situação se modificou durante os anos de 1980, quando a cirurgia da base do crânio e a tecnologia sustentadora expandiram-se grandemente. Os fatores responsáveis por essa progressão incluíram novos métodos de imagem precisos da base de crânio ajudados por computador, técnicas anestésicas confiáveis que permitiram operações seguras e longas, novos estudos dinâmicos para a avaliação do fluxo de sangue cerebral (FSC) e a predição da segurança da ressecção da artéria carótida, e o desenvolvimento de retalhos vascularizados confiáveis para a reconstrução de grandes defeitos na base craniana. Esses desenvolvimentos, mais do que qualquer método isolado de ressecção cirúrgica, tornam possível a cirurgia contemporânea da base do crânio. A cirurgia da base do crânio é agora um campo interdisciplinar que possui elementos de neurocirurgia, cirurgia de cabeça e pescoço, neurotologia e cirurgia plástica reconstrutora. A marca da cirurgia contemporânea da base craniana é uma abordagem de equipe através da qual especialistas de várias áreas interagem para o cuidado abrangente do paciente.

O propósito deste capítulo é proporcionar uma revisão geral das técnicas mais comumente utilizadas na cirurgia da base do crânio. Compreender essas técnicas e suas aplicações, conhecer os aspectos anatômicos da base craniana, a função das estruturas neurovasculares relacionadas e as lesões que emergem, é necessário. Essa informação é revisada, como o é o manejo das complicações mais comuns da ressecção na base craniana. Deve ser enfatizado que este capítulo está longe de um tratado abrangente da cirurgia da base craniana. Deve ser considerado, em vez disso, como um ponto de partida educacional para residentes de cirurgia e clínicos motivados.

CONSIDERAÇÕES NEUROANATÔMICAS

Em nenhuma outra área do corpo existem tantas estruturas neurológicas e vasculares importantes em tal proximidade como na base craniana. O domínio das relações tridimensionais entre as estruturas é crítico para o desempenho da cirurgia da base do crânio segura, bem-sucedida. Por causa da densidade das estruturas neurológicas nessa região, os tumores freqüentemente causam déficits neurológicos locais específicos. Por exemplo, um dos sinais mais precoces da extensão do tumor para o seio cavernoso é a paralisia do sexto nervo craniano, que causa uma incapacidade para abduzir o olho afetado. Nessa situação, a infiltração do nervo craniano pelo tumor é ipsolateral ao déficit funcional. A maior parte das lesões sensoriais e motoras dos nervos cranianos manifesta-se ipsolateralmente. Apenas as lesões motoras no interior da medula espinal (trato piramidal) produzem déficits ipsolaterais. Os déficits sensoriais originados no interior da medula espinal (trato espinotalâmico) são contralaterais à lesão causadora.

Suprimento Arterial

O suprimento arterial do sistema nervoso central depende das artérias vertebral e carótidas internas pareadas (Fig. 54.1). Após as artérias carótidas internas passarem através da porção petrosa do osso temporal e seio cavernoso, elas se ramificam nas artérias cerebral

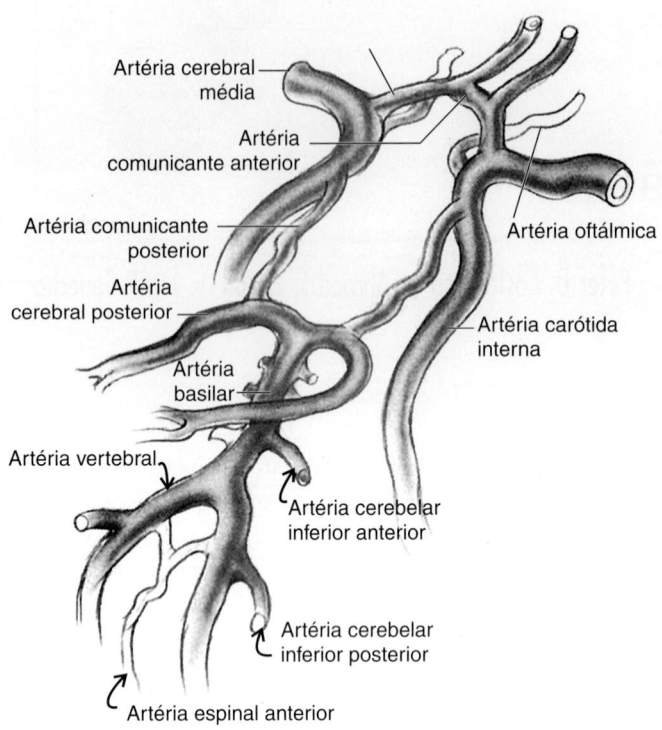

Figura 54.1
A artéria basilar e as artérias do círculo de Willis.

média e anterior, as quais suprem a maior parte do cérebro. As artérias vertebrais unem-se na linha média para formar uma artéria basilar não pareada, a qual está imediatamente ventral à ponte na região do clivo. A artéria basilar forma as artérias cerebrais posteriores pareadas, cerebelar inferior anterior e cerebelar posterior. As artérias cerebelares também suprem as porções do tronco cerebral. A circulação anterior (carótida) está unida à circulação posterior (vertebral) pelas artérias comunicantes posteriores. Essas artérias e as artérias comunicantes anteriores formam o círculo de Willis.

A oclusão da artéria cerebelar inferior posterior causa a síndrome medular lateral, caracterizada pela perda da sensação de dor e temperatura ipsolateralmente na face e contralateralmente no corpo. Síndrome de Horner ipsolateral (ptose, miose e anidrose facial), nistagmo, disfunção cerebelar, vertigem, rouquidão, dificuldade de deglutição e perda do paladar ipsolateral também ocorrem com esta síndrome.

Sistema de Drenagem Venoso

A drenagem venosa do espaço intracraniano se dá através dos seios durais. O maior é o seio sagital superior da linha média, o qual geralmente é confluente na confluência dos seios durais com ambos os seios transversos pareados (Fig. 54.2). A drenagem do seio sagital superior pode ser para apenas um dos seios transversos, se aqueles seios não forem confluentes no seio dural. Os seios transversos são contínuos com os seios sigmóides pareados. O seio petroso superior junta-se ao seio sigmóide na junção com o seio transverso; o seio petroso inferior menor se esvazia no bulbo jugular. Os seios petrosos drenam para os seios cavernosos. A veia de

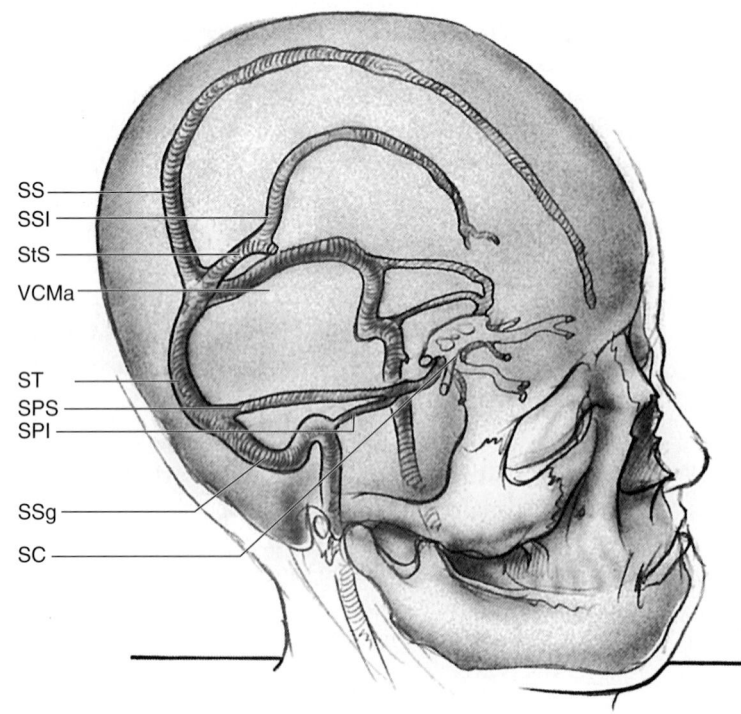

Figura 54.2
O sistema de drenagem venoso do cérebro.
A confluência dos seios transversos pareados e seio sagital está no torcular de Herófito. O seio sagital pode ser patente com ambos ou apenas um seio transverso no torcular. SC, seio cavernoso; VCMa, veia cerebral maior; SPI, seio petroso inferior; SSI, seio sagital inferior; SSg, seio sigmóide; SPS, seio petroso superior; SS, seio sagital; ST, seio transverso.

Labbe, a qual drena o lobo temporal, penetra no seio transverso em um ponto medial ao seio petroso superior. Se a veia de Labbe estiver ocluída, pode ocorrer edema substancial do lobo temporal.

No interior dos ossos temporais, os seios sigmóides tornam-se contínuos com as veias jugulares internas no bulbo jugular. O sacrifício de apenas um seio sigmóide sem um estudo venoso pré-operatório geralmente é possível sem o risco de edema cerebral. Se os seios sigmóides e a veia jugular precisarem ser sacrificados em um lado, potencialmente impedindo a drenagem através dos seios petrosos superior e inferior, precisa ser feito um estudo venoso pré-operatório para confirmar o fluxo cruzado na confluência dos seios durais para evitar edema cerebral. É crítico que as inter-relações dos seios petrosos superior e inferior, o seio sigmóide e o seio dural sejam compreendidos para evitar complicações potencialmente sérias e inteiramente preveníveis em virtude de obstrução da drenagem venosa após a ressecção do tumor.

Sistema de Drenagem do Líquido Cerebrospinal Ventricular

O sistema ventricular (Fig. 54.3) do neuroeixo serve para levar o líquido cerebrospinal LCE a partir de seu local de produção no plexo coróide, localizado no interior dos grandes ventrículos laterais pareados, para o terceiro ventrículo na linha média. O terceiro ventrículo se esvazia no quarto ventrículo na linha média através do forame de Silvius. O quarto ventrículo está localizado ao nível da ponte e do cerebelo. Essa localização é importante porque dois tumores comuns da base craniana, o neuroma acústico e o cordoma clival, podem comprimir as portas de drenagem a partir do quarto ventrículo e causar hidrocefalia.

Após deixar o quarto ventrículo, o LCE penetra o espaço subaracnóide e eventualmente é reabsorvido pelas vilosidades aracnóides ao longo das paredes do seio sagital superior. Se essas vilosidades aracnóides tornam-se obstruídas com sangue ou exsudato fibroso, como pode ocorrer no período pós-operatório ou pós-traumático, pode se desenvolver hidrocefalia. Essa situação é mais freqüentemente identificada após o desenvolvimento de uma fístula liquórica, que é refratário aos métodos-padrão de reparo. Embora esta disfunção na reabsorção das vilosidades aracnóideas geralmente seja transitória, ela pode tornar-se de longa duração ou permanente e pode necessitar da utilização de um dreno externo de LCE (dreno ventricular externo) ou um desvio interno, geralmente construindo um túnel no tecido subcutâneo através do escalpo para o espaço intraperitoneal.

NEUROFISIOLOGIA

Relações da Pressão Intracraniana

O espaço intracraniano é considerado um compartimento fechado no qual uma modificação em um valor fisiológico, tal como a pressão intracraniana PIC, modifica outros valores, tais como o FSC, o volume de sangue venoso intracraniano, ou a quantidade de LCE intracraniano. A PIC normal é menor do que 200 mm de água em uma pessoa deitada. A PIC não é afetada pelas modificações na pressão de sangue arterial média (PAM), desde que essas modificações permaneçam dentro da amplitude de 60 a 150 mmHg de PAM. O FSC é auto-regulado para permanecer em uma amplitude de 45 mL por 100 g de tecido do cérebro por minuto, ou ~ 750 mL/min em um adulto saudável, quando a PAM permanecer dentro dessa amplitude. Se a PAM exceder ou cair abaixo dessa amplitude de 60 a 150 mmHg, a auto-regulação é sobrecarregada, e o FSC aumenta ou diminui comensuravelmente (3). Os aumentos na PIC, se não controlados ou compensados através do gotejamento do LCE, podem diminuir o FSC e causar isquemia cortical.

Diferente das lesões cranianas contusas, nas quais o compartimento intracraniano permanece fechado, a cirurgia da base craniana freqüentemente produz de-

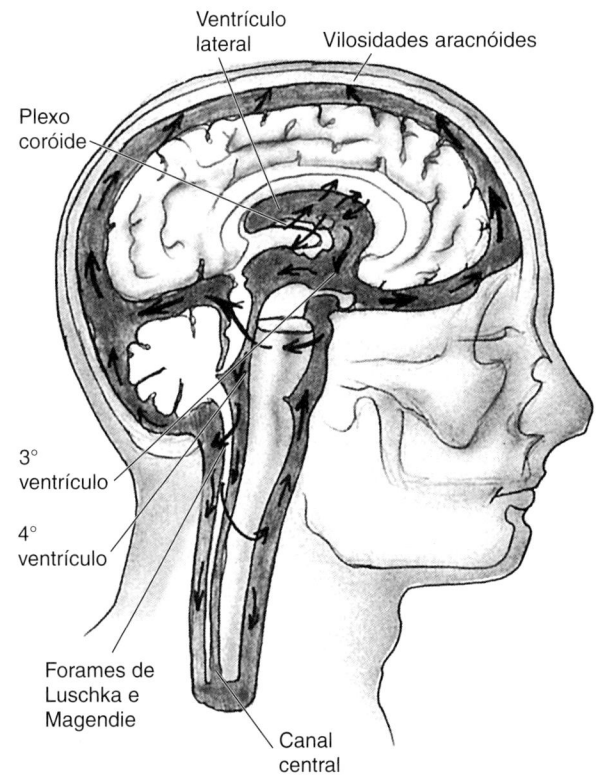

Figura 54.3
Vias de circulação do líquido cerebrospinal.

feitos no interior do crânio. Um aumento na PIC é raro; entretanto, as alterações na capacidade das vilosidades aracnóides para absorver o FSC podem causar hidrocefalia, manifestado primariamente como uma fístula do LCE em vez de sintomas de PIC aumentada. Ao contrário de um aumento na PIC, o edema cortical é comum após a cirurgia da base craniana. Este edema é geralmente causado pela retração excessiva ou prolongada do cérebro durante a ressecção do tumor. A presença de quantidade grande de edema correlaciona-se altamente com um curso pós-operatório complicado pela diminuição a curto prazo da função mental e a longo prazo do déficit neurológico. A via mais efetiva para tratar o edema cortical pós-operatório é a prevenção por meio da remoção dos segmentos grandes da calvária e da base craniana para obviar a retração do cérebro durante a ressecção do tumor (4). A importância desse conceito no desempenho da cirurgia da base craniana segura e competente não pode ser exagerada.

Fluxo de Sangue Cerebral

O fluxo de sangue cerebral é extremamente sensível às modificações na $Paco_2$. A hipercapnia causa um aumento linear no FSC, e a hipocapnia causa o efeito reverso. A manutenção de uma Pac_2 intra-operatória entre 20 e 30 mmHg é o método primário de minimizar o edema cerebral causado pela ingurgitação vascular. O FSC é diretamente afetado por todos os anestésicos inalatórios. Esses agentes alteram a auto-regulação pelo FSC aumentado com elevação da concentração do anestésico. Os narcóticos, os barbitúricos, o etomidato e os benzodiazepínicos, entretanto, causam variações diminuídas no FSC com a dosagem aumentada (Tabela 54.1). A técnica anestésica é, portanto, crítica na prevenção da PIC aumentada, na minimização do edema cerebral e na manutenção do FSC adequado (5).

Produção do Líquido Cerebrospinal

A produção e a reabsorção do LCE estão sob estreita auto-regulação; o resultado é um volume corretamente estável do LCE intracraniano sob condições normais. A quantidade normal de LCE em um adulto é de ~150 a 200 mL. O LCE é produzido em um índice de ~20 mL/h (500 mL/dia); o volume total do LCE é reposto a cada 8 horas. A quantidade de LCE reabsorvida não pode ser controlada farmacologicamente, porém a quantidade produzida pode ser alterada com inibidores da anidrase carbônica, como a acetazolamida. A acetazolamida diminui a produção do LCE, diminuindo portanto a PIC e ajudando na manutenção do FSC.

MONITORAMENTO INTRA-OPERATÓRIO

O monitoramento intra-operatório tem provado ser indispensável em ambas as operações de rotina e complexas na base craniana (6). Esse campo envolve numerosas técnicas de monitoramento com graus variados de utilidade, dependendo do procedimento cirúrgico e do tipo e localização do tumor. De um ponto de partida prático, dois tipos de monitoramento intra-operatório freqüentemente são utilizados – monitoramento dos potenciais evocados somatossensoriais (PESS) e o ajuste de potenciais eletromiográficos dos nervos motores cranianos considerados em risco durante a cirurgia. O monitoramento dos PESS é útil no ajuste do estado geral do neuroeixo por meio de estimulação elétrica dos nervos periféricos, tais como o mediano ou fibular, e o registro das respostas corticais. Modificações no formato da onda dos PESS, especialmente em cirurgia na região do tronco cerebral, podem refletir manipulação desfavorável ou isquemia. As modificações nos formatos de onda do PESS podem preceder o desenvolvimento de um déficit neurológico permanente;

TABELA 54.1
EFEITOS NEUROFISIOLÓGICOS DOS AGENTES ANESTÉSICOS

Anestésico	Média da Pressão Arterial	Fluxo de Sangue Cerebral	Auto-regulação Cerebrovascular	Pressão Intracraniana
Inalação				
Halotano	ØØØ	###	Abolida	##
Enflurano	ØØØ	##	Abolida	##
Isoflurano	ØØØ	##	Mantida	##
Óxido nitroso	Ø	ØØ	Mantida	SA
Intravenoso				
Barbitúricos	ØØØ	ØØ	Mantida	ØØ
Etomidato	ØØ	ØØ	Mantida	ØØ
Narcóticos	ØØ	Ø	Mantida	SA

SA, sem alteração; ØØØ, diminuição marcante; ØØ, diminuição moderada; Ø, diminuição leve; ###, aumento marcante; ##, aumento moderado; #, aumento leve.

portanto, o monitoramento pode avisar o cirurgião do dano permanente iminente.

O monitoramento eletromiográfico é específico para o nervo motor em risco e pode ser utilizado para monitorizar o estado dos nervos cranianos III, IV, VI, VII, X, XI, e XII. Ela é mais útil no monitoramento do estado intra-operatório e localização do nervo facial. A utilização de eletrodos de agulha para esse propósito permite a identificação confiável e mesmo a preservação de pequenos ramos do nervo craniano VII. Outras técnicas importantes de monitoramento neurofisiológico estão listadas na Tabela 54.2.

AVALIAÇÃO

Estudos por Imagem

A tomografia computadorizada (TC) e a ressonância nuclear magnética (RM) são essenciais no planejamento pré-operatório dos procedimentos da base craniana. Essas duas modalidades com freqüência são complementares na informação que proporcionam. A RM mostra grande detalhe do tecido mole, porém a TC é superior para visualizar o esqueleto craniofacial e os tecidos calcificados na base craniana. A avaliação por TC completa da base craniana consiste das imagens axial e coronal com algoritmos de tecido mole e osso. A RM é particularmente útil porque os tipos de tecido e tumores podem ser diferenciados com base na resposta do sinal (Tabela 54.3). A RM pode gerar imagens sagitais, as quais não são possíveis com a maior parte das técnicas de TC. A angiografia com ressonância magnética pode proporcionar informação vascular útil de uma maneira não-invasiva, sem a utilização do material de contraste intravenoso ou intra-arterial.

Pelo fato de a biopsia com freqüência não poder ser realizada nos tumores da base craniana, o diagnóstico pré-operatório com freqüência é baseado em outros métodos. Técnicas de imagens atuais definem claramente a localização do tumor. Em razão de muitos tipos de tumores da base craniana estarem em locais específicos, essa informação pode estreitar a amplitude dos tipos histológicos de tumor (Tabela 54.4). A aparência radiográfica particular de um tumor à luz de sua localização geralmente permite a identificação exata do tipo de tumor antes do exame histológico (7).

A tomografia de emissão de pósitrons pode ser realizada em uns poucos centros médicos. Essa técnica descreve a atividade celular atual no cérebro, primariamente através da detecção da ingestão de glicose rotulada pelos tecidos sob exame. Embora eventualmente possa ser útil para a identificação de tumores primários no interior do neuroeixo, ela é mais apropriada para a avaliação da resposta à terapia adjuvante após a identificação histológica e a ressecção de um tumor. Ela também pode ser útil na detecção de recorrência do tumor e no estádio inicial, através disso estimulando a biopsia estereotática e a utilização precoce de medidas adjuvantes, tais como a radiação estereotática. Na situação primária, a tomografia de emissão de pósitrons é menos útil do que a TC ou RM.

Avaliação Cerebrovascular

O propósito da avaliação cerebrovascular é determinar a adequação funcional no FSC. Ela inclui o teste de oclusão temporária do balão (OTB), o qual é utilizado para simular o tamponamento carotídeo ou a ligação permanente com relação ao desenvolvimento de déficits neurológicos. Para esse propósito, o teste da OTB

TABELA 54.2
TÉCNICAS DE MONITORAMENTO NEUROFISIOLÓGICO INTRA-OPERATÓRIO

Estrutura Monitorizada	Modalidade de Monitoramento	Utilidade
II nervo craniano	Resposta evocada visual	Investigativa
	Potencial direto do nervo óptico	Investigativa
III, IV, VI nervos cranianos	EMG do músculo ocular estimulação do nervo	Útil
VII nervo craniano	EMG do músculo facial com estimulação direta do nervo	Muito útil
VIII nervo craniano	Potencial de ação coclear	Investigativa
	RETC (BSER)	Útil
	Potencial de ação direta do nervo	Útil
X nervo craniano	Monitoramento ativado do som da prega vocal	Investigativa
XI nervo craniano	EMG do músculo trapézio	Útil
XII nervo craniano	EMG da língua	Útil
Lobo temporal (durante a retração)	RETC (BSER) do lado oposto	Muito útil
Tronco cerebral	RETC (BSER) do lado contralateral	Muito útil
Junção cervicomedular	PESS (SSEP)	Útil

EMG, eletromiografia; RETC, resposta evocada do tronco cerebral; PESS, resposta evocada somatossensorial.

TABELA 54.3
APARÊNCIA DOS TECIDOS NORMAIS COM IMAGEM DE RESSONÂNCIA MAGNÉTICA

Seqüência	Osso	Gordura	Água[a] (LCE)	Músculo	Cérebro (Branca)	Cérebro (Cinza)
Pesada em T_1	Muito escura	Muito brilhante	Escura	Intermediária	Brilhante	Escura
Pesada em T_2	Muito escura	Escura	Muito brilhante	Intermediária	Escura	Brilhante

[a]LCE, líquido cerebrospinal.
O conteúdo aumentado de água aumenta o brilho das imagens pesadas em T_2. Portanto, a inflamação tende a ser mais brilhante do que o tecido do tumor nas imagens pesadas em T_2, dependendo da quantidade de edema.

geralmente é combinado com um exame neurológico ou exame mais objetivo ou quantitativo, tal como a TC com xenônio. A oclusão temporária da artéria carótida é alcançada com um cateter de balão intra-arterial inserido durante a angiografia cerebral. Se sinais neurológicos desenvolverem-se durante o período de 10 a 20 minutos da oclusão, o resultado é considerado falha e o paciente não pode ser submetido à ressecção carotídea. Em razão de 10% a 15% dos pacientes que passam pelo teste da OTB apresentarem isquemia cerebral após a ressecção carotídea, um segundo teste, a TC realçada com xenônio, é realizado.

A TC com xenônio envolve a inflação do balão intra-arterial no interior da artéria carótida interna e permite ao paciente respirar uma mistura de oxigênio e xenônio. O xenônio é radiodenso e difunde-se no fluxo sanguíneo, servindo como um marcador para a perfusão cerebral. Os dados digitais gerados durante a TC podem ser utilizados para determinar a quantidade de fluxo de sangue para regiões do cérebro antes e após a OTB. Com esse método, pode ser quantificada uma diminuição no fluxo sanguíneo após a OTB da artéria carótida. Esses dados têm levado ao desenvolvimento de critérios para quantificar a ressecção da carótida e a necessidade para a reconstrução da artéria carótida interna, geralmente com um enxerto de interposição da veia safena. Os critérios e o algoritmo de tomada de decisão são mostrados na Tabela 54.5. Embora a TC com xenônio associada ao teste da OTB tenha aumentado a segurança da ressecção carotídea, ela não elimina inteiramente o risco de isquemia pós-operatória. Cerca de 2% dos pacientes que passam pelo teste da OTB com xenônio possuem um déficit neurológico após a ressecção carotídea. As desvantagens mais importantes da TC com xenônio são a disponibilidade limitada e o custo. Testagem menos sofisticada tem sido combinada com o teste da OTB para realçar com certeza quais pacientes podem passar pelo teste da OTB apenas tendo um déficit isquêmico pós-operatório após a ressecção da artéria carótida. Um desses métodos é a utilização da eletrocardiografia durante a OTB. Essa técnica tem se provado útil, em diversos estudos, na diminuição do risco de isquemia cerebral retardada para menos do que 7% (8).

A injeção de radionuclídeo e o escaneamento do cérebro em conjunção com a testagem da OTB para visualizar porções subperfundidas do córtex também se mostraram úteis. Em alguns estudos, essa combinação tem conduzido a resultados comparáveis com aqueles da avaliação de TC com xenônio da suficiência cerebrovascular. É preciso ser observado que, mesmo que um paciente passe por um teste da OTB (TBO), o risco real de isquemia cerebrovascular retardada persiste, a menos que o sistema carotídeo seja contornado antes da remoção do tumor, ou seja, reconstruído após a ressecção.

TABELA 54.4
TUMORES ENVOLVENDO A BASE CRANIANA[a]

Base craniana anterior
  Benigno
  Meningioma
  Angiofibroma juvenil
  Lesões fibro-ósseas
  Maligno
  Carcinoma de célula escamosa
  Estesioneuroblastoma

Base craniana média
  Benigno
  Meningioma
  Adenoma pituitário
  Cordoma
  Craniofaringioma
  Maligno
  Carcinoma não-farígeo
  Carcinoma de célula escamosa (extensão do seio paranasal)
  Carcinoma cístico adenóide

Base craniana posterior
  Benigno
  Tumores do glomo (paraganglioma)
  Meningioma
  Cordoma
  Schawanoma, neuroma
  Maligno
  Carcinoma de célula escamosa (otogênico)

[a]Os tumores listados representam aqueles mais prováveis de ocorrer na localização indicada.

TABELA 54.5
AVALIAÇÃO CEREBROVASCULAR E OPÇÕES DE TRATAMENTO: TESTE DE OCLUSÃO DO BALÃO DA ARTÉRIA CARÓTIDA INTERNA

Natureza da Oclusão	Déficit Neurológico	Sem Déficit Neurológico (Estudo TC – FSC Xenônio)	
		Redução do FSC 15-35 mL/100 g/min	Sem redução do FSC > 35 mL/100 g/min
Risco de acidente vascular hemodinâmico			
Oclusão temporária breve	Médio-moderado	Nenhum	Nenhum
	Alto	Médio	Médio
Oclusão temporária prolongada	Alto	Moderado a alto	Nenhum
	Bypass TS-ACM	*Bypass* TS-ACM	Enxerto curto da veia ACI-ACI (tumores benignos)
Permanente	Enxerto da veia direto e TS-ACM	Enxerto da veia ACI-ACI	Sem reconstrução (tumores malignos)
Opções de manejo se a artéria precisar ser ocluída	Enxerto da veia longo ACE-ACM		

TC, tomografia computadorizada; FSC, fluxo de sangue cerebral; TS-ACM, artéria temporal superficial – artéria cerebral média; ACI-ACI, artéria carótida interna – artéria carótida interna; ACE-ACM, artéria carótida externa – artéria cerebral média.

ANATOMIA CIRÚRGICA

A base craniana pode ser dividida em 3 regiões – os segmentos anterior, médio e posterior. Essas 3 regiões são diferentes nos aspectos anatômico, espectro de lesões patológicas e abordagens cirúrgicas utilizadas para tratá-las. Os forames da base craniana e as estruturas que passam através de cada região estão listados na Tabela 54.6.

O Escalpo

O conhecimento das camadas do escalpo e de seu suprimento vascular é essencial no planejamento das incisões cirúrgicas que preservem potenciais retalhos reconstrutores e maximizem a cicatrização do ferimento primário. As 3 camadas mais importantes são o pericrânio, a gálea e a fáscia temporoparietal (9). O suprimento de sangue para o pericrânio e a gálea é feito pri-

TABELA 54.6
FORAMES DA BASE CRANIANA

Forame	Estruturas Transmitidas
Placa cribriforme	Nervo olfatório (I NC)
Forame ceco	Veia pequena ocasional; origem do seio sagital
Canal óptico	Nervo óptico (II NC); artéria oftálmica
Fissura orbital superior	Nervos cranianos III, IV; divisão oftálmica do nervo trigêmeo (NC, V_1); VI, veia oftálmica superior
Fissura orbital inferior	Divisão maxilar do nervo trigêmeo (NC V_2); ramo zigomático do nervo trigêmeo; filamentos do ramo pterigopalatino do nervo maxilar; vasos infra-orbitais; anastomose entre a veia oftálmica superior e o plexo venoso pterigóide
Forame redondo	Divisão maxilar do nervo trigêmeo (NC V_2)
Forame oval	Divisão mandibular do nervo trigêmeo (NC V_3)
Forame espinhoso	Artéria meníngea média
Sulco da tuba auditiva	Parte cartilaginosa abrigada da tuba auditiva (Eustáquio)
Forame lacerado	Fechado inferiormente por uma placa fibrocartilaginosa que contém a tuba auditiva; parte superior atravessada pela artéria carótida interna
Canal carotídeo	Artéria carótida interna
Forame estilomastóideo	Nervo facial (VII NC); artéria estilomastóidea
Forame jugular	Começo da veia jugular interna; nervos cranianos IX, X, XI
Meato acústico interno	Nervo facial (VII NC); nervo vestíbulo-acústico (VIII NC)
Canal hipoglosso	Nervo hipoglosso (XII NC)
Forame magno	Medula espinal (medula oblonga); nervos espinais acessórios (IX NC); artérias vertebrais; artérias espinais anterior e posterior; ligamento occipitoaxial

NC, nervo craniano.

mariamente a partir das artérias supra-orbital e supratroclear. A gálea também recebe seu suprimento de sangue a partir da artéria temporal superficial. Ela pode ser utilizada isolada ou em combinação com o pericrânio como um retalho reconstrutor para a fossa anterior. Quando um retalho da gálea é elevado, o risco de causar necrose isquêmica da pele da testa está presente, particularmente se a testa foi exposta à radiação terapêutica. Nessa situação, a reconstrução da base craniana é realizada com outros retalhos que não o tecido galeal pericraniano. Se um retalho pericraniano tiver sido utilizado, um retalho galeal não pode ser usado. A qualidade, a vascularização e a quantidade de tecido disponível a partir da gálea isolada para a reconstrução de revisão poderiam ser inadequadas. É nessa situação que a transferência microvascular, geralmente consistindo de retalho do antebraço radial ou reto do abdome, poderia ser mais apropriada. Para a maior parte dos pacientes que não foram submetidos à cirurgia ou à terapia de radiação, um retalho pericraniano isolado é adequado, e a gálea não necessita ser elevada a partir do tecido cutâneo sobrejacente da testa. Uma incisão bicoronal é feita substancialmente posterior à linha do cabelo de forma que um comprimento suficiente do pericrânio pode ser preservado anterior à incisão para servir como um retalho reconstrutor útil.

O retalho final derivado do escalpo para a reconstrução dos defeitos da base craniana é o retalho fascial temporoparietal. Diferente do retalho do músculo temporal, o qual é separado inteiramente e está baseado no sistema vascular temporal profundo, o retalho fascial temporoparietal recebe seu suprimento de sangue a partir dos vasos temporais superficiais. Tanto um retalho do músculo temporal como um retalho fascial temporoparietal podem ser elevados simultaneamente a partir do mesmo lado da cabeça para a reconstrução. O retalho temporoparietal é elevado do tecido subcutâneo do escalpo lateral sobre as regiões temporal e parietal. Esse retalho não pode ser utilizado se aquela área do escalpo foi exposta à radiação terapêutica por causa da alta probabilidade da perda do escalpo após a remoção do suprimento de sangue fascial temporoparietal subjacente. Esse retalho tem cerca de 10 cm de largura e chega a 16 cm de comprimento. Pode ser construído um túnel para a nasofaringe, a órbita, a fossa posterior, a fossa média e os defeitos mastóideos ou temporais. A natureza flexível, delgada, do retalho associada ao seu suprimento de sangue robusto e à morbidade mínima do local doador torna-o valioso para a reconstrução dos defeitos laterais da base craniana (9). Diferente da transposição de um retalho de músculo temporal, a utilização de um retalho fascial temporoparietal não produz deformidade do contorno na região temporal. A sobrevida do retalho depende da preservação da integridade dos vasos temporais superficiais durante a colocação das incisões bicoronais e a elevação do retalho do escalpo.

Fossa Anterior da Base do Crânio

A superfície intracraniana da fossa anterior da base do crânio se estende a partir do osso frontal, sobre os tetos orbitais, para a margem anterior (superior) da asa maior do osso esfenóide. Os pólos frontais do cérebro repousam sobre a base craniana anterior. O seio frontal está no osso frontal, e sua parede posterior forma o limite anterior da base craniana anterior. Os forames cranianos anteriores são a placa cribriforme, através da qual passam os filamentos dos nervos olfatórios (I nervo craniano) para a cavidade nasal. Os bulbos olfatórios repousam sobre a placa cribriforme e conectam esses nervos cranianos ao cérebro. A crista de galo semelhante a uma quilha divide a placa cribriforme na linha média. Ela está imediatamente posterior ao forame ceco, o qual marca a origem do seio sagital. O teto dos seios etmoidal e esfenoidal forma o assoalho da base do crânio anterior entre as órbitas. A porção dos seios etmoidais que contribui para o assoalho anterior da base do crânio é denominada *fóvea etmoidal*. A fóvea etmoidal, não a placa cribriforme, é a localização mais comum de defeitos iatrogênicos e fístula liquórica através do assoalho da base do crânio anterior após a cirurgia do seio etmoidal.

As marcas extracranianas que ajudam a identificar o assoalho da base craniana anterior são as artérias etmoidais anterior e posterior. Uma linha unindo as artérias etmoidais anterior e posterior geralmente identifica o nível do assoalho da base craniana. Se a cirurgia do seio etmoidal estiver limitada a um nível abaixo dessa linha, a entrada não intencional no espaço intracraniano geralmente pode ser evitada. O nervo óptico (imediatamente antes de penetrar o canal óptico) está localizado ~ 5 mm posterior à artéria etmoidal posterior. A relação entre esses vasos etmoidais e o nervo óptico está mostrada na Figura 54.4. O plano esfenoidal é o teto do seio esfenoidal. Ele contribui para a maior parte do limite posterior da base craniana anterior. Imediatamente lateral ao plano esfenoidal estão os canais ópticos, aberturas intracranianas as quais também demarcam o limite posterior da base craniana anterior.

Fossa Média da Base do Crânio

A superfície intracraniana da fossa média da base do crânio é composta da asa maior e do corpo do osso esfenóide, o osso petroso anterior à margem petrosa, e a porção escamosa do osso temporal. Os lobos temporais do cérebro ocupam a maior parte da base craniana média. Existe uma localização separada para a glândula pituitária, a qual está alojada na sela túrcica. A sela

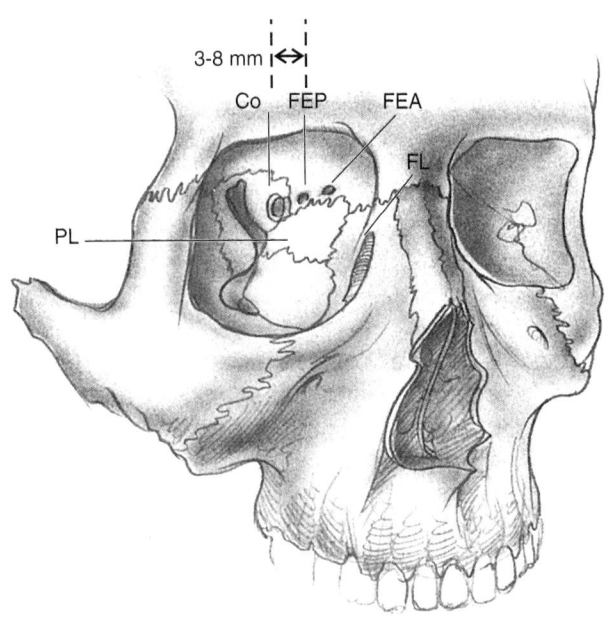

Figura 54.4
Os forames etmoidais que transmitem as artérias etmoidais anterior e posterior marcam o teto dos seios etmoidais, acima dos quais repousa a base craniana anterior e o cérebro.
FEA, forame etmoidal anterior; FL, fossa lacrimal; PL, papirácea lacrimal do osso etmóide; Co, canal occipital; FEP, forame etmoidal posterior.

túrcica está abaixo do quiasma óptico e atrás da parede posterior do seio esfenoidal. O seio esfenoidal geralmente é bem pneumatizado nos adultos, e o acesso para a sela pode ser obtido através desse seio com uma abordagem transesfenoidal. Se o seio não estiver bem pneumatizado, o fácil acesso à sela pode ser afetado.

Os 3 tipos de seio esfenoidal são mostrados na Figura 54.5. O tipo selar do seio é o mais comum, com os seios pré-selar e conchal (não pneumatizado) ocorrendo em freqüência decrescente (10). A abordagem transesfenoidal proporciona acesso à fossa média da base do crânio, não à anterior. De cada lado da sela túrcica está o seio venoso cavernoso, um local comum para envolvimento de tumor nas lesões da base craniana. O seio cavernoso é composto de uma rica rede de canais venosos que drenam os tecidos da face média. Ele contém a artéria carótida interna e os nervos cranianos III, IV, V_1, V_2 e VI (Fig. 54.6). O seio cavernoso propriamente dito é drenado pelos seios petrosos pareados superior e inferior.

A artéria carótida interna é a estrutura arterial mais importante no interior da base craniana, e seu curso tridimensional precisa ser apreciado. A artéria carótida interna torna-se encaixada na porção petrosa do osso temporal após ela penetrar o canal carotídeo na base do crânio. Ela procede primeiro em uma direção vertical até passar medialmente para a tuba óssea auditiva, onde a artéria inclina-se em uma direção ântero-medial para formar o segmento horizontal. Não é incomum a tuba óssea auditiva ser descendente onde ela entra em contato com a artéria carótida interna. O segmento horizontal termina à medida que a artéria carótida dobra-se verticalmente para passar ao lado da parede lateral do seio esfenoidal. A impressão da artéria carótida interna no interior da parede lateral do seio geralmente pode ser vista com a endoscopia. A artéria carótida interna atravessa o seio cavernoso imediatamente antes de penetrar o espaço intracraniano.

Nas abordagens para o segmento horizontal da artéria carótida interna através da fossa média, a artéria pode ser localizada primeiro por meio da identificação do nervo petroso superficial maior (NPSM). O

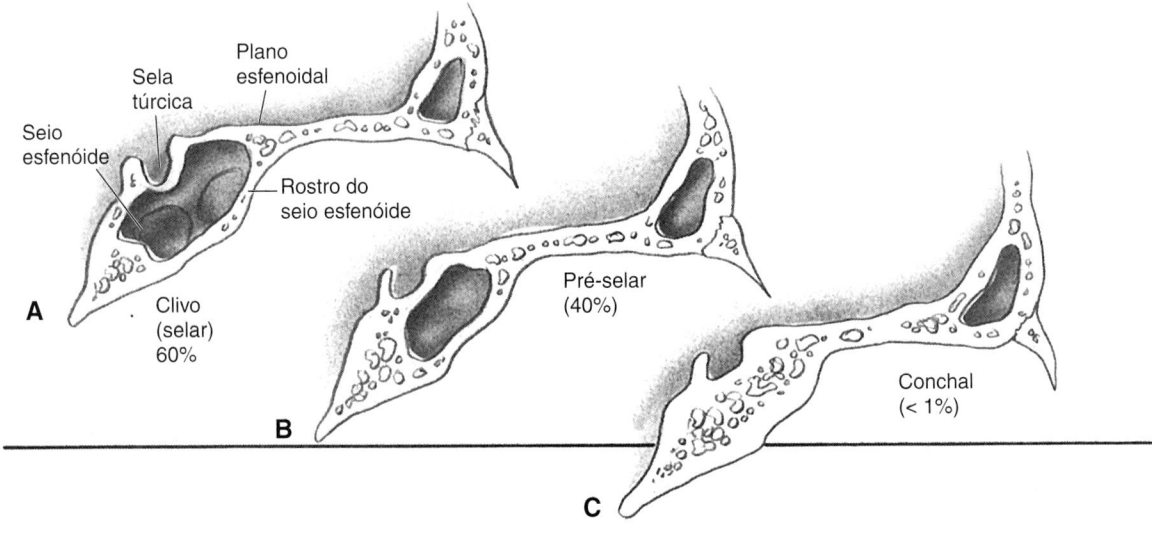

Figura 54.5
Vista sagital do seio esfenoidal e sela túrcica mostra as variantes anatômicas – tipo selar (**A**), pré-selar (**B**) e não pneumatizado (**C**). A perda da não pneumatização de um seio esfenoidal pode ser uma contra-indicação ao acesso transesfenoidal para a sela túrcica.

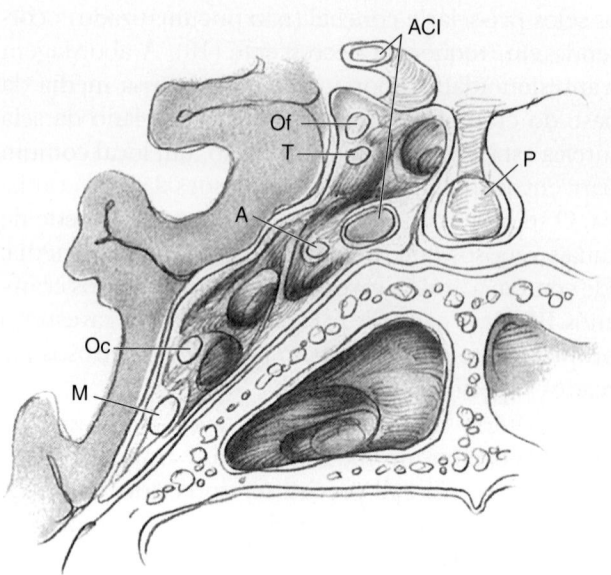

Figura 54.6
O seio venoso cavernoso e as estruturas que passam através dele. Oc, III nervo oculomotor; Of, nervo oftálmico, P, glândula pituitária; T, nervo troclear; A, VI nervo abducente; ACI, artéria carótida interna; M, nervo maxilar V$_2$.

NPSM supre a inervação parassimpática para a glândula parótida após sua sinapse de fibras no gânglio óptico. O curso do NPSM é diretamente acima e na mesma direção como a porção horizontal da porção petrosa da artéria carótida interna. O NPSM é a marca intracraniana mais confiável para a porção petrosa da artéria carótida interna (11). A fissura orbital superior é um ponto de egresso para várias estruturas intracranianas importantes (Fig. 54.7). A fissura orbital inferior não se abre na cavidade craniana, porém o faz na fossa pterigopalatina. A fissura orbital inferior é formada pela estreita aproximação da parede posterior do seio maxilar à base craniana; não existem conexões intracranianas diretas. Numerosos forames neurais e vasculares são encontrados na fossa média da base do crânio.

A superfície extracraniana da fossa média da base do crânio entra em contato com várias regiões – a fossa temporal, a fossa infratemporal, a fossa pterigopalatina e o espaço pós-estilóide (paranasofaríngeo). A fossa temporal está preenchida com o músculo temporal, o qual se estende de sua origem semelhante a um leque na porção escamosa do osso temporal para sua inserção no processo coronóide da mandíbula. Esse

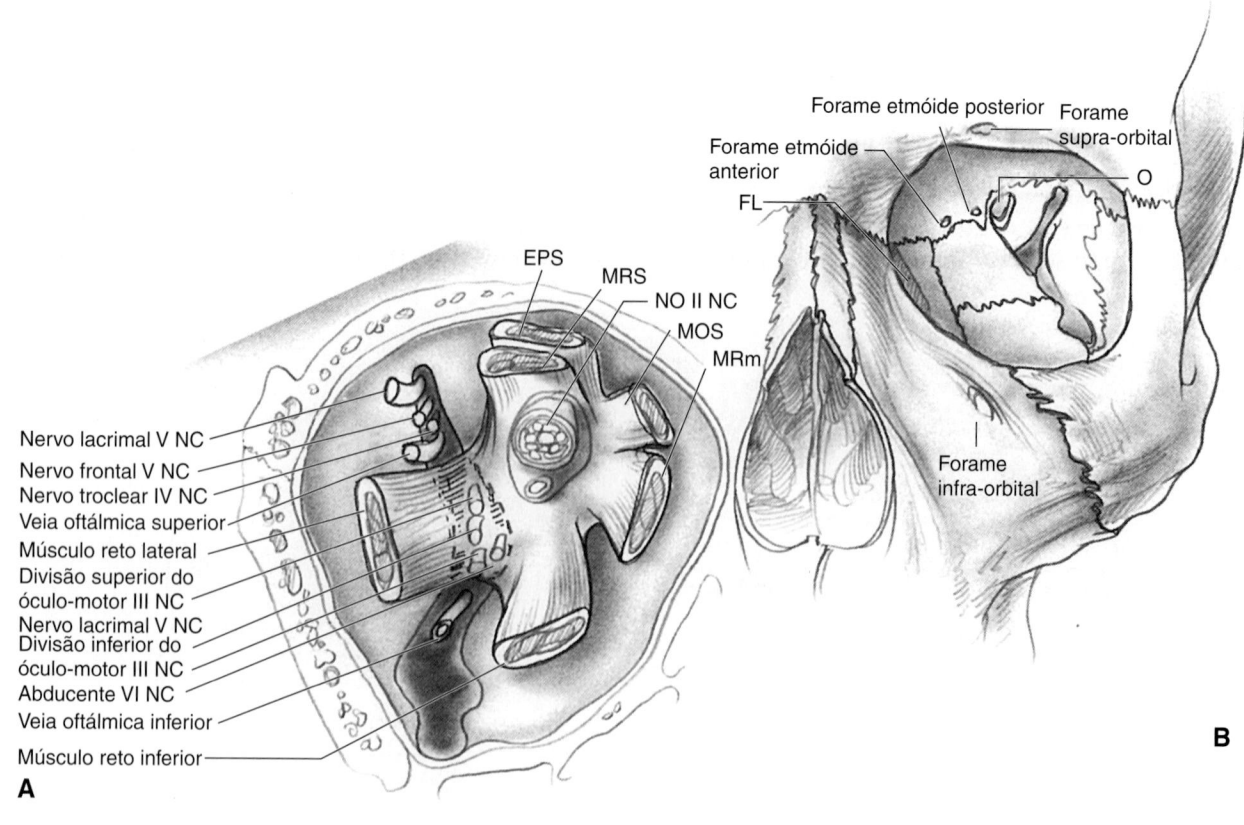

Figura 54.7
As fissuras orbitais e dos forames (**A**) e as estruturas que passam através deles (**B**). FL, fossa lacrimal; EPS, músculo elevador da pálpebra superior; MRm, músculo reto medial; O, forame óptico; NO II NC, nervo óptico; MOS, músculo oblíquo superior; MRS, músculo reto superior.

músculo, baseado nas artérias temporais profundas, é o retalho reconstrutor mais comumente utilizado na cirurgia da base craniana. As artérias temporais profundas são ramos da artéria maxilar interna, as quais estão imediatamente mediais ao colo condilar da mandíbula. A artéria temporal profunda proporciona o suprimento de sangue primário para o músculo temporal (Fig. 54.8). O músculo temporal alcança seu local de inserção no processo coronóide da mandíbula passando sob o arco zigomático. É abaixo desse arco que a fossa temporal torna-se a fossa infratemporal.

A fossa infratemporal é delimitada anteriormente pelo pilar posterior da eminência malar e pelo seio maxilar, posteriormente pela fossa glenóidea, colo mandibular, e côndilo, e medialmente por um plano que se estende da placa pterigóidea lateral para a espinha do osso esfenóide. Em adição à inserção do músculo temporal, os músculos pterigóides estão contidos nessa fossa. Apenas 2 forames cirurgicamente importantes são encontrados na fossa infratemporal – o forame oval, através do qual passa a terceira divisão do nervo trigêmeo, e o forame espinhoso, o qual transmite a artéria meníngea média. A tuba auditiva sai da base craniana imediatamente medial à espinha do osso esfenóide na junção da fossa infratemporal e do espaço pós-estilóide.

A fossa pterigopalatina é o espaço entre a parede posterior do seio maxilar e as placas pterigóides. Essa fossa estreita contém o forame redondo, através do qual a segunda divisão do nervo trigêmeo sai da abóbada craniana. Essa fossa contém o nervo vidiano (também denominado nervo do canal pterigóide), o qual é formado pelas contribuições dos nervos petroso menor (parassimpático) e petroso profundo (simpático). O nervo vidiano passa através do canal pterigóide para fazer sinapse no gânglio pterigopalatino, onde ele proporciona inervação autonômica para a cavidade nasal, a nasofaringe e as glândulas lacrimais.

O espaço pós-estilóide, localizado atrás de um plano que conecta a placa pterigóide medial ao processo estilóide, contém a entrada para o canal carotídeo e forame jugular. Um grupo importante de estruturas está centrado na espinha do osso esfenóide. A espinha está medial à fossa glenóidea, logo anterior ao canal carotídeo, imediatamente atrás e ligeiramente lateral ao forame espinhoso e forame oval, e lateral à inserção cartilaginosa da tuba auditiva na base craniana (Fig. 54.9). A espinha do osso esfenóide é a marca extracra-

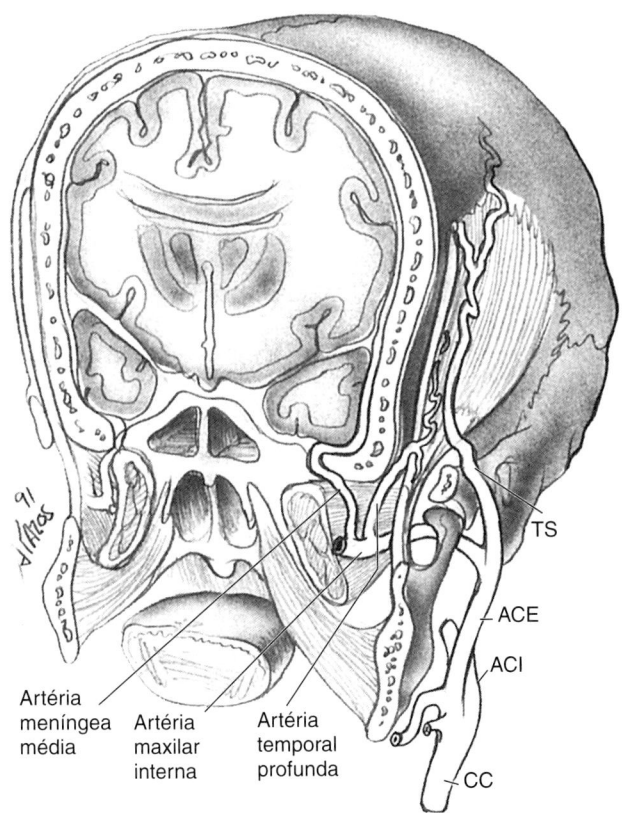

Figura 54.8
Secção coronal da fossa temporal, vista anterior, mostra a artéria temporal profunda que proporciona o suprimento de sangue para o músculo temporal. Os vasos temporais superficiais têm apenas uma contribuição para o suprimento de sangue do músculo temporal. A artéria meníngea média, passando através do forame espinhoso, é evidente. TS, artéria temporal superficial; CC, artéria carótida comum; ACE, artéria carótida externa; ACI, artéria carótida interna.

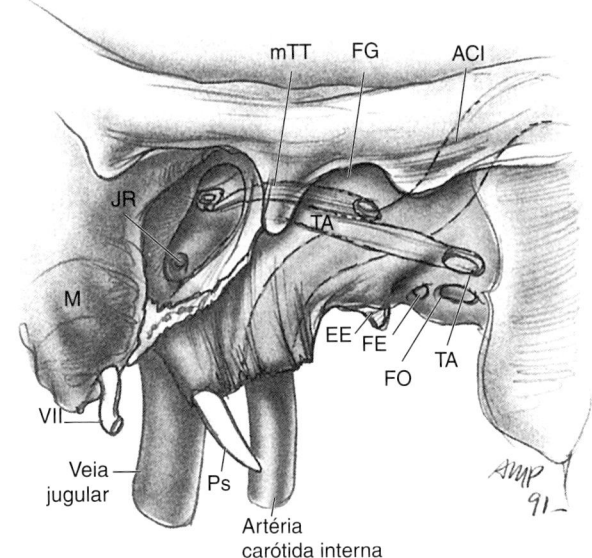

Figura 54.9
Vista da artéria carótida interna através da fossa glenóidea mostra como a artéria está próxima à superfície medial da tuba auditiva, onde ela começa a voltar em uma direção ântero-medial para formar o segmento horizontal da artéria. TA, tuba auditiva; FO, forame oval; FE, forame espinhoso; FG, fossa glenóidea; M, osso mastóide; JR, janela redonda; Ps, processo estilóide; EE, espinha do esfenóide; mTT, músculo tensor do tímpano.

niana mais consistente e confiável para localizar a artéria carótida interna, onde ela penetra a porção petrosa do osso temporal (12).

Fossa Posterior da Base do Crânio

A fossa posterior da base do crânio se estende a partir da margem petrosa posteriormente para os ossos occipitais. Essa região inclui o clivo, o qual está centralmente localizado entre o forame magno e as pontas petrosas. O meningioma e o cordoma podem se originar aqui. As aberturas anatômicas normais na fossa posterior da base do crânio incluem o canal auditivo interno, o forame magno, o canal hipoglosso e o forame jugular. Os seios venosos (petroso, sigmóide e transverso) correm ao longo da periferia da fossa posterior.

MANEJO DOS TUMORES DA BASE CRANIANA

Abordagens Cirúrgicas

Abordagens para a base craniana são adaptadas à região e ao tipo de lesão (Tabela 54.7).

Porção Anterior da Base do Crânio

O envolvimento de tumor da porção anterior da base do crânio geralmente é causado pela disseminação contígua a partir dos seios paranasais, cavidade nasal ou nasofaringe. As abordagens para esta região tradicionalmente envolvem a exposição desses tumores tanto intracranialmente (incisão bicoronal e craniotomia bifrontal) como através da face média (incisão de Weber-Fergusson). A experiência com a abordagem subcraniana (margem supra-orbital e osteotomias glabelares) pode permitir a remoção até mesmo de tumores grandes do seio paranasal sem incisões faciais. Evitar as incisões faciais dá ao paciente uma vantagem estética substancial.

O acesso para a base anterior intracraniana do crânio geralmente é obtido através de incisão bicoronal posicionada suficientemente atrás da linha do cabelo para preservar uma expansão do pericrânio e da gálea adequada para a utilização de um retalho reconstrutor. Incisões do escalpo que trilham a linha do cabelo anterior são evitadas porque elas não contribuem para a exposição, tendem a ser esteticamente inaceitáveis, particularmente para os homens, e podem encurtar o comprimento do pericrânio vascularizado disponível para a aplicação reconstrutora. A artéria temporal superficial é preservada à medida que a incisão bicoronal é trazida para baixo sobre as têmporas à frente das orelhas. A preservação desses vasos permite a utilização de um retalho fascial temporoparietal para a reconstrução da base craniana. Esse retalho é elevado da parte de baixo do escalpo temporal posterior e parietal anterior. O retalho fascial temporoparietal é mais útil na reconstrução da fossa média (fossa infratemporal) e de defeitos do seio esfenoidal. Ele é inteiramente separado do retalho do músculo temporal e do retalho pericraniano. A utilidade do retalho fascial temporoparietal é discutida mais adiante.

Após a incisão e a preservação da artéria temporal superficial, os tecidos profundos da testa podem ser elevados anteriormente para o nível das margens orbitais superiores em um plano profundo ao pericrânio. Deve-se ter cuidado para preservar os vasos supra-orbitais e supratrocleares, porque eles proporcionam sangue para o pericrânio, o qual é um importante retalho reconstrutor. Esse retalho é útil na cirurgia da base craniana anterior e pode ser utilizado para recobrir completamente o assoalho da fossa craniana anterior. A utilidade desse retalho em selar defeitos complexos do seio esfenoidal e rostro esfenoidal é limitada. A utilização de um retalho em conjunção com um retalho fascial temporoparietal elevado separadamente é aconselhável. A combinação desses dois retalhos para manejar defeitos complexos do seio esfenoidal pode diminuir o risco de fístula liquórica pós-operatória. Se imaginação e atenção não estiverem voltadas para a preservação dos vasos que suprem esses retalhos antes da incisão e da elevação do escalpo, o potencial para a utilização dos retalhos está ameaçado. A importância desses retalhos vascularizados na prevenção de complicações pós-operatórias potencialmente devastadoras não pode ser superenfatizada.

TABELA 54.7
ABORDAGENS PARA A BASE CRANIANA

Base craniana anterior
  Basilar subfrontal com ou sem incisões faciais (abordagem craniofacial)
  Seio transfrontal

Base craniana média
  Abordagem transoral, transeptal, transesfenoidal para a sela
  Fossa subtemporal – infratemporal (pré-auricular)
  Fossa subtemporal – infratemporal (pós-auricular)
  Translocação facial
  Divisão da face média
  Desenluvamento facial
  Procedimento de divisão mandibular
  Procedimento de divisão palatal
  Osteotomia de LeFort I com ou sem exposição transeptal

Base craniana posterior
  Abordagem lateral extrema
  Abordagem transoral para a junção craniovertebral
  Procedimento de divisão palatal
  Abordagem translabiríntica
  Abordagem retrossigmóidea
  Abordagem suboccipital

A craniotomia bifrontal pode ser realizada para expor a dura sobre os pólos frontais; a secção removida da calvária geralmente corresponde à área 1 na Figura 54.10. Um segmento separado de osso contendo a glabela e as margens supra-orbitais pode ser removido entre o forame supra-orbital (Fig. 54.10, área 2) para proporcionar exposição anterior direta dos seios etmoidais e para maximizar a exposição da base craniana subfrontal e minimizar a retração do cérebro durante a remoção do tumor. Com a experiência, a utilização de uma extensão subfrontal pode permitir a remoção dos tumores selecionados do seio paranasal sem a utilização de incisões faciais. As incisões faciais como a rinotomia lateral e a incisão de Weber-Ferguson podem ser evitadas na maior parte dos casos, quando abordagens de desenluvamento médio facial e endoscópicas do seio são utilizadas. Após a craniotomia bifrontal com ou sem extensão subfrontal, os pólos frontais e a dura sobrejacente podem ser separados da base craniana óssea para permitir a transecção das conexões do nervo olfatório através da placa cribriforme. Operações de poupação olfatória são possíveis, porém nós acreditamos que elas contribuam para a formação aguda ou retardada de fístula liquórica pós-operatória. Na maior parte das instâncias, é dito ao paciente que espere anosmia permanente como um resultado da cirurgia. Com a elevação da dura frontal e a transecção dos pólos olfatórios, a exposição pode ser obtida tão posteriormente quanto o plano esfenoidal e o quiasma óptico. O seio esfenoidal pode ser penetrado através do plano esfenoidal (seu teto), e os nervos ópticos podem ser expostos por meio de abertura de canais ópticos medialmente e superiormente (Fig. 54.11). A porção intracraniana do tumor pode ser circunscrita com osteotomias adicionais através das células de ar etmoidais.

As incisões faciais com freqüência são utilizadas como parte de uma ressecção craniofacial combinada, se tanto as exposições intracraniana quanto transfacial do tumor forem necessárias. A rinotomia lateral é útil na exposição do limite superior da cavidade nasal e seios paranasais para a remoção completa do tumor. Isso é particularmente verdadeiro se o tumor for maligno ou o cirurgião não tiver realizado muitas operações na base craniana. A rinotomia lateral pode ser facilmente combinada com incisões periorbitais, seja subciliarmente ou transconjuntival, para permitir a exenteração periorbital se o septo periorbital tiver sido invadido pelo tumor maligno.

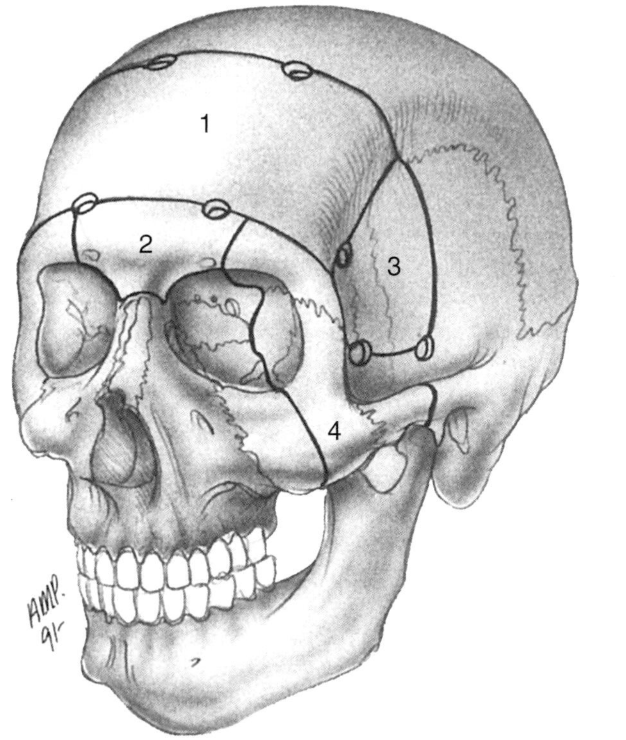

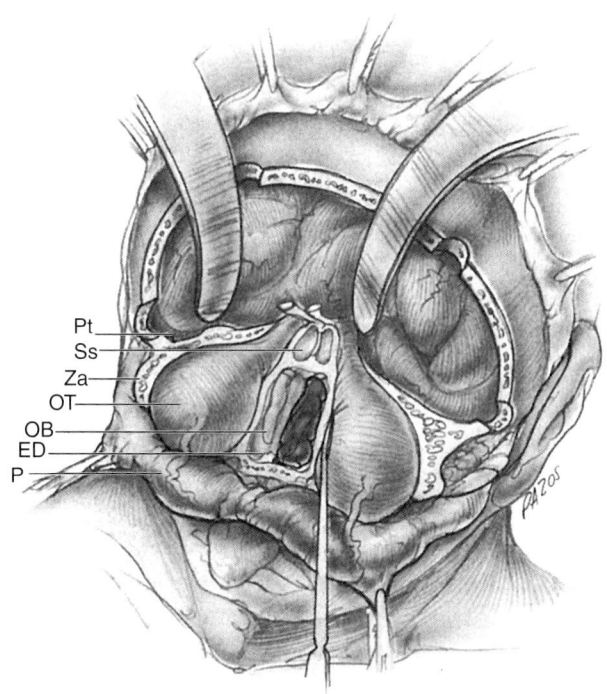

Figura 54.10

As áreas potenciais de remoção temporária do osso para as abordagens basal subfrontal ou subtemporal – fossa infratemporal para a base craniana.

Figura 54.11.

Abordagem basal subfrontal para a base craniana anterior. O cérebro foi retraído posteriormente após a craniotomia bifrontal, os tetos das órbitas foram removidos, o seio esfenoidal foi penetrado e o curso dos nervos ópticos definidos. A região etmoidal está pronta para a ressecção com ou sem a ajuda de uma incisão facial, dependendo da extensão do tumor no interior da abóbada nasal. ED, osso etmóide e dura; BO, bulbos olfatórios transeccionados; TO, tecidos orbitais; P, pericrânio; Pt, ptério; Se, seio esfenoidal; Az, arco zigomático.

Métodos alternativos de exposição da cavidade nasal e da nasofaringe que não exigem incisões faciais incluem o desenluvamento facial e a abordagem transpalatal. Essas abordagens são úteis quando a disseminação do tumor não envolve os seios paranasais. Essas técnicas possuem a vantagem de evitar cicatrizes faciais, porém elas proporcionam exposição muito mais limitada da abóbada superior e dos seios etmoidais do que o fazem as abordagens que exigem rinotomia lateral (13).

A base craniana anterior central geralmente é reconstruída com um retalho pericraniano. O pericrânio isolado geralmente é adequado. A utilização da gálea é evitada, porque a elevação da gálea pode causar desvascularização da testa, especialmente se as artérias temporais superficiais tiverem sido transeccionadas bilateralmente. Defeitos durais são fechados separadamente antes da reconstrução da base craniana com o retalho pericraniano. Defeitos durais são mais bem reparados com materiais autógenos, tais como a fáscia lata ou o pericrânio, ou com preparações semi-sintéticas, como derme acelular. É preciso cuidado durante o reparo dural para alcançar o fechamento impermeável. O pericrânio pode ser virado intracranialmente e mudado de direção para a periferia do defeito da ressecção com suturas. Enxertos de pele têm provado ser bem-sucedidos ponteando defeitos da base craniana anterior, porém o tecido vascularizado geralmente é preferível.

Enxertos ósseos raramente são necessários para prevenir a herniação do cérebro na cavidade nasal. O suporte adequado dos pólos frontais geralmente é proporcionado pela dura e o pericrânio isolado. Enxertos ósseos podem ser considerados quando uma porção substancial do osso que cobre as órbitas tiver sido removida. A reconstrução de tecido mole do teto orbital pode permitir a transmissão de pulsação vascular do cérebro para os olhos. Essas pulsações orbitais podem ser extremamente perturbadoras para os pacientes no período pós-operatório tardio. Se o volume ósseo orbital e a integridade estrutural não forem restabelecidos, existe alto risco de enoftalmo por causa da retração posterior-superior dos tecidos moles intra-orbitais no interior do espaço orbital expandido. Essa deformidade cosmética é particularmente inaceitável e difícil de corrigir secundariamente. Um retalho de músculo temporal ou retalho fascial pode ser utilizado junto com o retalho pericraniano para reconstruir as extensões laterais dos defeitos da base craniana anterior. O pericrânio exposto no interior da cavidade nasal geralmente torna-se coberto com mucosa dentro de diversas semanas, de forma que a cobertura de enxerto de pele é desnecessária.

Porção Média da Base do Crânio

Uma multiplicidade de abordagens transoral, transfacial e transtemporal para a base craniana média tem sido descrita, porém os conceitos incorporados pela maior parte dessas abordagens podem ser ilustrados com três procedimentos básicos – a abordagem transesfenoidal, a abordagem da fossa infratemporal e o procedimento da translocação facial ou maxilarectomia (14). A seleção de uma abordagem particular depende da localização exata do tumor e de seu tipo histológico. A abordagem transesfenoidal (Fig. 54.12) está limitada aos tumores da linha média que afetam a cavidade nasal posterior, a nasofaringe, o seio esfenoidal e a sela túrcica. Essas lesões geralmente são histologicamente benignas. Os tumores que surgem nas porções petroclivais da base craniana média e envolvem a artéria carótida petrosa, tais como meningioma e cordoma, geralmente podem ser ressecados através de uma variante da abordagem da fossa infratemporal (Fig. 54.13). Em contraste, tumores não da linha média, emergindo nos seios paranasais e na nasofaringe, com freqüência, são malignos. Eles necessitam de exposição maior para alcançar margens cirúrgicas livres que podem ser confiavelmente proporcionadas seja com a abordagem transesfenoidal seja com a da fossa infratemporal. Nesta situação, a translocação facial proporciona exposição superior da fossa infratemporal, nasofaringe e parte externa da base craniana média (Fig. 54.14).

Abordagem Transesfenoidal para a Sela Túrcica

A exposição transesfenoidal da sela túrcica geralmente é alcançada através de uma incisão transoral gengivobucal que proporciona exposição ampla da abertura piriforme (Fig. 54.12A). Um retalho mucopericondrial pode ser elevado no lado do septo cartilaginoso. A camada oposta do mucopericôndrio e o septo cartilaginoso anterior podem ser refletidos lateralmente para expor o septo ósseo. Este pode ser ressecado para expor o rostro esfenoidal. Nesse ponto, o seio esfenoidal pode ser penetrado através de sua face anterior. Uma abertura grande o suficiente para visualizar o seio inteiro pode ser feita seguramente (Fig. 54.12B). A saliência da sela túrcica no limite superior posterior do seio pode ser identificada, e o osso sobre a sela cuidadosamente removido com um osteótomo para expor a dura sobre a glândula pituitária na preparação para a ressecção do tumor pelo neurocirurgião. Após a ressecção, a sela e possivelmente o seio esfenoidal podem ser preenchidos com uma gordura livre ou enxerto fascial para minimizar o risco de fístula liquórica. O fechamento é alcançado, permitindo que o mucopericôndrio e o septo cartilaginoso se readjuntem. A cavidade

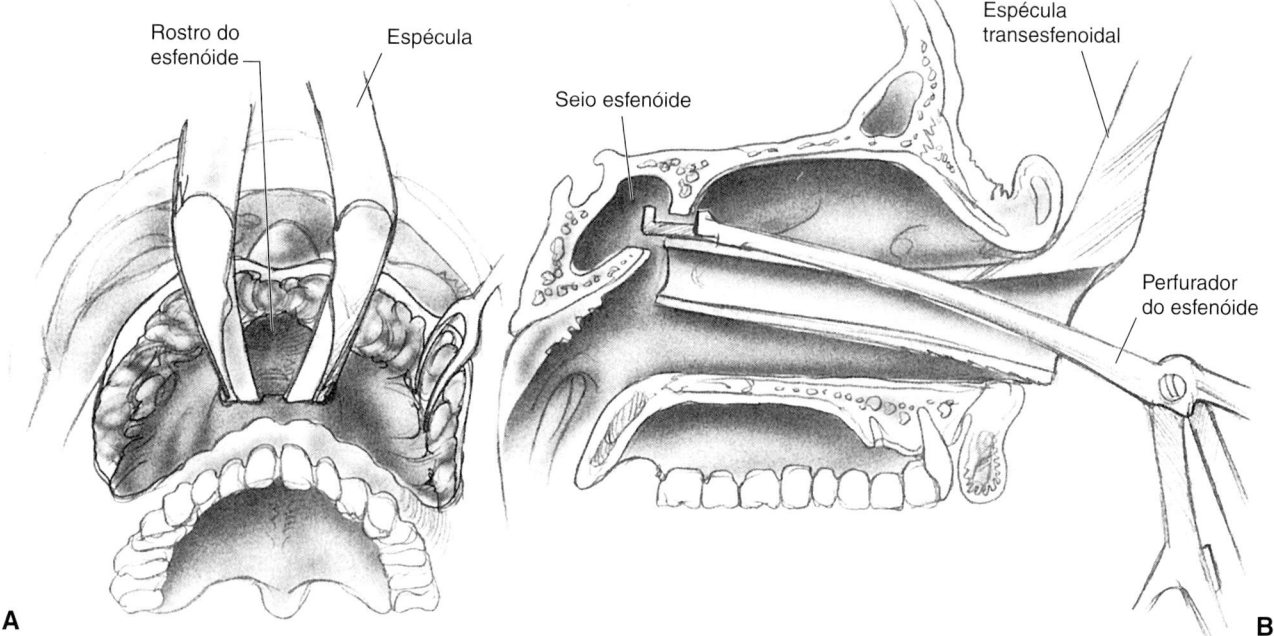

Figura 54.12

Vistas anterior (**A**) e lateral (**B**) mostram um espéculo transesfenoidal no lugar para uma abordagem transesfenoidal transoral para a sela túrcica. A esfenoidotomia em **B** é iniciada amplamente com um perfurador na preparação para a entrada na sela apropriada.

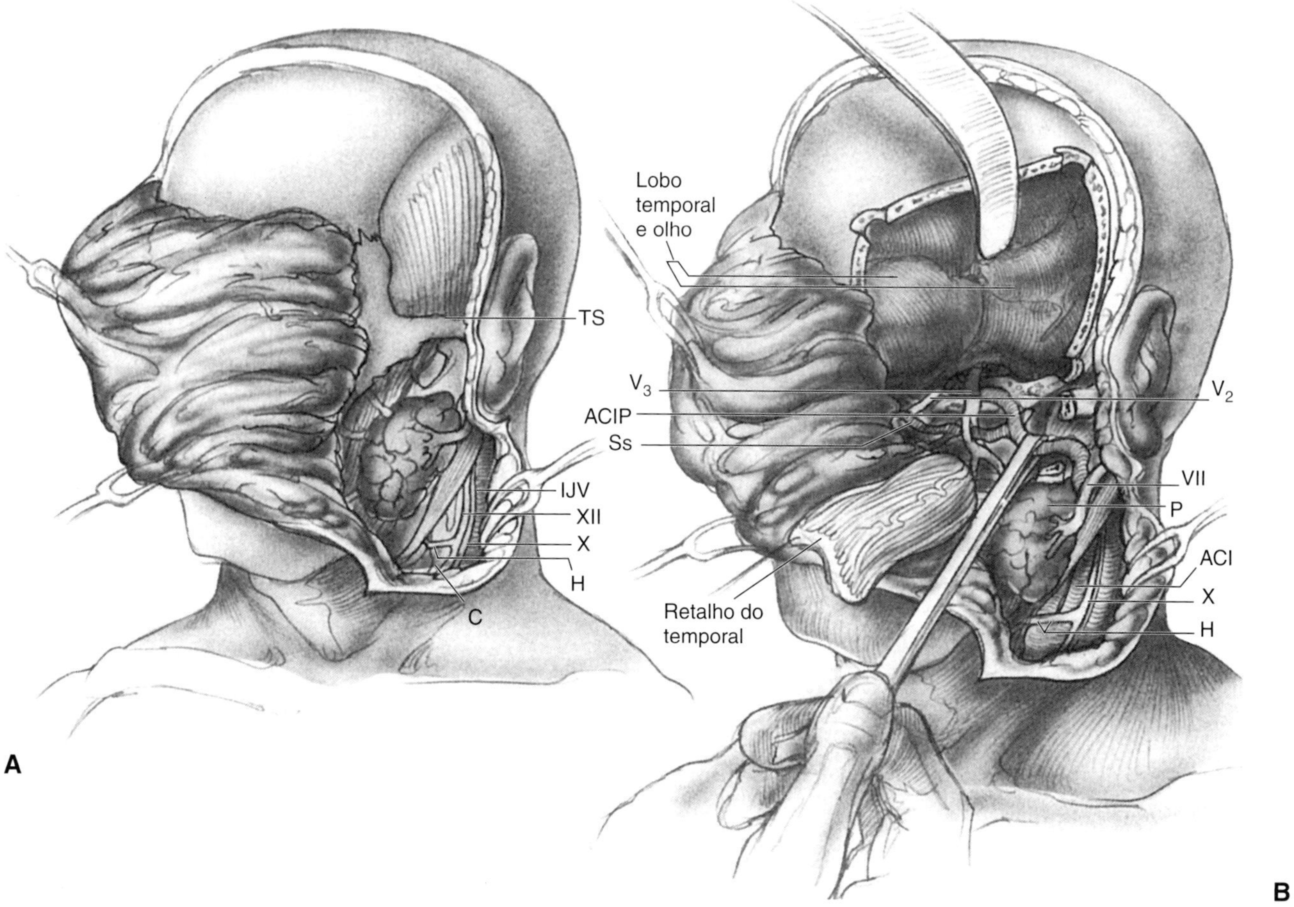

Figura 54.13

Abordagem da fossa infratemporal pré-auricular para a base craniana. **A:** Antes da osteotomia e da craniotomia. **B:** Após a craniotomia, osteotomia orbitozigomática, e exposição da porção petrosa da artéria carótida interna. C, artéria carótida; H, nervo hipoglosso; ACI, artéria carótida interna; P, glândula parótida; ACIP, artéria carótida interna petrosa; TS, artéria temporal superficial.

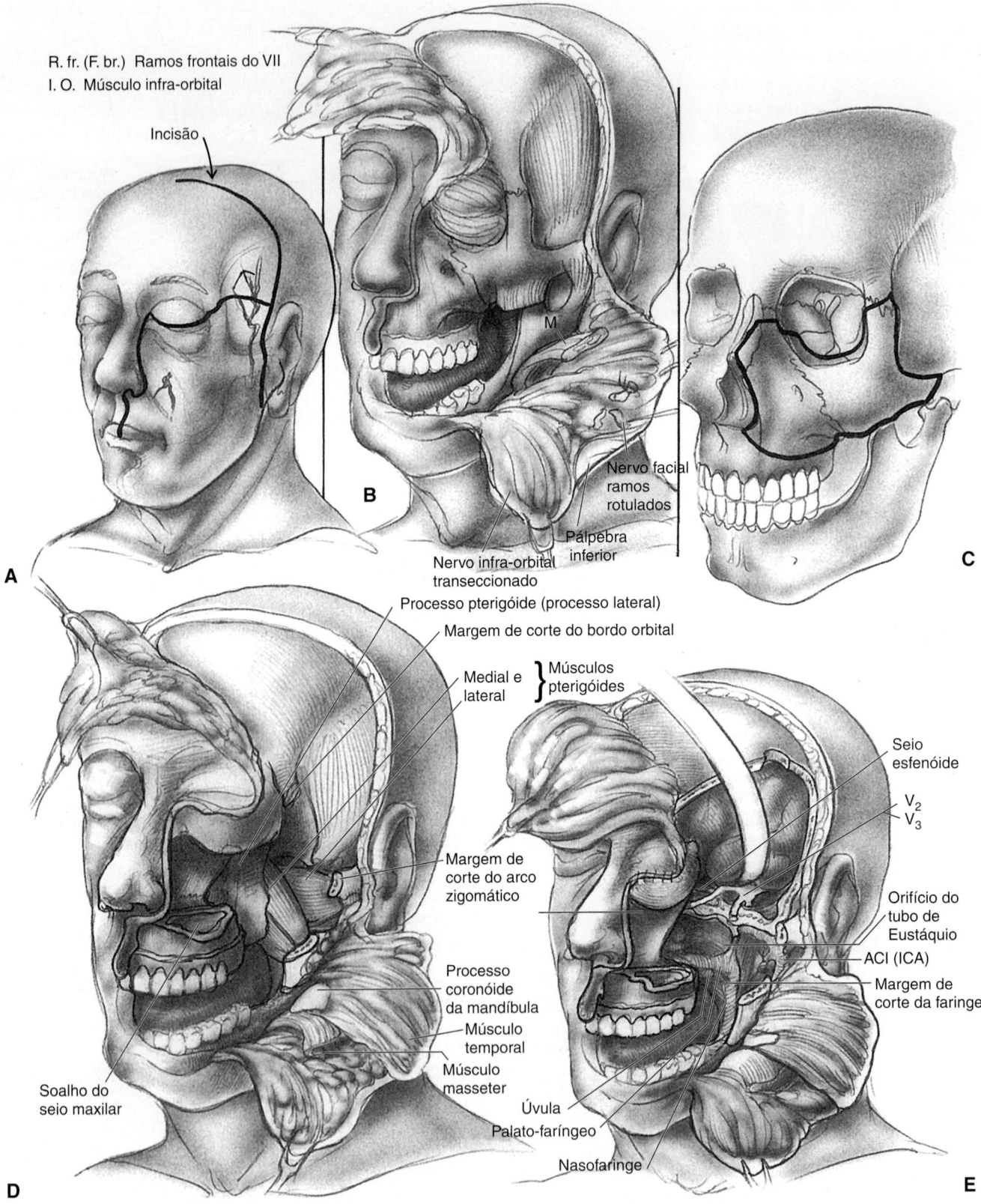

Figura 54.14

Abordagem de translocação facial para a base craniana. **A:** As linhas de incisão facial necessárias e o curso dos ramos frontais do nervo facial são evidentes. **B:** Os retalhos faciais foram elevados para expor o esqueleto facial e os nervos transeccionados rotulados para posterior reanastomose. **C:** A *área sombreada* mostra a região de osso removido como uma única unidade para o acesso à nasofaringe e à base craniana. **D:** O osso foi removido, e a nasofaringe e as placas pterigóides foram expostas. **E:** A craniotomia foi realizada para proporcionar acesso adicional ao espaço intracraniano, à artéria carótida interna petrosa e aos seios cavernosos.

nasal pode ser preenchida bilateralmente com enchimento leve, e a incisão gengivobucal pode ser fechada com material de sutura absorvível.

Embora a abordagem transesfenoidal seja utilizada primariamente para manejar os tumores pituitários, variantes desta técnica podem ser utilizadas para ressecar um número limitado de outras lesões, primariamente benignas, que ocorrem na linha média da cavidade nasal posterior e seio esfenoidal, tais como cordoma ou craniofaringioma. A extensão da exposição da base craniana central pode ser grandemente aumentada se a técnica descrita previamente for combinada com a osteotomia de LeFort I da maxila (15). Essa osteotomia separa o arco dental superior da face média ao nível imediatamente superior às raízes dos dentes. Uma incisão gengivobucal ampla proporciona acesso para a osteotomia. O resultado é o giro sobre um eixo para baixo do palato inteiro e arco dental superior baseado nas tuberosidades maxilares. Precisa-se tomar cuidado para preservar o nervo palatino e a artéria no aspecto posterior de cada lado do palato desarticulado. Uma "fratura para baixo" do palato proporciona exposição ampla do clivo, da junção craniocervical e da nasofaringe. Após a ressecção do tumor, o palato pode retornar à posição anatômica e ser mantido no lugar com miniplacas de titânio. A oclusão exata pode ser restaurada por meio da perfuração de orifícios para essas placas antes da realização da osteotomia de LeFort I.

Fossa Infratemporal

A maior parte dos tumores da base craniana média não está na linha média, e outras abordagens além daquelas descritas previamente são necessárias para a remoção. Um procedimento planejado para os tumores que invadem as porções petroclivais da base craniana média é a abordagem da fossa infratemporal (16). Diversas variações dessa abordagem partilham diversos aspectos. As regiões temporal e infratemporal são alcançadas através de uma incisão pré-auricular ou pós-auricular que se estende para a região cervical e o escalpo de uma maneira hemicoronal ou bicoronal, a qual permite a exposição do músculo temporal, o complexo orbitozigomático do esqueleto facial, a glândula parótida e o nervo facial (Fig. 54.13A). A exposição da glândula parótida e do nervo facial com freqüência é desnecessária, e a extensão inferior da incisão pré-auricular pode ser limitada ao nível do trago.

A remoção do segmento orbitozigomático do osso (Fig. 54.10, área 4) permite a elevação do músculo temporal da fossa temporal para obter acesso à fossa infratemporal. A exposição adicional pode ser obtida com a retração da cabeça condilar e da cápsula sinovial da articulação temporomandibular em uma direção inferior. Se a distração extensa da articulação temporomandibular for necessária, ela geralmente é preferível para remover o colo mandibular e a cabeça condilar. A disfunção mandibular pós-operatória, tal como trismo e abertura mandibular limitada, é menos comum quando o colo e a cabeça da mandíbula são removidos sem substituição do que quando a articulação temporomandibular é amplamente distraída ou o colo e a cabeça mandibular são substituídos. É preciso cuidado durante a transecção do colo mandibular para não lesionar o suprimento de sangue para o músculo temporal (os vasos maxilar interno e temporal profundo), os quais estão justomediais ao colo mandibular. Após essa manobra, a fossa glenóidea e a espinha do osso esfenóide podem ser visualizadas com os forames oval e espinhoso.

A craniotomia frontotemporal pode ser realizada (Fig. 54.10, área 3) para elevar o cérebro. A porção petrosa da artéria carótida interna está imediatamente medial à tuba óssea auditiva à medida que ele entra no canal carotídeo. Aqui a artéria carótida petrosa pode ser descoberta por meio de remoção cuidadosa de osso. Durante a remoção do osso, o nervo facial e a cápsula óptica precisam ser protegidos, porque estão imediatamente superiores e posteriores ao joelho da artéria carótida interna. Quando totalmente descoberta, a artéria carótida interna pode ser mobilizada para permitir o acesso às estruturas petroclivais mediais. O seio esfenoidal pode ser penetrado entre a segunda e a terceira divisões do nervo trigêmeo, ou a terceira divisão pode ser transeccionada para proporcionar acesso mais amplo ao seio cavernoso para a remoção do tumor (Fig. 54.13B). O acesso para a nasofaringe por esta abordagem geralmente é limitado, especialmente nas tentativas para ressecar um tumor maligno.

A reconstrução do defeito geralmente é alcançada tanto com um retalho ipsolateral do músculo temporal quanto com um fascial temporoparietal, o qual é curvado em direção ao defeito resultante. Se esses retalhos não estiverem mais disponíveis, como na recorrência do tumor pós-ressecção, a transferência de tecido vascular livre é realizada. A reconstrução da base óssea do crânio nessa região geralmente não é necessária. Grandes defeitos podem ser melhorados estruturalmente com rede de titânio, porém esse passo é reservado para os defeitos extensos, os quais são raros. Retalhos fasciais temporais e temporoparietais adequados geralmente estão disponíveis para esses defeitos. Esses dois retalhos são inteiramente separados e demandam um suprimento de sangue de fontes separadas. Eles, portanto, podem ser elevados simultaneamente a partir do mesmo lado da cabeça. O retalho temporal é alimentado pelos vasos temporais profundos que emanam da artéria maxilar interna. O retalho fascial temporoparietal é suprido inteiramente pela artéria e veia temporal superficial.

As vantagens da utilização de um retalho de músculo temporal incluem facilidade de elevação (mínima habilidade técnica é necessária), volume e suprimento de sangue durável. As desvantagens incluem o risco de comprometimento dos vasos temporais profundos durante a dissecção da fossa infratemporal e a incapacidade para alcançar consistentemente além da linha média na região do seio esfenoidal e nasofaringe. O retalho fascial temporoparietal é muito menos volumoso e mais suave do que o retalho do músculo temporal, de forma que inseri-lo na base subcraniana do crânio é mais fácil. O suprimento de sangue do retalho fascial temporoparietal não é ameaçado pela dissecção da fossa infratemporal, porque o retalho emana a partir do sistema carotídeo externo. Mais importante, o retalho fascial temporoparietal pode construir um túnel além da linha média para manejar os defeitos do seio esfenoidal e nasofaringe. Isso melhora substancialmente a capacidade do retalho para selar possíveis locais de fístula liquórica. As principais desvantagens do retalho fascial temporoparietal são a habilidade técnica necessária para a elevação e o tempo necessário para o desenvolvimento completo do retalho no seu pedículo pré-auricular. Entretanto, a segurança que esse retalho proporciona no reparo de defeitos do seio esfenoidal e nasofaringe é bem merecedora do tempo e esforço necessários para elevá-lo. Nós acreditamos que a utilização de retalho fascial temporoparietal é o maior fator isolado na diminuição de nosso índice geral de fístula liquórica para menos do que 4%.

Translocação Facial e Abordagens de Maxilarectomia

Se a exposição ampla da base craniana média, da fossa infratemporal, da fossa pterigopalatina e da nasofaringe for necessária, o procedimento de translocação facial ou a abordagem de maxilarectomia podem ser considerados (17). A principal desvantagem dessas abordagens é a necessidade de incisões faciais (Figura 54.14A). Essa desvantagem é mais do que balanceada pela exposição ampla da base craniana média e da nasofaringe. Embora o procedimento de translocação facial originalmente tenha sido descrito para incluir a transecção dos ramos frontais do nervo facial, essa incisão e o déficit motor resultante podem ser evitados na maior parte das ressecções de tumores.

A translocação facial, na descrição clássica, é iniciada com as incisões faciais mostradas na Figura 54.14A. Após esse passo, os 3 ou 4 ramos frontais do nervo facial são rotulados e transeccionados para permitir a elevação dos retalhos faciais (Fig. 54.14B). Os ramos do nervo facial são reanastomosados no fim do procedimento. O retorno à função é esperado dentro de 6 meses (17). Para alcançar a reflexão completa do retalho da bochecha, o nervo infra-orbital precisa ser seccionado. Se a reanastomose dos cotos do corte do nervo infra-orbital for possível, os cotos são rotulados antes da transecção. O sistema lacrimal é transeccionado na preparação para a osteotomia. A osteotomia para remover a face anterior do seio maxilar na continuidade com o zigoma é realizada com uma serra recíproca (Fig. 54.14C). Após este segmento de osso ser removido, o acesso direto à fossa infratemporal pode ser obtido. Com essa abordagem, a ressecção do tumor pode ser feita de uma maneira extracraniana (Fig. 54.14D), ou a craniotomia subtemporal – craniectomia pode ser realizada para obter o acesso à extensão intracraniana do tumor (Fig. 54.14E). A ressecção em bloco das placas pterigóides e da mucosa nasofaríngea pode ser alcançada com essa abordagem. O seio esfenoidal, o seio cavernoso, a artéria carótida petrosa e as porções petroclivais da base do crânio podem ser alcançadas através desse campo cirúrgico. Quando necessário, o septo nasal pode ser removido para obter exposição ampla da cavidade nasal contralateral. O procedimento de translocação pode ser realizado bilateralmente através de uma incisão da face média (abordagem de divisão média da face) para proporcionar acesso bilateral não paralelo à base craniana média.

A reconstrução após a translocação facial geralmente é feita com um retalho do músculo temporal, tenha ou não sido realizada uma craniotomia. Esse retalho é posicionado no interior da fossa infratemporal e abaixo da base craniana central e colocado no lugar com suturas. Se o retalho temporal for inadequado para o defeito ou se seu suprimento de sangue tiver sido comprometido, uma transferência de músculo microvascular livre é feita. Uma vez que o tecido mole adequadamente vascularizado tenha sido colocado no defeito da ressecção, o segmento ósseo zigomaticomaxilar pode ser substituído. Esse osso geralmente é fixado com microplacas de titânio para alcançar a fixação rígida imediata. O sistema lacrimal é reconstruído com *stents* de silicone, os quais são deixados no lugar por 4 a 6 semanas pós-operatoriamente. O ferimento é fechado de maneira padrão após o nervo infra-orbital ter sido reimplantado no tecido mole da bochecha, se possível, e os ramos frontais do nervo facial terem sido reanastomosados. Os resultados funcional e cosmético após esta exposição extensa geralmente são excelentes.

Base Craniana Posterior

As abordagens para a base craniana posterior são mencionadas apenas brevemente, porque a maior parte desses procedimentos cai sob o domínio dos neurocirurgiões ou neurologistas. Os procedimentos neurológicos, tais como as abordagens transmastóideas-translabirínticas e retromastóideas-retrossigmóides, proporcionam acesso ao bulbo jugular e às regiões do ângulo cerebelo-pontino da base craniana posterior. A abordagem neurocirúrgica tradicional para essa região tem sido através de craniotomia suboccipital com o paciente sentado. A abordagem lateral extrema permite amplo acesso ao forame jugular, ao forame magno lateral e clivo ínfero-lateral (18). Nesta abordagem, as craniectomias retrolabirínticas, transigmóides e suboccipitais baixas são utilizadas para a exposição. O otorrinolaringologista com freqüência está envolvido na dissecção da porção do osso temporal, porém a maior parte do procedimento é realizada por um neurocirurgião.

TÉCNICAS MINIMAMENTE INVASIVAS DE CIRURGIA DA BASE CRANIANA

Utilização de Sistemas de Navegação

A utilização de sistemas de navegação tem provado ser um adendo de valor incalculável para a cirurgia da base craniana, seja realizada via técnica aberta ou endoscopicamente. Essa imagem é guiada em "tempo real" para proporcionar dados anatômicos e de posição durante as abordagens cirúrgicas para muitas das lesões da fossa craniana posterior, média e anterior. Como conseqüência, as complicações durante a cirurgia devem, teoricamente, diminuir, e a segurança deve aumentar. Nas situações nas quais a cirurgia endoscópica é realizada, a navegação é requerida para o desempenho bem-sucedido dos procedimentos. Diversos sistemas diferentes estão disponíveis agora, os quais são desmoldurados, permitindo ao cirurgião visualizar em um monitor quatro vistas diferentes simultaneamente: as imagens de varredura de TC coronal, sagital e axial ao mesmo tempo como a cirurgia endoscópica em tempo real ou vista microscópica. Então, é possível comparar a anatomia visualizada cirurgicamente com a mesma anatomia das varreduras de TC. O único aspecto do *sistema desmoldurado* é que o cirurgião conhece olhando para o monitor exatamente onde seus instrumentos estão durante a cirurgia na visualização da TC. Inicialmente, as imagens de TC axiais são obtidas das estruturas craniofaciais, com o paciente usando um fone especial. As imagens de TC são então processadas e baixadas no computador, onde as vistas coronal e sagital são reconstruídas e exibidas simultaneamente em um monitor na sala de cirurgia (SC) juntamente com a vista endoscópica. No momento da cirurgia, o sistema é recebido na SC, e a varredura por TC é visualizada no monitor enquanto o cirurgião insere uma sonda especial no nariz. A posição da sonda pode, assim, ser visualizada no monitor utilizando-se os instrumentos endoscópicos cirúrgicos padrões. Assim a posição da sonda dentro do nariz pode ser localizada exatamente e visualizada precisamente no sistema de navegação como listras finíssimas. Como resultado, o cirurgião pode orientar-se precisamente para a anatomia, tanto na varredura por TC como com a vista endoscópica, e pode dramaticamente reduzir o potencial de complicações durante a cirurgia. Além disso, o sistema de navegação é muito útil para ilustrar casos para residentes, o que pode necessitar de ferramentas de navegação adicionais. Com o sistema de navegação, a exposição de raios X para o pessoal médico não é uma questão, e a informação obtida é tridimensional, de forma que a localização de estruturas importantes é mais precisa (19). Com essa nova versão *desmoldurada* do sistema de navegação, o campo cirúrgico torna-se mais amplo e sem obstrução com a estrutura do sistema. O posicionamento do corpo torna-se mais fácil à medida que a cabeça do paciente não necessita ser imobilizada na mesa de cirurgia.

Cirurgia da Base Craniana Endonasal Endoscópica

A cirurgia da base craniana endonasal endoscópica pura tem sido recomendada para lesões limitadas, ressecáveis, da base do crânio anterior, média e posterior, que estão confinadas a 2 cm de largura na área da linha média da base craniana, uma vez que

- Tem a vantagem da experiência do otorrinolaringologista na cirurgia endoscópica funcional do seio paranasal e nasal e da base craniana, com uma vista melhor de todas as estruturas anatômicas medianas e paramedianas.

- É menos traumática do que as abordagens abertas tradicionais ou a abordagem transesfenoidal microscópica utilizando o retrator endonasal e tamponamento pós-operatório.

- A permanência no hospital e conseqüentemente o custo da cirurgia são reduzidos significativamente (20,21).

Embora a endoscopia sinonasal tenha sido introduzida por Hirshmann (22) precocemente, em 1901, utilizando um citoscópio modificado, o primeiro a utilizá-la assistida pelo endoscópio em uma operação transesfenoidal foi Guiot, em 1963 (23). A cirurgia endoscópica funcional do seio foi introduzida nos anos de 1980 (24), e a cirurgia endoscópica do seio tem sido popularizada como o tratamento cirúrgico de escolha para os problemas sinonasais (25,26). A utilização da endoscopia sinonasal tem sido expandida para incluir o reparo da fístula liquórica a partir da fossa craniana e remoção de massa benigna da base anterior do crânio que tenha uma extensão intracraniana a partir de patologia do seio. Mais recentemente, a cirurgia endoscópica do seio tem sido relatada para o manejo de lesões intracranianas primárias da base do crânio anterior, média e posterior.

Três abordagens endonasais foram descritas e têm sido rotineiramente utilizadas: (a) abordagem parasseptal, (b) abordagem meatal média e (c) abordagem de turbinectomia média. A escolha da abordagem depende principalmente do tamanho e local da lesão e da preferência do cirurgião no processo de reconstrução (20,22).

- A abordagem parasseptal é feita entre o septo nasal e o turbinado médio; o turbinado médio é deslocado lateralmente, e o septo nasal é retirado contralateralmente. A etmoidectomia bilateral é realizada para alcançar a base craniana.

- A abordagem meatal média é feita através do meato médio entre o turbinado médio e a órbita. Quando o deslocamento medial do turbinado médio, uncinectomia, etmoidectomia bilateral e esfenoidectomia anterior são realizadas, a base craniana é exposta. Ela tem um corredor cirúrgico mais estreito do que a abordagem parasseptal.

- A abordagem de turbinectomia média proporciona um corredor cirúrgico mais largo levando à fossa anterior da base craniana pela etmoidectomia bilateral. A esfenoidectomia anterior irá proporcionar acesso à base do crânio médio e posterior também. A perda das estruturas de sustentação na cavidade nasal para sustentar enxertos de gordura e rede de titânio no lugar pode ser um problema desta abordagem quando a base anterior do crânio é reconstruída. As abordagens parasseptal e meatal média são utilizadas principalmente para as lesões contralaterais e elas são preferidas à abordagem de turbinectomia média quando a reconstrução com um enxerto de gordura é esperada. A cirurgia transesfenoidal endonasal endoscópica tem provado ser segura e eficaz, em mãos experientes, não apenas para adultos, mas mesmo para crianças. A invasividade mínima desse procedimento, comparada com as abordagens microcirúrgicas transcranianas ou transesfenoidais, torna-o ideal para o tratamento de diversas condições patológicas pediátricas, como o adenoma pituitário, no qual é essencial preservar a integridade funcional e anatômica do eixo hipotálamo-pituitário, tanto para assegurar um crescimento normal como para manter uma boa viabilidade sinonasal (27). Esta endoscopia endonasal proporciona excelente exposição cirúrgica a partir da placa cribriforme na fossa anterior para o forame magno, o clivo inferior e as vértebras cervicais superiores (24). Quando uma abordagem transesfenoidal endonasal endoscópica foi utilizada em várias lesões pituitárias, a técnica endoscópica provou ser vantajosa em proporcionar exposição mais ampla na região perisselar e no clivo superior (28).

Cirurgia do Seio Cavernoso e Tumores Clivais

Estas abordagens também estão sendo utilizadas para o manejo de tumores do seio cavernoso, em que tais procedimentos são considerados minimamente invasivos. Com mais freqüência, tumores que envolvem o seio cavernoso têm sido cirurgicamente tratados através de abordagens cirúrgicas radicais como maxilarectomia de divisão da face, abordagens transcranianas laterais da base do crânio, abordagens petrosas ou transorais. Embora tenha sido utilizada para a remoção de tumores clivais, a abordagem transesfenoidal microscópica convencional proporciona um corredor cirúrgico estreito, limitando a exposição cirúrgica no clivo. Com a utilização da abordagem transesfenoidal endonasal endoscópica, nós podemos manejar tumores da base do crânio anterior e do seio cavernoso (cordoma, meningioma, condrossarcoma e condromas) que não estão aderidos à artéria carótida ou à dura-máter. O posicionamento ideal da cabeça para a abordagem transesfenoidal endonasal endoscópica para o clivo e a fossa posterior é de 15 graus de flexão da linha testa-queixo (21). A exposição endoscópica varia do assoalho da placa cribriforme ao forame magno na dimensão vertical e aproximadamente 15 mm em ambos os lados da linha média entre as artérias carótidas na dimensão transversa. Quando um endoscópio é adotado durante a cirurgia transesfenoidal microscópica, a visualização similar pode ser obtida também (28). Entretanto, a utilização de retratores restringe a manuseabilidade dos instrumentos cirúrgicos e restringe as dimensões do campo horizontal. Ao nível do seio cavernoso, o plano horizontal lateral do campo é limitado pela artéria carótida, porém poderia ser obtida exposição adicional até o forame oval e o forame redondo. Ao nível do assoalho selar, o nervo abducente apóia-se lateralmente à artéria carótida, e no clivo inferior, o nervo hipoglosso é o limite lateral. O ápice petroso e o bulbo jugular também são acessíveis através dessa abordagem endonasal. O acesso para a sela do dorso é atrapalhado, um pouco, pela glândula pituitária. A remoção do osso é feita, principalmente, pela utilização de uma furadeira de alta velocidade. O plexo venoso clival pode ser problemático. Entretanto, ele com freqüência está obliterado pela expansão do tumor. O sangramento dural geralmente é controlado pela coagulação-sucção monopolar, bipolar ou gelatina absorvível (Gelfoam), enquanto o sangramento ósseo é manejado com cera óssea. Esta técnica endonasal endoscópica minimamente invasiva tem provado excelente exposição cirúrgica para o clivo da linha média e fossa posterior, com morbidade mínima intrínseca para a natureza da cirurgia transesfenoidal. Os problemas potenciais com a cirurgia da base do crânio anterior endonasal endoscópica são fístula liquórica, compressão neurovascular pelo enxerto de gordura intracraniano, infecção relacionada ao campo semicontaminado da cavidade nasal, dificuldade em controlar sangramento abundante intra-operatório quando ele ocorre, dificuldades técnicas relacionadas à curva de aprendizagem intrínseca e complicações sinonasais. A possibilidade das fístulas liquóricas pós-operatórias e a dificuldade com a reconstrução da base craniana permanecem os problemas potenciais principais.

Cirurgia Transoral Endoscópica da Base Craniana

A cirurgia transoral endoscopicamente assistida tem sido descrita como uma técnica microcirúrgica alternativa para as abordagens transorais para a junção cervicomedular anterior. Quando utilizada com fluoroscopia intra-operatória ou o sistema de navegação, ela proporciona um método seguro para a descompressão anterior da área da junção cervicomedular sem a necessidade de ressecção do palato duro, ou maxilarectomia estendida. Ela também capacita o cirurgião a observar as células de tumor residuais nas áreas que não poderiam ser visualizadas utilizando o microscópio cirúrgico. Um retrator de Dingman com uma proteção de borracha é colocado sobre os dentes e utilizado para manter a boca aberta, enquanto retratores de automanutenção são fixados ao retrator de Dingman para deprimir a língua. Quando necessário, a divisão do palato mole pode ser realizada. A distância da incisão é do clivo superiormente para o nível de C3 inferiormente, e a exposição lateral deve ser limitada a 15 mm da linha média de forma a não lesionar os nervos hipoglossos, as artérias vertebrais ou as tubas auditivas. Com o endoscópio, a óptica e a iluminação estão no campo de ressecção ao nível da anormalidade. Com a utilização de um endoscópio de 30 graus, o clivo é claramente visualizado, e, pela rotação do endoscópio, é obtido um campo mais amplo. O ângulo de visão estendido da lente do endoscópio (efeito "olho de peixe") pode ser utilizado para inspecionar estruturas anatômicas ocultas, porém importantes, sem a aplicação de retração adicional.

TERAPIAS ADJUVANTES

Os neoplasmas benignos da base craniana não são rotineiramente manejados com terapia de radiação após a ressecção, com a exceção do meningioma recorrente ou não ressecável. O crescimento do tumor dessas lesões pode ser bastante diminuído com terapia de radiação de feixe externo ou dirigida estereotaticamente. A terapia de radiação é mais freqüentemente considerada uma modalidade adjuvante após a ressecção dos tumores malignos da base craniana. A maior parte dos pacientes submetidos à cirurgia da base craniana para doença maligna recorrente recebeu um curso total de terapia de radiação de feixe externo. Nessa situação, a braquiterapia com freqüência é utilizada como um método efetivo de oferecer uma dose terapêutica adicional para o local da doença recorrente após a cirurgia de salvamento. A braquiterapia depende dos cateteres percutâneos implantados temporariamente carregados com uma fonte radioativa, tal como irídio, diversos dias após a cirurgia (29). Esta técnica permite a oferta exata da radiação com respeito à dose e à localização anatômica. Geralmente, 3.000 a 5.000 cGy podem ser oferecidos por essa técnica ao longo de um período de diversos dias enquanto a pele sobrejacente e as estruturas normais circunvizinhas são poupadas. Após a dose terapêutica ter sido oferecida, a fonte radioativa e os cateteres percutâneos são removidos.

Uma *gamma knife*, também denominada *radiação estereotática* ou *radiocirurgia*, pode ser utilizada após a ressecção do tumor da base craniana. Embora denominado *cirurgia*, o procedimento não envolve quaisquer incisões e na verdade é uma forma de terapia de radiação que compreende o direcionamento controlado por computador de muitos pequenos feixes de radiação na região da base craniana que contém o tumor. Isso poupa a pele sobrejacente e as estruturas neurológicas próximas de dano colateral geralmente afetadas pela terapia de radiação de feixe externo. Por causa de o feixe estereotático ser guiado com dados de TC ou RM, ele é extremamente exato com respeito à forma e ao volume do tecido tratado (37). As lesões da sela são particularmente passíveis de tratamento com uma *gamma knife* quando a ressecção completa for impossível. Enquanto muitos tumores da base craniana se estendem tão distantes inferiormente para serem atacados com uma *gamma knife*, novas formas de irradiação estereotaticamente dirigidas ao corpo permitem agora o manejo dos tumores que se estendem inferiores à base do crânio.

A quimioterapia não se tem provado útil no manejo de tumores sólidos da base craniana nos adultos. O rabdomiossarcoma pediátrico, entretanto, tem se mostrado quimiossensível. A quimioterapia juntamente com a terapia de radiação, com freqüência, é utilizada quando esse tumor ocorre na base craniana. Os modificadores biológicos e a imunoterapia estão sendo investigados.

COMPLICAÇÕES

As complicações que ocorrem durante e após a cirurgia da base craniana estão resumidas na Tabela 54.8.

Fístula do Líquido Cerebrospinal

A fístula liquórica, e o risco de meningite são as complicações mais comuns após a cirurgia da base craniana.

TABELA 54.8 — COMPLICAÇÕES POTENCIAIS CIRURGIA DA BASE CRANIANA

Categoria	Complicação	Tratamento
Lesões de massa	Edema do cérebro	Manitol, diuréticos, coma por barbitúricos, ocasionalmente lobectomia
Vascular	Ruptura da artéria carótida ou vertebral	Reexploração e reparo ou oclusão
	Trombose arterial	*Bypass* microvascular
		Anticoagulação
	Dissecção arterial	Anticoagulação
	Infarto cerebral	Hipertensão induzida
	Trombose venosa	Expansão do volume
		Diuréticos, heparinização
	Embolismo de ar	Posição de decúbito lateral direito, oclusão do defeito venoso
Outra cerebral	Convulsões	Anticonvulsivantes
Líquido cerebrospinal	Fístula cerebrospinal – ferimento, ouvido, nasofaringe nariz	Reexploração e reparo; drenagem do líquido espinal; retalho vascularizado
Infecções	Meningite	Antibióticos
	Abscesso do ferimento	Drenagem
	Abscesso epidural, subdural ou do cérebro	Antibióticos
Ferimento	Necrose do retalho	Reparo do retalho local ou a distância
Paralisia de nervo craniano	Nervos cranianos I até XII	Reconstrução do nervo
		Procedimentos compensatórios (p. ex., injeção da prega vocal)
		Reabilitação
Metabólico	Diabetes insípida	Substituição de líquido, vasopressina
	Síndrome de secreção de hormônio antidiurético inapropriada	Restrição de líquido, solução salina hipertônica

Até 20% de ressecções extensas da base craniana envolvem fístula liquórica (29). Para determinar o curso do tratamento, duas questões primárias precisam ser respondidas: é uma fístula de alto débito ou de baixo débito? De onde ele vem? Se fluxo ativo do LCE pode ser visto vindo a partir do ferimento, canal auditivo ou cavidade nasal, ela é uma fístula de alto débito. Se o LCE é encontrado em curativos na forma de um sinal de halo, porém não pode ser ativamente visto, ela é de baixo débito. O sinal de halo ocorre quando uma mistura de LCE e sangue é absorvida nos curativos ou revestimentos do leito. À medida que a mistura de LCE e sangue se dissemina para fora em direção à superfície absorvente, um anel escuro de sangue cromatograficamente forma-se ao redor de um centro tingido mais claramente, formando um halo.

As fístulas liquóricas de alto débito geralmente são manejados por meio de fechamento direto na SC tão logo seja possível. Se a localização da fístula não for evidente, é realizada uma cisternografia por TC para localizar a fonte do líquido espinal. Um cisternograma por TC envolve a injeção de um agente de contraste radiopaco intratecal antes da TC para localizar a fonte do gotejamento. Se a fístula for de baixo débito, podem ser utilizadas medidas não-cirúrgicas. Um dreno espinal lombar é colocado, e aproximadamente 150 mL de líquido espinal por dia são removidos (50 mL a cada 8 horas) para eliminar o fluxo através do defeito, permitindo a cicatrização. A saída do LCE através do dreno lombar precisa ser estritamente controlada de forma que ele não se torne excessivo. A drenagem excessiva do LCE pode causar aprisionamento de ar na abóbada craniana através dos defeitos da base craniana. O resultado é o pneumoencéfalo. O desenvolvimento de pneumoencéfalo de tensão pode causar compressão do cérebro. Se uma fístula de baixo débito não for parado dentro de 5 dias, geralmente é necessária a reoperação.

Às vezes, é difícil determinar se o fluido coletado é LCE. Isso pode ocorrer quando o LCE está gotejando na cavidade nasal através da tuba auditiva ou através de um defeito no assoalho da fossa anterior. O líquido que contém glicose provavelmente é LCE, porque as secreções nasais não contêm glicose como ocorre com o LCE. Esse teste não é específico, entretanto, porque o exsudato seroso do ferimento cirúrgico com freqüência está misturado com o muco nasal na mesma área que o gotejamento suspeitado. Em razão de o soro conter glicose, existe um risco de identificar erroneamente as secreções nasais como fluido em virtude da contaminação de glicose a partir do soro. A presença de fístula liquórica pode ser mais especificamente confirmada por meio da testagem para a proteína transferrina β_2. Apenas 3 fluidos corporais contêm essa proteína: o LCE, a perilinfa e o fluido vítreo do olho. Todas essas áreas são essencialmente extensões do neuroeixo. Por causa da quantidade de perilinfa ser pequena e da contaminação vítrea ser altamente improvável (e seria reconhecida clinicamente), a presença da transferrina β_2 quase sempre confirma a presença do LCE.

Meningite

Meningite é um termo não específico denotando inflamação das meninges do cérebro. Essa inflamação pode ser localizada ou difusa e pode ter várias causas (viral, bacteriana, ou química asséptica). Independente do agente etiológico, os sintomas de irritação meníngea difusa são similares. O paciente torna-se debilitado, uma dor de cabeça se desenvolve, às vezes com náusea e vômito, e rebaixamento do nível de consciência. Pescoço rígido e sinal de Kernig positivo (dor nos músculos isquiotibiais na tentativa de extensão da perna após a flexão da coxa) são comuns. Uma característica diferenciadora é a febre, a qual ocorre nas meningites virais e bacterianas, porém geralmente está ausente se a origem for asséptica. Nessa situação, a TC é realizada para excluir PIC aumentada e seguida pela punção lombar com amostra do LCE. A análise e a cultura do LCE são os melhores métodos de assegurar a causa da irritação meníngea (Tabela 54.9).

Após a cirurgia da base craniana, a meningite geralmente é asséptica ou bacteriana. A meningite viral não é um fator do período pós-operatório. A meningite asséptica pós-cirúrgica é causada pela irritação meníngea a partir da manipulação cirúrgica, do sangue e dos produtos da quebra do sangue. Essa forma de meningite geralmente é autolimitada e não necessita de tratamento específico após o diagnóstico ser confirmado através da análise e cultura do LCE.

TABELA 54.10
TIPOS DE MENINGITE E ORGANISMOS CAUSADORES

Tipo	Organismo	Aparência[a]
Espontâneo	*Escherichia coli*	Vergas gram-negativas
Neonatal	*Haemophilus*	Vergas gram-negativas
Pediátrico	*Meningococcus*	Coccus gram-negativos
Adulto	*Pneumococcus*	Coccus gram-positivos
	Meningococcus	Coccus gram-negativos
Pós-traumático[b]	*Staphylococcus aureus*	Coccus gram-positivos
	Pneumococcus	Coccus gram-positivos
	S. aureus	Coccus gram-positivos
Pós-operatório[b]	*Enterococcus*	Coccus gram-positivos

[a]Gram-positivo, azul; gram-negativo, vermelho.
[b]Com ou sem um gotejamento de fluido cerebrospinal.

Nenhum grupo único de pacientes está mais em risco de meningite bacteriana do que aquele submetido à cirurgia da base craniana. Defeitos da base craniana com freqüência são grandes e em localizações dependentes da gravidade, o que é um fator predisponente à fístula liquórica. A presença de uma fístula do LCE próxima aos seios paranasais é uma fonte adicional de contaminação bacteriana para o desenvolvimento da meningite. Os organismos etiológicos associados aos vários tipos de meningite estão listados na Tabela 54.10. A meningite bacteriana é manejada com antibióticos intravenosos selecionados para cobrir as sensibilidades antibióticas específicas do organismo, conforme determinado pelos meios de cultura.

TABELA 54.9
AVALIAÇÃO DO LÍQUIDO CEREBROSPINAL PARA A MENINGITE

Características	Normal	Asséptico (química)	Bacteriano
Coloração	Clara	Clara	Turvo
Mancha gram	Negativa	Negativa	Bactéria presente
Proteína	< 40 mg/100 mL[a]	Normal para ligeiramente elevada	Elevada
Glicose	45/80 mg/100 mL	Normal	Diminuída
CVS	Nenhuma	Nenhuma	Nenhuma
CBS	0-5 células/mL		Elevada
Pressão (deitado)	< 200 mmH$_2$O	Normal para ligeiramente elevada	Elevada

[a]Uma punção lombar traumática pode introduzir células vermelhas do sangue (*CVS*) no líquido cerebrospinal (*LCE*). Nesta situação, para cada 700 CVS, geralmente uma célula branca do sangue (*CBS*) está presente, e a proteína está elevada a 1 mg/100 mL. Isso deve ser levado em conta ao se interpretar os resultados da análise do LCE. A presença de leucócitos polimorfonucleares deve ser considerada anormal até prova em contrário, porque o LCE normal contém apenas linfócitos e monócitos.

Manejo Cirúrgico de Fístula Pós-operatória do Líquido Cerebrospinal

Ao contrário da fístula de LCE pós-traumática espontânea, o gotejamento pós-operatório quase sempre necessita de fechamento cirúrgico. As fístulas espontâneas freqüentemente necessitam de fechamento, porém alguns podem ser manejados por meios conservadores. Gotejamentos pós-traumáticos freqüentemente fecham com terapia conservadora isolada. Fístulas pós-cirúrgicas, a menos que sejam de baixo débito sem a utilização de um dreno lombar ou ventriculostomia, não são manejados conservadoramente. O paciente é reconduzido para a SC sem demora para a reexploração do ferimento. Na reexploração, as opções técnicas para o fechamento dependem de fatores como o local exato do gotejamento, uma história de terapia de radiação, o tamanho do defeito, a continuidade do defeito com cavidades revestidas de mucosa e a disponibilidade de retalhos reconstrutores, e a habilidade técnica do cirurgião.

Embora tenha ocorrido um movimento em direção ao manejo endoscópico da fístula do LCE, esta técnica raramente é apropriada para os gotejamentos agudos causados pela ressecção na base do crânio. As fístulas após a cirurgia da base craniana geralmente necessitam de reexploração do local da ressecção e fechamento ou refechamento de áreas que tenham aparecido como seladas durante o procedimento ablativo. Esses gotejamentos geralmente necessitam aplicação de tecido vascularizado. A exceção são os defeitos isolados dos seios esfenoidais geralmente causados pela hipofisectomia transesfenoidal. O paciente com fístula do LCE nunca é tratado por meio de drenagem lombar a longo prazo ou administração de antibióticos. A drenagem lombar por mais de 5 dias geralmente é contra-indicada. Se qualquer gotejamento, independente da causa, persistir por mais de 5 dias, o fechamento operatório é a opção. A utilização a longo prazo de antibióticos não previne a meningite e especificamente aumenta o risco de meningite ou infecção do ferimento com microorganismos resistentes.

O método e os materiais utilizados para o fechamento dependem do local e do gotejamento. Um dos locais mais comuns de fístula do LCE é o seio esfenoidal após a hipofisectomia transesfenoidal. Nessa situação, o fechamento endoscopicamente dirigido com agentes selantes, tais como a cola de fibrina ou cimento de hidroxiapatita ou auto-enxertos de gordura e fáscia, torna-se útil. A cola de fibrina é particularmente efetiva no selamento de fístulas de LCE de baixo débito. Gotejamentos de alto débito são manejados com drenagem lombar antes da colocação da cola de fibrina. Quando o gotejamento envolve o seio esfenoidal, uma técnica útil envolve a utilização de enxertos de gordura autógenos para preencher o seio esfenoidal em combinação com a cola de fibrina. A cola de fibrina imediatamente sela a fístula, e a gordura assegura a obliteração a longo prazo do seio para prevenir gotejamento retardado após a reabsorção da cola de fibrina. A cola de fibrina foi utilizada primeiramente como um agente hemostático no início dos anos 1900. Ela foi aplicada como um adesivo nos anos 1940. Desde os anos 1980, formas altamente concentradas têm sido utilizadas como um selante de tecido e adesivo. A utilização da cola de fibrina não autógena acarreta o risco de transmissão de doença comparável àquele da utilização do plasma fresco ou congelado. A utilização de cola de fibrina autógena não impõe esse risco, porém demanda tempo para formular a cola, e o selamento freqüentemente não é tão durável como aquele obtido com a cola de fibrina não autógena, pré-fabricada. O selante real de fibrina é formado quando o fibrinogênio e a trombina são combinados na presença do fator XIII com o cálcio como um catalisador requerido. A fibrina oblitera a fístula do LCE e serve como uma matriz para a proliferação de fibroblastos no ferimento, facilitando a cicatrização. A fibrinólise pode ocorrer quando a cola de fibrina é exposta a quantidades excessivas de plasma. Pelo fato de a camada fina de tecido de cicatriz gerada pela cola de fibrina isolada poder ser erodida pelas pressões constantes das pulsações do LCE, é melhor combinar a cola com um enxerto de gordura autógeno ou fascial para realçar a estabilidade a longo prazo.

Em vez de cola de fibrina, o cimento de hidroxiapatita pode ser aplicado no seio esfenoidal. Esse material tem a vantagem de, uma vez aplicado, formar uma barreira dura para a fístula futuro do LCE. Diversos tipos de cimento de hidroxiapatita possuem forças e fraquezas individuais. Esses materiais são misturados com uma solução aquosa ácida diluída que causa a adaptação de reagentes de fosfato de cálcio. A adaptação geralmente ocorre em 8 a 15 minutos, dependendo da preparação. Uma vez adaptados, esses materiais permanecem sensíveis à água por 4 a 6 horas e podem ser dissolvidos durante esse período pelo excesso de sangue ou LCE. A hemostase e a utilização temporária (12 horas) de um dreno lombar são recomendadas quando esses materiais são aplicados, independente do tipo específico de cimento de hidroxiapatita. Em todos os casos, a hidroxiapatita resultante é insolúvel na água e, quando em contato com o osso viável, atua como um suporte sobre o qual o osso pode crescer lentamente. Esse crescimento leva de meses a anos, particularmente entre os adultos idosos com uma modificação óssea metabólica mais baixa. O material precisa ser aplicado diretamente à superfície do osso viável, portanto requer que toda a membrana mucosa no interior do seio esfenoidal seja removida. Se a membrana não for removida e for aplicado a ela, ele não adere imediatamente e pode servir como uma fonte de inflamação crônica da mucosa. Essas preparações de cimento não são aplicadas às fístulas no interior dos seios etmoidais, porque o encarceramento da mucosa é inevitável, e o sucesso é duvidoso. Um aspecto importante de todos esses biomateriais baseados em hidroxiapatita é a obrigatoriedade absoluta que o cirurgião esteja familiarizado com sua utilização antes de aplicá-los na adaptação exigente de um gotejamento do LCE. A experiência é necessária em outros tipos de reconstrução de defeitos cranianos abertos antes de um cirurgião tentar utilizar esses cimentos para reparar os gotejamentos do LCE.

Além disso para os selantes mencionados previamente, um componente essencial de prevenção e manejo das fístulas do LCE é o restabelecimento da continuidade da dura. Se a dura estiver selada, nenhuma fístula pode ocorrer, independente do defeito ósseo da base craniana. Alguns novos materiais estão disponíveis para esse propósito, tais como o pericárdio bovino preservado e a derme acelular. Ambos os materiais podem ser utilizados para remendar defeitos durais, porém a derme acelular tem a vantagem da conversão submetida para o tecido semelhante à dura. Ambos os materiais envolvem o risco de transmissão de doença viral, porém esse risco é muito menor do que aquele da fístula do LCE. Ao contrário da utilização de homoenxerto preservado da dura, a utilização da derme acelular não impõe o risco da transmissão de um vírus lento para o cérebro. Partículas de vírus não foram encontradas, mesmo na derme de pessoas infectadas. A derme acelular é essencialmente nossa escolha para todas as duraplastias. Seria melhor se todos esses materiais de substituição dural fossem cobertos com tecido vascularizado porque eles podem ser contaminados antes do desenvolvimento de seu próprio suprimento vascular e perder a integridade.

Déficits de Nervo Craniano

Os déficits de nervos cranianos mais debilitantes são aqueles dos nervos VII, IX e X (29). A paralisia combinada dos nervos cranianos III, IV e VI resulta em oftalmoplegia total do globo afetado. Essa combinação, denominada *síndrome do seio cavernoso*, não é incomum após agressiva de tumor do seio cavernoso. A síndrome do seio cavernoso também pode ser acompanhada de injeção conjuntival unilateral e edema devidos à obliteração do fluxo de sangue do seio cavernoso. O resultado é a diminuição da drenagem venosa a partir do globo. Uma variante incomum dessa síndrome também pode ser causada pela infecção cutânea da face média geralmente do nariz, que possui disseminação para o seio cavernoso através das veias conectantes. A síndrome do seio cavernoso causada pela infecção possui alta mortalidade. O diagnóstico precoce, a terapia antibiótica agressiva e a anticoagulação são os principais meios de tratamento bem-sucedido.

Nervos paralisados a partir da manipulação cirúrgica possuem capacidade regenerativa substancial. Isso é particularmente verdadeiro no nervo facial, quando a paralisia é causada pelo deslocamento cirúrgico, mas não por transecção. Após as abordagens da fossa infratemporal, que necessitam de transposição extensa do nervo facial extratemporal, a paralisia facial temporária (4 a 6 semanas) é comum. Ela pode resultar da isquemia temporária do nervo ou da compressão mecânica temporária do nervo. A recuperação prolongada pode ser acompanhada por alguma assimetria, e sincinesia, as quais podem ser diminuídas por meio de retreinamento da movimentação do nervo facial no período pós-operatório.

Quando os nervos cranianos mais inferiores (primariamente IX e X) estão comprometidos, a combinação de disfunção da prega vocal e da deglutição pode ocorrer (30). Se o tumor havia comprometido lentamente a função desses nervos antes da ressecção, muitos pacientes mostram pouco ou nenhum déficit funcional após a ressecção unilateral. Se a perda da função tiver sido abrupta, o paciente tem dificuldade após a cirurgia. Isso é particularmente verdadeiro nos pacientes idosos, que com freqüência necessitam de uma traqueostomia e um tubo de alimentação. A colocação precoce de uma gastrostomia, mesmo na ressecção original, é tanto prudente quanto confortável. A utilização precoce da tireoplastia pode limitar bastante o risco de aspiração no período pós-operatório.

Transtornos Metabólicos e Hidroeletrolíticos

Dois transtornos eletrolíticos clinicamente importantes podem ocorrer no período pós-operatório. Ambos são causados pela secreção anormal do hormônio antidiurético (vasopressina) a partir da neuro-hipófise. Esses dois transtornos são o diabetes insípido e a síndrome de secreção inapropriada do hormônio antidiurético (SSIHA) (Tabela 54.11).

Diabetes insípido geralmente ocorre após traumatismo grave da cabeça ou após a remoção de tumores da pituitária ou hipotalâmico. Esse transtorno é causado por uma secreção de hormônio antidiurético em quantidades inadequadas. Isso limita a capacidade para reter água livre, o que é manifestado por poliúria, desidratação, hipovolemia e polidipsia. O débito de urina superior a 250 mL para 2 horas consecutivas sugere diabetes insípido no período pós-operatório. Se o diabetes insípido for suspeitado, são realizados estudos de laboratório de urina e séricos. O diagnóstico de diabetes insípido é confirmado se o nível sérico de só-

TABELA 54.11
PERTURBAÇÕES ELETROLÍTICAS POSSÍVEIS APÓS A CIRURGIA DA BASE CRANIANA

Valores de Laboratório	Diabetes Insípido	SSIHA
Osmolaridade sérica	Aumentada	< 280 mOsm/kg
Osmolaridade da urina	< 150 mOsm/kg	Aumentada
Sódio sérico	> 150 mEq/L	< 135 mEq/L
Sódio da urina	Diminuído	> 25 mEq/L
Gravidade específica da urina	< 1.005	> 1.015
Água livre circulante	Diminuída	Aumentada
Volume do débito de urina	> 250 mL/h mais que 2 h[a]	< 30 ml/h[b]

SSIHA, síndrome de secreção do hormônio antidiurético inapropriada.
[a]O começo do diabetes insípido geralmente é anunciado pelo débito de urina > 250 mL/h por 4 horas consecutivas; o primeiro sinal de SSIHA geralmente é a concentração do sódio sérico < 135 mEq/L.
[b]Em um paciente euvolêmico.

dio exceder 150 mEq/L, a urina estiver diluída com uma gravidade específica menor do que 1.005, e a osmolaridade da urina estiver entre 50 e 150 mOsm/kg.

A terapia para diabetes insípido leve é a reposição de fluido e eletrólito. Se desidratação, transtornos eletrolíticos ou desconforto tornam-se um problema por causa da quantidade do débito de urina, o controle farmacológico pode ser instituído. A vasopressina ou um de seus análogos podem ser dados para controlar o débito da urina. Em razão de diabetes insípido geralmente ser autolimitado na duração, o suporte farmacológico geralmente é temporário.

A situação oposta existe com a SSIHA, a qual também é causada por traumatismo da cabeça ou manipulação intra-operatória. Essa síndrome é causada por numerosas condições que afetam o cérebro, como acidente vascular, transtornos metabólicos sistêmicos ou sangramento intracraniano. Níveis altos de hormônio antidiurético causam uma incapacidade para eliminar a água livre; o resultado é a hiponatremia e a hipo-osmolaridade. Os critérios de laboratório para o diagnóstico da SSIHA são nível sérico de sódio menor do que 135 mEq/L, nível de sódio elevado na urina (> 25 mEq/L), osmolaridade sérica menor do que 280 mOsm/kg e osmolaridade elevada da urina em relação à osmolaridade sérica.

O manejo da SSIHA consiste de restrição de fluido para um máximo de 1.000 mL/dia. Casos graves de hiponatremia podem ser corrigidos com 3% de solução salina (hipertônica). Cuidado é necessário para limitar o aumento do nível sérico de sódio para 12 mEq/L/dia para prevenir dano do sistema nervoso central. Diuréticos como furosemida podem ser utilizados como um adjunto para a eliminação da água livre. O efeito do hormônio antidiurético nos túbulos renais pode ser bloqueado com demeclociclina. Como o diabetes insípido, a SSIHA pós-operatória geralmente é autolimitada na duração.

EMERGÊNCIAS

As quatro emergências pós-operatórias mais comuns estão listadas na Tabela 54.12.

Edema Cerebral Pós-operatório

O edema cerebral pós-operatório é inevitável após a manipulação do cérebro. O grau de edema depende da quantidade e da duração da retração cirúrgica. As abordagens cirúrgicas que minimizam a retração do cérebro possuem uma vantagem intrínseca sobre aquelas que envolvem a elevação cortical ou retração. Em razão do confinamento rígido da cavidade craniana, o edema cerebral pode comprometer o suprimento de sangue cerebral, e o edema cerebral sintomático sempre precisa ser controlado. As opções de tratamento incluem hiperventilação, manitol intravenoso e corticosteróides. O coma por barbitúricos pode ser induzido, se o edema cerebral tornar-se grave. A marca do edema cerebral é o desenvolvimento de sinais neurológicos focais ou de lateralização ou a diminuição no estado mental. Essas alterações geralmente tornam-se evidentes diversas horas após a cirurgia, porém podem começar mais tarde, como diversos dias pós-operatoriamente. A TC de instrumento é útil para o diagnóstico.

Hematoma e Emergências Vasculares

O hematoma pós-operatório pode causar um efeito de massa, uma diminuição rápida no nível de consciência, sinais neurológicos locais ou de lateralização, compres-

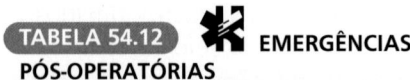

TABELA 54.12 — EMERGÊNCIAS PÓS-OPERATÓRIAS

Edema cerebral pós-operatório
Hematoma e emergências vasculares
Embolismo de ar
Convulsões pós-operatórias

são do cérebro, infarto e herniação. Qualquer coleção epidural, subdural ou intraparenquimal de sangue precisa ser identificada tão logo quanto possível. Todos os pacientes submetidos à cirurgia da base craniana necessitam de TC dentro de 24 horas da operação, preferivelmente na manhã seguinte. Se uma coleção de sangue for encontrada, o tratamento geralmente envolve reoperação e evacuação.

As complicações vasculares são sempre uma possibilidade quando a artéria carótida petrosa é exposta ou substituída. Essas complicações podem tomar a forma de dissecção da parede arterial, formação de pseudo-aneurisma ou trombose em virtude da manipulação cirúrgica. Quando a artéria é substituída, geralmente com um enxerto de interposição da veia safena, o vaso está particularmente em risco de oclusão trombótica. O risco de sangramento intracraniano geralmente impede a utilização de anticoagulantes pós-operatórios para tratar os pacientes submetidos à cirurgia da base craniana. Em razão de os pacientes que necessitam de enxertos de interposição geralmente serem aqueles menos capazes para tolerar oclusão arterial prolongada, em razão de insuficiência cerebrovascular, o diagnóstico precoce de baixo fluxo é crítico. Os pacientes submetidos à substituição segmentar da artéria carótida interna necessitam de angiografia cerebral e TC na manhã seguinte à cirurgia para confirmar o fluxo adequado através do enxerto. O *bypass* profilático do sistema carotídeo às vezes é realizado em uma operação separada, antes da ressecção do tumor, de forma que os anticoagulantes podem ser utilizados até que o enxerto amadureça sem o risco de sangramento intracraniano.

Embolia Gasosa

Quando a craniotomia é realizada, os seios venosos no interior da díploe do crânio são abertos para o ar. Esses canais venosos ósseos podem ser a fonte de entrada do ar no sistema de circulação venoso. Embora isso possa ocorrer com qualquer tipo de craniotomia, é mais provável de ocorrer quando o paciente está na posição sentada, utilizada para uma abordagem da fossa posterior. Durante as operações na base craniana, a entrada no seio sigmóide, no bulbo jugular ou na veia jugular também pode permitir que o ar entre na circulação venosa. Uma quantidade bastante grande de ar é necessária para interferir com a função cardíaca, porém o comprometimento circulatório pode ocorrer com volumes tão baixos quanto 30 mL. Essa situação pode ocorrer durante a dissecção radical do pescoço, quando a veia jugular interna é penetrada em qualquer lugar ao longo de seu comprimento.

Às vezes o primeiro sinal de embolismo de ar é a dificuldade de manter a pressão do sangue ou um som exagerado ouvido pelo anestesista sobre o pericárdio. Nessa situação ameaçadora, o ferimento é preenchido com tamponamento úmido, o campo cirúrgico é coberto completamente, e o paciente é recolocado na posição de decúbito lateral, com a cabeça baixa. Essa posição previne a entrada adicional de ar por meio da pressão venosa aumentada na cabeça e no pescoço e golpe de ar no lado direito do coração para minimizar a embolização para os pulmões. Essa posição é mantida até que a estabilidade circulatória retorne ou a aspiração do ar possa ser alcançada com um cateter transvenoso. A fonte de escapamento de ar é selada tão rapidamente quanto possível após a estabilização circulatória.

Convulsões Pós-Operatórias

Muitos procedimentos da base craniana envolvem a manipulação ou a ressecção do lobo temporal, uma região do cérebro que é particularmente epileptógena. A profilaxia anticonvulsão pós-operatória é rotina. Se as convulsões surgirem, elas devem ser controladas rapidamente, porque a atividade convulsiva prolongada pode aumentar a PIC, exacerbar o edema cerebral e causar dano cortical em razão de transtornos metabólicos. O controle inicial da atividade convulsiva é a tentativa com agentes intravenosos, tais como fenitoína, fenobarbital ou diazepam. Se as convulsões forem refratárias às drogas intravenosas e o estado epiléptico persistir, agentes anestésicos gerais devem ser considerados. Uma vez que as convulsões tenham sido controladas, a terapia anticonvulsão profilática oral pode ser iniciada. As doses de carga e os programas de manutenção para as medicações anticonvulsivas comumente utilizados estão listados na Tabela 54.13. Enquanto as medicações anticonvulsivas de manutenção estão sendo dadas, a fonte epileptógena é investigada. A TC é mandatória para avaliar possível hematoma pós-operatório ou infarto. Os níveis de eletrólitos no soro, gases arteriais do sangue e nível de glicose no soro são medidos para avaliar uma causa metabólica.

TABELA 54.13 — TRATAMENTO DA CONVULSÃO PÓS-OPERATÓRIA

Droga	Indicação	Dose
Diazepam	Atividade convulsiva continuada ou estado epiléptico Pode causar depressão respiratória; paradas convulsivas, porém não as previne; permitida com dose de carga de fenitoína ou fenobarbital	10 mg, IV, a cada 20 minutos
Fenitoína	Atividade convulsiva continuada, estado epiléptico, ou profilaxia convulsiva oral Não deprime a respiração; pode causar hipotensão; não dar mais rápido do que 50 mg/minuto; níveis de sangue terapêuticos 10-20 µg/mL; causa nistagmo na observação lateral em níveis terapêuticos	Tratamento: 15 mg/kg, IV, ao longo de 30-45 minutos Profilaxia: 300 mg/dia, IV ou pela boca
Fenobarbital	Profilaxia da convulsão Marcado efeito sedativo nos adultos; nível de sangue terapêutico (adulto): 20-40 µg/mL	60 mg duas vezes por dia, IV ou pela boca
Carbamazepam	Profilaxia da convulsão Pode causar discrasia do sangue, leucopenia e disfunção do fígado; também pode ser utilizada para manejar a neuralgia do trigêmeo; níveis de sangue terapêuticos	100-200 mg IV ou pela boca, 2 a 3 vezes ao dia

PONTOS IMPORTANTES

- As lesões da região anterior são principalmente carcinoma de célula escamosa originando-se no seio paranasal.
- A maior parte das lesões da região média é de carcinoma nasofaríngeo (extracraniano) ou meningioma (intracraniano).
- As lesões mais comuns da região posterior são o schwanoma acústico e o meningioma do ângulo cerebelopontino. As lesões ósseas da segunda vértebra cervical podem causar sintomas de compressão do tronco cerebral inferior.
- A medida FSC com um teste da OTB em conjunção com a TC realçada com xenônio aumenta a segurança da ressecção carotídea ou da substituição em casos selecionados.
- A espinha do esfenóide é a marca mais consistente para a localização da artéria carótida interna antes da entrada na base craniana. O conhecimento da localização da espinha do esfenóide também ajuda a identificar a localização do forame espinhoso, forame oval e tuba auditiva.
- As complicações mais comuns a curto prazo da cirurgia da base craniana são o gotejamento do LCE, meningite e edema cortical.
- As complicações mais importantes e mais debilitantes a longo prazo da cirurgia da base craniana são causadas pela disfunção de nervo craniano, especialmente a paralisia de nervo craniano mais baixo (deglutição e função da prega vocal).
- Embora o meningioma não se metastatize e seja histologicamente benigno, seu comportamento pode ser agressivo. Numerosas recorrências podem causar déficits neurológicos profundos e mesmo a morte.
- O acesso amplo pode ser obtido para a região média da base craniana através do procedimento de translocação facial enquanto a aparência e a função da face são preservadas.
- A cirurgia da base craniana oferece benefício maior quando realizada como uma modalidade terapêutica primária. O diagnóstico precoce é essencial.

REFERÊNCIAS

1. Ketcham AS, Wilkins RH, VanBuren JM, et al. A combined intracranial facial approach to the paranasal sinuses. *Am J Surg* 1963;106:698.
2. Lewis JS, Page R. Radical surgery for malignant tumors of the ear. *Arch Otolaryngol* 1966;83:114.
3. Jackson CG, ed. *Surgery of skull base tumors.* New York: Churchill-Livingstone, 1991.
4. Sekhar LN, Schramm VL, Jones NF, et al. Operative exposure and management of the petrous and upper cervical internal carotid artery. *Neurosurgery* 1986;19:967.
5. Sekhar LN, Sen CN, Jho HD, et al. Surgical treatment of intracavernous neoplasms: a 4-year experience. *Neurosurgery* 1989;24:18.
6. Sclabassi RJ, Krieger DN, Weisz DJ, et al. Methods of neurophysiological monitoring during cranial base tumor resection. In: Sekhar LN, Janecka IT, eds. *Surgery of cranial base tumors.* New York: Raven Press, 1993:83-98.
7. Hirsch W, Curtin UD. MRI and CT in the evaluation of skull base masses. In: Sekhar LN, Janecka IP, eds. *Surgery of cranial base tumors.* New York: Raven Press, 1993:15-32.
8. Costantino PD, Russell EJ, Reisch D, et al. Ruptured petrous carotid aneurysm presenting with otorrhagia and epistaxis. *Am J Otol* 1991;12:378-383.
9. Cheney ML, Varvares MA, Nadol JB Jr. The temporoparietal fascial flap in head and neck reconstruction. *Arch Otolaryngol Head Neck Surg* 1993;119:618-625.
10. Fahlbusch R, Buchfelder M. The trans-sphenoidal approach to invasive cellar and clival lesions. In: Sekhar LN, Janecka IF, eds. *Surgery of cranial base tumors.* New York: Raven Press, 1993:337-358.
11. Glasscock ME. Management of aneurysms of the petrous portion of the internal carotid artery by resection and primary anastomosis. *Laryngoscope* 1983;93:1445.

12. Sen CN, Sekhar LN. An extreme lateral approach to intradural lesions of the cervical spine and foramen magnum. *Neurosurgery* 1990;27:197.
13. Krause CJ, Baker SR. Extended transantral approach to pterygomaxillary tumors. *Ann Otol* 1982;91:391-398.
14. Janecka IT. Classification of facial translocation approach to the skull base. *Otolaryngol Head Neck Surg* 1995;112:579-585.
15. Crockard HA. Anterior approaches to lesions of the upper cervical spine. In: *Clinical neurosurgery: the Congress of Neurological Surgeons.* 1988:34:389.
16. Fisch U, Pillsbury HS. Infratemporal fossa approach to lesions in the temporal bone and base of the skull. *Arch Otolaryngol* 1979;105:99.
17. Janecka IF, Sen CN, Sekhar LN, et al. Facial translocation: a new approach to the cranial base. *Otolaryngol Head Neck Surg* 1990;103:413.
18. Vikram B, Strong EW, Shah J, et al. A non-looping afterloading technique for interstitial implants of the base of tongue. *Int J Radiat Oncol Biol Phys* 1981;7:419-426.
19. Ohhashi G, Kamio M, Abe T, et al. Endoscopie transnasal approach to the pituitary lesions using a navigation system (Insta-Track System): technical note. *Minim Invas Neurosurg* 2002;45:120-123.
20. Jho HD, Ha HG. Endoscopie endonasal skull base surgery: part 1: the midline anterior fossa skull base. *Minim Invas Neurosurg* 2004;47:1-8.
21. Jho HD, Ha HG. Endoscopie endonasal skull base surgery: part 3: the clivus and posterior fossa. *Minim Invas Neurosurg* 2004;47:16-23.
22. Messerklinger W. Background and evolution of endoscopie sinus surgery. *Ear Nose Throat J* 1994;73:449-450.
23. Guiot G, et al. Explorations endoscopiques intracrannienes. *Presse Med* 1963;71:1225-1228.
24. Kennedy DW. Functional endoscopie sinus surgery technique. *Arch Otolaryngol* 1985;111:643-649.
25. Senior BA, Kennedy DW, Tanabodee J, et al. Long-term results of functional endoscopie sinus surgery. *Laryngoscope* 1998;108:151-157.
26. Stammberger H. Endoscopie endonasal surgery: concepts in treatment of recurring rhinosinusitis, Part 1: anatomic and pathologic considerations. *Otolaryngol Head Neck Surg* 1986;94:143-146.
27. Carrau RL, Snyderman CH, Kassam AB, et al. Endoscopie and endoscopic-assisted surgery for juvenile angiofibroma. *Laryngoscope* 2001;111:483-487.
28. Batay F, Vural E, Karasu A, et al. Comparison of exposure obtained by endoscope and microscope in the extended trans-sphenoidal approach. *Skull Base* 2002;12:119-124.
29. Sen C, Snyderman CH, Sekhar LN. Complications of skull base operations. In: Sekhar LN, Janecka IP, eds. *Surgery of cranial base tumors.* New York: Raven Press, 1993:831-840.
30. Snyderman CH, Johnson JT. Rehabilitation of swallowing. In: Sekhar LN, Janecka IP, eds. *Surgery of cranial base tumors.* New York: Raven Press, 1993:819-824.

CAPÍTULO 55

Técnicas Cirúrgicas para Complementar a Reabilitação Protética

Mark S. Chambers ▪ James C. Lemon ▪ Jack W. Martin

Este capítulo apresenta os conceitos atuais em relação à reabilitação protética oral e facial e os princípios oncológicos associados ao cuidado dos pacientes com câncer de cabeça e pescoço. Técnicas terapêuticas multidisciplinares são comumente utilizadas no cuidado do paciente com doença avançada de cabeça e pescoço. A técnica cirúrgica é utilizada para eliminar a doença local e ajudar na preservação da função e mobilidade e aparência física. Portanto, a colaboração e os esforços de equipe entre cirurgião de cabeça e pescoço, protodontista maxilofacial e cirurgião reconstrutor são vitais para a qualidade de vida do paciente.

Antes do procedimento cirúrgico, a equipe de especialistas formula os planos e a preparação para a reabilitação protética. A comunicação clara e aberta entre o cirurgião de cabeça e pescoço e o protodontista maxilofacial é da máxima importância para a reabilitação protética bem-sucedida (1–5). A intervenção dental precoce pode ajudar a reduzir o cuidado futuro do paciente pelo tratamento dos locais de infecção oral e pela diminuição dos fatores de risco para as complicações orais, como a osteorradionecrose. Por essa razão, os pacientes são encaminhados para o protodontista maxilofacial tão logo seja possível, para a avaliação de sua condição oral e dental e para a discussão das opções de tratamento na reabilitação protética. Em alguns casos, por exemplo, as estruturas retiradas cirurgicamente podem ser substituídas imediatamente com próteses que restauram a função e melhoram a aparência. O cirurgião primário de cabeça e pescoço integra essa informação ao plano de tratamento. Essencialmente, a reabilitação da função e a aparência física melhorada, assim como a redução das seqüelas pós-tratamento, são os objetivos primários após a eliminação da doença (6,7).

ANATOMIA ORAL E DENTAL

Os cirurgiões de cabeça e pescoço possuem um conhecimento perfeito da anatomia oral e dental que torna a comunicação com o protodontista maxilofacial ideal na assistência com a reabilitação. Por exemplo, é crucial que o cirurgião conheça quais dentes serão extraídos para o procedimento cirúrgico de forma que o protodontista maxilofacial possa planejar e fabricar uma prótese imediata ou pós-operatória. O sistema de numeração universal dos dentes é utilizado para esse propósito. Nesse sistema, os dentes dos adultos são numerados seqüencialmente de 1 a 32, começando com o terceiro molar maxilar direito, indo para o terceiro molar maxilar esquerdo, continuando com o terceiro molar maxilar esquerdo oposto, e finalizando com o terceiro molar maxilar direito (Fig. 55.1) (8).

Marcas anatômicas importantes na reabilitação protética no maxilar edêntulo e nos arcos mandibulares são mostradas na Figura 55.2. No maxilar, a tuberosidade, o sulco alveolar e o palato duro são os tecidos de sustentação importantes para as próteses. As marcas mandibulares importantes são o sulco alveolar, o coxim retromolar e a protuberância bucal. Preservar, realçar ou reconstruir esses tecidos é importante para a sustentação e retenção da prótese, e a saúde dos dentes periodontalmente são essenciais para retenção e sustentação da prótese. A conservação dos tecidos de sustentação, se possível, após a eliminação da doença, é uma prioridade (9,10).

AVALIAÇÃO ORAL E DENTAL

Uma avaliação pré-operatória deve incluir história médica do paciente, doenças intercorrentes, estado pré-operatório oral e dental, quimioterapia prévia ou tratamento de radiação, e outros fatores (p. ex., idade, estado nutricional, e história de utilização de tabaco e

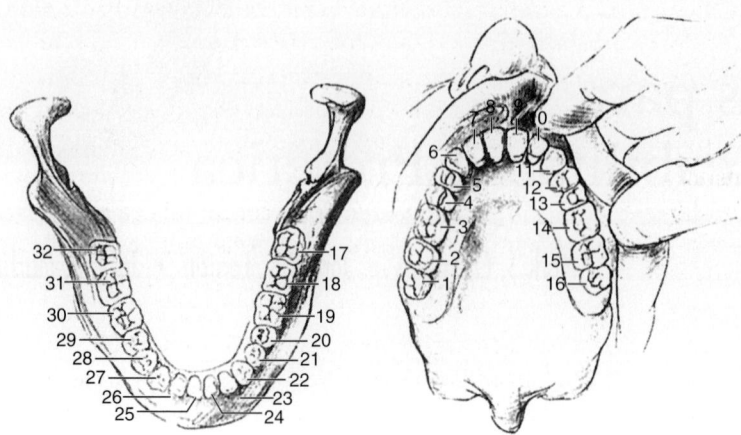

Figura 55.1
Sistema de numeração universal para a identificação dos dentes.

álcool) (5,11,12). A avaliação oral e dental é parte da rotina do exame de cabeça e pescoço. O cirurgião de cabeça e pescoço irá identificar condições patológicas agudas ou crônicas relacionadas com a dentição ou com as estruturas de sustentação, tais como doença periodontal avançada, cáries dentais grosseiras, irritação do tecido a partir de próteses mal adaptadas e higiene oral ruim (5). Cáries grosseiras, placas e formação de cálculos nos dentes indicam higiene oral ruim, possivelmente doença periodontal e um fator precipitante para a sepse. As anormalidades orais e dentais são documentadas durante o exame médico inicial (7).

O paciente é então encaminhado para o protodontista maxilofacial para avaliação adicional e tratamento.

O exame inicial oral e dental pelo protodontista confirma a existência de condições patológicas orais agudas ou crônicas, tais como abscesso dental, dentes com doença periodontal avançada, ou cálculos dentais causando gengivite (5,7). Radiografias diagnósticas são feitas, como indicado ou requisitado. As imagens diagnósticas mais comuns utilizadas em um exame oral e dental são a radiografia panorâmica, a periapical, a asa de mordida *(bitewing)* e a oclusal. Uma radiografia panorâmica mostra as características topográfi-

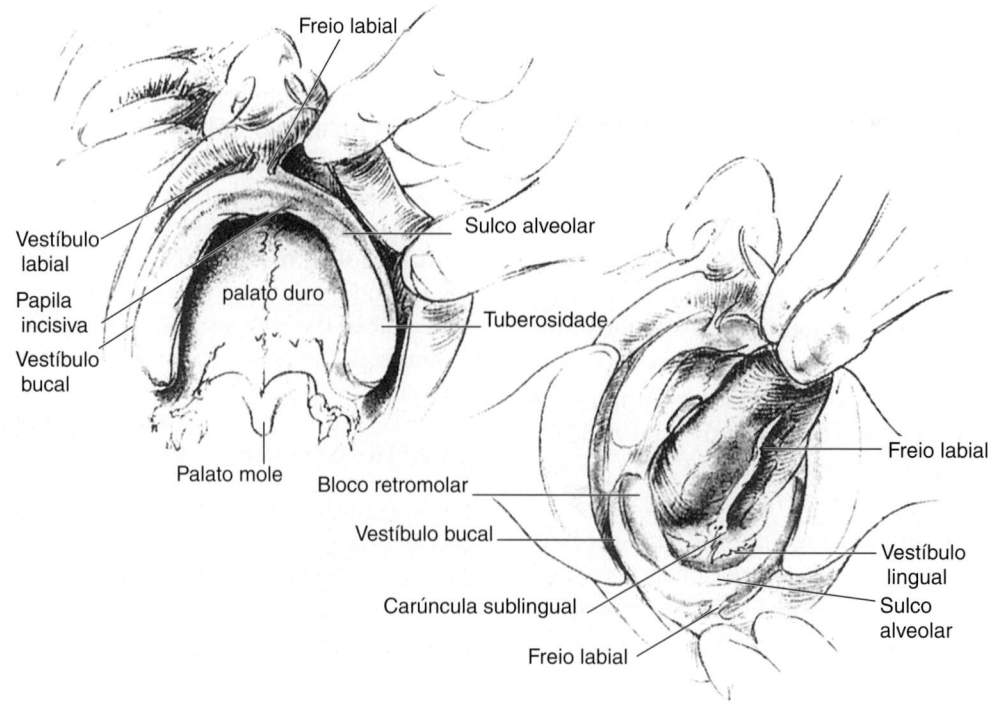

Figura 55.2
Áreas que podem sustentar próteses são preservadas, se a remoção da doença permitir. No maxilar, essas áreas incluem a tuberosidade, o sulco alveolar e o palato duro. Na mandíbula, elas são o bloco retromolar, o sulco alveolar e a protuberância bucal.

cas gerais da dentição, maxilar, mandíbula, seios, cavidade nasal e articulações temporomandibulares (5,13, 14). Essas radiografias podem ser de grande valor para o cirurgião de cabeça e pescoço no diagnóstico de invasão óssea pelo tumor do maxilar ou da mandíbula e são facilmente obtidas na maior parte dos consultórios dentais. Moldes de pedra obtidos a partir das impressões do maxilar e da mandíbula durante a visita dentária inicial podem ser utilizados, se a prótese cirúrgica (intra-oral ou extra-oral ou ambas) for necessária, tal como obturador cirúrgico para um paciente que possua maxilectomia (Fig. 55.3) (15,16). Os dentes que possuem um prognóstico ruim ou incerto são identificados e extraídos antes ou durante o procedimento cirúrgico ablativo primário.

PRINCÍPIOS E INFORMAÇÃO PARA O CIRURGIÃO

Pacientes que tiveram terapia de radiação para a cabeça e pescoço, que incluiu as glândulas salivares maiores, possuem fluxo salivar reduzido (xerostomia) em graus variados e suscetibilidade aumentada para cáries dentárias e infecção oral (5). A gravidade da morbidade está relacionada com a dose da radiação, volume do tecido tratado e idade do paciente quando tratado (5,7). Esses pacientes necessitam ser colocados em um regime preventivo anticáries (*i. e.*, fluorida). Numerosos estudos têm mostrado que a fluorida reduz a decadência causada pela radiação dos dentes, se utilizada de maneira sistemática, previsível (5,6,17). A cárie é uma consideração importante para os pacientes com xerostomia auto-imune ou induzida pela radiação (Fig. 55.4) (5,17). A redução do risco de infecção dental enquanto mantém a saúde oral ideal pode diminuir o risco de osteorradionecrose ou uma condição séptica no cuidado de um paciente que tem terapia de radiação ou quimioterapia (3,6,18–23).

Alguns pacientes com câncer de cabeça e pescoço necessitam de próteses removíveis para substituir as estruturas anatômicas removidas cirurgicamente (2,5,16). Geralmente, ocorrem 3 fases de reabilitação protética: cirúrgica, interina e definitiva. Cada fase inclui a fabricação ou modificação de uma prótese. Essas fases duram de diversos meses a 1 ano. As próteses cirúrgica e interina podem precisar de ajustes freqüentemente enquanto os tecidos estão cicatrizando (1,15). Tais próteses são utilizadas para restaurar o contorno oral e a função imediatamente após a maxilectomia. Um problema comum associado à prótese obturadora maxilar é o gotejamento de fluido ao redor da prótese e através do nariz. A fala e a deglutição podem estar comprometidas, porém, na maior parte dos casos, podem ser corrigidas imediatamente durante o período pós-operatório.

A maior parte dos pacientes fica hesitante acerca de começar a higiene oral e dental pós-operatoriamente porque eles têm medo de manipular o local cirúrgico. A higiene meticulosa oral, dental e protética é altamente encorajada para a prática imediata após a cirurgia de cabeça e pescoço (1,24). A higiene de rotina oral e dental pode ser iniciada 2 semanas após a cirurgia; o cuidado oral pode ser limitado a lavagem oral e limpezas (1,5,6,24).

A fisioterapia pós-operatória deve ser considerada na reabilitação, e técnicas adequadas podem ser discutidas e explicadas para o paciente antes da cirurgia e

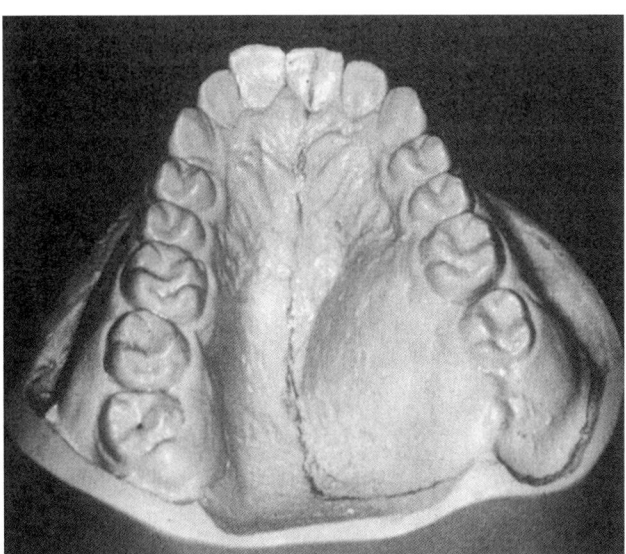

Figura 55.3
Um molde obtido no exame dental inicial pode ser utilizado para fabricar uma prótese cirúrgica. O cirurgião deve delinear a ressecção planejada através do palato duro. O palato duro anterior é retido para sustentar a prótese.

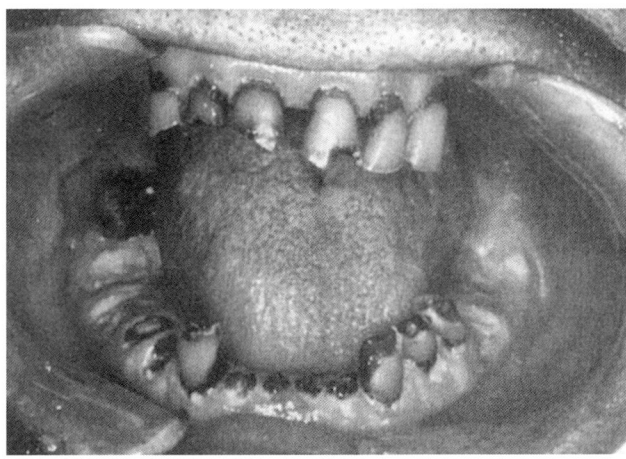

Figura 55.4
Xerostomia induzida por radiação pode causar um começo rápido e uma progressão das cáries dentais excessivas e osteorradionecrose.

reforçadas pós-operatoriamente. Tal terapia pode manter a abertura oral e permitir ao paciente melhor acesso ao defeito cirúrgico e ao resto da cavidade oral (1,24,25). Exercícios de abertura com lâminas de língua de madeira ou dispositivos de abertura oral sofisticados (p. ex. dispositivo de abertura oral TheraBite; Atos Medical Co., Milwaukee, WI) podem ser efetivos na manutenção ou restauração da abertura oral após a cirurgia (1). A mobilidade reduzida da mandíbula é uma condição séria e, às vezes, dolorosa que proíbe os pacientes de fazerem tarefas simples como mastigar, deglutir, falar e/ou manter a higiene oral. A dor pode ser persistente e associada a funcionamento limitado; além disso, a qualidade de vida do paciente é significativamente afetada. O TheraBite é um dispositivo de mobilização da mandíbula desenhado para ajudar a restaurar a abertura apropriada da mandíbula. Esse dispositivo confortável controlado pelo paciente utiliza o movimento passivo repetitivo e alongamento e o faz em um padrão anatomicamente correto (1,5). As características citadas alcançam dois resultados positivos: (a) abertura aumentada da mandíbula pelo alongamento dos tecidos conectivos, mobilizando articulações, fortalecimento dos músculos, e (b) redução da dor e da inflamação pelas propriedades antiinflamatórias ativadas. Um fisioterapeuta pode ser útil nos casos mais complexos para implementar eletroterapia, ultrasonografia, e outras técnicas avançadas, conforme necessário (1,6,25).

As complicações variam e dependem do estado oral e dental do paciente, do tipo de malignidade e de terapia. A avaliação completa oral e dental e o tratamento por um protodontista maxilofacial pode minimizar grandemente as complicações orais e promover o resultado saudável oral e dental.

TÉCNICAS CIRÚRGICAS PARA COMPLEMENTAR A REABILITAÇÃO PROTÉTICA

Maxilar

As lesões do seio maxilar, palato duro e alvéolos orais podem causar problemas de fala e deglutição pós-operatórios que podem ser reduzidos ou eliminados com o planejamento cirúrgico cuidadoso (1). O molde dental obtido na visita inicial é utilizado na discussão com o cirurgião para o procedimento cirúrgico e a fabricação da prótese. Diversas técnicas cirúrgicas podem ser incorporadas à maxilectomia para melhorar a reabilitação protética. As técnicas cirúrgicas mais comuns incluem as seguintes:

1. Os cortes alveolares são feitos por meio do soquete de um dente extraído ou um espaço edêntulo para prevenir a perda óssea iatrogênica e para assegurar a longevidade do dente próximo a esse corte (1,6,16).
2. Ao se fazer o corte do palato, tanto quanto possível do pré-maxilar é poupado. O pré-maxilar é importante para a sustentação e retenção da prótese (Fig. 55.5). Se o tumor estiver na região anterior do seio, pode ser possível poupar a tuberosidade maxilar no lado do defeito, o que iria aumentar também a sustentação da prótese.
3. O enxerto de pele de espessura total ou material alogênico é colocado no defeito maxilar (1,26). Um enxerto de pele proporciona uma banda excelente de tecido cicatricial para a retenção da prótese e diminui a secreção mucosa e a formação de crosta no seio retirado; o resultado é a melhora da higiene (Fig. 55.6).
4. A mucosa palatal, se não afetada pela doença, pode ser retida e dobrada ao redor da porção da linha média do corte palatal.
5. A remoção dos turbinados inferior e médio permite a extensão da prótese na área do defeito (Fig. 55.7). Se não removidos, os turbinados podem ser irritados pela prótese (1,6).
6. Deve-se considerar a remoção dos molares mandibulares no lado da maxilectomia. Esses dentes podem causar um problema de higiene e são essencialmente não funcionais após a maxilectomia (24).
7. A incisão de Weber-Fergusson é utilizada para o acesso em uma maxilectomia; entretanto, uma abordagem intra-oral está sendo cada vez mais utilizada para eliminar a incisão facial. Isso torna a manipulação do lábio e da bochecha mais fácil

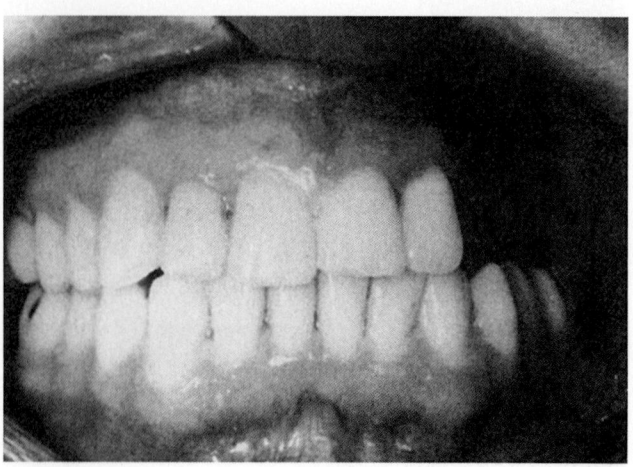

Figura 55.5

A incisão da maxilectomia é feita por meio do soquete do dente 11 para reter o pré-maxilar. Alguns cirurgiões fazem rotineiramente uma incisão na linha média entre os dentes 8 e 9; isso reduz a quantidade de tecido de sustentação.

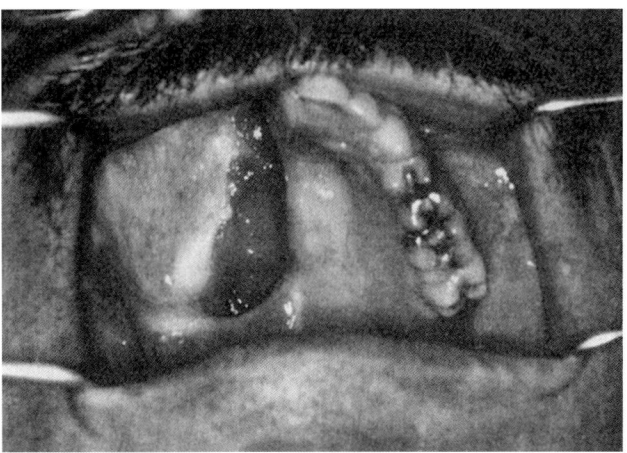

Figura 55.6
Revestimento do defeito maxilar com enxerto de pele de espessura total torna a higiene do defeito mais fácil. A mucosa palatal foi retida e utilizada para alinhar a margem de corte do defeito palatal. Isso proporciona excelente sustentação à prótese maxilar.

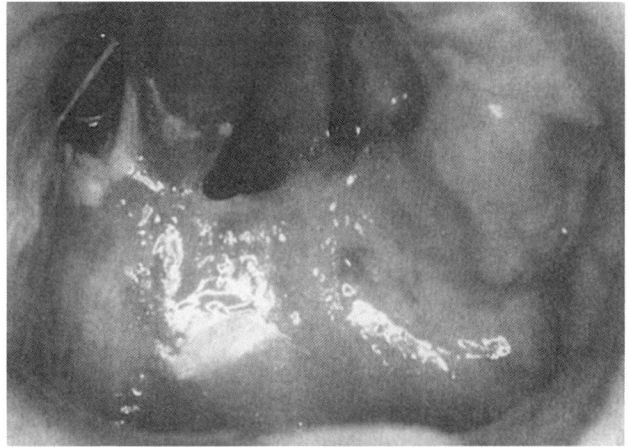

Figura 55.7
Extensão apropriada da prótese no defeito é impedida pelo turbinado e septo nasal; o resultado é a retenção reduzida da prótese. O comprometimento do selamento da margem do defeito causa gotejamento de alimento e líquido na cavidade nasal.

para o dentista e o paciente durante os procedimentos protéticos pós-operatórios (1,5,9,15,26).

8. Uma prótese obturadora cirúrgica é colocada para restaurar o contorno oral para a função imediata e a boa aparência pós-operatória. Essa prótese sustenta o curativo cirúrgico e pode ser fixada aos dentes remanescentes com fio cirúrgico ou retida com um parafuso ósseo em um paciente edêntulo (Fig. 55.8). A utilização de um obturador pode eliminar a necessidade de tubo nasogástrico e diminuir a duração da reabilitação pós-operatória. O obturador mantém sustentação adequada para o lábio e a bochecha durante a cicatrização e ajuda a reduzir a contratura do tecido cicatricial. Quando o curativo cirúrgico é removido, geralmente dentro de 3 a 5 dias do procedimento, o obturador cirúrgico pode ser convertido em uma prótese interina. A utilização de uma prótese cirúrgica pode melhorar a percepção mental do paciente (1,9,15,26).

As 3 fases distintas da reabilitação obturadora maxilar são a cirúrgica, a interina e a definitiva (1). O tamanho e a localização do defeito cirúrgico, o estado da dentição e a área da superfície de sustentação do palato remanescente e estruturas sobrejacentes determinam a estabilidade e a retenção de um obturador (1,2,5,6,10,27). À medida que o tamanho do defeito aumenta e os tecidos palatais residuais diminuem, a estabilidade e a funcionalidade da prótese reduzem significativamente por causa de menos dentes para a retenção ajustada direta ou de áreas de superfície para o encaixe enfraquecido (1,2,5,6,10,27).

Alguns médicos sugerem que os defeitos maxilares devem ser fechados completamente utilizando-se enxertos de tecido livre (1,6,28,29). A função e a cosmética podem ser efetivamente restauradas com a reconstrução cirúrgica. Esse método oclui o defeito cirúrgico, porém pode impedir a reabilitação protética e tornar-se um desafio, se desenvolver-se fístula e ocorrer abaulamento do retalho, não permitindo, assim, a função oral e a colocação da prótese. Essa é uma alternativa excelente para os pacientes que não desejam uma prótese após uma maxilectomia (1,6,28,29).

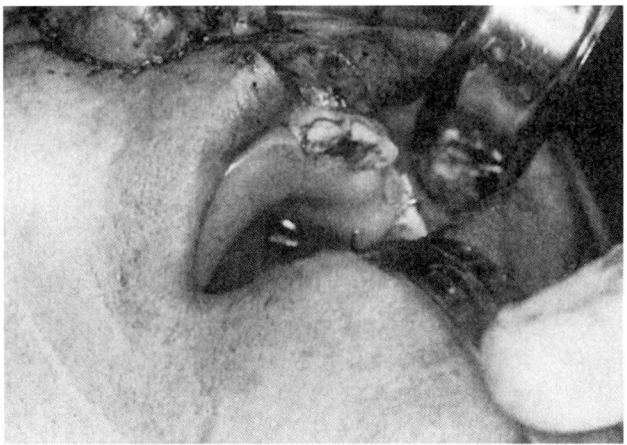

Figura 55.8
Obturador cirúrgico é retido com um parafuso ósseo. O obturador cirúrgico mantém o *stent* e a colocação do enxerto. Ele é removido de 5 a 7 dias após a cirurgia, e uma prótese obturadora interina é colocada.

Palato Mole

Quando parte do palato mole é removida no procedimento cirúrgico, o cirurgião precisa considerar se o palato mole remanescente será funcional. É mais fácil reabilitar a fala e a deglutição de um paciente se o palato mole for removido totalmente (Fig. 55.9) (1,6). Se o palato mole remanescente não for funcional, a reabilitação pode ser difícil ou mesmo impossível. Às vezes, uma tira fina do palato mole pode ser útil para a retenção da prótese em um paciente com tecido de sustentação limitado (1,2,9). A irradiação primária do palato mole pode causar incompetência palatal por causa da fibrose e necrose do tumor. Os pacientes com esse problema podem regurgitar líquido e alimento pelo nariz, e a fala pode ser afetada (6,9). Nessa situação, a reabilitação protética pode ser impossível por causa do acesso ruim à orofaringe.

Mandíbula

Ao longo dos últimos 20 anos, muitos avanços nas técnicas cirúrgicas de cabeça e pescoço, tecnologia de placas e cirurgia microvascular têm melhorado a restauração funcional e estética nos pacientes com câncer de cabeça e pescoço (1,11,30). O desafio significativo para o cirurgião durante a cirurgia mandibular é restabelecer uma estrutura anatômica essencial à verbalização, à competência oral, à mastigação, à deglutição, à sustentação da via aérea e à aparência facial (1,30,31). A reconstrução mandibular pode ser obtida com materiais aloplásticos, cobertura do tecido mole de placas de reconstrução mandibular, enxertos ósseos não vascularizados, retalhos livres e retalhos ósseos vascularizados, e retalhos livres osteomiocutâneos com fíbula, escápula, crista ilíaca e antebraço radial (11,30-32). Cada tipo inclui o músculo sobrejacente, o tecido mole e a pele. A transferência de tecido livre microvascular tem revolucionado a reconstrução mandibular, porque ela tem resultados previsíveis, mesmo quando um paciente possui uma mandibulectomia com radiação pós-operatória.

Um enxerto fibular parece ser o mais adaptável para a reabilitação protética. Ele supre a extensão e a qualidade do osso para reconstruir os defeitos da mandíbula (30,39) e é um recipiente excelente para os implantes dentais e próteses. A maior parte dos pacientes que tenha passado por reconstrução mandibular possui uma profundidade vestibular inadequada, uma base de tecido de sustentação de carga volumosa sobre o sulco alveolar reconstruído e características fisiológicas insuficientes para a retenção e a sustentação adequadas de uma prótese. Dois procedimentos utilizados rotineiramente para corrigir esses problemas são (a) vestibuloplastia com colocação de um enxerto de pele de espessura total e (b) colocação de implantes dentais (1,2,6,40,41).

Os pacientes tratados para neoplasia mandibular podem necessitar de *stents* cirúrgicos, barras-arco ou ambos, para a reposição dos segmentos mandibulares antes da reconstrução cirúrgica. Se a associação normal dos segmentos mandibulares com a fossa glenóidea e o maxilar não for mantida, a reabilitação protética pode ser limitada ou mesmo impossível (1). Os dentes maxilares opostos à reconstrução mandibular podem ter de ser removidos para prevenir o traumatismo ao osso e retalhos de tecido mole. Quando a reconstrução não é indicada no cuidado de um paciente que tenha tido mandibulectomia, a remoção do côndilo e do ramo no lado afetado previne a migração dessas estruturas em direção ao maxilar. Tal movimentação pode afetar adversamente a reabilitação protética.

A reconstrução primária após a mandibulectomia marginal (alveolectomia) pode ser feita com um enxerto de pele de espessura total. Enxertos de pele são importantes, porque eles proporcionam uma base de tecido saudável para uma prótese e separam o assoalho da boca da mucosa bucal (Fig. 55.10) (26). Quando a língua, o assoalho da boca, ou ambos são suturados à mucosa bucal ou labial, a reabilitação protética é limitada, se não impossível (2). Como com o maxilar, a conservação do tecido de sustentação na mandíbula, conforme permitido pela remoção da doença, é importante.

Língua

Os tumores que envolvem a língua, com freqüência, requerem ressecção extensa do osso e do tecido mole, resultando na morbidade funcional e cosmética (1,2, 5,6,16,42). O grau de impedimento da fala depende da extensão na qual a função da língua é afetada. A ressecção de porções grandes da língua previne sua intera-

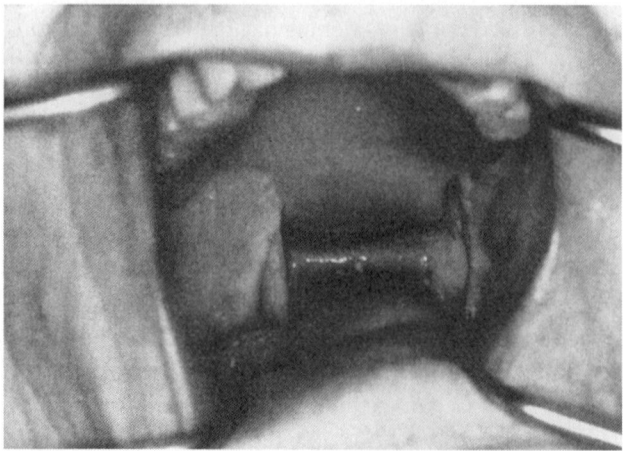

Figura 55.9

Prótese obturadora definitiva em um paciente com ressecção total do palato mole. O giro posterior do tecido próximo à extensão palatal da prótese é a parede faríngea posterior, a qual se move na fala e na deglutição e compensa a falta do palato mole pelo fechamento da cavidade nasal durante a função.

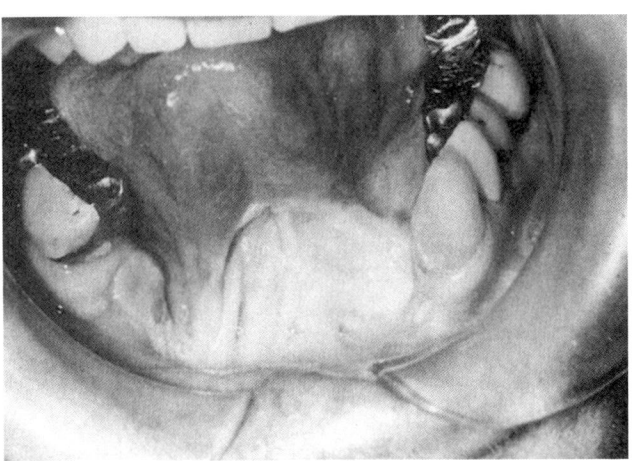

Figura 55.10
Enxertos de pele de espessura total colocados durante um procedimento cirúrgico primário separa o assoalho da boca da mucosa labial. Os alvéolos remanescentes são utilizados para sustentar a prótese.

ção com outras estruturas orais. Essa perda compromete a articulação e a deglutição como resultado de dano à inervação motora ou sensorial com a mobilidade comprometida (16). Se a mandíbula tiver sido envolvida na ressecção, durante a mastigação, o envelope inteiro de movimento ocorre no lado do defeito cirúrgico, resultando na eficiência desafiadora da mastigação e deglutição. A disfunção da fala e da deglutição são problemas comuns nos pacientes após glossectomia. Próteses de aumento palatal que são aproximadas do maxilar conformam-se às movimentações residuais ou reconstruídas da língua e ajudam a normalizar a fala (melhorando sons específicos) e a deglutição (Fig. 55.11) (1,6). Às vezes, entretanto, quando a abóbada palatal é baixada suficientemente para a deglutição, a fala é afetada adversamente. Isso pode ser direcionado com duas próteses alternantes: uma que é ideal para a deglutição e outra que é ótima para a fala (43). A assistência de um patologista da fala na fabricação de próteses de aumento otimiza os resultados. Próteses de língua podem ser fabricadas, porém, em geral, elas possuem função ruim para o paciente. Diversos tipos de retalhos podem ser utilizados para restaurar a língua; embora não funcionais, eles reduzem o espaço na cavidade oral e tornam a fabricação protética mais fácil e mais efetiva (1,16,42,44).

LESÕES EXTRA-ORAIS

As lesões que envolvem as estruturas faciais podem necessitar de reabilitação protética. O cirurgião reconstrutor precisa compreender tanto as limitações das próteses faciais como as técnicas cirúrgicas para alcançar o sucesso (45). As próteses podem ser feitas de uma variedade de materiais, tais como polimetil metacrilato ou *urethane-backed*, silicone de uso médico. Essas próteses são retidas com adesivos e tecidos enfraquecidos ou, em alguns casos, implantes ósseo-integrados extra-orais (1,45). As próteses faciais e intra-orais podem ser conectadas com magnetos. O resultado estético depende da quantidade de tecido removido, do tipo de reconstrução, da morbidade do tratamento adjunto (radiação e quimioterapia) e das características físicas da base do tecido disponível para sustentar e reter a prótese (6,46).

Órbita

Na retirada orbital total, diversas considerações cirúrgicas podem melhorar a reabilitação protética. A pálpebra é ressecada enquanto a sobrancelha é mantida. Margens ósseas afiadas ou ásperas são polidas e arredondadas. Se possível, a margem óssea infra-orbital é reconstruída. Um enxerto de pele de espessura total é colocado na área do defeito para cobrir o osso exposto. A higiene torna-se mais fácil para o paciente, a prótese pode ser estendida no defeito para orientação maior e estabilidade (Fig. 55.12) (1,45).

Nariz

A ressecção de lesões que envolvem o nariz pode necessitar de restauração parcial ou total do nariz. A espinha nasal é deixada intacta, se possível, para a estabilidade da prótese nasal. Ondulações de tecido sem sustentação são removidas, porque elas podem tornar as técnicas de impressão difíceis e comprometer a prótese final. Um enxerto de pele de espessura total é colocado sobre as margens ósseas ressecadas para aumentar a estabilidade da prótese nasal (2,45). Enxertos ou retalhos são utilizados para manter a posição do lábio superior (Fig. 55.13).

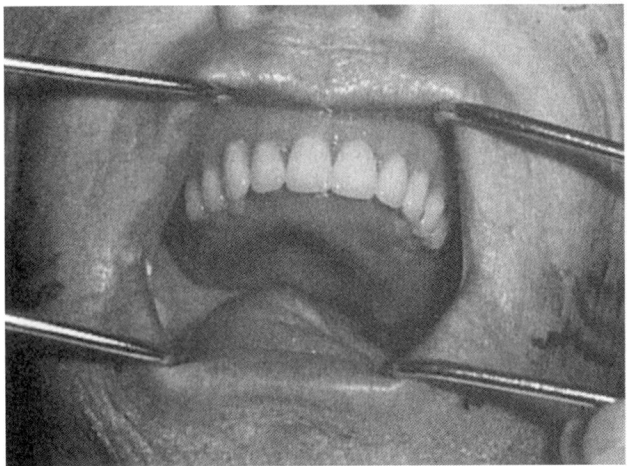

Figura 55.11
Prótese de aumento palatal é desenhada para trazer o palato para baixo para a língua residual ou reconstruída para a função na fala e na deglutição.

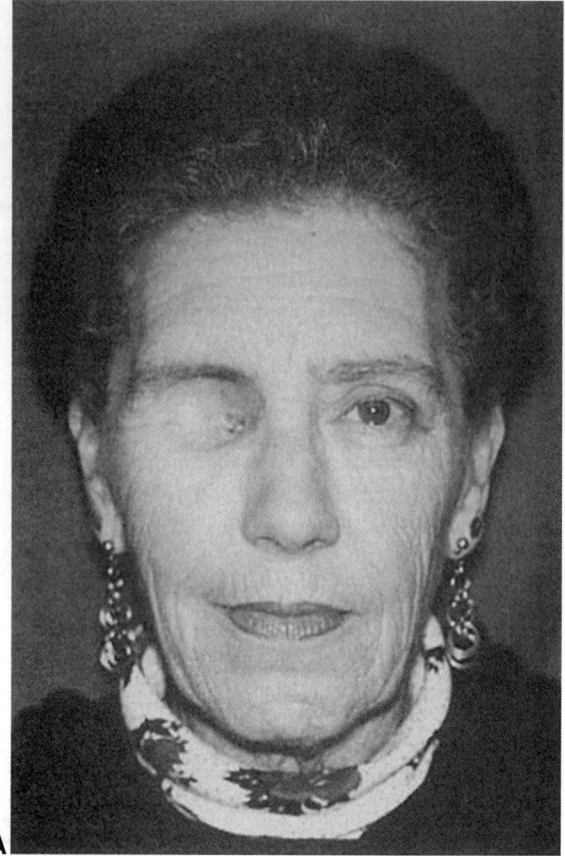
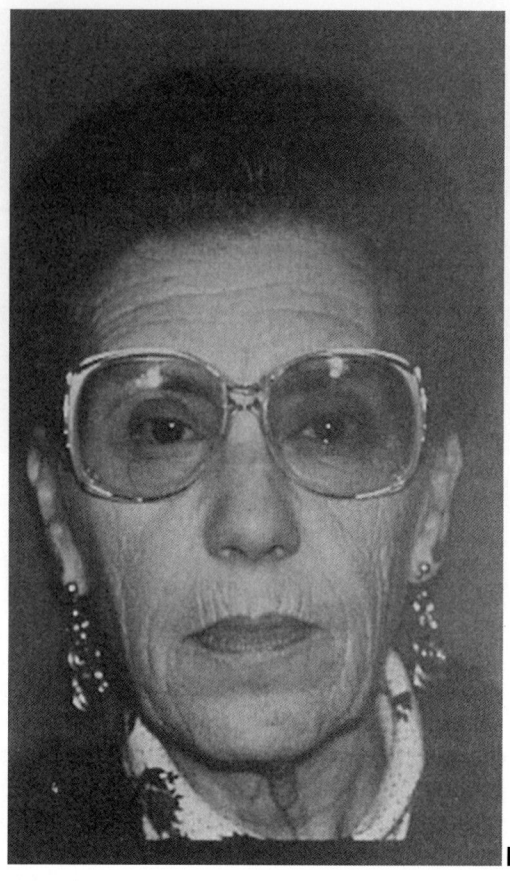

Figura 55.12
A: Retirada orbital é reconstruída com enxerto de pele de espessura total. Esta técnica permite a extensão da prótese no defeito para melhorar a retenção e a sustentação. **B:** A prótese orbital definitiva sob medida é feita de material de silicone.

Orelha

As operações na orelha variam da ressecção subtotal à auriculectomia total. É mais fácil recolocar uma orelha completa do que uma orelha parcial. Com uma substituição total, o protodontista maxilofacial tem mais liberdade na forma, no tamanho e na localização da prótese. Primeiro, a área receptora precisa ser plana ou côncava. As convexidades de volume de tecido excessivo podem atrasar os resultados estéticos. Segundo, a pele desprovida de cabelo proporciona uma boa base adesiva, embora um enxerto de pele de espessura total seja melhor. Bolsas de tecido ajudam na orientação e estabilização da prótese e permitem que as margens se estendam em um perfil de emergência grau 0 (1,45). Se o tecido puder ser poupado, o trago é a primeira escolha. Ele é uma boa marca separada que não é facilmente deslocada (1,45). O trago permite que a margem anterior da prótese seja escondida por trás da flexura posterior.

O cabelo e o ângulo da margem da hélice ou ambos proporcionam o encobrimento da margem posterior. A metade inferior da asa de tecido mole é de pequena ou nenhuma utilização. Por causa da falta de sustentação cartilaginosa, o lobo da aurícula normalmente é atraído para baixo e para longe da cabeça. É difícil capturar esse efeito em uma impressão, e a simetria bilateral geralmente não pode ser alcançada. A margem do lobo é difícil de manter e pode ser preocupante quando o paciente tenta inserir ou colocar a prótese.

A metade superior da aurícula possui melhor sustentação cartilaginosa apesar de tender a tornar-se distorcida após a operação. Essa distorção é acentuada quando a aurícula residual é rodada e utilizada para fechar o defeito. Uma porção preservada da raiz da hélice é uma boa marca e suporte para os óculos. Essa área pode ajudar mais tarde na sustentação vertical da prótese. A margem da hélice anterior superior é deixada no lugar, se possível. As regiões posteriores podem ser enxertadas (Fig. 55.14).

Embora as técnicas cirúrgicas possam aumentar o leito do tecido receptor para as próteses, a preocupação principal do cirurgião é a eliminação da doença.

IMPLANTES DENTAIS OSSEOINTEGRADOS

Implantes dentais osseointegrados têm se tornado uma alternativa excelente para a reabilitação protética

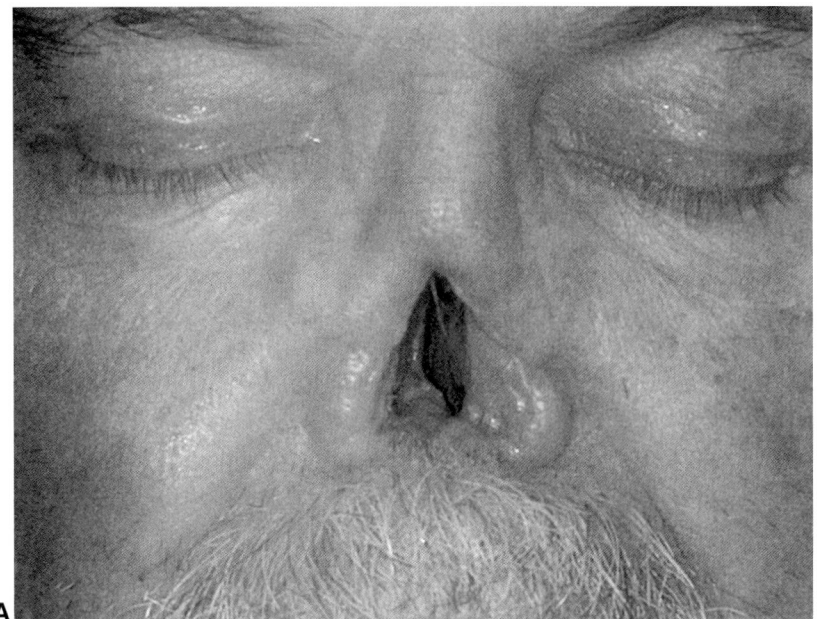

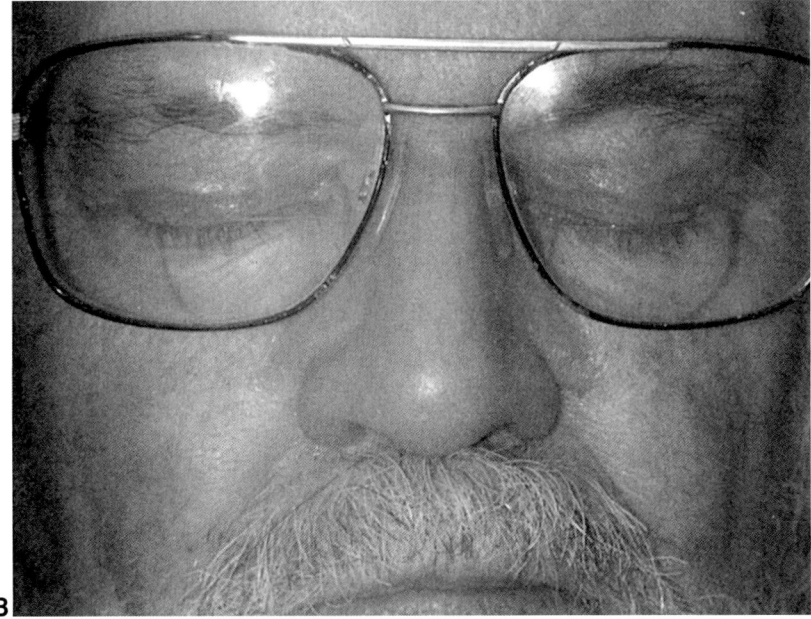

Figura 55.13
A: Enxerto de pele na base do nariz imobiliza as margens do defeito e proporciona uma boa base para a colocação da prótese.
B: A prótese nasal está posicionada na pele subjacente e retida por um adesivo biocompatível. Os óculos do paciente ajudam a esconder as margens protéticas superiores.

convencional (1,6,40,41,47). O princípio da osseointegração do titânio puro comercialmente por meio do mediador da camada de óxido de titânio e a integração com o osso circunvizinho abriu um campo completamente novo de aplicação clínica para a biotecnologia na dentística protética (48,49). Os desenhos dos implantes recaem em três categorias: endósteo, subperiosteal e transosteal. Mais de 50 subtipos de implantes estão disponíveis, os quais o protodontista pode escolher para a reabilitação do paciente (40,48). Adicionalmente, numerosos suportes estão disponíveis, variando de modelos fixados (cimentados) e removíveis-fixados (parafuso ou grampo retido) a removíveis afixados por anéis. O, grampos ou mola (40). Os implantes mais comuns utilizados atualmente são os implantes endósteos, que são cirurgicamente inseridos nos maxilares ou na mandíbula e integrados com o osso circunvizinho (41). Os implantes endósteos têm proporcionado sustentação, retenção e estabilidade, que são muito necessários nas cavidades orais comprometidas após os procedimentos de retirada do tumor (41).

Diversos termos comuns são utilizados hoje em dia na implantologia oral: implante dental, implante dental endósteo, suporte e osseointegração (48). Um implante dental é um dispositivo especialmente desenhado para ser colocado cirurgicamente no interior ou no osso mandibular ou maxilar para proporcionar resistência ao deslocamento de uma prótese sobreja-

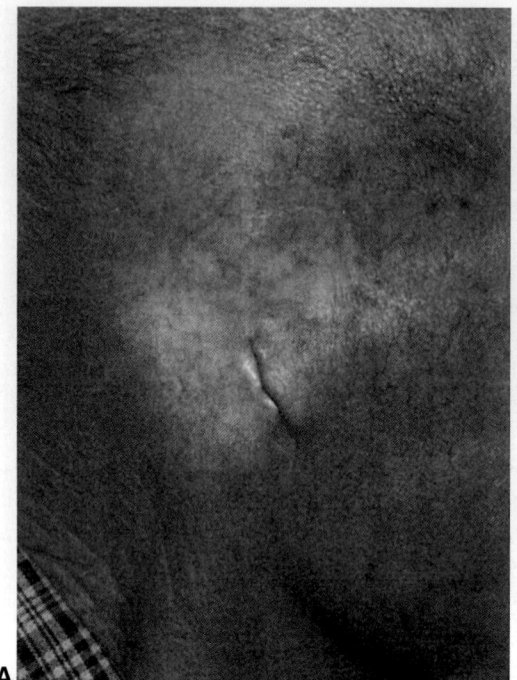
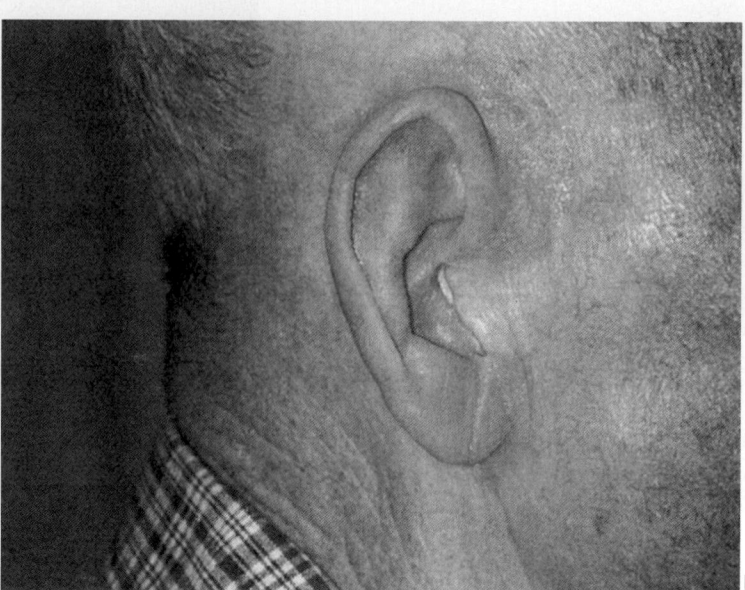

Figura 55.14
A: O trago foi preservado após auriculectomia e irá esconder as margens anteriores de uma prótese auricular. **B:** Prótese de orelha completa é retida pelo adesivo. A prótese pode ser colocada por 3 a 4 dias até um momento antes da remoção para a limpeza.

cente. Ele pode ser colocado transgengivalmente ou subgengivalmente, totalmente embebido (48). O implante dental endósteo é um implante do qual parte é ancorada no interior do osso maxilar ou mandibular (48). Um suporte é um componente conectado à parte endóstea do implante dental que permite a retenção ou sustentação de um implante dental (48). O suporte conecta a posição fixa (implante) a uma superestrutura e à prótese sobrejacente (40,41,48). A osseointegração é uma conexão direta estrutural e funcional entre o osso vital e a superfície de um implante que transmite carga (48,49). Finalmente, os implantes dentais endósteos podem ser divididos em categorias diferentes de acordo com seu formato, as características da superfície, composição química ou a forma de o implante ser inserido no osso (48).

Um planejamento cirúrgico e protético meticuloso é requerido antes da colocação do implante (1,41). Se existirem tecidos de sustentação adequados ou puderem ser estabelecidos, os pacientes podem funcionar satisfatoriamente com as próteses de rotina, ou eles podem ser considerados para os implantes, se os locais receptores forem apropriados. Diversos tipos de implantes estão disponíveis atualmente para utilizações intra-orais e extra-orais (1,6,46). A maior parte dos implantes utilizados pelos protéticos maxilofaciais é feita de titânio, desenhadas cilindricamente e utilizadas por meio de sua ancoragem no osso. Tais implantes são produzidos em uma variedade de comprimentos e larguras. Na maior parte desses sistemas de implantes, a colocação envolve um procedimento em dois estádios. O primeiro estádio, realizado sob anestesia local ou geral, é a colocação do implante no local do receptor ósseo (1,40,41). A colocação é realizada de forma muito precisa para assegurar a mínima quantidade de dano ao osso adjacente e ao tecido mole, particularmente nos tecidos irradiados. Após a colocação, o implante é coberto primariamente pelo retalho de tecido inicial, permitindo que se integre ao osso por 12 ou mais semanas. O propósito é promover a integração periimplante com a interface do implante, como descrito previamente. A osseointegração é confirmada pela radiografia e por interpretação clínica, implicando em uma conexão direta e durável entre o osso vital e o implante de titânio da topografia da superfície definida e a geometria (1,6). No segundo estádio, apenas a porção superior do implante é descoberta, e um suporte, geralmente feito de liga de titânio, é colocado no implante (1). Essa conexão irá juntar o implante à prótese. O número de implantes, o tipo de retenção e o desenho protético devem ser cuidados pelo protodontista reparador. Em geral, a prótese é fabricada de forma que possa ser facilmente removida pelo paciente e permita a manutenção e a higiene oral apropriada (Fig. 55.15). A maior parte dos pacientes que teve tratamento intra-oral irradiado possui a

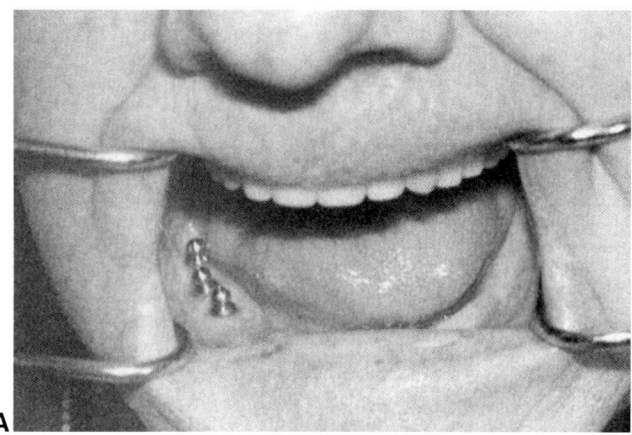
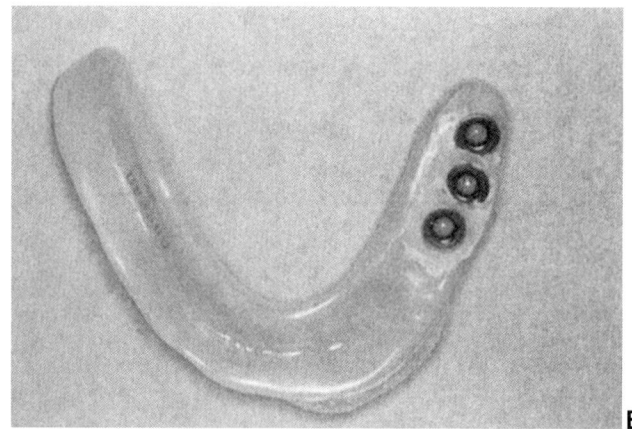

Figura 55.15

A: Implantes endósteos colocados em uma mandíbula reconstruída com um retalho osteocutâneo da fíbula. **B:** Prótese mandibular retida com implante revelando anéis O retentores na superfície do tecido da prótese, que irá encaixar nas bolas fixadas intra-oralmente.

área maxilofacial restaurada por próteses removíveis (1,46). Para esses pacientes, a reabilitação com implantes pode ser bem-sucedida pela restauração com uma prótese removível sobrejacente utilizando suportes bola e fixações de anel. O embebidas na prótese.

Os implantes podem ser colocados durante ou após o procedimento reconstrutor primário, se o osso hospedeiro tiver placas corticais aceitáveis disponíveis para a fixação do implante (50,51). O enxerto de tecido da fíbula é um local receptor excelente para muitos implantes (30). O retalho livre da fíbula proporciona um segmento longo de osso e pode incluir um grande componente fasciocutâneo (30,31,36-39). Como tal, este retalho versátil pode ser colhido como retalho osteomiocutâneo ou retalho puramente ósseo. Esse pedículo percorre a extensão da fíbula, com perfuradores se estendendo até a almofada de pele (30,31, 36-39). Ele proporciona o mais longo segmento de osso atualmente disponível para a colheita; até 26 cm podem ser retirados sem afetar a função da perna. Muitos defeitos ósseos da região de cabeça e pescoço adaptam-se bem à reconstrução com um retalho livre da fíbula. A reabilitação funcional pode ser ótima. Pacientes que tenham implantes osseointegrados colocados com enxerto da fíbula podem ter mastigação próxima do normal e a fala restabelecida (30,31). Na maior parte dos casos, a colocação do implante é mais bem obtida durante um procedimento secundário, quando um *stent* cirúrgico pré-fabricado pode guiar o protodontista no alinhamento e posicionamento dos implantes (1). Os pacientes que receberam radiação pós-operatória na proximidade do local do implante proposto podem ser candidatos ruins para isso, por causa da hipovascularidade no volume de tecido irradiado, e podem se beneficiar da terapia de oxigênio hiperbárica antes da colocação do implante (19,52-57).

Os objetivos da reabilitação protética com os implantes incluem previsibilidade e simplicidade. A fabricação de uma prótese de implante fixada com freqüência envolve métodos e materiais complicados e de maior custo para a restauração dental e do paciente. Componentes protéticos adicionais e indicações adicionais para completar a prótese podem criar inconveniências desnecessárias; portanto, uma prótese removível deve ser considerada inicialmente no planejamento do tratamento para um paciente com déficits maxilofaciais (1,41). À parte os fatores do paciente, a tomada de decisão do tipo de implante a ser utilizado, dos materiais de restauração e da reabilitação protética deve ser baseada na evidência dos protocolos clínicos e fatos dos produtos comuns.

COMPLICAÇÕES

As complicações orais e dentais geralmente estão associadas a condições preexistentes que causam seu início e persistência (5). Os 3 locais na cavidade oral que se constituem focos dessas complicações são a mucosa, o periodonto e os dentes. Se as complicações orais e dentais se desenvolverem durante a quimioterapia (p. ex. abscessos periodontais), elas poderão potencialmente levar ao envolvimento sistêmico (Tabela 55.1) (1,5,6). As complicações da terapia de radiação para a cabeça e o pescoço geralmente são agudas (p. ex., mucosite ou dermatite relacionada com o tratamento) ou crônicas (p. ex. hipovascularidade, xerostomia, decadência dental) (1,58-62). A irradiação pode afetar adversamente os elementos celulares do osso, os quais podem limitar o potencial para a manutenção do ferimento e a capacidade para cicatrizar após um evento traumático (1,15,19). As infecções na cavidade oral podem complicar o tempo de recuperação pós-operatório, compro-

TABELA 55.1 COMPLICAÇÕES ORAIS RELACIONADAS COM A TERAPIA DO CÂNCER

Quimioterapia
Aguda: Efeitos primários (diretos)
    Lesão da barreira mucosal
        Afilamento e ulceração mucosais (mucosite)
    Dificuldade de deglutição
    Náusea
Crônica: Efeitos secundários (i. e., supressão da medula óssea)
    Infecção oral: tecido mole e duro
    Sangramento oral
    Pancitopenia

Terapia de radiação
Agudo: Efeitos primários (diretos)
    Lesão da barreira mucosal: local específico
        Afilamento e ulceração mucosais (mucosite)
    Alteração do paladar e do olfato
    Infecção
    Dermatite
Crônica: Efeitos secundários (i. e., disfunção da glândula salivar)
    Xerostomia
    Cáries dentais
    Desenvolvimento ósseo anormal
    Fibrose
    Trismo
    Osteorradionecrose

Cirurgia de cabeça e pescoço
Aguda: Efeitos primários (diretos)
    Infecção
    Desconforto
    Sangramento
    Edema
Crônica: Efeitos secundários
    Trismo
    Disfunção iatrogênica da glândula salivar
    Drenagem do seio pós-maxilectomia
    Contratura da pele
    Descontinuidade oral

metendo significativamente qualquer enxerto reconstrutor a um ponto de falha, e terapia adjunta efetiva retardada (p. ex., terapia de radiação ou quimioterapia).

Outras complicações podem estar relacionadas com a má comunicação entre os membros da equipe de cuidado da saúde (1). Alguns pacientes não são encaminhados para um dentista porque são edêntulos. Esses pacientes, entretanto, podem ter próteses mal ajustadas, impactadas ou dentes com abscesso (diagnosticados pelas radiografias), ou doença óssea que afete a reabilitação pós-operatória. Em todos os casos, os pacientes com cirurgia de cabeça e pescoço devem ser monitorizados estreitamente pela equipe de cuidado de saúde. Indicações regularmente programadas com o dentista são essenciais para o monitoramento da higiene oral e dental, os ajustes apropriados das próteses e, mais importante, a recorrência da doença. Se um paciente se queixa de perda súbita da capacidade da abertura oral, o clínico deve considerar a recorrência da doença no seu diagnóstico diferencial (1,6,7).

Pacientes com câncer de cabeça e pescoço podem experimentar alterações significativas da anatomia e fisiologia oral como uma seqüela da doença ou do tratamento; especificamente, desempenho mastigatório e eficiência da deglutição dos pacientes tratados para câncer de cabeça e pescoço podem estar alterados (1,5,63). Um estudo por Marunick e Mathog (63) analisou objetivamente o limiar de desempenho mastigatório e de deglutição de pacientes de cabeça e pescoço após a reabilitação protodôntica de defeitos intraorais, revelando uma melhora significativa. Esse estudo propôs técnicas no processo de avaliação de fatores mastigatórios da reabilitação protética, tais como dentição e oclusão, estabilidade da dentadura, força da mordida, estado da articulação temporomandibular, amplitude de movimento e função salivar (63).

REABILITAÇÃO PROTÉTICA BASEADA EM EVIDÊNCIA

Os avanços no tocante aos implantes dentais, aos biomateriais, à bioengenharia e às técnicas de preservação cirúrgica aumentam a retenção, estabilidade e longevidade da reabilitação protética e, finalmente, a qualidade de vida do paciente (1,6,64). A utilização de implantes osseointegrados e procedimentos de regeneração guiada do tecido (i. e., membranas sintéticas) nos pacientes que tiveram terapia de irradiação é uma grande promessa (47,65). As alterações celulares e metabólicas no osso irradiado podem afetar tanto os aspectos qualitativos como quantitativos da osseointegração (1,46). Fatores importantes na restauração dental bem-sucedida são: influência da dose de radiação, sistema de oferta (p. ex., intensidade da terapia de radiação modulada, ITRM), biomateriais de implante, tempo da terapia de radiação à cirurgia de implante, experiência do protodontista, comprimentos das fixações e suportes, locais de implantação apropriados e tipo de retenção protética na sobrevida do implante. Além disso, o benefício da osteogênese e angiogênese da terapia de oxigênio hiperbárica, em conjunção com as técnicas reconstrutoras, no paciente que teve terapia de irradiação também está sendo estudado (52-57). Novos métodos de fisioterapia estão sendo desenvolvidos para melhorar a função pós-operatória dos pacientes com câncer de cabeça e pescoço (1,5). A engenharia de tecido, a esterolitografia e a rápida tecnologia de protótipos têm recentemente resultado na formação bem-sucedida de novos tecidos equivalentes de osso e cartilagem que irão realçar a reabilitação protética no futuro (65-68).

PONTOS IMPORTANTES

- A protodontística maxilofacial é o ramo da odontologia responsável pela reabilitação dos defeitos cirúrgicos intra-orais e extra-orais.
- Técnicas de preservação durante a cirurgia podem melhorar a efetividade da reabilitação protética.
- O estado oral e dental dos pacientes indicados para a terapia de radiação ou quimioterapia é avaliado antes do tratamento e é seguido estreitamente desde então.
- As radiografias dentais (p. ex., vistas periapical, oclusal e panorâmica) são úteis na avaliação de doença maligna e infecção da cavidade oral.
- Se o palato mole estiver envolvido na ressecção cirúrgica, o palato mole inteiro precisa ser removido para melhorar a reabilitação protética.
- O enxerto de pele dos defeitos da maxilectomia melhoram a higiene e a reabilitação protética.
- Os turbinados inferior e médio são removidos durante a maxilectomia.
- Um enxerto fibular é uma escolha excelente para a reconstrução cirúrgica e reabilitação protética (i. e., colocação de implantes osseointegrados após a mandibulectomia).
- Enxertos de pele de espessura total são utilizados na reconstrução dos defeitos faciais para imobilizar o tecido e proporcionar uma base de tecido estável para a prótese.
- A pálpebra é removida e a posição da sobrancelha mantida na retirada orbital.
- Ondulações de tecido sem sustentação são removidas na auriculotomia e na rinectomia.
- A reabilitação protética ideal requer comunicação estreita entre todos os membros da equipe de tratamento.
- Complicações orais e dentais geralmente estão associadas a condições preexistentes.

REFERÊNCIAS

1. Chambers MS, Lemon JC, Martin JW, et al. Oral rehabilitation of patients with head and neck cancer. In: Myers EN, Suen JY, Myers IN, et al., eds. *Cancer of the head and neck*, 4th ed. Philadelphia: WB Saunders, 2003:Chapter 29.
2. Lemon JC, Martin JW, Jacob RE. Prosthetic rehabilitation. In: Weber RS, Miller MJ, Goepfert H, eds. *Basal and squamous cell skin cancers of the head and neck*. Baltimore: Williams & Wilkins, 1996:305-312.
3. King GE, Jacob RFK, Martin JW. Oral and dental rehabilitation. In: Johns ME, ed. *Complications in otolaryngology head and neck surgery*. Philadelphia: BC Decker, 1986:131.
4. Van Blarcom CW. The glossary of prosthodontic terms. *J Prosthet Dent* 2005;94:51.
5. Chambers MS, Toth BB, Martin JW, et al. Oral and dental management of the cancer patient: prevention and treatment of complications. *Support Care Cancer* 1995;3:168-175.
6. Martin JW, Lemon JC, King GE. Maxillofacial restoration after tumor ablation. In: Schusterman MA, ed. *Clinics in plastic surgery*. Philadelphia: WB Saunders, 1994:87-96.
7. Lingeman RE, Singer MJ. Evaluation of the patient with head and neck cancer. In: Sven JY, Myers EN, eds. *Cancer of the head and neck*. New York: Churchill Livingstone, 1981:15.
8. Fuller JL, Deneky GE. *Concise dental anatomy and morphology*, 2nd ed. Chicago: Mosby Year Book, 1984:9.
9. Beumer JP, Curtis TA. Restoration of acquired hard palate defects. In: *Maxillofacial rehabilitation: prosthodontic and surgical considerations*. St. Louis: Mosby, 1979:188.
10. Okay DJ, Genden E, Buchbinder D, et al. Prosthodontic guidelines for surgical reconstruction of the maxilla: a classification system of defects. *J Prosthet Dent* 2001;86:352-363.
11. Smith JE, Ducic J. Mandibular reconstruction, plating. Available at: http://www.emedicine.com (ent topic743); June 11, 2003.
12. Silverman S. Oral cancer: complications of therapy. *Oral Surg Oral Med Oral Pathol Oral Radiol Endod* 1999;88:122-126.
13. Langland OF, Langlois RP, Morris CR. *Principles and practice of panoramic radiology*. Philadelphia: WB Saunders, 1982:131-156.
14. Blaschbe DP, Osborn AG. The mandible and teeth. In: Bergeron RT, Osborn AG, San PM, eds. *Head and neck imaging*. St. Louis: Mosby, 1984:279.
15. Martin TK, Jacob RF, Larson DL, et al. Surgical stents for the head and neck cancer patient. *Head Neck Surg* 1984;7:44.
16. Curtis TA, Beumer J. Restoration of acquired hard palate defects: etiology, disability, and rehabilitation. In: Beumer J, Curtis TA, Firtell DN, eds. *Maxillofacial rehabilitation: prosthodontic and surgical considerations*. St. Louis, CV Mosby, 1979:188-243.
17. Fleming TI. Oral tissue changes of radiation oncology and their management. *Dent Clin North Am* 1990;34:233-237.
18. Marx RE, Johnson RP. Studies in the radiobiology of osteoradionecrosis and their clinical significance. *Oral Surg Oral Med Oral Pathol Oral Radiol Endod* 1987;64:379-390.
19. Marx RE. Radiation injury to tissue. In: Kindwall EP, ed. *Hyperbaric medicine Practice*. Flagstaff, AR: Best Publishing, 1994:447-503.
20. Marx RE, Ehler WJ, Tayapongsak P, et al. Relationship of oxygen dose to angiogenesis induction in irradiated tissue. *Am J Surg* 1990;160:519-524.
21. Marx RE, Johnson RP, Kline SN. Prevention of osteoradionecrosis: a randomized prospective clinical trial of hyperbaric oxygen versus penicillin. *J Am Dent Assoc* 1985;11:49-54.
22. Ang E, Black C, Irish J, et al. Reconstructive options in the treatment of osteoradionecrosis of the craniomaxillofacial skeleton. *Br J Plast Surg* 2003;56:92-99.
23. Marx RE, Johnson RP. Problem wounds in oral and maxillofacial surgery: the role of hyperbaric oxygen. In: Davis JC, Hunt TK, eds. *Problem wounds: the role of oxygen*. New York: Elsevier, 1988:65-123.
24. Martin JW, Austin JR, Chambers MS, et al. Postoperative care of the maxillectomy patient. *ORL Head Neck Nurs* 1994;12:15-20.
25. Barrett NV, Martin JW, Jacob RF, et al. Physical therapy techniques in the treatment of the head and neck patient. *J Prosthet Dent* 1988;59:343.

26. Teichgraeber J, Larson DL, Castaneda O, et al. Skin grafts in intraoral reconstruction: a new stenting method. *Arch Otolaryngol Head Neck Surg* 1984;101:463.
27. Aramany MA. Basic principles of obturator design for partially edentulous patients. Part II: design principles. *J Prosthet Dent* 1978;40:656-662.
28. Olsen KD, Meland N, Ebersold MJ, et al. Extensive defects of the sino-orbital region: results with microvascular reconstruction. *Arch Otolaryngol Head Neck Surg* 1992;118:828-833.
29. Kuriloff DB, Sullivan MJ. Revascularized tissue transfers in head and neck surgery. In Bailey BJ, ed. *Head and veck surgery-otolaryngology*. Philadelphia: Lippincott-Raven; 1998:2345-2387.
30. Schusterman MA, Reece GP, Miller MJ, et al. The osteocutaneous free fibula flap. Is the skin paddle reliable? *Plast Reconstr Surg* 1992;90:787.
31. Winslow CD, Wax MK. Tissue transfer: Fibula. Available at: http://www.Emedicine.com. Accessed August 28, 2003.
32. Cordeiro PG, Wolfe SA. The temporalis muscle flap revisited on its centennial: advantages, newer uses, and disadvantages. *Plast Reconstr Surg* 1996;98:980-987.
33. Ioannides C, Fossion E, Boeckx W. Surgical management of the osteoradionecrotic mandible with free vascularized composite flaps. *J Craniomaxillofac Surg* 1994;22(6):330-334.
34. Lydiatt DD, Lydiatt WM, Hollins RR, et al. Use of free fibula flap in patients with prior failed mandibular reconstruction. *J Oral Maxillofac Surg* 1998;56(4):444-446.
35. Shaha AR, Cordeiro PG, Hidalgo DA, et al: Resection and immediate microvascular reconstruction in the management of osteoradionecrosis of the mandible. *Head Neck* 1997;19(5):406-411.
36. Anthony JP, Rawnsley JD, Benhaim P. Donor leg morbidity and function after fibula free flap mandible reconstruction. *Plast Reconstr Surg* 1995;96(1):146-152.
37. Disa JJ, Cordeiro PG. The current role of preoperative arteriography in free fibula flaps. *Plast Reconstr Surg* 1998;102(4):1083-1088.
38. Hidalgo DA. Fibula free flap mandibular reconstruction. *Clin Plast Surg* 1994;21(1):25-35.
39. Urken ML, Cheney ML, Sullivan MJ. Fibula free flaps. In: Urken ML, Cheney ML, Sullivan MJ, et al. *Atlas of regional and free flaps for head and neck reconstruction*. New York, NY: Raven Press, 1995.
40. Lee MB. Implants. Available at: Webmaster@cincinnati-oralsurgery. com. Support Central. Accessed April 2003.
41. Eckert SE, Desjardins RP. The impact of endosseous implants on maxillofacial prosthetics. In: Taylor TD, ed. *Clinical maxillofacial prosthetics*. Chicago: Quintessence 2000:145-153.
42. Godoy AI, Perez DG, Lemon IC, et al. Rehabilitation of a patient with limited oral opening following glossectomy. *Int J Prosthodont* 1991;4:70-74.
43. Shimodaira K, Yoshida H, Yusa H, et al. Palatal augmentation prosthesis with alternative palatal vaults for speech and swallowing: a clinical report. *J Prosthet Dent* 1998;80:1-3.
44. Cantor R, Curtis T. Prosthetic management of edentulous mandibulectomy patients. Part II: Clinical procedures. *J Prosthet Dent* 1971;25:546.
45. Howard G, Osguthorpe JD. Concepts in orbital reconstruction. *Otolaryngol Clin North Am* 1997;30:541-562.
46. Granstöm G, Tjellström A, Branemark PI, et al. Bone anchored-reconstruction of the irradiated head and neck cancer patient. *Otolaryngol Head Neck Surg* 1993;108:334-343.
47. Hong WL, Chu SA, Dam JG, et al. Oral rehabilitation using dental implants and guided bone regeneration. *Ann Acad Med Singapore* 1999;28:697-703.
48. Scortecci GM. Introduction to oral implantology in restorative dentistry. In: Scortecci GM, Misch CE, Benner KU, eds. *Implants and restorative dentistry*. New York: Martin Dunitz Ltd, 2001:1-25.
49. Branemark PI, Zarb G, Albrektsson T. Tissue-integrated prostheses. In: Branemark PI, ed. *Osseointegration in clinical dentistry*. Chicago: Quintessence 1985:1-50.
50. Lemon JC, Chambers MS, Wesley PL et al. Rehabilitation of a midface defect with reconstructive surgery and facial prosthetics: a case report. *Int J Oral Maxillofac Implants* 1996;11:101-105.
51. Benner KU. Morphological aspects of oral implantology. In: Scortecci GM, Misch CE, Benner KU, eds. *Implants and restorative dentistry*. New York: Martin Dunitz Ltd, 2001:26-46.
52. Ferguson BJ, Hudson WR, Farmer JC. Hyperbaric oxygen for laryngeal radiation necrosis. *Ann Otol Rhinol Laryngol* 1987;96:1-6.
53. Tibbles PM, Edelsberg JS. Hyperbaric-oxygen therapy. *N Engl J Med* 1996;334(25):1642-1648.
54. Feldmeier JJ, Jelen I, Davolt DA, et al. Hyperbaric oxygen as a prophylaxis for radiation induced delayed enteropathy. *Radiother Oncol* 1995;35:138-144.
55. Feldmeier JJ, Davolt DA, Court WS, et al. Histologic morphometry confirms a prophylactic effect for hyperbaric oxygen in the prevention of delayed radiation enteropathy. *Undersea Hyperb Med* 1998;25(2):93-97.
56. Feldmeier JJ, Newman R, Davolt DA, et al. Prophylactic hyperbaric oxygen for patients undergoing salvage for recurrent head and neck cancers following full course irradiation. *Undersea Hyperb Med* 1998;25(Suppl):10 (abst).
57. Ueda M, Kaneda T, Takahashi H. Effect of hyperbaric oxygen therapy on osseointegration of titanium implants in irradiated bone: a preliminary report. *Int J Oral Maxillofac Implants* 1993;8:41-44.
58. Chambers MS, Garden AS, Kies MS, et al. Radiation-induced xerostomia in patients with head and neck cancer: pathogenesis, impact on quality of life, and management. *Head Neck* 2004;26:796-807.
59. Eisbruch A, Ten Haken RK, Kim HM, et al. Dose, volume, and function relationships in parotid salivary glands following conformal and intensity-modulated irradiation of head and neck cancer. *Int J Radiat Oncol Biol Phys* 1999;45:577-587.
60. Chao KS, Deasy JO, Markman J, et al. A prospective study of salivary function sparing in patients with head-and-neck cancers receiving intensity-modulated or three-dimensional radiation therapy: initial results. *Int J Radiat Oncol Biol Phys* 2001;49:907-916.
61. Rubenstein EB, Peterson DE, Schubert M, et al. Clinical practice guidelines for the prevention and treatment of cancer therapy-induced oral and gastrointestinal mucositis. *Cancer* 2004;100(9 Suppl):2026-2046

62. Sonis ST, Elting LS, Keefe D, et al. Perspectives on cancer therapy-induced mucosal injury: pathogenesis, measurement, epidemiology, and consequences for patients. *Cancer* 2004;100(9 Suppl):1995-2025.
63. Marunick MT, Mathog RH. Mastication in patients treated for head and neck cancer: a pilot study. *J Prosthet Dent* 1990;63:566-573.
64. Kornblith AB, Zlotolow IM, Gooen J, et al. Quality of life of maxillectomy patients using an obturator prosthesis. *Head Neck* 1996;18:323-334.
65. Thompson RC, Mikos AG, Beahm EB, et al. Guided tissue fabrication from periosteum using preformed biodegradable polymer scaffolds. *Biomaterials* 1999;20:2007-2018.
66. Miller MJ, Goldberg DP, Yasko AW, et al. Guided bone growth in sheep: a model for tissue-engineered bone flaps. *Tissue Eng* 1996;2:51-59.
67. Reitemeier B, Notni G, Heinze M, et al. Optical modeling of extraoral defects. *J Prosthet Dent* 2004;91(1):80-84.
68. Eppley BL. The accuracy of stereolithography in planning craniofacial bone replacement. *J Craniofac Surg* 2003;14(6):934-935.

PARTE III

TRAUMA

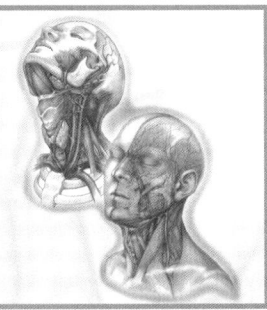

Grant S. Gillman • Dean M. Toriumi • Karen H. Calhoun

CAPÍTULO 56

Princípios do Trauma

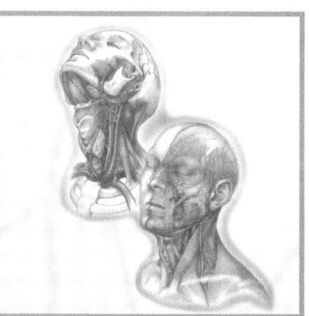

James Chan ▪ Peter J. Koltai

O traumatismo é a principal causa de morte e incapacidade de norte-americanos com menos de 40 anos (1). Nos Estados Unidos, mais de 150.000 mortes violentas ocorrem a cada ano, e mais de 500.000 vítimas de traumatismo permanecem com incapacidades definitivas. Anualmente, aproximadamente 30 a 40 milhões de atendimentos são feitos nos departamentos de emergência, para tratamento de lesões (2). O custo para a sociedade é significativo. Em 2000, 117 bilhões de dólares foram gastos pelos norte-americanos, o que contribui para quase 10% de todas as despesas médicas (3). Isso é comparável às porcentagens atribuídas a outros aspectos de saúde pública, tais como obesidade (9,1%) e tabagismo (14,4%) (4).

As mortes decorrentes de traumatismo recaem em 3 categorias – imediata, precoce e tardia. A morte imediata ocorre dentro de minutos após a lesão e é causada por obstrução aguda da via aérea ou ruptura de grandes vasos do cérebro, do coração ou de outros órgãos internos. A morte precoce ocorre nas primeiras horas após a lesão e está associada a hemorragia abundante, acúmulo de sangue ao redor do cérebro, ou insuficiência respiratória. A morte tardia ocorre dias ou semanas após o traumatismo e é causada por sepse e falência múltipla de órgãos.

Mais de metade das mortes devidas a traumatismo ocorre dentro de alguns minutos após o acidente. Em virtude de o tratamento imediato raramente estar disponível, a prevenção do acidente é a forma mais lógica de diminuir esse número. Muitas estratégias de saúde pública para prevenção de lesão têm sido implementadas de forma bem-sucedida, incluindo utilização dos cintos de segurança (5) e de capacetes para ciclistas (6), implementação de limites de álcool no sangue (7) e educação de segurança em incêndios, incluindo a ampla utilização de alarmes de fumaça (8). As mortes precoces contribuem para quase um terço de todas as mortes por traumatismo. Embora nem todos os pacientes possam ser salvos, muitos podem ser tratados efetivamente, com uma resposta rápida e definitiva. Isso requer um sistema paralelo de cuidados pré-hospitalar e hospitalar em centros dedicados ao traumatismo.

A morte no local do acidente geralmente está relacionada à TCE com hipoventilação associada em virtude de perda de consciência. A intubação no campo pode, portanto, salvar uma vida. Outra causa comum de morte pré-hospitalar é a hemorragia abundante. Quando cateteres intravenosos são inseridos no local do acidente, o volume circulatório pode ser mantido até que a hemorragia possa ser controlada cirurgicamente. O transporte rápido para o hospital com uma equipe organizada de cirurgiões, anestesistas e profissionais de traumatismo é vital para o tratamento efetivo desses pacientes. Em áreas urbanas, as ambulâncias geralmente proporcionam transporte eficiente para o hospital. Nas áreas rurais, a distância torna-se um fator crítico, e helicópteros ou aviões podem salvar uma vida.

Pacientes de traumatismo sofrem modificações rápidas e graves na função corporal normal, incluindo hemorragia, hipoxia tissular, dano celular e comprometimento da função de órgãos vitais. A resposta fisiológica à lesão abundante é dramática e ocorre tanto sistêmica quanto localmente. As respostas sistêmicas incluem ativação da seqüência de formação do coágulo, trocas de fluido extravascular para o sistema circulatório, redistribuição do fluxo sanguíneo para coração e cérebro e alterações nas funções renal e pulmonar para manter o equilíbrio ácido-base. As modificações metabólicas incluem degradação de gordura e de músculo esquelético, a fim de proporcionar um substrato para o consumo intenso de energia pelo corpo em resposta ao traumatismo. As respostas locais incluem ativação imunológica com mobilização de leucócitos, síntese protéica na fase aguda, migração de células inflamatórias para a área lesionada e início de proliferação fibroblástica e involução de vaso sanguíneo para iniciar o processo de reparo do ferimento. A compreensão dos mecanismos de restauração que ocorrem em um paciente agudamente lesionado é necessária para a tarefa complexa de tratá-lo em relação à manutenção de fluido, às necessidades nutricionais, à cicatrização do ferimento e à suscetibilidade à infecção (9,10).

RESPOSTA NEUROENDÓCRINA

Ajustes hemostáticos ao traumatismo são mediados pelo sistema neuroendócrino. Estímulos como hemorragia, hipoxia e dano tecidual estimulam uma resposta gradual que aumenta até o nível de pico, após o qual não é mais possível uma resposta adicional. A dor é o primeiro sinal a partir do sistema nervoso central (SNC) para restabelecer a homeostase. A resposta hipotalâmica à dor estimula a glândula pituitária a liberar corticotropina, que estimula a secreção adrenal de cortisol. A dor causa liberação do hormônio antidiurético, para preservação de fluidos, ativa o sistema nervoso simpático e estimula a secreção adrenal direta da epinefrina.

A perda de sangue estimula receptores vasculares de pressão e volume, precipita diminuição do débito cardíaco mediada pelo SNC e aumento na resistência vascular periférica e redistribuição do fluxo sanguíneo para os órgãos vitais. A hipoxia e a hipercapnia causam estimulação quimiorreceptora, ativação vasomotora e aumento do esforço respiratório. Em estádios tardios, a estimulação do hipotálamo pela interleucina-1 inicia a resposta hipermetabólica à lesão, manifestada por temperaturas elevadas experimentadas pelos pacientes lesionados (11,12).

A resposta hormonal ao traumatismo é marcada pelo aumento nos hormônios catabólicos, corticotropina, cortisol, hormônio do crescimento, glucagon, epinefrina e norepinefrina. Em contraste, concentrações plasmáticas do hormônio anabólico primário, a insulina, são diminuídas em virtude de inibição simpática do pâncreas mediada pelo SNC. A hiperglicemia pós-traumática proporciona um suprimento preferencial de glicose a tecidos não insulino-mediados, como o cérebro.

O glucagon, o cortisol e as catecolaminas mantêm os níveis de glicose do sangue e previnem a hipoglicemia. A função primária do glucagon, que é produzido no pâncreas, é promover a glicogênese no fígado. Após o traumatismo, a estimulação simpática direta do pâncreas aumenta a secreção de glucagon. A liberação de corticotropina pela glândula pituitária anterior causa elaboração adrenal do cortisol, que promove a degradação do músculo esquelético em aminoácidos e facilita a glicogênese no fígado. O efeito hiperglicêmico do cortisol contrabalança a insulina.

A reação hormonal principal ao traumatismo é a liberação de catecolaminas. A epinefrina, liberada pela medula adrenal em resposta à neuroestimulação direta, é um potente regulador do sistema circulatório e do metabolismo sistêmico. Os efeitos hemodinâmicos da epinefrina incluem vasoconstrição, aumento da freqüência cardíaca e aumento da contratilidade e condutividade miocárdica. A epinefrina também promove produção de glicose, acentuando a glicogênese hepática e inibindo a liberação de insulina. A norepinefrina, o neurotransmissor primário do sistema nervoso simpático, exerce um efeito direto sobre o sistema circulatório e os órgãos vitais. Com a descarga simpática prolongada e abundante, a norepinefrina pode entrar na corrente sanguínea e exercer um efeito vasoconstritor direto no sistema vascular similar àquele da epinefrina (9,10).

RESPOSTA METABÓLICA

O período pós-lesão é caracterizado pelo catabolismo. Balanço nitrogenado negativo, hiperglicemia e produção de calor refletem o aumento das necessidades energéticas para a continuação dos processos inflamatórios e de reparo. O aumento do gasto energético é devido à liberação sustentada de catecolaminas circulantes e à atividade aumentada do sistema nervoso simpático. A fonte de energia primária durante esse período vem da oxidação dos lipídios promovida pela elaboração dos hormônios catabólicos (9,10).

Embora a gordura seja a fonte energética primária após a lesão, a proteína também pode ser degradada para produzir energia. Em um paciente com catabolismo rápido, a glicose pode ser gerada apenas a partir da degradação de proteínas. A degradação de lipídios em triglicerídios e glicerol contribui minimamente para formar os precursores para a síntese de "nova glicose." Como resultado, a proteína é rapidamente degradada para formar precursores para a síntese de "nova glicose" em um paciente de traumatismo em estado catabólico. O resultado é a perda rápida de massa muscular. A intensidade e a duração do estado catabólico estão relacionadas à gravidade do traumatismo. Embora represente um mecanismo adaptativo, um estado catabólico persistentemente prolongado e grave leva à desnutrição aguda, falha múltipla de órgãos e morte (9,10,13–15).

TRATAMENTO DO PACIENTE QUE SOFREU TRAUMATISMO

A chave para melhorar a sobrevivência e manejar a incapacidade no paciente de traumatismo é a avaliação inicial e a ressuscitação realizada em um centro dedicado ao traumatismo. O American College of Surgeons desenvolveu um protocolo ensinado em cursos avançados de suporte de vida em traumatismo, para melhorar o cuidado de pacientes lesionados durante a fase inicial no hospital. Ele é baseado em abordagens primária e secundária de avaliação, que permite aos médicos lidarem com os problemas complexos e multissistêmicos dos pacientes de traumatismo. Esse algoritmo de tratamento pode ser dividido em 4 categorias – avaliação primária, ressuscitação, avaliação secundária e cuidados definitivos.

A avaliação primária envolve avaliação hierárquica da via aérea, respiração e circulação. O propósito é identificar lesões extremas, com risco de vida, e instituir manobras imediatas de manutenção da vida. A ressuscitação é realizada simultaneamente à avaliação primária. A avaliação secundária consiste de um exame físico rápido, porém sistemático, da cabeça aos pés com o paciente completamente desnudo. Essa avaliação global é feita para identificar todas as lesões ocultas que impliquem potencialmente em risco de vida. Uma parte importante das avaliações primária e secundária é constituída por estudos radiográficos, incluindo a utilização de ultra-sonografia. São retiradas amostras para estudos sanguíneos básicos, tipagem e prova cruzada. Uma vez que essas prioridades tenham sido atendidas, os sinais vitais são verificados novamente. Quando a condição do paciente está estável, se estabelece um plano de tratamento detalhado.

AVALIAÇÃO PRIMÁRIA

Via Aérea

A medida de emergência mais importante é o estabelecimento da via aérea, que pode ter sido perdida por uma variedade de causas. Orofaringe, laringe e traquéia podem estar obstruídas por secreções, sangue e corpos estranhos. O colapso da via aérea orofaríngea pode ocorrer com perda da consciência em virtude de fraturas da face. O traumatismo direto à laringe e à traquéia pode causar obstrução da via aérea abaixo da orofaringe. Manobras para assegurar uma amplitude de via aérea adequada variam de simples a complexas e dependem de limpeza manual da orofaringe seguida pela aspiração de secreções.

O risco primário durante o manejo inicial da via aérea é o movimento do pescoço quando uma fratura cervical oculta está presente. A via aérea precisa ser controlada assumindo-se que tal fratura existe. O pescoço precisa ser completamente imobilizado em uma posição neutra. Um membro da equipe de traumatismo deve estar ajoelhado à cabeceira da maca para manter a estabilização manual do alinhamento da cabeça e evitar a hiperextensão, sustentando a coluna cervical com as mãos enquanto imobiliza a cabeça com os antebraços (Fig. 56.1). A tração na cabeça é evitada, porque a distração associada à lesão posterior da coluna espinal pode ocorrer, se o paciente tiver uma lesão cervical instável. Uma vez que o pescoço de um paciente inconsciente tenha sido estabilizado, a tração da mandíbula para diante é realizada para superar o colapso faríngeo (Fig. 56.2). O próximo passo é a colocação de uma cânula orofaríngea no paciente inconsciente. Se o paciente estiver consciente, uma cânula nasofaríngea é utilizada. Uma vez que a via aérea tenha sido estabelecida e o paciente respire espontaneamente, a suplementação de oxigênio pode ser proporcionada por meio de cateter nasal ou de uma máscara facial.

Quando essas medidas simples não são bem-sucedidas, é necessário o manejo mais agressivo da via aérea. A intubação nasotraqueal é a técnica preferida para estabelecer uma via aérea em paciente consciente que pode ter uma lesão cervical, porque ela pode ser feita sem excessiva mobilização do pescoço. A intubação nasotraqueal é mais bem tolerada pelo paciente acordado do que a intubação orotraqueal e não necessita de sedação ou relaxamento muscular. A intubação nasotraqueal é contra-indicada, se o paciente possuir lesões maxilofaciais extensivas.

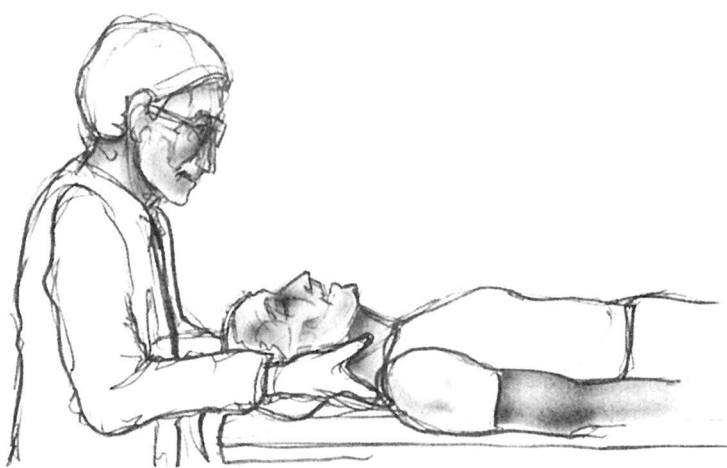

Figura 56.1

Estabilização da coluna cervical em posição supina durante a avaliação primária de um paciente lesionado.

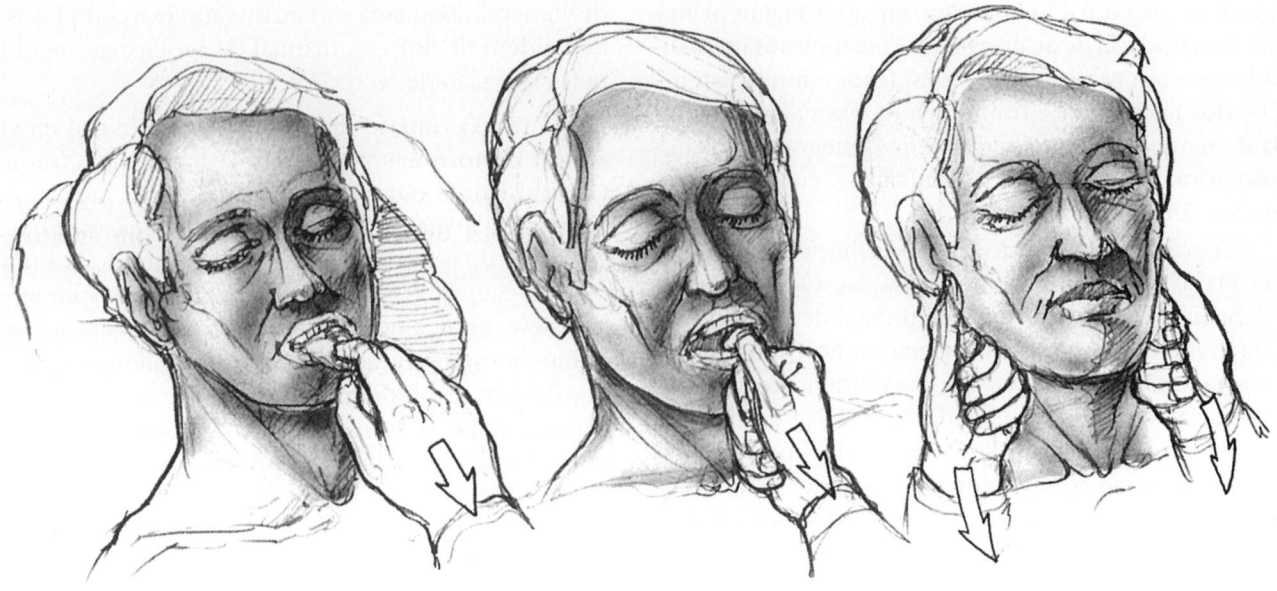

Figura 56.2
Uma vez que o pescoço de um paciente inconsciente tenha sido estabilizado, é realizada a tração para diante da língua e da mandíbula.

Se a via nasotraqueal não puder ser utilizada, a intubação orotraqueal é o próximo passo. Em circunstâncias ideais, obtém-se radiografia lateral oblíqua da coluna cervical antes da intubação orotraqueal, para avaliar uma possível fratura da coluna cervical. É importante lembrar também que mesmo com uma radiografia lateral oblíqua normal da coluna cervical não se pode definitivamente excluir a presença de uma fratura ou instabilidade da coluna cervical (16). Quando o controle de emergência da via aérea com intubação orotraqueal estiver indicado, o processo de intubação prossegue com estabilização na linha média, tendo sido obtidas ou não radiografias. A intubação com ambu-máscara pode ser um método efetivo de manutenção da via aérea até que sejam obtidas radiografias. Se o paciente estiver inconsciente e tiver sido excluída lesão da coluna cervical, a intubação orotraqueal pode ser rapidamente realizada. Um paciente acordado deve permanecer paralisado com succinilcolina para intubação orotraqueal bem-sucedida.

Após a intubação, o tórax é auscultado para assegurar que o tubo está na traquéia e não no esôfago ou em um dos brônquios principais. O posicionamento correto do tubo endotraqueal pode ser confirmado confiavelmente pela presença de dióxido de carbono expirado. O dióxido de carbono a partir dos pulmões pode ser rapidamente detectado observando-se uma modificação da coloração em um disco que pode ser conectado rapidamente ao tubo endotraqueal. Se não for detectado dióxido de carbono, o tubo endotraqueal está no esôfago, e uma nova via aérea é tentada. Se o paciente estiver em parada cardíaca, o dióxido de carbono expirado não é confiável para a confirmação do posicionamento do tubo endotraqueal. Uma radiografia de controle do tórax para confirmar a posição do tubo precisa ser obtida rapidamente.

Se não puder ser inserido um tubo endotraqueal, como em um paciente que sofreu grandes fraturas na face ou traumatismo laringotraqueal, a intervenção para via aérea cirúrgica pode ser necessária. Existem 4 métodos cirúrgicos para obtenção de uma via aérea – cricotirotomia com agulha, cricotirotomia convencional, traqueotomia e ventilação transtraqueal percutânea.

Em crianças, a cricotirotomia com agulha é o melhor procedimento. O procedimento é realizado pela colocação de uma cânula intravenosa número 12 ou número 14 com uma bainha plástica por meio da membrana cricotireóidea em direção à luz traqueal. Uma vez que esteja na via aérea, a agulha é retirada e a bainha plástica é avançada. Quando adequadamente posicionada, a bainha é conectada com um tubo intravenoso à parede ou ao cilindro de oxigênio a 50 libras por polegada de pressão (cerca de 15 L de oxigênio por minuto). A ventilação é obtida por injeções intermitentes de oxigênio de 1 segundo de duração seguido por 4 segundos de exalação. Os pacientes podem ser mantidos por até 30 minutos com esta técnica, após a qual a hipercapnia torna-se um problema.

A cricotirotomia cirúrgica é a abordagem preferida para os pacientes adultos que precisam de intervenção cirúrgica da via aérea (Fig. 56.3). Ela consiste em uma pequena incisão cutânea vertical sobre a área da membrana cricotireóidea seguida por uma incisão horizontal pela membrana cricotireóidea propriamente dita. A extremidade romba do escalpe é inserida entre as cartilagens cricóidea e tireóidea e rodada 90 graus para fazer uma abertura através da qual um tubo endotraqueal ou tubo de traqueostomia possa ser inserido.

Para os pacientes com traumatismo laríngeo, traumatismo traqueal ou ruptura traqueal, a cricotirotomia é desaconselhável, e a traqueotomia de emergência é realizada. A ventilação transtraqueal percutânea, uma técnica similar à cricotirotomia com agulha, é uma alternativa aceitável no tratamento desses pacientes. No paciente de traumatismo, a monitoração contínua da oximetria de pulso é extremamente útil na determinação da adequação da oxigenação. Ela é utilizada no cuidado de todos os pacientes com lesões críticas para permitir a detecção precoce da dessaturação de oxigênio arterial.

Respiração

A perda da capacidade respiratória entre os pacientes de traumatismo é mais comumente causada por TCE grave. A ventilação é proporcionada por uma ambu-máscara até que a lesão da coluna cervical tenha sido excluída. Um tubo endotraqueal é inserido então e a ventilação mecânica iniciada. Como parte da avaliação primária, as lesões da parede do tórax e as estruturas no interior da cavidade torácica que podem causar hipoventilação precisam ser reconhecidas e rapidamente tratadas. Essas lesões incluem pneumotórax aberto, pneumotórax abundante e pneumotórax hipertensivo.

O pneumotórax aberto (aspirativo, com ferida aspirativa) ocorre quando um defeito na parede do tórax é maior do que o diâmetro da traquéia. Em virtude da resistência reduzida através dessa abertura, os esforços inspiratórios e expiratórios resultam em movimentação do ar por meio da abertura na parede do tórax para o espaço pleural em vez de para a traquéia. A oclusão do defeito da parede do tórax e a colocação de um dreno de tórax seguida de intubação com pressão positiva são os melhores tratamentos dessa lesão.

O hemotórax abundante é percebido prontamente. Embora a perda sanguínea de 1.000 a 1.500 mL para a cavidade torácica quase sempre necessite de toracotomia de emergência, o manejo inicial é dirigido à descompressão da cavidade do tórax, de forma que se proceda à ventilação adequada. A toracotomia por tubo é realizada por meio de uma incisão no quarto ou quinto espaço intercostal na linha média axilar (Fig. 56.4). Um pequeno túnel subcutâneo é desenvolvido através da dissecção com dedo, e o tubo é passado póstero-superiormente ao longo do trato intrapleural em direção ao ápice pleural. A hemorragia continuada em taxa maior que 200 mL por hora é uma indicação para a toracotomia.

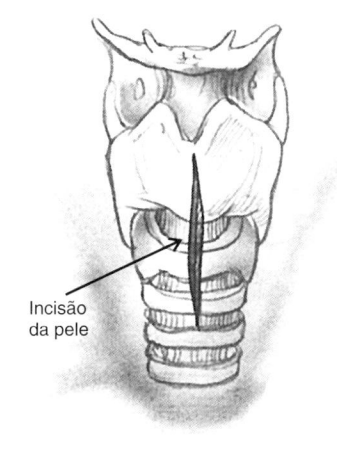
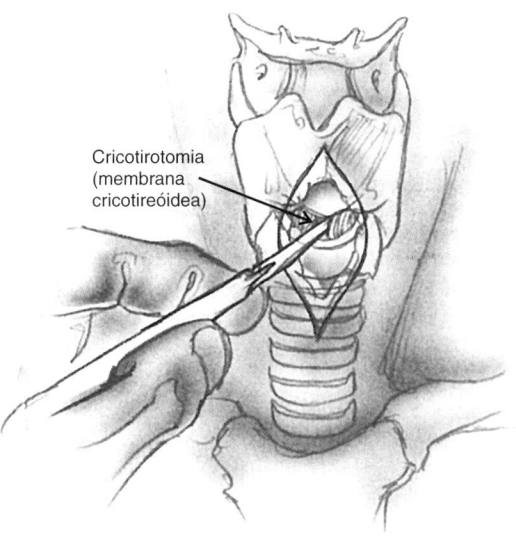
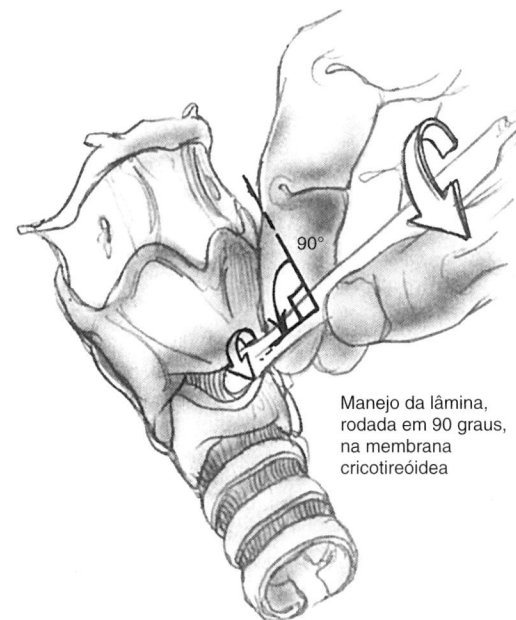

Figura 56.3
Cricotirotomia.

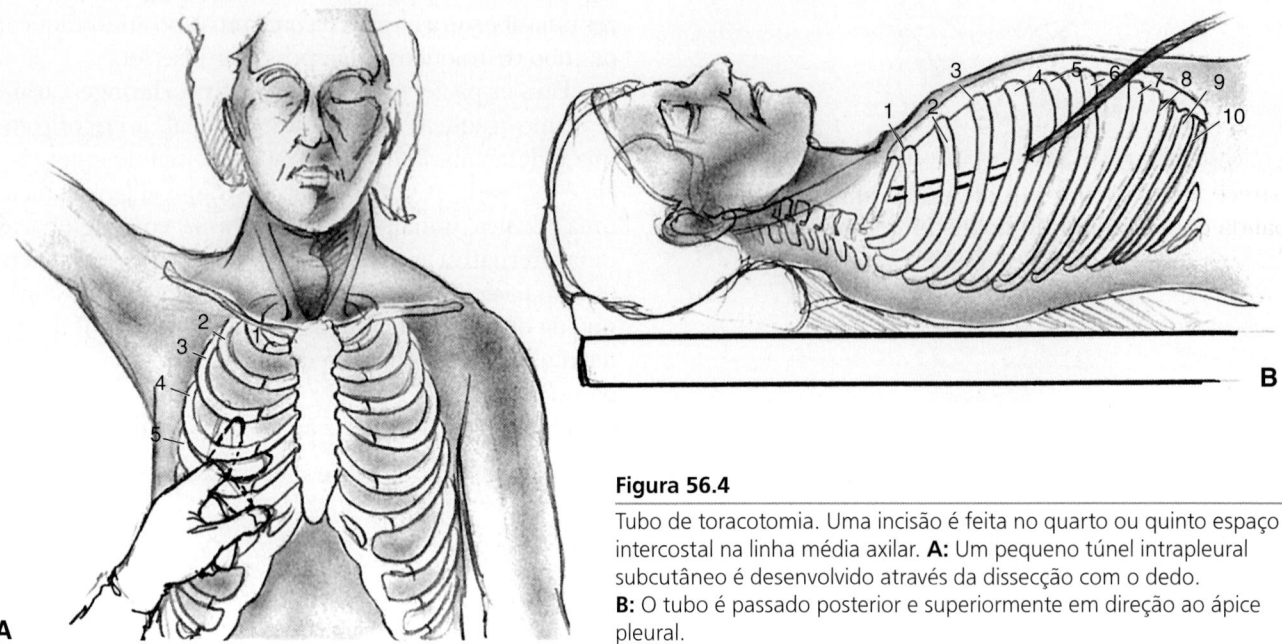

Figura 56.4
Tubo de toracotomia. Uma incisão é feita no quarto ou quinto espaço intercostal na linha média axilar. **A:** Um pequeno túnel intrapleural subcutâneo é desenvolvido através da dissecção com o dedo.
B: O tubo é passado posterior e superiormente em direção ao ápice pleural.

O pneumotórax hipertensivo desenvolve-se quando um rompimento pleural, bronquial ou traqueal permite que o ar seja forçado através do espaço pleural sem uma forma de escape. O resultado é um colapso do pulmão ipsolateral. À medida que a pressão pleural aumenta, o mediastino e a traquéia desviam-se para o lado oposto, comprimem o pulmão contralateral e comprometem a oxigenação. O desvio mediastínico retorce as veias cava superior e inferior, a torção compromete o retorno venoso e desenvolve-se hipotensão. Os sinais e sintomas de pneumotórax hipertensivo são falta de ar aguda, desvio traqueal para o lado oposto à lesão, ressonância aumentada à percussão, distensão das veias do pescoço e diminuição dos sons no hemitórax lesionado. O pneumotórax hipertensivo é um diagnóstico clínico feito com base nesses achados clínicos. Diagnóstico por radiografias de tórax não deve retardar a descompressão torácica, uma vez que isso pode levar à morte do paciente. O pneumotórax hipertensivo é tratado permitindo-se que o ar escape pela agulha de toracocentese de grande orifício, inserção de uma cânula intravenosa de calibre 12 ou 14 no segundo espaço intercostal na linha medioclavicular (Fig. 56.5), seguido pelo tratamento definitivo com inserção de dreno de tórax. O pneumotórax também pode causar hipotensão, por seu efeito no desempenho miocárdico. Qualquer paciente que permaneça em choque após traumatismo torácico necessita de ventilação empírica do tórax.

Circulação e Choque

Uma vez que a via aérea e a respiração tenham sido restabelecidas, o próximo passo é avaliar a adequação do sistema circulatório. O choque é a manifestação clínica da incapacidade do coração para manter a circulação adequada para os órgãos vitais. Esse estado de baixo fluxo pode ser causado por disfunção cardíaca, perda do volume sanguíneo, perda da resistência vascular e capacidade venosa aumentada (13). A resposta celular ao choque é uma mudança do metabolismo aeróbico para anaeróbico em sistemas orgânicos não vitais. O resultado é acidose láctica. Se a hipoperfusão persistir, a oferta de oxigênio aos órgãos vitais começa a ficar

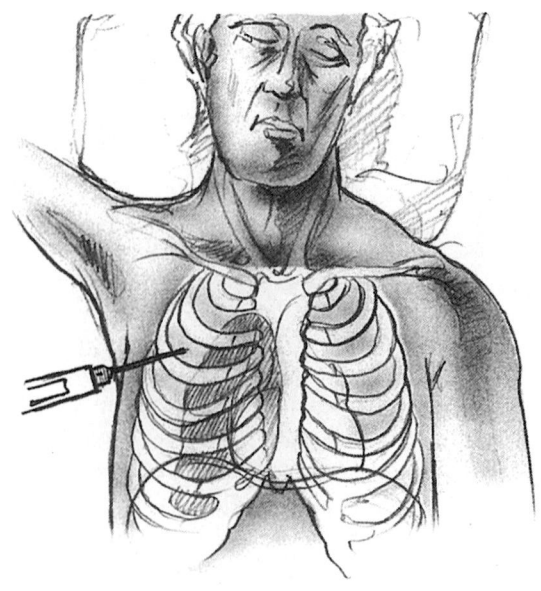

Figura 56.5
Toracocentese com agulha para o manejo de pneumotórax. A agulha é inserida no segundo espaço intercostal na linha hemiclavicular.

inadequada e a acidose se aprofunda. A menos que a oxigenação e a perfusão sejam restauradas, a falha de órgãos progride e o paciente morre.

A apresentação clínica do choque depende da sua gravidade. Um paciente com choque leve pode estar ansioso e inquieto; se o choque for grave, o paciente parece apático ou exausto. A pele apresenta-se fria e pálida com diminuição do enchimento capilar nos leitos ungueais. Sede, náusea e vômitos são comuns. A pressão sanguínea é baixa, e o pulso rápido e fraco. O enchimento deficiente das veias periféricas dificulta a colocação de cateteres intravenosos. As 4 categorias de choque são choque hipovolêmico, choque neurogênico, choque cardiogênico e choque séptico. Os 3 primeiros estão associados à fase aguda do traumatismo.

Choque Hipovolêmico

A hipovolemia é a causa mais comum de choque após o traumatismo. A hemorragia é tida como a causa, a menos que se prove o contrário. Deve-se tentar classificar a gravidade do choque hemorrágico como se segue, para oferecer diretrizes melhores para a ressuscitação:

Classe I a hemorragia é de menos de 15% do volume sanguíneo. A manifestação primária é a ansiedade leve.
Classe II a hemorragia é de 15% a 30% do volume sanguíneo. O resultado é taquicardia e taquipnéia, ansiedade, diminuição do enchimento capilar e diminuição do débito urinário. A pressão sanguínea na posição supina permanece normal.
Classe III a hemorragia é de 30% a 40% do volume sanguíneo. Os pacientes com freqüência estão extremamente ansiosos ou agitados e apresentam marcada taquicardia e taquipnéia, tempo de enchimento capilar prolongado e diminuição marcada do débito urinário. Apenas neste estádio de hipovolemia grave ocorre a hipotensão em supinação.
Classe IV a hemorragia de perda é de mais de 40% do volume sanguíneo. O resultado é marcada hipotensão e taquicardia. O débito urinário é quase que completamente interrompido e o estado mental pode variar de ansiedade ao coma. Perdas dessa magnitude freqüentemente são letais.

A hipovolemia deve ser manejada com rápida reposição de volume. Os pacientes necessitando de ressuscitação aguda de fluidos são, em geral, aqueles cujo acesso venoso é mais difícil. Para a maior parte dos pacientes, podem ser inseridos cateteres intravenosos calibre 14 nas veias dos membros superiores com alguma dificuldade. Se a pressão sanguínea sistólica estiver tão baixa que impeça o acesso percutâneo nos espaços ante-ulnares, o esvaziamento da veia safena maior pode ser realizado. A cateterização percutânea femoral ou subclávia é outra alternativa, porém o cirurgião precisa estar familiarizado com os aspectos anatômicos da área (1-7,10,12).

Cristalóides como a solução de Ringer lactato ou solução salina normal são os fluidos preferidos para a ressuscitação. Nos adultos, o volume sanguíneo é de cerca de 7% do peso corporal total (por volta de 5 L para um homem de estatura normal). Nas crianças, o volume sanguíneo é de 8% ou 9% do peso corporal total; em crianças maiores, de 10%. As necessidades para ressuscitação com cristalóides podem ser baseadas nos resultados da avaliação clínica, da porcentagem de perda sanguínea e no conhecimento do volume sanguíneo aproximado do paciente. O volume circulante pode ser restaurado infundindo-se 3 mL de solução cristalóide para cada mililitro de perda sanguínea estimada. Essa razão pode ser muito maior na hemorragia abundante. A solução cristalóide é infundida tão rápido quanto possível até que a pressão sanguínea e a freqüência cardíaca retornem para níveis aceitáveis. A reposição de fluido posterior pode ser monitorada de acordo com a adequação do débito urinário (1-7,10,12).

Quando a reposição de cristalóide é insuficiente, a reposição de sangue torna-se necessária. Em regra, os pacientes de traumatismo que chegam ao departamento de emergência com hipotensão em posição supina provavelmente necessitam de transfusão. O sangue é acrescido à ressuscitação quando a infusão de cristalóide excede 50 mL/kg. A prova cruzada para o tipo de sangue específico raramente está disponível para pacientes de traumatismo agudo, porém um tipo sanguíneo específico total, sem prova cruzada, pode ser obtido rapidamente na maior parte dos hospitais e raramente causa complicações sérias. Se o tipo específico de sangue não estiver disponível, o sangue tipo O negativo (doador universal) pode ser oferecido com segurança para o paciente de traumatismo na necessidade de uma transfusão de sangue de emergência. O risco de reações de transfusão com o sangue O negativo nessa situação é mínimo.

Podem ocorrer problemas substanciais de coagulação com cristalóide massivo e terapia de transfusão sanguínea para o choque hemorrágico. Embora os componentes sanguíneos não sejam utilizados na ressuscitação inicial, a coagulopatia dilucional pode se desenvolver após transfusão substancial. Essa coagulopatia dilucional é manejada por meio de plasma fresco congelado e transfusão de plaquetas, dependendo do grau de sangramento contínuo. As plaquetas e o plasma fresco congelado são administrados de acordo com o grau de coagulopatia e não com o número específico de unidades de sangue administradas. Como regra, a utilização de plasma fresco congelado pode ser considerada após a 10ª unidade de bolsa de sangue e então a cada 4 unidades. A utilização de plaquetas pode ser considerada após a 15ª unidade de sangue, e então após cada 5ª unidade. Os perfis de coagulação podem ser monitorados.

Passos adjuntos podem ser úteis no cuidado de pacientes que sofrem traumatismo hemorrágico. Nos casos de hemorragia externa, o sangramento, com freqüência, pode ser controlado com pressão mínima. Os torniquetes geralmente não são úteis, porque a compressão direta pode controlar a perda sanguínea. A compressão cega deve ser evitada para prevenir lesão aos nervos adjacentes. O escalpo pode ser a fonte de sangramento profuso, e sutura temporária rápida pode ser necessária.

Calças pneumáticas (MAST), que são dispositivos infláveis, podem ser colocadas em torno das pernas e da pelve do paciente para diminuir a circulação para as extremidades e, portanto, melhorar a circulação central. Elas não são utilizadas para substituir a terapia adequada de fluidos, porém podem ser úteis na fase pré-hospitalar do sistema de transporte do paciente de traumatismo. Deve-se ter precaução na utilização das MAST, porque a insuflação do compartimento abdominal pode comprometer a respiração, e a superinsuflação do compartimento da perna, durante longos períodos, pode causar síndrome de compartimento.

Choque Neurogênico

O propósito da restauração de fluido é restabelecer a perfusão adequada para os órgãos vitais. Medidas como pressão sanguínea, freqüência cardíaca, débito urinário e nível de consciência ajudam a medir o sucesso da ressuscitação por fluido. Quando esses sinais não se modificam em resposta à ressuscitação adequada, outras causas precisam ser cogitadas. Uma dessas causas pode ser o choque neurogênico, que é causado por disfunção do tronco cerebral ou lesão da medula espinal que denerva o sistema nervoso simpático. O resultado é vasodilatação, diminuição da resistência vascular periférica e perda conseqüente da pressão sanguínea. O choque neurogênico é caracterizado por ausência de taquicardia, extremidades aquecidas e falta de ansiedade, na presença de hipotensão. Nenhum paciente deve ser considerado como em choque neurogênico, a despeito de evidência de lesão neurológica, até que outras causas de choque tenham sido sistematicamente avaliadas e eliminadas. Uma vez que isso tenha sido feito, o manejo do choque neurogênico é ressuscitação por fluido para completar o volume intravascular, vasopressores para restaurar a perda de tônus vascular e intervenção neurocirúrgica apropriada (13).

Choque Cardiogênico

O choque cardiogênico é a perda da perfusão circulatória em virtude do miocárdio não produzir fluxo suficiente para manter a oxigenação tissular. Entre os pacientes de traumatismo o choque cardiogênico está geralmente associado a 3 lesões: pneumotórax hipertensivo, tamponamento cardíaco e contusão miocárdica. O choque cardiogênico é suspeitado quando a hipotensão persiste a despeito de ressuscitação apropriada. As características mais comuns do choque cardiogênico são veias jugulares distendidas e pressão venosa central elevada na presença de hipotensão. Esses sinais podem não ocorrer até que o paciente tenha se submetido à reposição de fluido adequada. O choque cardiogênico pode coexistir com o choque hipovolêmico.

Uma característica comum do pneumotórax hipertensivo é o comprometimento da função miocárdica, em virtude do retorno venoso diminuído. A pressão intratorácica aumentada distende as veias jugulares e causa hipotensão. Em uma emergência, o pneumotórax hipertensivo pode ser confundido com tamponamento cardíaco em virtude de ambas as condições estarem associadas a hipotensão e distensão da veia do pescoço. Em alguns casos, é impossível diferenciar essas duas condições, e a toracocentese empírica é necessária no lado mais provavelmente afetado. Se for visto um fluxo de ar com a restauração do estado hemodinâmico, o diagnóstico de pneumotórax hipertensivo é confirmado. Se não, o procedimento é repetido do lado oposto do tórax. Se a condição do paciente não melhorar, considera-se o tamponamento cardíaco, e o paciente é tratado empiricamente.

O tamponamento cardíaco em um paciente de traumatismo é causado pelo acúmulo sanguíneo entre o miocárdio e sua cobertura pericárdica. Em virtude de o pericárdio ser não distensível, pequenos volumes de sangue podem acumular-se no estádio agudo, resultando em marcante comprometimento miocárdico. As modificações fisiopatológicas levando ao choque cardiogênico são causadas pela diminuição no enchimento ventricular durante a diástole e pelo comprometimento da contratilidade miocárdica em razão de isquemia decorrente do comprometimento da circulação coronária. Os sinais de tamponamento cardíaco clássico são hipotensão, distensão das veias jugulares e sons cardíacos abafados. As veias jugulares podem não se tornar distendidas quando o paciente tem hipovolemia; assim, com freqüência o diagnóstico é feito como resultado de suspeita baseada em uma lesão como um ferimento penetrante no tórax.

O tratamento do paciente com tamponamento cardíaco no departamento de emergência é a pericardiocentese (Fig. 56.6). O procedimento é realizado inserindo-se um cateter de calibre 14 ou 16 na posição subxifóidea esquerda, com a agulha direcionada em

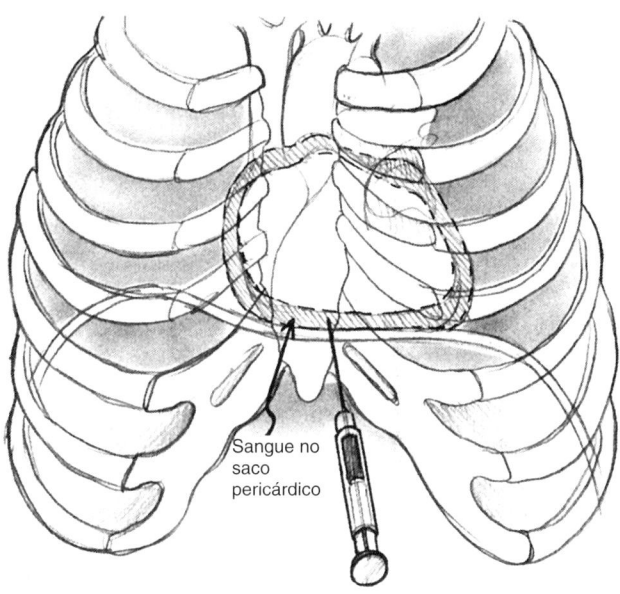

Figura 56.6
Pericardiocentese para tamponamento cardíaco agudo realizado através de abordagem subxifóidea esquerda.

direção à porção superior do ombro esquerdo. Uma aspiração pequena como de 10 a 20 mL de sangue pode trazer uma melhora dramática na função miocárdica; entretanto, freqüentes resultados falso-negativos e falso-positivos sob extremas circunstâncias podem induzir uma toracotomia anterior esquerda com descompressão direta pericardíaca.

A toracotomia de emergência é uma opção, quando o paciente de traumatismo não responde à ressuscitação e está em parada cardíaca. Outras considerações para a toracotomia de emergência incluem iniciar massagem cardíaca direta e controlar o hemotórax abundante devido à punção cardíaca ou rupturas na aorta torácica.

A contusão miocárdica, outra causa de choque cardiogênico após o traumatismo, é causada pela lesão contusa, tipicamente quando o tórax atinge o volante de um carro. Os sinais físicos incluem descoloração equimótica da parede anterior do tórax e tórax instável. A contusão miocárdica grave é incomum, enquanto o traumatismo de contusão torácica é comum. A contusão miocárdica marcada pode ser confirmada com eletrocardiografia transtorácica ou transesofágica. O movimento da parede, a disfunção valvular e a presença de fluido pericárdico ou tamponamento podem ser vistos à ecocardiografia. O manejo é direcionado à prevenção de sobrecarga de fluido enquanto se mantém o débito cardíaco e suprime-se clinicamente a arritmia ventricular. Com o aumento da freqüência de traumatismo entre os pacientes idosos, as possibilidades de infarto miocárdico agudo, arritmia, ou falha cardíaca congestiva precipitando um acidente precisam ser fortemente consideradas (13).

AVALIAÇÃO SECUNDÁRIA

A avaliação secundária consiste de um exame físico detalhado com o paciente totalmente nu. É realizada uma vez que prioridades emergenciais da avaliação primária tenham sido atendidas. A abrangência e a velocidade deste exame dependem em grande medida das lesões do paciente e da necessidade de intervenção cirúrgica definitiva. Informações valiosas em relação à história do paciente precisam ser colhidas, incluindo mecanismo da lesão, problemas médicos preexistentes, medicações atuais, alergias a drogas conhecidas e período em que o paciente ingeriu a ultima refeição. Estudos objetivos de rotina também podem ser realizados nesse momento, incluindo uma contagem completa de células sanguíneas, radiografia do tórax e uroanálise. Em caso de suspeita de *overdose* ou de consumo de álcool, podem ser realizados estudos toxicológicos apropriados. A hipotensão indica prova cruzada e classificação sanguínea.

Lesões da Cabeça e Coluna

A função mental alterada é o sinal mais freqüente de lesão ao SNC e é cogitada como sendo causada pela lesão até prova em contrário. As lesões da coluna cervical e medula espinal são comuns em pacientes com lesões múltiplas, e a maior preocupação é evitar lesão adicional a estruturas neurológicas vitais. A imobilização rígida da coluna cervical é imperativa até que um conjunto completo de radiografias cervicais, incluindo radiografias da coluna cervical, torácica e lombar, tenha sido obtido. Toda a coluna é palpada para verificação de sensibilidade e contorno alterado. Para os pacientes com lesões da coluna cervical definidas, a utilização de um colar rígido reforçado com sacos de areia de cada lado e uma fita adesiva larga passada através da fronte é obrigatória (Fig. 56.7).

O estado mental alterado pode ser provocado por lesão direta ao córtex e ao tronco cerebral, por aumento da pressão intracraniana (PIC), ou pela perfusão cerebral diminuída. Enquanto que as duas primeiras condições necessitam de intervenção neurocirúrgica formal, as mudanças na pressão e na perfusão podem ser tratadas no departamento de emergência. A ferramenta utilizada para avaliar o estado mental é um exame neurológico abreviado definido como escore da Escala de Coma de Glasgow (Tabela 56.1). Esta avaliação graduada é realizada para avaliar as funções de abertura ocular, resposta verbal e resposta motora. Um escore de Glasgow abaixo de 8 indica séria lesão craniana, embora o escore possa estar artificialmente baixo, se um tubo endotraqueal estiver colocado. A avaliação neurológica adicional inclui avaliação dos reflexos pupilares, reflexos tendíneos profundos e tô-

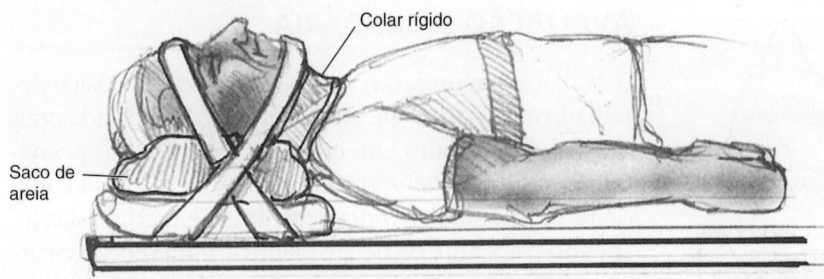

Figura 56.7
Em pacientes com lesões definitivas da coluna cervical, a utilização de um colar rígido reforçado com sacos de areia de cada lado e uma fita adesiva larga posicionada através da fronte é obrigatória.

nus do esfíncter retal. Uma lesão séria da cabeça pode ter sinais não neurológicos, tais como hipoventilação e hipertensão.

O tratamento no departamento de emergência de um paciente com lesão craniana é dirigido para minimizar o edema cerebral e reduzir a PIC. Esses objetivos são alcançados por meio do controle da via aérea para manter a oxigenação aceitável. A ventilação é ajustada para manter um nível de dióxido de carbono de cerca de 35 mmHg. Os pacientes com suspeita de traumatismo cerebral e um escore da Escala de Coma de Glasgow menor que 8 necessitam de monitoração da PIC, que é mantida em menos de 20 mmHg. As elevações na PIC são manejadas pela administração de manitol, um diurético osmótico, para reduzir a quantidade de água intracelular no cérebro. A ventriculostomia pode ser realizada para monitorar a PIC e pode ser terapêutica pelo fato de permitir a remoção do líquido cerebroespinal para controlar a PIC. A manutenção do fluxo sanguíneo cerebral, medido como uma pressão cerebral de perfusão (pressão arterial média menos PIC) de 70 mmHg com a utilização de fluidos e vasopressores, está ganhando aceitação crescente. Qualquer paciente que apresente modificações no estado mental após uma lesão necessita de tomografia computadorizada do crânio (TC) como parte da avaliação secundária (17).

O manejo da lesão da medula espinal com déficits distais tem mudado ao longo dos últimos anos. A ênfase permanece na manutenção da imobilização da coluna para prevenir lesão adicional da medula. Pesquisa recente (18) verificou que a administração de esteróides pode desempenhar um papel na minimização de déficits neurológicos em pacientes com lesões da medula espinal. A administração de metilprednisolona por 24 ou 48 horas é recomendada como uma opção no tratamento de pacientes com lesões agudas da medula espinal.

Uma vez que o sistema neurológico tenha sido avaliado, a avaliação secundária continua com o restante da cabeça. O escalpo pode ser uma fonte considerável de perda sanguínea, e pode ser necessária sutura imediata. Fraturas basilares do crânio podem se manifestar como mobilidade dos ossos faciais, hemotímpano, otorréia e rinorréia do líquido cerebroespinal, e equimose periorbital e mastóidea.

Lesões do Pescoço

Todas as lesões ao pescoço são potencialmente ameaçadoras à vida em virtude de que numerosas estruturas vitais atravessam essa área. As lesões do pescoço são classificadas como contusas ou penetrantes. O traumatismo contuso ao pescoço pode causar lesão espinal cervical, lesões faríngea e traqueal e lesão da artéria carótida. Ferimentos penetrantes do pescoço são classificados de acordo com a localização. Lesões da zona I estão abaixo do nível das clavículas, lesões da zona II estão entre as clavículas e o ângulo da mandíbula, e lesões da zona III estão acima do ângulo da mandíbula (Fig. 56.8). Lesões posteriores podem danificar a coluna cervical. Ferimentos anteriores e laterais podem lesionar os grandes vasos do pescoço, a laringe, a tra-

TABELA 56.1
ESCALA DE COMA DE GLASGOW

Função	Escore
Abertura ocular	
Espontânea	4
Estímulo verbal	3
Estímulo doloroso	2
Nenhum	1
Resposta verbal	
Orientada	5
Confusa	4
Inapropriada	3
Sons incompreensíveis	2
Sem resposta	1
Intubado	1T
Melhor resposta motora	
Obedece comandos	6
Localiza estímulo doloroso	5
Retirada ao estímulo doloroso	4
Resposta em flexão	3
Resposta em extensão	2
Sem resposta	1
Variação do escore	
Extubado	3-15
Intubado	3T-11T

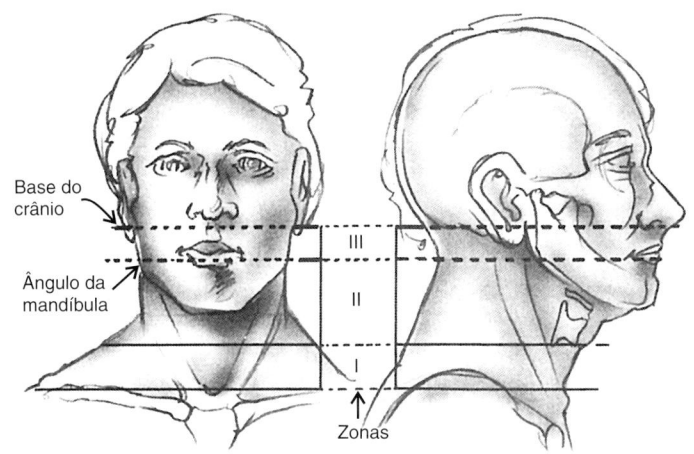

Figura 56.8
Ferimentos penetrantes do pescoço são classificados de acordo com a localização. Lesões da zona I estão abaixo do nível das clavículas. Lesões da zona II estão entre as clavículas e o ângulo da mandíbula. Lesões da zona III estão acima do ângulo da mandíbula.

quéia e o esôfago, assim como nervos importantes, tais como o vago, o frênico, o hipoglosso, o espinal acessório e o plexo braquial. Lesões altas penetrantes (zona III) ameaçam grandes vasos e nervos cranianos na base do crânio; lesões penetrantes na base do pescoço (zona I) ameaçam os grandes vasos que saem do tórax.

O exame clínico do pescoço lesionado envolve avaliação cuidadosa da via aérea, incluindo avaliação para rouquidão, estridor, dispnéia e hemoptise. Enfisema subcutâneo, crepitação e alteração de relevos laríngeos indicam lesão laringotraqueal. A disfagia e a dor do tórax são características de lesões esofágicas. A laringoscopia por fibra óptica é uma excelente ferramenta para examinar a hipofaringe e a laringe após lesões do pescoço. É rápida e fácil de utilizar e proporciona um excelente modo de avaliar a patência da via aérea e a função da laringe. A laringoscopia por fibra óptica também pode ajudar no diagnóstico de fraturas laríngeas e lesões vagais. A TC do pescoço também pode ajudar a delinear fraturas laríngeas.

Quando a lesão laríngea ou traqueal é aparente e o comprometimento da via aérea é iminente, a traqueotomia é realizada. A cricotirotomia não é realizada sob tais circunstâncias por causa do risco de lesão adicional à laringe e à traquéia superior. Embora possa ser necessário realizar uma traqueotomia no departamento de emergência, esse procedimento é mais bem realizado no centro cirúrgico, onde estão disponíveis instrumentação apropriada, luminosidade ótima e pessoal adequado, especialmente quando o paciente sofreu uma ruptura laringotraqueal contusa. Essa lesão geralmente é causada pela compressão grave no complexo laringotraqueal entre o volante e a coluna vertebral ou a partir de uma lesão de *"varal"*, tal como prender o pescoço em uma cerca em um acidente com um *snowmobile* ou uma motocicleta. Sob tais circunstâncias, o manejo ativo da via aérea pode ser realizado com risco. A intubação pode não ser possível e a traqueotomia pode causar retração da traquéia distal em direção ao mediastino.

Pacientes com lesões penetrantes do pescoço estão em risco de obstrução da via aérea, hemorragia e lesão à medula cervical. Os sinais clínicos importantes incluem estridor, rouquidão, enfisema subcutâneo, hematoma expansivo, hemorragia externa, hemoptise, disfagia, disfunção de nervo craniano e lesão do plexo braquial. A intervenção ativa da via aérea é importante na evidência de disfunção respiratória. É mais bem realizada com intubação nasotraqueal ou orotraqueal. O sangramento na área orofaríngea pode impedir a intubação e necessitar de intervenção cirúrgica de emergência da via aérea, a qual pode causar grande dificuldade, se o sangramento estiver presente nas camadas profundas do pescoço. A hemorragia externa é controlada com compressão, e nenhum esforço é feito para obter homeostase por meio de compressão cega.

Muita controvérsia tem ocorrido com relação à rotina de exploração das lesões penetrantes do pescoço não apenas em relação ao tratamento definitivo, mas também como uma técnica diagnóstica. Alguns autores recomendam a exploração de rotina de todas as lesões penetrantes do platisma. Outros preferem a exploração e a observação seletiva baseadas nos achados arteriográficos pré-operatórios e na presença ou ausência de sintomas que sugiram lesão vascular, da via aérea e neurológica.

A maior parte dos pacientes em condição estável com lesões penetrantes na base do pescoço (zona I) é mais bem examinada por meio de arteriografia, laringoscopia e esofagoscopia ou um estudo radiográfico com deglutição de bário. Os pacientes em condição estável com lesões penetrantes acima do ângulo da mandíbula (zona III) são mais bem examinados com arteriografia para excluir lesão da artéria carótida ou vertebral. Os pacientes com lesões entre o ângulo da mandíbula e a base do pescoço (zona II) podem ser examinados por exploração de rotina ou combinações de arteriografia, laringoscopia, e avaliação esofágica, se a lesão tiver penetrado o platisma. Os pacientes em condição instável com hemorragia ativa necessitam de exploração cirúrgica.

Quando um paciente tem déficits neurológicos marcados após traumatismo contuso do pescoço e os achados da TC de crânio são normais, a possibilidade de uma lesão contusa da carótida com oclusão carotídea ou dissecção é considerada e excluída por arteriografia. O manejo dessas lesões envolve anticoagulação com heparina ou reconstrução, dependendo da natureza da lesão.

Lesões Torácicas

As lesões torácicas são classificadas em contusas ou penetrantes. A maior parte das lesões é causada por acidentes de veículos a motor. As lesões penetrantes são tipicamente decorrentes de violência com armas brancas ou de fogo. As principais formas de traumatismo torácico que envolvem risco de vida são tórax instável, contusão pulmonar, ruptura traqueobronquial e ruptura de aorta torácica.

O tórax instável ocorre quando parte da parede do tórax torna-se isolada por causa de fraturas múltiplas das costelas ou do esterno (Fig. 56.9). A gravidade é determinada pelo tamanho do segmento instável que se move paradoxalmente com a inspiração e, assim, reduz a eficiência ventilatória. A ventilação é comprometida então pelo tamanho da contusão pulmonar subjacente que invariavelmente acompanha o tórax instável severo. Se a ventilação tornar-se inadequada, ocorrerá hipoxia e hipercapnia, e o paciente necessitará de intubação e assistência ventilatória.

A contusão pulmonar é um achado comum no traumatismo contuso do tórax. Com freqüência está associada a tórax instável e hemopneumotórax e é comum no traumatismo multissistêmico. A contusão pulmonar causa edema alveolar e compromete as trocas gasosas. O sinal primário de contusão pulmonar é a hipoxia. O manejo inicial é oxigenação adequada e evitar a sobrecarga de fluido, o que pode promover edema pulmonar. Se o paciente tem hipovolemia e contusão pulmonar, a ressuscitação agressiva por fluido está indicada, apesar de poder estar presente uma lesão pulmonar. A intubação e a ventilação mecânica com freqüência são necessárias para suporte da respiração.

A maior parte das lesões traqueobrônquicas intratorácicas por contusão é causada por compressão da traquéia e dos brônquios entre o esterno e a coluna vertebral nos acidentes por veículo a motor. As áreas mais comumente envolvidas são os troncos brônquicos principais proximais e a traquéia distal. Características comuns dessa lesão incluem pneumotórax, enfisema subcutâneo e hemoptise. A terapia inicial, com freqüência, envolve a drenagem do pneumotórax. A broncoscopia está indicada para o diagnóstico.

A ruptura traumática da aorta torácica é a causa mais comum de morte imediata após acidentes com veículos a motor. Em 90% dos casos, a lesão aórtica ocorre além da origem da artéria subclávia esquerda no nível do ligamento arterioso, onde a aorta descendente está relativamente fixada. O movimento entre o arco aórtico mais móvel e a aorta descendente fixada pode causar lesão aórtica, quando o mecanismo é a desaceleração rápida. Em cerca de 10% a 20% dos casos, a ruptura da aorta torácica não causa morte imediata porque a hemorragia intratorácica é contida pela adventícia aórtica e os pacientes podem ser salvos, se a lesão for rapidamente reconhecida. Embora a arteriografia seja o único estudo definitivo para o diagnóstico desta lesão, a primeira indicação de rompimento aórtico geralmente é a evidência de um alargamento mediastínico superior nas radiografias de rotina do tórax. Características clínicas, tais como dor retroesternal ou interescapular a partir da dissecção sanguínea mediastínica e hipertensão decorrente de estimulação simpática dos nervos ao redor da aorta, podem proporcionar pistas para a presença de ruptura aórtica. O reconhecimento precoce e o reparo cirúrgico definitivo são cruciais porque a ruptura torna-se completa em alta porcentagem de pacientes nas primeiras 24

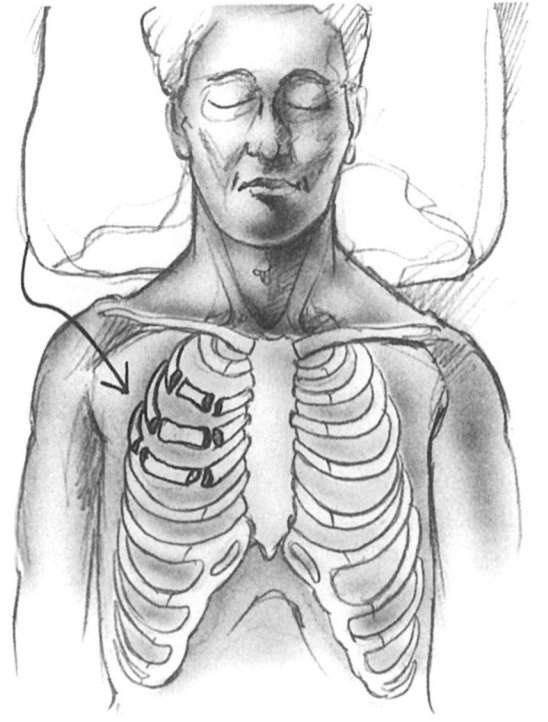

Figura 56.9
Tórax instável.

a 48 horas após a lesão. A decisão de realizar arteriografia torácica para excluir ruptura aórtica é feita precocemente na ressuscitação e está baseada nos achados de alargamento mediastínico na radiografia do tórax inicial em posição supina obtida no departamento de emergência.

As lesões associadas a traumatismo torácico penetrante – hemopneumotórax, pneumotórax hipertensivo e tamponamento cardíaco – serão discutidas posteriormente. Após o manejo imediato, uma decisão precisa ser tomada, em relação à toracotomia cirúrgica, quando é encontrado sangramento persistente a partir de um ferimento no tórax. As considerações incluem o volume da drenagem do dreno torácico, a taxa de hemorragia contínua, uma vez que o pulmão tenha sido reexpandido, e o estado hemodinâmico do paciente.

Lesões Abdominais

As lesões abdominais constituem risco de vida porque a cavidade peritoneal pode armazenar perda de sangue oculta e haver contaminação fecal. A lesão abdominal não reconhecida é uma causa comum de morte após o trauma, e o pronto reconhecimento é de importância primária na sua prevenção. O diagnóstico pode ser retardado pela natureza silenciosa da lesão, outros problemas de risco de vida, ou um estado alterado da consciência.

O exame do abdome começa ao nível dos mamilos e se estende à sínfise púbica. O exame inclui inspeção, ausculta, percussão e palpação. O exame retal é mandatório para avaliação do tônus do esfíncter, crepitação pélvica, posição da próstata e hemorragia. Embora a ausência ou presença de sons intestinais possa não estar bem relacionada com a presença de lesão, outros sinais, como sensibilidade abdominal, são altamente sugestivos de inflamação peritoneal e podem indicar a necessidade de laparotomia.

As lesões abdominais são classificadas como contusas ou penetrantes. As lesões abdominais contusas geralmente estão associadas a lesão aos órgãos sólidos, tais como fígado, baço, pâncreas e rins. O achado mais comum entre os pacientes com traumatismo abdominal contuso e lesões de órgãos sólidos é o hemiperitônio com choque. Os pacientes de traumatismo com hipotensão persistente e possível traumatismo abdominal contuso requerem uma pesquisa para sangramento oculto. Isso pode ser feito rapidamente com a avaliação direcionada por meio de avaliação sonográfica do paciente de trauma (ASPT) ou lavagem peritoneal diagnóstica (LPD). Esses estudos podem ser feitos rapidamente na sala de traumatismo. A ASPT é um exame ultra-sonográfico realizado pelo cirurgião de trauma ou pelo médico do departamento de emergência e pode detectar fluido na cavidade peritoneal (19). Além disso, o saco pericárdico pode ser avaliado. Nos hospitais sem a experiência ou o equipamento para realizar a ASPT, pode ser realizada uma LPD. A aspiração peritoneal inicial de mais de 10 mL de sangue é uma indicação para a laparotomia.

A lavagem é realizada por meio da instilação de 15 mg/kg de solução salina normal na cavidade peritoneal, deixando o fluido drenar pela gravidade. Quando a contagem total de eritrócitos que flui da lavagem excede 100.000 por mililitro, a maior parte dos pacientes apresenta achados anormais na laparotomia.

A TC abdominal é um excelente estudo diagnóstico para excluir lesão intraperitoneal ou retroperitoneal, se o paciente estiver em condição hemodinamicamente estável. Como a experiência com a TC abdominal tem aumentado, tornou-se claro que muitos pacientes com lesões hepáticas e esplênicas menores com hemoperitônio param de sangrar espontaneamente e não precisam de exploração abdominal.

Os pacientes com traumatismo abdominal penetrante e sinais evidentes de peritonite ou hipovolemia necessitam de exploração cirúrgica; entretanto, a terapia é menos definida quando condição do paciente está hemodinamicamente estável ou quando os sinais de peritonite ainda têm que evoluir. Os mecanismos comuns de traumatismo penetrante são ferimentos por tiro e ferimentos por faca. Com ferimentos por tiro, a laparotomia está indicada quando o projétil penetra o peritônio. Radiografias abdominais simples são obtidas para delinear a trajetória do projétil. Antibióticos de amplo espectro são administrados em antecipação à terapia cirúrgica definitiva.

Ferimentos por arma branca no abdome podem ser manejados seletivamente porque a probabilidade de lesão visceral, mesmo com a violação peritoneal, é inconsistente. Os primeiros passos diagnósticos são para assegurar a profundidade da lesão e para avaliar a integridade do peritônio. Esses passos podem ser realizados pela exploração do ferimento no departamento de emergência com o paciente sob anestesia local. A lavagem peritoneal segue a exploração local, se houver indicação de que a fáscia muscular anterior tenha sido penetrada. Os critérios para uma lavagem peritoneal positiva resultam diferentes nas lesões contusas decorrentes de ferimentos por faca. Embora o volume de 100.000 eritrócitos por mililitro seja um resultado positivo aceito para lesões contusas, uma contagem de eritrócitos de 5.000 a 10.000 por mililitro é aceito como um resultado positivo em ferimento por faca e indica que é necessária a laparotomia. Os pacientes com resultados de lavagem peritoneal positiva necessitam de laparotomia exploradora. Aqueles com resultados de lavagem peritoneal negativos podem ser admitidos para observação.

Lesões das Extremidades

Durante a avaliação secundária, os membros superiores e os membros inferiores são examinados cuidadosamente para avaliar perfusão, função neurológica, deformidade e amplitude de movimento. Lesões sérias incluem fraturas, deslocamentos, amputações e síndromes de compartimento. As lesões com risco de vida envolvem perda sanguínea massiva devida a fraturas pélvicas, amputações traumáticas e fraturas femorais abertas. As fraturas pélvicas associadas a hipovolemia são estabilizadas com aplicação de CMAC. Um hematoma expansivo ou pulsátil, de sangramento vermelho vivo, indica lesão arterial aguda e é controlado com pressão manual.

Antes de se presumir que o sangramento deriva de uma fratura pélvica quando a condição do paciente é instável, é necessário excluir hemorragia contínua intratorácica ou intra-abdominal. A LPD supra-umbilical pode estar indicada para excluir uma fonte intra-abdominal de hemorragia nesses pacientes. No cuidado de pacientes com hemorragia pélvica persistente, a angiografia está indicada para diagnóstico e manejo definitivo através de embolização dos vasos sangrantes por radiologistas intervencionistas. Uma abordagem cirúrgica direta a uma pelve sangrante raramente está indicada.

Os exames retais e vaginais são parte importante no manejo de fraturas pélvicas. Os pacientes com fraturas pélvicas graves podem ter lesões de vagina, reto e uretra associadas. Elevação da próstata ou resultado positivo de um teste de sangue oculto nas fezes pode alertar o médico para essa possibilidade. A ruptura da bexiga também é considerada, se um paciente apresentar fratura pélvica e hematúria. Um resultado anormal de exame de próstata ou sangue no meato uretral indica lesão uretral e é uma contra-indicação à inserção de um cateter de Foley. Sob essa circunstância, realiza-se a uretrografia retrógrada antes de ser colocado um cateter de Foley.

As lesões vasculares podem estar associadas a ferimentos penetrantes, fraturas e deslocamento articular. Os sinais tipicamente são aqueles de isquemia, e o paciente apresenta dor, palidez, paralisia, parestesia e ausência de pulso. O reconhecimento é importante para preservar a extremidade, e o diagnóstico é confirmado com arteriografia. O deslocamento do joelho com freqüência está associado a lesão da artéria poplítea e isquemia distal. A angiografia da artéria poplítea geralmente é recomendada para excluir lesão, se o paciente tiver sofrido deslocamento do joelho.

Lesões por esmagamento da perna e antebraço podem causar síndrome de compartimento em virtude de hemorragia e edema no interior dos planos fasciais. O paciente apresenta tipicamente extremidade dolorosa, pálida, com sensibilidade e pulso diminuídos. O sinal precoce de síndrome de compartimento é o relato do paciente de parestesia ou déficit sensorial no membro. A perda dos pulsos periféricos é um achado relativamente tardio e com freqüência implica em dano irreversível ao membro. A síndrome de compartimento ocorre com mais freqüência com fraturas fechadas da tíbia e da fíbula. A fasciotomia de emergência é a terapia apropriada.

A amputação traumática necessita de reimplantação microcirúrgica, quando possível. O sangramento decorrente do membro proximal é controlado com pressão manual. As partes amputadas precisam ser mantidas em uma toalha estéril úmida e colocadas no gelo até que a terapia definitiva possa ser proporcionada (11,12).

Lesões por Inalação

As lesões térmicas precisam ser manejadas de forma ordenada, como ocorre com todas as lesões traumáticas graves. As lesões por inalação ocorrem em 3% a 20% de todos os pacientes queimados. A maior parte das lesões por inalação é causada por incêndios em espaços fechados, porém a possibilidade de lesões contusas na garganta e no abdome, assim como nas lesões por explosão ou acidentes de carro com incêndios, precisa ser considerada. Um otorrinolaringologista pode ser chamado para facilitar o manejo da via aérea em pacientes com lesões por inalação.

Embora todos os tipos de traumatismo sejam suspeitos, traumas específicos, tais como queimaduras por explosivos e queimaduras sofridas em um ambiente confinado, estão associados a lesão por inalação. Os sinais físicos de inalação incluem diminuição do nível de consciência, pêlos nasais chamuscados, depósitos de carbono na cavidade oral, escarro carbonáceo e o achado de modificações inflamatórias na laringe supraglótica na laringoscopia por fibra óptica.

A via aérea glótica e supraglótica pode sofrer edema marcado decorrente do trauma térmico de rotina. O resultado é a obstrução imediata ou posterior da via aérea. Os pacientes com sinais claros de lesões por inalação supraglótica necessitam de intubação endotraqueal precoce e ventilação mecânica. A via aérea subglótica com freqüência está protegida de queimaduras, a menos que o paciente esteja exposto a gás ou vapor superaquecido. As pregas vocais formam uma barreira anatômica. Além disso, o fechamento reflexo da glote serve para proteger a subglote e a traquéia. Os níveis de monóxido de carbono no sangue devem ser medidos, e a terapia de oxigênio deve ser oferecida imediatamente. A terapia de oxigênio hiperbárico é considerada quando um paciente apresenta visível envenenamento por monóxido de carbono (12).

MANEJO DEFINITIVO

Uma vez que as avaliações primária e secundária tenham sido completadas, o paciente tenha sido adequadamente ressuscitado, e a condição do paciente seja considerada estável, formula-se um plano de tratamento definitivo. Esse plano começa com uma ordenação das lesões na ordem em que elas devem ser manejadas. Se em qualquer ponto os sinais vitais se tornarem instáveis, as avaliações primária e secundária são repetidas. Se a instabilidade for decorrente de uma lesão que exija intervenção cirúrgica definitiva, o paciente é transferido para a sala de cirurgia. Os pacientes que não necessitam de intervenção cirúrgica futura são transferidos para a unidade de terapia intensiva ou para o andar cirúrgico para observação posterior. Erros de transferência incluem manejo inadequado da via aérea, instalação inadequada de linhas intravenosas e tubos de drenagem e monitoração inadequada do paciente. É uma tragédia ressuscitar um paciente no departamento de emergência com êxito apenas para perdê-lo na transferência para a sala de cirurgia.

O PAPEL DO OTORRINOLARINGOLOGISTA

Desde o início dos anos 1970, a responsabilidade dos otorrinolaringologistas como membros da equipe de trauma tem se expandido continuamente. Na maior parte das instituições, os otorrinolaringologistas são vistos como especialistas no manejo da via aérea, e espera-se que realizem intubações difíceis e proporcionem vias aéreas cirúrgicas de emergência. Eles também são reconhecidos pela habilidade no manejo de trauma maxilofacial e de lesões penetrantes do pescoço. Os otorrinolaringologistas com freqüência são chamados para assistir no cuidado imediato das vítimas de trauma no departamento de emergência.

Como membros valiosos da equipe de trauma, os otorrinolaringologistas precisam continuar a refinar suas habilidades de manejo para lesões associadas à sua especialidade, porém também necessitam de conhecimento sobre o cuidado geral dos pacientes de trauma. Os otorrinolaringologistas devem compreender os conceitos da avaliação primária e secundária e ser capazes de estabilizar o pescoço, assegurar a via aérea, colocar tubos no tórax e iniciar acessos intravenosos. Eles também devem ser capazes de realizar os exames completos necessários na avaliação secundária e saber como interpretar os procedimentos diagnósticos que precisam ser realizados como parte da avaliação.

PONTOS IMPORTANTES

- A reação neuroendócrina mais fundamental ao trauma é a liberação de catecolaminas, que causam vasoconstrição, aumentam a freqüência cardíaca, aumentam a contratilidade e a condutividade miocárdica e estimulam a glicogênese.
- O período pós-lesão é caracterizado por catabolismo com balanço nitrogenado negativo, hiperglicemia e produção de calor, todos os quais refletem os processos reparadores.
- O fator mais importante no cuidado bem-sucedido dos pacientes de trauma é a avaliação inicial e a ressuscitação realizadas parcialmente em campo e parcialmente no departamento de emergência. As avaliações primária e secundária permitem aos médicos manejarem problemas multissistêmicos complexos. Esse algoritmo de tratamento possui quatro passos: avaliação primária, ressuscitação, avaliação secundária e tratamento definitivo.
- A medida de emergência mais importante após o trauma é o estabelecimento da via aérea. O risco primário durante o manejo inicial da via aérea é a movimentação do pescoço, quando uma fratura da coluna cervical oculta estiver presente. Quando a via aérea está sendo controlada, é preciso presumir que tal fratura exista.
- O posicionamento correto do tubo endotraqueal pode ser confirmado confiavelmente pela presença de dióxido de carbono expirado. Se o dióxido de carbono não for detectado, o tubo endotraqueal está no esôfago, e uma nova tentativa na intubação deve ser feita imediatamente.
- No paciente de trauma, a monitoração contínua com oximetria de pulso é extremamente útil na determinação da oxigenação adequada e é utilizada no cuidado de todos os pacientes criticamente lesionados.
- Técnicas de manejo cirúrgico da via aérea incluem cricotirotomia por agulha, cricotirotomia padrão, traqueotomia e ventilação traqueal percutânea. A cricotirotomia por agulha é o melhor procedimento para crianças; a cricotirotomia cirúrgica é preferida para os adultos.
- A perda da atividade respiratória em pacientes de trauma mais comumente é causada por trauma grave da cabeça; entretanto, as lesões à parede torácica e às estruturas podem causar hipoventilação, que precisa ser reconhecida e rapidamente tratada.
- O choque é a manifestação clínica da incapacidade do coração em manter a circulação adequada aos órgãos vitais. O paciente morre a menos que a oxigenação e a perfusão sejam restauradas. A causa mais comum de choque após trauma e hemorragia é a hipovolemia. O tratamento é a reposição rápida de volume com cristalóides, tais como a solução de Ringer lactato ou solução salina normal através de 2 cateteres calibre 14 na fossa cubital.
- O choque cardiogênico é a perda da perfusão circulatória que ocorre quando o miocárdio não gera fluxo sanguíneo suficiente para a oxigenação do tecido. Entre os pacientes de trauma, o choque cardiogênico geralmente é precipitado por pneumotórax hipertensivo, tamponamento cardíaco ou contusão miocárdica. A presença de contusão miocárdica é mais bem confirmada com ecocardiografia. Entre os pacientes de trauma idosos, a possibilidade de infarto agudo do miocárdio ou arritmia como precipitante do acidente precisa ser considerada.

Continua

- No cuidado de pacientes com trauma de cabeça, a ventilação é ajustada para manter o nível de dióxido de carbono em cerca de 35 mmHg. Pacientes com edema cerebral ou coma necessitam de monitoração contínua da PIC. A PIC precisa ser mantida em menos de 20 mmHg. A elevação da PIC é manejada com manitol. A manutenção do fluxo sanguíneo cerebral como uma medida da pressão de perfusão cerebral é mais bem obtida através de fluidos e vasopressores.

- No cuidado de pacientes com lesão da medula espinal, a administração de metilprednisolona em *bolus* de 30 mg/kg seguido pelo gotejamento de 5,4 mg/kg a cada hora durante 23 horas comprovadamente leva a pequenas, porém importantes, melhoras na função neurológica, se administrada dentro de 8 horas da lesão.

- A decisão de realizar arteriografia torácica para excluir ruptura aórtica precisa ser tomada precocemente na ressuscitação. A decisão é baseada nos achados de alargamento do mediastino na radiografia inicial do tórax na posição supina obtida no departamento de emergência.

- A lesão abdominal não reconhecida é uma causa comum de morte após o trauma. A ultra-sonografia, quando disponível, é o passo preferido na fase inicial da avaliação e do manejo. A lavagem peritoneal é uma alternativa aceitável. Uma contagem total de eritrócitos de 100.000 por mililitro correlaciona-se com achados positivos na laparotomia após trauma abdominal contuso. Para os pacientes com trauma abdominal penetrante, uma contagem total de eritrócitos de 5.000 a 10.000 por mililitro correlaciona-se com achados positivos na laparotomia.

- A TC abdominal é um excelente estudo diagnóstico para excluir lesão intraperitoneal e retroperitoneal, se o paciente estiver em condição hemodinamicamente estável.

- A lesão de extremidade que impõe maior risco de vida é a fratura pélvica, resultando em grande perda sanguínea. O melhor manejo inicial é a aplicação de MAST seguida pela angiografia.

- O sinal inicial de síndrome do compartimento é o relato do paciente de parestesia ou déficit sensorial no membro. A perda do pulso periférico é um achado relativamente tardio e com freqüência implica em dano irreversível ao membro. A síndrome de compartimento ocorre com mais freqüência em fraturas fechadas da tíbia e da fíbula. As partes corporais amputadas precisam ser mantidas em uma toalha úmida e estéril e colocadas em gelo picado até que o reimplante definitivo possa ser proporcionado.

- O sinais físicos de lesão por inalação incluem redução do nível de consciência, pêlos nasais chamuscados, depósitos de carbono na cavidade oral e inflamação das estruturas supraglóticas. Os sinais desse tipo de lesão são indicações para intubação endotraqueal precoce e ventilação mecânica.

- O manejo definitivo segue as avaliações primária e secundária e inicia-se com a ordenação das lesões na ordem em que devem ser tratadas. Se em qualquer ponto os sinais vitais tornarem-se mais uma vez instáveis, as avaliações primária e secundária são repetidas. A transferência do departamento de emergência para o tratamento definitivo pode ser um período de risco. Erros de transferência incluem manejo inadequado da via aérea, posicionamento inadequado de acessos intravenosos e tubos de drenagem e monitoração inadequada do paciente.

REFERÊNCIAS

1. National Center for Injury Prevention and Control. Web-Based Injury Prevention and Control. Web-Based Injury Statistics Query and Reporting System (WISQARS). 2001. Available at http:// www.cdc.gov/ncipc/wisquars. Accessed November 13, 2004.
2. Bonnie RJ, Fulco CE, Liverman CI; eds. *Reducing the burden of injury: advancing prevention and treatment.* Washington, DC: National Academies Press, 1999.
3. Finkelstein E, Fiebelkorn I, Corso P, et al. Medical expenditures attributable to injuries: United States, 2000. *MMWR Morb Mortal Wkly Rep* 2004;52:1-9.
4. Doll L, Binder S. Injury prevention research at the Centers for Disease Control and Prevention. *Am J Public Health* 2004;94(4):522-534.
5. Dinh-Sarr TB, Sleet DA, Shults RA, et al. Reviews of evidence regarding intervention to increase use of safety belts. *Am J Prev Med* 2001;21(Suppl 4):48-65.
6. Thompson RS, Rivara FP, Thomson DC. A case-control study of effectiveness of bicycle safety helmets. *N Engl J Med* 1989;320:1361-1367.
7. Shults RA, Elder RW, Sleet DA, et al. Reviews of evidence regarding interventions to reduce alcohol-impaired driving. *Am J Prev Med* 2001;21(4 Suppl):66-88.
8. Mallonee S, Istre GR, Rosenberg M, et al. Surveillance and prevention of residential-fire injuries. *N Engl J Med* 1996;335:27-31.
9. Gann DS, Foster AH. Endocrine and metabolic response to injury. In: Schwartz SI, ed. *Principles of surgery,* 6th ed. New York: McGraw-Hill, 1994:3-60.
10. Wildmore DW. Homeostasis: bodily changes in trauma and surgery. In: Sabiston DC Jr, ed. *Textbook of surgery: the biologic basis of modern surgical practice,* 15th ed. Philadelphia: WB Saunders, 1997:55-67.
11. Macho JR, Lewis FR, Krupski WC. Management of the injured patient. In: Way LW, ed. *Current surgical diagnosis and treatment,* 10th ed. Norwalk, CT: Appleton & Lange, 1994:214-240.
12. Eddy AC, Heimbach DM, Frame SB. Trauma and burns. In: Lawrence PF, ed. *Essentials of general surgery,* 2nd ed. Baltimore: Williams & Wilkins, 1992:145-165.
13. Shires Gr III, Shires Gr, Carrico CL Shock. In: Schwartz SI, ed. *Principles of surgery,* 6th ed. New York McGraw-Hill, 1994:119-144.
14. Hill AG, Hill GL. Metabolic response to severe injury. *Br J Surg* 1998;85:884-890.
15. Boldt J, Muller M, Mentges D, et al. Volume therapy in the critically ill: is there a difference? *Intens Care Med* 1998;24:28-36.
16. Hastings RH, Marks JD. Airway management in patients with potential cervical spine injuries. *Anesth Analg* 1991;73:471-482.
17. Bullock R, et al. *Guidelines for the management of severe head injury.* Brain Trauma Foundation, 1995.
18. Hadley MN, Walters BC, Grabb PA, et al. Guidelines for the management of acute cervical spine and spinal cord injuries. *Clin Neurosurg* 2002;49:407-498.
19. McCarter FD, Luchette FA, Molloy M, et al. Institutional and individual learning curves for focused abdominal ultrasound for trauma: cum sum analysis. *Ann Surg* 2000;231(5):689-700.

CAPÍTULO 57

Manejo do Trauma de Partes Moles e Trauma Auricular

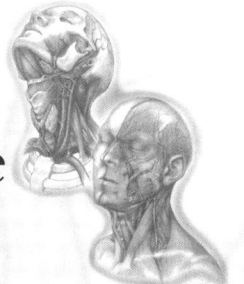

J. Randall Jordan ▪ Karen H. Calhoun

Lesões de partes moles da face resultam em um grande número de visitas ao departamento de emergência a cada ano. A estreita proximidade de órgãos especiais do sentido juntamente com unidades funcionais de expressão facial, comunicação e alimentação faz desta uma região particularmente suscetível ao comprometimento funcional decorrente do trauma. O efeito estético desses ferimentos pode ser profundo e é de grande preocupação tanto para os pacientes quanto para suas famílias. Os médicos que tratam esses pacientes devem ser tecnicamente habilitados a reparar e tratar ferimentos faciais. Eles também precisam estabelecer um acordo com o paciente e as famílias ao mesmo tempo em que desenvolvem a confiança para o cuidado continuado que esses pacientes freqüentemente necessitam.

ETIOLOGIA

As causas principais de lesões de partes moles faciais são os acidentes com veículo a motor, a violência interpessoal, as lesões relacionadas ao trabalho, as lesões dos esportes, as mordidas de animais e humanas e queimaduras. Cerca de 50% a 70% dos sobreviventes de acidentes com veículos a motor têm lesões faciais, e a utilização de cintos de segurança pode diminuir isso, porém diversos estudos recentes demonstraram que os *airbags* isoladamente não são muito efetivos na redução do trauma facial (1). A violência interpessoal continua sendo uma causa comum de lesão de partes moles e osso na face, mais notavelmente de variedade penetrante. As lesões atléticas comumente são contusas, mais notavelmente hematoma auricular, especialmente entre lutadores. Os acidentes relacionados ao trabalho são menos comuns do que no passado, porém podem manifestar-se como lacerações simples, lesões por explosão, queimaduras, trauma penetrante e lesões por pistolas de pressão.

AVALIAÇÃO

A avaliação inicial do paciente de trauma de partes moles da face deve seguir uma abordagem ordenada, dirigida a cada um dos problemas de acordo com sua prioridade: avaliação e manejo da via aérea, controle da hemorragia, e manejo do choque, seguido pelo manejo de lesões sérias associadas e avaliação do trauma facial (Tabela 57.1). O tratamento da via aérea do paciente de trauma é discutido no Capítulo 56 e no Capítulo 9 do Vol. II. Se for encontrada hemorragia grave, ela geralmente emerge de grandes ramos das artérias facial ou temporal superficial. Estas podem ser controladas através de pressão direta seguida de cuidadosa ligadura através do ferimento. Durante o tratamento urgente das lesões associadas, como trauma abdominal ou torácico, os ferimentos faciais podem ser protegidos com uma gaze ensopada em solução salina e curativos compressivos até que seja possível uma avaliação mais completa.

A avaliação do trauma facial deve ser feita de uma maneira sistemática. Um exame cuidadoso é conduzido para encontrar lesões no esqueleto facial, nos olhos, nas estruturas salivares, no nervo facial e em outros componentes de partes moles. A observação de toda a face e do escalpo pode revelar assimetrias, que sugerem fraturas subjacentes ou revelam lesões do nervo facial. A palpação dos ossos faciais é um modo simples, porém sensível e confiável, de detectar fraturas faciais. Estudos radiográficos servem como adjuntos para esse exame. Enquanto radiografias faciais simples na projeção de Waters, Caldwell, Towne, lateral e vértice submentual ainda desempenham um papel na avaliação inicial do trauma facial, a tomografia computadorizada (TC) é aceita comumente como uma modalidade de imagem mais sensível e definitiva. A natureza da lesão e o conhecimento da anatomia regional podem sugerir lesão às estruturas contíguas ou mais profundas (p. ex., lacerações profundas da bo-

TABELA 57.1 — EMERGÊNCIAS TRAUMA FACIAL DE TECIDO MOLE
Necessidade de intervenção imediata
Hemorragia de grande vaso
Comprometimento da via aérea
Perda de tecido da pálpebra
Necessidade de intervenção urgente
Lesões do ducto parotídeo
Lesões do ramo do nervo facial
Lesões auriculares com cartilagem exposta
Lesões se estendendo para as cavidades nasal ou oral

checha podem sugerir lesão ao nervo facial ou ao ducto parotídeo). Lesões da pálpebra medial podem ser acompanhadas por dano ao tendão cantal ou ao aparelho lacrimal. Um elevado índice de suspeição é uma ajuda valiosa no diagnóstico do dano colateral decorrente de trauma facial. Lesões periorbitárias comumente irão requerer consulta oftalmológica e avaliação que inclui o teste de acuidade visual e o exame com uma lâmpada *slit*. A documentação das lesões com fotografias e uma descrição completa do registro médico são essenciais.

O PACIENTE PEDIÁTRICO

Crianças com lesão facial requerem uma abordagem diferente daquela utilizada com o adulto. Elas com freqüência não são capazes de fornecer uma história completa, e a avaliação deve levar isso em consideração. As crianças com freqüência estão assustadas ao se depararem com o sistema de cuidado de saúde e devem evocar uma abordagem calma e deliberada, com a utilização de sedação ou anestesia geral como medida adjunta, quando indicada. Se a história do trauma não estiver clara, deve-se levar em consideração a possibilidade de abuso. A tendência para cicatrização hipertrófica deve ser apontada para o familiar e devem ser feitos esforços para assegurar o fechamento livre de tensão. A utilização de suturas reabsorvíveis no local apropriado pode suavizar um pouco a ansiedade pós-traumática.

MANEJO DO FERIMENTO

O trauma de partes moles da face varia de abrasões superficiais à grande perda de tecido associada às lesões por explosão. Elas incluem contusões, lacerações, lesões por avulsões, queimaduras e lesões pelo frio. Muitas lesões faciais podem ser reparadas no departamento de emergência, porém, ferimentos complexos, aqueles associados a traumas faciais, lesão lacrimal, do nervo ou do ducto, ou aqueles em crianças pequenas, freqüentemente, precisam ser reparados com o paciente sob anestesia geral. Se outras lesões requerem intervenção cirúrgica urgente, o trauma facial com freqüência pode ser reparado no mesmo tempo. Quando o reparo precisa ser retardado, a reaproximação simples do tecido, com freqüência com algumas suturas, melhora o resultado.

Antes de ser iniciado o reparo, a anestesia adequada precisa ser obtida para aliviar o desconforto e para permitir ao cirurgião liberdade para proceder à manipulação do tecido. A maior parte dos ferimentos faciais são tratados sob anestesia local, geralmente 0,5% a 1% com lidocaína com 1:100.000 de epinefrina, seja através de bloqueios regionais das divisões trigeminais ou através de infiltração direta. A neutralização da solução de lidocaína com uma pequena quantidade de bicarbonato de sódio para alcançar uma mistura de 10:1 e a utilização de agulhas de pequeno calibre e pequenas quantidades de injeção diminuem o desconforto enquanto é obtida a anestesia. Preparações tópicas, tais como as combinações de tetracaína, epinefrina e cocaína (TEC) ou tetracaína e fenilefrina (Tetraphen), podem ser efetivas na preparação das crianças para o reparo do ferimento (2). A sedação oral com midazolam, 0,3 a 0,5 miligramas por quilograma, demonstrou reduzir a ansiedade entre crianças e geralmente é bem tolerada.

Após a anestesia ser obtida, a pele ao redor do ferimento deve ser lavada com uma preparação anti-séptica como iodo-povidine e/ou clorexidina. O ferimento não deve ser exposto, se possível, a esses agentes, na medida em que tem sido demonstrado que podem comprometer a cicatrização do ferimento em modelos animais (3). A irrigação salina copiosa com uma seringa de bulbo, um cateter intravenoso ou uma seringa, ou um irrigador pulsátil, remove o material estranho e as bactérias. Toda a sujeira, vidro e outros materiais estranhos devem ser cuidadosamente removidos para o reparo primário, para evitar tatuagens traumáticas e diminuir o risco de infecção ou formação de granuloma. Se a irrigação não remover todos os debris, o ferimento deve ser esfregado com uma escova, porém deve-se tomar cuidado para evitar lesão tissular adicional decorrente também da esfregação vigorosa. Os solventes como éter ou acetona podem ser utilizados para dissolver contaminação por piche e outros produtos do petróleo. Alguns corpos estranhos são extraídos com uma lâmina escalpe nº 11, ou dermoabrasão com escova elétrica, porém a exploração do ferimento pode ser necessária para remover pedaços maiores.

Os antibióticos profiláticos não são necessários para a limpeza de ferimentos faciais, porém dependendo do grau de contaminação, alguns cirurgiões prescrevem uma cobertura de alguns dias com um agente oral de amplo espectro. Diversos fatores contribuem para aumentar a contaminação microbiana; o mais importante destes é o tempo decorrido desde que a lesão ocorreu. A flora da pele, como estreptococos ou estafilococos, geralmente é encontrada nos ferimentos faciais. As lacerações da mucosa ou de fora a fora na orofaringe expõem o ferimento à flora mista. As lesões por mordida, com freqüência, carreiam saliva humana ou animal para a profundidade dos tecidos. A presença de sujeira e outros materiais estranhos aumenta o risco de infecção. A perfusão inadequada ou o ressecamento do ferimento podem retardar a penetração do antibiótico no ferimento. A profilaxia do tétano é administrada aos pacientes com ferimentos contaminados se eles não foram imunizados nos últimos 5 anos (4).

Tipos Específicos de Ferimentos

Abrasões

As abrasões constituem uma classe de ferimentos superficiais na qual o contato com uma superfície áspera desnuda a pele. Esses ferimentos freqüentemente apresentam sujeira e debris aderidos e precisam ser exaustivamente lavados. Eles podem, então, ser cobertos com uma pomada antibacteriana tópica e um curativo. A manutenção da superfície úmida através da pomada melhora a reepitelização. Múltiplos tipos de curativos para ferimentos estão disponíveis atualmente (5). Anormalidades da pigmentação podem se desenvolver durante a cicatrização, porém geralmente são temporárias e podem com freqüência ser melhoradas, evitando-se a exposição ao sol.

Contusões

As contusões são lesões causadas por trauma contuso aos capilares e aos pequenos vasos. Em quase todos os casos, elas necessitam de tratamento não específico e geralmente se resolvem se a cabeça for mantida elevada acima do nível do coração, e gelo é aplicado. Impactos mais fortes podem causar hematoma difuso ou localizado. Os hematomas difusos se resolvem gradualmente sem tratamento. Se os hematomas localizados forem grandes, eles podem causar necrose por pressão dos tecidos subcutâneos e resultar em contratura da cicatriz. Para prevenir essas complicações, os hematomas grandes podem ser drenados através de pequenas incisões cosmeticamente aceitáveis durante os primeiros 7 a 10 dias após a lesão. Os hematomas podem ser aspirados de forma bem-sucedida após 10 a 14 dias.

Lacerações

As lacerações podem ser lineares, tangenciais, estreladas, ou combinadas com avulsão. As lacerações simples são mais bem tratadas com debridamento mínimo e fechamento primário no departamento de emergência. Os ferimentos faciais geralmente necessitam de pouco debridamento em virtude do excelente suprimento sanguíneo, que permite maior sobrevivência tecidual que em outras partes do corpo e proporcionam maior resistência à infecção. A técnica atraumática juntamente com a utilização de material de sutura fina e não reativa é vital para um ótimo reparo. As lacerações faciais geralmente são fechadas em camadas com suturas suficientes para alcançar um fechamento livre de tensão. Utilizar ganchos de pele e evitar a manipulação forçada das margens do ferimento podem diminuir o dano ao suprimento vascular local. A escavação judiciosa das margens do ferimento diminui a tensão através da linha de sutura e facilita a colocação de suturas profundas. É preciso tomar cuidado, entretanto, para não comprometer a viabilidade de retalhos parcialmente avulsionados ou distorcer estruturas contíguas com a escavação excessiva (Fig. 57.1).

A escolha do material de sutura é baseada na natureza do ferimento e na preferência do cirurgião (4). Suturas profundas geralmente são de material absorvível, como poliglatina 910 ou poliglecaprona 25 para reduzir o risco de futuras reações a corpo estranho (7). Essas suturas são colocadas de maneira invertida, com apenas algumas suturas recebendo toda a tensão das mar-

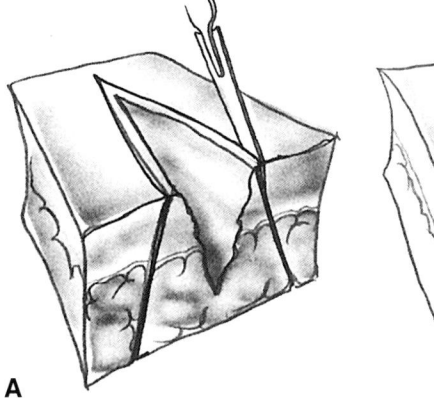
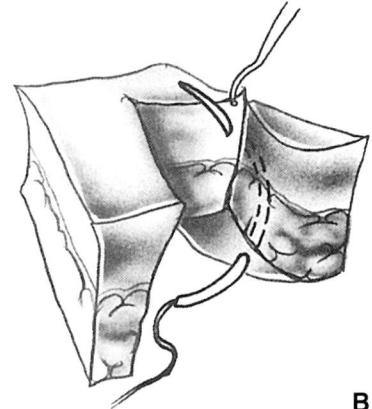

Figura 57.1
Desbridamento e escavação de lacerações.
A: O desbridamento mínimo preserva o tecido vital. A angulação para fora da borda da ferida promove eversão durante o fechamento. **B:** A escavação reduz a tensão e facilita a colocação de suturas profundas.

gens do ferimento. O objetivo das técnicas de sutura nas lesões faciais é alcançar a adequada aproximação tissular sem estrangulação ou tensão excessiva (Fig. 57.2). Quanto menos material estranho for colocado no ferimento, entretanto, menos ele irá servir como foco de infecção. As camadas de pele superficiais podem ser fechadas de diferentes formas (Fig. 57.3). As suturas cutâneas são utilizadas apenas para reaproximar o epitélio enquanto as margens da pele são evertidas. A eversão permite a contração do ferimento sem formação de uma cicatriz deprimida. O material de sutura com monofilamentos não absorvíveis ou um categute de dissolução rápida é comumente utilizado para o fechamento epidérmico (6).

Adesivos teciduais têm se tornado populares nos últimos anos por causa de sua maior conveniência, do conforto para o paciente e velocidade, em comparação com a sutura. Múltiplos relatos detalham sua utilidade no manejo de lacerações simples, porém eles precisam ser utilizados apropriadamente e são menos úteis em ferimentos complexos (8). As lacerações complexas incluem ferimentos estrelados, irregulares e ferimentos "em alçapão". Pequenos ferimentos estrelados, com freqüência, podem ser "ampliados" e convertidos em lacerações simples, as quais podem, então, ser fechadas primariamente (Fig. 57.4). Ferimentos maiores e mais complexos devem ser fechados meticulosamente, e o paciente deve ser informado que a revisão da cicatriz pode ser necessária mais tarde. As lacerações em alçapão são causadas por lesão de avulsão parcial tangencial que deixa um retalho de tecido em formato de U em um pedículo fino. Se esse retalho for pequeno, ele pode ser excisado e o tecido adjacente fechado primariamente. Retalhos maiores devem ser recolocados e fechados; deve-se tomar cuidado para evitar a deformidade em almofada de alfinete (Fig. 57.5). Essa deformidade emerge quando o edema tecidual e a contração do ferimento elevam a parte central do retalho. Para preveni-la, a porção fina angulada do retalho é debridada até um ângulo reto, e o tecido circundante é explorado de forma que níveis correspondentes no tecido possam ser reaproximados.

Avulsão

As lesões por avulsão provocam perda de toda a espessura do tecido e podem causar grave deformidade cosmética. Pequenos defeitos parcialmente avulsionados com um pedículo viável podem ser reparados primariamente. O defeito também pode ser excisado e o ferimento convertido em um defeito do tipo laceração, que é fechado primariamente de uma forma mais estética. Defeitos maiores de toda a extensão do tecido podem necessitar de enxerto ou retalho local. Enxertos de pele podem ser preferíveis durante o manejo primário do ferimento; após o defeito começar a cicatrizar-se, o enxerto pode ser excisado, se desejado, e substituído com um retalho local. Uma alternativa é deixar o ferimento aberto para cicatrizar por segunda intenção. A grande perda tecidual com freqüência requer manejo aberto para permitir o início da granulação. O fechamento assistido a vácuo também pode ser de ajuda no manejo de grandes defeitos de tecido mole sem transferência de tecido livre (9). Se a exposição óssea estiver presente, o córtex pode ser desgastado para expor o compartimento medular, encorajando a formação de tecido de granulação. Enxertos de pele de espessura

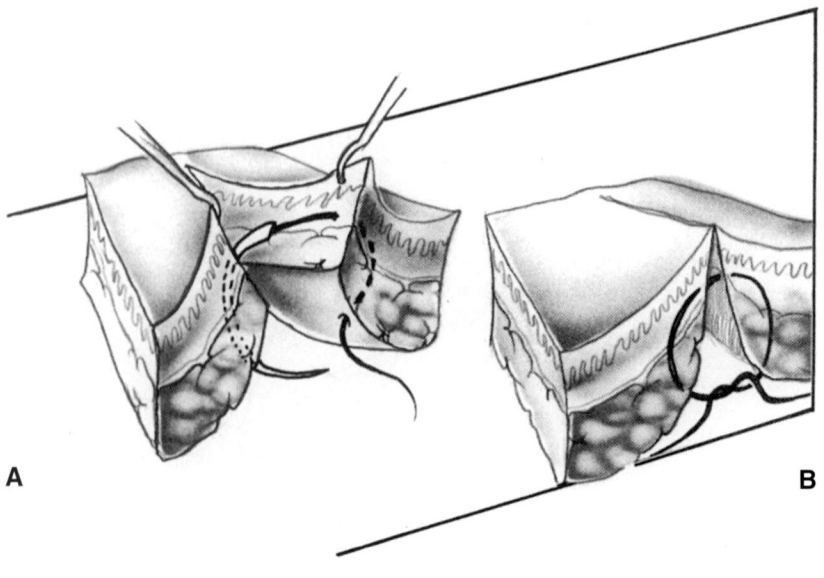

Figura 57.2

Princípios de sutura para ferimentos faciais. **A:** Suturas profundas invertidas reaproximam as margens da ferida, eliminam os espaços profundos e justapõem camadas teciduais similares. **B:** A eversão da superfície através de suturas bem colocadas.

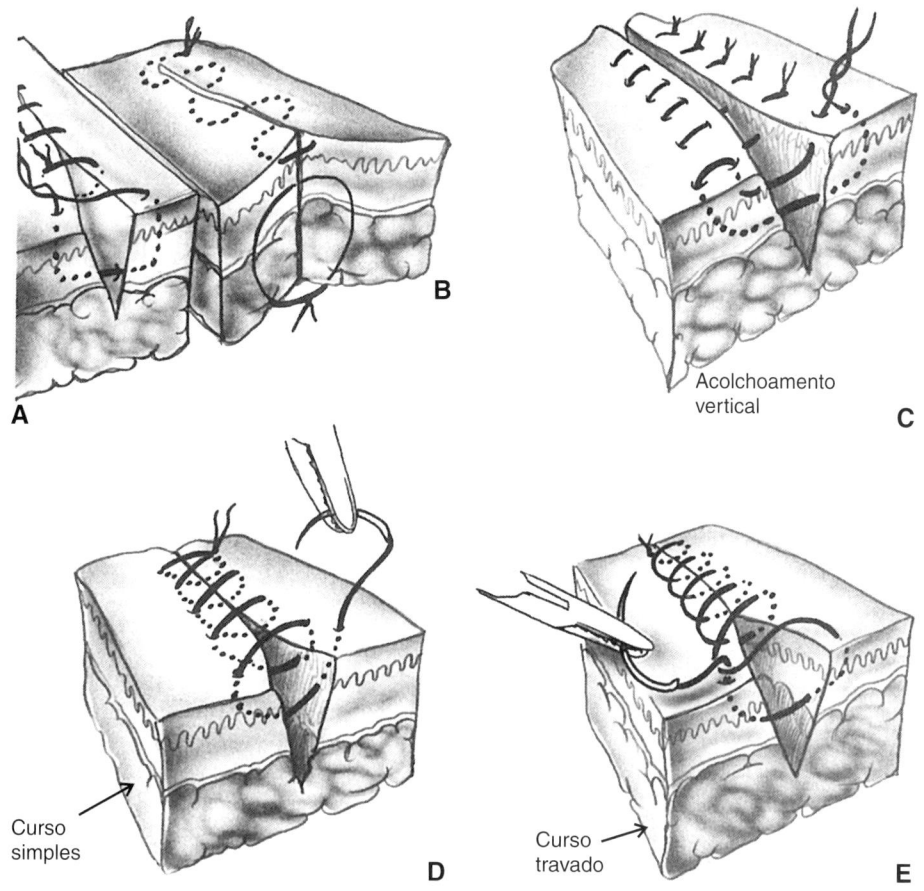

Figura 57.3
Técnicas de sutura. **A:** Simples interrompida. **B:** Curso subcuticular. **C:** Acolchoamento vertical. **D:** Curso simples. **E:** Curso travado.

parcial ou completa podem ser utilizados para reparar lesões faciais. Enxertos de espessura parcial têm a desvantagem da contratura e de dificuldade na homogeneização da coloração na maior parte dos casos, porém sobrevivem mais prontamente do que os enxertos de espessura total. Os enxertos de espessura completa possuem características superiores em termos de cor e textura e não sofrem contratura notável.

Feridas do Escalpo

As lacerações e avulsões do escalpo são uma classe especial de ferimentos por causa das peculiaridades anatômicas dessa área. O escalpo é feito de 5 camadas (Fig. 57.6), incluindo uma espessa camada dérmica (3 a 8 mm de profundidade) e a gálea, a camada fibrosa que é contínua com o músculo frontal anteriormente e a fás-

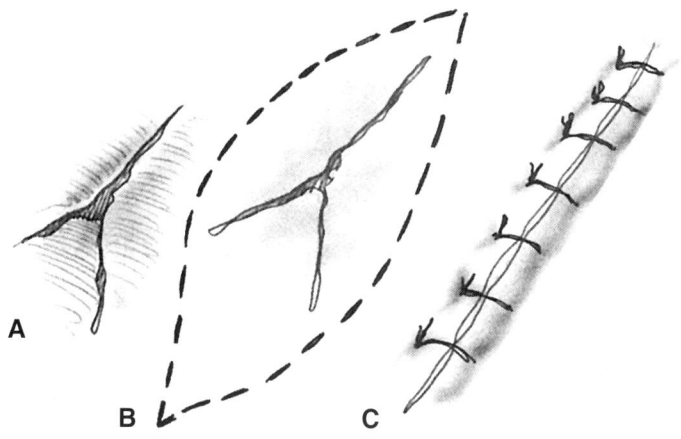

Figura 57.4
Tratamento de pequenos ferimentos estrelados. **A:** Pequena laceração estrelada. **B:** Excisão da ferida ao longo de linhas de tensão de pele relaxadas produzem um defeito fusiforme. **C:** Fechamento primário do ferimento.

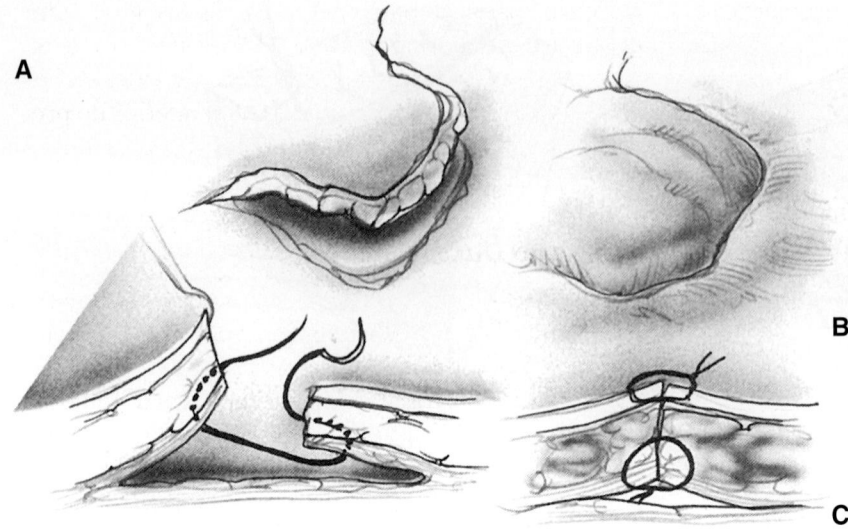

Figura 57.5
Lesão por avulsão que causou uma laceração em alçapão. **A:** O ferimento possui um retalho em formato de U. **B:** Deformidade em almofada de alfinete após um fechamento primário inadequadamente realizado. **C:** Reaproximação adequada de camadas teciduais similares para ajudar a prevenir a deformidade em almofada de alfinete.

cia temporoparietal lateralmente. O rico suprimento sanguíneo do escalpo emerge na gálea antes de passar para os tecidos subcutâneos, onde o grande plexo de vasos contribui para o sangramento profuso que, com freqüência, ocorre a partir de ferimentos bem pequenos. As lacerações do escalpo são tratadas por escavação do plano subaponeurótico acima do pericrânio e realização de um fechamento em camadas. Grampos, suturas reabsorvíveis ou adesivos teciduais podem ser utilizados para a camada final.

Quando ocorre perda de tecido, a relativa inelasticidade do escalpo dificulta o avanço do tecido para o fechamento. O fechamento primário pode ser realizado com freqüência para defeitos de até 3 cm de tamanho através de ampla escavação no frouxo plano subgáleo. A divisão da gálea com incisões relaxantes de 12 a 15 mm de separação entre si proporciona cerca de 3 mm de mobilidade adicional a cada incisão feita, porém deve-se ter muito cuidado para evitar dano ao suprimento vascular. Se a área avulsionada for maior e o pericrânio estiver intacto, uma faixa de enxerto de pele pode ser utilizada confiavelmente, e expansão tecidual secundária e reconstrução do retalho podem ser utilizados para reconstruir praticamente 50% do escalpo.

Se o pericrânio não estiver intacto, porém o escalpo circunvizinho for viável, a rotação ou outros retalhos de escalpo podem ser utilizados para preencher o déficit. O defeito no local doador é fechado primariamente ou através de um enxerto de pele que poderá

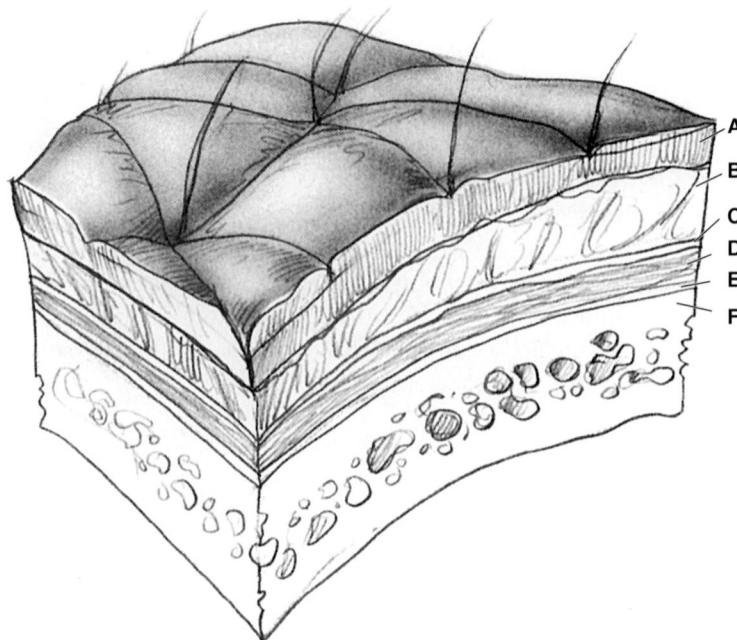

Figura 57.6
As 5 camadas do escalpo. A, pele; B, tecido subcutâneo; C, músculo e aponeurose; D, tecido conectivo frouxo; E, pericrânio; F, osso.

posteriormente ser removido durante reconstrução secundária. Retalhos locais, entretanto, não são tipicamente úteis para defeitos maiores do que 5 cm em sua maior dimensão. Esses defeitos devem ser tratados comumente com enxertos de pele, retalhos de pedículo distante, ou transferência de tecido livre, como um retalho do antebraço radial ou do latíssimo do dorso (10). Avulsões totais ou quase totais são mais bem manejadas através de reanastomose microvascular e reimplante, se o tecido do escalpo estiver disponível. Caso contrário, a transferência de tecido livre é a melhor opção (11).

Lesões do Nervo Facial

As lesões do nervo facial podem ocorrer com ferimentos penetrantes ou lacerações à face lateral, fraturas faciais e lesões por avulsão. As lesões não penetrantes também podem causar paralisia facial, porém geralmente são manejadas de forma expectante (12). As lesões anteriores à linha vertical através do canto lateral raramente causam problemas permanentes por causa da ramificação anastomótica e reinervação a partir de outros ramos periféricos. As lesões posteriores a essa linha ou aquelas envolvendo ramos principais devem ser reparadas. As lesões distais aos nervos mandibulares frontal e marginal, que são ramos terminais solitários, com freqüência levam a recuperação deficiente da função, e o médico precisa considerar sua reparação.

As lesões do nervo facial são reparadas durante o manejo inicial do ferimento, se possível, e ferimentos associados a paralisia são explorados para localizar os ramos seccionados. Em virtude de a excitabilidade perder-se após 48 a 72 horas, o reparo é mais bem-sucedido antes de 48 horas. Os ramos distais podem ser encontrados com um estimulador de nervo; os ramos proximais podem ser encontrados com freqüência através do traçado do ramo bucal de volta até o tronco principal. Se isso não for possível, o nervo pode ser encontrado em sua saída a partir do forame estilomastóideo e traçado através da glândula parótida. Se o reparo primário não puder ser feito, os ramos do nervo devem ser fixados com suturas permanentes ou clipes para reanastomose posterior.

A reaproximação é realizada sob um microscópio cirúrgico com material de sutura monofilamento 8-0 a 10-0. O reparo epineural sempre é recomendado, porque o reparo perineural ou fascicular não produz maior recuperação funcional. Alguns autores têm expressado a preocupação de que o epineuro pode proliferar no local do reparo e obstruir a regeneração do axônio. Eles recomendam o reparo perineural após 5 mm distais à secção do epineuro. Se não existir suficiente tecido nervoso para proporcionar uma anastomose livre de tensão, pode ser utilizado um cabo de enxerto do auricular maior ou outro nervo periférico. O enxerto do auricular maior pode proporcionar até 7 cm de tecido nervoso; enxertos surais podem ter extensão de até 30 cm. A reorientação do nervo no interior do processo mastóide pode proporcionar 1 cm de comprimento adicional, se necessário.

Lesões do Ducto Parotídeo

Lacerações verticais profundas mediais à borda anterior do músculo masseter devem despertar suspeita de lesão do ducto parotídeo. Esse ducto está em alinhamento a partir do trago até a porção medial do lábio superior. O ramo bucal do nervo facial percorre ao longo do ducto e com freqüência também está lesionado. O exame dos pacientes com lesões em ambas as estruturas expõe paralisia dos elevadores do lábio superior e saliva no ferimento. Essas lesões podem ser manejadas através do reparo do nervo, como descrito anteriormente, e reparo do ducto por *stent*.

Um cateter calibre 22 de silicone polimérico macio ou de polietileno é introduzido na papila do ducto de Stensen e passado no sentido retrógrado. A extremidade proximal do corte do ducto é identificada, seja através de sua aparência ou pelo fluxo de saliva produzido pela pressão na glândula parótida. O cateter é passado à glândula através do ducto proximal. O ducto é reparado sobre o *stent* com uma sutura interrompida de monofilamento 6-0 ou 7-0 sob um microscópio cirúrgico (Fig. 57.7). O cateter pode ser fixado à mucosa bucal com uma sutura durante 10 a 14 dias. Opções menos desejáveis de manejo incluem o fechamento do ducto, o que resulta em atrofia da glândula, após um período de edema da parótida, dor e ocasionalmente infecção. O ducto pode ser reorientado mais proximalmente na cavidade oral, porém o procedimento é tecnicamente difícil, e a manutenção do estoma aberto freqüentemente é um problema. Complicações das lesões parótidas incluem sialocele e fístula. O manejo desses problemas geralmente é não-cirúrgico e inclui curativos compressivos, medicações anticolinérgicas e aspiração de cistos, conforme necessário. Antibióticos podem ser dados se os sinais de infecção se desenvolvem. Às vezes, a nutrição parenteral é necessária para diminuir o fluxo salivar o suficiente para permitir a cicatrização. Essas sialoceles e fístulas geralmente se resolvem dentro de 1 a 3 semanas (13).

Lesões da Pálpebra e do Sistema Lacrimal

A pálpebra requer atenção especial para reconstituir suas funções de proteção e estéticas. Em virtude das lesões da pálpebra poderem indicar lesão do globo subjacente, os olhos são cuidadosamente avaliados para abrasões ou lacerações da córnea, ruptura do globo e

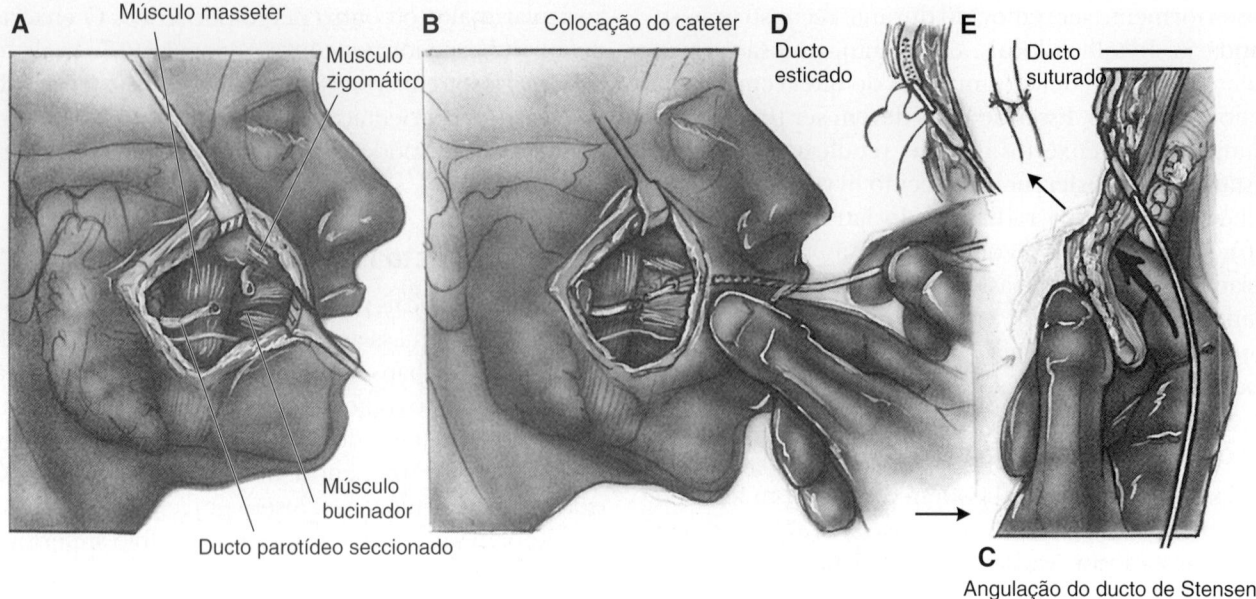

Figura 57.7
Reparo do ducto parotídeo (após Manson).

hifema. A consulta a um oftalmologista é obrigatória para os pacientes com lesões oculares suspeitadas. Esses pacientes necessitam de teste de acuidade visual, avaliação do movimento extra-ocular, exclusão de diplopia e um exame fundoscópico antes do tratamento. Diversos pontos anatômicos importantes precisam ser relembrados. O músculo orbicular tanto nas pálpebras superior e inferior, particularmente seu segmento pré-tarsal, é primariamente responsável pelo piscar e precisa ser preservado ou reparado, se lesionado. Dois músculos são ativos na elevação da pálpebra superior, o elevador da pálpebra superior, que é inervado pelo nervo oculomotor, e o músculo de Müller, que está sob o controle simpático.

Lacerações simples da pele da pálpebra são reparadas com suturas 5-0 ou 6-0, que geralmente são removidas cerca de 5 dias após o reparo. O material de sutura é uma questão de preferência pessoal, com alguns privilegiando a não reatividade do monofilamento e outros preferindo o conforto do paciente com a seda (14). Lacerações de fora a fora da pálpebra são fechadas em 2 a 3 camadas. Se a porção conjuntival puder ser reaproximada com sutura escavada, ela deverá ser fechada com sutura escavada absorvível 5-0 ou 6-0, tal como categute crômico macio, tomando cuidado para não deixar nenhuma sutura exposta de encontro à córnea; caso contrário, pode ser deixada aberta. Os músculos tarso e orbicular são reaproximados com material de sutura absorvível, como ácido poliglicólico 5-0. A linha cinza na margem dos cílios é reparada primeiramente, e então as margens anterior e posterior com seda 5-0 ou 6-0 (Fig. 57.8). As lesões aos músculos orbicular ou elevador devem ser suspeitadas nesses casos e, se encontradas, precisam ser reparadas com suturas absorvíveis do tipo ácido poliglicólico 5-0.

Lesões canaliculares devem ser suspeitadas nas lacerações mediais da pálpebra, e a canulação e a irrigação dos ductos devem ser realizadas para exclusão dessa possibilidade. Se os canalículos estiverem lesionados, a exploração é realizada sob amplificação, e *stents* de silicone são passados nos ductos nasolacrimais e em direção ao nariz. Estes são deixados no lugar por diversas semanas até que tenha ocorrido a cicatrização (Fig. 57.9). Os canalículos podem ser reparados com material de sutura reabsorvível 6-0 a 8-0 sob um microscópio cirúrgico uma vez que os *stents* tenham passado (14). Lesões cantais mediais são reparadas com sutura permanente para evitar telecanto traumático. Se não for deixado tendão proximal suficiente para o reparo, a passagem de fios transnasais ou a utilização de âncoras em miniatura pode restabelecer a continuidade do tendão (15).

As lesões que causam perda tecidual da pálpebra podem ser difíceis de reparar. A perda de até um quatro da pálpebra pode ser reparada primariamente, porém se mais tecido for perdido, o reparo primário com freqüência causa entrópio. O fechamento pode às vezes ser efetuado através de cantólise lateral, a qual proporciona um comprimento adicional de 5 a 10 mm. Se a cantólise lateral não for suficiente, pode ser utilizada a rotação de retalhos da bochecha ou precisam ser colocados enxertos freqüentemente obtidos a partir das pálpebras contralaterais ou a partir de áreas supraclavicular ou pós-auricular. A reconstrução de uma perda

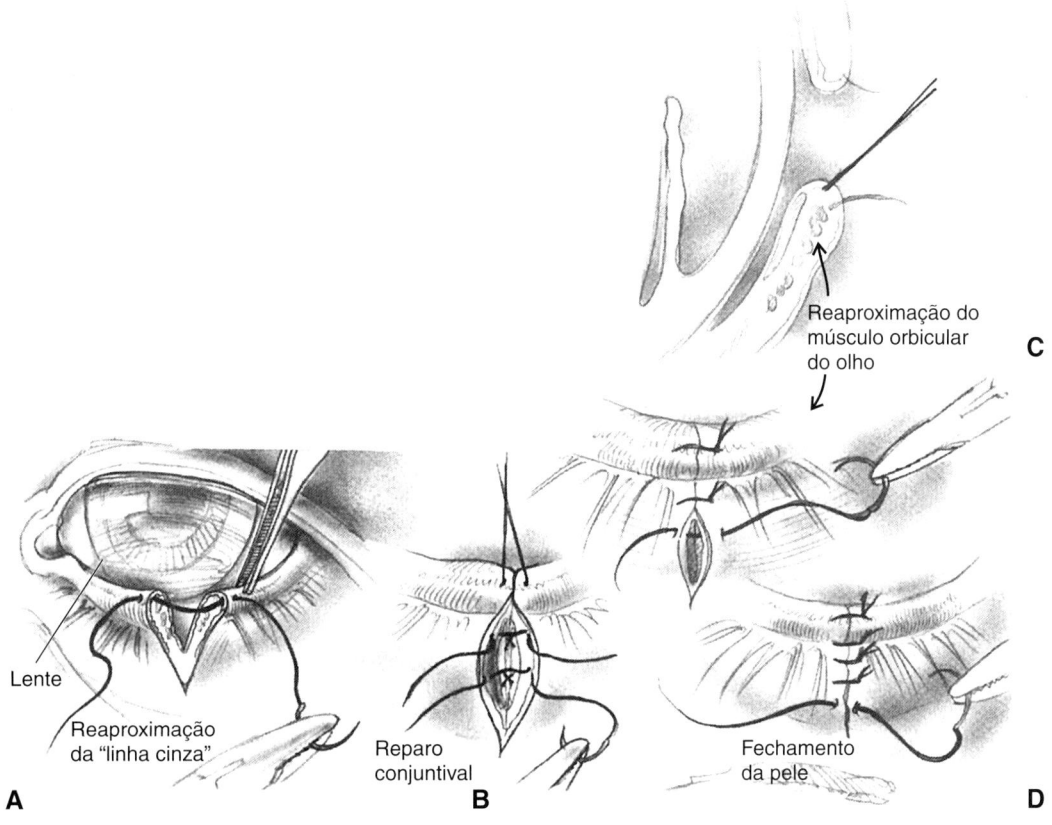

Figura 57.8
Reparo de lacerações da pálpebra. **A:** Reaproximação da linha cinza. **B:** Reparo conjuntival com suturas absorvíveis invertidas.
C: Reaproximação orbicular. **D:** Fechamento da pele.

de toda a espessura da pálpebra é muito complexa e pode envolver enxertos de cartilagem septal, mucosa e enxertos de pele. Deve-se tomar cuidado com o reparo da sobrancelha para evitar irregularidades ao reaproximar a linha do cabelo. As sobrancelhas nunca são raspadas durante o fechamento do ferimento; o cabelo pode não crescer novamente. O debridamento é feito em paralelo aos bulbos dos cabelos para evitar lesão

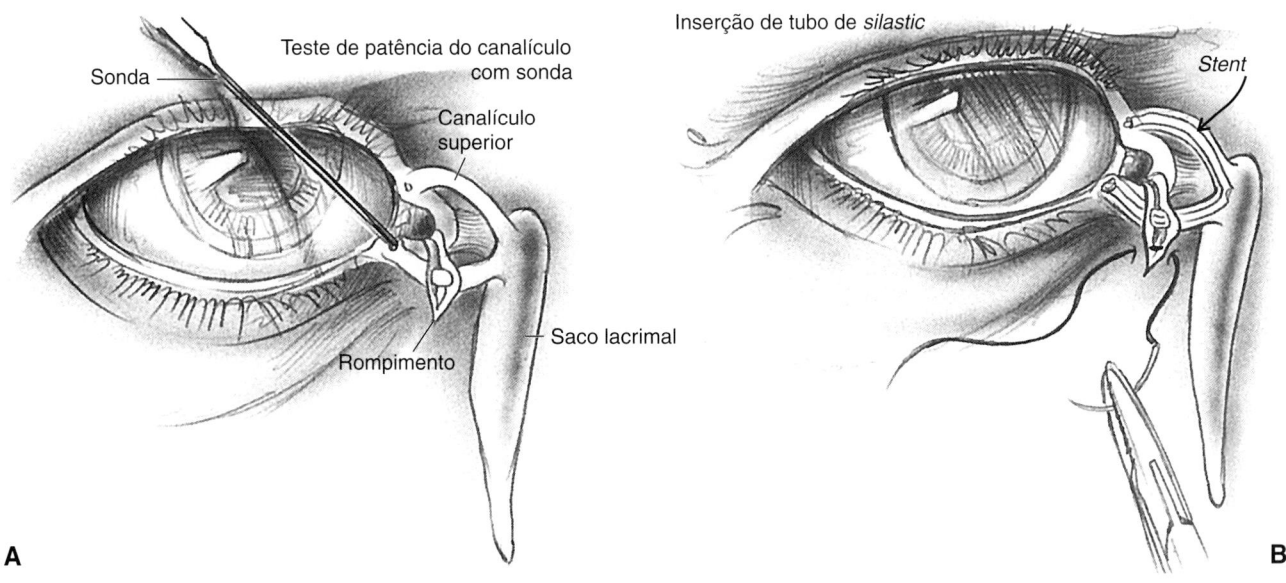

Figura 57.9
Abordagem para as lesões caniculares. **A:** Sondagem do canalículo para testar patência. **B:** Colocação do *stent*.

dos folículos pilosos. O enxerto da unidade folicular de cabelo pode ser utilizado para substituir o cabelo perdido da sobrancelha, se necessário (16).

Lesões Auriculares

Embora o propósito primário da orelha externa seja estético, ela possui um papel funcional menor, como mecanismo de captação do som, e o objetivo da reconstrução deve ser preservar ambas as funções tão plenamente quanto possível. A orelha possui uma combinação única de uma complexa anatomia tridimensional juntamente com uma estrutura cartilaginosa flexível e um envelope cutâneo fortemente aderente. Isso torna o reparo e a reconstrução auricular particularmente difíceis. A preservação do contorno e da posição normal do rim helicoidal e da bacia da concha serve como um guia para a reconstrução estética. Lacerações simples e complexas são mais bem reparadas com suturas absorvíveis através do pericôndrio e suturas finas para o fechamento da pele. A colocação de suturas através da cartilagem deve ser evitada, se possível, porque elas podem aumentar o risco de condrite. A maior parte das lacerações auriculares pode ser fechada primariamente, porém ferimentos com mais de 24 horas ou mordidas humanas ou animais com mais de 5 horas são tratadas com fechamento tardio após vários dias de antibiótico de amplo espectro (17). Defeito da hélice geralmente pode ser evitado com o uso de suturas de colchoeiro invertidas na borda da hélice; porém, se ocorrer, pode ser corrigido com uma z-plastia. As lacerações que envolvem o canal podem ser difíceis de reparar, e deve-se ter considerações em relação à colocação de uma gaze impregnada de antibiótico ou um rolo de silicone para evitar estenose (18).

A avulsão da pele isolada com exposição do pericôndrio intacto pode ser manejada com enxertos de pele de espessura total ou cicatrização por segunda intenção. Áreas desnudas de cartilagem requerem cobertura com tecido vascularizado ou excisão. O fluxo sanguíneo cutâneo para a orelha é excelente, de forma que avulsões parciais podem sobreviver com um pequeno pedículo, e mesmo um pedículo de 1 mm a 2 mm com freqüência é suficiente para o reimplante. Defeitos da espessura total de até 5 mm podem ser fechados primariamente, e defeitos maiores podem ser fechados com uma variedade de técnicas, desde que elas não comprometam a estética auricular (18). A avulsão de um grande segmento ou total é mais controversa, porém, em geral, a simples substituição dos segmentos completamente avulsionados, como através de um enxerto livre, com freqüência não é bem-sucedida e deve ser evitada, especialmente no caso de lesão por mordida. Uma técnica é a reimplantação da orelha avulsionada após a remoção da pele medial e fenestração da cartilagem em intervalos de 1 cm. Um retalho de pele mastóideo é desenvolvido e suturado à superfície medial da orelha para proporcionar nutrição (Fig. 57.10). Após 2 a 3 meses, o retalho pode ser retirado, e a aurícula coberta com um enxerto de pele.

O princípio do bolso é outra abordagem. O epitélio auricular é removido através de dermoabrasão seguida pela reimplantação do segmento. A orelha reimplantada é coberta em um bolso pós-auricular por 10 a 14 dias, e a superfície lateral é liberada. O estádio final é a liberação da superfície medial uma semana depois. O epitélio se regenera a partir da derme remanescente. O retalho temporoparietal utilizado por Brent e outros para a reconstrução da atresia congênita pode ajudar no reimplante de uma orelha seccionada. Embora esse retalho seja muito fino e possa ser coberto com um enxerto de pele, a distorção das características topográficas mais finas da aurícula é inevitável. Se vasos adequados estiverem presentes na orelha avulsionada, a reimplantação microvascular demonstrou ser um excelente método de salvamento (19).

O hematoma auricular geralmente é visto após esportes de contato, tais como boxe e luta romana amadora. A lesão ocorre quando uma força de cisalhamento é aplicada ao pericôndrio anterior e à pele, causando ruptura microvascular. O sangue acumula-se no espaço subpericondrial. O tratamento consiste de aspiração com agulha ou incisão e drenagem. Após o sangue ser evacuado, curativos de compressão de rolos dentários ou *splint* de material termoplástico são embebidos em pomada antibiótica e modelados em uma massa em conformidade e aplicado para prevenir o reacúmulo (20,21). O curativo é suturado no lugar com sutura de monofilamento 3-0 e deixado por 10 dias (Fig. 57.11A e B). Lesões mais antigas irão requerer um debridamento mais agressivo da fibrocartilagem. A seqüela do hematoma auricular não tratado é uma orelha espessada e fibrótica em formato de couve-flor.

Lesões Nasais

As lesões nasais configuram-se uma situação especial em virtude das estruturas anatômicas complexas afetadas e da necessidade de restaurar a simetria perfeita do nariz para evitar um resultado cosmeticamente ruim. Lacerações de fora a fora são reparadas da mesma forma que lesões que penetram na boca. Cada camada é fechada por vez. Quando ocorre perda tecidual, a preocupação se direciona aos 3 componentes principais – alinhamento intranasal ou mucoso, estrutura cartilaginosa e óssea, e cobertura externa ou perdas de pele. Cada um destes precisa ser recolocado para retornar o nariz a uma boa condição estética e funcional.

Perda tecidual de menos de 5 mm^2 geralmente é reparada primariamente através da mobilização dos

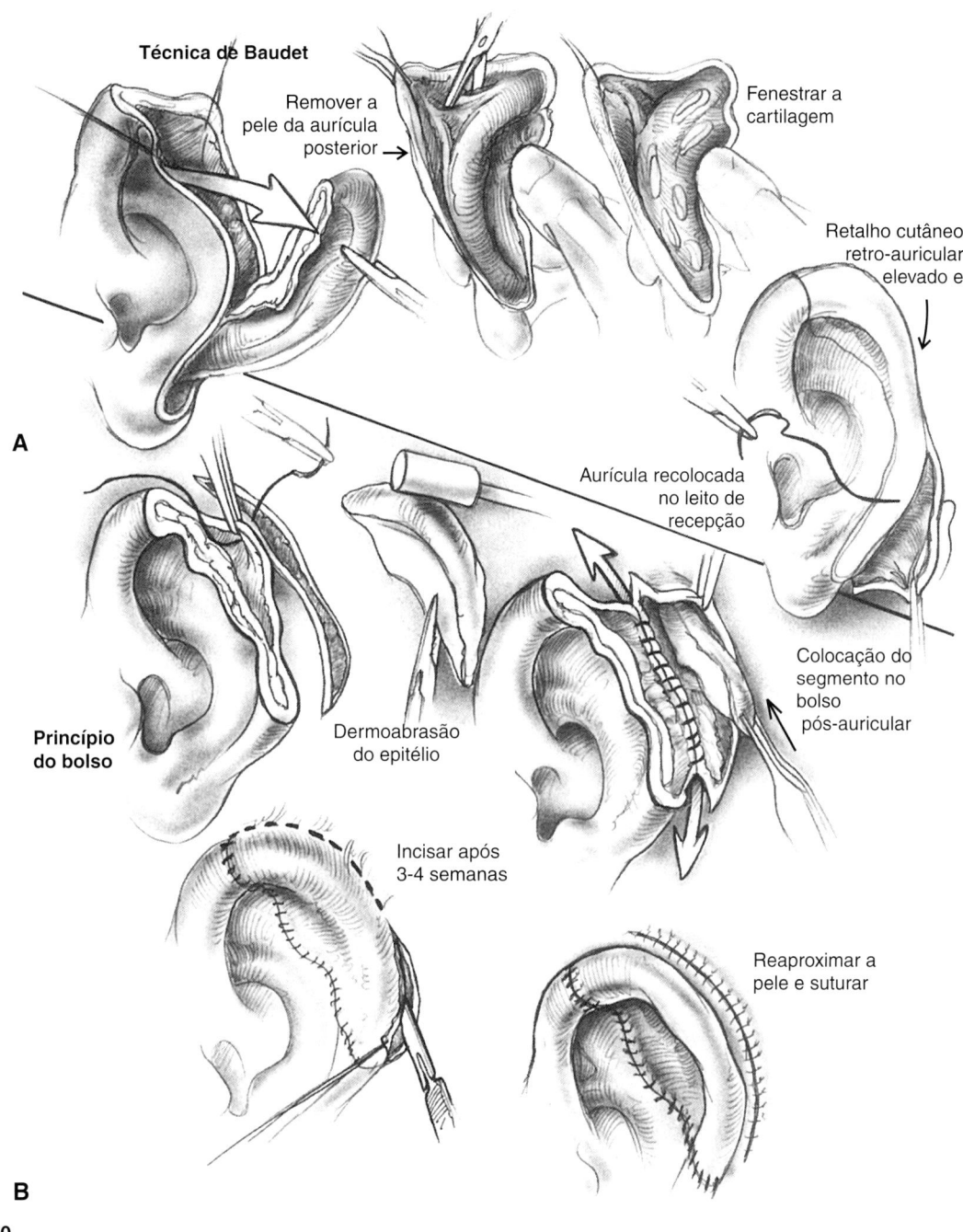

Figura 57.10

Abordagem para avulsões auriculares. **A:** A técnica de Baudet inclui reinserção do segmento após fenestração da cartilagem.
B: O princípio do bolso com dermoabrasão do epitélio e colocação do segmento em um bolso pós-auricular.

tecidos circunvizinhos e realização de um fechamento por camadas. A amputação completa é manejada com reimplantação microvascular sempre que possível. Para outros defeitos, algumas técnicas são possíveis. Se o segmento avulsionado estiver disponível e tiver menos de 1 cm de área, ele pode ser recolocado e suturado de volta em sua posição, com uma chance razoável de sobrevivência. Perdas de pele maiores do que 5 mm^2 são mais bem manejadas com retalhos locais e/ou enxertos de pele. Retalhos do rombóide, bilobados, na-

solabiais e outros retalhos desempenham seu papel na reconstrução da superfície nasal. Defeitos maiores do que 1,5 cm^2 geralmente são manejados com tecido derivado de áreas circunvizinhas, tais como fronte ou retalho nasolabial. O nariz geralmente não exige uma quantidade excessiva de pele para cobrir um defeito dessa magnitude e permite o fechamento primário do local doador. Defeitos compostos podem ser reparados com uma combinação de retalhos locais, enxertos de cartilagem e enxertos de pele-mucosa. Defeitos da

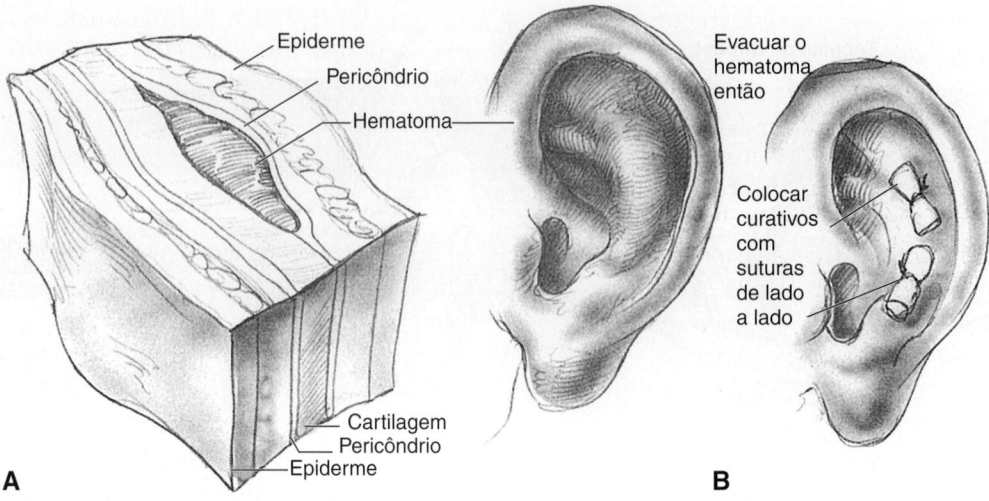

Figura 57.11
Hematoma auricular. **A:** O sangue geralmente se acumula no espaço pericondrial anterior. **B:** A evacuação do hematoma é seguida pela colocação de um curativo de preenchimento com suturas de lado a lado.

margem são particularmente difíceis de reparar, e a despeito da utilização de enxertos auriculares compostos, freqüentemente resultam em algum grau de formação de sulco.

Cuidado Pós-operatório

Uma vez que tenham sido fechados, todos os ferimentos são cobertos com uma camada de pomada antibiótica e mantidos meticulosamente limpos. Preparações antibióticas tópicas efetivas incluem pomada de bacitracina, bacitracina-polimixina B, ou mupirocina. Todos esses agentes reduzem o risco de infecção do ferimento e proporcionam um ambiente úmido, que facilita a cicatrização. Agentes contendo neomicina geralmente são evitados, por causa da incidência de 3% a 5% de dermatite atópica. Após o tratamento inicial, se deixado exposto, o ferimento é lavado 3 a 4 vezes ao dia com peróxido de hidrogênio, e pomada adicional é aplicada. Curativos oclusivos não aderentes, como curativos não aderentes perfurados, curativo de filme semipermeável, curativo semipermeável de hidrocolóide ou outros produtos, podem ser utilizados e demonstraram acelerar a cicatrização e diminuir o risco de infecção. As suturas podem ser removidas no 5º dia, e tiras de adesivo estéril ou tiras de adesivo poroso aplicadas ao ferimento. O cirurgião deve monitorar o desenvolvimento de infecção, cicatrização hipertrófica inicial e outras complicações (Tabela 57.2).

Mordidas de Animais e Humanas

A maior parte de lesões por mordidas animais ocorre entre crianças com menos de 14 anos. Em 2001, de acordo com os Centers for Disease Control (CCD), 368.245 pessoas buscaram socorro médico por mordidas de cachorro nos departamentos de emergência dos hospitais nos Estados Unidos (22). As mordidas mais comuns de animais decorrem de cachorros (86%), seguidas por gatos (8%), roedores (4%) e animais selvagens (1%). Cerca de metade dos pacientes apresentam mais de uma mordida. Cães de rua contribuem para 28% das mordidas de cachorros, e pastores alemães são os cães de raça pura mais comumente envolvidos (18%). Muitas lesões por mordidas acontecem na própria casa ou no quintal do proprietário, quando o animal morde em razão de seus instintos territoriais. A lesão mais comum é uma laceração de formato crescente na face lateral, no lábio ou nariz.

O manejo de ferimentos relativamente recentes consiste de lavagem e assepsia extensivas, debridamento mínimo do tecido contaminado e fechamento primário. Antibióticos profiláticos efetivos tanto contra organismos gram-negativos quanto gram-positivos, tais como amoxacilina/ácido clavulínico, são recomendados, embora alguns estudos tenham colocado em questão a necessidade de profilaxia antibiótica nas mordidas por cachorros (17,23). A profilaxia do tétano é atualizada para os pacientes que necessitam de um reforço. A rai-

TABELA 57.2 COMPLICAÇÕES
TRAUMA DE PARTES MOLES DA FACE

Cicatrização hipertrófica ou quelóide
Deformidades em alçapão
Contratura da cicatriz ou cicatrizes "em cabresto"
Apagamento ou distorção de relevos anatômicos
Sialoceles ou fístulas salivares
Paralisia do nervo facial
Deformidades auriculares
Ectrópio ou outras deformidades da pálpebra

va é a seqüela mais temida, porém incomum, de uma mordida animal. Apenas 1 ou 2 casos ocorre nos Estados Unidos a cada ano, mais comumente em virtude de mordidas por animais selvagens. Gambás, morcegos, raposas e guaxinins são as fontes principais de raiva humana. Se o animal não puder ser capturado e se a raiva for endêmica nessas espécies, a profilaxia da raiva com globulina hiperimune e vacinação é instituída. O manejo apropriado das mordidas humanas é controverso. Em virtude dessas lesões serem contaminadas por um amplo e variado número de organismos, alguns cirurgiões defendem o retardo do fechamento primário ou secundário (17). Outros propõem que, com a profilaxia antibacteriana adequada, o fechamento primário precoce proporcione resultados estéticos e funcionais superiores (24). As mordidas humanas também podem ser tratadas como se apresentassem possível exposição a agentes infecciosos, tais como o vírus da imunodeficiência humana e hepatite B e C, e o teste das partes envolvidas é recomendado juntamente com a profilaxia, conforme indicado (25).

QUEIMADURAS

Tipos de Queimaduras

Embora a cabeça e o pescoço ocupem apenas 9% da área da superfície corporal total, são os locais mais comuns de lesão térmica. As causas mais comuns de queimaduras da cabeça e do pescoço são água quente, chamas, acidentes industriais e líquidos inflamáveis. As lesões elétricas e congelamento também podem afetar a cabeça e o pescoço. As lesões por queimaduras podem ser divididas em espessura total e espessura parcial. Queimaduras de primeiro grau são superficiais e envolvem a epiderme provocando dor, leve vermelhidão e pouco dano tecidual. Elas tipicamente cicatrizam dentro de 5 a 10 dias. Queimaduras de segundo grau ou de espessura parcial profunda penetram na derme e comprometem os anexos e as terminações nervosas. Elas provocam dor aguda e formação de bolhas, porém retêm a possibilidade de regeneração epitelial. A cicatrização pode levar de 10 a 30 dias, dependendo da profundidade da lesão dérmica. Queimaduras de espessura completa ou de terceiro grau causam destruição irreversível da derme profunda. O epitélio não regenera, e as terminações nervosas são destruídas. As queimaduras de terceiro grau irão requerer debridamento e enxerto de pele para evitar cicatrização hipertrófica e contratura.

Avaliação e Tratamento

A avaliação e o tratamento inicial de um paciente com queimaduras na cabeça e do pescoço incluem controle da via aérea e da circulação e determinação da extensão e profundidade da lesão por queimadura. As indicações para intubação incluem obnubilação, edema e lesão da mucosa causando obstrução mecânica da via aérea, lesão por inalação e graves queimaduras cervicofaciais. Cerca de 60% dos pacientes com lesão tanto por queimaduras como por inalação necessitam de intubação; apenas 12% a 15% com lesão por inalação isolada necessitam de manejo da via aérea. A traqueotomia precoce resulta em risco aumentado de sepse pulmonar causada pela contaminação oriunda da flora do ferimento. Embora seja controverso, alguns centros de tratamento reservam a traqueotomia para os pacientes que não podem ser intubados e para aqueles que necessitam de intubação por mais de 14 a 21 dias (26).

O manejo das lesões por queimadura inclui ressuscitação por fluido segundo o protocolo do Hospital de Parkland ou outra fórmula, profilaxia do tétano e vigilância e observação no cuidado do ferimento (27). O cuidado meticuloso do ferimento precisa ser realizado para prevenir infecção, contratura e outras seqüelas devastadoras das lesões por queimadura. A sepse é ainda a maior causa de morte entre os pacientes com queimaduras graves. Os antibióticos com freqüência são dados profilaticamente na época da excisão das escaras, ao se colocarem os auto-enxertos, e quando surgem evidências de infecção. A utilização rotineira de antibióticos sistêmicos é afastada por causa da tendência ao desenvolvimento de resistência bacteriana e seleção de organismos virulentos. A penetração de antibióticos circulantes em porções mais centrais do ferimento por queimadura com freqüência é deficiente. Por essas razões, pomadas antibióticas tópicas, tais como acetato mafenido, bacitracina e sulfadiazina de prata, são mais comumente utilizadas para as queimaduras da cabeça e do pescoço.

O manejo das queimaduras na cabeça e no pescoço começa com a limpeza exaustiva e o debridamento do tecido necrótico. A excisão precoce de áreas queimadas e o auto-enxerto têm sido favorecidos. Dez a 14 dias após a lesão, as áreas queimadas que não mostram sinais de cicatrização são excisadas. Um processo em 2 estádios é seguido: excisão tangencial da cicatriz da queimadura permite a preservação da quantidade máxima de tecido viável. Um ou dois dias mais tarde, o paciente retorna para a sala de cirurgia para a colocação de enxertos de retalho de pele e um *splint* de pressão. Essa abordagem reduz a formação de cicatriz causada pelo desenvolvimento do tecido de granulação. Ao planejar enxertos para a face, o conceito de unidades estéticas é utilizado como um guia para otimizar os resultados cosméticos (Fig. 57.12). Os enxertos cobrem toda uma unidade estética para minimizar os resultados não estéticos da cicatrização. Enxertos espessos [0,015 a 0,035 polegadas (0,38 a 0,89 mm)] propor-

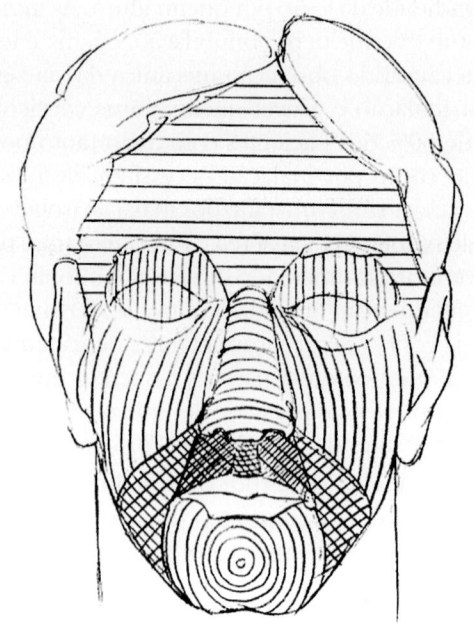

Figura 57.12
Unidades estéticas da face.

cionam textura superior e reduzem a contratura. Se uma traqueotomia é planejada, a excisão precoce e o enxerto do pescoço permitem a colocação do tubo através do auto-enxerto cicatrizado.

O tratamento precisa incluir também fisioterapia e terapia ocupacional vigorosas. A contratura da cicatriz pode ser minimizada com a repetição diária de exercícios de amplitude de movimento ativo e passivo, o retorno precoce ao autocuidado e a utilização de *splints* de conformidade, quando indicado. Atenção particular precisa ser dirigida à preservação do movimento do pescoço e da mandíbula. A cicatrização hipertrófica é reduzida através de terapia de pressão contínua, que começa tão logo os enxertos tenham cicatrizado e continua por 12 a 18 meses. Pode ser aplicada pressão com vestes elásticas ou máscaras limpas de segurança, feitas sob medida para cada paciente.

Tipos Especiais de Queimaduras

Orelhas

Certas áreas da cabeça e do pescoço apresentam considerações terapêuticas únicas. As orelhas são cobertas com pele fina e são lesionadas em mais de 90% das queimaduras na cabeça e no pescoço. Elas devem ser tratadas gentilmente com lavagem local e aplicação de antibióticos tópicos. Nenhuma pressão é aplicada às orelhas, e não são utilizados travesseiros. As orelhas são predispostas ao desenvolvimento de condrite supurativa, uma complicação que causa perda de ou deformidade grave da parte cartilaginosa do pavilhão auditivo. Sinais de condrite supurativa incluem vermelhidão, edema e dor profunda. A condrite supurativa é manejada com incisão, drenagem e debridamento. A prevenção centraliza-se no cuidado local vigoroso, que inclui iontoforese de antibiótico e debridamento e enxerto precoce. A cartilagem exposta pode ter de ser ressecada ou coberta com um retalho pós-auricular. Se a cobertura cutânea da orelha não for viável, a orelha pode ser acondicionada em um bolso pós-auricular. Uma alternativa é excisar toda a orelha, despitelizá-la e colocá-la em um bolso abdominal para reconstrução posterior.

Boca

Queimaduras da boca com freqüência são de natureza elétrica e ocorrem quando crianças mordem fios de aparelhos elétricos. O aspecto inicial dessas queimaduras é decepcionante. Geralmente existe mais tecido danificado do que o imediatamente aparente. As opiniões divergem sobre as virtudes do tratamento conservador *versus* excisão e enxerto precoce. O tratamento conservador, que permite a separação da cicatriz, pode ser complicado por hemorragia a partir das artérias labiais. O tratamento cirúrgico pode ser retardado de 10 a 14 dias para permitir a demarcação da área envolvida. A complicação a longo prazo dessas lesões é a contratura, resultando em microstomia. Essa cicatriz pode ser prevenida através do acoplamento de um dispositivo ao paciente, tipicamente durante a terceira semana após a lesão. A utilização desse dispositivo com freqüência elimina a necessidade de tratamento cirúrgico (28).

Pálpebras

Como ocorre com as lacerações, as lesões por queimadura das pálpebras levam o médico a suspeitar de uma lesão ocular subjacente, e o exame oftalmológico abrangente é necessário. Durante a cicatrização, as córneas precisam ser protegidas, prevenindo-se o ressecamento. Câmeras úmidas, lubrificantes e antibióticos em conjunto desempenham um papel na terapia de pálpebras queimadas. Essas queimaduras podem cicatrizar espontaneamente, porém com freqüência contraem, causando ectrópio que precisa ser reconstruído mais tarde. Enxerto de espessura total das pálpebras inferiores e enxertos de pele para as pálpebras superiores podem ser necessários para proteger o globo (29).

Congelamento

Lesões por congelamento comumente ocorrem na cabeça e no pescoço, envolvendo com mais freqüência as orelhas, as bochechas e o nariz. Essas áreas expostas estão em risco de lesão pelo frio por causa da resposta corporal à exposição. A excitação simpática causa vasoconstrição periférica, desvia o sangue da pele e reduz a perda de calor. A hipotermia local ocorre uma vez que a temperatura da pele diminui, tendendo a igualar à do ar ambiente. Nenhum dano sério ocorre até que o tecido congele. Grandes cristais de gelo se formam e retiram água das células. A morte da célula é causada pela lesão por temperatura ou pelo estado hiperosmolar intracelular. O congelamento tecidual também causa sedimentação e estase vascular.

O manejo da lesão por congelamento está baseado em diversos princípios. O paciente é trazido para um ambiente aquecido tão logo quanto possível. O reaquecimento local é feito por imersão da área envolvida em um banho mantendo-se a temperatura de 100°F a 108°F (37,8°C a 42,3°C). O reaquecimento pode ser doloroso, e pode ser necessária analgesia narcótica. A reação vascular ao congelamento pode ser revertida com agentes antiprostaglandinas, agentes reológicos e vasodilatadores (30). A aplicação de agentes antitromboxane, como *aloe vera*, ajuda a reduzir a isquemia. O debridamento cirúrgico é retardado até que tenha sido avaliada a extensão da lesão.

PONTOS IMPORTANTES

- A técnica cuidadosa e exata, o manuseio suave do tecido e a lavagem meticulosa são essenciais.
- A reaproximação de referências, como a borda de hiperemia com um ponto, evita incongruências invisíveis.
- A escavação judiciosa e a utilização apropriada de suturas subcutâneas reduzem a tensão no ferimento.
- A colocação de muitas suturas pequenas próximas a cada margem do ferimento minimiza a formação de cicatriz.
- A utilização liberal de foco de luz na cabeça ou um microscópio melhora a visualização e os resultados.
- Pomadas antibacterianas são aplicadas diariamente para reduzir formação de crostas, prurido e risco de infecção.
- Lesões do nervo facial, posteriores ao canto lateral, precisam ser exploradas e reparadas em até 72 horas.
- Lesões às pálpebras sugerem dano subjacente ao globo ou lacrimal. Deve ser obtida a consulta do oftalmologista.
- O reimplante microvascular proporciona os melhores resultados no manejo da avulsão auricular, porém pode ser tecnicamente difícil e incerto.
- A maior parte das mordidas por animal ocorre entre as crianças abaixo de 14 anos e é produzida por cachorros.
- A cabeça e o pescoço são mais comumente lesionados pelas queimaduras, embora as lesões da via aérea sejam a causa principal de morte nos centros de queimados.
- Excisão e enxerto precoces de queimaduras da cabeça e do pescoço proporcionam resultados funcionais e estéticos superiores.

REFERÊNCIAS

1. Simoni P, Ostendorf R, Cox Al 3rd. Effect of air bags and restraining devices on the pattern of facial fractures in motor vehicle crashes. *Arch Facial Plast Surg* 2003;(Jan-Feb)5(1):113-115.
2. Bush S. Is cocaine needed in topical anaesthesia? *Emerg Med J* 2002;(Sep)19:418-422.
3. Balin AK, Pratt L. Dilute povidone-iodine solutions inhibit human skin fibroblast growth. *Dermatol Surg* 2002;(Mar)28(3):210-214.
4. Leach J. Proper handling of soft tissue in the acute phase. *Facial Plast Surg* 2001;17(4):227-238.
5. Brown CD, Zitelli JA. Choice of wound dressings and ointments. *Otolaryngol Clin North Am* 1995;28:1081-1091.
6. Parell GJ, Becker GD. Comparison of absorbable with nonabsorbable sutures in closure of facial skin wounds. *Arch Facial Plast Surg* 2003;(Nov-Dec)5(6):488-490.
7. Bezwada RS, Jamiolkowski DD, Lee IY, et al. Monocryl suture: a new ultra-pliable absorbable monofilament suture. *Biomaterials* 1995;(Oct 16)(15):1141-1148.
8. Farion KJ, Osmond MH, Hartling L, et al. Tissue adhesives for traumatic lacerations: a systematic review of randomized controlled trials. *Acad Emerg Med* 2003;(Feb)10(2):110-118.
9. Marathe US, Sniezek JC. Use of the vacuum-assisted closure device in enhancing closure of a massive skull defect. *Laryngoscope* 2004;(Jun)114(6):961-964.
10. Hoffman JE Management of scalp defects. *Otolaryngol Clin North Am* 2001;(Jun)34(3):571-582.
11. Lutz BS, Wei FC, Chen HC, et al. Reconstruction of scalp defects with free flaps in 30 cases. *Br J Plast Surg* 1998;(Apr)51(3):186-190.
12. Myckatyn TM, Mackinnon SE. The surgical management of facial nerve injury. *Clin Plast Surg* 2003;(Apr)30(2):307-318.
13. Lewkowicz AA, Hasson O, Nahlieli O. Traumatic injuries to the parotid gland and duct. *J Oral Maxillofac Surg* 2002;(Jun)60(6):676-680.
14. Long J, Tann T. Adnexal trauma. *Ophthalmol Clin North Am* 2002;(Jun)15(2):179-184.
15. Okazaki M, Akizuki T, Ohmori K. Medial canthoplasty with the Mitek Anchor System. *Ann Plast Surg* 1997;(Feb)38(2):124-128.
16. Gandelman M, Epstein JS. Hair transplantation to the eyebrow, eyelashes, and other parts of the body. *Facial Plast Surg Clin North Am* 2004;(May)12(2):253-261.
17. Stierman KL, Lloyd KM, De Luca-Pytell DM, et al. Treatment and outcome of human bites in the head and neck. *Otolaryngol Head Neck Surg* 2003;(Jun)128(6):795-801.
18. Templer J, Renner GJ. Injuries of the external ear. *Otolaryngol Clin North Am* 1990;(Oct)23(5):1003-1018.
19. Kind GM. Microvascular ear replantation. *Clin Plast Surg* 2002;(Apr)29(2):233-248.
20. Schuller DE, Dankle SD, Strauss RH. A technique to treat wrestlers' auricular hematoma without interrupting training or competition. *Arch Otolaryngol Head Neck Surg* 1989;(Feb)115(2):202-206.
21. Henderson JM, Salama AR, Blanchaert RH Jr. Management of auricular hematoma using a thermoplastic splint. *Arch Otolaryngol Head Neck Surg* 2000;(Jul)126(7):888-890.

22. No authors listed. Nonfatal dog bite-related injuries treated in hospital emergency departments: United States, 2001. *MMWR Morb Mortal Wkly Rep* 2003;(Jul 4)52(26):605-610.
23. Medeiros I, Saconato H. Antibiotic prophylaxis for mammalian bites. *Cochrane Database Syst Rev* 2001;(2):CD001738.
24. Donkor P, Bankas DO. A study of primary closure of human bite injuries to the face. *J Oral Maxillofac Surg* 1997;(May)55(5):479-481.
25. Pretty IA, Anderson GS, Sweet DJ. Human bites and the risk of human immunodeficiency virus transmission. *Am J Forens Med Pathol* 1999;(Sep)20(3):232-239.
26. Sheridan RL. Burns. *Crit Care Med* 2002;(Nov)30(11 Suppl):S500-S514.
27. Yowler CJ, Fratianne RB. Current status of burn resuscitation. *Clin Plast Surg* 2000;(Jan)27(1):1-10.
28. Dougherty ME, Warden GD. A thirty-year review of oral appliances used to manage microstomia, 1972 to 2002. *J Burn Care Rehabil* 2003;(Nov-Dec)24(6):418-431.
29. Spencer T, Hall Al, Stawell RJ. Ophthalmologic sequelae of thermal bums over ten years at the Alfred Hospital. *Ophthalmol Plast Reconstr Surg* 2002;(May)18(3):196-201.
30. Miller M, Koltai P. Treatment of experimental frostbite with pentoxifylline and Aloe vera cream. *Arch Otolaryngol Head Neck Surgery* 1995;12(6):678-680.

CAPÍTULO 58

Trauma Laríngeo

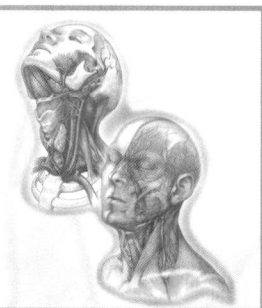

J. Randall Jordan • Scott P. Stringer

O trauma laríngeo é um evento relativamente incomum, e, portanto, a maior parte dos otorrinolaringologistas não terá oportunidade de obter ampla experiência em seu diagnóstico e tratamento (1). O tratamento da lesão à laringe, adequado e no tempo exato, é essencial para preservar a vida do paciente, a via aérea e a voz. Cada caso de trauma externo de laringe apresenta um único grupo de problemas; porém, a despeito da diversidade das lesões, as diretrizes específicas do tratamento podem ser aplicadas, e a aderência a tal abordagem auxilia na obtenção do melhor resultado possível após um trauma externo contuso ou penetrante na laringe. A gravidade e o retardo no tratamento estão correlacionados com um pior prognóstico.

FISIOPATOLOGIA DAS LESÕES LARÍNGEAS

Trauma Contuso

O trauma contuso à laringe é causado principalmente por acidentes com automóveis, agressões pessoais ou lesões nos esportes. Embora o esterno e a mandíbula normalmente protejam a laringe, o pescoço pode ser hiperestendido durante o trauma, o que permite que o esqueleto laríngeo seja comprimido entre o objeto que impingiu o trauma e a coluna cervical vertebral. Com um impacto moderado à laringe, o momentum das pregas vocais provoca um efeito de cisalhamento entre o músculo vocal e o pericôndrio interno. Isso resulta em lesões como rompimentos da mucosa endolaríngea, edema, ou hematoma. O trauma mais grave produz fraturas das cartilagens laríngeas e rupturas dos ligamentos laríngeos.

A subluxação ou o deslocamento da cartilagem aritenóidea pode produzir prega vocal fixada. Lesão unilateral do nervo laríngeo recorrente com freqüência está associada a lesões articulares cricoaritenóideas pela proximidade do nervo laríngeo recorrente à cartilagem cricóidea. Fraturas da cartilagem cricóidea podem ocorrer isoladamente ou juntamente com outras lesões, especialmente após trauma cervical inferior. Como ela é o único anel completo da via aérea, a integridade estrutural da cartilagem cricóidea é essencial na manutenção da via aérea.

A lesão denominada "em varal" (*clothesline*), que ocorre em associação com o trauma laríngeo contuso, merece especial atenção em virtude de sua gravidade. Essa lesão ocorre quando o pescoço de um indivíduo (tipicamente um adolescente ou adulto jovem) pilotando um veículo conversível atinge um objeto estacionário, como uma cerca ou um galho de árvore. A transferência de tamanha quantidade de força confinada a uma área relativamente pequena do pescoço comprime as cartilagens laríngeas e comumente causa separação cricotraqueal. A via aérea é mantida precariamente através da membrana mucosa interposta. Lesão bilateral do nervo laríngeo recorrente com freqüência está associada à separação cricotraqueal.

Estruturas associadas também podem ser lesionadas durante um trauma cervical contuso. Fraturas do osso hióide e lesões epiglóticas associadas podem causar obstrução da via aérea. O corno maior ou menor da cartilagem tireóidea pode lacerar a mucosa faríngea quando pressionada de encontro à vértebra cervical. Diferenças de idade e sexo entre adultos têm sido sugeridas como fatores que levam a diferentes tipos de lesão após um trauma contuso. Em mulheres, considera-se mais provável a ocorrência de lesões supraglóticas do que em homens porque elas possuem pescoço mais longo e mais fino. Pessoas mais idosas têm sido descritas como em maior risco de sofrer fraturas laríngeas cominutivas do que adultos jovens em virtude de idosos apresentarem maior calcificação da laringe. Nenhuma dessas hipóteses tem sido verificada através do estudo clínico (2).

O trauma contuso tende a afetar a laringe de uma criança diferentemente do que a de um adulto. A laringe na criança está situada em uma altura mais elevada no pescoço e é mais protegida pela mandíbula do que nos adultos. Fraturas laríngeas são menos comuns em crianças e as lesões tendem a ser menos graves. Acredita-se que isso se deva à elasticidade do esqueleto cartilaginoso pediátrico; entretanto, a falta de suporte extensivo do tecido fibroso e as inserções relativamente frouxas das membranas mucosas aumentam a probabilidade de dano tecidual em crianças e pode contribuir para um diagnóstico mais reservado dessas lesões mais graves (3). A membrana cricotireóidea é estreita em crianças, e essa característica diminui a probabilidade de separação laringotraqueal (4). Diversos casos de ruptura membranosa da traquéia pediátrica devida à lesão cervical contusa aparentemente menor também têm sido relatados (5).

O estrangulamento manual ou lesões do tipo enforcamento produzem padrões diferentes de lesão laríngea porque a força aplicada é predominantemente estática e de baixa velocidade. Isso pode causar múltiplas fraturas cartilaginosas sem laceração imediata da mucosa, hematoma submucoso, ou desvio importante das fraturas (6,7).

Trauma Penetrante

Ferimentos por faca e arma de fogo são principais responsáveis pelo trauma penetrante. As lesões variam de lacerações menores a grave ruptura da cartilagem, mucosa, partes moles, nervos e estruturas adjacentes. A quantidade de energia absorvida pelos tecidos cervicais em um ferimento por arma de fogo e, portanto, o grau de lesão estão diretamente relacionados com a quantidade e a massa do projétil penetrante (8). Ferimentos por arma de fogo provavelmente estão mais associados a dano tecidual grave do que ferimentos por faca. Os ferimentos decorrentes de armas militares de alta velocidade ou rifles de caça são especialmente graves. A morte é causada por ruptura completa da laringe, edema abundante dos tecidos moles ou lesões neurovasculares associadas. A maior parte das lesões a civis decorrentes de trauma penetrante tende a estar limitada ao trajeto do projétil, porque as lesões são causadas por balas de baixa velocidade ou golpes com punhal ou faca. Ferimentos por faca causam menos dano tecidual periférico do que os ferimentos por arma de fogo e são mais limpos, porém é difícil determinar a profundidade de penetração. Lesões a estruturas profundas, tais como ducto torácico, nervos cervicais, grandes vasos e vísceras, podem ocorrer bem distantes do ferimento de entrada.

DIAGNÓSTICO E AVALIAÇÃO

História

Qualquer paciente com trauma anterior do pescoço é considerado como tendo uma lesão da via aérea superior. Os sintomas clássicos do trauma laríngeo incluem rouquidão, dor laríngea, dispnéia e disfagia (Tabela 58.1). É surpreendente que nenhum sintoma isolado pareça se correlacionar bem com a gravidade da lesão (2). Quando o lúmen laríngeo está gravemente comprometido, ocorrem afonia e apnéia, significando a necessidade do estabelecimento imediato de uma via aérea alternativa.

Exame Físico

Após o trauma, é necessário um cuidadoso exame físico do pescoço para identificar lesões neurovasculares associadas. Lesões da medula cervical precisam ser excluídas em todos os pacientes com trauma no pescoço. Sangramento ativo, hematoma expansivo, ruídos e perda dos pulsos são sinais de lesão vascular. Os sinais usuais de trauma laríngeo incluem estridor, hemoptise, enfisema subcutâneo e dor ou deformidade do esqueleto laríngeo. A presença de dor à palpação ajuda a diferenciar uma fratura laríngea aguda de uma deformidade antiga. O tipo de estridor pode sugerir a localização da lesão. Estridor inspiratório tipicamente indica obstrução parcial da via aérea supraglótica, como pode ocorrer em virtude de edema, hematoma, corpo estranho, lesão de tecido mole ou fraturas cartilaginosas. Estridor expiratório pode indicar uma anormalidade da via aérea inferior causada por uma lesão traqueal. Estridor inspiratório e expiratório combinados sugere obstrução parcial ao nível da glote.

O enfisema subcutâneo está associado à perda da integridade do trato aerodigestivo superior. A quanti-

---

TABELA 58.1 — DIAGNÓSTICO
TRAUMA LARÍNGEO

Sintomas
- Rouquidão
- Dor
- Dispnéia
- Disfagia

Sinais
- Estridor
- Hemoptise
- Enfisema subcutâneo
- Dor laríngea
- Perda da proeminência da cartilagem tireóidea
- Imobilidade da prega vocal
- Hematoma laríngeo
- Edema laríngeo
- Lacerações laríngeas

Radiologia
- Tomografia computadorizada
- Arteriografia
- Radiografia da coluna cervical
- Esofagografia contrastada

dade de ar pode variar de um leve enfisema de tecido mole a um pneumomediastino volumoso. Desarranjos associados do tecido mole da laringe podem produzir um efeito valvular que força grandes quantidades de ar em direção ao pescoço e ao tórax. Comprometimento maior da via aérea pode ser causado por desvio de traquéia ou pneumotórax hipertensivo.

Embora um paciente que tenha sofrido trauma cervical e multissistêmico com freqüência não possa ser colocado em posição para laringoscopia indireta, a laringoscopia direta por fibra óptica geralmente permite o exame laríngeo adequado. A laringe é examinada em busca de mobilidade das cordas vocais, hematoma, lacerações e patência da via aérea. A esofagoscopia rígida é a melhor forma de examinar a hipofaringe e o esôfago, quando indicada, porém deve ser realizada apenas após ter sido excluída lesão da coluna cervical (9).

Avaliação Radiológica

A tomografia computadorizada (TC) (Fig. 58.1A-D) claramente tornou-se o exame radiológico mais útil para avaliar o trauma laríngeo (10–12, 18). A TC é mais

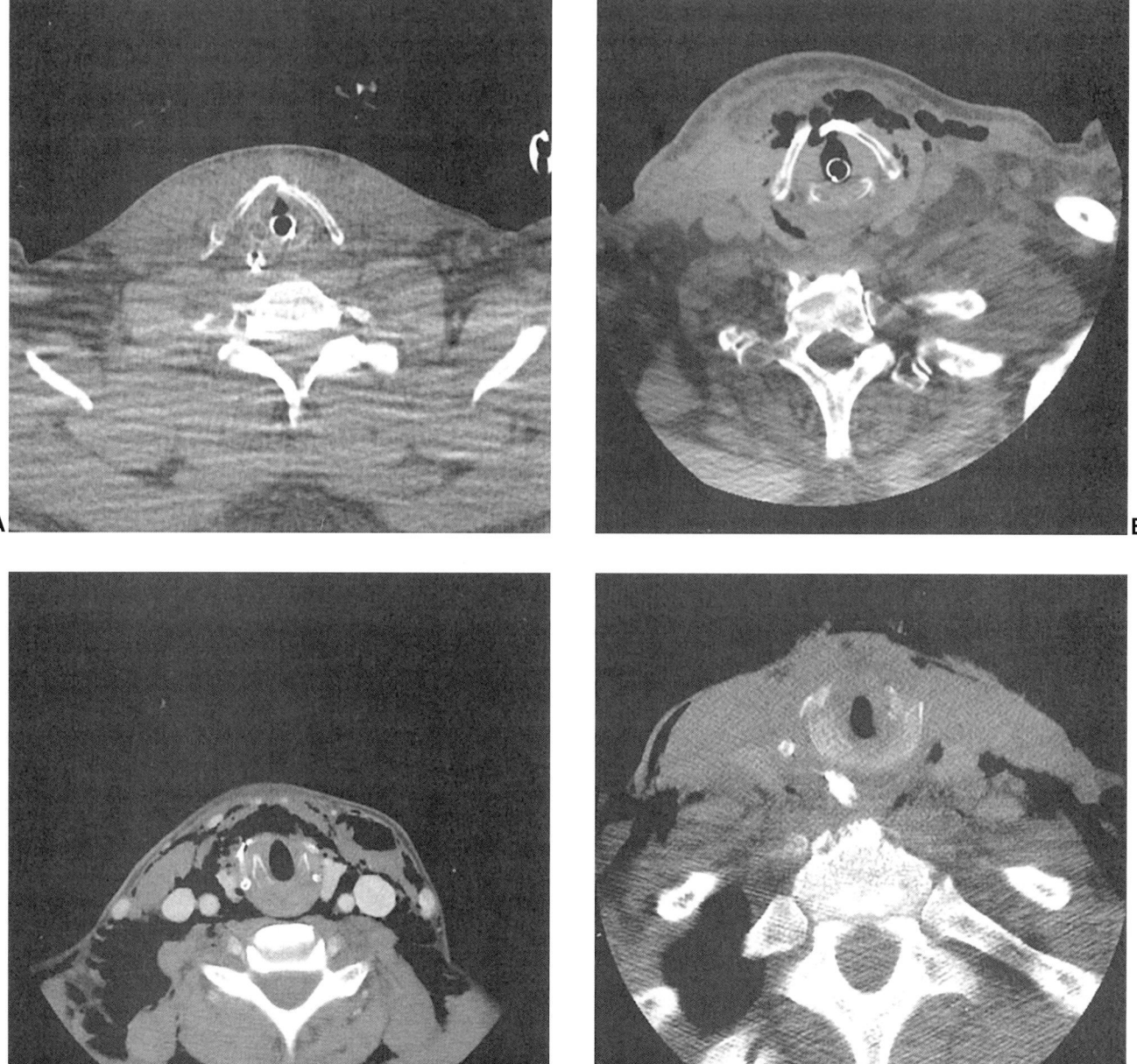

Figura 58.1

A: Fratura laríngea minimamente deslocada. **B:** Fratura laríngea moderadamente deslocada. **C:** Fratura laríngea gravemente deslocada. **D:** Fratura cricóidea deslocada.

útil quando os resultados influenciam o tratamento, em oposição à documentação de uma lesão óbvia, quando o tratamento não irá ser modificado. Dois grupos de pacientes podem não se beneficiar do exame por TC:

1. Pacientes com fraturas óbvias, grandes lacerações endolaríngeas ou trauma penetrante grave com maior freqüência necessitam de traqueotomia, laringoscopia direta e exploração aberta. Entretanto, muitos autores concordam no momento que a TC pode ser benéfica, mesmo neste grupo, no planejamento do reparo estrutural (18). O lado prático disso é que a maior parte dos pacientes nesta categoria terá sido intubada, e uma TC do pescoço já foi realizada no momento da consulta.

2. Pacientes com trauma mínimo anterior do pescoço e achados físicos normais geralmente não se beneficiam da TC. Todos os pacientes no grupo intermediário devem submeter-se à TC para avaliar a extensão da lesão laríngea. Quando utilizada, a TC ajuda a confirmar os achados laringoscópicos indiretos ou por fibra óptica; a detectar fraturas de cartilagem que não estão clinicamente aparentes; a avaliar áreas dificilmente visualizadas, tais como as regiões subglótica e comissura anterior; e a identificar lesões cervicais associadas (10).

Estudos radiográficos especiais podem ser úteis para identificar lesões associadas a trauma laríngeo, especialmente trauma penetrante. A arteriografia cervical ou do "arco" continua a ser a mais comumente utilizada para identificar lesão vascular, embora a TC helicoidal, a angiografia por ressonância magnética (RM) e a ultra-sonografia dúplex colorida a estejam substituindo em algumas instituições (13–15). Pacientes com penetração faríngea e esofágica e aqueles com possível perfuração traumática podem ser identificados com a utilização de contraste iodado seguida do exame com contraste de bário, embora isso deva ser realizado com precaução em virtude do risco de aspiração associada a lesão laríngea. Radiografias da coluna cervical são necessárias para excluir lesão vertebral. Cuidado particular deve ser tomado para visualizar toda a coluna cervical de forma a evitar lesões despercebidas das vértebras cervicais inferiores.

TRATAMENTO

A Figura 58.2 mostra um protocolo de tratamento para lesões agudas da laringe. Os dois objetivos primários no manejo do trauma laríngeo agudo é a preservação da vida através da manutenção da via aérea e restauração da função, conforme julgado pela falta de dependência de uma traqueostomia ou pela qualidade da voz. Esses objetivos são aceitos universalmente, porém os métodos mais apropriados para alcançá-los são controversos (16).

Atendimento de Emergência

A avaliação inicial e o tratamento de um paciente com trauma consistem de preservação da via aérea, ressuscitação cardíaca, controle da hemorragia, estabilização das lesões neural e espinal e investigação sistemática das lesões a outros sistemas orgânicos (Tabela 58.2). Existe controvérsia no que se refere à melhor forma de se estabelecer uma via aérea alternativa na presença de trauma laríngeo. A intubação nesse ambiente é um risco. A tentativa de intubação endotraqueal da laringe traumatizada pode provocar lesão iatrogênica ou perda de uma via aérea já precária. Se a intubação orotraqueal for realizada nesse ambiente, ela é mais bem feita sob visualização direta por pessoal experiente com um pequeno tubo endotraqueal (17). Esses requisitos nem sempre podem ser alcançados quando o trauma laríngeo está presente. Enquanto que a intubação orotraqueal pode ser utilizada para tratar muitos pacientes sem resultado adverso, a traqueotomia é mais efetiva na prevenção completa de perda ou dano à via aérea. Por essas razões, muitos autores recomendam fortemente a traqueotomia com anestesia local em vez da intubação endotraqueal para as pessoas que sofreram trauma laríngeo e necessitam de via aérea alternativa (2,18,19, 21). Pacientes com lesão laríngea mínima, documentada com laringoscopia por fibra óptica e TC, podem seguramente ser submetidos à intubação endotraqueal se ela for necessária para o tratamento de outras lesões. Tal intubação deve ser realizada por um médico altamente experiente para evitar lesão adicional à laringe.

Uma criança com laringe traumatizada representa um caso especial, porque geralmente é difícil realizar uma traqueotomia sob anestesia local nessa situação. A anestesia inalatória com respirações espontâneas é utilizada para alcançar intubação broncoscópica, o que permite visualização direta das lesões laríngeas e previne lesão iatrogênica adicional. Após a broncoscopia bem-sucedida, a traqueotomia pode ser realizada, conforme a necessidade (4).

Tomada de Decisão acerca do Tratamento

O tratamento divide-se em tratamento clínico e cirúrgico de acordo com a extensão da lesão, conforme determinado através do exame físico e da TC (Tabela 58.3). A decisão de tratar um paciente conservadora ou cirurgicamente é determinada pela probabilidade de que a lesão irá se resolver sem intervenção cirúrgica. As seguintes condições provavelmente se resolvem espon-

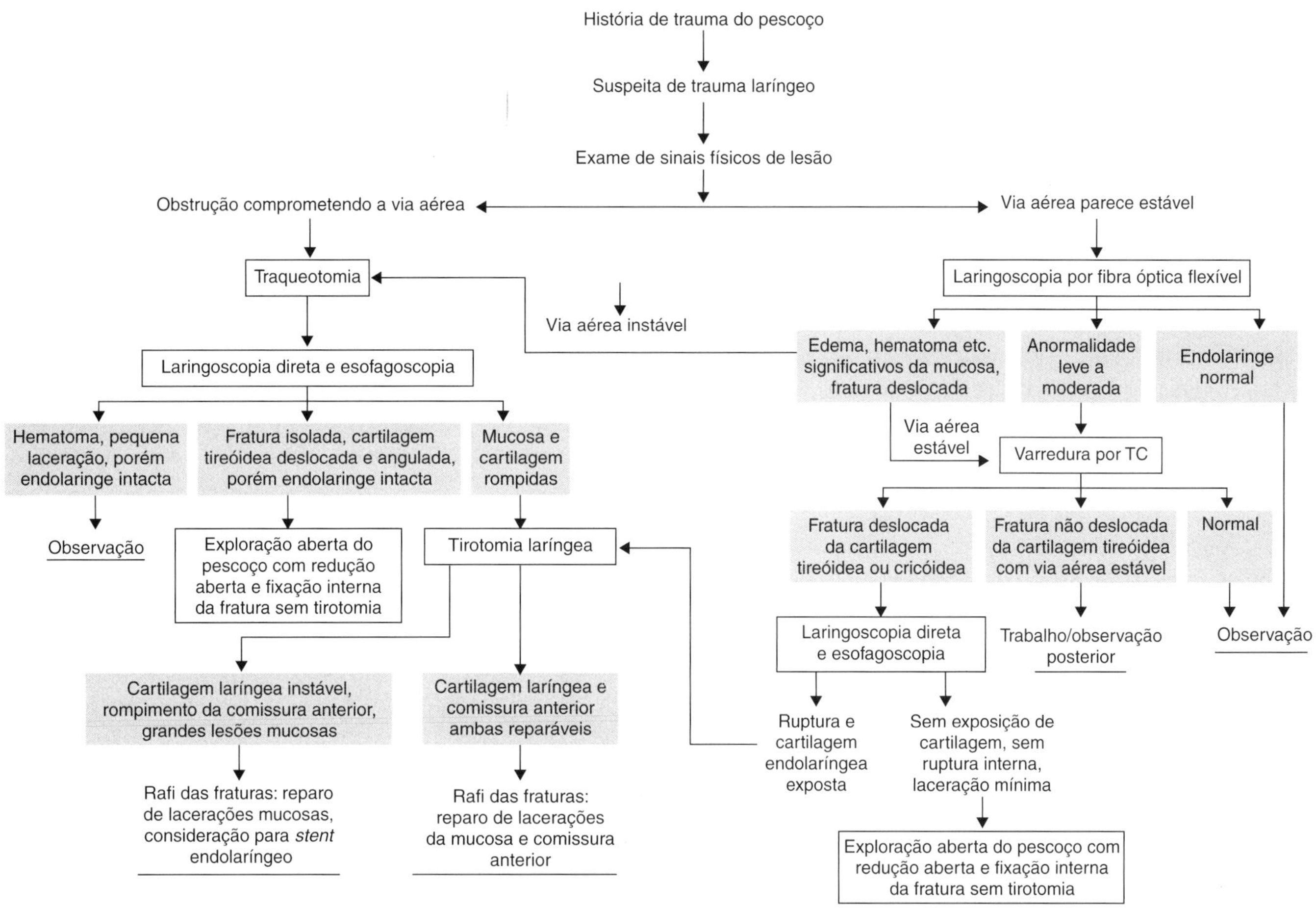

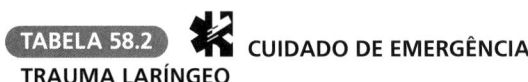

Figura 58.2
Algoritmo de tratamento para suspeita de lesão laríngea.

taneamente sem seqüelas sérias: edema, pequeno hematoma com cobertura intacta da mucosa, lacerações glóticas ou supraglóticas pequenas sem exposição da cartilagem e fraturas simples não desviadas da cartilagem tireóidea em uma laringe estável (18, 19). Entretanto, algumas evidências sugerem que o reparo mesmo de fraturas simples anguladas não desviadas pode prevenir modificações vocais sutis, como demonstrado através de impedância acústica (20). As lesões que

TABELA 58.2 — CUIDADO DE EMERGÊNCIA
TRAUMA LARÍNGEO

Trauma multissistêmico
  Estabelecimento de via aérea
  Ressuscitação cardíaca
  Controle da hemorragia
  Estabilização de lesões espinais

Via aérea do adulto
  Traqueotomia sob anestesia local ou intubação broncoscópica rígida
  Alternativamente, intubação endotraqueal apenas com pessoal experiente
  Visualização direta
  Tubo endotraqueal de pequeno diâmetro

Via aérea pediátrica
  Intubação broncoscópica rígida seguida pela traqueotomia

TABELA 58.3 — TRATAMENTO
TRAUMA LARÍNGEO

Clínico
  Repouso da voz
  Esteróides sistêmicos
  Elevação da cabeça
  Umidificação do ar
  Antibióticos
  Medidas anti-refluxo

Cirúrgico
  Traqueotomia
  Endoscopia
  Exploração
  Tirotomia
  Fechamento das lacerações
  Inserção de *stents* para ruptura da comissura anterior
  Enxerto apenas para perdas graves de mucosa
  Fixação de fraturas

provavelmente necessitam de exploração e reparo aberto da laringe incluem lacerações envolvendo a margem livre da prega vocal, grandes lacerações da mucosa, exposição da cartilagem, fraturas múltiplas e deslocadas da cartilagem, cartilagens aritenóideas avulsionadas ou deslocadas e imobilidade da prega vocal (18,19,21).

As lesões que provavelmente necessitam de utilização adicional de *stenting* endolaríngeo incluem ruptura da comissura anterior, fraturas múltiplas e deslocadas da cartilagem e lacerações múltiplas e graves endolaríngeas. Em geral, o *stenting* é evitado, se possível, porém pode estar indicado no manejo dessas lesões para prevenir a perda do formato escafóide normal da comissura anterior, para estabilizar fraturas gravemente cominutivas ou lacerações e para prevenir estenose endolaríngea. O trauma penetrante mais provavelmente necessita de exploração aberta do que o trauma contuso.

Tratamento Médico

Os objetivos da terapia conservadora são eliminar lesão adicional e promover cicatrização rápida. O curso clínico após trauma contuso ao pescoço é incerto; portanto, a hospitalização em um ambiente monitorizado por, no mínimo, 24 horas é recomendada para observar sinais de comprometimento progressivo da via aérea. É feito preparo para possível traqueotomia de emergência.

O repouso com elevação da cabeceira do leito por diversos dias ajuda a resolver o edema laríngeo. Um período de repouso vocal pode minimizar edema adicional ou reduzir a progressão de um hematoma ou enfisema subcutâneo. A utilização de ar frio e umidificado ajudam a evitar a formação de crosta na presença de dano à mucosa ou paralisia ciliar transitória. Oxigênio adicional geralmente não é necessário, a menos que exista evidência de dessaturação de oxigênio, o advento que deve motivar investigação mais aprofundada.

Epinefrina racêmica nebulizada e corticosteróides sistêmicos têm sido utilizados esporadicamente no tratamento do trauma laríngeo em um esforço para reduzir o edema e a fibrose subseqüentes, porém nenhuma evidência clínica convincente ou experimental sustenta a utilização dessa terapia. Se utilizados, eles mais provavelmente serão de benefício nas primeiras horas após a lesão. Se for encontrada evidência de um rompimento ou laceração da mucosa, os antibióticos podem ser úteis como profilaxia contra a infecção, embora isso não tenha sido clinicamente comprovado.

Um paciente com lesão laríngea está restrito inicialmente a uma dieta líquida com suplementação intravenosa, de acordo com a necessidade, em virtude de outras lesões. Alimentos nasogástricos geralmente são desnecessários, e a passagem de um tubo nasogástrico pode piorar a lesão. A utilização prolongada de um tubo nasogástrico pode traumatizar a laringe posterior e promover refluxo de ácido gástrico. A utilização de agentes bloqueadores de H_2 e inibidores de bomba de prótons pode ajudar a prevenir o desenvolvimento de laringite por refluxo, que pode ser importante na prevenção de formação de cicatriz no caso de uma lesão da mucosa laríngea. Pacientes com rompimentos hipofaríngeos inicialmente não recebem alimentação por via oral, e, se estes estiverem associados a lesão laríngea grave, podem se beneficiar da colocação de um tubo de gastrostomia precocemente em vez da colocação de um tubo de alimentação nasogástrico.

Tratamento Cirúrgico

O momento ideal para avaliação endoscópica e manejo cirúrgico do trauma laríngeo é controverso (2, 16–18). Alguns especialistas presumem que aguardar alguns dias após o trauma permite que o edema se resolva de forma que as lacerações laríngeas possam ser identificadas e aproximadas (22). Atualmente, a maior parte dos autores concorda que a exploração inicial oferece a oportunidade de avaliação completa da lesão e pode resultar em menor taxa de infecção pós-operatória, cicatrização mais rápida, menos tecido de granulação e menos formação de cicatriz. Resultados de diversas séries de casos de grande trauma laríngeo sugerem que a intervenção cirúrgica precoce está associada a melhores resultados e é mais efetiva na promoção da identificação acurada de lesões da membrana mucosa, músculo e cartilagem, que possam então ser reparadas primariamente (18,19). Na prática, alguns atrasos no tratamento podem ser inevitáveis em virtude de lesões associadas como coluna cervical instável ou lesão cerebral traumática.

A endoscopia é utilizada para assegurar a extensão da lesão à laringe e ao trato aerodigestivo adjacente quando está sendo considerado o tratamento cirúrgico. Um criterioso exame direto laringoscópico é realizado, no qual toda a laringe e a hipofaringe são visualizadas. Se for encontrada cartilagem aritenóidea desviada, são realizadas tentativas endoscópicas de recolocação. A broncoscopia também é utilizada para avaliar a subglote e a traquéia. A esofagoscopia é realizada para excluir perfuração esofágica não suspeitada. Quando são identificadas, à endoscopia, lesões que claramente necessitam de tratamento cirúrgico, a exploração aberta é realizada imediatamente.

A extensão da lesão encontrada à endoscopia ou exploração aberta determina a extensão da terapia cirúrgica. Ela pode ser limitada a uma traqueotomia para estabelecer a via aérea ou ser tão extensiva quanto uma redução aberta e fixação interna com *stenting*. A evidência endoscópica ou via TC de laceração da membrana mucosa, cartilagem exposta, imobilidade das pregas vocais, ou fraturas desalinhadas ou cominutivas da cartilagem é indicação para a exploração aberta. A redução aberta e a fixação das fraturas da cartilagem são definitivamente preferíveis à redução fechada com um broncoscópio e subseqüente colocação de um *stent*, em virtude da dificuldade de se obter uma redução adequada no procedimento fechado e porque a natureza dinâmica dos estresses sobre a laringe necessita de fixação continuada para proporcionar estabilidade. No tratamento de lesões graves, tais como grandes lacerações da mucosa envolvendo a comissura anterior, fraturas cominutivas da cartilagem e avulsão da cartilagem aritenóidea, a exploração aberta através da laringofissura ou tireotomia com *stenting* é indicada (18,19).

A exploração é realizada através da incisão horizontal da pele em uma linha da pele ao nível da membrana cricotireóidea. Retalhos subplastismais são elevados superiormente ao nível do osso hióide e inferiormente logo abaixo da cartilagem cricóidea. A incisão pode ser estendida para explorar ou reparar lesões neurais, vasculares ou viscerais associadas. Os cordões do músculo infra-hióide são separados na linha média e retraídos lateralmente para expor o esqueleto laríngeo e as fraturas. A cartilagem tireóidea é incisada na linha média, ou uma fratura preexistente vertical em estreita proximidade com a linha média pode alternativamente ser utilizada, e a endolaringe é penetrada através da membrana cricotireóidea. Sob visão direta, a incisão é estendida superiormente através da comissura anterior à membrana tireóidea. Toda a endolaringe é examinada para identificar a extensão da lesão (Figs. 58.3 e 58.4). As cartilagens aritenóideas são palpadas para avaliar sua posição e mobilidade.

Toda a membrana mucosa, os músculos e as cartilagens com um suprimento sanguíneo viável são preservados e restaurados às suas posições originais. Em virtude de isso ser o fator responsável primário pela formação de tecido de granulação e fibrose, a cartilagem exposta precisa ser coberta primariamente. A impossibilidade de fazê-lo leva à necessidade de enxerto e cicatrização por segunda intenção. As lacerações são meticulosamente aproximadas com material de sutura absorvível 5-0 ou 6-0 (Fig. 58.5). Retalhos avançados de mucosa podem ser necessários para aliviar a tensão nas linhas de sutura e para alcançar cobertura completa da cartilagem.

As fraturas cartilaginosas podem ser reparadas com fios, sutura não absorvível, miniplacas reabsorvíveis ou miniplacas permanentes. As miniplacas oferecem maior oportunidade para a reconstituição da anatomia do esqueleto da cartilagem tireóidea ou cricóidea, em comparação com meios menos rígidos de fi-

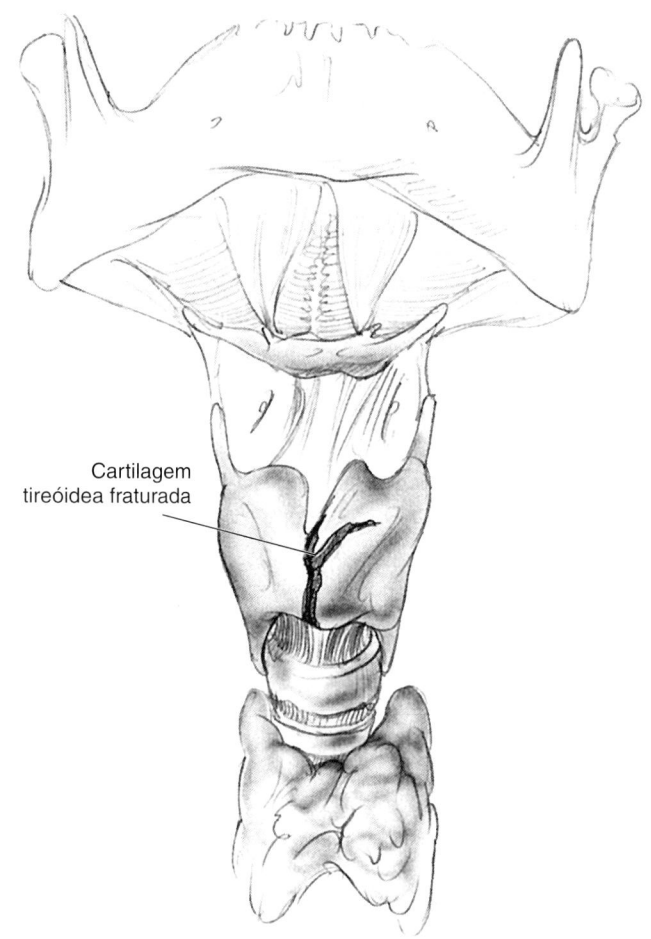

Figura 58.3
Fratura da cartilagem tireóidea.

xação (23,24), e tornaram-se a linha principal do arsenal de muitos autores (25–28). As placas reabsorvíveis são particularmente atrativas em virtude de sua relativa facilidade de adaptação, porém os parafusos tanto do tipo reabsorvível quanto não reabsorvível tendem a sair facilmente da cartilagem, e uma guia de tamanho menor na furadeira deve ser utilizada juntamente com uma técnica cuidadosa de inserção para evitar essa ocorrência (26,28,29). Se um parafuso escapar, sutura reabsorvível ou não reabsorvível de longa duração pode ainda ser utilizada para segurar a cartilagem à placa, enquanto se ganha ainda aumento da rigidez da placa propriamente dita. Pequenos fragmentos de cartilagem sem pericôndrio intacto são removidos para prevenir a condrite. A margem anterior de cada prega vocal verdadeira é suturada à cartilagem tireóidea ou seu pericôndrio externo ao nível da tirotomia para reconstituir a comissura anterior (Fig. 58.5). Se a comissura anterior estiver desprovida de epitélio, um mastro pré-moldado ou uma cobertura de silicone reforçado, podem ser colocados para evitar a formação de prega. A tirotomia é fechada com fio, sutura não ab-

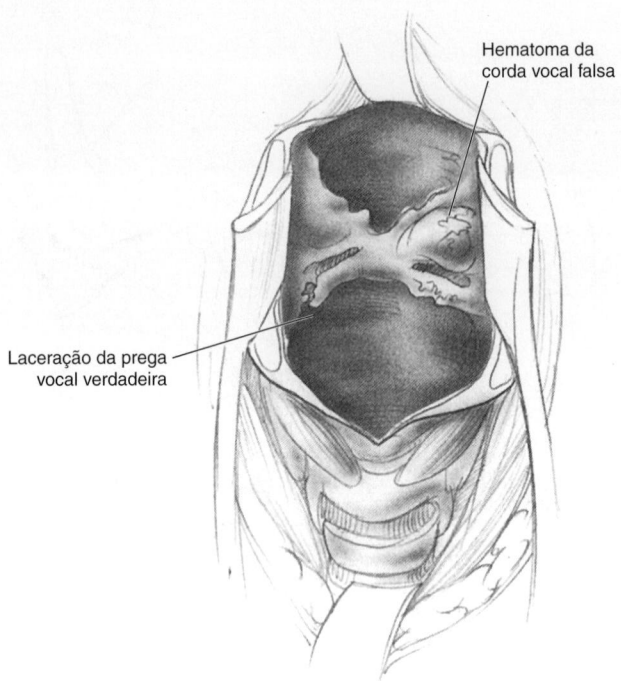

Figura 58.4
Laceração da prega vocal verdadeira e hematoma da prega vocal falsa.

sorvível ou miniplacas (Fig. 58.6). Se parte do anel cricóideo anterior estiver perdida, a sutura de tiras do músculo infra-hióide no defeito pode ajudar a manter a via aérea e a voz.

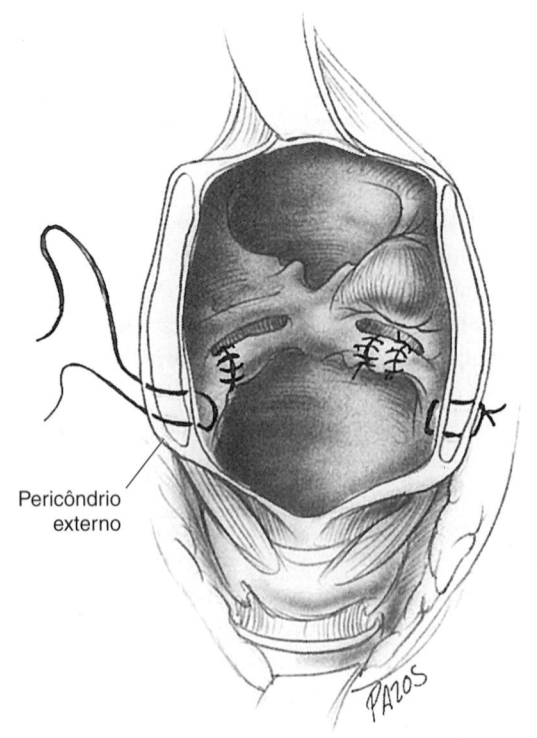

Figura 58.5
Reparo das lacerações.

Enxerto

A aderência aos princípios de conservação das relações anatômicas normais e de manejo cirúrgico imediato torna rara a necessidade de um enxerto. Enxertos da membrana mucosa ou de pele têm sido utilizados para cobrir áreas e cartilagem exposta que não podem fechar primariamente; entretanto, esses ferimentos precisam cicatrizar por segunda intenção, o que provoca formação de uma cicatriz maior do que com o fechamento primário. Na rara situação na qual é necessário um enxerto, a membrana mucosa, a derme e a pele de espessura total são adequadas. A membrana mucosa assemelha-se ao epitélio endolaríngeo normal, porém a utilização desse tecido carrega alta morbidade do local doador e necessita de penetração na cavidade oral. O enxerto nunca deve ser um substituto para o fechamento cuidadoso de lacerações laríngeas.

Stents

Stents laríngeos podem ser utilizados inicialmente para dispositivos de fixação interna e, portanto, prevenir a formação de cicatrizes endolaríngeas e manter a configuração interna da laringe. Embora a presença de um *stent* possa aumentar o risco de infecção e a formação de tecido de granulação, os achados clínicos às vezes determinam o *stent* (30). Fraturas cartilaginosas múltiplas que não podem ser estabilizadas adequadamente com redução aberta e fixação interna e lacerações extensivas envolvendo a comissura anterior são indicações específicas para o uso de *stents*. Na presença de esqueleto laríngeo estável com comissura anterior intacta antes da tirotomia, o *stent* não é necessário. Grandes lesões mucosas podem necessitar da utilização de *stents* para prevenir aderências da mucosa (Fig. 58.7). Os *stents* isolados, entretanto, não são um substituto para o fechamento primário de lacerações da mucosa e a redução cuidadosa e fixação interna de fraturas (18,19).

O *stent* precisa ser fixado na laringe de forma que ele se movimente juntamente com a laringe durante a deglutição e possa ser consistente e facilmente recoberto através da endoscopia isolada. Um método útil é passar uma sutura não reabsorvível pesada através do *stent* e da laringe ao nível do ventrículo laríngeo e outra ao nível da membrana cricotireóidea. Estas são presas sobre botões do lado de fora da pele. Existe alguma controvérsia sobre quanto tempo deixar um *stent* no lugar. A estabilização laríngea desejada precisa ser alcançada, e prevenida a formação de cicatriz, porém o risco de infecção e necrose do ferimento associado ao *stent* prolongado precisa ser considerado (31). Se uma analogia pode ser feita entre a reconstrução laringotraqueal pediátrica em um único estádio e a colocação do tubo endotraqueal, a colocação do *stent* por mais de

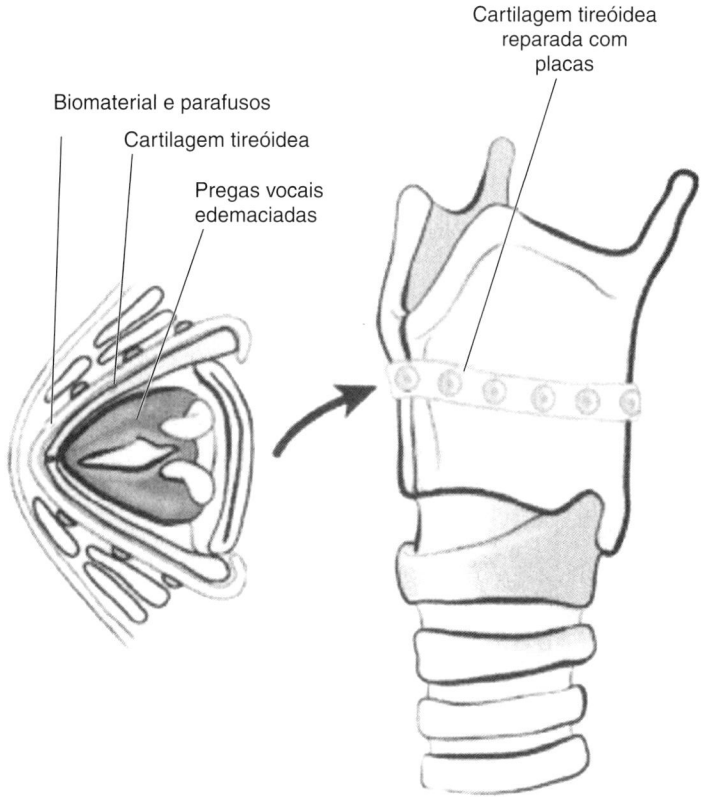

Figura 58.6
Fixação por placa reabsorvível da fratura laríngea.
(De PMP Vol 33 # 8 BC Decker.)

uma semana não confere qualquer vantagem (32). O *stent* é removido através de laringoscopia direta, e o resultado operatório é avaliado. O tecido de granulação pode ser removido com a utilização conservadora de *laser* de dióxido de carbono ou microdebridador laríngeo. A aplicação de mitomicina C pode diminuir a recorrência de tecido de granulação e a formação de cicatriz (33). A necessidade de manipulação endoscópica adicional é determinada por exames laríngeos seriais por fibra óptica. É melhor que a decanulação seja adiada até que o paciente possa tolerar um período razoável de acoplamento do tubo de traqueotomia.

Separação Cricotraqueal

No manejo da separação cricotraqueal, diversos fatores únicos relacionados a essa lesão precisam ser considerados. Estes incluem via aérea precária, perda de suporte cricóideo, alto risco de lesão ao nervo laríngeo recorrente e desenvolvimento tardio de estenose subglótica. Quando um paciente sofre um trauma cervical inferior, esse tipo de lesão precisa ser considerado e reconhecido de forma que a tênue via aérea possa ser preservada. Essa lesão com freqüência está associada a asfixia no momento do trauma. A via aérea é mais bem controlada através de traqueotomia com o paciente sob anestesia local. Quando isso é impossível, a traqueotomia é realizada após a passagem cuidadosa de um broncoscópio de ventilação. A intubação do paciente com separação laringotraqueal pode resultar na perda da via aérea em virtude da colocação do tubo endotraqueal através da laceração mucosa no tecido mole do pescoço, com conseqüência desastrosa.

Se a cartilagem cricóidea estiver intacta, a membrana mucosa deve ser reparada diretamente com sutura absorvível. Para distribuir a tensão no ferimento para longe da anastomose cricotraqueal, são colocadas suturas não absorvíveis a partir do aspecto superior da cartilagem cricóidea em direção ao aspecto inferior do segundo anel traqueal. Se a cricóide estiver fraturada, a efetividade do reparo é limitada pela estabilidade da cartilagem cricóidea após a fixação interna. A reconstituição da cartilagem cricóidea gravemente lesionada, com o auxílio de fixação interna e a utilização de *stent*, é preferível à ressecção extensiva da cricóide e anastomose tirotraqueal.

Nervo Laríngeo Recorrente Seccionado

O manejo de um nervo laríngeo recorrente seccionado continua a ser controverso. Mesmo através de cuidadoso reparo microscópico do nervo seccionado, a mobilidade da prega vocal não é recuperada em virtude da mistura de fibras abdutoras e adutoras no nervo (34). A regeneração do nervo pode prevenir atrofia muscular, entretanto, e ajudar a manter alguma força da voz. Portanto, parece que o melhor manejo na fase aguda é a reaproximação imediata do nervo sob um microscópio cirúrgico.

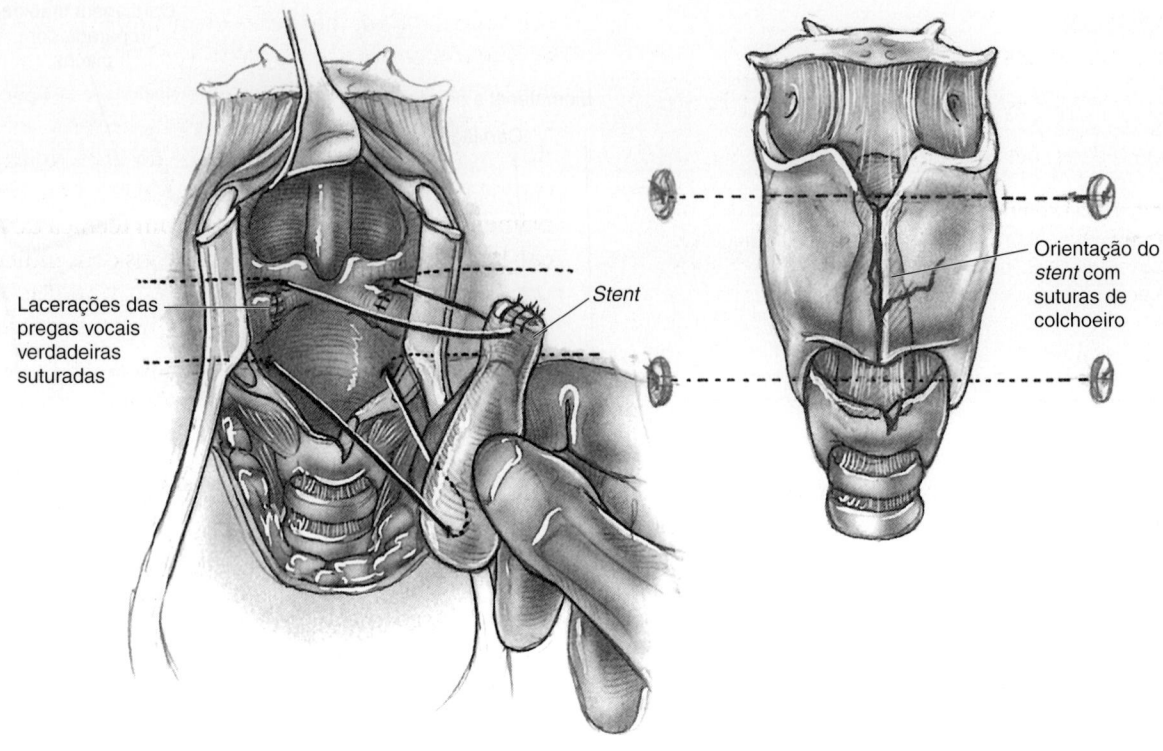

Figura 58.7
Fixação de *stent* endolaríngeo por meio de suturas não absorvíveis.

COMPLICAÇÕES

O reconhecimento precoce de lesões laríngeas e a aplicação de princípios consistentes de tratamento diminuíram a morbidade e a mortalidade decorrentes de trauma laríngeo (Tabela 58.4). O sucesso é medido em termos de restauração da voz e da via aérea. Bent propôs uma modificação do sistema de graduação original de Shaefer que pode ser útil na predição de resultados bem-sucedidos (Tabela 58.5) (3,19). Entre pacientes com edema, hematoma, ou lacerações menores, excelente recuperação tanto da voz quanto da via aérea geralmente pode ser alcançada sem cirurgia ou com intervenção cirúrgica mínima, tais como traqueotomia ou endoscopia. Com lacerações graves e fraturas cartilaginosas, podem ser alcançados bons resultados com o reparo primário de lacerações e a fixação interna de fraturas. Nas duas maiores séries publicadas de trauma laríngeo, mais de 98% dos pacientes foram capazes de ser decanulados utilizando-se esses protocolos de tratamento. Nessas mesmas séries, a qualidade da voz foi graduada como ruim em apenas 1 paciente do total combinado de 216 pacientes (18,19).

O problema mais comum no período pós-operatório imediato é o desenvolvimento de tecido de granulação, o que acontece com mais freqüência na presença de desprovimento de cartilagem. Esse problema usualmente é o precursor para a fibrose e a estenose. Muitas técnicas têm sido utilizadas na tentativa de impedir formação de tecido de granulação, incluindo a utilização de corticosteróides sistêmicos intralesionais, *splints* a longo prazo e baixas doses de irradiação, porém esses métodos apresentaram pouco sucesso. Provavelmente a técnica mais efetiva é minimizar a formação inicial de tecido de granulação na tentativa de co-

TABELA 58.4 COMPLICAÇÕES
TRAUMA LARÍNGEO[a]

Tecido de granulação
  Prevenção pela cobertura de toda a cartilagem exposta
  Evitar *stents*, quando possível
  Excisão cuidadosa

Estenose laríngea
  Excisão com cobertura de mucosa
  Stenting em casos selecionados
  Laringotraqueoplastia
  Ressecção traqueal com reanastomose

Imobilidade da prega vocal
  Observação
  Injeção na prega vocal
  Medialização da prega vocal tipo tiroplastia
  Aritenoidectomia e lateralização da prega vocal para paralisia bilateral

[a]Manifestadas como falência à decanulação e voz inadequada.

TABELA 58.5
GRUPOS DE LESÕES
Grupo 1: Hematoma endolaríngeo menor/lacerações sem fratura detectável
Grupo 2: Edema, hematoma, ruptura menor da mucosa sem cartilagem exposta; fraturas sem deslocamento na varredura por tomografia computadorizada
Grupo 3: Edema abundante, rompimentos da mucosa, cartilagem exposta, imobilidade da prega vocal, fraturas deslocadas
Grupo 4: Grupo 3 mais 3 ou mais fraturas e grande dano da mucosa que requeira *stenting*
Grupo 5: Separação laringotraqueal

brir toda a cartilagem exposta meticulosamente no fechamento primário de lacerações laríngeas. A utilização de *stents* intraluminais apenas em casos altamente selecionados, conforme anteriormente descrito, mantendo os *stents* no local pela quantidade mínima de tempo necessária diminui a quantidade de tecido de granulação que se forma.

A despeito da estrita aderência aos princípios apropriados do manejo do trauma laríngeo, podem ocorrer fibrose e estenose. Medidas terapêuticas dependem, em alguma extensão, do nível de estenose. Estenose supraglótica com freqüência pode ser corrigida com a simples incisão do tecido cicatricial e retalhos avançados locais para a cobertura do ferimento. Às vezes isso necessita da remoção de uma grande porção da epiglote ou da prega ariepiglótica. Em raros casos, a laringectomia supraglótica é necessária. Um mastro ou *stent* podem ser utilizados de acordo com a necessidade para manter o reparo.

A reabilitação da estenose glótica depende da extensão da lesão. Finas pregas glóticas anteriores com freqüência podem sofrer lise e reparo através da utilização de uma técnica de microrretalho (35). Pregas glóticas posteriores ou formação de cicatriz interaritenóidea podem ser excisadas durante a aritenoidectomia e recobertas com retalhos avançados locais de mucosa. A estenose glótica extensiva com freqüência necessita de laringofissura com excisão direta da área estenótica seguida de colocação de um enxerto de cartilagem costal com ou sem *stent*.

A estenose subglótica continua a ser difícil de tratar, não importa a causa. Lesões menos extensivas podem ser tratadas com dilatação repetida de excisão a *laser* não circunferencial conservadora do tecido da cicatriz. Estenoses mais sérias podem necessitar de divisões cricóideas anterior ou posterior com enxerto de cartilagem para aumentar o tamanho do lúmen subglótico. O *stenting* geralmente é necessário, assim como numerosos procedimentos endoscópicos, para excisar o tecido de granulação após a remoção do *stent*. A mitomicina C demonstrou-se promissora como um agente tópico para ajudar a prevenir a formação de cicatriz recorrente (33). Marcada estenose traqueal em um pequeno segmento é tratada através da ressecção da área estenótica e da realização de uma anastomose traqueal boca a boca (36). Lesões de até 4 cm de comprimento podem ser ressecadas com técnica de liberação laríngea; entretanto, os resultados com muitas dessas técnicas são desapontadores e a prevenção dessas complicações continua a ser o melhor tratamento.

Após trauma contuso, a imobilidade persistente da prega vocal pode ser causada por lesão do nervo laríngeo recorrente ou por fixação da articulação cricoaritenóidea. A diferenciação dessas causas é essencial na seleção da forma adequada de terapia e é melhor obtida através da observação da prega vocal em busca de sinais de movimento com laringoscopia por fibra óptica, ou através de laringoscopia direta sob leve anestesia, seguida de palpação direta da aritenóidea para avaliar sua mobilidade. Eletromiogramas laríngeos (EMGs) também desempenham um papel na elucidação do diagnóstico adequado, se isso não for possível com a observação direta (37). Se a cartilagem aritenóidea estiver móvel, a prega vocal é observada durante 1 ano para retardar o possível retorno espontâneo da função do nervo laríngeo recorrente. Se a aspiração ou a disfonia for grave, a injeção da prega vocal com um material intumescente, como esponja de gelatina absorvível (Gelfoam), gordura, pasta de hidróxido de hapatita, ácido hialurônico, ou um dos muitos materiais disponíveis, pode ser uma medida de temporização (38–41). A paralisia persistente que resulta em uma voz inadequada pode ser reabilitada freqüentemente com cirurgia apropriada da estrutura laríngea (42,43). No caso de fixação unilateral da cartilagem aritenóidea com voz e via aérea adequadas, nenhum tratamento é necessário. A fixação aritenóidea bilateral ou a paralisia laríngea recorrente com comprometimento da via aérea com freqüência é tratada com aritenoidectomia e lateralização da prega vocal, porém o resultado é uma voz deficiente.

CONCLUSÃO

Embora cada caso de trauma laríngeo represente um desafio terapêutico único, a utilização de princípios básicos de tratamento primário simplifica enormemente o plano de tratamento. A utilização de exames por TC em alguns casos de trauma laríngeo pode tornar óbvia a necessidade de laringoscopia direta ou exploração aberta e com freqüência é útil no diagnóstico e planejamento do tratamento. A traqueotomia em vez da intubação endotraqueal com freqüência é o melhor método para estabelecer uma via aérea. A exploração aberta imediata em lesões sérias permite o fechamento primário de todas as lacerações mucosas e a prevenção de algumas complicações do trauma laríngeo a longo prazo. O *stenting* não é necessário quando o esqueleto cartilaginoso está estável após fixação interna e quando a cobertura mucosa da comissura anterior pode ser reconstituída. A utilização de um protocolo inicial de manejo primário para tratar o trauma laríngeo deve preditivamente manter a função laríngea.

PONTOS IMPORTANTES

- Um alto índice de suspeição é o auxílio mais valioso no diagnóstico precoce.
- A tomografia computadorizada é o exame radiológico mais útil na avaliação do trauma laríngeo.
- O manejo é determinado pelos achados na laringoscopia flexível e na TC.
- Hematoma, pequenas lacerações e edema têm probabilidade de se resolver com terapia médica isolada.
- Fraturas de cartilagem, grandes lacerações com cartilagem exposta, ruptura da comissura anterior e lesões aritenóideas necessitam de reparo cirúrgico.
- A traqueotomia é o método preferido para estabelecer uma via aérea com laringe lesionada.
- O reparo de mucosa é mais bem obtido imediatamente.
- A cobertura primária da mucosa da cartilagem exposta previne mais efetivamente o desenvolvimento do tecido de granulação.
- Enxertos são utilizados para cobertura da cartilagem exposta apenas quando a cobertura primária da mucosa é impossível.
- Os *stents* são utilizados apenas na presença de lesões da comissura anterior ou fratura da cartilagem gravemente cominutiva.

REFERÊNCIAS

1. Jewett BS, Shockley WW, Rutledge R. External laryngeal trauma analysis of 392 patients. *Arch Otolaryngol Head Neck Surg* 1999;125:877.
2. Schaefer SD. Primary management of laryngeal trauma. *Ann Otol Rhinol Laryngol* 1982;91:399.
3. Merritt RM, Bent JP, Porubsky ES. Acute laryngeal trauma in the pediatic patient. *Ann Otol Rhinol Laryngol* 1998;107:104.
4. Meyer CM, Orobello P, Cotton RT, et al. Blunt laryngeal trauma in children. *Laryngoscope* 1987;97:1043.
5. Corsten G, Berkowitz RG. Membranous tracheal rupture in children following minor blunt cervical trauma. *Ann Otol Rhinol Laryngol* 2002;111:197.
6. Stanley RB, Hanson DG. Manual strangulation injuries of the larynx. *Arch Otolaryngol Head Neck Surg* 1983;109:344.
7. Nikolic S, Micic J, Atanasijevic T, et al. Analysis of neck injuries in hanging. *Am J Forensic Med Pathol* 2003;24:179.
8. Lucente FE, Mitrani M, Sacks SH, et al. Penetrating injuries of the larynx. *Ear Nose Throat J* 1985;64:406.
9. Krekorian EA. Laryngopharyngeal injuries. *Laryngoscope* 1975;85: 2069.
10. Schaefer SD, Brown OE. Selective application of CT in the management of laryngeal trauma. *Laryngoscope* 1983;93:1473.
11. Mancuso AA, Hanafee WN. Computed tomography of the injured larynx. *Radiology* 1979;133:139.
12. Bent JP, Porubsky ES. The management of blunt fractures of the thyroid cartilage. *Otolaryngol Head Neck Surgery* 1994;110:195.
13. Munera F, Soto JA, Palacio DM, et al. Penetrating neck injuries: helical CT for initial evaluation. *Radiology* 2002;224:336.
14. James CA. Magnetic resonance angiography in trauma. *Clin Neurosci* 1997;4:137.
15. Demetriades D, Theodorou D, Cornwell E, et al. Evaluation of penetrating injuries of the neck: prospective study of 223 patients. *World J Surg* 1997;21:41.
16. Hwang SY, Yeak SCL. Management dilemmas in laryngeal trauma. *J Laryngol Otol* 2004;118:325.
17. Gussack GS, Jurkovich GJ, Luterman A. Laryngotracheal trauma: a protocol approach to a rare injury. *Laryngoscope* 1986;96:660.
18. Bent JP, Silver JR, Porubsky ES. Acute laryngeal trauma: a review of 77 patients. *Otolaryngol Head Neck Surg* 1993;109:441.
19. Schaefer SD. The acute management of external laryngeal trauma: a 27-year experience. *Arch Otolaryngol Head Neck Surg* 1992;118:598-604.
20. Stanley RB, Cooper DS, Florman SH. Phonatory effects of thyroid cartilage fractures. *Ann Otol Rhinol Laryngol* 1987;96:493.
21. Yen PT. Lee HY, Tsai MH, et al. Clinical analysis of external laryngeal trauma. *J Laryngol Otol* 1994;108:221.
22. Olson NR. Surgical treatment of acute blunt laryngeal injuries. *Ann Otol Rhinol Laryngol* 1978;87:716.
23. Lykins CL, Pinczower EE The comparative strength of laryngeal fracture fixation. *Am J Otolaryngol* 1998;19:158.
24. Dray T, Coltrera MD, Pinczower EE. Thyroid cartilage fracture repair in rabbits: comparing healing with wire and miniplate fixation. *Laryngoscope* 1999;109:118.
25. Sasaki CI, Marotta JG, Lowlicht RA, et al. Efficacy of resorbable plates for reduction and stabilization of laryngeal fractures. *Ann Otol Rhinol Laryngol* 2003;112:745.
26. de Mello-Filho FV, Carrau RL. The management of laryngeal fractures using internal fixation. *Laryngoscope* 2000;110:2143.
27. Bhanot S, Alex JC, Lowlicht RA, et al. The efficacy of resorbable plates in head and neck reconstruction. *Laryngoscope* 2002;112:890.
28. Pou AM, Shoemaker DL, Carrau RL, et al. Repair of laryngeal fractures using adaptation plates. *Head Neck* 1998;20:707.
29. Plant RL, Pinczower EF. Pullout strength of adaptation screws in thyroid cartilage. *Am J Otolaryngol* 1998;19:154.
30. Thomas GK, Stevens MH. Stenting in experimental laryngeal injuries. *Arch Otolaryngol Head Neck Surg* 1975;101:217.
31. Simoni P, Wiatrik BJ. Microbiology of stents in laryngotracheal reconstruction. *Laryngoscope* 2004;114:364.
32. Hartley BE, Gustafson LM, Hartnick CJ, et al. Duration of stenting in single stage laryngotracheal reconstruction

with anterior costal cartilage grafts. *Ann Otol Rhinol Laryngol* 2001;110:413.
33. Perepelitsyn I, Shapshay SM. Endoscopic treatment of laryngeal and tracheal stenosis: has mitomycin-C improved the outcome? *Otolaryngol Head Neck Surg* 2004,131:16.
34. Gordon JH, McCabe BF. The effect of accurate neurorrhaphy on reinnervation and return of laryngeal function. *Laryngoscope* 1968;778:236.
35. Schweinfurth JM. Single stage, stentless endoscopic repair of anterior glottic webs. *Laryngoscope* 2002;112:933.
36. Miller RH, Lipkin AF, McCollum CH, et al. Experience with tracheal resection for traumatic tracheal stenosis. *Otolaryngol Head Neck Surg* 1986;94:444.
37. Munin MG, Murry T, Rosen, CA. Laryngeal electromyography: diagnostic and prognostic applications. *Otolaryngol Clin North Am* 2000;33:759.
38. Belafsky PC, Postma GN. Vocal fold augmentation with calcium hydroxylapatite. *Otolaryngol Head Neck Surg* 2004;131:351.
39. Laccourreye O, Papon JF, Kania R, et al. Intracordal injection of autologous fat in patients with unilateral laryngeal nerve paralysis: long-term results from the patient's perspective. *Laryngoscope* 2003;113:541.
40. Hertegard S, Hallen L, Laurent C, et al. Cross-linked hyaluron used as augmentation substance for treatment of glottal insufficiency: safety aspects and vocal fold function. *Laryngoscope* 2002;112:2211.
41. Courey MS. Injection laryngoplasty. *Otolaryngol Clin North Am* 2004;37:121.
42. Isshiki N. Progress in laryngeal framework surgery. *Acta Otolaryngol* 2000;120:120.
43. Selber J, Sataloff R, Spiegel J, et al. Gore-Tex medialization thyroplasty: objective and subjective evaluation. *J Voice* 2003;17:88.

CAPÍTULO 59

Fraturas Mandibulares

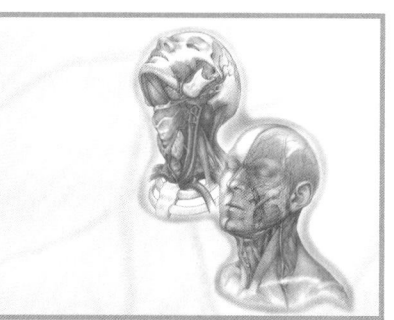

Jesse E. Smith ▪ Joseph L. Leach

Depois do nariz, a mandíbula é o segundo osso facial mais comumente fraturado. A fratura mandibular é uma das fraturas faciais mais comuns que necessitam de tratamento. Em virtude da posição da mandíbula no interior do assoalho da boca e de sua função no suporte da dentição, os índices de complicação e infecção de fraturas mandibulares excedem aqueles das fraturas de outros ossos faciais. Adicionalmente, a mobilidade da mandíbula e seu papel na mastigação, deglutição e fala tornam difícil o tratamento cirúrgico e a reabilitação das fraturas mandibulares.

ANATOMIA

A mandíbula é articulada com a base do crânio ao nível de articulações temporomandibulares pareadas e está suspensa por um complexo aparato ligamentar e neuromuscular. Em virtude desta única articulação bilateral com a base do crânio e o vetor de forças contribuírem para o trauma mandibular, um padrão de fratura bilateral é comumente observado. Os componentes anatômicos da mandíbula incluem: sínfise, parassínfise, corpo, ângulo, ramo, processo coronóide, côndilo e alvéolo (Fig. 59.1). Localizações anatômicas com maior propensão para fratura incluem a área do terceiro molar (especialmente se o terceiro molar estiver impactado), a região do forame mental e o colo condilar. Mandíbulas edêntulas, atróficas, são inerentemente suscetíveis à fratura nas múltiplas localizações anatômicas.

O conhecimento da oclusão dental é essencial para diagnóstico e tratamento de todas as fraturas faciais. Na classificação de oclusão de Angle, a cúspide médio-bucal do primeiro molar maxilar é utilizada como uma referência (Fig. 59.2). O padrão de oclusão classe I é o mais comumente observado. O classe II representa retrognatismo, e o classe III representa prognatismo. O conhecimento dessas três classes de oclusão e o exame cuidadoso da interdigitação das cúspides e das facetas de desgaste permitem a restauração acurada da oclusão pré-lesão do paciente. A restauração da oclusão do paciente é o primeiro objetivo durante o tratamento cirúrgico das fraturas mandibulares assim como durante a reabilitação pós-operatória. O sistema de numeração universal da dentição é útil na descrição da localização de fraturas mandibulares e no relato de lesões dentais associadas (Fig. 59.3).

BIOMECÂNICA DA MANDÍBULA

Biomecanicamente, a mandíbula pode ser considerada uma trave embutida ou estrutura de balanço. É suspensa em 2 pontos, os quais representam as inserções da articulação temporomandibular (ATM). Os músculos da mastigação produzem forças que atuam sobre essa estrutura arredondada, e os dentes atuam como apoio. No corpo e no ângulo mandibulares, as forças produzem zonas de tensão relativa ou distração ao longo da borda superior e compressão ao longo da borda infe-

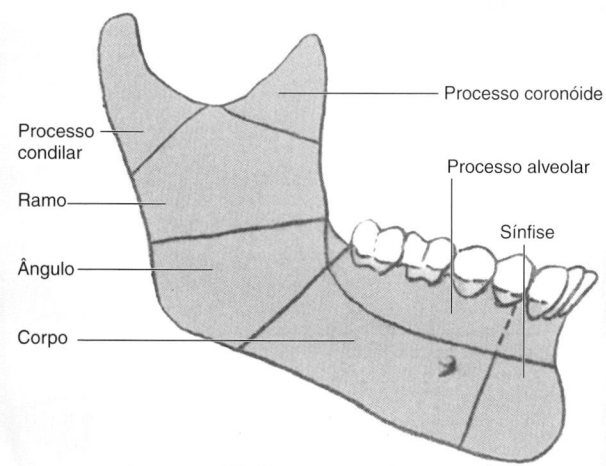

Figura 59.1

Os componentes anatômicos da mandíbula incluem sínfise, parassínfise, corpo, ângulo, ramo, processo coronóide, côndilo e alvéolo.

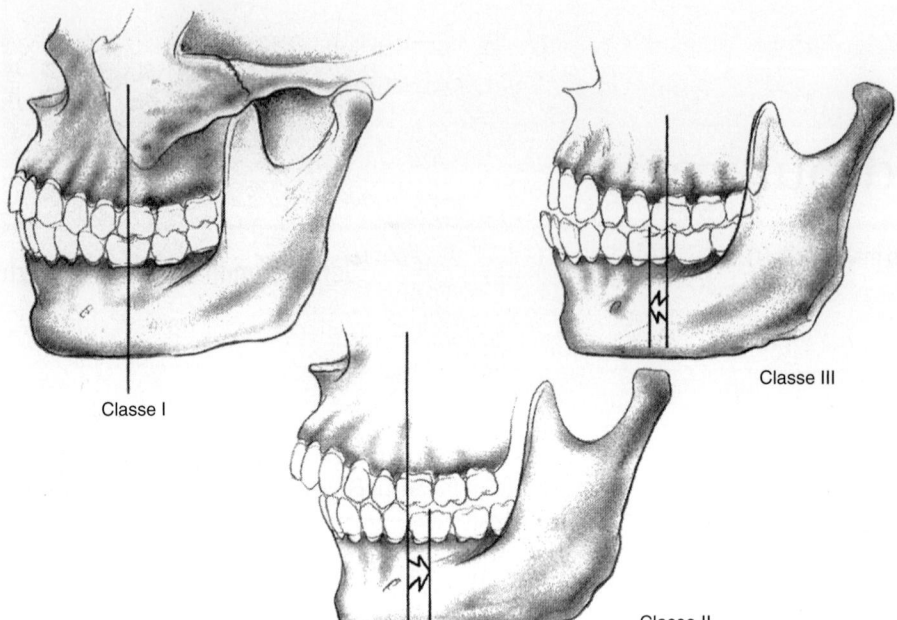

Figura 59.2
A classificação de oclusão de Angle é baseada na relação da cúspide mesiobucal do primeiro molar maxilar com o sulco bucal do primeiro molar mandibular.

rior. Entretanto, a distribuição do estresse de tensão-compressão mandibular é mais complexa do que uma simples estrutura de balanço, e essa distribuição de estresse pode variar dramaticamente, dependendo da magnitude e do ponto de aplicação da força. Na área da sínfise, a situação é mais complicada quando a mandíbula é vista e testada como um modelo tridimensional. Compressão é produzida na borda superior, e forças de tensão e de torção existem ao longo da borda inferior. Essas relações de estresse tridimensionais são de compreensão importante, porque as forças de tensão e compressão ditam o tipo de fixação aplicável a uma fratura em particular.

Fraturas de ângulo e do corpo podem ser classificadas tanto verticalmente como horizontalmente favoráveis ou desfavoráveis (Fig. 59.4). As fraturas são classificadas como favoráveis quando os músculos tendem a aproximar os fragmentos um em direção ao outro, reduzindo, assim, a fratura. As fraturas são descritas como desfavoráveis quando os fragmentos tendem a ser deslocados por forças musculares. Quase todas as fraturas do ângulo são horizontalmente desfavoráveis; os músculos masseter, pterigóide medial e temporal contribuem para o deslocamento superior e medial do segmento proximal. Fraturas do ângulo verticalmente desfavoráveis resultam em deslocamento medial do segmento proximal pelos pterigóides medial e lateral. Fraturas verticalmente desfavoráveis envolvem, com freqüência, o corpo e sofrem distorção pela musculatura milo-hióidea e supra-hióidea.

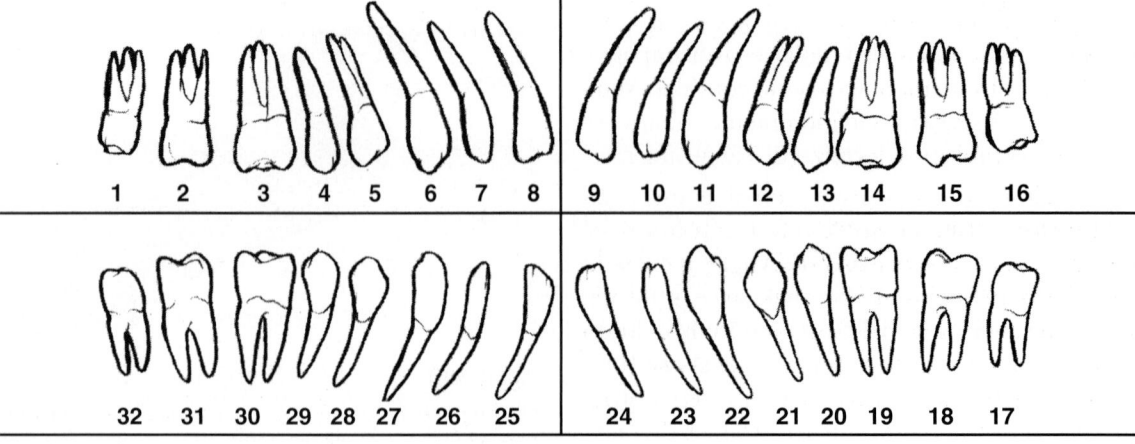

Figura 59.3
O sistema de numeração universal da dentição permanente começa com o terceiro molar maxilar direito. Similarmente, os 20 dentes da dentição decídua são organizados de A a T, começando com o segundo molar maxilar decíduo direito.

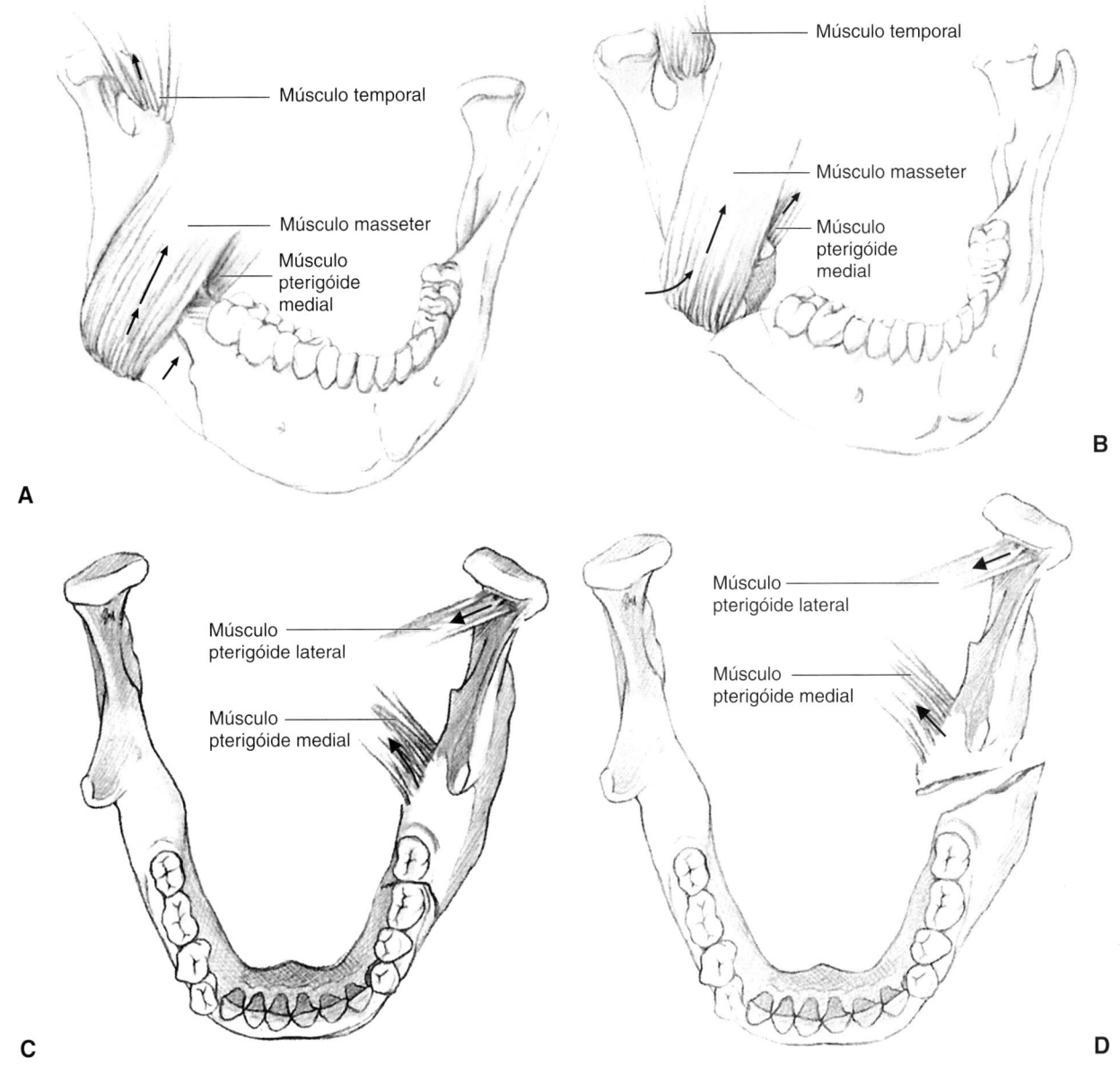

Figura 59.4
A: Fratura horizontalmente favorável. **B:** Quase todas as fraturas do ângulo são horizontalmente desfavoráveis; os músculos masseter, pterigóide medial e temporal contribuem para o deslocamento superior e medial do segmento proximal. **C:** Fratura verticalmente favorável. **D:** Fraturas do ângulo verticalmente desfavoráveis resultam em deslocamento medial do segmento proximal pelo pterigóide medial e lateral.

AVALIAÇÃO E DIAGNÓSTICO

História

A dor e má oclusão após um trauma na face inferior sugerem fortemente fratura mandibular (Tabela 59.1). Sintomas adicionais incluem anestesia ou parestesia do lábio inferior e do mento causada por trauma ao nervo alveolar inferior conforme este cursa através do canal mandibular.

Exame Físico

Fraturas da sínfise, parassínfise e do corpo podem ser acompanhadas por hematoma no assoalho da boca,

TABELA 59.1 DIAGNÓSTICO FRATURA MANDIBULAR

Má oclusão
Mobilidade de fragmento
Trismo
Desvio na abertura em direção ao lado do côndilo fraturado
Mordida aberta anterior contralateral ao lado do côndilo fraturado
Evidência radiográfica de fratura
Hematoma no assoalho da boca
Laceração da fixação da gengiva sobrejacente ao local da fratura
Anestesia ou parestesia do lábio inferior e queixo

dor à palpação, alteração da sensibilidade, laceração da inserção gengival adjacente aos dentes, ou perda dos contornos faciais normais. A mobilidade das fraturas nessas localizações é identificada com freqüência à palpação. O trismo é um achado relativamente comum com fraturas mandibulares, porém também ocorre após fraturas complexas zigomático-maxilares e contusões faciais sem evidência de fratura. A abertura interincisal máxima (AIM) de um paciente com fratura mandibular pode medir 35 mm ou menos secundária ao espasmo muscular ou ao impacto dos fragmentos. O limite inferior de uma AIM normal para um adulto saudável é de 40 mm.

Fraturas do côndilo e do colo condilar estão associadas ao comprometimento do movimento de translação do côndilo ao longo da eminência articular. Embora possa ocorrer rotação limitada, essa falta de translação produz um desvio característico do mento na abertura em direção ao lado de tal fratura assim como uma AIM reduzida (Fig. 59.5). Fraturas do colo do côndilo tendem a ser deslocadas ântero-medialmente em resposta à ação do músculo pterigóide lateral. Esse deslocamento produz perda da altura funcional do ramo, que permite contato prematuro dos dentes molares ipsolaterais. O ponto de contato age como um apoio e produz uma mordida aberta característica no lado oposto à fratura (Fig. 59.6). Fraturas deslocadas bilateralmente dos colos condilares produzem uma mordida aberta anterior simétrica.

Avaliação Radiográfica

A melhor radiografia para avaliação de fraturas mandibulares é a vista panorâmica (Fig. 59.7). Uma série de planos radiográficos da mandíbula [vista póstero-anterior (PA), vista axial ântero-posterior de Townes (AP) e vistas oblíquas bilaterais] com freqüência proporciona informação adicional, especialmente acerca do colo do côndilo, ramo e sínfise. Varreduras por tomografia computadorizada (TC) helicoidal e não helicoidal também podem ser úteis na avaliação de fraturas da mandíbula, especialmente revelando o tamanho dos fragmentos, o grau de deslocamento, assim como fraturas cominutivas não visualizadas ou fraturas condilares. Varreduras por TC helicoidal demonstraram 100% das fraturas mandibulares, enquanto que imagens panorâmicas iniciais foram sensíveis apenas 86% do tempo (1). TC helicoidal, entretanto, não oferece detalhes ósseos do sulco alveolar ou fraturas de raízes dentárias tão boas quanto as imagens de TC panorâmica ou não helicoidal (1).

TRATAMENTO

Geral

A Tabela 59.2 resume as opções de tratamento para pacientes adultos. Fraturas envolvendo a porção mandibular de sustentação do dente com comunicação à cavidade oral são consideradas abertas. Essas fraturas necessitam de profilaxia antibiótica com início logo que possível após a lesão assim como intra-operatoriamente. Anti-sépticos tópicos orais também ajudam a minimizar inoculação bacteriana do foco de fratura. O marcante deslocamento de fragmentos mandibulares é desconfortável, compromete a higiene oral e a alimentação e umedece fortemente o osso exposto com saliva repleta de bactérias. Embora o atraso do reparo da fratura por um curto período não aumente marcadamente a taxa de infecção ou de complicação, considerações em relação ao conforto do paciente e à exposição ambiental prolongada apontam para intervenção a tempo.

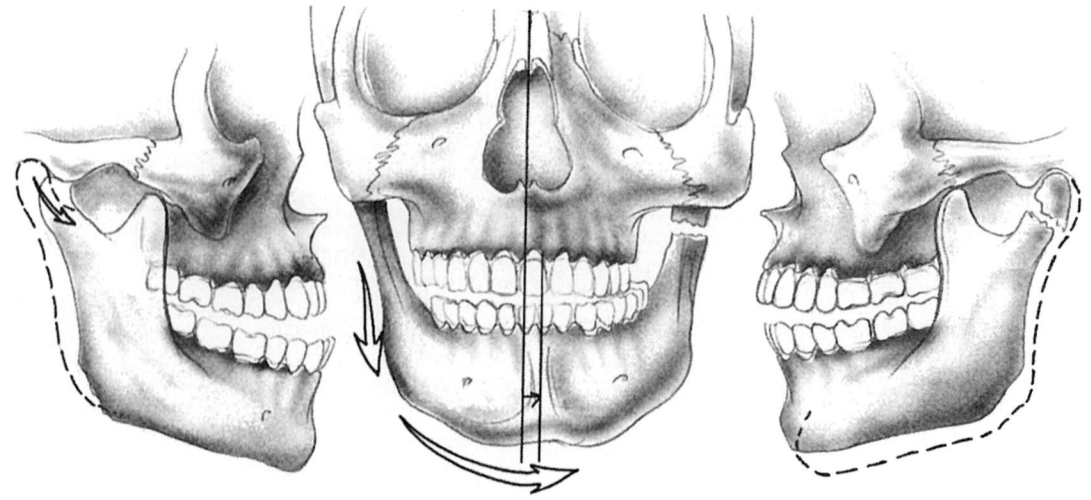

Figura 59.5

Um côndilo fraturado não translaciona para baixo da eminência articular durante a abertura da mandíbula. O movimento translacional sem oposição do côndilo lateral do outro lado desvia o mento em direção ao lado do côndilo fraturado.

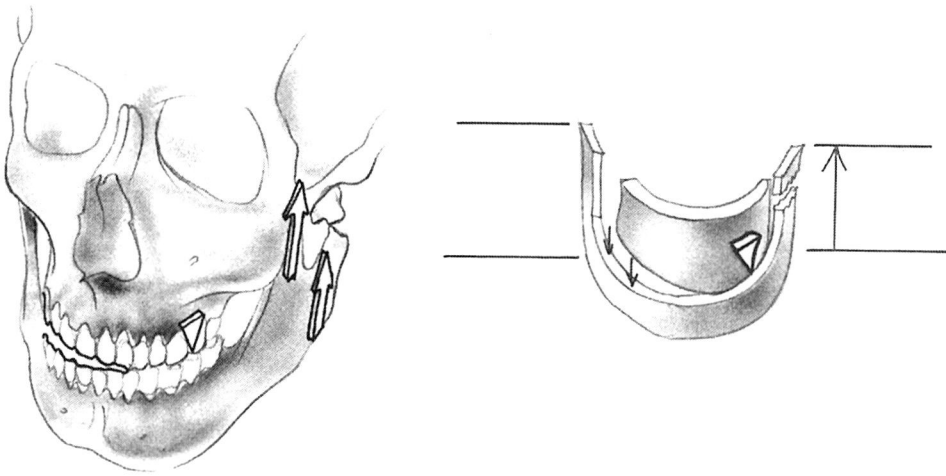

Figura 59.6
Um côndilo fraturado geralmente é deslocado ântero-medialmente pelo músculo pterigóide lateral. Isso produz um encurtamento da altura funcional do ramo à medida que os músculos masseter, pterigóide medial e temporal dirigem o ramo próximo da base do crânio. Os dentes molares ipsilaterais atuam como um apoio para produzir uma mordida aberta anterior ligeiramente contralateral.

Redução Fechada

Fraturas mais favoráveis nos pacientes adultos podem ser tratadas por redução fechada com barras arqueadas ou outros métodos de fixação intermaxilar (FIM). Existe variação considerável entre os especialistas em relação à duração do tempo de fixação necessário para a união adequada. Quatro a 6 semanas de fixação intermaxilar são geralmente consideradas apropriadas para a sínfise, o ângulo e o corpo. A duração da FIM para fraturas condilares difere amplamente. Alguns acreditam que não é necessário nenhuma FIM; outros acreditam no guia de oclusão com a utilização de barras arqueadas e elásticos, enquanto outros discutem que um total de 6 semanas de FIM é necessário (2). Um período de 4 a 6 semanas de FIM, entretanto, pode levar a amplitude de movimento deficiente ou anquilose da ATM com atrofia muscular associada e perda da abertura interincisional (2). Perda de peso, dificuldade na higiene oral e comprometimento das interações sociais são outras considerações. Embora ainda exista controvérsia em algumas áreas, técnicas de redução fechada ainda são comumente utilizadas para fraturas mandibulares fortemente cominutivas, fraturas com falta de cobertura adequada de tecido mole, fraturas nas crianças envolvendo o desenvolvimento da dentição e em muitos tipos de fraturas condilares. Para simplificar, a redução fechada deve ser utilizada em casos nos quais a redução aberta não esteja indicada ou seja contra-indicada (3).

Redução Aberta

A fixação interna pode ser classificada como rígida (placas de reconstrução, placas de compressão, parafusos auto-atarraxantes), semi-rígida (miniplacas), ou não rígida (fios interósseos). A maior parte das técnicas rígidas e semi-rígidas implica em FIM prolongada. Essa é uma consideração especialmente importante entre pacientes com epilepsia, diabetes, alcoolismo, transtornos psiquiátricos, ou incapacidade grave, que pode não tolerar a FIM. A fixação interna rígida ou semi-rígida requer mais instrumental e um custo maior. São também necessárias maior manipulação e incisões pe-

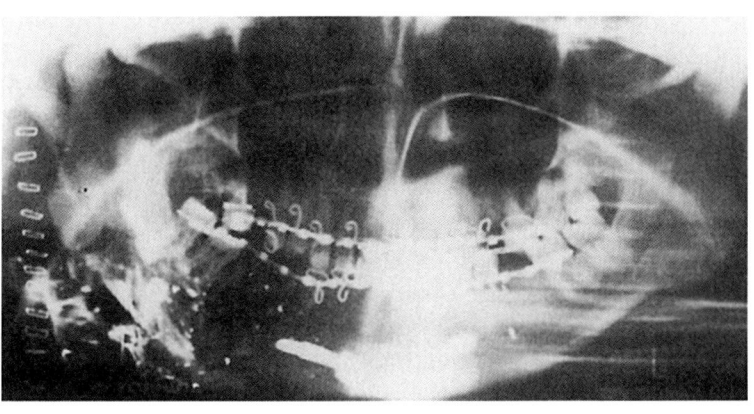

Figura 59.7
Radiografia panorâmica de uma fratura mandibular avulsiva decorrente de um projétil de arma de fogo. Os parafusos do sistema de fixação externa estão presentes.

TABELA 59.2 — ℞ TRATAMENTO
OPÇÕES PARA PACIENTES ADULTOS DENTEADOS

Localização da Fratura	Redução Aberta com Fixação Interna	Redução Fechada	Observação Apenas
Sínfise e parassínfise	Placa inferior e barras arqueadas Placa de reconstrução inferior travada ou não travada Placa inferior de mandíbula de 2,0 mm travada ou não travada e banda de tensão monocortical da borda superior Duas miniplacas de 2,0 mm (8) Dois parafusos auto-atarraxantes (9)	Não é uma boa opção	Não é uma boa opção
Corpo	Placa inferior e barras arqueadas Placa de reconstrução inferior travada e não travada Placa inferior de mandíbula de 2,0 mm travada ou não travada e banda de tensão monocortical da borda superior Duas miniplacas de 2,0 mm (8) Técnica de parafuso auto-atarraxante, se oblíqua	Não é uma boa opção	Não é uma boa opção
Ângulo	Miniplaca de borda superior maleável única (11) Duas miniplacas bipolares ou monopolares (12) Placa de reconstrução inferior travada ou não travada com banda de tensão superior Um parafuso auto-atarraxante (13)	Não é uma boa opção	Não é uma boa opção
Ramo e côndilo	Uma miniplaca de 2,0 mm	Barras arqueadas com guias elásticos e fisioterapia (2)	Se unilateral, não deslocada com oclusão normal

riosteais mais extensivas. Em virtude da dificuldade de mais furos terem de ser produzidos, pode ocorrer uma maior incidência de dano aos dentes e lesão nervosa em mãos inexperientes (4).

A indicação clássica para redução aberta e fixação interna rígida é a incapacidade para reduzir ou estabilizar a fratura com uma técnica fechada. Outras indicações incluem fraturas associadas da porção média da face, fraturas condilares associadas, quando a FIM é contra-indicada ou impossível, para evitar a necessidade desta em favor do conforto do paciente e para facilitar o retorno do paciente ao trabalho ou a outras atividades. Os princípios fundamentais da fixação interna rígida incluem redução anatômica acurada, fixação interna estável, mobilização precoce e cuidadoso manuseio com preservação do suprimento neurovascular.

Taxas de complicação similares têm sido observadas ao se comparar redução transoral *versus* redução extra-oral de fraturas mandibulares (5). As vantagens das abordagens extra-orais incluem ferimento limpo sem contaminação salivar e melhor visualização em muitos casos. Incisões extra-orais, entretanto, podem levar à lesão nervosa e tecidual e formação de cicatrizes não visíveis. As abordagens intra-orais evitam cicatrizes externas e permitem a visualização direta da oclusão durante a manipulação dos fragmentos e a aplicação do instrumental (5). Em muitos casos, as fraturas de corpo posterior, ângulo, ramo e côndilo podem ser fixadas através de uma abordagem intra-oral e extra-oral combinada utilizando trocartes para reduzir cicatrizes externas.

Placas de compressão dinâmica e parafusos auto-atarraxantes produzem compressão interfragmentar do osso, enquanto outras técnicas geralmente não o fazem. Dano ao nervo facial e cicatrizes de tecido mole podem resultar quando se aplicam placas de compressão dinâmica através de uma abordagem externa (6). O encurvamento preciso dessas placas é difícil, e taxas de má oclusão de até 23% têm sido relatadas (6). O uso de placas de compressão dinâmica (PCD) tem sido quase que eliminado no reparo de fratura mandibular, porque a PCD colocada na borda inferior da mandíbula tende a inclinar a porção superior da fratura, e a PCD possui um alto índice de complicação. Além disso, fraturas sagitais ou oblíquas não devem estar sujeitas a compressão axial para prevenir superposição. A osteossíntese de compressão dinâmica também é contra-indicada em fraturas cominutivas, com perda óssea e infectadas.

Nas fraturas cominutivas, infectadas e com perda óssea, são consideradas grandes placas de reconstrução utilizando parafusos de 2,4 mm ou 2,7 mm (Fig. 59.8). As placas de reconstrução idealmente requerem colocação de, no mínimo, 3 a 4 parafusos sobre as porções estáveis da mandíbula adjacente à fratura. Placas

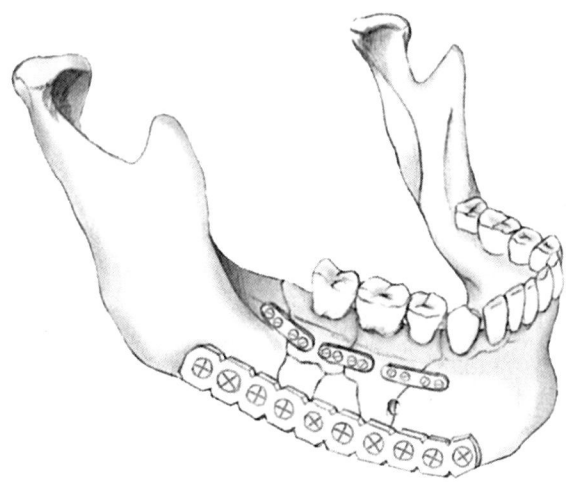

Figura 59.8
Placas de reconstrução utilizando parafusos de 2,4 mm ou 2,7 mm são utilizadas em fraturas cominutivas, com perda óssea e infectadas.

de reconstrução travadas mantêm sua resistência à carga, a resistência ao deslocamento e a rigidez mesmo quando tiver ocorrido contorno impreciso do osso, enquanto que a reconstrução com placas não travadas demonstra diferença significativa nesses fatores, mesmo com deslocamento do osso tão pequeno como 1 mm (7). Por essa razão, muitos agora preferem utilizar placas de reconstrução travadas para evitar a introdução de forças de deslocamento indesejáveis durante a redução aberta ou a fixação interna da fratura assim como a possibilidade de afrouxamento do instrumental com resultantes complicações.

Fraturas sagitais e oblíquas podem ser reparadas com técnicas de parafusos auto-atarraxantes. Para alcançar a compressão ideal sem deslocamento, um orifício de parafuso auto-atarraxante é perfurado ao longo de uma linha tão próxima quanto possível à linha perpendicular da fratura (Fig. 59.9). Também têm sido utilizadas miniplacas (2 mm) para reparo de fratura mandibular. Geralmente, uma placa de 6 furos é posicionada na borda inferior e parafusos bicorticais são colocados; uma placa de 4 furos é colocada na borda superior com parafusos bicorticais ou monocorticais. A utilização de miniplacas dessa maneira demonstra taxas de complicação similares às de outras técnicas de fixação rígida (8). Deve-se sempre tomar cuidado para evitar raízes dentárias.

Sínfise – Parassínfise

Fraturas de sínfise e parassínfise estão localizadas entre os caninos (Fig. 59.1). A falta de paradas oclusais e travas nos dentes anteriores produz problemas especiais na fratura de sínfise e parassínfise. A redução fe-

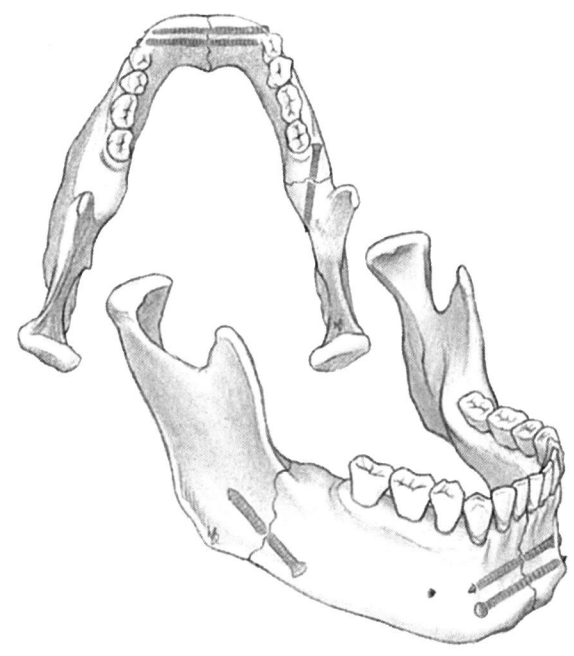

Figura 59.9
Redução e fixação de uma fratura da sínfise e fratura do ângulo com técnica de parafuso auto-atarraxante.

chada é difícil nessa área. Fraturas de sínfise verticalmente desfavoráveis tendem a colapsar o arco mandibular em resposta à musculatura pterigóidea e milohióidea. Para resistir a este colapso em tesoura, técnicas de redução fechada com freqüência incluem a aplicação de um *splint* lingual acrílico adaptado em adição à FIM.

A redução aberta com fixação interna rígida evita o *splint* e a necessidade de FIM prolongada. Uma técnica rígida necessita de aplicação de barras arqueadas e fio interdental intra-operatório temporário para estabelecer a oclusão apropriada. A fixação das fraturas de sínfise é obtida com 1 placa para o contorno da borda inferior da fratura mandibular e barras arqueadas, 1 placa de reconstrução travada ou não travada inferior, 1 placa inferior para mandíbula travada ou não travada de 2 mm, e 1 banda de tensão monocortical para a borda superior, 2 parafusos auto-atarraxantes, ou 2 miniplacas de 2 mm apropriadamente posicionadas (8,9) (Fig. 59.9). Placas de borda inferior colocadas nessas regiões devem ser levemente arqueadas além da conta para prevenir inclinação lingual da fratura, resultando em alargamento dos ângulos mandibulares e discrepâncias oclusais transversas.

Corpo

Fraturas do corpo estão localizadas entre o canino e o último molar (Fig. 59.1). A fixação das fraturas do corpo é obtida através dos mesmos métodos utilizados para as fraturas da sínfise; entretanto, atenção especial precisa ser dirigida ao nervo mentual com abordagens intra-orais e ao nervo mandibular marginal com abordagens extra-orais para essa área. A fixação rígida pode ser facilmente aplicada às fraturas do corpo utilizando uma incisão de Risdon, uma abordagem submandibular, ou uma abordagem intra-oral com ou sem a colocação transbucal de orifícios e parafusos com auxílio de trocartes.

Se a fratura for oblíqua, podem ser utilizados parafusos auto-atarraxantes múltiplos de 2,4 a 2,7 mm desde que eles permaneçam abaixo das raízes dentárias e afastados do canal alveolar inferior (Fig. 59.11). Fraturas oblíquas também podem ser tratadas com placas, porém o primeiro parafuso na placa deve ser colocado na forma de parafuso auto-atarraxante e os demais parafusos em uma posição neutra (Fig. 59.10B). Fraturas anteriores do corpo cursando através do forame mentual podem ser tratadas através da colocação de uma placa mandibular bicortical inferior (2,0 a 2,4 mm) e uma placa de tensão monocortical na borda superior. Se a fratura ocorrer em uma área edêntula do corpo, é preferível uma grande placa de reconstrução por causa da maior alavancagem produzida por qualquer dentição anterior remanescente.

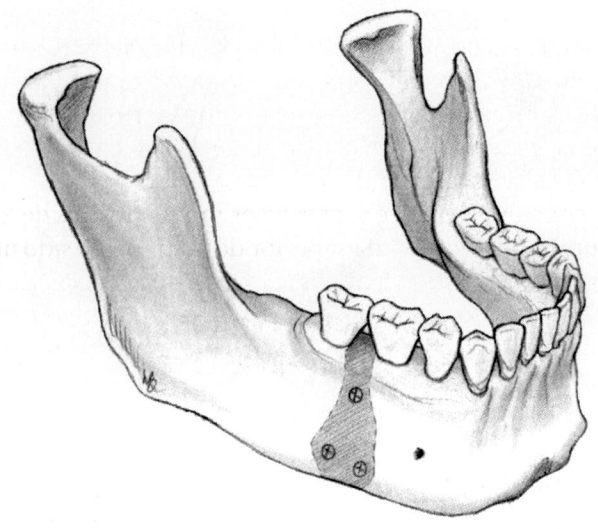

Figura 59.11
Fratura oblíqua do corpo reparada com 3 parafusos em uma técnica de parafuso auto-atarraxante.

Ângulo

Fraturas do ângulo mandibular ocorrem posteriormente ao segundo molar e ao triângulo composto pela região entre os ramos horizontal e ascendente (Fig.

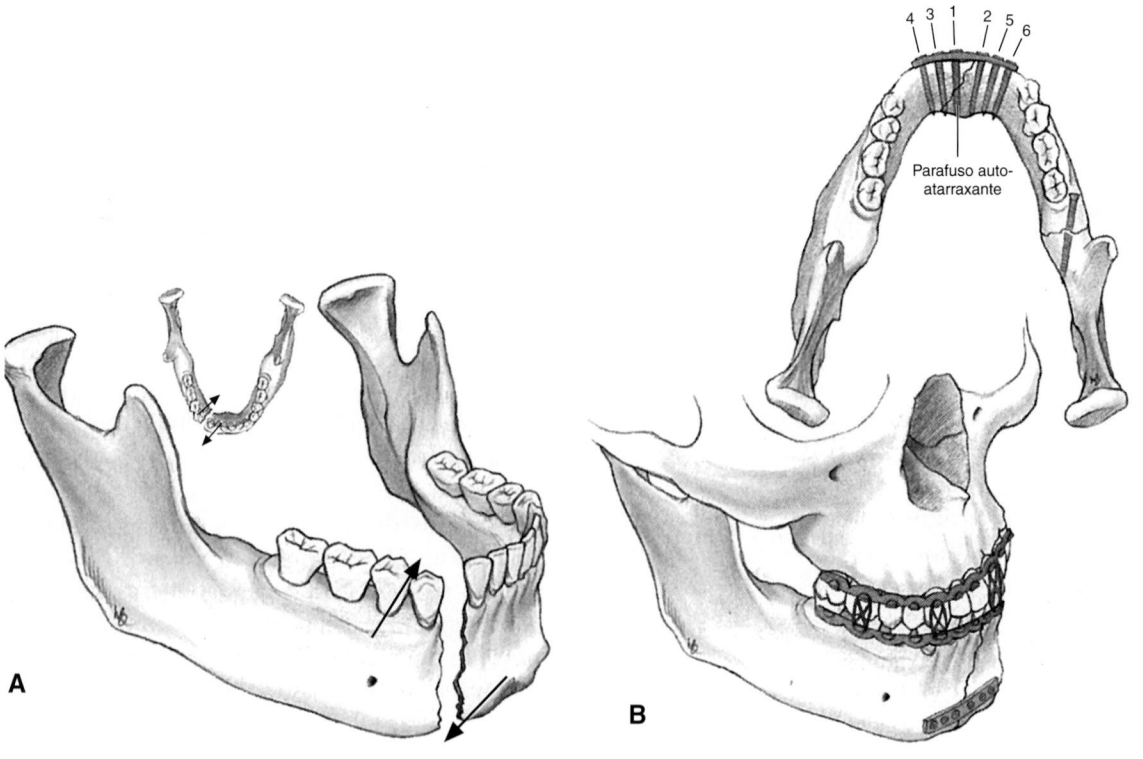

Figura 59.10
A: Fratura oblíqua da sínfise. **B:** Compressão inicial e redução da borda superior mandibular proporcionada pela barra arqueada. A placa mandibular de 2,0 mm é ligeiramente curvada e aplicada com parafusos bicorticais. O alinhamento do primeiro parafuso através do local da fratura é obtido com técnica de parafuso auto-atarraxante. Os parafusos remanescentes são colocados de forma passiva em ordem, conforme numerados.

59.1). Fraturas do ângulo estão associadas a mais alta incidência de infecção (10). A seção transversa relativamente pequena do osso nessa região e configurações de fraturas oblíquas e irregulares tornam a osteossíntese de compressão particularmente desfavorável (10). A colocação transoral de uma única miniplaca maleável (sem compressão com parafusos monocorticais de 2,0 mm) próximo à borda superior do ângulo tem sido utilizada com bons resultados (11) (Fig. 59.12A, B). A fixação rígida do ângulo com 2 miniplacas também produz resultados aceitáveis e pode ser realizada através de uma abordagem intra-oral. Essas 2 miniplacas podem ser colocadas de modo biplanar ou monoplanar, embora estudos confirmem que o método biplanar é mais estável (12) (Fig. 59.12A, C).

A abordagem externa também pode ser utilizada para aplicar qualquer dos seguintes sistemas: uma placa de reconstrução travada ou não travada na borda inferior com ou sem uma placa de tensão monocortical superior, uma placa de compressão dinâmica bicortical com colocação de parafuso neutro e uma placa de tensão monocortical superior, ou duas miniplacas monoplanares. Esses mesmos sistemas podem ser aplicados utilizando-se uma abordagem intra-oral enquanto que os orifícios e parafusos ósseos são colocados com o auxílio de trocartes transbucais. Outro método de reparo de fratura do ângulo utiliza uma técnica de um único parafuso auto-atarraxante oblíquo (Fig. 59.9). A fixação do ângulo com a técnica de parafuso auto-atarraxante, entretanto, requer que o cirurgião tenha experiência considerável e está associada a um índice de infecção de até 23% (13). Embora cada uma dessas técnicas seja efetiva, a seleção deve ser baseada na adequação das lacerações sobrejacentes, na disponibilidade do equipamento e na experiência do cirurgião.

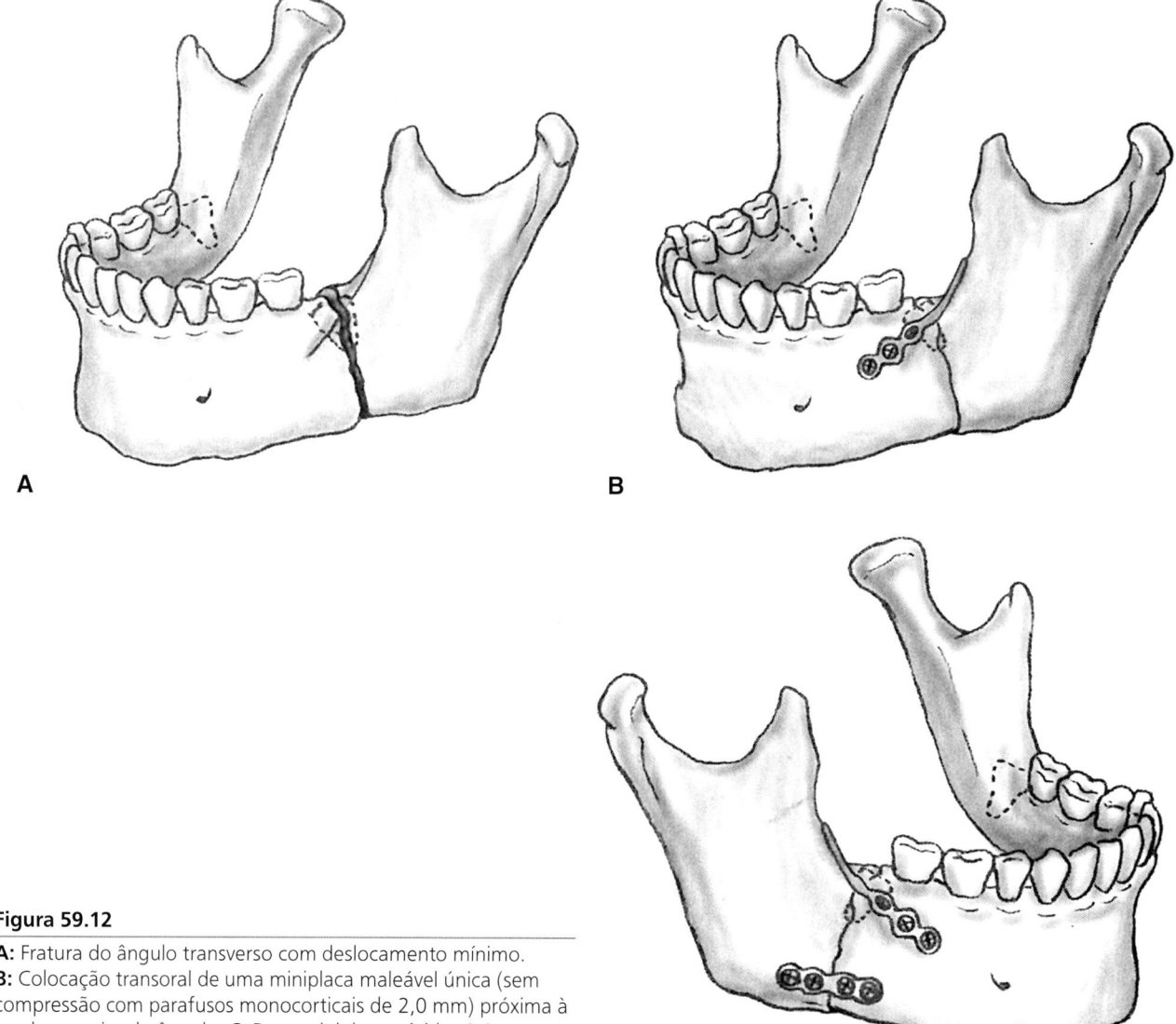

Figura 59.12

A: Fratura do ângulo transverso com deslocamento mínimo.
B: Colocação transoral de uma miniplaca maleável única (sem compressão com parafusos monocorticais de 2,0 mm) próxima à borda superior do ângulo. **C:** Duas miniplacas rígidas 2,0 para fixação do ângulo fraturado colocadas de forma biplanar.

Côndilo e Ramo

O côndilo é classificado como a área superior à linha que se estende da incisura sigmóide à borda posterior da mandíbula. O ramo é a área superior e inferior ao ângulo formado por duas linhas com o ápice na incisura sigmóide (Fig. 59.1). Fraturas nessas 2 áreas podem ser tratadas por métodos abertos ou fechados. Regra geral, fraturas condilares não deslocadas são tratadas conservadoramente com barras arqueadas e guias elásticos (conforme previamente descrito). Não existe nenhum padrão, nem estudos que subsidiem um período específico de FIM para fraturas do côndilo (2). Além disso, estudos em animais mostram que fraturas condilares cicatrizam independentemente de imobilização (14). É razoável e geralmente mais confortável para o paciente evitar a FIM e iniciar fisioterapia funcional e dirigida, utilizando barras arqueadas e elásticos, tão logo quanto possível. Evitar a FIM nessa situação permite que o paciente alcance a amplitude de movimento pré-lesão mais brevemente do que se for instituída a FIM (2). Fraturas condilares altas ou fraturas no interior da cápsula da ATM geralmente são tratadas através de redução fechada e guias elásticos em virtude do risco de necrose do fragmento proximal (cabeça condilar) com tratamento aberto.

As indicações para redução aberta de fraturas condilares permanecem em debate, porém foram sumarizadas por Zyde (15) (Tabela 59.3). Complicações que podem ocorrer com o tratamento aberto das fraturas condilares incluem hematoma, dano do nervo facial, infecção, disfunção do nervo auriculotemporal, síndrome de Frey e formação de cicatriz. Os objetivos do tratamento de fraturas condilares são amplitude de movimento razoavelmente normal e relativamente indolor após a lesão, boa oclusão e simetria da mandíbula (16).

A redução aberta das fraturas condilares nos adultos pode ser justificada por deslocamento, má oclusão e fraturas irredutíveis ou instáveis, nos quais a FIM deve ser evitada. O grau de deslocamento condilar e a angulação que justificam o tratamento aberto permanecem controversos. Alguns estudos demonstraram que pacientes com fraturas do processo condilar deslocado tratados com técnicas fechadas apresentam altura significativamente reduzida da face posterior do ramo no lado da fratura e maior inclinação da oclusão em direção ao lado da fratura, quando comparados com aqueles pacientes cujas fraturas do processo condilar foram tratadas de forma aberta (17). Outros estudos demonstraram não haver diferenças na oclusão pós-operatória quando comparadas fraturas do côndilo com tratamentos aberto e fechado; entretanto, aqueles pacientes tratados com redução fechada apresentaram níveis significativamente mais altos de dor mandibular crônica (18). Fraturas condilares, subcondilares e do ramo podem ser estabilizadas com uma única miniplaca mandibular de 2,0 mm, com no mínimo 2 parafusos de cada lado da linha de fratura.

CONSIDERAÇÕES ESPECIAIS

Fixação Externa

A estabilização de defeitos e fraturas mandibulares por fixação externa é aplicável em ferimentos por arma de fogo contaminados ou infecções resultantes da perda de continuidade mandibular (Fig. 59.13). Embora a fixação rígida com implante de uma placa de reconstrução tridimensional possa ser utilizada nesse caso, a fixação externa proporciona a vantagem de estabilidade dos fragmentos sem FIM e sem a colocação de um grande corpo estranho no ferimento, permitindo acessar o ferimento para desbridamento e higiene subseqüentes. Após a resolução da infecção e a cicatrização do revestimento de tecido mole, a reconstrução pode ser obtida através de uma placa de reconstrução tradicional com enxerto ósseo ou transferência de tecido livre.

Manejo dos Dentes na Linha da Fratura

Geralmente, há concordância acerca de que dentes previamente saudáveis possam ser mantidos na linha da fratura se o ligamento periodontal associado ao dente estiver razoavelmente intacto, proporcionando suprimento sanguíneo adequado. Ao contrário, dentes que sofreram um evento estrutural ou pulpar maior ou que

---

TABELA 59.3

INDICAÇÕES PARA REDUÇÃO ABERTA DAS FRATURAS DO CÔNDILO MANDIBULAR

Indicações absolutas
Deslocamento em direção à fossa craniana medial
Corpo estranho na cápsula articular (p. ex., ferimento por arma de fogo)
Desvio extracapsular lateral do côndilo
Incapacidade para abrir a boca ou alcançar a oclusão após 1 semana
Fratura aberta com potencial para fibrose

Indicações relativas
Fraturas condilares unilaterais ou bilaterais associadas a fraturas mediofaciais cominutivas
Fratura cominutiva da sínfise e do côndilo com perda dos dentes
Fratura deslocada resultando em mordida aberta ou retrusão nos adultos clinicamente comprometidos, mentalmente instáveis ou retardados
Côndilo deslocado com mandíbula edêntula, ou parcialmente edêntula, com colapso da mordida posterior

Adaptado de Zide MF. Open reduction of mandibular condyle fractures. Indications an technique. *Clin Plast Surg* 1989;16(1):69-76, com permissão.

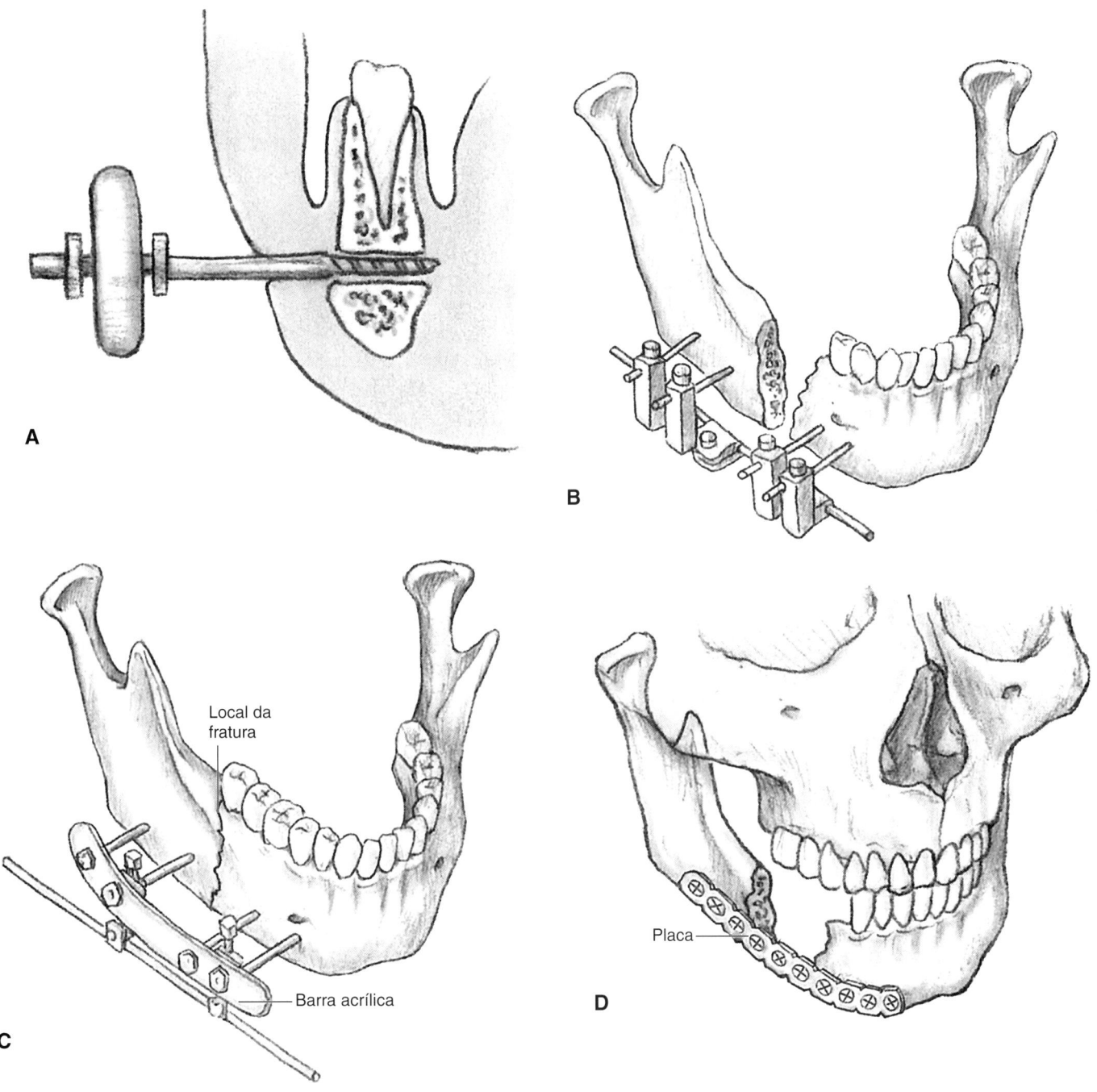

Figura 59.13
A: Colocação percutânea bicortical de parafuso de fixação externa. **B:** Aplicação de instrumental de fase primária permite alinhamento preciso da fratura ou do defeito. **C:** A barra acrílica é aplicada e curvada na segunda fase, e o instrumental da fase primária é removido. **D:** Placa de reconstrução utilizada para fazer uma ponte sobre um defeito mandibular.

impedem a redução adequada da fratura devem ser removidos. Antibióticos profiláticos têm sido recomendados quando os dentes são mantidos na linha da fratura (19). A remoção de terceiros molares previamente saudáveis na linha de fratura do ângulo pode contribuir para a instabilidade e a distração da fratura, e, portanto, eles são mantidos, porém monitorizados em relação à infecção no período pós-operatório (20).

Fraturas Edêntulas

Fraturas edêntulas são mais comuns em pacientes idosos. Embora se trate de matéria de controvérsia, o manejo clássico de uma fratura mandibular edêntula tem sido a redução fechada, na qual são aplicadas barras arqueadas às dentaduras do paciente ou *splints* de Gunning para permitir a FIM. A inerente higiene deficiente das dentaduras ou *splints*, entretanto, torna a FIM extremamente onerosa para um paciente edêntulo. Além disso, essa técnica tem a desvantagem de um controle deficiente do segmento mandibular, resultando com freqüência em redução pobre da fratura. Outro método de tratamento fechado inclui a utilização de um dispositivo de Joe Hall Morris (pino de fixação bifásico) (Fig. 59.13). Em virtude da dificuldade técnica e de resultados questionáveis com técnicas fechadas tradicionais ou *splint*, o tratamento atual para fraturas de mandíbulas edêntulas, na maior parte dos casos, é realizado com redução aberta e fixação interna, utilizando uma placa de reconstrução.

Mandíbulas marcadamente atróficas (< 20 mm na altura) tendem a fraturar no ponto mais fraco, que é na metade do corpo (Fig. 59.14), e fraturas gravemente atróficas (altura vertical < 10 mm) apresentam o maior risco de complicações. Relatos recentes sugerem que fraturas de mandíbulas atróficas respondem melhor à redução aberta e à fixação (21). Considerar o tratamento aberto de fraturas mandibulares atróficas nos casos de deslocamento importante; técnicas fechadas apresentam alto risco de consolidação viciosa, não consolidação ou habilidade oral disfuncional continuada após o reparo. Métodos de reparo incluem a utilização de placas de reconstrução travadas ou não travadas, miniplacas, bandejas de redes reabsorvíveis com leito de enxerto ósseo sobre placas de reconstrução e reconstrução com retalho ósseo livre (22-25). Entretanto, muitos pacientes são idosos ou debilitados, e a necessidade de uma grande cirurgia deve ser pesada em relação às condições médicas e aos desejos.

Fraturas Cominutivas

Fratura cominutiva é definida como uma fratura na qual uma única região anatômica quebra-se em pedaços. Fraturas cominutivas da mandíbula têm sido tratadas de formas variadas, incluindo redução fechada, fixação com pino externo, fixação com fio interno e redução aberta com fixação interna utilizando placas, parafusos e fios. A maior parte das não-uniões nessas fraturas resulta de imobilização inadequada de fragmentos cominutivos. Estudos recentes sugerem que a dissecação periosteal para a redução aberta nesse grupo de pacientes não leva ao aumento de infecções, desde que os fragmentos estejam adequadamente estabilizados (26). Muitas dessas fraturas podem ser reduzidas e fixadas pelo uso de placas de reconstrução com índices de complicação mais baixos do que fixação com pino externo e técnicas de redução fechada (26) (Fig. 59.8).

Fraturas Pediátricas

Quase todas as fraturas envolvendo a dentição decídua podem ser tratadas através de redução fechada. Técnicas rígidas e abertas, que colocam em risco os brotos dos dentes em desenvolvimento, geralmente são evitadas e raramente indicadas. A complicação mais ameaçadora das fraturas pediátricas do côndilo é o desenvolvimento de anquilose da ATM, a qual pode alterar o crescimento da mandíbula e produzir uma grave deformidade facial. A mobilização precoce, que é a base do tratamento, reduz a fibrose e a anquilose e restaura o músculo e a estimulação óssea, que é necessária para o crescimento simétrico continuado. Seis meses de terapia com dispositivo funcional e guias elásticos, iniciados imediatamente após a lesão, são úteis na manutenção da oclusão apropriada e na restauração da posição mandibular.

Fraturas pediátricas da sínfise e do corpo com freqüência são em galho verde. Essas fraturas geralmente são reduzidas, reforçadas e auto-retidas pela oclusão ou pelas margens da fratura. Podem ser tratadas com

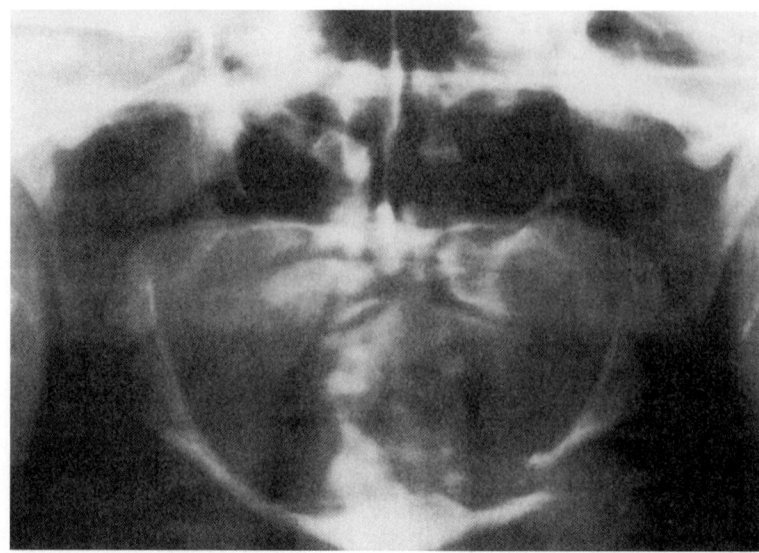

Figura 59.14

A mandíbula atrófica, edêntula, com freqüência fratura-se na região média do corpo, onde a atrofia é mais avançada.

antibióticos, dieta leve, redução imediata da oclusão e estabilização. Em associação com fraturas do côndilo, a fixação interna de fraturas do corpo e da sínfise limita a necessidade de FIM e permite a mobilização precoce do côndilo fraturado. Placas e parafusos devem ser posicionados na borda inferior da mandíbula, e pode ser necessário removê-los para evitar complicações à medida que o paciente cresce.

Remoção do Instrumental

A necessidade de remoção do instrumental é controversa. O titânio, ao contrário do aço inoxidável utilizado nas placas antigas, forma uma íntima associação com o osso, que faz com que a remoção da placa seja tecnicamente difícil e provavelmente desnecessária.

COMPLICAÇÕES

Os fatores contributivos mais comuns para resultados ruins no reparo de fraturas são ausência de dentes, articulação bilateral da mandíbula, suprimento sanguíneo endosteal arterial único, nutrição deficiente, doença sistêmica, fraca complacência do paciente, retardo na apresentação e abuso de drogas. Complicações como infecção, não-união, consolidação viciosa, união fibrosa, sangramento, anestesia do lábio inferior, trismo, má oclusão, perda de dentes, paresia do nervo facial e resultados cosméticos desfavoráveis têm sido relatadas por volta de 40% ou mais (19). Essa porcentagem pode ser bastante reduzida, entretanto, através da rigorosa aderência aos dados relacionados ao reparo de fraturas previamente delineado neste capítulo. A Tabela 59.4 lista as complicações das fraturas mandibulares. A taxa de infecção em fraturas mandibulares é de cerca de 10%, e a incidência de osteíte é de aproximadamente 3% (27, 28). Em um estudo, um índice de 1,1% de má oclusão foi encontrado entre pacientes tratados com técnicas rígidas (29). A marcada má oclusão imediatamente após a fixação rígida provavelmente é causada por erro no alinhamento do fragmento e será permanente, a não ser que haja correção por pronta revisão da cirurgia. Técnicas cirúrgicas ortognáticas padrões podem ser utilizadas para corrigir a má oclusão provocada pela consolidação viciosa de fraturas da mandíbula. Embora a anquilose pós-traumática da ATM seja rara, a incidência real de disfunção da ATM após fratura mandibular é difícil de estabelecer em virtude da natureza subjetiva da avaliação e do tempo prolongado que, com freqüência, decorre antes de a lesão articular interna se manifestar. Transtornos sensoriais do nervo alveolar inferior são comuns após fratura mandibular, porém a formação de neuroma traumático é rara.

EMERGÊNCIAS

Emergências relacionadas às fraturas mandibulares estão listadas na Tabela 59.5. Fraturas bilaterais do corpo mandibular podem causar deslocamento do arco mandibular anterior pela presença da musculatura supra-hióide. Isso pode acarretar comprometimento precipitado da via aérea, especialmente quando o paciente está na posição supina. A intervenção imediata é necessária pela colocação do paciente em decúbito lateral e da união temporária dos dentes com um fio, ou pelo estabelecimento de uma via aérea através de intubação ou traqueotomia. A otorréia cerebrospinal pode sugerir deslocamento da cabeça condilar para dentro da fossa craniana medial. Tal lesão pode estar associada a rompimento dural; a consulta ao neurocirurgião e a pronta redução aberta são apropriadas. Lesão concomitante da artéria carótida interna adjacente ocasionalmente ocorre em conjunção com fraturas do colo condilar. Uma fratura gravemente deslocada pode demandar investigação mais aprofundada em relação à integridade da artéria carótida adjacente. Hemorragia abundante raramente acompanha a fratura mandibular, porém sangramento preocupante ocasionalmente emerge da artéria alveolar inferior no interior do canal mandibular. A ligação desse vaso é difícil, e a redução temporária da fratura efetivamente tampona o local do sangramento.

CONSIDERAÇÕES FUTURAS

Recentemente, técnicas endoscópicas permitiram excelente redução e reparo de fraturas subcondilares utilizando-se uma incisão intra-oral, trocartes extra-orais e uma placa mandibular com, no mínimo, 2 parafusos no segmento proximal.

TABELA 59.4 — COMPLICAÇÕES
FRATURAS MANDIBULARES

Infecção
Má oclusão, consolidação viciosa, não-união
Anquilose da articulação temporomandibular
Disfunção da articulação temporomandibular
Transtornos sensoriais do nervo alveolar inferior
Trismo
Perda de dente
Dano ao nervo facial
Resultado cosmético desfavorável

TABELA 59.5 — EMERGÊNCIAS
FRATURAS MANDIBULARES

Obstrução da via aérea
Deslocamento condilar em direção à fossa craniana média
Lesão adjacente à artéria carótida interna
Hemorragia

Resultados da pesquisa sobre a eficácia de materiais de fixação rígida reabsorvíveis podem em breve proporcionar aos cirurgiões de cabeça e pescoço um dispositivo de fixação mandibular ideal. A fixação reabsorvível de fraturas mandibulares é uma opção atrativa no tratamento de fraturas mandibulares pediátricas e atualmente está sob investigação.

PONTOS IMPORTANTES

- Fraturas do colo condilar estão associadas a deslocamento ântero-medial do côndilo em virtude da ação do músculo pterigóide lateral.
- Fraturas unilaterais do côndilo produzem uma mordida aberta característica no lado oposto à fratura.
- O mento desvia durante a abertura na direção do lado do côndilo fraturado.
- Fraturas deslocadas bilateralmente dos côndilos estão associadas a uma mordida aberta anterior simétrica.
- Quase todas as fraturas do ângulo mandibular são desfavoráveis e necessitam de redução aberta.
- Fraturas do ângulo verticalmente desfavoráveis resultam em deslocamento medial do segmento proximal da fratura.
- Ao avaliar uma lesão mandibular ou da ATM, é útil medir a abertura intercisional máxima; o limite inferior normal é 40 mm.
- Em quase todos os casos, os dentes na linha da fratura mandibular estão preservados.
- Entre crianças, a anquilose pós-traumática das fraturas condilares produz o desenvolvimento de grave assimetria facial.
- Fraturas bilaterais do corpo mandibular, especialmente nos pacientes edêntulos, podem permitir que o arco anterior da mandíbula caia posteriormente e obstrua a via aérea.
- Quando má oclusão é detectada imediatamente após redução aberta com fixação rígida, a cirurgia de revisão geralmente é necessária para corrigir o erro no alinhamento do fragmento.

REFERÊNCIAS

1. Wilson IF, Lokeh A, Benjamin CI, et al. Prospective comparison of panoramic tomography (zonography) and helical computed tomography in the diagnosis and operative management of mandibular fractures. *Plast Reconstr Surg* 2001;107(6):1369-1375.
2. Ellis E 3rd. Condylar process fractures of the mandible. *Facial Plastic Surg* 2000;16(2):193-205.
3. Luyk NH, ed. Principles of management of fractures of the mandible. In: Peterson LJ, Indresano AT, Marciani RD, et al., eds. *Principles of oral and maxillofacial surgery*, Vol. 1. Philadelphia: JB Lippincott, 1992:407.
4. Leach J, Truelson J. Traditional methods vs rigid internal fixation of mandible fractures. *Arch Otolaryngol Head Neck Surg* 1995;121:752.
5. Toma VS, Mathog RH, Toma RS. Transoral versus extraoral reduction of mandible fractures: a comparison of complication rates and other factors. *Otolaryngol Head Neck Surg* 2003;128(2):215-219.
6. Tuovinen V, Norholt SE, Sindet-Pedersen S, et al. A retrospective analysis of 279 patients with isolated mandibular fractures treated with titanium miniplates. *J Oral Maxillofac Surg* 1994;52:931-935.
7. Haug RH, Street CC, Goltz M. Does plate adaptation affect stability? A biomechanical comparison of locking and nonlocking plates. *J Oral Maxillofac Surg* 2002;60(11):1319-1326.
8. Cabrini Gabrielli MA, Real Gabrielli MF, Marcantonio E. Fixation of mandibular fractures with 2.0-mm miniplates: review of 191 cases. *J Oral Maxillofac Surg* 2003;61(4):430-436.
9. Ellis E 3rd, Ghali GE. Lag screw fixation of anterior mandibular fractures. *J Oral Maxillofac Surg* 1991;49(1):13-21; discussion 21-22.
10. Zacharaides N, Papademetriou I. Complications of treatment of mandible fractures with compression plates. *Oral Surg Oral Med Oral Pathol Oral Radiol Endod* 1995;79:150-153.
11. Ellis E 3rd, Walker LR. Treatment of mandibular angle fractures using one noncompression miniplate. *J Oral Maxillofac Surg* 1996;54(7):864-871; discussion 871-872.
12. Fox AI, Kellman RM. Mandibular angle fractures: two-miniplate fixation and complications. *Arch Facial Plast Surg* 2003;5(6):464-469.
13. Ellis E 3rd, Ghali GE. Lag screw fixation of mandibular angle fractures. *J Oral Maxillofac Surg* 1991;49:234-243.
14. Walker RV. Traumatic mandibular condyle dislocations. *Am J Surg* 1960;100:850-863.
15. Zide ME. Open reduction of mandibular condyle fractures. Indications and technique. *Clin Plast Surg* 1989;16(1):69-76.
16. Walker RV. Discussion: open reduction of condylar fractions of the mandible in conjunction with repair of discal injury: a preliminary report. *J Oral Maxillofac Surg* 1988;46(4):262-263.
17. Ellis E 3rd, Throckmorton G. Facial symmetry after closed and open treatment of fractures of the mandibular condylar process. *J Oral Maxillofac Surg* 2000;58(7):719-728; discussion 729-730.
18. Haug RH, Assael LA. Outcomes of open versus closed treatment of mandibular subcondylar fractures. *J Oral Maxillofac Surg* 2001;59(4):370-375; discussion 375-376.
19. Fonseca RJ, ed. Mandible fractures. In: Spina AM, Marciani RD, eds. *Oral and maxillofacial surgery*, 1st ed, Vol. 3. Philadelphia: WB Saunders Company, 2000.
20. Ellis E 3rd. Outcomes of patients with teeth in the line of mandibular angle fractures treated with stable internal fixation. *J Oral Maxillofac Surg* 2002;60(8):863-865; discussion 866.
21. Bruce RA, Ellis E 3rd. The second Chalmers J. Lyons Academy study of fractures of the edentulous mandible. *J Oral Maxillofac Surg* 1993;51:904-911.
22. Sikes JW, Smith BR, Mukherjee DP. An in vitro study of the effect of bony buttressing on fixation strength of a fractured atrophic edentulous mandible model. *J Oral Maxillofac Surg* 2000;58(1):56-61; discussion 62.
23. Iatrou I, Samaras C, Theologie-Lygidakis N. Miniplate osteosynthesis for fractures of the edentulous mandible: a clinical study 1989-96. *J Craniomaxillofac Surg* 1998;26(6):400-404.
24. Louis P, Holmes J, Fernandes R. Resorbable mesh as a containment system in reconstruction of the atrophic

mandible fracture. *J Oral Maxillofac Surg* 2004;62(6):719-723.
25. Zide MF, Ducic Y. Fibula microvascular free tissue reconstruction of the severely comminuted atrophic mandible fracture–case report. *J Craniomaxillofac Surg* 2003;31(5):296-298.
26. Ellis E 3rd, Muniz O, Anand K. Treatment considerations for comminuted mandibular fractures. *J Oral Maxillofac Surg* 2003;61(8):861-870.
27. Andersson L, Hultin M, Nordenram A, *et al.* Jaw fractures in Stockholm (1978-1980). *Int J Oral Surg* 1984;13:194.
28. Busuito MJ, Smith DJ, Robson MC. Mandibular fractures in an urban trauma center. *J Trauma* 1986;26:826.
29. Raveh J, Vuillemin T, Ladrach K, *et al.* Plate osteosynthesis of 367 mandibular fractures. *J Craniomaxillofac Surg* 1987;15:244.

CAPÍTULO 60

Fraturas Maxilares e Periorbitais

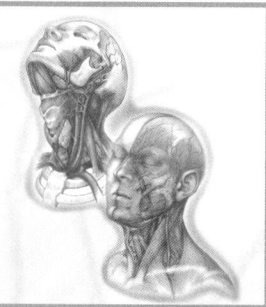

Brendan C. Stack, Jr. ▪ Francis P. Ruggiero

O trauma maxilofacial é um sério problema médico e socioeconômico que continua a aumentar ao longo das décadas recentes, porém parece ter se estabilizado ou mesmo diminuído em alguns ambientes, talvez em virtude da maior segurança dos veículos e do emprego de *air bag* (1). Fraturas do esqueleto facial tradicionalmente eram avaliadas e tratadas de forma segmentar, mesmo se lesões complexas fossem óbvias durante a avaliação inicial. Essa abordagem geralmente produzia resultados aceitáveis, se as fraturas fossem decorrentes de impacto de baixa velocidade, e o deslocamento era mínimo. Entretanto, sucesso similar no tratamento de lesões devidas a impacto de alta velocidade com freqüência não era alcançado. Cirurgiões com experiência em trauma maxilofacial reconheceram que os resultados insatisfatórios eram causados pela abordagem segmentar. Portanto, todas as fraturas do terço médio da face precisam ser avaliadas como possíveis lesões órbito-zigomáticas-maxilares e não como fraturas por ruptura, malares ou de Le Fort, cada uma isolada. O objetivo do tratamento precisa ser a restauração anatômica exata da unidade esquelética mediofacial em vez do reposicionamento aproximado de suas partes componentes.

ANATOMIA

A estrutura do esqueleto mediofacial está relacionada com sua adaptação mecânica a forças geradas pela mastigação. Forças de mais de 91.900 g por polegada quadrada são desenvolvidas durante a mastigação. O conceito de vigas descreve as áreas relativamente mais fortes do esqueleto mediofacial que sustentam a carga dessas forças orientadas verticalmente. Vigas orientadas horizontalmente também existem para suportar as vigas verticais.

Vigas

O sistema de vigas vertical possui 7 componentes, incluindo 3 pilares pareados e 1 estrutura ímpar: (a) o pareado medial, ou nasomaxilar (também conhecido como nasofrontal), vigas que se estendem do alvéolo maxilar anterior ao longo da abertura piriforme e órbita medial, através dos ossos nasal e lacrimal para o osso frontal; (b) o pareado lateral, ou zigomático-maxilar, vigas que se estendem do alvéolo maxilar lateral ao longo da maxila lateral para a eminência malar do zigoma, então superiormente ao longo da borda orbital lateral para o osso frontal. Eles também se estendem lateralmente ao osso temporal via arco zigomático; (c) as vigas pareadas **pterigóide-maxilar,** que se estendem posteriormente da maxila para as placas pterigóides do osso esfenóide; (d) o septo da linha média do osso nasal, consistindo do vômer e da placa perpendicular do osso etmóide, conecta o processo palatino da maxila ao osso frontal (2).

As vigas verticais mais curvadas são reforçadas por uma quantidade de vigas horizontais. Estas incluem as margens orbitais superior e inferior, o alvéolo maxilar e palato, o processo zigomático do osso temporal, a borda da asa maior do osso esfenóide e as placas pterigóides do osso esfenóide.

Maxila

A maxila, ou mandíbula superior, consiste de ossos pareados também denominados maxila. Cada maxila contém um corpo oco, envolvendo o seio maxilar, ou antro. Projeções do corpo maxilar se estendem superior e medialmente para os ossos frontal e nasal e lateralmente para o zigoma. O processo palatino inferior e medial da maxila forma o volume do palato duro. O processo alveolar da maxila se estende inferiormente e sustenta os dentes superiores (3).

O osso da maxila em sua maior parte é fino. A parede lateral do antro maxilar, entretanto, inclui uma borda de osso compacto mais espesso. É nessa área que emerge a viga zigomático-maxilar. Parece que a maior carga oclusal é sustentada por essa viga (4).

Zigoma

O zigoma é um osso relativamente robusto, que é importante estruturalmente como um componente integral do sistema de viga e também forma a proeminência malar esteticamente vital. É uma pedra fundamental, uma vez que integra as vigas verticais zigomático-maxilar e zigomático-frontal (ZF) para as vigas horizontais infra-orbitais e do arco zigomático. Relaciona-se com os ossos faciais circunvizinhos por meio de 4 projeções superficiais e 2 profundas.

As projeções superficiais do zigoma definem 2 arcos externos críticos do contorno facial (Fig. 60.1). O arco vertical segue o curso da viga zigomático-maxilar, percorrendo o processo zigomático do osso frontal, sobre o zigoma propriamente dito, para a parede antral lateral da maxila. O arco horizontal corre da maxila na área da fossa lacrimal, através do zigoma, para o processo zigomático do osso temporal. O ponto de interseção dos arcos vertical e horizontal define a localização da proeminência malar.

As projeções profundas são a projeção esfenóide, que se articula ao longo da parede orbital lateral com a placa orbital, do osso esfenóide, e a projeção do assoalho orbital, que se articula com a superfície orbital da maxila no extremo do aspecto lateral do assoalho orbital. As projeções do assoalho orbital e esfenóide repousam abaixo e perpendicularmente aos arcos externos do contorno na área da borda orbital ínfero-lateral, fortalecendo amplamente essa porção da borda.

Órbita

Contribuições de sete ossos formam cada órbita: frontal, esfenóide, lacrimal, etmóide, maxila, zigoma e palatino (5). As projeções palpáveis anteriores da órbita óssea são denominadas margens orbitais. A borda orbital superior é formada pelo osso frontal; a borda orbital lateral é composta inteiramente pelo zigoma; a borda inferior recebe contribuições do zigoma e da maxila (3). Não existe uma borda medial verdadeira na área de confluência da órbita, da fossa lacrimal, da glabela e do dorso nasal. As margens orbitais formam a estrutura de um osso relativamente robusto no limite anterior da órbita.

A órbita interna é grosseiramente piramidal na forma e formada pelo teto orbital mais fino, paredes e assoalho. O maior diâmetro da órbita é de aproximadamente 1,5 cm posterior à borda orbital inferior, onde o teto orbital possui uma concavidade que o localiza a aproximadamente 5 mm acima da borda orbital superior. O assoalho orbital também é côncavo, com uma profundidade de aproximadamente 3 mm em relação à borda orbital inferior. O globo repousa no interior dessa concavidade (Fig. 60.2). No aspecto posterior, o assoalho é convexo. O aspecto póstero-medial do assoalho orbital inclina-se para cima em direção à parede medial orbital sem uma demarcação definida (Fig. 60.3). Lateral e posteriormente, o assoalho é separado da asa maior do osso esfenóide pela fissura or-

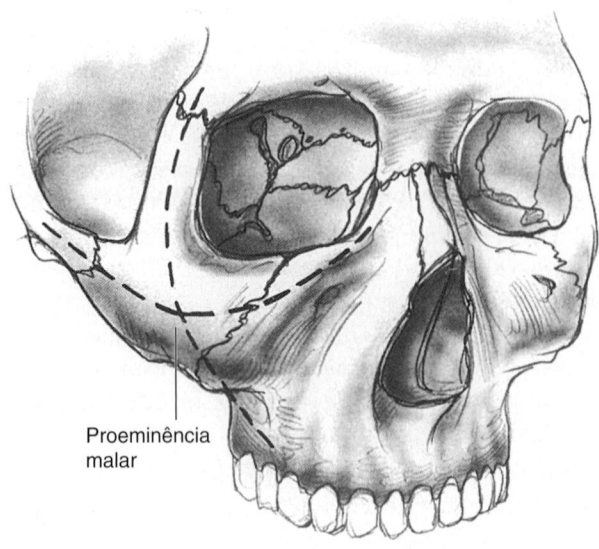

Figura 60.1

Arcos do contorno externo vertical e horizontal (complexo zigomático). Interseção em X *(linhas tracejadas)* marca a posição da proeminência malar.

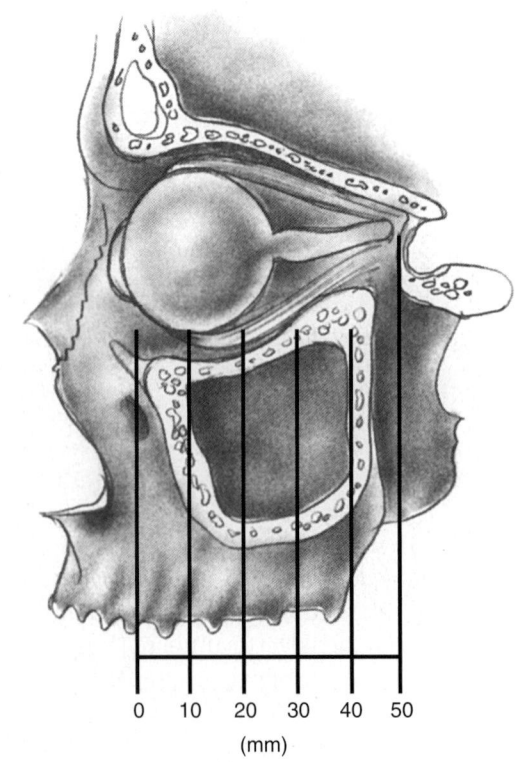

Figura 60.2

Secção longitudinal da órbita. O globo repousa na área da porção côncava do assoalho orbital, e os tecidos moles retrobulbares são sustentados pelo assoalho convexo posterior. A escala milimetrada identifica a posição das duas áreas de contorno do assoalho opostas em relação à borda orbital inferior e ao ápice orbital.

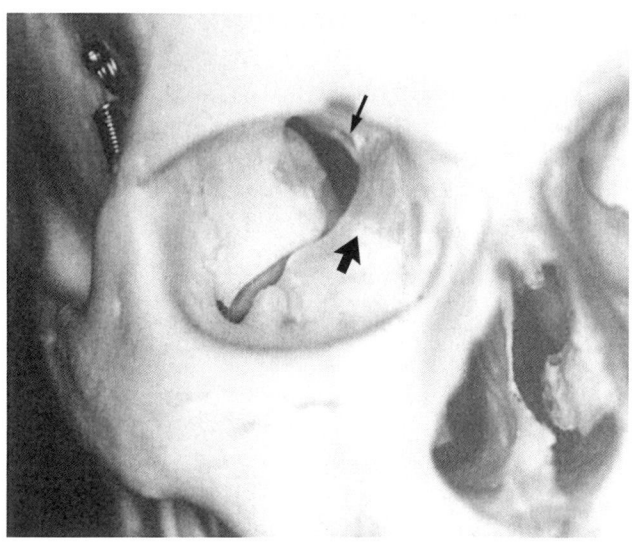

Figura 60.3
O assoalho orbital convexo posterior (*seta maior*) inclina-se gradualmente em direção à parede medial. Uma dissecação de 40 mm em direção à órbita a partir da borda inferior pode ser necessária para reparar esta área. O forame óptico (*seta menor*) está imediatamente medial e superiormente a este limite posterior da dissecação.

bital inferior. O forame óptico repousa posteriormente no plano da parede orbital medial; assim, é medial e superior ao ápice orbital verdadeiro (Fig. 60.4) (4).

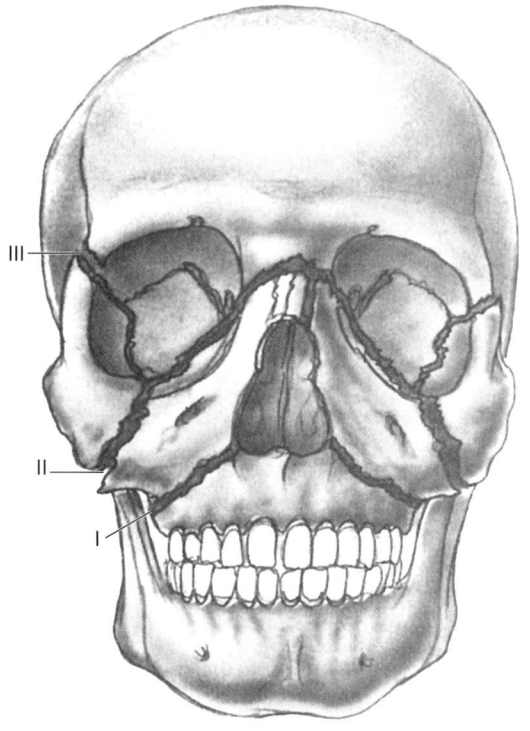

Figura 60.4
Níveis de fratura de Le Fort. Embora estes níveis geralmente não descrevam a extensão ou natureza exata das fraturas mediofaciais, eles ainda são apropriadamente utilizados para uma descrição geral dessas lesões.

FISIOPATOLOGIA/MECANISMO DO TRAUMA

Com o esqueleto mediofacial adaptado para as forças verticais de mastigação, é a força proporcionada a outros vetores que produz a importância das fraturas mediofaciais. Etiologias comuns das fraturas mediofaciais incluem acidentes com veículo a motor, assaltos e eventos esportivos.

Fraturas de Le Fort

René Le Fort introduziu uma classificação das fraturas mediofaciais com base em experimentos em cadáveres que ele realizou na primeira parte do século XX. Ele notou que as fraturas tendiam a ocorrer em localizações características, as quais correspondem a áreas relativamente fracas do esqueleto facial.

As fraturas Le Fort nível I são fraturas transversas separando os alvéolos maxilares do restante do esqueleto mediofacial (Fig. 60.5). Essas lesões geralmente resultam de força anterior dirigida à média face inferior. As vigas nasomaxilar e zigomático-maxilar são rompidas na sua extensão inferior (6). A linha de fratura estende-se então transversalmente através do seio maxilar e do septo nasal e posteriormente através do processo piramidal do osso palatino e dos processos pterigóides do osso esfenóide (2).

Fraturas nível II criam um fragmento nasomaxilar piramidal separado do esqueleto craniofacial superior. Elas resultam de uma força anterior direta de encontro à média face ou a partir de impacto inferior na sínfise mandibular transmitido para a média face via segmentos dentoalveolares da mandíbula. Mais uma vez as vigas nasomaxilar e zigomático-maxilar são rompidas, desta vez mais superiormente. A linha de fratura estende-se da raiz nasal via osso lacrimal e parede orbital medial, então anteriormente ao longo do assoalho orbital para o canal infra-orbital. A partir desse ponto, a linha de fratura segue a sutura zigomático-maxilar para a parede maxilar ântero-lateral. Posteriormente, a linha de fratura passa através da superfície infratemporal da maxila através das placas pterigóides inferiores (6,7).

Fraturas nível III, que resultam em separação completa do esqueleto facial da base do crânio, são menos comuns. Elas geralmente resultam de uma força anterior dirigida obliquamente ao plano das vigas verticais. As vigas verticais são rompidas na sua extensão maior superior. A linha de fratura estende-se através da raiz do nariz, através do osso lacrimal e da parede orbital medial, através do assoalho orbital para a fissura orbital inferior. A partir desse ponto, uma linha de fratura atravessa a parede orbital lateral conforme se aproxima da sutura frontozigomática; uma segunda linha passa sobre a parte posterior da maxila para as pla-

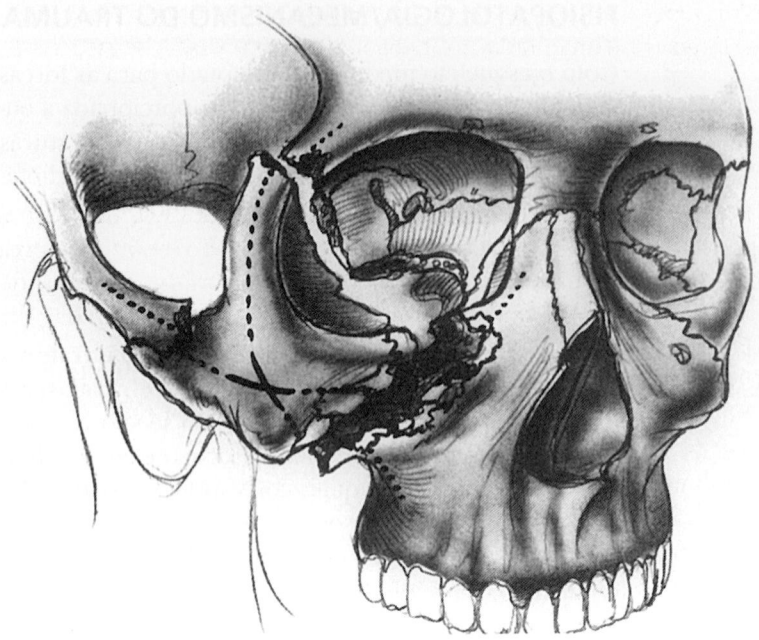

Figura 60.5
Arcos externos do contorno do zigoma rompidos *(linhas pontilhadas)* com cominuição da borda orbital inferior e parede antral lateral. A redução em 3 pontos totalmente exata da extremidade inferior do arco vertical e extremidade anterior do arco horizontal pode não ser possível. Pode ser necessária redução aberta do arco zigomático.

cas pterigóides inferiores. Uma linha de fratura adicional do arco zigomático completa a disjunção craniofacial (6,7).

Na prática clínica, os padrões das fraturas maxilares encontrados raramente estão tão ordenados como a discussão anterior sugere. Uma leitura do trabalho original de Le Fort demonstra que ele, com certeza, não desconhecia isso. O esquema de classificação dos níveis I a III é uma destilação de algumas de suas mais significativas observações experimentais, porém não abrangente. Nos seus experimentos, e mais definitivamente no trauma da vida real, a força é imposta de forma desigual a cada lado da face, em vários ângulos, e com localizações variáveis do impacto. As fraturas resultantes podem ser assimétricas de um lado da face para o outro (*i. e.*, Le Fort II na esquerda, Le Fort III na direita), podem combinar-se com outras fraturas para criar um padrão mais complexo [*i. e.*, fratura de Le Fort II e uma fratura zigomático-maxilar complexa (ZMC) no mesmo lado da face constituindo uma fratura Le Fort III "complexa"], ou podem ser fraturas maxilares absolutamente não descritas na classificação.

Outras Fraturas Maxilares

Forças anteriores localizadas entre o nariz e a proeminência malar podem produzir fraturas da parede maxilar anterior. Força significativa dirigida à média face anterior inferior, em adição à geração de padrões clássicos de fratura descritos por Le Fort, pode menos comumente causar fraturas do palato. Embora elas possam ocorrer isoladamente, fraturas palatais tendem a acompanhar lesões faciais extensivas. Com mais freqüência, o palato é fraturado em um padrão sagital, em um plano paramediano. As fraturas em algumas outras orientações e localizações também são possíveis. Indicadores clínicos de fraturas palatais incluem lacerações palatais, lacerações do lábio que se estendem em direção ao sulco gengivolabial, perda dos dentes maxilares e má oclusão devida a arco alveolar maxilar alargado.

Fraturas palatais, e em particular aquelas orientadas sagitalmente, alteram a largura da maxila e permitem a rotação dos segmentos dentoalveolares maxilares. Um dos fundamentos no tratamento de fraturas faciais graves é a restauração intra-operatória da oclusão maxilomandibular normal, com redução anatômica das fraturas seguindo a partir dessa base. Fraturas palatais, pela complicação da restauração da oclusão, podem confundir essa estratégia, se não tratadas apropriadamente primeiro (8).

Fraturas do Complexo Zigomático-Maxilar

Alguns termos são utilizados na literatura para descrever fraturas envolvendo o zigoma e os ossos com os quais ele se articula. Estes incluem fraturas do malar, fraturas do zigoma ou zigomáticas, fraturas ZMC (9), fraturas trípodes, fraturas tetrápodes, fraturas trimalares, fraturas zigomático-orbitais e fraturas órbito-zigomáticas (10). Todos esses termos enfatizam certas características que se destacam neste tipo de lesão. Por exemplo, o termo *trípode* sublinha a observação que a força contusa ao zigoma tende a romper suas 3 articulações superficiais: frontal, maxilar e temporal concomitantemente; o termo *tetrápode* acentua o envolvimento freqüente de uma quarta articulação profunda – aquela para o esfenóide. Doravante neste capítulo, o termo fratura da ZMC é utilizado para conotar o envolvimento quase universal da maxila e de outros ossos articulados nessas lesões.

Fraturas da ZMC geralmente resultam de trauma contuso à eminência malar, a característica mais proeminente da média face lateral. Elas são o segundo tipo de fratura mais comum da média face, após as fraturas nasais. Rotineiramente, elas envolvem rompimento das projeções do zigoma; em lesões mais graves, o corpo robusto do zigoma propriamente dito pode estar fraturado. Fraturas adicionais com freqüência ocorrem concomitantemente, incluindo a parede maxilar anterior e a órbita. Outra característica clínica comum das fraturas da ZMC é a dormência/parestesia facial. Ela é causada pelo dano ao nervo infra-orbital (V_2) na sua saída a partir da porção média da borda orbital inferior, que repousa diretamente no interior de uma das linhas típicas da fratura. A gravidade das fraturas ZMC parece estar mais relacionada à força e à velocidade do impacto (9) (Fig. 60.5).

Fratura do Assoalho Orbital

A complexa anatomia óssea da órbita pressupõe uma ampla possibilidade de tipos de fraturas e terminologia. Um método simples de categorizar as fraturas orbitais é 1, fraturas nas quais a borda orbital óssea externa esteja intacta, e 2, aquelas nas quais está rompida.

A fratura clássica por ruptura do assoalho orbital ocorre na ausência de uma fratura da borda orbital (Fig. 60.6). No mínimo, 3 mecanismos distintos foram propostos para este tipo de lesão. No primeiro, a teoria da condução óssea, a força contatando a borda inferior orbital é transmitida à porção mais fraca do osso composta pelo assoalho por trás dele, resultando em fratura do assoalho e borda intacta. Na segunda, a teoria hidrostática, a força impactando o globo propriamente dito causa uma compressão transitória dos conteúdos de tecido mole orbitais. A pressão resultante aumentada no interior da órbita óssea, se suficiente, causa fratura da órbita interna nas suas áreas mais fracas, primariamente o assoalho e a parede medial. Os criadores dessa teoria cunharam o termo "fratura de ruptura" para descrever esse fenômeno. Um terceiro mecanismo, recentemente reintroduzido, descreve a movimentação translacional do globo (após uma força ter sido imprimida sobre ele), com fraturas resultando diretamente do impacto do globo sobre o delgado osso do assoalho e a parede medial (11,12).

Na esfera clínica, esses mecanismos não são mutuamente excludentes; é provável que cada um, isolado ou em combinação, contribua para uma quantidade significativa de fraturas do assoalho orbital e da parede medial (11). Em qualquer evento, a etiologia mais comum das fraturas orbitais por ruptura é o assalto, com freqüência com um soco. Outras causas incluem quedas, acidentes automobilísticos e projéteis.

A despeito da familiaridade do termo fratura orbital por ruptura, fraturas orbitais internas podem, na verdade, ser muito mais comuns em combinação com lesões da borda orbital. Exemplos excelentes desse tipo de lesão são as fraturas orbitais que acompanham todas as fraturas ZMC deslocadas. O zigoma compreende toda a borda orbital lateral, assim como porções significativas de parede orbital lateral, borda inferior e assoalho. Uma fratura ZMC com qualquer deslocamento significativo do zigoma é assim, por definição, uma fratura da borda lateral e também uma fratura do assoalho orbital (13).

Outras Fraturas Orbitais

Fraturas da forte borda supra-orbital são relativamente incomuns. Elas resultam de altas forças anteriores sobre a face e freqüentemente estão associadas a fraturas do seio frontal e lesões intracranianas. Fraturas naso-orbital-etmoidais (NOE) são causadas por forças anteriores dirigidas ao centro da porção média da média face. A parede orbital medial; os seios etmoidais; os ossos nasal, lacrimal e frontal; a maxila; e o aparato cantal medial estão envolvidos nestas lesões desafiadoras. Fraturas NOE são discutidas em maiores detalhes no próximo capítulo.

AVALIAÇÃO DO PACIENTE

Tomografia Computadorizada

A avaliação de um paciente com trauma maxilar e periorbital tem melhorado muito pela utilização de tomografia computadorizada de alta resolução (TC). Essa modalidade é o "carro-chefe" da avaliação do trauma maxilar e periorbital. Varreduras axiais e coronais irão documentar linhas de fratura através de todo o esque-

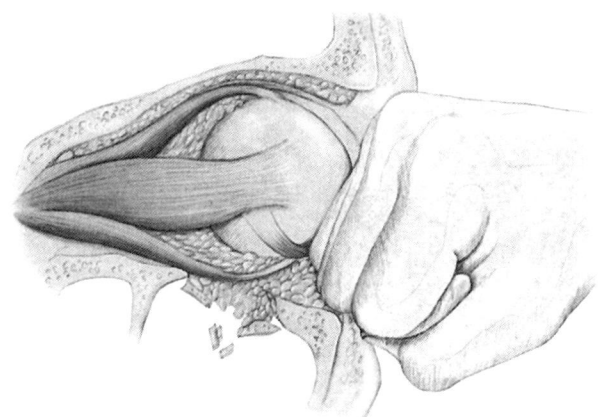

Figura 60.6
Soco resultando em uma fratura orbital "clássica" de ruptura.

leto facial. O custo da avaliação por TC de pacientes com outras fraturas faciais além de fraturas nasais e mandibulares simples parece justificado, e ela pode ser feita em muitas salas de emergência (14).

O sistema de vigas, particularmente o suporte vertical, precisa ser sistematicamente inspecionado pré-operatoriamente para documentar o grau de desalinhamento por causa do deslocamento da fratura. As linhas de fratura propriamente ditas através das vigas não ditam redução aberta, porém cominuição e desalinhamento grosseiro sugerem fortemente a necessidade da redução das fraturas sob visualização direta para restaurar a altura e a projeção da face. O ultra-som também tem sido relatado na avaliação do trauma orbital. Suas vantagens incluem o não-uso de irradiação e a capacidade de realizar o exame à beira do leito (15). Sua incorporação à avaliação padronizada do paciente com trauma facial ainda deve ocorrer (Tabela 60.1).

Avaliação Oftalmológica

A avaliação oftalmológica completa pré-operatória de todo paciente que sofreu uma fratura órbito-zigomática é um objetivo que nem sempre é realizado. Entretanto, cirurgiões de reconstrução precisam ser sensíveis à possibilidade de trauma direto ocular e devem obter consulta selecionada, conforme indicado. Um exame pré-operatório mínimo inclui teste de acuidade visual (subjetivo e objetivo em ambos os olhos), função pupilar e mobilidade ocular; inspeção da câmara anterior para hifema; e visualização do fundo para ruptura extensa. Diminuição na acuidade visual ou qualquer anormalidade observada em outras porções deste exame de rastreamento sugere que é necessário o exame detalhado por um oftalmologista antes que a reconstrução de lesões ósseas seja realizada. O valor do teste de escoamento forçado para o encarceramento muscular tem diminuído com o aumento da utilização da TC para documentar o estado das paredes orbitais e do assoalho.

TRATAMENTO DA FRATURA: PRINCÍPIOS

Reconstrução Imediata

O objetivo do tratamento moderno da fratura é a reconstrução aguda quase total ou inicial total da arquitetura óssea do esqueleto facial lesionado (Tabela 60.2). A reconstrução imediata geralmente é menos difícil e mais bem-sucedida do que a reconstrução tardia, principalmente porque a última pode ser complicada pela contração cicatricial dos tecidos moles faciais se o suporte esquelético subjacente estiver colapsado ou perdido. Durante a fase aguda da lesão, os tecidos moles são flexíveis o suficiente para permitir a restauração das configurações ósseas subjacentes com fragmentos ósseos ou enxertos ósseos autógenos. Se se permite que os tecidos moles contraiam-se em direção ao defeito ósseo, a restauração do tecido mole para uma posição normal pela restauração tardia do osso de sustentação invariavelmente produz um resultado menos desejável. Se a cirurgia de revisão para defeitos ósseos residuais menores ou lacerações for requerida, ela será enormemente facilitada se o envelope de tecido mole geral tiver sido mantido em uma posição normal por meio da redução anatômica prévia do esqueleto facial.

Fixação Maxilomandibular

A manipulação fechada da maxila para se obter intercuspação máxima dos dentes antes da aplicação da fixação maxilomandibular restaura a posição da maxila no plano horizontal, se a mandíbula estiver corretamente relacionada à base do crânio. Entretanto, ela não restabelece automaticamente a altura mediofacial, se as vigas verticais tiverem sido rompidas pelos deslocamentos das fraturas. A redução fechada e a fixação maxilomandibular são os tratamentos adequados de fraturas

---

TABELA 60.1 — DIAGNÓSTICO/AVALIAÇÃO

- Varredura por TC é o "carro-chefe" do estudo de imagem para avaliação de trauma mediofacial
- Revisão de varredura por TC facial deve incluir o estado do sistema de vigas, dos arcos zigomáticos, do volume orbital e herniação dos conteúdos orbitais
- Imagem coronal direta para assoalho orbital e imagem da base do crânio
- Nova reformatação do instrumental de imagens de fatias finas axiais oferece imagem de alta qualidade e evita a extensão cervical
- Imagem sagital pode facilitar a avaliação do trauma orbital
- Imagem por TC pós-operatória pode documentar a redução anatômica
- Avaliação básica da função visual (e, portanto, documentação) deve preceder o manejo operatório

TC, tomografia computadorizada.

TABELA 60.2 TRATAMENTO

- Reparo precoce de fraturas mediofaciais evita a contratura de tecido mole, que pode ser difícil de normalizar em uma abordagem tardia
- Atenção meticulosa para o fechamento de tecido mole e o rebatimento facial de tecido mole é essencial para alcançar uma aparência facial pré-trauma
- Redução anatômica antes da placa de fixação é a chave. Estruturas rigidamente fixadas e mal reduzidas irão resultar em uma deformidade facial persistente, requerendo revisão cirúrgica

maxilares minimamente deslocadas, menos complexas. A fixação maxilomandibular deixa a mandíbula em repouso durante as 4 a 6 semanas necessárias para a cicatrização da fratura. Fraturas maxilares encontradas com deslocamento nas varreduras por TC são mais bem tratadas através de abordagem de acesso estendido, que permite visualização direta e reconstrução anatômica do sistema de vigas. A fixação maxilomandibular pode ser realizada com *brackets* ortodônticos diretamente aplicados antes da redução aberta e de placas na linha de fratura. Este método reduz o risco da passagem de fios na barra arqueada e pode reduzir o tempo operatório. Outras inovações na fixação maxilomandibular que reduzem o risco cirúrgico e diminuem o tempo operatório incluem fixação com parafuso em 4 pontos, quando os dentes que sustentam as estruturas estão intactos, e/ou fixação por amarria com cadeias de elásticos dentários entrelaçados (16–19).

Abordagens de Acesso Estendido

O desenvolvimento de abordagens de acesso estendido tem constituído avanços paralelos na avaliação radiográfica de fraturas faciais. Essas abordagens (coronal, transconjuntival, gengivolabial e desenluvamento mediofacial) permitem redução mais acurada de deslocamentos de fratura ao mesmo tempo em que camuflam as incisões. O zigoma e todas as suas projeções, incluindo o arco zigomático, e todas as paredes da órbita podem ser segura e quase totalmente expostos através de uma combinação de incisões coronais, sublabiais e transconjuntivais. A dissecção do assoalho da órbita com freqüência não pode ser limitada à área côncava imediatamente atrás da borda orbital, porém precisa ser estendida mais profundamente em direção à órbita para reparar o assoalho póstero-medial convexo. A dissecação profunda a 5-10 mm do ápice orbital pode ser necessária para o retorno dos tecidos moles orbitais tão completamente quanto possível à sua localização normal e para colocar enxertos para restauração de formato e volume normais da órbita (Figs. 60.2 e 60.7). As extremidades inferiores das vigas verticais podem ser expostas através de incisões sublabiais estendidas que essencialmente desenluvam a maxila. Embora isso freqüentemente remova todas as inserções periosteais residuais externas para fragmentos de fratura maxilar deslocados, a união óssea deve prosseguir de uma maneira oportuna, se os fragmentos estiverem adequadamente estabilizados e o periósteo for recolocado sobre eles.

Um cirurgião pode estar hesitante quanto a realizar estas abordagens de acesso estendido em favor de abordagens mais limitadas, na esperança que qualquer assimetria facial resultante da redução incompleta da

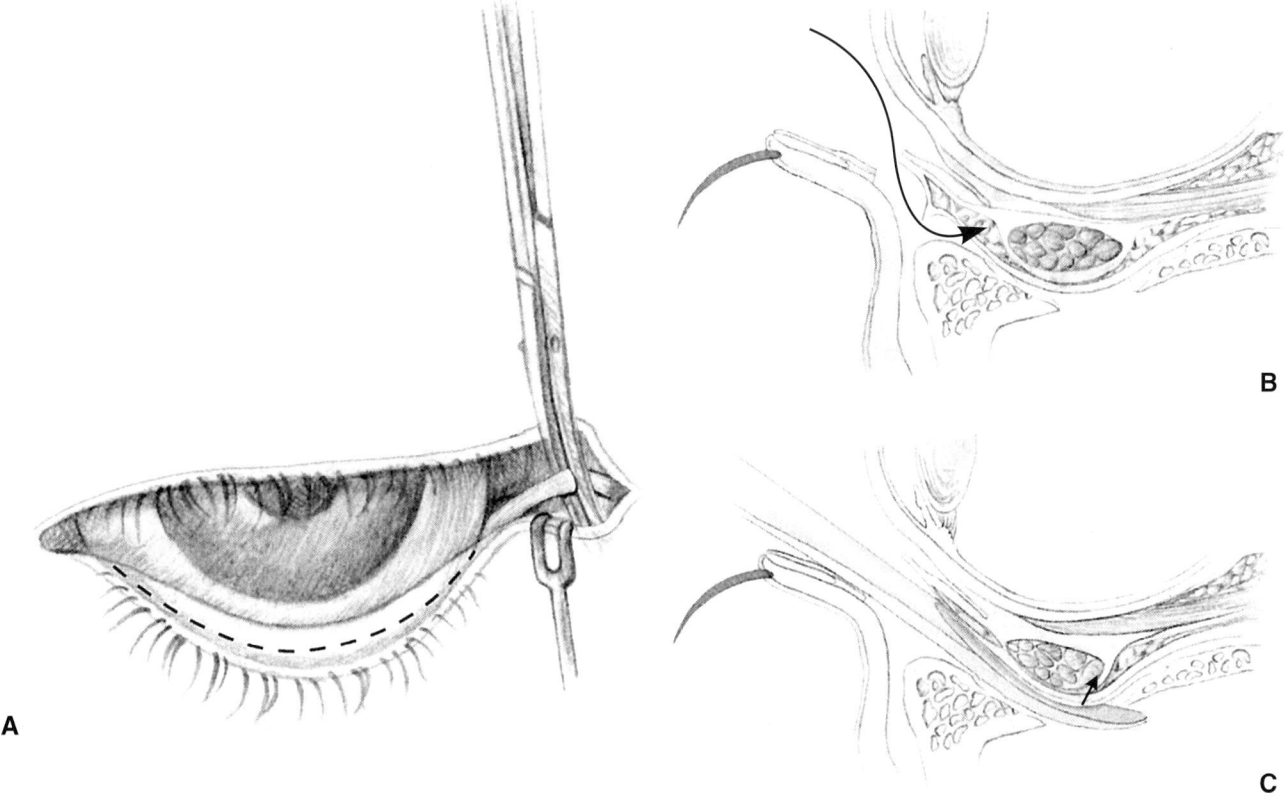

Figura 60.7

Abordagem transconjuntival para o assoalho orbital. **A:** Cantotomia lateral/cantólise e incisão conjuntival. **B:** Plano pré-tarsal de dissecação. **C:** Retração para cima dos conteúdos orbitais expondo o defeito do assoalho orbital.

fratura seja imperceptível. Entretanto, a gama de assimetrias imperceptíveis é pequena, e o cirurgião não pode confiar nisso para ocultar resultados subótimos decorrentes de reduções não anatômicas que poderiam ter sido melhoradas com reconstrução e exposição mais extensivas. O exemplo clínico clássico é um zigoma incompletamente reduzido, que resulta em alargamento facial unilateral. Abordagens extensivas podem ser realizadas precisamente e bem camufladas de forma que não comprometam a estética do paciente e facilitem o alcance de uma redução anatômica precisa. Quando abordagens de acesso estendido são utilizadas, deve-se tomar cuidado para fechá-las meticulosamente com atenção ao fechamento periosteal, à ressuspensão do tecido mole, à hemostasia e à drenagem do ferimento.

Fixação Interna Estável

Embora o termo *rígido* seja utilizado para descrever a fixação alcançada com estes implantes, é um pouco exagerado quando aplicado às fraturas maxilares. Pode ser obtida rigidez suficiente para remover toda a fixação maxilomandibular, porém, não é o bastante para permitir ao paciente retornar imediatamente à dieta normal. Dispositivos de fixação devem manter a posição do complexo maxilar dentoalveolar sob o estresse de forças geradas por mastigação de alimentos muito macios, fala e deglutição. Eles irão preservar a redução anatômica alcançada e permitir a cicatrização óssea.

MANEJO DAS FRATURAS: TÉCNICAS CIRÚRGICAS

Zigoma

A recolocação precisa de um zigoma deslocado pode ser grandemente simplificada se o cirurgião se concentrar na reconstrução dos 2 arcos externos principais do contorno. A restauração do arco horizontal restabelece as projeções anterior e lateral da bochecha, e a restauração do arco vertical restabelece a altura da proeminência malar em relação ao terço médio da face (Fig. 60.2). O zigoma reposicionado pode ser utilizado como um arcabouço para o reparo de fraturas associadas da parede orbital. Qualquer forma de reparo órbito-zigomático repousa fortemente na palpação e na visualização externa da posição do zigoma e na visualização direta das estruturas profundas através de uma pequena incisão. Portanto, esses procedimentos são retardados por 5 a 7 dias para permitir a resolução do edema do tecido mole facial. A administração pré e intra-operatória de esteróides pode reduzir a progressão do edema durante a cirurgia e facilitar a avaliação da redução e a aplicação da fixação. O reparo não é retardado mais do que 10 dias porque o músculo masseter começa a encurtar após esse tempo, tornando a elevação do zigoma e sua redução anatômica mais difíceis.

O tratamento para se obter a restauração multidimensional da posição do zigoma torna-se cada vez mais complexo à medida que a lesão de cada arco de contorno se agrava (Fig. 60.8). Apenas os pacientes com absolutamente nenhuma cominuição de qualquer das projeções dos arcos do contorno são tratados com técnicas de redução de exposição limitada, como a operação de Gillies com ou sem fixação transzigomática com pino de Steinmann. A parede lateral do antro maxilar com freqüência está cominutiva, mesmo que outras projeções dos arcos do contorno tenham sofrido fraturas simples ou separação (diástase) de uma linha de sutura. Nesses casos, a exposição através de uma incisão sublabial é necessária para permitir a avaliação da redução. A dissecação subperiosteal ao redor do nervo infra-orbital até a borda orbital inferior permite a avaliação do alinhamento da margem inferior e da parede anterior do antro. Fragmentos deslocados da parede antral lateral podem ser reposicionados para confirmar o alinhamento e fixados com uma placa de miniadaptação para estabilizar a reconstrução da viga zigomático-maxilar de encontro à tração para baixo do músculo masseter (Fig. 60.9). Em virtude do dispositivo de fixação não resistir às pesadas forças de oclusão, como na fratura de Le Fort, apenas 2 parafusos no corpo do zigoma acima e 2 parafusos na maxila abaixo são necessários para a estabilidade.

Um local alternativo para a colocação de um dispositivo de fixação rígido para lesões zigomáticas menos graves é a linha de sutura ZF reduzida. A espessura do osso acima e abaixo das linhas de sutura torna mais fácil a colocação dos parafusos e proporciona maior estabilidade à redução. Entretanto, essa maior estabilidade é desnecessária em muitos casos, e a visualização direta da redução da linha de sutura proporciona pouca informação a mais sobre a posição geral do zigoma do que a visualização direta da parede antral lateral. A incisão na lateral da sobrancelha ou blefaroplastia superior necessária para expor a linha de sutura pode deixar uma cicatriz perceptível.

A progressão para fraturas mais complexas geralmente envolve cominuição da parede antral lateral e do aspecto medial da borda orbital inferior, assim como deslocamento da linha ZF de sutura. Nesses casos, o realinhamento preciso necessita da exposição da borda inferior através de uma incisão transconjuntival e exposição da linha ZF de sutura através da mesma incisão após a desinserção do ligamento cantal lateral, através de uma incisão separada na sobrancelha lateral, ou através de uma incisão coronal, se indicada para outras fraturas. A redução inicial do zigoma é realizada na linha ZF de sutura. Essa redução é tem-

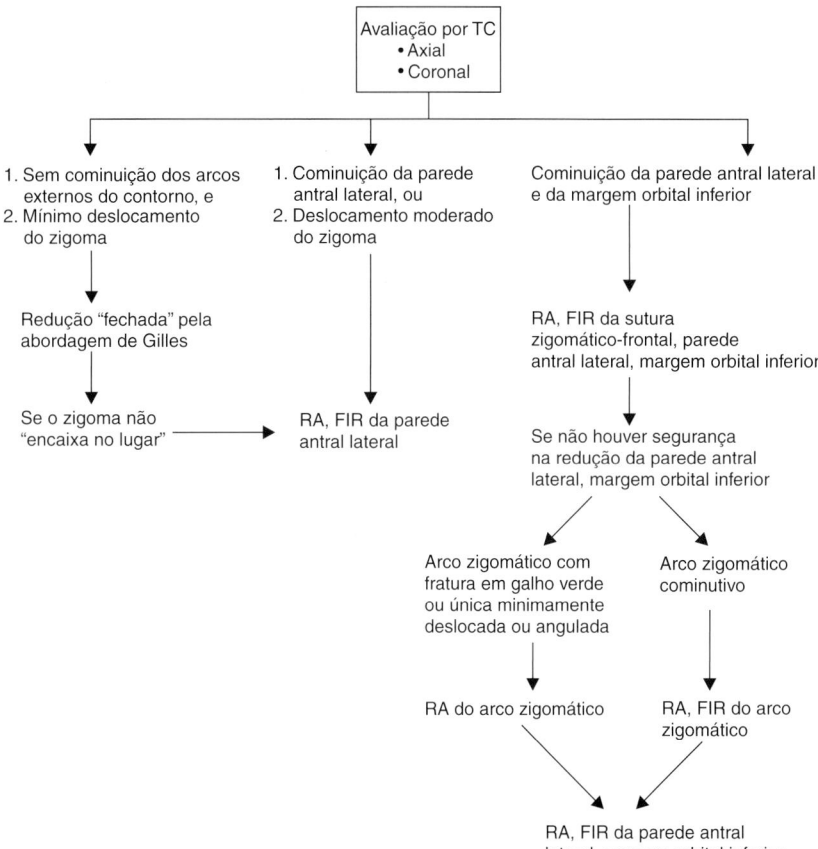

Figura 60.8
Algoritmo para restauração e estabilização da posição da proeminência malar. RA, redução aberta; FIR, fixação interna rígida.

porariamente mantida no lugar com um único fio passado através de orifícios feitos bem afastados da porção espessa da borda que mais tarde é utilizada

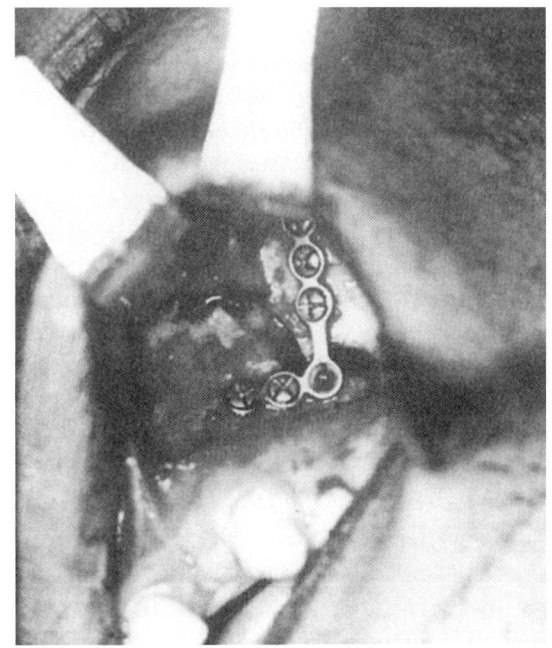

Figura 60.9
Ponto único de fixação de uma fratura órbito-zigomática com uma placa de miniadaptação na parede antral lateral cominutiva.

para implante de fixação rígida. Em virtude de este fio temporário permitir movimentação rotacional do zigoma, a posição da proeminência malar pode ser apropriadamente ajustada nas dimensões lateral a anterior. Esse ajustamento é obtido por meio do realinhamento da margem orbital e de fragmentos da parede antral lateral. A resistência à tração no músculo masseter é obtida com uma placa de miniadaptação posicionada sobre a extremidade inferior da viga zigomático-maxilar. A estabilidade adicional pode ser obtida com placas de microadaptação (perfil muito baixo) colocadas na borda inferior e através da linha ZF de sutura. Placas espessas nesses locais podem se tornar visíveis com o tempo através da pele delgada subjacente.

Se a borda inferior e os fragmentos da parede lateral forem muito pequenos para serem manipulados ou estiverem ausentes, a redução tradicional em 3 pontos geralmente é inadequada para a restauração exata da posição da proeminência malar. A proeminência tipicamente está deslocada posterior e lateralmente à sua localização normal. A falha em reconhecer a quantidade e a direção do deslocamento no momento da redução pode deixar a bochecha achatada e a face alargada. Nessas situações, o quarto ponto de alinhamento, o arco zigomático, precisa ser utilizado para a reposição do ponto de interseção dos arcos do contorno.

Se varreduras de TC mostram que o arco possui 1 única fratura deslocada ou 2 fraturas em galho verde com encurvamento do arco, a dissecação pode ser realizada sobre a eminência malar pela incisão transconjuntival para expor as fraturas. As fraturas são elevadas e realinhadas. Neste passo o cirurgião precisa lembrar que o osso da porção média do arco é reto e precisa ser reconstruído como tal para restabelecer as projeções anterior e lateral da proeminência malar. Embora o osso do arco seja fino, o realinhamento preciso boca a boca pode ser obtido para reconstruir a altura e os contornos verdadeiros do arco. A fixação é aplicada nos outros 3 pontos para redução do zigoma.

Se o arco possuir um segmento central deslocado, o acesso à extensão total do arco horizontal é necessário, e uma incisão coronal ou pré-tragal estendida é necessária em adição à incisão transconjuntival. A dissecção em direção à borda orbital lateral e ao arco zigomático é feita em um plano profundo à camada superficial da fáscia temporal profunda, permitindo que os ramos frontal e zigomático do nervo facial sejam elevados no interior do retalho (Fig. 60.10). O periósteo é incisado ao longo da borda orbital e ao longo dos fragmentos do arco profundamente à inserção da camada superficial dessa fáscia. Uma dissecação subperiostal é realizada sobre o corpo do zigoma para conectar com a dissecação subciliar, e todos os componentes do arco zigomático são expostos e realinhados. A fixação com placas de microadaptação precisa ser aplicada ao arco nestes casos em adição à fixação, como previamente descrito nos outros 3 pontos de redução.

Se for encontrada extrema dificuldade na mobilização do zigoma em direção a sua posição correta, mesmo com as abordagens de acesso estendido, o músculo masseter pode ser desinserido do zigoma e do arco. Este passo com freqüência é necessário nas operações em pacientes não tratados dentro dos 7-10 dias recomendados a seguir da fratura. Essa manobra não apresenta efeitos a longo prazo sobre a mobilidade da mandíbula ou a função mastigatória, porém o trauma adicional do tecido mole e a cicatrização subseqüente podem acentuar a proeminência do arco reconstruído, especialmente se uma placa estender-se por toda a extensão do arco. A cobertura precisa dos tecidos moles sobre o arco reconstruído ajuda a prevenir isso. A tração simultânea para cima no retalho de pele e a fáscia temporal incisada permitem um fechamento firme, que sustenta o periósteo na posição correta sobre o arco e o zigoma.

Palato

A integridade de um palato fraturado precisa ser restabelecida. Fraturas palatais, mais comumente faixas parassagitais, precisam ser reduzidas anteriormente na borda inferior da abertura piriforme e posteriormente para permitir que um complexo dentoalveolar, sólido, estruturalmente acurado esteja relacionado com os dentes mandibulares. A redução aberta e a fixação interna da extensão anterior de uma fratura palatal podem ser obtidas por meio da mesma incisão gengivobucal utilizada para exposição e reparo das vigas verticais (Fig. 60.11). O osso acima dos dentes anteriores é mais do que adequado para a colocação de uma placa de miniadaptação com múltiplos parafusos monocorticais. Em alguns casos, uma pequena quantidade de osso pode ser removida imediatamente abaixo da espinha nasal anterior para facilitar a colocação de uma placa com contorno achatado sob o lábio superior e a base da columela. Tomar cuidado para prevenir lesões à raiz do dente.

A extensão posterior de uma fratura palatal geralmente pode ser reduzida de forma fechada, se o mucoperiósteo palatal sobrejacente estiver intacto. A dificuldade se manifesta como uma incapacidade para alinhar a extremidade inferior da viga zigomático-maxilar com um zigoma exatamente reconstruído acima. Também a necessidade de apertar muito o fio de fixação maxilomandibular para puxar as pontas das cúspi-

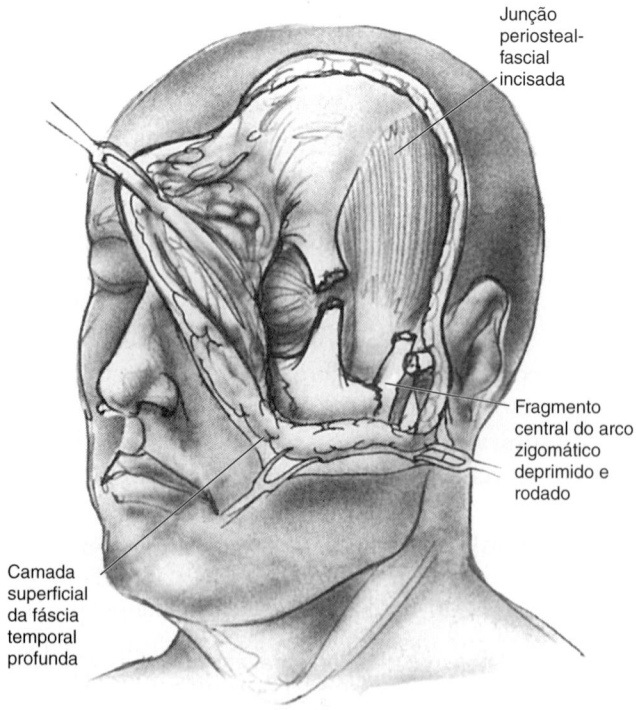

Figura 60.10
Retalho frontotemporal unilateral completo necessário para abordar a borda orbital lateral e toda a extensão do arco zigomático. Elevação do retalho no plano correto protege todos os ramos do nervo facial. Em alguns casos, um retalho coronal total oferece maior relaxação tecidual e melhora a exposição do corpo do zigoma e do arco zigomático.

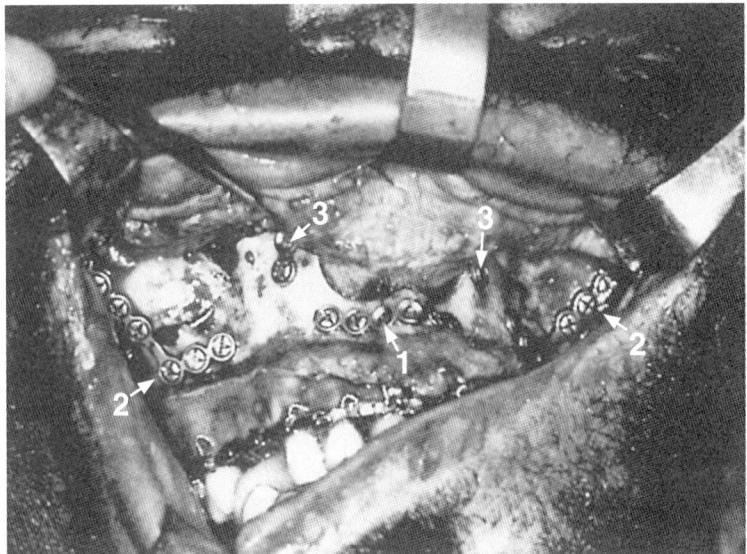

Figura 60.11
Exposição da maxila através de uma abordagem por desenluvamento mediofacial. A placa 1 proporciona fixação para o aspecto anterior de uma fratura palatal parassagital. As placas marcadas com 2 proporcionam fixação através das vigas zigomático-maxilares fraturadas e fixação triangular completa da fratura palatal. As placas marcadas com 3 são colocadas através das vigas nasomaxilares fraturadas para reparo inferior de uma fratura naso-órbito-etmoidal.
(De Stanley RB. Rigid fixation of fractures of the maxillary complex. *Facial Plast Surg* 1990;7:176, com permissão.)

des linguais dos molares maxilares e pré-molares em direção à fossa central dos dentes mandibulares pode ser problemática. Nesses casos, uma incisão pode ser feita sobre a extensão posterior da fratura palatal, e um fio transósseo pode ser colocado através da fratura. Esse fio não serve como um ponto de fixação rígida da fratura palatal, porém reduz o *gap* da fratura posteriormente após ser tensionado. A fixação estável é obtida com triangulação superficial do palato com placas e parafusos colocados através da extensão anterior da fratura palatal e através das áreas de ambas as vigas zigomático-maxilares (Fig. 60.12). A distração posterior de uma fratura palatal parassagital pode ser facilmente negligenciada, se houver uma fratura mandibular pré-sínfise que tenha sido reduzida incompletamente no córtex lingual. Ambas as arcadas dentárias são alargadas posteriormente e os dentes maxilares e mandibulares tendem a parecer interdigitados corretamente. Entretanto, quando o edema facial se resolve, o paciente pode perceber um alargamento da distância intergonial e notar uma mudança na aparência, tornando-se "queixudo".

Fraturas palatais expostas por meio de laceração do mucoperiósteo geralmente estão bem separadas e impossíveis de reduzir sem um fio transósseo para tracionar e juntar as prateleiras palatais posteriormente. Se esse método de redução não for utilizado, o tensionamento dos fios de fixação maxilomandibular é utilizado apenas para trazer os dentes à oclusão, os dentes maxilares provavelmente serão inclinados lingualmente ou deixados em algum grau de deformidade de mordida cruzada unilateral ou bilateral. A exposição através da laceração pode ser adequada para permitir a colocação de uma placa através do palato aberto; entretanto, esse procedimento pode ser tecnicamente difícil, e essas placas freqüentemente tornam-se expostas na boca e precisam ser removidas.

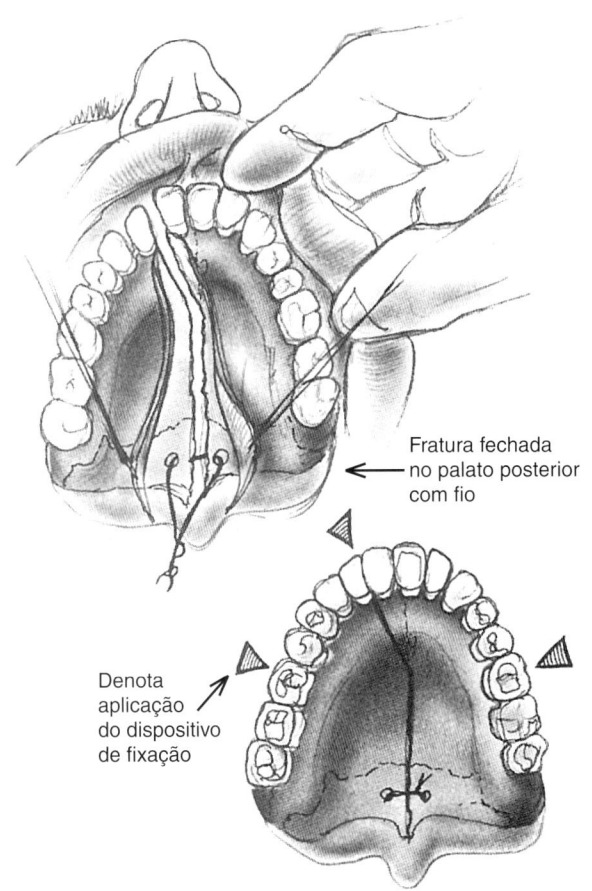

Figura 60.12
Redução do *gap* posterior de uma fratura parassagital deslocada do palato com um fio transósseo. As *setas* indicam os pontos de fixação triangular que mantêm a fratura palatal na redução (Fig. 60.15).

Splints palatais de acrílico são adjuntos essenciais para a estabilização dos dentes em um segmento de osso maxilar separado do palato por uma fratura alveolar. Mesmo se um dispositivo de fixação rígida não puder ser utilizado para inserir o segmento alveolar isolado ao osso maxilar circunvizinho, a combinação de uma robusta barra arqueada bucal, um *splint* palatal e fios circundentais para a coaptação dos dentes envolvidos entre a barra e o *splint* geralmente fornece estabilidade suficiente para permitir a remoção da fixação maxilomandibular.

Maxila

A restauração das relações pré-trauma dos segmentos sustentadores dos dentes da maxila para a mandíbula e a base do crânio necessita de restabelecimento da relação oclusal apropriada dos dentes maxilares e mandibulares e estabilização do sistema de vigas mediofacial (Fig. 60.13). Se a mandíbula também estiver fraturada, o arco dental inferior precisa primeiramente ser estabilizado e exatamente relacionado com a base do crânio; o alinhamento adequado dos côndilos mandibulares nas fossas glenóideas é uma necessidade absoluta. A posição ântero-posterior da maxila pode ser ajustada através da oclusão dos dentes em uma fixação maxilomandibular estável. A dimensão vertical mediofacial é estabilizada através de redução e fixação de todas as linhas de fratura entre o complexo palatoalveolar e a base do crânio. Quando fraturas subcondilares ou fraturas da cabeça condilar não podem ou não devem ser tratadas com redução aberta, o sistema de vigas mediofacial pode ser reconstruído primeiro para estabelecer o posicionamento vertical e horizontal do plano oclusal. Esta abordagem alternativa pode não restaurar a relação da maxila à base do crânio com a mesma exatidão que pode ser alcançada se ela primeiro for relacionada a um arco inferior totalmente reconstruído ou intacto. Essa seqüência, entretanto, é a preferida, se a altura do ramo vertical mandibular não puder ser exatamente restaurada em virtude da presença de uma lesão mandibular posterior.

Embora não seja uma parte da maxila, cada zigoma precisa ser exatamente reposicionado e estabilizado antes da reinserção da maxila às extremidades superiores das vigas verticais. Fraturas zigomáticas associadas a fraturas de Le Fort do terço médio do esqueleto facial com freqüência necessitam de redução aberta e fixação interna do arco zigomático para posicionar o zigoma corretamente antes da reinserção da maxila. Isso é particularmente crítico, se as fraturas condilares mandibulares necessitarem de reconstrução do maxilar superior primeiro. A falha no reconhecimento

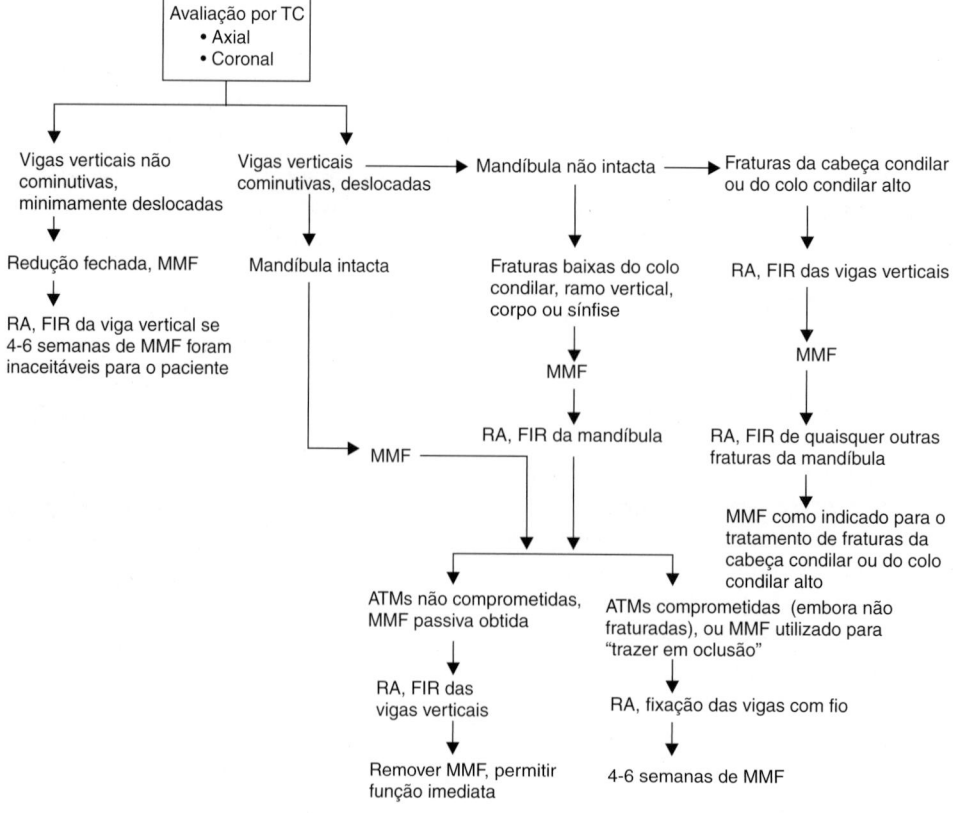

Figura 60.13

Algoritmo para o tratamento de fraturas das vigas verticais.

e correção da quantidade e direção do deslocamento no momento da redução deixa bochecha achatada e face alargada e pode produzir rotação e possivelmente inclinação da maxila quando está reinserida em zigoma mal posicionado.

Somente após as fraturas zigomáticas e palatais terem sido reparadas o complexo maxilar pode ser reinserido superiormente. A reinserção começa com a viga zigomático-maxilar que sofreu a lesão menos grave. Ao contrário da parede anterior da maxila, que com freqüência é severamente cominutiva, a viga zigomático-maxilar com freqüência é atravessada por uma única linha de fratura que pode ser facilmente reduzida, ou possui um único fragmento flutuante livre que pode ser exatamente relacionado ao zigoma acima e à maxila inferior abaixo. No mínimo, uma viga zigomático-maxilar geralmente pode ser reduzida dessa forma para ajustar a dimensão vertical correta do terço médio da face. Após estabilização dessa viga, a redução e a fixação de outras vigas zigomático-maxilares e de vigas nasomaxilares podem ser realizadas. Se ambas as vigas zigomático-maxilares estiverem severamente cominutivas, a reconstrução das vigas nasomaxilares pode facilitar o restabelecimento da dimensão vertical. Em muitos casos de cominuição dos pilares zigomático-maxilares, entretanto, as vigas nasomaxilares estão mesmo mais fragmentadas e difíceis de realinhar.

A estabilidade da reinserção do complexo maxilar é obtida principalmente por meio da reconstrução das vigas zigomático-maxilares. A reconstrução das vigas nasomaxilares pode proporcionar alguma estabilidade vertical suplementar à reconstrução geral, porém apenas se a confluência superior desses pilares (complexo naso-órbito-etmoidal) estiver intacta. Se placas e parafusos são utilizados para fixação e se permite ao paciente uma função precoce, não se deve depender de um delicado reparo naso-órbito-etmoidal para transmissão de forças oclusais à base do crânio. Em vez disso, a reconstrução da viga zigomático-maxilar precisa ser utilizada para manter a maxila reposicionada em seu lugar durante a cicatrização. As placas precisam ser posicionadas sobrejacentes às vigas zigomático-maxilares tão estreitamente quanto possível, e 3 parafusos são utilizados para ancorar a placa ao zigoma acima e à maxila abaixo. A colocação de parafusos na parte inferior de uma placa ou um enxerto ósseo pode ser difícil, se a linha de fratura estiver estreitamente paralela aos ápices dos dentes molares e pré-molares. Esse problema geralmente pode ser contornado com placas em formato de L que permitem a colocação de mais parafusos próximos (com freqüência entre), porém não através das extremidades das raízes (Fig. 60.11).

A cominuição severa o suficiente das extremidades inferiores das vigas verticais para demandar enxerto ósseo para a estabilização adequada é incomum, embora ocorram casos ocasionais nos quais *gaps* de 1 a 2 cm bastante cominutivos ou ausência de osso existam em uma ou ambas as paredes antrais laterais. Enxertos de ossos cranianos em lascas são fixados através desses *gaps*. Os enxertos podem ser moldados e posicionados para permitir a colocação de parafusos auto-atarraxantes de forma que não danifiquem as pontas das raízes. A reconstrução da dimensão vertical não pode ser feita com a mesma precisão para esses pacientes como para aqueles submetidos de forma bem-sucedida à aproximação margem a margem dos fragmentos fraturados *in situ*.

Paredes Orbitais

A reconstrução das paredes orbitais pode começar apenas após a reconstrução total do zigoma e de quaisquer outras lesões do sistema de vigas horizontal e vertical (13). Isso inclui uma reconstrução anatômica exata da barra frontal para as extremidades laterais nas quais os complexos órbito-zigomáticos são reinseridos. Durante o reparo de fraturas do teto da órbita, o cirurgião precisa estar consciente da diferença essencial no posicionamento dos fragmentos ósseos ou enxertos ósseos durante o reparo. Embora o objetivo da reconstrução das paredes lateral, inferior e medial da órbita seja uma reconstrução exata do contorno e da posição, o objetivo da reconstrução do teto é sua posição em um nível tão alto quanto era no pré-trauma. A convexidade anterior normal do teto é difícil de duplicar. Um teto reconstruído que parece estar em um nível correto com freqüência está muito achatado e empurra o globo inferiormente. Esse problema é evitado se o teto reconstruído for fixado à barra frontal ao nível aproximado da altura normal da convexidade do teto e não ao nível de sua junção normal com a barra frontal (Fig. 60.14).

A contribuição zigomática para a parede lateral orbital com freqüência permanece fixada ao corpo do zigoma e é corretamente rearticulada com a asa maior do osso esfenóide com a reconstrução do zigoma. Em alguns casos, a redução desta linha de sutura pode ser utilizada como um indicador da adequação do realinhamento geral de um zigoma deslocado. Entretanto, a borda serrilhada dessa projeção do zigoma é freqüentemente cominutiva, e o realinhamento da linha de sutura não pode ser considerado como um indicador principal. No evento improvável de uma fratura deslocada da asa do esfenóide, o componente da parede lateral do zigoma pode ser utilizado como um ponto de referência para o reposicionamento da placa orbital do osso esfenóide. Apenas raramente um enxerto aloplástico ou autógeno é necessário a fim de reconstruir um defeito da parede lateral para corrigir herniação dos tecidos moles orbitais em direção às fossas in-

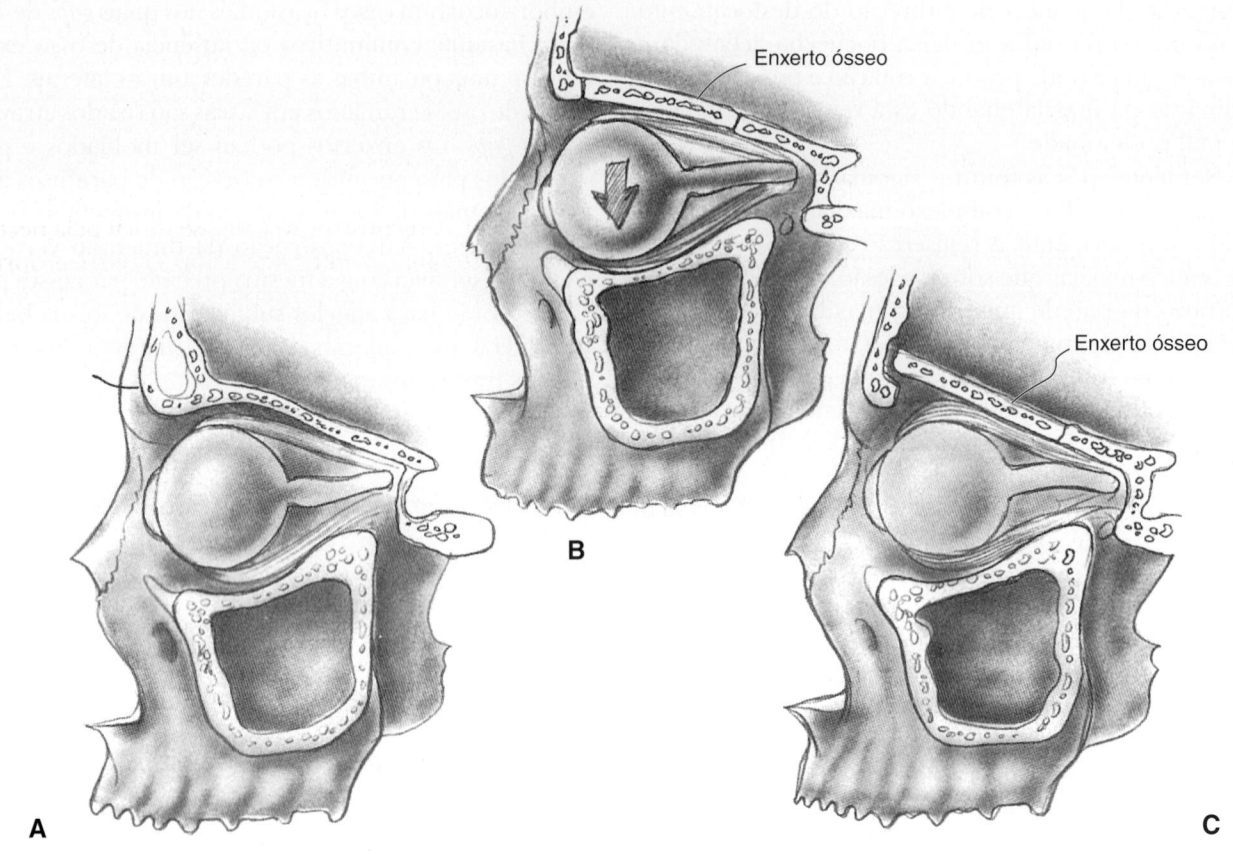

Figura 60.14

A: Configuração convexa para cima do teto orbital sobre um globo normalmente posicionado. **B:** Enxerto ósseo achatado fixado na borda inferior da margem orbital superior deslocou o globo ocular inferiormente. **C:** Enxerto similar fixado em um ponto mais elevado na barra frontal não deslocou o globo ocular.

fratemporais. Entretanto, se uma lesão de alto impacto não produz cominuição e deslocamento da parede orbital lateral, uma tira de enxerto calvário é a escolha ideal de material de enxerto. Em virtude de a abordagem lateral precisar ser utilizada para expor seguramente estas lesões ósseas retrobulbares, o local doador da calvária já deve estar no campo cirúrgico. Uma área relativamente achatada do crânio geralmente pode produzir um enxerto que coincida estreitamente com o contorno da parede lateral orbital. O enxerto inserido pode ser estabilizado ao osso frontal ou ao zigoma com uma microplaca e parafusos.

A projeção do assoalho orbital do zigoma geralmente permanece intacta e é restaurada para uma posição normal após o zigoma ser reposicionado. O assoalho medial (placa orbital da maxila) pode ser reconstruído tendo-se o assoalho lateral intacto como um ponto de referência estável. A reconstrução de um defeito envolvendo apenas o aspecto côncavo anterior do assoalho geralmente pode ser obtida com um implante aloplástico. A dissecção do assoalho precisa expor toda a circunferência do defeito de forma que uma borda de quase 360 graus seja formada para sustentar o implante. Dos vários aloplastos disponíveis, a malha de polipropileno possui muitas propriedades que fazem dela uma escolha ideal. É prontamente disponível, facilmente cortada e pode ser estendida para fortalecer a reconstrução. Sangue coagulado e tecido fibroso eventualmente preenchem a malha para prevenir a migração do implante, promovendo fixação do implante à borda orbital ou ao assoalho residual.

A reconstrução de defeitos do assoalho côncavo anterior e convexo posterior requer um implante com rigidez maior do que a do polipropileno, porque com freqüência não há uma borda de assoalho residual para estabilizar o implante posterior ou medialmente, mesmo quando a dissecação do assoalho orbital for bem realizada no terço posterior da órbita (20). Um material aloplástico mais rígido que se adequa a defeitos maiores que apresentam margens medial e lateral para suporte é o polietileno de alta densidade. Este material que apresenta as mesmas propriedades favoráveis da malha de polipropileno não requer suporte total de 360 graus para permanecer no lugar. Para defeitos que se estendam até a junção do assoalho e da lâmina papirácea, é necessário um enxerto com até mais rigidez para compensar a falta de suporte posterior e medial para o implante. O osso da tábua externa da calvária idealmente é adequado para a reconstrução desses defeitos maiores. Esse osso é facilmente retirado e contornado para se adequar a defeitos maiores no assoalho, e sua rigidez elimina a necessidade de suporte medial e posterior (Fig. 60.15). O enxerto pode ser estabilizado pela fixação à projeção do assoalho orbital do zigoma com 1 ou 2 parafusos auto-atarraxantes ou à borda orbital reconstruída com miniplacas e parafusos, tal como uma viga (Fig. 60.16A). O enxerto da calvária não pode restaurar uma posição exata do globo, se o cirurgião estiver hesitante na dissecação do assoalho e não se aventurar aos 35 a 40 mm algumas vezes necessários em direção ao terço posterior da órbita para permitir reconstrução máxima do assoalho posterior convexo (Fig. 60.2).

A reconstrução dos defeitos que envolvem o assoalho côncavo anterior, o assoalho convexo posterior e a parede medial orbital (lâmina papirácea) oferecem o maior desafio. Embora essas lesões orbitais graves geralmente sejam partes de uma fratura panfacial, elas podem ocorrer com lesões órbito-zigomáticas isoladas. A exposição completa da parede medial da órbita é obrigatória e é mais bem obtida através de uma incisão coronal. A reconstrução torna-se difícil pela necessidade de restaurar a integridade das paredes propriamente ditas e a relação exata da parede medial para o assoalho. Enxertos ósseos cranianos não podem ser modelados sem fratura, porém eles podem ser mantidos unidos com microplacas para reproduzir uma relação correta da parede medial para o assoalho (Fig. 60.16B). Uma alternativa é utilizar placas de assoalho orbital pré-fabricadas de titânio com asas lateral e medial que atuam como um berço para os implantes ósseos e facilitam enormemente a colocação e a estabilização. Entretanto, a inserção dessas placas coloca uma

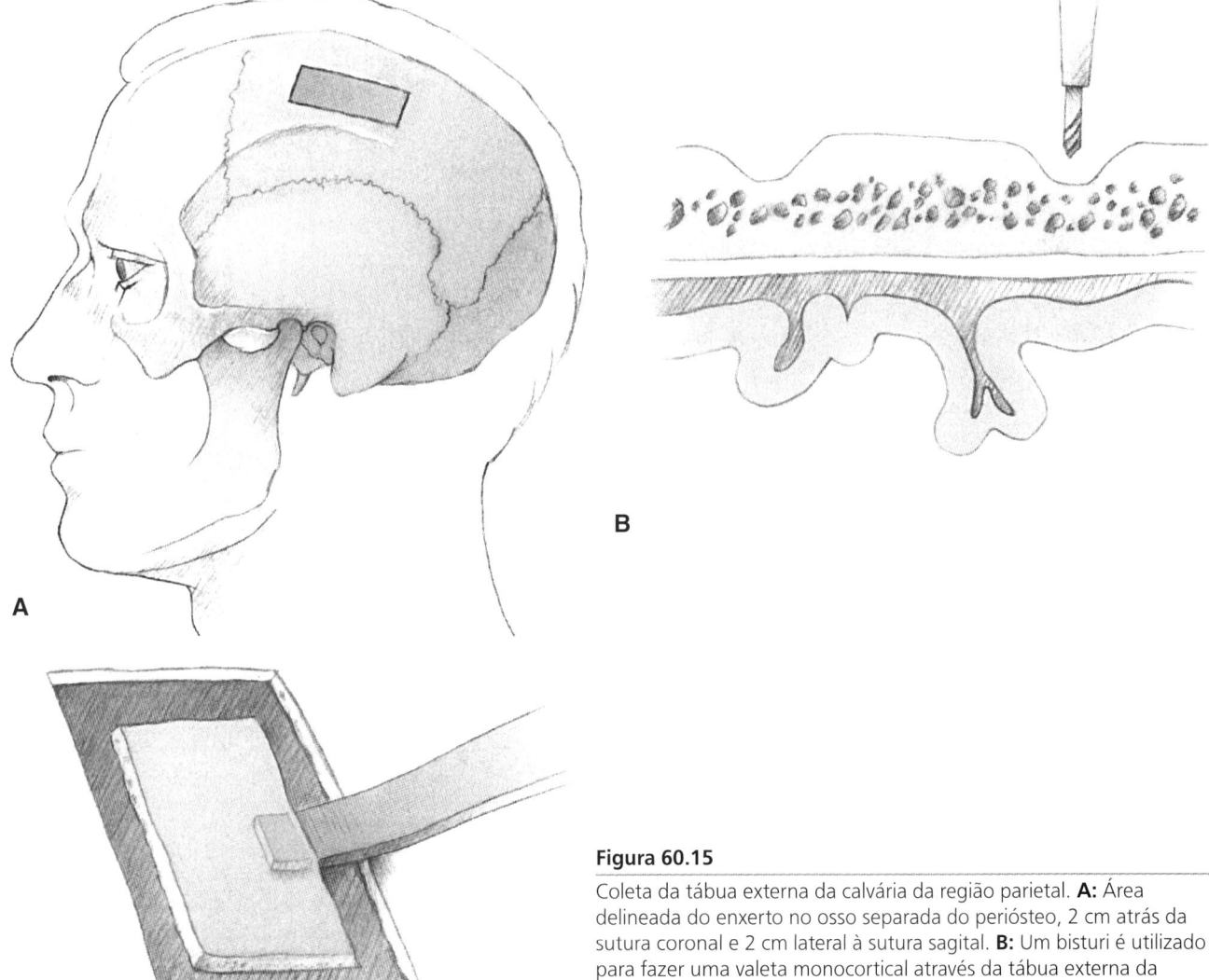

Figura 60.15

Coleta da tábua externa da calvária da região parietal. **A:** Área delineada do enxerto no osso separada do periósteo, 2 cm atrás da sutura coronal e 2 cm lateral à sutura sagital. **B:** Um bisturi é utilizado para fazer uma valeta monocortical através da tábua externa da calvária. **C:** Um osteótomo reto é utilizado para gentilmente elevar a tábua externa separando do espaço diplóico sem lesão à tábua interna do crânio.

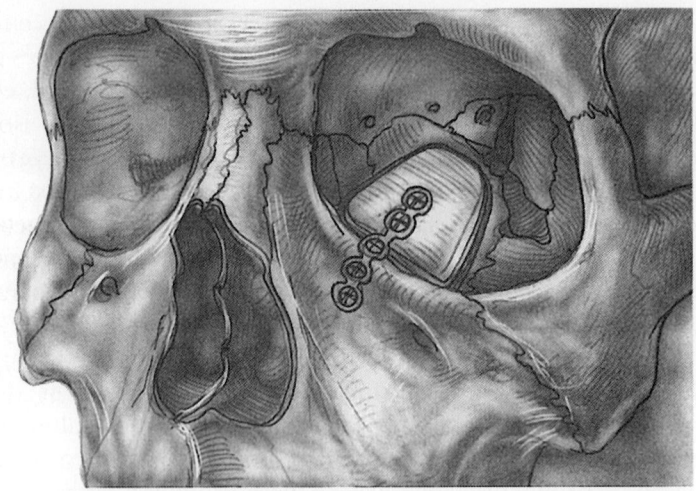

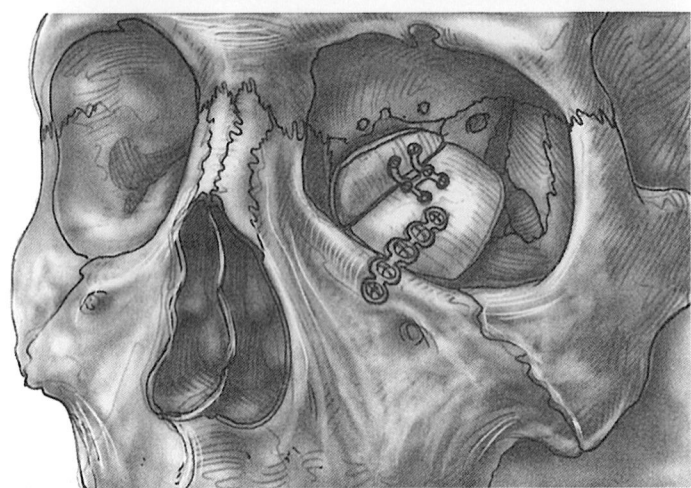

Figura 60.16
A: Reconstrução de um grande defeito de todo o assoalho orbital medial para o nervo infra-orbital. Um enxerto ósseo da tábua craniana externa é suspenso a partir da borda inferior com uma placa de miniadaptação. **B:** Um segundo enxerto é fixado ao enxerto do assoalho com microplacas para reconstruir um defeito que envolve o assoalho e a parede medial da órbita. Os enxertos ósseos pré-moldados são inseridos através da incisão transconjuntival e manipulados na posição através de uma incisão orbital medial ou coronal.

grande quantidade de metal em contato com os seios maxilar e etmoidal, e devem ser considerados problemas com infecção crônica.

COMPLICAÇÕES

As complicações da má oclusão e da assimetria facial que podem ser causadas pela falta de reconhecimento e tratamento das lesões do esqueleto mediofacial foram discutidas. Outras ocorrências sérias incluem várias complicações iatrogênicas introduzidas pela intervenção cirúrgica propriamente dita (Tabelas 60.3 e 60.4).

Danos à Pálpebra

Mesmo o cirurgião mais experiente ocasionalmente observa aumento da exposição da esclerótica ou mesmo ectrópio grosseiro após qualquer incisão que viole a pálpebra inferior para abordagem da órbita. Uma incisão transconjuntival reduz enormemente esse risco, e com a adição de uma cantólise lateral, aproximadamente 2 mm medial ao canto lateral, mesmo o aspecto mais medial da borda inferior e parede medial da órbita pode ser exposto. A córnea pode ser adequadamente protegida durante a dissecação da órbita profunda e a colocação de grandes enxertos aloplásticos ou autógenos com suturas de tração que tracionam a conjuntiva bulbar sobre o globo (Fig. 60.17).

Dano iatrogênico da pálpebra pode ser diminuído por meio de uma dissecação cuidadosa que não adicione lesão ao músculo orbicular ou ao septo orbital. O periósteo sobrejacente à borda orbital inferior não é incisado imediatamente sobre a crista da borda, mas

TABELA 60.3 COMPLICAÇÕES
• Fraturas mediofaciais freqüentemente são acompanhadas de lesões não faciais significantes; os pacientes devem ser avaliados de acordo com os princípios da SVAT
• Assimetria facial e má oclusão resultam de comprometimento pelo não reconhecimento da extensão das lesões, da inadequada exposição das fraturas, da redução incompleta da fratura e/ou estabilização inadequada da fratura
• Outras complicações do tratamento de fraturas mediofaciais incluem ectrópio, epífora, implantes visíveis (placas), enoftalmo, ptose de tecido mole e trismo

SVAT, suporte de vida avançado do trauma.

TABELA 60.4	EMERGÊNCIAS

- A perda visual devida a dano ao globo ou lesão do nervo óptico é uma complicação possível de qualquer cirurgia realizada no interior da órbita. Ocasionalmente, a colocação de um grande implante no assoalho orbital pode causar aumento agudo na pressão intra-ocular, necessitando de remoção precoce e modificação do implante. O reconhecimento precoce é a chave para a prevenção da cegueira. A intervenção aguda para liberar a pressão intra-ocular aumentada inclui uma cantotomia e cantólise à beira do leito
- A hemorragia com risco de vida às vezes está associada a trauma mediofacial extensivo. Isso pode ser tratado pela atenção ao fechamento de grande ferimento (especialmente no escalpo) e tratamento de epistaxe (que pode envolver tamponamento nasal). O manejo emergencial da via aérea pode ser necessário. A redução da fratura irá reduzir a perda sanguínea, quando isso for praticável no tratamento agudo. Um método alternativo no paciente que não se adequa à cirurgia pode incluir radiologia intervencional e embolização de vaso

no declive inferior da borda 2 a 3 mm anterior à crista. Se a borda estiver cominutiva e os fragmentos estiverem deprimidos, a colocação correta da incisão periosteal é difícil e o risco de dano ao septo orbital aumenta. A redução dos fragmentos para uma posição mais anatômica através de uma incisão sublabial antes da in-

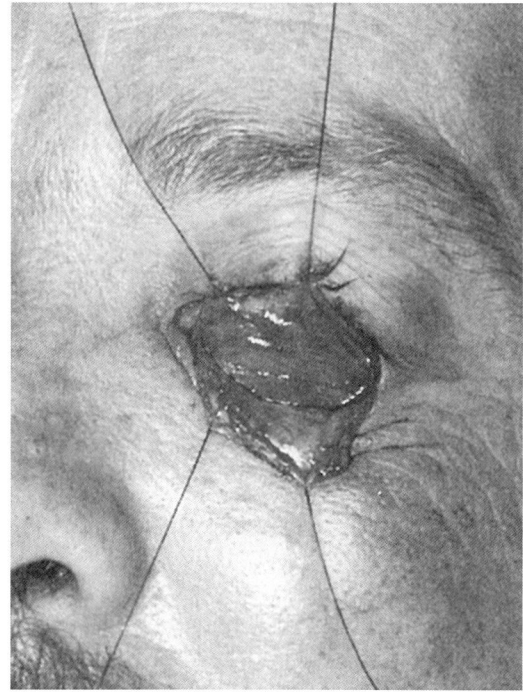

Figura 60.17
Incisão transconjuntival com cantólise da placa tarsal inferior fixada ao ligamento cantal lateral. Suturas de tração são utilizadas para tracionar a conjuntiva superiormente para proteger a córnea. A borda orbital é exposta através de uma incisão de 2 a 3 mm abaixo da junção do septo orbital e do periósteo da borda (ver também Fig. 60.11).

cisão do periósteo da borda reduz o risco. A incisão da borda não é suturada durante o fechamento da pálpebra para reduzir o risco de se prender o septo orbital à borda reconstruída. A incisão conjuntival é fechada com uma sutura contínua de categute rápido absorvível 6-0, e a placa tarsal é reinserida no membro inferior do ligamento cantal com sutura 4-0 de poliglactina 910 escavada. Uma sutura de Frost entre as pálpebras superior e inferior não oferece proteção adicional contra retração da pálpebra inferior, se tiverem sido realizados corretamente a abertura e o fechamento transconjuntival. Se os tecidos moles sobre a margem orbital inferior, a proeminência malar, e a parede maxilar anterior foram completamente elevados durante a reconstrução, podem ser colocadas suturas de suspensão absorvíveis a partir do periósteo dos tecidos da bochecha para a borda reconstruída. Essa manobra ajuda a manter a extensão da pálpebra inferior, se os tecidos moles intra-orbitais rebatem sobre a margem orbital inferior reconstruído.

Perda da Visão

Dano ao globo ou ao nervo óptico com conseqüente perda da visão é um risco de qualquer procedimento cirúrgico no interior da órbita. Em alguns casos, a lesão ocular decorrente do trauma propriamente dito pode impedir o manejo de fraturas, se a manipulação do globo tiver a probabilidade de piorar a lesão ocular e precipitar a perda total da visão no olho. Se a órbita fraturada abrigar o único olho do paciente com visão, a reconstrução deverá ser limitada ao retorno do globo à sua posição funcional caso a órbita esteja severamente comprometida e notório deslocamento do globo ocular tenha ocorrido. O enxerto ósseo visa proporcionar suporte básico para o globo e não a reconstrução total do volume e formato da órbita. A tonometria intra-operatória e o exame fundoscópico são considerados nestes e em todos os casos nos quais grandes implantes são colocados na órbita posterior. O posicionamento para diante do globo por meio de um implante de tamanho maior ocasionalmente causa aumento agudo na pressão intra-ocular e o implante precisa ser removido e reduzido no tamanho.

Visibilidade do Implante

Miniplacas e parafusos ao longo da borda orbital lateral e do arco zigomático em geral não são visualmente detectáveis, se placas de titânio de baixo perfil ou liga de cromo-cobalto com parafusos de 1,3 mm ou menos de diâmetro foram utilizadas. Esses dispositivos de fixação podem ser deixados no lugar permanentemente. Em virtude de uma placa posicionada na borda inferior poder produzir um contorno irregular visível através da pele delgada da pálpebra inferior, é preferível não utilizar dispositivos de fixação rígida no interior da borda orbital, a menos que absolutamente necessários para estabilidade da reconstrução. Se tal placa está colocada e é visível após ter completado a cicatrização, uma segunda violação cirúrgica da pálpebra inferior para remover a placa expõe o paciente a um risco maior de complicação palpebral. A utilização de placas de alto perfil na sutura ZF constitui um risco para o desenvolvimento da visibilidade pós-operatória.

Má Oclusão

A fixação rígida é uma técnica imperdoável que produz sérios transtornos oclusais se utilizada inapropriadamente para tratamento de fraturas nos segmentos de sustentação dos dentes. Se as placas não forem corretamente adaptadas ao osso, o aperto dos parafusos pode produzir torque no sistema, e os fragmentos podem ser distraídos de forma a produzirem má oclusão quando a fixação maxilomandibular é removida. Isso é menos provável de ocorrer atualmente com placas mais maleáveis de titânio ou liga de cromo-cobalto que estão sendo utilizadas em vez de placas mais rígidas e mais difíceis de curvar de aço inoxidável.

O cirurgião precisa considerar o risco de assentamento condilar inadequado nas fossas glenóideas em todos os casos envolvendo segmentos de osso de sustentação dos dentes. Pacientes com lesões maxilares complexas podem apresentar um desarranjo na relação oclusal difícil de corrigir e que evita que os dentes se interdigitem de maneira passiva após a aplicação da fixação maxilomandibular. Uma ou ambas as cabeças condilares mandibulares invariavelmente são deslocadas de sua posição de oclusão cêntrica normal na fossa glenóidea se a fixação maxilomandibular for utilizada para "trazer o paciente em oclusão". Mesmo que as placas sejam subseqüentemente e exatamente adaptadas para os fragmentos maxilares reposicionados, a má oclusão se desenvolve após a fixação maxilomandibular ser removida e o equilíbrio muscular normal do paciente retornar a mandíbula à sua posição correta. Se má oclusão evidente não se resolver e o paciente aprender a funcionar nessa posição alterada, é provável que se desenvolva desconforto crônico na articulação temporomandibular (ATM).

Se a fixação rígida for utilizada e se descobrir um erro na oclusão pós-operatória, o paciente deve retornar ao centro cirúrgico para cirurgia de revisão. A reaplicação da fixação maxilomandibular exclusivamente para permitir que os músculos do paciente ou bandas de tração ortodôntica tracionem os fragmentos desalinhados é uniformemente malsucedida em virtude da rigidez dos dispositivos de fixação. A fixação interna precisa ser revisada.

Lesão da Articulação Temporomandibular

Uma relação alterada no interior da ATM pode ser um problema para pacientes com lesões mandibulares associadas. Edema, efusão ou hematoma podem existir no interior das estruturas da articulação e deslocar a cabeça condilar para uma posição anormal. Isso produz uma situação de risco para a fixação rígida nas fraturas maxilares. Se existe dúvida sobre a posição das cabeças condilares no interior das fossas glenóideas, podem ser utilizados placas e parafusos para fixação rígida de quaisquer fraturas associadas de Le Fort III ou zigomáticas, e a osteossíntese com fio pode ser utilizada para os componentes Le Fort I e II. Embora o paciente precise manter a fixação maxilomandibular por 4 a 6 semanas, a fixação com fio semi-rígido ao nível maxilar das vigas permite ao paciente ajustar a relação do complexo maxilomandibular à base do crânio durante o período pós-cirúrgico precoce à medida que a lesão de tecido mole da ATM se resolve.

ADJUVANTES TÉCNICOS RECENTES

Implantes Biorreabsorvíveis

Implantes de fixação ultimamente são fabricados a partir de materiais biorreabsorvíveis que podem ser modelados, permanecendo rígidos durante a cicatrização da fratura, sendo reabsorvidos ao longo do tempo, não deixando evidência permanente de sua presença. Implantes com ácido poliglicólico têm sido utilizados para tratar humanos, porém o índice de reabsorção tem sido errático. Em alguns casos, produtos de quebra de implantes têm iniciado uma intensa resposta inflamatória com fibrose subseqüente. Para o futuro imediato, os implantes metálicos permanecem o melhor dispositivo de fixação rígida para o tratamento de fraturas órbito-zigomático-maxilares.

Cirurgia Endoscópica

Fraturas do assoalho orbital isoladas com freqüência requerem avaliação cirúrgica. Recentes inovações na cirurgia endoscópica têm permitido mínimo acesso a esta classe de fraturas, redução da fratura e mesmo colocação de aloplastos para reconstruir defeitos maiores que, de outra forma, resultariam em enoftalmos, se deixados sem tratamento (20). Abordagens endoscópicas podem ser combinadas com navegação cirúrgica auxiliada por computador para a localização precisa das estruturas fraturadas (Fig. 60.18).

Modelos Cirúrgicos e Cirurgia Auxiliada por Computador

Embora a maior parte da informação necessária para avaliar fraturas órbito-zigomático-maxilares possa ser vista nas varreduras de TC padrões axiais e coronais,

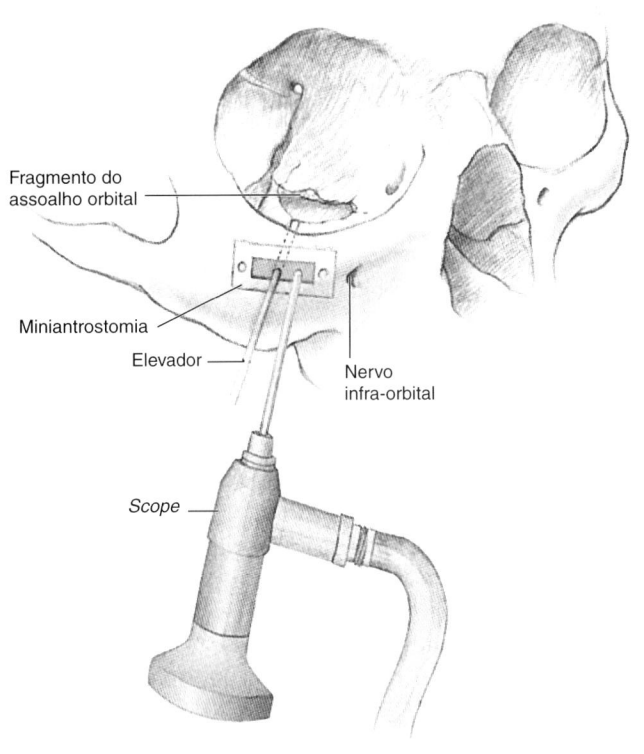

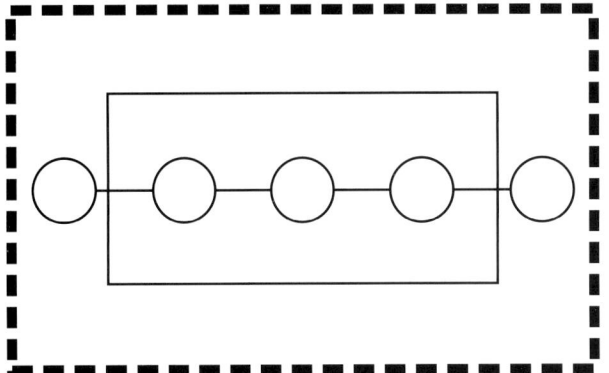

Figura 60.18
Uma abordagem transantral para o reparo endoscópico do assoalho orbital requer uma abordagem "mini Caldwell-Luc" na face maxilar anterior entre as vigas. O leito do canal mostra o segmento ósseo reposicionado após a antrostomia.

reconstruções tridimensionais podem ajudar os cirurgiões a conceituarem melhor a lesão geral. O cálculo preciso das modificações no volume orbital e a quantidade de deslocamento dos relevos ósseos superficiais é possível com imagens tridimensionais (21, 22). Isso é particularmente de valor para pacientes que não podem ser posicionados para TC coronal verdadeira para uma avaliação ideal das paredes orbitais. Entretanto, reformações coronais geradas a partir de varreduras de TC axiais de corte finos são menos dispendiosas e mais prontamente obtidas do que reconstruções tridimensionais. Embora não supram os mesmos detalhes com igual clareza, as reformações coronais geralmente suprem informação adequada para avaliação da parede orbital. Talvez mais importante, as limitações técnicas impostas na cirurgia sobre o esqueleto craniofacial pelas estruturas de tecido mole circundantes provavelmente sempre evitam que o cirurgião utilize informação adicional obtida a partir de imagem multidimensional. Imagens de TC estereoscópicas tridimensionais são úteis na avaliação de fraturas faciais. Estas são feitas quando uma imagem em um par é diferente de sua homóloga por meio de uma variação de 6 graus do eixo z. Avanços tecnológicos adicionais para auxiliar o cirurgião no reparo do trauma facial complexo incluem reconstrução por TC sagital para as fraturas do assoalho orbital (23), cirurgia auxiliada por computador (CAC), navegação para redução de fragmento facial (24) e modelos pré-operatórios gerados pelo computador para o planejamento cirúrgico (particularmente útil para a reconstrução em casos retardados e de revisão).

Varredura por TC Intra-operatória

Varreduras de TC portáteis permitem avaliação radiográfica imediata da redução da fratura na sala de cirurgia (25). A qualidade dessas varreduras parece suficiente para permitir avaliação da relocação da proeminência malar nas varreduras axiais e realinhamento das paredes orbitais em reformações coronais. O custo do *scanner* e do tempo do tecnologista pode ser compensada pela eliminação da necessidade de abordagem de acesso estendido para avaliar a redução de cada linha de fratura, diminuindo assim o tempo e a despesa do centro cirúrgico. A TC intra-operatória para confirmar o alinhamento de fraturas não expostas pode aumentar a possibilidade de manejo endoscópico de fraturas órbito-zigomático-maxilares selecionadas.

AGRADECIMENTO

Os autores agradecem o trabalho de Robert B. Stanley, Jr., M. D., o autor original deste capítulo, cujo material foi revisado, atualizado e aumentado para esta edição.

PONTOS IMPORTANTES

- O retorno à aparência facial e à função mastigatória normal após fraturas órbito-zigomático-maxilares necessita de restauração anatômica total da unidade esquelética que mantém a posição dos segmentos sustentadores dos dentes do osso alveolar e as estruturas de tecidos moles críticas ocupando o terço médio da face.
- A avaliação pós-traumática de lesões mediofaciais deve incluir avaliação por TC do sistema de vigas horizontal e vertical, dos arcos externos do contorno do zigoma, das paredes orbitais e dos côndilos mandibulares.

Continua

- A acuidade visual deve ser documentada em ambos os olhos antes da cirurgia orbital reconstrutiva. Lesões oculares podem retardar ou contra-indicar a reconstrução da órbita envolvida. Se o paciente possuir apenas um olho com visão, a reconstrução do abrigo da órbita para esse olho é dirigida para o retorno do olho a uma posição funcional. A reconstrução total da órbita é contra-indicada se a dissecção extensiva posterior ou retração forçada do globo for necessária para a colocação de grandes enxertos aloplásticos ou autógenos.

- O arco zigomático pode ser utilizado como um quarto ponto de redução durante o reparo de fraturas órbito-zigomáticas em virtude de impactos de alta velocidade que tenham causado cominuição grave da margem orbital inferior e parede antral lateral. A reconstrução total do arco, em particular sua porção central reta, proporciona o posicionamento anterior mais exato da proeminência malar.

- A reconstrução orbital deve retornar o assoalho, a parede medial e a parede lateral às suas posições normais. Em virtude de sua convexidade para cima ser difícil de ser recriada, um teto orbital reconstruído é reinserido à barra frontal do crânio ao nível aproximado da maior convexidade do teto orbital, não ao nível da inserção da margem orbital. Se isso não for feito, o globo geralmente é deprimido pela reconstrução óssea achatada.

- O erro mais comum na reconstrução orbital é a falha no reparo do assoalho orbital posterior convexo e sua inclinação gradual em direção à parede orbital medial. Essa área está por trás do globo e a dissecação necessária para a reconstrução pode se estender de 35 a 40 mm posterior à margem orbital. Isso pode ser ajudado pela reconstrução sagital pré/pós-operatória de cortes finos em varreduras por TC.

- A reconstrução mais exata da dimensão vertical do terço médio da face é alcançada com redução aberta das vigas verticais se forem vistos deslocamentos da fratura nas varreduras por TC. A perda da dimensão vertical é mais provavelmente causada pela utilização de suspensão interna (circum-zigomática ou craniofacial) do que pela redução das fraturas de Le Fort propriamente ditas.

- A relação oclusal dos dentes maxilares e mandibulares precisa ser restabelecida ao se tratar pacientes com fraturas dos segmentos da maxila de sustentação dos dentes. A fixação maxilomandibular, entretanto, não restaura automaticamente a relação correta do complexo palatoalveolar para a base do crânio se um ou ambos os côndilos mandibulares estiverem incorretamente assentados nas fossas glenóideas. O deslocamento de um côndilo da posição de oclusão cêntrica, que é normalmente ocupada durante a interdigitação máxima dos dentes, pode ser causado pelo trauma às estruturas articulares propriamente ditas ou pela utilização exagerada de fios de fixação para trazer o paciente em oclusão.

- A fixação rígida (placa e parafuso) é uma terapia alternativa aceitável para fraturas que separam o complexo maxilar do esqueleto mediofacial. A fixação rígida permite a remoção imediata da fixação maxilomandibular e precocemente, função limitada. Entretanto, o procedimento é muito mais de sensibilidade técnica do que a redução fechada ou aberta com fixação por fio interósseo. Erros de redução produzem uma taxa inaceitavelmente elevada de complicações iatrogênicas (má oclusão) que necessitam de revisão cirúrgica.

REFERÊNCIAS

1. Simoni P, Ostendorf R, Cox A. Effect of air bags and restraining devices on the pattern of facial fractures in motor vehicle crashes. *Arch Facial Plast Surg* 2003;5:113-115.
2. McCrae M, Frodel J. Midface fractures. *Facial Plast Surg* 2000;16:107-113.
3. Janfaza P, Fabian RL. Oral cavity. In: Janfaza P, Nadol JB, Galla RJ, et al., eds. Surgical anatomy of the head and neck. Philadelphia: Lippincott, Williams & Wilkins, 2001:320-366.
4. Janfaza P, Rubin PA, Azar N. Orbit. In: Janfaza P, Nadol JB, Galla RJ, et al., eds. *Surgical anatomy of the head and neck.* Philadelphia: Lippincott Williams & Wilkins, 2001:150-222.
5. Doerr TD, Mathog RH. Le Fort fractures. In: Papel I ed. *Facial plastic and reconstructive surgery.* New York: Thieme, 2002:759-763.
6. Som PM, Brandwein MS. Facial fractures and postoperative findings. In: Som PM, Curtin HD, eds. *Head and neck imaging.* St. Louis: Mosby, 2003:374-438.
7. Denny AD. A new classification of palatal fracture and an algorithm to establish a treatment plan–discussion. *Plast Reconstr Surg* 2001;107:1677-1679.
8. Rhee JS, Posey L, Yoganadan N, Pintar F. Experimental trauma to the malar eminence: fracture biomechanics and injury patterns. *Otolaryngol Head Neck Surg* 2001;125:351-355.
9. Hollier LH, Thornton J, Pazmino P, Stal S. The management of orbitozygomatic fractures. *Plast Reconstr Surg* 2003;111:2386-2392.
10. Rhee JS, Kilde J, Yoganadan N, Pintar F. Orbital blowout fractures: experimental evidence for the pure hydraulic theory. *Arch Facial Plast Surg* 2002;4:98-101.
11. Hartstein ME, Roper-Hall G. Update on orbital floor fractures: indications and timing for repair. *Facial Plast Surg* 2000;16:95-106.
12. Ellis E 3rd, Reddy L. Status of the internal orbit after reduction of zygomaticomaxillary complex fractures. *J Oral Maxillofac Surg* 2004;62:275-283.
13. Linnau K, Stanley R, Hallam D, et al. Imaging of high-energy midfacial trauma: what the surgeon needs to know. *Eur J Radiol* 2003;48:17-32.
14. Jank S, Emshoff R, Etzelsdorfer M, et al. Ultrasound versus computed tomography in the imaging of orbital floor fractures. *J Oral Maxillofac Surg* 2004;62:150-154.
15. Schneider An, David L, DeFranzo A, et al. Use of specialized bone screws for intermaxillary fixation. *Ann Plast Surg* 2000;44:154-157.
16. Nikkhah C, Wright S, Thompson MK, et al. RE: use of specialized bone screws for intermaxillary fixation. *Ann Plast Surg* 2001;47:93.
17. McCaul J, Devlin M, Lowe T. A new method for temporary maxillomandibular fixation. *Int J Oral Maxillofac Surg* 2004;33:502-503.
18. Pigadas N, Whitley S, Avery CME. Temporary intermaxillary fixation and cross infection control [Letter]. *Br J Oral Maxillofac Surg* 2003;41:363.
19. Ellis E 3rd, Tan Y. Assessment of internal orbital reconstructions for pure blowout fractures: cranial bone

grafts versus titanium mesh. *J Oral Maxillofac Surg* 2003;61:442-453.
20. Strong EB, Kim KK, Diaz RC. Endoscopic approach to orbital blowout fracture repair. *Otolaryngol Head Neck Surg* 2004;131:683-695.
21. Ploder O, Klug C, Voracek M, *et al*. A computer-based method for calculation of orbital floor fractures from coronal computed tomography scans. *J Oral Maxillofac Surg* 2001;59:1437-1442.
22. Ploder O, Klug C, Backfrieder W, *et al*. 2D- and 3D-based measurements of orbital floor fractures from CT scans. *J Craniomaxillofac Surg* 2002;30:153-159.
23. Rake PA, Rake SA, Swift JQ, Schubert W. A single reformatted oblique sagittal view as an adjunct to coronal computed tomography for the evaluation of orbital floor fractures. *J Oral Maxillofac Surg* 2004;62:456-459.
24. Kokoska M, Hardeman S, Stack B, Citardi M. Computer-aided reduction of zygomatic fractures. *Arch Facial Plast Surg* 2003;5:434-436.
25. Hoelzle F, Klein M, Schwerdtner O, *et al*. Intraoperative computed tomography with the mobile CF Tomoscan M during surgical treatment of orbital fractures. *Int J Oral Maxillofac Surg* 2001;30:26-31.

CAPÍTULO 61A

Fraturas Nasais

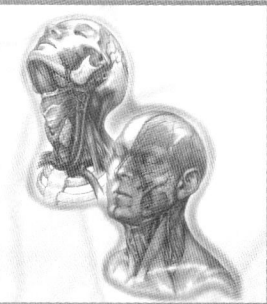

Byron J. Bailey

Em virtude de seu esqueleto delicado, posição proeminente e protrusão, o nariz está predisposto à lesão de tecido mole e à fratura. As fraturas nasais estão em terceiro lugar na incidência de todas as fraturas humanas, depois das fraturas da clavícula e do punho. Muitas fraturas dos ossos nasais e do esqueleto septal permanecem não reconhecidas e não tratadas no momento da lesão inicial, porém elas contribuem para uma porcentagem elevada de procedimentos de septoplastia realizados posteriormente para obstrução ou desvio nasal.

Com avaliação e tratamento apropriados, a maior parte das fraturas nasais pode ser restaurada ao seu alinhamento adequado, e complicações como deformidade cosmética, disfunção da válvula nasal e obstrução da via aérea podem ser prevenidas. A redução aberta ou fechada é mais fácil dentro de 2 semanas da fratura do que posteriormente, quando técnicas reconstrutoras mais complexas e menos confiáveis precisam ser utilizadas.

Todos os traumas graves no nariz devem ser considerados como causadores de fratura nasal. Se for encontrada uma história de epistaxe com a lesão, o índice de suspeição deve ser muito alto. O ônus da prova cabe ao médico examinador para excluir sérias lesões ósseas ou fraturas cartilaginosas. Este capítulo explica a base racional para a redução fechada precoce de fraturas simples deprimidas dos ossos nasais, fratura–deslocamento do septo e fraturas da pirâmide nasal com desvio da ponte de menos da metade do comprimento da ponte nasal. A redução aberta está indicada para fraturas com desvio nasal maior do que a metade do comprimento da ponte nasal, para fraturas com extensiva fratura–deslocamento do septo e em situações nas quais é impossível alcançar a redução ótima com redução fechada.

ANATOMIA BÁSICA

A anatomia nasal está subjacente aos tipos de lesão. A pele nasal é delgada e frouxamente aderida sobre os dois terços superiores do nariz. É mais espessa e firmemente aderida sobre o terço inferior, onde as glândulas sebáceas são abundantes. A pele é mais fina entre mulheres e meninas e nos jovens. A pele nasal possui um excelente suprimento sanguíneo e geralmente cicatriza rapidamente com mínima formação de cicatriz. A inervação sensorial do nariz e da face adjacente é suprida pelos nervos supratroclear, infratroclear, etmoidal anterior e infra-orbital (Fig. 61A.1).

A estrutura óssea da pirâmide nasal compreende 2 ossos nasais retangulares e o processo frontal da maxila. Os ossos nasais são espessos e rígidos na sua articulação superior com o osso frontal e delgados na sua articulação inferior com a cartilagem lateral superior. A maior parte das fraturas ocorre na metade inferior dos ossos nasais.

As cartilagens do nariz externo são complexas e tão importantes como o esqueleto ósseo em termos de aparência, função e lesão. As cartilagens laterais superiores são estruturas triangulares curvadas, com bases que se articulam na linha média. As cartilagens laterais superiores também se articulam com a superfície inferior dos ossos nasais superiormente, em cujo ponto elas são particularmente vulneráveis ao deslocamento dos ossos nasais. As cartilagens superiores são críticas na definição da aparência nasal de acordo com o tamanho, o formato, a posição e a simetria. As cartilagens laterais superiores também possuem articulações importantes com as cartilagens quadrangulares do septo e com as cartilagens alar e lateral inferior. Essa articulação entre as cartilagens laterais superior e inferior é uma articulação fibrosa complexa que também

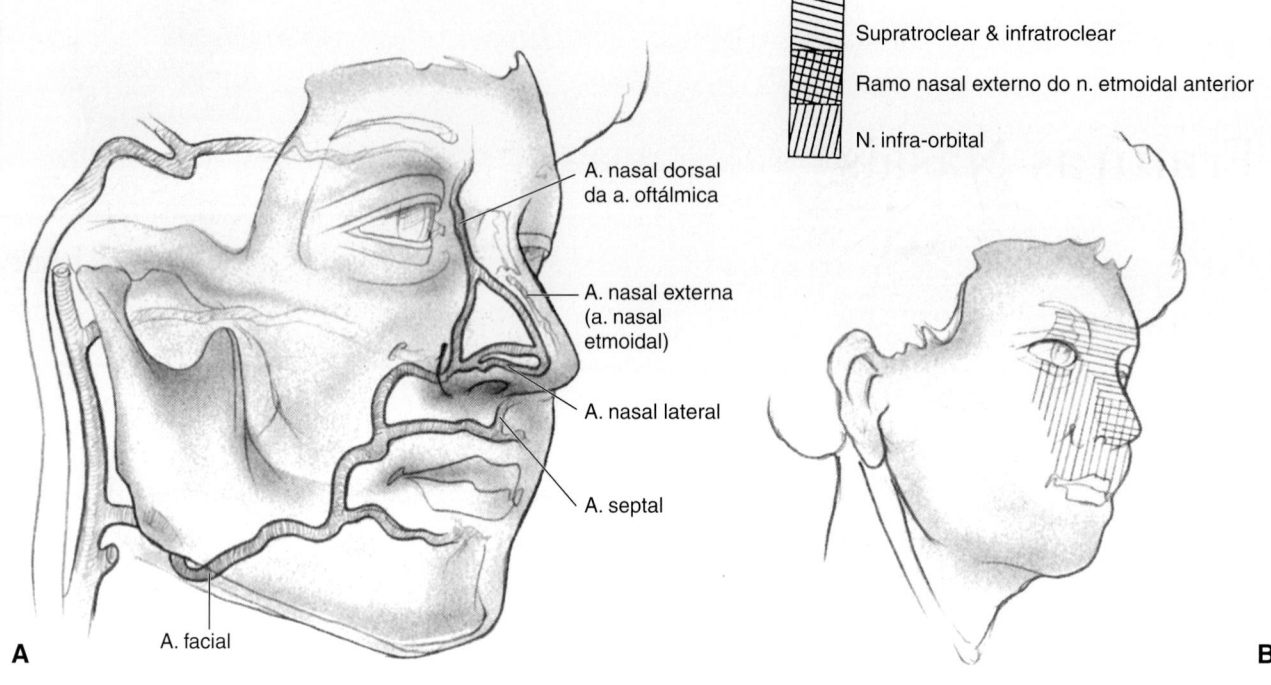

Figura 61A.1
A: Suprimento sanguíneo arterial nasal. **B:** Inervação nasal e da pele.

funciona como a válvula nasal, uma região crítica que modula o fluxo de ar inspirado.

As cartilagens laterais inferiores pareadas têm formato de gaivota, com os segmentos laterais que se expandem à medida que elas se curvam superior e lateralmente. O pilar medial de cada cartilagem possui uma articulação fibrosa com a margem caudal da articulação quadrangular do septo. A cartilagem inferior sustenta a ponta e define o contorno desta e o formato e o tamanho das narinas. As cartilagens sesamóides repousam no coxim adiposo entre as cartilagens inferiores e a margem da abertura piriforme da maxila. Elas variam em tamanho, formato e número e são menos importantes do que as cartilagens descritas anteriormente. A Figura 61A.2 mostra o esqueleto externo nasal.

O septo nasal compreende o osso vômer inferiormente, a placa perpendicular do osso etmóide posteriormente e a cartilagem quadrangular anteriormente. O septo está alinhado com o tecido mole mucoperiosteal e mucopericondral, que é facilmente rompido quando ocorre fratura–deslocamento septal.

Duas regiões da cartilagem quadrangular são importantes na lesão nasal. No aspecto inferior, a articulação fibrosa da margem caudal da cartilagem quadrangular pode ser rompida e deslocada, a margem cartilaginosa sendo deslocada para um dos lados. No aspecto superior, pode ocorrer uma fratura em formato de C e envolver o osso e o septo cartilaginoso. As margens dessa fratura podem tornar-se intertravadas e manter os fragmentos deslocados do osso nasal em uma posição lateralmente deslocada.

Em virtude da arquitetura anatômica do nariz, o terço superior é rígido e estático, e os dois terços inferiores são dinâmicos e móveis. A força lateral pode fraturar a espinha nasal da maxila, uma projeção anterior que se articula com a cartilagem quadrangular e os pilares mediais das cartilagens alares. Se a espinha nasal cicatrizar em uma posição lateralmente deslocada, pode ocorrer deformidade considerável.

FISIOPATOLOGIA

A linha de base aqui é que o nariz é a característica facial mais proeminente, e pelo fato de forças relativamente pequenas serem necessárias para isso, é o osso nasal aquele mais freqüentemente fraturado. Uma compreensão inadequada do mecanismo fisiopatológico do trauma nasal é responsável pela elevada taxa de falha do tratamento. A lesão causada por um trauma no nariz varia com os seguintes fatores: (a) a idade do paciente (flexibilidade do tecido), (b) a quantidade de força aplicada, (c) a direção da força e (d) a natureza do objeto impactante (1). Lesões comuns do tecido mole incluem lacerações, equimoses e hematoma do nariz externo ou interno. Lesões esqueléticas compreendem fraturas (a cominuição é mais comum entre pacientes idosos), deslocamentos (mais comuns entre crianças) e fraturas–deslocamentos. Lesões por deslocamento po-

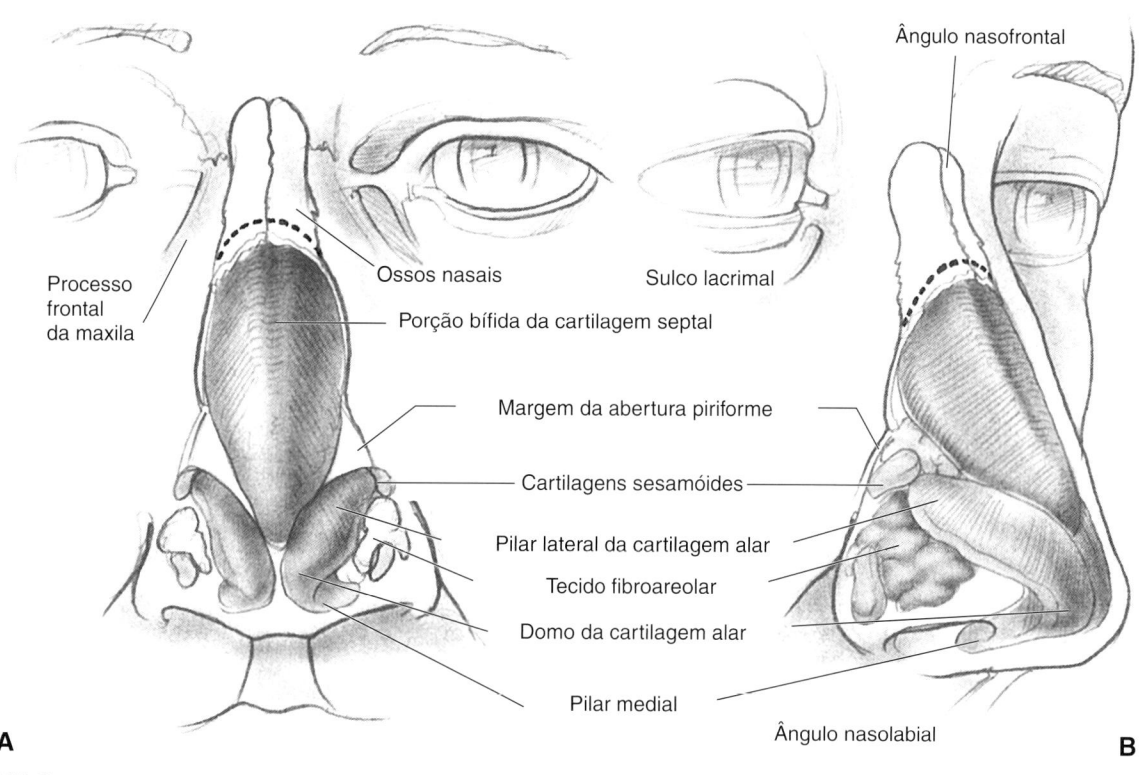

Figura 61A.2
Esqueleto nasal externo. **A:** Vista frontal. **B:** Vista oblíqua.

dem envolver qualquer articulação do esqueleto nasal externo ou do septo (Fig. 61A.3). Um estudo epidemiológico indica que os ossos nasais são mais vulneráveis à fratura após rinoplastia. Esse é um aspecto especialmente importante para atletas que estejam considerando a rinoplastia (2).

As fraturas nasais podem ser abertas, fechadas, ou ambas. Fraturas nasais sofridas em áreas urbanas geralmente ocorrem em brigas, acidentes automobilísticos, ou esportes. Nas áreas rurais, as fraturas nasais ocorrem nos acidentes de trabalho ou em fazendas, em esportes, ou atividades de lazer. As lesões ocorridas em acidentes automobilísticos geralmente são as mais sérias. Embora os cintos abdominais salvem vidas, eles com freqüência fornecem o cenário para fraturas nasais graves (extrema cominuição ou lesões complexas nasoetmoidais).

O padrão das fraturas nasais varia com a direção das forças aplicadas; uma diferença distinta é encontrada entre forças frontais e laterais (3). Uma força de 25 a 75 libras por polegada quadrada é necessária para produzir uma fratura nasal. Se a força for aplicada em uma direção frontal, a lesão varia de menor (margem inferior dos ossos nasais) a notória (achatamento do esqueleto externo). Essas lesões são classificadas, de acordo com a profundidade, como planos frontais 1, 2 ou 3 (Fig. 61A.4). As fraturas planos 2 e 3 também podem envolver o septo.

Forças laterais podem causar apenas uma fratura deprimida do osso nasal ipsolateral ou podem ser fortes o suficiente para uma fratura aberta do osso nasal contralateral também. Fraturas septais que torcem ou encurvam o nariz podem produzir fragmentos intertravados que não podem ser reduzidos através de técnicas fechadas. As inserções cartilaginosas aos ossos nasais ou à maxila podem ser separadas. O resultado é uma instabilidade notória da estrutura externa e deformidade que obstrui a via aérea nasal. O conceito de planos laterais é mostrado na Figura 61A.5. As linhas de fratura septais geralmente são verticais, quando elas estão localizadas anteriormente, e horizontais, quando localizadas posteriormente. Acredita-se que as fraturas septais ativam estresses intertravados, e durante o processo de cicatrização por fibrose, elas podem produzir torção do septo de várias configurações (formato de C, formato de S ou esporões). Exemplos dos tipos mais comuns de fraturas do osso nasal estão ilustrados na Figura 61A.6.

Colton e Beekhuis (1) descreveram uma terceira classe de fraturas, aquelas produzidas por força aplicada a partir de baixo. Eles enfatizam que essas forças têm maior probabilidade de produzir fraturas septais e des-

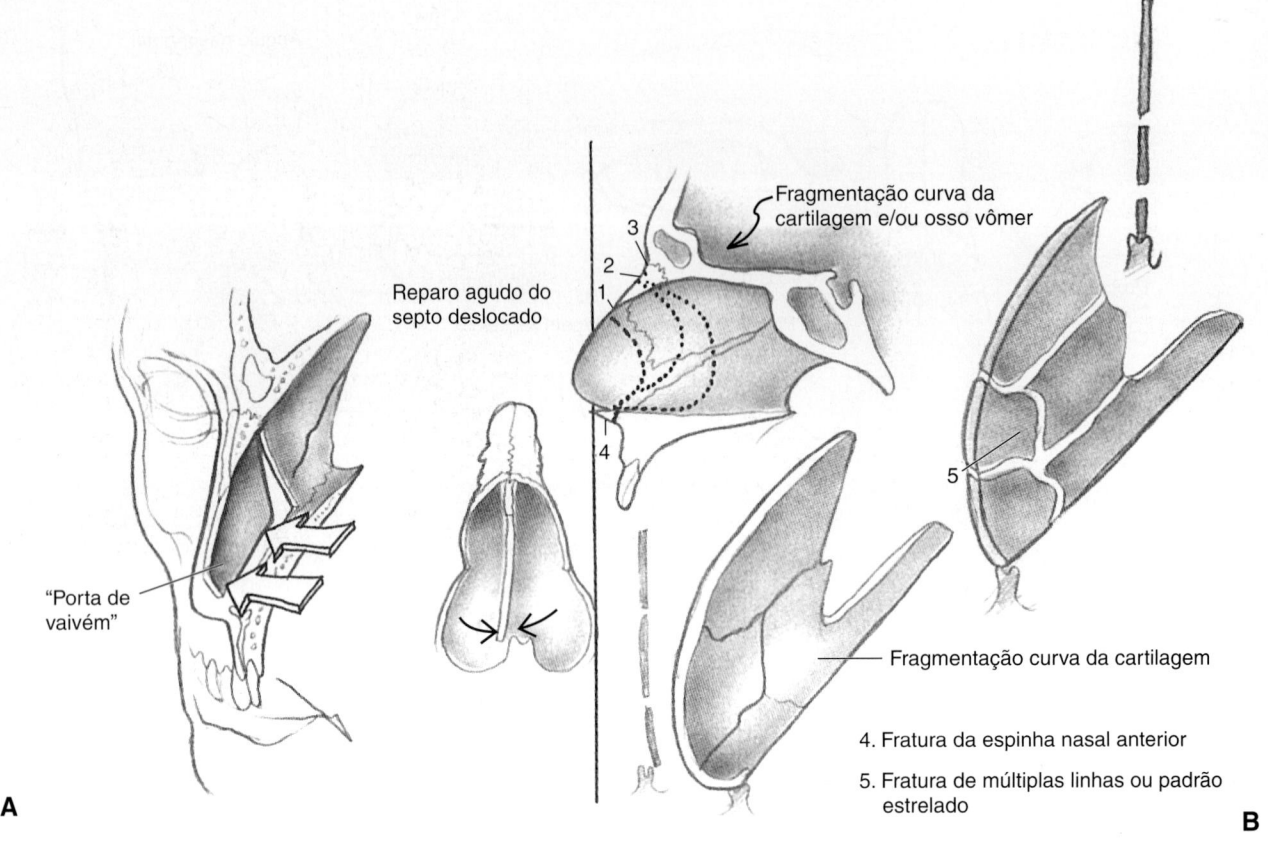

Figura 61A.3
A: Deslocamento septal. B: Padrões de fratura septal.

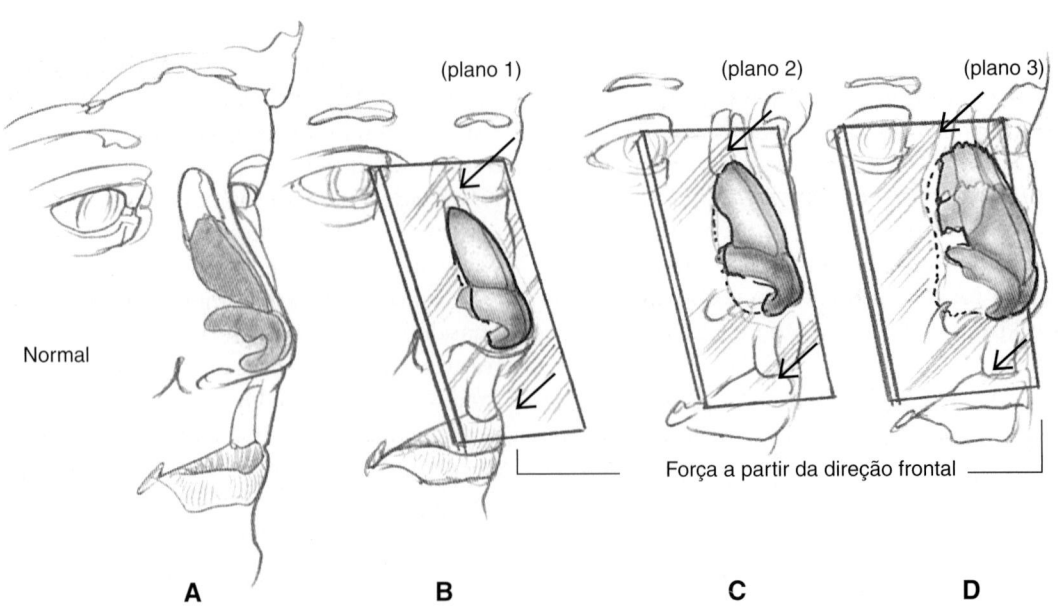

Figura 61A.4
Fraturas nasais de acordo com o plano de profundidade frontal. A: Normal. B: Plano 1. C: Plano 2. D: Plano 3.

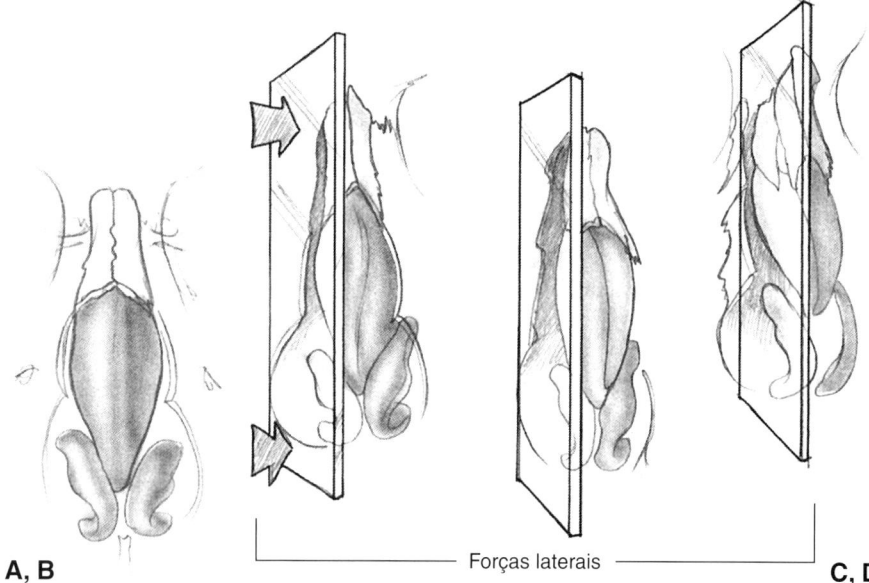

Figura 61A.5
Lesões por força lateral com deslocamento. **A:** Normal. **B:** Leve. **C:** Moderada. **D:** Grave.

locamentos, particularmente deslocamento da cartilagem quadrangular a partir da crista da maxila. Essa lesão pode causar telescopagem dos fragmentos e encurtamento do nariz ou bloqueio de um lado da via aérea nasal. Colton e Beekhuis (1) conduziram uma análise cuidadosa de padrões de fratura após aplicação de forças frontais ou laterais de 8 a 350 kPa. As fraturas foram produzidas em cadáveres frescos com forças frontais e laterais, e 3 padrões típicos de fratura foram produzidos. Esses achados de estudos em cadáveres correlacionam-se estreitamente com observações de uma grande série de pacientes que foram submetidos a procedimentos de redução aberta. Os autores concluíram que a redução aberta está indicada sempre que o desvio da pirâmide nasal exceder metade do comprimento da ponte nasal.

AVALIAÇÃO DIAGNÓSTICA

Uma história de trauma substancial no nariz sugere a possibilidade de uma fratura nasal, e avaliação adicional é obrigatória (Tabela 61A.1). Quando ocorre epistaxe, a probabilidade de fratura aberta é alta. Quando o paciente também relata uma mudança no aspecto nasal ou início de obstrução da via aérea nasal, uma fratura nasal quase com certeza está presente. A entrevista do histórico inclui perguntas sobre a força, a direção e a natureza do impacto.

O exame físico é a parte mais importante do diagnóstico. Muitos pacientes subestimam a seriedade da lesão e não buscam tratamento médico. Pesquisas têm demonstrado que cerca de metade dos pacientes examinados em clínicas médicas locais gerais e departamentos de emergência não foi submetida à avaliação intranasal. O edema pode obscurecer lesões da pirâmide nasal.

O nariz precisa ser inspecionado externa e internamente para excluir deformidade, desvio ou contorno anormal. Lacerações, rompimentos de mucosas, equimoses e hematoma sugerem fortemente uma fratura. Outros sinais de fratura nasal incluem edema do lábio, quemose esclerótica, equimose periorbital e hemorragia subconjuntival. Enfisema subcutâneo pode estar presente em virtude de tentativas por parte do

TABELA 61A.1 DIAGNÓSTICO
FRATURAS NASAIS

História	de trauma nasal e sangramento sugere uma provável fratura nasal
Exame intranasal	após descongestão é o passo-chave para o diagnóstico de deslocamento septal ou hematoma.
Palpação	do nariz externo para sensibilidade, mobilidade e estabilidade é o passo mais confiável para diagnosticar fratura da pirâmide
Estudos radiográficos	podem ser úteis na avaliação das fraturas nasais, porém eles são confiáveis apenas quando correlacionados com achados do exame físico. Muitos especialistas acreditam que esses estudos não são necessários
Documentação fotográfica	das fraturas nasais é uma parte importante do registro médico-legal

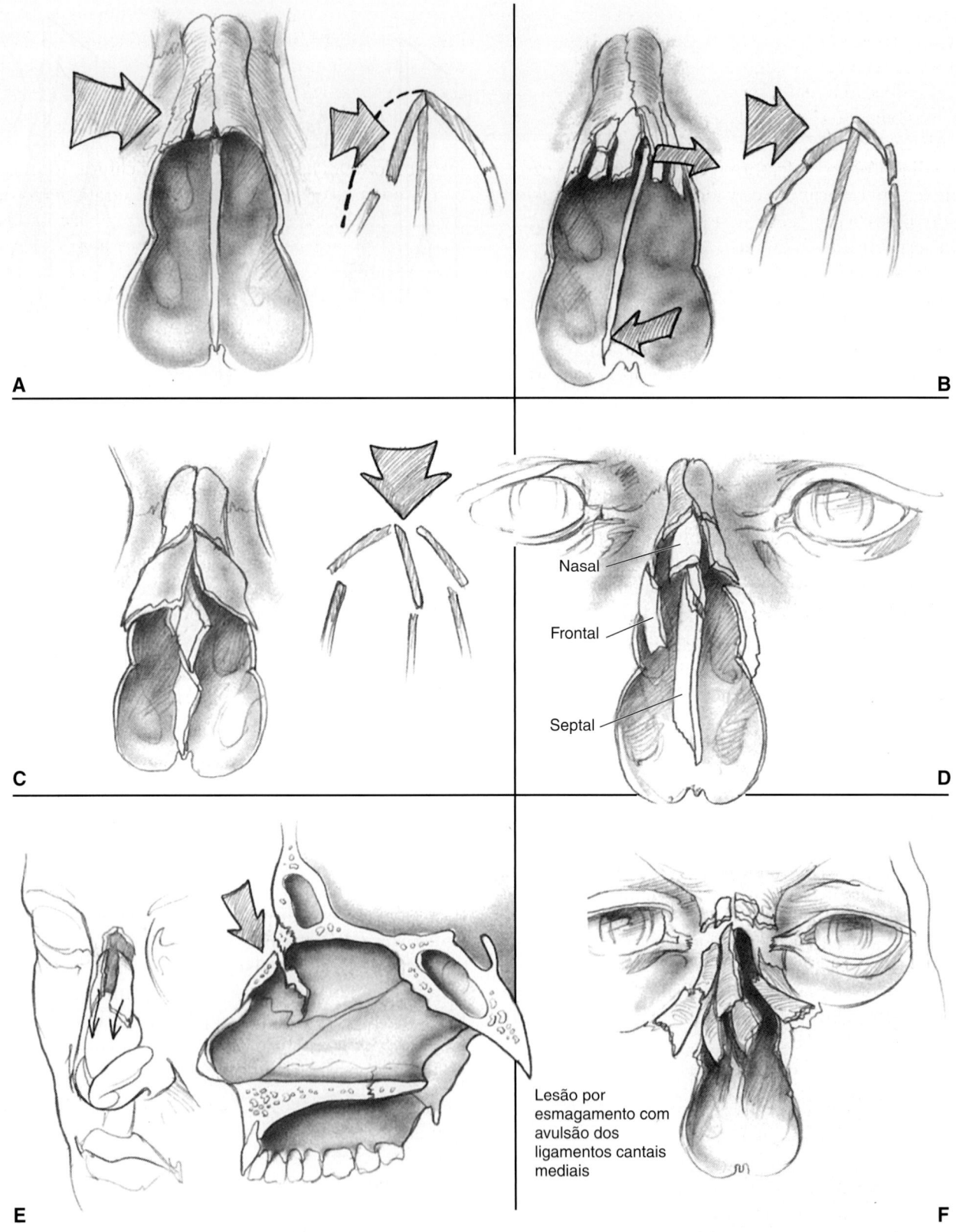

Figura 61A.6

Fraturas nasais. **A:** Unilateral. **B:** Bilateral. **C:** Livro aberto. **D:** Cominutiva. **E:** Impactação póstero-inferior. **F:** Avulsão do ligamento cantal medial.

paciente de expelir coágulos do nariz. O exame intranasal é precedido pela descongestão da mucosa e remoção cuidadosa do sangue coagulado.

A palpação é realizada sistematicamente para avaliar sensibilidade e estabilidade. A evidência de depressão do osso nasal, deslocamento ou mobilidade confirma o diagnóstico de fratura na maior parte dos casos. Pode ser útil colocar um elevador de fratura nasal dentro do nariz e a ponta de um dos dedos do lado de fora para verificar a mobilidade do osso nasal. Resultados de uma avaliação muito suave podem ser enganosos na presença de edema e sensibilidade. As cartilagens nasal e septal são avaliadas em busca de possível deslocamento de suas inserções fibrosas. Atenção especial é dada às cartilagens laterais, à válvula nasal e à cartilagem quadrangular. A ponta do nariz é empurrada em direção ao occipital para conferir a integridade do suporte septal. Sensibilidade com palpação bidigital e força lateral na espinha maxilar sugere fortemente séria lesão septal. Falso movimento, mobilidade, crepitação e angulação óssea são os demarcadores de fratura.

Estudos radiográficos podem ser úteis ou confusos. Eles podem revelar detalhes da fratura (Fig. 61A.7). Eles também podem ser enganosos por causa das linhas de sutura, marcas vasculares ou fraturas prévias. Eles são normais para 47% dos pacientes com fraturas. Alguns autores recomendam a utilização de filme da radiografia dental posicionado ao lado do nariz e paralelo ao plano sagital com exposição do filme a partir do lado. O septo ósseo, a pirâmide dorsal e as paredes nasais laterais podem ser avaliados na vista de Waters. Para alguns pacientes, os ossos nasais podem ser vistos com uma vista oclusal ou com a utilização de uma técnica leve radiográfica lateral. Os resultados dos estudos clínicos demonstraram que radiografias nasais não são úteis no diagnóstico ou no tratamento de fraturas nasais. Muitos cirurgiões concluíram que o tempo e o custo de estudos radiográficos podem não ser justificados com base na necessidade clínica, na medida em que eles quase nunca alteram o tratamento do paciente (4). Documentação fotográfica é recomendada e pode servir como uma parte importante do registro, juntamente com as radiografias. Os clínicos precisam obter fotografias pré-lesão para seus registros, quando possível, porque 30% dos pacientes apresentam deformidades nasais prévias.

Deve-se buscar lesões associadas comuns, tais como fraturas dentais, trauma ocular, envolvimento do sistema lacrimal, e fístula de líquido cerebrospinal (LCE). Vazamentos do LCE podem não aparecer por diversos dias após a lesão, porém a suspeita fica muito alta se o paciente apresentar anosmia. Esse achado sugere fortemente a possibilidade de fratura da placa cribriforme (1).

Uma importante e contínua tarefa é a educação do pessoal do departamento de emergência e médicos de cuidado primário local. O conhecimento de sinais, sintomas e da importância de fraturas nasais e hematoma septal é essencial para o diagnóstico e o tratamento precoce e para evitar complicações tardias. Em virtude do atual clima médico-legal, a política de manejo das fraturas nasais por não especialistas tem sido desencorajada. Uma incidência relativamente alta de insatisfação do paciente com o resultado do tratamento ocorre em termos da aparência e da posição do nariz.

TRATAMENTO

Geral

As opções de tratamento são a redução fechada ou aberta da pirâmide externa fraturada ou do septo. A melhor oportunidade para o tratamento bem-sucedido é durante as 3 primeiras horas após a lesão (1). Se isso for impossível, muitos autores concordam que a redução seja realizada dentro de 3 a 7 dias. Colton e Beckhuis (1) estabeleceram que nenhum dano é encontrado na espera até que o edema tenha diminuído e a cirurgia seja conveniente para o paciente e o cirurgião.

As indicações para a redução fechada são (a) fratura unilateral ou bilateral dos ossos nasais e (b) fratura do complexo nasal-septal com desvio nasal menor do que a metade do comprimento da ponte nasal. A redução aberta geralmente é recomendada para (a) extensiva fratura–deslocamento dos ossos nasais e septo, (b) desvio da pirâmide nasal excedendo a metade do comprimento da ponte do nariz, (c) fratura–deslocamento

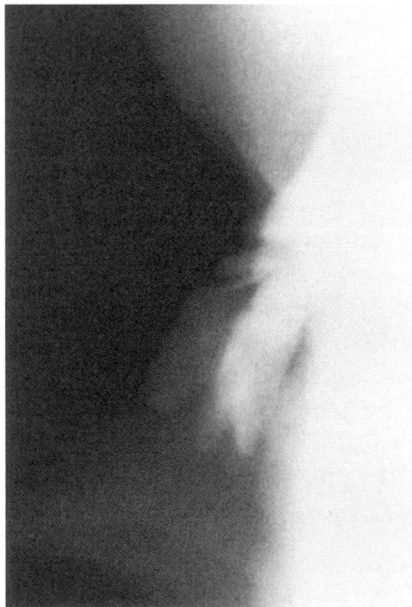

Figura 61A.7
Radiografia mostrando fratura nasal.

do septo caudal, (d) fraturas septais abertas e (e) deformidade persistente após redução fechada. Outras indicações para a redução aberta incluem hematoma septal, redução óssea inadequada devida à deformidade septal, deformidades combinadas das cartilagens alar e septal, fraturas deslocadas da espinha nasal anterior e história de cirurgia recente intranasal.

Nos anos recentes, a tendência no tratamento de fraturas nasais modificou-se para procedimentos cirúrgicos abertos mais freqüentes e aumento da utilização de anestesia geral.

Staffel (5) enfatiza o valor de um protocolo formal para o manejo de fraturas nasais:

Na sala de cirurgia, realiza-se uma redução fechada. Se ocorrer um estalo definido e o nariz permanecer na posição reduzida sem desviar, então um gesso é aplicado e o procedimento está completo. A septoplastia é realizada se existir qualquer tendência para desvio ou se obstrução da via aérea estivesse presente pré-operatoriamente. Na seqüência, a redução fechada é novamente realizada. Um desvio continuado ou memória nesse ponto é tratado com realização de osteotomias. As cartilagens laterais superiores são liberadas se o nariz já fosse torto antes da fratura ou se o desvio continuar a despeito das osteotomias. A deformidade continuada é tratada fraturando-se a extensão anterior da placa perpendicular do etmóide em direção ao lado oposto do desvio, e qualquer deformidade residual nesse ponto é tratada com enxertos camuflantes da cartilagem septal juntamente com a parede lateral ou dorso. Enxertos mais amplos podem ser aplicados para melhorar a simetria e estabilizar as cartilagens laterais superiores. *Splints* e um gesso são aplicados conforme necessário e removidos em 1 semana.

Um algoritmo excelente de tratamento é oferecido por Rohrich (6), e consta na Figura 61A.8, o qual norteia o processo de decisão a partir do primeiro contato com o paciente.

O relato de uma série de 197 pacientes tratados utilizando anestesia geral (107 pacientes) ou anestesia local (90 pacientes) indica que não foi vista nenhuma diferença significativa no resultado pós-operatório e conclui que ambas são aceitáveis e satisfatórias para a redução de fraturas nasais simples deslocadas (7).

Os ingredientes essenciais para o tratamento apropriado incluem anestesia adequada, luz e sucção adequadas, instrumentos apropriados e materiais de imobilização adequados. O consentimento informado deve incluir uma discussão das estratégias de tratamento opcionais; explicação dos riscos cirúrgicos, incluindo a possibilidade de deformidade persistente; e para as crianças, o risco de a lesão ou a cirurgia comprometerem o crescimento e o desenvolvimento nasal normal (Tabela 61A.2).

TABELA 61A.2
OBJETIVOS DO TRATAMENTO

Restaurar a aparência satisfatória
Restaurar a patência da via aérea nasal
Recolocar o septo na linha média
Preservar a integridade da válvula nasal
Prevenir estenose pós-operatória, perfuração septal, retração columelar e deformidade em sela
Evitar interferência com o crescimento

Redução Fechada

Anestesia

O nariz é anestesiado com 2% de lidocaína com epinefrina como um *spray* intranasal. Quatro compressas de algodão são colocadas no interior do nariz (Fig. 61A.9). Mathog (8) recomenda a utilização de fenilefrina a 0,25% e cetacaína como a primeira aplicação e acrescentar 5 gotas de epinefrina a 1:10.000 para a cocaína a 4% utilizados nas compressas de algodão. Ele lembra que não mais do que 8 mL de cocaína a 4% são utilizados. A anestesia tópica é suplementada com a injeção de 2% de lidocaína com 1:100.000 de epinefrina ao longo do dorso do nariz lateral à pirâmide nasal e na base do septo anterior. Essas injeções bloqueiam as fibras da dor nos nervos infratroclear, infra-orbital, palatino maior e alveolar superior. O médico aguarda 15 a 20 minutos para que a anestesia se torne efetiva. A administração de 5 a 10 mg de diazepam cerca de 30 minutos antes da cirurgia ajuda na sedação. Para procedimentos mais extensivos, a sedação intravenosa proporciona anestesia adequada na maior parte das situações (8).

Alguns autores propuseram uma forma alternativa de anestesia para a redução de fraturas nasais simples. Uma mistura eutética de anestésicos locais (creme MEAL) é preparada. Cada grama contém 25 mg de prilocaína e 25 mg de lignocaína em um emulsificador. Quando o creme é aplicado à pele do nariz e a cocaína é aplicada à mucosa nasal, essas fraturas podem ser reduzidas sem anestesia adicional.

Alguns cirurgiões preferem utilizar a anestesia geral no tratamento da maior parte dos pacientes, porém outros observaram que fraturas nasais podem ser tratadas tão bem com anestesia local quanto com anestesia geral, se as lesões forem similares. Uma avaliação dos resultados 3 meses após a redução mostrou que as taxas de obstrução nasal e deformidade externa pós-redução eram equivalentes, tenha sido utilizada anestesia geral ou local.

Técnica Operatória

Mesmo fraturas deprimidas simples dos ossos nasais são mais bem tratadas no centro cirúrgico. Os instru-

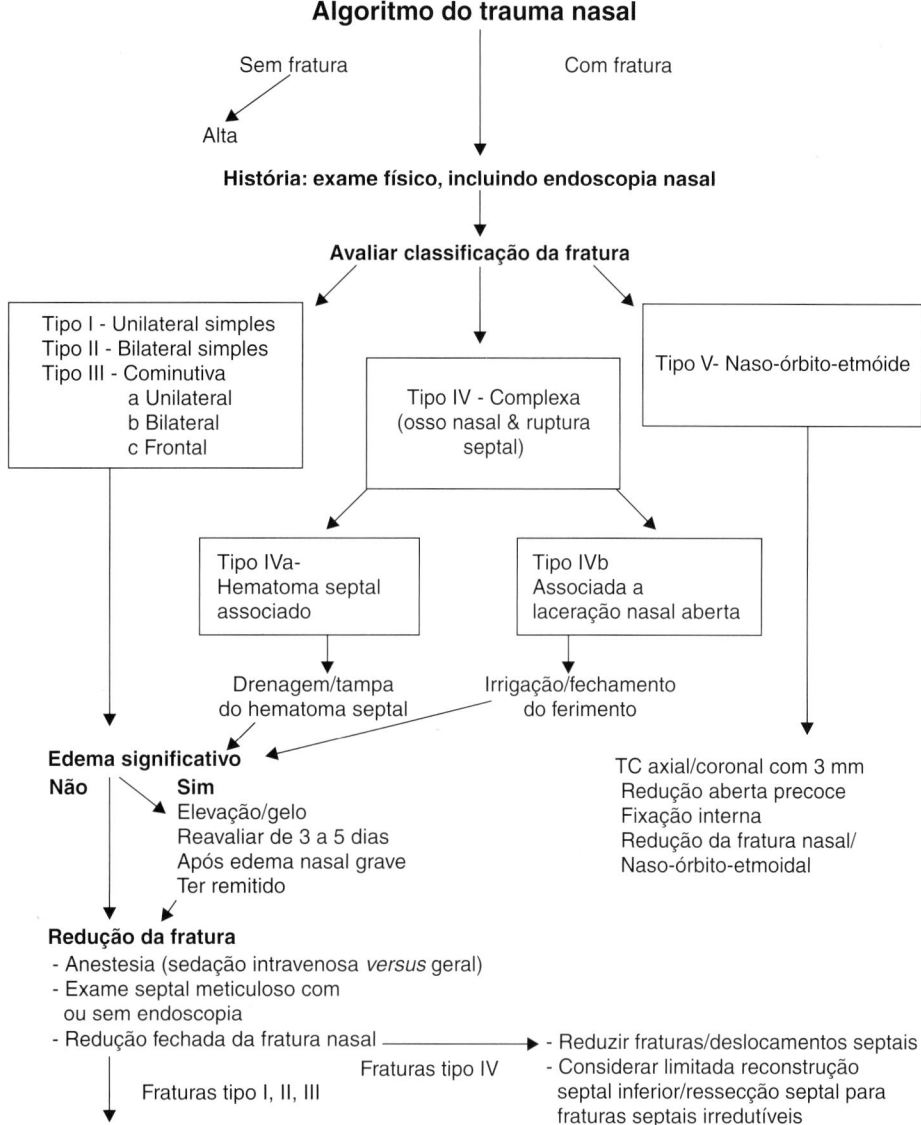

Figura 61A.8
Algoritmo de fratura nasal delineando as classificações do trauma e os tratamentos respectivos. (De Rohrich D, Adams WP. Nasal fracture management: minimizing secondary nasal deformities. *Plast Reconstr Surg* 2002;106(2):266-273, com permissão.)

mentos preferidos para a redução fechada são os elevadores de Boies ou Ballenger, os fórceps de Asch ou Walsham, ou um fórceps grande de Kelly com tubo de borracha em cada uma das lâminas. A distância da borda da narina ao ângulo nasofrontal é medida, e o instrumento é inserido até um ponto cerca de 1 cm menos do que a distância medida. O fragmento deprimido é elevado através da força em direção oposta à força de fratura, geralmente ântero-lateralmente. Se o osso nasal oposto estiver deslocado lateralmente, o osso é movido medialmente para sua posição normal. Os fórceps de Asch ou Walsham podem ser inseridos com uma lâmina em cada narina ou uma lâmina inserida no nariz sob o osso nasal e a outra colocada na pele sobrejacente. Não precisa ser exercida pressão muito grande sobre o nariz (sob o espesso osso nasal próximo da sutura nasofrontal), porque essa área raramente está fraturada, e podem ser produzidos rompimentos mucosos e sangramento. A redução geralmente pode ser obtida com os fragmentos em posição, porém a moldagem digital pode ser necessária para alguns pacientes. A redução inadequada do septo nasal evita o reposicionamento satisfatório do nariz externo no caso de fratura–deslocamento piramidal bilateral. A redução dos fragmentos do osso nasal feita por primeiro com freqüência reduz o septo simultaneamente; se não, a pirâmide nasal geralmente pode ser gentilmente elevada com um fórceps de Asch ou Walsham enquanto se aplica pressão sobre a região septal deslocada.

Alguns casos difíceis de fratura–deslocamento septal não respondem à redução fechada. Nessas circunstâncias, a elevação do mucopericôndrio de um lado com freqüência expõe uma fratura de cartilagem superposta ou intertravada que necessita de ressecção

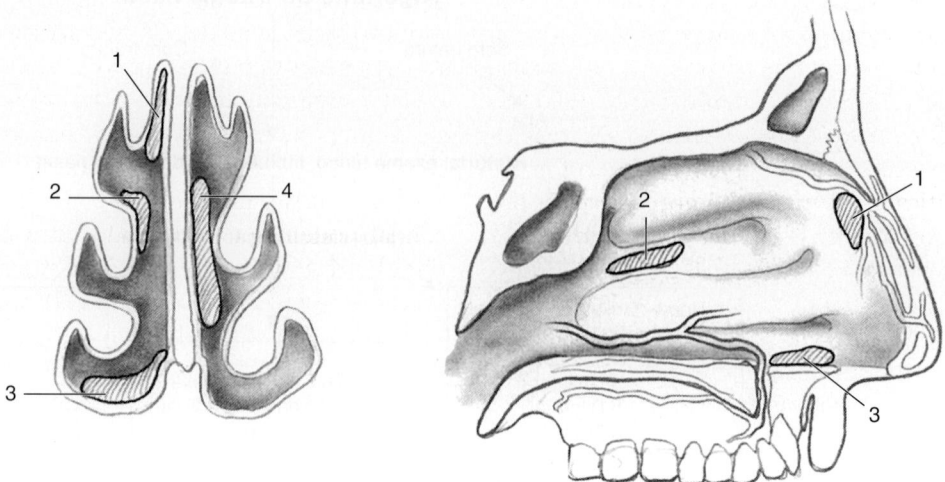

Figura 61A.9
Compressas de algodão colocadas no nariz para anestesia (vistas múltiplas). *1*, teto do nariz; *2*, porção média, parede nasal lateral; *3*, assoalho do nariz; *4*, porção média, mucosa septal.

segmentar. Fraturas nasais abertas são tratadas através da redução da fratura antes do reparo de lacerações do tecido mole.

Quaisquer fragmentos de ossos soltos ou desvitalizados ou cartilagem são removidos. Embora a maior parte das fraturas nasais e septais possa ser tratada com redução fechada, algumas permanecem subotimamente reduzidas a despeito dos melhores esforços do cirurgião. É importante ter um plano para progredir até a redução aberta em algumas situações. A primeira oportunidade para a redução proporciona a melhor chance para um bom resultado.

O septo pode ser estabilizado com *splints* de silicone polimérico suturados no lugar, e um rolo de gaze é colocado em cada passagem nasal. Um curativo externo de fita adesiva, gesso ortopédico de 2 polegadas de largura (5 cm) e uma camada externa de fita adesiva são aplicados. A utilização de um curativo intranasal é controversa. Alguns autores aconselham a utilização rotineira de gaze impregnada de antibiótico por 2 a 3 dias, enquanto outros evitam essa prática por causa do risco de síndrome de choque tóxico. Os *splints* são removidos 10 dias após a operação. *Sprays* nasais descongestionantes e esteróides são úteis durante o período de recuperação. Vários *splints* nasais estão disponíveis, incluindo diversos feitos de materiais termoplásticos sensíveis ao calor. Após a redução fechada e aplicação de tiras de fita adesiva, um *splint* termoplástico é colocado na água quente e aplicado sobre a fita adesiva. Ele endurece em alguns segundos e adere fortemente à fita adesiva subjacente (9).

Um estudo prospectivo de pacientes com fraturas nasais mostrou claramente a correlação entre deformidade traumática marcada e resultados ruins após a redução fechada. Quando deformidade septal notória estava presente, a probabilidade de um resultado ruim após a redução fechada era inaceitavelmente elevada. Isso enfatiza a necessidade de um diagnóstico preciso e a utilização freqüente de redução aberta.

Redução Aberta

A redução aberta geralmente é obrigatória quando existe preocupação em relação à habilidade para reduzir a pirâmide nasal por causa de uma fratura intertravada da cartilagem septal e dos ossos. O septo pode ser abordado através de uma incisão de hemitransfixação no lado do deslocamento (incisões de transfixação completas predispõem a uma menor altura da ponta do nariz e introduzem instabilidade estrutural adicional). O acesso posterior às linhas de fratura é obtido através de incisões intercartilaginosas bilaterais. A pele do dorso é elevada das cartilagens laterais superiores, e o periósteo é elevado dos ossos nasais. Incisões na abertura piriforme proporcionam acesso às linhas de fratura laterais. Achados comuns são deslocamento da cartilagem quadrangular da crista maxilar ou fratura em formato de C da cartilagem septal ou osso.

Os segmentos cartilaginosos são expostos e reduzidos. Às vezes um segmento de cartilagem precisa ser ressecado adjacente à fratura. Um elevador de Cottle ou uma faca giratória de Ballenger são utilizados para excisar pequenas tiras da cartilagem. A ressecção radical da cartilagem ou do osso é evitada para preservar o suporte e limitar fibrose e contratura. Após a cirurgia septal desse tipo, a redução satisfatória quase sempre pode ser obtida. Tendo em vista a tendência em direção aos procedimentos abertos, uma nota de precaução é acrescentada em relação à elevação periosteal sobre os fragmentos ósseos nasais, com receio que eles sejam deslocados, desvitalizados ou perdidos. A raspagem não é tentada próxima de fragmentos da fratura, e os esforços para melhorar a aparência pré-lesão são minimizados. O curativo e a imobilização são realizados da mesma forma que para a redução aberta. A cobertura antibiótica é rotineira. Compressas frias são recomendadas por 24 a 48 horas para reduzir o edema existente e prevenir edema adicional. Alguns autores recomendam injetar hialuronidase para diminuir o edema (Fig. 61A.10).

Tratamento Tardio

O tratamento tardio das deformidades nasais traumáticas é desafiador. Osso, cartilagem e revestimento da mucosa podem estar todos envolvidos. Análise e planejamento cuidadoso precedem a decisão de realizar uma cirurgia nasal reconstrutora. Os procedimentos mais comuns são variações da rinoplastia tradicional, septorrinoplastia ou septorrinoplastia aberta. A cirurgia, em geral, é retardada 3 meses ou mais a partir da redução fechada ou da redução aberta inicial da fratura, para permitir que as linhas de fratura se estabilizem e a fibrose amadureça. Alguns cirurgiões recomendam uma completa incisão de transfixação ou abordagem de rinoplastia externa para acessar as deformidades septais. A crista maxilar, a espinha anterior e o septo caudal podem ser visualizados através de quaisquer das abordagens, e passos reconstrutores apropriados (excisão, ressecção, escoras de cartilagem) podem ser realizados (Fig. 61A.11). Um segundo problema comum é a presença de uma elevação nasal dorsal assimétrica. Nesses pacientes, o osso nasal e as cartilagens lateral superior e septal estão elevados de um lado. Os 2 lados podem ser nivelados com a remoção dessa elevação.

O desvio do septo nasal pode ser tratado por meio de uma incisão de transfixação ou abordagem externa. O mucopericôndrio é elevado, e ressecção limitada ou reconstrução do septo caudal é realizada. Isso elimina alguma cartilagem defletida e permite correções no

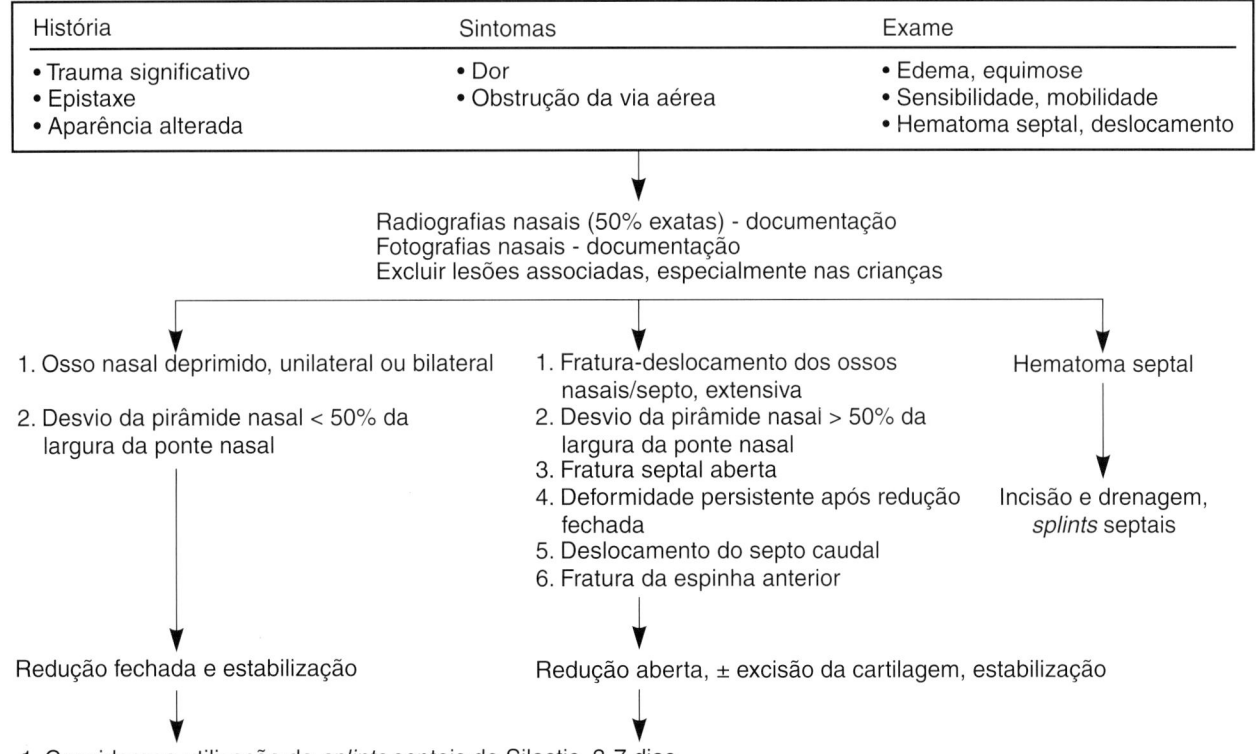

Figura 61A.10

Algoritmo para tratamento das fraturas nasais.

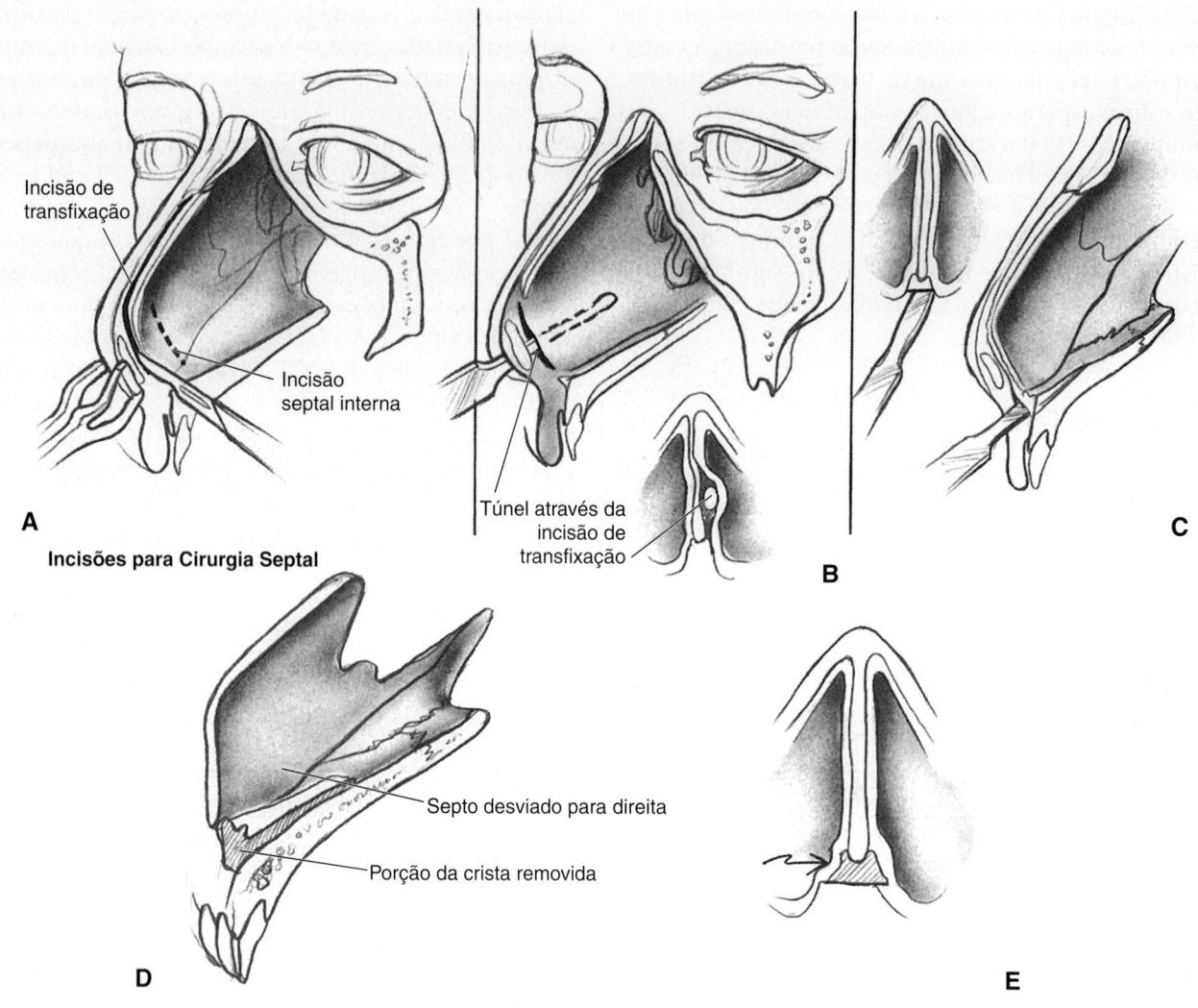

Figura 61A.11
Redução aberta. **A:** Incisão de transfixação. **B:** Túnel subpericondral. **C:** Túnel subperiosteal e osteotomia do vômer. **D:** Remoção do osso e cartilagem desviada ou deslocada. **E:** Reposicionar a cartilagem quadrangular e o vômer na linha média.

comprimento nasal. A rinoplastia externa é útil para lidar com deformidade septal nasal complexa grave. A exposição de áreas críticas permite a visualização direta e a correção da assimetria do nariz externo e septo. Uma técnica foi descrita para correção de assimetria nasal traumática enquanto deixa o suporte osteocartilaginoso dorsal intacto. O dorso é ressecado até um ponto próximo da linha média, e são realizados septoplastia, aumento dorsal, columelar e correção de defeitos da ponta.

FRATURAS NASAIS NAS CRIANÇAS

O nariz de uma criança é mais cartilaginoso e ainda mais flexível e elástico do que o de um adulto. Por causa dessa diferença, os padrões de lesão variam daqueles entre os adultos. Se estiverem presentes lesões associadas, o edema tende a obscurecer a extensão do envolvimento nasal. Quedas são a causa mais comum de fraturas entre as crianças. A possibilidade de abuso da criança é considerada com lesões associadas não explicadas ou uma história de trauma repetido. As radiografias são menos úteis do que no caso de adultos. A palpação e a elevação nasal interna são mais difíceis porque as crianças podem estar apreensivas, não cooperativas e menos capazes de comunicar suas respostas. As estruturas cartilaginosas são as mais prováveis de serem deslocadas das estruturas ósseas adjacentes e de se enlaçarem mais do que a fratura. Fraturas em galho verde dos ossos nasal e septal são mais comuns. O hematoma septal é mais comum, mais difícil para diagnosticar e compreende implicações mais sérias. Em ordem de freqüência, os sinais e sintomas da lesão nasal entre crianças são as seguintes:

1. Epistaxe.
2. Edema do dorso nasal.
3. Equimose periorbital.

4. Sensibilidade do dorso do nariz.
5. Achados radiográficos anormais.
6. Deformidade nasal visível.
7. Crepitação dos ossos nasais.

Outras diferenças são as seguintes: as fraturas começam a cicatrizar e tornam-se imóveis dentro de 2 a 4 dias, a anestesia geral é quase sempre necessária para redução, e dano traumático dos centros de crescimento pode ser causado pela lesão ou manejo cirúrgico. O conservadorismo é a palavra-chave no manejo das lesões nasais pediátricas. Procedimentos radicais são contra-indicados, porém a cirurgia septal pode ser realizada seguramente quando claramente necessária e quando o resultado a longo prazo sem cirurgia provavelmente for pior em termos de deformidade externa e obstrução nasal. A perda do suporte, a telescopagem dos fragmentos da fratura e o desvio nasal são seqüelas comuns de lesões nasais graves entre crianças. Alguns cirurgiões propuseram a utilização de uma abordagem agressiva para as lesões pediátricas em um esforço para lidar com problemas imediatos (via aérea e aparência) e para evitar conseqüências posteriores de crescimento e desenvolvimento anormais. No lado favorável, as fraturas na infância respondem com mais freqüência às técnicas de redução fechada. Se a redução aberta for necessária, a dissecção e a excisão do tecido são mantidas em um nível mínimo.

FRATURAS NASOFRONTAIS ETMOIDAIS

Quando grande força é dirigida a partir do aspecto inferior em direção ao nariz externo, os ossos nasais podem ser dirigidos para o esqueleto frontal e etmoidal na base anterior do crânio. Esse tipo de lesão produz cominuição e deslocamento dos ossos nasal, frontal e etmóide com telescopagem e separação dessas estruturas. Lesão ao ducto nasofrontal ou placa cribriforme pode estar associada a essas fraturas complexas. Um ou ambos os ligamentos cantais mediais podem fixar-se aos fragmentos que se tornam frouxos causando pseudo-hipertelorismo. O músculo de Horner se insere no ligamento medial e é parcialmente responsável por essa deformidade. O canto medial compromete o tendão cantal medial e o saco nasolacrimal e os canalículos. A distância intercantal geralmente é equivalente à distância interpalpebral ou à metade da distância interpupilar. Lesões associadas incluem rinorréia do LCE, anosmia, lesão ocular, interrupção do sistema lacrimal e contusão cerebral.

O tratamento consiste de redução aberta e estabilização dos fragmentos ósseos. A área da fratura pode ser acessada por uma abordagem bicoronal ou raramente com incisões bilaterais de Lynch conectadas por uma incisão transversa logo abaixo da glabela (incisão a céu aberto). Para alguns pacientes, a abordagem pode ser modificada para incorporar lacerações existentes. O local da fratura é desimpactado e os fragmentos ósseos são reduzidos e imobilizados com fios. Se estiver presente grave cominuição, os fragmentos precisam ser estabilizados com 2 pequenas placas sobre uma esponja macia em cada lado da pirâmide nasal. As placas são mantidas no lugar com fio de sutura através de ambas e interposto na pirâmide nasal. Melhores resultados podem ser alcançados através do manejo de fraturas orbitais nasoetmoidais gravemente cominutivas por reconstrução estrutural primária. Enxertos do osso calvário rigidamente fixados possuem boa resistência à reabsorção e são bem tolerados na região nasal. A reconstrução primária pode prevenir o encurtamento notório e a deformidade com freqüência associada a essa lesão. Lasca de osso calvário é recomendada para reconstrução dorsonasal por causa de menores complicações a longo prazo, contorno pós-operatório excelente e uma sensação mais natural ao complexo nasal (10).

FRATURAS NASOETMOIDAIS ORBITAIS

Fraturas nasoetmoidais orbitais são desafiadoras para diagnóstico e tratamento (11). Elas geralmente envolvem o aspecto lateral do nariz, a borda orbital inferior, a parede etmoidal orbital medial, a viga nasal maxilar e o processo frontal da maxila (Fig. 61A.12). Fraturas nasoetmoidais orbitais geralmente necessitam de redução aberta com fixação rígida. Enxertos ósseos às vezes são necessários (12). Informação adicional relacionada é encontrada nos Capítulos 60 e 61B.

Complicações

Precoces

Complicações precoces temporárias incluem edema, equimose e hematoma (Tabela 61A.3). Elas geralmente se resolvem espontaneamente, porém o hematoma septal é sério o suficiente para necessitar de drenagem. O médico busca o hematoma septal em cada caso de lesão septal porque ele pode se tornar infectado e causar perda da cartilagem septal e deformidade em sela. Há suspeita de hematoma septal quando qualquer paciente possuir edema e dor persistente. É uma complicação especialmente ameaçadora para crianças. *Splints* de silicone polimérico podem ser úteis na prevenção do reacúmulo de sangue no local do hematoma.

A epistaxe em geral cessa espontaneamente, porém, se recorrente, ela necessita de controle através de cauterização, curativo nasal ou ligação de vaso. O sangramento anterior profuso geralmente é causado pela laceração da artéria etmoidal anterior, um ramo da artéria oftálmica (sistema carotídeo interno). O sangra-

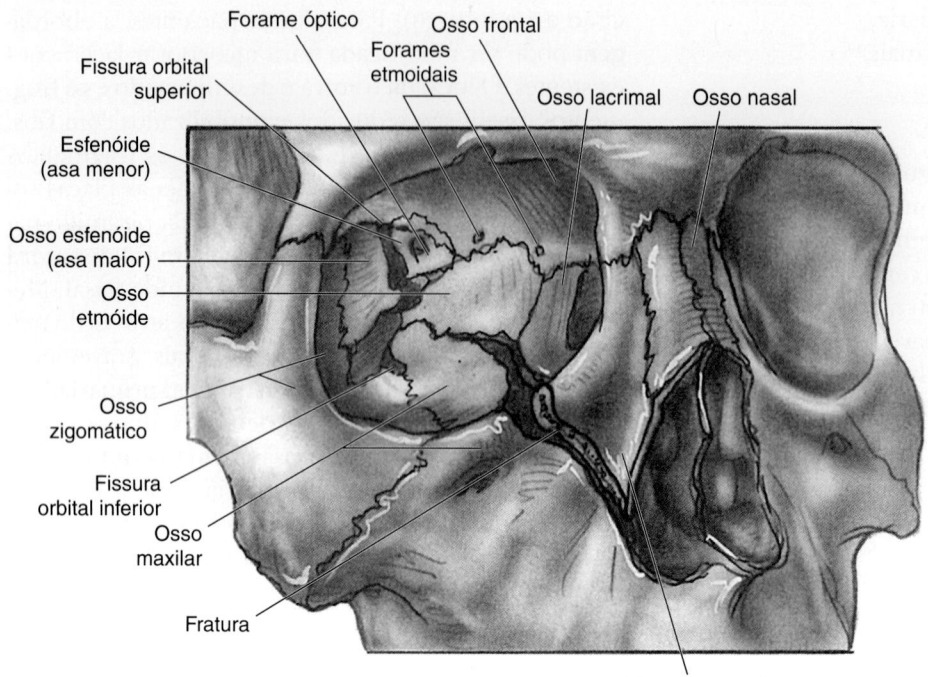

Figura 61A.12
Região orbital nasoetmoidal.

mento posterior geralmente se origina da artéria etmoidal posterior ou do ramo nasal lateral da artéria esfenopalatina, e pode ser necessária a ligação da artéria maxilar interna para alcançar a hemostase. Se o curativo nasal for utilizado, deve-se ter cuidado para não fazer um curativo excessivo, porque isso pode impedir o suprimento vascular do septo lesionado suficientemente para provocar necrose.

A infecção é uma complicação incomum, porém profilaxia antibiótica é importante no cuidado de pacientes que possuem doenças crônicas debilitantes, estão imunossuprimidos, ou possuem hematoma septal ou dorsal.

A rinorréia do LCE é rara e está associada a fratura da placa cribriforme ou parede posterior do seio frontal. A detecção de β-transferrina na descarga nasal é o método mais confiável para o diagnóstico de rinorréia do LCE. Pequenas gotas com freqüência podem ser encontradas por 4 a 6 semanas na antecipação de fechamento espontâneo. A consulta ao neurocirurgião é a prática padrão.

Tardias

Complicações tardias ou retardadas incluem obstrução da via aérea, fibrose ou contratura da cicatriz, deformidade nasal secundária, sinéquia, deformidade de nariz em sela e perfuração septal (Tabela 61A.3). Essas complicações são mais bem tratadas com prevenção. O seguimento dos passos discutidos anteriormente deve ajudar o médico a estar consciente da extensão da lesão inicial. Essa consciência é essencial na tomada de deci-

são do tratamento. Existe uma longa história de falha para diagnosticar e tratar adequadamente fraturas nasais, porém avanços na terapia estão reduzindo esses problemas.

Em um estudo, a fratura nasal estava associada a desproporção nasofacial, especialmente a nariz longo, entre 21% dos pacientes que foram observados a longo prazo. A deformidade de nariz longo desenvolveu-se durante a puberdade; normalmente um período de crescimento rápido do nariz. Esses achados correlacionaram-se estreitamente com as observações de outros autores, que descreveram 3 períodos de desenvolvimento nasal: idades de 1 a 6 anos (crescimento rápido), 6 a 11 anos (crescimento lento) e 12 a 16 anos (crescimento rápido). Os autores recomendaram que a cirurgia nasal seja realizada entre as idades de 6 e 11 anos, quando for prático.

TABELA 61A.3 COMPLICAÇÕES FRATURAS NASAIS

Precoces, Temporárias	Tardias
Edema	Obstrução da via aérea
Equimose	Fibrose, contratura
Epistaxe	Deformidade secundária
Hematoma	Sinéquia
Infecção	Nariz em sela
Gotejamento do líquido cerebrospinal	Perfuração septal

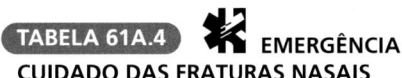

TABELA 61A.4 — EMERGÊNCIA
CUIDADO DAS FRATURAS NASAIS

Emergência	Tratamento
Sangramento grave	Cauterização, compressa, ligação de vaso
Fratura-deslocamento septal causando obstrução da via aérea em neonato (respiração nasal forçada)	Redução fechada com *swabs* de algodão; sem compressão nasal
Hematoma septal em criança	Incisão imediata e drenagem, porque a destruição do tecido começa dentro de 48 horas
Rinorréia do líquido cerebrospinal	Consulta neurocirúrgica imediata
Comprometimento visual	Consulta oftalmológica imediata

PONTOS IMPORTANTES

- Os sinais e sintomas chaves de fratura nasal são deformidade, sangramento, edema, sensibilidade, movimento falso e obstrução nasal.
- Um índice elevado de suspeição e a avaliação precoce são vitais para detectar e tratar lesões nasais sérias.
- Detecção precoce e drenagem do hematoma septal são essenciais na prevenção de deformidade de nariz em sela.
- Pacientes com desvio da pirâmide nasal possuem fraturas septais sérias.
- A maior parte das fraturas nasais pode ser tratada por redução fechada, porém fraturas complexas e aquelas com desvio nasal maior que a metade da largura da ponte necessitam de redução aberta.
- Redução aberta e reconstrução nasal tardia são procedimentos difíceis realizados apenas por cirurgiões nasais experientes.

EMERGÊNCIAS

Emergências associadas a fraturas nasais são sangramento grave, obstrução da via aérea no neonato, hematoma septal na criança, rinorréia do LCE, e comprometimento da visão. Os passos do tratamento para cada emergência estão resumidos na Tabela 61A.4.

FRONTEIRAS DO CONHECIMENTO

Nossa habilidade para avaliar e tratar fraturas nasais seria melhorada se ensaios clínicos fossem conduzidos em direção a diversos tópicos. São necessários os seguintes:

1. Um ensaio clínico multicêntrico, prospectivo, randomizado comparando o tratamento cirúrgico fechado e aberto.
2. Esclarecimento acerca do papel do retardo do tratamento como um fator que influencia o resultado da terapia.
3. Esclarecimento acerca da necessidade de antibióticos (e quais antibióticos específicos seriam ideais) como profilaxia para prevenir infecção em certas circunstâncias (e quais circunstâncias).

REFERÊNCIAS

1. Colton JJ, Beekhuis GJ. Management of nasal fractures. *Otolaryngol Clin North Am* 1986;19:73.
2. Guyuron B, Zarandy S. Does rhinoplasty make the nose more susceptible to fracture? *Plast Reconstr Surg* 1994;93:313.
3. Holt GR. Biomechanics of nasal septal trauma. *Otolaryngol Clin North Am* 1999;32:615-619.
4. Sharp JF, Denholm S. Routine x-rays in nasal trauma: the influence of audit on clinical practice. *J R Soc Med* 1994;87:153.
5. Staffel JG. Optimizing treatment of nasal fractures. *Laryngoscope* 2002;112(10):1709-1719.
6. Rohrich RJ, Adams WP. Nasal fracture management: minimizing secondary nasal deformities. *Plast Reconstr Surg* 2000;106(2):266-273.
7. Rajapakse Y, Courtney M, Bialostocki A, et al. A study comparing local and general anaesthesia techniques. *Aust NZ J Surg* 2003;73(6):396-399.
8. Newton CR, White PSA. Nasal manipulation with intravenous sedation: is it an acceptable and effective treatment? *Rhinology* 1998;38:114-116.
9. Drezner DA. Thermoplastic splint for use after nasal fracture. *Otolaryngol Head Neck Surg* 1994;111:146.
10. Fordel JL Jr. Management of the nasal dorsum in center facial injuries. *Arch Otolaryngol Head Neck Surg* 1995;121:307.
11. Hoffman JE Naso-orbital-ethmoid complex fracture management. *Facial Plast Surg* 1998;14:67-76.
12. Cheney ML, Gliklich RE. The use of calvarial bone in nasal reconstruction. *Arch Otolaryngol Head Neck Surg* 1995;121:643.

CAPÍTULO 61B

Fraturas do Seio Frontal

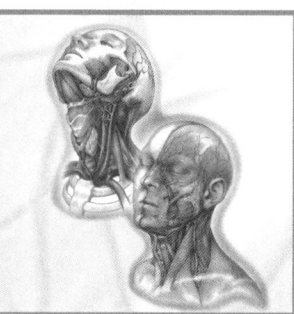

Luke K. S. Tan ▪ Byron J. Bailey

FRATURAS DO SEIO FRONTAL

Fraturas do seio frontal podem ser complicadas por meningite e abscesso cerebral. O tratamento das fraturas do seio frontal sofreu grandes mudanças, e diversos aspectos permanecem controversos. Existe uma variedade de procedimentos cirúrgicos (Fig. 61B.1).

EPIDEMIOLOGIA E ETIOLOGIA

Relatos indicam que o seio frontal é fraturado em 5% a 30% dos pacientes que sofrem lesões maxilofaciais (1). Fraturas do seio frontal e etmoidal ocorrem em 15% dos pacientes com lesões graves da cabeça. Homens e meninos são mais freqüentemente lesionados do que mulheres e meninas (8:1). A incidência das fraturas do seio frontal é maior na terceira década da vida, embora as fraturas ocorram em qualquer idade. Acidentes com veículo a motor são a causa mais comum. Outras causas incluem ferimentos por arma de fogo, altercações físicas, esportes, acidentes industriais e quedas. A gravidade da lesão ao osso, ao seio, à dura-máter e ao cérebro subjacentes não pode ser conhecida a partir da aparência externa da área. Em particular, lesões penetrantes da tábua anterior são avaliadas cuidadosamente para possíveis lesões às estruturas subjacentes e circunvizinhas.

As fraturas do seio frontal são classificadas como segue:

1. Tábua anterior, tábua posterior, ou ambas.
2. Deslocada ou não deslocada.
3. Simples ou cominutiva.
4. Aberta ou fechada (a maioria é aberta para propósitos práticos).
5. Envolvimento do trato de saída nasofrontal.

ANATOMIA

Os 2 seios frontais se desenvolvem separadamente e são freqüentemente assimétricos. O seio possui 3 lados – anterior, posterior e assoalho. O assoalho do seio frontal é o mais fino dos 3 e é mais conveniente para a trefinação do seio. O seio frontal drena através da abertura frontonasal, geralmente localizada no aspecto póstero-medial do assoalho. O curso do trato de saída frontonasal é posterior e caudal. As outras relações do seio frontal incluem a órbita ínfero-lateralmente e a placa cribriforme, dura e os lobos frontais posteriormente. A proximidade destas estruturas vitais torna-as vulneráveis ao dano no trauma ao seio frontal. O seio frontal alcança seu tamanho final por volta da idade de 20 anos e tem em média 28 mm de altura, 27 mm de largura, 17 mm na profundidade. A assimetria dos 2 lados é comum. O tamanho dos seios frontais varia mais amplamente do que quaisquer dos outros seios paranasais. O volume varia de 0 a mais de 100 mL e médias em torno de 10 mL (1,2). O seio frontal está ausente em 4% a 10% dos adultos (1,2).

BIOMECÂNICA DA FRATURA DO SEIO FRONTAL

De todos os ossos faciais, o osso frontal é o de maior tolerância ao trauma direto. A parede anterior é mais espessa do que a parede posterior e pode tolerar de 800 a 2.200 libras (360 a 990 kg) de força. O crânio das mulheres e meninas é mais frágil e pode tolerar menos impacto. Lesões penetrantes de alta velocidade à parede anterior podem danificar gravemente a parede posterior, a dura e o cérebro subjacentes. Dano à parede posterior precisa ser considerado em todos os casos de fratura do seio frontal.

AVALIAÇÃO

Os pacientes com lesões do seio frontal geralmente comparecem para atendimento médico em uma emergência e freqüentemente possuem outras lesões sérias, porém, com freqüência, a gravidade da fratura do seio frontal não é apreciada. O tratamento inicial é direcionado às condições que ameaçam a vida e a estabilização da condição do paciente. Fraturas do seio frontal contribuem para 5% a 12% de todas as fraturas faciais.

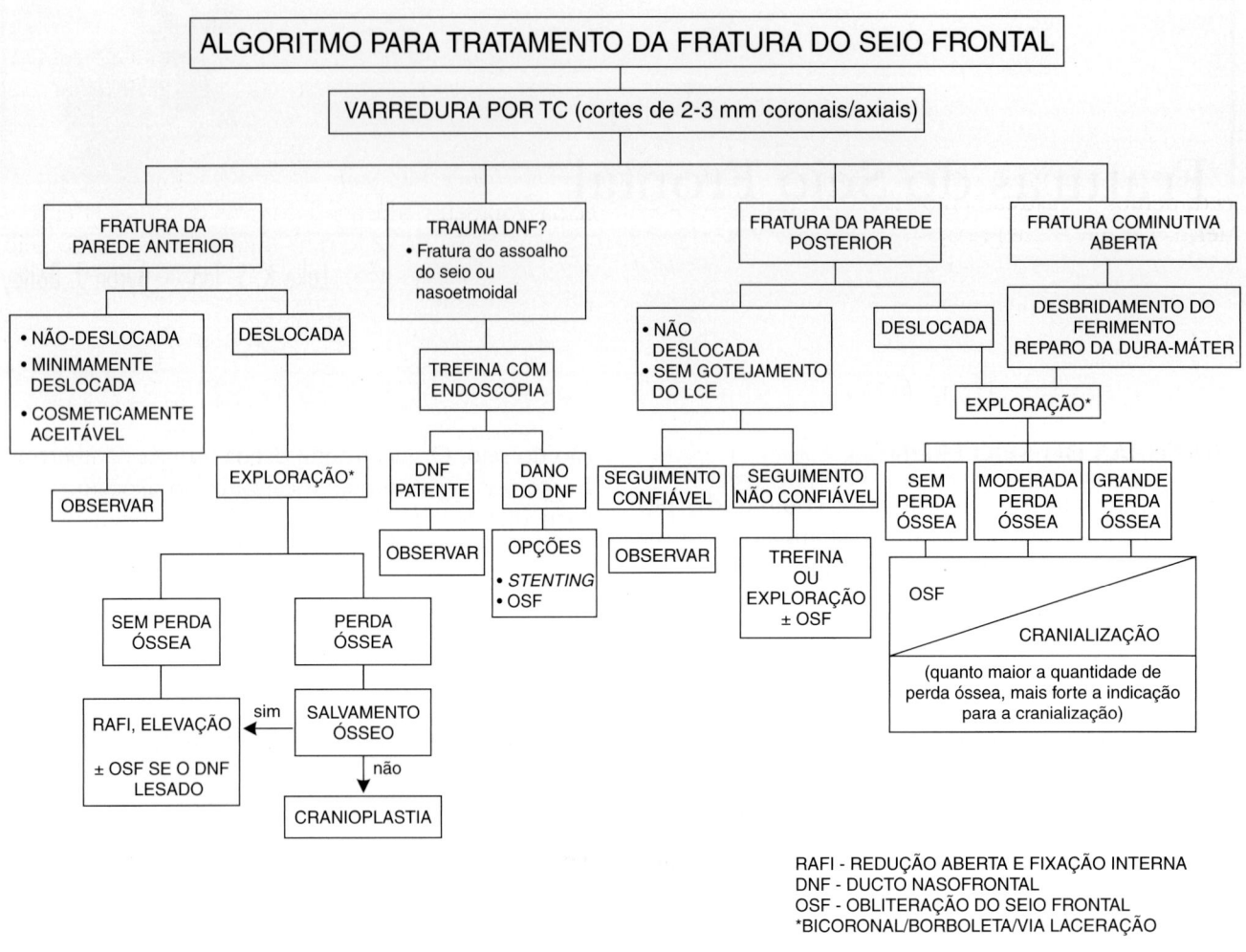

Figura 61B.1
Algoritmo para o tratamento de fraturas do seio frontal.

Pacientes com fraturas graves compostas, cominutivas, comumente possuem lesões intracranianas. Uma laceração da pele sobre a fronte pode revelar o interior do seio, e pode ser encontrado material estranho, com freqüência um pedaço de vidro. Gotas do fluido cerebrospinal (LCE) podem estar presentes em até 33% dos pacientes com fraturas do seio frontal, e elas podem drenar através do ferimento ou do nariz (3). Sangramento profuso e profundo sugere uma laceração do seio sagital superior ou de outros vasos da dura e do cérebro. Uma fratura da borda orbital superior pode estar presente, e o globo pode estar deslocado ou aprisionado. Fratura do complexo nasoetmoidal pode manifestar-se como achatamento da pirâmide e telescopagem do nariz. Dor, edema e/ou parestesia da fronte podem ser observados. A maior parte desses pacientes terá outras fraturas faciais.

A avaliação inicial pela equipe de trauma exclui lesão à coluna cervical. A radiografia da coluna cervical é a regra, se a condição do paciente estiver suficientemente estável. Assim que possível, deve ser realizada tomografia computadorizada (TC) axial e coronal, incluindo a face e o crânio. É ótimo que um neurocirurgião e um cirurgião otorrinolaringologista – de cabeça e pescoço – trabalhem junto para tratar fraturas compostas graves cominutivas com dano intracraniano. Antibióticos são dados a todos os pacientes.

Fraturas fechadas não implicam em risco de vida imediato, porém podem causar infecção intracraniana. Esses pacientes necessitam de exames neurológicos de cabeça e pescoço, incluindo exclusão de lesão medular cervical. A palpação pode revelar uma fratura móvel, deprimida, da tábua anterior. O estado da visão e a possibilidade de rinorréia do LCE são avaliados. O teste da β_2-transferrina é a avaliação definitiva para a rinorréia do LCE. Embora a fratura mais comum do seio frontal seja uma fratura fechada da tábua anterior, a profundidade da lesão com freqüência é difícil de acessar. A TC para avaliar o local da fratura e o dano ao tecido mole subjacente é apropriada. O tratamento depende dos achados clínicos e da avaliação radiológica.

AVALIAÇÃO RADIOLÓGICA

Antes de a TC tornar-se largamente utilizada, o exame por imagem do crânio incluía radiografias simples com diferente vistas, tais como as vistas de Caldwell, Waters, base e hiperextensão. Estas são úteis como procedimentos de rastreamento inicial, porém carecem de definição, que é útil pré-operatoriamente. A TC ajuda a identificar fraturas complexas e também ajuda a avaliar os tecidos moles, tornando a decisão para a cirurgia muito mais fácil. A TC também irá revelar pneumocéfalo, um achado que eleva o potencial para a meningite. Observou-se que o pneumocéfalo ocorre em 25% dos pacientes em publicação recente de uma série de 158 pacientes com fraturas do seio frontal (4). Secções axiais boas são úteis para avaliar fraturas da tábua anterior e posterior do seio frontal e lesões intracranianas. Varreduras coronais proporcionam boa definição do assoalho do seio frontal, do trato de saída frontonasal e da placa cribriforme.

O diagnóstico pré-operatório de lesão ao trato de saída frontonasal tem sido difícil mesmo com a TC. Em uma revisão retrospectiva de 19 casos de trauma do seio frontal, a presença de lesão do trato de saída frontonasal encontrada na cirurgia estava correlacionada com os achados na TC pré-operatória. A lesão ao trato de saída frontonasal ocorreu em 83% dos pacientes com fraturas através do assoalho do seio frontal e em 71% dos pacientes com fraturas etmoidais anteriores. Assim, a presença de quaisquer dessas fraturas sugere lesão do trato de saída frontonasal.

PROFILAXIA ANTIBIÓTICA

O objetivo da profilaxia antimicrobiana é a prevenção da sinusite e a sepse intracraniana. Antibióticos com alta penetração no LCE, tais como ceftriaxona ou ceftazidima, e metronidazol para cobertura anaeróbica, são boas escolhas quando existe o risco de sepse intracraniana. A cefazolina pode ser adicionada quando a atividade antimicrobiana gram-positiva é desejada. No tratamento de fraturas compostas, a antibioticoterapia é mantida por no mínimo 2 semanas. Para fraturas fechadas e fraturas isoladas não deslocadas da tábua anterior, a profilaxia antimicrobiana pode ser omitida, porém alguns autores recomendam antibióticos em todos os casos de fraturas do seio frontal. Os forames de Breschet são uma fonte potencial de drenagem intracraniana da mucosa do seio frontal e justificam a rotina de utilização da profilaxia antibiótica.

VISÃO HISTÓRICA DA CIRURGIA DO SEIO FRONTAL

Reidel, em 1898, realizou ablação total da tábua anterior do seio frontal e da mucosa para um paciente com fratura do seio frontal. Isso permitiu que a pele colapsasse sobre a tábua posterior e obliterasse a cavidade do seio, porém também deixou um resultado cosmeticamente indesejável. Lynch (1921) descreveu uma operação externa radical do seio frontal, a qual foi utilizada de forma bem-sucedida para tratar 15 pacientes com sinusite crônica; ela agora é comumente denominada frontoetmoidectomia externa. Em 1951, Bergara e Bergara (5) descreveram uma abordagem ao seio frontal através da qual a tábua anterior foi dobrada sobre o pedículo inferior do pericrânio para proporcionar acesso adequado ao seio frontal. O retalho ósseo foi substituído ao final dos procedimentos e foram obtidos bons resultados estéticos. Em 1958, Goodale e Montgomery (6) adicionaram total remoção da mucosa do seio e uma obliteração de gordura para esse procedimento. Outros cirurgiões descreveram um método de reconstituição da tábua anterior com fragmentos livres contaminados (após mergulhá-los em iodo-povidine) e remoção simultânea da tábua posterior. Nos procedimentos de cranialização, a parede anterior do seio está em contato direto com os conteúdos craniais anteriores, e a cavidade do seio frontal é eliminada. Tanto a obliteração osteoplástica do seio frontal quanto a cranialização podem ser utilizadas. A condição da tábua posterior é utilizada como um critério para a seleção da abordagem.

TRATAMENTO

Os conceitos importantes no tratamento das fraturas do seio frontal são (a) prevenção da sepse intracraniana; (b) prevenção de doença do seio frontal, tais como sinusite e mucocele; e (c) um resultado cosmeticamente aceitável. Um algoritmo de tratamento (Fig. 61B.1) é um guia para o tratamento de pacientes com fraturas do seio frontal. Embora a maior parte dos pacientes se enquadre nesse algoritmo, ele não substitui o julgamento clínico experiente.

O paciente é levado para a sala de cirurgia quando sua condição estiver estável o suficiente para anestesia geral. O acesso cirúrgico é melhor a partir de uma abordagem de retalho bicoronal ou uma extensão da laceração. O neurocirurgião realiza o desbridamento do ferimento, da dura macerada e do cérebro e repara a dura danificada. As paredes e o assoalho do seio frontal e do trato de saída frontonasal são avaliados. As abordagens cirúrgicas incluem obliteração do ducto frontonasal, obliteração do seio frontal ou cranialização.

FRATURA DA TÁBUA ANTERIOR

Fraturas da Tábua Anterior Sem Deslocamentos

Fraturas da tábua anterior sem deslocamento ou minimamente deslocadas sem deformidade cosmética podem ser tratadas conservadoramente. A opacificação persistente da cavidade do seio frontal aumenta a possibilidade de lesão do trato de saída frontonasal ou mesmo de gotejamento do LCE e é um argumento para a exploração. Fraturas da tábua anterior, entretanto, não produzem lesão ao trato de saída frontonasal, a menos que elas estejam associadas a uma fratura da borda supra-orbital ou do complexo nasoetmoidal. A trefinação do seio frontal e o exame endoscópico podem ser válidos, com uma vista para possível exploração.

Fraturas da Tábua Anterior com Deslocamento

O objetivo com fraturas da tábua anterior com deslocamento é a reconstrução esteticamente aceitável da tábua anterior. O acesso cirúrgico pode ser obtido com uma incisão supra-orbital na sobrancelha ou bicoronal ou extensão de uma laceração subjacente. Nos casos não fragmentados e minimamente fragmentados, a redução das fraturas e a estabilização com fios ou microplacas são suficientes (Figs. 61B.2 e 61B.3). No tratamento de fraturas gravemente cominutivas com perda óssea, é feito um esforço para se alcançar a máxima preservação óssea. O processo cuidadoso de recolocar cada fragmento é utilizado para evitar deformidades cosméticas na região frontal. Fios ou microplacas são necessários para reter os fragmentos da fratura na posição apropriada. A redução endoscópica e a fixação podem ser obtidas em algumas situações (7).

Fraturas do seio frontal gravemente cominutivas apresentam problemas maiores em termos de reparo porque os fragmentos às vezes são muito pequenos para colocação de placas ou fios. O resultado pós-operatório pode ser insatisfatório por causa do deslocamento do fragmento, resultando em deformidade da fronte.

Lakhani et al. (8) relataram uma experiência muito favorável no seu tratamento de 14 pacientes com seios frontais gravemente cominutivos. Fraturas isoladas da parede anterior foram estabilizadas por fixação dos fragmentos a uma rede de titânio. Fraturas das paredes anterior e posterior com gotas de LCE ou deslocamento foram tratadas por cranialização (removendo a parede do seio posterior e toda a mucosa do seio e permitindo que a dura e o lobo frontal do cérebro preencham a cavidade do seio), reconstruindo a parede anterior com rede de titânio. As complicações foram menores, o resultado a longo prazo foi bom, e o resultado cosmético foi excelente.

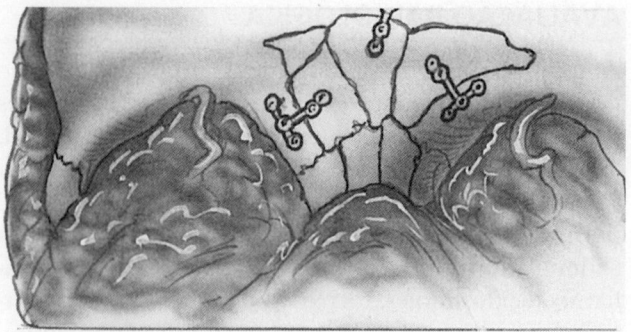

Figura 61B.3

Reconstrução de fratura da parede anterior do seio frontal com miniplaca de fixação.

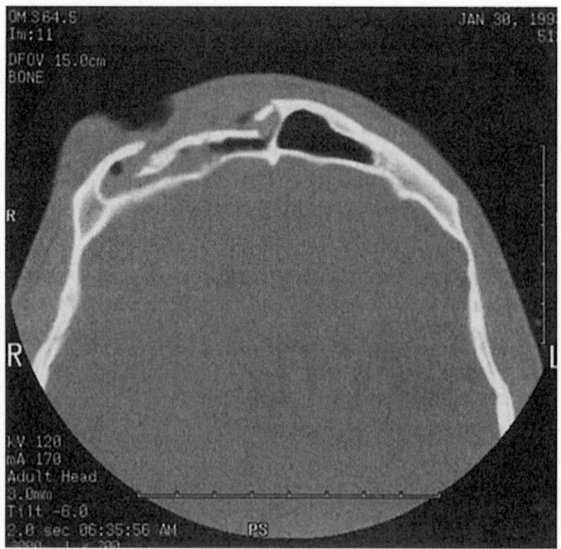

Figura 61B.2

Varredura por tomografia computadorizada mostra fratura deslocada da parede anterior do seio frontal.

FRATURAS DA TÁBUA POSTERIOR

Fraturas da Tábua Posterior sem Deslocamentos

Fraturas assintomáticas lineares sem deslocamento da tábua posterior sem gotejamento do LCE podem ser observadas seguramente com tratamento profilático antibiótico.

Fraturas da Tábua Posterior com Deslocamento

Fraturas com deslocamento da tábua posterior são por definição fraturas compostas da abóbada craniana (Fig. 61B.4). Em geral, todas as fraturas com deslocamento da parede posterior necessitam de exploração. Um grande número desses pacientes possui gotejamento do LCE. Ainda está por ser estabelecida qual a melhor cirurgia. Se nenhuma perda óssea da parede posterior for encontrada, a redução do fragmento deslocado é recomendada, e não é necessária obliteração na ausência de lesão do trato de saída frontonasal. Resultados de estudos conduzidos com animais indicam que fraturas da parede posterior cicatrizam, se a drena-

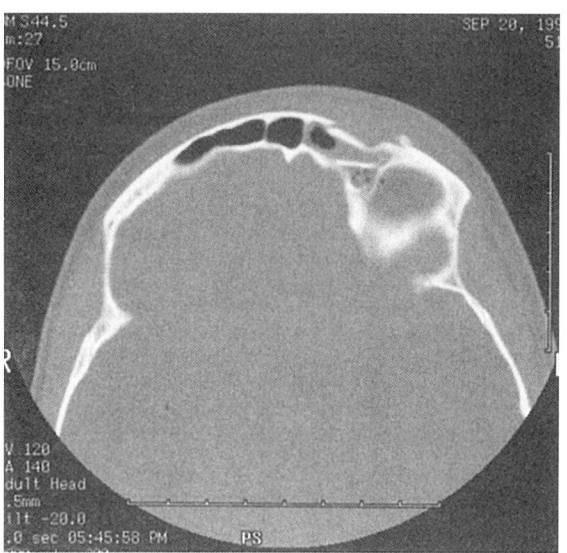

Figura 61B.4
Varredura por tomografia computadorizada mostra fratura deslocada da parede anterior e posterior do seio frontal com pneumocéfalo.

gem para o nariz for mantida. Fragmentos precisamente reduzidos cicatrizam através de união óssea com integridade da dura e da mucosa.

Procedimentos obliterativos no seio frontal são recomendados para tratar fraturas da parede posterior sem uma grande quantidade de perda óssea, porém com lesão do trato de saída frontonasal (Fig. 61B.5). A cirurgia é realizada para prevenir propagação intracraniana retrógrada da infecção. Ela envolve obliteração do trato de saída frontonasal e da cavidade do seio frontal. A segurança de procedimentos obliterativos com perda óssea substancial da tábua posterior tem sido questionada, especialmente quando um enxerto de gordura livre é utilizado em cavidade incompleta. Outros acham que a obliteração com gordura tem se mostrado um procedimento satisfatório.

A cranialização do seio frontal envolve a excisão da parede posterior. Permite-se que a dura dirija-se para a frente até a tábua anterior do seio frontal (Fig. 61B.6). Os orifícios do trato de saída frontonasal são obliterados com osso para prevenir propagação retrógrada de infecção dentro do crânio e diminuir o risco de formação de encefalocele. Complicações intracranianas (gotejamento de LCE, meningite e abscesso cerebral) têm ocorrido tanto com a obliteração do seio frontal como com a cranialização. Ao contrário da cranialização, a obliteração do seio frontal implica no risco de uma mucocele. Estudos adicionais são necessários para determinar o tratamento cirúrgico ideal.

ASSISTÊNCIA ENDOSCÓPICA NO TRATAMENTO DA FRATURA DO SEIO FRONTAL

Opções de tratamento para fraturas do seio frontal têm sido propostas, desafiadas, revisadas e atualizadas desde o século passado. A expansão de nosso conhecimento e a nova tecnologia levaram a resultados funcionais e cosméticos melhores do que os que eram anteriormente possíveis.

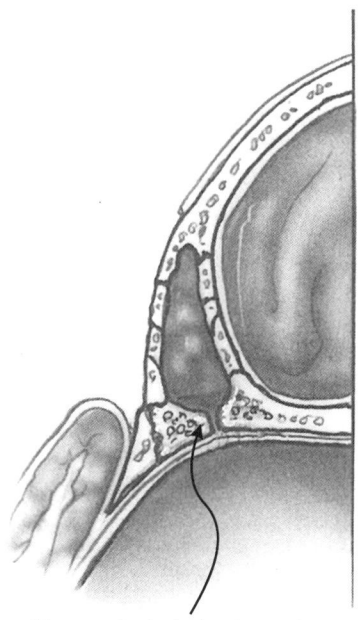

Mucosa do ducto frontonasal seccionada e invertida. Tamponamento com pasta de osso

Figura 61B.5
Obliteração do seio frontal com gordura (vista sagital).

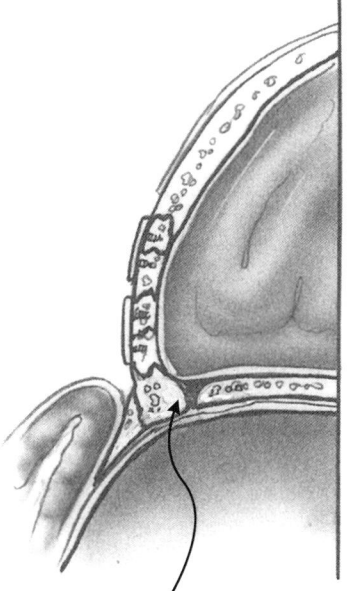

Mucosa do ducto frontonasal seccionada e invertida. Tamponamento com pasta de osso

Figura 61B.6
Cranialização do seio frontal. Parede anterior reconstruída com fragmentos das paredes anterior e posterior.

A mais nova ferramenta de nosso armamento cirúrgico é a assistência por endoscopia – a técnica que nos permite abordar as fraturas do seio frontal a partir de 2 direções:

1. Nós podemos evitar as cicatrizes de abordagens externas, que eram necessárias previamente para expor, reduzir e estabilizar os fragmentos da parede do seio anterior.
2. Nós podemos evitar a necessidade de obliteração com gordura do seio frontal utilizando uma abordagem endoscópica intranasal para abrir o trato de saída nasofrontal ampla e permanentemente.

Smith *et al.* (9) relataram uma nova abordagem de tratamento utilizada no tratamento de 14 pacientes com fraturas do seio frontal, os quais tinham fraturas associadas dos ossos faciais. A sinusotomia endoscópica frontal foi realizada expectantemente quando houver suspeita ou detecção de obstrução do trato de saída. Resultados bem-sucedidos foram documentados em todos os pacientes. O algoritmo de tratamento utilizado é mostrado na Figura 61B.7.

Um relato de Taiwan descreve como cicatrizes faciais foram minimizadas utilizando-se uma técnica endoscopicamente assistida para reduzir os fragmentos da parede do seio anterior e fixá-los com microplacas. Utilizando um endoscópio de 4 mm a 30 graus e trabalhando através de 2 pequenas incisões finas posteriores à linha de implantação anterior do cabelo, o periósteo do osso frontal foi elevado para abordagem do local da fratura. Fragmentos ósseos livres foram removidos e fixados a microplacas, então reinseridos, posicionados e fixados na placa com microparafusos. Essa abordagem permite avaliação endoscópica precisa do trato de saída nasofrontal e tratamento apropriado de qualquer lesão àquela área. Embora a técnica não seja aplicável a todas as fraturas do seio frontal, esse relato de Chen *et al.* (10) permite-nos uma nova visão do que existe no horizonte em termos de avanços terapêuticos.

DRENAGEM FRONTONASAL

A relação entre obstrução do trato de saída frontonasal e a formação de mucoceles frontais foi estabelecida. Experimentos com animais mostraram que a mucocele do seio frontal se forma se o trato de saída frontonasal for obstruído ou quando ocorrer remoção inadequada da mucosa. O trato de saída frontonasal é pequeno e não pode ser avaliado confiavelmente antes da cirurgia, mesmo com a ajuda da TC. A melhor avaliação da integridade e patência do trato de saída frontonasal é feita intra-operatoriamente. A exploração do seio

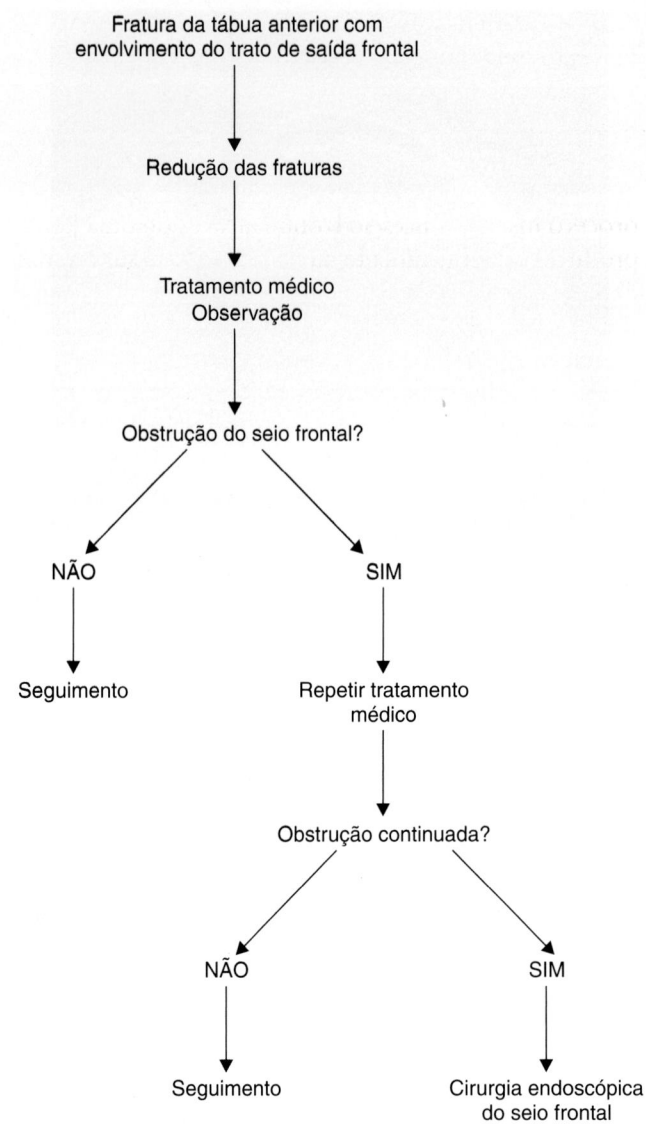

Figura 61B.7
Algoritmo de tratamento.

frontal é recomendada se a lesão ao trato de saída frontonasal for suspeitada.

A patência do trato de saída frontonasal pode ser avaliada com fluorescência, solução de benzilpenicilina (branca), ou corante azul de metileno. A presença intranasal da substância, quando introduzida no trato de saída frontonasal superiormente, indica que o trato de saída frontonasal está patente. A interpretação do resultado desse teste é difícil na presença de fraturas etmoidais anteriores e edema da mucosa nasal.

Na presença de trato de saída frontonasal obstruído, a obliteração do trato é recomendada. A remoção de toda a mucosa do seio frontal é realizada com cureta ou buril. A obliteração da cavidade do seio frontal é realizada. Enxertos livres que incluem gordura, fáscia, músculo, pericrânio e osso esponjoso têm sido utilizados. A utilização de materiais exógenos como metil metacrilato e celulose regenerada oxidada hemostática tem sido associadas a formação de abscesso pós-operatório. Um retalho glabelar vascularizado transverso para obliteração do trato de saída frontonasal foi descrito (11). Este consiste dos músculos corrugador dos supercílios e prócero inseridos no seio frontal através de uma janela produzida cirurgicamente na parede orbital súpero-medial. A segurança da obliteração com gordura tem sido questionada nos casos em que uma grande porção da parede posterior está ausente. Resultados de estudos com animais mostraram taxas elevadas de recrescimento epitelial (39%) e infecção (44%) após obliteração com gordura em grandes defeitos da tábua posterior. A absorção de gordura também pode ocorrer. A utilização de osso esponjoso para obliteração tem sido proposta, e a obliteração do seio por osteogênese espontânea a partir do córtex escavado para baixo tem sido recomendada.

COMPLICAÇÕES

Embora seja verdade que são vistas mais complicações em períodos de seguimento longos, a dificuldade com freqüência é encontrada com avaliação de seguimento mantida. As complicações estão listadas na Tabela 61B.1. Dor de cabeça e dor do seio frontal são as complicações menores mais comuns após trauma do seio frontal. A meningite é a complicação intracraniana mais comum. O lapso de tempo médio a partir da lesão do seio frontal até a confirmação de mucocele é de aproximadamente 7,5 anos. Entretanto, mucoceles têm sido relatadas formando-se após um período tão curto como 2 meses ou tão longo como 42 anos, o que enfatiza a importância do cuidado do seguimento a longo prazo.

PONTOS IMPORTANTES

- Acidentes com veículo a motor são a causa mais comum de fraturas do seio frontal. Essas fraturas comumente ocorrem entre 12% das lesões faciais, e o paciente geralmente é um homem ou menino nas 3 primeiras décadas da vida.
- Os conceitos importantes no tratamento de fraturas do seio frontal são prevenção da sepse intracraniana, prevenção de doença do seio frontal, tais como sinusite e mucocele, e resultado cosmeticamente aceitável.
- Profilaxia antibiótica deve ser encorajada em todos os casos de fraturas do seio frontal.
- A tomografia computadorizada é útil para avaliação das fraturas do seio frontal tanto em lesões ósseas quanto de tecido mole.
- A obstrução do trato de saída frontonasal pode levar a mucocele ou mucopiocele.
- Fraturas do seio frontal envolvendo a borda supra-orbital ou o complexo nasoetmoidal ou o assoalho e a parede posterior do seio frontal sugerem a possibilidade de lesão ao trato de saída frontonasal.
- A trefinação do seio frontal com exame endoscópico pode ser útil em casos de doença definida.
- Fraturas da parede posterior geralmente necessitam de exploração; se existir dúvida, a exploração deve ser realizada.
- A obliteração do seio frontal envolve remoção de toda a mucosa do seio e obliteração do trato de saída frontonasal e seio frontal.
- A obliteração do seio frontal pode ser complicada por meningite, abscesso cerebral e formação de mucocele.
- A cranialização implica em remoção da tábua posterior e aposição da dura à parede anterior do seio frontal. Ela pode ser complicada por meningite e gotejamento do LCE.
- As complicações mais comuns das fraturas do seio frontal após tratamento são dor de cabeça, sinusite e deformidade cosmética.

TABELA 61B.1 COMPLICAÇÕES FRATURAS DO SEIO FRONTAL

Seio frontal
Dor de cabeça, repleção
Sinusite
Mucocele

Intracraniana
Gotejamento do líquido cerebrospinal
Meningite
Abscesso cerebral
Convulsões

Cosmética
Cicatriz
Dormência
Infecção do ferimento
Depressão da fronte

Oftálmica
Diplopia
Pulsações do olho

REFERÊNCIAS

1. Rice DH. Management of frontal sinus fractures. *Curr Opin Otolaryngol Head Neck Surg* 2004;12(1):46-48.
2. Marks SC. Nasal and sinus surgery. Philadelphia: WB Saunders, 2000.
3. Strong EB. Frontal sinus fractures. (July 2004) Accessed at www.emedicine.com/ent/topic419.htm
4. Gerbino G, Roccia F, Benech A, et al. Analysis of 158 frontal sinus fractures: current surgical management and complications. *J Craniomaxillofac Surg* 2000;28:133-139.
5. Bergara AR, Bergara C. Chronic frontoethmoidal sinusitis: osteoplastic method according to author's technique. *Ann Otorhinolaryngol* 1955;5:192-200.
6. Goodale RL, Montgomery WW. Experiences with osteoplastic anterior wall approach to the frontal sinus. *Arch Otolaryngol* 1958;68:271-283.

7. Lappert PW, Lee JW. Treatment of an isolated outer table frontal sinus fracture using endoscopic reduction and fixation. *Plast Reconstr Surg* 1998;102(5):1642-1645.
8. Lakhani RS, Shibuya TY, Mathog RH, *et al*. Titanium mesh repair of the severely comminuted frontal sinus fracture. *Arch Otolaryngol Head Neck Surg* 2001;127(6):665-669.
9. Smith TL, Han JK, Loehrl TA, *et al*. Endoscopic management of the frontal recess in frontal sinus fractures: a shift in the paradigm? *Laryngoscope* 2002;112(5):784-790.
10. Chen D, Chen C, Chen Y, *et al*. Endoscopically assisted repair of frontal sinus fracture. *J Trauma* 2003;55(2):378-382.
11. Disa JJ, Robertson BC, Metzinger SE, *et al*. Transverse glabellar flap for obliteration/isolation of the nasofrontal duct from the anterior cranial base. *Ann Plast Surg* 1996;36:453-457.

CAPÍTULO 62

Trauma Penetrante da Face e do Pescoço

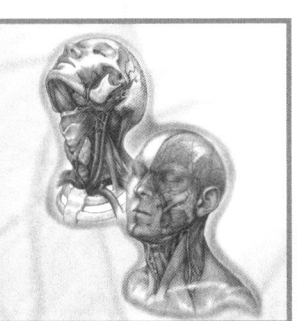

Michael G. Stewart

Os cirurgiões de cabeça e pescoço com freqüência são chamados no tratamento do trauma penetrante da face e do pescoço. Os conhecimentos de balística, padrões de lesão e anatomia pertinentes são essenciais para a avaliação e o tratamento dessas lesões potencialmente sérias.

A energia gerada no tecido por um projétil penetrante é determinada por sua energia cinética (EC): $EC = \frac{1}{2} MV^2$, onde M = massa e V = velocidade. Em virtude de o termo velocidade estar elevado ao quadrado na equação, projéteis de alta velocidade podem potencialmente gerar quantidades significativamente grandes de energia no tecido impactado. Em outras palavras, um projétil com o dobro de velocidade terá 4 vezes a energia cinética de um projétil de baixa velocidade. Entretanto, o grau real do ferimento irá depender apenas da energia transferida do projétil para o tecido (1). Tipicamente, armas de fogo estão divididas em 2 grupos pela velocidade do projétil: baixa velocidade (menos de 300 m/s) e alta velocidade (mais de 300 m/s) (2). A maior parte das armas de fogo consiste de armas de baixa velocidade, com as velocidades dos projéteis entre 90 e 240 m/s. Uma arma de fogo típica possui velocidade do projétil de 360 m/s, e um rifle 30-30 possui velocidade do projétil de 670 m/s.

Ferimentos por arma de fogo causam lesão ao tecido por 2 mecanismos principais: lesão direta ao tecido e cavitação temporária. No passado, havia alguma ponderação acerca da lesão distante decorrente da transmissão de ondas de choque; entretanto, essa teoria é controversa e tem sido desacreditada por muitos (3). A cavitação refere-se à criação de uma cavidade pulsátil temporária ao redor do trajeto real do projétil, como ilustrado na Figura 62.1. Essa cavidade temporária resulta em dano ao tecido e perda do tecido adjacente ao trajeto do projétil. Esse é um conceito importante para o médico atendente compreender: estruturas anatômicas podem ser significativamente danificadas por um ferimento por arma de fogo sem terem

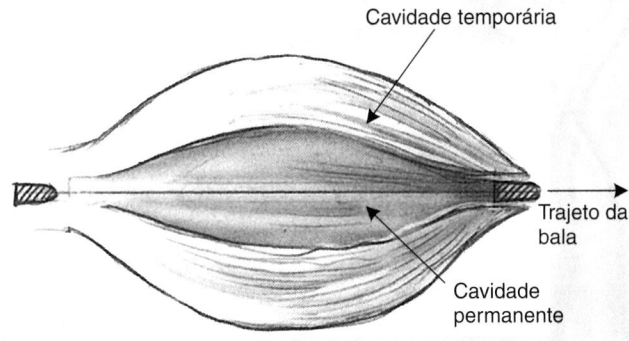

Figura 62.1
Efeitos da cavitação de um ferimento a bala nas partes moles.

sido, na verdade, penetrados pelo projétil. Em virtude de sua alta energia cinética, lesões por arma de alta velocidade tendem a possuir efeitos de transmissão e cavitação maiores do que as lesões de baixa velocidade. Clinicamente, lesões de baixa velocidade em geral são caracterizadas por *dano* ao tecido, enquanto que as lesões de alta velocidade são tipicamente caracterizadas pela *perda* de tecido. Isso pode ser uma supersimplificação; por exemplo, um projétil de alta energia e alta velocidade pode passar através de um tecido e sair com uma quantidade significativa de energia restante. Assim, a alta velocidade nem sempre se equivale a uma alta transferência de energia e dano ao tecido.

Além disso, balas ou chumbos disparados possuem diversos componentes para sua rotação, como ilustrado na Figura 62.2. Essas características rotacionais aumentam o potencial de uma bala assumir um curso errático após o impacto e também aumentar a quantidade de lesão direta ao tecido (1, 3). Ademais, os projéteis podem se fragmentar quando do impacto no tecido, resultando em projéteis secundários com potencial para lesão adicional. Similarmente, o osso impactado também pode se fragmentar, e fragmentos ósseos secundários podem provocar dano adicional ao tecido.

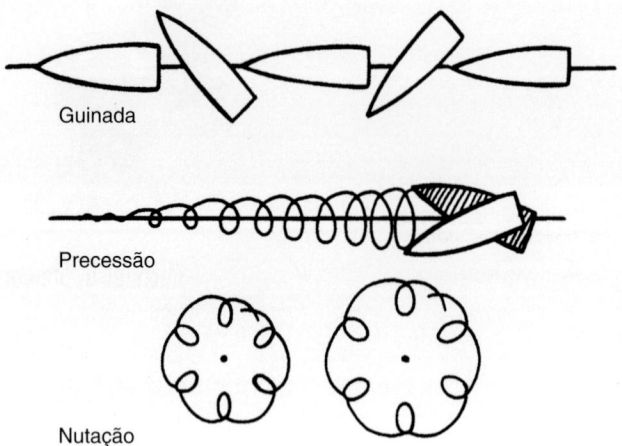

Figura 62.2
A balística rotacional de um míssil, demonstrando guinada, precessão e nutação.

PRINCÍPIOS GERAIS DO TRAUMA

Os princípios básicos do tratamento do trauma aplicam-se a todos os pacientes com trauma penetrante da face e do pescoço. Estes princípios do trauma podem ser relembrados utilizando a sigla mnemônica "ARCIE". "A" denota avaliação da *via aérea* e *coluna cervical*, "R" significa avaliação da *respiração*, "C" refere-se à avaliação da *circulação*, "I" denota avaliação da *incapacidade e do estado neurológico* e "E" significa *exposição e avaliação* geral do paciente para outras lesões. A prevalência geral de fratura da coluna cervical nos pacientes com trauma facial é de 1% a 2% (4), porém deve-se considerarar que todos os pacientes têm uma lesão da coluna cervical até prova em contrário.

No centro de emergência, além das radiografias da coluna cervical, todos os pacientes com trauma nas posições penetrantes de face devem ser radiografados ântero-posterior (AP) e lateral do crânio e da face, e pacientes com trauma penetrante do pescoço devem ser radiografados em AP e lateral do tecido mole do pescoço. Essas radiografias podem identificar balas remanescentes, chumbos, fragmentos de bala e fragmentos ósseos e podem ajudar a definir o trajeto do projétil. Em ferimentos perfurados nos quais a arma ainda está presente, a profundidade da penetração pode ser identificada. Além disso, essas radiografias podem revelar a presença de ar subcutâneo ou desvio traqueal.

A avaliação da via aérea deve ser a primeira prioridade no centro de emergência para todos os pacientes com trauma penetrante da face e do pescoço. As técnicas de estabelecimento da via aérea estão além do escopo deste capítulo, porém a maior parte dos pacientes pode ser cuidadosamente intubada transoralmente; se houver suspeita de uma lesão na coluna cervical, o paciente pode ser intubado enquanto se aplica estabilização contínua do pescoço na linha média. Se a via aérea estiver instável e existir sangramento significativo ou edema na cavidade oral ou faringe, o paciente deve ser submetido a cricotireoidotomia ou traqueotomia urgente no centro de emergência. A intubação nasotraqueal cega deve ser evitada, embora no paciente estável uma abordagem guiada por fibra óptica possa ser apropriada. Nas lesões penetrantes do pescoço com lesão traqueal óbvia (p. ex., ferimento com sucção, enfisema subcutâneo significativo), a traquéia pode ser cuidadosamente intubada através do ferimento de entrada propriamente dito utilizando-se um tubo endotraqueal reforçado.

Uma vez que a via aérea tenha sido estabilizada, o restante do exame pode ser completado, incluindo uma avaliação cuidadosa da entrada e da saída dos ferimentos. Quando possível, a informação acerca do número de ferimentos perfurados ou por arma de fogo, do tipo de arma, da distância do assaltante, e assim por diante, pode ser útil na avaliação do ferimento. O médico deve estar consciente de que projéteis e ossos podem fragmentar ou despedaçar e que os projéteis podem ricochetear e mudar de direção através do tecido – situações que podem levar a lesões secundárias. A exploração dos ferimentos de entrada e saída ou a remoção de coágulos no centro de emergência devem ser evitadas, porque isso pode precipitar sangramento significativo. Além disso, todos os pacientes com trauma penetrante da face e do pescoço devem ser considerados para profilaxia do tétano.

LESÕES FACIAIS PENETRANTES

Embora muita atenção tenha sido dirigida aos algoritmos de tratamento para pacientes com trauma penetrante de pescoço, tronco e abdome, existem poucos escritos sobre lesões penetrantes da face. A primeira tentativa de se criar um sistema de estadiamento para o trauma facial penetrante foi realizada por Gant e Epstein em 1979 (5) e mais tarde demonstrada pictoricamente por Gussack e Jurkovich (6). O sistema de Gant e Epstein divide a face em zonas de entrada I, II e III, o que foi potencialmente confuso, porque as zonas de entrada do pescoço utilizavam a mesma nomenclatura. Além disso, a zona I localizava-se superiormente às margens supra-orbitais – que na verdade poderia ser considerada uma lesão penetrante intracraniana (mais do que facial). O sistema de Gant e Epstein foi modificado por Dolin *et al.* (7) em zonas de entrada A, B e C, porém os pontos de demarcação entre as zonas não estavam claros, e 2 zonas (A e B), na verdade, possuíam padrões similares de lesão. Subseqüentemente Cole *et al.* (8) e Chen *et al.* (9) tentaram simplificar o zoneamento facial através da designação de 2 zonas de entrada, "média face" e "mandíbula" (Fig. 62.3). Padrões de lesão para essas zonas são distintos, e o sistema é facilmente lembrado. Um algoritmo para o cuidado dos pacientes com trauma facial penetrante está exposto na Figura 62.4.

Lesões por Arma de Fogo

É importante lembrar que armas de fogo possuem uma velocidade razoavelmente alta do projétil, e que lesões por arma de fogo a curta distância podem gerar uma energia cinética significativa ao tecido facial. Reconhecimento que a distância da arma à vítima é o ponto-chave nas lesões por arma de fogo, um sistema de classificação ainda utilizado por Sherman e Parrish (10) classificava lesões por arma de fogo em 3 grupos. Lesões de longa distância (Tipo I – mais do que 6 m de distância entre a arma e a vítima) foram caracterizadas apenas por lesões subcutâneas ou da fáscia profunda; lesões de média distância (Tipo II – 2 a 6 m de distância) foram caracterizadas por lesões às estruturas profundas; da fáscia profunda, e lesões de curta distância (Tipo III – menos em 2 m de distância) tipicamente produziram destruição maciça de tecido. Além disso, nas lesões por arma de fogo a curta distância, o projétil pode estar alojado no tecido mole e precisa ser extensivamente removido para evitar problemas subseqüentes com infecção.

Em uma série (9), todos os pacientes com ferimentos por arma de fogo na face invariavelmente tinham penetração de chumbo em ambas as zonas de penetra-

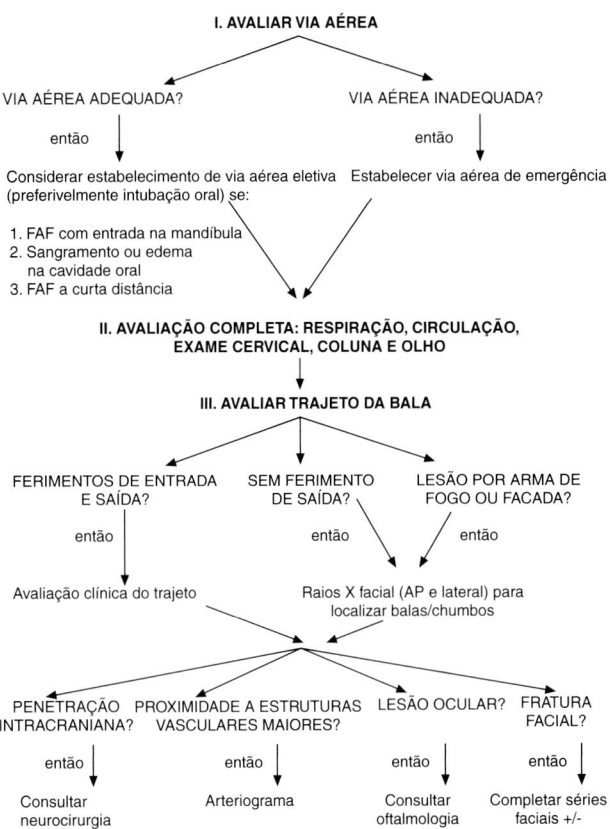

Figura 62.4
Algoritmo para o tratamento inicial dos pacientes com lesões penetrantes da face. (De Chen AY, Stewart MG, Raup G et al. Penetrating injuries of the face. *Otolaryngol Head Neck Surg* 1996;115:464-470, com permissão.)

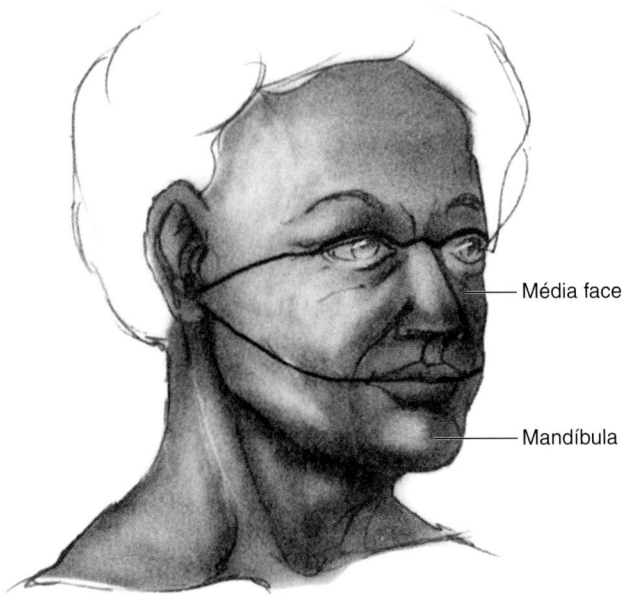

Figura 62.3
Zonas da média face e mandíbula para lesões de penetração à face. (Reimpresso de Chen AY, Stewart MG, Raup G et al. Penetrating injuries of the face. *Otolaryngol Head Neck Surg* 1996; 115:464-470, com permissão.)

ção da média face e da mandíbula, de forma que o sistema de zoneamento não foi útil na previsão do padrão da lesão. Portanto, ferimentos por arma de fogo devem ser considerados como um grupo separado. Ferimentos por arma de fogo na face também possuem uma alta prevalência de lesão do globo, de forma que a avaliação oftalmológica cuidadosa é importante. Ferimentos por arma de fogo na face também podem raramente alcançar uma penetração intracraniana ou causar lesão vascular ou fratura facial.

Ferimentos por Facada

Ferimentos por facada na face podem resultar em lesão do globo, lesão vascular e mesmo penetração intracraniana. Se a arma ainda estiver no local, radiografias do crânio em AP e laterais podem ajudar a predizer a profundidade da penetração e dirigir a avaliação adicional. Muitos autores observaram que em casos nos quais a faca ou arma ainda está no local, é importante *não* remover ou deslocá-la, porque ela pode estar provocando o tamponamento de estruturas vasculares lesionadas. Em vez disso, o paciente deve ser trazido para angiografia com a arma protrusa no local. Se uma grande lesão vascular for identificada, balões intravasculares podem ser colocados pelo radiologista intervencionista (ou vasos proximais podem ser isolados pelo cirurgião), e a arma pode ser removida sob circunstâncias controladas na sala de cirurgia.

Ferimentos por Arma de Fogo

O sistema de zoneamento da média face/mandíbula é aplicável particularmente em lesões por arma de fogo na face, porque as duas zonas de entrada possuem padrões distintos de lesão. Ferimentos por arma de fogo na média face possuem uma alta prevalência de lesão vascular (20%), lesão do globo (20%), penetração intracraniana (20%) e fratura facial requerendo redução aberta e fixação interna (35%) (8,9).

As indicações para angiograma nos ferimentos penetrantes na face podem ser relembradas como os dois "P"s: *proximidade* de uma grande estrutura vascular ou *penetração* posterior ao ângulo mandibular plano (AMP).

Se um projétil penetrante atravessar próximo de uma grande estrutura vascular, o angiograma está indicado. Isso pode ser difícil de avaliar porque o trajeto de um projétil após a penetração do tecido nem sempre é previsível, e, por causa da cavitação, a bala pode estar distante do vaso e ainda causar uma lesão significativa. Um relevo anatômico útil é o AMP, como descrito por Gussack e Jurkovich (6). O AMP é um plano vertical coronal imaginário ao nível do ângulo da mandíbula (Fig. 62.5), e a penetração de um projétil ou arma posterior a esse plano é uma indicação para a angiografia.

Lesões por arma de fogo na zona de entrada da mandíbula com freqüência requerem estabelecimento emergencial de uma via aérea por causa de sangramento, edema ou formação de hematoma na cavidade oral ou faringe (7,9). Embora inicialmente esses pacientes possam aparentar ter via aérea estável, eles podem rapidamente descompensar e requerer uma via aérea de emergência. Embora mais comum nos casos de entrada pela mandíbula, 25% a 35% dos pacientes com ferimentos por arma de fogo na média face podem requerer uma via aérea de emergência (7,9). Portanto, um alto índice de suspeição e o estabelecimento de uma via aérea eletiva precoce são importantes nos pacientes com ferimentos por arma de fogo na face.

A varredura por tomografia computadorizada (TC) tem mudado significativamente o tratamento das lesões faciais penetrantes. Embora o estabelecimento da via aérea, a estabilização hemodinâmica, o tratamento de outras lesões sérias e a angiografia devam ter precedência, as varreduras por TC axial e coronal da face com freqüência ajudam significativamente o cirurgião de cabeça e pescoço na avaliação do dano e melhoram o planejamento do tratamento. Além disso, as varreduras por TC demonstram claramente a extensão e a gravidade das fraturas ósseas. A Figura 62.6 mostra um exemplo do tipo de lesão para a qual a varredura por TC é uma ferramenta de diagnóstico valiosa para identificação da extensão das lesões e a localização dos fragmentos de bala e projéteis secundários.

Tratamento de Lesões Específicas

Lesão do Nervo Facial

Pacientes com trauma facial penetrante e paralisia imediata de 1 ou mais ramos do nervo facial possuem probabilidade de ter transecção do nervo. Se suas condições médicas permitirem, esses pacientes devem ser submetidos à exploração local com reparo primário do

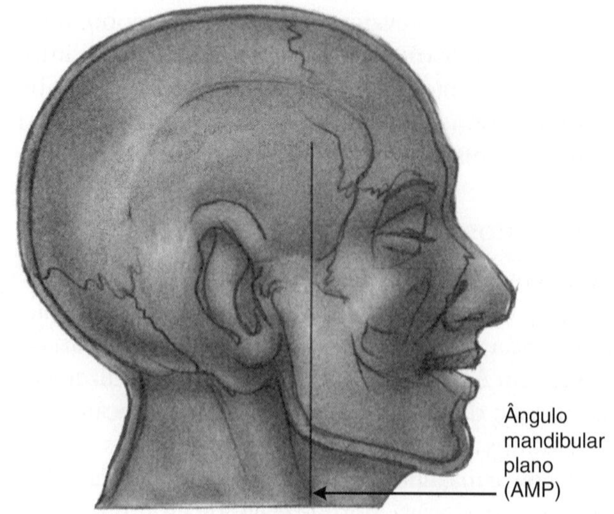

Figura 62.5
Vista lateral da face demonstrando o ângulo mandibular plano (*AMP*).

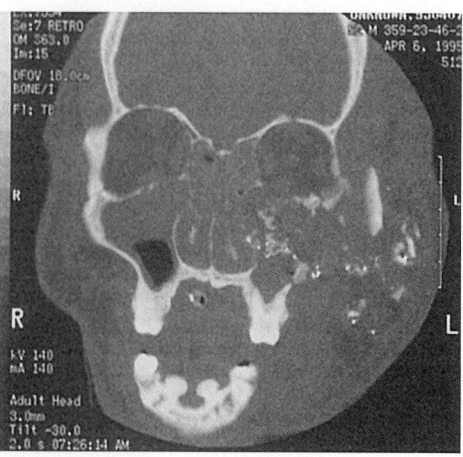

Figura 62.6
Varredura por tomografia computadorizada da face em um paciente com ferimento por arma de fogo na maxila, demonstrando fragmentação de ambos os ossos e da bala, com fragmentos secundários distribuídos sobre uma grande área.

nervo ou enxerto de nervo, se o ferimento for lateral ao canto lateral. Lesões nervosas mediais ao canto lateral são tipicamente não exploradas porque a regeneração do nervo geralmente é adequada. Ramos para a fronte e os ramos mandibulares devem ser reparados porque a inervação cruzada para essas áreas é pobre; ramos para a média face *podem* recobrar a função através de inervação cruzada, mesmo se completamente transeccionados (11). Ramos distais seccionados retêm excitabilidade elétrica por cerca de 48 a 72 horas, e um estimulador nervoso pode ser utilizado intra-operatoriamente. Uma técnica segura de neurorrafia é seccionar para trás o perineuro longe da anastomose e realizar o reparo epineural com sutura de monofilamento 9-0 ou 10-0 (11). Lesões do nervo facial, que progridem de paralisia parcial para total após lesão ou paralisia que se desenvolvem diversas horas após a lesão, geralmente são secundárias ao edema e podem ser tratadas expectantemente.

Lesão do Ducto Parotídeo

Ferimentos na bochecha abaixo do arco zigomático que lesionam o ramo bucal do nervo facial também têm a probabilidade de lesionar o ducto parotídeo. Se houver suspeita de lesão do ducto parotídeo (p. ex., drenagem de saliva clara a partir de um ferimento penetrante na bochecha ou formação de sialocele), o ferimento deve ser explorado e o ducto reparado primariamente sobre um *stent*.

Fratura de Osso Facial

Estes lesões são discutidas com mais detalhes em outros capítulos. Nem todas as fraturas faciais irão requerer redução aberta e fixação interna. Algumas fraturas irão requerer apenas desbridamento ou podem ser tratadas com redução fechada. Avanços na tecnologia de placas resultaram em melhores ferramentas e técnicas para reparo, assim como melhores resultados.

Complicações

Mesmo sem penetração intracraniana ou lesão vascular maior, ferimentos penetrantes na face possuem o potencial para complicações precoces e tardias em 15% a 35% dos pacientes. As complicações potenciais estão listadas na Tabela 62.1. Embora algumas sejam atribuídas diretamente à lesão – tais como cegueira ou lesão do nervo facial –, certas complicações são potencialmente preveníveis com reconhecimento precoce e tratamento agressivo. Em particular, obstrução nasal e estenose, sinusite e estenose coanal podem ser prevenidas com desbridamento intranasal, colocação de *stents* nasais e técnicas de cirurgia sinonasal endoscópica funcional para restaurar a drenagem adequada do seio. Além disso, diplopia e infecções orbitais e periorbitais podem ser prevenidas

TABELA 62.1 COMPLICAÇÕES LESÕES PENETRANTES DA FACE E DO PESCOÇO

Lesões faciais
- Cegueira
- Perda visual
- Diplopia
- Paresia ou paralisia do nervo facial
- Gotejamento do líquido cerebrospinal
- Perda de tecido mole
- Má união óssea
- Má oclusão
- Trismo
- Celulite orbital/periorbital
- Sinusite
- Fístula oral-antral
- Obstrução/estenose nasal
- Estenose coanal

Lesões do pescoço
- Obstrução da via aérea
- Fístula faringocutânea
- Abscesso do pescoço
- Mediastinite
- Paresia da prega vocal
- Osteomielite da coluna cervical

com reconstrução cuidadosa do assoalho orbital para restaurar a anatomia orbital e isolar o seio maxilar dos conteúdos orbitais. Além disso, trismo e má oclusão podem ser prevenidas com fixação maxilomandibular adequada e mobilização precoce e alongamento da articulação temporomandibular.

LESÕES PENETRANTES DO PESCOÇO

A anatomia complexa do pescoço requer avaliação cuidadosa da trajetória do míssil e do local de entrada. O pescoço pode ser dividido em 2 triângulos, utilizando-se o músculo esternocleidomastóideo (Fig. 62.7). O triângulo anterior contém a maior parte das estruturas anatômicas principais do pescoço: a laringe, a traquéia, a faringe, o esôfago e as estruturas vasculares principais. As estruturas principais do triângulo posterior são músculos, nervo espinal acessório e coluna espinal. O músculo platisma repousa logo abaixo da pele do pescoço apenas no triângulo anterior. Ferimentos que penetram o platisma possuem o potencial para lesão séria; ferimentos que não penetram o platisma são superficiais por definição e não requerem avaliação adicional.

O pescoço foi dividido em 3 zonas de entrada (Fig. 62.8). A zona I compreende o pescoço inferior abaixo da borda inferior da cartilagem cricóidea. A zona II consiste do pescoço entre o ângulo da mandíbula e a borda inferior da cartilagem cricóidea, e a zona III compreende o pescoço superior até o ângulo da mandíbula acima até a base do crânio. A zona II é a maior zona e o local mais comum de entrada no trauma penetrante do

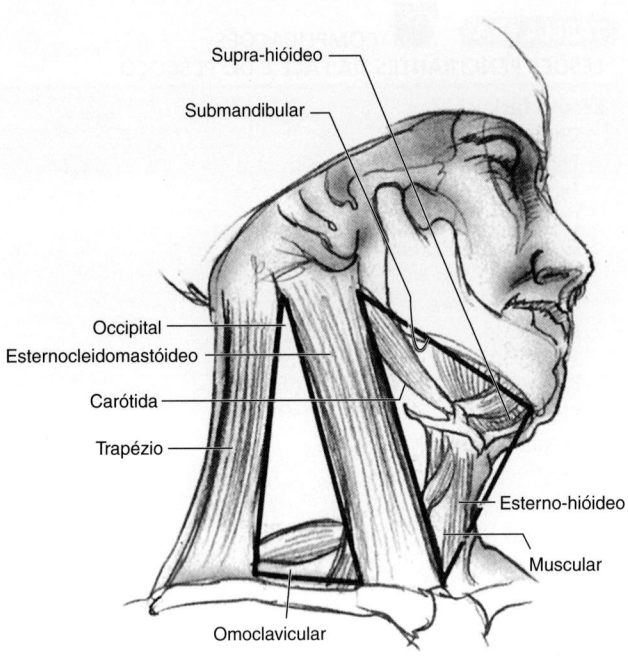

Figura 62.7
Triângulos anatômicos do pescoço: o pescoço está dividido em triângulos anterior e posterior pelo músculo esternocleidomastóideo.

pescoço (12,13). McConnell e Trunkey combinaram os resultados de 16 grandes séries e verificaram que as estruturas mais comumente lesionadas no pescoço foram a laringe e a traquéia (consideradas como um grupo: 10% dos pacientes) e a faringe e o esôfago (consideradas como um grupo: 10% dos pacientes). As estruturas vasculares mais comumente lesionadas foram a veia jugular interna (9%), as artérias carótidas comum e interna (7%), a artéria subclávia (2%) e a artéria carótida externa (2%). A artéria vertebral foi lesionada em apenas 1% dos pacientes na revisão combinada.

A taxa de mortalidade geral para o trauma penetrante de pescoço na maioria dos centros é de 3% a 6% (12). A principal causa de morte nos pacientes com trauma penetrante do pescoço é a hemorragia a partir de uma lesão vascular. Outras causas incluem lesão da medula espinal, isquemia cerebral, obstrução da via aérea, embolia gasosa e embolia pulmonar. A maioria das séries relata, no mínimo, alguma mortalidade decorrente de lesões esofágicas perdidas, as quais geralmente se manifestam como sepse.

Um exame clínico cuidadoso geralmente é um preditor exato da extensão da lesão. Os sinais e sintomas clínicos de lesão significativa do pescoço estão listados na Tabela 62.2. É claro, pacientes com choque refratário, hemorragia incontrolável ou envolvendo déficit neurológico devem ser submetidos imediatamente à exploração do pescoço (Tabela 62.3). O cirurgião deve estar preparado para controlar e reparar as lesões principais à artéria carótida ou à veia jugular. Pacientes clinicamente estáveis, mas que possuem sinais e sintomas de lesão a uma estrutura principal do pescoço, devem ser submetidos à avaliação direta com reparo subseqüente das estruturas lesionadas. O tratamento do paciente *assintomático* com trauma penetrante no pescoço, entretanto, é controverso.

Tradicionalmente, todos os pacientes com ferimentos penetrantes no pescoço que atingiram o platisma – sintomáticos ou não – submetiam-se à exploração do pescoço. A base racional era que a sensibilidade da exploração do pescoço era alta e a morbidade da cirurgia propriamente dita era baixa, enquanto a morbidade de uma lesão perdida era potencialmente muito alta. Quando a exploração obrigatória do pescoço era realizada, podiam ser esperadas taxas de exploração negativas de 30% a 50%. À medida que a tecnologia avançou, entretanto, cirurgiões de trauma começaram

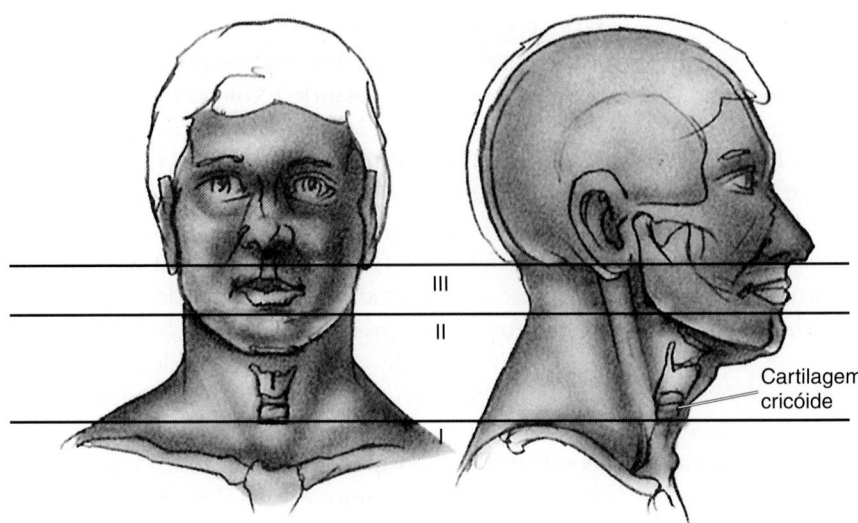

Figura 62.8
Zonas de entrada horizontais do pescoço para lesões penetrantes do pescoço. (Modificado de Jurkovich GJ. In: Moore EE, ed. *The neck*. Toronto: Becker, 1990;126, com permissão.)

TABELA 62.2 — DIAGNÓSTICO
TRAUMA PENETRANTE DO PESCOÇO

Diagnóstico	Sinais e Sintomas	Testes
Lesão vascular	Choque Hematoma Hemorragia Déficit do pulso Déficit neurológico Ruído ou tremor no pescoço	Angiograma Exploração do pescoço
Lesão laringotraqueal	Enfisema subcutâneo Obstrução da via aérea Ferimento com sucção Hemoptise Dispnéia Estridor Rouquidão ou disfonia	Laringotraqueoscopia Exploração do pescoço Varredura por TC
Lesão faringe/esôfago	Enfisema subcutâneo Hematêmese Disfagia ou odinofagia	Esofagograma de contraste Esofagoscopia Exploração do pescoço

TC, tomografia computadorizada.

a utilizar o angiograma como uma ferramenta diagnóstica nas lesões selecionadas do pescoço. Subseqüentemente, à medida que a melhoria das técnicas de radiologia intervencionista se desenvolveu, algumas lesões vasculares tornaram-se responsivas a tratamento endovascular definitivo pelo radiologista intervencionista. Além disso, existe evidência de que o exame direto com observação e os exames seriados podem ser tão efetivos quanto a exploração obrigatória nos pacientes selecionados (14,15); esses aspectos serão discutidos mais adiante. Um protocolo simplificado para trauma penetrante do pescoço está apresentado na Figura 62.9.

Como nas lesões penetrantes da face, o mecanismo da lesão é importante para consideração do médico que realiza o tratamento. Embora a profundidade de penetração dos ferimentos por facada possa ser difícil de acessar, esses ferimentos tendem a lesionar apenas os tecidos diretamente penetrados. Ferimentos por arma de fogo, entretanto, podem causar perda de tecido significativa assim como dano às estruturas adjacentes por causa da cavitação e da alta energia do projétil.

TABELA 62.3 — EMERGÊNCIAS
LESÕES PENETRANTES DA FACE E DO PESCOÇO

Diagnóstico	Emergência
Lesão vascular Deterioração neurológica Compressão da via aérea	Hemorragia

Lesão laríngea ou traqueal
  Pneumomediastino
  Pneumotórax
	Obstrução da via aérea

Lesões da Zona I

Lesões penetrantes que atingem a zona I do pescoço são potencialmente letais por causa do potencial para lesão aos grandes vasos do pescoço e mediastino, assim como ao esôfago cervical e torácico. Muitos centros de trauma preferem a rotina radiográfica do arco aórtico e dos grandes vasos, juntamente com uma avaliação esofágica – esteja ou não o paciente sintomático – porque até um terço dos pacientes com uma lesão da zona I clinicamente significativa pode não ter sintomas na apresentação. A avaliação esofágica obrigatória também é recomendada porque uma lesão esofágica perdida da zona I é potencialmente diferente de uma lesão perdida da zona II. Uma lesão esofágica ou faríngea na zona II geralmente irá desenvolver sinais ou sintomas clínicos (como enfisema subcutâneo) dentro de poucas horas, e a morbidade e a mortalidade geral podem não ser afetadas. Uma lesão esofágica perdida na zona I, entretanto, pode ser clinicamente silenciosa até o desenvolvimento de mediastinite e sepse.

As opiniões quanto ao teste diagnóstico ideal para a faringe e o esôfago diferem, e as opções incluem endoscopia, esofagograma de contraste utilizando bário ou Gastrografina, ou varredura por TC. Se um esofagrama de contraste for utilizado, existe um questionamento sobre qual meio de contraste usar. O contraste baseado em bário é espesso, e se uma lesão penetrante estiver presente, o bário é o mais provável para demonstrá-lo. Entretanto, se o bário gotejar para os tecidos do pescoço, existe um risco significativo de infecção. A Gastrografina (diatrizoato de meglumina) é um material de contraste mais fino e com menor probabilidade de promover infecção, se gotejado no pescoço,

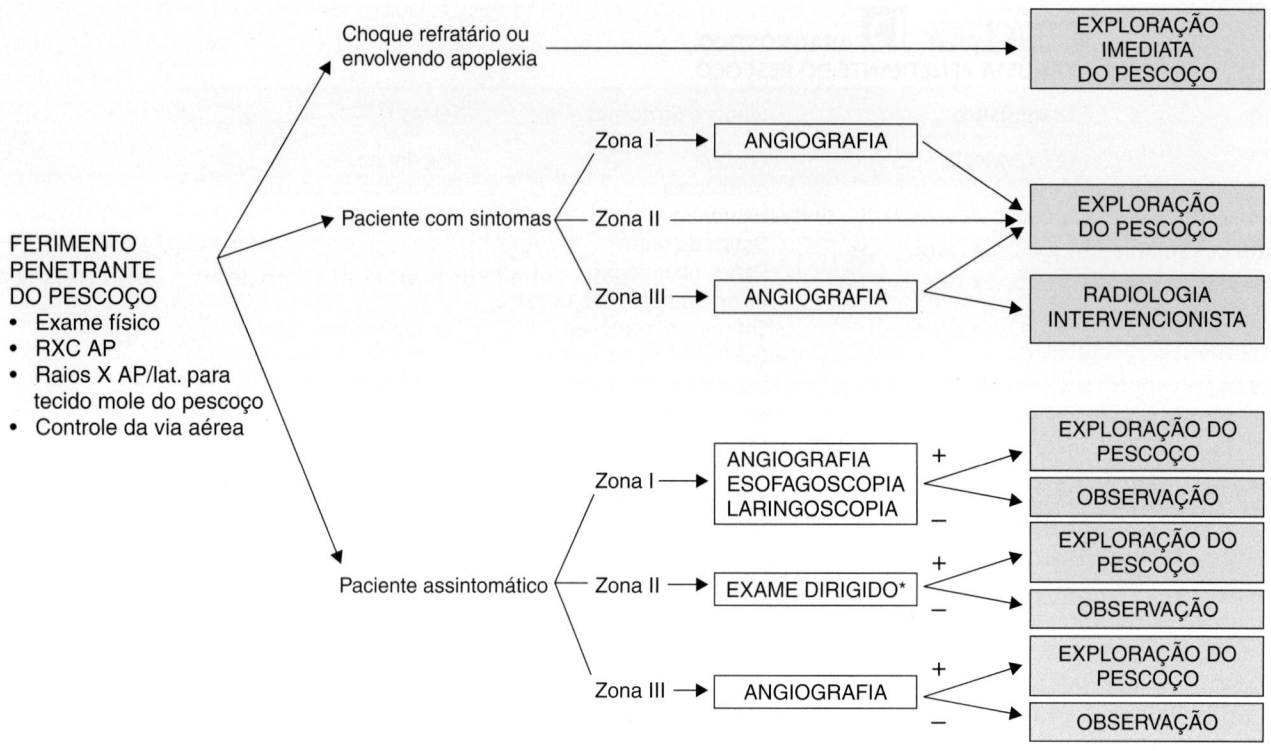

Figura 62.9
Algoritmo para o tratamento inicial dos pacientes com lesões penetrantes do pescoço. (Modificado de Mansour MA, Moore EE, Moore FA et al. Validating the selective management of penetrating neck wounds. *Am J Surg* 1991;162:517-521, com permissão.)

porém muitos entendem que é um agente fraco, porque lesões menores podem ser perdidas.

Estudos quanto à especificidade e à sensibilidade dos testes radiológicos para detectar lesão faríngea ou esofágica não demonstram resultados consistentes. Entretanto, a especificidade e a sensibilidade têm sido relatadas como de até 90% a 100% (16). Similarmente, a esofagoscopia flexível ou rígida possui altas especificidade e sensibilidade. Alguns perceberam que em todos os casos de lesão penetrante, no mínimo *um* dos testes diagnósticos – esofagoscopia rígida ou flexível ou deglutição de bário – demonstrou a lesão (16). Assim, portanto, uma combinação desses testes não deve ser esquecida na lesão.

Outra opção para avaliação é a varredura por TC (17,18). As varreduras por TC têm sido muito úteis na determinação da trajetória do projétil (utilizando o trato das bolhas de ar, o tecido danificado ou as partículas do projétil), auxiliando na tomada de decisão para avaliação adicional e tratamento. De fato, em um estudo, imagem radiológica adicional e cirurgia foram evitadas em alguns pacientes (18). Finalmente, o exame de raios X lateral do pescoço também pode demonstrar ar retrofaríngeo nas lesões faríngeas.

Lesões da Zona II

Como anteriormente discutido, pacientes com lesões penetrantes da zona II sintomáticos devem ser submetidos à exploração do pescoço. Pacientes assintomáticos com lesões penetrantes da zona II podem ser tratados com exploração obrigatória ou avaliação dirigida e exames seriados. Estudos prospectivos anteriores demonstraram que a observação da lesão assintomática da zona II é um protocolo efetivo. Como parte desse protocolo, os pacientes com freqüência foram submetidos a avaliação adicional, tal como angiografia ou endoscopia flexível, porém novamente a exploração cirúrgica obrigatória não foi realizada. Se os pacientes desenvolviam achados de lesão, como enfisema subcutâneo, eram levados para exploração cirúrgica e reparo. Estudos têm demonstrado que os pacientes observados se desenvolveram muito bem como um grupo, com virtualmente nenhuma lesão perdida, morbidade ou mortalidade e talvez uma duração média um pouco mais curta do que a dos pacientes que sofreram exploração.

Outro estudo prospectivo notável foi realizado com 120 pacientes consecutivos com lesões penetrantes da zona II (19). Todos os pacientes instáveis foram submetidos à imediata exploração do pescoço. Todos os outros pacientes (sintomáticos ou não) foram submetidos a avaliação clínica, arteriografia, laringotraqueoscopia, esofagoscopia flexível e deglutição de bário, e então todos os pacientes foram submetidos à exploração do pescoço. Isso capacitou os autores a avaliarem a sensibilidade dos protocolos de teste diagnóstico. Os autores relataram que 5 pacientes tiveram 6 lesões que foram "perdidas" pela avaliação diagnóstica, e eles concluíram que mesmo uma criteriosa avaliação clínica era inadequada para detectar lesões às estruturas vitais e recomendaram exploração obrigatória do pescoço para todas as lesões da zona II. Outros, entretanto, notaram que algumas das lesões perdidas (2 lesões da veia jugular interna e 2 lesões da artéria carótida externa) podem ter sido clinicamente insignificantes, e que outras (2 lesões do esôfago) poderiam ter sido detectadas dentro de horas utilizando exames seriados. Portanto, muitos cirurgiões de trauma utilizaram esses dados para sustentar a avaliação direta com exames seriados para pacientes assintomáticos com lesões da zona II – o que é uma conclusão oposta à dos autores do estudo. Os dados dessas séries também permitem o cálculo de valores preditivos positivos e negativos dos testes diagnósticos utilizados. Usando a exploração do pescoço como padrão-ouro para identificação de lesões, a avaliação clínica isolada possui um valor preditivo positivo (VPP) de apenas 47% e um valor preditivo negativo (VPN) de 86%. A esofagoscopia flexível possui um VPP de 88% e um VPN de 94%; a deglutição de bário possui valores similares, com um VPP de 83% e um VPN de 95%. Em outro estudo, o exame físico isolado – utilizando critérios definidos para um exame positivo – demonstrou possuir sensibilidade (93%) e VPN (97%) altos, quando utilizado para a avaliação de lesão vascular potencial (20).

Em resumo, pacientes assintomáticos com lesões penetrantes da zona II podem ser tratados através de exploração obrigatória do pescoço ou avaliação dirigida e exames seriados. Entretanto, um protocolo de tratamento utilizando observação com exames seriados requer equipe médica adequada assim como uma unidade 24 horas preparada para testagem de emergência e cirurgia a qualquer momento. A exploração precoce do pescoço com pronta alta para casa para explorações negativas é um método eficiente e econômico temporalmente no tratamento de lesões penetrantes da zona II e, em algumas situações, pode ser mais efetivo em custo do que múltiplos testes e observação.

Lesões da Zona III

Lesões penetrantes da zona III possuem potencial para lesão aos grandes vasos sanguíneos e aos nervos cranianos próximos à base do crânio. Alguns pacientes com lesões arteriais podem ser assintomáticos na apresentação, e a exposição cirúrgica e o controle do sangramento nessa localização podem ser bem difíceis. Além disso, muitas lesões vasculares são responsivas ao tratamento definitivo por um radiologista intervencionista. Portanto, a lesão pode ser tratada no mesmo ambiente como o angiograma diagnóstico. Embora lesão da artéria vertebral pareça ser relativamente rara, pode ser o resultado da pouca utilização de angiografia dos 4 vasos em muitas séries. Portanto, o benefício da angiografia dos 4 vasos de rotina não está claro. Certamente, entretanto, se o trajeto da bala estiver próximo à coluna vertebral, as artérias vertebrais devem ser visualizadas.

Tratamento de Lesões Específicas

Lesões Vasculares

Como observado anteriormente, os vasos sanguíneos são comumente lesionados no trauma penetrante do pescoço. Sempre que possível, o reparo primário do vaso lesionado é ideal. O valor do reparo arterial em face de déficit neurológico focal ou coma é controverso, porém a maior parte dos cirurgiões vasculares tende a favorecer a revascularização nos casos de lesão vascular *traumática* (13). Em qualquer evento, a assistência de um cirurgião vascular experiente é muito recomendada nesses casos.

Lesões Laringotraqueais

O tratamento de lesões penetrantes na laringe foi bem relatado por Schaefer *et al.* (21) e está descrito em detalhes em outro capítulo neste texto. Se a cartilagem tireóidea ou cricóidea foi danificada, o reparo aberto estiver com fixação interna é recomendado. Se a cartilagem calcificada, placas ósseas de 1,0 ou 1,3 mm e parafusos podem ser utilizados; se a cartilagem não estiver totalmente calcificada, fios e reforços podem ser utilizados como descrito por Austin *et al.* (22). Se a mucosa endolaríngea tiver sido significativamente rompida, a traqueotomia com tireotomia na linha média e o reparo direto das lesões mucosas com pequenas suturas absorvíveis são utilizados. Os *stents* endolaríngeos raramente são utilizados no trauma penetrante porque o arcabouço estrutural da laringe geralmente está intacto (ao contrário no trauma contuso), embora *stents* possam ser utilizados se a comissura anterior tiver sido lesionada.

Lesões traqueais são tratadas com traqueotomia através da lesão ou fechamento direto. Ferimentos por facada tipicamente podem ser fechados primariamente em 2 camadas: uma camada interna de sutura absorvível incorporando a mucosa (com os nós para fora do lúmen) e uma camada externa de sutura permanente segurando o anel da cartilagem a cartilagem anel em um plano submucoso. Os pacientes geralmente são mantidos intubados por 2 a 3 dias e então extubados sob circunstâncias controladas. Ferimentos por arma de fogo na traquéia podem resultar em perda de tecido, que pode comprometer a segurança do fechamento primário porque a tensão mínima na linha de sutura é a componente-chave do reparo traqueal bem-sucedido. Uma vez que as margens do ferimento tenham sido desbridadas, técnicas de liberação traqueal superior ou inferior podem ser necessárias para se alcançar um fechamento livre de tensão.

Lesões da Faringe e Esofágicas

Lesões perdidas na faringe e no esôfago são uma fonte significativa de morbidade e mortalidade no trauma penetrante do pescoço. Todos os pacientes com sinais ou sintomas clínicos de lesão na faringe ou no esôfago (p. ex., enfisema subcutâneo, hematêmese, sangue hipofaríngeo) devem ser submetidos à exploração do pescoço. A esofagoscopia intra-operatória pode ser útil na identificação da localização da penetração faríngea ou esofágica, especialmente nas lesões por facada. Além disso, a instilação de solução salina, azul de metileno ou ar na faringe ou no esôfago pode ajudar na localização da lesão.

Entretanto, até 50% dos pacientes com lesão faríngea e esofágica podem ser assintomáticos na apresentação. Em um paciente assintomático, se a lesão é suspeitada com base na trajetória do míssil, a combinação de esofagoscopia e esofagografia de contraste provavelmente é mais sensível na detecção da lesão.

Lesões esofágicas devem ser fechadas diretamente senão o gotejamento da saliva é uma causa significativa de morbidade e mortalidade. De fato, o retardo na exploração e no reparo além de 24 horas após a lesão tem sido associado a resultados ruins em muitos estudos. Na literatura mais antiga, o esôfago cervical e a hipofaringe haviam sido agrupados juntos e considerados como uma unidade. Entretanto, há evidência de que lesões hipofaríngeas nem sempre podem requerer fechamento direto; (23) isso é similar para as lesões orofaríngeas.

Lesões penetrantes na hipofaringe superiores ao nível da cartilagem aritenóidea podem ser tratadas de forma pouco diferente que as lesões hipofaríngeas inferiores ao nível da aritenóidea (23). O fechamento primário nem sempre é necessário em lesões penetrantes na hipofaringe superior; os pacientes podem ser tratados com antibiótico parenteral e mantidos sem ingestão oral por 5 a 7 dias. Lesões na hipofaringe *inferiores* ao nível da cartilagem aritenóidea (p. ex., na porção dependente da hipofaringe onde a saliva e as secreções tendem a se acumular) devem ser tratadas com exploração e fechamento primário impermeável utilizando-se sutura absorvível com drenagem do espaço adjacente do pescoço. O paciente deve ser mantido *nil per os* (NPO), em dieta, nada por via oral, enquanto o reparo cicatriza – tipicamente 5 a 7 dias. Lesões no esôfago cervical devem ser tratadas similarmente àquelas da hipofaringe inferior, com fechamento impermeável e drenagem. Drenagem externa e procedimentos de *bypass* (p. ex., faringostomia cervical) geralmente devem ser evitados, embora com lesões graves e perda de tecido procedimentos divergentes possam desempenhar um papel.

Complicações

As complicações das lesões penetrantes do pescoço estão listadas na Tabela 62.1. A maior parte das complicações é diretamente atribuída à lesão propriamente dita, porém algumas são potencialmente preveníveis. As lesões potencialmente preveníveis (tais como abscesso do pescoço, fístula faringocutânea etc.) são geralmente devidas à perda ou ao diagnóstico tardio, de forma que o melhor caminho para evitar essas complicações é ser criterioso e vigilante na avaliação inicial das lesões e no período de seguimento imediato após o tratamento. Embora menos comum do que há 50 anos, a mortalidade do trauma penetrante do pescoço permanece de 3% a 6%.

PONTOS IMPORTANTES

- Pacientes com trauma penetrante da face e do pescoço devem ser submetidos sistematicamente à avaliação utilizando o protocolo Avançado de Suporte de Vida no Trauma ("ARCIE"). O estabelecimento da via aérea é a primeira prioridade, particularmente nos ferimentos por arma de fogo nas zonas da mandíbula e média face.

- Ferimentos por arma de fogo em alta velocidade possuem alta energia cinética e tendem a causar perda de tecido e lesões secundárias.

- Ferimentos por arma de fogo a curta distância possuem alta energia cinética e podem causar destruição maciça de tecido. Sempre remova o projétil dos tecidos moles em ferimentos por arma de fogo a curta distância.

- Ferimentos por arma de fogo na face possuem uma alta prevalência de lesão do globo. Ferimentos por arma de fogo na média face podem causar lesão ao globo, podem lesionar as grandes estruturas vasculares, ou podem alcançar penetração intracraniana.

- As indicações para arteriograma nos ferimentos penetrantes da face são (a) proximidade a uma estrutura vascular principal ou (b) penetração posterior ao ângulo plano da mandíbula.

- A classificação dos ferimentos penetrantes no pescoço nas zonas de entrada I, II, e III ajuda a dirigir o tratamento. Lesões que penetram no platisma possuem potencial para dano importante das estruturas do pescoço. A maior parte das estruturas vitais do pescoço está no pescoço anterior.

- Sangramento, hematoma expansivo, choque e envolvimento de déficit neurológico sugerem lesão vascular.

- Enfisema subcutâneo, dispnéia, obstrução da via aérea, rouquidão ou estridor sugerem lesão laringotraqueal.

- Enfisema subcutâneo e disfagia sugerem lesão faringoesofágica, porém até 50% dos pacientes não apresentam sinais clínicos de lesão.
- Pacientes com sintomas de lesão em importantes estruturas do pescoço devem ser submetidos à exploração do pescoço, exceto pacientes estáveis com lesões da zona I ou zona III; angiografia pré-operatória e avaliação esofágica podem ajudar a dirigir a abordagem cirúrgica ou podem identificar lesões vasculares responsivas ao tratamento pelo radiologista intervencionista.

REFERÊNCIAS

1. Bartlett CS, Helfet DL, Hausman MR, et al. Ballistics and gunshot wounds: effects on musculoskeletal tissues. *J Am Acad Orthop Surg* 2000;8:21-36.
2. Swan KG, Swan RC. Principles of ballistics applicable to the treatment of gunshot wounds. *Surg Clin North Am* 1991;71:221-239.
3. Fackler ML. Civilian gunshot wounds and ballistics: dispelling the myths. *Emerg Med Clin North Am* 1998;16:17-28.
4. Davidson JSD, Birdsell DC. Cervical spine injury in patients with facial skeletal trauma. *J Trauma* 1989;29:1276-1278.
5. Gant TD, Epstein LI. Low-velocity gunshot wounds to the maxillofacial complex. *J Trauma* 1979;19:674-677.
6. Gussack GS, Jurkovich GJ. Penetrating facial trauma: a management plan. *South Med J* 1988;81:297-302.
7. Dolin J, Scalea T, Marmot L, et al. The management of gunshot wounds to the face. *J Trauma* 1992;33:508-515.
8. Cole RD, Browne JD, Phipps CD. Gunshot wounds to the mandible and midface: evaluation, treatment and avoidance of complications. *Otolaryngol Head Neck Surg* 1994;111:739-745.
9. Chen AY, Stewart MG, Raup G. Penetrating injuries of the face. *Otolaryngol Head Neck* Surg 1996; 115:464-470.
10. Sherman RT, Parrish RA. Management of shotgun injuries: a review of 152 cases. I Trauma 1963;3:76-86.
11. Coker NJ. Management of traumatic injuries to the facial nerve. *Otolaryngol Clin North Am* 1991;24:215-227. (**classic article)
12. McConnell DB, Trunkey DD. Management of penetrating trauma to the neck. *Adv Surg* 1994;27:99-119. (**classic article)
13. Thompson BC, Porter JM, Fernandex LG. Penetrating neck trauma: an overview of management. *J Otol Maxillofac Surg* 2002;60:918-923.
14. Mansour MA, Moore EE, Moore FA, et al. Validating the selective management of penetrating neck wounds. *Am J Surg* 1991;162:517-521.
15. Golueke PJ, Goldstein AS, Sclafani SJA, et al. Routine versus selective exploration of penetrating neck injuries: a randomized prospective study. *J Trauma* 1984;24:1010-1014.
16. Weigelt JA, Thal ER, Snyder WH, et al. Diagnosis of penetrating cervical esophageal injuries. *Am J Surg* 1987;154:619-622.
17. Vassiliu P, Baker J, Henderson S, et al. Aerodigestive injuries of the neck. *Am Surg* 2001;67:75-79.
18. Gracias VH, Reilly PM, Philpott J, et al. Computed tomography in the evaluation of penetrating neck trauma. *Arch Surg* 2001;136:1231-1235.
19. Meyer JP, Barett JA, Schuler JJ, et al. Mandatory vs. selective exploration for penetrating neck trauma: a prospective assessment. *Arch Surg* 1987;122:592-597.
20. Azuaje RE, Jacobson LE, Glover J, et al. Reliability of physical examination as a predictor of vascular injury after penetrating neck trauma. *Am Surg* 2003;69:804-807.
21. Schaefer SD. The acute management of external laryngeal trauma. A 27-year experience. *Arch Otolaryngol Head Neck Surg* 1992;118:598-604. ("classic article)
22. Austin JR, Stanley RB, Cooper DS. Stable internal fixation of fractures of the partially mineralized thyroid cartilage. *Ann Otol Rhinol Laryngol* 1992;101:76-80.
23. Fetterman BL, Shindo ML, Stanley RB, et al. Management of traumatic hypopharyngeal injuries. *Laryngoscope* 1995;105:8-13.

CAPÍTULO 63

Trauma Facial Complexo com Placa

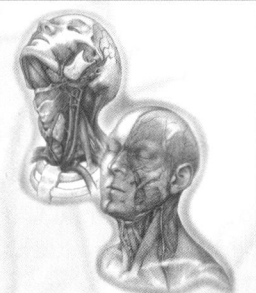

Robert M. Kellman ■ Sherard A. Tatum

Nesta época de transporte rápido e violência urbana aumentada, o trauma facial extenso é uma entidade que o cirurgião otorrinolaringologista e o de cabeça e pescoço tem probabilidade de encontrar. O trauma facial complexo pode referir-se ao trauma contuso e/ou penetrante que resulta em múltiplas fraturas faciais e graus variados de lesão ou perda de tecido mole.

O trauma esquelético facial freqüentemente é subdividido em fraturas de seio frontal, complexo nasoetmóide, complexo zigomático-maxilar, média face, estruturas dentoalveolares, mandíbula e outros padrões de fratura não usuais. O trauma facial complexo pode referir-se então a uma multiplicidade de áreas envolvidas (i. e., fraturas panfaciais) ou ao grau de gravidade do envolvimento de determinada área. Para propósitos deste capítulo, o trauma facial extenso refere-se a trauma contuso ou penetrante de alta energia levando a grave deslocamento ósseo, cominuição ou franca perda óssea, e/ou envolvimento de múltiplas áreas anatômicas e redução da disponibilidade de pontos de referência anatômica para redução da fratura. Essas lesões podem estar associadas a graves lacerações de tecido mole, avulsões, ou lesões do globo ou sistema nervoso central. Mais que a definição precisa de trauma facial extenso, é nosso objetivo que essas lesões possam ser tratadas de maneira bem-sucedida pela aderência aos mesmos princípios básicos que levam a resultados bem-sucedidos no caso de trauma menos complexo.

CICATRIZAÇÃO ÓSSEA

O osso é um tecido complexo feito de uma matriz mineralizada com cristais de fosfato de cálcio (hidroxiapatita). Interpostos no interior do osso estão componentes celulares que medeiam a reabsorção óssea, a deposição e o metabolismo. Áreas mais espessas de osso tipicamente envolvem 2 componentes estruturais: uma camada externa cortical ou osso denso e uma camada interna esponjosa ou osso esponjoso. Seções mais delgadas de osso são lamelares e carecem de osso esponjoso significativo ou espaço de medula. A nutrição é suprida ao osso pela camada externa do periósteo e da circulação aberta interna do espaço da medula (1).

A fratura resulta na ruptura da matriz óssea, do tecido mole circunvizinho e, se aplicável, do espaço da medula. Essa ruptura permite que células de sanguíneas e inflamatórias migrem para a área. Forma-se um hematoma, que amadurece por meio de tecido de granulação, tecido fibroso, cartilagem, e então osso ou diretamente a partir de tecido fibroso para osso, dependendo da origem embriológica. Essa formação de calo permite que ocorra cicatrização indireta quando as margens do osso não estão aproximadas. Mineralização eventualmente ocorre se o movimento não for excessivo. Se não estiverem anatomicamente reduzidos, os segmentos cicatrizam em uma nova posição, o que pode levar a deformidade e disfunção (2).

Se a distância entre os fragmentos ósseos for reduzida pela redução anatômica da fratura, então a cicatrização irá ocorrer com formação reduzida de calo e alteração diminuída da anatomia. Áreas de fratura impactadas e comprimidas irão cicatrizar por cicatrização de contato ou formação óssea direta sem formação de calo. A cicatrização óssea direta não é provável ao longo de toda a extensão da fratura, mesmo se ela estiver bem reduzida. Microlacunas cicatrizam por meio de formação de calo ou cicatrização da lacuna, na qual o osso é depositado de forma direta perpendicularmente à sua orientação normal seguida pela remodelagem para modificar essa orientação. Indiferentemente, os fragmentos cicatrizam na posição anatômica (3).

Problemas com o mecanismo de cicatrização óssea podem levar a complicações clínicas das fraturas. A união retardada refere-se à mineralização reduzida ou ausente de uma linha de fratura de 8 a 12 semanas após a imobilização. A má união ocorre quando uma fratura cicatriza por união óssea com segmentos em posição não anatômica. A união fibrosa ocorre quando não há a progressão da cicatrização indireta para ossificação. Não união pode referir-se à união fibrosa, embora ela tipicamente conote uma lacuna maior com uma função muito ruim, enquanto que uniões fibrosas podem não resultar em um déficit funcional. A pseudo-artrose refere-se a uma união fibrosa móvel o suficiente para funcionar como uma articulação. Esse fenômeno pode ser um resultado desejável para uma fratura subcondilar que resultou em anquilose da articulação temporomandibular. Caso contrário a mobilidade leva à disfunção e à dor. Estabilização inadequada e infecção são as causas principais desses problemas de cicatrização (4).

FISIOPATOLOGIA DA FRATURA E CLASSIFICAÇÃO

As fraturas ocorrem quando são aplicadas forças que excedem a capacidade de estresse do osso, levando à ruptura da matriz mineralizada com ruptura adicional do tecido mole associado. As fraturas podem ser simples, envolvendo uma ruptura única entre 2 segmentos ósseos, ou cominutivas, significando que existem múltiplos fragmentos na separação entre os segmentos ósseos. O deslocamento refere-se à alteração nas relações anatômicas dos segmentos ósseos. Essa alteração pode ocorrer como resultado da energia do trauma propriamente dito ou por causa de tração do músculo sem oposição. A angulação é a modificação no ângulo do eixo longo do osso através da fratura. A distração refere-se a distância entre os segmentos ósseos através de uma fratura, e rotação é a alteração da orientação dos segmentos ósseos ao longo de seu eixo longo. Uma fratura é considerada favorável se estiver orientada de forma que os vetores de tração do músculo atuem para comprimir a fratura. Uma fratura desfavorável é uma fratura orientada de tal forma que os vetores de tração do músculo atuam para deslocar os fragmentos (Fig. 63.1).

O conceito de fraturas abertas ou compostas relaciona-se à exposição do osso fraturado para fora do tecido mole levando à contaminação bacteriana. Essa idéia é um pouco confusa na face por causa das cavidades oral, nasal e do seio. Certamente, fraturas envolvendo grandes lacerações da pele facial ou mucosa oral expondo o osso são fraturas abertas. Tipicamente, fraturas envolvendo ossos de sustentação dos dentes mesmo sem laceração da mucosa são consideradas abertas por causa da exposição da flora oral através do tecido periodontal. Fraturas através da cavidade nasal envolvendo lacerações da mucosa provavelmente estão expostas à flora nasal. Fraturas através de uma cavidade do seio não infectada podem inicialmente não desenvolver contaminação bacteriana; entretanto, um seio preenchido por sangue pode tornar-se colonizado muito rapidamente. Portanto, poucas fraturas faciais não seriam consideradas abertas. Fraturas isoladas do ramo mandibular ou subcondilar e fraturas do arco zigomático estão entre estas.

A quantidade de energia associada à lesão tende a afetar as características da lesão. Impactos de baixa energia, como impactos com o punho, tendem a levar a fraturas menos cominutivas e menos deslocadas. Impactos de alta energia tipicamente estão mais associados a cominuição, grande deslocamento e a grau

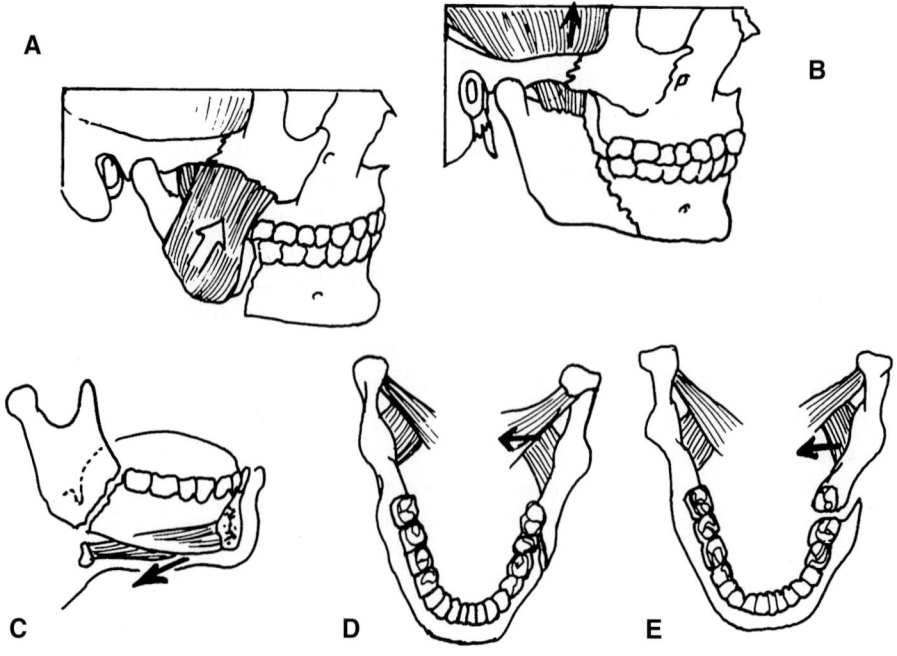

Figura 63.1
A: Fratura do corpo posterior com angulação desfavorável. A tração do músculo masseter distrai a fratura.
B: Fratura do corpo posterior favorável. A tração do músculo temporal comprime a fratura.
C: Fratura desfavorável. A tração da musculatura hiomandibular distrai a fratura. **D:** Orientação de fratura favorável. A musculatura pterigóide comprime a fratura. **E:** Orientação de fratura desfavorável. A musculatura pterigóide afasta a fratura.

maior de lesão do tecido mole. A taxa de dissipação de energia no tecido é o determinante verdadeiro. Um objeto rígido que colide com a face mais provavelmente leva à cominuição do que um soco com a mesma energia, porque a energia do soco é transferida para o tecido mais rapidamente. A energia cinética do objeto pode ser grande também. O trauma penetrante é similar, com projéteis de baixa energia criando menos lesão do que os de alta energia. Entretanto, o desenho do projétil deve ser levado em consideração. Um projétil de alta energia com uma superfície rígida pode sair do corpo muito rapidamente, não dissipando toda sua energia para o corpo. Um projétil de baixa energia desenhado para expandir, espiralar, ou torcer e dissipar a maior parte de sua energia antes de sair pode ser mais danoso. Entretanto, a quantidade da energia da onda de choque a partir do impacto do projétil determina o grau de dano colateral ao tecido. Ferimentos por arma de fogo à queima-roupa têm adicionado à lesão de tecido mole dos gases propelentes expansivos. Essa lesão por rajada pode levar a má cicatrização, infecção e fibrose. A informação balística é útil, porém a avaliação do ferimento ainda é o melhor guia (5).

RACIONALIDADE PARA A FIXAÇÃO RÍGIDA

Independentemente da etiologia ou da classificação da fratura, o mecanismo de cicatrização pode ser auxiliado com a reaproximação dos fragmentos seguida de fixação para criar estabilidade e reduzir a movimentação dos fragmentos ósseos. A diminuição da movimentação dos fragmentos ósseos destaca a ossificação e a progressão para uma união óssea. O restabelecimento do suprimento sanguíneo para os fragmentos ósseos sem vascularização ou enxertos ósseos também é realçado pela imobilidade. Essa falta de movimentação ou estabilidade requer superação das forças biomecânicas que atuam nos fragmentos ósseos. Graus variáveis de estabilidade estão relacionados com técnicas diferentes de fixação. Acredita-se que a fixação rígida das fraturas com placas e parafusos proporcione estabilidade superior, superando as forças funcionais aplicadas pelo sistema musculoesquelético através da fratura (6). Esse conceito, entretanto, não é universalmente aceito. O desenvolvimento das potencialidades de visualização, das técnicas de exposição cirúrgica e o maior interesse no trauma maxilofacial têm desenvolvido paralelamente a tecnologia de colocação de placa. Esses progressos podem contribuir para melhores resultados no tratamento do trauma. Adicionalmente, as placas têm sido criticadas por serem palpáveis, tornando-se ocasionalmente visíveis, causando sensibilidade térmica, inibição do crescimento e enfraquecimento do osso por defesa contra o estresse. Algumas dessas críticas são mais teóricas do que outras, porém os sistemas de placas absorvíveis prometem aliviar a maior parte desses problemas. Para obter força comparável, as características de sistemas de placas absorvíveis atualmente requerem placas e parafusos maiores do que aqueles contrapostos em metal, de forma que não são adequados para toda indicação. Entretanto, materiais recentemente reforçados podem aliviar esse problema (7,8).

PRINCÍPIOS BÁSICOS DA FIXAÇÃO RÍGIDA

O conceito central de fixação rígida é retornar os fragmentos esqueléticos para sua posição anatômica e fixá-los rigidamente na posição em que o dispositivo implantável proporciona força suficiente através da fratura para manter a redução contra as forças musculoesqueléticas. As placas de fixação são desenhadas para girar uma fratura e proporcionar proteção contra o estresse e estabilidade da fratura. As placas são fixadas ao osso com parafusos. Cada parafuso colocado no osso é um ponto de fixação. Placas maiores feitas de material mais rígido proporcionam maior proteção contra o estresse e estabilidade. Parafusos maiores proporcionam mais fixação do que os parafusos pequenos. Parafusos bicorticais proporcionam maior estabilidade do que parafusos monocorticais, e, aumentando-se o número de parafusos ou pontos de fixação que ancoram uma placa a um segmento ósseo, aumenta a estabilidade. A compressão ou carga do osso através da fratura realça a estabilidade, aumentando a fricção entre as margens da fratura (9). Adicionalmente, a localização da placa em relação à espessura do osso e a variedade das forças complexas atuando no osso são importantes. De forma geral, a maior espessura óssea é encontrada quando as forças que atuam no osso são maiores; entretanto, a maior espessura óssea permite parafusos mais longos, proporcionando maior estabilidade. Forças que atuam para angular uma fratura afastam uma extremidade desta e comprimem a outra. Uma placa colocada próximo a uma extremidade afastada é mais provável de sobrepujar essas forças do que uma placa colocada na extremidade comprimida por causa da vantagem mecânica relacionada com o princípio da alavanca (Fig. 63.2).

As afirmativas anteriores são verdadeiras com certas limitações. Quanto mais rígida for uma placa, mais preciso deve ser seu encurvamento para ficar em conformidade com os contornos da superfície do osso onde ela será aplicada. Por outro lado, à medida que os parafusos são apertados, o osso pode ser puxado em direção à placa, produzindo afastamento (Fig. 63.3). Para superar esse problema, placas de parafuso travado têm sido desenvolvidas. Estas permitem que uma cabeça de parafuso em ranhura trave em um ori-

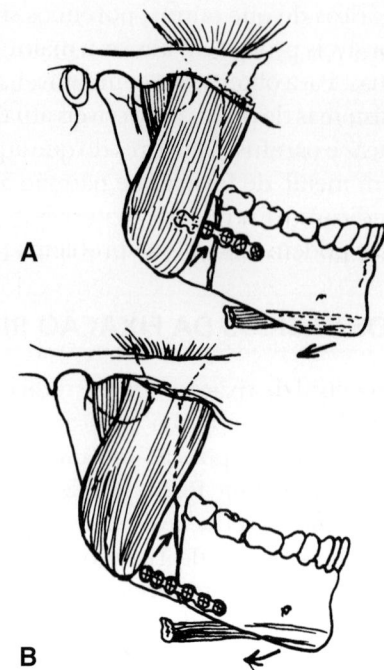

Figura 63.2
A tração do músculo afasta a borda superior da fratura e comprime a borda inferior da fratura. A colocação da placa em **A** previne afastamento superior. A colocação da placa em **B** não o faz.

fício da placa em ranhura correspondente, de forma que a cabeça do parafuso trava-se à placa. Isso torna óbvia a necessidade de precisão da curvatura, porque o osso não será puxado para a placa. No reparo mandibular, miniplacas monocorticais foram consideradas adequadas para substituir uma placa bicortical pesada, desde que estejam apropriadamente posicionadas para sobrepor as forças de afastamento que ocorrem na função (10). Pontos adicionais de fixação (i. e., parafusos) proporcionam estabilidade adicional; entretanto, o aumento na estabilidade diminui à medida que o número de pontos de fixação aumenta (11). O aumento na estabilidade precisa ser pesado em relação à exposição adicional necessária e ao maior volume do implante. O diâmetro crescente dos parafusos precisa ser avaliado frente ao enfraquecimento da viga óssea residual criada pelo aumento do tamanho do orifício do parafuso. O aumento do comprimento do parafuso no osso esponjoso acrescenta pouca força adicional, a menos que um segundo córtex esteja envolvido. O comprimento do parafuso além da espessura aplicável do osso, certamente, não acrescenta força, e o dano às estruturas subjacentes, tais como as raízes dos dentes, poderia ocorrer.

CLASSIFICAÇÃO E TERMINOLOGIA DO DISPOSITIVO DE FIXAÇÃO

A terminologia dos sistemas de placa é confusa e não uniforme, porque ela é aplicada diferentemente por fabricantes diferentes. Os sistemas de placa geralmente são identificados seja por suas dimensões ou por sua aplicação. O termo *miniplaca* tipicamente refere-se a placas desenhadas para parafusos que variam de 1,2 a 2,5 mm. O termo *microplaca* refere-se a placas desenhadas para diâmetros de parafusos em torno de 1 mm. Atualmente existem diversos tamanhos intermediários e sistemas modulares com múltiplas dimensões de placas e parafusos. Sistemas maiores são desenhados espe-

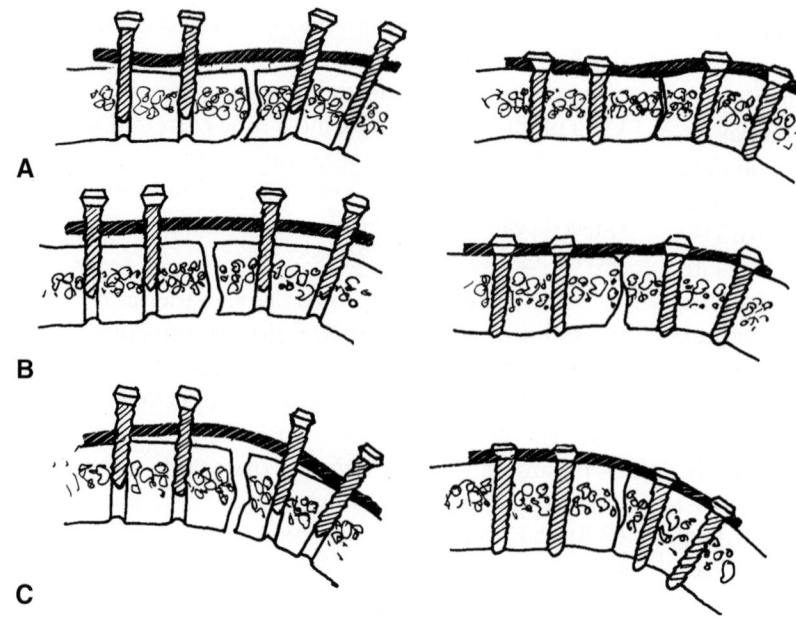

Figura 63.3
A: A placa é encurvada para o contorno apropriado em relação ao córtex ósseo de forma que, quando os parafusos são apertados, os córtices lingual e bucal são aproximados.
B: A placa não está encurvada, aproximando o córtex bucal, porém distraindo o córtex lingual.
C: A placa está superencurvada, aproximando o córtex lingual, porém distraindo o córtex bucal.

cificamente para a mandíbula com diâmetros de parafusos de até 2,4 mm ou mais e comprimentos maiores para aplicações bicorticais, incluindo comprimentos de até 40 mm para aplicações de parafuso auto-atarraxante. Geralmente, à medida que aumenta o tamanho do parafuso, também aumenta a espessura da placa. As placas denominadas tridimensionais estão disponíveis nos tamanhos mini e micro. Essas placas acrescentaram força em virtude do desenho de rede (12).

Sistemas de placa, às vezes, são desenvolvidos de acordo com a função proposta, tais como miniplacas maxilares ou zigomáticas ou miniplacas mandibulares. Embora as dimensões do parafuso possam ser as mesmas, miniplacas mandibulares são mais espessas do que miniplacas maxilares e miniplacas zigomáticas. Miniplacas mandibulares são tipicamente de 1 mm de espessura. Sistemas mandibulares são delineados como dispositivos de trauma ou dispositivos de reconstrução, com os dispositivos de reconstrução oferecendo as mais espessas e rígidas placas (3 mm ou mais) nos maiores comprimentos e com parafusos maiores. Próteses condilares podem ser incluídas. Também existem placas de especialidade que são pré-moldadas para cirurgia ortognática ou com configurações especiais para reconstrução microvascular da mandíbula. Vários desenhos de rede são utilizados para substituir áreas de defeito nas áreas não sustentadoras de carga, como o assoalho orbital.

Placas de compressão dinâmica são desenhadas para empurrar os fragmentos da fratura juntos à medida que os parafusos são atarraxados. Os orifícios da placa são ovóides, e as margens do orifício são inclinados. Quando o parafuso é apertado, a cabeça desliza para baixo da inclinação, fazendo uma ponte do osso com o parafuso. A orientação do orifício da placa determina a direção da movimentação e da compressão. Placas de compressão dinâmica padrão comprimem paralelamente à placa através da fratura. Placas de compressão dinâmica excêntrica possuem orifícios na extremidade que são orientados para proporcionar compressão angular para a borda superior da mandíbula. Hoje, as placas de compressão são utilizadas menos freqüentemente do que no passado, e placas de compressão dinâmica excêntrica raramente são utilizadas.

PRINCÍPIOS DE APLICAÇÃO DO PARAFUSO

Para um parafuso colocado no osso servir como ponto de fixação estável, as ranhuras do parafuso precisam encaixar ou prender o osso ao redor do orifício da furação. Fatores que levam à fraqueza óssea inerente, tais como osteoporose ou osteíte, estão além do controle do cirurgião, não podendo ser evitados. A aderência a uma boa técnica cirúrgica, entretanto, irá melhorar a estabilidade do parafuso no osso. O orifício da furação precisa coincidir com o diâmetro interno do corpo do parafuso. Se o orifício for muito pequeno, disso irá resultar fricção excessiva e estresse. Esse excesso pode levar ao ceifamento da cabeça do parafuso ou à isquemia óssea local e reabsorção. O parafuso é mantido por uma manga funcional de osso ao redor do orifício da furação, que é a espessura das ranhuras do parafuso (Fig. 63.4). Essa espessura varia de parafuso para parafuso, porém é tipicamente da ordem de 0,1 a 1 mm. Qualquer imprecisão na furação pode levar à redução desta manga de osso e a um orifício de furação para atarraxar maior do que o desejado. Furadeira de alta velocidade, furadeira curva de ponta perfurante, mudança na angulação da furação (i. e., movimentação da mão), ou furação continuada, uma vez que o orifício esteja completo, podem levar ao atrito do osso em torno do orifício de furação. O calor excessivo leva ao atrito retardado decorrente da morte de osteócito. Portanto, a furação ideal é alcançada com furadeira exatamente reta, furadeira de baixa velocidade, guia para a furadeira, mão firme e irrigação copiosa. O diâmetro da ponta perfurante da furadeira deve coincidir com o diâmetro do corpo do parafuso sem as ranhuras e não com o diâmetro com as ranhuras. Se o diâmetro da ponta perfurante da furadeira coincide com o diâmetro externo do parafuso incluindo as ranhuras, então o parafuso poderá ser empurrado ou tracionado através do orifício da furação sem ser girado. Essa situação é denominada *deslizamento* e é desejável apenas em parafuso auto-atarraxante.

Batimento refere-se ao corte das ranhuras do parafuso no orifício da furação. A maior parte dos sistemas possui agora parafusos auto-batimento, que possuem pregas começando na ponta do parafuso e estendendo-se várias ranhuras para cima ao longo do parafuso,

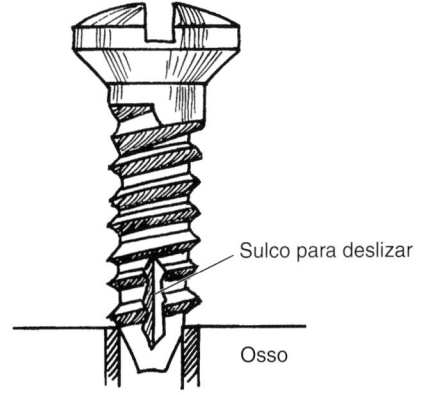

Figura 63.4

Detalhe da fixação do parafuso no osso. O diâmetro do orifício no osso corresponde ao diâmetro central interno do parafuso, não ao diâmetro externo da ranhura do parafuso.

para permitir o corte do osso no padrão das ranhuras. O pó ósseo residual decorrente da furação deve ser irrigado para fora do orifício antes da aplicação do parafuso. O ato de batimento propriamente dito cria um pó ósseo adicional à medida que as ranhuras são cortadas. Esse material pode levar a ligação e desgaste excessivo das ranhuras. O pó ósseo deve ser liberado por giros intermitentes para trás enquanto o batimento e a irrigação são realizados. Alguns sistemas requerem ou oferecem como opção o batimento como um passo separado. A ranhura do furo deve coincidir exatamente com as ranhuras do parafuso, e o parafuso subseqüente precisa ser colocado cuidadosamente para evitar ranhura cruzada. Se existir osso inadequado ao redor do orifício da furação para prender o parafuso, então irá ocorrer uma falha no aperto, à medida que ele é aparafusado ao osso, e ele começará a deslizar. O aperto excessivo do parafuso pode levar à microfratura bem como ao desnudamento das ranhuras ósseas. Por essa ser uma ocorrência freqüente, a maior parte dos sistemas de placa contém parafusos de emergência, que possuem o mesmo diâmetro do corpo, porém com um diâmetro maior da ranhura para permitir o encaixe ósseo além da porção desnudada do orifício. Se o parafuso de emergência falhar no encaixe, então outro local de fixação precisa ser procurado. Se a placa possuir orifícios extras além daqueles necessários para a fixação adequada, o parafuso desnudado ou "fiandeiro" ainda pode ser útil. Esse parafuso pode ser deixado para ancorar a redução e a posição da placa até que outros parafusos sejam colocados. Então ele deve ser removido. Um progresso recente no desenho do parafuso elimina a necessidade de furação. A ponta do parafuso é como a ponta perfurante da furadeira, e o parafuso é dirigido diretamente ao osso. Parafusos autoperfurantes permitem sua colocação diretamente no osso, evitando que seja necessária a perfuração. Estes são especialmente úteis no osso fino.

APLICAÇÃO DO PARAFUSO AUTO-ATARRAXANTE

Um parafuso auto-atarraxante pressiona 2 pedaços de osso juntos pela compressão do primeiro pedaço entre o segundo, no qual a ponta do parafuso está encaixada, e a cabeça do parafuso (Fig. 63.5). Nessa situação, um orifício é perfurado relativamente perpendicular à linha de fratura, atravessando-a. O orifício é perfurado duplamente de forma que parte deste na cabeça do parafuso do lado da fratura coincide com o diâmetro do parafuso com as ranhuras, permitindo que o parafuso deslize ou seja empurrado através do orifício até a fratura. No outro lado da fratura, o diâmetro do orifício é perfurado para coincidir com o diâmetro do corpo do parafuso sem ranhuras. Isso permite que as ranhuras do parafuso se encaixem no osso do outro lado da fratura. À medida que o parafuso é apertado, a ponta do fragmento é comprimida entre a cabeça do parafuso e o segundo fragmento no qual as ranhuras estão encaixadas, no outro lado da fratura. Um recente aprimoramento dessa técnica ocorreu pelo desenvolvimento de uma furadeira de ponta perfurante afilada. Essa ponta perfurante permite um único movimento de perfuração para proporcio-

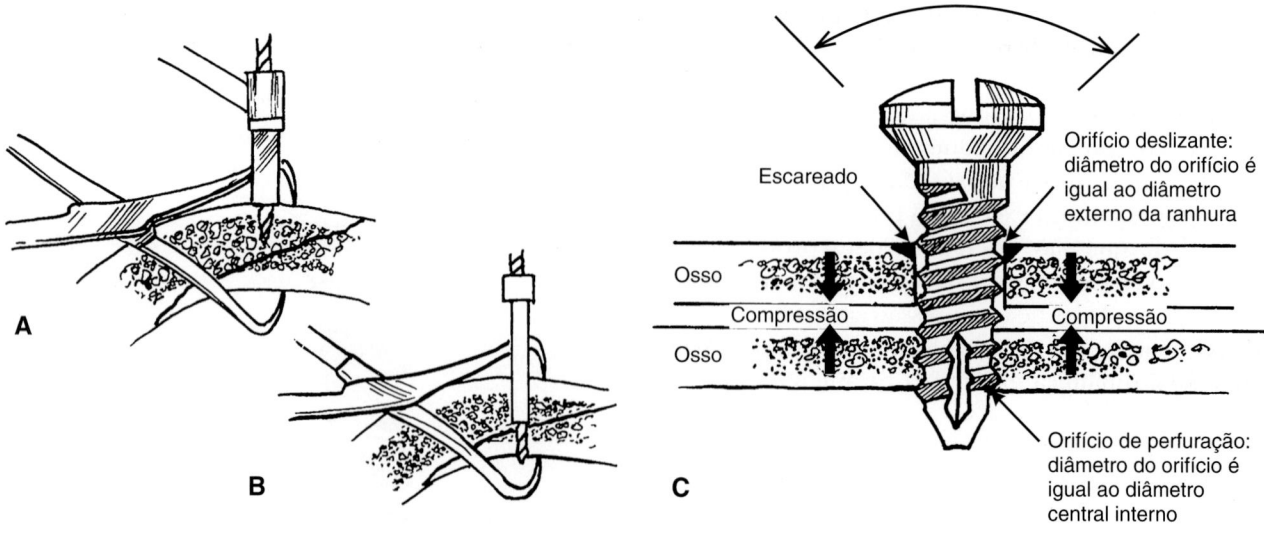

Figura 63.5
A: Perfuração de orifício de deslizamento para colocação de parafuso auto-atarraxante. O diâmetro coincide com o diâmetro da ranhura externa do parafuso. **B:** Perfuração de orifício de perfuração para colocação de parafuso auto-atarraxante. O diâmetro da furação refreada coincide com o diâmetro central interno do parafuso. **C:** Detalhe do parafuso auto-atarraxante. O diâmetro do orifício ósseo mais próximo da cabeça do parafuso coincide com o diâmetro externo das ranhuras do parafuso, permitindo que o parafuso seja empurrado ou deslize através do primeiro orifício sem girar. O diâmetro do orifício próximo à ponta do parafuso coincide com o diâmetro central interno do parafuso. Quando o parafuso é apertado, as duas peças de osso são comprimidas em conjunto.

nar um orifício de deslizamento maior ao lado da cabeça do parafuso nesse lado da fratura e um orifício de encaixe menor do outro lado da fratura. Por causa da angulação, com freqüência, quase tangencial do parafuso em relação à superfície cortical, um orifício escareado é perfurado para permitir que a cabeça do parafuso se assente melhor. Às vezes a perfuração perfuração do orifício escareado facilita a perfuração para o parafuso auto-atarraxante. O orifício escareado não deve ser muito profundo ou a cabeça do parafuso, à medida que for atarraxada, irá tracionar através do córtex residual em direção ao espaço medular e não ficará estável.

É muito importante distinguir um parafuso auto-atarraxante de um parafuso de posicionamento. Um parafuso de posicionamento é utilizado em circunstâncias muito específicas, como a fixação de uma osteotomia separada sagital mandibular. Lá, o parafuso de compressão pode comprimir excessivamente o feixe neurovascular mandibular ou produzir um torque excessivo no côndilo. Quando se deseja um parafuso de posição, os orifícios de perfuração em cada lado da fratura ou osteotomia são do diâmetro do corpo do parafuso sem ranhura. As ranhuras do parafuso então encaixam a cada lado do osso, tornando impossível a compressão através da fratura. Os segmentos ósseos são fixados na posição em relação um ao outro, porém existe uma lacuna entre eles, e não há compressão.

APLICAÇÃO DA PLACA

Existe uma miríade de dimensões e formatos de placas que se conforma a múltiplas aplicações anatômicas (13) (Tabela 63.1). A variedade permite ao cirurgião maximizar o número de pontos de fixação no osso sólido enquanto se minimiza a lesão potencial às estruturas subjacentes e se trabalha por meio de exposições, às vezes, difíceis. No mínimo 2 pontos de fixação, um de cada lado de uma fratura, são necessários para que uma placa funcione como banda de tensão (resistindo apenas às forças de distração). Entretanto, não há estabilidade rotacional com 2 pontos de fixação. Três pontos de fixação, 2 parafusos em um lado da fratura e 1 do outro lado, irão prevenir a rotação da placa. Entretanto, o fragmento com apenas 1 ponto de fixação ainda terá uma instabilidade rotacional. Quatro pontos de fixação, 2 de cada lado da fratura, devem ser o objetivo mínimo para proporcionar estabilidade da placa e dos fragmentos ósseos. Pontos de fixação adicionais, até 5 ou 6 de cada lado da fratura, podem ser desejáveis quando se constrói uma ponte entre os defeitos ósseos ou existem complicações da cicatrização. A compressão ou carga sobre os segmentos ósseos através de uma fratura, conforme anteriormente mencionado, aumenta a estabilidade. Essa compressão pode ser obtida antes da aplicação da placa por meio da compressão dos segmentos juntos com um fórceps, como um clipe de toalha modificado, ou pela placa propriamente dita.

INSTRUMENTAÇÃO

A aplicação de placas e parafusos ao osso requer instrumentação especializada. Tipicamente, os sistemas de placa proporcionam toda a instrumentação especializada necessária para a aplicação das placas. A instrumentação padrão para obtenção de exposição do local da fratura, entretanto, não está incluída. Escalpes, tesouras, grampos, retratores e elevadores periosteais tipicamente precisam ser supridos adicionalmente ao jogo de placa.

O jogo de placa propriamente dito possui furadeira de pontas perfurantes que correspondem precisamente ao tamanho do parafuso. Como previamente mencionado, um orifício muito grande irá evitar que o parafuso se encaixe no osso. Um orifício muito pe-

TABELA 63.1
APLICAÇÕES DE PLACA RECOMENDADAS

Localização[a]	Tamanho da Placa
Crânio/seio frontal/margens supra-orbitais/complexo nasoetmóide	Microplacas/microplacas tridimensionais
Borda orbital lateral	Microplacas ou miniplacas de baixo perfil
Borda orbital inferior	Microplacas
Abertura piriforme	Miniplacas maxilares tridimensionais, de baixo perfil ou padrão ou miniplacas tridimensionais
Viga maxilar posterior	Miniplacas maxilares tridimensionais ou padrão ou microplacas tridimensionais
Mandíbula	Miniplacas mandibulares (mais espessas do que as maxilares), placas mandibulares padrão (PCD ou PCDE), miniplacas mandibulares tridimensionais
Mandíbula com cominuição, infecção ou defeito	Placas de reconstrução

PCD, placa de compressão dinâmica; PCDE, placa de compressão dinâmica excêntrica.
[a]Em qualquer localização, dependendo da situação, fios, suturas pesadas, ou sem fixação.

queno pode evitar o direcionamento adequado do parafuso ou, no caso de microssistemas, causar ceifamento da cabeça em relação ao corpo do parafuso enquanto ele está sendo direcionado. Tipicamente, existe apenas um diâmetro de furadeira de ponta perfurante apropriado para determinado diâmetro de parafuso, e geralmente é do tamanho do corpo do parafuso (*i. e.*, o parafuso sem as ranhuras). Uma exceção a isso é encontrada em alguns sistemas de microplacas em que a furadeira tem pontas perfurantes de 2 diâmetros diferentes apropriadas para um diâmetro particular de parafuso. A furadeira de ponta perfurante maior é utilizada em áreas onde o osso é mais duro e mais espesso, para reduzir o ceifamento da cabeça. Uma ponta perfurante menor é utilizada onde o osso é mais fino ou macio, particularmente nos casos pediátricos, para aumentar a pega da ranhura do parafuso. Furadeira de pontas perfurantes com 2 colares de parada permitem a furação de um orifício a uma profundidade predeterminada. O colar previne a penetração excessiva da ponta perfurante, protegendo as estruturas subjacentes.

Guias de furação servem a diversos propósitos. Elas protegem o tecido mole circunvizinho de lesão pela rotação da ponta perfurante da furadeira e permitem a perfuração percutânea. A guia também serve para estabilizar a ponta perfurante rotatória, permitindo um orifício mais preciso. Adicionalmente, as guias proporcionam a colocação mais precisa do orifício da furação em relação ao orifício da placa. Guias de furação concêntricas colocam o orifício da furação no centro do orifício da placa. Guias excêntricas colocam o orifício da furação fora do centro, permitindo a compressão à medida que a cabeça do parafuso se assenta no centro do orifício da placa. Um complemento recente é a guia com uma extensão curvada que aponta para o local de saída da ponta perfurante da furadeira para perfurar de fora a fora. Essa extensão permite uma perfuração mais previsível.

Calibres de profundidade permitem a seleção precisa de um parafuso de comprimento apropriado para determinada aplicação. Quando parafusos de fixação bicorticais ou parafusos auto-atarraxantes são colocados, o parafuso deve ser longo o suficiente para encaixar o córtex interno sem protundir mais do que 1 ou 2 mm além do córtex. Quando parafusos mono corticais estão sendo colocados, o cirurgião deve ter uma idéia geral da profundidade apropriada antes de perfurar, para evitar dano às estruturas subjacentes antes do parafuso sequer ser colocado. Por exemplo, parafusos monocorticais colocados sobre as raízes dos dentes não devem ser maiores do que 3 a 5 mm, dependendo da localização, e o orifício da furação não deve ser perfurado a qualquer profundidade maior do que essa. Furadeira de pontas perfurantes com colares de parada predeterminam a profundidade do orifício da furação e permitem a seleção apropriada do comprimento do parafuso sem um calibre de profundidade. Quando o batimento é um passo separado, o calibre de profundidade deve ser utilizado antes do batimento para evitar dano às ranhuras no osso.

Alguns sistemas contêm fórceps de redução óssea que permitem a redução da fratura e/ou fixação temporária enquanto as placas estão sendo encurvadas e aplicadas. Alguns desses dispositivos são desenhados para aplicar compressão através da fratura. Eles são úteis porque tornam possível evitar ter que re-reduzir continuamente a fratura para teste da placa de contorno, o que pode resultar em redução final e fixação menos precisas. Os dispositivos volumosos requerem uma abordagem extra-oral. Grampos de Towel, Kelley ou Kocher com freqüência irão bastar. A perfuração de pequenos orifícios flanqueando uma fratura irá às vezes melhorar a aquisição dos grampos de redução.

Existem várias configurações de ponteira de chave de fenda e de cabeça de parafuso, e a interface entre as duas é o fator importante. Idealmente, a interface proporciona força suficiente (*i. e.*, resistência ao desgaste) de forma que o torque apropriado pode ser aplicado para dirigir o parafuso dentro do osso. A interface também deve permitir retenção do parafuso na ponta da chave de fenda enquanto ele está sendo trazido à posição. Essa retenção é alcançada de diversas maneiras. Uma é através da fricção na interface. A outra é através de um mecanismo de grampeamento que desliza para baixo o corpo da chave de fenda e prende as bordas da cabeça do parafuso. Esse dispositivo de grampo pode ser muito volumoso para se trabalhar através de instrumentação percutânea e em outros locais estreitos. Cera óssea na ponta da chave de fenda é uma terceira opção quando o grampo é muito volumoso e a interface de fricção é inadequada para a retenção do parafuso. Adicionalmente, a interface afeta a velocidade com que o parafuso pode ser montado na chave de fenda, um fator importante ao se lidar com fraturas múltiplas e longos procedimentos de reparo. Também é importante saber que tipo de parafuso está presente quando o instrumental é removido, de forma que esteja disponível a chave de fenda apropriada. Alguns fabricantes possuem agora conjuntos de chave de fenda contendo todos os tipos comuns.

REDUÇÃO DA FRATURA

A estrutura do esqueleto facial pode ser vista como uma armação de rede de espessas vigas ósseas que concedem força tridimensional necessária para tolerar as forças funcionais da mastigação (Fig. 63.6). O osso delgado interposto acrescenta pouca força adicional, po-

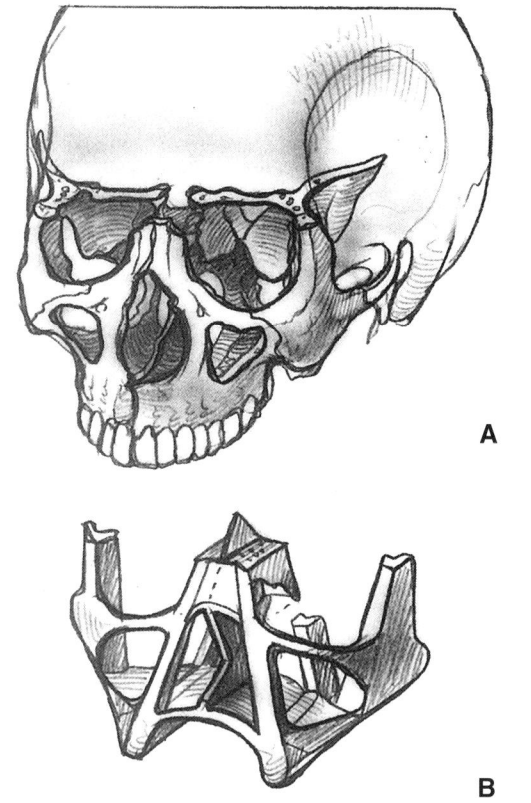

Figura 63.6
A: Esqueleto facial mostrando as vigas ósseas com remoção do osso interposto. **B:** Representação do vigamento estrutural da média face. (Redesenhado por Tony Pazos a partir do Capítulo 61.)

rém serve como uma separação entre os vários componentes faciais, tais como seios, órbitas, faringe e cavidades nasal e craniana. O restabelecimento da posição anatômica e a continuidade dessas vigas são a chave para a redução da fratura (14). Embora de importância secundária, a redução anatômica do osso delgado interposto também deve ser obtida, particularmente quando o osso forma uma das paredes da órbita. Por outro lado, o conteúdo orbital irá ceder através do defeito para uma cavidade adjacente, resultando em má posição do globo.

A redução anatômica predispõe um arcabouço de referência que guia a recolocação de um fragmento ósseo mal alinhado para uma posição alinhada. Com o trauma facial extenso, pontos de referência anatômicos podem estar mais afastados e mais difíceis de serem expostos e/ou estar tão cominutivos que não podem proporcionar uma indicação confiável da redução apropriada. Por exemplo, em uma fratura complexa zigomático-maxilar única, o aspecto medial da borda infra-orbital, o aspecto superior da borda orbital lateral, a relação zigomático-esfenóide na órbita lateral e a viga maxilomalar posterior proporcionam pontos de referência adequados para a redução anatômica. Fraturas panfaciais resultando em cominuição ou mobilidade desses pontos de referência podem necessitar de exposição da raiz do arco zigomático como outro ponto de referência para a colocação apropriada do complexo zigomático-maxilar (15). Sistemas de posicionamentos tridimensionais intra-operatórios oferecem uma promessa no auxílio com esse problema (16).

Lesões de alta energia podem levar à cominuição grave ou mesmo à pulverização dos segmentos do osso interveniente. Nesse caso, a estrutura óssea é reduzida à sua posição anatômica com base nos pontos de referência existentes, e lacunas intervenientes nas vigas são enxertadas com osso. O restabelecimento da continuidade óssea das vigas é imperativo porque eles precisam finalmente transmitir as forças de mastigação para a base do crânio. Às vezes, um fragmento ósseo de uma área menos crucial pode ser tomado emprestado e reorientado para estabelecer a continuidade da viga. Freqüentemente, é necessário osso adicional, entretanto, e osso da tábua calvária externa é a nossa fonte preferida para enxerto ósseo por causa de sua confiabilidade e proximidade do local da lesão (Fig. 63.7). Morbidade mínima do local doador e exposição preexistente freqüente em virtude da utilização de abordagem coronal para a face são benefícios. Outros locais doadores relativamente populares incluem o ílio e as costelas. O cimento de hidroxiapatita é uma promessa para lidar com defeitos ósseos sem morbidade concomitante do local doador (17).

OCLUSÃO

Para o aparelho mastigatório funcionar adequadamente, precisa existir oclusão estável reproduzível. Para ocorrer a oclusão, as cúspides da dentição maxilar precisam encaixar nos sulcos da dentição mandibular e vice-versa (Fig. 63.8). Isso é denominado intercuspação. O desgaste das facetas dos dentes em oposição deve estar em contato uma com a outra. Padrões de desgaste podem ser a única referência quando a oclusão pré-lesão é anormal. A oclusão molar normal na dimensão ântero-posterior (AP) é definida como intercuspação da cúspide mesial bucal do primeiro molar maxilar com o sulco bucal do primeiro molar mandibular. Essa descrição não inclui as relações transversas molares ou as relações dentais anteriores. Uma relação transversa normal existe quando as cúspides bucais dos molares mandibulares estão entre as cúspides bucais e palatais dos molares maxilares. A relação dental normal anterior ocorre quando a dentição maxilar anterior é de 1 a 3 mm anterior à dentição mandibular anterior com incisão central sobreposta de 1 a 3 mm. A distância horizontalmente aumentada entre os incisivos é *overjet*. A distância vertical aumentada é *overbite* ou

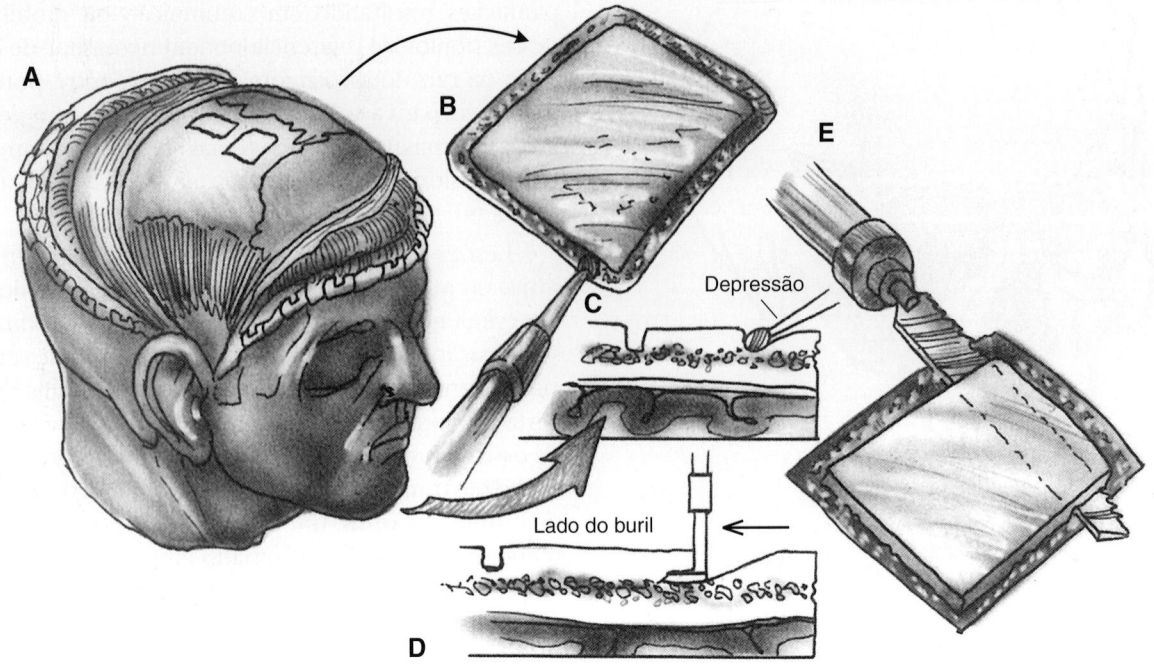

Figura 63.7
Técnica *in situ* da coleta da tábua externa do osso calvário. **A:** Localização do local doador no crânio parietal. **B:** Craterização do osso ao redor do enxerto. **C:** Vista transversa da craterização. **D:** Calvária fatiada com serra angulada. **E:** Calvária fatiada com serra recíproca.

mordida profunda. A mordida cruzada anterior e a mordida anterior aberta são as respectivas condições contrárias.

Em razão de a oclusão pré-lesão ser freqüentemente anormal como definida previamente, é útil questionar o paciente ou a família acerca da oclusão pré-lesão. Registros dentários também são muito úteis. Na ausência dessa informação, facetas de desgaste são a principal guia da oclusão. Quando a oclusão pré-lesão não está clara, então a redução anatômica das fraturas antes da fixação interdental pode ser mais exata. Não deve haver relutância em abrir a fixação interdental, se ela estiver evitando a redução anatômica dos fragmentos ósseos. A fixação interdental e a redução esquelética devem ser correlatas. Se não forem, deve-se suspeitar de uma má oclusão preexistente.

INCISÕES E EXPOSIÇÃO

A redução anatômica adequada requer ampla exposição para se visualizar as fraturas de diversos ângulos. As lacerações podem proporcionar alguma exposição, porém freqüentemente é necessário mais. Todo o esqueleto craniofacial pode ser exposto através de uma combinação de incisões ocultas ou bem camufladas (18) (Fig. 63.9). Toda a mandíbula, exceto os côndilos, pode ser exposta através de incisões intra-orais nos sulcos vestibulares (19) (Fig. 63.10), e atualmente, com a adição de técnicas endoscópicas, mesmo a área condilar pode ser adequadamente exposta transoralmente para reparo endoscópico assistido (20). Pequenas incisões puntiformes através da bochecha podem ser necessárias para a colocação de placas em fraturas posteriores e fraturas subcondilares; entretanto, a instrumentação angulada pode reduzir a necessidade dessas incisões. Alçapões associados à incisão do sulco vestibular mandibular incluem dano ao nervo mentual, falha em se alcançar um fechamento impermeável da incisão e falha para reinserir a musculatura mentual se o queixo for desenluvado. Incisões intra-orais para a mandíbula não são recomendadas com fraturas cominutivas, doença periodontal grave, ou problemas de higiene. Por causa da vista tangencial alcançada ao se abordar fraturas posteriores transoralmente, pode ser muito difícil contornar uma placa pesada para o córtex externo. É nossa recomendação que qualquer situação que requeira uma placa pesada colocada posteriormente na mandíbula deva ser abordada extra-oralmente através da incisão de Risdon e/ou submandibular do pescoço. Fraturas subcondilares baixas necessitando de reparo podem ser abordadas transoralmente, porém isso requer equipamento especializado. A menos que técnicas endoscópicas possam ser utilizadas, fraturas subcondilares altas que necessitem de reparo irão requerer uma incisão de Risdon ou uma pré-auricular (21–23).

A maxila inferior pode ser exposta através de uma incisão circunvestibular superior. A exposição superior pode ser estendida por elevação da mucosa do as-

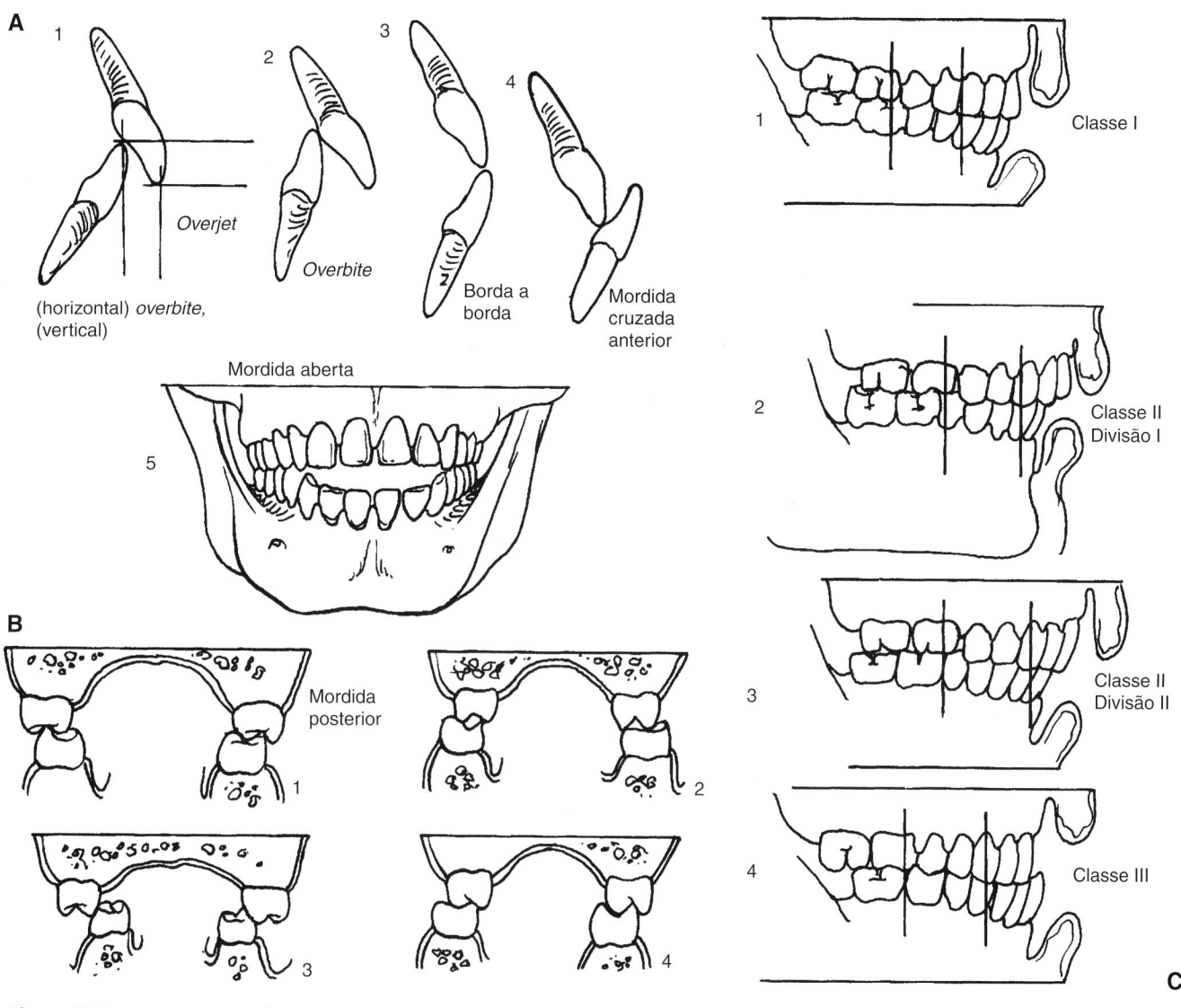

Figura 63.8

A: Várias relações incisais anteriores. *1*, normal; *2*, *overjet* e *overbite*; *3*, borda a borda; *4*, mordida cruzada anterior ou *underbite*; *5*, mordida aberta anterior. **B:** Relações transversas. *1*, normal; *2*, mordida cruzada lingual bilateral; *3*, mordida cruzada bucal bilateral; *4*, mordida cruzada lingual unilateral. **C:** Relações de classe molar sagitais. *1*, classe I; *2*, classe II, divisão I; *3*, classe II, divisão II; *4*, classe III.

soalho nasal entre a raiz turbinada inferior e a crista maxilar. Mesmo uma exposição adicional superior pode ser obtida incidindo a mucosa nasal ao longo da borda cefálica da cartilagem lateral inferior e da abertura piriforme em uma abordagem completa de desenluvamento da face medial. Alçapões incluem dano ao nervo infra-orbital, estenose da narina e permanência inadequada da mucosa vestibular oral para fechamento do ferimento.

O acesso facial superior pode ser obtido através de uma incisão coronal elevada no plano subgaleal ou subperiosteal. Essa incisão proporciona acesso às paredes medial, superior e lateral da órbita; ao arco zigomático; e à pirâmide óssea do nariz. Adicionalmente ela descobre locais doadores para enxerto ósseo craniano. Alçapões incluem dano à inervação sensorial cutânea para a inervação do músculo frontal ou fechamento inadequado da gálea, os quais podem levar à ptose da sobrancelha.

A exposição da borda infra-orbital e do assoalho orbital ainda está limitada, entretanto, e uma incisão na pálpebra inferior é necessária para essa exposição. Nós preferimos uma incisão subciliar ou uma incisão transconjuntival com ou sem uma cantotomia lateral para aumentar a exposição, quando necessário. Incisões na prega da pálpebra inferior e na borda são outras opções nessa área, embora elas raramente sejam utilizadas atualmente. O fechamento cuidadoso dessas incisões e a cantopexia são críticas para reduzir complicações da pálpebra de entrópio ou ectrópio.

Se uma incisão coronal não for realizada, então o acesso à região frontozigomática pode ser obtido atra-

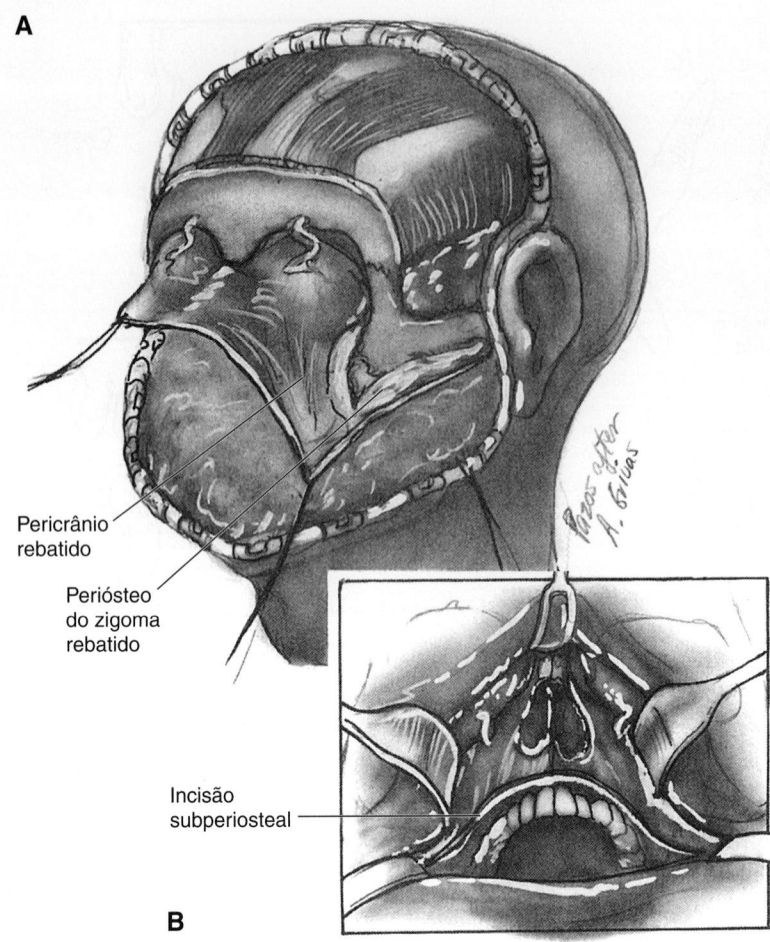

Figura 63.9
A: Exposição crânio-orbital através de retalho bicoronal. **B:** Exposição da média face através de incisão circunvestibular. (Redesenhado por Tony Pazos a partir do Capítulo 61.)

vés de incisão lateral na sobrancelha ou incisão na prega do lábio superior (12). A exposição das paredes medial orbital e nasoetmóide pode ser obtida através de uma incisão tipo etmóide externa. Algumas pessoas utilizam uma incisão em asa de gaivota, porém a cicatriz às vezes pode ser muito inaceitável. Se a pele dorsal nasal entre as incisões for suficientemente elevada e mobilizada, então uma exposição adequada geralmente pode ser obtida retraindo-se a pele sem ter que fazer a incisão transversa através do dorso nasal. Uma incisão transcaruncular pode proporcionar acesso adequado à órbita medial (24).

ABORDAGEM PARA AS FRATURAS PANFACIAIS

Rupturas faciais graves e complexas representam desafios difíceis para o cirurgião craniomaxilofacial, porque geralmente pontos de referência estão disponíveis para ajudar o cirurgião a determinar como reposicionar fragmentos multiplamente fraturados. Apesar disso, os princípios de reparo permanecem os mesmos, e a atenção cuidadosa aos procedimentos previamente descritos irá levar aos melhores resultados possíveis.

Emergências relacionadas ao trauma facial extenso precisam ser atendidas de imediato (Tabela 63.2). A via aérea pode ser ameaçada por obstrução anatômica, sangue ou ambos e precisa ser assegurada. Hemorragia extensa precisa ser controlada, preferencialmente com pressão direta. O controle definitivo deve ser obtido na sala de cirurgia para prevenir dano a estruturas não vasculares importantes. Ocasionalmente, a redução parcial de fraturas gravemente deslocadas é necessária para ajudar no controle da hemorragia. Alguns fios interdentais podem ser colocados emergencialmente para estabilizar esta redução grosseira e aliviar um pouco da dor associada à mobilidade das fraturas. Lesões de tecido mole devem ser irrigadas e reparadas, se o paciente não estiver indicado para o reparo imediato da fratura na sala de cirurgia. Avulsões dentárias e fraturas através da cavidade pulpar devem ser tratadas urgentemente, se os dentes lesionados puderem ser salvos. Antibióticos pré-operatórios têm reduzido complicações infecciosas (25).

A história e o exame físico podem proporcionar alguma indicação inicial da extensão das lesões faciais. Informação histórica, como mecanismo da lesão e energia do impacto, é útil na avaliação da extensão da

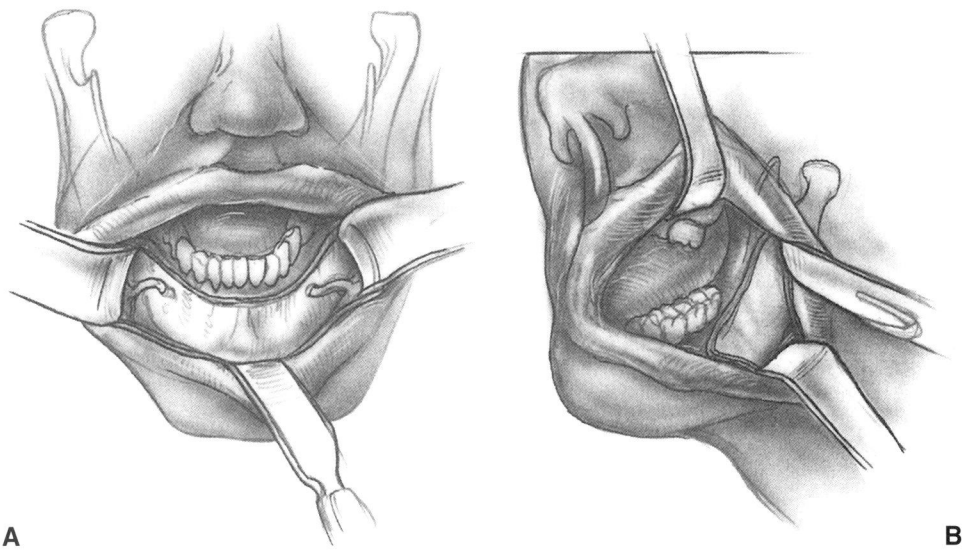

Figura 63.10
A: Abordagem intra-oral para a mandíbula anterior. **B:** Abordagem intra-oral para o ângulo da mandíbula.

lesão. Padrões de equimose, incluindo olhos de guaxinim e sinal de Battles, podem ser indicativos de fraturas da base do crânio. Outros achados de tecido mole, como o teste de tração da pálpebra, podem indicar desinserções cantais. A palpação das superfícies ósseas irá permitir a detecção de desníveis e mobilidade. A documentação da função do nervo craniano é crítica para distinguir déficits associados à lesão de déficits iatrogênicos ocorrendo após o reparo da fratura. Outros fatores, como função neurológica e visual, freqüentemente estão comprometidos com fraturas panfaciais. Avaliações neurológica e oftalmológica são necessárias (26).

A avaliação radiológica é a chave para a avaliação completa do trauma facial extenso (27). Em nossa instituição, a tomografia computadorizada axial é obtida como parte do protocolo inicial de trauma quando lesões da cabeça e da face estão presentes. Por causa de aspectos de preservação da coluna cervical, tomografias computadorizadas coronais diretas agudas raramente são obtidas. Se fraturas periorbitais complexas estiverem presentes, então quando a condição do paciente permitir, a tomografia computadorizada coronal direta deve ser obtida. A mandíbula é avaliada separadamente com planos radiográficos e radiografia panorâmica, se a condição do paciente permitir. Dados recentes sugerem que a avaliação por TC da mandíbula pode proporcionar também informação adicional (28). Com lesão grave, podem ser úteis reconstruções tridimensionais.

Com lesões craniofaciais graves há alto risco de que estas possam envolver os olhos, a dura, e as estru-

TABELA 63.2 — EMERGÊNCIAS
TRAUMA FACIAL

Situação	Intervenção
Obstrução da via aérea	Intubação, traqueotomia, broncoscopia
Hemorragia	Ressuscitação fluida, pressão direta, redução temporária de fraturas gravemente deslocadas, controle na sala de cirurgia, ressuscitação fluida
Lesão do sistema nervoso central	
Coluna cervical	Imobilizar
Cérebro	Avaliação neurocirúrgica
Reimplante de avulsões	
Dentes	Reimplantar e estabilizar
Amplas áreas de tecido mole	Reimplante ± reanastomose microvascular ± tratamento por oxigênio hiperbárico
Ruptura do globo	Avaliação oftalmológica, reparo ou enucleação
Compressão do nervo óptico	Tratamento médico Descompressão cirúrgica

turas neurais da base do crânio e coluna cervical. É essencial que o cirurgião esteja atento para essas possibilidades, porque a falha no reconhecimento dessas lesões associadas pode levar a conseqüências para o paciente. Lesões do globo precisam ser avaliadas pelo oftalmologista. Globos rompidos com freqüência requerem enucleação, embora ocasionalmente rupturas menores possam ser reparadas, e essa situação pode determinar o atraso do reparo de fraturas orbitais/periorbitais. Similarmente, o deslocamento de retina pode requerer um período de cicatrização antes da manipulação cirúrgica dos ossos circunvizinhos.

É criticamente importante identificar compressão do nervo óptico, porque o tratamento rápido e agressivo dessa lesão pode preservar ou mesmo salvar a visão. Quando a compressão do nervo óptico está associada a fraturas frontonasais da base anterior do crânio, a abordagem subcraniana recomendada por Raveh *et al.* (29, 30) proporciona excelente acesso ao(s) canal(is) do nervo óptico para descompressão. Na abordagem subcraniana, os ossos nasais e a parede frontal do seio frontal são removidos em bloco e salvos para recolocação posterior. A parede posterior é então aberta, permitindo total visualização da fossa craniana anterior sem comprometimento olfatório ou retração significativa do cérebro. Essa abordagem também permite o reparo de lesões esqueléticas associadas na base anterior do crânio, nas órbitas mediais, na área frontal e no nariz. A fixação rígida permite o reposicionamento seguro dos fragmentos ósseos e, portanto, torna a abordagem subcraniana possível. Sem reparo rígido de fragmentos ósseos nasofrontais completamente removidos, haveria alta probabilidade de mau posicionamento e/ou reabsorção do osso. A maior parte dos autores recomenda uma tentativa de uso de esteróides em dose elevada antes de ser tentada a descompressão do nervo óptico (31). Um olho que não mostra percepção da luz a partir do momento do impacto provavelmente está irrecuperável, e o valor da descompressão nessa situação é no mínimo controverso. Por outro lado, se um paciente tem perda visual progressiva ou se o olho com visão progride para nenhuma percepção após o trauma para a área da órbita posterior e/ou base anterior do crânio, e se os esteróides não forem efetivos na restauração da visão dentro de 24 a 48 horas, então a maior parte dos autores concordaria que os potenciais benefícios da descompressão do nervo óptico provavelmente sobrepõem-se aos riscos. Se a abordagem subcraniana não for apropriada (ou desejada), então o canal óptico pode ser abordado endoscopicamente através dos seios ou a partir de cima por uma abordagem intracraniana (32).

Quando o assoalho da fossa anterior é rompido, então é conveniente realizar o reparo no momento da redução da fratura facial. Aqui, novamente, a abordagem subcraniana proporciona excelente acesso para essa área (30). Ela permite o reparo da fossa anterior com um remendo fascial ou retalho pericraniano, sem a necessidade de elevar significativamente ou retrair os lobos frontais. Essa é uma característica muito desejável da técnica. Na maior parte destes casos da fratura panfacial, o cérebro foi lesionado e tem probabilidade de estar edemaciado. Portanto, o reparo agudo deve ser considerado para diminuir a probabilidade de gotejamento do líquido cerebrospinal e, portanto, diminuir o risco do desenvolvimento tardio de meningite. A abordagem subcraniana evita a retração do cérebro em razão do ângulo inferior e direto de abordagem, tornando a intervenção precoce uma opção realizável nessa circunstância.

Com relação ao momento do reparo das fraturas, a não ser que a condição geral do paciente impeça, o reparo imediato tem sido apontado como a melhor abordagem (33). O reparo imediato permite a visualização das estruturas faciais antes do pleno desenvolvimento do edema da lesão, o que geralmente ocorre 24 a 48 horas após a lesão. Entretanto, lesões associadas freqüentemente requerem diversos dias para a estabilização do paciente (34). O atraso do reparo pode levar a uma contaminação bacteriana aumentada e, portanto, a maior risco de infecção. Com o atraso adicional, o revestimento de tecido mole ao redor do esqueleto fraturado começa a fibrosar e contrair, aumentando a resistência para a redução anatômica. Com maior atraso, a formação do calo e a reabsorção de alguns detalhes finos das margens da fratura aumentam a dificuldade de mobilização e reduz a habilidade para se alcançar uma redução exata.

Como previamente estabelecido, um dos maiores problemas com o trauma facial extenso é a falta de pontos de referência para a redução anatômica. Abordagens que levam à larga exposição são preferíveis (35). Com a exposição máxima do esqueleto facial, o reparo deve começar na periferia, incluindo a recriação dos contornos do crânio e da mandíbula. A última referência para a posição do esqueleto facial é a base do crânio (Fig. 63.11). Para a mandíbula, essa referência é através dos côndilos. Portanto, a importância da redução aberta das fraturas subcondilares nessa situação não pode ser superenfatizada. Para a face média e superior, os pontos de referência verticais são as margens orbitais lateral e medial, a raiz nasal, as aberturas piriformes e as vigas maxilares posteriores. Com freqüência a importante referência horizontal AP ao longo dos arcos zigomáticos é subutilizada. Fraturas da base anterior podem obscurecer alguns desses pontos de referência, então o próximo ponto mais alto da estabilidade esquelética torna-se o novo ponto de referência. Uma vez que as fraturas anteriores do crânio

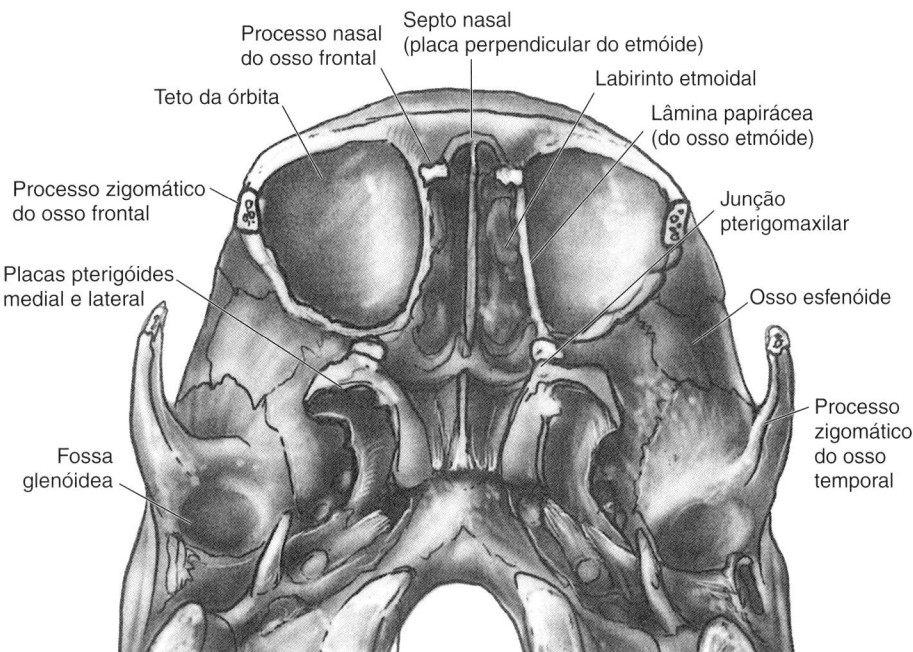

Figura 63.11
Detalhe da base do crânio mostrando as principais áreas de inserção do esqueleto para o esqueleto craniano. Estas incluem os processos nasal e zigomático do osso frontal, o processo zigomático do osso temporal, o septo nasal e a junção pterigomaxilar.

sejam reparadas, o reparo da fratura facial pode prosseguir. Uma abordagem sistemática trabalhando com áreas de estabilidade em relação a áreas de instabilidade é necessária. Todas as fraturas que serão reparadas devem ser expostas e reduzidas antes de qualquer fixação final. As dimensões faciais vertical, horizontal e sagital precisam ser restauradas (Fig. 63.12). Com freqüência, pré-reduzimos fraturas complexas com fios ou suturas inicialmente, retardando a fixação mais rígida até que todas as fraturas tenham sido adequadamente reduzidas. A fixação interdental maxilomandibular também deve ser alcançada antes da fixação esquelética. A liberação da fixação maxilomandibular pode ser necessária para se efetuar a redução anatômica dos segmentos ósseos, particularmente quando a oclusão pré-lesão parece não ter sido normal. O corte de uma barra arqueada sobre uma área onde uma fratura avança entre os dentes também pode ser necessário para alcançar a redução óssea anatômica. A barra arqueada partida é então reparada, uma vez que a redução é obtida.

Tipicamente, a fixação da fratura procede centripetamente em direção à região nasal (Fig. 63.13). Fraturas do crânio, fraturas do seio frontal e quaisquer lesões intracranianas são tratadas primeiro. Uma abordagem subcraniana, como previamente mencionado, através da região nasofrontal é nosso método preferido para acessar a fossa craniana anterior e as órbitas mediais, quando a base anterior do crânio está envolvida. A mandíbula deve ser reparada, e, se necessário, os defeitos devem ser unidos através de placas de reconstrução. Se a mandíbula estiver parcialmente cominutiva ou parcialmente ausente, a relação oclusal permanece como preocupação prioritária e a melhor indicação do formato pré-mórbido. Quando a dentição está perdida ou ausente, a oclusão torna-se menos crítica e obviamente não utilizável como ponto de referência. A altura mandibular deve ser reconstituída utilizando-se um enxerto costocondral para restabelecer a posição condilar, se a cabeça condilar foi perdida. No caso de fraturas subcondilares bilateralmente deslocadas e fraturas da média face, no mínimo uma das fraturas subcondilares deverá ser aberta e fixada internamente para proporcionar uma referência para a altura do terço

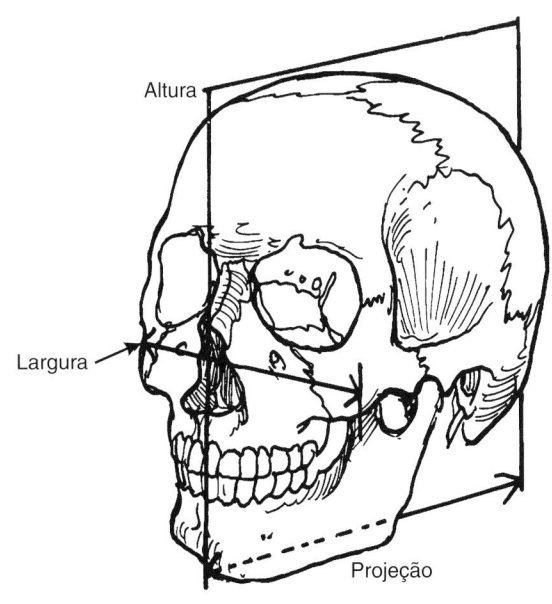

Figura 63.12
Dimensões importantes do esqueleto facial a serem restabelecidas durante os esforços reconstrutivos.

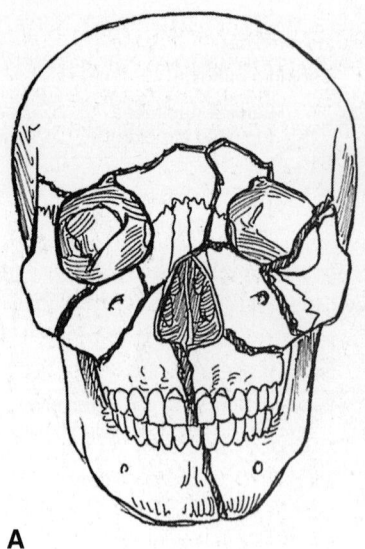
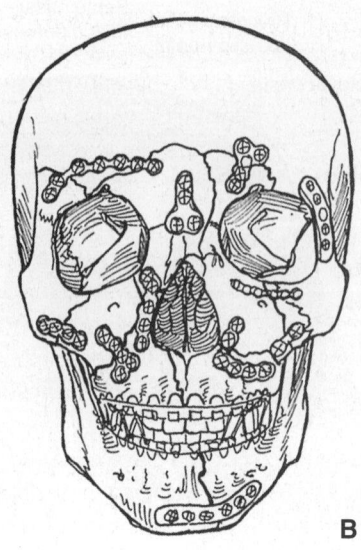

Figura 63.13
A: Fraturas panfaciais. **B:** Reparo de fraturas com fixação rígida. Fraturas são tipicamente reparadas centripetamente, trabalhando da base do crânio e da mandíbula em direção à média face e trabalhando da média face lateral em direção à média face medial.

inferior da face. Se necessário, fraturas do arco zigomático então são fixadas para proporcionar uma referência AP para a eminência malar (36). O reparo do arco é realizado utilizando-se fios sempre que possível, porque mesmo pequenas placas sobre o arco podem criar algum alargamento da bochecha. Se as placas de fixação forem necessárias, as placas menores (mais finas) disponíveis devem ser utilizadas. Em casos raros, isso pode requerer enxerto ósseo de uma ou ambas as eminências malares para restabelecer a projeção facial apropriada. A maxila e sua dentição podem então ser suspensas rigidamente a partir dos zigomas utilizando-se placas e/ou enxertos ósseos para garantir a fixação e a continuidade óssea. Fraturas da viga maxilar lateral, abertura piriforme e borda orbital lateral são, então, reparadas. Os contornos da margem orbital são então reconstruídos, tentando recriar o formato natural das órbitas com enxertos ósseos enquanto se assegura que os globos são conduzidos à sua posição apropriada, com uma sobrecorreção de 2 a 3 mm para permitir o retroposicionamento à medida que o edema diminui. Observe que a posição vertical do globo não deve ser sobrecorrigida. Quaisquer fixações com defeitos segmentares após redução apropriada das estruturas esqueléticas são enxertadas com osso. Os enxertos ósseos são estabilizados e posicionados com placas para pontes e/ou parafusos. Uma vez que a continuidade óssea tenha sido restabelecida, defeitos ósseos lamelares remanescentes são tratados, conforme a necessidade. O diâmetro bimalar geralmente pode ser restabelecido com base nas vigas posteriores após as relações oclusais terem sido restabelecidas. Com cominuição grave, entretanto, o reparo do complexo nasoetmoidal proporciona informação de referência adicional para a restauração do diâmetro bimalar. Avanços recentes incluem a utilização de protótipos rápidos, os quais permitem a utilização de implantes pré-fabricados (37) e de um modelo de crânio esterilizado para permitir a adaptação da placa (38). Além disso, a vantagem dos sistemas de direcionamento de imagem é que estes permitiram o planejamento cuidadoso e a realização de reparos faciais complexos (16). O planejamento cirúrgico pode ser realizado em uma estação de trabalho pós-cirurgicamente, e então pode ser utilizado um bastão na cirurgia para identificar o posicionamento dos fragmentos ósseos e enxertos em relação às posições desejadas (16).

A continuidade do assoalho orbital precisa ser restabelecida. Nós preferimos osso autógeno para esse reparo, embora alguns prefiram implantes aloplásticos para essa localização; este é claramente um aspecto controverso. Placa perpendicular da cartilagem do etmóide e/ou septal, se não estiver gravemente fraturada, pode ser utilizada para substituir o assoalho orbital, as paredes ou o teto. Osso craniano ou a face anterior não fraturada da maxila também funcionam bem aqui. Defeitos muito pequenos podem ser cobertos com filme de gelatina ou homo-enxerto da dura. As paredes orbitais superior, medial e lateral necessitam ser reparadas, se estiverem deslocadas o suficiente para impingir de encontro aos conteúdos orbitais ou alterar significativamente o volume orbital. Um defeito maior do que 2 a 3 cm no diâmetro da face anterior da maxila propriamente dita pode necessitar de reparo; por outro lado, o tecido mole facial irá colapsar em direção ao seio, criando uma sutil, porém perceptível, deformidade da região melolabial.

Finalmente, o complexo nasoetmoidal é tratado. O colapso de telescopagem típico precisa ser reduzido e reprojetado. Freqüentemente, a lâmina papirácea precisa ser substituída com enxertos ósseos para sustentar a projeção para diante e prevenir a herniação da periórbita para os seios etmoidais. É também importante criar uma estrutura de encontro a qual o ligamento cantal medial possa ser reinserido após a fixação. A projeção do nariz é restabelecida por cantoplastia do osso frontal e/ou fixação da região orbital medial. Se o dorso nasal for deficiente, deve ser colocado um enxerto ósseo primário.

Uma vez que a redução completa da fratura tenha sido alcançada, certas estruturas de tecido mole desinseridas traumaticamente ou para proporcionar exposição precisam ser reinseridas. Os cantos medial e lateral devem ser suspensos a partir do osso adjacente levemente posterior e superior aos seus locais de inserção originais, seja com fios seja com suturas não absorvíveis pesadas. Para a suspensão cantal medial, uma sutura permanente pode ser utilizada. Ela é colocada através do ligamento; passada através do septo nasal, da lâmina papirácea e/ou dos orifícios da furação nos enxertos ósseos da parede orbital medial; e posicionada de forma que o ligamento seja tracionado posterior e superiormente. A tensão medial é então ajustada utilizando-se a sutura, que é fixada ao osso frontal contralateral utilizando-se um orifício da placa, um parafuso, ou um orifício perfurado através da borda supra-orbital medial.

Como anteriormente mencionado, os músculos mentuais devem ser inseridos a partir de orifícios da furação no mento. Os ductos lacrimais devem ser canulados, se não fluírem livremente quando irrigados. Incisões de acesso devem ser fechadas meticulosamente para prevenir complicações. A falha no fechamento da gálea na incisão bicoronal pode levar à ptose da sobrancelha. A falha em se obter fechamento impermeável das incisões infra-orbitais pode levar à deiscência e à exposição da placa. Atenção particular deve ser dirigida ao fechamento da incisão da pálpebra inferior para prevenir entropia ou ectropia. Um ponto de Frost deve ser colocado através da pálpebra inferior e fixado sob tensão à fronte (com adesivo). Este é deixado no local por 24 a 72 horas, para alongar a pálpebra inferior.

PERDA DE TECIDO MOLE

O reparo agudo de perda de tecido mole permanece controverso ao se lidar com lesões faciais. Claro, sempre que possível, é preferível reparar perda de tecido mole e perda óssea simultaneamente. Nos anos anteriores, a atenção precoce era dirigida para a restauração dos tecidos moles, com a crença de que o reparo primário do esqueleto facial não poderia ser realizado bem-sucedidamente na ausência de cobertura adequada de tecido mole. Infelizmente, na ausência de sustentação esquelética apropriada, os tecidos moles reconstruídos com freqüência enrugam e retraem, levando ao desenvolvimento de contraturas que, freqüentemente, interferem com a reconstrução final do tecido rígido, sendo menos provável de ocorrer um resultado satisfatório.

O advento da fixação esquelética rígida permitiu uma reconsideração desta abordagem, porque as estruturas ósseas rigidamente fixadas geralmente irão sobreviver mesmo na ausência de cobertura adequada de tecido mole. Isso provou ser particularmente útil nas lesões por rajada de arma de fogo, que podem ser muito destrutivas tanto para os tecidos esqueléticos como para os moles. Um exemplo de um caso de reconstrução mandibular com placa de aço inoxidável colocada através de um defeito produzido por rajada de arma de fogo da mandíbula anterior é mostrado na Figura 63.14. O defeito estendeu-se de meio corpo a meio corpo. Foi utilizada pele deltopeitoral para cobrir de forma incompleta a placa de aço. (Observe que esta abordagem não poderia ter sido considerada antes da introdução das técnicas de fixação rígida, porque os fragmentos ósseos móveis expostos com freqüência tornar-se-iam infectados e necrosados.) Por último, após a liberação do retalho e o fechamento do defeito de tecido mole, o espaço (que foi mantido pela placa de reconstrução) foi reconstruído com um enxerto ilíaco corticoesponjoso e fixado à placa. O enxerto incorporou-se completamente, e a placa foi posteriormente removida, deixando a mandíbula completamente recontornada.

Os mesmos princípios têm sido similarmente aplicados para os defeitos mediofaciais. A disponibilidade de transferência de tecido livre microvascular tornou possível realizar a reconstrução imediata de tecido mole e/ou esquelético de grandes defeitos, quando a condição do paciente é apropriada. A restauração da estrutura esquelética (ou seu formato) deve ser obtida tão prontamente quanto possível. Embora a reconstrução do tecido mole agora geralmente seja realizada prontamente quando possível, ela pode ser retardada, se necessário, em virtude das necessidades individuais do paciente e/ou das técnicas disponíveis para reparo.

COMPLICAÇÕES E REVISÕES

Com lesões graves, não é incomum se obter um resultado menos que perfeito, embora uma reconstrução excelente com freqüência seja aceitável para pacientes que verificaram a gravidade de suas lesões iniciais. Ainda assim, a revisão cirúrgica seletiva pode melhorar um resultado e converter um resultado aceitável em um resultado excelente. A utilização judiciosa de en-

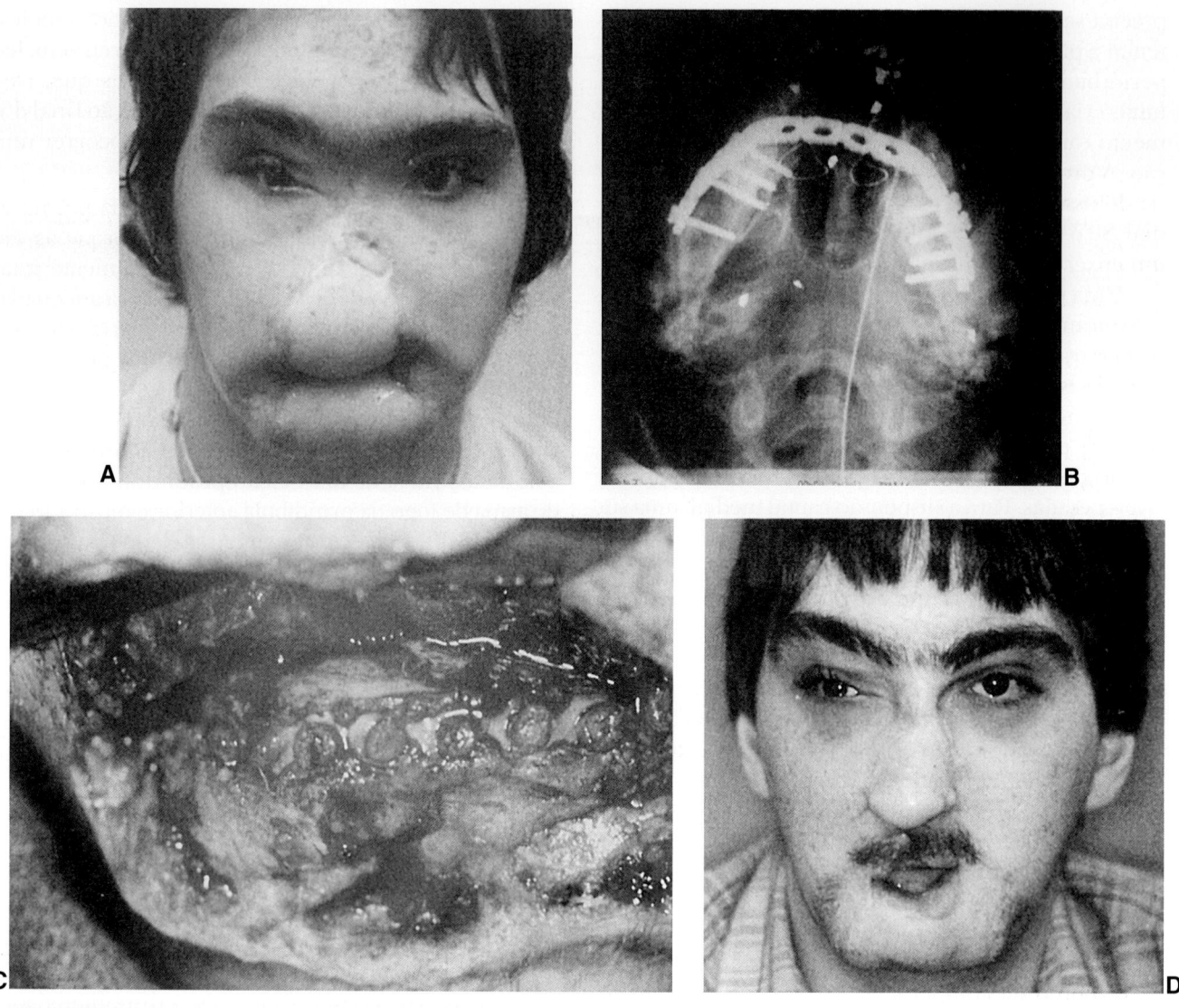

Figura 63.14
A: Paciente com lesão mediofacial por arma de fogo após reparo do tecido mole. **B:** Manutenção inicial do espaço mandibular com placa de reconstrução. **C:** Continuidade óssea restabelecida com enxerto e remoção da placa. **D:** Resultado após cirurgia adicional de tecido mole.

xertos ósseos ou implantes aloplásticos pode ser necessária para construir áreas deficientes ou reposicionar um globo. Ocasionalmente, pode resultar uma má união, e uma das opções disponíveis é a remobilização dos ossos faciais via osteotomia seguida pela reposição e fixação com enxertos ósseos conforme a necessidade. As técnicas para isso estão além do escopo deste capítulo, porém é importante oferecer essa opção para um paciente com deformidade residual.

Não é incomum que cirurgiões craniomaxilofaciais em centros de atendimento terciário recebam pacientes encaminhados que já foram submetidos a reparos iniciais e às vezes subseqüentes. Ocasionalmente, os pacientes não sofreram reparo algum por uma variedade de razões. É importante para o cirurgião terciário evitar comentários de julgamento, concentrando-se no que pode ser oferecido àquele paciente. Estes são casos desafiadores tanto técnica quanto emocionalmente, e eles devem ser abordados com grande habilidade e diplomacia.

Um grupo de complicações pode ser visto e inclui ectrópio, entrópio, cicatrização facial, epífora, dormência, lesões do nervo facial, diplopia, má oclusão, assimetria facial e disfunção da articulação temporomandibular (Tabela 63.3). A familiaridade com a multiplicidade de problemas e resultados que pode ocor-

TABELA 63.3 — COMPLICAÇÕES TRAUMA FACIAL

Tipo	Tratamento
Ósseo	
Osteíte	Antibiótico intravenoso
União retardada	Observação, fixação interdental prolongada
Osteomielite	Antibiótico intravenoso, ± oxigênio hiperbárico, desbridamento e revisão
Não união	Desbridamento e revisão
Má união/má oclusão	Osteotomia e reposição
União fibrosa com função deficiente	Desbridamento e revisão
Perda óssea	Enxerto ósseo livre ± revascularizado
Disfunção da articulação temporomandibular	Etiologia específica
Tecido mole	
Deficiência	Transferência de tecido mole local/regional/distante
Cicatrização	Revisão da cicatriz, recapeamento com *laser* etc.
Ptose	Reparo da ptose de etiologia específica
Lagoftalmo	Revisão da cicatriz, pesos, molas
Entrópio	Revisão da pálpebra, enxertos livres
Ectrópio	Revisão da pálpebra, enxertos livres
Obstrução nasal	Septoplastia, lise das sinéquias, cirurgia valvular
Neuroesplâncnicas	
Lesão do cérebro	Por neurocirurgia
Lesão do globo	Por oftalmologia
Má posição do globo	Enxertos ósseos orbitais/reposicionamento
Gotejamento do líquido cerebrospinal	Reparo aberto ou endoscópico
Meningocele/encefalocele	Reparo cirúrgico
Disfunção de nervo craniano	Procedimentos compensatórios
Disfunção glandular	Lágrimas/saliva artificiais
	Plugues pontuais

rer tornará possível para o cirurgião plástico facial oferecer ao paciente uma ampla variedade de opções para o tratamento.

PONTOS IMPORTANTES

- O manejo de lesões extensas ou complexas segue os mesmos princípios utilizados para lesões menos graves.
- A redução anatômica de fraturas oferece a melhor chance de retorno à função e ao aspecto pré-lesão.
- A fixação interna rígida estabiliza e protege uma fratura reduzida de forças biomecânicas que atuariam para deslocar a fratura até que tenha ocorrido cicatrização óssea.
- O reparo da fratura é mais bem alcançado quanto possível precocemente após a lesão com a seguinte consideração: a condição geral do paciente é prioridade e o edema de tecido mole máximo ocorre de 24 a 48 horas após a lesão.
- Dentro de limites, a estabilidade de um sistema de fixação interna aumenta com a rigidez e a espessura do material, o tamanho e o número de parafusos, a espessura do osso subjacente e a compressão das margens da fratura.
- A aplicação de um parafuso como um ponto de fixação bem-sucedido para uma placa requer a manutenção de um cilindro saudável do revestimento ósseo do orifício de furação que "segura" a parte interna do parafuso enquanto ele ou um corte de ranhuras perfurado insere-se no osso.
- A seleção do tipo de placa e da localização é feita para proporcionar estabilidade adequada a uma fratura enquanto minimiza a dificuldade na aplicação, a carga do instrumental e a proeminência através do tecido mole.
- A estrutura tridimensional e a continuidade das vigas esqueléticas precisa ser restabelecida para restaurar a aparência facial e a habilidade de tolerar forças biomecânicas.
- A reinserção de estruturas moles chaves, tais como os cantos medial e lateral e o músculo mental, é necessária para obter-se o melhor resultado decorrente do tratamento do trauma extenso.
- Complicações menores não são incomuns e geralmente podem ser tratadas com revisões menores. Grandes complicações decorrentes de perda de tecido mole ou mau posicionamento são mais bem prevenidas, porém procedimentos reconstrutivos maiores com osteotomias e enxerto ósseo podem proporcionar resultados finais satisfatórios.

REFERÊNCIAS

1. DeLacure MD. Physiology of bone healing and bone grafts. *Otolaryngol Clin North Am* 1994;27:859-874.
2. Manson PN. Facial bone healing and bone grafts: a review of clinical physiology. *Clin Plast Surg* 1994;21:331-348.
3. Phillips JH, Rabin BA. Bone healing. In: Yaremchuk MJ, Gruss JS, Manson PN, eds. *Rigid fixation of the*

craniomaxillofacial skeleton. Boston: Butterworth-Heinemann, 1992.
4. Alpert B. Complications in mandibular fracture treatment. *Probl Plast Reconstr Surg* 1991;1:253-289.
5. Kendrick RW. Management of gunshot wounds and other urban war injuries. *Oral Maxillofac Surg Clin North Am* 1990;2:55-68.
6. David DJ, Simpson DA, eds. *Craniomaxillofacial trauma.* New York: Churchill Livingstone, 1995.
7. Shao XH, Fu QH, Liu Y. The use of self-reinforced P (L/D)LA bioabsorbable internal fixation system in oral maxillofacial fractures. *Shanghai Kou Qiang Yi Xue/Shanghai J Stomatol* 2004;13:78-80.
8. Gutwald R, Schön R, Gellrich NC, et al. Bioresorbable implants in maxillo-facial osteosynthesis: experimental and clinical experience. *Injury* 2002;33:SB-4-16.
9. Prein J, Kellman RM. Rigid internal fixation of mandibular fractures: basics of AO technique. *Otolaryngol Clin North Am* 1987;20:441-456.
10. Valentino J, Levy FE, Marentette LJ. Intraoral monocortical miniplating of mandible fractures. *Arch Otolaryngol Head Neck Surg* 1994;120:605-612.
11. Haug RH. Effect of screw number on reconstruction plating. *Oral Surg Oral Med Oral Pathol* 1993;75:664-668.
12. Kellman RM. Recent advances in facial plating techniques. *Facial Plast Surg Clin North Am* 1995;3:227-239.
13. Kellman RM, Marentette LJ. *Atlas of craniomaxillofacial fixation.* New York: Raven Press, 1995.
14. Mathog RH. *Atlas of craniofacial trauma.* Philadelphia: WB Saunders, 1992.
15. Stanley RB. Current approaches to LeFort and zygomatic fractures. *Facial Plast Surg Clin North Am* 1995;3:97-105.
16. Gellrich N-C, Schramm A, Hammer B, et al. Computer-assisted secondary reconstruction of unilateral posttraumatic orbital deformity. *Plast Reconstr Surg* 2002;110:1417-1429.
17. Mathur KK, Tatum SA, Kellman RM. Carbonated apatite and Hydroxyapatite in craniofacial reconstruction. *Arch Fac Plast Surg* 2003;5:379-383.
18. Shumrick KA, Kersten RC, Kulwin DR, et al. Extended access/internal approaches for the management of facial trauma. *Arch Otolaryngol Head Neck Surg* 1992;118:1105-1112.
19. Dierks EJ. Transoral approach to fractures of the mandible. *Laryngoscope* 1987;97:4-6.
20. Kellman RM. Endoscopic assisted repair of subcondylar fractures of the mandible: an evolving technique. *Arch Fac Plast Surg* 2003;5:244-250.
21. Klotch DW, Lundy LB. Condylar neck fractures of the mandible. *Otolaryngol Clin North Am* 1991;24:181-194.
22. Worsaae N, Thorn JJ. Surgical versus nonsurgical treatment of unilateral dislocated low subcondylar fractures: a clinical study of 52 cases. *J Oral Maxillofac Surg* 1994;52:353-360.
23. Haug RH, Assael LA. Outcomes of open versus closed treatment of mandibular subcondylar fractures. *J Oral Maxillofac Surg* 2001;59:370-375.
24. Garcia GH, Goldberg RA, Short N. The transcaruncular approach in repair of orbital fractures: a retrospective study. *J Cranio Maxillofac Trauma* 1998;4:7-12.
25. Chole RA, Yee J. Antibiotic prophylaxis for facial fractures: a prospective, randomized clinical trial. *Arch Otolaryngol Head Neck Surg* 1987;113:1055-1057.
26. Gupta LY, Levin PS. Ophthalmic consequences of orbital trauma. *Oral Maxillofac Surg Clin North Am* 1993;5:443-455.
27. Manson PN. Dimensional analysis of the facial skeleton: avoiding complications in the management of facial fractures by improved organization of treatment based on CT scans. *Prob Plast Reconstr Surg* 1991;1:213-237.
28. Wilson IF, Lokeh A, Benjamin CI, et al. Prospective comparison of panoramic tomography (zonography) and helical computed tomography in the diagnosis and operative management of mandibular fractures. *Plast Reconstr Surg* 2001;107:1369-1375.
29. Ladrach K, Annino DJ, Raveh J, et al. Advanced approaches to cranio-orbital injuries. *Fac Plast Surg Clin North Am* 1995;3:107-130.
30. Kellman RM. Use of the subcranial approach in maxillofacial trauma. *Fac Plast Clin North Am* 1998;6:501-510.
31. Anderson RL, Panje WR, Gross CE. Optic nerve blindness following blunt forehead trauma. *Ophthalmology* 1982;89:L445-L455.
32. Joseph MP, Lessell S, Rizzo J, et al. Extracranial optic nerve decompression for traumatic optic neuropathy. *Arch Ophthalmol* 1990;108:1091-1093.
33. Wenig BL. Management of panfacial fractures. *Otolaryngol Clin North Am* 1991;24:93-101.
34. Derdyn C, Persing JA, Broaddus EC, et al. Craniofacial trauma: an assessment of risk related to timing of surgery. *Plast Reconstr Surg* 1990;86:238-245.
35. Haug RH, Buchbinder D. Incisions for access to craniomaxillofacial fractures. *Atlas Oral Maxillofac Surg Clin North Am* 1993;1:1-29.
36. Gruss JS, Van Wyck L, Phillips JH, et al. The importance of the zygomatic arch in complex midfacial fracture repair and correction of posttraumatic orbitozygomatic deformities. *Plast Reconstr Surg* 1990;85:878-890.
37. Wagner JD, Baack B, Brown GA, Kelley J. Rapid 3-Dimentional prototyping for surgical repair of maxillofacial fractures: a technical note. *J Oral Maxillofac Surg* 2004;62:898-901.
38. Brandt MT, Haug RH. The use of a polyurethane skull replica as a template for contouring titanium mesh. *J Oral Maxillofac Surg* 2002;60:337-338.

Índice Remissivo

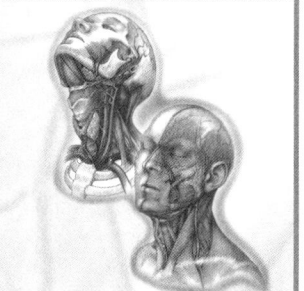

Os números em *itálico* referem-se às Figuras ou Tabelas.

A

A para T
  retalho, 58
AAG (Alopecia Androgênica)
  tratamento da, 439
    clínico, 439
Ácido
  hialurônico, 456
    produtos de, 456
      preenchimento com, 456
Adenocarcinoma
  polimórfico, 616
    de baixo grau, 616
Adenoma(s)
  da célula de Hürthle, 738
  folicular, 738
  monomórfico, 614
  pleomórfico, 611
  sebáceo, 435
    tratamento dos, 435
  trabecular hialinizante, 738
Adenoviral(is)
  vetores, 475
AlloDerm
  preenchimento com, 458
Alopecia
  androgênica, *ver AAG*
  tratamento da, 439-449
    anestesia, 441
    cirúrgico, 440
      avaliação do paciente, 440
      desenho da linha do cabelo, 440
    couro cabeludo, 444
      redução do, 444
    etiologia da, *439*
    expansão de tecido, 446
    perda de cabelo, 441
      em padrão feminino, 441
    retalho de júri, 448
    transplante de cabelo, 441
      por auto-enxerto, 441
Alvéolo
  carcinoma do, 663
Ameloblastoma, 675

Análise
  do nariz, 229
    estética, 229
      ângulos estéticos, 229
      comprimento do, 230
      contornos da raiz, 230
      largura, 230
      projeção do dorso, 231
  facial, 149-166
    história, 153
    definição de termos, 154
      métodos de, 162
        cefalométricos, 162
        fotométricos, 163
        sistemas selecionados, 163
        valores normais em, *163*
Anastomose
  do nervo facial, 135
Anestesia
  na blefaroplastia, 295
  na face senil, 317
  na rinoplastia, 211
  na ritidectomia, 317
  no tratamento, 441
    da alopecia, 441
Anexo(s)
  cutâneos, 435
    tratamento dos, 435
Angiomas-aranha
  tratamento dos, 435
Ângulo
  mandibular, 160
    avaliação do, 160
Anormalidade(s)
  da pirâmide, 278
  do lóbulo, 280
Antígeno(s)
  celulares, 492
  do tumor, 492
Arcabouço
  esquelético, 188
  do nariz, 188
    crus, 193, 194, 195
      intermediária, *194*
      lateral, 195
      medial, 193
    pirâmide, 190, 191
      cartilaginosa, 191, 193
      óssea, 190
    septo, 188
Área(s)
  de lacuna estrutural, 202
    do nariz, 202
      anatomia das, 202
      variações anatômicas, 202
Artecoll
  preenchimento com, 458
Artéria
  carótida, 709
    ruptura da, 709
Aspiração
  com agulha fina
    punção de, *ver PAAF*
Assimetria(s)
  e envelhecimento, 356
Assoalho
  da boca, 664
    e neoplasias, 664
      na cavidade oral, 664
Aumento
  de malar, 389-404
    deficiências da região, *396, 398*
      diagnóstico, *396*
      tratamento, *398*
    avaliação, 396
    seleção do implante, 396
      polietileno poroso, 398
      PTFE-e, 398
      Silastic, 398
    procedimento cirúrgico, 399
    complicações, 401
      implantes malares, *402*
    emergências, *402*
      implantes malares, *402*
  do mento, 389-404
    avaliação do, 389
      das áreas do, *390*

complicações, 394
    cicatriz hipertrófica, 395
    implante desviado, 394
    infecção tecidual, 394
    lesão de nervo mentual, 395
    reabsorção óssea, 394
    reação tecidual, 394
    seleção inadequada do tamanho, 394
deficiências do, *390*
    diagnóstico, *390*
    tratamento, *391*
implantes de, 392, *394*
    complicações, *394*
    contra-indicações, *392*
procedimento cirúrgico, 393
médio-facial, 10
    implantação para, 10
        cirúrgica, 10
Auto-enxerto(s)
preenchimento com, 457
    gordura autóloga, 457
    isolagen, 457
Avaliação
pré-operatória, 149-166
    definição de termos, 154
        avaliação geral, 155
            ângulo mandibular, 160
            base nasal, 159
            bochecha, 159
            lábios, 161
            linha do queixo, 160
            mento, 159
            nariz, 157
            oclusão dentária, 161
            olhos, 157
            orelhas, 161
            perfil nasal, 158
            projeção da ponta, 158
            região malar, 159
            testa, 156
    entrevistas pré-operatórias, 149
    imageamento, 150
        em computador, 150
    paciente de estética, 151
        com deformidade mínima, 152
        insatisfação do, 152
        psicopatologia no, 151
            depressão, 151
            esquizofrenia, 151
            psicose, 151
            transtorno de personalidade, 152
    seleção de pacientes, 149
        conceito de deformidade, 149
Avanço
retalhos de, 25, 26
    bipendiculado, *26*
    em V-Y, *26*
    monopendiculado, *26*

B

Base
do crânio, 51, 949-976
    cirurgia da, 949-976
        anatomia cirúrgica, 955
        avaliação, 953
        complicações, 969, *970*
            potenciais, *970*
        considerações neuroanatômicas, 949
        convulsão pós-operatória, 976
            tratamento da, 976
        emergências, 974
            pós-operatórias, *974*
        manejo de tumores, 960
        monitoramento, 952
            intra-operatório, 952
        neurofisiologia, 951
        técnicas minimamente invasivas, 967
        terapias adjuvantes, 969
    defeitos da, 51
        condutas reconstrutoras para, 51
            microvasculares, 51
    nasal, 159, 196
        anatomia da, 196
        avaliação da, 158
        variações anatômicas, 197
Bilobado(s)
retalhos, 23, *25*, 58, *59*, 90
    de rotação, 23, *25*
    desenho do, *59*
Biocompatibilidade
dos implantes, 6
Biologia
do tumor do câncer, 487-500
    de cabeça, 487-500
        biologia do, 487-500
            aplicações da biologia molecular, 489
            mecanismos efetores contra, 493
        imunologia do, 487-500
            antígenos celulares do, 492
            citocinas, 496
            efetores celulares, 495
            estrutura da imunoglobina, 494
            função da imunoglobina, 494
            imunossupressão exógena, 498
            imunoterapia, 499
            interferons, 496
            interleucinas, 497
    de pescoço, 487-500
        biologia do, 487-500
            aplicações da biologia molecular, 489
            mecanismos efetores contra, 493
        imunologia do, 487-500
            antígenos celulares do, 492
            citocinas, 496
            efetores celulares, 495
            estrutura da imunoglobina, 494
            função da imunoglobina, 494
            imunossupressão exógena, 498
            imunoterapia, 499
            interferons, 496
            interleucinas, 497
Biomecânica
da pele, 20
Blefaroplastia, 291-307
anatomia cirúrgica, 292
    avaliação, 292, 293
        da pálpebra inferior, 293
        do complexo pálpebra, 292
            superior-supercílio, 292
avaliação, 291
    história, 291, 292
    médica, 292
    motivacional, 291
complicações, 305
    cicatrização ruim, 306
    ectrópio, 306
    equimose subconjuntival, 306
    hematoma, 306
    lagoftalmo, 306
    perda da visão, 306
    quemose, 306
cuidados pós-operatórios, 305
diagnóstico, *291*
emergências, *305*
fotografia, 294
preparo pré-operatório, 295
procedimento cirúrgico, 295
    anestesia, 295
    marcação cirúrgica, 295
    pálpebra, 297, 298
        inferior, 298
            abordagem transconjuntival, 302
            retalho miocutâneo, 298
        superior, 297
    superior, 360
        procedimento de, 360
        técnica cirúrgica, 360
Boca
câncer de, 633-647
    anatomia funcional, 633
    avaliação clínica, 635
    CEC de, *636*
        estadiamento do, *636*
    complicações, 646, *647*
    comportamento biológico, 635
    conduta, 637
    diagnóstico, *636*
    emergências, 647
    reconstrução da, 638
        defeitos, 639, 640
            de dois terços dos lábios, 640
            de espessura, 639
            de um terço dos lábios, 640
            maiores que dois terços do lábio, 644
    queimadura da, 1026

Bochecha
  avaliação da, 159
  e neoplasias, 660
    na cavidade oral, 660

Bócio(s)
  adenomatoso, 738
  nodular, 738
  subesternal, *739*
    classificação do, *739*

Botox
  usos cosméticos de, 451-459
    anatomia regional, 451
    aplicações cosméticas do, 453
    bandas do plastima, 454
    browlift químico, 454
    complicações, *454*
    contra-indicações, 452
    indicações, 452
    mecanismo de ação, 452
    rugas, 453
      glabelares, 453
      labiais verticais, 454
      periorbitais laterais, 453
      transversais na testa, 453
    sobrancelha, 454
      ajuste da posição, 454
      contorno da, 454

Browlift
  químico, 454

C

Cabeça
  câncer de, 515-528
    princípios da quimioterapia no manejo do, 515-528
      combinação de, 520
      complicações, *527*
      emergências em 527, *528*
      ensaios clínicos, 516
      outras drogas de, 519
      outros papéis da, 521
      padrão, 518
      papel do otorrinolaringologista, 516
      terapias sob investigação, 519
  cirurgia de, 3-14, 471-993
    boca, 633-647
      câncer de, 633-647
    câncer, 767-779, 785-801, 805-824, 827-835
      esofágico cervical, 827-835
      hipofaríngeo, 805-824
      nasofaríngeo, 767-779
      orofaríngeo, 767-779
      carcinoma inicial, 837-841, 843-857, 859-871
        glótico, 837-841, 843-857, 859-871
          laringoplastia, 843-857
          LPSA, 859-871
          LPSC, 859-871
          LPV, 843-857
        técnicas endoscópicas, 837-841
        supraglótico, 837-841, 843-857, 859-871
          laringoplastia, 843-857
          LPSA, 859-871
          LPSC, 859-871
          LPV, 843-857
        técnicas endoscópicas, 837-841
    CEC, 715-724
      do trato aerodigestório superior, 715-724
        controvérsias no manejo do pescoço N0, 715-724
    cuidado do paciente, 505-512
      diretrizes para, 505-512
    da base do crânio, 949-976
    diagnóstico dos
      transtornos, 735-763
        da paratireóide, 735-763
        da tireóide, 735-763
    esvaziamento cervical, 687-710
    facial, 3-14
      enxertos na, 3-14
        avaliação das necessidades, 7
        complicações, 13, *14*
        emergências, 13
        tratamento cirúrgico, 7
      implantes na, 3-14
        avaliação das necessidades, 7
        características dos, 3
        complicações, 13, *14*
        emergências, 13
        tratamento cirúrgico, 7
    laringe, 875-897
      câncer avançado da, 875-897
    linfomas de, 725-732
      avaliação, 725
      diagnóstico, 725
      manejo, 728
    malignidade cutânea, 545-559
    mandíbula, 669-685
      cistos odontogênicos, 669-685
      lesões, 669-685
      tumores, 669-685
    manejo do câncer de, 515-528
      princípios da quimioterapia no, 515-528
    melanoma maligno, 561-571
    nariz, 575-593
      tumores do, 575-593
    neoplasias, 611-630, 649-666
      da cavidade oral, 649-666
      da glândula salivar, 611-630
    oncologia, 531-544
      princípios de radioterapia em, 531-544
    reabilitação da voz, 899-911
      após laringectomia, 899-911
    reabilitação protética, 979-991
    seios paranasais, 575-593
      tumores dos, 575-593
    terapia genética, 473-484
    tratamento dos transtornos, 735-763
      da paratireóide, 735-763
      da tireóide, 735-763
  tumor do câncer de, 487-500
    biologia do, 487-500
    imunologia do, 487-500
  tumores, 595-609, 913-931, 933-948
    orbitais, 595-609
    traqueais, 913-931
    vasculares, 933-948
  defeitos na, 49
    condutas reconstrutoras para, 49
    microvasculares, 49
  implantes da, *4*
    faciais, *4*
  tumores vasculares de, 933-948
    benignos, 933
      generalizados, 938
      localizados, 933
    doença de Von Hippel-Lindau, 947
    malignos, 941
      angiossarcoma, 941
      hemangiopericitoma, 941
      hiperplasia angiolinfóide, 946
      paraganglioma, 942
      sarcoma de Kaposi, 942
    síndromes, 946
      de Maffucci, 947
      de Osler-Weber-Rendu, 946
      de Sturge-Weber, 947
    telangiectasia hemorrágica, 946
    hereditária, 946

Cabelo
  linha do, 355, 440
    desenho da, 440
    padrões de, 355
  perda de, 441
    em padrão feminino, 441
  restauração de, *443*
    cirurgia de, *443*
    complicações, *443*
  transplante de, 441
    por auto-enxerto, 441
    local doador, 442
    local receptor, 442

Camuflagem
  de cicatrizes, 73-81
    análise das, 73
      classificação das, 73
    complicações, 81
    técnicas de, 73
      adjuvantes, 79
        cosméticos, 79
        curativos, 79
        esteróides, 79
        fatores mecânicos, 79
        géis de silicone, 79
        lâminas de silicone, 79
        medicações, 79
      dermabrasão a *laser*, 77
      excisionais, 73
      irregularidade da, 75
      preenchimentos, 79
      ressuperficialização a *laser*, 77
      sistemas de *laser* não-ablativo, 79

Câncer
　da laringe, 875-897
　　avançado, 875-897
　　　anatomia, 876
　　　avaliação, 880
　　　câncer subglótico, 893
　　　complicações, 895
　　　cuidados de emergência, *896*
　　　diagnóstico, 880, *882*
　　　epidemiologia, 876
　　　estadiamento, 879, *881*
　　　lesões glóticas, 891
　　　manejo, 884
　　　melhora do prognóstico, 894
　　　padrões de disseminação, 877
　　　preservação de órgão, 893
　　　quimioterapia, 893
　　　risco de metástases, *887*
　　　tratamento, *886*
　de boca, 633-647
　　anatomia funcional, 633
　　avaliação clínica, 635
　　CEC de, *636*
　　　estadiamento do, *636*
　　complicações, 646, *647*
　　comportamento biológico, 635
　　conduta, 637
　　diagnóstico, *636*
　　emergências, 647
　　reconstrução da, 638
　　　defeitos, 639.640
　　　　de dois terços dos lábios, 640
　　　　de espessura, 639
　　　　de um terço dos lábios, 640
　　　　maiores que dois terços do lábio, 644
　de cabeça, 487-500, 515-528
　　irressecável, 522
　　princípios da quimioterapia no manejo do, 515-528
　　　combinação de, 520
　　　complicações, *527*
　　　emergências em 527, *528*
　　　ensaios clínicos, 516
　　　outras drogas de, 519
　　　outros papéis da, 521
　　　padrão, 518
　　　papel do otorrinolaringologista, 516
　　　terapias sob investigação, 519
　　ressecável, 524
　　tumores do, 487-500
　　　biologia do, 487-500
　　　　aplicações da biologia molecular, 489
　　　　mecanismos efetores contra, 493
　　　imunologia do, 487-500
　　　　antígenos celulares do, 492
　　　　citocinas, 496
　　　　efetores celulares, 495
　　　　estrutura da imunoglobina, 494
　　　　função da imunoglobina, 494
　　　　imunossupressão exógena, 498

　　　　imunoterapia, 499
　　　　interferons, 496
　　　　interleucinas, 497
　de pescoço, 487-500, 515-528
　　irressecável, 522
　　princípios da quimioterapia no manejo do, 515-528
　　　combinação de, 520
　　　complicações, *527*
　　　emergências em 527, *528*
　　　ensaios clínicos, 516
　　　outras drogas de, 519
　　　outros papéis da, 521
　　　padrão, 518
　　　papel do otorrinolaringologista, 516
　　　terapias sob investigação, 519
　　ressecável, 524
　　tumores do, 487-500
　　　biologia do, 487-500
　　　　aplicações da biologia molecular, 489
　　　　mecanismos efetores contra, 493
　　　imunologia do, 487-500
　　　　antígenos celulares do, 492
　　　　citocinas, 496
　　　　efetores celulares, 495
　　　　estrutura da imunoglobina, 494
　　　　função da imunoglobina, 494
　　　　imunossupressão exógena, 498
　　　　imunoterapia, 499
　　　　interferons, 496
　　　　interleucinas, 497
　endolaríngeo, 841
　　ressecção do, 841
　　　reconstrução glótica subseqüente à, 841
　esofágico, 827-835
　　cervical, 827-835
　　　anatomia, 827
　　　avaliação, 828
　　　complicações, 834
　　　emergências, 834
　　　epidemiologia, 827
　　　fisiologia, 827
　　　informação recente, 834
　　　　importante, 834
　　　tratamento, 829
　　complicações, *834*
　　diagnóstico, *829*
　　emergência, *834*
　　tratamento, *829*
　glótico inicial, 837, 847
　　radioterapia para, 837
　　tratamento do, 838, 847
　　　fonomicrocirúrgico, 838
　　　opções de, 847
　hipofaríngeo, 805-824
　　anatomia, 805
　　complicações, 823
　　　infecção do ferimento, *823*
　　diagnóstico, 807

　　　exame físico, 807
　　　história, 807
　　　radiologia, 808
　　emergência, *823*
　　patologia, 808
　　　estadiamento, 810
　　　molecular, 810
　　　padrões de disseminação, 809
　　prognóstico, 821
　　　área pós-cricóidea, 822
　　　parede posterior, 821
　　　seios piriformes, 821
　　reconstrução, 822
　　tratamento, 811, *821*
　　　da região pós-cricóidea, 818
　　　do pescoço, 819
　　　dos seios piriformes, 812, 817
　　　parede posterior, 811
　　　quimioterapia no, 820
　　　terapia de radiação no, 820
　laríngeo, 843
　　biologia do, 843
　nasofaríngeo, *ver CNF*
　orofaríngeo, 785-801
　　anatomia, 785
　　complicações, 799
　　diagnóstico, 788, *790*
　　　exame físico, 788
　　　história, 788
　　　investigações, 789
　　emergências, 800
　　etiologia, 787
　　fisiologia, 786
　　histopatologia, 787
　　história natural, 787
　　prognóstico, 800
　　reconstrução, 795
　　　de partes moles, 797
　　　mandibular, 799
　　seguimento, 800
　　tratamento, 789, *790, 800*
　　　CEC, 790
　　　cirurgia, 792
　　　em desenvolvimento, 801
　　　não-cirúrgico, 791
　　　novos, 801
　　　outros, 791
　　　variantes de célula escamosa, 791
Cantiléver
　princípio de, 198
Carcinoma
　adenóide cístico, 614
　anaplásico da tireóide, *ver CAT*
　de célula, 616, 617, *636, 656,* 715-724
　　acinar, 616
　　escamosa, *ver CEC*
　de células de Hürthle, *ver CCH*
　ex-pleomórfico, 616
　　adenoma, 616
　folicular da tireóide, *ver CFT*
　glótico, 837-841, 843-857, 859-871
　　inicial, 837-841, 843-857, 859-871
　　　avaliação diagnóstica, 844

biologia do câncer laríngeo, 843
cirurgia conservadora, 870
   para falhas da radioterapia, 870
complicações, *837*, 855, *860*
conceitos fundamentais, 859
diagnóstico, *845*, *859*
emergências, *837*, 856, *860*
estadiamento, *837*
laringoplastia, 843-857
LPSA, 859-871
LPSC, 859-871
LPV, 839, 843-857
   endoscópica, 839
radioterapia para, 837
ressecção do câncer
   endolaríngeo, 841
   reconstrução glótica
      subseqüente à, 841
técnicas endoscópicas, 837-841
tratamento, *837*, 838, 839, 845, *860*
   endoscópico na comissura
      anterior, 839
   fonomicrocirúrgico, 838
indiferenciado, 617
mucoepidermóide, 614
nevóide, 672
   de célula basal, 672
papilífero da tireóide, *ver CPT*
supraglótico, 837-841, 843-857, 859-871
   inicial, 837-841, 843-857, 859-871
   técnicas endoscópicas, 837-841
Cartilagem(ns)
   do nariz, 227
      laterais, 227
      superiores, 227
CAT (Carcinoma Anaplásico da Tireóide), 740
   apresentação clínica, 741
Cavidade
   oral, 50, 649-666
      defeitos da, 50
         condutas reconstrutoras para, 50
            microvasculares, 50
      neoplasias da, 649-666
         anatomia, 649
         avaliação, 654
         complicações, 664
         diagnóstico, 654
         emergências, 665
         epidemiologia, 652
         etiologia, 652
         manejo, 657
   óssea, 674
      idiopática, 674
      traumática, 674
CCH (Carcinoma de Células de Hürthle)
   apresentação clínica, 740
CCO (Ceratocisto Odontogênico)
   características, 671
      clínicas, 671
      radiográficas, 671

histopatologia, 671
prognóstico, 671
tratamento, 671
CEC (Carcinoma de Células Escamosas), 617, *636*, *656*
   da cavidade oral, 656
   do trato aerodigestório superior, 715-724
      controvérsias no manejo do pescoço N0 no, 715-724
Célula(s)
   carcinoma de, 616, 617, 715-724
      acinar, 616
      escamosa, *ver CEC*
   de Hürthle
      carcinoma de, *ver CCH*
   de Langerhans, 599
      histiocitose de, 599
   gigante
      lesão central de, *ver LCCG*
Celulite
   na reconstrução, 71
Cerâmica
   implantes de, 4
Ceratocisto
   odontogênico, *ver CCO*
Ceratose
   tratamento da, 433
      actínica, 433
      seborréica, 433
Cetuximabe, 520
CFT (Carcinoma Folicular de Tireóide)
   apresentação clínica, 740
   fatores predisponentes, 740
Choque
   avaliação do, 1002
   no trauma, 1002
      cardiogênico, 1004
      hipovolêmico, 1003
      neurogênico, 1004
Cicatriz (es)
   camuflagem de, 73-81
      análise das, 73
         classificação das, 73
      complicações, 81
      técnicas de, 73
         adjuvantes, 79
            cosméticos, 79
            curativos, 79
            esteróides, 79
            fatores mecânicos, 79
            géis de silicone, 79
            lâminas de silicone, 79
            medicações, 79
         dermabrasão a *laser*, 77
         excisionais, 73
         irregularidade da, 75
         preenchimentos, 79
         ressuperficialização a *laser*, 77
         sistemas de *laser* não-ablativo, 79
      deprimidas, 79
      formação de, 410
         no *peeling*, 410
            químico, 410

hipertrófica, 71, 395, 436
   tratamento das, 435
invertida, 71
reposicionamento da, 74
revisão de, *73*
técnicas de, *73*
Cicatrização
   ruim, 306
   na blefaroplastia, 306
5-Fluorouracil, 519
Circulação
   avaliação da, 1002
   no trauma, 1002
Cirurgia
   da base do crânio, 949-976
      anatomia cirúrgica, 955
      avaliação, 953
      complicações, 969, *970*
         potenciais, *970*
      considerações neuroanatômicas, 949
      convulsão pós-operatória, 976
         tratamento da, 976
      emergências, 974
         pós-operatórias, *974*
      manejo de tumores, 960
      monitoramento, 952
         intra-operatório, 952
      neurofisiologia, 951
      técnicas minimamente invasivas, 967
      terapias adjuvantes, 969
   de cabeça, 471-993
      boca, 633-647
         câncer de, 633-647
      câncer, 767-779, 785-801, 805-824, 827-835
         esofágico cervical, 827-835
         hipofaríngeo, 805-824
         nasofaríngeo, 767-779
         orofaríngeo, 767-779
      carcinoma inicial, 837-841, 843-857, 859-871
         glótico, 837-841, 843-857, 859-871
            laringoplastia, 843-857
            LPSA, 859-871
            LPSC, 859-871
            LPV, 843-857
            técnicas endoscópicas, 837-841
         supraglótico, 837-841, 843-857, 859-871
            laringoplastia, 843-857
            LPSA, 859-871
            LPSC, 859-871
            LPV, 843-857
            técnicas endoscópicas, 837-841
      CEC, 715-724
         do trato aerodigestório superior, 715-724
            controvérsias no manejo do pescoço N0, 715-724
      cuidado do paciente, 505-512
         diretrizes para, 505-512

da base do crânio, 949-976
diagnóstico dos
    transtornos, 735-763
        da paratireóide, 735-763
        da tireóide, 735-763
esvaziamento cervical, 687-710
laringe, 875-897
    câncer avançado da, 875-897
linfomas de, 725-732
malignidade cutânea, 545-559
mandíbula, 669-685
    cistos odontogênicos, 669-685
    lesões, 669-685
    tumores, 669-685
manejo do câncer de, 515-528
    princípios da quimioterapia no, 515-528
melanoma maligno, 561-571
nariz, 575-593
    tumores do, 575-593
neoplasias, 611-630, 649-666
    da cavidade oral, 649-666
    da glândula salivar, 611-630
oncologia, 531-544
    princípios de radioterapia em, 531-544
reabilitação da voz, 899-911
    após laringectomia, 899-911
reabilitação protética, 979-991
seios paranasais, 575-593
    tumores dos, 575-593
terapia genética, 473-484
tratamento dos transtornos, 735-763
    da paratireóide, 735-763
    da tireóide, 735-763
tumor do câncer de, 487-500
    biologia do, 487-500
    imunologia do, 487-500
tumores, 595-609, 913-931, 933-948
    orbitais, 595-609
    traqueais, 913-931
    vasculares, 933-948
de pescoço, 471-993
    boca, 633-647
        câncer de, 633-647
    câncer, 767-779, 785-801, 805-824, 827-835
        esofágico cervical, 827-835
        hipofaríngeo, 805-824
        nasofaríngeo, 767-779
        orofaríngeo, 767-779
    carcinoma inicial, 837-841, 843-857, 859-871
        glótico, 837-841, 843-857, 859-871
            laringoplastia, 843-857
            LPSA, 859-871
            LPSC, 859-871
            LPV, 843-857
            técnicas endoscópicas, 837-841
        supraglótico, 837-841, 843-857, 859-871

laringoplastia, 843-857
LPSA, 859-871
LPSC, 859-871
LPV, 843-857
técnicas endoscópicas, 837-841
CEC, 715-724
    do trato aerodigestório superior, 715-724
    controvérsias no manejo do pescoço N0, 715-724
cuidado do paciente, 505-512
    diretrizes para, 505-512
da base do crânio, 949-976
diagnóstico dos
    transtornos, 735-763
        da paratireóide, 735-763
        da tireóide, 735-763
esvaziamento cervical, 687-710
laringe, 875-897
    câncer avançado da, 875-897
linfomas de, 725-732
malignidade cutânea, 545-559
mandíbula, 669-685
    cistos odontogênicos, 669-685
    lesões, 669-685
    tumores, 669-685
manejo do câncer de, 515-528
    princípios da quimioterapia no, 515-528
melanoma maligno, 561-571
nariz, 575-593
    tumores do, 575-593
neoplasias, 611-630, 649-666
    da cavidade oral, 649-666
    da glândula salivar, 611-630
oncologia, 531-544
    princípios de radioterapia em, 531-544
reabilitação da voz, 899-911
    após laringectomia, 899-911
reabilitação protética, 979-991
seios paranasais, 575-593
    tumores dos, 575-593
terapia genética, 473-484
tratamento dos transtornos, 735-763
    da paratireóide, 735-763
    da tireóide, 735-763
tumor do câncer de, 487-500
    biologia do, 487-500
    imunologia do, 487-500
tumores, 595-609, 913-931, 933-948
    orbitais, 595-609
    traqueais, 913-931
    vasculares, 933-948
para exoftalmia, 117-131
    avaliação do paciente, 117
        pré-operatória, *119*
    complicações, 129
    diagnóstico diferencial, 119
    emergências, 130
    tratamento, 119, 120
        cirúrgico, 120

plástica, 1-469
facial, 1-469
    análise facial, 149-166
    anatomia do nariz, 181-205
    avaliação pré-operatória, 149-166
    blefaroplastia, 291-307
    camuflagem de cicatrizes, 73-81
    da deformidade nasal pós-traumática, 257-271
    da ponta nasal, 239-255
    de cabeça, 3-14
        enxertos na, 3-14
        implantes na, 3-14
    de pescoço, 3-14, 337-348
        enxertos no, 3-14
        implantes no, 3-14
        senil, 337-348
    documentação por imagem, 169-180
        fotografia tradicional, 169-180
        imageamento digital, 169-180
    dos dois terços superiores do nariz, 227-237
    face senil, 309-334
    introdução à rinoplastia, 207-225
    para exoftalmia, 117-131
    peeling químico, 405-412
    preenchimentos injetáveis, *451-459*
    reanimação facial, 133-147
    rejuvenescimento, 461-468
    ressuperficialização da pele, 413-417
        a *laser*, 413-417
    rinoplastia secundária, 275-290
    ritidectomnia, 309-344
    testa em envelhecimento, 351-372
    tratamento, 419-437, 439-449
        da alopecia, 439-449
        das lesões benignas, 419-437
    uso cosmético de Botox, 451-459
reconstrutora, 1-469
    análise facial, 149-166
    anatomia do nariz, 181-205
    após cirurgia de Mohs, 55-72
    após expansão tecidual, 55-72
    aumento, 389-404
        do malar, 389-404
        do mento, 389-404
    avaliação pré-operatória, 149-166
    blefaroplastia, 291-307
    da deformidade nasal pós-traumática, 257-271
    da ponta nasal, 239-255
    de cabeça, 29-52
        retalhos livres
            microvasculares, 29-52
    de pescoço, 29-52, 337-348
        retalhos livres
            microvasculares, 29-52
        senil, 337-348

documentação por imagem, 169-180
  fotografia tradicional, 169-180
  imageamento digital, 169-180
dos dois terços superiores do nariz, 227-237
face senil, 309-334
introdução à rinoplastia, 207-225
malformação auricular congênita, 373-388
nasal, 83-115
  com enxertos, 83-115
  com retalhos, 83-115
  retalhos de pele, 17-27
    locais, 17-27
  rinoplastia secundária, 275-290
  ritidectomnia, 309-344
  testa em envelhecimento, 351-372
Cisplatina, 518
Cisto(s), 605
  CCO, 671
  de Gorlin, 672
  dentígero, 670
  do canal incisivo, 673
  do ducto, 673
    nasopalatino, 673
  epidérmicos, 434
    tratamento dos, 434
  odontogênicos, 669-685
    adenomatóide, ver COA
    calcificante, 672
    de desenvolvimento, 670
    glandular, 673
    histopatologia, 673
    inflamatório, 669
    não-odontogênicos, 673
  ósseo, 674
    de Stafne, 674
    estático, 674
    traumático, 674
  radicular, 669
  sialo-odontogênico, 673
Citocina(s), 496
CNF (Carcinoma Nasofaríngeo), 526, 767-779
  apresentações clínicas, 768
  diagnóstico, 769
    estudos de imagem, 770
    exame endoscópico, 771
    sorologia, 769
  estadiamento, 772
  histopatologia, 767
  possibilidades terapêuticas, 779
  tratamento, 772
    manejo da doença, 775
      persistente, 775
      recorrente, 775
    quimioterapia, 774
    radioterapia, 772
    seguimento, 775

COA (Cisto Odontogênico Adenomatóide)
  características, 675, 684
    clínicas, 675, 684
    radiográficas, 675, 684
  histopatologia, 675, 684
  prognóstico, 675, 684
  tratamento, 675, 684
Colágeno
  bovino, 456
    preenchimento com, 456
  dérmico, 416
    estimulador de, 416
      laser, 416
Colapso
  alar, 280
Comissura
  anterior, 839
    tratamento endoscópico na, 839
      do carcinoma glótico, 839
Congelamento
  queimadura por, 1026
Congestão
  venosa, 70
    na reconstrução, 70
Contenção
  na rinoplastia, 222
Contorno
  ósseo, 356
Converse
  técnica de, 375
Corno(s)
  cutâneos, 434
    tratamento dos, 434
Cosméticos(s)
  e cicatrizes, 79
CosmoDerm
  preenchimento com, 457
CosmoPlast
  preenchimento com, 457
Couro
  cabeludo, 65, 444
    reconstrução do, 65
    redução do, 444
      extensas, 445
CPT (Carcinoma Papilífero da Tireóide)
  apresentação clínica, 740
  fatores predisponentes, 739
Crânio
  base do, 51, 949-976
    cirurgia da, 949-976
      anatomia cirúrgica, 955
      avaliação, 953
      complicações, 969, 970
        potenciais, 970
      considerações neuroanatômicas, 949
      convulsão pós-operatória, 976
        tratamento da, 976
      emergências, 974
        pós-operatórias, 974
      manejo de tumores, 960
      monitoramento, 952

intra-operatório, 952
neurofisiologia, 951
técnicas minimamente invasivas, 967
terapias adjuvantes, 969
  defeitos da, 51
    condutas reconstrutoras para, 51
      microvasculares, 51
  implantação de, 8
    cirúrgica, 8
Crossover
  reanimação facial por, 136
Crus
  intermediária, 194
  lateral, 194
  medial, 193
Cura
  por segunda intenção, 55
Curativo(s)
  e cicatrizes, 79

D

Defeito(s)
  da base do crânio, 51
  da boca, 639, 640
    de espessura, 639
      parcial, 639
      total, 639
    do lábio, 640
      de dois terços do, 640
      de um terço do, 640
      maiores que dois terços, 644
  das pirâmides, 231
    nasais, 231
      cartilaginosa, 232
      óssea, 231
  de pele, 56, 57
    fechamento direto do, 56, 57
      após excisão de pele adicional, 57
  do nariz, 84
    análise dos, 86
    cutâneos, 87, 88, 93
      grandes, 93
      pequenos, 87, 88
    do revestimento interno, 107
      enxertos, 110
      epitélio cutâneo, 111
      opções para reparação, *110*
      retalho pericranial, 115
      tecido intranasal, 111
    etiologia dos, 84
  dos tecidos moles, 51
    externos, 51
  faringoesofágicos, 49
  mediofaciais, 50
  na cabeça, 49
    condutas reconstrutoras para, 49
      microvasculares, 49
  na cavidade oral, 50
  no pescoço, 49
    condutas reconstrutoras para, 49
      microvasculares, 49
  orofaríngeos, 50

Deficiência(s)
  da região malar, *396*
    diagnóstico, *396*
  do mento, *390, 391*
    diagnóstico, *390*
    tratamento, *391*
Deformidade
  auriculares, 382
    reconstrução cirúrgica das, 382
  conceito de, 149
    na seleção do paciente, 149
      na avaliação pré-operatória, 149
  nasal, 257-271
    pós-traumática, 257-271
      tratamento da, 257-271
        abordagem, 262
        anatomia, 257
        avaliação do paciente, 258
        classificação, 261
        complicações, 270
        fisiopatologia, 258
        importância, 257
        técnica, 264
Depressão
  da glândula salivar, 674
    lingual, 674
  no paciente de estética, 151
Dermabrasão
  a *laser*, 77
Dermabrasor, *78*
Descolamento
  em plano profundo, 325
Descompressão
  intranasal, 126
    endoscópica, 126
  orbital, 120, 121, 125, 126
    inferior, 125
    lateral, 126
    medial, 121
  orbitária, *130*
    complicações, *130*
Deslizamento
  genioplastia de, 395
Displasia
  fibrosa, 602, 681
    características, 681
      clínicas, 681
      radiográficas, 681
    histopatologia, 683
    prognóstico, 683
    tratamento, 683
Dissecção(ões)
  cervicais, 694, *695*
    classificação das, 694, *695*
      ECR, 695
      ECRM, 696
      ECS, 698
      LCE, 701
Dobradiça
  retalhos em, 25
Docetaxel, 518
Documentação
  por imagem, 169-180
    fotografia tradicional, 169-180

ajuste de câmera, 175
  abertura do diafragma, 175
  velocidade do obturador, 175
câmera, 175
costas de dados, 175
filme, 176
lente, 175
princípios de, 169
tripé, 175
visor de grade, 175
imageamento digital, 169-180
  aparelhos de *input*, 176
  equipamentos de saída, 179
  imagens, 178
    armazenamento de, 178
    morphing de, 178
    recuperação de, *178*
    transformação de, 178
  output, 179
  princípios de, 169
Doença
  de Von Hippel-Lindau, 947
Dorso
  nasal, 215, 231, 235
    cirurgia do, 215
    projeção do, 231
    redução do, 215, 235
Dufourmentel
  retalhos de, 23, *24*
  de rotação, 23, *24*

E

EC (Esvaziamento Cervical), 687-710
  anatomia, 687
    compartimentos fasciais, 690
      do pescoço, 690
    ducto torácico, 690
    linfáticos do pescoço, 690
    músculo platisma, 687
    nervo, 688, 689
      espinal acessório, 688
      para o músculo elevador da escápula, 689
    ramo marginal mandibular, 688
      do nervo facial, 688
    suprimento vascular, 687
      para pele do pescoço, 687
  avaliação diagnóstica, 692
    linfonodo sentinela, 693
      biopsia do, 693
    PAAF, 693
  controvérsias atuais, 704
    linfadenectomia cervical, 704
      planejada, 705
        para CCECP, 705
      seletiva eletiva, 704
    radioterapia pós-operatória, 705
  dissecções cervicais, 694, *695*
    classificação das, 694, *695*
      ECR, 695
      ECRM, 696
      ECS, 698
      LCE, 701

eletivo, *ver ECE*
emergências, 709
  ruptura, 709
    da artéria carótida, 709
    da veia jugular, 709
estadiamento, 694
fisiologia, 691
linfadenectomia cervical, 704, 706
  complicações da, 706
    apnéia, 709
    cegueira, 708
    edema, 708
      cerebral, 708
      facial, 708
    fístula quilosa, 707
    infecção, 706
    sangramento, 707
    trombose de veia jugular, 709
    vazamento de ar, 706
  seqüelas da, 706
  terapia adjuvante após, 704
ECE (Esvaziamento Cervical Eletivo), 719
  versus observação, 720
ECR (Esvaziamento Cervical Radical), 695
  indicações, 696
  modificado, *ver ECRM*
ECRM (Esvaziamento Cervical Radical Modificado)
  com preservação, 697
    da veia jugular interna, 697
      indicações, 697
      racional, 697
    do nervo espinal acessório, 697
      indicações, 697
      racional, 697
  indicações, 696
  racional, 696
ECS (Esvaziamento Cervical Seletivo), 698
  indicações, 700
  racional, 700
Ectrópio
  na blefaroplastia, 306
Efélide(s)
  tratamento da, 436
Efetor(es)
  celulares, 495
Emergência(s)
  em quimioterapia, 527, *528*
  na blefaroplastia, *305*
  na cirurgia, 130, 974
    da base do crânio, 974
      pós-operatórias, *974*
    para exaftalmia, 130
  na implantação, 13
    cirúrgica, 13
  na malformação, 379, *387*
    auricular, 379, *387*
      congênita, 379, *387*
  na reabilitação da voz, 910
    após laringectomia, 910
  na rinoplastia, *213*

nas fraturas, 1055
  mandibulares, 1055
nas lesões, *1111*
  penetrantes, *1111*
    da face, *1111*
    do pescoço, *1111*
nas neoplasias, 665
  da cavidade oral, 665
no câncer, 647, 800, *823*, *834*, *896*
  avançado da laringe, *896*
    cuidado de, *896*
  de boca, 647
  esofágico, 834
    cervical, 834
  hipofaríngeo, *823*
  orofaríngeo, 800
no carcinoma, 856
  glótico, 856
    inicial, 856
no EC, 709
  ruptura, 709
    da artéria carótida, 709
    da veia jugular, 709
nos implantes, 402
  malares, 402
nos tumores, 592
  sinonasais, 592
Envelhecimento
  facial, 309
    fisiologia do, 309
  testa em, 351-372
    anatomia da, 351
    avaliação, 355
      assimetrias, 356
      contorno ósseo, 356
      padrões de linha do cabelo, 355
      ptose, 355
      rítides, 355
      tipos de pele, 356
    complicações, 369
      alargamento da cicatriz. 370
      alopecia, 370
      infecção, 370
      laoftalmia, 370
      lesão de nervo, 370
        motor, 370
        sensitivo, 370
      sangramento, 370
    diagnóstico diferencial, 356
    emergências, 371
      hematoma, 371
      lesão de nervo, 371
      úlcera de córnea, 371
    estética da, 354
    fisiologia do, 353
    histórico, 351
    procedimento cirúrgico, 357
      blefaroplastia superior, 360
      lift, 357, 360
        coronal, *357*
        da testa média, 363
        de supercílio, 360
        endoscópico, 367
        indireto de supercílio, 365

pré-capilar, 361
supérciliar direto, 363
superciliopexia, 366
temporal bilateral, 361
tricofítico, 362
tratamento, 356
Envoltório
  do nariz, 186, *187*
  de pele, 186
  muscular, *187*
Enxerto(s)
  de pele, 55
  estruturais, 103
    para forma, 105
    técnicas de, 105
  na cirurgia facial, 3-14
    de cabeça, 3-14
      avaliação das necessidades, 7
      complicações, 13, *14*
      emergências, 13
      tratamento cirúrgico, 7
    de pescoço, 3-14
      avaliação das necessidades, 7
      complicações, 13, *14*
      emergências, 13
      tratamento cirúrgico, 7
  na pirâmide óssea, 237
  reparação com, 135
    do nervo facial, 135
  restauração nasal com, 83-115
    análise dos defeitos, 86
    anatomia, 84
    etiologia dos defeitos, 84
    grandes defeitos, 93
      cutâneos, 93
    história da, 83
    pequenos defeitos, 87
      cutâneos, 87
    revestimento interno, 107
      defeitos do, 107
    seleção de, 88
      terço inferior, 89
      terço médio, 88
      terço superior, 88
    suporte estrutural, 103
    técnicas para, 89
Epidermólise
  na reconstrução, 70
Equimose
  subconjuntival, 306
    na blefaroplastia, 306
Erro(s)
  na rinoplastia secundária, 276
    comissivos, 278
      anormalidades, 278, 280
        da pirâmide, 278
        do lóbulo, 280
      colapso alar, 280
      irregularidades da pirâmide, 278
      nariz curto, 284
      reconstrução do lóbulo, 284
      retração alar, 280
    omissivos, 276
      hiperprojeção da ponta, 276
      hipoprojeção da ponta, 277

Escalpo
  implantação de, 8
    cirúrgica, 8
Esquizofrenia
  no paciente de estética, 151
Estabilidade
  do nariz, 198
    aderências ligamentares, 199
    elementos, 198
    lacuna estrutural, 202
      áreas de, 202
    ponta nasal, 200
      sustentação da, 200
    princípio de Cantiléver, 198
    relações estruturais, 198
    septo, 198
      papel do, 198
Esteróide(s)
  nas cicatrizes, 79
Estimulador
  de colágeno, 416
  dérmico, 416
  laser, 416
Esvaziamento
  cervical, *ver EC*
Excisão
  de pele adicional, 57
    fechamento direto após, 56, 57
      do defeito de pele, 57
  fusiforme, 74
  parcial, 75
    seriada, 75
  tipo *shave*, 74
Exoftalmia
  cirurgia para, 117-131
    avaliação do paciente, 117
      pré-operatória, *119*
    complicações, 129
    diagnóstico diferencial, 119
    emergências, 130
    tratamento, 119, 120
      cirúrgico, 120
    distireóidea, *129*
      tratamento, *129*
Expansão
  de tecido, 65
  tecidual, 55-72
    reconstrução cirúrgica após, 55-72
      como começar, 55
      complicações, 70
        intra-operatórias, 70
        longo prazo, 71
        peroperatório, 70
      tipo de, 55
        cura por segunda intenção, 55
        enxerto de pele, 55
        fechamento direto, 56, 57
        retalhos de pele locais, 57
        retalhos específicos, 57
        localizações específicas, 60

F

Face
  média, 461-468
    rejuvenescimento da, 461-468
      anatomia, 461
      complicações, 467
      indicações, 463
      limitações, 468
      técnica cirúrgica, 463
      tratamento pós-operatório, 465
  senil, 309-334
    anatomia cirúrgica, 311
    avaliação, 313, 314
      dos candidatos, 313
      pré-operatória, 314
    complicações, 330
      alopecia, 332
      hematoma, 330
      lesão neural, 330
      problemas na incisão, 331
      resultados insatisfatórios, 332
    envelhecimento facial, 309
      fisiologia do, 309
    evolução da cirurgia, 312
    fase operatória, 321
      descolamento em plano profundo, 325
      elevação do retalho, 322
      fechamento, 327, 329
        da ferida operatória, 329
        do retalho, 327
      lóbulo da orelha, 328
      suspensão do SMAS, 323
      trago, 328
    palavra final, 332
    planejamento, 314, 317
      cirúrgico, 317
        anestesia, 317
        incisões, 318
        marcação da incisão, 318
      pré-operatório, 314
    preparo pré-operatório, 317
  trauma da, 1105-1115
    penetrantes, 1105-1115
      lesões, 1106
      princípios gerais, 1106
Faringoesofágico(s)
  defeitos, 49
    condutas reconstrutoras para, 49
      microvasculares, 49
Farrior
  técnica de, 376
Fechamento
  da ferida, 329
    operatória, 329
  da rinoplastia, 222
  direto, 56, 57
    do defeito de pele, 56, 57
      após excisão de pele adicional, 57
  do retalho, 327
    drenos, 327
  em linha quebrada, 76, *78*
    geométrica, 76, *78*
  primário, 90

Fenômeno
  de autonomização, 20
Ferida
  operatória, 329
    fechamento da, 329
Ferimento
  manejo do, 1014
    tipos específicos de, 1015
      abrasões, 1015
      avulsão, 1016
      contusões, 1015
      feridas do escalpo, 1017
      lacerações, 1015
Fibroma
  ameloblástico, 678
  cemento-ossificante, 680
  ossificante, 680
Fixação
  na rinoplastia, 222
Fotografia
  digital, 176
    aparelhos de *input*, 176
      câmeras, 176
      scanners, 177
    equipamentos de saída, *179*
      impressoras, 179
      projetores, 179
    imagens, 178
      armazenamento de, 178
      morphing de, 178
      recuperação de, *178*
      transformação de, 178
    output, 179
  na blefaroplastia, *295*
  tradicional, 169-180
    ajuste de câmera, 175
      abertura do diafragma, 175
      velocidade do obturador, 175
    câmera, 175
    costas de dados, 175
    filme, 176
    lente, 175
    na documentação por imagem, 169-180
    princípios de, 169
      consentimento informado, 169
      intra-operatória, 173
      padronização, 169
    tripé, 175
    visor de grade, 175
Fotolesão
  terapia tópica, 405
Fratura(s)
  do seio frontal, 1097-1103
    anatomia, 1097
    avaliação, 1097
      radiológica, 1099
    biomecânica da, 1097
    da tábua, 1099, 1100
      anterior, 1099
      posterior, 1100
    drenagem frontonasal, 1102
    epidemiologia, 1097
    etiologia, 1097
    profilaxia antibiótica, 1099

tratamento, 1099, 1101
  assistência endoscópica no, 1101
visão histórica da cirurgia, 1099
mandibulares, 1043-1056
  anatomia, 1043
  avaliação, 1045
  biomecânica da, 1043
  complicações, 1055
  diagnóstico, 1045
  emergências, 1055
  tratamento, 1046, *1048*
maxilares, 1059-1078
  anatomia, 1059
  avaliação do paciente, 1063, *1064*
  complicações, 1074
  diagnóstico, *1064*
  emergências, *1075*
  fisiopatologia, 1061
  manejo das, 1066
    técnicas cirúrgicas, 1066
  mecanismo do trauma, 1061
  tratamento, 1064
    adjuvantes técnicas recentes, 1076
nasais, 1081-1095
  anatomia básica, 1081
  avaliação diagnóstica, 1085
  complicações, *1094*
  diagnóstico, *1085*
  emergências, 1095
  fisiopatologia, 1082
  nas crianças, 1092
  nasoetmoidais orbitais, 1093
  nasofrontais etmoidais, 1093
  tratamento, 1087
periorbitais, 1059-1078
  adjuvantes técnicas recentes, 1076
  anatomia, 1059
  avaliação do paciente, 1063, *1064*
  complicações, 1074, 1103
  diagnóstico, *1064*
  emergências, *1075*
  fisiopatologia, 1061
  manejo das, 1066
    técnicas cirúrgicas, 1066
  mecanismo do trauma, 1061
  tratamento, 1064
Furnas
  técnica de, 376

G

Gastroomento
  considerações, 49
    pré-operatórias, 49
  descrição do retalho, 48
  morbidade potencial, 49
  pedículo neurovascular, 49
Gefitiniba, 520
Gel(is)
  de silicone, 79
    nas cicatrizes, 79
Genioplsatia
  de deslizamento, 395

Glândula
　lacrimal, 603
　　tumores da, 603
　salivar, 611-630, 674
　　lingual, 674
　　　depressão da, 674
　　neoplasias da, 611-630
　　　anatomia, 611
　　　avaliação, 618
　　　benignos, 611
　　　complicações, 625
　　　diagnóstico, 618
　　　fatores prognósticos, 628
　　　fisiologia, 611
　　　malignos, 614
　　　manejo, 620
　tireóide, 735
　　anatomia, 735
　　desenvolvimento anômalo da, 735
　　embriologia, 735
　　lesões, 737, 739
　　　benignas, 737
　　　malignas, 739
Glioma(s)
　do nervo óptico, 600
Gordura
　autóloga, 457
　　preenchimento com, 457
　do pescoço, 337
　　senil, 337
Gorlin
　cisto de, 672
　síndrome de, 672
Granuloma
　piogênico, 435
　　tratamento do, 435

H
Hashimoto
　tireoidite de, 737
Hemangioma(s)
　capilar, 596
　cavernoso, 596
　tratamento dos, 435
Hematoma
　na blefaroplastia, 306
　na ritidectomia, 330
Herpes
　vírus do, 477
　　vetores de, 477
Hidrocistoma
　tratamento da, 435
Hiperpigmentação, 79
　no *peeling*, 410
　　químico, 410
Hiperplasia
　sebácea, 435
　　tratamento da, 435
Hiperprojeção
　da ponta, 276
　nasal, 276
Hipopigmentação, 79
　no *peeling*, 410
　　químico, 410

Hipoprojeção
　da ponta, 277
　nasal, 277
Histiocitose
　da célula de Langerhans, 599
　X, 599
HIV (Vírus da Imunodeficiência
　　Humana)
　linfomas associados ao, 731
Homoenxerto(s)
　preenchimento com, 457
　　AlloDerm, 458
　　CosmoDerm, 457
　　CosmoPlast, 457
Hylaform
　preenchimento com, 456

I
Implantação
　cirúrgica, 7
　　aumento médio-facial, 10
　　crânio, 8
　　escalpo, 8
　　facial, 12
　　mandíbula, 12
　　órbita, 9
　　orelha, 9
　　osso temporal, 9
　　perioral, 12
　　pescoço, 13
Implante(s)
　características dos, 3
　　biocompatibilidade dos, 6
　　cerâmica, 4
　　materiais biológicos, 5
　　metálicos, 3
　　polímeros, 5
　　superfície dos, 5
　　　propriedades da, 5
　cirúrgicos, *8*
　　por local, *8*
　de mento, 392
　　complicações, *394*
　　contra-indicações, *392*
　　desviado, 394
　faciais, *4*
　　da cabeça, *4*
　　do pescoço, *4*
　malar, 396
　　complicações dos, *402*
　　emergências, *402*
　　seleção do, 396
　　　polietileno poroso, 398
　　　PTFE-e, 398
　　　Silastic, 398
　na cirurgia facial, 3-14
　　de cabeça, 3-14
　　　avaliação das necessidades, 7
　　　complicações, 13, *14*
　　　emergências, 13
　　　tratamento cirúrgico, 7
　　de pescoço, 3-14
　　　avaliação das necessidades, 7

　　　complicações, 13, *14*
　　　emergências, 13
　　　tratamento cirúrgico, 7
Imunoglobulina
　estrutura da, 494
　função da, 494
Imunologia
　do tumor do câncer, 487-500
　de cabeça, 487-500
　　biologia do, 487-500
　　　aplicações da biologia
　　　　molecular, 489
　　　mecanismos efetores contra,
　　　　493
　　imunologia do, 487-500
　　　antígenos celulares do, 492
　　　citocinas, 496
　　　efetores celulares, 495
　　　estrutura da imunoglobina, 494
　　　função da imunoglobina, 494
　　　imunossupressão exógena,
　　　　498
　　　imunoterapia, 499
　　　interferons, 496
　　　interleucinas, 497
　de pescoço, 487-500
　　biologia do, 487-500
　　　aplicações da biologia
　　　　molecular, 489
　　　mecanismos efetores contra,
　　　　493
　　imunologia do, 487-500
　　　antígenos celulares do, 492
　　　citocinas, 496
　　　efetores celulares, 495
　　　estrutura da imunoglobina,
　　　　494
　　　função da imunoglobina, 494
　　　imunossupressão exógena,
　　　　498
　　　imunoterapia, 499
　　　interferons, 496
　　　interleucinas, 497
Imunossupressão
　exógena, 498
　mecanismos de, *493*
　no câncer, 493
　　de cabeça, *493*
　　de pescoço, *493*
Imunoterapia, 499
Incisão
　marcação da, 318
　　na face senil, 318
　　na ritidectomia, 318
　problemas na, 331
　　na ritidectomia, 331
Inervação
　sensitiva, 187
　do nariz, 187
Infecção
　no implante, 394
　　de mento, 394
　no *peeling*, 409
　　químico, 409

Insuficiência
　arterial, 70
　　na reconstrução, 70
Interferons, 496
Interleucinas, 497
Isolagen
　preenchimento com, 457

J

Jejuno
　considerações, 47, 48
　　pré-operatórias, 48
　　técnicas, 47
　descrição do retalho, 47
　morbidade potencial, 47
　pedículo neurovascular, 47
　tratamento pós-operatório, 48

L

Lábio(s)
　avaliação dos, 161
　reconstrução do, 60
Lago(s)
　venosos, 435
　　tratamento do, 435
Lagoftalmo
　na blefaroplastia, 306
Lâmina(s)
　de silicone, 79
　　nas cicatrizes, 79
Laringe
　câncer avançado da, 875-897
　　anatomia, 876
　　avaliação, 880
　　câncer subglótico, 893
　　complicações, 895
　　cuidados de emergência, *896*
　　diagnóstico, 880, *882*
　　epidemiologia, 876
　　estadiamento, 879, *881*
　　lesões glóticas, 891
　　manejo, 884
　　melhora do prognóstico, 894
　　padrões de disseminação, 877
　　preservação de órgão, 893
　　quimioterapia, 893
　　risco de metástases, *887*
　　tratamento, *886*
Laringectomia
　parcial vertical, *ver* LPV
　reabilitação após, 899-911
　　da voz, 899-911
　　　anatomia do defeito, 899
　　　complicações, *909*
　　　diagnóstico diferencial, 905
　　　durante a, 907
　　　emergências, 910
　　　punção traqueoesofágica
　　　　secundária, 903
　　　restauração da voz, 899
　　　　mecanismo da, 899
　　　resultados, 909
　　　técnica cirúrgica, 905

Laser
　dermabrasão a, 77
　ressuperficialização a, 77, 413-417
　　da pele, 413-417
　　　com radiofreqüência, 415
　　　de 1.064 NM, 416
　　　de 1.320 NM, 416
　　　de 1.450 NM, 416
　　　de 532 NM, 416
　　　LPI, 415
　　　segurança dos, 413
　　　tecnologia não-ablativa, 415
　sistemas de, 79
　　não-ablativos, 79
LCCG (Lesão Central de Células
　Gigantes), 683
LCE (Linfadenectomia Cervical
　Estendida)
　artéria carótida, 703
　　ressecção da, 703
　linfadenectomia mediastinal, 702
　　superior, 702
　LPT, 702
　LRF, 702
　　dissecação do, 702
　músculos, 701
　nervos, 701
　pele, 701
Leiomioma(s)
　tratamento dos, 436
Lentigen(s)
　tratamento da, 436
Lentivírus
　vetores de, 478
Lesão(ões)
　central de célula gigante, *ver* LCCG
　de nervo, 395
　　mentual, 395
　faciais benignas, 419-437
　　tratamento das, 419-437
　　　adenoma sebáceo, 435
　　　anexos cutâneos, 435
　　　angiomas-aranha, 435
　　　ceratose, 433
　　　　actínica, 433
　　　　seborréica, 433
　　　cicatrizes hipertróficas, 436
　　　cistos epidérmicos, 434
　　　classificação das, *420*
　　　considerações terapêuticas, 428
　　　　instrumentação, 428
　　　　técnicas, 428
　　　cornos cutâneos, 434
　　　corticosteróides intralesionais,
　　　　432
　　　　efeitos colaterais dos, *432*
　　　dermabrasão, *432*
　　　　complicações da, *432*
　　　　entidades tratadas com, *432*
　　　efélides, 436
　　　epidérmicas, 419
　　　estudos laboratoriais, 428
　　　exame físico, 419
　　　granuloma piogênico, 435

　　　hemangiomas, 435
　　　hidrocistoma, 435
　　　hiperplasia sebácea, 435
　　　história, 419
　　　lagos venosos, 435
　　　laser no, *433*
　　　leiomiomas, *436*
　　　lentigens, 436
　　　lipomas, 436
　　　melanócitas, *421*
　　　　síndromes com, *421*
　　　milia, 434
　　　molusco contagioso, 437
　　　múltiplas, *420*, *421*
　　　　síndromes com, *420*, *421*
　　　neurofibromas, 436
　　　nevos, 434, 436
　　　　azuis, 436
　　　　melanocíticos, 436
　　　　sebáceos, 434
　　　　Spitz, 436
　　　pápula fibrosa, 435
　　　peeling químico, *432*
　　　　complicações do, *432*
　　　pilomatricomas, 434
　　　quelóides, 436
　　　rinofima, 435
　　　siringoma, 435
　　　telangiectasias, 435
　　　tricoepiteliomas, 434
　　　tricofoliculomas, 434
　　　triquilemomas, 434
　　　tumores, 422, 423
　　　　cutâneos não-apendiculares,
　　　　　423
　　　　dos anexos cutâneos, 422
　　　verrugas, 437
　neural, 330
　　na ritidectomia, 330
　no trauma, 1005, 1019
　　abdominais, 1009
　　auriculares, 1022
　　da cabeça, 1005
　　da coluna, 1005
　　da pálpebra, 1019
　　das extremidades, 1010
　　do ducto, 1019
　　　parotídeo, 1019
　　do nervo, 1019
　　　facial, 1019
　　do pescoço, 1006
　　do sistema lacrimal, 1019
　　nasais, 1022
　　por inalação, 1010
　　torácicas, 1008
　pré-cancerosas, 657
　　prevenção, 657
　relacionadas a mandíbula, 669-685
　　COA, 684
　　displasia fibrosa, 681
　　fibroma, 680
　　　cemento-ossificante, 680
　　　ossificante, 680
　　LCCG, 683

malformações vasculares, 684
osteocondroma, 679
osteoma, 679
toro, 678
Leucemia, 599
Lift
de testa, *357*
procedimento de, 357
coronal, 357
da testa média, 363
de supercílio, 360
endoscópico, 367
indireto de supercílio, 365
pré-capilar, 361
superciliar direto, 363
superciliopexia, 366
temporal bilateral, 361
tricofítico, 362
técnica cirúrgica, 357
coronal, 357
superciliar direto, 363
Linfadenectomia
cervical, 704
complicações da, 706
apnéia, 709
cegueira, 708
edema, 708
cerebral, 708
facial, 708
fístula quilosa, 707
infecção, 706
sangramento, 707
trombose de veia jugular, 709
vazamento de ar, 706
estendidas, *ver LCE*
planejada, 705
seletiva eletiva, 704
extensão da, 704
seqüelas da, 706
terapia após, 704
adjuvante, 704
paratraqueal, *ver LPT*
Linfangioma, 597
Linfoma, 617
da tireóide, 741
apresentação clínica, 741
de cabeça, 725-732
avaliação, 725
avaliação clínica, 727
locais, 725
sintomas apresentados, 725
sistema de estadiamento, 727
diagnóstico, 725
classificação histológica, 726
fatores prognósticos, 728
manejo, 728
complicações da terapia, 731
princípios gerais, 728
subtipos específicos, 729
de pescoço, 725-732
avaliação, 725
avaliação clínica, 727
locais, 725
sintomas apresentados, 725
sistema de estadiamento, 727

diagnóstico, 725
classificação histológica, 726
fatores prognósticos, 728
manejo, 728
complicações da terapia, 731
princípios gerais, 728
subtipos específicos, 729
Língua
oral, 663
câncer da, 663
Linha
do cabelo, 355, 440
desenho da, 440
padrões de, 355
do queixo, 160
avaliação da, 160
quebrada, 76, *78*
fechamento em, 76, *78*
geométrica, 76, *78*
Lipoaspiração
submentual, 344
Lipoma(s)
tratamento dos, 436
Localização(ões)
cicatriciais, 71
específicas, 71
Losango
retalho em, 90
LPI (Luz Pulsada Intensa), 415
LPT (Linfadenectomia Paratraqueal), 702
LPV (Laringectomia Parcial Vertical)
endoscópica, 839
Luz
pulsada intensa, *ver LPI*

M

Maffucci
síndrome de, 947
Malar
aumento de, 389-404
avaliação, 396
complicações, 401
implantes malares, *402*
deficiências da região, *396, 398*
diagnóstico, *396*
tratamento, *398*
emergências, *402*
implantes malares, *402*
procedimento cirúrgico, 399
seleção do implante, 396
polietileno poroso, 398
PTFE-e, 398
Silastic, 398
Malformação(ões)
auricular congênita, 373-388
classificação, 380
combinada de Weerda, *381*
complicações, 385
deformidades auriculars, 382
reconstrução cirúrgica das, 382
literatura recente, 387
orelhas de abano, 373

planejamento cirúrgico, 383
tratamento, 383
vasculares, 684
Malignidade
cutânea, 545-559
carcinoma de célula basal, 546, 547
ceratótico, 547
CEC, 548
complicações, 558
fatores de risco, 545
lesões pré-malignas, 549
ceratoacantoma, 550
ceratoses actínicas, 549
doença de Bowen, 548
manejo, 552
cirurgia de Mohs, 554
criocirurgia, 553
curetagem com eletrodissecção, 552
excisão cirúrgica, 554
interferon-α, 554
laser de CO, 554
planejamento da reconstrução, 557
radioterapia, 553
reconstrução cirúrgica, 556
TFD, 553
prognóstico, 550
comportamento do tumor, 550
lesões recidivantes, 551
Mandíbula
implantação da, 12
cirúrgica, 12
Marcação
cirúrgica, 295
na blefaroplastia, 295
da incisão, 318
na face senil, 318
na ritidectomia, 318
Material(is)
biológicos, 5
implantes de, 5
sintéticos, 458
preenchimento com, 458
Artecoll, 458
Radiesse, 458
silicone, 458
Mecânica
do nariz, 198
aderências ligamentares, 199
de sustentação, *200*
da ponta nasal, *200*
elementos, 198
lacuna estrutural, 202
áreas de, 202
princípio de Cantiléver, 198
relações estruturais, 198
septo, 198
papel do, 198
Medicação(ões)
e cicatrizes, 79
Mediofacial(is)
defeitos, 50
condutas reconstrutoras para, 50
microvasculares, 50

Melanoma
  maligno, 561-571
    apresentação clínica, 562
    de mucosa, 563
    desmoplástico, 564
    diagnóstico, 562
    epidemiologia, 561
    estadiamento, 564
      do tumor primário, 564
      nodal regional, 564
    linfadenectomia, 567
      esvaziamento terapêutico, 567
        do pescoço, 567
      parotidectomia, 567
    radioterapia, 567
    terapia sistêmica, 568
      interferon, 568
      para doença metastática, 569
      vacinação do tumor, 569
    tratamento, 566
      ressecção primária, 566
    vigilância, 569
Meningioma(s)
  orbitais, 601
Mento
  aumento do, 389-404
    avaliação do, 389
      das áreas do, *390*
    complicações, 394
      cicatriz hipertrófica, 395
      implante desviado, 394
      infecção tecidual, 394
      lesão de nervo mentual, 395
      reabsorção óssea, 394
      reação tecidual, 394
      seleção inadequada do tamanho, 394
    deficiências do, *390*
      diagnóstico, *390*
      tratamento, *391*
    implantes de, *392*, *394*
      complicações, *394*
      contra-indicações, *392*
      procedimento cirúrgico, 393
    avaliação do, 159
Metástase(s)
  ocultas, 716
    impacto das, 716
    incidência de, 716
    índice de, *717*
Metotrexato, 519
Milia
  tratamento da, 434
Mixoma
  odontogênico, 677
Mohs
  cirurgia de, 55-72
    reconstrução cirúrgica após, 55-72
      como começar, 55
      complicações, 70
        intra-operatórias, 70
        longo prazo, 71
        peroperatório, 70
      tipo de, 55
        cura por segunda intenção, 55

enxerto de pele, 55
fechamento direto, 56, 57
localizações específicas, 60
retalhos de pele locais, 57
retalhos específicos, 57
Molusco
  contagioso, 437
    tratamento do, 437
Mordida(s)
  de animais, 1024
  humanas, 1024
Musculatura
  do nariz, 187
Músculo
  platisma, 337
    do pescoço, 337
    senil, 337
  transposição de, 138
    reanimação facial por, 138
  tumores do, 607
Mustarde
  técnica de, 375

N

Nariz
  anatomia do, 85, 181-205
    cirúrgica, 181-205
      arcabouço esquelético, 188
      base nasal, 196
      de superfície, 181
      envoltório de pele, 186
      estabilidade, 198
      mecânica, 198
      origem étnica, 203
      partes moles, 186
      princípios gerais, 181
      válvulas nasais, 203
  avaliação do, 157
    base nasal, 159
    perfil nasal, 158
    projeção da ponta, 158
  defeitos do, 84
    análise dos, 86
    cutâneos, 87, *89*, 93
      grandes, 93
      pequenos, 87, *89*
    etiologia dos, 84
  dois terços superiores do, 227-237
    cirurgia dos, 227-237
      abordagem da pirâmide, 232, 235
        cartilaginosa, 232
        óssea, 235
      análise estética do, 229
      anatomia, 227
      defeitos, 231
        das pirâmides nasais, 231
  reconstrução do, 62
  tumores do, 575-593
    avaliação, 575
    diagnóstico, 575
    metastáticos, 581
    patologia, 576

avançados, 588
  manejo dos, 588
complicações, 589
  cirúrgica, 589
  da base do crânio, 591
  da ferida operatória, 589
  terapia de radiação, 589
emergências, 592
  comprometimento da visão, 593
  gotejamento do LCE, 593
  infecção, 593
  sangramento, 592
epidemiologia, 575
estadiamento, 581
princípios do tratamento, 581
  cirurgia, 581
  quimioterapia, 588
  radioterapia, 586
  reabilitação, 584
Neoplasia(s)
  da cavidade oral, 649-666
    anatomia, 649
    avaliação, 654
      estadiamento, 656
      pré-tratamento das, 654
    complicações, 664
    diagnóstico, 654
      diferencial, 656
      lesões pré-cancerosas, 657
      prevenção, 657
    emergências, 665
    epidemiologia, 652
    etiologia, 652
    manejo, 657
      alvéolo, 663
      assoalho da boca, 664
      bochecha, 660
      fatores prognósticos, 657
      língua oral, 663
      palato duro, 661
      pescoço N0, 658
      quimioterapia, 658
      reconstrução, 659
      terapia de radiação, 658
      trígono retromolar, 661
  da glândula salivar, 611-630
    acessória, 625
    anatomia, 611
    avaliação, 618
      estadiamento, 620
      exame físico, 618
      fatores etiológicos, 618
      função de PAAF, 618
      história, 618
      radiologia, 619
    benignos, 611
      adenoma, 611, 614
        monomórfico, 614
        pleomórfico, 611
      oncocitoma, 613
      tumor de Warthin, 612
    complicações, 625
      excisão da glândula, 628
      parotidectomia, 625, *627*

diagnóstico, 618
  cirurgia diagnóstica, 619
  diferencial, 620
fatores prognósticos, 628
  dor, 629
  envolvimento da pele, 629
  gênero, 639
  histopatologia, 629
  localização, 630
  metástases, 629
    a distância, 629
    linfáticas regionais, 629
  paralisia do nervo facial, 629
  recorrência, 629
  tamanho do tumor, 629
fisiologia, 611
malignos, 614
  adenocarcinoma, 616
    polimórfico de baixo grau, 616
  adenoma carcinoma, 616
    ex-pleomórfico, 616
  carcinoma, 614
    adenóide cístico, 614
    de célula acinar, 616
    de célula escamosa, 617
    indiferenciado, 617
    mucoepidermóide, 614
  linfoma, 617
  sarcoma, 617
manejo, 620
  cirurgia, 620
    da glândula submandibular, 625
    das neoplasias, 625
    técnica de excisão da, 625
  de tumores salivares, 622
    do espaço parafaríngeo, 622
  parotidectomia, 621
  quimioterapia, 625
  radioterapia, 625
Nervo
  facial, 135
    anastomose do, 135
    reparação do, 135
      com enxertos, 135
  mentual, 395
    lesão de, 395
  óptico, 600
    gliomas do, 600
Neurilemoma, 600
Neuroblastoma
  olfatório, *579*
    sistema de estadiamento para, *579*
      de Kadish, *579*
      UCLA, *579*
Neurofibroma(s)
  tratamento dos, 436
Nevo(s)
  sebáceos, 434
  azuis, 436
  melanocíticos, 436
  Spitz, 436
  tratamento dos, 434, 436
Nódulo

tireóideo, 741
  avaliação do, 741
    abordagem diagnóstica, 741
    biopsia por PAAF, 743
    imagem da glândula, 742
    laringoscopia pré-operatória, 741
Nota
  retalho em, *57*

O

O para Z
  retalho, 58
    desenho do, *59*
Oclusão
  dentária, 161
    avaliação da, 161
Odontoma
  características, 674
    clínicas, 674
    radiográficas, 674
  histopatologia, 674
  prognóstico, 674
  tratamento, 674
Olho(s)
  avaliação do, 157
Omento
  considerações, 49
    pré-operatórias, 49
  descrição do retalho, 48
  morbidade potencial, 49
  pedículo neurovascular, 49
Oncocitoma, 613
Órbita
  implantação de, 9
    cirúrgica, 9
Orelha(s)
  avaliação das, 160
  de abano, 373
    anatomia, 373
    avaliação pré-operatória, 374
    complicações, 379
    embriologia, 373
    emergências, 379
    técnicas cirúrgicas, 375
      de Converse, 375
      de Farrior, 376
      de Furnas, 376
      de Mustarde, 375
      de Pitanguy, 376
  implantação de, 9
    cirúrgica, 9
  palvilhão da, 65
    reconstrução do, 65
  queimadura das, 1026
Orofaríngeo(s)
  defeitos, 50
    condutas reconstrutoras para, 50
    microvasculares, 50
Osler-Weber-Rendu
  síndrome de, 946
Osso(s)
  nasais, 227
  temporal, 9
    implantação de, 9
      cirúrgica, 9

Osteocondroma
  características, 679
    clínicas, 679
    radiográficas, 679
  histopatologia, 680
  prognóstico, 680
  tratamento, 680
Osteoma, 602
  características, 679
    clínicas, 679
    radiográficas, 679
  histopatologia, 679
  prognóstico, 679
  tratamento, 679
Osteossarcoma, 603
Osteotomia(s), 236
  laterais, 218
  mediais, 218
Otoplastia
  complicações em, *379*
    potenciais, *379*
  diagnóstico, 376
  emergências em, *379*
  tratamento, 379
Otorrinolaringologista
  papel do, 516, 1011
    na quimioterapia no câncer, 516
      de cabeça, 516
      de pescoço, 516
    no trauma, 1011

P

PAAF (Punção de Aspiração com Agulha Fina), 618
  guiada por US, 718
Paciente
  com deformidade mínima, 152
  cuidado do, 505-512
    diretrizes para, 505-512
      experiência, 505
      planos de ação, 509
        no câncer, 509
      propósito, 505
  de estética, 151
    psicopatologia no, 151
      depressão, 151
      esquizofrenia, 151
      psicose, 151
      transtorno de personalidade, 152
    insatisfação do, 152
Paclitaxel, 518
Palato
  duro, 661
    e neoplasias, 661
    na cavidade oral, 661
Pálpebra(s)
  inferior, 293, 298
    na blefaroplastia, 293, 298
      abordagem transconjuntival, 302
      avaliação da, 293
      retalho miocutâneo, 298
  queimadura das, 1026

reconstrução da, 62
superior, 297
  na blefaroplastia, 297
superior-supercílio, 292
  complexo, 292
    avaliação do, 292
Papiloma
  do trato sinonasal, *577*
  invertido, *578*
    índices de recorrência para, *578*
Pápula
  fibrosa, 435
    tratamento das, 435
Paratireóide
  transtornos da, 735-763
    diagnóstico dos, 735-763
      glândula, 756
        lesões, 756
          benignas, 756
    tratamento dos, 735-763
      carcinoma da, 762
      considerações pós-operatórias, 752
      paratireoidectomia, 759, 762
Parde
  hipofaríngea, 811, 821
    posterior, 811, 821
      câncer da, 811
Parotidectomia
  complicações da, 627
  técnica da, 621
Parte(s)
  moles, 1013-1027
    manejo do trauma de, 1013-1027
      avaliação, 1013
      complicações, *1024*
      etiologia, 1013
      ferimento, 1014
        paciente pediátrico, 1014
      queimaduras, 1025
Pavilhão
  da orelha, 65
    reconstrução do, 65
Peeling
  químico, 405-412
    complicações, 409
      diversas, 411
      formação de cicatriz, 410
      hiperpigmentação, 410
      hipopigmentação, 410
      infecção, 409
      rugas persistentes, 411
      vermelhidão prolongada, 410
    de média profundidade, 405
    emergências relacionadas, 409
    erros, 411
      de percepção, 411
    fotolesão, 405
      terapia tópica, 405
    mitos, 411
    onde se encaixa, 411
    pós-tratamento, 409
    profundidade do, 408
      fatores que afetam a, 408

agente, 408
concentração, 408
condição da pele, 408
sensibilidade individual, 409
técnica, 408
indicação e, *408*
profundos, 407
superficiais, 406
Pele
  defeito de, 56, 57
    fechamento direto do, 56, 57
      após excisão de pele adicional, 57
  do nariz, 186, 227
    anatomia da, 227
    envoltório de, 186
  do pescoço, 337
    senil, 337
  enxerto de, 55, 89
    na restauração nasal, 89
    perolas para, *89*
  perda de, 71
    em espessura total, 71
    na reconstrução, 71
  ressuperficialização da, 413-417
    a *laser*, 413-417
      com radiofreqüência, 415
      de 1.064 NM, 416
      de 1.320 NM, 416
      de 1.450 NM, 416
      de 532 NM, 416
      LPI, 415
      segurança dos, 413
      tecnologia não-ablativa, 415
  retalhos locais de, 17-27, 57
    anatomia, 17-27
      vascular, 17
    biomecânica da pele, 20
    falha do, *18*, 22
      causas de, *18*
    fisiologia, 17-27
      fenômeno de autonomização, 20
      relação comprimento-largura, 20
      pele potencialmente disponível, 57
      subunidade anatômica, 57
    tipos gerais, 17-27
      de avanço, 25
      de rotação, 22
      em dobradiça, 25
  tipo de, 356
    e envelhecimento, 356
Perda
  da visão, 306
    na blefaroplastia, 306
  de pele, 71
    em espessura total, 71
    na reconstrução, 71
Perfil
  nasal, 158
    avaliação do, 158
Perioral
  implantação, 12
    cirúrgica, 12

Pescoço
  câncer de, 515-528
    princípios da quimioterapia no manejo do, 515-528
    combinação de, 520
    complicações, *527*
    emergências em 527, *528*
    ensaios clínicos, 516
    outras drogas de, 519
    outros papéis da, 521
    padrão, 518
    papel do otorrinolaringologista, 516
    terapias sob investigação, 519
  cirurgia de, 3-14, 471-993
    boca, 633-647
      câncer de, 633-647
    câncer, 767-779, 785-801, 805-824, 827-835
      esofágico cervical, 827-835
      hipofaríngeo, 805-824
      nasofaríngeo, 767-779
      orofaríngeo, 767-779
    carcinoma inicial, 837-841, 843-857, 859-871
      glótico, 837-841, 843-857, 859-871
        laringoplastia, 843-857
        LPSA, 859-871
        LPSC, 859-871
        LPV, 843-857
        técnicas endoscópicas, 837-841
      supraglótico, 837-841, 843-857, 859-871
        laringoplastia, 843-857
        LPSA, 859-871
        LPSC, 859-871
        LPV, 843-857
        técnicas endoscópicas, 837-841
    CEC, 715-724
      do trato aerodigestório superior, 715-724
        controvérsias no manejo do pescoço N0, 715-724
    cuidado do paciente, 505-512
      diretrizes para, 505-512
    da base do crânio, 949-976
    diagnóstico dos
      transtornos, 735-763
      da paratireóide, 735-763
      da tireóide, 735-763
    esvaziamento cervical, 687-710
    facial, 3-14
      enxertos no, 3-14
        avaliação das necessidades, 7
        complicações, 13, *14*
        emergências, 13
        tratamento cirúrgico, 7
      implantes no, 3-14
        avaliação das necessidades, 7
        características dos, 3
        complicações, 13, *14*
        emergências, 13
        tratamento cirúrgico, 7

laringe, 875-897
    câncer avançado da, 875-897
linfomas de, 725-732
    avaliação, 725
    diagnóstico, 725
    manejo, 728
malignidade cutânea, 545-559
mandíbula, 669-685
    cistos odontogênicos, 669-685
    lesões, 669-685
    tumores, 669-685
manejo do câncer de, 515-528
    princípios da quimioterapia no, 515-528
melanoma maligno, 561-571
nariz, 575-593
    tumores do, 575-593
neoplasias, 611-630, 649-666
    da cavidade oral, 649-666
    da glândula salivar, 611-630
oncologia, 531-544
    princípios de radioterapia em, 531-544
reabilitação da voz, 899-911
    após laringectomia, 899-911
reabilitação protética, 979-991
seios paranasais, 575-593
    tumores dos, 575-593
terapia genética, 473-484
tratamento dos transtornos, 735-763
    da paratireóide, 735-763
    da tireóide, 735-763
tumor do câncer de, 487-500
    biologia do, 487-500
    imunologia do, 487-500
tumores, 595-609, 913-931, 933-948
    orbitais, 595-609
    traqueais, 913-931
    vasculares, 933-948
defeitos no, 49
    condutas reconstrutoras para, 49
        microvasculares, 49
implantes do, 4
    faciais, 4
N0, 715-724
    caminhos futuros, 721
    clinicamente negativo, 717
        estadiamento do, 717
    controvérsias no manejo do, 715-724
        no CEC, 7815-724
            do trato aerodigestório superior, 715-724
    ECE, 719
    estratégia de conduta no, 715
    imagem radiográfica, 717
    metástases ocultas, 716
        impacto da, 716
        incidência de, 716
    PAAF, 718
        guiada por US, 718
    PET, 718

preditores patológicos, 722
    de metástases, 722
RM, 717
TC, 717
senil, 337-348
    anatomia, 337
        desfavorável, 339
        gordura, 337
        músculo plastima, 337
        pele, 337
        posição do queixo, 338
    classificação, 339
    avaliação, 339
    tratamento, 342
        técnica cirúrgica, 344
    planejamento cirúrgico, *342*
        direcionado, *342*
    complicações, 346
        abordagem das, 346
        precoces, 346
        tardias, 348
trauma do, 1105-1115
    penetrantes, 1105-1115
        lesões, 1109
        princípios gerais, 1106
tumores vasculares de, 933-948
    benignos, 933
        generalizados, 938
        localizados, 933
    doença de Von Hippel-Lindau, 947
    malignos, 941
        angiossarcoma, 941
        hemangiopericitoma, 941
        hiperplasia angiolinfóide, 946
        paraganglioma, 942
        sarcoma de Kaposi, 942
    síndromes, 946
        de Maffucci, 947
        de Osler-Weber-Rendu, 946
        de Sturge-Weber, 947
    telangiectasia hemorrágica, 946
        hereditária, 946
Pilomatricoma(s)
    tratamento da, 434
Pindborg
    tumor de, 675
        características, 676
            clínicas, 676
            radiográficas, 676
        histopatologia, 677
        prognóstico, 677
        tratamento, 677
Pirâmide(s)
    do nariz, 190, 228, 231, 232, 235, 278
        anormalidades da, 278
        cartilaginosa, 191, 228, 232
            abordagem da, 232
            defeitos da, 232
            inferior, 193
            superior, 191
        irregularidades da, 278
        óssea, 190, 228, 231, 235

abordagem da, 235
anatomia da, 190
defeitos da, 231
variações anatômicas, 191
Pitanguy
    técnica de, 376
Plastismoplastia
    anterior, 344
Polietileno
    poroso, 398, 399
        implante de, 398, 399
            desvantagens, 399
            vantagens, 398
Polímero(s)
    implantes de, 5
Politetrafluoretileno
    expandido reforçado, *ver PTFE-e*
Ponta
    nasal, 200, 214, 239-255, 276, 277
        cirurgia da, 239-255
            avaliação, 239
            diagnóstico, 239
            planejamento pré-operatório, 243
            técnicas cirúrgicas, 244
                controle da projeção, 244
                estabilização da base, 245
        hiperprojeção da ponta, 276
        hipoprojeção da ponta, 277
        procedimentos cirúrgicos na, 214
        sistema de sustentação da, 200
            classificação de Tardy, 200
            conceito do tripé, 200
            mecanismos de, *200*
            outros modelos, 200
Preenchimento(s), 79
    injetáveis, 451-459
        usos cosméticos de, 451-459
            anatomia regional, 451
            aumento de tecidos moles, 455
            auto-enxertos, 457
            homoenxertos, 457
            materiais sintéticos, 458
            xenoenxertos, 456
Projeção
    da ponta, 158, 244
    do nariz, 158, 244
        avaliação da, 158
        controle da, 244
Psicose
    no paciente de estética, 151
PTFE-e (Politetrafloretileno Expandido Reforçado)
    implante de, 398
        desvantagens, 398
        vantagens, 398
Ptose, 355
Punção
    de aspiração com agulha fina, *ver PAAF*
    traqueoesofágica, 903
        secundária, 903
            avaliação do paciente para, 903

Q

Queimadura(s)
  avaliação, 1025
  tipos de, 1025, 1026
    boca, 1026
    congelamento, 1026
    orelhas, 1026
    pálpebras, 1026
  tratamento, 1025
Queixo
  linha do, 160
    avaliação da, 160
  posição do, 338
Quelóide(s)
  tratamento das, 436
Quemose
  na blefaroplastia, 306
Quimiorradiação, 521
  adjuvantes, 523
    terapia de, 523
      pós-operatória, 523
Quimioterapia
  ativa, *516*
    drogas de, *516*
  de indução, 524, *525*
    para câncer localmente avançado, *525*
      desvantagens da, *525*
      vantagens da, *525*
  nas neoplasias, 658
    da cavidade oral, 658
  neo-adjuvante, 524, *526*
    ensaios randomizados da, *526*
  no câncer, 820
    hipofaríngeo, 820
    papel do, 820
  no CNF, 774
  outras drogas de, 519
  princípios da, 515-528
    no manejo do câncer, 515-528
      de cabeça, 515-528
        combinação de, 520
        complicações, *527*
        emergências em 527, *528*
        ensaios clínicos, 516
        outras drogas de, 519
        outros papéis da, 521
        padrão, 518
        papel do
          otorrinolaringologista, 516
        terapias sob investigação, 519
      de pescoço, 515-528
        combinação de, 520
        complicações, *527*
        emergências em 527, *528*
        ensaios clínicos, 516
        outras drogas de, 519
        outros papéis da, 521
        padrão, 518
        papel do
          otorrinolaringologista, 516
        terapias sob investigação, 519
Quimirradioterapia
  benefícios da, *521*
  mecanismos da, *521*

R

Rabdomiossarcoma, 601
Radiação
  física da, 531
    irradiação, 531
      de feixe externo, 531
    braquiterapia, 532
    conformal, 533
      terapia de, 533
  biologia da, 534
    morte da célula, 534
      natureza aleatória da, 534
    lesão subletal, 534
      reparo de, 534
    hipoxia, 536
      da célula do tumor, 536
    ciclo da célula, 538
      efeitos do, 538
    repopulação, 538
    radiossensibilidade, 538
    índices de regressão, 539
  terapia de, 658, 820
    nas neoplasias, 658
      da cavidade oral, 658
    no câncer, 820
      hipofaríngeo, 820
Radiess
  preenchimento com, 458
Radioterapia
  adjuvante, 542
  do CNF, 772
  e cirurgia combinada, 541
  em oncologia, 531-544
    princípios de, 531-544
      biologia da radiação, 534
      complicações, 542
      física da radiação, 531
      tratamento, 540
  isolada, 540
  neo-adjuvante, 542
  para câncer glótico, 837
    inicial, 837
Reabilitação
  da voz, 899-911
    após laringectomia, 899-911
      anatomia do defeito, 899
      complicações, *909*
      diagnóstico diferencial, 905
      durante a, 907
      emergências, 910
      punção traqueoesofágica
        secundária, 903
      restauração da voz, 899
        mecanismo da, 899
      resultados, 909
      técnica cirúrgica, 905
  protética, 979-991
    técnica cirúrgica para
      complementar a, 979-991
        anatomia, 979
          dental, 979
          oral, 979
        avaliação, 979
          dental, 979
          oral, 979
          baseada em evidência, 990
          complicações, 989, *990*
          implantes dentais, 986
            osseointegrados, 986
          informação para o cirurgião, 981
          lesões extra-orais, 985
          língua, 984
          mandíbula, 984
          maxilar, 982
          palato mole, 983
          princípios para o cirurgião, 981
Reabsorção
  óssea, 394
    no implante, 394
    de mento, 394
Reação
  tecidual, 394
    ao implante, 394
    de mento, 394
Reanimação
  facial, 133-147
    anatomia, 133
    considerações gerais, 133
    procedimentos auxiliares, 140
    retalhos musculares, 144
      livres, 144
    técnicas, 135
Reconstrução
  cirúrgica, 55-72
    após cirurgia de Mohs, 55-72
      como começar, 55
      complicações, 70
        intra-operatórias, 70
        longo prazo, 71
        peroperatório, 70
      tipo de, 55
        cura por segunda intenção, 55
        enxerto de pele, 55
        fechamento direto, 56, 57
        localizações específicas, 60
        retalhos de pele locais, 57
        retalhos específicos, 57
    após expansão tecidual, 55-72
      como começar, 55
      complicações, 70
        intra-operatórias, 70
        longo prazo, 71
        peroperatório, 70
      tipo de, 55
        cura por segunda intenção, 55
        enxerto de pele, 55
        fechamento direto, 56, 57
        localizações específicas, 60
        retalhos de pele locais, 57
        retalhos específicos, 57
  da boca, 638
    defeitos, 639, 640
      de espessura, 639
        parcial, 639
        total, 639
    do lábio, 640
      de dois terços do, 640
      de um terço do, 640
      maiores que dois terços, 644

de cabeça, 29-52
   retalhos livres em, 29-52
      microvasculares, 29-52
         compostos, 41
         condutas para defeitos, 49
         fasciais, 29
         fasciocutâneos, 29
         musculares, 36
         musculocutâneos, 36
         viscerais, 47
de pescoço, 29-52
   retalhos livres em, 29-52
      microvasculares, 29-52
         compostos, 41
         condutas para defeitos, 49
         fasciais, 29
         fasciocutâneos, 29
         musculares, 36
         musculocutâneos, 36
         viscerais, 47
do lóbulo, 284
escolhas para, *56*
glótica, 841
   subseqüente à ressecção, 841
      do câncer endolaríngeo, 841
nas neoplasias, 659
   da cavidade oral, 659
Região
   malar, 159
      avaliação da, 159
Reiger
   retalho em, 93
Rejuvenescimento
   da face média, 461-468
      anatomia, 461
      complicações, 467
      indicações, 463
      limitações, 468
      técnica cirúrgica, 463
      tratamento pós-operatório, 465
   não-ablativo, 416
      da pele, 416
         laser para, 416
Reparação
   do nervo facial, 135
      com enxertos, 135
Respiração
   avaliação da, 1001
      no trauma, 1001
Ressuperficialização
   a *laser*, 77, 413-417
      da pele, 413-417
         com radiofreqüência, 415
         de 532 NM, 416
         de 1.064 NM, 416
         de 1.320 NM, 416
         de 1.450 NM, 416
         LPI, 415
         segurança dos, 413
         tecnologia não-ablativa, 415
Restauração
   nasal, 83-115
      com enxertos, 83-115
         análise dos defeitos, 86

         anatomia, 84
         etiologia dos defeitos, 84
         grandes defeitos, 93
            cutâneos, 93
         história da, 83
         pequenos defeitos, 87
            cutâneos, 87
         revestimento interno, 107
            defeitos do, 107
         seleção de, 88
            terço inferior, 89
            terço médio, 88
            terço superior, 88
         suporte estrutural, 103
         técnicas para, 89
      com retalhos, 83-115
         análise dos defeitos, 86
         anatomia, 84
         etiologia dos defeitos, 84
         grandes defeitos, 93
            cutâneos, 93
         história da, 83
         pequenos defeitos, 87
            cutâneos, 87
         revestimento interno, 107
            defeitos do, 107
         seleção de, 88
            terço inferior, 89
            terço médio, 88
            terço superior, 88
         suporte estrutural, 103
         técnicas para, 89
Restylane
   preenchimento com, 456
Retalho(s)
   bilobado, 90
   da crista ilíaca, 42
      osteocutâneo, 42
         considerações, 44
            pré-operatórias, 44
            técnicas, 44
         descrição, 42
         morbidade potencial, 44
         pedículo neurovascular, 44
         tratamento pós-operatório, 44
      osteomusculocutâneo, 42
         considerações, 44
            pré-operatórias, 44
            técnicas, 44
         descrição, 42
         morbidade potencial, 44
         pedículo neurovascular, 44
         tratamento pós-operatório, 44
   de antebraço, 29
      radial, 29
         considerações, 31
            pré-operatórias, 31
            técnicas, 31
         descrição, 29
         morbidade potencial, 31
         pedículo neurovascular, 31
         tratamento pós-operatório, 31
         variações anatômicas, 31

   de braço, 32
      lateral, 32
         considerações, 32, 33
            pré-operatórias, 33
            técnicas, 32
         descrição, 32
         morbidade potencial, 32
         pedículo neurovascular, 32
         tratamento pós-operatório, 33
         variações anatômicas, 32
   de coxa, 33
      ântero-lateral, 33
         considerações, 35
            pré-operatórias, 35
            técnicas, 35
         descrição, 33
         morbidade potencial, 35
         pedículo neurovascular, 34
         tratamento pós-operatório, 35
         variações anatômicas, 34
      lateral, 33
         descrição, 33
   de grácil, 39
      considerações, 40
         técnicas, 40
      descrição, 39
      pedículo neurovascular, 40
      variações anatômicas, 40
   de Júri, 448
   de latíssimo, 38
      do dorso, 38
         considerações, 39
            técnicas, 39
            pré-operatórias, 39
         descrição, 38
         morbidade potencial, 39
         pedículo neurovascular, 39
         tratamento pós-operatório, 39
         variações anatômicas, 39
   de padrão, 17
      aleatório, 17
      axial, 17, *18*
      miocutâneos, 19
   de pele, 17-27, 57
      locais, 17-27, 57
         anatomia, 17-27
         fisiologia, 17-27
         pele potencialmente disponível, 57
         subunidade anatômica, 57
         tipos gerais, 17-27
   de reto, 36
      do abdome, 36
         considerações, 37
            pré-operatórias, 37
            técnicas, 37
         descrição, 36
         morbidade potencial, 37
         pedículo neurovascular, 37
         tratamento pós-operatório, 37
         variações anatômicas, 37
   de testa, 96
      na restauração nasal, 96
         base anatômica, 97
         desenho do pedículo, 98

divisão do pedículo, 101
   em um só tempo, 101
   gabarito, 97
   local doador, 100
   mediano, 98
      versus paramediano, 98
   preparação do defeito, *96*
   raquete de pele, 100
      adelgaçamento da, 100
      elevação da, 100
   tempo intermediário, 101
elevação do, 322
em losango, 90
em Reiger, 93
escapulares, 44
   fasciocutâneos, 44
      considerações, 46, 47
         pré-operatórias, 47
         técnicas, 46
      descrição, 44
      morbidade potencial, 46
      pedículo neurovascular, 45
      tratamento pós-operatório, 47
      variações anatômicas, 45
   osteofasciocutâneos, 44
      considerações, 46, 47
         pré-operatórias, 47
         técnicas, 46
      descrição, 44
      morbidade potencial, 46
      pedículo neurovascular, 45
      tratamento pós-operatório, 47
      variações anatômicas, 45
específicos, 57
   A para T, 58
   bilobado, 58
   insular, 60
      pediculado subcutaneamente, 60
   nota, 57
   O para Z, 58
   paralelogramo, 57
   rombóide, 57, 58
      triplo, 58
   V para Y, 59
   visão geral, 60
fascial, 35
   temporoparietal, 35
      considerações, 35, 36
         pré-operatórias, 36
         técnicas, 35
      descrição, 35
      morbidade potencial, 35
      pedículo neurovascular, 35
      tratamento pós-operatório, 36
      variações anatômicas, 35
fechamento do, 327
   drenos, 327
livres microvasculares, 29-52
   em reconstrução, 29-52
      de cabeça, 29-52
         compostos, 41
         condutas para defeitos, 49
         fasciais, 29
         fasciocutâneos, 29

         musculares, 36
         musculocutâneos, 36
         viscerais, 47
      de pescoço, 29-52
         compostos, 41
         condutas para defeitos, 49
         fasciais, 29
         fasciocutâneos, 29
         musculares, 36
         musculocutâneos, 36
         viscerais, 47
miocutâneo, 298
   na pálpebra inferior, 298
   na blefaroplastia, 298
musculares, 144
   livres, 144
      na reanimação facial, 144
osteocutâneo, 41
   fibular, 41
      considerações, 42
         pré-operatórias, 42
         técnicas, 42
      descrição, 41
      morbidade potencial, 42
      pedículo neurovascular, 42
      tratamento pós-operatório, 42
      variações anatômicas, 42
paraescapulares, 44
   fasciocutâneos, 44
      considerações, 46, 47
         pré-operatórias, 47
         técnicas, 46
      descrição, 44
      morbidade potencial, 46
      pedículo neurovascular, 45
      tratamento pós-operatório, 47
      variações anatômicas, 45
   osteofasciocutâneos, 44
      considerações, 46, 47
         pré-operatórias, 47
         técnicas, 46
      descrição, 44
      morbidade potencial, 46
      pedículo neurovascular, 45
      tratamento pós-operatório, 47
      variações anatômicas, 45
pericranial, 115
restauração nasal com, 83-115
   análise dos defeitos, 86
   anatomia, 84
   etiologia dos defeitos, 84
   grandes defeitos, 93
      cutâneos, 93
   história da, 83
   pequenos defeitos, 87
      cutâneos, 87
   revestimento interno, 107
      defeitos do, 107
   seleção de, 88
      terço inferior, 89
      terço médio, 88
      terço superior, 88
   suporte estrutural, 103
   técnicas para, 89
volumoso, 71

Retração
   alar, 280
Retrovírus
   vetores de, 477
Revestimento
   interno, 107, 188
      defeitos do, 107
      variações anatômicas, 188
Riedel
   tireoidite de, 738
Rinofima
   tratamento da, 435
Rinoplastia
   introdução à, 207-225
      anestesia, 211
      avaliação inicial, 207, *211*
         exame físico, 207
      cuidados pós-operatórios, 223
      diagnóstico inicial, 211
      emergências, *213*
         intra-operatórias, *213*
      planejamento, 210, *211*
         cirúrgico, *211*
         da cirurgia, 210
      problemas peroperatórios, 222
      procedimento cirúrgico, 212
         adjuvantes, 224
         contenção, 222
         da ponta nasal, 214
         do dorso, 215
         fechamento, 222
         fixação, 222
         incisões, 212
         osteotomias, 218
   secundária, 275-290
      erros, 276, 278
         comissivos, 278
         omissivos, 276
Rítide(s), 355
Ritidectomnia, 309-344
   anatomia cirúrgica, 311
   avaliação, 313, 314
      dos candidatos, 313
      pré-operatória, 314
   complicações, 330
      alopecia, 332
      hematoma, 330
      lesão neural, 330
      problemas na incisão, 331
      resultados insatisfatórios, 332
   envelhecimento facial, 309
      fisiologia do, 309
   evolução da cirurgia, 312
   fase operatória, 321
      descolamento em plano profundo, 325
      elevação do retalho, 322
      fechamento, 327, 329
         da ferida operatória, 329
         do retalho, 327
      lóbulo da orelha, 328
      suspensão do SMAS, 323
      trago, 328
   palavra final, 332

planejamento, 314, 317
   cirúrgico, 317
      anestesia, 317
      incisões, 318
      marcação da incisão, 318
   pré-operatório, 314
   preparo pré-operatório, 317
Rombóide(s)
   retalhos, 23, *24*, 57, 58
      de rotação, 23, *24*
      desenho do, *58*
      triplo, 58
Rotação
   retalhos de, 22
      bilobados, 23, *25*
      de Dufourmentel, 23, *24*
      de transposição, 22
      rombóides, 23, *24*
      verdadeiros, 22, *23*
Ruga(s)
   botox nas, 453
      glabelares, 453
      labiais verticais, 454
      periorbitais laterais, 453
      transversais na testa, 453
   persistentes, 411
      no *peeling*, 411
         químico, 411

S

Sarcoma, 617
Schwannoma, 600
Seio(s)
   frontal, 1097-1103
      fraturas do, 1097-1103
         anatomia, 1097
         avaliação, 1097
            radiológica, 1099
         biomecânica da, 1097
         complicações, 1103
         da tábua, 1099, 1100
            anterior, 1099
            posterior, 1100
         drenagem frontonasal, 1102
         epidemiologia, 1097
         etiologia, 1097
         profilaxia antibiótica, 1099
         tratamento, 1099, 1101
            assistência endoscópica no, 1101
         visão histórica da cirurgia, 1099
   paranasais, 575-593
      tumores dos, 575-593
         avaliação, 575
         avançados, 588
            manejo dos, 588
         complicações, 589
         emergências, 592
         epidemiologia, 575
         estadiamento, 581
         princípios do tratamento, 581
   piriformes, 812, 817, 821
      câncer dos, 812, 817
         T1, 812
         T2, 812
         T3, 817
         T4, 817
Septo
   nasal, 188, 190, 198
      anatomia do, 188
      papel do, 198
      variações anatômicas, 190
Silastic
   implante de, 398
      desvantagens, 398
      vantagens, 398
Silicone
   géis de, 79
   lâmina de, 79
   preenchimento com, 458
Síndrome
   de Gorlin, 672
   de Maffucci, 947
   de Osler-Weber-Rendu, 946
   de Sturge-Weber, 947
   do carcinoma nevóide, 672
      de célula basal, 672
   do *nevus*, 672
      de célula basal, 672
Siringoma
   tratamento da, 435
Sistema(s)
   de *laser*, 79
      não-ablativo, 79
         cicatrizes deprimidas, 79
         hiperpigmentação, 79
         hipopigmentação, 79
   musculoaponeurótico superficial, *ver* SMAS
SMAS (Sistema Musculoaponeurótico Superficial)
   suspensão do, 323
Sobrancelha(s)
   botox nas, 454
      ajuste da posição, 454
      contorno da, 454
Sturge-Weber
   síndrome de, 947
Submentoplastia, 344
Superfície
   dos implantes, 5
      propriedade da, 5
Suporte
   estrutural, 103
      na reconstrução nasal, 103
      função nasal, 103

T

Tecido(s)
   expansão de, 65, 446
   intranasal, 111
   moles, 51, 455
      aumento de, 455
         auto-enxertos, 457
         homoenxertos, 457
         materiais sintéticos, 458
         xenoenxertos, 456
      externos, 51
         defeitos dos, 51
   subcutâneo, 187, 227
      do nariz, 187, 227
Telangiectasia(s)
   tratamento da, 435
Terapia
   genética, 473-484
      transferência de genes, 474
         não-viral, 478
         para as células, 474
            vetores comuns, 474
      vetores, 475, 476
         adenovirais, 475
         de lentivírus, 478
         de retrovírus, 477
         de VAA, 476
         do vírus do herpes, 477
Testa
   avaliação da, 156
   em envelhecimento, 351-372
      anatomia da, 351
      avaliação, 355
         assimetrias, 356
         contorno ósseo, 356
         padrões de linha do cabelo, 355
         ptose, 355
         rítides, 355
         tipos de pele, 356
      complicações, 369
         alargamento da cicatriz, 370
         alopecia, 370
         infecção, 370
         laoftalmia, 370
         lesão de nervo, 370
            motor, 370
            sensitivo, 370
         sangramento, 370
      diagnóstico diferencial, 356
      emergências, 371
         hematoma, 371
         lesão de nervo, 371
         úlcera de córnea, 371
      estética da, 354
      fisiologia do, 353
      histórico, 351
      procedimento cirúrgico, 357
         blefaroplastia superior, 360
         lift, 357, 360
            coronal, *357*
            da testa média, 363
            de supercílio, 360
            endoscópico, 367
            indireto de supercílio, 365
            pré-capilar, 361
            superciliar direto, 363
            superciliopexia, 366
            temporal bilateral, 361
            tricofítico, 362
      tratamento, 356
   retalho de, 96
Tireóide
   linfomas da, 731

transtornos da, 735-763
　diagnóstico dos, 735-763
　　avaliação do nódulo, 741
　　glândula, 735
　　lesões, 737
　　　benignas, 737
　　　malignas, 739
　　tratamento dos, 735-763
　　　complicações pós-operatórias, 750
　　　considerações pós-operatórias, 752
　　　tireoidectomia, 744, 749
Tireoidectomia
　extensão da, 749
　técnicas cirúrgicas, 744
　　autotransplante, 748
　　　da paratireóide, 748
　　dissecção tireóidea, 745
　　　lateral, 745
　　drapeamento, 744
　　manejo dos nervos, 748
　　　infiltrados, 748
　　　lesionados, 748
　　músculos hióideos, 745
　　NLR, 745
　　passos, 744, 748
　　　finais, 748
　　　iniciais, 744
　　　　antes da cirurgia, 744
　　posição, 744
　　preparação, 744
　　preservação, 748
　　　da glândula paratireóide, 748
Tireoidite
　de Hashimoto, 737
　de Riedel, 738
　linfocítica, 737
　　crônica, 737
TOEC (Tumor Odontogênico Epitelial Calcificante), 675
Topografia
　do nariz, 183
　　variações anatômicas, 184
Toro
　características, 678
　　clínicas, 678
　　radiográficas, 678
　histopatologia, 679
　prognóstico, 679
　tratamento, 679
Transposição
　reanimação facial por, 136, 138
　　de músculo, 138
　retalhos de, 22
　　de rotação, 22
Transtorno(s)
　da paratireóide, 735-763
　　diagnóstico dos, 735-763
　　　glândula, 756
　　　lesões, 756
　　　　benignas, 756
　　tratamento dos, 735-763
　　　carcinoma da, 762

considerações pós-operatórias, 752
paratireoidectomia, 759, 762
da personalidade, 152
no paciente de estética, 152
da tireóide, 735-763
　diagnóstico dos, 735-763
　　avaliação do nódulo, 741
　　glândula, 735
　　lesões, 737
　　　benignas, 737
　　　malignas, 739
　tratamento dos, 735-763
　　complicações pós-operatórias, 750
　　considerações pós-operatórias, 752
　　tireoidectomia, 744, 749
Trato
　aerodigestório superior, 715-724
　　CEC do, 7815-724
　　　controvérsias no manejo do pescoço N0 no, 715-724
　sinonasal, 577
　　papiloma do, 577
　　tumores do, 577
Trauma, 995-1136
　auricular, 1013-1027
　　manejo do, 1013-1027
　　　avaliação, 1013
　　　complicações, *1024*
　　　etiologia, 1013
　　　ferimento, 1014
　　　paciente pediátrico, 1014
　　　queimaduras, 1025
　de partes moles, 1013-1027
　　manejo do, 1013-1027
　　　avaliação, 1013
　　　complicações, *1024*
　　　etiologia, 1013
　　　ferimento, 1014
　　　paciente pediátrico, 1014
　　　queimaduras, 1025
　facial complexo, 1117-1135
　　com placa, 1117-1135
　　　aplicação da placa, 1123
　　　aplicação do parafuso, 1121
　　　　auto-atarraxante, 1122
　　　　princípios de, 1121
　　　cicatrização óssea, 1117
　　　classificação, 1118
　　　complicações, 1133, *1135*
　　　dispositivo de fixação, 1120
　　　emergências, *1129*
　　　exposição, 1126
　　　fisiopatologia da, 1118
　　　fixação rígida, 1119
　　　　princípios básicos da, 1119
　　　　racionalidade para, 1119
　　　fraturas panfaciais, 1128
　　　　abordagem das, 1128
　　　incisões, 1126
　　　instrumentação, 1123
　　　oclusão, 1125

　　　perda de tecido mole, 1133
　　　redução da fratura, 1124
　fraturas, 1043-1056, 1059-1078, 1081-1095, 1097-1103
　　do seio frontal, 1097-1103
　　　anatomia, 1097
　　　avaliação, 1097
　　　　radiológica, 1099
　　　biomecânica da, 1097
　　　complicações, 1103
　　　da tábua, 1099, 1100
　　　　anterior, 1099
　　　　posterior, 1100
　　　drenagem frontonasal, 1102
　　　epidemiologia, 1097
　　　etiologia, 1097
　　　profilaxia antibiótica, 1099
　　　tratamento, 1099, 1101
　　　　assistência endoscópica no, 1101
　　　visão histórica da cirurgia, 1099
　　mandibulares, 1043-1056
　　　anatomia, 1043
　　　avaliação, 1045
　　　biomecânica da, 1043
　　　complicações, 1055
　　　considerações, 1052
　　　diagnóstico, 1045
　　　emergências, 1055
　　　tratamento, 1046, *1048*
　　maxilares, 1059-1078
　　　adjuvantes técnicas recentes, 1076
　　　anatomia, 1059
　　　avaliação do paciente, 1063, *1064*
　　　complicações, 1074
　　　diagnóstico, *1064*
　　　emergências, *1075*
　　　fisiopatologia, 1061
　　　manejo das, 1066
　　　　técnicas cirúrgicas, 1066
　　　mecanismo do trauma, 1061
　　　tratamento, 1064
　　nasais, 1081-1095
　　　anatomia básica, 1081
　　　avaliação diagnóstica, 1085
　　　complicações, *1094*
　　　diagnóstico, *1085*
　　　emergências, 1095
　　　fisiopatologia, 1082
　　　nas crianças, 1092
　　　nasoetmoidais orbitais, 1093
　　　nasofrontais etmoidais, 1093
　　　tratamento, 1087
　　periorbitais, 1059-1078
　　　adjuvantes técnicas recentes, 1076
　　　anatomia, 1059
　　　avaliação do paciente, 1063, *1064*
　　　complicações, 1074
　　　diagnóstico, *1064*
　　　emergências, *1075*

fisiopatologia, 1061
   manejo das, 1066
      técnicas cirúrgicas, 1066
   mecanismo do trauma, 1061
   tratamento, 1064
laríngeo, 1029-1040
   avaliação, 1030
   complicações, 1038
   cuidado de emergência, 1033
   diagnóstico, 1030
   fisiopatologia das lesões, 1029
      contuso, 1029
      penetrante, 1030
   tratamento, 1032, *1033*
penetrante, 1105-1115
   da face, 1105-1115
      lesões, 1106
      princípios gerais, 1106
   do pescoço, 1105-1115
      diagnóstico, *1111*
      emergências, *1111*
      lesões, 1109
princípios do, 997-1012
   avaliação, 999, 1005
      primária, 999
      secundária, 1005
   manejo definitivo, 1011
   otorrinolaringologista, 1011
      papel do, 1011
   resposta, 998
      metabólica, 998
      neuroendócrina, 998
      tratamento do paciente, 998
      que sofreu traumatismo, 998
Tricoepitelioma(s)
   tratamento da, 434
Tricofoliculoma(s)
   tratamento da, 434
Trígono
   retromolar, 661
      e neoplasias, 666
      na cavidade oral, 666
Triquilemoma(s)
   tratamento da, 434
Tumor (es)
   de Pindborg, 675
      características, 676
         clínicas, 676
         radiográficas, 676
      histopatologia, 677
      prognóstico, 677
      tratamento, 677
   de Warthin, 612
   do câncer, 487-500
      de cabeça, 487-500
         biologia do, 487-500
            aplicações da biologia
               molecular, 489
            mecanismos efetores contra,
               493
         imunologia do, 487-500
            antígenos celulares do, 492
            citocinas, 496
            efetores celulares, 495

estrutura da imunoglobina, 494
função da imunoglobina, 494
imunossupressão exógena, 498
imunoterapia, 499
interferons, 496
interleucinas, 497
de pescoço, 487-500
   biologia do, 487-500
      aplicações da biologia
         molecular, 489
      mecanismos efetores contra,
         493
   imunologia do, 487-500
      antígenos celulares do, 492
      citocinas, 496
      efetores celulares, 495
      estrutura da imunoglobina,
         494
      função da imunoglobina, 494
      imunossupressão exógena,
         498
      imunoterapia, 499
      interferons, 496
      interleucinas, 497
do nariz, 575-593
   avaliação, 575
      diagnóstico, 575
      metastáticos, 581
      patologia, 576
   avançados, 588
      manejo dos, 588
   complicações, 589
      cirúrgica, 589
      da base do crânio, 591
      da ferida operatória, 589
      terapia de radiação, 589
   emergências, 592
      comprometimento da visão, 593
      gotejamento do LCE, 593
      infecção, 593
      sangramento, 592
   epidemiologia, 575
   estadiamento, 581
   princípios do tratamento, 581
      cirurgia, 581
      quimioterapia, 588
      radioterapia, 586
      reabilitação, 584
do trato sinonasal, *577*
dos seios paranasais, 575-593
   avaliação, 575
      diagnóstico, 575, *576*
      metastáticos, 581
      patologia, 576
   avançados, 588
      manejo dos, 588
   complicações, 589
      cirúrgica, 589
      da base do crânio, 591
      da ferida operatória, 589
      terapia de radiação, 589
   emergências, 592
      comprometimento da visão, 593
      gotejamento do LCE, 593

infecção, 593
sangramento, 592
epidemiologia, 575
estadiamento, 581
princípios do tratamento, 581
   cirurgia, 581
   quimioterapia, 588
   radioterapia, 586
   reabilitação, 584
odontogênico epitelial calcificante,
   ver TOEC
orbitais, 595-609
   cistos, 605
   da glândula lacrimal, 603
   hematopoiéticos, 598
      linfóides, 598
      leucemia, 599
      histiocitose, 599
         da célula de Langerhans, 599
         X, 599
   inflamatórios, 604
   mesenquimais, 601
      do músculo, 601
      fibro-ósseos, 602
      mesodérmicos, 601
   metastáticos, 607
   neurais, 599
      gliomas do nervo óptico, 600
      meningiomas orbitais, 601
      neurilemoma, 600
      schwannoma, 600
   secundários, 606
   vasculares, 596
      hemangioma, 596
         capilar, 596
         cavernoso, 596
      linfangioma, 597
relacionados com a mandíbula,
   669-685
   COA, 675
   fibroma ameloblástico, 678
   mixoma odontogênico, 677
   odontogênicos, 674
      ameloblastoma, 674
      odontoma, 674
   TOEC, 675
traqueais, 913-931
   avaliação radiológica, 913
   classificação do, 914
   complicações, *923*
   diagnóstico, 918, *917*
   primários, *922*
   resultados, 922
   sinais, 916
   sintomas, 916
   técnica, 917
      anestésica, 917
      cirúrgica, 917
   tratamento, *918*
   via aérea, 913
      manejo da, 913
vasculares, 933-948
   de cabeça, 933-948
      benignos, 933

V

malignos, 941
síndromes, 946
de pescoço, 933-948
benignos, 933
malignos, 941
síndromes, 946

V para Y
retalho, 59
desenho do, *59*
VAA (Vírus Adenoassociados)
vetores, 476
Válvula(s)
nasais, 203
anatomia funcional das, 203
externa, 203
interna, 203
Vascularização
arterial, 187
do nariz, 187
Veia
jugular, 709
ruptura da, 709
Verruga(s)
tratamento das, 437
Vetor (es)
adenovirais, 475
de lentivírus, 478
de retrovírus, 477
de VAA, 476
do vírus do herpes, 477
Via
aérea, 999
avaliação da, 999
no trauma, 999
Vírus
adenoassociados, *ver VAA*
da imunodeficiência humana, *ver HIV*
do herpes, 477
vetores de, 477
Visão
perda da, 306
na blefaroplastia, 306
Von Hippel-Lindau
doença de, 947
Voz
reabilitação da, 899-911
após laringectomia, 899-911
anatomia do defeito, 899
complicações, *909*
diagnóstico diferencial, 905
durante a, 907
emergências, 910
punção traqueoesofágica secundária, 903
restauração da voz, 899
mecanismo da, 899
resultados, 909
técnica cirúrgica, 905

W

Warthin
tumor de, 612
W-plastia, 76, 77
rotada, *76*
em escada, *77*

X

Xenoenxerto(s)
preenchimento com, 456
ácido hialurônico, 456
produtos de, 456
colágeno bovino, 456
hylaform, 456
restylane, 456

Z

Z-plastia, 75
clássica, *75*